PERINATOLOGIA
Fundamentos e Prática

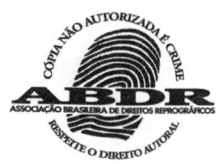

PERINATOLOGIA
Fundamentos e Prática
Conceição A. M. Segre
Helenilce de Paula Fiod Costa
Umberto Gazi Lippi

Sarvier, 1ª edição, 2002
Sarvier, 2ª edição, 2009
Sarvier, 3ª edição, 2015

Revisão
Maria Ofélia da Costa

Impressão/Acabamento
Editora Santuário

sarvier

Sarvier Editora de Livros Médicos Ltda.
Rua dos Chanés 320 – Indianópolis
CEP 04087-031   Telefax (11) 5093-6966
E-mail: sarvier@sarvier.com.br
São Paulo – Brasil

Dados Internacionais de Catalogação na Publicação (CIP)
(Câmara Brasileira do Livro, SP, Brasil)

Perinatologia fundamentos e prática / coordenadora
   Conceição A. M. Segre ; Helenilce de Paula Fiod
   Costa, Umberto Gazi Lippi [organizadores]. --
   3. ed. ampl. e atual. -- São Paulo : SARVIER, 2015.

   Vários colaboradores.
   Bibliografia.
   ISBN 978-85-7378-249-3

   1. Neonatologia 2. Obstetrícia 3. Perinatologia
I. Segre, Conceição A. M.. II. Costa, Helenilce de
Paula Fiod. III. Lippi, Umberto Gazi.

| | CDD-618.32 |
| 15-07397 | NLM-WQ 400 |

Índices para catálogo sistemático:
   1. Perinatologia : Medicina   618.32

PERINATOLOGIA
Fundamentos e Prática

Conceição A. M. Segre

coordenadora

Helenilce de Paula Fiod Costa
Umberto Gazi Lippi

3ª edição
ampliada e atualizada

sarvier

Sarvier Editora de Livros Médicos Ltda.
Rua dos Chanés 320 – Indianópolis
CEP 04087-031   Telefax (11) 5093-6966
E-mail: sarvier@sarvier.com.br
São Paulo – Brasil

Colaboradores

Abram Topczewski
Mestre em Neurologia pela FMUSP. Doutorado em Neurociências pela FCMUNICAMP. Neurologista da Infância e Adolescência do Hospital Albert Einstein. Membro Titular da Academia Brasileira de Neurologia. Membro do Comitê de Neurologia da Sociedade Brasileira de Pediatria.

Adélia Jehá Nasser Bernaldo
Médica Neonatologista. Mestre em Perinatologia pelo Instituto de Ensino e Pesquisa Albert Einstein.

Adriana Lippi Waissman
Mestre e Doutora em Medicina pela Faculdade de Medicina da Universidade de São Paulo. Médica Assistente da Disciplina de Obstetrícia do Departamento de Ginecologia e Obstetrícia da Faculdade de Medicina da Universidade de São Paulo.

Adriana Nogueira
Ex-Médica Residente do Serviço de Moléstias Infecciosas do Hospital do Servidor Público Estadual "Francisco Morato de Oliveira" – São Paulo.

Albany Braz
Cirurgião e Urologista Pediátrico e Hebiátrico do Hospital Israelita Albert Einstein, Hospital Infantil Sabará, Hospital Santa Catarina de São Paulo e da Clínica Dr. Albany Braz.

Alexandre Graziadei da Costa
Mestre em Cardiologia pela Universidade Federal de São Paulo – Escola Paulista de Medicina (UNIFESP-EPM). Especialista em Ecocardiografia.

Alice de Oliveira de Avelar Alchorne
Professora de Dermatologia do Curso de Medicina da Universidade Nove de Julho – UNINOVE. Livre-Docente em Dermatologia.

Allan Chiaratti de Oliveira
Médico Neonatologista com Especialização em Terapia Intensiva Neonatal. Pós-Graduando da Universidade Federal de São Paulo – UNIFESP.

Amélia Miyashiro Nunes dos Santos
Professora Associada e Livre-Docente da Disciplina de Pediatria Neonatal da Universidade Federal de São Paulo.

Ana Carolina Schmidt de Oliveira
Psicóloga Especialista em Dependência Química (UNIAD-UNIFESP). Doutoranda do Departamento de Psiquiatria e Psicologia Médica (UNIFESP). Psicóloga do Programa Apoio da Sociedade Paulista para o Desenvolvimento da Medicina (SPDM). Colaboradora da Vida Mental Serviços Médicos. Docente dos Cursos de Pós-Graduação da Parceria Vida Mental e UNIP.

Ana Paula Brecheret
Médica do Departamento de Pediatria da UNIFESP. Médica da Equipe de Nefropediatria do Hospital Infantil Sabará.

Ana Paula Rocha Veiga
Doutora pela Universidade de São Paulo – USP. Médica Infectologista do Hospital Guilherme Álvaro, Santos, São Paulo, da Secretaria de Estado da Saúde de São Paulo. Professora Doutora da Disciplina de Moléstias Infecciosas e Parasitárias do Centro Universitário Lusíada – UNILUS, Santos, São Paulo.

Andrea Lucia S. L. de Almeida
Médica Assistente do Serviço de Moléstias Infecciosas do Hospital do Servidor Público Estadual "Francisco Morato de Oliveira" – São Paulo.

Angela Cristina Polycarpo
Médica Neonatologista do Hospital e Maternidade Santa Joana. Integrante do Grupo de Cateter do Hospital e Maternidade Santa Joana.

Anelise Del Vecchio Gessullo
Médica Nefrologista. Doutora em Medicina pela Universidade Federal de São Paulo – UNIFESP. Professora Auxiliar de Ensino do Departamento de Pediatria da Faculdade de Medicina do ABC.

Anne Lise Dias Brasil
Pediatra Nutróloga. Mestre em Pediatria pela UNIFESP. Doutora em Medicina pela UNIFESP. Chefe do Setor de

Distúrbios do Apetite da Disciplina de Nutrologia do Departamento de Pediatria da UNIFESP.

Antonio Guilherme Moreira Porto
Livre-Docente pela Disciplina de Obstetrícia pela Universidade Federal de São Paulo – Escola Paulista de Medicina – UNIFESP.

Arivaldo José da Conceição Meireles
Pós-Graduação em Reprodução Assistida pela Faculdade Nossa Cidade. Professor Universitário Assistente I da Universidade Federal do Pará.

Bárbara Bueno de Moraes
Nutricionista. Especialização Saúde, Nutrição e Alimentação – Enfoque Multiprofissional da UNIFESP. Mestranda do Programa de Pós-Graduação em Nutrição da UNIFESP.

Beatriz Tavares Costa Carvalho
Livre-Docente da Disciplina de Alergia, Imunologia Clínica e Reumatologia do Departamento de Pediatria da UNIFESP-EPM.

Bettina Barbosa Duque Figueira
Mestre em Perinatologia pelo IAMSPE-SP, Especialista em Pediatria com Área de atuação em Neonatologia pela Sociedade Brasileira de Pediatria. Membro do Departamento de Neonatologia da Sociedade de Pediatria de São Paulo. Médica Neonatologista da Unidade de Terapia Intensiva Neonatal do Hospital Municipal Dr. Carmino Caricchio – SP.

Carlos Eduardo Pereira Vega
Doutor em Obstetrícia e Ginecologia pela Universidade de São Paulo – USP. Médico da Prefeitura do Município de São Paulo, responsável pelo Comitê de Mortalidade Materna do Município e membro do Comitê de Vigilância à Morte Materna e Infantil do Estado de São Paulo.

Carmen Solange Badaró Marques
Mestre em Perinatologia pelo Instituto de Ensino e Pesquisa do Hospital Israelita Albert Einstein. Mestre em Medicina de Pediatria pela Faculdade de Ciências Médicas da Santa Casa de São Paulo. Professora Instrutora da Faculdade de Ciências Médicas da Santa Casa de São Paulo. Professora Assistente da Irmandade da Santa Casa de Misericórdia de São Paulo.

Caroline Danza Érrico Jeronimo
Médica Residente de Pediatria do Hospital do Servidor Público Estadual de São Paulo "Francisco Morato de Oliveira".

Célia Mara Di Giovanni
Médica Neonatologista do Hospital e Maternidade Santa Joana. Integrante do Grupo de Cateter do Hospital e Maternidade Santa Joana.

Cinthya Luzia Cavazzana
Médica Assistente do Serviço de Moléstias Infecciosas do Hospital do Servidor Público Estadual "Francisco Morato de Oliveira" – São Paulo.

Claudia Ribas Araújo Starnini
Médica Tocoginecologista. Mestre em Obstetrícia pela Universidade Federal de São Paulo – Escola Paulista de Medicina. Professora da Disciplina de Obstetrícia do Curso de Medicina do Centro Universitário Lusíadas – UNILUS, Santos.

Claudia Tanuri
Medica Neonatologista. Coordenadora Técnico-Científica da Unidade Neonatal e Presidente da SCIH do Hospital e Maternidade Escola Vila Nova Cachoeirinha – São Paulo. Coordenadora da UTI Neonatal (2º andar) do Hospital e Maternidade Santa Joana – São Paulo. Membro do Departamento de Neonatologia da SPSP.

Cléa Rodrigues Leone
Professora Associada do Departamento de Pediatria da Faculdade de Medicina da Universidade de São Paulo. Membro do Departamento de Neonatologia da Sociedade Brasileira de Pediatria (2007-2009). Diretora de Publicações da Sociedade de Pediatria de São Paulo.

Cleide Enoir Petean Trindade
Professora Titular de Pediatria da Faculdade de Medicina de Botucatu. Professora Emérita da Faculdade de Medicina de Botucatu – UNESP.

Conceição Aparecida de Mattos Segre
Livre-Docente em Pediatria Neonatal pela Escola Paulista de Medicina da Universidade Federal de São Paulo – UNIFESP. Coordenadora do Grupo de Trabalho sobre os Efeitos do Álcool na Gestante no Feto e no Recém-Nascido da Sociedade de Pediatria de São Paulo. Membro Titular da Academia de Pediatria da Sociedade Brasileira de Pediatria. Membro Titular da Academia de Medicina de São Paulo.

Corintio Mariani Neto
Doutor em Tocoginecologia pela Universidade Estadual de Campinas (UNICAMP). Docente do Curso de Medicina da Universidade Cidade de São Paulo (UNICID). Diretor Técnico do Hospital Maternidade Leonor Mendes de Barros.

Cristiane Metolina
Médica Neonatologista do Hospital Universitário, Hospital São Paulo, EPM-UNIFESP e do Hospital Israelita Albert Einstein.

Cristina Nunes dos Santos
Médica Neonatologista do Hospital Universitário, Hospital São Paulo, EPM-UNIFESP.

Cyntia Fonseca de Abreu
Fisioterapeuta. Mestre em Bioética pelo Centro Universitário São Camilo, Especialista em Fisioterapia Respiratória pela UNIFESP-EPM.

Davi Francisco Lopez
Médico Assistente do Serviço de Moléstias Infecciosas do Hospital do Servidor Público Estadual 0 Francisco Morato de Oliveira" – São Paulo.

Débora Manzione Passos de Oliveira
Médica Neonatologista da Pró Matre Paulista. Especialista em Nutrologia Pediátrica pela Sociedade Brasileira de Nutrologia.

Denise Araújo Lapa Pedreira
Médica Tocoginecologista. Mestrado e Doutorado pela Faculdade de Medicina da USP. Diploma Internacional em Medicina Fetal pela "Fetal Medicine Foundation – London". Coordenadora da Rede Fetal Brasileira.

Deyse Helena Fernandes da Cunha
Médica Neonatologista Assistente. Mestre da Disciplina de Pediatria Neonatal da Universidade Federal de São Paulo – UNIFESP.

Dora Lisa Friedländer Del Nero
Doutora em Ciências pela Universidade de São Paulo. Médica Neonatologista da Secretaria Municipal de Saúde de São Paulo. Pediatra do Hospital do Servidor Público Municipal.

Durval Alex Gomes e Costa
Médica Assistente do Serviço de Moléstias Infecciosas do Hospital do Servidor Público Estadual "Francisco Morato de Oliveira" – São Paulo.

Edson Khodor Cury
Professor Adjunto e Chefe da Disciplina de Cirurgia Pediátrica da Universidade Federal de São Paulo – Escola Paulista de Medicina (UNIFESP-EPM).

Eduardo Zlotnik
Mestre em Obstetrícia pelo Instituto Assistência Médica do Servidor Público Estadual – IAMSPE. Doutor em Ginecologia pelo Hospital das Clínicas da Faculdade de Medicina da Universidade de São Paulo – USP. Pós-Graduado em Economia da Saúde pela Universidade de São Paulo – USP. MBA em Saúde pelo Insper-Hospital Albert Einstein. Vice-Presidente do Hospital Israelita Albert Einstein, São Paulo.

Elaine de Paula Fiod Costa
Professora Auxiliar do Departamento de Medicina I da Universidade Federal do Maranhão. Doutora em Oftalmologia pela Universidade Federal em São Paulo. Especialista em Retina e Vítreo pela Universidade Federal de São Paulo.

Eliene Novais Oliveira
Médica Residente de Pediatria do Hospital do Servidor Público do Estado de São Paulo.

Elisa Rumiko Iwahashi
Cardiologista Pediátrica. Especialista em Acupuntura pela Associação Médica Brasileira.

Ellen Regina Sevilla Quadrado
Especialização em Enfermagem Neonatal pelo ICHC – FMUSP. Mestre em Ciências, com Fundamento em Gerenciamento em Enfermagem pela Escola de Enfermagem da Universidade de São Paulo – EEUSP. Membro do Grupo de Pesquisa de Qualidade e Avaliação dos Serviços de Saúde e de Enfermagem da Universidade de São Paulo – EEUSP. Parecerista e Membro da Câmara Técnica do COREN-SP.

Eneida Maria dos Santos Zaroni
Enfermeira Anitarista. Pós-Graduada em Enfermagem Neonatal.

Evanisa Maria Arone
Doutora em Ciências pela Escola Paulista de Enfermagem da Universidade Federal de São Paulo. Membro Pesquisador do Grupo de Estudos e Pesquisa em Administração em Saúde e Gerenciamento de Enfermagem – GEPAG da UNIFESP.

Fabiana Cobianchi Nunes de Oliveira
Médica Neonatologista do Hospital e Maternidade Santa Joana – São Paulo.

Fernanda Bianchi dos Santos Pedrosa
Médica Residente do Serviço de Moléstias Infecciosas do Hospital do Servidor Público Estadual "Francisco Morato de Oliveira" – São Paulo.

Fernanda Braga Zuccolotto
Médica Neonatologista do Hospital Municipal de Campo Limpo – São Paulo. Membro do Departamento de Neonatologia da Sociedade de Pediatria de São Paulo.

Fernando Bastos
Médico Neonatologista. Mestre em Ciências da Saúde pelo Instituto de Assistência Médica ao Servidor Público do Estado de São Paulo – IAMSPE. Coordenador da UTI Neonatal da Clínica Girassol – Luanda, Angola.

Fernando Gatti de Menezes
Mestre em Ciências pela Disciplina de Infectologia UNIFESP. Médico Infectologista do Serviço de Controle de Infecção do Hospital Israelita Albert Einstein.

Fernando Moreira de Andrade
Médico Tocoginecologista. Especialista em Medicina Fetal pela AMB. Assistente da Santa Casa de Misericórdia de São Paulo. Assistente do Setor de Medicina Fetal do Hospital Israelita Albert Einstein.

Flávia Giuli Santi Martins Ribeiro
Fonoaudióloga. Mestre e Doutora pela Universidade de São Paulo. Coordenadora dos Serviços de Assistência Fonoaudiológica Neonatal do Hospital São Luiz nas Unidades Itaim e Anália Franco em São Paulo.

Francisco Lázaro Pereira de Souza
Médico Tocoginecologista. Mestre em Obstetrícia pela Universidade Federal de São Paulo – Escola Paulista de Medicina. Professor da Disciplina de Obstetrícia do Curso de Medicina do Centro Universitário Lusíadas – UNILUS, Santos.

Frederico Celestino Miranda
Médico Especialista em Radiologia pelo Colégio Brasileiro de Radiologia. Radiologista do Hospital Israelita Albert Einstein – HIAE, São Paulo.

Gaspar Lisboa Neto
Médico Assistente do Serviço de Moléstias Infecciosas do Hospital do Servidor Público Estadual "Francisco Morato de Oliveira" – São Paulo.

Grasiela Bossolan
Doutora em Pediatria. Médica Assistente da Unidade Neonatal da Faculdade de Medicina de Botucatu – UNESP.

Helenilce de Paula Fiod Costa
Médica Neonatologista. Mestre em Pediatria pela Universidade Federal de São Paulo. Coordenadora da Unidade Neonatal do Hospital e Maternidade Santa Joana – São Paulo. Membro do Departamento Científico da Sociedade Brasileira de Pediatria e da Sociedade de Pediatria de São Paulo. Membro do Grupo de Estudos sobre os Efeitos do Álcool na Gestante, no Feto e no Recém-nascido da Sociedade de Pediatria de São Paulo.

Henrique Manoel Lederman
Professor Titular de Radiologia do Departamento de Diagnóstico por Imagem da Escola Paulista de Medicina da Universidade Federal de São Paulo – UNIFESP. Chefe da Disciplina de Diagnóstico por Imagem em Pediatria do Departamento de Diagnóstico por Imagem da Escola Paulista de Medicina da Universidade Federal de São Paulo – UNIFESP.

Hermann Grinfeld
Médico Pediatra. Doutor em Neurociências e Comportamento pelo Instituto de Psicologia da Universidade de são Paulo – USP. Membro do Grupo de Estudos sobre Efeitos do Álcool na Gestante, no Feto e no Recém-Nascido.

Hewdy Lobo Ribeiro
Médico Psiquiatra Forense em São Paulo. Diretor Médico da Vida Mental Serviços de Psiquiatria Forense. Diretor Clínico e Técnico no Hospital Lacan de São Bernardo do Campo da Sociedade Assistencial Bandeirantes de São Paulo. Médico do Programa de Saúde Mental da Mulher do Instituto de Psiquiatria da USP.

Hudson Ferraz e Silva
Mestre em Medicina pela Faculdade de Medicina da Universidade de São Paulo. Médico Encarregado do Setor de Enfermarias de Obstetrícia do Serviço de Ginecologia e Obstetrícia do Hospital do Servidor Público Estadual "Francisco Morato de Oliveira" – São Paulo.

Israel Roitman
Médico Neurologista e Neurofisiologista Clínico com Especialização em Medicina do Sono.

Jacqueline Vellozo
Médica Neonatologista do Hospital Ipiranga. Médico Perito da Fundação Faculdade de Medicina – Central de Saúde e Perícias Médicas, São Paulo.

Jacyr Pasternak
Médico PhD em Infectologia pela UNICAMP. Título de Infectologista pela APM. Pós-Doutorado na University of Texas Cancer System, MD Anderson Hospital, Houston, Texas. Médico da Seção de Microbiologia Clínica do Hospital Israelita Albert Einstein. Presidente da Comissão de Controle de Infecção Hospitalar do Hospital Israelita Albert Einstein.

Jamil Pedro de Siqueira Caldas
Doutor em Pediatria. Médico Neonatologista do Hospital da Mulher Professor Doutor José Aristodemo Pinotti – Centro de Atenção Integral à Saúde da Mulher – da Universidade Estadual de Campinas. Membro do Grupo

Executivo Nacional do Programa de Reanimação Neonatal e do Transporte do Recém-nascido de Alto Risco da Sociedade Brasileira de Pediatria.

Jaques Pinus
Doutor em Cirurgia Pediátrica pela Escola Paulista de Medicina da Universidade Federal de São Paulo – UNIFESP. Cirurgião Pediátrico do Hospital Israelita Albert Einstein.

João Cesar Lyra
Professor Assistente Doutor da Disciplina de Neonatologia do Departamento de Pediatria da Faculdade de Medicina de Botucatu – UNESP.

João da Silva Mendonça
Diretor do Serviço de Moléstias Infecciosas do Hospital do Servidor Público Estadual de São Paulo – IAMSPE

Joel Rennó Junior
Professor Colaborador Médico do Departamento de Psiquiatria da Faculdade de Medicina da USP. Diretor do Programa de Saúde Mental da Mulher – Instituto de Psiquiatria do Hospital das Clínicas da FMUSP. Médico do Corpo Clínico do Hospital Israelita Albert Einstein – SP (HIAE).

Joelma Queiroz Andrade
Mestre e Doutora em Medicina pela Faculdade de Medicina da Universidade de São Paulo. Médica Assistente da Disciplina de Obstetrícia do Departamento de Ginecologia e Obstetrícia da Faculdade de Medicina da Universidade de São Paulo.

Jonathas Borges Soares
Doutor em Obstetrícia e Ginecologia pela Universidade de São Paulo-USP. Membro de corpo editorial da Jornal Brasileiro de Reprodução Assistida. Diretor da Região Brasileira da Rede Latino-Americana de Fertilização Assistida (rede LARA). Sócio Fundador do Núcleo Brasileiro de Embriologistas em Medicina Reprodutiva – PRONÚCLEO. Membro da American Fertility Society. Membro da International Society for Fertility Preservation.

Jorge Yussef Afiune
Cardiologista Pediátrico. Membro do Departamento Científico de Cardiologia da Sociedade Brasileira de Pediatria.

José Augusto Alves de Brito
Mestre em Saúde da Criança. Nutrologista pela UNIRIO. Pediatra do Departamento de Ensino, Instituto Fernandes Figueira, Fundação Oswaldo Cruz.

José Eduardo Gobbi Lima
Mestre em Ciências da Saúde pelo IAMSPE. Médico Assistente da Seção de Obstetrícia do Serviço de Ginecologia e Obstetrícia do Hospital do Servidor Público Estadual "Francisco Morato de Oliveira" – São Paulo.

José Luiz Dias Gherpelli
Professor Livre-Docente em Neurologia Infantil pela Faculdade de Medicina da Universidade de São Paulo. Doutor em Neurologia pela Faculdade de Medicina da Universidade de São Paulo. Médico Assistente do Serviço de Neurologia Infantil do Hospital das Clínicas da Faculdade de Medicina da Universidade de São Paulo. Consultor em Neurologia Infantil do Hospital Israelita Albert Einstein.

José Ricardo Dias Bertagnon
Médico Neonatologista do Hospital Grajau. Professor de Neonatologia da UNISA, São Paulo. Doutor em Perinatologia pelo Instituto de Assistência Médica ao Servidor Público do Estado de São Paulo – IAMSPE.

Josiane Carignani
Mestre em Pediatra pela Universidade de São Paulo – USP. Médica Neonatologista Gestora no Hospital e Maternidade Sino-brasileiro, São Paulo. Professora Adjunta da Faculdade de Medicina da Universidade de Santo Amaro, São Paulo.

Julia Yaeko Kawagoe
Doutora em Enfermagem (Escola de Enfermagem USP) e Enfermeira Especialista do Serviço de Controle de Infecção do Hospital Israelita Albert Einstein.

Juliane Miklos Pulla Sant'Anna
Fisioterapeuta Graduada pelo Centro Universitário Nove de Julho. Especialista em Fisioterapia Respiratória pela Irmandade da Santa Casa de Misericórdia de São Paulo – ISCMSP. Exerce Atividade remunerada como Fisioterapeuta nos Setores de UTI Pediátrica e UTI Neonatal do IAMSPE.

Julio Cesar de Costa
Medico Chefe do Serviço de Neonatologia do Hospital do Servidor Público Estadual. Instrutor do Programa de Reanimação Neonatal da Sociedade de Brasileira de Pediatria. Professor da Faculdade de Medicina da Universidade da Cidade de São Paulo.

Kenji Shiguematsu
Médico Neonatologista do Serviço de Neonatologia do Hospital do Servidor Público Estadual de São Paulo - HSPE.

Lélia Cardamone Gouvêa
Médica Pediatra e Especialista em Nutrologia. Mestre e Doutora em Pediatria. Professora de Pediatria da Universidade de Santo Amaro. Professora do Centro de Desenvolvimento do Ensino Superior em Saúde da UNIFESP CEDESS-UNIFESP. Membro do Departamento de Aleitamento Materno da Sociedade de Pediatria de São Paulo.

Letícia Vargas Freire Martins Lemos
Cirurgiã-Dentista. Doutora em Odontopediatria pela Faculdade de Odontologia de Araraquara – FOAr – UNESP. Pesquisadora do Centro de Estudos e Pesquisas em Odontopediatria (CEPO) no Instituto de Ciência e Tecnologia – Campus de São José dos Campos – UNESP. Professora Doutora de Odontopediatria e Dentística da Universidade do Vale do Paraíba – UNIVAP, São Paulo.

Lilian dos Santos Rodrigues Sadeck
Doutora em Pediatria do Departamento de Pediatria da Faculdade de Medicina da Universidade de São Paulo – FMUSP. Médica Assistente do Berçário Anexo à Maternidade do Hospital das Clínicas da Faculdade de Medicina da Universidade de São Paulo – FMUSP. Diretora de Cursos e Eventos da Sociedade de Pediatria de São Paulo. Vice-Presidente do Departamento Científico de Neonatologia da Sociedade de Pediatria de São Paulo.

Lívia Medeiros Almeida Dutra
Ex-Médica Residente do Serviço de Moléstias Infecciosas do Hospital do Servidor Público Estadual "Francisco Morato de Oliveira" – São Paulo.

Luciana de Lima Galvão
Médica Infectologista do Hospital do Servidor Público Estadual do Estado de São Paulo "Francisco Morato de Oliveira".

Luciano Moreira Pinto
Doutor em Oftalmologia pela Universidade Federal em São Paulo. Especialista em Catarata e Glaucoma pela Universidade Federal de São Paulo.

Lucy Duailibi Casanova (*in memoriam*)
Médica Neonatologista. Doutora em Pediatria pela Universidade de São Paulo – Escola Paulista de Medicina – UNIFESP-EPM.

Luiz Reynaldo de Figueiredo Walter
Professor Emérito de Odontopediatria da Universidade Estadual de Londrina – UEL. Fundador e Ex-Diretor da Bebê Clínica UEL – Finep, Londrina-PR.

Lygia Mendes dos Santos Börder
Médica Pediatra da Secretaria de Estado da Saúde. Mestre em Ciências da Saúde pelo Instituto de Assistência Médica ao Servidor Público do Estado de São Paulo – IAMSPE. Membro do Grupo de Estudos sobre os Efeitos do Álcool na Gestante, no Feto e no Recém-Nascido da Sociedade de Pediatria de São Paulo – SPSP.

Maelly Romy Maruyama Ikuno
Médica Residente de Pediatria do Hospital do Servidor Público do Estado de São Paulo "Francisco Morato de Oliveira" – São Paulo.

Maíra Barroso Barbosa
Médica Assistente do Serviço de Moléstias Infecciosas do Hospital do Servidor Público Estadual "Francisco Morato de Oliveira" – São Paulo.

Manoel Ernesto Peçanha Gonçalves
Médico Chefe do Departamento de Endoscopia Respiratória, Instituto da Criança, Hospital das Clínicas da Faculdade de Medicina da Universidade de São Paulo – USP, São Paulo. Médico Endoscopista do Hospital Israelita Albert Einstein – HIAE, São Paulo.

Marcelo Mileto Mostardeiro
Médico Infectologista do Hospital do Servidor Público Estadual de São Paulo. Médico Intensivista do Hospital do Rim e Hipertensão.

Marcelo Vieira
Médico Urologista do Setor de Reprodução Humana do Hospital Pérola Byington, São Paulo. Membro da Sociedade Brasileira de Urologia.

Marcelo Zugaib
Professor Titular de Obstetrícia do Departamento de Obstetrícia e Ginecologia da Faculdade de Medicina da Universidade de São Paulo.

Marcia de Freitas
Doutora em Saúde Pública. Médica Neonatologista do Departamento Materno Infantil do Hospital Israelita Albert Einstein – HIAE, São Paulo.

Marcia Torturella
Enfermeira do Núcleo de Apoio de Formação em Educação em Enfermagem (NAFEE) e dos Serviços de Educação Continuada e Escola de Enfermagem do Hospital do Servidor Público do Estado de São Paulo.

Marco Aurelio Knipel Galletta
Mestre e Doutor em Medicina pela Faculdade de Medicina da Universidade de São Paulo. Docente Doutor da Disciplina de Obstetrícia do Departamento de Ginecologia e Obstetrícia da Faculdade de Medicina da Universidade de São Paulo.

Marco Segre
Professor Titular do Departamento de Medicina Legal Ética Médica Medicina Social e do Trabalho da Faculdade de Medicina da Universidade de São Paulo.

Mari Elisia de Andrade
Médica Neonatologista do Hospital Geral de Itapecerica da Serra. Mestre em Ciências da Saúde pelo Instituto de Assistência Médica dos Servidores Públicos do Estado de São Paulo. Consultora do Ministério da Saúde sobre o Programa Canguru.

Maria Cristina de Andrade
Doutora em Pediatria pela Universidade Federal de São Paulo – UNIFESP. Especialista em Nefrologia Pediátrica pela Escola Paulista de Medicina – EPM-UNIFESP.

Maria dos Anjos Mesquita
Médica Neonatologista. Mestre em Ciências da Saúde pelo Instituto de Assistência Médica ao Servidor Público Estadual. Especialização em Perinatologia pelo Hospital Israelita Albert Einstein. Membro do Grupo de Estudos da Gravidez sem Álcool da Sociedade de Pediatria de São Paulo. Neonatologista do Hospital Maternidade Cruz Azul e Maternidade Escola de Vila Nova Cachoeirinha.

Maria Ercília Casellato
Enfermeira Obstétrica com Habilitação em Enfermagem pela Escola Paulista de Medicina – UNIFESP. Pós-Graduada em Enfermagem Obstétrica.

Maria Eunice Reis
Médica Neonatologista do Hospital e Maternidade Santa Joana – São Paulo.

Maria Fernanda Branco de Almeida
Professora Associada da Disciplina de Pediatria Neonatal do Departamento de Pediatria da Escola Paulista de Medicina da Universidade Federal de São Paulo. Coordenadora do Programa de Reanimação Neonatal da Sociedade Brasileira de Pediatria. Membro do ILCOR – International Liaison Group on Resuscitation – Neonatal Delegation.

Maria José Guardia Mattar
Médica Pediatra Neonatologista. Consultora da Coordenação Geral de Saúde da Criança e Aleitamento Materno – MS, São Paulo. Assessoria Técnica da Rede de Proteção à Mãe Paulistana-Rede Cegonha – SMS,SP. Coordenadora da Rede Paulista de BLH-SES, São Paulo. Vice-Presidente do Departamento Científico de Aleitamento Materno da Sociedade de Pediatria de São Paulo. Membro do Departamento Científico de Aleitamento Materno da Sociedade Brasileira de Pediatria. Consultora da Rede IBEROAMERICANA em BLH-FIOCRUZ.

Maria Meyer Fernandes Tavares
Médica Neonatologista do Serviço de Neonatologia do Hospital do Servidor Público Estadual de São Paulo – HSPE.

Maria Regina Guillaumon
Médica Neonatologista do Departamento Materno-Infantil do Hospital Israelita Albert Einstein – HIAE, São Paulo.

Marina Carvalho de Moraes Barros
Doutora em Medicina pela Escola Paulista de Medicina – UNIFESP. Professora Afiliada da Disciplina de Pediatria do Departamento de Pediatria da Escola Paulista de Medicina da Universidade Federal de São Paulo – UNIFESP.

Marina Giorgi Manin
Média Residente de Pediatria do Hospital do Servidor Público do Estado de São Paulo "Francisco Morato de Oliveira".

Marina Keiko Kwabara Tsukumo
Médica Pediatra e Infectologista do Serviço de Moléstias Infecciosas do Hospital do Servidor Público Estadual de São Paulo – IAMSPE.

Marina Maccagnano Zamith
Doutora Pediatria pela Universidade Federal de São Paulo – UNIFESP. Especialista em Cardiologia Pediátrica pela Sociedade Brasileira de Pediatria.

Marina Wey
Professora Doutora da Faculdade de Medicina de Sorocaba – Pontifícia Universidade Católica –PUC de Sorocaba, São Paulo.

Mario Roberto Hirshheimer
Médico Especialista em Pediatria e em Terapia Intensiva. Presidente da Associação de Pediatria de São Paulo – SPSP. Membro do Departamento de Bioética da Associação de Pediatria de São Paulo – SPSP. Membro do Núcleo de Estudos da Violência Contra Crianças e Adolescentes da Associação de Pediatria de São Paulo – SPSP. Membro da Câmara Técnica de Pediatra do Conselho Regional de Medicina do Estado de São Paulo.

Mario Santoro Jr.
Médico Especialista em Pediatria pela SBP-AMB. Doutor em Medicina pela Universidade de São Paulo. MBA pela FAAP-Warthon University. Presidente da Sociedade de Pediatria de São Paulo (gestão 92-94). Presidente da Sociedade Brasileira de Pediatria (gestão 94-96). Membro Titular da Academia Brasileira de Pediatria. Membro Titular da Academia de Medicina de São Paulo.

Marli Aparecida Garcia Monteiro
Enfermeira Obstétrica pela Escola Paulista de Medicina – UNIFESP. Especialista em Enfermagem Obstétrica – ABENFO Nacional. Especialista em Aleitamento Materno – IBLCE. Especialista em Saúde Pública – UNIFESP.

Marli Sasaki
Médica Assistente do Serviço de Moléstias Infecciosas do Hospital do Servidor Público Estadual "Francisco Morato de Oliveira" – São Paulo.

Marta M. G. B. Mataloun
Doutora em Pediatria pela FMUSP. Médica Assistente do Berçário Anexo à Maternidade do Hospital das Clínicas da FMUSP.

Maura Aparecida Prado Vaccari Villela Boacnin
Médica Neonatologista. Mestre em Ciências da Saúde pelo Instituto de Assistência Médica ao Servidor Público do Estado de São Paulo – IAMSPE. Professora de Pediatria na UNISA. Coordenadora de Neonatologia do Hospital Geral de Carapicuíba.

Maurício Mota de Avelar Alchorne
Professor de Dermatologia do Curso de Medicina da Universidade Nove de Julho – UNINOVE. Livre-Docente em Dermatologia.

Michael Roy Smith
Médico Ecocardiografista. Membro do Council of Pediatric Echocardiography of the American Society of Echocardiography.

Miguel José Francisco Neto
Doutor em Medicina Radiológica pela Universidade de São Paulo. Médico Assistente Doutor do INRAD – Hospital das Clínicas da Faculdade de Medicina da USP – Serviço de Ultrassonografia. Médico Coordenador do Serviço de Ultrassonografia do Hospital Israelita Albert Einstein.

Milton Harumi Miyoshi
Professor Assistente da Disciplina de Pediatria Neonatal do Departamento de Pediatria da Escola Paulista de Medicina – UNIFESP. Consultor Médico das UTI Neonatais do Grupo Santa Joana – São Paulo.

Mirlene Cecília Soares Pinho Cernach
Mestre em Histologia pela Escola Paulista de Medicina. Doutora em Pediatria e Ciências Aplicadas à Pediatria pela Universidade Federal de São Paulo – Escola Paulista de Medicina – UNIFESP-EPM. Professor Titular da Universidade Metropolitana de Santos.

Mitsue Kuroki
Obstetriz pela Escola de Obstetrícia da USP. Gerente Nacional do "Advanced Life Support in Obstetrics" ALSO – Brasil.

Mônica Jubran Chapchap
Mestre em Distúrbios da Comunicação Humana – UNIFESP. Audiologista Clínica do Setor de Eletrofisiologia do Hospital Sírio-Libanês e Instituto Paulista de Otorrinolaringologia – São Paulo.

Munir Ebaid
Cardiologista Pediátrico. Professor Aposentado do Departamento de Cardiopneumologia da FMUSP.

Nelson Antunes Jr.
Diretor do Projeto BETA. Presidente da Sociedade Paulista de Medicina Reprodutiva. Chefe da Clínica Reprodutiva do Setor de Reprodução Humana da Faculdade de Medicina do ABC.

Nilson Abrão Szylit
Médico Obstetra. Mestre em Ciências da Saúde pelo Instituto de Assistência Médica ao Servidor Público Estado de São Paulo – IAMSPE. Preceptor da Residência Médica em Ginecologia e Obstetrícia do Hospital Israelita Albert Einstein.

Nilva Simeren Bueno de Morais
Doutora em Medicina-Oftalmologia. Chefe do Setor de Retina e Vítreo do Departamento de Oftalmologia da Universidade Federal de São Paulo – UNIFESP.

Nivia Torres dos Santos
Ex-Médica Residente do Serviço de Moléstias Infecciosas do Hospital do Servidor Público Estadual "Francisco Morato de Oliveira" – São Paulo.

Paulo Sérgio Lucas da Silva
Mestre em Ciências da Saúde pela Universidade Federal de São Paulo – UNIFESP. Médico da Unidade de Cuidados Intensivos Pediátricos do Hospital do Servidor Público Municipal e das Unidades de Cuidados Intensivos Pediátricos do Hospital Brigadeiro e do Hospital Estadual de Diadema – UNIFESP.

Pedro Alexandre Federico Breuel
Diretor de Departamento Técnico do Hospital Municipal e Maternidade Escola de Vila Nova Cachoeirinha Doutor Mário de Moraes Altenfelder Silva. Mestre em Ciências da Saúde pelo Instituto de Assistência Médica ao Servidor Público do Estado de São Paulo – IAMSPE. Membro do Departamento de Neonatologia da Sociedade de Pediatria de São Paulo.

Pedro Felix Vital Jr.
Doutor em Cirurgia Pediátrica pela Universidade Federal de São Paulo – Escola Paulista de Medicina – UNIFESP-EPM. Titular da Sociedade Brasileira de Cirurgia Pediátrica. Gestor do Curso de Medicina da Faculdade Santa Marcelina, são Paulo. Supervisor do Serviço de Cirurgia Pediátrica do Hospital Infantil Cândido Fontoura, São Paulo.

Rafael Tavares Salles
Ex-Médico Residente do Serviço de Moléstias Infecciosas do Hospital do Servidor Público Estadual "Francisco Morato de Oliveira" – São Paulo.

Regina Aparecida de Andrade
Enfermeira Mestre na Área da Saúde da Mulher. Consultora em Aleitamento Materno pela International Board of Lactation Consultant Examiners.

Renato de Ávila Kfouri
Pediatra Neonatologista e Infectologista. Membro do Comitê Técnico Assessor de Imunizações do Ministério da Saúde do Brasil. Vice-Presidente da Sociedade Brasileira de Imunizações – SBIm.

Ricardo M. Del Grande Pricoli
Engenheiro com Especialização em Engenharia Clínica pela UNICAMP. Participante do Comitê Brasileiro de Normas Técnicas para Eletromédicos – CB-26-ABNT – Associação Brasileira de Normas Técnicas.

Rita de Cássia Xavier Balda
Professora Afiliada da Disciplina de Pediatria Neonatal da Escola Paulista de Medicina da Universidade Federal de São Paulo – EPM-UNIFESP. Doutora em Medicina pelo Departamento de Pediatria da Escola Paulista de Medicina da Universidade Federal de São Paulo – EPM-UNIFESP.

Rita de Cassia Sanchez
Médica Tocoginecologista. Especialista em Medicina Fetal pela AMB. Doutora em Medicina pela FMUSP. Coordenadora Médica Materno-Infantil do Hospital Israelita Albert Einstein.

Roberta Fernandes Moraes Tahan
Médica do Serviço de Neonatologia do Hospital do Servidor Público do Estado de São Paulo – HSPE.

Roberto Eduardo Bittar
Professor Associado Livre-Docente da Disciplina de Obstetrícia do Departamento de Obstetrícia e Ginecologia da Faculdade de Medicina da Universidade de São Paulo.

Rodrigo Crespo Barreiros
Professor Doutor da Faculdade de Medicina de Sorocaba da Pontifícia Universidade Católica –PUC de Sorocaba, São Paulo.

Rodrigo Ferreira Buzzini
Médico Tocoginecologista. Ex-Residente do Hospital do Servidor Público do Estado de São Paulo. Coordenador Médico da Equipe Cirúrgica de Plantão do Grupo Santa Joana.

Roger Brock
Médico Neonatologista. Mestre em Pediatria Neonatal pela Escola Paulista de Medicina da Universidade Federal de São Paulo – UNIFESP. Responsável pelo Setor de Neonatologia do Hospital e Maternidade Neomater – Santo André.

Rogério Gomes dos Reis Guidoni
Médico Tocoginecologista. Mestre em Obstetrícia pela Universidade Federal de São Paulo – Escola Paulista de Medicina. Coordenador da Disciplina de Obstetrícia do Curso de Medicina do Centro Universitário Lusíadas – UNILUS, Santos.

Roney Orismar Sampaio
Médico Ecocardiografista. Especialista em Ecocardiografia no Instituto do Coração do Hospital das Clínicas da FMUSP. Doutorado em Medicina (Emergências Clínicas) pela Faculdade de Medicina da Universidade de São Paulo – FMUSP. Professor Colaborador da Disciplina de Cardiologia do Departamento de Cardiopneumologia da FMUSP. Médico Assistente do Instituto do Coração do Hospital das Clínicas da FMUSP.

Rosa Ruocco
Mestre e Doutora pela Faculdade de Medicina da Universidade de São Paulo. Ex-Médica Assistente da Disciplina de Obstetrícia do Departamento de Ginecologia e Obstetrícia da Faculdade de Medicina da Universidade de São Paulo.

Rosana Richtmann
Presidente da Comissão de Infecção Hospitalar do Hospital e Maternidade Santa Joana. Médica Infectologista do Instituto de Infectologia Emílio Ribas.

Rosanna Velleca Lima
Médica de Família com Especialização em Endocrinologia pelo Canadian College of Family Medicine. Doutora em Perinatologia pelo Instituto de Pesquisa e Ensino Albert Einstein, São Paulo. Mestre em Endocrinologia pela Faculdade de Medicina da Universidade de São Paulo.

Rossana Pulcineli Vieira Francisco
Professora Associada Livre-Docente da Disciplina de Obstetrícia do Departamento de Obstetrícia e Ginecologia da Faculdade de Medicina da Universidade de São Paulo.

Roseli Abdalla Khouri Panzarin
Médica Neonatologista do Hospital e Maternidade Santa Joana. Coordenadora do Serviço de Neonatologia do Hospital Municipal de Diadema.

Ruth Guinsburg
Professora Titular da Disciplina de Pediatria Neonatal do Departamento de Pediatria da Escola Paulista de Medicina da Universidade Federal de São Paulo. Coordenadora do Programa de Reanimação Neonatal da Sociedade Brasileira de Pediatria. Membro do ILCOR - International Liaison Group on Resuscitation – Neonatal Delegation.

Salete Lledo Marchetti
Médica Neonatologista do Hospital Leonor Mendes de Barros, São Paulo.

Saul Cypel
Professor Livre-Docente de Neurologia Infantil pela Faculdade de Medicina da Universidade de São Paulo. Ex-Research Assistent do Institute of Neurology, London University. Membro do Comitê de Especialistas e de Mobilização Social para o Desenvolvimento Integral da Primeira Infância – SUS – Ministério da Saúde.

Sérgio Bruschini
Doutor em Ortopedia pela Universidade de São Paulo – Escola Paulista de Medicina – UNIFESP-EPM. Médico Ortopedista do Hospital Israelita Albert Einstein, São Paulo.

Sérgio Ricardo Pinto de Oliveira
Médico Neonatologista do Hospital e Maternidade Santa Joana, São Paulo.

Sérgio Tadeu Martins Marba
Professor Associado do Departamento de Pediatria da Faculdade de Ciências Médicas da Universidade Estadual de Campinas. Membro do Grupo Executivo Nacional do Programa de Reanimação Neonatal e do Transporte do Recém-nascido de Alto Risco da Sociedade Brasileira de Pediatria.

Sidney Antonio Lagrosa Garcia
Mestre em Ciências da Saúde pelo IAMSPE. Professor Assistente de Ginecologia e Obstetrícia da Faculdade de Ciências da Saúde da Universidade Federal de Grande Dourados – MS.

Sidney Glina
Professor Livre-Docente da Faculdade de Medicina da Fundação do ABC, São Paulo. Chefe da Clínica Urológica do Hospital Ipiranga, São Paulo. Diretor Administrativo do Projeto Alfa. Diretor do Instituto H. Ellis, São Paulo.

Silvia Regina Cardoso
Médica Endoscopista Assistente do Departamento de Endoscopia Respiratória do Instituto da Criança do Hospital das Clínicas da Faculdade de Medicina da Universidade de São Paulo – USP, São Paulo.

Silvio Isso Myaki
Professor Adjunto da Disciplina de Odontopediatria no Instituto de Ciência e Tecnologia – Campus de São José dos Campos – UNESP. Coordenador do Centro de Estudos e Pesquisas em Odontopediatria (CEPO) no Instituto de Ciência e Tecnologia (ex-Faculdade de Odontologia) – Campus de São José dos Campos – UNESP.

Silvio Martinelli
Doutor em Medicina pela Disciplina de Obstetrícia do Departamento de Obstetrícia e Ginecologia da Faculdade de Medicina da Universidade de São Paulo. Médico Assistente da Divisão de Clínica Obstétrica do Hospital das Clínicas da Faculdade de Medicina da Universidade de São Paulo.

Simone de Araujo Negreiros Figueira
Médica Neonatologista do Hospital Universitário, do Hospital São Paulo, EPM-UNIFESP e do Hospital e Maternidade Promatre Paulista.

Suely Dornellas do Nascimento
Médica Assistente. Mestre em Pediatria da Disciplina de Pediatria Neonatal da Universidade Federal de São Paulo – EPM. Médica Coordenadora da UTI Neonatal do Hospital e Maternidade Santa Joana

Thaís Guimarães
Médica Assistente do Serviço de Moléstias Infecciosas do Hospital do Servidor Público Estadual de São Paulo. Coordenadora da CCIH do Hospital do Servidor Público Estadual de São Paulo. Presidente da CCIH do Instituto Central do HC-FMUSP. Doutora em Infectologia pela UNIFESP. Vice-Presidente da Sociedade Brasileira de Infectologia.

Umberto Gazi Lippi
Doutor em Medicina pela Escola Paulista de Medicina – UNIFESP. Livre-Docente de Obstetrícia. Chefe da Seção de Obstetrícia do Serviço de Ginecologia e Obstetrícia do Hospital do Servidor Público Estadual "Francisco Morato de Oliveira" – São Paulo.

Vanessa Gonçalves Coutinho de Oliveira
Fisioterapeuta Graduada pela Universidade São Judas Tadeu. Especialista pela Escola Paulista de Medicina em Fisioterapia Pediátrica em Emergências e Cuidados Intensivos. Exerce Atividade remunerada como Fisioterapeuta nos Setores de UTI Pediátrica, UTI Neonatal e Enfermaria Pediátrica e Oncológica do IAMSPE.

Vânia D'Almeida
Mestre e Doutora do Programa de Pós-Graduação em Biologia Molecular da Escola Paulista de Medicina EPM-UNIFESP. Professora Adjunta do Departamento de Biociências – UNIFESP, Santos. Coordenadora do Laboratório de Erros Inatos de Metabolismo CREIM/UNIFESP. Membro da American Society for Biochemistry and Molecular Biology. Assessora Científica da FAPESP. Assessora para Bolsas de Iniciação Científica PIBIC-CNPq. Assessora Científica do CNPq.

Vânia Zito
Anestesiologista do Núcleo de Medicina Fetal do Hospital Samaritano – São Paulo. Diretora Técnica do PS do Hospital Geral de Vila Penteado. Coordenadora Técnica do Pronto Atendimento Central de Adultos de Barueri.

Viviane Vieira Francisco Habib
Mestre e Doutora em Ciências pela Universidade Federal de São Paulo – UNIFESP.

Walter Nelson Cardo Junior
Médico Serviço de Neonatologia do Hospital do Servidor Público do Estado de São Paulo "Francisco Morato de Oliveira".

Yoshino Tamaki Sameshima
Médica Especialista em Radiologia pelo Colégio Brasileiro de Radiologia. Fellow em Radiologia Pediátrica na University of California. Radiologista do Hospital Israelita Albert Einstein – HIAE, São Paulo. Coordenadora do Grupo de Radiologia Pediátrica do Hospital Israelita Albert Einstein – HIAE, São Paulo.

Este livro é dedicado aos pais e mães
e aos seus recém-nascidos.

Prefácio

Reconhecendo a importância crescente da Perinatologia, a Doutora Conceição A. M. Segre e seus co-editores Professores Elaine de Paula Fiod Costa e Umberto Gazi Lippi, mais uma vez, brindam-nos, agora com uma versão atualizada, com esta obra obrigatória na estante de todos os neonatologistas, pediatras e obstetras de interesse maior nos grandes temas que envolvem a saúde do feto e do recém-nascido.

Saber escolher esses temas, dividi-los de acordo com suas especificidades, selecionar o melhor colaborador para cada um de seus capítulos, saber manter uma uniformidade de texto e uma sequência lógica de assuntos é um verdadeiro (o décimo terceiro) trabalho de Hércules.

Alegra-nos e honra muito ter sido o convidado para fazer o prefácio desta obra. Doutora Conceição, a 1ª Livre-Docente em Neonatologia da antiga Escola Paulista de Medicina, segue sendo tão produtiva como há 4 décadas, quando a conheci e aprendi a admirar e respeitar como pessoa e profissional.

Que todos nós, perinatologistas em prática, possamos fazer um bom uso desta magnífica obra científica, quer usando seus ensinamentos na assistência de nossos pequenos pacientes, quer difundindo seu conteúdo entre aqueles que se iniciam nesse agradável mister.

Luis Eduardo Vaz Miranda
Titular da Academia Brasileira de Pediatria

Apresentação

Há verdadeiramente duas coisas diferentes: saber e crer que se sabe.
A ciência consiste em saber; em crer que se sabe reside a ignorância.

Hipócrates

A intenção desta terceira edição do livro "Perinatologia. Fundamentos e Prática" é, mais uma vez, aquela de proporcionar ao leitor uma visão abrangente, mas, ao mesmo tempo, clara e direta da fisiologia, clínica e propedêutica dos problemas da gestante, que podem acometer o feto e o recém-nascido, bem como as medidas profiláticas e terapêuticas para os males de ambos. Não tem a pretensão de ser um tratado na sua expressão mais completa, porém ressalta, como é o pensamento dos editores, os princípios da Perinatologia em que os fenômenos relativos à vida e à saúde de mãe e filho se entrelaçam irreversivelmente.

É, na verdade, uma extensão daquela primeira proposta singela que começou como "RN", em 1981, e hoje se tornou mais ampla, passando pela reprodução assistida até as repercussões de processos antenatais sobre a idade adulta.

Foram convidados autores de capítulos de edições anteriores, que cuidadosamente atualizaram seus textos, foram chamados novos autores que generosamente aceitaram expor suas experiências, e novos capítulos foram introduzidos para trazer ao livro os mais recentes progressos nessa área do conhecimento. Somente graças a essas preciosas colaborações é que foi possível, a nós editores, estruturarmos esta nova obra.

Esperamos que este trabalho, em função de sua abrangência e profundidade no tratamento dado aos diferentes temas, quando consultado por aqueles profissionais que prestam assistência à gestante, ao feto e ao recém-nascido venha a contribuir com o aprimoramento de conhecimentos, visando à melhoria da assistência perinatal.

Nós, os editores deste livro, nos sentimos gratificados e estamos seguros de que o resultado final compensou o esforço de todos.

Boa leitura!

Sumário

SEGUNDA PARTE

O Parto, os Eventos Perinatais e o Recém-Nascido

O Récem-Nascido com Problemas Especiais

PRIMEIRA PARTE

A GESTANTE, O CONCEPTO E O RECÉM-NASCIDO

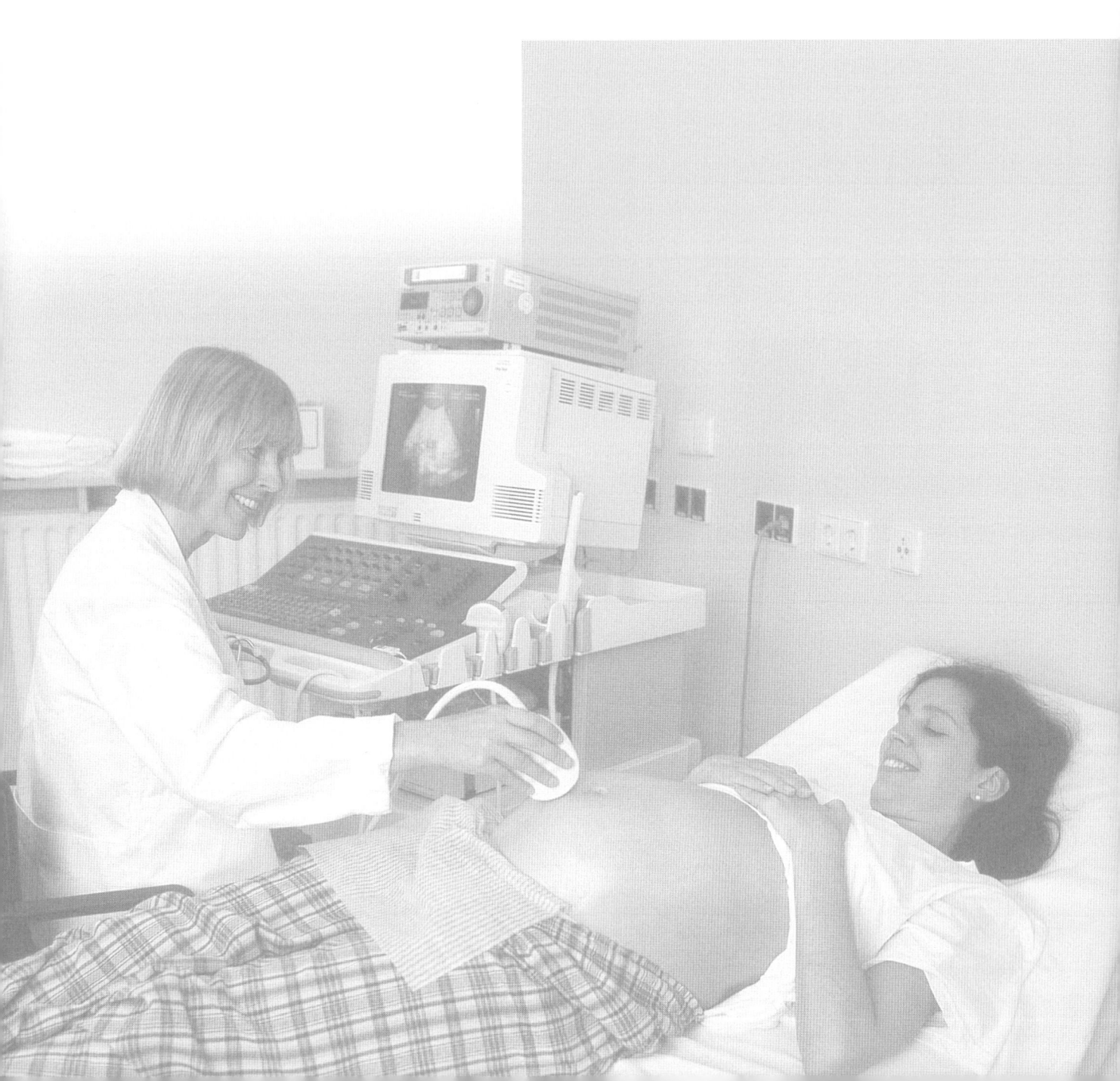

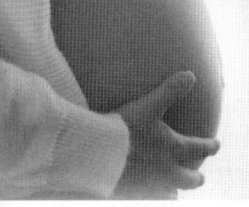

CAPÍTULO 1

Reprodução Humana Assistida

Infertilidade Feminina

Sidney Glina
Jonathas Borges Soares
Arivaldo José da Conceição Meirelles
Nelson Antunes Jr
Marcelo Vieira

A infertilidade conjugal pode ser considerada uma condição comum associada de maneira importante com aspectos psicológicos econômicos, demográficos e médicos.

Muito embora sua prevalência tenha permanecido praticamente estável nos últimos anos, a procura pelos tratamentos nos serviços especializados tem crescido substancialmente. Essa observação tem provável justificativa o resultado de maior tecnologia diagnóstica associada a uma ampla divulgação em jornais, revistas, programas de rádio e televisão.

Uma definição bastante arraigada no meio especializado é a de que essa condição pode ser confirmada naquele casal em que não se observa uma gestação após, pelo menos, um ano de relacionamento sexual regular e na ausência do uso de qualquer método anticoncepcional[1].

A assertiva acima tem apoio em estudos probabilísticos, como o observado no quadro 1.1, no qual, assumindo-se uma probabilidade mensal de 20% de gestação para casais considerados férteis, observa-se 93% de probabilidade cumulativa de gestação após 12 meses.

Dessa maneira, pode-se concluir que, após o período de um ano de tentativas, aproximadamente 90% dos casais obterão uma gestação, enquanto 7-10% representarão uma população que experimentará alguma forma de infertilidade. Todavia, observa-se variação bastante significativa na incidência da infertilidade em diferentes regiões e países, sem dúvida consequência dos diferentes costumes e condições sociais[2].

Quadro 1.1 – Probabilidade cumulativa de gestação em casais férteis.

Mês	Probabilidade mensal de gestação	Probabilidade cumulativa de gestação	Número de casais em tentativa	Número de gestações no mês
1	2	20	100	20
2	2	36	80	16
3	2	49	64	13
4	2	59	51	10
5	2	67	41	8
6	2	74	33	7
7	2	79	26	5
8	2	83	21	4
9	2	86	17	3
10	2	89	14	3
11	2	91	11	2
12	2	93	9	2

A infertilidade feminina é de caráter multifatorial (fator cervicouterino, uterinocorporal, tuboperitoneal, ovulatório e/ou endócrino, endometriose e outros) e presente em quase 60% dos casais inférteis, sendo que se associa à infertilidade masculina em quase 40% das vezes[3].

Reveste-se de grande importância clínica o fato, por vezes ignorado, de que somente em uma minoria de casos apenas um parceiro é completamente estéril, significando que não seria possível ocorrer uma gestação por via natural, como, por exemplo, na obstrução tubária bilateral, azoospermia e na ausência de útero. Por outro lado, as dificuldades para gestar são observadas mais frequentemente em ambos os parceiros de maneira concomitante, podendo-se citar os casos de disovulias associadas às oligozoospermias moderadas ou baixa frequência de coito[2].

Um dos fenômenos observados com bastante frequência na atualidade e um importante problema para o manuseio da infertilidade feminina passa a ser a idade, já que se sabe, devido a inúmeras razões sociais, a mulher busca o início da formação familiar em idades mais avançadas, onde sua fertilidade está sabidamente diminuída. Entre as razões desse decréscimo encontram-se, entre outras, a diminuição no número de folículos primordiais e o aumento na frequência de aberrações cromossômicas. Menken et al., em estudo que relacionou idade e infertilidade, demonstraram diminuição da capacidade reprodutiva após os 35 anos, com acentuação após os 40, podendo estar comprometidas a qualidade dos oócitos, assim como a capacidade do útero, em função das modificações anatômicas e circulatórias[4].

CAUSAS

Para a compreensão da etiologia da infertilidade feminina, torna-se necessário o conhecimento de uma série de eventos complexos e inter-relacionados da fisiologia reprodutiva, dos quais dependem a fertilização, a implantação e a manutenção da gravidez até a fase em que o concepto apresenta condições plenas para a vida extrauterina.

A partir do eixo hipotálamo-hipófise-ovário com seus mecanismos de comunicação e interação neurendócrinos, com base na estimulação e inibição de seus neurotransmissores e hormônios, iniciam-se os fenômenos que culminarão com o amadurecimento sexual feminino e a capacidade de desencadear ciclicamente o mecanismo ovulatório e seus fenômenos correlatos (preparo endometrial, tunelização da cérvix uterina e muco cervical receptivo).

O mecanismo ovulatório em resposta a níveis progressivamente maiores da gonadotrofina folículo-estimulante hipofisária (FSH) desencadeará no ovário a foliculogênese, caracterizada por concentração plasmática crescente de estradiol até o período periovulatório, consequente proliferação endometrial (fase folicular ou proliferativa) e produção de muco cervical adequado à migração espermática até o sítio de fertilização. A eclosão folicular com expulsão de um oócito maduro (ovulação) será observada como consequência da secreção em pico da gonadotrofina luteotrófica hipofisária (LH), em resposta ao máximo nível sérico de estradiol. Posteriormente, no período pós-ovulatório (fase lútea ou secretora) deverá garantir uma concentração suficiente de progesterona fundamental ao preparo final do endométrio para a implantação embrionária e manutenção da gravidez[5].

As trompas deverão estar permeáveis, móveis e metabolicamente saudáveis para permitir o transporte do espermatozoide e do óvulo até o sítio de fertilização e, posteriormente, garantir a nutrição do zigoto resultante e seu transporte em direção à cavidade uterina.

Finalmente, o útero deverá apresentar capacidade cavitária e revestimento endometrial normais para interagir com o pré-embrião (blastocisto), permitindo assim sua implantação e posterior desenvolvimento até a fase final da gravidez.

Constituem-se, portanto, causas de infertilidade todos os fatores que possam interferir adversamente de maneira absoluta ou relativa nos mecanismos da fisiologia reprodutiva feminina (Quadro 1.2)[2].

Quadro 1.2 – Causas associadas aos fatores de infertilidade feminina.

Fator uterino cervical
Vulvovaginites, cervicites, estenoses, tumores (ex.: pólipos), malformações cervicais etc.
Fator uterino corporal
Malformações, infecções, tumores (miomas, pólipos e outros), sinéquias (ex.: síndrome de Asherman) etc.
Fator tubário ou tuboperitoneal
Infecções (tuberculose, clamídia, blenorragia etc.) e suas sequelas (obstruções, aderências, hidrossalpinges etc.), iatrogenia (salpingotripsias ou salpingectomias), endometriose e outras (ex.: pelviperitonites, apendicites etc.)
Fator ovulatório
Distúrbios centrais (ex.: hipogonadismo, hiperprolactinemia, tumores etc.)
Distúrbios periféricos (ex.: falência ovariana precoce, tumores etc.)
Distúrbios mistos (ex.: síndrome de ovários policísticos etc.)
Fator coital
Vaginismo, estenoses, impotência etc.
Infertilidade sem causa aparente

Os dados referentes à distribuição de tais fatores variam entre os diferentes serviços de medicina reprodutiva, devendo-se isso principalmente às características peculiares de cada população estudada. Sabe-se, todavia, que a presença da infertilidade na mulher deve-se primeiramente ao fator tuboperitoneal, mais comumente desencadeado pela moléstia inflamatória pélvica e iatrogenia (laqueadura tubária), seguida do fator ovulatório[6]. Atualmente, a idade feminina reveste-se de grande importância na gênese da infertilidade, tendo-se em vista a busca cada vez mais tardia pela maternidade[7].

DIAGNÓSTICO

O diagnóstico da infertilidade feminina compreende a pesquisa básica (geral e específica) e a avançada. A primeira tem como objetivo identificar, por meio da anamnese, exame físico e exames complementares, o possível fator responsável pela ausência de gravidez. A segunda consta de exames complementares mais complexos e específicos realizados em situações nas quais é necessário estabelecer com precisão o diagnóstico e/ou o prognóstico do tratamento a ser instituído, quer seja o clássico (medicamentoso ou cirúrgico), quer seja uma das técnicas de fertilização assistida.

Não existe um roteiro ideal que sirva a todos os serviços indistintamente. Importa, entretanto, que a pesquisa obedeça a um raciocínio lógico capaz de fazer a triagem dos fatores mais prevalentes. Portanto, o diagnóstico da infertilidade feminina compreenderá:

Pesquisa básica

Geral – anamnese, exame físico geral, exame ginecológico e exames complementares, tais como colpocitologia oncótica, hemograma, tipagem sanguínea, ABO e Rh, sorologias para sífilis, HIV, hepatites B e C, rubéola e toxoplasmose.

Específica

1. Histerossalpingografia – consta de exame radiológico contrastado, realizado ao final da fase folicular, para estudar as vias genitais a partir do canal cervical até as trompas uterinas, permitindo assim o diagnóstico das causas obstrutivas ou mesmo das aderências tuboperitoneais.
2. Avaliação seriada do muco cervical (escore cervical) – tem por objetivo detectar e classificar, durante o período periovulatório, a presença ou ausência das alterações induzidas pelos níveis séricos de estradiol sobre o canal cervical e sua produção de muco, alterações essas diretamente relacionadas ao estudo da interação muco-sêmen.
3. Teste pós-coito (Sims-Huhner) – orientado pelo escore cervical, é realizado na vigência de muco favorável e em média 6 a 12 horas após uma relação sexual, para estudar a interação muco-sêmen e seus efeitos sobre a espermomigração.
4. Ultrassonografia endovaginal – por sua simplicidade e capacidade diagnóstica, representa hoje exame de extrema valia na monitorização da foliculogênese, detecção da ovulação e visualização dos órgãos genitais internos, devendo, se possível, fazer parte do arsenal diagnóstico do especialista moderno.
5. Biópsia endometrial e dosagens hormonais (prolactina e progesterona) – realizadas durante a fase lútea média, devem demonstrar a ocorrência da ovulação, assim como as alterações produzidas sobre o efetor final o endométrio[2].

Complementar – tem por objetivo complementar o diagnóstico em áreas da fisiopatologia geral relacionadas direta ou indiretamente com a infertilidade feminina, compreendendo provas imunológicas (muco, soro e outras), hormônios da tireoide, adrenal e hipófise (FSH e LH), culturas e sorologias específicas (brucelose, listeriose e outras), estudos por imagens do crânio e pelve, por meio da radiologia, tomografia e/ou ressonância magnética, além de estudos genéticos gerais e específicos.

Pesquisa avançada

Videolaparoscopia, vídeo-histeroscopia, salpingoscopia e, mais recentemente, histerossonossalpingografia.

Deve-se, sempre que possível, incluir nessa investigação a abordagem dos fatores da esfera psíquica, pois, certamente, encontram-se angústia, frustração, perda do controle emocional, isolamento social e familiar e, até mesmo, inadequação sexual, justificando, portanto, o encaminhamento a um profissional da saúde mental, quer seja médico, quer psicólogo[2].

CONSIDERAÇÕES SOBRE A TERAPÊUTICA CLÁSSICA DOS FATORES DA INFERTILIDADE FEMININA

Fator uterino cervical

O colo uterino é considerado a via de acesso ao trato genital superior e funciona como uma válvula biológica que, em determinado período durante o ciclo reprodutivo, permite ou impede a ascensão dos espermatozoides em direção ao sítio de fertilização. Vários fatores interferem em sua anatomofisiologia, entre eles podem-se destacar os processos infecciosos e inflamatórios (endocervicites e ectocervicites), tumorais (pólipos e miomas) e traumáticos (parto, aborto, conização etc.), os quais podem atuar isolados ou associados às alterações da função ovariana, determinando produção de muco cervical inadequado em qualidade e/ou quantidade.

Os antibióticos estão indicados no tratamento dos processos infecciosos e inflamatórios e devem ser usados por um período mínimo de uma a duas semanas, principalmente nas endocervicites. Nas ectocervicites, principalmente nas mais extensas, devem ser consideradas as cauterizações como tratamento adjuvante ou complementar ao uso dos antibióticos, quer sejam elas por diatermia, congelamento, laser ou aplicação química. Os pólipos e miomas devem ser extirpados de forma mais conservadora e seletiva possíveis, devendo-se considerar, além da abordagem cirúrgica convencional, a vídeo-histeroscopia. A estenose intensa e absoluta requer dilatação criteriosa. Os estrógenos conjugados e o estriol poderão ser indicados para melhorar a qualidade do muco cervical, porém, quando a alteração do muco cervical deve-se à anovulação crônica, as drogas indutoras da ovulação estarão mais indicadas. As técnicas de fertilização assistida, tais como a inseminação intrauterina, podem ser a saída para os casos resistentes e serão mais abordadas ainda neste capítulo[2].

Fator uterino corporal

O útero permite a jornada do espermatozoide desde a cérvix até as trompas, além de estar envolvido de forma significativa em várias etapas do processo reprodutivo, como retenção do zigoto por vários dias até a implantação dar suporte ao desenvolvimento do concepto, desde a implantação até o parto, além de protegê-lo dos fatores externos.

Os métodos diagnósticos objetivam elucidar os componentes dos principais grupos etiológicos que são as alterações endometriais (pólipos, miomas, sinéquias, endometrites etc.), alterações miometriais (miomas e adenomiose) e as malformações uterinas (útero unicorno, bicorno, didelfo, septado, arqueado etc.). Histerossalpingografia, histerossonografia, ultrassonografia, histeroscopia e laparoscopia constituem as principais alternativas diagnósticas, sendo as duas últimas excelentes armas na terapêutica.

A terapêutica pode ser medicamentosa ou cirúrgica e algumas vezes combinada e consta de antibióticos, nas endometrites, altas doses de estrógenos ou estrógeno/progestágeno após a lise de sinéquias uterinas, miomectomia metroplastia (em certas anomalias uterinas), remoção de sinéquias septos e pólipos. Os métodos endoscópicos (histeroscopia e laparoscopia) devem ser, sempre que possível, considerados na terapêutica do fator uterino corporal. A fertilização *in vitro* é utilizada em condições raras, como na hipoplasia uterina extrema e na ausência uterina (congênita ou cirúrgica), quando a gravidez de substituição ("barriga de aluguel") é então indicada[2].

Fator tubário ou tuboperitoneal

Além de ser responsável pelo transporte dos gametas e constituir-se no sítio mais frequente da fertilização, as tubas uterinas participam na condução do espermatozoide, captação e nutrição do óvulo e do zigoto até a fase de blastocisto e seu transporte até a cavidade uterina. Sem dúvida, os processos inflamatórios/infecciosos constituem o principal fator adverso à fertilidade, porém merecem destaque as anomalias congênitas e principalmente as iatrogenias (ressecção parcial ou total das trompas), estas últimas muito utilizadas como método contraceptivo.

Os testes diagnósticos objetivam determinar a permeabilidade, a mobilidade e a localização da tuba, mais especificamente a relação com as superfícies ovariana e peritoneal. A histerossalpingografia avalia a permeabilidade da luz tubária e a laparoscopia, pela visualização direta, identifica anormalidades na estrutura e localização, além da detecção e quantificação de aderências peritubárias. Permite também a avaliação da permeabilidade tubária pela observação do extravasamento do azul de metileno na cavidade peritoneal, a partir de sua injeção através de cânula cervical[2].

A microcirurgia tubária, visando à normalização do sítio fisiológico da fertilização, e a fertilização *in vitro*, constituindo-se em seu sítio extracorporal, são as alternativas consideradas na terapêutica desse fator. O êxito com a técnica microcirúrgica depende fundamentalmente da habilidade e técnica do cirurgião, além das condições anatômicas prévias. Salpingoplastia distal ou proximal, lise de aderências peritubárias e mais recentemente a lise de aderências intratubárias, por meio da tuboscopia, fazem parte do variado espectro de opções na terapêutica microcirúrgica. Entretanto, merece destaque a anastomose tubária indicada na reversão da laqueadura, a qual pode atingir excelentes taxas de sucesso, como 91% de permeabilidade e 83% de gestações com nascidos vivos obtidos por Hulka e Halme[8].

Fator ovulatório

Os ovários têm a função de liberar oócitos maduros a intervalos regulares da vida reprodutiva e secretam esteroides que dão suporte estrutural e funcional aos tecidos do trato reprodutivo, promovendo a fertilidade. O diagnóstico indireto da ovulação pode ser dado pela elevação dos níveis basais da temperatura corporal, elevação da concentração de progesterona plasmática na fase lútea média e biópsia endometrial, enquanto o diagnóstico direto poderá ser obtido pela monitorização ecográfica ou ainda a presença da gravidez. Mais raramente, de forma invasiva e não usual, pela observação da eclosão folicular durante laparoscopia ou laparotomia, ou ainda a recuperação do óvulo a partir da luz tubária ou da cavidade uterina.

Várias são as causas de anovulação ou insuficiência do corpo lúteo e, entre elas, destacam-se insuficiência hipotalâmico-hipofisária, doenças da tireoide, distúrbios da glândula suprarrenal, distúrbios emocionais, metabólicos e nutricionais, além de atividade física excessiva[2].

A terapêutica do fator ovulatório visa promover a ovulação e corrigir os defeitos da fase lútea. A normalização da função ovulatória, quer por meio da correção dos distúrbios endócrinos subjacentes, quer por meio da estimulação direta ou indireta da foliculogênese, deverá contar com extenso arsenal de fármacos como o citrato de clomifeno, gonadotrofinas sintéticas ou obtidas da urina de mulher menopausada, agonistas do GnRH, bromocriptina, lisurida, glicocorticoides, hormônios tireoidianos, etc. Para a correção da fase lútea defeituosa, pode-se, inicialmente, promover a ovulação ou utilizar-se a gonadotrofina coriônica humana ou suplementação de progesterona no período pós-ovulatório[2].

Fator coital

A inadequação da relação sexual, quer no que tange à frequência reduzida, quer na impossibilidade do depósito vaginal do sêmen, nem sempre é de simples diagnóstico e correção. Por isso, deve-se contar com orientação da prática sexual, terapia sexual, psicoterapia e até a inseminação intrauterina, quando a causa orgânica ou não é passível de correção.

Infertilidade sem causa aparente

Na ausência de um diagnóstico definido para a infertilidade em questão, propõem-se terapêuticas de complexidades crescentes, a partir de simples estimulação ovariana até técnicas de fertilização *in vitro* e obrigatoriamente passando pela inseminação artificial, técnicas estas que serão abordadas a seguir.

REPRODUÇÃO ASSISTIDA

Reprodução assistida é o conjunto de técnicas onde uma equipe multidisciplinar tem participação estreita no acompanhamento do desenvolvimento folicular, detecção e indução da postura ovular, facilitação ou mesmo realização do encontro dos gametas, assim como na otimização da fase lútea (Quadro 1.3).

Vale lembrar que, apesar de utilização conhecida há mais de um século, a inseminação artificial com sêmen do marido (IIU) ou de doador (IAD) faz parte desse arsenal terapêutico, participando de maneira direta dos avanços obtidos nessa área, uma vez que seu caráter de baixa complexidade permitiu sua larga difusão no meio médico.

Por outro lado, dentro desse conjunto de técnicas, a fertilização *in vitro* com transferência de embriões é um dos maiores avanços obtidos nas últimas três décadas para a terapêutica da infertilidade conjugal e ocupa, com certeza, lugar de destaque, já que permitiu a solução de problema até então insolúvel, a ausência da função tubária, além de trazer em seu rastro o desenvolvimento de um moderno e eficiente arsenal de drogas de indução ovulatória[9]. O aperfeiçoamento das técnicas de micromanipulação dos gametas, como a injeção intracitoplasmática de espermatozoide (ICSI), permitiu, a partir da última década, o tratamento da infertilidade masculina grave de maneira eficiente e do início das pesquisas para o tratamento direto dos gametas (*assisted hatching*, defragmentação etc.), ou a prevenção da transmissão genética de afecções já mapeadas em cariótipo por meio do diagnóstico genético pré-implantacional (PGD)[10-12].

Fertilização *in vitro* clássica (FIV e TE)

Técnica de reprodução assistida em que a fertilização do oócito pelo espermatozoide ocorre em laboratório e de maneira espontânea. Os oócitos são identificados, classificados quanto à sua maturidade e inseminados em meios de cultura especiais (HTF Ham F10 e outros) e então incubados com 5% de CO_2 à temperatura de 37°C e 90% de umidade. O sêmen, antes da inseminação, passa por um processamento visando à separação dos espermatozoides do plasma seminal e início do processo de capacitação. A fertilização é verificada 17 a 20 horas após a inseminação, onde é observada a presença ou não dos pró-núcleos (feminino e masculino). A clivagem embrionária e a classificação dos pré-embriões são vistas com mais 24 horas de incubação. A transferência embrionária é realizada com 48 (2-4 células), 72 (6-10 células) ou 120 horas após a verificação da fertilização, sendo que nessa última a fase embrionária observada é a de blastocisto que, por apresentar maior taxa de implantação, permite a transferência de menor número de embriões[9].

Injeção intracitoplasmática do espermatozoide (ICSI)

Técnica de fertilização assistida em que é feita a injeção de um único espermatozoide no citoplasma do oócito por meio de um aparelho especialmente desenvolvido contendo microagulhas para injeção (micromanipulador). Os oócitos são identificados, classificados quanto à sua maturidade e sofrem o processo de micromanipulação após 4 horas de incubação com 5% de CO_2 à temperatura de 37°C e 90% de umidade. Os espermatozoides passam também pelo mesmo processamento anteriormente descrito antes da injeção. Os demais passos são idênticos aos da fertilização clássica anteriormente descrita[10].

Criopreservação

Método de congelamento para preservação de pré-embriões e espermatozoides em nitrogênio líquido (−196°C). As células são protegidas dos danos causados pelo congelamento e posterior descongelamento por substâncias chamadas de crioprotetores.

Quadro 1.3 – Principais técnicas de reprodução assistida.

Com tubas saudáveis e pérvias
- Relação programada (coito programado)
- Inseminação artificial
  Quanto à origem do sêmen:
  – marido
  – doador
  Quanto ao sítio de depósito:
  – intravaginal
  – cervical
  – intra-uterina
  – intratubária ou *flushing*
  – intraperitoneal
- Transferência de gametas intratubária (GIFT)
- Fertilização *in vitro* com transferência de zigoto (ZIFT) e/ou embriões (TET) intratubária

Sem tubas saudáveis e/ou com tubas impérvias
- Fertilização *in vitro* clássica e transferência de embriões intra-uterina (FIV e TE)
- Fertilização *in vitro* com injeção intracitoplasmática de espermatozoide (ICSI)

Técnicas auxiliares ou acessórias
- Criopreservação de gametas (espermatozoides e óvulos)
- Criopreservação de embriões
- *Assisted hatching*
- Cultivo de blastocisto
- Desfragmentação embrionária
- Transferência de citoplasma
- Transplante de núcleo

Esses crioprotetores (12-propanediol glicerol ou DMSO) pelo processo de osmose entram na célula, com consequente perda de água. O processo de congelamento pode ser realizado lentamente por vapor de nitrogênio líquido ou rapidamente por vitrificação[13,14].

A criopreservação de embriões cria a possibilidade de se otimizar os resultados de um ciclo de estimulação ovariana, já que permite a utilização de praticamente todo o *pool* de embriões obtidos na tentativa de FIV.

Diagnóstico genético pré-implantacional (PGD)

Diagnóstico genético realizado a partir da separação de um ou mais blastômeros de um pré-embrião obtido por FIV ou ICSI por meio de micromanipulação. Esse estudo pode ser feito em nível gênico por técnicas de biologia molecular (PCR – reação em cadeia de polimerase) ou em nível citogenético (FISH – hibridização *in situ* pela fluorescência)[11].

Assisted hatching

Abertura parcial da zona pelúcida do pré-embrião realizada por micromanipulação mecânica (laser) ou por ação química (ácido de Tyrode's) para facilitar a extrusão dos blastômeros e assim permitir maiores taxas de implantação embrionária. Seu uso e indicações são hoje ainda objeto de estudos e discussões científicas e clínicas.

Da mesma maneira, as técnicas de defragmentação embrionária, transferência de citoplasma e transplante de núcleo estão em fase de estudos e pesquisas em animais, para melhor se determinar os resultados, bem como sua aplicação clínica no tratamento do embrião humano[12].

RESULTADOS OBSTÉTRICOS E PERINATAIS DAS TÉCNICAS DE REPRODUÇÃO ASSISTIDA (TRA)

Apesar de os indiscutíveis benefícios observados após a implantação e difusão das técnicas de reprodução assistida, a observação de um aumento dos nascimentos múltiplos, prematuridade e maior taxa de partos operatórios também foram verificados por vários autores.

Desde os primeiros anos da FIV, tornou-se claro que os melhores resultados em termo de porcentagem de gestação estavam vinculados à transferência de mais de um embrião. Todavia, a gestação múltipla tem importantes implicações éticas e sociais que requerem consideração. A busca de um balanço entre taxa de gestação razoável e menor risco de gestação múltipla nem sempre é de fácil obtenção.

Em 1985, o Estudo Colaborativo Mundial mostrou uma taxa de gestação dupla de 10,9%, e de tripla, de 1,3%. Os constantes avanços nos protocolos de indução da ovulação e a melhora nas técnicas de coleta e cultivo celular, com o passar dos anos, resultaram em maior número de embriões disponíveis para a transferência. Assim, observam-se, mais recentemente, taxas de gestação dupla maiores e similares na Austrália (22,4%), EUA (20,2%) e Inglaterra (19%). Por outro lado, esses autores concluem que as complicações obstétricas e perinatais observadas nesses estudos, como prematuridade, menor peso de nascimento, maior taxa de partos operatórios e outras, estão mais diretamente ligadas à infertilidade e à gestação múltipla do que ao tratamento de fertilização *in vitro*[15].

Infertilidade Masculina

Sidney Glina
Jonathas Borges Soares
Arivaldo José da Conceição Meirelles
Nelson Antunes Jr
Marcelo Vieira

A infertilidade conjugal é uma situação clínica de grande prevalência e cerca de 15% dos casais têm alguma dificuldade em ter o primeiro filho. O fator masculino, segundo diferentes estatísticas, é a primeira causa em um terço dos casais inférteis e associa-se ao fator feminino em outros 20%[1,3]. Embora os conhecimentos da fisiopatologia testicular continuem restritos, o surgimento das técnicas de reprodução assistida e, mais recentemente, da injeção intracitoplasmática (ICSI) fez com que diminuísse cada vez mais o número de homens com impossibilidade de gerar filhos.

Tradicionalmente, o casal é considerado infértil quando não obtém gestação após um ano de relações sexuais sem anticoncepção e a maioria dos autores considera esse o tempo mínimo de espera para se iniciar a propedêutica especializada, visto que 85% dos casais obtêm gestação nesse período[1,3]. Entretanto, muitos casais apresentam ansiedade e apreensão após alguns meses de tentativa sem obter uma gravidez e querem uma resposta antes desse período, por outro lado, tem sido mostrado que quanto mais tempo o casal permanece subfértil piores são as probabilidades de obter uma cura efetiva. Dessa maneira, o momento para se iniciar a avaliação pode ser aquele quando o casal procura ajuda médica.

O casal deve ser avaliado simultaneamente, pois a infertilidade é conjugal e mesmo alterações leves em um dos membros do casal assumem importância, caso o outro também tenha pequenos problemas.

CAUSAS

A **vida sexual do casal** é bastante relevante. Com um coito semanal um casal sadio deverá ter, em média, uma gestação a cada sete anos e muitas vezes a descontinuidade dos contatos sexuais por problemas sociais, como, por exemplo, viagens ou emprego, pode explicar a infertilidade. Frequentemente, o casal não entende o ciclo ovulatório feminino nem sabe que as relações sexuais devem ocorrer no meio do ciclo menstrual e que a frequência mais efetiva é um coito em dias alternados. Isso se baseia no fato de que o espermatozoide sobrevive no muco cervical por aproximadamente dois dias. Assim, essa regularidade assegura a presença de espermatozoides viáveis no período em que o óvulo esteja nas trompas e apto a ser fertilizado[16].

O **uso de lubrificantes** muitas vezes, para facilitar a penetração vaginal, atrapalha o processo de fertilização, pois a maioria dos existentes no mercado são espermicidas.

A **criptorquidia**, mesmo unilateral, pode levar à diminuição da qualidade global do sêmen em relação ao homem normal. Aproximadamente 50% dos homens com criptorquidia unilateral e 75% com criptorquidia bilateral têm concentração espermática com menos de 20 milhões/mL, mesmo tratados antes da puberdade. Esses maus índices de fertilidade podem ser evitados se a criptorquidia for corrigida antes dos dois anos de idade.

Orquite pós-caxumba no pós-púbere destrói o epitélio germinativo e é reconhecida como causa de infertilidade. Doenças venéreas como **gonorreia** podem levar à obstrução do sistema ductal[16].

Os **antecedentes cirúrgicos** podem explicar alguns casos de infertilidade, como, por exemplo, lesão dos ductos deferentes em crianças submetidas à herniorrafia. Meninos submetidos à plástica Y-V do colo vesical, concomitante à operação para a correção de refluxo vesicoureteral, técnica popular nos anos 1960, apresentam geralmente ejaculação retrógrada[16].

A melhoria dos resultados no tratamento do câncer de testículo fez surgir um novo grupo de pacientes inférteis. Os sobreviventes, em número cada vez maior, apresentam sequelas da quimioterapia, radioterapia e da linfadenectomia retroperitoneal que podem levar à infertilidade. Além disso, 60% dos pacientes com câncer testicular e 30% dos meninos com linfoma de Hodgkin apresentam espermogramas alterados pré-tratamento, indicando que a própria **neoplasia** condiciona alteração da espermatogênese[1].

A **exposição a drogas e toxinas ambientais** pode alterar a espermatogênese diretamente ou por meio do sistema endócrino. Pesticidas, sulfassalazina, nitrofurantoína, cimetidina, cafeína, nicotina, álcool e maconha têm sido incriminados como agentes gonadotóxicos. Normalmente, esses efeitos são revertidos quando do término da exposição, embora nos casos onde ocorreu a azoospermia essa reversão seja improvável. Embora os resultados dos estudos clínicos que tentaram correlacionar o hábito de fumar como fator causador de subfertilidade masculina sejam heterogêneos, já existe evidência cumulativa suficiente para estabelecer essa relação, sendo o fumo incriminado em alterações da motilidade e morfologia espermática, como depressor da espermatogênese e como responsável pela alteração da ultraestrutura do espermatozoide. A ingestão de andrógenos esteroides anabolizantes pode suprimir a secreção de gonadotrofinas hipofisárias e afetar a espermatogênese. O epitélio germinativo é sensível a temperaturas elevadas, consequentemente, o uso frequente de saunas ou banhos quentes pode ser deletério à fertilidade[16].

Alterações de cariótipo, a mais frequente, a síndrome de Klinefelter, e as **microdeleções do cromossomo Y** podem condicionar infertilidade. Na Unidade de Reprodução Humana do Hospital Israelita Albert Einstein foi verificado que 25% dos homens com menos de cinco milhões de espermatozoides por mL e 33% dos homens com azoospermias não obstrutivas apresentam alguma alteração genética[17,18].

Como a espermatogênese demora aproximadamente 74 dias e o transporte ductal demora outros 11 a 15 dias, são necessários aproximadamente três meses para que uma espermatogônia amadureça e apareça no sêmen como um espermatozoide. Assim, devem-se avaliar eventos (febres altas, viroses, tensões emocionais etc.) que tenham ocorrido nos últimos meses e possam ter afetado a espermatogênese e, consequentemente, o espermograma atual[19].

ESPERMOGRAMA

A pedra fundamental de avaliação do homem infértil continua sendo a análise do líquido seminal ou espermograma. Como a qualidade do ejaculado depende da motivação, da ansiedade do paciente e da obtenção de uma amostra total, são necessárias no mínimo duas análises com intervalo de aproximadamente 2-3 semanas e período de abstinência que deve ser no mínimo de 48 e no máximo de 72 horas, pois períodos menores ou maiores causaram erro na análise. As amostras serão representativas caso a discrepância entre os parâmetros for menor que 20%. A coleta é feita, em geral, por masturbação, embora com o advento de preservativos não tóxicos para o espermatozoide possa ser realizada durante o coito[19].

O espermograma não é um teste de fertilidade, pois esse é um fenômeno relacionado ao casal e é comprovado pela iniciação da gestação. Na análise do líquido seminal, buscam-se valores adequados para uma fertilidade potencial (Quadro 1.4). Estudos clínicos mostraram que valores abaixo desses tornam estatisticamente mais difícil a obtenção de gestação, porém não impossível[13].

Quadro 1.4 – Valores esperados em homens potencialmente férteis.

Volume	15-50mL
Concentração espermática	> 20 milhões/mL
Motilidade	> 50%
Morfologia	> 30% das formas ovais > 14% das formas ovais
Ausência de aglutinação espermática Leucócitos Ausência de hiperviscosidade	< 1 milhão/mL

O espermograma vem passando por alterações em virtude do desenvolvimento biotecnológico. Em alguns centros, faz-se a análise espermática computadorizada, quando a motilidade é analisada detalhadamente, até mesmo relacionando-se tipo de movimento à função do espermatozoide. Entretanto, o auxílio do computador ainda é considerado de uso experimental.

Com o surgimento da fertilização *in vitro* procurou-se correlacionar qual ou quais os fatores analisados no espermograma poderiam prever a capacidade de fertilização dos espermatozoides. Notou-se que nem o volume nem a viscosidade demonstraram essa habilidade. A densidade e a motilidade apresentaram papel preditivo relativo. Valores entre 20 e 400 milhões de espermatozoides/mL mostraram pouca variação quanto à taxa de fertilização, abaixo de 20×10^6/L esses índices caem, diminuindo muito para valores menores que 10 milhões/mL. Motilidade abaixo de 30% implica redução da taxa de fertilização. A morfologia espermática analisada pelo critério estabelecido por Kruger et al. mostrou ser um excelente fator prognóstico do sucesso da fertilização. No programa de fertilização *in vitro* de Norfolk, EUA, foi notado que homens que apresentavam menos de 14% de espermatozoides estritamente normais fertilizavam os óvulos em uma taxa significativamente menor e não houve sucesso no implante do ovo e no prosseguimento da gestação em nenhum paciente[20].

Inúmeros outros testes fazem parte da avaliação moderna do homem com problemas de infertilidade. Cada um deles é solicitado de acordo com o resultado do espermograma e as alterações nele encontradas. A seguir, serão discutidos os possíveis achados no espermograma e suas repercussões clínicas e terapêuticas.

Por definição têm-se:

Azoospermia – ausência de espermatozoides no líquido seminal, mesmo após centrifugação[21].

Astenozoospermia – presença de menos de 50% de espermatozoides móveis no líquido seminal[21].

Criptozoospermia – ocorre quando são achados espermatozoides após a centrifugação do sêmen em homens com azoospermia[21].

Oligozoospermia – concentração inferior a 20 milhões de espermatozoides/mL no líquido seminal[21].

Teratozoospermia – presença de percentual de espermatozoides morfologicamente normais inferior a 14% (Kruger) ou 30% (OMS)[21].

Entre janeiro de 2004 e janeiro de 2008, foram atendidos no Centro de Referência da Saúde da Mulher, Hospital Pérola Byington, 571 homens com idade média de 36,7 ± 7,3 anos e com tempo médio de infertilidade conjugal de 6,4 ± 4,1 anos, cuja investigação mostrou ser a azoospermia o diagnóstico seminal mais frequente (43%), seguido da oligozoospermia (33%) e astenozoospermia (9%) (Fig. 1.1).

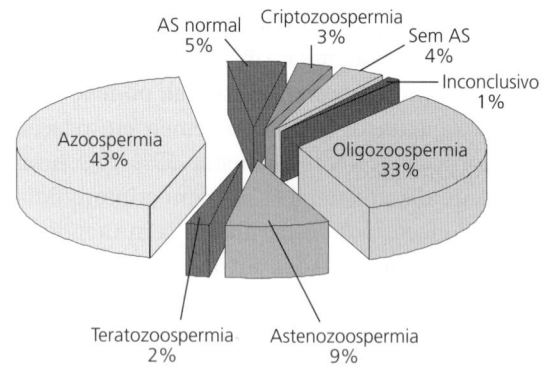

Figura 1.1 – Diagnóstico seminal – dados do ambulatório de andrologia Hospital Pérola Byington. AS = análise seminal.

Azoospermia

A azoospermia pode ser classificada como obstrutiva, quando a produção de espermatozoides é normal e encontra-se uma obstrução nas vias eferentes do trato genital, e não obstrutiva, quando existe alteração na produção de espermatozoides ou na emissão do sêmen[21].

Causas de azoospermias não obstrutivas – em todo paciente azoospérmico com volume seminal menor que 1mL deve-se avaliar a urina emitida pós-masturbação para afastar a hipótese de ejaculação retrógrada.

Caso se encontre número significativo de espermatozoides (10 a 15/campo), pode-se tentar o tratamento com drogas simpaticomiméticas, alfaestimulantes (efedrina e fenilpropalamina) ou com imipramina. A efedrina produz taquifilaxia e a fenilpropalamina é encontrada em medicações descongestionantes nasais. Quando essas medidas falham e não se obtém ejaculação anterógrada e consequente aumento do volume (o que não é raro acontecer), pode-se alcalinizar a urina, lavar a bexiga com meio de cultura tamponado, colher a urina pós-masturbação, centrifugar e inseminar a parceira com os espermatozoides obtidos[22].

Em todo paciente azoospérmico deve ser realizada a avaliação hormonal que inclui dosagens séricas dos hormônios folículo-estimulante (FSH) e luteinizante (LH), testosterona e prolactina. A dosagem de prolactina pode ser discutida, visto que é extremamente rara a hiperprolactinemia como causa de infertilidade masculina. Quando existe aumento significativo de FSH, geralmente em presença de níveis normais de LH e testosterona, há indícios de disfunção grave do epitélio germinativo. Isso ocorre, por exemplo, nos casos de *Sertoli cell only syndrome*, onde os túbulos seminíferos possuem apenas as células de Sertoli sem os elementos germinativos[23]. Esses casos são confirmados por meio de biópsia testicular e o prognóstico é muito ruim. Atualmente, com a ICSI utilizando espermatozoides retirados de biópsia testicular, deve-se considerar essa técnica nesse tipo de paciente. È possível encontrar espermatozoides móveis e viáveis para fertilização assistida em testículos de homens com níveis de FSH até três vezes superiores aos normais[24].

No achado de FSH, LH e testosterona em níveis subnormais, o diagnóstico provável é de hipogonadismo, que ocorre por alteração hipofisária ou hipotalâmica. O tratamento é feito por meio de reposição com gonadotrofina coriônica humana (hCG) e gonadotrofina de mulher menopausada (HMG), com bons resultados[22,23].

Causas de azoospermia obstrutiva – azoospermia com volume ejaculado inferior a 1mL, em que a avaliação hormonal é normal, com ausência de frutose no espermograma ou sua presença em níveis inferiores aos normais, sugere obstrução dos ductos ejaculadores ou disfunção grave das vesículas seminais, entre elas a agenesia. As vesículas seminais são bem avaliadas por meio de ultrassonografia transretal. As agenesias isoladas de vesículas seminais são raras, geralmente coexistindo com malformações deferenciais (agenesia dos ductos deferentes) e epididimárias. A solução, nesses casos, pode ser a reali-

zação de ICSI utilizando-se espermatozoides coletados no epidídimo. Essa anomalia está associada às mesmas alterações gênicas da fibrose cística e o casal deve ser avaliado antes quanto à existência de mutações para prevenir o nascimento de uma criança com essa doença[17,23].

A presença de frutose em níveis adequados no esperma pode coexistir com obstruções proximais às vesículas seminais, fonte de sua produção. Nessa situação, o paciente azoospérmico, com avaliação hormonal normal, deve ser submetido à exploração escrotal cirúrgica. Essa deve incluir biópsia testicular e eventualmente a realização de deferentografia. Caso a biópsia testicular demonstre um padrão histológico normal, a azoospermia é obstrutiva e nesses casos está indicada a deferentografia, que é feita puncionando-se o deferente com agulha calibre 27 e injetando-se contraste iodado isosmótico. O nível da obstrução é estabelecido e a terapêutica depende do nível dessa. Quando a obstrução é no nível dos ductos ejaculadores, pode-se realizar a ressecção endoscópica para criar uma fístula entre esses e a uretra posterior, com maus resultados em virtude da possibilidade de recidiva pela fibrose cicatricial[25].

Quando a obstrução é no deferente, deve-se realizar a vasovasoanastomose. Entretanto, a principal causa da obstrução dos ductos deferentes é de longe a vasectomia e raramente ocorre espontaneamente. A reanastomose do deferente deve ser realizada com magnificação de imagem. As chances de sucesso dessa operação, tanto em termos de patência da anastomose quanto em termos de taxa de gestação, são inversamente proporcionais ao tempo de vasectomia. Assim, considera-se que após três anos de vasectomia as chances de gestação natural são de 70%, com 10 anos de vasectomia essas chances são de cerca de 45% e essa queda é gradativa, chegando a 30% após 15 anos[26].

Quando a deferentografia é normal, deve-se examinar o epidídimo, o que é feito com magnificação de imagem de pequeno aumento (lupa), podendo-se observar os túbulos dilatados, diagnosticando-se obstrução epididimária. Nesses casos, realiza-se a vasoepididimoanastomose. A suspeita de obstrução epididimária deve ser feita nos casos de anomalias congênitas do deferente e do epidídimo, nos casos de doença inflamatória e, finalmente, nos casos de obstrução do deferente, onde o aumento de pressão intratubular provocou ruptura do epidídimo e consequente obstrução. O diagnóstico de obstrução epididimária, porém, só é completado durante a exploração cirúrgica[27].

A vasoepididimoanastomose assim como a vasovasoanastomose devem ser feitas por técnica microcirúrgica e os resultados obtidos em termos de patência giram em torno de 50 a 70%, com as taxas de gestação oscilando em torno de 15 a 30%. Esta é uma operação tecnicamente difícil de ser realizada, mas que apresenta resultados similares em termos de taxa de gestação e custo, quando comparada às técnicas de fertilização assistida[27].

Eventualmente, a obstrução pode estar na *rete testis*, constituindo a síndrome do epidídimo vazio, na qual é impossível a correção cirúrgica. Nesses casos, novamente, deve-se usar a ICSI com coleta do espermatozoide pela aspiração ou biópsia testicular.

Nos casos onde não for possível a correção cirúrgica, ou a realização de ICSI, ou o casal não desejar essa alternativa, deve ser considerada sempre a possibilidade de adoção ou inseminação com sêmen de doador anônimo.

Entre janeiro de 2004 e janeiro de 2008 foram atendidos no Centro de Referência da Saúde da Mulher, Hospital Pérola Byington, 571 homens, dos quais 43% apresentavam azoospermia classificadas como obstrutivas em 50% e não obstrutivas em 50%, cujas etiologias são mostradas nas figuras 1.2 e 1.3.

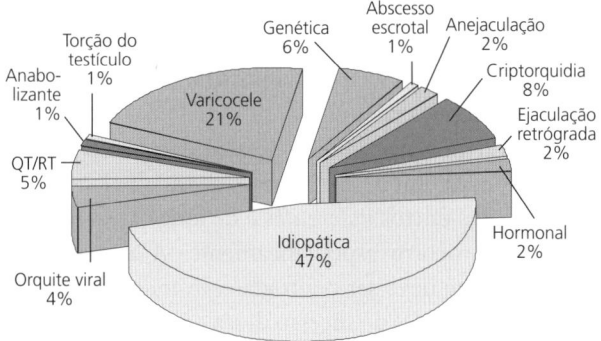

Figura 1.2 – Etiologia da azoospermia não obstrutiva – dados do Ambulatório de Andrologia do Hospital Pérola Byington. QT = quimioterapia; RT = radioterapia.

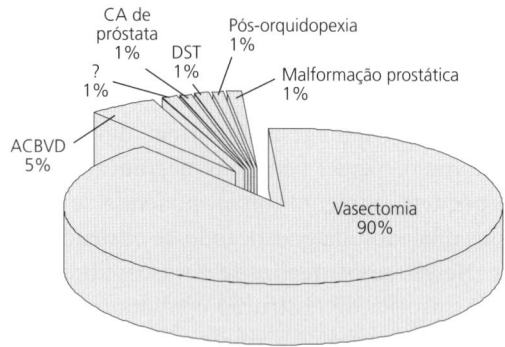

Figura 1.3 – Etiologia da azoospermia obstrutiva – dados do Ambulatório de Andrologia do Hospital Pérola Byington. CA = câncer; DST = doença sexualmente transmissível; ACBVD = agenesia congênita bilateral de vaso deferente.

Astenozoospermia – causas

A motilidade dos espermatozoides depende de vários fatores, desde a espermatogênese até a normalidade dos fluidos das vesículas seminais e próstata, passando pelo funcionamento adequado do epidídimo, local onde aqueles adquirem a capacidade de movimentar-se[28].

Várias são as possíveis causas de astenozoospermia:

Infecção – poderia causar infertilidade por alguns fatores, adesão bacteriana ao espermatozoide, fatores imobilizantes produzidos por bactérias, ação do sistema imunitário, aumento dos radicais livre de oxigênio produzidos pelos leucócitos no sêmen e alteração da função das glândulas acessórias. O diagnóstico é feito pelo encontro de leucócitos no líquido seminal, embora esses sejam muito confundidos com espermátides, requerendo colorações específicas para sua identificação e pela cultura da secreção prostática ou do líquido seminal. A cultura deve ser realizada segundo o método fracionado, quando se obtém urina do primeiro jato médio e a secreção prostática, ou sêmen e a urina emitida após a massagem prostática ou masturbação para evitar que infecções urinárias sejam confundidas com prostatovesiculites.

Até o momento, consideram-se patogênicos e eventuais causadores de infertilidade as bactérias gram-negativas a *Chlamydia trachomatis* e o *Ureaplasma urealyticum*. No caso dos dois últimos, o tratamento deve ser feito com tetraciclina ou seus derivados. No caso dos gram-negativos, utiliza-se trimetoprima ou derivados das quinolonas. Em todos os casos, o tratamento deve ser feito por no mínimo quatro semanas[29].

Infertilidade de causa imunológica – o espermatozoide é um antígeno só produzido na puberdade quando a tolerância imunológica já está determinada assim durante toda sua existência no tratado seminal masculino, o gameta masculino é protegido das células imunocompetentes por um complexo sistema. Todas as vezes que esse mecanismo é rompido (por exemplo: a vasectomia ou as orquiepididimites), ocorre produção de anticorpos antiespermatozoides. Existem várias evidências de que a fertilidade está diminuída nos homens com títulos elevados de anticorpos antiespermatozoides. Esses podem ser medidos no soro e no plasma seminal e existem vários métodos para se realizar essa avaliação. O mais aceito atualmente é o das imunoesferas (esferas de poliacrinamida aderidas a anti-IgG anti-IgM e anti-IgA), que permite identificar o local da reação (cauda ou cabeça) e o tipo de imunoglobulina. Porém o tratamento para a infertilidade permanece controverso. Têm sido relatados bons e maus resultados com o uso de glicocorticoides. Nos raros casos em que se diagnostica a imunoinfertilidade masculina, opta-se pela realização de ICSI[29].

Alteração ultraestrutural do espermatozoide – algumas vezes, podem ser encontrados pacientes que apresentam espermatozoides vivos, porém imóveis. A utilização de microscopia eletrônica pode revelar a existência de alterações na ultraestrutura dos espermatozoides indicando situação de péssimo prognóstico. É importante diferenciar os conceitos de vitalidade e motilidade. O primeiro indica a existência de espermatozoides vivos, mas não necessariamente móveis. A vitalidade pode ser detectada pelo teste da eosina-nigrosina, quando a não coloração do espermatozoide demonstra a integridade celular. Nesses casos, o único tratamento viável é a utilização da ICSI[29].

Idiopática – infelizmente, constitui o tipo mais comum de infertilidade. O tratamento atual é a utilização das técnicas de reprodução assistida, uma vez que não existe terapêutica medicamentosa efetiva.

Oligozoospermia – causas

Pode decorrer de alterações endócrinas, quando a oligozoospermia é grave (menos de 5 milhões de espermatozoides/mL), de aumento de volume total do ejaculado (efeito diluição) e, na maioria das vezes, não se identificam as causas.

Nos casos de oligozoospermia idiopática são válidas as mesmas considerações feitas a respeito da astenozoospermia idiopática.

A figura 1.4 mostra a etiologia da oligozoospermia grave encontrada no ambulatório de andrologia do Hospital Pérola Byington.

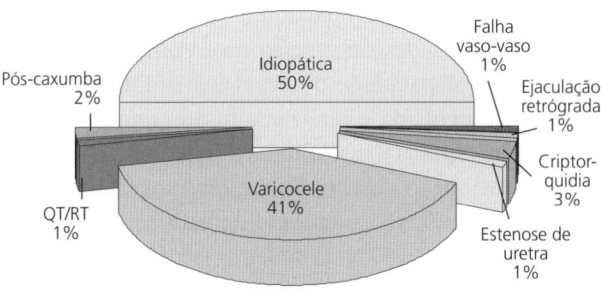

Figura 1.4 – Etiologia da oligozoospermia grave – dados do Ambulatório de Andrologia do Hospital Pérola Byington.

Varicocele

A varicocele é considerada a causa reversível mais comum de infertilidade masculina. Os homens com varicocele podem apresentar diferentes tipos de alterações seminais, aumento das formas anormais, astenozoospermia ou oligozoospermia. A fisiopatologia da infertilidade pela varicocele permanece indefinida, embora se aceite que a espermatogênese esteja prejudicada pelo aumento da temperatura intratesticular decorrente da estase venosa[29].

Na população americana, a varicocele incide em aproximadamente 16% dos homens, sendo que 40% desses apresentam algum grau de infertilidade. O ingurgitamento do plexo pampiniforme ocorre mais comumente do lado esquerdo (78% *versus* 2%) e, muitas vezes, o testículo homolateral apresenta-se diminuído de tamanho. A varicocele pode ser classificada em *grande* (grau III) quando é visível através da parede escrotal, *moderada* (grau II) quando é palpada facilmente com o aumento da pressão intra-abdominal e *pequena* (grau I) quando se sente apenas o pulso durante a manobra de Valsalva[29].

A correção cirúrgica visa à ligadura das veias espermáticas e suas tributárias. O acesso pode ser retroperitoneal inguinal ou subinguinal. É importante sempre se preservar a artéria testicular e a drenagem linfática. Recentemente, vem-se ganhando maior experiência com a embolização percutânea da varicocele, com resultados semelhantes ao da cirurgia. A correção laparoscópica da varicocele deve ser indicada como exceção devido ao seu alto custo, possível morbidade e dificuldade técnica[29].

Os resultados da ligadura da varicocele variam muito, em geral existe melhora nos parâmetros seminais em aproximadamente 50 a 70% dos homens. Em revisão de diferentes trabalhos sobre 3.152 homens submetidos à operação, 39% engravidaram naturalmente suas esposas após a cirurgia[29].

É importante ressaltar que nem todos os homens com varicocele e infertilidade conjugal necessitam ser operados. A avaliação criteriosa do paciente e de sua parceira é sempre recomendável antes de se considerar o tratamento cirúrgico. Evidentemente, as alterações espermáticas constantes e atrofia testicular homolateral indicam a correção da varicocele. Varicocele em crianças ou adolescentes deve ser pesquisada e encarada com atenção. Como a lesão testicular é aparentemente progressiva e os melhores resultados são obtidos precocemente, a correção cirúrgica deve ser indicada sempre que houver atrofia testicular e impossibilidade de se obter amostra de sêmen para comprovar a integridade da espermatogênese (crianças)[29].

REPRODUÇÃO ASSISTIDA

As técnicas de reprodução assistida (TRA) são aquelas que objetivam alcançar a gestação sem o coito. Os métodos mais utilizados no momento incluem a inseminação intrauterina (IIU) e a fertilização *in vitro*, com transferência do embrião (FIV). Nos casos em que não ocorre a fecundação na fertilização *in vitro*, seja por pequena quantidade, seja por falha funcional do espermatozoide, está indicada a realização da chamada fertilização assistida (ICSI).

Todas envolvem a utilização de espermatozoides processados ou beneficiados em laboratório e variam de acordo com o local no trato genital feminino em que são colocados o espermatozoide, os gametas, ou mesmo o embrião.

As vantagens de se utilizar espermatozoides processados são teoricamente várias, a concentração espermática usada é relativamente baixa, pode-se selecionar uma "elite" de espermatozoides e ultrapassa-se um possível meio hostil do trato feminino. Ademais, os espermatozoides recém-ejaculados não conseguem fertilizar óvulos, precisando passar por processos enzimáticos, capacitação e reação acrossômica que, ao que tudo indica, acontecem no seu trajeto pelo trato feminino. Os processos laboratoriais de "lavagem" espermática permitem tais transformações. Utilizam-se várias técnicas para o beneficiamento do sêmen, a mais comum é o *swim-up*, pela qual o plasma seminal é removido por centrifugações repetidas. O *pellet* de espermatozoides é coberto com pequeno volume de meio de cultura e deixam-se os espermatozoides nadarem (daí o nome *swim-up*) para o meio. Dessa maneira, recupera-se uma população de espermatozoides móveis na sua maioria[30].

A escolha da técnica a ser utilizada depende do número de espermatozoides obtidos após o processamento seminal. São necessários pelo menos de 5 a 6 milhões de espermatozoides para se obter uma taxa clinicamente significativa de gestações após IIU, enquanto na FIV se utilizam com chances de sucesso amostras que contenham entre 15 e 5 milhões de espermatozoides beneficiados. Concentrações espermáticas inferiores a essas são indicação para ICSI[30].

Inseminação intrauterina

O depósito de sêmen capacitado diretamente na cavidade uterina acompanha-se de resultados diferentes, de acordo com a afecção que gera a infertilidade. Allen et al. reportaram série de 714 casais com 28% de gestações, sendo que nos 104 casais em que o fator masculino era preponderante a taxa foi de 25% e nos 58 casais em que o fator cervical era presente o número foi de 60%[31].

Especificamente, no tratamento da infertilidade masculina os resultados são controversos. Confino et al. não obtiveram gestação em 27 casais com homens oligozoospérmicos. Já Byrd et al. reportaram taxas de gestação em grupos astenozoospérmicos e oligozoospérmicos de 83% (5 em 6) e 33% (3 em 9), respectivamente[32].

Os resultados da IIU podem ser melhorados quando se hiperestimula a mulher, para se conseguir ovulação com vários folículos, com protocolos semelhantes aos utilizados na FIV. Dodson et al., em um estudo controvertido, mostraram taxas de gestação por ciclo bastante altas, 17% para endometriose, 29% para fator cervical e 19% para infertilidade idiopática. Quando os resultados de reprodução assistida são analisados, deve-se considerar que a *taxa de fertilização por ciclo* em um casal normal em idade reprodutiva tendo relações sexuais é aproximadamente 50% e a *taxa de gravidez por ciclo* é 25%. A diferença de 25% se dá pelas gestações não viáveis que terminam em abortamentos espontâneos[33].

As vantagens da IIU, quando existem problemas no muco cervical, são óbvias. Aparentemente, trata-se de um tratamento eficaz quando existem anticorpos no plasma seminal. Entretanto, sua eficácia na terapêutica da oligozoospermia e astenozoospermia idiopática ainda deverá ser estabelecida, embora seja uma técnica que apresente resultados, se não melhores que a terapia medicamentosa, pelo menos igual em prazo menor, visto que aproximadamente 80% das gestações são obtidas nos seis primeiros ciclos de inseminação.

A IIU é também um método alternativo e pouco dispendioso, que pode ser tentado antes de procedimentos caros e complexos como a FIV.

As desvantagens da IIU incluem riscos de cólicas, sangramentos, possíveis aumentos de título de anticorpos antiespermatozoides na mulher e risco teórico de infecção pélvica.

Fertilização *in vitro*

A fertilização *in vitro* (FIV) aparece como uma opção no tratamento da oligozoospermia idiopática, porque o número de espermatozoides necessário para a fecundação é muito menor. Além do mais, esse procedimento assegura o encontro entre o espermatozoide e o óvulo[29].

As possibilidades de sucesso na fertilização *in vitro* dependem da capacidade do espermatozoide em penetrar na zona pelúcida e realizar a fusão com o oolema. Esses fatores explicam parcialmente as diferenças entre as taxas de fertilização observadas em diversos laboratórios que utilizam a FIV no tratamento do fator masculino. As taxas variam de 17 a 57% de ovócitos fertilizados[29].

Uma vez ocorrida a fertilização, a taxa de clivagem do ovo e de gestação subsequente é igual para casais com homens oligozoospérmicos ou normais, sugerindo que as anormalidades pós-fertilização, tais como alteração da descondensação do espermatozoide, da formação do pró-núcleo ou anomalias cromossômicas são raras[29].

Fertilização assistida

Para facilitar a penetração no óvulo e a consequente fertilização de amostras seminais ruins (< 15 milhões de espermatozoides capacitados, amostras com < 4% espermatozoides ovais pelo critério Kruger, ausência de fertilização em tentativa de FIV anterior), foram desenvolvidas as técnicas de micromanipulação do óvulo.

Inicialmente, criou-se uma abertura na zona pelúcida, barreira acelular que envolve o óvulo e constitui o principal obstáculo para a penetração do espermatozoide. Esse processo foi chamado de *partial zone dissection* (PZD).

Em seguida, passou-se a utilizar a inserção do espermatozoide abaixo da zona pelúcida com o auxílio de uma micropipeta, processo chamado *subzonal insertion of sperm* (SZI).

Finalmente, chegou-se à injeção intracitoplasmática do espermatozoide (ICSI). Nessa, as taxas de fertilização e de gestação para homens com números muito baixos conseguem igualar-se às taxas de gestações espontâneas obtidas por homens normais. Essa técnica permite o uso de espermatozoides obtidos no epidídimo, ou no testículo, de homens azoospérmicos, o que aumenta em muito o número de homens inférteis que podem ser beneficiados[34].

Técnicas de obtenção de espermatozoides no homem "azoospérmico"

Uma vez feito o diagnóstico de azoospermia e decidido que a conduta será a realização de ICSI com espermatozoides obtidos no testículo ou epidídimos, algumas considerações precisam ser levadas em conta. Quando a azoospermia é obstrutiva, o epidídimo é o sítio preferencial e o testículo é abordado nos casos de azoospermia não obstrutiva, ou quando não se obteve espermatozoides no epidídimo.

Há duas maneiras de se obter espermatozoides nesses locais, por aspiração percutânea ou por incisão cirúrgica sob visão direta.

No epidídimo, pode-se realizar a punção percutânea (*Percutaneous Epididymal Sperm Aspiration* – PESA) com agulha 27ch acoplada à seringa de tuberculina, ou com *butterfly* nº 23, ou a aspiração sob microscópio cirúrgico (*Microscopycal Epididymal Sperm Aspiration* – MESA). A PESA é a preferida por tratar-se de procedimento ambulatorial feito com anestesia local e, portanto, com menor custo. A MESA deve ser realizada em centro cirúrgico sob anestesia regional ou geral e necessita do microscópio, aumentando consideravelmente o custo. Os autores que defendem esse método referem que ele permite a obtenção de quantidade muito maior de espermatozoides, o que permite a criopreservação, evitando que o homem seja submetido à nova coleta. Entretanto, na maioria dos casos consegue-se preservar os espermatozoides com a PESA[35].

Nos casos de azoospermia não obstrutivas, com testículos de tamanho normal e níveis de FSH normais, ou de azoospermia obstrutiva após PESA fracassada, opta-se pela punção percutânea do testículo (*TEsticular Sperm Aspiration* – TESA), com agulha 16ch acoplada à seringa de 20mL. Quando os testículos são diminuídos e/ou os níveis de FSH elevados, optar por biópsia cirúrgica, com retirada de múltiplos fragmentos (*Testicular Sperm Extractio* – TESE). De acordo com o padrão histológico testicular, pode-se prognosticar o achado de espermato-

zoides na biópsia. Assim, na hipospermatogênese, a probabilidade é de 80%; na parada de maturação, de 50%; e na *Sertoli cell only syndrome*, de 20%[36].

Na última década, os métodos de recuperação de espermatozoides testicular na azoospermia não obstrutiva têm procurado maximizar a taxa de recuperação de espermatozoides e minimizar o dano ao parênquima testicular. A TESE clássica originalmente descrita com a retirada de quatro ou mais fragmentos de parênquima testicular foi modificada para a retirada de diminutos fragmentos em diversas áreas do testículo mapeando os locais de produção (TESE modificada) e, mais recentemente, sugere-se a substituição dessas duas técnicas pela microdissecção testicular. A microdissecção testicular foi introduzida por Schlegel como uma técnica que permite a identificação de áreas do parênquima que possuam túbulos seminíferos dilatados com o uso do microscópio e a retirada única e exclusiva dessas áreas poupando o parênquima e diminuindo a lesão tecidual[37].

Microcirurgia *versus* reprodução assistida na azoospermia obstrutiva

A possibilidade da utilização de espermatozoides epididimários e testiculares para a realização de ICSI faz com que muitos preconizem essa técnica, em vez da reconstrução microcirúrgica do trato masculino. Entretanto, não se pode esquecer que o uso das TRA, utilizando a estimulação ovariana, expõe as mulheres a riscos desnecessários (síndrome da hiperestimulação ovariana, que incide em cerca de 15% dos ciclos), para tratar a infertilidade masculina. Além disso, a utilização das TRA envolve um custo financeiro muito maior pela necessidade da repetição pelo controle prolongado (dias perdidos de trabalho) e pela probabilidade de gestação múltipla. Kollettis e Thomas mostraram que o custo por criança em casa foi de 51.024 dólares americanos quando se usou a aspiração epididimária de espermatozoides no epidídimo associado à ICSI em homens vasectomizados, contra 31.099 dólares americanos quando se restaurou o trânsito canalicular por meio de vasoepididimoanastomose nesses homens[27]. Note-se que essa técnica é mais difícil, só usada em casos complexos, do que a tradicional reversão de vasectomia. A nosso ver, a utilização da ICSI está indicada em mulheres com mais de 34 anos em que o fator tempo é preponderante e sempre após colocar todas as alternativas para o casal.

REFERÊNCIAS

1. Hill LK, Lipshultz LI. Routine evaluation of the subfertile male. In: Tanagho EA, Lue TF McClure RD (eds). Contemporary management of impotence and infertility. 1st ed. Baltimore: Williams and Wilkins; 1988.p.213-47.

2. The Practice Committee of the American Society for Reproductive Medicine. Optimal evaluation of the infertile female. Fertil Steril. 2006;86(Suppl 4):S264-7.

3. MacLeod J. Human male infertility. Obstet Gynecol Surv. 1971; 26(5):335-51.

4. Menken J, Trussel J, Larsen U. Age and infertility. Science. 1986;233 (5775):1389-94.

5. Macea JR, Macea MIM, Busso NE. Função ovariana. In: Busso NE, Acosta AA, Remohi J (eds). Indução da ovulação. 1ª ed. São Paulo: Editora Atheneu; 1999.p.1-18.

6. Glina S, Bortoluzo C, Czeresnia CE, Wroclawski ER, Antunes N Jr, Soares JB. Recuperação e motilidade espermática pré e pós-*swim-up* – análise de 1.434 amostras. J Bras Urol. 1991;17(2):129-33.

7. Glina S, Martins FG, Fragoso JB. Vasoepididimoanastomose. Urol Pan. 1997;9(1):43-7.

8. Hulka JF, Halme J. Sterilization reversal results of 101 attempts. Am J Obstet Gynecol. 1988;159(3):767-74.

9. Steptoe PC, Edwards RG. Birth after the reimplantation of a humam embryo. Lancet. 1978;2(8085):366.

10. Palermo G, Joris H, Devroy P, Van Stenteghem AC. Pregnancies after intracytoplasmic injection of a single spermatozoon into an oocyte. Lancet.1992;340(8810):17-8.

11. Borges E, Farah LMS, Geber S. Diagnóstico genético pré-implantacional. In: Mizrahi FE, Soares JB, Wonchockier R, Glina S (eds). I Consenso Brasileiro de Embriologia em Medicina Reprodutiva.1ª ed. São Paulo: Pronúcleo; 2004.p.91-100.

12. Petersen CG, Faller MS, Gomes MR. Procedimentos corretivos em fertilização in vitro. In: Mizrahi FE, Soares JB, Wonchockier R, Glina S (eds). I Consenso Brasileiro de Embriologia em Medicina Reprodutiva.1ª ed. São Paulo: Pronúcleo; 2004.p.101-22.

13. Alvarenga RLS, Sales LA, Azambuja R. Criopreservação do zigoto ao blastocisto. In: Mizrahi FE, Soares JB, Wonchockier R, Glina S (eds). I Consenso Brasileiro de Embriologia em Medicina Reprodutiva.1ª ed. São Paulo: Pronúcleo; 2004.p.63-78.

14. Vieira M, Ferragout LM, Brand VB. Criopreservação de espermatozoides. In: Mizrahi FE, Soares JB, Wonchockier R, Glina S (eds). I Consenso Brasileiro de Embriologia em Medicina Reprodutiva.1ª ed. São Paulo: Pronúcleo; 2004.p.79-90.

15. Seppälä M. The world collaborative report on in vitro fertilization and embryo replacement: current state of the art in January 1984. Ann NY Acad Sci. 1985;442:558-63.

16. Thompson ST. Prevention of male infertility an update. Urol Clin North Am. 1994;21(3):365-76.

17. Yamasaki R, Farah LMS, Fragoso JB, Carrara RCV. Genética e infertilidade masculina. In: Glina S, Damião R (eds). I Consenso Brasileiro sobre Infertilidade Masculina. 1ª ed. São Paulo: BG Cultural; 1999.p.45-52.

18. Glina S, Almeida JAR, Farah LM, Pieri P, Fragoso JB, Martins FG. Alterações genéticas em pacientes com infertilidade masculina submetidos à injeção intracitoplasmática de espermatozoides (ICSI). Actual Androl. 2000;8(1):63-9.

19. Neves PA, Sampaio FJB, Vannuchi EH. Espermograma (análise seminal). I Consenso Brasileiro sobre Infertilidade Masculina. São Paulo: BG Cultural; 1999.

20. Kruger TF, Acosta AA, Simmons KF, Swanson JR, Matta JF, Veeck LL, et al. A new method of evaluating sperm morphology and predictive value of IVF. Urology. 1987;30(3):248-51.

21. Wonchockier R, Fazano FAT, Correa NR. Definições e nomenclaturas. I Consenso Brasileiro de Embriologia em Medicina Reprodutiva. 1ª ed. São Paulo: Pronucleo; 2004.p.1-09.

22. Muglia R, Freitas EF, Palka MTF. Tratamento clínico da infertilidade masculina. In: Glina S, Damião R (eds). I Consenso Brasileiro sobre Infertilidade Masculina. 1ª ed. São Paulo: BG Cultural; 1999.p.53-7.

23. Cedenho AP, Bortoluzzo C, Vieira M. O que é importante na propedêutica do homem infértil. In: Glina S, Damião R (eds). I Consenso Brasileiro Sobre Infertilidade Masculina. 1ª ed. São Paulo: BG Cultural; 1999.p.17-26.

24. Kim ED, Gilbaugh JH, Patel VR,Turek PJ, Lipshultz LI. Testis biopsies frequently demonstrate sperm in men with azoospermia and significantly elevated follicle-stimulating hormone levels. J Urol. 1997;157(1):144-6.

25. Paick JS, Kim SH, Kim SW. Ejaculatory duct obstruction in infertile men. BJU International. 2000;85(6):720-4.

26. Belker AM, Thomas AJ, Fuchs EF, Konnak JW, Sharlip ID. Results of 1469 microsurgical vasectomy reversals by the vasovasostomy study group. J Urol.1991;145(3):505-11.

27. Kollettis PN, Thomas A Jr. Vasoepididymostomy for vasectomy reversal a critical assessment in the era of intracytoplasmic sperm injection. J Urol. 1997;158(2):467-70.

28. Bar-Chama N, Lamb DJ. Evaluation of sperm function. Urol Clin North Am. 1994; 21(3):433-46.

29. Glina S, Vieira M, Soares JB. Infertilidade masculina. In: Lopes AC (ed). Tratado de clínica médica. 2ª ed. São Paulo: Roca; 2009.p.2993-3001.

30. Esteves SC, Rhoden EL, Soares JB. O que o laboratório pode fazer pelo espermatozoide. In: Glina S, Damião R (eds). I Consenso Brasileiro Sobre Infertilidade Masculina. 1ª ed. São Paulo: BG Cultural; 1999.p.81-90.

31. Allen NC, Herbert CM III, Maxson WS. Intrauterine insemination a critical review. Fertil Steril. 1995;44(5):569-80.

32. Byrd W, Ackerman GE, Carr BR, Edman CD, Guzick DS, McConnell JD. Treatment of refractory infertility by transcervical intrauterine insemination of washed spermatozoa. Fertil Steril. 1987;48(6): 921-7.

33. Dodson WC, Whitesides DB, Hughes CL. Superovulation with intrauterine insemination in the treatment of infertility a possible alternative of GIFT and IVF. Fertil Steril. 1987;48(3):441-5.

34. Schlegel PN. Micromanipulation of gametes for male factor infertility. Urol Clin North Am. 1994;21(3):477-86. Review.

35. Glina S, Fragoso JB, Martins FG, Soares JB, Galuppo AG, Wonchockier R. Percutaneous epididymal sperm aspiration (PESA) in men with obstructive azoospermia. Int Braz J Urol. 2003;29(2): 141-6.

36. Nagy ZP, Liu J, Joris H, Verheyen G, Tournaye H, Camus M, et al. The result of intracytoplasmic sperm injection is not related to any of the three basic sperm parameters. Human Reprod. 1995;10(5):1123-9.

37. Schlegel PN. Testicular sperm extraction: microdissection improves sperm yield with minimal tissue excision. Hum Reprod. 1999; 14(1):131-5.

Repercussões das Técnicas de Reprodução Assistida

Marcia de Freitas

Segundo a Conferência Internacional sobre População e Desenvolvimento – Programa de Ação[1], § 7.2 – a "Saúde Reprodutiva é um estado de completo bem-estar físico, mental e social em todas as matérias concernentes ao sistema reprodutivo, suas funções e processos, e não a simples ausência de doença ou enfermidade". Está implícito o direito de homens e mulheres serem informados e terem acesso aos métodos eficientes, seguros, aceitáveis e financeiramente compatíveis de planejamento familiar, assim como a outros métodos de regulação da fecundidade à sua escolha e que não contrariem as leis, bem como o direito ao acesso a serviços apropriados de saúde que "propiciem às mulheres as condições de passarem em segurança pela gestação e parto, proporcionando aos casais uma chance melhor de ter um filho sadio".

Para um melhor entendimento sobre os Direitos Sexuais e Reprodutivos, é necessário compreender que esse conceito, no âmbito internacional, remonta à primeira Assembleia Geral das Nações Unidas – 1948[2], na qual se consideraram homens e mulheres iguais em dignidade. Entretanto, os direitos reprodutivos foram reconhecidos, pela primeira vez, como Direitos Humanos, na Conferência Internacional de Direitos Humanos, celebrada em Teerã – 1968[3].

Não obstante esses avanços, na Conferência Mundial de Direitos Humanos, de Viena – 1993, foi enfatizado que os direitos das mulheres e meninas se constituem em Direitos Humanos inalienáveis[4]. A declaração e o programa de Ação de Viena adotado pela Conferência Mundial de Direitos Humanos, em 1993, declararam: "Todos os direitos humanos são universais, indivisíveis e interdependentes e estão relacionados entre si. A comunidade internacional deve tratar os Direitos Humanos de forma global e de maneira justa e equitativa, dando-lhes, a todos, o mesmo peso"[5].

Este e outros postulados foram referendados mais adiante, na Conferência Internacional sobre População e Desenvolvimento no Cairo, em 1994[5], assim como na Quarta Conferência Mundial sobre a Mulher – Beijing, 1995[6]. O resultado dessas Conferências foi o reconhecimento de novos Direitos, entre eles os sexuais e reprodutivos e, principalmente, o estabelecimento de estratégias para a implementação de ações que têm como meta a equidade de gênero.

Nesse contexto, surge a reprodução assistida definida no projeto de lei art. L 671-2 adotado pela Assembleia Nacional Francesa em 26 de novembro de 1992[1]: "A procriação medicamente assistida destina-se a responder ao projeto parental de um casal. Tem por objetivo exclusivo atenuar a esterilidade, cujo caráter patológico foi medicamente constatado, ou evitar a transmissão à criança de uma doença particularmente grave e incurável".

A reprodução humana assistida (RHA) é, basicamente, a intervenção do homem no processo de procriação natural, para possibilitar que pessoas com problemas de infertilidade e esterilidade satisfaçam o desejo de alcançar a maternidade ou a paternidade.

Ressalta-se que a esterilidade e a infertilidade são doenças devidamente registradas na Classificação Internacional de Doenças – CID 10 (OMS)[7] e, como tal, podem ser tratadas.

ASPECTOS EPIDEMIOLÓGICOS E DEMOGRÁFICOS

Se, por um lado, a RHA trouxe grandes benefícios para numerosas famílias, por outro, trouxe também vários problemas. Após mais de três décadas de RHA, uma verdadeira "epidemia" de gestações múltiplas vem ocorrendo, em especial nos países desenvolvidos, devido à difusão dessa tecnologia.

Nos Estados Unidos, de 1997 a 2000, a proporção de partos múltiplos atribuíveis à RHA aumentou de 11,2% para 13,6%, enquanto a proporção atribuível à concepção natural diminuiu de 69,9% para 64,5%[7]. Kiely e Kiely[8] relatam que as taxas de múltiplos subiram de 1,8%, em 1971, a aproximadamente 3%, em 2001. Kulkarni et al.[9] assinalam que a frequência de gemelares aumentou por um fator de 1,9 de 1971 a 2009 e a de triplos ou mais por um fator de 6,7 de 1971 a 1998, no entanto entre 1998 e 2011 houve diminuição de 29% que atribuem à redução na transferência de três ou mais embriões. Ainda nos Estados Unidos, as taxas referentes aos gemelares, em 2011, mostraram uma estabilidade, em relação a 2010, em 33,1/1.000 nascidos vivos e para triplos ou mais em 137.6/100.000[10].

No Brasil, segundo Colletto et al.[11], analisando uma população de alto nível, essa taxa, que era de 1,4% em

17

1990, atingiu 2,8% em 1999, e para os triplos a taxa que era de 0,8/1.000 nascidos vivos subiu para 4,8/1.000 nascidos vivos. Considerando-se dados do IBGE[12], pode-se verificar que houve alteração na curva demográfica do País quando se compara uma série histórica de nascimentos no período de 1984 a 2003. Enquanto o número de nascimentos, como um todo, elevou-se em 9,5%, o número de triplos ou mais foi cinco vezes maior, quando se comparou o mesmo período. Duas são as explicações possíveis: a interferência dos procedimentos de fertilização assistida e a idade materna mais elevada[7,11]. Dados das Estatísticas do Registro Civil do IBGE mostraram que a taxa de gêmeos que era de 1,59% em 2003 subiu para 1,86% em 2010, um aumento de 17% em sete anos[13].

Estudo feito na Suécia, de base populacional, analisando 27.386 gestações por técnicas de reprodução assistida (TRA), com 31.850 recém-nascidos (RN), de 1981 a 2007, demonstrou um novo aspecto em relação às gestações múltiplas: desde o início da aplicação das TRA até o começo da década de 1990, os múltiplos aumentaram até representarem 30% dos RN, mas a partir daí, até 2007, foram caindo, achando-se em torno de 5% atualmente. O número de triplos caiu pela metade a partir de 1993 e depois de 1992 nenhum quádruplo foi registrado. Essa drástica queda é atribuída à redução do número de embriões transferidos que, a partir de 2000, passou a ser de apenas um[14].

Em relação aos procedimentos de RHA, tem-se verificado que o risco de gestação múltipla varia diretamente com o número de embriões transferidos e também com o uso de drogas estimulantes do ovário, como as gonadotrofinas e o citrato de clomifeno para indução da ovulação, dependendo da dose e da frequência dos medicamentos[15].

As gestações múltiplas constituem sério motivo de preocupação tanto para obstetras como para neonatologistas por apresentarem condições de risco, quer seja para as gestantes, quer para seus filhos, como, por exemplo, resultarem em um elevado número de crianças internadas em unidades de terapia intensiva neonatal. Por outro lado, a mortalidade de RN de gestações múltiplas registra taxas 4 a 6 vezes mais elevadas que nas únicas e aumentando proporcionalmente ao número de crianças[8,16]. Em relação aos gemelares nativivos, há que se assinalar a ocorrência de aumento de 50% de RN de baixo peso e de 90% em gestações triplas, além de um aumento de RN com restrição de crescimento intrauterino e suas complicações, como a ocorrência de doenças crônicas da criança e do adulto[16,17].

Embora, ainda hoje, não seja possível separar efetivamente os riscos das TRA tanto para as mães quanto para os RN, daqueles secundários aos problemas básicos causadores da infertilidade, esses problemas devem ser amplamente discutidos com os pais que procuram a RHA. Na tentativa de minimizar esses efeitos adversos, algumas medidas têm sido propostas, como a redução do número de embriões transferidos em cada procedimento. No entanto, há ainda falhas significativas no conhecimento que devem ser sanadas, quer no campo das ciências básicas, quer no campo da epidemiologia[14,18].

Apesar de a maioria das publicações destacar que um dos maiores problemas da RHA está relacionado ao maior número de gestações múltiplas, também nas gestações únicas pode haver problemas. Estudo multicêntrico de coorte, prospectivo e controlado realizado na Alemanha contendo informações sobre mais de 3.000 gestações por injeção intracitoplasmática de espermatozoides (ICSI) mostrou que, entre gestações únicas, nesse grupo o risco relativo de complicações obstétricas foi significativamente maior que no grupo controle representado por gestações naturais[19].

ASPECTOS OBSTÉTRICOS

A RHA é por si só importante causa de complicações maternas, entre as quais podem-se citar: perda espontânea de gravidez pré-clínica; aborto espontâneo com incidência de 15,5% nas gestações; gravidez ectópica variável de 0,7 a 2,2%, dependendo do tipo de procedimento utilizado. Encontrou-se ainda maior risco de placenta prévia, descolamento prematuro de placenta, além de maior número de hipertensão arterial específica da gravidez e diabetes gestacional. Um dos fatores que poderia explicar essa última afecção seria a síndrome do ovário policístico, frequente causa de infertilidade, e estaria associada à resistência à insulina. Além disso, podem ocorrer sangramento vaginal após 28 semanas e durante toda a gestação; rompimento do colo do útero; oligoidrâmnio ou polidrâmnio; insuficiência placentária; síndrome da hiperestimulação ovariana; parto cesariano; parto prematuro, entre outras causas[20-22].

Shevell et al.[23], após um estudo comparativo entre 36.062 mulheres que engravidaram espontaneamente, mulheres que usaram indução de ovulação e pacientes que realizaram fertilização in vitro (FIV), constataram que a indução à ovulação estava associada estatisticamente com o aumento de descolamento prematuro de placenta, perda fetal após 24 semanas e diabetes gestacional. Já nas pacientes que realizaram FIV houve associação estatisticamente significativa com o aumento de pré-eclâmpsia, hipertensão gestacional, descolamento prematuro de placenta, placenta prévia e maior risco de parto cesariano.

Há, portanto, numerosas razões para que a saúde materna possa estar comprometida, incluindo os efeitos das drogas utilizadas para a estimulação ovariana, os instrumentos utilizados nos procedimentos de RHA e partos operatórios, para citar apenas alguns.

Um desses efeitos adversos da estimulação ovariana é a síndrome de superestimulação ovariana (OHSS, sigla em inglês) que, embora rara, representa uma resposta exagerada a uma estimulação ovariana controlada. Compreende uma série de complicações potencialmente graves, caracterizadas por formação de múltiplos cistos ovarianos, associada ao aumento da permeabilidade capilar, que traz como consequência formação de ascite e hidrotórax, distúrbio hidroeletrolítico, hemoconcentração, distensão abdominal, náuseas, vômitos e diarreia. Nos casos mais graves sobrevêm hipovolemia, oligúria e fenômenos tromboembólicos[24].

Outra afecção de grande relevância é a anemia que pode ocorrer agudamente na gestação ou até mesmo no puerpério, por excessivas perdas sanguíneas pós-parto, necessitando de correção por meio de transfusões sanguíneas para corrigir a alta demanda hematopoiética[25,26].

Relativamente ao tipo de parto, verificou-se que o parto cesariano foi muito frequente entre as gestantes submetidas às TRA, principalmente em função da presença de fetos múltiplos. À medida que aumentou o número de fetos, em gestações trigemelares ou mais, aumentou a indicação do parto cesariano, pois permitiu redução de complicações para o segundo e terceiro fetos[27].

Há relatos de possível risco aumentado do câncer ovariano e de mamas em mulheres que receberam a terapia com gonadotrofinas ou com clomifeno, mas os estudos ainda são controversos[28-30].

ASPECTOS PERINATAIS

Entre os diferentes aspectos, destaca-se o nascimento de mais uma criança, considerado um problema de saúde pública, devido aos riscos causados às mães, conforme exposto anteriormente, às crianças pelo risco de baixo peso de 32% e de prematuridade de 33%, e pelo alto custo gerado ao sistema público de saúde. Embora a maioria das crianças nascidas pós-TRA seja saudável, o maior risco é o da prematuridade, em especial da extrema prematuridade. Esses prematuros acham-se expostos aos mesmos riscos dos prematuros de gestação não TRA. Assim, apresentam problemas de termorregulação, respiratórios, de alimentação, icterícia, infecção e complicações neurológicas. Além desses riscos, podem ser citados: restrição do crescimento intrauterino, necessidade de educação especial, dificuldades de comportamento e de socialização[21,31].

A mortalidade perinatal aumenta quatro vezes para a gestação gemelar e seis vezes para a trigemelar, segundo Gunby e Daya[32], com dados referentes a 2001 no Canadá. Esse trabalho identificou também aumento da taxa de partos prematuros entre fetos únicos concebidos por TRA, com valores de 15,7% para < 37 semanas e 5,4% para < 34 semanas de idade gestacional.

Um estudo retrospectivo transversal recolhendo dados mundiais sobre TRA referentes a 2006, abrangendo 2.352 clínicas de 56 países, correspondendo a 1.050.300 ciclos com 256.668 RN vivos, constatou mortalidade perinatal de 25,2/1.000 para ICSI e 17,5/1.000 para transferência de embriões congelados[33].

As taxas mais elevadas de anomalias congênitas são, em sua grande maioria, resultados dos efeitos adversos dos nascimentos múltiplos. Nos gêmeos monozigóticos, existe probabilidade duas a três vezes maior dos defeitos estruturais do que nos gêmeos dizigóticos ou nos únicos. Acham-se incluídas malformações maiores, que ocorrem no início da morfogênese, ou sequências de malformações, anormalidades causadas por alterações vasculares (mais comuns em gêmeos monozigóticos, como a síndrome da transfusão feto-fetal)[21,34]. Estudo que incluiu 308.974 nascimentos pós-TRA na Austrália, em 2012, encontrou 8,3% de defeitos congênitos, contra 5,8%, entre população não TRA[35]. Analisando 322 gestações por TRA, em população hospitalar da cidade de São Paulo, Freitas et al.[36] encontraram 10,5% de malformações, principalmente geniturinárias, sendo que a taxa de malformados para a população brasileira varia entre 2 e 3%.

Katagiri et al.[37] encontraram taxas elevadas de desordens epigenéticas, tais como as síndromes de Angelman e de Beckwith-Wiedemann, em crianças concebidas por TRA. Os fatores possíveis subjacentes a esses achados incluem características inerentes do gameta, influência da cultura *in vitro* e peculiaridades dos métodos de RHA. É importante determinar precocemente se tais anormalidades epigenéticas estão presentes nas crianças atualmente concebidas por RHA, para considerar a saúde de gerações seguintes.

OUTROS ASPECTOS DE MORBIDADE PERINATAL E NA INFÂNCIA

Entre essas outras alterações, pode-se citar a hipótese de maior incidência de casos de câncer. Admite-se que transtornos epigenéticos tenham um papel no desenvolvimento de alguns cânceres da infância, tais como o tumor de Wilms, o retinoblastoma e o rabdomiossarcoma embrionário. Esses fenômenos epigenéticos de impressão (*epigenetic phenomenon of imprinting*) são alterações na mudança de expressão de um gene sem modificações na sequência de bases do DNA e podem ser afetados pelas TRA, em especial pelos procedimentos mais invasivos, tais como ICSI[38,39].

Moll et al.[40] constataram que todos os novos casos de retinoblastoma (RB) diagnosticados de novembro de 2000 a fevereiro de 2002, na Holanda, ocorreram em crianças nascidas por RHA. No entanto, ressaltaram que, apesar do possível aumento da doença, esse estudo deveria ser revisto. De fato, o estudo foi ampliado e no período de 2002-2007 não foi encontrado aumento de risco significativo de RB[41]. Em estudo que incluiu 244 crianças portadoras de RB não familiar não foi observada associação de risco de RB com tratamento de infertilidade, salientando que possivelmente as causas subjacentes ao contexto de subfertilidade/infertilidade poderiam ser responsáveis pelos maus resultados encontrados, incluindo RB[42].

Källén et al. encontraram risco aumentado de câncer (em geral) em crianças concebidas pós-TRA, mas assinalam que, supostamente, fatores intermediários como prematuridade e anoxia perinatal podem ter contribuído[43]. Em contraposição, Sundh et al.[44], estudando dados de 91.796 crianças concebidas por TRA em uma população nórdica, abrangendo Suécia, Dinamarca, Finlândia e Noruega, entre 1982 e 2007, concluíram que não houve aumento na incidência de câncer nessas crianças, quando comparadas a um grupo concebido sem TRA.

Källén et al.[38] afirmam que os nascimentos múltiplos são os principais responsáveis pelo aumento da incidência de internações hospitalares, em virtude da prematuridade e do perfil dos pais, que levariam seus filhos mais vezes aos hospitais. Uma revisão feita por Hart et al.[45] evidencia que a saúde, a curto prazo, de crianças concebidas por TRA é positiva, contudo fazem a ressalva de que a longo prazo há que se monitorizar um possível comprometimento cardiovascular.

Bonduelle et al.[39] não encontraram diferenças no desenvolvimento neuropsicomotor em crianças nascidas por FIV ou ICSI, após aplicação da escala de Bayley, aos 2 anos de idade, sem o conhecimento prévio da técnica pelo pesquisador. O estudo também mostrou que a pontuação obtida na escala foi igual à da população geral e mais baixa em gêmeos, principalmente prematuros, tanto para FIVc quanto ICSI, e compatíveis com o esperado para a população de prematuros nascidos sem técnicas de reprodução assistida.

Schendelaar et al.[46], estudando crianças aos 4 anos de idade pós-triagem embriônica pré-implantação, não encontraram diferenças significativas nos desenvolvimentos neurológico, cognitivo e comportamental para as únicas, contudo em gêmeos houve alterações no desenvolvimento neurológico.

De maneira geral, a longo prazo, a saúde mental e emocional das crianças nascidas pós-TRA é muito similar àquelas concebidas naturalmente[47].

ASPECTOS PSICOEMOCIONAIS

Sabe-se ainda que os resultados favoráveis da reprodução assistida dependem de vários fatores, incluídos os aspectos psicoemocionais. O diagnóstico de infertilidade causa um impacto negativo no bem-estar emocional do casal.

A dificuldade de um casal para engravidar e/ou a descoberta de que há algum tipo de infertilidade fazem parte de um processo muito sofrido, incluindo sentimentos de impotência que interferem na capacidade de seguir adiante para concretizar suas expectativas. Esse aspecto influi muito na vida de ambos, alterando de modo significativo a estima, trazendo sentimentos de culpa, incapacidade, raiva, depressão, decepção, angústia, frustração, tristeza, ansiedade, distúrbios sexuais e de relacionamento, comportamentos obsessivos e, dependendo da forma como eles lidam com esse problema, somatizações variadas.

A ideia da infertilidade normalmente se generaliza e os casais sentem-se "inférteis" para a vida como um todo, quer seja na relação do casal, quer nas relações familiares e sociais e, em alguns casos, no âmbito profissional.

Melamed et al.[48] realizaram um importante estudo para avaliar as expectativas e reações emocionais dos casais submetidos a técnicas de reprodução assistida e concluíram que, mesmo após terem sido informados sobre as reais chances das TRA, a maior parte dos casais ainda acredita na chance de 100% da gestação. Os casais que se confrontam com o fracasso na primeira tentativa podem apresentar diversas reações, alguns mantêm o propósito de gerar um filho biológico e lutam para tornar esse sonho uma realidade, enquanto outros permanecem imobilizados diante da dor.

Ressalta-se ainda a importância do profissional de saúde mental na equipe interdisciplinar dos serviços de RHA, já que a condição de infertilidade traz consigo uma gama de aspectos emocionais que podem influenciar no resultado final do tratamento.

ASPECTOS ÉTICOS

Em 1987, a Igreja Católica publicou um documento "Instrução sobre o respeito à vida humana nascente e a dignidade da procriação" estabelecendo sua posição sobre esses assuntos[49]. A partir de 1990, inúmeras sociedades médicas e países estabeleceram diretrizes éticas e legislação, respectivamente, para as tecnologias reprodutivas. No entanto, no Brasil, até o momento não há legislação específica a respeito da reprodução assistida (RA).

Aspectos éticos mais importantes que envolvem questões de reprodução humana são muito abrangentes, desde aqueles relativos à utilização do consentimento informado, à seleção de gênero, à doação de espermatozoides, óvulos, pré-embriões e embriões, ao diagnóstico genético pré-implantação, à seleção de embriões com base na evidência de doenças ou problemas associados, à maternidade substitutiva, à redução embrionária, à clonagem, à pesquisa e criopreservação de embriões e ao descarte de embriões congelados.

Assim é que o Conselho Federal de Medicina do Brasil, em 1992, por meio da Resolução CFM nº 1.358/92, instituiu as Normas Éticas para a utilização das Técnicas de Reprodução Assistida. Após 18 anos de vigência, tornou-se necessária sua revisão, gerando um novo texto, a Resolução CFM nº 1.957/2010, que veio substituir totalmente a anterior, tendo sido publicada no DOU de 6 de janeiro de 2011, Seção I, p. 7[50,51]. No entanto, as mudanças ocorridas na sociedade e a contínua e rápida evolução científica nessa área tornaram mandatória uma nova revisão, consubstanciada na Resolução CFM nº 2.013 de 16/04/2013 publicada no DOU de 9 de maio de 2013, revogando a Resolução CFM nº 1.957/2010.

Para esclarecimento dos leitores foi reproduzido inteiramente, a seguir, o texto dessa resolução do CFM[52].

NORMAS ÉTICAS PARA A UTILIZAÇÃO DAS TÉCNICAS DE REPRODUÇÃO ASSISTIDA

I – PRINCÍPIOS GERAIS

1. As técnicas de reprodução assistida (RA) têm o papel de auxiliar a resolução dos problemas de reprodução humana, facilitando o processo de procriação.

2. As técnicas de RA podem ser utilizadas desde que exista probabilidade efetiva de sucesso e não se incorra em risco grave de saúde para a paciente ou o possível descendente, e a idade máxima das candidatas à gestação de RA é de 50 anos.

3. O consentimento informado será obrigatório para todos os pacientes submetidos às técnicas de reprodução assistida. Os aspectos médicos envolvendo a totalidade das circunstâncias da aplicação de uma técnica de RA serão detalhadamente expostos, bem como os resultados obtidos naquela unidade de tratamento com a técnica proposta. As informações devem também atingir dados de caráter biológico, jurídico, ético e econômico. O documento de consentimento informado será elaborado em formulário especial e estará completo com a concordância, por escrito, das pessoas a serem submetidas às técnicas de reprodução assistida.

4. As técnicas de RA não podem ser aplicadas com a intenção de selecionar o sexo (presença ou ausência de cromossomo Y) ou qualquer outra característica biológica do futuro filho, exceto quando se trate de evitar doenças ligadas ao sexo do filho que venha a nascer.

5. É proibida a fecundação de oócitos humanos, com qualquer outra finalidade que não a procriação humana.

6. O número máximo de oócitos e embriões a serem transferidos para a receptora não pode ser superior a quatro. Quanto ao número de embriões a serem transferidos faz-se as seguintes recomendações:

a) mulheres com até 35 anos: até 2 embriões;

b) mulheres entre 36 e 39 anos: até 3 embriões;

c) mulheres entre 40 e 50 anos: até 4 embriões;

d) nas situações de doação de óvulos e embriões, considera-se a idade da doadora no momento da coleta dos óvulos.

7. Em caso de gravidez múltipla, decorrente do uso de técnicas de RA, é proibida a utilização de procedimentos que visem a redução embrionária.

II – PACIENTES DAS TÉCNICAS DE RA

1. Todas as pessoas capazes, que tenham solicitado o procedimento e cuja indicação não se afaste dos limites desta resolução, podem ser receptoras das técnicas de RA desde que os participantes estejam de inteiro acordo e devidamente esclarecidos sobre a mesma, de acordo com a legislação vigente.

2. É permitido o uso das técnicas de RA para relacionamentos homoafetivos e pessoas solteiras, respeitado o direito da objeção de consciência do médico.

III – REFERENTE ÀS CLÍNICAS, CENTROS OU SERVIÇOS QUE APLICAM TÉCNICAS DE RA

As clínicas, centros ou serviços que aplicam técnicas de RA são responsáveis pelo controle de doenças infectocontagiosas, coleta, manuseio, conservação, distribuição, transferência e descarte de material biológico humano para a paciente de técnicas de RA, devendo apresentar como requisitos mínimos:

1. um diretor técnico responsável por todos os procedimentos médicos e laboratoriais executados, que será, obrigatoriamente, um médico registrado no Conselho Regional de Medicina de sua jurisdição;

2. um registro permanente (obtido por meio de informações observadas ou relatadas por fonte competente) das gestações, nascimentos e malformações de fetos ou recém-nascidos, provenientes das diferentes técnicas de RA aplicadas na unidade em apreço, bem como dos procedimentos laboratoriais na manipulação de gametas e embriões;

3. um registro permanente das provas diagnósticas a que é submetido o material biológico humano que será transferido aos pacientes das técnicas de RA, com a finalidade precípua de evitar a transmissão de doenças;

4. Os registros deverão estar disponíveis para fiscalização dos Conselhos Regionais de Medicina.

IV – DOAÇÃO DE GAMETAS OU EMBRIÕES

1. A doação nunca terá caráter lucrativo ou comercial.

2. Os doadores não devem conhecer a identidade dos receptores e vice-versa.

3. A idade limite para a doação de gametas é de 35 anos para a mulher e 50 anos para o homem.

4. Obrigatoriamente será mantido o sigilo sobre a identidade dos doadores de gametas e embriões, bem como dos receptores. Em situações especiais, as informações sobre doadores, por motivação médica, podem ser fornecidas exclusivamente para médicos, resguardando-se a identidade civil do doador.

5. As clínicas, centros ou serviços que empregam a doação devem manter, de forma permanente, um registro de dados clínicos de caráter geral, características fenotípicas e uma amostra de material celular dos doadores, de acordo com a legislação vigente.

6. Na região de localização da unidade, o registro dos nascimentos evitará que um(a) doador(a) tenha produzido mais que duas gestações de crianças de sexos diferentes, numa área de um milhão de habitantes.

7. A escolha dos doadores é de responsabilidade da unidade. Dentro do possível, deverá garantir que o doador tenha a maior semelhança fenotípica e imunológica e a máxima possibilidade de compatibilidade com a receptora.

8. Não será permitido ao médico responsável pelas clínicas, unidades ou serviços, nem aos integrantes da equipe multidisciplinar que nelas prestam serviços, participarem como doadores nos programas de RA.

9. É permitida a doação voluntária de gametas, bem como a situação identificada como doação compartilhada de oócitos em RA, onde doadora e receptora, participando como portadoras de problemas de reprodução, compartilham tanto do material biológico quanto dos custos financeiros que envolvem o procedimento de RA. A doadora tem preferência sobre o material biológico que será produzido.

V – CRIOPRESERVAÇÃO DE GAMETAS OU EMBRIÕES

1. As clínicas, centros ou serviços podem criopreservar espermatozoides, óvulos e embriões e tecidos gonádicos.

2. O número total de embriões produzidos em laboratório será comunicado aos pacientes, para que decidam quantos embriões serão transferidos a fresco, devendo os excedentes, viáveis, serem criopreservados.

3. No momento da criopreservação os pacientes devem expressar sua vontade, por escrito, quanto ao destino que será dado aos embriões criopreservados, quer em caso de divórcio, doenças graves ou falecimento de um deles ou de ambos, e quando desejam doá-los.

4. Os embriões criopreservados com mais de 5 (cinco) anos poderão ser descartados se esta for a vontade dos pacientes, e não apenas para pesquisas de células-tronco, conforme previsto na Lei de Biossegurança.

VI - DIAGNÓSTICO GENÉTICO PRÉ-IMPLANTAÇÃO DE EMBRIÕES

1. As técnicas de RA podem ser utilizadas acopladas à seleção de embriões submetidos a diagnóstico de alterações genéticas causadoras de doenças.

2. As técnicas de RA também podem ser utilizadas para tipagem do sistema HLA do embrião, com o intuito de seleção de embriões HLA-compatíveis com algum filho(a) do casal já afetado por doença, doença esta que tenha como modalidade de tratamento efetivo o transplante de células-tronco ou de órgãos.

3. O tempo máximo de desenvolvimento de embriões "in vitro" será de 14 dias.

VII – SOBRE A GESTAÇÃO DE SUBSTITUIÇÃO (DOAÇÃO TEMPORÁRIA DO ÚTERO)

As clínicas, centros ou serviços de reprodução humana podem usar técnicas de RA para criarem a situação identificada como gestação de substituição, desde que exista um problema médico que impeça ou contraindique a gestação na doadora genética ou em caso de união homoafetiva.

1. As doadoras temporárias do útero devem pertencer à família de um dos parceiros num parentesco consanguíneo até o quarto grau (primeiro grau - mãe; segundo grau - irmã/avó; terceiro grau - tia; quarto grau - prima), em todos os casos respeitada a idade limite de até 50 anos.

2. A doação temporária do útero não poderá ter caráter lucrativo ou comercial.

3. Nas clínicas de reprodução os seguintes documentos e observações deverão constar no prontuário do paciente:

– Termo de Consentimento Informado assinado pelos pacientes (pais genéticos) e pela doadora temporária do útero, consignado. Obs.: gestação compartilhada entre homoafetivos onde não existe infertilidade;

– relatório médico com o perfil psicológico, atestando adequação clínica e emocional da doadora temporária do útero;

– descrição pelo médico assistente, pormenorizada e por escrito, dos aspectos médicos envolvendo todas as circunstâncias da aplicação de uma técnica de RA, com dados de caráter biológico, jurídico, ético e econômico, bem como os resultados obtidos naquela unidade de tratamento com a técnica proposta;

– contrato entre os pacientes (pais genéticos) e a doadora temporária do útero (que recebeu o embrião em seu útero e deu à luz), estabelecendo claramente a questão da filiação da criança;

– os aspectos biopsicossociais envolvidos no ciclo graví-dico-puerperal;

– os riscos inerentes à maternidade;

– a impossibilidade de interrupção da gravidez após iniciado o processo gestacional, salvo em casos previstos em lei ou autorizados judicialmente;

– a garantia de tratamento e acompanhamento médico, inclusive por equipes multidisciplinares, se necessário, à mãe que doará temporariamente o útero, até o puerpério;

– a garantia do registro civil da criança pelos pacientes (pais genéticos), devendo esta documentação ser providenciada durante a gravidez;

– se a doadora temporária do útero for casada ou viver em união estável, deverá apresentar, por escrito, a aprovação do cônjuge ou companheiro.

VIII – REPRODUÇÃO ASSISTIDA POST-MORTEM

É possível desde que haja autorização prévia específica do(a) falecido(a) para o uso do material biológico criopreservado, de acordo com a legislação vigente.

IX – DISPOSIÇÃO FINAL

Casos de exceção, não previstos nesta resolução, dependerão da autorização do Conselho Regional de Medicina.

É preciso salientar, contudo, que essas normas não possuem força de lei, embora possam acarretar punições aos profissionais no caso de descumprimento dos princípios éticos do CFM.

ASPECTOS JURÍDICOS

Considerando que o nascimento do primeiro "bebê de proveta", em 1978, foi um marco histórico no uso das tecnologias reprodutivas, somente em 1981 o governo inglês instalou o *Committee of Inquiry into Human Fertilization and Embriology*, que estudou o assunto durante três anos. Suas conclusões foram publicadas, em 1984, no chamado *Warnock Report*[53] e, em 1991, foram estabelecidos na Inglaterra os limites legais para a reprodução assistida, com base nas proposições do *Warnock Report*.

No Brasil, embora a utilização de TRA tenha sido precoce relativamente ao seu início na Inglaterra, o debate legislativo foi tardio, sobretudo levando-se em conta o fato de que o País carece de uma regulamentação de caráter nacional. Durante os primeiros sete anos de uso das novas tecnologias reprodutivas, não houve nenhuma norma de controle dos procedimentos, sendo raros os registros ou dados sobre esse período.

Somente em 1993 foi proposto o primeiro projeto de lei (PL) sobre o tema no País. Conduzido pela Câmara dos Deputados, esse projeto foi o que mais diretamente se inspirou no *Warnock Report*[54]. Embora transitem no

Congresso Nacional, há anos, 16 projetos de lei a respeito do assunto, nenhum deles chegou ao termo. Atualmente, apenas um único PL se acha em tramitação na Câmara dos Deputados, o PL 1.184/2003.

Em março de 2004, a Comissão sobre Acesso e Uso do Genoma Humano da Secretária de Ciência, Tecnologia e Insumos Estratégicos do Ministério da Saúde apresentou uma Nota Técnica visando demonstrar os resultados das discussões das modernas biotecnologias no âmbito da RHA no País. Seu objetivo foi difundir informações nesse campo da ciência e subsidiar os Poderes Legislativo e Executivo, tendo em vista a tramitação no Congresso Nacional de Projetos de Lei regulamentando as técnicas de RHA[55].

Em função do aumento da demanda por TRA, o Ministério da Saúde, por meio da Portaria nº 426/GM, instituiu em 22 de março de 2005, no âmbito do SUS, a Política Nacional de Atenção Integral em Reprodução Humana Assistida[56]. Em 6 de julho do mesmo ano, foi publicada uma nova portaria (nº 388/SAS)[57], determinando que as "Secretarias de Saúde dos Estados e do Distrito Federal adotem, em conjunto com os municípios, as providências necessárias para organizar e implantar as redes estaduais, municipais e do Distrito Federal de Atenção em Reprodução Humana Assistida, sendo o Estado o responsável pela coordenação da rede". Ainda em 2005, a Lei nº 11.105/2005 estabelece normas de segurança e mecanismos de fiscalização de atividades que envolvam organismos geneticamente modificados e seus derivados, cria o Conselho Nacional de Biossegurança, reestrutura a Comissão Técnica Nacional de Biossegurança e dispõe sobre a Política Nacional de Biossegurança[58].

Em dezembro de 2012, o Ministério da Saúde publicou a portaria nº 3.149 que destinava "recursos financeiros aos estabelecimentos de saúde que realizam procedimentos de atenção à Reprodução Humana Assistida, no âmbito do SUS, incluindo fertilização *in vitro* e/ou injeção intracitoplasmática de espermatozoides"[59].

IMPACTOS SOCIOECONÔMICOS E CULTURAIS DA RHA

Há uma proporção muito pequena da população mundial com acesso a tratamento de infertilidade de alta complexidade. Essa iniquidade no acesso à saúde reprodutiva é especialmente manifesta em países em desenvolvimento, onde os recursos destinados a essa área são escassos e se distribuem de forma pouco equitativa[60].

Em países em que os tratamentos de infertilidade estão garantidos por lei, como é o caso dos países da Europa, Austrália e Israel, a fertilidade é um direito a que todas as pessoas têm acesso na idade reprodutiva, independente de sua condição social e econômica. Quando o Estado garante esse direito, fixa certas regras, como, por exemplo, o limite de idade para fazer o tratamento, assim como o número de máximo de embriões que possam ser transferidos nos tratamentos de reprodução assistida. Dessa maneira, os gastos realizados pelo Estado nos tratamentos de infertilidade se veem compensados por uma economia global, que na etapa neonatal reduz os gastos decorrentes da prematuridade extrema associada à gestação múltipla. Quando o acesso ao tratamento de infertilidade não é parte das políticas governamentais, como é o caso dos países da América Latina, as pessoas que podem fazer um tratamento complexo são aquelas com capacidade econômica própria ou possuidoras de seguros-saúde que aceitam colaborar com esse tipo de tratamento. É esse cenário que faz com que o mercado regule o tratamento, pois não existem regras em relação ao número de embriões transferidos ou partos de gestação múltipla. Esses geram gastos neonatais que se elevam de maneira desproporcionada e não controlados pelo Estado, ou pelos sistemas de seguros privados[60].

Em países europeus, os tratamentos iniciados durante 2009 por técnicas de reprodução assistida acham-se informados na 13ª edição do relatório da *European Society of Human Reproduction and Embryology* (ESHRE)[61]. De 34 países, 1.005 clínicas relataram 537.463 ciclos de tratamento. As taxas de gestação clínica variaram conforme a técnica empregada de 20,9 a 42,3%, mantendo-se semelhantes aos anos anteriores. As proporções de únicos, gêmeos e triplos foram de 79,8%, 19,4% e 0,8% respectivamente, resultando em um total de múltiplos de 20,2%, em queda, quando comparadas aos anos anteriores.

Nos Estados Unidos foram reportados ao CDC, em 2010, 147.260 procedimentos com TRA de 443 clínicas de fertilização que resultaram em 47.090 partos e 61.564 nascidos vivos. Nacionalmente, a média de transferência de embriões foi de 2,0 para mulheres < 35 anos, 2,4 para mulheres entre 35 e 40 anos e 3,0 para mulheres > 40 anos. Entre os RN concebidos pós-TRA, houve 13.962 múltiplos (22,6%), comparados a 3,4% na população geral; 31,6% de baixo peso, contra 8% na população geral; e 36,6% de RN prematuros, comparados a 12,0% na população geral[62].

Chambers et al., na Austrália, verificaram que os únicos nascidos pós-TRA têm permanência hospitalar mais longa quando comparados aos únicos não TRA e um risco 20% maior de reinternações até os 5 anos de vida, implicando custos hospitalares mais elevados[63].

Em 2005, o custo associado ao nascimento de RN pré-termo nos Estados Unidos foi de US$26 bilhões, correspondendo a US$51.600 por criança/ano nascida de pré-termo[64]. Levando-se em conta os dados acima expostos para os Estados Unidos, relativos à taxa de prematuridade em RN concebidos pós-TRA, chega-se, hipoteticamente, a custos acima de 1 bilhão de dólares/criança/ano.

Na América Latina, a Rede Latino-Americana de Reprodução Assistida (Rede LARA) congrega mais de 90% dos centros de RA da América Latina, registrando anualmente os dados relativos a esses centros. Conforme o 23º Relatório, em 2011, participaram 145 centros de 12 países, incluindo 54 centros no Brasil, tendo sido registrado um total de 41.232 procedimentos, que corresponderam a 28.065 ciclos homólogos, dos quais 38% em mulheres de 35-39 anos e 25% em mulheres ≥ 40 anos. Após ICSI, houve 20,7% de partos, e pós-FIV, 23,9%. Foram múltiplos 22,3%, dos quais 21,0% duplos e 1,3% triplos para reprodução homóloga e para heteróloga 28,5% e 1,6%, respectivamente. Registraram-se, também, como complicação dos múltiplos aumento da taxa de prematuridade, bem como da mortalidade perinatal. Essas taxas foram semelhantes às de países europeus[65].

Os problemas da RHA são inúmeros e bastante complexos. Em face dos dados expostos, ainda é difícil se fazer uma avaliação precisa dos impactos socioeconômicos e culturais considerando-se, principalmente, as enormes diferenças entre os países onde sua prática é reconhecida.

Embora haja evidências empíricas de que o tratamento por TRA seja válido (também para "dinheiro bem empregado"), quer do ponto de vista social, quer individual, pelo fato de que sua análise vai diferir dos métodos tradicionais usados em economia da saúde, persiste o desafio de informar aos gestores das políticas de saúde sobre essas peculiaridades[66].

SITUAÇÃO DA RHA NO BRASIL

A infertilidade é condição médica desabilitante, mas, por ser considerado o tratamento elitista, não faz parte da cobertura da grande maioria planos de saúde e, portanto, não faz jus a reembolso. O grande desafio para os pacientes que procuram o serviço de infertilidade é o convencimento dos governantes de que a infertilidade é um problema de saúde, que afeta o casal e, então, deveria ser incluída no Plano Nacional de Saúde.

Em 12 de maio de 2008, a Agência Nacional de Saúde, ANVISA, publicou uma resolução criando o Sistema Nacional da Produção de Embriões (SisEmbrio), que tornou obrigatório o registro de clínicas de RA tendo, entre outros objetivos, que conhecer o número de embriões produzidos pelas TRA que estão criopreservados e divulgar indicadores de qualidade das clínicas de RA. Atualmente congrega 93 (77,5%) dos 120 dos centros de RA cadastrados na ANVISA no Brasil, segundo o 7º Relatório do SisEmbrio de 16/6/2014 referente a 2013[67]. Esse relatório informa que houve 24.000 ciclos de fertilização e 52.690 transferências de embriões no período.

Segundo pesquisa de Garcia et al., dos 217 centros de RHA brasileiros, apenas quatro instituições oferecem o tratamento completo (exames, procedimentos clínicos e medicamentos) sem custo para os pacientes e em outros cinco os procedimentos são gratuitos, mas os medicamentos são pagos pelo pacientes[68]. Essa situação ainda se agrava quando se observa que, além do número insuficiente de centros de RHA públicos para a demanda, a maioria está concentrada no Estado de São Paulo (104) e distribuída de maneira não equânime no próprio Estado, como também no País.

As informações fornecidas pelo International Committee for Monitoring Assisted Reproductive Technologies (ICMART), que coleta dados de 2.184 clínicas de RA em 52 países do mundo, inclusive do Brasil, com dados referentes a 2004 e publicados em 2013[69], mostraram que em nosso país a taxa de múltiplos foi de 55,9% dos RN pós-TRA em comparação com dados da Europa de 22,7%, dos Estados Unidos de 31,3% e da América Latina, em geral, de 50,6%.

Outro fator peculiar no Brasil é o fato de que as técnicas de RA assistida são regulamentadas apenas pelas normas éticas definidas por resoluções do Conselho Federal de Medicina[51,52]. Essa falta de legislação no País, em especial relacionada ao número de pré-embriões transferidos, fez com que as gestações múltiplas aumentassem exponencialmente no Brasil, gestações essas consideradas um problema de saúde pública, devido aos riscos causados às mães, às crianças e pelo alto custo imposto ao sistema público de saúde.

Dado o importante impacto da gestação múltipla na densidade demográfica e na economia do País, muito em breve, provavelmente, a taxa de múltiplos vai determinar o grau de desenvolvimento humano de um país.

Colletto et al.[11] analisaram dados dos nascimentos dos anos 1990, 1996 e 1999. Para esse estudo, foram escolhidos hospitais identificados em ordem decrescente de nível socioeconômico de seus pacientes, respectivamente A, B, e C. Para efeito de comparação, o levantamento mostrou que, se no começo da década de 1990, o hospital A que dispõe de TRA registrava proporcionalmente quase o dobro de nascimentos de gêmeos computados no hospital C (1,41% contra 0,85%), no final da década essa diferença havia quadruplicado (2,94% e 0,73%, respectivamente). Em relação à distribuição dos pesos das crianças ao nascer, verificou-se que a proporção de únicos nascidos com peso inferior a 2.500 gramas foi de 4,6% no hospital A e de 8,1% no hospital C. Contudo, no caso dos gêmeos, a proporção de crianças nascidas de baixo peso mostrou-se muito alta (61,3%) e foi praticamente a mesma nesses dois hospitais. Isso mostrou que o nível socioeconômico não interferiu no grau de risco representado pela gestação múltipla, quer seja resultado de TRA, quer natural.

Apesar de a modalidade ser relativamente recente, diversas organizações internacionais voltadas para a reprodução assistida (CDC[5,20], ESHRE[61], RedLARA[65] e ICMART[69]) têm publicado relatórios e artigos referentes aos resultados perinatais das RA. Porém, mesmo sabendo-se da relevância do assunto, em especial no Brasil, que se destaca mundialmente pelo elevado número de Centros de Reprodução Humana, há poucos estudos sobre a evolução dessas crianças, fato esse de extrema importância para a complementação e continuidade da assistência prestada desde o início do tratamento da infertilidade à mãe até o nascimento de uma criança.

REFERÊNCIAS

1. CREMESP – Conselho Regional de Medicina de São Paulo. Resolução 1.358/ 92. Brasília, 1992. Direitos sexuais e reprodutivos [texto na Internet] 2006. Disponível em: http://www.cremesp.org.br/manual/etica_gineco_obst/etica_gineco_obstetr_capitulo_7.htm. Acessado 2014 junho 10.
2. ONU – Declaração universal dos direitos humanos [texto na Internet] 2005. Disponível em: http://www.unesco.org.br/publicacoes/copy_of_pdf/decunivdireitoshumanos.p._Acessado 2014 maio 10.
3. ONU – International Humanitarian Law and Human Rights [texto na Internet] 2006. Disponível em: http://www.ohchr.org/english/about/publications/docs/fs13.htm. Acessado 2014 maio 10.
4. ONU – Organização das Nações Unidas. As Grandes Conferências das Nações Unidas [texto na Internet] 2006. Disponível em: http://www.unicrio.org.br/Textos/onu_20b.htm. Acessado 2014 maio 15.
5. CDC Nacional Center for Health Statistics. Infertility. Disponível em: http://www.cdc.gov/nchs/datawh/nchsdefs/infertility.htm. Acessado 2014 maio 15.
6. Steptoe PC, Edwards RG. Birth after reimplantation of human embryo. Lancet. 1978;2(8085):366.
7. Reynolds MA, Schieve LA, Martin JA, Jeng G, Macaluso M. Trends in multiple births conceived using assisted reproductive technology, United States, 1997-2000. Pediatrics. 2003;111(5 Part 2):1159-62.
8. Kiely JL, Kiely M. Epidemiological trends in multiple births in the United States, 1971-1998. Twin Res. 2001;4(3):131-3.
9. Kulkarni AD, Jamieson DJ, Jones HW Jr, Kissin DM, Gallo MF, Macaluso M, et al. Fertility treatments and multiple births in the United States. N Engl J Med. 2013;369(23):2218-25.
10. Martin JA, Hamilton BE, Ventura SJ, Osterman MJ, Mathews TJ. Births: final data for 2011. Natl Vital Stat Rep. 2013;62(1):1-69,72.
11. Colletto GMDD, Segre CAM, Rielli STRC Horácio MR. Multiple birth rates according to different socioeconomic levels: an analysis of four hospitals from the city of Sao Paulo, Brazil. Twin Res. 2003;6(3):177-82.
12. IBGE. Instituto Brasileiro de Geografia e Estatística. Sidra - Tabela 2466 - pessoas de 10 anos ou mais por estado civil, situação de domicílio, condição de convivência e grupos. [texto na Internet] 2006. Disponível em http://www.sidra.ibge.gov.br/bda/tabela/listabl.asp?z=t&c=2466. Acessado 2014 junho10.
13. IBGE. Instituto Brasileiro de Geografia e Estatística. Estatísticas do Registro Civil; 2010.
14. Källén B, Finnström O, Lindam A, Nilsson E, Nygren KG, Otterblad PO. Trends in delivery and neonatal outcome after in vitro fertilization in Sweden: data for 25 years. Hum Reprod. 2010;25(4):1026-3.
15. Kansal-Kalra S, Milad MP, Grobman WA. In vitro fertilization (IVF) versus gonadotropins followed by IVF as treatment for primary infertility: a cost-based decision analysis. Fertil Steril. 2005;84(3):600-4.

16. Porter TF, Dildy GA, Blanchard JR, Kochenour NK, Clark SL. Normal values for amniotic fluid index during uncomplicated twin pregnancy. Obstet Gynecol. 1996;87(5):699-702.

17. Martin JA, Hamilton BE, Sutton PD, Ventura SJ, Menacker F, Munson ML. Births: Final data for 2001. Natl Vital Stat Rep. 2003;17;52(10):1-113.

18. Romundstad LB, Romundstad PR, Sunde A, von Düring V, Skjaerven R, Gunnell D, et al. Effects of technology or maternal factors on perinatal outcome after assisted fertilisation: a population-based cohort study. Lancet. 2008;372(9640):737-43.

19. Katalinic A, Rösch C, Ludwig M; German ICSI Follow-Up Study Group. Pregnancy course and outcome after intracytoplasmic sperm injection: a controlled, prospective cohort study. Fertil Steril. 2004;81(6):1604-16.

20. CDC – Centers for Disease Control. Assisted Reproductive Technology. 2007. [texto na Internet] 2006. Disponível em: http://www.cdc.gov/art/ Acessado 2014 junho 20.

21. Reddy UM, Wapner RJ, Rebar RW, Tasca RJ. Infertility, assisted reproductive technology, and adverse pregnancy outcomes: executive summary of a National Institute of Child Health an Human Development workshop. Obstet Gynecol. 2007;109(4):967-77.

22. Schieve LA, Cohen B, Nannini A, Ferre C, Reynolds MA, Zhang Z, et al. A population-based study of maternal and perinatal outcomes associated with assisted reproductive technology in Massachusetts. Matern Child Health J. 2007;11(6):517-25.

23. Shevell T, Malone FD, Vidaver J, Porter TF, Luthy DA, Comstroch CH, et al. Assisted reproductive technology and pregnancy outcome. Obstet Gynecol. 2005;106(5 Pt 1):1039-45.

24. Soave I, Marci R. Ovarian stimulation in patients in risk of OHSS. Minerva Ginecol. 2014;66(2):165-78.

25. Graner VR, Barros SMO. Maternal complications and neonatal events associated with multiple pregnancies resulting from assisted reproduction techniques. Rev Esc Enferm USP. 2009;43(1):103-9.

26. Okun N, Sierra S. Pregnancy outcomes after assisted human reproduction. J Obstet Gynaecol Can. 2014;36(1):64-83.

27. Buckett WM, Chian RC, Holzer H, Dean N, Usher R, Tan SL. Obstetric outcomes and congenital abnormalities after in vitro maturation, in vitro fertilization, and intracytoplasmic sperm injection. Obstet Gynecol. 2007;110(4):885-91.

28. Brinton LA, Lamb EJ, Moghissi KS, Scoccia B, Althuis M, Mabie J, Westhoff C. Ovarian cancer risk associated with varying causes of infertility. Fertil Steril. 2004;82:405-14.

29. Burkman RT, Tang MC, Malone KE, Marchbanks PA, McDonald JA, Folger SG, et al. Infertility drugs and the risk of breast cancer: findings from the National Institute of Child Health and Human Development Women's Contraceptive and Reproductive Experiences Study. Fertil Steril. 2003;79(4):844-51.

30. Lo Russo G, Spinelli GP, Tomao S, Rossi B, Frati L, Panici PB, et al. Breast cancer risk after exposure to fertility drugs. Expert Rev Anticancer Ther. 2013;7(2):149-57.

31. Sunderam S, Kissin DM, Flowers L, Anderson JE, Folger SG, Jamieson DJ, et al. Assisted reproductive technology surveillance---United States, 2009. MMWR Surveill Summ. 2012;61(7):1-23.

32. Gunby J, Daya S. IVF Directors Group of the Canadian Fertility and Andrology Society. Assisted reproductive technologies (ART) in Canada: 2001 results from the Canadian ART Register. Fertil Steril. 2005;84(3):590-9.

33. Mansour R, Ishihara O, Adamson GD, Dyer S, de Mouzon J, Nygren KG, et al. International Committee for Monitoring Assisted Reproductive Technologies world report: Assisted Reproductive Technology 2006. Hum Reprod. 2014;29(7):1536-51.

34. Jones KL. Smith's recognizable patterns of human malformation. 6th ed. Philadelphia: Elsevier Saunders; 2006.

35. Davies MJ, Moore VM, Wilson KJ, Van Essen P, Priest K, Scott H, et al. Reproductive technologies and risk of birth defects. N Engl J Med. 2012;366(19):1803-13.

36. Freitas M, Siqueira AAF, Segre CAM. Genitourinary malformations in neonates conceived by human assisted reproductive technologies. Einstein (São Paulo). 2009;7(4 Pt 1):480-4.

37. Katagiri Y, Shibui Y, Nagao K, Miura K, Morita M. Epigenetics in assisted reproductive technology. Reprod Med Biol. 2007;6(2):69-75.

38. Källén B, Finnström O, Nygren KG, Olausson PO. In vitro fertilization in Sweden: child morbidity including cancer risk. Fertil Steril. 2005;84(3):605-10.

39. Bonduelle M, Ponjaert I, Steirteghem AV, Derde MP, Devroey P, Liebaers I. Developmental outcome at 2 years of age for children born after ICSI compared with children born after IVF. Hum Reprod. 2003;18(2):342-50.

40. Moll AC, Imhof SM, Cruysberg JR, Schouten-van Meeteren AY, Boers M, van Leeuwen FE. Incidence of retinoblastoma in children born after in-vitro fertilisation. Lancet. 2003;361(9354):309-10.

41. Marees T, Dommering CJ, Imhof SM, Kors WA, Ringens PJ, van Leeuwen FE, et al. Incidence of retinoblastoma in Dutch children conceived by IVF: an expanded study. Hum Reprod. 2009;24(12):3220-4.

42. Foix-L'Hélias L, Aerts I, Marchand L, Lumbroso-Le Rouic L, Gauthier-Villars M, Labrune P. Are children born after infertility treatment at increased risk of retinoblastoma? Hum Reprod. 2012;27(7):2186-92.

43. Källén B, Finnström O, Lindam A, Nilsson E, Nygren KG, Otterblad PO. Cancer risk in children and young adults conceived by in vitro fertilization. Pediatrics. 2010;126(2):270-6.

44. Sundh KJ, Henningsen AKA, Kälen K, Bergh C, Romundstad LV, Gissler M, et al. Cancer in children and young adults born after assisted reproductive technology: a Nordic cohort study from the Committee of Nordic ART and Safety (CoNARTaS). Hum Reprod. 2014. pii: deu 143.

45. Hart R, Norman RJ. The longer-term health outcomes for children born as a result of IVF treatment: Part I–General health outcomes. Hum Reprod Update. 2013;19(3):232-43.

46. Schendelaar P, Middelburg KJ, Bos AF, Heineman MJ, Kok JH, La Bastide-Van Gemert S, et al. The effect of preimplantation genetic screening on neurological, cognitive and behavioural development in 4-year-old children: follow-up of a RCT. Hum Reprod. 2013;28(6):1508-18.

47. Hart R, Norman RJ. The longer-term health outcomes for children born as a result of IVF treatment. Part II-Mental health and development outcomes. Hum Reprod Update. 2013;19(3):244-50.

48. Melamed RMM, Borges E, Iaconelli A, Rossi-Ferragut LM. Expectativas e reações emocionais dos casais submetidos a técnicas de reprodução assistida. J Bras Reprod Ass. 2005;9(2):108-12.

49. Ratzinger JC, Bovone A. Instruction on respect for human life in its origin and on the dignity of procreation replies to certain questions of the day. Congregation for the doctrine of the faith; 1987.

50. CFM – Conselho Federal de Medicina. Normas éticas para a utilização das técnicas de reprodução assistida. Resolução nº 1.358, de 11 de novembro de 1992. Diário Oficial da União; Poder Executivo, Brasília, DF, 19 nov. 1992. Seção 1, p. 16053.

51. CFM – Conselho Federal de Medicina. Normas éticas para a utilização das técnicas de reprodução assistida. Resolução nº 1.957 de 15 de dezembro de 2010. Diário Oficial da União; Poder Executivo, Brasília, DF, 6 jan. 2011. Seção 1, p.79.

52. CFM – Conselho Federal de Medicina. Normas éticas para a utilização das técnicas de reprodução assistida. Resolução nº 2.013, de 16 de abril de 2013. Diário Oficial da União; Poder Executivo, Brasília, DF, 9 maio 2013. Seção 1, p.119.

53. Warnock M. Report of the Committee of Inquiry into Human Fertilization and Embryology (Cmnd.:9314). London: H.M.S.O.; 1984.

54. Brasil. Câmara dos Deputados. Moreira L. Projeto de Lei nº 3.638/93. Institui normas para a utilização de técnicas de reprodução assistida. Brasília: Secretaria Especial de Editoração e Publicação do Senado Federal, 2000;7.

55. Brasil. Câmara dos Deputados. Projetos de lei e outras proposições. Disponível em: http://www2.camara.gov.br/proposicoes. Acessado 2014 julho 20.

56. Brasil. Ministério da Saúde – Gabinete do Ministro. Portaria 426 de 22 de março de 2005. Brasília. Diário Oficial da União; 2005. Seção 1,p.22.

57. Brasil. Ministério da Saúde. Portaria nº 388 de 06 de julho de 2005. Secretaria de Atenção à Saúde. Disponível em ttp://dtr2001.saude.gov.br/sas/PORTARIAS/Port2005/PT-388.htm. Acessado 2014 julho 20.

58. Brasil. Lei nº 11.105/2005 que estabelece normas de segurança e mecanismos de fiscalização de atividades que envolvam organismos geneticamente modificados – OGM e seus derivados, cria o Conselho Nacional de Biossegurança – CNBS, reestrutura a Comissão Técnica Nacional de Biossegurança – CTNBio, dispõe sobre a Política Nacional de Biossegurança – PNB. Disponível em http://www.planalto.gov.br/ccivil_03/_Ato2004-2006/2005/Lei/L11105.htm#art42. Acessado 2014 maio 13.

59. Brasil. Ministério da Saúde – Gabinete do Ministro. Portaria nº 3.149, de 28 de dezembro de 2012.

60. Zegers-Hoschild F. El impacto de la diversidad cultural y fatores em la practica global de técnicas de reproducción asistida. Taller general. Mar del Plata, Argentina 27 a 29 abril; 2007.

61. Ferraretti AP, Goossens V, Kupka M, Bhattacharya S, de Mouzon J, Castilla JA, et al. European IVF-Monitoring (EIM) Consortium for the European Society of Human Reproduction and Embryology (ESHRE). Assisted reproductive technology in Europe, 2009: results generated from European registers by ESHRE. Hum Reprod. 2013;28(9):2318-31.

62. Sunderam S, Kissin DM, Crawford S, Anderson JE, Folger SG, Jamieson DJ, et al. Assisted reproductive technology surveillance -- United States, 2010. MMWR Surveill Summ. 2013;62(9):1-24.

63. Chambers GM, Lee E, Hoang VP, Hansen M, Bower C, Sullivan EA. Hospital utilization, costs and mortality rates during the first 5 years of life: a population study of ART and non-ART singletons. Hum Reprod. 2014;29(3):601-10.

64. Preterm birth. Causes, Consequences, and Prevention. Behrman RE, Butler AS. Institute of Medicine (US) Committee on Understanding Premature Birth and Assuring Healthy Outcomes.Washington (DC): National Academies Press (US); 2007.

65. Zegers-Hochschild F, Schwarze JE, Crosby JA, Musri C, Souza MCS. Assisted reproductive technologies (ART) in Latin America: the Latin American registry, 2011. JBRA Assist Reprod. 2013;17(4): 216-23.

66. Chambers GM, Adamson GD, Eijkemans MJ. Acceptable cost for the patient and society. Fertil Steril. 2013;100(2):319-27.

67. Brasil. ANVISA. 7º Relatório do SisEmbrio; 2014. Disponível em www.sbra.com.br/index.php/destaques/87-sisembrio-7-relatorio. Acessado 2014 julho 28.

68. Garcia S, Bellamy M, Russi K. Consequências sobre a reprodução assistida no contexto brasileiro. Trabalho apresentado no XVIII Encontro Nacional de Estudos Populacionais (ABEP). Águas de Lindoia, São Paulo, Brasil. 19-23 novembro 2012.

69. Sullivan EA, Zegers-Hochschild F, Mansour R, Ishihara O, de Mouzon J, et al. Nygren KG, Adamson GD. International Committee for Monitoring Assisted Reproductive Technologies (ICMART) world report: assisted reproductive technology 2004. Hum Reprod. 2013;28(5):1375-90.

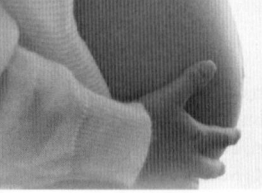

Medicina Fetal

Rastreamento e Profilaxia de Infecções Congênitas

Denise Araújo Lapa Pedreira

A possibilidade de diagnóstico e terapia pré-natais das infecções congênitas mudou sobremaneira o aconselhamento das gestantes durante a gravidez, o que levou também a uma mudança do perfil sorológico a ser solicitado rotineiramente no início do pré-natal.

PERFIL SOROLÓGICO PRÉ-NATAL

A sigla TORCH (toxoplasmose, rubéola, citomegalovírus e herpes) compunha, classicamente, o grupo de infecções maternas com possíveis repercussões fetais. Hoje, com o advento da propedêutica fetal invasiva, aliada à disponibilidade de métodos preventivos e terapêuticos mais eficazes, o perfil sorológico pré-natal deve ser criticamente reavaliado[1-6].

Para se estabelecer esse novo perfil, devem ser consideradas algumas características básicas das infecções congênitas, a saber: sua prevalência, possibilidade de diagnóstico e tratamento, bem como suas formas de prevenção.

Dessa forma, o perfil sorológico pode mudar, tanto entre as diversas populações, como ao longo do tempo com o surgimento de novas vacinas e de novas infecções. No primeiro caso pode-se citar a vacina contra varicela, liberada pelo FDA nos Estados Unidos em 1998. No segundo caso pode-se citar a hepatite C, cujo vírus foi reconhecido somente na década de 1980 e cuja prevalência vem crescendo de forma alarmante em algumas populações.

A seguir, discutem-se os principais aspectos de cada uma das infecções que devem compor o perfil sorológico pré-natal.

Sífilis

O tratamento da **sífilis**, com o advento da penicilina, pode ser realizado desde que seja feito o diagnóstico da infecção materna. Sabe-se que o diagnóstico sorológico da infecção primária não tem boa sensibilidade e o "cancro duro" pode passar despercebido em grande número das pacientes. Novos métodos laboratoriais mais rápidos e de mais fácil execução foram desenvolvidos (RPR e TPHA) e atualmente se recomenda que, além do rastreamento sorológico da sífilis no início do pré-natal, a sorologia seja repetida no início do terceiro trimestre. A repetição no momento do parto deve ser reservada para pacientes sem acompanhamento pré-natal, ou para aquelas que habitam em áreas de alta incidência[7-11].

O tratamento materno com drogas alternativas, em casos de gestante alérgica à penicilina, pode não tratar adequadamente o feto, sendo recomendada a dessensibilização materna à penicilina ou mesmo sua aplicação em dose terapêutica em ambiente que esteja preparado para o tratamento de uma crise anafilática. Em São Paulo, na década de 1990, a principal causa da ocorrência de casos de sífilis congênita foi o tratamento materno inadequado, que ocorre provavelmente pelo erro na classificação do estágio da doença em que a mãe se encontra, além da coinfecção pelo HIV. Com o aumento recente da sífilis congênita em nosso país, a repetição da sorologia durante o terceiro trimestre da gravidez tornou-se obrigatória, porém ainda são perdidas oportunidades de prevenção durante o pré-natal[12].

Toxoplasmose

O tratamento pré-natal da **toxoplasmose** pode ser realizado com sucesso pela utilização da associação da sulfadiazina com a pirimetamina e tem sido recomendado, caso a infecção fetal seja comprovada, por meio da propedêutica fetal invasiva. Atualmente, o padrão-ouro para o diagnóstico da infecção fetal é a pesquisa do DNA do parasita por meio da PCR (*polimerase chain reaction*). Aparentemente, os melhores resultados da terapia são alcançados quando o diagnóstico da infecção materna/fetal é precoce. Na França e na Áustria, todas as gestantes são rastreadas por meio da sorologia no início da gestação e da repetição sistemática da reação sorológica é realizada em todas as pacientes suscetíveis (sorologia inicial demonstrando IgM e IgG negativas) à doença.

O conhecimento dessa suscetibilidade também permite a adoção de medidas preventivas, na tentativa de evitar o contato com o agente etiológico (prevenção primária). Ver Orientações higienodietéticas no anexo I. A eficácia desse sistema de rastreamento e tratamento tem sido questionada durante as últimas décadas. Estudos prospectivos randomizados estão sendo conduzidos para avaliar o nível de evidência na prática do rastreamento universal em inúmeras populações[13-19]. Embora um estudo observacional europeu recente[20] tenha questionado a eficácia do rastreamento e tratamento utilizados na França, desde a década de 1980, esses autores acreditam que a toxoplasmose deva ser rastreada e tratada na gestação, pois a virulência do toxoplasma encontrado no Brasil é diferente do encontrado na Europa[21]. O tropismo ocular do parasita nacional parece ser grande e as sequelas oculares na vida adulta são as que têm maior impacto na perda de qualidade de vida de um indivíduo, pois pode levar à cegueira se não prontamente reconhecida e tratada. No Estado de São Paulo, desde 2010, o rastreamento universal é obrigatório e a repetição sorológica recomendada, devendo a sorologia ser repetida no segundo e terceiro trimestres (Protocolo para Rastreamento e Tratamento da Toxoplasmose Aguda na Gestação. Resolução 200 de 6 outubro 2010). Em um levantamento de fatores de risco para a aquisição de toxoplasmose em nosso meio, durante a gestação, foi encontrada paridade entre consumo de carne crua ou malcozida, contato com solo e escolaridade[22]. Sobre a paridade, como regra geral, é opinião desses autores que, para todas as infecções congênitas, o fato de ter pelo menos um filho costuma colocar a mãe, grávida do seu segundo filho, em situação de risco. Isso porque ela acaba se expondo, tanto a seu filho em idade pré-escolar, quanto a outras crianças que acabam transmitindo as viroses comuns na infância, assim como pode se expor mais ao solo em passeios ao ar livre ou ao contato com terra durante viagens e visitas a animais (zoo, fazendinhas) etc.

Rubéola

A vacina contra **rubéola** existe desde o fim da década de 1970, e isso fez com que a incidência da infecção congênita tivesse redução dramática, graças aos programas de vacinação implementados. No Serviço de Pré-Natal do Hospital das Clínicas da Faculdade de Medicina da Universidade de São Paulo, na década de 1990, pouco mais de 10% das mulheres ainda eram suscetíveis ao iniciar o acompanhamento. A vacina é contraindicada durante a gestação, por ser composta de vírus vivos e atenuados, e por esse motivo a anticoncepção deve ser garantida pelo menos um mês após a vacinação. Porém, caso ocorra acidentalmente uma gestação nesse período, apesar do risco teórico de acometimento fetal, não existem casos relatados na literatura de rubéola congênita após a vacinação. Dessa forma, a gestante deve ser tranquilizada quanto a possíveis danos fetais. Inclusive, em nosso meio, existe estudo após vacinação inadvertida durante campanha contra rubéola em 2008, que não mostrou risco fetal[23].

O período ideal para a vacinação seria o pré-concepcional. No entanto, estatísticas americanas indicam que 50% dos casos de rubéola congênita ocorrem em pacientes que já tiveram pelo menos uma gestação anterior. Portanto, o puerpério imediato também seria um período propício para a vacinação, já que ele se associa à anticoncepção natural que ocorre logo após o parto[24-27].

Hepatite B

A transmissão vertical da **hepatite B** ocorre principalmente no período perinatal, tanto nas pacientes com hepatite aguda, quanto nas portadoras crônicas do vírus (HBsAg positivo). Portanto, o conhecimento da sorologia da gestante permite que sejam tomados cuidados, tanto obstétricos (evitar procedimentos invasivos, monitorização interna ou pHmetria do couro cabeludo etc.), quanto neonatais (evitar traumatismos na reanimação, aspiração de suco gástrico etc.) para reduzir o risco de transmissão. A imunoglobulina e a vacinação do recém-nascido devem também ser feitas de rotina, na tentativa de evitar sua contaminação, ambas só podem ser aplicadas no momento adequado (primeiras 72 horas de vida) se a presença da infecção materna for conhecida. Recentemente, observou-se que, quando a carga viral é alta (HBV > 1.000UI/mL) no terceiro trimestre, esse esquema pode não ser eficiente para a prevenção e tem sido preconizado o uso de antirretrovirais no terceiro trimestre (telbivudina ou tenofovir) para a gestante, além da profilaxia habitual para o recém-nascido[28].

A amamentação, que era contraindicada nesses casos, passou a ser permitida à luz de estudos recentes que demonstraram sua segurança quando a profilaxia pode ser administrada ao recém-nascido[29-32].

HIV

A infecção pelo vírus **HIV** foi reconhecida na década de 1980, e sua transmissão vertical, na década de 1990. A transmissão congênita ocorre preferencialmente no período perinatal e a utilização da zidovudina foi consagrada para sua prevenção. Quando utilizada durante o pré-natal, o parto e após o nascimento em associação com cesárea eletiva (sem trabalho de parto ou ruptura de membranas), o risco de transmissão não atinge os 2%. A amamentação em mães HIV positivas permanece formalmente contraindicada. Outras medidas também ajudam a reduzir o risco de transmissão durante a gestação, como parar de fumar e/ou utilizar drogas, além de evitar o sexo com múltiplos parceiros. Atualmente, a carga viral tem sido utilizada para indicar a modificação da via e o momento do parto, sendo que pacientes com carga viral inferior a 400 cópias/mL podem ter a mesma conduta obstétrica que pacientes HIV negativas[33-39].

Citomegalovirose

A citomegalovirose é a infecção congênita de maior incidência nos Estados Unidos (chegando a acometer 2% dos recém-nascidos). Sabe-se que a transmissão vertical ocorre em 30 a 40% dos casos em que a mãe se infecta pela primeira vez durante a gestação. Sabe-se ainda que a reativação da infecção materna também pode levar à infecção do concepto, porém estima-se que isso ocorra em menos de 1% dos casos. A prevenção da contaminação materna deve ser recomendada a todas as gestantes suscetíveis que trabalham com recém-nascidos e crianças até 2 anos de idade (por exemplo, em unidades neonatais, creches e berçários). Da mesma forma, pais soronegativos devem ter cuidado com as secreções do próprio filho, pois a contaminação no contato íntimo em casa tem sido foco recente na prevenção primária[40]. Principalmente a urina (na hora da troca de fralda) e a saliva (utilizando a mesma colher que a criança e beijando próximo à boca) são as secreções mais infectantes de uma criança menor de 3 anos. Durante muito tempo não se considerava que a infecção fetal pelo citomegalovírus (CMV) pudesse ser tratada e, portanto, seu rastreamento universal sempre foi cercado de muita controvérsia. Em 2004, Nigro e Adler demonstraram, em um estudo prospectivo, que o uso da imunoglobulina após a soroconversão materna não só reduzia significativamente a transmissão vertical, como também permitia o tratamento de fetos acometidos[40]. Recentemente, um estudo randomizado sobre o tema não mostrou redução da transmissão vertical, tendo demonstrado associação positiva entre o uso da imunoglobulina para CMV e a restrição do crescimento intrauterino não associada à presença de infecção fetal[41]. Dessa forma, seu uso profilático (para evitar a transmissão para o feto) em regime de aplicação mensal não traria benefício, porém alguns questionamentos foram levantados quanto a esses achados e ainda não existe um consenso entre os autores sobre o tema. Já o uso terapêutico da imunoglobulina, uma vez que a infecção fetal esteja comprovada, tem sua indicação mantida até o momento, pois resultados preliminares de um outro estudo prospectivo também demonstraram benefício no tratamento do feto acometido[42]. Existe um ensaio clínico em andamento sobre seu uso (*Congenital HCMV Infection Prevention* – CHIP *study*), e seu resultado ainda está sendo aguardado.

Um ensaio clínico usando o valaciclovir durante a gestação (*In Utero Treatment of Cytomegalovirus Congenital Infection with Valacyclovir* – CYMEVAL) foi interrompido devido ao baixo número de casos incluídos. Porém, um estudo preliminar[43,44] usando essa medicação havia demonstrado que ela atinge níveis séricos adequados e que tem potencial para reduzir as sequelas neonatais.

A avaliação ultrassonográfica seriada no seguimento do tratamento fetal tem-se demonstrado segura na avaliação da presença de alterações de desenvolvimento neuropsicomotor. Ou seja, exames normais permitem tranquilizar o casal quanto à presença de sequelas graves nos recém-nascidos[44].

De grande importância para os obstetras é o conhecimento de que mesmo infecções congênitas graves podem passar despercebidas no período neonatal imediato. Isso pode acontecer até mesmo na presença de dilatação dos ventrículos cerebrais *ex vaccum*, pois, nesses casos, a macrocrania não está presente.

A infecção congênita subclínica não diagnosticada pode, mais tarde, levar a distúrbios do desenvolvimento neuropsicomotor, cujo diagnóstico etiológico retrospectivo pode ser muito difícil. Por isso, a frequência dessas infecções pode estar sendo subestimada e pode-se estar assistindo diariamente ao nascimento de crianças infectadas sem o conhecimento desse fato.

O melhor perfil sorológico pré-natal para uma determinada população depende de ampla avaliação custo *versus* benefício, onde é necessário se conhecer a incidência dessas infecções congênitas, bem como os custos dos programas de rastreamento, prevenção e tratamento.

À luz desses novos conhecimentos, sob nosso ponto de vista, o melhor perfil sorológico inicial no pré-natal a ser recomendado, em nossa população, seria a sorologia para **toxoplasmose**, **rubéola**, **citomegalovírus**, **sífilis**, **hepatite B** e **HIV**.

PREVENÇÃO

Porém tão grave quanto não solicitar essas sorologias no pré-natal é não orientar as gestantes sobre as formas de evitá-las durante a gravidez. Dessa forma, ressaltam-se no Anexo I quais as medidas a serem adotadas diante do resultado dessas sorologias.

É igualmente importante não deixar de vacinar a paciente após o parto, quando indicado, pois, no caso da rubéola, esse deve ser atualmente o principal objetivo de se solicitar a sorologia no início da gravidez.

Outra ocorrência frequente é a solicitação do perfil sorológico no início do pré-natal sem que se solicite a repetição da sorologia quando indicada. No caso da toxoplasmose, se a paciente demonstrar ausência de imunidade para a doença, a sorologia tem que ser repetida no segundo e terceiro trimestres, pois a infecção materna costuma ser assintomática e a repetição sorológica é a única forma de rastrear a infecção durante a gestação. É essa paciente suscetível que tem maior risco de transmitir a infecção ao concepto, caso ocorra no segundo e terceiro trimestres, pois a transmissão vertical aumenta com a idade gestacional. O grande efeito colateral do rastreamento sorológico pré-natal é o encontro de IgM positiva no primeiro trimestre. Isso ocorre em 2 a 4% das gestantes no caso da toxoplasmose e a possibilidade de esse achado representar uma infecção aguda tornava o aconselhamento dessas pacientes bastante difícil, na década de 1990. Atualmente, a utilização do teste de avidez de IgG em casos de IgM positiva permitiu demonstrar que em mais de 90% desses casos a infecção aguda ocorreu em período anterior à concepção. Isso permite tranquilizar essas pacientes, já que nenhum tipo de terapia ou investigação deve ser recomendado nesses casos.

Temos que tentar mudar a mentalidade de que o perfil serve para diagnosticar a infecção aguda por meio da presença de IgM positiva. Esse achado pode ter alguma importância, no entanto são as medidas profiláticas a serem adotadas que devem justificar a solicitação rotineira dessas sorologias no pré-natal.

ANEXO I
Interpretação do resultado da sorologia e conduta a ser adotada diante desses resultados

TOXOPLASMOSE

RESULTADO DA SOROLOGIA

Imunoglobulina G positiva e imunoglobulina M negativa – paciente imune (infecção pregressa).

Conduta – rotina pré-natal.

Imunoglobulina G positiva e imunoglobulina M positiva – realização do teste de avidez de IgG e somente diante da suspeita de infecção aguda (menos de 5% dos casos) deve-se iniciar a utilização da espiramicina 3g/dia (Rovamicina® 1.500.000UI, 2 comprimidos por VO 3 vezes/dia) e aconselhamento em centro de medicina fetal.

Imunoglobulina G negariva e imunoglobulina M negativa – paciente suscetível (nunca foi infectada).

Conduta – medidas preventivas e repetição sistemática da sorologia.

MEDIDAS PREVENTIVAS (ORIENTAÇÕES HIGIENODIETÉTICAS)
Na gravidez:

1. Evitar o consumo de qualquer tipo de carne crua ou mal-passada (churrasco), principalmente de carneiro e coração de galinha.
2. Evitar o consumo de ovos crus ou malcozidos.
3. Evitar o consumo de leite de cabra.
4. Evitar tocar as mucosas da boca e dos olhos ao manusear carnes cruas. Lavar bem a superfície onde ela foi manuseada antes de preparar outros alimentos.
5. Lavar bem frutas e verduras antes de ingeri-las.
6. Evitar o contato com gatos e outros felinos (encontrados em zoológicos, circos e passeios ecológicos nas matas). Caso isso não seja possível, evitar utilizar carnes cruas na sua alimentação e desprezar diariamente seus excrementos, lavando o recipiente em que ficam depositados, com água fervente.
7. Evitar locais que possam conter fezes de gato, por exemplo, areia de parques infantis.
8. Usar luvas ao manusear terra.

Repetição sistemática da sorologia – com 20 e 30 semanas de gestação.

Prevenção da transmissão vertical – caso haja soroconversão (positivação da IgM e/ou IgG), iniciar espiramicina 3g/dia (Rovamicina® 1.500.000UI, 2 comprimidos por VO 3 vezes/dia) e confirmar com nova sorologia. Confirmada a soroconversão, manter a espiramicina até o parto e encaminhar para propedêutica fetal invasiva.

Terapia fetal – utilizando a pirimetamina associada à sulfadiazina só deve ser iniciada se o feto estiver comprovadamente infectado. Esse diagnóstico depende da identificação do parasita no líquido amniótico colhido por amniocentese, por meio de PCR e/ou isolamento do toxoplasma em cultura de fibroblasto.

RUBÉOLA

RESULTADO DA SOROLOGIA

Imunoglobulina G positiva e imunoglobulina M negativa – paciente imune (infecção pregressa).

Conduta – rotina pré-natal.

Imunoglobulina G positiva e imunoglobulina M positiva – suspeita de infecção aguda.

Conduta – aconselhamento por especialista em medicina fetal.

Imunoglobulina G negativa e imunoglobulina M negativa – paciente suscetível (nunca foi infectada).

Conduta – medidas preventivas e vacinação no puerpério imediato.

MEDIDAS PREVENTIVAS

Na gravidez – evitar contato com crianças febris, exceto quando ela co-habita (exemplo: filho), pois a transmissibilidade se inicia 5 dias antes do aparecimento dos sintomas.

Após a gravidez – vacinação logo após o parto e não engravidar durante um mês após a vacinação (fazer anticoncepção)*.

HEPATITE B

RESULTADO DA SOROLOGIA

Anticorpos e antígenos negativos – suscetível (nunca teve a infecção).

Conduta – rotina pré-natal, evitar comportamento de risco. Se parceiro positivo, vacinar a gestante.

Anti-HBc positivo – paciente imune (infecção pregressa ou vacinação).

Conduta – rotina pré-natal.

HBsAg positivo – infecção crônica.

Conduta – aconselhamento por especialista em medicina fetal e medidas preventivas (abaixo). Se HBeAg também positivo infecção ativa: idem.

MEDIDAS PREVENTIVAS

Na gravidez – evitar procedimentos invasivos: amniocentese, cordocentese, biópsia de vilo corial.

No parto – clampeamento imediato do funículo.

- Não realizar monitorização fetal invasiva (pHmetria do couro cabeludo).
- Evitar contato do sangue materno com o RN (campo limpo).
- Reanimação delicada.
- Banho precoce do RN.
- Se HBeAg também positivo – cesárea com os mesmos cuidados da paciente HIV positiva.

Após o parto – imunoglobulina para o RN nas primeiras 72 horas.

- Vacinação do RN.
- Permitir amamentação se o RN recebeu a imunoglobulina e a vacina.

HIV

MEDIDAS PREVENTIVAS

Na gravidez – zidovudina por via oral durante a gestação, a partir de 12 semanas até o parto. Se não estiver usando nenhuma outra medicação antirretroviral.

- Parar de fumar e/ou utilizar drogas.
- Evitar o sexo com múltiplos parceiros (utilizar condom).
- Evitar procedimentos invasivos fetais.

---

* Caso ocorra uma gestação nesse período, ou a gestante tenha sido inadvertidamente vacinada, ela deve ser tranquilizada quanto a riscos para o feto, pois, apesar de a transmissão vertical do vírus vacinal ter sido documentada, não foram relatados, até o momento, casos de qualquer dano ao feto causado pelo vírus atenuado.

No parto:

- Carga viral < 400 cópias/mL – conduta obstétrica clássica, não se modifica a via de parto.
- Carga viral > 400 cópias/mL – cesárea eletiva evitando o trabalho de parto e/ou a ruptura das membranas, com técnica cirúrgica que evite o sangramento ativo e com campos limpos no momento do desprendimento da apresentação fetal (retirar o feto empelicado, se possível).
- Zidovudina por via intravenosa durante o parto.
- Clampeamento imediato do funículo.
- Não realizar monitorização fetal invasiva (pHmetria do couro cabeludo).
- Evitar contato do sangue materno com o RN (campo limpo).
- Reanimação delicada.
- Banho precoce com água e sabão do RN.

Após o parto – zidovudina para o RN durante quatro semanas. Se exposição perinatal significativa ou carga viral materna > 1.000 cópias/mL, regime profilático combinado.

- Amamentação contraindicada em países industrializados.

SÍFILIS

MEDIDAS PREVENTIVAS

Na gravidez – tratamento adequado, com acompanhamento da terapia por meio da sorologia realizada mensalmente. Caso a evolução não seja satisfatória, pensar na investigação do líquido cefalorraquidiano. Em caso de alergia à penicilina, realizar dessensibilização por via oral e utilizar a própria droga para o tratamento. As medicações alternativas para o tratamento da sífilis podem tratar a mãe, mas não tratam adequadamente o feto.

Repetição da sorologia – no terceiro trimestre para todas as gestantes (lei brasileira).

No parto – se a sorologia não foi realizada durante o pré-natal, fazer a sorologia no sangue materno e tratar a mãe e o recém-nascido, em caso de infecção.

Após o parto – caso o acompanhamento de evolução sorológica no tratamento da mãe não tenha sido realizado ou ela tenha sido tratada com drogas que não a penicilina, tratar o recém-nascido.

CITOMEGALOVÍRUS

MEDIDAS PREVENTIVAS

Na gravidez – pais soronegativos com filhos menores de 2-3 anos devem considerar as crianças infectadas.

- Devem lavar bem as mãos após trocar fraldas (cuidado especial com a urina), após o banho e quando limpar a coriza na criança.
- Não devem dividir copos, talheres, toalhas etc.
- Não devem beijar os filhos na boca ou próximo a ela.
- Não devem dormir na mesma cama.
- Gestantes com doenças febris (*mono-like*) devem ser pesquisadas quanto à possibilidade de tratar-se de infecção aguda pelo CMV e aconselhadas por especialista em medicina fetal, caso ela se confirme.
- Evitar múltiplos parceiros sexuais.

- Em caso de necessidade de transfusão, avisar o banco de sangue que se trata de uma gestante.
- Evitar contato com crianças febris, exceto quando ela co--habita (exemplo: filho), pois a transmissibilidade se inicia 5 dias antes do aparecimento dos sintomas.
- Não há contraindicação para a amamentação.
- Recomendações para mulheres que trabalham com recém--nascidos e crianças, principalmente até 2 anos de idade (funcionárias de creches e berçários):
- As mulheres devem ser orientadas sobre a infecção pelo CMV e orientadas a adotar medidas preventivas, principalmente por meio da lavagem das mãos.
- Gestantes que trabalham nesses locais devem ser informadas dos riscos de transmissão fetal.

REFERÊNCIAS

1. Brizot ML, Lopes LM, Pedreira DAL, Bunduki V, Zugaib M. Screening procedures in the first trimester of pregnancy. In: Chervenak FA, Kurjak A. Fetal medicine. New York: Parthenon; 1999.p.27-35.
2. Comissão Brasileira de Ultrassonografia (CBUS). Normas editadas em fevereiro de 2008, São José do Rio Preto – São Paulo. Disponível em: www.cbus.com.br. Acessado 2014 ago 2.
3. Klein JO, Baker CJ, Remington JS, Wilson CB. Current concepts of infections of the fetus and newborn infant. In: Remington JS, Klein JO, Wilson CB, Baker CJ (eds). Infectious diseases of the fetus and newborn infant. 6th ed. Elsevier Saunders: Philadelphia; 2006. p.3-27.
4. Pedreira DAL, Waissman T, Santos VA, Zugaib M. Perfil sorológico em gestantes de hospital universitário da grande São Paulo [abstract]. Anais do 45º Congresso Brasileiro de Ginecologia e Obstetrícia. 1993 novembro 7-11. Salvador, Brasil. p. 215.
5. Vaz AJ, Guerra EM, Ferratto LCC, Toledo LAS, Azevedo Neto RS. Positive serology of syphilis, toxoplasmosis and Chagas disease in pregnant women on their first visit to State Health Centre in a Metropolitan area, Brazil. Rev Saude Publ.1990;24(5):373-9.
6. Zugaib M, Pedreira DAL, Brizot ML, Bunduki V. Manual de medicina fetal. 2ª ed. São Paulo: Atheneu; 1997.
7. American Academy of Pediatrics. Syphilis. In: Pickering LK (ed). Red Book: 2006. Report of the Committee on Infectious Diseases. 27th ed. American Academy of Pediatrics. Elk Grove Village, IL; 2006.p.631-44.
8. Alexander JM, Sheffield JS, Sanchez PJ, et al. Efficacy of treatment for syphilis in pregnancy. Obstet Gynecol. 1999;93(1):5-8.
9. Klass PE, Brown ER, Pelton SI. The incidence of prenatal syphilis at the Boston City Hospital: a comparison across four decades. Pediatrics. 1994;94(1):24-8.
10. Wendel Jr GD, Sánchez PJ, Peters MT, Harstad TW, Potter LL, Norgard MV. Identification of treponema pallidum in aminiotic fluid and fetal blood from pregnancies complicated by congenital syphilis. Obstet Gynecol. 1991;78:890-4.
11. Centers for Disease control and Prevention, Workowski KA; Berman SM SO. Sexually transmitted diseases treatment guidelines, 2006. MMWR Recomm Rep. 2006;55(RR-11):1-94.
12. Rodrigues CS, Guimarães MD, César CC. Missed opportunities for congenital syphilis and HIV perinatal transmission prevention. Rev Saude Publ. 2008;42(5):851-8.
13. Dunn D, Wallon M, Peyron F, Petersen E, Peckham C, Gilbert R. Mother-to-child transmission of toxoplasmosis: risk estimates for clinical counseling. Lancet.1999;353(9167):1829-33.
14. Gilbert RE, Gras L, Wallon M, Peyron F, Ades AE, Dunn DT. Effect of prenatal treatment on mother to child transmission of *Toxoplasma gondii*: retrospective cohort study of 554 mother-child pairs in Lyon, France. Int J Epidemiol. 2001;30(6):1303-8.
15. Lebech M, Andersen O, Christensen NC, Hertel J, Nielsen HE, Peitersen B, et al. Feasibility of neonatal screening for toxoplasma infection in the absence of prenatal treatment. Dnish Congenital Toxoplasmosis Study Group. Lancet. 1999;353(9282): 1834-37.
16. Pedreira DAL. Contribuição ao estudo da toxoplasmose congênita [tese]. Faculdade de Medicina da Universidade de São Paulo, São Paulo; 1995.
17. Pedreira DAL, Diniz EM, Faro LB, Schultz R, Zugaib M. Fetal cataract in congenital toxoplasmosis. Ultrasound Obstet Gynecol. 1999;13(4):266-7.
18. Wallon M, Liou C, Garner PSO.Treatments for toxoplasmosis in pregnancy. Cochrane Database Syst Rev. 2000;(2):CD001684.
19. Remington JS, McLeod R, Thulliez P, Desmonts G. Toxoplasmosis. In: Remington JS, Klein JO, Wilson CB, Baker CJ (sds). Infectious diseases of the fetus and newborn infant. 6th ed. Philadelphia: Elsevier Saunders; 2006.p.947-1091.
20. Cortina-Borja M, Tan HK, Wallon M, Paul M, Prusa A, Buffolano W, Malm G, et al. Prenatal treatment for serious neurological sequelae of congenital toxoplasmosis: an observational prospective cohort study. PLoS Med. 2010;7(10).pii:e1000351.
21. Gilbert RE, Freeman K, Lago EG, Bahia-Oliveira LM, Tan HK, Wallon M, et al. Ocular sequelae of congenital toxoplasmosis in Brazil compared with Europe. PLoS Negl Trop Dis. 2008;2(8):e277.
22. Lopes-Mori FM, Mitsuka-Bregamó R, Bittencourt LH, Dias RC, Gonçalves DD, Capobiango JD, et al. Gestational toxoplasmosis in Paraná State, Brazil: prevalence of IgG antibodies and associated risk factors. Braz J Infect Dis. 2013;17(4):405-9.
23. Minussi L, Mohrdieck R, Bercini M, Sanseverino MT, Momino W, Callegari-Jacques SM, et al. Prospective evaluation of pregnant women vaccinated against rubella in southern Brazil. Reprod Toxicol. 2008;25(1):120-3.
24. Cooper LZ. Alford CA. Rubella. In: Remington JS, Klein JO, Wilson CB, Baker CJ (eds). Infectious diseases of the fetus and newborn infant. 6th ed. Philadelphia: Elsevier Saunders; 2006.p.893-926.
25. Miller E, Cradock-Watson JE, Pollock TM. Consequences of confirmed maternal rubella at sucessive stages of pregnancy. Lancet. 1982;2(8302):781-4.
26. Pedreira DAL. Rubéola na gestação: repercussões sobre o produto conceptual [tese]. Faculdade de Medicina da Universidade de São Paulo, São Paulo; 1998.
27. Pedreira DAL, Haiek DB, Okay TS, Russo EMK, Proença RSM, Falcão MC, et al. PCR in the first oropharynx aspirate of the newborn for the diagnosis of congenital rubella. Rev Inst Med Trop São Paulo. 1997;39(6):363-4.
28. Gentile I, Zappulo E, Buonomo AR, Borgia G. Prevention of mother-to-child transmission of hepatitis B virus and hepatitis C virus. Expert Rev Anti Infect Ther. 2014;12(7):775-82.
29. Grosheide PM, del Canho R, Heijtink RA, Nuijten AS, Zwijnenberg J, Banffer JR, et al. Passive-active immunization in infants of hepatitis Be antigen-positive mothers. Comparison of the efficacy of early and delayed active immunization. Am J Dis Child.1993;147(12):1316-20.
30. Hill JB, Sheffield JS, Kim MJ, Alexander JM, Sercely B, Wendel GD. Risk of hepatitis B transmission in breast-fed infants of chronic hepatitis B carriers. Obstet Gynecol. 2001;99(6):1049-52.
31. Mandelbrot L. Vertical transmission of viral infections. Curr Opin Obstet Gynecol. 1998;10(2):123-8.
32. Santos JI, Lopes MA, Deliege-Vasconcelos E, Couto-Fernandez JC, Patel BN, Barreto ML, et al. Seroprevalence of HIV, HTLV I-III and other perinatally transmitted pathogens in Salvador, Bahia. Rev Inst Med Trop São Paulo. 1995;37(4):343-8.
33. Mandelbrot L, Berrébi A, Matheron S, Blanche S, Tubiana R, Rouzioux C, et al. [HIV and pregnancy: 2013 guidelines from the French expert working group.]. J Gynecol Obstet Biol Reprod (Paris). 2014; pii:S0368-2315(14)00026-X.

34. Ades AE, Sculpher M,; Gibb DM, Gupta R, Ratcliffe J. Cost effectiveness analysis of antenatal HIV screening in United Kingdom. BMJ.1999;319(7219):1230-4.

35. Mueller BU, Pizzo PA. Acquired immunodeficiency syndrome in the infant. In: Remington JS, Klein JO. Infectious diseases of the fetus and newborn infant. 4rd ed. Philadelphia: WB Saunders; 1995. p.377-403.

36. Minkoff HL. Human immunodeficiency virus infection in pregnancy. Semin Perinatol.1998;22(4):293-308.

37. The European Mode of Delivery Collaboration. Elective caesarean-section versus vaginal delivery in prevention of vertical HIV-1 transmission: a randomised clinical trial. Lancet. 1999;353 (9158):1035-9.

38. The International Perinatal HIV Group. The mode of delivery and the risk of vertical transmission of human immunodeficiency virus type 1--a meta-analysis of 15 prospective cohort studies. N Engl J Med. 1999;340(13):977-87.

39. Wade NA, Birkhead GS, Warren BL, Charbonneau TT, French PT, Wang L, et al. Abbreviated regimens of zidovudine prophylaxis and perinatal transmission of the human immunodeficiency virus. N Engl J Med. 1998;339(20):1409-14.

40. Nigro G, Adler SP. Cytomegalovirus infections during pregnancy. Curr Opin Obstet Gynecol. 2011;23(2):123-8.

41. Revello MG, Lazzarotto T, Guerra B, Spinillo A, Ferrazzi E, Kustermann A, et al. A randomized trial of hyperimmune globulin to prevent congenital cytomegalovirus. N Engl J Med. 2014;370(14):1316-26.

42. Polilli E, Parruti G, D'Arcangelo F, Tracanna E, Clerico L, Saioni Y, et al. Preliminary evaluation of the safety and efficacy of standard intravenous immunoglobulins in pregnant women with primary cytomegalovirus infection. Clin Vaccine Immunol. 2012; 19(12):1991-3.

43. Jacquemard F, Yamamoto M, Costa JM, Romand S, Jaqz-Aigrain E, Dejean A, et al. Maternal administration of valaciclovir in symptomatic intrauterine cytomegalovirus infection. BJOG. 2007; 114(9):1113-21.

44. Benoist G, Leruez-Ville M, Magny JF, Jacquemard F, Salomon LJ, Ville Y. Management of pregnancies with confirmed cytomegalovirus fetal infection. Fetal Diagn Ther. 2013;33(4):203-14.

Rastreamento de Malformações e Aneuploidias Fetais

Denise Araújo Lapa Pedreira

A ultrassonografia mudou a obstetrícia desde o início de sua prática, permitindo o diagnóstico pré-natal das doenças fetais. Com a baixa resolução dos primeiros aparelhos, os obstetras solicitavam o exame basicamente para determinar ou confirmar a idade gestacional, comparando-o com a altura uterina. Com a melhora da resolução dos aparelhos foi possível o diagnóstico de malformações. Entretanto, o diagnóstico tardio (terceiro trimestre) dessas doenças permitia apenas ao obstetra assistir passivamente à evolução da gestação. A partir daí, observou-se uma antecipação da idade gestacional para o diagnóstico, levando à consagração da ultrassonografia morfológica de segundo trimestre.

A idade materna avançada perdeu espaço para o rastreamento universal das gestantes, permitindo, por meio do ultrassom de primeiro trimestre, estabelecer um grupo de alto risco para o qual serão oferecidos os procedimentos invasivos para a avaliação do cariótipo fetal. A contínua evolução da tecnologia, associada ao desejo de antecipar ainda mais o diagnóstico pré-natal, permitiu finalmente o diagnóstico e o rastreamento de anomalias no primeiro trimestre, entre 11 e 13 semanas de gestação.

DETECÇÃO DE ANEUPLOIDIAS FETAIS

A ultrassonografia de primeiro trimestre já se firmou como rotina de acompanhamento de todas as gestações. Inicialmente focada no rastreio da trissomia do cromossomo 21, sua sensibilidade chegou a 95%, considerando um falso-positivo de 2,5 a 3%, quando se associam os marcadores ultrassonográficos às dosagens no soro materno do PAPP-A (proteína plasmática associada à gestação) e fração livre do beta-hCG (gonadotrofina coriônica). Para as malformações, a sensibilidade atinge os 70% (dependendo da resolução do aparelho de ultrassonografia e da experiência do operador), quando realizado entre 12 e 13 semanas de gestação[1].

Essa nova tecnologia diagnóstica traz novas implicações para a gestante, para o ultrassonografista e, principalmente, para o próprio feto. No entanto, toda a paciente submetida a um rastreamento deveria ser informada sobre as possíveis anormalidades que podem ser detectadas para entender os riscos e consequências do rastreamento, pois os falso-positivos são inerentes a qualquer tipo de rastreio, mas acabam levando a uma ansiedade fetal que pode ser minimizada com aconselhamento pré-teste adequado.

DETECÇÃO DE MALFORMAÇÕES FETAIS

A anatomia fetal no primeiro trimestre tem suas peculiaridades; algumas anormalidades podem estar presentes em fases precoces da gestação e desaparecerem com seu evoluir, como, por exemplo, a dilatação da bexiga (megabexiga). Portanto, diante de uma anomalia no primeiro trimestre, o ultrassonografista deve ser bastante cauteloso no aconselhamento da gestante. Outras anomalias, por outro lado, tais como hidrocefalia, espinha bífida e hérnia diafragmática podem ser reconhecidas apenas no segundo-terceiro trimestres da gestação.

No entanto, o surgimento de novo método para o rastreio de aneuploidias por meio da análise do DNA fetal livre no sangue materno permite hoje sensibilidade de 99% para o rastreamento da síndrome de Down, além das trissomias dos cromossomos 13 e 21, da monossomia X e, mais recentemente, de microdeleções e duplicações do genoma fetal. Esse novo teste foi denominado *non invasive prenatal testing* (NIPT) e seu emprego como método de rastreio universal está sendo estudado. Dessa forma, vai haver mudança gradativa do objetivo principal do morfológico do primeiro trimestre que passará a ser o rastreio de malformações fetais, o que permitirá o tratamento precoce de algumas anomalias. Tendo em vista esses avanços, quando e quantos exames de ultrassonografia devemos solicitar na rotina pré-natal?

A translucência nucal, medida da prega nucal, deve ser realizada idealmente entre 12 e 13 semanas, com comprimento cabeça-nádega (CCN) entre 45 e 84mm[2-4].

Atualmente, a ultrassonografia de primeiro trimestre começa a ser capaz de visualizar inclusive a anatomia do coração fetal, incluindo suas vias de saída. No entanto, ainda não tem a mesma detecção de malformações da ultrassonografia de segundo trimestre, cuja melhor data para a realização se situa entre 22 e 24 semanas.

Talvez um dos avanços de maior impacto em medicina perinatal seja a medida do colo uterino para identificar o risco de parto prematuro. A progesterona utilizada nesse grupo de pacientes permitiu de forma importante reduzir a prematuridade com menos de 34 semanas.

Acredita-se que o próximo passo será, também por meio do rastreamento precoce, a prevenção da pré-eclâmpsia com o uso de aspirina a partir do primeiro trimestre. Os principais estudos randomizados já iniciaram o recrutamento, e seus resultados são esperados.

O objetivo deste capítulo é apresentar os métodos de rastreamento disponíveis para o diagnóstico precoce de anomalias fetais em gestações de baixo risco.

MÉTODOS DE RASTREAMENTO

Ultrassonografia morfológica do primeiro trimestre

Com o aumento da resolução dos aparelhos de ultrassonografia, aumentou a acurácia do exame de primeiro trimestre. A partir da 12ª semana de gestação é possível avaliar polo cefálico, coluna, abdome e membros; e atualmente já se conseguem avaliar inclusive as falanges e o coração. As principais malformações que podem ser diagnosticadas precocemente são: acrania, anencefalia, rins policísticos, megabexiga, polidactilia, holoprosencefalia, displasias esqueléticas, entre outras. Dessa forma, a ultrassonografia de primeiro trimestre passou a ser denominada "morfológico do primeiro trimestre", pois agora não se presta apenas para a avaliação da vitalidade e da translucência nucal, mas também da formação fetal.

Os portadores da síndrome de Down apresentam excesso de pele na região nucal que, visualizada por meio da ultrassonografia 11 semanas e 3 dias a 14 semanas de gestação, pode ser utilizada para estimar esse risco. O termo translucência nucal refere-se a essa região anecoide (preta) visualizada na nuca do feto, no primeiro trimestre (Fig. 2.1). A sensibilidade desse método na detecção da trissomia do cromossomo 21 é superior a 80%[5,6].

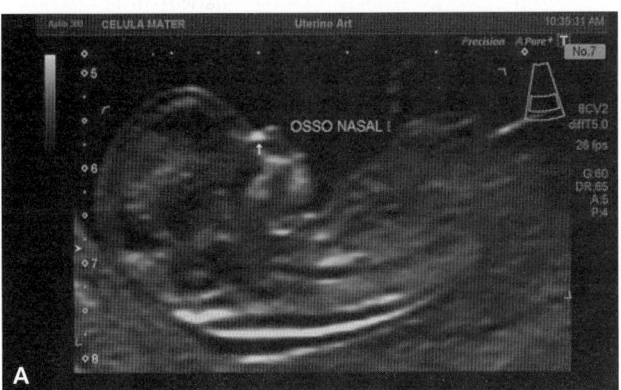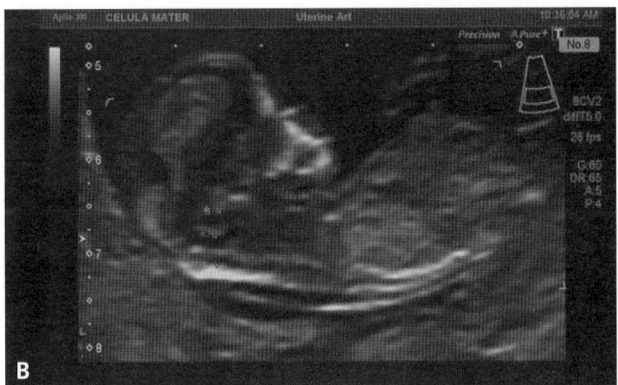

Figura 2.1 – A) No corte onde se mede a translucência nucal, notar a visualização do osso nasal. **B)** No mesmo corte, notar a realção do tronco cerebral com a fossa posterior em feto normal. A alteração desta relação, com redução da fossa posterior, pode sugerir a presença de espinha bífida.

Quando a medida da translucência nucal está alterada, indica-se um procedimento invasivo, a biópsia de vilo corial ou a amniocentese, para a investigação do cariótipo fetal. Entretanto, nem sempre o aumento da translucência nucal significa a presença de aneuploidia fetal, se o cariótipo for normal. A translucência nucal aumentada, principalmente quando a medida se encontra acima de 3,5mm, pode indicar a presença de síndromes genéticas raras, tais como displasias esqueléticas, artrogripose, síndrome de Smith-Lemli-Opitz, Noonan etc. Também pode indicar a presença de malformações cardíacas e, dessa forma, se o cariótipo for normal, a ultrassonografia morfológica está indicada na 16ª semana, com especial atenção à anatomia cardíaca. A partir de 13 a 14 semanas já pode ser solicitado o exame de ecocardiografia fetal.

A avaliação da presença (ou visualização ultrassonográfica) do osso nasal (ver Fig. 2.1) nessa fase também teve um grande impacto na sensibilidade do rastreamento da trissomia do cromossomo 21, elevando a detecção para 90%. Nos fetos afetados, o osso nasal não costuma ser visualizado nessa idade gestacional[7].

Posteriormente, outros marcadores também foram incorporados ao rastreamento, tais como regurgitação através da válvula tricúspide e dopplervelocimetria de ducto venoso[8]. A associação de todos esses novos marcadores, quando realizada com a padronização adequada (www.fetalmedicine.com) e em conjunto com os marcadores bioquímicos do sangue materno, leva à detecção de 95 a 98% dos fetos portadores de síndrome de Down[9-12].

Ultrassonografia morfológica do primeiro trimestre associada à bioquímica no soro materno

Até o final do século XX, o ultrassom do primeiro trimestre isoladamente era o exame mais importante marcador para o rastreamento da síndrome de Down.

A partir de 2002, na Inglaterra, foi adicionada à ultrassonografia a avaliação de "marcadores" no sangue materno – denominada bioquímica do soro materno –, que elevou em 5% o percentual de detecção da trissomia do cromossomo 21.

Nesse perfil bioquímico materno (ou bioquímica no soro materno), são analisados dois marcadores: a proteína plasmática A associada à gestação (PAPP-A) e a fração livre do beta-hCG (free-beta-hCG).

A utilização de um novo equipamento permitiu fazer essas dosagens em apenas 60 minutos, tornando possível realizar essa avaliação em visita única, destinada à ultrassonografia para a medida da translucência nucal. Esse novo conceito de one stop clinic for assessment of risks (OSCAR) foi implementado em alguns serviços, mas não foi universalmente adotado por questões de logística[13].

No entanto, desde os primeiros estudos, já se sabia que o desempenho da bioquímica materna era melhor quando a coleta do sangue era realizada entre 10 e 11 semanas. Portanto, a coleta prévia do exame de sangue seria a melhor estratégia do ponto de vista de detecção, pois aproveitaria o melhor desempenho da bioquímica (10 a 11 semanas), associada ao melhor desempenho da ultrassonografia (12 a 13 semanas), sendo essa a nossa recomendação.

Não se deve esquecer, no entanto, que o aumento da translucência nucal pode ou não significar qualquer problema, pois, utilizando um falso-positivo de 5%, 5 em cada 100 pacientes por definição terão trnslucência nucal aumentada.

Rastreamento e prevenção da pré-eclâmpsia – recentemente, o exame ultrassonográfico passou a ser aliado à história clínica materna, à mensuração da pressão arterial materna de forma estandardizada e a mais um novo marcador bioquímico, o *placental growth factor* (PlGF), para o rastreio da pré-eclâmpsia. O objetivo de rastrear no primeiro trimestre seria iniciar a prevenção antes de 16 semanas, pois algumas metanálises sugerem que o ácido acetilsalicílico pode reduzir os efeitos deletérios do aumento da pressão arterial tanto na mãe quanto no feto.

Ultrassonografia morfológica do segundo trimestre

A ultrassonografia morfológica também tem sido utilizada para o rastreamento de malformações, aneuploidias fetais e mais recentemente para o rastreamento do parto prematuro. Para sua realização, é necessário que haja um mínimo de desenvolvimento fetal em que o coração e a face já possam ser analisados; essa idade mínima seria de 16 a 18 semanas. Apesar de o exame poder ser realizado após as 24 semanas, isso pode levar a um adiamento desnecessário no diagnóstico de alguma doença grave. Alguns fatores limitantes desse exame são: posição fetal desfavorável, quantidade reduzida de líquido amniótico e obesidade materna, que podem reduzir a sensibilidade na detecção de malformações. A presença de artéria umbilical única pode estar associada a outras malformações ou cromossomopatias, como a trissomia do cromossomo 18, 13, monossomia X e triploidia. Nos fetos portadores de síndrome de Down, alguns "marcadores" podem ser identificados, tais como hipoplasia do osso nasal, ventriculomegalia leve, aumento da prega e/ou edema nucal, hiperecogenicidade da inserção das válvulas mitral e tricúspide (*golf-ball*), defeitos do septo atrioventricular, intestinos hiperecogênicos, calcificações intra-abdominais, hidronefrose leve, encurtamento de ossos longos (fêmur e úmero), clinodactilia ou hipoplasia de falange média de 5º dedo, perfil achatado, pés tortos, afastamento do hálux etc. No entanto, a importância desses marcadores, que podem estar presentes em fetos normais, tem perdido seu valor e seu encontro pode suscitar a solicitação do

NIPT, pois seu valor preditivo positivo é baixo. No caso de diagnóstico de malformação fetal, devem-se pesquisar outras malformações associadas, pois, nesses casos, a pesquisa do cariótipo fetal e, dependendo do tipo de malformações, outros exames genéticos mais avançados, tais como aCGH *array* ou pesquisa do genoma, podem estar indicados. Esses exames também podem estar indicados no primeiro trimestre da gestação. Algumas malformações podem não ser possíveis de diagnosticar entre a 20ª e 24ª semanas de gestação, como algumas formas de hidrocefalia, microcefalia, obstrução intestinal, acondroplasia heterozigótica, entre outras. Outros achados anormais podem regredir espontaneamente, tais como dilatações ventriculares, cistos de plexo coroide, malformação adenomatoide cística de pulmão e higroma cístico, entre outras.

Rastreamento e prevenção do trabalho de parto prematuro – ao exame morfológico do segundo trimestre foi adicionada recentemente a avaliação transvaginal do colo uterino para predição do parto prematuro, que também já pode ser realizada no primeiro trimestre. Aproximadamente 80% dos partos muito prematuros, que vão ocorrer antes da 34ª semana, estão associados à presença de "colo curto" (abaixo de 1,5cm). A mensuração do comprimento do colo deve ser realizada por via transvaginal entre 22 e 24 semanas e nos casos de rastreamento positivo tem sido indicada a utilização da progesterona para a prevenção do parto prematuro.

Realizado o rastreamento, parte-se para os métodos diagnósticos e/ou terapêuticos.

MÉTODOS DIAGNÓSTICOS

Diante de um rastreamento positivo, deve-se saber como aconselhar essa gestante e um profissional experiente na área de medicina fetal tem papel muito importante. Os métodos invasivos são a sequência natural na investigação diagnóstica e apresentam riscos que, apesar de pequenos, devem ser considerados no aconselhamento da paciente.

A seguir descrevem-se tais métodos e a melhor idade gestacional para realizá-los, bem como os riscos envolvidos.

Biópsia de vilo corial

A biópsia de vilo corial consiste na retirada de fragmentos da placenta em formação para análise de cariótipo. As principais indicações para esse procedimento são o rastreamento de primeiro trimestre alterado, o antecedente de cromossomopatia, a presença de translocação balanceada em um dos progenitores etc.

O período ideal para a realização é entre 11 e 14 semanas de gestação. Classicamente, era realizada a partir da 7ª semana por via transcervical e a partir da 9ª semana por via transabdominal. Classicamente, o risco de perda fetal era considerado de 0,6 a 1%, mas recentemente esse risco tem sido considerado como variando entre 0,1 e 0,3%, sendo por isso um método seguro, principalmente em mãos experimentadas. Esse risco era considerado mais alto há alguns anos, mas levantamentos recentes demonstraram que esses devem ser números mais realistas. Sabe-se que o risco de perda fetal é maior quando a coleta é realizada com menos de 9 semanas e que o exame pode levar a malformações fetais (redução de membros) quando a coleta é realizada com menos de 10 semanas. Como regra geral ela não deve ser realizada antes da 11ª semana de gestação. A biópsia de vilo corial tardia é aquela feita com idade gestacional maior que 14 semanas, podendo ser realizada até o terceiro trimestre por via transabdominal, possuindo indicações restritas.

O método consiste na introdução de agulha tipo espinhal, calibre 18 a 20, sob visão direta e contínua pela ultrassonografia; quando a agulha atinge o trofoblasto, o mandril é retirado e introduz-se uma seringa de 20mL contendo 2-5mL de meio de transporte e heparina. É realizada uma pressão negativa e, após seguidos movimentos de vaivém no córion, retira-se a agulha do abdome. O cariótipo pode ser obtido em 24 a 48 horas por meio de preparação direta. A grande vantagem do método é a rapidez do resultado e o diagnóstico final é obtido em torno de 1 a 10 dias.

Apesar da grande confiabilidade do método, sabe-se que podem ocorrer falso-positivo e falso-negativo em até 1% dos casos, portanto a correlação do achado citogenético com os achados clínicos é essencial. O mosaico na avaliação citogenética ocorre em até 1,4% das amostras de vilo corial, sendo que na maioria dos casos está restrito à placenta, mosaico restrito à placenta. Nesses casos, indica-se a coleta de líquido amniótico para esclarecimento diagnóstico.

Amniocentese genética

Amniocentese genética é a punção de líquido amniótico para análise genética fetal, principalmente do cariótipo com bandas G. As indicações são muito semelhantes às da biópsia de vilo corial, a saber, em casos de ansiedade materna, feto com aneuploidia em gestação anterior, translocação balanceada materna ou paterna e alteração morfológica fetal à ultrassonografia etc. A punção é classicamente realizada entre 16 e 18 semanas de gestação e consideramos que o índice de perda fetal é também muito baixo, variando de 0,1 a 0,3%. A amniocentese pode ser tecnicamente precoce, realizada com menos de 14 semanas de gestação, porém aparentemente o risco fetal é maior do que na clássica, tendo sido abandonada na maioria dos serviços de medicina fetal[14].

O método consiste em punção transabdominal com agulha calibre 20-22 com retirada de 20 a 30mL de líquido amniótico para análise do cariótipo, cujo resultado é obtido em 2 ou 3 semanas. Essa demora é a grande desvantagem do método. Nas pacientes Rh negativo não sensibilizadas, quando o marido é Rh positivo, recomenda-se a imunoglobulina anti-D logo após a punção. Além disso, podemos realizar a pesquisa de proteína C-reativa (PCR) para toxoplasma, parvovírus, rubéola. O teste de FISH e/ou PCR para pesquisa dos cromossomos X, Y, 21, 13 e 18 tem por objetivo a avaliação rápida das aneuploidias fetais associadas a esses cinco principais cromossomos. A amniocentese está indicada quando ocorre falha de cultura dos amniócitos e/ou quando existe suspeita à ultrassonografia muito forte de alteração desses cromossomos. Porém, mais recentemente, ela tem sido oferecida de forma rotineira por alguns laboratórios especializados em citogenética.

Cordocentese

A cordocentese consiste na punção de vasos do funículo umbilical, preferencialmente da veia umbilical, para a retirada de sangue fetal. O sangue fetal também pode ser obtido através de punção intracardíaca ou pela porção intra-hepática da veia umbilical. Além da retirada de sangue fetal, podem-se também injetar drogas antiarrítmicas, componentes do sangue (no caso de anemias e trombocitopenias), entre outras.

Após a escolha do sítio de punção, insere-se agulha 20gg. Verifica-se então o tipo de fluido obtido e coleta-se de 1 a 7mL de sangue fetal. Injeta-se soro fisiológico após o procedimento para verificar qual vaso foi puncionado. A confirmação de que a amostra é fetal se faz pelo teste de Keihauer-Betke e da análise do hemograma[15]. As principais indicações da cordocentese são para tratamento de parvovirose, avaliação e tratamento de aloimunização Rh, diagnóstico e tratamento de trombocitopenias congênitas, diagnóstico pré-natal de doenças hematológicas e metabólicas. Os riscos da cordocentese relacionam-se diretamente com a habilidade do operador segundo alguns autores, mas, comprovadamente, os principais fatores de risco são: gravidade da afecção fetal, punção da artéria umbilical e idade gestacional inferior a 19 semanas. As complicações associadas à cordocentese são: óbito fetal, bradicardia fetal, sangramento no sítio de punção, trombose dos vasos umbilicais, hematoma de cordão e/ou placa corial e hemorragia fetomaterna. Em estudos norte-americanos, a taxa de perda fetal situa-se entre 1 e 2%.

REFERÊNCIAS

1. Braithwaite JM, Armstrong MA, Economides DL. The assessment of fetal anatomy at 12- 13 weeks using transabdominal and trans vaginal sonography. Br J Obstet Gynaecol. 1996;103(1):82-5.
2. Hafner E, Schuchter K, Philipp K. Screening for chromossomal abnormalities in an unselect population by fetal nuchal translucency. Ultrasound Obstet Gynecol. 1995;6:330-3.
3. Pandya PP, Kondylios A, Hilbert L, Snijders RJM, Nicholaides KH. Chromossomal defects and outcome in 1015 fetuses with increase nuchal translucency. Ultrasound Obstet Gynecol. 1995;5(1):15-9.
4. Theodoropoulos P, Lolis D, Papageorgiou G, Papaioannou S, Plachouras N, Makrydimas G. Evaluation of first-trimester by fetal nuchal translucency and maternal age. Prenat Diagn. 1998;18(2):133-7.
5. Snijders RJ, Noble P, Sebire N, Souka A, Nicolaides KH. UK multicentre project on assessment of risk of trissomy 21 by maternal age and fetal nuchal thickness at 10-14 weeks of gestation. Lancet. 1998;352(9125):343-6.
6. Whitlow BJ, Economides DL. The optimal gestacional age to examine fetal anatomy and measure nuchal translucency in the first trimester. Ultrasound Obstet Gynecol. 1998;11:258-61.
7. Cicero S, Avgidou K, Rembouskos G, Kagan KO, Nicolaides KH. Nasal bone in first-trimester screening for trisomy 21. Am J Obstet Gynecol. 2006;195(1):109-14.
8. Falcon O, Faiola S, Huggon I, Allan L, Nicolaides KH. Fetal tricuspid regurgitation at the 11 + 0 to 13 + 6-week scan: association with chromosomal defects and reproducibility of the method. Ultrasound Obstet Gynecol. 2006;27(6):609-12.
9. Canick JA, Panizza DS, Palomaki GE. Prenatal screening for Down's Syndrome using AFP, uE3 and hCG: effect of maternal race, insulin-dependent diabetes and twin pregnancy. Am J Human Genet. 1990;47:a270.
10. Wald NJ, Densem JW, George L, Muttukrishna S, Knight PG. Prenatal screening for Down's syndrome using inhibin-A as a serum marker. Prenat Diagn. 1996;16:143-53.
11. Wald NJ, Densem JW, Smith D, Klee GG. Four marker serum screening for Down's syndrome. Prenat Diagn. 1994;14:707-16.
12. Palomaki GE, Panizza DS, Canick JA. Screening for Down syndrome using AFP, uE3 and hCG: effect of maternal weight. Am J Human Genet. 1990;47:a282.
13. Bindra R, Heath V, Liao A, Spencer K, Nicolaides KH. One-stop clinic for assessment of risk for trisomy 21 at 11-14 weeks: a prospective study of 15 030 pregnancies. Ultrasound Obstet Gynecol. 2002;20(3):219-25.
14. Haddow SF, Palomaki GE, Knight GJ, Cunnungham GC, Lustig L, Boyd PA. Reducing the need for amniocentesis in women 35 years or older with serum markers for screening. N Engl J Med. 1994;330:1114-8.
15. Chitrit Y, Caubel P, Lusina D, Boulanger M, Ballendent F, Schwinte AL, Herrero R. Detection and measurement of fetomaternal hemorrhage following diagnostic cordocentesis. Fetal Diagn Ther. 1998; 13(4:)253-6.

Cirurgia Fetal

Denise Araújo Lapa Pedreira

Estudos em modelo animal permitiram embasar os conceitos iniciais da terapia fetal cirúrgica. Atualmente, o tratamento antenatal de algumas doenças já é aceito, a exemplo da hérnia diafragmática fetal, do teratoma sacrococcígeo, da malformação adenomatoide cística de pulmão, da obstrução urinaria baixa e, mais recentemente, da espinha bífida etc. Inicialmente, o acesso ao feto era realizado a céu aberto, através da abertura da parede uterina, com exteriorização da parte fetal a ser operada. No entanto, a tolerância uterina a esse procedimento agressivo mostrou-se muito baixa, em humanos. O índice de trabalho de parto prematuro era bastante elevado, e o risco de deiscência da cicatriz uterina e de ruptura uterina, tanto na gestação em curso, quanto em uma gestação subseqüente, chegou a 14%. Em meados da década de 1990, nos primeiros fetos operados foram observadas sequelas neurológicas que não puderam ser associadas à doença fetal de base ou à prematuridade, mas sim à agressividade do procedimento cirúrgico *per se*[1]. Esses fatos fizeram com que o entusiasmo inicial desse lugar a certo descrédito quanto às perspectivas de terapia fetal cirúrgica[2].

CIRURGIA ENDOSCÓPICA FETAL (FETOSCOPIA)

No início da década de 1990, a fetoscopia começou a ser praticada para tratar o feto, iniciando uma nova era no campo da terapia fetal, o da cirurgia fetal endoscópica.

Em 1993, Quintero et al.[3] já descreviam a fetoscopia cirúrgica (*operative fetoscopy*) como uma alternativa de tratamento fetal utilizando uma técnica minimamente invasiva. Em 1992, Ville et al.[4] relataram o sucesso no tratamento da síndrome da transfusão feto-fetal utilizando a via endoscópica para a visualização direta e coagulação dos vasos placentários responsáveis pela transfusão entre gêmeos. Esse procedimento inaugurou o que pode ser chamado de "cirurgia fetal endoscópica", onde, por meio de uma abordagem sonoendoscópica, é realizada a "fetoscopia cirúrgica"[5]. Nesse tipo de procedimento, um endoscópio (fetoscópio) é introduzido na cavidade uterina por via percutânea (parede abdominal materna fechada), utilizando-se a ultrassonografia para escolher o alvo e guiar a introdução do trocarte para acesso da cavidade.

A maior parte dos serviços de medicina fetal considera que a fetoscopia seja o futuro da cirurgia fetal, sendo que suas indicações vêm crescendo gradativamente ao longo dos últimos 15 anos[2,6,7].

Fetoscopia no Brasil

No Brasil, a fetoscopia terapêutica foi introduzida em março de 1998, quando o Professor Kypros Nicolaides esteve no País. O procedimento foi realizado para o tratamento da síndrome de transfusão feto-fetal. Em 1999, o procedimento foi treinado em animais (ovelhas prenhes) por uma equipe nacional supervisionada pelo Professor Basky Thilaganathan e em 2002 o primeiro caso em humano foi realizado no País, sem nenhuma supervisão[8]. Desde essa época, a fetoscopia foi implantada em quatro centros no Brasil (São Paulo, Rio de Janeiro e Campinas), e o tratamento fetal é oferecido para todas as doenças que serão descritas neste capítulo. Por tratar-se de matéria na qual os avanços são constantes, em 2009 foi fundada uma rede nacional, a Rede Fetal Brasileira (RFB), dedicada a fornecer informação atualizada ao especialista em medicina fetal sobre os avanços na área, bem como quais os critérios para a indicação de terapia fetal. Por estarmos em um país de dimensões continentais, dessa forma pode-se evitar o deslocamento desnecessário de casos aos centros de referências, quando não há indicação de intervenção pré-natal (www.redefetal.med.br). A rede fetal tem parceria com centros internacionais líderes na geração de conhecimento na área; dessa forma, os casos também podem ser discutidos com especialistas estrangeiros de forma a identificar novas terapias que ainda estão em fase de estudo.

Indicações

Inicialmente, as doenças fetais eleitas para o tratamento intrauterino eram aquelas que levariam ao óbito intrauterino, se nenhum tratamento fosse realizado, por exemplo, na hérnia diafragmática de mau prognóstico ou nas gestações monocoriônicas complicadas. Porém, o tratamento de anomalias não letais passou a ser considerado em situações nas quais o tratamento após o nascimento tem pouco a oferecer e/ou quando as condições intrauterinas pioram o prognóstico da doença, sendo que o principal exemplo dessa condição é o tratamento da meningomielocele. Em 2001, foram estabelecidos critérios de indicação de cirurgia fetal[9], a saber:

1. diagnóstico preciso e estadiamento da doença;
2. exclusão de anomalias associadas;
3. conhecimento da história natural e do prognóstico da doença;
4. ausência de tratamento pós-natal efetivo e/ou um feto muito imaturo para o parto;
5. intervenção intraútero já demonstrada em modelos animais com a capacidade de reverter os efeitos deletérios da doença;
6. intervenção realizada em centro multidisciplinar especializado;
7. obtenção do consentimento dos pais, após aconselhamento exaustivo;
8. benefícios esperados para o feto superiores aos riscos maternos.

No quadro 2.1 acham-se as principais doenças para as quais o tratamento cirúrgico do feto tem sido indicado.

Quadro 2.1 – Principais doenças para o tratamento cirúrgico no feto.

1. Meningomielocele
2. Complicações das gestações monocoriônicas
   – Síndrome de transfusão feto-fetal
   – Transfusão arterial reversa (gemelar acárdico)
   – Restrição do crescimento intrauterino isolado
   – Gestação monoamniótica
3. Hérnia diafragmática congênita
4. Obstrução urinária baixa
5. Brida amniótica
6. Corioangioma placentário
7. Teratoma sacrococcígeo
8. Atresia congênita de vias aéreas superiores (CHAOS)

MENINGOMIELOCELE

Os defeitos abertos do tubo neural (DATN) associam-se à deficiência de folato e sua prevalência na América do Sul é de aproximadamente 1,5:1.000 nascimentos, segundo o Estudo Colaborativo Latino-Americano de Malformações Congênitas (ECLAMC). A mielomeningocele (MMC) ou espinha bífida é o tipo mais comum dos DATN, é definida como protrusão dos elementos neurais e das meninges através de arcos vertebrais abertos.

O defeito é geralmente diagnosticado por meio da ultrassonografia entre 18 e 22 semanas de gestação, tanto pela observação do defeito propriamente dito, quanto pela identificação de sinais ultrassonográficos indiretos: "sinal do limão", que corresponde à alteração do formato do crânio e que equivale à presença de ventriculomegalia, associada à herniação do cerebelo, "sinal da banana", (malformação de Arnold-Chiari tipo II). Recentemente,

foi descrito o sinal que indica a presença de herniação do cerebelo na ultrassonografia de primeiro trimestre[10] e, em alguns casos, o defeito na coluna já foi identificado[11] nessa idade gestacional. Em alguns anos, o diagnóstico da meningomielocele pode migrar para o exame realizado entre 12 e 13 semanas de gestação[12].

A ressonância magnética fetal pode ser útil na identificação da extensão da lesão e na avaliação da morfologia das demais partes do cérebro. Os fetos candidatos à correção cirúrgica devem ser submetidos à avaliação do cariótipo.

O objetivo da terapia fetal seria evitar a progressão da lesão neurológica, resultante da exposição da medula ao líquido amniótico[2,13,14], assumindo-se que essa lesão é progressiva durante a vida intrauterina. Em 2011, foram publicados os resultados do estudo MOMS[15] que comparou os resultados neurológicos nos casos operados intraútero aos corrigidos após o nascimento. Hoje a terapia pré-natal é considerada o padrão-ouro no tratamento da meningomielocele.

O estudo MOMS foi interrompido pela diferença entre os grupos operados antes e depois do nascimento, ficando demonstrada a melhora significativa do prognóstico neurológico dos fetos submetidos à correção intrauterina. Foi demonstrada a regressão intrauterina da herniação do cerebelo, comprovada por meio de ressonância magnética fetal seriada e reduzindo em 50% a necessidade de derivação ventriculoperitoneal na evolução pós-natal. A derivação parece ser um fator importante de piora do prognóstico, quando se compararam fetos com lesões de mesmo nível, submetidos ou não à derivação pós-natal. No entanto, esse estudo utilizou a correção a "céu aberto", pela realização de laparotomia materna com exposição e incisão do útero, expondo a coluna fetal, que é submetida a reparo convencional (utilizando a mesma técnica de correção pós-natal).

No entanto, o estudo MOMS demonstrou alto risco de complicações maternas, a saber: um quarto das pacientes teve deiscência ou cicatriz uterina muito fina, sendo que 6% teve que receber sangue no momento do parto e 6% apresentou edema agudo de pulmão como consequência da inibição agressiva do trabalho de parto prematuro. Esses resultados demonstram a importância de se pesquisar uma técnica com menor morbidade materna. A nosso ver, essa alternativa seria a abordagem endoscópica.

Terapia minimamente invasiva

Em novembro de 2011, um grupo na Alemanha[16] publicou os resultados do tratamento de 19 gestantes cujos fetos eram portadores de espinha bífida, utilizando a via endoscópica com três orifícios de entrada para o tratamento fetal. A técnica é muito semelhante à desenvolvida pelo nosso grupo e permitiu estabelecer menor risco materno, quando comparado ao estudo MOMS. Embora os números ainda sejam pequenos, não houve casos de hemorragia materna que necessitassem de histerectomia ou transfusão de sangue nem foi observado edema agudo de pulmão ou embolia materna em nenhum dos casos.

Em nosso meio, Pedreira et al.[17], a fim de desenvolver uma nova metodologia endoscópica para o tratamento pré-natal, estudaram a simplificação da técnica cirúrgica para a correção do defeito, tornando-a de mais fácil aplicação por via endoscópica. O sucesso no fechamento do defeito dessa nova técnica de correção foi demonstrado inicialmente em feto de coelho[17,18] e recentemente em feto de ovelha[14,19-21].

Essa nova técnica utiliza um produto nacional, a celulose biossintética (Bionext®, Bionext, Brasil), para proteger a medula do contato direto com a pele no momento do fechamento do defeito, evitando a "medula presa". Esse estudo ainda demonstrou um efeito favorável adicional desse produto, que foi a formação de uma camada de fibroblastos envolvendo a película de celulose. Pela sua continuidade física com a dura-máter fetal remanescente, essa nova camada poderia ser considerada uma "neodura-máter"[19].

Subsequentemente, ainda em ovelhas foi desenvolvida com sucesso uma nova abordagem endoscópica utilizando uma técnica de "suspensão" da parede uterina, sem uso de gás, com retirada parcial do líquido amniótico.

Em estudo recente, Kohl et al.[22] descrevem a realização de 36 procedimentos fetoscópicos com insuflação parcial da cavidade uterina com CO_2. Os autores não relataram complicações maternas e a morbidade resumiu-se a dois casos: uma ruptura prematura de membranas durante o procedimento e um aumento de tônus uterino que impediu a insuflação da cavidade amniótica, impedindo a abordagem fetal.

Outro benefício adicional da técnica proposta por Pedreira et al. seria a melhor preservação neuronal com a técnica simplificada de fechamento do defeito.

Em estudo recente, a técnica simplificada foi comparada à técnica neurocirúrgica clássica utilizada no estudo MOMS, para o fechamento do defeito propriamente dito. A técnica simplificada foi superior em todos os aspectos estudados: preservação neuronal, ausência de aderência da medula à cicatriz e indução da formação de neodura-máter.

Um estudo multicêntrico no País utilizando essa nova técnica cirúrgica endoscópica foi finalizado e teve sucesso em uma abordagem menos invasiva para a mãe, que já demonstrou, ainda de forma preliminar, maiores benefícios fetais[23].

Foram operados 10 fetos portadores da doença (Figs. 2.2 e 2.3) e, entre os 7 casos disponíveis para análise até o momento, todos demonstraram ascensão do cerebelo,

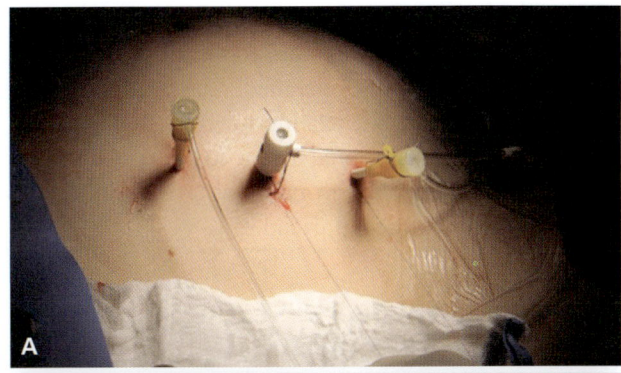
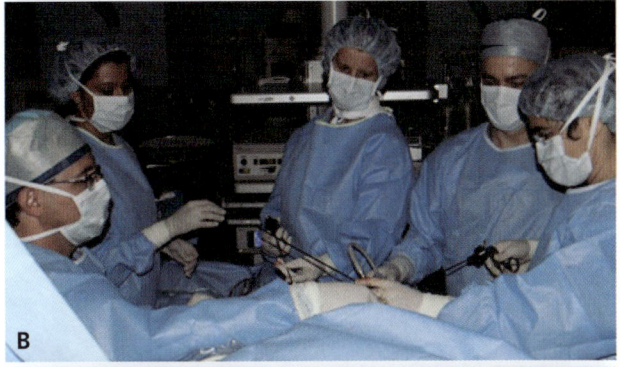
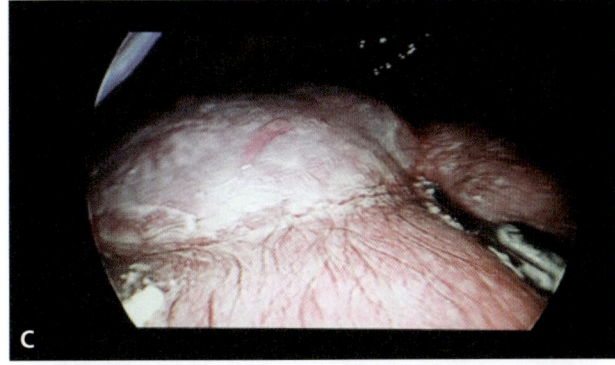

Figura 2.2 – Imagem de meningomielocele através de videocirurgia. **A**) Notar a abordagem transcutânea com colocação de 3 trocartes. **B**) Aspecto externo do procedimento cirúrgico. **C**) Observar o defeito no dorso fetal antes de sua abertura e correção.

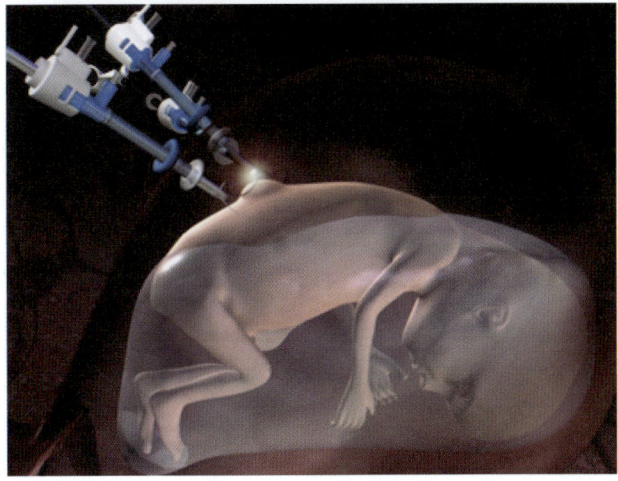

Figura 2.3 – Técnica de fechamento endoscópico da meningomielocele, proposta por Pedreira et al., em 2013.

sendo que a reversão completa da herniação cerebelar, que define o Chiari, ocorreu em 6 dos 7 fetos operados (Fig. 2.4). A idade gestacional média das cirurgias foi de 27 semanas, e a permanência intraútero até o parto, de 5 semanas. A idade gestacional média do parto foi de 32 semanas e nenhum dos recém-nascidos teve complicações graves associadas à prematuridade.

CIRURGIA FETAL NAS GESTAÇÕES MONOCORIÔNICAS COMPLICADAS

Existem dois tipos de transfusão feto-fetal que acometem as gestações monocoriônicas (massa placentária única):

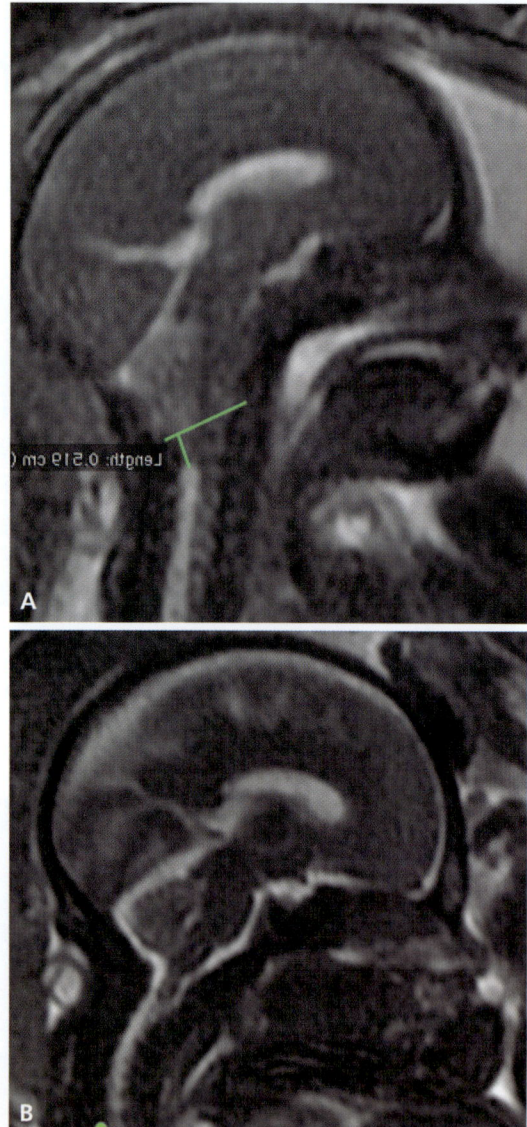

Figura 2.4 – Imagem do cerebelo fetal obtida por ressonância fetal realizada antes (25 semanas) e depois (29 semanas) da correção endoscópica da meningomielocele. Observar a fossa posterior e o espaço periencefálico sem líquido antes da correção. Após a correção todos estes espaços voltaram a ser preenchidos por líquido e a ponta do cerebelo que estava abaixo do forame magno também voltou a sua posição original.

as que ocorrem através das anastomoses arterioarteriais e através das arteriovenosas. A primeira leva ao aparecimento do gemelar acárdico (transfusão arterial reversa, *transfusion reversed arterial perfusion sequence – TRAP*), e a segunda, à síndrome de transfusão feto-fetal[24].

Síndrome de transfusão feto-fetal

A síndrome de transfusão feto-fetal (STFF), que também pode ser denominada de síndrome transfusor-transfundido (STT), estabelece-se quando um fluxo preferencial ocorre nas anastomoses arteriovenosas, tornando um feto doador e o outro receptor de maior volume sanguíneo (Ver capítulo Gestações múltiplas).

O feto doador torna-se hipovolêmico, urinando menos e produzindo menor quantidade de líquido amniótico, o que vai resultar em oligoâmnio. O feto receptor torna-se hipervolêmico, produzindo mais urina, o que leva a um excesso de líquido amniótico (polidrâmnio) (Figs. 2.5 e 2.6).

As gestações gemelares ocorrem em 1 a cada 96 gestações espontâneas e são classificadas de acordo com a corionicidade em monocoriônicas, quando a placenta é única, e dicoriônicas, quando existem duas massas pla-

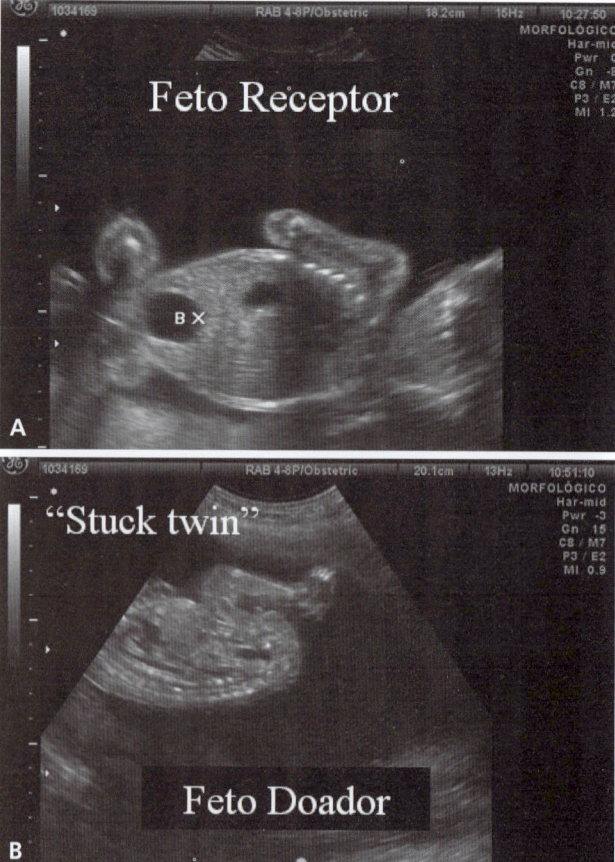

Figura 2.5 – Ultrassonografia demonstrando a bexiga cheia e vazia, bem como a sequência polidrâmnio/oligoâmnio necessária para o diagnóstico da transfusão feto-fetal.

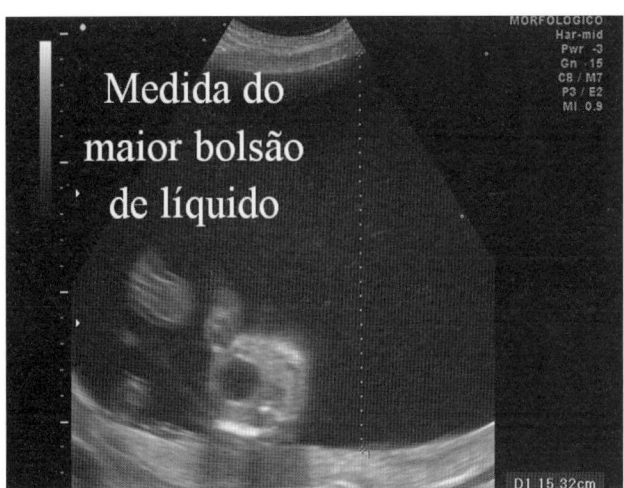

Figura 2.6 – Ultrassonografia para mensuração do maior bolsão de líquido amniótico em caso de síndrome de transfusão feto-fetal.

centárias. Um terço das gestações gemelares são monocoriônicas (quando não se utilizam técnicas de reprodução assistida) e a STFF ocorre nesse tipo de gestação, chegando a acometer até 15 a 20% delas.

Em decorrência da sobrecarga circulatória a que ambos os fetos ficam submetidos e à presença de polidrâmnio progressivo, podem ocorrer complicações como trabalho de parto prematuro, ruptura prematura das membranas, hidropisia e/ou o óbito de um ou de ambos os fetos.

A terapia deve ser realizada idealmente entre 16 e 26 semanas de idade gestacional, até a 28ª semana de gestação em algumas situações especiais. A partir da viabilidade fetal, o parto torna-se uma boa alternativa.

De acordo com a sua gravidade, a STFF foi classificada por Quintero et al.[25] em cinco estádios, e a mortalidade fetal pode chegar a 90% se a doença não for tratada (Quadro 2.2). Existe alguma controvérsia em relação à indicação de terapia fetal no estádio I, porém ainda não existem estudos conclusivos sobre o tema. Dessa forma, esses casos devem ser sempre encaminhados a centros de referência em terapia fetal.

Até o início da década de 1990, várias abordagens foram propostas no manejo da STFF: o sacrifício seletivo de um dos fetos (feticídio), a perfuração da membrana que separa os gêmeos (septostomia) e a amniodrenagem

Quadro 2.2 – Estadiamento ultrassonográfico da síndrome de transfusão feto-fetal[25]. Obrigatório existir a sequência polidrâmnio/oligoâmnio, com maior bolsão acima de 8cm e menor bolsão abaixo de 2cm.

Estádio STFF
I – Bexiga doador ainda visível
II – Bexiga doador não visível
III – Doppler anormal em qualquer feto
IV – Hidropsia em qualquer feto
V – Óbito de um ou ambos os fetos

seriada. No entanto, nenhuma delas tratava efetivamente a fisiopatologia da doença.

Em 1992, Ville et al.[4] relataram o primeiro caso de sucesso terapêutico utilizando o laser, por meio de uma nova abordagem percutânea, muito menos invasiva que a sonoendoscópica, denominada fetoscopia.

A coagulação a laser dos vasos da superfície placentária tem grau de recomendação A, sendo este considerado o *gold standard* para o tratamento dessa doença[8,26-29].

O diagnóstico da STFF baseia-se na ultrassonografia, quando se observa a presença de polidramnia no saco amniótico do receptor associado a oligoidramnia na bolsa do doador. Notar que os critérios para o diagnóstico da síndrome são diferentes entre os dois principais autores: segundo Quintero et al.[25], a medida do maior bolsão vertical deve ser igual ou maior que 8cm; já Senat et al.[26] utilizam a medida do maior bolsão acima de 8cm até 20 semanas e acima de 10cm a partir dessa idade gestacional. Quanto ao maior bolsão vertical no bolsão com oligoâmnio, ambos os autores utilizam a medida igual ou menor que 2cm (Fig. 2.7).

Os estádios I e II têm melhor prognóstico, com sobrevida geral de 86%, enquanto os estádios III e IV têm sobrevida geral de 66%[26]. No entanto, resultados diferentes podem ser obtidos utilizando-se várias técnicas de fetoscopia[30] e também podem variar com a experiência do operador. Chmait et al.[31] relatam que a sobrevida de pelo menos um feto após o tratamento foi de aproximadamente 90%, e não variou com o estadiamento. Porém, nesse mesmo estudo com 682 casos, foi demonstrado que a dupla sobrevida sofreu o impacto do estadiamento, sendo maior nos estádios I e II (92% e 93%, respectivamente) e menor no estádio III, aproximadamente 59%. Dessa forma, o encaminhamento precoce dos casos suspeitos (mesmo que haja dúvida do diagnóstico) deve ser reali-

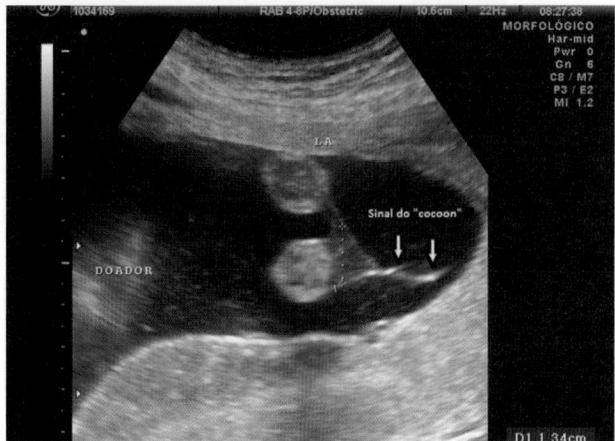

Figura 2.7 – Ultrassonografia demonstrando o sinal do casulo (*cocoon sign*). Notar onde deve ser realizada a medida do bolsão de líquido neste caso de oligoâmnio extremo onde a membrana "abraça" o feto tornando difícil a distinção do maior bolsão do feto doador, em caso de síndrome de transfusão feto-fetal.

zado, pois quanto menor o estadiamento no momento da cirurgia melhor o prognóstico fetal.

A medida transvaginal do colo uterino inferior a 2cm e a idade gestacional abaixo de 18 semanas são sinais de pior prognóstico.

A amniodrenagem ou septostomia não devem ser realizadas antes de se encaminhar o caso a um centro de terapia fetal, pois isso piora as condições para o laser (podendo até mesmo impedir sua realização) quando ocorre descolamento amniocorial após o esvaziamento. A septostomia é fortemente desaconselhada, pois, além de o nível de evidência ser inferior ao laser, ela pode impossibilitar uma fetoscopia subsequente, além de aumentar o risco de enovelamento dos funículos (introduzindo um novo fator de risco).

O seguimento ultrassonográfico após a fetoscopia com laser deve ser semanal para se avaliar principalmente o retorno da transfusão, que pode acontecer na evolução pós-operatória. Também devem ser avaliados o crescimento fetal e as alterações da sua vitalidade, que indicariam a antecipação do parto. Entre as causas conhecidas para o retorno da transfusão, encontram-se as dificuldades em identificar e coagular todas as anastomoses durante a ci-rurgia. Estudo anatomopatológico das placentas após laser mostram de 4 a 20% de anastomoses ainda patentes, dependendo também da técnica utilizada na coagulação. Recentemente, foi descrita uma sequência de achados neonatais que foi denominada *twin anemia policytemia sequence* (TAPS), onde ao nascimento um feto ainda está anêmico e o outro policitêmico, porém não se encontra hipervolemia ou hipovolemia associadas, ou seja, não se observa poli-drâmnio ou oligoâmnio[32]. A diferença entre a contagem de reticulócitos dos gêmeos é evidente, sugerindo uma transfusão crônica, ocorrendo através de vasos de pequeno calibre. Essa **s**equência de **a**nemia e **p**olicitemia em **g**êmeos, cuja sigla em português poderia ser SAPG, pode ocorrer em gestação gemelar monocoriônica, mas ser desencadeada após o tratamento da STFF (Fig. 2.8).

As principais complicações ocorrem durante a cirurgia, quando podem acontecer sangramentos que podem levar ao óbito de um ou de ambos os fetos. Na evolução pós-operatória, a amniorrexe prematura ocorre em 10 a 20% dos casos. Os riscos maternos estão relacionados a sangramentos uterinos no local da punção e a infecção é rara, mas pode ocorrer. O óbito de um ou ambos ainda pode ocorrer em qualquer momento até o parto, sendo

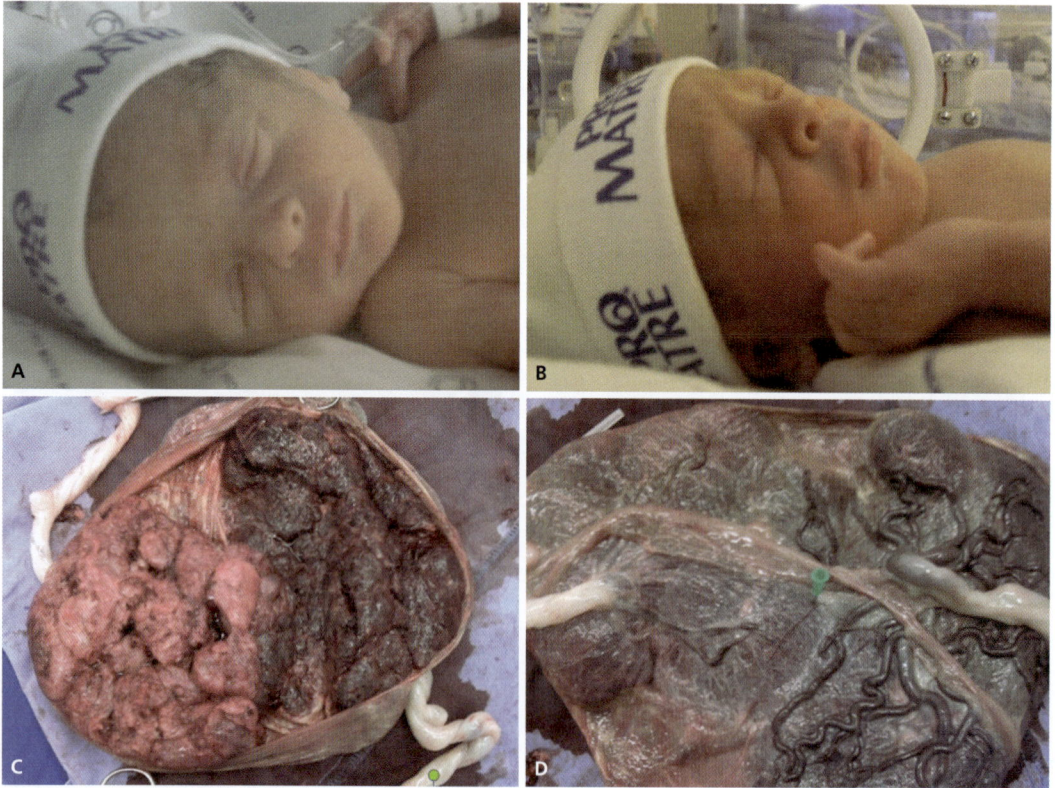

Figura 2.8 – Exemplo de TAPS (*Twin Anemia Policytemia Sequence*) ocorrendo 5 semanas após o tratamento com laser da STFF (síndrome de transfusão feto-fetal). Ao nascimento um feto encontra-se anêmico (**A**) e o outro policitêmico (**B**), na placenta observa-se a diferença de coloração entre os dois territórios placentários (**C**). **D**) Na superfície fetal, observa-se um vaso de pequeno calibre que deve ter sido responsável pela transfusão crônica de pequeno volume sanguíneo (ponto verde).

que suas causas são pouco conhecidas, mas devem estar principalmente relacionadas ao novo equilíbrio cardiocirculatório das unidades fetoplacentárias, "dicorionizadas" após a terapia a laser. A antecipação do parto eletivo entre 34 e 35 semanas de gestação é indicada por alguns autores, porém não recomendada rotineiramente por outros.

Os índices de sucesso são altos, mas a doença é grave e, mesmo quando o laser é realizado, a possibilidade de óbito de ambos os fetos pode chegar a 20%. Como regra geral, pode-se dizer que a sobrevida de pelo menos um feto varia de 70 a 80% e a sobrevida de ambos depende do estadiamento inicial.

Dificuldades no diagnóstico da STFF

Lembrar que, quando o oligoâmnio no doador é acentuado, torna-se difícil a identificação da membrana que separa os gêmeos, sendo possível se ter a falsa impressão de que a gestação é monoamniótica. Nesses casos, particularmente difíceis, Quintero e Chmait[33] descreveram um sinal ultrassonográfico chamado "sinal do casulo" (*cocoon sign*), chamando a atenção para o local correto onde deve ser medido o maior bolsão de líquido. Nessa situação, como a membrana está "colada" ao feto, ela se sobrepõe a ela mesma e o ultrassonografista pode medir o bolsão de líquido abaixo dela, o que corresponderia ao bolsão do feto receptor e não do doador. A ausência de líquido no feto doador tornaria a medida do maior bolsão impossível (Fig. 2.9) e a não identificação desse sinal levaria a pensar que não se trata de STFF, impedindo a indicação correta da terapia fetal.

Muitas vezes, o diagnóstico diferencial da transfusão feto-fetal e da restrição de o pode ser difícil na gestação gemelar. Na transfusão feto-fetal observa-se obrigatoriamente aumento de líquido amniótico em uma das bolsas, associado à redução de líquido amniótico na outra. Isso é o que se denomina sequência POLI/OLIGO, porém, para a indicação de terapia fetal, é necessário que o maior bolsão seja superior a 8cm e o menor inferior a 2cm (acima de 16 semanas de gestação).

Há situações intermediárias, onde existem alterações ultrassonográficas que não permitem fechar o diagnóstico de transfusão feto-fetal, a saber:

- observa-se diferença da quantidade de líquido amniótico entre as bolsas e/ou diferença entre o tamanho das bexigas fetais, porém a medida do maior bolsão de líquido amniótico não atinge 8cm e a do menor bolsão não é inferior a 2cm;
- com menos de 16 semanas, o diagnóstico de transfusão feto-fetal deve ser considerado com cautela; em gestações entre 16 e 18 semanas, pode ser necessário indicar a terapia sem que o maior bolsão de líquido tenha atingido 8cm;

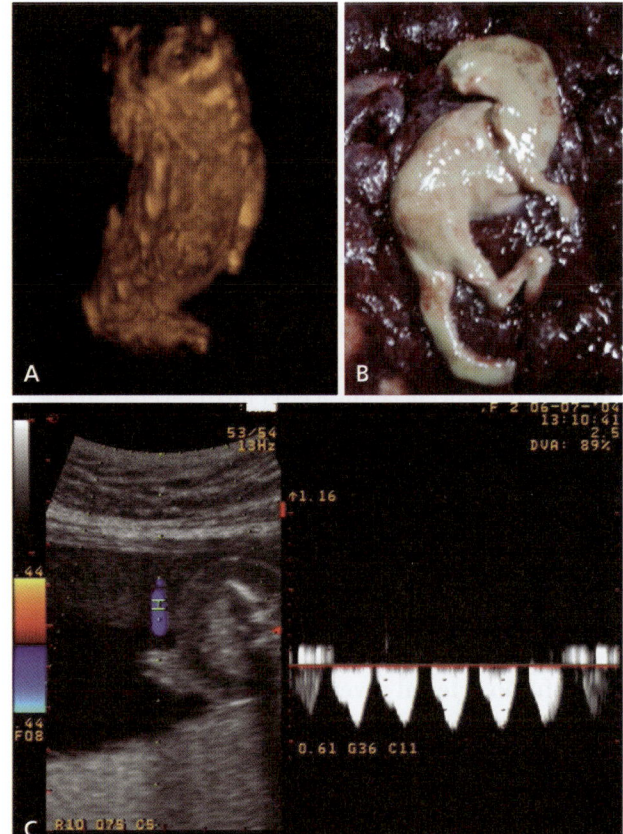

Figura 2.9 – Feto acárdico. **A**) Imagem tridimensional do feto acárdico. **B**) Imagem do acárdico no momento do parto com 39 semanas. **C**) Doppler pulsátil demonstrando a presença de fluxo invertido na artéria umbilical única do acárdico.

- a diferença entre os pesos dos fetos não é considerada critério para o diagnóstico de transfusão, ou seja, os pesos fetais podem ser muito próximos (ou até iguais), e isso não afasta a presença de síndrome de transfusão feto-fetal;
- pode haver oligoâmnio ou polidrâmnio isolados e essa condição não se caracterizar ou evoluir para a síndrome de transfusão feto-fetal.

No entanto, todas essas situações intermediárias merecem acompanhamento em centro de terapia fetal, pois podem necessitar de terapia e seu seguimento deve ser semanal.

Acompanhamento ultrassonográfico na gestação monocoriônica

A gestação gemelar monocoriônica (placenta única) deve ser acompanhada de forma diferenciada por profissional experiente, sempre pensando no diagnóstico da STFF. Existe alguma controvérsia sobre com que frequência deva ser feita a repetição da ultrassonografia, já que o exame clínico pode ajudar no diagnóstico do polidrâmnio. No entanto, o diagnóstico da STFF e das outras complicações das gestações monocoriônicas (tópicos abaixo) só pode ser realizado por meio da ultrassonografia, idealmente em serviço de referência em medicina fetal. A nosso ver, o seguimento mínimo deve ser mensal, intercalado pelas consultas obstétricas a cada 15 dias (buscando sinais de polidrâmnio), isso em casos sem discrepância de pesos fetais ou de quantidade de líquido amniótico. Porém, se houver sinais indicativos de desequilíbrio hemodinâmico, a saber, no ultrassom de primeiro trimestre (11 a 14 semanas) presença de discrepância entre as medidas da translucência nucal e/ou fluxo reverso no ducto venoso, no ultrassom acima de 16 semanas a observação de "dobramento" da membrana amniótica, peso fetal de um ou de ambos abaixo do percentil 25 para a idade gestacional e discrepância entre a quantidade de líquido amniótico, esse acompanhamento deve tornar-se mais frequente, idealmente semanal.

Transfusão arterial reversa (gemelar acárdico) – *transfusion reversed arterial perfusion sequence (TRAP)*

O mecanismo fisiopatológico responsável pela formação do gêmeo acárdico está relacionado à presença das anastomoses placentárias, quando se estabelece um desequilíbrio hemodinâmico em anastomose arterioarterial levando à inversão no fluxo do sangue através da artéria umbilical no funículo umbilical do feto acárdico (Fig. 2.9). Dessa forma, essa artéria umbilical do acárdico, em vez de levar para a placenta o sangue a ser oxigenado, acaba por ter seu fluxo invertido, levando o sangue já utilizado (pobre em oxigênio) pelo gêmeo normal para o feto acárdico. O feto acárdico é perfundido por via retrógrada por esse sangue pobremente oxigenado proveniente do feto "bomba", acarretando todo o espectro de anomalias letais, que caracterizam a doença (acardia, acefalia, anormalidades graves na parte superior do corpo, redução variável dos membros e órgãos e edema do tecido conjuntivo). O feto "bomba" é estruturalmente normal. A incidência é de 0,3 caso em cada 10.000 nascimentos.

O gêmeo normal acaba tendo que suprir sangue para si mesmo e para o feto acárdico, entrando em insuficiência cardíaca em aproximadamente 50% dos casos. Portanto, só existe indicação para intervenção cirúrgica quando se observam sinais de insuficiência cardíaca congestiva no feto normal (gêmeo bomba), como polidrâmnio, placentomegalia e insuficiência tricúspide, ou se a gestação é monoamniótica.

O objetivo do tratamento nesse tipo de doença é interromper de forma mecânica o fluxo de sangue para o feto acárdico. Algumas técnicas podem ser empregadas para esse fim, a saber:

1. ligadura do funículo umbilical com fio de sutura: consiste em inserir um trocarte de 3,5mm na cavidade uterina, preferencialmente no saco amniótico do acárdico, com posterior introdução do fio para ligadura (Vicryl 3-0). O fio deve ser passado em torno do funículo umbilical do acárdico, próximo da inserção abdominal, para a realização da ligadura. Esse procedimento pode ser feito sob guia fetoscópica ou ultrassonográfica[34];

2. coagulação do funículo do acárdico com pinça bipolar: consiste na eletrocoagulação do funículo umbilical do acárdico com pinça bipolar, sob guia ultrassonográfico ou sob visualização direta. A principal limitação da técnica é a espessura do funículo, intimamente relacionada à idade gestacional e hidropisia do próprio funículo;

3. oclusão do funículo por fotocoagulação: coagulação dos vasos do funículo umbilical do acárdico com laser, sob visão endoscópica direta[35];

4. interrupção do fluxo de sangue pelo funículo do acárdico por meio do laser "intersticial": através de punção guiada pela ultrassonografia o laser é disparado na região da inserção abdominal do feto acárdico para coagulação dos tecidos perivasculares, levando à oclusão vascular[36]. A fibra laser é introduzida através de uma agulha de 14 gauge, porém um estudo recente demonstrou a presença de aplasia cútis no feto normal com a utilização dessa técnica[37];

5. ligadura e secção do funículo umbilical: após a ligadura do funículo do acárdico com fio cirúrgico, esse é seccionado a laser ou com tesoura endoscópica. Essa técnica foi desenvolvida para ser utilizada preferencialmente nas gestações monoamnióticas visando evitar o enovelamento dos funículos[38];

6. coagulação das anastomoses arterioarteriais e venovenosas: consiste na utilização do laser para coagulação das anastomoses placentárias, para "dicorionizar" a placenta. Essa técnica está indicada nos casos de fácil identificação das anastomoses e na impossibilidade de acesso ao funículo do acárdico. Inicialmente, são coaguladas as anastomoses arterioarteriais e a seguir as venovenosas[39];

7. radioablação: técnica mais recentemente descrita semelhante ao laser intersticial usando um equipamento utilizado em radiologia intervencionista para o tratamento de tumores hepáticos, através da geração de energia térmica[40]. No entanto, seus resultados não parecem superiores à coagulação bipolar do funículo, apesar do menor calibre do instrumento utilizado[41].

A obliteração da circulação do acárdico com substâncias químicas, tais como álcool absoluto ou cola, já foi descrita na literatura, porém atualmente não devem mais ser indicadas. Pois, não tem nenhuma vantagem em relação às demais, além de oferecerem um risco adicional de passagem dessas substâncias para a circulação do feto normal.

Alguns casos de TRAP podem apresentar oclusão espontânea do funículo umbilical, o que permitiria considerar a conduta expectante. Entretanto, as taxas de sobrevida com as técnicas cirúrgicas descritas são de aproximadamente 75% e a impossibilidade de prever a morte do feto "bomba" inesperadamente desaconselham[39]. Até o momento, as evidências científicas não permitem concluir sobre a melhor técnica para tratar os casos com insuficiência cardíaca e existe alguma controvérsia sobre o tratamento de todos os casos após o diagnóstico no primeiro trimestre, sem esperar que se estabeleça um desequilíbrio hemodinâmico[42].

A cirurgia deve ser realizada o mais precoce possível para evitar desenvolvimento acentuado do feto acárdico, para reduzir a quantidade de tecido "desvitalizado" que vai persistir na cavidade uterina, o que aumenta o risco de trabalho de parto prematuro, na evolução da gestação. É opinião dos autores que, a partir do diagnóstico no primeiro trimestre da gestação, esses casos devem ser seguidos em serviço de terapia fetal para que se possa atuar no momento mais favorável.

O diagnóstico pré-natal baseia-se na ultrassonografia com Doppler, quando se observa fluxo invertido na artéria umbilical única do feto acárdico. Dessa forma, o fluxo arterial nesse vaso se dirige da placenta para a inserção abdominal do funículo e não em sentido oposto como ocorre na circulação fetoplacentária normal. Esses achados se associam à presença de malformações do gêmeo afetado, interessando principalmente o desenvolvimento do polo cefálico, dos membros superiores e das vísceras, sendo que os membros inferiores costumam estar preservados. Apesar de a maioria dos fetos acárdicos não apresentar atividade cardíaca, sua ausência não faz parte dos critérios diagnósticos.

A mortalidade perinatal chega a 50% no feto normal. A hidropisia de ambos os fetos é o critério de pior prognóstico, pois dificulta as intervenções mecânicas para a interrupção do fluxo no funículo do feto acárdico. A circunferência abdominal do acárdico maior ou igual à do feto normal, o polidrâmnio (maior bolsão vertical de líquido amniótico maior 8cm) e o Doppler anormal ou hidropisia do feto normal são também indicadores de pior prognóstico.

O diagnóstico precoce é de grande importância, portanto, ao se detectar ainda no primeiro trimestre a doença, a paciente deve ser referida para acompanhamento em centro de terapia fetal. Se forem detectados sinais precoces de insuficiência cardíaca no feto normal, a terapia invasiva deve ser indicada. O procedimento terapêutico realizado precocemente, quando ainda não se instalou a hidropisia, é tecnicamente mais simples e a probabilidade de sucesso é maior.

Restrição do crescimento intrauterino isolado em gestação monocoriônica

A massa placentária única, que caracteriza todas as gestações monocoriônicas, faz com que a circulação dos fetos esteja em constante interação. Como visto, um desequilíbrio entre essas circulações pode levar à transfusão de sangue entre os fetos, que caracteriza a síndrome de transfusão feto-fetal ou o gemelar acárdico. Porém, uma terceira alteração vem ganhando importância, a presença de restrição do crescimento intrauterino isolado em um gemelar.

O termo restrição de crescimento intrauterino isolado (RCIUi) em gestação gemelar é usado para definir os casos em que um dos gemelares apresenta peso fetal estimado abaixo do percentil 10. A discordância de peso fetal acima de 25%, calculada como (peso do maior feto – peso do menor feto/peso do maior feto), comumente acompanha essa doença. Porém, apesar de ser um conhecido fator de risco em gestação gemelar, incluir a discordância de peso para definir a condição pode levar a subestimar o número de fetos em risco[43].

A importância clínica dos casos em que ambos os fetos apresentam peso abaixo do percentil 10 ou em que a discordância de peso entre os fetos é maior que 25%, porém o peso do menor feto está a do percentil 10, ainda precisa ser estabelecida.

A RCIUi ocorre em 10 a 15% das gestações monocoriônicas e apresenta importante contribuição na morbidade e mortalidade perinatais. Está associada a alto risco de comprometimento neurológico em ambos os fetos.

O principal responsável pelo desenvolvimento de RCIUi em gestações monocoriônicas é a assimetria de território placentário. A inserção velamentosa ou excêntrica do funículo umbilical acompanha mais de 45% dos casos e parece contribuir para a condição.

Na prática clínica, o equilíbrio entre território placentário e padrão de anastomoses vasculares, como arteriovenosas, arterioarteriais e venovenosas, é que vai determinar a magnitude e o grau de interferência na evolução do RCIUi. Em geral, grandes discordâncias de território placentário associam-se à maior quantidade de anastomoses, resultando em maior dependência do menor gêmeo em relação à circulação do maior.

O aumento da resistência placentária reflete-se em redução progressiva do fluxo diastólico da artéria umbilical, podendo chegar a um fluxo ausente ou reverso.

Levando-se em consideração o padrão dopplervelocimétrico da artéria umbilical do menor feto, avaliada em região de alça livre, foi proposta a seguinte classificação:

Tipo I – fluxo diastólico presente.

Tipo II – fluxo diastólico ausente persistente em ambas as artérias.

Tipo III – fluxo diastólico ausente intermitente ou reverso.

O tipo III é próprio das gestações monocoriônicas e caracteriza-se pela ausência ou reversão cíclica ou intermitente da onda diastólica e reflete a existência de grande anastomose arterioarterial.

O tipo I apresenta resultados perinatais favoráveis, com maior peso ao nascimento e menor discrepância de peso. As taxas de óbito intrauterino estão abaixo de 3% e não há nenhum caso de lesão neurológica no gemelar sobrevivente. Em mais de 90% dos casos sobrevivem ambos os fetos, com idade gestacional média ao parto de 36 semanas.

O tipo II associa-se à insuficiência placentária precoce, com menor território placentário e menor número de anastomoses. A alteração no Doppler do ducto venoso e no perfil biofísico fetal está presente em 90% dos casos, com idade gestacional média ao parto de 30 semanas e lesão cerebral em 14% dos casos no menor gemelar. Nesse tipo é raro haver dano neurológico no gêmeo maior.

O tipo III apresenta evolução clínica menos previsível. Nos estudos publicados por Gratacós et al.[44], a discrepância de peso ficou ao redor de 36%, com idade gestacional média ao parto de 32 semanas. A morte inesperada do menor feto ocorreu em 15% dos casos, com consequente morte do gemelar maior em 6%. Lesão cerebral do maior gemelar foi observada em 20% dos casos, a maioria destes com ambos os fetos vivos. A evolução clínica atípica reflete a instabilidade hemodinâmica criada pela presença de grande anastomose AA.

No tipo I, a evolução é benigna e costuma ser previsível. O manejo expectante e o acompanhamento ultrassonográfico a cada uma ou duas semanas são suficientes para surpreender eventual evolução desfavorável na dopplervelocimetria da artéria umbilical.

No tipo II, a conduta expectante normalmente resulta em deterioração hemodinâmica abaixo de 32 semanas. Quando o diagnóstico do tipo II é feito em estádios iniciais da gestação, os pais devem ser informados sobre o prognóstico e devem ajudar na escolha entre manejo expectante ou cirúrgico, como oclusão de funículo umbilical ou ablação a *laser* das anastomoses placentárias. Nos casos expectantes, o seguimento deve ser semanal.

O tipo III representa um grande desafio. O diagnóstico precoce de RCIUi, com grande discrepância de peso entre os fetos e com pequena distância entre as inserções placentárias do funículo umbilical, aumenta o risco de morte fetal súbita do feto restrito com lesão neurológica do maior gemelar.

O grande dilema na condução desses casos reside no alto risco que corre o gemelar de crescimento normal, se ocorrer a morte do feto com restrição de crescimento. Pois a presença das anastomoses placentárias "conecta" as circulações e, portanto, se um feto morre, o sobrevivente pode "esvaziar" boa parte da sua volemia no território vascular feto em óbito e morrer também (Fig. 2.10) ou apresentar sequelas neurológicas graves consequentes a um acidente vascular cerebral isquêmico.

Como regra geral, em toda a gestação monocoriônica quando um feto morre, o risco de o outro morrer também é de aproximadamente 30 a 40%, sendo que entre os sobreviventes até 40 a 60% têm risco de sequelas neurológicas[45].

Em 2001, Quintero et al. propuseram a realização de laser para a separação completa das circulações fetais nesse tipo de situação, ou seja, uma "dicorionização" da placenta[46], em fetos com percentil abaixo de 10, usando a tabela de Hadlock para estimar o peso fetal (Tabela 2.1).

O objetivo da separação das circulações por meio do laser placentário seria preservar o gêmeo de crescimento normal, caso ocorra a morte do feto com RCIU, evitando a hipovolemia aguda do feto sobrevivente[45,46].

A indicação para terapia fetal vai depender de três condições relevantes: risco de morte intrauterina e/ou lesão neurológica, desejo dos pais e considerações técnicas.

Os riscos individuais da terapia intrauterina podem variar substancialmente. No entanto, alguns pais preferem aceitar os riscos e maximizar as chances de ter um bebê saudável em vez do desfecho incerto da conduta expectante. Detalhes técnicos como localização placentária e inserção do funículo também podem tornar o procedimento mais arriscado ou impraticável.

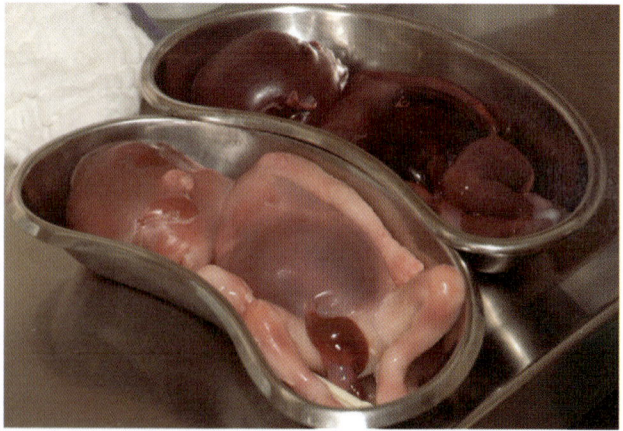

Figura 2.10 – Óbito de ambos os gemelares em gestação monocoriônica, com RCIU isolada na 22a semana. Feto com RCIU pesando 339g, percentil 3 seria 359g. Note que o gemelar com peso normal encontra-se anêmico e o outro policitêmico, isto indica que, rompido o equilíbrio estabelecido através das anastomoses placentárias ("conectando" as duas circulações), após a morte do feto agora policitêmico, o agora anêmico deve ter esvaziado a maior parte da sua volemia no território sem resistência vascular do feto que morreu inicialmente.

Tabela 2.1 – Tabela de Hadlock para valores de pesos fetais estimados.

Idade Gestacional (semanas)	Peso fetal (g)				
	Percentil				
	3	10	50	90	97
10	26	29	35	41	44
11	34	37	45	53	56
12	43	48	58	68	73
13	55	61	73	85	91
14	70	77	93	109	116
15	88	97	117	137	146
16	110	121	146	171	183
17	136	150	181	212	226
18	167	185	223	261	279
19	205	227	273	319	341
20	248	275	331	387	414
21	299	331	399	467	499
22	359	398	478	559	598
23	426	471	568	665	710
24	503	556	670	784	838
25	589	652	785	918	981
26	685	758	913	1068	1141
27	791	879	1055	1234	1319
28	908	1004	1210	1416	1513
29	1034	1145	1379	1613	1754
30	1169	1294	1559	1824	1949
31	1313	1453	1751	2046	2189
32	1465	1621	1953	2285	2441
33	1622	1794	2162	2530	2703
34	1783	1973	2377	2781	2971
35	1946	2154	2595	3036	3244
36	2110	2335	2813	3291	3516
37	2271	2513	3028	3543	3785
38	2427	2686	3236	3786	4045
39	2576	2851	3435	4019	4294
40	2714	3004	3619	4234	4524

Fonte: Hadlock FP, Harrist RB, Martinez-Poyer J. In utero analysis of fetal growth: A sonographic weight standard. Radiology 1991;181:129-33.

A oclusão do funículo umbilical para feticídio seletivo tem sido relatada como uma opção terapêutica nas gestações monocoriônicas discordantes ou complicadas[47].

Nos países onde o feticídio seletivo não é uma opção legal ou quando não é aceito pelos pais, uma alternativa terapêutica é a coagulação a *laser* das anastomoses placentárias.

A dicorionização a *laser* da placenta resulta em até 66% de morte do menor gemelar após o procedimento, uma proporção relativamente maior do que nos casos expectantes (19%). Porém, o risco de morte concomitante do maior feto foi significativamente mais baixo, 0% *versus* 50%. As taxas de lesão cerebral (leucomalacia periventricular) no gêmeo maior também foram menores no grupo tratado com *laser*, em comparação com os que seguiram conservadoramente, 6% *versus* 14%, sem significância estatística.

Gratacós et al.[46] apontam para a imprevisibilidade da morte do gêmeo com RCIU na gestação monocoriônica. A presença das anastomoses placentárias interfere na avaliação dopplervelocimétrica e, portanto, não se observa sequência esperada de alteração do Doppler da umbilical, seguida da cerebral, e por fim do ducto venoso. Até o momento não existe melhor conduta a ser indicada nesses casos, mas sim alguns estudos em andamento, porém parece haver tendência a uma conduta ativa, pelo menos nos casos graves com percentil abaixo de 5. Tanto a oclusão de funículo quanto a coagulação a *laser* da placenta, mesmo aumentando o risco de óbito intrauterino do feto restrito, parecem melhorar as condições de sobrevivência do maior gemelar, com menor dano neurológico[47].

O diagnóstico diferencial com a STFF é imperativo, sendo que a ausência de polidrâmnio e de bexiga aumentada no gêmeo com crescimento normal é o que permite diferenciar ambas as condições.

Gestação monoamniótica

A gestação gemelar é considerada monoamniótica quando se observa uma única cavidade amniótica contendo os dois fetos. É evento exclusivo de gestações monocoriônicas e acontece quando a divisão da massa embrionária se dá a partir do nono dia de fertilização.

A gemelaridade monoamniótica é um evento raro e ocorre em aproximadamente 1% das gestações monozigóticas, com prevalência estimada entre 1 para 5.000 e 1 para 25.000 gestações.

Estima-se uma taxa de perda fetal perinatal que pode variar de 8 a 42%. Altas taxas são atribuídas principalmente ao entrelaçamento de funículo umbilical, quando há comprometimento da circulação fetal devido à oclusão dos vasos umbilicais. Sua evolução pode ser complicada pela síndrome de transfusão feto-fetal, restrição do crescimento intrauterino isolado, já discutidas. A prematuridade e a presença de malformações associadas também estão aumentadas nas gestações monoamnióticas. A sequência de perfusão arterial reversa (gêmeo acárdico) não é incomum e a gemelaridade imperfeita só ocorre nesse tipo de gestação (gêmeos coligados).

Uma gestação gemelar inicialmente diamniótica também pode ser transformada em pseudomonoamniótica quando há ruptura do septo que divide as duas cavidades intencionalmente por septostomia, acidentalmente por fetoscopia ou, com menor frequência, espontaneamente. Nesses casos, as maiores complicações estão relacionadas ao risco de entrelaçamento de funículo.

Há ainda uma revisão recente que demonstrou risco de 5% de malformações cardíacas congênitas quando a gemelaridade é monoamniótica, uma taxa nove vezes maior do que o esperado para gestações com feto único. Portanto, é apropriado incluir de rotina a realização de ecocardiografia fetal nas gestações monoamnióticas.

Como os fetos ocupam um ambiente fechado e estão ligados por dois funículos a uma mesma placenta durante nove meses, sem restrição de movimento, o entrelaçamento de funículo é frequente e pode ser demonstrado pela ultrassonografia desde o primeiro trimestre. Alguns autores referem que este evento pode ser visto no período pré-natal em todas as gestações gemelares monoamnióticas, desde que seja investigado.

O manejo dos casos com entrelaçamento de funículo umbilical diagnosticado segue controverso. Alguns autores referem que, como ocorre em fases iniciais da gestação, suas complicações são imprevisíveis e podem acontecer abruptamente. Portanto, a cesárea eletiva deve ser proposta para evitar compressão dos vasos umbilicais, porém não conseguiram determinar o momento ótimo para o parto. Outros autores recomendam conduta expectante, com hospitalização da gestante para monitorização fetal contínuo e parto imediato se houver algum sinal de perigo.

Em uma revisão que analisou 114 gestações gemelares monoamnióticas, o entrelaçamento de funículo foi considerado uma complicação menor[48]. Em aproximadamente 90% dos casos pelo menos um dos fetos sobreviveu, e em 84%, ambos os fetos sobreviveram. Nesse estudo, apesar de a mortalidade perinatal ter ficado ao redor de 10%, em apenas 2 casos havia associação da morte com entrelaçamento de funículo. Os outros casos de óbito fetal e neonatal estiveram relacionados a prematuridade ou presença de alguma anomalia congênita.

Não foi possível demonstrar que a detecção ultrassonográfica do entrelaçamento de funículo melhora os resultados perinatais, já que se observou sobrevida de cerca de 88% nos casos diagnosticados. Tal achado confirma que tanto a morbidade neonatal, quanto a mortalidade fetal nas gestações monoamnióticas estão mais relacionadas a outros fatores, tais como a transfusão feto-fetal, a RCIUi, a prematuridade e as anomalias congênitas do que a presença de entrelaçamento do funículo umbilical.

No entanto, quando existe alguma indicação de feticídio seletivo, o procedimento cirúrgico a ser adotado tem que ser modificado, pois, além da ligadura ou coagulação do funículo do feto acometido, é necessário também "cortar" esse funículo. Como o entrelaçamento está presente na maioria dos casos, o funículo ocluído torna-se "mais rígido" que o outro, levando quase que invariavelmente à morte do outro gemelar.

Poucos casos foram relatados na literatura e uma série recente contendo 17 casos de oclusão seguida de transecção em monoamnióticas apontam para aproximadamente 80% de sobrevivência do gemelar normal, que foi a mesma encontrada na oclusão do funículo sem transecção, realizada em 72 gestações diamnióticas (grupo controle)[49].

As indicações para os casos relatados nesses estudos foram: RCIUi com alteração do Doppler, malformação em um gemelar, feto acárdico e transfusão feto-fetal grave.

Sugere-se que o acompanhamento pré-natal das gestações gemelares monocoriônicas, tanto as monoamnióticas quanto as diamnióticas, consista de avaliação ultrassonográfica do crescimento, vitalidade fetal e volume de líquido amniótico mais frequentes, idealmente a cada duas semanas.

Ensaios clínicos randomizados podem até tentar definir o melhor momento para o parto, mas, devido à raridade das gestações monoamnióticas, esses estudos necessitarão de longo período de tempo para chegarem a um consenso.

A figura 2.11 apresenta organograma para seguimento da gestação gemelar monocoriônica.

HÉRNIA DIAFRAGMÁTICA CONGÊNITA

A hérnia diafragmática congênita é definida quando ocorre herniação dos órgãos abdominais para o interior do tórax por defeito do diafragma, comprometendo, secundariamente, o desenvolvimento pulmonar por compressão extrínseca.

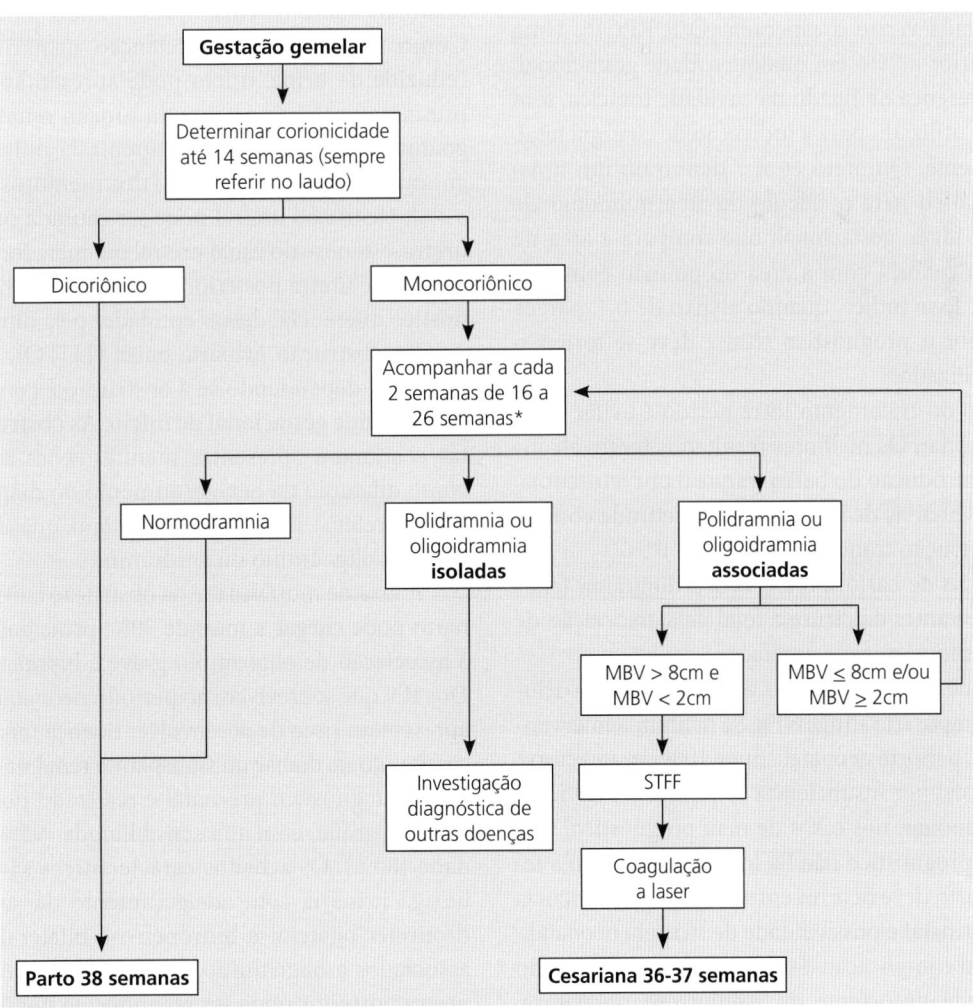

Figura 2.11 – Organograma para seguimento da gestação gemelar monocoriônica.

A causa do defeito do fechamento é desconhecida, ocorre por volta de 10 semanas de gestação. A incidência é de aproximadamente 1/2.200.

O diagnóstico é realizado pela ultrassonografia por meio da visualização de órgãos abdominais no interior do tórax. Cinquenta por cento dos casos não são diagnosticados no pré-natal pela intermitência da presença desses órgãos no tórax. A ressonância magnética ajuda no estabelecimento do prognóstico, pois a herniação do fígado para o tórax é sinal de mau prognóstico.

A anomalia pode ser tratada com sucesso no período neonatal, quando a hipoplasia pulmonar é leve ou moderada, o que ocorre em aproximadamente 60% dos casos. Em 40% dos casos, a hipoplasia pulmonar é tão grave que não permite a cirurgia após o nascimento. Para esses casos, recentemente foi proposta uma intervenção antes do nascimento[50].

Inicialmente, os casos graves eram reconhecidos pela ultrassonografia por meio da mensuração da relação entre o pulmão e a cabeça do feto (relação pulmão/cabeça = RPC), sendo que uma relação inferior a 1 era considerada de mau prognóstico entre 26 a 28 semanas. Desde 2007, o reconhecimento desses casos utiliza a relação pulmão/cabeça observada *versus* a esperada (O/E RPC)[51]. Uma O/E RPC inferior a 25% em qualquer idade gestacional, associada à presença de fígado na cavidade torácica, tem sido o critério utilizado para a indicação de cirurgia fetal.

Recentemente, Quintero et al.[52] definiram um novo índice matemático para o cálculo da área pulmonar de acordo com a idade gestacional, que compara a área da circunferência cefálica com a área do pulmão contralateral à hérnia. Esse índice, quando abaixo de 0,4, parece predizer melhor o prognóstico fetal e deve-se tornar o índice a ser utilizado.

O objetivo do tratamento intrauterino é evitar a hipoplasia pulmonar. Os melhores resultados foram alcançados com a introdução do balão traqueal por fetoscopia, entre 26 e 28 semanas de gestação, e sua retirada com 34 semanas ("obstrução traqueal temporária")[50].

A realização de cariótipo e o ecocardiograma fetais estão indicados antes da cirurgia fetal pela associação de anomalias cromossômicas e cardíacas.

Nos casos de mau prognóstico, a sobrevida com a oclusão traqueal temporária atinge 60%. Se nenhuma intervenção é realizada, a morte neonatal atinge 100% nesses casos. A morte neonatal por insuficiência respiratória é devida à hipoplasia pulmonar, nos casos de mau prognóstico. Nos casos de bom prognóstico não há indicação de terapia fetal, porém o parto deve ocorrer em serviço com excelência no cuidado perinatal e possibilidade de cirurgia neonatal.

A principal complicação da oclusão traqueal tem sido a prematuridade decorrente da amniorrexe prematura, que ocorre tanto após a fetoscopia para colocação, quanto no procedimento de retirada do balão. Outra complicação importante é a morte neonatal, quando o parto prematuro acontece antes de o balão ser retirado intraútero. Nessa situação, a falta de oxigenação durante o tempo necessário para que o balão seja retirado (sua posição na traqueia não permite a retirada utilizando-se apenas o laringoscópio) frequentemente leva à morte neonatal.

Para evitar essas complicações, os casos com indicação de intervenção intrauterina têm sido estratificados de forma a se realizar o procedimento mais tarde nos casos mais leves, reduzindo a prematuridade. Este estudo encontra-se em andamento, no momento.

OBSTRUÇÃO URINÁRIA BAIXA (*LOW URINARY TRACT OBSTRUCTION* – LUTO)

As anomalias congênitas do trato urinário são relativamente frequentes e afetam aproximadamente 1 a cada 500 gestações, sendo as uropatias obstrutivas responsáveis pela maioria dos casos.

A obstrução do trato urinário pode acontecer em diferentes níveis e, quando a obstrução acomete a uretra, ela é considerada baixa, levando a repercussões sempre bilaterais sobre os rins, apresentando pior prognóstico. Como consequência da retenção urinária e produção reduzida de urina, o feto pode apresentar-se com comprometimento importante da função renal, além de oligoâmnio, responsável por hipoplasia pulmonar grave e anomalia de posicionamento dos membros.

A obstrução uretral pode ser causada por agenesia da uretra, estenose do canal uretral ou, mais comumente, pela válvula de uretra posterior. Não é possível realizar o diagnóstico diferencial dessas entidades pela ultrassonografia.

Na obstrução urinária baixa (LUTO), os efeitos são variáveis, dependendo se a obstrução é completa ou parcial e a idade gestacional de início. As obstruções completas costumam apresentar manifestações mais precoces, como dilatação da bexiga, aumento do diâmetro ureteral (hidroureter) e hidronefrose bilateral, quase sempre associados a oligoâmnio ou anidrâmnio.

A taxa de mortalidade da obstrução baixa do trato urinário pode chegar a mais de 90%, principalmente devido à associação de oligoâmnio grave e hipoplasia pulmonar. Dos RN que sobrevivem ao período neonatal, mais de 50% apresentam risco de desenvolver doença renal crônica, necessitando de diálise ou transplante renal na infância[53,54].

O diagnóstico pré-natal é realizado por meio da ultrassonografia, com alta sensibilidade (95%) e especificidade (80%). Os achados característicos são dilatação da bexiga urinária com adelgaçamento da sua parede, hidroureter bilateral e hidronefrose bilateral, comumente associados a oligoâmnio ou anidrâmnio. A dilatação da uretra posterior pode ser reconhecida por meio do "sinal do buraco de fechadura".

A ultrassonografia também é essencial para determinar a presença de anomalias associadas, assim como para avaliar a arquitetura renal, que tem importância na predição do prognóstico fetal. Contudo, o exame pode ter sua eficácia limitada na presença de oligoâmnio, sendo algumas vezes necessário realizar amnioinfusão para permitir a avaliação adequada de outras estruturas da anatomia fetal. Nesses casos, ainda é possível fazer uma avaliação complementar com ressonância magnética.

Devido à elevada incidência de anormalidades cromossômicas em fetos com obstrução baixa do trato urinário, o cariótipo fetal deve ser sempre oferecido.

A suspeita de obstrução baixa já pode ser levantada no exame de ultras-sonografia de primeiro trimestre (11 a 14 semanas), quando a bexiga mede mais de 7mm no maior diâmetro. Embora 50% desses casos evoluam com resolução espontânea da megabexiga, o cariótipo fetal deve ser oferecido nessa situação, pois, quando o maior diâmetro sagital da bexiga ultrapassa 15mm, o risco de anomalia cromossômica associada chega a 10%.

A seleção adequada dos casos que podem beneficiar-se da terapêutica fetal intrauterina é muito importante para evitar intervenções desnecessárias quando os indicadores são de mau prognóstico, assim como minimizar o risco de complicações relacionadas ao procedimento nos casos suscetíveis a ter um bom desfecho mesmo sem nenhuma intervenção.

Os casos considerados apropriados para intervenção intrauterina são os fetos com cariótipo normal e sem anomalias associadas, com achados ultrassonográficos de obstrução urinária baixa (distensão vesical, hidronefrose bilateral e "sinal do buraco de fechadura"), presença de oligoâmnio ou anidrâmnio e função renal preservada. Acima de 19 a 20 semanas de gestação, os parâmetros que indicam uma função renal favorável na urina fetal, obtida por punção da pelve renal menos dilatada, são: sódio urinário < 100mEq/L, cloro < 90mEq/L, osmolaridade < 200mOsm/L e beta-2-microglobulina < 6mg/L. Abaixo dessa idade gestacional ainda não existem parâmetros estabelecidos, pois só recentemente se começou a realizar intervenções entre 16 e 19 semanas.

O objetivo da terapia fetal é descomprimir a bexiga e o trato urinário evitando o prejuízo da função renal e restituir o volume do líquido amniótico, prevenindo principalmente a hipoplasia pulmonar.

A terapia fetal pode ser realizada por meio de procedimentos minimamente invasivos como a vesicocentese, o *shunt* vesicoamniótico e, mais recentemente, por meio da cistoscopia percutânea.

Vesicocentese consiste em puncionar a bexiga fetal para aspirar urina e, dessa forma, aliviar temporariamente os efeitos da obstrução uretral. Para um efeito persistente da descompressão, podem ser necessárias punções repetidas em curto intervalo de tempo, o que aumenta significativamente os riscos de infecção.

A colocação de cateter vesicoamniótico guiada por ultrassonografia permite a drenagem permanente da urina fetal. O cateter é introduzido por via percutânea, por meio de anestesia local, e sua terminação distal fica alojada no interior da bexiga fetal, enquanto a porção proximal se insere na cavidade amniótica. Em uma revisão sistemática recente, com mais de 300 casos relatados, concluiu-se que a drenagem da megabexiga parece melhorar as taxas de sobrevivência perinatal, porém sem evidência de melhora da função renal dos fetos sobreviventes no período pós-natal, e esses achados diminuíram muito o entusiasmo inicial no tratamento dessa doença.

Uma das limitações da derivação vesicoamniótica é que a drenagem da urina não segue um curso fisiológico, o que impede o ciclo normal de desenvolvimento da bexiga. Outro dado importante é que mais de 45% dos casos tratados com *shunt* vesical apresentam intercorrências que incluem obstrução do cateter, sua migração, levando a ascite urinária, trabalho de parto prematuro, corioamnionite e gastrosquise iatrogênica. Por essas razões, está em andamento um estudo randomizado para determinar a eficiência dessa modalidade terapêutica.

Outra forma de abordagem do problema seria tratar a válvula de uretra posterior por meio de sua lise. Quintero et al.[55] introduziram em 1995 a técnica de cistoscopia fetal, que consiste em ferramenta tanto diagnóstica quanto terapêutica. Trata-se de avaliação por fetoscopia da bexiga fetal que permite, por visão direta, diagnosticar se a causa da uropatia obstrutiva é a presença de válvula de uretra posterior ou agenesia/atresia uretral. No primeiro caso, o tratamento seria realizado no mesmo momento através da transecção da válvula de uretra posterior para restituir a drenagem fisiológica da urina. A ruptura da válvula de uretra posterior pode ser feita por meio de hidroablação, fulguração a *laser* ou térmica e através da passagem de fio-guia. No caso de atresia uretral, uma alternativa, ainda em fase de teste, seria fazer a derivação vesicoamniótica, mas com um cateter modificado que ficasse "ancorado" na parede vesical e na parede abdominal fetal, impedindo seu deslocamento.

Recentemente, em nosso meio, Ruano et al.[56] realizaram a cistoscopia fetal precoce, a partir de 16 semanas, em casos de megabexiga grave (acima de 15mm) que não apresentaram resolução espontânea até essa idade gestacional. Embora o número de casos seja pequeno e o seguimento ainda inicial, a realização mais precoce da terapia parece ter o potencial de maior preservação da função renal. Entre os 6 casos que foram submetidos à cistoscopia, 3 tratavam-se de válvula de uretra posterior que foi fulgurada com sucesso, 2 fetos sobreviveram com função renal acima de 6 meses de vida, um caso tratava-

-se de síndrome de microcólon-megabexiga que foi a óbito. Entre os 8 que optaram pela conduta expectante, não houve nenhum caso de sobrevida.

Utilizando a derivação vesicoamniótica, a sobrevida fetal atinge 40% e a função renal está preservada em aproximadamente 50% dos casos. Quando o tratamento proposto é realizado por meio da cistoscopia fetal, os relatos da literatura demonstram risco menor de complicações relacionadas ao procedimento, com melhores índices de sobrevida, que podem chegar a 70%. Contudo, por se tratar de estudos recentes, ainda não é possível determinar com exatidão o percentual de casos que mantiveram a função renal preservada (casos ainda em seguimento pós-natal)[57].

A diferenciação entre obstrução urinária baixa isolada e a síndrome de microcólon-megabexiga ainda é difícil, e essa possibilidade deve ser sempre levantada diante desses casos, pois o prognóstico da síndrome é invariavelmente letal.

BRIDA AMNIÓTICA

A síndrome da banda amniótica caracteriza um grupo de anomalias congênitas causadas por "bandas" do âmnio que aderem a estruturas fetais. As anomalias resultam de aderências ou constrições nas partes fetais acometidas: edema dos dedos das mãos e pés, amputação de membros e defeitos graves da face, coluna, funículo umbilical e paredes abdominal e torácica. A teoria mais aceita para essa ocorrência é a ruptura precoce do âmnio no início da gestação (entre 28 dias e 18 semanas de gestação). A faixa fibrosa que se destaca do âmnio se enrola nos membros como um torniquete causando edema e/ou amputação. A amniorrexe e o trabalho de partos prematuros podem associar-se a essa sequência. Sua incidência situa-se entre 1/200 e 1/15.000 nascidos vivos.

Teoricamente, pode ser detectada a partir de 12 semanas por ultrassonografia vaginal. As bandas são difíceis de ser visualizadas por ultrassom. O mais comum é que o diagnóstico seja feito a partir da deformidade anatômica fetal.

Só existe indicação de abordagem fetal quando a brida "estrangula" alguma extremidade fetal ou o funículo umbilical. Nesses casos, observa-se edema dos dedos da mão ou do pé, e a isquemia progressiva pode levar à amputação de membro.

Em 1997, Quintero et al. relataram o sucesso na lise de banda amniótica por meio de fetoscopia na tentativa de impedir a amputação de um membro fetal[58]. Até o momento, 7 casos de sucesso foram relatados na literatura, incluindo um caso em que havia constrição concomitante de um membro e do funículo umbilical[59-61].

Na maioria dos casos, a conduta é tomada após o nascimento, quando se realizam a ressecção do funículo fibroso e a reparação das estruturas acometidas, quando possível. Em 7 casos operados antes do nascimento, a amniorrexe prematura ocorreu em 5 casos, porém a idade gestacional média do parto foi de 34 semanas. Sem tratamento, podem ocorrer a amputação do membro e o óbito fetal pela constrição do funículo.

CORIOANGIOMA PLACENTÁRIO

O corioangioma placentário é um tumor geralmente benigno (hamartoma) originado dos vasos placentários. Os tumores grandes (acima 4 a 5cm) podem levar a polidramnia, anemia, insuficiência cardíaca, hidropisia fetal e restrição de crescimento intrauterino. A incidência de tumores grandes varia de 1 em 8.000 a 1 em 50.000.

O corioangioma é identificado por meio da ultrassonografia quando se evidencia massa placentária predominantemente vascular (áreas anecoides), com fluxo no seu interior. Diante desse diagnóstico, é importante afastar a presença de hemangiomas fetais (fígado) e sugerir a realização de ecocardiografia fetal. Os diagnósticos diferenciais seriam a mola parcial ou o gêmeo acárdico.

A intervenção fetal está indicada quando ocorrem sinais de insuficiência cardíaca congestiva no feto. Tumores grandes próximos à inserção placentária do funículo associam-se a 30% de risco de morte fetal. O objetivo é fazer cessar o fluxo sanguíneo dentro do tumor através da coagulação dos vasos placentários que o irrigam pela fetoscopia. A amniodrenagem, quando ocorre polidrâmnio isolado, e a transfusão intravascular na presença de anemia fetal também podem ser indicadas isoladamente[62-64].

O prognóstico depende do tipo de repercussão fetal, sendo que a presença de hidropisia fetal é o fator de pior prognóstico. Sem tratamento, há relato de infarto tumoral, evitando a progressão das alterações fetais. Em uma publicação recente de 19 casos, 6 dos casos de RCIU tiveram parto eletivo por indicação fetal e 7 foram submetidos à terapia fetal por descompensação cardíaca. Nesses casos, foi utilizada transfusão intravascular em casos de anemia fetal e o laser intersticial (guiado pela ultrassonografia) no interior do tumor para deter seu crescimento ou por meio de fetoscopia para coagulação dos vasos da superfície tumoral, sendo que todos resultaram em recém-nascidos vivos[65].

TERATOMA SACROCOCCÍGEO

O teratoma sacrococcígeo é um tumor originário de folhetos embrionários ou células germinativas. Na maioria das vezes, está localizado na região sacral. Usualmente, apresenta uma porção interna e outra externa, podendo crescer em ritmo variável. Sua incidência é de

1/35.000 nativivos, sendo mais comum no sexo feminino, porém os tumores malignos são mais comuns nos homens.

O diagnóstico ultrassonográfico é realizado quando se visualiza massa de tamanho variável na região das nádegas. Pode estar associado a polidramnia, anomalias do sistema nervoso, cardíaco, gastrintestinal, urogenital e músculo esquelético.

A mortalidade intrauterina atinge 50% dos fetos acometidos e é consequente à insuficiência cardíaca fetal e à prematuridade. Recomenda-se ultrassonografia semanal para avaliar a vitalidade fetal, volume de líquido amniótico, ritmo de crescimento do tumor e sinais de insuficiência cardíaca congestiva (hidropisia). A ecocardiograma fetal pode auxiliar na avaliação da função cardíaca. Se o feto ficar hidrópico abaixo de 28 semanas, a intervenção intrauterina deve ser indicada.

A anemia fetal está presente em grande parte dos casos e mais recentemente seu tratamento por meio de transfusão intravascular, além do tratamento da insuficiência cardíaca, tem sido proposto para compensar o feto até que o parto seja uma alternativa[56].

O principal objetivo da intervenção cirúrgica seria reduzir ou extrair o tumor para cessar a descompensação fetal por alto débito. Ainda não existe consenso sobre a melhor terapia, sendo que as principais alternativas descritas na literatura são:

Fetoscopia – oclusão dos vasos superficiais do tumor com laser por visão direta[35].

Cirurgia fetal a céu aberto – remoção do tumor vem sendo utilizada, principalmente nos Estados Unidos.

Radioablação – utiliza energia térmica para a redução de tumores, já foi realizada, porém seus resultados foram desapontadores.

A raridade da doença faz com que as casuísticas sejam pequenas e os resultados muito variáveis. Até o momento, não há consenso sobre a melhor forma de tratamento.

Sem tratamento, a insuficiência cardíaca congestiva fetal de alto débito leva invariavelmente ao óbito fetal. A ruptura espontânea do teratoma pode levar à anemia do feto. A doença fetal pode levar ao trabalho de parto prematuro, à pré-eclâmpsia e à síndrome em espelho (*mirror syndrome*), podendo colocar a mãe em risco.

ATRESIA CONGÊNITA DE VIAS AÉREAS SUPERIORES

A atresia das vias aéreas superiores do feto (*congenital high airway obstruction syndrome* – CHAOS) pode levar à hidropisia fetal pela retenção do líquido habitualmente produzido pelo pulmão do feto. O aumento excessivo do volume pulmonar leva à eversão do diafragma e à compressão acentuada do mediastino, culminando com o óbito fetal.

O parto programado com desobstrução traqueal imediata intraparto (ainda com a circulação placentária mantida) tem sido utilizado para o tratamento dos fetos que já atingiram a viabilidade (*ex utero intrapartum treatment* – EXIT)[66]. Em 2006, Khol et al.[67] relataram a colocação de um *stent* na traqueia (por meio de fetoscopia), levando à descompressão traqueal com sobrevida pós-natal, na 19ª semana de gestação, oferecendo assim uma alternativa de tratamento em idades gestacionais mais precoces. Sem tratamento, a doença é uniformemente fatal. Em 2009, esses mesmos autores relataram outro caso de sucesso[68].

Um caso de desobstrução com sucesso foi realizado no País, utilizando-se uma técnica percutânea, trocarte de 3,5mm, e a perfuração da membrana subglótica foi realizada através da ruptura traumática obtida pelo avanço da óptica em direção à traqueia.

REFERÊNCIAS

1. Bealer JF, Raisanen J, Skarsgard ED, Long SR, Wong K, Filly RA, et al. The incidence and spectrum of neurological injury after open fetal surgery. J Pediatr Surg 1995;30(8):1150-4.

2. Bruner JP, Richards WO, Tulipan NB, Arney TL. Endoscopic coverage of fetal myelomeningocele in utero. Am J Obstet Gynecol. 1999;180(1 Pt 1):153-8

3. Quintero RA, Puder KS, Cotton DB. Embryoscopy and fetoscopy. Obstet Gynecol Clin North Am. 1993;20(3):563-81.

4. Ville Y, Hecher K, Ogg D, Warren R, Nicolaides K. Successful outcome after Nd: YAG laser separation of chorioangiopagus-twins under sonoendoscopic control. Ultrasound Obstet Gynecol. 1992; 2(6):429-31.

5. Pedreira DAL, Maria RS. Perspectivas em cirurgia fetal: abordagem sono-endoscópica. Acta Cir Bras. [serial on the Internet]. 1999 [cited 2014 Aug 07] ; 14(3):. Available from: http://www.scielo.br/scielo.php?script=sci_arttext&pid=S0102-86501999000300011&lng=en.

6. Fowler SF, Sydorak RM, Albanese CT, et al. Fetal endoscopic surgery: lessons learned and trends reviewed. J Pediatr Surg. 2002;37(12):1700-2.

7. Harrison MR. Fetal surgery: trials, tribulations, and turf. J Pediatr Surg. 2003;38(3):275-82.

8. Pedreira DA, Acácio GL, Drummond CL, Oliveira RCS, Deustch AD, Taborda WG. Laser for the treatment of twin to twin transfusion syndrome. Acta Cir Bras. 2005;20(6:)478-81.

9. Flake AW. Prenatal intervention: ethical considerations for life-threatening and non-life-threatening anomalies. Semin Pediatr Surg. 2001;10(4):212-21.

10. Chaoui R, Benoit B, Mitkowska-Wozniak H, Heling KS, Nicolaides KH. Assessment of intracranial translucency (IT) in the detection of spina bifida at the 11-13-week scan. Ultrasound Obstet Gynecol. 2009;34(3):249-52.

11. Buisson O, De Keersmaecker B, Senat MV, Bernard JP, Moscoso G, Ville Y. Sonographic diagnosis of spina bifida at 12 weeks: heading towards indirect signs. Ultrasound Obstet Gynecol. 2002;19(3):290-2.

12. Lachmann R, Chaoui R, Moratalla J, Picciarelli G, Nicolaides KH. Posterior brain in fetuses with open spina bifida at 11 to 13 weeks. Prenat Diagn. 2011;31(1):103-6.

13. Fichter MA, Dornseifer U, Henke J, Schneider KT, Kovacs L, Biemer E, et al. Fetal spina bifida repair--current trends and prospects of intrauterine neurosurgery. Fetal Diagn Ther. 2008;23(4):271-86.

14. Pedreira DA, Oliveira RC, Valente PR, Abou-Jamra RC, Araújo A, Saldiva PH. Gasless fetoscopy: a new approach to endoscopic closure of a lumbar skin defect in fetal sheep. Fetal Diagn Ther. 2008;23(4): 293-8.

15. Adzick NS, Thom EA, Spong CY, Burrows PK, Johnson MP, Howell LJ, et al. A randomized trial of prenatal versus postnatal repair of myelomeningocele. N Engl J Med. 2011;364(11):993-1004.

16. Verbeek RJ, Heep A, Maurits NM, Cremer R, Hoving EW, Brouwer OF, et al. Fetal endoscopic myelomeningocele closure preserves segmental neurological function. Dev Med Child Neurol. 2012;54(1): 15-22.

17. Pedreira DA, Valente PR, Abou-Jamra RC, Pelarigo CL, Silva LM, Goldenberg S. A different technique to create a 'myelomeningocele-like' defect in the fetal rabbit. Fetal Diagn Ther. 2002;17(6): 372-6.

18. Pedreira DAL, Valente P, Abou-Jamra RC, Pelarigo CL, Silva LM, Goldenberg S. Estudo de uma nova técnica para criação cirúrgica de um defeito semelhante a meningomielocele em fetos de coelhos. Acta Cir Bras. 2003;18(2):126-30.

19. Oliveira RCS, PR Valente, Abou-Jamra RC, Araújo A, Saldiva PH, Pedreira DA. Biosynthetic cellulose induces the formation of a neoduramater following pre-natal correction of meningomyelocele in fetal sheep. Acta Cir Bras. 2007;22(3):174-81.

20. Abou-Jamra RC, Valente PR, Araújo A, Saldiva PH, Pedreira DAL. Simplified correction of a meningomyelocele-like defect in the ovine fetus. Acta Cir Bras. 2006;24(3):239-44.

21. Pedreira DAL, Oliveira RCS, Valente PR, Abou-Jamra RC. Validação do feto ovino como modelo experimental para o defeito da meningomielocele humana: estudo piloto. Einstein (São Paulo). 2006;4(3):213-8.

22. Kohl T, Tchatcheva K, Weinbach J, Hering R, Kozlowski P, Stressig R, et al. Partial amniotic carbon dioxide insufflation (PACI) during minimally invasive fetoscopic surgery: early clinical experience in humans. Surg Endosc. 2010;24(2):432-44.

23. Pedreira DA, Zanon N, de Sá RA, Acacio GL, Ogeda E, Belem TM, et al. Fetoscopic single-layer repair of open spina bifida using a cellulose patch: preliminary clinical experience. J Matern Fetal Neonatal Med. 2014 Jan 13. [Epub ahead of print]

24. Graham GM, Gaddipati S. Diagnosis and management of obstetrical complications unique to multiple gestations. Semin Perinatol. 2005;29(5):282-95.

25. Quintero RA, Morales WJ, Allen MH, Bornick PW, Johnson PK, Kruger M. Staging of twin-twin transfusion syndrome. J Perinatol. 1999;19(8 Pt 1):550-5.

26. Senat MV, Deprest J, Boulvain M, Paupe A, Winer N, Ville Y. Endoscopic laser surgery versus serial amnioreduction for severe twin-to-twin transfusion syndrome. N Engl J Med. 2004;351(2):136-44.

27. Yamamoto M, Ville Y. Recent findings on laser treatment of twin-to-twin transfusion syndrome. Curr Opin Obstet Gynecol. 2006; 18(1):87-92.

28. Peralta CF, Ishikawa LE, Bennini JR, Braga AAF, Rosa IR, Biondi MC. Ablação dos vasos placentários com laser para tratamento da síndrome de transfusão feto-fetal grave – experiência de um centro universitário no Brasil. Rev Bras Ginecol Obstet. 2010;32(5):214-21.

29. Ruano R, Brizot M de L, Liao AW, Zugaib M. Selective fetoscopic laser photocoagulation of superficial placental anastomoses for the treatment of severe twin-twin transfusion syndrome. Clinics (Sao Paulo). 2009;64(2):91-6.

30. Quintero RA, Chmait RH, Bornick PW, Kontopoulos EV. Trocar-assisted selective laser photocoagulation of communicating vessels: a technique for the laser treatment of patients with twin-twin transfusion syndrome with inaccessible anterior placentas. J Matern Fetal Neonatal Med. 2010;23(4):330-4.

31. Chmait RH, Kontopoulos EV, Korst LM, Llanes A, Petisco I, Quintero RA. Stage-based outcomes of 682 consecutive cases of twin-twin transfusion syndrome treated with laser surgery: the USFetus experience. Am J Obstet Gynecol. 2011;204(5):393.e1-6.

32. Lopriore E, Middeldorp JM, Oepkes D, Kanhai HH, Walther FJ, Vandenbussche FP. Twin anemia-polycythemia sequence in two monochorionic twin pairs without oligo-polyhydramnios sequence. Placenta. 2007;28(1):47-51.

33. Quintero RA, Chmait RH. The cocoon sign: a potential sonographic pitfall in the diagnosis of twin-twin transfusion syndrome. Ultrasound Obstet Gynecol. 2004;23(1):38-41.

34. Quintero RA, Reich H, Puder KS, Bardicef M, Evans MI, Cotton DB, et al. Brief report: umbilical-cord ligation of an acardiac twin by fetoscopy at 19 weeks of gestation. N Engl J Med. 1994;330(7): 469-71.

35. Hecher K, Hackelöer BJ. Intrauterine endoscopic laser surgery for fetal sacrococcygeal teratoma. Lancet. 1996;347(8999):470.

36. Jolly M, Taylor M, Rose G, Govender L, Fisk NM. Interstitial laser: a new surgical technique for twin reversed arterial perfusion sequence in early pregnancy. BJOG. 2001;108(10):1098-102.

37. Wimalasundera RC. Selective reduction and termination of multiple pregnancies. Semin Fetal Neonatal Med. 2010;15(6):327-35.

38. Quintero RA, Muñoz H, Pommer R, Diaz C, Bornick PW, Allen MH. Operative fetoscopy via telesurgery. Ultrasound Obstet Gynecol. 2002;20(4):390-1.

39. Quintero RA, Chmait RH, Murakoshi T, Pankrac Z, Swiatkowska M, Bornick PW, et al. Surgical management of twin reversed arterial perfusion sequence. Am J Obstet Gynecol. 2006;194(4): 982-91.

40. Livingston JC, Lim FY, Polzin W, Mason J, Crombleholme TM. Intrafetal radiofrequency ablation for twin reversed arterial perfusion (TRAP): a single-center experience. Am J Obstet Gynecol. 2007;197(4):399.e1-3.

41. Bebbington MW, Danzer E, Moldenhauer J, Khalek N, Johnson MP. Radiofrequency ablation vs bipolar umbilical cord coagulation in the management of complicated monochorionic pregnancies. Ultrasound Obstet Gynecol. 2012;40(3):319-24.

42. Lewi L, Jani J, Deprest J. Invasive antenatal interventions in complicated multiple pregnancies. Obstet Gynecol Clin North Am. 2005; 32(1):105-26.

43. Russell Z, Quintero RA, Kontopoulos EV. Intrauterine growth restriction in monochorionic twins. Semin Fetal Neonatal Med. 2007; 12(6):439-49.

44. Gratacós E, Lewi L, Muñoz B, Acosta-Rojas R, Hernandez-Andrade E, Martinez JM, et al. A classification system for selective intrauterine growth restriction in monochorionic pregnancies according to umbilical artery Doppler flow in the smaller twin. Ultrasound Obstet Gynecol. 2007;30(1):28-34.

45. Quintero RA, Bornick PW, Morales WJ, Allen MH. Selective photocoagulation of communicating vessels in the treatment of monochorionic twins with selective growth retardation. Am J Obstet Gynecol. 2001;185(3):689-96.

46. Gratacós E, Antolin E, Lewi L, Martínez JM, Hernandez-Andrade E, Acosta-Rojas R, et al. Monochorionic twins with selective intrauterine growth restriction and intermittent absent or reversed end-diastolic flow (Type III): feasibility and perinatal outcome of fetoscopic placental laser coagulation. Ultrasound Obstet Gynecol. 2008;31(6):669-75.

47. Chalouhi GE, Marangoni MA, Quibel T, Deloison B, Benzina N, Essaoui M, et al. Active management of selective intrauterine growth restriction with abnormal Doppler in monochorionic diamniotic twin pregnancies diagnosed in the second trimester of pregnancy. Prenat Diagn. 2013;33(2):109-15.

48. Rossi AC, Prefumo F. Impact of cord entanglement on perinatal outcome of monoamniotic twins: a systematic review of the literature. Ultrasound Obstet Gynecol. 2013;41(2):131-5.

49. Valsky DV, Martinez-Serrano MJ, Sanz M, Eixarch E, Acosta ER, Martinez JM, et al. Cord occlusion followed by laser cord transection in monochorionic monoamniotic discordant twins. Ultrasound Obstet Gynecol. 2011;37(6):684-8.

50. Deprest J, Gratacos E, Nicolaides KH, FETO Task Group. Fetoscopic tracheal occlusion (FETO) for severe congenital diaphragmatic hernia: evolution of a technique and preliminary results. Ultrasound Obstet Gynecol. 2004;24(2):121-6.

51. Jani J, Nicolaides KH, Keller RL, Benachi A, Peralta CF, Favre R, et al. Antenatal-CDH-Registry Group. Observed to expected lung area to head circumference ratio in the prediction of survival in fetuses with isolated diaphragmatic hernia. Ultrasound Obstet Gynecol. 2007;30(1):67-71.

52. Quintero RA, Kontopoulos EV, Quintero LF, Landy DC, Gonzalez R, Chmait RH. The observed vs. expected lung-to-head ratio does not correct for the effect of gestational age on the lung-to-head ratio. J Matern Fetal Neonatal Med. 2013;26(6):552-7.

53. Freedman AL, Johnson MP, Smith CA, Gonzalez R, Evans MI. Long term outcome in children following antenatal intervention for obstructive uropathies. Lancet 1999;354(9176):374-7.

54. Biard JM, Johnson MP, Carr MC, Wilson RD, Hedrick HL, Pavlock C, et al. Long-term outcomes in children treated by prenatal vesicoamniotic shunting for lower urinary tract obstruction. Obstet Gynecol. 2005;106(3):503-8.

55. Quintero RA, Hume R, Smith C, Johnson MP, Cotton DB, Romero R, et al. Percutaneous fetal cystoscopy and endoscopic fulguration of posterior urethral valves. Am J Obstet Gynecol. 1995;172(1 Pt 1): 206-9.

56. Ruano R, Duarte S, Zugaib M. Percutaneous laser ablation of sacrococcygeal teratoma in a hydropic fetus with severe heart failure--too late for a surgical procedure? Fetal Diagn Ther. 2009;25(1):26-30.

57. Morris RK, Kilby MD. Long-term renal and neurodevelopmental outcome in infants with LUTO, with and without fetal intervention. Early Hum Dev. 2011;87(9):607-10.

58. Quintero RA, Morales WJ, Phillips J, Kalter CS, Angel JL. In utero lysis of amniotic bands. Ultrasound Obstet Gynecol. 1997;10(5): 316-20.

59. Hüsler MR, Wilson RD, Horii SC, Bebbington MW, Adzick NS, Johnson MP. When is fetoscopic release of amniotic bands indicated? Review of outcome of cases treated in utero and selection criteria for fetal surgery. Prenat Diagn. 2009;29(5):457-63. Rewiev.

60. Peiró JL, Carreras E, Soldado F, Sanchez-Duran MA, Aguirre M, Barber I, et al. Fetoscopic release of umbilical cord amniotic band in a human fetus. Ultrasound Obstet Gynecol. 2009;33(2):232-4.

61. Soldado F, Aguirre M, Peiró JL, Carreras E, Arevalo S, Fontecha CG, et al. Fetoscopic release of extremity amniotic bands with risk of amputation. J Pediatr Orthop. 2009;29(3):290-3.

62. Jauniaux E, Ogle R. Color Doppler imaging in the diagnosis and management of chorioangiomas. Ultrasound Obstet Gynecol. 2000; 15(6):463-7.

63. Shih JC, Ko TL, Lin MC, Shyu MK, Lee CN, Hsieh FJ. Quantitative three-dimensional power Doppler ultrasound predicts the outcome of placental chorioangioma. Ultrasound Obstet Gynecol. 2004;24(2):202-6.

64. Quarello E, Bernard JP, Leroy B, Ville Y. Prenatal laser treatment of a placental chorioangioma. Ultrasound Obstet Gynecol. 2005; 25(3):299-301.

65. Zanardini C, Papageorghiou A, Bhide A, Thilaganathan B. Giant placental chorioangioma: natural history and pregnancy outcome. Ultrasound Obstet Gynecol. 2010;35(3):332-6.

66. Bouchard S, Johnson MP, Flake AW, Howell LJ, Myers LB, Adzick NS, et al. The EXIT procedure: experience and outcome in 31 cases. J Pediatr Surg. 2002;37(3):418-26.

67. Kohl T, Hering R, Bauriedel G, Van de Vondel P, Heep A, Keiner S, et al. Fetoscopic and ultrasound-guided decompression of the fetal trachea in a human fetus with Fraser syndrome and congenital high airway obstruction syndrome (CHAOS) from laryngeal atresia. Ultrasound Obstet Gynecol. 2006;27(1):84-8.

68. Kohl T, Van de Vondel P, Stressig R, Wartenberg HC, Heep A, Keiner S, et al. Percutaneous fetoscopic laser decompression of congenital high airway obstruction syndrome (CHAOS) from laryngeal atresia via a single trocar--current technical constraints and potential solutions for future interventions. Fetal Diagn Ther. 2009;25(1):67-71.

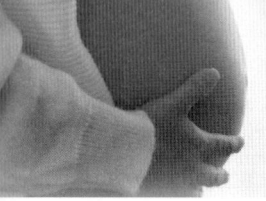

CAPÍTULO 3

Prioridades Obstétricas

Registro dos Dados Perinatais

Umberto Gazi Lippi
Conceição A. M. Segre

As ações desenvolvidas pelo sistema de saúde costumam oferecer resultados altamente satisfatórios somente a partir de uma etapa prévia, que é o chamado diagnóstico de situação, ou seja, o conhecimento, mais completo possível, dos dados relativos ao período perinatal. Para se chegar a um diagnóstico de situação, utilizável pela sua confiabilidade, faz-se mister sistematizar a coleta desses dados e proceder à sua análise.

O registro dos dados, além de poder atingir esse objetivo preconizado, tem, por si só, muitas outras vantagens, todas elas convergindo para um ponto comum e de alto interesse, qual seja, a melhoria da assistência perinatal.

PRONTUÁRIO PERINATAL

Todo Serviço de Perinatologia que deseja renovar-se, mostrar seus resultados, ter condições favoráveis ao ensino da matéria, proteger-se contra reclamações infundadas, ter material para pesquisa científica e, principalmente, conhecer-se efetivamente precisa adotar um prontuário que abranja completamente os períodos pré-natal, de parto, de puerpério e neonatal (pelo menos precoce). A figura 3.1 mostra os objetivos do uso de um bom prontuário. Um "prontuário perinatal" foi confeccionado a partir dos estudos de Belizan et al.[1] e denominado História Clínica Perinatal. Esse instrumento apresenta-se, atualmente, sob dois modelos: um completo (HCP) e outro simplificado (HCPS)[2]. O primeiro é particularmente

útil para ser aplicado em instituições de nível terciário e seu uso permitiu que várias instituições chegassem a um diagnóstico da situação, de alta valia para uso próprio e como paradigma a outras maternidades[3]. O outro atende às necessidades da maioria dos serviços de saúde que dão assistência ao evento perinatal, registrando, porém, o mínimo de elementos necessários para uma assistência aceitável. Ambos são de manipulação simples com um breve treinamento. A figura 3.2 mostra a HCPS.

Importante é que a instituição tenha como política interna para o bom uso do instrumental de registro. O preenchimento dos dados de forma competente é que vai permitir sua análise e a obtenção de conclusões úteis.

Vale lembrar que o prontuário é o *documento de comunicação intrainstitucional* que efetivamente dá a toda a equipe o conhecimento dos eventos ocorridos com o binômio maternofetal em cada gestação.

ANÁLISE DOS DADOS

Os dados coletados a partir do prontuário perinatal deverão ser digitados em um computador, de modo a formar um arquivo de dados, que serão analisados pelo programa estatístico escolhido pela instituição. O uso desses prontuários acima citados poderá ser analisado por meio do programa SIP (várias versões), encontrado no *site* do *Centro Latinoamericano de Perinatología y Desarrollo Humano* (CLAP) http://new.paho.org/clap/.

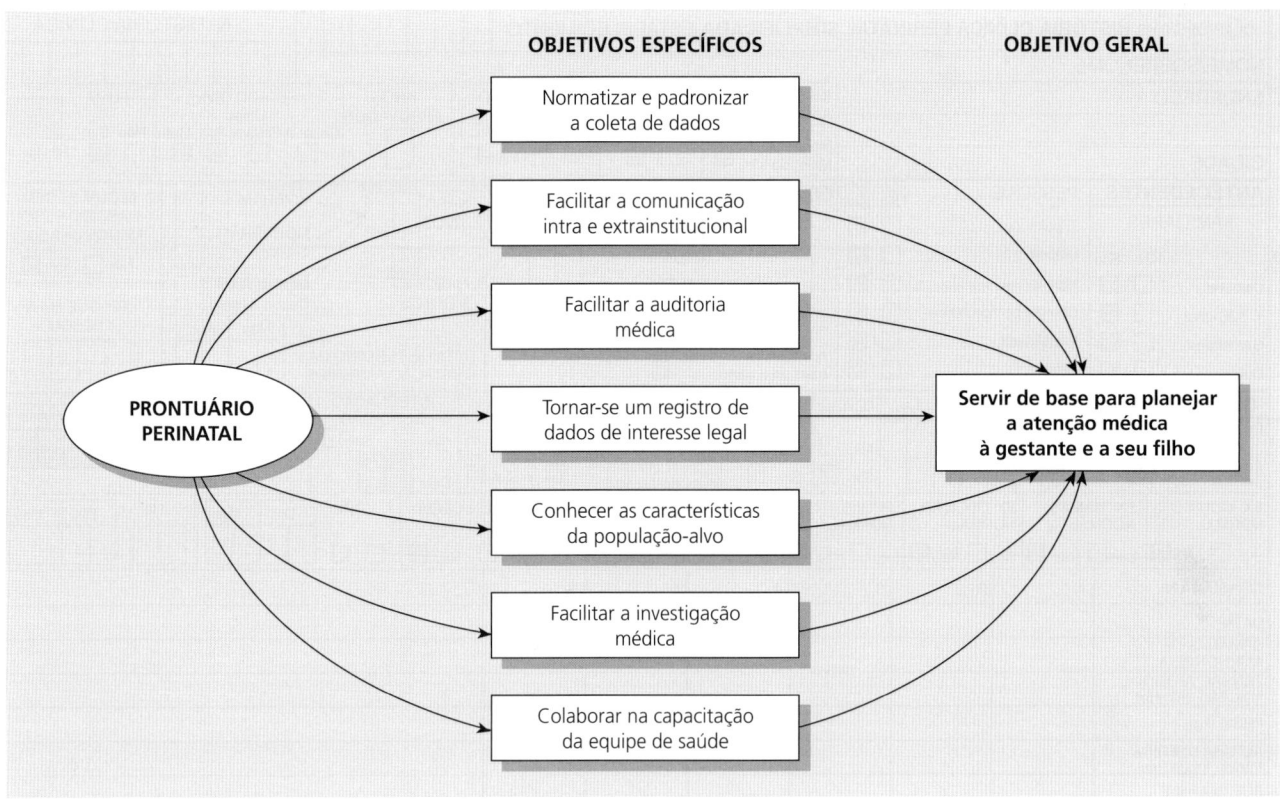

Figura 3.1 – Esquema dos objetivos da aplicação de um prontuário perinatal.

CARTEIRA PRÉ-NATAL E CADERNETA DE SAÚDE DA CRIANÇA

O primeiro **é** um documento que resume os dados do acompanhamento pré-natal, do ponto de vista clínico e também laboratorial. Deve ser preenchido pelo profissional que dá atendimento à mulher em todas as consultas e essa deve ser orientada para mantê-lo sempre em seu poder. É o *documento de comunicação interinstitucional*. Por meio dele um profissional de local diverso ao frequentado pela gestante pode ter conhecimento dos acontecimentos da gestação. Da mesma forma que o prontuário, só tem valor se bem preenchido. Em geral, ao final do cartão há um pequeno resumo do parto e condições de nascimento da criança, que a mãe deve levar ao obstetra ou profissional de saúde que a atende, na consulta pós-parto.

Vários locais que dão assistência materna e neonatal utilizam como carteira da gestante um cartão que é a cópia da HCPS.

O Ministério da Saúde disponibiliza a Caderneta de Saúde da Criança[4,5], para meninos e meninas, onde são registrados alguns dados da gravidez, parto e puerpério e dados básicos sobre o RN, como medidas antropométricas, índice de Apgar, idade gestacional e testes de triagem, entre outros.

REFERÊNCIAS

1. Belizan JM, Diaz AG, Giacomini H, Horcher R, Martell M, Oneto M, et al. Historia clinica perinatal. Propuesta de um modelo. Buenos Ayres: Ministério de Bienestar Social; 1976.
2. Schwarcz R, Diaz AG, Fescina RH, Rossello RLD, Martell M, Tenzer S. Historia clinica perinatal simplificada. Propuesta de um modelo para la atención primaria de baja complejidad. Montevideo: CLAP. Publicación cientifica no. 1045; 1983.
3. Lippi UG, Segre CAM. Tecnologia apropriada de registros perinatais. Prontuário perinatal. In: Segre CAM, Costa HPF, Lippi UG (eds). Perinatologia. Fundamentos e prática. 2ª ed. São Paulo: Sarvier; 2009.p.28-59.
4. Brasil. Ministério da Saúde. Passaporte da Cidadania. Caderneta de Saúde da Criança. Menino. 8ª ed. Brasília, DF; 2013.
5. Brasil. Ministério da Saúde. Passaporte da Cidadania. Caderneta de Saúde da Criança. Menina. 8ª ed. Brasília, DF; 2013.

CLAP-OPS/OMS HISTÓRIA CLÍNICA PERINATAL SIMPLIFICADA ESTABELECIMENTO

Nº HISTÓRIA CLÍNICA

Esta cor significa ALARME

NOME/SOBRENOME

ENDEREÇO

IDADE Anos		ALFABETIZ.	INSTRUÇÃO	ANOS APROVADOS	ESTADO CIVIL União	FUMA

ALFABETIZ. Sim Não
INSTRUÇÃO Nenh. Sec. Prim. Univer.
ESTADO CIVIL União Casada Estável Solt. Outro
FUMA Não Sim Nº cig./dia

Menor de 15 Maior de 35

CIDADE

ANTECEDENTES

PESSOAIS

FAMILIARES

Não Sim

Não Sim

Diabetes____
T. pulmonar__
Gemelares___
Outros_____

T. pulmonar_____ Não Sim
Diabetes_____
Hipertensão crônica___
Cirurgia pelvicouterina__
Infertilidade_____
Outros_____

OBSTÉTRICOS

Anotar o número de

ABORTOS
PARTOS
GESTAS

Nenhum ou mais de 3 partos

VAGINAIS
CESARIANOS

NASC. VIVOS
NASC. MORTOS

VIVERAM
MORRERAM 1ª sem.
MORRERAM Depois 1ª sem.

Mês Ano

DATA DE TÉRMINO DA GESTAÇÃO ANTERIOR

ALGUM RECÉM- -NASCIDO PESOU MENOS de 2.500g

Não Sim

RN QUE MAIS PESOU

g

GESTAÇÃO ATUAL

Peso habitual Estatura (cm)

kg 1

P.P.U.M.

Dia Mês Ano

Dúvidas Não Sim

ANTITETÂNICA PRÉVIA Não Sim

ATUAL 1º 2º/R Mês gestação

GRUPO Rh + –

Sensibil. Não Sim

INTERNAÇÃO GESTAÇÃO Não Sim Dias

ENCAMINHADA Não Sim Lugar

Dia Mês Ano

EX. CLÍNICO NORMAL	EX. MAMAS NORMAL	EX. ODONTOL. NORMAL	PÉLVIS NORMAL	PAPANICOLAOU NORMAL	COLPOSCOPIA NORMAL	EX. CLÍN. CÉRVIX NORMAL	VDRL – +	Dia Mês	Hb	Dia Mês
Sim Não	Sim Não	Sim Não	Sim Não	Sim Não	Sim Não	Sim Não				

CONSULTA Nº	1	2	3	4	5	6	
DATA							
SEMANAS DE AMENORREIA							
TENSÃO ARTERIAL Máx./Mín. (mmHg)							
PESO (kg)							
ALTURA UTERINA Púbis - fundo (cm)							
BCF (bat/min)/							
MOV. FETAL							
APRESENTAÇÃO Cef. Pelv. ou Transv.							

PARTO/ABORTO

Procede

IDADE GESTA
Menor 37 Maior 42

TAMANHO FETAL CORRESPONDE
Sim Não

INÍCIO
Esp. Ind.

MEMBRANAS Int. Rupt

Data ruptura
Hora Dia Mês

Cef.
Pelv.
Transv.

AFECÇÃO GESTAÇÃO PARTO PUERPÉRIO

Gestação múltipla
Hipertensão prévia
Pré-eclâmpsia
Eclâmpsia
Cardiopatia
Diabetes
Infecção urinária
Outras infecções
Parasitoses
Ameaça de parto prematuro

Desproporção cefalopélvica
Hemorragia 1º trim.
Hemorragia 2º trim.
Hemorragia 3º trim.
Anemia crônica
Ruptura prematura memb.
Infecção puerperal
Hemorragia puerperal
Outra
Nenhuma

TRABALHO DE PARTO

HORA				
F.C. Mat. (bat/min)				
TENSÃO ARTERIAL Máx./Mín. (mmHg)				
CONTRATILIDADE FREQ. 10m/DURAÇ s.				
ALTURA/VAR. POSIC.				
B.C.F. (bat/min)				
DILAT. CERV. (Orif. int. cm) MECÔNIO				

TERMINAÇÃO
Esp. Ces.
Forc. Outra

Hora Min Dia Mês Ano

NÍVEL DE ATENÇÃO
3º 2º 1º Domic Outro

Nº HIST CLIN RN

Episiotomia Não Sim
Laceração Não Sim

Dequit. Esp. Não Sim
Placenta comp. Não Sim

Morte fetal Não Sim
Gesta Sim Parto

Ignora momento

ATENDEU Médico Enf./ Part. Auxil. Empir. Outro

PARTO
RN

Nome RN
Nome
Nome

MEDICAÇÃO NO PARTO: Anest. Local Anest. Reg. Anest. Ger. Analges. Tranqüil. Ocitocina Antibiótico Outro Nenhum

RECÉM-NASCIDO

F
SEXO
M

–
VDRL 1º 5º
+

APGAR minuto

6 ou menor

Reanimação Sim Não

PESO AO NASCER
g
Menor 2.500g

IDADE GESTA por exame físico sem.
Menor de 37

PESO/E.G.
Adeq.
Peq.
Gr.

EX. FÍSICO IMEDIATO
Normal
Anormal

PUERPÉRIO

HS ou DIAS PÓS-PARTO ou ABORTO
TEMPERATURA
PULSO (bat/min)
TENSÃO ARTERIAL Máx./Mín. (mmHg)
RETRAÇÃO UTERINA
CARACTERÍSTICAS DOS LÓQUIOS

ESTAT.
cm
PER CEF
cm

EX. FÍSICO NA ALTA
Normal
Anormal

EX. NEUROL.
Normal
Anormal
Duvidoso

AFECÇÕES
M. hial.
Apnéias
S. asp.

Outros SDR
Hiperb.
Infecção
Hemorragia

A. cong.
Outra
Neurol.
Nenhuma

Alta da mãe
Sadia
Encam.
Com afec.

Morte materna durante
Gestação
Parto
Puerpério

Orientação Contracepção
Condom
D.I.U.
Oral

Nenh.
Ligadura de trompas
Ritmo
Outro

RN COM A MÃE
Sim Não

ALTA DO RN
Sadio Encam.
Com. Falece afecção

IDADE NA ALTA OU TRANSFERIDO
Ds. Hs.

IDADE AO FALECER
Ds. Hs.

ALIMENTO
L. Mat.
Misto
Artif.

Figura 3.2 – História Clínica Perinatal Simplificada (HCPS)[2].

Assistência Pré-Natal

Umberto Gazi Lippi

Assistência pré-natal é o conjunto de ações destinadas a preservar o bem-estar físico e psíquico da gestante, a saúde do produto da concepção, o equilíbrio familiar e a implementar medidas preventivas e educativas em saúde pública.

Embora a puerperalidade seja um acontecimento fisiológico, está cabalmente demonstrado que, para seu êxito total, são recomendáveis medidas assistenciais. Dessa forma, Kaunitz et al.[1] compararam os resultados perinatais de um grupo religioso do estado de Indiana (EUA) com o restante da população. As condições de vida eram absolutamente semelhantes, com a exceção única de que os religiosos não podiam receber nenhum tipo de assistência médica. Verificaram que o excesso de risco para mortalidade perinatal aumentou 2,7 vezes, para morte fetal 3,6 vezes, para morte neonatal 1,9 vez e para morte materna 92 vezes. Essa observação põe à mostra a importância da assistência global à gravidez, ao parto e ao puerpério. Lippi et al.[2] demonstraram o efeito de assistência pré-natal intrainstitucional em um grande hospital de São Paulo. Seus resultados revelam que a frequência de prematuridade é, de forma estatisticamente significante, maior entre as mães sem do que entre as com assistência pré-natal. O mesmo foi demonstrado para a ocorrência de baixo peso ao nascer. Quanto à mortalidade perinatal, revelaram sua queda com o aumento do número de consultas durante a gravidez. Herbst et al.[3] compararam, em estudo multicêntrico, 7.656 mulheres que tiveram assistência pré-natal com 409 que não tiveram. Verificaram diferença estatisticamente significante entre os grupos quanto à frequência de prematuridade, de baixo peso ao nascer e de escore de Apgar < 7 ao quinto minuto, bem como quanto à média de peso ao nascimento. Cunningham et al.[4], em 2014, citam pesquisas que mostram uma frequência de natimortos de 2,7 por mil entre as mulheres que realizaram acompanhamento pré-natal contra 14,1 por mil entre as que não o fizeram.

ATRIBUTOS DESEJÁVEIS PARA A ASSISTÊNCIA PRÉ-NATAL

Para que a assistência pré-natal seja de fato efetiva é preciso que tenha os seguintes atributos:

- Captação precoce.
- Frequência e periodicidade adequadas.
- Extensão de cobertura.
- Qualidade.

Captação precoce – o Ministério da Saúde[5] recomenda a primeira consulta até 120 dias da gestação. Quanto antes for feito o diagnóstico da gestação e a integração da mulher aos cuidados da equipe de saúde perinatal, mais precocemente podem ser feitos diagnósticos de afecções ou de impropriedades de modo de vida, passíveis de controle ou correção e capazes de impactar o resultado final perinatal. Também, lembrar que a pesquisa de marcadores para cromossomopatias deve ser realizada entre 11 e 13 semanas e seis dias de gestação. Na atualidade, outros testes de importância, biofísicos ou bioquímicos, capazes de prever afecções futuras e até sua gravidade (por exemplo, pré-eclâmpsia) também são realizados nessa fase[6-9].

O sistema de saúde deve ser informatizado a ponto de conhecer os casos de positividade dos testes para o diagnóstico precoce da gravidez e que por meio de agentes de saúde comunitários ou do programa de saúde da família sejam essas pessoas encaminhadas muito precocemente para a assistência devida. Ainda, por meio da informatização, os casos matriculados devem ser cotejados com aqueles de diagnóstico laboratorial, e se houver omissão de matrícula captar as pessoas por meio de busca ativa. Lippi et al.[2], em maternidade que atende somente funcionários públicos estaduais e seus dependentes, registraram a captação de 34,8% das suas pacientes no primeiro trimestre. Lippi et al.[10], em maternidade da periferia de São Paulo, notaram que esse número era de 19,9%. Em ambos os estudos, a maioria das gestantes foi captada no segundo trimestre. Osis et al.[11] verificaram que mulheres que vivem com seus companheiros e que têm pelo menos instrução primária completa estão mais aptas a serem captadas nos três primeiros meses de gravidez.

A recomendação, portanto, é o início do pré-natal tão logo haja convicção ou exames identificando o estado gestacional. Logo, a captação deve ser feita no primeiro trimestre da gravidez. O desconhecimento ou negação de uma gravidez é uma das fortes razões para o início tardio da assistência[4].

Frequência e periodicidade das consultas – o Ministério da Saúde[5] recomenda no mínimo seis consultas de pré-

-natal, distribuídas em uma no primeiro trimestre, duas no segundo e três no terceiro. Em uma edição anterior[12] do manual para assistência ao pré-natal de baixo risco, o próprio Ministério recomenda a distribuição citada no quadro 3.1.

Quadro 3.1 – Frequência e periodicidade das consultas[12].

IG na primeira consulta (sem) \ Consultas seguintes (sem)	6-20	24-28	29-32	33-36	37-40
Até 15	1	2	3	4	5
16-24		1	2	3	4
25-28			1	2	3
29 e mais				1	2
O intervalo entre as consultas não deve passar de 8 semanas					

Este esquema se coaduna, razoavelmente, com o mais atual e, além disso, fornece orientação para os casos de início tardio do pré-natal (ainda que indesejáveis). De qualquer maneira, uma ou outra orientação aplica-se **tão somente às gestações de baixo risco**, já que as de alto risco devem ter a sequência de consultas personalizada.

O Manual do Ministério da Saúde[13], além de afirmar que o intervalo entre as consultas deve ser de 4 semanas, põe em evidência ainda a recomendação de que não há alta para a assistência pré-natal. Ela só se encerra quando o trabalho de parto se estabelece ou se a gravidez for interrompida eletivamente. Assim, lê-se naquela publicação que, após a 36ª semana, a gestante deverá ser acompanhada semanalmente e que diante de qualquer alteração ou se o parto não ocorrer até 7 dias após a data esperada a gestante deverá ter consulta médica assegurada no local onde ela é seguida ou em um nível adequado de referência.

Dessa forma, as recomendações sucessivas em publicações subsequentes do Ministério da Saúde permitem afirmar[14]:

a) A primeira consulta deve ser o mais precoce possível, dentro do primeiro trimestre.

b) O número **mínimo** de consultas recomendado é de seis.

c) É ideal que entre as consultas não haja intervalo maior que 4 semanas.

d) As consultas de pré-natal devem seguir sua sequência até o início do trabalho de parto, não existindo por isso a figura da "alta do pré-natal".

e) Se a data esperada do parto for superada sem que o parto se desencadeie, deve estar garantida pelo menos uma consulta após 7 dias e o encaminhamento para um nível de referência adequado.

A partir de um número basal, é discutível o impacto do número de consultas sobre o resultado do perinatal. Assim, McDuffie et al.[15] compararam esse resultado em um grupo de estudo de gestantes que receberam 9 consultas e em outro com 14 consultas. Verificaram que, quanto às frequências de partos pré-termo, de baixo peso ao nascer, de pré-eclâmpsia e de cesáreas não ocorreram diferenças significantes estatisticamente entre os grupos. A publicação de Villar et al.[16] e outras da Organização Mundial da Saúde[17,18] relataram um estudo multicêntrico com gestantes de baixo risco submetidas a 4 consultas de pré-natal e com um cortejo extremamente simplificado de exames subsidiários cujos resultados foram comparados ao modelo padrão com 9 consultas e a propedêutica usual. Verificaram que essas gestantes de baixo risco tiveram a mesma frequência de partos pré-termo, recém-nascidos pequenos para a idade gestacional, baixo peso ao nascer, muito baixo peso ao nascer, ruptura prematura de membranas com menos de 35 semanas, indicação de interrupção prematura abaixo de 35 semanas ou entre 35 e 36 semanas que aquelas que seguiram o modelo padrão.

Essas considerações acerca do número de consultas referem-se a gestações de baixo risco. Naquelas de alto risco, serão realizadas tantas consultas quantas necessárias para o controle das complicações ou intercorrências existentes. Internações podem ser necessárias nesses casos, quando necessário intensificar o cuidado com essas mulheres.

Extensão da cobertura – a assistência pré-natal é para 100% das gestantes. Esse ambicioso objetivo, que constou inclusive entre aqueles que resultaram da famosa conferência de Alma-Ata, jamais foi conseguido. Dados da UNICEF/Organização Mundial da Saúde[17] revelaram que a cobertura só atingia níveis elevados (98%) nos países industrializados, não superando 68% nos países em desenvolvimento e 72% no mundo. No mesmo documento pode-se observar que o valor registrado para a América Latina e o Caribe era de 86%. Números oficiais do Ministério da Saúde[14] mostravam que havia 4,6% de mulheres sem assistência pré-natal no País, com grande variação por regiões. Assim não recebiam assistência durante a gravidez 7,9% na Região Norte, 7,4% na Nordeste, 2,4% na Centro-Oeste, 2,3% na Sudeste e 1,9% na Sul. A evolução da cobertura foi significativa, entre 2000 e 2010. Assim, entre 2000 e 2009 a proporção de nascidos vivos cujas mães tiveram 7 ou mais consultas passou de 46,2% para 58,8% em termos de Brasil. Em 2010, 60% das mulheres com recém-nascidos vivos tiveram 6 consultas de pré-natal ou mais. Para a Região Sul esse número foi de 75,3%, e na Sudeste, 72,7%[19].

Qualidade – de nada vale captar precocemente para a assistência pré-natal um alto volume de gestantes, oferecer-lhes um número adequado de consultas a intervalos aceitáveis, se essas consultas não corresponderem à aplicação do melhor conhecimento e da melhor técnica capazes de produzir impacto sobre a saúde perinatal. Um grande número de estudos tentam fazer a qualificação da assistência por meio do número de consultas[20,21]. Pelo que se disse anteriormente, fica muito claro que se nessas consultas não forem desenvolvidas as ações oportunas os resultados serão pífios. Assim, trata-se de tarefa muito árdua qualificar a assistência pré-natal, já que as avaliações deverão abranger as ações somáticas, psicológicas, sociais e educacionais. Além do mais, segundo Vidaeff et al.[22], a assistência pré-natal é constituída por ações que atingem indivíduos, e a avaliação de qualidade geralmente se baseia em índices populacionais, o que é uma complicação adicional para interpretá-la. Segundo aqueles autores, são condições que levam a uma supervalorização dos resultados da assistência pré-natal: mulheres com maiores conhecimentos de saúde, pacientes com longas internações na gravidez e pacientes com gestações mais longas (isso se constitui no chamado *bias* do parto pré-termo). Por outro lado, mulheres que já apresentam condições precárias de saúde ao engravidar puxam a avaliação para baixo. Para Cunningham et al.[23], a avaliação da efetividade e da qualidade da assistência pré-natal devem ser aferidas tanto pelos resultados fetoneonatais quanto pelos resultados maternos. Um conceito que não pode ser excluído quando se fala em qualidade da assistência pré-natal é o da **humanização**. Esse, para vários estudiosos, ainda se apresenta em uma fase de reflexão e de construção, e o que se espera é que toda a cadeia de pessoas envolvidas nesse tipo de assistência participe dessa discussão e sejam seus participantes conscientizados e treinados para sua prática[24].

ESTRATÉGIAS PARA A BOA PRÁTICA DA ASSISTÊNCIA PRÉ-NATAL

Procura-se obter os melhores resultados da assistência pré-natal com a utilização das seguintes estratégias:

- Atendimento multiprofissional.
- Apoio comunitário.
- Planejamento e ações programáticas.
- Normatização da assistência.

Atendimento multiprofissional – para executar todas as ações requeridas na assistência pré-natal, é necessária a atuação multiprofissional. Valiosa é a contribuição de profissionais de enfermagem, de assistência social, de fisioterapia, da área de psicologia, de nutrição e outros que possam implementar os cuidados com a gestante. É muito interessante quando o médico obstetra trabalha em consonância com o neonatologista nessa fase que antecede ao parto. Sistemas de referência bem organizados garantem o atendimento às intercorrências dos profissionais locais. Não se pode esquecer também dos agentes comunitários de saúde, catalisadores da frequência das grávidas ao pré-natal e estimuladores de uma obediência correta ao que ali é preconizado.

Apoio comunitário – os grupos comunitários são os grandes conhecedores de suas próprias necessidades. Atuam, pois, no fomento ao desenvolvimento de ações que efetivamente são úteis às pessoas. Quando organizados, podem contar com uma rede de apoio capaz de estimular as mulheres na busca dos melhores cuidados de assistência à gravidez, ao parto e ao puerpério. O relacionamento amigável entre esses grupos e os profissionais pode ser de grande valia para que os programas de saúde perinatal sejam eficazes.

Planejamento e ações programáticas – a totalidade das gestantes necessita dos cuidados que serão discriminados mais adiante. No entanto, há grupos que exigem ações específicas. Eles se distinguem, por exemplo, pela faixa etária. Assim, o sistema de saúde perinatal estará mais bem aparelhado se houver um programa de cuidados dirigidos às mães adolescentes, bem como aquele que tem por objetivo atender às necessidades das gestantes tardias, problema esse que tem-se magnificado nos últimos anos. Também, a complicação da puerperalidade por algumas afecções que redundam em muito alto risco para a gestante e para o produto da concepção deve receber atenção diferenciada. É o caso das associações do estado gestatório à hipertensão arterial de qualquer etiologia, às endocrinopatias, especialmente diabetes e tireoidopatias, às cardiopatias. Esses vários grupos poderão ser formados segundo a técnica matricial, porém devem englobar profissionais interessados nas especificidades. É uma estratégia para se obter seu aprimoramento permanente alavancado pelo interesse e por consequência atendimento de nível cada vez melhor às mulheres que dele precisam.

Normalização – *normas* são pautas escritas que orientam as ações, no caso, do sistema de saúde. Sua elaboração e aplicação são mandatórias, em nome da qualidade da assistência, já que devem propor as atitudes mais adequadas para cada situação, baseadas nas melhores evidências científicas. Adicionalmente, essa uniformização permitirá que o sistema de atenção perinatal tenha parâmetros confiáveis de avaliação após sua aplicação. As normas são mutáveis com o evoluir dos conhecimentos e com a avaliação acerca de sua própria aplicação. Isso faz com que se coloquem ao dispor da população as ações mais adaptadas à sua condição (médica, psicológica, social, nutricional etc.) e com a melhor aceitabilidade em cada momento. Há uma técnica apropriada para a elaboração das normas, porém, é indispensável sua aceitação pelos profissionais que deverão aplicá-la.

PRÉ E PÓS-CONSULTAS

Antes de se iniciarem as consultas da assistência pré-natal é de todo conveniente uma pré-consulta, feita geralmente em grupo. Essa tem como objetivo expor e debater os objetivos dos cuidados a serem ministrados e o desenvolvimento da atenção médica e/ou multiprofissional. Os Serviços que têm uma rotina bem estabelecida podem usar essa oportunidade para fazer a solicitação dos exames iniciais ali preconizados para que a gestante já chegue em seu primeiro contato com o médico com os resultados.

Após cada consulta médica, é muito interessante poder oferecer à grávida a oportunidade de se esclarecer e discutir algum assunto que não tenha ficado muito claro. Tal atividade poderá ser feita por um profissional ligado ao cuidado com a gestante e ser individual ou em grupo.

CONSULTA PROPRIAMENTE DITA

O profissional de saúde que deve ser possuidor das características pessoais que foram abordadas anteriormente deve executar uma série de ações, cuja propriedade de execução implicará maior ou menor qualidade da assistência prestada. Em termos gerais, a sequência da propedêutica obstétrica deve ser seguida, ou seja, praticados os seguintes tempos:

- Anamnese.
- Exame físico geral sumário.
- Exame físico especial, que compreende:
  - Inspeção.
  - Palpação.
  - Ausculta.
  - Toque.
- Exames subsidiários.

Desse momento em diante serão expostas, com mais minúcia, as ações a serem desenvolvidas na primeira consulta e nas subsequentes, de acordo com o quadro 3.2.

A **anamnese completa** é mandatória na primeira consulta (ver Capítulo Propedêutica obstétrica).

A **anamnese parcial** a ser realizada nas consultas subsequentes deverá abordar os eventos desde a consulta anterior, a evolução de queixas feitas anteriormente, o efeito da terapêutica aplicada. As novas queixas deverão ser expostas. A prática da anamnese, em qualquer consulta, deve ser, sobretudo, um momento de diálogo, de esclarecimento, de troca de informações. É preciso sempre arguir sobre o funcionamento do sistema urinário e sobre a função intestinal. Inquirir ainda acerca da movimentação fetal, pelo menos a partir da 20ª semana de gravidez.

À anamnese deve-se estar atento à **data da última menstruação (DUM)**. Com essa informação, pode-se

Quadro 3.2 – Conteúdo da consulta pré-natal.

Ações	Primeira consulta	Outras consultas
Anamnese completa	X	
Anamnese parcial		X
DUM/DEP	X	
Cálculo da IG	X	X
Peso inicial	X	
Exame físico geral	X	X
Peso atual	X	X
Adequação P/IG	X	X
Mucosas	X	X
Pressão arterial	X	X
Tireoide/coração	X	
Sinal de Giordano	X	
Edemas	X	X
Varizes	X	X
Exame físico especial	X	X
Mamas	X	Eventualmente
Inspeção do abdome	X	X
Palpação do abdome	X	X
Mensuração AU	X	X
Adequação AU/IG	X	X
Ausculta do feto	X	X
Toque	X	Eventualmente
Exame especular	X	Eventualmente
Diagnóstico obstétrico	X	X
Avaliação de risco	X	X
Devolução	X	X
Orientações	X	X

DUM = data da última menstruação; DEP = data esperada do parto; P = peso; IG = idade gestacional; AU = altura uterina.

calcular a **data esperada do parto (DEP)** e a **idade gestacional (IG)** a cada consulta. Sobre esta serão avaliados outros indicadores como ganho de peso e crescimento da altura uterina. Há um contingente de mulheres que não são capazes de dar a informação. Buscar-se-á a propedêutica subsidiária para se chegar à DEP e para os cálculos intermediários. Outras têm ideia aproximada. Utilizando esse dado impreciso, podem-se fazer cálculos aproximados, úteis quando não se dispõe de exames complementares mais seguros.

A arguição acerca do **peso inicial**, pré-gestacional ou na primeira consulta, se essa for no primeiro trimestre, é elemento precioso para se avaliar o ganho de peso a qualquer momento da gravidez, que, por sua vez, é um dos indicadores da nutrição materna. Não deixar de calcular o índice de massa corporal (IMC) (peso/altura^2 em kg/m^2), o qual será útil para o próximo passo.

Fazer ilações empíricas acerca do ganho de peso materno é um hábito muito comum. Orientações baseadas nesse primarismo frequentemente criam ansiedade desnecessária, quer para as gestantes, quer para os profissionais de saúde. É preciso que a **avaliação da adequação peso/idade gestacional** seja feita da forma mais objetiva possível. A utilização do gráfico de Rosso ou o recomendado pela Organização Mundial da Saúde (ver Capítulo Propedêutica clínica) são instrumentos de real valia para esse objetivo.

O **exame das mucosas**, facilmente acessíveis, dão ideia sobre a anemia, outro indicador do estado nutricional, embora esse achado tenha que ser confirmado pelo laboratório.

A aferição da **pressão arterial** é um dos procedimentos mais importantes na consulta pré-natal. Saber se a mulher é normotensa desde o início da gestação é fundamental para o diagnóstico correto de alguma alteração tensional que venha a ocorrer mais adiante. A constatação de uma pressão arterial elevada desde o princípio permite o controle adequado, com o que a gravidez pode ocorrer de modo quase normal e facilita a prevenção do superajuntamento de uma pré-eclâmpsia. É necessário estar atento, já que a hipertensão arterial é a causa principal de morte materna.

A palpação da **tireoide** é tempo obrigatório na primeira consulta. Um pequeno aumento da glândula ocorre na gravidez, porém, não devem ser encontrados nódulos ou aumento conspícuo.

A **ausculta cardíaca** é fundamental. É inadmissível deixar passar uma cardiopatia, assintomática no início da gravidez, mas que, com as modificações gestacionais, pode tornar-se sintomática e causar sérios transtornos para a gravidez, para a aplicação de alguns medicamentos de uso frequente e para o parto. Um sopro sistólico suave é de ocorrência comum e deve-se às modificações de posição que o órgão sofre com o aumento do útero.

Também o **sinal de Giordano** deve ser pesquisado, a fim de afastar uma afecção renal não referida pela paciente.

De importância capital é a pesquisa de **edemas** que, em geral, atingem inicialmente os membros inferiores, depois os superiores, a face e finalmente o edema generalizado e a anasarca (edema generalizado + derrame de cavidades serosas). Podem ter origem em problemas clínicos preexistentes ou concomitantes, porém, sua detecção deve alertar para anormalidade própria da gravidez (pré-eclâmpsia), mas pode decorrer de agravamento de processos preexistentes (hipertensão arterial crônica). É mister lembrar que, por vezes, o edema é oculto e seu rastreamento se faz pelo aumento abrupto de peso que

pode ser (mas não é obrigatoriamente) o primeiro sinal da pré-eclâmpsia. Algumas vezes, os edemas de membros inferiores são consequentes a **varizes**, ocasionalmente exuberantes. O edema foi excluído dos critérios para o diagnóstico de pré-eclâmpsia, por não ser infrequente ocorrer pelas outras causas. Isso não significa, porém, que seu aparecimento, abertamente ou percebido pelo ganho abrupto de peso, deva ser um sinal desconsiderado pelo profissional.

O primeiro tempo do exame físico especial é a avaliação das **mamas**. É comum o profissional de saúde ater-se ao abdome, esquecendo-se que as mamas são órgãos que sofrem decisivamente o impacto da grande alteração hormonal da gravidez. É uma necessidade examinar sempre as mamas das mulheres, em qualquer contato com o sistema de saúde, e a gravidez é uma oportunidade real, especialmente para aquelas mulheres que só vão ao médico grávidas. Não se pode esquecer que a idade em que o câncer de mama tem sido diagnosticado está ficando cada vez mais baixa.

A **inspeção do abdome** mostrará os sinais gravídicos relacionados à hiperpigmentação, o achatamento da cicatriz umbilical, a depender da idade gestacional. O formato do abdome irá variar de acordo com a evolução da gravidez, desde o plano, quando o útero for ainda um órgão intrapélvico, globoso, e depois ovoide. A inspeção acurada poderá revelar movimentos fetais. Estrias não são incomuns.

A **palpação do abdome** é um tempo fundamental no pré-natal. O palpar mensurador é usado para aquilatar o crescimento do útero. Considerações acerca de como usar esse elemento (altura uterina) para julgar acerca da boa evolução da gravidez remetem ao uso de um gráfico de altura uterina por idade gestacional (ver Capítulo Propedêutica obstétrica).

Já o palpar explorador, em mãos hábeis, revela situação, apresentação, posição, variedade de posição do feto, quantidade de líquido amniótico, bem como etapas da insinuação da apresentação na bacia. Sua utilização pode evitar a realização de exames subsidiários (ultrassonografia) em fases avançadas da gravidez, nas quais se quer justamente a avaliação desses indicadores.

A **ausculta fetal** é parâmetro de vitalidade do produto da concepção. Feito com estetoscópio de Pinard ou com aparelhos que utilizam o ultrassom (sonar-Doppler), é metodologia de aplicação simples. Os que se valem do ultrassom minimizam a presença de panículo adiposo espesso ou mesmo de líquido amniótico mais abundante que o esperado, condições que dificultam ouvir os ruídos fetais ou maternos com o estetoscópio.

O **toque** geralmente é feito em fases iniciais da gestação, como método adicional para o diagnóstico da gravidez. Costuma ser praticado também ao final para avaliar esvaecimento e dilatação cervical. Às vezes, é realizado em outros momentos quando se desconfia que há contrações eficientes e que o colo pode estar esvaecendo ou dilatando, ou em casos suspeitos de incontinência istmo-cervical.

O **exame especular** é feito geralmente na primeira consulta, para melhor avaliar o aspecto do colo uterino e de colher material para exame colpocitológico. *É mandatório quando ocorrer sangramento vaginal em qualquer fase da gravidez.* Servirá para confirmar sua origem, mas, principalmente, para averiguar se há lesão hemorrágica da cérvix.

Terminado o exame clínico, o **diagnóstico obstétrico** deverá ser feito. Deverá conter o diagnóstico obstétrico de normalidade, o diagnóstico de patologia obstétrica e o diagnóstico de afecção clínica ou cirúrgica concomitante. Lembrar que eles são evolutivos e, por isso, serão feitos em cada consulta.

A **avaliação de risco** também deverá ser feita ao final de cada consulta. Da mesma forma que o diagnóstico, ele é evolutivo e, portanto, anotado em cada consulta.

O passo seguinte da consulta será a solicitação dos exames subsidiários, de acordo com o quadro 3.3.

Muitos obstetras têm atualmente solicitado, de rotina, dosagens de TSH e T_4 livre para rastrear principalmente hipotireoidismo subclínico. Nos dias atuais, também vêm aumentando os pedidos de dosagem de 25-OH-vitamina D, para repor a vitamina D quando necessário.

O exame de **urina tipo I** é útil para rastrear proteinúria e para diagnosticar afecções que se manifestam por alteração dos elementos figurados presentes no material. No entanto, neste último aspecto, é de importância capital a coleta correta da urina. Especialmente em mulheres, descuido nesse tempo conduz, comumente, a interpretações equivocadas e a terapêutica pode ser mais prejudicial que benéfica. Isso porque é usual a contaminação da urina por material oriundo da vagina, revelando na urinálise leucócitos que acabam sendo interpretados como devidos à infecção urinária. A terapêutica antibiótica que se institui, quando assim se interpreta, é indevida.

Já a **cultura de urina** é mandatória. Em toda primeira consulta de pré-natal deve ser realizada, a fim de rastrear a bacteriúria assintomática, que, admite-se, pode ter os mesmos malefícios que uma infecção urinária clinicamente manifesta. Ausente na primeira consulta, a possibilidade de ela existir é remota no restante da gravidez (Cunningham et al.[25]). Esses dois exames serão repetidos quando as manifestações clínicas assim o exigirem.

O rastreamento da anemia pode ser feito pela dosagem de **hemoglobina** e avaliação do **hematócrito**. Se houver alteração desses indicadores, a propedêutica de anemia deverá ser aprofundada, com vistas ao tratamento correto.

É obrigatória a pesquisa do **tipo sanguíneo e do fator Rh** como medida de cautela para uma necessidade de transfusão, mas também para verificar condições de risco de doença hemolítica perinatal. Por essa mesma razão, é mandatória a feitura do **teste de Coombs indireto**, já que aquela afecção não é apanágio exclusivo dos fetos nascidos de mães Rh negativo.

As sorologias são obrigatórias, especialmente aquelas nas quais as ações médicas possibilitam ou evitar a transmissão vertical das doenças ou tratá-la com eficácia na gestação, sem que o feto seja acometido. No primeiro caso, está a **hepatite B** que, diagnosticada, permite o tratamento precoce do recém-nascido evitando que desenvolva a doença; no segundo, a **sífilis** e a **toxoplasmose** que têm terapêutica eficiente. Para as portadoras de **HIV**, há terapia medicamentosa, e outras ações (evitar aleitamento materno) têm-se mostrado eficazes para minimizar o número de casos de crianças afetadas pela doença. O conhecimento de que uma mulher está imunizada para a **rubéola** evita muitos aborrecimentos e preocupações, se ela está sujeita ao contágio; por outro lado, sabendo-a não imune é possível a orientação cabível para que ela não adquira a virose.

O rastreamento universal do *diabetes mellitus* tem sido recomendado pelos estudiosos nacionais e interna-

Quadro 3.3 – Exames subsidiários no pré-natal de rotina.

Exame	Primeira consulta	Outras consultas
Urina tipo I	X	Eventualmente
Urocultura + CC + Antb	X	Eventualmente
Hb + Ht	X	
Tipo sang. + fator Rh	X	
T Coombs indireto	X	Se necessário
Sorologias	X	3º trimestre
Sífilis	X	3º trimestre
Toxoplasmose	X	3º trimestre
Rubéola	X	3º trimestre
Hepatite B	X	3º trimestre
Hepatite C	X	3º trimestre
HIV	X	3º trimestre
Rastreamento de diabetes	Às vezes	24ª semana
Colpocitologia oncótica*	X	
Protoparasitológico	X	
Ultrassonografia	X 11-13 4/7 semanas	X 20-24 semanas 34-36 semanas

CC = contagem de colônias; Antb = antibiograma; Hb = hemoglobina; Ht = hematócrito; Tipo sang = tipo sanguíneo; HIV = vírus da imunodeficiência humana (AIDS).
*Teste de Papanicolaou.

cionais[26]. Admite-se que a melhor forma de fazê-lo seja a realização do **teste oral de tolerância à glicose simplificado** (dosagem da glicose plasmática 1 hora após a ingestão de 50g de glicose). Valores acima de 130mg/dL são considerados suspeitos e implicam a realização da curva glicêmica completa com sobrecarga de 75 ou de 100g de glicose para ser feito o diagnóstico. Convém lembrar que, em grávidas, glicemia de jejum acima de 90mg/dL também é suspeita e se não se dispuser do teste com sobrecarga esse achado obriga à realização da curva completa. O Ministério da Saúde[5] abaixou esse *cut-off* para 85mg/dL (ver Capítulo Diabetes e gravidez).

A **colpocitologia oncótica** deve ser colhida de todas as mulheres no pré-natal, desde que não tenha o exame sido realizado há um tempo aceitável. Embora não se relacione diretamente ao evento perinatal, essa é uma pesquisa de interesse em saúde pública. A vinda da paciente para cuidados durante a gravidez passa a ser um momento precioso para que a detecção do câncer de colo seja feita. Para utilizar o evento da assistência pré-natal como um momento para ações adicionais, também se realiza o exame **protoparasitológico**. Algumas parasitoses podem relacionar-se a condições que complicam a gravidez, como, por exemplo, a anemia, mas a maior parte delas não tem influência. Quase todas as infestações podem ser tratadas após o terceiro mês da gestação, mas, mesmo que não o seja durante esse período, fica o alerta para o tratamento posterior à gravidez.

Quanto à **ultrassonografia**, recomenda-se que um exame seja realizado entre 11 e 13 semanas e 6 dias de gestação com três objetivos fundamentais: a) confirmar a idade gestacional (muitas vezes esse é o único parâmetro disponível para isso, porque a gestante desconhece a data da última menstruação ou tem ciclos muito irregulares); b) rastrear cromossopatias, especialmente trissomia dos cromossomos 18 e 21; c) diagnosticar gemelaridade e zigosidade; d) buscar marcadores sugestivos de instalação, mais adiante, de pré-eclâmpsia e sua provável gravidade[6-8]. Outro exame é recomendável entre 20 e 24 semanas, o chamado exame morfológico, em que já há a possibilidade de exame detalhado de todos os órgãos do feto. Associado à dopplerfluxometria, também nessa fase podem-se encontrar marcadores de pré-eclâmpsia. Nessa fase, solicita-se também a medição do comprimento do colo do útero para rastrear a síndrome do colo curto. O terceiro exame pode ser feito entre 34 e 36 semanas, para aquilatar o crescimento fetal, o volume de líquido amniótico, a apresentação, a posição e outros dados que possam interessar ao obstetra. Nas gestações de alto risco, exames adicionais podem ser necessários.

Em qualquer gravidez, os exames descritos são recomendados. Nos casos de gestações de alto risco, a propedêutica (laboratorial e de imagem) poderá expandir-se o suficiente para dar conta do diagnóstico correto e do acompanhamento das complicações ou intercorrências presentes.

No quadro 3.4 acham-se expostas ações adicionais.

Quadro 3.4 – Ações adicionais.

Ações	Primeira consulta	Outras consultas
Vacinação	Às vezes	Às vezes
Preenchimento de prontuário	X	X
Preenchimento da carteira da gestante	X	X
Orientações Dieta Cuidados com a pele Fumo Álcool Esportes Viagens Atividade sexual Atividade profissional Quando ir ao hospital	X	X

De modo geral, o estado gestacional não é época propícia à **vacinação**. As vacinas com vírus atenuados não são recomendadas. A única vacina que faz parte das normas das autoridades de saúde é a antitetânica, em esquema completo ou reforço. Tem-se praticado ainda a vacinação contra hepatite B (ver Capítulo Vacinação).

A **orientação dietética** faz parte do conjunto de informações que a gestante deve receber durante a assistência pré-natal. Admite-se que as necessidades básicas de uma grávida normal sejam as seguintes:

NUTRIÇÃO NA GRAVIDEZ

O quadro 3.5 ilustra as necessidades e quantidades diárias na gravidez.

Mulheres sadias e bem nutridas não têm necessidade de suplementação generalizada de vitaminas e micronutrientes. É rotina, porém, a administração de ácido fólico,

Quadro 3.5 – Necessidades e quantidades diárias.

Necessidades	Quantidade diária
Energia	2.500-2.550kcal
Proteínas	38-60g
Carboidratos	300-450g
Gorduras	50-60g
Ferro	18-30mg
Ácido fólico	400µg
Vitamina D	200UI

5mg/dia, já antes da gravidez até 12 semanas, para evitar os defeitos abertos do tubo neural. Alguns especialistas mantêm doses menores no decorrer de toda a gravidez como profilático da anemia megaloblástica. Também é rotina a administração suplementar de ferro até 30mg do elemento ao dia, para atender a aumentos da massa eritrocitária materna, necessidades do feto e da placenta e para manter os estoques de ferro do organismo da mãe.

Quanto ao **hábito de fumar**, a orientação deverá ser radical: está vetado na gravidez. Lippi et al.[27] e Lippi et al.[28] mostraram que a frequência de baixo peso ao nascer, entre 1.400 pacientes sucessivas, foi de 7% entre as não fumantes e de 17,8% entre as fumantes, diferença significativa sob o ponto de vista estatístico: qui-quadrado = 15,76 p < 0,0001. O risco relativo de baixo peso ao nascer nesse grupo foi de 1,67 (IC: 1,32- 2,11). Quanto ao número de cigarros, Lippi et al.[10] mostraram que a frequência de baixo peso, entre 5.855 mulheres, foi de 10,5% entre não fumantes, de 17,1% entre as que fumavam 1 a 10 cigarros ao dia e de 20,5% entre as que consumiam 11 ou mais cigarros por dia. Nesse mesmo tabalho, os autores mostraram que o peso médio das crianças nascidas com 37 e 38 semanas foi de 2.787g para mães fumantes e de 3.084g para as não fumantes. Esses dados põem por terra a ideia errônea de que se possa admitir que a gestante fume um número limitado de cigarros. A parada do uso de cigarros pode reverter o efeito negativo sobre o crescimento fetal[29]. Ainda quanto ao hábito de fumar, Martinez et al.[30] mostraram que quando somente o pai é fumante o déficit de peso ao nascer das crianças em relação às duplas em que ambos não fumam foi de 88g.

Na atualidade, os dermatologistas recomendam procedimentos variados de **proteção à pele**. No entanto, de maneira bem sintética, pode-se recomendar a todas as grávidas uma boa hidratação, principalmente das mamas e abdome, e proteção solar rigorosa, com protetores farmacológicos e vestimentas apropriadas.

Em relação às **bebidas alcoólicas**, conhece-se o fato de que mães que as consomem correm o risco de terem fetos com a síndrome fetal alcoólica[31] (ver Capítulo Drogas na gestação).

Quanto a **viagens**, não há restrições, inclusive viagens aéreas, já que a pressurização das aeronaves modernas preserva o bem-estar materno-fetal. Nos deslocamentos por terra, é mandatório o uso de cinto de segurança e também útil que a paciente não permaneça imobilizada por mais de 2 horas, devendo caminhar um pouco a cada intervalo desses.

O **trabalho**, em condições não exaustivas nem arriscadas, pode ser permitido até o final da gravidez[25], com base nas conclusões da Academia Americana de Pediatria e do Colégio Americano de Obstetras e Ginecologistas.

Os **exercícios** aeróbicos usuais são permitidos e até estimulados. Para pacientes comumente sedentárias, pequenas caminhadas são úteis. Há algumas grávidas, portadoras de doenças específicas, que se beneficiam do sedentarismo (cardiopatas, hipertensas).

A **atividade sexual** pode ser permitida para a gestante sadia, sem restrições, com exceção do último mês de gestação.

É importante reafirmar que a grávida sofre, fisiologicamente, algumas mudanças em seu **psiquismo**. O apoio efetivo do profissional que realiza a assistência pré-natal é um auxiliar precioso, que permite à futura mãe passar com tranquilidade pelo evento da gravidez e também do parto e sinta-se segura para assumir o novo estado de mãe. Esclarecer acerca de tabus e informações inadequadas também é sua função. Uma gravidez ou uma nova gravidez são eventos com repercussão **social**, especialmente no pequeno grupo familiar. Cabe ao profissional consultante aperceber-se de problemas nessa esfera. Caso eles existam, valer-se de pessoal especializado para ajudar sua solução. Aí está mais uma vantagem de se trabalhar em equipe multiprofissional. A oportunidade em que a paciente está frequentando o pré-natal também é útil para informá-la de **obrigações** (por exemplo, registro oportuno da criança) e **direitos** (por exemplo licença--maternidade, licença-amamentação).

Uma orientação que não se pode deixar de fornecer é quanto ao reconhecimento do trabalho de parto ou, mais amplamente, em que condições as grávidas devem **buscar o hospital**. Deve-se deixar bem claro o que são contrações eficientes e a importância da perda de líquido amniótico e/ou de sangue.

REFERÊNCIAS

1. Kaunitz AM, Spence C, Danielson TS, Rochat RW, Grimes DA. Perinatal and maternal mortality in a religious group avoiding obstetric care. Am J Obstet Gynecol. 1984;150(7):826-31.

2. Lippi UG, Garcia SAL, Grabert HH. Assistência pré-natal. Resultados perinatais. Rev Bras Ginecol Obstet. 1993;15(4):171-6.

3. Herbst MA, Mercer BM, Beazley D, Meyer N, Carr T. Relationship of prenatal care and perinatal morbidity in low-birth weight infants. Am J Obstet Gynecol. 2003;189(4):930-3.

4. Cunningham FG, Leveno KJ, Bloom SL, Spong CY, Dashe JS, Hoffman BL, et al. (eds). Williams Obstetrics. 24th ed. New York: McGraw-Hill; 2014.

5. Brasil. Ministério da Saúde. Pré-natal e puerpério. Atenção qualificada e humanizada. Brasília: Editora MS; 2006.

6. Espinoza J, Romero R, Nien JK, Gomez R, Kusanovic JP, Gonçalves LF, et al. Identification of patients at risk for early onset and/or severe preeclampsia with the use of uterine artery Doppler velocimetry and placental growth factor. Am J Obstet Gynecol. 2007; 196(4):326.e1-13.

7. Plasencia W, Maiz N, Poon L, Yu C, Nocolaides KN. Utrine artery Doppler at 11 + 0 to 13 + 6 weeks and 21 + 0 to 234 + 6 weeks in the prediction of pre-eclampsia. Ultrasound Obstet Gynecol. 2008;32(2): 138-46.

8. Poon LCY, Akolekar R, Lachmann R, Beta J, Nicolaides KH. Hypertensive disorders in pregnancy: screening by biophysical and biochemical markers at 11-13 weeks. Ultrasound Obstet Gynecol. 2010;35(6):662-70.

9. Pereira L. Avaliação do Doppler das artérias uterinas como método de predição da pré-eclâmpsia em pacientes portadoras de fatores de risco para este evento [tese]. Minas Gerais: Universidade Federal de Minas Gerais; 2013.

10. Lippi UG, Miguel CAA, Segre CAM, Andrade AS, Melo E. Assistência pré-natal. Influência sobre os resultados perinatais. Rev Bras Ginecol Obstet. 1986; 8(1):24-8.

11. Osis MJD, Hardy E, Faúndes A, Alves G. Fatores associados à assistência pré-natal entre mulheres de baixa renda no Estado de São Paulo, Brasil. Rev Saude Publica; 1993;27(1):49-53.

12. Brasil. Ministério da Saúde. Pré-natal de baixo risco. Brasília: Centro de Documentação do Ministério da Saúde; 1986.

13. Brasil. Ministério da Saúde. Assistência pré-natal. 3ª ed. Brasília: Ministério da Saúde; 2000.

14. Ministério da Saúde. Parto, aborto e puerpério. Assistência humanizada à mulher. Brasília: Ministério da Saúde; 2001.

15. MacDuffie RS Jr, Beck A, Bischoff K, Cross J, Orleans M. Effect of frequency of prenatal care visits on perinatal outcome among low risk women, a randomized controlled trial. JAMA. 1996;275(11): 847-51.

16. Villar J, Ba'aqeel H, Paggio G, Lumbiganon P, Miguel Belizán J, Farnot U, et al. WHO antenatal care randomised trial for the evaluation of a new modelo of routine antenatal care. Lancet. 2001;357(9268): 1551-64.

17. Khanna J, Leahley K, Peters C, Sherratt D (eds). New WHO antenatal care model. Geneve: World Health Organization; 2002.

18. World Health Organization. Antenatal care in developing countries: promises, achievements and missed opportunities: an analysis of trends, levels and differentials, 1990-2001. Geneve: World Health Organization; 2003.

19. Vettore M, Lamarca G. Atenção pré-natal no Brasil: uma questão de oferta de acesso ou de escolaridade materna? [texto na Internet]. Rio de Janeiro: Portal DSS Brasil. Disponível em http://dssbr.org/site/?p=10326&preview=true Acessado em 2012 maio 28.

20. Quick JD, Greenlick MR, Roghmann KJ. Prenatal care and pregnancy outcome in a HMO and general population: a multivariate cohort analysis. Am J Publ Health. 1981;71(4):381-90.

21. Kotelchuck M. An evaluation of the Kessner adequacy of prenatal care index and a proposed adequacy of prenatal care utilization index. Am J Publ Health. 1994;84(9):1414-20.

22. Vidaeff AC, Franzini L, Low D. The unrealized potential of prenatal care. A population health approach. J Rep Med. 2003;48(11):837-42.

23. Cunningham FG, Gant NF, Leveno KJ, Gilstrap III LC, Hauth JC, Wenstrom KD (eds). Williams Obstetrics. 21st ed. New York: McGraw-Hill; 2001.

24. Barreto CN, Prates LA, Scarton J, Alves CN, Wilheim LA, Ressel LB. Assistance practices of rapprochement and distancing of humanization in prenatal; an integrative review. J Nurs EFPE. 2014; 8(2):416-23.

25. Cunningham FG, Leveno KJ, Bloom SL, Hauth JC, Gilstrap III LC, Wenstrom KD (eds). Williams Obstetrics. 22nd ed. New York: McGraw-Hill; 2005.

26. Lima JEG, Lippi UG. Outpatient screening for gestational diabetes. Einstein (São Paulo). 2006;4(4):284-9.

27. Lippi UG, Segre CAM, Andrade AS, Costa HPF, Melo E. Fumo e gravidez. I. Influência sobre idade gestacional ao parto e peso ao nascer. Rev Paul Pediatr. 1986;12(1):10-5.

28. Lippi UG, Garcia SAL, Grabert HH. Hábito de fumar e gravidez. Femina. 1993;21(1):14-24.

29. Gregory KO, Niebyl JR, Johnson TRB. Preconception and prenatal care: part of the continuum. In: Gabbe SG, Niebyl JR, Simpson JL, et al. Obstetrics. Normal and problem pregnancies. 6th ed. Philadelphia: Elsevier; 2012. p.101-24.

30. Martinez FD, Wright AL, Taussig, LM. The effect of paternal smoking on the birthweight of newborns whose mothers did not smoke. Am J Pub Health. 1994; 84(9):1489-91.

31. Briggs GG, Freeman RK, Yaffe SJ. Drugs in pregnancy and lactation. 8th ed. Philadelphia: Lippincott,Williams & Wilkins; 2008.

Consulta Pré-Natal com o Neonatologista

Conceição A. M. Segre

IMPORTÂNCIA

A consulta pré-natal com o neonatologista (ou pediatra) complementa o acompanhamento realizado pelo obstetra, propiciando uma parceria entre a gestante, o pai e os médicos, de modo a facilitar a transição da equipe obstétrica para a equipe neonatal depois do parto. A consulta pré-natal com o neonatologista torna-se mandatória nos casos de gestação e fetos de risco e/ou malformados, para discussão e esclarecimentos a serem prestados aos pais sobre os problemas que foram identificados[1-3].

ÉPOCA DA GESTAÇÃO A SER REALIZADA

O terceiro trimestre da gestação é o momento mais propício para a realização da consulta pré-natal com o neonatologista, pois é nesse período que começam a se tornar mais frequentes as dúvidas a respeito do recém-nascido. Às vezes, em função da maior ansiedade dos pais, é necessária uma consulta um pouco mais antecipada. Em geral, isso ocorre em casos de gestação de risco, em que se torna muito importante a uniformidade de informação entre obstetra e neonatologista para tranquilizar a família[1].

Muitas vezes, as dúvidas são tantas e a ansiedade dos pais é de tal ordem que apenas uma consulta não será suficiente, assim, o número de consultas poderá variar, conforme se verifique que o casal necessita de maior apoio.

NÚMERO DE PARTICIPANTES

A consulta pré-natal pode ser realizada apenas com um casal, apresentando como vantagem a possibilidade do esclarecimento de dúvidas pertinentes àquela determinada gestação. Pode ser também realizada com grupos de casais, tornando a consulta mais dinâmica pela interação que ocorre entre pais e mães. Eventualmente, poderá contar com a presença do obstetra ou de elemento da enfermagem obstétrica[1,2].

DINÂMICA DA CONSULTA

O neonatologista deve estabelecer uma relação médico-paciente de compreensão e confiança, sem assumir o papel de "sábio" ou "professor". É preciso tomar cuidado para não se apresentar como dono da verdade, usando terminologia técnica, muitas vezes incompreensível para os pais. Da mesma forma, também é muito importante saber ouvi-los e entender o porquê de suas dúvidas[1].

ASPECTOS A SEREM ABORDADOS

Os casais devem colocar as dúvidas que desejam esclarecer, mas um roteiro mínimo deve ser elaborado previamente para facilidade de exposição, onde devem constar os seguintes itens:

- Papel do pai – a gestante, que vem sendo acompanhada pelo obstetra, ao longo da gestação tem tido oportunidade de discutir problemas e dúvidas com o "seu" médico, no entanto, o pai também tenha dúvidas e preocupações que não teve a oportunidade de exteriorizar. Desde que a mãe tem o direito de uma acompanhante na sala de parto[4], o pai afigura-se como presença importante, de modo que muitos aspectos relativos a essa participação devem ser discutidos e esclarecidos para se evitar surpresas desagradáveis do encontro com o "desconhecido".
- Neonatologista na sala de parto – os pais devem estar cientes da presença obrigatória do neonatologista na sala de parto[5]; os procedimentos na sala de parto em relação ao recém-nascido devem ser de pleno conhecimento dos pais; a importância desses primeiros momentos no estabelecimento do vínculo mãe-filho, como a colocação do recém-nascido normal junto ao seio materno logo após o nascimento; as rotinas a que são submetidos, como a realização da manobra de Cre-

dé, que é de preceito legal[6], a identificação, até o encaminhamento ao alojamento conjunto para as crianças normais.

- Recém-nascido no alojamento conjunto – abordar a importância do alojamento conjunto mãe-filho, o estabelecimento do vínculo mãe-filho-pai-família e as vantagens daí decorrentes[7]. Esclarecer dúvidas relativas às modificações que a criança vai apresentar nos primeiro dias de vida, como, por exemplo, icterícia neonatal, eventual presença de conjuntivite química, eritema tóxico, choro, cólicas etc. O neonatologista deve estar atento em relação ao nível de ansiedade dos pais para não deixar dúvidas quanto aos temas abordados.
- Aleitamento materno – a abordagem ao aleitamento materno e sua importância são imperativas. Explicar de maneira clara e sucinta os principais pontos da fisiologia da lactação, o preparo das mamas, a técnica de amamentação; desencorajar o uso de água ou chás e, principalmente, de fórmulas em mamadeiras, por interferirem negativamente no aleitamento; explicar sobre a contraindicação do uso da chupeta e sua interferência no aleitamento[8-11].
- Cuidados de higiene com o recém-nascido – abordar questões relativas às trocas de fraldas e ao primeiro banho. É aconselhável, mesmo, o uso de uma boneca caso haja necessidade de uma demonstração "prática"; cuidados com o coto umbilical devem ser esclarecidos; orientar sobre a higiene do períneo; discutir o uso de perfumes, cremes, talcos etc. e suas possíveis contraindicações[1].
- Prevenção de infecções – noções sobre prevenção de infecções devem ser abordadas, particularmente em relação à higiene das mãos[12].
- Cuidados com o ambiente – salientar a importância em manter o recém-nascido em ambiente arejado e ensolarado; abordar a nefasta influência do fumo pelos pais, principalmente da mãe que amamenta[13,14].
- Cuidados com as roupas do recém-nascido – esclarecer sobre o desconforto causado pelos extremos térmicos, quer superaquecimento, quer esfriamento.
- Outras dúvidas do casal – com frequência, os casais apresentam dúvidas que fogem ao roteiro, e o neonatologista deve estar preparado para respondê-las, sempre com uma informação clara e acessível ao entendimento do casal.

RECÉM-NASCIDOS COM DIAGNÓSTICO PRÉ-NATAL DE MALFORMAÇÕES CONGÊNITAS

A consulta pré-natal com o neonatologista depois de um diagnóstico da presença de uma anomalia congênita pelos exames pré-natais é muito delicada. Se, por um lado, deve colocar os pais diante de uma informação médica realística, por outro, de maneira empática, não deve excluir a esperança de um resultado que seja o melhor possível. É necessário tomar cuidado para que os pais não recebam informações discordantes, que somente aumentarão o nível de sua ansiedade, o que implica estreita colaboração com a equipe obstétrica. Uma visita à unidade de cuidados intensivos nesse contexto é muito útil[15].

RECÉM-NASCIDOS NO LIMITE DE VIABILIDADE

No caso de recém-nascidos no limite de viabilidade, por ocasião da consulta pré-natal, o neonatologista deve abordar aspectos relativos à qualidade de vida e explicar os resultados a longo prazo. A discussão sobre as decisões a serem tomadas quanto à reanimação na sala de parto é fundamental, quando o principal papel do neonatologista é o de ajudar os pais a analisar os riscos e benefícios das opções para reanimação[16]. É necessário esclarecer aos pais que até hoje se reconhece que há um limite de viabilidade abaixo do qual terapias para manter a vida não terão sucesso, mas, por outro lado, também há um limite de idade gestacional acima do qual a ausência da adoção de medidas para a manutenção da vida não terá justificativa ética[17].

Outro aspecto a ser abordado diz respeito ao esclarecimento sobre questões como a retinopatia da prematuridade e a hemorragia intracraniana, sempre em linguagem acessível aos pais. A partir de tais informações, mães de recém-nascidos pré-termo sentiram-se mais confortadas[18].

Assim, é da maior importância que os pais compreendam que há sempre um grau de incerteza em relação ao prognóstico de seu filho. Eventualmente, se a gravidez tiver continuidade, novas sessões serão necessárias para as avaliações que se tornarem impositivas diante da nova situação[17].

MATERIAL NECESSÁRIO

A consulta pré-natal com o neonatologista pode ser realizada no consultório do obstetra ou do neonatologista, conforme sua rotina de trabalho. Para que a consulta mais se aproxime da realidade, é interessante utilizar uma boneca para algumas demonstrações, como técnica de amamentação, banho ou cuidados de higiene; para demonstração do banho é útil a colocação de uma banheira própria para lactentes; material para curativo umbilical também deve fazer parte da demonstração[1].

CONSIDERAÇÕES FINAIS

A consulta pré-natal com o neonatologista (ou pediatra) apresenta inúmeras vantagens sob vários aspectos, desde o ponto de vista psicológico até o educacional, perpassando pelo reforço ao aleitamento materno.

REFERÊNCIAS

1. Rielli STC. Consulta pré-natal com o neonatologista. In: Segre CAM (ed). Perinatologia. Fundamentos e prática. 1a ed. São Paulo: Sarvier; 2002.p.338-42.
2. Maldonado MT, Canella P. A relação médico-cliente em ginecologia em obstetrícia. 2a ed. São Paulo: Roca; 1988.
3. Halamek LP. The advantages of prenatal consultation by a neonatologist. J Perinatol. 2001;21(2):116-20.
4. Brasil. Lei nº 11.108/05 de 7 de abril de 2005. (Altera a Lei nº 8.080, de 19 de setembro de 1990 Art. 19-J e 19 L). Diário Oficial da União. Poder Executivo, Brasília, DF, 08.04.2005.
5. Ministério da Saúde. Secretaria de assistência à Saúde. Portaria SAS/MS nº 31, de 15 de Fevereiro de 1993. Diário Oficial da União; Poder Executivo, Brasília, DF, 17 fev. 1993. Seção I, p. 2111.
6. Ministério da Saúde. Agência Nacional de Vigilância Sanitária. Portaria nº 1.067, de 04 de julho de 2005. Diário Oficial da União; Poder Executivo, Brasília, DF, 9 de outubro de 2006.
7. Segre CAM. Atendimento ao recém-nascido em alojamento conjunto. In: Segre CAM, Costa HPF, Lippi UG (eds). Perinatologia. Fundamentos e prática. 2ª ed. São Paulo: Sarvier; 2009.p.452-4.
8. Andrade R, Segre CAM. Aleitamento materno. In: Segre CAM, Costa HPF, Lippi UG (eds). Perinatologia. Fundamentos e prática. 2ª ed. São Paulo: Sarvier; 2009.p.460-79.
9. Saadeh R, Akre J. Ten steps to successful breastfeeding: a summary of the rationale and scientific evidence. Birth. 1996;23(3):154-60.
10. Santo LC, de Oliveira LD, Giugliani ER. Factors associated with low incidence of exclusive breastfeeding for the first 6 months. Birth. 2007;34(3):212-9.
11. Giugliani ER, do Espírito Santo LC, de Oliveira LD, Aerts D. Intake of water, herbal teas and non-breast milks during the first month of life: associated factors and impact on breastfeeding duration. Early Hum Dev. 2008;84(5):305-10.
12. American Academy of Pediatrics. Guidelines for perinatal care. 5th ed. Elk Grove Village: American Academy of Pediatrics. The American College of Obstetricians and Gynecologists; 2002.
13. Giglia R, Binns CW, Alfonso H. Maternal cigarette smoking and breastfeeding duration. Acta Paediatr. 2006;95(11):1370-4.
14. Jedrychowski W, Perera F, Mroz E, Edwards S, Flak E, Rauh V, et al. Prenatal exposure to passive smoking and duration of breastfeeding in nonsmoking women: Krakow inner city prospective cohort study. Arch Gynecol Obstet. 2008;278(5):411-7.
15. Miquel-Verges F, Woods SL, Aucott SW, Boss RD, Sulpar LJ, Donohue PK. Prenatal consultation with a neonatologist for congenital anomalies: parental perceptions. Pediatrics. 2009;124(4):e573-9.
16. Bastek TK, Richardson DK, Zupancic JA, Burns JP. Prenatal consultation practices at the border of viability: a regional survey. Pediatrics. 2005;116(2):407-13.
17. Berger TM, Bernet V, El Alama S, Fauchère JC, Hösli I, Irion O, et al. Perinatal care at the limit of viability between 22 and 26 completed weeks of gestation in Switzerland. 2011 revision of the Swiss recommendations. Swiss Med Wkly. 2011;141:w13280.
18. Paul DA, Epps S, Leef KH, Stefano JL. Prenatal consultation with a neonatologist prior to preterm delivery. J Perinatol. 2001;21(7):431-7.

Enfoque de Risco – Obstetrícia Baseada em Evidências

Umberto Gazi Lippi

O termo *risco* associa-se à probabilidade da ocorrência de um evento indesejável. No âmbito da saúde, o termo vincula-se à ideia da ocorrência de um dano à saúde em indivíduos expostos a determinados fatores, os *fatores de risco*[1]. Genericamente, esse conceito aplica-se não somente a indivíduos, mas também a grupos deles (comunidades) e até a populações. O *enfoque de risco* é um método de trabalho na assistência à saúde de indivíduos, comunidades ou populações baseado nesses conceitos[2]. Como o risco de adoecer na presença de um determinado fator é variável, pode-se imaginar que haja indivíduos ou grupos deles com probabilidade diversa de ser acometida por algum dano. O enfoque de risco prevê cuidados diferenciados à saúde, levando em conta essa probabilidade. Permite racionalizar os recursos destinados aos cuidados com a saúde, sabidamente escassos na maioria dos países, embora se conheçam as demandas crescentes.

Os fundamentos do trabalho sob o enfoque de risco são:

a) Nem todos os problemas de saúde têm a mesma importância e os melhores esforços devem ser dirigidos para os mais importantes. A prioridade dependerá da frequência do problema, da sua gravidade, da eficácia tecnológica para resolvê-lo e do custo para realizar seu controle.

b) A atenção à saúde deverá ser maior para aquelas populações, comunidades ou indivíduos ditos de *alto risco*, isto é, nos quais a probabilidade do dano seja maior. Em relação a esses (indivíduos de alto risco), há necessidade de se estabelecer uma forma de selecioná-los para que possam receber tratamento diferenciado.

É preciso considerar que esses conceitos são probabilísticos e não determinantes. Particularmente em relação aos fatores de risco, é vulgarizada a ideia da causalidade ou de etiologia, o que pode ou não corresponder à verdade. A ideia que deve sempre vir acoplada ao se mencionar um fator de risco é a da *associação* com o dano. Por isso, é de importância capital que toda vez que se faça referência a risco se pense no *dano* que está implícito. Esses conceitos são indissociáveis. Logo, quando se trabalha sob a metodologia do enfoque de risco, é necessário que se tenha muito claro qual o dano que se pretende evitar (por exemplo, prematuridade, baixo peso ao nascer, mortalidade fetal, mortalidade neonatal etc.).

GRAVIDEZ DE ALTO RISCO

Gravidez de alto risco é aquela na qual está elevada a probabilidade de ocorrer morbidade ou mortalidade do produto da concepção ou da mãe. Poder-se-ia conceituá-la ainda como a gravidez na qual existe um fator de risco. Considerando que, com alguma frequência, uma gravidez de alto risco está associada a um parto, um puerpério e um recém-nascido de alto risco, talvez fosse conveniente o uso da expressão *alto risco perinatal* que abrangeria a elevação do risco de agravos, para a mãe, durante toda a puerperalidade e para o recém-nascido.

De acordo com os conceitos expostos no tópico anterior, deve-se acrescentar a uma das expressões acima, o *dano*, ao qual o binômio mãe-filho está mais sujeito. Caso o interesse seja morbidade, deve-se citar qual o processo mórbido em jogo (baixo peso ao nascer, prematuridade, malformações etc.); caso seja mortalidade, especificá-la (materna, fetal intermediária, tardia, neonatal, perinatal).

Os fatores de risco que podem agravar uma gestação são de duas ordens:

1. **Fatores de risco potenciais** – são aqueles que geralmente precedem o evento perinatal (pré-concepcionais) e que, com frequência, são imutáveis, como estado civil, nível educacional, idade, altura, peso etc. Esses fatores merecem cuidados preventivos na assistência pré-natal, no parto, no puerpério e em relação ao recém-nascido, para que não se transformem em fatores de risco reais. Requerem nível de assistência de baixa complexidade.

2. **Fatores de risco reais** – são aqueles configurados por doenças ou anomalias já claramente estabelecidas durante a puerperalidade ou no recém-nascido. Como exemplos, têm-se hipertensão arterial, diabetes, colagenoses complicando a gestação, como também prematuridade, insuficiência ponderal, infecções para o recém-nascido. Esses exigem atenção especial, frequentemente, nos níveis assistenciais de maior complexidade.

Tendo sido aclarado que essas diferentes condições necessitam de níveis diversos de complexidade dos equipamentos de saúde, torna-se óbvio que os processos de hierarquização e de regionalização estão implícitos na boa prática do trabalho sob o enfoque de risco.

A título de ilustração, o quadro 3.6 apresenta uma tabela de fatores de risco publicada por Gonzalo Díaz e Schwarcz[2]. Há inúmeras outras semelhantes, na literatura especializada. Essas listas podem ser ampliadas e, se utilizadas de forma literal, poucos binômios mãe-filho estariam excluídos. Isso fere a própria filosofia do trabalho sob o enfoque de risco, que pretende selecionar grupos ou indivíduos efetivamente mais ameaçados para receberem uma assistência diferenciada.

Por isso, é fundamental considerar o conceito de *gradação de risco*, já posto à mostra desde meados do século passado[3-5]. Os estudos, que tratavam de risco individual, conferiam pontos aos fatores detectados, de acordo com a gravidade que julgavam ter. Da soma dos pontos surgia o diagnóstico de alto risco. Embora nos dias atuais essa sistemática esteja praticamente abandonada, o fato concreto é que há necessidade de se fazer uma *seleção dos fatores de risco* adequada à população com que se trabalha.

SELEÇÃO DOS FATORES DE RISCO

Deve ser feita de acordo com:

– Força de associação com o dano.
– Incidência.
– Possibilidade de identificação.
– Possibilidade de controle.

Força de associação com o dano

A presença do fator de risco deve associar-se com o aumento da ocorrência do dano. Por outro lado, seu controle deve representar um impacto positivo na redução do efeito indesejável. Para essas avaliações, costuma-se calcular o risco relativo (RR), bem como o risco atribuível (RA), o risco atribuível na população (RAP) e a fração atribuível na população (FAP).

Risco relativo – mede o excesso de risco para que ocorra um determinado dano entre indivíduos ou grupos expostos a um fator, em relação aos não expostos.

Ele representa precisamente a relação do número de afetados entre os expostos e o número de afetados entre os não expostos[1]. O risco relativo nada diz sobre a *incidência* de um fato indesejável (risco absoluto). Pode-se, pois, ter uma associação que demonstre risco relativo alto com risco absoluto muito baixo se o dano que se está pesquisando for infrequente na população. Na atualidade, há programas de computador que fazem automaticamente o cálculo do RR, quando se dispõe de um banco de dados adequado. No entanto, é interessante que se conheça a lógica desse cálculo. Para efetuá-lo, deve-se dispor de uma matriz como a mostrada na (Fig. 3.3) e realizar os cálculos ali indicados.

Quando numerador e denominador são iguais, tem-se RR = 1, o que indica que o fator de risco em estudo não se associa ao dano em foco. O RR diferente de 1 indica associação entre a exposição ao fator de risco e o efeito. Essa associação pode ser nociva se RR > 1 ou protetora se RR < 1. Para se ter uma razoável certeza de que essas conclusões são verdadeiras, utiliza-se um recurso estatístico

Quadro 3.6 – Fatores de alto risco perinatal[2].

Pré-concepcionais	Da gravidez	Do parto
(seu aparecimento precede o início da gravidez)	(seu aparecimento ocorre quando a gravidez está em curso)	• Indução do parto
• Baixo nível socioeconômico	• Anemia	• Ameaça de parto de pré-termo
• Analfabetismo	• Mau controle pré-natal	• Apresentação fetal anômala
• Má nutrição materna	• Pouco ganho de peso	• Trabalho de parto prolongado
• Baixa estatura	• Ganho de peso excessivo	• Insuficiência cardiorrespiratória
• Obesidade	• Hábito de fumar	• Distocias da contração
• Pequena circunferência craniana	• Alcoolismo	• Má assistência do parto
• Adolescência	• Hipertensão induzida pela gravidez	• Procidência de funículo
• Idade materna avançada	• Gravidez múltipla	• Sofrimento fetal
• Grande multiparidade	• Hemorragias	• Gigantismo fetal
• Curto intervalo intergestacional	• Restrição do crescimento intrauterino	• Parto instrumental
• Maus antecedentes genéticos	• Ruptura prematura de membranas	**Do recém-nascido**
• Maus antecedentes obstétricos	• Infecção ovular	• Depressão neonatal
• Doença prévia	• Incompatibilidade sanguínea materno-fetal	• Pequeno para a idade gestacional
		• Pré-termo
		• Malformações
		• Infecção
		Do pós-parto
		• Hemorragias
		• Inversão uterina
		• Infecção puerperal

		Dano		
		Sim	**Não**	
Fator de risco	**Sim**	a Verdadeiro-positivos	b Falso-positivos	a + b Total de expostos
	Não	c Falso-negativos	d Verdadeiro-negativos	c + d Total de não expostos
		a + c Total com dano	b + d Total sem dano	a + b + c + d p

Figura 3.3 – Matriz para o cálculo de risco relativo.
Número de afetados entre os expostos: p1 = a/a + b
Número de afetados entre os não expostos: p2 = c/c + d
Risco relativo = p1/p2

conhecido como *intervalo de confiança* (IC), com 95% de confiança[6]. Trata-se de um intervalo numérico que, para informar a significância estatística do RR, *não pode conter a unidade*. Por exemplo, se o RR para um fator de risco promover o dano x for 1,3 (nocivo) e o IC for 0,9 a 1,9, não haverá significância estatística naquele resultado; se, de outra forma, o IC estiver no intervalo entre 1,2 e 2, aquele resultado será considerado com significância, isto é, o fator estará efetivamente asssociado ao dano. Em outro exemplo, se o RR de um fator de risco para um dano y for 0,8 (protetor), e o IC estiver entre 0,6 e 1,1, não haverá significância estatística na proteção conferida pelo fator estudado, porém essa proteção estará associada ao fator se o IC estiver entre 0,6 e 0,9.

Para estudos do tipo caso/controle e para fatores de baixa frequência, como são geralmente aqueles implicados no período perinatal, o risco relativo pode ser calculado por meio da *odds ratio* (R) ou "razão dos produtos cruzados", também denominado "razão de chances"[7,8]. Procede-se da seguinte forma:

$$Odds\ ratio = a \times d/b \times c$$

Garcia et al.[9] e Lippi et al.[10,11] apresentaram, em várias publicações, cálculos de risco relativo associados a diversos danos e a diferentes fatores, calculados por meio da *odds ratio*, para a população obstétrica do Hospital do Servidor Público Estadual "Francisco Morato de Oliveira" de São Paulo. Uma dessas listas constitui a tabela 3.1.

Risco atribuível – também denominado **diferença de risco** ou **excesso de risco**, representa o risco adicional de um dano para um grupo de pessoas expostas a determinado fator de risco, além daquele existente para o grupo de pessoas não expostas. Seria expressa pela frequência com que o dano ocorre nos expostos *menos* a frequência com que ocorre nos não expostos[1,7]. Utilizando o esquema da figura 3.3, a representação seria:

$$RA = p1 - p2$$

Tabela 3.1 – Risco relativo (OR) de baixo peso ao nascer na vigência de alguns fatores suspeitos na população obstétrica do Hospital do Servidor Público Estadual "Francisco Morato de Oliveira" – SP[9].

Fator	Risco relativo (OR)	IC
Idade		
10-19 anos	0,85	0,54-1,33
20-34 anos	0,76	0,58-0,99
35-45 anos	1,44	1,11-2,04*
Abortamentos		
0	0,71	0,54-0,94
1-3	1,34	1,01-1,78*
4-6	2,51	0,93-6,79
Nativivos		
0	1,09	0,84-1,41
1-3	0,88	0,68-1,13
4-6	1,32	0,62-2,59
7 e mais	1,91	0,22-16,46
Neomortos 1ª semana		
0	0,40	0,20-0,81
1-3	1,99	0,99-3,98
RN anterior < 2.500g	3,29	2,31-4,69*
Hábito de fumar	1,96	1,42-2,70*
Consultas de pré-natal		
0	1,72	1,26-2,33*
1-3	1,54	1,15-2,06*
4-6	0,80	0,62-1,04
7-9	0,48	0,33-0,69
Peso inicial (kg)		
30-39	1,81	0,40-8,18
40-49	1,18	0,79-1,76
50-59	0,99	0,71-1,39
60-69	0,81	0,55-1,20
70-79	0,88	0,49-1,59
80-89	1,52	0,59-3,93
90-99	1,56	0,46-5,28
Sem doença	0,26	0,19-0,35
Hipertensão prévia	2,98	2,08-4,28*
Pré-eclâmpsia	5,05	3,56-7,17*
Eclâmpsia	9,48	1,33-67,65*
Diabetes	1,09	0,46-2,56
Infecção urinária	1,58	1,07-2,34*
Outras infecções	2,07	1,17-3,68*
Parasitoses	0,79	0,53-1,22
Cardiopatia	2,87	1,14-7,20*
Ruptura prematura das membranas	2,80	2,00-3,91*
Ameaça de parto prematuro	3,13	2,04-4,82*
Hemorragia no 1º trimestre	0,99	0,13-7,20
Hemorragia no 2º trimestre	2,20	0,90-5,40
Hemorragia no 3º trimestre	2,47	1,26-4,85*
Anemia crônica	1,08	0,53-2,17
Gravidez gemelar	12,09	7,15-20,44*

* Estatisticamente significativo.

OR = *odds ratio*; IC = intervalo de confiança.

Risco atribuível na população – mede a contribuição do fator de risco para as taxas globais de um dano na população e não somente entre os grupos expostos[1]. Ou, como querem Gonzalo Díaz e Schwarcz[2], mede o impacto que teria na população o controle de um determinado fator de risco. O RAP depende diretamente da prevalência (f%) do fator de risco na população em estudo. Utilizando o esquema da figura 3.3:

$$RAP = f\% \ (p1-p2)/p$$

Fração atribuível na população – a FAP descreve a fração da ocorrência de um dano (d) em uma população, associado a determinado fator de risco[1]. Seu cálculo se faz da seguinte forma:

Fração atribuível na população = RAP/d

Incidência

Fatores de risco de alta frequência em uma população devem ser selecionados para que seja possível estabelecer medidas de controle que tenham repercussão em âmbito comunitário.

Do ponto de vista individual, devem-se selecionar os indivíduos de alto risco para lhes proporcionar uma assistência diferenciada, quer quanto ao nível de complexidade do equipamento de saúde que necessitam, quer quanto à frequência com que devem ser examinados. Sob o aspecto individual, o fator de risco selecionado deve ter uma frequência tal que o número de indivíduos expostos a eles não seja tão alto que se torne impossível, do ponto de vista operacional, oferecer-lhes o tipo de assistência proposta. Assim, em população de países pobres, fazer a seleção dos indivíduos, por exemplo, pelo fator de risco *renda familiar* inviabiliza a operacionalização das ações de saúde.

Possibilidade de identificação

A fácil detecção dos fatores de risco é pré-requisito básico para que as ações de saúde possam ser implementadas e agilizadas. Isso é particularmente relevante do ponto de vista individual, já que essa identificação depende dos recursos disponíveis para tal.

Possibilidade de controle

A seleção dos fatores de risco deve priorizar aqueles sobre os quais é possível uma atuação eficaz, quer por ações educativas (por exemplo, reduzir a frequência do hábito de fumar), quer médicas (controlar o *diabetes mellitus*). Alguns fatores também devem ser selecionados, embora não possam ser alterados (idade, altura), já que têm a possibilidade de ter seus efeitos indesejáveis controlados.

Os conceitos que foram expostos representam a forma correta de fazer a seleção de fatores de risco para a população com a qual se trabalha. É verdade, porém, que para se obter uma tabela com as prioridades necessárias há necessidade de um trabalho prévio de coleta de dados, um verdadeiro diagnóstico de situação perinatal, e a manipulação desses dados da forma como foi exposta. Como em geral, nos países menos desenvolvidos, as estatísticas são muito precárias, recomenda-se que as pessoas sejam, pelo menos, triadas conforme as listas de fatores de risco, cuja avaliação final seja feita pelo julgamento profissional, baseado na experiência com aquele grupo. As figuras 3.4 e 3.5 apresentam um desses instrumentos.

CONSIDERAÇÕES FINAIS

Quando se trabalha sob a óptica do enfoque de risco, é preciso que o sistema de saúde esteja devidamente regionalizado e hierarquizado, com sistemas organizados de referência e contrarreferência, para dar resposta às demandas e para utilizar os recursos disponíveis de forma racional. Aliás, esse é um dos conceitos que está na base dessa metodologia de trabalho. No nível individual, é imperiosa a escolha judiciosa dos fatores que levem a rotular a pessoa como de risco para um determinado dano. Se assim não se fizer, corre-se o risco de produzir a saturação dos equipamentos de saúde mais complexos, o nível terciário de assistência. Isso implica a ocorrência de uma demanda reprimida, altamente prejudicial, porque os casos de alto risco devem ser atendidos com presteza. Por outro lado, o nível primário de assistência poderá tornar-se ocioso. Deve-se disponibilizar de equipe multiprofissional para atender os indivíduos selecionados. Deixar a assistência exclusivamente a cargo do pessoal médico implica deficiências intransponíveis. Quando se trabalha com gestantes de alto risco, para qualquer tipo de dano, deve-se ter à disposição um conjunto de métodos propedêuticos adequados. Seu uso deve ser muito bem dosado. As técnicas mais simples devem ser utilizadas antes daquelas mais complexas e caras. Com bastante frequência, aquelas podem levar a resultados conclusivos, sem o recurso de equipamentos complicados e custosos, que também exigem pessoal com treinamento muito mais especializado. A anexação das chamadas "casas de gestante de alto risco" e de áreas para "hospital-dia", junto ao sistema terciário, podem facilitar os cuidados às pacientes, com a desejável melhoria dos resultados perinatais.

OBSTETRÍCIA BASEADA EM EVIDÊNCIAS

Ramo da chamada Medicina Baseada em Evidências (MBE) que trata dos problemas relacionados à especialidade. Por sua vez, a MBE é uma estratégia desenvolvida

AVALIAÇÃO DO RISCO PERINATAL

PMSP – SHS

NOME:... IDADE:.. RAÇA:.................................

ASSISTÊNCIA PRÉ-NATAL ANTERIOR: SIM ☐   NÃO ☐

MOTIVO DA CONSULTA: ....

I – ANTECEDENTES PRÉ-GESTACIONAIS

1. ANTECEDENTES FAMILIARES DIRETOS:

Diabetes mellitus	Sim ☐	Não ☐
Epilepsia	Sim ☐	Não ☐
Genéticas	Sim ☐	Não ☐

Outros...
....
....

2. ANTECEDENTES DE HÁBITOS:

Tabagismo	Sim ☐	Não ☐
Alcoolismo	Sim ☐	Não ☐
Uso de drogas	Sim ☐	Não ☐

Outros...
....
....

3. ANTECEDENTES MÉDICOS:

Cardiopatia	Sim ☐	Não ☐
Hipertensão arterial	Sim ☐	Não ☐
Nefropatia	Sim ☐	Não ☐
Endocrinopatia	Sim ☐	Não ☐
Epilepsia	Sim ☐	Não ☐
Hematológicos	Sim ☐	Não ☐

Outros...
....
....

4. ANTECEDENTES GINECOLÓGICOS E CIRÚRGICOS:

Cirurgia uterina	Sim ☐	Não ☐
Esterilidade primária ou secundária	Sim ☐	Não ☐
Tumores do aparelho genital	Sim ☐	Não ☐
Malformações	Sim ☐	Não ☐

Outros...
....
....

II – ANTECEDENTES EM GESTAÇÕES PRÉVIAS

5. ANTECEDENTES OBSTÉTRICOS:

Abortamentos de repetição	Sim ☐	Não ☐
Gravidez molar	Sim ☐	Não ☐
Pré-eclâmpsia grave	Sim ☐	Não ☐
Eclâmpsia	Sim ☐	Não ☐
Placenta prévia	Sim ☐	Não ☐
Morte fetal	Sim ☐	Não ☐
Partos distócicos	Sim ☐	Não ☐
Cesáreas	Sim ☐	Não ☐
Rh negativo (sensibilizada ou não)	Sim ☐	Não ☐

Outros...
....
....

6. ANTECEDENTES DE COMPLICAÇÕES NEONATAIS:

Morte neonatal	Sim ☐	Não ☐
Malformações congênitas	Sim ☐	Não ☐
Macrossomia	Sim ☐	Não ☐
Baixo peso	Sim ☐	Não ☐
Placenta prévia	Sim ☐	Não ☐
Pré-termo	Sim ☐	Não ☐
Hiperbilirrubinemia	Sim ☐	Não ☐
Asfixia neonatal	Sim ☐	Não ☐

Outros...
....
....

7. ANTECEDENTES DE DOENÇAS NA INFÂNCIA (DOS FILHOS):

Retardo mental	Sim ☐	Não ☐
Crises convulsivas	Sim ☐	Não ☐

Outros...
....
....

Figura 3.4 – Tabela para seleção de fatores de risco da Maternidade Escola de Vila Nova Cachoeirinha – SP (*frente*).

III – RISCO NA GRAVIDEZ ATUAL				

8. COMPLICAÇÕES OBSTÉTRICAS:

Assintomática	Sim ☐	Não ☐		
Gravidez múltipla	Sim ☐	Não ☐		
Hemorragia (1º, 2º, 3º trimestres)	Sim ☐	Não ☐		
Ameaça de parto prematuro	Sim ☐	Não ☐		
Toxemia	Sim ☐	Não ☐		
Síndromes de infecção	Sim ☐	Não ☐		
Polidrâmnio	Sim ☐	Não ☐		
Tumores	Sim ☐	Não ☐		

Outros...
....
....

9. COMPLICAÇÕES MÉDICAS:

Cardiopatia	Sim ☐	Não ☐
Nefropatia	Sim ☐	Não ☐
Endocrinopatia	Sim ☐	Não ☐

Outros...
....
....

Morte fetal	Sim ☐	Não ☐
Macrossomia	Sim ☐	Não ☐
Restrição do crescimento	Sim ☐	Não ☐
Malformações congênitas	Sim ☐	Não ☐
Isoimunizações	Sim ☐	Não ☐

Outros...
....
....

11. CONDIÇÕES SOCIAIS:

Mãe solteira	Sim ☐	Não ☐
Mãe adolescente	Sim ☐	Não ☐

Outros...
....
....

10. COMPLICAÇÕES FETAIS:

"RESUMO DE FATORES DE RISCO"

G........... P ....A............ C............. Filhos vivos......................... Data/Último evento obstétrico ....

Fatores pré-gestacionais...

FATORES EM GESTAÇÕES PRÉVIAS:

Materno ....

Fetal...

Neonatal ....

Fatores em gravidez atual: Idade gestacional .... Semanas..................

Materno ....

Filiação ....
....
....

Nome do médico...

ACEITAÇÃO: Sim ☐   Não ☐

Figura 3.5 – Tabela para seleção de fatores de risco da Maternidade Escola de Vila Nova Cachoeirinha – SP (*verso*).

nos anos 1980 destinada a auxiliar na tomada de decisões de forma sistemática. Visa alterar os paradigmas médicos tradicionais baseados em quatro itens: a) a experiência clínica fundamenta o diagnóstico, o prognóstico e o tratamento, portanto, quanto maior a experiência da pessoa mais autoridade há em suas decisões; b) a prática clínica é baseada na fisiopatologia; c) para avaliar métodos novos de diagnóstico e tratamento, o treinamento clássico do médico e o bom senso são suficientes; d) a experiência e a perícia em uma dada área são suficientes para o médico desenvolver os parâmetros para a prática clínica[7]. Os novos paradigmas são: a) sempre que possível, usar informações que têm origem em estudos sistemáticos, reprodutíveis, sem tendenciosidades para aumentar a confiança no prognóstico, na eficácia terapêutica e na utilidade de métodos subsidiários; b) embora indispensável a compreensão da fisiopatologia, não basta para a prática clínica; c) é preciso compreender certas regras de evidências para avaliar e aplicar de forma efetiva a literatura médica. Uma importante consequência deste item é que, ao contrário do que se costumava fazer no passado, as informações obtidas na literatura não devem ser aceitas apenas com base nos resultados. O desenho da pesquisa e o tratamento estatístico passaram a ser de importância capital para a aceitação maior ou menor desses resultados.

Essa nova estratégia agrega o conceito fundamental de que o conhecimento médico coletivo deve ser aplicado para a tomada de decisões individuais. Embora o bom senso jamais possa ser posto de lado, o que se obtém é a agregação de informações mais precisas, obtidas sobre um grande número de pacientes, o que faz reduzir as incertezas[12].

Do ponto de vista metodológico, a MBE baseia-se em dois pilares: **revisões sistemáticas** e **metanálise**.

As revisões sistemáticas baseiam-se na coletânea de informações da literatura médica de forma crítica e minuciosa. Há uma técnica para isso que se fundamenta em selecionar as publicações de acordo com: desenho do estudo, objetivos, critérios de seleção, tamanho da amostra, critérios de randomização, apresentação de resultados, análise estatística e interpretação dos resultados. A metanálise é constituída por um conjunto de técnicas estatísticas que realizam a síntese dos resultados da revisão. Segundo Thacker et al.[13], para realizá-la há necessidade de:

1. Definição clara do problema e da hipótese a testar.
2. Definição clara dos critérios de inclusão e exclusão dos estudos considerados.
3. Metodologia adequada para localizar os estudos pertinentes.
4. Classificação e codificação dos estudos a serem incluídos na metanálise.
5. Medida quantitativa nos estudos escolhidos na mesma escala.

6. Supervisão da qualidade dos métodos usados nos estudos.
7. Análise e interpretação, incluindo a combinação dos resultados dos estudos e a determinação da heterogeneidade dos dados.
8. Uso de modelos estatísticos apropriados.
9. Interpretação dos resultados.
10. Publicação dos resultados.
11. Identificação de áreas para pesquisas posteriores.

Segundo os autores citados, os melhores estudos para a metanálise são os randomizados e controlados e os epidemiológicos. Eventualmente, podem ser usados os de coorte e os de caso-controle. Com base nos trabalhos analisados, as evidências obtidas por meio de um estudo metanalítico variam nos graus citados a seguir.

I – Evidência obtida de pelo menos um estudo adequadamente randomizado e controlado.

II-1 – Evidência obtida de estudos bem controlados, sem randomização.

II-2 – Evidência obtida de estudos de coorte ou caso-controle, bem desenhados, de preferência de mais de um centro ou grupo de pesquisas.

II-3 – Evidências obtidas de múltiplas séries históricas com ou sem intervenção; resultados dramáticos em experimentos não controlados também podem ser considerados um tipo de evidência.

III – Opiniões de autoridades respeitadas, baseadas em experiência clínica, estudos descritivos ou relatos de comitês de especialistas.

É preciso que se entenda que a MBE não é a regra final que engessa a decisão médica perante um cliente. É, sim, um método norteador para que cada profissional faça a análise crítica de suas posições e possa fundamentar muitas de suas atitudes.

Para consultar estudos metanalíticos referentes à Obstetrícia, recomenda-se a busca dos arquivos da *Cochrane Library* através do link existente na página de rosto da Biblioteca Regional de Saúde (BIREME) – www.bireme.br.

REFERÊNCIAS

1. Fletcher RH, Fletcher SW, Wagner EH. Epidemiologia clínica: elementos essenciais. 3ª ed. Porto Alegre: Artes Médicas; 1996.
2. Gonzalo Díaz A, Schwarcz R. Mortalidade materno-infantil en las Americas y enfoque de riesgo. Publicación científica CLAP nº 1149. Montevideo. CLAP; 1987.
3. Nesbitt REL Jr, Aubry RH. High-risk obstetrics. II. Value of semi objective grading system in identifying the vulnerable group. Am J Obstet Gynecol. 1969;103(7):972-85.
4. Aubry RH, Pennington JC. Identification and evaluation of high-risk pregnancy: the perinatal concept. Clin Obstet Gynecol. 1973; 16(1):3-27.
5. Nesbitt RE Jr. Prenatal identification of the fetus at risk. Clin Perinatol. 1974;1(2):213-28.

6. Marcopito LF, Santos FRG. Um guia para o leitor de artigos científicos na área da saúde. São Paulo: Atheneu; 2006.
7. Friedland DJ. Evidence-based medicine. A framework for clinical practice. New York: Appleton & Price; 1998.
8. Dawson B, Trapp RG. Bioestatística básica e clínica. 3ª ed. Rio de Janeiro: McGraw-Hill; 2003.
9. Garcia SAL, Lippi UG, Lima FAZ, Barbosa APG, Barragan AM, Grabert HH. Gravidez múltipla como fator de risco. Rev Bras Ginecol Obstet. 1993;15(3):109-13.
10. Lippi UG, Garcia SAL, Grabert HH. Quantificação do risco obstétrico – I – Risco relativo de vários fatores para baixo peso ao nascer. Rev Bras Ginecol Obstet. 1993;15(4):177-80.
11. Lippi UG, Garcia SAL, Grabert HH. Quantificação do risco obstétrico – II– Risco relativo de vários fatores para mortalidade neonatal. Rev Bras Ginecol Obstet. 1993;15(5):205-8.
12. Melo VH, Pires do Rio SM. Medicina baseada em evidências. In: Chaves Netto H, Sá RAM. Obstetrícia básica. São Paulo: Atheneu; 2007.p.999-1009.
13. Thacker SB, Stroup DF, Peterson HB. Meta-analysis for the practicing obstetrician-gynecologist. Clin Obstet Gynecol. 1998;41(2): 275-81.

Propedêutica da Vitalidade e Maturidade Fetais

Propedêutica Clínica

Umberto Gazi Lippi

A avaliação da paciente obstétrica rotulada inicialmente como portadora ou não de gravidez de alto risco, qualquer que seja o dano que se tenha em vista, inicia-se com a propedêutica clínica. Esta é adequada não somente para o seguimento da mãe e do produto da concepção, mas também para o rastreamento seriado da presença de fatores de risco. Nem sempre eles estão à mostra em um primeiro encontro com o sistema de saúde. Por isso, é imperioso ter em mente a necessidade de sua pesquisa em todo e qualquer contato clínico com a paciente.

Por outro lado, também é preciso assinalar que a propedêutica clínica, embora de menor custo e factível em qualquer circunstância, longe está de ser um ato simples. Exige conhecimento profundo da perinatologia, boa técnica de execução, detalhamento suficiente e discernimento para julgar os achados. A sistematização é um fator fundamental. Ela deve ser assimilada pelo profissional e realizada automaticamente, com os mesmos tempos e a mesma sequência em qualquer circunstância que a paciente busque assistência, isto é, no pré-natal, nas consultas de emergência, na admissão em trabalho de parto, na evolução do trabalho de parto.

SISTEMÁTICA DA PROPEDÊUTICA CLÍNICA

O roteiro a ser seguido é o seguinte:

- Anamnese.
- Exame físico geral – sumário.
- Inspeção.
- Palpação.
- Ausculta.
- Toque.

Na sequência do Capítulo, procurar-se-ão ressaltar os aspectos mais importantes de cada tempo.

ANAMNESE

Identificação

Dados gerais – o **nome** da paciente deve estar claramente anotado, e é por meio dele que a paciente tem que ser tratada, evitando-se epítetos ou identificando-a por local, sala ou leito em que esteja. A **idade** é um dado fundamental a ser tomado. Sabe-se que não é conveniente a gravidez na adolescência, embora a elevação do risco perinatal nem sempre seja aceito pelos estudiosos, com exceção das mulheres de muito tenra idade (até 15 anos). Já no que tange às idades mais avançadas, são bem estabelecidos os riscos aumentados após os 35 anos, os quais são atinentes a malformações e doenças concomitantes à gravidez. Na atualidade, são exatamente as faixas etárias mais avançadas que têm acarretado grande preocupação aos perinatologistas. Um grande contingente de mulheres procura avançar em seus estudos, aprimorar-se, entrar no mercado de trabalho, ter sucesso e só então engravidar. Não é infrequente que isso só venha a ocorrer no final da década dos 30 anos ou no início daquela dos 40. A **raça** importa, principalmente devido à estrutura óssea da bacia, que pode estar associada a um parto de alto risco (de anoxia, de prolongamento, de parto operatório). É o caso particularmente de estar atento às mulheres de raça negra que têm filhos com homens brancos. Nessa circunstância, parece juntar-se os inconvenientes de uma bacia menos permeável a um feto com menor plasticidade dos ossos da cabeça. Também é comum em vários países, entre os quais o Brasil, que as pessoas de raça negra tenham uma situação socioeconômica pior que as de raça branca, o que influencia na qualidade da assistência perinatal. A **naturalidade** e a **procedência** têm relação com doenças prevalentes nos locais de nascimento ou de origem imediata.

Dados sociais – deve-se pesquisar o **estado civil**, já que a união não estável parece associar-se a piores resultados perinatais. Muito importante é a **escolaridade** da paciente e do parceiro, se a união for estável. À melhor escolaridade associam-se resultados perinatais melhores, quer devido à melhor assistência pré-natal, quer à melhor capacidade de interpretação das informações e da aderência às orientações da equipe de saúde. Razão semelhante pode ser arguida para que se pesquise a **renda familiar**, principalmente avaliada *per capita*. Finalmente, pesquisar as **condições de habitação** (pessoas/cômodo, pode ser um indicador interessante; energia elétrica da rede pública, outro) e de saneamento básico na moradia (redes de água e de esgoto).

Antecedentes familiares

Devem-se pesquisar aqueles que, por hereditariedade, possam acometer a própria paciente ou o produto da concepção. Reveste-se de especial importância a arguição acerca de: **diabetes, hipertensão arterial, cardiopatias, síndrome convulsiva, malformações, gemelidade.** A simples referência a pais com diabetes, por exemplo, coloca a paciente no grupo de alto risco para ter a moléstia, quer sob a forma clínica, quer sob a forma subclínica, e obriga ao rastreamento adequado da afecção. A hipertensão arterial nos pais, especialmente na mãe, parece associar-se com maior frequência de pré-eclâmpsia na paciente. Especial atenção deve ser dada às malformações, as quais, eventualmente, podem repetir-se em gerações subsequentes ou alternadas. O rastreamento de casos de dismorfias pode servir para identificar o chamado caso-índice, que implica a aplicação de propedêutica

especializada para detectar malformações do mesmo tipo na gravidez atual da paciente. Embora a arguição sobre os antecedentes citados sejam da mais alta relevância, vale a pena abrir espaço para que a paciente possa citar outras, incidentalmente importantes. Também importam as informações sobre a saúde do parceiro e sobre a de outros filhos.

Antecedentes pessoais

Este tópico refere-se particularmente aos antecedentes mórbidos, clínicos ou cirúrgicos da paciente, muitos dos quais a colocam sob o rótulo de portadora de gravidez de alto risco. De início, importam as moléstias infecciosas, das quais convém ressaltar a **rubéola**. Esta, ao acometer a paciente no ciclo gravídico puerperal, especialmente até a 18ª semana de gestação, tem alto poder teratogênico. Se, por outro lado, ocorreu no passado, confere imunidade permanente. Dificilmente há referência à **toxoplasmose**, embora grande parte da população tenha testes sorológicos positivos para essa parasitose. A paciente deve ser arguida sobre comemorativos de **hepatite** e sobre os que sugiram a **contaminação pelo vírus HIV**. A informação sobre **tuberculose** deve ser buscada também. Da mesma forma que se fez em relação aos familiares, deve-se procurar saber se a paciente é portadora de **diabetes, hipertensão arterial, cardiopatia ou síndrome convulsiva**. Também, deve-se investigar se a paciente foi submetida a **cirurgias**, principalmente abdominais ou ortopédicas, que possam ter afetado a bacia óssea, ou as articulações dessa com os membros inferiores. Ressalte-se que as cirurgias importam por si mesmas e pelas doenças que determinaram sua realização. Deve-se estimular a paciente a referir qualquer antecedente mórbido, além dos descritos, mesmo que ela os julgue de pouca importância. Finalmente, é mandatória a pesquisa de hábitos e vícios. O consumo de **cigarros** é um agravante perinatal de relevo, bem como das chamadas **drogas pesadas**, como cocaína (e sua variante, o crack), heroína e outras. O consumo de **álcool** deve ser pesquisado, procurando avaliar frequência e quantidade consumida. Jamais deve ser omitido o interrogatório sobre o **uso crônico de medicamentos**, que eventualmente deverão ser substituídos ou trocados durante a puerperalidade no interesse do bem-estar do produto da concepção.

Antecedentes ginecológicos

Neste tópico, ressalta-se a pesquisa sobre aspectos da menstruação. Deve-se averiguar a idade da **menarca** e a **regularidade dos ciclos**. Esses dados fornecem subsídios para se julgar sobre a integridade do sistema endócrino da paciente. Deve-se interrogar também acerca de doenças clínicas ou cirúrgicas da esfera ginecológica, inclusive sobre os tipos de terapêutica clínica ou cirúrgica. Finalmente, são importantes as informações sobre a **anticoncepção**, mormente nos meses que antecederam a gestação atual. De modo especial, quando os métodos hormonais são utilizados, eventuais incompatibilidades entre o desenvolvimento da gravidez e a suposta idade gestacional podem relacionar-se ao uso desse método e pequenas alterações posteriores no ciclo menstrual.

Antecedentes obstétricos

Pesquisa-se o número de **gestações e de partos anteriores**. Cada evento deve ser minuciado com cuidado. Os comemorativos obstétricos têm muita importância no prognóstico do evento atual. Devem ser pesquisados, para cada gestação, data, forma de término (abortamento, parto normal, fórcipe, cesárea, outra intervenção), idade gestacional em que ocorreu, indicação de partos operatórios, no caso de abortamento se foi praticada curetagem uterina, peso dos recém-nascidos, vitalidade ao nascer, complicações da gravidez e do pós-parto ou pós-abortamento (especialmente as infecciosas). É importante saber como evoluíram as crianças, especialmente no primeiro ano de vida. Em casos de óbitos, pesquisar se ocorreram dentro dos primeiros sete dias ou posteriormente.

Gravidez atual

Inicia-se pela arguição sobre a **última menstruação**. O registro deve ser, sempre que possível, da data do início do último catamênio normal para os padrões da paciente. Somando-se sete dias e subtraindo-se três meses, chega-se à **data provável do parto**, segundo a regra de Näegele. Caso a paciente não saiba informar exatamente aquela data, porém, tenha boa noção da fase do mês em que ocorreu (início, meio ou fim), é possível fazer uma inferência sobre o **período provável do parto**, utilizando lógica semelhante à da regra de Näegele. No caso de razoável confiabilidade das informações, a datação de todos os passos seguintes da assistência à paciente será feita com base nessas informações e cálculos.

O passo seguinte é arguir a paciente sobre eventuais intercorrências até o momento e, sobretudo, terapêuticas medicamentosas ou não utilizadas. Também procura-se averiguar o peso pré-gestacional, que poderá servir como balizamento para se julgar sobre o ganho de peso na gravidez.

As queixas atuais da paciente devem ser assinaladas e analisadas judiciosamente, como em qualquer outro ramo da Medicina.

Esses tópicos descrevem a forma sugerida para conduzir a anamnese obstétrica do ponto de vista técnico. É preciso, porém, lembrar que esse momento de contato com a paciente deve ter uma pauta aberta, para que ela possa expressar-se livremente, especialmente sobre seus medos e fantasias. Trata-se de um momento precioso para firmar a relação médico-paciente e a solidez dessa relação está asociada ao comportamento da mulher durante a gravidez e o parto.

EXAME FÍSICO GERAL – SUMÁRIO

Deve contemplar, de início, a **tomada de peso, a aferição da estatura** e a **verificação da adequação do peso/altura** de acordo com o gráfico de Rosso[1] (Fig. 3.6). Para se utilizar esse gráfico, marca-se no nomograma que o acompanha a altura da paciente, e na outra o linha, o peso aferido no momento. O ponto em que a reta passando por esse dois valores atinge a terceira, é o valor que deve ser lançado no gráfico, na linha correspondente à idade gestacional. Esse valor deve estar scmpre na faixa B do gráfico, isto é, entre 90 e 115. Se assim se mantiver em tomadas sucessivas, é indicação de que o ganho de peso vem-se fazendo de maneira normal. Na área **A** estão os casos com ganho de peso deficitário, e na **C**, os casos de ganho de peso restrito. Os casos nos quais as linhas migram da faixa B para a A ou para a C devem ser analisados com cuidado, para as medidas cabíveis. É interessante que mesmo um valor isolado obtido no gráfico de Rosso[1], independentemente da idade gestacional, pode permitir inferência sobre a má nutrição materna e tem associação estatisticamente significante com o baixo peso ou com a insuficiência ponderal ao nascer[2].

Atualmente, costuma-se avaliar o ganho de peso gestacional em função do índice de massa corporal (IMC) da gestante, segundo a Federação Brasileira das Associações de Ginecologia e Obstetrícia (FEBRASGO) e a Organização Mundial da Saúde (OMS)[3,4]. Os dados mais gerais estão citados nos quadros 3.7 e 3.8.

Na figura 3.7 mostra-se o modelo para o cálculo necessário a cada consulta.

Observa-se que com essa metodologia o grupo de obesas é distinguido, o que tem importância muito grande no seguimento da assistência pré-natal.

Fazer a tomada cuidadosa da **pressão arterial**. É conveniente que cada Serviço padronize a forma de fazê-la, se em pé ou sentada, se considera a pressão mínima no quarto ou no quinto som de Korotkoff. É recomendável usar o quinto, que na realidade corresponde ao desaparecimento de sons. Examinar as **mucosas**, visando ao rastreamento de anemias. Fazer **ausculta cardíaca**, atentando para frequência, ritmicidade e presença ou ausência de sopros patológicos. Pesquisar o **sinal de Giordano**, a fim de rastrear infecção urinária. É de grande importância a pesquisa de **edemas**. A face pode ser atingida nos casos mais graves de síndrome hipertensiva, especialmente de pré-eclâmpsia, originando mesmo um aspecto típico. Mas também as mãos, as pernas e os pés devem

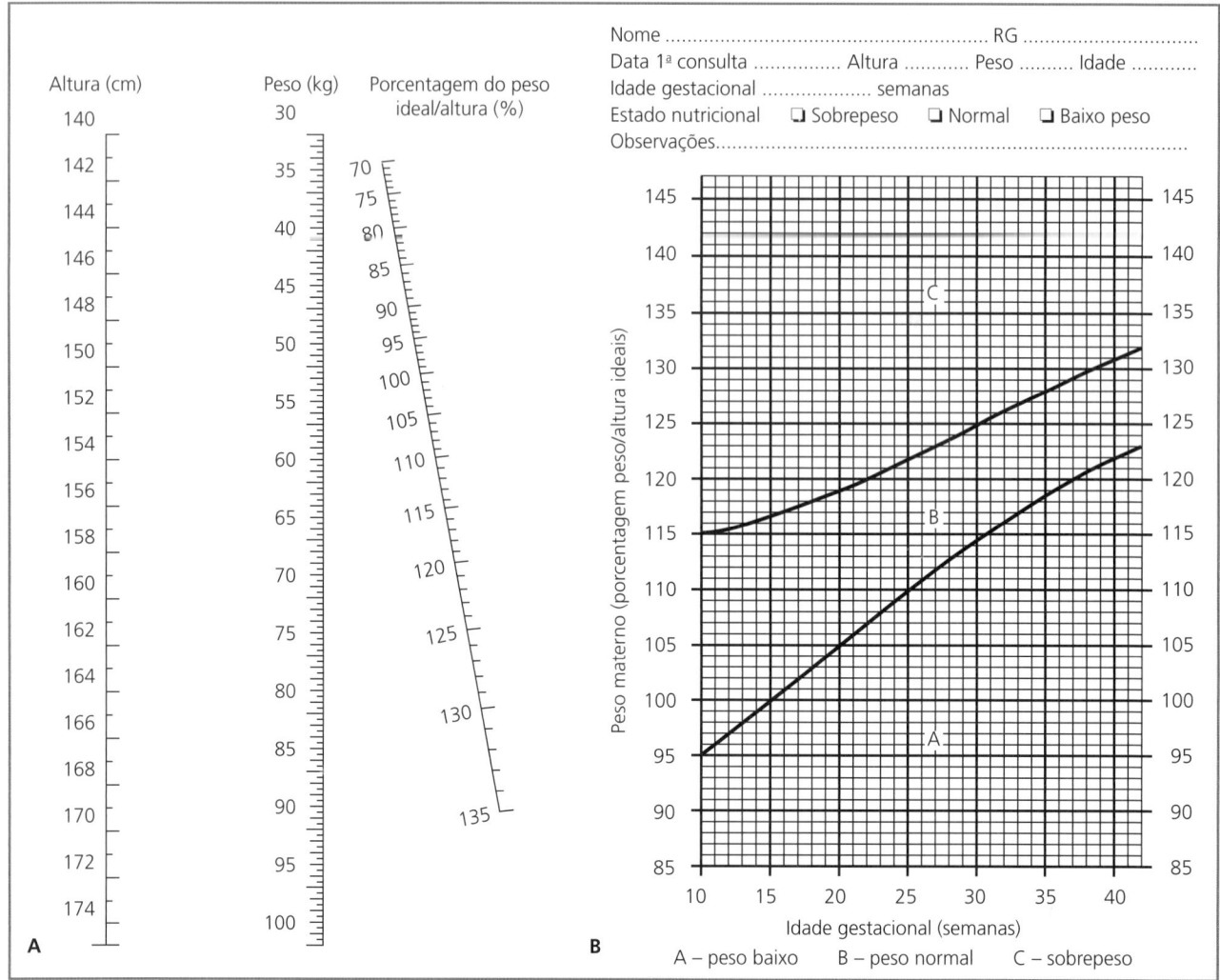

Figura 3.6 – Gráfico de Rosso para controle do ganho de peso na gravidez. **A**) Nomograma por meio do qual se obtém a porcentagem de peso ideal/altura a partir da altura da paciente e do seu peso atual. **B**) Evolução do ganho ponderal a cada consulta[3].

Quadro 3.7 – Ganho de peso recomendado na gestação única.

IMC (pré-gestacional)	Classificação	Ganho de peso total
< 18,5kg/m²	Baixo peso	12,5-18kg
18,5-24,9kg/m²	Peso normal	11,5-16kg
25-29,9kg/m²	Sobrepeso	7-11,5kg
> 30kg/m²	Obeso	5-9kg

Quadro 3.8 – Ganho de peso recomendado na gestação múltipla.

IMC (pré-gestacional)	Classificação	Ganho de peso total
< 18,5kg/m²	Baixo peso	Não há recomendação por falta de evidência
18,5-24,9kg/m²	Peso normal	16,8-24,5kg
25-29,9kg/m²	Sobrepeso	14,1-22,7kg
> 30kg/m²	Obeso	11,4-19,1kg

ser observados. Esses últimos são os segmentos que mais precocemente são atingidos pelo inchaço da toxemia gravídica. Convém lembrar ainda que edemas assimétricos de membros inferiores sugerem comprometimento vascular, varizes nos casos mais benignos e flebotrombose nos mais graves. Observar ainda a **marcha** e **movimentos anormais** sugestivos de comprometimento neurológico.

INSPEÇÃO

A inspeção obstétrica rotineira deve ser praticada.

PALPAÇÃO

Trata-se de um tempo fundamental na propedêutica, muitas vezes realizado sem a devida atenção. Basicamente, deve-se atentar para o palpar mensurador e para o palpar explorador.

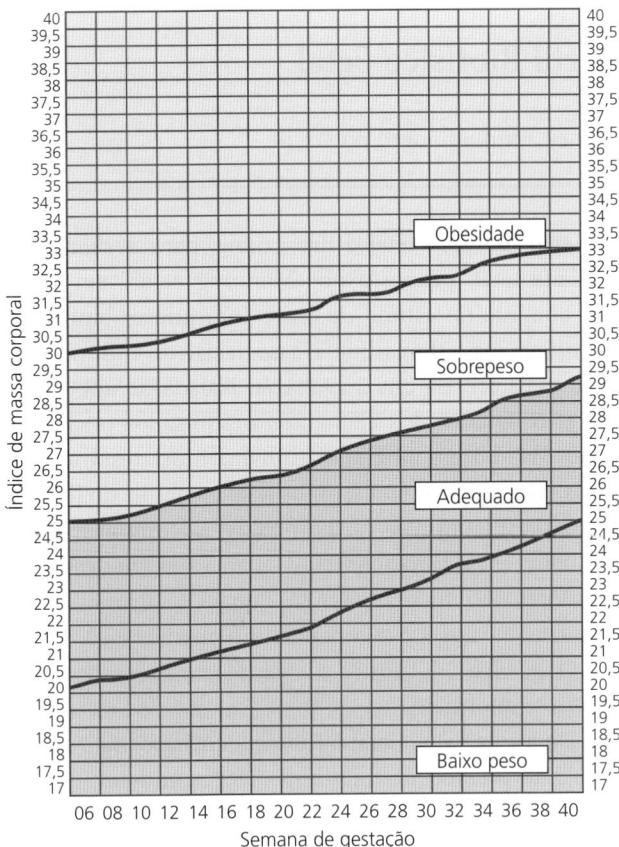

Figura 3.7 – Gráfico de acompanhamento nutricional da gestante. IMC (pré-gestacional). Índice de massa corporal conforme semana de gestação.

Palpar mensurador

Deve-se medir a **altura uterina**. A avaliação da circunferência abdominal, embora fosse uma recomendação clássica, praticamente não é utilizada nos dias atuais, tendo em vista a falta de padrões com a qual cotejá-la e a extrema variabilidade que sofre com fatores não obstétricos (espessura do panículo adiposo, por exemplo). A mensuração deve ser praticada com uma fita métrica flexível e inelástica.

Medida da altura uterina – o ponto zero da fita deve ser apoiado na porção superior do pube e com a borda cubital da mão deve-se esticá-la até o ponto extremo do fundo uterino. Há os que esticam a fita entre os dedos indicador e médio da mão, utilizando a borda cubital apenas para delimitar o *fundus uteri*. É importante que não se faça nenhuma compressão, que falsearia o resultado da medida. Para bem interpretar o resultado obtido, a melhor forma é lançá-lo em um gráfico de altura uterina por idade gestacional, como o proposto pelo Ministério da Saúde[5] (Fig. 3.6). O valor medido deve estar entre os percentis 10 e 90 da curva. Excluídos casos de erro no cálculo da idade gestacional, valores abaixo do percentil

10 sugerem restrição de crescimento intrauterino do feto. Valores acima do percentil 90 sugerem basicamente macrossomia, polidrâmnio ou gemelaridade. Em quaisquer desses casos, a propedêutica deve prosseguir por meio de métodos mais precisos para distinguir essas afecções, geralmente a ultrassonografia. Deve-se insistir que a obesidade é um fator comum de erro na medição.

Palpar explorador

É o modo pelo qual se pesquisam situação, apresentação, posição e variedade de posição fetais. É particularmente útil próximo ao termo ou em trabalho de parto, pois o diagnóstico de uma situação ou apresentação anômala coloca o profissional de saúde diante de um caso de parto de alto risco.

Permite ainda, em mãos hábeis, o diagnóstico de gravidez gemelar, inclusive de alguns dos elementos acima descritos para cada feto. Também com experiência, o examinador pode fazer o diagnóstico de alterações do volume do líquido amniótico, tanto para mais – polidrâmnio –, como para menos – oligoâmnio. Este diagnóstico é bem mais difícil que o anterior.

Deve-se utilizar, com todo o rigor, uma das técnicas já muito bem padronizadas pela obstetrícia clássica[6].

AUSCULTA

Visa principalmente à detecção e contagem dos batimentos cardíacos fetais. É feita sempre com um instrumento, ou com os detectores fetais ultrassônicos com efeito Doppler-Fizeau, presentes na maioria das maternidades (SONAR), ou ainda com o clássico estetoscópio de Pinard. Quando se trabalha com este, é preciso delimitar o foco de ausculta, que é a porção da parede abdominal onde os batimentos são mais bem ouvidos. Utilizando-se o outro, é preciso dirigir o feixe de ultrassom para o coração ou para um grande vaso fetal.

Em relação aos batimentos cardíacos fetais, o maior interesse está em verificar sua frequência, que, dentro da normalidade, varia entre 110 e 160 por minuto[7]. Se detectados abaixo de 110 (bradicardia) ou acima de 160 (taquicardia), valem como elementos importantes para rastrear o comprometimento da vitalidade fetal. Em trabalho de parto, é possível acompanhar os períodos de aceleração ou de desaceleração fisiológicas ou patológicas. A ausculta pelos métodos relatados não permite, no entanto, detectar outros elementos, de grande valia, inerentes à frequência cardíaca fetal, por exemplo sua relação com a contratilidade uterina.

Embora outros ruídos possam ser detectados, eles não têm a mesma importância no que se refere ao bem-estar fetal.

TOQUE

De grande valia em trabalho de parto, o toque tem interesse reduzido na propedêutica da gravidez normal ou de alto risco. No início da gestação, é realizado, em geral, como complemento do diagnóstico de gravidez, ou às vezes para avaliar as condições de alguma afecção existente (mioma, por exemplo). Na gestação mais avançada, permite confirmar situação, apresentação, posição e variedade de posição do feto. Pode ser método final para o diagnóstico da amniorrexe prematura, conhecida condição de alto risco para prematuridade, infecção e morte do feto. É essencial para verificar condições do colo, como o grau de dilatação que, se avançada, na gravidez, é uma condição de risco. A partir de 20 semanas de gravidez, é possível fazer a avaliação do comprimento do colo. Embora os melhores dados provenham da ultrassonografia, o toque poderá sugerir a presença da síndrome do "colo curto", marcador de trabalho de parto prematuro[8].

REFERÊNCIAS

1. Rosso P. A new chart to monitor weight gain during pregnancy. Am J Clin Nutr. 1985;41(3):644-52.
2. Lippi UG, Büttner LE, Seches N. Importância da avaliação da tomada inicial de peso da gestante pelo gráfico de Rosso. Rev Bras Ginecol Obstet. 1993;15(3):131-3.
3. Peixoto S. Manual de assistência pré-natal. Federação Brasileira das Associações de Ginecologia e Obstetrícia (FEBRASGO); 2014.p.97.
4. Rasmussen KM, Catalano PM, Yaktine AL. New guidelines for weight gain during pregnancy: what obstetrician/gynecologists should know. Curr Opin Obstet Gynecol. 2009;21(6):521-6.
5. Brasil. Ministério da Saúde. Pré-natal de baixo risco. Brasília: Centro de Documentação do Ministério da Saúde; 1986.
6. Briquet R. Obstetrícia normal. 3ª Reimpressão. São Paulo: Empresa Gráfica Editora Guia Fiscal; 1956.
7. National Institute of Child Health and Human Development Research Planning Workshop. Electronic fetal hearth rate monitoring: Research guidelines for interpretation. Am J Obstet Gynecol. 1997; 177(6):1385-90.
8. Fonseca EB, Ebru C, Parra M, Singh M, Nicolaides KH. Progesterone and the risk of preterm birth among women with a short cervix. N Engl J Med. 2007;357 (5):462-9.

Perfil Biofísico Fetal

Sidney Antonio Lagrosa Garcia

O perfil biofísico fetal é um exame, para avaliar a vitalidade fetal, proposto por Manning et al.[1] em 1980, que consiste no estudo de cinco indicadores biofísicos. Admitiam os autores que a associação de informações seria mais precisa que a avaliação isolada de um só parâmetro. Quatro dos elementos pesquisados o são por meio da ultrassonografia (movimentos respiratórios fetais, movimentos fetais, tônus fetal e volume do líquido amniótico) e um pela cardiotocografia (comportamento dos batimentos cardíacos fetais). Para cada um desses indicadores, atribui-se uma nota 2 quando normais e zero se anormais. Logo, o escore máximo possível é 10.

O quadro 3.9 mostra os valores considerados normais e os anormais.

De muita valia é que o teste adequadamente realizado e interpretado permite estabelecer condutas. Assim, Cunningham et al.[2] apresentam as interpretações e propostas de condutas mostradas no quadro 3.10.

Como a execução de perfil biofísico fetal é trabalhosa e demorada (30 minutos ou mais), há na literatura algumas propostas de realizá-lo de forma simplificada, considerando apenas a cardiotocografia de repouso e o volume do líquido amniótico de acordo com o índice de líquido amniótico (ILA) ≤ 5cm. O Colégio Americano de Obstetras e Ginecologistas considerou aceitável essa simplificação[3].

Garcia et al.[4] estudaram o perfil biofísico fetal em 307 gestações de alto risco. Entre outras conclusões, verificaram que as variáveis mais sensíveis no diagnóstico de comprometimento fetal foram a cardiotocografia e os movimentos respiratórios do feto.

Quadro 3.9 – Notas dos indicadores do perfil biofísico fetal.

Indicador	Nota 2	Nota 0
Cardiotocografia de repouso	≥ 2 acelerações de ≥ 15bpm por ≥ 15s em 20-40 minutos	0 ou 1 aceleração em 20-40 minutos
Movimento respiratório	≥ 1 episódio respiratório rítmico ≥ 30s em 30 minutos	< 30s de movimento respiratório em 30 minutos
Movimento fetal	≥ 3 movimentos corporais ou das pernas em 30 minutos	< 3 movimentos
Tônus fetal	≥ 1 episódio de extensão de uma extremidade fetal com retorno à flexão ou abertura e fechamento da mão em 30 minutos	Sem movimentos ou sem extensão/flexão
Volume de líquido amniótico	Um bolsão vertical > 2cm	Maior bolsão vertical ≤ 2cm

Quadro 3.10 – Perfil biofísico fetal: interpretação e propostas de conduta.

Escore	Interpretação	Conduta proposta
10	Normal	Sem indicação para intervenção; repetir o teste semanalmente, a não ser em diabetes e na pós-maturidade (2 vezes/semana)
8 LA normal	Feto normal	Sem indicação para intervenção
8 Oligoâmnio	Suspeita de asfixia crônica	Parto se tiver 37 semanas ou mais. Caso contrário, repetir o exame
6	Possível asfixia fetal	Se tiver oligoâmnio, parto Se tiver LA normal e mais de 36 semanas, parto Se o teste for repetido e der ≤ 6, parto Se o teste repetido for > 6, repetir
4	Provável asfixia fetal	Repetir o exame no mesmo dia. Se < 6, parto
0-2	Asfixia fetal quase certa	Parto

LA = líquido amniótico.

REFERÊNCIAS

1. Manning FA, Platt LD, Sipos L. Antepartum fetal evaluation: development of a fetal byophisical profile. Am J Obstet Gynecol. 1980;136(6):787-95.
2. Cunningham FG, Leveno KJ, Bloom SL, Spong CY, Dashe JS, Hoffman BL, et al. Williams Obstetrics. 24th ed. New York: McGraw-Hill; 2014.
3. American Colllege of Obstetrics and Gynecologists. Special tests for monitoring fetal health. Patient Education Pamphlet; 2002.
4. Garcia SAL, Coelho RG, Nobrega VL, Lippi UG, Grabert HH. Perfil biofísico fetal: análise crítica. Rev Ginecol Obstet (São Paulo). 1992;3(4):173-83.

Avaliação do Volume do Líquido Amniótico

Umberto Gazi Lippi

Os obstetras mais antigos já tinham conhecimento de que a anormalidade do volume do líquido amniótico (LA), para mais ou para menos, era indicador de que havia problemas com a gravidez ou, mais precisamente, com o feto. A avaliação, porém, era subjetiva, sujeita a erros, às vezes grosseiros, especialmente quando a anomalia era limítrofe. Mesmo com o exame do LA pela amnioscopia[1], os enganos eram frequentes, dada a imprecisão do método para avaliar esse parâmetro. O passo decisivo para se conhecer a quantidade do fluido ocorreu com a introdução da ultrassonografia em Obstetrícia. Mesmo assim, nos primeiros tempos de seu uso, os imagenologistas costumavam relatar de forma subjetiva quanto havia de LA, o que não era e nem é a maneira ideal de informar o obstetra sobre esse parâmetro. Os métodos semiquantitativos são os mais utilizados e os que fornecem as melhores informações. Foi Phelan et al.[2] que descreveram, em 1987, pela primeira vez o índice do líquido amniótico, ILA como é chamada a medida dos quatro quadrantes. Amaral, citado por Lippi[3], desenvolveu uma tese sobre o assunto onde está devidamente registrada a técnica usada para essas medidas. O abdome da gestante é dividido em quatro quadrantes limitados pela linha que passa horizontalmente pela cicatriz umbilical e pela linha *nigra* verticalmente. Mede-se o maior bolsão vertical em cada quadrante e somam-se as quatro medidas para se obter o ILA (Fig. 3.8). Okumura e Zugaib[4] interpretam o achado como mostrado no quadro 3.11.

Cunningham et al.[5] citam que valores do ILA entre 5 e 24cm constituem a faixa de normalidade. Os casos com menos de 5cm são rotulados como oligoâmnio, e os acima de 25cm, como polidrâmnio. Medidas de 5cm ou menos associam-se a aumento do número de cesáreas por sofrimento fetal, baixo escore de Apgar aos 5 minutos, aumento da morbidade e da mortalidade perinatal e excesso de casos de baixo peso ao nascer.

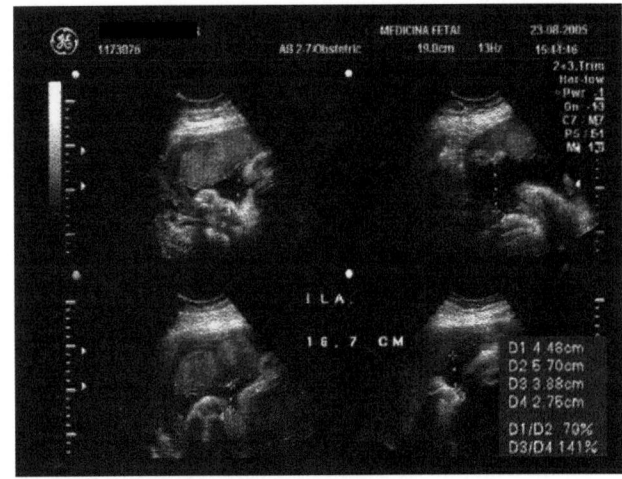

Figura 3.8 – Medida do ILA.

Quadro 3.11 – Classificação do volume de LA conforme o ILA[4].

ILA	Volume do LA
0-3	Oligoâmnio grave
0-5	Oligoâmnio
5,1-8	Redução do LA
8,1-18	LA normal
18,1-24,9	Aumento do LA
≥ 25	Polidrâmnio

REFERÊNCIAS

1. Saling E. El niño desde el punto de vista obstétrico. Barcelona: Editorial Científico-Médica; 1970.
2. Phelan IP, Smith CV, Broussard P, Small M. Amniotic fluid volume assessment with the four quadrant technique at 36-42 weeks gestation. J Reprod Med. 1987;32(7):540-2.
3. Lippi UG. Manual de condutas em Obstetrícia. São Paulo: IMESP; 1996.
4. Okumura M, Zugaib M. Ultrassonografia em Obstetrícia. São Paulo: Sarvier; 2002.
5. Cunningham FG, Leveno KJ, Bloom SL, Spong CY, Dashe J. Williams Obstetrics. 24th ed. New York: McGraw-Hill; 2014.

Amniocentese

Umberto Gazi Lippi

Amniocentese é a punção da cavidade amniótica. Pode ser realizada por meio de injeção de alguma substância em seu interior (por exemplo, soluções hipertônicas para indução do parto) ou para a retirada de líquido amniótico. Esta pode ser feita, eventualmente, visando ao esvaziamento do polidrâmnio, mas, na maioria das vezes, para se obter amostra do fluido para exames. Como método propedêutico de vitalidade fetal, e até mesmo de maturidade, no último trimestre da gravidez, perdeu grande parte de sua importância. Isso se deu por ser invasivo, não isento de riscos, e porque as metodologias de controle eletrônico do feto e de ultrassonografia permitem avaliações fetais com menor risco. No entanto, os estudos genéticos trouxeram uma nova onda de uso, com alguns cuidados técnicos especiais, dado que, nesse caso, a amniocentese é feita geralmente no segundo trimestre, entre 14 e 20 semanas[1]. A amniocentese dita *precoce* (11 a 14 semanas) pode ser responsabilizada por perdas fetais em maior número que a anterior, bem como estar associada a malformações[1].

Com o auxílio de exames ultrassonográficos, deve-se eleger, para a punção, um local onde se acumule líquido e não haja outras estruturas que devam ser evitadas, como a placenta e o funículo, além, é óbvio, do feto. O líquido colhido é utilizado para a cariotipagem do feto.

O instrumental utilizado é extremamente simples: uma agulha das do tipo utilizado para raquianestesia, uma seringa com boa capacidade de sucção e material para desinfecção da pele, além de um tubo para depositar o líquido colhido.

A amniocentese tem a desvantagem de poder provocar acidentes maternos, fetais e anexiais[2]. Na atualidade, além de o uso da amniocentese ser mais restrito, o apoio da ultrassonografia é capaz de minimizar a ocorrência de acidentes. Quanto maior a experiência do examinador, menor a possibilidade de acidentes. Alguns estudiosos recomendam a administração de imunoglobulina anti-D em mulheres Rh negativo não sensibilizadas[1].

No terceiro trimestre, o líquido obtido pela amniocentese pode ser utilizado para avaliar a vitalidade do feto por meio dos mesmos parâmetros descritos para a amnioscopia. Também a maturidade do feto pode ser testada, quer seja renal (dosagem da creatinina), quer seja dérmica (citologia corada pelo sulfato de azul de Nilo) ou pulmonar (relação lecitina/esfingomielina, teste de Clements, pesquisa do fosfatidilglicerol). Porém, como já se afirmou anteriormente, os métodos biofísicos de controle do feto reduziram dramaticamente a aplicação desses testes.

REFERÊNCIAS

1. Cunningham FG, Leveno KJ, Bloom SL, Spong CY, Dashe JS, Hoffman BL, et al. Williams Obstetrics. 24th ed. New York: McGraw-Hill; 2014.
2. Lippi UG, Rezende J, Mazzini XPR, Rodrigues de Lima G, Moraes JRL, Gomes MS, et al. Amniocentese. Dois tipos de acidentes raros. Matern Infanc (São Paulo). 1972;31(2):185-90.

Amnioscopia

Umberto Gazi Lippi

Amnioscopia é um método endoscópico destinado a observar o líquido amniótico, mantidas íntegras as membranas. Foi introduzido na prática médica por Saling[1], em 1962, e divulgado em nosso meio por meio dos trabalhos de Lippi et al.[2-6].

De início, estava indicada somente nos casos de gravidez de alto risco, com o objetivo primordial de detectar sinais sugestivos de sofrimento fetal ou anomalias do líquido que pusessem à mostra algum outro tipo de afecção (por exemplo, bilirrubina na doença hemolítica perinatal ou sangue no hemoâmnio ou no óbito fetal intrauterino) ou ainda para confirmar o diagnóstico de bolsa rota. Dado, porém, ser um método conservador, fácil de realizar, com baixa morbidade, tornou-se um exame rotineiro em muitos centros. Assim, no Hospital do Servidor Público Estadual "Francisco Morato de Oliveira" de São Paulo, a amnioscopia é executada como tempo complementar a qualquer admissão ao centro obstétrico. Há autores que referem não identificar recomendações para seu uso em gestações de baixo risco[7]. De qualquer forma, parecem indiscutíveis suas vantagens no acompanhamento de gestações de alto risco, mormente nas quatro últimas semanas, já que tem a propriedade de poder ser praticada repetidamente.

O aparelho utilizado é o amnioscópio. Aquele descrito por Saling[1] (Fig. 3.9) consta de três tubos cilíndro-cônicos de diâmetros diferentes (para diversas dilatações do colo), que se acompanham de uma fonte luminosa e de uma pinça porta-algodão. Na atualidade, utiliza-se muito mais o amnioscópio de acrílico criado por Rodrigues Lima[8] em 1970, não em seu formato original, (Fig. 3.10), que tem o incômodo por possuir arestas, mas em sua forma mais moderna, cilindro-cônica (Fig. 3.11), como se fosse o molde de um amnioscópio de Saling. Não exige fonte especial de iluminação, porque tende a funcionar como um espelho perfeito. Dessa forma, qualquer fonte de luz, como um foco para exame ginecológico ou uma lanterna que ilumine a extremidade proximal ao observador, é suficiente para iluminar a extremidade em contato com as membranas.

A aplicação de qualquer um dos aparelhos é muito simples. Faz-se um toque vaginal e introduz-se, na vagina, o aparelho utilizando os dedos como guias. Alcançado o colo do útero (que pode mesmo ser constatado visualmente pelo amnioscópio de acrílico), permeia-se o canal até que as membranas sejam postas à mostra. Através delas observa-se o líquido, utilizando-se a superfície da apresentação fetal como superfície refletora.

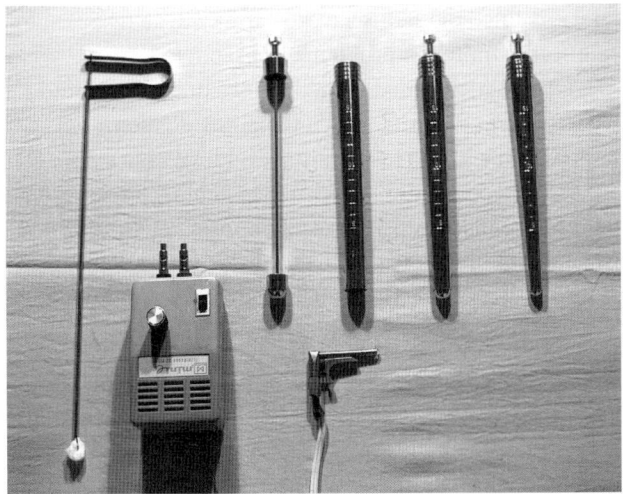

Figura 3.9 – Conjunto de amnioscópios de Saling, um deles mostrando o mandril ao seu lado. Abaixo, fonte de luz, transformador de energia e, à direita, a pinça porta-algodão.

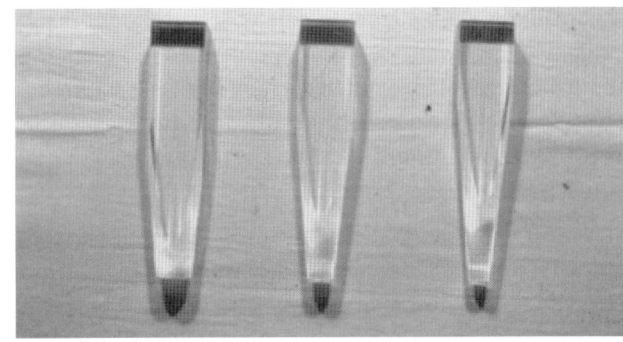

Figura 3.10 – Três amnioscópios – modelo original.

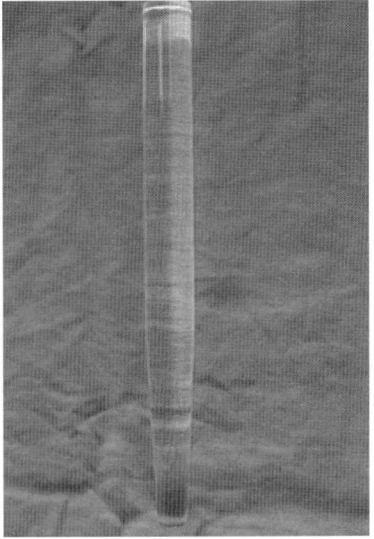

Figura 3.11 – Amnioscópio – modelo atual.

Ao se examinar o líquido amniótico, quatro elementos devem ser descritos.

Cor – o líquido normal é *claro*. Nas gestações de pré-termo, chega a ser tão límpido que se compara à "água de rocha". Se for *verde*, indica a presença de mecônio, cujo significado para o diagnóstico de sofrimento fetal varia se a paciente estiver fora ou em trabalho de parto (ver Capítulo Sofrimento fetal). Quando *amarelo*, indica a presença de bilirrubina, o que é comum nos casos de aloimunização por antígenos sanguíneos com hemólise importante. O líquido *vermelho* pode significar óbito do feto, ou, em alguns casos (após acidente de amniocentese, no descolamento prematuro de placenta ou na vigência de um traumatismo), derramamento de sangue na cavidade âmnica, o hemoâmnio.

Transparência – como se disse anteriormente, o líquido amniótico é cristalino e vai tornando-se opalescente à medida que a gravidez avança para o seu final. Nos casos de pós-maturidade, pode atingir uma opalescência extrema, que é denominada "efeito de leite diluído".

Quantidade – é o elemento cuja observação tem maior subjetividade. Avalia-se pela quantidade de líquido amniótico que se interpõe entre as membranas e a apresentação. A mão livre deve mobilizá-la para que a separação entre "águas anteriores" e "águas posteriores" não dê origem a interpretações errôneas.

Grumos – a quantidade de grumos de vérnix caseoso aumenta à medida que a gravidez avança para o termo. Sua visualização é melhor quando se faz a mobilização da parte fetal que se apresenta conforme descrito acima.

A amnioscopia é um método muito pouco sujeito a complicações. A mais frequente é a ruptura involuntária das membranas. Isso constitui um problema menor quando a gravidez está próxima ao termo e é de alto risco, já que estará somente apressando uma resolução que é iminente. Há possibilidade de infecção, porém trata-se de um fato incomum, embora as membranas após a aplicação do amnioscópio revelem elementos inflamatórios.

As contraindicações são poucas e convém citar a placenta prévia, a prematuridade e a vaginose bacteriana materna.

REFERÊNCIAS

1. Saling E. Amnioscopia. In: Saling E. El niño desde el punto de vista obstétrico. Barcelona: Ed Científico-Médica; 1969.p.73-101.
2. Lippi UG, Sawaya RB, Ferraz e Silva H, Ishida Y, Rodrigues Lima G. Amnioscopia. Resultados preliminares. Matern Infanc (São Paulo). 1970;29(4):407-12.
3. Lippi UG, Rodrigues de Lima G. Transiluminação da bolsa de águas. Matern Infanc (São Paulo). 1970;29(4):413-8.
4. Lippi UG. Estudo comparativo dos resultados obtidos por várias técnicas de amnioscopia [tese]. São Paulo: Escola Paulista de Medicina; 1972.
5. Lippi UG, Ferraz e Silva H, Rodrigues de Lima G, Martins HJ. Análise comparativa entre dois métodos de avaliação óptica do líquido amniótico. Rev Ginecol Obstet. 1973;130910: 9-10.
6. Lippi UG, Ferraz e Silva H, Martins HJ, Rodrigues de Lima G. Amnioscopia. Casuística atual. Matern Infanc (São Paulo). 1973;32(1): 53-4.
7. Souza AR, Amorim MR. Avaliação da vitalidade fetal intraparto. Acta Med Port. 2008;21(3):229-40.
8. Rodrigues Lima J, Benzecry R, Montenegro CAB. Amnioscopia: um novo amnioscópio sólido. Tribuna Médica. 1970;13(366):14-9.

Movimentação Fetal

Umberto Gazi Lippi

Os movimentos fetais podem ser detectados por meio da ultrassonografia desde fases muito precoces da gestação. No entanto, a percepção pela mãe só ocorre, segundo os autores clássicos[1], em torno de 4,5 meses e é útil mesmo para estimar a idade gestacional quando outros elementos não estão disponíveis. Trata-se, inequivocamente, de um sinal de vitalidade fetal, mas as observações isoladas praticamente não auxiliam na propedêutica de gestações de alto risco.

Sadovsky et al.[2], em 1974, sistematizaram as observações desses movimentos, introduzindo-os como método propedêutico auxiliar nos casos de risco elevado. Em 1978, Sadovsky et al.[3] relataram um sinal, ao qual denominaram "sinal de alarme dos movimentos", que seria a ocorrência da diminuição ou desaparecimento desses, ainda com batimentos cardíacos fetais presentes e aparentemente normais. Sugeriram que, nessa circunstância, a interrupção da gravidez deveria ser imediata.

Em 1979, Leader e Baillie[4] observaram que a precisão da observação dos movimentos fetais por vários observadores chegava a 80% quando comparada com o registro eletrônico desses.

Em 1979, Ehrström[5] comparou a acurácia da observação materna dos movimentos em relação a registros eletromagnéticos e constatou que chegava até a 90,3%. Nesse ano, ele publicou um trabalho com 240 gestantes controladas quanto aos movimentos entre 22 e 42 semanas de gravidez. Para as pacientes foi solicitado que contassem, durante 1 hora pela manhã, 1 hora à tarde e 1 hora à noite, os movimentos notados. A partir daí, o somatório dessas 3 horas era transformado no índice "movimentos fetais em 12 horas – MFD_{12}", calculado pela multiplicação desse somatório por 12 e dividido por 3. Depois os dados foram lançados em um gráfico de MFD_{12} por semana de gravidez. Com isso, ele construiu uma curva na qual assinalou os percentis 5, 50 e 95, que considerou útil no acompanhamento de gestações de alto risco, ao qual denominou **mobilograma fetal**. Em vários dos casos estudados, a utilização do chamado mobilograma alertou para o comprometimento fetal, em gestações de alto risco, antes de outros métodos usados. O autor considerou que, estabelecido o padrão de movimentação fetal em cinco dias consecutivos, uma queda de 50% nesse número indicaria problemas com o feto.

Lippi e Melo[6] (dados inéditos) estudaram, segundo a técnica acima descrita, os movimentos dos fetos em gestantes normais, no Hospital do Servidor Público Estadual "Francisco Morato de Oliveira" – São Paulo. Puderam construir um mobilograma para essa população (Fig. 3.12). Verificaram também que não havia diferença estatisticamente significativa entre a movimentação de fetos masculinos e femininos. Havia, porém, diferença estatisticamente significativa entre os períodos do dia: os movimentos eram mais frequentes à noite do que pela manhã ou à tarde.

Outra forma muito simples de se avaliar a movimentação fetal é pelo método de Cardiff (Cardiff contagem até dez), que consiste em verificar se a gestante detecta ao menos 10 movimentos fetais em 12 horas. Abaixo disso, deve-se suspeitar da vitalidade do feto[7].

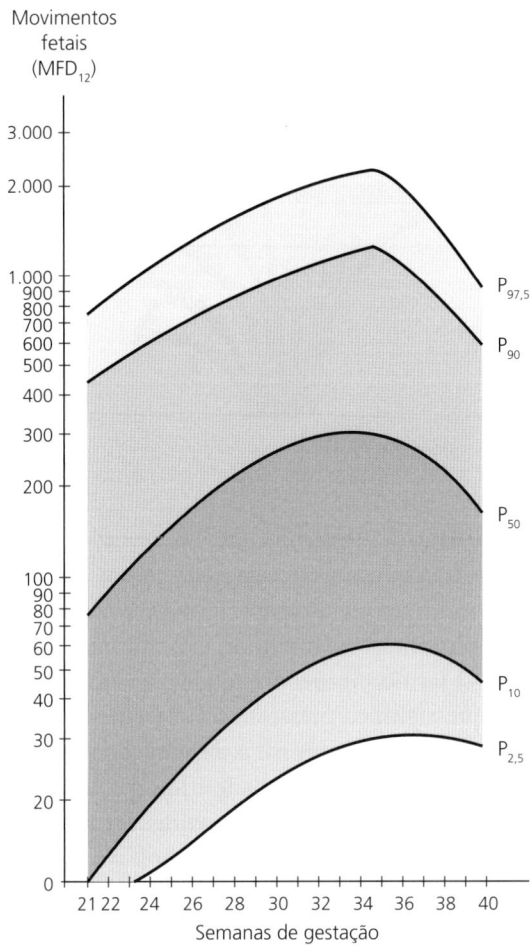

Movimentos
fetais
(MFD$_{12}$)

Figura 3.12 – Mobilograma fetal (Lippi e Melo, dados inéditos).

Trata-se de um método muito simples, de baixo custo e facilmente compreendido pela paciente. Pode e deve ser utilizado, ainda que se disponha de métodos eletrônicos para controlar o feto. É particularmente útil naqueles casos em que haja uma doença obstétrica importante, mas equilibrada, e nos quais um controle diário do feto seja muito útil. Mesmo que seja temerário fazer uma indicação de interrupção da gravidez exclusivamente pelo mobilograma, ele pode fornecer um sinal de alerta que permita aplicar com oportunidade um método mais complexo e preciso.

REFERÊNCIAS

1. Briquet R. Obstetrícia normal. São Paulo, Editora Guia Fiscal, 1956.
2. Sadovsky E, Yaffe H, Polishuk WZ. Fetal movement monitoring in normal and pathological pregnancy. Isr J Med Sci (Israel). 1974;10(9):1096-9.
3. Sadovsky E, Weinstein D, Polishuk WZ. Time of delivery in high risk pregnancy by monitoring of fetal movements. J Perinat Med. 1978; 6(3):160-4.
4. Leader LR, Baillie P. The accuracy of maternal observation of fetal movements. S Afr Med J. 1979;55(21):836-7.
5. Ehrström C. Fetal movement monitoring in normal and high-risk pregnancy. Acta Obstet Gynecol Scand. 1979;80:1-32.
6. Lippi UG, Melo E. Movimentação fetal. In: Segre CAM, Costa HPF, Lippi UG (eds). Perinatologia. Fundamentos e prática. 2ª ed. São Paulo: Sarvier; 2009.p.82-3.
7. Mangesi L, Hofmeyr GJ. Fetal movement counting for assessment of fetal wellbeing Cochrane Database Syst Rev. 2007;(1):CD004909.

Ultrassonografia Morfológica na Gestação

Fernando Moreira de Andrade
Rita de Cássia Sanchez

HISTÓRICO

Em 1794, Lazzaro Spallanzini demonstrou que os morcegos se orientavam mais pela audição do que pela visão para localizar obstáculos e presas, através da emissão e recepção de sons, mapeando em seu cérebro o ambiente percorrido. Jacques e Pierre Curie (1880) descreveram as características físicas de alguns cristais em gerarem tensão elétrica por resposta a uma pressão mecânica, efeito conhecido como piezoelétrico (Fig. 3.13). O estudo do ultrassom foi primeiramente impulsionado com objetivos militares e industriais[1].

Em 1959, Ian Donald publicaria o resultado de seus experimentos na análise intrauterina do feto. Em 1965, a imprensa leiga noticiava o advento do ultrassom como verdadeira revolução biológica[2] (Fig. 3.14).

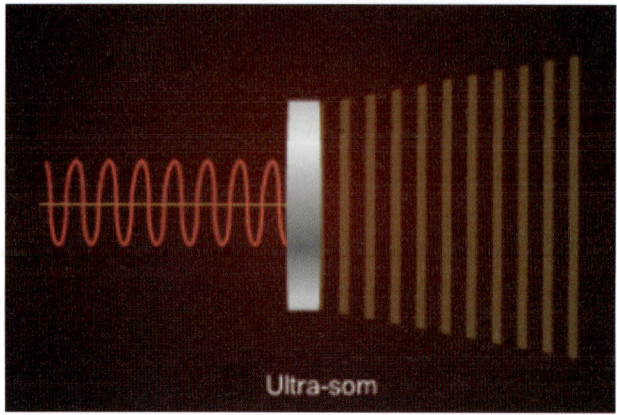

Figura 3.13 – Efeito piezoelétrico.

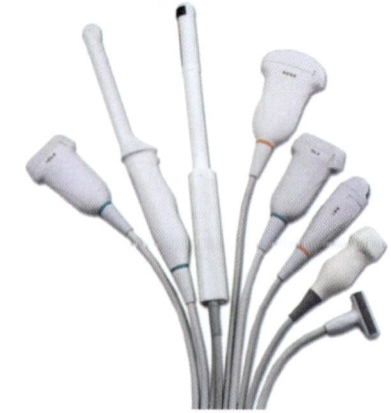

Figura 3.15 – Tipos de transdutores.

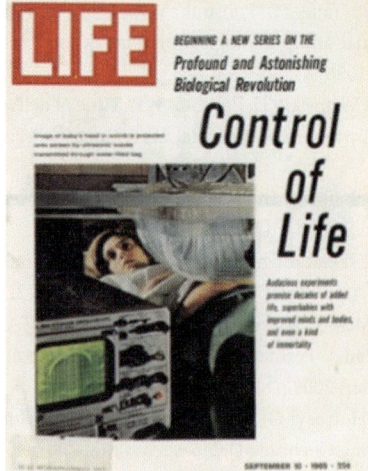

Figura 3.14 – Notícia na imprensa leiga sobre o advento do ultrassom.

CARACTERÍSTICAS DO MÉTODO

As principais peculiaridades do método ultrassonográfico são:

1. é um método não invasivo ou minimamente invasivo;
2. as imagens seccionais podem ser obtidas em qualquer orientação espacial;
3. não apresenta efeitos nocivos significativos dentro do uso diagnóstico na medicina;
4. não utiliza radiação ionizante;
5. possibilita o estudo não invasivo da hemodinâmica corporal através do efeito Doppler;
6. a aquisição de imagens é realizada praticamente em tempo real, permitindo o estudo do movimento de estruturas corporais.

O transdutor (ou sonda) é o elemento básico que converte uma forma de energia em outra, sendo montado de maneira a produzir e receber os ecos gerados pelas diversas interfaces (Fig. 3.15). Os elementos piezoelétricos (cristais ou cerâmicas) que compõem os transdutores têm a capacidade de emitir eletricidade quando pressionados e de transformar energia elétrica em mecânica (onda sonora), que é chamado efeito piezoelétrico inverso. São, portanto, transmissores e receptores simultaneamente. O termo piezoeletricidade provém do grego (*piezein*), que significa pressionar. Referente à geração de corrente elétrica, juntou-se a designação eletricidade, de modo que piezoeletricidade é interpretada como a produção de energia elétrica devido à compressão sobre determinados materiais. Os complexos *softwares* proporcionam a conversão dos inúmeros sinais elétricos provenientes dos ecos em imagens de alta definição, permitindo cada vez mais o diagnóstico precoce de uma malformação fetal.

EXAMES RECOMENDADOS NA GESTAÇÃO

Sempre se discutiu muito quais e quantos exames devemos realizar durante a gestação. Para uma gravidez saudável, acredita-se que pelo menos quatro exames seriam fundamentais, são eles:

Ultrassonografia transvaginal – realizada no primeiro trimestre, ao redor da 8ª semana, tem como objetivo básico analisar a viabilidade da gestação, assim como determinar a real idade gestacional, além de afastar doenças como prenhez ectópica, abortamento retido, gestação anembrionada, neoplasia trofoblástica gestacional, ameaça de abortamento, determinar gestações múltiplas e detectar anormalidades uterinas (Fig. 3.16).

Ultrassonografia morfológica de primeiro trimestre com dopplerfluxometria colorida – considerada atualmente o principal exame ultrassonográfico da gestação, permite, além de uma análise morfológica precoce, o rastreamento de anomalias cromossômicas, pré-eclâmpsia, restrição do crescimento intrauterino e parto prematuro, sendo realizada entre 11 e 14 semanas (Fig. 3.17).

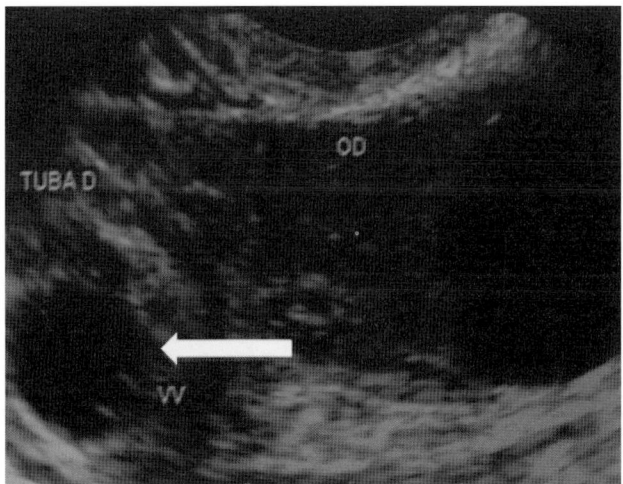

Figura 3.16 – Imagem de Sg com VV em tuba (seta branca).

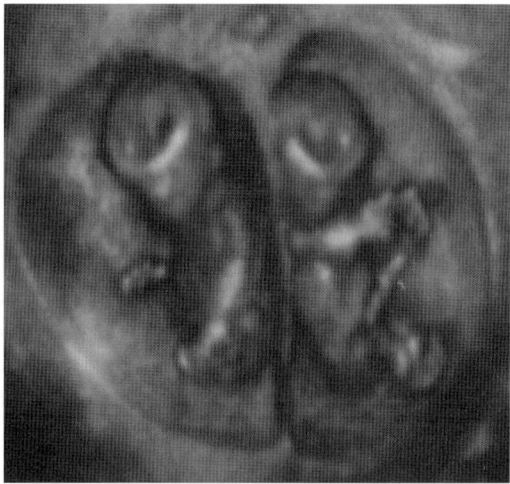

Figura 3.18 – Ultrassonografia 3D em gestação gemelar de primeiro trimestre.

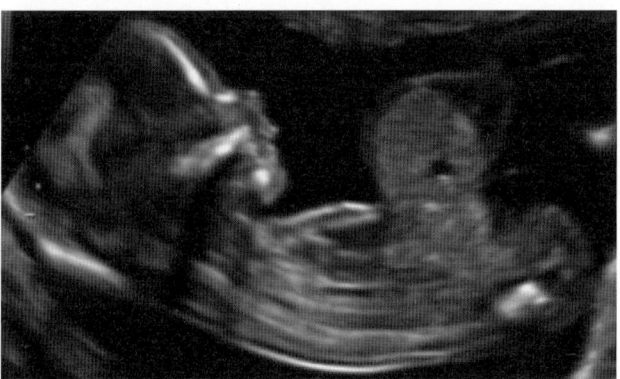

Figura 3.17 – Onfalocele em gestação de primeiro trimestre.

Ulltrassom morfológica de segundo trimestre com dopplerfluxometria colorida e avaliação cervical – realizada entre 18 e 23 semanas de gestação, detalha a análise morfológica do feto em cada um dos seus sistemas, além de prevenir o parto prematuro e a inserção baixa de placenta.

Ultrassonografia obstétrica e dopplerfluxometria colorida – realizada entre a 26ª e 40ª semana para analisar o crescimento e a vitalidade fetal.

MEDICINA FETAL

A Medicina Fetal apresenta-se hoje praticamente como uma especialidade multiprofissional da maior importância, pois trata o concepto como um paciente que necessita de assistência, e envolve profissionais que utilizem recursos clínicos e cirúrgicos, ultrassonográficos, bioquímicos, bacteriológicos e imuno-hematológicos para desempenhar adequadamente seus objetivos. Nesse contexto, o exame morfológico fetal representa então ferramenta preciosa, cujos fundamentos devem ser conhecidos por profissionais das mais diversas áreas para sua exata aplicação e indicação[3]. Ainda, dentro dessa especialidade, o exame ultrassonográfico é utilizado para guiar procedimentos invasivos, como biópsias de vilosidades coriônicas, amniocentese, cordocentese, transfusões e cirurgias intraútero[4].

Os avanços da ultrassonografia com aplicativos Doppler e 3D (Fig. 3.18) têm criado horizontes cada vez mais amplos de atuação da aplicação do método nessa área. Nos centros de excelência médica, a Medicina Fetal ocupa lugar de destaque na prática diária, e sua conexão com a Neonatologia é hoje uma realidade, visto que propicia ao concepto a possibilidade de receber assistência no período perinatal cada vez mais adequada com protocolos cada vez mais objetivos.

A ultrassonografia morfológica deve ser executada de acordo com os conceitos da sonoembriologia, levando em conta a idade gestacional em que o exame está sendo realizado, para que em cada fase possa cumprir todos os quesitos de uma análise completa.

ULTRASSONOGRAFIA MORFOLÓGICA DO PRIMEIRO TRIMESTRE

A ultrassonografia obstétrica precoce foi introduzida inicialmente com a intenção de medir o comprimento crânio-nádegas, para melhor datar a gestação. Com a melhoria na resolução dos aparelhos de ultrassom, tornou possível descrever a anatomia normal do feto e diagnosticar ou suspeitar da presença da maioria dos grandes defeitos fetais no período de 11^{+0}-13^{+6} semanas.

O exame do primeiro trimestre rapidamente se transformou em estudo da anatomia básica fetal e dos marcadores de risco de cromossomopatias. O principal marcador é a translucência nucal fetal (TN), aferida entre as idades de 11^{+0} até 13^{+6} semanas. O comprimento craniocaudal (CCN) mínimo deve ser 45mm, e o máximo, 84mm. Translucência nucal é a representação ultrassonográfica da coleção de líquido sob a pele, atrás da nuca, no primeiro trimestre da gestação. Realizar a medida da TN é de extrema importância, não só para a avaliação das cromossomopatias, como também para o rastreamento de cardiopatias, alterações renais e esqueléticas fetais[3].

O estudo da TN iniciou-se na década de 1990, e seu desenvolvedor, Prof. Dr. Kypros Nicolaides, em Londres, propôs uma análise de risco baseada na idade materna, CCN e na medida de TN. Posteriormente, estudou outros marcadores, como osso nasal, ducto venoso e ângulo facial. Para isso, exigiu treinamento e certificação de cada operador que quisesse usar seu método e seu *software* para o cálculo de risco, havendo, até os dias de hoje, necessidade de auditoria anual para que se possa receber a licença de uso do *software*.

Técnicas para uma boa medida da TN (Fig. 3.19)

Magnificação – a magnificação da imagem deve ser suficiente para que apenas a cabeça e a parte superior do tórax ocupem toda a tela. Deve ser usado um corte sagital.

Posição – o feto deve estar em uma posição neutra e a cabeça alinhada com a coluna vertebral. Se o pescoço fetal estiver estendido, a medida estará falsamente aumentada, e se estiver fletido, ela estará falsamente diminuída.

Medida – é preciso diferenciar atentamente a linha da pele fetal com o âmnio. O ponto mais largo da NT é o que deve ser medido. Durante o exame, a medida da TN deve ser verificada mais de uma vez, e a maior medida é a que deve ser anotada. Ela deve ser feita utilizando a borda interna da linha horizontal do *caliper* colocada sobre a borda da linha que define a translucência nucal.

A circular cervical de funículo pode ocorrer em 5% dos casos, e a medida pode parecer falsamente aumentada. Nesses casos, a medida da TN acima e abaixo do cordão é diferente, então o cálculo do risco deve usar a média entre as duas medidas.

Além da TN, podemos avaliar a frequência cardíaca fetal, presença do osso nasal, morfologia do feto e ducto venoso, aumentando a sensibilidade para o rastreamento das cromossomopatias.

FREQUÊNCIA CARDÍACA FETAL

Nas gestações normais, a frequência cardíaca fetal aumenta de cerca de 110bpm na 5ª semana para 170bpm na 10ª semana e então diminui gradualmente até 150 na 14ª semana.

Na trissomia do cromossomo 21, a frequência cardíaca fetal é moderadamente aumentada e está acima do

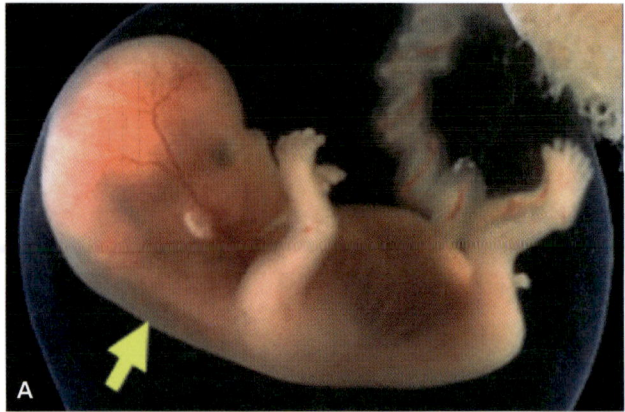
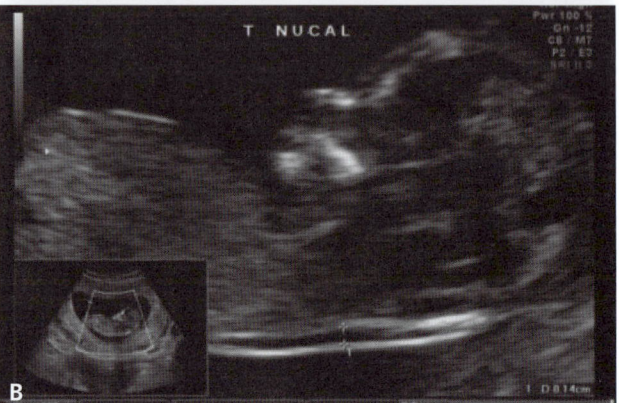
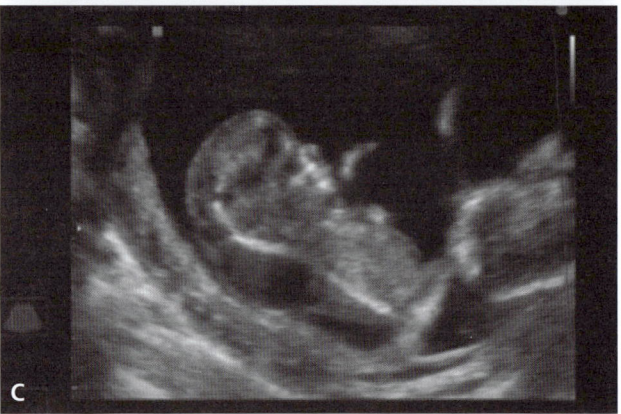

Figura 3.19 – A) Anatomopatológico mostrando o local da TN. **B**) TN normal à ultrassonografia. **C**) TN alterada na trissomia do cromossomo 21.

percentil 95 em cerca de 15% dos casos; na trissomia do cromossomo 18, moderadamente reduzida e está abaixo do percentil 5 em torno de 15% dos casos; e na trissomia do cromossomo 13, visivelmente aumentada e aparece acima do percentil 95 em 85% dos casos (Fig. 3.20).

OSSO NASAL

Para avaliar o osso nasal, a gravidez deve estar entre 11^{+0} e 13^{+6} semanas, com os mesmos parâmetros da TN. A magnificação da imagem deve ser a suficiente para que somente a cabeça e a porção superior do tórax ocupem

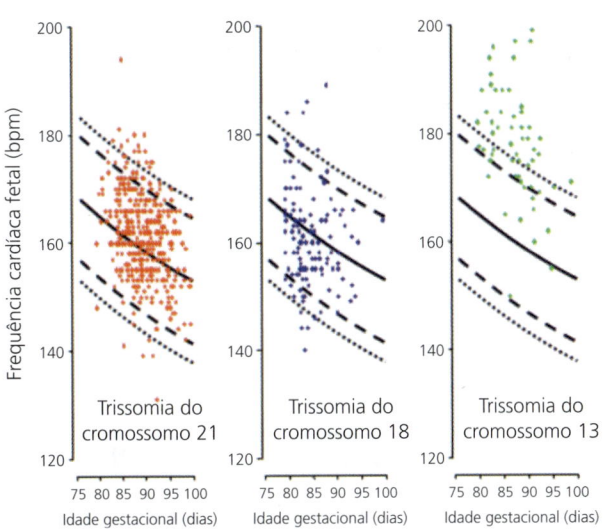

Figura 3.20 – Frequência cardíaca fetal e cromossomopatias. Adaptado de www.fetalmedicine.com

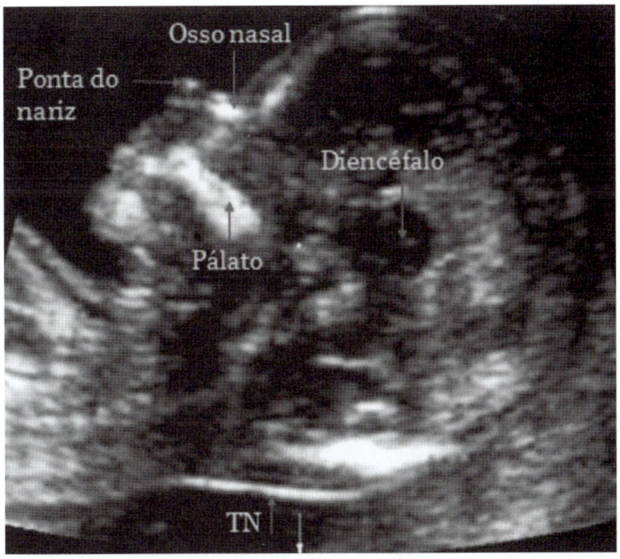

Figura 3.21 – Avaliação do osso nasal. Adaptado de www.fetalmedicine.com

toda a tela. Um corte sagital do perfil fetal deve ser obtido. O transdutor deve estar paralelo ao osso nasal e a sonda ser gentilmente inclinada, a fim de varrer de um lado ao outro o nariz fetal. O plano sagital exato é definido pela ponta do nariz ecogênica e a forma retangular do palato anteriormente, o diencéfalo anecoide no centro e a membrana nucal posteriormente.

Quando os critérios forem preenchidos, três linhas distintas devem ser visualizadas no nariz fetal:

1. A linha superior representa a pele.
2. A inferior, que é mais grossa e mais ecogênica que a pele acima, representa o osso nasal.
3. E uma terceira linha na frente do osso, porém mais apical, representa a ponta do nariz.

O osso nasal é considerado presente quando for mais ecogênico do que a pele acima dele e é considerado ausente quando a ecogenicidade for a mesma ou quando o osso não for visibilizado (Fig. 3.21).

Devem-se tomar alguns cuidados com variações étnicas e de idade gestacional, como, por exemplo, entre 11 e 12 semanas, onde o osso nasal ainda não está totalmente calcificado, e em afro-descendentes onde há imagem menor que o habitual.

MORFOLOGIA FETAL NO PRIMEIRO TRIMESTRE

A avaliação da morfologia fetal deve ser sempre realizada, antecipando malformações e anomalias fetais que podem levar a um acompanhamento adequado e indicação de exames para se elucidar a etiologia das alterações fetais.

Imagens básicas

Ver Figs. 22 a 27

Ducto venoso

Para a avaliação do ducto venoso, a idade gestacional deve ser entre 11^{+0} e 13^{+6} semanas e o CCN entre 45 e 84mm. O feto não pode estar em movimento. A magnificação da imagem deve ser o suficiente para que somente o tórax e o abdome fetal ocupem toda a tela. Obter um corte sagi-

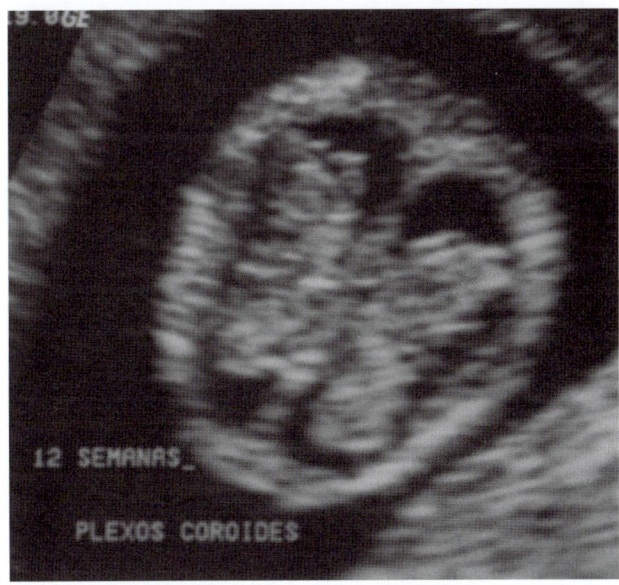

Figura 3.22 – **Crânio e cérebro**: corte transversal da cabeça para demonstrar o crânio, analisando sua integridade, a membrana mediana e os plexos coroides preenchendo os grandes ventrículos laterais. Podem-se, nessa fase, afastar malformações maiores, como anencefalia, holoprosencefalia, encefaloceles.

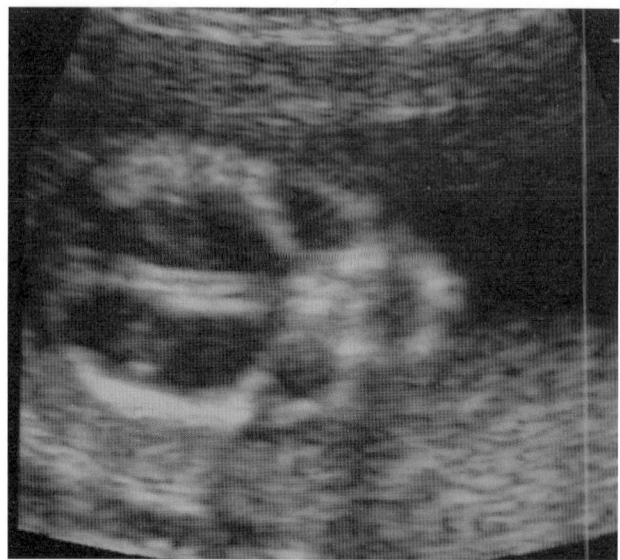

Figura 3.23 – Face: exame do perfil, órbitas e ossos maxilares, podendo afastar malformações de face, como, por exemplo, ciclopia e fendas labiopalatinas graves.

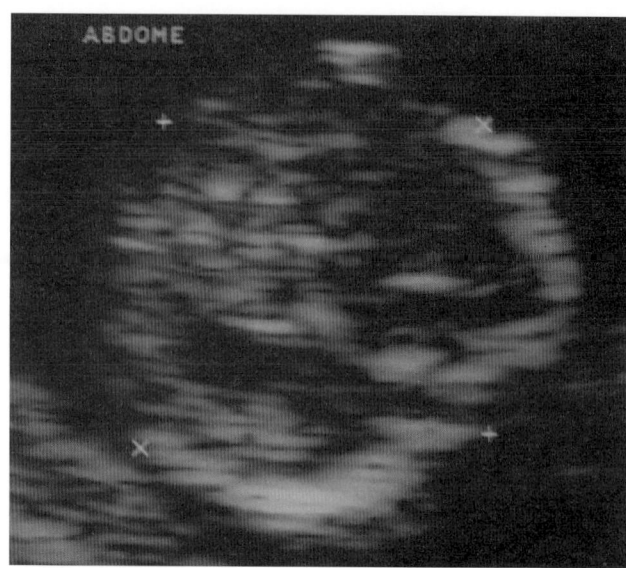

Figura 3.26 – Tórax: visualização do formato do tórax, pulmões e diafragma. **Abdome** – demonstração da imagem gástrica, bexiga, inserção do funículo umbilical no abdome, avaliando-se fechamento da parede, tamanho da bexiga, presença dos rins etc.

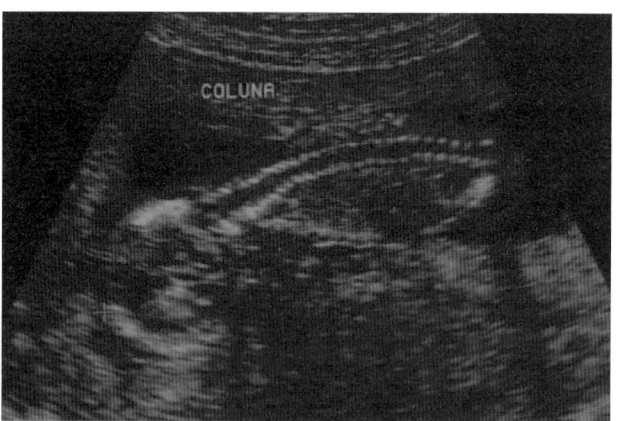

Figura 3.24 – Coluna vertebral: exame longitudinal para demonstrar os corpos vertebrais e a pele que os cobre, permitindo diagnóstico de defeitos do tubo neural de grandes proporções.

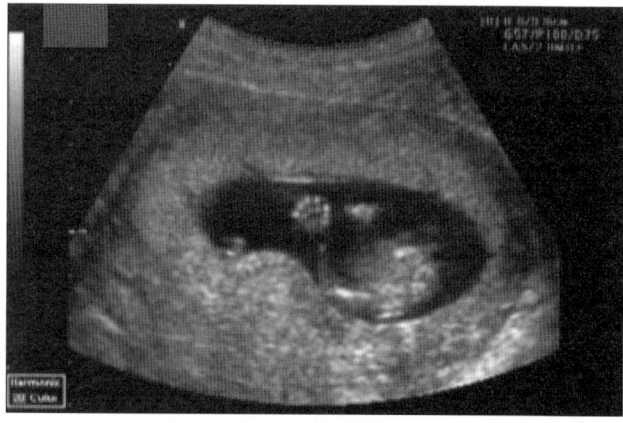

Figura 3.27 – Membros: visualização de todos os ossos longos, mãos e pés (incluindo a segmentação, o formato e eixo, além da ecogenicidade dos ossos longos e movimentos).

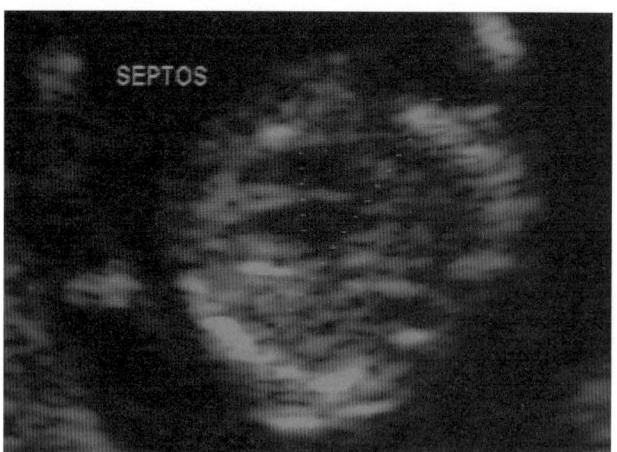

Figura 3.25 – Coração: exame das quatro câmaras, avaliando posição e presença das quatro câmaras.

tal adequado do tronco fetal. Usar Doppler colorido para identificar veia umbilical, ducto venoso e coração fetal.

O volume de amostra no Doppler pulsátil deve ser pequeno (0,5-1mm), a fim de evitar contaminação com vasos adjacentes, e colocado na área de *aliasing*.

O ângulo de insonação deve ser menor que 30 graus. Calibrar o filtro com uma frequência baixa (50-70Hz), para permitir a visualização de toda a onda.

A velocidade da onda (*sweep speed*) deve ser alta (2-3cm/s), para que a onda de fluxo esteja amplamente estendida para melhor avaliação da onda a.

O fluxo sanguíneo no ducto venoso tem um formato de onda característico com:

• Alta velocidade durante a sístole ventricular (onda S) e diástole (onda D).

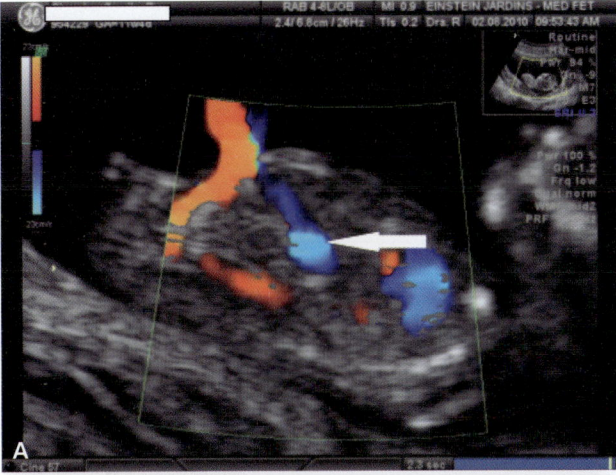

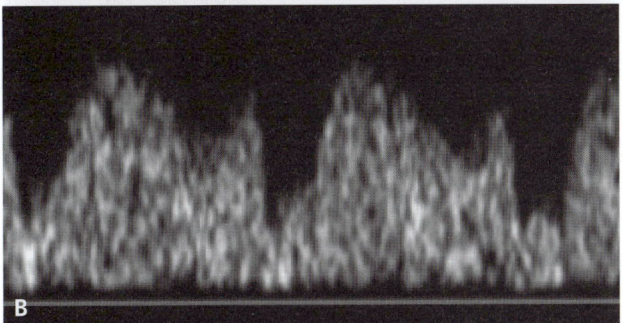

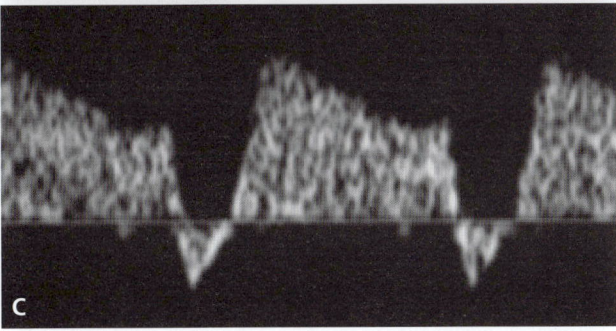

Figura 2.28 – A) Ducto venoso, imagem azul-clara no centro (seta branca). **B)** Onda A positiva (normal). **C)** Onda A reversa (anormal).

- Fluxo anterógrado durante a contração atrial (onda a).

A análise qualitativa do fluxo sanguíneo pelo ducto venoso é baseada na aparência da onda a (Fig. 3.28).

- Entre 11 e 13 semanas a onda a reversa é encontrada em cerca de 4% dos fetos.
- Onda a reversa é mais comum quando: a gestação está na 11ª do que na 13ª semana, a translucência nucal está aumentada, o nível sérico de PAPP-A está baixo, a mãe é afro-descendente.
- A onda a reversa é associada com risco aumentado para cromossomopatias e defeitos cardíacos.

Após a ultrassonografia morfológica, é realizado o aconselhamento gestacional a partir de estimativa de risco individual para cada caso.

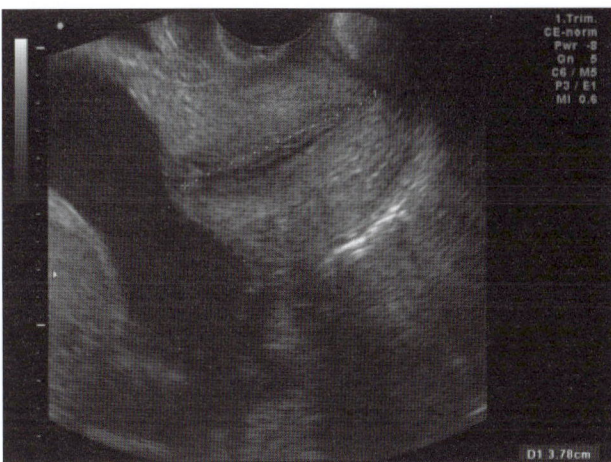

Figura 3.29 – Colo uterino normal por via vaginal no segundo trimestre.

ULTRASSONOGRAFIA MORFOLÓGICA DO SEGUNDO TRIMESTRE

No segundo trimestre realizamos um estudo detalhado de cada estrutura fetal, analisando os tipos de alterações encontradas, podendo estar isoladas ou não.

A idade gestacional ideal para sua realização é entre 20 e 22 semanas, quando a visualização de detalhes se torna possível na maioria absoluta dos fetos[3].

Associadas ao estudo do feto, têm-se ainda avaliação do líquido amniótico, localização placentária, dopplervelocimetria das artérias umbilicais e uterinas e avaliação endovaginal do colo uterino para predição do risco de parto prematuro (Fig. 3.29).

O exame deve incluir os quesitos relacionados a seguir.

Polo cefálico

As estruturas medianas são avaliadas a partir de 12 e 13 semanas; o sistema ventricular, entre 15 e 16 semanas; e o corpo caloso, entre 20 e 22 semanas. Devem ser avaliados tálamo, ventrículos laterais (dimensões, plexo coroide) e fossa posterior (cerebelo e hemisférios, cisterna magna, quarto ventrículo).

Coluna vertebral

Essa estrutura pode ser identificada a partir da 12ª semana, sendo seu estudo detalhado realizado a partir da 18ª semana. O exame consiste de: 1. cortes transversais (análise dos corpos vertebrais e lâminas, que devem formar uma figura triangular); 2. cortes coronais que permitem melhor análise da espinha bífida; 3. corte sagital para avaliação dos corpos vertebrais. Atenção específica deve ser dada para as regiões sacral e cervical (prega nucal).

Face

A anatomia facial fetal pode ser realizada de forma sistematizada a partir da 18ª semana (Figs. 3.30 e 3.31). O

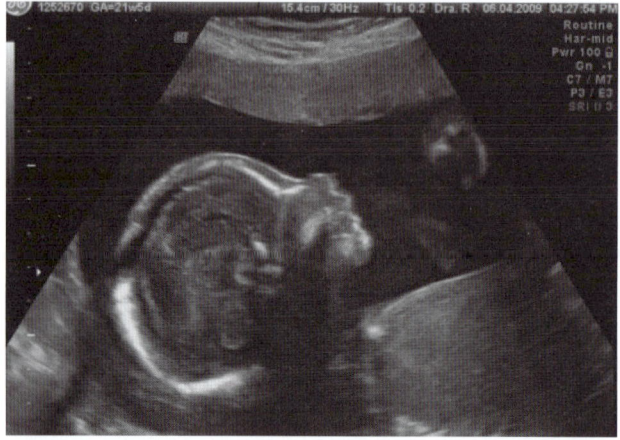

Figura 3.30 – Perfil da face no segundo trimestre.

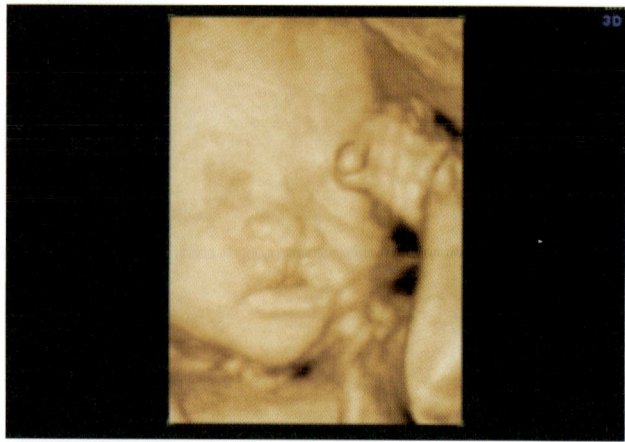

Figura 3.32 – Lábio leporino em imagem 3D.

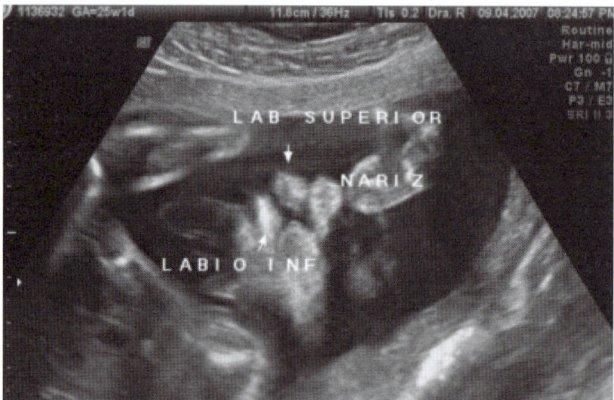

Figura 3.31 – Lábio leporino em imagem 2D.

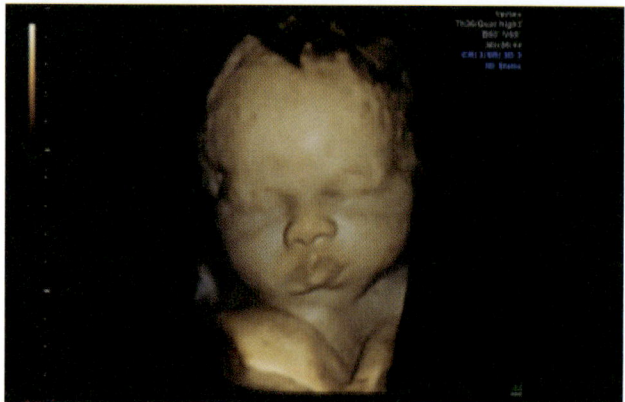

Figura 3.33 – Ultrassonografia 3D de 30 semanas em 2011.

estudo em perfil permite a avaliação das regiões frontal, maxilar e nasal. Cortes axiais devem ser realizados nas órbitas para as distâncias interorbitárias interna e externa. A ultrassonografia tridimensional tem sido incorporada na avaliação desse segmento fetal[6] (Figs. 3.32 e 3.33).

Tórax

O estudo do tórax assume importância capital no estudo morfológico, pois a análise detalhada dos pulmões e das câmaras cardíacas constitui-se em tempo fundamental do exame, dado os impactos imediatos que anomalias nessas estruturas podem ter sobre o recém-nascido. A análise inclui estudo dos diâmetros anteroposterior e transversal do tórax, bem como ecogenicidade dos pulmões. Deve ser pesquisada a presença de derrames, massas e proporcionalidade entre os hemitórax.

Hérnia diafragmática

Pela importância desse diagnóstico no pré-natal e sua implicação ao nascimento, as hérnias diafragmáticas congênitas devem ter seu diagnóstico adequadamente conhecido por todos aqueles envolvidos no atendimento maternofetal.

A hérnia diafragmática resulta de defeito de fechamento do diafragma antes da 10ª semana de idade gestacional. Geralmente, refere-se a hérnias posterolaterais esquerdas que se produzem por meio do forame de Bochdalek (85% das vezes). Ao exame ultrassonográfico, o diagnóstico é realizado na maioria das vezes em torno da 16ª semana. Essa condição apresenta prognóstico mais grave e imprevisível que onfalocele e gastrosquise, mesmo quando isolada (cerca de 80% de mortalidade). O prognóstico está relacionado à hipoplasia pulmonar associada, a qual é impossível de ser avaliada de modo conclusivo no exame pré-natal.

As dificuldades técnicas de o exame ultrassonográfico não diagnosticar as hérnias diafragmáticas estão relacionadas a seguir[7,8]:

1. há casos em que não há alteração ao exame ultrassonográfico pré-natal, tendo a hérnia diafragmática congênita se desenvolvido posteriormente;
2. em algumas situações, principalmente quando o fígado penetra pelo saco herniário através do diafragma, torna-se difícil o diagnóstico, por ter o tecido hepático ecogenicidade semelhante ao tecido pulmonar;

3. no lado esquerdo, nos casos em que a hérnia não for volumosa e as vísceras abdominais estão colabadas, poderá ocorrer textura semelhante ao parênquima pulmonar, dificultando ou mesmo impossibilitando o diagnóstico.

A explicação para a alta taxa de mortalidade para a hérnia diafragmática congênita reside no fato de que, havendo herniação, ocorre compressão do parênquima pulmonar pelas vísceras herniadas, o que impede o desenvolvimento harmonioso do pulmão ocasionando a hipoplasia pulmonar e o surgimento de hipertensão no leito vascular do pulmão. Outro fator prognóstico importante na hérnia diafragmática congênita é a associação com outras anomalias ou cromossomopatias. Quando se tem em conta o prognóstico das hérnias diafragmáticas diagnosticadas no período pré-natal, as hipóteses de tratamento ficam restritas ao transplante pulmonar após o parto ou à tentativa de correção cirúrgica intraútero. Ao nascimento, o recém-nascido deve ser assistido pelo pediatra e deve-se tentar estabilizar suas condições.

A análise do coração fetal em corte de quatro câmaras e vias de saída pode ser feita por volta da 18ª semana, sendo seu estudo preciso executado a partir da 20ª semana. Nada impede que a análise completa seja feita até antes da 18ª semana, mas restringe-se a poucos casos, onde se associam fatores como gestantes magras e posição fetal adequada, que melhoram a qualidade das imagens.

A avaliação cardíaca do feto deve incluir estudo do corte de quatro câmaras, proporcionalidade dessas, septos e válvulas. Os cortes do estudo das vias de saída incluem análise da aorta/ventrículo esquerdo e pulmonar/ventrículo direito com cortes longitudinal (eixo maior) e transversal (eixo menor)[9]. Existem indicações precisas para a ecocardiografia que incluem fatores maternos, como história familiar de cardiopatia congênita, filho anterior cardiopata, *diabetes mellitus*, exposição a agentes comprovadamente teratogênicos (lítio e anticonvulsivantes) ou com ação em canal arterial (vasoconstritor nasal em grande quantidade e anti-inflamatórios não hormonais).

Entre os fatores fetais destacam-se as gestantes normais, cuja ultrassonografia obstétrica revelou aspecto anormal pelo rastreamento (corte de quatro câmaras ou saída das artérias anormal), sendo esse o grupo de mais alto risco; anomalias extracardíacas e cariótipo fetal alterado; translucência nucal aumentada, independente do cariótipo; hidropisia fetal não imune; arritmias fetais; bradicardia (frequência cardíaca fetal < 100bpm); taquicardia (frequência cardíaca fetal > 200bpm); idade materna acima dos 35 anos; gestações por reprodução assistida; obesidade materna. As bradicardias mantidas com frequências inferiores a 80bpm, normalmente, são formas de apresentação de bloqueio atrioventricular. Estas e as taquicardias representam emergência pelo risco de óbito e hidropisia, necessitando de conduta especializada imediata.

Abdome

A parede abdominal torna-se identificável por volta da 12ª semana, e o diafragma, ao redor da 18ª semana. É fundamental a análise da câmara gástrica (13ª-14ª semanas), fígado (24ª-25ª semanas) e das alças intestinais (29ª semana). A inserção do funículo umbilical deverá ser detalhadamente estudada[10].

O trato urinário pode ser estudado de forma completa por volta da 24ª-26ª semanas. A bexiga urinária pode ser identificada a partir da 12ª semana, e os rins, a partir da l7ª-20ª semanas[11].

Genitália externa

A genitália externa fetal torna-se possível de ser avaliada por volta da 16ª semana (masculina e feminina), sendo de importância sua identificação nas gestações gemelares e nos casos de doenças ligadas ao sexo[11].

Membros

Tornam-se identificáveis por volta da 10ª-11ª semanas, sendo possível seu estudo completo por volta da l6ª-22ª semanas de idade gestacional. O estudo morfológico inclui análise e medida dos ossos longos, do número e posição dos dedos, bem como relação de proporcionalidade e angulação.

Funículo umbilical

A análise do funículo umbilical inclui estudo do número de vasos, bem como análise da inserção abdominal e placentária. A artéria umbilical única é associada à maior incidência de malformações[12].

Líquido amniótico e placenta

A alteração do volume do líquido amniótico no exame morfológico, além da sua importância no desenvolvimento dos pulmões, orienta a procurar detalhadamente malformações, principalmente no sistema geniturinário. A diminuição ou o aumento do líquido amniótico, mesmo quando não associados às malformações fetais, têm relação com o aumento da taxa de morbidade e mortalidade no período neonatal, portanto qualquer variação volumétrica deve ser tomada como sinal de alarme para avaliação maternofetal detalhada[13]. Foram estabelecidos médias e intervalo de confiança de 90% para cada fase da gestação na utilização do índice de líquido amniótico, dividindo o útero em quatro quadrantes[14].

A inserção placentária, bem como sua relação com o colo e o orifício interno, deve ser detalhada, sendo precisa a avaliação por via vaginal. A avaliação textural da placenta varia com a fase gestacional.

MALFORMAÇÕES MAIORES

Se o exame morfológico apresenta anomalia tipo *major*, a paciente deve ser submetida a aconselhamento genético, com pesquisa de malformações associadas e pesquisa de cariótipo mesmo que pareça ser um achado isolado.

Se a malformação é letal ou associada com prejuízo grave do desenvolvimento físico e/ou mental, como ocorre na holoprosencefalia, o aconselhamento e o cariótipo fetal auxiliam na investigação da causa e também no risco de recorrência.

Se a malformação é potencialmente corrigível com cirurgia intrauterina ou pós-natal, como na hérnia diafragmática, devem-se excluir cromossomopatias, especialmente porque para a maioria dessas condições *major* as mais encontradas são comum é a trissomia do cromossomo 18 ou 13[15].

MALFORMAÇÕES MENORES

Malformações *minor* ou marcadores são comuns e eles não são associados a nenhum tipo de prejuízo do desenvolvimento físico e/ou mental, a menos que exista uma cromossomopatia associada.

Cada cromossomopatia tem seu próprio padrão de malformações detectáveis associadas.

A seguir, são descritas as mais frequentes com seus achados ultrassonográficos[15]:

Trissomia do cromossomo 21 – hipoplasia do osso nasal, edema pré-nasal e da nucal, malformações cardíacas, foco hiperecogênico intracardíaco, atresia duodenal e intestino hiperecogênico, hidronefrose, fêmur curto, sinal do *sandal gap* e clinodactilia ou hipoplasia da falange média do quinto dedo.

Trissomia do cromossomo 18 – cabeça em formato de "morango", cisto de plexo coroide, ausência de corpo caloso, cisterna magna aumentada, fendas faciais, micrognatia, edema da nuca, malformações cardíacas, hérnia diafragmática, atresia do esôfago, onfalocele, artéria umbilical única, anomalias renais, intestino hiperecogênico, mielomeningocele, restrição do crescimento e encurtamento dos membros, aplasia radial, cavalgamento dos dedos e talipes ou pés em *rocker bottom.*

Trissomia do cromossomo 13 – holoprosencefalia, microcefalia, malformações faciais, malformações cardíacas, rins aumentados e hiperecogênicos, onfalocele e polidactilia pós-axial.

Triploidia – quando há dupla contribuição paterna, existe uma placenta molar e a gravidez raramente persiste além das 20 semanas. Quando há dupla contribuição materna, a placenta é fina, porém com consistência nor-

mal, e a gestação pode persistir até o terceiro trimestre. O feto apresenta restrição de crescimento assimétrico grave, ventriculomegalia leve, micrognatia, malformações cardíacas, mielomeningocele, sindactilia e deformidade do tipo *hitch-hiker* nos pés.

Síndrome de Turner – higroma cístico grande, edema generalizado, derrame pleural e ascite, malformações cardíacas, rim em ferradura do qual pode-se suspeitar quando se encontra hidronefrose leve bilateral à ultrassonografia.

DOPPLERVELOCIMETRIA

O estudo do fluxo dos vasos uterinos e umbilicais é mandatório na ultrassonografia morfológica, pois traz informações da adequada invasão trofoblástica e nutrição e oxigenação fetal (Fig. 3.34).

A realização do estudo morfológico é imprescindível durante a gestação, tanto no primeiro trimestre, quanto no segundo. O diagnóstico ultrassonográfico preciso contribuiu para o acompanhamento adequado intraútero, prevenção do parto pré-termo e preparação da equipe de obstetrícia e neonatologia na recepção dos recém-nascidos de alto risco, que necessitem de suporte complexo e correção cirúrgica ao nascimento.

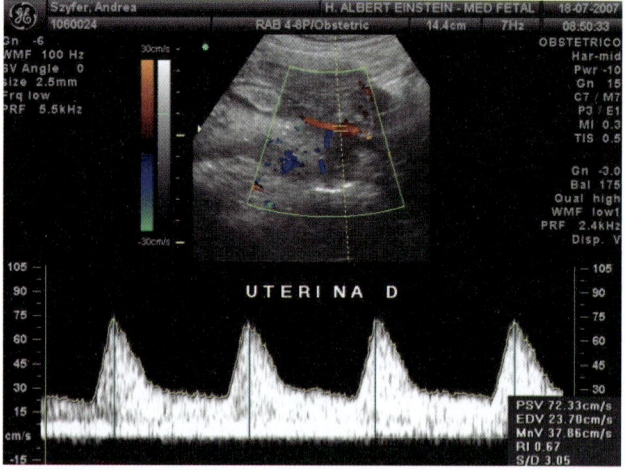

Figura 3.34 – Estudo do fluxo sanguíneo dos vasos uterinos.

REFERÊNCIAS

1. Wells PNT. Physical principles of ultrasonic diagnosis. 1a ed. London: New York: Academic Press; 1969.
2. Donald I, Abdulla U. Ultrasonics in obstetrics and gynaecology. Br J Radiol. 1967;40(476):604-11.
3. Isfer EV, Sanchez RC, Saito M. Ultrassom e sua importância na medicina fetal. In: Isfer EV, Sanchez RC, Saito M. Medicina fetal: diagnóstico pré-natal e conduta. Rio de Janeiro: Revinter; 1996. p.72-82.
4. Sanchez RC, Isfer EV. Punção e biópsia de tecidos fetais. In: Isfer EV, Sanchez RC, Saito M. Medicina fetal: diagnóstico pré-natal e conduta. Rio de Janeiro: Revinter; 1996.p.430-9.

5. Nicolaides KH, Brizot ML, Snijders RJM. Fetal nuchal translucency: ultrasound screening for fetal trissomy in the first trimester of pregnancy. Br J Obstet Gynecol. 1994;101(9):782-6.

6. Pretorius DH, Nelson TR. Fetal face visualization using three-dimensional ultrasonography. J Ultrasound Med. 1995;14(5): 349-56.

7. Bunduki V, Ruano R, Zugaib M. Malformações torácicas não cardíacas. In: Zugaib M, Pedreira DAL, Brizot ML, Bunduki V (eds). Medicina fetal. São Paulo: Atheneu; 1997.p.227-44 .

8. Sanders RCO.Tórax. In: Feto - anomalias estruturais - uma abordagem completa. Rio de Janeiro: Revinter; 1999.p.18-31.

9. Lopes LM, Lopes MAB, Myiadahira S. Rastreamento ultrassonográfico das cardiopatias congênitas no pré-natal. Rev Ginecol Obstet. 1999;10(1):29-34.

10. Kamata S, lshikawa S. Usui N, Kitayama Y, Okuyama H, et al. Prenatal diagnosis of abdominal wall defects and their prognosis. J Pediatr Surg. 1996;31(2):267-71.

11. Saito M, Cabral ACV, Isfer EV. Sistema uro-genital. In: Isfer EV, Sanchez RC, Saito M. Medicina fetal: diagnóstico pré-natal e conduta. Rio de Janeiro: Revinter; 1996.p.164-218.

12. Nyberg DA, Mahony BS, Luthy D. Kapur R. Single umbilical artery. Prenatal detection of concurrent anomalies. J Ultrasound Med. 1991;10(5):247-53.

13. Shenker L, Reed KL, Anderson CF, Borjon NA. Significance of olgohydramnious complicating pregnancy. Am J Obstet Gynecol. 1991;164(6 Pt 1):1597-9.

14. Moore TR, Cayle JE. The amniotic fluid index in normal human pregnancy. Am J Obstet Gynecol. 1990;162(5):1168-73.

15. Saito M, Faria MML, Pertersen H, Isfer, EV. Ultra-sonografia e sua importância na medicina fetal. In: Isfer EV, Sanchez RC, Saito M. Medicina fetal: diagnóstico pré-natal e conduta. Rio de Janeiro: Revinter; 1996.p.261-86.

Ressonância Magnética em Obstetrícia

Viviane Vieira Francisco Habib

A ultrassonografia (US) é a modalidade preferencial entre os exames de imagem em obstetrícia por ser um método seguro e disponível. Por vezes, porém, mostra-se insuficiente. Um segundo método que pode ser realizado, sem radiação ionizante, com melhor resolução espacial e cortes multiplanares, é a ressonância magnética (RM)[1]. A RM utiliza radiação eletromagnética e gera imagens detalhadas com alto contraste tecidual.

Até 2002, a RM era evitada no primeiro trimestre, e o uso do contraste, abolido na gestação[1]. Hoje, a RM pode ser utilizada em qualquer fase gestacional, conforme a indicação maternofetal, e o contraste, em casos pré-selecionados[1-3].

As principais indicações da RM em obstetrícia são: abdome agudo, degeneração de miomas, caracterização de massas pélvicas, suspeita de acretismo placentário, neoplasias e complicações pós-parto (retenção da placenta, abscesso, hematoma, tromboses de veias, entre outras)[1].

A RM na gestação pode auxiliar também na avaliação de hidronefrose e mesmo a pelvimetria[1]. Quando associada ao contraste, auxilia na avaliação da vascularização da placenta, de tumores trofoblásticos e malformações arteriovenosas[4,5].

A RM pode dar informações precisas também de localizações ectópicas raras na gestação, permitindo assim a avaliação adequada nesses casos[6].

Com o recente desenvolvimento de técnicas rápidas, caracterizado pelo tempo de exame curto, ausência de sedação das pacientes, alta resolução espacial, radiação não ionizante e avaliação nos diversos planos, a RM vem ganhando espaço em obstetrícia, complementando o diagnóstico ultrassonográfico[1,4].

A RM, desde a década de 1990, apresenta uso crescente em Obstetrícia para a avaliação de malformações fetais e afecções gestacionais[4]. De acordo com o Colégio Americano de Radiologia (ACR), é considerada uma prática segura, dentro de uma orientação multidisciplinar[3].

O gadolínio, contraste utilizado na RM, é considerado droga classe C pela *Food and Drug Administration*, devendo ser utilizado se houver um auxílio real no tratamento médico[3,6,7].

Existem evidências que a especificidade da RM para apendicite, abdome agudo, acretismo placentário e gestação ectópica é superior à ultrassonografia, com um impacto direto na conduta obstétrica[1,3, 8,9].

No acretismo placentário, a RM pode auxiliar na avaliação da extensão da doença e posterior programação cirúrgica[4,8]. Nessa situação, pode-se, com maior segurança, indicar uma embolização ou cateterização das ilíacas, evitando assim a histerectomia[10,11]. Quando existem restos placentários, dependendo do volume e da espessura miometrial parietal, pode-se indicar a embolização. Com isso, um desfecho melhor pode ser obtido.

Na suspeita de apendicite, podem-se avaliar complicações locorregionais e excluir esse diagnóstico, permitindo a indicação do procedimento adotado com segurança[9]. É importante salientar que a partir da 20ª semana de gestação o apêndice ocupa uma localização mais alta na junção do hipocôndrio e do flanco direito, com difícil acesso pelo ultrassom. Assim, a RM deve ser direcionada para essa localização[12].

Na avaliação da cólica nefrética, a RM exclui outras doenças e é possível a caracterização do cálculo em diversos planos. A US, nesses casos, é prejudicada devido ao volume gravídico e à difícil identificação do ureter por causa da sombra acústica das partes fetais. Finalmente, existem hoje diversas indicações de RM na gestação. É necessária, pois, a criação de protocolos seguros de indicação precisa desses exames, na tentativa de minimizar a dose de radiação recebida pelos fetos e um real auxílio no diagnóstico[8,13].

Assim, a RM é considerada um método alternativo de estudo que permite manejo adequado obstétrico, por vezes com impacto na conduta adotada em detrimento aos demais métodos[8,13].

FÍSICA DA RM

A imagem em RM forma-se por meio de pulsos de radiação eletromagnética, oriundas de um grande magneto, semelhante ao sistema solar. Na célula, isso gera uma orientação dos *spins* das moléculas e aquecimento mínimo do tecido. Após essa reorganização, obtém-se uma imagem computadorizada com alto contraste tecidual. Isso acontece para os diferentes componentes dos tecidos em cada sequência, permitindo a identificação do contraste das diversas estruturas em cada imagem obtida. Pode-se suprimir o sinal da gordura, avaliar fluxo, líquidos estacionários e estruturas em movimento. Apesar disso, não existem relatos de aquecimento nos tecidos celulares da mãe e dos fetos e a RM é considerada um método de imagem seguro reafirmada em diversos estudos[14]. As contraindicações absolutas para o uso da RM são: válvula metálica e marca-passo, devido ao importante componente metálico e sistema elétrico associado. A RM poderia danificar esses materiais. No entanto pinos, *stents*, mesmo que metálicos, podem entrar no campo dependendo do tempo cirúrgico, sem risco de migração, a partir de um mês após a cirurgia, sendo assim uma contraindicação relativa. Portanto, é necessário conhecer os princípios básicos da RM para melhor entender as indicações e possíveis riscos inerentes ao método.

INDICAÇÕES DE RM NA GESTAÇÃO

Acretismo placentário

O acretismo placentário consiste na aderência anormal da placenta à parede do útero, sendo classificada como acreta, percreta e increta, de acordo com a profundidade de invasão. Inicialmente, essa avaliação é realizada pela US que demonstra lacunas vasculares retroplacentárias, perda do padrão hipoecoico retroplacentário e vasos anômalos ultrapassando o limite da placenta. A US e a color Doppler apresentam sensibilidade e especificidade nessa avaliação em torno de 70 a 90% na literatura[4-15]. A RM representa um método inócuo na gestação e permite a avaliação exata da profundidade e extensão do acretismo placentário, com sensibilidade e especificidade de 86% e sensibilidade de 100%. Com isso, ela apresenta importante impacto na conduta obstétrica adotada[4,8].

As figuras de 3.35 e 3.36 mostram imagens de US indicando acretismo placentário e as figuras 3.37, 3.38 e 3.39 mostram imagens de RM.

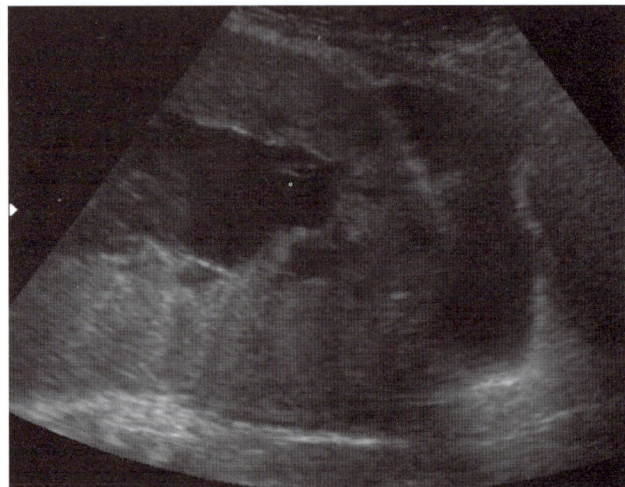

Figura 3.35 – Placenta de inserção baixa em gestante de 26 semanas apresentando na US perda do padrão hipoecoico retroplacentário.

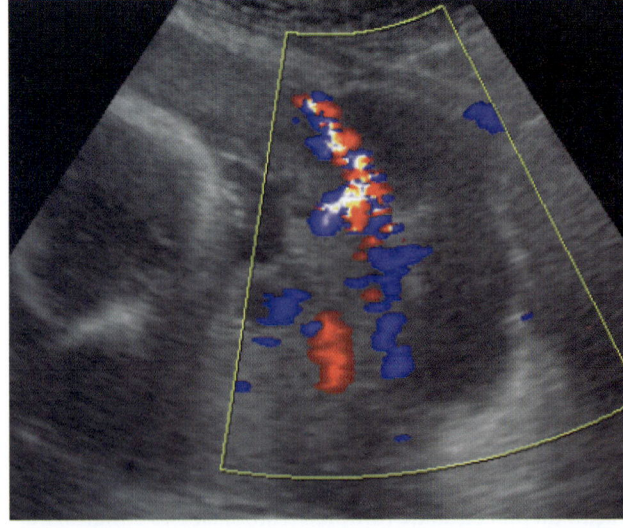

Figura 3.36 – Placenta de inserção baixa centrototal demonstrando na US perda do padrão vascular retroplacentário. Nota-se a presença de vasos calibrosos ultrapassando o limite da placenta e em continuidade com a parede vesical (cortesia Dra. Sue Yasaki Sun, Disciplina de Obstetrícia UNIFESP – EPM).

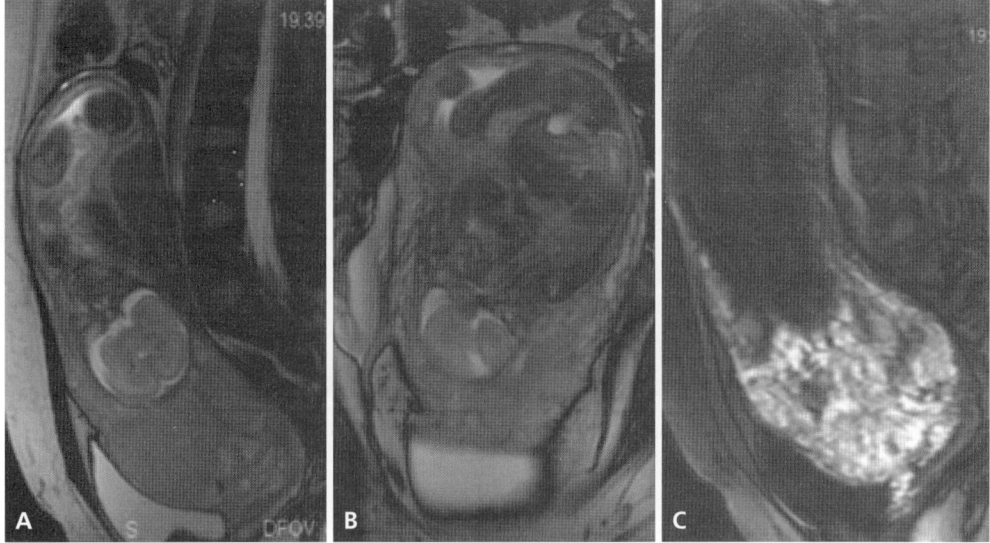

Figura 3.37 – Placenta de inserção baixa centrototal, avaliada na RM, apresentando sinais de invasão da parede anterior miometrial, istmo, colo uterino, parede vesical anterior que realçam na sequência pós-contraste (**C**).

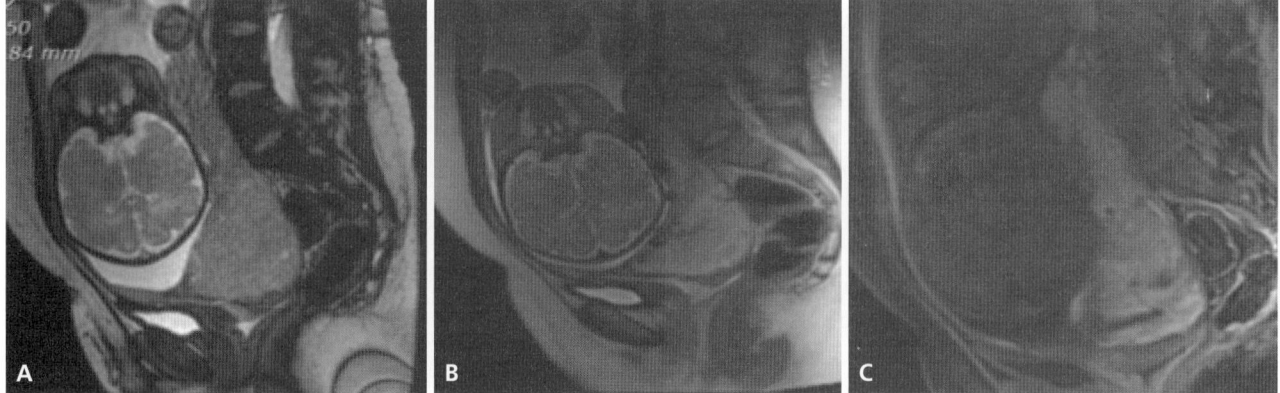

Figura 3.38 – Placenta de inserção baixa com acretismo posterior acometendo colo e parede miometrial posterior, caracterizados nas sequências axiais ponderadas em T2 e na sequência dinâmica ponderada em T1. Paciente teve a dequitação e evoluiu com sangramento profundo e foi submetida à embolização na região do colo e parede miometrial posterior.

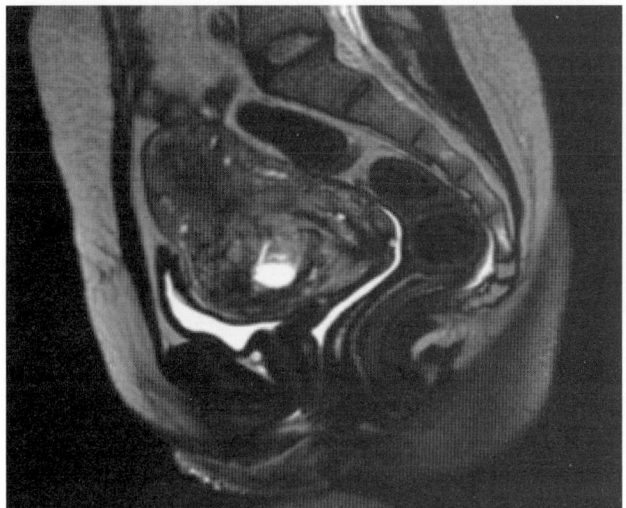

Figura 3.39 – Placenta retida na parede uterina, vista em sequência TSE ponderada em T2. Presença de massa heterogênea em continuidade com o endométrio localizada na parede corporal anterior a cerca de 3mm da serosa uterina.

Miomas uterinos

Os miomas uterinos podem ser uma causa de dor abdominal na gestação, que é a manifestação mais comum do mioma. Pode, no entanto, indicar a existência de um aumento no risco de complicações obstétricas, tais como abortamento, parto prematuro, posicionamento fetal anormal e descolamento placentário. A prevalência dos miomas na gravidez varia de 1,6 a 10,7%, dependendo do trimestre e do tamanho[15,16].

A RM é a melhor modalidade de visualização do tamanho, localização de miomas uterinos e diagnóstico diferencial com outras afecções, tais como adenomiose, sarcomas e adenomiomas, podendo auxiliar na preparação cirúrgica e permitindo assim a avaliação de complicações pré e pós-operatórias[17,18].

Também permite avaliar sinais de degeneração caracterizados pela modificação do sinal nas sequências ponderadas em T1 e T2. Usualmente, os miomas apre-

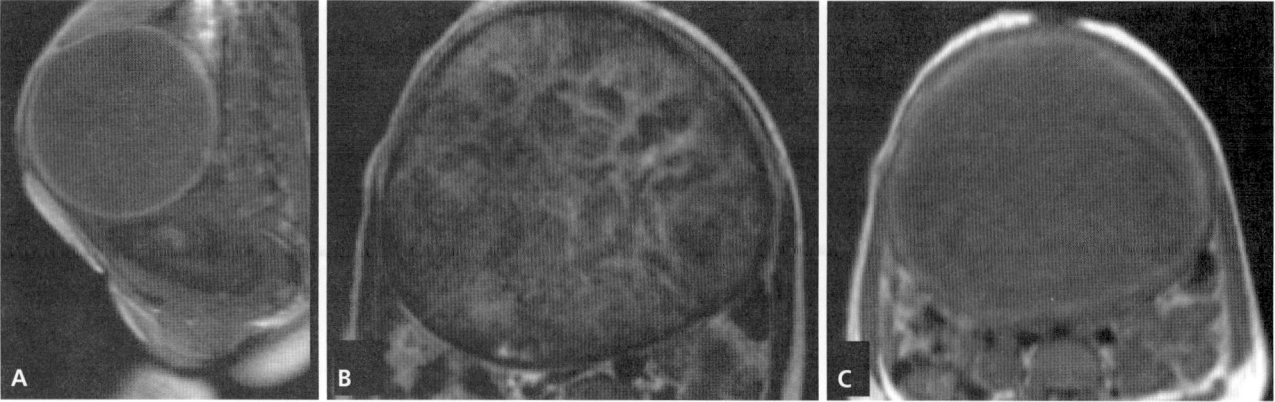

Figura 3.40 – Gestante com 30 semanas apresentando mioma uterino volumoso, de cerca de 20cm de extensão. Notam-se halo de hipersinal nas sequências ponderadas em T1 e heterogeneidade nas sequências ponderadas em T2 com halo de hipossinal, sugerindo degeneração do mioma.

sentam hipossinal em T1 e T2, devido ao alto componente de fibrose. Quando ocorre a degeneração, podem-se identificar imagens císticas com hipersinal em T1 e T2, hipersinal em T1 na forma de halo, hipossinal em T2 na forma de halo ou heterogeneidade difusa do mioma mais comumente identificada nas sequências ponderadas em T2.

A figura 3.40 mostra imagem de mioma pela RM.

Ruptura uterina

A ruptura uterina (RU) é relativamente rara na gestação, porém sua prevalência vem aumentando com o número maior de cesáreas, miomectomias, tratamentos invasivos pré-gestacionais e implantações anômalas gestacionais.

A RU corresponde a uma lesão completa das camadas do útero, incluindo a serosa, e como complicações podem-se ter hemorragia profunda, laceração vesical, histerectomia e morbidade neonatal. A maioria das rupturas ocorre associada a cesárea prévia, podendo ocorrer na gestação ou durante o trabalho de parto. Neste capítulo, abordar-se-á o diagnóstico pré-natal.

A avaliação pré-natal faz-se com a medida da espessura parietal miometrial. Os valores já foram bem estabelecidos por alguns autores, pela US, de 3,1mm até 5,1mm como medida normal no segmento (istmo) e 2 a 4mm como espessura miometrial. Essa ordem de grandeza seria segura para um trabalho de parto intacto, com sensibilidade e especificidade de 95% e 65%, respectivamente. Essas medidas podem ser superponíveis para a RM[18,19-21]. Na dúvida diagnóstica, a RM pode ser utilizada para avaliação completa da espessura com melhor resolução espacial e anatômica. A suspeição por imagem permite melhor desdobramento na conduta cirúrgica e evita um fim catastrófico.

Na figura 3.41 pode-se ver imagem de ruptura uterina na US, e na figura 3.42, na RM.

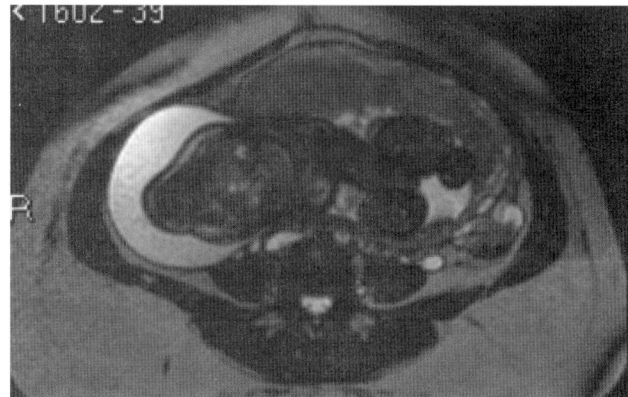

Figura 3.41 – Gestante de 34 semanas apresentando formação cística adjacente à parede uterina medial vista na US, na sequência ponderada em T2. Destaca-se herniação da bolsa amniótica com partes fetais associada a edema do tecido celular subcutâneo do feto.

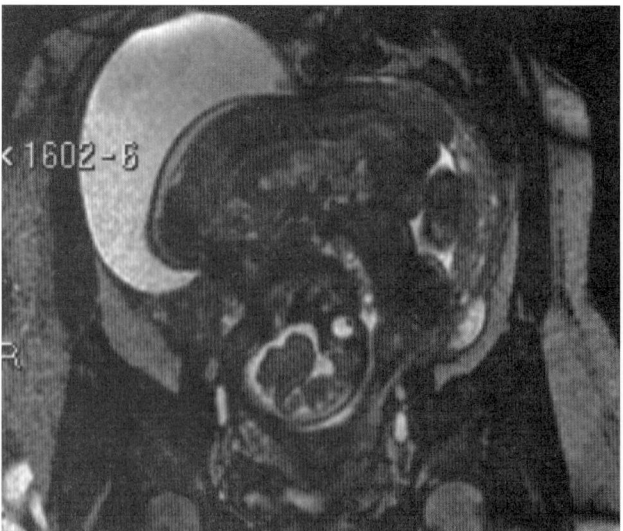

Figura 3.42 – Gestante de 34 semanas, mesma paciente da figura 3.41, demonstrando a herniação da bolsa amniótica devido à descontinuidade miometrial no fundo uterino lateral direito, com extensão de aproximadamente 13cm. Nota-se edema das partes fetais.

Avaliação de litíase renal

A litíase renal (LR) na gestação é rara, com prevalência estimada de 1:1.500 a 1:3.000 partos, semelhante à incidência em mulheres em idade fértil. A avaliação é feita pela US suprapúbica e, posteriormente, pela via endovaginal. O quadro clínico caracteriza-se pela dor abdominal com irradiação para a fossa ilíaca, bem como hematúria. A tomografia computadorizada (TC) e a urografia excretora aparecem como métodos complementares em alguns protocolos, mas têm a desvantagem da utilização da radiação ionizante[13]. Esforços científicos têm visado à diminuição da dose da radiação, principalmente em protocolos de litíase renal e oncologia. A RM pode ser realizada em qualquer fase da gravidez, quando as informações solicitadas não podem ser adquiridas pela US e não é prudente esperar até que a gestante não esteja grávida para obtê-los[12,13,22]. Nessa situação, o obstetra pode optar pela realização da RM em vez da TC, principalmente no primeiro trimestre, mas isso ainda não é um consenso mundial.

A figura 3.43 mostra litíase ureteral pela RM.

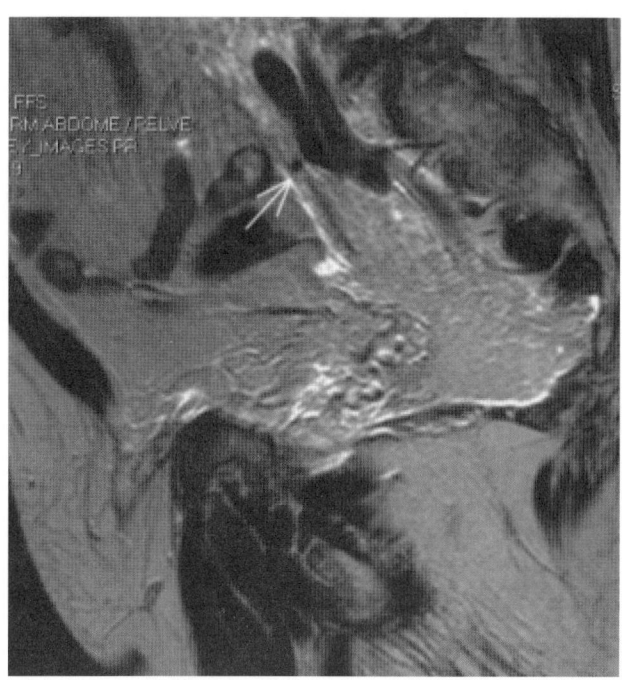

Figura 3.43 – Litíase ureteral no corte coronal BTFE caracterizado no ureter distal.

Apendicite

O apêndice na gestação apresenta-se em posição mais alta que a habitual, prejudicando a avaliação ultrassonográfica, ainda mais com o avançar da gestação. Assim, já existem evidências de que a RM é o segundo método sem radiação ionizante que deve ser utilizado[22]. Pode ser utilizada para avaliação de complicações associadas, visto que a apendicite pode levar a abortamentos, sepse e até à morte fetal e materna, com prevalência de 1/600 a 1/1.000 e com maior frequência no segundo trimestre[23].

A figura 3.44 mostra apendicite em gestante por meio da RM.

Avaliação de massas pélvicas na gestação

A prevalência de massas pélvicas não complicadas na gestação é de 0,2 a 2%, a grande maioria benigna. Em estudo retrospectivo com 151 massas pélvicas, 148 eram benignas[24]. Quatro por cento dos casos na série incluíram cistos dermoides (24%), cistos paraovarianos (19%), cistos simples serosos (15%), cistadenomas mucinosos (11%), cistadenomas serosos (7%), corpo lúteo (5%), endometriomas (5%) e fibromas (5%)[22]. As três doenças malignas na série consistiam de dois tumores de células da granulosa e um carcinoma mucinoso[22]. Indica-se a laparoscopia de acordo com a fase gestacional, ou seja, até o segundo trimestre, por isso um diagnóstico presuntivo se faz necessário nessa situação (Figs. 3.45 e 3.46).

Gravidez ectópica

A gravidez ectópica (GE) é uma condição com risco de morte e continua a ser principal causa de mortalidade

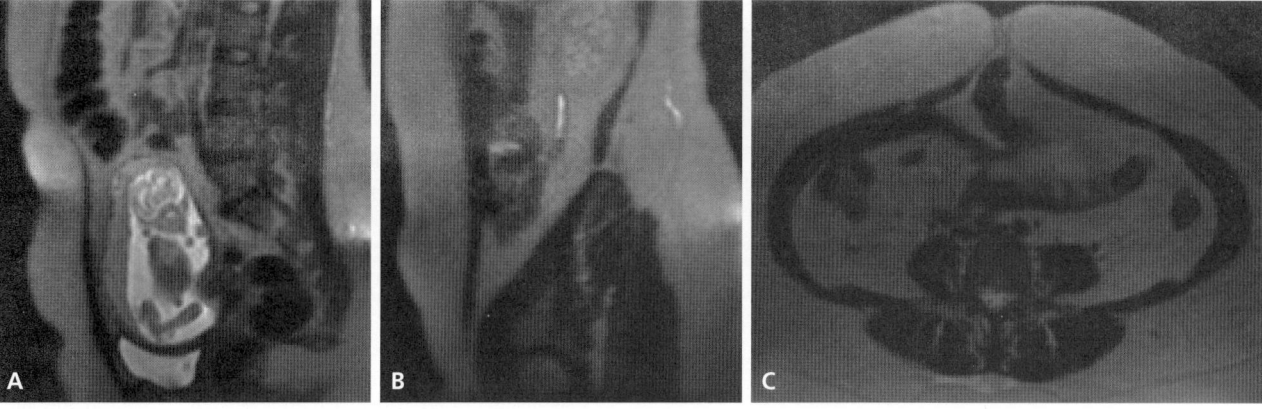

Figura 3.44 – Apendicite em gestante com 15 semanas. Nota-se o aumento do apêndice com obliteração dos planos adiposos adjacentes.

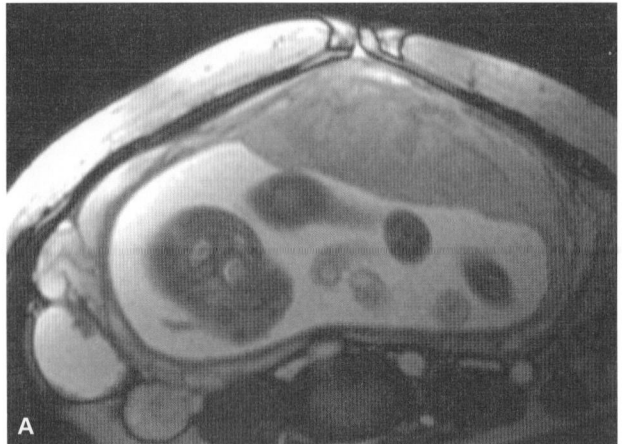

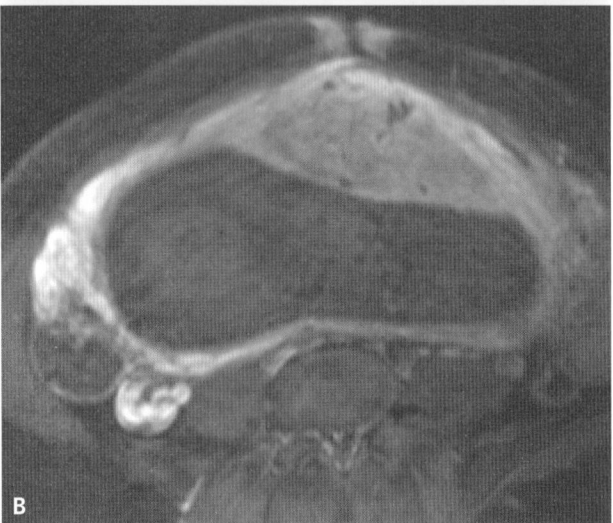

Figura 3.45 – Cisto anexial direito com vegetações sugestivas de projeções papilares em gestante com 23 semanas de gestação. O estudo anatomopatológico revelou cisto anexial seroso do tipo boderline. Nas imagens com contraste essas vegetações são realçadas, auxiliando a indicação cirúrgica mais precoce.

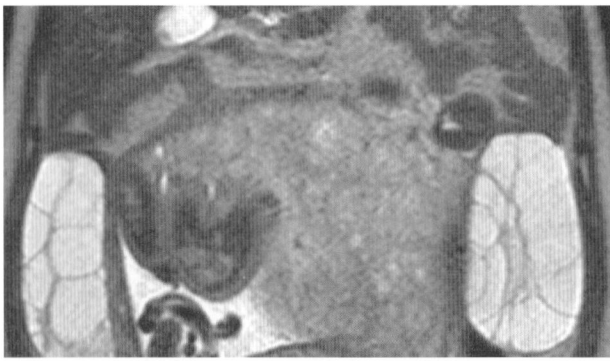

Figura 3.46 – Cistos anexiais bilaterais sem vegetações sugestivos de cistos tecaluteínicos em gestante de 32 semanas.

materna no primeiro trimestre da gravidez. Observa-se que a taxa de mortalidade diminuiu significativamente ao longo das últimas décadas por causa de diagnósticos precoces e melhorias no tratamento. A GE é mais comumente localizada na porção ampolar da trompa de Faló-

pio e raramente em locais incomuns, como o interstício, colo do útero, cicatriz de cesariana e cavidade abdominal peritoneal. A RM é o melhor método para avaliar a localização adequada de apresentações raras[6]. Além dessa vantagem, a RM pode avaliar sangramentos e riscos de rupturas associadas, com maior sensibilidade que a US[6]. Uma outra vantagem da RM é o acompanhamento de tratamento com metotrexato, com avaliação não só das dimensões, como também da fase de degeneração relacionada ao tratamento conservador.

A figura 3.47 mostra imagem de gestação ectópica por meio de RM.

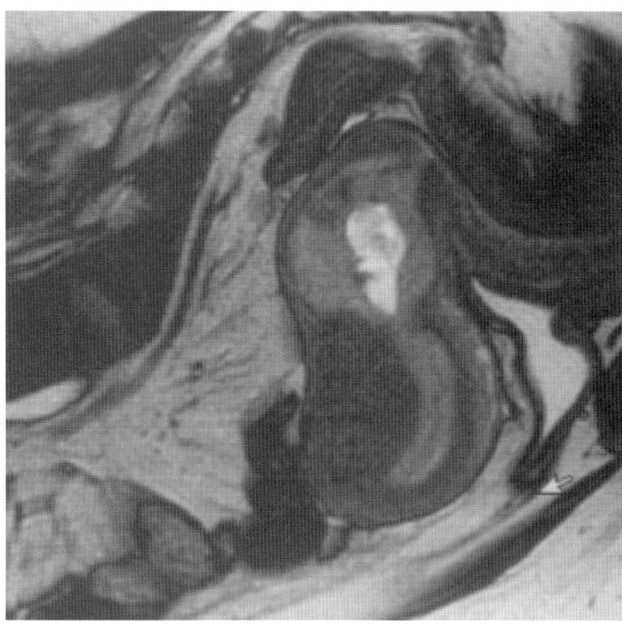

Figura 3.47 – Gestação ectópica cervical caracterizada por saco gestacional e reação decidual na cavidade endocervical. Por meio da RM é possível acompanhar o tratamento, as dimensões e a espessura estromal residual, bem como a localização exata do saco gestacional.

CONSIDERAÇÕES FINAIS

A RM deve ser utilizada na gestação como um método auxiliar à US com a vantagem de não se valer de radiação ionizante. É, pois, um método seguro e que pode ter um impacto na conduta obstétrica.

REFERÊNCIAS

1. Nagayama M, Watanabe Y, Okumura A, Amoh Y, Nakashita S, Dodo Y. Fast MR imaging in obstetrics. Radiographics. 2002;22: 563-82.
2. Levine D, Hatabe H, Gae J, Atkinson MW, Edelman RR. Fetal anatomy revealed with fast MR sequences. AJR. 1996;167: 905-8.
3. Expert Panel on MR Safety, Kanal E, Barkovich AJ, Bell C, Borgstede JP, Bradley WG Jr, et al. ACR guidance document on MR safe practices: 2013. J Magn Reson Imaging. 2013;37(3):501-30.
4. Francisco VV, Goldman SM, Faria J, Szejnfeld J. Valor da ressonância magnética no diagnóstico do acretismo placentário. Rev Bras Ginecol Obstet. 2006;28(1):700-7.

5. Elsayes KM, Trout AT, Friedkin AM, Liu PS, Bude RO, Platt JF, et al. Imaging of the placenta: a multimodality pictorial review. Radiographics. 2009;29(5):1371-91.

6. Parker RA, Yano M, Tai AW, Friedman M, Narra VR, Messias CO. MR imaging findings of ectopic pregnancy: a pictorial review. Radiographics. 2012; 32(5):1445-60.

7. Sundgren PC, Leander P. Is administration of gadolinium-based contrast media to pregnant women and small children justified? JMRI. 2011;34(4):750-7.

8. Palacios-Jaraquemada JM, Bruno CH. Magnetic resonance imaging in 300 cases of placenta accreta: surgical correlation of new findings. Acta Obstet Gynecol Scand. 2005;84(8):716-24.

9. Spalluto LB, Woodfield CA, De Benedictis CM, Lazarus E. MR imaging evaluation of abdominal pain during pregnancy: appendicites and other non obstetrics causes. Radiographics. 2012; 32(2): 317-34.

10. Lippi UG. Radiologia intervencionista para o tratamento de hemorragias obstétricas graves. Einstein (São Paulo). 2011;9(4):552-4.

11. Park HS, Shin JH, Yoon HK, Kim JH, Gwon DI, Ko GY, et al. Transcatheter arterial embolization for secondary post partum hemorrhage: outcome in 52 patients at a single terciary referral center. J Vasc Interv Radiol. 2014;pii: S1051-0443(14)00500-4.

12. Long SS, Long C, Lai H, Macura KJ. Imaging strategies for right lower quadrant pain in pregnancy. AJR Am J Roentgenol. 2011; 196(1):4-12.

13. Szejnfeld J, Goldman SM, Francisco VV, Fielding J. Ressonância magnética na avaliação do trato urinário. In: Srougi M, Bruschini H, Truzzi JC. (Org.). Distúrbios urológicos na gravidez. 1ª ed. Barueri: Editora Manole; 2005.p.77-96.

14. Parra-Anaya G, Díaz-Yunez I, Serrano-Montes S, Vergara-Quintero F, De Nubbila-Lizcano E. Acretismo placentario: diagnóstico prenatal mediante ultrasonido y resonancia magnética y su correlación histopatológica en Barranquilla (Colombia). Revista Colombiana de Obstetricia y Ginecologia. 2009;60(3):281-5.

15. Díaz-Yunez I, De Nubbila-Lizcano E, Parra-Anaya G, Serrano-Montes S, Vergara-Quintero F. Respuesta a: comentarios sobre el artículo "Acretismo placentario: diagnóstico prenatal mediante ultrasonido y resonancia magnética y su correlación histopatológica en Barranquilla (Colombia)". Revista Colombiana de Obstetricia y Ginecologia. 2010;61(1):78-80.

16. Qidwai GI, Caughey AB, Jacoby AF. Obstetric outcomes in women with sonographically identified uterine leiomyoma. AU Obstet Gynecol. 2006;107(2 Pt 1):376-82.

17. Stout MJ, Odibo AO, Graseck AS, Macones GA, Crane JP, Cahill AG. Leiomyomas at routine second-trimester ultrasound examination and adverse obstetric outcomes. Obstet Gynecol. 2010;116(5): 1056-63.

18. Omary RA, Vasireddy S, Chrisman HB, Ryu RK, Pereles FS, Carr JC, et al. The effect of pelvic MR imaging on the diagnosis and treatment of women with presumed symptomatic uterine fibroids. J Vasc Interv Radiol. 2002;13(11):1149-53.

19. Vedantham S, Sterling KM, Goodwin SC, Spies JB, Shlansky-Goldberg R, Worthington-Kirsch RL, et al. I. Uterine fibroid embolization: preprocedure assessment. Tech Vasc Interv Radiol. 2002;5(1): 2-16.

20. Kok N, Wiersma IC, Opmeer BC, de Graaf IM, Mol BW, Pajkrt E. Sonographic measurement of lower uterine segment thickness to predict uterine rupture during a trial of labor in women with previous cesarean section: a meta-analysis. Ultrasound Obstet Gynecol. 2013;42(2):132-9.

21. Bergeron ME, Jastrow N, Brassard N, Paris G, Bujold E. Sonography of lower uterine segment thickness and prediction of uterine rupture. Obstet Gynecol. 2009;113(2 Pt 2):520-2.

22. Expert Panel on MR Safety, Kanal E, Barkovich AJ, Bell C, Borgstede JP, Bradley WG Jr, Froelich JW, et al. ACR guidance document on MR safe practices: 2013. J Magn Reson Imaging. 2013; 37(3):501-30.

23. Mourad J, Elliott JP, Erickson L, Lisboa L. Appendicitis in pregnancy: new information that contradicts long-held clinical beliefs. Am J Obstet Gynecol. 2000;182(5):1027-9.

24. Leiserowitz GS, Xing G, Cress R, Brahmbhatt B, Dalrymple JL, Smith LH. Adnexal masses in pregnancy: how often are they malignant? Gynecol Oncol. 2006;101(2):315-21.

Diabetes e Gravidez

José Eduardo Gobbi Lima
Umberto Gazi Lippi

O *diabetes mellitus* (DM) é uma endocrinopatia que pode acometer o ser humano independentemente de idade, sexo ou raça e atualmente um dos principais problemas de Saúde Pública no mundo.

Antes do advento da insulina, eram raras as mulheres diabéticas que conseguiam engravidar e, quando o faziam, o prognóstico maternofetal era extremamente ruim.

A insulina isolada em 1921 por Frederick Banting e Charles Best mudou radicalmente o prognóstico obstétrico para essas mulheres, reduzindo o índice de mortalidade materna para taxas praticamente iguais às da população geral.

As taxas de mortalidade perinatal reduziram-se sensivelmente a partir de 1970 devido ao melhor conhecimento do metabolismo dos hidratos de carbono, ao avanço das técnicas propedêuticas de avaliação da vitalidade e da maturidade fetais associados aos rigorosos controles metabólicos a que são submetidas as gestantes diabéticas.

A frequência do DM no ciclo gravidopuerperal aumentou nos últimos anos, principalmente pela elevação da faixa etária das gestantes e pelo emprego de métodos rastreadores e diagnósticos mais sensíveis[1].

As pacientes podem ser separadas em dois grupos: aquelas que têm o diagnóstico antes da gestação (12%) e aquelas nas quais o diagnóstico é feito durante a gestação (88%)[2].

Essa ocorrência, que chamamos de diabetes gestacional (DG), representa a maioria das gestantes diabéticas e, juntamente com os casos não diagnosticados, constituem a maior preocupação dos serviços públicos e privados quanto sua condução.

As portadoras de DM diagnosticado antes da gestação podem ser do tipo 1 (autoimune), que aparece em torno de 1 a 2% das gestações, e do tipo 2, responsável por aproximadamente 10% das gestantes diabéticas[2].

A gravidez na mulher diabética está associada com o risco aumentado tanto para o feto quanto para a mãe. Existe aumento da prevalência de anomalias congênitas e abortamentos espontâneos naquelas que engravidam com mau controle glicêmico, especialmente durante o período de organogênese fetal, que praticamente se completa com sete semanas de gestação[3]. A mulher pode nem saber que está grávida neste período e, por essa razão, são fundamentais o planejamento da gravidez e a manutenção de bom controle antes da concepção.

Se a hiperglicemia materna ocorrer após o segundo trimestre, durante os estágios de crescimento e desenvolvimento, o feto e o RN podem apresentar os problemas clássicos que são: macrossomia, hipoglicemia, hiperbilirrubinemia, hipocalcemia, policitemia e síndrome de desconforto respiratório.

A primeira documentação de DG em 1824 por Bennewitz foi tema de Tese de Doutorado na Universidade de Berlim. Muitas observações se seguiram, mas na década de 1960, com os trabalhos de Joslin, White e O'Sullivan, em Boston, demarcou-se o ponto inicial para os estudos contemporâneos acerca do DG.

Passaram-se quase 200 anos e muitas controvérsias ainda persistem em relação principalmente ao rastreamento e ao diagnóstico. Ocorreram nesse período cinco Conferências Internacionais sobre Diabetes Gestacional (1979-1984-1990-1997-2007) e muitas mudanças em relação ao rastreamento (seletivo ou universal), qual o melhor método de fazê-lo (glicemia de jejum, glicemia com sobrecarga com 50g de glicose, teste oral de tolerância à glicose – TOTG 100 – com sobrecarga 100g, TOTG 75 com sobrecarga de 75g) e em relação ao critério de diagnóstico (National Diabetes Data Group – NDDG, Carpenter e Coustan) e muitos outros que ainda persistem[4].

Estudos mais recentes, como o estudo epidemiológico denominado Hiperglycemia and Adverse Pregnancy Outcome (HAPO) que foi projetado para determinar a associação de vários níveis de intolerância à glicose durante o 3º trimestre, com resultados infantis adversos em mulheres com DG. Entre 24 e 32 semanas, essa população de grávidas foi submetida ao TOTG 75 após jejum noturno. Os pontos de corte eram: 95mg/dL de jejum, 180mg/dL com 1 hora e 155mg/dL com 2 horas. As gestantes eram removidas do estudo se os valores excedessem esses níveis.

Os valores em cada um dos três horários foram estratificados em sete categorias e analisados os seguintes parâmetros: peso ao nascer > 90º percentil (GIG), cesariana primária, hipoglicemia neonatal clínica e níveis de peptídeo C sérico no funículo > 90º percentil. Os achados em geral apontam que níveis crescentes de glicose no plasma em cada período sejam correlacionados a desfechos adversos crescentes.

Baseado neste estudo HAPO e outros, a International Association of Diabetes and Pregnancy Study Groups (IADPSG) propôs estratégia para a detecção e diagnóstico das alterações hiperglicêmicas nas gestações (New Criteria)[5]. Os valores de corte foram estabelecidos pelo IADPSG e correspondem a 1,75 do desvio padrão da média dos valores de glicemia obtidos no estudo HAPO, que serão detalhados quando se apresentar os métodos diagnósticos do DG.

METABOLISMO DOS CARBOIDRATOS NA GESTAÇÃO

As moléculas de glicose passam para o feto por um processo de difusão facilitada e os níveis de glicose fetal são 20 a 40mg/dL menores que os níveis maternos.

No primeiro trimestre, há tendência para hipoglicemia e diminuição das necessidades da insulina, uma vez que predominam os efeitos da utilização da glicose materna pelo feto.

No terceiro trimestre, há aumento na resistência à insulina atribuído a vários fatores humorais de origens materna e placentária. O hormônio lactogênico placentário humano (HPL) produzido pela placenta, com estrutura semelhante ao hormônio do crescimento (GH), é o maior responsável por esse fenômeno. Também estão aumentados cortisol, estrógenos, progesterona e prolactina que diminuem a sensibilidade à insulina[6].

Esse aumento da resistência à insulina serve para elevar a oferta de nutrientes para o feto. Durante o jejum, os níveis de glicose diminuem e a lipólise é estimulada e, após as refeições, há tendência de aumento nos níveis de glicose e insulina e o armazenamento de lipídios é estimulado.

Os hormônios que controlam os níveis de glicose materna, incluindo a insulina, não passam para o feto pela placenta. O metabolismo da glicose no feto é regulado pela insulina produzida pelo pâncreas fetal a partir da 9ª semana de gestação.

A insulina é uma proteína composta por 51 aminoácidos com duas cadeias peptídicas. O pâncreas humano secreta de 40 a 50 unidades de insulina por dia nos adultos normais, sendo uma secreção basal que ocorre na ausência de estímulos exógenos e uma secreção estimulada que ocorre após a alimentação.

A resistência à insulina é comum a toda gestação, mas nem todas as grávidas desenvolvem diabetes, provavelmente devido a fatores genéticos que seriam fundamentais na expressão da tendência diabetogênica no período gestacional[7].

Buchanan mostrou a diferença entre o grau de resistência à insulina (RI) nos períodos gestacionais e não gestacionais. É muito maior nas mulheres que não desenvolvem DG, indicando que as gestantes predispostas ao diabetes possuem uma RI crônica. O mesmo autor conclui que a RI pode ser a causa ou contribuir na deficiência secretória das células beta do pâncreas[8].

A unidade de medida da glicemia plasmática é em mg/dL (miligrama/decilitro), dosada geralmente por métodos enzimáticos, como o da hexocinase no sangue venoso, ou por métodos da refletância quando se utiliza o glicosímetro que dosa a glicemia no sangue capilar (por punção da polpa digital). Em outros países, utiliza-se a unidade mmol/L (milimol/litro) e para transformar uma em outra basta dividir ou multiplicar por 18. Exemplo: 180mg/dL = 10mmol/L.

A dosagem da glicemia pelo glicosímetro no sangue capilar é semelhante ao da glicemia dosada no sangue venoso pelo método enzimático da hexocinase, quando é colhido em jejum, porém, no pós-prandial ou pós-sobrecarga, a glicemia capilar é 10 a 15% maior. A utilização da dosagem da glicemia pelo glicosímetro tem-se mostrado prática: há redução dos custos, fornece resultado imediato e permite, dessa maneira, o diagnóstico rápido e oportuno[9].

CLASSIFICAÇÃO E CONCEITOS

O diabetes é hoje classificado com base nos processos patogênicos envolvidos. A deficiência absoluta de insulina caracteriza o diabetes tipo 1, e a secreção defeituosa ou resistência à insulina, o diabetes tipo 2[10]. Os termos, dependente de insulina ou não dependente de insulina e também a idade do aparecimento do diabetes (por exemplo, juvenil) não devem ser mais utilizados para classificá-lo.

Durante a gravidez, as mulheres podem ser separadas nas que tinham diabetes antes dessa gravidez (pré-gestacional ou clínico) e naquelas diagnosticadas durante a gravidez (gestacional)[11].

A classificação de White (1978) foi modificada em 1986 pelo *American College of Obstetricians and Gynecologists* (ACOG), em que o diabetes gestacional foi subdividido em A1 (glicemia de jejum < 105mg/dL e pós-prandial < 120mg/dL) e A2 (glicemia jejum >105mg/dL e glicemia pós-prandial >120mg/dL). Desde 2005, o ACOG (2001-2005) não tem mais usado essa classificação, sendo que o foco atual é se o diabetes foi diagnosticado pela primeira vez durante a gravidez ou se a antecede[12].

O termo *overt diabetes* é utilizado para mulheres que desconhem ter diabetes antes da gestação e que apresentam algum grau de intolerância aos carboidratos já no seu início. Nesses casos, os principais enfoques que se devem ter são[13]:

- risco aumentado para anomalias congênitas;
- risco para complicações como nefropatia e retinopatia, podendo requerer tratamento durante a gestação;
- necessidade de rápida correção da glicemia e seguimento adequado da gestação;
- assegurar diagnóstico e tratamento do diabetes após a gestação.

RASTREAMENTO

Por ser um problema clínico muito frequente na gestação, o rastreamento do diabetes é um procedimento aceito por quase todos, apesar das controvérsias: **em quem fazer**, **como fazer** e **quando fazer**.

Em quem fazer

Nos últimos anos, debateu-se muito se ele deveria ser seletivo ou universal. Apesar da orientação da 5ª *International Workshop-Conference* sobre diabetes gestacional, em 2007[14], que recomenda o rastreamento seletivo baseado em fatores de risco, a tendência atual é ser realizado em todas gestantes.

Como fazer

Pode ser realizado em duas etapas, pela dosagem da glicemia de jejum ou pelo TOTG 50g/1 hora (teste oral de tolerância à glicose simplificado) e, quando os resultados iniciais excederem uma concentração de glicose predeterminada, um outro teste diagnóstico é realizado (TOTG 75g ou TOTG 100g).

O rastreamento também pode ser realizado em uma só etapa, quando se utiliza um teste de sobrecarga, em geral o TOTG 75g, o qual é útil tanto para o rastreamento como para o diagnóstico.

A glicemia de jejum é um método de rastreamento, podendo ser utilizado sozinho ou associado a fatores de risco. O Ministério da Saúde, por exemplo, propõe realizar glicemia de jejum no início da gestação e, se o valor for ≥ 85mg/dL e/ou presença de qualquer fator de risco, o rastreamento é considerado positivo. Na ausência desses, repetir a glicemia de jejum na 24ª a 28ª semana de gestação[15].

Fatores de risco:

- Idade ≥ 35 anos.
- IMC ≥ 25kg/m².
- Antecedentes de DM em familiares de 1º grau.
- Macrossomia ou polidrâmnio em gestações anteriores.
- Óbito fetal de causa indeterminada em gestações anteriores.
- Ganho de peso excessivo na gestação.
- Suspeita clínica ou ultrassonográfica de crescimento fetal excessivo.

O Serviço de Obstetrícia do Hospital do Servidor Público Estadual-SP (HSPE) solicita glicemia de jejum no início da gestação e, com dois valores ≥ 95mg/dL (até 125mg/dL) é realizado um teste diagnóstico com TOTG 100g. Em duas glicemias de jejum com valores ≥ 126mg/dL, o diagnóstico de *overt diabetes* é feito. E também é solicitada na primeira consulta a dosagem da hemoglobina glicada (HbA1C).

Se a glicemia de jejum no início da gestação for < 95mg/dL, realiza-se entre a 24ª e 28ª semana de gestação rastreamento com TOTG 50g/1 hora em todas as gestantes e, se este teste for ≥ 130mg/dL, o rastreamento é considerado positivo e feito um teste diagnóstico (TOTG 100g).

Desde 2007, o rastreamento no HSPE-SP é realizado em ambulatório no mesmo dia da consulta de pré-natal, sem a necessidade do jejum. A dosagem da glicemia é obtida no sangue capilar com o glicosímetro (método da reflectância).

Estudos de Lima e Lippi[16] mostraram forte correlação entre a glicemia venosa dosada pelo método enzimático da hexocinase com a glicemia capilar dosada pelo método da reflectância (glicosímetro) (Fig. 3.48).

Observou-se também que o tempo entre o rastreamento e o diagnóstico é menor quando realizado em ambulatório, propiciando diagnóstico mais ágil e consequentemente tratamento mais precoce (Fig. 3.49)[16].

Pela recomendação da *International Association of Diabetes and Pregnancy Study Group* (IADPSG)[5] que se baseou no estudo *Hyperglycemia and Adverse Pregnancy Outcomes* (HAPO)[17] e outros, na primeira consulta devem-se realizar glicemia de jejum e dosagem da HbA1C para identificar os casos de *overt diabetes* e, quando a glicemia de jejum < 92mg/dL (5,1mmol/L), proceder ao teste diagnóstico de 75g/2h em todas as gestantes entre a 24ª e 28ª semanas de gestação.

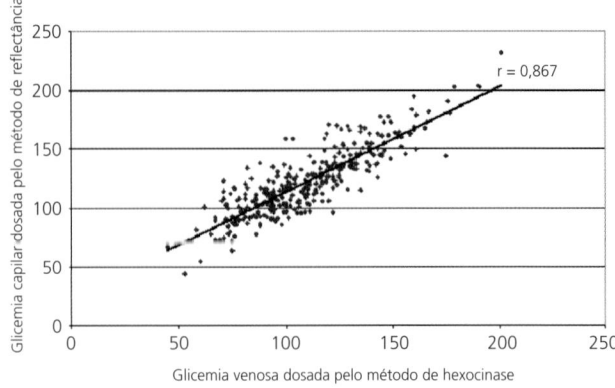

Figura 3.48 – Rastreamento no HSPE. Distribuição gráfica conjunta dos valores da glicemia venosa e glicemia capilar. Coeficiente de correlação de Pearson.

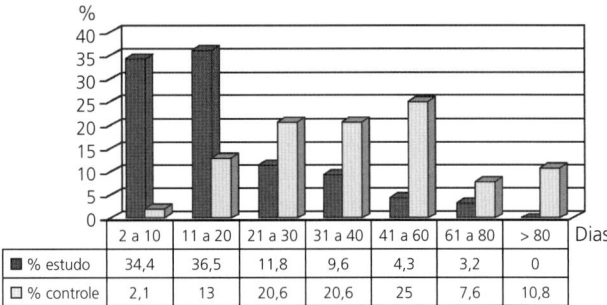

	2 a 10	11 a 20	21 a 30	31 a 40	41 a 60	61 a 80	> 80
■ % estudo	34,4	36,5	11,8	9,6	4,3	3,2	0
□ % controle	2,1	13	20,6	20,6	25	7,6	10,8

Figura 3.49 – Rastreamento no HSPE. Tempo decorrido entre o rastreamento e o diagnóstico do *diabetes mellitus* gestacional.

Quando fazer

O rastreamento pode ser realizado em qualquer momento da gestação. Jovanovic e Peterson[18] observaram que o rastreamento antes da 20ª semana de gestação apresenta sensibilidade diminuída e, quando positivo nesse período, estar-se-ia diante dos casos de maior gravidade.

Benjamin et al.[19] recomendaram o rastreamento entre a 24ª e a 28ª semana de gestação, uma escolha aleatória que busca atender a dois interesses: resistência à insulina elevada e intervenção no momento da gravidez em que se pode obter redução efetiva da morbidade maternofetal.

Hoje é consenso que deva ser realizada alguma dosagem da glicemia no início da gestação e, quando normal, repetir outros exames (glicemia de jejum, TOTG 50g, TOTG 75g) com 24 a 28 semanas de gestação ou a qualquer momento em que se suspeite de algum nível de intolerância aos carboidratos.

DIAGNÓSTICO

Apesar das controvérsias, ultimamente os métodos e critérios diagnósticos estão mais inclusivos, ou seja, métodos mais sensíveis, com pontos de corte menores com o que se eleva o número de diagnósticos de DG, chegando a índices de até 17% da população de grávidas.

É preciso, e isso é tema de longas discussões, refletir sobre o impacto desse aumento[20]. Por um lado, há aumento de custos para acompanhamento e tratamento dessas mulheres, e por outro, pode-se obter diminuição das complicações perinatais, com internações em unidades de terapia intensiva neonatais, complicações da prematuridade, e talvez, o mais importante, a prevenção das comorbidades futuras como obesidade, diabetes e hipertensão, gerando, com isso, economia de recursos em longo prazo[21].

Historicamente, em 1979, o *National Diabetes Data Group* (NDDG) modificou os valores do TOTG 100g propostos por O'Sullivan e Mahan (1964) para compensar as variações de glicemia, quando se passou a dosar a glicemia no plasma sanguíneo e não mais no sangue total. Os limites de corte para o TOTG 100g passaram para:

Jejum = 105mg/dL 1 hora = 190mg/dL
2 horas = 165mg/dL 3 horas = 145mg/dL

considerando-se alterada a curva com dois ou mais valores alterados.

Carpenter e Coustan, em 1982[22], usaram modelo matemático diferente e a técnica da dosagem foi o método enzimático (oxidase). Os limites de corte por eles propostos passaram para:

Jejum = 95 mg/dL 1 hora = 180mg/dL
2 horas = 155mg/dL 3 horas = 140mg/dL

considerando-se da mesma forma alterada a curva com dois ou mais valores alterados.

Na 4ª *International Workshop-Conference* sobre DG (1997)[4], foi recomendado o uso do critério de Carpenter e Coustan para a avaliação do TOTG 100g. A paciente era orientada a consumir uma dieta contendo pelo menos 150g de glicose nos três dias anteriores ao exame, para reduzir o viés do método.

A *American Diabetes Association* (ADA), em 1998[23], recomendou o TOTG 75g com os seguintes pontos de corte:

Jejum = 95mg/dL 1 hora = 180mg/dL 2 horas = 155mg/dL

semelhantes aos primeiros três valores do critério de Carpenter e Coustan, classificando a curva alterada com dois valores maiores ou iguais aos acima.

Mais recentemente, foi realizado um estudo epidemiológico, internacional, multicêntrico (2000-2006) conhecido com estudo HAPO[24] realizado em 15 centros médicos de 9 países, com 23.325 grávidas, projetado para determinar a associação de vários níveis de intolerância à glicose durante o terceiro trimestre, com resultados infantis adversos.

As pacientes foram submetidas ao TOTG 75g entre a 24ª e 32ª semanas de gestação, com análises no tempo zero (jejum), 1 e 2 horas após a sobrecarga da glicose. Os casos com glicemia de jejum > 105mg/dL e/ou glicemia 2 horas após a sobrecarga de glicose acima de 200mg/dL eram excluídos do estudo. Os médicos que assistiram essas gestantes não tiveram acesso ao resultado do TOTG durante o pré-natal.

Foram analisados resultados como macrossomia, hipoglicemia neonatal, valores do peptídeo C do funículo e cesariana primária. Seus achados em geral sustentam a hipótese de que níveis crescentes de glicose no plasma em cada período foram associados a desfechos adversos crescentes, permitindo, com isso, concluir que apenas **um valor anormal** seria suficiente para o diagnóstico de DG[24].

Os resultados desse estudo multicêntrico foram avaliados pela (IADPSG), para definir um teste mais consistente para o diagnóstico de DG, gerando consenso que foi publicado em 2010[5]. Nesse consenso, ficou definido que o teste de escolha é o TOTG 75g, devendo ser realizado em todas as gestantes entre a 24ª e 28ª semanas de gestação, com jejum prévio de 8 horas, 1 e 2 horas após a sobrecarga, com os seguintes pontos de corte: **jejum = 92mg/dL 1 hora = 180mg/dL 2 horas = 153mg/dL,** sendo esses valores estabelecidos pela IADPSG e correspondem a 1,75 do desvio padrão da média dos valores de glicemia obtidos no estudo HAPO[5]. É estabelecido o diagnóstico de diabetes gestacional quando a gestante apresentar um ou mais valores iguais ou maiores aos valores de referência[5]. No consenso também ficou estabelecida a recomendação para todas as gestantes, independentes de terem ou não fatores de risco, realizarem na primeira consulta de pré-natal a dosagem da glicemia de jejum e a dosagem da hemoglobina glicada (HbA1C), para identificar intolerância aos carboidratos (DG), ou portadoras de diabetes não diagnosticado previamente à gravidez (*overt diabetes*).

O diagnóstico de DG será feito caso a glicemia de jejum esteja entre 92 e 125mg/dL, pois, segundo o estudo HAPO, este é um exame preditor independente do resultado neonatal adverso, sendo essa paciente considerada diabética gestacional e o tratamento deverá ser considerado e iniciado.

O diagnóstico de *overt diabetes* será feito quando a glicemia de jejum for ≥ 126mg/dL ou HbA1C ≥ 6,5%, e nestas pacientes o pré-natal deve ser conduzido da mesma forma que nas pacientes que apresentam previamente o diagnóstico de diabetes tipos 1 ou 2.

Se a glicemia de jejum for inferior a 92mg/dL, a paciente deverá ser considerada não portadora de diabetes, mas deverá realizar o TOTG 75g entre a 24ª e 28ª semanas de gestação.

Em 2011, a *American Diabetes Association* (ADA) recomendou que fossem seguidos os critérios estabelecidos pelo Consenso do IADPSG para o diagnóstico do diabetes gestacional (DG)[25].

No Serviço de Obstetrícia do HSPE, utiliza-se como método diagnóstico há aproximadamente 34 anos o TOTG 100g com os pontos de corte descritos pelo NDDG.

Entende-se a importância da uniformização dos critérios de rastreamento e diagnóstico do DG, mas, à medida os métodos estão se tornando mais inclusivos, um número significativamente maior de gestantes será considerado diabético gestacional e vai precisar de assistência pré natal diferenciada com consequente aumento dos custos operacionais e necessidade de mais profissionais habilitados.

O DG diagnosticado pelos critérios anteriores apontava que as complicações maternas, fetais e dos recém-nascidos eram muito relacionadas com a hiperinsulinemia fetal e consequente crescimento exagerado do feto. A maioria dos serviços especializados em gestação de alto risco apresenta bons resultados perinatais no acompanhamento destas gestantes. É importante enfatizar que aquelas mulheres diagnosticadas como portadoras de *overt diabetes* não são diabéticas gestacionais. São consideradas diabéticas clínicas, portanto, a morbidade perinatal se assemelha à daquelas. E a grande importância no diagnóstico de DG, é poder orientar a mulher sobre os riscos de desenvolvimento de um quadro de diabetes clínico nos próximos anos. Com isso, é possível descobrir uma intolerância aos carboidratos muito precocemente e evitar toda a gama de complicações oriundas dessa intolerância.

A hipótese de que, ao se fazer mais diagnósticos, o aumento do custo poderia ser reduzido pela diminuição das complicações perinatais, como a prematuridade, internações em unidades de terapia intensiva neonatais e outras, pode não ser verdadeira, sendo necessária a realização de mais estudos nesse sentido[26].

Devido ao grande número de variáveis entre as grávidas (idade, raça, antecedentes familiares, índice de massa corporal, antecedentes obstétricos etc.), fica difícil elaborar protocolos para comparar resultados perinatais entre os diversos critérios diagnósticos e, por outro lado, a não uniformização dos métodos diagnósticos dificulta a avaliação, a condução e o tratamento dessas mulheres. Dessa forma, deve-se considerar a adoção do novo critério preconizado pelo IADPSG (*New Criteria*).

IADPSG (*International Association of Diabetes and Pregnancy Study Groups*)

- Consenso publicado em março de 2010
- **Teste diagnóstico**: TOTG 75g
  Universal
  24 a 28 semanas
  Com apenas um valor alterado faz diagnóstico de DG
  Jejum 1 hora 2 horas (pontos de cortes)
  92mg/dL 180mg/dL 153mg/dL
  5,2mmol/L 10mmol/L 8,5mmol/L

- Valores correspondem a 1,75 do desvio padrão da média dos valores de glicemia obtido no estudo HAPO.
- **Primeira consulta**: para identificar *OVERT DIABETES* (diabetes tipo 2 preexistente).
  Glicemia de jejum: se ≥ 126mg/dL
  Se glicemia de jejum ≥ 200mg/dL ocasional com sintomas
  HbA1C: ≥ 6,5%
- Glicemia de jejum: 92 a 125 mg/dl = **DIABETES GESTACIONAL (DG)**.
- Glicemia de jejum: < 92mg/dL – fazer TOTG 75g com 24-28 semanas.

DIABETES PRÉ-GESTACIONAL

Efeitos maternos

A coexistência de diabetes e gestação era extremamente rara e grave antes da descoberta da insulina, e nos poucos relatos da era pré-insulínica as mortalidades materna e perinatal eram muito elevadas[27]. O diabetes pré-gestacional pode ser do tipo 1 ou 2, sendo que a maioria dos casos é do tipo 2.

O diabetes tipo 1 caracteriza-se por aparecer em idade mais precoce. Por ser uma doença autoimune que leva à destruição das células beta do pâncreas, torna as pacientes totalmente dependentes do uso de insulina exógena.

O diabetes tipo 2 caracteriza-se por apresentar resistência à insulina e o pâncreas não produz insulina em quantidade suficiente para manter os níveis glicêmicos normais. Responde ao tratamento com hipoglicemiante oral ou, certamente, com insulina exógena.

Os resultados materno e fetal são dependentes de um bom controle glicêmico e, principalmente, do grau de comprometimento renal e cardiovascular da gestante.

Diferente do DG, o diabetes clínico aumenta a incidência de abortamentos, partos pré-termo, malformações, restrição do crescimento fetal e morte fetal inexplicada (óbito súbito).

Retinopatia – em geral, a retinopatia não proliferativa não progride para a proliferativa durante a gestação. A retinopatia proliferativa pode avançar durante a gravidez, aqui, os cuidados pré-concepcionais, como avaliação oftalmológica, tratamento com fotocoagulação e manutenção dos níveis glicêmicos próximos ao ideal nos meses prévios à concepção, melhoram a evolução[28].

Nefropatia – a gestação sem complicações em diabética que apresenta função renal normal, não tem risco aumentado de desenvolver nefropatia nesse período[29]. Também, quando a nefropatia é leve, a piora da função renal não costuma ocorrer.

Naquelas com doença renal crônica ou que apresentam proteinúria, a filtração glomerular pode diminuir mais rapidamente[30].

O controle rigoroso da pressão arterial e medidas repetidas da creatinina plasmática e proteinúria devem ser feitos.

Pacientes que utilizam anti-hipertensivos, como os inibidores da enzima conversora da angiotensina, devem ser orientados a suspender esses medicamentos devido aos seus possíveis efeitos teratogênicos[31].

Doença cardiovascular – mulheres com diabetes há muitos anos podem apresentar doença coronariana oculta, não sintomática. A doença coronariana ativa é contraindicação de gravidez para diabéticas e pode ser indicação de interrupção de gestação.

O controle cardiológico deve ser rigoroso, pois o infarto do miocárdio durante a gestação eleva o risco de mortalidades materna e fetal[32].

Neuropatias – existem poucas evidências de que a neuropatia **diabética sensório-motora simétrica periférica** piore durante a gestação.

A **neuropatia autonômica** é caracterizada por manifestações como gastroparesia, retenção urinária, hipoglicemia não percebida ou hipotensão ortostática. Quando presente é mal tolerada, principalmente porque causa náuseas, vômitos, problemas nutricionais e dificuldade com o controle da glicemia (hipoglicemia)[33].

Pré-eclâmpsia – há aumento do risco de pré-eclâmpsia nas gestantes com diabetes clínico, principalmente quando apresentam complicações vasculares e proteinúria preexistente, com ou sem hipertensão arterial crônica.

Aumenta a taxa de mortalidade perinatal em 20 vezes nas grávidas diabéticas com pré-eclâmpsia, quando comparadas com aquelas que permanecem normotensas[34].

Cetoacidose – afeta cerca de 1% das gestações com diabetes clínico, sendo exclusiva do diabetes tipo 1, e pode ser desencadeada por hiperêmese, infecção, uso de drogas como betamiméticos e corticoides.

Gestantes geralmente apresentam cetoacidose com níveis de glicose mais baixos quando comparadas com mulheres não grávidas[35].

Efeitos fetais

A condução do diabetes na gestação deve priorizar o controle metabólico materno que, associado a cuidados intensivos neonatais, reduziu drasticamente as perdas perinatais, de 22% na década de 1960 para 1% na década de 1990 em gestantes com diabetes tipo 1[34]. Porém as duas causas principais de morte fetal, que são as malformações congênitas e a morte fetal súbita, permanecem inalteradas.

Abortamento – a incidência de abortamento está aumentada nas pacientes com diabetes pré-gestacional, chegando a níveis de 24% abaixo de 9 semanas. Esse risco aumenta principalmente se a mulher engravidar com níveis de glicemia pré-prandial e hemoglobina glicada (A1C) persistentemente elevados. A forma de reduzir a incidência de abortamento é fazer um controle rigoroso dos níveis glicêmicos pré-gestacional[36].

Parto pré-termo – o risco está aumentado no diabetes pré-gestacional. Sibai et al.[37] encontraram 9% de parto espontâneo antes de 35 semanas, em comparação com 4,5% das gestantes não diabéticas.

Malformações – a incidência de malformações no diabetes pré-gestacional está aumentada e varia de acordo com a população estudada, estando entre 6 e 13%, cerca de 2 a 4 vezes maior que a observada na população geral. Nas anomalias estruturais maiores, que requerem tratamento cirúrgico ou que são fatais, são 7 a 10 vezes mais frequentes em recém-nascidos de mães diabéticas. A síndrome de regressão caudal, embora muito rara, ocorre quase exclusivamente em gestações complicadas pelo diabetes.

O mecanismo teratogênico exato é ainda desconhecido. Os níveis normais ou elevados de HbA1C no momento da concepção não garantem por si só a ausência ou presença de malformações[38]. O mecanismo proposto por Eriksson é de que a etiologia seja multifatorial[39].

Crescimento fetal alterado – a incidência de macrossomia está relacionada com o aumento da taxa de glicose no sangue materno, principalmente naquelas mulheres com mau controle glicêmico.

A definição de macrossomia no Brasil é aquela em que o peso ao nascimento é maior que 4.000g, ou peso ao nascimento excedendo o 90º percentil de uma população de referência, de acordo com a idade gestacional, raça e sexo. O ACOG definiu que o termo macrossomia seria apropriado aos fetos nascidos com 4.500g ou mais[40].

O diagnóstico de macrossomia deve-se basear na estimativa clínica e nas mensurações ultrassonográficas. Há trabalhos mostrando que o exame clínico supera as mensurações ultrassonográficas[41].

Morte fetal súbita – natimortos sem causas identificáveis, apesar de raros, ocorrem nas gestações com diabetes pré-gestacional. São fetos grandes para a idade gestacional (sem insuficiência placentária evidente, ou descolamento prematuro de placenta, ou restrição do crescimento intrauterino, ou oligoâmnio) que morrem antes do trabalho de parto e geralmente após a 35ª semana de gestação[42].

Alguns autores encontraram pH diminuído, pCO_2, lactato e eritropoietina aumentados, e também placentas hidrópicas com edema das vilosidades coriônicas relacionadas à hiperglicemia materna, levando a transporte inadequado de oxigênio para o feto[43].

A insuficiência placentária que ocorre quando há pré-eclâmpsia grave ou cetoacidose materna é outra causa importante de mortalidade fetal.

Polidrâmnio nas últimas décadas, a ultrassonografia tem sido utilizada para quantificar o líquido amniótico. Phelan et al., usando a soma da medição do maior bolsão de líquido amniótico em cada um dos quadrantes, chamaram de **índice de líquido amniótico** (ILA)[44]. Em geral, o diagnóstico é clínico e confirmado pelo exame ultrassonográfico.

De acordo com os autores, polidrâmnio significativo é definido por um índice superior a 24cm, porém observa-se que esse nível de corte apenas discrimina os casos graves que geralmente estão associados a anomalias fetais.

Estudo realizado na Universidade de São Paulo, em seguimento longitudinal de gestantes diabéticas pré-gestacionais, evidenciou que valores do ILA superiores a 18cm, principalmente entre a 34ª e a 37ª semana de gestação, refletiam um controle inadequado do metabolismo fetal, levando ao nascimento de RN grandes para a idade gestacional (GIG)[45].

Efeitos no parto

O aumento do número de cesarianas está relacionado principalmente à elevação dos pesos fetais (distocias). Junto a isso, encontram-se também aumento no traumatismo do trajeto de parto, como lacerações perineais, lesões de bexiga e reto, sangramento intra e pós-parto aumentado. O diabetes gestacional aumenta a incidência de pré-eclâmpsia e, consequentemente, todas as complicações que dela advêm, inclusive o aumento das cesáreas[46,47]. Em condições de bom equilíbrio metabólico e evolução obstétrica normal, a gravidez poderá chegar ao termo.

A importância do diagnóstico de DG está, além da prevenção e controle das situações descritas, na orientação que essas pacientes devem receber, porque aproximadamente 50% delas podem desenvolver diabetes clínico nos próximos 20 anos.

ASSISTÊNCIA PRÉ-NATAL

- Equipe multidisciplinar.
- Pré-natal específico (alto risco).
- Internações menos frequentes.
- Intervalos das consultas de 7-21 dias.
- Objetivos: acompanhamento clínico-obstétrico da gestante e monitorização das complicações fetais.

Assistência pré-natal de gestantes com diabetes pré-gestacional (tipos 1 e 2)

- Investigar retinopatia – fundo de olho no início e final, fotocoagulação a laser se necessário.
- Investigar hipertensão – manter níveis pressóricos normais, trocar drogas anti-hipertensivas se necessário, rastrear cardiopatias – ECO e ECG.
- Investigar doenças autoimunes – TSH e T4L (principalmente no diabetes tipo 1).
- Investigar nefropatias – proteinúria de 24 horas trimestral, avaliação da função renal e urocultura mensal.
- Avaliar estado metabólico – substituir hipoglicemiantes orais por insulina, adequar dose e tipo de insulina, perfil glicêmico, HbA1C e internar se difícil controle glicêmico.
- Avaliação da vitalidade fetal:
  1. primeiro trimestre – translucência nucal;
  2. segundo trimestre – ultrassonografia morfológica e ecocardiograma fetal;
  3. a cada 4 semanas avaliação do crescimento fetal (ultrassonografia);
  4. mobilograma – utiliza-se o critério de Cardiff;
  5. nos casos de difícil controle glicêmico, diminuição dos movimentos fetais, polidrâmnio, oligoâmnio, restrição do crescimento intrauterino, hipertensão arterial e, nos demais casos para manter a adesão da paciente, utilizar avaliação biofísica com cardiotocografia, dopplerfluxometria e perfil biofísico fetal (PB).

Assistência pré-natal de gestantes com diabetes gestacional

- Instituir dieta e exercícios físicos.
- Investigar associação com outras doenças.
- Urocultura mensal (tratar bacteriúria assintomática).
- Perfil glicêmico (manter pelo menos 80% dos valores normais).
- Insulinoterapia nos casos indicados.
- Avaliação fetal:
  1. ultrassonografia mensal para avaliar crescimento e índice de líquido amniótico;
  2. ecocardiograma fetal;
  3. mobilograma fetal;
  4. nos casos de difícil controle glicêmico, diminuição dos movimentos fetais, polidrâmnio, oligoâmnio, restrição do crescimento intrauterino, hipertensão arterial utiliza-se a avaliação biofísica com cardiotocografia, dopplerfluxometria e perfil biofísico fetal.

Perfil glicêmico

A monitorização da glicose é fundamental para a boa evolução da gravidez nas mulheres com diabetes pré-gestacional e gestacional. O controle na maioria dos casos é feito com a dosagem da glicemia pelo glicosímetro (método da reflectância) com sangue capilar, obtido por punção digital. Geralmente as pacientes ou já possuem ou adquirem o glicosímetro, o que facilita seu controle fora do hospital. As unidades básicas de saúde (UBS) também realizam a dosagem da glicemia quando solicitada e muitas vezes fornecem o glicosímetro ou as fitas para a dosagem, para que as pacientes não necessitem deslocar-se até elas. As mulheres que usaram a automonitorização da glicose no sangue diariamente tiveram menos fetos macrossômicos e ganharam menos peso após o diagnóstico[48].

A monitorização glicêmica várias vezes ao dia, realizada pela paciente, é considerada o ideal. Nas pacientes com DG controlado com dieta, a monitorização pode ser feita de 3 a 4 vezes ao dia (jejum, pós-desjejum, pós-almoço, pós-jantar), e naquelas em uso de insulinoterapia, em até 7 vezes (jejum, pós-desjejum, pré e pós-almoço, pré e pós-jantar e de madrugada). Os casos devem ser individualizados e, naquelas com bom controle glicêmico, pode-se reduzir o número de controles diários e até intercalar os dias a serem realizados, porque se sabe que o controle intensivo da glicemia materna representa um dispêndio monetário adicional, é muitas vezes desprovido de aceitação da paciente.

Considera-se estar diante de bom controle metabólico quando os valores da glicemia de jejum forem inferiores a 95mg/dL, e no pós-prandial (2 horas), inferiores a 120mg/dL, e que pelo menos 80% dos valores aferidos estejam abaixo desse critério. Alguns autores indicam o controle pós-prandial de 1 hora com ponto de corte de 140mg/dL. O valor da glicemia de madrugada deve estar entre 70 e 95mg/dL.

Mobilograma fetal

Considera-se mobilograma o método útil de avaliação clínica do bem-estar fetal. Utilizado no 3º trimestre, é um método simples, de boa aceitação pelas pacientes e medianamente eficaz. Quando se observa que ocorre modificação no padrão dos movimentos fetais, usam-se métodos biofísicos (CTG, Doppler e PB) para prosseguir a investigação da vitalidade fetal.

Pode-se utilizar o critério de Cardiff, que consiste em contar os movimentos fetais durante 12 horas, a partir do momento em que a paciente acorda pela manhã, e ao completar 10 movimentos o exame pode ser suspenso. É um critério simples, acessível e fácil de interpretar[49].

Cuidados pré-concepcionais

Uma boa evolução em gestações de mulheres com diabetes inicia-se por avaliação e orientação pré-concepcional. No Brasil e também na maioria dos outros países, poucas procuram essa orientação. Moura et al.[50] mostraram que o perfil reprodutivo de mulheres com DM é permeado de riscos e repercussões reprodutivas negativas à saúde materna e fetal, e que, das 106 pacientes estudadas, 44 (41,5%) apresentavam conhecimento moderado sobre os cuidados pré-concepcionais, e 58 (54,7%), conhecimento limitado sobre os riscos maternos e fetais.

As medidas para melhorar o prognóstico materno fetal são: conseguir um bom controle glicêmico mantendo, em uso de insulina, glicemia pré-prandial de 70-100mg/dL, e valores pós-prandiais < 140mg/dL e < 120mg/dL em 1 e 2 horas, respectivamente.

Substituir os hipoglicemiantes orais por insulina nas pacientes com diabetes tipo 2. Essa orientação é questionada pelos adeptos do uso de hipoglicemiantes orais na gestação. Nas diabéticas tipo 1, adequar as doses de insulina para conseguir um bom controle metabólico. Manter os níveis de hemoglobina A1C normais ou até 1% acima do valor máximo recomendado pelo padrão do laboratório[51].

O uso de anticoncepcionais deve ser estimulado até a obtenção do controle metabólico desejado. Suplementação com ácido fólico periconcepcional pode reduzir o risco de malformações do tubo neural e outras. Investigar presença de retinopatia proliferativa diabética e tratá-la quando necessário. Pacientes diabéticas que apresentam quadro de hipertensão arterial crônica devem ser avaliadas e orientadas quanto a sua função cardíaca e substituir os anti-hipertensivos em uso que sejam contraindicados na gestação.

TRATAMENTO

Nas gestantes com **diabetes pré-gestacional**, as recomendações dietéticas seguem as linhas gerais para a gestação, ou seja, evitar períodos de jejum prolongado. As dietas devem ser individualizadas, podendo ser modificadas com a evolução da gravidez.

O ganho de peso durante a gestação deve ser relacionado com o peso prévio à gravidez, variando de 7kg a 16kg para as pacientes obesas e para as muito magras, respectivamente[52]. A restrição diária de 40% de carboidratos no total de calorias é útil na obtenção de glicemias pós-prandiais adequadas[53].

As atividades físicas podem ser mantidas ou estimuladas, porém com intensidade moderada, evitando exercícios que predisponham à perda de equilíbrio ou as de alto impacto[54].

As contraindicações à realização de atividades físicas são: hiperglicemia acima de 300mg/dL ou hiperglicemia acima de 250mg/dL com cetose, a presença de complicações crônicas como retinopatia, nefropatia, neuropatia autonômica com doenças cardíacas ou hipoglicemias graves frequentes, e neuropatias periféricas com prejuízo da sensação tátil dos pés, além de síndrome hipertensiva.

As necessidades de insulina aumentam durante a gestação de mulheres com diabetes pré-gestacional, sendo esse aumento significativamente maior nas pacientes com diabetes tipo 2 do que nas do tipo 1[55].

Em alguns dias após o parto, as necessidades de insulina retornam aos níveis pré-gravídicos, e a amamentação é recomendada, podendo contribuir com a diminuição das necessidades de insulina[56].

Nas pacientes com **diabetes gestacional**, é de fundamental importância atenção integrada, visando diminuir as possíveis complicações advindas dessa condição clínica. Devem ser oferecidos orientação nutricional, prática de atividades físicas, controle metabólico, insulinoterapia e assistência pré-natal cuidadosa.

O controle metabólico deve ser feito por meio da monitorização dos níveis glicêmicos, de preferência realizado pela própria paciente, dosando a glicemia capilar com o glicosímetro, várias vezes ao dia, conforme discutido anteriormente. Não raro, deve ser providenciada a internação hospitalar com vistas à orientação desse controle, assim como a orientação nutricional dada por nutricionistas, e também naqueles casos em que a insulinoterapia se faz necessária, para definir o tipo de insulina, a dose adequada e orientações cabíveis quanto ao seu uso.

Dieta

O **tratamento dietético** (terapia nutricional) deve centrar-se na escolha de alimentos que garantam ganho de peso adequado, com controle glicêmico e ausência de corpos cetônicos.

Deve-se priorizar a distribuição harmônica dos macronutrientes, devendo os carboidratos perfazerem um total de 45 a 65% do valor energético total (VET), as proteínas 15 a 20% e os lipídios de 20 a 35%. Os carboidratos provenientes dos alimentos integrais, das frutas, dos produtos lácteos com menor teor de gordura e dos vegetais devem ser priorizados. A necessidade de vitaminas e minerais e a oferta de fibras (14g/1.000kcal) são semelhantes às recomendadas para gestantes euglicêmicas[53].

Dietas com quantitativo de carboidratos inferior a 130g/dia não devem ser prescritas, pois podem trazer efeitos deletérios[57]. A recomendação de energia proposta é baseada no peso ideal da paciente, sendo 24kcal/kg/dia em pacientes acima de 120% do peso ideal, 30kcal/kg/dia em pacientes com 80 a 120% do peso ideal e 40kcal/kg/dia naquelas com menos de 80% do peso ideal.

Esse total de calorias deve ser dividido da seguinte forma: 10% do total de calorias no café da manhã (pois nesse horário ocorrem os picos de hormônio do crescimento e do cortisol), 60% divididos entre almoço e jantar, e os 30% restantes divididos entre os dois lanches diurnos e a ceia noturna[58].

O plano alimentar proposto é de seis refeições por dia, com horários rígidos e intervalos regulares.

Os adoçantes liberados para as gestantes são acesulfame K, aspartame, neotame, sacarina e sucralose, devendo seu uso ser moderado. Deve-se evitar o consumo de alimentos *diet* e adoçantes a base de frutose, sorbitol, estévia e ciclamato. O consumo de frutose sob a forma de adoçante deve ser desestimulado, porque aumenta os níveis de lipídios plasmáticos, o que não ocorre com a frutose naturalmente presente nos alimentos[59].

O tempo necessário para observar o efeito da dieta sobre o controle do DG ainda é questionado. Utilizam-se pelo menos duas semanas com dieta associada a exercícios físicos e, não havendo um bom controle metabólico, deve-se pensar na complementação do tratamento com insulina.

Exercício

Durante muito tempo o exercício físico foi tratado como sendo fator de risco para a gestação, expondo-a a condições adversas como hipertermia e redução de oferta de oxigênio para o feto. Porém, hoje, ele faz parte do tratamento do diabetes, e é reconhecida sua importância para ajudar a manter os níveis glicêmicos aceitáveis, reduzir o peso da gestante e também da interação lúdica advinda da sua prática, que reduz o estresse da gravidez.

Isoladamente, ele não é suficiente para o controle dos níveis glicêmicos, mas, associado à dieta e/ou ao uso de insulina, tem seu lugar no arsenal terapêutico. Estudos constataram que o exercício físico moderado antes e durante a gestação pode diminuir o risco de intolerância à glicose e DG[60].

As pacientes que realizavam exercícios previamente à gestação podem continuar ativas, e aquelas mais sedentárias devem iniciar alguma atividade física de forma mais leve.

As atividades aeróbicas são as mais indicadas. Recomenda-se realizar de 15 a 30 minutos de atividade diária, caminhadas ou exercícios em academias com orientação especializada.

Insulinoterapia

A **insulinoterapia** é o tratamento padrão do DG devido à comprovada eficácia e segurança, apesar das muitas controvérsias que surgiram nas últimas décadas. Deve-se separar a importância do uso da insulina nas pacientes com diabetes pré-gestacional, em que se reduziram drasticamente as morbimortalidades materna e fetal com o uso naquelas com DG. Muitos trabalhos, como o de Langer et al.[61], não encontraram melhora nos resultados perinatais com qualquer tipo de tratamento com insulina, inclusive com o uso de insulina profilaticamente.

Parece ser consenso que o tratamento com insulina é iniciado nas gestantes que não atingem as metas de controle glicêmico com dieta e exercício. O critério mais recomendado para introduzir a insulina é a glicemia de jejum superior a 105mg/dL e/ou pós-prandial (2 horas) superior a 120mg/dL[62].

Esse critério é utilizado sempre respeitando e aceitando como bom controle metabólico a obtenção de 80% dos valores do perfil glicêmico realizado diariamente, dentro da normalidade. Em última análise, entende-se que não se deve ter muita ansiedade em introduzir a insulina, pois, uma vez iniciada, dificilmente se conseguirá retirá-la durante a gestação.

Apesar dos vários esquemas e dos vários tipos de insulina, incluindo as análogas, é importante entender que os esquemas podem ser modificados de acordo com o controle metabólico que se deseja. Procurar utilizar, a princípio, esquemas e insulinas cujo manejo é mais habitual.

Outro critério utilizado para introduzir a insulina é a medida da circunferência abdominal fetal, iniciando quando essa for maior que o percentil 75º. A circunferência abdominal fetal é um parâmetro de crescimento de tecido sensível à insulina, que se mostra influenciado pelos picos de glicemia pós-prandial tanto em gestantes diabéticas como não diabéticas, portanto seria mais um parâmetro de controle metabólico do que um marco para iniciar a insulina[63].

A dose inicial pode ser calculada de acordo com o peso e idade gestacionais da paciente, variando de 0,8U/kg/dia até a 2U/kg/dia[58]. As doses podem ser divididas em uma, duas ou três vezes ao dia, quando são utilizadas as insulinas de ação prolongada ou intermediária (glargina/C, detemir/C, NPH/B), e insulinas de ação rápida ou ultrarrápida (regular/B, lispro/B, asparte/B glulisina/C), quando utilizadas antes das refeições.

As insulinas humanas (NPH e regular) são as mais frequentemente prescritas por serem menos imunogênicas, além de terem eficácia e segurança comprovadas. Das insulinas análogas rápidas, a lispro e a asparte são semelhantes à insulina regular, tanto no controle glicêmico quanto na formação de anticorpos[14]. As insulinas glargina, detemir e glulisina não foram avaliadas por ensaios clínicos randomizados em gestantes[14]. Estudo de metanálise mostrou que os análogos de rápida e longa ações não foram superiores às insulinas convencionais no controle glicêmico e na taxa de hipoglicemia em gestantes com *diabetes mellitus*[64].

No serviço de Obstetrícia do Hospital do Servidor Público Estadual-SP, faz-se a insulinização de forma empírica, com baixas doses de insulina, inicialmente com uma ou duas doses de insulina NPH, ou duas doses de insulina NPH com insulina regular pré-prandial também em doses pequenas. Essa proposta de tratamento baseia-se nos estudos retrospectivos de Simpson et al.[65].

A titulação da dose da insulina diária é realizada a partir da medida das glicemias de jejum, pré e pós-prandiais, e da glicemia da madrugada. A dose da insulina NPH da noite é reajustada de acordo com os resultados da glicemia de jejum e da glicemia da madrugada (efeito Somogy), e as doses da manhã ou da tarde, quando utilizadas, são reajustadas pelos resultados pré-prandiais, podendo ser ajustada a cada 2 a 4 dias. Os ajustes da dose da insulina regular (rápida) ou da lispro (ultrarrápida) são realizados por meio do resultado das glicemias pós-prandiais, considerando o fator de sensibilidade individual ou utilizando a contagem dos carboidratos (ainda pouco utilizado no DG).

No período peripartal ou no parto, em geral as necessidades de insulina diminuem, principalmente em decorrência do jejum relativo e da maior utilização da glicose. Suspende-se a insulina e mantém-se a infusão de glicose para a oferta calórica e, controlando a glicemia (Dextro) cada 2 horas no período de latência e a cada 1 hora no período ativo do trabalho de parto, procura-se manter a glicemia entre 70 e 140mg/dL[58]. Em caso de cesárea ou indução eletiva, administrar um terço da dose matinal de NPH, suspender a insulina regular da manhã, manter infusão de glicose e controle da glicemia (Dextro) a cada 1 hora, corrigindo com pequenas doses de insulina regular quando necessário[66].

No quadro 3.12 podem ser observados os tipos de insulina e o tempo de ação.

Quadro 3.12 – Tipos de insulina e tempo de ação.

Insulina	Tipo de ação	Início	Pico	Duração efetiva	Duração máxima
Aspart/lispro (análoga)	Ultrarrápida	5-15 minutos	1-2 horas	3-4 horas	4-6 horas
Regular	Rápida	30-60 minutos	2-4 horas	3-6 horas	6-10 horas
NPH	Intermediária	1-2 horas	4-8 horas	10-16 horas	14-18 horas
Glargina (análoga)	Prolongada	1-3 horas			20-24 horas
Detemir (análoga)	Prolongada	1-3 horas		Dose-dependente	Dose-dependente

Agentes hipoglicemiantes orais

Existem divergências em âmbitos nacional e internacional sobre o tratamento medicamentoso do DG. A Sociedade Brasileira de Diabetes (SBD) sugere o uso de insulina como tratamento padrão[67], o *National Institute for Health and Clinical Excellence* (NICE) recomenda metformina[68] e a *International Diabetes Federation* (IDF) aponta a metformina e a glibenclamida como opções de tratamento, principalmente em situações em que o uso da insulina é difícil[69]. No Hospital de Clínicas de Porto Alegre é rotina o uso de metformina como medicação preferencial, sendo a insulina a segunda opção terapêutica. Esta é empregada em casos de falha de tratamento, contraindicações à metformina ou desejo da paciente.

A 5ª *International Workshop Conference* recomendou a utilização de hipoglicemiantes orais somente em ensaios clínicos[14].

A metformina é definida como droga B pela categoria de risco do FDA (*Food and Drug Administration*). Tem sido utilizada no tratamento de síndrome do ovário policístico e tem-se encontrado redução na incidência de DG em mulheres que continuaram seu uso após engravidarem[70].

A droga é bem tolerada na gestação, tem sido considerada segura[68], inclusive no primeiro trimestre[71]. No controle da glicemia, a suplementação com insulina pode ser necessária em quase metade das gestantes, sendo mais comum nas obesas e naquelas com hiperglicemia de jejum[72]. As mulheres candidatas ao uso são aquelas entre 18 e 45 anos, com idade gestacional de 20 a 33 semanas, e glicemia de jejum < 140mg/dL[72]. Seu mecanismo de ação é diminuir a produção hepática de glicose, e os efeitos colaterais são náuseas, diarreia e acidose láctica. A dose inicial é de 500mg 1 vez ao dia, podendo chegar à dose máxima de 2.500mg ao dia.

A glibenclamida (sulfanilureia de 2ª geração) é definida como droga B/C pela categoria de risco do FDA, sendo considerada segura para o uso em gestantes a partir do segundo trimestre[73]. As candidatas ao uso são aquelas com gestação única, glicemia de jejum < 140mg/dL e idade gestacional entre 11 e 33 semanas[74]. Se após duas semanas de tratamento com a dose máxima os níveis glicêmicos permanecerem elevados, recomenda-se trocar o tratamento por insulina[74]. Seu mecanismo de ação é aumentar a secreção de insulina, e sua passagem placentária é insignificante. A dose inicial é de 2,5mg uma vez ao dia, podendo chegar até 20mg/dia, sendo que dificilmente se utilizam doses maiores que 7,5mg/dia.

A acarbose é definida como droga B pela categoria de risco do FDA e sua função é retardar a absorção dos carboidratos no intestino. Até o momento poucos ensaios randomizados foram feitos na gestação. Sua passagem placentária também é insignificante e os efeitos adversos são flatulência, dor abdominal e diarreia. A dose inicial é de 50mg 1 vez/dia, até 300mg ao dia, dividida em 3 doses. Uma das inconveniências do seu uso na gestação é o risco de aumento de parto pré-termo, decorrente da redução da absorção de carboidratos intestinais, que aumentaria a lise bacteriana e as concentrações de butirato e, com isso, aumentando a secreção de prostaglandina E, tendo como consequência o aumento prematuro da atividade uterina[75].

PARTO PRÉ-TERMO EM PACIENTES COM DIABETES

Nas pacientes com diabetes pré-gestacional e gestacional, o uso de corticosteroide para a maturação pulmonar não está contraindicado. A necessidade de interrupção da gestação antes da 34ª semana, por indicações maternas ou fetais, deve ser precedida pela administração de corticosteroide, de forma semelhante à que ocorre em outras gestações pré-termo. Utiliza-se mais frequentemente a betametasona na dose de 12mg por via IM de 24/24 horas, no total de duas doses. Mas, ao ser administrado, pode ser necessário aumentar a dose de insulina em uso. A tocólise não está contraindicada, mas os beta-agonistas não devem ser utilizados.

Momento e via do parto

O parto deve ser aguardado até a maturidade naquelas pacientes com bom controle metabólico, sem intercorrências clínicas ou obstétricas e com boa vitalidade fetal. É consenso que o parto não deve ultrapassar as 40 semanas de gestação. A avaliação de estudos randomizados não mostrou diferenças nas taxas de cesariana e de complicações perinatais graves entre o grupo com indução eletiva na 38ª semana e o grupo com manejo expectante até a 40ª semana. Houve redução da macrossomia e da distocia de ombro no grupo de manejo ativo em relação ao expectante[76]. As pacientes descompensadas metabolicamente, com doenças recorrentes ou alterações de crescimento e/ou vitalidade fetal, e/ou alterações do líquido amniótico, devem ter conduta individualizada, especialmente as portadoras de síndrome hipertensiva. Mas, de maneira geral, pacientes com DG, raramente têm seus partos indicados antes da 37ª semana de gestação.

A via de parto tem indicação obstétrica e a cesariana eletiva deve ser reservada aos casos de controle metabólico dificultoso, complicações (por exemplo pré-eclâmpsia) sem estabilidade clínica e principalmente macrossomia suspeita ou comprovada[77,78]. Para alguns estudiosos apenas a suspeita ultrassonográfica de macrossomia não é totalmente precisa para recomendar indução ou cesárea eletiva sem uma prova de trabalho de parto[79]. O parto eletivo abdominal ou indução do trabalho de parto devem ser programados para o período da manhã.

A estimativa do peso fetal deve ser clínica e ultrassonográfica. Na prática, o erro de estimativa pela ultrassonografia chega a exceder 14% do peso real em todas as fórmulas[80]. Portanto, em todo diagnóstico de macrossomia, a indicação da via de parto deve ser avaliada caso a caso, ainda que a maioria seja por cesariana.

Assistência ao trabalho de parto

O controle da glicemia durante o trabalho de parto é de suma importância, porque a hiperglicemia nesse período é a causa principal da hipoglicemia neonatal. A glicemia da parturiente deve ser monitorizada a cada 1 ou 2 horas, dosando a glicemia no sangue capilar pelo glicosímetro, procurando manter a glicemia entre 70 e 126mg/dL[66,68]. Diante da hipoglicemia (glicemia < 60mg/dL), manter infusão de glicose a 5%, correndo 100mL/h e, em caso de hiperglicemia, deve-se iniciar a insulinoterapia com insulina regular intermitente ou em infusão venosa (insulina regular) conforme o quadro 3.13.

Quadro 3.13 – Controle da glicemia durante o trabalho de parto.

Glicemia capilar	Insulina por infusão contínua 50U regular + 500mL SG5% 1U/h = 10mL/h	Insulina subcutânea (unidades insulina regular)
< 80mg/dL	Não infundir	0
81-140mg/dL	Não infundir	0
141-180mg/dL	15mL/h	1-2
181-220mg/dL	20mL/h	2-3
221-300mg/dL	30mL/h	4-6
301-340mg/dL	40mL/h	6-8
≥ 340mg/dL	50mL/h	8-10

No parto programado, a gestante permanece em jejum, podendo a dose da insulina intermediária (NPH) ser suspensa, ou administrar um terço da dose usual, mantendo a monitorização da glicemia. Quando a gestante entrar em trabalho de parto espontâneo e a dose de insulina já foi administrada, recomenda-se, inicialmente, apenas monitorização da glicemia.

Puerpério

A maioria das mulheres com DG, provavelmente, não terá necessidade de medicamentos como insulina ou hipoglicemiantes orais após o parto. Faz-se apenas o controle da glicemia de jejum antes da alta hospitalar. Para as mulheres que vão necessitar de medicação, a insulina é a mais segura e, apesar da baixa excreção da glibenclamida e da metformina no leite materno e de serem compatíveis com a amamentação[81], não é recomendada na lactação por alguns autores.

A amamentação deve ser estimulada, e a ingestão de 1.800kcal/dia é suficiente para suprir as necessidades da lactação e permitir perda gradual de peso[82]. Devido à alta incidência de desenvolvimento de diabetes clínico tipo 2 nessas mulheres, chegando a taxas de 50% em 20 anos, elas devem ser orientadas sobre mudanças no estilo de vida, como controle do peso, dietas adequadas e estímulo à prática de exercícios físicos.

As avaliações metabólicas recomendadas após a gravidez com diabetes gestacional, pela 5ª *International Workshop Conference*[14], assim como a classificação da *American Diabetes Association* (ADA) de 2007[14], são observadas no quadro 3.14.

Essa avaliação continuada pós-parto é importante para fazer o diagnóstico precoce de *diabetes mellitus*. É reconhecido que pacientes com níveis glicêmicos de até 250mg/dL muitas vezes são assintomáticos e que a média de tempo com níveis de glicemia elevada até o diagnósti-

Quadro 3.14 – Classificação da ADA[14].

Tempo	Teste	Objetivo
Pós-parto	Glicemia de jejum	Detectar DC persistente
Pós-parto precoce (6 a 12 sem)	TOTG de 2h de 75g	Classificação pós-parto
Um ano após o parto	TOTG de 2h de 75g	Avaliar met. da glicose
Anualmente	Glicemia de jejum	Avaliar met. da glicose
Três vezes ao ano	TOTG de 2h de 75g	Avaliar met. da glicose
Pré-gravidez	TOTG de 2h de 75g	Classificação

DC = diabetes clínico

Normal	Intolerância aos carboidratos	*Diabetes mellitus*
Glicemia de jejum < 110mg/dL	Glicemia de jejum 110 a 125mg/dL	≥ 126mg/dL
2h < 140mg/dL	2h ≥ 140 a 199mg/dL	2h ≥ 200mg/dL

co de diabetes é de 5 anos. Também, mulher com história de DG apresenta riscos para complicações cardiovasculares, associados a dislipidemia, hipertensão e obesidade abdominal.

A ocorrência de diabetes em gestações subsequentes ocorre em torno de 40%[83], e nesses casos a mulher deve ser reclassificada quanto ao diabetes.

CONTRACEPÇÃO

Fisiologicamente, o retorno da ovulação pós-parto ocorre em torno de 27 dias em mulheres que não estão amamentando. Naquelas em aleitamento, esse intervalo é variável e pode ser ampliado por vários meses, enquanto o RN se encontrar em amamentação exclusiva. Assim, a duração da infertilidade provocada pela amamentação é imprevisível e não há maneira de prever sua ocorrência.

Portanto, as mulheres diabéticas ou aquelas que tiveram DG devem utilizar algum método anticoncepcional no período da lactação. Nas mulheres com diabetes pré-gestacional, os contraceptivos hormonais, assim como os dispositivos intrauterinos não devem ser utilizados. O método amenorreia-lactação deve ser associado a um método de barreira, e também deve ser sempre considerada a possibilidade de ligadura tubária naquelas com prole constituída.

Já nas mulheres que tiveram DG, os anticoncepcionais com progestagênicos isolados (APIs) podem ser usados com segurança. Eles devem ser iniciados 6 semanas após o parto, e os que se encontram no mercado são: as minipílulas com 75µg de desogestrel, os injetáveis trimestrais com 150mg de acetato de medroxiprogesterona, o sistema intrauterino medicado (liberador de levonorgestrel) e os implantes subdérmicos com 68mg de etonogestrel.

DIAGNÓSTICOS E RESULTADOS NO HOSPITAL DO SERVIDOR PÚBLICO ESTADUAL DE SÃO PAULO

A prevalência do DG nessa Instituição é de 4,9%, sendo que a insulina foi usada na terapia em 4,1% das pacientes, e as demais, controladas apenas com dieta e exercícios. A incidência de macrossomia foi de 18,3%; hiperbilirrubinemia, 36,7% dos RN; e o índice de parto por cesariana, de 59,1%. Internações ficaram destinadas para aquelas que vão iniciar a insulinoterapia e para aquelas com difícil controle glicêmico, e nos últimos anos reduziu-se muito a taxa de internações das pacientes com DG. As taxas de natimortalidade são baixas, semelhantes às de gestantes normoglicêmicas.

RECOMENDAÇÕES FINAIS

1. Solicitar de rotina no início da gravidez glicemia de jejum e hemoglobina glicada. Estando qualquer um alterado, repetir sempre um segundo exame.
2. Encaminhar toda gestante com índice de massa corporal alto para a nutricionista a fim de iniciar dieta adequada.
3. Toda gestante com fatores de risco importantes (obesidade, antecedentes de DM de 1º grau, fetos macrossômicos anteriores e DG em gravidez anterior) deve ser monitorizada com mais frequência.
4. Gestantes com diabetes pré-gestacional devem realizar exame de fundo de olho no início e no final da gestação, assim como urocultura mensal.
5. A orientação pré-concepcional deve ser estimulada para diabéticas.
6. A ecocardiografia fetal pode ser realizada a partir de 25-26 semanas, porém apresenta custo-efetividade controversa. Pode-se realizar apenas nos casos de diabetes pré-gestacional.
7. A monitorização do bem-estar fetal deve ser realizada, valorizando-se os métodos clínicos (mobilograma).
8. A terapia nutricional é a primeira opção de tratamento para a maioria das gestantes com DG.
9. Exercícios físicos devem ser estimulados na ausência de contraindicações.
10. A insulinoterapia é o tratamento padrão e iniciado nas gestantes que não atingem as metas de controle glicêmico com dieta e /ou exercícios e/ou que usaram medicações por via oral sem sucesso. As insulinas NPH, regular, lispro e asparte são atualmente recomendadas na gestação.
11. Apesar de serem opções terapêuticas, a metformina e a glibenclamida no momento não estão sendo utilizadas no serviço de Obstetrícia do HSPE.
12. O perfil glicêmico é realizado como medida da glicemia capilar de jejum, pré e pós-prandial, e de madrugada, podendo o número e a frequência variar de acordo com o controle metabólico obtido. Com alvos de glicemia de jejum < 95mg/dL 1 hora pós-prandial < 140mg/dL e/ou 2 horas < 120mg/L.
13. O momento e a via de parto devem ter indicação obstétrica. DG não é, por si só, indicação de cesariana.
14. A glicemia durante o trabalho de parto deve ser mantida entre 70 e 126mg/dL. Soro glicosado ou insulina por via intravenosa ou subcutânea podem ser utilizados nesse período.
15. Sugere-se internação naqueles casos de difícil controle metabólico ou nos casos em que será iniciada insulinoterapia.
16. Valorizar a orientação para as diabéticas gestacionais para o controle pós-parto e, posteriormente, anual da

glicemia com teste oral de tolerância à glicose de 75g (0 e 2h), considerando como pontos de corte 110mg/dL e 140mg/dL, respectivamente.

17. O efeito deletério da hiperglicemia (diabetes) se dá pelo aumento da osmolaridade, do sorbitol e da glicação das proteínas.

18. No parto, o feto macrossômico de mães diabéticas tem mais distocia do bisacromial do que os macrossômicos constitucionais.

19. O DG diagnosticado no 1º trimestre comporta-se como o diabetes pré-gestacional.

20. O *New Criteria* é o método diagnóstico extremamente inclusivo e seria importante sua padronização em todos os serviços.

REFERÊNCIAS

1. American College of Obstetricians and Gynecologists. ACOG technical bulletin. Diabetes and pregnancy. Number 200 – December 1994 (replaces No. 92, May 1986). Committee on Technical Bulletins of the American College of Obstetricians and Gynecologists. Diabetes and Pregnancy. Int J Gynaecol Obstet. 1995;48(3):331-9.

2. Engelgau MM, Herman WH, Smith PJ, German RR, Aubert RE. The epidemiology of diabetes and pregnancy in the U.S., 1988. Diabetes Care. 1995;18(7):1029-33.

3. Mills J, Knopp RH, Simpson JL, Jovanovic-Peterson L, Metzger BE, Holmes LB, et al. Lack of relation of increased malformation rates in infants of diabetic mothers to glycemic control during organogenesis. N Engl J Med. 1988;318(11):671-6.

4. Metzer BE, Coustan DR. Organizing Committee. Summary and recommendations of the fourth International Workshop-Conference on Gestational Diabetes. Diabetes Care 1998;21 Suppl 2: B161-7.

5. International Association of Diabetes and Pregnancy Groups Consensus Panel, Metzger BE, Gabbe SG, Persson B, Buchanan TA, Catalano PA, et al. International association of diabetes and pregnancy study groups recommendations on the diagnosis and classification of hyperglycemia in Pregnancy. Diabetes Care. 2010; 33(3):676-82.

6. Demey-Ponsart E, Foidart J, Sulon J, Sodoyez JC. Serum CBG, free and total cortisol and circadian patterns of adrenal function in normal pregnancy. J Steroid Biochem. 1982;16(1):165-9.

7. Soler MG, Malin JM. Indications for oral glucose-tolerance tests during pregnancy. Lancet. 1971;2(7727):724-6.

8. Buchanan TA. Pancreatic β-cell defects in gestational diabetes: implications for the pathogenis and prevention of type 2 diabetes. J Clin Endocrinol Metab. 2001;86(3):989-93.

9. Weiner CP, Faustich MW, Burns J, Fraser M, Whitaker L, Klugman M. Diagnosis of gestational diabetes by capillary blood samples and a portable reflectance meter: derivation of threshold values and prospective validation. Am J Obstet Gynecol. 1987;156(5):1085-9.

10. Powers AC. Diabetes mellitus. In: Fauci AS, Braunwald E, Kasper DL, Hauser SL, Longo DL, Jameson JL, et al. Harrison's Principles of Internal Medicine. 17th ed. New York: McGraw-Hill; 2008. p.2275-9.

11. American College of Obstetricians and Gynecologists Committee on Practice Bulletins – Obstetrics. ACOG Practice Bulletin. Clinical management guidelines for obstetrician-gynecologists. Number 30, September 2001 (replaces Technical Bulletin Number 200, December 1994). Gestational diabetes. Obstet Gynecol. 2001;98(3):525-38.

12. ACOG Committee on Practice Bulletins. ACOG Practice Bulletin. Clinical management guidelines for obstetrician-gynecologists. Number 60, March 2005. Pregestational diabetes mellitus. Obstet Gynecol. 2005;105(3):675-85.

13. Omori Y, Jovanovic L. Proposal for the reconsideration of the definition of gestational diabetes. Diabete Care. 2005;28(10):2592-3.

14. Metzer BE, Buchanan TA, Coustan DR, de Leiva A, Dunger DB, Hadden DR, et al. Summary and recommendation of the Fifth International Workshop-Conference on Gestational Diabetes. Diabetes Care. 2007;30 Suppl2:S251-60.

15. Brasil. Ministério da Saúde. Secretaria de Atenção à Saúde. Departamento de Ações Programáticas Estratégicas. Gestação de alto risco: manual técnico. 5ª ed. Brasília (DF): Editora do Ministério da Saúde; 2012.

16. Lima JEG, Lippi UG. Outpatient screening for gestational diabete mellitus. Einstein (São Paulo). 2006;4(4):284-9.

17. HAPO Study Cooperative Research Group The Hyperglycemia and Adverse Pregnancy Outcome (HAPO) Study. Intl J Gynaecol Obstet. 2002;78(1):69-77.

18. Jovanovic L, Peterson CM. Screening for gestational diabetes: optimum timing and criteria for retesting. Diabetes. 1985;34 Suppl 2; 21:3.

19. Benjamin F, Wilson SJ, Deutsch S, Seltzer VL, Droesch K, Droesch J. Effect of advancing pregnancy on the glucose tolerance test and on the 50-g glucose load screening test for gestational diabetes. Obstet Gynecol. 1986;68(3):362-5.

20. Flack JR, Ross GP, HO S, McElduff A. Recommended changes to diagnostic criteria for gestational diabetes: impact on workload. Aust N Z J Obstet Gynaecol. 2010;50(5):439-43.

21. Lee S, Pettker C, Funai E, Norwitz E, Thung S. Is lowering the diagnostic threshold for gestational diabetes (GDM) cost-effective? Implications from the hyperglycemia and adverse pregnancy outcomes (HAPO) trial. Am J Obstet Gynecol. 2008;199(6 suppl A):S199.

22. Carpenter MW, Coustan DR. Criteria for screening tests for gestational diabetes. Am J Obstet Gynecol. 1982;144(7):768-73.

23. American Diabetes Association: Report of the Expert Committee on Diagnosis and Classification of Diabetes Mellitus. Diabetes Care. 1998;21 Suppl 1:S5-19.

24. Metzger BE, Lowe LP, Dyer AR, Trimble ER, Chaovarindr U, Coustan DR, et al; HAPO Study Cooperative Research Group. Hyperglycemia and adverse pregnancy outcomes. N Engl J Med. 2008; 358(19):1991-2002.

25. American Diabetes Association. Standards of medical care in diabetes-2011. Diabetes Care. 2011;34 Suppl 1:S11-61.

26. Scott DA, Loveman E, McIntyre L, Waugh N. Screening for gestational diabetes: a systematic review and economic evaluation. Health Technol Assess 2002;6(11):1-161.

27. Kalter H. Perinatal and congenital malformations in infants born to women with insulin-dependent diabetes mellitus: United States, Canada and Europe, 1940-1966. MMWR. 1990;39(21):363-5.

28. Klein B, Moss S, Klein A. Effect of pregnancy on progression of diabetic retinopathy. Diabetes Care. 1990;13(1):34-40.

29. Miodovnik M, Rosenn BM, Khoury JC, Grigsby JL, Siddiqi TA. Does pregnancy increase the risk for development and progression of diabetic nephropathy? Am J Obstet Gynecol.1996;174(4):1180-9.

30. Biesenbach G, Stöger H, Zazgornik J. Influence of pregnancy on progression of diabetic nephropathy and subsequent requirement of renal replacement therapy in female type 1 diabetic patients with impaired renal function. Nephrol Dial Trans. 1992;7(2):105-9.

31. Rosenthal T, Oparil S. The effect of anti hypertensive drugs on fetus. J Hum Hyperten. 2002;16(5):293-8.

32. Darias R, Herranz L, Garcia-Ingelmo MT, Pallardo LF. Pregnancy in a patient with type 1 diabetes mellitus and prior isschaemic heart disease. Eur J Endocrinol. 2001;144(3):309-10.

33. American Diabetes Association Clinical Practice Recommendations. Preconcepcion care of women with diabetes. Diabetes Care. 2004;27 Suppl. 1:S76-8.

34. Garner P. Type 1 diabetes mellitus and pregnancy. Lancet. 1995; 346(8968):157-61.

35. Guo RX, Yang LZ, Li LX, Zhao XP. Diabetic ketoacidosis in pregnancy tends to occur at lower blood glucose levels: Case-control study and a case repçort of euglycemic diabetic ketoacidosis in pregnancy. J Obstet Gynecol Res. 2008;34(3):324-30.

36. Rosenn B, Miodovnik M, Combs CA, Khoury J, Siddiqi TA. Glycemic thresholds for spontaneous abortion and congenital malformations en insulin-dependent diabetes mellitus. Obstet Gynecol. 1994;84(4):515-20.

37. Sibai BM, Carltís S, Hauth J, Lindheimer M, VanDorsten JP, MacPherson C, et al. Risks of preeclampsia and adverse neonatal outcomes among women with pre-gestational diabetes mellitus. Am J Obstet Gynecol. 2000;182(2):364-9.

38. Mills JL, Knopp RH, Simpson JL, Jovanovic-Peterson L, Metzger BE, Holmes LB, et al. Lack of relation of increased malformation rates in infants of diabetic mothers to glycemic control during organogenesis. N Engl J Med. 1988;318(11):671-6.

39. Eriksson UJ. Congenital anomalies in diabetic pregnancy. Semin Fetal Neonatal Med. 2009;14(2):85-93.

40. The American College of Obstetricians and Gynecologists (ACOG). Practice Bulletin No. 22. Fetal macrosomia. Obstet Gynecol. 2000;96(5):1-11.

41. O'Reilly-Green C, Divon MY. Sonographic and clinical methods in the diagnosis of macrosomia. Clin Obstet Gynecol. 2000;43(2):309-20.

42. Garner P. Type 1 diabetes and pregnancy. Correspondence. Lancet. 1995; 346(8984):966-7.

43. Richey SD, Sandstad JS, Leveno KJ. Observation concerning "unexplained" fetal demise in pregnancy complicated by diabetes mellitus. J Matern Fetal Med. 1995;4(4):169-72.

44. Phelan JP, Smith CV, Broussard P, Samll M. Amniotic fluid volume assessment with the four-quadrant technique at 36-42 weeks' gestation. J Reprod Med. 1987;32(7):540-2.

45. Nomura RMY, Francisco RPV, Maganha CA, Miyadahira S, Banduki Neto JD, Zugaib M. Vitalidade fetal em gestações complicadas com diabete melito pré-gestacional: um estudo longitudinal. Rev Bras Ginecol Obstet. 2002;24(2):113-20.

46. Cousins L. Pregnancy complications among diabetic women: review 1965- 1985. Obstet Gynecol Surv. 1987;42(3):140-9.

47. Johnstone FD, Nasrat AA, Prescott RJ. The effect of established and gestational diabetes on pregnancy outcome. Br J Obstet Gynaecol. 1990;97(11);1009-15.

48. Hawkins JS, Casey BM, Lo JY, Moss K, McIntire DD, Leveno KJ. Weekly compared with daily blood, glucose monitoring in women with diet-treated gestational diabetes. Obstet Gynecol. 2009; 113(6):1307-12.

49. Pearson JF, Weaver JB. Fetal activity and fetal well-being: an evaluation. Br Med J. 1976;1(6021):1305-7.

50. Moura ERF, Evangelista DR, Damasceno AKC. The knowledge of women with diabetes mellitus regarding preconception care and maternal-fetal risks. Rev Esc Enferm USP. 2012;46(1):22-8.

51. Connel FA, Vadheim C, Emanuel I. Diabetes in pregnancy: a population based study of incidence, referral for care and perinatal mortality. Am J Obstet Gynecol. 1985(5);151:598-603.

52. Wilson RD, Davis G, Desilets V, Rei GL, Summer A, Wyuatt P, et al. Genetics Committee and Executive Council of the Society of Obstetricians and Gynecologists of Canada. J Obstet Gynecol Can. 2003;25(11):959-73.

53. Roskjær AB, Andersen JR, Ronneby H, Damm P, Mathiesen ER. Dietary advices on carbohydrate intake for pregnant women with type 1 diabetes. J Matern Fetal Neonatal Med. 2014:1-5.

54. Davies GAL, Wolfe LA, Mottola MF, Mackinnon C. Joint SOGC/ CSE. Clinical Practice Guideline: exercise in pregnancy and the postpartum period. Can J Appl Physiol. 2003;28:329-41.

55. Langer O, Anyaeghunam A, Brustman L, Guidetti D, Levy J, Mazze R, et al. Pregestational diabetes: insulin requirements throughout pregnancy. Am J Obstet Gynecol. 1988;55(3):616-21.

56. Gagne M, Leff E, Jefferis S. The breast-feeding experience of women with type 1 diabetes. Health Care Wom Int. 1992;13:249-53.

57. American Diabetes Association. Nutriton recommendations and interventions for diabetes. Gestational diabetes mellitus. Diabetes Care. 2004; 27 Suppl 1:S88-90.

58. Jovanovic-Peterson L, Peterson CM. New strategies for the treatment of gestational diabetes. Ir J Med Sci. 1991;27(8-9):510-5.

59. American Dietetic Association. Position of the American Dietetic Association: use of nutritive and nonnutritive sweeteners. J Am Diet Assoc. 2004;104(2):255-75.

60. Artal R. Exercice: the alternative therapeutic intervention for gestational diabetes. Clin Obstet Gynecol. 2003;46(2):4790-87.

61. Langer O, Rodriguez DA, Xenakis EMJ, McFarland MB, Berkus MD, Arrendondo F. Intensified versu conventional management of gestational diabetes. Am J Obstet Gynecol. 1994;170(4):1036.

62. ACOG technical bulletin. Diabetes and pregnancy. Number 200 December 1994 (replaces No. 92, May1986). Committee on Technical Bulletins of the American College of Obstetricians and Gynecologists. Int J Gynaecol Obstet. 1995;48(3):331-9.

63. Parreti E, Mecacci F, Papini M, Ioni R, Carignani L, Mignosa M, et al. Third trimester maternal glucose levels from diurnal profiles in nondiabetic pregnancies correlations with sonografic parameters of fetal growth. Diabetes Care. 2000;24(8):1319-23.

64. Singh SR, Ahmad F, Lal A, Yu C, Bai Z, Bennett H. Efficacy and safety of insulin analogues for the management of diabetes mellitus: a meta-analysis. CMAJ. 2009;180(4):385-97.

65. Simpson RW, Kast SJ. Management of gestational diabetes with a conservative insulin protocol. Med J Aust 2000;172(11):537-40.

66. Homko CJ, Khandelwal M. Glucose monitoring and insulin therapy during pregnancy. Obstet Gynecol Clin North Am. 1996; 23(1):47-74.

67. Diretrizes da Sociedade Brasileira de Diabetes 2009. 3ª ed. Itapevi: A. Araujo Silva Farmacêutica; 2009.

68. National Institute for Health and Clinical Excellence. Diabetes in pregnancy. Management of diabetes and its complications from preconception to the postnatal period. March 2008. London: RCOG Press; 2008.

69. International Diabetes Federation. Global guideline on pregnancy and diabetes. Brussels: International Diabetes Federation; 2009.

70. Glueck CJ, Goldenberg N, Wang P, Loftspring M, Sherman A. Metformin during pregnancy reduces insulin, insulin resistence, insulin secretion, weight, testosterone and development of gestational diabetes: prospective longitudinal assessment of women with polycystic ovary syndrome from preconception throughout pregnancy. Hum Reprod. 2004;19(3):510-21.

71. Gilbert C, Valois M, Koren G. Pregnancy outcome after first-trimester exposure to metformin: a meta-analysis. Fertil Steril. 2006; 86(3):658-63.

72. Rowan JA, Hague WM, Gao W, Battin MR, Moore MP. Metformin versus insulin for the treatment of gestational diabetes. N Engl J Med. 2008;358(19):2003-15.

73. Bertini AM, Silva JC, Taborda W, Becker F, Lemos Bebber FR, Zucco Viesi JM, et al. Perinatal outcomomes and the use of oral hypoglycemic agents. J Perinat Med. 2005;33(6):519-23.

74. Langer O, Conway DL, Berkus MD, Xenakis EM, Gonzales O. A comparison of glyburide and insulin in women with gestational diabetes mellitus. N Engl J Med. 2000;343(16):1134-8.

75. Young J, Anwar A. Diabetic medications in pregnancy. Curr Diabetes Rev. 2009;5(4):252-8.

76. Witkop CT, Neale D, Wilson LM, Bass EB, Nicholson WK. Active-compared with expectant delivery management in women with gestationaldiabetes: a systematic review. Obstet Gynecol. 2009; 113(1):206-1.

77. Reichelt AJ, Oppermann MLR, Schmidt MI. Recomendações da 2ª reunião do grupo de trabalho em diabetes e gravidez. Arq Bras Endocrinol Metab. 2002;46(5):574-81.

78. Conway DL. Obstetric management in gestational diabetes. Diabetes Care. 2007;30 Suppl 2:S175-9.

79. Chauhan SP, Grobman WA, Gherman RA, et al. Suspicion and treatment of the macrosomic fetus: a review. Am J Obstet Gynecol. 2005;193(2):332-46.
80. Dudley NJ. A systematic review of the ultrasound estimation of fetal weight. Ultrasound Obstet Gynecol. 2005;25(1):80-9.
81. Briggs GG, Freeman RK, Yaffe SJ. Drugs in pregnancy and lactation. A reference guide to fetal and neonatal risk. 7th ed. Philadelphia: Lippincott, Williams and Wilkins; 2005.
82. Kaiser L, Allen LH. Position of the American Dietetic Association:nutrition and lifestyle for a healthy pregnancy outcome. J Am Diet Assoc. 2008;108(3):553-61.
83. Holmes HJ, Casey BM, Lo JY, et al. Likelihood of diabetes recurrence in women with mild gestational diaesetes (GDM). Am J Obstet Gynecol. 2003;189(6):161.

Recém-Nascido de Mãe Diabética

Helenilce de Paula Fiod Costa
Julio Cesar De Costa

O neonatologista está sempre atento e preocupado com o diabetes gestacional, pois pode causar uma série de problemas que repercutem sobre o feto, logo no início da gravidez. O controle rígido da glicemia materna é um fator essencial para minimizar o surgimento de anomalias antes de oito semanas de gestação. O hiperinsulinismo fetal está relacionado a diversas complicações posteriores, como macrossomia, síndrome do desconforto respiratório, hipoglicemia, hipomagnesemia e hipocalcemia neonatais. As consequências de longo prazo sobre o RN de mãe diabética variam de acordo com as doenças apresentadas durante a gravidez, mas é importante ressaltar que o bom controle materno pode levar a um desenvolvimento normal.

A prevalência do *diabetes mellitus* gestacional (DMG) aumentou nos últimos 20 anos nos países desenvolvidos devido à adoção de dietas mal balanceadas e hipercalóricas[1,2]. Foi observado que há maior risco de diabetes na adolescência e diabetes tipo 2 nos descendentes de mulheres que apresentaram diabetes na gestação, portanto essa doença programa o feto para, mais tarde, com a influência de fatores pós-natais, ter obesidade.

Silverman et al. apuraram que, entre 14 e 17 anos de idade, os RN de mãe diabética (RNMD) têm índice de massa corporal (IMC) igual a 26kg/m^2, contra 20,9kg/m^2 dos controles. Assim, parece existir um círculo vicioso em que a obesidade aumenta o risco de DMG, que eleva a probabilidade de sobrepeso ao nascer e esse, por sua vez, pode levar à obesidade na adolescência e vida adulta[1] (ver Capítulo Consequências das alterações do peso de nascimento).

Tudo isso prenuncia um grave problema de saúde pública, o que exige conhecimento amplo a respeito da afecção e suas consequências sobre a gestante e a criança, preparo dos profissionais de saúde envolvidos, infraestrutura para tratamento e, em especial, para a prevenção, e ampla divulgação para informar a população. Medidas como adequação da dieta alimentar e prática regular de exercícios físicos ajudam a evitar a obesidade e o diabetes.

DEFINIÇÃO, CLASSIFICAÇÃO E INVESTIGAÇÃO DIAGNÓSTICA DO *DIABETES MELLITUS* – A VISÃO DO NEONATOLOGISTA

Diabetes mellitus (DM) é uma doença crônica e evolutiva que se caracteriza por alterações no metabolismo dos hidratos de carbono, proteínas e lipídios. É identificada pela presença de hiperglicemia, seja no jejum, seja no pós-alimentar ou após testes de sobrecarga de glicose, resultante de defeito na secreção e/ou da ação deficiente da insulina (Quadro 3.15).

Quadro 3.15 – Classificação do *diabetes mellitus*, segundo a Associação Americana de Diabetes (ADA), 1999 e 2004[3].

- *Diabetes mellitus* tipo 1 – destruição das células b/deficiência absoluta de insulina
  - A. Autoimune
  - B. Idiopático
- *Diabetes mellitus* tipo 2 – resistência à insulina/deficiência relativa de insulina (predominantemente, defeito na secreção)
- Outros tipos específicos
  - A. Defeitos genéticos na função das células beta do pâncreas
  - B. Defeitos genéticos na função da insulina
  - C. Doenças do pâncreas exócrino
  - D. Endocrinopatias
  - E. Induzido por drogas
  - F. Infecções
  - G. Formas incomuns/imunológicas
  - H. Outras síndromes genéticas, eventualmente associadas ao diabetes
- *Diabetes mellitus* gestacional (DMG)

O *diabetes mellitus* gestacional (DMG) é definido pela Associação Americana de Diabetes (ADA)[3] como qualquer grau de intolerância à glicose com início, ou primeiro reconhecimento, durante a gravidez. Essa definição se aplica tanto para situações em que o tratamento utiliza insulina, quanto apenas à modificação dietética, e se a condição persiste ou não após a gravidez. Entretanto, não exclui a possibilidade de a intolerância à glicose não diagnosticada previamente ser classificada como diabetes gestacional. Daí a recomendação de reclassificar a paciente após, no mínimo, oito semanas pós-parto nas seguintes categorias:

- diabetes;
- glicemia de jejum alterada;
- tolerância à glicose alterada;
- normoglicemia.

A gestação normal é considerada diabetogênica, uma vez que, nesse período, ocorrem mudanças metabólicas que visam garantir a oferta constante de glicose e aminoácidos essenciais ao feto, elevar os hormônios lactogênio placentário, progesterona, prolactina, cortisol livre, tri-iodotironina, do crescimento, a secreção de insulina e ainda provocam a presença de duas insulinases placentárias. No seu metabolismo, a grávida transfere hidratos de carbono de forma contínua em quantidades significativas para o feto, elimina-os na urina e necessita de quantidades elevadas para atender ao aumento da volemia. Isso obriga o organismo materno a se valer de mecanismos metabólicos alternativos de produção de energia (corpos cetônicos e ácidos graxos livres), como glicogenólise, gliconeogênese e hidrólise de triglicérides no tecido adiposo. A gliconeogênese é limitada pela diminuição dos aminoácidos maternos e a glicogenólise hepática diminui.

Na primeira metade da gestação ocorre aumento na resposta insulínica à glicose, sensibilidade periférica normal ou aumentada, tolerância à glicose normal ou aumentada e níveis de glicose mais baixos, podendo ocorrer até hipoglicemia. Essa é decorrente da ação de hormônios contrarreguladores, acrescida do aparecimento de náuseas e vômitos, comuns nessa fase. Observa-se ainda hipoaminoacidemia, hipercetonúria e aumento de ácidos graxos livres.

A insulina atua no metabolismo dos hidratos de carbono, aumentando a lipogênese, e na síntese de proteína, porém esse hormônio não ultrapassa a placenta. Havendo hiperglicemia materna, o feto recebe grande quantidade de glicose, o que ocasiona a hipertrofia das células beta do pâncreas, com consequente hiperinsulinismo fetal.

No período de embriogênese até 12 semanas após a concepção, sabemos que a oferta adequada de nutrientes é fundamental e a hiperglicemia materna e/ou outro distúrbio metabólico pode ter ação teratogênica sobre o feto nesse período.

Na segunda metade da gestação ocorre modificação no metabolismo dos hidratos de carbono por elevação dos hormônios contrainsulínicos, havendo elevação nos níveis glicêmicos e hiperinsulinemia materna, resultante da compensação funcional da célula beta do pâncreas à resistência insulínica fisiológica. A homeostase da glicose maternofetal é mantida por aumento da secreção de insulina no último trimestre da gestação. Quando esse mecanismo falha, há necessidade de dieta adequada e de introdução e/ou aumento da dose de insulina.

Aproximadamente de 3 a 7% das gestações são complicadas por diabetes, resultando em mais de 200.000 casos anuais. A prevalência pode alcançar de 1 a 14%, dependendo da população e dos testes diagnósticos empregados. A prevalência de diabetes gestacional foi de 7,6% em 5.015 gestantes brasileiras com mais de 20 anos de idade, acompanhadas em serviço de pré-natal do SUS (Ministério da Saúde, 2000)[4]. Szylit et al., em 2008, encontraram, entre 20.493 gestantes atendidas no Hospital do Servidor Público do Estado de São Paulo em um período de 10 anos, 380 classificadas como diabéticas (1,8%)[5].

É importante salientar que o planejamento pré-concepcional é desejável nas pacientes diabéticas tipos 1 e 2, entretanto, apenas 30% das gestações são planejadas. O ideal no acompanhamento do diabetes na gestação é o controle glicêmico rígido, dieta, exercícios físicos e atendimento profissional. Os fatores de risco para DMG[6] estão listados no quadro 3.16.

Quadro 3.16 – Fatores de risco para DMG[6].

1. Idade > 25 anos
2. Etnia hispânica, asiática, índios norte-americanos, negros
3. Obesidade (IMC > 27) ou ganho excessivo de peso na gestação atual
4. Disposição central da gordura corporal
5. Baixa estatura
6. História familiar de diabetes em parentes de primeiro grau
7. Antecedente de intolerância a carboidratos
8. Hipertensão, pré-eclâmpsia, polidrâmnio e crescimento fetal excessivo na gravidez atual
9. Antecedentes obstétricos de macrossomia, morte fetal ou neonatal e malformações
10. Diabetes gestacional em gestação anterior
11. Síndrome dos ovários policísticos

Diabetes mellitus na gestação

A primeira classificação para o diabetes na gestação foi elaborada por Priscilla White[7], em 1949, em classes de A a T, de acordo com a gravidade, idade de início, tempo de duração, necessidade de insulina e presença ou ausência de complicações vasculares. Essa é uma classificação diagnóstica e prognóstica que ainda é utilizada para o acompanhamento da gestação (Quadro 3.17).

Quadro 3.17 – Características dos grupos de diabetes diagnosticados na gravidez, de acordo com a classificação de White[7]:

A. Diabetes assintomático demonstrado por GTT alterado (diabetes químico)
B. Diabetes de início na maturidade, idade com 20 anos ou mais e com duração menor que 10 anos
C. Diabetes de início entre 10 e 19 anos, com duração de 10 a 19 anos sem alteração vascular
D1. Diabetes com início antes de 10 anos
D2. Diabetes com duração de 20 anos ou mais
D3. Diabetes com retinopatia benigna
D4. Diabetes com calcificação dos vasos dos membros inferiores
D5. Diabetes com hipertensão
E. Diabetes com calcificação dos vasos pélvicos (as ilíacas ou uterinas)
F. Diabetes com nefropatia
G. Diabetes com perda fetal recorrente (má história obstétrica) e/ou comprometimento de vários órgãos
H. Diabetes com miocardiopatia
R. Diabetes com retinopatia proliferativa
T. Diabetes com transplante renal

Quadro 3.18 – Classificação diagnóstica de Rudge[9].

TTG e PG normais	Grupo IA
TTG normal e PG alterado	Grupo IB
TTG alterado e PG normal	Grupo IIA
TTG e PG alterados	Grupo IIB

IA Ausência de diabetes	IB Hiperglicemia diária	IIA Diabetes gestacional	IIB Diabetes gestacional ou clínico

TTG = teste de tolerância à glicose; PG = perfil glicêmico.

Quadro 3.19 – Classificação de Gabbe[11].

Grupo	Descrição
I	TOTG alterado, com normoglicemia mantida pela dieta
II	Diabetes gestacional em controle com insulina, diabetes tipo 1 ou 2, sem doença vascular
III	Diabetes tipo 1 ou 2, com doença vascular

TOTG = teste oral de tolerância à glicose.

Pedersen e Pedersen, em 1965[8], consideraram fatores de mau prognóstico na gestação a presença de cetoacidose, coma, pielonefrite, pré-eclâmpsia e negligência no tratamento. A cetoacidose está associada a risco de 50% de morte fetal. Outro fator de mau prognóstico sugerido por alguns autores é a presença de polidrâmnio na gestante diabética (5-18%). Parece ser decorrente da diurese osmótica secundária à hiperglicemia fetal e, se estiver presente antes da 24ª semana de gestação, costuma estar associado a anomalias estruturais, como atresia de esôfago. A presença do polidrâmnio também está associada a fetos macrossômicos e complicações intraparto.

No Brasil, Rudge et al., em 1995[9] e Rudge et al., em 2000[10], utilizando dois testes diagnósticos identificaram quatro grupos de gestantes com respostas diferenciadas ao teste de tolerância à glicose com 100g de sobrecarga (TTG 100g) associado com o perfil glicêmico (PG) (Quadro 3.18).

Na tentativa de facilitar a comparação dos resultados, Gabbe e Graves[11] sugeriram agrupar o diabetes na gestação em três categorias, de acordo com a gravidade do quadro clínico, duração da doença e presença de complicações vasculares em órgãos-alvo (Quadro 3.19).

A ADA, em 1999, reformulou a classificação, os métodos diagnósticos para o diabetes, e reconhece dois estágios intermediários na evolução da doença[3] – a glicemia de jejum alterada e a tolerância diminuída à glicose (TDG), categorias que caracterizam a regulação alterada da glicose e representam risco para o desenvolvimento futuro de diabetes.

Não há consenso na literatura em relação a critérios e testes diagnósticos, tanto para o rastreamento quanto para a confirmação do DMG. A ADA e o Colégio Americano de Ginecologia e Obstetrícia (AGOG) recomendam o rastreamento seletivo nas gestantes de risco para a doença e a realização do teste oral de sobrecarga com 50g de glicose (TTG 50g) entre a 24ª e a 28ª semana de gestação, avaliando a concentração de glicose plasmática 1 hora após a ingestão[6]. Para a confirmação diagnóstica, recomendam o teste oral com sobrecarga de 100g de glicose (TTG 100g) nas gestantes que excederam o valor limite de 130mg/dL no TTG 50g. Dois valores iguais ou superiores aos valores de referência confirmam o diabetes gestacional (Quadro 3.20).

A Organização Mundial da Saúde (1999) e o Grupo de Trabalho em Diabetes e Gravidez do Brasil (GTDG), em seus últimos consensos, foram favoráveis à triagem universal para as mulheres grávidas, sugerindo a avaliação da

Quadro 3.20 – Orientações para diagnóstico de diabetes gestacional conforme a Associação Americana de Diabetes (ADA)[6].

Glicemias	Início pré-natal	24 a 28 semanas	Valores de referência
Jejum	Até 105mg/dL	Até 105mg/dL	Até 105mg/dL
1h após 50g de dextrosol	Realizar em situações especiais	Realizar em praticamente todas as gestantes	Até 140mg/dL Se valores maiores, realizar o TOTG
TOTG: Jejum, 1, 2 e 3h após 100g de dextrosol ou Jejum, 1 e 2h após 75g de dextrosol			Jejum até 95mg/dL 1h até 180mg/dL 2h até 155mg/dL 3h até 140mg/dL

TOTG = teste oral de tolerância à glicose.

123

glicemia de jejum a partir da 20ª semana de gestação ou na primeira consulta do pré-natal, tendo como ponto de corte 90mg/dL. Padronizaram, junto com o Consenso Brasileiro de Endocrinologia e Metabologia[12], o TTG 75g, com os limites de 110mg/dL para glicemia de jejum e de 140mg/dL para o valor de 2 horas após sobrecarga (Fig. 3.50).

Não existe consenso sobre esse rastreamento, existindo controvérsias sobre:

- rastrear gestantes sem fatores de risco por causa dos custos;
- valor de corte do rastreamento de 140mg/dL. Alguns autores sugerem adotar limites mais baixos, entre 130 e 135mg/dL e, diante de fatores de risco, 125mg/dL;
- repetir o rastreamento entre 24 e 28 semanas, e com 32 semanas de idade gestacional caso os anteriores sejam negativos.

Dependendo do momento do diagnóstico e da intervenção terapêutica, pode ocorrer pior prognóstico, com aumento nas taxas de abortamento espontâneo, malformações congênitas, óbito intraútero, macrossomia, prematuridade e distúrbios metabólicos e respiratórios no recém-nascido (RN).

A manutenção da glicemia normal é o ideal na gestação. O tratamento da gestante inclui dieta, atividade física e insulinoterapia. Os agentes antidiabéticos orais não são recomendados nesse período, porém a sulfonilureia (gliburida) e a metformina mostraram eficácia no controle glicêmico e ausência de malformações no feto. O objetivo é garantir o nascimento de um RN de termo, saudável, com peso adequado, sem distúrbios respiratórios e livre de malformações. O acompanhamento multidisciplinar no pré-natal (obstetra, endocrinologista, nutricionista, fisioterapeuta, assistente social e psicóloga) melhora a qualidade da assistência, estimulando a adesão da paciente ao tratamento, o que favorece o melhor prognóstico materno e perinatal. Pelo menos uma consulta com o pediatra para orientação da gestante durante o pré-natal é desejável (ver Diabetes e gravidez).

EFEITOS METABÓLICOS DO DIABETES MATERNO SOBRE O FETO E O RN

Nenhum mecanismo patogênico foi ainda claramente definido para explicar os diversos problemas observados nos RN de mãe diabética[13-15], porém muitos dos efeitos podem ser atribuídos ao controle metabólico materno. Pedersen e Pedersen[8] enfatizam a relação entre a concentração de glicose materna e hipoglicemia neonatal. Sua hipótese simplificada reconhece que a hiperglicemia fetal

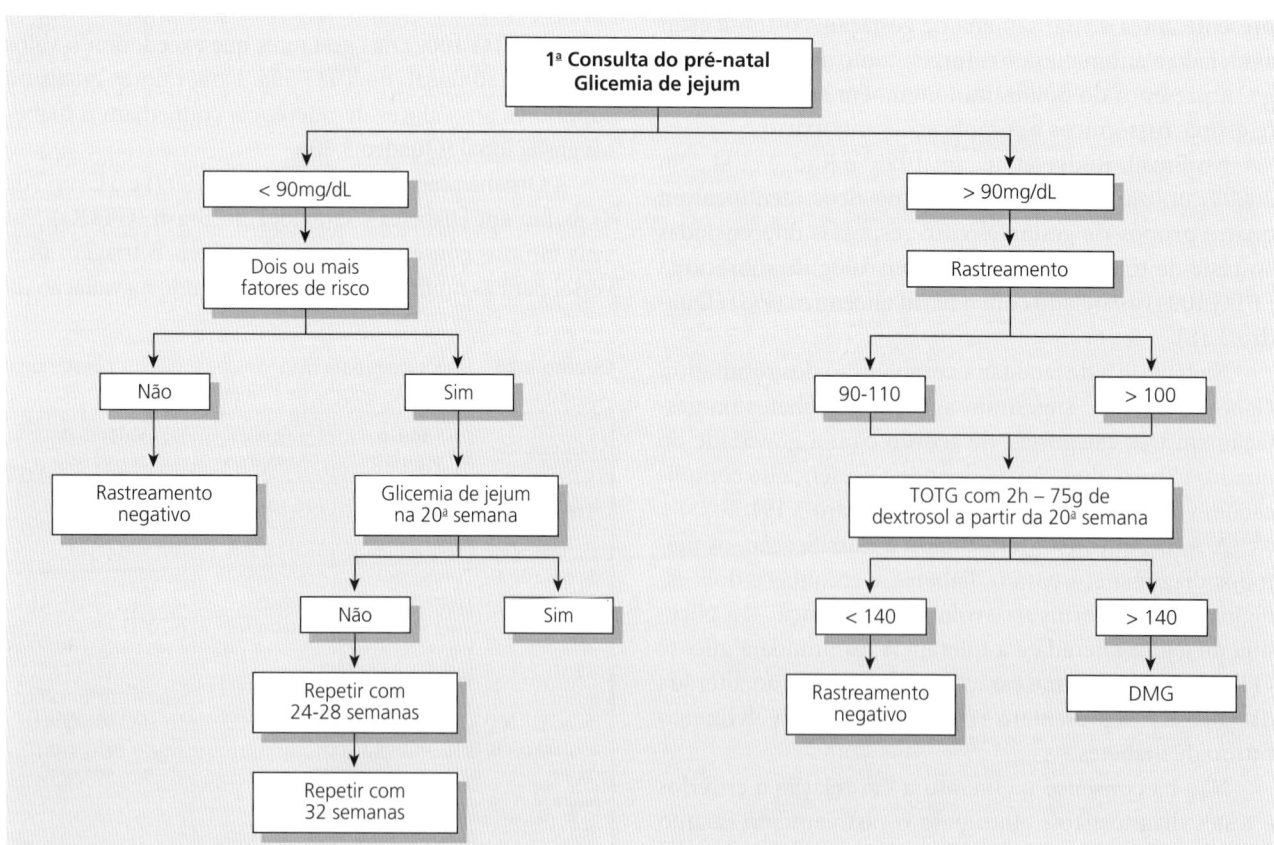

Figura 3.50 – Orientações do Conselho Brasileiro de Endocrinologia e Metabologia (1999)[12].

resulta em hipertrofia e hiperplasia das células beta do pâncreas, com aumento da secreção de insulina. A hiperinsulinemia intraútero ocasiona aumento da placenta e visceromegalia, especialmente do coração e fígado, com exceção do cérebro e rins.

Após o nascimento, ocorre rápida queda da glicose plasmática, dos ácidos graxos livres, glicerol e beta-hidroxibutirato, aumento da insulina e do peptídeo C plasmático.

Tendo como base estudos animais e *in vitro*, a hipótese de hiperglicemia-hiperinsulinemia de Pedersen e Pedersen[8] foi ampliada por Milner e Hill[16] para incluir uma "mistura de nutrientes" como fatores controladores[17]. Dos principais nutrientes maternos (glicose, ácidos graxos, cetonas e aminoácidos) envolvidos, os aminoácidos, além da glicose, são importantes na maturação da célula beta fetal e liberação da insulina, embora as evidências ainda não sejam definitivas. Cetonas cruzam a placenta e podem prover substrato, mas não afetam a secreção de insulina. Com exceção dos ácidos graxos essenciais, os ácidos graxos de cadeia longa provavelmente não cruzam a placenta em quantidade suficiente para influenciar no crescimento e desenvolvimento intraútero.

Alterações nos glicocorticoides e no hormônio do crescimento não são significativas nos RNMD. As somatomedinas (IGF-I e IGF-II) são encontradas no sangue do funículo umbilical de gestantes diabéticas e a excreção urinária de catecolaminas diminui principalmente em RN com baixa concentração de glicose plasmática e os níveis de glucagon ficam mais baixos após o parto em comparação aos RN normais.

Mortalidade perinatal

A mortalidade perinatal caiu de 30% para 2-4% entre as mães diabéticas insulinodependentes nas últimas décadas, mas ainda não se conseguiram taxas de mortalidade perinatal e de anomalias fetais equivalentes aos RN de mães não diabéticas[18].

Na Irlanda do Norte, de 1985 a 1995, a mortalidade foi de 2,5% nos centros terciários especializados em tratamento de diabetes na gestação e de 7,5% em hospitais não especializados[19]. Assim, a centralização dos recursos em unidades especializadas, a equipe multiprofissional e o encaminhamento de gestantes precocemente, ou mesmo antes da gestação, diminuem a mortalidade perinatal.

Hipoxemia fetal

Em gestantes diabéticas mal controladas no último trimestre da gestação é comum detectar alteração da frequência cardíaca fetal, acidose no sangue do funículo umbilical e escore de Apgar baixo. Observa-se concentração elevada de eritropoietina no plasma e no fluido amniótico do RNMD, sugerindo hipóxia fetal crônica. O feto responde à hipóxia com incremento da eritropoiese,

resultando em poliglobulia, com risco aumentado de hiperbilirrubinemia, aumento da viscosidade sanguínea e trombose vascular renal no RN.

A diminuição do estoque de ferro no fígado fetal, coração e cérebro foi observada em necropsias de RNMD, o que sugere que a hipóxia crônica precede a morte fetal. Muitos fatores podem comprometer o suprimento fetal de oxigênio, como a hiperglicemia e a elevação da hemoglobina glicosilada. Assim, os níveis elevados da hemoglobina glicosilada e de insulina no fluido amniótico, no terceiro trimestre da gestação, têm correlação direta com macrossomia, níveis de eritropoietina plasmática fetal elevados, hipoxemia crônica e morte fetal.

O espessamento da membrana basal da vilosidade coriônica na gestante diabética pode dificultar a difusão do oxigênio entre a mãe e o feto. A placenta compensa isso modificando e aumentando sua área total. O fluxo sanguíneo uterino da placenta é baixo e mudanças patológicas nas artérias em espiral são relatadas nas diabéticas com complicações vasculares.

Estratégias para prevenir a natimortalidade em gestações diabéticas incluem medida de frequência cardíaca fetal, monitorização com ultrassonografia, Doppler fluxometria e cardiotocografia[20].

O parto deve ser planejado para 39-40 semanas[18], a menos que outras complicações da gestação obriguem a um parto mais precoce ou de emergência. O risco de parto prematuro é igual ao da população geral, mas, pelas complicações, muitas vezes leva à antecipação do nascimento. Os corticoides antenatais, na medida do possível, devem ser administrados, tendo-se o cuidado de aumentar a dose de insulina materna se necessário. O parto eletivo antes de 39 semanas requer documentação da maturidade pulmonar fetal por meio da razão lecitina/esfingomielina (L:E) de 3,5:1, dosagem de fosfatidilcolina saturada maior que 1.000µg/dL e presença de fosfatidilglicerol.

A via de parto é determinada pela história obstétrica materna, peso fetal estimado e complicações da doença na gestação, uma vez que pacientes com vasculopatia são de alto risco para desenvolver pré-eclâmpsia, restrição de crescimento intrauterino e hipoxemia fetal[20].

Anomalias congênitas

Nos países desenvolvidos, as anomalias congênitas representam a principal causa de morte perinatal em gestações complicadas pelo diabetes. São comuns as malformações do sistema nervoso central, caracterizadas pela síndrome de regressão caudal e pelos defeitos do tubo neural (anencefalia, encefalocele, meningomielocele, espinha bífida, holoprosencefalia).

A patogênese dessas alterações ainda não está esclarecida e múltiplos fatores podem estar envolvidos como causas genéticas e vasculares, mas é sabido que a principal deve ser a hiperglicemia intrauterina nas primeiras semanas de gestação. Essa favorece o estresse oxidativo, com produção de radicais livres, ou seja, ambiente intrauterino desfavorável ao desenvolvimento fetal.

Mulheres com diabetes tipos 1 e 2 têm maior risco de malformações, porque estão diretamente relacionadas ao grau de controle glicêmico nas primeiras 6 a 8 semanas de gestação. Por outro lado, a mulher que desenvolve diabetes tardiamente na gestação tem risco igual ao da população de controle metabólico de glicose normal.

Nos RNMD, 67% das malformações são cardíacas e as mais frequentemente observadas são comunicação intraventricular, transposição dos vasos da base, persistência do canal arterial e *situs inversus*.

Metade dos casos de síndrome de regressão caudal (agenesia sacral) ocorre em RNMD. Outras malformações descritas são renais e do trato geniturinário, que podem passar despercebidas no período neonatal pela ausência de sintomatologia.

A hemoglobina glicosilada (HbA_1C) reflete a qualidade do controle glicêmico materno nos últimos meses[19]. Assim, valores de HbA_1C próximos de 8,5% relacionaram-se a 3,4% de malformações; índices superiores a 9,5% corresponderam a 22% dessa ocorrência[21].

A figura 3.51 expõe esquematicamente as complicações da hiperglicemia materna sobre o feto e o RN, segundo Rudge et al.[10].

Macrossomia

É definida como peso para idade gestacional acima do percentil 90 da curva de uma determinada população. O estudo de Szylit et al. encontrou 18,6% de RN grandes para a idade gestacional[5].

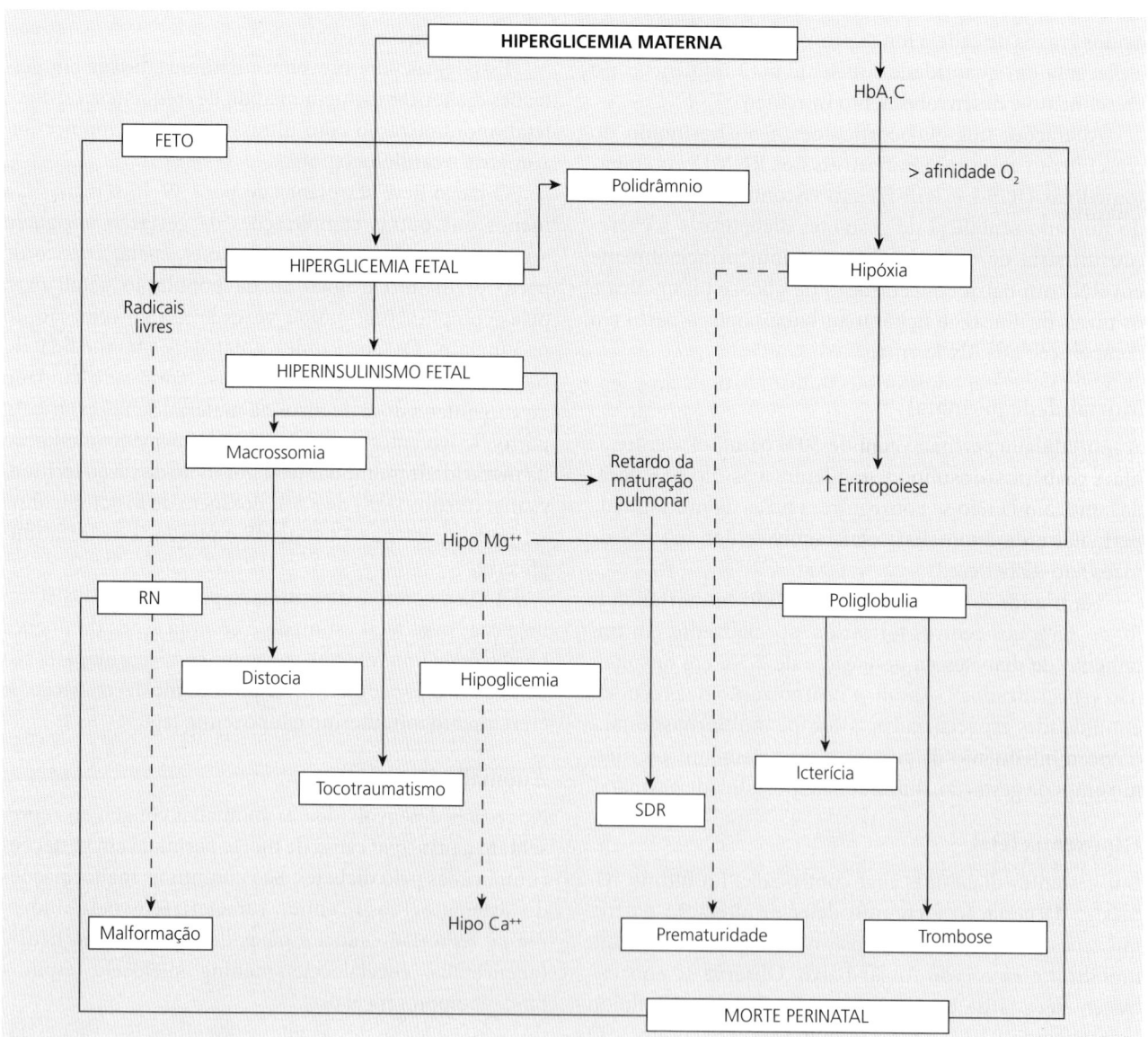

Figura 3.51 – Complicações da hiperglicemia materna sobre o feto e RN[10].

A origem da macrossomia é multifatorial: o aumento da insulina fetal estimularia a síntese de glicogênio, lipogênese e síntese proteica; os fatores de crescimento (IGF-I e II) são elevados no sangue dos RNMD macrossômicos, estimulando o crescimento fetal; e o nível do fator de crescimento do fibroblasto também está envolvido na maturação da célula beta do pâncreas e crescimento fetal.

Os RN macrossômicos são mais suscetíveis ao aparecimento de traumatismos de parto, tendo mais risco de distocia de ombro[22].

Restrição de crescimento intrauterino

O RNMD pode ter restrição de crescimento intrauterino e ser pequeno para a idade gestacional (abaixo do percentil 10, para a maioria dos autores). Vários fatores contribuem para isso, porém a insuficiência placentária, que costuma ocorrer em mães diabéticas anteriores à gestação com doença vascular, parece ser o principal.

CUIDADOS COM O RN DE MÃE DIABÉTICA

SALA DE PARTO

Anamnese

É fundamental que o neonatologista realize uma anamnese detalhada e tenha acesso a todos os exames realizados pela gestante no pré-natal.

Perguntas importantes:

1. O diabetes era anterior ou foi diagnosticado na gestação?
2. Houve abortamento ou óbito fetal prévio?
3. A gestante foi tratada com insulina, hipoglicemiante oral ou dieta?
4. Quais exames foram realizados durante a gestação? Estavam alterados?
5. A mãe ganhou muito peso?
6. Qual a idade gestacional?
7. A gravidez foi complicada com alguma outra doença, por exemplo, hipertensão?
8. Foi realizada ultrassonografia morfológica? Em que período da gestação?
9. Existe suspeita de alguma malformação?
10. Há ecocardiograma fetal?
11. Qual o tamanho estimado do feto?

Se for trabalho de parto prematuro:

1. Foi feita circlagem ou outro procedimento?
2. Há ruptura prematura de membrana?
3. Está usando antibióticos?
4. Foram realizados testes de maturidade pulmonar?
5. A mãe recebeu esquema de corticoide?

Um ou dois neonatologistas e uma equipe de enfermagem treinados para executar todos os procedimentos da reanimação deverão estar presentes no momento do nascimento, assim como todos os materiais e equipamentos previamente testados. Receber o RN em campos aquecidos e colocá-lo sob berço de calor radiante, executando todos os procedimentos preconizados pelo Programa de Reanimação Neonatal da Sociedade Brasileira de Pediatria.

Lembrar que fetos macrossômicos estão mais sujeitos a traumatismos de parto, sendo mais frequentes as distocias de ombro com fratura de clavícula ou paralisia de plexo braquial superior (cervical 5 e 6), inferior (cervical 8 e torácica 1) ou total (cervical 5 a torácica 1), equimoses extensas e hemorragias fechadas por ruptura de vísceras.

Observar que RNMD com restrição de crescimento intrauterino, por já estarem em um ambiente intrauterino de hipoxemia crônica, têm maior risco para asfixia perinatal e necessidade de manobras de reanimação agressivas, rápidas e efetivas.

Com a manutenção da temperatura corporal (usar saco plástico se for prematuro) durante todo atendimento na sala de parto e muito cuidado com a hipotermia que pode desencadear ou agravar a hipoglicemia.

Obs.: a placenta deve, de rotina, ser encaminhada para exame.

Exame imediato do RN – classificar o RN conforme peso, idade gestacional e grau de risco.

De maneira geral, o RN de mãe diabética é grande para a idade gestacional, tem peso superior a 4.000g, é pletórico, cabeludo, com aspecto cushingoide, apresenta visceromegalia e perímetro cefálico diminuído proporcionalmente (Fig. 3.52). Por outro lado, pode-se ter RN pequenos para a idade gestacional, com restrição de crescimento intrauterino, decorrente da insuficiência placentária, cujas mães apresentaram diabetes com vasculopatia (Fig. 3.53).

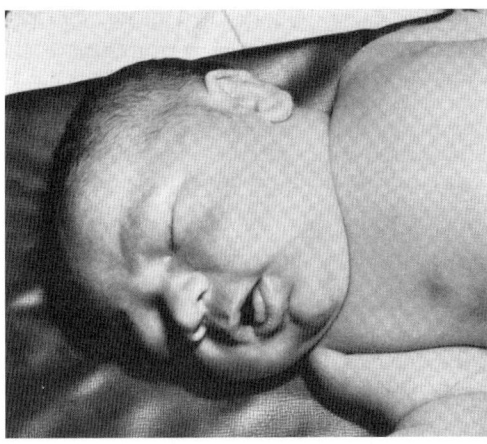

Figura 3.52 – Fácies do RN de mãe diabética.

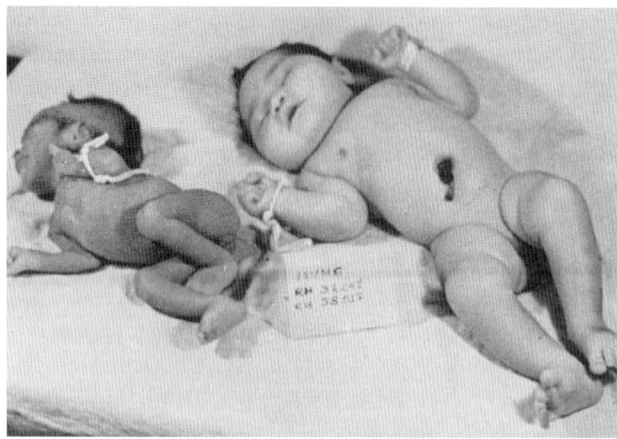

Figura 3.53 – RN de mãe diabética (pequeno e grande para a idade gestacional).

Se o diabetes na gestação for bem controlado, o RN poderá ser saudável e com peso adequado para a idade gestacional.

Transporte – o transporte deverá ser em incubadora de transporte e, se o RN for prematuro e/ou de baixo peso, envolvê-lo em saco plástico e colocar touca.

Localização na unidade neonatal – RN em boas condições deverá ser encaminhado para o setor de cuidados intermediários, para vigilância constante de enfermagem e observação médica nas primeiras 24 horas. Após esse período, e com monitorização metabólica normal, encaminhar o RN ao alojamento conjunto.

Encaminhar RN em más condições para unidade de alto risco (semi ou terapia intensiva neonatal).

UNIDADE NEONATAL

1. Após o transporte para o setor de unidade neonatal designado, o RN deverá permanecer em incubadora ou berço de calor radiante com a temperatura ajustada pelo peso e idade gestacional (IG), no mínimo 12 horas. É preciso vigilância contínua da frequência cardíaca, ritmo e frequência respiratória e observar tremores, convulsões, palidez, sudorese, pressão arterial, perfusão, cor, possíveis anomalias congênitas e aceitação alimentar.
2. Controlar a temperatura ao chegar à unidade.
3. Monitorizar a glicemia com fita reagente a partir de 1 hora de vida (se houver sintomas antes) e de 1 em 1 até 6 horas de vida. Após a estabilização da glicemia, a cada 8 horas. Se a glicemia pela fita reagente estiver igual ou abaixo de 40mg/dL, colher sangue para dosagem de glicose plasmática.
Lembrar que essa é cerca de 15% maior que a sanguínea.

A glicemia diminui 18mg/dL/h no sangue em temperatura ambiente por consumo de glicose pelas hemácias, leucócitos e plaquetas. Desse modo, o sangue colhido deve ser encaminhado imediatamente ao laboratório.

Os cuidados com o exame de glicemia com fita reagente incluem aquecer previamente o pé do RN para capilarização de sangue e não usar para limpeza da região o álcool isopropil.

O tratamento deve ser iniciado conforme as dosagens laboratoriais e quadro clínico. Em alguns Serviços, se o controle glicêmico ou HbA$_1$C estiverem alterados no pré-natal ou se o RN é de baixo peso, iniciam-se infusões de glicose de 4 a 6mg/kg/min com 30 minutos de vida, para prevenir hipoglicemia logo após o nascimento.

4. A oferta hídrica inicial deve ser restrita a 60-70mL/kg e ajustada de acordo com o balanço hídrico diário, em virtude da tendência à formação de edema por maior liberação da água intracelular, consequente à glicólise.
5. Havendo condições clínicas, a administração precoce de alimentação enteral com leite materno nas primeiras 2 horas é o ideal, sendo de importância fundamental manter essa oferta a cada 3 horas.
6. Monitorizar cálcio e magnésio com 12-24 horas de vida ou se houver sintomas.
7. Monitorizar hemoglobina e hematócrito com 12-24 horas ou se houver sintomas.
8. Todo RN de mãe diabética deve ser submetido, se possível, a um ecocardiograma nas primeiras 12-48 horas de vida para avaliar a função do coração ou presença de malformação.
9. Os níveis de bilirrubinas devem ser monitorizados se o RN apresentar hiperbilirrubinemia.
10. A dosagem de ferritina deve ser realizada para avaliar alterações no metabolismo do ferro.

Salienta-se que essa monitorização é a recomendada pela literatura, entretanto cada serviço deve elaborar uma rotina própria, de acordo com sua infraestrutura.

PROBLEMAS FREQUENTEMENTE OBSERVADOS NOS RN DE MÃE DIABÉTICA E SUGESTÕES DE MONITORIZAÇÃO E ESQUEMAS TERAPÊUTICOS[23,24]

- Asfixia perinatal
- Macrossomia-organomegalia
- Traumatismo de parto
- Anomalias congênitas
- Doença de membrana hialina – taquipneia transitória

- Hipoglicemia
- Hipocalcemia
- Hipomagnesemia
- Policitemia e hiperviscosidade
- Hiperbilirrubinemia
- Miocardiopatias
- Síndrome do cólon esquerdo hipoplásico
- Trombose de veia renal
- Recusa alimentar
- Infecções

Doença de membrana hialina

A incidência de doença de membrana hialina (síndrome do desconforto respiratório – SDR) vem diminuindo gradativamente de 28% para 4%, à medida que a vigilância do diabetes na gestação está mais efetiva, os testes diagnósticos mais precisos, o acompanhamento da gestação é feito em locais especializados e são usados corticoides antenatais.

Em RN próximos ao termo, com 35-36-37 semanas de gestação, ainda ocorrem inúmeros casos de SDR, porque a hiperinsulinemia bloqueia a indução da maturação pulmonar pelo cortisol. Além da SDR, são causas de desconforto respiratório a taquipneia transitória do RN, a síndrome do pulmão úmido, a hipertensão pulmonar persistente, as pneumonias e a síndrome de aspiração de mecônio.

O tratamento não difere de casos de SDR de outra etiologia (ver Capítulo Doença de membranas hialinas.

Hipoglicemia

Não existe um valor mágico abaixo do qual se define hipoglicemia[25]. Alguns autores consideram que a glicose plasmática deva permanecer maior que 45mg/dL nos pré-termo e superior a 60mg/dL nos outros RN.

Como o melhor é antecipar e prevenir, a maioria dos autores recomenda iniciar o tratamento com glicemia plasmática menor ou igual a 40mg/dL.

Incidência – a incidência de hipoglicemia é de 30 a 40% nos RNMD; é mais comum em macrossômicos. O início é de 1-2 horas de idade, podendo persistir por 48 horas ou mais e é tanto mais intensa quanto pior for o controle metabólico da mãe.

Patogenia – a hiperglicemia materna determina hiperinsulismo e macrossomia fetal. Existe correlação entre o nível de HbA_1C nos sangues materno e fetal e hipoglicemia neonatal, bem como entre nível elevado de insulina no sangue de cordão e hipoglicemia neonatal. A insulina neonatal é elevada tanto no diabetes gestacional, como no insulinodependente. A hiperinsulinemia do RNMD pode ser agravada na vigência de asfixia perinatal, ou se o RN apresentar restrição do crescimento intrauterino. Nesse caso, também a reserva de glicogênio hepático é baixa, e isso pode tornar a hipoglicemia mais tardia (12-72 horas de vida) e resistente a tratamento.

A administração precoce de leite na primeira hora de vida pode ser benéfica se o nível de glicose plasmática não for muito baixo.

Wu et al.[26] minimizaram queda importante da glicemia administrando glucagon 15 minutos após o nascimento na dose de 300m/kg, por via intravenosa (IV) ou intramuscular (IM), com uma dose total de 1mg, e observaram elevação da glicemia nas primeiras 2 horas de vida. Entretanto, o glucagon pode estimular o aumento da insulina e levar a uma hipoglicemia de rebote importante. Assim, a administração de glicose por via IV é o tratamento de escolha para a manutenção da glicemia.

Sintomas – cerca de 50% das hipoglicemias dos RNMD são sintomáticas e a presença de quadro clínico pode sugerir pior prognóstico. Os sintomas mais frequentes são hipoatividade, hipotonia, tremores, cianose, convulsões, apneia, sudorese, choro gritado e regurgitação alimentar.

Nenhuma complicação cerebral tem sido atribuída à hipoglicemia por si só, porém estudos evidenciaram que sua duração (< 45mg/dL) esteve fortemente relacionada à redução dos escores de desenvolvimento motor e mental aos 18 meses, mesmo após ajuste de fatores que conhecidamente influenciam no desenvolvimento[24]. O RN com hipoglicemia assintomática recorrente e com duração de horas pode apresentar alterações neurológicas e de aprendizado[25].

A hipoglicemia grave no RN está associada a necroses seletivas de neurônios em diversas regiões do cérebro, incluindo o córtex superficial, *girus*, hipocampo e núcleo caudado. Os eventos iniciais na encefalopatia hipoglicêmica ainda não estão completamente esclarecidos, mas a lesão cerebral parece resultar de um número de processos que começam quando a concentração de glicose sanguínea diminui[27].

Muitos desses casos podem passar despercebidos e a monitorização da glicemia é fundamental.

Tratamento – a conduta habitual em RNMD com glicemia plasmática menor que 30mg/dL ou em RN sintomático é fazer um *push* de glicose a 10%, 2 mL/kg, ou glicose a 5%, 4mL/kg em 2-5 minutos, enquanto se institui infusão contínua de glicose (VIG) com 8 mg/kg/min (70 a 100mL/kg/dia, conforme a classificação do RN) nas 12-24 horas seguintes, com controles de glicemia com fita reagente.

Em RN com glicemia superior a 30mg/dL e menor ou igual a 40mg/dL, ou assintomático, a infusão rápida não deve ser realizada, para se evitar uma resposta hiperinsulinêmica. Inicia-se com velocidade de infusão de glicose (VIG) de 8mg/kg/min, com bomba de infusão, e controles de glicemia com fita reagente.

Como a hipoglicemia no RNMD comumente perdura durante 48 horas, em vista do hiperinsulinismo transitório, temos por norma baixar lentamente as VIG 1 a 2mg/kg/min a cada 12-24 horas para evitar rebotes hipoglicêmicos.

Ainda que a oferta de glicose parenteral nunca deva ser interrompida abruptamente devido ao risco de hipoglicemia reativa e, à medida que a alimentação enteral progride, deve-se ir baixando a VIG até 4mg/kg/min, sempre com controles glicêmicos por fita reagente, e suspender a oferta por via IV. Se houver dificuldade em manter um acesso venoso periférico, deve-se indicar a colocação de cateter central de inserção periférica (PICC).

Lembrar que as concentrações de glicose não devem ultrapassar a 12,5% em veia periférica e 20% em veia central.

A hipoglicemia dos RNMD geralmente responde a tratamento com 48 horas de vida, mas, chegando a uma VIG superior a 12mg/kg/min, deve-se considerar o uso de hidrocortisona na dose de 10mg/kg/dia em intervalos a cada 12 horas por via IV ou IM, até a estabilização da glicemia (mínimo de 3 dias), a seguir diminuir para 5mg/kg/dia de 12/12 horas por 1 dia, depois 2mg/kg/dia por 1 dia e suspender. A prednisona na dose 2mg/kg/dia, por via oral (VO), 12/12 horas, 3 a 5 dias, é outra opção.

Após a introdução do corticoide, se a hipoglicemia persistir, considerar o uso do glucagon: dose inicial de 0,3mg/kg por via IV, IM ou subcutânea, até o máximo de 1mg/kg. O tempo de ação é de 3 horas e deve ser repetido após esse período, se necessário. Essa droga provoca elevação rápida da glicemia nos RNMD grandes para a idade gestacional. Nos pequenos para a idade gestacional, cujas mães tiveram diabetes com doença vascular, esse efeito não é observado por causa das baixas reservas de glicogênio. O glucagon deve, sempre que possível, ser utilizado junto à infusão de glicose. Reações adversas foram descritas, como vômitos, taquicardia, hipertensão, hiponatremia e trombocitopenia.

De forma esporádica, com a ressalva de haver estudos limitados e estando atento aos efeitos colaterais, pode-se considerar o uso dos seguintes medicamentos:

- Diazóxido – é um vasodilatador periférico que diminui a liberação de insulina do pâncreas para a periferia. É utilizado na dose de 10 a 15mg/kg/dia, por via IV, de 8/8 horas (Tensuril*, 300mg/20mL). Essa droga apresenta vários efeitos colaterais, como acidose metabólica, retenção hídrica, trombocitopenia, leucopenia e hipotensão, e seu uso é restrito. O RN deve estar monitorizado, bem como ter hemograma seriado e controle frequente da glicemia deve ser realizado.

- Somatostatina – suprime a secreção de insulina e de glucagon e pode ser utilizada na dose de 3,5-4,8mg/kg/h em infusão IV contínua (Strilamin*, ampola de 250μg) ou a octreotida, análogo à somatostatina, porém com ação mais prolongada, na dose de 2 a 50μg a cada 24 horas por via IV, ou por via subcutânea, a cada 6-8 horas, com dose inicial de 1mg/kg/dose (Sandostatin*, ampola de 0,05 mg ou 0,1mg).

Se a hipoglicemia persistir por mais de uma semana, outros diagnósticos devem ser pensados, como nesidioblastose ou adenoma de pâncreas.

As glicemias devem ser mantidas em níveis adequados (60mg/dL), mas não altos, para diminuir o estímulo às células beta das ilhotas do pâncreas. Após a alimentação, ocorre aumento de glicemia, que pode voltar a cair 1-2 horas depois, sendo necessário vigilância.

O tratamento mais efetivo para RN de mãe diabética com hipoglicemia recorrente é fornecer, adequadamente, uma fonte contínua de glicose e alimentação enteral até que o hiperinsulinismo termine, o que ocorre em aproximadamente 48-72 horas. Além disso, o que ocorre comumente na unidade neonatal são dificuldades no acesso venoso, erros na velocidade de infusão da glicose e concentrações muito elevadas das soluções infundidas, dificultando ainda mais a correção da hipoglicemia.

Hipocalcemia

É o segundo distúrbio metabólico mais frequente em RNMD[28]. Ocorre geralmente entre 24 e 72 horas de vida. É definido pela dosagem de cálcio total inferior a 7mg/dL.

Em gestação normal, o cálcio sérico encontra-se elevado após aumento do paratormônio (PTH) por meio de 3 mecanismos: mobilização do cálcio do osso, reabsorção do cálcio no rim e aumento da absorção de cálcio no intestino, através da ação da vitamina D. O cálcio sérico diminui pelo aumento da calcitonina.

Durante a gravidez, o cálcio é transferido da mãe para o feto concomitantemente com o aumento do estado de hiperparatireoidismo materno. Pode funcionar como um mecanismo compensatório para restabelecer o nível do cálcio materno, que é desviado para o feto. Nem calcitonina nem PTH cruzam a placenta. Ao nascimento, ocorre diminuição da calcemia subsequente à interrupção do cálcio materno para o feto e elevação do PTH e 1,25-OH vitamina D nas primeiras 24 horas de vida, assegurando a correção da calcemia.

Aproximadamente 50% dos RN de mãe diabética insulinodependente desenvolvem hipocalcemia (< 7mg/dL) durante os primeiros 3 dias de vida. Isto se deve à persistência de um estado de hipoparatireoidismo após o nascimento, por retardo na elevação do paratormônio, hiperfosfatemia devido ao catabolismo tecidual presente nas primeiras 48 horas de vida, associados à prematuridade; asfixia perinatal e antagonismo na absorção intestinal de vitamina D, devido aos níveis elevados de cortisol. Os níveis elevados de calcitonina nesses RN dependem da prematuridade e asfixia perinatal. Hipoglucagonemia e aumento do hormônio de crescimento são possíveis agentes não confirmados de hipocalcemia.

Quadro clínico – a hipocalcemia aumenta a excitabilidade da membrana celular, ocasionando tremores, hiperatividade, hipertonia, apneia, convulsões e laringoespasmo. As outras manifestações clínicas podem ser inespecíficas, tais como apneia, taquipneia, vômitos e taquicardia. Os sinais de Trousseau e Chvostek estão presentes com menor frequência. Contudo, o quadro clínico do RN pode não estar relacionado com a magnitude da hipocalcemia, podendo inclusive encontrar casos assintomáticos.

Tratamento – a conduta terapêutica não difere da de outras categorias de hipocalcemia neonatal. Recomenda-se que o tratamento só deva ser instituído se o cálcio sérico total for menor ou igual a 7mg/dL ou se o cálcio ionizado for inferior a 4mg/dL ou 1mMol/L.

Os RN sintomáticos, porém sem convulsão, tetania ou apneia, têm indicação de gluconato de cálcio a 10%, 5 a 8mL/kg/dia, por via IV ou VO, naqueles que toleram dieta. Devemos dosar o cálcio sérico e iônico e, uma vez maior que 7mg/dL, é recomendável baixar a oferta para 2,5 a 4mL/kg/dia, depois para 1,25 a 2mL/kg/dia e suspender.

Nos RN com convulsão, tetania ou apneia, deve ser administrada uma solução de gluconato de cálcio a 10%, 2mL/kg, por via IV em aproximadamente 10 minutos, podendo ser repetida 3 ou 4 vezes nas 24 horas, até controle dos sintomas com monitorização cardíaca. A medicação deve ser suspensa na presença de bradicardia ou arritmias. O local de infusão deve ser observado, pois pode ocorrer extravasamento da solução de cálcio, resultando em necrose e calcificação subcutânea. Após o controle dos sintomas, inicia-se uma manutenção com gluconato de cálcio a 10%, 5 a 8mL/kg/dia por via IV, para manter o cálcio sérico superior a 7mg/dL.

A normalização dos níveis séricos de cálcio é fundamental para o início da redução gradual e suspensão da solução de cálcio.

Hipomagnesemia

Definida como nível sérico de magnésio inferior a 1,5mg/dL, é em geral transitória e associada à hipocalcemia. É encontrada em cerca de 33% dos RNMD. Assim como a hipocalcemia, a frequência e gravidade dos sintomas clínicos estão associadas ao controle materno da glicemia, tendo correlação direta com a necessidade da insulina e de glicose por via IV administrada ao RN. A hipomagnesemia pode suprimir a atividade da paratireoide e, assim, provocar a hipocalcemia. A hipocalcemia e a hipomagnesemia têm manifestações clínicas semelhantes às da hipoglicemia, podendo ser assintomáticas. Sempre que houver hipocalcemia refratária ao tratamento, pensar em hipomagnesemia associada[28].

Tratamento – nos casos de hipomagnesemia sintomática, principalmente com convulsões, o tratamento é realizado com sulfato de magnésio a 50%, na dose 0,2mL/kg por via IV, durante 15 minutos, ou IM, podendo ser repetido a cada 24 horas. A monitorização do RN é necessária.

Hiperbilirrubinemia

É mais frequente e mais intensa nos RNMD em relação a controles. Embora um grande número de hipóteses tenha sido sugerido, a patogênese permanece incerta. Ela parece incluir aumento da produção de bilirrubina e depender de hemólise aumentada, da eritropoiese ineficaz, do aumento do *turnover* do heme ou do aumento de eritropoietina naqueles com hipóxia intraútero.

O tratamento não difere dos outros casos de hiperbilirrubinemia, mas deve ser individualizado.

Policitemia

A policitemia no RNMD é o fator mais importante associado à hiperbilirrubinemia. O hematócrito (Ht) acima de 65% é observado em cerca de 20 a 40% dos RN MD durante os primeiros dias de vida. A hemoglobina glicosilada com sua maior afinidade pelo oxigênio, juntamente com a hiperglicemia fetal, determinam hipóxia tecidual, estimulando a eritropoiese e favorecendo a policitemia e hiperviscosidade.

Naquelas gestantes diabéticas com lesão vascular, o RN apresenta restrição de crescimento intrauterino, insuficiência placentária, hipóxia fetal e aumento da produção de eritropoietina com consequente policitemia. Esta pode ser assintomática ou apresentar sintomas clínicos como cianose, taquipneia, tremores, convulsões, priapismo e oligúria.

RN com policitemia e hiperviscosidade têm risco aumentado para trombose de veia renal (intraútero ou pós-parto), enterocolite necrosante e outras alterações do sistema circulatório.

O diagnóstico laboratorial é feito por meio do hematócrito, considerando que os valores mais elevados são observados nas primeiras 2-4 horas de vida, ocorrendo, posteriormente, diminuição e estabilização com 12 horas. Além disso, o hematócrito do sangue capilar é 5-10% mais elevado que o do sangue venoso, portanto, para o diagnóstico definitivo, o hematócrito deve ser feito com o sangue venoso colhido com 12 e 24 horas de vida.

A determinação da viscosidade sanguínea raramente é realizada, porque poucos serviços apresentam condições para tal.

Tratamento

O tratamento para a policitemia/hiperviscosidade é a exsanguineotransfusão parcial, sendo indicada nos RN sintomáticos quando o hematócrito for maior que 65% e nos RN assintomáticos superior a 70%. A exsanguineo-transfusão diminui o hematócrito e a viscosidade sanguí-nea pela redução da massa de hemácias. A fórmula para cálculo do volume de troca é:

$$\text{Volume de troca} = \frac{\text{volume sanguíneo} \times (\text{Ht observado} - \text{Ht desejado})}{\text{Ht observado}}$$

Volume sanguíneo = 80-100mL/kg

Hematócrito desejado = 55-60%

O fluido utilizado na troca é soro fisiológico a 0,9%, podendo ser realizado acesso venoso central ou periférico.

Alguns autores defendem que a exsanguineotransfu-são parcial não deve ser realizada nos RN assintomáticos, pois alguns estudos não demonstram mudanças signi-ficativas no desenvolvimento neuropsicomotor dessas crianças. Nesses casos, esses autores recomendam apenas o aumento da oferta hídrica aos RN.

Alterações cardíacas

Problemas cardíacos funcionais frequentes são a hiper-trofia do septo ventricular com estenose subaórtica hi-pertrófica transitória e a miocardiopatia hipertrófica. Esta pode ser transitória e assintomática, entretanto, o RN eventualmente apresenta insuficiência cardíaca con-gestiva, baixo débito e cardiomegalia. As drogas inotró-picas são contraindicadas e os RN se beneficiam com o uso de betabloqueadores (propranolol). O diagnóstico diferencial deve ser feito com miocardiopatia pós-asfixia, miocardites, fibroelastose endocárdica, doença de Pom-pe e origem aberrante da artéria coronariana esquerda a partir da artéria pulmonar.

A miocardiopatia hipertrófica pode complicar o cur-so de outras doenças como a SDR. A maior parte dos sin-tomas desaparece por volta de 2 semanas e a hipertrofia septal aos 4 meses. São fundamentais os acompanhamen-tos cardiológico e ecocardiográfico.

Síndrome do colón esquerdo curto

O colón esquerdo curto pode estar associado com o *diabetes mellitus* na gestação por imaturidade intestinal (defeito na migração dos plexos mioentéricos). O RN apresenta dificuldade em eliminar mecônio e distensão abdominal generalizada. O diagnóstico é feito pelos raios X simples do abdome e/ou enema contrastado. O trata-mento inclui o emprego de enemas de solução salina, su-positório de glicerina e alimentação gradativa e lenta com leite materno.

Recusa alimentar

É um problema importante nos RNMD e parece não es-tar relacionada apenas a prematuridade e/ou desconforto respiratório, uma vez que ela é também observada em RN adequados para a idade gestacional, em que o diabetes foi bem controlado na gestação. A alimentação deve ser preferencialmente com leite materno.

Infecções neonatais

Os RNMD têm maior risco de apresentar infecções neo-natais precoces e tardias, por diminuição dos fatores imu-nológicos protetores, ou por permanecerem mais tempo internados em unidades neonatais de risco.

A monitorização para infecção, com avaliação clíni-ca, hemograma, proteína C-reativa e culturas de sangue e liquor, quando necessária, é de fundamental importância.

Prognóstico de longo prazo dos RNMD

Há uma preocupação não só com os problemas encontra-dos no período neonatal imediato, mas também com os efeitos no longo prazo do DMG e suas complicações neo-natais sobre o crescimento e desenvolvimento, capacida-des intelectuais e psicossociais da criança e, finalmente, sobre o risco de esta desenvolver *diabetes mellitus*. Um dos fatores importantes que influenciam o prognóstico de longo prazo é o tratamento adequado da gestante dia-bética e seu filho.

Bibergeil et al.[29] notaram que crianças com peso de nascimento superior a 4.000g têm altura significativa-mente mais elevada na idade escolar. Outros autores[1,3,30,31] encontraram aumento de IMC em RNMD grandes para a idade gestacional aos 4, 7, 14 e 17 anos. Aumentos de IMC só foram observados após os 4 anos, sugerindo que possam existir fatores ambientais que também influen-ciam o aparecimento da obesidade.

Gillman et al.[2], avaliando RN de mães com DMG de 9 a 14 anos, concluíram que cada aumento de 1kg no peso de nascimento foi associado a aproximadamente 30% de aumento de prevalência de sobrepeso na adolescência e que o DMG foi associado a um risco relativo de 1,4 para obesidade nesse período.

As alterações neuropsicomotoras, paralisia cerebral e epilepsia, segundo relatos, parecem estar mais relaciona-das à gravidade do diabetes e suas complicações e ao peso de nascimento abaixo do percentil 10.

Stehbens et al.[32] relataram que RNMD pequenos para a idade gestacional, cujas mães apresentaram cetonúria durante a gestação, foram mais vulneráveis a danos inte-lectuais quando avaliados aos 3 e 5 anos de idade. RN que apresentaram hipoglicemia no período neonatal são mais hiperativos, impulsivos, distraídos e com baixos escores de desenvolvimento.

O desenvolvimento de diabetes futuro é a grande preocupação dos pais e dados da literatura são conflitantes. No entanto, tomando como base a população geral, uma criança tem menos de 1% de probabilidade de se tornar diabético do tipo 1. Por outro lado, se um pai ou uma mãe tem diabetes tipo 1, o risco da doença é de 5 a 10%, mas se ambos tiverem, o risco é de cerca de 20%. Quanto ao diabetes tipo 2, uma pessoa comum tem probabilidade de 12 a 18% de desenvolver a doença, porém, se um dos pais tiver a doença, o risco é de 30% e, se ambos forem doentes, o risco é de 50 a 60%.

Muitos genes estão associados com o aumento da suscetibilidade ao diabetes, outros são protetores. Sabe-se que o HLA-DQ presente no cromossomo 6 predispõe fortemente ao diabetes insulinodependente. Assim, hoje é possível avaliar o risco futuro de diabetes por determinação de marcadores ao nascimento. Isso possibilita a programação de intervenção e vigilância dessa doença.

O diabetes é uma doença crônica que deve ser considerada mesmo antes da concepção. Durante a gestação é preciso fazer o controle desde o início, com acompanhamento adequado em centros especializados e equipe multiprofissional. No RN, é importante prevenir as doenças decorrentes das complicações do DMG, assim como manter a mesma postura para as demais fases da vida.

REFERÊNCIAS

1. Silverman BL, Rizzo TA, Cho NH, Metzger BE. Long term effects of the intrauterine environment. Diabetes. 1998; 21 Suppl 2:B142-9.
2. Gillman MW, Rifas-Shiman S, Berkey CS, Field AE, Colditz GA. Maternal gestational diabetes, birth weight, and adolescent obesity. Pediatrics. 2003;111(3): e221-6.
3. American Diabetes Association. Gestational diabetes mellitus Report of the Expert Committee on the Diagnosis and Classification of Diabetes Mellitus. Diabetes Care 2004;27 Suppl 1:S88-90.
4. Brasil. Ministério da saúde. Coordenação da Investigação. Departamento de Atenção Básica as Secretaria de Políticas de Saúde. Diabetes e reorganização da atenção. Informe da Atenção Básica. 2001[Internet];2:2p. Acessado 2008 agosto 27. Disponível em http://dtr2004.saude.gov.br/dab/docs/publicacoes/informes/psin fo6.pdf
5. Szylit NA, Segre CAM, Machado MV. Diabetes and pregnancy: analysis of pregnant women submitted to fetal echocardiography during a ten year period. Einstein. 2008;6(1):42-50.
6. American Diabetes Association. Clinical practice recommendations women with diabetes. Diabetes Care. 2005;28 Suppl 1: S37-S42.
7. White P. Classification of obstetric diabetes. Am J Obstet Gynecol. 1978;130(2):228-30.
8. Pedersen J, Pedersen LM. Prognosis of the outcome of pregnancies in diabetes. A new classification. Acta Endocrinol. 1965;50(1):70-8.
9. Rudge MVC, Calderon IMP, Ramos MD, Maestá I, Sousa LMS, Peraçoli JC. Perspectiva perinatal decorrente do rígido controle pré-natal em gestações complicadas pelo diabete. RBGO. 1995; 17(1):26-32.
10. Rudge MVC, Calderon IMP, Ramos MD, Abbade JF, Rugolo LMSS. Perinatal outcome of pregnancies complicated by diabetes and by maternal daily hyperglycemia not related to diabetes – a retrospective 10-year analysis. Gynecol Obstet Invest. 2000;50(2):108-12.
11. Gabbe SG, Graves CR. Management of diabetes mellitus complicating pregnancy. Obstet Gynecol. 2003;102(4):857-68.
12. Sociedade Brasileira de Endocrinologia e Metabologia. Consenso sobre diabetes gestacional. Arq Bras Endocrinol Metab. 1999; 43(1):14-20.
13. Catalano PM, Huston L, Amini SB, Kalhan SC. Longitudinal changes in glucose metabolism during pregnancy in obese women with normal glucose tolerance and gestational diabetes. Am J Obstet Gynecol. 1999;180(4):903-16.
14. Schwartz R, Terano KA. Effects of diabetic pregnancy on the fetus and newborn. Semin Perinatol. 2000;24(2):120-35.
15. Coustan DR. Gestacional diabetes. In: Diabetes in America. 2nd ed. Baltimore: National Institutes of Health; 1995.
16. Milner RD, Hill DJ. Interaction between endocrine and paracrine peptides in prenatal growth control. Eur J Pediatr. 1987;146(2): 113-22.
17. Metzger BE, Unger RH, Freinkel N. Carbohydrate metabolism in pregnancy. XIV. Relationships between circulation glucagon, insulin, glucose and amino acids in response to a "mixed meal" in late pregnancy. Metabolism. 1997;26(2):151-6.
18. Coetzee EJ, Levitt NS. Maternal diabetes and neonatal outcome. Semin Neonatol. 2000;5(3):221-9.
19. Hadden DR. How to improve prognosis in type 1 diabetic pregnancy. Diabetes Care 1999;22 Suppl 2:B104-8.
20. Metzger BE, Coustan DR. Summary and recommendations of the Fourth International Workshop Conference on Gestational Diabetes Mellitus. Diabetes Care. 1998;21 Suppl 2:B161-7.
21. Miller E, Hare JW, Cloherty, JP, Dunn, JP, Gleason RE, Soldner JS, et al. Elevated maternal HbA1c in early pregnancy and major congenital anomalies in infants of diabetic mothers. N Engl J Med. 1981;304(22):1331-4.
22. Boulet SL, Alexander GR, Salihu HM, Pass M. Macrosomic births in the United States: determinants, outcomes, and proposed grades of risk. Am J Obstet Gynecol. 2003;188(5):1372-8.
23. Persson B, Hanson U. Neonatal morbidities in gestacional diabetes mellitus. Diabetes Care. 1998;21 Suppl 2:B79-84.
24. Lucas A, Morley R, Cole TJ. Adverse neurodevelopment outcome of moderate neonatal hypoglycemia. BMJ. 1988;297(6659):1304-8.
25. Cornblath M, Ichord R. Hypoglycemia in the neonate. Semin Perinatol. 2000;24(2):136-49.
26. Wu PYK, Modanlov H, Karelitz M. Effect of glucagons on blood glucose homeostasis in infants of diabetic mothers. Acta Paediatric Scand. 1975;64(3):441-5.
27. McGowan JE. Neonatal hypoglycemia. Pediatr Rev. 1999;20(7): e6-15.
28. Tsang RC, Chen IW, Friedman MA, Gigger M, Steichen J, Koffler H, et al. Parathyroid function in infants of diabetic mothers. J Pediatr. 1975;86(3):384-95.
29. Bibergeil H, Bodel E, Amendt P. Diabetes and pregnancy: early and late prognosis of children of diabetic mothers. In Camerini-Davalos RA, Cole HS (eds). Early diabetes in early life. New York: Academic Press; 1975.p.427-34.
30. Vohr BR, McGarvey ST, Tucker R. Effects of maternal gestational diabetes on offspring adiposity at 4 to 7 years of age. Diabetes Care. 1999;(22):1284-91.
31. Whitaker RC. Predicting preschooler obesity at birth: the role of maternal obesity in early pregnancy. Pediatrics. 2004;11(1):e29-36.
32. Stehbens JA, Baker GL, Kitchell M. Outcome et ages 1, 3 and 5 years of children born to diabetic women. Am J Obstet Gynecol. 1977; 127(4):408-13.

Problemas Endocrinológicos – Doenças da Tireoide

Conceição A. M. Segre
Rosanna Velleca Lima

A função tireoidiana materna durante a gestação é modulada por três fatores independentes, mas inter-relacionados[1-3]:

1. Aumento das concentrações de gonadotrofina coriônica (hCG) no início da gestação, acompanhado de queda das concentrações séricas do hormônio estimulante da tireoide (TSH ou tireotrofina).
2. Aumentos significativos na excreção de iodo urinário durante a gravidez, por aumento da filtração glomerular, secundária a um estado hemodinâmico acelerado, com queda nas concentrações plasmáticas de iodo e consequente aumento do *clearance* plasmático de iodo; por outro lado, há aumento da transferência placentária de iodo e iodotironinas, responsáveis por um *turnover* de iodo acelerado.
3. Aumento da globulina ligadora de tiroxina (TBG), estimulado pela elevação de estrógenos na gravidez.

Apesar dessas mudanças na função tireoidiana, uma gestação normal é considerada um estado eutireóideo. Admite-se, contudo, que a tireoide normal se encontre trabalhando "forçada" durante a gravidez e que sob a ação de fatores de "estresse tireoidiano" poderia manifestar alterações verdadeiras.

Pode-se compreender, portanto, que as doenças da tireoide sejam muito frequentes durante a gravidez e puerpério. Vários mecanismos podem estar envolvidos:

1. Aumento da produção de autoanticorpos antitireoide, de longe o mecanismo mais frequente.
2. Modificações no metabolismo hormonal tireoidiano, induzidas pela gestação.
3. Alteração puramente hormonal devido a um possível efeito estimulante do hCG sobre o receptor de TSH.
4. Para certas populações, deficiência de ingestão de iodo, agravada pelo aumento da filtração glomerular durante a gestação.

As doenças da tireoide exigem cuidados especiais nas mulheres grávidas. O manuseio dessas situações é bastante complicado, pois, de um lado, o transporte dos hormônios da tireoide pela placenta é limitado e, de outro, as drogas antitireoidianas, anticorpos maternos e iodo atravessam-na facilmente. As profundas alterações que ocorrem no sistema imunitário materno durante a gestação também afetam o desenvolvimento das doenças autoimunes da tireoide[1,2].

FUNÇÃO TIREOIDIANA FETAL

O eixo hipotálamo-hipófise-tireoide fetal se desenvolve independentemente do eixo materno, contudo, é dependente da placenta, para que haja um suprimento adequado de iodo. Esse iodo é fornecido por transferência direta do iodo plasmático materno e pela deiodização da L-tiroxina (T_4) pela placenta. Apesar de limitada, a transferência de T_4 através da placenta ocorre e é responsável por aproximadamente 30% dos níveis de T_4 séricos no sangue fetal ao termo. Essa contribuição materna é muito importante para a maturação fetal normal, particularmente no sistema nervoso central. Acredita-se que essa contribuição seja importante, na primeira metade da gestação, antes que a tireoide fetal seja capaz de produzir T_4, e na segunda metade, quando os efeitos do hormônio tireóideo estão agindo no desenvolvimento de diferentes órgãos e sistemas[4].

O hormônio liberador da tireotrofina (TRH) pode ser detectado no hipotálamo, e o TSH, na hipófise fetal a partir da 12ª semana de gestação, no momento em que a tireoide fetal começa a concentrar iodo. O nível de T_4 sérico total no feto aumenta entre a 10ª e a 30ª semanas de gestação, paralelamente a um aumento de TBG sérica. Durante a gestação, o trabalho de parto e o parto, os níveis de L-tri-iodotironina (T_3) são muito inferiores àqueles do adulto. Logo após o nascimento, ocorre aumento de TRH e TSH, seguido por elevação importante dos níveis séricos de T_3 e de aumento moderado nos níveis de T_4. Esta elevação de T_3 decorre parcialmente por secreção da tireoide, mas também pela transformação de T_4 em T_3, o que ocorre principalmente no tecido adiposo marrom e teria por finalidade melhorar a adaptação térmica do RN. Depois de alguns dias, os níveis de TSH já são semelhantes aos dos adultos e os níveis de T_4 e T_3 caem aos níveis normais dos adultos por volta da 4ª-6ª semanas de vida.

Os níveis de TSH, T_4 e T_3 são mensuráveis no líquido amniótico e parecem estar mais correlacionados aos níveis séricos fetais e não tanto aos maternos. O feto pode absorver hormônios tireóideos do líquido amniótico. Assim, injeção de T_4 no líquido amniótico já foi utilizada, com sucesso, para o tratamento de bócio fetal e hipotireoidismo[4].

No quadro 3.21 acham-se os valores normais de testes de função tireoidiana na criança[5].

Quadro 3.21 – Valores normais de testes de função tireoidiana na criança[5].

Idade	T_4 livre (ng/dL)	T_4 (mg/dL)	T_3 (ng/dL)	TSH (mU/L)
Funículo	0,9-2,2	7,4-13,0	15-75	1,0-17,4
1-3 dias	2,2-5,3	11,8-22,6	32-216	1,0-38,9
1-2 sem	1,6 -3,8	9,8-16,6	–	1,7-9,1
2sem-4m	0,9-2,2	7,0-15,0	120-240	1,7-9,1
4-12m	0,7-1,9	7,8-16,5	110-280	0,7-6,4
1-5a	0,8-2,3	7,3-15,0	105-269	0,7-6,4
5-10a	0,7-2,1	6,4-13,3	94-241	0,7-6,4
10-16a	0,6-2,0	5,6-11,7	83-213	0,7-6,4

sem = semanas; m = meses; a = anos.

HIPERTIREOIDISMO NA GESTANTE E NO FETO

O hipertireoidismo ocorre em 0,05 a 3% das gestações[2]. Muitas vezes, o diagnóstico dessa afecção não é feito, porque é difícil distingui-la do estado "hipermetabólico" da gestação, principalmente no segundo e terceiro trimestres. Alguns sinais encontrados na tireotoxicose e raramente presentes na gestação normal ajudam a estabelecer o diagnóstico, como, por exemplo, perda de peso, onicólise e frequência cardíaca superior a 100 batimentos/minuto, que não responde à manobra de Valsalva.

Etiologia

Noventa a 95% dos casos de hipertireoidismo nas gestantes ocorrem por doença de Graves, que pode ser diagnosticada na presença de bócio e oftalmopatia. A doença é uma afecção autoimune, mediada por anticorpos que se ligam ao receptor de TSH (TRAb) e ativam as células foliculares da tireoide. Durante a gestação, os mesmos mecanismos que suprimem a resposta imunitária materna para evitar a rejeição fetal podem melhorar o curso da doença no segundo trimestre da gestação[6].

Quadro clínico

Mãe, feto e recém-nascido (RN) acham-se sujeitos a complicações no caso de doença de Graves não tratada. Os TRAb, no caso anticorpos estimulantes de receptores de TSH (TSI), atravessam a placenta e podem provocar hipertireoidismo fetal e neonatal. É interessante notar que essa passagem continua mesmo após cirurgia ou irradiação da glândula. Aproximadamente 1% a 5% das crianças nascidas de mães com doença de Graves apresentam hipertireoidismo.

O controle da disfunção tireoidiana fetal requer a normalização dos níveis séricos maternos de T_4, bem como monitorização rigorosa das drogas utilizadas no seu tratamento, para se evitar um potencial efeito bociógeno e o hipotireoidismo no feto. Em alguns casos, faz-se necessária até mesmo a terapia fetal, seja direta, seja indireta. A tireotoxicose fetal é sugerida por uma frequência cardíaca acima de 160 batimentos/minuto, presença de bócio verificada pelo ultrassom, atraso de crescimento, idade óssea avançada, hidropisia não imune e craniossinostose. Há evidências de que o hipertireoidismo fetal leva a uma aceleração na maturidade cerebral, provocando desorganização no seu desenvolvimento, podendo resultar em retardo mental. Mitsuda et al.[7] verificaram que a duração da doença de Graves ou da tireotoxicose materna (doença com duração maior que 10 anos, ou cujo início de deu com idade menor que 20 anos) e níveis de TRAb por ocasião do parto superiores a 30% estão associados ao nascimento de crianças pequenas para a idade gestacional.

Ocasionalmente, a tireotoxicose fetal pode resultar em óbito. No exame anatomopatológico são encontradas características de hipertensão pulmonar, visceromegalia, adenopatia, diminuição do tecido celular subcutâneo e tireomegalia.

A cordocentese pode ser empregada para confirmar o diagnóstico e controlar a terapêutica, mas não é um procedimento desprovido de riscos. A ultrassonografia indicará alterações no tamanho da tireoide fetal.

Em gestantes não tratadas, verificaram-se aumento da ocorrência de pré-eclâmpsia, insuficiência cardíaca, crises tireotóxicas, abortamento, parto prematuro, baixo peso ao nascer, restrição do crescimento intrauterino e mortalidade perinatal[2,3].

Tratamento

Em relação ao tratamento materno, o concurso do endocrinologista é indispensável, pois o seguimento dessas pacientes é complexo e deve ser bastante rigoroso, uma vez que se pretende, de um lado, o controle da tireotoxicose materna e, de outro, não somente tratar o feto, mas também evitar o hipertireoidismo fetal e neonatal. Recomenda-se que os níveis de tiroxina livre fiquem um terço acima dos níveis considerados normais[3]. As tionamidas usadas no tratamento (propiltiouracil ou metilmazol) parecem não ser teratogênicas e, embora tenham sido relatados casos de aplasia da cútis, atresia de coanas e de esôfago com o uso de metimazol, os estudos ainda são controversos[2,3]. O propiltiouracil é potencialmente lesivo ao fígado (1 caso/10.000 adultos), de modo que é recomendado que seu uso seja restrito ao primeiro trimestre de gestação, sendo depois substituído pelo metimazol. Não foram encontradas diferenças no hormônio tireóideo e no TSH dosados no funículo umbilical de RN cujas mães receberam metimazol ou propiltiouracil[2].

Os betabloqueadores e o iodo podem ser utilizados por curtos períodos, enquanto os glicocorticoides devem ser evitados. A cirurgia estará reservada àqueles casos de extrema gravidade ou quando a gestante não adere à terapia. O iodo radiativo está contraindicado, principalmente depois da 12ª. semana de gestação[3].

Quanto ao aleitamento materno, não há contraindicação para as mães que tomam tionamidas[2,3,8].

HIPERTIREOIDISMO NEONATAL

O hipertireoidismo neonatal é raro, ocorrendo em 5% dos RN de mães com doença de Graves, ou 1:25.000 RN da população geral[2,3]. É consequente à passagem transplacentária dos TRAb. O quadro clínico é variável, afeta igualmente meninos e meninas, que podem apresentar desde um estado de eutireoidismo, até hiper ou hipotireoidismo. Além dos aspectos anteriormente assinalados, o RN pode apresentar bócio, hipercinesia, diarreia, ganho de peso insuficiente, vômitos, oftalmopatia, insuficiência cardíaca e arritmias, hipertensão pulmonar e sistêmica, hepatoesplenomegalia, icterícia, hipertermia, hiperviscosidade e trombocitopenia[9-11].

Por se tratar de afecção consequente à passagem de anticorpos maternos, uma vez que esses sejam eliminados, a doença desaparece. Comumente, a remissão se dá ao redor da 2-4 meses de vida, e com 48 semanas praticamente desapareceu em todos os casos[12]. Quando persiste, o que é muito raro, devem ser pesquisadas mutações no receptor de TSH.

Uma situação única é a que foi descrita por Matsuura et al.[13] e que diz respeito ao encontro de hipotiroxinemia em RN de mães com doença de Graves. A explicação por eles aventada foi a de que houvesse supressão do eixo pituitária-tireoide pela passagem de T$_4$ materno para o feto no último trimestre da gestação.

Diagnóstico

Um exame físico cuidadoso pode revelar a presença de sinais de hipertireoidismo. Os níveis de T$_4$, TSH e TRAb devem ser dosados em sangue de funículo, por traduzirem o ambiente intrauterino e repetidos no 2º dia de vida. Segundo Skuza et al.[9] os valores de TRAb podem ser preditivos da evolução do RN: valores inferiores a 15% indicam que o RN permanecerá eutiréideo e valores acima de 25% se associam ao desenvolvimento de hipertireoidismo neonatal.

Os exames de laboratório revelam aumento de T$_4$ livre (ou de T$_4$ total) no soro e concentração de TSH suprimida, confirmando a suspeita clínica[12].

Tratamento

O tratamento pode ser feito à semelhança do adulto, com tionamidas, betabloqueadores ou iodo. Em casos mais graves, digitálicos e sedativos poderão ser úteis[12,14]. As tionamidas podem ser usadas da seguinte forma:

1. propiltiouracil – 5-10mg/kg/dia, dividir em 3 tomadas, com 8 horas de intervalo;
2. metilmazol e carbimazol – 0,5-1mg/kg/dia, dividir em 3 tomadas, com 8 horas de intervalo.

O propranolol é utilizado:

1. por via venosa, nas doses de 0,02-0,10mg/kg, para administrar em 20 minutos;
2. por via oral nas doses de 1-3,5 mg/kg, divididas em 3 tomadas, para controlar a taquicardia[3].

Se houver cianose, disfunção hepática ou renal, as doses devem ser diminuídas.

O iodo, utilizado sob a forma de solução de lugol, pode ser empregado por via oral, na dose de 1 gota 3 vezes ao dia, sua interrupção vai depender da evolução da criança[3,12]. O tratamento com iodo não causa supressão da atividade da tireoide do RN, o que é possível com o uso das tionamidas.

A prednisona pode ser usada na dose de 1-2mg/kg/dia, em casos graves[3,12].

A digoxina pode ser utilizada da seguinte forma, por via oral:

1. dose de ataque – 20-30mg/kg, dividida em 3 tomadas;
2. manutenção – 3-5mg/kg, a cada 12 horas.

Diminuir as doses em casos de disfunção renal ou hepática.

A mortalidade nos casos não tratados é elevada, em torno de 15%[3].

HIPOTIREOIDISMO NA GESTAÇÃO

Considerando-se o hipotireoidismo de maneira global, a deficiência de iodo associada ao bócio é a causa mais comum de hipotireoidismo. Admite-se que atualmente haja, no mundo, 400 milhões de pessoas com hipotireoidismo consequente à deficiência de iodo na dieta.

A prevalência do hipotireoidismo na gestação é de 3:1.000 nascimentos. Seu diagnóstico é dificultado pelo relativo estado "hipermetabólico" provocado pela gravidez[3,15]. As gestantes com hipotireoidismo correm maior risco de pré-eclâmpsia, descolamento prematuro de placenta, e seus fetos de aumento de natimortalidade e restrição do crescimento intrauterino. Na mulher hipotireóidea, pode, ainda, ocorrer infertilidade e aborto[3].

A doença tem início insidioso, as pacientes apresentam dificuldade de ganho de peso, letargia, intolerância ao frio, câimbras, obstipação intestinal, voz rouca, perda de cabelo, unhas quebradiças, pele seca e rebaixamento da frequência cardíaca.

Etiologia

A tireoidite de Hashimoto, uma desordem autoimune, é a principal causa de hipotireoidismo durante a gestação. Nesses casos, o bócio está constantemente presente[3]. Aproximadamente 75-80% dos casos de tireoidite de Hashimoto, porém, são eutireóideos.

O hipotireoidismo pode ser secundário ao tratamento da doença de Graves, quer por irradiação, quer por cirurgia. O hipotireoidismo também pode aparecer como consequência de outras formas de tireoidite, incluindo a tireoidite supurativa e a subaguda. O uso de drogas, como o lítio, também pode provocar hipotireoidismo. A amiodarona pode diminuir a conversão de T_4 em T_3. O hidróxido de alumínio e o sulfato ferroso podem interferir com a absorção intestinal de tiroxina[3].

A dificiência de iodo é causa comum e importante em zonas de bócio endêmico. O eixo hipotálamo-hipófise responde à deficiência de iodo aumentando a secreção de TSH, responsável pela formação de bócio e nódulos. Esse bócio geralmente cresce durante a gestação.

Diagnóstico

A história e o exame clínico já podem revelar os sintomas e sinais sugestivos da afecção. Os níveis de TSH acham-se elevados, enquanto os de T_4 livre se encontram diminuídos. Nos casos de hipotireoidismo subclínico, os níveis de T_4 livre são normais, na vigência de TSH elevado. Essa condição é particularmente prevalente em gestantes e acha-se associada, frequentemente, à produção de anticorpos antitireoide[16].

Tratamento

No caso do hipertireoidismo, a presença do endocrinologista no acompanhamento das gestantes é imprescindível.

A hipotiroxinemia deve ser evitada durante a gestação, pois pode ter consequências para o feto e o RN. Smit et al.[17], em estudo prospectivo em gestantes com doenças da tireóide, verificaram que houve associação entre um índice de desenvolvimento mental inferior durante o primeiro ano de vida e hipotireoidismo materno na primeira metade da gestação.

Em zonas de bócio endêmico, a adição de iodeto de potássio ao sal de cozinha pode resolver o problema.

Tão logo seja feito o diagnóstico, a levotiroxina deve ser iniciada, em doses que devem ser ajustadas periodicamente até que o TSH volte a níveis < 2,6mU/L. A manutenção de níveis de TSH < 3mU/L é aceitável no segundo e terceiro trimestres. Após o parto, a terapêutica pode ser reduzida[18].

Prevenção

O hipotireoidismo, declarado ou subclínico, pode ter um efeito adverso no curso da gestação e no desenvolvimento fetal. Assim, o hipotireoidismo deve ser investigado antes mesmo da concepção. O TSH deve ser medido em todas a mulheres com história da doença da tireoide, tireoidite pós-parto, com sinais ou sintomas de doença da tireoide (anemia, colesterol aumentado, hiponatremia), diabetes tipo 1 e outras doenças autoimunes, infertilidade, irradiação prévia do pescoço, ou história de abortos e partos prematuros. Deve, portanto, ser corrigido antes do início da gestação com tiroxina suficiente para atingir níveis de TSH < 2,6mU/L antes da concepção[18].

HIPOTIREOIDISMO CONGÊNITO

O hipotireoidismo congênito permanece como uma das causas mais comuns, porém preveníveis, de retardo mental. O hipotireoidismo primário atinge mais meninas que meninos, na proporção de 2:1. Em países em que a oferta de iodo é suficiente, cerca de 80 a 85% dos casos são resultantes de disgenesia gonadal, enquanto 10 a 15% resultam de erros inatos da síntese tireoidiana, ou disormonogênese (que são na sua maioria de herança autossômica recessiva). Os outros casos eventualmente restantes são provenientes de passagem de anticorpos maternos. O chamado hipotireoidismo secundário ou central é muito raro e deriva de alterações hipofisárias, como no pan-hipopituitarismo[19].

A maioria dos RN portadores de hipotireoidismo congênito não apresenta sintomas clínicos específicos. No entanto, a urgência de se estabelecer o diagnóstico precoce provém da relação inversamente proporcional entre a idade de início do tratamento e o desenvolvimento neuropsicomotor. Desse modo, programas de rastreamento neonatal iniciaram-se na década de 1970 e revelaram-se bem-sucedidos no diagnóstico precoce de hipotireoidismo congênito. A triagem neonatal é fundamental para a identificação precoce dos casos[3,19]. Apesar disso, raros casos, com comprometimento mais acentuado, apresentam redução do quociente intelectual, embora tenham sido tratados precocemente.

Etiologia e prevalência

O hipotireoidismo congênito ocorre de 1:3.000 a 1:4.000 nascimentos[16,19]. Várias podem ser as causas do hipotireoidismo congênito.

Disgenesia e disormonogênese

Nos Estados Unidos, a causa mais comum de hipotireoidismo congênito é a disgenesia tireoidiana, sendo que a ectopia da glândula é mais frequente do que a aplasia ou hipoplasia. Sua patogênese não é, ainda hoje, completamente conhecida. Em alguns casos, foram identificadas mutações em fatores de transcrição, conhecidos como TTF-1, TTF-2 e PAX 8, e ainda de um gene receptor de TSH, que desempenham papel importante na morfogênese da tireoide e sua diferenciação. Esses fatores ligam-se aos promotores da tireoglobulina e à tireoidoperoxidase (TPO), influenciando ainda na produção hormonal[20].

A etiologia hereditária, ou disormonogênese, pode ser causada por mutações genéticas em qualquer dos passos da via da biossíntese e secreção do hormônio. Tais defeitos são de transmissão autossômica recessiva, em sua grande maioria. O mais comum deles envolve um defeito na atividade da TPO, resultando em comprometimento da oxidação do iodo e sua organificação[20].

Hipotireoidismo transitório

A prevalência do hipotireoidismo congênito transitório é muito variável. Assim, na Europa é de 1:100, enquanto nos Estados Unidos é de 1:50:000. Essas diferenças podem ocorrer por diferenças nos critérios diagnósticos, bem como diferenças genéticas, ambientais ou étnicas. Pode ser devido a inúmeros fatores, tais como deficiência ou excesso de iodo, passagem transplacentária de anticorpos bloqueadores do receptor de TSH (TRABAb), uso de drogas antitireoidianas pela mãe, mutações genéticas, prematuridade, hipertireoidismo materno não tratado e na presença de hemangiomas hepáticos[21].

O hipotireoidismo mediado por ação de anticorpos maternos (TRBAb) produzidos por mães com doenças autoimunes da tireoide é condição relativamente rara. Esse anticorpo atravessa a placenta e bloqueia receptores de TSH inibindo a tireoide fetal de se desenvolver e funcionar.

O distúrbio fetal é transitório e, em geral, resolve-se em 3 a 6 meses depois do nascimento, conforme os anticorpos maternos sejam eliminados[21].

A exposição do feto a elevados níveis de iodo pode levar, também, a hipotireoidismo transitório. Pode ser encontrada em RN cujas mães recebem amiodarona e também ocorrer como resultado do uso de desinfetantes contendo iodo, prática largamente utilizada por obstetras para desinfecção da pele durante o parto, ou para aplicação vaginal, ou ainda pela ingestão pela mãe de xaropes de iodeto de potássio, usados como expectorantes, ou consequente ao uso de contraste iodado para amniofetografia[21].

Estudo de Weber et al.[22] mostrou que mais da metade dos casos por eles avaliados teve como origem a exposição ao iodo. O uso de produtos iodados nos berçários, para desinfecção do coto umbilical, também pode levar a hipotireoidismo transitório. Os RN pré-termo são ainda mais suscetíveis a essa sobrecarga e podem ter sua função tireoidiana comprometida. Essa condição pode ser prevenida por algumas medidas como:

1. evitar a desinfecção pelo iodo em clínica obstétrica e unidades neonatais. Usar a clororexedina como desinfetante;
2. informar às gestantes dos efeitos adversos do iodo como desinfetante ou em outros produtos e medicamentes;
3. usar cateter radiopaco para cateterização venosa;
4. monitorizar a função tireoidiana quando não for possível evitar o uso do iodo.

Essas medidas, em geral, são suficientes para diminuir a reconvocação após os testes de triagem cujo resultado é anormal.

Embora algumas dessas condições não necessitem de tratamento, outras, como é o caso da presença de TRBAb, drogas antitireoidianas, deficiência ou excesso de iodo, necessitam de tratamento prolongado, por meses até anos. Recomenda-se que as crianças sejam seguidas até os 3 anos de idade, quando então poderá ser excluído ou confirmado o diagnóstico de hipotireoidismo[21].

HIPOTIREOIDISMO HIPOFISÁRIO

Uma causa muito rara é o hipotireoidismo de origem pituitária. Os testes de triagem que apenas se baseiam na elevação do TSH não detectam essa anomalia. Essas crianças mostram outras deficiências hipofisárias, como hipoglicemia, micropênis e testículos não descidos.

No quadro 3.22 podem ser observadas, de maneira sumária, as causas e a prevalência do hipotireoidismo congênito[23].

Há que se considerar, ainda, a existência de variações étnicas, sendo a prevalência menor na raça negra (um terço dos casos encontrados entre brancos) e maior entre hispânicos, chineses, vietnamitas, filipinos, havaianos e indianos asiáticos, segundo estudos de Waller et al.[24]. Ainda é necessário assinalar a maior frequência na síndrome de Down: 1/140 casos[3,16,25].

Quadro 3.22 – Causas e prevalência de hipotireoidismo congênito/ RN vivos[23].

Disgenesia tireoidiana (ectopia, aplasia, hipoplasia)	1:4.500
Erros inatos de síntese de tiroxina (disormonogênese)	1:30.000
Hipotireoidismo por passagem de anticorpos maternos	1:25.000
Hipotireoidismo hipofisário	1:25.000-1:100.000

Quadro clínico

O hipotireoidismo congênito não apresenta um quadro clínico muito definido no período neonatal: 95% são assintomáticos, o que pode ser explicado pelo fato de que o RN pode ter algum tecido tireóideo funcionante, associado à passagem transplacentária da tiroxina materna[24,25]. O RN pode ser grande para a idade gestacional, apresentar letargia, hipotonia, icterícia prolongada, hipotermia transitória, fontanelas anterior e posterior aumentadas, edema periorbital, dificuldades de alimentação ou desconforto respiratório com a alimentação[12]. O facies mixedematoso, a macroglossia e a hérnia umbilical não se encontram ao nascimento. Sem a interferência terapêutica, esses sinais se tornarão evidentes a partir da 6ª semana de vida, aos quais se associam choro rouco, obstipação intestinal e atraso de desenvolvimento[3,11,25]. A perda auditiva ocorre em 20% dos casos de hipotireoidismo congênito.

O hipotireoidismo congênito está associado a risco aumentado de malformações congênitas, com prevalência de até 8,4%. A maioria dessas malformações é cardíaca, além de outras que incluem palato fendido, anomalias neurológicas e geniturinárias[26].

Diagnóstico

Em países que fazem a triagem neonatal para hipotireoidismo congênito, o diagnóstico é feito pelo teste de triagem. Contudo, somente 25% da população mundial é submetida a esses testes[21].

A maioria dos programas de rastreamento dosa o T_4 total e o TSH total. Uma vez com o rastreamento positivo (T_4 total < 6µg/dL e TSH total > 20mU/mL), deve-se proceder à confirmação laboratorial, por meio das dosagens de T_4 livre, TSH e tireoglobulina (TG). A dosagem de TG pode permitir a distinção entre aplasia e hipoplasia, porque no primeiro caso essa proteína apresenta níveis muito baixos. Valores séricos elevados de TSH representam o teste mais sensível e específico para confirmar o diagnóstico de hipotireoidismo primário[19].

É preciso lembrar que, nas primeiras 24-48 horas, o RN apresenta elevação fisiológica de TSH, de modo que os testes de triagem devem ser realizados depois de 48 horas de vida, para evitar a ocorrência de falso-positivos, e até 4 dias de vida[3,11,12,16,26]. Valores iniciais > 50mU/mL são indicativos de hipotireoidismo permanente[24].

Se for necessário fazer investigação adicional, procede-se ao mapeamento e captação com ^{123}I ou ^{99m}Tc, pela sua baixa carga de radiação[24].

RN de mães com tireoidite autoimune têm níveis elevados de autoanticorpo antirreceptor de TSH e, se isso ocorrer, o clínico pode prever que o hipotireoidismo será temporário e de duração média de 3 a 6 meses. Esses anticorpos podem ser medidos como imunoglobulinas inibidoras da ligação do TSH ou como anticorpos bloqueadores de TSH.

Dosagem do iodo urinário pode servir de guia na suspeita de exposição excessiva do iodo ou em áreas de bócio endêmico. Se houver exposição excessiva ao iodo, trata-se o hipotireoidismo por alguns meses, retirando a fonte do excesso do íon e reavaliando-se novamente[21].

Tratamento

O objetivo é elevar o T_4 ao normal o mais rápido possível para manter o crescimento e o desenvolvimento normais. Não existe ainda apresentação líquida aprovada pelo FDA. No Brasil, farmácias de manipulação idôneas permitem formulações em gotas que facilitam muito o manuseio clínico desses RN. Há dependência crucial do hormônio tireoidiano na criança até 2/3 anos. A Academia Americana de Pediatria recomenda o seguinte esquema de monitorização[19]:

Dosar T_4, ou T_4 livre, ou TSH:

1. com 2 e 4 semanas após o início do tratamento com levotiroxina;
2. a cada 1 ou 2 meses nos primeiros 6 meses de vida;
3. a cada 3 ou 4 meses entre 6 meses e 3 anos de idade;
4. a cada 6-12 meses dos 3 anos de idade até o final do crescimento;
5. em intervalos mais frequentes se a aderência ao tratamento for questionável, se valores anormais são obtidos, ou a dose e/ou a fonte do medicamento forem alterados; dosagens de T_4 livre ou TSH devem ser repetidas 4 semanas depois de qualquer alteração na dosagem de levotiroxina.

No quadro 3.23 podem-se ver as doses recomendadas de T_4 de acordo com a idade[5].

É importante evitar superdosagem que pode associar-se a desordens de atenção e comportamento e craniossinostose.

Recente diretriz do Departamento de Tireoide da Sociedade Brasileira de Endocrinologia e Metabolismo recomenda que o tratamento deve ser iniciado antes da 2ª semana de vida[27].

Quadro 3.23 – Doses recomendadas de T_4/idade[5].

Idade	T_4 (µg/kg/dia)
0-3 meses	10-15
3-12 meses	6-10
1-3 anos	4-6
3-10 anos	3-5
10-16 anos	2-4

Avaliação da permanência do hipotireoidismo[19]:

1. se o mapeamento da tireoide evidenciar glândula ectópica ou ausente, significa que o hipotireoidismo é permanente;
2. se a dosagem inicial de TSH < 50mU/L e não houver aumento do TSH depois do período neonatal, tentar suspender a medicação aos 3 anos de idade;
3. se o TSH aumentar na ausência da medicação, considerar hipotireoidismo permanente.

FUNÇÃO TIREOIDIANA NO RN PRÉ-TERMO

Existe T_4 detectável a partir de 12 semanas de gestação que se eleva de 2 até 10mg/dL ao termo. T_3 eleva-se de 6-45mg/dL até o termo e TSH de 4mU/L a 8mU/L no mesmo período. Qualquer detecção de T_4 fetal antes da 12ª semana de gestação é provavelmente de origem materna. No RN pré-termo, a concentração de T_4 é proporcional à idade gestacional e ao peso de nascimento.

No quadro 3.24 podem ser observados os níveis de T_4 em função do peso do RN[22].

No quadro 3.25 podem ser vistos os níveis de T_4 total e TSH por idade gestacional.

A função tireoidiana pós-natal no pré-termo comporta-se de modo semelhante à do RN a termo, mas é quantitativamente inferior, assim, verifica-se a elevação do TSH nas primeiras horas, mas com seu valor reduzido. Os RN pré-termo, em geral, estão sujeitos a complicações respiratórias e metabólicas associadas a doenças não tireoidianas, além das disfunções hepática e nutricional, o que leva à diminuição da síntese TBG e à redução T_4 e T_3. O nível de T_4 livre é menos afetado por essas variações. De tal modo que, após as primeiras 4 a 6 semanas, os níveis dos hormônios tireoidianos do pré-termo se assemelham aos níveis no RN a termo.

Quadro 3.24 – Níveis de T_4 e peso do RN[22].

Peso (g)	T4 (µg/dL)
< 1.000	5,6 ± 3,0
1.000-1.500	7,7 ± 2,7
1.500-2.000	9,6 ± 2,7
2.000-2.500	11,2 ± 2,4
> 2.500	12,0 ± 2,0

Quadro 3.25 – Níveis de T_4 total e TSH, segundo idade gestacional, na primeira semana de vida[16].

Idade em semanas	T4 total (µg/dL)	TSH (mU/mL)
28-30	6,6 ± 2,4	5,5 ± 2,6
31-33	7,6 ± 1,9	4,4 ± 3,6
34-36	9,1 ± 2,8	3,8 ± 2,6
> 37	10,1 ± 1,8	3,3 ± 1,5

Função tireoidiana no pré-termo e rastreamento neonatal

RN pré-termo têm maior probabilidade de apresentar anormalidades nos testes de rastreamento neonatal para hipotireoidismo. A ocorrência de níveis de TSH > 40mU/L é inversamente proporcional ao peso de nascimento. Por outro lado, uma vez retestados, esses índices se normalizam, configurando um hipotireoidismo neonatal transitório, que é cerca de 8 vezes mais frequente no pré-termo. Habitualmente, o RN pré-termo apresenta T_4 baixo, elevação de TSH retardada e hipotireoidismo primário, configurando imaturidade do eixo hipotálamo-pituitária-tireoide[16].

Função tireoidiana em pré-termo versus desenvolvimento neuropsicomotor

Não existe consenso na literatura sobre o efeito dos baixos níveis de hormônios tireoidianos no pré-termo. Seriam esses níveis baixos a tradução de imaturidade transitória do eixo hipotálamo-pituitário-tireoide? De qualquer forma, pareceria clinicamente prudente tratar esses RN até que o eixo se normalize, tomando cuidado para manter os níveis hormonais dentro de níveis fisiológicos. Se a opção for pelo tratamento, a dose mais adequada parece ser 8µg/kg/dia de levotiroxina. No entanto, revisões Cochrane feitas por Osborn, e Osborn e Hunt[28-30] não fornecem dados que apoiem o uso rotineiro de hormônio tireóideo em RN pré-termo, por não reduzir a mortalidade, nem melhorar o desenvolvimento neurológico ou diminuir a gravidade do desconforto respiratório.

REFERÊNCIAS

1. Seely LB, Burrow GN. Thyroid disease and pregnancy. In: Creasy RK, Resnik R (eds). Maternal-fetal medicine. 4th. Ed. Philadelphia: WB Saunders Company; 1999.p.996-1014.
2. Azizi F1, Amouzegar A. Management of hyperthyroidism during pregnancy and lactation. Eur J Endocrinol. 2011;164(6):871-6.
3. Belfort MB, Brown RS. Thyroid disorders. In: Cloherty JP, Eichenwald EC, Hansen AR, Stark AR (eds). Manual of neonatal Care. 7th. ed. Philadelphia: Wolters Kluver/Lippincott Williams & Wilkins; 2012.p.24-38.
4. Fisher DA. Fetal thyroid function: diagnosis and management of fetal thyroid disorders. Clin Obstet Gynecol. 1997;40(1):16-31.
5. LaFranchi SH. Recent developments in pediatric thyroidology. Thyr Today. 1998;21(1):1-13.
6. Zimmerman D. Fetal and neonatal hyperthyroidism. Thyroid. 1999; 9(7):727-33.
7. Mitsuda N, Tamaki H, Amino N, Hosono T, Miyai K, Tanizawa O. Risk factors for developmental disorders in infants born to women with Graves disease. Obstet Gynecol. 1992;80(3 Pt 1):359-64.
8. Momotan N, Yamashita R, Makino F, Noh JY, Ishikawa N, Ito K. Thyroid function in wholly breast-feeding infants whose mothers take high doses of propylthiouracil. Clin Endocrinol. 2000;53(2):177-81.
9. Skuza KA, Sills IN, Stene M, Rapaport R. Prediction of neonatal hyperthyroidism in infants born to mothers with Graves disease. J Pediatr. 1996;128(2):264-8.

10. Krude H, Biebermann H, Krohn HP, Dralle H, Gruters A. Congenital hyperthytoidism. Exp Clin Endocrinol. Diabetes. 1997; 105 Suppl 4:6-11. Review.

11. Polak M. Hyperthyroidism in early infancy: pathogenesis, clinical features and diagnosis with focus on neonatal hyperthyroidism. Thyroid. 1998;8(12):1171-7.

12. Srinivasan G. Thyroid disorders. In: Gomella TL, Cunningham MD, Eyal FG. (eds). Neonatology. Management, procedures, on-call problems, diseases and drugs. 6th ed. New York: Lange Medical Books/McGraw-Hill; 2009.p.699-704.

13. Matsuura N, Harada S, Ohyama Y, Shibayama K, Fukushi M, Ishikawa N, et al. The mechanisms of transient hypothyroxinemia in infants born to mothers with Graves' disease. Pediatr Res. 1997; 42(2):214-8.

14. Maragliano G, Zuppa AA, Florio MG, Scapillati ME, Girlando P, Crescimbini B, et al. Efficacy of oral iodide therapy on neonatal hyperthyroidism caused by maternal Graves' disease. Fetal Diagn Ther. 2000;15(2):122-6.

15. Maciel LM, Magalhães PK. Tireóide e gravidez. Arq Bras Endocrinol Metabol. 2008;52(7):1084-95.

16. Polk DH, Fisher DA. Thyroid disorders. In: Spitzer AR (ed). Intensive care of the fetus and neonate. St. Louis: Mosby; 1996.p.958-69.

17. Smit BJ, Kok JH, Vulsma T, Briet JM, Boer K, Wiersinga WM. Neurologic development of the newborn and young child in relation to maternal thyroid function. Acta Paediatr. 2000; 89(3):291-5.

18. Glendenning P. Management of thyroid dysfunction during pregnancy and postpartum: an Endocrine Society Clinical Practice Guideline. Clin Biochem Rev. 2008;29(2):83-5.

19. American Academy of Pediatrics. Update of newborn screening and therapy for congenital hypothyroidism. Pediatrics. 2006; 117(6):2290-303.

20. Hashemipour M, Silva Hovsepian S, Kelishadi R. High prevalence of congenital hypothyroidism in Isfahan: Do familial components have a role? Adv Biomed Res. 2012;1: 37.

21. Rastogi MV, LaFranchi SH. Congenital hypothyroidism. Orphanet J Rare Dis. 2010;5:17.

22. Weber G, Vigone MC, Rapa A, Bona G, Chiumello GG. Neonatal transient hypothyroidism: aetiological study. Arch Dis Child Fetal Neonatal Ed. 1998;79(1):F70-2.

23. LaFranchi SH. Congenital hypothyroidism: etiologies, diagnosis, and management. Thyroid. 1999;9(7):735-40.

24. Waller DK, Anderson JL, Lorey F, Cunningham GC. Risk factors for congenital hypothyroidism: an investigation of infant's birth weight, ethnicity, and gender in California, 1990-1998. Teratology. 2000;62(1):36-41.

25. Rose SR. Thyroid disorders. In Martin RJ, Fanaroff AA, Walsh MC. Fanaroff & Martin's Neonatal-Perinatal Medicine. 9th ed. St. Louis: Elsevier; 2011.p.1556-85.

26. Büyükgebiz A. Newborn screening for congenital hypothyroidism. J Clin Res Pediatr Endocrinol. 2013;5 Suppl 1:8-12.

27. Maciel LMZ, Kimura ET, Nogueira CR, Mazeto GMS, Magalhães PK, Nascimento ML, et al. Congenital hypothyroidism: recommendations of the Thyroid Department of the Brazilian Society of Endocrinology and Metabolism. Arq Bras End. 2013;57(3):184-92.

28. Osborn DA. Thyroid hormone for preventing of neurodevelopmental impairment in preterm infants. Cochrane Database Syst Rev. 2000; (2):CD001070. Review.

29. Osborn DA. Thyroid hormones for preventing neurodevelopmental impairment in preterm infants. Cochrane Database Syst Rev. 2001;(4):CD001070. Review

30. Osborn DA, Hunt RW. Prophylactic postnatal thyroid hormones for prevention of morbidity and mortality in preterm infants. Cochrane Database Syst Rev. 2007;(1):CD005948. Review

Cardiotocografia Anteparto e Sofrimento Fetal

Corintio Mariani Neto

A cardiotocografia anteparto (CTGA) baseia-se na análise da frequência cardíaca fetal, para a detecção oportuna da hipóxia fetal. É propedêutica de relativo baixo custo, fácil execução, resultados imediatos e praticada a partir da viabilidade fetal, em torno de 26 a 28 semanas de gestação. Apresenta elevada confiabilidade, com especificidade acima de 80% e valor preditivo negativo em torno de 90%, segundo Mariani Neto, em 1999[1].

Em relação à oxigenação fetal, é importante deixar claro o significado correto de alguns conceitos, pois seu uso inadequado pode dificultar a compreensão exata de quando o feto realmente está sofrendo. Por exemplo, *hipoxemia* significa queda da pO_2 sanguínea; *hipóxia*, queda da pO_2 tecidual; *acidemia*, queda do pH sanguíneo; e *acidose*, queda do pH tecidual. Entende-se por asfixia a associação de hipóxia e acidose metabólica fetais.

O sofrimento fetal é, portanto, o conjunto de manifestações clínicas decorrentes da hipóxia e/ou acidose fetais[2]. Assim, o sofrimento fetal crônico está relacionado à hipóxia manifesta durante a gestação e o sofrimento agudo decorre da hipóxia intraparto.

Um feto em hipoxemia não significa necessariamente um feto em hipóxia, isto é, em sofrimento. Dependendo do fator desencadeante, da sua intensidade, da idade gestacional e dos mecanismos compensatórios (como, por exemplo, a redistribuição circulatória ou centralização), é possível que a hipoxemia não traga repercussão danosa ao concepto. Por outro lado, quanto mais intensa e prolongada, a falta de oxigênio costuma levar à hipóxia e acidose e, consequentemente, ao sofrimento fetal.

É bom lembrar que a própria hipóxia fetal não é uma situação única, pois a acidose que a acompanha, inicialmente, é do tipo respiratório (hipercapnia), depois mista e, finalmente, predomina a acidose metabólica. Só esta última é que pode ser responsabilizada por eventual morte fetal ou sequela neonatal.

Mesmo assim, certas expressões inadequadas persistem na literatura, como "sofrimento fetal crônico compensado", pois o que o feto compensa é a hipoxemia e, como já se apontou, o sofrimento está relacionado à hipóxia. Outra expressão imprópria de uso comum é "centralização normoxêmica" (para haver centralização é preciso haver hipoxemia, portanto a expressão correta seria centralização normóxica).

Ainda sobre a polêmica que envolve esse assunto, entre 1994 e 2005, o Comitê de Prática Obstétrica do Colégio Americano de Obstetras e Ginecologistas (ACOG) sugeriu em quatro publicações (1994, 1998, 2004, 2005)[3-7] a substituição da expressão "sofrimento fetal" (*fetal distress*) por "estado fetal não tranquilizador" (*nonreassuring fetal status*). Esta nova expressão indica que o obstetra não está tranquilo com os achados propedêuticos, o que não significa necessariamente que o feto esteja doente. Além da implicação jurídica e social, essa preocupação tem bastante lógica diante dos diversos critérios utilizados atualmente para o diagnóstico do sofrimento fetal[7].

CARDIOTOCOGRAFIA ANTEPARTO

É um método de registro contínuo, realizado eletronicamente com equipamento apropriado (cardiotocógrafo), da frequência cardíaca fetal, movimentação fetal e eventual contração uterina. É utilizado na avaliação do bem-estar fetal, especialmente naquilo que se relaciona à função respiratória da placenta.

A cardiotocografia anteparto (CTGA) apresenta elevada especificidade, ou seja, grande capacidade de identificar os fetos normais (não hipóxicos). Em outras palavras, a maioria dos registros normais corresponde a fetos não comprometidos, do ponto de vista de oxigenação.

Por apresentar elevada especificidade, é utilizada como método propedêutico de rastreamento para avaliação da vitalidade fetal em gestações de risco, em ambulatório e à internação. Não há embasamento científico para seu uso rotineiro em gestações de baixo risco. Enfatizando novamente, a CTGA não tem grande habilidade para

diagnosticar a hipoxemia fetal, mas sim para excluir, com alta precisão, ou sugerir a existência de hipóxia, ou seja, o sofrimento fetal, que é o que interessa[8-15].

Inúmeros ensaios clínicos apontam diferenças estatisticamente significativas entre fetos com registros normais e anormais, tendo como referência parâmetros como pH de veia umbilical (cordocentese), pH de artéria umbilical (pós-parto), índice de Apgar de 1º e 5º minutos e necessidade ou não de UTI neonatal, entre outros[16,17].

Pesquisa realizada no Hospital Maternidade Leonor Mendes de Barros, em São Paulo – SP, acompanhou 3.054 gestantes de alto risco. O último registro de CTGA mostrou-se normal em 2.815 casos e alterado nos 239 restantes. Os resultados neonatais mostraram diferenças importantes entre os dois grupos, quanto ao índice de Apgar < 7 no 1º (24% e 83%) e 5º minutos (6% e 44%), ocorrência de restrição do crescimento intrauterino (4% e 44%) e mortalidade perinatal não corrigida (1,5% e 26%), respectivamente, para registros normais e alterados realizados até sete dias antes do parto (p < 0,001). Destaque-se que a maioria (63%) dos óbitos foi neonatal e decorrente de prematuridade pulmonar[1].

NOMENCLATURA

Em 2008, o *National Institute of Child and Human Development Research*[18] promoveu uma atualização de conceitos e interpretação dos registros cardiotocográficos, adotada pelo Colégio Americano de Obstetras e Ginecologistas, em 2010[19]. Para padronizar a análise visual dos traçados do período intraparto, essa revisão é perfeitamente aplicável à CTGA[18].

De acordo com essa revisão, os parâmetros da frequência cardíaca fetal (FCF) a serem analisados são:

– Nível da linha de base (normal: 110-160bpm; abaixo de 110bpm – *bradicardia fetal*; acima de 160 bpm – *taquicardia fetal*).

– Variabilidade da linha de base: *ausente* (indetectável); *mínima* (detectável, porém ≤ 5bpm); *moderada* (6-25bpm) e *acentuada* (> 25bpm). A variabilidade normal é a moderada. De caráter excepcional, pode ser identificado um *padrão sinusoidal* da FCF (semelhante à função senoidal da trigonometria), com 3-5 oscilações por minuto que persistem por pelo menos 20 minutos. Pode indicar insuficiência cardíaca fetal por anemia, como em casos de isoimunização Rh (hemólise) ou gemelaridade monocoriônica (feto transfusor).

– Acelerações: definidas como aumentos abruptos da FCF com amplitude e duração mínimas de 15bpm e 15 segundos, respectivamente. Em geral, são desencadeadas pelos movimentos fetais. Podem ser espontâneas ou provocadas por estímulo fetal externo sonoro, vibratório ou mecânico. Antes da 32ª semana de gestação, aceita-se amplitude ≥ 10bpm e duração ≥ 10 segundos.

– Desacelerações (normalmente ausentes) precoces, tardias e variáveis, conforme suas características. As desacelerações também são conhecidas como *dips*, denominação proposta por Roberto Caldeyro-Barcia, de Montevidéu, Uruguai, pioneiro dos estudos da FCF[20].

– Desacelerações precoces (ou *dips* tipo I): apanágio do trabalho de parto (final da dilatação e expulsão fetais), são quedas simétricas e graduais da FCF que coincidem com as contrações uterinas, desencadeadas por estímulo vagal decorrente de hipertensão intracraniana fetal.

– Desacelerações tardias (ou *dips* tipo II): são quedas simétricas e graduais da FCF que apresentam uma defasagem (ou decalagem) entre o pico da contração uterina e o fundo da desaceleração de, no mínimo, 30 segundos. Indicam insuficiência uteroplacentária, com queda da pO_2 no espaço interviloso, abaixo do nível crítico (20mmHg), e consequente privação fetal em oxigênio.

– Desacelerações variáveis (*dips* umbilicais): são quedas abruptas de ≥ 15bpm, com duração ≥ 15 segundos e < 2 minutos. Decorrem de compressão do funículo umbilical e, quando desencadeadas por contrações uterinas, podem ocorrer no seu início, meio ou final.

Para o **período intraparto**, a revisão do NICHD apresenta uma classificação dos registros em três categorias[21].

Categoria I (normal): nível basal de 110-160bpm; variabilidade 6-25bpm (moderada); acelerações presentes ou ausentes; desacelerações precoces presentes ou ausentes e desacelerações tardias ou variáveis ausentes.

Categoria III (anormal): variabilidade da FCF ausente associada à bradicardia ou desacelerações tardias/variáveis recorrentes. Também é anormal o registro com padrão sinusoidal da FCF.

Categoria II (indeterminado): todos os demais traçados não enquadrados nas categorias I e III. Por exemplo, presença de taquicardia, desacelerações tardias ou variáveis com alguma variabilidade identificável, variabilidade ausente sem desacelerações recorrentes etc.

Durante a gestação, os parâmetros da CTG não deveriam ser interpretados isoladamente, mas as acelerações da FCF constituem o parâmetro de maior importância. Quando presentes, costuma estar garantida a ausência de acidemia fetal. Portanto, na CTGA pode-se chamar de tranquilizador o registro que mostra essas acelerações, independentemente dos demais parâmetros, no que diz respeito à oxigenação fetal. Reiterar que, quando as acelerações da FCF não são identificáveis, recorre-se à estimulação fetal para desencadeá-las. A ausência de acelerações por um período superior a 60 minutos de registro, mesmo após a estimulação fetal, é preocupante e justifica complementar a avaliação fetal com outros métodos.

Ainda, no que se refere à CTGA, tanto a presença de desacelerações tardias ou variáveis, no caso, desencadeadas por contrações de Braxton-Hicks, como a variabilidade reduzida ou ausente caracterizam o registro patológico. Desacelerações precoces, coincidentes com o pico da contração, resultantes de estímulo vagal, são geralmente observáveis na cardiotocografia intraparto.

Visando a documentação mais objetiva, critérios de interpretação uniformes e eliminação da variação intra e interobservadores decorrentes da falha humana na leitura dos registros, existem os sistemas computadorizados de análise da cardiotocografia.

A despeito da maior confiabilidade atribuída aos laudos emitidos automaticamente, nossa experiência com um desses sistemas (*System 8002, Oxford Medical Instruments*) não mostrou vantagens em relação ao método tradicional da análise visual, desde que realizada por perito[1]. Igual é a opinião de Cheng et al.[22], que mostraram estreita correlação entre as duas técnicas (r = 0,78; n = 100; p = 0,001), em estudo cego e retrospectivo. Observaram, ainda, que, em 13% dos registros visualmente normais, o computador classificou como anormais, com resultado perinatal normal. Nenhum registro normal pela técnica computadorizada foi considerado anormal pela análise visual.

Deve-se salientar, entretanto, que esse sistema realiza leituras impossíveis a olho nu, como a variabilidade curta ou instantânea medida em milissegundos (ms). Segundo os criadores do método, esse é o parâmetro que melhor se correlaciona com o pH de artéria umbilical. Assim, quando inferior a 2,6ms, a probabilidade de acidemia metabólica fetal ou morte intrauterina é da ordem de 72% e a probabilidade torna-se nula quando a variabilidade curta for maior de 4ms[15]. Os mesmos autores já referiam a equivalência da variabilidade curta medida pelo computador com a variabilidade longa avaliada visualmente.

Por outro lado, o melhor critério de normalidade para o *System 8002* é a presença de episódios de alta variação da FCF, que correspondem aos períodos de sono agitado fetal (estado comportamental 2-F). Em análise de 310 registros de mais de 60 minutos de duração, correspondentes a 116 gestantes normais ou com toxemia leve e com resultado perinatal normal, estes episódios foram identificados em 99,3% dos casos (a partir de 28 semanas), enquanto duas ou mais AT estiveram presentes em 83,8% (28-33 semanas) e 92,7% entre 34 e 41 semanas[23].

Além desses, os sistemas computadorizados analisam todos os demais parâmetros da análise visual da CTGA, a partir de 10 minutos de registro.

Resumindo, na CTGA pode-se considerar normal, do ponto de vista de oxigenação fetal, o registro que exibe:

- Acelerações (espontâneas ou estimuladas).
- Variabilidade moderada.
- Ausência de desacelerações.

Os critérios francamente patológicos são:

- Desacelerações tardias ou variáveis.
- Variabilidade mínima ou ausente.

São critérios suspeitos que requerem repetição do exame e/ou confirmação com outros métodos de avaliação da vitalidade fetal:

- Alterações da FCF basal (taquicardia ou bradicardia).
- Ausência de acelerações e desacelerações.
- Pouca ou nenhuma reação fetal quando estimulado.

Os padrões suspeitos estão sujeitos à confirmação quanto à presença de hipóxia fetal por meio de outros métodos, como avaliação do volume de líquido amniótico (configurando o perfil biofísico fetal simplificado) e o perfil hemodinâmico.

O roteiro propedêutico recomendado para gestantes de alto risco ambulatoriais tem sido o rastreamento com propedêutica clínica (incluindo contagem materna dos movimentos fetais) e cardiotocografia semanal, a partir de 28 semanas. Diante de padrões alterados, mesmo que apenas suspeitos, avaliam-se o volume de líquido amniótico e o perfil hemodinâmico.

Diferente do passado, não tem sido permitido que as gestações ultrapassem 41 semanas, mesmo que não haja outros comemorativos. Em tais casos, deve-se adotar como rotina a indução do parto, se necessário, após preparo adequado do colo do útero.

Para gestantes internadas, devem-se realizar sistematicamente a CTGA, a avaliação do volume de líquido amniótico (VLA) e a dopplervelocimetria. Para os prematuros, principalmente quando longe do termo da gestação, é necessária a alteração de dois desses exames, quaisquer que sejam, para a gravidez ser interrompida. Com esse critério, têm-se prolongado gestações em que o feto apresenta alterações hemodinâmicas, como centralização de fluxo ou mesmo ausência de fluxo diastólico na artéria umbilical, com vigilância por meio da CTGA (até duas vezes ao dia) e do VLA, além da administração de corticoides para o amadurecimento pulmonar fetal.

Em outras palavras, só se indica a interrupção da gestação de alto risco com *cardiotocografia normal* nas seguintes situações:

- Quadro clínico materno incontrolável.
- Pré-termo com maturidade fetal comprovada.
- Gestação a termo.

- Outras provas de vitalidade fetal alteradas (volume de líquido amniótico e dopplervelocimetria).

Finalmente, é importante salientar que, na maioria das situações clínicas, nenhum teste de avaliação fetal isolado pode ser considerado superior a outro, além do que ainda não existe estudo randomizado definitivo e em larga escala que compare a eficácia relativa de uma técnica sobre a outra[2,24,25].

REFERÊNCIAS

1. Mariani Neto C. Comparação entre a análise visual e a computadorizada de registros cardiotocográficos anteparto em gestações de alto risco [tese]. Campinas: Faculdade de Ciências Médicas da Unicamp; 1999.
2. American College of Obstetricians and Gynecologists. Antepartum fetal surveillance. Practice Bulletin. Int J Gynecol Obstet. 2000; 68(2):175-85.
3. American College of Obstetricians and Gynecologists. Fetal distress and birth asphyxia. ACOG Committee Opinion: Committee on Obstetric Practice. Number 137. Int J Gynaecol Obstet. 1994;45(3): 302.
4. American College of Obstetricians and Gynecologists. Inappropriate use of the terms fetal distress and birth asphyxia. ACOG Committee Opinion. Number 197 (replaces no.137): Committee on Obstetric Practice. Int J Gynaecol Obstet. 1998;61(3):309-10.
5. American College of Obstetricians and Gynecologists. Inappropriate use of the terms fetal distress and birth asphyxia. ACOG Committee Opinion Number 303. Committee on Obstetric Practice. Obstet Gynecol. 2004;104(4):903.
6. American College of Obstetricians and Gynecologists. Inappropriate use of the terms fetal distress and birth asphyxia. ACOG Committee Opinion. Number 326. Committee on Obstetric Practice. Obstet Gynecol. 2005;106(6):1469-70.
7. American College of Obstetricians and Gynecologists. Intrapartum fetal heart rate monitoring. Practice Bulletin Number 70, (replaces no. 62). Obstet Gynecol. 2005; 106(6):1453-60.
8. FIGO News. Rooth G, Huch A, Huch R. Guidelines for the use of fetal monitoring. Int J Gynecol Obstet. 1987;25:159-67.
9. Fischer WM. Valoracion del cardiotocograma prenatal. In: Carrera Macia JM. Monitorización fetal anteparto. Salvat: Barcelona; 1980.p.119-31.
10. Mariani Neto C. Cardiotocografia anteparto. In: Neme, B. Obstetrícia básica. São Paulo: Sarvier; 2000.p.939-49.
11. Montenegro CAB, Meirelles Filho J, Fonseca AL, Netto HC, Amim Júnior J, Rezende Filho J, et al. Cordocentèse et évaluation du bien-être foetal dans une population à très haut risque. (Un index de grande fidélité). Rev Fr Gynécol Obstét. 1992;87(10):467-8, 471-7.
12. Spencer JAD. Clinical overview of cardiotocography. Br J Obstet Gynaecol. 1993;100 Suppl 9:4-7.
13. Van Geijn HP. Cardiotocography. In: Kurjak A. Textbook of perinatal medicine. Nashville: Parthenon Publishing; 1998.p.1424-8.
14. Zugaib M, Mariani Neto C. Monitoragem fetal. I. Guia Interpretativo de padrões cardiotocográficos anteparto. Atlas e texto. São Paulo: Roca; 1981.
15. Dawes G, Moulden M, Redman CW. System 8000: computerized antenatal FHR analysis. J Perinat Med. 1991;19(1-2):47-51.
16. Hastie SJ, Brown MF, Whittle MJ. Predictive values of umbilical artery waveforms and repeated cardiotocography in pregnancies complicated by nonreactive cardiotocography. Eur J Obstet Gynecol Reprod Biol. 1990;34(1-2):67-72.
17. Kingdom JC, Burrell SJ, Kaufmann P. Pathology and clinical implications of abnormal umbilical artery Doppler waveforms. Ultrasound Obstet Gynecol. 1997; 9(4):271-86.

18. Macones GA, Hankins GD, Spong CY, Hauth J, Moore T. The 2008 National Institute of Child Health and Human Development Workshop Report on Eletronic Fetal Monitoring: Update on Definitions, Interpretation, and Research Guidelines. Obstet Gynecol. 2008;112(3):661-6.

19. American College of Obstetricians and Gynecologists. Management of intrapartum fetal heart rate traces. Practice Bulletin 116. Obstet Gynecol. 2010;116(5):1232-40.

20. Caldeyro-Barcia R. Estudio de la anoxia fetal intrauterina mediante el ECG fetal y el registro contínuo de la frecuencia cardíaca fetal. Proceedings of III Congreso Latinoamericano de Obstetrícia y Ginecologia. Mexico. 1958;2:388-90.

21. National Institute of Child and Human Development Research Planning Workshop. Electronic fetal heart monitoring: research guidelines for interpretation. Am J Obstet Gynecol. 1997;177(6): 1385-90.

22. Cheng LC, Gibb DM, Ajayi RA, Soothill PW. A comparison between computerised (mean range) and clinical visual cardiotocographic assessment. Br J Obstet Gynaecol. 1992;99(10):817-20.

23. Dawes GS, Houghton CR, Redman CW, Visser GH. Pattern of the normal human fetal heart rate. Br J Obstet Gynaecol. 1982;89(4): 276-84.

24. Miyadahira S. Vitalidade fetal. In: Zugaib M, Bittar RE (eds). Protocolos assistenciais 3ª ed.. São Paulo: Atheneu; 2007.p.107-25.

25. Guzman ER, Vintzileos A, Egan JF, Benito C, Lake M, Lai YL. Antenatal prediction of fetal ph in growth restricted fetuses using computer analysis of the fetal heart rate. J Matern Fetal Med. 1998; 7(1):43.

Aspectos Obstétricos da Gravidez Prolongada

Sidney Antonio Lagrosa Garcia

A duração da gravidez é característica de espécie e, na humana, tem duração média de 40 semanas, ou 10 meses lunares, ou 280 dias. O término da gestação antes de 37 semanas constitui o parto pré-termo; entre 37 e 42 semanas, o parto a termo; e após 42 semanas, o parto pós-termo. As melhores condições ao nascer encontram-se nos recém-nascidos (RN) de termo, sendo causa importante de morte e morbidade as complicações nos RN pré-termo, assim como são elevados esses índices nos pós-termo. Com a redução da mortalidade infantil decorrente de ações que se desenvolvem em todo o mundo, crescem em importância aquelas causas de morte ligadas ao período perinatal, particularmente as ligadas à gestação, ao parto e ao período neonatal precoce. Avanços têm sido obtidos no manejo de condições ligadas à prematuridade. Assim evoluiu a terapêutica que visa controlar a falta de maturação pulmonar fetal, como a utilização de corticosteroides no período antenatal, do sulfato de magnésio para a proteção encefálica, do surfactante pulmonar após o parto e a utilização extensiva de unidades de terapia intensiva neonatal. Mesmo assim, as causas perinatais hoje correspondem às principais na epidemiologia da mortalidade infantil, sendo necessário identificá-las e, se possível, tratá-las principalmente no período do pré-termo. Ressalte-se ainda que a gravidez prolongada é determinante de mortalidade e morbidade perinatais. Sua frequência exige preocupação e conhecimento dos mecanismos fisiopatológicos envolvidos.

Define-se classicamente gravidez prolongada aquela que ultrapassa 42 semanas, ou seja, maior que 294 dias; definição essa adotada pela Organização Mundial da Saúde (OMS, 1977), pela Federação Internacional de Ginecologia e Obstetrícia (FIGO, 1986) e *The National Institute of Child Health and Human Development* (1993). No entanto, o termo gravidez prolongada tem sido utilizado como sinônimo de qualquer gestação que ultrapasse a data provável do parto, ou seja, mais de 40 semanas[1]. A maioria dos autores e serviços aplica, para o hiato entre 40 e 42 semanas, o termo "pós-datismo"[2]. Com base no fato de que cada feto atinge a maturidade em tempo variável e que a capacidade funcional da placenta também tem duração variável, é possível que existam situações de risco antes de completadas 42 semanas ou que fetos com gravidez prolongada verdadeira se apresentem hígidos no ambiente intrauterino.

Certamente as causas da gravidez prolongada se ligam ao determinismo do parto e esse, ainda hoje, constitui campo de pesquisa e dúvidas, sendo aventados mecanismos ligados ao território materno, uterino, dos anexos fetais e, particularmente, do feto. O nível de conhecimen-

145

to nessa área é limitado, o que determina que a conduta nos casos de gravidez prolongada varie da simples expectação até condutas agressivas, como a simples interrupção da gestação antes de 42 semanas. Outro problema ligado ao tema é que cada feto tem seu próprio comportamento em relação às consequências da gravidez prolongada, havendo aqueles que continuam crescendo, com boa vitalidade e ganhando peso, até aqueles que, mesmo antes de 42 semanas, já mostram os sinais clássicos de gravidez prolongada. Os achados que podem-se associar à gravidez prolongada são o oligoâmnio, as compressões de funículo umbilical, o líquido meconial espesso, o emagrecimento, a síndrome de aspiração de mecônio e a morte perinatal. Nesse sentido, a literatura não é unânime em recomendar a época do início da pesquisa da vitalidade fetal após a 40ª semana de gestação. Há autores que a indicam após 40, após 41 e após 42 semanas.

A propedêutica clínica e a subsidiária têm limitações nesse grupo de gestações, com taxas de resultados falso-negativos para todas as formas de estudo da vitalidade fetal disponíveis. Isso gera insegurança em relação às condições fetais, tanto para o perinatologista, quanto para a mãe. Esse é um aspecto importante a se considerar, já que leva grande preocupação às mulheres por sua criança estar "passando do tempo". Divon e Leider[3] afirmam, na conclusão de seu trabalho de análise de exames de vitalidade fetal em gestações prolongadas, que nenhum programa de testes fetais elimina completamente o risco de morte fetal nessas gestações. Da mesma forma, as taxas elevadas de resultados falso-positivos da propedêutica da vitalidade fetal levam a condutas intervencionistas desnecessárias, impondo riscos maternos e fetais, particularmente induções com colo uterino imaturo e elevadas taxas de cesárea.

A razão principal da preocupação com relação ao feto nas gestações prolongadas origina-se na possibilidade de a placenta deixar de atender às necessidades fetais, no que se refere a nutrientes e trocas respiratórias, criando-se, dessa forma, um ambiente intrauterino hostil. A saturação de O_2 mínima no território fetal é de 40% (pO_2 de 18mmHg) na veia umbilical; quando a saturação cai abaixo de 40%, a difusão placentária deve aumentar como mecanismo compensatório. Esse fato é acompanhado de incremento da hemoglobina fetal para aumentar o transporte de O_2 aos tecidos fetais e surge um aumento da diferença do conteúdo de O_2 na veia umbilical, indicando aumento da extração de O_2 do sangue fetal. Se a placenta não responder a essa necessidade, pode ocorrer hipoxia e morte fetal, além de comprometimento das reservas de suporte para as demandas do trabalho de parto. Some-se a possibilidade de serem criadas condições de compressões funiculares importantes, em decorrência da redução fisiológica e progressiva da quantidade de líquido amniótico.

INCIDÊNCIA DA GRAVIDEZ PROLONGADA

A gravidez prolongada, definida como aquela que ultrapassa 42 semanas ou 294 dias, tem incidência variável na literatura, com margens de 3 a 14%[4-7]. Assim, encontram-se diferenças entre os autores, como apresentado na tabela 3.2.

AVALIAÇÃO DA VITALIDADE FETAL NA GRAVIDEZ PROLONGADA

Avaliação clínica

Consiste em avaliações da idade gestacional baseadas na data da última menstruação, na altura do fundo do útero, na circunferência abdominal e até no estacionamento do ganho de peso materno. Nenhuma dessas variáveis tem sensibilidade e especificidade suficientes para nortear condutas de decisão. São óbvias as limitações para o cálculo preciso da idade gestacional baseado na informação materna da data da última menstruação. As mensurações abdominais maternas apresentam todas as limitações da técnica de medida, além das variações individuais de tamanho fetal, volume de líquido amniótico e espessura de celular subcutâneo materno. O estudo da movimentação fetal nas gestações prolongadas apresenta limitações, uma vez que a redução do volume de líquido amniótico limita também sua aplicabilidade. Dessa forma, a avaliação clínica da gravidez prolongada tem apenas aplicabilidade de rastreamento e não de diagnóstico.

Avaliação por meio do líquido amniótico

Importa, quanto a esse tipo de propedêutica, a avaliação do volume, da coloração e das características bioquímicas e citológicas do líquido amniótico. Hipócrates, na Antiguidade, já relacionava o líquido amniótico com a produção de urina fetal, fato hoje confirmado e de enorme importância. O líquido tem uma função mecânica de proteção fetal, bem como de regulação de temperatura, de isolamento do feto do contato com as paredes uterinas, de trocas metabólicas de água e solutos e de auxílio na dilatação cervical no trabalho de parto. Constitui ainda uma via para a administração de medicamentos ao feto e fonte de pesquisas fetais, para maturidade, acometimento por doenças infecciosas, genéticas, hemolíticas e metabólicas. Sua formação é muito precoce. É inicialmente produzido pelo epitélio âmnico e, a partir da 14ª semana, inicia-se a participação do rim fetal para sua gênese. O feto produz líquido amniótico por várias vias: através da urina, da traqueia, do tubo digestório e da pele, assim como os anexos participam com produção através da geleia de Warthon e do âmnio placentário. O volume de líquido amniótico tem padrão ascendente com a idade gestacional, com o máximo em torno da 38ª semana e

146

Tabela 3.2 – Incidência de gravidez prolongada.

Autor	Período	Local	População	Incidência (%)
Evans et al.[8]	1943-1960	Ann Harbor, MI	20.278	8,9
Magran e Cavanagh[9]	1953-1955	Nova York	6.235	4,4*
Browne[10]	1958	England/Wales	15.116	3,5
Zwerdling[11]	1959-1964	Oakland, CA	9.719	7,3*
	1957-1959	Nova York	358.702	5,4*
Nakano[12]	1962-1966	Osaka, Japan	5.596	4,9
Beischer et al.[5]	1965-1967	Melbourne, Austrália	2.972	11,4
Sachs e Friedman[7]	1975-1982	Boston	18.610	14,3
Usher et al.[13]	1978-1986	Montreal	7.663	4,4
Eden et al.[14]	1982-1985	Chicago	60.456	11,1
Lippi et al.[15]	1986	São Paulo, BR, HSPE	1.994	14,97a
	1986	São Paulo, BR, HSPE	1.994	3,13 b
Segre et al.[16]	1983	São Paulo, BR, HMEVNC	4.559	8,1 a
	1983	São Paulo, BR, HMEVNC	4.559	3,2 b
	1984	São Paulo, BR, HMEVNC	3.712	4,5 a
	1984	São Paulo, BR, HMEVNC	3.712	1,5 b
Mauad Filho et al.[17]	1986	Ribeirão Preto, BR	3.296	4,36
Sherer et al.[18]	1998	Nova York, USA	–	6,81
Martin et al.[19]	1997	Cuba	3.652	4,1

* > 310 dias ou 43 semanas de gestação.
a = gestação com 41 semanas; b = gestação com 42 semanas e mais.

reduzindo-se rapidamente a partir dessa idade. Assim, os volumes médios aproximados são: 50mL na 12ª semana, 400mL na 20ª semana, 1.000mL na 38ª semana e 100 a 600mL na 42ª semana. Elliot[20] mostrou, nas últimas semanas de gestação, que o volume de líquido decresce, em média, 145mL por semana, com volume médio de 1.000mL na 38ª semana, 324mL na 42ª semana e de 244 na 43ª semana. Queenan et al.[21] demonstraram dados semelhantes de redução do líquido amniótico após o termo. Clements et al.[22] detectaram a instalação de oligoâmnio agudo em 6 gestações, que se desenvolveu em 24 horas, durante acompanhamento de gestações com mais de 41 semanas. A redução do volume de líquido, apesar de fisiológica, constitui um fator de risco na gestação prolongada, com possibilidade de compressão funicular importante e eliminação de mecônio. Entre as consequências da oligoamnia, aquelas que mais se correlacionam com a gravidez prolongada são o sofrimento fetal intraparto, o líquido meconial e a aspiração de mecônio, entidades frequentes e temidas nessas gestações[23-30].

A propedêutica do líquido amniótico, realizada por amnioscopia ou amniocentese, permite a avaliação tanto da maturidade fetal quanto da presença de mecônio. O líquido opalescente, com grumos em grande quantidade, sugere maturidade fetal, da mesma forma que as colorações esverdeadas identificam o mecônio. Saling[31] já indicava a realização de amnioscopia na pós-maturidade, citando essa situação como uma das principais indicações do método. Sua recomendação era iniciar a propedêutica de visualização do líquido com a data provável do parto ultrapassada em 10 dias, com repetição a cada 2 dias, até que o parto se desencadeasse, surgisse mecônio ou o exame mostrasse evidência de oligoâmnio. Seus dados mostraram, com a aplicação desse protocolo, redução da mortalidade perinatal na pós-maturidade de 2,49% para 0,9%. Lippi[32] demonstrou a validade da amnioscopia mediada por tubos metálicos, tubos de acrílico e fibras ópticas na propedêutica fetal, com correlação ótima entre qualquer desses tipos de visualização mediada, quando comparadas à obtenção de líquido por amniocentese, tanto para análise da maturidade fetal, quanto da tintura do líquido por mecônio.

A celularidade do líquido amniótico guarda relação com a idade gestacional. Tem origem múltipla, como o epitélio âmnico, a pele fetal, o tubo digestório, a árvore respiratória e os epitélios urinário e genital do feto. Entre as várias técnicas, a que se firmou, pela praticidade e resultado imediato, foi a utilização de sulfato de azul de nilo a 0,1%. Essa metodologia identifica células que se coram em laranja com a utilização do corante, oriundas de descamação epidérmica da pele fetal, impregnadas de gordura, cujo percentual em relação às células coradas em azul (que não possuem essa impregnação) fornece dados sobre a idade gestacional. O estudo citológico através da coloração com o sulfato de azul do nilo a 0,1%, em microscópio, documentado por Brosens e Gordon[33], 1966, mostrou as seguintes correlações: gestação menor que 34 semanas, < 1% de células alaranjadas; entre 34 e 38 semanas, entre 1 e 10%; entre 38 e 40 semanas, entre 10 e 50%; e acima de 40 semanas, > 50% de células alaranjadas. Tal forma de análise permite rastrear gestações com mais de 40 semanas, mas não autoriza o diagnóstico preciso da idade gestacional e, portanto, da gravidez prolongada, nem inferências sobre a vitalidade fetal.

Da mesma forma, substâncias presentes no líquido amniótico guardam relação com a idade gestacional. Exemplo clássico é a creatinina, que, como todas as substâncias nitrogenadas presentes no líquido, tem níveis crescentes com o evoluir da gravidez. Pitkin e Zwirek[34] mostraram acerto de 94% de correlação entre nível de creatinina igual ou maior que 2mg/dL no líquido amniótico e idade gestacional de 37 semanas ou mais.

A limitação dos métodos de dosagens de substâncias no líquido amniótico é que não fazem o diagnóstico de gravidez prolongada, mas sim de maturidade fetal. Também não avaliam as condições de vitalidade fetal.

Avaliação biofísica

Cardiotocografia – é o método atualmente mais utilizado em todo o mundo para avaliar a vitalidade fetal. Desde a utilização inicial do teste de ocitocina, passando pela cardiotocografia de repouso e a estimulada, até a utilização da cardiotocografia computadorizada, este é o método que a maioria dos autores utiliza nessa avaliação. Ela permite identificar traçados anormais, inclusive as desacelerações do tipo variável que são decorrentes de compressão de funículo umbilical resultante da redução do volume de líquido amniótico, fato que pode ocorrer na gravidez prolongada. Melo et al.[35], ao estudar 54 casos de gestações de mais de 42 semanas, compararam traçados cardiotocográficos com registros obtidos de gestações de risco sem pós-datismo e concluíram que a presença de desacelerações, particularmente as do tipo variável, é mais frequente na gravidez prolongada, com significância estatística.

Ultrassonografia – permite definir com muita segurança a idade gestacional, desde que utilizada em fases precoces da gestação. Permite ainda a avaliação objetiva do volume de líquido amniótico e a presença de macrossomia fetal, situações ligadas ao risco fetal na gravidez prolongada. Constitui método empregado por todos os autores diante dos casos de gravidez prolongada suspeita ou

firmada. A quantificação precisa do volume de líquido amniótico é feita com o uso de ultrassonografia, utilizando-se desde avaliações subjetivas do observador, como a medida do maior bolsão encontrado nas varreduras do abdome materno com mensurações perpendiculares[36], até o cálculo do índice de líquido amniótico (ILA), como proposto por Rutherford et al.[37]. Tem, portanto, grande importância na identificação do oligoâmnio decorrente da gravidez prolongada.

Perfil biofísico fetal (PBF) – Manning et al.[38] descreveram a utilização de um conjunto de 5 parâmetros biofísicos fetais, mostrando que, quando comparado com a cardiotocografia exclusiva, o perfil biofísico fetal (PBF) mostra vantagens. Desde então, o PBF vem sendo utilizado para estudo da vitalidade fetal em gestações de risco, incluindo as gestações prolongadas. Garcia et al.[39] mostraram essa indicação para a aplicação do PBF em 56% de sua casuística. Johnson et al.[40] revelaram que a aplicação desse método permitiu demonstrar que a conduta expectante apresentava vantagens sobre a indução profilática do trabalho de parto nas gestações prolongadas.

As vantagens citadas da utilização do PBF são: a obrigatoriedade de visualização ultrassonográfica do feto (possibilitando a detecção de malformações), a avaliação do volume de líquido amniótico, da placenta e o estudo de marcadores biofísicos fetais de hipoxia, como a movimentação fetal, movimentação respiratória fetal e o tônus fetal, além da cardiotocografia.

Dopplerfluxometria – o estudo dos fluxos vasculares uterinos e fetais encontra-se em fase de rápido desenvolvimento, com alguns fatos já estabelecidos, como a identificação de dificuldade de circulação do sangue fetal através da circulação vilositária, o fenômeno de centralização hemodinâmica fetal pela vasodilatação do território cerebral do feto e a documentação de acometimento fetal por meio do estudo da onda de fluxo no ducto venoso.

O estudo hemodinâmico fetal é capaz, portanto, de diagnosticar acometimento fetal em situações de risco. Com relação à gravidez prolongada, no entanto, os resultados são discordantes. Rightmire e Campbell[41] descreveram diminuição no fluxo aórtico descendente associado a resultados perinatais adversos e especularam como causa desse fato a hemoconcentração sanguínea nos fetos com gravidez prolongada. A hemoconcentração é de fato encontrada nos fetos pós-termo e existe demonstração de que níveis de eritropoietina são mais elevados nesses fetos e RN, talvez em resposta à oxigenação alterada no ambiente intrauterino[42].

A dopplerfluxometria no território cerebral fetal apresenta alterações de fluxo do tipo aumento de fluxo ou diminuição dos índices de resistência e pulsatilidade associando-se a resultados perinatais adversos[43-45].

Deve-se assinalar que no decorrer dos anos vários métodos bioquímicos foram desenvolvidos para o seguimento de gestações prolongadas (por exemplo, dosagem do estriol), contudo, estão em desuso.

Diante da evidência de risco perinatal e das limitações que apresentam os métodos de avaliação da vitalidade fetal nessa população obstétrica, vários Serviços procuram prevenir a gestação prolongada adotando procedimentos, como a indução do parto antes da instalação cronológica da gravidez prolongada[46,47], maturação do colo uterino[48,49], manipulação ou descolamento de membranas[50-53], desencadeamento de metrossístoles por meio da estimulação papilar mamária para maturação do colo uterino[54,55], ou simplesmente interrompendo a gestação no termo. Qualquer dessas condutas apresenta desvantagens, e o estudo da relação risco/benefício torna difícil a escolha da melhor atitude a ser adotada.

RISCO FETAL E REPERCUSSÕES PERINATAIS DA GRAVIDEZ PROLONGADA

A descrição original clássica do RN pós-termo coube a Ballantyne[56], 1902, que, detectando altos índices de mortalidade e morbidade perinatal, chamou a atenção para essa entidade. O histórico dos textos que envolvem esse tema mostra desde a negação de sua existência[57], o reconhecimento da gravidez prolongada, porém sem qualquer repercussão perinatal[58]. Porém, Clifford[59] mostrou fatos incontestáveis de que a pós-maturidade existia e apresentava importantes repercussões perinatais, documentando que, em seu Serviço, a pós-maturidade foi a segunda causa de mortalidade perinatal, perdendo apenas para a prematuridade, com índices de mortalidade de 6%. Sua conclusão foi de que a causa da morbidade observada foi a disfunção placentária. Em razão das alterações anatômicas apresentadas pelo RN pós-termo, Clifford[60] apresentou uma classificação dessa síndrome em 3 estádios, que, apesar de não mais utilizada, tem importância histórica.

1º estádio – caracterizado pelas alterações de pele. Perda do vérnix caseoso, pele enrugada, descamativa, unhas longas. Longa estatura e baixo índice ponderal com aspecto de perda de peso recente. Ocorre em média 7 dias após o termo.

2º estádio – todos os achados anteriores e evidências de disfunção placentária, caracterizada por sofrimento fetal e líquido meconial. Existe impregnação de mecônio na pele, membranas e funículo umbilical. Ocorre em média 14 dias após o termo.

3º estádio – estado avançado de disfunção placentária. Coloração amarela da pele e placenta pela impregnação tardia de bile do conteúdo meconial (mecônio dourado). Ocorre em média com mais de 14 dias do termo.

Eden et al.[14] compararam 3.457 gestações pós-termo com 8.135 RN nascidos na 40ª semana. Mostraram resultados adversos naquelas, como apresentado na tabela 3.3, que também inclui dados de análise sobre o mesmo tema publicada por Sachs e Friedman[7].

Numerosas evidências mostram aumento da morbidade e mortalidade relacionadas à gravidez prolongada, fato também documentado pelo *National Birthday Trust*, britânico, 1958, que mostra aumento da mortalidade perinatal após 42 semanas, seu dobro com 43 semanas e seu quíntuplo com 43 semanas. Mostra ainda que essa mortalidade se mantém aumentada até o segundo ano de vida, evidenciando as consequências tardias dessa entidade. Na Irlanda e Inglaterra, assinalou-se obituário perinatal de 1,4% na 40ª semana e 4,9% entre 42 e 44 semanas de gestação[61]. Doring[62] relatou mortalidade perinatal de 1,32% com 280 dias de gestação e 5,47% com 300 dias. Mead e Marcus[63] expuseram 13,3% de sofrimento fetal na gravidez prolongada comparado com 5% na casuística geral vista na literatura das gestações a termo. Para Hilder et al.[64], há aumento de 8 vezes da mortalidade fetal, neonatal e pós-neonatal, quando comparados tais indicadores entre partos com 37 semanas e 43 semanas (perdas fetais + infantis passam de 0,7/1.000 para 5,8/1.000). Segundo trabalho sueco citado por Cunningham et al.[65], o nadir da mortalidade perinatal está entre 39 e 40 semanas de gestação e aumenta sensivelmente depois de 41 semanas.

Por se tratar de evento biológico, é possível que mesmo antes de 42 semanas exista comprometimento fetal causado pela limitação placentária às demandas fetais, instalação de oligoâmnio, bloqueio ou redução do peso fetal, compressão de funículo umbilical e as consequências clássicas da gestação prolongada. Assim, vários auto-

Tabela 3.3 – Resultados comparativos de gestações pós-termo com as a termo (40 semanas)[14].

Variável	40 semanas (%)	Pós-termo (%)
Primigestas	33	38
Mecônio	19	27
Mecônio	15	24*
Indução com ocitocina	3	14
Cesárea	8	18
Distocia de ombro	0,7	1,3
Macrossomia (≥ 4.000g)	9	20*
Macrossomia (> 4.50g)	0,8	2,8
Apgar < 7	7	10*
Apgar < 7 aos 5 minutos	0,9	1,4*
Aspiração de mecônio	0,6	1,6
Malformação congênita	2	2,8

Obs. Todas as comparações apresentaram significância estatística (p < 0,05).
* Dados apresentados por Sachs e Friedman[7].

res preconizam o estudo da vitalidade fetal antes de instaladas 42 semanas. Citam-se recomendações para esse estudo já a partir da 40ª semana[23,24,66], com 41 semanas[67-71] e após 42 semanas, onde a literatura é praticamente unânime[72,73]. As evidências de morbidade e mortalidade perinatais associadas à gestação de mais de 40 semanas e a numerosa citação de serviços que iniciam a propedêutica de vitalidade fetal após o termo justificam a criação do termo "pós-datismo" para gestações com mais de 40 semanas e que ainda não atingiram a data limite para a definição clássica de gravidez prolongada (42 semanas). Dentro dessa faixa de idade gestacional, inicia-se a pesquisa das condições fetais com os métodos disponíveis. É também unânime que a associação de gravidez prolongada a outras doenças obstétricas resulta em grande elevação do risco fetal.

Existem repercussões da gravidez prolongada também quanto ao tipo de parto. Como exemplo, há aumento da frequência de cesárea relacionado à elevação progressiva do peso fetal. Corroborando com esse fato, estudo realizado no Hospital do Servidor Público Estadual "Francisco Morato de Oliveira" de São Paulo[74] mostrou em 686 casos de gestações com mais de 41 semanas, utilizando o PBF e visualização do líquido amniótico, desvio para pesos fetais maiores nas gestações prolongadas, quando comparadas às gestações com menos de 42 semanas, conforme pode ser visto na curva apresentada na figura 3.54. Esse fato mostrou associação com o aumento progressivo na frequência de cesárea conforme o peso fetal aumentava, demonstrado no figura 3.55.

Esse mesmo estudo mostrou as frequências de indicadores de morbidade perinatal nas gestações prolongadas apresentadas na figura 3.56, onde a macrossomia e a presença de líquido meconial têm dimensão importante. A comparação entre alguns indicadores de morbidade desse grupo de gestações e população geral de RN da instituição é apresentada na tabela 3.4.

A gravidez prolongada, portanto, tem frequência importante, com possibilidade de acometimento fetal e neonatal, tanto de morbidade quanto de mortalidade, justificando que seja encarada como de risco. Impõem-se o diagnóstico correto da idade gestacional e o estudo

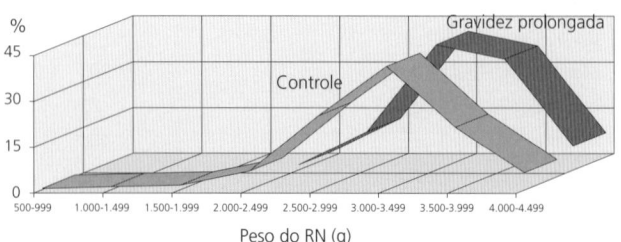

Figura 3.54 – Comparação de faixas de peso entre gravidez prolongada e grupo controle (HSPE), n = 686.

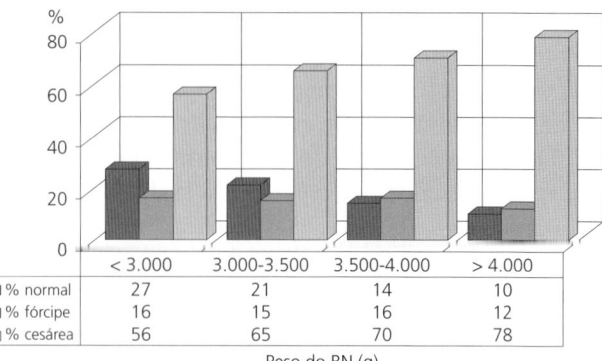

Figura 3.55 – Tipo de parto em relação ao peso em gravidez prolongada (HSPE), n = 686.

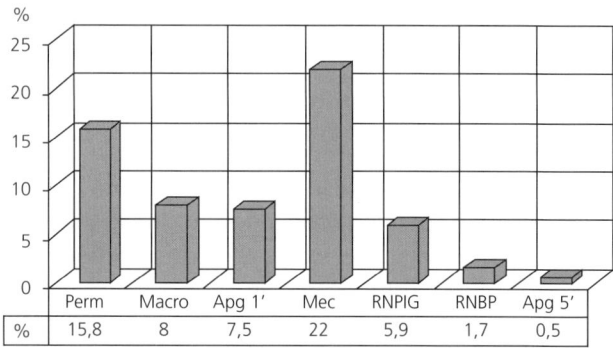

Figura 3.56 – Indicadores de morbidade perinatal em porcentagens/em gestações prolongadas (HSPE), n = 686.

Perm = permanência no berçário por mais de 5 dias; Macro = macrossomia (peso maior que 4.000g); Apg 1' = Apgar de 1 minuto menor que 7; Apg 5' = Apgar de 5 minutos menor que 7; Mec = mecônio; RNPIG = RN pequeno para a idade gestacional; RNBP = RN de baixo peso (< 2.500g).

Tabela 3.4 – Comparação de alguns dados perinatais entre gravidez prolongada e população obstétrica geral do HSPE.

Características	Gravidez prolongada (%)	População geral (%)
Sexo masculino	47	50
Sexo feminino	53	50
Apgar < 7 no 1'	7,7	0,7*
Apgar < 7 no 5'	0,5	2,1*
RN de baixo peso (< 2.500g)	1,7	9,0*
RNPIG (< 2.745g)	3,9	18,5*
RN com peso > 4.000g	8,0	5,7*
Óbito perinatal	0,2	1,9*
Icterícia	27,6	40,6 NS
Aspiração de mecônio	0,9	1,3 NS

NS = não significante.
* Significante (p < 0,05).

150

da vitalidade fetal, com a utilização de ultrassonografia (biometria, PBF, ILA), da cardiotocografia e da pesquisa da presença de mecônio. O parto deve ser encarado como de risco, baseado na possibilidade de surgimento de sofrimento fetal decorrente de insuficiência placentária, de compressões do funículo umbilical e da macrossomia, com possibilidade de tocotraumatismos e distocias de ombro. Para o lado materno, os riscos mais evidentes são o aumento da incidência de cesárea e traumatismos do canal de parto decorrentes do tamanho fetal, dos processos de indução do trabalho de parto e das manobras para extração fetal.

A literatura mostra que a necessidade de estudo da vitalidade fetal após 40 semanas é unânime, porém, a conduta de expectação ou de interrupção da gravidez não está estabelecida, tanto para a idade gestacional ultrapassadas as 40 semanas, quanto para os procedimentos de interrupção ou da via de parto.

As recomendações mais frequentes, incluindo da OMS desde 2006, são de adoção de procedimentos de interrupção da gestação com 41 semanas, por meio de processos de maturação cervical, indução do trabalho de parto ou realização de cesárea.

Mathes[73], em estudo de revisões sistemáticas e de textos publicados sobre o tema, conclui que o assunto não se encontra esgotado, que são necessários mais estudos randomizados, e enfatiza a necessidade da participação da paciente nessa escolha de expectação, indução do trabalho de parto ou realização de cesárea após 41 semanas de gestação.

Trata-se de situação em que é necessária a confecção de protocolos assistenciais institucionais, sua aplicação e avaliação, agregando casuísticas suficientes para a busca da conduta ideal.

REFERÊNCIAS

1. Weingold AB. The management of prolonged pregnancy. In Year Book of Obstetrics and Ginecology. Chicago: Year Book Medical Publishers; 1982.p.69-86.
2. Miyadahira S. Pós-datismo. In: Zugaib M, Bittar ER (eds). Protocolos Assistenciais Clínica Obstétrica FMUSP. São Paulo: Editora Atheneu; 1997.p.257-61.
3. Divon MY, Leider NF. Posdates and antenatal testing. Semin Perinatol. 2008;32(4):295-300.
4. Ahmed AI, Versi E. Prolonged pregnancy. Curr Opin Obstet Gynecol.1993;5:669-94.
5. Beischer NA, Evans JH, Townsend L. Studies in prolonged pregnancy. I. The incidence of prolonged pregnancy. Am J Obstet Gynecol. 1969;103(4):476-82.
6. Rosen MG, Dickinson JG. Management of post-term pregnancy. N Engl J Med. 1992;326(24):1628-29.
7. Sachs BP, Friedman EA. Results of na epidemiologic study of posdate pregnancy. J Reprod Med. 1986;31(3):162-6.
8. Evans TN, Koeff ST, Morely GW. Fetal effects of prolonged pregnancy. Am J Obstet Gynecol. 1963;85(6):701-9.
9. Magran HM, Cavanagh WV. The problem of postmaturity. A statistical analisys. Am J Obstet Gynecol. 1960;79:216-23.
10. Browne JCM. Posmaturity. Am J Obstet Gynecol. 1963;85:573-82.
11. Zwerdling MA. Factors pertaining to prolonged pregnancy and its outcome. Pediatrics. 1967;40(2):202-12.
12. Nakano R. Post-term pregnancy: a 5 year review from Osaka National Hospital. Acta Obstet Gynecol Scand. 1972;51(3):217-22.
13. Usher RH, Boyd ME, McLean FH, Kramer MS. Assessment of fetal risk in post-date pregnancies. Am J Obstet Gynecol. 1988;158(2):259-64.
14. Eden RD, Seifert LS, Winegar A, Spellacy WN. Perinatal characteristics of uncomplicated posdate pregnancies. Obstet Gynecol. 1987;69(3 Pt 1):296-9.
15. Lippi UG, Shiguematsu K, Casanova LD, Garcia SAL, Grabert HH. Diagnóstico de situação perinatal no Hospital do Servidor Público Estadual "Francisco Morato de Oliveira". Rev Med IAMSPE. 1990;20(1):15-20.
16. Segre CAM, Lippi UG, Andrade AS, Regen JB. Diagnóstico de situação perinatal do Hospital e Maternidade Escola de Vila Nova Cachoeirinha nos anos de 1983 e 1984. Secretaria de Higiene e Saúde da Prefeitura do Município de São Paulo. São Paulo: Gráfica Editora Guteplan Ltda. São Paulo; 1985.
17. Mauad Filho F, Urbanetz AA, Cunha SP Chúfalo JE, Duarte G. Gestação prolongada: aspectos obstétricos. Rev Bras Ginecol Obstet. 1987;9(1):29-31.
18. Sherer DM, Onyeije CI, Binder D, Bernstein OS, Divon MY. Uncomplicated baseline fetal tachycardia or bradycardia in postterm pregnancies and perinatal outcome. Am J Perinatol. 1988;15(5):335-8.
19. Martin JVD, Cabrera JH, Crespo TH, Deulofeu MJ. Postterm pregnancy: paraclinic follow-up and correlation of variables. Rev Cuba Obstet Gynecol; 1997;23(1):37-42.
20. Elliott OM, Sydney MB, Inman WHW. Volume of liquor amni in normal and abnormal pregnancy. Lancet. 1961;14(7207):35-40.
21. Queenan JT, Thompson W, Whitfield CR, Shah SI. Amniotic fluid volumes in normal pregnancies. Am J Obstet Gynecol. 1972:114(1):34-8.
22. Clements D, Schifrin SB, Katos RB. Acute oligohydramnios in post date pregnancy. Am J Obstet Gynecol. 1987;157(4 Pt 1):884-6.
23. Arias F. Predictability of complications associated with prolongation of pregnancy. Obstet Gynecol. 1987;70(1):101-6.
24. Braga JMF. Pos-datismo. In: Vaz FAC, Manissadjian A, Zugaib M. Assistência à gestante de alto risco e ao recém-nascido nas primeiras horas. São Paulo: Atheneu; 1993.p.46-51.
25. Roach VJ, Rogers MS. Pregnancy outcome beyond 41 weeks gestation. Int J Gynaecol Obstet. 1997;59(1):19-24.
26. Cahtor JSB, Kulkarni SK. Amniotic fluid index in the management of the postdates pregnancy. West Indian Med J. 1995;44(2):64-6.
27. Diaz JFJ, Higuera HF, Aguirre FE, Perea MLJ, Ahued A Jr. Embarazo prolongado; analisis de 236 casos / Prolonged pregnancy: analysis of 236 cases. Ginecol Obstet Mex. 1990;58(5):133-7.
28. Castillo GAD. Embarazo prolongado características maternas y morbilidad perinatal em Hospital Arzobispo Loayza/Prolonged pregnancy maternal characteristics and perinatal morbility in Hospital Arzobispo Loayaza [tese]. Universidad Peruana Cayetano Heredia. Facultad de Medicina Alberto Hurtado, Peru; 1991.
29. Tominaga LAV. Embarazo prolongado en el Hospital Nacional Edgardo Rebagliati Martins. [tese] Universidade Peruana Cayetano Heredia. Facultad de Medicina Alberto Hurtado, Peru; 1992.
30. Gago MC, Cuevas ER, Perez LE, Peguero A, Vilorio I, Buret O. Analisis critico del diagnostico y manejo del embarazo cronologicamente prolongado/Critic analisys of diagnostic aproach of lenghter pregnancy. Rev Med Dom. 1993;54(2):17-20.
31. Saling E. Amnioscopy. Clin Obstet Gynecol. 1966;9:472-90.
32. Lippi UG. Estudo comparativo dos resultados obtidos por várias técnicas de amnioscopia [tese]. Escola Paulista de Medicina, São Paulo; 1972.
33. Brosens IE, Gordon H. Estimation of maturity by citological examination of the liquor amnii. J Obstet Gynaecol Br Commonw. 1966;73(1):88-90.

34. Pitkin RM, Zwirek SJ. Amniotic fluid creatinine. Am J Obstet Gynecol. 1967;98(8):1135-9.

35. Melo FO, Wandek MC, Lopes GP. Cardiotocografia basal (CTB) no posdatismo. J Bras Ginecol. 1984;94(9):385-8.

36. Chamberlain PF, Manning FA, Morrison I. Ultrasound evaluation of amniotic fluid volume. I. The relationship of marginal and decreased amniotic fluid volumes to perinatal outcome. Am J Obstet Gynecol. 1984;150(3):245-9.

37. Rutherford SE, Phelan JP, Smith CV. The four-quadrant assessment of amniotic fluid "volume": an adjunct to antepartum fetal hearth rate testing. Obstet Gynecol. 1987;70(3 Pt 1):353-6.

38. Manning FA, Platt LD, Sipos L. Antepartum fetal evaluation: development of a fetal biophysical profile. Am J Obstet Gynecol. 1980;136(6):787-85.

39. Garcia SAL, Lopes RGC, Nóbrega VLM, Lippi UG, Grabert HH. Perfil biofísico fetal. Análise crítica. Rev Ginecol Obstet. 1992;3(4):173-8.

40. Johnson JM, Harman CR, Lange IR, Manning FA. Biophysical profile scoring in the management of the postterm pregnancy: an analysis of 307 patients. Am J Obstet Gynecol. 1986;154(2):269-273.

41. Rightmire AD, Campbell S. Fetal and maternal Doppler blood flow. Parameters in postterm pregnancies. Obstet Gynecol. 1987;69(6):891-4.

42. Jazayeri A, Tsibris JC, Spellacy WN. Elevated umbilical cord plasma erythropietin levels in prolonged pregnancies. Obstet Gynecol. 1998;92(1):61-3.

43. Smeltzer J, Lieberman S, Kivikoski A, Shyken J. Middle cerebral and umbilical Doppler norms based on sonographic fetal measurements during the third trimester. J Matern Fetal Neonatal Med. 1993;2(1):15-20.

44. Wladmiroff JW, Tonge HM, Stewart PA. Doppler ultrasound assessment of cerebral blood flow in the human fetus. Br J Obstet Gynecol. 1986;93(5):471-5.

45. Brar H, Horenstein J, Medearis A, Platt LD, Phelan JP, Paul RH. Cerebral, umbilical and uterine resistance using Doppler velocimetry in post-term pregnancy. J Ultrasound Med. 1989;8(4):187-91.

46. Echeverria LE, Rocha OM. Estudio comparativo de inducion de parto em embarazos em vias de prologacion com diferentes dosis de misoprostol. Rev Chil Obstet Ginecol. 1996;61(2):101-4.

47. Norwitz ER, Snegovskikh VV, Caughey AB. Prolonged pregnancy: when should we intervene? Clin Obstet Gynecol. 2007;50(2):547-57.

48. Doany W, McCarty J. Outpatient management of the uncomplicated posdate pregnancy with intravaginal prostaglandin E2 gel and membrane stripping. J Matern Fetal Med. 1997;6(2):71-8.

49. Fait G, Grisaru D, Shenhav M, Kupfermine MJ, Lessing JB, Peyser MR, et al. Ballon catheter with extra-amniotic saline instillation: a method of induction in pregnancies at 41 or more gestational weeks. Aust N Z J Obstet Gynaecol. 1997;37(2):174-6.

50. Cammu H, Haitsma V. Sweeping of the membranes at 39 weeks in nulliparous women: a randomised controlled trial. Br J Obstet Gynaecol. 1998;105(1):41-4.

51. Gupta R, Vasishta K, Sawhney H, Ray P. Safety and efficacy of stripping of membranes at term. Int J Gynaecol Obstet. 1998;60(2):115-21.

52. Magann EF, Chauhan SP, Nevils BG, McNamara MF, Kinsella MJ, Morrison JC. Management of pregnancies beyond forty-one weeks'gestation with an unfavorable cervix. Am J Obstet Gynecol. 1998;178(6):1279-87.

53. Valdez ER, Candia PP, Terra RV, Escobar JD, Caballero RT, Juarez GD. Divulsion del polo inferior: método seguro e eficaz para disminuir los partos espontáneos después de las 41 semanas. Rev Chil Obstet Ginecol. 2005;70(1):12-4.

54. Elliot JP, Flaherty DO. The use of breast stimulation to ripen the cervix in term pregnancies. Am J Obstet Gynecol. 1983;145(5):553-6.

55. Cury AF, Moraes CAV. Efeito do estímulo mamário sôbre o Índice de Bishop em gestações a termo. Rev Bras Ginecol Obstet. 1999;21(1):13-17.

56. Ballantyne JW. The problem of the postmature infant. J Obstet Gynaecol Br Emp. 1902;2(36):521-54.

57. Calkins LA. Posmaturity. Am J Obstet Gynecol. 1948;56(1):167-72.

58. Hill G. Rewiew of 115 cases of postmaturity. J Obstet Gynec Br Emp. 1952;59(6):807-9.

59. Clifford SH. Clinical significance of yellow staining of the vernix caseosa skin, nails and umbilical cord of the newborn. Am J Dis Child. 1945;69:237-8.

60. Clifford SH. Posmaturity with placental dysfunction: clinical syndrome and pathologic findings. J Pediatr. 1954;44(1):1-13.

61. Butler MR, Bonham DG. Perinatal mortality. Edinburgh: Livingstone; 1963.

62. Doring GK. Duracion de embarazo acortada y alargada. In: Käser O, Friedberg V, Ober KG, Thomsen K, Zander J (eds). Ginecologia y obstetrícia. Barcelona: Salvat; 1970.p.462-74.

63. Mead PB, Marcus SC. Prolonged pregnancy. Am J Obstet Gynecol. 1964;89:495-502.

64. Hilder L, Costelo K, Thilaganathan B. Prolonged pregnancy: evaluating gestation-specific risks of fetal and infant mortality. Br J Obstet Gynaecol. 1998;105(2):169-73.

65. Cunningham FG, Leveno KJ, Bloom SL, Hauth JC, Rouse DJ, Spong CY. Williams Obstetrics. 23th ed. New York: McGraw-Hill; 2010.

66. Druzin ML, Karver ML, Wagner W, Hutson JM, Waltner A, Kogut E. Prospective evaluation of the contraction stress and nonstress test in management of post-term pregnancy. Surg Gynecol Obstet. 1992;174(6):507-11.

67. Bochner CJ, Willians JIII, Castro L, Medearis A, Hobel CJ, Wade M. The efficacy of starting post term antenatal testing at 41 weeks as compared with 42 weeks of gestational age. Am J Obstet Gynecol. 1988;159(3):550-4.

68. Benedetti TJ, Easterling T. Antepartum testing in postterm pregnancy. J Rep Med. 1988;33(3):252-57.

69. Grubb DK, Rabello YA, Richard HP. Post-term pregnancy: fetal death rate with antepartum surveillance. Obstet Gynecol. 1992;79(6):1024-6.

70. Fischer LR, McDonnel AA, Bianculli KW, Perry LR, Hedige LM, Scholl OT. Amniotic fluid volume estimation in the posdate pregnancy; a comparison of techniques. Obstet Gynecol. 1993;81(5 Pt 1):698-704.

71. Maia Filho NL, Mathias L, Suzano SCE. Gestação prolongada. Um texto atualizado. Perspectivas Médicas. 2007;18(1):39-42.

72. Urbanetz AA, Ampessan CMCV, Kuhn EM. Gestação prolongada. Femina. 1989;17:943-8.

73. Mathes ACS. Gravidez prolongada: subsídios da literatura para uma defesa. Femina 2010;36(8):393-400.

74. Garcia SAL. Contribuição ao estudo da gravidez com mais de 41 semanas com aplicação do perfil biofísicofetal [tese]. São Paulo: Instituto de Assistência Médica ao Servidor Público Estadual de São Paulo; 2003.

Gravidez na Adolescência

Adriana Lippi Waissman
Marco Aurelio Knipel Galletta
Umberto Gazi Lippi

A adolescência, segundo a Organização Mundial da Saúde, estende-se dos 10 aos 19 anos de idade e representa uma fase evolutiva e crítica na vida do ser humano[1]. É a fase de profundas mudanças biológicas, psicológicas e sociais. É nesse panorama que são vivenciadas as primeiras experiências sexuais. Durante séculos, o casamento e a maternidade com 14 ou 15 anos foram algo corriqueiro. A adolescência era considerada a faixa etária ideal para ter filhos[2]. No entanto, a moderna sociedade urbanizada e competitiva costuma atrasar o casamento e a vida sexual estável. Há um hiato considerável entre a maturidade sexual das pessoas e a possibilidade ou a opção pela união permanente, o que teoricamente legitimaria a atividade sexual e a reprodução[3].

Embora a gravidez na adolescência não seja um fenômeno recente, esse tipo de evento recrudesceu no pós-guerra, especialmente a partir dos anos 1960, ligado à mudança de costumes e grande liberalização sexual que ocorreu. Todas as classes sociais foram afetadas. Entre outros fatores, contribuíram para isso a perda da valorização da castidade pré-matrimonial (virgindade) e a introdução do uso dos anticoncepcionais. Caso a universalização do seu uso, dentro dos melhores parâmetros médicos, provavelmente não teria havido um *boom* na frequência das gestações nessas jovens. Outro aspecto que não pode ser desprezado é o aparecimento cada vez mais precoce da menarca, quer por condições de saúde, quer nutricionais. Não se pode minimizar o papel da incessante divulgação das práticas sexualizadas, semiencobertas ou às claras, feita pela mídia impressa, falada ou de imagem (cinema, televisão). Chandra et al[4]. relataram que jovens submetidas a um nível muito alto de conteúdo sexual na televisão têm duas vezes mais probabilidades de engravidarem em três anos do que aquelas com os menores níveis de exposição.

Na adolescência, as pessoas costumam viver em grupos, onde sentem apoio. Esses grupos têm normas de vivência. A experimentação sexual pode ser quase uma imposição do próprio grupo para caracterizar a pertinência a ele[5]. Quando a relação afetiva se torna mais intensa, entra em jogo o chamado "pensamento mágico" do adolescente, isto é, um evento indesejável, como a gravidez, não ocorrerá com ela ou com ele em consequência da relação sexual. Essa ideia minimiza para esses jovens a necessidade da proteção anticoncepcional. Por outro lado, nas classes socioeconômico-educacionais menos favorecidas, a desinformação ainda existe, embora tenha sido máxima nas décadas anteriores quando a abordagem sobre sexualidade era um tabu. É preciso assinalar também que há adolescentes que desejam as gestações, baseadas em fantasias, que frequentemente não se concretizarão (liberação da tutela dos pais, estabilização de uma relação afetiva, independência econômica etc.). Waissman mostrou, em sua casuística, que 15,3% das primigestas e 27,4% das multigestas assim procederam. Registrou também que 93,1% das primeiras e 93,4% das outras aceitaram o fato[6]. As relações familiares conturbadas (falta de um dos pais, separações, divórcios, novas uniões) constituem outras condições associadas à gestação precoce. Muitas jovens conhecem outras tantas que engravidaram na adolescência e tiveram algum ganho afetivo durante a gestação. Isso seria estimulante especialmente quando as carências afetivas são consideradas[7]. O desconhecimento de métodos contraceptivos, apontado como um dos fatores associados à gravidez, já não procede em sua totalidade. Waissman mostrou que a totalidade de suas pacientes conhecia pelo menos um. Das primigestas, 75,4% sabiam de 3 ou mais e entre as multíparas 85,6% tinham essa informação[6].

A frequência de gravidez na adolescência varia entre os diferentes centros. Atualmente, nos EUA, a taxa de nascimentos entre adolescentes de 10 a 14 anos e 15 a 19 anos é de 0,4 e 29,4 por 1.000, respectivamente[8]. Duarte e Akerman, citando dados do SEADE, assinalam 23,2% de partos em adolescentes no Brasil[9]. Em 2007, o percentual de gravidez na adolescência no Estado de São Paulo foi de 16,4%[10]. No Hospital do Servidor Público Estadual "Francisco Morato de Oliveira" – São Paulo, no período de um ano, entre 01/06/1986 e 31/05/1987, ocorreram 9,97% de partos em adolescentes[11]. Waissman e Machado chamam a atenção para o número crescente de partos entre jovens de 10 a 14 anos, no Brasil (32.489 partos em 2000)[12]. A divisão em faixas etárias está de acordo com Tyrer, para quem o verdadeiro risco das gestações nessas jovens está naquelas com menos de 16 anos de idade[13].

Nas classes sociais mais abastadas, o recurso ao abortamento provocado tornou-se uma prática comum, ainda que ilegal no Brasil. Estudo realizado com universitárias paulistas mostrou que em suas primeiras gestações metade delas optaram pela interrupção da gestação[14]. É uma realidade que em nosso país as mulheres com renda *per capita* mais elevada e com maior escolaridade apresentam probabilidade mais elevada de abortamento. Dessa forma, o problema sempre foi maior entre as jovens menos favorecidas economicamente. Essa questão do abortamento está presente na população adolescente. Por exemplo, um estudo realizado na cidade de Bauru – SP encontrou um índice de abortamento na população adolescente de 20,07%[15]. Além dessa questão, há de se relatar que no grupo de adolescentes grávidas há risco maior de mortalidade neonatal e pós-neonatal. Para Chen et al., entre mulheres primigestas de 11 a 19 anos, esse aumento foi significativo, ou seja, OR = 1,20 (IC95%: 1,16-1,24) para mortalidade neonatal e OR = 1,47 (IC95%: 1,41-1,54) para mortalidade posneonatal[16].

Assim, diante dessas cifras respeitáveis, avolumaram-se os estudos sobre a gravidez, o parto e o puerpério nas adolescentes. Foram criados nos grandes centros programas especiais para tratá-las sob a óptica do atendimento multiprofissional.

PRÉ-NATAL

Independentemente do desejo ou não da gravidez na adolescência, é fundamental oferecer um serviço adequado e especializado de acompanhamento durante o pré-natal. A boa qualidade da assistência à saúde maternofetal, com atenção devida aos problemas socioeconômicos, psicológicos e nutricionais são essenciais para a queda da mortalidade perinatal e principalmente das complicações na gestação[17]. Portanto, o pré-natal da gestante adolescente deve ser multiprofissional, contemplando a presença não só de médico, mas também de profissionais de psicologia, enfermagem, nutrição, assistência social e fisioterapia.

A gravidez na adolescência está associada a aumento da incidência de efeitos adversos, tanto maternos quanto perinatais. Afecções tais como anemia, pré-eclâmpsia, prematuridade, baixo peso e restrição do crescimento fetal são habitualmente encontrados[18-20].

A anemia, segundo as recomendações da Organização Mundial de Saúde e o Ministério da Saúde, é uma afecção caracterizada pela concentração de hemoglobina menor que 11g/dL. Isso coloca a gestante anêmica em risco no parto e após ele, devido às perdas próprias dessa situação. Em adolescentes com pré-natal realizado no Instituto de Perinatologia da Cidade do México, detectou-se que oito em cada 10 adolescentes apresentaram anemia e deficiência de ferro. Nesse estudo, o fato de a gestante

iniciar tardiamente o pré-natal com mais de 25 semanas maximiza o risco para o problema (OR = 5,11 (IC95%: 2,4-10,7)[21]. O início tardio do pré-natal é um fator corriqueiro da gestante adolescente. Gupta, em estudo populacional inglês, comparou gestantes adolescentes com adultas e observou incidência de 19,3% de anemia para o primeiro grupo contra 11,8% para o segundo grupo com OR = 1,8 (IC95%: 1,6-2,0)[22]. Waissman e Machado referem 10% no Hospital das Clínicas da Faculdade de Medicina da Universidade de São Paulo. Citam, porém, outros autores como Fujimori et al., que registraram 19% entre as gestantes adolescentes da Grande São Paulo[12]. Acredita-se que essa enfermidade na adolescente esteja relacionada não somente aos distúrbios nutricionais, mas também consequente ao baixo nível socioeconômico, aos maus hábitos alimentares (*fast-food*), às menstruações irregulares, ao início tardio do pré-natal e à baixa aderência às recomendações feitas durante o acompanhamento pré-natal.

Outra preocupação relacionada às questões nutricionais diz respeito à obesidade. Essa estaria ligada ao consumo de alimentos ricos em gorduras e açúcares, como os comumente servidos nos já citados *fast-foods* e lanchonetes em detrimento de outros mais ricos nutricionalmente como arroz, feijão, verduras, frutas[23].

Acredita-se que as adolescentes padeçam com maior frequência que as outras mulheres de doença hipertensiva específica da gravidez, pois, na grande maioria das vezes, são primigestas. Na Índia, um estudo retrospectivo detectou incidência de 4,3% de pré-eclâmpsia em gestantes com menos de 17 anos e 0,6% naquelas com mais idade[24]. Entretanto, vários estudos, apesar de considerarem uma incidência alta de pré-eclâmpsia em gestantes adolescentes, mostram não haver diferença estatisticamente significante quando comparadas com mulheres adultas[18,20,25]. Lippi e Segre assinalaram a presença de síndrome hipertensiva em 30,05% das gestantes entre 10 e 16 anos e 27,17% entre 17 e 19. No total, foram 27,91% de casos com pressão arterial elevada em adolescentes contra 36,98% nas mulheres com 20 anos e mais. A diferença é estatisticamente significante (p < 0,0001), aparecendo a adolescência como um fator de proteção contra a síndrome hipertensiva (RR = 0,75; IC: 0,71-0,80). Isso seria de esperar, já que a maioria dos casos de hipertensão arterial, em nosso meio, é de hipertensão essencial, cuja manifestação costuma tornar-se evidente em idades mais avançadas[26].

Scholl et al., em interessante estudo metanalítico, observaram que o risco relativo para essa afecção está diminuído (RR = 0,59; IC: 0,49-0,72) nas adolescentes que frequentam serviços específicos de assistência pré-natal[27]. Talvez, essa seja uma das razões pelas quais as atuais incidências de pré-eclâmpsia se igualem às de adultas. Ou seja, nos últimos anos houve atenção especial voltada a meninas grávidas.

Já a eclâmpsia, que seria complicação temível, muitos autores observaram frequência mais elevada na adolescente[18,23]. Segundo o estudo de Lippi e Segre, a eclâmpsia esteve presente na faixa etária de 10 a 16 anos, com incidência de 1,02% contra 0,20% naquelas de 17 a 19. Entre 10 e 19 anos, ocorreu em 0,40% e em 0,07% nas mulheres com 20 anos e mais. Essa diferença é estatisticamente significativa (Fisher: p < 0,0001). A adolescência é, pois, fator de risco para eclâmpsia (R5,73; IC: 2,40-13,88). Também foi significativa do ponto de vista estatístico a diferença entre as adolescentes mais jovens e as com 17 a 19 anos (p = 0,002). As idades menores, dentro da adolescência, constituem-se em risco adicional para eclâmpsia (RR = 5,31; IC: 2,40-13,88)[26]. Galletta, em 2002, encontrou risco 8 vezes maior de eclâmpsia em adolescentes[28].

Atualmente, a grande preocupação em relação às gestantes adolescentes é a presença marcante da prematuridade, da restrição do crescimento fetal e baixo peso ao nascer. Estudo realizado pelo Centro Latino-Americano de Perinatologia e Desenvolvimento Humano (CLAP) detectou frequência de 14,6% de nascimentos prematuros para as gestantes com menos de 15 anos de idade, 11% para aquelas com 16 e 17 anos, 10% para as com 18 e 19 anos e 8,9% para mulheres com 20 a 24 anos[18]. Chen et al., em estudo de coorte, em Ontário, observaram que adolescentes entre 10 e 19 anos apresentam risco alto de partos prematuros antes de 32 semanas de gestação OR = 1,26 (1,24-1,28). Notaram ainda que quanto mais jovem a adolescente maior é o risco, ou seja, no grupo de 10 a 15 anos observaram OR = 1,91 (1,85-1,96)[29]. Esse fato também foi detectado na periferia de Paris, onde a frequência de partos entre 32 e 37 semanas em menores de 15 anos foi 16,7%; entre 16 a 18 anos, de 7,5%; e entre 18 a 25 anos, de 7,2%, diferença estatisticamente significativa (p < 0,001)[20]. Um estudo realizado no Maranhão com 1.978 mulheres mostrou incidência de 10,6% de partos com idade gestacional igual ou menor que 33 semanas em adolescentes, enquanto esse percentual foi de 5,6% para as adultas (p = 0,0006)[30]. Esse mesmo estudo identificou a incidência de 19,9% de recém-nascidos com menos de 2.499g nas adolescentes e 14,2% nas adultas (p = 0,0062). Lippi e Segre registraram 17,39% de baixo peso ao nascer entre as mulheres com menos de 20 anos e 15,39% naquelas de 20 anos e mais. Embora a diferença numérica seja pequena, há diferença estatisticamente significativa entre os grupos, com prejuízo das que estão na faixa da adolescência (qui-quadrado = 8,25; p = 0,004)[26]. Esses dados estão de acordo com os diversos levantamentos realizados em diferentes meios culturais e econômicos[16,18,20,29]. Essas intercorrências parecem ter relação direta com o estado nutricional da adolescente, mas também fatores psicológicos e sociais devem ser considerados.

PARTO

Muito se discute a respeito do parto em adolescentes. As cifras são bastante variadas. No entanto, hoje há predileção notória pelo parto vaginal em detrimento da operação cesariana. Debras et al. encontraram incidência de 76,2% de parto vaginal espontâneo em meninas com menos de 15 anos, 71,1% nas que estão na faixa etária entre 16 e 18 e por fim 61,2% nas de 19 a 25 anos (p < 0,05)[20]. Nesse estudo, a cesariana apareceu em apenas 7,1% das adolescentes com menos de 16 anos. A pesquisa de Santos et al. detectou 66,6% de partos normais nas adolescentes e 33,3 de cesáreas. Nas mulheres adultas foi de 49,2% a frequência de operações cesarianas[30]. Ainda em algumas circunstâncias, mesmo com o aumento de incidência de lacerações de canal de parto, hemorragia e febre, há necessidade de se proceder a um parto vaginal operatório com a ajuda de fórcipes. Interessante notar que a metanálise de Scholl et al. comparou adolescentes de pré-natal tradicional com o atendimento multiprofissional e percebeu que o segundo tipo de atendimento diminuiu o risco para cesárea (RR = 0,73; IC95%: 0,57-0,93)[27]. Portanto, o pré-natal multiprofissional contribui para incidências menores de partos operatórios, principalmente o parto por cesariana.

CONSIDERAÇÕES FINAIS

Se a presença da gravidez em adolescentes é motivo de preocupação, especialmente pelas implicações psicossociais associadas, maior ela se torna com a repetição de gestações. Pinto e Silva e Nogueira estudaram 157 multigestas até 20 anos[31]. Delas, 121 eram secundigestas, 33 tercigestas, 8 quartigestas e 5 quintigestas. Procurou-se então tentar compreender as condições ligadas a essa recorrência. Waissman analisou 106 adolescentes multigestas e comparou-as com 510 primigestas, todas até 18 anos, buscando os fatores associados à repetição da gravidez na adolescência[6]. Dessas 106 jovens, 87 eram secundigestas, 18 tercigestas e uma quartigesta. Findou por observar as seguintes condições, com diferenças estatisticamente significantes: a idade foi mais elevada entre as multigestas; em algumas delas a escolaridade foi mais alta que entre as primigestas, porém, havia muita probabilidade de interrupção dos estudos, de tal modo que mais da metade não chegou a terminar o ensino fundamental; as multigestas constituíram, com maior frequência, núcleos familiares independentes daqueles de origem e passaram a viver na dependência dos companheiros; estes tinham maior idade que os das primigestas; mais gestações foram planejadas nas adolescentes entre aquelas; o início da atividade sexual havia ocorrido em idades mais baixas comparadas às primigestas, porém, conheciam e utilizavam mais técnicas anticoncepcionais; os pais e as mães das multigestas tiveram melhor reação frente diante das novas gestações do que os das primigestas; a média da idade gestacional à última consulta de pré-natal e ao parto foi mais baixa entre as multigestas, as quais também tiveram mais crianças pré-termo; a aplicação de fórcipes foi menos frequente nas multigestas. Embora sem significância estatística, a autora notou tendência familiar maior para gestações na adolescência nesse grupo de estudo que nas primigestas.

Do que foi exposto, fica claro que, com exceção das adolescentes de muito baixa idade, os problemas obstétricos relacionados à puerperalidade nessa faixa etária praticamente se igualam aos das mulheres adultas, desde que o pré-natal seja realizado de forma adequada. O comportamento no parto também é muito favorável. O que deve ser o foco das atenções nessa população são os problemas psicossociais, que são fatores de risco para engravidar precocemente, e aqueles consequentes da nova condição dessa jovem. Grupos educativos multiprofissionais podem ser de grande utilidade nesse sentido[27,31].

REFERÊNCIAS

1. World Health Organization (WHO). International classification of disease. 9th revision. Geneva: WHO Library; 1975.
2. Heilborn ML, Salem T, Rohden F, Brandão E, Knauth D, Víctora C, et al. Aproximação socioantropológica sobre gravidez na adolescência. Horizontes Antropológicos. 2002;8(17):13-45.
3. Klein L. Antecedentes del embarazo en adolescentes. Clin Obstet Ginecol. 1978; 4:1199-1208.
4. Chandra A, Martino SC, Collins RL, Elliot MN, Berry SH, Kanouse DE, et al. Does watching sex on television predict teen pregnancy? Findings from a national longitudinal survey of youth. Pediatrics. 2008;122(5):1047-54.
5. Wajmann MS, Coimbra REL, Sznifer PL, Lippi UG, Segre CAM. Gravidez na adolescência. Aspectos psicossociais. In: Organização Panamericana da Saúde/Organização Mundial da Saúde. Coletânea sobre saúde reprodutiva do adolescente brasileiro, Brasília, OPS/OMS; 1988.p.89-99.
6. Waissman AL. Análise dos fatores associados à recorrência de gravidez na adolescência [tese]. Faculdade de Medicina da Universidade de São Paulo. São Paulo; 2006.
7. Osofsky JD, Osogsky HJ. Embarazo em la segunda década de la vida: consideraciones psico-sociales. Clin Obstet Ginecol. 1978;4: 1209-23.
8. Martin JA, Hamilton BE, Osterman MJK, Curtin SC, Mathews MS. Births: final data for 2012. Natl Vital Stat Rep. 2013;62(9): 1-68.
9. Duarte CM, Akerman M. Gravidez na adolescência e diferenciais intraurbanos: um estudo na cidade de Santo André/São Paulo. In: Secretaria do Estado da Saúde. Adolescência e Saúde. Vol 3. São Paulo, Secretaria de Estado da Saúde; 2008.p.178-85.
10. Martinez EZ, Roza DL, Guimarães MCG, Achcar JA, Dal-Fabbro AL. Gravidez na adolescência e características socioeconômicas dos municípios do Estado de São Paulo, Brasil: análise espacial. Cad Saúde Pública. 2011;27(5):855-67.
11. Lippi UG, Shiguematsu K, Casanova L, Garcia AS, Grabert HH. Diagnóstico de situação perinatal. São Paulo: IAMSPE; 1990.
12. Waissman AL, Machado TRS. A gestação nos extremos da idade reprodutiva. In: Zugaib M, Ruocco RMSA (eds). Pré-natal. 3ª ed. São Paulo (SP): Atheneu; 2005.p.115-9.
13. Tyrer LB. Complicaciones del embarazo em adolescentes. Clin Obstet Ginecol. 1978;4:1183-4.
14. Pirotta KCM, Schor N. Considerações sobre a interrupção voluntária da gravidez a partir do discurso de estudantes universitárias da USP. In: Anais do Encontro Nacional de Estudos Populacionais. http://www.abep.nepo.unicamp.br/site_eventos_abep/PDF/ABEP2004. Acessado 2015 fev 4.
15. Vieira LM, Goldberg TBL, Saes SO, Dória AA. Abortamento na adolescência: um estudo epidemiológico. Ciênc Saúde Coletiva. 2007; 12(5):1201-8.
16. Chen XK, Wen SW, Fleming N, Yang Q, Walker MC. Increased risks of neonatal and postneonatal mortality associated with teenage pregnancy had different explanations. J Clin Epidemiol. 2008;61(7):688-94.
17. Ryan GM, Schneider JS. Complicaciones obstétricas em adolescentes. Clin Obstet Ginecol. 1978;4:1243-49.
18. Conde-Agudelo A, Belizán JM, Lammers C. Maternal-perinatal morbidity associated with adolescent pregnancy in Latin America:Cross-sectional study. Am J Obstet Gynecol. 2005;192(2):342-9.
19. Galletta MA, Waissman AL, Zugaib M. Pré-Natal na adolescente. In: Secretaria do Estado da Saúde. Adolescência e Saúde. Vol 3. São Paulo, Secretaria de Estado da Saúde; 2008.p.130-48.
20. Debras E, Revaux A, Bricou A, Laas E, Tigaizin A, Benbara A, et al. Devenir obstétrical et néonatal des grossesses chez les adolescentes: cohorte de patientes em Seine-Saint-Denis. Gynecol Obstet Fertil. 2014;42(9):579-84.
21. Casanueva E, Jiménez J, Meza-Camacho C, Mares M, Simon L. Prevalence of nutritional deficiencies in Mexican adolescent women with early and late prenatal care. Arch Latin Nutr. 2003;53(1): 35-8.
22. Gupta N, Kiran U, Bhal K. Teenage pregnancies: obstetric characteristics and outcome. Eur J Obstet Gynecol Reprod Biol. 2008;137(20): 165-71.
23. Silva R, Jacobson C, Pádua ECR. Abordagem nutricional na adolescência. In: Secretaria do Estado da Saúde. Adolescência e Saúde. Vol 3. São Paulo, Secretaria de Estado da Saúde; 2008.p.441-52.
24. Kumar A, Singh T, Basu S, Pandey S, Bhargava V. Outcome of teenage pregnancy. Indian J Pediatr. 2007;74(10):927-31.
25. Fleming N, Osborne C, Biederman S, Yasseen AS, Dy J, Rennicks White R, Walker M. Adolescent pregnancy outcomes in the province of Ontario: a chort study. J Obstet Gynaecol Can. 2013;35(5): 234-45.
26. Lippi UG, Segre CAM. Gravidez na adolescência. Resultados perinatais. In: Organização Panamericana da Saúde/Organização Mundial da Saúde. Coletânea sobre saúde reprodutiva do adolescente brasileiro. Brasília: OPS/OMS; 1988.p.75-8.
27. Scholl TO, Hediger ML, Belsky DH. Prenatal care and maternal health during adolescent pregnancy: a review and meta-analysis. J Adolesc Health. 1994;15(6):444-56.
28. Galletta MAK. Investigação dos fatores associados a pré-eclâmpsia em gestantes adolescentes [tese]. Faculdade de Medicina da Universidade de São Paulo. São Paulo; 2000.
29. Chen XK, Wen SW, Fleming N, Demissie K, Rhoads GG, Walker M. Teenage pregnancy and adverse birth outcomes: a large population based retrospective cohort study. Int J Epidemiol. 2007;36(2): 368-73.
30. Santos, GHN, Martins MG, Sousa MS. Gravidez na adolescência e fatores associados com baixo peso ao nascer. Rev Bras Ginecol Obstet. 2008;30(5):224-31.
31. Pinto e Silva JL, Nogueira CWM. A multigravidez na adolescência. In: Organização Panamericana da Saúde/Organização Mundial da Saúde. Coletânea sobre saúde reprodutiva do adolescente brasileiro. Brasília; OPS/OMS; 1988.p.101-11.

Gestante Madura – Gestação em Idade Avançada

Eduardo Zlotnik

A definição de gestante madura ou idosa não encontra consenso na literatura. No Brasil, Delascio e Guariento descreveram a grávida tardia a partir de 28 anos de idade[1].

Porém o mais encontrado na literatura é considerar a gestante idosa a partir dos 35 anos de idade[2].

Em 1950, Walters e Wagner descreveram o termo primigesta idosa como descritor de risco obstétrico[3]. O termo refere-se à gestante primigesta com idade igual ou maior que 35 anos.

As gestantes mais idosas foram Maria Del Carmen Bousada de Lara que deu à luz aos 66 anos e 358 dias de idade, concebidos por meio de reprodução assistida, e Dawn Brooke aos 59 anos, em 1997, de gestação espontânea[4].

Atualmente, um grande número de mulheres está adiando a maternidade em prol da carreira, *status* social e estudos[5,6]. Já há algum tempo vem sendo descrita, em vários lugares do mundo, a mudança nas características demográficas da gestante; tem um número menor de filhos e começa a tê-los com idade mais avançada. As mulheres estão optando por adiar o casamento e a gestação devido a vários fatores, como maior acesso aos métodos anticoncepcionais, atividade profissional, atraso ou necessidade de maior tempo para sua formação e capacitação profissional, casamentos tardios ou novas uniões, além da preocupação em conseguir uma situação financeira condizente com a responsabilidade que representa a criação dos filhos. Somam-se a isso os progressos da reprodução artificial que permitem que as mulheres engravidem mais tarde, aumentando a população de grávidas idosas[7].

Nos EUA, por exemplo, entre 1970 e 2000, o número de partos em mulheres com 35 anos ou mais passou de 5% para 13%[8].

Entre 1970 e 1986, a taxa de nuliparidade dobrou entre as mulheres com 30 a 39 anos e aumentou 50% entre mulheres com idade entre 40 e 44 anos[5,6]. A taxa de gestação para mulheres entre 35 e 39 anos aumentou 74% entre 1976 e 1997, com o aumento concomitante de 38% entre mulheres com 40 anos ou mais. Entre 1990 e 2002, houve novo aumento de 51% nessa taxa.

Naquele país, a idade média das mães no nascimento do primeiro filho era de 21,7 anos em 1970 e chegou a 25 anos em 2000. Na Suíça, é de 29 anos[6.] Na Inglaterra, em 2012, a média da idade das mães no nascimento de seus filhos foi de 29,8 anos[9].

No Canadá, entre 1982 e 2002, o número de partos em mulheres de 35 a 39 anos subiu de 4,7% para 14,1% e acima de 40 anos de 0,6% para 2,6%[3]. Em recente publicação da Sociedade Canadense de Ginecologia e Obstetrícia, nota-se contínuo crescimento do número de mães em idade avançada. São 11% dos partos em mulheres primíparas acima de 35 anos. As mulheres entre 30 e 34 anos são o grupo etário com maior número de partos e neste grupo ocorrem 31% dos partos em primíparas[10].

As gestantes, com idade maior que 35 anos, são mais frequentemente casadas, apresentam-se com maior frequência ao pré-natal, aderem melhor às orientações médicas e procuram manter melhor qualidade de vida[3,4]. Bracero e Byrne[11], porém, encontraram tendência a maior ganho de peso entre as gestantes com idade mais avançada, o que requer atenção especial com essas mulheres que estão postergando a maternidade[12,13].

Dustet[14], em Cuba, encontrou maior número de pacientes com sobrepeso acima de 35 anos, com o peso aumentando proporcionalmente à idade. O autor conclui que tanto a idade avançada quanto o controle de peso têm impacto nos resultados perinatais. A idade avançada protegeria da ocorrência de "pequenos para idade gestacional".

Ainda que mantida a controvérsia da influência da idade no resultado perinatal, a maioria dos estudos destaca maior risco relativo de condições adversas. No entanto, vários estudos que apontam maior morbimortalidade entre as gestantes idosas destacam a dificuldade de se controlar fatores de confusão, como, por exemplo, paridade, história obstétrica e até o nível educacional, correndo-se o risco de incluírem essas mulheres no grupo de gestantes de alto risco inoportunamente. A condição cultural ou nível educacional pode confundir os resultados de uma pesquisa, pois pode influenciar no seguimento das recomendações do pré-natalista e por meio da condição econômica levar a maior acesso a melhor dieta, que são importantes fatores de sucesso no resultado da gestação[3].

O peso do recém-nascido está relacionado com o ganho de peso materno, e esse, com o peso pré-gestacional. O peso pré-gestacional é preditor do ganho de peso na gestação, assim o ganho de peso está relacionado com o resultado perinatal[15].

Como as mulheres de mais idade têm em média maior peso pré-gestacional que as mais novas, apresentam, consequentemente, metas menores de ganho de peso. Sabe-se que, seguindo as recomendações de ganho de peso, o peso do recém-nascido e as condições de nascimento serão ideais[15].

A gestante madura apresenta maior risco de apresentar morbidades clínicas, e metade delas têm doenças preexistentes. Ao engravidar, 38% dessas mulheres já fazem tratamento clínico[16].

Entre os riscos, com maior frequência, estudados e destacados na literatura, encontram-se doenças preexistentes como a hipertensão e o diabetes, além da placenta prévia e descolamento prematuro de placenta, trabalho de parto prematuro, parto prematuro e maior mortalidade perinatal. Apresenta ainda maior número de cesáreas[17,18].

O maior número de cesáreas pode ser secundário às condições clínico-obstétricas ou a maiores ganho de peso, gerando maiores fetos. Alguns autores levantam a hipótese de diminuição da eficiência miometrial, decorrente da idade. Mas tal hipótese ainda não foi comprovada. Assim, a idade não pode ser fator único e independente para a tomada de decisão da via de parto. No momento, não há certeza sobre a influência da iatrogenia médica ou atitudes das pacientes sobre a taxa de partos operatórios[9].

Os serviços de obstetrícia dos países desenvolvidos, e nos últimos anos dos países em desenvolvimento, devem estar aptos a acompanhamento, orientação e tratamento das "gestantes maduras" e suas intercorrências[19].

A frequência de gestações tardias no Hospital do Servidor Público Estadual (HSPE) foi de 22,5% e, conforme relato de Andrade et al.[20] em 2004, é muito maior que as taxas brasileiras de 9% descritas em 2003 (IBGE)[21].

Ainda que apresentem maior risco, devem-se destacar algumas vantagens que a gestante com idade avançada apresenta como maior tempo de amamentação, maiores recursos financeiros, estabilidade social, maturidade emocional, menor taxa de depressão pós-parto e experiência de vida[9,22].

Conclui-se em vários estudos que, ainda que as gestantes com idade avançada tenham maiores riscos relativos de complicações, o resultado perinatal pode ser satisfatório se forem seguidas as recomendações pré-concepcionais e, então, do pré-natalista[6,15,22-25].

REFERÊNCIAS

1. Delascio D, Guariento A. Obstetrícia normal. 3ª ed. São Paulo: Sarvier; 1987.
2. Shehadech A. Elderely primigravida and pregnancy outcome. JRMS. 2002;9(2):8-11.
3. Joseph KS, Allen AC, Dodds L, Turner LA, Scott H, Liston R. The perinatal effects of delayed childbearing. Obstet Gynecol. 2005; 105(6):140-8.
4. Buescher PA, Larson LC, Nelson MD Jr, Lenihan AJ. Prenatal WIC participation can reduce low birth weight and newborn medical costs: a cost-benefit analysis of WIC participation in North Carolina. J Am Diet Assoc. 1993;93(2):163-6.
5. BBC News; 2009 -07-1. Disponível em http://news.bbc.co.uk/2/hi/health/8152002.stm Acessado 2014 julho 10.
6. Mac Nab YC, Macdonald J, Tuk TA. The risks of childbearing at older ages. Health Reports (Statistics Canada Catalogue 82-003). 1997; 9(2):41-50.
7. Parada CMGL, Pelá NTR. Maternal age as a risk factor: a study on first time pregnant women with age equal or higher than 28 years old. Rev Latino-Am Enfermagem. 1999;7(4): 57-64.
8. Cleary-Goldman J, Malone FD, Vidaver J, Ball RH, Nyberg DA, Comstock CH, et al. Impact of maternal age on obstetric outcome. Obstet Gynecol. 2005;105(5):983-90.
9. Births in England and Wales, 2012. Disponível em http://www.ons.gov.uk/ons/rel/vsob1/birth-summary-tables--england-and Awales/2012/stb-births-in-england-and-wales-2012.html. Acessado 2014 julho 10.
10. Age and fertility. The Society of Obstetricians and Gynecologists of Canada. Disponível em http://sogc.org/publications/age-and-fertility/. Acessado 2014 julho 11.
11. Bracero LA, Byrne DW. Optimal maternal weight gain during singleton pregnancy. Gynecol Obstet Invest. 1998;46(1):9-16.
12. Thorsdottir I, Birgisdottir BE. Different weight gain in women of normal weight before pregnancy: postpartum weight and birth weight. Obstet Gynecol. 1998;92(3):377-83.
13. Kac G. Determinants of postpartum weight gain retention: a literature review. Cad Saúde Pública. 2001;17(3):455-66.
14. Dustet PD. Control del estado nutricional de las mujeres en edad fértil como factor influyente en la disminución de la mortalidad infantil: provincia la Habana, 1979-1983. Rev Cub Obstet Ginecol. 1985;11(4):416-20.
15. Zlotnik E, Segre CAM, Lippi UG. Pre-pregnancy body mass index, weight gain and birth weight of children born to mothers aged 35 years or older. Einstein (Sao Paulo). 2007;5(3):231-8.
16. Braverman FR. Pregnancy in patients of advanced maternal age. Anesthesiol Clin. 2006;24(3):637-46.
17. Batista NA, Zago MC, Segre CAM. Pregnancy in aged primipara: maternal and neonatal. Rev Paul Pediatr. 1984;2(8):25-8.
18. Cecatti JG, Faúndes A, Surita FGC, Aquino MMA. O impacto da idade materna avançada sobre os resultados da gravidez. Rev Bras Ginecol Obstet. 1998;20(7):389-94.
19. Bayrampour H, Heaman M, Dunca KA,Tough S. Advanced maternal age and risk perception: a qualitative syudy. BMC Pregancy Childbirth. 2012;12:100.
20. Andrade PC, Linhares JJ, Martinelli S, Antonini M, Lippi UG, Baracat FF. Resultados perinatais em grávidas com mais de 35 anos: estudo controlado. Rev Bras Ginecol Obstet. 2004;26(9):697-702.
21. IBGE. Estatísticas do Registro Civil [texto na Internet]. 2003. Disponível em: http://www.sidra.ibge.gov.br/download/ibge-273.csv Acessado 2013 Jun 10.
22. Jolly M, Sebire N, Harris J, Robinson S, Regan L. The risks associated with pregnancy in women aged 35 years or older. Hum Reprod. 2000;15(11):2433-7.
23. Berkowitz GS; Skovron ML; Lapinski RH; Berkovitz RL. Delayed Childbearing and the outcome of pregnancy. N Engl J Med. 1990;322(10):659-64.
24. Fonteyn VJ, Isada NB. Nongenetic implications of childbearing after age thirty-five. Obstet Gynecol Surv. 1988;43(12):709-20.
25. Kirz DS, Dorchester W, Freeman RK. Advanced maternal age: the mature gravida. Am J Obstet Gynecol. 1985;152(1):7-12.

Doença Hemolítica Perinatal – Aloimunização

Umberto Gazi Lippi
Conceição A. M. Segre

DOENÇA HEMOLÍTICA POR INCOMPATIBILIDADE Rh

É doença do feto e do recém-nascido (RN) devido à incompatibilidade entre o grupo sanguíneo da mãe, no sistema Rh e seu descendente. Também é designada como "eritroblastose fetal" pelo frequente aparecimento de elementos vermelhos nucleados (eritroblastos) no sangue periférico, consequentes à eritropoiese ativa compensatória no fígado, baço e medula óssea[1].

O sistema Rh é bastante complexo e inclui vários antígenos eritrocitários, com diversos graus de antigenicidade. Diferentes nomenclaturas foram propostas, mas a terminologia de Fisher e Race ganhou aceitação ampla pela sua simplicidade. Segundo a teoria de Fisher-Race, os antígenos Rh são agrupados em 3 pares: Dd, Cc, Ee. A denominação Rh positivo refere-se àqueles indivíduos cujas células têm antígeno D, sendo que os indivíduos Rh negativos *não* possuem esse antígeno. É oportuno lembrar que um antígeno "d" nunca foi encontrado e é a ausência de "D" e não a presença de "d" que determina se uma pessoa é Rh(D)-negativa. Os antígenos são herdados em dois conjuntos de 3 pares, um conjunto proveniente do pai e outro da mãe, sendo possível grande multiplicidade de fenótipos e genótipos.

O sistema Rh é, contudo, muito mais complexo e contém numerosos outros antígenos, além dos 5 citados. Já foram descritos 40 anticorpos que indicam a presença de outros tantos antígenos Rh. A frequência de indivíduos Rh positivos (D = Rho) varia nas diferentes partes do mundo e conforme os grupos étnicos. Sabe-se que na raça branca a incidência de indivíduos Rh negativos, independentemente de sexo, ou do grupo sanguíneo no sistema ABO, é de 15%; na raça negra, 7%; na amarela, praticamente zero; e nos pardos, 5 a 7%[2]. Pesquisa feita por Mellone na Maternidade Escola de Vila Nova Cachoeirinha, São Paulo (MEVNC), em 2.034 gestantes, mostrou incidência de 92,9% de Rh positivo e 7,1% de Rh negativo, explicada pela miscigenação racial frequente na população usuária daquela Instituição[3].

A incidência da doença hemolítica é variável, pois diversos fatores interferem no seu aparecimento, a saber[2]:

– a imunização Rh da mãe raramente aparece durante a primeira gravidez[4] (Tabela 3.5);

Tabela 3.5 – Distribuição da manifestação inicial da doença hemolítica de acordo com a paridade[6].

Número de gestação	% sobre 1.644 gestações imunizantes
1ª	8,9
2ª	40,2
3ª	24,8
4ª	13,2
5ª	6,0
6ª	3,0
7ª	1,8
8ª	0,5
9ª	0,3

– muitos dos segundos filhos poderão ser Rh negativos;
– somente uma fração de mulheres de risco desenvolverá anticorpos;
– genótipo do marido: a possibilidade de sensibilização materna aumenta quando o marido é homozigoto;
– o volume de transfusão fetomaterna;
– fatores obstétricos: parto cesariano;
– gênero: meninos desenvolvem doença mais grave que meninas.

Desde a introdução da profilaxia pela imunoglobulina anti-D, a partir de 1960, a frequência de fetos acometidos caiu drasticamente. Calcula-se que a incidência de doença hemolítica por incompatibilidade Rh seja 6 a 7 por 1.000 nascimentos ou um RN afetado em 15 gestações de risco[4,5].

Jouvenceaux e Michaud, estudando 217 maridos de mulheres sensibilizadas ao fator Rh, encontraram 60,3% de homozigotos e 39,7% de heterozigotos[6]. Mellone, em nosso meio, fazendo o mesmo estudo de 164 casais com problema de Rh, encontrou 59,6% de homozigotos e 40,4% de heterozigotos. Assim, quando o casal é ABO compatível e o marido homozigoto, o risco de formação de anticorpos é de 11%, e quando o casal é ABO incompatível e heterozigoto o risco é de 1%[3].

Levando em consideração os fatores descritos, Mellone estabeleceu cinco grupos de "risco de imunização ao fator Rh" (Quadro 3.26).

Um número significativo de gestantes Rh negativas, não imunizadas, torna-se sensibilizada depois da 28ª semana de idade gestacional ou nos primeiros 3 dias após o parto. Esses aspectos têm importância quando se considera a profilaxia.

Quadro 3.26 – Risco de imunização ao fator Rh[3].

Risco maior (8 a 12%)	– Marido ABO compatível Homozigoto para o fator D (DD) Todos os fetos ABO compatíveis, Rh+
Risco médio (4 a 6%)	– Marido ABO compatível Heterozigoto para o fator D (Dd) 50% dos fetos ABO compatível, Rh+ 50% dos fetos ABO compatível, Rh−
Risco menor (2 a 3%)	– Marido ABO incompatível Homozigoto para o fator D (DD)
Risco mínimo (1%)	– Marido ABO incompatível Heterozigoto para o fator D (Dd)
Risco nulo (0%)	– Marido Rh− (dd) Ausência de incompatibilidade Rh

A gravidade da doença no RN afetado pode variar enormemente. Aproximadamente 14% são natimortos[7]. Dos nativivos, 45-50% não necessitam terapia; 25-30% desenvolvem uma forma moderada da doença, que se não tratada leva a icterícia grave e kernicterus; e os restantes apresentam uma forma grave, com índice de neonatimortalidade da ordem de 3,5%.

Atualmente, esses dados têm-se modificado em função dos recentes avanços em técnicas de transfusão intrauterina, de melhor avaliação pré-natal, uso de ultrassonografia, cuidados perinatais mais intensivos e principalmente pela possibilidade de prevenção da doença pelo uso da imunoglobulina anti-D na gestante, na puérpera, no pós-abortamento e eventualmente após alguns procedimentos obstétricos (por exemplo, amniocentese).

PATOGENIA

Para que haja sensibilização é necessário que:

– o antígeno esteja em contato com o sistema reticuloendotelial (SRE) da mãe;
– exista reação com a formação de anticorpos;
– esses anticorpos possam exercer seu efeito sobre o feto.

Em 1957, foi desenvolvido por Kleihauer et al.[8] o teste da eluição ácida das hemácias, que permite diferenciar hemácias fetais de hemácias de adultos. Esse exame tem sido de grande valia na determinação da incidência e do volume de hemorragia transplacentária fetomaterna durante a gestação, logo após o parto, como também depois de vários procedimentos obstétricos.

Bowman et al.[9], em 1986, verificaram que 75% das gestantes têm evidência de hemorragia fetomaterna durante a gestação ou logo após o parto.

A entrada de células fetais na circulação, em volumes pequenos, como 0,05 a 0,1mL, já pode produzir imunização primária[10]. Calcula-se que 1% das mulheres Rh negativas desenvolvam anticorpos como consequência de hemorragias transplacentárias antes do parto do primeiro filho. Dessas, 7,5% manifestarão evidências de sensibilização seis meses após o parto e 7,5% não apresentarão imunização, mas desenvolverão anticorpos na próxima gravidez, se seu feto for Rh positivo. Algumas condições não fisiológicas atuariam favorecendo a passagem de hemácias fetais para o sangue materno, tais como: placenta prévia, amniocentese, trauma abdominal, versão externa, remoção manual da placenta e em alguns casos de abortamentos seguidos de curetagem.

A sensibilização maior processa-se, contudo, no momento do parto por penetração de células fetais na circulação materna, de modo que, quando ABO incompatíveis, essas células serão destruídas rapidamente, ao passo que terão uma sobrevida normal se ABO compatíveis. Assim, a incompatibilidade maternofetal no sistema ABO confere proteção parcial à isoimunização Rh.

O mecanismo patogenético da doença hemolítica Rh do RN resume-se na passagem para o feto de anticorpos anti-D, com subsequente destruição dos eritrócitos fetais Rh positivos. Sabe-se que a quantidade de células vermelhas destruídas está relacionada à quantidade de anti-D da hemácia e da capacidade do sistema reticuloendotelial (SER) em destruir essas células.

No baço, os macrófagos, por meio de suas enzimas, digerem os eritrócitos e seus produtos, liberando ferritina, bilirrubina e CO; a dosagem desse último refletirá a destruição eritrocitária.

O feto responde produzindo eritropoietina e células vermelhas. Os níveis de eritroblastos e reticulócitos são altos no sangue periférico, havendo intensa eritropoiese extramedular. Muitas vezes, a destruição eritrocitária é tão intensa que não consegue ser compensada pela eritropoiese e a anemia se desenvolve. Nas formas muito graves, encontra-se edema generalizado, hidropisia fetal, podendo chegar ao óbito com a evolução do processo. A crença original de que a hidropisia fetal ocorresse secundariamente à insuficiência cardíaca não mais persiste, pois verificou-se que esses fetos não são hipervolêmicos. A insuficiência cardíaca pode, efetivamente, estar presente, mas hoje se admite que a lesão hepatocelular secundária à hemólise intensa que desarranja a estrutura dos cordões de células hepáticas e a própria alteração da circulação intra-hepática seja responsável pelo desenvolvimento da hidropisia fetal. Outros fatores também contribuem para esse quadro, como hipoproteinemia, hipóxia intrauterina e diminuição da pressão oncótica no plasma.

O pâncreas mostra hiperplasia de ilhotas de Langerhans, e o fígado, áreas de necrose celular, com colestase e consequente hiperbilirrubinemia direta ao nascimento, caracterizando icterícia obstrutiva prolongada do RN.

Os níveis de bilirrubina no feto não são altos, pois ela cruza facilmente a placenta na forma livre, ligando-se à albumina materna para ser eliminada. Assim, só excepcionalmente um feto com doença hemolítica (DH) apresentará icterícia ao nascimento. A icterícia nuclear não ocorre no feto.

FORMAS CLÍNICAS

As principais formas clínicas são:
- ictérica;
- anêmica;
- hidrópica.

Ictérica – a icterícia é quase sempre precoce (nas primeiras 6 horas), mas rara ao nascimento.

Após o nascimento, o RN tem de remover por si a bilirrubina da circulação e o faz através do seu fígado. A bilirrubina entra na célula hepática sob a forma livre, sendo circundada pelas proteínas Y (ligandina) e Z (com menor afinidade). No fígado, ocorre um processo de conjugação da bilirrubina por meio da enzima uridina difosfoglicuroniltransferase (UDPGT), para ser finalmente excretada na bile. No RN, as áreas críticas de deficiência são as proteínas Y e Z, e a enzima UDPGT (uridina difosfoglicuroniltransferase), afetando a captação e a conjugação hepáticas (ver Capítulo Icterícia). Outros caminhos também são utilizados pela bilirrubina em seu metabolismo: uma pequena quantidade passa através da parede intestinal e outra é fragmentada em produtos solúveis em água (dipirróis e tetrapirróis). Até o momento, sabe-se que esses produtos não competem na ligação bilirrubina-albumina nem entram no cérebro. Há evidências que a bilirrubina livre em quantidades tão pequenas quanto 0,1mg/100mL causa alterações na mitocôndria da célula cerebral, demonstráveis por microscopia eletrônica[10-12].

A icterícia se acentua em poucas horas, podendo rapidamente atingir níveis indicativos de exsanguineotransfusão[11].

O RN apresenta ainda hepatoesplenomegalia, anemia e, às vezes, sufusões hemorrágicas.

A encefalopatia bilirrubínica evolui com a seguinte cronologia clínica[13]:

Fase 1 – sucção débil, hipotonia e letargia, choro gritado, durante dois a três dias.

Fase 2 – instala-se hipertonia, com tendência a espasticidade e opistótono, irritabilidade, febre e convulsões. Pode ocorrer o óbito nessa fase.

Fase 3 – instala-se no fim da primeira semana, ocorrendo aparente melhora (a hipotonia substitui a hipertonia), mas sobrevêm crises de apneia, convulsões, coma e morte.

Os que sobrevivem desenvolverão a encefalopatia bilirrubínica crônica (kernicterus), que é marcada por atetose, deficiência auditiva neurossensorial, displasia dentária e, às vezes, deficiência intelectual.

A bilirrubina apresenta toxicidade fora do SNC, como lesões de necrose do epitélio testicular e das ilhotas de Langerhans, diminuição da motilidade dos leucócitos e necrose de papila renal.

Anêmica – a anemia pode ser precoce, refletindo o grau de processo hemolítico; entretanto, pode ser tardia (7 a 21 dias), por destruição contínua das hemácias. Geralmente é acompanhada de icterícia, hepatoesplenomegalia, petéquias, púrpura, trombocitopenia e distúrbios de coagulação, como resultado de disfunção hepática e incapacidade para sintetizar fatores dependentes da vitamina K ou coagulação intravascular disseminada[10].

Hidrópica (síndrome de Ballantyne) – caracteriza-se por anemia intensa e anasarca. Esse edema estende-se à placenta (aumento de peso) e ao âmnio. A associação com polidrâmnio é 1:3 e algumas malformações como lábio leporino e fissura palatina estão presentes em um quarto dos casos[10].

A morte pode ocorrer em poucas horas por insuficiência cardiorrespiratória progressiva. A anoxia perinatal importante, a anemia crônica, a doença pulmonar de membranas hialinas e a acidose mista são os fatores etiológicos dessa falência.

É necessário lembrar, porém, que a hidropisia fetal pode estar presente em outras condições, não imuno-hematológicas, como transfusão fetomaterna crônica, transfusão gêmeo-gêmeo, toxoplasmose, sífilis, citomegalia e doença renal[10,13].

DIAGNÓSTICO

Pode ser dividido em duas fases:
- diagnóstico antenatal;
- diagnóstico pós-natal.

Diagnóstico antenatal

Para o diagnóstico antenatal deve-se levar em consideração:
- história e exame físico;
- propedêutica laboratorial imuno-hematológica na assistência à gestante;
- diagnóstico da gravidade da doença hemolítica do RN (DHRN);
- diagnóstico da transfusão fetomaterna;
- métodos auxiliares de diagnóstico.

Deve-se salientar que as provas laboratoriais são de importância diagnóstica muito maior que os dados clínicos. Walker e Mollison, em 1957, verificavam que entre 558 casos de DHRN apenas 28% foram demonstrados clinicamente, enquanto os outros 72% o foram somente por meio do laboratório[14].

História e exame físico – é possível que a própria paciente informe conhecer sua incompatibilidade com o marido, em relação ao fator Rh. Na primeira gestação ou na ausência de comemorativos obstétricos de importância, essa referência já coloca o médico em alerta para a possibilidade dessa doença.

Também é frequente a história de um ou dois filhos nativivos e normais seguidos de outras gestações com produtos que desenvolvem icterícia grave e persistente nas primeiras horas de vida, anemia ou óbito neonatal. Natimortos ou fetos hidrópicos poderão também ser referidos.

É importante também se conhecer a história transfusional da paciente. Anteriormente à descoberta do sistema Rh, as transfusões incompatíveis se constituíam em causa importante de imunização Rh. Atualmente, esse fator etiológico está praticamente afastado, pela exigência de provas de compatibilidade entre doador e receptor. Contudo, apesar disso, a imunização para grupos sanguíneos atípicos, pós-transfusional, pode ocorrer em 1-2% de indivíduos. Muitos desses anticorpos têm pouco significado clínico, mas anticorpos anti-c, Kell, E e Fy[a] são capazes de causar doença hemolítica[2,15].

A história de abortamentos não parece ter importância para sua ocorrência estar ligada à isoimunização Rh como causa. Nota-se que as perdas fetais, nessa doença, são geralmente tardias, quando o nível de anticorpos causa intensa hemólise e sua morte. No entanto, é preciso lembrar que o abortamento de produto conceptual incompatível no sistema Rh poderá desencadear processo de isoimunização, e mesmo durante a gestação através da passagem transplacentária de células fetais RhD positivas, uma vez que essas células podem ser encontradas na circulação materna em 7%, 16% e 29% das pacientes, respectivamente, no primeiro, segundo e terceiro trimestres de gestação. No período peripartal, a frequência de hemorragia fetomaterna pode ser de até 50%[16].

O clínico deve levar em consideração ainda outras formas de sensibilização, que podem ocorrer em certos procedimentos, como amniocentese, coleta de amostra de vilo corial, cordocentese, versão cefálica externa ou término eletivo de uma gestação. Atualmente, outra questão a ser pesquisada é o consumo de drogas injetáveis pela gestante Rh negativa, pois, pelo compartilhamento de seringas, pode haver exposição repetitiva ao antígeno RhD do parceiro, desencadeando a aloimunização[16].

O exame físico da paciente não oferece sinais peculiares para que se diagnostique isoimunização Rh ou DHRN. É preciso lembrar, contudo, que um feto macrossômico pode corresponder a feto hidrópico e que o polidrâmnio frequentemente se associa à DHRN.

Propedêutica laboratorial imuno-hematológica na assistência à gestante – é obrigatória, para qualquer paciente que inicia seu atendimento pré-natal, a determinação do fator Rh e do grupo sanguíneo. Isso as dividirá em dois grupos: Rh positivo e Rh negativo, cuja avaliação está proposta na figura 3.57.

É importante a pesquisa sistemática de anticorpos, mesmo nas pacientes Rh positivas. Isso porque as pacientes podem ser Rh positivas, isto é, D positivas, mas podem estar sensibilizadas aos outros genes do fator Rh. É o caso de pacientes com anticorpos anti-c e anti-Cw. Em alguns casos de isoimunização anti-c (hr'), o RN pode apresentar pesquisa de anticorpos positiva, sofrendo he-

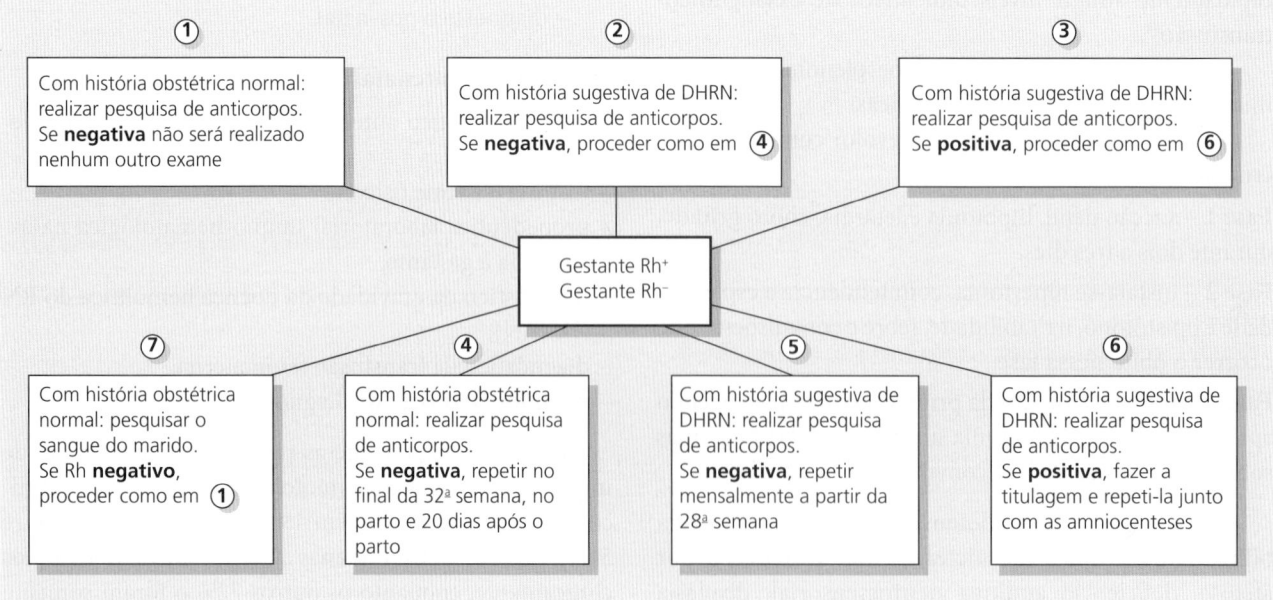

Figura 3.57 – Orientação imuno-hematológica da gestante.

mólise de tal ordem que precisará ser submetido à exsanguineotransfusão. É possível também que haja sensibilização a outros fatores sanguíneos, que não pertençam ao sistema Rh[15].

• Significado do teste de Coombs – o teste de Coombs indireto positivo significa a presença de anticorpos sanguíneos na circulação materna; no caso específico, anticorpos anti-D, que são os mais comuns.

Existe muita discussão acerca do valor propedêutico do título desses anticorpos. No passado, era usado como elemento prognóstico e acreditava-se que títulos crescentes significavam agravamento do processo hemolítico fetal, enquanto a estabilização era de bom prognóstico. No entanto, na prática, observou-se que, muitas vezes, a interrupção de gestações supostamente com concepto fortemente agredido resultava em RN em condições satisfatórias, bem como ocorria o óbito com níveis estacionários de anticorpos. Brizot[4] informa a necessidade de acompanhamento com título igual ou maior que 1/16, a mesma orientação sendo indicada por Gruslin e Moore[16]. Para entender, basta a positividade do teste de Coombs para indicar essa atitude. Queenan[17] acredita que o aumento do título de anticorpos, em uma gravidez em que eles são detectados pela primeira vez, indica feto Rh positivo.

O teste de Coombs pode dar resultados falso-positivos por:

– contaminação bacteriana das hemácias;
– sepse da paciente;
– contaminação com geleia de Wharton;
– presença de reticulócitos;
– contaminação por íons metálicos ou sílica coloidal.

O teste de Coombs pode ainda dar resultados falso-negativos por falhas técnicas em qualquer tempo da operação.

Há ocasiões ainda em que as hemácias maternas estão fortemente carregadas de anticorpos e podem dar resultados falso-negativos.

Em relação ao teste de Coombs indireto, outra observação importante é que em gestações subsequentes de mulheres sensibilizadas o aumento do título não tem valor porque pode ocorrer devido a uma resposta anamnéstica[18].

Diagnóstico da gravidade da DHRN por meio da ultrassonografia – são sinais de gravidade da doença hemolítica encontro pela ultrassonografia de alteração da ecogenicidade da placenta, aumento de espessura do órgão, derrame pericárdico (sinal precoce de agravamento da doença), aumento do coração e diminuição da contratilidade, ascite, alteração do volume do líquido amniótico[4]. É possível a detecção de edema dos tegumentos, hepatoesplenomegalia, distensão da veia umbilical, sinal

esse considerado por muitos autores o de agravamento da DHRN, aumento da circunferência abdominal fetal, que pode até preceder a ascite ou o edema periférico.

A anemia do feto pode ser detectada de maneira não invasiva com a dopplerfluxometria da artéria cerebral média, quando a velocidade máxima é maior que dois desvios-padrão para a idade gestacional. O feto anêmico desvia o sangue preferencialmente para o sistema nervoso central[4,18].

Diagnóstico da gravidade da DHRN por meio do exame do líquido amniótico

• Amniocentese na isoimunização Rh – em 1961, Liley[19] pôde estabelecer que a prática de amniocentese e da análise do líquido amniótico tem por objetivo:

– evitar a morte intrauterina extraindo o feto pré-termo no momento mais oportuno;
– permitir que o feto sem acometimento, ou moderadamente comprometido, permaneça no útero, ganhando preciosa maturidade.

Segundo Liley, a inicação da amniocentese deve ser baseada no estado do feto de gestação anterior, conforme pode ser visto no quadro 3.27.

Quadro 3.27 – Indicação para a repetição de amniocentese.

Gravidade do concepto anterior	Primeira amniocentese
Nenhuma	30-32 semanas
Leve ou moderada com 37 semanas	28-30 semanas
Grave ou óbito entre 34 e 37 semanas	24-28 semanas
Grave ou óbito antes de 34 semanas	Antes de 24 semanas

• Exame do líquido amniótico – compreende a análise visual e a espectrofotometria.

– Análise visual: o exame visual, especialmente a cor fortemente amarela do líquido obtido por amniocentese, sugere hemólise. É importante lembrar que a gravidade da doença não pode ser indicada pelo simples exame visual, nem a repetição dessa técnica é adequada para avaliar seu agravamento.

– Espectrofotometria: é o método predominante para avaliar a bilirrubina indireta do líquido amniótico, pois é simples, sensível, quantitativa e qualitativamente.

Examinando líquidos amnióticos normais, Queenan e Goetschel[21] verificaram que a concentração de bilirrubina é muito baixa entre 14 e 16 semanas de gestação, tende a aumentar até 20 semanas quando estabiliza e depois decresce continuamente de 26 semanas até o final da gravidez. Os eritrócitos fetais aparecem com 6 semanas de gravidez aproximadamente. Só se descobre concentração apreciável de bilirrubina quando eles começam a sofrer lise fisiológica. A queda dos valores a partir de 26 semanas deve correr por conta da diluição fisiológica do líquido amniótico e da depuração da circulação fetal para a circulação materna.

É importante observar que, mesmo nos casos com afecção moderada do feto por isoimunização Rh, essa tendência decrescente, com a evolução da gestação, é respeitada. A tendência à estabilização ou aos valores crescentes é de mau prognóstico. Às vezes, o óbito segue-se a aumento repentino.

A figura 3.58 mostra, esquematicamente (em escala linear), o tipo de curva que se obtém pelo registro dos dados da espectrofotometria. A curva (1) corresponde à absorbância ou densidade óptica da água, que é praticamente igual a zero. A curva (3) representa o resultado do exame de um líquido amniótico contendo bilirrubina. Observa-se que há aumento de densidade óptica, que se inicia em 375mμ. A curva (4) representa o líquido amniótico contaminado por oxi-hemoglobina[21].

Interessa particularmente, na manipulação dos casos com isoimunização Rh, a diferença ou o desvio da densidade óptica a 450mμ (DDO_{450}). A maneira de calcular está esquematizada na figura 3.59. Traça-se uma linha unindo os valores entre 375 e 525mμ. Essa reta corresponderia à absorbância do líquido amniótico, se não contivesse bilirrubina. A seguir, traça-se uma linha vertical com início no valor correspondente ao pico de 450mμ e término no encontro da primeira reta traçada. Os valores de DO na extremidade inferior e na superior dessa linha são anotados e sua diferença corresponde a DDO_{450}.

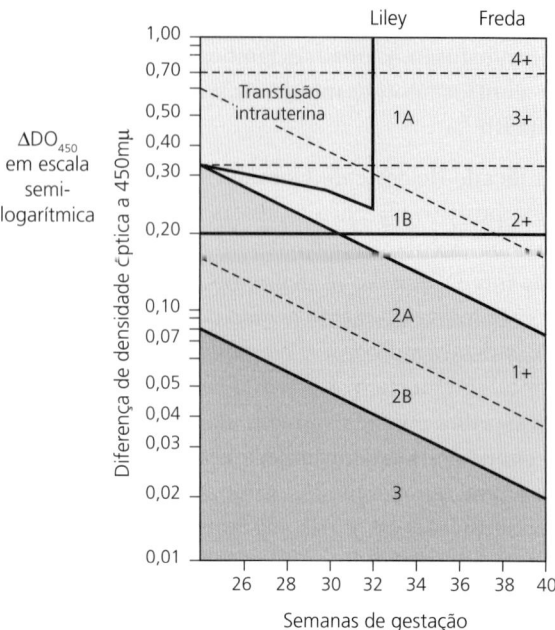

Figura 3.59 – Critérios de Liley na interpretação da espectrofotometria do líquido amniótico.

É preciso lembrar que antes do óbito fetal intrauterino o pico de bilirrubina a 450mμ desloca-se para comprimentos de ondas menores.

Há vários critérios para interpretar os resultados da espectrofotometria do líquido amniótico.

• Método de Liley[19] – o gráfico, idealizado por Liley, baseia-se na análise de grande número de casos em que se compararam os resultados de espectrofotometria com o estado dos RN. Essas curvas têm, pois, alto valor prognóstico: em ordenadas tem-se DDO_{450}, e em abscissas, semanas de gravidez (Fig. 3.59). As linhas divisórias são inclinadas respeitando a tendência decrescente da bilirrubina. Duas linhas dividem o gráfico nas zonas 1, 2 e 3, e outras duas subdividem as regiões 1 e 2 em 1A e 1B e 2A e 2B. Quando se obtém um determinado valor de DDO de líquido amniótico de paciente isoimunizada, esse é lançado no gráfico, de acordo com a semana de gestação, e têm-se já padronizados o prognóstico e a conduta:

Zona 1A: situação desesperadora – o parto deve ser imediato, ou a prática de transfusão intrauterina, com 32 semanas de gestação ou menos.

Zona 1B: Hb < 8g/dL – parto imediato ou transfusão intrauterina, com menos de 32 semanas.

Zona 2A: 8g/dL ≤ Hb ≤ 10g/dL – parto entre 36 e 37 semanas.

Zona 2B: 11g/dL ≤ Hb ≤ 13,9g/dL – parto entre 37 e 39 semanas.

Zona 3: feto não anêmico – aguardar o termo.

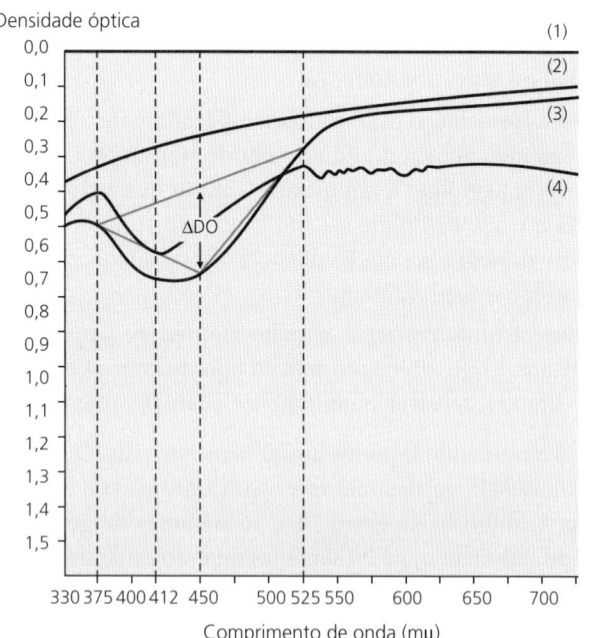

Figura 3.58 – Densidade óptica, em função do comprimento de onda da água (1), do líquido amniótico normal (2), do líquido amniótico com bilirrubina (3) e do líquido amniótico com oxi-hemoglobina (4)[21].

• Método de Freda[22] – acha-se representado na figura 3.59 pelas linhas horizontais e também define as áreas que correspondem à gravidade do quadro.

Área 4+: morte fetal iminente, indicação de parto imediato ou transfusão intrauterina.

Área 3+: feto muito atingido. Morte em três semanas. Transfusão intrauterina e/ou parto, tão logo seja possível.

Área 2+: sobrevida fetal até 7 a 10 dias depois do exame. Repeti-lo dentro desse prazo.

Área 1+: o feto não está em perigo iminente.

Sempre que for feita uma avaliação, deve-se referir qual o método usado, pois, como visto, eles diferem na maneira de interpretação. Segundo Liley, a zona 2A (indicação de parto entre 36 e 37 semanas) corresponde à zona 1+, de Freda, que indica um feto sem perigo iminente.

• Método de Mellone[3] – o critério de Mellone, que se difundiu em nosso meio, utiliza o aparelho de marca Colleman Jr®. Seu critério adota linhas horizontais e paralelas (Quadro 3.28).

Determinação bioquímica da concentração de bilirrubina – baseia-se no estudo de bilirrubina pela diazorreação. É preciso lembrar, porém, que a quantidade crítica de bilirrubina no líquido amniótico é de 0,40mg/mL, o que é extremamente difícil de detectar, e deve ser realizada por técnicas apropriadas. Os resultados assim obtidos mostraram excelente correlação com os resultados de espectrofotometria, com a vantagem de não ocorrer interferência pela presença de sangue, mecônio ou turvação excessiva. Poucos laboratórios, contudo, têm condições para efetuar a detecção de ínfimas quantidades de bilirrubinas e, em nosso meio, não é método difundido.

Diagnóstico da gravidade da DHRN por meio de outros métodos – um método não invasivo capaz de determinar a gravidade da doença hemolítica é a avaliação do pico de velocidade sistólica na artéria cerebral média do feto. Para Cunningham et al.[1], valores maiores que 1,5 múltiplo da mediana, para cada idade gestacional, seriam capazes de detectar anemia moderada ou grave com 12% de falso-positividade. Trata-se de um método não invasívo, simples de repetir, desde que haja operador habilitado. Oepkes et al.[23] demonstraram que, comparativamente à dosagem de bilirrubina no líquido amniótico, o Doppler da artéria cerebral média tem sensibilidade e acurácia significantemente maiores. Dessa forma, a amniocentese e a espectrofotometria têm tido suas práticas diminuídas e usadas quando a dopplerfluxometria não estiver disponível. Nos casos de anemia muito grave, a cardiotocografia apresenta um aspecto muito típico, chamado padrão sinusoidal, que quando detectado índica que a situação do feto é crítica.

Como método invasivo e com riscos, porém muito preciso, deve-se citar a cordocentese, guiada pela ultrassonografia, que permite a coleta de sangue fetal para exames e ao mesmo tempo, se houver indicação, realizar a transfusão intrauterina, com injeção direta de sangue no funículo umbilical.

Diagnóstico da transfusão fetomaterna – há pelo menos três métodos para detectar hemoglobina fetal (HbF) na circulação materna, mas o método de eluição ácida de Kleihauer-Braun e Betke[8] é o mais utilizado e conhecido, pela relativa simplicidade de sua execução e pela boa orientação clínica que fornece.

A eluição ácida realizada com as hemácias faz com que haja destruição dos eritrócitos que contêm hemoglobina adulta (HbA), portanto, maternos. É possível pela proporção, entre umas e outras, estabelecer o volume aproximado da transfusão fetomaterna por meio da seguinte fórmula

$$\text{Volume de sangue fetal} = \frac{\text{Volume sanguíneo materno} \times \frac{\text{\% de sangue fetal no teste acima}}{}}{\text{Hematócrito do RN}}$$

permite saber quanto de sangue fetal foi transfundido.

O encontro de hemácias fetais na circulação materna é um fenômeno praticamente fisiológico, a partir de 12 semanas de gestação. Há aumento linear desse volume até o termo, ocasião em que 50% das pacientes podem apresentar o fenômeno[16].

O aumento de transfusão relaciona-se a:

– elevação do leito vascular placentário, carreando maior superfície para o cruzamento dos eritrócitos;
– adelgaçamento de barreira sanguínea fetomaterna devido à perda da camada de células de Langhans;
– aumento do gradiente de pressão, maior do lado fetal.

Esses fenômenos são encontrados mesmo em pacientes normais e deve-se ao fato de não ser perfeita a integridade vascular da placenta.

Não há que se esquecer que, embora as células fetais possam ser encontradas na circulação materna, no final da gravidez seu número aumenta visualmente *após o parto*.

O trabalho de parto e o parto são os maiores responsáveis pela transfusão fetomaterna. Não se pode deixar

Quadro 3.28 – Critérios de Mellone para a avaliação da gravidade da isoimunização ao fator Rh.

ΔDO_{450m}	Gravidade da afecção
0-0,120	Não afetado
0,120-0,200	+
0,200-0,300	+ +
0,300-0,400	+ + +
0,400	+ + + +

de levar em conta que os abortamentos, mormente os provocados, podem ser causa da transfusão fetomaterna, bem como as amniocenteses.

É preciso lembrar que hemácias com HbF podem ter origem na própria mãe, que é capaz de apresentá-las pela própria gravidez, ou ser portadora de talassemia ou outra doença do sistema hematopoiético. Na incompatibilidade ABO (fetomaterna) é muito menor a frequência das transfusões fetomaternas detectadas[16].

Diagnóstico pós-natal

Para fins de diagnóstico pós-natal, o seguinte roteiro pode ser seguido:

1. Mãe sensibilizada ao fator Rh com teste de Coombs indireto positivo:
   - colher sangue do funículo: pesquisar tipo sanguíneo, fator Rh e Coombs direto, hemoglobina e hematócrito, bilirrubinas totais e frações, reticulócitos;
   - solicitar exame anatomopatológico da placenta;
   - solicitar exame anatomopatológico do feto, em caso de óbito.
2. Mãe não sensibilizada ao fator Rh com teste de Coombs indireto negativo:
   - colher sangue do funículo: pesquisar tipo sanguíneo, fator Rh e Coombs direto.

MOMENTO DO PARTO

Admite-se que a continuidade da gestação além da 36-38 semanas não traga nenhum benefício, quer para a mãe, quer para o feto, mas é a gravidade da doença e a idade gestacional que permanecem como parâmetros para indicação do momento do parto. É indicada a amniocentese para a avaliação da maturidade pulmonar fetal e, se for obtido um perfil maduro, o parto deve ser realizado imediatamente. Caso a maturidade pulmonar não esteja presente, pode-se tentar aguardar por mais 2-3 semanas. Esses partos devem ser realizados em centros terciários providos de recursos para atendimento à mãe e ao RN[16].

TRATAMENTO

Divide-se em duas etapas: antenatal e pós-natal.

Tratamento antenatal

É dirigido à prevenção da anemia intensa intraútero e morte. A transfusão intrauterina representa importante papel na sobrevida daqueles RN gravemente afetados que não apresentam maturidade pulmonar.

A técnica clássica consistia na localização da cavidade peritoneal e injeção de células vermelhas Rh negativas com Ht > 60% no volume aproximado de 50mL, para a 24ª semana de gestação. Esse volume deve ser aumentado gradativamente de acordo com a idade gestacional, de modo que, a partir da 3ª semana, deve-se transfundir 110mL a cada duas semanas de intervalo.

Na atualidade, utiliza-se a cordocentese para transfundir hemácias diretamente na circulação fetal. Por meio de localização ultrassonográfica, punciona-se a veia umbilical junto à inserção placentária do funículo e colhe-se amostra de sangue para dosagem de hemoglobina e hematócrito, além de outros testes julgados adequados. Calcula-se, por meio de tabelas apropriadas[24], o volume de sangue a ser transfundido e procede-se à operação na velocidade de 1 a 3mL/min. Nessa velocidade não são relatados casos de sobrecarga cardíaca, mesmo em fetos hidrópicos. Pode-se repetir o procedimento a cada 1 a 4 semanas. A perda fetal com o procedimento é estimada entre 1 e 3%[16].

Tratamento pós-natal

Consiste no emprego da exsanguineotransfusão e da fototerapia (ver Capítulo Icterícia).

PROFILAXIA

A aloimunização Rh pode ser prevenida pela administração de gamaglobulina anti-D, nas 72 horas após o parto[16].

A dose recomendada é de 250-300µg; no entanto, durante o trabalho de parto, pode ocorrer hemorragia transplacentária fetal maciça e a dose da gamaglobulina anti-D poderá ser insuficiente. Assim, o teste de Kleihauer-Braun-Betke[8] deveria ser feito de rotina e a dose a ser aplicada seria de 10mg/mL de sangue fetal transfundido.

A administração de imunoglobulina anti-D à mãe, durante a gestação, não traz riscos para o feto. Assim, como algumas gestantes desenvolvem anticorpos durante a gravidez, recomenda-se a administração de gamaglobulina anti-D com 28 semanas de idade gestacional, que é repetida na 34ª semana. Para Brizot[4], como rotina, a aplicação deveria ser apenas na 28ª semana.

Deve-se recomendar o emprego de imunoglobulina anti-Rh em gestantes Rh negativas pós-abortamento, de qualquer idade, pós-mola hidatiforme e em gêmeos, um Rh negativo e a outro Rh positivo, nas doenças hemorrágicas da gravidez e após procedimentos invasivos.

PROGNÓSTICO

É muito bom quando se usa convenientemente a imunoglobulina anti-D. Em locais onde o medicamento não se acha disponível, a frequência de doença hemolítica perinatal chega a 10% das gestações em mães Rh negativas, mas cai para 0,2% quando o medicamento é utlizado[1].

No curto prazo, fetos adequadamente tratados, incluindo o emprego de transfusão intrauterina, apresentaram sobrevivência de 94% na ausência de hidropisia e de 74% no caso de fetos hidrópicos, segundo pesquisa de Schumacher e Moise[25] feita com 411 fetos.

No longo prazo, estudo de Janssens et al.[26], no qual 69 crianças tiveram seguimento controlado dos 6 meses aos 6 anos de idade, 92,8% não apresentaram problemas de desenvolvimento.

DOENÇA HEMOLÍTICA DO RN POR INCOMPATIBILIDADE ABO

(ver Capítulo Icterícia)

A heteroespecificidade maternofetal no sistema ABO em todas as gestações acha-se em torno de 15%. Porém, em apenas uma pequena porcentagem (3%) ocorre doença hemolítica por incompatibilidade ABO[2,12,13].

A produção de anticorpos maternos ocorre precocemente na vida, a partir de estimulação antigênica por antígenos presentes em alimentos, bactérias, protozoários, vacinas, entre outros. Não se sabe, ao certo, porque algumas mulheres desenvolvem níveis altos de anti-A ou anti-B.

A doença hemolítica ABO (DHABO) ocorre quase exclusivamente quando as mães são do grupo sanguíneo O, e o RN, A ou B, sendo mais comum em mães O e RN do grupo A. RN dos grupos A ou B com mães dos grupos B ou A, respectivamente, podem apresentar DHRN, mas nessas situações a produção de anticorpos anti-A ou anti-B é predominantemente da classe IgM, sendo sua incidência rara.

O teste de Coombs no sangue do funículo pode ser positivo em um terço dos RN com grupos sanguíneos A ou B cujas mães são do grupo O, bem como nem todo RN com o teste de Coombs direto positivo irá desenvolver icterícia acentuada. Admite-se que 20% desses RN é que poderão desenvolver hiperbilirrubinemia acima de 12,8mg/dL[27].

PATOGÊNESE

A doença deve-se à entrada de anticorpos da classsse IgG anti-A ou B maternos na circulação fetal e subsequente reação com os eritrócitos fetais. Essa interação está na dependência do poder do antígeno e de substâncias A ou B presentes no plasma dos RN. A presença da doença está associada com maior frequência à ação das subclasses IgG_1 e IgG_3.

Na doença hemolítica por incompatibilidade ABO, a destruição de eritrócitos parece resultar de hemólise extravascular, provavelmente é mediada no sistema reticuloendotelial por células portadoras de Fc-receptores[16].

As hemácias destruídas perdem parte de sua membrana, assumindo a forma esférica. Assim, a presença de microesferócitos é frequente.

A superfície do eritrócito do RN tem pequena densidade de antígenos A e B e a presença desses em outros tecidos corporais enfraquece seu poder hemolítico sobre o eritrócito[16].

FORMAS CLÍNICAS

Ictérica – a hiperbilirrubinemia raramente está presente nas primeiras horas de vida, mas torna-se evidente a partir do segundo dia de vida.

Anêmica – a anemia geralmente não adquire grau importante. No feto, ela dispensa diagnóstico antenatal, pois há poucas evidências de processo hemolítico.

DIAGNÓSTICO

O complexo mecanismo de produção de hemólise na doença hemolítica por ABO faz com que o diagnóstico seja difícil e dependa de achados clínicos e laboratoriais:

1. Na maioria dos casos os RN desenvolvem icterícia de pequena intensidade não acompanhada de anemia e de difícil diferenciação com a icterícia fisiológica.

2. Hiperbilirrubinemia precoce e com intensificação da icterícia e anemia ausente ou leve, reticulocitose e esferocitose.

3. Tipo sanguíneo, Rh e Coombs – o teste de Coombs é quase sempre negativo ou fracamente positivo porque há número menor de locais antigênicos nos eritrócitos do RN. Esse teste evidencia presença de anti-A, anti-B, tipo de IgG cobrindo os glóbulos vermelhos do RN.

4. Presença de anticorpos anti-A ou B livres no soro materno – títulos de anti-A > 1:512 e anti-B > 1:256 estão associados com hiperbilirrubinemia, porém não têm correlação com a gravidade da doença hemolítica.

5. Dosagem de bilirrubina do sangue do funículo – a concentração de bilirrubina no sangue do funículo costuma mostrar correlação clínica com a evolução da icterícia no período neonatal. Segundo Risemberg et al., níveis de bilirrubina do funículo acima de 3mg/100mL representam um grupo de risco para exsanguineotransfusão[28]. Assim níveis de bilirrubina do funículo poderão ser indicativos do tipo de evolução do RN, quanto ao desenvolvimento de hiperbilirrubinemia mais ou menos grave.

6. Hemograma – pode conter evidências de anemia hemolítica leve e o achado mais característico é a esferocitose.

7. Teste de citotoxicidade mediada por células e dependentes de anticorpos (TDCC) – consiste na medida da lise de células-alvo quando monócitos de doadores são incubados com eritrócitos sensibilizados com anti-

corpos maternos anti-A ou anti-B. Mede a capacidade hemolítica desses anticorpos. Porcentagem alta de lise (> 45%) correlaciona-se com a necessidade de exsanguineotransfusão.

8. Destruição e metabolismo eritrocitário – a atividade da haptoglobina, creatina eritrocitária, glicose-6-fosfato desidrogenase, transaminase glutâmico-oxaloacética, piruvatoquinase, adenilatoquinase, acetilcolinesterase, gliceraldeído-3-fosfato desidrogenase e lactato desidrogenase são marcadores do tempo de vida da hemácia. Na DHABO, a acetilcolinesterase e a creatina eritrocitária têm sido consideradas indicadoras da gravidade do processo hemolítico.

O diagnóstico diferencial com incompatibilidade Rh pode ser visto no quadro 3.29[29].

TRATAMENTO

Fototerapia e exsanguineotransfusão (ver Capítulo Icterícia). O sangue a ser usado na exsanguineotransfusão e nas correções de anemia deverá ser compatível com os anticorpos maternos, ou seja, glóbulos O e plasma do tipo sanguíneo do RN. É provável que o uso de imunoglobulina por via venosa, como na incompatibilidade Rh, seja útil na DHABO grave.

Quadro 3.29 – Diagnóstico diferencial: comparação entre incompatibilidade Rh e ABO[29].

Características	Rh	ABO
Grupo sanguíneo		
Mãe	Negativo	O
RN	Positivo	A ou B
Tipo de anticorpo	**Incompleto (7S)**	**Imune (7S)**
Aspectos clínicos		
Ocorrência no primogênito	5%	40 a 50%
Previsível gravidade na gestação subsequente	Usualmente	Não
Natimorto ou hidropisia	Frequente	Raro
Grau de icterícia	+++	+/++
Hepatoesplenomegalia	+++	+
Exames de laboratório		
Teste de Coombs direto	+	+/–
Anticorpos maternos	Sempre presentes	Não precisos
Esferócitos	Ausentes	Presentes
Tratamento		
Necessidade de medidas pré-natais	Sim	Não
Exsanguineotransfusão frequência	= 2/3	= 1/10
Tipo sanguíneo do doador	Rh grupo específico quando possível	Glóbulos O e plasma do tipo sanguíneo do RN
Incidência de anemia	Comum	Rara

Em pesquisa realizada em sangue de funículo de 380 RN a termo, adequados para a idade gestacional, Bernaldo e Segre[27] encontraram 10% com incompatibilidade O-A e O-B e verificaram que, todas as vezes em que o nível de bilirrubina não conjugada no sangue do cordão for acima de 2mg/dL, o RN terá 53% de probabilidade de necessitar do uso de fototerapia para tratamento de hiperbilirrubinemia.

DOENÇA HEMOLÍTICA PERINATAL DEVIDO A GRUPOS MENORES

A doença hemolítica do RN, em menos de 1% dos casos, é devida a grupos menores de anticorpos, como anti-C, anti-E, anti-Kell, anti-Duffy etc. Todos eles, com exceção do Lewis, podem determinar, pelo menos teoricamente, um quadro hemolítico. São identificados como anticorpos irregulares e detectados pela prova de Coombs ou provas enzimáticas.

O tratamento desses casos segue os mesmos critérios anteriores.

REFERÊNCIAS

1. Cunningham FG, Leveno KJ, Bloom SL, Hauth JC, Gilstrap LC, Wenstrom KD(eds). Williams Obstetrics. 24th ed. New York: McGraw-Hill; 2014.
2. Whitehurst RM Jr. Rh incompatibility. In: Gomella TL, Cunningham MD, Eyal FG (eds). Neonatology. Basic management on-call problems, diseases, drugs. 6th ed. New York. Lange Medical Books/McGraw-Hill; 2013.p.849-54.
3. Mellone O. Gravidez de alto risco e isoimunização ao fator Rh. Matern Inf. 1974;33:89-93.
4. Brizot ML. Aloimunização Rh. In: Zugaib M, Bittar RE (eds). Protocolos assistenciais. 3ª ed. São Paulo: Atheneu; 2007.p.617-24.
5. Moise KJ Jr. Management of rhesus alloimmunization in pregnancy. Obstet Gynecol. 2008;112(1):164-76
6. Jouvencaeaux A, Michaud D. L'incompatibilité Rh foeto-maternelle. Paris: Masson et Cie; 1961.
7. Zipursky A. The universal presentation of Rh immunization. Clin Obstet Gynecol. 1971;14:869-84.
8. Kleihauer E, Braun H, Betke K. Demonstration offetal hemoglobin in erythrocytes of a blood smear. Klin Wochenschr. 1957;35:637-8.
9. Bowman JM. Hemolytic disease (erythroblatosis fetalis). In: Creasy RK, Resnik R (eds). Maternal-fetal medicine. 4th ed. Philadelphia: W.B. Saunders Company; 1999.p.736-67.
10. Doyle JJ, Schmidt B, Blanchette V, Zipursky A. Hematology. In: Avery GB, Fletcher MA, MacDonald MG (eds). Neonatology. Pathophysiology and management of the newborn. 5th ed. Philadelphia: Lippincott Williams & Wilkins; 1999.p.1045-91.
11. Maisels JM. Neonatal jaundice. In: Avery GB, Fletcher MA, MacDonald MG (eds). Neonatology. Pathophysiology and management of the newborn. 5th ed. Philadelphia: Lippincott Williams & Wilkins; 1999.p.765-819.
12. Kaplan M, Wong RJ, Sibley E, Stevenson DK. Neonatal jaundice and liver disease. In: Martin RJ, Fanaroff AA, Walsh M (eds). Fanaroff & Martin's Neonatal-perinatal medicine. 9th ed. Saint Louis: Elsevier; 2011.p.1443-96.
13. Gregory ML, Martin CR, Cloherty JP. Neonatal hyperbilirubinemia. In: Cloherty JP, Eichenwald EC, Stark AR (eds). Manual of neonatal care. Philadelphia: Wolters Kluwer/Lippincott Williams & Wilkins; 2012.p.304-39.

14. Walker W, Mollison PL. Haemolytic disease of the newborn; deaths in England and Wales during 1953 and 1955. Lancet. 1957;272 (6983):1309-14.

15. Baiocchi E, Nardozza LMM. Aloimunização. Rev Bras Ginecol Obstet. 2009;31(6):311-9.

16. Gruslin AM, Moore TR. Erythroblastosis fetalis. In: Martin RJ, Fanaroff AA, Walsh M (eds). Fanaroff & Martin's neonatal-perinatal medicine. 9th ed. Saint Louis: Elsevier; 2011.p.357-75.

17. Queenan JT. Management of the Rh-immunized pregnancies. Prenat Diagn. 1999;19(9):822-5.

18. Cunningham FG, Leveno KJ, Bloom SL, Hauth JC, Gilstrap LC III, Wenstrom KD (eds). Williams Obstetrics. 22nd ed. New York: McGraw-Hill; 2005.

19. Liley AW. Liquor amnii analysis in the management of the pregnancy complicated by Rhesus sensitization. Am J Obstet Gynecol. 1961;82:1359-70.

20. Liley AW. Diagnosis and treatment of erythroblatosis in the fetus. Adv Pediatr. 1968;15:29-63. Review.

21. Queenan JT, Goetschel E. Amniotic fluid analysis for erythroblastosis fetalis. Obstet Gynecol. 1968;32:120-33.

22. Freda VJ. The Rh problem in obstetrics and a new concept of its management using amniocentesis and spectrophotometric scanning of amniotic fluid. Am J Obstet Gynecol. 1965;92:341-74.

23. Oepkes D, Seaward PG, Vandenbussche FP, Windrim R, Kingdom J, Beyene J, et al.; DIAMOND Study Group. Doppler ultrasonography versus amniocentesis to predict fetal anemia. N Engl J Med. 2006; 355(2):156-64.

24. Nicolaides KH, Clewell WH, Rodeck CH. Measurement of human fetoplacental blood volume in erythroblastosis fetalis. Am J Obstet Gynecol. 1987;157(1):50-3.

25. Schumacher B, Moise KJ Jr. Fetal transfusion for red blood cell alloimmunization in pregnancy. Obstet Gynecol. 1996;88(1):137-50.

26. Janssens HM, de Haan MJ, van Kamp IL, Brand R, Kanhai HH, Veen S. Outcome for children treated with fetal intravascular transfusions because of severe blood group antagonism. J Pediatr. 1997;131(3): 373-80.

27. Bernaldo A, Segre CAM. Bilirubin dosage in cord blood: could it predict neonatal hyperbilirubinemia? Sao Paulo Med J. 2004;122(3): 99-103.

28. Risemberg HM, Mazzi E, MacDonald MG, Peralta M, Eldrich F. Correlation of cord bilirubin levels with hyperbilirubinaemia in ABO incompatibility. Arch Dis Child. 1977;52:219-22

29. Oski FA. Hematological problems. In: Avery GB (ed). Neonatology. Pathophysiology and management of the newborn. Philadelphia: J. B. Lippincott Company; 1975.p.379-422.

Gestações Múltiplas

A Gestante

Nilson Abrão Szylit

As técnicas de reprodução assistida (RA) provocaram aumento de 65% na frequência de gêmeos e de 500% nas gestações com três ou mais fetos nos Estados Unidos[1,2]. Esse aumento também pode ser observado em diversos países[3-6]. O risco de gestação múltipla (GM) associado a esses métodos é superior a 25%[7] Fig. 3.60A e Fig. 3.60B.

Um outro fator, em escala menor, que influenciou na elevação dessa taxa pode ser atribuído ao aumento da média da idade, em que as mulheres estão planejando suas gestações[8,9].

Apesar de as GM responderem por aproximadamente 3% de todos os nascidos vivos, elas são responsáveis por um aumento desproporcional nas ocorrências de morbidade e mortalidade perinatais. As GM respondem por 17% dos trabalhos de parto prematuro (TPP) (< 37 semanas de gestações), 23% dos prematuros extremos (< 32 semanas de gestações), 24% dos recém-nascidos (RN) com baixo peso (< 2.500g) e 24% dos RN com muito baixo peso (< 1.500g)[1,10-12].

A GM provoca múltiplos sentimentos, por vezes antagônicos, entre os profissionais de saúde e as pacientes. Nos primeiros, existe o respeito e o medo, devido ao conhecimento das complicações inerentes a ela, nas gestantes e familiares as emoções podem variar da preocupação à alegria extrema, essa decorrente, por vezes, do desconhecimento dos riscos.

Também sempre deve ser considerada de alto risco. A mortalidade perinatal é maior que a habitual e aumenta em proporção direta com o número de fetos. É devida, principalmente, à prematuridade e à restrição do crescimento fetal e, secundariamente, à presença de malformações fetais, alterações da placenta e do funículo etc. Um quinto das gestações triplas e metade das quádruplas resultam em pelo menos uma criança com uma deficiência grave permanente, como, por exemplo, paralisia cerebral[13]. A paralisia cerebral é 17 vezes mais frequente em gestações triplas e quatro vezes mais frequente em duplas, quando comparadas a gestações únicas[14,15]. Esse risco não

169

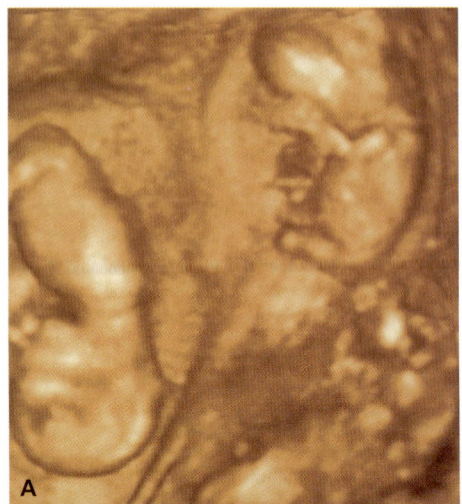

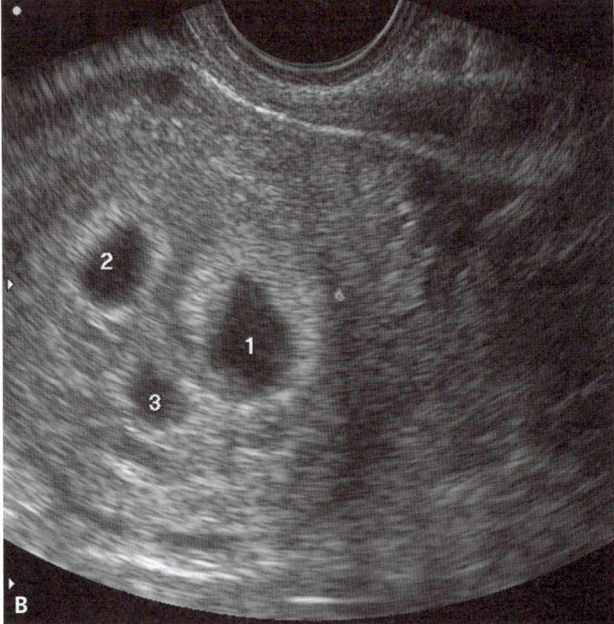

Figura 3.60 – A) Gemelaridade: imagem em 3D. **B)** Ultrassonografia transvaginal com 4 a 5 semanas, onde se pode visualizar uma gestação inicial tricoriônica (imagem cedida pela Dra. Rita de Cassia Sanchez).

únicas. Mulheres com GM têm mais risco de ser hospitalizadas com complicações, como hiperêmese gravídica, pré-eclâmpsia, trabalho de parto prematuro (TPP), polidrâmnio, ruptura prematura de membranas (RPM), descolamento prematuro de placenta (DPP), pielonefrite, apresentações anômalas e quadros hemorrágicos no parto[24-26]. Existe necessidade de internação em unidade de terapia intensiva neonatal em um em cada quatro gêmeos, três quartos dos trigêmeos e, virtualmente, todos os quádruplos[27-30].

Em um estudo populacional[31], que incluiu mais de 2,2 milhões de nascimentos na Suécia, a taxa de mortalidade fetal e infantil para não gêmeos foi de 4,1 e 5 por 1.000 nascidos vivos, e de 12 e 16 por 1.000 nascimentos em gemelares. Foi detectado, ainda, que gêmeos do mesmo sexo têm taxa de mortalidade maior do que gêmeos de sexos diferentes, sugerindo que a monocorionicidade possua um papel no aumento da mortalidade perinatal em GM.

DIAGNÓSTICO

A suspeita diagnóstica é feita por meio de dados clínicos: se a medida da altura uterina for maior que a esperada para a IG; se houver palpação de dois polos cefálicos; se houver superdistensão uterina; e se houver ausculta do batimento cardíaco fetal (BCF) em dois pontos do abdome materno, separados a mais de 10cm e com frequências diferentes[24,32-34].

A ultrassonografia (US) é o método mais seguro e confiável para confirmar o diagnóstico de GM[7,33-35]. Os dados do exame fornecem uma previsão acurada da IG, o que é importante em qualquer gestação, mas fundamental em GM devido ao maior risco de parto prematuro e anormalidades do crescimento fetal.

ULTRASSONOGRAFIA

Estudos clínicos randomizados comparando um grupo no qual as gestações foram controladas com US de rotina a outro grupo em que a US só era realizada se houvesse indicação clínica mostraram, no segundo grupo, número significativo de gestações gemelares que foram identificadas apenas durante o terceiro trimestre ou no parto[35-37].

Como exemplo, o RADIUS (*Routine Antenatal Diagnostic Imaging with Ultrasound Study*) estudou mais de 15.000 grávidas e identificou que 38% das gestações gemelares não foram diagnosticadas até a 26ª semana de gestação nas pacientes que não realizaram US de rotina e 13% não foram identificadas até o momento do parto[35].

Sacos gestacionais separados com vesículas vitelínicas próprias podem ser identificados pela US a partir da 5ª semana de gestação, contando-se a partir do primeiro

é decorrente apenas do parto prematuro. Quando pareadas pela idade gestacional (IG) no nascimento, crianças nascidas de GM têm aproximadamente três vezes mais risco de apresentar paralisia cerebral[16,17].

Um fator de confusão pode ser a restrição de crescimento intrauterino (RCIU) que complica aproximadamente 50-60% das gestações triplas e quádruplas[18].

A RCIU em crianças prematuras é, independente da gemelaridade, fator de risco aumentado de morbidade (incluindo aumento de alterações do desenvolvimento neurológico) e mortalidade de crianças com peso adequado com a mesma IG[19-23].

As GM também estão associadas a aumento da morbidade materna e dos custos hospitalares, que podem ser até 40% maiores do que as internações de gestações dia do último período menstrual[38]. No entanto, em 5% das vezes há falha no diagnóstico ultrassonográfico nessa IG[38]. De modo geral, é fácil firmar o diagnóstico da GM pela US durante o primeiro trimestre, no entanto é necessário que se observem dois ou mais fetos separados. No diagnóstico diferencial, deve-se considerar a possibilidade da presença de coleção de sangue ou de fluido na região subcoriônica. O diagnóstico de viabilidade de cada feto é feito pela visualização individualizada do BCF. Falhas no diagnóstico podem ocorrer principalmente na presença de quatro ou mais fetos. A dificuldade é maior durante o segundo e terceiro trimestres, no entanto pode acontecer também no primeiro trimestre. É importante que a varredura pela US seja realizada até que a orientação de todas as partes fetais estejam determinadas espacialmente, pelo operador, em seus respectivos fetos, para avaliar com segurança o número de fetos e sua apresentação[7,34,38]. A determinação precoce do tipo de placentação por meio da US no 1º trimestre é importante no estabelecimento do prognóstico e na conduta das gestações gemelares[13,34,39,40].

O início da gestação é a melhor época para o diagnóstico, pela US, de gêmeos dizigóticos. Nesse período, é possível a visualização de placentas separadas (sensibilidade de 97% e especificidade de 100%). Com o avançar da gestação, as placentas podem fundir-se, dificultando o diagnóstico[40].

Se for constatada somente uma imagem placentária, é possível, entre a 8ª e 15ª semana de gestação, visualizar, por meio da US, a membrana interâmnica e verificar se no seu ponto final, adjacente à placenta, ela apresenta o formato de lâmbda, sinal patognomônico de gestação dicoriônica. A espessura da membrana interâmnica não é um dado tão preciso para avaliar a corionia[32,40].

A placentação monocoriônica implica um ambiente menos favorável para o desenvolvimento do feto. Gêmeos monocoriônicos apresentam riscos aumentados quando comparados a gêmeos dicoriônicos, sendo a mortalidade perinatal de 26% e 9%, respectivamente[40,41].

Os gêmeos monozigóticos são diagnosticados com precisão quando é possível observar pela US a presença do sinal do "T", que espelha a aparência da fina membrana que separa as câmaras âmnicas, e que sai da placenta com uma angulação de 90º (100% de sensibilidade e mais de 90% de especificidade)[32,40].

A US também tem papel relevante no diagnóstico das aneuploidias. A amniocentese e a obtenção de amostra do vilocorial podem ser tecnicamente mais difíceis de ser realizadas nas pacientes com GM. As dificuldades que podem ser observadas, por conta da presença de um número maior de fetos, são: necessidade de atravessar a bolsa amniótica de um feto para se obter a amostra da bolsa do outro, cariótipo fetal incorreto devido à contaminação cruzada pelo líquido da bolsa de outro feto, dificuldade de se mapear adequadamente os fetos e de se determinar a correspondência exata de cada amostra/feto, dificuldade para se determinar com exatidão se algum par dos gêmeos é monocoriônico e dificuldade de localizar qual é o feto afetado, no caso de um diagnóstico de aneuploidia[42-47].

ETIOLOGIA

ZIGOSIDADE

Os gêmeos podem ser dizigóticos ou monozigóticos. Os gêmeos dizigóticos, também chamados fraternos, decorrem da ovulação e fertilização de dois oócitos, que sempre resultam em uma placentação dicoriônica (Fig. 3.61), em geral com placentas individualizadas.

Os gêmeos apresentam a habitual semelhança que ocorrem entre irmãos e podem ou não ser do mesmo sexo. Os gêmeos monozigóticos decorrem da fertilização de um único oócito, com a subsequente separação na fase de zigoto; nesse caso, os irmãos são muito semelhantes e do mesmo sexo. O tipo de placenta que se desenvolve nas gestações monozigóticas é determinado pelo momento em que ocorre a clivagem do ovo fertilizado (Fig. 3.62). Se os gêmeos se separam nos primeiros 2-3 dias, a divisão precede a migração das células que eventualmente vão originar o cório. Nesse caso, dois córios e dois âmnios serão formados. Após três dias aproximadamente, durante o estágio de blastocisto (4-8 dias após a concepção), a clivagem do ovo irá resultar em embriões dividindo a cavidade coriônica. Portanto, a partir desse período, a placenta será monocoriônica, mas os fetos serão diamnióticos. Se a clivagem ocorrer do 8º-15º dia, o âmnio e o cório já estarão formados, e os gêmeos serão monocoriônicos e monoamnióticos, compartilhando também da mesma câmara (Fig. 3.63).

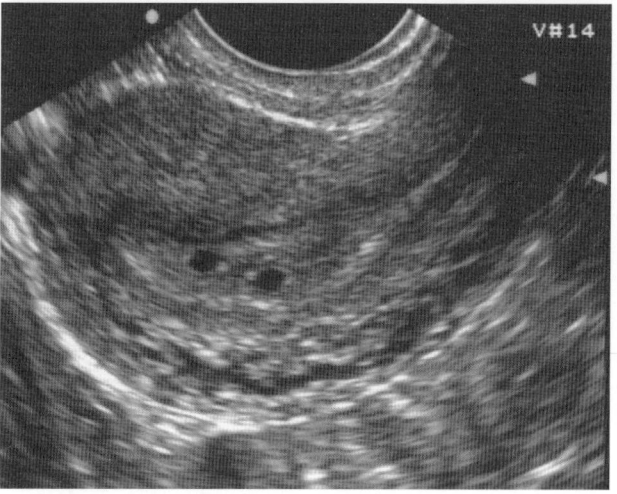

Figura 3.61 – Ultrassonografia transvaginal, com quatro semanas de gestação, onde se pode visualizar uma gestação dicoriônica (imagem cedida pela Dra. Rita de Cassia Sanchez).

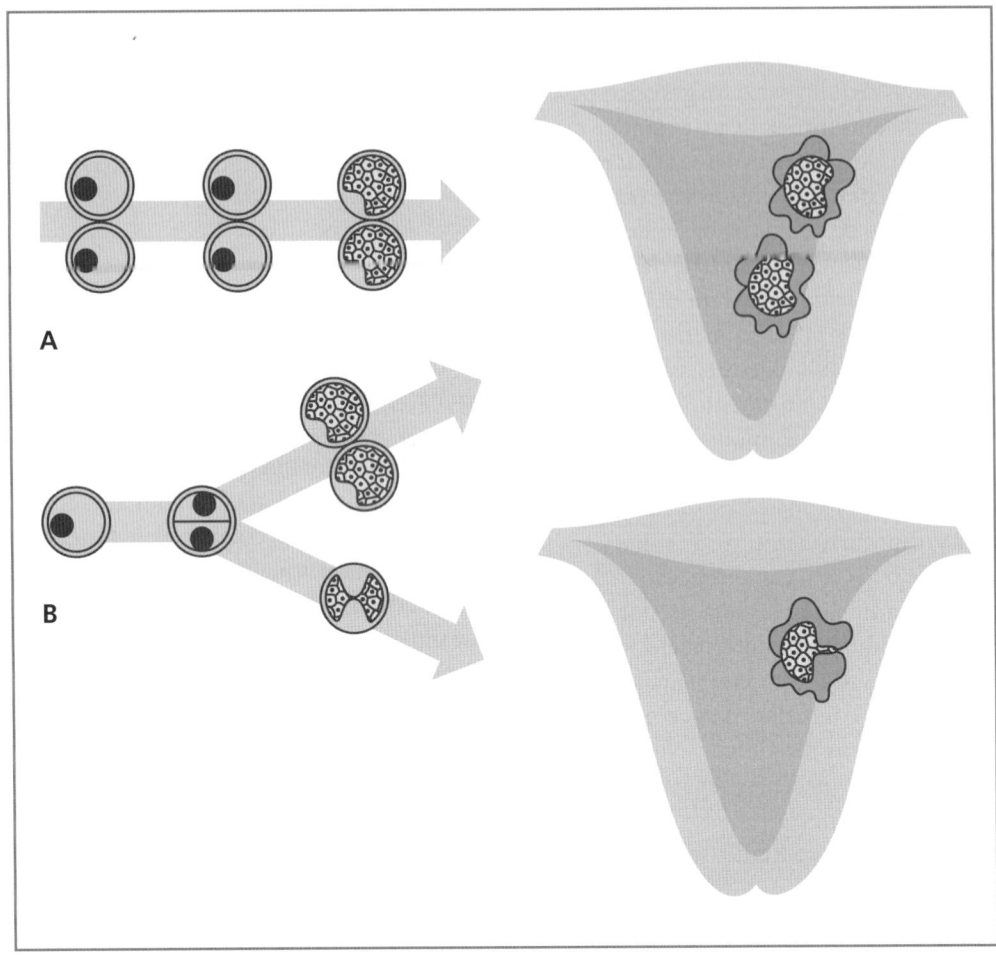

Figura 3.62 – Tipos de placenta – esquema.

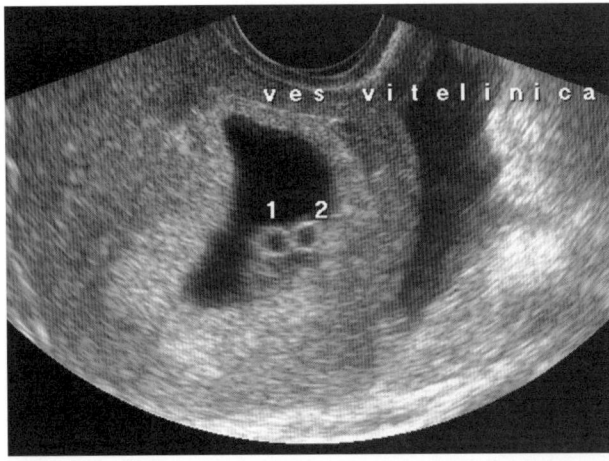

Figura 3.63 – Pode-se visualizar a presença de duas vesículas vitelínicas em gestação monocoriônica (imagem cedida pela Dra. Rita de Cassia Sanchez).

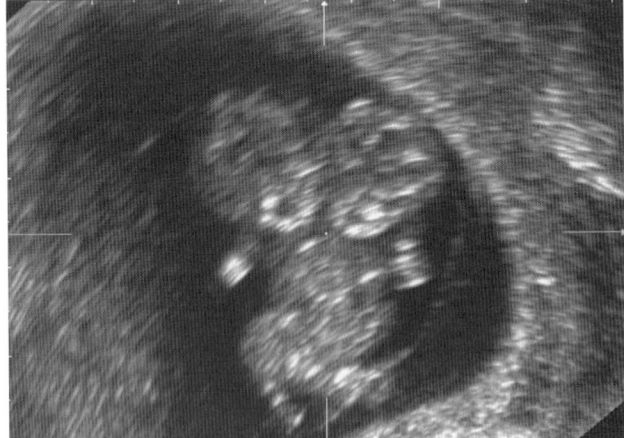

Figura 3.64 – Ultrassonografia com nove semanas. Imagem onde se pode visualizar gêmeos conjugados ou coligados. Imagem cedida pala Dra. Rita de Cássia Sanchez.

A clivagem embriônica entre o 13º e 15º dia vai resultar em gêmeos conjugados ou coligados (Fig. 3.64) com um único cório e âmnio; a partir desse ponto, o processo de gemelaridade não pode mais ocorrer[32].

As causas da gestação monozigótica são pouco conhecidas. Ela pode ser considerada um acidente biológico. A taxa é impressionantemente constante e não é influenciada pela hereditariedade, idade materna ou outros fatores[32,40].

172

A incidência de gêmeos monoamnióticos é de 1:10.000 gestações. É o padrão de placentação menos comum, ocorrendo apenas em 1-5% das gestações monozigóticas[7,48-52].

A mais grave complicação das gestações gemelares monoamnióticas é o aumento da mortalidade perinatal, que atinge 23% dos fetos e dos RN[7,49-52]. A complicação mais comum é a morte fetal, decorrente primariamente do enovelamento dos funículos umbilicais. Complicações decorrentes da prematuridade também contribuem para o aumento da mortalidade. As complicações comuns desse tipo de gestação incluem[48-54]:

- Enovelamento dos funículos umbilicais – ocorrem em dois terços dos casos e podem provocar morte fetal e aumento da morbidade por sequelas neurológicas nos fetos sobreviventes. Essa intercorrência é exclusiva nos gêmeos monoamnióticos.
- Anomalias congênitas – são os mais frequentes defeitos do tubo neural, da parede abdominal e malformação do trato urinário e ocorrem em 26% dos gêmeos amnióticos, mas podem ocorrer também nos outros tipos de GM.
- Pesos discordantes no momento do nascimento – afetam aproximadamente 20% dos gêmeos amnióticos que não apresentam malformações. Têm como causa primária a síndrome de transfusão feto-fetal (STFF), que só ocorre nos gêmeos monoamnióticos.

Gestações monoamnióticas requerem vigilância fetal anteparto rigorosa e antecipação do parto no terceiro trimestre para prevenir o óbito fetal por enovelamento de funículo[7,34].

INCIDÊNCIA E EPIDEMIOLOGIA

A proporção de gestações gemelares tem aumentado nos países desenvolvidos em decorrência do maior número de casais que passaram a se submeter a tratamentos de fertilidade e aumento da idade em que as mulheres passaram a engravidar. Nos Estados Unidos, partos gemelares responderam por 3,3% dos nascidos vivos em 2011[55]. No Brasil, no Estado de São Paulo, a taxa foi de 2,06% em 2011. Segundo a Fundação Sistema Estadual de Análise de Dados (Fundação SEADE)[56], em 2006 ocorreram 625.166 nascidos vivos, dos quais 1,91% provenientes de gestações gemelares e 0,09% de trigêmeos e mais.

Em 2006 e 2011, segundo a Pesquisa Mensal de Estatísticas Vitais, realizada pela Fundação SEADE[56], em todos os cartórios de Registro Civil do Estado de São Paulo, ocorreram, respectivamente, 626.804 e 610.492 nascidos vivos. Desses 2,10% em 2006 e 2,27% em 2011 foram de gestações gemelares, 0,08% e 0,07% de trigêmeos e mais, conforme pode ser observado na tabela 3.6.

No quadro 3.30 pode ser observado que, apesar da redução do número de nascidos vivos em 2011 em comparação com 2006, ocorreu aumento nos casos de pacientes na faixa etária entre 45 e 49 anos, inclusive nas gestações duplas e triplas e mais. Após os 50 anos, quando na sua maioria as gestações são decorrentes de tratamento de RA, além de redução no número de gestações, pode ser observada que a maioria dos casos era de gestação única, e não se observou nenhum caso de gestação tripla ou mais. Em relação às mulheres com mais de 50 anos, diminuiu o número absoluto de GM, não se observando nenhuma gestação tripla ou mais em 2011 e apenas quatro gestações duplas[56]. Essa tendência, já observada nos Estados Unidos, pode ser atribuída há uma atitude mais conservadora nos tratamentos de RA, seguindo as recomendações de sociedades de reprodução humana, limitando o número de embriões transferidos durante o tratamento de RA, com vista a preservar a saúde materna e melhorar o prognóstico fetal[55-57].

Quadro 3.30 – Frequência dos tipos de gestação acima de 45 anos no Estado de São Paulo (2006-2011)[55].

Idade	Gestação	2006	2011
D e 45 a 49 anos	Única	694	815
	Dupla	36	54
	Tripla ou mais	10	7
50 anos e mais	Única	17	10
	Dupla	8	4
	Tripla ou mais	0	0
Total por tipo de gestação		765	890

Tabela 3.6 – Tipos de gestação no Estado de São Paulo[55].

Tipos de gravidez	Ano 2006		Ano 2011	
	N	%	N	%
Única	590.568	97,82	596.227	97,66
Dupla	12.704	2,10	13.834	2,27
Tripla e mais	458	0,08	405	0,07
Total	626.804	100,00	610.492	100,00

A incidência da gestação monozigótica é relativamente estável no mundo todo, girando ao redor de 3-5 por 1.000 nascimentos. Já a de gestações dizigóticas pode variar muito, dependendo da população estudada[58-60]. Os gêmeos dizigóticos são mais comuns (69%) que os monozigóticos (31%), quando não se consideram as gestações decorrentes do uso de técnica de RA[58-62]. A frequência de GM pode ser estimada pela regra de Hellin de 1985, $1:80^{n-1}$, na qual n representa o número de fetos correspondentes à gestação múltipla. Por exemplo, o cálculo para trigêmeos é $1:80^2$, para quadrigêmeos é $1:80^3$, e assim por diante. A frequência de 1:80 é o número médio referido por vários autores para a gestação gemelar[63-65].

Nos Estados Unidos, 17% dos partos gemelares foram decorrentes do uso de medicamentos que estimulam a ovulação ou de técnicas de fertilização assistida[66].

Como nos tratamentos de RA frequentemente ocorre a transferência de dois ou mais embriões, a GM dizigótica é mais frequente (95%) nessa situação do que múltiplos monozigóticos, quando comparados com a proporção de múltiplos dizigóticos (70%) em relação aos monozigóticos oriundos de fertilização natural. É interessante o fato de que o tratamento de RA aparentemente também aumenta o risco de clivagem do embrião[8,61].

Diversos fatores podem influenciar a prevalência de gêmeos dizigóticos.

Idade

O aumento da idade materna está associado a elevação da prevalência de gêmeos[59]. Gêmeos dizigóticos concebidos naturalmente têm incidência que aumenta quatro vezes entre os 15 e 35 anos de idade, decorrente, provavelmente, da elevação da concentração do FSH com a idade[59].

Raça e área geográfica

Quando se consideram os gêmeos concebidos naturalmente, observa-se incidência maior em algumas populações negras na África (1/30 nascimentos), incidência menor entre as asiáticas (menos de 1/100 nascimentos) e uma proporção intermediária em mulheres brancas (1/80)[67,68].

Paridade

O aumento da paridade correlaciona-se com a frequência de gêmeos dizigóticos, mesmo após ajuste com a idade materna[67,68].

História familiar

Existe aparentemente um componente genético familiar na incidência de gêmeos. Assim, se na história obstétrica da família materna houver ocorrência de gêmeos, existe maior probabilidade de essa mulher vir a conceber gêmeos. Em relação ao homem, apesar de a história familiar dele não influenciar na incidência de gêmeos entre seus filhos, pode ocorrer influência nas gerações femininas futuras. Essa teoria é baseada em estudos de mapas genéticos de animais e humanos, onde foram encontradas algumas mutações específicas de expressão pelos oócitos ou células ovarianas, que ao menos em parte são responsáveis pela gemelidade[60-61].

Peso e altura materna

O peso e a altura materna também parecem ter influência na incidência de gêmeos dizigóticos. Assim, mulheres obesas com índice de massa corporal (IMC) $\geq 30kg/m^2$ e mulheres altas $\geq 1,64m^2$ têm maior probabilidade para GM do que mulheres magras (IMC $< 20kg/m^2$) e mulheres baixas $< 1,55m^2$ [69-71].

Raça

A raça negra apresenta em geral maior incidência de GM. A raça branca apresenta incidência intermediária, e a asiática, as menores taxas[63]. Os Yorubas, na Nigéria, têm uma frequência de 45 gêmeos para cada 1.000 nascimentos, dos quais 90% são dizigóticos[71].

Adaptação materna

A adaptação do corpo da mulher na gravidez múltipla enfrenta mais dificuldades do que na gestação única, principalmente naquelas com mais de dois fetos[63]. Com exceção da macrossomia e da gestação prolongada, a GM está mais sujeita a qualquer outra complicação que possa ocorrer em uma gestação única[10].

Gestantes com GM devem receber suplementação extra de ferro (60mg/dia) e ácido fólico (1.000µg/dia)[32,34,72]. Devem também aumentar suas ingestões diárias de calorias em aproximadamente 300kcal a mais do que a preconizada para uma gestação única[34].

O Institute of Medicine dos Estados Unidos recomenda um ganho de peso aproximado entre 16 e 21kg para gestantes de gemelares durante a gravidez ou, após a 20ª semana, um aumento aproximado de 800g/semana nas mulheres com peso abaixo do normal no início da gestação, e 680g/semana nas gestantes com peso normal no início da gestação[73].

COMPLICAÇÕES COMUNS ÀS GESTAÇÕES EM GERAL NAS GM

A incidência de diabetes gestacional na GM é maior do que nas gestações simples[74], e nas gestações triplas é maior do que nas duplas. Enquanto nas gestações duplas ocorre em 3-6% das gestações, na gravidez tripla essa taxa é de 22-39%[75,76].

Um estudo com 95 gestações gemelares e 26 triplas, controladas para outros fatores que influenciam no aparecimento do diabetes gestacional, tais como idade materna, paridade e peso, estimou que cada feto adicional aumentou o risco para diabetes gestacional com um fator de 1,8[76]. Um outro estudo mostrou redução na incidência de diabetes gestacional de 22% para 6% em gestações triplas que foram reduzidas para duplas[75].

A melhor conduta diante de uma paciente com GM e diabetes gestacional não foi ainda definida. Qual o melhor momento para se realizar o teste diagnóstico, qual a quantidade de calorias que deve ser ingerida por dia, qual o ganho de peso adequado para essas gestantes, qual o esquema adequado para a administração da insulina, como monitorizar a vitalidade fetal e qual o momento adequado para o parto são questões indefinidas. Uma equipe multidisciplinar especializada deve ser mobilizada na assistência a essas pacientes[63].

Hipertensão arterial e pré-eclâmpsia

Tanto a DHEG como a pré-eclâmpsia têm a frequência aumentada na GM em relação à gestação única, com risco relativo de 2,6[77]. Além disso, quando a pré-eclâmpsia aparece na GM, ela tende a surgir precocemente e com maior gravidade. Frequentemente, sua apresentação clínica é atípica[78].

A DHEG e a pré-eclâmpsia antes da 35ª semana de gestação ocorrem 12,4 e 6,6 mais vezes em gestações duplas do que em gestações únicas[79]. A hipertensão arterial, com pressão diastólica maior que 110mmHg, é 2,2 vezes mais frequente nas gestantes de gemelares do que nas gestações únicas[79].

Nas GM, é mais frequente o aparecimento da pré-eclâmpsia na sua forma atípica[80]. Heller e Elliott[79] estudaram gestações triplas e quádruplas com pré-eclâmpsia e constataram que apenas 50% apresentaram hipertensão, 38% edema e 19% proteinúria antes do parto. No entanto, 60% referiu dor epigástrica e 56% apresentou hemólise, elevação das enzimas hepáticas e plaquetopenia (HELLP síndrome).

A conduta nas complicações hipertensivas associadas à GM não foi ainda estudada prospectivamente. O repouso no leito está associado a aumento do peso fetal, mas não foi observado prolongamento da gestação ou diminuição das complicações hipertensivas[81]. Também não está claro até o momento qual o custo/benefício em se adiar o parto em GM com complicações dessa natureza[13].

Outras complicações na gestação

As GM são afetadas de modo desproporcional por complicações graves que podem aparecer na gestação única. Existe maior risco para desenvolver insuficiência aguda do fígado. O quadro clínico caracteriza-se por coagulopatia grave, hipoglicemia, hiperamonia e pode causar a morte materna. Se qualquer alteração na função hepá-

tica for notada em gestantes com GM, a insuficiência aguda do fígado deve ser considerada no diagnóstico diferencial[82].

A embolia pulmonar é a maior causa de morte materna nos Estados Unidos e no mundo[83,84], e o tromboembolismo é seis vezes mais frequente durante a gestação e o puerpério do que fora da gravidez. Um estudo com mais de 395.000 nascimentos mostrou que a GM está associada a aumento significativo do risco para tromboembolismo, mesmo após controle para os fatores de risco associados[72].

No caso de diagnóstico confirmado, é necessária a instituição imediata e contínua de terapia anticoagulante. Como o volume de distribuição do plasma está muito aumentado nas GM em comparação com as gestações simples, pode ser difícil atingir o nível terapêutico adequado. Por outro lado, a GM tem maior risco para TPP, cesárea e DPP, tornando necessário terapêutica que seja reversível rapidamente, em caso de necessidade[85].

Outras complicações menos comuns na gestação também podem ocorrer com mais frequência na GM.

Um estudo com 142 GM encontrou em 3% das gestações duplas e em 14% das triplas a presença de placas e pápulas urticariformes e pruriginosas, além de pústulas da gravidez, enquanto na gestação única a taxa foi de 0,5%[86]. As pápulas urticariformes e pruriginosas constituem a dermatite que mais afeta as primigestas no terceiro trimestre da gestação, pois elas tendem a se formar nas estrias abdominais, que são muito comuns na GM, devido à maior distensão abdominal. O DNA fetal foi detectado na derme de gestantes afetadas, o que sugere que o transporte de células maternofetal é um componente imunológico que poderia influenciar na patogenia dessa dermatose[87].

Aneuploidia

Todas as mulheres com GM, independentemente da idade, são candidatas à triagem para aneuploidia. Na presença de fetos múltiplos, a probabilidade matemática que um ou mais fetos sejam portadores de trissomia aumenta e, assim, resulta em risco global maior à gravidez, do que atribuída à idade materna isoladamente. Por exemplo, o risco relacionado à idade materna, em gêmeos dizigóticos, de ter um dos dois fetos afetados com algum tipo de trissomia é o dobro do risco do que em gestações únicas com a mesma idade[88]. Várias limitações devem ser consideradas na pesquisa de aneuploidias nas GM. Exames de triagem no soro não são tão sensíveis em mulheres com GM, em comparação com os resultados encontrados nas gestações únicas. Os componentes analisados, tanto do feto com cariótipo normal quanto do portador, circulam juntos no sangue materno, podendo mascarar os níveis elevados de um feto portador.

Em um estudo prospectivo com soro materno no segundo trimestre, a taxa média de detecção de trissomia do cromossomo 21 foi de 63% em gestações gemelares (71% quando ambos os gêmeos eram portadores e 60% quando apenas um era portador), com taxa de resultado falso-positivo de 10,8%[89].

Em gestações gemelares, a pesquisa para aneuploidia no primeiro trimestre, levando em conta a idade materna, a translucência nucal, a presença do osso nasal e o estudo bioquímico no sangue materno, identifica aproximadamente 75-85% das gestações com síndrome de Down e 66,7% das gravidezes com trissomia do cromossomo 18, e apresenta uma taxa de 5% de resultado falso-positivo[90,91].

Recentemente, o teste pré-natal não invasivo, que utiliza células fetais livres para pesquisa do DNA fetal a partir do plasma de mulheres grávidas, passou a ser uma nova opção como ferramenta de triagem para aneuploidia fetal[92].

Trabalho de parto prematuro

O maior risco da GM é o TPP, que, por sua vez, está relacionado a um aumento da mortalidade perinatal imediata e tardia[93].

Blondel[93], em 2002, encontrou nos Estados Unidos risco relativo para TPP de 5,4 e 9,4 na gestação gemelar e trigemelar, respectivamente, quando comparados à gestação única.

No Estado de São Paulo, em 2006 e 2011, segundo dados da Fundação SEADE[55] (Tabela 3.7), ocorreram 51,07% e 53,64 de partos gemelares com menos de 37 semanas de gestação, enquanto entre os partos das gestações triplas e mais, 95,85% e 94,81% foram prematuros.

A idade gestacional em que ocorre o parto diminui à medida que aumenta o número de fetos. Em 2009, nos Estados Unidos, a média da IG ao nascimento foi de 35,3, 31,9, 29,5 semanas para gêmeos, trigêmeos e quadrigêmeos, respectivamente[94].

Mais de 50% dos gêmeos e quase todos os trigêmeos irão nascer antes da 37ª semana e 15 a 20% das admissões em unidades de terapia intensiva são decorrentes de gestações múltiplas. A prematuridade extrema (parto com menos de 28 semanas) também é mais frequente nessas

Tabela 3.7 – Porcentagem de partos prematuros no Estado de São Paulo conforme o tipo de gestação, 2006 e 2011[55].

Tipo de gestação	Porcentagem de prematuros/ano	
	2006	2011
Gestação única	7,19	7,87
Gestação dupla	51,07	53,64
Gestação tripla ou +	95,85	94,81

gestações. A prematuridade, na GM, é a maior causa de resultados neonatais adversos e no desenvolvimento das crianças, quando comparados com os das crianças nascidas de uma gestação única, incluindo alto índice de problemas no neurodesenvolvimento a longo prazo. Por isso, identificar fatores que aumentam o risco de TPP permitiria adotar condutas para preveni-lo, melhorando o resultado pós-natal[85].

PREVENÇÃO DO TRABALHO DE PARTO PREMATURO

Gestante assintomática

Várias estratégias que foram preconizadas para prevenir o TPP e o parto prematuro na GM, como a adoção de repouso profilático, a tocólise profilática, a monitorização domiciliar da atividade uterina e a cerclagem profilática do colo uterino, mas nenhuma se mostrou efetiva[94-96].

Gestante que apresenta sinal ou sintoma

O encurtamento e o afunilamento cervical prematuros detectados pela US vaginal têm alto valor preditivo para o parto prematuro nas GM[97,98]. Estudos sugeriram que o colo uterino com 35mm entre 24 e 26 semanas de gestação identifica gestantes de gemelares com baixo risco para parto prematuro. Por outro lado, medida do colo menor ou igual a 25mm com ou sem afunilamento por volta da 24ª semana de gestação significa alto risco para parto prematuro[97,98].

A progesterona é a droga uterolítica que tem sido mais usada nessas pacientes, para a prevenção do TPP. Não existem dados suficientes para comprovar que a progesterona tem algum efeito benéfico na prevenção do TPP, em mulheres com GM e colo do útero curto, determinado pela US transvaginal. Em estudo randomizado recente, com mulheres com gestação gemelar assintomáticas e com colo curto ≤ 25mm, determinado pela US, não foi observado nenhum benefício com o uso de 500mg por via intramuscular de 17-alfa-hidroxiprogesterona[99,100]. Além disso, outro estudo constatou aumento significativo da mortalidade fetal no segundo trimestre em gestantes com trigêmeos, que estavam utilizando a progesterona[101]. Com base nesses dados, o *American College of Obstetricians and Gynecologists* ACOG não recomenda seu uso em mulheres com GM[101,102].

Apesar de ser prescrito frequentemente, o repouso no leito hospitalar ou domiciliar não deve ser indicado. Além de não trazer benefícios, pode diminuir a massa muscular e aumentar o risco de trombose[13,103]. A fibronectina fetal é uma molécula de alto peso molecular normalmente encontrada nas membranas fetais, placenta e líquido amniótico. Sua presença no fluido cervicovaginal em concentração superior a 50ng/mL mostrou-se preditiva para parto prematuro em gestações únicas. Vários estudos que envolveram gestações duplas e triplas demonstraram que um único teste de detecção da fibronectina fetal tem alto valor preditivo negativo, e testes seriados apresentam alto valor preditivo positivo (variação 38-53%)[104-109].

Os protocolos recentes de diversas entidades não recomendam a triagem para a pesquisa de fatores de risco em pacientes assintomáticas, bem como qualquer tratamento pofilático em pacientes com GM[13,34].

Foi demonstrado que as pacientes com gestação gemelar submetidas à cerclagem, com um colo curto detectado no exame ultrassonográfico, tinham duas vezes mais riscos de parto prematuro do que as que não se submeteram a cirurgia[110,111].

INIBIÇÃO DO TRABALHO DE PARTO PREMATURO

O uso de drogas uterolíticas, para inibição do TPP na GM, é restrito. Devem ser usadas apenas por um curto período, pela maior incidência de complicações cardiovasculares maternas e apenas em mulheres com TPP confirmado[13,34]. O objetivo é o de postergar o parto, possibilitando um intervalo de tempo suficiente para a administração e efeito da corticoterapia antenatal, o que reduz de forma significativa tanto o risco de morte neonatal, como a ocorrência de doença da membrana hialina e de hemorragia intraventricular neonatal[112,113].

O actosiban, um antagonista da ocitocina, é a droga de primeira escolha nas GM, porém seu alto custo limita a possibilidade de uso. Quando não estiver disponível, devem-se utilizar os bloqueadores de canal de cálcio e os anti-inflamatórios não hormonais (esses até a 32ª semana)[13,34,114].

Monitorização domiciliar da atividade uterina

Foi usada como método de detecção e diagnóstico precoce do TPP, de modo a facilitar o uso da terapia tocolítica. Entretanto, em um estudo prospectivo e randomizado extenso, foram analisadas 2.422 gestantes, entre as quais 844 mulheres com uma gravidez gemelar. Elas foram divididas em três grupos: com consulta semanal com enfermeira, com consulta diária e com monitorização domiciliar e consulta diária. Não houve diferença nos desfechos das gestações gemelares entre os três grupos[107].

Repouso em leito hospitalar

Foi usado no passado para reduzir o nascimento de pré-termo em mulheres com gravidez gemelar. Entretanto, a revisão sistemática de Cochrane, que avaliou o papel do repouso hospitalar para essas mulheres, não mostrou benefícios com essa prática[103].

Restrição da atividade física e repouso em casa

Apesar de a restrição da atividade física e repouso em casa ser a terapia mais prescrita para a GM, ela não foi avaliada de maneira prospectiva e randomizada. A maioria dos estudos retrospectivos possui desvios estatísticos grandes (bias) na variável que motivou o repouso[103-115,116].

Corticosteroides

Não existe ainda uma definição em relação à dose mais eficiente e aos possíveis efeitos dos esteroides em GM. No entanto, o *National Institutes of Health*, dos Estados Unidos, e o Ministério da Saúde do Brasil recomendam que todas as mulheres que estejam em TPP devam ser tratadas com uma série de corticosteroides, independente do número de fetos[33,107]. O período em que está indicada sua utilização vai da 24ª-34ª semana, desde que não haja contraindicação para seu uso[7,13,33]. A conduta profilática também nesse período está indicada apenas nos casos de trigêmeos ou mais[33].

Neuroproteção dos RN

Diversas metanálises concluíram que a administração pré-natal de sulfato de magnésio para a gestante reduziu a ocorrência de paralisia cerebral nos RN. As evidências disponíveis sugerem que o sulfato de magnésio reduz a gravidade e o risco de paralisia cerebral em RN, quando administrado durante o TPP, antes da 32ª semana de gestação, independentemente do número de fetos[117,118].

ASPECTOS ESPECIAIS DAS GESTAÇÕES MÚLTIPLAS

RCIU e pesos discordantes

A RCIU e os pesos discordantes são complicações frequentes nas GM e contribuem para o aumento da morbidade e mortalidade perinatais[119-122]. A presença de alterações no crescimento é diretamente proporcional ao número de fetos da gestação[63].

O peso fetal discordante nas GM é frequentemente definido como uma diferença de 20%, no peso fetal estimado, entre o maior e o menor feto[123-126]. A taxa de discordância do peso é calculada pela determinação da diferença entre o peso estimado dos dois fetos, dividido pelo peso do feto maior. Existe discussão na literatura se, na ausência de malformação, aneuploidia, infecção, oligoidrâmnio ou restrição do crescimento fetal, o crescimento discordante realmente aumentaria o risco perinatal. Vários estudos têm mostrado que, quando a curva de crescimento dos fetos é adequada, a diferença de tamanho entre os fetos não tem importância maior na taxa de morbidade e mortalidade fetal e neonatal[123-126].

No entanto, nas GM com crescimento discordante entre os fetos e com pelo menos um feto com restrição do crescimento, foi observado risco 7,7 vezes maior de morbidade neonatal[127]. Dependendo do número de fetos, a diminuição do crescimento fetal pode ser percebida até antes da 22ª semana de gestação. O somatório da menor taxa de crescimento, em conjunto com o aumento da taxa de prematuridade, leva à diminuição do peso médio dos RN, conforme aumenta o número de fetos de uma mesma gestação[128].

A média de peso ao nascer para gêmeos, trigêmeos, quadrigêmeos e quíntuplos ou mais nos Estados Unidos[55], em 2009, foi de 2.336g, 1.660g e 1.291g, respectivamente. No Estado de São Paulo, de acordo com dados da Fundação SEADE[55], a média do peso para os RN em 2011 foi de 2.271,8g para gemelares e de 1.522,1g para as gestações triplas e mais (Quadro 3.31). Deve-se notar que, em São Paulo, a informação da média dos pesos dos RN de gestações com mais de três crianças está incluída nas dos trigêmeos, levando a uma diminuição da média do peso ao nascimento. Entre os gêmeos, a proporção de baixo peso ao nascer (< 2.500g) e muito baixo peso ao nascer (< 1.500g) foi de 62,7% e 10,7%, respectivamente.

O crescimento intrauterino de gêmeos não é de forma significativa muito diferente dos fetos de gestações únicas durante o primeiro e segundo trimestres[63]. A partir do terceiro trimestre inicia-se um descompasso na razão do crescimento dos fetos em gestações gemelares não complicadas, em relação ao crescimento em uma gestação única. Alguns estudos referem crescimento fetal menor a partir da 30ª semana de gestação[128,129].

Em um grande estudo colaborativo conduzido por Kohl e Casey[130], o peso no nascimento variou de 500 a 999g em 18% entre os pares de gêmeos e em mais de 1.000g em 3% deles. Essa discrepância no peso ao nascer pode ser, em parte, atribuída a fatores constitucionais, como, por exemplo, nos gêmeos dizigóticos que são geneticamente diferentes. Existem, no entanto, diversas situações que podem provocar uma diferença grande nos pesos dos gêmeos ao nascimento.

A RCIU é o desvio da – ou a redução na – expectativa do padrão de crescimento fetal esperado. Ele usualmente é estabelecido pelas medidas fetais obtidas pela US, a partir do segundo trimestre de gestação. As curvas de crescimento fetal de uma gravidez única dão um prognóstico mais acurado para resultados perinatais adversos e são usadas para avaliar a evolução de gestações em que o crescimento fetal está alterado[129].

A discordância pode ser causada por anomalias estruturais ou genéticas do feto, como infecções que acometem apenas um dos fetos, implantação placentária ou inserção do funículo umbilical desfavorável, dano placentário (por ex., DPP ou hematoma retroplacentário), ou ainda complicações relacionadas à placentação monocoriônica, tal como a STFF. Todas essas complicações são mais frequentes em GM com três ou mais fetos. Uma taxa maior de fetos com RCIU contribui para a piora nos resultados perinatais na GM[131].

A alta taxa de RCIU em gemelares provavelmente é devida à insuficiência uteroplacentária relacionada tanto ao aumento da demanda metabólica necessária para ambos os fetos, como à implantação anormal da placenta. As causas incluem ainda diferenças genéticas, superpopulação uterina e divisão não proporcional da massa placentária[85].

Uma boa avaliação do crescimento fetal deve incluir a revisão de todos os dados pré-natais, além de US realizada por um operador experiente, e, dependendo da IG, da avaliação da vitalidade fetal[85]. US seriadas são o método de escolha para detectar problemas no crescimento e ajudar a determinar a melhor conduta, como o momento e a via do parto[132]. Antes de se indicar um parto iatrogênico prematuro, pela RCIU, é importante considerar as condições dos outros fetos[85].

Óbito de um feto

Nas GM com alguma frequência, durante o primeiro trimestre, ocorre a parada de desenvolvimento de um ou mais embriões. A probabilidade de que isso ocorra aumenta com o número de sacos gestacionais[133]: 36% para gêmeos, 53% para trigêmeos e 65% para quadrigêmeos.

No segundo e terceiro trimestres, o óbito fetal ocorre em até 5% das gestações gemelares e em 17% nas gestações de trigêmeos com um ou mais fetos[134].

A corionicidade influencia a taxa de perdas, prevê o resultado neonatal e determina a conduta. Gêmeos monocoriônicos-diamnióticos apresentam aumento do risco de morte fetal em comparação com gestações dicoriônicas-diamnióticas[135-137].

Após a 14ª semana de gestação, quando ocorre óbito de um dos gêmeos, o risco de morte no sobrevivente é de 15% se a gestação for monocoriônica e de 3% nas gestações dicoriônicas[137]. O risco de sequela neurológica no gêmeo sobrevivente é maior em gestações monocoriônicos (18%) do que nas dicoriônicas (1%)[138,139]. Como nessas gestações as placentas são únicas e sempre existem anastomo-

Quadro 3.31 – Média de peso ao nascer de acordo com o tipo de gestação em 2011 no Estado de São Paulo[55].

Tipos de gravidez	Número	Média de Peso ao Nascer (em gramas)
Única	596.227	3.157,90
Dupla	13.834	2.271,80
Tripla e mais	405	1.522,10
Total	610.466	3.136,80

Obs.: 22 semanas ou mais.

ses que unem as circulações dos dois fetos, o sobrevivente apresenta risco significativo de dano permanente causado por hipotensão súbita grave e prolongada, que ocorre no momento da morte do outro feto, ou por um fenômeno tromboembólico que ocorre posteriormente[85].

Embora a morte de um dos fetos em gravidez monocoriônica, no final do segundo ou no início do terceiro trimestre, esteja associada à significativa morbidade e mortalidade do outro feto, no momento em que o óbito é descoberto, o maior dano provavelmente já ocorreu, e um parto imediato pode não trazer nenhum benefício[140-142]. Portanto, nas gestações gemelares monocoriônicas, em que a morte de um feto é identificada antes de 34 semanas de gestação, a conduta deve basear-se nas condições da mãe, da gestação e do feto sobrevivente. Na ausência de outra indicação, o parto antes de 34 semanas de gestação não é recomendado[143].

A conduta deve ser sempre individualizada, quando não foi possível firmar o diagnóstico do tipo de placentação, por exemplo, pelo pré-natal ter se iniciado tardiamente, ela deve ser determinada pela avaliação do crescimento fetal, da existência de discordância de crescimento entre os fetos e por outros indicadores do bem-estar fetal.

Nenhum protocolo de monitorização da vitalidade fetal se mostrou capaz de prevenir a maioria desses óbitos. A maneira de monitorizar essas gestações e a conduta a ser seguida após o óbito de um dos fetos também são motivos de controvérsias[85].

Mesmo ocorrendo raramente, a coagulação intravascular disseminada é um risco teórico. Em um estudo com 28 gestações gemelares em que ocorreu o óbito de um deles não foi constatado nenhum caso de coagulação intravascular disseminada[144]. O fibrinogênio e os níveis dos produtos da degradação da fibrina devem ser monitorizados de maneira seriada até o final da gestação e, em caso de desenvolvimento de coagulação intravascular disseminada, o parto deve ser realizado[85].

Outro aspecto importante é o emocional, que a gestante enfrenta nessa situação. Muitos fatores influenciam a reação familiar diante da morte de um dos fetos de uma GM, incluindo: a IG no momento da ocorrência, o modo de concepção e a causa que motivou o óbito fetal. Experiências já vivenciadas pelos pais de algum óbito anterior, fatores culturais e religiosos e outras situações de conflito também contribuem para o desencadeamento, intensidade e duração do luto[145-147].

A partir do momento da comunicação do óbito fetal, o médico deve demonstrar empatia, aceitando as emoções do casal com compaixão. Essas atitudes podem diminuir a angústia familiar provocada pela perda[148].

O apoio de pessoas próximas e um aconselhamento psicológico também são fatores que podem ajudar nesse momento[149].

Não é raro ocorrer o óbito de um dos fetos no início da gestação. Os pais podem reagir com emoções diferentes diante dessa situação. Alguns experimentam uma grande sensação de perda, necessitando vivenciar o luto, enquanto outros encaram o ocorrido com naturalidade ou com algum alívio[148]. Eles podem ainda sentirem-se isolados e com medo[135].

É adequado tranquilizar os pais informando que um bom resultado perinatal é provável, caso o óbito tenha ocorrido antes da 16ª semana de gestação[150].

Rotina para a monitorização da vitalidade fetal anteparto

Uma vez que a corionicidade foi estabelecida no primeiro ou no início do segundo trimestre, um novo exame ultrassonográfico deve der realizado entre a 18ª e 22ª semanas de gestação, o que permite avaliar a morfologia fetal, o líquido amniótico, a placentação e o crescimento. O crescimento fetal, nas gestações gemelares sem complicações, ocorre em uma taxa similar à dos fetos de gestação única aproximadamente até a 28ª-32ª semana de gestação, quando a velocidade de crescimento dos gêmeos diminui[128].

Para as mulheres com gestação dupla dicoriônica, não existe evidência suficiente para estabelecer qual o intervalo adequado de US seriadas para o controle do crescimento fetal após a 20ª semana de gestação; no entanto, parece razoável que essas sejam realizadas a cada 4-6 semanas[13], se não houver suspeita de RCIU ou alguma outra complicação gestacional. O controle seriado com a cardiotocografia fetal anteparto, com o perfil biofísico fetal ou com a US com Doppler arterial, aparentemente não melhora o resultado perinatal, e só deve ser realizada em GM dicoriônicas se estiverem associadas a complicações por distúrbios maternos ou fetais, como por exemplo a RCIU[13].

Nas gestações com três ou mais fetos, o risco é maior do que em gestações únicas, quando comparados na mesma IG, e a morte fetal tem mais risco de ocorrer em IG mais precoce do que em gestações únicas e gemelares, tornando a avaliação da vitalidade um desafio[151]. O melhor método de monitorização dessas gestações ainda não foi determinado[143]. Tanto a cardiotocografia basal como o perfil biofísico fetal mostraram-se sensíveis para identificar o comprometimento fetal em gestações duplas e triplas[151].

O Ministério da Saúde do Brasil[33], em seu manual técnico de 2012, recomenda que o controle ultrassonográfico da gestação gemelar seja periódico, preferencialmente mensal durante o terceiro trimestre.

Estudo feito por Giles et al.[142] com 526 mulheres com gravidez gemelar randomizou metade das pacientes para a realização apenas da biometria e a outra metade para

179

biometria e estudo Doppler das artérias umbilicais, com exames ultrassonográficos realizados na 25ª, 30ª e 35ª semanas de gestação. As mulheres que participaram desse apresentaram menor taxa de mortalidade perinatal do que a esperada para gestações gemelares, entretanto não houve diferença significativa entre os dois grupos.

Apesar das limitações apontadas, a dopplervelocimetria e o perfil biofísico fetal são ferramentas importantes na avaliação seriada da vitalidade fetal em GM complicadas[142,143,152,153], como quando existe suspeita de RCIU ou de crescimento fetal discordante em um ou mais fetos. Ainda nos casos de gêmeos monocoriônicos com RCIU, crescimento fetal discordante ou volume anormal do líquido amniótico, a dopplervelocimetria do ducto venoso pode ajudar a identificar alterações como insuficiência uteroplacentária e insuficiência cardíaca fetal[143,145,146]. Nas gestações monocoriônicas, o acompanhamento com US seriadas é importante para o diagnóstico precoce da STFF.

SÍNDROME DE TRANSFUSÃO FETO-FETAL

A síndrome da transfusão feto-feto (STFF) é uma das mais graves complicações das GM monocoriônicas. Está associada com elevado risco de mortalidade fetal e neonatal, especialmente em gestações pré-termo[154,155], e acomete 10-15% das gestações de gêmeos monocoriônicos[156,157], sendo responsável por 16% das mortes perinatais em gêmeos. A taxa de mortalidade pode ser maior que 80% nas gestações acometidas por essa síndrome[157] e a sequela neurológica ocorre em cerca de 27% dos gêmeos remanescentes[157]. A morbidade perinatal é significativa, em especial quando se verifica a morte intrauterina de um dos gêmeos ou quando ocorre a prematuridade. O óbito do gêmeo doador resultaria em danos ao sistema nervoso central, fígado, rins e extremidades do feto remanescente[157].

Aproximadamente 90% das placentas monocoriônicas apresentam alguma forma de anastomose vascular e, dependendo do tipo, número e do desequilíbrio da pressão hidrostática entre as circulações dos dois fetos, a STFF pode ocorrer. Porém, na maioria das vezes a repercussão sobre o desenvolvimento dos fetos é pequena, como, por exemplo, discreta discordância no crescimento intrauterino[13].

As anastomoses vasculares que estão presentes em GM monocoriônicas desempenham um papel fundamental na fisiopatologia da STFF. Nas gestações dicoriônicas, não existem conexões vasculares entre as placentas, mesmo quando elas estão fundidas e, portanto, não existe possibilidade de desenvolvimento da STFF[158]. Estudos[158-160] realizados injetando-se marcadores após o parto, em gêmeos monocoriônicos (2/3 de todas as gestações de gêmeos monozigóticos), identificaram quatro tipos de conexões vasculares:

- arteriovenosa (AV);
- venoarterial (VA);
- arterioarterial (AA);
- venovenosa (VV).

As anastomoses AV e VA consistem em vasos que correm sobre a superfície da placa corial, descendo por uma rede de capilares até os cotilédones, onde se anastomosam com os capilares provenientes do outro feto. As anastomoses AA e VV são encontradas apenas na superfície da placenta. O fluxo nesses dois últimos tipos de anastomose é bidirecional, e a direção do fluxo está relacionada à diferença da pressão hidrostática no sistema de circulação sanguínea de cada feto. Embora as conexões vasculares sejam encontradas em praticamente todos os gêmeos monocoriônicos, apenas 9 a 15% dessas gestações acabarão por desenvolver STFF[159-161].

O processo inicial que desencadeia a STFF em algumas gestações gemelares monocoriônicas, mas não em outras, ainda não foi determinado. Uma teoria é a de que no momento da formação das conexões arteriais e venosas nas vilosidades placentárias, por volta da 5ª semana de gestação, as redes vasculares de cada feto poderiam sobrepor-se, permitindo a formação de anastomoses entre as redes vasculares dos dois fetos. Se as conexões entre as duas circulações apresentam morfologia e número similar de vasos e com a presença de anastomoses bidirecionais em igual número e com a pressão hidrostática equilibrada, a STFF não se desenvolve[158-160].

O evento que desencadeia a STFF provavelmente está relacionado à hipovolemia relativa em um dos fetos (chamado de gêmeo doador), em resposta ao desequilíbrio entre as anastomoses vasculares placentárias. Na tentativa de restaurar o volume intravascular, vários mediadores vasoativos são liberados. O nível de vasopressina do gêmeo doador torna-se três vezes mais elevado do que o nível do outro gêmeo[162,163].

As alterações hormonais resultam em oligúria, que leva ao oligoâmnio, observado à US pelo fenótipo *stuckt-win*, no qual, pela ausência do líquido amniótico, o feto apresenta-se envolvido pelas membranas como se elas estivessem coladas a ele. Em contraste, o gêmeo receptor apresenta hipervolemia e concentrações anormais de mediadores vasoativos que resultam na hipertrofia cardíaca, cardiomegalia e alteração da função cardíaca, levando à formação de polidrâmnio. Visualiza-se na US o feto "boiando", com grande quantidade de líquido ao seu redor, podendo levar ainda a encurtamento do colo uterino. Finalmente, como resultado da hipertensão venosa, ocorre o aumento da passagem do fluido intravascular para os espaços intersticiais, levando a uma obstrução linfática funcional. Isso provoca o desenvolvimento de hidropisia fetal[164,165].

O diagnóstico antigamente era baseado na presença de pesos fetais com discordância maior que 20%, e uma diferença das taxas de hemoglobina superior a 5g/dL[154,166]. No entanto, esses critérios foram abandonados depois de ter sido demonstrado que esses parâmetros são relativamente comuns em gêmeos monocoriônicos[167]. Atualmente, o principal critério diagnóstico da STFF em uma gestação monocoriônica diamniótica é a discrepância nos volumes do líquido amniótico, avaliados pela US e representados pela presença de oligoidrâmnio (medida do maior bolsão vertical < 2cm) em um dos sacos gestacionais e de polidrâmnio (medida do maior bolsão vertical > 8cm e > 10cm após a 20ª semana) no outro saco[168,169].

As alterações geralmente ocorrem a partir do segundo trimestre, e a US seriada deve ser realizada a cada duas semanas, a partir da 16ª semana de gestação, para monitorizar o aparecimento da STFF[158,168-170]. É essencial excluir outras etiologias, como a insuficiência uteroplacentária, a discordância no crescimento por malformações fetais ou infecções congênitas.

O estadiamento é comumente realizado por meio da classificação de Quintero, que propôs uma classificação (Quadro 3.32) dividindo a doença em 5 estágios clínicos progressivos, que determinariam a conduta. Essa classificação é baseada nos achados da US bidimensional e da dopplervelocimetria aferida na artéria e veia umbilicais e no ducto venoso[171]. Alguns serviços agregaram a essa classificação critérios da ecocardiografia fetal, pois existem casos que evoluem de forma atípica e não progridem de acordo com o estadiamento proposto por Quintero[165,172]. Uma vez que o diagnóstico de STFF tenha sido feito, o prognóstico depende da idade gestacional e da gravidade da síndrome, e o tratamento geralmente é feito com o coagulação a laser ou amniorredução[173,174].

As condutas possíveis no acompanhamento e tratamento da STFF incluem amniorredução, expectante, septostomia, feticídio seletivo, fetoscopia com ablação com laser das anastomoses vasculares placentárias.

Uma variedade de terapias já foi tentada, mas a amniocentese seriada na bolsa do gêmeo receptor para amniorre-

dução e a fotocoagulação com laser das anastomoses vasculares são os procedimentos recomendados atualmente.

A conduta expectante da STFF resulta em uma taxa de sobrevida fetal global de apenas 30% e é recomendada apenas em casos específicos.

A amniocentese seriada tem como objetivo remover o excesso de líquido amniótico da cavidade amniótica do gêmeo receptor e apresenta taxa de sobrevivência mais elevada do que a conduta expectante, mas não tão alta como a fotocoagulação a laser. Acredita-se que esse procedimento leva a uma mudança favorável na pressão no interior da câmara amniótica e, consequentemente, na pressão vascular placentária, permitindo a redistribuição do fluxo sanguíneo placentário e a normalização do volume do líquido amniótico de cada bolsa[32, 175-177].

A amniorredução tem como desvantagem a necessidade de a repetição do procedimento ser repetidas vezes e a possibilidade de que alguma complicação decorrente desses possa impedir um tratamento posterior por fotocoagulação a laser das anastomoses vasculares[176]. Não mais do que 5 litros de líquido amniótico devem ser removidos em cada procedimento, e o ideal é remover quantidades menores em STFF graves[177]. O limite clínico para se iniciar a amniorredução seriada é subjetivo[32].

A septostomia consiste na perfuração da membrana interfetal de forma a equilibrar o volume e a pressão dos líquidos amnióticos. Deve-se realizar apenas uma punção, pois múltiplas punções aumentam o risco de ruptura da membrana interfetal e do enovelamento dos funículos umbilicais. Essa técnica parece não reverter as manifestações da STFF, sendo útil para prolongar a gravidez nas mulheres que atingiram 26 semanas de gestação[178,179].

O feticídio seletivo pode ser a melhor opção quando a STFF é complicada por uma anomalia congênita que compromete a sobrevivência em um dos fetos, ou se a terapia com ablação por laser não tem sucesso. A obstrução completa do fluxo de sangue através do funículo umbilical evitaria hipotensão no caso de morte de um dos fetos, que resultaria na transfusão aguda de sangue do feto viável para o morto, levando à exsanguinação do feto viável, ocasionado uma lesão neurológica ou a morte no gêmeo sobrevivente[179,180].

Nos Estados Unidos, o *Centers for Disease Control and Prevention* (CDC)[32], de Atlanta, recomenda que a fetoscopia para a terapia com laser seja realizada apenas entre a 17ª e 26ª semanas de gestação, devido a possíveis complicações que podem ocorrer fora desse período, relacionadas às dificuldades técnicas que limitam o procedimento. Em 2013, a Sociedade para Medicina Materno-fetal dos Estados Unidos, em seu manual de orientação, passou a recomendar o uso da ablação com laser para o tratamento dos estádios II ao IV em gestações com menos de 26 semanas[181].

Quadro 3.32 – Classificação de Quintero – estádios da síndrome de transfusão feto-fetal[171].

Estádio I – oligoidrâmnio e polidrâmnio, bexiga do doador visível e ausência de alteração ao Doppler
Estádio II – estádio I, mas a bexiga do doador não é visível (vazia)
Estádio III – estádio II, com alterações ao Doppler*
Estádio IV – hidropisia fetal (derrame pericárdico, pleural, peritoneal ou anasarca)
Estádio V – morte fetal de um dos gêmeos

* Definido pela presença de um ou mais dos seguintes achados: no fluxo diastólico nulo ou negativo na artéria umbilical, fluxo diastólico nulo ou negativo no ducto venoso ou veia umbilical com pulsação.

No entanto, alguns centros europeus e canadenses[182-185] já utilizam a técnica antes da 17ª e depois da 26ª semana de gestação. Metanálise recente indica que esse é o melhor tratamento em todos os estágios da doença[178].

A fotocauterização sequencial e seletiva a laser (FCS-SL) é a técnica recomendada[158] para ablação das anastomoses. Inicialmente, os vasos das anastomoses são mapeados, em seguida a cauterização é realizada na seguinte sequência: primeiro as anastomoses AV, em seguida as VA e, por último, as AA. O tipo de anastomose pode ser determinado com base em várias características observadas através da fetoscópio. Anastomoses AV ou VA aparecem como um único vaso proveniente do doador ou do receptor; esse vaso desaparece na massa placentária e um segundo vaso, na proximidade imediata desse, pode ser observado emergindo em direção ao outro feto. Os vasos das anastomoses arteriais são de cor escura (sangue não oxigenado), enquanto os componentes venosos são da cor vermelho vivo (sangue oxigenado). Anastomoses AA são visualizadas como vasos tortuosos que conectam as circulações dos dois fetos na superfície da placenta[158].

O tratamento deve ser individualizado e pode variar de acordo com o protocolo de cada serviço.

Moise e Johnson da Universidade do Texas, propõem[158]:

- Para as mulheres com STFF com pequeno grau de comprometimento (estádio I de Quintero) e com menos de 26 semanas, a conduta é expectante em vez de terapia invasiva[185]. Devem ser feitos exames ultrassonográficos semanais para detectar possível progressão para um estágio mais grave. A amniorredução, nesses casos, pode diminuir a possibilidade de se realizar a terapia a laser posteriormente. No entanto, a terapia a laser pode ser uma opção terapêutica para as pacientes em estádio I e com sintomas maternos importantes devido à presença de polidrâmnio[158].
- Para as mulheres com STFF após 26 semanas de gestação, a amniorredução seriada ou septostomia pode ser a melhor opção terapêutica[153,175,176]. Durante as primeiras seis semanas após a terapia a laser, é necessário vigilância intensiva da vitalidade fetal com exames ultrassonográficos semanais, visando detectar complicações como a sequência da anemia – policitemia – entre gêmeos ou do aparecimento de restrição do crescimento. Depois disso, os exames ultrassonográficos podem ser realizados a cada duas semanas[158]. Os testes para avaliação da vitalidade fetal devem ser iniciados a partir da 30ª semana de gestação. Se for constatada a presença de sofrimento fetal agudo ou de parada no desenvolvimento fetal, a gestação deve ser interrompida[158]. Mesmo com os exames de vitalidade normais, o parto

eletivo deve ser programado na 37ª semana de gestação, devido ao maior risco de morte fetal sem explicação no final da gravidez[158]. Aproximadamente 11% dos sobreviventes de terapia com laser irão apresentar algum grau de anormalidade no neurodesenvolvimento a longo prazo, razão pela qual o acompanhamento neurológico dos RN, mesmo que aparentemente saudáveis após terapia com laser, é imperioso[158].

GÊMEOS MONOAMNIÓTICOS

A incidência "natural" de gêmeos monoamnióticos é de 1 em 10.000. No entanto, a taxa é maior nas mulheres que se submetem à fertilização *in vitro* utilizando a técnica da manipulação da zona pelúcida do óvulo, como, por exemplo, a injeção intracitoplasmática de espermatozoides (ICSI)[186]. A gestação monoamniótica apresenta risco particularmente alto, com taxas de mortalidade perinatal referidas de até 80%, decorrente principalmente do enovelamento dos funículos[187]. Embora muitos médicos optem por internar precocemente essas gestantes (entre 24 e 28 semanas de gestação), com monitorização diária da vitalidade dos fetos, avaliação regular do crescimento fetal e antecipação do parto entre a 32ª e a 34ª semana de gestação, a melhor conduta ainda permanece incerta[187-189].

Outras complicações raras podem ocorrer em gestações monozigóticas. Gêmeos acardíaco e anencéfalo são fetos em que não houve o desenvolvimento do coração e do cérebro, respectivamente, como resultado de uma divisão anormal do zigoto no momento da separação dos gêmeos. Esses fetos não são viáveis e sobrevivem no período antenatal apenas por receber fluxo sanguíneo do outro gêmeo. Essas gestações devem ser seguidas com atenção, pois o feto saudável fornece o suprimento sanguíneo para "dois corpos", podendo levar a uma falência cardíaca. Deve ser considerada a antecipação do parto ou feticídio seletivo do feto comprometido[190]. Quando a divisão do disco embrionário não se completa, os gêmeos podem permanecer unidos pela cabeça, tórax, abdome e espinha, e frequentemente podem compartilhar órgãos. A conduta está condicionada às chances de sobrevivência pós-natal. Se houver condições de separação pós-natal ou condições de sobrevivência sem separação deles, um parto menos traumático, usualmente por cesariana, deve ser realizado. O parto por via vaginal só é possível quando os gêmeos são muito prematuros, ou se o prognóstico é ruim e a interrupção da gestação foi aventada, ou ainda nos casos de óbito fetal[191].

Apesar dos muitos relatos na mídia leiga de separações realizadas com sucesso, a taxa de sobrevivência é de apenas 18% de um dos gêmeos após a cirurgia para a separação[192].

ASSISTÊNCIA AO PARTO E VIA DE PARTO

Para a escolha da via de parto, nas GM, devem-se considerar algumas variáveis, principalmente a apresentação dos fetos e, em alguns casos, a idade gestacional. Secundariamente, o peso estimado dos fetos e a paridade também têm influência. Não existem estudos até o momento que mostrem a superioridade da cesariana sobre o parto vaginal em gêmeos. A resolução por cesariana eletiva está indicada apenas em monoamnióticos, nos trigêmeos ou mais, na gemelidade imperfeita ou na presença de transfusão feto-fetal grave[24].

O manual da Federação Brasileira de Ginecologia e Obstetrícia (FEBRASGO)[24] recomenda que a assistência ao trabalho de parto e o parto na gestação gemelar devem iniciar-se já na admissão com a anamnese completa, exames clínico e obstétrico, avaliação por US (apresentação e peso dos conceptos), análise da vitalidade fetal, acesso venoso, pronta disponibilidade de sangue e integração das equipes médicas e de enfermagem.

No parto gemelar, frequentemente estão presentes prematuridade, apresentações anômalas, distocias, prolapso funicular, DPP, hemorragias do 3º e 4º períodos do parto, anoxia perinatal e tocotraumatismo decorrente das apresentações anômalas.

Quanto ao parto, é necessária a avaliação criteriosa de cada caso, para verificar o quanto a afecção pode interferir na escolha da via de parto. O parto deve ser acompanhado preferencialmente por dois médicos, sendo que pelo menos um deles deve ser experiente. É também obrigatória a presença de enfermeira especializada, anestesista e neonatologistas[24,32].

O risco relativo à mortalidade perinatal, no grupo de nulíparas, é 1,5 vez maior em relação às multíparas; em caso de cesariana anterior, a cesárea deve ser repetida.

As recomendações em relação à via do parto na GM, propostas pela FEBRASGO[193], podem ser visualizadas no quadro 3.33.

O intervalo entre os partos dos dois fetos deve ser ao redor de 15 minutos. Se maior que 30 minutos, indica-se a via alta para o segundo gemelar, o que deve ser visto como um procedimento de exceção.

O segundo gemelar pode, em até 20% dos casos, alterar sua apresentação após o nascimento do primeiro gemelar, sendo obrigatória a presença de um obstetra preparado para realizar a versão interna nessa eventualidade.

Anestesia

A anestesia epidural deve ser encorajada, caso seja necessário realizar cesariana de emergência ou manobras obstétricas (versões). A US deve estar disponível na sala de parto, possibilitando identificar as apresentações fetais

Quadro 3.33 – Via de parto preconizada pela Federação Brasileira de Ginecologia e Obstetrícia[193], considerando-se a apresentação e os pesos dos fetos.

1º Cefálico/2º cefálico	Parto vaginal (ou indicação obstétrica)
1º Cefálico/2º pélvico ou transverso	Considerar os pesos: • Pesos estimados < de 1.500g – cesariana • Pesos estimados > que 1.500g e < que 3.500g – via vaginal com extração pélvica do segundo gemelar • Se o segundo feto tiver o peso estimado 20% acima do que o primeiro – cesariana
1º Pélvico ou transverso	Cesariana
Quando existem mais de dois fetos	Cesariana

Obs.: a necessidade de fazer uma cesariana no segundo gemelar ocorre em 6 a 25% dos partos, situação que piora o prognóstico perinatal.

e suas possíveis evoluções, e a recomendação é a de se monitorizar o trabalho de parto por meio da cardiotocografia contínua[7,194].

Quando interromper a gestação

Cerca de 60% dos partos gemelares ocorrem antes da 37ª semana[7].

Para gestações únicas, o risco perinatal aumenta quando o parto ocorre antes da 39ª ou após a 41ª semana. Já na gestação gemelar, não existe ainda um consenso de até quando seria seguro aguardar o desencadeamento espontâneo do trabalho de parto.

O nadir da mortalidade para gestações gemelares ocorre aproximadamente na 38ª semana e, para trigêmeos, na 35ª semana; o nadir para trigêmeos e mais não é conhecido. A natimortalidade neonatal começa a aumentar nas gestações gemelares e trigemelares a partir da 37ª e 35ª semanas, respectivamente[7,193,195,196]. A recomendação de quando uma gestação gemelar pode avançar está descrita no quadro 3.34, de acordo com o NICE, o ACOG e a FEBRASGO[7,13,193].

A FEBRASGO[24], no seu Manual Técnico de Gestação de Alto Risco, recomenda que o profissional de saúde que atenda a uma GM tenha conhecimento de todas as condições de risco que envolvem esse tipo de gravidez. As consultas devem ser mais frequentes e, na presença de qualquer intercorrência clínica, a gestante deve ser encaminhada ao pré-natal de alto risco. O acompanhamento pré-natal de gestações gemelares pode ser realizado nas unidades de saúde, desde que o profissional esteja ciente dos riscos potenciais e tenha facilidade de encaminhamento para unidade ou hospital que preste assistência à gestação de alto risco.

Quadro 3.34 – Idade gestacional recomendada para a interrupção da gravidez na gestação gemelar[7,13,193].

Tipos de gestação		Parto eletivo		
		FEBRASGO – 2023	NICE – 2014	ACGO-2014
Dicoriônica-diamniótica	Sem complicação	Entre 38 e 40 semanas	37 semanas	38,0 semanas
	Havendo intercorrências fetais (oligoidramnia, restrição do crescimento) ou maternas (diabetes, hipertensão)	Antes de 38 semanas		
Monocoriônica-diamniótica	Sem complicação	Entre 34 a 36 semanas	36 semanas	34,0 e 37 6/7 semanas
Monocoriônicas-monoamniótica	Sem complicação	Entre 32 e 34 semanas	36 semanas	32 e 34 semanas

* Nos partos antes de 34 semanas, administrar um curso de corticoterapia profilática 48 horas antes do parto.
FEBRASGO = Federação Brasileira de Ginecologia e Obstetrícia.
NICE = *National Institute for Health and Care Excellence.*
ACGO = *American College of Obstetricians and Gynecologists.*

Um fator importante na diminuição da natimortalidade da GM é a decisão do número de embriões a serem transferidos nos tratamentos de RA, que deve ser fundamentada em uma análise entre alta taxa de concepção e risco aceitável de GM. Segundo Dare et al.[197], o método mais efetivo é a transferência de um único embrião, visto que a qualidade técnica da RA permite tal fato sem grandes perdas nas taxas de fertilidade.

REFERÊNCIAS

1. Martin JA, Hamilton BE, Sutton PD, Ventura SJ, Menacker F, Munson ML. Births: final data for 2002. Natl Vital Stat Rep. 2003;52(10): 1-113.
2. Blickstein I, Keith LG. Iatrogenic multiple pregnancy. Semin Neonatol. 2002;7(3):169-76.
3. Roberts CL, Raynes-Greenow CH, Algert CS, Peat B. Higher order multiple pregnancies in New South Wales 1990-1999. Aust N Z J Obstet Gynaecol. 2002;42(1):51-4.
4. Platt MJ, Marshall A, Pharoah PO. The effects of assisted reproduction on the trends and zygosity of multiple births in England and Wales 1974-1999. Twin Res. 2001;4(6):417-21.
5. Westergaard T, Wohlfahrt J, Aaby P, Melbye M. Population based study of rates of multiple pregnancies in Denmark, 1980-94. BMJ. 1997;314(7083):775-9.
6. Ho ML, Chen JY, Ling UP, Chen JH, Huang CM, Chang CC, et al. Changing epidemiology of triplet pregnancy: etiology and outcome over twelve years. Am J Perinatol. 1996;13(5):269-75.
7. National Collaborating Centre for Women's and Children's Health (UK). Multiple pregnancy: The management of twin and triplet pregnancies in the antenatal period. London: RCOG Press; 2011. (NICE Clinical Guidelines, 129).
8. Moayeri SE, Behr B, Lathi RB, Westphal LM, Milki AA. Risk of monozygotic twinning with blastocyst transfer decreases over time: an 8-year experience. Fertil Steril. 2007;87(5):1028-32.
9. Heffner LJ. Advanced maternal age: how old is too old? N Engl J Med. 2004;351(19):1927-9.
10. Chauhan SP, Scardo JA, Hayes E, Abuhamad AZ, Berghella V. Twins: prevalence, problems, and preterm births. Am J Obstet Gynecol. 2010;203(4):305-15.
11. Stevenson DK, Wright LL, Lemons JA, Oh W, Korones SB, Papile LA, et al. Very low birth weight outcomes of the National Institute of Child Health and Human Development Neonatal Research Network, January 1993 through December 1994. Am J Obstet Gynecol. 1998;179(6 Pt 1):1632-9.
12. Powers WF, Kiely JL. The risk confronting twins: a national perspective. Am J Obstet Gynecol. 1994;170(2): 456-61.
13. ACOG Bulletin No. 144: Multifetal gestations: twins, triplet, and higher-order multifetal pregnancies. Obstet Gynecol. 2014;123(5): 1118-32.
14. Yokoyama Y, Shimizu T, Hayakawa K. Incidence of handicaps in multiple births and associated factors. Acta Genet Med Gemellol (Roma). 1995;44(2):81-91.
15. Petterson B, Nelson KB, Watson L, Stanley F. Twins, triplets, and cerebral palsy in births in Western Austrália in the 1980's. BMJ. 1993; 307(6914):1239-43.
16. Adegbite AL, Castille S, Ward S, Bajoria R. Neuromorbidity in preterm twins in relation to chorionicity and discordant birth weight. Am J Obstet Gynecol. 2004; 190:156.
17. Grether JK, Nelson KB, Cummins SK. Twinning and cerebral palsy: experience in four northern California counties, births 1983 through 1985. Pediatrics. 1993;92(6): 854-8.
18. Skrablin S, Kuvacić I, Pavicić D, Kalafatić D, Goluza T. Maternal neonatal outcome in quadruplet and quintuplet versus triplet gestations. Eur J Obstet Gynecol Reprod Biol. 2000;88(2):147-52.
19. Kilpatrick SJ, Jackson R, Croughan-Minihane MS. Perinatal mortality in twins and singletons matched for gestational age at delivery at > or = 30 weeks. Am J Obstet Gynecol. 1996;174(1 Pt 1):66-71.
20. Luke B, Minogue J, Witter FR. The role of fetal growth restriction and gestational age on length of hospital stay in twin infants. Obstet Gynecol. 1993;81(6):949-53.
21. Wolf EJ, Vintzileos AM, Rosenkrantz TS, Rodis JF, Lettieri L, Mallozzi A. A comparison of pre-discharge survival and morbidity in singleton and twin very low birth weight infants. Obstet Gynecol. 1992;80(3 Pt 1):436-9.
22. Low JA, Handley-Derry MH, Burke SO, Peters RD, Pater EA, Killen HL, et al. Association of intrauterine fetal growth retardation and learning deficits at age 9 to 11 years. Am J Obstet Gynecol. 1992; 167(6):1499-505.
23. McCormick MC, Brooks-Gunn J, Workman-Daniels K, Turner J, Peckham GJ. The health and developmental status of very low-birth-weight children at school age. JAMA. 1992;267(16):2204-8.
24. Federação Brasileira das Sociedades de Ginecologia e Obstetrícia. Assistência pré-natal: manual de orientação [Internet]. São Paulo: FEBRASGO; 2007. Gestação múltipla; p.62-3. Acessado 2014 maio 5. Disponível em: http://www.febrasgo.com.br/?op=paginas&tipo=pagina&secao=8&pagina=14

25. Ananth CV, Smulian JC, Demissie K, Vintzileos AM, Knuppel RA. Placental abruption among singleton and twin births in the United States: risk factor profiles. Am J Epidemiol. 2001;153(8):771-8.

26. Conde-Agudelo A, Belizán JM, Lindmark G. Maternal morbidity and mortality associated with multiple gestations. Obstet Gynecol. 2000;95(6 Pt 1):899-904.

27. Albrecht JL, Tomich PG. The maternal and neonatal outcome of triplet gestations. Am J Obstet Gynecol. 1996;174(5):1551-6.

28. Luke B, Bigger HR, Leurgans S, Sietsema D. The cost of prematurity: a case-control study of twins vs singletons. Am J Public Health. 1996; 86(6):809-14.

29. Chelmow D, Penzias AS, Kaufman G, Cetrulo C. Costs of triplet pregnancy. Am J Obstet Gynecol. 1995;172(2 Pt 1):677-82.

30. Newman RB, Hamer C, Miller MC. Outpatient triplet management: a contemporary review. Am J Obstet Gynecol. 1989;161(3):547-53.

31. Rydhstroem H, Heraib F. Gestational duration, and fetal and infant mortality for twins vs singletons. Twin Res. 2001;4(4):227-31.

32. Chasen ST, Chervenak FA. Twin pregnancy: prenatal issues [Internet]. UpToDate 2014 Jun 13. Acessado 2014 Jun 12. Disponível em: from:http://www.uptodate.com/contents/twin-pregnancy-prenatal-issues?source=see_link#H10

33. Brasil. Ministério da Saúde. Secretaria de Atenção à Saúde. Área da Saúde da Mulher. Manual de gestação de alto risco [Internet]. Brasília: Ministério da Saúde; 2012. Gestação múltipla; p.93-94. Acessado 2014 junho 5. Disponível em: http://bvsms.saude.gov.br/bvs/publicacoes/gestacao_alto_risco.pdf

34. Ewigman BG, Crane JP, Frigoletto FD, LeFevre ML, Bain RP, McNellis D. Effect of prenatal ultrasound screening on perinatal outcome. RADIUS Study Group. N Engl J Med. 1993;329(12):821-7.

35. Saari-Kemppainen A, Karjalainen O, Ylöstalo P, Heinonen OP. Ultrasound screening and perinatal mortality: controlled trial of systematic one-stage screening in pregnancy. The Helsinki Ultrasound Trial. Lancet. 1990;336(8712):387-91.

36. Waldenström U, Axelsson O, Nilsson S, Eklund G, Fall O, Lindeberg S, et al. Effects of routine one-stage ultrasound screening in pregnancy: a randomised controlled trial. Lancet. 1988;2(8611):585-8.

37. Barth RA, Crowe HC. Ultrasound evaluation of multifetal gestations. In: Callen PW (ed). Ultrasonography in obstetrics and gynecology. 4th ed. Philadelphia: WB Saunders; 2000.p.171-205.

38. Brizot ML, Fujita MM, Reis NS, Banduki Neto JD, Schultz R, Miyadahira S, et al. Malformações fetais em gestação múltipla. Rev Bras Ginecol Obstet [Internet]. 2008; 22: 511-7. Acessado 2014 maio 30. Disponível em: <http://http://www.scielo.br/pdf/rbgo/v22n8/12067.pdf>

39. Machin GA. Why is it important to diagnose chorionicity and how do we do it? Best Pract Res Clin Obstet Gynaecol. 2004;18(4):515-30.

40. Reyes J, Gonçalves LF, Silva SR, Jeanty P. Sonography of multiple gestations [Internet]. Acessado 2009 jan 14. Disponível em: http://www.thefetus.net/files/twin.pdf

41. Casals G, Borrell A, Martinez JM, Soler A, Cararach V, Fortuny A. Transcervical chorionic villus sampling in multiple pregnancies using a biopsy forceps. Prenat Diagn. 2002;22(3):260-5.

42. Brambati B, Tului L, Guercilena S, Alberti E. Outcome of first-trimester chorionic villus sampling for genetic investigation in multiple pregnancy. Ultrasound Obstet Gynecol. 2001;17(3):209-16.

43. van den Berg C, Braat AP, Van Opstal D, Halley DJ, Kleijer WJ, den Hollander NS, et al. Amniocentesis or chorionic villus sampling in multiple gestations? Experience with 500 cases. Prenat Diagn. 1999; 19(3):234-44.

44. De Catte L, Liebaers I, Foulon W, Bonduelle M, Van Assche E. First trimester chorionic villus sampling in twin gestations. Am J Perinatol. 1996;13(7):413-7.

45. Wapner RJ, Johnson A, Davis G, Urban A, Morgan P, Jackson L. Prenatal diagnosis in twin gestations: a comparison between second-trimester amniocentesis and first-trimester chorionic villus sampling. Obstet Gynecol. 1993;82(1):49-56.

46. Pergament E, Schulman JD, Copeland K, Fine B, Black SH, Ginsberg NA, et al. The risk and efficacy of chorionic villus sampling in multiple gestations. Prenat Diagn. 1992;12(5):377-84.

47. Su LL. Monoamniotic twins: diagnosis and management. Acta Obstet Gynecol Scand. 2002;81(11):995-1000.

48. Suzuki S, Kaneko K, Shin S, Araki T. Incidence of intrauterine complications in monoamniotic twin gestation. Arch Gynecol Obstet. 2001;265(2):57-9.

49. Pijnenborg JM, Oei SG. The monoamniotic twin: a riskful event. Eur J Obstet Gynecol Reprod Biol. 1999;86(1):51-3.

50. Aisenbrey GA, Catanzarite VA, Hurley TJ, Spiegel JH, Schrimmer DB, Mendoza A. Monoamniotic and pseudomonoamniotic twins: sonographic diagnosis, detection of cord entanglement, and obstetric management. Obstet Gynecol. 1995;86(2):218-22.

51. Derom C, Vlietinck R, Derom R, Van den Berghe H, Thiery M. Population-based study on sex proportion in monoamniotic twins. N Engl J Med. 1988;319(2):119-20.

52. Dubecq F, Dufour P, Vinatier D, Thibault D, Lefebvre C, Tordjeman N, et al. Monoamniotic twin pregnancies. Review of the literature, and a case report with vaginal delivery. Eur J Obstet Gynecol Reprod Biol. 1996;66(2):183-6.

53. Spellacy WN, Handler A, Ferre CD. A case-control study of 1253 twin pregnancies from a 1982-1987 perinatal data base. Obstet Gynecol. 1990;75(2):168-71.

54. Martin JA, Hamilton BE, Ventura SJ, Osterman MJ, Mathews TJ. Births: final data for 2011. Natl Vital Stat Rep. 2013;62(1):1-69,72.

55. Fundação Sistema Estadual de Análise de Dados. Movimento do registro civil. Definições e notas [Internet]. São Paulo: SEADE; c2011. Acessado 2014 julho 7. Disponível em: http://www.seade.gov.br/produtos/mrc/index.php?page=tabela

56. Practice Committee of American Society for Reproductive Medicine; Practice Committee of Society for Assisted Reproductive Technology. Criteria for number of embryos to transfer: a committee opinion. Fertil Steril. 2013;99(1):44-6.

57. Umstad MP, Gronow MJ. Multiple pregnancy: a modern epidemic? Med J Aust. 2003;178(12):613-5.

58. Bulmer MG. The biology of twinning in man. Oxford: Clarendon; 1970.

59. Hoekstra C, Zhao ZZ, Lambalk CB, Willemsen G, Martin NG, Boomsma DI, et al. Dizygotic twinning. Hum Reprod Update. 2008;14(1):37-47.

60. Moore RK, Erickson GF, Shimasaki S. Are BMP-15 and GDF-9 primary determinants of ovulation quota in mammals? Trends Endocrinol Metab. 2004;15(8):356-61.

61. James WH. Second survey of secular trends in twinning rates. J Biosoc Sci. 1982;14(4):481-97.

62. Camano L, Elito Junior J, Souza E. Gestação múltipla. In: Peixoto S (ed). Pré-natal. 3ª ed. São Paulo: Roca; 2004.p.612-34.

63. Russell RB, Petrini JR, Damus K, Mattison DR, Schwarz RH. The changing epidemiology of multiple births in the United States. Obstet Gynecol. 2003;101(1):129-35.

64. Luke B. The changing pattern of multiple births in the United States: maternal and infant characteristics, 1973 and 1990. Obstet Gynecol. 1994;84(1):101-6.

65. Wright VC, Chang J, Jeng G, Chen M, Macaluso M; Centers for Disease Control and Prevention. Assisted reproductive technology surveillance – United States, 2004. MMWR Surveill Summ. 2007; 56(6):1-22.

66. MacGillivray I. Epidemiology of twin pregnancy. Semin Perinatol. 1986;10:4-8.

67. Nylander PP. The factors that influence twinning rates. Acta Genet Med Gemellol (Roma). 1981;30(3):189-202.

68. Reddy UM, Branum AM, Klebanoff MA. Relationship of maternal body mass index and height to twinning. Obstet Gynecol. 2005; 105(3):593-7.

69. Basso O, Nohr EA, Christensen K, Olsen J. Risk of twinning as a function of maternal height and body mass index. JAMA. 2004;291(13):1564-6.

70. Marivate M, Norman RJ. Twins. Clin Obstet Gynaecol. 1982;9(3):723-43.

71. Graham G, Simpson LL. Diagnosis and management of obstetrical complications unique to multiple gestations. Clin Obstet Gynecol. 2004;47(1):163-80.

72. Taylor MJ. The management of multiple pregnancy. Early Hum Dev. 2006;82(6):365-70.

73. Schwartz DB, Daoud Y, Zazula P, Goyert G, Bronsteen R, Wright D, et al. Gestational diabetes mellitus: metabolic and blood glucose parameters in singleton versus twin pregnancies. Am J Obstet Gynecol. 1999;181(4):912-4.

74. Sivan E, Maman E, Homko CJ, Lipitz S, Cohen S, Schiff E. Impact of fetal reduction on the incidence of gestational diabetes. Obstet Gynecol. 2002;99(1):91-4.

75. Roach VJ, Lau TK, Wilson D, Rogers MS. The incidence of gestational diabetes in multiple pregnancy. Aust N Z J Obstet Gynaecol. 1998;38(1):56-7.

76. Sibai BM, Hauth J, Caritis S, Lindheimer MD, MacPherson C, Klebanoff M, et al. Hypertensive disorders in twin versus singleton gestations. National Institute of Child Health and Human Development Network of Maternal-Fetal Medicine Units. Am J Obstet Gynecol. 2000;182(4):938-42.

77. Day MC, Barton JR, O'Brien JM, Istwan NB, Sibai BM. The effect of fetal number on the development of hypertensive conditions of pregnancy. Obstet Gynecol. 2005;106(5 Pt 1):927-31.

78. Krotz S, Fajardo J, Ghandi S, Patel A, Keith LG. Hypertensive disease in twin pregnancies: a review. Twin Res. 2002;5(1):8-14.

79. Heller CS, Elliott JP. High-order multiple pregnancies complicated by HELLP syndrome. A report of four cases with corticosteroid therapy to prolong gestation. J Reprod Med. 1997;42(11):743-6.

80. Andrews WW, Leveno KJ, Sherman ML, Mutz J, Gilstrap LC 3rd, Whalley PJ. Elective hospitalization in the management of twin pregnancies. Obstet Gynecol. 1991;77(6):826-31.

81. Davidson KM, Simpson LL, Knox TA, D'Alton ME. Acute fatty liver of pregnancy in triplet gestation. Obstet Gynecol. 1998;91(5 Pt 2):806-8.

82. Chang J, Elam-Evans LD, Berg CJ, Herndon J, Flowers L, Seed KA, et al. Pregnancy-related mortality surveillance – United States, 1991-1999. MMWR Surveill Summ. 2003;52(2):1-8.

83. De Swiet M. Maternal mortality: confidential enquiries into maternal deaths in the United Kingdom. Am J Obstet Gynecol. 2000;182(4):760-6.

84. American College of Obstetricians and Gynecologists Committee on Practice Bulletins-Obstetrics; Society for Maternal-Fetal Medicine; ACOG Joint Editorial Committee. ACOG Practice Bulletin #56: Multiple gestation: complicated twin, triplet, and high-order multifetal pregnancy. Obstet Gynecol. 2004;104(4):869-83.

85. Elling SV, McKenna P, Powell FC. Pruritic urticarial papules and plaques of pregnancy in twin and triplet pregnancies. J Eur Acad Dermatol Venereol. 2000;14(5):378-81.

86. Bianchi DW. Fetal cells in the mother: from genetic diagnosis to diseases associated with fetal cell microchimerism. Eur J Obstet Gynecol Reprod Biol. 2000;92(1):103-8.

87. Meyers C, Adam R, Dungan J, Prenger V. Aneuploidy in twin gestations: when is maternal age advanced? Obstet Gynecol. 1997;89(2):248-51.

88. Garchet-Beaudron A, Dreux S, Leporrier N, Oury JF, Muller F; ABA Study Group, Clinical Study Group. Second-trimester Down syndrome maternal serum marker screening: a prospective study of 11040 twin pregnancies. Prenat Diagn. 2008;28(12):1105-9.

89. Chasen ST, Perni SC, Kalish RB, Chervenak FA. First trimester risk assessment for trisomies 21 and 18 in twin pregnancy. Am J Obstet Gynecol. 2007;197(4):374.e1-3.

90. Bush MC, Malone FD. Down syndrome screening in twins. Clin Perinatol. 2005;32(2):373-86, vi.

91. American College of Obstetricians and Gynecologists Committee on Genetics. Committee Opinion No. 545: Noninvasive prenatal testing for fetal aneuploidy. Obstet Gynecol. 2012;120(6):1532-4.

92. Goldenberg RL, Culhane JF, Iams JD, Romero R. Epidemiology and causes of preterm birth. Lancet. 2008;371(9606):75-84.

93. Blondel B, Kogan MD, Alexander GR, Dattani N, Kramer MS, Macfarlane A, et al. The impact of the increasing number of multiple births on the rates of preterm birth and low birthweight: an international study. Am J Public Health. 2002;92(8):1323-30.

94. Dor J, Shalev J, Mashiach S, Blankstein J, Serr DM. Elective cervical suture of twin pregnancies diagnosed ultrasonically in the first trimester following induced ovulation. Gynecol Obstet Invest. 1982;13(1):55-60.

95. Rebarber A, Roman AS, Istwan N, Rhea D, Stanziano G. Prophylactic cerclage in the management of triplet pregnancies. Am J Obstet Gynecol. 2005;193(3 Pt 2):1193-6.

96. Souka AP, Heath V, Flint S, Sevastopoulou I, Nicolaides KH. Cervical length at 23 weeks in twins in predicting spontaneous preterm delivery. Obstet Gynecol. 1999;94(3):450-4.

97. Imseis HM, Albert TA, Iams JD. Identifying twin gestations at low risk for preterm birth with a transvaginal ultrasonographic cervical measurement at 24 to 26 weeks' gestation. Am J Obstet Gynecol. 1997;177(5):1149-55.

98. Senat MV, Porcher R, Winer N, Vayssière C, Deruelle P, Capelle M, et al. Prevention of preterm delivery by 17 alpha-hydroxy-progesterone caproate in asymptomatic twin pregnancies with a short cervix: a randomized controlled trial. Am J Obstet Gynecol. 2013;208(3):194.e1-8.

99. Serra V, Perales A, Meseguer J, Parrilla JJ, Lara C, Bellver J, et al. Increased doses of vaginal progesterone for the prevention of preterm birth in twin pregnancies: a randomised controlled double-blind multicentre trial. BJOG. 2013;120(1):50-7.

100. Combs CA, Garite T, Maurel K, Das A, Porto M; Obstetrix Collaborative Research Network. Failure of 17-hydroxyprogesterone to reduce neonatal morbidity or prolong triplet pregnancy: a double-blind, randomized clinical trial. Am J Obstet Gynecol. 2010;203(3):248. e1-9. Erratum in: Am J Obstet Gynecol. 2011;204(2):166.

101. Norman JE, Mackenzie F, Owen P, Mactier H, Hanretty K, Cooper S, et al. Progesterone for the prevention of preterm birth in twin pregnancy (STOPPIT): a randomised, double blind, placebo-controlled study and meta-analysis. Lancet. 2009;373(9680):2034-40.

102. Crowther CA, Han S. Hospitalisation and bed rest for multiple pregnancy. Cochrane Database Syst Rev. 2010;(7):CD000110.

103. Fox NS, Saltzman DH, Klauser CK, Peress D, Gutierrez CV, Rebarber A. Prediction of spontaneous preterm birth in asymptomatic twin pregnancies with the use of combined fetal fibronectin and cervical length. Am J Obstet Gynecol. 2009;201:(3)313.e1-5.

104. Gibson JL, Macara LM, Owen P, Young D, Macauley J, Mackenzie F. Prediction of preterm delivery in twin pregnancy: a prospective, observational study of cervical length and fetal fibronectin testing. Ultrasound Obstet Gynecol. 2004;23(6):561-6.

105. Oliveira T, de Souza E, Mariani-Neto C, Camano L. Fetal fibronectin as a predictor of preterm delivery in twin gestations. Int J Gynaecol Obstet.1998; 62(2):135-9.

106. Goldenberg RL, Iams JD, Miodovnik M, Van Dorsten JP, Thurnau G, Bottoms S, et al. The preterm prediction study: risk factors in twin gestations. National Institute of Child Health and Human Development Maternal-Fetal Medicine Units Network. Am J Obstet Gynecol. 1996;175(4 Pt 1):1047-53.

107. Wennerholm UB, Holm B, Mattsby-Baltzer I, Nielsen T, Platz-Christensen J, Sundell G, et al. Fetal fibronectin, endotoxin bacterial vaginosis, and cervical length as predictors of preterm birth and neonatal morbidity in twin pregnancies. Br J Obstet Gynaecol. 1997;104(12):1398-404.

108. Tolino A, Ronsini S, Zullo F, Pellicano M, Regine V, Nappi C. Fetal fibronectin as a screening test for premature delivery in multiple pregnancies. Int J Gynaecol Obstet. 1996;52(1):3-7.

109. Berghella V, Odibo AO, To MS, Rust OA, Althuisius SM. Cerclage for short cervix on ultrasonography: meta-analysis of trials using individual patient-level data. Obstet Gynecol. 2005;106(1):181-9.

186

110. Roman AS, Saltzman DH, Fox N, Klauser CK, Istwan N, Rhea D, et al. Prophylactic cerclage in the management of twin pregnancies. Am J Perinatol. 2013;30(9):751-4.

111. Crowther CA, Harding JE. Repeat doses of prenatal corticosteroids for women at risk of preterm birth for preventing neonatal respiratory disease. Cochrane Database Syst Rev. 2007;(6): CD003935.

112. Roberts D, Dalziel S. Antenatal corticosteroids for accelerating fetal lung maturation for women at risk of preterm birth. Cochrane Database Syst Rev. 2006;(3):CD004454.

113. Papatsonis D, Flenady V, Cole S, Liley H. Oxytocin receptor antagonists for inhibiting preterm labour. Cochrane Database Syst Rev. 2005;(3):CD004452.

114. Syrop CH, Varner MW. Triplet gestation: maternal and neonatal implications. Acta Genet Med Gemellol (Roma). 1985;34(1-2): 81-8.

115. Ron-El R, Caspi E, Schreyer P, Weinraub Z, Arieli S, Goldberg MD. Triplet and quadruplet pregnancies and management. Obstet Gynecol. 1981;57(4):458-63.

116. Doyle LW, Crowther CA, Middleton P, Marret S, Rouse D. Magnesium sulphate for women at risk of preterm birth for neuroprotection of the fetus. Cochrane Database Syst Rev. 2009;(1): CD004661.

117. Conde-Agudelo A, Romero R. Antenatal magnesium sulfate for the prevention of cerebral palsy in preterm infants less than 34 weeks' gestation: a systematic review and metaanalysis. Am J Obstet Gynecol. 2009;200(6):595-609.

118. American College of Obstetricians and Gynecologists Committee on Obstetric Practice; Society for Maternal-Fetal Medicine. Committee Opinion No. 455: Magnesium sulfate before anticipated preterm birth for neuroprotection. Obstet Gynecol. 2010;115(3):669-71.

119. Branum AM, Schoendorf KC. The effect of birth weight discordance on twin neonatal mortality. Obstet Gynecol. 2003;101(3): 570-4.

120. Hartley RS, Hitti J, Emanuel I. Size-discordant twin pairs have higher perinatal mortality rates than nondiscordant pairs. Am J Obstet Gynecol. 2002;187(5):1173-8.

121. Demissie K, Ananth CV, Martin J, Hanley ML, MacDorman MF, Rhoads GG. Fetal and neonatal mortality among twin gestations in the United States: the role of intrapair birth weight discordance. Obstet Gynecol. 2002;100(3):474-80.

122. Lopriore E, Slaghekke F, Vandenbussche FP, Middeldorp JM, Walther FJ, Oepkes D. Cerebral injury in monochorionic twins with selective intrauterine growth restriction and/or birthweight discordance. Am J Obstet Gynecol. 2008;199(6):628.e1-5.

123. Appleton C, Pinto L, Centeno M, Clode N, Cardoso C, Graca LM. Near term twin pregnancy: clinical relevance of weight discordance at birth. J Perinat Med. 2007;35(1):62-6.

124. Cohen SB, Elizur SE, Goldenberg M, Beiner M, Novikov I, Mashiach S, et al. Outcome of twin pregnancies with extreme weight discordancy. Am J Perinatol. 2001;18(8): 427-32.

125. Kilic M, Aygun C, Kaynar-Tunçel E, Küçüködük S. Does birth weight discordance in preterm twins affect neonatal outcome? J Perinatol. 2006;26(5):268-72.

126. Yinon Y, Mazkereth R, Rosentzweig N, Jarus-Hakak A, Schiff E, Simchen MJ. Growth restriction as a determinant of outcome in preterm discordant twins. Obstet Gynecol. 2005;105(1):80-4.

127. Alexander GR, Kogan M, Martin J, Papiernik E. What are the fetal growth patterns of singletons, twins, and triplets in the United States? Clin Obstet Gynecol. 1998;41(1):114-25.

128. Hamilton EF, Platt RW, Morin L, Usher R, Kramer M. How small is too small in a twin pregnancy? Am J Obstet Gynecol. 1998; 179(3 Pt 1):682-5.

129. Kohl SG, Casey G. Twin gestation. Mt Sinai J Med. 1975;42(6): 523-39.

130. Hsieh TT, Chang TC, Chiu TH, Hsu JJ, Chao A. Growth discordancy, birth weight, and neonatal adverse events in third trimester twin gestations. Gynecol Obstet Invest. 1994;38(1):36-40.

131. Cleary-Goldman J, D'Alton ME. Growth abnormalities and multiple gestations. Semin Perinatol. 2008;32(3):206-12.

132. Dickey RP, Taylor SN, Lu PY, Sartor BM, Storment JM, Rye PH, et al. Spontaneous reduction of multiple pregnancy: incidence and effect on outcome. Am J Obstet Gynecol. 2002;186(1):77-83.

133. D'Alton ME, Simpson LL. Syndromes in twins. Semin Perinatol. 1995;19(5):375-86.

134. Lee YM, Wylie BJ, Simpson LL, D'Alton ME. Twin chorionicity and the risk of stillbirth. Obstet Gynecol. 2008;111(2 Pt 1):301-8. Erratum in: Obstet Gynecol. 2008;111(5):1217.

135. Morikawa M, Yamada T, Yamada T, Sato S, Cho K, Minakami H. Prospective risk of stillbirth: monochorionic diamniotic twins vs. dichorionic twins. J Perinat Med. 2012;40(3):245-9.

136. Danon D, Sekar R, Hack KE, Fisk NM. Increased stillbirth in uncomplicated monochorionic twin pregnancies: a systematic review and meta-analysis. Obstet Gynecol. 2013;121(6):1318-26.

137. Hillman SC, Morris RK, Kilby MD. Co-twin prognosis after single fetal death: a systematic review and meta-analysis. Obstet Gynecol. 2011;118(4):928-40.

138. Ong SS, Zamora J, Khan KS, Kilby MD. Prognosis for the co-twin following single-twin death: a systematic review. BJOG. 2006; 113(9):992-8.

139. Ortibus E, Lopriore E, Deprest J, et al. The pregnancy and long-term neurodevelopmental outcome of monochorionic diamniotic twin gestations: a multicenter prospective cohort study from the first trimester onward. Am J Obstet Gynecol 2009;200:494.e1.

140. Spong CY, Mercer BM, D'Alton M, Kilpatrick S, Blackwell S, Saade G. Timing of indicated late-preterm and early-term birth. Obstet Gynecol. 2011;118(2 Pt 1):323-33.

141. Karageyim Karsidag AY, Kars B, Dansuk R, Api O, Unal O, Turan MC, et al. Brain damage to the survivor within 30 min of co-twin demise in monochorionic twins. Fetal Diagn Ther. 2005;20(2): 91-5.

142. Giles W, Bisits A, O'Callaghan S, Gill A; DAMP Study Group. The Doppler assessment in multiple pregnancy randomised controlled trial of ultrasound biometry versus umbilical artery Doppler ultrasound and biometry in twin pregnancy. BJOG. 2003; 110(6):593-7.

143. Petersen IR, Nyholm HC. Multiple pregnancies with single intrauterine demise. Description of twenty-eight pregnancies. Acta Obstet Gynecol Scand.1999;78(3):202-6.

144. Pector EA. Twin death and mourning worldwide: a review of the literature. Twin Res. 2002;5(3):196-205.

145. Kollantai JA, Fleischer LM. Multiple birth loss and the Hospital Caregiver [Internet]. Anchoeage (AK): Center for Loss in Multiple Birth; c1993-2003. Acessado 2014 jun 15. Disponível em: http://www.climb-support.org/pdf/mblnicu.pdf

146. Sainsbury MK. Grief in multifetal death. Acta Genet Med Gemell (Roma). 1988;37(2):181-5.

147. Pector EA, Smith-Levitin M. Grief and psychological issues in multifetal pregnancy loss. Isr J Obstet Gynecol. 2000;11:155-66.

148. Pector EA, Smith-Levitin. Mourning and psychological issues in multiple birth loss. Semin Neonatol [Internet]. 2002. Acessado 2014 ago 5;7(3):247-56. Disponível em: http://ac.els-cdn.com/S1084275602901120/1-s2.0-S1084275602901120-main.pdf?_tid=c56463fa-1d4c-11e4-920d-00000aacb360&acdnat=1407317809_b09c227c4fdd23235573650d5f36e957.

149. Pector EA, Smith-Levitin M. Bereavement in multiple birth. Part 2: Dual dilemmas. The female patient [Internet] 2002 Feb. Acessado 2014 jun 5. Disponível em: http://www.femalepatient.com/html/arc/sel/april02/article05.asp

150. Sairam S, Costeloe K, Thilaganathan B. Prospective risk of stillbirth in multiple-gestation pregnancies: a population-based analysis. Obstet Gynecol. 2002;100(4):638-41.

151. Devoe LD. Antenatal fetal assessment: multifetal gestation--an overview. Semin Perinatol. 2008;32(4):281-7.

152. Elliott JP, Finberg HJ. Biophysical profile testing as an indicator of fetal well-being in high-order multiple gestations. Am J Obstet Gynecol. 1995;172(2 Pt 1):508-12.

153. Stirnemann JJ, Quibel T, Essaoui M, Salomon LJ, Bussieres L, Ville Y. Timing of delivery following selective laser photocoagulation for twin-to-twin transfusion syndrome. Am J Obstet Gynecol. 2012;207(2):127.e1-6.

154. Tan KL, Tan R, Tan SH, Tan AM. The twin transfusion syndrome. Clinical observations on 35 affected pairs. Clin Pediatr (Phila). 1979;18(2):111-4.

155. McPherson JA, Odibo AO, Shanks AL, et al. Impact of chorionicity on risk and timing of intrauterine fetal demise in twin pregnancies. Am J Obstet Gynecol. 2012;207:190.e1.

156. Nicolaides K, Pettersen H. Fetal therapy. Curr Opin Obstet Gynecol. 1994;6(5):468-71.

157. Gonsoulin W, Moise KJ Jr, Kirshon B, Cotton DB, Wheeler JM, Carpenter RJ Jr. Outcome of twin-twin transfusion diagnosed before 28 weeks of gestation. Obstet Gynecol. 1990;75(2):214-6.

158. Moise KJ Jr, Johnson A. Twin pregnancy: prenatal issues [Internet]. UpToDate 2014 Jun 13. Acessado 2014 jun 12. Disponível em: http://www.uptodate.com/contents/twin-twin-transfusion-syndrome-management?source=search_result&search=twins&selectedTitle=6%7E150

159. Lopriore E, Deprest J, Slaghekke F, Oepkes D, Middeldorp JM, Vandenbussche FP, et al. Placental characteristics in monochorionic twins with and without twin anemia-polycythemia sequence. Obstet Gynecol. 2008;112(4):753-8.

160. Denbow ML, Cox P, Taylor M, Hammal DM, Fisk NM. Placental angioarchitecture in monochorionic twin pregnancies: relationship to fetal growth, fetofetal transfusion syndrome, and pregnancy outcome. Am J Obstet Gynecol. 2000;182(2):417-26.

161. Lewi, L, Jani, J, Boes, AS, Donne E, Van Mieghem T, Gucciardo L, et al. The natural history of monochorionic twins and the role of prenatal ultrasound scan. Ultrasound Obstet Gynecol. 2007; 30(4):401-2.

162. Sebire NJ, Talbert D, Fisk NM. Twin-to-twin transfusion syndrome results from dynamic asymmetrical reduction in placental anastomoses: a hypothesis. Placenta. 2001;22(5):383-91.

163. Bajoria R, Ward S, Sooranna SR. Influence of vasopressin in the pathogenesis of oligohydramnios-polyhydramnios in monochorionic twins. Eur J Obstet Gynecol Reprod Biol. 2004;113(1):49-55.

164. van den Wijngaard JP, Umur A, Krediet RT, Ross MG, van Gemert MJ. Modeling a hydropic recipient twin in twin-twin transfusion syndrome. Am J Physiol Regul Integr Comp Physiol. 2005;288(4): R799-814.

165. Rychik J, Tian Z, Bebbington M, Xu F, McCann M, Mann S, et al. The twin-twin transfusion syndrome: spectrum of cardiovascular abnormality and development of a cardiovascular score to assess severity of disease. Am J Obstet Gynecol. 2007;197(4):392.e1-8.

166. Rausen AR, Seki M, Strauss L. Twin transfusion syndrome. A review of 19 cases studied at one institution. J Pediatr. 1965;66: 613-28.

167. Wenstrom KD, Tessen JA, Zlatnik FJ, Sipes SL. Frequency, distribution, and theoretical mechanisms of hematologic and weight discordance in monochorionic twins. Obstet Gynecol. 1992;80(2): 257-61.

168. Senat MV, Quarello E, Levaillant JM, Buonumano A, Boulvain M, Frydman R. Determining chorionicity in twin gestations: three-dimensional (3D) multiplanar sonographic measurement of intra-amniotic membrane thickness. Ultrasound Obstet Gynecol. 2006;28(5):665-9.

169. Lewi L, Gucciardo L, Van Mieghem T, de Koninck P, Beck V, Medek H, et al. Monochorionic diamniotic twin pregnancies: natural history and risk stratification. Fetal Diagn Ther. 2010;27(3): 121-33.

170. Sueters M, Middeldorp JM, Lopriore E, Oepkes D, Kanhai HH, Vandenbussche FP. Timely diagnosis of twin-to-twin transfusion syndrome in monochorionic twin pregnancies by biweekly sonography combined with patient instruction to report onset of symptoms. Ultrasound Obstet Gynecol. 2006;28(5):659-64.

171. Quintero RA, Morales WJ, Allen MH, Bornick PW, Johnson PK, Kruger M. Staging of twin-twin transfusion syndrome. J Perinatol. 1999;19(8 Pt 1):550-5.

172. Crombleholme TM, Lim FY, Habli M, Polzin W, Jaekle R, Michelfelder E, et al. Improved recipient survival with maternal nifedipine in twin-twin transfusion syndrome complicated by TTTS cardiomyopathy undergoing selective fetoscopic laser photocoagulation. Am J Obstet Gynecol. 2010;203(4):397.e1-9.

173. Taylor MJ, Govender L, Jolly M, et al. Validation of the Quintero staging system for twin-twin transfusion syndrome. Obstet Gynecol. 2002;100:1257.

174. Stamilio DM, Fraser WD, Moore TR. Twin-twin transfusion syndrome: an ethics-based and evidence-based argument for clinical research. Am J Obstet Gynecol. 2010;203(1):3-16.

175. Bower SJ, Flack NJ, Sepulveda W, Talbert DG, Fisk NM. Uterine artery blood flow response to correction of amniotic fluid volume. Am J Obstet Gynecol. 1995;173(2):502-7.

176. Quintero RA, Kontopoulos EV, Chmait R, Bornick PW, Allen M. Management of twin-twin transfusion syndrome in pregnancies with iatrogenic detachment of membranes following therapeutic amniocentesis and the role of interim amniopatch. Ultrasound Obstet Gynecol. 2005;26(6):628-33.

177. Leung WC, Jouannic JM, Hyett J, Rodeck C, Jauniaux E. Procedure-related complications of rapid amniodrainage in the treatment of polyhydramnios. Ultrasound Obstet Gynecol. 2004;23(2): 154-8.

178. Roberts D, Neilson JP, Kilby MD, Gates S. Interventions for the treatment of twin-twin transfusion syndrome. Cochrane Database Syst Rev. 2014;1:CD002073.

179. El Kateb A1, Ville Y. Update on twin-to-twin transfusion syndrome. Best Pract Res Clin Obstet Gynaecol. 2008;22(1):63-75.

180. Huber A, Diehl W, Bregenzer T, Hackelöer BJ, Hecher K. Stage-related outcome in twin-twin transfusion syndrome treated by fetoscopic laser coagulation. Obstet Gynecol. 2006;108(2):333-7.

181. Society for Maternal-Fetal Medicine, Simpson LL. Twin-twin transfusion syndrome. Am J Obstet Gynecol. 2013;208(1):3-18.

182. Baud D, Windrim R, Keunen J, Kelly EN, Shah P, van Mieghem T, et al. Fetoscopic laser therapy for twin-twin transfusion syndrome before 17 and after 26 weeks' gestation. Am J Obstet Gynecol. 2013;208(3):197.e1-7.

183. Valsky DV, Eixarch E, Martinez-Crespo JM, Acosta ER, Lewi L, Deprest J, et al. Fetoscopic laser surgery for twin-to-twin transfusion syndrome after 26 weeks of gestation. Fetal Diagn Ther. 2012;31(1):30-4.

184. Middeldorp JM, Lopriore E, Sueters M, Klumper FJ, Kanhai HH, Vandenbussche FP, et al. Twin-to-twin transfusion syndrome after 26 weeks of gestation: is there a role for fetoscopic laser surgery? BJOG. 2007;114(6):694-8.

185. Wagner MM, Lopriore E, Klumper FJ, Oepkes D, Vandenbussche FP, Middeldorp JM. Short- and long-term outcome in stage 1 twin-to-twin transfusion syndrome treated with laser surgery compared with conservative management. Am J Obstet Gynecol. 2009;201(3):286.e1-6.

186. Slotnick RN, Ortega JE. Monoamniotic twinning and zona manipulation: a survey of U.S. IVF centers correlating zona manipulation procedures and high-risk twinning frequency. J Assist Reprod Genet. 1996;13(5):381-5.

187. Baxi LV, Walsh CA. Monoamniotic twins in contemporary practice: a single-center study of perinatal outcomes. J Matern Fetal Neonatal Med. 2010;23(6):506-10.

188. DeFalco LM, Sciscione AC, Megerian G, Tolosa J, Macones G, O'Shea A, et al. Inpatient versus outpatient management of monoamniotic twins and outcomes. Am J Perinatol. 2006;23(4):205-11.

189. Ezra Y, Shveiky D, Ophir E, Nadjari M, Eisenberg VH, Samueloff A, et al. Intensive management and early delivery reduce antenatal mortality in monoamniotic twin pregnancies. Acta Obstet Gynecol Scand. 2005;84(5):432-5.

190. Moore TR, Gale S, Bernirschke K. Perinatal outcome of forty-nine pregnancies complicated by acardiac twinning. Am J Obstet Gynecol. 1990;163(3):907-12.

191. Souza AS, Carvalho SO, Noronha Neto C, Lima MM, Carvalho GG, Santos Neto OG, et. al. Gêmeos unidos. Femina. 2007;35(3):183-90.

192. Refuerzo JS, Momirova V, Peaceman AM, Sciscione A, Rouse DJ, Caritis SN, et al. Neonatal outcomes in twin pregnancies delivered moderately preterm, late preterm, and term. Am J Perinatol. 2010;27(7):537-42.

193. Federação Brasileira das Sociedades de Ginecologia e Obstetrícia. Manual de perinatologia: manual de orientação[Internet]. São Paulo: FEBRASGO; 2013. Parto na gestação gemelar; p.111. Acessado 2014 maio 30. Disponível em: http://www.febrasgo.org.br/site/wp-content/uploads/2013/11/Manual_Prematuridade_1485x21cm_baixa-web.pdf

194. Cheung YB, Yip P, Karlberg J. Mortality of twins and singletons by gestational age: a varying-coefficient approach. Am J Epidemiol. 2000;152(12):1107-16.

195. Dodd JM, Crowther CA, Haslam RR, Robinson JS; Twins Timing of Birth Trial Group. Elective birth at 37 weeks of gestation versus standard care for women with an uncomplicated twin pregnancy at term: the Twins Timing of Birth Randomised Trial. BJOG. 2012;119(8):964-73.

196. Luke B. Reducing fetal deaths in multiple births: optimal birthweights and gestational ages for infants of twin and triplet births. Acta Genet Med Gemellol (Roma). 1996;45(3):333-48.

197. Dare MR, Crowther CA, Dodd JM, Norman RJ. Single or multiple embryo transfer following in vitro fertilisation for improved neonatal outcome: a systematic review of the literature. Aust N Z J Obstet Gynaecol. 2004;44(4):283-91.

Recém-Nascidos de Gestações Múltiplas

Marcia de Freitas

Nascimentos múltiplos colocam em risco tanto gestantes quanto seus filhos, por implicarem prognóstico perinatal adverso, incluindo complicações para a gestação, para o feto e para o recém-nascido (RN), como elevadas taxas de cesarianas, aumento de mortes fetais, de prematuridade e baixo peso, de malformações congênitas, quando comparados às gestações únicas.

Podem-se distinguir dois tipos de gêmeos: os monozigóticos e os dizigóticos. Gêmeos dizigóticos, também chamados de gêmeos fraternos, são o resultado da fertilização de dois óvulos por dois espermatozoides. São formados, separadamente, âmnios, córios e placentas. A fertilização de um óvulo por um espermatozoide e posterior divisão resulta em gêmeos monozigóticos. Se a separação se der de zero a três dias antes da formação do cório

e antes da implantação, formam-se duas placentas e dois córios, sendo os gêmeos monozigóticos, dicoriônicos e diamnióticos. Se a separação ocorrer de 4 a 7 dias depois da fertilização, os gêmeos serão monozigóticos/monocoriônicos e diamnióticos, correspondendo aproximadamente a 70% dc todos os gêmeos monozigóticos. Se a separação ocorrer entre 9 e 12 dias depois da fertilização, serão monozigóticos/monocoriônicos e monoamnióticos. Estes são raros (1% do total), contudo apresentam maior risco de desenvolver complicações como a grave síndrome da transfusão feto-fetal. Se a divisão ocorrer depois desse período, os gêmeos serão unidos ou siameses, o que é verificado em 1/50.000 a 1/100.000 nascimentos. Os triplos, por sua vez, podem ser monozigóticos, dizigóticos ou trizigóticos[1,2].

EPIDEMIOLOGIA

Fatores causais da gestação múltipla devem ser estudados separadamente, conforme dois grupos: um que compreende as causas naturais e o outro correspondendo às gestações induzidas. O primeiro inclui idade materna avançada, história familiar de gêmeos dizigóticos e etnia. O segundo está relacionado ao emprego de técnicas de reprodução assistida[2]. O risco de gestações múltiplas por fertilização *in vitro* varia inversamente com a idade materna e diretamente com o número de embriões transferidos[3].

Depois do nascimento de Louise Brown, em 1978, as técnicas de reprodução assistida passaram a ser empregadas cada vez com mais frequência no tratamento de infertilidade, aumentando o risco de gestações múltiplas. Em 1992, estimava-se que 1.200.000 mulheres nos Estados Unidos, correspondendo a 2% da população feminina em idade reprodutiva, haviam procurado informação ou tratamento para infertilidade no ano anterior[4]. Stephen e Chandra calcularam que, em 2025, de 5.400.000 a 7.700.000 mulheres serão inférteis e que a maioria se submeterá a tratamentos com técnicas de reprodução assistida[5].

O aumento de gestações múltiplas, paralelamente à elevação exponencial do uso das técnicas de reprodução assistida, transformou o fenômeno em proporções epidêmicas: a "epidemia das gestações múltiplas"[6,7]. Nos Estados Unidos, entre 1980 e 2001, o número de triplos e mais aumentou em quatro vezes e foi verificada elevação de 60% quanto aos gemelares[7].

No Brasil, segundo Colletto et al.[8], analisando uma população de alto nível, essa taxa de gemelares, que era de 1,4% em 1990, atingiu 2,8% em 1999, e, para os triplos, a taxa que era de 0,8/1.000 nascidos vivos subiu para 4,8/1.000 nascidos vivos. Considerando-se os dados do IBGE[9], pode-se verificar que houve uma alteração na curva demográfica do País quando se compara uma série histórica de nascimentos de 1984 a 2003. Enquanto o número de nascimentos, como um todo, elevou-se em 9,5%, o de triplos ou mais foi cinco vezes maior, no mesmo período. Duas são as explicações possíveis: a interferência dos procedimentos de fertilização assistida e a idade materna mais avançada[8].

A população, em geral, passou a aceitar a gestação múltipla resultante de técnicas de reprodução assistida como ocorrência "normal", com ótimas expectativas tanto para mãe quanto para o feto. O que ocorre, na verdade, são gestações complicadas para o binômio: para a mãe, vários problemas clínicos, e para o filho, principalmente a prematuridade com todas as suas implicações, além de doenças específicas como a síndrome da transfusão feto-fetal[10].

COMPLICAÇÕES NEONATAIS

Prematuridade e baixo peso ao nascer

A presença de mais de um feto no útero frequentemente leva a prematuridade, restrição do crescimento intrauterino ou ambas as situações. A duração média das gestações múltiplas é mais curta em relação às únicas e será tanto mais curta quanto maior o número de fetos. Nos Estados Unidos, a idade gestacional média de gêmeos é de 35,8 semanas; de triplos, 32,5 semanas; e de quádruplos, 29 1/2 semanas, enquanto para únicos é de 39 semanas. Considerando-se as gestações induzidas por técnicas de reprodução assistida (TRA), a incidência de prematuridade para múltiplos foi de 46,4%, enquanto comparada a 3,6% para únicos após TRA, conforme foi verificado em 2010 nos Estados Unidos. Comparativamente aos únicos, a incidência de muito baixo peso ao nascer é oito vezes maior para gêmeos e 33 vezes maior para trigêmeos[11,12]. A prematuridade tardia em RN de gestações gemelares aumenta o risco de internação em unidades de terapia intensiva neonatal (UTIN) e de problemas respiratórios quando comparados com RN pré-termo tardios de gestações únicas[13].

Restrição do crescimento intrauterino

Em gestações múltiplas, o crescimento fetal não é afetado pelo número de fetos existentes na cavidade uterina nas primeiras 30 semanas de idade gestacional[2]. Contudo, a partir dessa época, começa a ocorrer uma desaceleração no crescimento fetal, o que se admite seja consequência de uma relativa insuficiência uteroplacentária, tanto por aumento de demandas metabólicas fetais, como por implantação anômala da placenta, por infecção, por anomalias fetais ou por complicações maternas[1,2]. A restrição do crescimento intrauterino ocorre em 25 a 35% de todas as gestações múltiplas e constitui fator de risco para o aumento da mortalidade perinatal[14-16]. A restrição pode

afetar ambos os gêmeos, e seria devida a fatores constitucionais ou genéticos, ou afetar apenas um deles e então seria provocada por alguma afecção que o acometesse individualmente[16]. Mas, entre os sobreviventes, o resultado pós-natal dependerá da idade gestacional ao nascimento, de eventual efeito protetor sobre a maturidade pulmonar, mas implicando alto risco de sequelas neurológicas[17].

Discordância feto-feto

A restrição de crescimento intrauterino pode-se traduzir na discordância de pesos entre os fetos. Embora não haja um consenso sobre o limite preciso entre discordância de pesos e restrição do crescimento intrauterino, admite-se que a discordância pode ser leve (< 15%), moderada (< 15% a 30% >) ou grave (> 30%)[2]. Recente estudo prospectivo envolvendo 1.028 pares de gêmeos, contudo, conclui que o limite para a discordância de peso deve ser de 18% entre um e outro, tanto para pares dicoriônicos quanto para monocoriônicos, excluída a ocorrência de transfusão feto-feto[18]. O estudo STORK que analisou 2.161 pares de gêmeos define a discordância ≥ 25% como o melhor preditor de natimortalidade e mortalidade neonatais, independente da corionicidade e do tamanho fetal[19].

Entre 5 e 15% dos gêmeos apresentam discordância de crescimento, o que também ocorre em 30% dos triplos, nesses casos estando associada a seis vezes um aumento de morbimortalidade perinatal. O feto menor apresenta risco de óbito intrauterino, morte perinatal ou nascimento prematuro. Esse risco é maior em fetos monocoriônicos que em dicoriônicos[2,20].

Morbidade

De modo geral, a maioria das complicações da prematuridade encontrada nos únicos apresenta incidência similar nos múltiplos de mesma idade gestacional, como baixo índice de Apgar, displasia broncopulmonar, hemorragia intracraniana grave, enterocolite necrosante ou retinopatia da prematuridade. Em relação à asfixia perinatal, a possibilidade de sua ocorrência pode variar, conforme situações específicas. Assim, o enovelamento do funículo umbilical (em gêmeos monocoriônicos), prolapso de funículo, placenta prévia ou ruptura uterina podem complicar o nascimento em gestações múltiplas com resultante asfixia perinatal[1]. O segundo gêmeo apresenta maior risco de hipóxia, sugerindo a ocorrência de alterações fisiológicas, depois do nascimento do primeiro gêmeo. Há controvérsias, ainda, em relação à incidência de doença de membranas hialinas (DMH)[11,21]. Alguns estudos mostram maior incidência da doença nos múltiplos: gêmeos nascidos antes de 35 semanas de idade gestacional teriam duas vezes mais DMH do que únicos de mesma idade gestacional, bem como, nas mães, ocorreria maior uso de corticoide. Em relação à zigosidade, a prevalência de DMH é maior nos monozigóticos do que nos dizigóticos e, se apenas um gêmeo desenvolver DMH, o segundo gêmeo será o mais afetado[1]. Uma série de 504 gestações gemelares identificou aumento de frequência de DMH e hemorragia intraventricular em gêmeos monocoriônicos-diamnióticos em relação aos dicoriônicos-diamnióticos[22]. Em outros estudos, que analisaram gestações gemelares sem fatores agravantes e fetos sem anomalias ou outras complicações, a única diferença encontrada foi que as mães receberam mais esteroides antenatais. É possível que, quando os fetos comecem a apresentar restrição do crescimento intrauterino secundária ao desequilíbrio entre suas necessidades e a oferta placentária, o estresse daí resultante acelere a maturidade pulmonar[17,23].

As infecções pelo estreptococo B beta-hemolítico são cinco vezes mais frequentes em gemelares de baixo peso do que naqueles de peso adequado[1]. Em relação à enterocolite necrosante, o fator preditor mais significativo foi nota baixa no boletim Apgar no gêmeo afetado[24].

O órgão mais vulnerável em fetos e RN de gestações múltiplas é o sistema nervoso central. Estudo baseado em cinco populações da Austrália e dos Estados Unidos, em 2002, revelou risco quatro vezes maior de ocorrência de paralisia cerebral (PC) em gêmeos, em relação a únicos[25]. A gestação múltipla é um fator de risco independente para comprometimento neurológico do RN e a prevalência de PC acha-se relacionada exponencialmente ao número de fetos. Em gêmeos, a prevalência de PC é de 7,4%, enquanto para únicos é de 1%[2]. Essa ocorrência, contudo, está intimamente relacionada ao baixo peso e à prematuridade. No entanto, não somente esses fatores se acham envolvidos na frequência aumentada de PC em múltiplos: no caso de óbito de um gêmeo monocoriônico, o sobrevivente tem alto risco de apresentar lesões neurológicas secundárias à hipotensão causada pela drenagem de sangue pelas anastomoses vasculares para o gêmeo que faleceu[26]. O risco de PC ocorre no gêmeo sobrevivente quando o irmão foi natimorto (4,7%), morreu logo após o nascimento (6,3%), ou no caso de o outro gêmeo ter PC (11,8%)[25].

Uma associação entre desconforto respiratório e outros marcadores de hipóxia e o espectro autista tem sido descrita em gêmeos do gênero masculino, enquanto a icterícia foi associada ao risco do espectro autista no gênero feminino[27]. Na Suécia, uma série de 3.715 gêmeos de mesmo sexo mostrou associação entre o espectro autista e o gêmeo de menor peso, com discordância >15%[28].

Malformações congênitas

Entre os gêmeos monozigóticos, a frequência de malformações congênitas (MC) é 2,5 vezes maior do que entre os gêmeos dizigóticos[2]. Contudo, as MC apresentam frequências variáveis, conforme os dados de diferentes países e se os gêmeos são fruto de técnicas de reprodução assistida (TRA). Na pesquisa do Estudo Latino-Americano de Malformações Congênitas (ECLAMC), da qual participaram alguns hospitais brasileiros, entre 1982 e 1992, a frequência de MC em gemelares foi de 29,5/1.000 gemelares nascidos vivos[79]. Em estudo realizado no Japão entre 1979 e 1990, a frequência encontrada foi de 21,7/1.000 gemelares nascidos vivos[30]. Um estudo internacional que abrangeu registros de 9 países da Europa e da América Latina, com 260.865 gêmeos, assinala frequência de MC de 21,3/1.000[31]. Nos Estados Unidos, entre 1998 e 2000, foi encontrada taxa de 8,8/1.000 gemelares nascidos vivos[32]. Freitas, em 2007, em nosso meio, estudando uma população intra-hospitalar de mulheres submetidas a TRA, encontrou 34 crianças malformadas entre 322 múltiplos nascidos vivos, ou 105,5/1.000[33]. Estudo de 17.258 pares de gêmeos pós-TRA, entre 2004 e 2009 no Japão, identificou predominância de malformações em olhos, orelhas, face e pescoço (11,8%), lábio leporino e palato fendido (10,5%), sistema nervoso (9,8%) e sistema digestório (9,5%)[34].

As malformações podem ser agrupadas em três categorias: a) defeitos estruturais, cuja origem é a mesma do processo que levou à gemelaridade, sendo mais frequentes em monozigóticos, dos quais, em geral, apenas um é afetado; b) anomalias vasculares; c) deformidades[2].

Defeitos estruturais

Os defeitos estruturais incluem:

- Defeitos do tubo neural (anencefalia, encefalocele ou holoprosencefalia).
- Malformações caudais (sirenomielia, teratoma sacrococcígeo).
- Associação VACTERL (anomalias vertebrais, atresia anal, defeitos cardíacos, fístula traqueoesofágica, agenesia renal; anomalias de membros).
- Malformações urológicas (presença de cloaca ou extrofia de bexiga).
- Defeitos de lateralidade (situs inversus, poliesplenia ou asplenia).
- Malformações cardíacas; como os defeitos cardíacos são mais comuns em gêmeos que em únicos, é necessário avaliação cardíaca ante e pós-natal, independentemente da zigosidade ou da corionicidade[35].
- Gêmeos unidos (siameses). Nesses casos, a anomalia pode variar de simples junção de tecidos ectodérmicos ao extremo de um gêmeo estar contido no outro. Nos Estados Unidos, a frequência varia de 1 para 33.000-165.000 nascimentos ou 1 para 200.000 naascidos vivos[36]. A ocorrência de gêmeos unidos relaciona-se com a divisão embrionária incompleta tardia, ou seja, depois do 12º dia da concepção, o que acontece somente em gêmeos monozigóticos. Os gêmeos unidos mostram pontos característicos de união e são classificados

de acordo com o local da fusão anatômica, seguida do sufixo grego *pagus*, que significa "união", apresentando a seguinte frequência[37]:

- toraco-onfalópagus (unidos pelo tórax, abdome ou ambos): 74%, sendo distribuídos entre toracópagus ou xifópagus (unidos pelo tórax) – 40%; e onfalópagus (unidos pelo abdome) – 34%;
- pigópagus (unidos pelas nádegas): 18%;
- isquiópagus (unidos pelo ísquio): 6%;
- craniópagus (unidos pela cabeça): 2%.

Em 60-70% dos casos de gêmeos unidos, encontram-se outras malformações não associadas ao local de fusão, como malformações do tubo neural, fenda palatina e cardíacas[38]. O diagnóstico é feito pela ultrassonografia pré-natal. O prognóstico é muito grave e somente 18% sobrevive. A separação cirúrgica deve ser de emergência no caso de morte de um dos gêmeos e, nos sobreviventes, é feita depois de 2-4 meses de idade[2].

Anomalias vasculares – anomalias vasculares podem ocorrer no início ou no final das gestações. Admite-se que a presença de grandes anastomoses entre dois embriões, no início da gravidez, pode causar desequilíbrio da perfusão arterial de tal ordem que resulta em graves malformações em um dos fetos, como acardia, que é um evento raro, com prevalência de 1 em 50.000-70.000 nascimentos, mas 1 em 200-280 gêmeos monozigóticos[39]. O gêmeo acárdico (*acardius chorioangiopagus parasiticus*) representaria a manifestação mais extrema da síndrome de transfusão feto-fetal, que ocorre em aproximadamente 1% dos gemelares monozigóticos. Essa alteração tem sido também denominada "sequência da perfusão arterial reversa em gêmeos" (*twin reversed arterial perfusion sequence* – TRAP), por se admitir que o mecanismo subjacente seja decorrente de grave distúrbio da perfusão vascular, subsequente a uma anastomose umbilical arterioarterial entre um gêmeo doador ("gêmeo bombeador") e o outro, receptor, que é perfundido de maneira reversa pelo gêmeo bombeador. O gêmeo afetado não recebe sangue da placenta, mas do gêmeo bombeador, e sendo esse um fluxo sanguíneo de baixa pressão, é distribuído preferencialmente para as extremidades inferiores, levando a profundas malformações e hidropisia fetal[40,41]. O feto acárdico é a apresentação clínica da sequência, sendo classificado em quatro grupos principais: acárdico anceps, no qual os ossos do crânio e tecido cerebral estão presentes; acefaloacárdico, no qual há ausência de crânio e órgãos torácicos; acardicoacórmio, há apenas ausência de crânio; e acárdio amorfo, no qual o feto não é reconhecido como forma humana. O feto acardicoacéfalo é a forma mais comum[42]. Outra hipótese aventada para explicar o fenômeno seria a de que o defeito primário seria na embriogênese cardíaca e a anastomose reversa permitiria a sobrevivência do gêmeo afetado[43]. O diagnóstico antenatal pode ser feito por meio da ultrassonografia, que constata a ausência de pulsação cardíaca. Gestações gemelares com um dos gêmeos acárdicos apresentam incidência de aborto espontâneo de 20% e de prematuridade de 60%. Pelo menos 50%-75% dos doadores morrem por insuficiência cardíaca congestiva ou prematuridade extrema, devido à polidramnia. Os gêmeos receptores morrem devido às malformações múltiplas associadas. O tratamento pré-natal se faz por meio da oclusão do fluxo sanguíneo para o feto acárdico, utilizando-se ligação endoscópica ou coagulação a laser do funículo umbilical dentro do abdome do feto acárdico, que é realizada aproximadamente na 16ª semana de gestação[42,44].

Deformidades – são resultantes da limitação do espaço disponível intraútero. São exemplos: pé torto, luxação do quadril, craniossinostose, torcicolo congênito, assimetria facial[2].

Anomalias cromossômicas

Ocorrem com maior frequência em gestações múltiplas. São fatores de risco que indicam a necessidade de um diagnóstico pré-natal[45]:

- idade materna avançada;
- filho anterior com anomalia cromossômica;
- história familiar de anomalia cromossômica ou portador conhecido de mutação mendeliana;
- filho anterior com defeito de tubo neural;
- história familiar de malformação congênita;
- anomalia estrutural identificada por ultrassonografia.

O risco em gêmeos monozigóticos é equivalente ao dos únicos. O risco em dizigóticos, no entanto, é independente para cada feto, sendo assim o dobro do que nos únicos[2].

Malformações placentárias – as malformações placentárias incluem[46]:

- artéria umbilical única;
- transfusão feto-fetal;
- inserção velamentosa do funículo.

A frequência de artéria umbilical única em gêmeos é mais elevada do que em únicos, independente da corionicidade. A restrição de crescimento fetal nesses gêmeos poderia ser explicada parcialmente por falha em dilatação compensatória da artéria umbilical[47].

CONDUTA NEONATAL

O nascimento dessas crianças deve ocorrer em centros de atenção terciária e elas devem ser atendidas por equipes treinadas, pois necessitam, muito provavelmente, de reanimação ativa, suportes ventilatório e cardiovascular, estabelecimento de acesso intravascular, correção de distúrbios metabólicos e hematológicos e, em alguns casos, exsanguineotransfusão parcial para a correção de policitemia[2].

PROGNÓSTICO

A mortalidade perinatal em gêmeos é maior do que em únicos (11,6% e 2,2%, respectivamente). Por sua vez, a mortalidade perinatal varia conforme a zigosidade. Assim, em gêmeos monozigóticos, é 2-3 vezes maior que a de dizigóticos[48,49]. Considerando-se os gêmeos monoamnióticos, verifica-se que apresentam mortalidade muito alta (50-60%), principalmente devido a envelamentos de funículo umbilical[49]. Comparados a RN muito prematuros únicos, embora os gêmeos tenham mortalidade mais alta, não foram encontradas diferenças em relação a deficiências graves, mas aos 5 anos os gêmeos apresentaram leve deficiência no *Mental Processing Composite* (teste equivalente ao QI)[50].

A idade gestacional e o peso ao nascer são fatores determinantes do prognóstico. A paralisia cerebral e as anomalias no desenvolvimento neuropsicomotor são mais frequentes em múltiplos do que em únicos, sendo que a paralisia cerebral ocorre cinco vezes mais nos múltiplos em relação aos únicos[2].

Em longo prazo, para os gêmeos monozigóticos, as diferenças de peso podem manter-se caso, ao nascimento, o gêmeo menos pesado estiver abaixo do percentil 10. Epilepsia tem 85% de concordância entre gêmeos idênticos. *Diabetes mellitus*, se presente em um dos gêmeos, apresenta incidência de 50% no outro e leucemia linfocítica de 20%. Em relação às doenças adquiridas, se um gêmeo é acometido, aumenta o risco de o outro adquirir também[49].

Entre crianças hospitalizadas por infecção por vírus sincicial respiratório houve tendência de que gêmeos apresentassem quadros mais graves, e se um gêmeo fosse hospitalizado havia considerável risco de que o outro também tivesse que ser internado por bronquiolite[51].

Gêmeos, tanto do gênero masculino como do feminino, apresentam menores taxas reprodutivas quando comparados aos únicos, quando ajustados fatores sociodemográficos[52].

IMPACTO ECONÔMICO

Os custos estimados para a assistência perinatal a gêmeos foi estimado em 3 a 4 vezes mais do que para únicos e 11 vezes mais para triplos em relação aos únicos. O aumento dos múltiplos em função das TRA trouxe grande impacto nos custos médicos, considerando-se que, atualmente, 35% dos gêmeos e 75% dos triplos são resultados dessas técnicas[2,49].

IMPACTO SOCIOFAMILIAR

O cuidado com múltiplos contribui para a ocorrência de vários problemas familiares, como desestrutura, estresse financeiro, ansiedade e depressão. Estudo populacional japonês relata que casos de abuso são mais frequentes em gêmeos do que em únicos[53]. Mães de gêmeos muito prematuros mostraram-se menos responsivas que as de únicos aos três meses de vida[54]. Serviços sociais, serviços de apoio à lactação, auxílio de parentes recrutados para oferecer apoio aos pais de múltiplos mostram o aumento da necessidade de cuidados que eles exigem[2,49].

REFERÊNCIAS

1. Zach t, Pramanik AK. Multiple births [texto na Internet]. Disponível em http://www.emedicine.com/ped/fulltopic/topic2599.htm. Acessado 2014 março 3.

2. Johnson YR. Multiple births. In: Cloherty JP, Eichenwald EC, Hansen AR, Stark AR (eds). Manual of neonatal care. 7th ed. Philadelphia: Wolters Kluwer/Lippincott Williams & Wilkins; 2012. p.124-33.

3. Schieve LA, Meikle SF, Ferre C, Peterson HB, Jeng G, Wilcox LS. Low and very low birth weight in infants conceived with use of assisted reproductive technology. N Engl J Med. 2002;346(10):731-7.

4. Wilson EE. Assisted reproductive technologies and multiple gestations. Clin Perinatol. 2005;32(2):315-28.

5. Stephen EH, Chandra A. Updated projections of infertility in the United States: 1995-2025. Fertil Steril. 2002;70(1):30-4.

6. Markovitz J, Hershlag A. Multiple births resulting from assisted reproductive technologies in the United States, 1997-2001. Blickstein I, Keith LG (eds). Multiple pregnancy. 2nd ed. London: Taylor and Francis; 2005.p.58-67.

7. Templeton A. The Joseph Price oration. The multiple gestation epidemic: the role of the assisted reproductive technologies. Am J Obstet Gynecol. 2004;190(4):894-8.

8. Colletto GMDD, Segre CAM, Rielli STRC, Horácio MR. Multiple birth rates according to different socioeconomic levels: an analysis of four hospitals from the city of Sao Paulo, Brazil. Twin Res. 2003; 6(3):177-82.

9. IBGE Instituto Brasileiro de Geografia e Estatística. Sidra – Tabela 2466 – pessoas de 10 anos ou mais por estado civil, situação de domicílio, condição de convivência e grupos [texto na Internet] 2006. Disponível em http://www.sidra.ibge.gov.br/bda/tabela/listabl.asp?z=t&c=2466. Acessado 2014 março 10.

10. Hayes EJ. Multiple pregnancy: epidemiology, gestation and perinatal outcome. J Exper Clin Assist Reprod. 2005;2:12-4. MMWR Surveill Summ. 2013;62(9):1-24.

11. Allen MC, Donohue PK. Maturation and neuromaturation of multiples. In: Blickstein I, Keith LG (eds). Multiple pregnancy. 2nd ed. London: Taylor and Francis; 2005.p.758-67.

12. Sunderam S, Kissin DM, Crawford S, Anderson JE, Folger SG, Jamieson DJ, et al. Assisted reproductive technology surveillance – United States, 2010.

13. Kosińska-Kaczyńska K, Szymusik I, Kaczyński B, Bomba-Opoń D, Wegrzyn P, Dźwigała B, et al. Iatrogenic and spontaneous late preterm twins--which are at higher risk of neonatal complications? Ginekol Pol. 2013;84(6):430-5.

14. Alexander Gr, Kogan M, Martin J, Papiernik E. What are the fetal growth patterns of singletons, twins, an triplets in the United States? Clin Obstet Gynecol. 1998;41(1):114-25.

15. Russell Z, Quintero RA, Kontopoulos EV. Intrauterine growth restriction in monochorionic twins. Semin Fetal Neonatal Med. 2007; 12(6):439-49.

16. Puccio G, Giuffré M, Piccione M, Piro E, Malerba V, Corsello G. Intrauterine growth pattern and birthweight discordance in twin pregnancies: a retrospective study. Ital J Pediatr. 2014;40:43.

17. Manzanares S, Sanchez-Gila M, Moreno-Martinez MD, Ramirez-Arredondo A, Pineda A. Perinatal outcomes in preterm growth-restricted twins: effects of gestational age and fetal condition. Twin Res Hum Genet. 2013;16(3):727-31.

18. Breathnach FM, McAuliffe FM, Geary M, Daly S, Higgins JR, Dornan J, et al. Definition of intertwin birth weight discordance. Obstet Gynecol. 2011;118(1):94-103

19. D'Antonio F, Khalil A, Dias T, Thilaganathan B; Southwest Thames Obstetric Research Collaborative (STORK). Weight discordance and perinatal mortality in twins: analysis of the Southwest Thames Obstetric Research Collaborative (STORK) multiple pregnancy cohort. Ultrasound Obstet Gynecol. 2013;41(6):643-8.

20. Harper LM, Weis MA, Odibo AO, Roehl KA, Macones GA, Cahill AG. Significance of growth discordance in appropriately grown twins. Am J Obstet Gynecol. 2013;208(5):393.e1-5.

21. Donovan E, Ehrenkranz R, Shankaran S, Stevenson DK, Wright LL, Younes N et al. Outcomes of very-low-birth-weight twins cared for in National Institute of Child Health and Human development Neonatal Research Network's intensive care units. Am J Obstet Gynecol. 1998;179:742- 9.

22. Manso P, Vaz A, Taborda A, Silva IS. Corionicidade e complicações perinatais na gravidez gemelar: casuística de 10 anos. Acta Med Port. 2011;24(5):695-8

23. Friedman SA, Schiff E, Kao L Kuint J, Sibai BM . Do twins mature earlier than singletons? Results from a matched cohort study. Am J Obstet Gynecol. 1997;176(6):1193-6.

24. Revenis ME, Johnson-Robins LA. Multiple gestations. In: Avery GB, Fletcher MA, MacDonald MG (eds). Neonatology. Pathophysiology and management of the newborn. 5th ed. Philadelphia: Lippincott Williams & Wilkins. 1999.p.473-82.

25. Scher AI, Petterson B, Blair E, Ellenberg JH, Grether JK, Haan E, et al. The risk of mortality or cerebral palsy in twins: a collaborative population-based study. Pediatr Res. 2002;52(5):671-81.

26. Park JS, Norwitz ER. Preterm labor, infection and cerebral palsy. In: Blickstein I, Keith LG (eds). Multiple pregnancy. 2nd ed. London: Taylor and Francis; 2005.p.817-26.

27. Froehlich-Santino W, Londono Tobon A, Cleveland S, Torres A, Phillips J, et al. Prenatal and perinatal risk factors in a twin study of autism spectrum disorders. J Psychiatr Res. 2014;54:100-8.

28. Losh M, Esserman D, Anckarsäter H, Sullivan PF, Lichtenstein P. Lower birth weight indicates higher risk of autistic traits in discordant twin pairs. Psychol Med. 2012;42(5):1091-102.

29. ECLAMC. Documento final da 34ª Reunião do Estudo Latino-Americano de Malformações congênitas [conferência na Internet] 14-19 ago 2002; Rio de Janeiro Brasil. Disponível em http://www.eclamcnet.net. Acesssado 2014 março 20.

30. Kato K, Fujiki K. Multiple births and congenital anomalies in Tokyo metropolitan hospitals. 1979-1990. Acta Genet Med Gemellol Roma.1992;41(4):253-9.

31. Mastroiacovo P, Castilla EE, Arpino C, Botting B, Cocchi G, Goujard J, et al. Congenital malformations in twins: an international study. Am J Med Genet. 1999;83(2):117-24

32. Ananth CV, Smulian JC. Trends in congenital malformations, chromosomal anomalies and infant mortality among twin births. In: Blickstein I, Keith LG (eds). Multiple pregnancy. 2nd ed. London: Taylor and Francis; 2005.p.246-51.

33. Freitas M. Crianças nascidas após o emprego de reprodução assistida: aspectos maternos e resultados perinatais [tese]. Faculdade de Saúde Pública da Universidade de São Paulo: São Paulo, Brasil; 2007.

34. Ooki S. Concordance rates of birth defects after assisted reproductive technology among 17 258 Japanese twin pregnancies: a nationwide survey, 2004-2009. J Epidemiol. 2013;23(1):63-9.

35. Herskind AM, Almind Pedersen D, Christensen K.Increased prevalence of congenital heart defects in monozygotic and dizygotic twins. Circulation. 2013;128(11):1182-8.

36. Spencer R. anatomic description of conjoined twins: a plea for standardization terminology. J Pediatr Surg.1996;31(7):941-4.

37. Kamal K. Conjoined twins. [texto na Internet]. Disponível em www.emedicine.com/ped/topic2936.htm. Acessado 2014 julho 10.

38. The International Clearinghouse for Birth Defects Monitoring Systems. Conjoined twins-an epidemiological study based on 312 cases. Acta Genet Med Gemellol (Roma). 1991;40(3-4):325-35.

39. Botto LD, Feldkamp ML, Amar E, Carey JC, Castilla EE, Clementi M, et al. Acardia: epidemiologic findings and literature review from the International Clearinghouse for Birth Defects Surveillance and Research. Am J Med Genet C Semin Med Genet. 2011;157C(4):262-73.

40. Wu CJ, Ding DC, Ren SS, Chang CC, Weng JT, Hwang KS. Prenatal diagnosis and management of twin reversed arterial perfusion (TRAP) syndrome. Taiwan J Obstet Gynecol. 2008;47(1): 126-8.

41. Guigue V, Schwetterle F, Arbez-Gindre F. Un cas de jumeau acardiaque acéphale et revue de la littérature. J Gynecol Obstet Biol Reprod (Paris). 2007;36(3):293-7.

42. Gibson JY, D'Cruz CA, Patel RB, Palmer SM. Acardiac anomaly: review of the subject with case report and emphasis on practical sonography. J Clin Ultrasound. 1986;149(7):541-5.

43. Sepulveda W, Sebire NJ. Acardiac twin: too many invasive treatment options-the problem and not the solution. Ultrasound Obstet Gynecol. 2004;24(4):387-9.

44. Van Allen MI, Smith DW, Shepard TH. Twin reversed arterial perfusion (TRAP) sequence: a study of 14 twin pregnancies with acardius. Semin Perinatol. 1983;7(4):285-93.

45. Pergament E. Diagnostic genetic testing. In: Blickstein I, Keith LG (eds). Multiple pregnancy. 2nd ed. London: Taylor and Francis; 2005.p.393-402.

46. Blickstein I, Friedman S. Obstetric management of multiple gestation and birth. In Martin RJ, Fanaroff AA, Walsh MC (eds). Fanaroff & Martin's Neonatal-Perinatal Medicine. 9th ed. St. Louis: Elsevier; 2011.p.343-50.

47. Klatt J, Kuhn A, Baumann M, Raio L. Single umbilical artery in twin pregnancies. Ultrasound Obstet Gynecol. 2012;39(5):505-9. Article in French.

48. Oger AS, Robillard PY, Barau G, Randrianaivo H, Bonsante F, Iacobelli S, et al. [Perinatal outcome of monochorionic and dichorionic twin gestations: a study of 775 pregnancies at Reunion Island]. J Gynecol Obstet Biol Reprod (Paris). 2013;42(7):655-61. Article in French.

49. Paul DA. Multiple gestation. In: Gomella T, Cunningham MD, Eyal F (eds). Neonatology. Management, procedures, on-call problems, diseases and drugs. 6th ed. New York: Lange Medical Books/McGraw-Hill; 2009.p.585-90.

50. Bodeau-Livinec F, Zeitlin J, Blondel B, Arnaud C, Fresson J, Burguet A, et al. Do very preterm twins and singletons differ in their neurodevelopment at 5 years of age? Arch Dis Child Fetal Neonatal Ed. 2013;98(6):F480-7.

51. Dotan M, Ashkenazi-Hoffnung L, Samra Z, Livni G, Yarden-Bilavsky H, Amir J, Bilavsky E. Hospitalization for respiratory syncytial virus bronchiolitis and disease severity in twins. Isr Med Assoc J. 2013;15(11):701-4.

52. Bladh M, Josefsson A, Carstensen J, Finnström O, Sydsjö G. Reproductive patterns among twins--Swedish register study of men and women born 1973-1983. BMC Pregnancy Childbirth. 2013; 13:6.

53. Ooki S.Characteristics of fatal child maltreatment associated with multiple births in Japan. Twin Res Hum Genet. 2013;16(3): 743-50.

54. Beer C, Israel C, Johnson S, Marlow N, Whitelaw A, Glazebrook C. Twin birth: an additional risk factor for poorer quality maternal interactions with very preterm infants? Early Hum Dev. 2013;89(8): 555-9.

Prematuridade

Prematuridade e sua Prevenção – Aspectos Obstétricos

Umberto Gazi Lippi
Lucy Duailibi Casanova (in memoriam)

Parto de pré-termo, antes denominado prematuro, é o que ocorre antes de 37 semanas de gestação segundo a Organização Mundial da Saúde[1]. A prematuridade é a maior causa de mortalidade perinatal nos países desenvolvidos, com incidência variável entre 8 e 10%, conforme a população estudada[2]. Alguns países têm frequências menores: na Dinamarca e na França são citadas incidências de 5%, e na Austrália, 5,8%. Já nos Estados Unidos da América do Norte houve aumento de partos prematuros nos últimos anos, passando de 8,9% em 1980 para 9,8% em 1984, 10% em 1990, 11,5% em 1998, 12,5% em 2006 e uma ligeira queda para 12,1% em 2009[3]. O aumento foi atribuído à elevação das taxas de nascimentos múltiplos e ao aumento de gestantes com idade superior a 35 anos. Fenômeno marcante deu-se na França que, em 1972, tinha incidência de 7,9%, caiu em 1981 para 5,8% e em 1989 para 4%. Apesar de serem dados amostrais, esta queda é atribuída a uma política de saúde para a proteção das gestantes. A Organização Mundial da Saúde estimou em 9,6% a frequência de prematuridade no mundo, em 2005, totalizando 1,3 milhão de partos[3]. Mamelle et al.[4], em 1997, conseguiram reduzir em 50% a incidência de trabalho de parto prematuro (TPP), dando apoio psicológico às mães com risco evidente para parto prematuro, achados que, se fossem reproduzidos, a economia em custos, morbidade e mortalidade seriam substanciais.

No Brasil, segundo dados do UNICEF Brasil, em 2011, a prevalência de RN pré-termo foi de 11,8%[5]. No Estado de São Paulo, a Fundação SEADE, em 2011, refere taxa de 9%[6]. Entretanto, na Faculdade de Medicina da Universidade de São Paulo, Fonseca[7], em 1998, indicava que a incidência de partos prematuros chegava a 22%, metade dos quais espontâneos, o que o autor atribuiu ao baixo nível socioeconômico. Na Cidade de São Paulo, segundo dados do Instituto Saúde de SES-SP[8], em 1978, 9% dos nascimentos resultaram em recém-nascidos (RN) de baixo peso e 70% desses seriam pré-termo. No Brasil, em 1996 e 2004, a prevalência de RN pré-termo entre os de baixo peso ao nascer foi de 46% e 62%, respectivamente[9]. No Hospital do Servidor Público Estadual[10], em 1993, a incidência de prematuridade foi 11,3%; na Maternidade Escola de Vila Nova Cachoerinha[11], localizada em região de periferia de grande cidade, em 2014, foi de 14%; no Hospital Israelita Albert Einstein[12], que atende a uma população de nível socioeconômico superior, foi de 7%, em 1999.

IMPORTÂNCIA

O parto prematuro pode ser espontâneo ou eletivo. Este último ocorre por indicação médica e resulta de intercorrências clínicas e/ou obstétricas que representem riscos para a mãe ou para o feto.

O nascimento de pré-termo continua sendo a principal causa de morbidade e mortalidade neonatal[13-15]. Assim, nos Estados Unidos, a prematuridade foi considerada responsável por 75% das mortes neonatais, excluídos os malformados, na década de 1990[16,17]. Em 2010, ainda nos Estados Unidos, a prematuridade foi responsável por não menos que 66,7% da mortalidade infantil[18].

Embora o limite da prematuridade esteja situado em 37 semanas, a maioria dos danos e das mortes ocorre entre as crianças que nascem antes de 34 semanas[19]. Em 2001, foi registrada a morte de 28 mil crianças com menos de 1 ano de idade nos Estados Unidos e em dois terços dos casos a prematuridade esteve envolvida[20]. Lawn et al.[21], em publicação de 2013, afirmam que complicações do nascimento prematuro constituem a principal causa de mais de 1 milhão de mortes entre as 15 milhões de crianças que nascem prematuramente no mundo por ano, e que mais de ¾ dessas crianças que morrem poderiam ser salvas se cuidados básicos estivessem ao seu alcance, bem como de suas mães.

As principais complicações neonatais do RN pré-termo são os distúrbios respiratórios e as infecções. Tardiamente, podem-se observar sequelas neurológicas, como paralisia cerebral, distúrbios visuais e auditivos, entre outros[22]. RN de muito baixo peso (< 1.500g) são responsáveis por aproximadamente 15% das internações em unidades de terapia intensiva neonatal[23].

A taxa de mortalidade neonatal por 1.000 nascidos vivos, em 2010, nos Estados Unidos, que empregam tecnologias avançadas de atendimento ao RN, ainda é considerada alta: com idade gestacional (IG) de 24-27 foi de 20,8‰; com 28-31 semanas de IG, de 4,4‰; com 32-36 semanas de IG, de 1‰[24]. É inegável que o cuidado perinatal depois de 2005 melhorou a taxa de sobrevida do RN pré-termo, mas não o resultado neurológico dos sobreviventes que nasceram no limite da viabilidade[25], demonstrando que a prematuridade continua a representar problema grave de saúde pública, tanto pelas complicações precoces, como pelas sequelas, gerando ônus à saúde pública e às famílias envolvidas.

Do ponto de vista econômico, o custo anual de prematuridade/baixo peso, calculado para os Estados Unidos da América do Norte, é de 5,8 bilhões de dólares, o que representou 47% dos gastos com todas as hospitalizações infantis. Os custos foram maiores para os RN de extremo baixo peso, contudo, os moderadamente prematuros, pelo seu grande número, contribuíram mais para os custos totais[26].

ETIOPATOGENIA

A etiopatogenia da prematuridade é complexa, envolvendo tanto fatores maternos quanto fetais, placentários, iatrogênicos, especialmente a antecipação deliberada do parto.

Segundo Lockwood e Kuczynski[27], separada ou combinadamente os seguintes fatores podem levar ao parto prematuro:

- Níveis elevados de cortisol materno e/ou estresse fetal ou materno. Contudo, estudo de McCollum et al.[28] revela não haver associação de depressão com a prematuridade.
- Infecções maternas, quer as ascendentes no trato genital, quer as sistêmicas, que liberam citocinas inflamatórias como interleucinas (IL)-1-6, fator de necrose tumoral (FNT)-alfa, podem iniciar o trabalho de parto. Sabe-se que 20 a 30% das gestantes com parto de pré-termo e 55% das que têm ruptura prematura de membranas apresentam cultura positiva do fluido amniótico e duas vezes mais culturas positivas das membranas fetais; 33% dos RN com culturas de líquido amniótico positivo têm cultura sanguínea positiva. Em alguns casos, o parto prematuro poderia ser um mecanismo para expulsar o feto e salvar a mãe quando há infecção grave.
- Hemorragia decidual que pode resultar na formação de trombina. Essa, combinada com seu receptor, pode causar ativação das proteases deciduais. Assim aumenta a produção de prostaglandinas, o que resulta em alterações cervicais e ruptura das membranas, desencadeando o trabalho de parto prematuro.
- Distensão uterina patológica que pode resultar em ativação do miométrio, secundária aos efeitos dos receptores da superfície celular (integrinas) que aumentam o número de junções e de receptores de ocitocina.

PREVENÇÃO

A prevenção é a maior arma terapêutica e deverá, a longo prazo, ser capaz de reduzir a frequência do nascimento prematuro e alterar de forma significativa o futuro de muitas crianças. A melhor estratégia de prevenção é a realização de uma assistência pré-natal adequada, no nível hierárquico pertinente do sistema de saúde.

A **prevenção primária** procura eliminar ou atenuar os fatores de risco.

A p**revenção secundária** consta de cuidados especiais à paciente com riscos elevados, cuidados esses que incluem a monitorização das contrações uterinas ou a pesquisa de fibronectina fetal no conteúdo vaginal.

A **prevenção terciária** consiste no manuseio do trabalho de parto logo após seu início (ameaça de parto prematuro), empregando-se tocólise, corticoides e às vezes antibióticos.

ORIENTAÇÃO A SER SEGUIDA

Anamnese

Devem-se avaliar os fatores de risco epidemiológicos, clinicocirúrgicos, obstétricos, ginecológicos. A aplicação de sistema de pontuação é prejudicado devido à alta frequência de partos prematuros de etiologia desconhecida. Os fatores de risco apresentam também menor sensibilidade em população de baixo nível socioeconômico e com maior frequência de prematuridade. A sensibilidade dos sistemas que predizem o risco de parto prematuro é de aproximadamente 40 a 60%, e o valor preditivo positivo, 15 a 30%.

Fatores de risco

Segundo Geary e Lamont[29], já foram identificados 98 fatores de risco para parto prematuro. Isso torna difícil a aplicação de um sistema de escores para identificar pacientes sob risco. É preferível estar atento aos principais fatores associados (Quadro 3.35).

É altamente relevante o comemorativo de parto prematuro em gestações anteriores, conforme apresentado na tabela 3.8.

Um aspecto que tem sido estudado na última década é a associação do parto prematuro com doença periodontal[31]. Offenbacher et al.[32] publicaram os resultados de um estudo prospectivo levado a efeito com 1.020 gestantes. Concluíram que a doença periodontal aumenta significativamente o risco relativo de parto de pré-termo e que a progressão da doença durante a gravidez é marcador de gravidade do resultado perinatal. Santos-Pereira et al.[33] estudaram o problema em 124 mulheres brasileiras e observaram risco relativo aumentado, com significância estatística, entre as portadoras da afecção, para trabalho de parto prematuro, parto de pré-termo e baixo peso ao nascer.

Quadro 3.35 – Fatores associados com parto pré-termo[29].

Variáveis sociobiológicas
Idade
Altura materna
Peso materno
Paridade
Nível socioeconômico
Fator nutricional
Consumo de cigarros
Doença periodontal
História obstétrica pregressa
Abortamento terapêutico ou espontâneo
Parto pré-termo
Anomalias uterinas
Infecção recorrente do trato urinário
Complicações da gravidez atual
Hemorragia anteparto
Doença hipertensiva específica da gravidez
Gravidez múltipla
Polidrâmnio
Malformação fetal
Oligoâmnio
Cirurgia abdominal
Infecção urinária e bacteriúria assintomática
Infecções ou infestações sexualmente transmissíveis
Vaginose bacteriana
Iatrogenia
Amniorrexe prematura
Indicação de cesárea eletiva com má avaliação da idade gestacional

Tabela 3.8 – Risco de parto pré-termo em gestações subsequentes[30].

Primeiro parto	Segundo parto	Subsequente TPP (%)	Risco relativo
Termo		4,4	1,0
PT		17,2	3,9
Termo	Termo	2,6	0,6
PT	Termo	5,7	1,3
Termo	PT	11,1	2,5
PT	PT	28,4	6,5

PT = pré-termo.

MARCADORES DO PARTO PREMATURO

Clínicos/biofísicos

Alterações cervicais – toque vaginal; avaliação ultrassonográfica.

Contrações uterinas – contrações uterinas notadas pela paciente; avaliação cardiotocográfica.

Sangramento vaginal.

Bioquímicos

Vários marcadores bioquímicos são propostos para predizer o parto de pré-termo. O mais indicado é a avaliação da fibronectina fetal. Devem ser citados ainda, embora não sejam de uso comum: estriol salivar, citocinas cervicovaginais, proteases séricas e cervicovaginais, marcadores do estresse materno e fetal (hormônio liberador de corticotrofina – CRH – plasmático, estriol e estradiol plasmáticos e urinário).

ANÁLISE DAS ALTERAÇÕES CERVICAIS

As alterações cervicais podem ocorrer desde 5 a 6 semanas antes do trabalho de parto e se caracterizam por amolecimento, esvaecimento e dilatação. Essas alterações são decorrentes de reações bioquímicas que interferem na concentração do colágeno local. O mecanismo de alterações cervicais no TPP é semelhante ao observado algumas semanas antes do trabalho de parto a termo. Portanto, a avaliação do colo uterino é considerada um instrumento para predizer o parto prematuro. Pode ser realizada através do toque vaginal, ou por meio de ultrassonografia (US) pela via transvaginal. Essas medidas devem iniciar-se entre 20 e 24 semanas. O comprimento do colo pelo toque vaginal carece de precisão, dada a subjetividade do exame, e é mais bem avaliado pela US endovaginal[19]. Trata-se de um método de grande acurácia. Os riscos de parto prematuro, de acordo com o comprimento do colo, estão apresentados no quadro 3.36).

Quadro 3.36 – Comprimento do colo do útero medido por ultrassonografia endovaginal e risco de parto prematuro.

Comprimento do colo uterino em mm	Risco de parto prematuro
Menor que 15	Muito alto
Entre 15 e 25	Variável
Maior que 25	Baixo

A Federação Brasileira das Associações de Ginecologia e Obstetrícia (FEBRASGO)[34] considera o valor de corte em 20mm e não em 25mm.

A condição de encurtamento extemporâneo do colo com risco de prematuridade é denominada *síndrome do colo curto*.

ANÁLISE DAS CONTRAÇÕES UTERINAS

As contrações uterinas são eventos fundamentais no trabalho de parto e as gestantes predispostas ao parto prematuro apresentam contrações uterinas mais frequentes. A monitorização das contrações pode diagnosticar o TPP precocemente ou rastrear uma população de alto risco para o nascimento prematuro.

Identificação pela própria paciente – orientação à gestante a respeito de sintomas e sinais do TPP, procurando-se diagnosticá-lo precocemente.

É, porém, subjetivo, influenciado pelo estado de ansiedade e relacionado à capacidade da gestante em identificar a contração uterina.

Identificação por cardiotocografia – método objetivo pode ser usado como rastreamento e aplicado em todas as grávidas ou naquelas com risco epidemiológico comprovado.

- Aumento progressivo de frequência da contratilidade uterina com o evoluir da gestação.
- Gestantes com parto prematuro apresentam maior número de contrações em relação àquelas com parto a termo.
- Traçado alterado – frequência 4 ou mais contrações/hora com duração superior a 40 segundos e amplitude acima de 5mm.
- As gestantes que evoluem para parto prematuro apresentam elevação da frequência das contrações uterinas semanas antes do desencadeamento do TPP.
- A monitorização das contrações poderia ser capaz de identificá-las antes que houvesse modificações significativas do colo uterino e, dessa forma, o emprego de uterolíticos teria maior possibilidade de sucesso, assim como de corticoide antenatal.

Fonseca[7] realizou cardiotocografia basal durante 1 hora duas vezes por semana, entre 24 e 34 semanas de gestação, em 56 gestantes com risco para o TPP. O autor concluiu que, em virtude do elevado número de falso-positivos, a presença de contrações uterinas anormais somente pode ser valorizada em associação com outros marcadores do parto prematuro.

MARCADORES BIOQUÍMICOS

Fibronectina fetal cervicovaginal

A fibronectina é uma glicoproteína de alto peso molecular envolvida na ligação do trofoblasto à decídua. Após 24 semanas de gestação, a presença de fibronectina fetal (fFN) na secreção vaginal é um importante marcador do início da cascata de eventos que antecedem ao parto, pois qualquer problema na interface maternofetal, como infecções ascendentes ou contrações mecânicas e isquêmicas antes do parto, pode causar liberação de fFN para a vagina. A presença de fFN na secreção cervicovaginal, em concentração superior a 50ng/mL, tem valor preditivo para o parto prematuro e pode ser utilizada para selecionar gestantes que necessitem de medidas terapêuticas. Por outro lado, quando ausente, evita o uso desnecessário de medicamentos, tranquilizando ambos, gestante e obste-

tra. Para Lockwood e Kuczynski[27], há valor preditivo para o TPP quando se detecta a fibronectina fetal na secreção vaginal durante o segundo e terceiro trimestres de gestação. Goepfert et al.[35] fizeram um estudo quantitativo e o risco de parto prematuro espontâneo com valores entre 20 e 300ng/mL de fibronectina. Usando a curva ROC, o ponto de corte para definir o risco de parto prematuro, entre 24 e 30 semanas de gestação situou-se entre 45 e 60ng/L.

Iams et al.[36] avaliaram o risco de TPP espontâneo em multíparas, por meio de anamnese, fFN e US para medir o colo uterino (entre 22 e 24 semanas) e concluíram que:

- a recorrência de TPP variou com a fFN e o comprimento do colo;
- o comprimento do colo e a fFN tiveram resultados distintos e significativos para predizer risco de TPP;
- o risco de recorrência aumenta de 2 a 4 vezes quando a fFN foi positiva;
- se fFN é positiva e há história de parto pré-termo anterior, a recorrência de TPP foi de 65% se o comprimento do colo medido na 24ª semana for menor que 25mm, 45% quando entre 26 e 35mm e 25% quando maior que 35mm;
- em gestantes com fFN negativa e com parto pré-termo anterior, o risco de recorrência foi 25% quando colo ≤ 25mm, 14% quando 26-35mm e 7% quando > 35mm.

DIAGNÓSTICO

É imperioso estabelecer com a maior precisão possível a IG. Trata-se de prematuridade se a gestação estiver entre 20 e 36 semanas completas. A idade gestacional pode ser avaliada a partir da data da última menstruação (ver Capítulo Propedêutica clínica) ou pela US. Melhor se essa US for feita mais de uma vez ou que, pelo menos, haja um exame no primeiro trimestre. Observar a presença de contrações uterinas regulares (4/20min ou 8/60min), membranas rotas ou intactas e dilatação progressiva do colo com ou sem esvaecimento.

CONDUTA

Durante o pré-natal

- Detalhar a história obstétrica anterior da gestante: partos prematuros e abortamentos anteriores colocam-na em grupo de alto risco para prematuridade.
- Diagnosticar possíveis fatores etiológicos e tratar qualquer tipo de infecção ou infestação vaginal.
- Pesquisar e tratar contaminação pelo estreptococo do grupo B.
- Pesquisar rotineiramente (e reiteradamente se a paciente for de alto risco para parto prematuro) a bacteriúria assintomática. Tratá-la se houver.

- Diagnosticar e tratar com o máximo rigor as infecções urinárias manifestas.
- Cuidar dos dentes. Rastrear e tratar doença periodontal.

No trabalho de parto incipiente (ameaça de parto prematuro)

São os casos em que há até duas contrações em 10 minutos e colo com pouco ou nenhum esvaecimento e dilatação menor que 3cm.

Fazer uma sedação leve da paciente, com diazepínico, e observar durante 1 hora. Se as contrações persistirem, fazer a intervenção farmacológica.

TRATAMENTO FARMACOLÓGICO

São candidatas à tocólise aquelas pacientes que preenchem os critérios diagnósticos: contrações uterinas regulares e frequentes que não cedem ao repouso, especialmente quando associadas a fatores de risco, com alguma ou mesmo sem apresentarem modificações cervicais evidentes. Não se deve protelar em demasia o início do tratamento, desde que presentes as condições descritas. Alguns autores têm utilizado o repouso no leito e a hidratação como teste para estabelecer o diagnóstico diferencial com falso trabalho de parto. Esse método não deve ser confundido com modalidade terapêutica, pois não ficou definido se as pacientes que responderam estavam realmente em trabalho de parto prematuro. Segundo a FEBRASGO[34], a hidratação não bloqueia o trabalho de parto prematuro. De qualquer modo, o fundamento da infusão de líquidos seria inibir a secreção de hormônio antidiurético, assim como a secreção de ocitocina.

O manejo inicial da paciente depende das condições da cérvix, da bolsa das águas e da dinâmica uterina. A conduta será internar para tocólise quando:

- a dilatação cervical for > 2cm e esvaecimento > 80%;
- a dilatação cervical for < 2cm e apagamento < 80% com progressão das modificações após período inicial de observação (30 a 60 minutos);
- sem alterações cervicais, mas com contrações persistentes.

Contraindicações para tocólise:

- doença hipertensiva grave da gestação;
- doença cardiovascular e pulmonar grave;
- doença renal grave;
- hemorragia materna;
- morte fetal;
- malformação fetal grave;
- corioamnionite;
- doença hemolítica perinatal grave;
- restrição do crescimento intrauterino;

- ruptura das membranas amnióticas (nesse caso, em particular, admite-se a instalação de tocólise apenas para um período suficiente para realizar um ciclo de corticoidoterapia e aguardar tempo necessário para o efeito).

Agonistas beta-adrenérgicos

Segundo Gaio e Rodrigues[37], as metanálises mostram que os agonistas beta-adrenérgicos (ou betamiméticos) reduzem os nascimentos nas primeiras 24-48 horas, mas têm um efeito limitado no prolongamento da gravidez acima desse período. Entretanto, o tempo ganho pode ser suficiente para o uso de corticosteroides que reduzem a síndrome do desconforto respiratório do RN, a enterocolite necrosante, a hemorragia ventricular e os dias de hospitalização neonatal.

O mecanismo de ação dessas drogas envolve a regulação da enzima miosina de cadeia leve através da concentração do AMP cíclico e do cálcio intracelular. O resultado dessas alterações celulares é a interrupção da interação actina-miosina, produzindo relaxamento da fibra miometrial. Esses fármacos atuam nos receptores beta 1 e beta 2, situados em diversos órgãos, o que costuma acarretar efeitos colaterais:

- **Atividade beta-1-adrenérgica** – cardíaca: taquicardia, aumento do volume sistólico, dilatação das artérias coronárias; intestinal: diminuição da motilidade; tecido adiposo: lipólise; metabólica: perda do potássio intracelular.
- **Atividade beta-2-adrenérgica** – músculo liso: diminuição do tônus vascular; relaxamento uterino; dilatação da árvore brônquica; rins: retenção de sódio e água; pâncreas: aumento do glucagon; aumento da insulina.

Atualmente são utilizados os chamados beta 2-seletivos com ação preferencial sobre esses receptores, atuando principalmente no útero, vasos, músculo liso e árvore brônquica; podem desencadear uma variedade de sintomas, tais como palpitações, tremores, náuseas, cefaleia e ansiedade, sendo o efeito mais temido o edema agudo pulmonar. Os fatores predisponentes que estão associados ao risco aumentado são: terapia prolongada, pulso acima de 120bpm, hipervolemia iatrogênica, uso de múltiplas drogas, gestação múltipla, redução da função renal, cardiopatia, anemia, corioamnionite ou sepse. São drogas que atravessam a barreira placentária e podem desencadear alterações cardiovasculares e matabólicas no feto e no RN, semelhantes às maternas.

As contraindicações para seu uso já foram delineadas acima. Pacientes com diabetes devem fazer controle da glicemia, podendo, em alguns casos, ser necessário iniciar o uso de insulina.

A seguir estão as drogas mais usadas:

Terbutalina – As apresentações existentes no mercado são os comprimidos de 2,5 e 5mg e as ampolas de 1mL com 0,5mg da substância ativa. A dose de ataque, diante do diagnóstico de TPP consiste na solução de 4 ampolas de terbutalina diluídas em 500mL de soro glicosado a 5%. Inicia-se o gotejamento com 10 gotas/minuto e aumenta-se 10 gotas/minuto a cada 30 minutos, até o máximo de 30 gotas, ou até cessarem as contrações ou ainda até que a frequência cardíaca materna esteja dentro de valores aceitáveis ou que a mulher se torne sintomática. Cessadas as contrações, manter o gotejamento por 4 a 6 horas. Iniciar então o esquema de manutenção com 2 comprimidos do produto a cada 8 horas, controlando as condições da paciente.

Salbutamol – Apresenta-se sob a forma de comprimidos de 2 e 4mg e ampolas de 1mL com 0,5mg do sal. Faz-se a intervenção de ataque com solução de 10 ampolas de salbutamol diluídas em 500mL de soro glicosado a 5%. Inicia-se o gotejamento com 10 gotas/minuto e aumenta-se 10 gotas/minuto a cada 30 minutos, controlando os efeitos maternos, principalmente a contagem dos batimentos cardíacos que nunca devem suplantar os 140/min. Cessadas as contrações, manter o gotejamento durante 4 a 6 horas. Iniciar então o esquema de manutenção com 4mg do produto a cada 6 horas, controlando as condições da paciente.

A ritodrina e o fenoterol são, em geral, menos utilizados em nosso meio.

Sulfato de magnésio

Aparentemente, é menos efetivo que os agentes beta-adrenérgicos. No entanto, é uma alternativa útil quando há intolerância aos betamiméticos ou contraindicação formal para seu uso. Seu mecanismo de ação é semelhante ao dos bloqueadores do canal de cálcio, reduzindo a concentração intracelular de cálcio por meio de mecanismos intra e extracelulares. A excreção é renal e ocorre por filtração glomerular. O magnésio atravessa a barreira placentária e os níveis séricos neonatais são 10% menores que os maternos. O RN o excreta mais lentamente e mantém os níveis elevados durante 2 a 3 dias. Os efeitos adversos mais graves são depressões respiratória e cardíaca maternas. Na cardiotocografia é possível observar diminuição da variabilidade da frequência cardíaca fetal na monitorização. Seu uso é contraindicado em insuficiência renal, miastenia grave, bloqueios cardíacos e em algumas cardiopatias. Pode haver potencialização com o uso de barbitúricos, narcóticos ou hipnóticos.

Apresentação: ampolas de 10mL de sulfato de magnésio a 50%.

Modo de usar: iniciar com infusão de 4g de sulfato de magnésio diluído em soro glicosado aplicado lentamente (20 minutos). Feita essa dose de ataque, continuar com infusão em bomba na dose de 2g-3g/h. Para a manutenção do sulfato de magnésio devem ser observados os parâmetros de diurese (100mL/4h), reflexos tendinosos, frequência respiratória (16mpm), bem como dosagens séricas do magnésio. Quando se optar por essa droga, deve-se ter à mão gluconato de cálcio (solução a 10% –10mL) para reverter um possível quadro de depressão respiratória.

Na atualidade, alguns autores recomendam o uso dessa droga como protetor do sistema nervoso central[38,39].

Bloqueadores dos canais de cálcio

Reduzem a contratilidade uterina por meio do bloqueio do canal de cálcio da membrana celular miometrial. São efetivos para inibir a contração uterina espontânea ou induzida por ocitocina. A nifedipina pode bloquear o trabalho de parto prematuro, algumas vezes de modo mais eficiente do que os agonistas beta-adrenérgicos. Os efeitos colaterais mais frequentes são cefaleia e rubor, podendo ocorrer hipotensão e taquicardia materna e fetal, menos pronunciadas do que as decorrentes do uso dos beta-adrenérgicos. Não estão associados a alterações hidroeletrolíticas ou metabólicas significativas.

Há no mercado cápsulas de 10mg. A dose inicial é de 10mg por via sublingual ou oral, seguida de 10mg por via oral a cada 20 minutos, até cessarem as contrações. A dose máxima é de 40mg. Após 6 horas, iniciar a manutenção com 10mg por via oral de 6/6 horas durante 48 horas.

Glicocorticoides

Por muitos anos o uso de glicocorticoides na gestação de pré-termo foi controverso, mas hoje já é demonstrado seu efeito na prevenção da doença pulmonar de membranas hialinas, da hemorragia intracraniana e da enterocolite necrosante. Recomenda-se seu uso nas gestações entre 26 e 34 semanas. Estão contraindicados nas infecções maternas e nas ovulares. Os mais utilizados são a betametasona e a dexametasona, dada sua capacidade de franquear a placenta e atuar adequadamente no feto. A dose de ataque, que deve ser simultânea ao início de droga tocolítica, é, para qualquer das duas, de 12mg/dia, por via intramuscular, durante 2 dias seguidos. Hoje em dia costuma-se fazer apenas um ciclo da substância. Discute-se se convém fazer sessões semanais sucessivas de aplicação da droga (50% da dose inicial) como era usado até recentemente. Mas acredita-se que basta uma dose para os efeitos desejáveis acima. Outros sugerem pelo menos mais um ciclo, uma semana após o primeiro, com metade da dose se o parto não houver ocorrido nesse período. Aconselha-se o uso de corticosteroides mesmo nos casos de amniorrexe prematura de pré-termo sem sinais de infecção intraovular.

Antagonista da ocitocina

Existe atualmente no mercado farmacêutico o sulfato de atosiban que compete com a ocitocina no receptor celular do miométrio. Tem efeito uterolítico semelhante aos betamiméticos, porém com efeitos colaterais menores, especialmente cardiovasculares[40].

ASSISTÊNCIA AO PARTO

Quando falha a prevenção primária e também a secundária, finalmente a paciente apresenta-se em trabalho de parto de pré-termo. Nessa circunstância, a assistência cuidadosa é da máxima importância. A prevenção da infecção neonatal pelo estreptococo do grupo B é obrigatória com penicilina ou ampicilina a cada 6 horas, enquanto durar o trabalho de parto. É mandatório que sejam tomadas as atitudes adequadas para que o recém-nascido não esteja anoxiado ao nascer. A monitorização eletrônica contínua é recomendável[20]. Nos casos de amniorrexe prematura, evitar a infecção melhora o prognóstico neonatal. Fazendo o acompanhamento com monitorização eletrônica contínua, a taquicardia fetal sugere sepse. A episiotomia é recomendável na expulsão fetal. A aplicação de fórcipe baixo ou de alívio pode ser feita, mas não se recomenda que seja uma rotina. No que se refere à prática de cesárea em partos de pré-termo em apresentação cefálica, não se justifica[41]. Nos pélvicos procede a sua prática. No entanto, nesses casos, a técnica cirúrgica, especialmente as incisões, devem ser feitas com extensão suficiente para que não se troque um parto vaginal potencialmente traumático por uma cesárea tão traumática quanto aquele. De modo geral, nos casos de pré-termo, Sangkomkamhang et al.[42] constataram, em um estudo sobre 735 partos de pré-termo entre 20 e 34 semanas, que não há vantagens na prática do parto por via abdominal. Já nas mães portadoras de gravidez de alto risco a sobrevivência da criança é significativamente mais alta na cesárea do que no parto vaginal[22].

REFERÊNCIAS

1. World Health Organization, Expert Committee on Maternal and Child Health. Public health aspects of low birth weight. Geneva: WHO Tech Rep Series. 217; 1961.
2. Berkowitz GS, Papiernik E. Epidemiology of preterm birth. Rev Epidemiol. 1993;15(2):414-43.
3. Beck S, Wojdyla D, Say L, Betran AP, Merialdi M, Requejo JH, et al. The worldwide incidence of preterm birth: a systematic review of maternal mortality and morbidity. Bull World Health Organ. 2010; 88(1):31-8.
4. Mamelle N, Segueilla M, Munoz F, Berland M. Prevention of preterm birth in patients with symptoms of preterm labor--the benefits of psychologic support. Am J Obstet Gynecol. 1997;177(4):947-52.
5. UNICEF Brasil. Prematuridade e suas possíveis causas. Disponível em: www.unicef.org/brazil/pt/media_25849.htm. Acessado 2015 jan 30.
6. Fundação SEADE. SP Demográfico. Resenha de Estatísticas Vitais do Estado de São Paulo; 2013.
7. Fonseca ESVB. Estudo da monitorização nas contrações uterinas em gestantes com risco para o parto prematuro espontâneo [tese]. Faculdade de Medicina da Universidade de São Paulo. São Paulo; 1998.
8. Instituto de Saúde. Secretaria de Estado da Saúde de São Paulo; 1978.
9. Rede Interagencial de Informação para a Saúde. Indicadores básicos para a Saúde no Brasil: conceitos e aplicações. 2ª ed. Brasília: OPAS; 2008.
10. Lippi UG, Shiguematsu K, Casanova LD, Garcia SAL, Grabert HH. Diagnóstico de situação perinatal no Hospital do Servidor Público Estadual Francisco Morato de Oliveira. Rev Med IAMSPE. 1990; 20(1):1-121.
11. Breuel P. Comunicação pessoal; 2015.
12. Segre CAM. Informações perinatais. Relatório de atividades. HIAE; 1999.
13. Creasy RK, Merkatz IR. Prevention of preterm birth: clinical opinion. Obstet Gynecol. 1990;76(1 Suppl):2S-4S.
14. Rubens CE, Sadovsky Y, Muglia L, Gravett MG, Lackritz E, Gravett C. Prevention of preterm birth: harnessing science to address the global epidemic. Sci Transl Med. 2014;6(262):262sr5.
15. Fernández R, D'Apremont I, Domínguez A, Tapia JL; Red Neonatal Neocosur. Survival and morbidity of very low birth weight infant in a South American neonatal network. Arch Argent Pediatr. 2014;112(5):405-12.
16. Fuchs AR, Fuchs F, Stubblefield PG. Preterm birth: causes, prevention and management. 2nd ed. New York: McGraw-Hill; 1993.
17. Morrison JJ, Rennie JM. Clinical, scientific and ethical aspects of fetal and neonatal care at extremely preterm periods of gestation. Br J Obstet Gynaecol. 1997;104(12):1341-50.
18. Matthews TJ, MacDorman MF. Infant mortality statistics from the 2010 period linked birth/infant death data set. Natl Vital Stat Rep. 2013;62(8):1-26.
19. Fonseca ES, Celik E, Parra M, Singh M, Nicolaiedes KH. Progesterone and the risk of preterm birth among women with a short cervix. N Engl J Med. 2007;357(5):462-9.
20. Cunningham FG, Leveno KJ, Bloom SL, Hauth JC, Gilstrap III L, Wenstrom KD. Williams Obstetrics. 22nd ed. New York: McGraw-Hill; 2005.
21. Lawn JE, Kinney MV, Belizan JM, Mason EM, McDougall L, Larson J, et al. Born too soon: accelerating actions for prevention and care of 15 million newborns born too soon. Reprod Health. 2013; 10 Suppl 1:S6.
22. Simhan HN, Iams JD, Romero R. Preterm birth. In: Gabbe SG, Niebyl JR, Simpson JL (eds.) Obstetrics. Normal and problem pregnancies. 6th ed. Philadelphia: Elsevier Saunders; 2012. p.627-58.
23. Soll RF, Edwards EM, Badger GJ, Kenny MJ, Morrow KA, Buzas JS, et al. Obstetric and neonatal care practices for infants 501 to 1500 g from 2000 to 2009. Pediatrics. 2013;132(2):222-8.
24. MacDorman MF, Matthews TJ, Mohangoo AD, Zeitlin J. International comparisons of infant mortality and related factors: United States and Europe, 2010. Natl Vital Stat Rep. 2014;63(5):1-6.
25. Ochiai M, Kinjo T, Takahata Y, Iwayama M, Abe T, Ihara K, et al. Survival and neurodevelopmental outcome of preterm infants born at 22-24 weeks of gestational age. Neonatology. 2014;105(2): 79-84.
26. Russell RB, Green NS, Steiner CA, Meikle S, Howse JL, Poschman K, et al. Cost of hospitalization for preterm and low birth weight infants in the United States. Pediatrics. 2007;120(1):e1-9.
27. Lockwood CJ, Kuczynski E. Markers of risk for preterm delivery. J Perinat Med. 1999;27(1):5-20.
28. McCollum K, Chung E, Culhane J. Maternal depressive sintomatology and preterm birth. Am J Obstet Gynecol. 2003;189(6 Suppl): S159.

29. Geary M, Lamont RF. Prediction of preterm birth. In: Elder MG, Lamont RF, Romero F (eds). Preterm labor. New York: Churchill Livingstone Inc.; 1997.p.51-63.

30. Bakketeig LS, Hoffman HJ. Epidemiology of preterm labor: results from a longitudinal study of births in Norway. In: Elder LS, Hendricks CH (eds). Obstetrics and gynecology 1: preterm labor. London: Butterworths; 1981.p.17-46.

31. Tarannum F, Prasad S, Muzammil S, Vivekananda L, Jayanthi D, Faizuddin M. Awareness of the association between periodontal disease and pre-term births among general dentists, general medical practitioners and gynecologists. Indian J Public Health. 2013; 57(2):92-5.

32. Offenbacher S, Boggess KA, Murtha AP, Jared HL, Lieff S, McKaig RG, et al. Progressive periodontal disease and risk of very preterm delivery. Obstet Gynecol. 2006;107(1):29-36.

33. Santos-Pereira SA, Giraldo PC, Saba-Chujfi E, Amaral RL, Morais SS, Fachini AM, et al. Chronic periodontitis and pré-term labour in Brazilian pregnant women: an association to be analysed. J Clin Periodontol. 2007;34(3):208-13.

34. Federação Brasileira das Associações de Ginecologia e Obstetrícia (FEBRASGO). Manual de Perinatologia. São Paulo: FEBRASGO; 2013.p.53-65.

35. Goepfert AR, Goldenberg RL, Mercer B, Iams J, Meis P, Moawad A, et al. The preterm prediction study: quantitative fibronectin values and the prediction of spontaneous preterm birth. Am J Obstet Gynecol. 2000;183(6):1480-3.

36. Iams JD, Goldenberg RL, Mercer BM, Moawad A, Thom E, Meis PJ, et al. The preterm prediction study: recurrence risk of spontaneous preterm birth. National Institute of Child Health and Human Development Maternal-Fetal Medicine Units Network. Am J Obstet Gynecol. 1998;178(5):1035-40.

37. Gaio DSM, Rodrigues LM. Trabalho de parto pré-termo. Tratamento farmacológico. Rev Médica Sta Casa (P. Alegre). 1996;7(14): 1400-5.

38. Gathwala G, Khera A, Singh J, Balhara B. Magnesium for neuroprotection in birth asphyxia. J Pediatr Neurosci. 2010;5(2):102-4.

39. Costantine MM, Drever N. Antenatal exposure to magnesium sulfate and neuroprotection in preterm infants. Obstet Gynecol Clin North Am. 2011;38(2):351-66, xi.

40. Almeida MVL. Prematuridade. In: Chaves Netto H, Sá RAM. Obstetrícia básica. 2ª ed. São Paulo: Atheneu; 2007.

41. Zugaib M. Obstetrícia. São Paulo: Manole; 2008.

42. Sangkomkamhang U, Pattanittum P, Laopaiboon M, Lumbiganon P. Mode of delivery and outcomes in preterm births. J Med Assoc Thai. 2011;94(4):415-20.

Recém-Nascido Pré-Termo de Muito Baixo Peso e de Extremo Baixo Peso

Conceição A. M. Segre

Crianças com peso de nascimento < 1.500g e com < 34 semanas de idade gestacional (IG) são denominados recém-nascidos (RN) pré-termo de muito baixo peso (RNPTMBP)[1]. A prevalência pode variar muito, em função de inúmeros fatores. Assim, no Hospital Israelita Albert Einstein, hospital que atende a uma população de alto nível socioeconômico, de fevereiro de 1995 a junho de 1998 sua frequência foi de 0,5% de todos os RN vi-

vos no período estudado[2]. Na Maternidade Escola e Vila Nova Cachoeirinha, que atende a população de baixo nível socioeconômico, de janeiro a dezembro de 2013 foi de 2% dos nascidos vivos[3]. Na Região Sudeste do Brasil, em 2010, foi assinalada frequência de MBP ao nascer de 1,4%[4] (Fig. 3.65). Na Finlândia, correspondem a 0,7%[5].

RN com peso de nascimento < 1.000g são denominados de extremo baixo peso (RNEBP)[1], ou ainda RN de muito muito baixo peso, RN de muitíssimo baixo peso, RN com extrema prematuridade, ou ainda, de RN "fetais". Na Maternidade Escola de Vila Nova Cachoeirinha, anteriormente referida, sua frequência de janeiro a dezembro de 2013 foi de 0,8% dos nascidos vivos[3]. Na Finlândia, foram 0,3%[5]. Há grande preocupação com os RNPT de peso 1.000g, pois, com o desenvolvimento de tecnologias sofisticadas de atendimento, cada vez mais sobrevivem crianças com pesos cada vez menores, com custos elevados para os sistemas de saúde (Fig. 3.66).

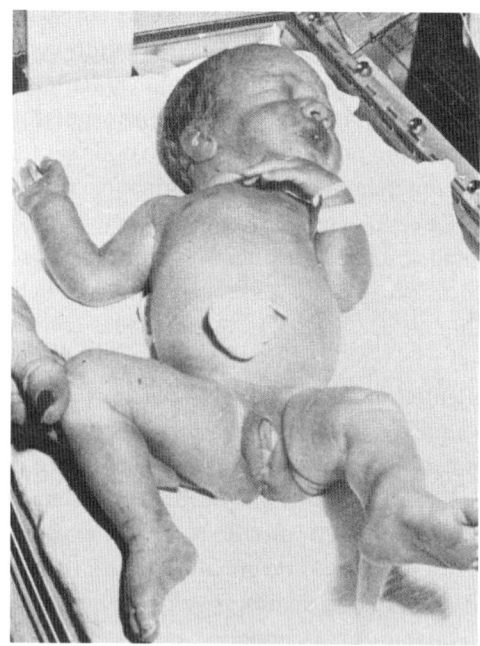

Figura 3.65 – RN moderadamente pré-termo

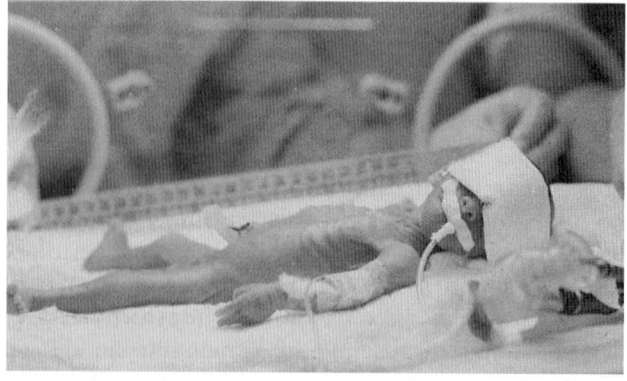

Figura 3.66 – RN com extrema prematuridade.

Praticamente, pode-se estimar que na 24ª semana de IG o peso corresponda a 600g; na 25ª semana, a 750g; na 26ª semana, a 850g; e na 27ª semana, a 1.000g[6].

Os RN com menos de 34 semanas ou com peso inferior a 1.500g devem ter seu nascimento em maternidades de nível terciário, evitando-se o transporte após o nascimento, por apresentarem uma gama de problemas muito variada, embora semelhantes àqueles dos pré-termo tardios, porém de muito maior gravidade, e tanto pior quanto menor for a IG do RN.

De modo geral, podem-se elencar:

Depressão/asfixia perinatal – RNMBP e EBP são sujeitos a depressão/asfixia perinatal por problemas maternos, placentários ou do próprio RN[7,8].

Problemas gastrintestinais – eles apresentam sucção e deglutição débeis e, abaixo da 34ª semana de IG, não há coordenação adequada entre sucção e deglutição; a motilidade intestinal acha-se diminuída, levando facilmente à distensão abdominal; o volume gástrico encontra-se diminuído e o tempo de esvaziamento aumentado; as funções digestivas são deficientes, não conseguindo absorver bem as gorduras por deficiência de lipase pancreática, diminuição da síntese de sais biliares e sua reabsorção pelo íleo distal, vindo a apresentar, portanto, deficiência de absorção de vitaminas lipossolúveis; a atividade da lactase intestinal encontra-se diminuída, mas é rapidamente induzida pela alimentação e essa indução acha-se relacionada ao aumento da tolerância alimentar. Como consequência, é comum o aparecimento de raquitismo flórido em RNPT que não recebe suplementos minerais e vitamínicos adequados. A deficiência de vitamina K contribui para o aparecimento de fenômenos hemorrágicos. A enterocolite necrosante é afecção comum no RNPTMBP, ocorrendo em 5% dos RNMBP e 10% dos RNEBP[9].

Problemas cardiovasculares – são sujeitos à hipotensão, que pode ocorrer por hipovolemia, disfunção cardíaca ou vasodilatação secundária à sepse[1]. Persistência do canal arterial sintomática é verificada em 55 e 70% dos RNEBP, podendo levar a insuficiência cardíaca congestiva, hemorragia intraventricular, displasia broncopulmonar, enterocolite necrosante e morte[10].

Problemas renais – os rins no RNEBP funcionam muito menos eficientemente que no RN a termo, mostrando baixa de filtração glomerular e redução dos mecanismos ativos de transporte tubular. Não são capazes de manipular adequadamente água, solutos e eventual sobrecarga de ácidos. A eliminação de drogas acha-se prejudicada e há também aumento da excreção urinária de nitrogênio[1]. Drogas e agentes tóxicos podem alterar a nefrogênese nesse período, levando a consequências de longo prazo na pressão arterial e função renal no adulto[11]. É possível que a destruição celular aumentada leve a excesso de liberação de água celular, cuja excreção é difícil para o rim e se expressa clinicamente pelo aparecimento de edemas (ver Capítulo Problemas renais).

Problemas respiratórios – a função respiratória está prejudicada pelo desenvolvimento incompleto dos alvéolos e capilares, além de apresentarem força limitada da musculatura respiratória. Há deficiência de produção de surfactante pelos pneumócitos tipo 2. São sujeitos à hemorragia pulmonar e à doença pulmonar crônica[1] (ver Capítulos Síndrome do desconforto respiratório, Hemorragia pulmonar e Displasia broncopulmonar).

Imaturidade neurológica – imaturidade dos mecanismos de controle da respiração, levando ao aparecimento de crises de apneia. Muitos pré-termo apresentam a chamada "respiração periódica" por hipoxemia do centro respiratório. Os reflexos de sucção e deglutição são imaturos, há aumento de suscetibilidade à hemorragia intraventricular e regulação inadequada do fluxo sanguíneo cerebral. São mais sensíveis a anestésicos e analgésicos. O exame neurológico do RNPT deve ser sempre analisado conforme sua IG[1,12,13] (ver Capítulo Exame neurológico do pré-termo).

Termorregulação – verifica-se incapacidade de manutenção da temperatura corporal pelo fato de esses RN terem grande superfície corporal, favorecendo a perda calórica; além disso, não possuem camada gordurosa de isolamento térmico (gordura marrom); as glândulas sudoríparas acham-se pouco desenvolvidas e eles não conseguem responder ao frio pelo mecanismo do arrepio. E, além disso, em alguns RNPT há limitação no consumo de oxigênio por problemas pulmonares[6,14] (ver Capítulo Termorregulação).

Problemas hematológicos – esses RN apresentam níveis baixos dos fatores de coagulação e maior fragilidade capilar. Há tendência a hemorragias, principalmente intracraniana e pulmonar. A anemia da prematuridade é uma acentuação da anemia fisiológica do RN a termo (ver Capítulo Anemia). A massa total de células vermelhas e os estoques de ferro acham-se reduzidos; há encurtamento da vida média das hemácias no pré-termo em relação ao RN a termo. À medida que a criança vai crescendo, a concentração de hemoglobina cai mais rapidamente em função do aumento do volume sanguíneo, levando à anemia por diluição. A espoliação de sangue colhido para exames também leva à depleção de glóbulos vermelhos. A eritropoietina no pré-termo começa a ser produzida quando os níveis de hemoglobina atingem 7 a 9g/dL. O ferro liberado pela destruição das hemácias nas primeiras semanas de vida é estocado no sistema reticuloendotelial para ser utilizado quando a reticulocitose se inicia, mas é rapidamente esgotado porque houve menos tempo para ser estocado. Há também deficiência de vitamina E[15].

Imaturidade hepática – as funções hepáticas acham-se deficientes, sendo comum a hipoproteinemia e a hipoprotrombinemia. O sistema de conjugação com ácido glicurônico é deficiente, contribuindo para a acentuação da icterícia fisiológica, que tem seu ápice mais tardiamente que no RN de termo, localizando-se por volta do sétimo dia de vida e estendendo-se por toda a segunda semana de vida. A capacidade de ligação da bilirrubina com a albumina apresenta-se diminuída, e a sensibilidade do sistema nervoso central (SNC) à bilirrubina livre, aumentada. Assim, conforme circunstâncias individuais, níveis relativamente baixos de hiperbilirrubinemia podem levar à encefalopatia bilirrubínica, principalmente em RN com menos de 1.000g. Para essas crianças, os níveis de bilirrubina sérica deveriam ser mantidos abaixo de 11,5mg/dL[16,18] (ver Capítulo Icterícia).

Poblemas imunológicos – a imunidade é deficiente de maneira geral, a começar pelas barreiras físicas, entre as quais estão a pele, que é extremamente frágil, e as mucosas, cujo componente principal, a imunoglobulina A, encontra-se reduzido; seguem-se deficiências da imunidade inata: baixos níveis do sistema complemento e atividade lítica, citocinas e elementos celulares, com aproximadamente 20% da massa de neutrófilos na medula em relação ao adulto, facilmente esgotáveis durante um processo séptico. A imunidade específica, mediada por linfócitos T, acha-se também diminuída, incluindo a citotoxicidade (mediada por células CD8+) e a produção de anticorpos (dependente de linfócitos CD4+); os linfócitos B são capazes de produzir anticorpos do tipo IgM, porém com capacidade reduzida, e a produção de IgA e IgG acha-se limitada. A imunidade passiva, ou seja, aquela que depende da passagem transplacentária de IgG maternas para o feto, embora se constituindo em importante proteção para o RN, vai depender da sua IG ao nascer, uma vez que essa passagem se verifica principalmente depois da 32ª semana de IG. Portanto, quanto menor for a IG, pior será a possibilidade de os RN se beneficiarem desse tipo de proteção[19-21] (ver Capítulo Imunidade no feto e no recém-nascido).

Problemas nutricionais – o estabelecimento de oferta nutricional adequada é um desafio. A nutrição nos RN de EBP representa uma verdadeira emergência nutricional. Pelo menos 2/3 deles apresentam episódios de intolerância alimentar que obrigam à suspensão da alimentação. O armazenamento de minerais e vitaminas, por se fazerem no último trimestre da gestação, é inadequado. É necessário estar atento não somente às quantidades e volumes, mas também à via de alimentação[6,22] (ver Capítulo Nutrição).

Problemas metabólicos, do equilíbrio acidobásico, fluidos e eletrólitos – os problemas metabólicos mais comuns acham-se relacionados à glicose e ao cálcio. A perda insensível de água acha-se aumentada, quer pela imaturidade renal e da pele, quer pelo aumento da relação superfície-peso corporal. Assim, a restrição hídrica pode levar a desidratação, hipernatremia ou ambas. Por outro lado, o excesso de oferta predispõe à abertura do canal arterial e à enterocolite necrosante. É comum um estado de acidose nos primeiros dias de vida, particularmente em RN com menos de 30 semanas de IG. A acidose tardia também pode ser encontrada. Muitos desses RN mostram aumento do catabolismo proteico nos primeiros dias de vida, com aumento de nitrogênio não proteico e potássio no sangue periférico[6,23] (ver Capítulos Distúrbios metabólicos e Fluidoterapia).

Problemas oftalmológicos – algum grau de retinopatia da prematuridade se desenvolve em 88% dos RN com menos de 25 semanas de IG e em 48% dos RN entre 26 e 27 semanas de IG[24]. Contudo, descreve-se que crianças maiores e mais maduras podem desenvolver retinopatia grave em países em desenvolvimento quando comparados a países desenvolvidos[25] (ver Capítulo Problemas oftalmológicos).

Problemas de pele – é extremamente frágil, suscetível a mínimos traumatismos, necessitando de cuidados com a finalidade de manter sua integridade, para evitar aumento de perdas insensíveis de água e infecções[6] (ver Capítulo Problemas dermatológicos).

No quadro 3.37 podem ser observadas, resumidamente, as complicações resultantes da imaturidade anatômica e/ou fisiológica do RNPT.

ATENDIMENTO NA SALA DE PARTO

A equipe de saúde encarregada dos cuidados imediatos ao RNPT na sala de parto deverá[6]:

- estar adequadamente treinada para os procedimentos de reanimação do RNMBP;
- proceder às manobras de reanimação adequadas de acordo com as normas da Academia Americana de Pediatria e da Sociedade Brasileira de Pediatria (ver Capítulo Reanimação);
- evitar as perdas calóricas por evaporação e convecção por meio do uso de um invólucro de plástico; a temperatura na sala de parto deve ser mantida em 26ºC;
- prover suporte respiratório adequado. A administração de oxigênio deve ser cuidadosamente controlada para evitar hiperoxia; a ventilação assistida é a regra para os RN com menos de 30 semanas de IG, o que deve ser realizado por pessoal treinado (ver Capítulos Reanimação do RN pré-termo);
- a administração de surfactante (se indicado) pode ser feita na sala de parto;
- administrar 0,5mg de vitamina K_1, por via intramuscular;

Quadro 3.37 – Complicações resultantes de imaturidade fisiológica ou anatômica.

Aparelho respiratório	
Desconforto respiratório	Incompleto desenvolvimento e vascularização dos espaços aéreos terminais
	Imaturidade estrutural da caixa torácica
	Imaturidade de centro respiratório
	Depressão por drogas
	Deficiência ou inativação do surfactante

Fígado	
Hiperbilirrubinemia	Atividade enzimática deficiente
Hipoglicemia	Conteúdo inadequado de glicogênio
Edema	Hipoproteinemia
Hemorragia	Hipoprotrombinemia

Rins	
Edema, desidratação, acidose, alcalose, incapacidade de lidar com situações de estresse	Capacidade diminuída em conservar água
	Regulação acidobásica ineficaz
Toxicidade a drogas	*Clearance* de minerais diminuído
	Capacidade de excreção de drogas diminuída

Regulação térmica	
Hipotermia	Grande superfície corporal, gordura marrom escassa, atividade muscular diminuída, consumo de O_2 reduzido, mecanismo de sudorese pouco desenvolvido, incapacidade de produzir calor por arrepio
Temperatura instável	

Alimentação e nutrição	
Dificuldades de administração do alimento	Reflexos de sucção e deglutição imaturos ou ausentes
Regurgitação	Calasia da cárdia
Aspiração	Reflexo da tosse imaturo ou ausente
Distensão abdominal	Musculatura da parede das alças pouco desenvolvida

Distúrbios hematológicos	
Hemorragias intracraniana, subaracnoide e intraventricular	Vasos intracranianos frágeis – deficiência de fatores de coagulação – maior risco de hipóxia

Anemia	
Precoce – normocrômica	Queda pós-natal exagerada da hemoglobina com resposta lenta da eritropoiese
Tardia – hipocrômica	Crescimento pós-natal rápido em relação às reservas
– hemolítica	Por deficiência de vitamina E

Infecção	
Maior tendência a processos infecciosos	IgM e IgA baixas – resposta imunitária deficiente – função granulocítica deficiente

Aparelho cardiovascular	
Persistência do canal arterial	Insuficiência cardíaca congestiva

Distúrbios metabólicos	
Hipoglicemia/hiperglicemia	Depósitos de glicogênio hepático ↓
Hipocalcemia	Baixa tolerância aos hidratos de carbono
Acidose metabólica tardia	Reservas inadequadas ou má absorção
Hipo ou hipernatremia	Dieta acidogênica, capacidade renal de excretar íons
	Hematócrito diminuído

Iatrogenia	
Uso não controlado de O_2	Fibroplasia retrolental
Excesso de líquido	Persistência do canal arterial
	Displasia broncopulmonar

– pesar, medir o comprimento, perímetro cefálico e perímetro torácico;
– se indicado, inserir um cateter umbilical arterial;
– aferir a pressão arterial;
– realizar o Credé;
– identificar o RN;
– informar os pais.

ATENDIMENTO NA UNIDADE NEONATAL

Uma vez que o RN estabilizou suas funções vitais na sala de parto, poderá ser mostrado aos pais e transportado para a unidade neonatal (UN) em uma incubadora de transporte previamente aquecida para evitar a perda de calor e, então, será localizado em um dos diferentes setores da UN, em função de peso, idade gestacional e presença ou não de afecções perinatais[6].

Alguns problemas merecem especial atenção.

Características físicas

O RN pré-termo, com IG menor de 34 semanas tem aspecto peculiar, tecido adiposo reduzido e musculatura muito pouco desenvolvida, pele recoberta por vérnix caseoso. Nas primeiras horas, apresenta-se edemaciado e, alguns dias após o nascimento, com a eliminação do excesso de água, a pele parece sobrar sobre o esqueleto. Nas plantas dos pés não há sulcos e o nódulo mamário é menor que 5mm.

A cabeça é relativamente grande em relação ao tórax. As fontanelas são amplas. A caixa torácica é facilmente deprimível; o abdome é distendido; a genitália é pouco desenvolvida (os testículos não se acham no escroto que se apresenta pequeno; na menina os grandes lábios são pouco evidentes). A criança tem tônus muscular diminuído, tomando posição indiferente no berço. Essas características básicas se acentuam à medida que a IG decresce. As características físicas são úteis na avaliação da IG[26] (Fig. 3.67).

MATURIDADE NEUROMUSCULAR

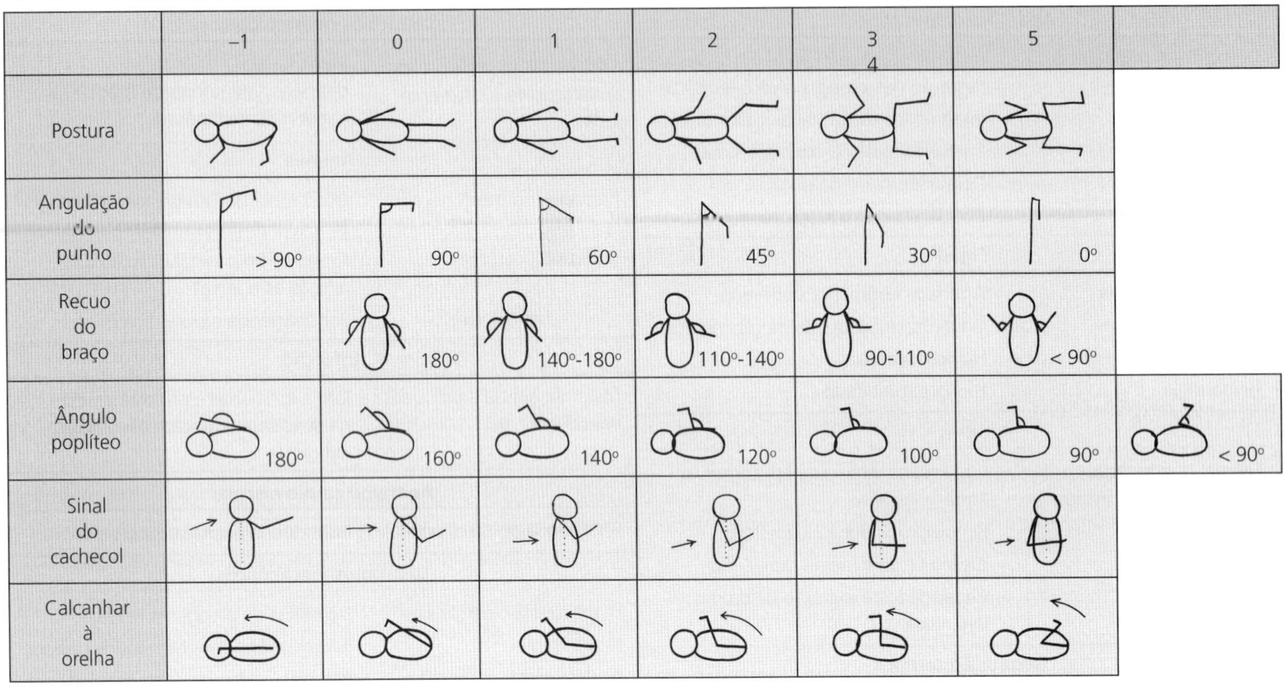

	−1	0	1	2	3 4	5	
Postura							
Angulação do punho	> 90°	90°	60°	45°	30°	0°	
Recuo do braço		180°	140°-180°	110°-140°	90-110°	< 90°	
Ângulo poplíteo	180°	160°	140°	120°	100°	90°	< 90°
Sinal do cachecol							
Calcanhar à orelha							

MATURIDADE FÍSICA

Pele	Úmida, friável, transparente	Gelatinosa, vermelha, translúcida	Rósea, suave, veias visíveis	Descamação superficial e/ou erupções, poucas veias	Áreas pálidas, rachaduras, raras veias	Apergaminhada com sulcos	Tipo "couro", enrugada
Lanugem	Nenhuma	Esparsa	Abundante	Diminuída	Áreas desprovidas de pelos	Quase totalmente sem pelos	
Superfície plantar	Calcanhar/ hálux 40-50mm: −1 < 40mm: −2	> 50mm Sem sulcos	Discretas marcas vermelhas	Somente sulcos transversais anteriores	Sulcos nos 2/3 anteriores	Sulcos cobrem toda a planta do pé	
Tecido mamário	Imperceptível	Pouco perceptível	Aréola achatada, sem nódulo	Aréola pontilhada, nódulo 1-2mm	Aréola saliente, nódulo 3-4mm	Aréola completa, nódulo 5-10mm	
Olho e orelha	Fenda palpebral fechada frouxamente: −1 firmemente: −2	Pálpebras abertas Borda achatada permanece dobrada	Borda levemente curta, macia, recuo lento	Borda bem recurvada, macia, com recuo rápido	Formada e firme, com recuo instantâneo	Cartilagem espessa, orelha rígida	
Genitais masculino	Escroto plano e liso	Escroto vazio sem rugas	Testículos no canal alto, raras rugas	Testículos descendo, poucas rugas	Testículos na bolsa, mais rugas	Testículos pendentes, rugas completas	
Genitais feminino	Clitóris proeminente e lábios planos	Clitóris proeminente, pequenos lábios reduzidos	Clitóris proeminente, pequenos lábios aumentando	Grandes e pequenos lábios igualmente proeminentes	Grandes lábios proeminentes, pequenos lábios mais reduzidos	Grandes lábios recobrem clitóris e lábios menores	

AVALIAÇÃO DA MATURIDADE

Pontuação	−10	−5	0	5	10	15	20	25	30	35	40	45	50
Semanas	20	22	24	26	28	30	32	34	36	38	40	42	44

Figura 3.67 – Nova pontuação de Ballard ampliada para incluir os RN de extremo baixo peso e aperfeiçoado para melhorar a precisão nos RN mais maduros.

206

Manutenção da temperatura

A manutenção da temperatura é de fundamental importância. A temperatura do ambiente deve ser suficiente para manter a temperatura corporal do RN, com o mínimo de consumo de oxigênio (entre 36ºC e 36,5ºC), por meio de um berço de calor radiante (facilita o acesso ao RN) ou de uma incubadora (diminui a perda insensível de água)[6]. Atualmente, já existe no mercado unidade híbrida que pode operar tanto como incubadora neonatal como na unidade de cuidado intensivo aberta de calor radiante.

Suporte respiratório

O suporte respiratório iniciado na sala de parto deve ser mantido e sempre sob a vigilância de pessoal habilitado. De modo geral, recomenda-se ventilação com baixo volume corrente, tempo inspiratório curto, evitando-se a hiperoxia (manter saturação do O_2 entre 90 e 92%) e a hipocapnia. A hipercapnia permissiva ainda é objeto de controvérsias[27]. Quanto ao uso de ventilação de alta frequência, em recente revisão Cochrane, os autores concluíram ser tão efetiva quanto a ventilação convencional em RNPT[28] e principalmente indicada nos casos de enfisema intersticial e na presença de ar extrapulmonar (ver Capítulo Suporte ventilatório).

No RNEBP é recomendável, além da inserção de um cateter umbilical arterial, a inserção de um cateter venoso de duplo lúmen. O cateter umbilical será utilizado para a coleta de sangue para exames e pode ser mantido durante 7 a 10 dias, e o venoso, para a administração de fluidos e pode ser mantido durante 7 a 14 dias[6]. A administração de surfactante deve ser providenciada na primeira hora de vida[6] (ver Capítulo Doença de membrana hialina).

Administração de fluidos e eletrólitos

As necessidades hídricas aumentam muito à medida que a IG diminui e podem ser minimizadas mantendo a umidade da incubadora em 90% nos primeiros dias de vida. Podem ser agravadas pela imaturidade renal e devem satisfazer a perda insensível de água, manter a hidratação adequada e as concentrações normais de glicose e eletrólitos plasmáticos. Sódio e potássio devem ser ministrados de acordo com a monitorização rigorosa dos níveis sanguíneos[29] (ver Capítulos Fluidoterapia e Distúrbios eletrolíticos).

É necessário monitorizar a administração de líquidos, o que deve ser feito por meio do exame físico, ao menos duas vezes ao dia, da pesagem do RN (esses RNMBP devem ser pesados pelo menos uma vez ao dia), pelo controle da diurese, da densidade urinária, pela aferição da pressão arterial, da dosagem do Na^+ sérico e do hematócrito[29].

Apneia

Definida como parada do fluxo de ar igual ou maior que 20 segundos. A ocorrência de apneia constitui-se em um grave problema para o RNMBP por implicar eventual comprometimento do desenvolvimento neuropsicomotor, em função da dessaturação e da bradicardia que ocorrem (ver Capítulo Apneia).

Todos os RN com menos de 28 semanas de IG apresentam crises de apneia, e todos os de menos de 34 semanas de IG, ao menos um episódio de apneia[6].

Assim, RN com menos de 35 semanas de IG devem ser monitorizados na primeira semana de vida quanto a crises de apneia, incluindo também frequências cardíaca (FC) e respiratória (FR). Se tiver ocorrido algum episódio de apneia, a monitorização deve continuar durante 5 dias, até que nenhum novo episódio seja detectado (ver Capítulo Apneia).

Relação entre apneia e síndrome da morte súbita (SMS)

Embora a SMS seja mais frequente entre crianças que nasceram prematuramente, a ocorrência de apneia da prematuridade parece não aumentar sua frequência. Contudo, algumas estratégias são recomendadas para sua prevenção[30]:

- evitar o uso de álcool e drogas ilícitas durante a gestação;
- colocar sempre o RN para dormir em posição supina; a posição prona aumenta o risco de SMS;
- usar uma superfície firme para colocar a cabeça do RN;
- não compartilhar a cama com o RN;
- manter objetos macios fora do berço;
- evitar a exposição ao fumo;
- evitar o superaquecimento;
- estimular o aleitamento materno. Crianças que nunca receberam aleitamento materno têm risco aumentado de SMS;
- considerar o uso de chupeta na hora de dormir;
- não utilizar monitores cardiorrespiratórios como estratégia para evitar a SMS.

Persistência do canal arterial

Comum em RN com menos de 30 semanas de idade gestacional, podendo chegar a 70% entre RN com peso inferior a 1.000g, vindo a se constituir em sério problema, de controle às vezes difícil. A persistência do canal arterial (PCA) em RNMBP é considerada fator de risco independente para o desenvolvimento de displasia broncopulmonar, enterocolite necrosante, disfunção miocárdica, hipotensão inotropicodependente, hemorragia intraventricular, leucomalacia periventricular, e de 4 a 8 vezes acha-se associada com mortalidade de RN pré-termo[31-33] (ver Capítulo Persistência do canal arterial).

As manifestações clínicas incluem sinais evidentes de piora do quadro respiratório e podem aparecer com uma a duas semanas de vida ou, em crianças que receberam surfactante exógeno, entre um e dois dias de vida. Essas crianças devem ser monitorizadas quanto a FC, FR, pressão arterial (PA) e ecocardiograma. O tratamento é feito com indometacina e ibuprofeno, contudo não é recomendado o tratamento profilático, quer com indometacina, quer com ibuprofeno.

Recentemente, o paracetamol tem-se mostrado um tratamento alternativo à indometacina e ao ibuprofeno na tentativa de promover o fechamento do canal arterial, por apresentar um perfil mais seguro e de baixo custo, sem os efeitos colaterais dessas drogas. Seu efeito se dá por meio da inibição da prostaglandina sintetase[34,35].

Contudo, ainda não se dispõe de estudos randomizados e controlados em número suficiente para garantir a utilização segura do paracetamol no RNPT, de modo que seu uso deve ser cauteloso em crianças em que a terapêutica clássica não funcionou[36].

A ligação cirúrgica está indicada se, depois de um segundo curso de tratamento com indometacina, ocorrer recorrência com grande *shunt* E – D. Sempre considerar as morbidades anestésica e cirúrgica.

Hipoproteinemia

A hipoproteinemia é comum. Proteinemia inferior a 4g/100mL, medida nas primeiras 12 horas de vida, pode representar um estado fisiológico anormal e ter valor prognóstico de má evolução no RNPT, comparável aos índices de risco CRIB e SNAP-PEII. Os níveis baixos de proteína plasmática podem influenciar na adaptação cardiovascular e na perfusão a diferentes órgãos no período pós-natal imediato[37].

Balanço de nitrogênio

Os RNEBP apresentam balanço negativo de nitrogênio imediatamente após o nascimento provocado por perda de proteína, o que pode ser evitado com o início precoce de alimentação parenteral, contudo não foram demonstrados benefícios sobre mortalidade, crescimento ou neurodesenvolvimento nos RN que receberam aminoácidos precocemente[38] (ver Capítulo Nutrição no extremo baixo peso).

Retenção anormal de líquidos

Verifica-se no final do primeiro mês. Clinicamente, aparece edema, de início em membros inferiores que depois pode generalizar-se, vindo a ser causa de desconforto respiratório, por presença de líquido pulmonar. A terapêutica faz-se com restrição de líquidos (diminuir o volume de ingestão total a 130-140mL/kg/dia) e com o uso de diuréticos (furosemida, na dose de 1mg/kg/dia). Fazer controle de proteínas, Na$^+$ e K$^+$ séricos[29].

Anemia

Anemia é um problema frequente entre os RNPTMBP, principalmente para os que nascem antes da 28ª semana de IG, uma vez que a maior quantidade de ferro a ser transportada pela placenta ainda não se verificou e não se desencadeou a atividade intensa da eritropoiese da medula óssea fetal que ocorre no terceiro trimestre da gestação. Os resultados se traduzem por baixas reservas de ferro, pequena massa circulante de glóbulos vermelhos e início precoce e intenso da anemia da prematuridade[39,40].

O tratamento de eleição para essa anemia é a transfusão de glóbulos vermelhos (TGV). Esse grupo de RN pode ser considerado o mais transfundido em uma população. Aproximadamente 85% dos RNEBP terão recebido, ao menos, uma transfusão até a alta hospitalar. A TGV, corrigindo a anemia, melhora a oxigenação, aumenta o pH, diminui o CO_2 e o Ca^{++} e aumenta o K$^+$. Pode ainda colocar o paciente em risco de doenças virais (hepatite, citomegalovirose, HIV) e outras afecções como doença enxerto *versus* hospedeiro em RNMBP já imunologicamente comprometidos[39,41]. Em face desses possíveis riscos, têm-se desenvolvido esforços para diminuir o número de transfusões nesses RN.

Entre as causas da anemia neonatal do RNMBP, a principal delas é a retirada de sangue para exames laboratoriais. A perda sanguínea pode variar de 20 a 40% do volume sanguíneo de um RNMBP, de modo que todo volume de sangue retirado deve ser anotado e reposto[40,41]. Assim reduzir o volume de sangue retirado para os exames pode representar boa estratégia para diminuir a necessidade de transfusões, por meio da utilização de micrométodos para as dosagens laboratoriais e da redução da coleta de amostras a serem utilizadas em exames absolutamente imprescindíveis. Embora os riscos das transfusões de sangue tenham diminuído consideravelmente nos últimos anos, eles podem ser ainda minimizados com a restrição de coleta de sangue desses RN. Outra medida nesse sentido diz respeito ao momento do clampeamento do funículo umbilical, que pode oferecer ao RN sangue placentário adicional. Segundo revisão Cochrane[42], o clampeamento do funículo umbilical, se retardado de 30 a 120 segundos (conforme a situação o permita), associa-se a estabilidade circulatória, menor frequência de hemorragia intraventricular de todos ou graus e diminui o risco de enterocolite necrosante.

Estudo randomizado de Bell et al.[43], comparando a utilização liberal de transfusões *versus* a restritiva, demonstrou que esse último grupo mostrou maior frequência de hemorragia intracerebral ou leucomalacia periventricular e teve mais episódios de apneia em relação ao grupo liberal de transfusões. No grupo liberal, o hematócrito era mantido em níveis > 45% no grupo restritivo e > 34% em crianças entubadas em ventilação mecânica; no caso de estarem em CPCP nasal ou recebendo O_2 suplementar, > 38% no grupo liberal e > 28% no grupo restritivo; no grupo que não utilizava respiração assistida ou O_2, > 30% no grupo liberal e > 22% no grupo restritivo.

Estudo de Kirpalani et al.[44], embora não tenha evidenciado diferenças de resultados entre os dois grupos de RNMBP que receberam TGV restrita ou liberal, a longo prazo evidenciou melhor desempenho cognitivo entre as crianças que receberam TGV no grupo liberal.

Contudo, estudo retrospectivo de Valieva et al.[45] ressalta o encontro do aumento de displasia broncopulmonar entre RNEBP que receberam TGV. Outros problemas também foram identificados em RNMBP que receberam TGV, como aumento de sepse, retinopatia e enterocolite necrosante[39,46].

Embora não haja uma norma universalmente aceita para a indicação de TGV em RNMBP, Strauss[47] propõe algumas recomendações, seguidas em numerosas UTI neonatais (Quadro 3.38).

Os termos "grave" e "moderado" deverão ser definidos localmente.

Volume a ser utilizado: 15 ± 5mL/kg, a serem infundidos em 2-4h. O sangue pode ser fresco ou estocado (em até 42 dias) com hematócrito ~ 60%[40].

Um dos cuidados a serem tomados junto ao banco de sangue, quando se antevê o uso de várias transfusões para um prematuro extremo, é separar uma unidade de sangue específica para ser utilizada individualmente[47,48]. É recomendável usar sangue irradiado, pois o RN pode não ser capaz de rejeitar linfócitos estranhos do sangue transfundido[15,49].

O ferro elementar, na dose de 2 a 4mg/kg/dia, deve ser iniciado assim que o RN estiver em alimentação enteral total[15].

Eritropoietina – duas recentes revisões Cochrane[50,51] colocam importantes restrições ao uso de eritropoietina, quer seja ele precoce ou tardio. Em relação ao uso precoce, definitivamente não o recomendam, tanto pelos seus benefícios limitados, como principalmente pelo risco aumentado de retinopatia da prematuridade. Quanto à administração tardia, assinalam que os resultados referentes à diminuição do número de transfusões foram marginais e não houve nenhum aumento ou redução da mortalidade ou da retinopatia da prematuridade.

Infecção

Ao menor sinal clínico (letargia, hipotermia, crises de apneia, distensão abdominal, "RN que não vai bem"), investigar com exames subsidiários e iniciar antibioticoterapia precocemente. Admite-se que 1,5 a 2,3% dos RN < 1.500g sejam sujeitos a quadros de sepse precoce (nas primeiras 48 horas de vida) e, no caso de sepse tardia, a frequência pode variar de 18 a 51%, dependendo do centro. Metade dessas infecções é causada por estafilococos coagulase-negativa, 18% por cocos gram-negativos e 12% por fungos. A mortalidade ainda é muito elevada, 40% quando causada por germes gram-negativos e 50% se por fungos[6] (ver Capítulo Sepse e meningite).

Constituem cuidados específicos aos RNMBP:

– manter técnica de isolamento reverso para proteção do RN;
– manipulação com luvas, ou usar gel alcoólico antes e depois de manipular cada RN;
– relação pessoal de enfermagem/paciente de 1:1;
– rastreamento de infecção com hemogramas seriados, hemocultura, líquido cefalorraquidiano, pesquisa de leveduras em urina;
– antibioticoterapia precoce;
– imunoterapia: transfusão de granulócitos, imunoglobulina por via intravenosa. O uso de transfusão de granulócitos até o momento não apresentou evidências nem favoráveis e nem que contraindiquem seu uso em RN com sepse para diminuir sua morbimortalidade[52].

O uso de imunoglobulina G humana, por via intravenosa, como profilaxia de infecções, foi atualizado em recente revisão Cochrane[53], que concluiu haver diminuição de 3% na ocorrência de sepse e de 4% em qualquer infecção, mas não houve associação com mortalidade, enterocolite necrosante, hemorragia intraventricular ou tempo de internação. Em relação ao tratamento de casos suspeitos ou comprovados de infecções, que foi estudado em outra recente revisão Cochrane[54], os resultados mostraram que não houve efeito significativo na mortalidade, no tempo de permanência hospitalar, ou em deficiências maiores aos 2 anos de idade, não sendo, portanto, recomendada a administração de rotina de imunoglobulinas nesses casos.

PROFILAXIA DAS INFECÇÕES NO RNPT

Merece atenção especial, uma vez que a prevenção de infecções no RNPTMBP é de capital importância para sua sobrevivência (ver Capítulo Prevenção e controle de infecções)[55,56].

Quadro 3.38 – TGV para anemia da prematuridade[47].

Manter o hematócrito em:
- > 40-45% em crianças com doença cardiopulmonar grave (hemoglobina = 13-14g/dL)
- > 30-35% em crianças com doença cardiopulmonar moderada
- > 30% em casos cirúrgicos
- > 20-25% em crianças estáveis, especialmente se houver:
  – distúrbios respiratórios sem explicação
  – taquicardia não explicada
  – ganho de peso insuficiente

As infecções podem ser provenientes de:
- pessoal da equipe de saúde;
- pessoal que entra no berçário sem pertencer necessariamente à equipe de saúde;
- outros RN infectados ou potencialmente infectados;
- meio ambiente;
- material contaminado;
- alimentação contaminada.

É recomendável:
- controle bacteriológico dos ambientes uma vez por mês ou mais frequentemente se houver suspeita de contaminação.
- controle bacteriológico do pessoal do lactário uma vez por mês.

Reciclagem periódica do pessoal da equipe de saúde:
- Promoção periódica de cursos destinados à equipe de saúde encarregada do RNPT, enfatizando os aspectos referentes à prevenção de infecções.

Quadros infecciosos mais comuns a serem investigados:
- pneumonia intrauterina;
- meningite;
- sepse;
- infecção urinária;
- enterocolite necrosante.

Displasia broncopulmonar (DBP)/doença pulmonar crônica

Segundo a definição do *National Institute of Child Health and Human Development* (NICHD)[57] como sendo a necessidade de oxigenoterapia com 36 semanas de IG pósmenstrual, a frequência de DBP entre RN com 501 a 750g é de 52%; entre 751g e 1.000g, de 34%; entre 1.001g e 1.250g, de 15%; e entre 1.251 e 1.500g, de 7%, mas essa frequência pode variar conforme a definição adotada. RN com peso de nascimento < 1.250g são responsáveis por 95% dos casos de DBP[58]. Aproximadamente 1/3 recebe alta para casa, necessitando de oxigênio suplementar[59,60] (ver Capítulo Displasia broncopulmonar).

Os principais objetivos do tratamento são: minimizar a lesão pulmonar por baro ou volutrauma, pela toxicidade do O_2 e pela inflamação, que podem ser atingidos por meio da utilização do CPAP na transição da sala de parto para a UTI, com programa de extubação precoce, minimizando a exposição ao O_2 e aos cateteres vasculares; por outro lado, maximizando a oferta nutritiva e controlando a infecção.

Alguns pontos a considerar: o uso precoce de surfactante pode ser benéfico para diminuir a mortalidade aos 28 dias de vida, mas não diminui a frequência da doença[58]. O emprego do óxido nítrico nesses prematuros extremos para a prevenção da DBP ainda permanece con-

troverso[60]. O uso de vitamina A tem sido recomendado na dose de 5.000UI por via intramuscular, três vezes por semana durante as 4 primeiras semanas, pois poderia reduzir a frequência de doença pulmonar crônica[5]. Contudo, o risco de infecção é considerável nesses RN recebendo repetidas injeções por via intramuscular de vitamina A e os resultados modestos não justificariam seu uso[62].

Em relação ao prognóstico, pode-se afirmar que a DBP se acha associada ao risco de comprometimento no desenvolvimento neuropsicomotor, com atrasos psicomotor, de linguagem e mental na infância. Na idade escolar, ocorrem riscos de atraso de crescimento e dificuldades escolares[63]. A função pulmonar foi avaliada aos 11 anos de idade e verificou-se que essas crianças apresentavam mais deformidades torácicas, asma e sintomas respiratórios do que seus controles nascidos de termo[64].

Osteopenia/raquitismo neonatal

A osteopenia da prematuridade é definida como sendo doença do RNPTMBP na qual o conteúdo mineral ósseo se acha diminuído, principalmente como resultado da ingestão inadequada de cálcio e fósforo na vida extrauterina. Ocorre aproximadamente em 30% dos RN com menos de 1.500g e em 50% daqueles com peso de nascimento inferior a 1.000g. A maximização do cálcio e do fósforo na nutrição parenteral e enteral e o início precoce da alimentação provavelmente terão diminuído essa frequência[65] (ver Capítulo Osteopenia).

Visão

Retinopatia da prematuridade (fibroplasia retrolental) – é uma afecção multifatorial que deriva da vasoproliferação dos vasos da retina, podendo levar ao descolamento de retina e cegueira. Sua frequência aumenta inversamente com a IG e com o peso de nascimento. Ainda é problema dos mais graves para o RNMBP. Aproximadamente 65% dos RN com peso de nascimento < 1.250g e 80% dos RNEBP desenvolvem algum grau de retinopatia da prematuridade[66] (ver Capítulo Retinopatia da prematuridade).

Vários fatores, além da exposição ao oxigênio, identificada desde as primeiras descrições da doença, são implicados na sua fisiopatologia: sepse, ventilação mecânica, hemorragia intraventricular, transfusões de glóbulos vermelhos e ganho pós-natal de peso deficiente[66]. Recente revisão Cochrane verificou que a luminosidade, até então suspeita de ser um dos fatores de risco da afecção, não é causa de retinopatia e que a redução da exposição à luz não altera sua frequência[67]. Esses RN devem ser monitorizados quanto à possibilidade da ocorrência da retinopatia. No quadro 3.39 encontram-se as recomendações da Academia Americana de Pediatria quanto ao momento da realização do primeiro exame oftalmológico[68].

Quadro 3.39 – Momento do primeiro exame ocular de acordo com a idade gestacional ao nascer.

Idade gestacional ao nascimento (em semanas)	Idade gestacional ao 1º exame oftalmológico em semanas	
	Idade pós-menstrual*	Idade cronológica
22	31	9
23	31	8
24	31	7
25	31	6
26	31	5
27	31	4
28	32	4
29	33	4
30	34	4
Idades gestacionais maiores + fatores de risco		4

*Idade pós-menstrual = idade gestacional + idade cronológica em semanas.

Os exames de seguimento deverão seguir as orientações do oftalmologista e dependerão da classificação internacional da retinopatia.

Além da retinopatia, outras alterações oculares também podem ser encontradas, como estrabismo, ambliopia, erros de refração (principalmente miopia), catarata, entre outras[65], demandando controle oftalmológico desses RNMBP, mesmo que não tenham apresentado retinopatia.

Audição

A perda auditiva pode ocorrer em 2 a 11% dos RNMBP e ser tanto sensitiva como condutiva. Também está aumentado o risco de neuropatia auditiva e surdez central, embora sendo menos frequentes. A monitorização auditiva antes da alta faz parte do cuidado ao RNMBP. Pode ser realizada por meio do potencial evocado do tronco cerebral na sua forma simplificada, tendo como estímulo sonoro o clique de intensidade única de 35dB[69] (ver Capítulo Detecção e diagnóstico precoce da deficiência auditiva).

Nutrição

Não é fácil nutrir adequadamente o RNMBP. A nutrição parenteral constitui-se, sem dúvida, em instrumento importante na manutenção das necessidades desses RN, mas ainda não é a resposta ideal para os problemas que se apresentam (ver Capítulos Nutrição no prematuro extremo e Avaliação nutricional do recém-nascido). Aceita-se o ganho de peso de 15-20g/dia como sendo satisfatório[65]. As curvas de crescimento intrauterino são muito utilizadas nas UTI para avaliação nutricional desses RN, mas é sempre útil lembrar que apresentam alguns problemas, como sofrer influência das características maternas e do próprio ambiente intrauterino; a distribuição de peso entre os fetos que nascem prematuramente pode ser menor do que daqueles que permanecem no útero e vão até o termo. Além disso, essas curvas não refletem efetivamente o crescimento "normal", pois são feitas a partir de um nascimento prematuro que não é "normal".

Pele

É importante cuidado meticuloso com a pele desse RNMBP, pois ela representa sua defesa de barreira contra a perda insensível de água, contra infecções e propicia mecanismo de manutenção da temperatura[70]. Recomenda-se o emprego mínimo de adesivos cutâneos. O uso de Aquaphor® tem-se mostrado útil nos cuidados com a pele frágil do RNMBP. O uso de qualquer substância que possa ressecar a pele do RN deve ser evitado (ver Capítulo Problemas dermatológicos).

Icterícia

RNMBP e especialmente EBP apresentam grave risco de que a hiperbilirrubinemia "fisiológica" leve à encefalopatia bilirrubínica (kernicterus). Sua própria imaturidade, doenças que os acometem, uso de nutrição parenteral ou de drogas que alterem a ligação bilirrubina-albumina aumentam as possibilidades de neurotoxicidade da bilirrubina.

A prevenção da doença hemolítica (pelo fator Rh ou ABO), o tratamento precoce das sepses, o uso adequado de medicamentos e antibióticos em geral e a diminuição dos traumatismos de parto contribuem para diminuir o risco de kernicterus.

A fototerapia profilática deve ser usada nesses RN, pois ajuda a manter baixa a hiperbilirrubinemia sérica, diminui o risco de exsanguineotransfusão e ulterior comprometimento do neurodesenvolvimento[71] (ver Capítulo Icterícia).

PROGRAMAS DE INTERVENÇÃO

Nas últimas décadas, tem sido desenvolvida uma grande variedade de programas de intervenção para melhorar o desenvolvimento neuropsicomotor do RNPT e a implementação dos diferentes métodos tem revelado algum impacto positivo. Até o momento, contudo, não há consenso a respeito dos mecanismos específicos responsáveis pela melhora observada, ou qual o regime de intervenção específico mais adequado para cada situação (gravidade da doença, idade gestacional ou peso de nascimento), verificando-se alguns extremos como programas de intervenção diametralmente opostos em sua concepção chegando aos mesmos resultados e, portanto, ainda há muitos problemas metodológicos a serem resolvidos[71]. Inúmeros estudos demonstram que crianças nascidas com muito baixo peso, sem agravos maiores (como, por exemplo, paralisia cerebral) são de risco para apresentarem pequenas deficiências cognitiva, de linguagem, na escola e comportamentais quando comparadas aos seus pares normais[72-75]. Por outro lado, pais desses RN sentem-se muito inseguros e ansiosos ao receber seus filhos após a alta hospitalar. Assim, foram identificadas necessidades de programas de intervenção para pais, bem como para RN. Entre os programas para pais, cita-se o de intervenções breves designado como programa de "pistas" ou "sinais" (*Cues Program*, em inglês) que se baseia em treinar as mães ao relaxamento e a aumentar sua sensibilidade para entender os "sinais" emitidos pelos seus RN[75]. Outro programa de intervenção destinado aos pais, que pode ser aplicado visando à preparação da mãe para a alta de seu filho pré-termo, é o chamado programa mãe-participante ou de alojamento conjunto tardio. Essa técnica consiste em, alguns dias antes da alta hospitalar, alojar mãe e RN em um mesmo ambiente, ou propiciar condições para que a mãe possa executar as atividades de rotina com seu filho, sob supervisão da equipe de saúde. Promove-se assim um reforço do vínculo mãe-filho, o incentivo ao aleitamento materno e a educação para o cuidado adequado ao RNPT[76,77]. Em relação ao RN, pode-se afirmar que, entre as intervenções a ele destinadas, que presentemente têm demonstrado resultados mais consistentes, é a do contato pele a pele ou "método canguru"[78,79] (ver Capítulo Método canguru).

ALTA HOSPITALAR

A alta hospitalar deve ser planejada[80] (ver Capítulo Seguimento)

- Critérios clínicos
  1. Estabilidade clínica.
  2. Capacidade de manter a temperatura em berço aberto.
  3. Alimentação por via oral, sem desconforto respiratório, com curva ponderal ascendente.
  4. Peso em torno de 1.800g.
  5. Sem apneia ou bradicardia nos cinco dias que antecedem a alta.
- Controles laboratoriais
  1. Hemoglobina, hematócrito.
  2. Ca, P, FA (nos RN com peso de nascimento ≤ 1.500g).
  3. Radiografia de tórax.
  4. Ultrassonografia renal (para investigação de nefrocalcinose).

- Avaliação neurológica
  1. Exame clínico.
  2. Ultrassonografia de crânio e/ou tomografia computadorizada (para RN com IG < 32 semanas).
- Avaliação fisioterápica.
- Avaliação visual – pesquisa de retinopatia da prematuridade (ver Capítulo Problemas oftalmológicos).
- Avaliação auditiva (ver Capítulo Deficiência auditiva).
- Imunizações (ver Capítulo Vacinação).

Preparo da família para a alta

- Elaborar relatório anexo ao resumo de alta contendo um resumo das intercorrências do RN na unidade neonatal.
- Avaliação social.
- Suporte emocional familiar.
- Educação e treinamento familiar.
- Orientação quanto à administração de medicamentos.
- Orientação de referência para atendimento de emergência.

AMBULATÓRIO DE SEGUIMENTO PARA O RNPT

Deverão ser encaminhados ao ambulatório de seguimento (ver Capítulo Sequelas da prematuridade) os RN que tenham apresentado ou ainda apresentem:

1. Problemas neurológicos.
2. Problemas respiratórios/assistência ventilatória no período neonatal.
3. Problemas de comprometimento sensorial.

ENCAMINHAMENTO AOS AMBULATÓRIOS DE ESPECIALIDADES

RN que apresentem alguns problemas específicos devem ser encaminhados ao ambulatório de especialidades:

1. Cardiopatias congênitas complexas.
2. Malformações congênitas maiores.
3. Problemas cirúrgicos.
4. Problemas cirúrgicos neurológicos.
5. Sempre que necessário, encaminhar para programas de reabilitação, dependendo do caso.

CURVAS DE CRESCIMENTO PARA RN PRÉ-TERMO

A monitorização do crescimento faz parte da avaliação nutricional e do crescimento do PT e as curvas de crescimento são instrumentos importantes para tal avaliação. Pais e equipe de saúde querem "ver" se o PT mantém boa velocidade de crescimento, o que se consegue, do ponto de vista prático e simplista, por meio das curvas de crescimento[81].

As curvas de crescimento para prematuros, contudo, apresentam vários problemas: influência das características maternas; ambiente intrauterino; duração da gestação, difícil de determinar com certeza; distribuição de peso entre os fetos que nascem prematuramente pode ser menor do que daqueles que permanecem no útero e vão até o termo; essas curvas não refletem o crescimento "normal", pois são feitas a partir de um nascimento prematuro que não é "normal". Além disso, há problemas relacionados à confiabilidade das medidas antropométricas: no caso do peso, melhora com o uso de balanças eletrônicas; o perímetro cefálico deve ser medido com fitas de papel, que diminuem as diferenças inter e intraexaminadores; a medida menos confiável é a do comprimento que facilmente pode ser sub ou superestimada[82-85].

Em levantamento feito entre 118 neonatologistas, Fenton[81] verificou que a curva do crescimento mais utilizada em UTI neonatais era a de Babson e Benda (50%),

proposta em 1976, seguindo-se a de Lubchenco et al. (42%), de 1963, e a de Dancis et al. (18%), de 1948. Esse mesmo autor cita as limitações da curva de Babson e Benda: o eixo de X começa na 26ª semana de idade gestacional; o eixo de Y é feito com aumentos de 500g, o que dificulta a colocação de pontos; o tamanho da amostra é pequeno; e os tipos de cuidados diferem ao longo do tempo.

Fenton[81], em 2003, propõe uma curva de crescimento intrauterino para prematuros a partir da 22ª semana de idade gestacional até a 10ª semana de idade pós-natal, que foi desenvolvida a partir de metanálise de dados de referências publicada. Em 2013, Fenton e Kim[86] apresentam um revisão das curvas propostas em 2003, para meninos e meninas, para compatibilizar com as novas curvas-padrão da Organização Mundial da Saúde (Figuras 3.68 e 3.69). Essas curvas correspondem à análise de 34.639 crianças com menos de 30 semanas de IG.

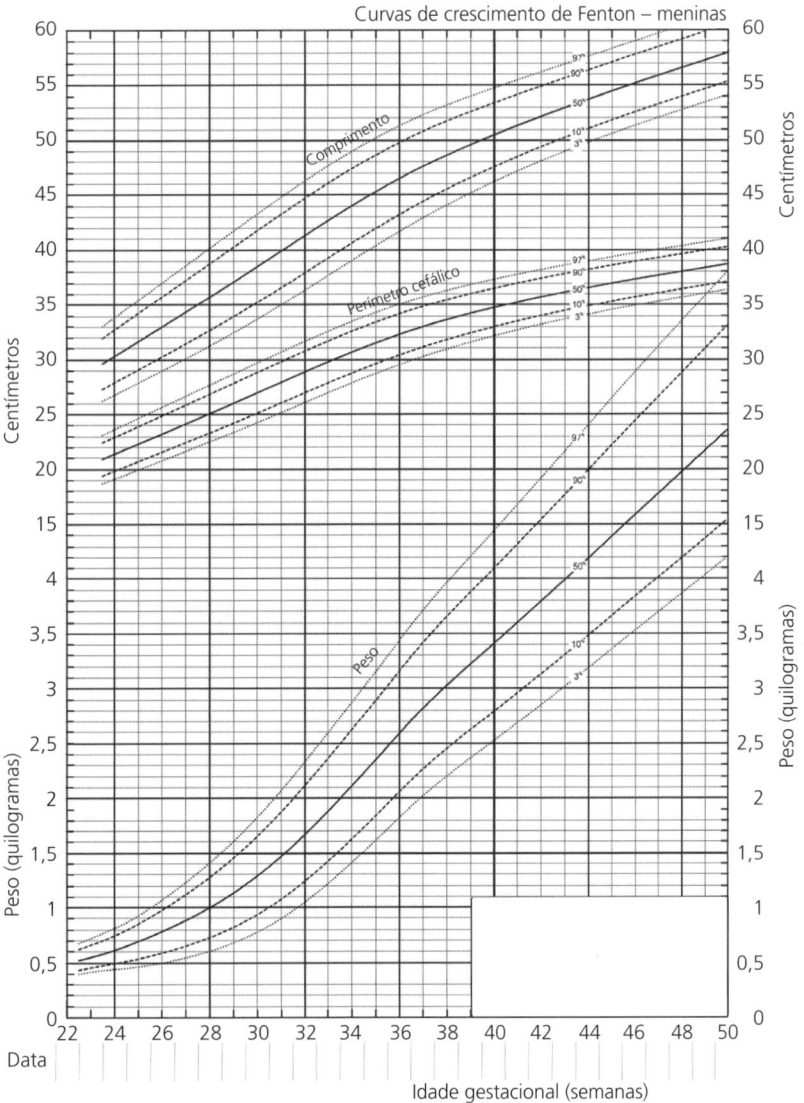

Figura 3.68 – Curvas do crescimento intrauterino para peso, comprimento e perímetro cefálico no sexo feminino[86].

213

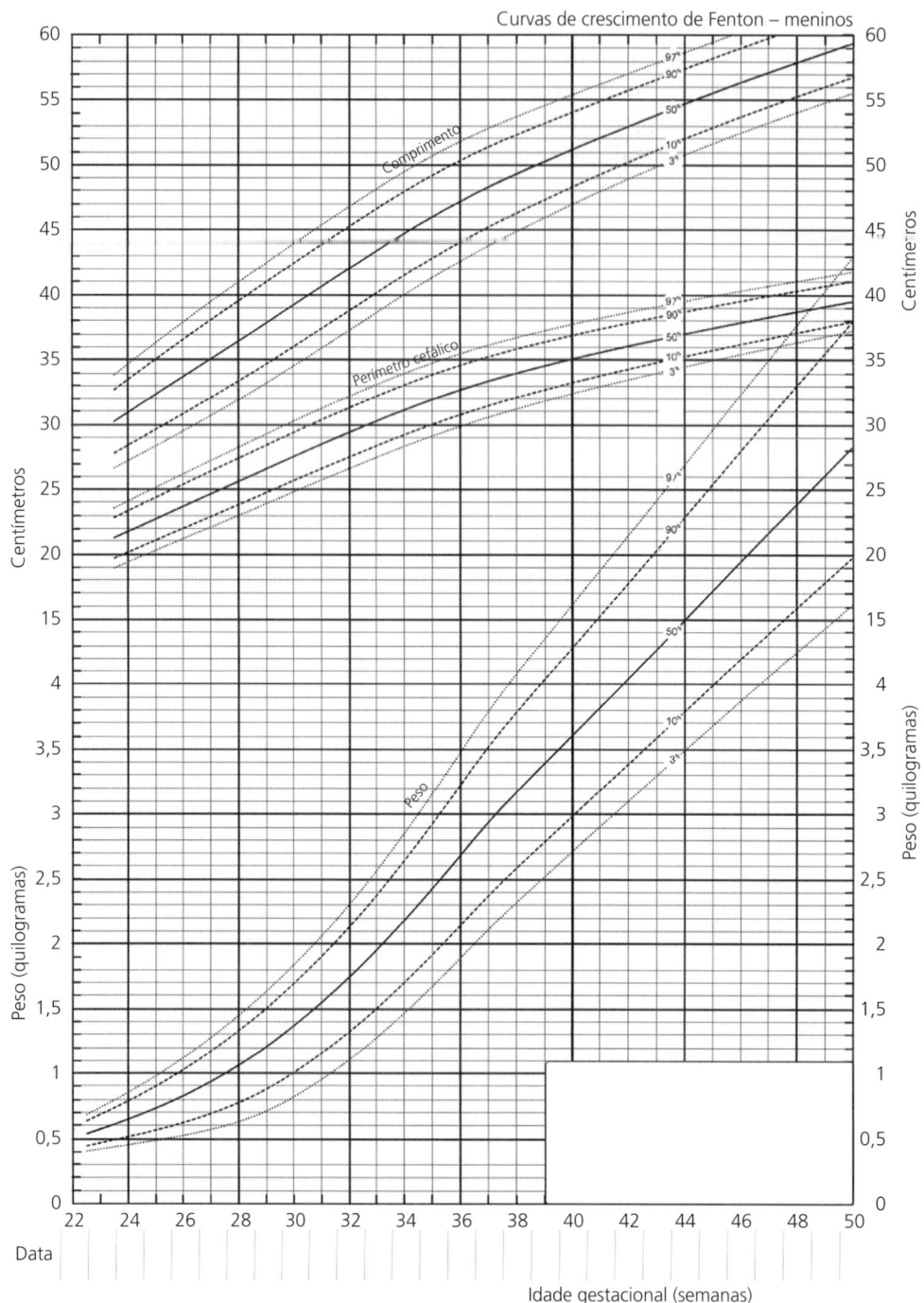

Figura 3.69 – Curvas do crescimento intrauterino para peso, comprimento e perímetro cefálico para o sexo masculino[86].

SEQUELAS

O RNPTMBP é muito vulnerável a um largo espectro de condições mórbidas. Extenso trabalho da rede Vermont Oxford, que analisou 3.567 RNEBP vivos aos 2 anos de idade corrigida, encontrou 34% com alguma sequela desabilitante grave e as possíveis relações com leucomalacia cística periventricular, presença de malformações congênitas e hemorragia intracraniana grave[87] (ver Capítulo Sequelas da prematuridade).

MORTALIDADE

A mortalidade entre os RNMBP ainda é elevada e depende da IG e do peso ao nascer. Nos Estados Unidos, dados referentes a 2010, publicados em 2013, mostram um coeficiente de mortalidade neonatal entre RNMBP de 222,15/1.000 nativivos, enquanto a mortalidade neonatal é de 4,05/1.000 nativivos[88]. Esses dados variam também conforme os centros analisados. Assim, no Brasil, calculando-se a partir de dados do DATASUS de 2012, a mortalidade de RNMBP foi de 385,45/1.000 nascidos vivos[89]. Recente estudo realizado em hospital de periferia do município de São Paulo mostrou coeficiente de mortalidade neonatal de 241/1.000 nascidos vivos para os RNMBP e para os EBP de 517/1.000 nascidos vivos. Essa população evidenciou uma tendência a diminuir o coeficiente de mortalidade neonatal precoce em 10% a cada 100g de peso de ganho, desde 500g até 1.300g[90].

As principais causas de mortalidade do RNPT também divergem em função da população analisada. Estatísticas relativas a países desenvolvidos revelam como principais causas o nascimento antes da 37ª semana de IG (prematuridade), aquelas ligadas a doenças maternas e desconforto respiratório[88]. Entre nós, a situação é bem diversa. Embora a anoxia perinatal constitua ainda importante causa de mortalidade, as infecções representam papel preponderante, bem como a extrema prematuridade[2].

Os pais de RN de extremo baixo peso devem ser colocados a par dos possíveis resultados pela equipe de saúde, a fim de que entendam, na medida exata, os riscos a que estão submetidos seus filhos.

Como se pode concluir, a prematuridade constitui sério problema e todos os esforços devem ser dirigidos para evitar que os partos prematuros ocorram, trazendo uma grande quantidade de problemas de assistência a essas crianças e com altíssimos índices de morbimortalidade e enormes custos ao sistema de saúde. Ênfase especial deve ser dada ao controle pré-natal, para prevenir a prematuridade.

REFERÊNCIAS

1. Smith VC. The higk risk newborn. Antecipation, evaluation, management, and outcome. In: Cloherty JP, Eichenwald EC, Hansen AR, Stark AR (eds). Manual of neonatal care. 7th ed. Philadelphia: Wolters Kluwer/Lippincott-Raven; 2012.p.74-90.
2. Segre CAM. Informações perinatais. Relatório de atividades. Hospital Israelita Albert Einstein; 1999.
3. Breuel P. Comunicação pessoal; 2014.
4. Ministério da Saúde. Atenção à saúde do recém-nascido. Guia para profissionais de saúde. 2ª ed. Brasília: Ministério da Saúde; 2012.
5. Räisänen S, Gissler M, Saari J, Kramer M, Heinonen S. Contribution of risk factors to extremely, very and moderately preterm births – register-based analysis of 1,390,742 singleton births. PLoS One. 2013;8(4):e60660.
6. Ringer SA. Care of the extremely low birth weight infant. In Cloherty JP, Eichenwald EC, Hansen AR, Stark AR (eds). Manual of neonatal care.7th ed. Philadelphia: Wolters Kluwer/Lippincott-Raven; 2012.p.154-65.
7. Goldsmith JP. Delivery room resuscitation of the newborn. Overview and initial management. In: Martin R, Fanaroff AA, Walsh M (eds). Fanaroff & Martin's Neonatal-perinatal medicine. 9th ed. St Louis: Elsevier; 2011.p.449-58.
8. Oliveira TG, Freire PV, Moreira FT, de Moraes Jda S, Arrelaro RC, Ricardi SR, et al. Apgar score and neonatal mortality in a hospital located in the southern area of São Paulo City, Brazil. Einstein (Sao Paulo). 2012;10(1):22-8.
9. Patel BK, Shah JS. Necrotizing enterocolitis in very low birth weight infants: a systemic review. ISRN Gastroenterol. 2012;2012:562594.
10. Hamrick SE, Hansmann G. Patent ductus arteriosus of the preterm infant. Pediatrics. 2010;125(5):1020-30.
11. Ligi I, Boubred F, Grandvuillemin I, Simeoni U. The neonatal kidney: implications for drug metabolism and elimination. Curr Drug Metab. 2013;14(2):174-7.
12. Ambalavanan N, Nelson KG, Alexander G, Johnson SE, Biasini F, Carlo WA. Prediction of neurologic morbidity in extremely low birth weight infants. J Perinatol. 2000;20(8 Pt 1):496-503.
13. Back SA, Riddle A, McClure MM. Maturation-dependent vulnerability of perinatal white matter in premature birth. Stroke. 2007; 38(2 Suppl):724-30. Review.
14. Chatson K. Temperature control. In: Cloherty JP, Eichenwald EC, Hansen AR, Stark AR (eds). Manual of neonatal care. 7th ed. Philadelphia: Wolters Kluwer/Lippincott-Raven; 2012.p.178-84.
15. Christou HA, Shannon K, Rowitch DH. Anemia. Cloherty JP, Eichenwald EC, Hansen R, Stark AR (eds). Manual of neonatal care. 7th ed. Philadelphia: Wolters Kluwer/Lippincott-Raven; 2012. p.563-71.
16. Beath SV. Hepatic function and physiology in the newborn. Semin Neonatol. 2003;8(5):337-46. Review.
17. Oh W, Stevenson DK, Tyson JE, Morris BH, Ahlfors CE, Bender GJ, et al. Influence of clinical status on the association between plasma total und unbound bilirubin and death or adverse neurodevelopmental outcomes in extremely low birthweight infants. Acta Paediatr. 2010;99(5):673-8.
18. Mazeiras G, Rozé JC, Ancel PY, Caillaux G, Frondas-Chauty A, Denizot S, et al. Hyperbilirubinemia and neurodevelopmental outcome of very low birthweight infants: results from the LIFT cohort. PLoS One. 2012;7(1):e30900.
19. Carr R. Neutrophil production and function in newborn infants. Br J Haematol. 2000;110(1):18-28.
20. Mussi-Pinhata MM, Rego, MAC. Particularidades imunológicas do pré-termo extremo: um desafio para a prevenção da sepse hospitalar. J Pediatr (Rio J). 2005;81(1Supl):S59-S68.
21. Melville JM1, Moss TJ. The immune consequences of preterm birth. Front Neurosci. 2013;7:79.
22. Poindexter B, Denne S. Nutrition and metabolism in the high-risk neonate. In: Martin R, Fanaroff AA, Walsh M (eds). Fanaroff & Martin's Neonatal-perinatal medicine. 9th ed. St Louis: Elsevier; 2011. p.643-68.
23. Dell KM. Fluid, electrolytes, and acid-base homeostasis. In: Martin R, Fanaroff AA, Walsh M (eds). Fanaroff & Martin's Neonatal-perinatal medicine. 9th ed. St Louis: Elsevier; 2011.p.669-77.
24. Izaza G, Arora S. Incidence and severity of retinopathy of prematurity in extremely premature infants. Can J Ophthalmol. 2012;47(3): 296-300.
25. Gilbert C, Fielder A, Gordillo L, Quinn G, Semiglia R, Visintin P, et al. Characteristics of infants with severe retinopathy of prematurity in countries with low, moderate, and high levels of development: implications for screening programs. Pediatrics. 2005;115(5):e518-25.
26. Ballard JL1, Khoury JC, Wedig K, Wang L, Eilers-Walsman BL, Lipp R. New Ballard Score, expanded to include extremely premature infants. J Pediatr. 1991;119(3):417-23.
27. Thome UH, Ambalavanan N. Permissive hypercapnia to decrease lung injury in ventilated preterm neonates. Semin Fetal Neonatal Med. 2009;14(1):21-7.
28. Cools F, Askie LM, Offringa M, Asselin JM, Calvert SA, Courtney SE, et al. Elective high-frequency oscillatory versus conventional ventilation in preterm infants: a systematic review and meta-analysis of individual patients' data. Lancet. 2010;375(9731):2082-91.
29. Grider D, Robinson T. Management of the extremely low birth weight infant during the first week of life. In: Gomella TL, Cunningham MD, Eyal FG, Zenk KE (eds). Neonatology. Management, procedures, on-call problems, diseases and drugs. 6th ed. New York: Lange Medical Books/McGraw-Hill; 2004.p.120-31.

30. American Academy of Pediatrics. SIDS and other sleep-related infant deaths: expansion of recommendations for a safe infant sleeping environment. Pediatrics. 2011;128(5):1030-9.

31. Hamrick SEG, Hansmann G. Patent ductus arteriosus of the preterm infant. Pediatrics. 2010;125(5):1020 -30.

32. Abdel-Hady H, Nasef N, Shabaan AE, Nour I. Patent ductus arteriosus in preterm infants: do we have the right answers? Biomed Res Int. 2013;2013:676192.

33. Douma CE, Gardner JS. Common neonatal intensive care unit (NICU) medication guidelines. In: Cloherty JP, Eichenwald EC, Hansen AR, Stark AR (eds). Manual of neonatal care. 7th ed. Philadelphia: Wolters Kluwer/Lippincott-Raven; 2012.p.886-911.

34. Dang D, Wang D, Zhang C, Zhou W, Zhou Q, Wu H. Comparison of oral paracetamol versus ibuprofen in premature infants with patent ductus arteriosus: a randomized controlled trial. PLoS One. 2013;8(11):e77888.

35. Oncel MY, Yurttutan S, Erdeve O, Uras N, Altug N, Oguz SS, et al. Oral paracetamol versus oral ibuprofen in the management of patent ductus arteriosus in preterm infants: a randomized controlled trial. J Pediatr. 2014;164(3):510-4.e1.

36. B Jasani, N Kabra, RN Nanavati. Oral paracetamol in treatment of closure of patent ductus arteriosus in preterm neonates. J Postgrad Med. 2013;59(4):312-4.

37. Iacobelli S, Bonsante F, Quantin C, Robillard PY, Binquet C, Gouyon JB. Total plasma protein in very preterm babies: prognostic value and comparison with illness severity scores. PLoS One. 2013; 8(4):e62210.

38. Trivedi A, Sinn JK. Early versus late administration of amino acids in preterm infants receiving parenteral nutrition. Cochrane Database Syst Rev. 2013;7:CD008771.

39. Jeon GW, Sin JB. Risk factors of transfusion in anemia of very low birth weight infants. Yonsei Med J. 2013;54(2):366-73.

40. Strauss RG. Anaemia of prematurity: pathophysiology and treatment. Blood Rev. 2010;24(6):221-5.

41. Abdelghaffar S1, Mansi Y, Ibrahim R, Mohamed D. Red blood transfusion in preterm infants: changes in glucose, electrolytes and acid base balance. Asian J Transfus Sci. 2012;6(1):36-41.

42. Rabe H, Diaz-Rossello JL, Duley L, Dowswell T. Effect of timing of umbilical cord clamping and other strategies to influence placental transfusion at preterm birth on maternal and infant outcomes. Cochrane Database Syst Rev. 2012;8:CD003248.

43. Bell EF, Strauss RG, Widness JA, Mahoney LT, Mock DM, Seward VJ, et al. Randomized trial of liberal versus restrictive guidelines for red blood cell transfusion in preterm infants. Pediatrics. 2005;115(6): 1685-91.

44. Kirpalani H, Whyte RK, Andersen C, Asztalos EV, Heddle N, Blajchman MA, et al. The Premature Infants in Need of Transfusion (PINT) study: a randomized, controlled trial of a restrictive (low) versus liberal (high) transfusion threshold for extremely low birth weight infants. J Pediatr. 2006;149(3):301-7.

45. Valieva OA, Strandjord TP, Mayock DE, Juul SE. Effects of transfusions in extremely low birth weight infants: a retrospective study. J Pediatr. 2009;155(3):331-7.

46. Paul DA, Mackley A, Novitsky A, Zhao Y, Brooks A, Locke RG. Increased odds of necrotizing enterocolitis after transfusion of red blood cells in premature infants. Pediatrics. 2011;127(4): 635-41.

47. Strauss RG. How I transfuse red blood cells and platelets to infants with the anemia and thrombocytopenia of prematurity. Transfusion. 2008;48(2):209-17.

48. Strauss RG. Blood banking issues pertaining to neonatal red blood cell transfusions. Transfus Sci. 1999;21(1):7-19.

49. Widness JA . Treatment and prevention of neonatal anemia. NeoReviews. 2008;9(11):e526-33.

50. Ohlsson A, Aher SM. Early erythropoietin for preventing red blood cell transfusion in preterm and/or low birth weight infants. Cochrane Database Syst Rev. 2012;9:CD004863.

51. Aher SM, Ohlsson A. Late erythropoietin for preventing red blood cell transfusion in preterm and/or low birth weight infants. Cochrane Database Syst Rev. 2014;4:CD004868.

52. Pammi M1, Brocklehurst P. Granulocyte transfusions for neonates with confirmed or suspected sepsis and neutropenia. Cochrane Database Syst Rev. 2011;(10):CD003956.

53. Ohlsson A, Lacy JB. Intravenous immunoglobulin for preventing infection in preterm and/or low-birth-weight infants. Cochrane Database Syst Rev. 2013;7:CD000361.

54. Ohlsson A, Lacy JB. Intravenous immunoglobulin for suspected or subsequently proven infection in neonates. Cochrane Database Syst Rev. 2013;7:CD001239.

55. American Academy of Pediatrics and The American College of Obstetrics and Gynecology. Infection control. In: American Academy of Pediatrics. Guidelines for perinatal care. 5th ed. Elk Grove Village, Il: American Academy of Pediatrics; 2002.p.331-53.

56. Moore DL. Nosocomial infections in newborn nurseries and neonatal intensive care units. In: Mayhall CG (ed). Hospital epidemiology and infection control. 3rd ed. Baltimore: Williams & Wilkins; 2004.p.852-83.

57. Ehrenkranz RA, Walsh MC, Vohr BR , Jobe AH, Wright LL, Fanaroff AA, et al. Validation of the National Institutes of Health consensus definition of bronchopulmonary dysplasia. Pediatrics. 2005; 116(6):1353-60.

58. Bhandari A, Bhandari V. Pitfalls, problems, and progress in bronchopulmonary dysplasia. Pediatrics. 2009;123(6):1562-73.

59. Zayek MM. Bronchopulmonary displasia. In: Gomella TL, Cunningham MD, Eyal FG, Zenk KE (eds). Neonatology. Management, procedures, on-call problems, diseases and drugs. 6th ed. New York: Lange Medical Books/McGraw-Hill; 2004.p.534-9.

60. Lagatta JM, Clark RH, Brousseau DC, Hoffmann RG, Spitzer AR. Varying patterns of home oxygen use in infants at 23-43 weeks' gestation discharged from United States neonatal intensive care units. J Pediatr. 2013;163(4):976-82.e2.

61. Jobe AH. The new bronchopulmonary dysplasia. Cur Opin Pediatr. 2011;23(2):167-72.

62. Uberos J, Miras-Baldo M, Jerez-Calero A, Narbona-López E. Effectiveness of vitamin A in the prevention of complications of prematurity. Pediatr Neonatol. 2014;pii:S1875-9572(14)00024-2.

63. Natarajan G, Pappas A, Kendrick DE, Das A, Higgins RD, et al. Outcomes of extremely low birth weight infants with bronchopulmonary dysplasia: impact of the physiologic definition. Early Hum Dev. 2012;88(7):509-15.

64. Fawke J, Lum S, Kirkby J, Hennessy E, Marlow N, Rowell V, et al. Lung function and respiratory symptoms at 11 years in children born extremely preterm: the EPICure study. Am J Respir Crit Care Med. 2010;182(2):237-45.

65. Abrams SA. Oateopenia (metabolic bone disease) of prematurity. In: Cloherty JP, Eichenwald EC, Hansen AR, Stark AR (eds). Manual of neonatal care. 7th ed. Philadelphia: Wolters Kluwer/Lippincott-Raven; 2012.p.762-6.

66. VanderVeen DK, Zupancic JAF. Retinopathy of prematurity. In: Cloherty JP, Eichenwald EC, Hansen AR, Stark AR (eds). Manual of neonatal care. 7th ed. Philadelphia: Wolters Kluwer/Lippincott-Raven; 2012.p.840-45.

67. Jorge EC, Jorge EN, El Dib RP. Early light reduction for preventing retinopathy of prematurity in very low birth weight infants. Cochrane Database Syst Rev. 2013;8:CD00012.

68. Fierson WM; American Academy of Pediatrics Section on Ophthalmology; American Academy of Ophthalmology; American Association for Pediatric Ophthalmology and Strabismus; American Association of Certified Orthoptists. Screening Examination of Premature Infants for Retinopathy of Prematurity. Pediatrics. 2013; 131(1):189-95.

69. Chap MJ, Segre CM. Universal newborn hearing screening and transient evoked otoacoustic emission: new concepts in Brazil. Scand Audiol. 2001;30 Suppl 53:33-6.

70. Douma CE. Skin care. In Cloherty JP, Eichenwald EC,Hansen AR, Stark AR (eds). Manual of neonatal care. 7th ed. Philadelphia: Wolters Kluwer/Lippincott-Raven; 2012.p.831-9.

71. Okwundu CI, Okoromah CA, Shah PJ. Cochrane Review: Prophylactic phototherapy for preventing jaundice in preterm or low birth weight infants. Evid Based Child Health. 2013;8(1):204-49.

72. Feldman R, Eidelman AI. Intervention programs for premature infants. Clin Perinatol. 1998;25(3):613-26,ix.

73. Taylor HL, Espy KA, Anderson PJ. Mathematics deficiencies in children with very low birth weight or very preterm birth. Dev Disabil Res Rev. 2009;15(1):52-9.

74. Aarnoudse-Moens CS, Weisglas-Kuperus N, van Goudoever JB, Oosterlaan J. Meta-analysis of neurobehavioral outcomes in very preterm and/or very low birth weight children. 74. Pediatrics. 2009; 124(2):717-28.

75. Hayes B, Sharif F. Behavioural and emotional outcome of very low birth weight infants--literature review. J Matern Fetal Neonatal Med. 2009;22(10):849-56.

76. Feeley N, Zelkowitz P, Westreich R, Dunkley D. The evidence base for the cues program for mothers of very low birth weight infants: an innovative approach to reduce anxiety and support sensitive interaction. J Perinat Educ. 2011;20(3):142-53.

77. Segre CAM, Guerra RB, Sandeville YSP, Callado FEC, Bertagnon JR, Andrade AS. Programa de treinamento para mães de recém-nascidos de baixo peso (mãe participante). Rev Med IAM-SPE. 1979;10(1):14-7.

78. Begum EA, Bonno M, Ohtani N, Yamashita S, Tanaka S, Yamamoto H, et al. Cerebral oxygenation responses during kangaroo care in low birth weight infants. BMC Pediatr. 2008;8:51-6.

79. Jefferies AL, Canadian Paediatric Society, Fetus and Newborn Committee. Kangaroo care for the preterm infant and family. Paediatr Child Health. 2012;17(3):141-6.

80. Hynes RA, Andrews TM. Discharge planning. In Cloherty JP, Eichenwald EC, Hansen AR, Stark AR (eds). Manual of neonatal care. 5th ed. Philadelphia: Wolters Kluwer/Lippincott-Raven; 2012. p.203-18.

81. Fenton TR. A new growth chart for preterm babies: Babson and Benda's chart updated with recent data and a new format. BMC Pediatr. 2003;3:13.

82. Engstrom JL, Kavanaugh K, Meier PP, Boles E, Hernandez J, Wheeler D, Chuffo R. Reliability of in-bed weighing procedures for critically ill infants. Neonatal Netw. 1995;14(5):27-33.

83. Sutter K, Engstrom JL, Johnson TS, Kavanaugh K, Ifft DL. Reliability of head circumference measurements in preterm infants. Pediatr Nurs. 1997;23(5):485-90.

84. Rosenberg SN, Verzo B, Engstrom JL, Kavanaugh K, Meier PP. Reliability of length measurements for preterm infants. Neonatal Netw. 1992;11(2):23-7.

85. Bhatia J. Growth curves: how to best measure growth of the preterm infant. J Pediatr. 2013;162(3 Suppl):S2-6.

86. Fenton TR, Kim JH A systematic review and meta-analysis to revise the Fenton growth chart for preterm infants. BMC Pediatr. 2013; 13:59.

87. Mercier CE, Dunn MS, Ferrelli KR, Howard DB, Soll RF, Vermont Oxford Network ELBW Infant Follow-Up Study Group. Neurodevelopmental outcome of extremely low birth weight infants from the Vermont Oxford network: 1998-2003. Neonatology. 2010;97(4):329-38.

88. Mathews TJ, MacDorman MF. Infant mortality statistics from the 2010 period.Linked birth/infant death data set. National Vital Statistics Report. 2013;62(8):1-17.

89. Ministério da Saúde/DATASUS. Estatísticas Vitais – Mortalidade e Nascidos Vivos – DATASUS. Disponível em: www2.datasus.gov.br/DATASUS/index.php?area=0205Acessado em 27/5/2014.

90. Bertagnon JRD, Umeta ATS, Novo NF. Mortalidade em recém-nascido de muito baixo peso em um hospital da periferia da cidade de São Paulo. Apresentado no XXV Congresso Acadêmico Médico (COACME) da Universidade de Santo Amaro (UNISA). 2014 julho 21-25. São Paulo.

Recém-Nascido Pré-Termo Tardio e a Termo Precoce

Cléa R. Leone
Lilian dos Santos Rodrigues Sadeck

O Colégio Americano de Obstetrícia e Ginecologia e a Sociedade de Medicina Materno-Fetal[1] não recomendam o parto antes de 39 semanas de gestação se não houver uma indicação clínica materna e/ou fetal. A razão para esse princípio decorre do conhecimento dos riscos neonatais do recém-nascido pré-termo tardio (RNPTT), que nasce com 34 0/7 a 36 6/7 semanas de gestação, e do recém-nascido a termo precoce (RNT precoce), com idade gestacional de 37 0/7 a 38 6/7 semanas. No entanto, há uma série de complicações maternas, fetais e da placenta em que um parto pré-termo tardio ou a termo precoce é indicado. O momento da interrupção da gestação em tais casos deve equilibrar os riscos maternos e dos RNPTT e RNT precoce com o nascimento e os riscos de continuar a gravidez.

Existem vários princípios importantes a considerar no momento do nascimento. A decisão de interromper a gestação é complexa e deve levar em conta os riscos maternos e dos recém-nascidos, condições da maternidade e da unidade neonatal e, finalmente, a preferência da paciente. Na maioria das vezes, o ideal é aguardar o trabalho de parto espontâneo mas, em alguns casos, o médico terá que avaliar os riscos e benefícios para a mãe e o recém-nascido (RN), necessitando interromper antecipadamente a gestação entre 34 e 38 semanas. Portanto, as decisões relativas ao momento do nascimento devem ser individualizadas[1].

Em um estudo[2], mais de um terço dos nascimentos por cesárea eletiva (sem indicação clínica) ocorreu antes de 39 semanas de gestação, sendo que os RN apresentaram risco aumentado para complicações em comparação com aqueles que nasceram depois de 39 semanas. Outro estudo[3] avaliou 292.627 RNPTT, sendo que 76,8% deles nasceram por indicação clínica e/ou trabalho de parto espontâneo e os restantes 23,2% (67.909) foram classificados como nascimento sem indicação confirmada. As taxas de mortalidade neonatal e infantil foram significativamente maiores entre os que nasceram sem indicação, em comparação com os que nasceram após trabalho de parto espontâneo, mas mais baixo comparado com os que apresentavam indicação obstétrica ou anomalia congênita.

Esses e outros estudos vieram respaldar tecnicamente a atuação da Sociedade de Medicina Materno-Fetal e o Colégio Americano de Obstetrícia e Ginecologia em defender a ideia de evitar o nascimento desnecessário de RNPTT e RNT precoce. Esse esforço conjunto parece estar surtindo efeito, demonstrado pela queda da porcentagem de lactentes nascidos com 34 a 36 semanas, que se reduziu de 9,1% em 2006 para 8,8% em 2008[4]. Entretanto, a taxa de nascimentos de RNT precoce, sem indicação médica, continua aumentando nos Estados Unidos[5].

Neste capítulo serão abordados os aspectos relativos às peculiaridades da morbidade e desenvolvimento dos recém-nascidos pré-termo tardios e os a termo precoces, especialmente dos que não apresentaram indicação clínica para nascer.

RECÉM-NASCIDO PRÉ-TERMO TARDIO: RISCOS E CUIDADOS

A prematuridade é um dos determinantes mais importantes da morbimortalidade neonatal nos países desenvolvidos e, em parte, dos em desenvolvimento[6]. O parto prematuro pode ocorrer espontaneamente ou por intervenção obstétrica, em decorrência da associação com complicações maternas preexistentes ou próprias da gestação[6], tais como hipertensão arterial crônica, *diabetes mellitus*, doença hipertensiva específica da gestação, diabetes gestacional, infecção materna, especialmente infecção urinária.

A evolução da assistência perinatal na última década, com a introdução de novas terapêuticas e aprimoramento das técnicas de cuidados intensivos neonatais, tem-se refletido sobre as características dos RN ao nascimento e suas evoluções a curto e longo prazo, modificando-se as taxas de sobrevida e morbidade dos recém-nascidos pré--termo (RNPT), com ênfase na sobrevida de RN cada vez mais imaturos.

Esse direcionamento para a atenção ao grupo de RNPT com idades gestacionais (IG) extremas propiciou aos serviços de obstetrícia e neonatologia de subestimarem os riscos de morbimortalidade no grupo de RNPT com IG mais próximas do termo, isto é, com IG entre 34 e 36 semanas. Este grupo de RN é responsável por cerca de 70% dos RNPT[6] e apresentam taxas de morbimortalidade bem inferiores aos demais RNPT. Provavelmente, isso gerou um descompromisso com os RNPT com IG maiores, que geralmente recebem os mesmos cuidados que os RN a termo (RNT).

Nos últimos anos, pode-se observar um crescente interesse por esse grupo de RN, por apresentarem morbidades específicas, necessitando de cuidados diferenciados durante a internação e após a alta hospitalar, criando a necessidade de uma discussão mais ampla das causas e riscos relacionados a esses, uma vez que receberam menor atenção até então. Em primeira instância, verificou-se a necessidade de padronizar uma definição que caracterizasse esses RN, levando à organização de um *Workshop* pelo *National Institute of Child Health and Development* (NICHD) e pelo *National Institute of Health* (NIH) em 2005[7] para esse fim. Denominou-se, então, RNPT tardios (RNPTT) aqueles com IG compreendidas entre 34 semanas completas (34 0/7 semanas ou 239 dias) e menos de 37 semanas completas (36 6/7 semanas ou 259 dias)[8]. O limite estabelecido de 34 semanas apoiou-se na importância desta IG em obstetrícia, pois a partir desta não está recomendado o uso de corticosteroide antenatal na iminência de parto prematuro.

A mudança da denominação desses RN, de RNPT próximos ao termo ou limítrofes, ou quase a termo, para RNPTT, baseou-se na necessidade de enfatizar que são ainda imaturos e, portanto, não poderiam receber o mesmo nível de cuidados que os RNT.

Definiu-se, então, um grupo de risco intermediário de morbimortalidade, com características e necessidades específicas, que os diferencia dos RN de baixo risco e dos RNPT mais extremos, de maior risco.

Em países desenvolvidos, vem-se observando elevação da taxa de prematuridade, especialmente de RNPTT, nos últimos anos. Particularmente nos Estados Unidos, em 4 milhões de RN nascidos vivos (NV) em 2003, 12,3% foram RNPT e, desses, 71% foram identificados como RNPTT. O crescimento do grupo de RNPTT no período de 1998 a 2003 foi da ordem de 40%, para um aumento da prematuridade de 31%, e o de RNPT extremos de 11%[7,9,10]. Em 2005, os RNPTT corresponderam a 9,1% dos NV[11]. No Brasil, em 2003, dentre 3.038.251 NV, 4,6% foram RNPTT.

Já no estudo realizado pelo Programa de Reanimação Neonatal da Sociedade Brasileira de Pediatria, que envolveu 11.922 RN NV em 35 maternidades públicas de 20 capitais brasileiras durante o mês de setembro de 2003, 8,8% foram RNPTT[12], o que está de acordo com a prevalência de 8% observada no Hospital e Maternidade Vila Nova Cachoeirinha, em São Paulo, durante 2006, entre 1.793 NV[13].

Fatores relacionados ao nascimento de RNPTT

A prematuridade tem como fatores associados mais frequentes a hipertensão arterial materna sob a forma de pré-eclâmpsia e a ruptura prematura de membranas. No estudo de Shapiro-Mendoza et al.[6], as doenças maternas mais frequentes nos RNPTT foram doenças hipertensivas, diabetes e hemorragia antenatal. Em nosso meio, a infecção materna, em especial a urinária, tem sido o mais frequente fator relacionado à prematuridade.

Particularmente em relação aos RNPTT, um aumento da indução de trabalho de parto em 78% de 1992 a

2003 nos Estados Unidos foi relacionado à maior frequência observada. Mudanças nas recomendações quanto à indução do trabalho de parto em menores IG pelas Sociedades Científicas de Ginecologia e Obstetrícia dos Estados Unidos e Canadá foram responsabilizadas por esses resultados[14].

Outros fatores identificados foram os aumentos da reprodução assistida e da gemelaridade, que contribuíram para elevar as taxas de prematuridade, especialmente dos RNPT com maiores IG.

A maior frequência de obesidade materna e a consequente macrossomia fetal na população geral, devido às dificuldades que acrescentam à determinação de uma IG fetal mais precisa pela ultrassonografia, também foram considerados fatores associados[7].

Características e morbidade de RNPTT

A transição entre o período fetal e o neonatal nesses RN costuma ser mais lenta, ocorrendo uma adaptação de funções mais demorada, ainda não muito bem determinada, podendo ocasionar distúrbios em várias funções que os diferenciam dos RNT. Assim, são descritos:

– menores escores de Apgar ao nascimento;
– maior frequência de hipotermia/instabilidade térmica;
– sucção/deglutição deficientes;
– hipoglicemia;
– hiperbilirrubinemia;
– insuficiência respiratória/apneia;
– risco infeccioso;
– desenvolvimento neurológico em fase mais precoce de evolução.

Estudo populacional realizado por Shapiro-Mendoza et al.[6], comparando 26.170 RNPTT e 377.638 RNT nascidos no período de 1998 a 2003, verificou que os RNPTT apresentaram risco sete vezes maior de morbidades em relação aos RNT (22% vs. 3%). Os RNPTT com IG de 34 semanas apresentaram risco 20 vezes maior (RR = 20,6; IC95% = 19,7-21,6) de morbidade do que os RNT com IG de 40 semanas. Os que nasceram com 35 e 36 semanas tiveram 10 (RR = 10,2; IC95% = 9,7-10,8) e 5 (RR = 4,8; IC95% = 4,6-5,1) vezes mais risco, respectivamente.

Outro estudo, avaliando 125 RNT e 120 RNPTT admitidos no Hospital Geral de Massachusetts durante 1997 a 2000, observou em RNPTT maior frequência de icterícia clínica (> 50% dos RN), insuficiência respiratória (30%), necessidade de infusão por via intravenosa (28%), hipoglicemia (20%) e instabilidade térmica (> 10%)[15].

Diante desses achados, devem-se estabelecer rotinas básicas de atendimento próprias desse grupo e diferenciadas das de RNT. A ocorrência de determinados distúrbios, como instabilidade térmica e até hipotermia, com consequente hipoglicemia, poderá passar despercebida nessa fase, podendo-se detectar mais tardiamente repercussões dessas alterações[16].

Condições de nascimento

Diferentes avaliações das condições de nascimento de RNPTT em nosso meio têm evidenciado que existe maior necessidade de reanimação ao nascimento desses em relação aos RNT, não desprezível. Caso as maternidades não valorizem esse fato, poderão estar contribuindo para a ocorrência de óbito por asfixia perinatal ou repercussões neurológicas nesses RN.

No estudo brasileiro, realizado pelo programa de Reanimação Neonatal da Sociedade Brasileira de Pediatria, em 1.054 RNPTT avaliados, houve necessidade do uso de balão e máscara em 14% dos RN, entubação traqueal em 3% e massagem cardíaca e/ou entubação em 0,9%, ao nascimento. Dos 10 RN (9,5/1.000 NV) que evoluíram para óbito, em 5 a causa foi asfixia perinatal. Caracterizou-se, então, uma necessidade de reanimação de 1 em cada 7 RNPTT[17].

Na Cidade de São Paulo, em Maternidade de referência para o risco da Rede Municipal de Saúde, em 2006, 72 RNPTT (77,4%) apresentaram Apgar 1' ≥ 7 e em nenhum foi < 3, tendo 17,2% necessitado de ventilação com pressão positiva e 2,1% submetidos à entubação traqueal[13].

Instabilidade térmica

Os RNPTT têm maior instabilidade térmica decorrente da menor quantidade de tecido adiposo nesses RN, da maior dificuldade em produzir calor a partir de gordura marrom, que ainda se encontra em menor quantidade nessa fase, além de menores concentrações de hormônios reguladores dessa função[18].

Nesse sentido, foi detectada a presença de instabilidade térmica em 10% dos RNPTT em uma unidade neonatal, enquanto nenhum RNT a apresentou[15].

Recomenda-se, então, monitorização rigorosa da temperatura (3 em 3 horas) desses RN, pelo menos durante as primeiras 12 horas de vida.

Sucção/deglutição

A presença de sucção/deglutição menos eficiente está relacionada à menor maturidade dessa função ao nascimento. Em geral, esses RN conseguem obter sucesso no aleitamento materno mais tardiamente, o que repercute em menor ganho de peso pós-natal, maior perda inicial de peso, maior risco de hipoglicemia, até febre ou hipertermia por desidratação e intensificação da icterícia e persistência dessa por um tempo mais prolongado[19].

Torna-se necessário, então, início precoce da alimentação, monitorização efetiva do estabelecimento do aleitamento materno e avaliação desse antes da alta. Caso não haja cuidado especial nesse sentido, o risco de reinternação após a alta hospitalar irá aumentar.

Hipoglicemia

As condições de imaturidade de funções metabólicas e do desenvolvimento do sistema nervoso central aumentam o risco de distúrbios metabólicos, especialmente a hipoglicemia, e de possíveis lesões neurológicas decorrentes.

Vários são os fatores que estão relacionados ao risco de hipoglicemia, como:

– ao nascimento, presença de menor reserva de glicogênio, que se depleta rapidamente;
– imaturidade do sistema enzimático da fosfoenolpiruvato-carboxiquinase (PEPCK), que constitui uma etapa-chave para a neoglicogênese no período pós-natal, quando se esgotam as reservas de glicogênio;
– menor capacidade de resposta cetogênica contrarregulatória, devido ao menor estoque de tecido adiposo e conseqüente lipólise insuficiente.

As causas de hipoglicemia transitória no RNPTT foram sistematizadas e incluem causas maternas, como as relacionadas a doenças maternas e/ou a procedimentos, e as neonatais, decorrentes da prematuridade e da presença de distúrbios respiratórios, infecciosos, hipóxico-isquêmicos e outros, conforme indicados no quadro 3.40[20].

Icterícia

Os RNPTT apresentam icterícia "própria" do RN mais intensa e prolongada, decorrente da intensificação dos mecanismos ligados à icterícia "própria" do RN em geral, pela sua maior imaturidade hepática.

Assim, os RNPTT produzem maior carga de bilirrubina ao hepatócito para metabolização, porque têm maior volume de eritrócitos, e esses, tempo de vida média menor, além de intensificação da circulação êntero-hepática devido à maior atividade intestinal da enzima betaglicuronidase.

Também a capacidade hepática de captação e conjugação da bilirrubina é menor nesses RN.

Quadro 3.40 – Causas de hipoglicemia transitória no RNPTT[20].

Maternas
Infusão de glicose antes do parto
Pré-eclâmpsia
Uso de drogas: tocolíticas, simpatomiméticas
Filho de mãe diabética
Condições neonatais
Prematuridade
Doença de membranas hialinas
Gestação gemelar
Sepse neonatal
Síndrome hipóxico-isquêmica
Policitemia
Deficiência específica do transporte de glicose

O somatório da ação desses fatores leva à necessidade de maior uso de fototerapia e constituem motivo para retardar a alta hospitalar. Segundo Wang et al.[15], isso ocorreu em 16,3% dos RN com 35-36 semanas de IG, enquanto somente 0,03% dos RN de termo adiaram a alta por esse motivo.

A icterícia nesse grupo tem-se acompanhado de maior risco de ocorrência de encefalopatia bilirrubínica, geralmente relacionado à alta precoce[21]. Além disso, o maior risco decorre de menor capacidade de ligação da bilirrubina à albumina, tendo em vista as menores concentrações dessa nessa idade gestacional, à maior permeabilidade da barreira hematoencefálica à bilirrubina indireta e à maior imaturidade dos mecanismos de proteção neuronais[22].

A avaliação criteriosa dos níveis de bilirrubina e sua evolução antes da alta são fundamentais para maior controle desse risco.

Insuficiência respiratória

A transição respiratória que se segue ao nascimento caracteriza-se pelo início da ventilação pulmonar, a partir do clareamento do líquido alveolar pulmonar e o aumento da perfusão pulmonar. Quando esse período transcorre sem a interferência de fatores não fisiológicos, estabelece-se uma função pulmonar normal precocemente.

No período de 34 a 36 semanas de gestação, o processo de maturação pulmonar ainda se encontra em evolução, incluindo modificações celulares que caracterizam a passagem do período sacular para o alveolar, acompanhadas de desenvolvimento vascular intenso[16].

No pulmão imaturo, poderão ocorrer interferências nesse processo, com absorção retardada de fluidos, insuficiência de surfactante e trocas ineficazes de gases, que irão se manifestar clinicamente pela presença de insuficiência respiratória, levando à necessidade de intervenção com a administração de surfactante e/ou suporte respiratório, caracterizadas por taquipneia transitória/síndrome do pulmão úmido, até a persistência de circulação fetal/síndrome de hipertensão pulmonar persistente[23].

Em RNPTT, essa transição respiratória da vida fetal para a neonatal acompanha-se de insuficiência respiratória precoce mais frequentemente. Assim, nos Estados Unidos estima-se que, por ano, das admissões em UTI neonatal, 50% ocorreram em RN com 34 semanas de gestação, 15% em RN com 35 semanas e 8% em RN com 36 semanas[24].

Em Unidade Neonatal da Rede Municipal de Saúde da Cidade de São Paulo, em 2006, 24,7% dos RNPTT foram admitidos em UTI, enquanto 56,9% o foram em unidade de cuidados semi-intensivos[13].

A ocorrência de apneia nesse grupo tem-se situado entre 4 e 7%, bem maior do que a de 1 a 2% em RNT. Vários são os fatores, mas a imaturidade de sistemas parece ser a mais importante: maior suscetibilidade à depressão respiratória por hipoxemia, menor sensibilidade central ao CO_2, receptores pulmonares imaturos, maior sensibilidade à inibição respiratória por estímulo laríngeo e menor capacidade de dilatação de vias aéreas[18,25].

Esses dados sinalizam a necessidade de que o nascimento de RNPTT ocorra em maternidades de referência para o risco, uma vez que esses podem necessitar de cuidados intensivos ou semi-intensivos após o nascimento.

Risco infeccioso

A presença de maturidade imunológica intermediária entre a de RNPT extremos e a de RNT, associada ao maior risco de complicações e consequente necessidade de intervenção, conferem maior risco infeccioso a esses RN, embora ainda não se disponha de dados específicos[18].

De acordo com Benjamin e Stoll[26], a avaliação de RN com mais de 72 horas, com suspeita de sepse bacteriana, deverá incluir a realização de hemocultura, liquor e cultura de urina, seguindo-se de introdução de terapia empírica com antibióticos direcionados ao agente etiológico mais provável.

Desenvolvimento neurológico

O nascimento de RNPTT ocorre em uma fase ainda relativamente precoce do seu desenvolvimento neurológico e, por esse motivo, de maior vulnerabilidade à ocorrência de agravos ou lesões.

Estudos indicam que o peso do cérebro de RN com 34 semanas corresponde a 65% do de RNT e o de RN com 35 semanas tem poucos sulcos e giros em córtex cerebral[27].

Portanto, o crescimento de 1/3 do tamanho cerebral acontece nas últimas 6 a 8 semanas, ao mesmo tempo que continua o processo de maturação cerebral em relação à formação de oligodendróglios, aumento de ramificações neuronais e conexões do sistema neurotransmissor, aumento de junções sinápticas, maturação neuroquímica e enzimática[28-30].

Apesar dessas constatações, ainda são poucos os estudos sobre a evolução neurológica desses RN. Alguns relatos clínicos indicam maiores riscos de paralisia cerebral, distúrbios de linguagem, déficits de neurodesenvolvimento e alterações comportamentais, com menores competências na escola, socialmente e de maneira global[18].

Segundo acompanhamento até os 8 anos de RNPTT, 19 a 20% desses apresentam problemas comportamentais[30].

Em escolares da Flórida, avaliação envolvendo 22.000 RNPTT e 164.628 RN de termo, verificou-se maior frequência de diagnóstico de atraso do desenvolvimento aos 3 anos de idade em RNPTT, além de maior necessidade de cuidados especiais na pré-escola e menor preparo para iniciar a escola[31].

Além desses estudos, a observação de maior incidência de necrose neuronal em ponte (base cerebral) em RN com 34 a 36 semanas sinaliza maior vulnerabilidade nessa faixa de idade gestacional em decorrência de processos hipóxico-isquêmicos perinatais, dependendo de um balanço entre suscetibilidade e fatores protetores, atuando em áreas específicas de substância cinzenta, além do subtipo neuronal envolvido[32].

Mortalidade

As taxas de mortalidade infantil, relativas a crianças que nasceram com IG entre 34 e 36 semanas, têm-se situado em níveis mais elevados do que as de RNT, correspondendo a 7,7/1.000 NV em RNPTTT e 2,5/1.000 NV em RNT em 2002 nos Estados Unidos[33,34]. Quanto à mortalidade neonatal, os índices foram de 4,1/1.000 NV em RNPTT e de 0,9/1.000 NV em RNT.

Esses maiores níveis indicam a necessidade de atenção especial a esses RN, inclusive no seguimento durante o primeiro ano de vida.

Outro aspecto que vem merecendo atenção é a observação de maior ocorrência de síndrome da morte súbita nesses RN, com valores de 1,4/1.000 NV, enquanto está em 0,7/1.000 NV em RNT[10].

Alta do RNPTT

A alta de RNPTT deverá seguir normas mais adequadas ao nível de risco desse grupo, que o diferencie das relativas aos RN de baixo risco e dos de alto risco.

Avaliação da evolução pós-alta imediata de 15.089 RNPTT e 242.934 RNT, em Massachusetts, de 1998-2000, indica que estes têm risco de re-hospitalização de aproximadamente 1,8 vez o de RNT e de morbidade de 1,5 vez, quando recebem alta precoce (< 48 horas)[34].

Entre as causas de re-hospitalização 2 a 4 semanas após a alta, as mais frequentes são: icterícia, dificuldades de alimentação e desidratação. Evidentemente, são situações clínicas interdependentes, pois a falta de ingestão alimentar adequada poderá intensificar a hiperbilirrubinemia em evolução, por meio de um certo grau de desidratação consequente. Esses dados reforçam a importância do estabelecimento do aleitamento materno com segurança nesses RN antes da alta, a fim de evitar a ocorrência desses distúrbios.

Também foram identificados alguns indicadores que sinalizam maior risco no pós-alta, como: IG de 36 semanas, sexo masculino e ter sido submetido à ventilação mecânica no período neonatal.

O fato de o RN com IG de 36 semanas recorrerem mais aos serviços de emergência provavelmente é decorrência do menor risco que tem sido atribuído a RN com IG próximas ao termo e suas consequentes admissões em alojamento conjunto e tendo alta nas primeiras 48 horas de vida.

Também a idade pós-natal na qual procuram com maior frequência os serviços de emergência é a faixa de 22 a 28 dias de vida, sendo os problemas mais frequentes: icterícia, processos infecciosos, dificuldades com a alimentação e crises de apneia[35].

Recomendações em relação à assistência e alta hospitalar

Tendo em vista o reconhecimento de que esse grupo de RN, embora tenha risco menor do que o de RN de alto risco, ainda é maior do que o de RN de baixo risco e não pode ser ignorado, é preciso que as unidades neonatais tenham normas de assistência específicas a esse grupo.

As recomendações a sua assistência encontram-se a seguir:

1. Após o nascimento, é preciso selecionar o setor de admissão de acordo com o risco, avaliado em função da IG ao nascimento e presença de fatores de risco.
2. Nas primeiras 12 horas de vida, controle de temperatura e evolução do padrão respiratório, a fim de detectar precocemente a ocorrência de distúrbios.
3. Monitorização da evolução da icterícia, com determinação dos níveis de bilirrubina antes da alta, especialmente nos RN submetidos à fototerapia.
4. Início precoce da alimentação, se possível.
5. Desenvolvimento de ações efetivas para o sucesso do aleitamento materno.
6. Em RN menores de 35 semanas:
   – controle periódico de temperatura, especialmente nas primeiras 12 horas de vida;
   – controle da glicemia, pelo menos com 3, 6, 12 e 24 horas de vida;
   – observação de evolução do padrão respiratório;
   – acompanhar a evolução da icterícia.

Em relação à alta hospitalar, recomenda-se que ocorra somente após:

– estabelecimento de aleitamento materno efetivo;
– ausência de intercorrências;
– níveis estáveis ou em redução de bilirrubinas;
– garantia de retorno ambulatorial 3 a 4 dias após a alta.

Considerando o conhecimento atual a respeito do risco perinatal de RN e o reconhecimento de que, além dos RNPTT, a faixa de RN classificada como a termo incluía um risco não homogêneo de acordo com a idade gestacional, um novo grupo foi definido, o de RNT precoce.

DEFINIÇÃO DE RECÉM-NASCIDO A TERMO PRECOCE

Ao longo do tempo, o período de 3 semanas antes até 2 semanas após a data estimada do nascimento foi considerado "termo"[36], com a expectativa de que os resultados neonatais, mortalidade e morbidade, nesse intervalo, fossem uniformes e melhores do que em outras idades gestacionais.

Essa classificação propiciou uma subestimação de risco, minimizando a monitorização, avaliação e seguimento de RN que poderiam ter morbimortalidades diferentes. Cada vez mais as pesquisas vêm indicando que os resultados neonatais, especialmente a morbidade respiratória, variam de acordo com o momento do nascimento, mesmo dentro desse intervalo de 5 semanas de idade gestacional. Verificou-se, então, que a frequência de resultados neonatais adversos é menor entre gestações sem complicações nascidas entre 39 0/7 e 40 6/7 semanas de gestação[2,5,15].

Por essa razão, para universalizar a nomenclatura, um grupo de trabalho foi convocado em 2012 para estabelecer uma normatização da classificação dos RNT. Esse grupo recomendou que o rótulo "termo" fosse subdividido em: termo precoce (de 37 0/7 até 38 6/7 semanas de gestação), termo (39 0/7 até 40 6/7 semanas de gestação), termo tardio (41 0/7 até 41 6/7 semanas de gestação) e pós-termo (42 0/7 semanas de gestação ou mais). Essa classificação descreve com maior precisão os RN que nascem com 37 0/7 semanas de gestação ou mais. O Colégio Americano de Obstetras e Ginecologistas e a Sociedade de Medicina Materno-Fetal apoiaram e incentivaram essa nova denominação por todos os clínicos, pesquisadores e autoridades de saúde pública para facilitar a comunicação, prestação de cuidados de saúde com qualidade e pesquisa clínica dos dados[37].

Morbidade

Diferentes estudos mostram que RN com IG entre 37 e 38 6/7 semanas têm taxas mais altas de morbidade neonatal do que recém-nascidos de termo com 39 a 41 semanas de gestação, mesmo após excluir a morbidade materna e confirmando a maturidade fetal por amniocentese[38,39].

Wang et al.[15], comparando RNT precoce com os RNT de 39 a 41 semanas, observaram maior porcentagem de instabilidade térmica (10% vs. 0%), hipoglicemia (16% vs. 5%), necessidade de fluido intravenoso (27% vs. 5%), desconforto respiratório (29% vs. 4%) e hiperbilirrubinemia (54% vs. 38%). Fang et al.[38] realizaram um estudo de coorte, retrospectivo, avaliando a evolução neonatal de RN com IG < 39 semanas, após a confirmação de maturidade pulmonar fetal, com os de ≥ 39 semanas nascidos de cesárea. Os RNT precoce apresentaram morbidade de 8,4%, enquanto os RNT com IG maior ou igual a 39 semanas apresentaram 3,3% (RR 2,9; IC95% 2,4-3,6). Entre as morbidades, a principal foi alteração respiratória, sendo significativamente maior (5,4%) para os com menos de 39 semanas em comparação com 2,1% para os com 39 semanas ou mais (RR 3,0; IC95% 2,3-3,9), apesar de terem maturidade pulmonar previamente determinada. Maior morbidade neonatal persistiu para aqueles nascidos antes de 39 semanas, mesmo após a exclusão de todos os filhos de mães diabéticas.

Um estudo populacional[40], de coorte, incluiu RN de 37 a 41 semanas de gestação, nascidos de 1992 a 2011 (n = 35.539) e divididos em duas coortes: RNT precoce, de 37 a 38 semanas (n = 11.318), e RNT, de 39 a 41 semanas de gestação (n = 24.221). Nesse, foram avaliadas as taxas de parto cesáreo, admissão em unidade neonatal, morbidade respiratória, apneia, necessidade de ventilação assistida, hiperbilirrubinemia com necessidade de fototerapia, hipoglicemia, convulsões, encefalopatia hipóxica-isquêmica, necessidade de nutrição parenteral e sepse precoce. Encontraram aumento progressivo do número de partos cesáreos durante todo o período estudado (de 30,9% para 40,3%), tendo sido a taxa maior em RNT precoce do que em RNT (38,3% *vs.* 31,3%, p < 0,001). Comparando os dois grupos, foram encontradas diferenças significativas em relação a: taxa de admissão à unidade neonatal (9,1% *vs.* 3,5%, p < 0,0001), desconforto respiratório, sendo a síndrome do desconforto respiratório 0,14% *vs.* 0,007%, p < 0,0001 e taquipneia transitória 1,71% *vs.* 0,45%, p < 0,0001, necessidade de ventilação mecânica 0,2% *vs.* 0,07%, p < 0,009, uso de pressão positiva contínua das vias aéreas 0,11% *vs.* 0,01%, p < 0,0001 e fototerapia 0,29% *vs.* 0,07%, p < 0,0001, hipoglicemia 0,54% *vs.* 0,11%, p < 0,001 e nutrição parenteral 0,16% *vs.* 0,04%, p < 0,0001. Não foram encontradas diferenças significativas na taxa de sepse precoce, pneumotórax, síndromes de aspiração, convulsões e encefalopatia hipóxico-isquêmica.

Mortalidade

De Luca et al.[41] realizaram um estudo de coorte, prospectivo, incluindo 56.549 RN de 38 a 40 semanas de gestação, para determinar o risco estratificado, de acordo com a idade gestacional, da mortalidade neonatal e morbidades de relevância clínica após cesárea eletiva. Analisaram os efeitos do nascimento por cesárea, antes do início do trabalho de parto e em emergência, e por parto vaginal em relação a: mortalidade, depressão ao nascimento, admissão em UTI neonatal e morbidade respiratória. Os resultados foram ajustados para variáveis de confusão na análise multivariada e estratificação de risco de acordo com a idade gestacional. Encontraram taxas de mortalidade e morbidade relacionadas à IG, sendo maiores nos RN de 38 semanas de gestação, independentemente da forma de nascimento. Em comparação com crianças nascidas

por via vaginal, as nascidos por cesárea eletiva tiveram taxas significativamente mais elevadas de mortalidade com risco relativo ajustado (aRR: 2,1), risco de admissão em UTI neonatal (aRR: 1,4) e morbidade respiratória (aRR: 1,8), mas não de depressão ao nascimento (aRR: 1,1). Em comparação com os nascidos de emergência, os RN por cesárea eletiva apresentaram menos depressão no nascimento (aRR: 0,6) e menos admissões em UTI neonatal (aRR: 0,8), mas as taxas de mortalidade (aRR: 0,8) e respiratória (aRR: 1,0) foram semelhantes. O nascimento por cesárea eletiva, especialmente em IG menores, está correlacionado às maiores mortalidade e morbidade em relação ao nascimento por parto vaginal.

Reddy et al.[3] avaliaram as taxas de mortalidade neonatal (TMN) e infantil (TMI), de acordo com a idade gestacional ao nascimento, observando maiores TMN e TMI nos RN com IG de 37 e 38 semanas. A TMN foi de 1,7:1.000 nascidos vivos (NV) e 1,0:1.000 NV e a TMI foi de 4,1:1.000 NV e 2,7:1000 NV, para os com 37 e 38 semanas, respectivamente. Quando comparados aos de 39 semanas ou mais, o risco relativo (RR IC95%) de óbito neonatal foi de 2,3 (IC95% 2,1-2,6) para os que nasceram com 37 semanas e de 1,4 (IC95% 1,3-1,5) com 38 semanas. Em relação ao óbito infantil, encontraram RR de 1,9 (IC95% 1,8-2,0) e 1,2 (IC95% 1,2-1,3) com 37 e 38 semanas, respectivamente.

Esses achados sugerem que o nascimento de crianças com IG de 37 e 38 semanas por cesárea eletiva aumenta o risco de mortalidade, tanto neonatal como infantil, caracterizando uma população de maior risco e, portanto, sendo contraindicada[3].

CONSIDERAÇÕES FINAIS

Os grupos de RNPTT e de RNT precoce vêm recebendo maior atenção nos últimos anos devido à considerável elevação de sua frequência e ao reconhecimento de um risco de morbimortalidade não desprezível, relacionados ao grau de imaturidade de sistemas e funções que apresentam ao nascimento.

Entre as intercorrências que podem apresentar, encontram-se necessidade de reanimação neonatal, hipotermia, sucção/deglutição ineficientes, hipoglicemia, hiperbilirrubinemia, insuficiência respiratória, infecções, associadas à maior vulnerabilidade a agressões do sistema nervoso central.

A não valorização desse risco, adicionado ao decorrente de alta precoce (≤ 48 horas), tem elevado o risco de reinternações e de ocorrência de sequelas, com repercussões sobre o aprendizado desses RN em idade escolar.

Recomendações quanto à assistência mais adequada a esses RN têm sido publicadas, bem como normas de alta que garantam mais segurança quanto a suas evoluções a curto e longo prazo[18].

Particularmente em nosso meio, todas essas medidas deverão basear-se em informações obtidas a partir de investigações bem controladas quanto à morbidade e à evolução pós-natal desses RN, para que normas mais adequadas às reais necessidades de nossos RN possam ser elaboradas.

REFERÊNCIAS

1. Spong CY, Mercer BM, D'Alton M, Kilpatrick S, Blackwell S, Saade G. Timing of indicated late-preterm and early-term birth. Obstet Gynecol. 2011;118(2 Pt 1):323-33.

2. Tita AT, Landon MB, Spong CY, Lai Y, Leveno KJ, Varner MW, et al.; Eunice Kennedy Shriver NICHD Maternal-Fetal Medicine Units Network. Timing of elective repeat cesarean delivery at term and neonatal outcomes. N Engl J Med. 2009;360(2):111-20.

3. Reddy UM, Ko CW, Raju TN, Willinger M. Delivery indications at late-preterm gestations and infant mortality rates in the United States. Pediatrics. 2009;124(1):234-40.

4. Martin JA, Osterman MJ, Sutton PD. Are preterm births on the decline in the United States? Recent data from the National Vital Statistics System. NCHS Data Brief. 2010;(39):1-8.

5. The American College of Obstetricians and Gynecologits Committee Obstetrics Practices, The Society of Materno-Fetal Medicine. Nonmedically indicated early term deliveries. Committee opinion. N 561; 2013.

6. Shapiro-Mendoza CK, Tomashek KM, Kotelchuck M, Barfield W, Nannini A, Weiss J, et al. Effect of late-preterm birth and maternal medical conditions on newborn morbidity risk. Pediatrics. 2008; 121(2):e223-32.

7. Raju TNK. Epidemiology of late preterm (near-term) births. Clin Perinatol. 2006;33(4):751-63.

8. Engle WA. A recommendation for the definition of "late preterm" (near-term) and the birth weight-gestational age classification system. Semin Perinatol. 2006;30(1):2-7.

9. Davidoff MJ, Dias T, Damus K, Russell R, Bettegowda VR, Dolan S, et al. Changes in the gestational age distribution among US singleton births: impact on rates of late preterm birth, 1992 to 2002. Semin Perinatol. 2006;30(1):8-15.

10. Raju TNK, Higgins RD, Stark AR, Leveno KJ. Optimizing care and outcome for late-preterm (near-term) infants: a summary of the workshop sponsored by the National Institute of Child Health and Human Development. Pediatrics. 2006:118(3):1207-14.

11. Martin JA, Hamilton BE, Sutton PD, Ventura SJ, Menacker F, Munson ML. Births: final data for 2003. Natl Vital Stat Rep. 2005;54(2): 1-116.

12. Guinsburg R, Almeida MFB, Costa JO, Anchieta LM, Freire LMS, Campos Jr D, et al. Ventilation of late preterm neonates at birth: a Brazilian prospective multicenter study. Abstracts of the Pediatric Academic Societies' Annual Meeting, Toronto; 2007. Abstract E-PAS 2007;8315.7. Disponível em: http://www.abstracts2view. com/pas/view.php?nu=PAS07L1_249. Acessado 2014 nov 30.

13. Leone CR, Sadeck LSR, Tanuri C, Breuel PAF, Matsuda NSG, Faria M. Caracterização dos recém-nascidos pré-termo tardios em maternidade de referência para risco da rede Municipal de Saúde de São Paulo. S 254. XIX Congresso Brasileiro de Perinatologia. 2007 novembro 27; Fortaleza, Brasil.

14. Crane J. Induction of labor at term. Maternal-Fetal Medicine Committee. SOGC Practice Guidelines. Number 107; 2001. Disponível em: http://www.sogc.org/guidelines/index_e.asp. Acessado 2014 nov 30.

15. Wang ML, Dorer DJ, Fleming MP, Catlin EA. Clinical outcomes of near-term infants. Pediatrics. 2004;114(2):372-6.

16. Laptook A, Jackson GL. Cold stress and hypoglicemia in the late preterm ("near-term") infant: impact on Nursery of admission. Semin Perinatol. 2006;30(1):24-7.

17. Guinsburg R, Almeida MFB, Costa JO, Anchieta LM, Freire LMS, Campos Júnior D, et al. Procedimentos necessários na reanimação de prematuros tardios nas salas de parto de maternidades públicas das capitais brasileiras. P-C 18-050. Pôster Simpósio. 11º Congresso Paulista de Pediatria; 2007 março 17-20; São Paulo, Brasil.

18. Engle WA, Tomashek KM, Wallman C; Committee on fetus and Newborn. "late-preterm" infants: a population at risk. Pediatrics. 2007;120(6):1390-401.

19. Adamkin DH. Feeding problems in the late preterm infant. Clin Perinatol. 2006;33(4): 831-7.

20. Garg M, Devaskar SU. Glucose metabolism in the late-preterm infant. Clin Perinatol. 2006;33(4):853-70.

21. Bhutani V, Johnson L. Kernicterus in late preterm infants cared for as term healthy infants. Semin Perinatol. 2006;30(2):89-97.

22. Watchko JF. Hyperbilirubinemia and bilirubin toxicity in the late preterm infant. Clin Perinatol. 2006;33(4):839-52.

23. Dudell GG, Jain L. Hypoxic respiratory failure in the late preterm infant. Clin Perinatol. 2006;33(4):803-30.

24. Angus DC, Linde-Zwirble WT, Clermont G, Griffin MF, Clark RH, et al. Epidemiology of neonatal respiratory failure in the United States: projections from California and New York. Am J Respir Crit Care Med. 2001;164(7):1154-60.

25. Hunt CE. Ontogeny of autonomic regulation in late preterm infants born at 34-37 weeks postmenstrual age. Semin Perinatol. 2006;30(2):73-6.

26. Benjamin Jr DK, Stoll BJ. Infection in late preterm infants. Clin Perinatol. 2006;33(4):871-82.

27. Kinney HC. The near-term (late preterm) human brain and risk for periventricular leukomalacia: a review. Semin Perinatol. 2006;30(2):81-8.

28. Darnall RA, Ariagno RL, Kinney HC. The late preterm infant and the control of breathing, sleep and brainstem development: a review. Clin Perinatol. 2006;33(4):883-914.

29. Adams-Chapman I. Neurodevelopmental outcome of the late preterm infant. Clin Perinatol. 2006;33(4):947-64.

30. Gray RF, Indurkhya A, Mc Cormick MC. Prevalence, stability, and predictors of clinically significant behavior problems in low birth weight children at 3, 5, and 8 years of age. Pediatrics. 2004; 114(3):736-43.

31. Morse SB, Tang Y, Roth J. School-age outcomes of healthy near-term infants (34-37 weeks) versus healthy term infants (38-42 weeks). Pediatr Res. 2006;1(Supll):158. Abstract 4355.

32. Billiards SS, Pierson CR, Haynes RL, Folkerth RD, Kinney HC. Is the late preterm infant more vulnerable to gray matter injury than the term infant? Clin Perinatol. 2006;33(4):915-33.

33. Shapiro-Mendoza CK, Tomashek KM, Kotelchuck M, Barfield W, Weiss J, Evans S. Risk factors for neonatal morbidity and mortality among "healthy" late preterm newborns. Semin Perinatol. 2006;30(2):54-60.

34. Tomashek KM, Shapiro-Mendoza CK, Weiss J, Kotelchuck M, Barfield W, Evans S, et al. Early discharge among late preterm and term newborns and risk of neonatal morbidity. Semin Perinatol. 2006;30(2):61-8.

35. Jain S, Cheng J. Emergency Department visits and re-hospitalizations in late preterm infants. Clin Perinatol. 2006;33(4):935-45.

36. World Health Organization. ICD-10: International statistical classification of diseases and related health problems, 10th revision. Volume 2. 2nd ed. Geneva: WHO; 2004. Disponível em: http://www.who.int/classifications/icd/ICD-10_2nd_ed_volume2. pdf. Acessado 2014 nov 30.

37. The American College of Obstetricians and Gynecologists Committee on Obstetric Practice, The Society for Maternal-Fetal Medicine. Definition of Term Pregnancy. Committee opinion Number 579, November 2013.

38. Fang YMV, Guirguis P, Borgida A, Feldman D, Ingardia C, Herson V. Increased neonatal morbidity despite pulmonary maturity for deliveries occurring before 39 weeks. J Matern Fetal Neonatal Med. 2013;26(1):79-82.

39. Bates E, Pouse DJ, Mann ML, Chapman V, Carlo WA, Tita AT. Neonatal outcomes after demonstrated fetal lung maturity before 39 weeks of gestation. Obstet Gynecol. 2010;116(6):1288-95.

40. Martínez-Nadal S, Demestre X, Raspall F, Álvarez JA, Elizari MJ, Vila C, et al. Morbilidad neonatal en los recién nacidos a término precoz. An Pediatr (Barc). 2014;81(1):39-44.

41. De Luca R, Boulvain M, Irion O, Berner M, Pfister RE. Incidence of early neonatal mortality and morbidity after late-preterm and term cesarean delivery. Pediatrics. 2009;123(6):e1064-71.

Exame Neurológico do RN Pré-Termo

José Luiz Dias Gherpelli

A avaliação neurológica do recém-nascido pré-termo (RNPT) deve considerar que o sistema nervoso central (SNC) se encontra em fase de desenvolvimento diferente daquele do RN a termo. Atualmente, com a melhora dos cuidados intensivos neonatais, RN com 24 semanas de idade gestacional (IG) estão sobrevivendo. Tem-se, portanto, um período de quase 4 meses durante os quais o SNC dessas crianças sofrerá uma série de modificações sob condições frequentemente adversas. Processos como migração celular, mielinização, arborização dendrítica e ramificação axonial estão em curso e levam a uma mudança nos padrões de comportamento observados nesses RN ao longo desse período.

Com base nisso, podem-se tirar duas conclusões: 1. o exame neurológico do RNPT deve respeitar o caráter evolutivo do desenvolvimento do seu sistema nervoso; e 2. a sistematização do exame neurológico do RN a termo não pode, simplesmente, ser transferida para o pré-termo. Além disso, os estados comportamentais de Prechtl[1] no RNPT não estão definitivamente estabelecidos até a 36ª semana de IG, portanto isso faz com que as avaliações neurológicas dos prematuros sejam menos fidedignas em relação a alguns aspectos do exame neurológico (reflexos proprioceptivos, exteroceptivos e respostas a estímulos auditivos), já que não é possível predizer qual será a resposta encontrada para alguns testes em determinado momento.

Estudos da escola francesa demonstraram, na década de 1950, que a evolução neurológica do RNPT é semelhante para uma mesma IG e independe do peso do RN[2]. O caráter evolutivo do exame fez com que ele fosse dividido em "idades-chave" e a técnica é baseada na avaliação de 3 itens do comportamento:

1. "tônus passivo" (extensibilidade e passividade das articulações);

2. "tônus ativo" (movimentação espontânea ou desencadeada por estímulos externos); e

3. reflexos primitivos (Moro, marcha, voracidade, preensão palmar, extensão cruzada e marcha).

RN COM 28 SEMANAS DE IG

Tônus ativo – a motilidade espontânea caracteriza-se por movimentos lentos, localizados ou generalizados, entremeados por movimentos mais abruptos e rápidos. Essa movimentação tende a ocorrer em "surtos" agrupados, seguidos por períodos de inatividade por vezes prolongados. A motilidade tende a ser maior em membros inferiores, quando comparada aos superiores. Tremores finos e de pequena amplitude e abalos musculares tipo *startle* são frequentes. A resposta de endireitamento da cabeça (RN na posição sentada com a cabeça pendendo sobre o tórax; resposta: extensão cefálica) começa a se esboçar, necessitando, entretanto, de um estímulo periorbicular. O mento não ultrapassa o nível do acrômio, em decúbito dorsal, e a face está em completo contato com o leito. A reação de endireitamento dos membros inferiores, avaliada por meio da pesquisa do reflexo de apoio plantar, mostra apenas uma extensão transitória e efêmera.

Tônus passivo – encontra-se hipotonia global importante, com postura extensora das extremidades. O ângulo poplíteo é de 180° e o pé-perna em torno de 40°.

Reflexos – a) voracidade: esboço de movimentos de lateralização da cabeça; b) preensão palmar: observa-se a resposta limitada à extensão dos dedos; c) Moro: a resposta observada é a abertura das mãos; d) extensão cruzada: o reflexo é pesquisado por meio da estimulação táctil da planta do pé do membro inferior estendido e a resposta se divide em 3 fases: flexão, abdução e extensão-adução do membro inferior contralateral ao estímulo. Nessa IG não se observa resposta alguma.

RN COM 30 SEMANAS DE IG

Tônus ativo – os movimentos espontâneos são mais rápidos e frequentes e o endireitamento da cabeça e dos membros inferiores é mais facilmente observado.

Tônus passivo – a hipotonia muscular continua intensa. O ângulo poplíteo é menor (150°).

Reflexos primitivos – a) voracidade: observa-se a resposta nas 4 direções; b) preensão palmar: mais facilmente obtida; c) Moro: abertura das mãos; d) extensão cruzada: apenas a resposta flexora.

RN COM 32 SEMANAS DE IG

Tônus ativo – nota-se o esboço do endireitamento do tronco, após extensão nítida e prolongada dos membros inferiores. A qualidade da motilidade espontânea é característica dessa IG, com elevações dos membros inferiores e dos quadris, além de movimentos de torção do tronco, os quais permitem a mudança de decúbito do RN.

Tônus passivo – o ângulo poplíteo está mais fechado, 130°, e o balanço passivo dos membros inferiores já denota certa resistência. Ao se executar a manobra calcanhar-orelha, apesar de fácil realização, já se encontra certa resistência ao movimento.

Reflexos primitivos – a) voracidade: completa, com a participação da língua, podendo desencadear movimentos de sucção; b) preensão palmar: sólida, conseguindo-se uma ligeira elevação do RN do leito, com a tração dos membros superiores; c) Moro: resposta em abdução, extensão dos membros superiores, além da abertura das mãos; d) extensão cruzada: aparece a abdução após o movimento de flexão.

RN COM 35 SEMANAS DE IG

Tônus ativo – a atitude em "batráquio" (flexão e abdução dos membros inferiores e extensão dos superiores), característica dessa IG pode ser observada. O endireitamento da cabeça é observado à manobra do apoio plantar e a cabeça já não fica totalmente apoiada sobre o leito, ficando o mento acima da linha acromial.

Tônus passivo – o ângulo poplíteo é de 99° (semelhante ao RN a termo).

Reflexos primitivos – a) voracidade: completa; b) preensão palmar: sólida, com difusão do padrão flexor para os músculos do antebraço; c) Moro: padrão de abdução-extensão semelhante ao RN a termo, porém sem a fase de flexão-adução; d) extensão cruzada: além da flexão inicial, agora nota-se a resposta em abdução nítida; e) marcha: começa a ser obtida, mas sem consistência e continuidade.

RN COM 37 SEMANAS DE IG

Tônus ativo – nota-se a atitude flexora, tanto em membros inferiores, quanto em superiores, menos intensa que a observada nos RN a termo. Essa hipertonia fisiológica leva a certa limitação da motilidade espontânea, a qual fica um tanto reduzida, na quantidade e amplitude dos movimentos. Já é possível observar-se a reação de endireitamento global, isto é, o endireitamento dos membros inferiores, seguido do tronco e, finalmente, do segmento cefálico. A posição do mento está agora bem acima do nível acromial e os movimentos de lateralização ativa da cabeça são frequentes.

Tônus passivo – o ângulo poplíteo permanece em 90°, e o pé-perna, em torno de 10°. A extensibilidade articular é semelhante ao RN a termo.

Reflexos primitivos – a) voracidade: completa; b) preensão palmar: sólida, com irradiação nítida para as porções mais proximais dos membros superiores; c) Moro: a fase de adução e flexão é agora observada; d) extensão cruzada: ocorre o aparecimento da fase extensora que domina todas as outras; e) marcha: presente de forma completa.

Pode-se dizer que a evolução ontogenética do tônus muscular dos prematuros segue uma direção caudocefálica, enquanto a dos reflexos segue um padrão inverso. O tônus muscular estabelece marcada diferença entre o estado neurológico do RNPT e o do RN a termo[3]. Diversos aspectos relacionados à avaliação neurológica do tônus muscular do RNPT são utilizados nos exames clínicos realizados em berçário para estimar a IG dessas crianças.

REFERÊNCIAS

1. Prechtl HFR. The behavioural states of the newborn infant (a review). Brain Res. 1974;76(2):185-212.
2. Saint-Anne Dargassies S. Le développement neurologique du nouveau-né à term et prématuré. Paris: Masson; 1974.
3. Lissauer T. Physical examination of the newborn. In: Martin R, Fanaroff AA, Walsh M (eds). Fanaroff & Martin's Neonatal-perinatal medicine. 9th edition. St Louis: Elsevier. 2011.p.485-500.

Apneia da Prematuridade

Marina Carvalho de Moraes Barros

A apneia da prematuridade é manifestação clínica da imaturidade do controle respiratório que acomete recém-nascidos (RN) prematuros, sobretudo aqueles com idade gestacional inferior a 32 semanas, devendo ser considerada mais um distúrbio do desenvolvimento do que uma doença. O controle do ritmo respiratório é um processo complexo que envolve diversos segmentos dos sistemas nervoso, respiratório e musculoesquelético. Nos RN pré-termo esse controle apresenta uma série de peculiaridades, o que os torna suscetíveis aos distúrbios desse controle, entre eles a respiração periódica e a apneia da prematuridade.

FISIOPATOLOGIA

Os impulsos nervosos que desencadeiam os movimentos respiratórios iniciam-se no centro respiratório. No prematuro, o centro respiratório apresenta menor número de sinapses e arborização dendrítica e mielinização incompleta, dificultando a despolarização dos neurônios e retardando a propagação dos impulsos nervosos. Além disso, a imaturidade do centro respiratório torna-o mais suscetível à ação dos neurotransmissores e neurorreguladores inibitórios do centro respiratório como a adenosina, favorecendo o desencadeamento da apneia da prematuridade[1].

O ritmo respiratório é modulado por impulsos aferentes, sendo o resultado da integração de impulsos oriundos de quimiorreceptores centrais e periféricos, e das vias aéreas, além de sofrer interferência dos estados de sono.

Os quimiorreceptores centrais, localizados próximo ao bulbo, são sensíveis ao aumento do gás carbônico que no adulto e no RN a termo desencadeia aumento da ventilação-minuto, com elevação do volume corrente e da frequência respiratória. No prematuro, não se observa aumento da frequência respiratória em resposta ao incremento das tensões de gás carbônico, sendo necessários níveis mais elevados para que esse aumento ocorra, comparados aos RN a termo[2]. Assim, situações de hiperventilação transitória, com diminuição dos níveis de gás carbônico abaixo do limiar de desencadeamento de movimentos respiratórios, podem desencadear episódios de pausa respiratória. Aumentos na ventilação-minuto em resposta à hipercapnia, com elevação do volume corrente e da frequência respiratória, são observados com o progredir da idade gestacional e da idade pós-conceptual[3].

Os quimiorreceptores periféricos estão localizados nos corpos carotídeos e aórtico. Esses quimiorreceptores respondem a baixas tensões de oxigênio na vida fetal e tornam-se inativos após o nascimento, devido ao aumento da pressão parcial de oxigênio, inferior a 30mmHg na vida fetal, para 50 a 70mmHg, na vida pós-natal. Ao nascimento, os quimiorreceptores periféricos passam por um fenômeno de reajuste aos novos níveis tensionais de oxigênio. Em resposta a situações de hipóxia, adultos apresentam hiperventilação sustentada, enquanto os prematuros apresentam resposta bifásica, caracterizada por hiperventilação no minuto inicial, seguida de diminuição da frequência respiratória[4,5]. Nos prematuros com peso ao nascer inferior a 1.500 gramas, não se observa o aumento inicial da ventilação, como resposta à hipóxia, ocorrendo diretamente diminuição da frequência respiratória. A hiperventilação inicial decorre do estímulo dos quimiorreceptores periféricos que geram impulsos que trafegam pelos nervos vago e glossofaríngeo e ao nível do centro respiratório determinam o aumento da ventilação-minuto com elevação da frequência respiratória, principalmente, e do volume corrente. Já a hipoventilação resulta do estímulo dos quimiorreceptores centrais, sendo caracterizada por diminuição da frequência respiratória, cul-

minando com a apneia. Esse padrão de resposta bifásica à hipóxia persiste por 4 a 6 semanas no prematuro[6]. Em modelos animais, a exposição crônica à hipóxia atenua a resposta de hiperventilação e é responsável pela manutenção da resposta bifásica à hipóxia[7]. Menor resposta à hipóxia foi evidenciada em prematuros com displasia broncopulmoanr[8]. Quando as duas condições, hipóxia e hipercapnia, estão presentes, de forma contrária ao adulto, onde a hipóxia potencializa a resposta à hipercapnia, no RN ela diminui o incremento na ventilação-minuto[9].

Entre os receptores das vias aéreas, destacam-se os mecanorreceptores ou receptores de estiramento pulmonar e os de adaptação rápida, localizados nos brônquios e bronquíolos, responsáveis pelos reflexos de insuflação e deflação de Hering-Breuer, respectivamente, e que determinam os tempos inspiratório e expiratório[10,11]. Os receptores de estiramento pulmonar são estimulados pelo aumento do volume pulmonar, gerando impulsos que chegam ao centro respiratório por meio do nervo vago e inibem a inspiração. Esse reflexo é conhecido como reflexo de insuflação de Hering-Breuer. Sua intensidade aumenta com a idade gestacional, sendo máxima entre 36 e 38 semanas de gestação, quando volta a declinar. A atividade diminuída desse reflexo no prematuro decorre da menor eficiência na transmissão dos impulsos nervosos. Seu decréscimo próximo ao termo é justificado pela maior importância de outros reflexos da caixa torácica no controle da respiração[12]. Os receptores de adaptação rápida são estimulados pela contração do volume pulmonar e, também através do nervo vago, são responsáveis por gerar, ao nível do centro respiratório, impulsos eferentes que culminam com a interrupção da expiração e o início de um novo ciclo respiratório – reflexo de deflação de Hering-Breuer. Esse reflexo é desencadeado quando o volume pulmonar atinge níveis inferiores à capacidade residual funcional, sendo, portanto, fundamental na manutenção do volume pulmonar no período neonatal[13].

Receptores irritativos localizados na cavidade nasal, nasofaringe, orofaringe e laringe, quando estimulados por agentes químicos ou mecânicos, como, por exemplo, secreções, acarretam alterações nas frequências respiratória e cardíaca[14]. Em RN, a estimulação líquida desses quimiorreceptores desencadeia movimentos de deglutição e apneia, enquanto no adulto se observa como resposta o reflexo de tosse[15]. Já os receptores J ou justapulmonares, localizados nas paredes alveolares, junto aos capilares pulmonares, quando estimulados, por exemplo, em situações de edema alveolar ou processo inflamatório, podem desencadear apneia, bradicardia e laringoespasmo.

Os receptores fusiformes, localizados entre as fibras musculares dos músculos intercostais e diafragma, regulam o tônus desses músculos e sua força contrátil. Esses receptores estão ligados ao neurônio motor através da alça aferente, a alça gama. No sono REM, tipo de sono predominante do prematuro, observa-se inibição dessa alça com diminuição do tônus dos músculos intercostais, deixando o RN em desvantagem para enfrentar o trabalho respiratório. Em situações de distorção da caixa torácica, esses receptores são estimulados e desencadeiam o reflexo inibitório frenicocostal, cuja ação tem importância na respiração do RN, tornando-o mais suscetível aos episódios de apneia[16].

Os episódios de apneia ocorrem sobretudo no sono REM[17]. Durante o sono REM, a atividade dos músculos das vias aéreas está bastante reduzida, predispondo ao colabamento das vias aéreas, especialmente na fase inspiratória, quando elas estão sujeitas às forças colapsadoras. O tônus dos músculos adutores e abdutores da laringe é importante para a manutenção da patência das vias aéreas. Na inspiração, ocorre abdução ativa da laringe, enquanto na expiração, de forma contrária ao adulto, onde a expiração é passiva, observa-se o fechamento da glote e o aumento da pressão na região subglótica. Esses movimentos objetivam a manutenção da capacidade residual funcional pulmonar no RN. Adicionalmente, na inspiração, no RN, a contração do diafragma, de forma oposta ao adulto, antecede à contração dos músculos abdutores das vias aéreas superiores[18]. Assim, na inspiração, com a contração do diafragma, é gerado um gradiente de pressão negativo intratorácico, que leva ao colabamento das vias aéreas. Dessa forma, quando ocorre a contração dos músculos abdutores das vias aéreas superiores, essa deve ser mais intensa para neutralizar as forças colapsadoras e manter as patências das vias aéreas superiores.

O sono exerce um papel importante no controle da respiração. O prematuro dorme cerca de 80% do tempo e durante o sono ocorre alternância entre os tipos de sono, REM e não REM, com predomínio do tipo REM. O sono REM é caracterizado por irregularidade na frequência respiratória e no volume corrente, além de diminuição da capacidade residual funcional pulmonar[19-21]. Esse padrão respiratório irregular decorre da menor intensidade dos reflexos de Hering-Breuer e do menor incremento na ventilação-minuto em resposta à hipóxia e à hipercapnia[22]. Contribuem também para esse padrão ventilatório o menor tônus dos músculos intercostais, a menor atividade do diafragma com distorção da caixa torácica, a assincronia dos movimentos respiratórios e o menor tônus dos músculos das vias respiratórias, acarretando aumento do trabalho respiratório[23,24].

O mecanismo pelo qual um espisódio de apneia termina ainda não está bem esclarecido. Diferentemente do adulto, em quem os episódios de apneia do sono terminam com o despertar, nos prematuros isso ocorre em menos de 10% dos episódios e geralmente naqueles de maior duração (superior a 15 segundos), nas apneias do tipo misto e naquelas que cursam com dessaturação de oxigênio. Não se pode atribuir, portanto, o término das apneias aos quimiorreceptores periféricos, indutores do despertar[25]. Para as apneias obstrutivas, acredita-se que reflexos neurais aumentem a atividade dos músculos das vias aéreas superiores, sobrepondo as forças de colabamento das vias aéreas, antes do despertar[26]. Por fim, postula-se também que os episódios de apneia possam ser o resultado da instabilidade do controle central da respiração e que sua duração já esteja predeterminada.

CONCEITO

De acordo com a Academia Americana de Pediatria, apneia da prematuridade é definida como pausa respiratória com duração igual ou superior a 20 segundos[27]. No entanto, alguns episódios não são acompanhados de interrupção dos movimentos respiratórios; as incursões respiratórias estão presentes, mas ocorre obstrução das vias aéreas ou interrupção do fluxo aéreo.

A respiração periódica ocorre predominantemente durante o sono REM e é observada em 100% dos prematuros com peso ao nascer inferior a 1.000 gramas[28]. Esse padrão respiratório é caracterizado pela presença de movimentos respiratórios por períodos de 10 a 15 segundos, intercalados com pausas respiratórias de 3 a 10 segundos. Ele não se acompanha de bradicardia e/ou dessaturação de oxigênio, sendo considerado um ritmo respiratório normal do prematuro[29,30].

Em prematuros de muito baixo peso ao nascer, no entanto, a respiração periódica pode estar associada à diminuição da ventilação-minuto e às dessaturações de oxigênio. Assim, episódios de pausa respiratória inferiores a 20 segundos, acompanhados de queda na oxigenação ou bradicardia, também são considerados eventos de apneia. Portanto, pode-se considerar a respiração periódica um marcador da apneia da prematuridade. Episódios prolongados de apneia geralmente são precedidos por pausas respiratórias de curta duração, como as observadas na respiração periódica[31].

CLASSIFICAÇÃO

De acordo com a presença ou não de movimentos respiratórios e de fluxo aéreo pelas vias aéreas, os episódios de apneia podem ser classificados em central, obstrutiva e mista[32]. A apneia do tipo central é caracterizada pela interrupção simultânea dos movimentos respiratórios e do fluxo gasoso nas vias aéreas, porém sem colabamento, sendo responsável por 10 a 25% dos episódios. Na apneia obstrutiva, que ocorre em 12 a 20% dos casos, observa-se interrupção do fluxo gasoso, por obstrução das vias aéreas, com persistência dos movimentos respiratórios. Já na apneia mista, responsável por 53 a 71% dos episódios, observa-se interrupção do fluxo gasoso por perda do tônus das vias aéreas, com posterior interrupção dos movimentos respiratórios, ou ainda a interrupção dos movimentos respiratórios pode preceder o colabamento das vias aéreas e a interrupção do fluxo gasoso através delas.

O colabamento das vias aéreas ocorre inicialmente na faringe. Com a ausência de atividade da musculatura laríngea, como esta é necessária para a manutenção da patência das vias aéreas, ocorre obstrução das vias aérea[33]. A flexão do pescoço também pode precipitar a obstrução das vias aéreas[34].

REPERCUSSÕES FISIOLÓGICAS

Os episódios de apneia podem cursar com repercussões hemodinâmicas e na oxigenação que acarretam alterações do fluxo sanguíneo cerebral e déficit na oxigenação. Os episódios de apneia podem ser acompanhados de bradicardia e de queda na pressão arterial. A diminuição da pressão arterial diastólica já pode ser observada em apneias que cursam com quedas discretas da frequência cardíaca (100 a 120bpm), enquanto o decréscimo da pressão sistólica é evidenciado nos episódios acompanhados de bradicardia mais intensa (frequência cardíaca inferior a 80bpm). Tanto as alterações da frequência cardíaca como da pressão arterial sistólica e diastólica interferem no fluxo sanguíneo cerebral, sendo que as da frequência cardíaca acarretam maior efeito na perfusão cerebral[35].

A apneia do tipo misto, a mais prevalente, é a que apresenta maior duração e leva à maior queda na frequência cardíaca e na saturação de oxigênio. No entanto, é a apneia obstrutiva que desencadeia o maior comprometimento hemodinâmico, avaliado por meio da concentração total de hemoglobina cerebral. A apneia obstrutiva é o tipo que está mais associado à hemorragia peri-intraventricular, hidrocefalia e desenvolvimento neurológico anormal no primeiro ano de vida[36]. Deve-se lembrar, no entanto, que a apneia do tipo obstrutivo é de difícil diagnóstico. Dos três tipos de apneia, o que apresenta melhor correlação negativa com a idade gestacional é a apneia do tipo central.

DIAGNÓSTICO E INCIDÊNCIA

Episódios de apneia, bradicardia ou queda da saturação de oxigênio são frequentes nas unidades de terapia intensiva neonatais. No entanto, a identificação de um episódio de apneia não é fácil, uma vez que rotineiramente não se monitoriza a presença de fluxo gasoso pelas vias aéreas e os monitores de impedância transtorácica que detectam movimentos respiratórios, quando utilizados, também não identificam a obstrução das vias aéreas. Assim, o componente obstrutivo dos episódios de apneia não é identificado. Dessa forma, na prática, os episódios de apneia são identificados quando ocorre a presença de bradicardia e/ou dessaturação de oxigênio. As tensões de oxigênio no prematuro geralmente oscilam entre 50 e 80mmHg. Devido à inclinação da curva de dissociação de oxigênio nessa faixa de pressão parcial de oxigênio, qualquer queda na ventilação rapidamente resulta em dessaturação de oxigênio e bradicardia. Nos prematuros mais imaturos, a bradicardia pode preceder à queda da saturação de oxigênio. Alguns autores acreditam que a apneia e a bradicardia se iniciam simultaneamente em 25% dos episódios de curta duração, padrão de resposta que pode ser atribuído à inibição de aferências das vias aéreas[37].

Devido à associação entre os episódios de apneia do prematuro e a imaturidade do controle respiratório, a incidência da apneia da prematuridade é inversamente proporcional à idade gestacional. Estima-se que pelo menos 50% dos prematuros com peso ao nascer inferior a 1.500 gramas apresentam um ou mais episódios de apneia que necessitam de intervenção terapêutica. Ela acomete 78% dos RN com idade gestacional entre 26 e 27 semanas, 75% daqueles com 28 a 29 semanas, 54% dos com 30 a 31 semanas, 14% daqueles com 32 a 33 semanas e 7% dos com 34 a 35 semanas de idade gestacional[38]. Em relação ao peso de nascimento, entre os RN com peso ao nascer inferior a 2.500 gramas, 25% apresentam pelo menos um episódio de apneia no período neonatal, incidência essa que aumenta para 84% se se considerar aqueles com peso inferior a 1.000 gramas ao nascimento[39].

Uma vez que a apneia da prematuridade acomete RN com idade gestacional inferior a 32 a 34 semanas ou peso de nascimento menor que 1.500 gramas, esses RN devem ser monitorizados até atingirem peso e idade gestacional superiores a esses limites ou no mínimo 7 a 10 dias após o último episódio de apneia. Para essa monitorização, podem-se utilizar monitores multiparamétricos ou oxímetro de pulso.

APNEIA E REFLUXO GASTROESOFÁGICO

Episódios de apneia e de refluxo gastroesofágico são comuns em RN de muito baixo peso ao nascer e durante anos o refluxo gastroesofágico foi citado como causa de apneia no prematuro. No entanto, não se conseguiu demonstrar uma relação de causa-efeito entre essas duas entidades. Alguns estudos mostraram não haver relação temporal entre o refluxo e o episódio de apneia[40] e outro estudo evidenciou diminuição do tônus do esfíncter inferior do esôfago e refluxo gastroesofágico após episódio de apneia[41]. Adicionalmente, o uso de medicações antirrefluxo não está associado à redução dos episódios de bradicardia em prematuros[42].

229

APNEIA NO PÓS-OPERATÓRIO

Os episódios de apneia no prematuro também têm sido associados ao período pós-operatório[43]. Os episódios geralmente ocorrem nas primeiras 12 horas após a cirurgia, sendo cerca de 72% deles nas primeiras 2 horas e 28% entre 2 e 12 horas. No entanto, em alguns casos, os episódios podem persistir até 48 a 72 horas após a cirurgia. Assim, recomenda-se a monitorização dos prematuros durante pelo menos 24 horas após o procedimento cirúrgico.

A apneia no pós-operatório é observada em 20 a 30% dos prematuros submetidos a procedimentos cirúrgicos, mas alguns relatos apontam frequência de até 82%. Sua incidência é inversamente proporcional à idade pós-conceptual, acometendo 26% dos RN com idade pós-conceptual inferior a 44 semanas e zero daqueles com idade superior a essa. No entanto, outros estudos mostram a presença de episódios de apneia no pós-operatório de RN com idade pós-conceptual de até 52 a 60 semanas. RN que apresentaram episódios de apneia antes da cirurgia e aqueles com displasia broncopulmonar, doenças neurológicas ou anemia são de maior risco para apresentar apneia no período pós-operatório[44].

Os episódios de apneia ocorrem com maior frequência nos prematuros submetidos à anestesia geral, mas aqueles submetidos ao bloqueio medular também são de risco. Os anestésicos podem causar alterações na mecânica ventilatória e no controle da respiração pelo centro respiratório. Os anestésicos inalatórios diminuem o tônus muscular das vias aéreas, da parede torácica e do diafragma, predispondo à distorção da caixa torácica e à apneia. Além disso, os anestésicos inalatórios também alteram a resposta ventilatória à hipercapnia e à hipoxemia. Quanto aos anestésicos por via intravenosa, os opioides, a cetamina e os barbitúricos acarretam depressão do centro respiratório com consequente diminuição da resposta à hipercapnia e alterações do ritmo respiratório.

A ocorrência de episódios de apneia em RN prematuros com idade pós-conceptual inferior a 52 semanas justifica o adiamento, quando possível, de cirurgias eletivas. Caso não seja possível adiar o procedimento cirúrgico, recomenda-se a monitorização cardior-respiratória por pelo menos 2 horas após o término da cirurgia nos pacientes com idade pós-conceptual superior a 52 semanas e aqueles com idade inferior a essa devem ser monitorizados durante no mínimo 12 a 24 horas. Nas crianças que apresentam algum fator de risco, a abordagem deve ser individualizada.

DIAGNÓSTICO DIFERENCIAL

O diagnóstico de apneia da prematuridade é de exclusão, devendo-se afastar outras causas. No prematuro, podem causar apneia as doenças que cursam com hipoxemia, tais como síndrome do desconforto respiratório, persistência do canal arterial, anemia, choque, displasia broncopulmonar, pneumonia e cardiopatia congênita. Processos infecciosos, tais como sepse, meningite, enterocolite necrosante e infecções respiratórias virais, também podem cursar com apneia. Entre os distúrbios metabólicos, citam-se hipoglicemia, hipocalcemia, hipomagnesemia e alguns erros inatos do metabolismo, como distúrbios do ciclo da ureia, acidúrias orgânicas e deficiência da desidrogenase acil-CoA. Hipotermia e hipertermia também são causas de apneia. Doenças neurológicas como hemorragia peri-intraventricular, leucomalacia periventricular, encefalopatia hipóxico-isquêmica, síndromes convulsivas e malformações cerebrais também podem ser causa de apneia. Entre as medicações, o uso materno de opioides e o uso neonatal da prostaglandina E_1 podem desencadear episódios de apneia.

A presença de dois ou mais episódios de apneia em 24 horas requer investigação diagnóstica no prematuro. De acordo com as principais causas de apneia, para o estabelecimento da etiologia, devem-se considerar as histórias materna e neonatal e as alterações do exame físico. Os exames subsidiários são solicitados de acordo com a história e a clínica do paciente:

- **Doenças cardiorrespiratórias** – gasometria arterial, radiografia simples de tórax, eletrocardiograma e ecocardiograma.
- **Doenças infecciosas** – hemograma, hemocultura, análise bioquímica, citológica e microbiológica do líquido cefalorraquidiano, além de outras culturas pertinentes.
- **Distúrbios metabólicos** – glicemia, cálcio iônico e magnésio.
- **Afecções neurológicas** – ultrassonografia transfontanelar, polissonografia, eletroencefalograma de amplitude integrada, ou outros exames de imagem para investigação das malformações do sistema nervoso central.

PREVENÇÃO

Algumas medidas contribuem para a prevenção dos episódios de apneia em prematuros. RN prematuros devem ser mantidos em decúbito ventral e monitorizados, pois esse decúbito facilita a estabilização da caixa torácica e mantém a sincronia dos movimentos respiratórios, além de aumentar a proporção de sono não REM e propiciar um melhor controle da mecânica ventilatória. RN em decúbito dorsal, comparados aos em decúbito ventral, apresentam maior número de episódios de apneia dos tipos central e mista. Além disso, os episódios de apneia apresentados pelos RN em decúbito dorsal apresentam maior frequência de bradicardia e de períodos de dessaturação de oxigênio, quando comparados aos episódios de apneia de mesma duração apresentados pelos prematuros em decúbito ventral. Concomitantemente ao decúbito ventral, a manutenção desses RN em decúbito discretamente elevado promove redução no número de episódios de hipoxemia, por melhorar a mecânica ventilatória[45-53]. No entanto, após o período de risco do prematuro para apneia da prematuridade, quando eles não se encontram mais monitorizados, ou mesmo após a alta hospitalar, segundo a Academia Americana de Pediatria, os RN devem ser mantidos em decúbito dorsal para a prevenção da síndrome da morte súbita.

A alimentação por gavagem contínua tem-se mostrado útil, em relação à intermitente, na prevenção da apneia da prematuridade. Alguns estudos mostram redução do número de apneias e no tempo em que o RN apresenta padrão respiratório do tipo periódico, embora não se verifiquem alterações na incidência de bradicardia ou de dessaturação de oxigênio. A alimentação contínua por gavagem só deve ser instituída se os episódios de apneia não cessarem com as medidas terapêuticas adotadas.

TRATAMENTO DA APNEIA DA PREMATURIDADE

Tratamento farmacológico

As metilxantinas são o tratamento de escolha para a apneia da prematuridade. Vários estudos mostram o efeito das metilxantinas na redução no número de episódios de apneia e na necessidade de ventilação mecânica[54]. As metilxantinas são estimulantes centrais e aumentam o *drive* respiratório e a ventilação-minuto, por meio da inibição da fosfodiesterase e elevação dos níveis de AMP cíclico que estimula o centro respiratório. Além disso, elas bloqueiam os receptores da adenosina, um neuromodulador inibitório do controle respiratório; estimulam a aferência dos reflexos de Hering-Breuer; aumentam a sensibilidade dos quimiorreceptores centrais ao gás carbônico, diminuindo a resposta de depressão ventilatória à hipercapnia; aumentam a ventilação em resposta à hipóxia; e aumentam a atividade diafragmática, promovendo melhora na coordenação entre a abdução da laringe e o esforço inspiratório da caixa torácica.

Como efeitos colaterais das metilxantinas, são descritos taquicardia, sonolência, irritabilidade, hiper-reflexia, tremores, hiperglicemia, intolerância alimentar, náuseas, vômitos e hematêmese. Níveis tóxicos podem acarretar arritmias e convulsões. As metilxantinas também aumentam a taxa do metabolismo basal e o consumo de oxigênio, sendo observado menor ganho de peso nas crianças que recebem essa medicação, além de apresenta-

rem efeito diurético leve. Por fim, elas diminuem o fluxo sanguíneo cerebral[55], podendo repercutir no desenvolvimento cerebral. No entanto, ensaios clínicos multicêntricos controlados mostraram que os RN tratados com cafeína, comparados aos que receberam placebo, apresentaram menos displasia broncopulmonar[56] e maiores taxas de sobrevida sem sequelas, entre 18 e 21 meses de idade corrigida, em prematuros com peso ao nascer menor que 1.250 gramas[57].

Entre as metilxantinas, a cafeína é mais utilizada que a teofilina, por apresentar maior eficácia no controle dos episódios de apneia, menos efeitos colaterais, maior limiar entre os níveis terapêutico e tóxico e, devido à sua maior vida-média, pode ser administrada uma única vez ao dia[58].

O tratamento com as metilxantinas deve ser mantido até que o RN complete 34 semanas de idade pós-conceptual ou durante 7 dias após o último episódio de apneia, se esse ocorrer após a idade pós-conceptual de 34 semanas. As medicações devem ser utilizadas nos esquemas terapêuticos descritos a seguir.

- **Citrato de cafeína** – iniciar com ataque de 10mg/kg de cafeína (20mg/kg de citrato de cafeína) por via enteral ou intravenosa, seguida da dose de manutenção de 2,5 a 4mg/kg/dia (5 a 8mg/kg de citrato de cafeína). A dose de manutenção deve ser administrada 24 horas após o ataque.
- **Aminofilina** – iniciar com ataque de 4 a 6mg/kg, por via intravenosa, em 20 a 30 minutos, seguida de dose de manutenção de 1,5 a 3mg/kg/dose a cada 8 a 12 horas, por via enteral ou intravenosa. A dose de manutenção deve ser administrada 8 a 12 horas após o ataque.

Nos RN pré-termo com peso ao nascer inferior a 1.000 gramas, administrar 2,5mg/kg de cafeína (5mg/kg de citrato de cafeína) por via enteral ou intravenosa, a cada 24 horas, a partir do 2º ou 3º dia de vida, para prevenir a ocorrência de episódios de apneia, não sendo necessária a administração da dose de ataque. Essa medicação deve ser mantida até a idade pós-conceptual de 34 semanas.

Oxigenoterapia

O oxigênio inalatório deve ser administrado se o RN apresentar movimentos respiratórios com frequência e amplitudes normais, para fornecer maior concentração de oxigênio. A saturação de oxigênio deve ser monitorizada, tendo-se como saturação-alvo o intervalo de 91 a 95%. A retirada do oxigênio inalatório deve ser lenta e gradual, com redução da fração inspirada apenas quando a saturação de oxigênio se mostrar estável. De maneira oposta, deve-se tomar cuidado com a hiperoxia devido as suas consequências pulmonares e oculares.

O uso de cateter de oxigênio com fluxos altos ou baixos, mesmo com ar ambiente, pode ser útil no tratamento de prematuros com apneia que estejam recebendo metilxantinas[59]. Fluxos altos, ao redor de 2L/min, produzem pressão de distensão das vias aéreas, sobretudo nos prematuros com muito baixo peso, melhorando a ventilação pulmonar. Para os fluxos baixos, acredita-se que os mecanorreceptores presentes no nariz e na laringe sejam estimulados e originem aferências ao centro respiratório que desencadeiam os movimentos inspiratórios.

A pressão contínua de distensão de vias aéreas (CPAP) está indicada nos casos dos episódios de apneia que não cessam com o oxigênio inalatório. O CPAP deve ser utilizado com pressões de 4 a 5cmH$_2$O e frações inspiratórias de oxigênio mínimas para manter a saturação de oxigênio entre 91 e 95%. O CPAP deve ser suspenso quando o RN apresentar movimentos respiratórios espontâneos, rítmicos e de boa amplitude. O CPAP melhora a oxigenação e diminui a incidência de apneia, agindo por meio de diferentes mecanismos. Ele mantém a patência das vias aéreas, regulariza o ritmo respiratório, estabiliza a caixa torácica e aumenta a capacidade residual funcional[60-62]. Seu efeito é exercido nas apneias dos tipos obstrutivo e misto, não alterando a incidência de apneia central.

A ventilação não invasiva, com pressão positiva intermitente (sincronizada ou não sincronizada), por via nasal também tem sido utilizada para evitar a entubação traqueal nos RN em que os episódios de apneia não cessam com o uso do CPAP. Os estudos na literatura ainda não permitem concluir se a ventilação sincronizada é mais efetiva que a não sincronizada.

A ventilação pulmonar mecânica está indicada quando não ocorre interrupção dos episódios de apneia com a ventilação não invasiva ou com o CPAP. Deve-se lembrar que os RN com apneia da prematuridade, na sua maioria, não apresentam doença do parênquima pulmonar e, portanto, o suporte respiratório deve ser mínimo para manter os parâmetros fisiológicos. A retirada da ventilação mecânica deve ser gradual, sendo suspensa quando o RN apresentar movimentos respiratórios rítmicos e de amplitude adequada.

EVOLUÇÃO DA APNEIA DA PREMATURIDADE

Os episódios de apneia nos RN pré-termo podem persistir por várias semanas, sendo esse período inversamente proporcional à idade gestacional[63]. Eles cessam com a maturação do sistema nervoso. Na maioria dos RN, a interrupção dos episódios ocorre na idade pós-conceptual de 36 semanas, o que coincide com outros sinais de maturação, como a coordenação entre a respiração, a sucção e adeglutição e com a sucção ao seio materno. A base fisiológica para a interrupção dos episódios de apneia é a mielinização do sistema nervoso. Isso pode ser demonstrado por um estudo que mostrou, por meio de potencial evocado auditivo, que prematuros sem apneia apresentavam menor tempo de condução nervosa, comparado ao tempo daqueles com apneia. Além disso, em prematuros com apneia que foram acompanhados longitudinalmente, a redução do tempo de condução nervosa foi concomitante ao término dos episódios de apneia[64].

No entanto, em RN mais imaturos, os episódios podem persistir por período prolongado. RN com idade gestacional de 24 semanas podem apresentar episódios de apneia com idade pós-conceptual superior a 40 semanas e idade pós-natal maior que 100 dias[63]. Outro estudo mostrou que 45% dos RN prematuros ainda apresentam episódios de apneia com idade pós-conceptual entre 34 e 37 semanas, 37% entre 38 e 41 semanas, 25% entre 42 e 45 semanas, e aqueles com idade gestacional corrigida de 46 a 49 semanas, 11% ainda apresentam apneia acompanhada de bradicardia e/ou dessaturação de oxigênio[65].

Estudo que avaliou o intervalo entre os dois últimos episódios de apneia verificou que, para todos os pacientes em que esse intervalo foi igual ou superior a oito dias, identificou-se uma causa para a apneia, enquanto entre aqueles em que o intervalo foi inferior a oito dias não foi possível, em alguns deles, o estabelecimento de uma causa para o episódio de apneia, sendo atribuído à prematuridade[66]. Portanto, recomenda-se no mínimo 7 a 10 dias sem episódios de apneia para a indicação da alta hospitalar, desde que o RN esteja estável clinicamente, ganhando peso e mantendo sua temperatura corporal.

REFERÊNCIAS

1. Runold M, Lagercrantz H, Fredholm BB. Ventilatory effect of an adenosine analogue in unanesthetized rabbits during development. J Appl Physiol. 1986;61(1):255-9.
2. Krauss NA, Klain DB, Waldman S, Auld PAM. Ventilatory response to carbon dioxide in newborn infants. Pediatr Res. 1975;9:46-50.
3. Gerhardt T, Bancalari E. Apnea of prematurity. I. Lung function and regulation of breathing. Pediatrics. 1984;74(1):58-62.
4. Rigatto H, Brady JP, Verduzco RT. Chemoreceptor reflexes in preterm infants. I. The effect of gestational and postnatal age on the ventilatory response to inhalation of 100% and 15% oxygen. Pediatrics. 1975;55(5):604-13.
5. Sankaran K, Wiebe H, Seshia MMK, Boychuk RB, Cates D, Rigatto H. Immediate and late ventilatory response to high and low O$_2$ in preterm infants and adult subjects. Pediatr Res. 1979;13(8):875-8.
6. Martin RJ, DiFiore JM, Jana L, Davis RL, Miller MJ, Coles SK, et al. Persistence of the biphasic ventilatory response to hypoxia in preterm infants. J Pediatr. 1998;132(6):960-4.
7. Eden GJ, Hanson MA. Effects of chronic hypoxia from birth on the ventilatory response to acute hypoxia in the newborn rat. J Physiol. 1987;392:11-9.
8. Katz-Salamon M, Jonsson B, Lagercrantz H. Blunted peripheral chemoreceptor response to hyperoxia in a group of infants with bronchopulmonary dysplasia. Pediatr Pulmonol. 1995;20(2):101-6.
9. Rigatto H, Verduzco RT, Cates DB. Effects of O$_2$ on the ventilatory response to CO$_2$ in preterm infants. J Appl Physiol. 1975;39(6):896-9.

10. Marsh MJ, Fox GF, Hoskyns EW, Milner AD. The Hering-Breuer deflationary reflex in the newborn infant. Pediatr Pulmonol. 1994;18(3):163-9.

11. Martin RJ, Okken A, Katona PG, Klaus MH. Effect of lung volume on expiratory time in the newborn infant. J Appl Physiol. 1978;45(1):18-23.

12. Bodegård G, Schieler GH, Skoglund S, Zetterstrom R. Control of respiration in newborn babies. I. The development of the Hering Breuer inflation reflex. Acta Paediatr Scand. 1969;58(6):567-71.

13. Kosch PC, Stark AR. Dynamic maintenance of end-expiratory lung volume in full-term infants. J Appl Physiol. 1984;57(4):1126-33.

14. Tomori Z, Widdicombe JG. Muscular, bronchomotor, and cardiovascular reflexes evoked from stimulation of the respiratory tract. J Physiol (London). 1969;200(1):25-49.

15. Davies AM, Koenig JS, Thach BT. Upper airway chemoreflex responses to saline and water in preterm infants. J Appl Physiol. 1988;64(4):1412-20.

16. Hagan R, Bryan AC, Bryan MH, Gulston G. Neonatal chest wall afferents and regulation of respiration. J Appl Physiol. 1977;42(3):362-7.

17. Gabriel M, Albani M, Schulte FJ. Apneic spells and sleep states in preterm infants. Pediatrics. 1976;57(1):142-7.

18. Eichenwald EC, Howell III RG, Kosch PC, Ungarelli RA, Lindsey I, Stark AR. Developmental changes in sequential activation of laryngeal abdutor muscle and diaphragm in infants. J Appl Physiol. 1992;73(4):1425-31.

19. Hathorn MKS. The rate and depth of breathing in newborn infants in different sleep states. J Physiol. 1974;243(1):101-13.

20. Henderson-Smart DJ, Read DJC. Reduced lung volume during behavioral active sleep in the newborn. J Appl Physiol. 1979;46(6):1081-5.

21. Martin RJ, Okken A, Rubin I. Arterial oxygen tension during active and quiet sleep in the normal neonate. J Pediatr. 1979;94(2):271-4.

22. Rigatto H, Kalapesi Z, Leahy FN, Durand M, MacCallum M, Cates D. Ventilatory response to 100% and 15% O_2 during wakefulness and sleep in preterm infants. Early Hum Dev. 1982;7(1):1-10.

23. Schulte FJ, Busse C, Eichhorn W. Rapid eye movement sleep, motoneurone inhibition, and apneic spells in preterm infants. Pediatr Res. 1977;11(6):709-13.

24. Tusiewicz K, Moldofsky H, Bryan AC, Bryan MH. Mechanics of the rib cage and diaphragm during sleep. J Appl Physiol. 1977;43(4):600-2.

25. Thoppil CK, Belan MA, Cowen CP, Mathew OP. Behavioral arousal in newborn infants and its association with termination of apnea. J Appl Physiol. 1991;70(6):2479-84.

26. McNamara F, Issa FQ, Sullivan CE. Arousal pattern following central and obstructive breathing abnormalities in infants and children. J Appl Physiol. 1996;81(6):2651-7.

27. American Academy of Pediatrics. Commitee on Fetus and Newborn. Apnea, sudden infant death syndrome, and home monitoring. Pediatrics. 2003;111(4 Pt 1):914-7.

28. Rigatto H. Periodic breathing. In: Mathew OP (ed). Respiratory control and its disorders in the newborn. Marcel Dekker: New York; 2003.p.237-72.

29. Glotzbach SF, Baldwin RB, Lederer NE, Tansey PA, Ariagno RL. Periodic breathing in preterm infants: incidence and characteristics. Pediatrics. 1989;84(5):785-92.

30. Rigatto H, Brady JP. Periodic breathing and apnea in preterm infants. II. Hypoxia as a primary event. Pediatrics. 1972;50(2):219-28.

31. Al-Saif S, Alvaro R, Manfreda J, Kwiatkowski K, Cates D, Qurashi M, et al. A randomized controlled trial of theophylline versus CO_2 inhalation for treating apnea of prematurity. J Pediatr. 2008;153(4):513-8.

32. Dransfield DA, Spitzes AR, Fox WW. Episodic airway obstruction in premature infants. Am J Dis Child. 1983;137(5):441-3.

33. Wilson SL, Thach BR, Brouillette RT, Abu-Osha YK. Upper airway patency in the human infant: influence of airway pressure and posture. J Appl Physiol. 1980;48(3):500-4.

34. Thach BT, Stark AR. Spontaneous neck flexion and airway obstruction during apneic spells in preterm infants. J Pediatr. 1979;94(2):275-81.

35. Perlman JM, Volpe JJ. Episodes of apnea and bradycardia in the preterm newborn: impact on cerebral circulation. Pediatrics. 1985;76(3):333-8.

36. Butcher-Puech MC, Henderson-Smart DJ, Holley D, Lacey JL, Edwards DA. Relation between apnoea duration and type and neurological status of preterm infants. Arch Dis Child. 1985;60(10):953-8.

37. Carbone T, Marrero LC, Weiss J, Hiatt M, Hegyi T. Heart rate and oxygen saturation correlates of infant apnea. J Perinatol. 1999;19(1):44-7.

38. Henderson-Smart DJ. The effect of gestacional age on the incidence and duration of recurrent apnoea in newborn babies. Aust Paediatr J. 1981;17(4):273-6.

39. Alden ER, Mandelkorn R, Woodrum DE, Wennbery RP, Parkers CR, Hodson WA. Morbidity and mortality of infants weighing less than 1000 grams in a intensive care nursery. Pediatrics. 1972;50(1):40-9.

40. Peter CS, Sprodowski N, Bohnhorst B, Silny J, Poets CF. Gastro esophageal reflux and apnea of prematurity: no temporal relationship. Pediatrics. 2002;109(1):8-11.

41. Omari TI. Apnea-associated reduction in lower esophageal sphincter tone in premature infants. J Pediatr. 2009;154(3):374-8.

42. Wheatley E, Kennedy KA. Croos-over trial of treatment for bradycardia attributed to gastroesophageal reflux in preterm infants. J Pediatr. 2009;155(4):516-21.

43. Welborn LG, Rice LJ, Hannallah RS, Broadman LM, Ruttimann EU, Fink R. Postoperative apnea in former premature infants: prospective comparison of spinal and general anaesthesia. Anaesthesiology. 1990;72(5):838-42.

44. Henderson-Smart DJ, Steer P. Prophylactic caffeine to prevent postoperative apnea following general anesthesia in preterm infants. Cochrane Database Syst Rev. 2001;(4):CD000048.

45. Heimler R, Langlois J, Hodel DJ, Nelin LD, Sasidharan P. Effect of positioning on the breathing pattern of preterm infants. Arch Dis Child. 1992;67(3):312-4.

46. Hutchison AA, Ross KR, Russell G. The effects of posture on ventilation and lung mechanics in preterm and light for dates infants. Pediatrics. 1979;64(4):429-32.

47. Kishan J, Bhargava SK, Rehman F. Effects of supine and prone position on arterial tension in preterm infants. Indian Pediatr. 1981;18(10):701-4.

48. Kurlak LO, Ruggins NR, Stephenson TJ. Effect of nursing position on incidence, type, and duration of clinically significant apnoea in preterm infants. Arch Dis Child 1994;71(1):F16-9.

49. Martin RJ, DiFiore JM, Korenke CB, Randal H, Miller MJ, Brooks LJ. Vulnerability of respiratory control in healthy preterm infants placed supine. J Pediatr. 1995; 127(4):609-14.

50. Martin RJ, Herell N, Rubin D, Fanaroff A. Effects of supine and prone position on arterial oxygen in the preterm infant. Pediatrics. 1979;63(4):528-31.

51. Reiterer F, Abbasi S, Bhutani VK. Influence of head-neck posture on airflow and pulmonary mechanics in preterm neonates. Pediatr Pulmonol. 1994;17(3):149-54.

52. Wagaman MJ, Shutack JG, Moomjian AS, Schwartz JG, Shaffer TH, Fox WW. Improved oxygenation and lung compliance with prone positioning of neonates. J Pediatr. 1979;94(5):787-91.

53. Jenni OG, Siebenthal K, Wolf M, Keel M, Duc G, Bucher HU. Effect of nursing in the head elevated tilt position (15°) on the incidence of bradycardic and hypoxemic episodes in preterm infants. Pediatrics. 1997;100(4):622-5.

54. Henderson-Smart DJ, Steer P. Methylxanthine treatment for apnea in preterm infants. Cochrane Database of Systematic Reviews. 2001;(3):CD000140.

55. Hoecker C, Nelle M, Poeschl J, Beedgen B, Linderkamp O. Caffeine impairs cerebral and intestinal blood flow velocity in preterm infants. Pediatrics. 2002;109(5):784-7.

56. Schmidt B, Roberrts RS, Davis P, Doyle LW, Barrington KJ, Ohlsson A, Caffeine for Apnea of Prematurity Trial Group, et al. Caffeine therapy for apnea of prematurity. N Engl J Med. 2006;354(20): 2112-21.

57. Schmidt B, Roberrts RS, Davis P, Doyle LW, Barrington KJ, Ohlsson A, Caffeine for Apnea of Prematurity Trial Group, et al. Long-term effects of caffeine therapy for apnea of prematurity. N Engl J Med. 2007;357(19):1893-902.

58. Steer PA, Henderson-Smart DJ. Caffeine vs theophylline treatment for apnea in preterm. Cochrane Database Syst Rev. 2010;(1): CD000273.

59. Sreenan C, Lemke RP, Hudson-Mason A, Osiovich H. High-flow nasal cannulae in the management of apnea of prematurity: a comparison with conventional nasal continuous positive airway presseure. Pediatrics. 2001;107(5):1081-3.

60. Durand M, McCann E, Brady JP. Effect of continuous positive airway pressure on the ventilatory response to CO_2 in preterm infants. Pediatrics. 1983;71(4):634-8.

61. Martin RJ, Nerarman HS, Katona PG, Klaus MH. The effect of a low continuous positive airway pressure on the reflex control of respiration in the preterm infants. J Pediatr. 1977;90(6):976-81.

62. Miller MJ, Carlo WA, Martin RJ. Continuous positive airway pressure selectively reduces obstructive apnea in preterm infants. J Pediatr. 1985;106(1):91-4.

63. Eichenwald EC, Aina AJ, Stark AR. Apnea frequently persists beyond term gestation in infants delivered at 24 to 28 weeks. Pediatrics. 1997;100(3 Pt 1):354-9.

64. Henderson-Smart DJ; Pettigrew AG, Campbell DJ. Clinical apnea and brain-stem neural function in preterm infants. N Engl J Med. 1983;308(7):353-7.

65. Rammanathan R, Corwin M, Hunt CE, Martin RJ, Silvestri JM, Tinsley L, et al. Preterm infants have prolonged apnea with obstruction and associated oxygen desaturation at home. Pediatr Res. 1997; 41:171A.

66. Darnall RA, Kattwinkel J, Nattie C, Robinson M. Margin of safety for discharge after apnea in preterm infants. Pediatrics. 1997;100(5): 795-801.

Persistência do Canal Arterial

Cristiane Metolina
Simone de Araujo Negreiros Figueira

Na vida intrauterina, está bem elucidada a importância do canal arterial (CA) na manutenção da circulação fetal, porém sua persistência (PCA) após o nascimento prematuro (PT) é tema de grande controvérsia, já que é questionável sua relação com as principais morbidades dessa população, como a hemorragia periventricular (HPIV), a enterocolite necrosante (ECN) e a displasia broncopulmonar (DBP). Assim, não há consenso na comunidade científica sobre qual o melhor momento diagnóstico e terapêutico[1].

EMBRIOLOGIA E ANATOMIA

O CA é uma estrutura vital no período fetal e está presente desde a oitava semana de gestação. Origina-se da porção esquerda do sexto par de arcos aórticos embrionários e conecta o ramo esquerdo da artéria pulmonar à aorta dorsal[2].

Ao nascimento, o CA é uma estrutura vascular que comunica a bifurcação do tronco pulmonar na emergência do ramo esquerdo da artéria pulmonar com a aorta (Ao) descendente próximo à saída da artéria subclávia esquerda. O CA pode apresentar várias configurações e tamanhos, com predomínio do formato cônico e maior diâmetro na extremidade aórtica[2].

FISIOLOGIA FETAL E NEONATAL

O sistema cardiovascular fetal organiza-se em um circuito de padrão paralelo, e o CA comunica as duas grandes circulações: pulmonar (território de elevada resistência) e placentária (território de baixa resistência). Assim, um gradiente pressórico é gerado através do CA e direciona o sangue ejetado pelo ventrículo direito (VD) para a Ao descendente e, consequentemente, para os órgãos infradiafragmáticos e placenta. Logo, o VD torna-se a câmara dominante na vida intrauterina, responsável por 65% do débito cardíaco (DC), com o leito pulmonar recebendo apenas 5-10% desse volume[2,3].

Ao nascimento a termo, com a entrada de ar nos pulmões, exclusão da placenta, aumento da pressão parcial de oxigênio (O_2) e atuação de fatores endócrinos e vasculares, estabelece-se gradativamente a inversão das resistências pulmonar (RVP) e sistêmica (RVS), somada ao fechamento funcional dos *shunts*. Esse processo se completa nos primeiros dias de vida e transforma a circulação para um padrão de circuito em série, equalizando os débitos dos ventrículos e os fluxos pulmonar (Qp) e sistêmico (Qs)[4].

BIOLOGIA

De maneira didática, o fechamento do CA ocorre em duas etapas. A primeira, funcional, ocorre nas primeiras horas de vida com a constrição das células musculares lisas (CML). A segunda, com duração de dias, caracteriza a oclusão anatômica do lúmen decorrente do espessamento da camada neointimal e perda de CML na camada média interna.

A patência do CA na vida fetal é mantida pelo equilíbrio entre fatores vasodilatadores e vasoconstritores (Quadro 3.41)[5].

A prostaglandina E_2 (PGE_2) representa o principal vasodilatador, com níveis séricos elevados devido à pro-

Quadro 3.41 – Fatores vasodilatadores e vasoconstritores.

Vasodilatadores	Vasoconstritores
Pressão intraluminal elevada	Endotelina-1
Prostaglandinas	Corticoide
Óxido nítrico (NO)	O_2

dução placentária e ao *clearance* diminuído pelo pulmão. A PGE_2 é sintetizada pelas enzimas ciclo-oxigenase-1 e 2 (COX-1 e COX-2) a partir do ácido araquidônico. No CA, as duas isoformas estão presentes e atuantes, com maior expressão da COX-1. Elas atuam nos receptores de prostaglandina E (EP), sendo o EP_4 o mais estudado. Quando estimulados, os EP agem via adenilciclase aumentando os níveis de AMPc monofosfato de adenosina cíclico (AMPc). Com isso, ocorre a dessensibilização das proteínas contráteis das CML ao cálcio (Ca^{++}) e consequente vasodilatação do CA. Aliado a isso, sua degradação depende da ação da fosfodiesterase, cuja atividade, pelo menos em modelos experimentais em ovelhas, está diretamente relacionada com a evolução da gestação[5,6].

Já o efeito vasodilatador do NO está relacionado à via da guanililciclase que produz monofosfato de guanosina cíclico (AMPc) e que também é degradada por uma outra isoforma da fosfodiesterase[6].

Ao nascimento a termo, os fatores responsáveis pela constrição do CA ficam prevalentes em relação aos vasodilatadores. Com a exclusão da placenta, a aeração dos pulmões e o aumento da tensão de O_2 no sangue, ocorre queda da RVP e consequente diminuição do nível sérico da PGE_2, levando à redução do gradiente de pressão transluminal, favorecendo a vasoconstrição[7].

Há vários mecanismos propostos para a ação do O_2 na constrição do CA, sendo o influxo e a sensibilização ao Ca^{++} a via comum para iniciar e manter a constrição das CML. Um deles é mediado pela ativação do sistema enzimático do citocromo P450 e metabolização do ácido araquidônico. Como resultado, temos a ação da endotelina-1 e a inibição dos canais de potássio voltagem-dependentes (Kv) levando ao influxo de Ca^{++}. O outro mecanismo em estudo engloba a ação oxirredutora mitocondrial geradora de espécies reativas de O_2 que, além de atuar na inibição dos Kv, agem na via da *Rho/Rho kinase*, responsável pela sensibilização ao Ca^{++}, levando à persistência da fosforilação das cadeias leves de miosina e da vasoconstrição[8].

O processo de obliteração anatômica do CA depende de modificações estruturais que ocorrem ao longo do terceiro trimestre de gestação, o que justifica a prevalência de PCA na prematuridade. Nessa fase, ocorrem modificações histológicas como migração de CML da camada média para a região endotelial e formação de pedículos denominados coxim intimal. Também há proliferação de células endoteliais e migração de CML para a camada intimal, levando ao seu espessamento. A nutrição dessa região é majoritariamente suprida pelo fluxo luminal. Assim, a cascata hipóxico-isquêmica, fundamental no processo de remodelamento, inicia-se já nessa fase, pois a nutrição da camada intimal torna-se escassa com o espessamento[9].

Ao nascimento, com a vasoconstrição, os coxins intimais aproximam-se colaborando para o estreitamento do lúmen e intensificação da isquemia da parede do vaso[5,10]. O mesmo processo ocorre na camada muscular média. Na vida fetal, o crescimento dessa camada torna a sua nutrição dependente da *vasa vasorum* intramural. A constrição do CA leva à interrupção do fluxo da *vasa vasorum* e isquemia da região com consequente apoptose dessas células, inibição da produção local de PGE_2 e NO, e indução da produção de TGFβ (fator de crescimento tumoral β) e VEGF (fator de crescimento endotelial vascular)[5,7].

A expressão de VEGF está ligada à intensificação desses eventos ao promover a proliferação da *vasa vasorum* e o espessamento intimal. Isso leva à perda da distensibilidade do vaso e ao aumento do potencial contrátil com posterior processo fibrótico[5,7].

Atualmente, o papel das plaquetas para a oclusão irreversível do CA tem sido explorado. O desencadeamento dos eventos acima descritos promove a separação entre as células endoteliais e a lâmina elástica interna, levando à exposição do colágeno e à ativação dos eventos pró-trombóticos que envolvem o recrutamento das plaquetas para o endotélio exposto com consequente fechamento do CA[6,11].

BIOPATOLOGIA DO CA EM RNPT

No RNPT, os mecanismos para o fechamento do CA não são tão efetivos, já que têm início no final da gestação. Com isso, o CA pode manter-se patente após o nascimento e várias etapas do processo hipóxico-isquêmico permanecer incompletas[5].

A resposta constritora ao O_2 é menor tanto pela imaturidade dos Kv quanto pela capacidade limitada de geração de espécies reativas de O_2. Já a sensibilidade aos vasodilatadores (PGE_2 e NO) é maior, pois a interação com seus receptores e suas vias de sinalização intracelulares estão ainda ativas. É visto ainda que, após a segunda semana de vida do RNPT, ocorre aumento da NO sintetase produzida pela *vasa vasorum* do CA, com provável participação na perpetuação da vasodilatação[6].

Somado a isso, o tônus intrínseco do CA imaturo é menor, pois suas camadas intimal e da musculatura média apresentam-se ainda pouco espessas. A *vasa vasorum* ainda não se desenvolveu na camada muscular média e, como a parede é fina, sua nutrição depende totalmente da difusão intraluminal e *vasa adventicial*. Portanto, no RNPT é necessário que a vasoconstrição funcional seja efetiva o suficiente a fim de cessar o fluxo através do CA e desencadear o processo hipóxico-isquêmico[5].

Incidência e epidemiologia da PCA

O acompanhamento ecocardiográfico do CA em RNT mostra que 50% fecha com 24 horas de vida, 90% com 48 horas e todos com 72 horas[12]. No entanto, a taxa de fechamento espontâneo do CA em RNPT é menor e diretamente relacionada à idade gestacional (IG), conforme tabela 3.9[13,14].

Tabela 3.9 – Taxas de fechamento espontâneo do CA conforme IG em semanas (sem) e peso ao nascimento em gramas (g).

IG e peso	4° dia (%)	7° dia (%)	Alta (%)
≥ 30 semanas	90	98	98
27-28 semanas	22	36	Não disponível (ND)
25-26 semanas	20	32	ND
24 semanas	8	13	ND
1.000-1.500g	35	67	94
< 1.000g	21	34	ND

Além da IG, a síndrome do desconforto respiratório (SDR) é um importante fator de risco para a PCA. Nota-se que 65% dos RNPT < 30 semanas de IG e SDR grave apresentam CA patente no quarto dia de vida. Embora a administração de surfactante não afete a contratilidade do CA, ela altera a RVP e leva à manifestação clínica mais precoce do CA.

Diversos fatores podem diminuir a taxa de fechamento espontâneo do CA. Entre eles, podem-se citar: corticoterapia antenatal, pequeno para IG, sepse tardia e administração excessiva de fluido nos primeiros dias de vida[14-16]. Em relação à exposição ao O_2, níveis menores de $SatO_2$ não alteraram a incidência de PCA[17].

Terminologia da PCA

No RNPT, a presença do CA nem sempre é prejudicial, chegando a ser vital nos quadros de hipertensão pulmonar persistente neonatal (HPPN). Quanto maior a RVP, maior a pressão intracavitária que o VD gera para garantir o débito cardíaco. Em casos graves de HPPN, a RVP pode estar suprassistêmica, e tão elevada a ponto de o VD tornar-se disfuncional. Assim, o CA patente, ao comunicar as circulações centrais e suas pressões, expõe o VD à menor pós-carga, diminuindo seu trabalho.

Por consequência, levanta-se uma discussão a respeito da terminologia do PCA. Sempre foi utilizado esse termo para designar o quadro de repercussão hemodinâmica decorrente do *shunt* esquerda-direita através do CA. Porém

a nomenclatura PCA pode confundir-se com o CA aberto da HPPN ou, ainda, com o CA assintomático, seja por critérios ecocardiográficos, seja clínicos. Assim, a literatura atual tem usado o termo *hemodynamically significant ductus arteriosus* (HSDA) para os casos de PCA com repercussão. Neste capítulo, será adotada a tradução CAHS (canal arterial hemodinamicamente significativo)[18].

Fisiopatologia do CAHS

Ao nascimento, ocorre queda gradativa da RVP e elevação da RVS. No RNT, não há repercussão da inversão das resistências, já que o CA se fecha espontaneamente. Os RNPT, por sua vez, têm menor probabilidade de oclusão do CA. Assim, o CAHS pode instalar-se, e sua magnitude é diretamente proporcional ao diâmetro do CA e ao gradiente pressórico sistêmico-pulmonar[19].

Pelo ecocardiograma funcional (EcoF) nas primeiras horas de vida, verificou-se que o gradiente de pressão entre as circulações centrais já se encontra invertido na maioria dos RNPT, e que o diâmetro do CA tem relação inversa com o Qs. Nos próximos dois dias de vida, acontece uma adaptação hemodinâmica e melhora do DC, do Qs e do Qp. Essas mudança de fluxos levam ao quadro de isquemia e reperfusão dos órgãos, com esse fenômeno temporalmente relacionado ao aparecimento de HPIV, ECN e hemorragia pulmonar. Atualmente, estuda-se a influência precoce do CA na etiologia desses desfechos[1].

A repercussão do CA ao longo das primeiras semanas de vida do RNPT depende do desbalanço entre os fluxos sanguíneos centrais com aumento do Qp e diminuição do Qs. O diâmetro do CA e o gradiente de pressão transductal são os principais fatores que determinam a quantidade de sangue desviada da circulação sistêmica para a pulmonar. Já a gravidade do CAHS é influenciada pela capacidade de o miocárdio imaturo compensar esse volume deslocado[9].

Como consequência, o hiperfluxo pulmonar desencadeia uma série de eventos: aumenta a pré-carga das cavidades esquerdas e, pela lei de Frank-Starling, incrementa a contratilidade até o limite da sua curva pressão-volume dependente. Com isso, há aumento do volume ejetado pelo VE, resultando em aumento do débito cardíaco esquerdo[20,21]. A elevação da pré-carga e a disfunção diastólica resultante aumentam as pressões intracavitárias esquerdas e do leito venoso pulmonar a montante. Isso gera acúmulo do líquido intersticial e redução da complacência pulmonar[6,21]. Esses eventos podem alterar o desenvolvimento e o crescimento pulmonar e, assim, contribuir para a DBP[22].

Por outro lado, o hipofluxo sistêmico leva à hipoperfusão dos órgãos com consequente desbalanço entre oferta e demanda de nutrientes/O_2, metabolismo anaeróbico e acidemia láctica. Logo, no CAHS pode ocorrer a disfunção de órgãos nobres, como cérebro e coração, e periféricos, como rins e intestino[18].

Por fim, é fundamental mencionar que o CAHS perpetua a circulação em paralelo com um desbalanço dos fluxos e débitos. Desconsiderando-se o efeito do *shunt* pelo forame oval, o CAHS leva a um aumento do Qp e do DCVE, e diminuição do fluxo sistêmico Qs. Assim, o Qp é representado pelo DCVE. Por sua vez, o Qs é determinado pelo DCVD, já que a pré-carga do VD é consequência do retorno venoso sistêmico. A relação Qp:Qs é igual na circulação em série, porém torna-se desproporcional no CAHS devido ao desbalanço entre os fluxos nas grandes circulações. O cálculo dos débitos cardíacos e a relação entre eles é uma forma indireta de avaliar o volume do *shunt* e a gravidade do quadro[19] (Fig. 3.70).

DIAGNÓSTICO

Clínico

No período pós-natal imediato, a patência do CA é universal, porém clinicamente silenciosa. Com isso, a suspeita clínica de CAHS nos RN de muito baixo peso (RNMBP) ocorre principalmente após 3-4 dias de vida[20,23,24]. A apresentação clínica do CAHS inclui os seguintes cenários: hiperfluxo pulmonar, hipofluxo sistêmico e aumento do trabalho cardíaco[18].

O sopro cardíaco sistodiastólico e o aumento da amplitude dos pulsos periféricos são manifestações da presença de fluxo transductal, porém não refletem o CAHS[23].

Por outro lado, aumento do suporte respiratório, alteração das trocas gasosas, apneia, congestão pulmonar e aumento do índice cardiotorácico à radiografia de tórax são sinais de hiperfluxo pulmonar e aumento das pressões intracavitárias esquerdas[18,23]. Nos quadros de pior evolução, ocorrem hemorragia pulmonar e insuficiência respiratória grave[1].

Como sinais de hipofluxo sistêmico há hipotensão sistêmica sistólica e diastólica, acidemia láctica, disfunção renal com oligúria e aumento de creatinina, e intolerância à dieta com distensão das alças[18].

Simultaneamente, o aumento do trabalho do VE manifesta-se com precórdio hiperdinâmico e taquicardia. Os sinais de sobrecarga diastólica ficam evidentes com o aumento do índice cardiotorácico à radiografia de tórax[23].

Ecocardiográfico

O ecocardiograma é considerado o exame padrão-ouro para o diagnóstico do CA e de suas repercussões. Como os sinais clínicos aparecem tardiamente, a aplicação do ecocardiograma funcional (EcoF) possibilita antecipar o diagnóstico do CAHS em até dois dias[25].

Recentemente, o EcoF seriado tem auxiliado na história natural do CA, na fisiopatologia das principais morbidades neonatais, na identificação de preditores de CAHS e acompanhamento terapêutico[1].

A avaliação do CA engloba um conjunto de múltiplos fatores. Didaticamente, divide-se da seguinte forma: diâmetro e fluxo do CA, hiperfluxo pulmonar, hipofluxo sistêmico e volume do *shunt*.

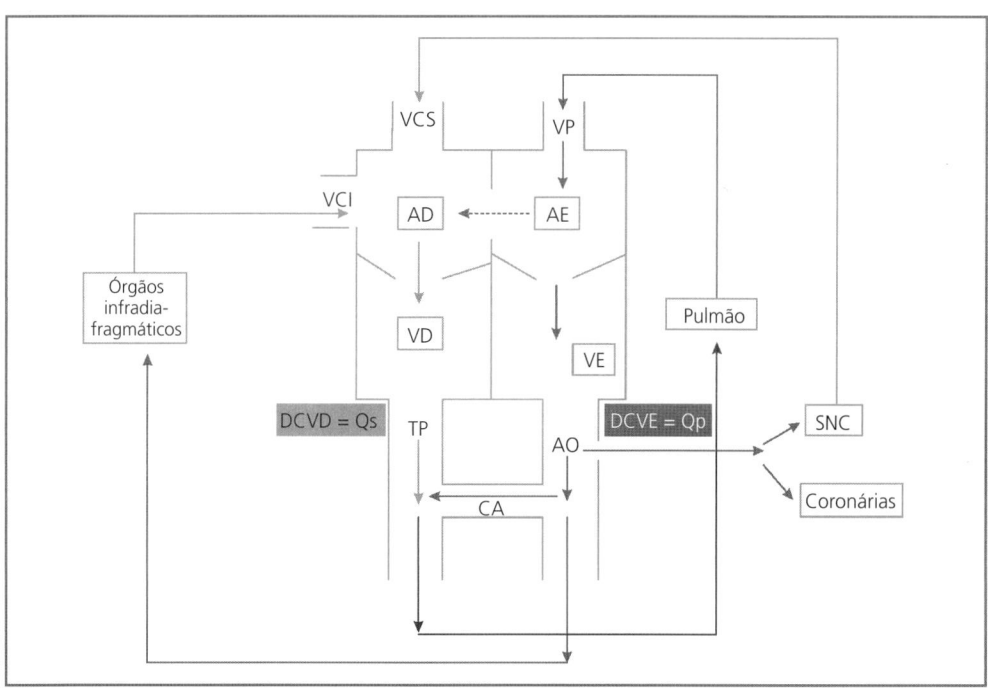

Figura 3.70 – Representação da relação entre os fluxos centrais, os débitos cardíacos e o CA na circulação em orgãos infradiafragmáticos.

O diâmetro interno do CA é mensurado no seu maior ponto de constrição, próximo à extremidade pulmonar, pela ultrassonografia bidimensional e Doppler colorido (Fig. 3.71). Essa medida é a variável independente mais importante para predizer o CAHS. Além disso, o tamanho do ducto maior do que 1,5mm nas primeiras 5 horas de vida pode já causar desbalanço dos fluxos centrais[26].

O fluxo transductal também é um bom preditor da evolução do CA, com o padrão pulsátil mostrando alta sensibilidade e especificidade para o CAHS e, por outro lado, o fluxo contínuo e pico de velocidade sistólica maior que 2m/s associados com a constrição[27] (Fig. 3.72).

A magnitude do hiperfluxo pulmonar é avaliada por um conjunto de parâmetros. A velocidade média da artéria pulmonar esquerda (APE) > 0,42m/s e seu pico de velocidade diastólica > 0,2m/s são marcadores do aumento da perfusão pulmonar. Outra variável muito utilizada é a carga volumétrica do átrio esquerdo (AE) estimada pela dimensão do AE em relação ao anel da Ao; a razão AE:Ao > 1,5 é valorizada no CAHS. Por outro lado, a adaptação do VE diante da pré-carga excessiva é constatada com o aumento da fração de encurtamento (FS > 40%) e do débito cardíaco do VE (DCVE > 300mL/kg/min). Por fim, o fluxo transmitral também colabora na avaliação do hiperfluxo pulmonar. Ele é um marcador da relação pressão-volume das cavidades esquerdas na diástole e representado pelas fases passiva (curva E) e ativa (curva A). Fisiologicamente, com a maturidade e melhora do retorno venoso pulmonar e da complacência do VE, a relação E:A aumenta. Porém, no CAHS, a razão entre as duas fases se inverte precocemente, com E:A > ,0[20,25] (Fig. 3.73).

A repercussão sistêmica do CAHS é mais difícil de ser avaliada no EcoF, sendo estimada pelos fluxos centrais ou periféricos. Teoricamente, seria esperado um fluxo sistêmico reduzido pelas medidas do DCVD e/ou do fluxo de veia cava superior (fVCS), porém isso é incomum na prática. A alteração mais frequente é a diminuição, ausência ou inversão da diástole na Ao pós-ductal e nos fluxos regionais do Doppler arterial periférico, po-

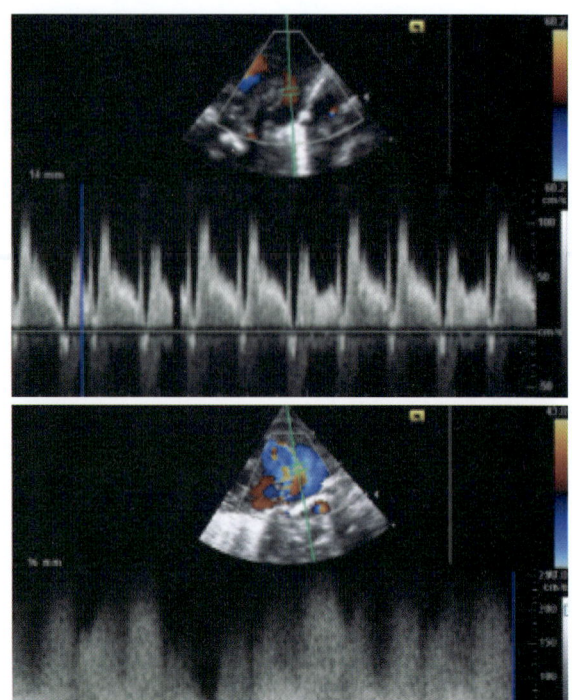

Figura 3.72 – Doppler do CA com fluxo pulsáatil e contínuo.

rém isso representa mais a interferência do CA no padrão de fluxo da Ao descendente do que a diminuição do volume de perfusão dos órgãos. Apesar de a evidência de fluxo pré-ductal (cérebro) alterado no *near infrared spectroscopy* (NIRS) e no próprio Doppler, o maior impacto do CAHS é visto nas regiões pós-ductais (renal e mesentérica)[1] (Fig. 3.74).

A avaliação direta do volume do *shunt* não é possível devido ao diâmetro do CA não ser uniforme em toda sua extensão e seu fluxo ser turbulento. Pode-se estimar sua magnitude pelas variáveis já citadas e também pela relação Qp:Qs. A razão maior que 2 está diretamente relacionada à repercussão grave do CAHS[1].

Laboratorial

Nos últimos 10 anos, alguns marcadores biológicos foram estudados para o diagnóstico de CAHS: troponina T cardíaca (TnT) e peptídeos natriuréticos (ANP e BNP). A TnT é um marcador de lesão miocárdica e reflete a repercussão da circulação transicional e da patência do ducto. O ANP é liberado pelos miócitos atriais, e o BNP, pelos ventrículos em resposta à sobrecarga de volume e pressão.

Entre esses testes laboratoriais, o BNP parece ser o mais promissor na prática clínica devido à boa correlação com os critérios ecocardiográficos e à disponibilidade do *kit* à beira do leito. Sua ação reduz o volume intravascular por vasodilatação e promoção da diurese. Sua dosagem, a partir do terceiro dia de vida, tem relação direta com a

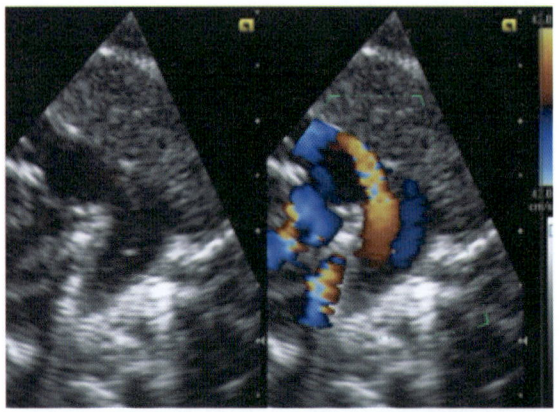

Figura 3.71 – Ultrassonografia bidimensional e Doppler colorido do CA.

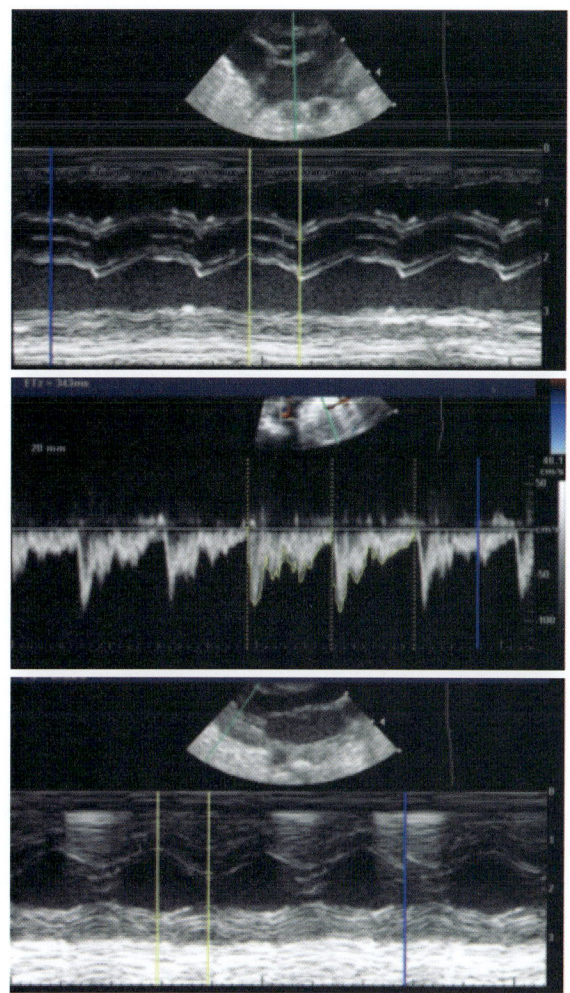

Figura 3.73 – Hiperfluxo pulmonar: relação AE:Ao, velocidade da APE, FS VE.

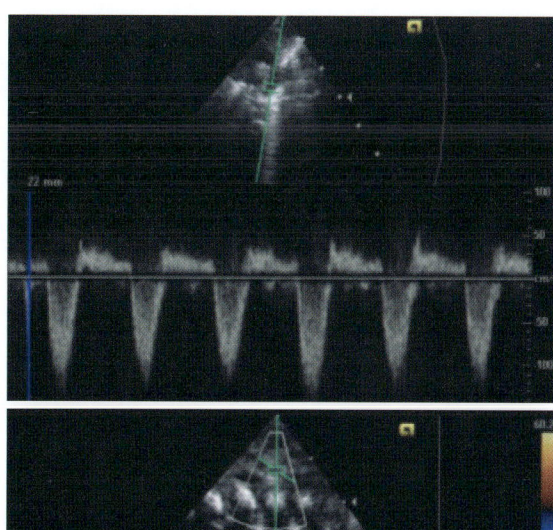

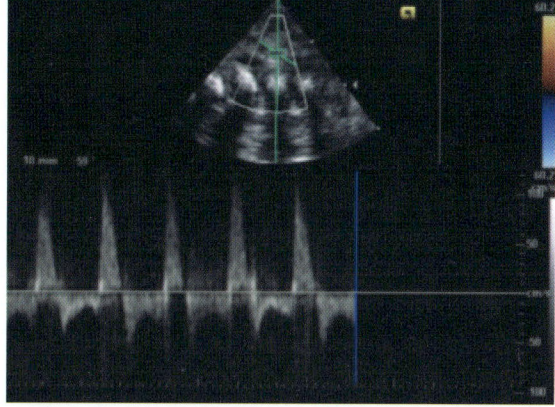

Figura 3.74 – Hipofluxo sistêmico: fluxo retrógrado na Ao descendente e artéria mesentérica e Doppler colorido do CA.

evolução para CAHS, e a queda posterior, com seu fechamento. Os níveis séricos de BNP também mostram boa correlação com o diâmetro do CA após 48 horas de vida. Em relação aos níveis de corte, ainda não existe consenso na literatura. Assim, seu papel no CAHS continua em estudo e sua acurácia parece ser melhor após o segundo dia de vida[28-31] (Fig. 3.75).

TRATAMENTO E PROGNÓSTICO

O manejo do CA nos prematuros permanece controverso. Apesar de os dados históricos e experimentais indicarem que a PCA possa ser deletéria, seu tratamento não mostra benefício no seguimento a longo prazo. Na atualidade, com a ampla utilização da corticoterapia antenatal, do surfactante e das estratégias de ventilação protetora, o perfil dos RNPT tem-se modificado e, com isso, não há dados suficientes sobre a morbimortalidade consequente à exposição prolongada ao CA. Somado a isso, a abordagem terapêutica apresenta efeitos adversos e a maior parte dos RN ≥ 29 semanas de IG e 30% dos RN < 28 semanas de IG

evoluem com fechamento espontâneo na primeira semana de vida. Assim, é necessário ponderar entre o risco do tratamento e a chance de constrição espontânea. Além do mais, as unidades neonatais podem apresentar diferentes incidências dos principais desfechos em prematuros. Portanto, o manejo atual do CA baseia-se na individualização do tratamento, de acordo com a presença dos fatores de risco populacionais e os desfechos desejáveis[32].

Entre as abordagens terapêuticas, serão discutidos os tratamentos de suporte, farmacológico e cirúrgico.

Tratamento de suporte

O suporte ao CAHS pode ser realizado tanto adjunto ao tratamento farmacológico ou pré-cirúrgico, como estratégia isolada até o fechamento espontâneo do CA.

Esse tipo de terapêutica mais conservadora não foi avaliado em ensaios clínicos. Muitos serviços a adotam pela escassa evidência de benefícios *versus* os riscos do tratamento medicamentoso e/ou cirúrgico[33]. Trata-se de um manejo interessante para a população de maior chance de fechamento espontâneo do CA (RNPT > 28 semanas de IG) em vigência de suporte respiratório mínimo e dieta enteral plena[13,14,34]. Por outro lado, essa abordagem em RN mais imaturos não parece ser tão favorável, pois existem dúvidas quanto ao aumento da morbimortalidade diante da exposição prolongada ao CA[32].

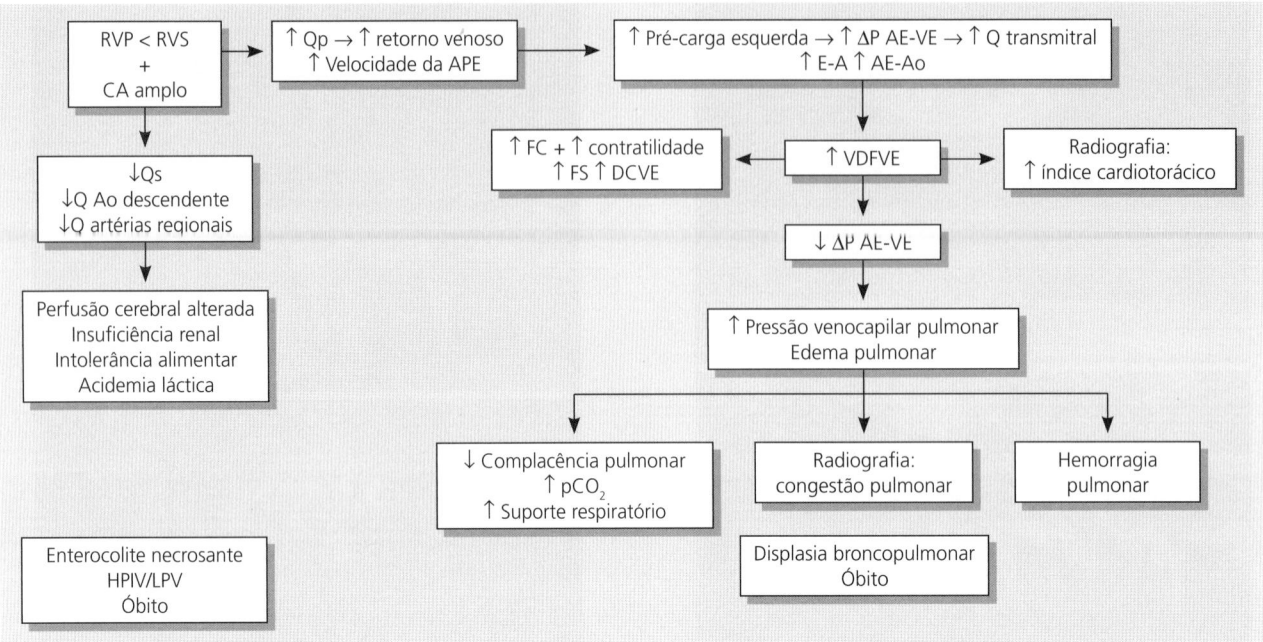

Figura 3.75 – Relação entre a fisiopatologia, a ecocardiografia e o quadro clínico ao CAHS. Fisiopatologia em preto, ecocardiografia em vermelho e clínica em azul. Q = fluxo; ΔP = gradiente de pressão; VDFVE = volume diastólico final do ventrículo esquerdo; FC = frequência cardíaca.

Esse tratamento baseia-se no manejo das resistências das circulações centrais a fim de diminuir o *shunt* e redistribuir os fluxos. Para isso, empregam-se o suporte respiratório e introdução de catecolaminas.

A estratégia ventilatória deve conter os efeitos do hiperfluxo pulmonar com o mínimo possível de suporte. O parâmetro mais importante é o ajuste da pressão expiratória final positiva (PEEP). Ao otimizar a capacidade residual funcional e o volume pulmonar, a PEEP é capaz de elevar a RVP, reduzir o Qp e o *shunt* E → D pelo CA, sem prejudicar o fluxo sistêmico (fVCS)[35,36].

A dopamina tem sido utilizada para balancear as RVP/RVS. Estudos experimentais mostram que o hiperfluxo pulmonar leva ao *upregulation* de receptores adrenérgicos nessa vasculatura. Assim, a dopamina teria um papel vasoconstritor de maior magnitude no território pulmonar em comparação ao sistêmico, favorecendo o *shunt* D → E e a redução do Qp. Em RNPT com CAHS, um trabalho constatou o efeito da dopamina no aumento da pressão arterial pulmonar e sistêmica e melhora do fVCS[37].

Em relação aos inotrópicos, não há justificativa para sua introdução, enquanto a contratilidade e o DCVE estiverem aumentados. Na evolução para disfunção do VE constatada pelo EcoF, o emprego da dobutamina pode ser cogitado[20].

O balanço hídrico também participa do suporte terapêutico. Sabe-se que seu controle rigoroso, sem administração excessiva de fluido, é um dos fatores protetores do fechamento do CA. Porém, no quadro instalado de CAHS, essa conduta pode piorar o hipofluxo sistêmico. Com isso, sugere-se manter a OH de acordo com a perda ponderal, a osmolaridade (natremia, glicemia), a diurese e o balanço hídrico, sem restrições agressivas[38]. A respeito do emprego de diuréticos, como a furosemida, não há evidência na literatura para seu uso rotineiro.

Tratamento farmacológico

As medicações estabelecidas para o fechamento do CA são os inibidores da produção da PGE$_2$, a indometacina e o ibuprofeno. Eles atuam pela inibição das enzimas COX-1 e 2[39-40]. A indometacina tem ação preferencial sobre a isoforma COX-1 e efeito constritor não só no CA, mas também nas vasculaturas cerebral, renal e mesentérica. Esse efeito se relaciona a eventos adversos, como a disfunção renal e a perfuração intestinal espontânea. Precauções devem ser tomadas com o uso concomitante de corticoide, pois essa associação potencializa o risco de perfuração intestinal[39-40].

O ibuprofeno lisina, por sua vez, atua igualmente sobre as duas isoformas com menor efeito renal. Como é transportado pela albumina, sua administração eleva o nível sérico de bilirrubina e o tempo de fototerapia[39-40].

Para ambos, a via de administração intravenosa é a padrão. Países em que a preparação por via intravenosa não está disponível, tem-se utilizado o xarope de ibuprofeno por via enteral. Há estudos mostrando que a administração por via enteral é segura e mais efetiva do que a intravenosa por apresentar meia-vida mais longa[41]. As principais contraindicações dos inibidores de COX são: insuficiência renal, plaquetopenia e sangramento ativo[32].

Os inibidores da COX apresentam resposta similar à oclusão do CA e desfechos semelhantes, porém a eficácia está relacionada diretamente com a idade gestacional e inversamente com a pós-natal. Há ainda uma variabilidade biológica na resposta terapêutica; alguns RN necessitam de tratamento prolongado ou ciclo adicional, enquanto outros não requerem o ciclo completo quando a terapêutica é monitorizada pelo EcoF. O tratamento na primeira semana de vida mostra até 75% de eficácia em RN < 29 semanas, porém a resposta é bem menor em RN < 27 semanas de idade gestacional[32].

Vários esquemas terapêuticos são propostos conforme o período de introdução da droga: profilático, terapêutico pré-sintomático (guiado pelo EcoF) e terapêutico sintomático[1] (Quadro 3.42).

O tratamento profilático foi o mais estudado. Nesse esquema, a medicação é iniciada nas primeiras 12 horas de vida para todo RNPT com risco de CAHS. Essa abordagem demonstrou reduzir a incidência de hemorragia pulmonar, CAHS e necessidade de ligadura cirúrgica. A indometacina, em particular, diminuiu a ocorrência de HPIV grave. Entretanto, não houve redução de óbito nem de morbidades como DBP, ECN e sequela neurológica aos 18 meses de vida. Por outro lado, o seguimento neuropsicomotor até 8 anos de idade mostrou resultados favoráveis em pacientes de sexo masculino. Apesar de algumas respostas benéficas, essa terapêutica tem como desvantagem a exposição desnecessária de 30% de RNPT< 28 semanas de IG que evoluiriam com oclusão espontânea. Atualmente, poucos centros adotam o esquema profilático. Naqueles com acesso limitado à ecocardiografia, é uma opção de tratamento para os RNPT extremos com alto risco de morbidade e ligadura cirúrgica[42-46].

O tratamento pré-sintomático tem como objetivo reduzir a prescrição do fármaco, quando comparado ao profilático, e aumentar a eficácia em relação ao tratamento sintomático. Como o CA é silencioso no primeiro dia de vida e relaciona-se temporalmente a desfechos graves, essa opção visa diminuir HPIV e óbito. A medicação é iniciada nas primeiras horas de vida e a população selecionada pelos sinais preditivos do EcoF. Infelizmente, o trabalho multicêntrico DETECT que comparou esse tratamento com o sintomático em RNPT extremos não foi concluído pela indisponibilidade da indometacina no mercado. Na população avaliada, houve redução da taxa de hemorragia pulmonar e CAHS, sem aumento dos efeitos indesejáveis, porém não teve impacto na HPIV, óbito e outras morbidades. Essa prática parece ser promissora, porém precisa ser mais bem investigada na população-alvo[47].

A intervenção sintomática, por sua vez, é considerada no RNPT com diagnóstico de CAHS. O tratamento pode ser precoce (entre 2 e 5 dias de vida) ou tardio (entre 10 e 14 dias de vida). A intervenção precoce provavelmente diminui o tempo de exposição ao CAHS em relação à tardia, e esta última restringe mais a população exposta à droga. Porém, na era atual, há dúvidas se a exposição prolongada ao CAHS piora o prognóstico, com um estudo mostrando redução combinada da mortalidade e da DBP no tratamento precoce. Portanto, pela falta de evidências da relação entre tempo de exposição ao CA e prognóstico, o momento ideal para a intervenção ainda é desconhecido, particularmente em RNPT extremos[48,49].

O paracetamol, atualmente em estudo, é uma outra medicação que promove a contrição do CA pela inibição da síntese de PGE_2. A prostaglandina sintetase tem dois componentes ativos e distintos, a COX e a POX (peroxidase). O paracetamol age no sítio da POX com seu mecanismo de ação ainda impreciso. Seu uso parece promissor pelo custo, disponibilidade e potencial para tratar os casos em que os inibidores de COX são contraindicados. Além do mais, pode ser administrado por via enteral ou intravenosa, e sua utilização não se associa à perfuração intestinal ou insuficiência renal. Sua eficácia parece ser similar aos inibidores de COX nos poucos ensaios randomizados. Porém, o esquema terapêutico é desconhecido, já que a farmacocinética e a hepatotoxicidade estão em estudo[51,52].

Quadro 3.42 – Abordagem terapêutica sugerida para o CA[50].

	Esquema terapêutico sugerido	Considerações
Ibuprofeno por via intravenosa ou enteral	**Profilático**: 3 doses 10mg/kg, seguido de 5mg/kg a cada 24h	Iniciar após 6h. Após a 2ª dose, Ecof Se CA ocluído, a 3ª dose não é necessária
	Terapêutico: 3 doses 10mg/kg, seguido de 5mg/kg a cada 24h Ciclo prolongado: 2 doses adicionais 5mg/kg	Se CAHS após a 3ª dose, ciclo prolongado*
Indometacina por via intravenosa	**Profilático**: 4 doses 0,2mg/kg, seguido de 0,1mg/kg após 12, 24, 48h	Após a 2ª dose, Ecof. Se CA ocluído, a 4ª dose não é necessária
	Terapêutico precoce: 4 doses 0,2mg/kg, seguido de 0,1mg/kg após 12, 24, 48h Ciclo prolongado: 2 doses adicionais	Se CAHS após a 4ª dose, ciclo prolongado*
	Terapêutico tardio: 4 doses 0,2mg/kg, seguido de 0,2mg/kg após 12, 24, 48h	Se quadro de CAHS após o 1º ciclo, um curso adicional pode ser considerado*

* Na ausência de resposta após o 1º ciclo, cursos prolongados/adicionais são frequentemente inefetivos.
O ibuprofeno por via intravenosa pode ser usado em doses maiores (20/10/10mg/kg) para melhorar sua eficácia, porém há preocupações relativas a sua segurança (icterícia).

Tratamento cirúrgico

A abordagem cirúrgica é um recurso a ser ponderado somente em situações extremas que exijam o fechamento do CA: quadro de CAHS com deterioração progressiva do RN associado à contraindicação ou insucesso do tratamento farmacológico. A cirurgia pode até facilitar a extubação, porém, ao contrário do esperado, são descritos piores s neurológico e respiratório. Há várias justificativas para esses desfechos. Além de se tratar de um procedimento invasivo, doloroso e sob anestesia geral, os RNPT mais imaturos e graves não têm reserva para compensar essa carga de estresse. Somado a isso, no pós-operatório imediato, é também descrito um choque primariamente relacionado à disfunção sistodiastólica do VE, que chega a ser refratário a catecolaminas e associado a hipocortisolismo nos casos mais graves. Como não há dados até o momento sobre o prognóstico de RNPT extremos expostos por tempo prolongado ao CAHS comparados àqueles submetidos à ligadura cirúrgica, a indicação do procedimento tem que ser bem criteriosa e considerar um escore da gravidade do CAHS. Um trabalho recente comparando a ligadura precoce com a tardia sugere que postergar a cirurgia pode ser uma boa conduta, já que mostrou diminuição da necessidade do procedimento e de ECN, sem piora da DBP e do desenvolvimento neuropsicomotor. Assim, a cirurgia mais precoce deve ficar reservada para os casos mais graves de CAHS sem resposta medicamentosa[32,53,54].

REFERÊNCIAS BIBLIOGRÁFICAS

1. Evans N. Preterm patent ductus arteriosus: should we treat it? J Paediatr Child Health. 2012;48(9):753-8.
2. Schneider DJ, Moore W. Patent ductus arteriosus. Circulation. 2006; 114(17):1873-82.
3. Noori S, Stavroudis TA, Seri I. Systemic and cerebral hemodynamics during the transitional period after premature birth. Clin Perinatol. 2009;36(4):723-36.
4. Berhrsin J, Gibson A. Cardiovascular system adaptation at birth. Paediatr Child Health. 2011;21(1):1-6.
5. Clyman RI. Mechanisms regulating the ductus arteriosus. Biol Neonate. 2006;89(4):330-5.
6. Hamrick SE, Hansmann G. Patent ductus arteriosus of the preterm infant. Pediatrics. 2010;125(5):1020-30.
7. Coceani F, Baragatti B. Mechanisms for ductus arteriosus closure. Semin Perinatol. 2012;36(2):92-7.
8. Stoller1 JZ, DeMauro SB, Dagle JM, Reese J. Current perspectives on pathobiology of the ductus arteriosus. J Clin Exp Cardiol. 2012; 8(1):1-29.
9. Teixeira LS, Mcnamara PJ. Enhanced intensive care for the neonatal ductus arteriosus. Acta Paediatr. 2006;95(4):394-403.
10. Ivey KN, Srivastava D. The paradoxical patent ductus arteriosus. J Clin Invest. 2006;116(11):2863-6.
11. Echtler K, Stark K, Lorenz M, et al. Platelets contribute to postnatal occlusion of the ductus arteriosus. Nat Med. 2010;16(1):75-82.
12. Gentile R, Stevenson GM, Dooley T, Franklin D, Kawabori I, Pearlman A. Pulsed Doppler echocardiographic determination of time of ductal closure in normal newborn infants. J Pediatr. 1981; 98(3):443-8.
13. Koch J, Hensley G, Roy L, Brown S, Ramaciotti C, Rosenfeld CR. Prevalence of spontaneous closure of the ductus arteriosus in neonates at a birth weight of 1000 grams or less. Pediatrics. 2006;117(4):1113-21.
14. Clyman RI, Couto J, Murphy GM. Patent ductus arteriosus: are current neonatal treatment options better or worse than no treatment at all? Semin Perinatol. 2012;36(2):123-9.
15. Clyman RI, Ballard PL, Sniderman S, Ballard RA, Roth R, Heymann MA, et al. Prenatal administration of betamethasone for prevention of patente ductus arteiosus. J Pediatr. 1981;98(1): 123-6.
16. Stephens BE, Gargus RA, Walden RV, Mance M, Nye J, McKinley L, et al. Fluid regimens in the first week of life may increase risk of patent ductus arteriosus in extremely low birth weight infants. J Perinatol. 2008;28(2):123-8.
17. SUPPORT Study Group of the Eunice Kennedy Shriver NICHD Neonatal Research Network; Carlo WA, Finer NN, Walsh MC, Rich W, Gantz MG, Laptook, et al. Target ranges of oxigen saturation in extremely preterm infants. N Engl J Med. 2010;362(21):1959-69.
18. McNamara PJ, Sehgal A. Towards rational management of the patent ductus arteriosus: the need for disease staging. Arch Dis Child Fetal Neonatal Ed. 2007;92(6):F424-7.
19. de Waal KA.The methodology of doppler-derived central blood flow measurements in newborn infants. Int J Pediatr. 2012;2012: 680162.
20. Chiruvolu A, Punjwani P, Ramaciotti C. Clinical and echocardiographic diagnosis of patent ductus arteriosus in premature neonates. Early Hum Dev. 2009;85(3):147-9.
21. Sehgal A, McNamara PJ. Does echocardiography facilitate determination of hemodynamic significance attributable to the ductus arteriosus? Eur J Pediatr. 2009;168(8):907-14.
22. Coalson JJ, Winter VT, Siler-Khodr T, Yoder BA. Neonatal chronic lung disease in extremely immature baboons. Am J Respir Crit Care Med. 1999;160(4):1333-46.
23. Davis P, Turner-Gomes S, Cunningham K, Way C, RobertsR, Schmidt B. Precision and accuracy of clinical and radiological signs in premature infants at risk of patent ductus arteriosus. Arch Pediatr Adolesc Med. 1995;149(10):1136-41.
24. Skelton R, Evans N, Smythe J. A blinded comparison of clinical and echocardiographic evaluation of the preterm infant for patent ductus arteriosus. J Paediatr Child Health. 1994;30(5):406-11.
25. El-Khuffash AF, McNamara PJ. Neonatologist-performed functional echocardiography in the neonatal intensive care unit. Semin Fetal Neonatal Med. 2011;16(1):50-60.
26. Evans N, Kluckow M. Early determinants of right and left ventricular output in ventilated preterm infants. Arch Dis Child Fetal Neonatal Ed.1996;74(2):F88-94.
27. Su BH, Watanabe T, Shimizu M, Yanagisawa M. Echocardiographic assessment of patent ductus arteriosus shunt flow pattern in premature infants. Arch Dis Child Fetal Neonatal Ed. 1997; 77(1): F36-40.
28. Choi BM, Lee KH, Eun BL, et al. Utility of rapid B-type natriuretic peptide assay for diagnosis of symptomatic patent ductus arteriosus in preterm infants. Pediatrics. 2005;115(3):e255-61.
29. Flynn PA, da Graca RL, Auld PA, Nesin M, Kleinman CS. The use of a bedside assay for plasma B-type natriuretic peptide as a biomarker in the management of patent ductus arteriosus in premature neonates. J Pediatr. 2005;147(1):38-42.
30. Sanjeev S, Pettersen M, Lua J, Thomas R, Shankaran S, L'Ecuyer T. Role of plasma B-type natriuretic peptide in screening for hemodynamically significant patent ductus arteriosus in preterm neonates. J Perinatol. 2005;25(11):709-13.
31. El-Khuffash AF, Amoruso M, Culliton M, Molloy EJ. N-terminal pro-B-type natriuretic peptide as a marker of ductal haemodynamic significance in preterm infants: A prospective observational study. Arch Dis Child Fetal Neonatal Ed. 2007;92(5):F421-2.
32. Heuchan AM, Clyman RI. Managing the patent ductus arteriosus: current treatment options. Arch Dis Child Fetal Neonatal. 2014; 99(5):F431-6.

33. Benitz WE. Treatment of persistent patent ductus arteriosus in preterm infants: time to accept the null hypothesis? J Perinatol. 2010; 30(4):241-52.

34. Nemerofsky SL, Parravicini E, Bateman D, Kleinman C, Polin RA, Lorenz JM. The ductus arteriosus rarely requires treatment in infants >1000 grams. Am J Perinatol. 2008;25(10):661-6.

35. Polglase GR, Hooper SB, Gill AW, Allison BJ, McLean CJ, Nitsos I, et al. Cardiovascular and pulmonary consequences of airway recruitment in preterm lambs. J Appl Physiol. 2009;106(4):1347-55.

36. Fajardo MF, Claure N, Swaminathan S, Sattar S, Vasquez A, D'Ugard C, et al. Effect of positive end-expiratory pressure on ductal shunting and systemic blood flow in preterm infants with patent ductus arteriosus. Neonatology. 2014;105(1):9-13.

37. Bouissou A, Rakza T, Klosowski S, Tourneux P, Vanderborght M, Storme L. Hypotension in preterm infants with significant patent ductus arteriosus: effects of dopamine. J Pediatr. 2008;153(6): 790-4.

38. De Buyst J, Rakza T, Pennaforte T, Johansson AB, Storme L. Hemodynamic effects of fluid restriction in preterm infants with significant patent ductus arteriosus. J Pediatr. 2012;161(3):404-8.

39. Sekar KC, Corff KE. Treatment of patent ductus arteriosus: indomethacin or ibuprofen? J Perinatol. 2008;28 Suppl 1:S60-2.

40. Hammerman C, Bin-Nun A, Kaplan M. Managing the patent ductus arteriosus in the premature neonate: a new look at what we thought we knew. Semin Perinatol. 2012;36(2):130-8.

41. Neumann R, Schulzke SM, Bührer C. Oral ibuprofen versus intravenous ibuprofen or intravenous indomethacin for the treatment of patent ductus arteriosus in preterm infants: a systematic review andmeta-analysis. Neonatology. 2012;102(1):9-15.

42. Shah SS, Ohlsson A. Ibuprofen for the prevention of patent ductus arteriosus in preterm and/or low birth weight infants. Cochrane Database Syst Rev. 2006;(1):CD004213.

43. Fowlie PW, Davis PG, McGuire W. Prophylactic intravenous indomethacin for preventing mortality and morbidity in preterm infants. Cochrane Database Syst Rev. 2010;(7):CD000174.

44. Alfaleh K, Smyth JA, Roberts RS, Solimano A, Asztalos EV, Schmidt B; Trial of indomethacin prophylaxis in preterms investigators. Prevention and 18-month outcomes of serious pulmonary hemorrhage in extremely low birth weight infants: results from the trial of indomethacin prophylaxis in preterms. Pediatrics. 2008;121(2):e233-8.

45. Schmidt B, Davis P, Moddemann D, Ohlsson A, Roberts RS, Saigal S, et al; Trial of indomethacin prophylaxis in preterms investigators. Long-term effects of indomethacin prophylaxis in extremely-low-birth-weight infants. N Engl J Med. 2001;344(26):1966-72.

46. Ment LR, Vohr BR, Makuch RW, Westerveld M, Katz KH, Schneider KC, et al. Prevention of intraventricular hemorrhage by indomethacin in male preterm infants. J Pediatr. 2004;145(6):832-4.

47. Kluckow M, Jeffery M, Gill A, Kaempf AM, Wang L, Grunkemeier G. A randomised placebo-controlled trial of early treatment of the patent ductus arteriosus. Arch Dis Child Fetal Neonatal Ed. 2014;99(2):F99-104.

48. Kaempf JW, Wu YX, Kaempf AJ, Kaempf AM, Wang L, Grunkemeier G. What happens when the patent ductus arteriosus is treated less aggressively in very low birth weight infants? J Perinatol. 2012; 32(5):344–8.

49. Sosenko IR, Fajardo MF, Claure N, Bancalari E. Timing of patent ductus arteriosus treatment and respiratory outcome in premature infants: a double-blind randomized controlled trial. J Pediatr. 2012;160(6):929-35.

50. Heuchan AM, Clyman RI. Managing the patent ductus arteriosus: current treatment options. Arch Dis Child Fetal Neonatal. 2014; 99(5):F431-6.

51. Hammerman C, Bin-Nun A, Markovitch E, Schimmel MS, Kaplan M, Fink D. Ductal closure with paracetamol: a surprising new approach to patent ductus arteriosus treatment. Pediatrics. 2011; 128(6):e1618-21.

52. Oncel MY, Yurttutan S, Degirmencioglu H, Uras N, Altug N, Erdeve O, et al. Intravenous paracetamol treatment in the management of patent ductus arteriosus in extremely low birth weight infants. Neonatology. 2012;103(3):166-9.

53. Heuchan AM, Hunter L, Young D. Outcomes following the surgical ligation of the patent ductus arteriosus in premature infants in Scotland. Arch Dis Child Fetal Neonatal Ed. 2012;97(1):F39-44.

54. Jhaveri N, Moon-Grady A, Clyman RI. Early surgical ligation versus a conservative approach for management of patent ductus arteriosus that fails to close after indomethacin treatment. J Pediatr. 2010;157(3):381-7, 387.e1.

Seguimento do Recém-Nascido Prematuro

Lilian dos Santos Rodrigues Sadeck

Nas últimas décadas vem-se observando um aumento significativo da sobrevida de recém-nascidos (RN), especialmente de prematuros com idade gestacional inferior a 32 semanas e com peso de nascimento (PN) menor que 1.500g, em decorrência de múltiplas ações integradas, desenvolvidas durante o pré-natal, na assistência ao parto e ao RN prematuro[1,2].

Esse aumento da sobrevida de RN prematuros, de muito baixo peso (RNMBP), vem gerando um contingente de crianças que recebem alta hospitalar e que devem ser acompanhadas periodicamente pelo pediatra, para realizar a puericultura. Pelo risco de complicações e sequelas, decorrentes do parto antecipado e das intercorrências nas primeiras semanas de vida, esses pacientes merecem um seguimento diferenciado, durante os primeiros anos de vida, para prevenir ou minimizar as repercussões, proporcionando melhor qualidade de vida futura desses pacientes.

O pediatra deve ser orientado e capacitado para o atendimento desses pacientes, dando ênfase ao crescimento e ao desenvolvimento neuropsicomotor. Lembrar que várias doenças originadas nas primeiras semanas de vida podem demandar cuidados especiais por meses e até anos de acompanhamento. Outras condições podem manifestar-se mais tardiamente, na infância ou adolescência, necessitando de uma atitude contínua de alerta e atenção por parte do pediatra, para detectá-las e tratá-las adequadamente[3].

Também é importante salientar que os problemas decorrentes da prematuridade são complexos e que, frequentemente, irão requerer abordagem multidisciplinar, necessitando da intervenção de outras especialidades médicas, como neuropediatra, oftalmologista, cirurgião infantil, otorrinolaringologista, entre outros, e ainda outros profissionais como fisioterapeutas, fonoterapeutas, terapeutas ocupacionais, assistentes sociais, psicólogas, enfermeiras e nutricionistas[4]. Essas peculiaridades no acompanhamento do RNMBP justificam uma atenção diferenciada na puericultura a ser aplicada, desde a alta hospitalar até a adolescência.

O seguimento desses RNMBP de forma mais uniforme, com a equipe multidisciplinar coordenada pelo pediatra, utilizando-se protocolos bem estabelecidos para a avaliação do crescimento e, especialmente, do desenvolvimento neuropsicomotor, com encaminhamentos precoces e intervenções mais globais deverá propiciar melhor desempenho desses, atingindo todo seu potencial[4].

CRITÉRIOS DE ALTA

O planejamento da alta hospitalar desses pacientes deve ser feito pela equipe multidisciplinar, preparando a família desde o início da internação. É de extrema importância o acolhimento dos pais, propiciando a formação de vínculo com o RN. É desejável que os pais sejam informados sobre a evolução, acompanhando e participando dos cuidados com seu filho. Essa prática facilita o preparo da família para recebê-lo após a alta hospitalar[3].

Os critérios de alta hospitalar para os RNMBP vêm mudando nos últimos anos. Atualmente, para programar a alta hospitalar, é necessário avaliar uma série de parâmetros do RN, assim como da família, incluindo os ambientes físico e emocional, devendo preencher os critérios abaixo[1,2,5]:

- média de ganho de peso de 15 a 30 gramas/dia nos últimos sete dias;
- ganho de peso deve estar associado com a capacidade de se alimentar por via oral, com boa coordenação sucção/deglutição, sem nenhuma intercorrência durante a alimentação nos últimos dias;
- em raros casos a criança pode necessitar de outros métodos de alimentação, como a gastrostomia, sendo importante a capacitação da mãe ou do cuidador para fornecê-la;
- a criança deve manter a temperatura corporal entre 36° e 36,5°C com roupas apropriadas e em berço comum por pelo menos uma semana antes da alta.
- resolução dos problemas médicos e cirúrgicos ou pelo menos estabilização das afecções, podendo dar continuidade ao tratamento em consultas ambulatoriais;
- os pais e outros cuidadores devem estar adequadamente treinados e confortáveis para prestar todos os cuidados que a criança irá necessitar, tais como técnica de alimentação, administração de medicamentos, equipamento de inalação, outros;

- assegurar que os pais possam identificar os principais sinais de risco que irão indicar a necessidade de levar a criança ao serviço de emergência;
- assegurar que os pais tenham suporte em casa, mobilizando parentes e/ou vizinhos para ajudá-los;
- localizar os equipamentos de saúde mais próximos da residência e verificar as condições para o encaminhamento da criança em serviço de emergência quando necessário;
- nos casos de necessidade de oxigênio domiciliar, é imprescindível que o torpedo de oxigênio e o fluxômetro já estejam instalados na casa, assim como esteja assegurado o fornecimento contínuo do oxigênio;
- dependendo das necessidades da criança, é prudente que a equipe multidisciplinar faça uma visita domiciliar para avaliar as condições locais e sugerir modificações para atender mais adequadamente o prematuro;
- assegurar o retorno ambulatorial 48 a 72 horas após a alta hospitalar.

PREPARO DA ALTA

Quando o RNMBP e sua família preenchem todos os critérios para a alta, é importante que seja feito um *check list*, garantindo que todos os exames necessários foram realizados, todas as medicações estejam disponíveis, o resumo de alta esteja completo e o retorno ambulatorial agendado.

Conferir se foram realizados todos os exames, desde que esteja indicado, a saber[5]:

- teste de triagem neonatal (fenilcetonúria, hipotireoidismo, anemia falciforme e fibrose cística);
- triagem auditiva por meio de emissões otoacústicas e potencial evocado auditivo;
- avaliação oftalmológica com pesquisa do reflexo vermelho e da retinopatia da prematuridade, por meio de fundoscopia indireta a partir de 4-6 semanas de vida, repetido conforme orientação oftalmológica;
- ultrassonografia de crânio, realizada na primeira semana de vida e repetida no final do primeiro mês (ou mais vezes conforme a necessidade de cada caso);
- dosagem de cálcio, fósforo e creatinina urinária na terceira semana de vida e ao atingir o termo para investigação da doença metabólica óssea. Com 8 semanas de idade cronológica colher cálcio, fósforo e fosfatase alcalina séricos;
- dosagem de hemoglobina, hematócrito, reticulócitos e ferritina antes da alta para avaliação da anemia da prematuridade;
- realizar exames físico e neurológico no dia da alta, com aferição do peso, comprimento e perímetro cefálico;
- rever o esquema de vacinação, com base na idade cronológica, conforme descrito posteriormente.

É de extrema importância que todas essas informações, bem como o resumo de alta com os principais dados da evolução do prematuro, o exame de alta e o plano de cuidados especiais sejam anotados no cartão de alta.

PROGRAMAÇÃO AMBULATORIAL

A assistência ambulatorial do RNMBP não deve focalizar apenas no prematuro, mas também em sua família. O atendimento deve ser feito por equipe multiprofissional, coordenado pelo pediatra/neonatologista, que deve orientar e integrar a participação dos demais profissionais envolvidos[5]. Lembrar que, entre os RNMBP, alguns apresentam maiores riscos de intercorrências e cuidados especiais, conforme apresentado no quadro 3.43[6].

Quadro 3.43 – Prematuros de maior risco para apresentar problemas no seguimento[6].

< 1.000g e/ou < 28 semanas
Displasia broncopulmonar
Retinopatia da prematuridade grave
Hemorragia peri-intraventricular grau 3 ou 4
Leucoencefalomalacia periventricular
Sepse ou enterocolite necrosante com tratamento cirúrgico
Inadequada condição socioeconômica ou emocional familiar

Periodicidade das consultas

A primeira consulta deve ser precoce para o pediatra poder avaliar como está sendo a adaptação da criança e da família com essa nova situação. Essa consulta serve tanto para avaliar as condições do RN, verificando a aceitação do aleitamento materno ou da fórmula láctea, o ganho de peso, o sono e a manutenção da temperatura corporal, como também as condições dos pais em relação à segurança em prestar os cuidados para o filho. Se for observada qualquer alteração em um desses parâmetros, é importante agendar nova consulta em 3 a 7 dias. Outro ponto importante para o bom acompanhamento desses pacientes é manter a agenda do ambulatório aberta para atender os casos fora de dia. Essa prática permite maior confiança e adesão ao seguimento ambulatorial. A seguir, apresenta-se a periodicidade das consultas eletivas de acordo com a idade de vida[1,2,3,5]:

- Dois a três dias após a alta.
- Consulta mensal até 6 meses.
- Consulta bimensal até 1 ano.
- Consulta trimestral até 18 meses.
- Consulta semestral até 5 anos.
- Consulta anual até 10 anos.

Avaliações

Em cada consulta é necessário perguntar sobre intercorrências, queixas da família, tipo de alimentação, vacinação, medicação, resultados de exames e sobre consultas com os outros profissionais.

Na avaliação do crescimento e desenvolvimento de prematuros nos primeiros 3 anos de vida recomenda-se o uso da idade corrigida para a prematuridade (ICP), ou seja, descontar da idade cronológica as semanas que faltaram para a idade gestacional atingir 40 semanas (termo)[5].

Crescimento – peso, estatura, perímetro cefálico a cada retorno, plotado nas curvas de crescimento de referência da OMS, de preferência a curva de escore Z. Lembrar que até os 3 anos de idade deve-se fazer a correção para a idade gestacional e, posteriormente, utilizar a idade cronológica.

Pressão arterial – de acordo com a idade cronológica: 12 meses e uma vez por ano até 12 anos.

Avaliação do desenvolvimento neuropsicomotor – conforme a idade corrigida para a prematuridade: 1, 3, 6, 12 meses e a cada ano até 12 anos de idade.

Ultrassonografia de crânio – de acordo com a ICP: 1, 3, 6 meses.

Avaliação de fundo de olho (avaliação com Teller) – de acordo com a ICP: 3, 6,12, 18 meses.

Avaliação oftalmológica (avaliação optótipos) – conforme a idade cronológica: 3, 5 e 7 anos.

Avaliação auditiva com emissões otoacústicas e comportamental – de acordo com a ICP: 3, 6, 12, 18, 24 meses.

Potencial evocado auditivo – conforme a ICP: 1 a 2 meses, repetir com 6 meses.

Avaliações laboratorial e radiológica – de acordo com a ICP até 36 meses.

Hemograma com reticulócitos – com 40 semanas de idade gestacional corrigida, 2, 6, 12, 18, 24 e 36 meses.

Ferritina (se tiver recebido transfusão sanguínea durante a internação) – com 40 semanas de idade gestacional corrigida, 2, 6, 12, 18, 24 e 36 meses.

Cálcio, fósforo e fosfatase alcalina – com 40 semanas de idade gestacional corrigida, 2, 6 12, 18, 24 e 36 meses.

Radiografia de ossos longos – com 40 semanas de idade gestacional corrigida e 6 meses.

Suplementação de vitaminas A (2.000 a 4.000U) e D (400-800U) – até 2 anos.

Suplementação de ferro (4mg/kg/dia) – de acordo com os reticulócitos e ferritina, pelo menos até 12 meses e, conforme o controle laboratorial, ajustar para 2mg/kg/dia e manter até 24 meses.

Suplementação de cálcio e fósforo – para atingir 200-230mg/kg/dia de cálcio e 100 a 120mg/kg/dia de fósforo, se desenvolver doença metabólica óssea. Suspender quando completar 40 semanas de ICP e apresentar controle sérico de cálcio, fósforo e fosfatase alcalina dentro dos limites normais.

Esquema de vacinação – de acordo com a idade cronológica, exceto a vacina da hepatite B, que deverá receber 4 doses (ao nascimento, 1, 2 e 6 a 9 meses).

Seguimento com equipe multidisciplinar – fisioterapeuta, fonoterapeuta, terapia ocupacional, nutricionista e psicóloga, de acordo com a necessidade individual de cada criança.

Após 36 meses de ICP, passar a utilizar a idade cronológica (IC) e fazer controle laboratorial aos 3, 5, 7, 9, 11 e 13 anos de glicemia, colesterol e frações e triglicérides para investigar síndrome metabólica.

NUTRIÇÃO

Durante as consultas médicas, é importante monitorizar a dieta oferecida, se é oferecido aleitamento materno ou a fórmula láctea, avaliando a ingestão calórica e de líquidos. A necessidade nutricional, durante os primeiros meses de vida, é de 100kcal/kg/dia[7]. Deve-se também considerar o estado clínico dessas crianças: o RN que desenvolveu displasia broncopulmonar apresenta, com frequência, dificuldade de aceitar nutrição enteral por intolerância alimentar e/ou refluxo gastroesofágico, gasto energético elevado devido à maior frequência de infecções respiratórias, esforço respiratório maior e necessidade de restaurar o parênquima pulmonar, tornando-se um paciente de maior risco para apresentar um quadro mais grave de desnutrição e, portanto, necessitando de oferta calórica maior.

O aleitamento materno exclusivo nos primeiros seis meses de vida é a dieta ideal para os RN, inclusive os RNMBP. O leite materno é importante não apenas pela composição proteico-calórica, mas sim pela proteção contra a infecção que propicia, pelo favorecimento do vínculo mãe-filho e maior estimulação[7]. As crianças amamentadas têm melhor desenvolvimento neuropsicomotor quando avaliadas aos 18 meses de idade do que os alimentados com fórmula infantil. As mães que planejam amamentar devem iniciar precocemente a retirada do leite, logo após o nascimento do seu filho, para estimular a produção. O leite retirado deve ser ofertado para o RN assim que possível. Quando a criança é capaz de coordenar a sucção e deglutição, a mãe deve iniciar a amamentação para incentivar ainda mais a produção de leite. Após a alta hospitalar, a mãe deve oferecer o seio materno a cada 1 e meia a 2 horas, nas primeiras 24 a 48

horas, para garantir a produção de leite suficiente[7]. Após esse período inicial, o RNMBP é normalmente amamentado a cada 2 a 3 horas ou 8 a 10 vezes por dia. Cerca de seis a oito fraldas molhadas durante 24 horas indicam um oferta hídrica adequada.

Nos casos em que a mãe não consegue ou não pode amamentar, a dieta básica deve ser com fórmula láctea de partida, até 4 a 6 meses de idade, corrigida para a prematuridade. O leite de vaca idealmente não deve ser iniciado até que a criança tenha completado 12 meses de ICP.

A alimentação complementar deve ser introduzida entre o quarto e sexto mês de ICP. O mecanismo de deglutição do RN não manipulará aceitavelmente a comida sólida antes dessa idade, necessitando de um amadurecimento neurológico que permita iniciar a dieta pastosa. Nessa fase, muitas vezes, é necessário coordenação entre a equipe médica e nutricional para otimizar a oferta proteico-calórica, para permitir o *catch-up* desejado, sem riscos de exageros e erros nutricionais[5].

CRESCIMENTO

Várias curvas de crescimento[8-11] têm sido utilizadas para a monitorização dos RNPTMBP, mas nenhuma pode ser considerada ideal. Até atingir 40 semanas de IG corrigida, podem-se utilizar as curvas de crescimento intrauterina como a de Fenton e Jim[8] ou baseada no pós-natal como a de Ehrenkranz et al.[9]. O importante é que cada serviço escolha e utilize uma curva padrão para peso, comprimento e perímetro cefálico, de acordo com o sexo e a idade gestacional. Após 40 semanas de ICP, podem-se utilizar as curvas de referência da OMS de 2006[12], apresentadas na forma de escore Z, conforme padronizado na Caderneta de Criança do Ministério da Saúde.

A avaliação do crescimento deve ser feita por meio de medidas periódicas (mensal nos primeiros seis meses, bimensal até 12 meses, quadrimensal até 24 meses, semestral até 36 meses e, posteriormente, uma vez por ano) de peso, estatura, perímetro cefálico a cada retorno, plotado nas curvas de crescimento de referência da OMS de 2006[12], de preferência a curva de escore Z. Nos primeiros três anos de vida utilizar a ICP ao plotar os pontos nas curvas da OMS.

Nos primeiros meses de ICP ocorre aceleração da velocidade de crescimento com recuperação inicial do perímetro cefálico, seguida do comprimento e finalmente o peso. Alcançado o ponto de estabilidade de crescimento após a recuperação, a criança atinge seu canal de crescimento dentro da curva de referência e o crescimento prossegue com o padrão próprio da criança, mantendo-se paralelo aos canais da referida curva[11].

Durante o primeiro ano de vida observa-se aceleração da velocidade de crescimento de todos os parâmetros caracterizada pela mudança do escore Z. O perímetro cefálico se destaca nesse período, atingindo seu canal de crescimento entre os escores Z-2 a +2 entre 6 e 12 meses de ICP. Vários estudos têm relacionado pior prognóstico neurológico nos casos de crescimento insuficiente ou exagerado do perímetro cefálico nos primeiros meses de vida, merecendo atenção redobrada[13].

No primeiro ano de ICP observa-se aceleração do peso e comprimento, mas sem que consiga atingir escores adequados. É importante salientar que a criança poderá recuperar o peso e o comprimento mais lentamente, atingindo a normalidade nas curvas de referência entre 2 e três 3[14]. Geralmente, o comprimento atinge a normalidade ao redor de 2 anos, e o peso, com 3 anos de ICP.

Os RN de extremo baixo peso (PN < 1.000g) e/ou extremos prematuros (IG < 28 semanas) podem necessitar de mais tempo para essa recuperação.

Para avaliar mais adequadamente o crescimento dos RNMBP é importante diferenciar os RN adequados para a idade gestacional (AIG) e saudáveis, onde esses fenômenos ocorrem dentro dos dois primeiros anos de vida. Entretanto, aproximadamente 15% ainda está, aos 3 anos de idade, com o peso abaixo da média. Para os RN pequenos para a idade gestacional (PIG), a ordem de recuperação dos dados antropométricos é igual à dos AIG. Entretanto, aos 3 anos de idade, 50% deles apresentam peso menor que a média para a idade[15].

Os RNMBP cuja curva de crescimento não se aproxima dos escores mínimos da normalidade, apresentando achatamento ou padrão descendente, requerem investigação. Em casos de falha de crescimento, pode ser indicado o uso de hormônio de crescimento para atingir uma estatura mais aceita socialmente. Os grupos de maior risco de evoluírem com falha são: os RN com PN < 850 gramas, IG < 28 semanas, portadores de displasia broncopulmonar e os PIG.

Em contraste, os RN que apresentam maior *catch-up* nos primeiros anos, especialmente em relação ao peso, ultrapassando o escore Z estabelecido para o perímetro cefálico e o comprimento, terão maior risco de desenvolver hipertensão arterial, diabetes tipo II e doença cardiovascular na adolescência ou adulto jovem[14]. Essas crianças devem ser vigiadas, por meio das curvas de crescimento, medida do perímetro abdominal e cálculo do índice de massa corporal (IMC), além de aferição de pressão arterial e controles laboratoriais (glicemia, colesterol e triglicérides), iniciando precocemente a intervenção dietética nos casos de desvios nutricionais. Outra orientação importante para melhorar o prognóstico é a introdução de atividades físicas regulares dois ou três dias da semana, adequados para a idade. Esses cuidados permitem prevenir ou minimizar esses riscos.

PADRÃO DE SONO

O RN prematuro dorme mais horas do que uma criança a termo. Infelizmente, para os novos pais, o prematuro também acorda mais vezes que o a termo. O período de sono médio para um RNPT é mais curto do que para um RN a termo[7]. O prematuro pode levar vários dias ou semanas para fazer a transição da unidade de terapia intensiva neonatal, muito iluminada e ruidosa, para o ambiente domiciliar. Música suave e ir diminuindo as luzes gradualmente ao longo de vários dias ou semanas podem ser úteis. A posição ideal para a criança dormir é o decúbito dorsal, elevado. Está bem estabelecido que a posição prona se acha associada com risco aumentado de síndrome da morte súbita infantil. O uso de colchões macios e outras superfícies que poderiam acumular o ar exalado também estão associados à síndrome de morte súbita e devem ser evitados.

PRINCIPAIS INTERCORRÊNCIAS

Os RNMBP são muito vulneráveis, especialmente os RN que evoluíram com displasia broncopulmonar, para doenças relacionadas com o grau de imaturidade fisiológica ao nascimento e suas intercorrências advindas da permanência prolongada em unidades de terapia intensiva. A morbidade é alta nos primeiros anos de vida, destacando-se os problemas respiratórios: mais de 50% das crianças acompanhadas apresentam problemas respiratórios no primeiro ano de vida (infecção de vias aéreas superiores, bronquiolite, pneumonia), com altas taxas de hospitalização. Esses problemas estão relacionados com fatores neonatais: uso prolongado de oxigênio, utilização de ventilação mecânica, idade gestacional inferior a 28 semanas, uso de surfactante exógeno, tempo de hospitalização prolongado no período neonatal.

Em um estudo realizado no Ambulatório de Seguimento de RNMBP do Berçário Anexo à Maternidade do Hospital das Clínicas da FMUSP, observou-se que 52,4% dos RN com peso de nascimento abaixo de 1.000g e 42,5% com peso entre 1.000 e 1.499g necessitaram de reinternação no primeiro ano de vida, sendo que 70% e 75%, respectivamente, foram por problemas respiratórios[16].

Os RNMBP, especialmente os com idade gestacional ao nascimento menor ou igual a 28 semanas e os com displasia broncopulmonar, são mais suscetíveis às infecções de vias aéreas inferiores com quadro clínico de bronquiolite ou pneumonia. Os casos graves, com maior necessidade de internação e suporte ventilatório, são causados pelo vírus sincicial respiratório (VSR), nos meses de abril a agosto. Vieira et al.[17], estudando a frequência de vírus respiratórios em 90 RN admitidos na Unidade de Cuidados Intensivo Neonatais do Instituto da Criança do HC de São Paulo, com quadro de bronquiolite ou pneumonia, encontraram prevalência de 80% de infecções virais; dessas, 44,4% foram pelo VSR e 5,6% associação do VSR e o vírus influenza A.

A infecção pelo VSR, além de ser responsável pela maior morbimortalidade no primeiro ano de vida, também parece estar associada ao desenvolvimento de alterações na árvore brônquica desses pacientes mais suscetíveis, predispondo a crises de sibilância por vários anos. Vários estudos na literatura têm correlacionado infecção pregressa pelo VSR e síndrome de sibilância. Stein et al.[18], avaliando crianças com crises de sibilância após infecção de vias aéreas inferiores, observaram que aqueles em que foi isolado o VSR eram 3 a 4 vezes mais propensos a apresentar crises de sibilância quando avaliados aos 6 anos de idade.

Para prevenir ou minimizar as complicações respiratórias, é necessário evitar ambientes fechados, úmidos e com mofo, contato com fumantes, exposição das crianças em locais com grande acúmulo de pessoas, creches e, especialmente, a prevenção com imunização adequada.

As intervenções cirúrgicas corretivas (hernioplastia, orquidopexia) também são motivos para readmissão hospitalar, muito mais frequentes em RNMBP do sexo masculino.

Outra afecção muito frequente é a anemia durante o primeiro ano de vida, com características de deficiência de ferro. Para prevenir a anemia, deve-se utilizar uma suplementação de ferro assim que apresentar reticulócitos acima de 1% nos exames sequenciais já citados. A grande maioria dos RNMBP apresenta elevação de reticulócitos durante a internação hospitalar, portanto já iniciando a suplementação de ferro. A dose preconizada é de 4mg/kg/dia[5] durante todo o primeiro ano de vida, especialmente nos casos em que foi necessária a intervenção cirúrgica.

Outras queixas associadas a esse grupo de pacientes são: refluxo gastroesofágico (RGE) e complicações da enterocolite necrosante[1,2,3,5].

Os RNMBP apresentam quadro autolimitado de regurgitações frequentes e sem outros sinais ou sintomas de refluxo, sendo queixa muito presente nas primeiras consultas ambulatoriais. Esses casos não necessitam de tratamento medicamentoso, fazendo a orientação da forma e técnica de alimentação e postura elevada após a mamada já se observa grande melhora das regurgitações. A maioria dos casos, com 4 a 5 meses de vida, melhora espontaneamente com a maturidade do esfíncter gastroesofágico e da motilidade gastrintestinal. A doença de RGE deve ser suspeitada nos RNMBP que apresentam regurgitações ou vômitos após as mamadas, apneia relacionada à mamada, desconforto ou choro de dor durante ou após a mamada, arqueamento da cabeça e pescoço durante ou após a mamada. Esses sinais tornam-se mais significativos se associados com ganho de peso inadequado. Para a confirmação, pode-se fazer avaliação de pHmetria do estômago e esôfago, durante 24 horas, determinando os episódios de refluxo em relação às mamadas. Outra forma de diagnóstico pode ser feita por meio da cintilografia para a pesquisa de refluxo. O tratamento pode incluir bloqueadores de receptor H_2 ou inibidores de bomba de próton, diminuir o volume de leite e reduzir o intervalo entre as mamadas e o posicionamento com decúbito elevado para favorecer o esvaziamento gástrico. Nos casos graves, associados a não ganho de peso ou quadros de apneia ou bradicardia, que não melhoram com as medidas acima, a conduta pode ser cirúrgica, com indicação de fundoplicatura.

IMUNIZAÇÃO

Os RNMBP têm maior morbidade diante das doenças que podem ser prevenidas com a imunização, mas geralmente apresentam defasagem de seu esquema vacinal. Os pais e, às vezes, alguns médicos preferem aguardar um tempo antes de iniciar as vacinas, mesmo que o RN esteja estável, por considerá-lo mais frágil. Esse não deve ser o senso comum. A Academia Americana de Pediatria e a Sociedade Brasileira de Pediatria recomendam a seguir o calendário vacinal de acordo com a idade cronológica, com algumas exceções. As doses das vacinas devem ser as mesmas indicadas para as crianças que nasceram a termo. Embora alguns estudos tenham mostrado diminuição da resposta imune para certas vacinas em RNMBP, a produção de anticorpos é suficiente para prevenir a doença[3,5,18].

A vacina da hepatite B deve ser dada nas primeiras 12 horas de vida em RNMBP, com peso de nascimento acima de 1.000g e que apresentem estabilidade hemodinâmica, mas é necessário completar o esquema com quatro doses no total se o peso de nascimento for inferior a 2.000g. Nos prematuros com peso de nascimento inferior a 1.000g ou com instabilidade hemodinâmica, a aplicação da vacina deve ser retardada, devendo receber a primeira dose da vacina antes de sair da unidade neonatal. No caso de RN de mãe sabidamente antígeno de superfície do vírus da hepatite B (HBsAg) positiva, deverá ser dada a vacina e imunoglobulina hiperimune para hepatite B (HBIg) nas primeiras 12 horas de vida, independentemente do peso de nascimento, idade gestacional ou condições hemodinâmicas. Essas crianças deverão receber 4 doses da vacina e realizar teste sorológico para HBsAg e anticorpo contra o antígeno de superfície do vírus da hepatite B (anti-HBs) com 9 e 15 meses de idade.

A BCG intradérmica deve ser aplicada após o RNMBP ter atingido 2.000g. Essa é a recomendação do Programa Nacional de Imunizações (PNI) do Ministério da Saúde do Brasil[19] e segue a norma internacional. Deve ser dada no momento da alta hospitalar se tiver peso adequado.

A vacina antipoliomielite deve ser iniciada aos 2 meses de idade cronológica, conforme preconizada para os RNT. Caso ainda estejam internados, somente pode ser utilizada a poliomielite injetável inativada (Salk) e, posteriormente, após a alta hospitalar continuar o esquema vacinal com a Salk e, caso não esteja disponível, utilizar a vacina oral (Sabin).

Devem receber rotineiramente a vacina tríplice bacteriana (difteria, tétano e pertússis) aos 2 meses de idade cronológica, mesmo que ainda estejam internados, com as doses subsequentes aos 4 e 6 meses. Especialmente para as crianças que nasceram com idade gestacional menor ou igual a 31 semanas e/ou que desenvolveram displasia broncopulmonar, deve-se indicar a tríplice acelular (DPTa), que está disponível nos centros de referência de imunobiológicos especiais (CRIE), pois apresenta menos risco de desencadear crises de apneia, bradicardia ou convulsão febril. Para as outras duas doses continuar com DTPa. Quando disponível, utilizar a tetra bacteriana acelular-DTPaHiB (difteria, tétano, pertússis acelular e *Haemophilus influenzae*). Quando não estiver disponível a vacina combinada, utilizar a HiB, sendo a primeira dose aplicada aos 2 meses de idade cronológica, mesmo estando internado. As demais doses são aplicadas conforme esquema vacinal preconizado para os RN a termo.

A vacina de rotavírus deve ser oferecida conforme esquema preconizado para os RN a termo, somente após a alta hospitalar. Consta de duas doses, a primeira com 2 meses (podendo dar até 3 meses e 1 semana) e a segunda com 4 meses (podendo dar até 5 meses e 1 semana). A vacina está contraindicada nos casos de crianças que apresentaram alterações gastrintestinais, como malformações ou enterocolite necrosante.

Em relação à vacina pneumocócica conjugada (10 valente), deve ser administrada a primeira dose com 3 meses de idade cronológica, mesmo que a criança esteja internada, seguida por mais duas doses, aos 5 e 7 meses de idade e a dose de reforço entre 12 e 15 meses. A vacina meningocócica C (conjugada) deve ser administrada conforme o calendário vacinal dos RNT, isso é, a primeira dose aos 3 meses de idade cronológica, mesmo estando internado, seguida por mais uma dose, aos 5 meses de idade e a dose de reforço entre 12 e 15 meses. Atualmente, o Programa Nacional de Imunizações[19] já incorporou essas vacinas no calendário vacinal para todas as crianças com menos de 2 anos de idade. Aplicar a vacina tríplice viral (sarampo, rubéola e caxumba) com 1 ano de idade e com 15 meses aplicar a tetra viral (incluindo varicela), conforme o Programa Nacional de Imunização preconiza.

Os RNMBP são considerados de alto risco para as complicações da infecção pelo vírus influenza e devem receber a vacina da gripe sazonal, sendo a primeira dose aplicada após 6 meses de idade cronológica. No caso de ser a primeira vez que é imunizado para influenza, é necessário aplicar duas doses com 1 mês de intervalo entre elas. É recomendável que os contatos domiciliares do RN prematuro estejam imunizados contra a influenza.

O anticorpo monoclonal antivírus sincicial respiratório (VSR) está indicado para a profilaxia de casos graves de infecção pelo vírus em RN prematuros e em crianças com menos de 2 anos com doença pulmonar crônica. Nesses casos, observou-se que o uso profilático do medicamento, com aplicação mensal, durante a estação prevalente do vírus (abril a agosto), diminuiu as internações por VSR e os dias de oxigenoterapia.

A Secretaria Estadual da Saúde de São Paulo, por meio da Resolução SS-249 de 13 de julho de 2007, estabeleceu a indicação do palivizumabe após a alta hospitalar, nos meses de abril a agosto, para os RN com idade gestacional ao nascimento menor ou igual a 28 semanas até primeiro ano de vida, nos portadores de displasia broncopulmonar até 2 anos de idade, se medicado nos últimos seis meses antes do início da estação prevalente do vírus sincicial respiratório, e naqueles com cardiopatia congênita grave, em uso de medicação para insuficiência cardíaca congestiva. A dose a ser aplicada é de 15mg/kg por mês, por via intramuscular na face anterolateral da coxa, nos meses de prevalência do vírus. A partir de 2013, o Ministério da Saúde preconiza a aplicação do palivizumabe, durante a sazonalidade, nos RN pertencentes aos grupos de risco que estão internados em unidades neonatais.

CONSIDERAÇÕES FINAIS

Existem atualmente diretrizes não padronizadas para o seguimento de lactentes que nasceram prematuros, mas sem muitos estudos que confirmem as evidências. Como o número total de sobreviventes de risco para alteração do desenvolvimento neurológico aumenta, muitas perguntas vieram à tona que só podem ser respondidas por estudos de seguimento em longo prazo. Há cada vez mais consciência da importância de conhecer os resultados em longo prazo de ensaios clínicos randomizados, controlados, pois as intervenções perinatais podem alterar drasticamente o crescimento e desenvolvimento futuro desses pacientes. Há também maior reconhecimento do potencial de desconexão entre os resultados perinatais e em longo prazo. A administração de oxigênio e de esteroides no período pós-natal são exemplos de intervenções que podem ter efeitos positivos imediatos, mas efeitos negativos em longo prazo. Essas descobertas mostram a necessidade de padronizar o seguimento ambulatorial dos RN de risco nos primeiros anos de vida e avaliar os efeitos dos cuidados neonatais no futuro dessas crianças.

REFERÊNCIAS

1. American Academy of Pediatrics, Committee on Fetus and New-born. Hospital discharge of the high-risk neonate: Proposed guidelines. Pediatrics. 1998;102:411-7.

2. American Academy of Pediatrics, Committee on Fetus and New-born. Hospital discharge of the high-risk neonate: Proposed guidelines. Pediatrics. 2008;122:1119-26.

3. Rugolo A, Russo CHL, Rugolo LMSS, Sadeck LSR. Critérios e preparo para a alta. Programação de seguimento. In: Aguiar CR, Costa HPF, Costa MTZ, Marba ST, Pachi PR, Rugolo LMSS, et al. (eds). O RN de muito baixo peso. São Paulo, Atheneu; 2010.p.455-66.

4. Sadeck LSR, Santos MAA, Rugolo LMSS. O papel da equipe multiprofissional. In: Aguiar CR, Costa HPF, Costa MTZ, Marba ST, Pachi PR, Rugolo LMSS, Sadeck LSR (eds). O RN de muito baixo peso. São Paulo, Atheneu; 2010.p.493-8.

5. Sadeck LSR. Seguimento ambulatorial de RN de muito baixo peso. Programa de educação continuada em Neonatologia. Fascículo 3; 2011.

6. Kelly MM. The medically complex premature infant in primary care. J Pediatr Health Care. 2006;20:367.

7. Trachtenbarg DE, Golemon TB. Care of the premature infant: Part I. Monitoring growth and development. Am Fam Physician. 1998; 57(9):2123-30.

8. Fenton TR, Kim JH. A systematic review and meta-analysis to revise the Fenton growth chart for preterm infants. BMC Pediatrics. 2013;13:59. http://www.biomedcentral.com/1471-2431/13/59.

9. Ehrenkranz RA, Younes N, Lemons JA, Fanaroff AA, Donovan EF, Wright LL, et al. Longitudinal growth of hospitalized very low birth weight infants. Pediatrics. 1999;104(2 Pt 1):280-9.

10. Sherry B, Mei Z, Grummer-Strawn L, Dietz WH. Evaluation of and recommendations for growh references for very low birth weight (< 1500 grams) infants in the United States. Pediatrics. 2003;111(4): 750-4.

11. Fenton TR. A new growth chart for preterm babies: Babson and Benda's chart updated with recent data and a new format. BMC Pediatr. 2003;3:13.

12. WHO Multicentre Growth Reference Study Group WHO Child Growth Standards based on length/height, weight and age. Acta Paediatr Suppl. 2006;450:76-85.

13. Rugolo LSS, Pachi PR. Nutrição após a alta e crescimento do RN de muito baixo peso. In: Aguiar CR, Costa HPF, Costa MTZ, Marba ST, Pachi PR, Rugolo LMSS, et al. (eds). O RN de muito baixo peso. São Paulo, Atheneu; 2010.p.465-75.

14. Hack M. Follow-up for high-risk neonates. In: Fanaroff AA , Martin RJ (eds). Neonatal-perinatal medicine. 6th ed. St. Louis: Mosby; 1997.p.952-7.

15. Uhing MR, Das UG. Optimizing growth in the preterm Infant. Clin Perinatol. 2009;36(1):165-76.

16. Ono N, Sadeck LSR, Carvalho L, Bedante L, Vaz FAC, Leone CR. Caracterização dos RN de muitíssimo baixo peso (RNMMBP) em seguimento ambulatorial especializado, no primeiro ano de idade pós-termo (IPT). XVIII Congresso Brasileiro de Perinatologia. 2004.

17. Vieira RA, Diniz EMA, Vaz FAC. Clinical and laboratory of newborns with lower respiratory tract infection due to respiratory viruses. J Matern Fetal Neonatal Med. 2001;13:341-50.

18. Stein RT, Sherrill D, Morgan WJ, Holberg CJ, Halonen M, Taussig LM, et al. Respiratory syncytial virus in early life and risk of wheeze and allergy by age 13 years. Lancet. 1999;354(9178):541-5.

19. Brasil. Ministério da Saúde. Novo calendário de vacinação. Disponível em: http://www.sbp.com.br/pdfs/calendarioVacinal2013_aprovado1.pdf Acessado 2014 set 9.

Desenvolvimento do Prematuro

Marina Carvalho de Moraes Barros

Dados da Organização Mundial da Saúde mostram que, em 2010, 15 milhões de nascimentos foram prematuros, ou seja, ocorreram com menos de 37 semanas completas de gestação. Embora o Brasil, nesse ano, tenha apresentado taxa inferior a 10% de nascimentos prematuros, em número absoluto assumiu a décima posição[1].

No Brasil, as taxas de nascimentos prematuros têm aumentado ao longo dos últimos anos, sendo de 6,7% em 2000 e de 11,9% em 2012, o que representa, no último ano, cerca de 17.000 nascidos vivos prematuros. Associada a esse aumento, a frequência de prematuros mais imaturos também tem-se elevado. Em 2000, os recém-nascidos de muito baixo peso, ou seja, aqueles com peso inferior a 1.500 gramas representaram 0,9% dos nascidos vivos, taxa que se elevou para 1,3% em 2012. O mesmo pode ser observado com os recém-nascidos de extremo baixo peso ao nascer, peso inferior a 1.000 gramas, para os quais a taxa se elevou de 0,3% para 0,6%, no mesmo período[2]. Esse aumento decorre da melhora na assistência pré-natal e das técnicas de reprodução assistida. Com essas taxas, a prematuridade já pode ser considerada no País um problema de saúde pública.

Paralelamente à elevação da taxa de nascimentos prematuros, tem-se observado também aumento da sobrevida dessas crianças, embora a mortalidade neonatal seja o principal componente da mortalidade infantil desde a década de 1990. No Brasil, a sobrevida neonatal dos prematuros de muito baixo peso ao nascer elevou-se de 58% para 65%, entre 2000 e 2012, e a daqueles de extremo baixo peso, de 35% para 45%, embora essas taxas sejam muito variáveis entre as diferentes regiões do País[2]. Estudos internacionais também apontam aumento da sobrevida de prematuros cada vez menor. Na Inglaterra, a sobrevida de prematuros com idade gestacional de 25 semanas elevou-se de 54% para 70% entre 1996 e 2005; nesse período, a sobrevida daqueles com idade gestacional de 24 semanas elevou-se de 35% para 47%, e daqueles com 23 semanas, de 21% para 30%[3]. Em estudo semelhante, o Japão apontou aumento progressivo da sobrevida de prematuros com idade gestacional de 22 a 28 semanas ao longo de 1990, 1995, 2000 e 2005[4].

O aumento da sobrevida de prematuros cada vez mais imaturos tem sido possível, não só pela melhora da assistência pré-natal, com ênfase ao uso antenatal dos corticosteroides, mas sobretudo pela melhor assistência do trabalho de parto e parto. Paralelamente, o aprimoramento da assistência ao recém-nascido, iniciando-se na reanimação na sala de parto e prosseguindo com os enormes avanços no conhecimento da fisiologia neonatal, das doenças do recém-nascido e da tecnologia e medicações utilizadas no manejo clínico dos prematuros, tem contribuído de modo substancial para o aumento da sobrevida dessas crianças.

No entanto, as crianças nascidas prematuras, especialmente aquelas de muito baixo peso, apresentam várias intercorrências no período neonatal, destacando-se síndrome do desconforto respiratório, apneia da prematuridade, displasia broncopulmonar, persistência do canal arterial, sepse, meningite, enterocolite necrosante, hemorragia peri-intraventricular, leucomalacia periventricular e retinopatia da prematuridade, que não só estão associadas à maior mortalidade neonatal, mas também à maior frequência de doenças na infância e alterações do crescimento e desenvolvimento, que perduram por toda a infância, adolescência e vida adulta. Neste capítulo, serão abordadas as alterações do desenvolvimento nas diferentes faixas etárias.

FATORES DE RISCO PARA ALTERAÇÕES DO DESENVOLVIMENTO

A identificação precoce de crianças com alterações do desenvolvimento durante a infância e a adolescência é fundamental para que se possam realizar programas de intervenção, a fim de proporcionar melhor desenvolvimento dessas crianças, com melhor qualidade de vida e inserção na vida adulta.

O conhecimento dos fatores de risco associados às alterações do desenvolvimento é fundamental para que se possam iniciar programas de intervenção de modo precoce. Esses fatores incluem condições clínicas relativas à prematuridade e ambientais, às quais os prematuros são submetidos na unidade neonatal, que contribuem para a lesão cerebral, aliadas à maior vulnerabilidade do cérebro, em um período crítico do desenvolvimento[5]. São vários os estudos que verificam os fatores associados a alterações do desenvolvimento em prematuros avaliados entre 18 e 22 meses de idade pós-conceptual por meio das escalas Bayley de desenvolvimento e por exame neurológico, realizados em diferentes países. Os fatores apontados nesses estudos, associados à paralisia cerebral e aos escores motor e mental inferiores a 70, incluem doença pulmonar crônica, maior tempo de ventilação mecânica, pneumotórax, uso pós-natal de corticosteroides, hemorragia peri-intraventricular graus III e IV, leucomalacia periventricular, enterocolite necrosante, sexo masculino, gemelaridade, menor peso ao nascer, baixo nível socioeconômico, ausência de seguro saúde e menor nível de escolaridade materna[6-9]. Em estudo de revisão, com 3.785

prematuros de muito baixo peso ao nascer, avaliados também aos 18 a 22 meses de idade corrigida, os principais fatores de risco associados à paralisia cerebral em recém-nascidos de muito baixo peso ao nascer foram infecção intrauterina, óbito fetal do gemelar, descolamento prematuro de placenta, sepse neonatal, hipotensão neonatal, síndrome do desconforto respiratório, ventilação mecânica, hipocapnia, pneumotórax e doença pulmonar crônica. Como fatores protetores à paralisia cerebral, são citados uso materno antenatal de corticosteroides, pré-eclâmpsia e restrição de crescimento intrauterino[10].

Destaque maior na literatura é dado a lesões neurológicas, hemorragia peri-intraventricular e leucomalacia periventricular, como fatores associados a alterações do desenvolvimento na infância. Essas lesões são avaliadas na prática clínica, durante o período neonatal, por meio dos exames de imagem, ultrassonografia e ressonância magnética de crânio. A hemorragia peri-intraventricular ocorre em 20 a 25% dos prematuros de muito baixo peso ao nascer[11]. A ultrassonografia de crânio é o exame de imagem mais utilizado nas unidades de terapia intensiva neonatais para o diagnóstico da hemorragia peri-intraventricular. Estudo multicêntrico envolvendo prematuros com idade gestacional menor que 28 semanas, os quais foram avaliados por meio de ultrassonografia de crânio na primeira, segunda e entre a terceira e quinta semana de vida pós-natal, e aos 24 meses de idade pós-conceptual pela *Gross Motor Function Classification System*, escala que avalia a presença e a gravidade da paralisia cerebral, mostrou que a presença de hemorragia peri-intraventricular, ventriculomegalia ou áreas de ecoluscência se associaram a aumento de paralisia cerebral, nas suas diferentes formas de apresentação clínica, quadriparesia, diparesia e hemiparesia. No entanto, a ventriculomegalia e as áreas de ecoluscência, apesar de apresentarem alta especificidade no diagnóstico de paralisia cerebral, 94% e 96% mostraram baixa sensibilidade, 38% e 32%[12]. Outro estudo com prematuros com idade gestacional inferior a 32 semanas, submetidos à ultrassonografias de crânio semanais, no período neonatal, incluindo uma avaliação com 40 semanas de idade pós-conceptual, mostrou que 92% das crianças com paralisia cerebral apresentavam alterações à ultrassonografia de crânio, como hemorragia peri-intraventricular, dilatação ventricular, infarto hemorrágico, leucomalacia cística periventricular ou lesões dos gânglios da base. Esse estudo apontou especificidade de 95%, sensibilidade de 76% e valor preditivo positivo de 48% para a detecção de paralisia cerebral, por meio da ultrassonografia de crânio[13]. Em relação à gravidade da hemorragia peri-intraventricular, em estudo com prematuros com idade gestacional de 26 semanas que foram submetidos a três exames ultrassonográficos de crânio no primeiro de mês de vida, os autores mostraram que mesmo as hemorragias leves, graus I e II, associaram-se à maior frequência de alterações motoras, escore mental menor que 70 pela escala Bayley II, cegueira ou surdez, comparados aos prematuros cujos exames foram normais, aos 18 a 22 meses de idade pós-conceptual[14]. Por fim, estudo multicêntrico envolvendo prematuros com idade gestacional de 26 semanas, com avaliação ultrassonográfica de crânio normal na primeira semana e no segundo mês de vida e que foram avaliados entre 18 e 22 meses de idade pós-conceptual, por meio das escalas Bayely II de desenvolvimento e exame neurológico de *Amiel Tison*, mostrou que a paralisia cerebral foi observada em 9% das crianças, o escore mental menor que 70 em 25% e uma das duas condições em 29%, ressaltando que o exame ultrassonográfico de crânio normal no período neonatal não afasta a ocorrência de alterações do desenvolvimento na infância[8].

Diante dessa limitação em prever quais prematuros evoluirão com alterações de desenvolvimento na infância, recomenda-se a realização da ressonância magnética de crânio em prematuros de muito baixo peso ao nascer com idade pós-conceptual de 40 semanas ou antes da alta hospitalar. Em estudo com crianças nascidas com idade gestacional inferior a 30 semanas, submetidas à ultrassonografia de crânio com dois e sete dias e entre quatro a seis semanas de vida e à ressonância magnética de crânio com 40 semanas de idade pós-conceptual, eles foram avaliados com 24 meses de idade pós-conceptual por meio das escalas Bayley II de desenvolvimento, além de exame neurológico e avaliação da visão e audição. Os autores observaram que a presença de hemorragia peri-intraventricular se associou a aumento de quatro vezes na frequência de déficit cognitivo grave e déficit visual ou auditivo, e lesões compatíveis com leucomalacia periventricular associaram-se ao aumento de 19 vezes na frequência de paralisia cerebral, comparados aos prematuros com exames normais. Já a presença de lesão moderada ou grave em substância branca à ressonância magnética de crânio se associou a aumento de três e oito vezes na frequência de déficit auditivo ou visual e paralisia cerebral, respectivamente. A presença de qualquer lesão evidenciada em substância branca, pela ressonância magnética de crânio, apresentou maior sensibilidade no diagnóstico de déficit cognitivo grave (89%), déficit motor grave (88%), paralisia cerebral (94%) ou déficit auditivo ou visual (89%), porém baixa especificidade, ao redor de 30%. Já a ultrassonografia de crânio, apesar de ter apresentado boa especificidade (95 a 98%), apresentou baixa sensibilidade (15 a 18%). Apesar de os achados na ressonância magnética serem menos específicos do que as alterações ultrassonográficas, no diagnóstico de alterações do desenvolvimento, considerando-se apenas a presença de lesões moderadas ou graves, a especificidade é de 82 a 89%. A maioria das crianças com ressonância magnética normal ou com alterações leves, com 40 semanas de idade pós-conceptual não apresenta alterações do desenvolvimento, embora não se possa excluir sua ocorrência[15].

São várias as alterações cerebrais demonstradas por meio de ressonância magnética de crânio em prematuros. Em prematuros com idade gestacional de 28 semanas, avaliados com 40 semanas de idade pós-conceptual, as lesões de substância branca observadas foram: alteração de sinal, compatível com gliose e lesão isquêmica (64%), redução de volume (45%), alterações císticas (4%) e afilamento do corpo caloso (69%). Já para a substância cinzenta são descritos aumento do espaço subaracnóideo (68%), alteração de sinal (4%) e alteração na maturação dos giros cerebrais (63%)[16]. Essas alterações persistem na infância e adolescência. Em uma metanálise, envolvendo 15 estudos com prematuros com idade gestacional inferior a 32 semanas e/ou peso menor que 1.500 gramas, avaliados por meio de ressonância magnética de crânio entre 8 e 18 anos de idade, os autores mostraram menor volume cerebral total, de substância branca e de substância cinzenta, além de menor volume de cerebelo, hipocampo, corpo caloso, tálamo, núcleo caudado, tonsila e tronco cerebral, e maior volume ventricular, comparados às crianças nascidas a termo de mesma idade[17].

No entanto, muitos problemas cognitivos e comportamentais na infância são decorrentes de episódios de hemorragia ou hipóxia-isquemia da substância branca que podem não ser detectadas nos exames de neuroimagem. Essas alterações podem ser decorrentes de problemas nos eventos de organização cerebral ou por lesão dos gânglios da base e hipocampo. Durante a internação na unidade de terapia intensiva neonatal, o cérebro está em fase de desenvolvimento intenso, caracterizado por diferenciação e migração de neurônios subcorticais, orientação e alinhamento dos neurônios para a formação da camada cortical, formação de dendritos e axônios, estabelecimento das sinapses, processo de apoptose celular, eliminação seletiva de sinapses neuronais, além de proliferação e diferenciação de células da glia. Eventos de hipóxia e isquemia, comuns nesse período de vida do prematuro, liberam glutamato que acarreta lesão da camada subcortical, importante no direcionamento do crescimento dos axônios, resultando em disrupção da organização cerebral. O glutamato também promove a lesão dos gânglios da base, sobretudo do corpo estriado que participa da modulação da função cortical, acarretando alterações nas funções motoras, cognitivas e comportamentais, e do hipocampo, região importante para as funções de memória e aprendizado[10,18-20].

Além das lesões neurológicas, o padrão de crescimento dos prematuros, durante a internação na unidade neonatal também se associa a alterações do desenvolvimento. Em estudo multicêntrico com prematuros de extremo baixo peso ao nascer, o menor ganho de peso diário e o menor crescimento médio semanal do perímetro cefálico, durante a internação no período neonatal, associaram-se à maior frequência de paralisia cerebral e de escore mental e motor pelas escalas Bayley II de desenvolvimento menor que 70, aos 18 a 22 meses de idade pós-conceptual[21].

As alterações do desenvolvimento apresentadas pelos prematuros incluem atrasos motor e cognitivo, déficits visual e auditivo, alterações comportamentais, dificuldades escolares e distúrbios psiquiátricos que se apresentam no período neonatal, na infância, na idade escolar, na adolescência e na idade adulta. Essas alterações serão apresentadas conforme as faixas etárias que se manifestam nos prematuros.

PERÍODO NEONATAL

No período neonatal, os estudos concentram-se na avaliação comportamental dos recém-nascidos, incluindo os prematuros. Várias ferramentas já foram utilizadas para essa avaliação, devendo-se considerar o estado de sono e vigília ao qual o recém-nascido se apresenta, uma vez que as respostas podem variar de acordo o estado. A escala classicamente utilizada para a avaliação comportamental é a *Neonatal Behavioral Assessment Scale*, exame no qual o recém-nascido é avaliado não somente quanto à sua integridade neurológica, mas também quanto ao seu comportamento e à sua capacidade social-interativa, que em sua terceira versão, em 1995, incluiu itens para avaliar as respostas de prematuros e de recém-nascidos de risco. Nessa escala, são avaliados a resposta de habituação a estímulos externos, além de aspectos sociointerativo, motor, de organização e controle de estado, sistema autonômico e reflexos, entre outros[22]. Outras propostas para avaliar o comportamento de prematuros também foram publicadas. A *Assessment of Preterm Infants' Behavior*[23] analisa o comportamento de recém-nascidos pré-termo de acordo com os sistemas fisiológico, motor, estado de sono e vigília, social-interativo e controle de estado; a *Neurobehavioral Assessment of Preterm Infant*[24] avalia o desenvolvimento neurocomportamental de prematuros, envolvendo a função motora, o tônus muscular, o estado de alerta, a capacidade de orientação e a irritabilidade do paciente; e a *Neurological Assessment of the Preterm and Full-Term Newborn Infant*[25-26], revisada em 1999, avalia a postura, o tônus, os reflexos, os movimentos, os sinais anormais e os itens comportamentais. Em 2004, foi publicada a *Neonatal Intensive Care Unit Network Neurobehavioral Scale* (NNNS)[27], desenvolvida para a avaliação neurocomportamental de recém-nascidos de risco, principalmente daqueles expostos a drogas intraútero. A NNNS é um exame neurocomportamental que avalia a integridade neurológica e a função comportamental, englobando a organização neurocomportamental, os reflexos, o desenvolvimento motor, o tônus ativo e passivo, além de incluir a análise de sinais de estresse e de abstinência.

Recentemente, alguns estudos avaliaram o neurocomportamento de prematuros por meio da NNNS. Prematuros com idade gestacional inferior a 30 semanas, com 37 a 42 semanas de idade pós-conceptual, comparados aos recém-nascidos a termo, apresentaram pior resposta de atenção aos estímulos visuais e auditivos, menor controle de estado, pior desempenho motor e, nas respostas fisiológicas, necessidade de maior número de manobras para avaliar a orientação a estímulos externos, menor qualidade dos movimentos, maior excitabilidade, maior número de reflexos com respostas não ótimas ou assimétricas, além de se mostrarem mais hipotônicos[28]. Em prematuros tardios, outro estudo evidenciou que, comparados aos recém-nascidos a termo, nos primeiros dias de vida, eles apresentaram menor atenção, capacidade de despertar, controle fisiológico e motor, qualidade dos movimentos, além de maior número de reflexos com respostas não ótimas e hipotonia[29]. Em um estudo prospectivo com prematuros com idade gestacional inferior a 32 semanas, avaliados a cada duas semanas até 40 semanas de idade pós-conceptual, os autores mostraram que os prematuros apresentaram melhora nas respostas de habituação aos estímulos externos; na idade a termo, as respostas observadas pelos prematuros foram semelhantes às demonstradas por recém-nascidos a termo nos primeiros dias de vida[30].

Alguns estudos têm mostrado associação entre o desempenho neurocomportamental de prematuros no período neonatal e o desenvolvimento cognitivo e motor aos 2 anos de idade pós-conceptual. Em estudo com crianças nascidas prematuras, com idade gestacional de 31 semanas, avaliadas com 44 semanas de idade pós-conceptual, por meio da NNNS, e aos 24 meses, por meio das escalas Bayley II, os autores observaram que a menor qualidade dos movimentos e a letargia no período neonatal se associaram à paralisia cerebral, observada em 5% das crianças. Além disso, a necessidade de menor número de manobras para avaliar os itens de orientação, a menor qualidade dos movimentos e a hipotonia associaram-se ao escore motor pela escala Bayley II inferior a 70[31]. Em outro estudo prospectivo, prematuros com idade gestacional menor que 34 semanas também foram avaliados por meio da NNNS, com 40 semanas de idade pós-conceptual, e por meio das escalas Bayley II, aos 18 meses. Dificuldade de controles autonômico, motor e fisiológico e maior número de reflexos com respostas não ótimas associaram-se a escore mental baixo. Por outro lado, hipertonia e maior necessidade de manobras para avaliar as respostas de orientação, além dos itens apontados para o escore mental baixo associaram-se a escore motor baixo[32].

Por fim, outro estudo mostrou que o pior perfil neurocomportamental no período neonatal, caracterizado por menor atenção a estímulos, piores controles autonômico, motor e fisiológico, pior qualidade dos movimentos, maior excitabilidade e capacidade de despertar, letargia, alterações do tônus muscular e maior número de reflexos com respostas não ótimas e assimétricas e de sinais de estresse e abstinência se associaram a menores escores cognitivo e motor pelas escalas Bayley, entre 1 e 3 anos de idade. Além disso, o pior perfil neurocomportamental associou-se a comportamentos de internalização e externalização aos 3 anos de idade, quando as crianças foram avaliadas por meio do *Child Behavior Checklist*, e a pior desempenho escolar aos 4 anos, avaliados pelas *Developmental Indicators for the Assessment of Learning* e *Wechsler Preschool and Primary Scale of Intelligence*[33].

A associação entre o desempenho neurocomportamental de prematuros no período neonatal e alterações no desenvolvimento a longo prazo reforça a importância da introdução da avaliação neurocomportamental na assistência neonatal dessas crianças.

INFÂNCIA

Nos primeiros 2 anos de vida, são vários os estudos que avaliam o desenvolvimento neuropsicomotor de crianças nascidas prematuras. Esses estudos utilizam as escalas Bayley II de desenvolvimento[34], as quais avaliam o desempenho cognitivo e motor em crianças com idade entre 1 e 42 meses. Mais recentemente, em 2006, foi publicada uma nova versão da escala, a Bayley III[35], composta por cinco subescalas: cognitiva, de linguagem, motora, socioemocional e de comportamento-adaptativo.

Apesar do aumento da sobrevida dos prematuros nos últimos anos, ainda permanecem elevadas a frequência das repercussões da prematuridade no desenvolvimento neuropsicomotor, a longo prazo. Em um estudo multicêntrico, crianças nascidas prematuras, com idade gestacional inferior a 25 semanas, em dois períodos, 1993 a 1996 e 1996 a 1999, foram avaliadas aos 18 a 22 meses de idade pós-conceptual. Apesar da melhora na assistência pré-natal e neonatal entre os dois períodos, a frequência de paralisia cerebral (23% e 20%), os déficits auditivo (4,3% e 2,6%) e visual (2,3% e 1,1%) foram semelhantes nos dois períodos[36]. Já, em outro estudo semelhante, os autores observaram aumento da frequência de alterações do desenvolvimento neurológico em prematuros. Os autores avaliaram crianças nascidas com peso entre 500 e 999 gramas, entre 1982 e 1989 e entre 1990 e 1998, com 20 meses de idade pós-conceptual. A frequência de paralisia cerebral aumentou de 16% nas crianças nascidas no primeiro período para 23% no segundo período, e a surdez, de 3 para 7%. Déficit neurossensorial e/ou escore mental inferior a 70 pela escala Bayley II foram observados em 26% das crianças no primeiro período, e 36%, no segundo[37]. Considerando-se faixas diferentes de idade gestacional, em estudo multicêntrico, com recém-nascidos prematuros com idade gestacional entre 22 e 26 semanas e entre 27 e 32 semanas, nascidos em três períodos, 1993/1994, 1995/1996 e 1997/1998, avaliados com 18 a 22 meses de idade pós-conceptual, os autores observaram que a frequência de paralisia cerebral se manteve estável nos três períodos, entre 18 e 20% para o primeiro grupo e entre 11 e 12% para o segundo. Já a frequência de escore mental e motor pela escala Bayley II inferior a 70 e de cegueira diminuíram ao longo dos anos. Para o primeiro grupo, a frequência de escore mental e motor inferior a 70 diminuíram de 42% para 37% e de 32% para 26%, respectivamente; já para o segundo grupo, as quedas foram de 30 para 23% e de 23 para 17%. Em relação à cegueira, também se observou diminuição na frequência de 4,2 para 1,6%, no primeiro grupo e de 2,1 para 0,8%, no segundo. A presença de déficit auditivo manteve-se estável ao longo do estudo, sendo de 3,4 e 1,8%,para o primeiro grupo e 1,7 e 1,8% para o segundo grupo[38]. Em estudo semelhante, prematuros com peso ao nascer entre 500 e 999 gramas, nascidos em três períodos, 1982-1989, 1990-1999 e 2000-2002, foram avaliados entre 18 e 22 meses de idade pós-conceptual. Entre o primeiro e terceiro períodos, observou-se redução na frequência de paralisia cerebral (8% e 5%), cegueira (5% e 1%) e surdez (3% e 1%). No entanto, não se observou diferença no escore mental pela escala Bayley II entre os três períodos[39]. Mais recentemente, em 2010, outro estudo com prematuros com idade gestacional entre 22 e 27 semanas, nascidos em três períodos, 1991-1992, 1997 e 2005, não evidenciou redução na frequência de paralisia cerebral ao longo dos anos (10-12%) ou de déficit cognitivo (42-48%). No entanto, entre as crianças com déficit, houve aumento daquelas com comprometimento leve, aos 2 anos de idade pós-conceptual, avaliadas pelas escalas Bayley III e pela *Gross Moctor Function Classification System*[40]. Por fim, em estudo prospectivo, prematuros com muito baixo peso ao nascer foram avaliados por meio das escalas Bayley II de desenvolvimento, aos 6, 12 e entre 18 e 24 meses de idade pós-conceptual, quanto ao desempenho cognitivo. Os escores cognitivos obtidos nas três idades foram $83,4 \pm 12,4$, $86,4 \pm 13,9$ e $73,4 \pm 14,5$, evidenciando redução significativa aos 18-24 meses[41]. Apesar da divergência dos resultados obtidos nos diferentes estudos, parece haver, se não uma diminuição da frequência de comprometimento do desenvolvimento das crianças nascidas prematuras, pelo menos menor gravidade. Além disso, a frequência das alterações do desenvolvimento é maior quanto menor for a idade gestacional e/ou o peso ao nascer.

Recentemente, os estudos têm utilizado a versão III das escalas Bayley de desenvolvimento. Um estudo com prematuros com idade gestacional de 27 semanas, avaliados com 24 meses de idade pós-conceptual, por meio das escalas Bayley III, mostrou frequência de atraso cognitivo de 30%, linguagem receptiva de 30% e linguagem expressiva de 17%[42]. Outro estudo com prematuros com idade gestacional inferior a 27 semanas, avaliados com 31 meses de idade pós-conceptual, pelas mesmas escalas e comparados com crianças nascidas a termo, pareadas por sexo, cor e cidade de origem, mostrou que os prematuros apresentaram menores escores nas escalas cognitiva, de linguagem e motora. A frequência de déficit moderado e grave entre os prematuros foi de 5 e 6,3% para a escala cognitiva e 9,4 e 6,6% para a linguagem, respectivamente[43].

Em nosso meio, os estudos apontam índices de déficit de desenvolvimento mais elevados. Em crianças nascidas prematuras com peso inferior a 1.500 gramas, avaliadas entre 18 e 24 meses de idade pós-conceptual pelas escalas Bayley III de desenvolvimento, o déficit cognitivo e motor foram observados em 6,9%, o déficit de linguagem em 29,3%, o socioemocinonal em 27,6% e o adaptativo-comportamental em 37% das crianças[44]. Em outro estudo transversal, crianças nascidas prematuras, maiores, com peso entre 1.500 e 1.999 gramas, também avaliadas entre 18 e 24 meses de idade pós-conceptual, os autores observaram frequência de atraso de desenvolvimento (escore inferior a 85 pontos) de 2% para a escala cognitiva, 5% para a escala de linguagem, 3% para a escala motora, 13% para a socioemocional, 26% para a geral adaptativa, 17% para a conceitual, 46% para a social e 21% para a prática[45].

Alguns autores compararam os escores obtidos pelas escalas Bayley II e III e mostraram que a versão III subestima o atraso de desenvolvimento[46]. Estudo avaliando prematuros com idade gestacional inferior a 26 semanas, com idade pós-conceptual de 29 a 41 meses, mostrou que os escores cognitivo e de linguagem pelas escalas Bayley III foram 10 e 3 pontos inferiores aos obtidos pela versão II e que a escala III, comparada à versão II, apesar de apresentar especificidade de 100%, apresenta sensibilidade de 58% na identificação de crianças com déficit de desenvolvimento[47]. Com base nesses achados, recomenda-se cuidado na interpretação dos escores das escalas Bayley III. Não se sabe se elas superestimam os escores de desenvolvimento, ou se a versão III é uma ferramenta mais útil que a versão II. A versão III apresenta a vantagem do desmembramento da escala mental nas escalas cognitiva e de linguagem e a inclusão das escalas socioemocional e de comportamento-adaptativo. Como as escalas Bayley

III identificam menor número de crianças com atraso de desenvolvimento, recomenda-se que todos os prematuros de extremo baixo peso devam ser encaminhados para serviços especializados após a alta da unidade neonatal.

Aos 30 meses de idade corrigida, prematuros com idade gestacional entre 22 e 25 semanas foram avaliados pelas escalas Bayley II de desenvolvimento, além de terem sido submetidos a exame neurológico e avaliação da visão e audição. Os escores médios mental e motor foram de 84 e 87, inferior ao escore médio de crianças nascidas a termo. Quanto ao desempenho motor, 10% das crianças necessitavam de assistência para a marcha, 3% não sentavam e 4% não se alimentavam sozinhas. O déficit visual e a cegueira foram observados em 16% e 2%, respectivamente, e o déficit auditivo ou surdez, em 12% e 2% das crianças nascidas prematuras e a termo[48]. Oitenta e cinco por cento dessas crianças foram avaliadas por meio da *Kauffman Assessment Battery for Children* e por exame neurológico, aos 6 anos de idade, e foram comparadas com crianças nascidas a termo. As crianças prematuras apresentaram menor escore cognitivo e pior desempenho no processamento mental. Entre as crianças classificadas com comprometimento grave aos 30 meses, cerca de 60% também foram assim classificadas aos 6 anos, e os 40% restantes apresentaram melhora do desenvolvimento. Por outro lado, das crianças classificadas como normais aos 30 meses de idade, 40% foram classificadas com comprometimento leve, 20% comprometimento moderado e 5% comprometimento grave, aos 6 anos de idade[49]. Esses dados reforçam a importância de um acompanhamento especializado, multidisciplinar, de crianças nascidas prematuras durante toda a infância.

IDADE PRÉ-ESCOLAR E ESCOLAR

Na fase pré-escolar, os autores mostram as alterações comportamentais, mais frequentes em crianças nascidas prematuras. Nessa fase, a ferramenta mais utilizada é *Report Form of the Child Behavior Checklist*, um questionário composto por 113 perguntas que pode ser respondido por pais e/ou professores e que detecta problemas comportamentais e emocionais em crianças e adolescentes, tais como ansiedade, depressão, problemas afetivos, somatizações, dificuldades de sociabilização, problemas mentais, déficit de atenção e hiperatividade, comportamentos agressivos, comportamentos de infração às regras, comportamentos desafiadores e distúrbios de conduta.

Em um estudo com prematuros com idade gestacional de 30 semanas, avaliados aos 5 anos de idade por meio do *Report Form of the Child Behavior Checklist*, aplicados aos pais, comparados a crianças nascidas a termo, os problemas comportamentais foram 1,6 vez mais frequentes. Os autores observaram maior frequência de déficit de atenção, dificuldades de sociabilização, somatização e comportamentos de externalização e delinquentes nas crianças prematuras[50]. Achados semelhantes são apontados por outro estudo com prematuros moderados, com idade gestacional de 34 semanas, avaliados aos 4 anos de idade, pelo mesmo questionário, também aplicado aos pais. Comparadas às crianças nascidas a termo, as prematuras apresentaram maior frequência de comportamentos de internalização e externalização, distúrbios emocionais, ansiedade e depressão, somatizações, déficit de atenção, agressividade e alterações do sono[51].

Esses dados reforçam a importância de um acompanhamento multidisciplinar das crianças nascidas prematuras, a fim de que as alterações comportamentais possam ser identificadas precocemente e intervenções sejam adotadas, a fim de prevenir a ocorrência de distúrbios psiquiátricos na adolescência e idade adulta.

Na fase escolar, os estudos mostram pior desempenho acadêmico dos prematuros, comparados às crianças nascidas a termo de mesma idade. Aos 6 anos de idade, prematuros com idade gestacional entre 22 e 25 semanas, comparados a crianças nascidas a termo e avaliados por meio da *Kauffman Assessment Battery for Children*, uma escala que avalia o processamento e o desempenho cognitivo nas idade de 3 a 19 anos, apresentaram pior escore cognitivo e de processamento. Nesse estudo, 15% das crianças necessitavam de escola especial aos 6 anos de idade[49]. Em outro estudo, prematuros com idade gestacional de 27 semanas foram avaliados aos 8 anos de idade por meio da *Weschler Intelligence Scale for Children*, que avalia a inteligência da criança, a *Wide Range Achievement Test* que avalia o desempenho acadêmico nos domínios de leitura, compreensão, linguagem e matemática, e a *Comprehensive Scales of Students Abilities*, também utilizada para avaliação do desempenho acadêmico. Os prematuros, comparados aos nascidos a termo, na mesma idade, apresentaram menor quociente de inteligência, pior desempenho em leitura, linguagem, escrita, verbalização e resolução de problemas de matemática[52].

Em estudo prospectivo, prematuros com idade gestacional de 26 semanas foram avaliados por meio da *Weschler Abbreviated Scale of Intelligence* aos 8 anos de idade, *Woodcock-Johnson Test of Achievement III: Letter/Word Identification and Calculatiom* aos 8 e 14 anos e por meio da *Cambridge Neuropsychological Test Automated Battery* aos 14 anos. Aos 8 anos, os prematuros, comparados às crianças nascidas a termo, apresentaram menor quociente de inteligência e pior desempenho em leitura e cálculo. Aos 14 anos, além de pior desempenho em leitura e cálculo, os prematuros também mostraram menor memória visual e alcance espacial, processamento visual mais lento e maior número de erros em testes que avaliam estratégias de memória visual[53].

Um dos domínios do desenvolvimento com maior comprometimento nos prematuros é a linguagem. Em estudo de metanálise, envolvendo 17 estudos, realizados em diferentes idades, de 3 a 12 anos, os autores evidenciaram pior desempenho tanto na linguagem simples que engloba a avaliação do vocabulário receptivo e a semântica, por meio do *Peadbody Picture Vocabulary Test*, como na avaliação da linguagem complexa, por meio da *Clinical Evaluation of Language Fundamentals*, que avalia a linguagem receptiva e expressiva, semântica, gramática, sintática e memória[54].

O conhecimento de que prematuros apresentam na infância menor quociente de inteligência e pior desempenho escolar pontua a importância de se estar atento a essas alterações e, havendo suspeita de alterações ou mesmo queixas de pais ou da escola, proceder a avaliações psicopedagógicas ou neuropsicológicas específicas para a identificação dos problemas e instituição de intervenções adequadas, visando ao melhor desenvolvimento dessas crianças.

ADOLESCÊNCIA

Na adolescência, os pediatras que acompanham prematuros devem atentar-se para a presença de déficit cognitivo, problemas escolares e doenças psiquiátricas. Em coorte canadense, com prematuros nascidos com idade gestacional de 27 semanas e avaliados entre 12 e 16 anos por meio da *Weschsler Intelligence Scale for Children Revised* e *Wide Range Achievement Test-Revised*, os autores observaram que os adolescentes prematuros, comparados aos nascidos a termo de mesma idade, apresentaram menor quociente de inteligência e pior desempenho em leitura, escrita e matemática; os escores de desempenho foram inferiores, quanto menor o peso ao nascer. Essas diferenças persistiram, mesmo se excluídos os prematuros com déficit neurossensorial. Além disso, foram mais frequentes a repetição de ano escolar e a necessidade de escola especial ou de aulas de reforço entre os prematuros[55]. Achados semelhantes foram apontados na coorte australiana, de prematuros avaliados aos 2 anos (*Bayley Scales of Infant Development* – Escore Mental), aos 5 anos (*Weschler Preschool and Primary Scale of Intelligence*), 8 anos (*Weschler Intelligence Scale for Children* – *Revised*) e aos 14 anos de idade (*Weschler Intelligence Scale for Children-3rd*). Em todas as idades avaliadas, os prematuros comparados a crianças nascidas a termo apresentaram escores de inteligência ou desenvolvimento mental inferiores[56].

Além do déficit cognitivo e das dificuldades escolares, são descritos também os distúrbios psiquiátricos. Em uma coorte do Reino Unido e Irlanda, prematuros com idade gestacional inferior a 26 semanas foram avaliados por meio da *Development and Well Being Assessment*, uma entrevista que avalia o desenvolvimento e o comportamento das crianças e fornece diagnósticos de acordo com o CID-10 e o DSM-IV. Os autores observaram que os prematuros, comparados aos adolescentes de mesma faixa etária, tiveram risco três vezes maior de apresentar distúrbios psiquiátricos. O transtorno do déficit de atenção e hiperatividade foi 4 vezes mais frequente, estando presente em 12% dos prematuros. Os distúrbios emocionais também foram 4 vezes mais prevalentes e a síndrome do espectro autista foi observada em 8% dos prematuros e em nenhuma das crianças nascidas a termo[57]. Aos 14 anos, os distúrbios psiquiátricos continuam a ter prevalência maior entre os adolescentes. Em um estudo com prematuros de muito baixo peso ao nascer, avaliados aos 14 anos, os prematuros comparados aos nascidos a termo apresentaram 4,3 vezes mais risco de distúrbios psiquiátricos, com maior frequência de distúrbios de ansiedade[58]. Em outro estudo, aos 16 anos, adolescentes nascidos com peso inferior a 2.000 gramas foram avaliados por meio da *Diagnostic Interview Schedule for Children IV*, que também fornece diagnósticos de acordo com o DSM-IV e foram comparados com adolescentes nascidos a termo. Os prematuros apresentaram, no último ano, maior frequência de transtorno de déficit de atenção e hiperatividade, tique e transtorno obsessivo-compulsivo. Quando se considerou a presença desses distúrbios na vida, os quadros de depressão também foram mais frequentes entre os prematuros[59].

Assim, diante de qualquer suspeita de distúrbios psiquiátricos, a criança deve ser encaminhada para avaliações mais amplas por profissionais com experiência no diagnóstico e manejo individual e familiar de portadores de distúrbios psiquiátricos. Quanto mais precoce for o início do tratamento, melhor será o prognóstico em termos de desenvolvimento global e inserção familiar, escolar, social e econômica dos pacientes.

IDADE ADULTA

Mais recentemente, os estudos têm propiciado o conhecimento da evolução dos prematuros de muito baixo peso ao nascer na idade adulta. São estudos de coorte que acompanharam esses prematuros durante toda a infância e adolescência e que mostram sua inserção na vida adulta.

No tocante ao desenvolvimento motor, temos apenas um estudo, na Noruega, que avaliou prematuros de muito baixo peso ao nascer aos 14 e 23 anos de idade por meio da *Movement Assessment Battery for Children-2* que avalia a motricidade fina e pelo *Grooved Pegboard Test* que avalia a coordenação visuomotora. Aos 23 anos, eles também foram avaliados pela *Trail Making Test*, que avalia a

motricidade fina e velocidade, e pela *High-level Mobility Assessment Toll*, que avalia a motricidade grosseira. Os prematuros, comparados aos adultos nascidos a termo, apresentaram pior desempenho em todos os testes. Aos 14 e 23 anos, 29% dos prematuros apresentavam alteração no desempenho motor, avaliados pela *Movement Assessment Battery for Children-2*, e 20% e 14%, respectivamente, pelo *Grooved Pegboard Test*[60].

Quanto ao desenvolvimento cognitivo e desempenho escolar, aos 20 anos de idade, coorte de prematuros de Cleveland, com idade gestacional de 30 semanas, avaliados pela *Weschler Adult Intelligence Scale-Revised* e pela *Woodcok-Johnson Psycho-Educational Battery-Revised – Letter Word Identificaion and Applied Problems* foi comparada com adultos nascidos a termo, de acordo com o sexo. Tanto os homens como as mulheres apresentaram menor quociente de inteligência e pior desempenho em leitura e resolução de problemas. No entanto, não se observou diferença entre o percentual deles que concluíram o ensino médio[61].

As doenças psiquiátricas também são estudadas entre os adultos nascidos prematuros. Na corte de seguimento de prematuros de Helsinki, prematuros foram avaliados por meio da *Beck Depression Inventory Score* e pela *Center for Epidemiologic Studies Depression Scale*, e comparados com adultos nascidos a termo. Embora os autores não tenham evidenciado diferença entre a frequência de depressão entre os adultos prematuros e não prematuros, quando se avaliou os prematuros isoladamente, os nascidos pequenos para a idade gestacional apresentaram quadros depressivos com maior frequência, comparados aos adequados para a idade gestacional ao nascer. No entanto, ao verificar o acompanhamento médico desses indivíduos, os adultos prematuros apresentaram, com maior frequência, o diagnóstico clínico de depressão e maior número deles utilizava antidepressivos[62]. Nessa mesma coorte, outros autores mostraram que os adultos prematuros nascidos pequenos para a idade gestacional apresentaram pior desempenho em funções executivas e menor estabilidade emocional, comparados aos adultos prematuros nascidos adequados para a idade gestacional e aos nascidos a termo[63].

Recentemente, surgiram na literatura estudos que avaliam a qualidade de vida de adultos nascidos prematuros, ou seja, sua percepção quanto às repercussões da prematuridade e a possibilidade de viver uma vida útil e recompensadora. Aos 18 anos, prematuros com idade gestacional de 27 semanas, na Suécia, foram avaliados por meio do *Beck Youth Inventories of Emotional and Social Impairment* e pela *Interview Schedule of Social Interaction*. Comparados aos nascidos a termo, os autores não observaram diferenças quanto à presença de ansiedade, depressão, raiva e comportamentos disruptivos. Eles observaram apenas que os prematuros apresentavam menor disponibilidade para interação social, embora a qualidade da interação fosse adequada[64]. Em outro estudo na Austrália, prematuros de muito baixo peso ao nascer e idade gestacional de 27 semanas foram avaliados também aos 18 anos e comparados a nascidos a termo. Os autores avaliaram a qualidade de vida por meio da *Health Utilities Index Mark 3*; as condições de saúde, pela *Short Form 36*; a autoestima, pela *Coopersmith Self-esteem Inventory*; e a atividade física e a presença de comportamentos de risco, por meio da *Youth Risk Behavior Survey*. Na avaliação da qualidade de vida, não houve diferença entre os grupos quanto a função social, estabilidade emocional, saúde mental e presença de dor. Os prematuros relataram apenas exercerem menos atividade física. Também não se observou diferença quanto à autoestima. Os prematuros referiram menor atividade sexual e menor consumo de álcool e de drogas ilícitas[65]. Em Cleveland, prematuros de muito baixo peso ao nascer e idade gestacional de 30 semanas foram avaliados aos 20 anos por meio da *Child Health and Illness Profile: Adolescent Edition*. Comparados a adultos nascidos a termo, não se observou diferença quanto à satisfação e ao conforto. Os prematuros mostraram menor resiliência em realizar atividade física, menor envolvimento familiar, maior realização no trabalho e referiram evitar correr riscos, sendo mais cautelosos[66].

Outro ponto de preocupação quanto ao seguimento de prematuros refere-se aos comportamentos de risco. Em uma coorte de prematuros de muito baixo peso, aos 20 anos, em Clevaland, comparados aos nascidos a termo, não se observou diferença entre o consumo de tabaco, referido em 57% dos homens, álcool em 77% e drogas ilícitas em 47% deles. Já entre as mulheres, o consumo de tabaco foi semelhante (44%), mas menor número de prematuras consumiu álcool (61% *vs.* 83%) e drogas ilícitas (30% *vs.* 44%). Além disso, menor número de mulheres referiu relações sexuais (65% *vs.* 78%) e tinham ficado grávidas (29% *vs.* 41%). Ainda em relação ao comportamento, a infração à lei foi menos frequente nos homens prematuros (37% *vs.* 52%)[61]. Na Holanda, em adultos prematuros aos 19 anos, avaliados pela *Young Adult Self Report* e pela *Young Adult Behavioral Checklist*, comparados aos nascidos a temo, os autores observaram menor consumo de álcool (86% *vs.* 95%) pelos homens e de tabaco pelas mulheres (31% *vs.* 41%). Também foram menos frequentes entre os prematuros os comportamentos de risco, tais como roubo, brigas na escola e participação de eventos com destruição de patrimônio público, além de terem sido abordados pela polícia com menor frequência[67].

Em relação à escolaridade, à atividade laboral e à constituição de família, alguns estudos avaliam prematuros na idade adulta. No Canadá, uma coorte de prematuros com idade gestacional de 27 semanas, comparados a indivíduos nascidos a termo, não mostrou diferença em relação ao nível de escolaridade atingido aos 23 anos de idade. Quanto à ocupação, não houve diferença entre os homens: 56% trabalhavam e 13,5% trabalhavam e estudavam; no entanto, 21% dos prematuros e 13% dos homens nascidos a termo não trabalhavam nem estudavam. Já entre as mulheres, 30% das prematuras e 16% das nascidas a termo não trabalhavam nem estudavam[68]. Na Suécia, outro estudo também não encontrou diferença entre a escolaridade de prematuros, com idade gestacional de 31 semanas, avaliados aos 20 anos, comparados aos indivíduos nascidos a termo: 78% dos prematuros e 86% dos nascidos a termo completaram o ensino médio. Também foi semelhante o percentual de adultos que moravam sozinhos ou com os pais aos 20 anos de idade[69].

No tocante à atividade sexual, entre 18 e 27 anos de idade, maior número de adultos prematuros, de ambos os sexos, nascidos com idade gestacional de 27 semanas, na Suécia, não tinha apresentado relacionamento sexual, comparados aos nascidos a termo e entre aqueles que já haviam tido relações sexuais, o número de parceiros foi menor entre os prematuros[70].

Na vida adulta, apesar do menor desempenho cognitivo e acadêmico e da maior frequência de distúrbios psiquiátricos, os adultos prematuros apresentam escolaridade semelhante aos nascidos a termo, não havendo diferenças substanciais quanto à qualidade de vida e à inserção no mercado de trabalho.

CONSIDERAÇÕES FINAIS

Nos últimos anos, a sobrevida de prematuros cada vez menores tem aumentado e maior número deles compõe o contingente de crianças e adolescentes em acompanhamento pediátrico. Crianças e adolescentes prematuros apresentam, com maior frequência, alterações do desenvolvimento cognitivo e motor, alterações comportamentais, dificuldades escolares e doenças psiquiátricas, comparados aos nascidos a termo de mesma faixa etária. No entanto, apesar das diferenças observadas em vários desfechos, entre os prematuros e seus controles, a maioria deles evolui bem e tem uma vida normal, semelhante a seus pares de mesmo nível socioeconômico. A maioria dos estudos na literatura são coortes de prematuros nascidos nas décadas de 1970, 1980 e 1990. De lá para cá, a assistência perinatal apresentou inúmeros avanços no manejo dos prematuros de muito baixo peso. Assim, são necessários estudos contínuos de seguimento de prematuros para responder daqui 20 a 30 anos como evoluirão os prematuros de hoje.

REFERÊNCIAS

1. WHO – World Health Organization. Born too soon. The Global Action Report on Preterm Birth. 2012. Disponível em: http://www.who.int/pmnch/media/news/2012/201204_borntoosoon-report.pdf) Acessado 2014 dez 12.

2. Brasil – Ministério da Saúde [Homepage Internet] Informações de Saúde – Disponível em: http://www.datasus.gov.br/datasus/datasus. Acessado 2014 dez 12.

3. Costeloe KL, Hennessy EW, Haider S, Stacey F, Marlow N. Short term outcomes after extreme preterm birth in England: comparison of two birth cohorts in 1995 and 2006 (The EPICure studies). BMJ. 2012;345:e7976.

4. Itabashi K, Horiuchi T, Kusuda S, Kabe K, Itan Y. Mortality rates of extremely low birth weight infants born in Japan in 2005. Pediatrics. 2009;123(2):445-50.

5. Perlman, JM. Cognitive and behavioral deficits in premature graduates of intensive care. Clin Perinatol. 2002;29(4):779-97.

6. Vohr BR, Wright LL, Dusick AM, Mele L, Verter J, Steichen JJ, et al. Neurodevelopmental and functional outcomes of extremely low birth weight infants in the National Institute of Child Health and Human Development Neonatal Research Network, 1993-1994. Pediatrics. 2000;105(6):1216-26.

7. Hack M, Wilson-Costello D, Friedman H, Taylor GH, Schluchter M, Fanaroff AA. Neurodevelopment and predictors of outcomes of children with birth weights of less than 1000g. Arch Pediatr Adolesc Med. 2000;154(7):725-31.

8. Laptook AR, O'Shea TM, Shankaran S, Bhaskar B and the NICHD Neonatal Network. Adverse neurodevelopmental outcomes among extremely low birth weight infants with a normal head ultrasound: prevalence and antecedents. Pediatrics. 2005;115(3):673-80.

9. Vohr BR, Msall ME, Wilson D, Wright LL, McDonald S, Poole K. Spectrum of gross motor function in extremely low birth weight children with cerebral palsy at 18 months of age. Pediatrics. 2005;116(1):123-9.

10. O'Shea TM, Dammann O. Antecedents of cerebral palsy in very low-birth weight infants. Clin Perinatol. 2000;27(2):285-302.

11. Volpe, JJ. Intracranial hemorrhage: germinal matrix-intraventricular hemorrhage of the premature infant. In: Volpe, JJ. Neurology of the newborn. 5th ed. Philadelphia: Saunders; 2008.p.517-88.

12. Kuban KCK, Alfred EN, O'Shea TM, Paneth N, Pagano M, Dammann O, et al. Cranial ultrasound lesions in the NICU predict cerebral palsy at age 2 years in children born at extremely low gestational age. J Child Neurol. 2009;24(1):63-72.

13. De Vries LS, Van Haastert IL, Rademaker KJ, Koopman C, Groenendaal F. Ultrasound abnormalities preceding cerebral palsy in high-risk preterm infants. J Pediatr. 2004;144(6):815-20.

14. Patra K, Wilson-Costello D, Taylor HG, Mercuri-Minich N, Hack M. Grades I-II intraventricular hemorrhage in extremely low birth weight infants: effects on neurodevelopment. J Pediatr. 2006;149(2):169-73.

15. Woodward LJ, Anderson PJ, Austin NC, Howard K, Inder TE. Neonatal MRI to predict neurodevelopmental outcomes in preterm infants. N Engl J Med. 2006;355(7):685-94.

16. Inder TE, Wells SJ, Mogridge NB, Spencer C, Volpe JJ. Defining the nature of the cerebral abnormalities in the premature infant: a qualitative magnetic resonance imaging study. J Pediatr. 2003;143(2):171-9.

17. Kieviet JF, Zoetebier L, van Elburg RM, Vermeulen RJ, Costerlan J. Brain development of very preterm and very low-birthweight children in childhood and adolescence: a meta analysis. Dev Med Child Neurol. 2012;54(4):313-23.

18. Silverstein FS, Buchanan K, Johnson MV. Perinatal hypoxia-ischemia disrupts striatal high afinity (3H) glutamate uptake into synaptosomes. J Neurochem. 1986;47(5):1614-8.

19. Chamnanvanakij S, Rogers CG, Luppino C, Broyles SR, Hickman J, Perlman JM. Linear hyperechogenicity within the basal ganglia and thalamus of preterm infants. Pediatr Neurol. 2000;23(2):129-33.

20. Barks JD, Silverstein FS, Sims K, Greenamyre JT, Johnston MV. Glutamate recognition sites in human fetal brain. Neurosci Lett. 1988;84(2):131-6.

21. Ehrenkranz RA, Dusick AM, Vohr BR, Wright LL, Wrage LA, Poole WK. Growth in the Neonatal Intensive Care Unit influences neurodevelopment and growth outcomes of extremely low birth weight infants. Pediatrics. 2006;117(4):1253-61.

22. Brazelton TB, Nugent JK. Neonatal behavioral assessment scale. 3rd ed. London: Cambridge University Press; 1995.

23. Als H, Lester BM, Tronick EC, Brazelton TB. Towards a research instrument for the assessment of preterm infants' behavior (APIB). In: Fitzgerald HE, Lester BM, Yogman MW. Theory and research in behavioral pediatrics. New York: Plenun Press. 1982.p.85-132.

24. Korner AF, Thom VA. Neurobehavioral assessment of the preterm infant. New York: Psychological Corporation; 1990.

25. Dubowitz LMS, Dubowitz V. The neurological assessment of the preterm and full-term newborn infant. Clinics in developmental medicine. No. 79. London: Spastics International Medical Publications/Williams Heinemann Medical Books; 1981.

26. Dubowitz LMS, Dubowitz V, Mercuri E. The neurological assessment of the preterm and full-term newborn infant. 2nd ed. London: Cambridge University Press; 1999.

27. Lester BM, Tronick EZ. The neonatal intensive care unit network neurobehavioral scale procedures. Pediatrics. 2004;113(3 Pt 2):641-67.

28. Brown NC, Doyle LW, Bear MJ, Inder TE. Alterations in neurobehavior at term reflect differing perinatal exposures in very preterm infants. Pediatrics. 2006;118(6):2461-71.

29. Barros MCM, Guinsburg R, Mitsuhiro SS, Chalem E, Laranjeira RR. Neurobehavior of late preterm infants of adolescent mothers. Neonatology. 2011;99(2):133-9.

30. Castillo MU, Barros MCM, Guinsburg R. Habituation responses to external stimuli: is the habituation of preterm infants at a postconceptual age of 40 weeks equal to that of term infants? Arch Dis Child Fetal Neonatal Ed. 2004;99(5):F402-7.

31. Stephens BE, Liu J, Lester B, Lagasse L, Shankaran S, Bada H, Bauer C, Das A, Higgins R. Neurobehavioral assessment predicts motor outcome in preterm infants. J Pediatr. 2010;156(3):366-71.

32. El-Dib M, Massaro AN, Glass P, Aly H. Neurobehavioral assessment as a predictor neurodevelopmental outcome in preterm infants. J Perinatol. 2012;32(4):299-303.

33. Liu J, Bann C, Lester B, Tronick E, Das A, Lagasse L, et al. Neonatal neurobehavior predicts medical and behavioral outcomes. Pediatrics. 2010;125(1):e90-8.

34. Bayley N. Bayley Scales of Infant Development Manual. 2. San Antonio, TX: The Psychological Corporation; 1993.

35. Bayley N. Bayley Scales of Infant Development III. San Antonio: The American Psychological Corporation, Harcourt Brace & Company; 2006.

36. Hintz SR, Kendrick DE, Vohr BR, Poole K, Higgins RD; The National Institute of Child Health and Human Development Neonatal Research Network. Changes in neurodevelopmental outcomes at 18 to 22 months' corrected age among infants of less than 25 weeks' gestational age born in 1993-1999. Pediatrics. 2005;115(6):1645-51.

37. Wilson-Costello D, Friedman H, Minich N, Fanaroff AA, Hack M. Improved survival rates with increased neurodevelopmental disability for extremely low birth weight infants in the 1990s. Pediatrics. 2005;115(4):997-1003.

38. Vohr BR, Wright LL, Poole WK, McDonald SA, for the NICHD Neonatal Research Network Follow-up Study. Neurodevelopmental outcomes of extremely low birth weight infants < 32 weeks' gestation between 1993 and 1998. Pediatrics. 2005;116(3):635-43.

39. Wilson-Costello D, Friedman H, Minich N, Siner B, Taylor G, Schluchter M, et al.. Improved neurodevelopmental outcomes for extremely low birth weight infants in 2000-2002. Pediatrics. 2007; 119(1):37-45.

40. Doyle LW, Roberts G, Anderson PJ, Victorian Infant Collaborative Study Group. Outcomes at age 2 years of infants < 28 weeks' gestation age born in Victoria in 2005. J Pediatr. 2010;156(1):49-53.

41. Reis AB, de Mello RR, Morsch DS, Meio MD, Silva KS. Mental performance of very low birth weight preterm infants: assessment of stability in the first two years of life and factors associated with mental performance. Rev Bras Epidemiol. 2012;15(1):13-24.

42. Lobo MA, Paul DA, Mackley A, Maher J, Galloway JC. Instability of delay classification and determination of early intervention eligibility in the first two years of life. Res Dev Disabil. 2014;35(1):117-26.

43. Serenius F, Kallen K, Blennow M, Ewald U, Fellman V, Holmstrom G, et al. Neurodevelopmental outcome in extremely preterm infants at 2,5 years after active perinatal care in Swede. JAMA. 2013; 309(17):1810-20.

44. Fernandes LV, Goulart AL, Santos AMN, Barros MCM, Guerra CC, Kopelman BI. Neurodevelopmental assessment of very low birth weight preterm infants at corrected age of 18-24 months by Bayley III scales. J Pediatr (RJ). 2012;88(6):471-78.

45. Guerra CC, Barros MCM, Goulart AL, Fernandes LV, Kopelman BI, Santos AMN. Premature infants with birth weights of 1500-1999g exhibit considerable delays in several developmental areas. Acta Paediatrica. 2014;103(1):e1-6.

46. Anderson PJ, De Luca CR, Hutchinson E, Roberts G, Doyle LW, Victorian Infant Collaborative Group. Understimation of development delay by the new Bayley-III Scale. Arch Pediatr Adolesc Med. 2010;164(4):352-6.

47. Moore T, Johnson S, Haider S, Hennessy E, Marlow N. Relationship between test scores using the second and third editions of the Bayley Scales in extremely preterm children. J Pediatr. 2012;160(4): 553-8.

48. Wood NS, Marlow N, Costeloe K, Gibson AT, Wilkinson AR. Neurologic and Developmental disability after extremely preterm birth. N Engl J Med. 2000;343(6):378-84.

49. Marlow N, Wolke D, Bracewell MA, Samara M, for the EPICure Study Group. Neurologic and developmental disability at six years of age after extremely preterm birth. N Engl J Med. 2005;352(1): 9-19.

50. Reijneveld SA, Kleine MJK, van Baar AL, Kollée LAA, Verhaak CM, Verbulst FC, et al. Behavioural and emotional problems in very preterm and very low birthweight infants at age 5. Arch Dis Child Fetal Neonatal Ed. 2006;91(6):F423-8.

51. Potijk MR, Winter AF, Bos AF, Kerstjens JM, Reijneveld SA. Higher rates of behavioural and emotional problems at preschool age in children born moderately preterm. Arch Dis Child. 2012; 97(2):112-7.

52. Odd DE, Emond A, Whitelaw A. Long-term cognitive outcomes of infants born moderately and late preterm. Dev Med Child Neurol. 2012;54(8):704-9.

53. Litt JS, Taylor HG, Margevicius S, Schluchter M, Andreias L, Hack M. Academic achievement of adolescents born with extremely low birth weight. ActaPaediatr. 2012;101(12):1240-5.

54. van Noort IL, van der Spek MA, Frankem MCJP, Kuperus NW. Language function in preterm-born children: A systematic review and meta-analysis. Pediatrics. 2012;129(4):745-54.

55. Saigal S, Hoult LA, Streiner DL, Stoskopf BL, Rosenbaum PL. School difficulties at adolescence in a regional cohort of children who were extremely low birth weight. Pediatrics. 2000;105(2):325-31.

56. Doyle LW, Casalaz D. Outcomes at 14 years of extremely low birth-weight infants: a regional study. Arch Dis Child Fetal Neonatal Ed. 2001;85(3):F159-64.

57. Johnson S, Hollis C, Kochhar P, Hennessy E, Wolke D, Marlow N. Psychiatric disorders in extremely preterm children: longitudinal finding at age 11 years in the EPICure Study. J Am Acad Child Adolesc Psychiatry. 2012;49(5):453-63.

58. Indredavik MS, Vik T, Heyerdahl S, Kulseng S, Fayers P, Brubakk AM. Psychiatric symptoms and disorders in adolescents with low birth weight. Arch Dis Child Fetal Neonatal Ed. 2004;89(5):F445-50.

59. Whitaker AH, Feldman JF, Lorenz JM, McNicholas F, Fisher PW, Shen S, Pinto-Martin J, Shaffer D, Paneth N. Neonatal head ultrasound abnormalities in preterm infants and adolescente psychiatric disorders. Arch Gen Psychiatry. 2011;68(7):742-52.

60. Husby IM, Skranes J, Olsen A, Brubakk AM, Evensen KAI. Motor skills at 23 years of age in young adults born preterm with very low birth weight. Early Hum Dev. 2013;89(9):747-54.

61. Hack M, Flannery DJ, Schluchter M, Cartar L, Borawski E, Klein N. Outcomes in young adulthood for very-low-birth-weight infants. N Engl J Med. 2002;346(3):149-57.

62. Raikkönem K, Pesonen AK, Heinonen K, Kajantie E, Hovi P, Järvenpää AL, et al. Depression in young adults with very low birth weight: the Helsinki Study of very low-birth-weight adults. Arch Gen Psychiatry. 2008;65(3):290-6.

63. Strang-Karlsson S, Räikkonen K, Pesonen AK, Kajantie E, Paavonen EJ, Lahti J, et al. Very low birth weight and behavioral symptoms of attention deficit hyperactivity disorder in young adulthood: the Helsinki study of very-low-birth-weight adults. Am J Psychiatry. 2008;165(10):1345-53.

64. Hallin AL, Stjernqvist K. Follow-up of adolescents born extremely preterm: self-perceived mental health, social and relational outcomes. Acta Pardiatr. 2011;100(2):279-83.

65. Roberts G, Burnett AC, Lee KJ, Cheong J, Wood SJ, Anderon PJ, Doyle LW. Quality of life at age 18 years after extremely preterm birth in the post-surfactant era. J Pediatr. 2013;163(6):1008-13.

66. Hack M, Cartar L, Schluchter M, Klein N, Forrest CB. Self-perceived health, functioning and well-being of very low birth weight infants at age 20 years. J Pediatr. 2007;151(6):635-41.

67. Dharmar M, Marcin JP, Romano S, Andrada ER, Overly F, Valente JH, et al. Quality of care of children in the emergency department: association with Hospital Setting and Physician Training. J Pediatr. 2008;153(6):783-9.

68. Saigal S, Stoskopf B, Streiner D, Boyle M, Pinelli J, Paneth N, et al. Transition of extremely low-birth-weight infants from adolescence to young adulthood: comparison with normal birth-weight controls. JAMA. 2006;295(6):667-75.

69. Gäddlin PO, Finnström O, Sydsjö G, Leijon I. Most very low birth weight subjects do well as adults. Acta Paediatr. 2009;98(9):1513-20.

70. Kajantie E, Hovi P, Räikkönen K, Pesonen AK, Heinonen K, Jarvenpää AL, et al. Young adults with very low birth weight: leaving the parental home and sexual relationships – Helsinki Study of Very Low Birth Weight Adults. Pediatrics. 2008;122(1):e62-72.

Sequelas da Prematuridade

Marcia de Freitas

O crescente desenvolvimento da medicina fetal, os avanços teórico, prático e científico no atendimento ao recém-nascido pré-termo (RNPT) propiciaram aumento significativo na sobrevida dessas crianças, em especial daquelas com peso de nascimento menor que 1.500g. Diversos fatores explicam a redução da mortalidade desses RN, entre eles se destacam o avanço no campo da medicina fetal (feto visto como paciente), a administração do corticoide à gestante, a indicação do melhor tipo de parto para o prematuro e as terapias inovadoras no período pós-natal (surfactante, novas modalidades de ventilação mecânica, alimentação parenteral, entre outras). Contudo, a diminuição significativa da taxa de mortalidade dos RN não foi acompanhada, na mesma proporção, de redução da morbidade, ocorrendo ainda, muitas vezes, sequelas incapacitantes[1].

Os múltiplos fatores de risco perinatal, referentes às condições maternas e dos RN, bem como os aspectos demográficos e socioeconômicos, devem ser objetivamente identificados, na medida em que pode ocorrer um desenvolvimento neurológico inadequado nas crianças de alto risco.

No momento do seu nascimento, essas crianças apresentam diferentes níveis de maturidade, dependente da sua idade gestacional. Assim, podem necessitar de várias intervenções e aumento do tempo de permanência no hospital. Nesse período pós-natal, o recém-nascido pode sofrer diversas intercorrências clínicas, ser submetido a vários procedimentos invasivos durante sua internação ou ainda apresentar doenças que podem causar sequelas permanentes.

Dependendo das intercorrências sofridas pelo RN, o tempo de internação será acrescido e irá gerar um custo financeiro maior para as entidades pagadoras, bem como para os pais no pós-alta hospitalar, devido à necessidade de acompanhamento por vários especialistas.

As condições físicas do prematuro ao nascimento podem comprometer irreversivelmente a estrutura e a função dos vários órgãos, sistemas e aparelho, em especial do sistema nervoso central. Um RN que tenha sofrido tantos agravos não pode deixar de ter um seguimento ambulatorial específico, que ainda deve prever a monitorização de sua evolução ao longo do tempo, com uma abordagem interdisciplinar.

Nesse sentido, a Organização Mundial da Saúde (OMS) preconiza um modelo apresentado na Classificação Internacional de Funcionalidade, Incapacidade e Saúde – CIF (OMS, 2003)[2], que agrega outros fatores além dos já preconizados pela Classificação Internacional de Doenças (CID-10) (OMS, 1997)[3], congregando assim o modelo médico ao modelo social. Pelo modelo da CIF, a condição de saúde e doença, bem como a funcionalidade dos indivíduos, depende não somente do bom funcionamento das estruturas e funções corporais, mas também da influência dos fatores pessoais e ambientais. O resultado dessa ação integrada deverá manifestar-se também na adequação das atividades e participação social do indivíduo (Quadro 3.44).

O principal objetivo da monitorização de sequelas é o maior conhecimento da história natural do crescimento e desenvolvimento nos RN identificados como de alto risco para essas sequelas, complementando e dando continuidade às ações desenvolvidas durante a gestação, parto e no período neonatal, perpassando a infância e a adolescência. Sobreviver não é a única meta dos cuidados intensivos neonatais, e sim o primeiro passo na vida dessas crianças.

CARACTERIZAÇÃO DO RNPT DE RISCO PARA SEQUELAS

São considerados RN de risco para sequelas para fins de monitorização ambulatorial após a alta hospitalar:

RN de muito baixo peso (peso de nascimento ≤ 1.500g – RNMBP) e RN de extremo baixo peso (peso de nascimento < 1.000g – RNEBP);

- pequenos para a idade gestacional;
- pequenos simétricos para a idade gestacional;
- asfixia de nascimento Apgar £ de 3 no primeiro minuto e/ou menor de 6 no quinto minuto;
- hemorragia intraventricular graus III e IV;

Quadro 3.44 – Visão geral da CIF[2].

Componentes	Parte 1: Funcionalidade e incapacidade		Parte 2: Fatores contextuais	
	Funções e estruturas do corpo	Atividade e participação	Fatores ambientais	Fatores pessoais
Domínios	Funções do corpo Estruturas do corpo	Áreas vitais (tarefas, ações)	Influências externas sobre a funcionalidade e a incapacidade	Influências internas sobre a funcionalidade e a incapacidade
Constructos	Mudança nas funções do corpo (fisiológicas) Mudança nas estruturas do corpo (anatômicas)	Capacidade Execução de tarefas em ambiente-padrão Desempenho/execução de tarefas no ambiente habitual	Impacto facilitador ou limitador das características do mundo físico, social e atitudinal	Impacto dos atributos de uma pessoa
Aspectos positivos	Integridade funcional e estrutural	Atividades Participação	Facilitadores	Não aplicável
	Funcionalidade			
Aspectos negativos	Deficiência	Limitação da atividade Restrição da participação	Barreiras	Não aplicável
	Incapacidade			

- leucomalacia periventricular;
- infarto cerebral (achados baseados em ultrassonografia, tomografia computadorizada ou ressonância magnética);
- meningite neonatal;
- convulsão, equivalentes convulsivos ou uso de anticonvulsivantes (por outras indicações neurológicas);
- persistência de circulação fetal;
- displasia broncopulmonar (crianças que por ocasião da alta apresentam necessidade de oxigênio);
- crianças que necessitaram de hiperventilação e/ou uso de bicarbonato de sódio;
- condições neonatais que necessitaram de uso de ventilação de alta frequência ou oscilatória;
- distúrbios metabólicos sintomáticos (hipocalcemia, hipoglicemia);
- hiperviscosidade sintomática;
- hiperbilirrubinemia (com níveis de indicação de exsanguineotransfusão);
- infecção congênita: neurorolues; rubéola; toxoplasmose; citomegalovírus;
- sepse precoce ou tardia e/ou enterocolite necrosante (grau III ou IV);
- erros inatos do metabolismo.

Essas crianças permanecem internadas por longos períodos, de modo que, quando chega o momento da alta, deve haver longa preparação para que os pais se adaptem ao seu filho e aos eventuais problemas por ele apresentados. Por outro lado, a equipe de saúde também deve estar preparada para orientar os pais e, dependendo do caso, dar apoio para que eles possam superar esses problemas.

Critérios de avaliação de alta hospitalar

1. Estabilidade clínica.
2. Tolerância ao regime nutricional, com consistente ganho de peso. Dependendo do caso, fazer a transição de leite especial para PT vários dias antes da alta para avaliar tolerância e taxa de crescimento após a mudança do leite.
3. Níveis de cuidados adequados em domicílio.
4. Pais competentes.
5. Recursos financeiros mínimos para a manutenção dos cuidados ao RN.
6. Retirada de medicamentos subterapêuticos e/ou que não sejam necessários.
7. Medicamentos necessários devem ter suas doses ajustadas em relação ao peso e à frequência.
8. Prescrições devem ser escritas (concentração e dosagem) e entregues aos pais vários dias antes da alta, de modo a permitir tempo para obter a medicação e treinamento na administração da droga.

Os pais receberão um plano detalhado de alta, em que constam as informações das condições perinatais, intercorrências durante a internação e os cuidados que devem ter em relação ao RN, informações sobre necessidade de compra de equipamentos, administração de medicações, tipo de alimentação, bem como a programação e o agendamento do seguimento ambulatorial.

Ainda como parte dessa programação deve ser entregue aos pais cópia do gráfico de peso do RN no berçário, e para os RN portadores de displasia broncopulmonar, a última radiografia de pulmão. Deve também ser feito contato prévio da equipe de seguimento com o pediatra que irá acompanhar a criança.

São, portanto, pontos fundamentais prévios à alta hospitalar:

- reuniões dos pais e membros do grupo de acompanhamento;
- envio de carta para o pediatra da criança com dados encontrados pelos especialistas que a examinaram e suas recomendações;
- contato telefônico com pediatra da criança enquanto a carta não chega.

Exames complementares realizados por ocasião da alta

Fundoscopia – realizar em todos os RNMBP, ou em RN EBP, recebendo suplementação de oxigênio.

Triagem auditiva universal – realizada em todos RNPT.

Avaliação laboratorial – hemograma e reticulócitos; cálcio, fósforo e fosfatase alcalina. A densitometria óssea seria o exame de eleição nos casos de osteopenia da prematuridade, contudo, ainda não há padronização para a interpretação dos dados, o que inviabiliza sua aplicação prática; urina tipo I; dosagem sérica de medicações.

Ultrassonografia cerebral – em todos os RN que apresentaram hemorragia intraventricular, ou nos casos de hidrocefalia e leucomalacia.

AVALIAÇÃO DAS SEQUELAS

Além do elevadíssimo risco de morte, os RN de risco já nascem em condições desfavoráveis, pois há problemas de imaturidade dos diferentes órgãos, evoluções extremamente difíceis, prolongadas e complicadas, bem como sequelas das afecções perinatais, como aquelas relacionadas a problemas gastrintestinais, pulmonares, urológicos, cardíacos, que têm importante impacto no desenvolvimento e crescimento durante sua infância. Não menos importantes são os efeitos indiretos das sequelas neurológicas, principalmente as relacionadas à hemorragia intraventricular e à leucomalacia, que afetam sobremaneira o desenvolvimento dessas crianças.

Calame et al.[4] enfatizam a importância do acompanhamento interdisciplinar do prematuro apontando para o fato de que, embora a incidência de anormalidades graves como paralisia cerebral em crianças de muito baixo peso esteja se reduzindo, a incidência de distúrbios leves e fracasso escolar vem sendo cada vez mais identificada. Esse estudo aponta para uma relação estreita entre pequenas anormalidades neurológicas, observadas no primeiro ano de vida, e fracasso escolar, observado em cerca de 23% das crianças avaliadas. Cerca de 11% das crianças desse estudo apresentaram distúrbio sensório-motor grave, sendo que os autores enfatizam também a alta prevalência de distúrbios do comportamento, como hiperatividade, ansiedade e irritabilidade, com impacto no desempenho escolar.

Assim, deve ser enfatizada a importância do acompanhamento multidisciplinar do RN pré-termo de risco para sequelas, pois somente com trabalho em equipe, desenvolvido em harmonia entre o pediatra, os demais membros da equipe multidisciplinar e a família, a criança poderá ser acompanhada individualmente, extraindo seu potencial máximo e estar integrada a uma vida social saudável. A composição da equipe de trabalho que fará o seguimento desses RN, contudo, dependerá das necessidades ou possibilidade de cada serviço[5].

Ao ser encaminhado ao ambulatório, o RNPT deve receber atenção especial, organizada para seu atendimento, o que implica o registro e seguimento evolutivo dos seguintes parâmetros:

- historia clínica e comportamental;
- exame físico e neuromuscular;
- avaliação do crescimento por meio de dados antropométricos e laboratoriais;
- avaliação nutricional por meio de história dietética, dados antropométricos e laboratoriais;
- avaliação do desenvolvimento neuropsicomotor;
- avaliação oftalmológica;
- avaliação fonoaudiológica;
- avaliação de fisioterapia;
- avaliação das necessidades sociais;
- avaliação de outros especialistas, conforme o caso.

Problemas de crescimento

A monitorização do crescimento infantil é uma ação básica de saúde, particularmente importante em crianças nascidas sob condições adversas. O processo de crescimento durante o primeiro ano de vida, pela sua própria intensidade, é altamente vulnerável a múltiplos fatores que podem prejudicá-lo, o que torna necessário e fundamental seu controle específico.

Esse fato se evidencia em relação aos RNMBP, cujos padrões de crescimento não se aplicam ao grupo como um todo, pois as populações selecionadas podem diferir de estudo para estudo, em decorrência de diferentes idades gestacionais, pesos de nascimento, proporcionalidade para a idade gestacional, tipo e grau de afecções. Acrescentem-se a esse quadro as profundas diferenças nos centros de atendimento, nas condutas clínicas e cirúrgicas no período peri e neonatal.

Um aspecto importante a ser considerado na avaliação dessas crianças é a "idade corrigida" usando a seguinte fórmula[1]:

Idade corrigida = idade pós-natal menos o número de semanas que faltaram entre o nascimento prematuro e o referencial de 40 semanas (diferença entre 40 semanas e a idade gestacional).

Essa correção deve ser feita até os 2 anos e meio, quando a diferença não se torna mais significativa. Brandt[6] propôs um padrão mais específico para o ajuste da idade: para o peso, o ajuste deve ser feito até 24 meses; para altura, até 3 anos e meio; e para o perímetro cefálico, até 18 meses.

Apesar de todas as diferenças constatadas na população de prematuros, de modo geral o RNMBP adequado para a idade gestacional apresenta crescimento ponderal compensatório durante os dois primeiros anos de vida, com máxima taxa de crescimento entre 36 e 40 semanas pós-conceptual[7]. Aproximadamente 16% permanece com o peso abaixo do normal aos 3 anos de idade. O perímetro cefálico é o primeiro parâmetro a demonstrar esse crescimento, quando comparado à estatura e ao peso. Essa medida é um importante indicador de alteração neurológica nessas crianças.

Em relação aos RNMBP pequenos para a idade gestacional, devido à grande influência causada pela restrição do crescimento, em sua maioria associada com peso inferior a 1.500g, eles demonstraram menor intensidade de retomada de crescimento, quando comparados aos RNMBP adequados para idade gestacional. Pelo menos metade das crianças que nasceram pequenas para a idade gestacional permanece abaixo do peso normal até os 3 anos de idade. O perímetro cefálico, também nessas crianças, é o primeiro a exibir o crescimento rápido, seguido do peso e após a altura.

Couchard e Bethmann[8], estudando RNEBP pequenos para a idade gestacional, observaram ter havido recuperação rápida do crescimento ponderal em 69% das crianças, antes dos 3 anos de idade. O percentual de falha de crescimento foi relacionado à gravidade inicial do retardo, ou seja, em RN simétricos, o crescimento compensatório ocorreu em 73% das crianças, enquanto nos RN assimétricos esse percentual foi de 82%.

Freitas et al.[9], em 2004, em um estudo com 60 RN com peso inferior a 2.000g, estratificados em três grupos, grupo I, pré-termo adequado para a idade gestacional menor de 1.500g; grupo II, pré-termo pequeno para a idade gestacional menor de 1.500g; e grupo III, pré-termo adequado para a idade gestacional menor de 2.000g, acompanhados no primeiro ano de vida, constataram que o grupo III apresentou o melhor desempenho ponderal em relação aos demais grupos. O grupo II revelou a pior evolução, enquanto o grupo I apresentou um comportamento intermediário (Fig. 3.76).

Os RNEBP apresentam uma trajetória própria de crescimento. Geralmente, seguem a curva do percentil 5, ou mesmo abaixo. Quando seguem a curva normal, traduzem bom estado de saúde. Se, durante a evolução, não houver sinais de recuperação, outros especialistas (gastroenterologista, endocrinologista) deverão ser consultados para avaliar o caso, pois podem estar ocorrendo problemas relacionados à presença de refluxo gastroesofágico ou deficiência de hormônio de crescimento[10].

Um aspecto importante a ser assinalado refere-se à recuperação do crescimento ou crescimento acelerado, que se caracteriza pela taxa de crescimento mais rápido que o esperado (*catch-up growth*) que ocorre após um período de crescimento lento ou ausente, permitindo recuperar a deficiência prévia. Pode ser também definido pela variação no escore $z \geq 0,67$, o que corresponde à ascensão de um canal nas curvas de percentis. Considera-se que, ao completar o *catch-up growth*, o prematuro recuperou seu potencial de crescimento[11].

Crianças que apresentaram restrição do crescimento intrauterino (RCIU) vêm causando grande preocupação

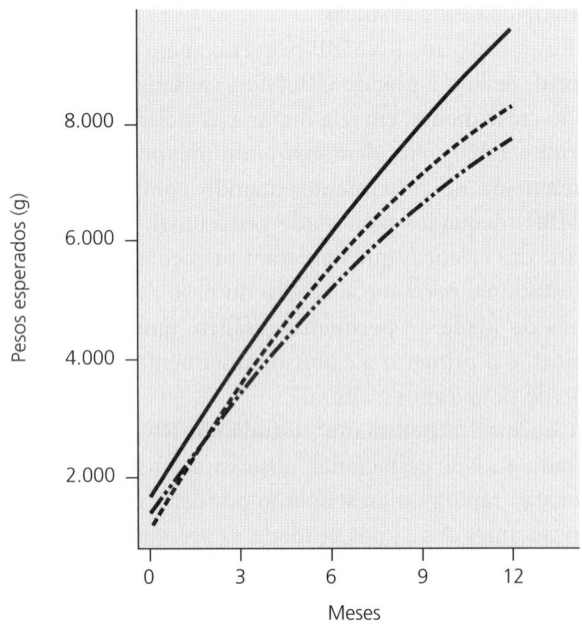

Figura 3.76 – Distribuição dos valores estimados pelas regressões quadráticas para os grupos estudados.

para a área da saúde pública, por sua associação com doenças futuras no adulto, tais como doenças metabólicas (diabetes, hiperlipidemia), hipertensão arterial e doença coronariana.

O *catch-up growth* nos dois primeiros anos de vida, que ocorre na maioria dos RN com RCIU, é verificado nos primeiros seis meses de vida. Aqueles onde não ocorre esse processo são os de pior prognóstico, tanto em relação ao desenvolvimento intelectual quanto à estatura final do adulto[11].

Problemas nutricionais

Atualmente é grande a preocupação com a nutrição de crianças com peso muito baixo ao nascimento e que sobrevivem cada vez mais a partir de pesos cada vez menores. Há evidências epidemiológicas de que nutrição em fases precoces da vida vai ter consequências a longo prazo nos RNPT, no crescimento, saúde e desenvolvimento neurológico, existindo associação entre melhor ganho de peso neonatal e escores para QI verbal, principalmente em meninos[12].

A adequação nutricional de uma dieta para o pré-termo deve ser controlada continuamente por alguns parâmetros clínicos, como velocidade de ganho de peso e altura, estabelecimento dos canais de crescimento em percentis, composição corporal (gordura *versus* massa muscular), conteúdo mineral ósseo e parâmetros bioquímicos: dosagens de fósforo plasmático, fosfatase alcalina, cálcio urinário, ferritina, hemoglobina e triglicérides[12,13].

O leite materno é para o RN de termo o padrão-ouro para sua nutrição, mas para o RNPT a escolha do leite materno exclusivo para sua alimentação não é universalmente aceita[12].

Sem sombra de dúvida, as vantagens do leite materno na alimentação do RNPT são inúmeras: o conteúdo de ácidos graxos poli-insaturados, a quantidade de colesterol, aminoácidos (taurina), fatores bioativos, fatores de defesa, que promovem o desenvolvimento global e em particular o intestinal desse RN[13,14]. Contudo, há nutrientes que são deficientes no leite materno para a nutrição durante sua evolução, como proteína, energia, fósforo/cálcio, sódio, ferro, zinco e cobre[12,13]. Além disso, há problemas na manutenção do aleitamento materno (ver Capítulo Nutrição no pós-alta do pré-termo).

Estudo feito nos Estados Unidos por Meir et al. verificou que 35 a 38% das mães de RN de baixo peso iniciam esforços para amamentar, mas, dessas, 25 a 75% param de amamentar seus filhos antes mesmo da alta hospitalar[15]. Em nosso meio, Benevenuto de Oliveira et al. verificaram que a duração média do aleitamento materno exclusivo em RN pré-termo, pós-alta hospitalar, foi de 63,5 dias e > 180 dias para o aleitamento parcial e, aos 6 meses, apenas 6,8% das crianças estavam em aleitamento exclusivo[16]. Os motivos alegados para o desmame pós-alta hospitalar podem ser os mais diversos, como leite insuficiente, criança não estava interessada, criança não ganhava peso, fadiga materna.

A solução proposta para corrigir a deficiência de nutrientes e energia do leite materno foi a fortificação do leite humano, para aumentar o conteúdo proteico, energético, de cálcio, fósforo, sódio, vitaminas e promover o aumento de massa óssea essas crianças[17-20]. Em 2007, revisão sistemática Cochrane, analisando os dados de estudos controlados e randomizados sobre a alimentação de RN pré-termo após a alta hospitalar com leite humano fortificado com múltiplos componentes, não demonstrou que seu uso afete o crescimento e desenvolvimento quando comparado ao uso do leite materno não fortificado[21].

Os fortificantes, além disso, podem ter efeitos adversos, como diminuição da absorção de gorduras relacionada a excesso de cálcio, esvaziamento gástrico retardado, por provável aumento rápido na osmolaridade intragástrica, e mesmo fornecer níveis não adequados de nutrientes para crianças de extremo baixo peso[17].

Atualmente, as evidências indicam que o leite materno é apropriado para alimentar o RNMBP. O uso de fortificantes pode ser útil para prover quantidades adicionais de proteínas, minerais e vitaminas ao leite humano em casos especiais, quando a criança não consegue sugar quantidades suficientes de leite diretamente da mama, tenha o crescimento ou o estado nutricional prejudicados, ou que tenha necessidades metabólicas adicionais[21].

Em função da grande heterogeneidade do estado nutricional do pré-termo por ocasião da alta hospitalar e das diferentes taxas de crescimento e composição corporal entre meninos e meninas, ainda não está bem esclarecido se uma determinada fórmula pode satisfazer todas as necessidades de todas as crianças. Novos estudos são necessários para avaliar essas questões[22].

Outros cuidados a serem tomados dizem respeito à prevenção da anemia e à osteopenia. Essas crianças devem receber suplemento férrico nos primeiros 12 a 15 meses de vida. Aquelas crianças que necessitaram de nutrição parenteral prolongada ou uso de furosemida podem apresentar má absorção de vitamina D e gordura e, portanto, necessitar de suplementação contínua de cálcio, fósforo e vitamina D durante o primeiro ano de vida[10] (ver Capítulo Osteopenia).

Problemas do desenvolvimento neuropsicomotor

A importância de se acompanhar o desenvolvimentos de RN de alto risco para sequelas é que, além do maior índice de morbidade nessa população, ocorre incidência aumentada de intercorrências como deficiência sensorial, distúrbios de aprendizagem e ainda maior frequência de abuso infantil.

A literatura sobre acompanhamento longitudinal do RN de risco é vasta e não faltam controvérsias, mas há um consenso em torno da importância de detecção precoce de distúrbios de desenvolvimento. O estudo de Drillien et al.[23], por exemplo, é clássico nessa área, sendo um dos primeiros estudos longitudinais em RNMBP. Os resultados desse estudo indicaram que cerca de 11% apresentam algum tipo de deficiência sensorial, motor ou neurológico. Apesar de 92% dos RN acompanhados por aqueles autores frequentarem escola normal aos 6 anos e 8 meses de idade, muitas dessas crianças (30%) apresentavam graves problemas escolares. Os autores ressaltam os agravos pré-natais, o *status* neurológico anormal no primeiro ano de vida e o nível social como importantes fatores preditivos do desenvolvimento aos 9 anos de idade.

Vários estudos abordam as sequelas cognitivas, neuromotoras, psicossociais e sensoriais dos RNPT[24,25]. Enfatizam a importância da intervenção precoce e a necessidade de se orientar os pais quanto às características de desenvolvimento e possíveis consequências do nascimento prematuro. Acredita-se que muitos problemas evidentes aos 6 ou 8 anos possam ser minimizados por meio da detecção precoce de distúrbios do desenvolvimento e intervenção individualizada de vida para a criança, sua família e para a comunidade.

Na avaliação do desenvolvimento, o concurso de psicólogos, fisioterapeutas e neuropediatras é fundamental. O índice de desenvolvimento mental (MDI) das escalas de Bayley para o desenvolvimento infantil, segunda edição (BSIDII), é o instrumento mais usado para medir a função cognitiva em RNPT. Um MDI subnormal (< 70) aos 18-20 meses de idade corrigida define o "comprometimento neurológico", que inclui também alterações neurossensoriais maiores. Contudo, a aplicação da BSIDII aos 8 anos a crianças que haviam apresentado MDI subnormal aos 20 meses não se mostrou preditiva de disfunção cognitiva na idade escolar[26].

Observa-se que, muitas vezes, há atraso nas aquisições esperadas para a idade corrigida da criança, sem que haja associação com alterações importantes de tônus muscular ou persistência dos reflexos primitivos. Portanto, não se pode caracterizar um quadro de paralisia cerebral. Entretanto, percebe-se que, com a intervenção adequada (introdução de terapias, adequação ambiental, orientação para estimulação cognitiva adequada), esse atraso torna-se menos importante, o que faz imaginar que a facilitação das aquisições motoras e cognitivas pela intervenção precoce pode ser um recurso interessante para a prevenção de maiores sequelas[27].

Observa-se que, muitas vezes, há atraso nas aquisições esperadas para a idade corrigida da criança, sem que haja associação com alterações importantes de tônus muscular ou persistência dos reflexos primitivos. Portanto, não se pode caracterizar um quadro de paralisia cerebral. Entretanto, percebe-se que, com a intervenção adequada (introdução de terapias, adequação ambiental, orientação para estimulação cognitiva adequada), esse atraso torna-se menos importante, o que nos faz imaginar que a facilitação das aquisições motoras e cognitivas pela intervenção precoce pode ser um recurso interessante para a prevenção de maiores sequelas[27]

Problemas da visão

A retinopatia da prematuridade (ROP), o estrabismo e os erros de refração são as principais alterações oftálmicas secundárias à prematuridade, descritas na literatura. Os prematuros podem apresentar também baixa acuidade visual por comprometimento cortical e glaucoma. Estudo realizado em 114 crianças nascidas com menos de 25 semanas de idade gestacional entre 1990 e 2002 mostrou que 97,4% apresentavam ROP, 74,6% desenvolveram doença proliferativa (estádio ≥ 3) e 63,2% foram tratados com ablação de retina. A acuidade visual normal, em pelo menos um olho, foi encontrada em 50,5% de todas as crianças e com frequência significativamente maior entre as meninas do que entre os meninos (61,5% e 34,8% respectivamente, p = 0,006) [28].

Os principais fatores de risco para o desenvolvimento de ROP são a prematuridade, o baixo peso ao nascer e ser pequeno para a idade gestacional. Outros fatores de risco envolvidos são: flutuação nos níveis de O_2 nas primeiras semanas de vida e tempo prolongado de exposição ao O_2, ventilação mecânica, sepse, presença de hemorragia intraventricular, transfusões sanguíneas, persistência de canal arterial, boletim de Apgar menor que 7 e complicações maternas[29-31].

O diagnóstico é feito por meio da fundoscopia, que é um exame fundamental para a investigação da presença de ROP e deve ser realizada em todos os RN com idade gestacional inferior a 30 semanas ou peso menor de 1.500g, com idade pós-conceptual de 4-6 semanas. Todo o prematuro extremo deve ser acompanhado a cada duas semanas até que ocorra a maturação da retina. Esse acompanhamento deve ocorrer até o terceiro ano de vida. Se a ROP for diagnosticada, a frequência da avaliação dependerá da gravidade e da rapidez evolutiva da doença[30].

As sequelas mais comuns da ROP são:

- vícios de refração como estrabismo e ambliopia, quando da resolução completa da retinopatia no estádio 3;
- descolamento de retina, anormalidades na córnea, nistagmo, glaucoma e catarata quando da moderada resolução da retinopatia;
- cegueira nos casos graves de retinopatia.

Na fase pré-escolar, todas as crianças de alto risco devem ser examinadas pelo oftalmologista para a realização de um diagnóstico precoce de vícios de refração, como miopia, hipermetropia, astigmatismo e maior incidência de estrabismo e ambliopia[32].

Problemas fonoaudiológicos

Audição – as crianças nascidas prematuras apresentam grande número de intercorrências perinatais, o que as tornam suscetíveis a alterações de desenvolvimento, incluindo alterações no processamento auditivo. Sabe-se que a cada 1.000 nascimentos três RN apresentam perda auditiva, sendo que nos RN de risco essa incidência é de 3-4%[33].

A perda auditiva nos primeiros anos de vida ocasiona atraso no desenvolvimento da linguagem, problemas cognitivos, psíquicos e sociais, além de prejudicar a interação da criança com os pais[33,34]. A importância da triagem auditiva neonatal já é reconhecida mundialmente; entretanto, além dessa avaliação inicial, é necessário um acompanhamento do desenvolvimento auditivo, realizando avaliações periódicas.

A Academia Americana de Pediatria (AAP) e o *Joint Committee on Infant Hearing* (JCIH), em 2007, recomendam que o diagnóstico de deficiência auditiva deve ser realizado até os 3 meses de idade e a reabilitação iniciada aos 6 meses[35].

Alguns indicadores de risco para alteração auditiva devem ser analisados, pois crianças que os apresentarem devem ser seguidas com mais rigor. A AAP e o JCIH[35] recomendam indicadores de risco para recém-nascidos, do nascimento até 28 dias: qualquer intercorrência que faça o RN permanecer na UTI por 48 horas ou mais; estigmas ou qualquer outro achado associado a síndromes que acarretam perdas auditivas neurossensoriais ou condutivas; história familiar de perda auditiva neurossensorial na infância; anomalias craniofaciais, incluindo aquelas com anormalidades morfológicas; infecções intrauterinas como citomegalovírus, herpes, toxoplasmose ou rubéola.

As metodologias que avaliam a audição de forma objetiva são os potenciais evocados auditivos de tronco encefálico e as emissões otoacústicas evocadas e, de forma subjetiva, têm-se as avaliações auditivas lúdicas que diferem na metodologia de acordo com a faixa etária do paciente[36].

Cerruti e Gatazz[37], em um estudo do uso do registro de emissões otoacústicas evocadas para triagem auditiva em recém-nascidos, concluíram que essa foi uma técnica eficiente para triagem em RN visando ao diagnóstico precoce de deficiência auditiva. Chapchap e Segre[38], estudando 4.196 RN por meio de emissões otoacústicas, na unidade neonatal do Hospital Israelita Albert Einstein, São Paulo, em programa de triagem auditiva neonatal universal, de 1996 a 1999, encontraram 10 crianças (2,3/1.000 nascidos vivos) com perda auditiva confirmada, sendo 3 delas sem fator de risco.

Por essas razões, **todos** os RN (e particularmente os MBP e EBP) devem ser submetidos antes da alta a uma triagem auditiva, bem como durante seu seguimento, para que a identificação da perda possa ser feita antes dos 3 meses e a intervenção ocorra antes dos 6 meses de vida (ver Capítulo Deficiência auditiva).

Sistema sensório-motor oral e de linguagem – tradicionalmente, o lactente com antecedente de prematuridade apresentaria uma série de características descritas como fatores de dificuldade para a oferta por via oral durante os primeiros meses. Seriam eles: imaturidade do sistema estomatognático, ausência das *sucking pads*, redução dos reflexos orais, vedamento labial insatisfatório, hipotonia lingual, diminuição da mobilidade lingual, excursões exageradas e instabilidade da mandíbula, ausência de ritmo de sucção e dificuldade de coordenação das funções de sucção, respiração e de deglutição. Essa incoordenação é frequente na população com antecedente de prematuridade e, principalmente, de muito baixo peso[39].

No seguimento ambulatorial durante o primeiro e segundo anos de vida, podem ser encontradas algumas queixas em relação à alimentação e à linguagem.

Quanto à alimentação, os aspectos alterados podem estar associados à dificuldade sensório-motora oral fina, além de recusa alimentar com algum grau de aversão. Além disso, são citadas dificuldades com texturas, com a aceitação de sólidos e para a mastigação. Em alguns casos, com comprometimento neurológico associado, são descritos quadros de disfagia e de comprometimento de linguagem mais exacerbado. O refluxo gastroesofágico tem sido altamente associado aos quadros de recusa alimentar, já que o lactente é capaz de correlacionar a sensação desagradável sentida durante a oferta por via oral com toda a refeição. O desprazer determinaria, então, os quadros de recusa[40].

Dessa forma, sugere-se a atenção do pediatra em relação à aceitação das diferentes consistências alimentares durante a introdução recomendada, já que essas dificuldades com texturas e principalmente com a consistência sólida aparecem até por volta dos 18 meses em idade corrigida. Nesses casos, uma avaliação específica pode ser de grande valia para a orientação dos pais, se necessário, ou para uma intervenção fonoaudiológica precoce (ver Capítulo Programa de estimulação oral).

Problemas odontológicos

No RNEBP, é comum a ocorrência de hipoplasia e descoloração do esmalte dentário. Pelo fato de essas crianças necessitarem de períodos longos de entubação, pode haver deformação do palato e da borda alveolar, afetando o desenvolvimento dos dentes. É recomendável uma consulta ao odontopediatra aos 18 meses de idade e suplemento de flúor[32].

Problemas pulmonares

A avaliação pulmonar é mandatória, pois grande parte dos prematuros sobreviventes estão sujeitos à doença pulmonar crônica/displasia broncopulmonar (DBP). Essas crianças são mais suscetíveis a infecções respiratórias e a episódios de broncoespasmo. A mortalidade estimada nos RN portadores de DBP é estimada em 10-20% durante o primeiro ano de vida, bem como a síndrome de morte súbita é sete vezes maior nos RN com essa afecção. Assim, a avaliação pelo pneumologista e pelo fisioterapeuta é necessária[41].

Imunizações

Os RN pré-termo devem ser vacinados, obedecendo ao calendário normal de vacinação[42] (ver Capítulo Vacinação de prematuros). A maioria dos prematuros vacinados atinge títulos de anticorpos dentro da faixa terapêutica[10].

SIGNIFICADO DOS ACHADOS ANORMAIS

Durante o acompanhamento ambulatorial, algumas complicações se destacam e exigem da equipe particulares cuidados. Freitas et al.[9], em 2004, correlacionaram as principais afecções no período neonatal e avaliaram suas repercussões no primeiro ano de vida. O resultado alcançado mostrou-se bastante favorável em 80% das crianças avaliadas, mostrando diagnóstico de normalidade. Em 404 consultas realizadas pelo pediatra, 26% das crianças apresentaram problemas respiratórios, seguidos por doenças hematopoiéticas em 13,4%, com destaque principal para a anemia ferropriva, e em 11%, doenças do sistema nervoso. Em relação às crianças que apresentaram doença pulmonar de membrana hialina e/ou displasia broncopulmonar na unidade neonatal, 16% teve alterações neurológicas e 1 caso de retinopatia da prematuridade. Nas crianças onde foi identificada hemorragia intraventricular, em apenas 2% encontraram-se alterações neurológicas. Houve reabsorção da hemorragia em 100% dos casos, creditando-se o aspecto favorável para esse resultado ao fato de a quase totalidade das hemorragias presentes nos pacientes desses estudos pertencer ao grau I.

Alterações motoras e atrasos cognitivos – podem ser causados por hemorragias intracranianas, particularmente hemorragia parenquimatosa, ou lesões da substância branca periventricular[43]. A hemorragia peri-intraventricular é uma afecção estritamente ligada à prematuridade e sua incidência é inversamente proporcional à idade gestacional[44]. As complicações estão associadas aos graus III e IV, de acordo com os critérios definidos por Papile et al.[45], e ocorrem em 15 a 25% dos casos. Pode-se encontrar hidrocefalia nos casos agudos em dias, e nos casos tardios, em semanas ou meses. Formação cística, quando ocorre e dependendo do tamanho, pode levar a alterações neuromusculares, necessitando de monitorização constante quanto ao aparecimento de anormalidades neurológicas. A leucomalacia periventricular (LPV) é consequência da perda de áreas vitais de tecido nervoso. As crianças com LPV apresentam maior risco de paralisia cerebral, atraso do desenvolvimento e possibilidade de perda auditiva ou visual. Se ocorrerem também cistos (> 3mm), haverá piora do prognóstico do desenvolvimento[46].

No acompanhamento dessas crianças, é importante a medida mensal ou, dependendo do caso, até semanal do perímetro cefálico, o seguimento periódico com o neurologista, realização de ultrassonografia transfontanela ou tomografia computadorizada. A *American Academy of Neurology* e o *Practice Committee of the Child Neurology Society* recomendam que uma ultrassonografia de rotina seja realizada em todas as crianças com menos de 30 semanas de idade gestacional entre 7 e 14 dias de vida e depois às 36 e 40 semanas de idade pós-menstrual[47].

Convulsões – são frequentemente encontradas em crianças que apresentaram hemorragias intracranianas, encefalopatia hipóxico-isquêmica (a qual é responsável por 30 a 70% de todas as convulsões neonatais), distúrbios metabólicos, doenças infecciosas do sistema nervoso central e erros inatos do metabolismo. É importante o acompanhamento com o neurologista, pois, além de determinar a melhor terapia a ser aplicada em cada caso, também fará o controle medicamentoso visando seus efeitos colaterais.

Paralisia cerebral – a avaliação neuromuscular é parte essencial para a evolução do prematuro. Anormalidades no tônus e reflexo muscular são comuns em 70% dos RNMBP. A história natural do aparecimento de anormalidades precoces é variada. Frequentemente, essas anormalidades se resolvem nos primeiros 12 a 18 meses de vida, porém, em algumas crianças, podem persistir. A incidência de paralisia cerebral é relatada entre 7 e 12% da população de RN de muito baixo peso e de 11 a 15% entre RN de extremo baixo peso, sendo a forma clínica mais encontrada a diplegia espástica, ou seja, predominam os distúrbios motores nos membros inferiores, levando em conta a correlação anatômica dos tratos corticoespinhais na substância branca periventricular[10]. A participação de fisioterapeutas e terapeutas ocupacionais na equipe é necessária para avaliação e seguimento e, muitas vezes, há necessidade do encaminhamento ao cirurgião ortopédico.

Cor pulmonale – pode ocorrer em crianças que receberam oxigênio por tempo prolongado, como é o caso na DBP. No eletrocardiograma, visualiza-se hipertrofia ventricular direita, e na radiografia de tórax, cardiomegalia. Deve também ser realizado o ecocardiograma para avaliar a hipertrofia do ventrículo direito e o grau de hipertensão pulmonar, se houver, ou qualquer outra anormalidade cardíaca. Shekhawat et al.[48] estudaram a correlação entre a gravidade de DBP em RN menor de 28 semanas e os registros clinicorradiológicos. Observaram que houve correlação significativa entre classificação clínica e radiológica feita com um mês de idade e a imagem radiológica aos 3 meses, podendo com isso mostrar que ambos foram indicadores precoces da gravidade da doença nessas crianças. McConnell et al.[49] mostraram que o grau de hipertrofia do ventrículo esquerdo, frequentemente encontrado na DBP e visualizado pelo ecocardiograma, foi um importante indicador de morbidade e gravidade a longo prazo.

Crescimento inadequado – ocorre em decorrência de intolerância alimentar em função de quadros de hipóxia ou fadiga respiratória, restrição hídrica e uso de diuréticos. Essas situações levam à disponibilidade inadequada de nutrientes no âmbito celular e de energia, que são fatores determinantes do crescimento. Essas crianças devem receber entre 110 e 150kcal/dia para um crescimento adequado[50].

Refluxo gastroesofágico – é uma condição que afeta aproximadamente 30% dos RN, relacionada à sua grande ingestão de líquidos (que corresponderia a 14L/dia para um adulto) e à manutenção em posição supina, condicionando uma verdadeira imersão hídrica constante da junção gastroesofágica. De 3 a 5%, porém, apresenta a "doença do refluxo gastroesofágico", que ocorre quando aparecem complicações desse refluxo, tais como cianose recorrente, ou aspiração do conteúdo gástrico para os pulmões[51,52]. Nesses casos, as crianças necessitam de tratamento, que pode ser iniciado pela mudança de posição, ou seja, colocação do paciente com a cabeça e o tronco elevados, em lateral direita, diminuição do volume alimentar por mamada, com tomadas mais frequentes e alimento engrossado. Eventualmente, poderá ser administrado um agonista do receptor de histamina-2. Como essas manifestações também podem ser provocadas por alergia a proteínas do leite de vaca, uma tentativa com leite isento de proteína poderá ser útil[52].

Obstrução intestinal – em decorrência da necrose intestinal, que ocorre na enterocolite necrosante, podem formar-se aderências que, após duas a oito semanas do episódio agudo da doença, levariam a um quadro de obstrução intestinal. A criança deve ser hospitalizada e o cirurgião pediátrico ser chamado em caráter de emergência para avaliar o quadro.

Síndrome do intestino curto – decorrente da diminuição do tamanho e função intestinal pós-cirurgia em casos de enterocolite necrosante, interferindo com a condição nutricional.

Colestase hepática – como complicação do tempo prolongado do uso de nutrição parenteral.

Hérnia inguinal – pode estar presente em 5% dos pré-termo pesando 1.500g e em até 30% daqueles pesando < 1.000g ao nascimento. O cirurgião pediátrico deve ser consultado e os pais esclarecidos quanto à possibilidade do encarceramento da hérnia, o que transformaria a situação em uma emergência[53].

Distúrbios eletrolíticos – o uso de diuréticos pode determinar a ocorrência de distúrbios eletrolíticos que incluem hiponatremia, hipocalemia, hipocloremia e altos níveis de bicarbonato. Observa-se também maior incidência de nefrocalcinose nas crianças tratadas com furosemida.

Anemia – as crianças de muito baixo peso são de alto risco para o desenvolvimento de anemia e devem receber suplementação férrica a partir do final do primeiro mês de vida até 12-15 meses[10]. A Academia Americana de Pediatria preconiza a suplementação de 2mg/kg/dia de ferro elemental para as crianças que estão em aleitamento materno e para aquelas que recebem leite fortificado com ferro 1mg/kg/dia[54].

RE-HOSPITALIZAÇÃO APÓS A ALTA DO BERÇÁRIO

Underwood et al.[55], em estudo publicado em 2007, calculam que aproximadamente 15% dos RN pré- termo são internados pelo menos uma vez durante o primeiro ano de vida ano. O custo médio em dólares, por re-hospitalização, foi estimado em US$8468,00, e o custo anual total, em mais de 41 milhões de dólares. As crianças nascidas com menos de 25 semanas de idade gestacional tiveram o maior número de reinternações (31%) e os períodos mais longos de permanência hospitalar (12 dias). Nesse estudo, a principal causa de re-hospitalização foi a doença respiratória aguda. As alterações na dinâmica respiratória contribuem para um aumento de secreção pulmonar, propiciando assim maior incidência de atelectasias e broncopneumonia. Ações básicas de fisioterapia devem ser realizadas para enfrentar e minimizar essas complicações, destacando-se a ação na área pulmonar com a higienização brônquica e a reorganização toracoabdominal (mecânica respiratória), o que pode contribuir para um menor número de reinternações, principalmente das crianças portadoras de doença obstrutiva crônica. Camargo[56] mostrou a importância de atividades de fisioterapia na assistência às crianças hospitalizadas portadoras de distúrbios respiratórios, com redução do tempo de internação de 13 para 8 dias, sem alteração do protocolo terapêutico de antibioticoterapia, ou da demanda do ponto de vista socioeconômico cultural.

Freitas et al.[9], em seu estudo de 60 RN prematuros com peso de nascimento inferior a 2.000g de uma população de região de periferia de grande metrópole, constataram a necessidade de internação em 38,3% das crianças durante o primeiro ano de vida, sendo que essa frequência aumentou para 60% nos RN que apresentaram doença pulmonar de membrana hialina e/ou displasia broncopulmonar. Lynch[57], em 1998, já chamava a atenção e, mais recentemente, Patria et al.[58], em 2013, enfatizam a importância do grau de conhecimento do profissional de saúde no atendimento desses prematuros, que muitas vezes são internados como sendo portadores de pneumonia, quando, na verdade, um histórico cuidadoso do paciente e uma revisão radiológica revelariam imagens que são simplesmente áreas de aumento da trama broncovascular ou atelectasias. Esse equívoco no diagnóstico resulta no uso abusivo de antibióticos ou de outras medidas desnecessárias, assim como um maior risco de morte por infecção hospitalar.

O prognóstico desses pacientes é variável, dependendo da gravidade da doença. A morbimortalidade é maior no primeiro ano de vida, diminuindo nos anos seguintes.

PAIS E FAMÍLIA

Devem-se ainda considerar os aspectos emocionais dos pais que não estão preparados para receber um filho pequeno e prematuro, bastante diferente do que tinham imaginado e esperado, com diversas incertezas em como se dará a evolução desse recém-nascido[10]. Esses pais passam por diferentes processos, seguindo-se sentimentos de ira, culpa, medo e melancolia. A essa intensa carga emocional somam-se também, em alguns casos, as condições econômicas de cada família que podem ter impacto diante de uma criança que necessita de maior assistência.

A detecção e a resolução precoce dos distúrbios podem minimizar ou prevenir maiores deficiências. Por isso, é importante assisti-las integralmente, monitorizando o conjunto de transformações físicas e intelectuais que a criança pode sofrer até alcançar a vida adulta. A prematuridade continua a ser um desafio após a alta da unidade neonatal, requerendo um acompanhamento diferenciado e, certamente, quanto mais precocemente se iniciar a prevenção e/ou intervenção, melhor será o prognóstico.

REFERÊNCIAS

1. Bennett FC. Developmental outcome. In: Avery GB, Fletcher MA, MacDonald MG (eds). Neonatology. Pathophysiology & management of the newborn. 5th ed. Philadelphia: Lippincott Williams & Wilkins; 1999.p.1479-97.

2. Organização Mundial da Saúde (OMS). Classificação internacional de funcionalidade, incapacidade e saúde; 2003.

3. Organização Mundial da Saúde(OMS). Manual da classificação estatística internacional de doenças e problemas relacionados à saúde: 10ª revisão. São Paulo: EDUSP; 1997.

4. Calame A, Fawer CL, ClayesV, Arrazola L, Ducret S, Jaunin L. Neurodevelopmental outcome and school performance of very-low-birth-weight infants at 8 years of age. Eur J Pediatr. 1986;145(6):461-6.

5. American Academy of Pediatrics. Guidelines for perinatal care. 5th ed. Elk Grove Village: American Academy of Pediatrics; 2002.

6. Brandt I. Growth dynamics of low birth weight with emphasis on the perinatal period. In: Falknner F, Tanner JM. Human Growth. New York: Ed. Plenum; 1986.p.415-75.

7. Martell M, Delitzky R, Gavrila J. Velocidad de crescimeiento em niños nascidos pretermino y com bajo peso. In: Cuminsky M, Moreno E, Ojeda E. Crecimiento y desarrollo: hechos y tendencias, Washington (DC): OPS – Ser Inf Tecn 50; 1988.p.164-183.

8. Couchard MM, Bethmann O. Catch-up growth in 166 small-for-gestational age premature infants weighing less than 1.000g at birth. Biol Neonate. 2000;78(3):161-7.

9. Freitas M, Siqueira A, Segre CA. Follow-up evaluation of children with birth weight less than or equal to 2,000 g. Sao Paulo Med J. 2004;122(6):239-45.

55. Stewart JE, Martin CR, Joselow MR. Folow-up care of very low birth weight infants. In: Cloherty JP, Eichenwald EC, Hansen AR, Stark AR (eds). Manual of neonatal care. Philadelphia: Wolters Kluwer/Lippincott Williams & Wilkins; 2012.p.185-91.

56. Morley R. Early growth and later development. In: Ziegler EE, Lucas A, Moro GE. Nutrition of the very low birthweight infant. Nestlé Nutrition Workshop Series Paediatric Programme. Phildelphia: Lippincott Williams & Wilkins; 1999.p.19-32.

57. Atkinson SA. Human milk feeding of the micropremie. Clin Perinatol. 2000;27(1): 235-47. Review.

58. Schanler RJ. Clinical benefits of human milk for premature infants. In: Ziegler EE, Lucas A, Moro GE. Nutrition of the very low birthweight infant. Nestlé Nutrition Workshop Series Paediatric Programme. Phildelphia: Lippincott Williams & Wilkins; 1999. p.95-106.

59. Moro GE, Minoli I. Fortification of human milk. In: Ziegler EE, Lucas A, Moro GE. Nutrition of the very low birthweight infant. Nestlé Nutrition Workshop Series Paediatric Programme. Phildelphia: Lippincott Williams & Wilkins; 1999.p.81-93.

60. Meir P, Brown L, Husrt N. Breastfeeding the preterm infant. In: Riordan J, Auerbach KG (eds). Breastfeeding and human lactation. 2nd ed. Sudbury: Jones and Bartlett; 1998.p.449-81.

61. Benevenuto de Oliveira MM, Thomson Z, Vannuchi MT, Matsuo T. Feeding patterns of Brazilian preterm infants during the first 6 months of life, Londrina, Parana, Brazil. J Hum Lact. 2007;23(3): 269-74.

62. Ziegler EE. Trophic feedings. In: Ziegler EE, Lucas A, Moro GE. Nutrition of the very low birthweight infant. Nestlé Nutrition Workshop Series Paediatric Programme. Phildelphia: Lippincott Williams & Wilkins; 1999.p.233-44.

63. Ellard DM, Anderson DM. Nutrition. In: Cloherty JP, Eichenwald EC, Hansen AR, Stark AR (eds). Manual of neonatal care. 7th ed. Philadelphia: Wolters Kluwer/Lippincott Williams & Wilkins; 2012. p.230-62.

64. Schanler RJ, Burns PA, Abrams SA, Carza C. Bone mineralization outcomes in human milk-fed preterm infants. Pediatr Res. 1992;31(6):583-6.

65. ESPGHAN Committee on Nutrition, Aggett PJ, Agostoni C, Axelsson I, De Curtis M, Goulet O, Hernell O, et al. Feeding preterm infants after hospital discharge: a commentary by the ESPGHAN Committee on Nutrition. J Pediatr Gastroenterol Nutr. 2006; 42(5):596-603.

66. Henderson G, Fahey T, McGuire W. Multicomponent fortification of human breast milk for preterm infants following hospital discharge. Cochrane Database Syst Rev. 2007;4:CD004866.

67. Adamkin DH. Postdischarge nutritional therapy. J Perinatol. 2006; 26 Suppl 1:S27-30; discussion S31-3. Review.

68. Drillien CM, Thomson AJ, Burgoyne K. Low birth-weight children at early school age: a longitudinal study. Dev Med Child Neurol.1980;22(1):26-47.

69. Gardner MR. Outcomes in children experiencing neurologic insults as preterm neonates. Pediatr Nurs. 2005;31(6):448, 451-6. Review.

70. Larroque B, Ancel PY, Marret S, Marchand L, André M, Arnaud C, et al. Neurodevelopmental disabilities and special care of 5-year-old children born before 33 weeks of gestation (the EPIPAGE study): a longitudinal cohort study. Lancet. 2008;371(9615):813-20.

71. Hack M, Taylor HG, Drotar D, Schluchter M, Cartar L, Wilson-Costello D, et al. Poor predictive validity of the Bayley Scales of Infant Development for cognitive function of extremely low birth weight children at school age. Pediatrics. 2005;116(2):333-41.

72. Rebage V, Ruiz-Escusol S, Fernández-Vallejo M, Montejo-Gañán I, García-Iñiguez JP, Galve-Pradel Z, et al. [Neurological newborn in our center and follow-up]. Rev Neurol. 2008;47 Suppl 1:S1-13. Spanish

73. Jacobson L, Hård AL, Horemuzova E, Hammarén H, Hellström A. Visual impairment is common in children born before 25 gestational weeks-boys are more vulnerable than girls. Acta Paediatr. 2008;98(2):261-5.

74. Lad EM, Nguyen TC, Morton JM, Moshfeghi DM. Retinopathy of prematurity in the United States. Br J Ophthalmol. 2008;92(3): 320-5.

75. VanderVeen Dk, Zupancic JAF. Retinopathy of prematurity. In: Cloherty JP, Eichenwald EC, Hansen AR, Stark AR (eds). Manual of neonatal care.7th ed. Philadelphia: Wolters Kluwer/Lippincott Williams &Wilkins; 2012.p.840-5.

76. Graeber JE. Retinopathy of prematurity. In: Gomella TL, Cunningham MD, Eyal FG, Zenk KE (eds). Neonatology. Management, procedures, on-call problems, diseases and drugs. 6th ed. New York: Lange Medical Books/McGraw-Hill; 2004.p.559-62.

77. Allen MC. Follow-up of high risk infants. In: Gomella TL, Cunningham MD, Eyal FG, Zenk KE (eds). Neonatology. Management, procedures, on-call problems, diseases and drugs. 6th ed. New York: Lange Medical Books/McGraw-Hill; 2004.p.139-43.

78. Joint Committee on Infant Hearing. Year 2000 Position Statement: principles and guidelines for early hearing detection and intervention programs. Am J Audiol. 2000;9(1):9-29.

79. Yoshinaga-Itano C, Sedey AL, Coulter DK, Mehl AL. Language of early and later identified children with hearing loss. Pediatrics. 1998;102(5):1161-71.

80. American Academy of Pediatrics, Joint Committee on Infant Hearing.Year 2007 position statement: principles and guidelines for early hearing detection and intervention programs. Pediatrics. 2007;120(4):898-921.

81. Chapchap MJ. Potencial Evocado auditivo de tronco cerebral (PEATC) e as emissões otoacústicas evocadas (EOAE) em unidade neonatal. In: Andrade CRF (ed). Fonoaudiologia em berçário normal e de risco. São Paulo: Ed. Lovise; 1996.p.169-99.

82. Cerruti VQ, Gatazz G. O uso de registro de emissões otoacústicas evocadas para triagem auditiva em neonatos de risco para deficiência auditiva. Rev Paul Pediatr. 1994;12(3):291-4.

83. Chapchap MJ, Segre CM. Universal newborn hearing screening and transient evoked otoacoustic emission: new concepts in Brazil. Scand Audiol. Suppl. 2001;53(1):33-6.

84. Thoire SM, Carlson J. Occurrence of oxygen desaturation events during preterm infant bottle feeding near discharge. Early Human Dev. 2003;72(1):25-36.

85. Field D, Garland M, Williams K. Correlates of specific childhood feeding problems. J Paediatr Child Health. 2003;39(4):299-304.

86. LaHood A, Bryant CA. Outpatient care of the premature infant. Am Fam Phys. 2007;76(8):1159-4.

87. Sociedade Brasileira de Imunizações. Calendario de vacinação do prematuro 2013/2014. [Texto na Internet]. Disponível em www. sbim.org.br/.../prematuro_calendarios-sbim_201... Acessado 2014 junho 15.

88. Guzman EA, Bertagnon JRD, Juliano Y. Frequency of periventricular hemorrhage and its associated factors in premature newborns. Einstein (S. Paulo). 2010;8(3 Pt 1):315-9.
89. Perlman J, Volpe J. Intraventricular hemorrhage in extremely small premature infants. ADJC. 1986;66(1):42-9.
90. Papile LA, Burstein J, Burstein R, Koffer. Incidence and evolution of subpendendymal and intraventricular hemorrage: a study of infants with birth weights less than 1500g. J Pediatr 1978; 92(4): 529-34.
91. Bernbaum JC, Hoffman-Williamson M. Central nervous system complications. In: Bernbaum JC, Hoffman-Williamson M. Primary care of the preterm infant. St Louis: Mosby Year Book; 1991.p.147-53.
92. Ment LR, Bada HS, Barnes P, Grant PE, Hirtz D, Papile LA, et al. Practice parameter: neuroimaging of the neonate: report of the Quality Standards Subcommittee of the American Academy of Neurology and the Practice Committee of the Child Neurology Society. Neurology. 2002;58(12):1726-38.
93. Shekhawat PS, Fong LV, Mitvalsky J, Yu VY. Spectrum of clinical and cardiac dysfunction in bronchopulmonary dysplasia: early prediction of long-term morbidity. J Perinatol. 1997;17(2):95-100.
94. McConnell ME, Daniels SR, Donovan EF, Meyer RA. Echocardiograph correlates of survival in severe BPD. J Perinatol. 1990; 10(4):386-9.
95. Pereira GR. Nutritional care of the extremely premature infant. Clin Perinatol. 1995;22(1):61-75.
96. Omari T. Gastroesophageal reflux in infants: can a simple left side positioning strategy help this diagnostic and therapeutic conundrum? Minerva Pediatr. 2008;60(2):193-200. Review.
97. Poets CF. Gastroesophageal reflux: a critical review of its role in preterm infants. Pediatrics. 2004;113(2):e128-32.
98. Ringer AS, Hansen AR. Surgical emergencies in the newborn. In: Cloherty JP, Eichenwald EC, Stark AR (eds). Manual of neonatal care.7th ed. Philadelphia: Wolters Kluwer/Lippincott Williams & Wilkins; 2012.p.808-30.
99. American Academy of Pediatrics, Committee on Nutrition (AAP-CON). Pediatric nutrition handbook.5th ed. Elk Grove Village: American Academy of Pediatrics; 2004.
100. Underwood MA, Danielsen B, Gilbert WM. Cost, causes and rates of rehospitalization of preterm infants. J Perinatol. 2007 (10);27:614-9.
101. Camargo PFF. Importância de atividades complementares na assistência a crianças hospitalizadas portadoras de distúrbios respiratórios: análise de experiência vivenciada por estagiários do curso de fisioterapia [tese]. Faculdade de Saúde Pública da Universidade de São Paulo. São Paulo; 2001.
102. Lynch DA. Imaging of asthma and allergic bronchopulmonary mycosis. Radiol Clin North Am. 1998;36(1):129-42.
103. Patria F, Longhi B, Tagliabue C, Tenconi R, Ballista P, Ricciardi G, et al. Clinical profile of recurrent community-acquired pneumonia in children. BMC Pulm Med. 2013;13:60.

Vacinação em Prematuros

Renato de Ávila Kfouri

Recém-nascidos (RN) com idade inferior a 37 semanas são classificados como pré-termo (RNPT), e os que apresentam menos de 2.500g ao nascer, como de baixo peso (RNBP). Aqueles que nascem com menos de 1.000g são considerados prematuros extremos.

Nos últimos anos, aumentou consideravelmente o número de adolescentes grávidas e também aumentaram de forma significativa as fertilizações *in vitro* e, consequentemente, o número de partos prematuros e de gestações múltiplas.

Apesar de as unidades de terapia intensiva neonatais (UTIN) contarem com um avançado arsenal de recursos técnicos e humanos, desenvolvidos para possibilitar a sobrevida desses prematuros, e da constante preocupação em diminuir as taxas de letalidade e sequelas, a vacinação, uma das mais eficientes medidas para reduzir a morbidade e mortalidade nesse grupo, é muitas vezes esquecida.

A imunização de prematuros constitui importante estratégia de prevenção de doenças nessa população.

IMUNIDADE DO PREMATURO

De maneira geral, os prematuros apresentam concentrações séricas de anticorpos inferiores às encontradas em recém-nascidos de termo (RNT). Isso ocorre devido ao fato de os anticorpos maternos da classe IgG, transferidos por via transplacentária, serem transferidos ao feto principalmente no terceiro trimestre da gravidez. Diversos estudos revelaram que as concentrações séricas de anticorpos da classe IgG encontrados no sangue de funículo de RN têm correlação direta com a idade gestacional[1].

Além disso, em comparação com os RNT, os RNPT apresentam resposta imune humoral e celular mais imatura, desenvolvendo títulos de anticorpos protetores mais baixos após vacinação contra difteria, pertússis, tétano, *Haemophilus influenzae* tipo b e hepatite B[2]. Além da menor produção de anticorpos, também existe menor atividade fagocítica e a avidez, a opsonização e a produção de células de memória estão diminuídas nessas crianças[3].

Em comparação com as crianças nascidas de termo, os RNPT são muito mais suscetíveis a diversas doenças infecciosas, pois, além das características acima citadas, frequentemente apresentam doenças concomitantes que os tornam ainda mais vulneráveis às infecções.

Outros fatores que predispõem os RNPT às doenças infecciosas são:

- vias aéreas de menor calibre, que os tornam mais vulneráveis às infecções respiratórias;
- menor reserva energética;
- desmame precoce mais frequente;
- doença pulmonar crônica da prematuridade;
- infecções frequentes;
- necessidade de cateteres;
- internação prolongada;
- anemia;
- uso frequente de corticosteroides.

IMUNIZANDO O PRÉ-TERMO

Frequentemente, a vacinação dos RNPT é relegada a um segundo plano, diante dos agravos que apresentam durante o período de hospitalização. Os atrasos no início do esquema vacinal são comuns em função do esquecimento, da necessidade de adiar a vacinação enquanto a criança não se encontra clinicamente estável e, além disso, é muito comum a baixa à adesão ao esquema vacinal devido à resistência dos pais e dos próprios profissionais da saúde, que desconhecem os benefícios da vacinação e temem a ocorrência de eventos adversos associados às vacinas[4].

Para a aplicação de vacinas em RNPT, especialmente de extremo baixo peso, alguns fatores devem ser considerados

Condição clínica – a vacinação deve ser adiada se o RN apresentar condições hemodinâmicas instáveis, sepse, distúrbios infecciosos ou metabólicos.

Local de aplicação – devido à reduzida massa muscular e ao escasso tecido celular subcutâneo, dá-se preferência à aplicação de vacinas por via intramuscular, de preferência no músculo vasto lateral da coxa, com agulhas curtas e adequadas à anatomia do pré-termo[5]. É importante particularizar o sítio de aplicação e a agulha a ser utilizada em cada caso, levando-se em conta as características físicas, o posicionamento de cateteres e sondas, lesões de pele e outros fatores.

Doses e intervalos – os RNPT devem receber vacinas nas doses habituais, respeitando-se os intervalos entre as doses de uma mesma vacina e entre diferentes vacinadas. Não se devem fracionar as doses para não prejudicar a resposta imune[6].

Calendário – com exceção da vacina BCG, o calendário proposto para RNPT deve ser seguido de acordo com a idade cronológica da criança[7].

Orientação dos pais:

- Os familiares devem ser sempre informados sobre a importância e os benefícios da imunização, potenciais eventos adversos, eficácia e necessidade de doses de reforço. Sempre que a vacinação for feita na unidade neonatal, os pais devem receber documento comprovando o ato vacinal.
- Também é fundamental orientar os pais sobre a importância de manterem seu próprio calendário vacinal atualizado e de verificarem a vacinação de outros membros da família (irmãos, avós) e cuidadores para evitar que eles possam transmitir doenças como influenza, coqueluche e varicela ao RN.

VACINAÇÃO NA UNIDADE NEONATAL

Enquanto o RNPT se encontra hospitalizado, já é possível iniciar seu calendário vacinal respeitando sua idade cronológica, porém alguns fatores devem ser considerados:

1. É preciso que a unidade neonatal disponha de material adequado (incluindo refrigerador apropriado) e pessoal de enfermagem habilitado e com experiência em imunização.
2. Verificar as condições clínicas do RN. Recomenda-se adiar a vacinação se a criança apresentar condições hemodinâmicas instáveis, doença infecciosa aguda, doenças graves ou distúrbios metabólicos[8].
3. As vacinas que contêm vírus vivos (pólio oral e rotavírus) são contraindicadas em ambiente hospitalar, para evitar o risco de transmissão a imunodeprimidos, embora Monk et al. tenham demonstrado a segurança da utilização da vacina rotavírus dentro das UTIN[9].

EVENTOS ADVERSOS DA VACINAÇÃO NO PRÉ-TERMO

De maneira geral, os eventos adversos das vacinas que ocorrem em RNPT e RNT são semelhantes, tanto em frequência quanto em intensidade[10]. Não há contraindicação para o uso de vacinas de vírus vivos em RN pré-termo, exceto quando ele se encontra hospitalizado.

Há descrições de que a aplicação da vacina tríplice bacteriana de células inteiras (DTP) combinada com a vacina contra *Haemophilus influenzae* tipo b (DPT-Hib) está associada ao aumento no número de episódios de apneia, crises de cianose e convulsões em RNPT, especialmente naqueles com idade gestacional inferior a 31 semanas. Por esse motivo, recomenda-se que os prematuros recebam, preferencialmente, vacinas acelulares contra a coqueluche[11].

A notificação de eventos adversos pós-vacinação de RNPT segue as mesmas normas recomendadas para RNT.

O PRÉ-TERMO E AS VACINAS

Vacinação contra influenza

A proteção contra o influenza, já indicada rotineiramente para lactentes, tem sua indicação reforçada no caso de RN prematuros. Nesse grupo, a morbidade e as taxas de hospitalização são muito elevadas, a as taxas de complicações e letalidade chegam a 10%, sendo ainda mais altas em RN com doenças respiratórias crônicas, cardíacas, renais ou metabólicas[12].

Deve-se salientar que a vacina influenza só pode ser administrada em lactentes com mais de 6 meses de vida.

De preferência, a vacina deve ser administrada antes da época de maior circulação dos vírus, no outono. A vacina deve ser aplicada por via intramuscular e na primovacinação são necessárias duas doses, com intervalo de um mês entre elas. As crianças menores de 6 meses constituem um dos grupos mais vulneráveis às complicações da influenza e, como não podem receber a vacina, é fundamental que se estabeleçam medidas para evitar a transmissão do vírus nas unidades neonatais, vacinando as equipes médicas e os familiares que têm contato com os RNPT. Mulheres vacinadas durante a gestação transmitem anticorpos ao RN através da placenta, do colostro e do leite materno. No caso de RNPT, a transferência de anticorpos da classe IgG da mãe para o feto é pequena ou nula, dependendo da idade gestacional, entretanto, se a mãe for vacinada antes ou imediatamente após o parto, os benefícios para a criança podem se dar através do menor risco de contaminação e também pelo aleitamento materno.

Zaman et al. demonstraram a redução de casos de influenza em lactentes quando suas mães foram vacinadas na gestação[13]. A proteção indireta também ocorre quando se vacinam os pais, irmãos, outros familiares, cuidadores e profissionais de saúde que lidam com o pré-termo[14].

Vacina antipneumocócica

Shinefield et al. demonstraram que o risco de adquirir doença pneumocócica invasiva nos recém-nascidos pré-termo e de baixo peso é maior em comparação com RNT (OR 1,6 e 2,6, respectivamente). O risco se eleva quanto menor a idade gestacional e menor o peso ao nascer[15].

As vacinas conjugadas contra o pneumococo estão indicadas para todos os prematuros, mesmo aqueles sem comorbidades a partir de 2 meses de idade, no esquema habitual de 3 doses, com intervalo de 2 meses entre elas e um posterior reforço aos 15 meses de idade.

Rückinger et al. demonstraram, na Alemanha, redução de casos de doença pneumocócica invasiva após a utilização da vacina conjugada[16].

Vacina contra tuberculose (BCG)

Embora não seja contraindicação absoluta, o Programa Nacional de Imunizações (PNI) recomenda a aplicação da vacina intradérmica contra a tuberculose (BCG-ID) somente em recém-nascidos com peso superior a 2.000g. São poucos os estudos que corroboram essa conduta, contudo essa recomendação vem sendo mantida. Em nosso país, utiliza-se rotineiramente a dose habitual de 0,1mL.

Vacina contra hepatite B

Alguns estudos mostram que a aplicação dessa vacina logo ao nascimento, em recém-nascidos prematuros com peso inferior a 2.000g, pode levar à menor taxa de soroconversão, com níveis de anticorpos protetores menores. Crianças com peso ao nascer superior a 2.000g respondem de forma semelhante àqueles nascidos de peso e idade gestacional adequados[17].

Após 30 dias de vida, todo recém-nascido, independente de seu peso e idade gestacional, responde adequadamente à imunização com a vacina hepatite B[18].

Por essa razão, recomenda-se a aplicação de uma quarta dose em todo recém-nascido com menos de 2.000g ao nascer que recebeu a vacina imediatamente após o nascimento, ou seja, ao 0, 1, 2 e 6 meses de vida. Esse esquema propicia resposta imune adequada, semelhante ao de 3 doses aplicado rotineiramente nos recém-nascidos de termo.

Os recém-nascidos cujas mães sejam HBsAg positivas, além da vacinação nas primeiras 12 horas de vida, deverão receber também a imunoglobulina hiperimune específica para hepatite B (HBIG), também logo ao nascer.

Nos casos em que se desconhece a situação sorológica materna, recomenda-se fortemente a aplicação da vacina nas primeiras 12 horas de vida, a fim prevenir a transmissão vertical do vírus da hepatite B.

Prevenção da infecção pelo vírus sincicial respiratório (VSR)

O VSR é o principal agente das infecções respiratórias agudas que acometem o trato respiratório inferior em crianças menores de 1 ano de idade. Como o vírus influenza, na maioria dos locais, apresenta sazonalidade definida, causa epidemias anuais nos meses do outono e inverno[19].

Assume fundamental importância quando acomete recém-nascidos pré-termo, apresentando risco aumentado de evolução mais grave. A frequência de hospitalização nesse grupo chega a ser 10 vezes maior que em RNT, e a morbidade da infecção por VSR nos prematuros é maior, associada ao tempo de hospitalização mais prolongada[20,21]. Outros grupos de risco são os portadores de doença pulmonar crônica, cardiopatas e portadores de imunodeficiências.

Os esforços para o desenvolvimento de uma vacina contra o VSR continuam, mas são grandes os obstáculos, principalmente no que se refere aos eventos adversos graves com as vacinas já testadas. Estudos com técnicas recombinantes e partículas inativadas estão sendo conduzidos, porém ainda sem resultados concretos.

Atualmente, a prevenção tem sido feita por meio da imunização passiva, ou seja, pela administração de imunoglobulina anti-VSR. Encontra-se disponível um anticorpo monoclonal humanizado (palivizumabe), que é dirigido contra a glicoproteína F do VSR, para uso por via intramuscular.

O palivizumabe é capaz de reduzir em até 70% as hospitalizações pelo VSR nos prematuros imunizados, além de reduzir a morbidade nos hospitalizados, com diminuição no número de dias de oxigenoterapia e das admissões e permanência em unidade de terapia intensiva (UTI). Recentemente, também foi evidenciado que as crianças que receberam palivizumabe tiveram menor recorrência de sibilos quando comparadas àquelas que não foram imunizadas[22,23]. Não previne infecções pelo vírus influenza nem a ocorrência de otite média.

O palivizumabe deve ser aplicado por via intramuscular, na dose de 15mg/kg, mensalmente, durante os cinco meses consecutivos do ano, com alta circulação de VSR[24], o que geralmente corresponde, em nosso país, aos meses de março a setembro. Recomenda-se que a primeira dose seja administrada ainda na unidade neonatal, antes da alta do prematuro. Não se recomenda a utilização desses produtos para o tratamento das infecções pelo VSR.

A Sociedade Brasileira de Imunizações (SBIm) recomenda, em sintonia com a Sociedade Brasileira de Pediatria (SBP), o uso de palivizumabe nas seguintes situações[25,26].

1. Para prematuros até 12 meses de idade que nasceram com idade gestacional menor de 29 semanas.
2. Para os prematuros até o sexto mês de idade que nasceram com idade gestacional de 29 a 32 semanas.
3. Para RN com displasia broncopulmonar e cardiopatas com até dois anos de idade, desde que receberam tratamento clínico para essas condições nos últimos seis meses.

O palivizumabe também tem sido utilizado no controle de surtos de infecção hospitalar pelo VSR, seja em UTI neonatal, seja pediátrica[27,28].

Demais vacinas

As demais vacinas devem seguir o calendário habitual, de acordo com a idade cronológica do lactente. Diversas publicações têm mostrado títulos protetores adequados após a vacinação com a tríplice bacteriana, *Haemophilus influenzae*, antimeningocócica C e antipoliomielítica[4,29].

O uso de vacinas acelulares contra a coqueluche, sempre que possível, é preferido, em função de sua menor reatogenicidade, porém, na sua falta, a proteção não deve ser adiada em decorrência da maior gravidade da coqueluche nessas crianças[30].

A resposta do RNPT à vacinação contra Hib vem sendo amplamente estudada quanto à sua imunogenicidade, especialmente com a combinação com a vacina tríplice bacteriana do tipo acelular. A despeito de um menor título anti-PRP evidenciado em prematuros, diretamente relacionado com peso e a idade gestacional, a soroproteção pós-dose de reforço é semelhante ao RNT, evidenciando a importância da dose de reforço nesse grupo[31,32].

PROTEÇÃO INDIRETA

Além da vacinação do RNPT, outras medidas devem ser tomadas para prevenir doenças nesse grupo de pacientes. Aleitamento materno, prevenção de tabagismo e retardo no início de frequência a escolas e creches são fatores que diminuem o risco de aquisição de doenças respiratórias.

Os pais, irmãos e cuidadores, inclusive profissionais de saúde que lidam com o prematuro, devem estar imunizados contra a coqueluche, influenza e varicela, reduzindo, dessa forma, a transmissão desses agentes ao pré-termo[33,34].

A vacinação da gestante contra o tétano, hepatite B, coqueluche e influenza deve ser verificada durante o pré-natal, porém, como nem sempre isso ocorre, vale lembrar que o esquema de vacinação das mães pode ser atualizado durante o puerpério imediato. O pediatra que trabalha em unidades neonatais pode orientar as puérperas sobre a importância da vacinação contra varicela, sarampo, caxumba, rubéola, influenza, tétano, coqueluche e difteria para beneficiar não apenas a mãe, mas também o recém-nascido.

Em 2014, o Programa Nacional de Imunizações (PNI) do Brasil introduziu a vacina coqueluche para gestantes entre 27 e 36 semanas de idade gestacional, para, através da transferência de anticorpos, proteger o RN das formas graves da doença nos primeiros meses de vida[35].

CONSIDERAÇÕES FINAIS

Por fim, deve-se lembrar que vacinação do recém-nascido prematuro requer especial atenção no que se refere aos intervalos, doses e vacinas especiais que devem ser recomendadas.

Hepatite B, influenza, doenças pneumocócicas invasivas, coqueluche e afecções causadas pelo vírus sincicial respiratório são passíveis de prevenção, e cabe ao pediatra neonatologista orientar a família em relação ao seu calendário.

A assistência completa ao RNPT envolve sua imunização, que já pode ser iniciada ainda na unidade neonatal.

REFERÊNCIAS

1. Langkamp DL, Hoshaw-Woodard S, Boye ME, Lemeshow S. Delays in receipt of immunization in low-birth-weight children: a nationally representative sample. Arch Pediatr Adolesc Med. 2001; 155(2):167-72.
2. Davis RL, Rubanowice D, Shinefield H, Lewis N, Gu D, Black S, et al Immunization levels among premature and low birth weight infants and risk factors for delayed up to date immunization status. JAMA. 1999; 282(6):547-53.
3. Moyes C. Immunization of preterm babies. N Z Med J. 1999;112 (1092):263-4.
4. Potin M, Valencia MA. Vaccination in premature infants: an issue many times forgotten. Rev Chilena Infectol. 2005;22(4):339-44.

5. D'Angio CT, Maniscalco WM, Pichichero ME. Immunologic response of extremely premature infants to tetanus, haemophilus influenzae, and polio immunizations. Pediatrics. 1995;96(1 Pt 1):18-22.

6. Atkinson WL, Pickering LK, Schwartz B, Weniger BG, Iskander JK, Watson JC. Center for Diseases Control e Prevention. General recommendations on immunization. Recommendation of the Advisory Committee on Immunization Practices (ACIP) and the American Academy of Family Physicians (AAFP). Morb Mortal Wkly Rep (MMWR). 2002;51(RR-2):1-35.

7. Saari TN, American Academy of Pediatrics, Committee on Infectious Diseases. Immunization of Preterm and Low birth weight Infants. Pediatrics. 2003;112:193-8.

8. Pickering LK, Baker CJ, Long SS, McMillan JA. American Academy of Pediatrics. Committee on Infectious Diseases, Immunization in special clinical circumstances. Preterm infants. Red Book 2006. 27th ed. Elk Grove Village: American Academy of Pediatrics; 2006.

9. Monk HM, Motsney AJ, Wade KC. Safety of rotavirus vaccine in the NICU. Pediatrics. 2014;133:e1555-60.

10. Saliou P, Ajjan N, Guerin N. [Efficacy and tolerance of vaccinations in premature infants. Arch Pediatr]. 2002;9(6):629-37. French.

11. Slack MH, Schapira D. Severe apnea following immunization in premature infants. Arch Dis Child Fetal Neonatal Ed. 1999;81(1):F67-8.

12. Bonhoeffer J, Siegrist CA, Heath PT. Immunization of premature infants. Arch Dis Child. 2006;91(11):929-35.

13. Zaman K, Roy E, Arifeen SE, Rahman M, Raqib R, Wilson E, Omer SB, et al. Effectiveness of maternal influenza immunization in mothers and infants. N Engl J Med. 2008;359(15):1555-64.

14. Tavares EC, Ribeiro JG, Oliveira LA. Imunização ativa e passiva no prematuro extremo. J Pediatr (RioJ). 2005;81(1 Supl):S89-94.

15. Shinefield H, Black S, Ray P, Fireman B, Schwalbe J, Lewis E. Efficacy, immunogenicity and safety of heptavalent pneumococcal conjugate vaccine in low birth weight and preterm infants. Pediatr Infect Dis J. 2002;21:182-6.

16. Rückinger S, van der Linder M, von Kries R. Effect of heptavalent pneumococcal conjugate vaccination on invasive pneumococcal disease in preterm born infants. BMC Infect Dis. 2010;10:12.

17. Sadeck LS, Ramos JL. Resposta imune à vacinação contra a hepatite B em recém-nascidos pré-termo no primeiro dia de vida. J Pediatr (Rio J). 2004;80(2):113-8.

18. Stiehm ER, Keller MA. Passive immunization. In: Feogin RD, Cherry JD, Demmler GJ, Kaplan SL. Textbook of pediatric infectious diseases. 5th ed. Philadelphia: Saunders; 2004.p.3182-220.

19. Cintra OAL, Feitos MAI, Paula FE, Cervi MC, Licio J, Arruda E. Impacto f influenza (Flu) and respiratory syncytial vírus (RSV) infections in pediatric hospitalizations in subtropical Brazil. 24th Annual Meeting of the European Society of Pediatric Infectious Diseases; 2006. May 3-5. Basel, Switzerland.

20. Boyce TG, Mellen BG, Mitchel EFJr, Wright PF, Griffin MR. Rate of hospitalization for RSV infection among children in Medicaid. J Pediatr. 2000;137(6):865-70.

21. Pedraz C, Carbonell X, Aloy JF. Effect of palivizumab prophylaxis in decreasing respiratory syncytial virus hospitalizations in premature infants. Pediatr Infect Dis J. 2003;22(9):823-7.

22. American Academy of Pediatrics, Committee on Infectious Diseases and Committee on Fetus and Newborn. Policy Statement. Revised Indications for the Use of Palivizumab and Respiratory Syncytial Virus Immune Globulin Intravenous for the Prevention of Respiratory Syncytial virus Infection. Pediatrics. 2003;112(6 Pt 1):1442-6.

23. Kfouri RA, Wagner NH. Infecção pelo vírus sincicial respiratório. In: Neto VA. Imunizações: atualizações, orientações e sugestões. 1ª ed. São Paulo: Segmento Farma; 2011.p.393-403.

24. Sanchez PB. Immunoprophilaxis of respiratory syncycial virus disease. Pediatr Infect Dis J. 2000;19:791-801.

25. Calendário de Imunização do Prematuro 2012/2013 da Sociedade Brasileira de Imunizações (SBIm). Disponível em: http://ww.sbim.org.br. Acessado 2013 mar 28.

26. Diretrizes para o manejo das infecções causadas pelo vírus sincicial respiratório (VSR). Sociedade Brasileira de Pediatria. Disponível em: http://ww.sbp.com.br. Acessado 2012 abril 30.

27. Thorburn K, Kerr S, Taylor N, Saene HKF. RSV outbreak in a paediatric intensive care unit. J Hosp Infect. 2004;57(3):194-201.

28. Abadesso C, Almeida HI, Virella D, Carreiro MH, Machado MC. Use of palivizumab to control an outbreak of syncycial respiratory virus in a neonatal intensive care unit. J Hosp Infect. 2004;58(1):38-41.

29. Kfouri RA. Vacinação em Prematuros. Revista Imunizações da SBIm. 2007; XI:5-13.

30. Halasa NB, O'Shea A, Lafleur B, Edwards K. Safety and immunogenicity of an additional dose of DTaP given at birth. 46th Interscience Conference on Antimicrobial Agents and Chemotherapy (ICAAC); 2006. Sept 27-30. San Francisco, USA.

31. Sikora JP, Chlebna-Sokót D, Ligenza I, Sikora A. Haemophilus influenza type b and pertussis vaccination in preterm infants. Arch Immunol Ther Exp (Warsz). 2006;54(3):193-9.

32. D'Angio CT, Boohene PA, Mowrer A, Audet S, Menegus MA, Schmid DS, et al. Measles-mumps-rubeolla and varicella vaccine responses in extremely preterm infants. Pediatrics. 2007;119(3):e574-9.

33. Shah S, Caprio M, Mally P, Hendricks-Munoz K. Rationale for administration of acellular pertussis vaccine to parents of infants in the neonatal intensive care unit. J Perinatol. 2007;27(1):1-3.

34. Gad A, Shah S. Special immunization considerations of the preterm infant. J Pediatr Health Care. 2007;21(6):385-91.

35. Ministério da Saúde do Brasil. Vacina adsorvida difteria, tétano e pertussis (acelular) – dTpa – para Vacinação de gestantes. Disponível em: http://u.saude.gov.br/images/pdf/2014/janeiro/28/VacinadTPa-Gestantes-final.pdf. Acessado 2014 nov 02.

Método Canguru

Mari Elisia de Andrade

O método Canguru foi idealizado em 1979 na Colômbia pelos Drs. Edgar Rey Sanabria e Hector Martinez como estratégia para otimizar os leitos da unidade de terapia intensiva neonatal (UTIN), com seguimento ambulatorial frequente[1]. Foi assim denominado devido à maneira pela qual as mães carregavam seus filhos após o nascimento, de forma semelhante aos marsupiais. O modelo colombiano era totalmente ambulatorial e não havia uma enfermaria Canguru, o que provocou muitas críticas[1]. Dado o aumento da prematuridade no Brasil[2], torna-se importante e necessário oferecer o máximo de benefícios a essas crianças para que possam melhor adquirir seu crescimento e desenvolvimento normais.

No Brasil, há 15 anos os recém-nascidos (RN) prematuros passaram a ser atendidos em algumas unidades neonatais de forma sistematizada pelo método Canguru, que começou a ser praticado inicialmente na cidade de

Santos, em São Paulo, no alojamento conjunto, em 1991, e depois no Instituto Materno Infantil de Pernambuco (IMIP), em 1993, com a enfermaria Canguru. Em 1997, o IMIP ganha o prêmio "Gestão pública e cidadania" da Fundação Getúlio Vargas, sendo também premiado pelo Banco Nacional de Desenvolvimento Econômico e Social (BNDES) como *Best Practice*, com a enfermaria Mãe Canguru[3].

O Ministério da Saúde, após avaliar essas práticas, organizou um encontro em 1999 patrocinado pelo BNDES e após os participantes elaboram o primeiro Manual Técnico para o Método Mãe Canguru[3,4]. Por meio da portaria nº 1.683, de 12 de julho de 2007, o Ministério da Saúde aprova as Normas de Orientação para a Implantação do Método Canguru[1].

Na unidade neonatal que pratica o método Canguru, pai e mãe não são visitas, eles têm livre acesso e como tal devem ter onde sentar ao lado da incubadora ou berço de seu filho, e devem receber alimentação para que possam permanecer no hospital.

CONCEITO

O método Canguru é um tipo de assistência neonatal voltada para o atendimento do RN prematuro de sua mãe e sua família, atendimento humanizado, que significa dar condições para que o RN se desenvolva em toda sua plenitude, que implica colocá-lo em contato pele a pele com sua mãe[4] (Fig. 3.77).

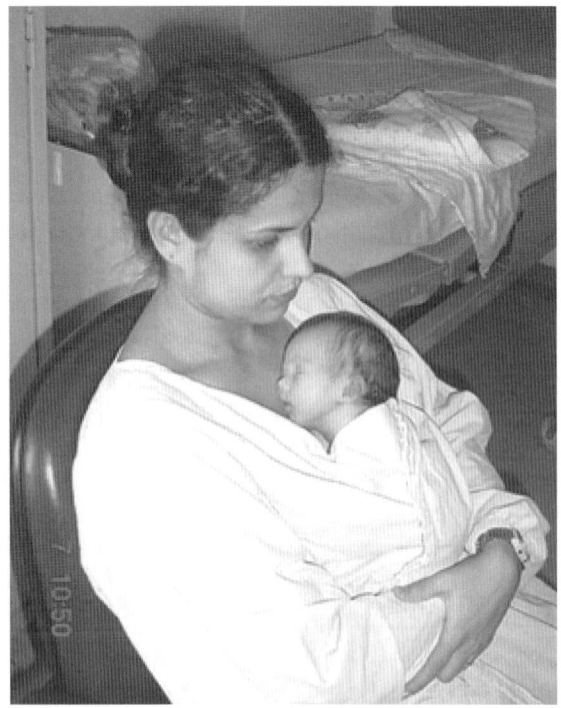

Figura 3.77 – Método Canguru: contato pele a pele mãe-recém-nascido.

O método Canguru acha-se dividido em três etapas: primeira, na UTI neonatal; segunda, na Unidade Canguru; e terceira, domiciliar. A presença da mãe é essencial e garante que seu filho receba o melhor cuidado possível, pois vem carregado de amor. Importante é saber que o método Canguru humaniza o atendimento e mantém todo o arsenal tecnológico já existente no cuidado perinatal[5,6].

O método Canguru deve ser abordado com os pais já no pré-natal, sempre que sejam detectadas gestantes com um quadro de risco que pode evoluir para um trabalho de parto prematuro.

OBJETIVOS

- Psicológico – permite a vinculação afetiva da mãe e pai com seu filho, é permitida a visita dos irmãos e dos avós.
- Educacional – a família aprende a cuidar de seu filho, facilita o aleitamento materno, pois a mãe recebe apoio do banco de leite humano e da equipe da unidade neonatal, a alta geralmente ocorre quando o RN está em aleitamento materno exclusivo. Os familiares também aprendem a cuidar de problemas que possam ocorrer com esses lactentes no domicílio.

Vantagens:

- Para as mães – vínculo afetivo, aprendizado, tranquilidade, pois sabem o que está acontecendo ao seu filho, podem acompanhar os procedimentos realizados.
- Para os RN – carinho materno e paterno, alívio da dor pelo contato com sua mãe durante os procedimentos, a possibilidade de sucção no peito materno durante procedimentos e como fonte alimentar.
- Para a família – relacionamento amoroso dos familiares, diminuição do tempo de internação e economia pelo aleitamento materno, menor frequência de reinternações durante o primeiro ano de vida.
- Para os profissionais – a presença da mãe facilita o trabalho dos profissionais, pois geralmente ela acompanha os processos e cuidados.
- Para a instituição – diminui o índice de abandono de crianças na unidade, alta mais precoce, aleitamento materno.

IMPLANTAÇÃO

A implantação do método Canguru está bem definida na portaria nº 930, de 10 de maio de 2012 do Ministério da Saúde[5].

Antes da implantação do método, algumas condições devem ser observadas[7]:

- Equipe multiprofissional treinada para a atenção humanizada – fonoaudiólogo, assistente social, psicóloga, terapeuta ocupacional, fisioterapeuta, enfermeiros, técnicos de enfermagem, médicos. O Ministério da Saúde disponibiliza cursos de treinamento para a atenção humanizada de 40 horas, mas, apesar de equipes treinadas, da monitorização da implantação, muitos serviços ainda não conseguem implantar as três etapas, segundo Gontijo[6].

- Dispor de área física adequada que permita uma atenção adequada ao binômio, espaço externo para atividades com as mães.
- Carro de parada que permita que o RN seja atendido prontamente pela equipe se apresentar algum quadro clínico emergencial, é sempre útil que a unidade Canguru seja próxima a UTI N para a continuidade da atenção.
- Critérios de inclusão das mães[8] – deve ser uma opção consciente, elas devem estar em boas condições de saúde, física e mental, que permitam que cuidem de seu filho. Na unidade Canguru os técnicos de enfermagem supervisionam os cuidados, orientam as mães e acompanham o processo de amamentação. A enfermeira supervisiona e avalia os RN e os cuidados realizados.
- Critérios de inclusão dos RN – para ser transferido para a Unidade de Cuidado Intermediário Neonatal Canguru (UCINCA), eles devem apresentar estabilidade clínica, peso maior que 1.250g, não ter apresentado apneia nos três dias que antecedem sua transferência e respiração regular. O uso de O_2 por cateter ou funil não impede que o RN fique na UCINCA (Fig. 3.78).

Primeira etapa

Em função do grau maior ou menor de prematuridade, o RN que ainda não se encontra em condições estáveis é levado para a UTIN.

Enquanto o RN permanece na UTIN [9], esse período deverá ser utilizado para que a equipe de saúde possa transmitir todas as informações e ensinamentos à mãe, ao pai e à família, antes de se iniciar o método propriamente dito[10]. Nessa fase, toda a família pode ser também orientada quanto à saúde do RN e a importância do método Mãe Canguru para seu crescimento e desenvolvimento, incluindo orientações quanto ao aleitamento materno.

Até que as condições do RN o permitam, os pais podem fazer visitas diárias em horário livre ao seu(s) filho(s), que devem ser estimuladas e favorecidas por recebimento de auxílio-transporte, alimentação e local apropriado para descanso.

Segunda etapa

- Alimentação do RN – para que seja transferido para a UCINCA, o RN deve estar em alimentação enteral plena e ela pode ocorrer por sonda orogástrica ou nasogástrica e nessa unidade será realizada a transição sonda-peito (Fig. 3.79).
- Visita médica – deve ser realizada diariamente por neonatologista que está habilitado a avaliar a evolução

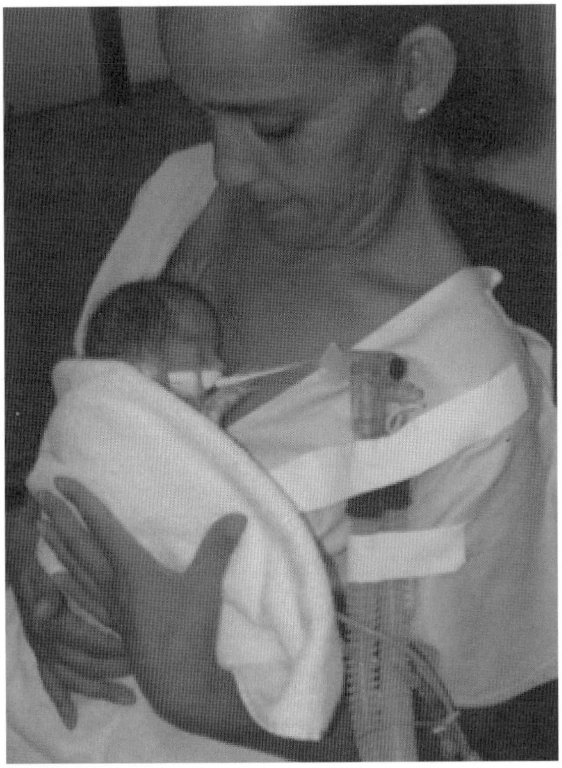

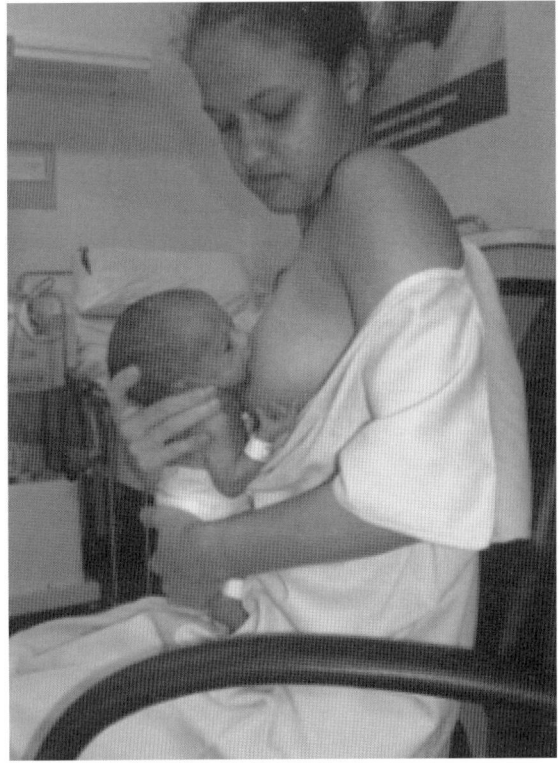

Figura 3.78 – Método Canguru: mãe e recém-nascido em ventilação mecânica.

Figura 3.79 – Método Canguru: transição sonda-peito.

adequada e acompanhar a realização dos protocolos neonatais pertinentes a cada idade gestacional.

- Visita de familiares na unidade Canguru – pode ocorrer diariamente, sempre de acordo com o desejo materno, avós, irmãos, amigos, desde que não estejam doentes na época da sazonalidade viral, e sempre é perguntado ao visitante se ele apresenta algum sintoma de resfriado.
- A posição Canguru deve ser praticada pelo tempo que mãe e RN demonstrarem ser prazeroso, devendo sempre ser estimulada pela equipe, nunca exigida. A mãe deve poder se ausentar da unidade, se for necessário, devendo ser dadas condições para que seu filho possa ficar na unidade sob os cuidados da equipe.

Interrupção do método Canguru – pode ocorrer devido a condições do RN, da mãe, da família ou da equipe.

O método Canguru deve ser[7,8]:

Centrado na família.

- Manter o contato pele a pele.
- Manter posturação adequada.
- Promover o controle ambiental – luz/som/dor.
- Incentivar a amamentação.

Centrado na família – como já descrito, a família é considerada parceira durante todo o processo e como tal deve receber esclarecimentos sobre o que está ocorrendo durante o tratamento, com palavras fáceis e a equipe deve avaliar se eles compreenderam pedindo que repitam o que captaram e se são capazes de repetir com suas palavras o que foi falado.

Contato pele a pele – deve ocorrer com o RN sem roupa, touca, meia e fralda, e a mãe deve estar com o avental da unidade, com uma faixa ou *top* que permita que o RN fique seguro. Nunca deve ocorrer com o RN solto, mesmo que esteja deitada, para que não ocorra risco de queda. O RN deve estar em posição prona, com abdução das pernas e a cabeça fixa para os lados, sempre se tendo o cuidado de mudar o lado. O contato pele a pele deve ocorrer de maneira crescente, desde que ambos estejam confortáveis.

Posturação – na UTIN, o RN deve estar na incubadora[11,12] em uma posição que permita que respire adequadamente, que possa levar a mão à boca, deve propiciar uma postura funcional (geralmente com mais flexão). Quando a postura está adequada, o RN[13,14] pode controlar melhor a dor e diminuir o consumo energético; faz com que ele durma bem e que possa interagir com seus cuidadores, e assim ter melhor desenvolvimento neuromotor[8,9]. Não deve existir um posicionamento de rotina, devendo-se observar o comportamento do RN e os sinais de desorganização. A posturação pode ser facilitada pelo uso de rolinhos, formando um "ninho" (Figs. 3.80 e 3.81).

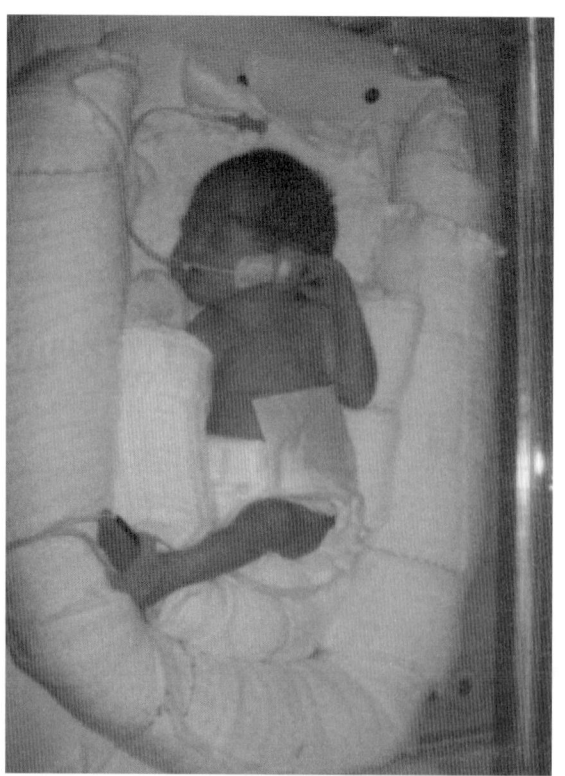

Figura 3.80 – Posturação do recém-nascido.

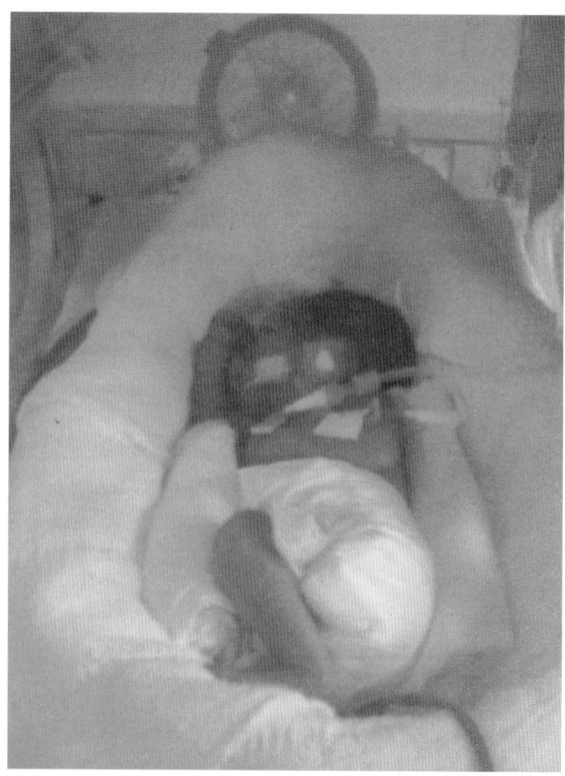

Figura 3.81 – Posturação do recém-nascido.

Quanto mais prematuro o RN (abaixo de 32 semanas) deve ser mantido com posição neutra da cabeça (superfície plana ou levemente inclinada e na linha média) por pelo menos 72 horas após seu nascimento e após esse tempo avaliar a estabilidade clínica.

Nas mudanças de postura os movimentos devem ser lentos, de preferência realizados por dois profissionais.

O cuidador deve ser capaz de observar os comportamentos do RN de retraimento (estresse) e de aproximação e adequar os cuidados pertinentes ao momento de cada paciente.

Na literatura, atualmente se encontram vários trabalhos avaliando se a posição Canguru poderia colocar o RN prematuro extremo em risco, pois a cabeça elevada poderia provocar maior risco para hemorragia intraperiventricular ou hipotensão postural, mas os estudos mostram que quando se coloca o RN estável na posição Canguru não ocorreram maiores riscos[13,14]. Ferrari et al.[11] observaram em filmagem que os RN no ninho se mantêm mais estáveis, com períodos maiores de sono mais profundo.

Controle ambiental – o ambiente da UTI é muito ruidoso, o que prejudica o desenvolvimento cerebral do RN. O nível de ruído não deve exceder 50dB.

Esse controle sonoro melhora a resposta do RN à dor.

O ambiente da UTI deve permitir ciclos de sono inteiros para que o RN se recupere do estresse. Dentro do útero, o feto se mantém 90% do tempo em estado de sono.

A privação do sono tem efeito deletério no desenvolvimento cerebral, com prejuízo das sinapses neuronais.

Manejo adequado da dor – na UTIN, o RN está sujeito a inúmeros procedimentos dolorosos, geralmente a equipe sabe como amenizar a dor[15], mas pode não fazê-lo (ver Capítulo Dor).

Podem-se utilizar métodos não farmacológicos e farmacológicos[9].

Métodos não farmacológicos – posicionamento, contenção, balanceio, sucção não nutritiva.

A sucção não nutritiva provoca o efeito analgésico[16] por estimulação dos receptores da orofaringe e liberação de serotonina e ativação das vias inibitórias da dor. Ela deve ser realizada 2 minutos antes do procedimento.

Podem-se utilizar soluções adocicadas para o alívio da dor (sacarose, glicose), assim como o contato pele a pele que parece desencadear estimulação sensorial múltipla, na qual o contato, a voz, o cheiro pode trazer melhora na resposta do RN nas avaliações, conforme as escalas de dor[10,11]. A dor deve ser avaliada em todas as UTIN, pois é considerada o quinto sinal vital.

A amamentação também pode ser indicada para o alívio da dor em procedimentos rotineiros.

A contenção do RN deve ser utilizada alguns minutos antes do procedimento e ser mantida após por pelo menos 2 minutos.

O tratamento medicamentoso adequado pode ser verificado no capítulo Dor.

Sempre que necessário, o tratamento medicamentoso deve ser instituído, ser aplicado nos procedimentos mais dolorosos e iniciado precocemente. Para que possa avaliar os sinais de dor, a equipe deve estar treinada para identificá-los (taquicardia, hipertensão arterial, pele moteada, apneia).

Amamentação – são bem conhecidas as qualidades do leite humano, como a presença de ácidos graxos essenciais, ácidos graxos poli-insaturados[16] ou ácido docosa-hexanoico (DHA) no leite humano, que pode auxiliar na produção de moléculas endógenas anti-inflamatórias[17]. Quantidades adequadas de leite humano melhoram a atopia, doenças autoimunes, doenças cardíacas. Os ácidos graxos poli-insaturados de cadeia longa são importantes na maturação cerebral[11].

Condições para alta da UCINCA:

- Aleitamento materno exclusivo.
- Ganho de peso consistente.
- Mãe segura nos cuidados do RN.
- Retorno ambulatorial assegurado.
- Situações especiais – visita domiciliar, convocação e treinamento de familiar.
- Peso superior a 1.600g.

Não se pode dar alta precoce se não for possível acompanhar esse RN/lactente e devem-se ter condições de reinternação, se necessário[12].

É importante que o método Canguru seja seguro para o RN, para a mãe e para a equipe.

Terceira etapa

Deve ocorrer preferencialmente no hospital onde o RN estava internado e ser acompanhada por profissionais que já conheciam o paciente e a família, pois facilita a interação e ajuda a detectar se algo não vai bem no domicílio[12,13,17].

A consulta deve avaliar o crescimento, o desenvolvimento, se a posição Canguru tem sido realizada em casa e se o aleitamento materno ocorre com facilidade, se existem dúvidas a ser esclarecidas.

O retorno deve ser semanal se tudo estiver indo bem. Se o RN não ganhar peso adequado (15-20g/dia), deve-se marcar o retorno em dois dias, ou se for notado que a família está insegura. O retorno também deve estar assegurado se a família observar algum problema com o RN/lactente e a reinternação também.

Todos os lactentes que nascem com menos de 32 semanas de idade gestacional ou que nasceram com asfixia perinatal e apresentam risco para o desenvolvimento[18,19], tais como icterícia neonatal intensa, parada cardiorrespiratória durante a internação, devem ser acompanhados no ambulatório de desenvolvimento infantil, pelo menos até 4 anos de idade. Nesse ambulatório é importante uma equipe multiprofissional composta por: fonoaudióloga, psicóloga, fisioterapeuta, oftalmologista, pneumologista, cardiologista. O acompanhamento deve ser mensal ou mais frequente, se o quadro clínico exigir.

Durante as avaliações, o pediatra pode orientar sobre cuidados preventivos melhorando o desenvolvimento psicomotor com estimulação precoce até que o lactente possa ser inserido no serviço de fisioterapia.

Feldman ET al.[20] avaliaram RN prematuros dos 6 meses aos 10 anos e observaram que a prática do método Canguru levou à menor ansiedade materna, melhora do sono, melhora no desenvolvimento e melhor resposta ao cortisol nessas crianças.

Em resumo, após a implantação do método Canguru[21] nos países em desenvolvimento, foram difundidos vários projetos de pesquisa, com foco sobre aspectos fisiológicos, psicossociais e de desenvolvimento, como efeitos do contato pele a pele. Nas avaliações, comparando unidades tradicionais e unidades Canguru, essas apresentaram resultados melhores. Estudos de meta-análise revelam diminuição do choro, melhora nos indicadores de aleitamento materno, de estabilidade cardiorrespiratória, de morbimortalidade neonatal, sem que ocorram efeitos negativos a curto ou longo prazo[22-25]. A satisfação das mães também é documentada (Fig. 3.82).

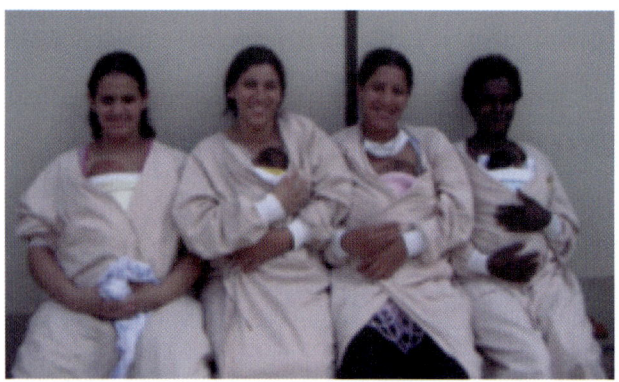

Figura 3.82 – Mães participando do método Canguru.

REFERÊNCIAS

1. Brasil. Ministério da Saúde. Secretaria de Atenção à Saúde. Departamento de Ações Programáticas Estratégicas. Atenção humanizada ao recém-nascido de baixo peso: Método Canguru: manual técnico. 2ª ed., 1ª reimpr. Brasília: Editora do Ministério da Saúde; 2013.
2. Silveira MF, Santos IS, Barros AJD, Matijasevich A, Barros FC, Victoria CG. Aumento da prematuridade no Brasil: revisão de estudos de base populacional. Rev Saúde Púb. 2013;47(5):982-1000.
3. Carvalho MR, Prochnik M. Método mãe canguru de atenção ao prematuro. Rio de Janeiro: BNDES; 2001.
4. Organização Mundial da Saúde 2004. Método Madre Canguro: Guia Práctica. Genebra; 2004.
5. Brasil. Ministério da Saúde. Portaria nº 930, de 10 de maio de 2012. Brasília: Gabinete do Ministro; 2012.
6. Gontijo TL, Meireles AL, Malta DC, Proietti FA. Evaluation of implementation of humanized care to low weight newborn-the Kangoroo Method. J Pediatr (Rio J). 2010;86(1):33-9.
7. Lima GMS, Silva RNM, Guinsburg R. Humanização na assistência ao recém- nascido. PRORN. 2013;10(3):55-95.
8. Penalva O, Schwartzman JS. Descriptive study of the clinical profile and follow- up of premature babies in a Kangaroo Mother Care Program. J Pediatr (Rio J). 2006;82(1):33-9.
9. Miltersteiner AR, Miltersteiner DR, Rech VV, Dalle Molle L. Respostas fisiológicas da posição mãe-Canguru em bebês pré-termo, de baixo peso e ventilando espontaneamente. Rev Bras Saude Matern Infant. 2003;3(4):447-55.
10. Ministério da Saúde (BR), Secretaria de Atenção à Saúde, Departamento de Ações Programáticas e Estratégicas, Cuidados com o Recém-Nascido Pré-Termo. Atenção à saúde do recém-nascido. Guia para profissionais de saúde. Brasília: Ministério da Saúde; 2011.
11. Ferrari F, Bertoncelli N, Gallo C, Roversi MF, Guerra MP, Ranzi A, et al. Posture and movement in healthy preterm infants in supine position in and outside the nest. Arch Dis Child Fetal Neonatal. 2007;92(5):F386-90.
12. Vaivre-Douret L, Golse B. Comparative effects of 2 positional supports on neurobehavioral and postural development in preterm neonates. Perinat Neonat Nurs. 2007;21(4):323-30.
13. Ancora G, Maranella E, Aceti A, Pierantoni L, Grandi S, Corvaglia L, et al. Effect of posture on brain hemodynamics in preterm newborns not mechanically ventilated. Neonatology. 2010;97(3):212-7.
14. Pellicer A, Gayá F, Madero R, Quero J, Cabañas F. Noninvasive continuous monitoring of the effects of head position on brain hemodynamics in ventilated infants. Pediatrics. 2002;109(3):434-41.
15. Xavier S, Nascimento MA, Badolati ME, Paiva MB, Camargo FC. Estratégias de posicionamento do recém-nascido prematuro: reflexões para o cuidado de enfermagem neonatal. Rev Enferm UERJ. 2012;20(esp.2):814-8.
16. Freire NBS, Garcia JB, Lamy ZC. Evaluation of analgesic effect of skin-to skin contact compared to oral glucose in preterm neonates. Pain. 2008;139(1):28-33.
17. Tinoco SM, Sichieri R, Moura AS, Santos FS, Carmo MGT. Importância dos ácidos graxos essenciais e os efeitos dos ácidos graxos trans do leite materno para o desenvolvimento fetal e neonatal. Cad Saude Publica. 2007;23(3):523-34.
18. Vieira CS, Mello DF. O seguimento da saúde da criança pré-termo e de baixo peso egressa da terapia intensiva neonatal. Texto Contexto Enferm. 2009;18(1):74-82.
19. Penalva O, Schwartzman JS. Descriptive study of the clinical profile and follow- up of premature babies in a Kangaroo Mother Care Program. J Pediatr (Rio J). 2006;82(1):33-9.
20. Feldman R, Rosenthal Z, Eidelman A. Maternal-preterm skin-to-skin contact enhances child physiologic organization and cognitive control across the first 10 years of life. Biol Psychiatry. 2014;75(1):56-64.
21. Anderzén-Carlsson A, Lamy ZC, Eriksson M. Parental experiences of providing skin-to-skin care to their new born infant. Part 1: a qualitative systematic review. Int J Qual Stud Health Well-being. 2014;9:24906.
22. Lawn JE, Mwansa-Kambafwile J, Horta BL, Barros FC, Cousens S. 'Kangaroo mother care' to prevent neonatal deaths due to preterm birth complications. Int J Epidemiol. 2010;39 Suppl 1:i144-54.
23. Moore ER, Anderson GC, Bergman N, Dowswell T. Early skin-to-skin contact for mothers and their healthy newborn infants. Cochrane Database Syst Rev. 2012;5:CD003519.
24. Johnston C, Campbell-Yeo M, Fernandes A, Inglis D, Streiner D, Zee R. Skin-to-skin care for procedural pain in neonates. Cochrane Database Syst Rev. 2014;1:CD008435.
25. Conde-Agudelo A, Díaz-Rossello JL. Kangaroo mother care to reduce morbidity and mortality in low birthweight infants. Cochrane Database Syst Rev. 2014;4:CD002771.

Restrição do Crescimento Extrauterino do Pré-Termo e suas Consequências

Helenilce de Paula Fiod Costa

A interação entre nutrição precoce no período neonatal, crescimento, fenômenos metabólicos e genéticos são fundamentais na determinação da saúde que se estende através da vida do indivíduo e muito provavelmente até mesmo em gerações futuras. No conceito neolamarckista das observações em animais e, mais recentemente, com o uso de ferramentas biomoleculares, os estímulos ambientais também são capazes de "programar" características para a vida do indivíduo[1].

O período entre a concepção e o nascimento é uma fase de crescimento rápido, multiplicação e diferenciação celular, e maturação funcional dos órgãos e sistemas[2-4].

Há cerca de 30 anos foi introduzido o termo "programação" na literatura científica propondo que concentrações de hormônios, neurotransmissores e metabólitos durante períodos críticos do desenvolvimento dos seres humanos são capazes de programar características não só para a vida do indivíduo, mas também para as gerações seguintes[5]. "Programação" representa o conceito de que estímulos ou insultos nutricionais que ocorrem durante períodos críticos ou sensíveis ("janelas") do desenvolvimento (fetal, neonatal e puberdade) podem exercer um impacto a longo prazo ou de caráter duradouro sobre a estrutura ou função do organismo[6].

A evidência de que a nutrição pode assumir esse efeito de programação é agora amplamente aceito em estudos animais. Demonstrou-se que o modo pelo qual animais são alimentados, durante esses breves períodos na vida fetal ou pós-natal, determina na idade adulta consequências que poderiam ser de grande relevância se ocorressem em seres humanos exercendo efeitos duradouros sobre a pressão sanguínea, lipidemia, metabolismo, obesidade, diabetes, aterosclerose, comportamento, aprendizado e longevidade[7].

A programação da nutrição também ocorre em recém-nascido (RN) a termo saudável, através de efeitos de nutrientes específicos da dieta (leite materno, ferro, ácidos graxos poli-insaturados de cadeia longa, entre ouros)[5]. As maiores concentrações de alguns nutrientes encontrados nas fórmulas comerciais têm sido associadas à síndrome metabólica na idade adulta[8]. Estudos sugerem que RN alimentados com leite materno têm menor incidência de obesidade e menor efeito sobre o índice de massa corporal[9]. A substituição de lactose por outros hidratos de carbono mais densos que a glicose, tais como polímeros de glicose ou maltose nas fórmulas, pode provocar maior índice glicêmico e assim a nutrição inicial parece influenciar o crescimento pós-natal do RN a termo[5,7].

Neste capítulo, serão abordados a relação entre nutrição do prematuro no período neonatal, o crescimento no período pós-natal, metabolismo, fenômenos genéticos e saúde posterior dessas crianças[3,10]. Será dada ênfase ao RN pré-termo (PT) adequado para idade gestacional (AIG) que apresenta baixo índice de crescimento no período neonatal antes da alta hospitalar[1].

Na nutrição do PT, no período neonatal, têm-se práticas que tentam contemplar as necessidades nutricionais desses RN. Uma das metas mais idealizadas é manter a velocidade de crescimento entre os percentis 10 e 90 da curva intrauterina.

Para cumprir esses objetivos, as atuais práticas nutricionais neonatais necessitam ser cuidadosamente analisadas, tanto em termos de quantidade quanto de qualidade (composição) de nutrientes. Talvez ainda não seja possível personalizar ofertas especiais para cada RN, mas ter capacidade de melhorar a oferta nutricional para subgrupos (conforme a idade gestacional, o peso por idade gestacional, o sexo e as doenças, entre outros) para otimizar a saúde dos adultos, visto que a maioria dos RNPT AIG de muito baixo peso (MBP) saem das unidades neonatais com peso abaixo do percentil 10, ou seja, com restrição do crescimento extrauterino (RCEU)[1,6].

Devem-se ter outros objetivos na nutrição do pré-termo:
- manutenção da massa corporal magra e densidade óssea;
- prevenção de complicações: displasia broncopulmonar, enterocolite necrosante e infecções;
- otimização do neurodesenvolvimento;
- saúde no adulto.

A história de cuidados intensivos neonatais é repleta de fracassos terapêuticos[11]. Na década de 1960, na tentativa de se salvar RNMBP em terapia intensiva, a nutrição (incluindo a glicose) foi frequentemente postergada por vários dias após o nascimento, uma prática que resultou em significativa morbidade e mortalidade. Mais recentemente, com novas tentativas de tornar a ingestão nutricional mais fisiológica em RNPTMBP tenta-se iniciar a alimentação parenteral nas primeiras horas (< 12 horas)[12].

A utilização da nutrição parenteral total (NPT) precoce e agressiva, ou seja, com hidratos de carbono, lipídios e aminoácidos nas primeiras horas tenta manter a oferta nutricional do feto semelhante ao fluxo placentário contínuo com oferta imediata de nutrientes para manter o metabolismo energético e fornecer proteínas. O feto recebe cerca de 450mL/dia de líquido amniótico através do trato gastrintestinal (TGI) durante o último trimestre de gestação, no entanto, existem dúvidas se a oferta dessa quantidade de volume para RNPT e doentes seja realmente segura ou eficaz[13].

Após o nascimento do prematuro, em virtude da imaturidade do TGI e do medo de desenvolvimento de enterocolite necrosante (ECN), a alimentação por via enteral comumente demorava mais para ser administrada e postergada por longos períodos (normalmente 2-3 semanas após o nascimento) em RN criticamente doentes, justamente quando as necessidades nutricionais são mais necessárias para satisfazer a demanda metabólica das doenças graves.

O atraso no início da dieta enteral e o lento avanço do NPT em RNPT frequentemente conduzem a uma redução significativa da quantidade de proteínas e lipídios em comparação com o que a criança estaria recebendo intraútero, sendo parcialmente responsável por atrasar o crescimento com deslocamento da curva para a direita[14].

Estudos mostram que, quando a idade gestacional for menor que 31 semanas, a redução acumulada de energia e proteínas pode chegar a 800kcal/kg e 23g de proteína/kg no final da quinta semana de vida[15]. Esse atraso do crescimento neonatal, também designado como RCEU, tornou-se uma preocupação não só por causa do crescimento somático deficiente, mas também pela associação com atraso do desenvolvimento neurológico e dificuldades de aprendizagem consequentes ao catabolismo prolongado durante um período altamente vulnerável[16,17].

Para caracterizarmos o déficit nutricional que se constata com frequência nas unidades de terapia intensivas neonatais (UTIN), definiu-se RCEU como a situação na qual o prematuro apresenta às 36 semanas de idade gestacional corrigida (IGc) ou à alta hospitalar peso situado abaixo do percentil 10 na curva de crescimento intrauterino de referência. Uma outra definição considera a RCEU o produto de uma deficiência nutricional ocorrida durante as primeiras semanas de vida, que leva a um crescimento abaixo do esperado, ou seja, percentil < 10 para a idade gestacional em relação ao peso, ao comprimento e ao perímetro cefálico[18,19].

Estudo mostrou que RN PTAIG com RCEU tiveram risco aumentado de desenvolvimento neurológico adverso aos 24 meses de idade corrigida. Crianças PIG ao nascimento que conseguiram crescimento rápido precoce apresentaram resultado neurológico comparável a crianças AIG com crescimento normal, enquanto crianças PIG com catch-up insuficiente tiveram desenvolvimento motor prejudicado. Por outro lado, o grupo de crianças AIG com RCEU apresentou resultados piores da função motora e mental do que crianças AIG cujo peso se manteve adequado até 9 e 24 meses de idade corrigida[20].

Ehrenkranz et al., em estudo do National Institutes of Child Health (NICH), concluíram que a velocidade de crescimento do RN de extremo baixo peso (EBP) durante a internação hospitalar exerceu um efeito significativo no neurodesenvolvimento com 18 a 22 meses de idade gestacional corrigida[21].

Shan et al. mostraram que 73,3% dos RN de muito baixo peso apresentavam RCEU, sendo identificados como fatores de risco idade gestacional, peso ao nascer, ser pequeno para a idade gestacional ao nascimento, condições de nascimento e necessidade de reanimação avançada, ventilação mecânica no primeiro dia de vida, duração da nutrição parenteral, idade de recuperação do peso de nascimento, necessidade de oxigênio com 36 semanas de idade corrigida, suporte respiratório aos 28 dias, presença de displasia broncopulmonar (DBP) e enterocolite necrosante (ECN)[18].

No Serviço de Neonatologia do Hospital do Servidor Estadual do Instituto de Assistência Médica do Servidor Público do Estado de São Paulo (IAMSPE), foi feito um estudo de coorte prospectivo para avaliar o crescimento pós-natal de RNPT com IG de 24 a 32 semanas adequados (AIG) e pequenos (PIG) para a idade gestacional às 36 semanas de IGc e descrever os fatores de risco e doenças que possam interferir no estado nutricional durante a hospitalização na unidade neonatal[20].

Foram incluídos 104 RNPT com IG ≤ 32 semanas, sem malformações congênitas graves que nasceram e permaneceram internados até 36 semanas IGc no período de 01/07/2005 à 30/04/2012. Foi considerada RCEU o peso < p10 na curva de crescimento intrauterino de Alexander et al., 1996, às 36 semanas de IGc.

Foram constituídos dois grupos: grupo1 (G1) – IG de 24 a ≤ 28 semanas (28/104), média de peso de nascimento 900g; grupo 2 (G2) – (76/104), média de peso de nascimento = 1.400g. Variáveis analisadas: idade gestacional e peso ao nascer, Apgar, sexo, início e duração da nutrição parenteral (NP), idade na recuperação do peso de nascimento, sepse precoce e tardia, uso de oxigênio com 36 semanas de idade corrigida e presença de displasia broncopulmonar (DBP).

Os testes t de Student e qui-quadrado foram usados para comparação de médias, proporções e razão de chance, sendo que o nível de significância foi de 5%. O modelo de regressão logística final incluiu a classificação ao nascer, o grupo de IG (G1 e G2), a sepse precoce e a tardia, o uso de oxigênio com IGc de 36 semanas e DBP.

No G1 ao nascimento – 21 (75%) AIG e 7 (25%) PIG. Com 36 semanas de IGc: 18 (64,2%) AIG e 10 (35,8%) PIG. Nota que dos 7 PIG ao nascimento, 4 (57,1%) tornaram-se AIG, sendo 3 do sexo feminino e 1 do sexo masculino, 3 (42,9%) permaneceram PIG. Dos 21 AIG, 14 (66,6%) continuaram AIG e 7 (33,4%) PIG.

No G2 – 48 (63,2%) eram AIG e 28 (36,8%) PIG ao nascer e estes com 36 semanas de IGc: 24 (85,7%) continuaram PIG e 4 (14,3%) tornaram-se AIG, sendo 3 do sexo masculino e 1 do sexo feminino. Dos 48 que eram AIG, 34 (70,4%) permaneceram AIG e 14 (29,6%) ficaram PIG.

Não houve significância estatística com relação a Apgar, gemelaridade, sexo, início da NP e sepse precoce, mas sim diferença com a idade de recuperação do PN (G1 = 11,4 dias e G2 = 10,3 dias), com presença de sepse tardia e DBP (Tabela 3.10).

Tabela 3.10 – Crescimento pós-natal de RNPT com IG de 24 a 32 semanas.

G1 IG ≤ 28 semanas	Ao nascer	IGc = 36 semanas
AIG	21 (75%)	18 (64,2%)
PIG	7 (25%)	10 (35,8%)

G2 IG de 29 a ≤ 32 semanas	Ao nascer	IGc = 36 semanas
AIG	48 (63,2%)	34 (70,4%)
PIG	28 (36,8%)	24 (85,7%)

Concluiu-se que a chance de um RNPT chegar a IGc = 36 semanas pequeno para a idade gestacional aumentou 7 vezes para o RN já PIG ao nascer, 5 vezes para os RN com DBP, 4,3 vezes para o grupo de RN com mais de 28 semanas ao nascer e 3,9 vezes para aqueles que evoluíram com sepse tardia.

Será que os esquemas e as práticas nutricionais adotados no momento são adequados para os prematuros de muito baixo peso ou para os de extremo baixo peso?[22,23]. Qual deveria ser a velocidade de crescimento ideal para essas crianças?

A monitorização semanal da velocidade de crescimento pós-natal após a recuperação do peso de nascimento parece ser um indicador para avaliar a nutrição oferecida. A média de ganho de peso no período neonatal, segundo alguns autores, deve ser de 15g/kg/dia. Patel et al.[24] sugerem usar a seguinte fórmula:

Velocidade de crescimento = 1.000 × log (P0 – P1) : (D0 – D1)

Onde:

P0 = peso no último dia do intervalo a ser avaliado
P1 = peso no primeiro dia do intervalo a ser avaliado
D0 = idade do último dia do intervalo a ser avaliado
D1 = idade do primeiro dia do intervalo a ser avaliado
log = logaritmo.

O período considerado mais adequado para avaliar a velocidade de crescimento é o situado entre a idade em que recuperou o peso de nascimento (em torno de 12 dias) e com 28 dias de vida.

Apesar de os dados comprovarem que há melhor neurodesenvolvimento quando os RNPT mantêm a velocidade de crescimento igual ao crescimento intraútero, existem argumentos que a "nutrição agressiva" pode ter consequências adversas na vida adulta[23-25].

Singhal et al. mediram as concentrações de jejum da pró-insulina – marcador de resistência à insulina – em adolescentes que nasceram prematuros e a termo e que participam de estudos randomizados de intervenção nutricional no período neonatal . As concentrações da pró-insulina de jejum foram menores nos adolescentes que cresceram mais rápido nas primeiras duas semanas de vida. Esses estudos relatam pouco sobre a composição (enteral ou parenteral) da alimentação dos RN durante esse período crítico (nas primeiras duas semanas), assim os resultados podem refletir outros fatores além da nutrição[21,24,25].

A alimentação em RN PTMBP doente durante as primeiras duas semanas de vida é extremamente errática pelas inúmeras intercorrências clínicas que esses RN apresentam e o ganho peso durante esse período parece estar mais relacionado ao deslocamento e manejo de líquidos do que a aumentos reais de massa magra corporal[1].

Os estudos não demonstram claramente se PT que sofreram de RCEU e, depois, conseguiram *catch-up* mais tardio têm predisposição para síndrome metabólica ou se essa doença está associada com o fato de terem nascidos prematuros.

Lucas et al.[7] mostraram que RN com crescimento mais rápido tiveram aumento do depósito vascular de lipídios, sugerindo que o estresse precoce e não a desnutrição ou *catch-up* fosse o fator causal. Usando ressonância magnética de corpo inteiro, Uthaya et al. mostraram excesso de gordura intra-abdominal em lactentes que exigiram no período neonatal maiores níveis de cuidados pela morbidade e tempo de permanência em cuidados intensivos[26].

Em virtude de as interpretações dos estudos epidemiológicos de coorte fornecerem somente associações e não causalidade e trabalhos prospectivos exigirem longos períodos de observação, aqueles realizados com animais estão gerando informações sobre a eficácia das intervenções precoces nos efeitos da programação[1]. Roedores, porcos e babuínos têm sido usados como modelos de animais para o estudo dos efeitos a longo prazo da nutrição pré e/ou pós-natal[27-30].

Hall[31] alimentando por gastrostomia filhotes de ratos com cerca de 4 dias de vida com fórmula modificada contendo grandes quantidades de hidratos de carbono (HC) durante todo o período que seria de aleitamento exclusivo, o que resultou em várias alterações metabólicas observadas aos 12 dias[29]. Essas incluíram aumentos da concentração de insulina, da expressão do gene controlador da liberação de insulina (PDX1) e da atividade da hexocinase, demonstrando a curto prazo respostas metabólicas a um aumento precoce da ingestão de HC. Após o desmame, os ratos receberam ração normal, entretanto, as alterações metabólicas persistiram durante 100 dias. Subsequente aos sinais de intolerância à glicose, os animais alimentados com elevada quantidade de HC desenvolveram obesidade e pesavam cerca de 140g a mais do que o grupo controle. Essa ingestão elevada de HC induziu uma *up-regulation* de diversos genes envolvidos no metabolismo da glicose, incluindo a insulina, PI3K e gene transportador GLUT-2. Na geração seguinte, as fêmeas que foram alimentadas com dieta enriquecida com HC até o desmame tiveram filhotes que continuaram a apresentar as mesmas anormalidades metabólicas (resistência à insulina e obesidade) quando adultos. Assim, a instituição de uma dieta com quantidade elevada de HC e pouco lipídio resultou em aumento da resistência à insulina, que determinou o desenvolvimento de síndrome metabólica nos animais. A partir desses estudos, pode-se inferir que alterações pós-natais na alimentação podem resultar em efeitos a longo prazo que perduram por gerações.

Em prematuros, é provável que a programação biológica do RN com RCEU resultante da desnutrição precoce, durante um período crítico, poderia se assemelhar a um RNT com RCIU[32]. Desse modo, tem-se a possibilidade de instituir medidas nutricionais que beneficiassem a longo prazo esses RNPT. Contudo, estudos recentes têm colocado os neonatologistas em um dilema quanto ao suporte nutricional desses prematuros e ponderar sobre risco metabólico *versus* neurodesenvolvimento[1].

Tal como discutido em recente revisão por Yeung, deve-se balancear a composição dos nutrientes (alta quantidade de proteína em vez de HC ou lipídios), de modo a não causar problemas metabólicos a longo prazo e ao mesmo tempo manter o neurodesenvolvimento[33].

É prática comum suplementar o leite materno para prematuros com aditivos comerciais. Evidências apontam para os benefícios de ingestão maior que 120kcal/kg/dia e proteínas em torno de 4g/kg/dia. A oferta de altas quantidades de energia não proteicas promovem ganho de peso à custa de gordura em vez de massa magra e isso põe em risco os lactentes com resultados adversos para sua saúde. Alta ingestão de HC, especialmente aqueles com alto índice glicêmico, aumenta a demanda insulínica e promove hiperinsulinemia. A complementação proteica em RNMBP parece ser segura a curto prazo e beneficiá-los em termos de crescimento. O aumento da ingestão de proteínas tem potencial para normalizar o eixo do hormônio de crescimento, IGF-1 e minimizar a resistência insulínica, a adiposidade visceral e os riscos a longo prazo de doença metabólica[32,33].

A resistência à insulina em prematuros pode também ser resultado de altas concentrações de mediadores inflamatórios associados a uma resposta inflamatória sistêmica (muitas vezes derivadas do microbioma intestinal). Várias intervenções podem ser benéficas e incluem ingestão precoce de nutrientes enterais como o leite materno, ácidos graxos poli-insaturados de cadeia longa, glutamina, probióticos/prebióticos e/ou outros produtos da fermentação microbiana como butirato, que reforçam a função da barreira intestinal e modulam a inflamação[1].

Concluindo, a vida pós-natal precoce oferece uma "janela crítica" durante a qual o excesso ou a pouca alimentação pode programar a saúde na idade adulta e das gerações futuras.

A composição nutricional prevista para alimentar os RNPT deve prover tanto qualidade quanto quantidade. Resta saber o quanto é adequado para prematuros extremos e doentes. É preciso salientar que o estresse associado aos cuidados intensivos neonatais e a prematuridade desempenham um papel na produção hormonal e desequilíbrio dos mediadores inflamatórios que podem levar a alterações na distribuição do tecido adiposo, regulação alterada dos genes associados com resistência à insulina e posterior desenvolvimento de síndrome metabólica.

REFERÊNCIAS

1. Neu J, Hauser N, Douglas-Escobar M. Postnatal nutrition and adult health programming. Semin Fetal Neonatal Med. 2007;12(1):78-86.
2. Hales CN, Barker DJ. The thrifty phenotype hypothesis. Br Med Bull. 2001;60:5-20. Review.
3. Simmons R. Developmental origins of adult metabolic disease. Endocrinol Metab Clin North Am. 2006;35(1):193-204,viiii.
4. Simmons R. Origem fetal das doenças do adulto: conceitos e controvérsias. In: Pereira GR, Leone CR, Alves Filho N, Trindade Filho O (eds). Nutrição do recém-nascido pré-termo. São Paulo: Medbook Editora Científica LTDA; 2008.p.1-10.
5. Koletzko B. Early nutrition and its later consequences: new opportunities. Adv Exp Med Biol. 2005;569:1-12. Review.
6. Lucas A. Long-term programming effects of early nutrition e implications for the preterm infant. J Perinatol. 2005;25(Suppl. 2): S2-6.
7. Lucas A, Fewtrell MS, Cole TJ. Fetal origin of adult disease – the hipothesis revisited. BMJ. 1999;319:245-9.
8. Owen CG, Martin RM, Whincup PH, Davey-Smith G, Gillman M, Cook DG. The effect of breastfeeding on mean body mass index throughout life: a quantitative review of published and unpublished observational evidence. Am J Clin Nutr. 2005;82(6):1298-307.
9. Barker DJP. The developmental origins of adult disease. J Am Coll Nutr. 2004;23(Suppl. 6):588S-595S.
10. Robertson AF, Baker JP. Lessons from the past. Semin Fetal Neonatal Med. 2005;10(1):23-30.
11. Thureen PJ, Hay J, William W. Early aggressive nutrition in preterm infants. Semin Neonatol. 2001;6(5):403-15.
12. Pritchard JA. Fetal swallowing and amniotic fluid volume. Obstet Gynecol. 1966;28(5):606-10.
13. Ehrenkranz RA, Younes N, Lemons JA, Fanaroff AA, Donovan EF, Wright LL, et al. Longitudinal growth of hospitalized very low birth weight infants. Pediatrics. 1999;104(2 Pt.1):280-9.
14. Embleton NE, Pang N, Cooke RJ. Postnatal malnutrition and growth retardation: an inevitable consequence of current recommendations in preterm infants? Pediatrics. 2001;107(2):270-3.

15. De Curtis M, Rigo J. Extrauterine growth restriction in very low-birthweight infants. Acta Paediatr. 2004;93(12):1563-8.

16. Vohr BR, McKinley, Turner L. The challenge pays off: early enhanced nutritional intake for VLBW small-for-gestation neonates improves long-term outcome. J Pediatr. 2003;142(5):459-61.

17. Latal-Hajnal B, von Siebenthal K, Kovari H, Bucher HU, Largo RH. Postnatal growth in VLBW infants: significant association with neurodevelopmental outcome. J Pediatr. 2003;143(2):163-70.

18. Shan HM, Cai W, Cao Y, Fang BH. Extrauterine growth retardation in premature infants in Shangai: a multicenter retrospective review. Eur J Pediatr. 2009;168(9): 1055-9.

19. Leone CR. Crescimento extrauterino restrito: fatores e prevenção. PRORN. Ciclo 8, módulo 3. Porto Alegre: Artmed /Panamericana Editor; 2011.p.35-52.

20. Costa HPF, Ferreira VZ, Milano MM, Silva AC, Bahia RA, Costa JC, et al. CEUR: um desafio ao suporte nutricional do RN pré-termo de muito baixo peso. XXI Congresso Brasileiro de Perinatologia de 14 a 17 /11/2012 realizado em Curitiba.

21. Ehrenkranz RA, Dusick AM, Vohr BR, Wright LL, Wrange LA, Poole K. Growth in the neonatal intensive care unit influences neurodevelopmental and growth outcomes of extremely low birth weight infants. Pediatrics. 2006;117(4):1253-61.

22. Hay J, William W, Thureen PJ. Early postnatal administration of intravenous amino acids to preterm, extremely low birth weight infants. J Pediatr. 2006;148(3):291-4.

23. Martin CR, Brown YF, Ehrenkranz RA, O'Shea M, Alfred EN, Belfort MB, et al. Nutritional practices and growth velocity in the first month of life in extremely premature infants. Pediatrics. 2009; 124(2):649-57.

24. Patel Al, Engstron JL, Meier PP, Jegier BJ, Kimura RE. Calculating postnatal growth velocity in very low birth weight (VLBW) premature infants. J Perinatol. 2009;29(9):618-22.

25. Poindexter BB, Langer JC, Dusick AM. Early provision of parenteral amino acids in extremely low birth weight infants: relation to growth and neurodevelopmental outcome. J Pediatr. 2006;148(3): 300-5.

26. Uthaya S, Thomas EL, Hamilton G, Dore´CJ, Bell J, Modi N. Altered adiposity after extremely preterm birth. Pediatr Res. 2005;57(2): 211-5.

27. Singhal A, Fewtrell M, Cole TJ, Lucas A. Low nutrient intake and early growth for later insulin resistance in adolescents born preterm. Lancet. 2003;361(9363):1089-97.

28. Singhal A, Cole TJ, Fewtrell M, Deanfield J, Lucas A. Is slower early growth beneficial for long-term cardiovascular health? Circulation. 2004;109(9):1108-13.

29. Ong KK, Dunger DB. Perinatal growth failure: the road to obesity, insulin resistance and cardiovascular disease in adults. Best Practice Res Clin Endocrinol Metab. 2002;16(2):191-207.

30. Foxcroft GR, Dixon WT, Novak S, Putman CT, Town SC, Vinsky MDA. The biological basis for prenatal programming of postnatal performance in pigs. J Anim Sci. 2006;84(Suppl.13):E105.

31. Hall WG. Weaning and growth of artificially-reared rats. Science. 1975;190(4221):1313-5.

32. Patel MS, Srinivasan M. Metabolic programming: causes and consequences. J Biol Chem. 2002;277(3):1629-32.

33. Yeung M. Postnatal growth, neurodevelopment and altered adiposity after preterm birthefrom a clinical nutrition perspective. Acta Paediatr. 2006;95(8):909-17.

Hipertensão e Gravidez

Umberto Gazi Lippi

Considera-se hipertensa a grávida com pressão arterial de 140 × 90mmHg ou mais, persistente, excluídos outros critérios tensionais usados no passado e cujos valores estavam abaixo desses[1].

A hipertensão arterial (PA) é, especialmente em nosso meio, a complicação grave mais frequente da gravidez. Além disso, é uma das três principais causas de morte materna em todo o mundo. Duley[2] relata que a eclâmpsia responde pela morte anual de 50.000 mulheres e outros estudiosos citam que 16% das mortes maternas nos Estados Unidos entre 1991 e 1997 ocorreram pelo mesmo motivo[3]. É responsável ainda por originar um considerável montante de mortes perinatais ou de complicações nesse período, devendo-se ressaltar o descolamento prematuro de placenta, a restrição do crescimento intrauterino, a prematuridade e a anoxia perinatal.

CLASSIFICAÇÃO

Leveno et al.[4] e Cunningham et al.[5], baseados na publicação do grupo de trabalho acima citado, apresentam a seguinte classificação dos transtornos hipertensivos que podem complicar a gravidez:

■ **Hipertensão associada à gestação (hipertensão gestacional)**

- PA > 140 × 90mmHg em mulheres normotensas previamente à gravidez, depois de 20 semanas de idade gestacional.
- Sem proteinúria.
  - Retorno da PA ao normal < 12 semanas após o parto.
  - Diagnóstico final feito tão somente após o parto.

– Alguns denominam este quadro como *hipertensão transitória*.

Cerca de metade dessas mulheres pode apresentar sinais de pré-eclâmpsia como cefaleia, desconforto epigástrico ou plaquetopenia.

■ Pré-eclâmpsia (PE)

Critério mínimo.

- PA ≥ 140 × 90mmHg após 20 semanas de gestação.
- Proteinúria ≥ 300mg/24 horas ou + em teste de fita. Para Sibai[6], a proteinúria não pode ser o único marcador de pré-eclâmpsia, podendo mesmo faltar. Por isso, outros elementos devem ser considerados:
  - Trombocitopenia (< 100.000/mm³).
  - Creatinina > 1,1mg/dL ou o dobro dos valores basais.
  - Transaminases em dosagens duas vezes maiores do que as normais.
  - Sintomas cerebrais: cefaleia, perturbação visual.
  - Edema agudo de pulmão.

Sinais de gravidade da pré-eclâmpsia (Sibai[6], modificado):

- PA ≥ 160 × 110mmHg, em duas tomadas com intervalo de 6 horas e a paciente acamada.
- Proteinúria ≥ 2g/24 horas ou ++ em teste de fita.
- Oligúria menor que 500mL/24 horas.
- Creatinina sérica > 1,22mg/dL, caso não seja previamente elevada.
- Plaquetas < 100.000/mm³.
- Hemólise microangiopática (DHL elevada).
- ALT/AST elevadas.
- Cefaleia persistente ou outro distúrbio cerebral ou visual.
- Dor epigástrica persistente.
- Edema agudo de pulmão.
- Restrição do crescimento fetal.

■ Eclâmpsia

Convulsões que não podem ser atribuídas a outra causa na mulher com pré-eclâmpsia.

■ Pré-eclâmpsia superajuntada (à hipertensão arterial crônica)

- Início de proteinúria ≥ 300mg/24 horas em mulheres hipertensas, mas sem proteinúria antes de 20 semanas de gravidez.
- Aumento súbito na proteinúria ou na pressão arterial ou contagem de plaquetas < 100.000/mm³ em mulheres com hipertensão e proteinúria antes de 20 semanas de gravidez.

■ Hipertensão arterial crônica

- PA > 140 × 90mmHg antes da gestação ou diagnosticada antes de 20 semanas

ou

- Hipertensão diagnosticada após 20 semanas de gravidez e persistente após 12 semanas do parto.

O que mais chama a atenção nessa classificação é a não valorização do edema entre os critérios para o diagnóstico da pré-eclâmpsia.

INCIDÊNCIA

Os quadros hipertensivos estiveram presentes em 37,1% de todas as pacientes (8.277) internadas entre 1º de novembro de 1980 e 31 de dezembro de 1982 na Maternidade Escola de Vila Nova Cachoeirinha, São Paulo[7]. No Hospital do Servidor Público Estadual "Francisco Morato de Oliveira", também em São Paulo, o percentual de distúrbios hipertensivos entre todas as complicações de pacientes internadas entre 1º de junho de 1986 e 31 de maio de 1987 foi de 27,9%[8]. Estatísticas americanas mostram que a pré-eclâmpsia complica de 5 a 7% de todas as gravidezes nos Estados Unidos, aumentando para 15% entre pacientes de condição socioeconômica baixa[9]. Sibai[6] informa que as doenças hipertensivas complicam 10 a 12% das gestações.

FATORES DE RISCO

São fatores de risco para a instalação das doenças hipertensivas ligadas à existência de gravidez:

- Primeira gestação, especialmente em adolescentes com idade inferior a 16 anos ou em pacientes com mais de 35 anos.
- Gemelaridade.
- Diabetes.
- Hipertensão arterial preexistente.
- Nefropatias.
- Doença trofoblástica gestacional (condição na qual a doença pode-se instalar antes da 20ª semana).

ETIOLOGIA

Embora sejam muitas as teorias sobre a etiologia da moléstia, ela ainda hoje é desconhecida. Indubitável é que está ligada à presença do tecido trofoblástico.

Assim importam:

- Implantação placentária com invasão trofoblástica anormal dos vasos uterinos.
- Má adaptação imunológica entre tecidos maternos, placentários e fetais.
- Má adaptação materna no que se refere às mudanças cardiovasculares e inflamatórias da gravidez.
- Fatores hereditários predisponentes.

FISIOPATOLOGIA

O fenômeno básico da doença é a **vasoconstrição arteriolar**. Essa é a responsável pelas manifestações típicas (mas, não patognomônicas) da doença em toda a economia do organismo (rins, fígado, cérebro, território deciduoplacentário, especialmente).

CLÍNICA

Conforme já foi expresso no item conceito, a doença manifesta-se por hipertensão arterial, em paciente antes normotensa, geralmente após a 20ª semana da gravidez, acompanhada ou não de proteinúria. Essa é geralmente um sinal tardio, mas o prognóstico perinatal é pior quanto maior ela for.

Embora, como já foi apontado acima, a presença do edema não faça parte dos elementos da classificação, o obstetra não pode minimizar sua detecção por meio da pesquisa direta ou do ganho abrupto de peso. Trata-se certamente de um sinal de alerta.

Clinicamente, considerar-se-á grave a doença hipertensiva quando[10].

- PA mínima for igual ou superior a 110mmHg.
- A proteinúria superar 2g/L em volume de 24 horas ou ++ ou mais em teste de fita.
- Surgirem sintomas como escotomas, ambliopia, agitação psicomotora, dor em barra hipogástrica – nesse caso, trata-se de **iminência de eclâmpsia**.
- Instalar-se a **síndrome HELLP** caraterizada por icterícia, elevação das enzimas hepáticas, plaquetopenia, anemia por hemólise microangiopática.
- Surgir dor em hipocôndrio direito fazendo suspeitar de iminência de ruptura hepática.
- Instalar-se edema agudo de pulmão.
- Houver restrição do crescimento intrauterino.

Quando ao quadro acima se associa convulsão e/ou coma, o diagnóstico é de **eclâmpsia**.

PROPEDÊUTICA SUBSIDIÁRIA PARA O DIAGNÓSTICO PRECOCE DA PRÉ-ECLÂMPSIA

Espinoza et al.[11] pesquisaram a possibilidade de prever a instalação precoce de pré-eclâmpsia e sua gravidade por meio da dopplervelocimetria das artérias uterinas (incisura protodiastólica) e da dosagem do fator de crescimento placentário (PLGF), realizados no segundo trimestre da gestação. Concluíram que a dopplervelocimetria anormal e PLGF de < 280pg/mL se associam a alto risco de pré-eclâmpsia precoce ou grave em uma população de baixo risco. Plasencia et al.[12] buscaram fazer a predição de pré-eclâmpsia por meio do índice de pulsatilidade (IP) das

artérias uterinas (logaritmo da relação do IP de 21 a 24 semanas e seis dias e o IP de 11 a 13 semanas e seis dias). Concluíram ser possível 90,9% de detecção. Poon et al.[13] estudaram a possibilidade de detecção de pré-eclâmpsia precoce, pré-eclâmpsia tardia e hipertensão gestacional por meio de parâmetros biofísicos e bioquímicos pesquisados entre 11 e 13 semanas e seis dias. Concluíram que é possível prever o desencadeamento de doença hipertensiva com esses exames feitos na gravidez inicial. Pereira[14] estudou a possibilidade de predizer o desenvolvimento de pré-eclâmpsia em um grupo de mulheres com risco clínico e epidemiológico de desenvolver a doença. Utilizou, para isso, a dopplervelocimetria das artérias uterinas. Verificou que a persistência de incisura protodiastólica bilateral nessas artérias entre 24 e 27 semanas e seis dias é um preditor da doença, principalmente se associado ao índice médio de pulsatilidade alto nessas artérias.

Embora não se conheça atualmente qualquer método realmente eficiente para prevenir a pré-eclâmpsia, o conhecimento prévio da probabilidade de instalação da afecção e de sua gravidade permite cuidados mais intensos durante a assistência pré-natal.

A propedêutica subsidiária básica das gestantes hipertensas consiste em:

- Exame de urina tipo I, cultura com contagem de colônias e antibiograma, se necessários.
- Proteinúria em urina de 24 horas.
- Dosagens de ureia, creatinina e ácido úrico.
- Hemograma com contagem de plaquetas.
- Dosagem de enzimas: ALT, AST e DHL (especialmente nos casos mais graves).
- Exame de fundo de olho.
- Eletrocardiograma (nos casos mais graves e em todos com hipertensão preexistente).
- Pesquisa de diabetes que se associa frequentemente às doenças hipertensivas.

CONDUTA[15]

A assistência pré-natal bem conduzida é de suma importância no que se refere às complicações hipertensivas da gravidez. Considerando-se, como já se referiu anteriormente, que não há verdadeira prevenção da doença específica da gravidez, é no pré-natal que reside a possibilidade de diagnóstico precoce, quando ainda o quadro é leve. Medidas tomadas de forma adequada permitem evitar o agravamento do quadro, evitando os prejuízos maternos e fetoneonatais. Quanto à hipertensão arterial preexistente, ela é passível de ser diagnosticada caso a captação da paciente se faça precocemente, ou a paciente já refira a afecção ou ela seja conhecida previamente à puerperalidade. Ocorrendo o agravamento, especialmente no terceiro trimestre de hipertensão preexistente, a suspeita de pré-eclâmpsia superajuntada impõe-se e todo o trabalho assistencial tem que se concentrar em não permitir o agravamento do quadro, o que não é uma tarefa simples.

Pré-eclâmpsia leve

Embora fosse de bom alvitre tratar toda paciente com pré-eclâmpsia em ambiente hospitalar, há uma impossibilidade prática de fazê-lo. Assim, aquelas que têm a possibilidade de seguir adequadamente as recomendações médicas e de ter acesso fácil e frequente ao sistema de saúde podem ser mantidas em domicílio. Recomendam-se:

- Dieta hipossódica (até 4g de NaCl/dia).
- Repouso em decúbito lateral, preferentemente esquerdo, por pelo menos 2 horas durante o dia, além do prolongamento do período de repouso noturno.
- Sedativos, com vistas à diminuição da ansiedade e à facilitação do repouso. Recomenda-se a levomepromazina, 5 a 10mg a cada 8 ou 12 horas.
- Acompanhamento clínico a cada 3 dias.
- Pesquisa da vitalidade fetal a partir da 28ª semana, pelo menos uma vez por semana.
- Acompanhamento do crescimento fetal pela ultrassonografia seriada.
- Internação se não houver melhora do quadro ou se ele for agravado.

A gravidez pode ser levada a termo de acordo com os testes de vitalidade fetal. Não há contraindicação ao parto vaginal e a opção pela via abdominal deve-se ater às indicações obstétricas usuais.

Pré-eclâmpsia grave

São recomendadas as mesmas medidas acima, mas o acompanhamento clinicolaboratorial da paciente e a pesquisa da vitalidade fetal devem ser feitos mais amiúde. Além disso, costuma-se entrar com medicação anti-hipertensiva:

1ª escolha – alfametildopa: 0,75 a 2g/24 horas fracionada em tomadas a cada 8 horas.
2ª escolha – hidralazina: 50 a 200mg/24 horas com o mesmo fracionamento.
3ª escolha – bloqueadores de canal de cálcio (nifedipina ou preferentemente anlodipina: 5 a 10mg por via oral/dia, inicialmente).

É usual iniciar-se apenas com uma droga, mas poderá haver necessidade de associar mais uma ou mesmo duas. Os diuréticos são contraindicados, bem como os inibidores da ECA e os antagonistas dos receptores da angiotensina (ARAs). Também o uso de betabloqueadores é muito discutível, dados os inconvenientes que a ausência de atividade simpaticomimética intrínseca pode causar ao feto.

É frequente a necessidade de antecipar o parto. Embora possa ser por via vaginal, cresce muito a indicação de cesárea nesses casos. O tratamento conservador é de alto risco para descolamento prematuro de placenta ou óbito fetal e de complicações maternas.

Iminência de eclâmpsia

Trata-se de uma emergência hipertensiva e como tal deve ser conduzida. Se possível, acompanhar a paciente em uma unidade de terapia semi-intensiva.

Recomendam-se:

- Instalação de venóclise.
- Sondagem vesical.
- Manutenção em cama-berço.
- Oxigenação.
- Monitorização instrumental dos parâmetros clínicos maternos.
- Monitorização intensiva dos parâmetros laboratoriais maternos.
- Medicação por via intravenosa:
  - Preventivo de convulsões:
    Sulfato de magnésio hepta-hidratado a 50%. Deve ser feita uma dose de ataque de 4g por via intravenosa em até 1g/min, mais 10g por via intramuscular, sendo 5g em cada região glútea, injetadas profundamente. A dose de manutenção pode ser administrada por via intramuscular, 5g a cada 4 horas, por pelo menos 24 horas. Essa pode ser administrada por via intravenosa sob a forma de infusão contínua com bomba.
    Há outras formas também úteis para a administração do sulfato de magnésio.
  - Anti-hipertensivos:
    Hidralazina: 5mg por via intravenosa, controlando a PA a cada 5 minutos. Se não houver efeito satisfatório, administrar mais 10mg após 20 minutos. A dose total não deverá ultrapassar 20mg.
    Diazóxido: 30 mg por via intramuscular. Controle da PA. Se não surtir o efeito desejado, administrar 60mg após 20 minutos. A dose máxima é de 300mg. Ao se chegar a esse máximo, é comum o uso de algum diurético porque a droga favorece a retenção hídrica.
    Nifedipina: 10mg por via sublingual.

A vitalidade fetal deve ser pesquisada e a interrupção da gravidez colocada em pauta. Muitas vezes, essa é a melhor terapêutica.

Eclâmpsia

O tratamento é semelhante ao do quadro anterior. É muito prudente cuidar dessas pacientes em unidade de terapia intensiva. Deve-se instalar a cânula de Guedel, a fim de evitar mordeduras e para outros procedimentos. A aspiração de secreções deve ser cuidadosa. Estabelecido o controle inicial da paciente, convém interromper a gravidez, independentemente da idade gestacional.

Hipertensão arterial crônica

O tratamento é semelhante ao das pacientes não grávidas. Fundamenta-se em dieta hipossódica, sedação, repouso relativo e anti-hipertensivos já citados, evitando-se os diuréticos. Algumas vezes, essas pacientes apresentam-se com quadro de emergência hipertensiva e devem receber os mesmos cuidados daquelas com iminência de eclâmpsia.

REFERÊNCIAS

1. Report of the National High Blood Pressure Education Program Working Group on High Blood Pressure Pregnancy. Am J Obstet Gynecol. 2000;183(1):S1-22.
2. Duley L. Maternal mortality associated with hypertensive disorders of pregnancy in Africa, Asia, Latin America and the Caribbean. Br J Obstet Gynecol. 1992;99(7):547-53.
3. Berg CJ, Chang J, Callaghan WM, Whitehead SJ. Pregnancy-related mortality in the United States, 1991-1997. Obstet Gynecol. 2003;101(2):289-94.
4. Leveno KJ, Cunningham FG, Gant NF, Alexander JM, Bloom SL, Casey BM, et al. (eds). Manual de Obstetrícia de Williams. Porto Alegre: Artmed; 2005.
5. Cunningham FG, Leveno KJ, Bloom SL, Spong CY, Dashe JS, Hoffman BL, et al. (eds). Williams Obstetrics. 24th ed. New York: McGraw-Hill; 2014.
6. Sibai BM. Hypertension. In: Gabbe SG, Niebyl JR, Simpson JL, Landon MB, Galan HL, Jauniaux ERM, et al. Obstetrics: Normal and problem pregnancies. Philadelphia: Elsevier; 2012.p.779-824.
7. Andrade AS, Segre CAM, Lippi UG, Regen JB, Ortiz ER, Nascimento RC. Diagnóstico de situação perinatal. São Paulo: SHS, Maternidade Escola de Vila Nova Cachoeirinha; 1984.
8. Lippi UG, Shiguematsu K, Casanova LD, Garcia SA, Grabert H. Diagnóstico de situação perinatal no Hospital do Servidor Público Estadual "FranciscoMorato de Oliveira". São Paulo: IAMSPE; 1990.
9. Knuppel RA, Drukker JE. Alto risco em obstetrícia: um enfoque multidisciplinar. 2ª ed. Porto Alegre: Artes Médicas; 1996.
10. Cunningham FG, Leveno KJ, Bloom SL, Hauth JC, Gilstrap III L, Wenstrom KD. Williams Obstetrícia. 22nd ed. New York: McGraw-Hill; 2005.
11. Espinoza J, Romero R, Nien JK, Gomez R, Kusanovic JP, Gonçalves LF, et al. Identification of patients at risk for early onset and/or severe preeclampsia with the use of uterine artery Doppler velocimetry and placental growth fator. Am J Obstet Gynecol. 2007;196(4):326.e1-13.
12. Plasencia W, Maiz N, Poon L, Yu C, Nocolaides KN. Uterine artery Doppler at 11 + 0 to 13 + 6 weeks and 21 + 0 to 234 + 6 semanas in the prediction of pre-eclampsia. Ultrasound Obstet Gynecol. 2008; 32(2):138-46.
13. Poon LCY, Akolekar R, Lachmann R, Beta J, Nicolaides KH. Hypertensive disorders in pregnancy: screening by biophysical and biochemical markers at 11-13 weeks. Ultrasound Obstet Gynecol. 2010;35(6):662-70.
14. Pereira L. Avaliação do Doppler das artérias uterinas como método de predição da pré-eclâmpsia em pacientes portadoras de fatores de risco para este evento [tese]. Faculdade de Medicina Universidade Federal de Minas Gerais. Minas Gerais; 2013.
15. Lippi UG. Manual de condutas em Obstetrícia. São Paulo: IMESP; 1996.

Restrição do Crescimento Fetal

Silvio Martinelli
Roberto Eduardo Bittar
Rossana Pulcineli Vieira Francisco
Marcelo Zugaib

A restrição do crescimento fetal (RCF) é uma intercorrência obstétrica em que o feto não consegue atingir seu potencial genético de crescimento. Afeta cerca de 3-10% das gestações e está associada a risco elevado de mau resultado perinatal. Cerca de 43% de todos os óbitos fetais ocorrem em produtos da concepção que apresentam RCF[1]. O risco é ainda mais elevado quando esses casos não são identificados durante o pré-natal, com mortalidade de 19,8/1.000 nascimentos, comparada a 9,7/1.000 nascimentos quando a RCF foi detectada[2]. A morbidade perinatal é cerca de cinco vezes maior para os recém-nascidos afetados pela RCF, com maiores taxas de hipoglicemia, hipocalcemia, policitemia, hemorragia pulmonar, hipotermia, aspiração meconial e prejuízo no desenvolvimento psicomotor. A hipóxia intraparto pode ocorrer em até 50% dos casos. Há evidências que apontam também relação entre RCF e síndrome metabólica do adulto. Barker et al. evidenciaram, em estudo longitudinal, que envolveu 13.517 homens e mulheres nascidos entre 1924 e 1944 no Hospital Universitário de Helsinque, relação entre baixo peso ao nascimento acompanhado de ganho ponderal acelerado na infância e risco aumentado de doença coronariana, diabetes tipo 2 e hipertensão[3].

Define-se RCF quando o peso fetal estimado pela ultrassonografia obstétrica é menor que o percentil 10 para a idade gestacional[4]. Este limite (percentil 10) é também o adotado na Clínica Obstétrica do Hospital das Clínicas da Faculdade de Medicina da Universidade de São Paulo (HC-FMUSP)[5], sendo utilizada atualmente a curva de Alexander et al.[6] (Fig. 3.83). Outros pontos de corte foram descritos, como os percentis 5 e 3 ou a avaliação da velocidade de crescimento. Há aumento progressivo da mortalidade e morbidade perinatal à medida que diminui o percentil de peso ao nascer, especialmente abaixo do 5. Os casos com percentil abaixo do 3 foram os de pior evolução (Fig. 3.84)[7]. Curvas individualizadas de crescimento fetal também foram propostas, baseadas em parâmetros fisiológicos maternos e fetais, como estatura e peso inicial materno, paridade, grupo étnico e sexo fetal[8].

Essa definição, no entanto, não permite diferenciar os recém-nascidos pequenos constitucionais (PqC), por influência genética, daqueles com déficit de crescimento motivado por um processo patológico. Cerca de 50-70% dos casos de fetos com peso abaixo do percentil 10 são compatíveis com a estatura e a etnia dos pais, não conferindo maior risco perinatal.

ETIOLOGIA

Podem-se observar fatores de risco fetais, maternos ou placentárias em 60% dos casos, sendo a etiologia desconhecida nos demais. Causas fetais incluem cromosso-

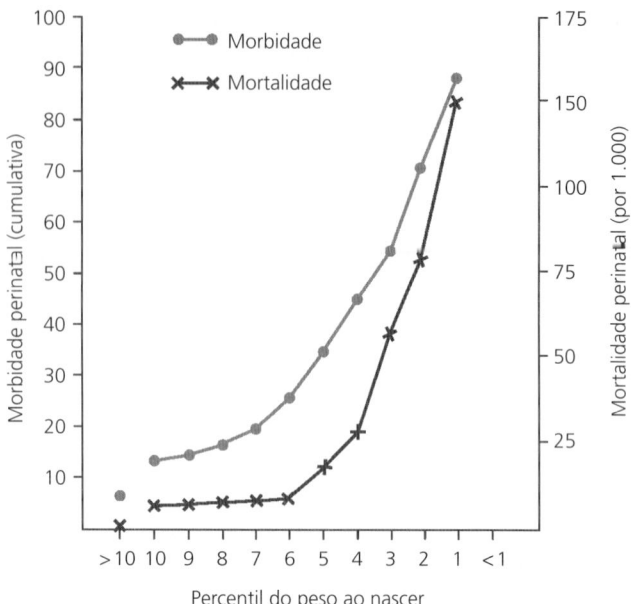

Figura 3.84 – Relação entre o percentil do peso de recém-nascidos pequenos para a idade gestacional e a morbidade e a mortalidade perinatais[7].

mopatias (trissomia dos cromossomos 21, 18 e 13), síndromes genéticas e malformações fetais. Entre as causas maternas, estão síndrome hipertensiva, infecções congênitas (rubéola, citomegalovírus, herpes, toxoplasmose), diabetes com comprometimento vascular, colagenoses, nefropatias, doenças inflamatórias intestinais e trombofilias. A RCF também pode ser consequente ao consumo de álcool, cigarros e drogas. Os fatores placentários incluem anormalidades na placenta como placenta prévia, corangiomas, inserção velamentosa de funículo e artéria umbilical única (Quadro 3.45)[9].

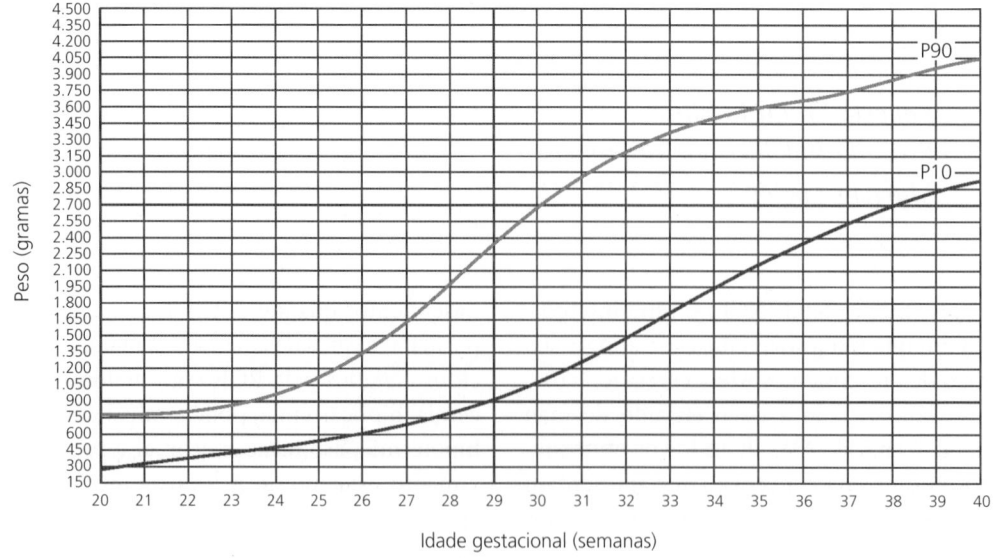

Figura 3.83 – Peso ao nascer em função da idade gestacional[6].

Quadro 3.45 – Fatores de risco para restrição do crescimento fetal[9].

Fator de risco	Risco
Antecedente de RCF	Risco de recorrência de 20% (persistência dos fatores de risco)
Tabagismo	Redução em média de 458g em fumantes de mais de 20 cigarros/dia
Álcool	< 1 unidade/dia, OR = 1,1 1-2 unidades/dia, OR = 1,62 3-5 unidades/dia, OR = 1,96
Cafeína	Sem risco para peso < percentil 10
Diabetes	Incidência de 20%
Hipertensão	Risco de 8,0 a 15,5% na hipertensão arterial crônica
Nefropatia	Incidência de 23% (proteinúria presente)
Doença inflamatória intestinal	OR = 2,4 na doença de Crohn OR = 3,4 na doença celíaca não tratada Sem aumento de risco na retocolite ulcerativa inespecífica
Cardiopatia	Sem aumento de risco
Trombofilia	OR = 0,8 para o fator V de Leiden (heterozigoto) OR = 5,7 para G20210A gene protrombina OR = 5 para MTHFR (heterozigoto) OR = 10,2 para deficiência de proteína S OR = 33,9 para anticorpos anticardiolipina
Fertilização assistida	OR = 1,6 (metanálise)
Lúpus eritematoso sistêmico (LES)	Incidência de 28,5% no LES em atividade, mas 7,6% no LES sem atividade
Idade materna	OR = 1,28 para > 35 anos OR = 1,49 para > 40 anos
Peso/IMC	OR = 1,37 para IMC < 20 Sem aumento de risco para obesidade
Baixo nível socioeconômico	OR = 2,91

CLASSIFICAÇÃO

Segundo Lin e Evans, 1984, pode-se classificar a RCF em três tipos: simétrico (tipo I), assimétrico (tipo II) e intermediário. No tipo simétrico. o recém-nascido (RN) tem seu crescimento globalmente diminuído, ou seja, peso, estatura e circunferência cefálica abaixo do percentil 10. Afeta cerca de 10 a 20% dos casos, com instalação geralmente precoce (fatores genéticos e infecções congênitas), e acomete a fase de hiperplasia celular. No tipo assimétrico, a fase de crescimento prejudicada é a de hipertrofia. A circunferência abdominal será mais afetada que outras medidas, como polo cefálico e ossos longos. A insuficiência placentária, responsável por 75% dos casos de RCF, consiste na principal causa, independentemente da doença materna que a ocasionou. Quanto ao tipo intermediário, as fases de hipertrofia e hiperplasia são igualmente

afetadas. É característico do segundo trimestre (causado por drogas, álcool, fumo e desnutrição). Os ossos longos e o polo cefálico são menos acometidos, em comparação ao tipo I. Corresponde a 10% dos casos, sendo de difícil diagnóstico na prática clínica[10].

Outra classificação proposta leva em consideração a idade gestacional de aparecimento da RCF[11]. Desde a última década, a RCF tem sido classificada em duas formas: de início precoce e de início tardio. Essa definição é baseada na época de instalação, associação com pré-eclâmpsia e no resultado do Doppler da artéria umbilical. Quando o aparecimento da RCF ocorre em idade gestacional mais precoce, sua expressão fenotípica, evolução e resultado são diferentes. O padrão típico de alteração progride desde anormalidades precoces do Doppler de artéria umbilical até o sistema venoso, culminando com deterioração progressiva do perfil biofísico fetal. A velocidade de progressão das alterações dos exames de vitalidade fetal é que determinará, na maioria dos casos, o prognóstico desses recém-nascidos, em consequência da prematuridade, sua principal complicação. Além disso, na RCF de início precoce há alta associação com pré-eclâmpsia e mortalidade perinatal.

A RCF de início tardio normalmente está associada com alterações placentárias menos graves (menos de 30% de função comprometida) e a adaptação cardiovascular do feto não progride além da alteração do fluxo da circulação cerebral. A associação com pré-eclâmpsia é mínima quando comparada à forma de início precoce. Em geral, admite-se que a maior parte dos casos de RCF tardia tenha início após 32 semanas[11].

A diferenciação, nos dias atuais, dos fetos pequenos constitucionais dos restritos de início tardio consiste em grande desafio. Apesar de o Doppler da artéria umbilical ser normal em ambos os casos, nas formas tardias de RCF outros parâmetros podem estar associados a resultados perinatais adversos. Entre eles, destacam-se alterações do Doppler da artéria cerebral média (ACM), da relação cerebroplacentária (RCP), da artéria uterina e percentil de peso abaixo de 3[12-15]. Essa diferenciação deverá ter importante papel na determinação do melhor momento para a interrupção da gestação nos casos de fetos pequenos que chegam a termo.

DIAGNÓSTICO

O diagnóstico de RCF, como citado anteriormente, mostra-se importante para prevenir complicações durante a gestação, incluindo o óbito fetal e melhorar o prognóstico neonatal. Para isso, o seguimento pré-natal deve ser feito de forma adequada. Os fatores de risco, quando presentes, aumentam a probabilidade de RCF, incluindo o antecedente de RCF em gestação anterior (Quadro 3.45).

A confirmação da idade gestacional, a monitorização do ganho de peso materno e a medida da altura uterina auxiliam na identificação da RCF em gestantes de baixo risco. Para confirmar a idade gestacional, é importante avaliar a data da última menstruação e compará-la com a ultrassonografia precoce (até 12 semanas) ou dois exames concordantes até 20 semanas.

A ultrassonografia, durante o seguimento antenatal, é considerada o método mais acurado para o diagnóstico de RCF. Lembre-se, porém, que a confirmação do diagnóstico da RCF só poderá ser feita após o nascimento.

Diagnóstico clínico

O diagnóstico clínico da RCF baseia-se em avaliação do ganho ponderal materno e avaliação de altura uterina.

Ganho ponderal materno – em gestantes que apresentam ganho de peso insuficiente ou baixo peso pré-gestacional há maior risco para crescimento fetal diminuído. Na Clínica Obstétrica do HC-FMUSP utiliza-se a curva de Atalah para avaliar o ganho ponderal, que relaciona o índice de massa corporal materno com a semana de gestação, em cada consulta[16]. O gráfico é dividido em quatro faixas: baixo peso, peso adequado, sobrepeso e obesidade (ver Capítulo Propedêutica clínica).

Medida da altura uterina

A medida da altura uterina menor do que a esperada para a idade gestacional consiste no método clínico mais importante para se avaliar o crescimento fetal durante o pré-natal. É importante que tais medidas sejam seriadas, utilizando-se curvas-padrão próprias da população a ser avaliada. Mede-se a distância com fita métrica, em centímetros, da borda superior da sínfise púbica até a porção média do fundo uterino, utilizando a borda cubital da mão (Fig. 3.85).

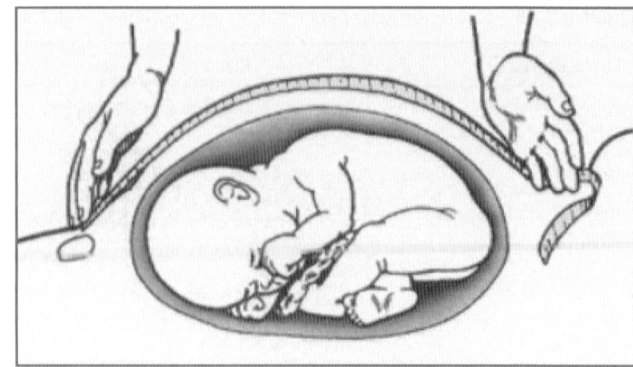

Figura 3.85 – Técnica para a medida da altura uterina.

Na Clínica Obstétrica do HC-FMUSP, utilizando-se essa técnica, foi construída uma curva de normalidade para a altura uterina com as características de sua população, como ilustrado na figura 3.86[17]. Quando a medida da altura uterina é menor do que a esperada para a idade gestacional (abaixo do percentil 10º), a paciente é considerada de risco para RCF e essa suspeita deve ser confirmada pela ultrassonografia.

Quando a medida obtida da altura uterina se encontra acima do percentil 10º, a chance de crescimento normal é superior a 90%. Por outro lado, quando a medida obtida for inferior ao percentil 10º, a probabilidade de restrição do feto é cerca de 60%[18]. Algumas situações podem comprometer a acurácia da medida de altura uterina como a obesidade materna, o polidrâmnio, a situação transversa e a gestação múltipla.

Diagnóstico ultrassonográfico

Ultrassonografia obstétrica – a ultrassonografia é mais precisa do que a medida da altura uterina e deve ser utilizada diante de fatores de risco ou exame clínico sugestivo de RCF. As medidas utilizadas para a detecção e

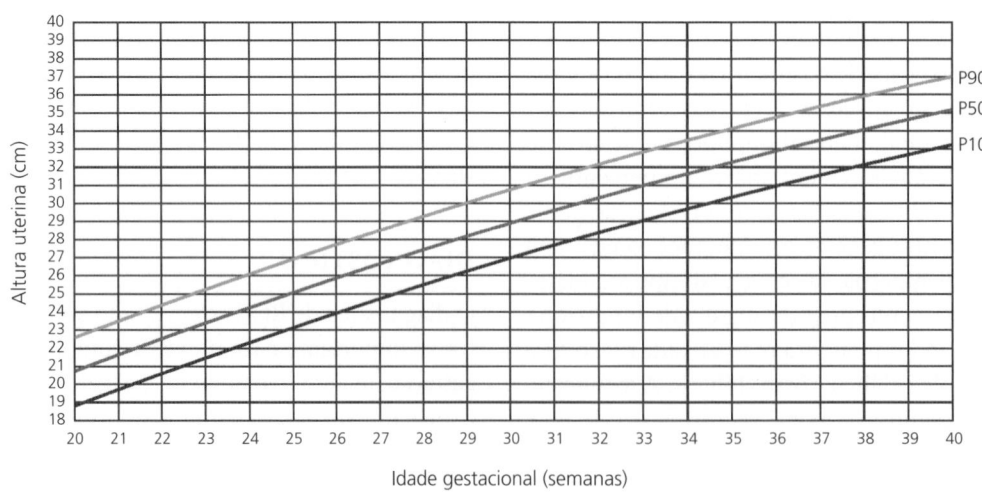

Figura 3.86 – Medidas da altura uterina em função da idade gestacional[17].

classificação da RCF são as do diâmetro biparietal (DBP), circunferência cefálica (CC), comprimento do fêmur (F) e circunferência abdominal (CA), além de relações biométricas, como a relação circunferência cefálica/circunferência abdominal (CC/CA) ou comprimento do fêmur/circunferência abdominal (F/CA).

Por utilizar vários parâmetros ultrassonográficos, a estimativa do peso fetal pela ultrassonografia é considerada o melhor método para a identificação da RCF. Após a obtenção do peso fetal estimado, deve-se avaliar sua adequação em relação à idade gestacional. Considera-se RCF quando o peso fetal se encontra abaixo do percentil 10º (Fig. 3.87)[19]. Esse método identifica corretamente 87% de fetos com déficit ponderal ao nascimento.

A circunferência abdominal (CA) é um dos marcadores mais importantes do estado nutricional do feto e geralmente é a primeira a se alterar. Isso ocorre principalmente pela redução do fígado fetal (pela diminuição do glicogênio hepático) e também pela menor quantidade de tecido adiposo abdominal. Quando se observa diminuição da CA, ainda que o peso estimado seja maior que o percentil 10º, deve-se manter rigorosa vigilância sobre o crescimento fetal, que deve ser avaliado em intervalos de 15 dias.

Uma vez que o peso fetal estimado esteja menor que o percentil 10º, pode-se avaliar o tipo de RCF. Para isso, pode-se utilizar a relação CC/CA ou F/CA. Relação CC/CA > 1,0 (após 34 semanas) ou F/CA > 23,5 (segunda metade da gestação) sugere RCF assimétrica, por estar a CA mais afetada do que os outros parâmetros.

A associação de oligoâmnio e RCF tem sido reconhecida há muito tempo. A avaliação do índice de líquido amniótico (ILA) deve ser feita como um dos parâmetros do perfil biofísico fetal nos casos suspeitos de RCF e, quando houver oligoâmnio, há risco aumentado de óbito fetal. Sua diminuição está relacionada à queda do fluxo plasmático renal e consequente oligúria fetal[20].

Dopplervelocimetria – o primeiro exame a ser solicitado após o resultado de peso inferior ao percentil 10º (ultrassonografia) é o Doppler de artéria umbilical. Valores anormais na dopplervelocimetria das artérias umbilicais indicam aumento da resistência no território placentário, ou seja, permitem diagnosticar a insuficiência placentária, assim como sua gravidade. Essa avaliação também auxilia na diferenciação do feto pequeno constitucional daquele com RCF. Um aumento na resistência da artéria umbilical é verificado quando pelo menos 30% da função placentária já se encontra comprometida.

Estudos demonstraram que o uso do Doppler umbilical pode reduzir a morbidade e mortalidade perinatais de forma significativa, assim como a indução desnecessária de partos prematuros em fetos portadores de RCF. Ghosh et al., em 2009, comparam o Doppler de artérias uterinas com o Doppler de artéria umbilical para a predição de resultados adversos em gestações suspeitas para RCF[21]. Foram avaliadas prospectivamente 353 gestantes e os resultados analisados foram as taxas de cesariana, de partos prematuros e admissão do RN em UTI neonatal. Os autores encontram correlação significativa entre o Doppler umbilical e de artérias uterinas para resultado adverso na gestação. No HC-FMUSP utiliza-se como critério de anormalidade para a artéria umbilical o índice de pulsatilidade (PI) também acima do percentil 95 para a idade gestacional[22].

Feito o diagnóstico de insuficiência placentária, é importante que se avalie a resposta fetal à hipoxemia, ou seja, se há comprometimento do território arterial e venoso fetal. A redistribuição do fluxo sanguíneo para territórios nobres (centralização), decorrente da hipoxemia, tem como consequência a vasodilatação cerebral, o que pode ser verificado pela dopplervelocimetria da artéria cerebral média (ACM). Esse exame está indicado nos casos em que a dopplervelocimetria da artéria umbilical exibir resultados anormais e servirá de alerta para se in-

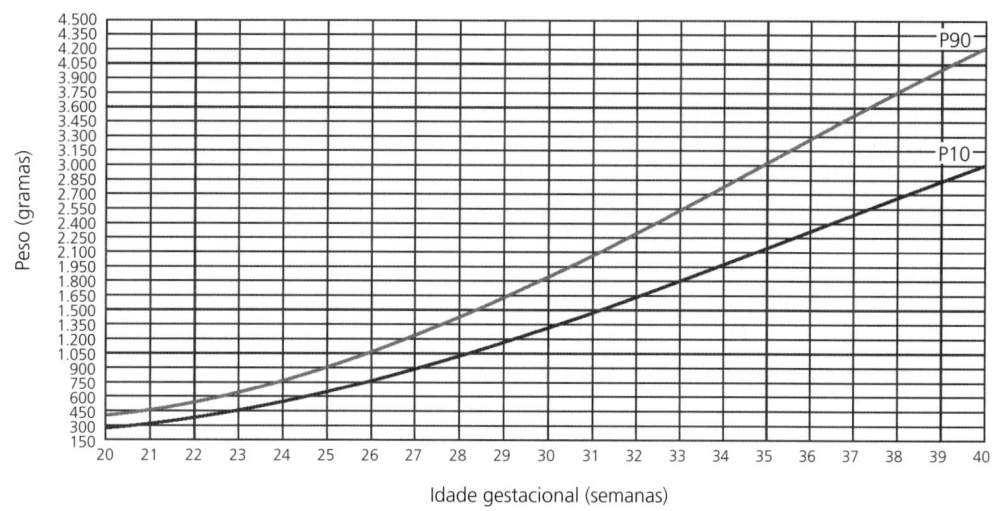

Figura 3.87 – Peso fetal estimado pela ultrassonografia em função da idade gestacional[19].

tensificar a vigilância fetal. Como critério de anormalidade para a ACM utiliza-se o PI abaixo do percentil 5º para a idade gestacional[22].

Se persistir o agravo, haverá para o lado fetal vasoconstrição periférica intensa, aumento da pressão diastólica final nos ventrículos, especialmente o direito, e diminuição do fluxo sanguíneo no território venoso durante a sístole atrial, refletindo a alteração observada no Doppler de ducto venoso. Este é um dos últimos parâmetros na dopplervelocimetria que irá se alterar e, quando anormal, há associação com acidose fetal, conforme demonstrado em estudo realizado no HC-FMUSP[23]. Para efeitos de conduta (corticoterapia e resolução da gestação), considera-se anormal o índice de pulsatilidade venosa (IPV) no ducto venoso superior a 1,0.

Alguns autores têm sugerido que mesmo com dopplervelocimetria de artérias umbilicais normal, na presença de RCF, a dopplervelocimetria de artéria cerebral média sempre deva ser realizada. Porém, não há consenso sobre o assunto. O Colégio Americano de Ginecologia e Obstetrícia (ACOG)[4] publicou seu *guideline* sobre RCF, em 2013, e abordou o papel da dopplervelocimetria e o momento da interrupção. Para os casos de RCF isolada (Doppler umbilical normal, líquido amniótico normal, ausência de fatores de risco materno e de comorbidades) não recomenda o Doppler de artéria cerebral média para seguimento dos casos por ainda não existirem evidências suficientes. Sugerem parto entre 38 e 39 6/7 semanas.

O Royal College of Obstetricians and Gynaecologists (RCOG)[24], em seu *guideline* publicado também em 2013, leva em conta o Doppler da artéria cerebral média anormal (índice de pulsatilidade < percentil 5º) como fator de risco para acidose ao nascimento e recomenda seu uso para a definição do momento do parto. Para fetos com suspeita de RCF após 32 semanas e com Doppler anormal de artéria umbilical (índice de pulsatilidade > 2 DP) ou de ACM (índice de pulsatilidade < percentil 5º), não recomenda que o parto seja programado para a idade gestacional acima de 37 semanas.

A Sociedade de Obstetrícia e Ginecologia do Canadá (SOGC)[25], em suas recomendações sobre a RCF em 2013, estabelece que se o parto não foi indicado antes de 37 semanas deve ser discutida a conduta expectante com vigilância rigorosa *versus* resolução com 37 semanas. Considera o uso do Doppler da artéria cerebral média para seguimento.

Em estudo clínico do tipo caso-controle realizado na Clínica Obstétrica do HC-FMUSP[26], foram comparados os resultados perinatais de 137 gestantes com suspeita de RCF após 37 semanas (peso estimado pela ultrassonografia < percentil 10º) e Doppler de artéria umbilical normal (PI < percentil 95º para a idade gestacional). As gestantes foram divididas em dois grupos quanto à idade gestacional de resolução: grupo I (69), entre 37 e 37 6/7 semanas, e grupo II (68), igual ou acima de 38 semanas.

Foram analisadas as seguintes variáveis entre os grupos: mortalidade neonatal, Apgar de 5º minuto, pH de artéria umbilical < 7,2, hipoglicemia, hipocalcemia, icterícia neonatal, sepse neonatal, admissão em UTI neonatal e necessidade de entubação orotraqueal. A idade gestacional média de nascimento para o grupo I foi de 37,3 semanas, e para o grupo II, de 39,1 semanas. O peso médio ao nascer diferiu de forma significativa entre os grupos (grupo I de 2.271g e grupo II de 2.526g, p < 0,05). Não houve nenhum caso de óbito fetal nos grupos selecionados. Com exceção da taxa de icterícia neonatal maior no grupo I (80% *vs.* 54%, p < 0,05), todas as outras variáveis não apresentaram diferença significativa. Concluiu-se que o parto de fetos com suspeita de RCF com Doppler umbilical normal próximo de 40 semanas não acarretou aumento de mortalidade ou morbidade para os RN e permitiu que os RN atingissem maior peso e maturidade ao nascimento.

CONDUTA ASSISTENCIAL

O acompanhamento da gestante com RCF deve ser realizado em um centro terciário em razão das complicações perinatais e da necessidade de avaliações mais complexas. Os principais objetivos quando se suspeita de RCF são: esclarecer a etiologia e definir o melhor momento para a resolução da gestação.

Quando a RCF surge precocemente (segundo trimestre) devem ser considerados os achados da ultrassonografia morfológica e da ecocardiografia fetal. Se houver alterações sugestivas de aneuploidia, deve-se propor ao casal o estudo do cariótipo fetal. As sorologias devem ser analisadas e repetidas de acordo com os resultados encontrados.

A maioria das intervenções clínicas não melhora o prognóstico perinatal. As orientações gerais para as gestantes com diagnóstico de RCF são: fazer mais repouso, não fumar e receber dieta adequada (acima de 2.500kcal). Até o momento, não há tratamento para a RCF. Já foi sugerida a administração de ácido acetilsalicílico (AAS), oxigênio inalatório, drogas beta-adrenérgicas ou heparina como tratamento, porém nenhum desses mostrou resultados satisfatórios.

Quando à ultrassonografia, se existir suspeita de RCF há necessidade de exames mais frequentes. Caso se opte pela resolução da gestação entre 26 e 34 semanas, a corticoterapia está indicada para minimizar os efeitos da prematuridade.

A partir da viabilidade (26 semanas), a conduta obstétrica inclui a realização de exames de vitalidade fetal e a monitorização do crescimento fetal, por meio de ultrassonografia seriada, a cada 14 dias. Nos casos em que se diagnostique a insuficiência placentária, a avaliação da vitalidade fetal será a principal ferramenta na indicação do momento do parto. Em 2013, quatro protocolos internacionais foram publicados abordando diferentes aspectos da RCF, incluindo qual a melhor forma de seguimento e o momento para o parto. É evidente que ainda existem muitas diferenças entre os protocolos. A conduta utilizada na Clínica Obstétrica do HC-FMUSP está exposta na figura 3.88[20].

Os exames de vitalidade fetal são uma ferramenta de grande importância, pois asseguram que a gestação poderá progredir. Devem ser utilizados o perfil biofísico fetal (PBF), incluindo a cardiotocografia e a dopplervelocimetria de artéria umbilical, artéria cerebral média e ducto venoso. Esses exames serão realizados em intervalo de 1 a 7 dias, dependendo da gravidade do quadro clínico materno e fetal. Diante de PBF de 0, 2 ou 4, deve-se realizar o parto pela alta correlação com sofrimento fetal e risco de óbito intrauterino. Se o valor do PBF for igual a 6 e a prematuridade for muito relevante, o exame deve ser repetido em intervalo de 4 a 12 horas e, caso permaneça igual ou com valor inferior, indica-se o parto. Diante de PBF igual a 8 ou 10, prossegue-se com a gestação.

Se houver resultado de DV anormal (IPV > 1,5), diástole reversa na artéria umbilical ou oligoâmnio, está indicada a interrupção imediata da gestação. Se o resultado do IPV do DV mostrar valores entre 1,0 e 1,5, realiza-se corticoterapia antenatal, com parto programado após 24 horas do início da última dose de corticoide.

Para os casos de Doppler umbilical (S/D ou PI acima do percentil 95º para a idade gestacional), mas com fluxo diastólico positivo, mantém-se a vigilância rigorosa da vitalidade fetal, com exames seriados. Se houver centralização fetal (PI da ACM abaixo do percentil 5º para a IG), a vigilância deve ser intensificada para pelo menos duas ou três vezes por semana. Se a insuficiência placentária se tornar grave (diástole zero nas artérias umbilicais), a paciente deve ser internada e os exames de vitalidade realizados diariamente, pelo risco perinatal elevado. Caso se

atinja a 34ª semana e haja alteração no Doppler umbilical, deve-se realizar amniocentese para a pesquisa de maturidade fetal. Confirmada a maturidade, também está indicada a resolução da gravidez. O encontro de insuficiência placentária grave, nessa fase, exclui a necessidade de pesquisar maturidade no feto, interrompendo-se a gestação.

Quando os exames de vitalidade fetal mantêm-se normais, o diagnóstico mais provável é de um pequeno constitucional. Há, porém, risco de lesão placentária inferior a 30%; por isso, preconiza-se que, em ambulatório, sejam avaliados o PBF e a dopplervelocimetria semanalmente. Se houver doença materna que represente risco de insuficiência placentária, opta-se pela interrupção da gravidez a partir de 37 semanas. Caso contrário, a gestação pode ser seguida até 40 semanas[20].

Nos casos de vitalidade fetal preservada e apresentação cefálica, a preferência é pela via vaginal. Nessas condições, também a indução do parto pode ser realizada se o peso estimado pela ultrassonografia estiver acima de 1.500g. Deve-se avaliar com atenção a vitalidade fetal intraparto pelo risco de sofrimento fetal agudo. Quando houver sofrimento fetal ou apresentação pélvica, indica-se a cesárea. Nos casos de RCF, o clampeamento do funículo umbilical deve ser precoce, logo após o primeiro movimento respiratório do RN, evitando-se maior transferência de glóbulos vermelhos e piora na policitemia encontrada na RCF.

CONSIDERAÇÕES FINAIS

Ainda não se dispõe de tratamento para os casos de RCF. Devem-se utilizar as ferramentas de avaliação de vitalidade fetal para determinar o melhor momento para o parto no qual se consiga equilibrar os riscos da prematuridade e da insuficiência placentária, permitindo o melhor resultado neonatal possível.

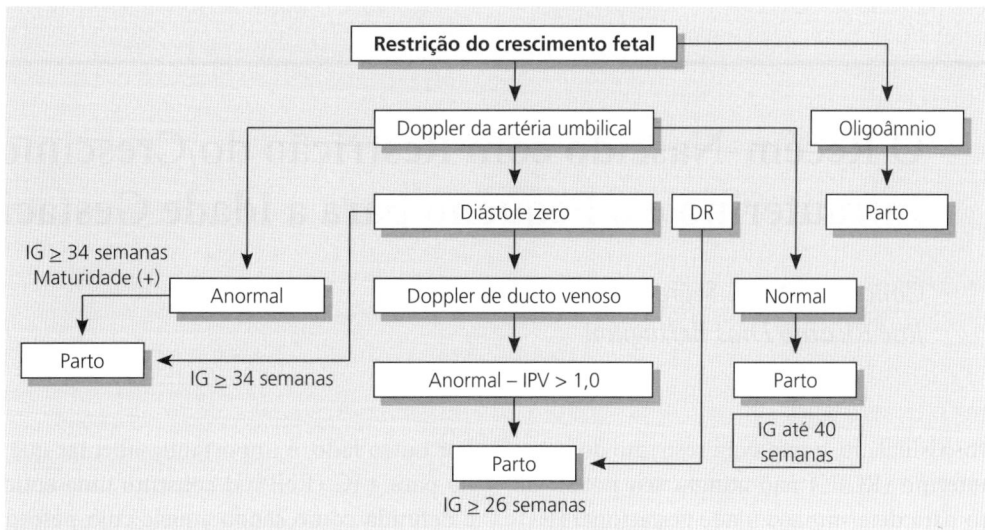

Figura 3.88 – Conduta obstétrica na restrição do crescimento fetal a partir de 26 semanas de gestação. IG = idade gestacional; DR = diástole reversa; IPV = índice de pulsatilidade para veias.

REFERÊNCIAS

1. Gardosi J, Kady SM, McGeown P, Francis A, Tonks A. Classification of stillbirth by relevant condition at death (ReCoDe): population based cohort study. BMJ. 2005;331(7525):1113-7.

2. Gardosi J, Madurasinghe V, Williams M, Malik A, Francis A. Maternal and fetal risk factors for stillbirth: population based study. BMJ. 2013;346:f108.

3. Barker DJ. Adult consequences of fetal growth restriction. Clin Obstet Gynecol. 2006;49(2).270-03.

4. American College of Obstetrics and Gynecologists. ACOG. Practice bulletin no. 134: fetal growth restriction. Obstet Gynecol. 2013;121(5):1122-33.

5. Zugaib M. Restrição do crescimento fetal. In: Bittar RE, Pereira PP, Liao AW, Fittipaldi FS. Zugaib Obstetrícia. 2nd ed. São Paulo: Editora Manole; 2012;p. 663-78.

6. Alexander GR, Himes JH, Kaufman RB, Mor J, Kogan M. A United States national reference for fetal growth. Obstet Gynecol. 1996; 87(2):163-8.

7. Manning FA. Intrauterine growth retardation. In: Fetal medicine. principles and practice. Norwalk: Appleton & Lange; 1995;p.307-93.

8. Gardosi J, Chang A, Kalyan B, Sahota D, Symonds EM. Customised antenatal growth charts. Lancet. 1992;339(8788):283-7.

9. Breeze AC, Lees CC. Prediction and perinatal outcomes of fetal growth restriction. Semin Fetal Neonatal Med. 2007;12(5):383-97.

10. Lin CC, Evans M.I. Intrauterine growth retardation: pathophysiology and clinical management. In: Intrauterine growth retardation. New York: McGraw-Hill; 1984.

11. Savchev S, Figueras F, Sanz-Cortes M, Cruz-Lemini M, Triunfo S, Botet F, et al. Evaluation of an optimal gestational age cut-off for the definition of early-and late-onset fetal growth restriction. Fetal Diagn Ther. 2014;36(2):99-105.

12. Severi FM, Bocchi C, Visentin A, Falco P, Cobellis L, Florio P, et al. Uterine and fetal cerebral Doppler predict the outcome of third-trimester small-for-gestational age fetuses with normal umbilical artery Doppler. Ultrasound Obstet Gynecol. 2002;19(3):225-8.

13. Vergani P, Roncaglia N, Andreotti C, Arreghini A, Teruzzi M, Pezzullo JC, et al. Prognostic value of uterine artery Doppler velocimetry in growth-restricted fetuses delivered near term. Am J Obstet Gynecol. 2002;187(4):932-6.

14. Eixarch E, Meler E, Iraola A, Illa M, Crispi F, Hernandez-Andrade E, et al. Neurodevelopmental outcome in 2-year-old infants who were small-for-gestational age term fetuses with cerebral blood flow redistribution. Ultrasound Obstet Gynecol. 2008;32(7):894-9.

15. Figueras F, Gratacos E. Stage-based approach to the management of fetal growth restriction. Prenat Diagn. 2014;34(7):655-9.

16. Atalah E, Castillo C, Castro R, Aldea A. [Proposal of a new standard for the nutritional assessment of pregnant women]. Rev Med Chil. 1997;125(12):1429-36. Article in Spanish.

17. Martinelli S, Bittar, R.E., Zugaib, M. Proposta de nova curva de altura uterina para gestações entre a 20a e a 42a semana. Rev Bras Ginecol Obstet. 2001;23(4):235-41.

18. Martinelli S, Bittar, R.E., Zugaib, M. Predição da restrição do crescimento fetal pela medida da altura uterina. Rev Bras Ginecol Obstet. 2004;26(5):383-9.

19. Hadlock FP, Harrist RB, Martinez-Poyer J. In utero analysis of fetal growth: a sonographic weight standard. Radiology. 1991;181(1): 129-33.

20. Zugaib M, Bittar. R.E. Restrição do crescimento fetal. In: Bittar RE, Martinelli S. Protocolos Assistenciais Clínica Obstétrica FMUSP. 4a ed. São Paulo: Editora Atheneu; 2011;p.501-10.

21. Ghosh GS, Gudmundsson S. Uterine and umbilical artery Doppler are comparable in predicting perinatal outcome of growth-restricted fetuses. BJOG. 2009;116(3):424-30.

22. Arduini D, Rizzo G. Normal values of Pulsatility Index from fetal vessels: a cross-sectional study on 1556 healthy fetuses. J Perinat Med. 1990;18(3):165-72.

23. Francisco RP, Miyadahira S, Zugaib M. Predicting pH at birth in absent or reversed end-diastolic velocity in the umbilical arteries. Obstet Gynecol. 2006;107(5):1042-8.

24. Royal College of Obstetricians and Gynaecologists. Small-for-gestational-age fetus, investigation and management (Grren-top Guideline N. 31). 2nd ed. London: Royal College of Obstetricians & Gynaecologists; 2013.

25. Lausman A, McCarthy FP, Walker M, Kingdom J. Screening, diagnosis, and management of intrauterine growth restriction. J Obstet Gynaecol Can. 2013;34(1):17-28.

26. Martinelli SB, Pereira RE, Nozaki MFG, Krebs A, Francisco RPV, Zugaib M.Perinatal outcome in small-for-gestational-age fetuses with normal umbilical artery Doppler after 37 weeks. Fetal Growth 2012; Birmingham, UK Sept 12-15; 2012.

O Recém-Nascido com Restrição do Crescimento Intrauterino e o Pequeno para a Idade Gestacional

Conceição A. M. Segre
José Ricardo Dias Bertagnon

Conforme já foi assinalado, o feto com restrição do crescimento intrauterino (RCIU) não atingiu seu potencial de crescimento para determinada idade gestacional (IG) devido a um ou mais fatores determinantes. Entre 3 e 10% de todas as gestações estão associadas à RCIU[1-2].

Por outro lado, é importante salientar que o RN pequeno para a IG (RNPIG) constitui uma entidade diferente e definida como sendo aquele cujo peso de nascimento está abaixo de um dado percentil para a IG (percentis 5º e 10º), ou menos de 2 desvios-padrão abaixo da média para sua IG (aproximadamente o percentil 3º)[3,4]. Portanto, não se deve confundir o conceito de RCIU com o de RNPIG. Esse último conceito traduz um resultado antropométrico, enquanto o primeiro se refere a uma variedade de processos que podem alterar a velocidade de crescimento. Contudo, a etiologia e as condutas diante dos RNPIG ou com RCIU se sobrepõem consideravelmente[4,5].

Usualmente, curvas de distribuição de peso por idade gestacional são utilizadas para a classificação dos RN, identificando aqueles que se situam abaixo de percentil 10 como sendo RNPIG[6,7], ou que seriam apenas aqueles abaixo do percentil 3º[4,8]. Todavia, essa distribuição pode variar, de acordo com as populações estudadas (Fig. 3.89), fato que provoca controvérsias quanto ao se recomendar a adoção de uma curva única internacional ou curvas locais para as classificações.

A restrição do crescimento fetal pode atingir aproximadamente 30% dos RNPIG. Os restantes 70% seriam simplesmente pequenos em função de fatores constitucionais, determinados pela etnia materna, paridade, seu peso e altura[9].

Admite-se que um terço dos RN de baixo peso (RNBP) são representados pelos RNPIG. Contudo, quando a frequência de peso baixo em determinado grupo populacional se eleva acima de 10%, quase que linearmente, o aumento se faz à custa do contingente de RNPIG, permanecendo razoavelmente estável o contingente de RN pré-termo. Países em desenvolvimento, com incidência de peso baixo, em torno de 15-19%, têm proporções que chegam a ser de 60-70% de PIG. A incidência de prematuridade é, portanto, menos variável, apresentando-se relativamente constante nas diversas populações, enquanto as diferenças de incidência de RNBP no mundo são devidas às variações de RN com RCIU[10].

Os RNPIG costumam ser divididos em simétricos ou assimétricos, de acordo com a proporção de seus segmentos corporais. Dessa forma, o RNPIG simétrico teria peso, comprimento e perímetros proporcionais, simulando um RN miniaturizado. Teria como causa fatores restritivos desde o início da concepção, como aberrações cromossômicas, motivos genéticos ou infecções congênitas. A maioria dos trabalhos atuais relaciona esse tipo como sendo consequente a determinações genéticas[11].

Os RNPIG assimétricos apresentam-se com peso pequeno para a estatura e para o perímetro cefálico. Esse tipo de crescimento assimétrico é determinado por fatores maternos e placentários que levam à centralização, ou seja, redistribuição do sangue privilegiando órgãos mais nobres como o cérebro e, portanto, o segmento cefálico[11]. Costuma acometer o feto mais tardiamente, manifestando-se principalmente na falta de depósito de gordura, diminuindo o perímetro braquial e peso, quando o comprimento já estava se completando, resultando em RN com aparência magra.

Esses RN podem ser classificados por meio do índice peso/comprimento (IP/C), obtido pela divisão do valor do peso em gramas pelo comprimento em centímetros. Ao se estudar uma população definida de RN, verifica-se a distribuição dos índices e calculam-se os percentis limites (10º, 5º ou 3º).Os RN com percentil abaixo de 10º seriam os desproporcionais ou assimétricos[12].

Bertagnon et al.[13], estudando 3.909 RN de janeiro de 2009 a julho de 2011 no Hospital Geral do Grajaú em São Paulo, verificaram que 90% dos PIG tinham IP/C abaixo do percentil 10º. Suas mães apresentavam maior incidência de drogadição, ausência de pré-natal e fatores de risco para infecção perinatal, em comparação às mães dos RN simétricos. Esses RN pequenos assimétricos em relação aos simétricos apresentaram maior prevalência de hipoglicemia, sepse, icterícia, síndrome do desconforto respiratório. Os RNPIG simétricos não apresentaram intercorrências significativas.

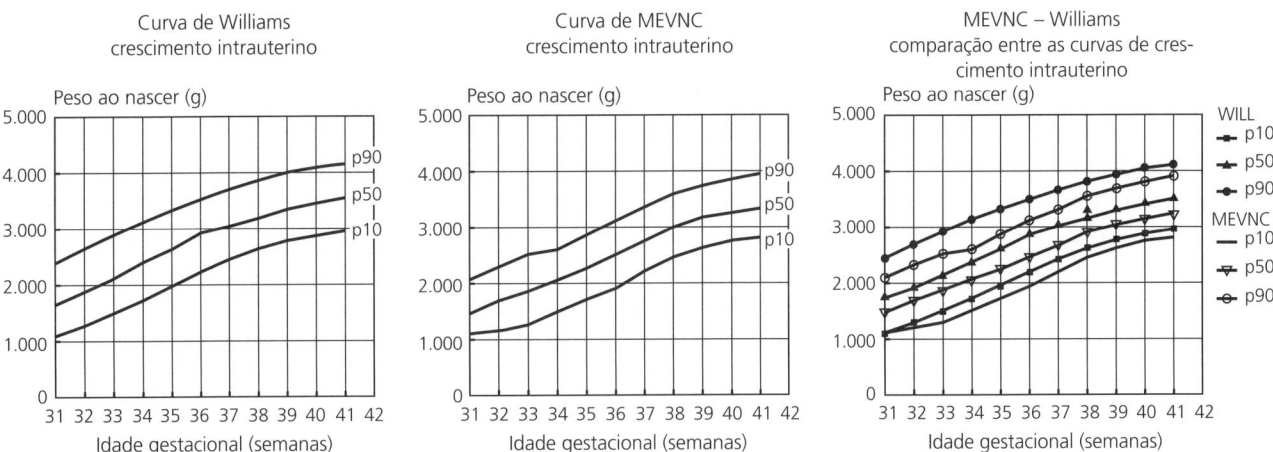

Figura 3.89 – Curvas de distribuição de peso ao nascer de acordo com a idade gestacional em populações distintas. MEVNC = Maternidade Escola Vila Nova Cachoeirinha.

Estudo de 464 RN com RCIU, dos quais 60% eram assimétricos, evidenciou que a mortalidade entre esses RN assimétricos era maior que a dos simétricos[14].

Alguns autores referem que a RCIU é elevada entre RN com peso de nascimento inferior a 1.500g[15,16]. Na RCIU existe queda do fluxo uterino e da perfusão placentária, o que leva à diminuição dos hormônios indutores do crescimento fetal, aumento do cortisol e estímulo do miométrio, resultando no trabalho de parto prematuro com RN desnutridos. Zeitlin et al.[17], estudando 4.700 RN pré-termo, concluíram que a RCIU era maior em RN com menos de 34 semanas.

Em trabalho avaliando todos os RN de muito baixo peso (RNMBP) de 2012, em um hospital da periferia de São Paulo, foram incluídos 79 RN nascidos vivos de MBP[18]. Foram classificados pela curva local de crescimento intrauterino. Desses, 7,9% esteve abaixo do percentil 3º, e 25,4%, entre o percentil 3º e 10º. Houve, portanto, 33,3% de RNPIG de muito baixo peso classificados pela curva da própria população de onde se originaram e cuja identificação assume grande relevância.

Atualmente, vem-se dando grande importância aos RN pré-termo pequenos para a idade gestacional, pois apresentam pior prognóstico entre os RNBP. Além disso, a incidência de RN pré-termo com RCIU é, pelo menos, 3 vezes maior do que a de RN a termo com RCIU[19,20]. Na Maternidade do Hospital Israelita Albert Einstein, de fevereiro de 1995 a junho de 1999, a frequência de RNPIG entre os RN a termo foi de 4,2%, enquanto entre os RN pré-termo foi de 11,4%[21].

Bertagnon et al.[22], em nosso meio, avaliaram 1.241 RNPIG, nascidos de uma população de periferia de São Paulo, quanto à morbidade relacionada ao pequeno para a idade gestacional, e encontraram associação positiva entre ser pequeno para a idade gestacional e ter doença neurológica (2,6 vezes mais), processo infeccioso (2,4 vezes mais), desconforto respiratório, exceto membrana hialina, e síndrome de aspiração de mecônio (1,8 vez mais), anoxia moderada ou grave no quinto minuto (1,6 vez mais) e anomalia congênita. Quando os pequenos para a idade gestacional foram separados em seus dois componentes, RN pré-termo PIG (RNTPIG) e RN a termo PIG (RNPTPIG), foi possível perceber que o risco relativo estava traduzindo associações das doenças com os RN pré-termo, não havendo nenhuma associação com o RN a termo, significando que o RNTPIG se comportou como o RN a termo, não pequeno para a idade gestacional, no que se refere à morbidade estudada. Quando os RNPIG eram pré-termo, apresentavam altíssima associação com as afecções citadas, além de dano neurológico, síndrome de aspiração de mecônio e anomalias congênitas. O tempo de permanência no hospital do RNTPIG foi em média de três dias, e do RNPTPIG, de mais de oito

dias. A mortalidade do RNTPIG foi similar à dos RN a termo não PIG, e a dos RNPTPIG, de 17,9 vezes maior. Provavelmente, a maioria dos RNTPIG seria pequenos por fatores outros que não uma afecção que determinasse verdadeira RCIU[22,23].

Aucott et al.[23], recentemente, assinalaram que os RN pré-termo com RCIU grave têm maior morbidade e mortalidade do que RN sem RCIU de mesma IG. Essas crianças apresentaram maior incidência de enterocolite necrosante, hiperbilirrubinemia direta e doença pulmonar crônica, provavelmente devido a lesões ocorridas intraútero, secundárias à insuficiência placentária crônica.

FATORES DE RISCO E ETIOLOGIA

Fatores maternos – RN anterior com RCIU; anomalias uterinas; idade (extremos da fase reprodutiva); etnia (maior frequência em não brancos); paridade (nulíparas ou grande multíparas); poluição ambiental; altitude elevada; baixo nível socioeconômico; hábitos maternos (consumo de álcool, fumo, cocaína); desnutrição materna; peso pré-gestacional baixo; doenças maternas (asma, diabetes, hipertensão, anemia, infecções, doenças autoimunes, colagenoses); exposição a teratógenos[4,5,24,25].

Fatores placentários e umbilicais – malformações; infartos; vasculites; inserção placentária anômala; perfusão insuficiente uteroplacentária; artéria umbilical única[4,5].

Fatores fetais – constituição; gemelaridade; malformações; cromossomopatias; infecções congênitas[4,5].

CONDUTA ANTENATAL

A identificação antenatal da ocorrência de um RN com RCIU/PIG, embora não seja fácil, é de capital importância para que essas crianças tenham minimizados os potenciais problemas que ocorrem, desde a morte intrauterina, até aqueles que se verificam após o nascimento.

Assim, as eventuais causas de RCIU devem ser pesquisadas e, se possível, tratadas. Durante o pré-natal, investigar os antecedentes maternos: se houve RN anterior com RCIU, peso pré-gestacional ou ocorrência de quadros infecciosos. Também controlar rigorosamente a altura uterina a cada consulta, identificar sangramentos, ganho de peso materno, aferição da pressão arterial para a identificação precoce de um quadro de pré-eclâmpsia e realizar exames ultrassonográficos seriados[4,5].

Monitorizar o bem-estar fetal por meio do perfil biofísico: na ultrassonografia (movimentos fetais, movimentos respiratórios fetais, tônus fetal e volume do líquido amniótico) e na cardiotocografia[4,5] (ver Capítulos Propedêutica da maturidade e vitalidade fetal e Cardiotocografia e sofrimento fetal).

Desde que haja previsão do nascimento de um RN pré-termo, é mandatório levar em conta a questão da maturidade pulmonar (investigar a maturidade fetal no líquido amniótico). No caso de ser identificada a imaturidade pulmonar fetal, acha-se indicada a administração de corticoides à mãe (ver Capítulo Doença pulmonar de membranas hialinas). A interrupção precoce da gravidez estará indicada se o risco de o feto permanecer *in utero* for maior que o risco da prematuridade[4].

CONDUTA NO PARTO

A gestante com suspeita de que haja RCIU/PIG deve ser encaminhada a um centro terciário para o parto, a fim de que seja atendida por pessoal de saúde especializado, que disponha de equipamentos adequados à atenção desse problema.

A indicação do tipo de parto (vaginal ou cesárea) vai depender da análise do fluxo sanguíneo placentário: se estiver muito comprometido, a indicação deverá ser de cesariana, pois o feto poderá não tolerar o trabalho de parto normal[4].

DIAGNÓSTICO DO RN COM RCIU/PIG

O diagnóstico do RN com RCIU/PIG é feito baseado na história materna, história obstétrica, exames pré-natais, clínico e laboratoriais (ultrassonografia, doppplervelocimetria etc.) e nas características clínicas do RN. O conhecimento da IG é fundamental[1]. Uma vez que as medidas antropométricas se acham comprometidas, a IG vai indicar não somente o grau de maturidade de diferentes órgãos, sistemas e aparelhos, como também os riscos de morbimortalidade desse RN. Muitas vezes, contudo, a obtenção da IG é difícil, então pode-se usar a relação peso-altura para quantificar a perda de peso e os respectivos riscos[26].

CARACTERÍSTICAS CLÍNICAS

A diferenciação clínica entre um RN com RCIU e um com crescimento intrauterino adequado é obtida pelo aspecto físico, desenvolvimento neurológico e avaliação laboratorial (Fig. 3.90).

Exame físico geral – deve-se avaliar, inicialmente, se há sinais que possam indicar as possíveis causas do crescimento fetal restrito, como anomalias cromossômicas, malformação ou infecção congênita, por exemplo, e se o RN é portador de RCIU simétrica ou assimétrica[1,4,5,23].

Os sinais físicos estarão presentes em função da IG dos RN. Assim, se a termo, apresentarão pregas plantares

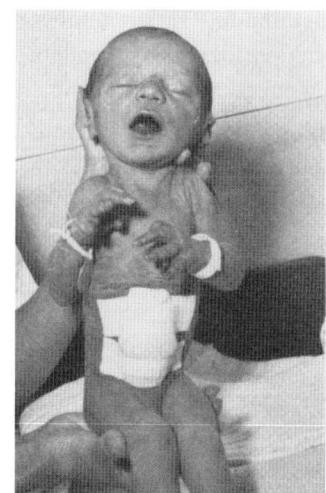

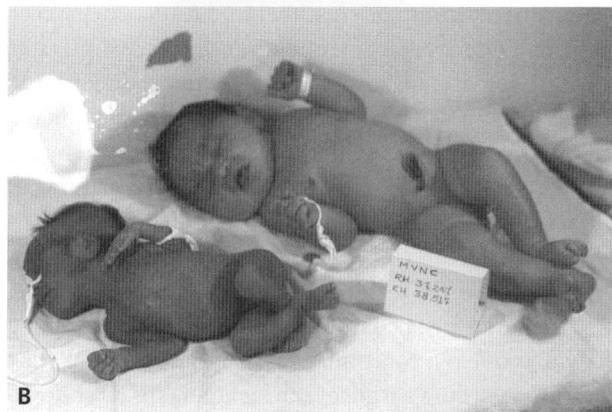

Figura 3.90 – **A**) RN com RCIU. **B**) RN com RCIU comparado a RN de mesma idade gestacional com crescimento intrauterino adequado.

bem desenvolvidas, genitália madura, testículos na bolsa escrotal apresentando rugas profundas ou grandes lábios bem desenvolvidos, de tal maneira que o clitóris e os pequenos lábios já não são salientes. Os nódulos mamários podem ser grandes ou não, dependendo do menor ou maior grau de desnutrição intrauterina. A cartilagem da orelha está bem desenvolvida com pregas completamente delineadas. Os ossos do crânio são consistentes, diferente da sensação de pequena espessura e compressibilidade dos ossos cranianos mais cartilaginosos do RN pré-termo. Muitas vezes, apresentam disjunção das suturas cranianas, porém sem aumento da pressão nas fontanelas, por hipertensão craniana. Não há lanugem. Os centros epifisários da patela podem apresentar atraso mínimo de duas semanas em seu aparecimento.

Os RN que sofreram RCIU precocemente na gestação, os com RCIU simétricos, apresentarão perímetro cefálico diminuído, bem como peso e comprimento, com índice ponderal normal. Essas crianças podem apresentar mais frequentemente cromossomopatias, malformações ou infecções congênitas adquiridas precocemente na gestação[4].

Exame físico detalhado – variam também em função da IG, contudo, uma vez identificada, poderá ser útil na avaliação e conduta em relação a esses RN[27].

- **Sinais neurológicos** – na RCIU não complicada, observam-se choro forte e flexão máxima das extremidades superiores e inferiores. O controle da cabeça é bom, a retração é máxima e estão presentes os reflexos paravertebral, de Moro, de rotação e outros. Quando o crescimento intrauterino é complicado por eventos perinatais adversos, então os reflexos, o tônus e outros parâmetros neurológicos podem não refletir adequadamente a idade gestacional, pois sofrem as consequências desses danos. Naqueles que não apresentam anomalias congênitas ou infecção, o cérebro é o último afetado pelo atraso de crescimento, daí a cabeça parecer maior em proporção ao resto do corpo. Na maioria das vezes, eles são capazes de sugar fortemente e coordenar bem a sucção com a deglutição. Possuem estabilidade dos sinais vitais, sem apneia ou bradicardia, de modo geral conservam bem a temperatura e têm maturação orgânica acelerada, traduzindo maturidade correspondente à sua IG.
- **Diminuição do tecido subcutâneo** – a insuficiência placentária, instalada tardiamente na gestação, pode induzir o feto a consumir suas próprias reservas, utilizando a gordura e o glicogênio acumulados. O abdome é escafoide, às vezes simulando hérnia diafragmática, e a diminuição da massa muscular é mais patente nas bochechas, braços, glúteos e coxas.
- **Anormalidades cutâneas e de fâneros** – a pele é apergaminhada, seca, quebradiça e, às vezes, descamativa, principalmente nas palmas das mãos e plantas dos pés. Esses RN lembram, quanto ao aspecto da pele, os pós-termo, embora, muitas vezes, sejam mesmo pré--termo. O cabelo é grosso e sedoso, diferente do RN pré-termo, em que é fino e escasso.
- **Funículo umbilical** – tem calibre diminuído, é seco e enrugado. Nos casos de sofrimento fetal crônico, é impregnado de mecônio. Não é rara a ocorrência de artéria umbilical única.
- **Fácies** – um fácies característico tem sido descrito de maneira variada, como encarquilhado, senil, preocupado, hiperalerta. Os olhos estão frequentemente abertos e olhando em volta, ou fixos, particularmente quando existe hipoglicemia.

Alterações funcionais – várias alterações funcionais podem ser encontradas na RCIU, lembrando sempre que a maturidade fisiológica dos órgãos fetais se desenvolve de acordo com a IG[1,3,5].

- Aceleração da maturação do surfactante (o que explicaria a menor fequência de doença das membranas hialinas).
- Perda mínima de peso de período neonatal.
- Atraso de ossificação dos centros epifisários.
- Policitemia.
- Volume plasmático elevado.
- Volume de líquido extracelular aumentado.
- Nitrogênio não proteico elevado.
- Distúrbios do metabolismo da glicose e do cálcio.
- Atrofia do timo.
- Anemia tardia.
- Taxa metabólica aumentada/kg.
- Capacidade termorreguladora limitada.
- IgG diminuída.
- Diminuição dos depósitos de gordura subcutânea e profunda.
- Distúrbios do metabolismo dos lipídios e proteínas.
- Comportamento da curva de peso pós-natal – esses RN apresentam capacidade gástrica aumentada para seu peso e alimentam-se vigorosamente e podem ganhar peso já a partir do dia do nascimento.

PROBLEMAS NEONATAIS

Os problemas clínicos encontrados nos RN são decorrentes das alterações funcionais da RCIU.

Asfixia neonatal e suas sequelas – na má nutrição fetal humana, o trabalho de parto normal é uma sobrecarga à placenta já hipofuncionante, podendo provocar perturbações da sua perfusão e daí resultar graus variáveis de hipóxia e acidose no RN[27].

Os RN que sofreram asfixia intrauterina não toleram os episódios de hipóxia transitória causados pelas contrações uterinas, apresentam combinação de problemas muitas vezes de difícil tratamento. Nessas condições, podem ser incapazes de iniciar a respiração e apresentar depressão grave após o nascimento, cuja recuperação não é fácil, evidenciando disfunção de múltiplos órgãos[10].

Após o nascimento, muitas vezes há cardiomegalia visível pela radiografia e o fígado está aumentado de volume por causa de insuficiência cardíaca congestiva. Os pulmões podem apresentar transtorno grave pelo efeito combinado da insuficiência cardíaca e aspiração de mecônio.

Além dos aspectos imediatos da asfixia, que são ameaças para a vida, as sequelas incluem: pneumonia por aspiração, convulsão devido ao edema cerebral, coagulopatias, oligúria, secreção inadequada de hormônio antidiurético, hipocalcemia e efeitos adversos a longo prazo sobre o desenvolvimento e o funcionamento intelectual.

Síndrome de aspiração de mecônio (SAM) e hipertensão pulmonar persistente – devido ao sofrimento fetal, podem ocorrer relaxamento do esfíncter anal com eliminação de mecônio *in utero* e posteriormente sua aspiração, levando o RN a apresentar grave desconforto respiratório[1]. É frequentemente complicada com pneumotórax, possivelmente por mecanismo de válvula, a partir do material aspirado para os brônquios, ainda na vida intrauterina, que causa retenção de ar e ruptura alveolar (ver Capítulo Síndrome da aspiração de mecônio). O pneumotórax pode ocorrer nas primeiras horas de vida e manifesta-se pelo aumento brusco de desconforto respiratório, cianose e pelo abafamento ou ausência das bulhas cardíacas e murmúrio vesicular.

A hipertensão pulmonar persistente ocorre secundariamente à hipoxia crônica e exige suporte cardiovascular e ventilação mecânica[1] (ver Capítulo Hipertensão pulmonar).

Hemorragia pulmonar – apesar de rara, pode ser observada entre as crianças com intensa restrição do crescimento e em estado de estresse. Apresenta-se como desconforto respiratório e hemorragia das vias aéreas. É frequentemente fatal (ver Capítulo Hemorragia pulmonar).

Hipertermia perinatal e instabilidade térmica – a termorregulação está alterada nas crianças com RCIU[1]. Nas situações de insuficiência placentária, há distúrbio na transferência de calor e o RNPIG pode nascer febril. A capacidade termorreguladora desses RN é mais limitada que a dos RNAIG e maior que a dos pré-termo AIG, de mesmo peso de nascimento.

Em resposta ao estresse do frio, eles podem diminuir suas perdas de calor por radiação e convecção, pela flexão das extremidades, diminuindo, assim, sua área de superfície corporal. Porém, se o estresse do frio for prolongado, os escassos depósitos de gordura podem logo conduzir à depleção da gordura marrom e à incapacidade de o RN continuar a produção de calor pela termogênese não muscular.

Por outro lado, a perda de calor está aumentada por causa da menor proteção de gordura subcutânea, permitindo maiores trocas pelo gradiente pele-ar. A vasodilatação capilar da pele e a capacidade de transpirar em resposta ao superaquecimento são proporcionais à IG e não ao peso corporal.

Policitemia e hiperviscosidade – valores de hematócrito acima de 60% podem ocorrer em 50% dos RN a termo PIG e em 17% se acha acima de 65%[27].

A hipóxia intrauterina crônica resulta em aumento de eritropoietina e a criança com RCIU pode nascer policitêmica. A policitemia extrema provoca hiperviscosidade, com fenômenos trombóticos, insuficiência cardíaca, desconforto respiratório (taquipneia, tiragem intercostal, gemência, batimento de asas do nariz, irritabilidade, tremores, hipotonia e falta de atenção).

Distúrbios metabólicos – hipoglicemia, hiperglicemia e hipocalcemia.

- **Hipoglicemia** – o RN com RCIU apresenta controle inadequado do metabolismo da glicose, podendo ter tanto hipoglicemia como hiperglicemia. Nele, existe diminuição dos depósitos de glicogênio e, principalmente quando ocorrem complicações como asfixia, infecção, síndrome de aspiração etc., a utilização da glicose excede suas reservas, resultando em hipoglicemia, muitas vezes com manifestações como apneia e/ou convulsões[10].

Outros fatores envolvidos se relacionam à neoglicogênese defeituosa secundária a disfunção hepática, adrenocortical e hiperinsulinismo relativo causada por número aumentado de células das ilhotas de Langerhans. É provável que o RN com RCIU, para manter seus níveis de glicemia compatíveis com a vida, use substâncias hiperglicemiantes, como hormônio de crescimento, adrenalina, cortisol, glucagon e talvez o hormônio da tireoide. O aparecimento da hipoglicemia é mais frequente nos primeiros 3 dias de vida, especialmente se o RN for submetido a jejum prolongado[27].

- **Hiperglicemia** – pode ocorrer logo após o parto no extremo pré-termo PIG consequente à secreção baixa de insulina, ou após infusão de glicose por via intravenosa em altas concentrações[1]. Outro aspecto a ser salientado é que em quase todos os casos de diabetes neonatal havia RCIU prévia.

- **Hipocalcemia** – pode ocorrer após asfixia[5].

Distúrbio do metabolismo dos lipídios e proteínas – os níveis plasmáticos de ácidos graxos livres são mais baixos no RNPIG do que nos que tiveram crescimento intrauterino normal; sua utilização e oxidação também estão mais baixas, o que contribui para a hipoglicemia. O RNPIG pode tolerar ingestão maior de proteínas, mas os benefícios decorrentes não estão claros ainda[27].

Anomalias congênitas – essas crianças constituem um grupo de risco para malformações congênitas que, portanto, devem ser sempre pesquisadas[27].

Nutrição – no período neonatal, os RNPIG perdem pouco peso, começando a ganhá-lo rapidamente. Porém, essas crianças são verdadeiramente hipermetabólicas e têm aumento das exigências calóricas acima daquelas do grupo dos RN pré-termo de mesmo peso[5]. Contudo, esse ímpeto de crescimento não se mantém, podendo persistir uma deficiência permanente no crescimento somático até a infância[27].

Imunidade – as funções imunológicas do RN com RCIU acham-se deprimidas, o que pode persistir até a infância. Foram demonstrados diminuição do número de linfócitos e comprometimento de suas funções, bem como níveis diminuídos de imunoglobulinas[1].

NORMAS DE ATENDIMENTO

Atendimento na sala de parto

Os primeiros cuidados deverão ser realizados por equipe com experiência em reanimação, capaz de conduzi-la adequadamente, de acordo com as normas da Academia Americana de Pediatra e Sociedade Brasileira de Pediatria (ver Capítulo Atendimento em sala de parto).

Todas as medidas deverão ser tomadas na prevenção da perda de calor (salas aquecidas, campos previamente aquecidos, colchão térmico etc.) e das consequências dos problemas associados ao sofrimento fetal, isto é, hipóxia, aspiração de mecônio e hipotensão[1].

Controle de acidose – a maioria dessas crianças apresenta acidose ao nascer[28], porém, se os pulmões ventilarem adequadamente e não houver insuficiência cardíaca, existirá metabolização do ácido láctico e, com a ventilação, a hipercapnia desaparecerá entre 2 e 4 horas. Se a acidose persistir após 4 horas de nascimento, será feita a terapêutica tampão para a acidose metabólica por via venosa com administração de glicose a 10% (60mL/kg) e bicarbonato de sódio[29]. O volume de bicarbonato de sódio deverá ser calculado pela fórmula:

$$\text{mEq bicarbonato de sódio} = BE \times P \times 0,3$$

A solução deverá ser administrada em 24 horas, em veia periférica.

Exame da placenta – o exame da placenta faz parte do atendimento em sala de parto e pode auxiliar no diagnóstico diferencial entre a restrição do crescimento intrauterino e o RN constitucionalmente pequeno. Nos primeiros, a placenta pode apresentar-se com infartos ou já mostrar sinais de infecção congênita, enquanto nos últimos apresentará morfologia normal[1].

Atendimento pós-parto

Como muitos deles são a termo ou pós-termo, podem ser localizados em alojamento conjunto. Eventualmente, dependendo do quadro, serão localizados em salas de cuidados intermediários.

Se as crianças são pré-termo, os problemas de RCIU estarão inter-relacionados com aqueles devido à imaturidade. Essas crianças serão mais bem avaliadas nas salas de cuidados intensivos e receberão atenção apropriada.

As medidas de comprimento, o perímetro cefálico e a estimativa clínica de IG servem para avaliar a gravidade da RCIU e devem ser realizadas nas primeiras horas de vida. Quando o peso, o comprimento e o perímetro cefálico estão diminuídos proporcionalmente, há maior probabilidade de que a causa da RCIU seja devida a defeitos cromossômicos, malformações congênitas ou infecção intrauterina, conforme anteriormente assinalado. Quan-

do os fatores que determinaram a RCIU atuaram tardiamente na gestação, o perímetro cefálico será relativamente poupado, haverá alguma diminuição do comprimento e o peso será mais intensamente atingido[5,30].

As malformações congênitas deverão ser investigadas com avaliação clínica e exames laboratoriais pertinentes, indicando-se também o estudo de anormalidades cromossômicas, em função do quadro clínico. Não é recomendada a pesquisa sistemática de infecção, a não ser que o quadro clínico e os exames laboratoriais assim o indiquem.

Os RN de mães hipertensas poderão apresentar leucopenia, neutropenia e trombocitopenia. A neutropenia, contudo, não está associada a desvios para formas imaturas, como o que ocorre nas infecções, necessitando que se faça o diagnóstico diferencia[15].

A monitorização da glicemia é necessária e deve ser feita sistematicamente; os níveis de glicemia serão controlados por meio do Dextrostix®, a cada 2-4 horas no primeiro dia de vida, até que se estabilizem, e a cada 8 horas a partir daí[5]. Para a prevenção da hipoglicemia, a alimentação deve ser precoce, por via oral, com colostro materno, ou glicose por via intravenosa se a aceitação por via oral for deficiente. Se houver hipoglicemia, tratar tão logo seja diagnosticada. O tratamento segue as normas indicadas para o tratamento de hipoglicemia (ver Capítulo Distúrbios metabólicos).

Os níveis séricos de cálcio devem ser controlados se o RN teve asfixia perinatal.

Alimentação do RNPIG – crianças com RCIU/PIG necessitam de mais calorias por quilo de peso do que os RNAIG. O início da alimentação deve ser precoce, a partir de 1 hora de vida, de preferência com leite materno, oferecendo-se de 110 a 165 calorias/kg/dia[3,4] (ver Capítulo Alimentação).

Administração de líquidos por via parenteral – no RNPIG enfermo, deve-se começar a administração parenteral de líquidos com 60mL/kg/dia, até se assegurar a excreção renal (ver Capítulo Fluidoterapia).

A administração de eletrólitos deverá ser precedida de dosagens séricas.

Controle de crescimento – podem-se usar curvas customisadas, com a ressalva de que esses RN, em geral, perdem pouco peso após o nascimento.

Controle de policitemia e hipovolemia – determinação do hematócrito nas primeiras horas e da pressão arterial geral para detectar a existência de hipotensão, hipovolemia e choque nas primeiras horas, como também de policitemia são necessários. A policitemia sintomática pode ser diagnosticada na presença de irritabilidade, pletora, acrocianose, hipoglicemia, dificuldade respiratória, dificuldade para alimentação e tromboses sistêmicas (ver Capítulo Policitemia e hiperviscosidade).

Se o hematócrito (Ht) for superior a 65% e o RN for sintomático, fazer a terapêutica com exsanguineotransfusão parcial com solução cristaloide isotônica. Esta é preferível ao uso do plasma, pois tem sido demonstrada a ocorrência de enterocolite necrosante quando da substituição por plasma, usando a seguinte fórmula[31-33]:

$$\text{Volume de troca (mL)} = \cfrac{\text{Volume sanguíneo total* } \times (\text{Ht observado} - \text{Ht desejado**})}{\text{Ht observado}}$$

* Volume sanguíneo do RN estimado em 90mL/kg[31]
** Ht desejado = 60%

A correção deve ser feita nas primeiras 6-8 horas de vida.

Nota: o hematócrito periférico deverá ser feito com a criança já aquecida, pois, se ela estiver hipotérmica, o hematócrito pode estar alto, caindo nos limites normais após a normalização da perda de calor inicial.

No caso de hipotensão, supõe-se hipovolemia. Fazer aumento rápido de volume sanguíneo. Pode-se empregar sangue total fresco do banco de sangue ou sangue fetal autólogo obtido de placenta (10-15mL/kg). Contudo, o uso de sangue da placenta tem sido associado à infecção bacteriana em 8,6% dos casos[33].

Controle de insuficiência respiratória (IR) pós-natal – nos RNPIG, a IR pode depender da aspiração de mecônio e/ou da insuficiência cardíaca decorrente da asfixia.

Devem ser realizados:

- Radiografia do tórax – que pode revelar opacidades irregulares difusas, com campos pulmonares bem expandidos e cardiomegalia.
- Gasometria seriada.

O tratamento da SAM segue as normas habituais preconizadas para esses casos (ver Capítulo Síndrome de aspiração de mecônio). Se ocorrer pneumotórax ou pneumomediastino, suspeitados pela piora progressiva do estado geral e aumento da pCO_2, radiografia de tórax fará o diagnóstico e estará indicada drenagem com sonda de permanência com pressão negativa, caso contrário, usar apenas aumento da concentração ambiente de O_2 até 100%. Controles radiológicos periódicos são muito importantes nesses pacientes.

Controle de convulsões – geralmente, as convulsões ocorrem devido a edema cerebral ou hemorragia intracraniana. O tratamento obedece às normas gerais para convulsões no período neonatal (ver Capítulo Convulsões).

Outros controles – a insuficiência cardíaca pode apresentar-se ao nascimento, ou pouco depois, e deve ser tratada com digoxina e furosemida, como está referido no Capítulo Insuficiência cardíaca. A suspeita de insuficiência renal deverá ser feita se ocorrerem edema ou aumento de peso e oligúria (ver Capítulo Insuficiência renal aguda).

Aqueles que recebem líquidos por via parenteral devem ser pesados a cada 12 horas e se o aumento do peso for superior a 2% ao dia, ou se aparecer edema, o volume de líquidos deverá ser diminuído e se tentará a diurese osmótica com furosemida.

Prognóstico

É de difícil avaliação pelo fato de constituírem um grupo heterogêneo[34] e também pelos efeitos superponíveis da prematuridade, da asfixia perinatal e da hipoglicemia. Parece, contudo, que sequelas graves são raras, mas é comum o comprometimento do crescimento pós-natal e do desenvolvimento, encontrando-se hiperatividade e má produção escolar nesse grupo de crianças[3,30]. A mortalidade, quando ajustada para fatores de risco materno, é mais elevada do que naqueles RN com crescimento intrauterino adequado. Nos casos de RCIU grave, pode ser de 5 a 20 vezes maior do que no RN apropriado para a IG da mesma IG[5,27]. A mortalidade fetal intrauterina ocorre, em geral, entre a 38ª e a 42ª semanas de IG[5].

Barker[35] verificou que o diabetes, a hipertensão e a doença coronariana eram mais comuns em adultos que haviam sofrido RCIU. Assim, essa é uma condição cujas consequências podem ser encontradas até mesmo na idade adulta (ver Capítulo Alteração do crescimento fetal).

O crescimento pós-natal do RN que sofreu RCIU vai depender da causa da restrição, da nutrição pós-natal e do ambiente social onde está inserido. Se a RCIU foi causada por infecções virais, anomalias cromossômicas, a criança será pequena para o resto da vida. Se, por outro lado, for um RN que sofreu RCIU tardiamente na gestação (RCIU assimétrica), poderá apresentar aceleração de crescimento até os 6 meses de idade, desde que receba cuidados adequados e esteja em ambiente ótimo[30]. A terapêutica com hormônio de crescimento tem sido utilizada e produz aceleração do crescimento sem efeitos adversos sobre o metabolismo de carboidratos[36-38].

REFERÊNCIAS

1. Desai N. Intrauterine growth retardation (small for gestational age infant). In: Gomella TL, Cunningham MD, Eyal FG, Zenk KE (eds). Neonatology. Management, procedures, on-call problems, diseases and drugs (6th edition). New York: Lange Medical Books/McGraw-Hill; 2004.p.469-75.
2. ACOG practice bulletin 'Intrauterine growth restriction'. No. 12, January 2000. Clinical management guidelines for obstetrician-gynecologists. Int J Gynecol Obstet. 2001;72(1):85-96.

3. Medruzzato G, Antsaklis A, Botet F, Chevernak FA, Figueras F, Grunebaum A, et al. Intrauterine restriction. J Perinatol Med. 2008; 36(4):277-81.

4. Smith VC. The high-risk newborn: anticipation, evaluation, management and outcome. In: Cloherty JP, Eichenwald EC, Hansen AR, Stark AR (eds). Manual of neonatal care. 7th ed. Philadelphia: Wolters Kluwer/Lippincott Williams and Wilkins; 2012.p.74-90.

5. Kliegman RM. Intrauterine growth restriction. In: Martin R, Fanaroff AA, Walsh M (eds). Fanaroff & Martin's Neonatal-perinatal medicine. 9th ed. St Louis: Elsevier; 2011.p.245-75.

6. Lin CC, Santolaya-Forgas. Current concepts of fetal growth restriction: part I. Causes, classification and pathophysiology. Obstet Gynecol. 1998;92(6):1044-55.

7. Puffer RR, Serrrano CV. Caracteristicas del bajo peso al nacer. Washington DC. Organización Panamericana de la Salud. Publicación Científica 504.p.51-7.

8. Lee PA, Chernausek SD, Hokken-Koelega ACS, Paul Czernichow P. International small for gestational age advisory board consensus development conference statement: management of short children born small for gestational age, April 24-October 1, 2001. Pediatrics. 2003;111(6 Pt 1):1253-61.

9. Lin CC, Santolaya-Forgas. Current concepts of fetal growth restriction: part II. Diagnosis and management. Obstet Gynecol. 1999; 93(1):140-6.

10. Adeniyi-Jones SC. Intrauterine growth retardation. In: Spitzer AR. Intensive care of the fetus and neonate. St. Louis: Mosby; 1996. p.137-48.

11. Roucourt S, Stancati E, Retardo de crescimento fetal. In: Guariento A, Mamede JAV. Medicina materno fetal. São Paulo: Aheneu; 2001.

12. Bertagnon JRD, Rocha MC, Kuraim GA, Guidara R, Novo NF. Association of newborn diseases with weight/length ratio and the adequacy of weight for gestational age: Einstein (São Paulo). 2011;9(3):319-25.

13. Bertagnon JRD, Graça AP, Andrade ERA. O recém-nascido pequeno para a idade gestacional. Apresentado no 35o Congresso brasileiro de Pediatria. 2011 outubro 8-12. Salvador, Bahia.

14. Zepeda-Monreal J, Rodríguez-Balderrama I, Del Carmen Ochoa-Correa E, de la O-Cavazos ME, Ambriz-López R. [Risk factors associated with intrauterine growth restriction in newborns attended in a university hospital]. Rev Med Inst Mex Seguro Soc. 2012;50(2):173-81.

15. Marsál K, Persson P, Larsen T, Lilja H, Selbing A, Sultan B. Intrauterine growth curves based on ultrasonically estimated fetal weights. Acta Paediatr. 1996;85(7):843-8.

16. Grandi C, Tapia JL, Marshall G, NEOCOSUR Collaborative Group. An assessment of the severity, proportionality and risk of mortality of very low birth weight infants with fetal growth restriction. A multicenter South American analysis. J Pediatr (Rio J). 2005;81(3):198-204.

17. Zeitlin J, Arial P, Saurel-Cubizoler H, Papiernik E. The relationship between growth restriction and preterm deliveryan empiric approach using data from an European case control study. Br J Obstet Gynecol. 2000;107:750-8.

18. Bertagnon JRD, Umeta ATS, Novo NF. Mortalidade em recém-nascido de muito baixo peso em um hospital da periferia da cidade de São Paulo. Apresentado no Congresso Acadêmico Médico (COACME) da Universidade de Santo Amaro (UNISA). 2014 julho 21-25. São Paulo.

19. Lin CC. Fetal growth retardation. In: Lin CC, Verp MS, Sabbagha RE (eds). The high risk fetus. New York: Springer-Verlag, 1993. p.360-94.

20. Ott WJ. Intrauterine growth retardation and pre term delivery. Am J Obstet Gynecol. 1993;168(6 Pt 1):1710-5.

21. Segre CAM. Informações perinatais. Relatório de atividades. Hospital Israelita Albert Einstein; 1999.

22. Bertagnon JRD, Segre CAM, Siqueira AAF. O recém-nascido pequeno para a idade gestacional: algumas características epidemiológicas. Arq Cientif. 2000;5(1):3-7.

23. Aucott SW, Donohue PK, Northington FJ. Increased morbidity in severe early intrauterine growth restriction. J Perinatol. 2004; 24(7):435-40.

24. Gray SC, Edwards SE, Schultz BD, Miranda ML. Assessing the impact of race, social factors and air pollution on birth outcomes: a population-based study. Environ Health. 2014;13(1):4.

25. Love C, David RJ, Rankin KM, Collins JW Jr. Exploring weathering: effects of lifelong economic environment and maternal age on low birth weight, small for gestational age, and preterm birth in African-American and white women. Am J Epidemiol. 2010; 172(2):127-34.

26. Bertagnon JR, Segre CAM, Dall Colletto GM. Weight-for-length relationship at birth to predict neonatal diseases. Sao Paulo Med J. 2003;121(4):149-54.

27. Anderson MS, Hay WW Jr. Intrauterine growth retriction and the small-for-gestational-age infant. In: Avery GB, Fletcher MA, MacDonald MG (eds). Neonatology. Pathophysiology and management of the newborn. 5th ed. Philadelphia: W.B. Saunders Company; 1999.p.411-44.

28. Nieto A, Matorras R, Villar J, Serra M. Neonatal morbidity associated with disproportionate intrauterine growth retardation at term. J Obstet Gynaecol. 1998;18(6):540-3.

29. Nunez JS. Abnormal blood gas. In: Gomella TL, Cunningham MD, Eyal FG, Zenk KE (eds). Neonatology. Management, procedures, on-call problems, diseases and drugs. 5th ed. New York: Lange Medical Books/McGraw-Hill; 2004.p.203-7.

30. Kligman RM, Das UG. Intrauterine growth retardation. In: Fanaroff AA, Martin RJ. Neonatal-perinatal medicine. St. Louis: Mosby; 2002.p.228-59.

31. Sarkar SL, Rosenkrantz TS. Neonatal polycythemia and hyperviscosity. Semin Fetal Neonatal Med. 2008;13(4):248-55.

32. Fasano R, Luban NLC. Blood component therapy for the neonate. In Martin R, Fanaroff AA, Walsh M (eds). Fanaroff & Martin's Neonatal-perinatal medicine. 9th ed. St Louis: Elsevier; 2011.p.1360-73.

33. Lchtman L, Wilson DB. The blood and the hematopoietic system. Polycythemia. In Martin R, Fanaroff AA, Walsh M (eds). Fanaroff & Martin's Neonatal-perinatal medicine. 9th ed. St Louis: Elsevier. 2011.p.1325-6.

34. Kramer MS, Platt R, Yang H, McNamara H, Usher R. Are all growth-restricted newborns created equal(ly)? Pediatrics. 1999;103(3):599-602.

35. Barker DJ. The fetal origins of coronary heart disease. Acta Paediatr. 1997;422 (Suppl):78-82.

36. Dahlgren J. Management of short stature in small-for-gestational-age children. Pediatr Adolesc Med. 2009;13:116-26.

37. Boguszewski MC, Lindberg A, Wollmann HA. Three Years Growth Response to Growth Hormone Treatment in Very Young Children Born Small for Gestational Age-Data from KIGS. J Clin Endocrinol Metab. 2014 Apr 23:jc20134117.

38. Schwarz HP1, Birkholz-Walerzak D, Szalecki M, Walczak M, Galesanu C, Metreveli D, et al. One-Year Data from a Long-Term Phase IV Study of Recombinant Human Growth Hormone in Short Children Born Small for Gestational Age. Biol Ther. 2014 Jan 28. [Epub ahead of print].

Anemia na Gravidez

Hudson Ferraz e Silva

A Organização Mundial da Saúde considera anemia na gravidez quando a concentração de hemoglobina no sangue da mulher gestante for menor que 11g/dL e o hematócrito for menor que 33% em qualquer idade gestacional[1]. O Centro de Controle de Doenças dos Estados Unidos da América (CDC) define anemia da grávida quando esses valores forem encontrados no primeiro e terceiro trimestres e quando a hemoglobina for menor que 10,5g/dL e o hematócrito menor que 32% no segundo trimestre[2].

A condição afeta primariamente gestantes de baixo nível socioeconômico. A prevalência é de 52% nas grávidas de países em desenvolvimento ou subdesenvolvidos e em 20% das grávidas de países industrializados. As maiores prevalências estão na Índia (88%), África (50%), América Latina (40%) e Caribe (30%)[3].

O risco de anemia aumenta com o progredir da gravidez: 8% no primeiro trimestre, 12% no segundo trimestre e 34% no terceiro trimestre, pelo critério do CDC, nos Estados Unidos[3].

ALTERAÇÕES FISIOLÓGICAS DA GRAVIDEZ

O volume plasmático aumenta progressivamente desde a 6ª até a 26ª semana (acréscimo de 40%) e permanece elevado até o parto, voltando aos valores pré-gravídicos com seis semanas de puerpério. A causa é a retenção de sódio e água, determinada pela ação do estrógeno, aldosterona, cortisol, prolactina e lactogênio placentário humano, em níveis progressivamente elevados na gestação. As vantagens decorrentes são a diminuição da viscosidade sanguínea com melhor perfusão tecidual e placentária e a relativa proteção contra a perda sanguínea aguda. A desvantagem é o aumento do débito cardíaco, que pode descompensar pacientes cardiopatas ou renais[4,5].

A massa eritrocitária aumenta a partir da 20ª semana, atingindo um zênite na 28ª, assim permanecendo até o parto, voltando ao nível pré-gravídico com seis semanas de puerpério. O acréscimo é de 20% e decorre da maior produção de eritropoietina, lactogênio placentário e prolactina[6].

O conjunto das alterações leva à hemodiluição característica da gravidez normal (Fig. 3.91).

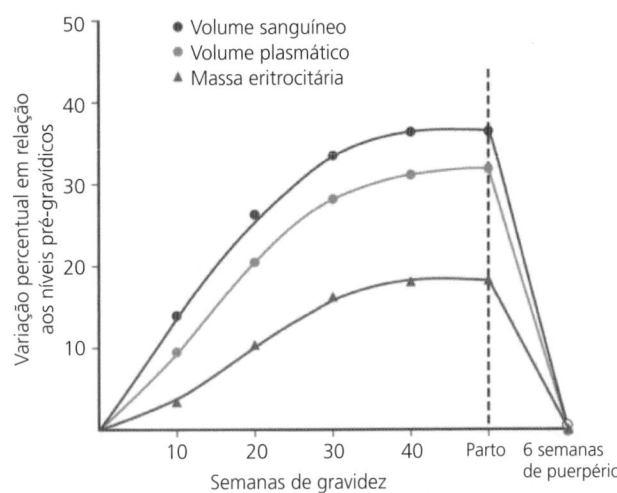

Figura 3.91 – Modificações hematológicas na gravidez normal[14].

CLASSIFICAÇÃO

Deve-se sempre lembrar que a anemia é uma síndrome cuja etiologia precisa ser esclarecida para o tratamento correto.

Uma classificação útil é a seguinte:

I – Por produção diminuída de hemácias
   1. Por distúrbio de maturação na
     a) síntese de hemoglobina
       – heme: por deficiência de ferro
       – globina: talassemia
     b) síntese de DNA
       – deficiência de ácido fólico
       – deficiência de vitamina B_{12}
     c) Causa desconhecida
       – doença crônica: neoplasia
       – déficit nutricional

II – Por aumento na destruição de hemácias
   1. Por mecanismo intrínseco
     a) anormalidade na globina: anemia falciforme
     b) anormalidade no heme: porfiria
     c) anormalidade de membrana: esferocitose
     d) anormalidade enzimática: déficit de G6PD
   2. Por mecanismo extrínseco
     a) infecção: toxinas
     a) imune: colagenose
     a) mecânico: microangiopatia, HELLP síndrome

III – Por perda de hemácias
1. Primeiro trimestre: abortamento, ectociese
2. Terceiro trimestre: placenta prévia, descolamento prematuro de placenta
3. Puerpério: hemorragia pós-parto
4. Lesão intestinal: parasitoses, hemorroidas

EFEITOS DA ANEMIA NA GRAVIDEZ

Vários estudos populacionais lidando com anemia por desnutrição em países do Terceiro Mundo mostram aumento discreto na prematuridade e de recém-nascidos de baixo peso (RNBP). Em um estudo da Tanzânia, Kidanto et al.[7] relataram que a incidência de prematuridade e de RNBP foi maior quanto mais grave a anemia[6]. O mesmo encontraram Kumar et al.[8]. Chang et al.[9] e Tran et al.[10] encontraram pior desenvolvimento mental na primeira infância em crianças nascidas de mães com anemia ferropriva. Segundo Scanlon[11], a concentração de hemoglobina maior que 3 desvios padrões da média, no segundo trimestre, aumenta a incidência de RNBP em 1,3 a 1,8 vez, o que se deve à maior viscosidade sanguínea e à pior perfusão placentária, mas não significa que a suplementação de ferro seja deletéria, pois essas pacientes apresentavam outras afecções[11].

No quadro 3.46 acham-se os valores hematológicos normais na gravidez.

Quadro 3.46 – Valores laboratoriais normais na gravidez[4].

Hemoglobina: maior que 11g/dL
Hematócrito: acima de 33%
Volume corpuscular médio (VCM): 80 a 95 micras cúbicas
Concentração de hemoglobina corpuscular média (CHCM): 32-36%
Hemoglobina corpuscular média (HCM): 26-32pg/hemácia
Reticulócitos: 1 a 2%
Coeficiente de variação do valor eritrocitário (RDW): 11,6 a 14,8%
Leucócitos 5.000 a 12.000/mm³
Plaquetas 150.000 a 400.000/mm³
Ferro sérico 60 a 100μg/dL
Ferritina 15 a 200μg/L
Saturação da transferrina: maior que 30%
Índice de segmentação dos neutrófilos: média menor que 3,6 lóbulos/neutrófilo (está alterado quando mais que 5% com 5 lóbulos ou mais que 6 lóbulos por neutrófilo)
Ácido fólico no soro: 4ng/mL

ANEMIAS MAIS FREQUENTES NA GRAVIDEZ

Por deficiência de ferro

As anemias mais comuns na gravidez e puerpério são a ferropriva e a por perda aguda de sangue[9]. Em uma gestação única, normal, a necessidade materna de ferro é cerca de 1.000mg: 300mg para a formação do feto e placenta, 500mg para o aumento da massa eritrocitária e 200mg para a descamação normal de pele, mucosa intestinal e urinária[9]. Essa quantidade excede a absorção normal possível de uma dieta adequada (3 a 4mg/dia) causando depleção do ferro de depósito e mesmo anemia quando o estoque já estiver menor que 700mg. Portanto, a suplementação de ferro é necessária a partir da 20ª semana[4]. A anemia manifesta-se por queda na taxa de hemoglobina, principalmente no terceiro trimestre, quando grande parte do ferro materno é transportado para o território fetal. O feto de mãe com ferropenia grave não apresentará anemia ao nascer, porém terá menor ferro de depósito[11].

Diagnóstico – clinicamente, observam-se mucosas pálidas e ausência de eritema palmar característico da gravidez, com pouca ou nenhuma queixa de fraqueza. Laboratorialmente, encontram-se hipocromia e microcitose com anisocitose (RDW maior que 15%). A ferritina sérica menor que 10-15μg/L confirma o diagnóstico, com ferro sérico menor que 60μg/dL e saturação da transferrina menor que 15%. Uma prova prática simples é a melhora terapêutica com o tratamento, com aumento da reticulocitose em 2 a 3 semanas. A causa da anemia ferropriva pode ser a perda crônica de sangue e na grávida a parasitose intestinal deve ser excluída ou tratada em conjunto[4].

Tratamento – por via oral podem-se utilizar os sais ferrosos, como o sulfato ferroso (drágeas de 320mg com 60mg de ferro elementar), gluconato ferroso (drágeas de 320mg com 38mg de ferro) e o fumarato ferroso (drágeas de 325mg com 107mg de ferro). O tratamento deve ser feito com duas a três drágeas por dia administradas longe das refeições (200mg de ferro por dia). A via intravenosa deve ser usada nos casos de absorção oral prejudicada, utilizando-se o sacarato férrico (ampolas de 5mL com 100mg de ferro), uma ampola diluída em soro fisiológico em administração lenta durante 15 minutos, diariamente. A resposta terapêutica com reticulocitose aumentada surge em sete a dez dias com correção da hemoglobina mais lentamente. O tratamento deve continuar por mais três meses por via oral após a correção da anemia para repor o ferro de depósito. A transfusão de hemácias é raramente indicada, com exceção nos casos de hipovolemia associada à perda aguda de sangue. O risco cirúrgico surge com hemoglobina menor que 7g/dL ou quando há instabilidade hemodinâmica[4].

Profilaxia – como no Brasil a anemia ferropriva chega a ter prevalência de 55%[4], preconiza-se o uso de uma drágea de sulfato ferroso por dia antes de refeição a partir da 20ª semana e enquanto durar a amamentação nas gestantes e puérperas normais.

Megaloblástica

Surge por alteração na síntese do DNA na medula óssea. Ocorre frequentemente por deficiência de ácido fólico. O ácido fólico é uma vitamina hidrossolúvel encontrada em vegetais verdes, fígado e no amendoim. O depósito de folato se localiza no fígado e dura seis meses. Com depleção na dieta durante três semanas, o nível de folato sérico cai abaixo de 4ng/mL. Após cinco semanas, surge a hipersegmentação dos neutrófilos e com 17 semanas cai o nível de folato na hemácia. Com 18 semanas, surge a anemia megaloblástica e se a deprivação continuar ocorrerá plaquetopenia e leucopenia[6].

A necessidade diária de folato é de 50µg fora da gravidez e nessa passa a ser de 400µg. Essa será maior com o uso de anticonvulsivantes, nas anemias hemolíticas crônicas, na gravidez múltipla e na gravidez da adolescente.

Na fólico-deprivação a contagem de reticulócitos é baixa. Com o tratamento, a reticulocitose surge já no terceiro dia, com rápida recuperação da leucopenia e da trombocitopenia e da megaloblastose. O hematócrito aumenta cerca de 1% por semana. Volsett et al.[12], em 2000, em estudo retrospectivo de 14.992 gravidezes, avaliaram o nível de homocisteína frequentemente elevado na folicodeprivação e constataram maior risco de pré-eclâmpsia (32%) e de prematuridade (38%).

Outra causa atual de anemia megaloblástica é por déficit de vitamina B_{12} pós-cirurgia bariátrica. A avaliação do metilmalonato sérico ajuda na diferenciação da causa da megaloblastose, com metilmalonato > 270nmol/L na falta de vitamina B_{12} e homocisteína > 14µmol/L[6].

A anemia perniciosa de Addison-Biermer é autoimune e tem como causa a falta de absorção de vitamina B_{12}, sendo causa de anemia megaloblástica mais rara, como também o são a ressecção ileal e a ileíte regional[6].

Preconiza-se para toda a gestante a suplementação de ácido fólico três meses antes da concepção (anticoncepcionais orais e a ingestão de etanol diminuem a absorção) e até um mês após para a profilaxia de defeitos abertos do tubo neural (4mg/dia) e posteriormente 1mg/dia para prevenção de anemia folicopriva durante a gravidez e a lactação.

Hemoglobinopatias

A hemoglobina é uma proteína tetramérica composta de dois pares de cadeias polipeptídicas ligadas ao heme. Pela sequência de aminoácidos, as cadeias são denominadas de alfa, beta, gama e delta. Na eletroforese de hemoglobina do adulto normal, encontra-se hemoglobina A1 a 95% (com duas cadeias alfa e duas cadeias beta), hemoglobina A2 a 3,6% (com duas cadeias alfa e duas cadeias delta) e a hemoglobina F a 1 a 2% (com duas cadeias alfa e duas cadeias gama). A hemoglobina F é a principal da vida fetal e é gradualmente substituída pela hemoglobina A após seis meses a um ano de vida[11].

As hemoglobinopatias surgem quando ocorre alteração estrutural da cadeia polipeptídica ou alteração na síntese da cadeia polipeptídica percentualmente. A herança é tipo mendeliana. A prevalência nos negros adultos norte-americanos é a seguinte: AS 1/12; SS 1/708; AC 1/41; CC 1/4790; SC 1/1757; S-tal 1/1672[11].

• **Hemoglobina S** – a substituição de uma molécula do ácido glutâmico pela valina na posição 6 da cadeia beta causa a formação da hemoglobina S, característica da anemia falciforme homozigótica (SS) e do traço falciforme heterozigótico (AS). Com baixa tensão de oxigênio, a hemácia SS assume a forma de foice pela polimerização da cadeia beta. Ocorre obstrução da microcirculação, resultando em isquemia dos órgãos afetados. A vida média das hemácias SS é de 5 a 10 dias, muito menor que as hemácias normais (120 dias). A falcização também ocorre por desidratação e acidose.

Um de cada 12 negros norte-americanos é portador do traço falcêmico e nele a concentração de hemoglobina A1 atinge apenas 35 a 40%. O filho de um casal AS tem 50% de probabilidade de ser AS e 25% de ser SS.

Tradicionalmente, sabe-se que o traço falcêmico não aumenta a morbidade materna ou perinatal. No entanto, é relatado aumento significativo de incidência de pré-eclâmpsia (24,7% *vs*. 10,3%) e aumento significativo de endometrite puerperal (12% *vs*. 5,1%)[13]. Quando o casal é AS, pode-se fazer biópsia de vilo corial ou amniocentese para pesquisa por reação de polimerase em cadeia (PCR) do DNA e detectar se o feto é SS.

As crises vaso-oclusivas dolorosas envolvendo múltiplos órgãos são a característica da anemia falciforme. Os locais mais acometidos são extremidades, articulações e abdome. O tratamento é hidratação, analgesia com morfina e oxigenação. Podem causar osteomielite por salmonela e infecção urinária. A falcização ocorre na medula renal pela hipóxia, resultando em necrose da papila renal e hipostenúria, piorando o quadro por desidratação. Pela hemólise crônica ocorre icterícia e, em 30% dos casos, litíase biliar. Pode ocorrer insuficiência cardíaca de alto débito pela anemia intensa com cardiomegalia e hipertrofia de ventrículo esquerdo. O prognóstico perinatal é afetado com mortalidade perinatal de 15% e abortamento espontâneo em 25% dos casos. Cerca de 30% dos RN são de baixo peso[13].

A porcentagem maior de hemoglobina F melhora o prognóstico. A hidroxiureia aumenta a porcentagem de hemoglobina F e diminui a frequência de crises vaso-oclusivas. É útil em crianças, mas na gravidez sua segurança não é certa. Vários estudos demonstram a gravidade da doença na gravidez, como mostram as tabelas 3.11 e 3.12[6]. A síndrome torácica aguda manifesta-se por

Tabela 3.11 – Complicações da anemia falciforme SS na gravidez[15].

Complicações	OR ou RP	Valor de p
Clínicas pregressas		
Miocardiopatia	3,7	< 0,001
Hipertensão pulmonar	6,3	< 0,001
Insuficiência renal	3,5-6,4	< 0,05
Clínicas gravídicas		
Trombose cerebral	4,9-7,9	< 0,05
Pneumonia	9,8-17	< 0,001
Pielonefrite	1,3-2,1	< 0,05
Trombose venosa profunda	2,5-7,8	< 0,001
Embolia pulmonar	1,7-10,3	< 0,05
Sepses	5,3-6,8	< 0,001
Obstétricas		
Pré-eclâmpsia	1,2	0,01
Eclâmpsia	2,3-3,2	< 0,05
Prematuridade	1,4	< 0,001
Restrição do crescimento fetal	2,2	< 0,001
Descolamento prematuro da placenta	1,1-1,6	< 0,05

OR = *odds ratio*; RP = razão de prevalência.

Tabela 3.12 – Prognóstico perinatal na doença falciforme[15].

Estudo	N	RCF %	OF %	Neomortos %	MPN %
Sun, 2011					
HbSS	69	45	4	7	11
HbSC	58	21	2	0	2
Sergeant, 2004-2005					
HbSS	54	42	11	1,9	12,9
HbSC	70	NR	3	1,4	4,4
Thame, 2007					
HbSS	126	33	10	1,6	11,6
Total	377	35	6,4	2,3	8,7

N = número de pacientes; RCF = restrição do crescimento fetal; OF = natimortos; MPN = mortalidade perinatal; NR = não relatado.

febre, dor pleurítica e dispneia com infiltrado radiológico neomanifesto. Pode ser causada por infecção (50% dos casos), embolia ou atelectasia pulmonar[11].

Howard et al.[14] encontraram dopplerfluxometria alterada da artéria umbilical e da artéria uterina em 88% dos casos, sem melhora com exsanguineotransfusão. O cuidado da gestante SS deve ser individualizado e meticuloso, juntamente com o hematologista. Deve ser ministrado ácido fólico 5mg por dia, por via oral, e o ferro deve ser evitado para prevenir a hemossiderose.

Os estudos favorecem a exsanguineotransfusão para manter a hemoglobina A1 entre 20 e 40% e diminuição da hemoglobina S. A transfusão sanguínea profilática aumenta o risco de infecções virais, reação transfusional e hemossiderose. Deve ser ministrada quando a crise dolorosa não responder ao tratamento habitual de oxigenação, hidratação e analgesia. Muitos clínicos atualmente acham que a exsanguineotransfusão profilática traz mais riscos que benefícios. Um estudo de Cunningham et al.[15] mostrou redução de 7 vezes da mortalidade perinatal com transfusões profiláticas, mas Koshy et al.[16], em estudo prospectivo de 72 gestações com transfusões indicadas e profiláticas, não encontraram diferença na mortalidade perinatal, havendo apenas diminuição das crises dolorosas nas exsanguineotransfusões profiláticas. O parto vaginal com anestesia peridural, oxigenoterapia e sem sobrecarga de líquidos deve ser almejado, deixando-se a cesárea para indicações obstétricas. No expulsivo, o fórcipe de alívio deve ser indicado. O resumo das recomendações encontra-se no quadro 3.47.

• **Doença da hemoglobina SC** – a hemoglobina C é outra variante da cadeia beta, com substituição do ácido glutâmico pela lisina na posição 6, mutação de guanina por adenina no códon[6]. Está presente em 2% dos negros adultos dos USA. Gestantes com doença SC costumam ter menor morbidade que na SS e a doença pode ser diagnosticada por crise dolorosa na gravidez. Enquanto a SS tem autoesplenectomia, a SC tem esplenomegalia e pode ocorrer queda abrupta do hematócrito e de plaquetas por sequestração esplênica. Na gravidez, os cuidados são semelhantes aos referidos no quadro 3.47.

Quadro 3.47 – Conduta na doença falciforme SS, SC na gravidez[12].

Primeiro trimestre
Aconselhamento genético com eletroforese de Hgb paterna
Aconselhamento nutricional
Ácido fólico com suplementação até o termo
Urocultura – tratar agressivamente bacteriúria ou pielonefrite
Hemograma
Certificar idade gestacional com ultrassonografia
Crise: tratar com O_2, hidratação e analgesia – sem resposta fazer transfusão sanguínea (papa de glóbulos lavados)

Segundo trimestre
Urocultura – tratar agressivamente bacteriúria ou pielonefrite
Hemograma
Ultrassonografia morfológica fetal
Crise: conduta semelhante ao primeiro trimestre

Terceiro trimestre
Ultrassonografia seriada para detectar restrição do crescimento fetal e oligoidramnia
Vigilância fetal com cardiotocografia e perfil biofísico fetal seriados
Hemograma
Urocultura – tratar agressivamente bacteriúria ou pielonefrite
Parto no termo com analgesia e fórcipe de alívio se possível
Crise: conduta semelhante ao primeiro trimestre

As complicações da anemia falciforme e gravidez que foram descritas por Villers et al.[17] e Boulet et al.[18] podem ser vistas na tabela 3.11. Chama a atenção o risco significativo dc complicações pulmonares, sepse, pré-eclâmpsia e eclâmpsia, além da restrição de crescimento fetal. Desde 1983, contudo, já se apresentavam resultados semelhantes[4].

Na tabela 3.12 encontram-se as porcentagens elevadas de mortalidade perinatal (11% a 12% na SS e 2% a 4% na SC)[12].

• **Hemoglobina C e C-beta-talassemia** – aproximadamente 2% dos afro-americanos são heterozigóticos para a hemoglobina C. Nessa, ocorre a substituição do ácido glutâmico pela lisina na posição 6 da cadeia beta da hemoglobina. A associação de gravidez e homozigose CC ou C-beta-talassemia costuma ser benigna[9]. A evolução perinatal da hemoglobinopatia CC e da variante C-beta-talassemia costuma ser favorável (Tabela 3.13).

Tabela 3.13 – Prognóstico perinatal na doença da hemoglobina C e na C-beta-talassemia[15].

Variáveis	Hgb CC	C-beta-talassemia
Pacientes (Nº)	15	5
Gestações (Nº)	49	23
Média de Ht	27 (21-33)	30 (28-33)
Peso RN	2.990g	2.960g
Variação do peso	1.145-4.770g	2.320-3.980g
Óbitos perinatais	1	2
RN vivos	42	20

Ht = hematócrito; RN = recém-nascido.

• **Hemoglobina E** – é a segunda variante mais frequente de hemoglobinopatia, causada por substituição da lisina pelo ácido glutâmico no códon 26. Torna a hemoglobina suscetível ao estresse oxidativo e é comum no sudeste asiático[8].

• **Talassemia** – é caracterizada pela produção alterada de uma ou mais cadeias de globina normal qualitativamente. As mais comuns são as alfa-talassemia e beta-talassemia[8].

■ *Alfa-talassemia* – codificada geneticamente por quatro genes de alfaglobina. Há relação direta no grau de alteração da síntese da cadeia alfa e a gravidade da doença. O genótipo normal é alfa, alfa/alfa, alfa codificado no cromossomo 16. Há dois grupos de determinantes de alfa-talassemia: alfa-0, em que a deleção de ambos os *loci* de um cromossomo (__ __/ alfa-alfa) e alfa+ em que há deleção de um lócus em um alelo (__ alfa/ alfa alfa) ou deleção de um lócus em cada alelo (__ alfa/__ alfa).

A alfa+-talassemia heterozigótica (__ alfa/alfa alfa ou alfa alfa/alfa__) é a do portador assintomático. A alfa+-talassemia homozigótica (__alfa/__alfa) e a alfa-0 talassemia heterozigótica (__ __/alfa alfa) constituem a alfa-talassemia *minor* com moderada anemia hipocrômica microcítica.

A alfa-0/alfa+ heterozigótica (__ __/ __ alfa) é a doença da hemoglobina H que forma tetrâmeros de betaglobina, cursando com anemia hemolítica moderada ou grave[8].

A alfa-talassemia homozigótica (__ __/__ __) forma tetrâmeros de gama (hemoglobina de Bart) com alta afinidade para oxigênio e que causa natimortalidade por hidropisia fetal especialmente no sudeste da Ásia.

■ *Beta-talassemia* – é consequência da síntese inadequada da cadeia beta com precipitação do excesso de cadeias alfa e lesão da membrana da hemácia. Há mais de 150 mutações descritas codificadoras da beta-talassemia no cromossomo 11. A forma homozigótica causa a beta-talassemia *major* (anemia de Cooley) ou a beta-talassemia intermédia. A forma heterozigótica causa a beta-talassemia *minor* que se pode encontrar na gravidez. Com a supressão da formação normal da cadeia beta, diminui a porcentagem de hemoglobina A1 (alfa-2 beta-2) e aumenta a porcentagem de hemoglobina A2 (alfa-2 delta-2) maior que 3,5% e aumenta a porcentagem de hemoglobina F (alfa-2 gama-2) acima de 2%. A anemia é leve hipocrômica microcítica com ferritina sérica normal ou aumentada. Na gravidez, há maior frequência de infecção urinária. O tratamento deve ser baseado na urocultura e antibiograma realizados mensalmente. Apenas deve ser feita suplementação de ácido fólico 5mg/dia, não havendo necessidade de ferro[11].

REFERÊNCIAS

1. World Health Organization. Iron deficiency anaemia. Assessment, prevention and control. A guide for programme managers. Geneva: WHO; 2001.
2. Centers for Disease Control and Prevention. Recommendations to prevent and control iron deficiency in the United States. MMWR. 1998;47(RR3):1-29.
3. Lee AI, Okam MM. Anemia in pregnancy. Hematol Oncol Clin North Am. 2011;25(2):241-59.
4. Ferraz e Silva H. Anemia na gravidez. In: Neme B. Patologia da gestação. São Paulo: Sarvier; 1988.p.21-6.
5. Ferraz e Silva H. Anemias. In: Zugaib M, Bittar R (eds). Protocolos Assistenciais –Clínica Obstétrica. 1ª ed. São Paulo: Atheneu; 1999.p.81-6.
6. Cunningham FG, Leveno KJ, Bloom SL, Spong CY, Dashe J. Williams obstetrics. 24ª ed. New York: McGraw-Hill; 2014.
7. Kidanto HL, Mogren I, Lindmark G, Massawe S, Nystrom L. Risks for preterm delivery and low birth weight are independently increased by severity of maternal anemia. S Afr Med J. 2009;99(2):98-102.
8. Kumar KS, Asha N, Murthy DS, Suiatha M, Manjunath V. Maternal anemia in various trimesters and its effect on newborn weight and maturity: an observational study. Int J Prev Med. 2013;4(2):193-9.
9. Chang S, Zeng L, Brouwer ID, Kok FJ, Yan H. Effect of iron deficiency anemia in pregnancy on child mental development in rural China. Pediatrics. 2013;131(3):e755-63.

10. Tran TD, Tran T, Simpson JA, Nguyen TT, Hanieh S, Dwyer T, et al. Infant motor development in rural Vietnam and intrauterine exposure to anemia, iron deficiency and common mental disorders: a prospective community-based study. BMC Pregnancy Childbirth. 2014;14:8.

11. Scanlon KS, Yip R, Schieve LA, Cogswell ME. High and low hemoglobin levels during pregnancy: differential risk for preterm birth and small for gestational age. Obstet Gynecol. 2000;96(5 Pt 1):741-8.

12. Vollset SE, Refsum H, Irgens LM, Emblem BM, Tverdal A, Gjessing HK, et al. Plasma total homocysteine, pregnancy complications, and adverse pregnancy outcomes: the Hordaland Homocysteine study. Am J Clin Nutr. 2000;71(4):962-8.

13. Samuels P. Hematological complications of pregnancy. In: Gabbe SG, Niebyl JR, Simpson JL, Landon MB, Galan HL, Jauniaux ERM, et al. Obstetrics normal and problem pregnancies. 6ª ed. Philadelphia: Elsevier Saunders; 2012.p.962-79.

14. Howard RJ, Tuck SM, Pearson TC. Blood transfusion in pregnancy complicated by sickle cell disease: effects on blood rheology and uteroplacental dopplervelocimetry. Clin Lab Haematol. 1994;16(3):253-9.

15. Cunningham FG, Pritchard JA, Mason R. Pregnancy and sickle cell hemoglobinopathies: results with and without prophylatic transfusions. Obstet Gynecol. 1983;62(4):419-24.

16. Koshy M, Burd L, Wallace D, Moawad A, Baron J. Prophylatic red cell transfusions in pregnant patients with sickle cell disease: a randomized cooperative study. N Engl J Med. 1988;319(22):1447-52.

17. Villers MS, Jamison MG, De Castro LM, James AH. Morbidity associated with sickle cell disease in pregnancy. Am J Obstet Gynecol. 2008;199(2):125.e1-5.

18. Boulet SL, Okoroh EM, Azonobi I, Grant A, Craig Hooper W. Sickle cell disease in pregnancy: maternal complications in a medicaid-enrolled population. Matern Child Health J. 2013;17(2):200-7.

Doenças Autoimunes e Gravidez

Adriana Lippi Waissman
Joelma Queiroz Andrade

LÚPUS ERITEMATOSO SISTÊMICO

O lúpus eritematoso sistêmico (LES) é uma doença autoimune, multissistêmica, com diversos níveis de gravidade. Acomete pessoas em todo o mundo. A prevalência é de 20 a 150 casos por 100.000 pessoas, sendo que a maior prevalência é relatada no Brasil[1]. É frequente acometer mulheres em idade fértil.

Com relação à gravidez, sabe-se que os resultados gestacionais melhoraram muito nos últimos 40 anos. Estima-se que as perdas gestacionais caíram de 43% em 1960 para 17% em 2000[2]. Isso se deve ao conhecimento mais profundo da doença, manejo das drogas utilizadas para o controle da enfermidade, atendimento por equipe multidisciplinar e aprimoramento da assistência neonatal. Contudo, é necessário o esclarecimento adequado quanto aos riscos maternos e fetais para as pacientes portadoras dessa doença, sendo, pois, mandatório o planejamento familiar consciente. O aconselhamento pré-concepcional é, portanto, um componente essencial para que o casal conheça os eventuais riscos e as condições e cuidados para uma gravidez saudável. Em algumas mulheres, a gestação deve ser totalmente desaconselhada. São aquelas que apresentam: hipertensão pulmonar grave (pressão de artéria pulmonar maior que 50mmHg), doença pulmonar restritiva grave, insuficiência renal (creatinina > 2,8), insuficiência cardíaca grave, história prévia de pré-eclâmpsia grave ou síndrome HELLP, nefrite lúpica em atividade, infarto agudo do miocárdio nos seis meses antecedentes à gravidez[3]. Um dos maiores problemas da gestante lúpica é o risco de exacerbação da doença que pode variar de 25 a 65% das vezes durante o período gestacional e de pós-parto. As manifestações mais frequentes são as renais e hematológicas[4].

A atividade da doença nos seis últimos meses prévios à concepção, a presença de nefrite lúpica e a descontinuidade da medicação antimalárica representam fatores de risco para o aparecimento de crises durante a gestação.

A gravidez em portadora de LES está associada a risco maior de complicações quando comparada à das mulheres sem a doença. Um estudo canadense analisou 95 gestantes portadoras da afecção, comparou-as à população normal e observou maior risco de pré-eclâmpsia e eclâmpsia: OR = 2,16 (IC95%, 1,10-4,21), prematuridade: OR = 6,17 (IC95%, 3,28-11,58), cesárea: OR = 3,47 (IC95%, 1,67-7,22), bem como maior risco de infecção puerperal[5].

Outras questões de igual importância referem-se a maior risco de perda fetal e restrição de crescimento fetal. No entanto, os índices de perda fetal diminuíram nos últimos anos, chegando a taxas de 80 a 90% de nascidos vivos[6,7]. É descrito que atividade da doença, nefrite lúpica, proteinúria, hipertensão, trombocitopenia e presença de anticorpos antifosfolipídios são fatores que contribuem para maior risco de perda do produto da concepção[3,8]. Por essas questões, o estudo da circulação uteroplacentária é necessário. Anormalidades nessa circulação associam-se a resultados adversos. O estudo da dopplerfluxometria das artérias uterinas é capaz de identificar problemas que afetam os resultados perinatais de gestantes portadoras de LES. Portanto, é preconizada a avaliação precoce dessa circulação a partir de 20 semanas de gestação[9].

Pré-eclâmpsia

A pré-eclâmpsia é uma complicação muito frequente em gestantes portadoras de LES, acometendo cerca de 13% delas[10]. Mas em mulheres portadoras de nefrite lúpica essa incidência pode chegar a 66%[11]. A diferenciação entre pré-eclâmpsia e nefrite lúpica durante a gravidez é bastante dificultosa, uma vez que em ambas as situações há aumento de proteinúria, deterioração da função renal, hipertensão e trombocitopenia. Alguns fatores podem ser utilizados para diferenciar ambas as situações, como demonstrado no quadro 3.48[3,9]:

Nefrite lúpica

Pacientes com história de comprometimento renal são as que apresentam maiores probabilidades de complicações durante a gravidez. Saavedra et al.[7] compararam gestantes portadoras de LES que apresentavam antecedente de nefrite lúpica com aquelas sem esse comemorativo. Observaram risco significativamente maior da atividade da doença renal durante o período gestacional nas que já haviam cursado com nefrite previamente (45,7% vs. 6,6%, p < 0,00001), bem como o aparecimento de complicações maternas (88,5% vs. 43,3%, p < 0,00001).

Drogas na gravidez complicada por LES

Com relação à terapêutica medicamentosa, o micofenolato mofetil, a ciclofosfamida, o metotrexato e a leflunomida são drogas totalmente contraindicadas durante a gestação devido aos efeitos embriotóxicos e teratogênicos[12,13].

Os corticosteroides são frequentemente utilizados em baixas doses. As doses mais elevadas estão associadas com maior risco materno de hipertensão, diabetes, pré-eclâmpsia e ruptura prematura de membranas. No entanto, diante da atividade da doença, é permitido o uso de doses mais elevadas, incluindo a pulsoterapia com metilprednisolona por via intravenosa[14]. São drogas seguras durante o período de amamentação.

A cloroquina ou a hidroxicloroquina são drogas antimaláricas bastante usadas no controle da afecção. Vários estudos mostraram seu papel na redução da atividade do lúpus antes e durante a gravidez[3]. A suspensão do medicamento pode desencadear crises que não são benéficas para o binômio maternofetal. Para o feto, já se demonstrou que não há aumento de perdas fetais e tampouco pouco malformações[15], além de haver redução do risco do bloqueio atrioventricular congênito e lúpus neonatal[16,17]. Durante o período da amamentação, o recém-nascido é exposto ao equivalente de 2% da dose ingerida pela mãe, portanto não há contraindicação nessa fase[18].

A azatioprina é um dos poucos agentes imunossupressores que apresentam segurança durante a gravidez[14]. Doses moderadas de até 2mg/kg/dia não têm sido associadas com efeitos adversos para o feto e para o recém-nascido[3]. Isso se deve ao fato de que o fígado fetal não converte a azatioprina em seu metabólito ativo[13]. Outros agentes imunossupressores possíveis são a ciclosporina e o tacrolimus, mais utilizados em pacientes transplantadas e que parecem seguros para o feto[18].

Os anti-inflamatórios não hormonais não são recomendados principalmente após a 24ª semana de gestação, devido ao risco de fechamento precoce do ducto arterial, resultando em hipertensão pulmonar fetal[19].

Quadro 3.48 – Diagnóstico diferencial entre nefrite lúpica e pré-eclâmpsia.

Alterações laboratoriais e clínicas	Pré-eclâmpsia	Nefrite lúpica
Hipertensão	Após 20 semanas	Qualquer fase da gestação
Plaquetas	Podem estar normais ou baixas	Podem estar normais ou baixas
C3 e C4	Geralmente normais	Frequentemente baixos
Anti-DNA	Normal/estável	Alto
Creatinina	Geralmente normal	Frequentemente alta
Ácido úrico	Elevado	Normal
Proteinúria de 24 horas	Diminui após o parto	Permanece elevada
Sedimento urinário	Infrequente	Frequente
Alterações de outros órgãos	Ausentes	Presentes

Lúpus neonatal

O lúpus neonatal é decorrente da passagem transplacentária de autoanticorpos anti-Ro/SSA e anti-La/SSA. A maioria das manifestações, principalmente cutâneas, hematológicas e hepáticas, é decorrente da presença de anticorpos maternos na circulação fetal. Esses anticorpos costumam clarear em 6 a 8 meses de vida e os problemas tendem à resolução. Em contrapartida, os problemas cardíacos são permanentes. As manifestações cardíacas, em decorrência do lúpus neonatal, incluem defeitos de condução, anormalidades estruturais, miocardiopatia e insuficiência cardíaca congestiva. No entanto, a mais frequente manifestação cardíaca é o bloqueio atrioventricular congênito (BAV). Esse, por sua vez, é responsável por elevada taxa de mortalidade fetal que varia entre 15 e 30%[3]. Há relatos de que o BAV acomete 2% das mulheres primigestas portadoras de autoanticorpos. Já o risco de recorrências naquelas que tiveram fetos acometidos é de 10 a 20%[3,12]. Muitos desses recém-nascidos apresentam elevada morbidade, uma vez que 60% deles necessitam da implantação de marca-passos cardíacos e trocas recorrentes durante a infância[20].

DERMATOMIOSITE

A dermatomiosite é uma doença autoimune, cuja etiologia não está complemente esclarecida. Sua incidência nas mulheres em idade fértil é de 14%[21]. É mais frequente no sexo feminino na proporção de três mulheres para um homem. Em relação à faixa etária, pode ocorrer em qualquer idade. No entanto, apresenta dois picos de incidência, um na infância e outro na quinta década de vida, constituindo as formas da infância e do adulto. É doença de evolução progressiva ao longo de semanas, meses ou mesmo anos. Parece não interferir na taxa de fertilidade das mulheres, que se mantém semelhante à da população geral. A queixa principal consiste na fraqueza dos músculos proximais que pode manifestar-se como dificuldade para subir escadas ou levantar-se de cadeiras. Quando acomete os membros superiores, observa-se dificuldade para elevar os braços para pentear os cabelos ou escovar os dentes. Dificuldade na deglutição e fraqueza dos músculos do pescoço podem ser observadas. Além dos sintomas referentes à fraqueza muscular, existem lesões na pele como manchas violáceas nas pálpebras superiores (heliotropo), formações escamosas de coloração violácea nas faces dorsais dos dedos, cotovelos e joelhos (pápulas de Gottron) e fotossensibilidade[21]. Três exames são importantes no diagnóstico:

1. As enzimas musculares que se elevam pela destruição das fibras musculares durante o processo inflamatório. Pode ser mensurada a transaminase glutâmica oxalacética (TGO), a creatinofosfoquinase (CK), a desidrogenase láctica (LDH) e a aldolase. Os níveis dessas enzimas no sangue apresentam boa correlação com o grau de atividade da doença, revelando importância não só no diagnóstico, mas também no acompanhamento da evolução da doença.

2. Na polimiosite e dermatomiosite existem aspectos característicos na eletromiografia que podem ajudar a confirmar o diagnóstico.

3. A biópsia muscular é importante, principalmente para confirmar o diagnóstico.

O encontro de dermatomiosite durante a gestação é incomum e seu aparecimento é mais frequente no terceiro trimestre[22,23]. A atividade da doença está associada com óbito fetal, prematuridade e restrição do crescimento fetal. O uso de corticosteroide melhora o resultado perinatal, porém aumenta o risco de diabetes gestacional e doença hipertensiva específica da gestação. O diagnóstico e o acompanhamento adequado da dermatomiosite no pré-natal são fundamentais para o prognóstico da gestação[21]. Foram analisados 27 casos da doença ativa, 19 durante a gravidez e oito no puerpério. Entre os 19 casos, sete foram diagnosticados, durante o primeiro trimestre, e evoluíram com cinco perdas fetais (três abortamentos, um óbito neonatal e um óbito fetal), um parto de pré-termo e um recém-nascido a termo e adequado para a idade gestacional. Cinco casos com o diagnóstico da doença, durante o segundo trimestre, evoluíram com três perdas fetais (dois casos de abortamentos e um óbito fetal) e dois recém-nascidos. Os outros sete casos, diagnosticados no terceiro trimestre, evoluíram com três partos de pré-termo e quatro recém-nascidos a termo e adequados para a idade gestacional. Os mesmos autores, analisando 22 casos sem atividade da doença, durante a gestação, observaram 16 recém-nascidos a termo e adequados para a idade gestacional[24]. Na presença de atividade da doença, foi descrita taxa de 30% de recém-nascidos a termo, 30% de pré-termo e 40% de perda fetal. Nas gestantes fora de atividade da doença, foram observados 57% de recém-nascidos a termo, 21,5% de prematuros e 21,5% de perda fetal[22]. A restrição do crescimento fetal e o descolamento prematuro de placenta também já foram descritos, na literatura, associados com a doença em atividade[25,26].

ARTRITE REUMATOIDE

A artrite reumatoide (AR) é uma doença de etiologia desconhecida que se manifesta por processo inflamatório crônico das articulações. A ocorrência em mulheres em idade reprodutiva é relativamente rara e sua associação com a gestação não é frequente, sendo em torno de um caso em 1.000 a 2.000 gestantes[27]. Aproximadamente

50 a 80% das mulheres com AR apresentam melhora da doença na gravidez. A redução da atividade inicia-se no primeiro trimestre e termina no puerpério. Há outros estudos que não demonstram essa melhora. Também, as modificações gravídicas podem dificultar o diagnóstico da atividade da doença. Aproximadamente 90% das pacientes apresentam crise no pós-parto, geralmente nos primeiros três meses[28]. Já a doença controlada não aumenta a morbidade e a mortalidade materna e fetal. As pacientes com atividade da doença e/ou recebendo corticoides têm risco aumentado de partos de pré-termo e de recém-nascidos pequenos para a idade gestacional[29]. A gestação nesse grupo de pacientes deve ser planejada. O metotrexato deve ser suspenso três meses antes da concepção e a gravidez tem de ser evitada até a leflunomida não ser mais detectada no sangue materno. Os glicocorticoides aumentam o risco de diabetes gestacional e de pré-eclâmpsia. Já a hidroxicloroquina e a sulfassalazina podem ser mantidas na gravidez com segurança. No puerpério, as medicações utilizadas antes da concepção devem ser retomadas[30].

ESCLERODERMIA

É uma doença crônica do tecido conjuntivo, caracterizada por fibrose e lesões vasculares na pele, articulações e vísceras. O fenômeno de Raynaud pode estar associado. Possui incidência maior em mulheres, na proporção de 3:1. A idade de início dos sintomas é na faixa dos 40 anos, não sendo, assim, frequente estar associada com a gestação. Atualmente, com o retardo da gravidez, essa combinação pode aumentar[27]. A doença parece não piorar durante a puerperalidade. É relatado, na literatura, aumento do número de partos de pré-termo e restrição do crescimento fetal nessas gestantes[27]. Em análises retrospectivas, há registros de aumento da incidência de abortamento, nesse grupo, mesmo antes do aparecimento dos sinais e sintomas da doença. Porém, em estudos prospectivos, isso não foi observado. Steen e Medsger[29] encontraram incidência maior de abortamento somente em pacientes com doença sistêmica. Analisando 91 gestantes com esclerose sistêmica, os autores não observaram aumento do número de abortamentos, contudo, encontraram taxa de parto de pré-termo de 29%. Notaram que o fenômeno de Raynaud melhorou durante a gravidez, e houve piora do refluxo esofágico. No puerpério, houve progressão do espessamento da pele em alguns casos[30].

É consenso que a gestação deve ser acompanhada por uma equipe multidisciplinar, em serviço especializado em pré-natal de alto risco. Deve-se aconselhar a paciente a aguardar o período de estabilidade da doença, que ocorre cerca de três a cinco anos, após o início dos sintomas, período esse em que o risco de crise renal é improvável[9].

VIA DE PARTO NAS DOENÇAS AUTOIMUNES

A princípio, a via de parto em todas as doenças autoimunes é de indicação obstétrica. Desde que a mulher não apresente restrição da mobilidade, é permitido o parto por via vaginal. O acompanhamento do trabalho de parto deve ser monitorizado durante todo o processo.

No entanto, há ampla liberdade para cesarianas, principalmente em situações de piora do quadro clínico materno, ,fato esse frequente nas portadoras de nefrite lúpica, ou também quando há piora da vitalidade fetal. Não se recomenda ultrapassar 40 semanas de gestação pois no pós-datismo há piora da morbidade e mortalidade perinatais.

REFERÊNCIAS

1. Carrasco MG, Pinto CM, Poblano JCS, Morales IE, Cervera R, Anaya JM. Systemic lupus erythematosus. In: Anaya JM, Shoenfeld Y, Rojas-Villarraga A, Roger A, Cervera LR. Autoimmunity from bench to beside. Bogotá: Universidad del Rosario; 2013.p.427-42.

2. Spitzer CKA, Laskin CA. Decrease in pregnancy loss rates in patients with systemic lupus erythematosus over a 40-year period. J Reumatol. 2005;(9):1709-12.

3. Lateef A, Petri M. Managing lupus patients during pregnancy. Best Pract Res Clin Rheumatol. 2013;27(3):435-47.

4. Ruiz-Irastoza G, Lima F, Alves J, Kamashta MA, Simpson J, Hughes GR, et al. Increased rate of lupus flare during pregnancy and puerperium: a prospective study of 78 pregnancies. Br J Reumatol. 1996; 35(2):133-8.

5. Barnabe C, Faris PD, Quan H. Canadian pregnancy outcomes in rheumatoid arthritis and systemic lupus erythematosus. Int Rheumatol. 2011;2011:345727.

6. Carvalheiras G, Vita P, Marta S, Trovao R, Farinha F, Braga J, et al. Pregnancy and lupus erythematosus erythematosus: review of clinical feature and outcome of 51 pregnancies at a single institution. Clin Rev Allergy Immunol. 2010;38(2-3):302-6.

7. Saavedra MA, Cruz-Reyes C, Vera-Lastra O, et al. Impact of previus nephritis on maternal and fetal outcomes during pregnancy. Clin Rheumatol. 2012;31(5):813-9.

8. Cortes-Hernandes J, Ordi-Ros J, Paredes F, Casellas M, Castillo F, Vilardel M. Clinical predictors of fetal and maternal outcome in systemic lupus erythematosus: a prospective study 103 pregnancies. Rheumatology (Oxford). 2002;41(6):643-50.

9. Andrade JQ. Lúpus eritematoso sistêmico. In: Zugaib M, Bittar RE (Org.). Protocolos Assistenciais – Clínica Obstétrica da FMUSP. 4ª ed. São Paulo: Atheneu; 2011.p.185-91.

10. Lockshin MD. Pregnancy does not cause systemic lupus erythematosus to worse. Arthritis Rheumatol. 1989;32(6):665-70.

11. Nosset HC, Swaak TJ. Systemic lupus erythematosus VI analysis of the interrelationship with pregnancy. J Rheumatol. 1990;17(6): 771-6.

12. Meccacci F, Pieralli, Bianchi, Paidas MJ. The impact of autoimmune disorders and adverse pregnancy outcome. Semin Perinatol. 2007; 31(4):223-6.

13. Khanna D, McMahon M, Furst DE. Safety of tumours necrosis factor-alpha antagonists. Drug Saf. 2004;27(5):307-24.

14. Ostensen M, Khamashta M, Lockshin M, Parke A, Brucato A, Carp H, et al. Anti-inflammatory and immunosuppressive drugs and reproduction. Arthritis Res Ther. 2006;8(3):209.

15. Ruiz-Irastorza G, Khamashta MA. Lupus and pregnancy: ten questions and some answers. Lupus. 2008;17(5):416-20.

16. Urowitz MB, Gladman DD, Farewell VT, et al. Lupus and pregnancy studies. Arthritis Rheum. 1993;36(10):1392-7.

17. Clowse ME, Magder L, Witter F, Petri M. Hydroxychloroquine in lupus pregnancy. Arthritis Rheum. 2006;54(11):3640-3647.
18. Ostensen M, Lockshin M, Doria A, Valesini G, Meroni P, Gordon C, et al. Update on safety during pregnancy of biological agents and some immunosuppressive anti-rheumatic drugs. Rheumatology (Oxford). 2008;47 Suppl 3:iii28-31.
19. Makol A, Wright K, Amin S. Therapy practice. Rheumatoid arthritis and pregnancy. Safety considerations in pharmacological management. Drugs. 2011;71(15):1973-87.
20. Peart E, Clowse M. Systemic lupus erythematosus and pregnancy outcomes: an update and review of the literature. Curr Opin Rheumatol. 2014;26(2):118-23.
21. Silva CA, Sultan SM, Isemberg DA. Pregnancy in adult-onset idiopathic inflamatory myopathy. Rheumatology (Oxford). 2003; 42(10):1168-72.
22. Kanoh H, Izumi T, Seishima M, Nojiri M, Ichiki Y, Kitajima Y. A case of dermatomyositis that developed after delivery: the involvement of pregnancy in the induction of dermatomyositis. Br J Dermatol. 1999;141(5):897-900.
23. Gutierrez G, Dagnino R, Mintz G. Polimyositis/dermatomyositis and pregnancy. Arthritis Rheum. 1984;27(3):291-4.
24. Rosenzweig BA, Rotmenvsch S, Binette SP, Phillippe M. Primary idiopathic polymiositis and dermatomyositis complications pregnancy, diagnosis and management. Obstet Gynecol Surv. 1989; 44(3):162-70.
25. Ishii N, Ono H, Kawaguchi T, Nakajima H. Dermatomyositis and pregnancy. Case report and review of the literature. Dermatologica. 1991;183(2):146-9.
26. Levitz M, Jansen V, Dancis J. The transfer and metabolism of corticosteroids in the perfused human placenta. Am J Obstet Gynecol. 1978;132(4):363-6.
27. Varner MW. Autoimmune disorders and pregnancy. Semin Perinatol. 1991;15(3):238-50.
28. Bermas BL. Rheumatoid arthritis and pregnancy. Disponível em: www.uptodate.com/contents/rheumatoid-arthritis-and-pregnancy Acessado 2014 dez 20.
29. Steen VD, Medsger TA. Fertility and pregnancy outcome in women with systemic sclerosis. Arthritis Rheum. 1999;42(4):763-8.
30. Steen VD. Pregnancy in women with systemic sclerosis. Obstet Gynecol. 1999;94(1):15-20.

Medicamentos na Gravidez e Lactação com Enfoque Especial para a Terapêutica Antimicrobiana

Umberto Gazi Lippi
Lucy Dualibi Casanova (in memoriam)

O conceito de que o feto estaria pouco exposto a substâncias utilizadas pela gestante foi abalado nos anos 1960, pela tragédia da talidomida. Desse episódio surgiram regulamentações para o uso de medicamentos, para assegurar dados para a avaliação correta da relação risco/benefício da indicação proposta[1,2]. Dada a velocidade do desenvolvimento das drogas, algumas vezes há poucos estudos sobre a utilização no ciclo gravidopuerperal na espécie humana. É comum encontrar nas bulas dos novos medicamentos mensagens como: a segurança para o uso na gravidez não foi estabelecida, deve ser administrado com cautela a nutrizes, deve ser evitado no primeiro trimestre de gravidez e outras, que acabam dificultando o emprego durante a gestação.

O médico enfrenta ainda, muitas vezes, o desconhecimento da farmacocinética da droga na grávida, o que leva com frequência a utilizar doses subefetivas e a repetir o mesmo produto nas mais diversas situações clínicas. O maior receio na prescrição de um medicamento é seu efeito sobre o feto. Contudo, infelizmente, ainda há pouca informação sobre a farmacocinética e a farmacodinâmica dos medicamentos a serem empregados durante a gestação em relação à sua segurança[3].

PRINCÍPIOS DA TERATOGÊNESE HUMANA

O termo *teratogenia* deriva do grego *terato* que significa monstro e *genus* que significa origem[1]. Logo, teratogênese é a disgenesia de órgãos fetais, que se evidencia de forma estrutural ou funcional.

Wilson et al.[4], em 1975, ao analisar as causas de malformações, consideram que as drogas são responsáveis por 2 a 3% delas.

Dicke[5], em 1989, afirma que a teratogênese resulta de mutações gênicas (radiações, agentes alquilantes, substâncias carcinogênicas); interferência mitótica (radiações ionizantes, alguns anestésicos, colchicina, podofilina, vincristina); alterações na função ou integridade do ácido nucleico (alguns antibióticos e quimioterápicos); alterações nas fontes de energia e inibição enzimática; desequilíbrio osmolar; e alterações nas membranas celulares.

A manifestação final da ação de medicamentos no feto depende do momento, da duração e da intensidade da atuação do agente teratogênico. Podem-se ter quatro diferentes manifestações de desenvolvimento anormal[6]:

- Atuação mais precoce e mais intensa – morte do embrião ou feto (efeito tudo ou nada), particularmente até o 17º dia da gestação.
- Atuação durante a organogênese e menos intensa – malformação. Cada órgão tem um período crítico, no qual seu desenvolvimento pode sofrer alteração, especialmente entre o 13º e 60º dia (horário embriopático).
- Atuação durante o período fetal, quando predomina o crescimento, levando geralmente à restrição do crescimento.
- Atuação durante a maturação funcional, determinando déficit funcional.

HORÁRIO EMBRIOPÁTICO

O momento da exposição à droga é um determinante crítico do seu efeito sobre o feto[6] (Fig. 3.92).

É importante, pois, ficar claro que a ação das drogas ingeridas durante a gravidez não se resume a alterações morfológicas. Inclui também as modificações que ocorrem na funcionalidade de órgãos ou sistemas e no comportamento futuro do feto, danos esses que não são reconhecidos facilmente.

FARMACOCINÉTICA NA GESTAÇÃO

A absorção, a distribuição, o metabolismo e a excreção de medicamentos podem ser afetados em qualquer um dos três componentes da unidade gestacional: materno, placentário e fetal.

É importante, ao se prescrever qualquer droga na gravidez, conhecer as modificações gravídicas que influenciam o nível terapêutico adequado[7].

O débito cardíaco aumenta a partir do primeiro trimestre e atinge seu pico, 30 a 50% maior, entre 24 e 28 semanas. O volume plasmático aumenta concomitantemente com o volume sanguíneo total, porém de maneira desproporcionada. Existe um aumento do fluxo plasmático renal efetivo que na metade da gravidez atinge valores 60 a 80% superiores aos da não grávida. A taxa de filtração glomerular está elevada em 40 a 50% já a partir da

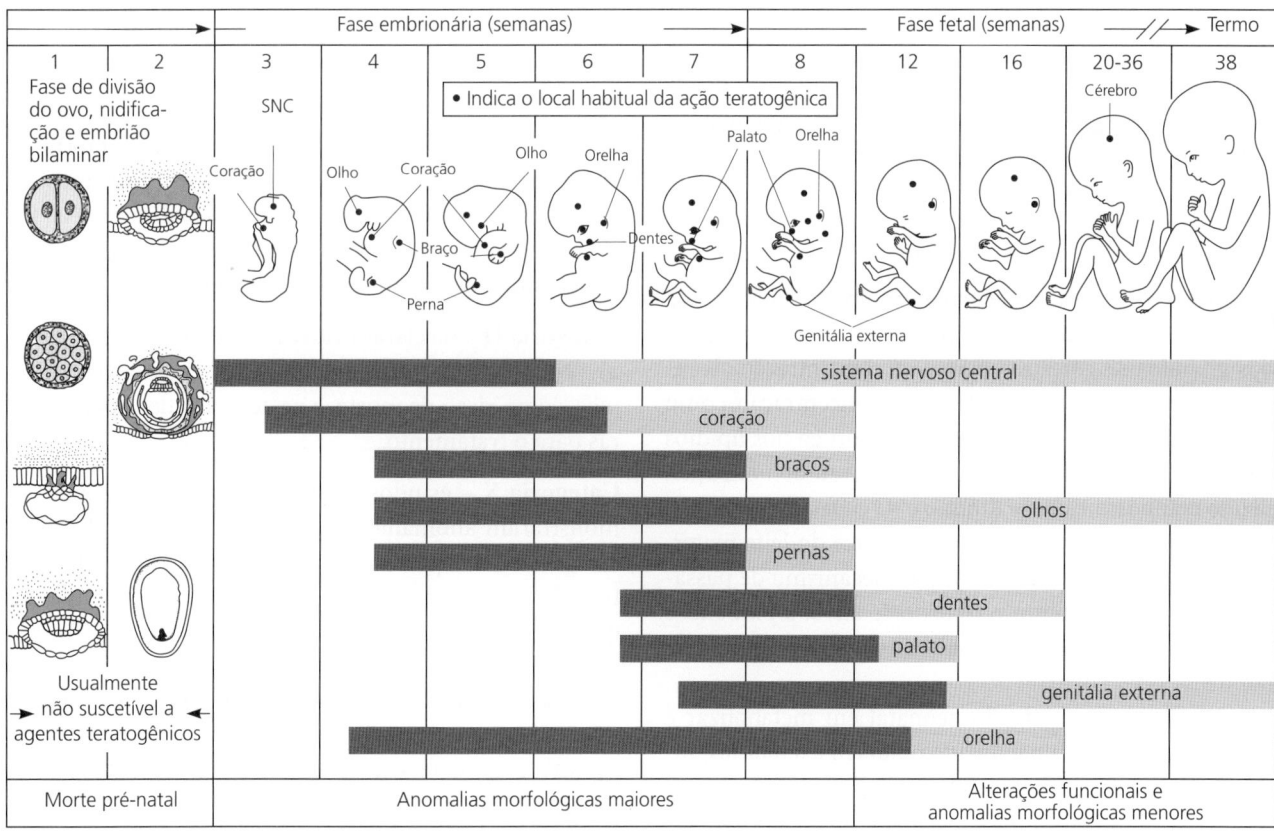

Figura 3.92 – Horário embriopático (Moore, 1974). Sensibilidade particular dos órgãos aos agentes teratogênicos. Correlação com as fases evolutivas da gestação. O preto denota períodos altamente sensíveis; o cinza indica estágios que são menos sensíveis às teratogenias.

nona semana de gestação, permanecendo assim ate a 36ª semana. A diminuição da albumina sérica e a motilidade intestinal diminuída, com menor absorção das drogas, interferem diretamente na concentração[8].

O transporte placentário das drogas pode ser afetado por[9]:

- Propriedades físico-químicas, tais como: lipossolubilidade, grau de ionização (pKa), peso molecular, ligação proteica.
- Fluxo sanguíneo placentário: circulação materna e fetal, gradiente de pH de sangue maternofetal.
- Grau de desenvolvimento placentário.
- Metabolismo placentário da droga.

As drogas que cruzam a placenta habitualmente alcançam níveis de 50 a 100% daqueles atingidos no soro materno e alguns agentes atingem níveis maiores que o materno[7].

Talvez um dos fatores mais importantes na distribuição das drogas no organismo fetal seja a característica de sua circulação. Após a passagem placentária, 20 a 40% do fluxo sanguíneo umbilical é desviado do fígado fetal através de *shunt* diretamente para a veia cava inferior no ducto venoso. Isso significa que grande parte da substância tem acesso direto ao coração e ao cérebro sem diluição na circulação portal e consequentemente sem sofrer metabolização hepática[7].

Os produtos finais do metabolismo das drogas são eliminados pela placenta e os metabólitos conjugados que são excretados pelos rins fetais podem ser reabsorvidos pelo intestino do feto, recirculando e alimentando sua exposição a esse agente.

MEDICAMENTOS E LACTAÇÃO

A excreção de drogas no leite materno pode ser realizada por meio da ligação com as proteínas ou na superfície dos glóbulos de gordura do leite. A concentração alcançada depende não só do gradiente de concentração, como também da solubilidade intrínseca da droga nos lipídios e na água, tamanho da molécula, seu grau de ionização, pH do composto, taxa de difusão e da capacidade de ligação com proteínas e outros constituintes do leite materno. A difusão passiva é o principal mecanismo de passagem para o leite, porém o transporte ativo, a pinocitose e a passagem mediada por substâncias transportadoras também podem ocorrer[9].

A habilidade do fígado neonatal em metabolizar e excretar drogas, ou a habilidade renal em excretá-las, influencia seu nível sérico, sendo que, quanto mais jovem for a criança, menor é sua capacidade de metabolização. Pode-se afirmar que a maioria das drogas atinge concentração baixa ou nula, sendo rara a ocorrência de toxicidade. Na prevenção de efeitos colaterais dos medicamentos em lactentes, recomenda-se, quando necessário administrá-los às mães: evitar drogas de efeito prolongado, evitar o aleitamento nos picos séricos da droga, escolher as de menor excreção no leite, optar por drogas de baixa disponibilidade oral e atentar para diferentes hábitos dos lactentes. Apesar de existirem vários estudos sobre a concentração de medicamentos no leite materno, os ensaios clínicos são poucos e com metodologia discutível[9].

CATEGORIZAÇÃO DAS DROGAS QUANTO AO RISCO OBSTÉTRICO

A *Food and Drug Administration*[10] (FDA) americana, em 1980, categorizou as drogas, quanto ao risco teratogenético, em 5 grupos. Esses grupos referem-se tão somente ao risco fetal, excluindo assim o risco na lactação. Os grupos são assim descritos por Briggs et al.[7]:

Categoria A – estudos controlados em mulheres falharam na tentativa de demonstrar um risco para o feto no primeiro trimestre, não há evidências de risco no último trimestre e é remota a possibilidade de prejuízo para ele.

Categoria B – não foi demonstrado nenhum risco fetal em estudos feitos em animais, embora não haja estudos controlados em humanos, ou foi demonstrado algum efeito adverso em animais, mas não em estudos controlados em mulheres, no primeiro trimestre, e não há evidências de risco nos trimestres seguintes.

Categoria C – estudos animais revelaram efeitos adversos sobre o feto, quer teratogenicidade, quer morte do embrião, e não há estudos controlados em humanos, ou não há estudos em animais ou humanos disponíveis. Essas drogas somente devem ser administradas caso o benefício potencial justifique o risco potencial.

Categoria D – há claras evidências de risco fetal, mas seu uso em gestantes pode ser admitido em situações extremas, como risco de morte, e na ausência de drogas seguras para o tratamento.

Categoria X – estudos em animais ou em humanos demonstraram anomalias fetais e o risco do uso da droga em gestantes suplanta os possíveis benefícios. Há contraindicação formal de uso em grávidas ou em mulheres que podem engravidar a curto prazo.

> **Neste capítulo, adiante dos nomes das drogas apresentadas, entre parênteses consta a letra correspondente à categoria à qual ela pertence. Quando aparecer um ponto de interrogação significa que os autores não obtiveram informações suficientes para categorizar a droga.**

Na atualidade, segundo Briggs e Freeman[11], o manejo das drogas na gravidez e na amamentação está baseado em novas recomendações, as quais são adiante reproduzidas. Aquelas substâncias para as quais não houver essa informação estão assinaladas por (?). Algumas informações são de outros pesquisadores, citadas adiante da recomendação.

Definições das recomendações na gravidez

Compatível – estudos na gravidez indicam que a droga em si, suas similares ou de mesmo modo de ação não representam um risco, ou ele é extremamente baixo para o feto ou para o embrião. Os estudos em animais não são de interesse.

Estudos humanos inexistentes ou limitados: provavelmente compatível – pode haver ou não estudos em humanos, porém as características da droga não sugerem prejuízo para o feto ou o embrião. Os estudos animais não são relevantes.

Compatível: benefício materno muito maior que o risco embrionário ou fetal – pode não haver experiência em gestações humanas, porém o benefício materno é maior que os riscos embrionários e/ou fetais, conhecidos ou não. Os estudos em animais são irrelevantes.

Dados em humanos sugerem baixo risco – experiência limitada em gestações humanas, com a droga em si, outras da mesma classe ou ainda de mecanismo de ação similar, incluindo o primeiro trimestre, sugerindo que ela não apresenta risco de toxicidade para o desenvolvimento*. A experiência limitada em humanos supera a experimentação animal.

Ausência ou dados humanos limitados: dados animais que sugerem baixo risco – ou não há experiência em gestações de humanos ou os poucos casos em que houve exposição à droga não revelaram toxicidade no desenvolvimento. A droga não causa toxicidade no desenvolvimento em espécies animais estudadas (em doses não tóxicas para a mãe) e em doses menores ou iguais a 10 vezes a dose humana.

Ausência ou dados humanos limitados: dados de animais sugerem risco moderado – ou não há experiência em gestações de humanos ou os poucos casos em que houve exposição à droga não revelaram toxicidade no desenvolvimento. A droga causa toxicidade no desenvolvimento em uma espécie animal (em doses não tóxicas para a mãe) e em doses menores ou iguais a 10 vezes a dose humana.

***Toxicidade para o desenvolvimento**: restrição do crescimento, anomalias estruturais, deficiências funcionais/comportamentais ou morte.

Ausência ou dados humanos limitados: dados animais sugerem risco – ou não há experiência em gestações de humanos ou os poucos casos em que houve exposição à droga não revelaram toxicidade no desenvolvimento. A droga causa toxicidade no desenvolvimento em duas espécies animais (em doses não tóxicas para a mãe) e em doses menores ou iguais a 10 vezes a dose humana.

Ausência ou dados humanos limitados: dados animais sugerem alto risco – ou não há experiência em gestações de humanos ou os poucos casos em que houve exposição à droga não revelaram toxicidade no desenvolvimento. A droga causa toxicidade no desenvolvimento em três ou mais espécies animais (em doses não tóxicas para a mãe) e em doses menores ou iguais a 10 vezes a dose humana.

Contraindicada: primeiro trimestre – a exposição humana, no primeiro trimestre, à droga ou a drogas da mesma classe ou com mecanismo de ação similar é associada à toxicidade no desenvolvimento. A droga não deve ser usada no primeiro trimestre.

Contraindicada: segundo e terceiro trimestres – a exposição humana, no segundo e terceiro trimestres, à droga ou a drogas da mesma classe ou com mecanismo de ação similar está associada à toxicidade no desenvolvimento. A droga não deve ser usada no primeiro trimestre. A droga não deve ser usada no segundo e terceiro trimestres.

Contraindicada – a exposição humana, em qualquer época da gravidez, à droga ou a drogas da mesma classe ou com mecanismo de ação similar é associada à toxicidade no desenvolvimento. A droga não deve ser usada no primeiro trimestre. A reprodução dos dados em animais, se disponíveis, confirmam o risco. A droga não deve ser usada na gravidez.

Ausência de dados humanos: ausência de dados relevantes em animais – não há dados relevantes na gravidez humana, ou em animais ou em experiências na gravidez humana que podem incluir ou não o primeiro trimestre são limitadas. Não se pode avaliar o risco na gravidez.

Dados humanos sugerem risco no primeiro trimestre – evidências em relação à droga ou similares sugerem risco embrionário-fetal para toxicidade no desenvolvimento, no primeiro, mas não no segundo ou terceiro trimestres. Os dados na gravidez em humanos sobrepõem-se aos dados de reprodução em animais.

Dados em humanos sugerem risco no primeiro e terceiro trimestres – evidências em relação à droga ou similares sugerem risco de toxicidade do desenvolvimento no segundo e terceiro trimestres, mas não no primeiro. Os dados na gravidez em humanos sobrepõem-se aos dados de reprodução em animais.

Dados em humanos sugerem risco no terceiro trimestre – evidências em relação à droga ou similares sugerem risco fetal de toxicidade do desenvolvimento no terceiro trimestre ou nas proximidades do parto, mas não no primeiro e no segundo trimestres. Os dados na gravidez em humanos sobrepõem-se aos dados de reprodução em animais.

Dados humanos e animais sugerem risco – dados humanos em relação à droga ou drogas da mesma classe ou com mesmo mecanismo de ação e dados de reprodução animal disponíveis sugerem risco de toxicidade de desenvolvimento durante a gravidez. Geralmente a gravidez pode ser evitada, mas o risco pode ser aceito se for 0.

Definições das recomendações durante a lactação

Compatível – ou a droga não é excretada para o leite em quantidade clinicamente significativa ou seu uso na lactação não causa ou espera-se que não cause toxicidade ao lactente.

Suspensão da amamentação – a droga pode ou não ser excretada no leite humano, porém o benefício materno com a terapia pela droga supera o benefício da amamentação para a criança. A amamentação deve ser suspensa até o fim do uso da medicação e a droga seja totalmente eliminada, ou até que as concentrações no leite sejam muito baixas.

Dados limitados ou ausentes em humanos: provavelmente compatível – ou não há dados em humanos ou são extremamente limitados. Os dados disponíveis sugerem que não há prejuízo para o lactente.

Dados limitados ou ausentes em humanos: toxicidade potencial – ou não há dados em humanos ou são extremamente limitados. As características da droga sugerem que pode representar risco clínico significativo para o lactente.

Dados em humanos sugerem toxicidade potencial – os dados em humanos sugerem risco para o lactente. É melhor evitar a droga durante a amamentação. Para um tempo de uso muito curto pela mãe, pode ser possível manter a amamentação, porém o lactente deve ser monitorizado cuidadosamente para rastrear efeitos indesejáveis.

Dados limitados ou ausentes em humanos: toxicidade potencial para a mãe – ou não há dados em humanos ou são limitados. As características da droga sugerem que a amamentação pode representar risco clínico significativo para a mãe, como, por exemplo, perda adicional de vitaminas ou nutrientes. Não é recomendada a amamentação.

Contraindicada – pode ou não haver experiência em humanos, mas dados combinados sugerem que a droga pode causar toxicidade grave no lactente ou a amamentação não é recomendada devido a condições maternas pelas quais haja indicação para o uso da droga. A mulher não deve amamentar se tiver a condição indesejável ou estiver em uso da droga.

ANTIBIÓTICOS – QUIMIOTERÁPICOS – ANTISSÉPTICOS URINÁRIOS – TUBERCULOSTÁTICOS

PENICILINAS (B)

Recomendação na gravidez – compatível.

Recomendação na lactação – compatível.

A atividade antibacteriana é predominantemente bactericida. O mecanismo básico de ação se faz por inibição do passo final da síntese de parede bacteriana, tornando-a osmoticamente instável e tendo como efeito final a exposição da bactéria.

A família das penicilinas é extensa:

Penicilinas naturais – penicilina G, penicilina G potássica ou sódica, penicilina V.

Penicilinas resistentes à penicilinase – meticilina, nafcilina, isoxazoilpenicilinas, cloxacilina, dicloxacilina, flucloxacilina, oxacilina, aminopenicilinas, ampicilina, amoxacilina, bacampicilina.

Penicilinas antipseudomonas ou carboxipenicilinas – carbenicilina, ticarcilina.

Penicilinas com espectro estendido ou ureidopenicilinas – azlocilina, mezlocilina, piperacilina, amidinopenicilinas, andinocilina ou mecilinam, pivampicilina.

Penicilina estável contra betalactamases de gram-negativos – temocilina.

As propriedades farmacológicas em relação à absorção por via oral diferem marcadamente entre as penicilinas e oscilam desde a não absorção (maioria) até a absorção de 75% (amoxacilina); a ligação proteica varia de 17% (aminopenicilinas) até 97% (dicloxacilina) e somente a droga livre da albumina exerce efeito bactericida; praticamente não são metabolizadas e a via principal de excreção é a renal (tubular), sob forma de moléculas intactas; a meia-vida é, como regra, curta (30 minutos para penicilina G até 72 minutos para carbenicilina), e a única exceção é a temocilina, cuja meia-vida é de 4 horas. São bem distribuídas nos diferentes órgãos (pulmão, rins, fígado, placenta); não penetram em células, incluindo-se os neutrófilos; os níveis em abscessos e fluidos peritoneais são satisfatórios. Os níveis séricos fetais das penicilinas com baixa ligação proteica (ampicilina, amoxacilina e azlocilina) se igualam aos da mãe em 30-60 minutos, mas as penicilinas semissintéticas de alta ligação proteica alcançam baixas concentrações tanto no soro fetal como no fluido âmnico; atingem ótimas concentrações urinárias, mesmo com função renal rebaixada, assim como se concentram muito bem em vias biliares[12].

A penicilina G é usada rotineiramente nas infecções maternas durante a gestação. Vários trabalhos têm documentado a rápida passagem para a circulação fetal e para o líquido amniótico. A penicilina é excretada em baixas concentrações no leite materno[13].

Apesar da ausência de efeitos adversos, existem três problemas potenciais: modificação da flora intestinal, efeitos diretos no RN (resposta alérgica) e interferência na interpretação dos resultados de cultura.

CEFALOSPORINAS (B)

Recomendação na gravidez – compatível.

Recomendação na amamentação – compatível.

As cefalosporinas são antibióticos betalactâmicos, basicamente bactericidas, classificados em gerações conforme sua atividade antimicrobiana, não considerando a época de síntese e disponibilidade para uso. Em geral, as cefalosporinas de terceira geração têm espectro mais amplo para gram-negativos, são menos eficazes contra gram-positivos, são mais eficientes contra organismos resistentes e apresentam custo mais elevado. O quadro 3.49 ilustra alguns dos diferentes agentes nas suas respectivas gerações.

O comportamento farmacológico das cefalosporinas muda de agente para agente, mas as características comuns são:

- picos séricos semelhantes;
- as cefalosporinas de 3ª geração atravessam a barreira hematoliquórica;
- cruzam a placenta em altas concentrações (encontradas no sangue e urina fetais, assim como no líquido amniótico);

Quadro 3.49 – Cefalosporinas[14].

Cefalosporinas de 1ª geração	Cefalosporinas de 2ª geração	Cefalosporinas de 3ª geração
Cefazolina	Cefamandol	Cefotaxima
Cefalotina	Cefoxitina	Ceftriaxona
Cefapirina	Cefuroxima	Ceftizoxima
Cefadroxil	Cefuroxima axetil	Moxalactam*
Cefalexina	Cefotetan	Ceftazidima
Cefradina	Cefonicid	Cefoperazona
	Cefaclor	Cefpiroma
		Cefixima
		Cefpiramida

*Categoria (C).

- a maioria tem eliminação por via renal, o que torna necessário o reajuste de dose na insuficiência renal (exceção para a ceftriaxona e a cefoperazona).

A despeito de alguns relatos de efeitos adversos de algumas cefalosporinas na gravidez, os mais atuais consideram-nas seguras na gestação e na lactação[7,8].

AMINOGLICOSÍDEOS (C E D)

Os principais representantes dessa classe de drogas são gentamicina, amicacina, tobramicina, netilmicina, sisomicina, canamicina e neomicina. As três primeiras apresentam espectro semelhante e a amicacina tem a vantagem de apresentar resistência a enzimas inativadoras da gentamicina e da tobramicina. Consequentemente, a porcentagem de cepas sensíveis à amicacina é significativamente maior em relação as sensíveis à gentamicina ou à tobramicina.

Os aminoglicosídeos não são absorvidos por via oral, mas sim prontamente quando instilados na cavidade peritoneal e pleural; têm ótima concentração urinária; apresentam má concentração em secreções brônquicas (portanto, têm pequeno potencial para tratamento de infecções respiratórias graves); a eliminação é exclusivamente renal.

Os possíveis efeitos tóxicos são comuns às várias substâncias desse grupo e, basicamente, são três: ototoxicidade, nefrotoxicidade e paralisia neuromuscular (efeito curare-símile). Devido a esse último efeito indesejável, há o risco de potencialização de drogas quando a mãe está sendo submetida à terapêutica por sulfato de magnésio[7].

Gentamicina (C)

Recomendação na gravidez – dados em humanos sugerem baixo risco.

Recomendação na amamentação – compatível.

Não há registros de defeitos congênitos estruturais com o uso de gentamicina. Existe um potencial teórico de lesão do VIII par craniano e consequente surdez. Porém esse efeito não está descrito em associação com a exposição intrauterina[7,8].

Estreptomicina (D)

Recomendação na gravidez – dados em humanos sugerem risco.

Recomendação na amamentação – compatível.

É capaz de comprometer o VIII par craniano. Droga utilizada com frequência no tratamento da tuberculose e pode levar à perda de audição dos tons elevados devido ao acúmulo da droga em endolinfa e perilinfa da orelha interna. No entanto, usado em doses adequadas, a surdez do recém-nascido (RN) parece pouco frequente[7].

Amicacina (C)

Recomendação na gravidez – dados em humanos sugerem baixo risco.

Recomendação na amamentação – compatível.

Não há relatos de malformações estruturais com essa droga. Como nos outros aminoglicosídeos, existe, potencialmente, a posssibilidade de lesão do VIII par craniano no RN. No entanto, esse efeito não está relatado em relação à terapêutica na vida intrauterina[7]. Não há contraindicação de uso na lactação.

Tobramicina (C)

Recomendação na gravidez – dados em humanos sugerem baixo risco.

Recomendação na amamentação – compatível.

Cabem as mesmas considerações feitas anteriormente em relação à amicacina, inclusive a compatibilidade com a amamentação. O fabricante classifica esse antibiótico na classe **D**[7].

Espectinomicina (C)

Recomendação na gravidez – dados em humanos sugerem baixo risco.

Recomendação na amamentação – não há dados em humanos. Provavelmente compatível.

Poucos relatos referem-se ao tratamento de gonorreia na gravidez. Não há descrição de defeitos congênitos com seu uso. Não há informações em relação à lactação[15-17].

QUINOLONAS (C)

Recomendação na gravidez –?

Recomendação na amamentação –?

São antibacterianos sintéticos que compreendem ciprofloxacino, norfloxacino, enoxacino, levofloxacino, lomefloxacino, ofloxacino e esparfloxacino. O ácido pipemídico também pertence ao mesmo grupo de drogas. Esses novos compostos, desenvolvidos a partir de 1962, representam um avanço na terapia antimicrobiana devido ao espectro de ação amplo, à eficácia após administração por via oral, à baixa incidência de efeitos colaterais e à menor capacidade de causar resistência bacteriana.

Alguns estudos mostram suposto efeito teratogênico das drogas desse grupo. Porém, referem-se a uma grande variedade de problemas, sem nenhum padrão repetitivo, o que torna discutível a relação das quinolonas com malformações congênitas. Por isso, Briggs et al.[7] admitem que as quinolonas parecem não causar defeitos estruturais nos fetos. No entanto, considerando resultados de pesquisas em animais, é prudente utilizá-las com cautela no primeiro trimestre da gestação. Essas drogas são consideradas compatíveis com a amamentação[18-20].

TETRACICLINAS (D)

Recomendação na gravidez – contraindicadas no segundo e no terceiro trimestres.

Recomendação na amamentação – compatível.

São consideradas teratogênicas, podendo originar alterações dentárias e depósito ósseo na criança. Também há relato de comprometimento hepático com morte materna. Praticamente fora de uso em gestantes. Mesmo durante a amamentação, atribui-se a esse grupo de antibióticos alterações nos tecidos dentário e ósseo. Porém, pela muito baixa probabilidade dessa ocorrência, admite-se que seja compatível seu uso nessa fase[8,21].

SULFONAMIDAS (C)

Recomendação na gravidez – dados em humanos sugerem risco no terceiro trimestre.

Recomendação na amamentação – dados limitados em humanos: toxicidade potencial.

As sulfonamidas correspondem a um grupo grande de substâncias que têm efeitos similares sobre o feto. Devem ser evitadas no terceiro trimestre, pois podem deslocar a bilirrubina ligada à albumina, deixando livre o pigmento não conjugado para atravessar a barreira hematoliquórica. Em pacientes com deficiência de glicose 6-fosfato desidrogenase (G6PD) pode levar à hemólise e ao kernicterus[22,23]. Classificam-se no grupo de risco **D** quando administradas próximas ao termo[23]. A associação com a **trimetoprima (C)** revelou aumento de dismorfoses fetais, especialmente cardiovasculares. Essa droga é um antagonista do folato e por isso seu uso na gravidez exige muita cautela. O uso concomitante de ácido fólico parece reduzir os efeitos adversos[7]. Pode ser usado na lactação mesmo em associação com sulfonamidas. É melhor não usar nos RN pré-termo, com hiperbilirrubinemia ou deficiência de G6PD[22-24].

OUTROS ANTIBIÓTICOS

Cloranfenicol (C)

Recomendação na gravidez – compatível.

Recomendação na amamentação – dados em humanos limitados: toxicidade potencial.

Não há descrição de malformações estruturais do feto com o uso desse antibiótico. Há risco da ocorrência da "síndrome cinzenta" (colapso cardiovascular), embora seu relato seja muito raro para fetos cujas mães se submeteram a essa terapêutica no final da gravidez. Por outro lado, não é desprezível sua ocorrência em RN submetidos a altas doses do antibiótico. Pode haver efeitos indesejáveis para a mãe, entre os quais se destaca a mielotoxicidade[25].

É discutível o uso desse antibiótico nas mães que amamentam. A segurança do seu uso não está comprovada em humanos. Há risco potencial de mielotoxicidade para o lactente.

Eritromicina (B)

Recomendação na gravidez – compatível (menos o sal estolato).

Recomendação na amamentação – compatível.

A eritromicina é um antibiótico macrolídeo para o qual não há evidências de mal-formações fetais. Sob a forma de estolato, pode causar hepatotoxicidade materna. É excretada no leite sem causar danos ao lactente[23,24].

Clindamicina (B), Lincomicina (B)

Recomendação na gravidez – compatíveis.

Recomendação na amamentação – compatíveis.

São antibióticos do grupo das lincosamidas, sendo a clindamicina mais ativa que a lincomicina. Não são relacionadas à teratogênese do feto. A Academia Americana de Pediatria considera compatível seu uso com a amamentação[23].

Imipenem – Cilastatina sódica (C)

Recomendação na gravidez – dados em humanos limitados – dados em animais sugerem baixo risco.

Recomendação na amamentação – dados limitados em humanos – provavelmente compatível.

É um antibiótico carbapenem semissintético, relacionado aos betalactâmicos. Não são totalmente conhecidos os efeitos do uso na gravidez, porém é aceito seu uso nessa fase. Há excreção no leite semelhante a outros betalactâmicos. Não se conhecem os efeitos sobre o lactente[11].

Aztreonam (B)

Recomendação na gravidez – não há dados em humanos – dados em animais sugerem baixo risco.

Recomendação na amamentação – compatível.

É um antibiótico sintético betalactâmico monocíclico estruturalmente diferente dos outros. Não são teratogênicos em animais, porém não há estudos conclusivos em humanos. A classificação no grupo B é do laboratório que o produz. Considera-se compatível com a lactação, pois sua absorção por via oral é mínima, como também é irrisória sua passagem para o leite[26].

Azitromicina (B)

Recomendação na gravidez – compatível.

Recomendação na amamentação – compatível.

É um antibiótico macrolídeo derivado da eritromicina. Os estudos em humanos são restritos, porém os macrolídeos são considerados não causadores de malformações fetais. Há passagem para o leite materno[24]. Embora haja sugestão de malformações em humanos (estenose hipertrófica de piloro), não há significância estatística nos achados[27].

Vancomicina (B)

Recomendação na gravidez – compatível.

Recomendação na amamentação – dados limitados em humanos: possivelmente compatível.

Não há relatos de malformações com o uso desse antibiótico glicopeptídeo bactericida, com espectro estreito e voltado principalmente para o tratamento das infecções por gram-positivos resistentes à penicilina e à oxacilina e também às cefalosporinas. Passa para o leite, mas a absorção por via oral é mínima[24].

OUTRAS DROGAS RELACIONADAS À TERAPÊUTICA ANTI-INFECCIOSA

Nitrofurantoína (B)

Recomendação na gravidez – dados em humanos sugerem risco no terceiro trimestre.

Recomendação na amamentação – dados limitados em humanos. Provavelmente compatível.

Trata-se de medicamento de uso muito frequente na gravidez para o tratamento e profilaxia de infecções do trato urinário. É considerada uma droga não teratogênica. No entanto, são descritos casos (poucos) de anemia hemolítica em RN com deficiência de G6PD que a receberam próximo ao parto. Portanto, é conveniente evitá-la nessa circunstância[23].

Sulbactam (B)

Recomendação na gravidez – compatível.

Recomendação na amamentação – compatível.

É um inibidor da betalactamase derivado do núcleo penicilínico. Não tem ação quando usado isoladamente, porém potencializa a ação da ampicilina quando combinado com essa e é nessa associação que é administrada. Há escassos estudos em humanos, porém, como todos os derivados da penicilina não são teratogênicos, é de se supor que o mesmo ocorra com a combinação ampicilina-sulbactam. É compatível com a amamentação[7].

DROGAS PARA O TRATAMENTO DA TUBERCULOSE

Etambutol (B)

Recomendação na gravidez – compatível.

Recomendação na amamentação – poucos estudos em humanos. Provavelmente compatível.

Isoniazida (C), Rifampicina (C)

O etambutol (**B**) é recomendado associado à isoniazida (**C**) e à rifampicina (**C**), para o tratamento da tuberculose ativa durante a gestação. Em algumas pacientes HIV positivo, dependendo da medicação recebida, não devem receber rifampicina, mas podem ser tratadas com pirazinamida (**C**)[8]. Aquela associação tripla não é considerada teratogênica e é compatível com a amamentação. Em relação à rifampicina, há casos descritos de doença hemorrágica do RN[23]. Quanto à pirazinamida, não há estudos conclusivos nem na gravidez nem na lactação.

MEDICAMENTOS ANTIPARASITÁRIOS – INFESTAÇÕES INTESTINAIS

As medicações disponíveis para o tratamento da maioria dessas parasitoses são eficazes, de amplo espectro, de baixo custo e com poucos efeitos colaterais. Costuma-se, quando possível, postergar para depois da gravidez ou, ainda, para o final do período de amamentação a administração em gestantes e puérperas, já que nem sempre é desprovida de riscos. Para D'Alauro et al.[27], as parasitoses intestinais somente devem ser tratadas na gravidez se estiverem acarretando problemas clínicos para a paciente ou importante problema de saúde pública.

As infestações intestinais podem ser causadas por helmintos (nematoides, cestoides e trematódeos) e por protozoários.

ANTI-HELMINTÍCOS (INFESTAÇÕES POR NEMATOIDES)

Os principais representantes desse grupo de parasitas são *Ascaris lumbricoides*, *Enterobius vermicularis*, *Trichiuris trichiura*, *Ancilostoma duodenale*, *Necator americanus* e *Strongyloides stercoralis*.

As principais drogas utilizadas em seu tratamento são analisadas a seguir.

Mebendazol (C)

Recomendação na gravidez – dados em humanos sugerem baixo risco.

Recomendação na amamentação – dados limitados em humanos. Provavelmente compatível.

Não há possibilidade de excluir um pequeno aumento no número de malformações congênitas. Por isso, convém evitar a droga no primeiro trimestre da gestação. Quanto à amamentação, não parece haver efeitos adversos, dada a baixa excreção pelo leite[7,23].

Albendazol (C)

Recomendação na gravidez – compatível.

Recomendação na amamentação – dados limitados em humanos. Provavelmente compatível.

Há evidências de malformações em animais provavelmente causadas por seu metabólito albendazol-sulfoxida. Em humanos, os estudos não são conclusivos, dada sua baixa biodisponibilidade no plasma, a não ser quando a dieta é rica em gorduras. Como os estudos não são suficientes, é melhor evitar a droga na gravidez e, se for absolutamente indispensável, utilizá-la somente depois do primeiro trimestre. Não se conhece o efeito sobre a amamentação em humanos[25,28].

Tiabendazol (C)

Recomendação na gravidez – estudos limitados em humanos. Estudos em animais sugerem baixo risco.

Recomendação na amamentação – ausência de dados em humanos. Provavelmente compatível.

Não há relatos de ação teratogênica em humanos. Em estudos animais, não foram observadas alterações na prole com a diluição em água, porém, quando a diluição é em óleo de oliva, observaram-se fenda palatina e malformações esqueléticas em macacos. Também são relatadas em animais malformações de membros[23]. Desconhece-se o efeito sobre o lactente.

Pamoato de pirantel (C)

Recomendação na gravidez – ?

Recomendação na amamentação – ?

Estudos em animais não mostraram teratogenicidade em ratas prenhes. Em humanos, não há relatos de estudos sobre teratogenicidade ou embriotoxicidade[29].

Piperazina (B)

Recomendação na gravidez – dados limitados em humanos. Dados não relevantes em animais.

Recomendação na amamentação – suspender a amamentação.

Não há evidências de malformações em fetos humanos. É excretada no leite e a inocuidade de sua utilização em mães que amamentam não está comprovada. Sugere-se, se necessário seu uso, que a mãe tome a medicação logo após amamentar e descarte o leite pelas próximas 8 horas[29].

ANTI-HELMÍNTICOS (INFESTAÇÕES POR CESTOIDES)

Os principais cestoides são a *Taenia solium*, *Taenia saginata*, *Hymenolepis nana* e *Diphyllobothrium latum*.

As principais drogas utilizadas em seu tratamento são:

Mebendazol (C)

Já referido anteriormente.

Praziquantel (B)

Recomendação na gravidez – dados limitados em humanos. Dados em animais sugerem risco moderado.

Recomendação na amamentação – não há dados em humanos. Toxicidade potencial.

Embora classificado na classe (**B**) pelo seu fabricante, o uso em gestantes deve ser cuidadoso. Seu uso na gravidez deve ser reservado aos casos de grande perturbação da saúde. São desconhecidos os efeitos se usado durante a amamentação[30].

ANTI-HELMÍNTICOS (INFESTAÇÕES POR TREMATÓDEOS)

O *Schistosoma mansoni* é o mais significativo representante do grupo como parasita do ser humano.

As principais drogas utilizadas em seu tratamento são:

Praziquantel (B)

Analisado anteriormente.

Oxamniquina (?)

Recomendação na gravidez – ?

Recomendação na amamentação – ?

É altamente eficaz no tratamento da esquistossomose. Não se obtiveram estudos em humanos para aprofundar o estudo dessa substância, quer na gravidez, quer na lactação[31].

INFECÇÃO POR *PNEUMOCYSTIS JIROVECI* (ANTIGAMENTE DENOMINADO *P. CARINII*)

O *Pneumocystis jiroveci* é um protozoário que produz pneumonia intersticial difusa em crianças prematuras e hospedeiros imunodeprimidos, como acontece com pacientes aidéticos. Foram relatados casos de transmissão transplacentária. A afecção é de extrema gravidade, particularmente nos pacientes imunodeprimidos. Dessa forma, a terapêutica tem que ser instituída independentemente de algum efeito adverso descrito para as drogas. O tratamento pode ser realizado com:

Trimexazol + trimetoprima – ver Sulfonamidas, acima.

Dapsona (C)

Recomendação na gravidez – compatível.

Recomendação na amamentação – dados limitados em humanos. Toxicidade potencial.

Medicamento antibacteriano habitualmente usado no tratamento da hanseníase e malária, também pode ser utilizado nos casos de infecção por *Pneumocystis carinii*. Não há evidências de teratogenicidade em humanos e é considerada compatível com a amamentação[29].

Pentamidina (C)

Recomendação na gravidez – compatível.

Recomendação na amamentação – contraindicada.

Pode ser usada por via intravenosa ou por nebulização. Alguns autores consideram a droga contraindicada na gravidez, porém seus efeitos benéficos para a mãe superam os riscos embrionários e fetais[11]. Há descrição de fetos comprometidos em trabalhadoras de saúde em contato com pacientes tratadas por nebulização da droga. Não há informações suficientes acerca da segurança durante a lactação.

MEDICAMENTOS ANTIPROTOZOÁRIOS

MEDICAMENTOS PARA O TRATAMENTO DA TOXOPLASMOSE

Espiramicina (C)

Recomendação na gravidez – ?

Recomendação na amamentação – ?

A espiramicina é um antibiótico macrolídeo utilizado no tratamento de toxoplasmose e criptosporidíase. A espiramicina é eficaz para bloquear a transmissão para o feto do toxoplasma, atuando em nível placentário devido a sua alta concentração nesse sítio[1], porém é ineficaz na infecção fetal já instalada. Não há relatos de malformações atribuíveis à droga. Admite-se ser compatível com a amamentação[32].

Pirimetamina (C)

Recomendação na gravidez – compatível.

Recomendação na amamentação – dados limitados em humanos. Provavelmente compatível.

É uma droga antagonista do ácido fólico, usada primariamente como antimalárica, porém ativa contra o toxoplasma. É recomendada em associação com a sulfadiazina quando o parasita já atingiu o feto. Essa associação não é considerada teratogênica, ainda que seja prudente evitar seu uso no primeiro trimestre da gestação. É a terapêutica de escolha nos Estados Unidos, onde a espiramicina é considerada uma droga de caráter experimental[33].

Quando se utiliza essa droga, deverá ser feita a suplementação com ácido fólico (5mg/dia) ou ácido folínico (5mg/dia) para prevenir a deficiência de folato, especialmente se tiver que ser administrada no trimestre inicial da gestação[34-36].

A pirimetamina é excretada pelo leite e a Academia Americana de Pediatria liberou seu uso para lactantes[37].

Sulfadiazina-sulfonamidas (B/D)

Recomendação na gravidez – dados em humanos sugerem risco no terceiro trimestre.

Recomendação na amamentação – dados limitados em humanos. Potencialmente tóxicas.

É uma sulfonamida com relativa contraindicação no final da gravidez devido ao risco de icterícia e até kernicterus no RN, pois compete com a bilirrubina na ligação com albumina. O Projeto Colaborativo Perinatal (USA) não identificou associação entre a utilização da droga e a malformação[38].

É excretada pelo leite e permanece por vários dias após o uso pela mãe[11]. Em crianças com deficiência de G6PD, pode ocasionar anemia hemolítica[22,38].

MEDICAMENTOS PARA O TRATAMENTO DA MALÁRIA

Cloroquina (C)

Recomendação na gravidez – compatível.

Recomendação na amamentação – compatível.

É a droga de escolha para a profilaxia e tratamento da malária durante a gestação[7]. É também indicada no tratamento da *Entamoeba histolitica* com invasão extraintestinal. É embriotóxica e teratogênica em ratos. No entanto, em humanos, não é considerada, um teratógeno de importância, embora não seja possível excluir pequeno aumento no número de defeitos congênitos. A cloroquina é tida como compatível com a amamentação[39].

Mefloquina (C)

Recomendação na gravidez – compatível.

Recomendação na amamentação – dados limitados em humanos. Provavelmente compatível.

Essa droga é considerada segura para uso na gravidez, quer para a profilaxia, quer para o tratamento da malária. Não há estudos conclusivos acerca do seu efeito sobre lactantes[40].

Quinina (D/X)

Recomendação na gravidez – dados em humanos sugerem risco.

Recomendação na amamentação – dados limitados em humanos. Provavelmente compatível.

O uso da quinina na gestação está praticamente afastado com o advento das drogas mais novas. Há vários casos de malformações descritas, inclusive de sistema nervoso central e membros, ainda que alguns autores a considerem inócua do ponto de vista teratogênico. Seu fabricante coloca-a na categoria (**X**). Não há relatos de efeitos adversos sobre crianças amamentadas naturalmente[29].

OUTROS MEDICAMENTOS ANTIPROTOZOÁRIOS

Metronidazol (B)

Recomendação na gravidez – dados em humanos sugerem baixo risco.

Recomendação na amamentação – manter a amamentação se for administrada em dose única. Dados limitados em humanos. Toxicidade potencial em múltiplas doses.

É um antiprotozoário e agente antibacteriano utilizado no tratamento da amebíase, infecções por anaeróbios, giardíase, tricomoníase e vaginites por *Gardnerella vaginalis*.

Em estudos da década de 1970, estudos da utilização da droga em gestantes tratadas no primeiro trimestre não mostrou associação com malformação, abortamento ou natimortos. A maioria dos estudos atuais evidencia não haver risco de teratogênese com o uso dessa droga. O fabricante recomenda que não se faça uso dela no primeiro trimestre da gestação[7].

O metronidazol é excretado pelo leite. O nível plasmático das crianças expostas era de 20% do nível plasmático materno, devendo ser evitada a exposição desnecessária de lactantes devido ao seu potencial carcinogênico e mutagênico não adequadamente esclarecidos. A Academia Americana de Pediatria recomenda a utilização da droga com cautela e na mãe que amamenta administrar uma dose única de 2g para o tratamento da tricomoníase com suspensão do aleitamento materno durante 12 a 24 horas até a excreção da droga[37].

Benzonidazol (C)

Recomendação na gravidez – ?

Recomendação na amamentação – ?

É o único medicamento disponível no Brasil para o tratamento da doença de Chagas, cuja ação na fase crônica é pouco efetiva. Como a grande maioria das gestantes acometidas pela doença de Chagas se acha em fase crônica, seu uso é discutível. Não há estudos controlados sobre seu emprego durante a gestação e nem dados disponíveis para amamentação[31].

MEDICAMENTOS ANTIVIRAIS

Aciclovir (B)

Recomendação na gravidez – compatível.

Recomendação na amamentação – compatível.

Pode ser utilizado na gestação para tratamento da primoinfecção por herpes genital, bem como para o herpes disseminado e nas recorrências, não havendo descrição de malformações congênitas[23]. Discutível é o uso preventivo da droga.

O aciclovir é excretado no leite materno. Sua administração é compatível com a amamentação[29].

Fanciclovir (B)

Recomendação na gravidez – ?

Recomendação na amamentação – ?

O fanciclovir é utilizado para tratar infecções pelos vírus do herpes simples, tipos I e II, ou da varicela-zóster. No organismo, é transformado em penciclovir, a droga efetivamente ativa. Não há experiência suficiente com esse fármaco em gestações de humanos. Sabe-se que não é teratogênico em animais[7]. Não há estudos referentes à amamentação.

Ganciclovir (C)

Recomendação na gravidez – compatível.

Recomendação na amamentação – ausência de dados em humanos. Potencialmente tóxico.

Utilizado em afecções por herpes-vírus e por citomegalovírus, principalmente, embora também seja ativo contra outras doenças virais. Há escassos relatos do uso da droga em gestantes, porém há raros casos descritos de dismorfoses fetais. Melhor evitar seu uso no primeiro trimestre[1]. Não há literatura suficiente para se conhecer a ação da droga na amamentação[29].

ANTIRRETROVIRAIS

Ver Capítulo Infecção pelo vírus HIV.

INIBIDORES DA TRANSCRIPTASE REVERSA NUCLEOSÍDEOS-SÍMILE

Zidovudina (C)

Recomendação na gravidez – compatível. Benefício materno maior que os riscos embrionário e fetal.

Recomendação na amamentação – contraindicada.

A zidovudina (AZT) promoveu a redução da transmissão vertical de 26 para 8% para os fetos das mães com infecção por HIV e linfócitos T-CD4 abaixo de 200 células/cm^3 que não tivessem recebido previamente terapia antirretroviral. O protocolo 076 envolvendo a zidovudina iniciou o tratamento após o período da organogênese. Não se observaram efeitos adversos em animais. A exposição do feto à droga sem um acompanhamento durante a infância não descarta a possibilidade de efeitos teratogênicos futuros. O seguimento durante dois anos não havia mostrado problemas de desenvolvimento neurológico[43]. As informações atuais mostram poucos, se de fato existentes, efeitos indesejáveis da monoterapia com zidovudina para o feto e o RN[7,41]. A anemia do RN é um efeito tóxico indesejável. A amamentação está proscrita em mulheres contaminadas pelo vírus HIV (ver Capítulo aleitamento materno).

Didanosina (B)

Recomendação na gravidez – compatível. Benefício materno maior que os riscos embrionário e fetal.

Recomendação na amamentação – contraindicada.

Foi aprovada primeiramente para as infecções avançadas pelo HIV, particularmente em pacientes nas quais falhou o tratamento prolongado com zidovudina. Pelos dados existentes na atualidade, com estudos limitados, admite-se não ser uma droga teratogênica[42]. A citotoxicidade para o embrião observada em animais não foi registrada em humanos.

Zalcitabina (C), lamivudina (C), abacavir (C) e estavudina (C)

Recomendação na gravidez – compatível. Benefício materno maior que os riscos embrionário e fetal.

Recomendação na amamentação – contraindicados.

São, como os dois anteriores, nucleosídeos inibidores da transcriptase reversa que agem por meio do seu metabólito dideoxiadenosina trifosfato (ddATP) no organismo. A segurança de todos é semelhante, embora haja risco remoto de citotoxicidade embrionária e de disfunção mitocondrial. Dada a gravidade da doença produzida pelo HIV, porém, esses efeitos, a serem confirmados, devem ser postos de lado em benefício da saúde do binômio mãe-feto[7,42-44].

Inibidores da transcriptase reversa não nucleosídeo

Devido ao rápido desenvolvimento de resistência, essas drogas são usadas combinadas com os inibidores da transcriptase reversa nucleosídeo.

Efavirenz (C)

Recomendação na gravidez – compatível. Benefício materno maior que os riscos embrionário e fetal.

Recomendação na amamentação – contraindicado.

É específico para as afecções pelo HIV-1. Apresenta teratogenicidade em animais. Os estudos até o momento existentes em humanos não permitem atestar sua inocuidade[45].

Nevirapina (C)

Recomendação na gravidez – compatível. Benefício materno maior que os riscos embrionário e fetal.

Recomendação na amamentação – contraindicada.

Em algumas espécies animais foi notada teratogenicidade. Os dados sugerem baixa toxicidade para o produto da concepção em humanos[27]. É considerada uma substância bastante efetiva para evitar a transmissão vertical do HIV. Contraindicada durante na lactação[24].

Delavirdina (C)

Recomendação na gravidez – compatível. Benefício materno maior que os riscos embrionário e fetal.

Recomendação na amamentação – contraindicada.

Os escassos estudos em humanos não permitem aquilatar sua segurança na gravidez. Estudo em animais revela riscos para o produto em desenvolvimento[45].

INIBIDORES DA PROTEASE

Saquinavir (B), Indinavir (C), Nelfinavir (C), Lopinavir/Ritonavir (C), Amprenavir (C)

Recomendação na gravidez – compatível. Benefício materno maior que os riscos embrionário e fetal.

Recomendação na amamentação – contraindicados.

São inibidores da atividade da protease do HIV, o que acaba por impedir a maturação do vírus infectante. São poucos os estudos existentes e não permitem afirmar a inocuidade das drogas. Em animais, as observações sugerem pouco ou nenhum risco[45,46]. O uso de lopinavir/ritonavir em ratos provocou retardo na ossificação esquelética e aumento de variações esqueletais em doses tóxicas maternas.

Hoje em dia se admite que a **combinação de drogas** para o controle das pacientes acometidas pelo HIV seja mais eficaz que qualquer monoterapia, inclusive em relação à transmissão vertical[47].

DROGAS ANTI-HIPERTENSIVAS

Alfametildopa (C)

Recomendação na gravidez – compatível.

Recomendação na amamentação – dados limitados em humanos. Provavelmente compatível.

É a droga mais comumente utilizada no controle da pressão arterial de gestantes. Atravessa a barreira placentária e atinge, no feto, concentrações idênticas às maternas. Os dados existentes na literatura não sustentam que a droga tenha efeito teratogênico relevante. Sabe-se que o uso prolongado do medicamento em doses máximas, mais altas do que as usualmente empregadas (2g/dia), pode levar à diminuição do perímetro cefálico, ao nascer, embora a observação dos RN aos 4 anos de idade não tenha demonstrado retardo mental[48]. Também foi observada a redução da pressão arterial sistólica, em 4 a 5mmHg, nos primeiros 2 dias de vida de RN[49].

BETABLOQUEADORES

Propranolol (C)

Recomendação na gravidez – dados em humanos sugerem riscos no segundo e terceiro trimestres.

Recomendação na amamentação – dados limitados em humanos. Potencialmente tóxico.

É relacionado a diversos efeitos adversos para o feto e o RN, dos quais a restrição do crescimento intrauterino, a diminuição do peso da placenta, a bradicardia e a hipoglicemia são os mais importantes. Deve-se evitá-lo na gestação, já que há outras drogas do mesmo grupo menos perigosas[29].

Atenolol (D)

Recomendação na gravidez – dados em humanos sugerem riscos no segundo e terceiro trimestres.

Recomendação na amamentação – dados limitados em humanos. Potencialmente tóxico.

Não possui atividade simpaticomimética intrínseca. É importante referir-se ao trabalho de Tabacova et al.[50], de 2000, demonstrando haver restrição do crescimento intrauterino, quer em animais, quer em humanos, e relacionando-se com o tempo de uso da droga. Quando a administração de betabloqueadores é feita próxima ao parto, o RN deve ser rigorosamente observado nas primeiras 24 a 48 horas para rastrear betabloqueio na criança. No que se refere à amamentação, seu uso deve ser extremamente cuidadoso pelo risco de causar cianose e bradicardia no lactente.

Pindolol (B/D)

Recomendação na gravidez – dados em humanos sugerem riscos no segundo e terceiro trimestres.

Recomendação na amamentação – dados limitados em humanos. Potencialmente tóxico.

Com essa droga não foram observados efeitos adversos sobre a estrutura do feto, porém, como ocorre com todos os agentes desse grupo farmacológico, a restrição de crescimento fetal e a deficiência do crescimento da placenta são possíveis. As maiores perdas no peso ocorrem com o início da terapêutica no começo do segundo trimestre. Segundo Briggs et al.[7], a classificação de risco é elevada para a classe (**D**) quando a droga é usada no segundo e no terceiro trimestres.

Labetalol (C)

Recomendação na gravidez – dados em humanos sugerem baixo risco.

Recomendação na amamentação – dados limitados em humanos. Potencialmente compatível.

É um bloqueador combinado, alfa/beta, e parece oferecer vantagens sobre aqueles que têm apenas o efeito de betabloqueio. A possibilidade de restrição do crescimento intrauterino existe. Cunningham et al.[8] afirmam que ela é duas vezes mais frequente nas mulheres que tomaram a droga em relação às que tiveram tão somente hospitalização. A administração por via intravenosa do labetalol, de acordo com alguns autores, parece ser mais segura que a terapêutica parenteral com hidralazina ou diazóxido na hipertensão aguda do final da gravidez. No segundo e terceiro trimestres, passa a ser classificado na classe (**D**)[23].

BLOQUEADORES DO CANAL DE CÁLCIO

Nifedipina (C)

Recomendação na gravidez – dados em humanos sugerem baixo risco.

Recomendação na amamentação – dados limitados em humanos. Potencialmente compatível.

Não foram notados efeitos adversos estruturais em humanos, atribuíveis à droga, tanto em relação ao seu uso como anti-hipertensivo ou como tocolítico. No entanto, convém cautela no uso em emergências hipertensivas (principalmente por via sublingual), porque quedas abruptas e intensas da pressão arterial poderão ter efeitos indesejáveis, tanto para o feto como para a mãe. É arriscado combinar a administração desta droga com sulfato de magnésio. A droga é compatível com a amamentação[29].

Anlodipina (C)

Recomendação na gravidez – dados limitados em humanos. Estudos em animais sugerem risco moderado.

Recomendação na amamentação – dados limitados em humanos. Potencialmente compatível.

É também um bloqueador dos canais de cálcio. Não é embriotóxica ou teratogênica em animais com o uso de doses até 23 vezes maiores que as usuais em humanos, porém pode provocar restrição de crescimento intrauterino e mortes fetais. Não existem estudos consistentes em humanos, quer na gestação, quer na amamentação[24].

Verapamil (C)

Recomendação na gravidez – compatível.

Recomendação na amamentação – dados limitados em humanos. Potencialmente compatível.

É um antiarrítmico e anti-hipertensivo. Não tem sido associado com malformações fetais. Como geralmente é usado em emergências hipertensivas ou em casos graves, vale a mesma recomendação quanto aos cuidados relativos à queda brusca de pressão arterial que se fez em relação à nifedipina. É provavelmente compatível com a lactação[24].

BLOQUEADORES DA ENZIMA CONVERSORA DA ANGIOTENSINA (ECA)

Captopril (C-D), Enalapril (C-D)

Recomendação na gravidez – dados em humanos sugerem riscos no segundo e terceiro trimestres.

Recomendação na amamentação – compatível.

Quando usados no primeiro trimestre são classificados como (**C**), e no segundo e terceiro trimestres, como (**D**)[24]. Associam-se a morte embrionária e natimortos em várias espécies animais. Estão proscritos durante a gravidez de humanos porque podem dar origem a dismorfoses e a grave insuficiência renal fetal, com anúria e consequentemente com oligoâmnio, seguidos de morte. Ambos, porém, são compatíveis com a amamentação, dada que a excreção pelo leite é baixa ou nula[29].

ANTAGONISTAS DOS RECEPTORES DA ANGIOTENSINA II (ARA)

Losartana (C-D)

Recomendação na gravidez – dados em humanos sugerem riscos no segundo e terceiro trimestres.

Recomendação na amamentação – não há dados em humanos. Provavelmente compatível.

Quando usados no primeiro trimestre, são classificados como (**C**), e no segundo e terceiro trimestres, como (**D**), por poder causar teratogenicidade nesses trimestres e grave intoxicação fetal e neonatal identicamente aos inibidores da ECA. Anúria, oligoâmnio, restrição do crescimento fetal e prematuridade são relatados. A Academia Americana de Pediatria considera compatível com a amamentação[24].

DIURÉTICOS

O uso dessas substâncias está praticamente restrito às cardiopatias. Devem ser evitados no tratamento da maioria dos casos de hipertensão arterial na gravidez, especialmente na doença hipertensiva específica. Admite-se que seja prejudicial, dada a possibilidade de reduzir o volume intravascular.

Diuréticos tiazídicos (D)

Recomendação na gravidez – compatíveis.

Recomendação na amamentação – compatíveis.

A **clortiazida**, a **hidroclortiazida**, a **clortalidona** e outros não são considerados responsáveis por malformações fetais. Atribuem-se a esse grupo de drogas efeitos no RN como hipoglicemia, plaquetopenia, anemia hemolítica, desequilíbrio hidroeletrolítico, bradicardia e pancreatite aguda hemorrágica. Embora passem para o leite, as concentrações são baixas e seu uso é compatível com a amamentação. Para Briggs et al.[7], a classificação de risco é (**D**) e a utilização na síndrome hipertensiva na gravidez não é recomendada.

Furosemida (C-D)

Recomendação na gravidez – dados em humanos sugerem baixo risco.

Recomendação na amamentação – dados limitados em humanos. Provavelmente compatível.

Não há evidências consistentes de que se associe a malformações. É compatível com a amamentação. Briggs et al.[7] a consideram pertencente à categoria (**D**) quando usada na síndrome hipertensiva na gravidez e, portanto, não se recomenda seu uso.

Hidralazina (C)

Recomendação na gravidez – dados em humanos sugerem risco no terceiro trimestre.

Recomendação na amamentação – dados limitados em humanos. Provavelmente compatível.

Estudo em animais demonstrou anomalias esqueléticas quando administrada no primeiro trimestre. O uso no terceiro trimestre parece ser seguro, desde que seja evitada hipotensão materna. É descrita arritmia fetal. No RN são descritos trombocitopenia e sangramento, mas há dúvidas se não seriam devidos a um grave quadro de hipertensão materna[23].

DROGAS DE USO FREQUENTE EM DERMATOLOGIA

Vitamina A (retinol) (A/X)

Recomendação na gravidez – compatível. Contraindicada em doses maiores que 8.000UI/dia.

Recomendação na amamentação – compatível.

Trata-se de vitamina lipossolúvel. Pode ter efeito teratogênico quando administrada em excesso, bem como se houver carência, conforme foi verificado em experimentos animais. Há vários relatos de malformações em humanos, dose-dependentes. A ingestão máxima admitida como segura é de 8.000UI/dia[51,52].

Isotretinoína (X)

Recomendação na gravidez – contraindicada.

Recomendação na amamentação – sem dados em humanos. Potencialmente tóxica.

É um retinoide utilizado para tratar a acne. Foi responsável, segundo Lammer et al.[53], por 31% de grandes malformações em um grupo de pacientes que usou medicamento na gravidez. Preocupa o fato de que muitas mulheres, apesar de orientadas para a anticoncepção durante o uso da droga, não seguem a recomendação. Isso ocorreu com 41% de 53 mulheres estudadas por Garcia-Bournissen et al.[54], em estudo realizado em três países (Israel, Itália e Canadá).

Etretinato (X)

Recomendação na gravidez – contraindicado.

Recomendação na amamentação – sem dados em humanos. Potencialmente tóxico.

Trata-se de um retinoide aromático. Associa-se a defeitos do sistema nervoso central, dos membros, craniofaciais e esqueléticos. O risco de teratogenicidade permanece longo tempo após seu uso e há referências de malformações até 4 meses depois de suspenso[55].

Acitretina (X)

Recomendação na gravidez – compatível.

Recomendação na amamentação – compatível.

É o ácido livre análogo ao etretinato e encerra os mesmos riscos, com exceção de ser eliminado mais rapidamente e não veta a amamentação[56,57].

Podofilina (C)

Recomendação na gravidez – contraindicada.

Recomendação na amamentação – sem dados em humanos. Toxicidade potencial.

Em roedores pode provocar reabsorção fetal, mas não malformações maiores. Já se descreveu óbito fetal intrauterino em humanos com o uso da droga, para tratar os condilomas vulvovaginais causados pelo HPV. Algumas malformações menores também foram descritas, porém é difícil associá-las, com consistência, ao uso da droga.

De qualquer forma, deve ser evitada na gravidez, já que há alternativas mais seguras[58].

SEDATIVOS, TRANQUILIZANTES E AGENTES PSICOTERAPÊUTICOS

Diazepam (D)

Recomendação na gravidez – estudos em humanos sugerem riscos no primeiro e no terceiro trimestres.

Recomendação na amamentação – dados em humanos limitados. Toxicidade potencial.

Atravessa livremente a placenta a partir de 6 semanas de gravidez e admite-se que se acumule no feto durante a organogênese. Utilizado no primeiro trimestre, em doses altas ou por períodos longos estaria relacionado a diversas malformações: palato fendido, hérnia inguinal, estenose de piloro e defeitos cardíacos. Na gravidez mais avançada, poderia relaciona-se a hemangiomas e defeitos cardiocirculatórios no feto. São descritas ainda malformações esqueléticas[59]. Embora estudos iniciais sobre a teratogenicidade dos benzodiazepínicos em seres humanos tenham apontado para um aumento significativo na taxa de malformações congênitas, estudos dos últimos 10 anos não confirmaram esse achado[60]. A recomendação atual é de que seja usada a menor dosagem, pelo menor tempo possível, evitando seu emprego no primeiro trimestre, bem como regimes de multidrogas[61,62].

No parto, doses superiores a 30-40mg podem dar origem a hipotonia do RN, letargia, dificuldade de sucção, alteração da termogênese. A síndrome de privação da droga não tem sido observada como ocorre com outras drogas psicotrópicas. Não é recomendado durante a amamentação, pois, além de acumular-se no RN, pode dar origem a letargia e perda de peso[29]. O **lorazepam** (D) e o **clordiazepóxido** (D), que são diazepínicos, têm efeitos semelhantes. No caso do lorazepam, foi descrita a ocorrência de atresia anal[63].

Clorpromazina (C)

Recomendação na gravidez – compatível.

Recomendação na amamentação – dados em humanos limitados. Potencialmente tóxica.

Não parece ser teratogênica nem causar outros efeitos adversos para o feto. No parto, seu uso deve ser cuidadosamente monitorizado, a fim de evitar hipotensão arterial materna, que pode ser prejudicial ao feto[23]. As indicações são de que os vários **fenotiazínicos** (por exemplo, a **levomepromazina**) se comportem da mesma forma. O lactente pode apresentar sonolência e letargia se as doses maternas forem altas, o que geralmente ocorre em afecções psiquiátricas[24].

Haloperidol (C)

Recomendação na gravidez – dados humanos limitados.

Recomendação na amamentação – dados em humanos limitados. Potencialmente tóxico.

Há relatos irregulares de defeitos de redução de membros e cadiovasculares[23]. É excretado no leite e pode haver possível declínio nos testes de desenvolvimento[24].

Lítio (D)

Recomendação na gravidez – dados humanos sugerem risco.

Recomendação na amamentação – dados em humanos limitados. Potencialmente tóxico.

Atravessa a placenta e a meia-vida sérica no RN é maior do que no adulto. Há forte associação com anomalias congênitas, principalmente cardiovasculares (anomalia de Ebstein)[23]. No RN são relatados cianose, hipotonia, bradicardia, depressão tireoidiana e bócio[23,24].

Fluoxetina (C)

Recomendação na gravidez – dados humanos sugerem risco no terceiro trimestre.

Recomendação na amamentação – dados em humanos limitados. Potencialmente tóxico.

Parece não ser teratogênico. O fabricante recomenda que não deve ser usada durante a lactação. No RN foram descritos: cólicas, irritabilidade, distúrbios de sono e ganho de peso deficiente[24].

ANTIEMÉTICOS

Dimenidrato (B)

Recomendação na gravidez – compatível.

Recomendação na amamentação – sem dados em humanos. Provavelmente compatível.

Não parece ter efeitos indesejáveis sobre o feto. Contudo, é preciso ter cuidados com os RN, principalmente prematuros, pois têm sensibilidade aumentada a anti-histamínicos[24].

Metoclopramida (B)

Recomendação na gravidez – compatível.

Recomendação na amamentação – dados em humanos limitados. Toxicidade potencial.

Não há nenhuma evidência de que tenha qualquer ação teratogênica sobre o feto ou o RN, não estando contraindicada na mãe que amamenta. Pode até mesmo favorecer o aumento do leite materno[24].

Meclizina (B)

Recomendação na gravidez – compatível.

Recomendação na amamentação – sem dados em humanos. Provavelmente compatível.

Como a meclizina, a **buclizina (C)** e a **ciclizina (B)** não são consideradas teratogênicos. Contudo, é preciso ter cuidados com os RN, principalmente prematuros, pois têm sensibilidade aumentada a anti-histamínicos[24].

Ondansentrona

Recomendação na gravidez – dados limitados em humanos. Dados em animais sugerem baixo risco.

Recomendação na amamentação – sem dados em humanos. Provavelmente compatível.

A ondansentrona é um antiemético utilizado primordialmente para combater náuseas e vômitos durante a quimioterapia. Em ratos e coelhos, não foram notados efeitos indesejáveis. Alguns casos descritos não revelaram acometimento anormal dos fetos e RN. Não há dados referentes à amamentação em humanos[11].

ANTICONVULSIVANTES

De modo geral, os anticonvulsivantes parecem ter um grande potencial para provocar dismorfoses. O que não se sabe ao certo é se esse efeito seria especificamente da droga, da doença, dos fatores genéticos ou da combinação de fatores.

Fenitoína (D)

Recomendação na gravidez – compatível. Benefícios maternos superam os riscos embrionários e fetais.

Recomendação na amamentação – compatível.

Tem seu uso associado a dismorfoses fetais, que, em seu conjunto, recebem o nome de síndrome fetal da hidantoína: fenda palatina, lábio leporino, microcefalia, ptose de pálpebras, pescoço curto, hipertelorismo ocular, coloboma, ausência ou hipoplasia de unhas, hipoplasia das falanges distais. Há alguma sugestão de que a fenitoína seja também uma substância de ação carcinogênica intraútero. Foram descritos em crianças, cujas mães usaram a droga na gravidez, casos de neuroblastoma, ganglioneuroblastoma, tumor melanocítico, mesenquimoma, ependimoblastoma e tumor de Wilms extrarrenal. Relata-se também doença hemorrágica do RN. A droga é compatível com a amamentação quando os níveis terapêuticos são bem controlados[23].

Fenobarbital (D)

Recomendação na gravidez – dados em humanos sugerem risco.

Recomendação na amamentação – dados limitados em humanos. Potencialmente tóxico.

É responsabilizado por algumas malformações (cardiovasculares, palato fendido) e por doença hemorrágica do RN, além de poder dar origem a uma grave crise de abstenção ao nascimento[23].

Carbamazepina (C)

Recomendação na gravidez – compatível. Benefícios maternos maiores que os riscos.

Recomendação na amamentação – compatível.

Foi responsabilizada por defeitos craniofaciais, espinha bífida, hipoplasia de unhas e retardo do desenvolvimento do RN. Produz ainda algumas alterações nos níveis de vitamina D, mas os valores costumam manter-se ainda dentro dos limites da normalidade. A droga não é incompatível com a amamentação[23].

ANTI-HISTAMÍNICOS

Difenidramina (B)

Recomendação na gravidez – compatível.

Recomendação na amamentação – dados humanos limitados. Provavelmente compatível.

Não implicada como teratógeno. Excretada no leite, mas em níveis baixos. Monitorizar o lactente para agitação, problemas de sono e alimentação[23,24].

Loratadina (B)

A classificação como (**B**) é do fabricante. Não se sabe se atravessa a placenta. A Associação Americana de Pediatria classifica como compatível com a amamentação.

ANALGÉSICOS E ANTI-INFLAMATÓRIOS NÃO ESTEROIDES

Ácido acetilsalicílico – Aspirina (C)

Recomendação na gravidez – compatível em baixas doses. Dados em humanos sugerem risco no primeiro e no terceiro trimestres com doses utilizadas habitualmente.

Recomendação na amamentação – dados em humanos limitados. Potencialmente tóxico.

Deve ser evitado devido ao seu potencial para alterar a hemostasia materna e fetal. Doses altas da droga podem levar a aumento da mortalidade perinatal, restrição do crescimento fetal e alguns efeitos teratogênicos. Pode ser responsabilizada, ainda por fechamento precoce do ducto arterioso. Em baixa dosagem, tende a ser útil quando a gravidez é complicada por síndrome antifosfolipídica ou lúpus eritematoso. A droga pode ser responsabilizada por gestações prolongadas[7,23,24,29].

Paracetamol (acetoaminofeno) (B)

Recomendação na gravidez – dados em humanos sugerem baixo risco.

Recomendação na amamentação – compatível.

Algumas malformações menores foram descritas, mas não consistentemente comprovadas como associadas à droga. A Academia Americana de Pediatria classifica como compatível com amamentação[24].

Fenacetina (B)

Recomendação na gravidez – dados em humanos sugerem baixo risco.

Recomendação na amamentação – compatível.

É metabolizada principalmente em acetoaminofeno e, portanto, merece as mesmas considerações.

Dipirona (B)

Recomendação na gravidez – ?

Recomendação na amamentação – ?

Não há evidências que tenha efeitos indesejáveis sobre o feto quando administrada em doses terapêuticas[64,65].

Tramadol – ?

Recomendação na gravidez – dados em humanos sugerem risco no terceiro trimestre.

Recomendação na amamentação – dados limitados em humanos. Provavelmente compatível.

É um analgésico de ação central semelhante à codeína. Estudos em macacos, coelhos e ratos em doses maiores que 3 a 15 vezes às usadas em humanas resultaram em efeitos embriotóxicos e fetotóxicos, mas isso não ocorreu em doses mais baixas, iguais às que não seriam tóxicas para as fêmeas dos animais. Apenas em um relato[52] em humanos não foi capaz de determinar eventuais efeitos indesejáveis com a droga. O efeito de doses elevadas do medicamento (maiores que 400mg/dia) indica que não devem ser administradas durante a amamentação.

ANTI-INFLAMATÓRIOS HORMONAIS (CORTICOSTEROIDES)

Betametasona (C)

Recomendação na gravidez – compatível. Benefícios maternos maiores que os riscos embrionário e fetal.

Recomendação na amamentação – sem dados em humanos. Provavelmente compatível.

Frequentemente usada em casos de trabalho de parto prematuro, principalmente para estimular a maturidade pulmonar. Seu uso promove a redução da síndrome de desconforto respiratório e sua atenuação, caso ocorra, baixa a ocorrência de hemorragia intracraniana e aumenta a sobrevivência de RN pré-termo. Esses benefícios nem sempre são observados nos casos de ruptura prematura de membranas de pré-termo. Quanto à ocorrência maior de infecções e sepses nesses casos, os autores são discordantes, alguns considerando que há elevação dessa morbidade nos casos de ruptura de membranas, enquanto outros discordam[52]. Não são relatadas dismorfoses fetais com o uso dessa substância. Pelo seu peso molecular, é possível sua passagem para o leite, porém não há estudos em humanos suficientes para qualquer conclusão.

Dexametasona (C)

Recomendação na gravidez – compatível. Benefícios maternos maiores que os riscos embrionário e fetal.

Recomendação na amamentação – sem dados em humanos. Provavelmente compatível.

Também é usada, comumente, para promover a maturidade pulmonar fetal. Considerações semelhantes à substância anteriormente descrita podem ser feitas. Malformações descritas em animais não foram observadas em humanos. Provavelmente compatível com o aleitamento materno[24].

Prednisona (C)

Recomendação na gravidez – dados em humanos sugerem risco.

Recomendação na amamentação – compatível.

É metabolizada em prednisolona. Ambas as drogas parecem ter baixo efeito teratogênico em humanos, sendo a fenda palatina/lábio leporino as alterações mais comuns. São usadas na gravidez para doenças sistêmicas, principalmente artrite reumatoide. A Academia Americana de Pediatria considera ambas as substâncias compatíveis com a amamentação[24].

Cortisona (C/D)

Considerada classe (**D**) quando administrada no primeiro trimestre da gestação. Análise de dados referentes a 2003-2009 não mostrou associação entre seu uso durante a gravidez e palato fendido[66]. Provavelmente compatível com a amamentação[23,24].

AGENTES QUIMIOTERÁPICOS

Citarabina (D)

Recomendação na gravidez – dados em humanos sugerem risco.

Recomendação na amamentação – contraindicada.

Seu uso no primeiro e segundo trimestres está associado a cromossomopatias e anomalias congênitas. O risco de malformações é de 1 em 8[23].

Ciclofosfamida (D)

Recomendação na gravidez – contraindicada no primeiro trimestre.

Recomendação na amamentação – contraindicada.

São relatadas malformações de membros e olhos se usada no primeiro trimestre. O risco de malformações não aumenta se usada no segundo e terceiro trimestres[23].

Fludarabina

Recomendação na gravidez – dados em humanos limitados. Em animais sugere risco.

Recomendação na amamentação – contraindicada.

Dados em animais com o uso da droga durante a organogênese sugerem risco. Não há dados sobre o uso da droga durante a lactação, contudo riscos potenciais contraindicam o aleitamento materno[11].

Metotrexato (X)

É antagonista do ácido fólico e bloqueia a síntese de DNA, sendo considerado teratogênico, achando-se associado a grave mielodepressão neonatal[29,31].

MEDICAÇÕES USADAS EM DISTÚRBIOS DA TIREOIDE

Levotiroxina (A)

Recomendação na gravidez – compatível.

Recomendação na amamentação – compatível.

Não está associada a defeitos congênitos e é compatível com a amamentação, não interferindo nos testes de triagem para hipotireoidismo congênito[23,24].

Metimazol (D) e propiltiouracil (D)

Há casos descritos de malformações, mas a associação não é clara. Essas drogas podem ser usadas para o tratamento de gestantes com hipertieoidismo. É recomendado monitorizar periodicamente a função tireoidiana de RN em aleitamento materno cujas mães estejam em tratamento com essas drogas[23,24].

ADOÇANTES ARTIFICIAIS

Sacarina (C)

Recomendação na gravidez – dados limitados em humanos. Dados em animais sugerem baixo risco.

Recomendação na amamentação – compatível.

Recomenda-se cautela no uso dessa droga na gravidez. Possui potencial carcinogênico para crias de animais, o que não foi comprovado em humanos.

Ciclamato (C)

Recomendação na gravidez – dados limitados em humanos. Provavelmente compatível.

Recomendação na amamentação – sem dados em humanos. Provavelmente compatível.

Ainda não foi devidamente estudado em relação ao feto humano e eventuais suspeitas de efeitos danosos sobre ele não foram confirmados.

Aspartame (B)

Recomendação na gravidez – compatível.

Recomendação na amamentação – compatível.

Não representa risco para o feto de mães normais, no entanto deve ser evitado por mulheres com fenilcetonúria, já que é fonte de fenilalanina.

Sucralose (?)

Recomendação na gravidez – ?

Recomendação na amamentação – ?

OUTRAS SUBSTÂNCIAS

Cafeína (B)

Atravessa a placenta, mas não há associação com malformações congênitas. Foi demonstrado que o consumo acima de 200mg/dia, o que corresponde a um consumo de moderado a intenso, pode estar associado à perda fetal[23].

REFERÊNCIAS

1. Lenz W, Knapp K. Thalidomide embryopathy. Arch Environ Health. 1962;5:100-5.
2. McBride WG. Thalidomide and congenital abnormalities. Lancet. 1963;2(7322):1358-9.
3. Haas DM, Gallauresi B, Shields K, Zeitlin D, Clark SM, Hebert MF, et al. Pharmacotherapy and pregnancy: highlights from the Third International Conference for Individualized Pharmacotherapy in Pregnancy. Clin Transl Sci. 2011;4(3):204-9.
4. Wilson JG, Scott WJ, Ritter EJ, Fradkin R. Comparative distribution and embryotoxicity of hydroxyurea in pregnant rats and Rhesus monkeys. Teratology. 1975;11(2):169-78.
5. Dicke JM. Teratology: principles and practice. Med Clin North Am. 1989;73(3):567-82.
6. Moore KL. Before we are born. Basic embryology and birth defects. Philadelphia: W.B. Saunders Company; 1974.
7. Briggs GG, Freeman RK, Yaffe SJ. Drugs in pregnancy and lactation. 7th ed. Philadelphia: Lippincott Williams & Wilkins; 2005.
8. Cunningham FG, Leveno KJ, Bloom SL, Hauth JC, Gilstrap LC III, Wenstrom KD (eds). Williams Obstetrics. 22nd ed. New York: McGraw-Hill; 2005.
9. Aranda JV, Edwards DJ, Hales BF, Rieder MJ. Developmental pharmacology. In: Fanaroff AA, Martin RJ (eds). Neonatal-perinatal medicine. 7th ed. St Louis: Mosby; 2002.p.144-66.
10. Food and Drug Administration. Labeling and prescription drug advertising: contente and format for labeling for human prescription drug. Fed Reg. 1980;44:37434-67.
11. Briggs GC, Freeman RK. Drugs in pregnancy and lactation.10 ed. Philadelphia: Wolters Kluwer; 2015.
12. Fernandes LRA, Fernandes JH, Lopes RGC, Monteleone, PPR, Petti DA, Lippi UG. Terapêutica antibacteriana na gravidez e suas repercussões sobre o RN. GO Atual. 1998;6(1):15-22.

13. Nau H. Clinical pharmacokinetics in pregnancy and perinatology. II. Penicillins. Dev Pharmacol Ther. 1987;10(3):174-98.

14. Amarante JMB. Antimicrobianos em obstetrícia. In: Neme B (ed). Obstetrícia básica. São Paulo: Sarvier; 1994.p.922-37.

16. World Health Organization. The use of essential drugs. Eighth report of the WHO Expert Committee (including the revised Model List of Essential Drugs). World Health Organ Tech Rep Ser. 1998; 882:1-77.

16. Brocklehurst P. Antibiotics for gonorrhoea in pregnancy. Cochrane Database Syst Rev. 2002;(2):CD000098. Review.

17. Penna GO, Hajjar L, Braz LA, Magalhães T. Gonorréia. Rev Soc Bras Med Trop. 2000;35(5):451-64.

18. Giamarellou H Kolokythas E, Petrikos G, Gazis J, Aravatinos D, Sfikakis P. Pharmacokinetics of three newer quinolones in pregnant and lactating women. Am J Med. 1989;87(5A):49S-51S.

19. Aprobato MS, Moura KVM, Souza MF, Guimarães BC, Issac CR, Carvalho FN. As quinolonas na gestação. Femina. 1998;26:163-4.

20. Loebstein R, Addis A, Ho E, Andreou R, Sage S, Donnenfeld AE, et al. Pregnancy outcome following gestational exposure to fluoroquinolones: a multicenter prospective controlled study. Antimicrob Agents Chemother. 1998;42(6):1336-9.

21. Reese RE, Douglas RG. A practical approach to infectious diseases. 2nd ed. Boston: Little, Brown and Company; 1986.

22. Segre CAM. Contribuição ao estudo da importância da deficiência de glicose-6-fosfato desidrogenase como causa de icterícia neonatal. Pediatr Prat. 1974;44(1):7-14.

23. Dukhovny S. Effects of maternal drugs on the fetus. In: Cloherty JP, Eichenwald EC, Hansen AR, Stark AR (eds). Manual of neonatal care. 7th ed. Philadelphia: Lippincott Williams & Wilkins; 2012.p.932-72.

24. McKinney B. Effects of drugs and substance on lactation and infants. In: Gomella TL, Cunningham MD, Eyal FG (eds). Neonatology. Management, procedures, on-call problems, diseases and drugs. 7th ed. New York: Lange Medical Books/McGraw-Hill; 2013.p.1005 -27.

25. McKinney B. Medications used in the neonatal intensive care unit. In: Gomella TL, Cunningham MD, Eyal FG (eds). Neonatology. Management, procedures, on-call problems, diseases and drugs. 7th ed. New York: Lange Medical Books/McGraw-Hill; 2013. p.939-1004.

26. Itakura A, Kurauchi O, Mizutani S, Tomoda Y, Matsuzawa K. The levels of aztreonam in the cord bloods and tissues after administration to pregnant women. Jpn J Antibiot. 1995;48(6):749-53.

27. D'Alauro F, Lee RV, Pao IK, Khairallah M. Intestinal parasites in pregnancy. Obstet Gynecol. 1985;66(5):639-43.

28. Mantovani A, Ricciardi C, Stazi AV, Macri C. Effects observed on gestational day 13 in rat embryos exposed to albendazole. Reprod Toxicol. 1995;9(3):265-73.

29. Zenk KE. Effects of drugs and substance taken during pregnancy. In: Gomella TL, Cunningham MD, Eyal FG, Zenk KE (eds). Neonatology. Management, procedures, on-call problems, diseases and drugs. 5 th ed. New York: Lange Medical Books/McGraw-Hill; 2004.p.650-67.

30. Adam I, Elwasila el T, Homeida M. Is praziquantel therapy safe during pregnancy? Trans R Soc Trop Med Hyg. 2004;98(9):540-3.

31. Kulay L Jr, Lapa AJ. Drogas na gravidez. Manual de orientação. FEBRASGO. São Paulo: Ponto; 2003.

32. Karabulut AK, Uysal II, Acar H, Fazliogullari Z. Investigation of developmental toxicity and teratogenicity of macrolide antibiotics in cultured rat embryos. Anat Histol Embryol. 2008;37(5):369-75.

33. Guerina N. Management of cytomegalovirus and Toxoplasma gondii in pregnancy. In: Craig D, Baker ER. Medical complications in pregnancy. New York: McGraw-Hill; 2005. p.353-65.

34. Daffos F, Forestier F. Pre-natal management of 746 pregnancies at risk for congenital toxoplasmosis. N Engl J Med. 1988;318(5):271-5.

35. Couto JC, Melo RN, Rodrigues MV, Leite JM. Diagnóstico pré-natal e tratamento da toxoplasmose na gestação. Femina. 2003;31(1): 85-90.

36. Martins C. Toxoplasmose na gravidez. Rev Port Clin Geral. 2002; 18:333-40.

37. Ressel G. AAP updates statement for transfer of drugs and other chemicals into breast milk. Am Fam Physician. 2002;65(5):979-80.

38. Sáez-Llorens X, McCracken GH. Clinical pharmacology of antibacterial agents. In: Remington JS, Klein JO (eds). Infectious diseases of the fetus and newborn 5th ed. Philadelphia: W.B. Saunders Company; 2001.p.1419-66.

39. Niebyl JR, Simpson JL. Drugs and enviromental agents in pregnancy and lactation: embriology, teratology, epidemiology. In: Gabbe SG, Niebyl JR, Simpson JL, Landon MB, Galan HL, Jauniaux ERM. Obstetrics. Normal and problem pregnancies. 6th ed. Philadelphia: Elsevier Saunders; 2012.p.140-65.

40. Nosten F, Vincenti M, Simpson J, Yei P, Thwai KL, de Vries A, et al. The effects of mefloquine treatment in pregnancy. Clin Infect Dis. 1999;28(4):808-15.

41. Gilbert DN, Moellering Jr RC, Sande M. The Sanford guide to antimicrobial therapy.13th ed. Dallas: Antimicrobial Therapy Inc; 2000.

42. Odinecs A, Pereira C, Nosbisch C, Unadkat JD. Prenatal and postpartum pharmacokinetics of stavudine (2',3'-didehydro-3'-deoxythymidine) and didanosine (dideoxyinosine) in pigtailed macaques (Macaca nemestrina). Antimicrob Agents Chemother. 1996;40(10): 2423-25.

43. Odinecs A, Nosbisch C, Keller RD, Baughman WL, Unadkat JD. In vivo maternal-fetal pharmacokinetics of stavudine (2',3'-didehydro-3'-deoxythymidine) in pigtailed macaques (Macaca nemestrina). Antimicrob Agents Chemother. 1996;40(1):196-202.

44. Moodley J, Moodley D, Pillay K, Coovadia H, Saba J, van Leeuwen R, et al. Pharmacokinetics and antiretroviral activity of lamivudine when administered alone or when coadministered with zidovudine in human immunodeficiency virus type-1 infected pregnant women and their offspring. J Infect Dis. 1998;178(5):1327-33.

45. Marques HHS. Avaliação crítica dos efeitos adversos do tratamento anti-retrovirais no feto, RN e lactente. Rev Bras Ginecol Obstet. 2006;28(7):424-30.

46. Casey BM, Bawdon RE. Placental transfer of ritonavir with zidovudine in the ex vivo placental perfusion model. Am J Obstet Gynecol. 1998;179(3 Pt 1):758-61.

47. Sturt AS, Dokubo EK, Sint TT. Antiretroviral therapy (ART) for treating HIV infection in ART-eligible pregnant women. Cochrane Database Syst Rev. 2010;(3):CD008440.

48. Ounsted M, Moar V, Redman CW. Infant growth and development following treatment of maternal hypertension. Lancet. 1980; 1(8170):705.

49. Whitelaw A. Maternal methyldopa treatment and neonatal blood pressure. Br Med J (Clin Res Ed). 1981;283(6289):471.

50. Tabacova S, Kimmel CA, Wall K, Hansen D. Atenolol developmental toxicity: animal-to-human comparisons. Birth Defects Res A Clin Mol Teratol. 2003;67(3):181-92. Review.

51. Stockton DL, Paller AS. Drug administration to the pregnant or lactating woman: a reference guide for dermatologists. J Am Acad Derm. 1990;23(1):87-103.

52. Briggs GG, Freeman RK, Yaffe SJ. Drugs in pregnancy and lactation. 8th ed. Philadelphia:Wolters Kluwer/Lippincott Williams & Wilkins; 2008.

53. Lammer EJ, Chen DT, Hoar RM, Agnish ND, Benke PJ, Braun JT, et al. Retinoic acid embryopathy. N Engl J Med. 1985;313(14):837-41.

54. Garcia-Bournissen F, Tsur L, Goldstein LH, Avner M, Asrar F, Berkovitch M, et al. Fetal exposure to isotretinoin: an international problem. Reprod Toxicol. 2008;25(1):124-8.

55. Chan A, Hanna M, Abbott M, Keane RJ. Oral retinoids and pregnancy. Med J Aust. 1996;165(3):164-7. Review.

56. Geiger JM, Baudin M, Saurat JH. Teratogenic risk with etretinate and acitretin treatment. Dermatology. 1994;189(2):109-16.

57. Maier H, Hönigsmann H. Assessment of acitretin-treated female patients of childbearing age and subsequent risk of teratogenicity. Br J Dermatol. 2001;145(6):1028-9.

58. Bargman H. Podophyllin and pregnancy. Int J Dermatol. 1993; 32(9):691.
59. Raj BA, Sheehan DV. Interações farmacológicas com benzodiazepinas. In: Marcolin MA. Interações farmacológicas com drogas psiquiátricas. Rio de Janeiro: MEDSI; 1998.p.169-200.
60. Bellantuono C, Tofani S, Di Sciascio G, Santone G. Benzodiazepine exposure in pregnancy and risk of major malformations: a critical overview. Gen Hosp Psychiatry. 2013;35(1):3-8.
61. Peres RM, Segal J, Carvalho CA, Moser C, Sanseverino MTV, Schüler-Faccini L. Riscos para a saúde fetal associados com o uso de benzodiazepínicos na gestação: uma revisão. J Bras Psiquiatr. 2002; 51(3):145-51.
62. Iqbal MM, Sobhan T, Ryals T. Effects of commonly used benzodiazepines on the fetus, the neonate, and the nursing infant. Psychiatr Serv. 2002;53(1):39-49. Review.

63. Bonnot O, Vollset SE, Godet PF, d'Amato T, Dalery J, Robert E. [In utero exposure to benzodiazepine. Is there a risk for anal atresia with lorazepam?]. Encephale. 2003;29(6):553-9. [Article in French].
64. Neme B. Obstetrícia básica. 3a ed. São Paulo: Sarvier; 2006.
65. Chaves Netto H, Sá RAM, Lins CP. Imunizações e administração de fármacos à gestante. In: Chaves Netto H, Sá RAM (eds). Obstetrícia básica. 2ª ed. São Paulo: Atheneu; 2007.p.167-78.
66. Skuladottir H, Wilcox AJ, Ma C, Lammer FJ, Rasmussen SA, Weiler MM, et al. Corticosteroid use and risk of orofacial clefts. Br Defects Res A Clin Mol Teratol. 2014;100(6):499-50.

Consumo de Drogas na Gestação

Álcool

Efeitos do Álcool na Gestação

Hermann Grinfeld

EFEITOS SOBRE A GESTANTE

Há séculos ocorre o consumo de bebidas alcoólicas por homens e mulheres, com relatos históricos amplamente conhecidos. Porém somente a partir do século XIX é que foram descritas as consequências nefastas do abuso das bebidas por mulheres com uma abordagem mais científica. Pela primeira vez em 1968, na França, foi descrita e publicada por Lémoine e outros pesquisadores[1] a mais trágica das consequências do consumo de álcool durante a gravidez, independentemente do tipo e da quantidade: uma doença que é atualmente objeto de estudo por parte de inúmeros centros mundiais de investigação científica. Em 2008, celebraram-se os 40 anos da primeira publicação científica a respeito dessa que é uma das doenças cujo espectro vai-se tornando cada vez mais frequente, conforme os dados epidemiológicos recentemente publicados na literatura universal. Grande parte dos casos de retardo mental infantil provém desse problema.

O consumo abusivo de bebidas alcoólicas é importantíssimo problema de saúde pública, especialmente na sociedade ocidental, pois acarreta altos custos para a sociedade e governos, envolvendo questões nas áreas de obstetrícia, pediatria, psiquiatria, psicológicas, profissionais outros da área de saúde e familiares. Em nosso meio, trabalhos indicam que em 2005 o abuso de álcool nas 108 maiores cidades do País foi de 74,6%, porcentagem maior que em 2001, com 68,7%. Além disso, verificou-se que a prevalência de pacientes entrevistados classificados como dependentes de álcool alcançou 12,3% da mostra, sendo maior para o sexo masculino (19,5%) do que para o feminino (6,9%)[2]. Com esses dados, é altamente relevante a abordagem do alcoolismo feminino, mormente durante a gestação.

HISTÓRICO

Desde os tempos bíblicos já se encontravam relatos sobre a maior incidência de abortos, malformações e retardo mental na descendência de mães que faziam consumo habitual de bebidas alcoólicas na gravidez. Na época do Império Romano, relatava-se a incidência aumentada de abortos, natimortos e malformações congênitas em recém-nascidos cujas mães faziam uso excessivo de bebidas alcoólicas na gravidez; portanto, os efeitos teratogênicos de álcool são conhecidos há muitos séculos. Em 1973, Jones et al.[3] descreveram um padrão de malformações em fetos de mães alcoolistas e apresentaram critérios diagnósticos. Nesse mesmo ano, Jones e Smith denominaram esse conjunto de anomalias de síndrome alcoólica fetal (SAF)[4] e, a partir daí, muita atenção tem sido dedicada à SAF, em todo o mundo.

ESTUDOS EXPERIMENTAIS

É possível reproduzir o quadro da SAF em animais de laboratório, entre os quais podemos citar os roedores em geral, como ratos e camundongos.

A gravidade e o perfil dos defeitos encontrados na prole de camundongos fêmeos expostos ao álcool durante a prenhez estão relacionados à dose administrada e ao tempo dessa exposição[5].

O uso de camundongos fêmeos permite investigações mais profundas sobre os mecanismos de ação do etanol[6]. Por exemplo, estudos mostram que as disfunções nos sistemas cerebrais podem mediar alterações de comportamento; igualmente, os camundongos têm sido usados para examinar eventos bioquímicos que justifiquem os defeitos estruturais e morfológicos da teratogenia do álcool[6]. Tais estudos não poderiam ser realizados na espécie humana, ou seriam extremamente limitados; obviamente, tais análises em animais, mormente em camundongos fêmeos e em sua prole, objetivam elucidar os fatores etiológicos da embriofetopatia e resultar em intervenções terapêuticas relevantes do ponto de vista clínico, ou pelo menos resultar em estratégias de prevenção[7].

Os efeitos da exposição ao etanol *in utero* em camundongos fêmeos têm-se mostrado com grandes variações, desde grosseiros defeitos morfológicos em um extremo, até disfunções sutis cognitivas e/ou comportamentais, em outros. Vários autores têm demonstrado que o álcool é também um teratógeno com ação no comportamento e mais em ratos do que em camundongos. Porém, um incremento significativo na pesquisa experimental em camundongos fêmeos mostra o envolvimento do álcool em alterações moleculares, bioquímicas e fisiológicas[8,9].

As ações teratogênicas têm sido documentadas em estudos com a utilização pré-natal aguda (1 ou 2 dias) e crônica (3 ou mais dias) do etanol[9]. É importante ressaltar que a administração aguda do álcool deve ser discutida levando-se em conta os 3 estágios de desenvolvimento embrionário: pré-organogênico (primeiros 6 dias de gestação, de um total de 18 a 20 dias), organogênico (do 7º ao 14º dia) e pós-organogênico (do 15º dia até o nascimento), que, por sua vez, são períodos de divisão algo arbitrários; além disso, esses estágios não devem ser igualmente vulneráveis aos efeitos deletérios do etanol[9].

Portanto, a exposição aguda resulta, caracteristicamente, no efeito alcoólico fetal, já que ocorre uma expressão parcial da síndrome alcoólica fetal experimental[6].

A administração crônica de álcool etílico durante a prenhez de camundongos fêmeos tem sido estudada com mais intensidade nos últimos anos, com as alterações variando desde modificações estruturais até o retardo de crescimento. Com menor frequência, ocorrem as anomalias comportamentais e os efeitos sobre o sistema imunológico. As malformações dos vários órgãos, sistemas e do esqueleto predominam quando a exposição se dá no período organogênico. Porém, o retardo de crescimento está associado à exposição predominante no período pós-organogênico. Existe ainda um número reduzido de estudos em ratas enfocando as consequências neuroanatômicas, neuroquímicas e neuroendócrinas do álcool etílico na prenhez, pois essas são perceptíveis nas alterações funcionais e/ou comportamentais decorrentes.

PADRÃO DE CONSUMO

O consumo de álcool é medido por unidades e uma unidade equivale a 10g de álcool etílico puro, que varia conforme a concentração da bebida. Assim na cerveja, cuja concentração de álcool é de 5%, 350mL contém 17g de álcool, ou 1,7 unidade; no vinho, cuja concentração é de 12%, 90mL contém 11g de álcool, ou 1,1 unidade; em uma bebida destilada, cuja concentração é de 40%, 50mL contém 20g de álcool, ou 2 unidades[10].

Nos Estados Unidos, um *drink* padrão é definido como aquele que contém aproximadamente 14g de álcool puro[11]. O *National Institute of Health* americano define a expressão *binge drinking* como um padrão de consumo de álcool segundo o qual a alcoolemia atinge 0,08g/dL ou mais, correspondendo à ingestão de 5 ou mais *drinks* padrão em 2 horas, para homens, e 4 *drinks* padrão ou mais para mulheres[11]; bebedor pesado é o que ingere 5 ou mais *drinks* na mesma ocasião por mais de 5 dias seguidos nos últimos 30 dias[11]; bebedor de risco é aquele que consome álcool em níveis que aumentam o risco de danos à saúde; esse risco corresponde ao consumo semanal de > 210g de álcool puro para o homem e > 140g para a mulher[12,13]; e bebedor de baixo risco é o que ingere não mais de 4 drinks em um único dia e no máximo 14 drinks por semana, no caso do homem; para a mulher não mais de 3 *drinks* no dia ou no máximo 7 *drinks* por semana[11].

ALCOOLISMO NO SEXO FEMININO

Se pensarmos que, em muitas épocas, o consumo de álcool não esteve restrito aos homens e que há quase dois séculos seu abuso já era diagnosticado, chama a atenção a quase inexistência de relatos de casos de dependência entre as mulheres. Nesse panorama, não é incongruente que o estudo sistemático da dependência feminina tenha pouco mais de 50 anos e que a busca de abordagens que atendem às necessidades das mulheres tenha uma história de somente 20 anos. Na verdade, atualmente, já não existem dúvidas de que por muito tempo a dependência feminina permaneceu como um fenômeno largamente escondido na maioria dos países. Tão escondido que nos anos 1980, quando a busca por tratamentos mais eficazes orientou a investigação científica para delimitar subgrupos e os movimentos feministas americanos passaram a defender a criação de programas terapêuticos mais adequados e sensíveis às prioridades das mulheres, esbarrou-se na extrema escassez de pesquisas que permitissem caracterizá-las enquanto subgrupo.

A prevalência do alcoolismo entre mulheres ainda é significativamente menor que a encontrada entre os homens. Estudos demonstram que, em relação ao uso e dependência, de cada quatro pessoas do sexo masculino que fazem uso na vida de álcool, uma delas torna-se dependente, sendo que a proporção para o sexo feminino é de 10:1[14]. Ainda assim, o consumo abusivo e/ou a dependência do álcool traz, reconhecidamente, inúmeras repercussões negativas sobre a saúde física, psíquica e social da mulher[15].

A biodisponibilidade do álcool na mulher é maior do que no homem em função da sua maior capacidade de absorção, maior proporção de gordura corporal, menor quantidade de água corporal e menor atividade da álcool-desidrogenase gástrica, de modo que as mulheres apresentam concentrações sanguíneas maiores de álcool do que os homens depois de ingerir quantidades equivalentes de álcool[16].

As mulheres dependentes de substâncias psicoativas apresentam características e necessidades de tratamento diferentes das dos homens. Nesse sentido é que se propõe o desenvolvimento de programas específicos para mulheres. É consensual que o princípio fundamental para desenvolver e implementar programas só para mulheres, além de atender a essa população específica, é que seja sensível ao gênero, ou seja, utilize-se de estratégias particularmente responsivas às necessidades únicas das mulheres dependentes[17]. Portanto, serviços de atendimento que incluam assistência social, jurídica, atendimento familiar, profissionais que trabalhem questões ligadas à autoestima, imagem corporal, grupos de terapia só de mulheres, onde possam ser discutidas questões afetivas e interpessoais e não somente aquelas ligadas diretamente à droga, terão chance maior de ser bem-sucedidos.

Há muitas e importantes razões para que a grávida permaneça com seu vício de alcoolismo durante a gravidez[17]. Estudos recentes salientam que a causa mais comum de alcoolismo materno é a depressão desencadeada pela ati-

tude negativa em relação à gravidez. Acompanham o quadro, com relativa frequência, carência afetiva global, baixo padrão socioeconômico e um estado nutricional comprometido. Em nosso meio, é importante salientar que, pelo baixo custo de aquisição, o álcool é a droga mais difundida nas classes sociais menos favorecidas. O relatório do *Committee on Substance Abuse*[18], publicado em 1995, aponta como fatores que mais contribuem para o uso e abuso do álcool: influência dos pares, na adolescência; influência da sociedade e da propaganda; tolerância das facilidades em se adquirir bebidas alcoólicas; e falta de controle sobre o consumo excessivo. Como objeção ao consumo de álcool, os educadores sanitários e assistentes sociais de muitos países estão enfatizando que 30% das mães alcoólatras falecem com idade média de 37 anos, com cirrose hepática. Nos Estados Unidos, atualmente, 7 milhões de crianças por ano, até os 7 anos, têm pais alcoólatras[19].

As mulheres alcoolistas têm morbidade 1,5 a 2 vezes maior do que os homens (considerando restrição de atividades anteriormente realizadas, consultas a médicos, número de hospitalizações por problemas relacionados ao álcool e número de dias restritos ao leito). As complicações físicas decorrentes do consumo de álcool (pancreatite, cirrose e neuropatias, entre outras) também aparecem antes e de forma mais grave nas mulheres.

Há muitas e importantes razões para que uma mulher grávida permaneça com seu vício de alcoolismo durante a gravidez[7]. Estudos recentes salientam que a causa mais comum de alcoolismo materno é a depressão desencadeada pela atitude negativa em relação à gravidez. Acompanham o quadro, com relativa frequência, carência afetiva global, baixo padrão socioeconômico e estado nutricional comprometido. Em nosso meio, é importante salientar que, pelo baixo custo de aquisição, o álcool é a droga mais difundida nas classes sociais menos favorecidas. Pesquisa realizada em nosso meio, entre 1.964 gestantes, identificou os seguintes fatores de risco para o consumo de álcool entre essas gestantes: adolescência, baixo nível de escolaridade, baixo nível socioeconômico, co-habitação com alcoolistas, hábito de fumar, uso de drogas ilícitas, gestação não planejada e ausência de pré-natal[20]. Uma revisão sistemática, que avaliou 14 estudos internacionais, demonstrou que o consumo de álcool pelas gestantes estava associado com o consumo de álcool pré-gestacional (em quantidade e frequência da ingestão de álcool), abuso e/ou violência[21].

MECANISMOS DE AÇÃO DO ÁLCOOL

Quando ingerido, o álcool entra na circulação e vai ao fígado, onde sofre um processo de oxidação, transformando-se em acetaldeído, que tem grande capacidade de difusão em todos os tecidos e líquidos corporais.

Na gestante, o álcool cruza a placenta, via sangue materno, vai para o líquido amniótico e para o feto. Em cerca de 1 hora, os níveis de etanol no sangue fetal e no líquido amniótico são equivalentes aos do sangue da grávida. O acetaldeído, por sua vez, cruza a placenta, mas o nível dessa substância é variável. A placenta humana tem capacidade metabólica limitada para a metabolização do álcool e o fígado fetal também não possui um sistema eficaz para metabolizá-lo, de tal forma que a redução dos níveis de álcool se dá primordialmente pela sua reentrada na circulação materna.

Segundo Tat-Ha, a ingestão do álcool pela gestante provoca vários distúrbios, tais como alterações na transferência placentária de aminoácidos essenciais, hipóxia fetal crônica por vasoconstrição dos vasos placentários e umbilicais, proliferação celular indiferenciada em todo o sistema nervoso central, disfunção hormonal em todas as glândulas de secreção interna e acúmulo de etilésteres de ácidos graxos nos vários tecidos do feto secundário à imaturidade das enzimas hepáticas. As consequências finais são o atraso no crescimento intrauterino e a ocorrência de malformações congênitas[22].

Enfim, a teratogenia do álcool está amplamente demonstrada em numerosos estudos experimentais. A placenta é totalmente permeável à passagem do álcool para o feto, ou seja, a alcoolemia fetal é bastante similar à materna. Mas é pouco provável que um único mecanismo explique todos os efeitos nefastos da exposição do etanol *in utero*; por outro lado, não se identificaram ainda marcadores que possam determinar a ação do álcool.

PREVALÊNCIA DO CONSUMO DE ÁLCOOL NA GESTAÇÃO

Nos Estados Unidos, 51,5% de mulheres entre 18 e 44 anos (idade reprodutiva) usaram álcool em algum momento da vida, sendo o consumo de álcool relatado em 7,6% das gestantes e 1,4% dessas apresentam o consumo tipo *binge drinking*[23].

Um estudo entre 1.018 mulheres na África do Sul mostrou que o risco de consumo de álcool na gestação na área rural era de 21,84% das gestantes, e na área urbana, de 11,2%[24].

Moraes e Reichenheim[25], no Rio de Janeiro, em 2007, identificaram que 40,6% das gestantes estudadas ingeriram álcool em algum momento da gestação, e 10,1%, até o final. Mesquita e Segre[20], em São Paulo, em 2009, em uma população carente, encontraram 33,3% de gestantes consumidoras de álcool em algum momento da gestação, e 21,4%, até o final. Para Souza et al.[26], em 2012, em Minas Gerais, 23,1% gestantes ingeriam álcool em algum momento da gestação, e 6,1%, até o final da gestação.

CONSEQUÊNCIAS

Gestantes usuárias de álcool tendem a rejeitar cuidados pré-natais[27]; há maior incidência de sintomas depressivos e de violência doméstica[28].

Wolfe et al.[29] e Kahila et al.[30] referem aumento da mortalidade materna; aumentos de abortamento e natimortalidade são relatados por Chiodo et al.[31] e O'Leary[32].

A exposição materna ao álcool afeta variáveis hemodinâmicas: o eixo endócrino regulador da resistência vascular, a reatividade vascular sistêmica, a hemodinâmica uteroplacentária, a angiogênese e o remodelamento vascular. Essas alterações contribuem para a patogênese da SAF[33].

Contudo, **a consequência mais grave e dramática é a ocorrência da SAF**[23].

CONSIDERAÇÕES FINAIS

Algumas perguntas e dúvidas ainda permanecem para ser respondidas[4,6]:

1. A ingestão ocasional do etanol durante a gravidez altera o fenótipo, em comparação com a ingestão frequente? Parece evidente que há estreita relação entre a quantidade de álcool ingerida e o aparecimento de sinais e sintomas mais ou menos exuberantes, ou seja, quanto mais álcool a grávida consome, maior a possibilidade de surgir o quadro completo da SAF, com as alterações mais evidentes do dismorfismo facial.

Ocorre que até o momento não se tem ideia da quantidade assim chamada **segura** que a grávida poderia consumir. Por isso, a recomendação é consumo zero de bebida alcoólica na gravidez ou para mulheres que queiram engravidar.

2. Como drogas comumente associadas com cafeína, nicotina, opiáceos, cocaína, benzo-diazepínicos e outras alteram ou potencializam os efeitos do etanol? Essa é uma questão em aberto, que deverá ser solucionada com as pesquisas que estão sendo elaboradas atualmente nos centros de pesquisa mais avançados.

3. Quais métodos pré-natais podem detectar ou mesmo prevenir o aparecimento das malformações? Não há, até onde se sabe, um marcador pré-natal para a doença, de modo que não é possível fazer a detecção precoce intraútero das anormalidade nos fetos.

4. De que forma o alcoolismo paterno interfere no aparecimento da síndrome? Esta é uma especulação não comprovada e deve ser abordada de forma mais científica, a fim de que se obtenham dados objetivos na resposta desta questão.

É consenso generalizado que o alcoolismo é um problema social grave e somente uma ação multidisciplinar criteriosa e abrangente poderia promover programas de abstinência do álcool em gestantes. A sociedade civil, em conjunto com programas de prevenção governamentais, poderia agir para promover menor incidência da síndrome, com resultados sociais mais favoráveis. Obstetras e pediatras, por outro lado, podem e devem atuar, educando e esclarecendo a clientela-alvo, para diminuir drasticamente o aparecimento de um ônus social tão funesto como é a SAF.

REFERÊNCIAS

1. Lemoine P, Harrouseau JP, Borteyru G, Menuet JC. Les enfants de parent alcooliques. Anomalies observées a propos de 127 cas. Quest Méd. 1968;25:477-82.
2. CEBRID. VI levantamento nacional sobre o consumo de drogas psicotrópicas. Disponível em: www.cebrid.epm.br. Acessado 2014 set 3.
3. Jones KL, Smith DW, Ulleland CN, Streissguth P. Pattern of malformation in offspring of chronic alcoholic mothers. Lancet 1973; 1(7815):1267-71.
4. Jones KL, Smith DW. Recognition of the fetal alcohol syndrome in early infancy. Lancet. 1973;302(7836):999-1001.
5. Becker HC, Randall CL, Salo AL, Saulnier JL, Weathersby RT. Animal research. Alcohol Health Res World. 1994;18(1):10-6.
6. Becker HC, Diaz-Granados J, Randall CL. Teratogenic actions of ethanol in the mouse: a minireview. Pharmacol Biochem Behav. 1996;55(4):501-3.
7. Grinfeld H, Goldenberg S, Chadi G, Segre CAM. Effects of ethanol on offspring of C57BL/6J mice alcoholized during gestation. Acta Cirurg Bras. 1999;14(3):265-81.
8. Goodlett CR, Horn KH. Mechanisms of alcohol-induced damage to the developing nervous system. Alcohol Res Health. 2001; 25(3):175-84.
9. Randall CL. Alcohol and pregnancy: highlights from three decades of research. J Stud Alcohol. 2001;62(5):554-61.
10. Associação Médica Brasileira e Conselho Federal de Medicina. Projeto diretrizes. Abuso e dependência de álcool; 2001.
11. National Institute of Alcohol Abuse and Alcoholism (NIAAA). Overview of alcohol consumption. Disponível em: www.niaaa.nih. gov/alcohol-health. Acessado 2014 set 3.
12. Rosta J. Hazardous alcohol use among hospital doctors in Germany. Alcohol Alcohol. 2008;43(2):198-203.
13. Michaud P, Dewost AV, Fouillandt P. Boire moins c'est mieux. Presse Med. 2006;35(5 Pt 2):831-9.
14. Carlini EA, Galduroz JCF, Noto AR, Fonseca AM, Carlini CM, Oliveira LG, ET al. II Levantamento domiciliar sobre uso de drogas psicotrópicas no Brasil – 2005. São Paulo: CEBRID (Centro Brasileiro de Drogas psicotrópicas). UNIFESP (Universidade Federal de São Paulo); 2005.
15. Brasiliano S, Hochgraf PB. Drogadicção feminina: a experiência de um percurso. In: Silveira DX, Moreira F (eds). Drogas, dependência e sociedade. São Paulo: Atheneu; 2005.p.289-95.
16. Frezza M, di Padova C, Pozzato G, Terpin M, Baraona E, Lieber CS. High blood alcohol levels in women. The role of decreased gastric alcohol dehydrogenase activity and first-pass metabolism. N Engl J Med. 1990;322(2):95-9.
17. Brasiliano S. Comorbidade entre dependência de substâncias psicoativas e transtornos alimentares: perfil e evolução de mulheres em um tratamento específico para dependência química [tese]. São Paulo: Faculdade de Medicina da Universidade de São Paulo; 2005.
18. Committee on Substance Abuse. Alcohol use and abuse: a paediatric concern. Pediatrics. 1995;95(3):439-42.
19. American Academy of Pediatrics: Committee on Substance Abuse. Alcohol and abuse: a pediatric concern. Pediatrics. 2001;108(1); 185-9.
20. Mesquita MA, Segre CAM. Frequência dos efeitos do álcool no feto e padrão de consumo de bebidas alcoólicas pelas gestantes de maternidade pública da cidade de São Paulo. Rev Bras Crescimento Desenvolv Hum. 2009;19(1):63-77.
21. Skagerström J, Chang G, Nilsen P. Predictors of drinking during pregnancy: a systematic review. J Womens Health (Larchmt). 2011; 20(6):901-13.
22. Tat-Ha C. Alcohol and pregnancy: what is the level of risk? J Toxicol Clin Exp. 1990;10(2):105-14.
23. Centers for Disease Control and Prevention. Alcohol use and binge drinking among women of childbearing age – United States, 2006-2010. MMWR. 2012;61(28):534-8.
24. Morojele NK, London L, Olorunju SA, Matjila MJ, Davids AS, Rendall-Mkosi KM. Predictors of risk of alcohol-exposed pregnancies among women in an urban and a rural area of South Africa. Soc Sci Med. 2010;70(4):534-42.
25. Moraes CL, Reichenheim ME. Rastreamento de uso de álcool por gestantes de serviços públicos de saúde do Rio de Janeiro. Rev Saúde Pública. 2007;41(5):695-703.
26. Souza LHF, Santos MC, Oliveira LCM. Padrão do consumo de álcool em gestantes atendidas em um hospital público universitário e fatores de risco associados. Rev Bras Ginecol Obstet. 2012; 34(7):296-303.
27. Roberts SC, Pies C. Complex calculations: how drug use during pregnancy becomes a barrier to prenatal care. Matern Child Health J. 2011;15(3):333-41.
28. Manzolli P, Nunes MA, Schmidt MI, Pinheiro AP, Soares RM, Giacomello A, et al. Violence and depressive symptoms during pregnancy: a primary care study in Brazil. Soc Psychiatry Psychiatr Epidemiol. 2010;45(10):983-8.
29. Wolfe EL, Davis T, Guydish J, Delucchi KL. Mortality risk associated with perinatal drug and alcohol use in California. J Perinatol. 2005;25(2):93-100.
30. Kahila H, Gissler M, Sarkola T, Autti-Rämö I, Halmesmäki E. Maternal welfare, morbidity and mortality 6-15 years after a pregnancy complicated by alcohol and substance abuse: a register-based case-control follow-up study of 524 women. Drug Alcohol Depend. 2010;111(3):215-21.
31. Chiodo LM, Bailey BA, Sokol RJ, Janisse J, Delaney-Black V, Hannigan JH. Recognized spontaneous abortion in mid-pregnancy and patterns of pregnancy alcohol use. Alcohol. 2012;46(3):261-7.
32. O'Leary CM, Jacoby PJ, Bartu A, D'Antoine H, Bower C. Maternal alcohol use and sudden infant death syndrome and infant mortality excluding SIDS. Pediatrics. 2013;131(3):e770-8.
33. Ramadoss J, Magness RR. Vascular effects of maternal alcohol consumption. Am J Physiol Heart Circ Physiol. 2012;303(4):H414-21.

Marcadores de Consumo de Álcool na Gestação

Lygia Mendes dos Santos Börder

É muito difícil avaliar o consumo de álcool na gravidez, seja pela omissão, seja pela negação da informação, além de não ser perguntado de rotina nas consultas de pré-natal.

Atualmente, ainda não existe nenhum marcador laboratorial que possa detectar o consumo de álcool durante a gestação. Foi tentado o emprego de testes de laboratório, que seriam marcadores indiretos, quais sejam a glutamiltransferase, a aspartatoaminotransferase.e a alaninoaminotransferase, a gamaglutamiltransferase, o volume corpuscular médio, que efetivamente traduzem o comprometimento hepático, mas são inespecíficos, embora haja correlação entre o consumo de álcool e a anormalidade nos testes[1]. Há ainda alguns marcadores de exposição, como o acetaldeído, a transferrina deficiente em carboidratos, contudo somente podem ser valorizados se estiverem em níveis muito elevados. A alcoolemia, embora sendo um marcador de exposição, não avalia a exposição em longo prazo[2]. De alguns anos para cá, derivados do metabolismo não oxidativo do álcool, os etilésteres de ácidos graxos (FAEE, na sigla em inglês), o etilglucoronídeo (EtG), o etilsulfato (EtS) e o fosfatidiletanol (PEth, na sigla em inglês), quando pesquisados em saliva e cabelo de gestantes têm-se demonstrado marcadores promissores[3]. Recentemente há estudos indicando possível marcador transcutâneo sensível ao álcool que pode tornar-se um valioso método para monitorizar a abstinência. Ainda há que ser lembrado um aspecto particular do alcoolismo, qual seja a predisposição genética, de modo que atuais estudos de associação pangenômica (GWAS, na sigla em inglês) têm proposto vários *loci* para a dependência de álcool[1].

Até o momento, as ferramentas mais utilizadas para a detecção pré-natal de exposição fetal ao álcool têm sido os questionários aplicados a gestantes, em geral no pré-natal, embora também eles tenham eficácia duvidosa, pois as mulheres tendem a omitir a ingestão de álcool[4]. Os mais comumente usados são conhecidos por suas siglas em inglês: AUDIT (*alcohol use disorders identification test*); CAGE (*cut down, annoyed, guilty, eye-opener*); T-ACE (*tolerance, annoyed, cut down, eye-opener*) e TWEAK(C) (*tolerance, worry, eye-opener cut down-K*).

QUESTIONÁRIO AUDIT

É um teste para a identificação dos distúrbios devidos ao álcool em adultos. Este questionário foi desenvolvido pela Organização Mundial da Saúde (OMS), consta de 10 perguntas e classifica a entrevistada em uma de quatro zonas de risco – de acordo com o escore.

Seguem-se as perguntas do AUDIT e os respectivos pontos.

1. Com que frequência consome bebidas que contêm álcool? 0 = nunca; 1 = uma vez por mês ou menos; 2 = duas a quatro vezes por mês; 3 = duas a três vezes por semanas; 4 = quatro ou mais vezes por semana.
2. Quando bebe, quantas bebidas contendo álcool consome em um dia normal? 0 = uma ou duas; 1 = três ou quatro; 2 = cinco ou seis; 3 = de sete a nove; 4 = dez ou mais.
3. Com que frequência consome seis bebidas ou mais em uma única ocasião? 0 = nunca; 1 = menos de uma vez por mês; 2 = pelo menos uma vez por mês; 3 = pelo menos uma vez por semana; 4 = diariamente ou quase diariamente.
4. Nos últimos 12 meses, com que frequência se apercebeu de que não conseguia parar de beber depois de começar? 0 = nunca; 1 = menos de uma vez por mês; 2 = pelo menos uma vez por mês; 3 = pelo menos uma vez por semana; 4 = diariamente ou quase diariamente.
5. Nos últimos 12 meses, com que frequência não conseguiu cumprir as tarefas que habitualmente lhe exigem por ter bebido? 0 = nunca; 1 = menos de uma vez por mês; 2 = pelo menos uma vez por mês; 3 = pelo menos uma vez por semana; 4 = diariamente ou quase diariamente.
6. Nos últimos 12 meses, com que frequência precisou beber logo de manhã para "curar" uma ressaca? 0 = nunca; 1 = menos de uma vez por mês; 2 = pelo menos uma vez por mês; 3 = pelo menos uma vez por semana; 4 = diariamente ou quase diariamente.
7. Nos últimos 12 meses, com que frequência teve sentimentos de culpa ou de remorsos por ter bebido? 0 = nunca; 1 = menos de uma vez por mês; 2 = pelo menos uma vez por mês; 3 = pelo menos uma vez por semana; 4 = diariamente ou quase diariamente.
8. Nos últimos 12 meses, com que frequência não se lembrou do que aconteceu na noite anterior por causa de ter bebido? 0 = nunca; 1 = menos de uma vez por mês; 2 = pelo menos uma vez por mês; 3 = pelo menos uma vez por semana; 4 = diariamente ou quase se diariamente.
9. Já alguma vez ficou ferido ou ficou alguém ferido por você ter bebido? 0 = não; 1 = sim, mas não nos últimos 12 meses; 2 = sim, aconteceu nos últimos 12 meses.
10. Já alguma vez um familiar, amigo, médico ou profissional de saúde manifestou preocupação pelo seu consumo de álcool ou sugeriu que deixasse de beber? 0 = não; 1 = sim, mas não nos últimos 12 meses; 2 = sim, aconteceu nos últimos 12 meses.

Pontuação: até 7 pontos – indica baixo risco ou abstinência; de 8 a 15 pontos – uso de risco; de 16 a 19 pontos – sugere uso nocivo; 20 ou + pontos – provável dependência.

Dos quatro questionários, o AUDIT é o que mais frequentemente diagnostica o uso do álcool na gestação, pois consegue rastrear todos os níveis de consumo. A probabilidade de detectar consumo de álcool no ano anterior à pesquisa é de 87% para homens e 94% para mulheres[5]. Contudo, apresenta algumas desvantagens, tais como ser muito longo e requerer muito tempo do profissional de saúde.

QUESTIONÁRIO CAGE

CAGE é um acrônimo para: C – *Cut down* = cortar; A – *Annoyed by criticism* = aborrecida pelas críticas; G – *Guilty* = culpada; E – *Eye-opener* = abrir os olhos – necessidade de ingerir uma bebida alcoólica como primeira coisa a fazer de manhã para se sentir bem.

Seguem-se as perguntas relativas a cada letra do acrônimo.

C – Alguma vez a senhora sentiu que deveria diminuir a quantidade de bebida alcoólica ou parar de beber?

A – As pessoas a aborrecem porque criticam seu modo de tomar bebida alcoólica?

G – A senhora se sente chateada consigo mesma pela maneira como costuma tomar bebida alcoólica?

E – Costuma tomar bebidas alcoólicas pela manhã para diminuir o nervosismo ou ressaca?

Resultado: duas ou mais respostas afirmativas sugerem indicação positiva de dependência de álcool.

Podem-se apontar as seguintes vantagens: o fato de ser curto, de fácil utilização, mesmo em serviços de emergência. Apresenta a desvantagem de requerer interpretação dos resultados, além do que a probabilidade de detectar consumo de álcool no ano anterior à pesquisa é de 30% para homens e 34% para mulheres[5].

QUESTIONÁRIO T-ACE

É o acrônimo obtido das palavras inglesas: *Tolerance* (tolerância), *Annoyed* (aborrecida), *Cut down* (cortar) e *Eye-opener* (abrir os olhos), ou seja:

- Levantar informações sobre a tolerância (*Tolerance* – T).
- Investigar a existência de aborrecimento com relação às críticas de familiares e terceiros sobre o modo de beber da gestante (*Annoyed* – A).
- Avaliar a percepção da necessidade de redução do consumo (*Cut down* – C).
- Conseguir informações sobre a persistência do consumo e dependência por meio de forte desejo e compulsão para beber logo pela manhã (*Eye-opener* – E).

A estrutura e a pontuação podem ser observadas no quadro 3.50.

Cada uma das quatro questões possui uma pontuação que varia de zero a dois pontos, para a primeira questão, e de zero a um ponto da segunda à quarta questão.

Resultado: dois pontos ou mais indicam alta propensão para um consumo alcoólico de risco durante a gestação.

O T-ACE foi estudado em nosso meio por Fabbri et al.[7], que encontraram 22,1% de casos positivos, semelhante à taxa de 20,7% encontrada por Freire et al. em

Quadro 3.50 – Estrutura e pontuação do T-ACE[6,7].

> T – Qual a quantidade que você precisa beber para se sentir desinibida ou mais alegre?
> Não bebo – 0 ponto
> Até duas doses – 1 ponto
> Três ou mais doses – 2 pontos
> A – Alguém tem lhe incomodado por criticar o seu modo de beber?
> Não – 0 ponto
> Sim – 1 ponto
> C – Você tem percebido que deve diminuir o seu consumo de bebida?
> Não – 0 ponto
> Sim – 1 ponto
> E – Você costuma tomar alguma bebida logo pela manhã para manter-se bem ou para se livrar do mal-estar do dia seguinte?
> Não – 0 ponto
> Sim – 1 ponto

0 ponto – risco ausente.
2 pontos ou mais = alta suspeição para consumo alcoólico de risco durante a gestação.

Ribeirão Preto[8] e de 24,1% por Moraes et al. na Cidade do Rio de Janeiro[9]. Na Cidade de São Paulo, estudo de Mesquita e Segre, em 1.964 gestantes de uma instituição que atende população carente, identificou, por questionário direto, 33,3% de gestantes que ingeriam álcool durante a gestação, sendo que 21,4% até o final da gestação. No questionário T-ACE, a porcentagem de puérperas consumidoras apresentou-se discretamente menor (2%) que a positividade pelo questionário direto[10].

O questionário T-ACE apresenta algumas vantagens: foi o primeiro teste rastreador validado para uso nas práticas obstétrica e ginecológica; é um teste rápido para triagem, pode ser aplicado ao redor de 2 minutos de conversação. Entretanto, também há desvantagens, pois quando usado isoladamente pode não identificar problemas de abuso de álcool[11].

QUESTIONÁRIO TWEAK(C)

TWEAK também é um acrônimo para *Tolerance* (T) – tolerância, para indicar o número de *drinks* para ficar embriagada; *Worry* (W) – aborrecida sobre o fato de beber; *Eye-opener* (E) – abrir os olhos indicando necessidade de ingerir álcool logo pela manhã; *Amnesia* (A) – para esquecimento de acontecimentos da noite anterior; e *Cut down* (K/C) – ou percepção de que precisa cortar a bebida[12].

Pontuação: T – Tolerância: 3 ou mais doses = 2 pontos; W – Aborrecimento: sim = 2 pontos; E – Abrir os olhos: sim = 1 ponto; A – Amnésia = 1 ponto; K (C) – Cortar = 1 ponto. Do total de 7 pontos, 2 indicam paciente de risco de consumo abusivo de álcool.

Usando 2 como ponto de corte para alto risco para beber e 1 ponto para risco moderado, o TWEAK demonstrou melhor sensibilidade e especificidade para alto risco do que para risco moderado[13]. Sarkar et al. compararam o TWEAK e o T-ACE e verificaram que ambos tiveram desempenho semelhante para identificar mulheres de risco para beber e não houve diferença estatisticamente significativa entre o desempenho dos dois testes[14].

Morais et al.[15] compararam os testes CAGE, T-ACE e TWEAK quanto à prevalência de suspeição de uso inadequado de álcool. O TWEAK identificou prevalência de 26,1%, o T-ACE de 21,9% e o CAGE de 7,3% quando consideravam casos positivos aqueles que apresentavam duas ou mais respostas positivas e de 20,3% quando apresentavam uma ou mais respostas positivas.

Pode-se concluir que um conjunto de dados deve ser analisado para uma avaliação objetiva da exposição materna ao álcool, tendo em vista a importância de um diagnóstico precoce do recém-nascido exposto ao álcool para que intervenções possam ser feitas o mais precocemente possível.

REFERÊNCIAS

1. Topic A, Djukic M. Diagnostic characteristics and application of alcohol biomarkers. Clin Lab. 2013;59(3-4):233-45. Review.
2. Elliot L, Coleman K, Suebwongpat A, Norris S. Fetal alcohol spectrum disorders (FASD). Systematic reviews of prevention, diagnosis and management. HSAC Report. 2008;1(9):1-533. Review.
3. Joya X, Friguls B, Ortigosa S, Papaseit E, Martínez SE, Manich A, et al. Determination of maternal-fetal biomarkers of prenatal exposure to ethanol: a review. J Pharm Biomed Anal. 2012;69:209-22.
4. Manich A, Velasco M, Joya X, García-Lara NR, Pichini S, Vall O, et al. Validez del cuestionario de consumo materno de alcohol para detectar la exposición prenatal. An Pediatr (Barc). 2012;76(6):324-8.
5. Rubinsky AD, Kivlahan DR, Volk RJ, Maynard C, Bradley KA. Estimating risk of alcohol dependence using alcohol screening scores. Drug Alcohol Depend. 2010;108(1-2):29-36.
6. Sokol RJ, Martier SS, Ager JW. The T-ACE questions: practical prenatal detection of risk–drinking. Am J Obstet Gynecol. 1989; 160(4):863-8.
7. Fabbri CE, Furtado EF, Laprega MR. Consumo de álcool na gestação: desempenho da versão brasileira do questionário T-ACE. Rev Saúde Pública. 2007;41(6):979-84.
8. Freire TM, Machado JC, Melo EV, Melo DG. Efeitos do consumo de bebida alcoólica sobre o feto. Rev Bras Ginecol Obstet. 2005; 27(7):376-81.
9. Moraes CL, Reichenheim ME. Rastreamento de uso de álcool por gestantes de serviços públicos de saúde do Rio de Janeiro. Rev Saude de Publica. 2007;41(5):695-703.
10. Mesquita MA, Segre CA. Frequência dos efeitos do álcool no feto e padrão de consumo de bebidas alcoólicas pelas gestantes de maternidade pública da cidade de São Paulo. Rev Bras Crescimento Desenvolv Hum. 2009;19(1):63-77.
11. Sarkar M, Einarson T, Koren G. Comparing the effectiveness of TWEAK and T-ACE in determining problem drinkers in pregnancy. Alcohol Alcohol. 2010;45(4):356-60.
12. Chan AW1, Pristach EA, Welte JW, Russell M. Use of the TWEAK test in screening for alcoholism/heavy drinking in three populations. Alcohol Clin Exp Res. 1993;17(6):1188-92.
13. Dawson DA, Das A, Faden VB, Bhaskar B, Krulewitch CJ, Wesley B. Screening for high- and moderate-risk drinking during pregnancy: a comparison of several TWEAK-based screeners. Alcohol Clin Exp Res. 2001;25(9):1342-9.
14. Sarkar M, Einarson T, Koren G. Comparing the effectiveness of TWEAK and T-ACE in determining problem drinkers in pregnancy. Alcohol Alcohol. 2010;45(4):356-60.
15. Moraes CL, Viellas EF, Reichenheim ME. Assessing alcohol misuse during pregnancy: evaluating psychometric properties of the CAGE, T-ACE and TWEAK in a Brazilian setting. J Stud Alcohol. 2005;66(2):165-73.

Ações do Álcool sobre o Feto

Helenilce de Paula Fiod Costa

Atualmente, admite-se que o álcool (etanol) constitui a principal causa de retardo mental e de anomalias congênitas não hereditárias nos Estados Unidos da América do Norte[1,2] e que entre 5 e 10% dos fetos expostos ao álcool durante a vida intrauterina apresentarão anormalidades do desenvolvimento relacionadas ao álcool[3,4].

De todas as substâncias de abuso (incluindo cocaína, heroína e maconha), o álcool é a droga que produz os efeitos neurocomportamentais mais graves no feto, sendo também o agente teratogênico fetal mais comum, tendo-se tornado um problema de saúde pública[5-8].

Uma vez ingerido, o álcool é inicialmente metabolizado no estômago e no fígado pela enzima álcool-desidrogenase (ADH) e, sequencialmente, por outras enzimas, até sua transformação final em água e dióxido de carbono[9] (Fig. 3.93).

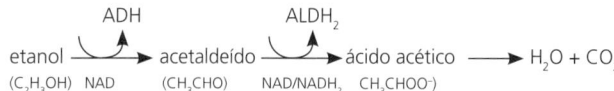

Figura 3.93 – Metabolismo do álcool. ADH = álcool-desidrogenase; ALDH = aldeído desidrogenase; NAD = nicotinamida adenina dinucleotídeo; NADH = nicotinamida adenina dinucleotídeo reduzido.

É necessário assinalar que a biodisponibilidade do álcool na mulher é maior do que no homem, em função de sua maior capacidade de absorção, maior proporção de gordura corporal (+11%), menor quantidade de água corporal (−20%), menor atividade da álcool-desidrogenase gástrica, tendo como consequência maior concentração de álcool no sangue para a mesma quantidade de bebida alcoólica ingerida por um homem[10,11].

Podem-se identificar alguns fatores de risco para que ocorram os efeitos do álcool no feto que são: dose-dependência, modo de exposição (se sob forma de ingestão aguda – bebedeira – ou de forma crônica), época da ingestão, características nutricionais maternas, reação sinérgica com outras drogas e/ou fumo, variação genética[12,13]. Contudo, a quantidade de álcool lesiva ao desenvolvimento embriológico/fetal não é conhecida! Não existe um nível seguro abaixo do qual não ocorram os efeitos do álcool no feto e nem mesmo marcadores foram até agora identificados que determinem as ações do álcool no feto, portanto, pode-se concluir que qualquer dose de álcool pode levar a alterações no desenvolvimento fetal[1].

May et al.[14], comparando gestantes consumidoras de álcool a gestantes não consumidoras, verificaram que o consumo de álcool no primeiro trimestre de gestação implica risco 12 vezes maior de acometimento fetal; se a gestante continuar a ingerir bebidas alcoólicas no primeiro e no segundo, o risco eleva-se a 61 vezes; e se o consumo ocorrer durante toda a gestação, o risco é 65 vezes maior.

AÇÕES DO ÁLCOOL NO FETO

O álcool exerce no feto inúmeras ações deletérias, praticamente atingindo todos os seus órgãos. Exerce não apenas uma ação direta, alterando a função, multiplicação e migração celular, mas também uma ação indireta, que decorre de suas ações sobre a gestante, interferindo no seu apetite, levando-a à má nutrição, provocando vasoconstrição placentária e umbilical, tendo como consequência a dificuldade na passagem de nutrientes e O_2 para o feto. Esses efeitos resultam em restrição do crescimento intrauterino e em ocorrência de malformações congênitas[15].

Por outro lado, o tempo de exposição do feto ao álcool varia muito. Uma a 2 horas depois de ingerido pela gestante, é encontrado no sangue fetal em níveis semelhantes aos maternos, contudo, sua eliminação está prejudicada pela capacidade metabólica fetal reduzida, além do que o líquido amniótico se torna reservatório de etanol e acetaldeído[15]. A eliminação do álcool da circulação fetal depende da capacidade matabólica materna que pode variar até 8 vezes, fato esse que ajudaria explicar por que quantidades semelhantes de álcool consumido durante a gestação resultam em grande variação dos fenótipos encontrados[15].

EFEITOS DO ETANOL NA ORGANOGÊNESE

Na figura 3.94 podem ser vistos, esquematicamente, os períodos de desenvolvimento fetal[16] evidenciando que, desde muito precocemente, o álcool pode atingir os mais diferentes órgãos desse feto em desenvolvimento.

Durante o período embrionário (da nidação até a 8ª semana de idade gestacional), o álcool atua provocando alteração de divisão, proliferação, migração e diferenciação celular que se traduzem pelo aparecimento de malformações grosseiras. Durante o período fetal (da 9ª até a 4ª semanas de idade gestacional), sua ação provoca alterações no sistema nervoso central[11].

São vários os possíveis mecanismos de ação do álcool no sistema nervoso central (Fig. 3.95)[17-19].

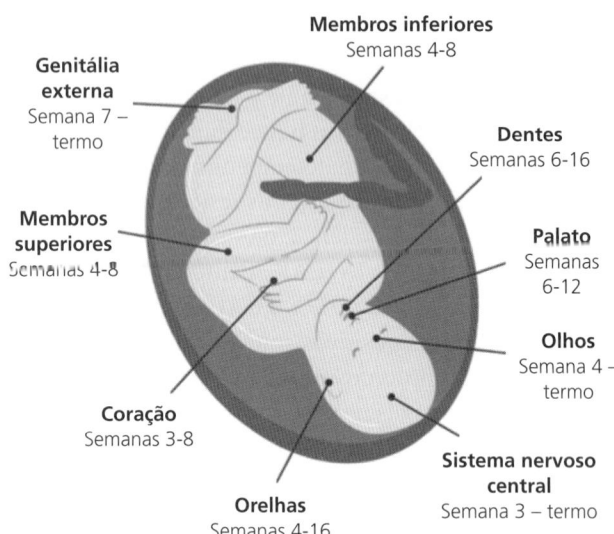

Figura 3.94 – Períodos de desenvolvimento fetal[16].

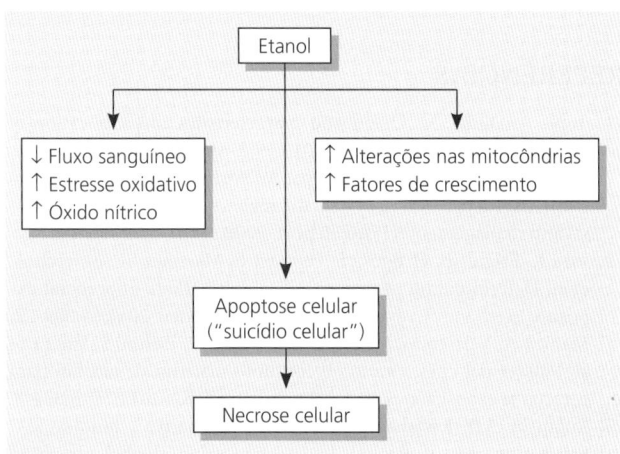

Figura 3.95 – Mecanismos de ação do álcool no sistema nervoso central.

O álcool promove alteração de neutrotransmissores, como o glutamato, a serotonina e o ácido gama-aminobutírico (GABA), provocando a apoptose de milhões de células nervosas no cérebro em desenvolvimento, mas não somente aumenta a apoptose, como também aumenta a proliferação inapropriada e perda de astrócitos tróficos (células que orientam a migração dos neurônios, interrompendo ou alterando sua migração, de modo que não estarão nos seus lugares apropriados) em uma fase precoce do desenvolvimento[18,19]. Essas alterações se traduzem clinicamente como microencefalia e microcefalia[20-23] (Fig. 3.96).

Os principais locais onde ocorrem as lesões são: corpo caloso, cerebelo, gânglios da base, córtex, hipotálamo, tálamo, hipocampo e área septal, sendo que as primeiras cinco semanas constituem o período de maior risco. As lesões no corpo caloso, que faz a conexão entre os hemisférios cerebrais, podem ir de hipotrofia a agenesia, e são responsáveis por comprometimento de funções motoras, da atenção, do

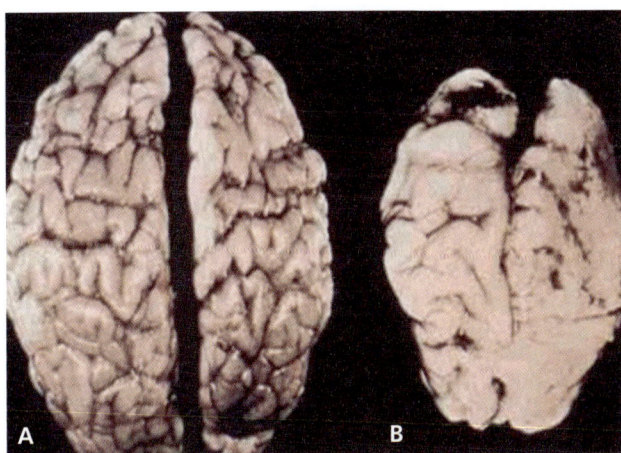

Figura 3.96 – A) Cérebro normal. **B**) Cérebro de criança afetada pelo álcool[23].

aprendizado verbal e de funções executivas (Fig. 3.97); no cerebelo, provocam alterações de postura, coordenação, equilíbrio e cognição; e nos gânglios da base são responsáveis por alterações de funções motoras e cognitivas[24-29].

O álcool inibe a enzima retinol desidrogenase e diminui a produção de ácido retinoico que é essencial para a formação de novos tecidos/órgãos e padrões craniofaciais, levando às alterações craniofaciais presentes na síndrome alcoólica fetal (SAF)[17,30,31].

O álcool também atua sobre peptídeos opioides nas terminações nervosas do trato gastrintestinal (TGI), diminuindo a motilidade intestinal, podendo ocasionar pseudo-obstrução intestinal[32]. Altera o transporte de glicose para as células pela diminuição de seus transportadores e, como consequência, leva à deficiência de crescimento e lesão no SNC[17].

Bloqueia a ação do fator de crescimento epidérmico e IGF1 e IGF2 levando à divisão celular alterada e, consequentemente, à restrição do crescimento[17,32].

A ingestão de álcool durante a gestação pode provocar a ocorrência de defeitos cardíacos no feto. Burd et al.[33], em estudo de revisão sistemática, encontraram 29 estudos relativos à prevalência de defeitos cardíacos congênitos em crianças que sofreram os efeitos do álcool na vida intrauterina. A proporção da presença de vários defeitos congênitos (comunicação interatrial, comunicação interventricular e vários outros) variou de 33 a 100%.

As pesquisas demonstram ainda que o álcool afeta a expressão dos genes, indicando assim um caminho novo para os pesquisadores[34].

EFEITOS DO ÁLCOOL – ESTUDOS EXPERIMENTAIS

Inúmeros são os estudos experimentais que pesquisam as ações do álcool sobre a prole e que, eventualmente, podem ser transportados aos seres humanos. Foram selecionados alguns deles para serem apresentados.

Estudo de Daft et al.[35] demonstrou que em ratos com 9 dias de gestação, após 12 horas de administração por via intraperitoneal de etanol, ocorria diminuição do tamanho e alteração do contorno do tubo cardíaco; posteriormente, com 12 dias de gestação, verificava-se diminuição dos coxins endocárdicos atrioventriculares e comunicação interventricular; no 18º dia de gestação era encontrada dupla via de saída do ventrículo direito, interrupção do arco aórtico, arco aórtico à direita e anel vascular. Esses defeitos são comparáveis aos descritos na SAF.

Um estudo de Randall e Saulnier[36] que perfundia veias umbilicais de fetos humanos com etanol mostrou aumento do nível das prostaglandinas e diminuição nas prostaciclinas, resultando em desequilíbrio de funções, com consequente alteração da circulação umbilical.

Moscatello KM et al.[37], em um modelo murinho, verificaram diminuição do número de células β no baço, medula óssea e fígado, alteração na função da célula T com diminuição da resposta à infecção e da resposta à interleucina-2.

Grinfeld[38] verificou menor número de neurônios dopaminérgicos da substância negra observada na prole adulta de camundongos.

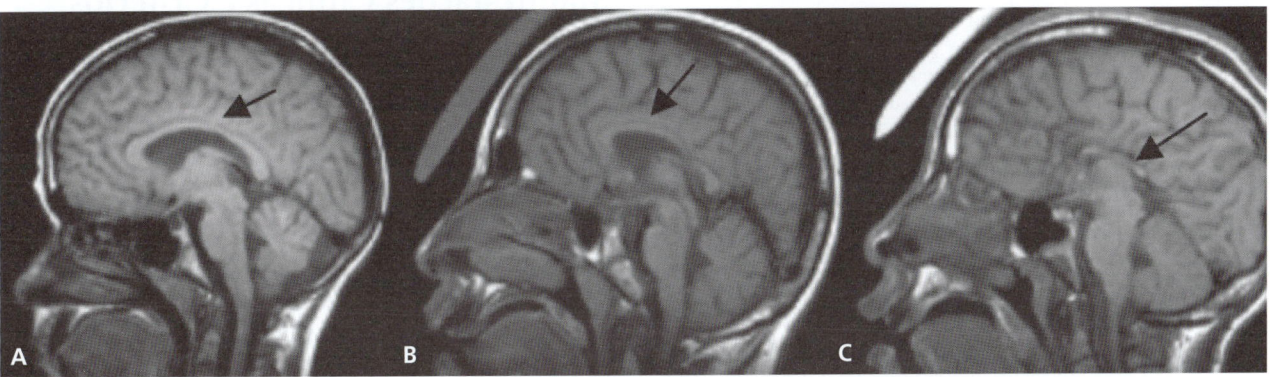

Figura 3.97 – Lesões do corpo caloso. **A**) Normal. **B**) Hipoplasia. **C**) Agenesia[28,29].

REFERÊNCIAS

1. American Academy of Pediatrics. Committee on Substance Abuse and Committee on Children with Disabilities. Fetal alcohol syndrome and alcohol-related neurodevelopmental disorders. Pediatrics. 2000;106(2):358-61.

2. Mattson SN, Riley EP. The quest for a neurobehavioral profile of heavy prenatal alcohol exposure. Alcohol Res Health. 2011;34(1):51-5.

3. Abel EL. An update on incidence of FAS: FAS is not an equal opportunity birth defect. Neurotoxicol Teratol. 1995;17(4):437-43.

4. Ungerer M, Knezovich J, Ramsay M. In utero alcohol exposure, epigenetic changes, and their consequences. Alcohol Res. 2013; 35(1):37-46.

5. Stratton KR, Howe CJ, Battaglia FC. Fetal alcohol syndrome: diagnosis, epidemiology, prevention, and treatment. Washington, DC: National Academy Press; 1996.

6. Bearer CF. Markers to detect drinking during pregnancy. Alcohol Res Health. 2001;25(3):210-8. Review.

7. Thackray H, Tifft C. Fetal alcohol syndrome. Pediatr Rev. 2001; 22(2):47-55. Review.

8. Riley EP, Guerri C, Calhoun F, Charness ME, Foroud TM, Li TK, et al. Prenatal alcohol exposure: advancing knowledge through international collaborations. Alcohol Clin Exp Res. 2003;27(1):118-35.

9. Vieira JMF. Metabolismo do etanol [tese]. Universidade Fernando Pessoa. Faculdade de Ciências da Saúde. Porto, Portugal; 2012. Disponível em: bdigital.ufp.pt/bitstream/10284/.../Joana%20Vieira.pdf Acessado 2014 out 29.

10. Roman PM. Biological features of women's alcohol use: a review. Public Health Rep. 1988;103(6):628-37.

11. Grinfeld H, Segre CAM, Chadi G, Goldenberg S. O alcoolismo na gravidez e os efeitos na prole. Rev Paul Pediatr. 2000;18(1):41-9.

12. May PA, Tabachnick BG, Gossage JP, Kalberg WO, Marais AS, Robinson LK, et al. Maternal risk factors predicting child physical characteristics and dysmorphology in fetal alcohol syndrome and partial fetal alcohol syndrome. Drug Alcohol Depend. 2011;119(1-2):18-27.

13. May PA, Gossage JP. Maternal risk factors for fetal alcohol spectrum disorders: not as simple as it might seem. Alcohol Res Health. 2011;34(1):15-26.

14. May PA, Blankenship J, Marais AS, Gossage JP, Kalberg WO, Joubert B, et al. Maternal alcohol consumption producing fetal alcohol spectrum disorders (FASD): quantity, frequency, and timing of drinking. Drug Alcohol Depend. 2013;133(2):502-12.

15. Burd L, Blair J, Dropps K. Prenatal alcohol exposure, blood alcohol concentrations and alcohol elimination rates for the mother, fetus and newborn. J Perinatol. 2012;32(9):652-9.

16. Drugs.ie. Drugs and pregnancy. Disponível em: www.drugs.ie>Drugs Info>About drugs. Acessado 2014 out 30.

17. Goodlett CR, Horn KH. Mechanisms of alcohol-induced damage to the developing nervous system. Alcohol Res Health. 2001; 25(3):175-84.

18. Farber NB, Olney JW. Drugs of abuse that cause developing neurons to commit suicide. Brain Res Dev Brain Res. 2003;147(1-2):37-45.

19. Nash R, Krishnamoorthy M, Jenkins A, Csete M. Human embryonic stem cell model of ethanol-mediated early developmental toxicity. Exp Neurol. 2012;234(1):127-35.

20. Landgraf MN, Nothacker M, Kopp IB, Heinen F. The diagnosis of fetal alcohol syndrome. Dtsch Arztebl Int. 2013;110(42):703-10.

21. Fröschl B, Brunner-Ziegler S, Wirl C. Prevention of fetal alcohol syndrome. GMS Health Technol Assess. 2013;9:Doc10.

22. Roussotte FF, Sulik KK, Mattson SN, Riley EP, Jones KL, Adnams CM, et al. Regional brain volume reductions relate to facial dysmorphology and neurocognitive function in fetal alcohol spectrum disorders. Hum Brain Mapp. 2012;33(4):920-37.

23. Mihashi Y. Structural brain abnormalities. Fetal alcohol syndrome. University of Toronto; Norviki: 2014.

24. Roebuck TM, Simmons RW, Richardson C, Mattson SN, Riley EP. Neuromuscular responses to disturbance of balance in children with prenatal exposure to alcohol. Alcohol Clin Exp Res. 1998; 22(9):1992-7.

25. Roebuck-Spencer TM, Mattson SN, Marion SD, Brown WS, Riley EP. Bimanual coordination in alcohol-exposed children: role of the corpus callosum. J Int Neuropsychol Soc. 2004;10(4):536-48.

26. McGee CL, Riley EP. Brain imaging and fetal alcohol spectrum disorders. Ann Ist Super Sanita. 2006;42(1):46-52.

27. Mattson SN, Riley EP, Jernigan TL, Garcia A, Kaneko WM, Ehlers CL, Jones KL. A decrease in the size of the basal ganglia following prenatal alcohol exposure: a preliminary report. Neurotoxicol Teratol. 1994;16(3):283-9.

28. Mattson SN, Riley EP. Prenatal exposure to alcohol. Alcohol Health and Research World. Imaging in Alcohol Research. 1995;19(4):273-8.

29. Riley EP, Mattson SN, Sowell ER, Jernigan TL, Sobel DF, Jones KL. Abnormalities of the corpus callosum in children prenatally exposed to alcohol. Alcohol Clin Exp Res. 1995;19(5):1198-202.

30. Deltour L, Ang HL, Duester G. Ethanol inhibition of retinoic acid synthesis as a potential mechanism for fetal alcohol syndrome. FASEB J. 1996;10(9):1050-7.

31. Yelin R, Schyr RB, Kot H, Zins S, Frumkin A, Pillemer G, Fainsod A. Ethanol exposure affects gene expression in the embryonic organizer and reduces retinoic acid levels. Dev Biol. 2005;279(1):193-204.

32. Chaudhuri JD. Alcohol and the developing fetus – a review. Med Sci Monit. 2000; 6:1031-41.

33. Burd L, Deal E, Rios R, Adickes E, Wynne J, Klug MG. Congenital heart defects and fetal alcohol spectrum disorders. Congenit Heart Dis. 2007;2(4):250-5.

34. Brooks PJ, Lipsky RH. Future directions in alcoholism research. Genomics and gene transfer. Alcohol Res Health. 2000;24(3):189-92. Review.

35. Daft PA, Johnston MC, Sulik KK. Abnormal heart and great vessel development following acute ethanol exposure in mice. Teratology. 1986;33(1):93-104.

36. Randall CL, Saulnier JL. Effect of ethanol on prostacyclin, thromboxane, and prostaglandin E production in human umbilical veins. Alcohol Clin Exp Res. 1995;19(3):741-6.

37. Moscatello KM1, Biber KL, Jennings SR, Chervenak R, Wolcott RM. Effects of in utero alcohol exposure on B cell development in neonatal spleen and bone marrow. Cell Immunol. 1999;191(2):124-30.

38. Grinfeld H. What effects can be expected of prenatal ethanol exposure in pregnant mice and their offspring. Einstein (São Paulo). 2004;2(3):187-92.

Manifestações Clínicas e Critérios Diagnósticos do Espectro de Desordens Fetais Alcoólicas

Maria dos Anjos Mesquita

Os achados clínicos do espectro de desordens fetais alcoólicas (*fetal alcohol spectrum disorders* – FASD), embora muito variáveis[1-3], resultam da exposição do embrião e do feto ao álcool durante períodos críticos do seu desenvolvimento[1,2,4,5]. Essa exposição pode levar a efeitos devastadores sobre o concepto[6], dependendo da alcoolemia materna, manifestando-se por alterações físicas, mentais, comportamentais e de aprendizado[6,7].

As lesões provocadas pela exposição intrauterina ao álcool tornaram-se um problema de saúde pública mundial[4,6,8], uma vez que serão permanentes na criança e, consequentemente, na sua família e em toda a sociedade[1,2,9,10].

O FASD engloba os defeitos congênitos relacionados ao álcool (*alcohol-related birth defects* – ARBD), as desordens de neurodesenvolvimento relacionadas ao álcool (*alcohol-related neurodevelopmental disorders* – ARND), a síndrome alcoólica fetal parcial (*partial fetal alcohol syndrome* – PFAS) e a síndrome alcoólica fetal (SAF) (*fetal alcohol syndrome* – FAS)[1,2,6,7,11], sendo o quadro mais grave e completo representado pela última[6,12,13]. Assim, o termo FASD é amplo e não representa um diagnóstico clínico, mas um grupo de diagnósticos[6,7].

Nem todos os filhos de consumidoras de álcool durante a gravidez serão afetados pelos seus efeitos deletérios, desconhecendo-se o nível seguro de consumo de álcool durante a gestação[14]. Porém, estudo de Kuehn et al. mostrou que 80% dos filhos de gestantes consumidoras de quatro ou mais doses de álcool/dia tiveram uma ou mais anormalidades associadas à exposição intrauterina ao álcool[15].

A exposição pré-natal ao álcool, mesmo que não leve a sinais clínicos de FASD na criança, aumenta o risco de prematuridade, neomortalidade, de índices de Apgar menor que 7 no quinto minuto de vida, de maiores cuidados especiais na unidade neonatal e de maior permanência hospitalar em relação às crianças de mães não usuárias de álcool[3]. O risco de mortalidade infantil também aumenta nessas crianças[16].

MANIFESTAÇÕES CLÍNICAS

As características do FASD abrangem restrição do crescimento, dismorfias faciais e disfunção do sistema nervoso central (SNC). Essas apresentam-se com intensidade variável e que nem sempre são concomitantes nas doenças englobadas por esse espectro[4-6].

A restrição do crescimento manifesta-se no peso e/ou no comprimento, na vida pré e/ou natal[4,5]. Estudo de Chasnoff et al. mostrou que crianças com SAF têm peso e comprimento significativamente menores do que as com PFAS ou com ARND[17].

As dismorfias faciais típicas são fissura palpebral pequena, filtro nasal liso e borda vermelha do lábio superior fina[4,5,9,18]. Essas dismorfias são mais proeminentes na SAF[5] e podem ser vistas na figura 3.98.

Às malformações faciais já descritas podem associar-se fronte estreita, hipoplasia hemifacial, hipotelorismo, hipertelorismo, hipoplasias maxilar e mandibular, prega

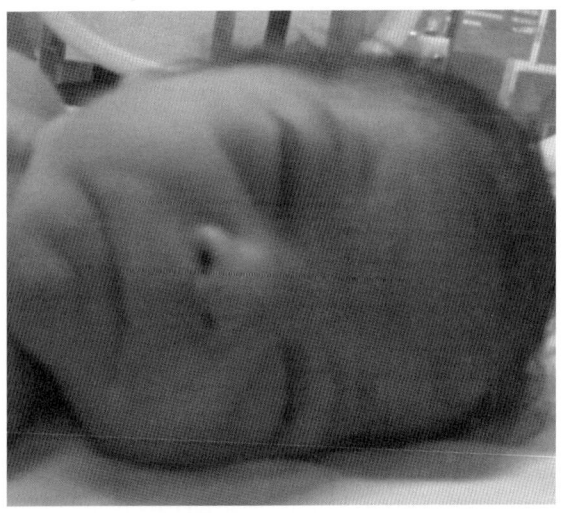

Figura 3.98 – Recém-nascido com filtro nasal liso, lábio superior fino e fenda palpebral menor que o percentil 10 para a idade, filho de gestante usuária de álcool durante a gravidez. Fonte: arquivo da autora Maria dos Anjos Mesquita.

epicantal, nariz pequeno e antevertido, ponte nasal larga e rebaixada, palato em ogiva, aplasia de úvula, hipoplasia de esmalte, dentes pequenos, má oclusões dentárias, fenda labial e/ou palatina, micrognatia e orelhas em abano, mal posicionadas e malformadas[5,9].

A exposição pré-natal ao álcool pode causar alterações no cérebro em desenvolvimento[10] em todas suas fases de neurogênese e mielinização[6], podendo interromper sua maturação[19] e levar à microcefalia[4,5].

A microcefalia é definida como uma cabeça anormalmente pequena, geralmente abaixo do percentil 3, para determinada população baseada em gráficos apropriados para a idade e sexo[7].

Habitualmente, o dano cerebral é generalizado e não específico, com aumento do aparecimento das anormalidades funcionais com o desenvolvimento. Apesar dessa variação de efeitos, alterações funcionais relacionadas a corpo caloso, cerebelo e gânglios basais são consistentemente observadas[11]. Os córtices parietal[9], occipital e temporal[20] têm sido constantemente apontados como anormais em crianças e adolescentes expostos ao álcool durante a gestação, com diminuição dos seus volumes[19,20].

Os efeitos mais graves da exposição pré-natal ao álcool são no cérebro em desenvolvimento e nos efeitos cognitivos e comportamentais deles resultantes[6,20,21]. Os déficits neurocomportamentais resultantes dessa exposição são amplos e potencialmente devastadores[10]. As disfunções do SNC abrangem tremores, convulsões, hiperatividade, dificuldades motoras finas e grosseiras, *déficits* de atenção, dificuldades de aprendizado, retardo mental, atraso de desenvolvimento e deficiência intelectual[4,5].

Na ampla abrangência do FASD, a dismorfia facial muitas vezes está ausente, o que tem pouca importância quando comparado com o impacto que a exposição pré-natal ao álcool pode provocar na função cerebral[6,9]. No entanto, é importante salientar que o fenótipo facial, uma alteração da linha média, é o marcador mais sensível e específico para o dano cerebral relacionado ao álcool[9].

Estudos neurocomportamentais e análises antropométricas de imagens em três dimensões (3D) da face indicam que existe correlação entre a quantidade de álcool consumido durante a gravidez e os resultados neurocomportamentais e do fenótipo facial dos indivíduos acometidos intraútero. A exposição pré-natal ao álcool parece ter efeitos primários sobre o crescimento do cérebro, que se reflete em menores larguras da fronte e das dimensões da órbita, levando à redução global no tamanho da cabeça e da face. Os déficits no comprimento da orelha e da mandíbula podem indicar supressão da migração da crista neural para os arcos branquiais e outros tecidos da face em desenvolvimento. A taxa de crescimento da circunferência occipitofrontal e da largura facial (largura bizigomática) diminuem com a idade, enquanto outros parâmetros de crescimento são comparáveis aos indivíduos não expostos ao álcool na vida intrauterina. Dessa forma, as características faciais associadas à exposição intrauterina ao álcool resultam do componente neural e da microssomia primária[22].

Os menores tamanhos cerebrais associaram-se às maiores alterações dismórficas da fissura palpebral, do filtro nasal e da borda vermelha do lábio superior[19]. Em alguns casos, as grandes anormalidades estruturais cerebrais correlacionam-se com graves dismorfias faciais e essas estão associadas com os maiores problemas de desenvolvimento[6]. A menor largura e do comprimento da face, a menor dimensão da fissura palpebral e o menor comprimento da orelha podem ser indicativos de maior comprometimento cognitivo e preditores consistentes de SAF e de PFAS[22]. Quanto maior o volume da substância branca cerebral, melhor será a função cognitiva dos indivíduos com FASD[23].

As implicações mais nocivas, incapacitantes e permanentes da exposição pré-natal ao álcool são o comprometimento do desenvolvimento e das funções cerebrais. As crianças com exposição pré-natal ao álcool têm mais dificuldades cognitivas, comportamentais e sociais do que as que não foram expostas [6,10]. Crianças com PFAS e ARND têm todos os domínios do desenvolvimento neurológico testados semelhantes e significativamente melhores que as com SAF, segundo Chasnoff et al.[17]. Ainda que seja de baixa incidência, os filhos de gestantes usuárias de álcool têm risco maior de paralisia cerebral tanto pré quanto pós-natal[21].

A criança pode ter alterações estruturais do SNC, compatíveis com a SAF, sem nenhum *déficit* funcional detectável. Pode, ainda, ter retardo mental de graus variáveis e não apresentar malformações cerebrais associadas[1-11].

Assim, embora o FASD seja a principal e a única causa evitável de retardo mental[5,19], nem todos os indivíduos com esse quadro o têm[5]. Na verdade, o quociente de inteligência (QI) desses pacientes pode variar de 29-140[5]. Mas quanto maior o nível de exposição pré-natal ao álcool, menor será o tamanho cerebral e o QI[19-21]. O filtro liso e a fissura palpebral pequena associam-se com os escores mais baixos do QI[22]. Crianças com SAF apresentam o nível de QI e de memória de linguagem mais prejudicados do que crianças com ARND e habilidades de comunicação mais do que as crianças com PFAS[17]. Além da diminuição do QI, as pessoas expostas durante o pré-natal ao álcool podem ter *déficit* em executar funções, problemas de linguagem, de atenção e de memória[10].

As alterações estruturais e displásicas congênitas presentes no FASD podem envolver o coração (defeito dos septos atrial e ventricular, alterações dos grandes vasos, defeito no tronco cone), o esqueleto (sinostose radioulnar, alterações vertebrais, escoliose, *pectus carinatum/excavatum*, falanges distais pequenas, unhas hipoplásicas, clinodactilia, camptodactilia, contraturas articulares), os rins (aplasia/hipoplasia/displasia renal, duplicação ureteral), os olhos (estrabismo, ptose, anomalias vasculares da retina, hipoplasia do nervo óptico, erros de refração), as orelhas (agenesia do conduto auditivo, déficits da audição neurossensoriais) e as pregas palmares (em "taco de *hockey*")[4,5,7].

Em estudo brasileiro, realizado em maternidade pública de alto risco, as malformações congênitas encontradas entre recém-nascidos (RN) filhos de gestantes consumidoras de álcool foram corpo caloso fino ou ausente, cisto cerebral, assimetria dos ventrículos cerebrais, meningomielocele, lábio leporino, nariz antevertido, implantação baixa dos pavilhões auriculares, megaureter, hidronefrose, polidactilia, pé torto congênito, afalangia de artelho, criptorquidia e hipospadia[24].

A retirada abrupta do RN de um ambiente uterino alterado pelo álcool pode levar a manifestações clínicas nos primeiros dois dias de vida[4,25], embora possam ser mais tardias pelo fato de o metabolismo neonatal ser mais lento que nos adultos[25]. Os sintomas são inespecíficos e incluem irritabilidade, hiperexcitabilidade, hipersensibilidade, hipotonia, tremores, tensão muscular excessiva com opistótono, alteração do padrão do sono, estado de alerta frequente, sudorese, taquipneia e apneia, recusa alimentar e dificuldade de vínculo[4,25].

EFEITOS DO ÁLCOOL NA AMAMENTAÇÃO

Por redução da quantidade de leite, sem alteração da qualidade[26,27], as crianças amamentadas ao seio materno consomem, em média, menos 20% de leite durante as próximas 3-4 horas que se seguem à ingestão materna de bebidas alcoólicas[26,28], contribuindo para a restrição do crescimento extrauterino. Menos de 2% do álcool consumido pela mulher que amamenta é transferido para seu leite, embora não seja nele armazenado. Essa passagem não ocorre logo após a ingestão da bebida, mas a quantidade de álcool encontrada no leite correlaciona-se, constantemente, com a alcoolemia materna. O nível máximo de álcool, no sangue materno e no seu leite, ocorre, aproximadamente, meia a 1 hora após sua ingestão, com queda posterior. A duração dos picos da alcoolemia e o ritmo da eliminação do álcool no sangue e no leite são individuais[26,29]. Assim, após algumas horas de terem consumido álcool, as mulheres não devem amamentar[30].

As crianças têm diminuição da duração do sono de movimentação dos olhos (*rapid eye movement* – REM) durante 3 horas e meia após o consumo de leite de mães que ingeriram álcool[29,30].

O desenvolvimento dos movimentos grosseiros é alterado nas crianças submetidas regularmente ao álcool do leite materno, principalmente no primeiro ano de vida e se as mães beberem mais que um drinque por dia. O mesmo ocorre com o desenvolvimento mental, o qual pode ser afetado[28].

CRITÉRIOS DIAGNÓSTICOS

Apesar de as manifestações clínicas pela exposição pré-natal ao álcool serem bem conhecidas, o diagnóstico do FASD pode ser difícil[1,11] e desafiador[22]. Os que possuem o padrão característico de alterações faciais, alterações do SNC e retardo do crescimento têm maior probabilidade de terem o diagnóstico clínico de SAF[22].

Estudos indicam que o desenvolvimento de perfis faciais a partir de imagens em 3D pode melhorar a resolução de diagnóstico do FASD, assim como a compreensão da relação entre face e os déficits neuropsicológicos que nele ocorrem[22].

Existem apenas duas grandes publicações que definem os critérios diagnósticos para caracterizar as crianças expostas ao álcool intraútero: os critérios do *US Institute of Medicine of the National Academy of Sciences* e os critérios de Washington[2].

Em 1996, o *Institute of Medicine* (IOM), em Washington, descreveu cinco categorias diagnósticas para a SAF e efeitos alcoólicos fetais[9] e apresentou os termos ARBD e ARND[4,31]. Por serem muito vagos, os critérios do IOM (Quadro 3.51)[2] apresentaram muitos problemas, pois não tinham nenhuma definição sobre o grau de restrição do crescimento, as características exatas do dismorfismo facial e sobre as alterações comportamentais e as cognitivas. As ARBD e as ARND também não foram detalhadas[2].

Astley e Clarren, em 2000, publicaram uma série de critérios diagnósticos para a SAF e efeitos alcoólicos fetais comumente referidos como critérios de Washington. Os critérios de Washington ou o *4-Digit Diagnostic Code* (Quadro 3.52)[9] refletem a magnitude da expressão ou da gravidade das quatro características-chave da SAF: restrição do crescimento, fenótipo facial da SAF, alteração ou disfunção do SNC e exposição intraútero ao álcool. O grau de expressão de cada uma das características presentes é independentemente classificado na escala de um a quatro de *Likert*, sendo que um representa a total ausência da característica, e quatro, sua extrema expressividade. Assim, 256 combinações são possíveis[32].

Pelos critérios de Washington foi definido, de forma objetiva, o fenótipo facial da SAF. Os autores criaram um guia ilustrado do lábio superior e do filtro nasal (*University of Washington Lip-Philtrum Guide*) que facilita a avaliação dessas estruturas. Esse guia descreve cinco categorias que variam dos achados normais até as características da SAF clássica. Para o diagnóstico da SAF, o lábio superior fino e o filtro nasal são avaliados separadamente

Quadro 3.51 – Critérios diagnósticos do IOM para a SFA e efeitos relacionados ao álcool[2].

Categoria 1 SAF com exposição materna ao álcool confirmada	Os pacientes dessa categoria apresentam a clássica tríade de restrição do crescimento, dismorfias faciais características e anormalidades no neurodesenvolvimento. São definidos como tendo a SAF completa.
Categoria 2 SAF sem a confirmação de exposição materna ao álcool	Se a tríade descrita na categoria 1 está presente, o diagnóstico de SAF é possível mesmo sem a confirmação de exposição materna ao álcool.
Categoria 3 SAF parcial com exposição materna ao álcool confirmada	Os pacientes podem apresentar apenas algumas das características faciais associadas à restrição do crescimento, anormalidades do neurodesenvolvimento e/ou do comportamento cognitivo.
Categoria 4 SAF com exposição materna ao álcool confirmada e defeitos de nascimento relacionados ao álcool	Os pacientes dessa categoria têm algumas anomalias congênitas resultantes da toxicidade do álcool.
Categoria 5 SAF com exposição materna ao álcool confirmada e desordens de neurodesenvolvimento relacionadas ao álcool	Os pacientes dessa categoria têm evidências de anormalidades de neurodesenvolvimento do SNC e/ou um complexo padrão anormal do comportamento cognitivo, mas não necessariamente sem nenhuma alteração física.

Quadro 3.52 – Código de 4 dígitos. Diagnóstico para o FASD[9].

Escala	Restrição do crescimento	Fenótipo facial da SAF	Lesão ou disfunção do SNC	Exposição gestacional ao álcool
1	**Nenhum** Comprimento e peso maior ou igual ao percentil 10º	**Ausente** Nenhuma das três características	**Pouco provável** Nenhuma evidência ou diminuições estrutural, neurológica ou funcional	**Nenhum risco** Confirmada ausência da exposição da concepção ao nascimento
2	**Brando** Comprimento e peso abaixo do percentil 10º	**Brando** Geralmente uma das três características	**Possível** Evidência de disfunção, mas menos que a escala 3	**Desconhecido** Exposição não confirmada ou ausente
3	**Moderado** Comprimento e peso abaixo do percentil 10º	**Moderado** Geralmente duas das três características	**Provável** Disfunção significante em três ou mais domínios	**Algum risco** Exposição confirmada. Nível ou exposição desconhecida ou menor que a escala 4
4	**Significante** Comprimento e peso abaixo do percentil 3º	**Severo** Todas as características: – Fissura palpebral abaixo de 2 ou mais desvio padrão – Lábio fino: escore 4 ou 5 – Filtro liso: escore 4 ou 5	**Definido** Evidência estrutural ou neurológica	**Alto risco** Exposição confirmada em altos níveis

por meio da comparação das faces das crianças do guia. O escore 1 é considerado completamente normal e o 5 é o mais indicativo de SAF (Fig. 3.99)[2,9,32].

Cientistas de diversas especialidades, reunidos pelo *Centers for Disease Control and Prevention* (CDC), de

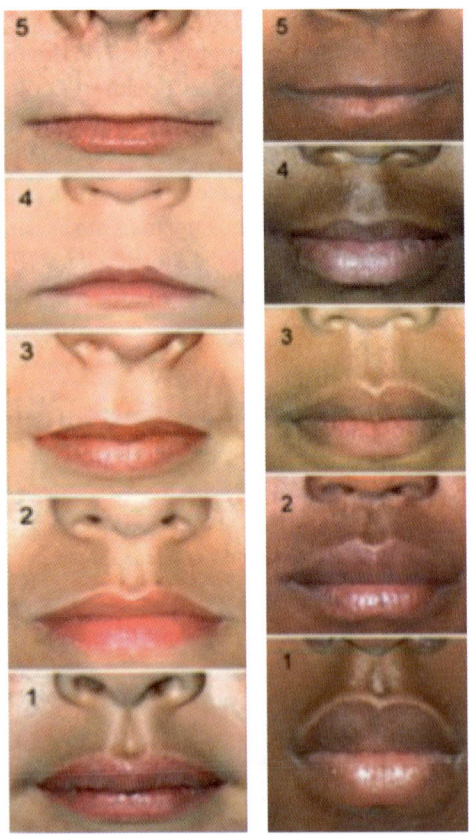

Figura 3.99 – Lábio superior e filtro nasal. Fonte: *University of Washington Lip-Philtrum*[2].

2002 a 2004, determinaram os critérios de diagnóstico da SAF[11]. Eles esboçaram os critérios diagnósticos dessa síndrome e das outras consequências negativas resultantes da exposição pré-natal ao álcool, sua prevenção e seguimento das pessoas acometidas[1,11]. Pelo CDC, o diagnóstico da SAF requer a existência de três achados: três dismorfias faciais específicas, restrição do crescimento pré ou pós-natal do peso ou do comprimento e anormalidades do SNC em nível estrutural, neurológico ou funcional (Quadro 3.53)[11]. A falta de confirmação da exposição ao álcool durante a gravidez não deverá impedir o diagnóstico de SAF se todos os outros critérios estiverem presentes. Da mesma maneira, a certeza de que a gestante não consumiu álcool durante a gestação torna o diagnóstico de SAF inapropriado. Somente a exposição pré-natal ao álcool não é suficiente para o diagnóstico da SAF[1].

Para as crianças que têm deficiência de crescimento global, ou seja, comprimento e peso abaixo do percentil 10º, o perímetro cefálico, para atender aos critérios de anormalidades do SNC, deve ser igual ou inferior ao percentil 3[3].

Curvas de percentis devem ser consultadas para a avaliação da medida da fissura palpebral. O mesmo pode ser feito para a avaliação do maior diâmetro da borda vermelha do lábio superior se o *University of Washington Lip-Philtrum Guide* não estiver disponível.

Curvas de percentil foram elaboradas a partir das medidas, em centímetros, da fissura palpebral e da maior largura da borda vermelha do lábio superior, nas primeiras 24 a 72 horas de vida, de 1.964 RN com idade gestacional de 25 a 43 semanas, em estudo realizado por Mesquita e Segre (Figs. 3.100 e 3.101)[33].

Quadro 3.53 – Critérios de diagnóstico da SAF pelo CDC[11].

Dismorfias faciais

Baseadas nas diferenças raciais, os pacientes exibem as três das seguintes características faciais:

Filtro liso (*University of Washington Lip-Philtrum Guide rank 4 or 5*)

Borda vermelha reduzida (*University of Washington Lip-Philtrum Guide rank 4 or 5*)

Fissura palpebral pequena (≤ o percentil 10º)

Problemas de crescimento

Comprimento e/ou peso, pré ou pós-natal ≤ o percentil 10, ajustado para idade, sexo, idade gestacional, raça ou etnicidade

Anormalidades do SNC

Estrutural:
– Perímetro cefálico ≤ o percentil 10º, ajustado para a idade e sexo
– Anormalidades da imagem cerebral

Neurológico:
– Problemas neurológicos que não sejam devidos à lesão pós-natal, febre ou outros sinais neurológicos leves que estejam dentro da normalidade

Funcional:
– Desempenho substancialmente abaixo do esperado para a idade, escolaridade e circunstâncias, como as evidenciadas por:
• *Déficit* cognitivo ou intelectual, em vários domínios, ou importante retardo do desenvolvimento em crianças pequenas com desempenho abaixo do percentil 3º (dois desvios padrões abaixo da média para os testes padronizados)

ou

• *déficit* funcional abaixo do percentil 16º (um desvio padrão abaixo da média para os testes padronizados) em pelo menos três dos seguintes domínios:
– cognitivo ou significa discrepância no desenvolvimento
– déficit em executar funções
– retardo nas funções motoras
– problemas com atenção ou hiperatividade
– problemas na destreza social
– outros, como problemas sensoriais, de linguagem pragmática ou déficit de memória, dificuldade em responder adequadamente à rotina familiar

---

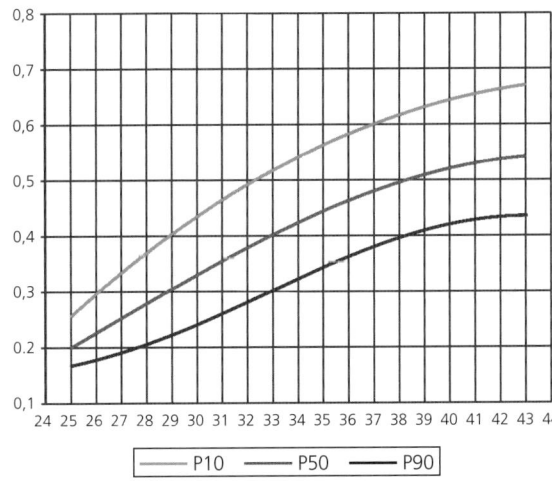

Figura 3.101 – Curva de percentil da medida da borda vermelha do lábio superior[33].

Para o diagnóstico de ARBD, é necessária a presença da exposição pré-natal confirmada ao álcool, no mínimo duas características faciais e um ou mais dos seguintes defeitos estruturais: malformações maiores ou padrão de malformações menores.

A presença da exposição intrauterina confirmada ao álcool e pelo menos uma das seguintes alterações: alteração estrutural do SNC (perímetro cefálico ≤ o percentil 10º e/ou imagens anormais do SNC) e/ou anormalidades comportamentais ou cognitivas, que não podem ser explicadas por antecedentes familiares ou ambientais, diagnosticam a ARND[2].

A PFAS requer a presença de duas das três dismorfias faciais e pelo menos uma das outras características da SAF: restrição do crescimento, anomalias estruturais, neurológicas e/ou funcionais do sistema nervoso central não explicáveis por antecedentes familiares ou do meio ambiente[7].

Assim como a SAF, a PFAS pode ser diagnosticada com ou sem a confirmação da exposição pré-natal ao álcool[22].

Alguns produtos do metabolismo do álcool etílico podem ser usados como biomarcadores para a confirmação de álcool pela gestante. Os etilésteres de ácidos graxos, etiloleico e etil-linoleico, podem ser detectados no sangue, cabelo, urina e mecônio e suas quantidades correlacionam-se com as doses de bebida alcoólica ingeridas pela mãe[8,34-36].

Ao longo da vida existem mudanças na apresentação dos critérios diagnósticos da SAF[5]. A face e alguns déficits funcionais mudam com o crescimento na adolescência e na idade adulta. O menor tamanho da fronte e das órbitas, características associadas com o menor tamanho cerebral, torna-se mais acentuado com a idade. A rotação mandibular contribuirá com uma aparente maior altura facial nos indivíduos afetados com maior idade[22].

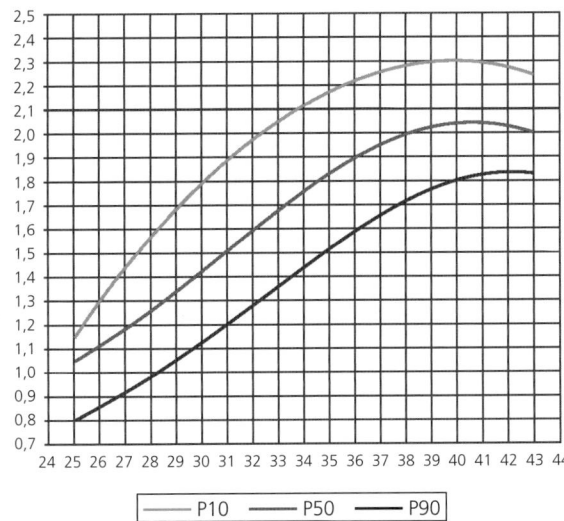

Figura 3.100 – Curva de percentil da medida da fissura palpebral[33].

Nem todos os indivíduos acometidos irão exibir todas as características[5]. O diagnóstico de SAF é mais fácil dos 2 aos 11 anos, uma vez que as dismorfias faciais se tornam mais evidentes e a disfunção típica do SNC emerge clinicamente. As alterações faciais vão esmaecendo com o crescimento[18,22], e as alterações de neurodesenvolvimento, as funções cognitivas e os padrões comportamentais tornando-se mais característicos[4]. Os aspectos clínicos da SAF, de acordo com a faixa etária do paciente, podem ser observados no quadro 3.54.

DIAGNÓSTICO DIFERENCIAL

Algumas síndromes apresentam características semelhantes à SAF e dela devem ser diferenciadas (Quadro 3.55)[1,11].

Quadro 3.54 – Sinais e sintomas da SAF por faixa etária[4,5].

Recém-nascido	Escolar
Características faciais	Características faciais
Baixo peso ao nascer	Alterações de neurodesenvolvimento do SNC
Restrição do crescimento	Déficit de atenção
Microcefalia	Hiperatividade
Dificuldade para a alimentação	Outras anormalidades comportamentais inexplicáveis
Déficit no reflexo de sucção	Dificuldades de linguagem
Hipotonia	Dificuldade de aprendizado
Tremores	Dificuldade de memória
Convulsão	Pobre controle de impulsos
Irritabilidade	Restrição do crescimento
Dificuldade para dormir	Dificuldades sociais
Dificuldade de vinculação	
Suscetibilidade a infecções	**Adolescentes e adultos**
Eletroencefalograma alterado	Alterações de neurodesenvolvimento do SNC
	Outras anormalidades comportamentais inexplicáveis
Lactente	Dificuldade no raciocínio abstrato
Características faciais	Baixo desempenho escolar
Restrição do crescimento	Autoestima baixa
Microcefalia	Perda de memória
Alterações de neurodesenvolvimento do SNC	Impulsividade
Retardo mental	
Retardo na linguagem	
"Birras" exageradas	
Hiperatividade	
Coordenação motora alterada	

Quadro 3.55 – Síndromes clínicas que fazem o diagnóstico diferencial com a síndrome alcoólica fetal[1,11].

Síndrome	Características semelhantes	Características diferentes
Aarskog	Nariz pequeno com narinas antevertidas, filtro longo, maxilar hipoplásico e olhos afastados	Face arredondada, fendas palpebrais inclinadas para baixo e problemas de erupção dentária
Noonan	Ponte nasal baixa, olhos espaçados, epicanto amplo	Fissuras palpebrais inclinadas para baixo, ceratocone, boca larga, lábio superior saliente
Dubowitz	Fissuras palpebrais pequenas, olhos afastados, epicanto amplo	Órbita rasa, ponte nasal perto da fronte, ponta nasal larga
Cornelia de Lange	Filtro longo, borda vermelha do lábio fina, anteversão das narinas e ponte nasal deprimida	Sobrancelha espessa única e em toda a largura da fronte, cílios longos, boca voltada para baixo, palato alto, membros curtos e baixa estatura
Embriopatia pelo tolueno	Fissura palpebral pequena, borda vermelha do lábio superior fina, filtro nasal liso, hipoplasia da face	Micrognatia, grande fontanela anterior, boca voltada para baixo, diâmetro bifrontal estreito, anormalidades dos cabelos e das orelhas
Williams	Fissura palpebral pequena, nariz antevertido, filtro nasal longo, pregas epicânticas	Boca larga com lábios grossos, íris estrelada, doenças do tecido conjuntivo
Hidantoína fetal	Olhos afastados, ponte nasal deprimida	Nariz pequeno e lábio superior curvo
Fenilcetinúria materna com efeitos fetais	Fenda palpebral pequena, epicanto, filtro longo subdesenvolvido, borda vermelha do lábio superior fina	Nariz pequeno e antevertido, fácies arredondado, glabela proeminente
Valproico fetal	Olhos afastados, dobras epicânticas, nariz antevertido, filtro longo e fino, borda vermelha do lábio superior fina	Fronte alta, dobra infraorbitária, boca pequena

REFERÊNCIAS

1. Bertrand J, Floyd RL, Weber MK. Guidelines for identifying and referring persons with fetal alcohol syndrome. MMWR Recomm Rep. 2005;54(RR-11):1-12.

2. Hoyme HE, May PA, Kalberg WO, Kodituwakku P, Gossage JP, Trujillo PM, et al. A practical clinical approach to diagnosis of fetal alcohol spectrum disorders: clarification of the 1996 Institute of Medicine criteria. Pediatrics. 2005;115(1):39-47.

3. Astley SJ. Profile of the first 1,400 patients receiving diagnostic evaluations for fetal alcohol spectrum disorder at the Washington state fetal alcohol syndrome diagnostic & Prevention network. Can J Clin Pharmacol. 2010;17(1):e132-e64.

4. Thackray H, Tifft C. Fetal alcohol syndrome. Pediatr Rev. 2001; 22(2):47-55.

5. Characteristics of Fetal Alcohol Spectrum Disorders. In: Fetal Alcohol Spectrum Disorders Handbook. Center for Disabilities Department of Pediatrics. Sanford School of Medicine [Internet]. Disponível em: http://www.usd.edu/medical-school/center-for-disabilities/upload/fasdhandbook.pdf Acessado 2014 ago 18.

6. Riley EP, Infante MA, Warren KR. Fetal alcohol spectrum disorders: an overview. Neuropsychol Rev. 2011;21(2):73-80.

7. O'Leary CM, Peadon E, Breen C, Elliott E. The effects of alcohol exposure in utero. In: Burns L, Elliott E, Black E, Breen C (eds). Fetal alcohol spectrum disorders in Australia: an update. Monograph of the Intergovernmental Committee on Drugs Working Party on Fetal Alcohol Spectrum Disorders. ISBN.2012.p.33-6.

8. Bearer CF. Markers to detect drinking during pregnancy. National Institute on Alcohol Abuse an Alcoholism (NIAAA) [Internet]. 2001. Disponível em: http://pubs.niaaa.nih.gov/publications/arh 25-3/210-218.htm. Acessado 2014 ago 18.

9. Chudley AE, Conry J, Cook JL, Loock C, Rosales T, LeBlanc N. Fetal alcohol spectrum disorder: Canadian guidelines for diagnosis. CMAJ. 2005;172(5 Suppl):1S-21S.

10. Mattson SN, Crocker N, Nguyen TT. Fetal alcohol spectrum disorders: neuropsychological and behavioral features. Neuropsychol Rev. 2011;21(2):81-101.

11. Fetal alcohol syndrome: guidelines for referral and diagnosis. National Center on Birth Defects and Developmental Disabilities, Centers for Control and Prevention, Department of Health and Human Services in coordination with National Task Force on Fetal Alcohol Syndrome and Fetal Alcohol Effect [Internet]. 2004.Disponívelem:http://www.cdc.gov/ncbddd/fasd/documents/fas_guidelines_accessible.pdf. Acessado 2014 ago 20.

12. Mattson SN, Schoenfeld AM, Riley EP. Teratogenic effects of alcohol on brain and behavior. National Institute on Alcohol Abuse an Alcoholism (NIAAA) [Internet]. 2001. Disponível em: http://pubs.niaaa.nih.gov/publications/arh25-3/185-191.htm. Acessado 2014 agosto 18.

13. Grinfeld H, Segre CAM, Chadi G, Goldenberg S. O alcoolismo na gravidez e os efeitos na prole. Rev Paul Pediatr. 2000;18(1):41-9.

14. Chaudhuri JD. Alcohol and the developing fetus – a review. Med Sci Monit. 2000; 6(5):1031-41.

15. Kuehn D, Aros S, Cassorla F, Avaria M, Unanue N, Henriquez C, et al. A prospective cohort study of the prevalence of growth, facial, and central nervous system abnormalities in children with heavy prenatal alcohol exposure. Alcohol Clin Exp Res. 2012;36(10):1811-9.

16. Strandberg-Larsen K, Grøngoek M, Andersen A, Andersen P, Olsen J. Alcohol drinking pattern during pregnancy and risk of infant mortality. Epidemiology. 2009;20(6):884-91.

17. Chasnoff I, Wells AM, Telford E, Schmidt C, Messer G. Neurodevelopmental functioning in children with FAS, pFAS, and ARND. J Dev Behav Pediatr. 2010;31(3):192-201.

18. Suttie M, Foroud T, Wetherill L, Jacobson JL, Molteno CD, Meintjes EM et al. Facial dysmorphism across theffetal alcohol spectrum. Pediatrics. 2013;131(3):e779-e88.

19. Lebel C, Mattson SN, Riley EP, Jones KL, Adnams CM, May PA, et al. A longitudinal study of the long-term consequences of drinking during pregnancy: heavy in utero alcohol exposure disrupts the normal processes of brain development. J Neurosci. 2012;32(44):15243-51.

20. Chen X, Coles CD, Lynch ME, Hu X. Understanding specific effects of prenatal alcohol exposure on brain structure in young adults. Hum Brain Mapp. 2012;33(7):1663-76.

21. O'Leary CM, Watson L, D'Antoine H, Stanley F, Bower C. Heavy maternal alcohol consumption and cerebral palsy in the offspring. Dev Med Child Neuro. 2012;54(3):224-30.

22. Foroud T, Wetherill L, Vinci-Booher S, Moore ES, Ward RE, Hoyme HE, et al. Relation over time between facial measurements and cognitive outcomes in fetal alcohol exposed children. Alcohol Clin Exp Rev. 2012;36(9):1634-46.

23. Gautam P, Nuñez SC, Narr KL, Kan EC, Sowell ER. Effects of prenatal alcohol exposure on the development of white matter volume and change in executive function. Neuroimage Clin. 2014;4(5): 19-27.

24. Mesquita MA, Segre CAM. Malformações congênitas em recém-nascidos de gestantes consumidoras de álcool. Einstein (São Paulo). 2010;8(4 Pt 1):461-6.

25. Jones MW, Bass WT. Fetal alcohol syndrome. Neonatal Nets. 2003; 22(3):63-70.

26. Mennella JA, Beauchamp GK. The transfer of alcohol to human milk. Effects on flavor and the infant's behavior. N Engl J Med. 1991;325(14):981-5.

27. Mennella J. Infant's suckling responses to the flavor of alcohol in mother`s milk. Alcohol Clin Exp Res. 1997;21(4):581-5.

28. Giglia RC, Binns CW. Alcohol, pregnancy and breastfeeding; a comparison of the 1995 and 2001 National Health Survey data. Breastfeed Rev. 2008;16(1):17-24.

29. Mennella J, Gerrish CJ. Effects of exposure to alcohol in mothers's milk on infant sleep. Pediatrics. 1998;101(5):1-5.

30. Mennella J. Alcohol's effect on lactation. National Institute on Alcohol Abuse an Alcoholism (NIAAA) [Internet]. 2001. Disponível em: http://pubs.niaaa.nih.gov/publications/arh25-3/230-234.htm. Acessado 2014 ago 18.

31. Hannigan JH, Armant DR. Alcohol in pregnancy and neonatal outcome. Semin Neonatol. 2000;5(3):243-54.

32. Astley SJ, Clarren SK. Diagnosing the full spectrum of fetal alcohol-exposed individuals: introducing the 4-digit diagnostic code. Alcohol Alcohol. 2000;35(4):400-10.

33. Mesquita MA, Segre CAM. Medida da fissura palpebral e da borda vermelha do lábio superior de recém-nascidos com idade gestacional de 25 a 43 semanas. Einstein (São Paulo). 2011; 9(3 Pt 1):283-7.

34. Bearer CF. Meconium as a biological marker of prenatal exposure. Ambul Pediatr. 2003;3(1):40-3.

35. Zelner I, Shor S, Lynn H, Roukema H, Lum L, Eisinga K, et al. Neonatal screening for prenatal alcohol exposure: assessment of voluntary maternal participation in an open meconium screening program. Alcohol. 2012;46(3)269-76.

36. Bearer CF, Salvator AE, Lee S, Buck K, Singer LA. A comparison of FAEE in meconium to maternal self reported drinking in predicting neurodevelopment. Pediatr Res. 2001;49:183A.

Tratamento e Prevenção da Síndrome Alcoólica Fetal

Conceição A. M. Segre

TRATAMENTO

A exposição ao álcool na vida intrauterina pode levar a consequências devastadoras, indicando a necessidade peremptória de intervenções terapêuticas. O ideal seria que houvesse um tratamento *in utero*, contudo esse tipo de tratamento ainda se acha sob investigação. Agentes antioxidantes, incluindo superóxido desmutase, vitamina C, vitamina E e extratos de chá-verde têm sido estudados, bem como agonistas da serotonina, mas nenhuma droga ainda foi aprovada para uso clínico[1].

As lesões provocadas pela exposição do feto ao álcool durante a gestação não têm tratamento, no seu sentido curativo. Até o momento, dispõe-se apenas de medidas de suporte, intervenções que são propostas para as crianças e para suas famílias que podem minimizar os danos causados e ajudam a diminuir os sentimentos de falência e culpa. Em função das desabilidades persistentes, as intervenções necessárias devem ser permanentes e ter a duração de toda a vida da pessoa atingida[1,2].

Ao mesmo tempo que a criança acometida deve ser tratada, sua mãe deve ser encaminhada a serviço de recuperação de drogaditos e seus irmãos devem ser examinados quanto à possibilidade de ocorrência de FASD[1].

As inúmeras alterações, tais como comprometimentos cognitivo, comportamental, social e emocional, dificuldades de aprendizado, problemas de memória, atrasos na linguagem, transtornos do déficit de atenção e hiperatividade, demandam intervenções precoces, que são consequência de um diagnóstico também precoce[2,3]. Essas intervenções devem se efetivar nos âmbitos governamental, educacional, parental, das equipes de saúde, abrangendo ainda treinamento dos afetados[3,4].

Intervenções pertinentes ao âmbito das autoridades de saúde – promover o dimensionamento do problema; a educação dos profissionais de saúde; a elaboração de legislação pró-ativa pertinente (intervenções em preços e impostos de bebidas alcoólicas, regulação do *marketing* de bebidas); a divulgação dos efeitos lesivos do álcool nas comunidades; oferecer suporte às famílias de crianças e adolescentes afetados por meio da atuação das equipes de saúde[5].

Intervenções pertinentes ao âmbito parental – como as crianças afetadas podem representar um desafio constante para seus pais, é necessária uma intervenção terapêutica para promover a interação pais-crianças para diminuir o estresse parental e melhorar os cuidados em relação a elas[6]. Cuidadores e pais devem, portanto, receber apoio psicológico. Além disso, é necessário ensinar aos pais como responder às deficiências de seus filhos para fazer com que essas crianças possam desenvolver sua capacidade de autorregulação[4].

Os pais devem receber também instruções sobre como transmitir a essas crianças o desenvolvimento de habilidades sociais[7], uma vez que mostram profunda dificuldade em entender regras sociais, a processar informações sociais, têm dificuldade de comunicação e exibem conduta francamente antissocial[8]. O papel dos pais ou cuidadores nesse contexto é muito importante, pois tais habilidades podem ser desenvolvidas por meio de instruções simples sobre as condutas sociais, ensaiando-as em casa com os pais[4].

Outro aspecto importante a ser considerado é que essas crianças são de risco para serem vítimas de acidentes, em função de sua impulsividade, julgamentos inadequados e dificuldade em inibir condutas[9]. Dessa forma, Coles et al.[10] propuseram a utilização de jogos de computador que poderiam ajudar a contornar esse problema.

Pais biológicos, pais adotivos, famílias estendidas, cuidadores e serviços devem procurar junto às equipes de saúde os conhecimentos que os tornem habilitados a identificar as melhores formas de adaptar o meio ambiente às necessidades da criança, para que mudanças venham a ocorrer nessas, em função de educação e orientação permanentes.

Intervenções pertinentes ao âmbito educacional – na escola, algumas adaptações são necessárias, tais como minimizar as distrações visuais e auditivas, usar materiais facilmente visualizados, claramente organizados, e apoio visual para a realização de tarefas[5].

São necessários a implementação de rotinas diárias, a promoção de práticas repetitivas para que essas crianças possam adquirir habilidades, a explicação detalhada das relações de causa/efeito, a explicação minuciosa de instruções verbais passo a passo e o uso de material visual para acompanhar as instruções verbais.

Os professores também necessitam de suporte e recursos educacionais, pois o aluno com FASD requer muito de seu tempo e atenção[4]. Os professores devem ser capacitados em relação à FASD para que possam entender as necessidades e as limitações dessas crianças e adolescentes.

Para essa população também são recomendadas intervenções em relação às habilidades acadêmicas, como, por exemplo, treinamento para melhorar as habilidades em matemática, linguagem e memória[11,12].

Intervenções pertinentes ao âmbito da equipe de saúde – a equipe de saúde (médicos, enfermeiros, psicólogos, fonoaudiólogos, fisioterapeutas, assistentes sociais, terapeutas ocupacionais) precisa ser capacitada para o reconhecimento precoce da FASD e receber orientação adequada para desenvolver o tratamento de suporte em suas respectivas áreas. Técnicas de intervenção incluem sessões recorrentes individualizadas, atividades em pequenos grupos, jogos de realidade virtual, para a melhoria das habilidades sociais da criança, seu desempenho em matemática e leitura, além de desenvolver conhecimentos relativos à segurança pessoal, por exemplo, em relação ao fogo[1].

Às equipes de saúde cabe ainda um trabalho multidisciplinar junto às comunidades, para divulgar conhecimentos sobre a FASD, por meio de visitas domiciliares de crianças diagnosticadas com o problema, avaliando a estrutura familiar e encaminhando para tratamento específico as mães (prioritariamente) e familiares de crianças afetadas.

Outros problemas que necessitam de intervenção

Não é raro que pais e cuidadores enxerguem a criança ou o adolescente com FASD como resistente ou não cooperativo com o tratamento, contudo, é muito provável que as intervenções que estão sendo empregadas não sejam as mais adequadas, de modo que precisem ser revistas e adaptadas às circunstâncias. Esses indivíduos precisam de intervenções durante toda a vida pelo grave risco que apresentam de drogadição (incluindo, nas mulheres, ingestão de álcool durante futuras gestações, perpetuando o problema), conduta sexual inapropriada e problemas com a lei[4].

A exposição intrauterina ao álcool por levar os indivíduos a apresentarem, além das alterações faciais e mentais, problemas cardíacos, esqueléticos, dentários, deficiência sensorial, entre outros, vai exigir vigilância médica e seguimento para essas diferentes ocorrências durante toda a vida[4].

À sociedade, como um todo (aqui incluídas as universidades e as sociedades de especialidades), caberia envolvimento com afinco para colaborar com a educação das comunidades quanto aos problemas advindos dos efeitos nocivos do álcool sobre a descendência.

Intervenções farmacológicas – são meramente sintomáticas. Medicações estimulantes não mostraram melhora nos resultados, ou até mesmo piora. Como essas crianças com frequência apresentam déficit de atenção e hiperatividade, os neurolépticos podem melhorar os resultados[13].

Inúmeros estudos, ainda em fase experimental, testam outras drogas e procedimentos. Assim, evidências indicam que o lítio é capaz de melhorar a neuroapoptose induzida pelo etanol e inibir a diferenciação neuronal *in vivo* e *in vitro*. Sua administração, contudo, ainda não pode ser recomendada como um tratamento potencial da neurotoxicidade do etanol[14]. Foi evidenciado em ratas prenhes consumidoras de álcool que folato, colina e vitamina A – doadores metílicos – podem diminuir os efeitos do álcool e reduzir a gravidade e a prevalência de FASD[15]. Em modelo murino, na exposição ao etanol *in utero* ou durante a lactação, o uso do fenofibrato mostrou melhoras relativas às desordens psicocomportamentais[16]. A administração por via intravenosa de um complexo de células-tronco neurais em ratos sinalizaria um potencial terapêutico em FASD[17].

Pode-se concluir, portanto, que as lesões provocadas no feto *in utero* são para toda a vida e que crianças e adolescentes com FASD necessitam de diagnóstico e intervenções precoces. Essas intervenções são, contudo, paliativas, devem ter caráter multidisciplinar e irão estender-se por toda a vida do indivíduo afetado.

PREVENÇÃO

Os efeitos do álcool sobre o feto e o RN são totalmente preveníveis. Efetivamente, a prevenção é a única maneira que se dispõe para evitar a FASD e somente pode ser atingida por meio da abstinência total de álcool durante a gestação e para mulheres que queiram engravidar.

Não se conhece até o momento nenhum nível de alcoolemia abaixo do qual não ocorram os efeitos do álcool, e mesmo para gestantes que bebam moderadamente há riscos para o feto, como prematuridade, baixo peso ao nascer e asfixia neonatal[18,19].

Abstinência total de álcool para mulheres que desejam engravidar, embora seja o ideal, não é, contudo, fácil de conseguir, pois 50% das gestações não são planejadas, 40% das gestações não são reconhecidas antes da quinta semana, 47,3% das mulheres bebem sem saber que estão grávidas e 19,5% bebe mesmo sabendo estar grávidas[20,21]. Estudo feito em uma população carente da Cidade de São Paulo mostrou que 33,3% das gestantes ingeriam álcool em algum momento da gestação e 21,4% o faziam até o final da gestação[22].

Estratégias de prevenção primária – universalmente, programas de prevenção primária são destinados a educar um amplo público-alvo sobre os riscos de beber durante a gravidez, incluindo distribuição de material educativo (cartazes são muito eficientes), campanhas de mídia, em rádio, TV, jornais, internet. O papel do Estado é de capital importância, com medidas que visem aumentar impostos sobre bebidas alcoólicas, controlar os pontos de venda promovendo regulação de sua densidade geográfica, estabelecer limites de horário de vendas e regulamentar a propaganda[2].

Estratégias de prevenções secundária e terciária – essas estratégias são dirigidas a um grupo específico de mulheres, quais sejam a todas as gestantes que abusaram do álcool em uma gestação anterior, dependendo da população envolvida[24]. A estratégia pode ser representada por uma intervenção curta, com o estabelecimento de metas, distribuição de material escrito para esclarecimento e ajuda e técnicas para a modificação de comportamento que podem ser aplicadas em qualquer unidade de saúde[25]. Já as estratégias de intervenção ampliada são destinadas a mulheres de alto risco, bebedoras contumazes. Nesses casos, as gestantes deverão se submeter a sessões múltiplas, por semanas ou meses, com clínicos, assistentes sociais e especialistas em drogadição[24].

Assim, programas no âmbito da saúde pública deveriam ser criados para atender às estratégias de prevenções primária, secundária e terciária, a fim de esclarecer e orientar as gestantes sobre os efeitos desastrosos do álcool sobre os fetos, salientando que as consequências são irreversíveis e que não há tratamento possível.

Por outro lado, cabe também às sociedades de profissionais da saúde das especialidades envolvidas um papel importante na divulgação e orientação sobre os inúmeros problemas causados pela exposição intrauterina ao álcool.

Contudo, alguns desafios se apresentam. Falta uma real percepção da sociedade em geral sobre a gravidade do problema. Existem muitos mitos, como por exemplo, "a síndrome alcoólica fetal é muito rara", ou "minha mãe bebia e não me aconteceu nada", ou ainda "meu médico disse que beber um pouquinho não faz mal"...

Considerando-se que 80% das crianças cujas mães são bebedoras pesadas apresentam uma ou mais anormalidades associadas ao álcool[26], sem sombra de dúvida, podemos concluir que:

ÁLCOOL + GRAVIDEZ = TOLERÂNCIA ZERO!

REFERÊNCIAS

1. Pruett D, Waterman EH, Caughey AB. Fetal alcohol exposure: consequences, diagnosis, and treatment. Obstet Gynecol Surv. 2013;68(1):62-9.1.
2. Segre CAM. Tratamento e prevenção. In Segre CAM, Costa HPF, Grinfeld H, Börder LMS, Freitas M, Mesquita MA. Efeitos do álcool na gestante, no feto e no recém-nascido. São Paulo: Sociedade de Pediatria de São Paulo; 2010.p.67-72.
3. Streissguth AP, Bookstein FL, Barr HM, Sampson PD, O'Malley K, Young JK. Risk factors for adverse life outcomes in fetal alcohol syndrome and fetal alcohol effects. Dev Behav Pediatr. 2004;25(4):228-38.
4. Paley B, O'Connor MJ. Intervention for individuals with fetal alcohol spectrum disorders: treatment approaches and case management. Dev Disabil Res Rev. 2009;15(3):258-67.
5. Giesbrecht N, Sapag JC, Pemjean A, Marquez J, Khenti A, Rehm J, et al. A national alcohol strategy for Chile: rationale, development, content and status of implementation. Int J Alcohol Drug Res. 2013;2(2):17-29.
6. Bertrand J. Interventions for children with fetal alcohol spectrum disorders (FASDs): overview of findings for five innovative research projects. Res Dev Disab. 2009;30(5):986-1006.
7. Frankel F, Myatt R. Children's friendship training. New York: Brunner-Rourledge; 2003.
8. McGee CL, Bjorkquist OA, Price JM, Mattson SN, Riley EP. Social information processing skills in children with histories of heavy prenatal alcohol exposure. J Abnorm Child Psychol. 2009;37(6):817-30.
9. Sherrard J, Ozanne-Smith J, Staines C. Prevention of unintentional injury topeople with intellectual disability: a review of the evidence. J Intellect Disabil Res. 2004;48(Pt 7):639-45. Review.
10. Coles CD, Strickland DC, Padgett L, Bellmoff L. Games that "work": usingcomputer games to teach alcohol-affected children about fire and street safety. Res Rev Disabil. 2007;28(5):518-30.
11. Kable JA, Coles CD, Taddeo E. Socio-cognitive habilitation using the mathinteractive learning experience program for alcohol-affected children. Alcohol Clin Exp Res. 2007;31(8):1425-34.
12. Loomes C, Rasmussen C, Pei J, Manji S, Andrew G. The effect of rehearsal training on working memory span of children with fetal alcohol spectrum disorder. Res Dev Disabil. 2008;29(2):113-24.
13. Frankel F, Paley B, Marquardt R, O'Connor M. Stimulants, neuroleptics, and children's friendship training for children with fetal alcohol spectrum disorders. J Child Adolesc Psychopharmacol. 2006;16(6):777-89.
14. Luo J. Lithium-mediated protection against ethanol neurotoxicity. Front Neurosci. 2010;4:41.
15. Ballard MS1, Sun M, Ko J. Vitamin A, folate, and choline as a possible preventive intervention to fetal alcohol syndrome. Med Hypotheses. 2012;78(4):489-93.
16. Marche K, Danel T, Bordet R. Fetal alcohol-induced hyperactivity is reversed by treatment with the PPARα agonist fenofibrate in a rat model. Psychopharmacology (Berl). 2011;214(1):285-96.
17. Shirasaka T, Hashimoto E, Ukai W, Yoshinaga T, Ishii T, Tateno M, et al. Stem cell therapy: social recognition recovery in a FASD model. Transl Psychiatry. 2012;13;2:e188.
18. Meyer-Leu Y, Lemola S, Daeppen JB, Deriaz O, Gerber S. Association of moderate alcohol use and binge drinking during pregnancy with neonatal health. Alcohol Clin Exp Res. 2011;35(9):1669-77.
19. Toutain S, Simmat-Durand L, Crenn-Hébert C, Simonpoli AM, Vellut N, Genest L, et al. [Consequences for the newborn of alcohol consumption during pregnancy]. Arch Pediatr. 2010;17(9):1273-80. [Article in French].
20. O'Leary-Moore SK, Lipinsky RJ, Hammond P, Budin F, Oguz I, Styner MA, et al. Magnetic resonance imaging-based investigation of exposure. 5th International Conference on Fetal Alcohol Syndrome. Febuary 27-March 2; 2013. Vancouver, BC, Canada.
21. Halliday J. Asking question about alcohol in pregnancy (AQUA): pregnancy alcohol exposure measured in a longitudinal cohort study in Australia. 5th International Conference on Fetal Alcohol Syndrome. Febuary 27-March 2; 2013. Vancouver, BC, Canada.
22. Mesquita MA, Segre CA. Frequência dos efeitos do álcool no feto e padrão de consumo de bebidas alcoólicas pelas gestantes de maternidade pública da cidade de São Paulo. Rev Bras Crescimento Desenvolv Hum. 2009;19(1):63-77.
23. Kelly-Weeder S, Phillips K, Rounseville S. Effectiveness of public health programs for decreasing alcohol consumption. Patient Intell. 2011;2011(3):29-38.
24. Elliot L, Coleman K, Suebwongpat A, Norris S. Fetal alcohol spectrum disorders (FASD). Systematic reviews of prevention, diagnosis and management. HSAC Report. 2008;1(9):1-533. Review.
25. Chang G. Brief interventions for problem drinking and women. J Subst Abuse Treat. 2002;23(1):1-7.
26. Kuehn D, Aros S, Cassorla F, Avaria M, Unanue N, Henriquez C, et al. A prospective cohort study of the prevalence of growth, facial, and central nervous system abnormalities in children with heavy prenatal alcohol exposure. Alcohol Clin Exp Res. 2012;36(10):1811.

Prognóstico e Seguimento do Recém-Nascido com Síndrome Alcoólica Fetal

Marcia de Feitas

Uma primeira pergunta que surge é: qual o futuro da criança portadora de FASD? O prognóstico para os indivíduos com FASD é muito variado. Uma série de problemas que se apresentam pode ser elencada da seguinte forma[1]: problemas de saúde mental (95%); confinamento na prisão, em centro de tratamento de drogas ou álcool, ou em instituição para doentes mentais (55%); problemas com a lei (60%); comportamento sexual inadequado (52%); incapacidade de viver de forma independente (82%); problemas com o emprego (70%); problemas de álcool e drogas (superior a 50% dos indivíduos do sexo masculino e 70% dos indivíduos do sexo feminino).

Entre os transtornos neuropsicológicos, o transtorno do déficit de atenção e hiperatividade (TDAH) pode ocorrer em 60 a 95% dos casos[2,3]. Mas há diferenças entre a apresentação do TDAH genético e TDAH considerado comorbidade do FASD: no TDAH genético, as maiores dificuldades estão em focar a atenção em tarefas, enquanto no TDAH do FASD as maiores dificuldades estão relacionadas ao processamento visual/espacial, nas codificações de informações e na adaptabilidade para completar tarefas. Quadros depressivos e desordem bipolar não são raros[4]. Crianças e adolescentes com FASD sentem-se "diferentes" – sentimentos de solidão, dependência e necessidade de vencer as limitações[5].

Crianças com FASD apresentam maior número de internações hospitalares e maior tempo de internação do que os controles não portadores. Os problemas têm sido os mais variados: otite média, pneumonia, desidratação, anemia, falência de crescimento, abuso sexual, problemas com alimentação, gastrenterite, bronquite, mas o que é mais grave é que frequentemente são negligenciadas. Crises convulsivas podem ser observadas em 3 a 21% de crianças com FASD[6,7].

Outros problemas a serem considerados: consumo de álcool materno acha-se associado a problemas dentários relacionados a alterações dos tecidos moles[8]; deficiência auditiva – identificada por magnetoencefalografia; disfunção vestibular[9]; problemas oculares – deficiência visual, hipoplasia do nervo óptico, alterações de vasos retinianos[1]. Outros defeitos congênitos: 4,6%, segundo O'Leary et al.[10]. Baumann et al.[11] relataram uma frequência de 4,3%. Mesquita e Segre[12], em estudo feito na Cidade de São Paulo, entre 1.964 recém-nascidos de uma população carente, encontraram 76 crianças com FASD (38,7/1.000 nascidos vivos), das quais 10 com malformações (13,1%).

Carter et al.[13], estudando o desenvolvimento até os 9 anos de 85 crianças, cujas mães referiam ser consumidoras pesadas de álcool durante a gravidez, verificaram que a restrição do crescimento permanecia e o perímetro cefálico continuava diminuído em relação à idade.

Uma coorte de 480 crianças foi seguida até os 19 anos, cujas mães eram alcoolistas leves, moderadas ou pesadas, e foi verificado que a exposição pré-natal ao álcool estava associada à redução longitudinal do peso, altura e índice de massa corporal. Crianças submetidas à exposição leve a moderada apresentavam efeitos mais graves na infância do que mais tardiamente. Naquelas em que a exposição foi pesada, os efeitos eram mais evidentes, da mesma forma que em crianças cujas mães tinham peso pré-gestacional baixo[14].

Estudos canadenses mostraram que adolescentes com FASD apresentam 19 vezes mais a probabilidade de serem presos do que adolescentes não portadores de FASD[15].

A mortalidade de crianças com FASD é maior que a da população geral e irmãos de indivíduos com FASD apresentam também maiores taxas de mortalidade infantil[16]. Em estudo que envolveu 79.216 mães da coorte Nacional de Nascimentos da Dinamarca (*Danish National Birth Cohort*), entre 1996 e 2002, foram analisados 279 óbitos entre as crianças nascidas no período e que faleceram durante primeiro ano de vida. Verificou-se que as crianças nascidas a termo apresentavam aumento da mortalidade pós-neonatal associada com a ingestão pela mãe de mais de 4 *drinks* por semana ou em tipo *binge drinking* em mais de 3 ocasiões durante a gestação[17].

Torna-se evidente que os cuidados com as crianças com FASD envolvem atendimentos médico (em várias especialidades, conforme o caso), psicológico, social, ações de prevenção para eles próprios e seus familiares, enfim a atuação de uma equipe multiprofissional. O atendimento a essas crianças, não aquelas com a SAF completa, mas indivíduos com dificuldades de aprendizado e/ou comportamentais, sem alterações físicas ou dismórficas e com a exposição pré-natal ao álcool conhecida, precisa ser avaliado para que seus problemas sejam identificados e tratados precocemente. Por outro lado, indivíduos com alterações dismórficas sugestivas de SAF, mas com exposição pré-natal ao álcool desconhecida, também precisam ser avaliados para que, da mesma forma, seus problemas sejam igualmente identificados e tratados precocemente.

Os especialistas necessitam seguir um plano de tratamento de maneira a maximizar a habilidade de cada criança, minimizando os fatores de risco negativos ao longo da sua vida e estar em permanente contato entre si e os familiares desse paciente. As mães que se sentem culpadas e/ou censuradas devem ser encaminhadas para um serviço onde sejam adequadamente avaliadas e acompanhadas. A terapia familiar e o encaminhamento materno para serviços de referência de álcool e drogas são de fundamental importância. Um serviço social deve acompanhar a mãe alcoólatra e seu filho, fazendo uma cuidadosa avaliação para determinar, em cada caso, se é mais saudável que a criança permaneça no seu ambiente familiar ou receba os cuidados de um serviço de adoção. Na recuperação, devem-se destacar e promover as ações de reinserção familiar, social e ocupacional[18].

O atendimento ambulatorial aos pacientes com FASD deve seguir protocolos semelhantes àqueles destinados a RN de risco[19]. Assim, a rotina de trabalho deve:

- avaliar o crescimento: medidas de peso, comprimento e perímetro cefálico constituem a primeira ação a ser praticada, independente do motivo da consulta. Essas medidas fornecem um dos mais simples e melhores parâmetros de avaliação do bem-estar da criança;
- fazer avaliação neuromotora por meio da observação da atividade espontânea, avaliação do tônus, do padrão postural, dos reflexos primitivos, da motricidade fina;
- fazer a avaliação da audição;
- fazer a avaliação da linguagem;
- fazer avaliação oftalmológica;
- fazer avaliação do desenvolvimento por meio de testes específicos (teste de desenvolvimento de Gesell, escala de desenvolvimento de Denver, teste de Bayley) e outros (a critério do especialista);
- avaliar os aspectos comportamentais da criança;
- promover a estimulação e estabelecer a intervenção adequada ao caso;
- promover a orientação aos pais.

Faz-se mister trabalhar sempre em parceria com a escola, sugerindo estratégias para uma atuação integrada entre a família e a escola. Podem-se destacar alguns aspectos, segundo Pinho et al.[18]:

- estabelecer um currículo próprio e funcional;
- trabalhar com a criança no para a promoção cognitiva, procurando estimular capacidades como atenção, concentração, percepção e memória;
- trabalhar para modificar o comportamento desadaptativo e diminuir o comportamento hipercinésico e a impulsividade, promovendo o autocontrole;
- trabalhar ao nível da aquisição das noções de regras e limites;
- promover na criança a aquisição de competências sociais, de modo a estabelecer relações interpessoais adequadas sem recorrer à agressividade;
- desenvolver formas adaptativas para lidar com a frustração, aprendendo a aceitar e a lidar com as emoções

negativas e simultaneamente desenvolvendo a capacidade para "pensar antes de agir";
- promover a autoestima e a capacidade de resolução de problemas;
- conceber e organizar, dentro do possível, um programa de treino parental, para promover na família competências básicas e noções sobre comportamentos/estilos de vida saudável;
- potenciar recursos e trabalhar estratégias específicas para lidar com a criança, para além de poder funcionar como suporte social.

Recentemente, Hanlon-Dearman et al.[20] têm utilizado serviços de telessaúde para avaliação, diagnóstico e *follow-up* de FASD. As famílias aprovam a utilização dessa tecnologia por permitir que permaneçam nas suas comunidades, mas conectadas com sistemas de suporte.

Todos esses cuidados por parte da equipe de saúde, das escolas e de outras instâncias que se fizerem necessariamente envolvidas provocando custos diretos e indiretos tornariam a avaliação dos custos desse atendimento uma consequência imediata, contudo os dados a respeito são escassos. Popova et al. no Canadá, analisando dados referentes a 2010/2011, estimam que por ano os custos apenas para o diagnóstico de crianças com FASD possa variar de $3,110 a $4,570 de dólares canadenses por pessoa[21]. Stade et al., ainda no Canadá, considerando uma prevalência de 9 casos/1.000 nascimentos, com dados referentes a 2007, fazendo uma avaliação de custos totais de pacientes portadores de FASD, calcularam que são gastos anualmente $5,5 bilhões de dólares canadenses, ou $22.473 dólares canadenses por pessoa/ano[22]. Harwood[23], nos Estados Unidos, calcula que os custos totais para pacientes com a síndrome completa, com dados de 2003, sejam de US$6,5 bilhões.

Aqui no Brasil, sequer se sabe a prevalência de SAF/FASD.

REFERÊNCIAS

1. Freitas M, Mesquita MA. Seguimento das crianças com síndrome alcoólica fetal. In: Segre CAM, Costa HPF, Grinfeld H, Börder LMS, Freitas M, Mesquita MA. Efeitos do álcool na gestante, no feto e no recém-nascido. São Paulo: Sociedade de Pediatria de São Paulo; 2010.p.73-82.
2. Fryer SL, McGee CL, Matt GE, Riley EP, Mattson SN. Evaluation of psychopathological conditions in children with heavy prenatal alcohol exposure. Pediatrics. 2007;119(3):e733-41.
3. Mattson SN, Crocker N, Nguyen TT. Fetal alcohol spectrum disorders: neuropsychological and behavioral features. Neuropsychol Rev. 2011;21(2):81-101.
4. Pruett D, Waterman EH, Caughey AB. Fetal alcohol exposure: consequences, diagnosis, and treatment. Obstet Gynecol Surv. 2013; 68(1):62-9.1.
5. Stade B, Beyene J, Buller K, Ross S, Patterson K, Stevens B, et al. Feeling different: the experience of living with fetal alcohol spectrum disorder. J Popul Ther Clin Pharmacol. 2011;18(3):e475-85

6. Kvigne VL, Leonardson GR, Borzelleca J, Neff-Smith M, Welty TK. Hospitalizations of children who have fetal alcohol syndrome or incomplete fetal alcohol syndrome. S D Med. 2009;62(3):97, 99, 101-3.

7. Nicita F, Verrotti A, Pruna D, Striano P, Capovilla G, Savasta S, et al. Seizures in fetal alcohol spectrum disorders: evaluation of clinical, electroencephalographic, and neuroradiologic features in a pediatric case series. Epilepsia. 2014;55(6):e60-6.

8. O'Leary CM, Slack-Smith LM. Dental hospital admissions in the children of mothers with an alcohol-related diagnosis: a population-based, data-linkage study. J Pediatr. 2013;163(2):515-520.e1.

9. Stephen JM, Coffman BA, Stone DB, Kodituwakku P. Differences in MEG gamma oscillatory power during performance of a prosaccade task in adolescents with FASD. Front Hum Neurosci. 2013;7:900.

10. O'Leary CM, Nassar N, Kurinczuk JJ, de Klerk N, Geelhoed E, Elliott EJ, et al. Prenatal alcohol exposure and risk of birth defects. Pediatrics. 2010;126(4):e843-50.

11. Baumann P, Schild C, Hume RF, Sokol RJ. Alcohol abuse--a persistent preventable risk for congenital anomalies. Int J Gynaecol Obstet. 2006;95(1):66-72.

12. Mesquita MA, Segre CA. Frequência dos efeitos do álcool no feto e padrão de consumo de bebidas alcoólicas pelas gestantes de maternidade pública da cidade de São Paulo. Rev Bras Crescimento Desenvolv Hum. 2009;19(1):63-77.

13. Carter RC, Jacobson JL, Molteno CD, Jiang H, Meintjes EM, Jacobson SW, et al. Effects of heavy prenatal alcohol exposure and iron deficiency anemia on child growth and body composition through age 9 years. Alcohol Clin Exp Res. 2012;36(11):1973-82.

14. Carter RC, Jacobson JL, Sokol RJ, Avison MJ, Jacobson SW. Fetal alcohol-related growth restriction from birth through young adulthood and moderating effects of maternal prepregnancy weight. Alcohol Clin Exp Res. 2013;37(3):452-62.

15. Popova S, Lange S, Bekmuradov D, Mihic A, Rehm J. Fetal alcohol spectrum disorder prevalence estimates in correctional systems: a systematic literature review. Can J Public Health. 2011;102(5):336-40. Review.

16. Burd L, Klug MG, Bueling R, Martsolf J, Olson M, Kerbeshian J. Mortality rates in subjects with fetal alcohol spectrum disorders and their siblings. Birth Defects Res A Clin Mol Teratol. 2008; 82(4):217-23.

17. Strandberg-Larsen K, Grønboek M, Andersen AM, Andersen PK, Olsen J. Alcohol drinking pattern during pregnancy and risk of infant mortality. Epidemiology. 2009;20(6):884-91.

18. Pinho PJ, Pinto AL, Monteiro V. Síndrome fetal-alcoólico: a perspectiva do psicólogo. Psicologia, Saúde & Doenças. 2006;7(2): 271-85.

19. Sociedade de Pediatria do Rio de Janeiro (SOPERJ). Manual de follow-up do recém-nascido de alto risco. Disponível em: www.sbp.com.br/follow_up/index.html. Acessado 2014 jun 30.

20. Hanlon-Dearman A, Edwards C, Schwab D, Millar MC, Longstaffe S. "Giving voice": evaluation of an integrated telehealth community care model by parents/guardians of children diagnosed with fetal alcohol spectrum disorder in Manitoba. Telemed J E Health. 2014;20(5):478-84.

21. Popova S, Lange S, Burd L, Chudley AE, Clarren SK, Rehm J. Cost of fetal alcohol spectrum disorder diagnosis in Canada. PLoS One. 2013;8(4):e60434.

22. Stade B, Ali A, Bennett D, Campbell D, Johnston M, Lens C, et al. The burden of prenatal exposure to alcohol: revised measurement of cost. Can J Clin Pharmacol. 2009;16(1):e91-102.

23. Harwood, H. (2003). Economic costs of fetal alcohol syndrome. Prepared for the Lewin Group. Bethesda, MD: National Institute on Alcohol Abuse and Alcoholism. Disponível em: www.fasdcenter.samhsa.gov/documents/RickHarwoodPresentation.pdf Acessado 2014 jun 1.

Maconha: Efeitos na Gestante, no Feto e no Recém-Nascido

Hewdy Lobo Ribeiro
Ana Carolina Schmidt de Oliveira
Joel Rennó Junior

A *Cannabis sativa*, conhecida como maconha, é a droga ilícita mais usada em todo o mundo. Nos últimos anos, o início do consumo dessa droga tem-se dado mais cedo, ainda na adolescência, e a concentração de delta-9-tetra-hidrocanabinol (THC – principal substância psicoativa da maconha) é 30% maior do que há 20 anos[1].

As vias de administração da *Cannabis* são: fumada em cigarros (*becks* ou "baseados") e cachimbos; ingerida, como em bolos, brigadeiros, *brownies*; e absorção na forma de óleo (óleo de *hash*)[2].

Dependendo da forma de consumo da *Cannabis*, a concentração de THC varia, assim como o potencial de seus efeitos. Em ordem crescente, a maconha é a menos potente (média 4% de THC), o *skunk* (de 6 a 20% de THC), o haxixe (de 20 a 40% de THC) e o óleo de *hash* é o mais potente (de 15 a 50% de THC)[3,4].

Entre os principais prejuízos decorrentes do consumo da maconha está a maior vulnerabilidade para o desenvolvimento dos transtornos mentais, com o aumento das prevalências de ansiedade, depressão, transtorno afetivo bipolar e esquizofrenia[1].

Importante destacar que quanto mais precoce é o início do consumo, mais frequente e prolongado, maior a probabilidade de consequências negativas futuras[1].

EPIDEMIOLOGIA

Os dados do Segundo Levantamento Nacional de Álcool e Drogas (LENAD II) de 2013 realizado pelo Instituto Nacional de Políticas Públicas do Álcool e Outras Drogas (INPAD) da Universidade Federal de São Paulo (UNIFESP), que contou com uma amostra de 4.607 indivíduos de 14 anos de idade ou mais entrevistados em suas casas entre novembro de 2011 e março de 2012, revelaram que 7% dos adultos brasileiros já experimentou maconha na vida; 3% da população adulta faz uso frequente, no último ano; a dependência está presente em 40% dos usuários; e mais da metade dos usuários faz consumo diário. Foi identificado que um a cada três adultos usuários já tentaram parar e não conseguiram; 27% já viveu sintomas de síndrome de abstinência quando tentou interromper o uso. Quanto à idade de experimentação, 60% dos participantes que consomem maconha a experimentaram antes dos 18 anos. Em relação ao gênero, o LENAD II demonstra que, entre os usuários de maconha, os homens usam três vezes mais que as mulheres[5].

CONSUMO DE MACONHA NA GESTAÇÃO

O consumo de substâncias psicoativas durante a gestação é uma grande preocupação para a saúde pública. A prevalência do consumo de drogas durante esse período é subestimado, pois, em geral, os estudos de prevalência são feitos a partir de entrevistas com a mãe, que podem não relatar o consumo ou a quantidade exata desse consumo[6]. O medo de represálias faz com que muitas mães não relatem fielmente seu consumo de substâncias aos profissionais da saúde, apesar de saberem que esse consumo durante a gravidez tem o potencial de causar efeitos negativos para sua saúde e do feto[7].

Pesquisa em maternidade pública de São Paulo com 1.000 adolescentes gestantes verificou, entre as participantes, um perfil sociodemográfico de baixa renda (53,6%), abandono escolar (60,2%), desemprego (90,4%) e dependência financeira (92,5%). Em relação ao consumo de drogas, 4% das entrevistadas usaram maconha, 1,7% cocaína e 0,3% maconha e cocaína durante o terceiro trimestre da gravidez[8]. Essa informação foi obtida por meio de análise de fio de cabelo, pois nenhuma das pacientes reportou consumo dessas substâncias em entrevista com o profissional da saúde[9].

Esse consumo esteve associado à faixa etária menor de 14 anos, histórico de mais de três parceiros sexuais e apresentar transtornos mentais, principalmente afetivo bipolar, do estresse pós-traumático e somatoforme[10]. Esse estudo revela a necessidade de atividades de prevenção para essas jovens e de políticas para melhorias da situação socioeconômica desfavorável que vivem, que as vulnerabiliza para o consumo de maconha no terceiro trimestre de gestação[8,10].

Em estudo conduzido em todas as maternidades da França, que aplicou uma entrevista com amostra representativa de mulheres (n = 13.545) que realizaram parto em 2010 e avaliou seus históricos médicos, 1,2% das participantes reportaram uso de *Cannabis* durante a gestação. A porcentagem foi maior entre mulheres jovens, que moravam sozinhas, baixa escolaridade ou baixa renda. Esse consumo estava associado com o uso de tabaco e ao ingerir bebida alcoólica. Destaca-se que entre as que consumiram *Cannabis* na gestação houve maiores taxas de nascimentos pré-termo espontâneos[11].

Em pesquisa realizada na Austrália entre 2000 e 2006, todas as mulheres gestantes (n = 25.049) atendidas em uma maternidade eram entrevistadas no agendamento do pré-natal por uma parteira sobre seu consumo de drogas antes e durante a gestação. A *Cannabis* foi a substância mais usada antes (9,3%) e durante a gravidez (2,5%)[12].

É estimado que de 3 a 10% das gestantes no mundo consumam *Cannabis*. Sugerem-se estudos que não apenas entrevistem as mães sobre o consumo de *Cannabis* na gravidez, mas que também façam a análise de sangue (mãe), cabelo (mãe) ou mecônio para a obtenção de uma prevalência mais próxima da real situação[13].

Devido ao aumento do consumo de maconha no mundo, profissionais da saúde vêm-se deparando cada vez mais com gestações expostas a essa substância e com suas consequências para o curso da gravidez e para o desenvolvimento da criança. Em pesquisa conduzida na França, a partir de questionário enviado a ginecologistas, obstetras, parteiras e clínicos gerais, verificou-se que apenas metade desses profissionais perguntam às suas pacientes sobre o consumo de drogas na gestação, e a maioria não se sente informada o suficiente sobre os riscos desse consumo nesse período, sendo que os profissionais que trabalham no momento do parto apresentam melhor percepção dos riscos desse consumo. Esse estudo demonstra a necessidade de preparar os profissionais para a identificação precoce do uso dessa substância e de seus efeitos para mãe, feto e recém-nascidos[14].

EFEITOS NA GESTANTE

Os efeitos agudos da maconha envolvem aspectos físicos e psíquicos. Os efeitos físicos são: olhos avermelhados, boca seca, taquicardia, aumento na pressão arterial, entre outros. Os efeitos psíquicos são: sensação de bem-estar, calma e relaxamento, hilaridade, angústia, medo de perder o controle mental, prejuízo de memória e atenção, prejuízo na aprendizagem, delírios e/ou alucinações, leve euforia, intensificação de experiências sensoriais, alterações na percepção[15].

Os efeitos físicos de uso crônico são: lesão da traqueia, lesões das vias aéreas, inflamação pulmonar, infecção pulmonar, bronquite aguda ou crônica, câncer de pulmão, entre outros. Os efeitos psíquicos crônicos são: transtornos de ansiedade, prejuízo cognitivo (memória, atenção, funções executivas e controle inibitório de respostas), agravo de sintomas psicóticos em indivíduos que já os apresentam, síndrome amotivacional e pânico[15].

A síndrome de abstinência tem início em geral 24 horas após o último consumo e atinge o pico entre dois e três dias. Os sintomas podem ser agrupados em dois fatores: 1. fraqueza, hipersônia, atraso psicomotor. 2. ansiedade, inquietação, depressão, insônia[3].

O uso agudo da maconha pela gestante gera uma descarga simpática (taquicardia, congestão de conjuntiva e ansiedade) e pode potencializar a ação de anestésicos no sistema cardiovascular e a ação depressora sobre o sistema nervoso central[16].

O tratamento farmacológico da maconha ainda não está estabelecido. Em intoxicações agudas, a indicação é a orientação para a realidade que pode ser feita inclusive por amigos e familiares. O tratamento farmacológico deve ser direcionado para as comorbidades psiquiátricas associadas ao uso da *Cannabis*[4,17].

Wong, Ordean, Kahan, juntamente com a *Maternal Fetal Medicine Committee*, a *Family Physicians Advisory Committee*, a *Medico-Legal Committee*, a *Society of Obstetricians and Gynaecologists* do Canadá elaboraram um guia de recomendações baseado em evidências para o manejo clínico do consumo de substâncias na gestação. Ao aumentar o conhecimento de profissionais de saúde sobre o tema, pretendem melhorar o acesso e o atendimento adequado de mulheres grávidas usuárias de drogas para reduzir custos na saúde e diminuir morbidades e mortalidade em mães e recém-nascidos[18].

As recomendações dos autores (excluindo as orientações específicas para opioides e nicotina) são:

- todas as mulheres gestantes e em idade fértil devem fazer o rastreio de consumo de substâncias psicoativas lícitas e ilícitas;
- quanto for necessário realizar teste para identificação de consumo de drogas, o teste de urina é o mais indicado, e o consentimento informado deve ser solicitado antes da realização do teste;
- políticas e exigências legais quanto à testagem de drogas em recém-nascidos podem variar de acordo com a jurisdição e os profissionais da saúde devem estar familiarizados com os regulamentos de sua região;
- profissionais da saúde devem empregar uma abordagem flexível no cuidado de mulheres que apresentam problemas relativos ao consumo de substâncias e devem encorajar o uso de todos os recursos comunitários disponíveis;
- mulheres devem ser aconselhadas sobre os riscos do uso nos períodos pré-natal, gestacional e pós-parto;
- planejamento do uso de analgésicos no pré-natal para parto e pós-parto pode ser oferecido para todas as mulheres em consulta com os profissionais de saúde adequados;
- os riscos e os benefícios do aleitamento materno devem ser pesados em cada caso.

As indicações da OMS (2014) para a identificação e manejo de uso de substâncias e dos transtornos decorrentes do uso de substâncias na gestação, que são atribuídas também à *Cannabis*, são as seguintes[19] e devem ser aplicadas à maioria das situações:

- rastreio e intervenções breves para o uso de substâncias psicoativas durante a gravidez;
- profissionais da saúde devem perguntar para todas mulheres sobre seu consumo de substâncias psicoativas no passado e no presente, desde o início da gestação até a visita pré-parto;
- profissionais da saúde devem ofertar intervenção breve para todas as gestantes que usam drogas;
- profissionais da saúde devem o quanto antes aconselhar a gestante dependente de substâncias psicoativas a cessar seu consumo e ofertar ou encaminhar para serviços de desintoxicação sob supervisão médica quando necessário e aplicável;
- contatos pele a pele são importantes, independente da forma de amamentação, e precisam ser ativamente encorajados à mãe com dependência química que esteja em condições de responder às necessidades da criança.

Devem ser avaliados quanto à necessidade de aplicação de acordo com a situação específica:

- profissionais da saúde que manejam gestantes ou puérperas com transtornos relacionados ao consumo de substâncias devem oferecer uma avaliação compreensiva e cuidado individualizado;
- a farmacoterapia não é recomendada no tratamento de rotina da dependência de *Cannabis*;
- mães dependentes de substâncias psicoativas devem ser encorajadas a realizar aleitamento materno, a não ser que riscos ultrapassem os benefícios;
- mulheres em aleitamento materno que façam consumo de substâncias psicoativas devem ser aconselhadas e apoiadas para cessar o uso, ainda que não seja contraindicação para o aleitamento.

No quadro 3.56, a Organização Mundial da Saúde, em 2014, sugere os princípios em processos de planejamento, implementação e avaliação de programas para gestantes que envolvam a questão do consumo de drogas, inclusive a maconha.

EFEITOS NO FETO

Pelo fato de a maconha ser a droga ilícita mais usada entre as mulheres, muitos estudos sobre seus efeitos durante a gestação foram realizados. Porém, ainda hoje esses estudos sofrem de problemas metodológicos importantes[20].

A maioria dessas pesquisas mostrou associação entre o consumo materno de maconha e desenvolvimento fetal, sendo a restrição do crescimento fetal a maior complicação da exposição à maconha[20]. Sabe-se que o THC é altamente lipossolúvel e atravessa a barreira da placenta. A maconha prejudica o crescimento do feto, causando retardo do desenvolvimento do sistema nervoso fetal e distúrbios neurocomportamentais[16].

Para a avaliação dos possíveis impactos da maconha no feto, devem-se considerar o tempo de exposição, a dose, a via de administração, o uso de outras drogas

Quadro 3.56 – Princípios para programas para gestantes usuárias de substâncias psicoativas[19].

1. Priorização da prevenção – prevenir, reduzir e cessar o consumo de álcool e drogas na gestação e no pós-parto são componentes essenciais para a melhoria da saúde e bem-estar da mulher e seus filhos.
2. Garantir acesso à prevenção e a serviços de tratamento – todas as gestantes e suas famílias afetadas por transtornos decorrentes do uso de substâncias psicoativas devem ter acesso a prevenção e serviços de tratamento prestados, com especial atenção à confidencialidade, à legislação nacional e aos direitos humanos internacionais; mulheres não devem ser excluídas do acesso à saúde apenas por seu consumo de substâncias.
3. Respeito à autonomia da paciente – a autonomia da gestante e a da lactante devem ser sempre respeitadas, e as mulheres que fazem consumo de substâncias devem ser totalmente informadas sobre os riscos e benefícios, para elas e para seu feto ou recém-nascido, das opções de tratamento, quando estiver fazendo decisões sobre seu cuidado em saúde.
4. Promover cuidado compreensivo – serviços para gestantes e mulheres que fazem aleitamento materno que usam substâncias psicoativas devem ter um nível de compreensão que seja adequado à complexidade e natureza multifacetada dos transtornos por uso de substâncias e seus antecedentes.
5. Proteção contra discriminação e estigmatização – prevenção e tratamento devem ser oferecidos às gestantes e mulheres que fazem aleitamento materno de forma que previna contra estigmatização, discriminação e marginalização, e que promova apoio familiar, comunitário e social, assim como inclusão social através de ligações com serviços de cuidados à criança, de emprego, educação e outros serviços relevantes.

e outros fatores sociais e genéticos. O risco relativo ao consumo de maconha durante a gravidez está associado a malformações congênitas, sistema nervoso central, sistema cardiovascular, fissuras orais, membros e sistema gastrintestinal e desenvolvimento do feto[1].

Um estudo de coorte de base populacional na Irlanda acompanhou pais e filhos a partir da gravidez. Ao final da gestação, a hemodinâmica fetal foi avaliada por ultrassonografia em fetos expostos à maconha e não expostos. O consumo contínuo de *Cannabis* durante toda a gestação foi associado a aumento da **pulsatilidade** e **índice de resistência** da artéria uterina, enquanto o consumo de *Cannabis* apenas no início da gestação foi associado à diminuição da pulsatilidade e ao índice de resistência em comparação aos controles. O consumo contínuo de *Cannabis* também foi relacionado a menor diâmetro da aorta, e não houve associação entre a exposição intrauterina à *Cannabis* e o sistema vascular cerebral fetal[21].

Em estudo com aproximadamente 7.452 mães, o consumo de *Cannabis* durante a gestação foi associado com restrição de crescimento no início e ao final da gravidez, com menor peso ao nascer. Essa redução do crescimento (–14,44g/semana) e da circunferência da cabeça (–0,21mm/semana) foi mais pronunciada para os fetos expostos ao uso contínuo de maconha em comparação com os não expostos[22].

EFEITOS NO RECÉM-NASCIDO

Uma pesquisa brasileira realizada pela Universidade Federal de São Paulo (UNIFESP), em maternidade de São Paulo, entre junho de 2001 e novembro de 2002, avaliou filhos saudáveis de 561 adolescentes logo após o nascimento. Identificou que 26 delas haviam consumido maconha (nenhuma outra substância psicoativa) durante o terceiro trimestre da gestação por meio de fio de cabelo e mecônio. Esse estudo mostrou que esse uso afeta o desenvolvimento neurológico do feto, levando a alterações comportamentais entre esses recém-nascidos, em comparação com os de mães que não consumiram nenhuma substância[23,24]. Os sintomas identificados nessas crianças foram: maior inquietude, desatenção, estresse, menor sensibilidade a estímulos externos, mais choro, com maior dificuldade para serem acalmados em crises de choro, sono conturbado, com dificuldade para acordar, mais tremores e movimentos bruscos. A explicação para tanto seria de que a maconha atravessa a barreira placentária, impactando o desenvolvimento do sistema nervoso central do feto, principalmente a comunicação neuronal ativada pelo neurotransmissor dopamina[23,24].

Um ponto que merece destaque é o fato de que esses prejuízos não significam deficiência neurológica permanente, uma vez que o desenvolvimento cerebral é influenciado pelo ambiente além dos aspectos biológicos. Assim, a forma que esses recém-nascidos serão criados será determinante para seus futuros, sendo importante a atenção e o cuidado adequado dos cuidadores, a proximidade afetiva, a estimulação cognitiva e afetiva, entre outros fatores. Porém, o que observou foi que a maioria das mães das crianças do estudo, além de apresentar baixa escolaridade, desemprego, dependência financeira, também viveu situações de extrema violência: violência doméstica, ataques com armas, violência sexual, entre outras[24].

Os possíveis efeitos do consumo de *Cannabis* na gestação para o recém-nascido são: citados no quadro 3.57.

Vale ressaltar que os efeitos da *Cannabis* sobre o recém-nascido são sutis e que dificilmente são notados pelos pais, porém devem ser percebidos por médicos para garantirem a investigação do quadro e aplicação dos cuidados necessários[23].

Quadro 3.57 – Efeitos do consumo de Cannabis na gestação[23-25].

Baixo peso	Estresse
Baixa estrutura	Menor sensibilidade a estímulos externos
Nascimento prematuro	
Irritabilidade	Mais choro
Mais tremores	Dificuldade para ser acalmado em crises de choro
Mais movimentos bruscos	
Desatenção	Sono conturbado
Inquietude	Maior dificuldade de acordar

Em estudo realizado durante sete anos (2000 a 2006) em Brisbane, Austrália, verificou-se a associação entre consumo de maconha na gravidez e baixo peso ao nascer, pequeno para a idade gestacional e admissão à UTI neonatal[25].

Porém, existem diversas pesquisas que não identificam essas características. De acordo com o *National Survey on Drug Use and Health* de 2004, um estudo populacional que entrevistou mães (n = 5.871) de filhos saudáveis entre 1997 e 2004, verificou que o relato de consumo de substâncias ilícitas (3,6%), incluindo *Cannabis*, esteve associado a ser jovem, menor nível educacional, menor renda familiar, menor probabilidade de usar ácido fólico no pré-natal, maior probabilidade de usar álcool e tabaco na gestação. Nessa pesquisa, o consumo de maconha não esteve associado ao baixo peso ao nascer e nascimento pré-termo[26].

IMPACTOS PARA A VIDA

Infelizmente, apesar de os sintomas decorrentes do consumo de maconha na gestação muitas vezes serem sutis entre os recém-nascidos, os impactos da exposição a essa substância na vida intrauterina pode trazer consequências tardias para a vida do indivíduo. Sem o cuidado e estimulação adequados, crianças na idade escolar nessa situação podem apresentar dificuldades de aprendizagem, memória, concentração e ainda agressividade[23]. Em estudos de seguimento, foi identificado que, entre os 4 ou 5 anos, essas crianças já apresentam dificuldade de leitura, concentração e de controlar os impulsos[27].

Segundo a revisão bibliográfica realizada pela Associação Brasileira de Psiquiatria e pela Sociedade Brasileira de Cardiologia, a pessoa exposta à *Cannabis* na gestação pode desenvolver hiperatividade, deficiências cognitiva e emocional[1].

Outros estudos verificaram a relação com diversos resultados neurocomportamentais e cognitivos, como desatenção, impulsividade, déficits na memória, de aprendizagem e das funções executivas[28], prejuízos na linguagem, dificuldade em atividades que necessitam de abstração, menor habilidade visuoespacial e visuomotora, dificuldade no planejamento de tarefas, teste de hipóteses e solução de problemas (Quadro 3.58)[29].

Esses dados estão em concordância com a hipótese de que o consumo de maconha na gestação altera a atividade de regiões do cérebro do feto a longo prazo, principalmente a região do lobo pré-frontal, relacionado às funções cognitivas complexas[29].

Em relação aos transtornos mentais entre pessoas que sofreram essa exposição, pode haver maior vulnerabilidade para a depressão e o consumo de substâncias psicoativas[29,30].

Quadro 3.58 – Prejuízos tardios da exposição à maconha na gestação.

Dificuldades de aprendizagem	Dificuldade no planejamento de tarefas
Prejuízos na memória	Dificuldade no teste de hipóteses
Prejuízos na concentração	Dificuldade em solução de problemas
Dificuldade de leitura	
Deficiência cognitiva	Dificuldade em controlar os impulsos
Desatenção	
Prejuízos na linguagem	Agressividade
Dificuldade em abstração	Hiperatividade
Menor habilidade visuoespacial e visuomotora	Deficiência emocional
	Déficit nas funções executivas

CONSIDERAÇÕES FINAIS

Apesar de se saber que o uso de substâncias psicoativas não deve ser feito durante a gestação, os potenciais efeitos negativos desse consumo para mãe, feto e recém-nascido não estão claros para a população. Um dos fatores que podem influenciar essa desinformação são as contradições entre estudos acadêmicos sobre o assunto. Outra hipótese é o fato de os sintomas não serem tão perceptíveis para leigos ou pela ideia da maconha como droga "leve" ou "natural". Assim como já é feito para substâncias lícitas, álcool e tabaco, o consumo de maconha deve ser investigado desde o pré-natal, e os profissionais de saúde devem informar as mães, os pais e os familiares sobre os potenciais riscos da maconha para o desenvolvimento fetal, para recém-nascidos e para o futuro da criança. Também, vale destacar a necessidade de políticas e programas de prevenção ao consumo de drogas ilícitas durante o período gestacional específicos para a população brasileira.

REFERÊNCIAS

1. Associação Brasileira de Psiquiatria. Sociedade Brasileira de Cardiologia. Abuso e dependência de maconha. Projeto Diretrizes; 2012.
2. Oliveira ACS, Diehl A, Cordeiro DC. Drogas, álcool e tabaco: que barato é esse? In: Diehl A, Figlie NB. Prevenção ao uso de álcool e drogas: o que cada um de nós pode e deve fazer? Porto Alegre: Artmed; 2014.p.50-84.
3. Zuardi AW, Crippa JAS. Maconha. In: Diehl A, Cordeiro, DC, Laranjeira, R. Dependência química: prevenção, tratamento e políticas públicas. Porto Alegre: Artmed; 2011.p.161-9.
4. Bordin S, Jungerman PS, Figlie NB, Laranjeira R. Maconha. In: Figlie NB, Bordin S, Laranjeira R. Aconselhamento em dependência química. 2ª ed. São Paulo: Roca; 2010.p.119-31.
5. Instituto Nacional de Ciência e Tecnologia para Políticas do Álcool e Outras Drogas (INPAD). Levantamento Nacional da Álcool e Outras Drogas – LENAD; 2013. Disponível em: http://inpad.org.br/lenad/ Acessado 2014 out 31.
6. Lamy S, Delavene H, Thibaut F. Licit and illicit substance use during pregnancy. Rev Prat. 2014;64(3):317-20.
7. Wendell AD. Overview and epidemiology of substance abuse in pregnancy. Clin Obstet Gynecol. 2013;56(1):91-6.
8. Mitsuhiro SS, Chalem E, Barros MM, Guinsburg R, Laranjeira R. Teenage pregnancy: use of drugs in the third trimester and prevalence of psychiatric disorders. Rev Bras Psiquiatr. 2006;28(2):122-5.

9. Bessa MA, Mitsuhiro SS, Chalem E, Marros MM, Guinsburg R, Laranjeira R. Underreporting of use of cocaine and marijuana during the third trimester of gestation among pregnant adolescents. Addict Behav 2010;3(3):266-9.

10. Bessa MA, Mitsuhiro SS, Chalem E, Barros MC, Guinsburg R, Laranjeira R. Correlates of substance use during adolescent pregnancy in São Paulo, Brazil. Rev Bras Psiquiatr. 2010;32(1):66-9.

11. Saurel-Cubizolles MJ, Prunet C, Blondel B. Cannabis use during pregnancy in France in 2010. BJOG. 2014;121(8):971-7.

12. Hayatbakhsh MR, Kingsbury AM, Flenady V, Gllshenan KS, Hutchinson DM, Najman JM. Illicit drug use before and during pregnancy at a tertiary maternity hospital 2000-2006. Drug Alcohol Rev. 2011;30(2):181-7.

13. Lamy S, Thibaut F. Psychoactive substance use during pregnancy: a review. Encephale. 2010;36(1):33-8.

14. Gérardin M, Victorri-Vigneau C, Louvigné C, Rivoal M, Jolliet P. Management of cannabis use during pregnancy: an assessment of healthcare professionals' practices. Pharmacoepidemiol Drug Saf. 2011;20(5):464-73.

15. OMS. Management of substance abuse: Cannabis; 2013.

16. Yamaguchi ET, Cardoso MMS, Torres MLA, Andrade AG. Drogas de abuso e gravidez. Rev Psiquiatr Clín. 2008;35 Supl 1:44-7.

17. Diehl A, Laranjeira R. Tratamento farmacológico da intoxicação aguda, síndrome de abstinência e dependência de maconha. In: Diehl A, Cordeiro DC, Laranjeira R. Tratamentos farmacológicos para dependência química: da evidência científica à prática clínica. Porto Alegre: Artmed; 2010.p.167-84.

18. Wong S, Ordean A, Kahan M. Maternal Fetal Medicine Committee; Family Physicians Advisory Committee; Medico-Legal Committee; Society of Obstetricians and Gynaecologists of Canada. Substance use in pregnancy. J Obstet Gynaecol Can. 2011;33(4):367-84.

19. WHO. Guidelines for the identification and management of substance use and substance use disorders in pregnancy. 2014. Disponível em: http://apps.who.int/iris/bitstream/10665/107130/1/9789241548731_eng.pdf?ua=1. Acessado 2014 out 31

20. Davitian C, Uzan M, Tigaizin A, Ducarme G, Dauphin H, Poncelet C. Maternal cannabis use and intra-uterine growth restriction. Gynecol Obstet Fertil. 2006;34(7-8):632-7.

21. El Marroun H, Tiemeier H, Steegers EA, Roos-Hesselink JW, Jaddoe VW, Hofman A, et al. A prospective study on intrauterine cannabis exposure and fetal blood flow. Early Hum Dev. 2010;86(4):231-6.

22. El Marroun H, Tiemeier H, Steegers EA, Jaddoe VW, Hofman A, Verhulst FC, et al. Intrauterine cannabis exposure affects fetal growth trajectories: the Generation R Study. J Am Acad Child Adolesc Psychiatry. 2009;48(12):1173-81.

23. Girardi G. Filhos de jovens usuárias de maconha são mais estressados. O Estado de S. Paulo (Vida &) em 28 de Abril de 2007.

24. Corso I. Gravidez de duplo risco. Maconha prejudica desenvolvimento neurológico de recém-nascidos. Revista Pesquisa Fapesp. 2007;134:47.

25. Hayatbakhsh MR, Flenady VJ, Gibbons KS, Kingsbury AM, Hurrion E, Mamun AA, et al. Birth outcomes associated with cannabis use before and during pregnancy. Pediatr Res. 2012;71(2):215-9.

26. van Gelder MM, Reefhuis J, Caton AR, Werler MM, Druschel CM, Roeleveld N, et al. Characteristics of pregnant illicit drug users and associations between cannabis use and perinatal outcome in a population-based study. Drug Alcohol Depend. 2010;109(1-3):243-7.

27. Varella D. Estudo na UNIFESP. 27 Março 2009. Disponível em: http://www.uniad.org.br/interatividade/artigos/item/287-estudo-na-unifesp Acessado 2014 out 31.

28. Karila L, Cazas O, Danel T, Reynaud M. Short-and long-term consequences of prenatal exposure to cannabis. J Gynecol Obstet Biol Reprod (Paris). 2006;35(1):62-70.

29. Guinsburg R, Barros MCM. Maconha e gravidez. Disponível em: http://www.uniad.org.br/desenvolvimento/images/stories/publicacoes/texto/selecoes_maconha/Maconha_e_gravidez.pdf Acessado 2014 out 31.

30. Jungerman FS, Laranjeira R, Bressan RA. Maconha: qual a amplitude de seus prejuízos? Rev Bras Psiquiatr. 2005;27(1):5-6.

Cocaína na Gravidez

Conceição A. M. Segre

A coca é uma planta da família Erythroxylaceae, cujo nome científico é *Erythroxylum coca*. Em sua composição, exibe um sistema complexo de vários óleos, minerais e, entre outros, um alcaloide com efeitos farmacológicos, a cocaína. Seu uso tornou-se um grave problema de saúde pública, principalmente entre grávidas, pelos efeitos sobre o feto e o recém-nascido (RN), que perduram ao longo da vida, impondo pesado fardo à sociedade por um aumento da necessidade de gastos médicos e sociais[1].

A cocaína foi inicialmente usada como anestésico local, com potente ação vasoconstritora, mas gera anestesia temporária e reversível. Devido aos efeitos adversos sistêmicos e à descoberta de outros agentes anestésicos locais desprovidos de efeitos colaterais adversos, seu uso com tal finalidade foi abandonado[2].

Um produto de extração da coca, o *crack*, também conhecido como "pedra", é uma forma obtida a partir do cloridrato de cocaína misturado ao bicarbonato de sódio. É cerca de cinco vezes mais potente que a cocaína e, sendo também relativamente mais barato e acessível que outras drogas, o *crack* tem sido cada vez mais utilizado[2].

Recentemente, nos Estados Unidos, uma avaliação estima que 5,1% de todas as gestantes entre 15 e 44 anos de idade consumiram a droga durante a gestação, entre 2007 e 2008[3]. Esses dados praticamente não se modificaram em pesquisa feita entre 2009 e 2010, ficando em 4,4%[4].

No Brasil, segundo Abdalla et al., aproximadamente 2 milhões de brasileiros fumaram cocaína ao menos uma vez em sua vida, sendo 1,5% entre adultos e 0,8% entre adolescentes[5]. Relatório conjunto do Ministério da Justiça e do Ministério da Saúde, em 2013, informa que aproximadamente 370.000 pessoas são usuárias de *crack* no País, sendo que 14% desses são crianças e adolescentes[6].

A prevalência do abuso de cocaína/*crack* em gestantes não é de fácil determinação. As mulheres, habitualmente, negam o uso e os sintomas sugestivos podem ser confundidos com os efeitos determinados pelo abuso de outras substâncias, tais como álcool e a maconha ou, então, com doenças associadas à gestação, como a pré-eclâmpsia[2].

Basicamente há dois métodos para identificar os usuários de drogas: o primeiro, a autoinformação, e o segundo, por meio de material biológico, nenhum dos quais se pode dizer que seja de acurácia ideal para determinar a presença ou a quantidade de droga usada durante a gestação. São três os métodos que usam espécimes biológicos mais utilizados para estabelecer a exposição à droga no período pré-natal e perinatal: urina, cabelo e, no RN, mecônio, mas nenhum deles foi aceito ainda como padrão- ouro[4]. Em estudo realizado com amostra de conveniência de 1.000 gestantes adolescentes de uma população carente, cujas idades variaram entre 11 e 19 anos, uma análise de cabelos detectou o uso de cocaína e maconha em 6% dessas gestantes, sendo 4% usuárias de maconha, 1,7% de cocaína e 0,3% das duas drogas[7].

EFEITOS NA GESTANTE

A cocaína provoca euforia no usuário por aumento da liberação de dopamina no sistema nervoso central (SNC) e sua utilização crônica aumenta a necessidade de doses maiores para a obtenção do mesmo efeito[8]. Seu uso tem sido associado ao aumento da prevalência de gravidez não planejada, doenças sexualmente transmissíveis, incluindo a infecção pelo HIV[9,10].

Aproximadamente 85% da droga é metabolizada pelas colinesterases hepáticas e plasmáticas, sendo que 5% é excretada inalterada na urina. Salienta-se que a atividade dessas enzimas se encontra reduzida nos extremos da vida e nas gestantes[2].

As alterações fisiológicas induzidas pela gravidez potencializam os efeitos da droga. Dado seu efeito vasoconstritor, o consumo da cocaína pode provocar hipertensão arterial, taquicardia e arritmias, precipitando crises hipertensivas. Outros sintomas incluem: convulsões, hiper-reflexia, febre, midríase, instabilidade emocional, proteinúria e edema. A combinação de hipertensão, proteinúria e convulsões, resultantes do abuso de cocaína, pode ser confundida com eclâmpsia[2,11].

Seu uso durante a gestação provoca ainda várias outras alterações graves: abortamento, descolamento prematuro de placenta, ruptura prematura de membranas, contrações uterinas precoces, movimentos fetais excessivos, parto pré-termo, ruptura uterina[2].

A cocaína atravessa facilmente a placenta e a barreira hematoliquórica, atingindo diretamente o feto, e a magnitude desses efeitos depende da dosagem, do momento da gravidez e da duração da exposição[1]. As concentrações da droga no feto são semelhantes às da mãe[12]. Foi demonstrado que altas doses de cocaína consumidas no pré-natal aumentam a atividade da dopamina no útero e, portanto, a tolerância à droga pelo feto, criando um potencial estado de abuso mais tarde na vida[2].

Gestantes que usam cocaína/*crack* devem ser avaliadas quanto à possibilidade de serem acompanhadas em ambulatório ou se há necessidade de internação, a qual será indicada em função da intensidade de sintomas de abstinência, do nível de complicações orgânicas e psíquicas, do nível de aceitação da paciente à sua própria realidade, do nível da retaguarda familiar e assistência disponível[2].

Se o acompanhamento for ambulatorial, a unidade de saúde que ficará responsável pelo pré-natal deve dispor de equipe multiprofissional especialmente preparada para esse acompanhamento.

O parto deverá ocorrer em hospital que disponha de UTI neonatal para atendimento ao RN com problemas especiais. A melhor forma de término do parto para gestantes usuárias da droga é o parto vaginal e anestesia local. Contudo, desde que haja indicação médica, a cesárea deverá ser indicada[2].

EFEITOS NO FETO

Estudos prospectivos controlados sugerem que a exposição pré-natal à cocaína resulta em consistente restrição do crescimento fetal, ou seja, diminuição do peso, comprimento e perímetro cefálico, explicados pelo impacto negativo da droga sobre o fluxo sanguíneo placentário e uterino[1,12]. Entretanto, não foi identificado nenhum padrão de dismorfologia, como o que ocorre na síndrome alcoólica fetal[1,4].

É preciso enfatizar, contudo, que estudos em modelos de várias espécies animais demonstram que a cocaína apresenta efeitos teratogênicos no feto em desenvolvimento, tanto direta como indiretamente. Os efeitos teratogênicos da cocaína resultam, provavelmente, da interferência em transmissores monoaminérgicos que podem afetar significativamente o desenvolvimento do córtex neuronal[4]. Parece também que certas áreas cerebrais que regulam a atenção, a impulsividade, a resposta ao estresse e as funções executivas são particularmente vulneráveis à cocaína[1,4]. Portanto, a exposição à cocaína durante o desenvolvimento do SNC pode resultar em alterações permanentes na estrutura e nas funções cerebrais, com repercussões na vida futura[4].

EFEITOS NO RN

Os RN são geralmente prematuros, de baixo peso, com restrição do crescimento intrauterino. Verificam-se aumentos da frequência cardíaca e da pressão arterial. A icterícia é mais frequente, assim como a síndrome da dificuldade respiratória, possivelmente mais relacionada à prematuridade[13].

Febre, redução do sono, irritabilidade, excitação, sudorese, tremores, convulsões, vômitos, diarreia, problemas alimentares, alteração no tempo de emissões e no timbre do choro, aumento do tônus muscular e da atividade são devidos à ação central da cocaína e correspondem à síndrome de abstinência que se inicia geralmente no 2º-3º dias de vida[1,13]. Essas crianças eventualmente necessitam de tratamento medicamentoso e podem ter hospitalização prolongada[1]. RN pré-termo têm risco menor de síndrome de abstinência. Comparando o uso isolado de cocaína com o uso de heroína + cocaína ou de heroína, o percentual de pacientes com síndrome de abstinência que necessitou de tratamento foi, respectivamente, 6%, 35% e 14%[14].

Atualmente ainda não há estudos que tenham avaliado cuidadosamente o tratamento farmacológico de crianças com sinais atribuíveis à exposição pré-natal à cocaína[14]. Se ocorrerem convulsões, contudo, o tratamento mais recomendado se faz com fenobarbital na dose de 20 a 10mg/kg/dia de 12/12 horas por via intravenosa, com 2 ou 3 doses, e manutenção por via oral de 5-10mg/kg/dia. Uma vez controladas as crises, o RN poderá receber alta tomando o fenobarbital por via oral[15].

O diagnóstico diferencial inclui infecções, hipoglicemia, hipocalcemia, hipertireoidismo, hemorragia intracraniana, encefalopatia hipóxico-isquêmica e hiperviscosidade. Se essas possibilidades forem descartadas, a mãe deve ser entrevistada e pesquisada sobre o uso de drogas por ela mesma e seus pares[16].

Alterações no eletroencefalograma surgem em 5,7 a 14% dos RN. O ecocardiograma pode revelar hipertrofia de ventrículo esquerdo devido à hipertensão. Os estudos de ultrassonografia cerebral revelam pequena porcentagem de hemorragias intracranianas, ecodensidades, lesões cavitárias em gânglios da base, lobos frontais, fossa posterior e infartos cerebrais[13].

A cocaína passa para o leite materno em quantidades variáveis, e o aleitamento é permitido em mães que usaram cocaína previamente ao parto, mas cessam seu uso durante a amamentação. É necessário que a equipe de saúde esclareça os riscos da droga para o RN (crises convulsivas, taquicardia, irritabilidade) e apoie a mãe que deseja suspender a droga durante esse período. Por outro lado, se ela se dispõe ao uso intermitente da cocaína, a amamentação deve ser postergada até a completa eliminação da droga, o que ocorre em 24 horas. Como potencialmente essas nutrizes podem estar infectadas pelo HIV e se positivas o aleitamento se acha contraindicado, é recomendado que sejam investigadas para infecção pelo HIV[14].

EFEITOS A LONGO PRAZO

Outros efeitos no SNC persistem além do período neonatal. Observa-se resposta fraca a estímulos ambientais, principalmente auditivos e visuais, mostrando potenciais evocados alterados, há redução na atenção e na interação com o ambiente[13].

A deficiência do crescimento tem sido associada a atrasos no desenvolvimento motor, na função cognitiva, em processos metabólicos, na atividade física e em alterações no relacionamento social. Há um consenso geral na literatura de que a cocaína isoladamente não afeta a inteligência de crianças expostas à droga na vida intrauterina, mas se associada a outros fatores de risco, como prematuridade, baixo peso, cuidadores com baixo nível sociocultural, pode reduzir a capacidade intelectual dessas crianças. São também documentadas alterações de linguagem, mesmo depois do controle de outros fatores de risco, como sociais ou ambientais[1]. A síndrome da morte súbita é também associada à exposição antenatal à cocaína[2].

A exposição pré-natal à cocaína tem sido associada à ocorrência de psicopatologia mais tarde na vida, como transtorno do déficit de atenção e hiperatividade, delinquência, depressão, ansiedade e ideação suicida[1].

REFERÊNCIAS

1. Lambert BL, Bauer CR. Developmental and behavioral consequences of prenatal cocaine exposure: a review. J Perinatol. 2012;32(11):819-28.
2. Botelho APM, Rocha RC, Melo VH. Uso e dependência de cocaína/crack na gestação, parto e puerpério. Femina. 2013;41(1):23-32.
3. Substance Abuse and Mental Health Services Administration. NSDUH Series H-36, HHS Publication No SMA 09-4434) Rockville, MD: 2009. Results from the 2008 National Survey on Drug Use and Health: National Findings (Office of Applied Studies).
4. Behnke M, Smith VC; Committee on Substance Abuse; Committee on Fetus and Newborn. Prenatal substance abuse: short- and long-term effects on the exposed fetus. Pediatrics. 2013;131(3):e1009-24.
5. Abdalla RR, Madruga CS, Ribeiro M, Pinsky I, Caetano R, Laranjeira R. Prevalence of cocaine use in Brazil: data from the II Brazilian National Alcohol and Drugs Survey (BNADS). Addict Behav. 2014;39:297-301.
6. Brasil. Ministério da Justiça. Secretaria Nacional de Políticas sobre Drogas. Disponível em: www.icict.fiocruz.br/sites/.../Apresentacaocrack.pdf Acessado 2014 dez 19
7. Mitsuhiro SS, Chalem E, Barros MM, Guinsburg R, Laranjeira R. Teenage pregnancy: use of drugs in the third trimester and prevalence of psychiatric disorders. Rev Bras Psiquiatr. 2006;28(2):122-5.
8. Lambert BL, Bauer CR. Developmental and behavioral consequences of prenatal cocaine exposure: a review. J Perinatol. 2012;32(11):819-28.
9. Heil SH, Jones HE, Arria A, Kaltenbach K, Coyle M, Fischer G, et al. Unintended pregnancy in opioid-abusing women. J Subst Abuse Treat. 2011;40(2):199-202.
24. Wang X1, Ho WZ. Drugs of abuse and HIV infection/replication: implications for mother-fetus transmission. Life Sci. 2011;88(21-22):972-9.
25. Cressman AM, Natekar A, Kim E, Koren G, Bozzo P. Cocaine abuse during pregnancy. J Obstet Gynaecol Can. 2014;36(7):628-31.
26. Gouin K, Murphy K, Shah PS; Knowledge Synthesis group on Determinants of Low Birth Weight and Preterm Births. Effects of cocaine use during pregnancy on low birthweight and preterm birth: systematic review and metaanalyses. Am J Obstet Gynecol. 2011;204(4):340.e1-12.

27. Corradini HB. Cocaína: efeitos na gestante e nas crianças. Pediatria (S. Paulo). 1996;19(4):171-4.
28. Hudak ML, Tan RC; The Committee on Drugs, and The Committee on Fetus and Newborn. Neonatal drug withdrawal. Pediatrics. 2012;129(2):e540-60.
29. Wiles JR, Isemann B, Ward LP, Vinks AA, Akinbi H. Current management of neonatal abstinence syndrome secondary to intrauterine opioid exposure. J Pediatr. 2014;165(3):440-6.
30. Cressman AM, Koren G, Pupco A, Kim E, Ito S, Bozzo P. Maternal cocaine use during breastfeeding. Can Fam Physician. 2012;58(11):1218-9.

Fumo e Gravidez

Umberto Gazi Lippi

Descreve-se o uso do tabaco há cerca de 1000 anos a.C. em rituais mágicos ou religiosos. Provavelmente chegou ao Brasil devido a migrações dos índios tupis-guaranis. Na Europa, seu uso data do século XVI, inicialmente como medicamento, mas as descrições mais longínquas do uso de cigarros por homens e mulheres data de cerca de 1850. O consumo passou a ser significativo após a Primeira Guerra Mundial. Os malefícios do cigarro foram primeiro abordados, por meio de estudos científicos, a partir da metade do século XX[1]. Isso justificaria a frase de Briquet (1956)[2]:

> *"Agora que se vai generalizando entre as senhoras o hábito de fumar, cumpre precavê-las do efeito prejudicial sobre o produto conceptual".*

Segundo a Organização Mundial da Saúde (OMS), morrem em consequência do hábito de fumar cigarros cerca de 5 milhões de pessoas no mundo. O tabagismo é responsável por cerca de 50 doenças diferentes[3]. O Instituto Nacional do Câncer, no Brasil, informava, em 1994, que havia 11,2 milhões de mulheres fumantes no País, as quais se tornaram fumantes entre 20 e 49 anos, faixa etária prevalente entre grávidas[4]. É interessante assinalar que as mulheres procuram abandonar o hábito durante a gravidez, mais frequentemente do que em qualquer outro momento. Cita-se que 24 a 40% das mulheres tentam parar de fumar, mas somente um terço o consegue. Muitas dessas, porém, recaem após a puerperalidade[5,6].

O hábito de fumar cigarros causa malefício aos adultos, fato esse bem conhecido. Vários eventos danosos são descritos nas grávidas, inclusive pelo fumar passivo. Incisivamente é preciso lembrar que fetos de mães fumantes também são fumantes, isto é, estão sujeitos à ação das drogas contidas no tabaco, ou mais especificamente na fumaça dos cigarros.

Dos muito danos que podem sofrer, o mais estudado é o prejuízo no ganho de peso, independentemente do número de cigarros fumados[7] (Tabelas 3.14 e 3.15). Mais de 4.700 substâncias potencialmente tóxicas estão ali contidas. Dessas, 60 agentes cancerígenos são conhecidos.

Tabela 3.14 – Peso ao nascer em relação ao hábito de fumar na Maternidade Escola de Vila Nova Cachoeirinha – São Paulo[7].

Peso (g)	Não fumantes	Fumantes
500-2.499	345 (10,5%)	464 (18%)
2.500 e +	2.940 (89,5%)	2.106 (82%)
Total	3.285	2.570

N = 5.855, qui-quadrado = 69,05, p < 0,0001, RR: 1,37 IC: 1,28-1,47.

Tabela 3.15 – Peso ao nascer em relação ao número de cigarros fumados ao dia na Maternidade Escola de Vila Nova Cachoeirinha – São Paulo[7].

Peso	0	1-10	11 e mais
500-2.499	345 (10,5%)	320 (17,1%)	144 (20,5%)
2.500 e +	2.940 (89,5%)	1.548 (82,9%)	558 (79,5%)
Total	3.285	1.868	702

N = 5.855, qui-quadrado = 73,96, p < 0.0001.

Os principais danos citados do hábito de fumar cigarros são[4-9]:

Para a fertilidade:
Subfertilidade e gravidez ectópica.

Para a gravidez:
- Menor ganho de peso durante a gestação.
- Abortamento.
- Aumento da frequência de partos pré-termo.
- Aumento da calcificação placentária.
- Descolamento prematuro da placenta.
- Maior frequência de restrição do crescimento fetal.
- Ruptura das membranas ovulares.
- Alterações da propedêutica obstétrica:
  - Sinais de prejuízo do crescimento fetal à ultrassonografia.
  - Taquicardia fetal à cardiotocografia logo após fumar.
  - Taquipneia fetal à ultrassonografia logo após fumar e durante cerca de 60 minutos.

Para o recém-nascido:
- Diminuição do peso ao nascer.
- Aumento da mortalidade perinatal.
- Morte súbita.

Para a amamentação:
- Passagem da nicotina através do leite.
- Diminuição da prolactina e da secreção láctea[6].

- Desmame precoce consequente à secreção láctea insuficiente[6].

Para crianças maiores e adultos:
- Asma e broncoespasmo.
- Pior regulação autonômica.
- Resposta auditiva pobre.
- Problemas do sono até os 12 anos de idade.
- Morte súbita da criança ou adolescente.

Das várias substâncias tóxicas e danosas à gravidez, deve-se ressaltar a nicotina, o monóxido de carbono, os cianetos e tiocianatos.

NICOTINA

É um alcaloide potente e a principal substância que leva ao vício do fumar[8]. Sua meia-vida no organismo é de 40 minutos e a de seu primeiro metabólito inativo, a cotinina, é de 15 a 30 horas[9]. A nicotina provoca no organismo materno estímulo cerebral discreto. Tem ação hiperglicemiante, estimula o mecanismo da coagulação, aumenta a agregação plaquetária, provoca taquicardia, hipertensão arterial e vasoespasmo periférico. Estimula também a produção de adrenalina e noradrenalina[10]. Em consequência, diminui a perfusão do espaço interviloso e do útero, diminuindo a disponibilidade de oxigênio para o feto[11] e também prejudicando a passagem de nutrientes[12]. Atua sobre o produto da concepção de forma direta, por atravessar sem dificuldades a placenta, ou indireta, pela vasoconstrição maternoplacentária citada.

A taquicardia que, embora seja transitória, é repetitiva nas fumantes tende a provocar a lesão e calcificação dos vasos uterinos, prejudicando ainda mais a passagem dos elementos essenciais ao crescimento e até à vida do feto. As outras toxinas potencializam e reforçam esses danos.

MONÓXIDO DE CARBONO

Desde há muitos anos tem-se conhecimento do efeito maléfico do monóxido de carbono sobre o feto, especialmente sobre a deficiência no ganho ponderal[13]. Isso pode ser atribuído ao aumento da carboxi-hemoglobina, resultado da ligação do monóxido de carbono à hemoglobina. Essa se torna inútil para a oxigenação dos tecidos[9]. A carboxi-hemoglobina tem meia-vida de 5 a 6 horas. Considerando que a hemoglobina fetal se liga mais fortemente ao monóxido de carbono que a materna, podem-se esperar concentrações maiores nos fetos do que nas mães fumantes, que é de 5 a 10%[12]. A hipóxia tecidual resultante pode explicar o prejuízo no crescimento fetal. Taquicardia fetal, hipertrofia miocárdica e danos neurológicos relacionam-se a esse potente tóxico.

CIANETO E TIOCIANATO

Ambos atravessam facilmente a placenta e atuam inibindo a biologia celular do feto. Há consumo de vitamina B_{12} e de aminoácidos. Observa-se queda da produção de hormônio tireoidiano prejudicando o desenvolvimento dos órgãos que dele dependem. Ambos têm efeito hipotensor e poderiam ser protetores especialmente em relação à doença hipertensiva específica da gravidez[10].

A simples análise da quantidade e do tipo de danos possíveis, acima listados, seria suficiente para desestimular qualquer grávida a fumar cigarros. Isso independente do número, conforme se depreende da tabela 3.15. Outra boa medida para a gestante não fumante é que seu parceiro não o faça também. Trabalho de Martinez et al.[14] relatam deficiência de mais de 80g no peso ao nascer em fetos de mães não fumantes, mas com parceiros que mantêm o hábito. Uma excelente condição de saúde para a população geral e especialmente para as grávidas é o abandono permanente do consumo de cigarros. Vez por outra, pode-se valer do uso da bupropiona. Deve-se evitar os métodos de reposição de nicotina (adesivos, gomas de mascar). Muita força deve ser dada a métodos educativos e psicoterápicos. Como citado acima, grande percentual de mulheres que abandonam o hábito durante a gravidez tem recaídas. Fatores associados importantes são: parada tardia durante a gravidez, interrupção precoce da amamentação, ganho de peso, alterações psíquicas devido às responsabilidades do cuidado com o recém-nascido, parceiro fumante, depressão pós-parto, retorno ao trabalho onde há colegas fumantes. A prevenção da recaída precisa ser intensamente tratada, principalmente eliminando os fatores de risco possíveis e mantendo terapia psíquica e medicamentosa[12].

REFERÊNCIAS

1. Centro Brasileiro de Informações sobre Drogas Psicotrópicas. Tabaco. Disponível em http//www2.unifesp.br/dpsicobio/cebrid/folhetos/tabaco_htm Acessado 2015 mar 17
2. Briquet R. Obstetrícia normal. 3a impressão. São Paulo: Empresa Gráfica Editora Guia Fiscal; 1956.
3. Coelho AS, Rocha AS, Jong LC. Consequências do tabagismo passivo em crianças. Cienc Cuid Saude. 2012;11(2):294-301.
4. Galão AO, Soder AS, Gerhardt M, Faertes TH, Krüger MS, Pereira DF, et al. Efeitos do fumo materno durante a gestação e complicações perinatais. Rev HCPA 2009;29(3):218-24.
5. Wisner KL, Sit DKY, Altemus M, Bogen DL, Famy CS, Pearlstein TB, et al. Mental health and behavioral disorders in pregnancy. In: Gabbe SG, Niebyl JR, Simpson JL, Landon MB, Galan H, Jauniaux ERM, et al. Obstetrics: normal and problem pregnancies. 6th ed. Philadelphia: Saunders; 2012.p.1156-88.
6. Machado JB, Lopes, MHI. Abordagem do tabagismo na gestação. Scientia Medica Porto Alegre. 2009;19(2):75-80.
7. Lippi UG, Segre CAM, Andrade AS, Costa HPF, Mello E. Fumo e gravidez. I. Influência sobre idade gestacional ao parto e peso ao nascer. Rev Paul Pediatr.1986;12(1):10-5.

8. Niebyl JR, Simpson JL. Drugs and environmental agents in pregnancy and lactation: embryology, teratology, epidemiology. In: Gabbe SG, Niebyl JR, Simpson JL, Landon MB, Galan H, Jauniaux ERM, et al. Obstetrics: normal and problem pregnancies. 6th ed. Philadelphia: Saunders; 2012.p.140-65.

9. Briggs GG, Freeman RK, Yaffe SJ. Drugs in pregnancy and lactation. 8th ed. Philadelphia: Wolters/Lippincott Williams & Wilkins. 2008.p.339-51.

10. Rodrigues de Lima G, Lippi UG. Tabagismo e gravidez. In: Gama-Rodrigues J, Cordeiro AC, Habr-Gama A, Szego T, Silva e Souza Jr AH, Bechara MJ. Fumo ou saúde. São Paulo: Bradepca; 1985. p.257-66.

11. Aleixo Neto A. Efeitos do fumo na gravidez. Rev Saúde Publ. 1990; 24(5):420-4.

12. Leopércio W, Gigliotti A. Tabagismo e suas peculiaridades durante a gestação: uma revisão crítica. J Bras Pneumol. 2004;30(2):176-85.

13. Astrup P, Olsen HM, Trolle D, Kjeldsen K. Effect of moderate carbon-monoxide exposure on fetal development. Lancet. 1972; 2(7789):1220-2.

14. Martinez FD, Wright AL, Taussig LM. The effect of paternal smoking on the birthweight of newborns whose mothers did not smoke. Am J Pub Health. 1994;84(9):1489-91.

Imunidade da Gestante, do Feto e do Recém-Nascido

Beatriz Tavares Costa Carvalho
Dora Lisa Friedländer Del Nero

O sistema imunológico tem grandes desafios nesses dois períodos do desenvolvimento: na fase fetal terá que (a) permitir e participar da não rejeição do feto e (b) protegê-lo contra patógenos que ultrapassarem a barreira placentária; e na fase neonatal (a) reconhecer e eliminar os patógenos potencialmente invasivos e (b) permitir uma coexistência controlada e uma tolerância aos comensais na pele e superfícies mucosas.

Recentes estudos revelaram que o sucesso da gestação se deve à comunicação entre o sistema imune fetal em desenvolvimento e o materno, provocando uma resposta inflamatória, facilitando a invasão trofoblástica e não somente uma supressão imune materna, como se especulava anteriormente. Durante a gestação, as células trofoblásticas fetais estão em contato direto com as células efetoras do sistema imune materno, a maioria das quais do sistema imune inato, como macrófagos e *natural killer* da decídua (dNKs)[1].

Essas últimas antagonizam células Th17 que existem, na interface maternofetal, em gestações alogênicas. As células Th17 pertencem a uma linhagem de células T auxiliadoras envolvidas na indução da tolerância da gestação. Foi observado um desequilíbrio entre células *natural killer* (NK) e Th17 nos casos de abortos espontâneos[2]. Além disso, subtipos de células dNKs também estão envolvidos na ligação entre células NK e CD14+ da decídua humana e a indução de células T regulatórias (Tregs)[3]. O fenótipo das células NK pode ser alterado durante episódios de inflamação grave, estresse, infecção viral e doenças autoimunes, podendo resultar em abortamento. Todo mecanismo envolvido na tolerância da gestação se deve ao perfil de citocinas que serão liberadas no decorrer da gestação. As células Tregs, por exemplo, medeiam a tolerância por meio da interleucina (IL)-10, a qual está muito diminuída nos casos de abortos espontâneos[2,4,5]. Especula-se que essas células Tregs têm importante papel na programação do sistema imune fetal e/ou materno por longo tempo[6].

As células do trofoblasto, além do papel fundamental da implantação do feto na placenta, expressam receptores de reconhecimento padrão associados a células, como os *Toll-like receptor* (TLR), que podem ativar células e coordenar respostas, tanto do sistema imune inato como adaptativo. Os componentes celulares, durante a gestação, atravessam a placenta em ambas as direções, diferente dos anticorpos IgG que atravessam a barreira placentária seletivamente, conferindo imunidade passiva temporariamente, a partir da 17ª semana de gestação.

Durante o desenvolvimento fetal, ocorrem a modulação e a formação do tecido linfoide. Os sistemas vascular, cardíaco e hematopoiético são os primeiros a surgir durante a embriogênese. As primeiras células sanguíneas são derivadas das células do mesoderma, localizadas no saco vitelínico do embrião, e darão origem aos progenitores macrófagos granulócitos, além dos megacariócitos. Essas células-tronco hematopoiéticas (HSC) semearão o fígado fetal e posteriormente a medula óssea (MO)[7]. A transferência para a MO ocorre por volta de 20 semanas de idade gestacional mediada pela quimiocina CXCL12, pela interação com seu receptor CXCR4 presente nas HSC. A quimiocina CXCL12 produzida pelas células do estroma da medula óssea tem importante papel no desenvolvimento da MO. Mutação no gene de CXCR4 altera a ligação com CXCL12, causando uma imunodeficiência grave: síndrome WHIM (*warts* = verrugas), H (*hypogammaglobulinemia*), I (*infections*) e M (*myelokathexis* = retenção de neutrófilos na MO), doença que se manifesta precocemente na infância, com infecção bacteriana de repetição.

As HSC, a partir da 8ª semana de gestação, colonizarão rudimentos da região epitelial do timo, e a partir da 20ª semana a organogênese do timo estará completada. Entre 16 e 20 semanas de gestação as células T, que estavam em desenvolvimento em contato íntimo com as células epiteliais do timo, migram para a periferia para formar um *pool* de células T.

A alteração no cromossomo 22q11.2, gene importante na organogênese do timo, resulta na síndrome de DiGeorge, uma imunodeficiência que se apresenta com hipoplasia ou aplasia tímica, resultando em deficiência de células T. A timopoiese humana continua até a vida adulta, mas com atividade muito reduzida, comparada com esse período fetal-neonatal[7]. A partir da 12ª semana de gestação são encontrados, no feto, tecidos linfoides secundários, como baço, linfonodos e placas de Peyer. Células B podem ser encontradas a partir da 17ª semana de gestação. Essas células são formadas independentes do estímulo externo. Outros tecidos linfoides associados a mucosas, como localizado na mucosa nasal e intestino delgado, necessitarão de estímulo externo para se desenvolver.

O delicado processo de desenvolvimento fetal deverá ocorrer em um ambiente estéril, evitando a ocorrência de inflamação, de forma que as células fetais, como macrófagos, sejam hiporresponsivas, e os mediadores inflamatórios, escassos, porém, se houver produção intrauterina de citocinas proinflamatórias, poderá ocorrer restrição do crescimento do feto ou abortamento[7]. A produção de citocinas pró-inflamatórias Th1 está associada com trabalho de parto prematuro, e a produção fetal de IL-8, com ruptura prematura de membranas amnióticas e parto prematuro.

Ao nascimento, ocorrerá outro grande desafio para o sistema imunológico, uma vez que o feto deixará o ambiente normalmente estéril intrauterino para um ambiente repleto de micro-organismos. Esse desafio será tanto pior quanto mais prematuro for o recém-nascido (RN). As infecções permanecem como importante causa de morbimortalidade nesse período do desenvolvimento, apesar dos avanços tecnológicos nos cuidados em terapia intensiva neonatal e dos conhecimentos científicos, isso porque o sistema de proteção do RN está imaturo[8].

A resposta imunológica é tradicionalmente classificada em inespecífica (inata) e específica (adaptativa). Para que ambas funcionem adequadamente, os mecanismos efetores elaboram produtos solúveis que irão atuar de forma sistêmica ou de maneira sinérgica ou ainda necessitarão do contato célula-célula ou da atividade de citocinas que agirão no meio ambiente.

Há uma substancial sobreposição e redundância dos mecanismos efetores do sistema imune inespecífico e específico, mas eles atuam de modo sincronizado e defendem o indivíduo contra infecções, além de promoverem a vigilância contra tumores e a rejeição de enxertos não compatíveis.

IMUNIDADE INATA OU INESPECÍFICA

Os componentes do sistema inespecífico são diversos. Incluem as barreiras físicas como pele, mucosa, cílio e muco, além de células e fatores séricos, os quais podem ser ativados ou secretados por células ou produtos dos patógenos. Esses produtos induzem uma resposta inflamatória da qual participam fagócitos, citocinas, complemento e proteína C-reativa, entre outros.

A imunidade inata tem importância fundamental na indução da imunidade adaptativa. Alguns componentes da imunidade inata parecem ter atividade reduzida em RN. Uma grande limitação dos estudos para avaliação da imunidade no RN é o uso, quase que exclusivamente, de sangue de funículo umbilical, em lugar de células de sangue periférico de lactentes saudáveis, por razões éticas óbvias. Outro fato importante no estudo da imunidade inata nesse período da vida são a circunstâncias em que o material é coletado, gerando intenso estresse para o RN (trabalho de parto e posteriormente o nascimento).

A imunidade inespecífica tem como características a rapidez de ação diante de um agente infeccioso e o fato de não necessitar de imunização prévia, porém não confere memória imunológica, ao contrário da resposta adaptativa ou específica.

Os mecanismos de defesa imune inatos são cruciais para a sobrevida do RN nos primeiros dias e semanas de vida. Ao nascimento, os RN deparam-se com grande quantidade de micro-organismos potencialmente patogênicos que não eram encontrados, normalmente, na cavidade uterina. A imunidade inata detecta padrões moleculares associados aos patógenos (PAMPs) no próprio micro-organismo (ou seus produtos), por meio dos receptores de reconhecimento padrão (PRR) atuando diretamente no patógeno neutralizando-os ou bloqueando a ligação com moléculas do hospedeiro[9]. Receptores de reconhecimento padrão associados a células, como os *Toll-like receptor* (TLR), podem ativar células e coordenar respostas, tanto do sistema imune inato como adaptativo (Fig. 3.102).

FAGÓCITOS

Neutrófilos, monócitos e macrófagos são capazes de fagocitar micro-organismos e destruí-los intracelularmente pela ação de substâncias microbicidas, incluindo ânions superóxidos, radicais hidroxila, óxido nítrico, proteínas catiônicas, ácido hipocloroso e lisozima. Originam-se

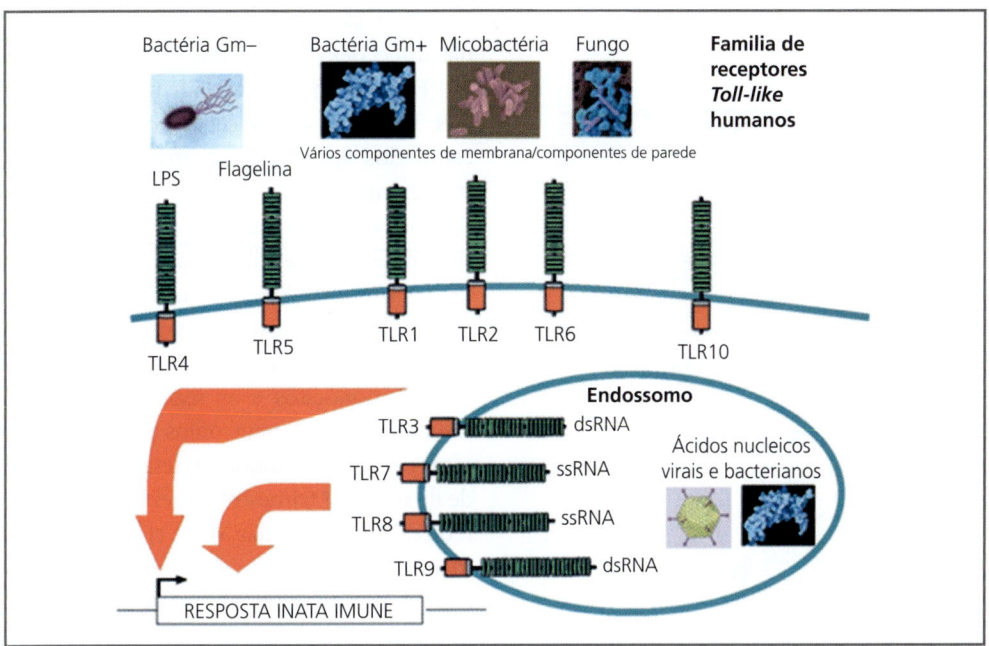

Figura 3.102 – Receptores *Toll-like* (TLR) são expressos na superfície e dentro de fagócitos e células dendríticas. Lipoproteínas, lipossacarídeos e outros componentes da membrana de micro-organismos presentes nas superfícies das bactérias são reconhecidos pelos TLR que, ativados, iniciam a resposta imune inata e/ou adaptativa.

na medula óssea a partir de uma célula progenitora mieloide que dará origem à unidade formadora de colônia granulócito-monócito (CFU-GM)[8]. O número desses precursores de neutrófilos nos fetos e nos RN é 10 a 20 vezes maior que nos adultos[10], entretanto a capacidade de aumentar o número de CFU-GM em resposta à infecção parece ser limitada[11]. Os fatores estimuladores de colônias (G-CSF/GM-CSF) induzem proliferação, maturação e diferenciação dos progenitores em neutrófilos e monócitos.

Os neutrófilos são fagócitos essenciais na imunidade inata, estando presentes em vários sítios como MO, sangue periférico e tecidos. O número total de leucócitos é elevado nas primeiras horas de vida, provavelmente devido ao estresse do nascimento. Os neutrófilos circulantes sobrevivem por cerca de 8-10 horas e os que migram para o tecido sobrevivem por mais 24 horas[12]. A função dessa célula tem sido intensamente estudada no RN. Para que o neutrófilo exerça sua função de maneira plena em resposta a um agente infeccioso, é necessário que atividades como reconhecimento, quimiotaxia, aderência, fagocitose e capacidade bactericida funcionem adequadamente.

Os neutrófilos e os macrófagos expressam receptores de superfície, os PRR, que reconhecem micro-organismos no sangue e nos tecidos levando-os à morte[9].

Existem várias classes de receptores que se ligam aos micro-organismos e facilitam sua internalização. Esses receptores, como TLR, proteínas e peptídeos catiônicos de membrana (APP, incluindo lactoferrina, lisozima e α-defensinas) e quimiocinas têm recebido grande desta-

que nas pesquisas biofarmacêuticas porque estão envolvidos tanto na saúde como na doença[11].

A quimiotaxia é a migração da célula em direção a fatores quimioatraentes, tais como fragmentos do sistema complemento (C), IL-8, leucotrieno B4 e fator ativador de plaquetas (PAF). Dessa migração resulta maior número de células no local onde está ocorrendo a agressão. Para que essa migração se processe de forma adequada, é necessária a aderência do neutrófilo ao endotélio de pequenos vasos sanguíneos através da expressão de moléculas de adesão: selectinas, integrinas ou membros da superfamília das imunoglobulinas, para então migrarem para o tecido (Fig. 3.103). Ao chegarem no local da infecção, os neutrófilos ingerem a bactéria e a destroem. Para que consiga ingerir ou fagocitar bactérias encapsuladas, essas necessitam estar opsonizadas por proteínas do e por anticorpos (Fig. 3.104). As partículas fagocitadas são aprisionadas pelo fagolisossomo ocorrendo liberação de lisozima, proteases, lactoferrina, defensinas e produtos microbicidas produzidos pelo neutrófilo com consequente destruição da partícula fagocitada. A quimiotaxia está reduzida ao nascimento, de forma mais intensa no RN pré-termo (PT), não só pela menor expressão de L-selectina, mas também pela produção, em situações de infecção, de IL-6, citocina que inibe a migração dos neutrófilos dos sítios de inflamação, com consequente acúmulo de células no local da infecção[13]. A capacidade quimiotática semelhante ao adulto só será observada a partir do 10º dia de vida[11,14,15].

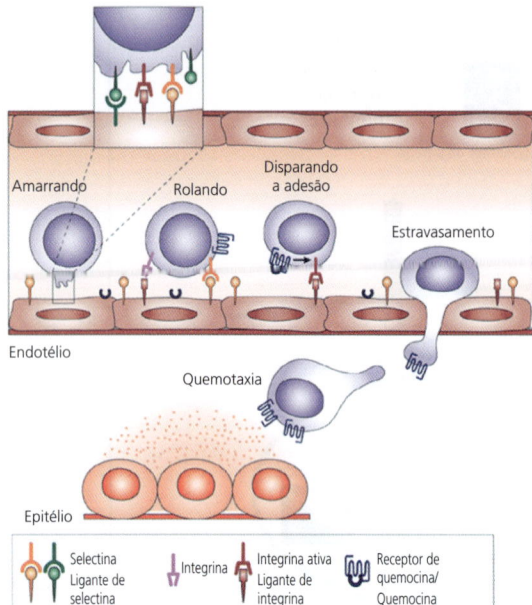

Figura 3.103 – Infecção nos tecidos ativam as células endoteliais das vênulas pós-capilares que permitem que leucócitos que estão na circulação interajam com estas células endoteliais ativadas e migrem da circulação para os locais inflamados. A família das moléculas de adesão denominadas selectinas e seus ligantes estão envolvidos neste recrutamento de leucócitos da circulação para o tecido onde está ocorrendo a inflamação (Nature Reviews Immunology. 2003;3: 822-9).

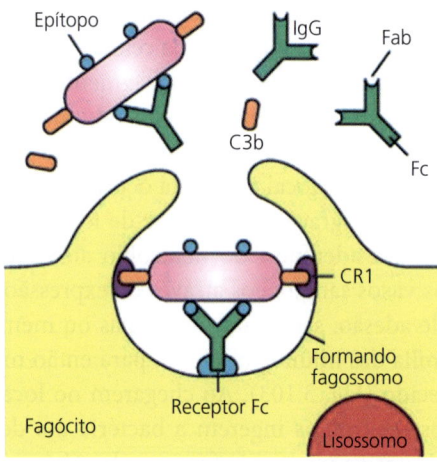

Figura 3.104 – A porção Fab da imunoglobulina (Ig) G liga-se ao epítopo do antígeno (bactéria). A porção Fc da IgG liga-se ao receptor de Fc presente nos fagócitos para que ocorra a opsonização ou maior fixação. Uma vez fixada ao fagócito, a bactéria pode ser fagocitada mais eficientemente formando o fagossomo. As proteínas da via do complemento, tais como C3b e C4b, agem como opsoninas.

Os neutrófilos dos RN possuem atividade microbicida diminuída, comparados com os neutrófilos dos adultos[11] e ainda mais diminuída nos pré-termo[16]. Essa redução ocorre, em parte, devido à diminuição do conteúdo de algumas APP, incluindo a lactoferrina (~ 50% do nível do adulto) e a proteína bactericida e indutora de permeabilidade (BPI) (~30% do nível do adulto)[17]. A capacidade microbicida está adequada em RN normais, mas também

está reduzida em situações de estresse, como o que ocorre nas infecções e problemas respiratórios.

Estudando a capacidade microbicida de RN estressados, Wright et al.[18] observaram que 63% dos RN por eles estudados apresentaram atividade bactericida reduzida para *E. coli* e o *S. aureus*.

Os polimorfonucleares de RN a termo saudáveis apresentam fagocitose adequada, quando em contato com partículas opsonizadas. Por outro lado, RN a termo sob estresse e RNPT apresentam fagocitose reduzida[13], podendo manter-se assim até por 2 meses neste último grupo[19].

Os monócitos e os macrófagos dos RN são menos estudados que os neutrófilos pela dificuldade de acesso a essas células. Os monócitos fetais estudados por citometria de fluxo, no 3º trimestre de gestação, mostraram expressão reduzida de moléculas MHC classe II, o que contribui para menor atividade das células apresentadoras de antígenos (APC). Estudos com cultura de monócitos demonstraram que essas células, no RN, são mais facilmente infectadas pelos vírus do HIV-1 e do sarampo, quando comparadas às de adultos. Entretanto, apresentam resistência semelhante à dos adultos para o vírus do herpes simples tipo 2[20].

Algumas funções dessas células estão reduzidas em relação aos adultos, como, por exemplo, a liberação de fator estimulador de colônias de granulócitos (GCS-F), menor produção de IL-6, importante na resposta de fase aguda, e resposta reduzida diante do interferon (IFN)-γ apresentando menor número de receptores em superfície para essa citocina[20].

Fatores como a diminuição da reserva da medula óssea, da aderência e a quimiotaxia, assim como da atividade microbicida contribuem para o risco de disseminação sistêmica de uma infecção localizada[21,22].

SISTEMA COMPLEMENTO

O sistema complemento (C) foi reconhecido no final do século XIX como uma substância termolábil que complementava a ação do anticorpo (Ac) sobre a bactéria. Hoje sabemos que não se trata de uma proteína única e sim de um sistema de proteínas que interage entre si de maneira eficaz auxiliando funções efetoras da imunidade humoral e da resposta inflamatória. As proteínas do C circulam na corrente sanguínea de forma inativa até que sejam ativadas por um sinal específico como a reação antígeno (Ag)-Ac ou uma endotoxina (LPS da *Escherichia coli*, por exemplo). Uma vez ativadas, seus componentes atuarão como: mediadores da resposta inflamatória, na lise de algumas bactéria, principalmente gram-negativas, como fatores quimiotáticos para fagócitos, na solubilização e depuração de alguns imunocomplexos, exercendo efeito imunorregulador do sistema imune.

As duas principais vias para ativação do C são a clássica e a alternativa. A via clássica é o principal mecanismo efetor para as respostas imunológicas mediadas por anticorpos. A via alternativa ou sistema properdina não requer a presença de anticorpo específico para sua ativação. Os ativadores dessa via são as unidades polissacarídicas das superfícies bacterianas e fúngicas.

As proteínas do C são sintetizadas pelo próprio feto, não ocorrendo passagem transplacentária, sendo um dos mecanismos de defesa mais primitivos[23] e ao redor da 20ª semana de gestação praticamente todos os componentes do C estarão presentes no soro dos fetos e permanecem em níveis baixos até o 3º trimestre[24]. No final da gestação ocorre rápido aumento na concentração dos componentes iniciais da cascata do complemento, de forma que, nessa época, o C3 é encontrado em concentrações de 60 a 80% do valor de adultos, e os componentes terminais da cascata, em torno de 10% do valor de adulto. Os componentes da via alternativa atingem 30 a 70% do nível do adulto ao nascimento[25].

Apesar da deficiência quantitativa da maioria dos componentes do C, a capacidade funcional no final da gestação dos RN a termo é normal, mas reduzida no RNPT e RN a termo pequeno para idade gestacional[15,26,27].

Como a ativação do C ocorre em uma sequência, em cascata, qualquer alteração em algum dos componentes acarretará no funcionamento inadequado de todo o sistema[15].

LISOZIMA

É uma enzima secretada por diversas células presentes nas secreções externas, como saliva, lágrima, secreções traqueobrônquicas, suco gástrico e leite materno. Sua função é destruir a camada de peptidoglicano da parede de algumas bactérias, principalmente gram-positivas.

Atua quebrando a ligação entre ácido acetilmurâmico e N-acetilglicosamina na camada de peptidoglicano. A lisozima age sinergicamente com a IgA secretória ou com outros componentes do leite materno para destruir bactérias[28,29].

Outras funções dessa enzima ainda não estão totalmente definidas, mas provavelmente têm atividade elevada no período neonatal, devido a seu valor aumentado nesse período em que existe imaturidade dos outros elementos do sistema imune. É observada a partir da 12ª semana de gestação e seu nível não se altera com a idade gestacional. Os níveis de lisozima do soro de funículo são maiores que de suas mães[30].

FIBRONECTINA

É uma glicoproteína que estimula a aderência dos neutrófilos à superfície endotelial, aumentando a capacidade de fagocitose para várias bactérias (por exemplo, *Streptococcus* do grupo B, *Staphylococcus* sp. e algumas gram-negativas), tem ação quimiotática para algumas células fagocitárias e induz a expressão dos receptores do C.

É uma opsonina da fase aguda dos processos inflamatórios e está diminuída proporcionalmente no RNPT em relação ao RN a termo. Sepse e desnutrição diminuem sensivelmente o nível sérico de fibronectina, além da hipóxia ao nascimento e da síndrome do desconforto respiratório.

CITOCINAS

São proteínas de vida curta, secretadas por leucócitos, células endoteliais, fibroblastos após ativação celular e exercem seus efeitos na fase efetora da resposta imune específica e não específica.

Diante de um antígeno, várias células do sistema imunológico comunicam-se entre si para coordenar o reconhecimento e a destruição do organismo invasor. As interações entre as células são mediadas por citocinas. Na fase de ativação das respostas imunes adaptativas, as citocinas estimulam o crescimento e a diferenciação dos linfócitos e, nas fases efetoras das respostas da imunidade inata e adaptativa, elas ativam diferentes células efetoras para eliminar micro-organismos.

Cada citocina pode ter múltiplas atividades sobre diferentes tipos celulares e muitas citocinas frequentemente têm funções relacionadas. Apresentam funções sinérgicas e antagônicas e podem induzir ou inibir a síntese de outras citocinas. Agem local e sistemicamente. Formam uma complexa rede com funções regulatórias do sistema imunológico e interagem esse com outros sistemas do organismo[9].

A produção deficiente de citocinas pode ser um dos fatores que contribuem para deficiência na resposta inflamatória dos RN. Já foi relatada deficiência em concentração e/ou atividade de várias citocinas como fator de necrose tumoral (TNF) e de IFN-γ, assim como do fator estimulador de colônias de granulócitos e macrófagos (GM-CSF) e de IL-2, IL-3, IL-5 e IL-9 produzidos por linfócitos T[31]. A produção, em funículo umbilical, de IL-12 é similar em adultos, a de IFN-γ é menor e a de IL-4 é praticamente ausente[32].

Estudos prospectivos têm demonstrado a importância da avaliação da IL-6 como marcador precoce no diagnóstico de infecção bacteriana neonatal, elevando-se várias horas antes do aumento das concentrações de PCR, além de apresentar boa especificidade e sensibilidade como marcador de infecção[33].

A concentração plasmática de vários produtos da fase aguda de infecção, que são produzidos pelo fígado, aparecem rapidamente nos primeiros dias de vida, refletindo, provavelmente, a exposição inicial dos RN aos micro-organismos. Análises histológicas das lesões do eritema tóxico neonatal, durante os primeiros dias de vida, mostraram que os macrófagos da pele ingeriam bactérias e produziam IL-1, e nessa mesma época o plasma apresentava altos níveis de IL-6, excedendo os níveis basais dessa citocina, no sangue de um adulto. Ambas as citocinas, IL-1 e IL-6, ativam os hepatócitos para sintetizar e secretar proteínas da fase aguda, como a lectina ligadora de manose (MBL), CD14 solúvel, proteína C-reativa (PCR) e proteína ligadora de lipopolissacáride (LDP). Pode-se especular que a rápida ativação e produção das proteínas de fase aguda logo após o nascimento tenha como função o clareamento de qualquer produto microbiano que tenha translocado através das membranas mucosas durante o nascimento[11].

Logo após o nascimento, aproximadamente 50% dos RN desenvolvem erupção transitória na pele, chamado eritema tóxico neonatal. Evidências indicam que é causado por uma reação da pele do RN com as bactérias da flora comensal, principalmente estafilococos que colonizam a pele e geralmente penetram no folículo capilar. Essa penetração vai ativar macrófagos que produzirão citocinas como IL-6, que contribuirão para uma resposta aguda sistêmica, inclusive aumento da temperatura corporal, e maturação do sistema imune[17].

Comparado ao epitélio de adulto, o epitélio do RN permite maior penetração de Micro-organismos patogênicos. Assim como a pele, a mucosa intestinal e o trato respiratório apresentam mecanismos do sistema imune inato que facilitam a adaptação e a tolerância à colonização microbiana comensal. Nos prematuros, essa facilitação pode não ocorrer, deixando-os suscetíveis ao desenvolvimento da enterocolite necrosante, doença intestinal grave.

A imunidade intestinal neonatal pode ser significantemente modificada pelo aleitamento materno, que contém diversos fatores imunológicos , incluindo moléculas imunesinatas como macrófagos, linfócitos, APP, lactoferrina, lisozima, além de quantidade expressiva de IgA secretora.

O quadro 3.58 demonstra as citocinas em fetos e recém-nascidos e suas funções.

IMUNIDADE ESPECÍFICA

O sistema imunológico específico ou imunidade adaptativa é composto pelos linfócitos B e T. A essência da imunidade específica é a capacidade de discriminar na molécula o que é próprio e não próprio. Esse reconhecimento é predominantemente de responsabilidade do linfócito T. Reflete a seleção de timócitos dentro do timo que tenham gerado receptores de antígenos que se ligam a moléculas do complexo principal de histocompatibilidade (MHC) e a peptídeos antigênicos não próprios. O resultado desse processo de seleção é que proteínas estranhas são reconhecidas como antígenos e proteínas próprias são toleradas.

Quadro 3.58 – Citocinas em fetos e recém-nascidos[31,34].

Citocina: concentração em células mononucleares de funículo umbilical[31]
IL-1 semelhante a adultos; aumenta na sepse neonatal
IL-2 semelhante a adultos
IL-3 reduzida em relação ao adulto
IL-4 praticamente indetectável
IL-5 reduzida em relação ao adulto
IL-6 semelhante a adultos; aumenta após estresse (sepse e cirurgia)
TNF-α reduzida em relação ao adulto; aumenta na sepse neonatal
IFN-γ < 10% dos adultos
TGF-β 30-50% dos adultos

Citocina: funções[34]
IL-1 Febre, reações de fase aguda, coagulação e inflamação
IL-2 Fator de crescimento de células T
IL-3 Fator de crescimento hematopoiético
IL-4 Importante *switch* de classe de linfócitos B; fator de diferenciação dos linfócitos T CD4+ para padrão Th2
IL-5 Fator de crescimento e diferenciação do eosinófilo
IL-6 Inflamação, febre, reações de fase aguda, fator de crescimento para linfócitos B
TNF-α Ativação de macrófago
IFN-γ Estimula atividade citolítica de células NK; ativa fagócitos mono e polimorfonucleares; fator de diferenciação dos linfócitos T CD4+ para padrão Th1
TGF-β Atividade anti-inflamatória

A imaturidade intrínseca de linfócitos T e B neonatais acarreta uma deficiência imunológica específica no início da vida. Essas células estão em um estágio *naive* ou não primadas e apresentam resposta lenta. Essa condição é transitória e o processo de maturação difere em tempo para os vários componentes dos mecanismos de defesa.

IMUNIDADE HUMORAL

É representada pelos linfócitos B que vão produzir os anticorpos, que são as proteínas efetoras da imunidade humoral. No primeiro trimestre da gestação, as células pré-B já podem ser detectadas em fígado fetal e medula óssea. Linfócitos B expressando IgM, IgG e IgA em superfície podem ser encontrados por volta da 10ª a 12ª semanas de gestação e, por volta da 22ª semana a proporção de células B em baço, sangue periférico e medula óssea é similar à encontrada em adultos. Esses linfócitos se diferenciam em plasmócitos, que são as células produtoras de imunoglobulinas. As células B neonatais se diferenciam inicialmente em plasmócitos produtores de IgM e a capacidade de se diferenciar em plasmócitos produtores de IgG e IgA é adquirida um pouco mais tardiamente. Isso explica o predomínio de produção de IgM no RN, imunoglobulina sem capacidade de memória. Uma das explicações para esse fenômeno seria a dificuldade de interação entre as células B com as células T neonatais, fundamental para que ocorra o recombinação gênica com mudança de classe da imunoglobulina a ser produzida[35]. A IgM é a primeira imunoglobulina expressa na superfície de células B e, portanto, a primeira que o organismo consegue produzir. Após a estimulação antigênica, os linfócitos B, com o auxílio das células T, iniciam o processo de mudança (*switch*) de classe de cadeia pesada da imunoglobulina, permitindo a produção de diferentes isotipos ou classes de imunoglobulinas[34]. As células B neonatais apresentam uma inabilidade intrínseca em responder aos sinais de células T. Entretanto, quando células T de adultos são colocadas em contato com células B neonatais, estas conseguem produzir IgG, IgA e IgE. Esse fato sugere auxílio inadequado por parte das suas células T neonatais. O sinal mais crítico para a indução do *switch* de classe é a interação entre o ligante do CD40 (CD40L) nas células T com o CD40 nas células B (Fig. 3.105). A expressão do CD40L é muito reduzida ou indetectável em células T neonatais[36].

Os anticorpos da classe IgM produzidos na vida fetal na ausência de estimulação Antigênica são chamados anticorpos "naturais". Esses são capazes de ativar o sistema complemento, permitindo que as células B *naive* ou não primadas sejam ativadas como resultado da coestimulação através do CD21 que é um receptor de complemento que reconhece a fração C3d[34].

A IgM não atravessa a placenta, mas, devido à sua síntese intraútero, está presente no RN em níveis ao redor de 10mg/dL. Concentrações elevadas de IgM em sangue de funículo umbilical refletem infecção congênita. A IgA, a IgD e a IgE não cruzam a placenta nem são sintetizadas em quantidades significativas pelo RN[35].

A cinética da transferência de imunoglobulina é consistente com a existência de um sistema carreador específico saturável para IgG. Esses receptores estão localizados no sinciciotrofoblasto[37]. As células trofoblásticas reconhecem epítopos da porção Fc da imunoglobulina e,

através da endocitose, a IgG é incorporada em vesículas e liberadas na circulação fetal. O transporte ativo inicia-se por volta da 17ª semana de gestação. Esse transporte de IgG vai intensificando-se à medida que a gestação progride, de forma que, ao termo, o nível de IgG no sangue do RN é um pouco maior que da IgG materna[38-40]. Em RN pré-termo os níveis de IgG em soro de funículo umbilical são mais baixos que em RN a termo e essa diferença é proporcional ao grau de prematuridade[38,39].

Estudos sobre a transferência transplacentária de subclasses de IgG revelaram que as concentrações das 4 subclasses vão-se elevando em sangue de funículo umbilical à medida que se aproximam do termo. As subclasses IgG1, IgG3 e IgG4 apresentam concentrações semelhantes às maternas ao nascimento. A IgG2 mostra resultados controversos[41-46].

A IgG2 é muito importante na proteção a antígenos polissacarídeos como o *Haemophilus influenzae* tipo b (Hib) e o *Streptococcus pneumoniae*, importantes agentes infecciosos no primeiro ano de vida.

Os estudos sobre a passagem transplacentária de anticorpos específicos revelam que as concentrações de anticorpo ao toxoide tetânico, ao *Streptococcus* do grupo A e ao polissacarídeo do Hib em funículo umbilical de RN a termo são mais elevadas ou semelhantes às maternas. A elevação deve-se à maior passagem de IgG1, compensando a menor transferência de IgG2. A maior razão da concentração funículo/soro materno de IgG1 anti-Hib PS (polissacarídeo) comparada à IgG2 anti-Hib reforça a hipótese de que o transporte transplacentário de anticorpo está mais relacionado à composição da subclasse do que à especificidade antigênica[45,47]. Níveis de IgG anti-LPS da *E. coli* O16, O6 e O11 em sangue de funículo apresentam elevada correlação com os níveis maternos, assim como semelhante padrão de reconhecimento[48]. Utilizando o método de focalização isoelétrica para análise de clones, foram identificados padrões de reconhecimento idênticos entre mãe e seu respectivo RN, embora os espectrotipos variem entre os indivíduos. A maioria das amostras analisadas reconhece cadeia do antígeno O, assim como a região do core e lipídios[49]. A avidez dos anticorpos também mostrou alta correlação entre mãe e respectivo RN[48]. Com relação à transferência transplacentária de IgG ao *Streptococcus pneumoniae*, observou-se presença de anticorpos em concentração semelhante ou pouco inferior à materna, variando de acordo com cada sorotipo[50,51]. A transferência transplacentária de anticorpos parece não sofrer alterações em mães desnutridas[52].

Anticorpos específicos podem estar presentes ao nascimento em caso de infecção intrauterina, como rubéola, citomegalovírus, HSV, varicela-zóster e *T. gondii*, e a presença de desses anticorpos é frequentemente utilizada para o diagnóstico de infecção congênita.

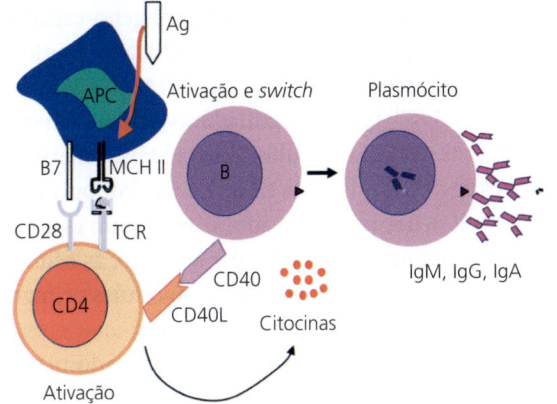

Figura 3.105 – As células apresentadoras de antígeno (APC) apresentam o antígeno ao linfócito T CD4+ mediante o complexo principal de histocompatibilidade (MHC). Este, ativado, vai expressar o CD40 ligante que vai se ligar no CD40 presente no linfócito B que, ativado, realiza a recombinação gênica de forma a se diferenciar em plasmócito com capacidade de secretar todas as classes de imunoglobulinas.

Entretanto, isso nem sempre ocorre. Infecções graves no primeiro e segundo trimestres da gestação podem retardar o aparecimento de anticorpo até o final da infância. IgM antirrubéola pode estar ausente em cerca de 34% dos RN com esta infecção congênita.

Proporção semelhante pode ocorrer na toxoplasmose congênita e um pouco menos no citomegalovírus congênito[35].

Imunização ou infecção em RN por antígenos protéicos, como tétano, toxoide diftérico, poliovírus e outros, é capaz de gerar uma resposta efetiva. Entretanto, a resposta a antígenos polissacarídeos é praticamente inexistente nesse período.

Os anticorpos contribuem para a proteção do hospedeiro exercendo as seguintes funções:

1. Neutralização – vírus e bactérias intracelulares que necessitam ficar no interior das células para crescer se propagam pelo contato célula-célula. Os anticorpos podem neutralizar esse processo inativando os que ganham o meio extracelular e também atuam na proteção contra toxinas.
2. Opsonização – facilitam a fagocitose do antígeno pela ligação desse ao receptor Fab (porção do Ac que se liga ao antígeno) e ao fagócito pelo receptor Fc (outra parte do Ac, que promove a ação efetora).
3. Ativação do C – o anticorpo ativa o C que também vai opsonizar o antígeno para ser mais bem fagocitado. Além disso, essas proteínas podem lisar diretamente o patógeno pela destruição de suas membranas.
4. Na citotoxicidade dependente de anticorpo, esse liga-se à célula-alvo pelo fragmento Fab e às células NK pelo receptor Fc. Dessa forma, essas células são capazes de destruir o antígeno.

IMUNIDADE CELULAR

O timo, primeiro órgão linfoide a se desenvolver, é o local de diferenciação dos linfócitos T, originando-se da 3ª-4ª bolsas faríngeas, que também dão origem às paratireoides. O timo aumenta muito de volume até o final de vida intrauterina, atingindo na época de nascimento seu peso máximo em relação ao seu peso corporal, continua a crescer até a puberdade, após a qual seu tecido linfoepitelial será substituído gradativamente por tecido adiposo.

Em torno da oitava semana de vida intrauterina, células primitivas "totipotentes" migram em direção ao timo fetal, onde, sob a ação de hormônios produzidos pelas células epiteliais tímicas, sofrem intensa proliferação e maturação, transformando-se em linfócitos T. A presença de moléculas de superfície (*clusters of diferentiation* ou CD) identificadas por anticorpos monoclonais tem pos-

sibilitado estabelecer um padrão evolutivo dos linfócitos. Células T circulantes são detectáveis desde a 12ª semana de gestação e, ao redor da 14ª semana de gestação, os linfócitos T CD4+ e CD8+ são encontrados no fígado fetal e baço e os CD4+ também em linfonodos, demonstrando a capacidade de migração de células T do timo[53]. A proporção de CD4+ para CD8+ na circulação é alta durante a vida fetal (3:5) e gradualmente declina com a idade, alcançando proporção semelhante à de adulto (2:1) por volta dos 4 anos de idade.

A maturação precoce da imunidade celular é importante para a manutenção da gravidez. Durante o período de gestação, os linfócitos maternos que têm acesso à circulação fetal poderiam mediar reação enxerto *versus* hospedeiro, já que existe semi-identidade entre os antígenos de histocompatibilidade maternos e fetais. Uma das razões para que não ocorra rejeição do feto é porque, com a maturidade precoce das células supressoras, o feto não é reconhecido pela mãe como não próprio. A partir do segundo trimestre de gestação, o número de células T na circulação fetal aumenta gradualmente, de forma que ao nascimento o número de linfócitos em sangue periférico é muito maior que no adulto (Tabela 3.16). Isso tem grande relevância clínica, pois um lactente nos primeiros meses de vida que apresenta cerca de 1.500 linfócitos/mm³ em sangue periférico, visualizado em hemograma de rotina, pode ser portador de uma imunodeficiência grave combinada (SCID), cujo tratamento imediato será decisivo para sua sobrevida. Recém-nascidos prematuros, por sua vez, apresentam número de linfócitos inferior àqueles que nasceram a termo (Tabela 3.17). Essa diferença pode ser devida ao desenvolvimento que está ocorrendo do repertório imunológico, à exaustão do *pool* neonatal de linfócitos em associação com a prematuridade e ao estresse do nascimento[54].

No início da vida, os linfócitos, embora em maior número, apresentam um repertório antígeno-específico muito limitado, pois a exposição antigênica foi muito pequena. A expressão da molécula CD45RA+ ("não primadas") em células T CD4+ (auxiliadoras) ocorre em aproximadamente 90% das células T neonatais, refletindo a falta de exposição antigênica nessa época. Por outro lado, apenas 40-60% das células de adulto expressam esse fenótipo. Após contato com antígeno e ativação, as células T CD45RA+ passam a ser CD45RO+, ou células primadas, de memória, que predominam em adultos[55].

Células T de memória proliferam de modo mais intenso que células não primadas ou *naive*. As células T CD4+ têm a função de auxiliar outras células através da liberação de citocinas. Entretanto, a comparação da linfoproliferação entre células CD4+ *naive* de RN com adultos mostra redução da resposta do RN, sugerindo que células *naive* desse grupo sejam diferentes das de adultos[35].

Tabela 3.16 – Valores de referência de linfócitos/mm³ em população brasileira saudável[64].

		Funículo	0-3 meses	3-6 meses	6-12 meses	1-2 anos	2-6 anos	6-12 anos	12-18 anos	19-44 anos
CD3	p10	798	2.438	1.919	2.156	1.969	1.515	1.280	1.161	844
	p50	1.531	3.352	3.404	3.413	3.209	2.180	1.845	1.505	1.331
	p90	2.994	5.247	5.368	5.004	4.392	3.701	2.413	2.077	1.943
CD4	p10	485	1.686	1.358	1.360	957	780	618	630	476
	p50	1.115	2.282	2.248	2.064	1.620	1.178	907	837	813
	p90	2.263	3.417	3.375	3.066	2.727	2.086	1.348	1.182	1.136
CD8	p10	264	486	523	560	563	453	390	332	248
	p50	421	877	881	1.108	1.030	730	612	449	418
	p90	982	1.615	1.798	1.803	1.753	1.700	1.024	776	724
CD19	p10	278	395	955	811	711	631	471	460	138
	p50	548	1.053	1.795	1.278	1.184	962	728	690	234
	p90	1.228	1.697	2.596	1.792	1.553	1.283	1.031	1.143	544
NK	p10	279	239	199	164	153	135	127	114	134
	p50	674	499	379	416	318	269	236	228	235
	p90	2.151	1.020	731	801	703	601	515	446	545

Tabela 3.17 – Número de linfócitos em recém-nascido a termo e pré-termo[54].

Nº linfócitos	Pré-termo	Termo	p
Linfócitos totais	4.180 (2.411-6.245)	5.905 (3.882-9.184)	< 0,001
Linfócitos T	2.816 (1.519-3.878)	4.098 (2.409-6.693)	< 0,001
Linfócitos T CD4+	1.804 (1.090-2.990)	2.946 (1.659-5.068)	< 0,001
Linfócitos T CD8+	810 (454-1.855)	971 (509-1.740)	NS
Linfócitos B	931 (466-2.327)	1.481 (776-2.358)	0,019
Linfócitos NK	314,5 (91-861)	277 (157-888)	NS

Na presença de células apresentadoras de antígeno (APC) endógena, células T de funículo umbilical estimuladas com Ac monoclonais como anti-CD3 ou anti-CD2 proliferam pouco e produzem pequenas quantidades de citocinas, como a IL-2, IFN-γ, IL-4, GM-CSF e IL-5 comparadas às de adultos. Entretanto, é capaz de produzir IL-2 em quantidade equivalente ao adulto quando os sinais coestimulatórios são provenientes de células de adulto[36]. A função de citotoxicidade celular vírus-específica tem sido demonstrada em lactentes infectados pelo HIV e vírus Epstein-Barr. Entretanto, essa atividade é reduzida em lactentes com menos de 6 meses de vida[36]. Uma das diferenças observadas *in vitro* entre células *naive* e efetoras é a maior capacidade de essas últimas produzir interferon (IFN)-γ e IL-4 quando estimuladas. Células T CD4+ *naive* de RN apresentam menor capacidade de se transformar em células efetoras produtoras de IFN-γ, comparadas às de adulto após estímulos de curta duração (24 a 48 horas) com células dendríticas alogênicas[56].

Os linfócitos T CD4+, de acordo com o padrão de citocinas que produzem, são subdivididos em subpopulações: células T CD4+ padrão Th1, que secretam IFN-γ e IL-2, células T CD4+ padrão Th2, que secretam IL-4, IL-5 e IL-10, células Th9 e Th1, que produzem IL9 e IL-17, respectivamente. As citocinas das células T CD4+ padrão Th2 ativam os linfócitos B que vão diferenciar-se em plasmócitos e produzir imunoglobulinas[34]. As células T CD4+ de RN apresentam menor magnitude de resposta em relação às de adultos, podendo afetar a resposta tanto das subpopulações Th1 como Th2. A resposta Th2 reduzida tem sido observada na necessidade de múltiplos estímulos para a produção de anticorpos em níveis adequados. Por outro lado, embora as células Th1 não tenham capacidade plena de função, são capazes de responder a estímulos como do bacilo Calmette-Guerin (BCG) do *Mycobacterium bovis* semelhantes ao adulto[57]. Lactentes com número reduzido de linfócitos T podem apresentar BCGite após a vacina com alto risco de evolução fatal[58].

Funções adequadas das células T citotóxicas CD8+ têm sido observadas em lactentes infectados pelo citomegalovírus no período neonatal[59], refletindo a capacidade de resposta adequada diante de situações adversas.

Em adultos, a importância das células Treg vem crescendo em todos os aspectos da imunidade, mas ainda pouca informação é disponível sobre essas células no recém-nascido. Entretanto, deve-se ter em mente que elas têm funções de extrema importância no início da vida. Sua ausência ou função inadequada acarreta uma síndrome grave no lactente, denominada *Immunodeficiency, Polyendocrinopathy, Enteropathy, XLinked* (IPEX), cuja característica é um quadro de autoimunidade sistêmica muito grave[60].

O teste de hipersensibilidade cutânea tardia para alguns antígenos, como tétano ou *Candida*, é normalmente negativo no período neonatal, mesmo após a exposição ao antígeno demonstrada em lactentes infectados pelo HIV e vírus Epstein-Barr.

Isto é devido, em parte, à reatividade cutânea reduzida nesse período da vida que persiste até cerca de 1 ano de idade[61].

A resposta proliferativa de células T patógeno-específicas com produção de citocinas (IL-2 e IFN-γ) em lactentes e crianças que foram infectadas intraútero (por exemplo, sífilis, citomegalovírus, varicela-zóster ou toxoplasma) é reduzida ou ausente quando comparada com lactentes ou crianças que adquirem a infecção no período pós-natal[35]. Essa redução de resposta ocorre mais frequentemente quando a infecção ocorreu no primeiro ou segundo trimestre de gestação. Entretanto, tem sido observada presença de células T CD8+ efetoras para toxoplasmose e citomegalovírus quando a infecção ocorre no terceiro trimestre da gestação[59,62]. Células *natural killer* (NK) são linfócitos grandes que expressam receptor para IgG (FcRIII), CD16 e marcador CD56. Entre suas inúmeras funções, destacam-se a citotoxicidade das NK e a citotoxicidade celular dependente de anticorpo (ADCC), ambas muito importantes na imunidade inicial a infecções virais. A citotoxicidade dos linfócitos NK pode destruir células infectadas por vírus. No início da vida, para exercer a função de ADCC, as células NK utilizam os anticorpos maternos derivados da placenta, sendo um mecanismo de defesa precoce a agentes virais, inclusive impedindo a disseminação dessas infecções em RN. Embora os RN apresentem número maior ou semelhante de células NK em relação a adultos, sua função é reduzida. Essa função reduzida pode explicar a inabilidade de células NK neonatais infectadas pelo HIV de reduzir a carga antigênica em infecções agudas por esse vírus[63].

A falha na maturação do sistema imunológico ao nascimento e/ou no período neonatal resultará na maior suscetibilidade a doenças ou reações adversas no futuro.

REFERÊNCIAS

1. Warning JC, McCraken SA, Morris JM. A balancing act: mechanisms by which the fetus avoids rejection by the maternal immune system. Reproduction. 2011;141:715-24.

2. Fu B, Li X, Sun R, Tong X, Lin B, Tian Z, et al. Natural killer cells promote immune tolerance by regulating inflammatory Th17 cells at the human maternal-fetal interface. Proc Natl Acad Sci U S A. 2013;110(3):E231-40.

3. Vacca P, Moretta L, Mingare M. Origin phenotype and function of human natural killer cells in pregnance. Trends Immunol. 2011;32(11): 517-23.

4. Aluvihare VR, Kallikourds M, Betz AG. Regulatory T cells mediate maternal tolerance to the fetus. Nat Immunol. 2004;5(3):266-71.

5. Sasaki Y. Decidual and peripheral blood CD4+CD25+ regulatory T cells in early pregnancy subjects and spontaneous abortion cases. Mol Human Reprod. 2004;10(5):347-53.

6. Nanan-Santner B, Staubinger, Hsu P, Parnell G, Xu B, Markis A, et al. Fetal-maternal alignment of regulatory T cells correlates with IL-10 and Bcl-2 upregulation in pregnancy. J Immunol. 2013;191(1): 145-53.

7. Ygberg S, Nilsson A. The developing immune system-from foetus to toddler. Acta Pediatrica. 2012;101(2):120-7.

8. Lewis DB, Christopher B, Wilson MD. Developmental immunology and role of host defenses in fetal and neonatal susceptibility to infection. In: Remington JS, Klein JO, Wilson CB, Baker CJ (eds). Infectious diseases of the fetus and newborn infant. 6th ed. Philadelphia: Elsevier Saunders; 2006.p.87-210.

9. Abbas AK, Lichtman AH. Imunologia cellular e molecular. 5ª ed. São Paulo: Elsevier Editora Ltda; 2005.p.283-305.

10. Christensen RD. Hematopoiesis in fetus and neonate. Pediatr Res. 1989;26:531-5.

11. Levy O. Innate immunity of the newborn: basic mechanisms and clinical correlates. Nat Rev Immunol. 2007;7:379-90.

12. Walker RI, Willenze R. Neutrophil kinetics and the regulation of granulopoiesis. Rev Infect Dis. 1980;2:282-92.

13. Angelone D, Wessels MR, Coughlin M, Suter EE, Valentini P, Kalish LA, et al. Innate immunity of the human newborn is polarized toward a high ratio of IL-6/TNF-α production *in vitro* and *in vivo*. Pediatr Res. 2006;60:205-9.

14. Carlos TM, Harlan JM. Leucocyte-endothelial adhesion molecules. Blood. 1994;84:2068-101.

15. Schelonka RI, Infante AJ. Neonatal immunology. Sem Perinatol. 1998;22:2-14.

16. Carr R. Neutrophil production and function in newborn infants. Br J Haematol. 2000;110:18-28.

17. Levy O. Innate immunity of the newborn: basic mechanisms and clinical correlates. Nature. 2007(7):379-90.

18. Wright WC Jr, Ank BJ< Herbert J, Stiehm ER. Decreased bactericidal activity of leukocytes of stressed newborns. Pediatrics. 1975; 56:579-84.

19. Källman J, Schollin J, Schalèn C, Erlandsson A, Kihlström E. Impaired phagocytosis and opsonisation towards group B streptococci in preterm neonates. Arch Dis Child Fetal Neonatal Ed. 1998; 78:F46-50.

20. Johnston RB Jr. Function and cell biology of neutrophis and mononuclear phagocytes in the newborn infants. Vaccine. 1998;16: 1363-8.

21. Kovarik J, Siegrist CA. Immunity in early life. Immunol Today. 1997;19:150-2.

22. Lewis DB, Wilson CB. Development immunology and role host defenses in fetal and neonatal susceptibility to infection. In: Remington JS, Klein JO (eds). Infections diseases of fetus and newborn. 5th ed. Philadelphia: WB Saunders Company; 2001.p.25-138.

23. Haeney M. Infection determinants at extrems of age. J Antimicrob Chemoteher. 1994;34 Suppl A:1-9.

24. Berger M. Complement deficiency and neutrophil dysfunction as risk factors for bacterial infection in newborns and the role of granulocyte transfusions in therapy. Rev Infect Dis. 1990;12 Suppl 4: S401-9.

25. Firth MA, Shewen PE, Hodgins DC. Passive and active components of neonatal innate immune defenses. Anim Health Res Rev. 2005;6:143-58.

26. Zilow G, Zilow EP, Burger R, Linderkamp O. Complemnt activation in newborn infants with early onset infection. Pediatr Res. 1993; 34:199-03.

27. Chatrath R, Saili A, Jain M, Dutta AK. Immune status of full-term small-for-gestacional age neonates in India. J Trop Pediatr. 1997;43: 345-8.

28. Adinofli M, Glynn AA, Lindsay M. Serological properties of yA antibodies to *Escherichia coli* present in human colostrums. Immunology. 1996;10:517-26.

29. Miller TE. Killing and lysis of Gram-negative bacteria through the synergistic effect of hydrogen peroxide, ascorbic acid and lysozyme. J Bacteriol. 1969;98:949-55.

30. Firth MA, Shewen PE, Hodgins DC. Passive and active components of neonatal innate immune defenses. Anim Health Res Rev. 2005;6:143-58.

31. Arkachaisri T, Ballow M. Developmental immunology of the newborn. Immunol Allergy Clin North Am. 1999;19(2):253-79.

32. Vries E, Groot R, Bruin-Verteeg S, Comans-Bitter W, Dongen JJM. Analysing the developing lymphocyte system of neonates and infants. Eur J Pediatr. 1999;158:611-7.

33. Groll Ah, Meiser A, Weise M, Rettwitz-Volk W, Vonloewenich V, Gussetis ES. Interleukin-6 as early mediator in neonatal sepsis. Pediatr Inf Dis J. 1992;11:496-98.

34. Abbas A, Lichtman AH, Pober JS. Cellular and molecular immunology. Philadelphia: Elsevier Saunders; 2005.

35. Stiehm ER, Ochs HD, Winkelstein JA. Immunologic disorders of infants and children. 5th ed. Philadelphia: Elsevier Saunders; 2004.

36. Adkins B. T-cell function in newborn mice and humans. Immunol Today. 1999;20:330-5.

37. Jenkinson EJ, Billington WD, Elson J. Detection of receptors for immunoglobulin on human placenta by EA rosette formation. Clin Exp Immunol. 1976;23:456-61.

38. Ballow CJ, Lynn CK, Rowe JC, Desbonnet C. Development of immune system in very low birth weight premature infants: concentration of plasma immunoglobulins and pattern of infections. Pediatr Res. 1986;20:899-904.

39. Costa-Carvalho BT, Vieira HMS, Carbore SB, Ribeiro MA, Grisardi N, Carneiro-Sampaio MMS. Niveles de imnublobulinas y lisozimas em sangre de córdon umbilical en recién nacidos de diversas edades gestacionales. Rev Latinoam Perinatol. 1988;9:98-105.

40. Prabhakar P, Singhi S, Sharma A, James O. Immunoglobulin and C3 levels in maternal and cord blood in Jamaica. Trop Geogr Med. 1985;37:304-8.

41. Morell A, Skvaril F, Loghem EV, Kleemola M. Human IgG subclasses in maternal and fetal serum. Vox Sang. 1971;21:481-92.

42. Schur Ph, Alpert E, Alper C. Gamma G subgroups in human fetal, cord, and maternal sera. Clin Immunol Immunopathol. 1973;2:62-6.

43. Catty D, Seger R, Drew R, Stroder J, Metze H. IgG subclass concentrations in cord sera from premature, full-term and small-for-dates babies. Europ J Pediatr. 1977;125:89-96.

44. Pitcher-Wilmott RW, Hindocha P, Wood CBS. The placental transfer of IgG subclasses in human pregnancy. Clin Exp Immunol. 1980; 41:303-8.

45. Einhorn MS, Granoff DM, Nahm MH, Quinn A, Shachelford PG. Concentrations of antibodies in paired maternal and infant sera: relationship to IgG subclass. J Pediatr. 1987;111:783-8.

46. Costa-Carvalho BT, Vieira HM, Dimantas BR, Arslanian C, Naspitz CK, Solé D, et al. Transfer of IgG subclasses across placenta in term and preterm newborns. Braz J Med Biol Res. 1996;19:201-4.

47. Nagao AT, Takano AO, Costa-Carvalho BT, Carneiro-Sampaio MMS. Placental trnsfer of IgG antibodies against Hib capsular polysaccharide in Brazilian term and preterm newborns. J Trop Pediatr. 1999;45:171-3.

48. Nagao AT, Martinez CC, Vieira VS, Takano AO, Costa-Carvalho BT, Carneiro-Sampaio MMS. Placental trnsfer of IgG and subclass antibodies anti-purified *Escherichia coli* LPS O16, O6 and O111. Scand J Immunol. 1988;47:609-14.

49. Nagao AT, Friedlander-Del Nero D, Arslanian C, Carneiro-Sampaio MMS. Elevated levels and different repertoire profile of colostral anti-LPS antibodies may have a significant role in compensating newborn immunity. Scand J Immunol. 2001;53:602-9.

50. Shahid NS, Steinhoff MC, Hoque SS, Begum T, Thompson C, Siber GR. Serum, breast milk, and infant antibody after maternal immunization with pneumococcal vaccine. Lancet. 1995;346:1252-7.

51. Costa-Carvalho BT, Carneiro-Sampaio MMS, Solé D, Nasptz CK, Leiva L, Sorensen RU. Transplacental transmission of serotype-specific pneumococcal antibodies in a Brazilian population. Clin Diagn Lab Immunol. 1999;6:50-4.

52. Cavalcante RS, Kopelman BI, Costa-Carvalho BT. Placental transfer of *Haemophilus influenzae* type b antibodies in malnourished pregnant women. Braz J Infect Dis. 2008;12:46-51.

53. Rijkers G, Sanders EAM, Breukels MA, Zegers BMJ. Infant B cell responses to polysaccharide determinants. Vaccine. 1988;16:1396-400.

54. Berrington JE, Barge D, Fenton AC, Cant AJ, Spickett GP. Lymphocyte sugsets in term and significantly preterm UK infants in the first uear of life analysed by single platform flow cytometry. Clin Expert Immunol. 2005;140:289-92.

55. Reen DJ. Activation and functional capacity of human neonatal CD4 T-cells. Vaccine. 1998;16:1401-8.

56. Chen L, Jullien P, Stepick-Biek P, Lewis DB. Neonatal naïve CD4 T cells have a decreased capacity to express CD40-ligand (CD154) and to induce cell IL-12 production after allogeneic stimulation [abstract]. Federation of Clinical Immunology Societies (FOCIS). 2001;A309:45.

57. Vekemans J, Amedei A, Ota MO, D'elios MM, Goetghebuer T, Ismalli J, et al. Neonatal bacillus Calmette-Guerin vaccination induces adult-like IFN- production by CD4+ T lymphocites. Eur J Immunol. 2001;31:1531-5.

58. Mazzucchelli JT, Bonfim C, Castro GG, Condino-Neto AA, Costa NM, Cunha L, et al. Severe combined immunodeficiency in Brasil: management, prognosis, and BCG-associated complications. J Investig Allergol Clin Immunol. 2014;24(3):184-91.

59. Marchant A, Appay V, Vam Der Sande M, Dulphy N, Liesnard C, Kidd M, et al. Mature CD8(+) T lymphocyte response to viral infection during fetal life. J Clin Invest. 2003;111:1747-55.

60. Costa-Carvalho BT, de Moraes-Pinto MI, de Almeida LC, de seixas Alves MT, Maia RP, de Souza RL, et al. A remarkable depletion of both naïve CD4+ and CD8+ with high proportion of memory T cells in an IPEX infant with a FOXP3 mutation in the forkhead domain. Scand J Immunol. 2008;68:85-91.

61. Kniker WT, Lesourd BM, Mcbryde JL, Corriel RN. Cell-mediated immunity assessed by Multitest CMI skin testing in infants and preschool children. Am J Dis Child. 1985;139:840-5.

62. Brüning T, Daiminger A, Enders G. Diagnostic value of CD45RO expression on circulating T lymphocytes of fetuses infants with pre-, peri- or early post-natal infections. Clin Exp Immunol. 1997;107:306-11.

63. Kohl S. Human neonatal natural killer cell citotoxicity function. Pediatr Infect Dis J 1999;18:635-7.

64. Maraes-Pinto MI. Imunodeficiência primária; 2005. Disponível em: www.imunopediatria.org.br. Acessado 2008 ago 20.

Infecções Perinatais

Vaginose Bacteriana

Maíra Barroso Barbosa
Fernanda Bianchi dos Santos Pedrosa

Os lactobacilos *(Lactobacillus* spp.) são responsáveis pela manutenção da microbiota vaginal saudável, prevenindo o crescimento de patógenos oportunistas[1]. Os principias mecanismos exercidos pelos lactobacilos são:

a) competição com outros micro-organismos pelos nutrientes e pela aderência ao epitélio vaginal;
b) redução do pH vaginal pela produção de ácidos, em especial acido láctico;
c) produção de substâncias antimicrobianas, tais como bacteriocinas e peróxido de hidrogênio (H_2O_2);
d) modulação local do sistema imunológico[2].

A vaginose bacteriana (VB) ocorre devido à modificação na microbiota vaginal caracterizada pela redução acentuada ou ausência de *Lactobacillus* spp., o que leva ao aumento do pH vaginal e considerável elevação das concentrações de micro-organismos anaeróbicos ou facultativos, como, por exemplo, *Gardnerella vaginalis, Prevotella* sp., *Bacterioides* sp., *Mobiluncus* sp., cocos gram-positivos e *Mycoplasma hominis* e *Ueroplasma urealyticum*[3,4]. No entanto, é uma condição em que a secreção vaginal apresenta poucos sinais inflamatórios, não existem células parabasais e a presença de leucócitos é rara, semelhante ao que ocorre em mulheres com a mucosa vaginal normal, por esse motivo o termo utilizado é vaginose e **não** vaginite[5].

A ocorrência de VB tem sido relacionada com infecção do trato urinário recorrente, aumento de risco de outras doenças sexualmente transmissíveis e complicações obstétricas tais como abortamento e parto prematuro[6-8].

VAGINOSE BACTERIANA NA GRAVIDEZ

É a mais frequente desordem vaginal em mulheres adultas em todo o mundo. Está presente em 8 a 23% das gestantes em países desenvolvidos e essa proporção quase dobra em populações de alto risco. A prevalência varia de acordo com a idade gestacional, etnia, situação socioeconômico[9].

As bactérias anaeróbias presentes durante a VB transportam em suas membranas a fosfolipase A_2, que transforma o ácido araquidônico em prostaglandinas na região deciduocorial. Essa prostaglandina é capaz de produzir modificações do colágeno na cérvix uterina e pode levar ao esvaecimento cervical. Além de estimular a contração uterina, também exerce sua ação nas membranas ovulares, facilitando seu enfraquecimento e posterior ruptura. A gestante com VB tem maior probabilidade de evoluir para trabalho de parto prematuro, amniorrexe prematura, corioamnionite e infecção puerperal[10-13].

Leitch et al.[14] realizaram metanálise que incluiu 18 estudos com mais de 20 mil gestantes, em que a maioria foi examinada em torno da 24ª semana gestacional. Encontraram que a VB aumentava em duas vezes o risco total de parto prematuro. Em gestantes avaliadas antes da 20ª semana, o risco foi de quatro vezes e naquelas testadas com menos de 16 semanas elevou-se em sete vezes. Também relataram que a presença de VB ao redor do final do primeiro trimestre eleva o risco de abortamento espontâneo em 10 vezes.

A rotina de atendimento pré-natal deve ser a responsável por cuidadosa avaliação ginecológica da gestante em relação às características de suas secreções vaginais, independentemente da queixa apresentada, e procurar definir a etiologia.

DIAGNÓSTICO

O principal sintoma de VB é o corrimento vaginal com forte odor, principalmente pós-coito, sem que o prurido seja um sintoma importante. Ao exame especular, visualizam-se corrimento abundante, fluido, acinzentado, não aderente à parede vaginal, sem sinais inflamatórios (colpite).

Dois métodos são utilizados para o diagnóstico de VB. O primeiro, descrito por Amsel, implica a presença de pelo menos três dos seguintes critérios:

a) corrimento vaginal homogêneo;
b) pH vaginal maior que 4,5;
c) presença de odor de peixe na secreção vaginal após uso de KOH a 10% (teste de Whiff);
d) presença de *clue cells* à microscopia[15].

O segundo método envolve a quantificação bacteriana entre 0 e 10, método de Nugent. Escore ≤ 3 indica microbiota normal; entre 4 e 6, microbiota intermediária; e ≥ 7, VB[16].

Recentemente, diferentes técnicas de culturas baseadas na análise da sequência genética do rRNA têm sido desenvolvidas[17,18]. Essas análises moleculares indicam as diferenças entre a constituição da microbiota bacteriana de mulheres com e sem VB. Diversas bactérias têm sido indicadas como excelentes marcadores da afecção, sejam elas isoladas ou combinadas, como, por exemplo, *Megasphaera*, *Clostridiales*, *Leptotrichia/Senethia*, *Atopobium vaginae* e *Eggerthella-like bacterium*[18,19].

TRATAMENTO

A administração por via oral ou local de metronidazol ou clindamicina por via intravaginal demonstra eficácia variada (entre 48 e 85% livre de recorrência no período de 4 semanas ou mais)[20]. Porém a recorrência acontece em torno de 40% em 3 meses e 50% após 6 meses, o que causa um impacto na qualidade de vida das mulheres e risco de complicações obstétricas[20].

O tratamento da VB recomendado durante a gestação está representado no quadro 3.60. O metronidazol é a droga de escolha. Existem diversos estudos e metanálises onde não foi possível demonstrar a associação entre o uso de metronidazol e efeitos teratogênicos ou mutagênicos no recém-nascido. É comum haver resistência ao uso da medicação durante o primeiro trimestre[21]. Portanto, gestantes com sintomatologia intensa no primeiro trimestre podem ser tratadas com cremes vaginais durante 5 dias. Não se recomenda tratamento com metronidazol dose única de 2 gramas na gestante, pois mostrou-se pouco eficaz no tratamento da VB durante a gestação[22].

A clindamicina por via oral representa uma opção terapêutica, sendo indicada em casos de recidiva e/ou resistência ao metronidazol.

O tratamento do parceiro sexual está indicado em casos de recidivas.

O uso de terapia profilática nesses casos pode ser indicado. Alguns estudos demonstraram a eficácia do uso da suplementação com *Lactobacillus* após o tratamento antimicrobiano, impedindo o crescimento bacteriano anormal[20,23,24].

Quadro 3.60 – Medicação para o tratamento da vaginose bacteriana[4].

Uso interno

Metronidazol 500mg, via oral, a cada 12h, durante 7 dias, ou
Metronidazol 250mg, via oral, a cada 8h, durante 7 dias, ou
Clindamicina 300mg, via oral, a cada 12h, durante 7 dias

Uso tópico

Metronidazol gel 0,75% – 1 aplicador por via vaginal, durante 5 dias
Clindamicina creme 2% – 1 aplicador por via vaginal, durante 7 dias
Clindamicina óvulo 100mg – 1 óvulo por via vaginal, durante 3 dias

---

Recomenda-se que após um mês do final do tratamento da gestante seja realizado o exame bacterioscópico do conteúdo vaginal para certificação da eficácia terapêutica.

REFERÊNCIAS

1. Ronnqvist PDJ, Forsgren-Brusk UB, Grahn-Håkansson EE. Lactobacilli in the female genital tract in relation to other genital microbes and vaginal pH. Acta Obstet Gynecol Scand. 2006; 85(6):726-35.
2. Aroutcheva A, Gariti D, Simon M, Shott S, Faro J, Simoes JA, et al. Defense factors of vaginal lactobacilli. Am J Obstet Gynecol. 2001; 185(2):375-9.
3. Krauss-Silva L, Krauss-Silva L, Almada-Horta A, Alves MB, Camacho KG, Moreira ME, Braga A. Basic vaginal pH, bacterial vaginosis and aerobic vaginitis: prevalence in early pregnancy and risk of spontaneous preterm delivery, a prospective study in a low socioeconomic and multethnic South American population. BMC Pregnancy Childbirth. 2014;14:107.
4. Centers for Disease Control and Prevention. Disease characterized by vaginal discharge. Sexually transmitted diseases treatment guidelines. MMWR. 2006;55(RR 11):50-2.
5. Cauci S. Vaginal immunity in bacterial vaginosis. Curr Infect Dis Rep. 2004;6(6):450-6.
6. Plitt SS, Garfein RS, Gaydos CA, Strathdee SA, Sherman SG, Taha TE. Prevalence and correlates of *Chlamydia vaginalis*, *Neisseria gonorrhoeae*, *Trichomonas vaginalis* infections, and bacterial vaginosis among a cohort of young injection drug users in Baltimore, Maryland. Sex Transm Dis. 2005;32(7):446-53.
7. Harmanli OH, Cheng GY, Nyirjesy P, Chatwani A, Gaughan JP. Urinary tract infections in women with bacterial vaginosis. Obstet Gynecol. 2000;95(5):710-2.
8. Martin HL, Richardson BA, Nyange PM, Lavreys L, Hillier SL, Chohan B, et al. Vaginal lactobacilli, microbial flora, and risk of human immunodeficiency virus type 1 and sexually transmitted disease acquision. J Infect Dis. 1999;180(6):1863-8.
9. Marrazo JM, Martin DH, Watts DH, Schulte J, Sobel JD, Hillier SL, et al. Bacterial vaginosis: identifiyng research gaps. Proceedings of a workshop sponsored by DHHS/NIH/NIAID. Sex Transm Dis. 2010;37(12):732-44.
10. Romero R, Espinoza J, Chaiworapongsa T, Kalache K. Infections and prematury and the role preventive strategies. Semin Neonatol. 2002;7(4):259-74.
11. Nejad VM, Shafaie S. The association of bacterial vaginosis and preterm labor. J Park Med Assoc. 2008;58(3):104-6.
12. Gibbs RS. Choriomanionitis and bacterial vaginosis. Am J Obstet Gynecol. 1993;169(2 Pt 2):460-2. Review.
13. Roberto R, Hassan SS, Gajer P, Tarca AL, Fadrosh DW, Nikita L, et al. The compostion and stability of the vaginal microbiota of normal pregnant women is different from that of non-pregnant women. Microbiome. 2014;2(1):4.
14. Leitch H, Bodner-Adler B, Brunbauer AM, Kaider A, Egarter C, Husslein P. Bacterial vaginosis as a risk factor for preterm delivery: a metha-analysis. Am J Obstet Gynecol. 2003;189(1):139-47.
15. Amsel R, Totten PA, Spiegel C, Chen KC, Eschenbach D, Holmes KK. Nonspecific vaginitis: diagnostic criteria and microbial and epidemiologic associations. Am J Med. 1983;74(1):14-22.
16. Nugent RP, Kron MA, Hiller SL. Reability of diagnosing bacterial vaginosis is improved by a standardized method of Gram stain interpretation. J Clin Microbiol. 1991;29(2):297-301.
17. Lamont RF, Sobel JD, Akins RA, Hassan SS, Chaiworapongsa T, Kusanovic JP, et al. The vaginal microbiome: new information about genital tract flora using molecular based techniques. BJOG. 2011; 118(5):533-49.
18. Fredricks DN, Fiedler TL, Marrazzo JM. Molecular identification of bacterial associated with bacterial vaginosis. N Engl J Med. 2010; 353(18):1899-911.

19. Ledger WJ, Monif GR. A growing concern: Inability to diagnose vulvovaginal infections correctly. Obstet Gynecol. 2004;103(4):782-4.
20. Koumans EM, Markowitz LE, Hogan V; CDC BV Working Group. Indications for therapy and treatement recommendations for bacterial vaginosis in non-pregnant and pregnant women: a synthesis of data. Clin Infect. 2002;35(Suppl. 2):S152-72.
21. Bradshaw CS, Morton AN, Hocking J, Garland SM, Morris MB, Moss LM, et al. High recurrence rates of bacterial vaginosis over the course of 12 months after oral metronidazole therapy and factors associated with recurrence. J Infect Dis. 2006;193(11).1478-86.
22. Parma M, Stella Vanni V, Bertini M, Candiani M. Probioticis in the prevention of recurrences of bacterial vaginosis. Altern Ther Hralth Med. 2014;20 Suppl 1:52-7.
23. Homayouni A, Bastani P, Ziyadi S, Mohammad-Alizadeh-Charandabi S, Ghalibaf M, Mortazavian AM, et al. Effects of probiotics on the recurrence of bacterial vaginosis: a rewiew. J Low Genit Tract Dis. 2014;18(1):79-86.
24. Geier MS, Butler RN, Howarth GS. Probiotics, prebiotics and synbiotics: a role in chemoprevention for colorectal cancer? Cancer Biol Ther. 2006;5(10):1264-9. Review.

Tricomoníase Genital

Cláudia Ribas Araújo Starnini
Rogério Gomes dos Reis Guidoni
Antonio Guilherme Moreira Porto

É uma infecção causada pelo *Trichomonas vaginalis* (protozoário flagelado), tendo como reservatório a vagina e a uretra. Sua principal forma de transmissão é a sexual. Pode permanecer assintomática no homem, e na mulher, principalmente após a menopausa. Na mulher, pode acometer a vulva, a vagina e a cérvix uterina, causando cervicovaginite. O período de incubação varia de 4 a 28 dias[1].

CARACTERÍSTICAS CLÍNICAS

Sinais e sintomas:

corrimento abundante, amarelado ou amarelo-esverdeado, bolhoso, com mau cheiro;

- prurido e/ou irritação vulvar;
- dor pélvica (ocasionalmente);
- sintomas urinários (disúria, polaciúria); e
- hiperemia da mucosa, com placas avermelhadas (colpite difusa e/ou focal, com aspecto de framboesa; teste de Schiller "tigroide") – figura 3.106.

Observações:

- Mais da metade das mulheres portadoras de tricomoníase vaginal é completamente assintomática.
- O simples achado de *Trichomonas vaginalis* em uma citologia oncótica de rotina impõe o tratamento da mulher e também do seu parceiro sexual, já que se trata de doença sexualmente transmissível (DST).

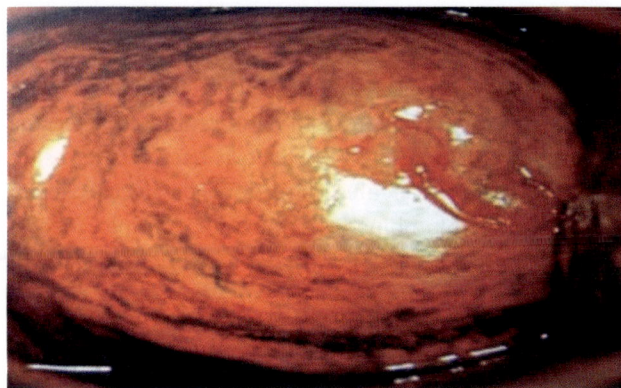

Figura 3.106 – Teste de Schiller para o diagnóstico de *T. vaginalis*.

- A tricomoníase vaginal pode alterar a classe da citologia oncótica. Por isso, nos casos em que houver alterações morfológicas celulares, essas podem estar associadas à tricomoníase. Nesses casos, deve-se realizar o tratamento e repetir a citologia após 2 a 3 meses, para avaliar se há persistência dessas alterações.

TRANSMISSÃO

O contágio se dá por meio de secreções, durante contato sexual desprotegido com parceiro contaminado.

DIAGNÓSTICO LABORATORIAL

Para o diagnóstico das infecções genitais baixas, utiliza-se comumente o exame direto (a fresco) do conteúdo vaginal. Colhe-se uma gota do corrimento, coloca-se sobre a lâmina com uma gota de solução fisiológica, e observa-se ao microscópio, com o condensador baixo, protozoário flagelado, oval e fusiforme, que mede 10 a 24µ por 5 a 10µ.

- Exame do conteúdo vaginal a fresco: observam-se os parasitas flagelados movimentando-se ativamente entre as células epiteliais e os leucócitos.
- Esfregaço do conteúdo vaginal corado pelos métodos de Gram (gram- negativo + numerosos polimorfonucleares) ou Giemsa, ou Papanicolaou (Fig. 3.107).
- Cultura: valiosa apenas em crianças, em casos suspeitos e com exame a fresco e esfregaço repetidamente negativos. É muito difícil de ser realizada, pois requer meio específico e condições de anaerobiose (meio de Diamond).
- Podem ser utilizados anticorpos monoclonais marcados com fluoresceína para a detecção de tricomonas em secreções vaginais, trata-se de método mais sofisticado que requer microscópio de fluorescência; métodos diagnósticos rápidos com *kits* utilizando sondas de DNA e anticorpos monoclonais estão disponíveis com sensibilidade de 90% e especificidade de 99,8%[2].

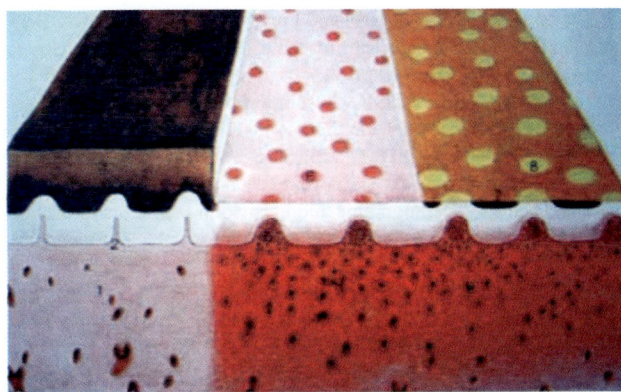

Figura 3.107 – Esfregaço do conteúdo vaginal.

- Teste do pH vaginal: é um teste simples e rápido, feito com fita de papel indicador de pH colocada em contato com a parede vaginal, durante 1 minuto; deve-se tomar cuidado para não tocar o colo, que possui pH básico, o que pode causar distorções na interpretação; valores acima de 4,5 sugerem tricomoníase (pH alcalino).

TRATAMENTO

1ª opção: Metronidazol 2g, por VO, dose única ou
Metronidazol 400-500mg, por VO, de 12/12 horas, durante 7 dias

2ª opção: Secnidazol 2g, por VO, dose única ou
Tinidazol 2g, por VO, dose única.

Sempre tratar o parceiro sexual!

Na persistência da infecção, mesmo após tratamento adequado, o *Centers for Disease Control and Prevention* (CDC) americano, em 2006[3], recomenda o uso de 2g por via oral (dose única) durante 3-5 dias, acrescido de aplicação do creme vaginal de metronidazol durante 7 dias. Uso de monoxynol-9 (espermicida) resolveu caso de tricomoníase vaginal resistente à terapêutica tradicional[4].

Observações:

- Para alívio dos sintomas, pode-se associar o tratamento tópico com metronidazol gel a 0,75%, 1 aplicador vaginal (5g), 1 vez ao dia, durante 7 a 14 dias.
- Durante o tratamento com qualquer dos medicamentos sugeridos acima, deve-se evitar a ingestão de álcool (efeito antabuse, que é o quadro consequente à interação de derivados imidazólicos com álcool e se caracteriza por mal-estar, náuseas, tonturas, "gosto metálico na boca").
- O tratamento tópico é indicado nos casos de intolerância aos medicamentos por via oral e nos casos de alcoolatria.
- A tricomoníase vaginal pode alterar a classe da citologia oncótica. Por isso, nos casos em que houver alte-

rações morfológicas celulares, essas podem estar associadas à tricomoníase. Nesses casos, deve-se realizar o tratamento e repetir a citologia após 2 a 3 meses, para avaliar se há persistência dessas alterações.

- Durante o tratamento, devem-se suspender as relações sexuais.
- Manter o tratamento se a paciente menstruar.
- Em homens, os sintomas podem desaparecer em algumas semanas, mesmo sem o tratamento. No entanto, mesmo sem nunca ter apresentado sintomas, pode continuar infectando seus parceiros, até que seja tratado.
- Como outras DST, caso não seja tratada, a tricomoníase aumenta a probabilidade de uma pessoa ser infectada ou infectar a outros com o vírus da imunodeficiência adquirida, o HIV.
- Os pacientes alérgicos aos nitroimidazólicos devem-se ser encaminhados ao especialista para ser realizada dessensibilização.
- Terapia tópica com outras drogas que não nitroimidazólicos podem ser aceitas, mas com taxa de cura < 50%.

GESTAÇÃO E AMAMENTAÇÃO

O *Trichomonas vaginalis* é um protozoário que, com relativa frequência, causa corrimento vaginal em gestantes. A taxa de isolamento nos recém-nascidos de mães infectadas é baixa (5 a 10%). O recém-nascido do sexo feminino, quando contaminado ao nascimento, pode apresentar corrimento vaginal nas primeiras semanas de vida[1].

O grupo de Estudo de Infecção Vaginal e Prematuridade[5] encontrou 13% de culturas positivas para tricomonas em gestantes no segundo trimestre da gestação.

Estudo feito em 2006, por Kameoka, verificou a prevalência de alterações em células epiteliais do colo uterino e a presença de micro-organismos (*Gardnerella vaginalis/Trichomonas vaginalis*/fungos – *Candida* sp.) em gestantes da Cidade de São Paulo[6]. A prevalência de agentes infecciosos foi de 42,5% (159 casos). A *Gardnerella vaginalis* foi encontrada em 21,1%; *Candida* sp., em 14,4%; e *Trichomonas vaginalis*, em 6,2%.

É sabido que a gestação gera um desequilíbrio na flora vaginal, favorecendo o desenvolvimento tanto do HPV quanto de outros agentes infecciosos[7,8].

O tratamento em gestantes, segundo o Manual de DST/AIDS – 2006[9] e pelo CDC – 2006[3], deve ser realizado com:

- metronidazol 400mg, por VO, de 12/12 horas, durante 7 dias (droga classe B pelo FDA) ou 2g, por VO, dose única, ou 250mg, por VO, de 8/8 horas, durante 7 dias;
- em alguns casos recomenda-se tinidazol 250mg, por VO, de 12/12 horas, durante 7 dias (droga classe C pelo FDA).

Vários trabalhos foram realizados e não demonstraram teratogenicidade pelo uso de metronidazol na gestação e efeitos mutagênicos em crianças[10,11].

Estudos de Klebanoff et al.[12] e de Kigozi et al.[13] sugerem que os resultados de tratamento com o uso de metronidazol não levam à redução da morbidade perinatal. Embora sugiram a possibilidade de aumento da prematuridade e do baixo peso ao nascimento após o tratamento com metronidazol, as limitações dos estudos impedem conclusões definitivas a respeito dos riscos do tratamento. Estudo de Gülmezoglu e Azhar[14] demonstrou que o uso do metronidazol não reduz o nascimento de crianças pré-termo e tem risco de danos (OR = 1,78; IC95%: 1,19-2,66). Por outro lado, Koss et al., estudando 2.829 gestantes e seus recém-nascidos, não detectaram aumento da incidência de pré-termo, baixo peso ao nascer ou malformações congênitas[15]. O tratamento de *T. vaginalis* pode aliviar os sintomas da descarga vaginal em grávidas e impedir infecção respiratória ou genital do recém-nascido e também a transmissão sexual. Devem-se aconselhar os pacientes a respeito dos riscos e os benefícios do tratamento.

O tratamento deve ser feito mesmo quando a gestante não apresentar sintomatologia exuberante devido aos riscos de ruptura de membranas e de descolamento prematuro de placenta[16].

Na lactação, emprega-se metronidazol 2g, por VO, dose única, com abstenção das mamadas durante 24 horas, segundo recomendações do CDC[3]. Em casos de se usar o tinidazol, deve-se suspender a amamentação durante 3 dias após a última dose da medicação[3].

PARCEIROS

Tratar sempre, ao mesmo tempo que a paciente, e com o mesmo medicamento e dose para evitar reinfecção.

PORTADOR DE HIV

Pacientes infectadas pelo HIV devem ser tratadas com os esquemas acima referidos.

PREVENÇÃO

Uso de preservativo em todas as relações sexuais, vaginais, orais ou anais.

REFERÊNCIAS

1. American Academy of Pediatrics. Trichomonas vaginalis infections. In: Pickering L (ed). Red book 2000: report of the committee on infectious diseases. 25th ed. Elk Gove Village: American Academy of Pediatrics; 2000.p.588-9.
2. Pastorek JG 2nd, Cotch MF, Martin DH, Eschenbach DA. Clinical and microbiological correlates of vaginal trichomoniasis during pregnancy. Clin Infect Dis. 1996;23(5):1075-80.
3. Centers for Disease Control and Prevention, Workowski KA, Berman SM. 2006 Sexually transmitted diseases treatment guidelines. MMWR. 2006;55(RR 11):1-94.
4. Livengood CH, Lossick JG. Resolution of resistant vaginal trichomoniasis associated with the use of intravaginal nonoxynol-9. Obstet Gynecol. 1991;78(5 Pt 2):954-6.
5. Cotch MF, Pastorek JG II, Nugent RP, Yerg DE, Martin DH, Eschenbach DA. Demographic and behavioral predictors of trichomonas vaginalis infection among pregnant women. Obstet Gynecol. 1991;78(6):1087-92.
6. Kameoka AM. Exame colpocitológico em gestantes: prevalência de alterações celulares e microbiológicas [tese]. São Paulo: Escola de Enfermagem da Universidade de São Paulo; 2006.
7. Faro S. Bacterial vaginitis. Clin Obstet Gynecol. 1991;34(2):582-6.
8. Murta EFC, Souza MAH, Adad SJ, Araujo E Jr. Infecção pelo papilomavírus humano durante a gravidez. Relação com achados histológicos. Rev Bras Ginecol Obstet. 2001;23(6):377-81.
9. Manual de Controle das Doenças Sexualmente Transmissíveis – DST Ministério da Saúde – SVS – Programa Nacional de DST/Aids. 4ª ed. 2006.p.55-64.
10. Burtin P, Taddio A, Ariburnu O, Einarson TR, Koren G. Safety of metronidazole in pregnancy: a meta-analysis. Obstet Gynecol. 1995;172(2 Pt 1):525-9.
11. Caro-Paton T, Carvajal A, Martin de Diego I, Martin-Arias LH, Reguero A, Rodríguez PE. Is metronidazole teratogenic? A meta-analysis. Br J Clin Pharmacol. 1997;44(2):179-82.
12. Klebanoff MA, Carey JC, Hauth JC, Hillier SL, Nugent RP, Thom EA, et al. Failure of metronidazole to prevent preterm delivery among pregnant women with asymptomatic Trichomonas vaginalis infection. N Engl J Med. 2001;345(7):487-93.
13. Kigozi GG, Brahmbhatt H, Wabwire-Mangen F, Wawer MJ, Serwadda D, Sewankambo N, et al. Treatment of trichomonas in pregnancy and adverse outcomes of pregnancy: a subanalysis of a randomized trial in Rakai, Uganda. Am J Obstet Gynecol. 2003;189(5):1398-400.
14. Gülmezoglu AM, Azhar M. Interventions for trichomoniasis in pregnancy. Cochrane Database Syst Rev. 2011;(5):CD000220.
15. Koss CA, Baras DC, Lane SD, Aubry R, Marcus M, Markowitz LE, et al. Investigation of metronidazole use during pregnancy and adverse birth outcomes. Antimicrob Agents Chemother. 2012;56(9):4800-5.
16. Piper JM, Mitchel EF, Ray WA. Prenatal use of metronidazole and birth defects: no association. Obstet Gynecol. 1993;82(3):348-52.

Micoplasmas

Francisco Lázaro Pereira de Souza
Rogério Gomes dos Reis Guidoni
Antonio Guilherme Moreira Porto

Micoplasma é a denominação comum dos gêneros *Mycoplasma* e *Ureaplasma* (Fig. 3.108) que provaram por muito tempo de incompreensão da sua importância clínica, embora ainda contem com elementos mal definidos, devido à melhoria dos conhecimentos técnicos que permitem a sua cultura e/ou identificação laboratorial, facilitaram-se a classificação do seu papel como fator etiológico ou como cofator em complicações tocogine-

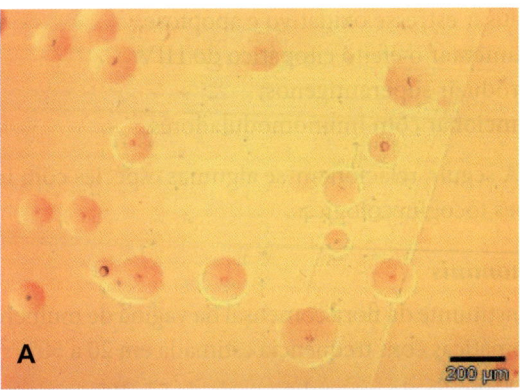

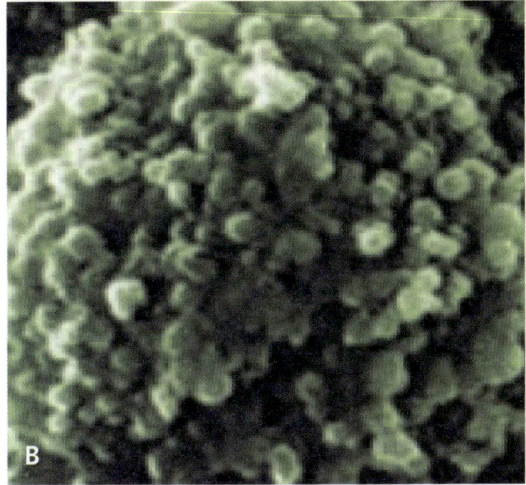

Figura 3.108 – A) *Mycoplasma homini*. **B**) *Ureaplasma urealyticum*.
Fonte: Internet/P. Nenoff, G. Hamm. Laboratorium für Medizinische Mikrobiologie. www.vitrotest.com.ua

cológicas, perinatais, reumatológicas, respiratórias e associações com a infecção pelo vírus da imunodeficiência humana (HIV), ampliando a relevância da sua erradicação em pessoas infectadas.

ASPECTOS HISTÓRICOS

Os micoplasmas foram isolados em 1898 no Instituto Pasteur, em tecidos de gado com artrite e pleuropneumonia, por Nocard e Roux. Seu crescimento em micélios, semelhantes aos dos fungos, levou ao aparecimento da designação "micoplasma", persistindo controvérsias quanto à taxonomia e à própria identificação, que foram sanadas em 1960 após estudos genômicos.

O primeiro micoplasma humano patogênico foi isolado em material de abscesso de uma glândula de Bartholin, por Dienes e Edsall, em 1937.

Um outro micoplasma também foi identificado em 1944 por Eaton et al.[1] em jovens adultos com pneumonia atípica, sendo denominado posteriormente de *Mycoplasma pneumoniae*.

Shepard, em 1954, descobriu um micoplasma com características morfológicas diferentes daqueles isolados até

então, a partir do aparelho urogenital de homens com uretrite não gonocócica primária e recorrente, recebendo posteriormente a denominação de *Ureaplasma urealyticum*.

No início da década de 1990, o *Mycoplasma penetrans* foi isolado por Lo et al. na urina de doentes com a síndrome da imunodeficiência adquirida (AIDS). Nessa época, a partir de culturas de células mononucleares de pacientes com AIDS, Montagnier et al. isolaram o *Mycoplasma pirum*[1,2].

AGENTE ETIOLÓGICO

Micoplasmas são bactérias incluídas na classe *Mollicutes*, composta por quatro ordens, cinco famílias, oito gêneros e várias espécies isoladas, dessas, algumas infectam humanos, particularmente indivíduos imunocomprometidos.

São eubactérias caracterizadas pelo pequeno genoma, resistência aos antibióticos β-lactâmicos[3], ausência de parede celular explicando seu pleomorfismo e, por serem considerados os menores micro-organismos identificados capazes de se replicar, formando colônias diminutas, tendo o colesterol como principal constituinte da sua membrana celular, diferenciando-se dos demais procariontes.

Os micoplasmas são capazes de se fixarem aos espermatozoides, característica que pode explicar o transporte até o trato genital superior.

O gênero *Mycoplasma* comporta mais de uma centena de espécies, que atuam como patógenos, parasitas ou comensais em plantas e animais. Das espécies isoladas em humanos, assinalamos *M. hominis*, *M. genitalium*, *M. fermentans*, *M. primatum*, *M. spermatophilum* e *M. penetrans*, identificados primeiramente no trato urogenital (Quadro 3.61).

Quadro 3.61 – Local preferencial de colonização e patogenicidade dos principais micoplasmas humanos[6].

Habitat	Micoplasmas	Primeiro isolamento	Patogenicidade
Aparelho genital	*M. hominis*	1937	Confirmada
	M. fermentans?	1952	Possível
	U. urealyticum	1954	Confirmada
	M. primatum	1955	Não
	M. genitalium	1981	Confirmada
	M. spermatophilum	1991	Não
	M. penetrans	1991	Possível
Aparelho respiratório	*M. fermentans*	1952	Possível
	M. salivarium	1953	Não
	M. pneumoniae	1962	Cofirmada
	M. orale	1964	Não
	M. buccale	1965	Não
	M. faucium	1969	Não
	M. lipophilum	1974	Não
?	*M. pirum*	1968	?

383

Os micoplasmas instalam-se geralmente na superfície epitelial das mucosas do aparelho urogenital e do aparelho respiratório. Podem existir espécies que ocorrem intracelularmente como *M. penetrans, M. fermentans, M. pirum* e *M. genitalium*[3], mas a maioria é extracelular.

A cronicidade das infecções originadas por esses agentes pode ser explicada preponderadamente pelo fato de os micoplasmas poderem invadir células eucarióticas.

Os mecanismos de patogenicidade propostos para esses micro-organismos incluem adesão aos tecidos hospedeiros, utilizando metabólitos dessas células, produção de enzimas, indução de citocinas e liberação de produtos tóxicos, além da ativação policlonal de linfócitos B e T, taxa elevada de antígenos de superfície, indução da expressão de moléculas MHC I e II, entre outros[3-7].

A capacidade de prejudicar as defesas orgânicas pode permitir que outras bactérias possam atingir o trato genital superior. Esse mecanismo sinérgico é apontado como importante elemento na fisiopatologia das infecções genitais e das corioamnionites.

O foco inaugural de infecção pode ser uretrite ou cervicite, evoluindo para complicações na gestação. Alguns autores apontam que essa infecção se relaciona com o abortamento habitual e esterilidade por alteração do gameta masculino. É descrita a infecção amniótica em até cerca de um terço das pacientes com ruptura prematura das membranas ovulares e em 20% das pacientes com trabalho de parto e parto prematuro[8].

É, no entanto, necessário comentar que o significado da identificação frequente desses micro-organismos no líquido amniótico de casos que evoluíram como amniorrexe prematura e prematuridade na literatura não está totalmente explicado[9].

O papel nas síndromes clínicas desse micro-organismo tem-se firmado com mais ênfase.

É indiscutível, por exemplo, que o *M. pneumoniae* seja agente etiológico de infecções respiratórias ou urogenital como o *M. genitalium, M. hominis* e *Ureaplasma* spp.[4,6,10].

Algumas espécies têm sido consideradas cofatores da infecção pelo HIV, como *M. fermentans, M. penetrans, M. genitalium* e *M. pirum*, uma vez que poderiam contribuir para a progressão de infecção viral pela ativação do sistema imunológico que promovem[5,10].

A influência sobre a progressão da infecção pelo HIV tem sido atribuída à capacidade dos micoplasmas hidrolisarem a arginina, fermentarem glicose, pela aderência e invasão a células eucarióticas.

Experiências *in vitro* também sugerem que alguns desses micoplasmas são capazes de:

a) regular a expressão de genes do HIV-1;
b) produzir exotoxinas, fosfolipases, proteases e hemolisinas de membrana;
c) causar estresse oxidativo e apoptose;
d) aumentar o efeito citopático do HIV;
e) produzir superantígenos;
f) funcionar com imunomoduladores.

A seguir, relacionam-se algumas espécies com implicações tocoginecológicas.

M. hominis

É constituinte da flora comensal da vagina de mulheres assintomáticas com frequência estimada em 20 a 50%[1,2,4,11].

- A colonização masculina varia de 5 a 40%.
- Está relacionado com a etiologia de vaginose bacteriana e doença inflamatória pélvica (DIP), podendo estar associado à infertilidade conjugal[12].
- É mais comum em mulheres jovens, estado socioeconômico baixo, uso de anticoncepcionais orais, multiplicidade de parceiros sexuais e raça negra[4].
- Parece estar associado à ruptura precoce das membranas ovulares, prematuridade, corioamnionite e febre pós-parto[4,13].
- Infecção neonatal pode alcançar índices de 40%[4,13], podendo causar meningites, abscessos cerebrais, pericardite e conjuntivites[5].
- O achado desse micro-organismo em mulheres sintomáticas e sadias dificulta a avaliação da precisa participação etiológica em complicações ginecológicas que potencialmente possam comprometer a evolução da gravidez[14,15], conjecturando-se que a possível diferença entre as cepas colonizadoras, sítio atingido no trato genital e número de micro-organismos infectantes são fatores que devem ser considerados para explicar a diferente repercussão clínica[16].

M. genitalium

Isolamento mais frequente em grupos de risco para doenças sexualmente transmissíveis (DST)[5] e indivíduos sintomáticos.

- Detectado em 17% dos homens com uretrite não gonocócica (UNG) e em mulheres com cervicite[17-19], não causadas por *Chlamydia trachomatis*, sendo considerado, por isso, um micro-organismo de transmissão sexual[20-22].
- Isolado em mulheres com DIP ou salpingite[23].
- Sugere-se também seu papel como cofator na infecção por HIV e na progressão para AIDS[24].
- Em gestantes e recém-nascidos, seu potencial patogênico ainda não está bem estabelecido[4].

Ureaplasma sp.

São descritos 14 sorotipos com implicações diferentes nas diferentes manifestações clínicas, agrupados em duas espécies: *U. parvum* e *U. urealyticum*[25].

– Nas mulheres sexualmente ativas assintomáticas, pode ser encontrado na vagina de 40 a 80% desse grupo[4], a multiplicidade de parceiros, o uso do condom, a idade das pacientes e suas características socioeconômicas talvez possam explicar essa variação na sua frequência.

– Causam uretrite não gonocócica[26].

– Associação com prematuridade, corioamnionite, ruptura prematura das membranas, óbito fetal, sepse pós-parto e complicações neonatais como pneumonias, displasia broncopulmonar, hipertensão pulmonar persistente, mortalidade por insuficiência respiratória grave, meningites, infecções crônicas do sistema nervoso central e baixo peso ao nascer[27-33]. Alguns mecanismos da associação entre a infecção micoplásmica e o nascimento pré-termo não estão bem definidos. A indução do parto prematuro parece depender do fato de o agente gerar uma reação inflamatória. Fosfolipases e citocinas produzidas pela resposta inflamatória podem desencadear contrações uterinas e nascimento prematuro[34].

– Associa-se ainda com nefrolitíase, artrites, síndrome de Reiter, vaginose bacteriana, DIP, infertilidade e infecção disseminada em imunocomprometidos[7,31,32,35].

M. penetrans

Apresenta elevada soroprevalência nos portadores do HIV, tendo sido isolado na urina de pacientes com sarcoma de Kaposi[6]. É responsabilizado por desencadear uma ativação crônica sobre o sistema imunitário[7].

– Algumas pesquisas associaram esse micro-organismo à síndrome da fadiga crônica e da Guerra do Golfo, como também à fibromialgia e síndrome antifosfolipídio primária[36-38]. Suspeita-se ainda que possa induzir transformações malignas e cancro[7].

M. fermentans

Seu primeiro isolamento foi efetuado a partir do aparelho genital, com identificações posteriores no líquido amniótico, sinovial, na medula óssea e no aparelho respiratório de crianças[39]. Há relato de associações com os casos de fibromialgia, síndrome da fadiga crônica e transformações malignas[7].

– Atualmente, esse procariota é apontado como cofator na infecção por HIV, podendo contribuir com a progressão para AIDS[40].

CONSIDERAÇÕES DIAGNÓSTICAS

A literatura pertinente não define exatamente um único protocolo específico para o diagnóstico sorológico do micoplasma[4].

Alguns autores afirmam que a utilização de técnicas de biologia molecular pode ampliar as condições diagnósticas entre mulheres com complicações obstétricas, assinalando que o achado de PCR positiva é fator de risco para desfechos desfavoráveis mesmo com cultura negativa, apontando que até cerca de 40% de casos com infecção amniótica se apresentam com cultura negativa para *Ureaplasma urealyticum*[41].

Colheita e transporte

As condições ambientais, principalmente o aquecimento, podem, frequentemente, causar dano ao material biológico, prejudicando o diagnóstico. Devido a essa característica, a inoculação das amostras em meio de cultura ou de transporte imediatamente é importante (10B, SP2, SP4). Se não ocorrer transporte rápido ao laboratório, podem ser refrigeradas a 4°C e conservadas por longo período em temperaturas a –70°C ou em azoto líquido[1,4].

Cultura

Existe cultivo para a pesquisa de micoplasma para quase todos os produtos biológicos[1,4].

A cultura é considerada fundamental para o diagnóstico definitivo. Embora não se conheça um único meio que permita o crescimento de todas as espécies patogênicas, geralmente se utilizam os meios líquidos de Shepard (A3, U9 e M42) e o meio sólido (A7) para isolamento, identificação e titulação dos micoplasmas. O *Ureaplasma urealyticum* geralmente é identificado pelo meio U9, e o *Mycoplasma hominis*, pelo M42.

As titulações são expressas em CCU/mL (*color change unit*/mL). Já que os micoplasmas podem compor a flora normal de algumas pacientes, considera-se que uma titulação de 10^3CCU/mL pode demonstrar um desequilíbrio local, podendo representar complicações genitais. Com títulos acima de 106CCU/mL, geralmente está instalada infecção.

Outros protocolos descritos relacionam o meio SP4 e o de Hayflick modificado com possibilidades de diagnóstico para o *M. hominis* e também de outras espécies com crescimento muito lento. O meio B Broth também tem sido recomendado para o isolamento de *Ureaplasma* spp. e *M. hominis* concomitantemente[1,4]. Existem preparados comerciais que, além de identificarem esses dois micoplasmas, possibilitam a quantificação e a execução de testes de sensibilidade à antibioticoterapia.

Os *M. fermentans*, *M. penetrans* e *M. genitalium* são considerados espécies de identificação difícil, necessitando de meios especiais.

Descreve-se ainda a técnica utilizada por Cunha et al., que destaca material colhido após assepsia prévia com solução fisiológica estéril do fundo de saco de Douglas e cervical, utilizando *swabs* neutros e alginatados. Essa amostra deve ser colocada em 3mL do meio de transporte A3xb e processada, não sendo descrito prejuízo significativo na viabilidade dos micoplasmas após a manutenção em geladeira por até 48 horas. A incubação a 37°C em microaerofilia seguiu-se à semeadura. Essa deverá ser feita em 2,5mL de meio líquido U10 e MLA, observando-se o comportamento bioquímico do *Ureoplasma urealyticum* e pelo *Mycoplasma hominis*. Na sequência, deve-se semear 0,1mL do meio de transporte no meio sólido A7. As colônias de *M. hominis* apresentam aparência típica de ovo frito, com 20-300mm de diâmetro. O *U. urealyticum* pode ser caracterizado por colônias diminutas de aparência granular e coloração marrom, com 15 a 60mm de diâmetro. Utilizando-se a técnica de microtitulação, quantificam-se as amostras, aceitando como títulos normais: *Ureaplasma urealyticum* < 104CCU/mL e *Mycoplasma hominis* < 10^3CCU/mL[42].

Testes sorológicos

Detecção de antígenos – a baixa sensibilidade e especificidade limitam o método utilizado para pesquisa de *M. pneumoniae*, porém com semelhança antigênica com *M. genitalium*[4,20].

Detecção de anticorpos – foram descritos em gestantes com má evolução obstétrica, por provável etiologia infecciosa, altos títulos de anticorpos anti-*U. urealyticum*, mesmo contando com a baixa imunogenicidade dos micoplasmas genitais[43,44]. As técnicas mais frequentemente utilizadas são a de ELISA, cujos valores positivos variam de acordo com a padronização dos laboratórios que a padronizaram, de modo que títulos superiores a 160 devem ser considerados significativos[45], e a de inibição metabólica, que considera sorologia positiva títulos superiores a 32, valor normal títulos inferiores a 16 e sequela sorológica quando os títulos alcançam valores intermediários aos limites citados. Essa técnica potencialmente pode sofrer interferência durante a terapêutica medicamentosa.

Deve-se ser as limitações das pacientes imunocomprometidas, opção útil quando a cultura ou as técnicas de biologia molecular são impossíveis de aplicação. Recomenda-se a pesquisa de anticorpos IgM e IgG. Independentemente do tipo de infecção e do grupo etário, a dosagem de IgA parece ser o melhor indicador de infecção recente[4,20].

Técnica de biologia molecular

Sondas de DNA – devido à sua baixa sensibilidade e especificidade, essa técnica foi substituída por outra[4].

Técnicas de PCR – a técnica da *polymerase chain reaction* (PCR) pode ser utilizada para a identificação de quase todas as espécies, utilizando qualquer produto biológico[4]. Essa metodologia está sendo cada vez mais utilizada para a detecção do micoplasma nos materiais biológicos[46].

A amplificação de sequências específicas em tempo real para a detecção, por exemplo, do *M. genitalium* tem sido possível por sondas fluorogênicas[47-49]. Alguns autores consideram a metodologia um instrumento relevante propedêutico quando a quantificação não é necessária[50].

Várias vantagens foram assinaladas para o uso da técnica de PCR na prática clínica, incluindo a divulgação de resultados com tempo inferior a 24 horas, antes do início da resposta sorológica e o potencial de identificar os micro-organismos em pacientes assintomáticas e em vigência de antibioticoterapia.

As limitações para essa metodologia são: dificuldade para a quantificação dos micoplasmas no material biológico, baixa especificidade, que dificultam o seguimento do tratamento, embora conte com alta sensibilidade, complexidade técnica e resultados falso-negativos secundários à presença de inibidores da reação.

O quadro 3.62 resume as principais afecções associadas a micoplasmas, produtos biológicos para a pesquisa do agente e métodos de detecção mais apropriados.

EFEITOS NO RECÉM-NASCIDO

O *M. hominis* e o *U. urealyticum* são patógenos importantes que causam morbidades em recém-nascidos como pneumonia, bacteriemia e meningite[51]. A contaminação do recém-nascido (RN) pode se dar de três formas: infecção ascendente; infecção durante a passagem pelo canal de parto contaminado; e infecção hematogênica por disseminação a partir da placenta para os vasos umbilicais.

Os ureaplasmas podem invadir o líquido amniótico precocemente na gestação e aí permanecer por várias semanas. Sua detecção no líquido amniótico no segundo e no terceiro trimestres de gestação se correlaciona com parto prematuro[34].

O *U. urealyticum* causa pneumonia congênita comprovada pelo encontro do agente no líquido amniótico (por PCR) e aspirado traqueal de RN com < de 24 horas de vida e IgM específica. A radiografia de tórax mostra infiltrado intersticial e formações císticas entre 10 e 14 dias de vida. Esse organismo tem sido encontrado no líquor de RN pré-termo com meningite, hemorragia intraventricular e hidrocefalia[34]. Em prematuros com displasia broncopulmonar (DBP), tem sido identificado o *U. urealyticum* nas vias aéreas e sua associação com DBP foi determinada em recente estudo de Kasper et al.[52]. Vale a pena assinalar que RN em ventilação de longa duração é um achado que merece atenção.

TRATAMENTO

Suscetibilidade à antibioticoterapia – os agentes pertencentes aos grupos das tetraciclinas (contraindicadas na gravidez), lincosamidas, estreptograminas, fluoroquinolonas, macrolídeos, cloranfenicol são geralmente ativos

Quadro 3.62 – Principais afecções associadas a micoplasma, produtos biológicos e métodos de detecção mais apropriados[1,4,6].

Afecção	Micoplasma (sp.)	Produto biológico	Diagnóstico
Uretrite não gonocócica	*M. genitalium* *Ureaplasma* sp.	Exsudato uretral*, urina**	PCR Cultura ou PCR
Pneumonia atípica	*M. pneumoniae*	Secreções, LBA	PCR
Traqueobronquite	*M. pneumoniae*	SET	PCR
DIP	*M. hominis* *M. genitalium*	Exsudato colhido por laparoscopia	Cultura, PCR PCR
Febre pós ou pré-parto	*M. hominis*	Exsudato vaginal	Cultura, PCR
DCP	*Ureaplasma* sp.	LBA	PCR
Corioamnionites	*Ureaplasma* sp.	Líquido amniótico	PCR
Artrites	*Ureaplasma* sp. *M. genitalium* *M. fermentans*	Líquido sinovial	PCR
Fibromialgia/SFC/SGG	*M. pneumoniae* *M. penetrans* *M. fermentans*	Sangue	PCR

* Produto preferencial.
** Sempre que não exista possibilidade de colheita do produto preferencial.
LBA = lavados broncoalveolares; SET = secreções endotraqueais; DIP = doença inflamatória pélvica; DCP = doença crônica do pulmão; SFC = síndrome de fadiga crônica; SGG = síndrome da Guerra do Golfo.

contra os micoplasmas. Já há relatos de casos de resistência à tetraciclina e às quilononas e aminoglicosídeos por cepas de *M. hominis* e *Ureaplasma* spp.

A concentração inibitória mínima é o teste de suscetibilidade aos antibióticos mais utilizado no momento[4].

Como não possui parede celular e não sintetiza ácido fólico, o espectro de antibióticos para o tratamento dos micoplasmas possui limitações, incluindo penicilina, cefalosporina e vancomicina. As sulfonamidas e a trimetoprima agem inibindo a síntese da parede celular, por isso também são contraindicadas.

O *U. urealyticum* é frequentemente suscetível à eritromicina e resistente à clindamicina, diferentemente do *M. hominis*.

A azitromicina, administrada em dose única para o tratamento de uretrite não gonocócica, foi tão efetiva quanto a utilização de doxiciclina por uma semana (contraindicada na gravidez), quando causada pelo *U. urealyticum*[53]. Essa droga não parece ser eficaz contra o *M. hominis*.

A claritromicina inibe a síntese proteica e pode configurar-se em uma opção terapêutica, já provada em uso por via oral, em dose única, para tratamento das uretrites.

O rastreamento dos micoplasmas nas gestantes classicamente fica indicado quando ocorre sangramento persistente no segundo trimestre, atribuível a decidute, ameaça de parto prematuro, cervicite produtora de corrimento abundante, cervicodilatação em gestações com idade gestacional inferior a 32 semanas.

Quanto à duração e à via de administração das drogas eficazes para o tratamento de micoplasmas e ureaplasmas, não está bem estabelecida.

No quadro 3.63 acham-se propostos esquemas terapêuticos para o tratamento.

Nos casos de sangramento intermitente no segundo e terceiro trimestres das gestações, sem etiologia definida por avaliação de imagem, a possibilidade de os micoplasmas servirem de agentes para decidute instalada deve ser considerada. Utilizar azitromicina 1g por via oral em dose única associada à clindamicina 300mg por via oral, de 8 em 8 horas durante cinco dias.

Embora o micoplasma exerça papel relevante nos casos de corioamnionite clínica, a antibioticoterapia deve ser ampla, incluindo também o tratamento da flora anaeróbia associada.

Tratamento do RN

Na pneumonia congênita, é recomendado o uso de eritromicina, se o *Ureaplasma* for o único agente identificado, nas doses de 10mg/kg/dose por via oral da seguinte forma [34,54]:

≤ 7 dias – a cada 12 horas
>7 dias e > 2kg – a cada ≥ 6-8 horas
> 7 dias e ≥ 1,2kg – a cada 8 horas
> 7 dias e < 1,2 kg – a cada 12 horas

Quadro 3.63 – Esquemas propostos.

U. urealyticum			
Azitromicina	1g, via oral	–	Dose única
Claritromicina	250mg, via oral	12/12h	7 dias
Eritromicina	500mg, via oral	6/6h	7 dias
M. hominis			
Cindamicina	300mg, via oral	8/8h	5 dias

A azitromicina, pelas suas ações anti-infecciosas e anti-inflamatórias, está sendo considerada no tratamento de prematuros em risco de desenvolverem DBP[34].

REFERÊNCIAS

1. Taylor P. Medical significance of mycoplasmas. In: Milles RJ, Nicholas RAJ (eds). Methods In molecular biology. Mycoplasma protocols. Totowa: Humana Press Inc; 1998.p.7-12.

2. Krause DC, Taylor-Robinson D. Mycoplasmas which infect humans. In: Maniloff J, McElhaney RN, Finch LR,Baseman JB (eds). Mycoplasmas: molecular biology and pathogenesis. Washington DC: American Society for Microbiology Press; 1992.p.417-35.

3. Razin S, Yogev D, Naot Y. Molecular biology and pathogenicity of mycoplasmas. Microbiol Mol Biol Rev. 1998;62(4):1094-156.

4. Waites KB, Bébéar CM, Robertson JA, Talkington DF, Kenny GE (eds). Laboratory diagnosis of mycoplasmal infections. Cumulative techniques and procedures in clinical microbiology 34. Washington DC: American Society for Microbiology Press; 2001.

5. Rivera-Tapia J, Cedillo-Ramirez L, Vega-Benitez M. Mycoplasmas y su importancia médica. Rev Biomed. 2001;12(4):262-71.

6. Taylor-Robinson D, Furr PM. Update on sexually transmitted mycoplasmas. Lancet. 1998;351 Suppl 3:12-5.

7. Baseman JB, Tully JG. Mycoplasmas: sophisticated, reemerging, and burdened by their notoriety. Emerg Infect Dis. 1997;3(1): 21-31.

8. Gomez R, Ghezzi F, Romero R, Muñoz H, Tolosa JE, Rojas I. Premature labor and intra-amniotic infection: clinical aspects and role of the cytokines in diagnosis and pathophysiology. Clin Perinatol. 1995;22(2):281-342.

9. Yoon BH, Romero R, Park JS, Chang JW, Kim YA, Kim JC, Kim KS. Microbial invasion of the amniotic cavity with *Ureaplasma urealyticum* in associated with a robust host response in fetal, amniotic, and maternal compartments. Am J Obstet Gynecol. 1998; 179(5):1254-60.

10. Rivera-Tapia J, Cedillo-Ramirez L, Juárez C. Some biological features of mollicutes. Rev Latinoam Microbiol. 2002;44(2):53-7.

11. Judlin P. Mycoplasmes génitaux. Gynecol Obstet Fertil. 2003;31 (11):954-9.

12. Hilliard N, Duffy L, Crabb D, Waites K. In vitro comparison of agar and microbroth dilution methods for determination of MICs for Mycoplasma hominis. J Microbiol Methods. 2005;60(2):285-8.

13. Perni SC, Vardhana S, Korneeva I, Tuttle SL, Paraskevas LR, Chasen ST, et al. Mycoplasma hominis and Ureaplasma urealyticum in midtrimester amniotic fluid: association with amniotic fluid cytokine levels and pregnancy outcome. Am J Obstet Gynecol. 2004;191(4):1382-6.

14. Cunha RAF, Takei K, Takimoto S, Cury M. Mycoplasma hominis e Ureaplasma urealyticum: pesquisa no material cervical de gestantes. Rev Microbiol. 1988;19(4):379-84.

15. Eschenbach DA. Ureaplasma urealyticum and premature birth. Clin Infect Dis. 1993;17 Suppl 1:S100-6. Review.

16. Krause CD, Taylor-Robinson D. Mycoplasmas which infect humans. In: Maniloff J, McElhaney RN, Finch LR, Baseman JB (eds). Mycoplasmas: molecular biology and pathogenesis. Washington: American Society for Microbiology; 1992.p.417-44.

17. Ishihara S, Yasuda M, Ito S, Maeda S, Deguchi T. Mycoplasma genitalium urethritis in men. Int J Antimicrobial Agents. 2004;24: Suppl 1:S23-7.

18. Pépin J, Labbé A, Khonde N, Deslandes S, Alary M, Dzokoto A, et al. Mycoplasma genitalium: an organism commonly associated with cervicitis among west African sex workers. Sex Transm Infect. 2005;81(1):67-72.

19. Falk L, Fredlund H, Jensen J. Signs and symptoms of urethritis and cervicitis among women with or without Mycoplasma genitalium or Chlamydia trachomatis infection. Sex Transm Infect. 2005;81(8):73-8.

20. Uusküla A, Kohl PK. Genital mycoplasmas, including Mycoplasma genitalium, as sexually transmitted agents. Int J STD AIDS. 2002;13(2):79-85.

21. Keane FAE, Thomas BJ, Gilroy CB, Renton A, Taylor-Robinson D. The association of Chamydia trachomatis and Mycoplasma genitalium with non-gonococcal urethritis: observation on heterosexual men and their female partners. Int J STD AIDS 2000;11(7):435-9.

22. Totten PA, Schwartz MA, Sjostrom KE, Kenny GE, Handsfield HH, Weiss JB, et al. Association of Mycoplasma genitalium with non-gonococcal urethris in heterosexual men. J Infect Dis. 2001; 183(2):269-76.

23. Blaylock M, Musatovova O, Baseman J, Baseman J. Determination of infectious load of Mycoplasma genitalium in clinical samples of human vaginal cells. J Clin Microbiol. 2004;42(2):746-52.

24. Sturm P, Moodley P, Khan N, Ebrahim S, Govender K, Connolly C, et al. Aetiology of male urethritis in patients recruited from a population with a high HIV prevalence. Int J Antimicrobial Agents. 2004;24 Suppl 1:S8-14.

25. Kong F, Sillis M, Robertson JA. Molecular genotyping of human Ureaplasma urealyticum species based on multiple-banded antigen (MBA) gene sequences. Int J Syst Evol Microbiol. 2000;50(5): 1921-9.

26. Kihç D, Basar M, Kygusuz s, Yilmaz E, Basar H, Batislam E. Prevalence and treatment of Chlamydia trachomatis, Ureaplasma urealyticum, and Mycoplasma hominis in patients with non-gonococcal urethritis. Jpn J Infect Dis. 2004;57(1):17-20.

27. Mitsunari M, Yoshida S, Horie S, Horie S, Tsukihara S, Harada T, et al. Cervical Ureaplasma urealyticum colonization might be associated with increased incidence of preterm delivery in pregnant women without prophlogistic microorganisms routine examination. J Obstet Gynaecol Res. 2005;31(1):16-21.

28. Gerber S, Vial Y, Hohlfeld P, Witkin S. Detection of Ureaplasma urealyticum in second- trimester amniotic fluid by polymerase chain reaction correlates with ubsequent preterm labor and delivery. J Infect Dis. 2003;187(3):518-21.

29. Yoon B, Romero R, Lim J, Shim SS, Hong JS, Shim JY, et al. The clinical significance of detecting Ureaplasma urealyticum by the polymerase chain reaction in the amniotic fluid of patients with preterm labor. Am J Obstet Gynecol. 2003;189(4):919-24.

30. Aaltonen R, Jalava J, Laurikainen E, Karkkainen U, Alanen A. Cervical *Ureaplasma urealyticum* colonization: comparison of PCR and culture for its detection and association with preterm birth. Scand J Infect Dis. 2002;34(1):35-40.

31. Kotecha S, Hodge r, Schaber A, Miralles R, Silverman M, Grant W. Pulmonary *Ureaplasma urealyticum* is associated with the development of acute lung inflammation and chronic lung disease in preterm infants. Pediatr Res. 2004;55(1):61-8.

32. Aujard Y, Maury L, Doit C, Mariani-Kurkdjian P, Baud O, Farnoux C, et al. *Ureaplasma urealyticum*, *Mycoplasma hominis* et pathologies néonatales: données personelles et revue de la litérature. Arch Pediatr. 2005;12 Suppl 1:S12-8.

33. Castro-Alcaraz S, Greenberg E, Bateman D, Regan JA. Patterns of colonization with *Ureaplasma urealyticum* during neonatal intensive care unit hospitalizations of very low birth weight infants and the development of chronic lung disease. Pediatrics. 2002;110(4): 1-7.

34. Bany-Mohammed F. Ureaplasma infections. In: Gomella TL, Cunningham MD, Eyal FG. Neonatology. Management, procedures, on-call problems , diseases, and drugs. 7th ed. New York: McGraw-Hill; 2013.p.930-2.

35. Pavlica L, Draskovié N, Kuljié-Kapulica N, Nikolié D. Isolation of *Chlamydia trachomatis* or *Ureaplasma urealyticum* from the synovial fluid of patients with Reiter's syndrome. Vojnosanit Pregl. 2003; 60(1):5-10.

36. Chaudhri R, Nisar N, Malhotra P, Kumar A, Chauhan V. Polymerase chain reaction confirmed *Mycoplasma pneumoniae* arthritis: a case report. Indian J Pathol Microbiol. 2003;46(3):433-6.

37. Nijs J, Nicolson G, Becker P, Coomans D, Meirleir K. High prevalence of *Mycoplasma* infections among European chronic fatigue syndrome patients. Examination of four *Mycoplasma* species in blood of chronic fatigue syndrome patients. FEMS Immunol Med Microbiol. 2002;34(3):209-14.

38. Yáñez A, Cedillo L, Neyrolles O, Alonso E, Prévost MC, Rojas J, et al. *Mycoplasma penetrans* bacteremia and primary antiphospholipid syndrome. Emerg Infect Dis. 1999;5(1):164-7.

39. Johnson S, Sidebottom D, Bruckner F, Collins D. Identification of *Mycoplasma fermentans* in synovial fluid samples from arthritis patients with inflammatory disease. J Clin Microbiol. 2000;38(1):90-93.

40. Campo L, Larocque P, Malfa T, Blackburn WD, Watson HL. Genotypic and phenotypic analysis of *Mycoplasma fermentans* strains isolated from different host tissues. J Clin Microbiol. 1998;36(5):1371-7.

41. Yoon BH, Romero R, Kim M, Kim EC, Kim T, Park JS, et al. Clinical implications of detection of *Ureaplasma urealyticum* in the amniotic cavity with the polymerase chain reaction. Am J Obstet Gynecol. 2000;183(5):1130-7.

42. Guibert M, Lebrun L, Magny JF, Copinz MM, Vial M. Intérêt et limites de la recherche de Mycoplasma hominis et Ureaplasma urealyticum dans le liquide gastrique des nouveu-nés. Pathol Biol. 1991;39(4):287-9.

43. Horowitz S, Mazor M, Horowitz J, Porath A, Glezerman M. Antibodies to *Ureaplasma urealyticum* in women with intraaminiotic infection and adverse pregnancy outcome. Acta Obstet Gynecol Scand. 1995;74(2):132-6.

44. Moller BR, Taylor-Robinson D, Furr PM, Toft B, Allen J. Serological evicente that chlamydiae and mycoplasmas are involved in infertility of women. J Reprod Fertil. 1985;73(1):237-40.

45. Kenny GE, Cartwright FD. Susceptibilities of *Mycoplasma hominis*, *Mycoplasma pneumoniae* and *Ureaplasma urealyticum* to new glycylcyclines in comparison with those to older tetracyclines. Antimicrob Agents Chemother. 1994;38(11):2628-32.

46. Stellrecht K, Woron A, Mishrik N, Venezia R. Comparison of multiplex PCR assay with culture for detection of genital mycoplasmas. J Clin Microbiol. 2004;42(4):1528-33.

47. Domingues D, Tavira L, Duarte A, Sanca A, Prieto E, Exposto F. Genital mycoplasmas in women attending a family planning clinic in Guine-Bissau and their susceptibility to antimicrobial agents. Acta Trop. 2003;86(1):19-24.

48. Yoshida T, Deguchi T, Ito M, Maeda S, Tamaki M, Ishiko H. Quantitative detection of *Mycoplasma genitalium* from first-pass urine of men with urethritis and assymptomatic men by real-time PCR. J Clin Microbiol. 2002;40(4):1451-5.

49. Mallard K, Schopfer K, Bodmer T. Development of real-time PCR for the differential detection and quantification of *Ureaplasma urealyticum* and *Ureaplasma parvum*. J Microbiol Methods. 2005; 60(1):13-8.

50. Blanchard A, Hentschel J, Duffy L, Baldus K, CasseL GH. Detection of *Ureaplasma urealyticum* by polymerase chain reaction in the urogenital tract of adults, in amniotic fluid, and in the respiratory tract of newborns. Clin Infect Dis. 1993;17 Suppl 1:S148-53.

51. Sobouti B, Fallah S, Mobayen M, Noorbakhsh S, Ghavami Y. Colonization of *Mycoplasma hominis* and *Ureaplasma urealyticum* in pregnant women and their transmission to offspring. Iran J Microbiol. 2014;6(4):219-24.

52. Kasper DC, Mechtler TP, Böhm J, Petricevic L, Gleiss A, Spergser J, et al. In utero exposure to *Ureaplasma* spp. is associated with increased rate of bronchopulmonary dysplasia and intraventricular hemorrhage in preterm infants. J Perinat Med. 2011;39(3):331-6.

53. Stamm WE, Hicks CB, Martin DH, Leone P, Hook EW 3rd, Cooper RH, et al. Azithromycin for empirical treatment of the nongonococcal urethrites syndrome in men. JAMA. 1995;274(7):545-9.

54. Douma CE, Gardner JS. Common neonatal intensive care unit (NICU) medication guidelines. In: Cloherty JP, Eichenwald EC, Hansen AR, Stark AR. Manual of neonatal care. 7th ed. Philadelphia: Woters Kluwer/Lippincott Williams & Wilkins; 2012.p. 886-931.

Papilomavírus Humano

Rogério Gomes dos Reis Guidoni
Rodrigo Ferreira Buzzini
Antonio Guilherme Moreira Porto

O papilomavírus humano (HPV) é um vírus epiteliotrófico com potencial carcinogênico composto por material genético de DNA, pertencente à família Papoviridae, com mais de 100 subtipos diferentes, sendo que aproximadamente 30 deles são capazes de provocar infecção no ser humano.

Sua primeira visualização foi realizada em 1949 com o uso da microscopia eletrônica, mas somente em 1954, com estudo epidemiológico de Barrett et al.[1] em lesões genitais nas esposas dos soldados que retornaram da guerra da Coreia e do Japão e do estudo de Teokharov[2], em 1969, é que foi possível definir que a via de transmissão do vírus causador das verrugas genitais é predominantemente sexual[3].

É um vírus de distribuição universal, considerado hoje o principal fator de risco para ocorrência das lesões precursoras do câncer de colo uterino e ânus. As tabelas 3.18 e 3.19 mostram a correlação entre a infecção pelo HPV e a ocorrência do câncer de colo uterino. Estudos epidemiológicos sugerem etiologia sexualmente transmissível para essas neoplasias genitais.

Tabela 3.18 – Prevalência do HPV no Brasil e no mundo[4].

	Prevalência de HPV no mundo (%)	Prevalência de HPV no Brasil (%)
Citologia oncótica normal	10	17
Lesões de baixo grau	71,6	71,9
Lesões de alto grau	84,9	74,2
Câncer	87,2	86,2

Tabela 3.19 – Evidências relacionando HPV e câncer cervical[5].

Epidemiologia sugere etiologia sexualmente transmissível para NIC
40 a 95% dos casos de NIC contêm DNA do HPV
25 a 50% de NIC está associada com HPV tipo 16 ou 18
80 a 90% dos casos de câncer invasivo contêm DNA de HPV
HPV cervical aumenta risco de NIC e de câncer cervical

NIC = neoplasia intracervical.

O Ministério da Saúde[6], por meio de pesquisa realizada pelo IBGE em 2006, mostrou prevalência de 20,31 casos de câncer do colo uterino em cada 100.000 mulheres do País. Dados da Secretaria Municipal de Saúde da Cidade de São Paulo mostram que, de todos os casos notificados de doenças sexualmente transmissíveis durante 1998 e 2006, 43% são decorrentes de lesões provocadas pelo HPV[7].

Nos EUA, cerca de 1,2 milhão de infecções pelo HPV e 470 mil novos casos de câncer de colo uterino são diagnosticados todos os anos e, apesar dos quase 50 milhões de citologias oncóticas realizadas, elas são capazes de detectar somente 300 mil casos de lesões de alto grau e cerca de 10 mil casos de neoplasias. O governo americano gasta anualmente cerca de 6 bilhões de dólares com rastreio e tratamento das infecções pelo HPV e suas consequências[8,9].

O HPV tem sua estrutura formada por um capsídeo icosaédrico, responsável por sua ação antigênica. Seu genoma, composto por DNA, é circular (forma epissomal) e subdividido em três regiões: controle longo, região de leitura precoce e região de leitura tardia. A região de controle longo é a responsável por elementos regulatórios do genoma. A região de leitura tardia codifica as proteínas estruturais do capsídeo viral, enquanto a região de leitura precoce codifica as proteínas necessárias para a montagem das partículas virais, controle e replicação do DNA. A região precoce contém cinco áreas de leitura diferentes, chamadas de E1, E2, E4, E6 e E7, responsáveis cada uma delas por uma função diferente, que vai desde a replicação viral e integração do DNA viral ao genoma da célula hospedeira, até a supressão dos fatores endógenos protetores da proliferação neoplásica que controlam o processo mitótico celular, como retinoblastoma e p53. Esse mecanismo, exercido de forma mais marcante pelas proteínas transcritas pela região E6 e E7 (denominadas de mais oncogênicas), permite transformação e proliferação de células neoplásicas de maneira descontrolada[3].

O HPV infecta pele e mucosas, replicando-se nos núcleos das células epiteliais infectadas. É uma infecção cada vez mais comum e normalmente autolimitada, já que as células epiteliais estão em constante proliferação e sofrem processo de descamação contínuo, o que permite eliminação das células infectadas.

O HPV penetra no hospedeiro através de microtraumatismos na mucosa genital, frequentes durante o intercurso sexual. O vírus tem tropismo pelo epitélio escamoso, provocando lesões caracterizadas por hiperplasia epitelial marcadas por acantose em graus variáveis e papilomatose associadas ou não à paraqueratose.

Há dois grupos classificando os vírus, de acordo com sua agressividade, em alto e baixo graus. Os representantes dos HPV ditos de alto grau são principalmente os dos tipos 16, 18, 31, 33, 35 e 45, têm alto poder oncogênico e estão relacionados com o desenvolvimento de lesões de alto grau que culminam, em última análise, evoluindo para câncer do colo uterino. Já os HPV pertencentes ao grupo nomeado de baixo risco, como os dos tipos 6, 11, 42, 43 e 44, de baixo potencial oncogênico, provocam as lesões de baixo grau, tais como condilomas e verrugas genitais[3].

É uma infecção transmitida predominantemente por via sexual, com maior incidência de infecção nas mulheres com faixa etária entre 20 e 39 anos, fase de maior atividade sexual, embora hoje já seja possível encontrar lesões decorrentes da infecção nas adolescentes, haja vista a marcante precocidade sexual característica da sociedade moderna. Outros grupos que apresentam maior prevalência da infecção são as mulheres com múltiplos parceiros, tabagistas, alcoólatras, com história de outras doenças sexualmente transmissíveis e aquelas nuligestas[9]. Outro dado importante é que parceiras de homens acometidos se apresentam infectadas em 80% das vezes[10].

Na gravidez, a incidência da forma clínica está em torno de 1,5%, enquanto lesões subclínicas ocorrem aproximadamente em 8 a 15% das gestantes[3]. Em estudo de metanálise, Medeiros et al. concluíram que a prevalência de HPV nas gestantes, após pesquisa biomolecular utilizando PCR, foi de 24,3%, enquanto a taxa de transmissão vertical ficou em torno de 4,8%[11].

Aproximadamente três meses depois do aparecimento das primeiras lesões, clínicas ou subclínicas, ocorre resposta imune do hospedeiro que influenciará o comportamento das lesões causadas pelo HPV. Em 10 a 20% dos casos, essas lesões regridem; em 60 a 80% não aparecem novas lesões e, nos 10 a 20% restantes, as lesões podem crescer e se tornar resistentes ao tratamento[12]. Imunidade humoral, representada por anticorpos circulantes, parece não exercer efeitos sobre a predisposição ou controle do HPV[13]; todavia, níveis aumentados desses anticorpos podem influir na frequência das reinfecções. Imunidade celular sistêmica é o fator mais importante na predisposição à infecção e na regressão da lesão, sendo a gestação exemplo do déficit de imunidade celular e facilitação da progressão das lesões pelo HPV. Imunidade celular local também exerce papel importante quando a infecção está situada nas mucosas.

Gestantes HIV positivas têm maior prevalência de infecções genitais pelo papilomavírus, que aparecem com incidência quatro a oito vezes maior em relação às soronegativas, e também é encontrado nessas gestantes comprometimento da mucosa anal, intimamente relacionado ao câncer do ânus[14]. O risco relativo de a paciente HIV positiva desenvolver neoplasia intracervical (NIC) está relacionado à contagem de CD4 e, quando presentes, essas neoplasias se caracterizam pela evolução mais agressiva[15]. A tabela 3.20 mostra o risco relativo para o desenvolvimento de NIC nessas pacientes.

Tabela 3.20 – Risco relativo para NIC em pacientes HIV positivas portadoras de HPV[15].

Contagem CD4	Risco relativo	95% Intervalo de confiança
> 500	1,14	1,00-1,32
200-500	1,30	1,15-1,62
< 200	1,65	1,23-3,41

DIAGNÓSTICO

Infecção pelo HPV no trato genital feminino pode apresentar-se de três formas: clínica, subclínica ou latente.

Forma clínica – sob forma de excrescências papilomatosas pedunculadas ou sésseis que recebem o nome de condiloma (nós dos dedos) acuminado (apontado), assumem coloração branca, cinza ou vermelha e podem ser hiperceratóticas ou tornarem-se secundariamente infectadas e/ou ulceradas. Essas lesões, usualmente, têm diâmetro entre 1 e 4mm e altura entre 2 e 15mm, são diagnosticadas a olho nu, frequentemente múltiplas, com localização mais frequente em vulva e vestíbulo vaginal, mas em 20% dos casos há acometimento de períneo e região anal. Sob ação de solução de ácido acético a 2%, tornam-se esbranquiçadas; há tendência para se confluírem e formarem placas ou massas multilobadas, durante a gravidez aumentam extraordinariamente de volume e ficam muito vascularizadas com fácil sangramento ao contato. Condilomas acuminados representam apenas pequena porcentagem das infecções pelo HPV, raramente estão relacionados com evolução para neoplasia e são determinados pelos sorotipos 6 e 11, de baixo potencial oncogênico[16].

Forma subclínica – é a forma de infecção pelo HPV evidenciável pela colposcopia, após aplicação de ácido acético, está comumente localizada no colo uterino, são "condilomas planos invisíveis". Colposcopia é um método indispensável para o diagnóstico da infecção genital pelo HPV; deve ser utilizada rotineiramente, na identificação, na avaliação da extensão e na evolução das lesões, além de direcionar biópsias. Achados colposcópicos encontrados na infecção cervicovaginal pelo HPV são classificados em quatro grupos: condiloma acuminado, condiloma espiculado, condiloma plano e condilomatose cervicovaginal.

Forma latente – corresponde à infecção pelo HPV diagnosticada apenas com técnicas laboratoriais, entre as quais são ressaltadas a citologia oncótica, a histopatologia e a biologia molecular.

Na gravidez, o diagnóstico não difere daquele fora do período gravídico, apesar de alguns critérios diagnósticos não serem aplicáveis, e a gestação pode atuar como elemento de interferência na interpretação colposcópica. Desse modo, sempre que surgir suspeita colposcópica de HPV em gestante, é necessário estudo histológico; elementos como relevo e irregularidades da superfície são característicos do estado gravídico, causados pelo edema acentuado ou por eventual deciduose estromal[17]. Além disso, aspecto como captação irregular do iodo (iodo salpicado), em área de zona de transformação atípica, representa achado de difícil interpretação, tanto pode ser efeito da gravidez como do HPV.

O quadro 3.64 demonstra as manifestações clínicas relacionadas aos diferentes tipos do HPV, e o quadro 3.65, os tipos de HPV relacionados ao câncer cervical, segundo Ferenczy[18].

Quadro 3.64 – Manifestações clínicas mais comuns dos diferentes tipos de HPV[18].

Clínica	Sorotipos
Verruga vulvoperineal	6, 11
Neoplasia intraepitelial de colo, vulva, pênis e ânus	6, 11, 16, 18, 31, 33, 35
Papiloma de laringe	6
Verrugas vulgares	1, 2

Quadro 3.65 – Tipos de HPV relacionados a risco de câncer cervical[18].

Tipos de HPV	Risco de câncer cervical
6/22, 42-44	Baixo ou nenhum
31, 33, 35, 39, 51, 52, 53, 55, 58, 59, 63, 66, 68	Intermediário
16/18, 45, 56	Alto

Citologia oncótica

Representa importante exame para o rastreamento do HPV e não sofre alterações de interpretações durante a gravidez. O diagnóstico citológico é baseado em alterações morfológicas decorrentes da atividade viral, sendo as mais sugestivas de infecção pelo HPV a coilocitose e a disqueratose. Coilocitose caracteriza-se pela presença de células superficiais e/ou intermediárias alargadas, com bordas citoplasmáticas irregulares e com distinta zona perinuclear mais clara rodeada por área de citoplasma espesso. Disqueratose está representada por atipia nuclear associada à queratinização citoplasmática anômala. Outras alterações citológicas, denominadas menores, como coilocitose e disqueratose mínimas, núcleo hipercromático, binucleação e multinucleação, podem estar presentes, e a associação dessas podem ser sugestivas de infecção pelo HPV. Morse et al.[19], comparando a hibridização molecular com a citologia, verificaram que quando se utiliza somente a coilocitose, como critério citológico, a concordância entre os métodos é de somente 48%, porém quando se amplia o diagnóstico utilizando-se para tal as alterações menores, além da coilocitose, a concordância entre os métodos se faz em 75% das vezes. Schneider et al.[20] apresentaram números ainda mais expressivos, 15% contra 84%, respectivamente.

Histopatologia

O estudo histopatológico gradua a gravidade da lesão, mas não identifica o tipo de HPV presente nem o comportamento biológico com a evolução da lesão. Sob o ponto de vista histológico, a infecção pelo HPV se traduz por hiperplasia epitelial com acantose em graus variáveis e papilomatose. Também pode ser encontrada coilocitose. Neoplasias intracervicais estão frequentemente associadas ao HPV.

Na paciente HIV positiva não existe boa correlação entre os exames colpocitológicos e histopatológicos. Estudo comparativo de 47 pacientes HIV positivas com 161 HIV negativas mostrou nas soropositivas diferença significativa (49% **vs.** 27%) de resultados histológicos que mostraram maior gravidade quando relacionados aos resultados da colpocitologia[21]. Nesse trabalho, 24 pacientes HIV positivas tinham no exame citológico resultado compatível com NIC I, mas, quando submetidas a colposcopia e biópsia dirigida, em 62% delas foi diagnosticado NIC II ou NIC III. Outra diferença observada nos dois grupos de pacientes foi que neoplasias mais agressivas predominavam nas mulheres soronegativas com idade mais avançada, enquanto nas portadoras de HIV a distribuição das neoplasias era similar nas várias faixas etárias. Mulheres soropositivas para HIV com resultado de exame colpocitológico negativo podem ter exame histológico positivo em biópsias dirigidas[22].

Validade do exame de colpocitologia para NIC é relativa em mulheres HIV positivas, e 43% dos exames negativos são acompanhados de resultados positivos nas biópsias cervicais.

A baixa sensibilidade do exame de Papanicolaou para NIC em gestante HIV positiva exige, na paciente portadora de HPV, auxílio da colposcopia e da biópsia cervical para identificar lesões com maior nível de gravidade do que as sugeridas pela citologia. O valor preditivo positivo do exame de Papanicolaou é alto, chegando a 96%, justificando abordagem agressiva diante do resultado positivo; repetição diante de resultados negativos deve ser feita a cada 6 meses.

Biologia molecular

A reação em cadeia da polimerase (PCR) é um método que utiliza uma enzima capaz de sintetizar e amplificar sequências de DNA específicas de tipo viral, mesmo se houver apenas uma única cópia dessa molécula. Pode-se então usar sequenciamento do DNA para identificar os subtipos virais. É o método de maior sensibilidade.

A captura híbrida é de fácil execução e de alta sensibilidade, porém não permite a tipagem viral específica, fornecendo somente o grupo viral a que pertence aquela amostra de esfoliação celular (alto ou baixo risco), já que utiliza sondas de RNA complementares a áreas específicas do genoma da maioria dos tipos virais.

A hibridização *in situ* permite a localização de ácidos nucleicos dentro das células e baseia-se no pareamento complementar de sondas específicas de RNA obtidas pela clonagem em plasmídeo de DNA de HPV conhecido, que são marcadas com isótopo ou marcador não isótopo (biotina e digoxenina). Possui uma vantagem importante em relação às outras técnicas pelo fato de não somente detectar o tipo viral e localizar as áreas afetadas, mas, principalmente, mas sim permitir visualização do estado viral, se epissomal ou ligado ao genoma da célula hospedeira, o que é considerado, para alguns autores, um provável marcador prognóstico.

Vale lembrar que o estado gravídico não modifica sensibilidade e especificidade da técnica de hibridização.

REPERCUSSÕES NA GRAVIDEZ

A incidência da infecção pelo HPV é maior durante a gravidez, mas não há evidência de aumento na incidência de neoplasias cervicais na puerperalidade, com exceção das pacientes HIV positivas. Schneider et al.[23] mostraram que na gestante o número de cópias de DNA-HPV por célula é 10 vezes maior do que na não grávida.

Na gravidez, há aumento das lesões induzidas pelo HPV, devido à maior replicação viral, em decorrência da diminuição da imunocompetência, própria da gestação. A imunidade celular encontra-se diminuída pelo decréscimo das atividades dos linfócitos e pela diminuição de IgA e IgG, contidas no muco cervical. Além disso, altas taxas de esteroides, em especial progesterona, inibem a síntese e a atividade de linfócitos e macrófagos e ocasionam intenso estímulo proliferativo viral, já que o HPV possui receptor esteróidico, que levaria a aumento do número de cópias virais/célula. Associada à imunodepressão, há maior vascularização dos órgãos genitais, favorecendo aumento do número e volume das lesões. O condiloma acuminado na gravidez torna-se volumoso, às vezes preenchendo toda a vagina ou cobrindo o períneo, dificultando a assistência ao parto vaginal (funcionando como distocia de partes moles) e à episiotomia. O intenso prurido promovido pelas lesões vegetativas leva a manipulações com sangramento, ulceração e infecção secundária; no puerpério, essas lesões apresentam redução e até remissão espontânea[24].

Hajek[25], em 1956, descreveu a transmissão vertical do HPV durante o parto. Além do aparecimento de verrugas anais e perineais, há desenvolvimento de papilomatose de laringe na criança, representando o tumor benigno da laringe mais comum na infância e adolescência. A incidência real dessa papilomatose fica difícil de ser estabelecida, calcula-se que seja de 1:100.000. Papilomas laríngeos localizam-se nas cordas vocais e o HPV tipo 6 ou 11 são os dominantes em 92% das vezes[26]. A lesão pode apresentar período de latência prolongado (um terço dos casos é evidente até os 5 anos) e caracteriza-se por ser persistente, recorrente e deformante. Extensão das lesões para a traqueia ocorre em 36% das vezes, sendo raro o prolongamento até o parênquima pulmonar, quando pode ter evolução fatal. O tratamento recomendado é o cirúrgico, com recidiva elevada e pouca melhora, mesmo com introdução do interferon; a transformação maligna é excepcional e deve receber tratamento radioterápico.

A transmissão maternofetal do HPV ocorre principalmente pela via transvaginal, durante a passagem pelo canal de parto; existe possibilidade de transmissão intraútero, através das membranas íntegras, e dados preliminares do trabalho de Tseng et al.[27] indicam que o vírus pode ser transmitido pela via hematogênica através da placenta. Há relato de desenvolvimento de extensa papilomatose de laringe em criança de 7 meses, nascida de cesárea eletiva[28]. Estudos de seguimento de grande número de crianças nascidas de mães com verrugas genitais não mostraram papilomatose de laringe após mais de seis anos de acompanhamento, sugerindo que apenas o parto em canal infectado pode não ser suficiente para determinar a infecção na criança[29]. A utilização de técnicas de hibridização, para pesquisa da orofaringe do recém-nascido, oferecerá mais informações a respeito das possibilidades de contaminação do concepto em função da via de parto. Cerca de 50% das crianças nascidas de mães HPV positivas têm DNA de HPV na mucosa faríngea e 4% dos prepúcios dessas crianças são positivos para DNA de HPV.

Via de parto

O parto cesariano estará indicado nos casos de lesões que funcionem como tumores prévios, ou nas lesões que apresentem maior risco hemorrágico para resolução por via vaginal segundo recomendações do *Centers for Disease Control and Prevention* (CDC) americano, em 2006[30].

TRATAMENTO

Nenhum tratamento existente até o momento, erradica o vírus. Durante a gravidez, a terapia consiste na remoção de lesões verrucosas visíveis e na melhora da sintomatologia, empregando-se fundamentalmente cuidados de higiene local. Lesões residuais geralmente desaparecem após o parto, as formas subclínicas não devem ser tratadas.

O quadro 3.66 apresenta as diversas modalidades terapêuticas descritas para a infecção pelo vírus do HPV.

Quadro 3.66 – Métodos terapêuticos.

Físico	Eletrocauterização Crioterapia com nitrogênio líquido Criocauterização Laserterapia
Químico	Ácido tricloroacético (80-90%) Podofilina gel (10-25%) Podofilotoxina (0,5%) 5-fluorouracil (5%)
Imunológico	Interferon Imiquimod BCG intralesional
Cirúrgico	Exérese (bisturi, laser, alta frequência, alça de Cartier)
Fitoterápico	Ureia gel a 30% (sem evidência científica confirmada de eficácia)

Na gravidez, não se pode recorrer ao amplo arsenal terapêutico utilizado para eliminar o HPV, pois muitos desses medicamentos (podofilina, 5-fluorouracil, interferon) são lesivos para o feto. Recomenda-se não realizar cauterização do colo uterino durante toda a gestação, pois o resultado dessa terapia é bastante limitado e complicações como hemorragias são frequentes, além do risco de interrupção da gravidez; no local cauterizado existe grande proliferação bacteriana que pode funcionar como elemento agressor para a cavidade amniótica.

O tratamento proposto na gestação restringe-se ao ácido tricloroacético (ATA), nas concentrações entre 50 e 80%, respectivamente, uma a três vezes na semana e, aos métodos destrutivos ou ablativos (eletrodissecção, eletrocauterização, crioterapia ou ainda laser de CO_2). Para as lesões mais extensas, a excisão cirúrgica é o método mais empregado. O tratamento preconizado pelo Ministério da Saúde[6] depende do tamanho e do número das lesões, não devendo ser usado método químico em nenhuma fase da gestação. Nas lesões pequenas e isoladas, externas, pode-se realizar termo ou criocauterização, em qualquer fase da gestação; quando localizadas em colo, vagina ou vulva, só devem ser tratadas durante o segundo trimestre. Nas de localização externa, grandes, realizar ressecção com eletrocautério ou cirurgia de alta frequência.

PROFILAXIA

Existem duas vacinas contra o HPV, aprovadas pela ANVISA e disponíveis comercialmente no Brasil: a quadrivalente[31] contra o papilomavírus humano (6, 11, 16 e 18), produzida pela MSD, e a bivalente contra o papilomavírus humano (16 e 18), produzida pela GSK.

As caraterísticas, amplitude de prevenção e intervalo entre as doses para a vacina quadrivalente estão descritas no quadro 3.67.

Quadro 3.67 – Prevenção da infecção (vacinação).

Características	Quadrivalente
Idade de administração	9 a 26 anos
Amplitude de prevenção (tipos de HPV)	6, 11, 16, 18
Intervalo entre as doses das vacinas	0, 2 e 6 meses
Eficácia clínica	
Infecção persistente	89%
Lesão cervical	100%
Verrugas genitais	100%

Para a vacina bivalente contra os HPV tipos 16 e 18, que são os dois tipos altamente oncogênicos[32], a idade para a vacinação de meninas e mulheres é de 10 a 25 anos. Administrar três doses da vacina por via intramuscular, sendo a segunda e a terceira doses no primeiro e sexto meses após a primeira dose.

Gestantes não podem tomar a vacina contra HPV. Se a mulher engravidar e já foi iniciada a vacinação, suspender as doses subsequentes e no puerpério completar o esquema, independente do tempo decorrido desde a última dose[33]. Grávidas que se expuseram inadvertidamente à vacinação não apresentaram complicações fetais ou maternas maiores do que o grupo controle[34].

Essas vacinas são preventivas e, portanto, não tratarão infecções por HPV existentes previamente, nem suas complicações. Até o momento, não há recomendação de doses de reforço.

REFERÊNCIAS

1. Barrett TJ, Silbar JD, McGinley JP. Genital warts-a venereal disease. J Am Med Assoc. 1954;154(4):333-4.
2. Teokharov BA. Non-gonococcal infections of the female genitalia. Br J Vener Dis. 1969;45(4):334-40.
3. Dores GB. HPV na genitália feminina. In: Dores GB (ed). Manual e guia prático de cirurgia de alta frequência – HPV e gravidez. São Paulo: Multigraf Editora Ltda; 1994.p.29-32.
4. Organização Mundial da Saúde. Site da internet. Publications and Technicals reports, 2008. Disponível em: http://www.who.int/hpvcentre/publications/en/ Acessado 2014 agosto 20.
5. Moreland A, Majmudar B, Vernon S. Infecções genitais humanas por papilomavírus. In: Morse AS, Moreland AA, Holmes KK. Atlas de doenças sexualmente transmissíveis e AIDS. Porto Alegre: Artes Médicas; 1997.p.225-39.
6. Ministério da Saúde. Coordenação de DST/AIDS. Manual de Controle das Doenças Sexualmente Transmissíveis; 1997.p.55-6.
7. Secretaria Municipal de Saúde da Cidade de São Paulo: Sistema de Notificação de Doenças Sexualmente transmissíveis (SINDST), dados preliminares até 1/12/2006, PM DST/Aids – SMS/SP.
8. Koutsky LA, Galloway DA, Holmes KK. Epidemiology of genital human papillomavirus infection. Epidemiol Rev. 1988;10:122-63.
9. Ault KA. Epidemiology and natural history of human papillomavirus infections in the female genital tract. Infect Dis Obstet Gynecol. 2006;2006 Suppl:40470. Review.
10. Campion MJ, Clarkson PK, Singer A, Mc Cance DJ. Increased risk of cervical neoplasia in consorts of men with penile condilomata acuminata. Lancet. 1985;1(8435):943-9.
11. Medeiros LR, Ethur AB, Hilgert JB, Zanini RR, Berwanger O, Bozzetti MC, et al. Transmissão vertical do papilomavírus humano: uma revisão sistemática quantitativa. Cad Saúde Públ. 2005;21(4):1006-15.
12. Pereira SRM. Diagnóstico da infecção pelo papiloma vírus humano. Estudo comparativo entre dados epidemiológicos, clínicos, citologia e histopatologia de biópsias dirigidas e provas de biologia molecular [tese]. São Paulo: Universidade Federal de São Paulo; 1997.
13. Maldonado P, Christo Jr WG, Arantes Jr JC. Conduta nas infecções cérvico-vaginais pelo papiloma vírus. Femina. 1994;22(4):229-33.
14. Melbye M, Coté TR, Kessler L, Gail M, Biggar RJ. High incidence of anal cancer among AIDS patients. Lancet.1994;343(8898):636-9.
15. Clark RA, Bradon W, Dumestre J, Pindaro C. Clinical manifestations of infection with the human immunodeficiency virus in women in Louisiana. Clin Infect Dis. 1993;17(2):165-72.
16. Focchi J. Papovavírus. In: Monteleone PPR, Valente CA (eds). Infectologia em ginecologia e obstetrícia. São Paulo: Atheneu; 1997. p.13-9.
17. Gilardi EM, Remotti G. Colposcopia na gravidez. In: De Palo G. Colposcopia e patologia do trato genital inferior. 1ª ed. Rio de Janeiro, Editora Médica e Científica Ltda; 1993.p.199-205.
18. Ferenczy A. Epidemiology and clinical pathophysiology of condiloma acuminata. Am J Obstet Gynecol. 1995;172(4 Pt 2):1331-9.
19. Morse AR, Wickenden C, Byrne M, Taylor-Robinson D, Smith J, Anderson MC. DNA hibridization of cervical scraps: comparison with cytological finding in Papanicolau smears. J Clin Pathol. 1988;41(3):296-9.
20. Schneider A, Sterzik K, Buck G, De Villiers EM. Colposcopy is superior to cytology for the detection of early genital human papillomavirus infection. Obstet Gynecol. 1988;71(2):236-41.
21. Fruchter RG, Maiman M, Sillman FH, Camilien L, Webber CA, Kim DS. Characteristics of cervical intraepithelial neoplasia in women infected with the human immunodeficiency virus. Am J Obstet Gynecol. 1994;171(2):531-7.
22. Melo VH, Araujo ACL, Pires do Rio SM, Castro LPF, Azevedo AA, Castro MM. Problemas ginecológicos mais frequentes em mulheres soropositivas para HIV. Rev Bras Ginecol Obstet. 2003;25(9):661-6.
23. Schneider A, Hotz M, Gissmann I. Increased prevalence of human papillomavirus in the lower genital tract of pregnant women. Int J Cancer. 1987;40(2):198-201.
24. Ferenczy A. HPV-associated lesions in pregnancy and their clinical implications. Clin Obstet Gynecol. 1989;32(2):191-8.
25. Hajek EF. Contribution to the etiology of laryngeal papilloma in children. J Laryngol. 1956;70(3):166-9.
26. Abramson AL, Steinberg BM, Winkler B. Laryngeal papillomatosis: clinical, histopathologic and molecular studies. Laryngoscope. 1987;97(6):678-85.
27. Tseng CJ, Lin CY, Wang RL, Chen LJ, Cang YL, Hsieh TT, et al. Possible transplacental transmission of papillomaviruses. Am J Obstet Gynecol. 1992;166(1 Pt 1):35-40.
28. Shah K, Kashima H, Polk BF, Shah F, Abbey H, Abramson AL. Rarity of cesarean delivery in cases of juvenile-onset respiratory papillomatosis. Obstet Gynecol. 1986;68(6):795-9.
29. Gutman LT, Herman-Giddens ME, Phelps WC. Transmission of human genital papillomavirus disease: comparisons of data from adults and children. Pediatrics.1993;91(1):31-8.
30. Centers for Disease Control and Prevention. Sexually transmitted diseases treatment guidelines. MMWR Recomm Rep. 2006;55 (RR 11):1-94.

31. Markowitz LE, Dunne EF, Saraiya M, Lawson HW, Chesson H, Unger ER, et al. Quadrivalent human papillomavirus vaccine: recommendations of the advisory committee on immunization practices (ACIP). MMWR Recomm Rep. 2007;56(RR 2):1-24.
32. Tovar JM, Bazaldua OV, Vargas L, Reile E. Human papillomavirus, cervical cancer, and the vaccines. Postgrad Med. 2008;120:79-84.
33. Brasil. Ministério da Saúde. Secretaria de Vigilância em Saúde. Departamento de Vigilância de Doenças Transmissíveis. Coordenação Geral do Programa Nacional de Imunizações. Informe Técnico sobre a vacina papilomavírus humano (HPV) na atenção básica. Brasília; 2013.
34. Brasil. Ministério da Saúde. Secretaria de Vigilância em Saúde. Departamento de Vigilância de Doenças Transmissíveis. Coordenação Geral do Programa Nacional de Imunizações. Guia prático sobre o HPV. Perguntas e respostas. Brasília; 2013.

Gonorreia na Gestante e no Recém-Nascido

Davi Francisco Lopez
Lívia Medeiros Almeida Dutra
Nivia Torres dos Santos

Doença também conhecida como blenorragia e, popularmente, como gota matinal, fogagem, pingadeira ou esquentamento[1], é transmitida pela *Neisseria gonorrhoeae*. Ocorre acometimento primário das mucosas do trato genital inferior e, menos frequentemente, da orofaringe, conjuntivas e reto[2].

O risco de contágio para o homem é de aproximadamente 20-30%, e para mulher, de aproximadamente 70-80%[3,4]. Entre as mulheres infectadas, cerca de 60-80% são assintomáticas ou oligossintomáticas[1,2].

Se o paciente não for adequadamente tratado, a transmissibilidade pode durar de meses a anos[1].

AGENTE ETIOLÓGICO

Neisseria gonorrhoeae é um diplococo gram-negativo, intracelular, aeróbio ou anaeróbio facultativo, não flagelado, não formador de esporo, encapsulado, com diâmetro entre 0,6 e 1[6]μ. O homem é seu único hospedeiro natural. Em lâminas coradas pelo método de Gram, os diplococos apresentam-se como duas estruturas em formato semelhante ao feijão (ou rins, segundo alguns), justapostas, espelhadas pela concavidade e aproximadas pela extremidade, geralmente agrupadas em massa no espaço extracelular e/ou no citoplasma de polimorfonucleares[2].

No laboratório, o meio usado para cultura, a partir de material coletado, é o chamado meio de Thayer-Martin, constituído de ágar-chocolate adicionado de agentes antimicrobianos, com a finalidade de inibir o crescimento de outras bactérias não patogênicas. Por ter havido ainda a adição de trimetoprima, tornou-se conhecido como meio de Thayer-Martin modificado, sendo universalmente utilizado[2].

EPIDEMIOLOGIA

No Brasil, assim como em muitos países do mundo, os dados são escassos e em 2003 havia estimativa de mais de 1,5 milhão de casos, segundo dados do Programa Nacional de DST/AIDS do Ministério da Saúde[5]. A OMS[6] estima que ocorram mais de 340 milhões de casos de DST anualmente pelo mundo, com aproximadamente 62 milhões de casos de gonorreia. Em 2013, nos Estados Unidos foram notificados ao CDC 333.004 casos novos de gonorreia[6]. Nos países desenvolvidos, estima-se que aproximadamente 1% ou menos das gestantes sejam portadoras da *N. gonorrhoeae* e, nos países em desenvolvimento, essas taxas podem chegar de 3 a 15%. No Brasil, pesquisa coordenada pelo Ministério da Saúde[7] verificou que a frequência global de gonorreia, entre 2.913 mulheres, apontada em publicação de 2008, foi de 1,5%. Nesse estudo, a mais importante variável preditora da infecção gonocócica foi a idade inferior a 20 anos[7].

A infecção disseminada é mais comum na mulher do que no homem, e na gravidez ocorre principalmente no terceiro trimestre[8-10].

Christmas et al. referem que em 46% das mulheres infectadas pela *N. gonorrhoeae*, também há infecção concomitante pela *Chlamydia trachomatis*, e provavelmente esse número pode ser ainda maior em gestantes adolescentes[11]. Em nosso meio, Jalil et al. encontraram, em amostra de 3.303 gestantes, 10% de mulheres infetadas concomitantemente por *Chlamydia trachomatis* e *N. gonorrhoeae*[12].

A transmissão perinatal, na ausência de profilaxia, pode ocorrer em 30-42% dos casos de gestantes infectadas[13].

MANIFESTAÇÕES CLÍNICAS

O período de incubação pode variar de 1-7 dias, mas habitualmente é de 2-5 dias[1].

Na mulher, embora a infecção seja assintomática em pelo menos 50% dos casos, quando aparente, manifesta-se como cervicite[2,3]. Pode manifestar-se como corrimento mucopurulento e dispareunia. A infecção cervical pode ser acompanhada por infecção da uretra com disúria, polaciúria, urgência miccional. Caso não seja tratada adequadamente, a infecção da endocérvix pode ascender para o útero em cerca de 15% dos casos, além de também alcançar as tubas uterinas, caracterizando a doença inflamatória pélvica (DIP). Os fatores que podem contribuir para essa ascensão incluem: dispositivo intrauterino (DIU) recém-inserido, produtos para lavagem vaginal, adolescência e DIP prévia[3].

Dor pélvica crônica, gravidez ectópica e infertilidade são as principais complicações dessa infecção. A probabilidade de infertilidade aumenta com o número de episódios de DIP, podendo ocorrer em 1% das mulheres no primeiro episódio, 23% no segundo e até 75% com 3 ou mais episódios[3].

Pode ocorrer também faringite, e tanto no homem como na mulher geralmente é assintomática, assim como dor de garganta, febre, presença de exsudato e linfadenomegalia cervical dolorosa. A proctite também costuma ser pouco sintomática, mas pode haver prurido anal, ardência, dor, tenesmo, secreção mucopurulenta e hematoquezia. A conjuntivite não é rara e frequentemente ocorre por autoinoculação, havendo importante hiperemia conjuntival e presença de secreção mucopurulenta abundante, afetando também a córnea, podendo ocorrer perfuração, panoftalmite, e levar à cegueira[2].

Na mulher, pode ocorrer inflamação das glândulas de Bartolhin, que varia desde discreto aumento dessas glândulas até edema importante, dor local e abscesso.

A peri-hepatite de Fitz-Hugh-Curtis ocorre pela extensão direta da *N. gonorrhoeae* ou da *C. trachomatis* da tuba uterina à cápsula hepática e peritônio adjacente, embora alguns casos possam ocorrer por via linfática ou bacterêmica, o que explicaria os raros casos em homens. Ocorre dor abdominal, principalmente na região do hipocôndrio direito[2].

A forma disseminada da infecção é rara, ocorrendo em 0,5 a 3% das infecções não tratadas adequadamente. É um pouco mais frequente na mulher do que no homem. Fatores do hospedeiro podem ser importantes, como a deficiência dos fatores terminais do complemento. Em mulheres, cerca de 70% dos casos de disseminação ocorre durante a menstruação. Geralmente há lesões de pele em 50-75% dos casos[3], artralgia e eventualmente artrite de grandes articulações (geralmente mono ou oligoarticulares) em até 90% dos casos, e mais raramente meningite, endocardite e pericardite[2].

Gonorreia na gravidez

A gravidez geralmente não altera a apresentação clínica da gonorreia. A incidência de DIP é menor no segundo e terceiro trimestres em relação ao primeiro, talvez por efeito de barreira do produto da concepção ou mudanças de hábito sexual[2,3].

Pode haver taxa um pouco maior de faringite gonocócica na gestante, provavelmente por mudança do hábito sexual. Mesmo assintomática, a gestante pode transmitir a infecção para o parceiro e para o recém-nascido (RN). Podem ocorrer ruptura prematura de membranas, parto prematuro e corioamnionite, aumento da mortalidade fetal e perinatal, porém não está claro se a infecção gonocócica é responsável por essas consequências ou se constitui simplesmente um marcador para alto risco dessas ocorrências. Há também controvérsias sobre a possibilidade de a gravidez ser um fator de risco para infecção disseminada[2,14].

Infecção neonatal

O RN pode infectar-se pelo contato com líquido amniótico contaminado, no caso de ter ocorrido ruptura de membranas, ou adquirir a infecção através da passagem por um canal cervical infectado pela *N. gonorrhoeae*[15].

A manifestação clínica mais comum no RN é a conjuntivite gonocócica (*oftalmia neonatorum*) e já foi a principal causa de cegueira nos Estados Unidos, sendo ainda em alguns países pobres. Estima-se que, nos países em desenvolvimento, a incidência de oftalmia neonatal gonocócica varie entre 5 e 50 casos por 1.000 nascidos vivos[5].

O RN pode apresentar conjuntivite entre 2 a 5 dias após o parto, com fotofobia, secreção purulenta, às vezes sanguinolenta, eritema e edema da conjuntiva e que, em casos avançados, pode evoluir para ulceração da córnea e mesmo progredir desfavoravelmente para perfuração, panoftalmite e até cegueira[5]. Pode ocorrer também infecção de faringe, vagina, uretra e ânus.

No RN, a infecção sistêmica é rara, manifestando-se como artrite séptica, que aparece entre 1 e 4 semanas após o parto, sepse ou meningite[15].

A profilaxia pela instilação de uma solução aquosa de nitrato de prata a 1% no saco conjuntival logo após o parto revelou-se altamente eficaz, embora falências ocasionais possam ocorrer (1-2% dos casos)[15]. As principais medidas preventivas incluem a triagem de rotina e o tratamento pré-parto das grávidas infectadas.

No período pós-parto, a contaminação pela *N. gonorrhoeae* pode ocorrer por meio de termômetros de uso retal ou pelas mãos de cuidadores contaminados, na vigência de poucos cuidados higiênicos[16].

DIAGNÓSTICO

A bacterioscopia possui 90-98% de sensibilidade e 95-99% de especificidade no diagnóstico da uretrite no homem[3,4], mas nas infecções da cérvix, reto e nos assintomáticos a sensibilidade diminui para aproximadamente 50%, embora mantenha especificidade alta. Na conjuntivite, a sensibilidade é de 95%[3,4].

A cultura ainda é um método muito importante atualmente e o meio de Thayer-Martin modificado provavelmente é o mais difundido, com sensibilidade de 80-95%[3,4].

Um dos melhores métodos de diagnóstico atualmente é o teste de amplificação de ácido nucleico (NAAT)[3], com sensibilidade de 86% e especificidade de 97%[17], comparáveis à cultura uretral e endocervical, verificando-se diminuição do tempo para o diagnóstico, evitando o uso de amostras de urina ou *swabs* vaginais autocoletados e ainda com a possibilidade de identificar também a *C. trachomatis* na coinfecção. Como desvantagem, o NAAT não fornece informações sobre a sensibilidade da bactéria, o que pode ser muito importante na atualidade, em função da resistência aos medicamentos usados no tratamento.

Diagnóstico diferencial

Nos casos de uretrites, pesquisar também *Chlamydia trachomatis*, *Mycoplasma genitalium*. Na mulher, a coinfecção com *C. trachomatis* pode chegar a 20-40%, e no homem, a 10-20%[3].

Nas infecções vulvovaginais, devem-se pesquisar *C. trachomatis*, *Trichomonas vaginalis*, *M. genitalium*, *Candida* sp., *Gardnerella vaginalis*, vírus do herpes simples.

Na gravidez, o corrimento cervical patogênico deve ser diferenciado do aumento fisiológico de conteúdo vaginal.

O CDC recomenda teste para as DST (HIV, sífilis, HBV, *C. trachomatis* e *Neisseria gonorrhoeae*) na primeira consulta pré-natal e no 3º trimestre da gestação nos seguintes casos: diagnósticos de DST no início da gravidez, permanência de alto risco para adquirir DST durante a gestação, ocorrência de um novo fator durante a gravidez (novo parceiro, mais de um parceiro, droga injetável, tratamento de DST). O CDC também recomenda que para gestantes com menos de 25 anos seja realizado teste para *C. trachomatis* no final da gravidez. Não esquecer de testar também o vírus da hepatite C[18].

TRATAMENTO

Nos EUA, segundo o CDC, a primeira droga indicada para infecção urogenital, cervical e retal é a ceftriaxona 250mg, por via intramuscular, em dose única, mais 1g de azitromicina em dose única, por via oral, ou 100mg de doxiciclina, por via oral, duas vezes ao dia, durante 7 dias[19].

Se não for possível aplicar esse esquema, podem ser usadas duas outras opções para o tratamento das gonorreias urogenital e retal[19]:

1. cefixima, 400mg em dose única, ou azitromicina, 1g por via oral em dose única, ou doxiciclina, 100mg por via oral, duas vezes ao dia, durante 7 dias;
2. se o paciente for alérgico às cefalosporinas, considerar o uso de azitromicina, 2g por via oral em dose única.

O uso de azitromicina, contudo, implica a avaliação cuidadosa, pois a resistência do gonococo é preocupante, o mesmo ocorrendo em relação à doxiciclina. Azitromicina e doxiciclina também agem na *C. trachomatis*. É preciso lembrar que na gestação a doxiciclina é contraindicada, assim como em crianças com até 8 anos de idade[20].

Na Europa, o *European STI Guidelines Editorial Board* faz a seguinte recomendação para o tratamento das gonorreias urogenital e retal: ceftriaxona, 500mg por via intramuscular em dose única, associada à azitromicina, 2g em dose única por via oral[21].

Na faringite o tratamento é feito com ceftriaxona 250mg por via intramuscular em dose única, mais azitromicina 1g por via oral em dose única, ou doxiciclina 100mg/dia, durante 7 dias[18].

Na oftalmia do adulto: usar ceftriaxona 1g por via intramuscular em dose única[18].

Nos casos de forma disseminada, é necessária a hospitalização do(a) paciente e, segundo o *European STI Guidelines Editorial Board*, o tratamento é feito da seguinte forma[21]:

- terapêutica inicial: ceftriaxona, 1g por via intramuscular ou intravenosa a cada 24 horas;
- espectinomicina, 2g por via intramuscular a cada 12 horas.

Continuar a terapêutica durante 7 dias, contudo, podendo ser mudada 24-48 horas depois que os sintomas melhoraram para:

- cefixima, 400mg/dose por via oral, duas vezes ao dia, ou, se for comprovada em laboratório a sensibilidade à fluoroquinolona, usar ciprofloxacino, 500mg/dose por via oral, ou ofloxacino, 400mg/dose por via oral, duas vezes ao dia.

Os antibióticos alternativos às cefalosporinas citadas apresentam resistência importante da *N. gonorrhoeae*, portanto são alternativas pouco adequadas. Há também resistência importante a quinolonas, doxiciclina e azitromicina[18].

A espectinomicina apresenta baixa resistência ao gonococo nos EUA, Europa e Austrália, mas esse antibiótico é pouco usado nesses locais e, quando usado em dose única de 2g, a resistência é mais comum[19].

Esquemas recentes alternativos ao gonococo com sensibilidade diminuída à ceftriaxona sugerem associação de azitromicina, 2g por via oral, com gentamicina, 240mg por via intramuscular, em dose única, ou gemifloxacino (uma quinolona), 320mg por via oral, em dose única, com 99,5 a 100% de cura microbiológica, mas esses estudos ainda são iniciais[22,23].

Pacientes que completam o tratamento recomendado para infecções complicadas não necessitam retornar para o controle de cura. Caso seja usado tratamento alternativo, o paciente deverá retornar após 7 dias do final desse para o controle de cura. Deve-se fazer o tratamento dos parceiros e parceiras para evitar reinfecções.

Prevenção e tratamento no RN

A prevenção da *oftalmia noenatorum* é feita com colírio de nitrato de prata a 1% (método de Credé), instilado no saco conjuntival inferior, retirando-se o excesso da medicação com gaze. No Brasil, esse método foi regulamentado em 1977, pelo Decreto-Lei nº 9.713 e, posteriormente, complementado pelo Decreto-Lei nº 19.941, que normalizou a operacionalização do método. O nitrato de prata tem a desvantagem de ser irritante para os olhos, dando origem a uma conjuntivite química, então, como alternativa, pode-se usar colírio de tetraciclina a 1% ou colírio de eritromicina a 0,5%, até 1 hora após o parto[3,5].

Para o tratamento da oftalmia usa-se penicilina G cristalina durante 7 dias, na dose de 100.000U/kg/dia de 12/12 horas, em RN com menos de 7 dias de vida, ou de 6/6 horas se com mais de 7 dias. Alternativamente, usa-se cefotaxima, 50-100mg/kg/dia 12/12 horas, por via intramuscular, durante 1 dia, ou ceftriaxona, 25-50mg/kg/dia por via intramuscular em dose única, até o máximo de 125mg[3]. Se houver hiperbilirrubinemia, preferir a cefotaxima.

Usar soro fisiológico a 0,9% para higiene ocular. Isolar o RN durante as primeiras 24 horas do tratamento. É importante tratar também os pais.

REFERÊNCIAS

1. Brasil. Ministério da Saúde. Secretaria de Vigilância em Saúde. Departamento de Vigilância Epidemiológica. Doenças infecciosas e parasitárias. 8ª ed. Brasília: Ministério da Saúde; 2010.p.205-7.
2. Penna GO, Hajjar LA, Braz TM. Gonorreia. Rev Soc Bras Med Trop. 2000;33(5):451-64.
3. Pasqualotto AC, Schwarzabold AV. Doenças infecciosas: consulta rápida. Porto Alegre: Artmed; 2006.
4. Klausner JD, Hook EW. Doenças sexualmente transmissíveis. Current diagnóstico e tratamento. Rio de Janeiro: Revinter; 2001.
5. Brasil. Manual do controle das doenças sexualmente transmissíveis. Coordenação Nacional de DST e AIDS. Ministério da Saúde Brasília: PN DST/AIDS; 2006.
6. Centers for Disease Control and Prevention. Sexually transmitted diseases. Gonorrhea. Disponível em: http://www.cdc.gov/std. Acessado 2015 mar 4.
7. Brasil. Ministério da Saúde. Secretaria de Vigilância em Saúde. Programa Nacional de DST e Aids. Prevalências e frequências relativas de doenças sexualmente transmissíveis (DST) em populações selecionadas de seis capitais brasileiras, 2005. Ministério da Saúde, Secretaria de Vigilância em Saúde, Programa Nacional de DST e Aids. Brasília: Ministério da Saúde; 2008.
8. Al-Suleiman SA, Grimes EM, Jonas HS. Disseminated gonococcal infections. Obstet Gynecol. 1983;61(1):48-51.
9. Levens E. Disseminated gonococcal infection. Prim Care Update Ob/Gyns. 2003;10(5):217-9.
10. Sweeney P. Sexually transmitted diseases in pregnancy. Glob libr women's med; 2008.
11. Christmas JT, Wendel GD, Bawdon RE, Farris R, Cartwright G, Little BB. Concomitant infection with Neisseria gonorrhoeae and Chlamydia trachomatis in pregnancy. Obstet Gynecol. 1989;74 (3 Pt 1):295-8.
12. Jalil EM, Pinto VM, Benzaken AS, Ribeiro D, Oliveira EC, Garcia EG, et al. revalência da infecção por clamídia e gonococo em gestantes de seis cidades brasileiras. Rev Bras Ginecol Obstet. 2008; 30(12):614-9.
13. Laga M, Meheus A, Piot P. Epidemiology and control of gonococcal ophthalmia neonatorum. Bull WHO. 1989;67(5):471-8.
14. Handsfield HH, Sparling PF. Neisseria gonnorrhoea. In: Mandell GL, Bennett JE, Dolin R (eds). Mandell, Douglas and Bennett's principles and practice of infectious diseases. 4th ed. New York: Churchill Livingstone; 1995.p.1909-27.
15. Bany-Mohamed F. Gonorrhea. In: Gomella TL, Cunningham MD, Eyal FG (eds). Neonatology. Management, procedures, on-call problems, diseases and drugs. 7th ed. New York: Lange Medical Books/McGraw-Hill; 2013.p.636-7.
16. Goodyear-Smith F. What is the evidence for non-sexual transmission of gonorrhoea in children after the neonatal period? A systematic review. J Forensic Leg Med. 2007;14(8):489-502.
17. Zakher B, Cantor AG, Pappas M, Daeges M, Nelson HD. Screening for gonorrhea and chlamydia: a systematic review for the U.S. Preventive Services Task Force. Ann Intern Med. 2014;161(12): 884-93.
18. Workowski KA, Berman S; Centers for Disease Control and Prevention (CDC). Sexually transmitted diseases treatment guidelines, 2010. MMWR Recomm Rep. 2010;59(RR-12):1-110.
19. Centers for Disease Control and Prevention (CDC). CDC Grand Rounds: the growing threat of multidrug-resistant gonorrhea. MMWR Morb Mortal Wkly Rep. 2013;62(6):103-6.
20. Kulay JRL, Kulay MC, Lapa AJ. Drogas na gravidez e na lactação – Guia prático. São Paulo: Editora Manole; 2007.
21. Bignell C, Unemo M; European STI Guidelines Editorial Board. 2012 European guideline on the diagnosis and treatment of gonorrhoea in adults. Int J STD AIDS. 2013;24(2):85-92.
22. Kirkcaldy RD, Weinstock HS, Moore PC, Philip SS, Wiesenfeld HC, John R, et al. The efficacy and safety of gentamicin plus azithromycin and gemifloxacin plus azithromycin as treatment of uncomplicated gonorrhea. Clin Infect Dis. 2014;59(8):1083-91.
23. Lewis DA. Global resistance of Neisseria gonorrhoeae: when theory becomes reality. Curr Opin Infect Dis. 2014;27(1):62-7.

Sífilis na Gestante

Ana Paula Rocha Veiga
Rogério Gomes dos Reis Guidoni
Antonio Guilherme Moreira Porto

A sífilis, também denominada lues, é doença infectocontagiosa, sistêmica, com evolução crônica e transmissão predominantemente sexual. A transmissão congênita ocorre por via transplacentária ou hematogênica. O agente etiológico é a espiroqueta *Treponema pallidum*, pode simular várias doenças e processos autoimunes.

A doença apresenta quatro estágios, primário, secundário, latente e tardio, sendo importante na transmissão do HIV (vírus da imunodeficiência adquirida) e das hepatites B e C.

A sífilis materna é uma preocupação mundial devido ao difícil controle e ao aumento do número de casos dessa doença nas mulheres em idade reprodutiva e a necessidade de diagnóstico precoce e tratamento adequado para a eliminação da sífilis congênita[1].

A sífilis materna não tratada pode levar ao aborto, prematuridade, morte neonatal ou sequelas como surdez, déficit do desenvolvimento neuropsicomotor e deformidades ósseas, marcando assim a necessidade do controle dessa doença nas gestantes.

A sífilis precoce na gestante não tratada resulta em morte fetal em 40% dos casos e, se infectadas quatro anos antes da gestação, pode levar à infecção fetal em 80% dos casos[2].

EPIDEMIOLOGIA

A epidemiologia da sífilis na gestação e sífilis congênita varia de país a país. A prevalência pode variar de 0,02% no Nordeste da Europa a 4,5% nos Estados Unidos. Na África subsaariana, a prevalência da sífilis no pré-natal varia de 2,5-17,4%. A Organização Mundial da Saúde estima em 1,9 milhão de grávidas afetadas pela sífilis em 2008 e, dessas, menos de 10% são diagnosticadas e tratadas[3].

As taxas de sífilis nos Estados Unidos caíram de 1990 a 2000, após a implementação do Programa Nacional de Eliminação da Sífilis. Embora as taxas de sífilis primária e secundária tenham se reduzido em 89,7% entre 2001 a 2006, ocorrendo a redução, em mulheres, para 1 caso/100.000 habitantes em 2006, nesse mesmo período houve aumento entre homens que fazem sexo com homens[4]. Uma nova análise feita em 2013 mostrou que a taxa de sífilis primária e secundária nos Estados Unidos foi de 5,3 casos/100.000 habitantes, o que corresponde a mais do que o dobro da taxa relatada para 2000, que foi de 2,1 casos por 100.000 habitantes[5].

A sífilis em gestantes passou a ser de notificação compulsória a partir de julho de 2005 no Brasil, desde a publicação da Portaria MS/SVS Nº 33, assinada em 14 de julho de 2005, para melhor controle dessa doença e intervenção adequada no diagnóstico precoce e no tratamento.

No Brasil, estudo de sífilis em parturientes em 2004 apresentou prevalência de 1,6% de mulheres com sífilis no momento do parto. A partir desses dados, foi possível estimar a ocorrência de 50.000 casos de sífilis em gestantes no País para 2005. Em 2014, pesquisa brasileira feita sobre prevalência de sífilis no pré-natal mostrou ser de 1,02% de casos entre 2011 e 2012, que foi semelhante aos dados de 2006, e inferior aos dados de 2004[6].

Levantamento feito pela Disciplina de Obstetrícia da Faculdade de Ciências Médicas de Santos por Porto et al.[7], em 1991, mostrou que 16% das gestantes soropositivas para lues tinham anticorpos anti-HIV positivo. Essa associação está relacionada ao consumo de drogas ilícitas e prostituição, modificando o enfoque propedêutico e te-rapêutico da paciente sifilítica. A utilização da prostituição, para conseguir dinheiro para consumir drogas, faz dessas mulheres reservatório na transmissão da lues e do HIV para seus filhos e para seus clientes.

Sífilis na gravidez é novamente problema de saúde pública. A atenção precisa estar dirigida ao diagnóstico materno, não só durante o pré-natal, como também no momento do parto. Deve-se verificar se a gestante sifilítica usa drogas ilícitas ou é portadora do HIV; nessas circunstâncias, avaliar a possibilidade de comprometimento do sistema nervoso central e a eficácia da terapêutica tradicional. O tratamento fetal nem sempre é adequado e o acompanhamento dessas crianças pode revelar sífilis congênita.

Dados do CDC demonstram a importância das doenças sexualmente transmissíveis nas gestantes, com estimativa anual de novos casos de hepatite B 16.000, HIV 6.400, sífilis < 1.000[8].

A figura 3.109 mostra, esquematicamente, a história natural da sífilis adquirida e a probabilidade de transmissão vertical.

QUADRO CLÍNICO

Na sífilis primária, o cancro duro representa o local de penetração do treponema, podendo desenvolver morfologia atípica, com lesões múltiplas, ou estar em local de difícil visualização. São locais extragenitais de aparecimento do cancro duro: o lábio, a orofaringe e o ânus. A lesão é indolor, ulcerada, de base endurecida com bordas elevadas, tendo fundo liso e brilhante com secreção serosa; persiste durante duas a seis semanas, acompanhada de linfonodos inguinais aumentados e indolores e regride espontaneamente sem deixar sequelas (Quadro 3.68).

Secundarismo luético, com duração de seis semanas a seis meses, manifesta-se com erupções dermatológicas extremamente variadas acompanhadas de micropoliadenopatia, artralgia, febrícula, cefaleia e adinamia. Outras manifestações são representadas pelas manchas eritematosas (roséola sifilítica), pápulas de coloração eritêmato--acastanhada escamosas com localização preferencial nas superfícies palmoplantares, alopecia em clareira ou lesões pápulo-hipertróficas nos órgãos genitais externos, caracterizando o condiloma plano. Mesmo sem tratamento, a doença evolui de forma assintomática caracterizando a fase latente, dividida em precoce (< 1 ano) ou tardia (> 1 ano). Nas sífilis primária, secundária e latente precoce existe espiroquetemia e a possibilidade de transmissão para o parceiro ou para o feto.

Na sífilis terciária, sinais e sintomas aparecem após 3 a 12 anos como lesões cutaneomucosas (gomas), neurológicas (demência), cardiovasculares (aneurisma de aorta) e articulares (artropatia de Charcot).

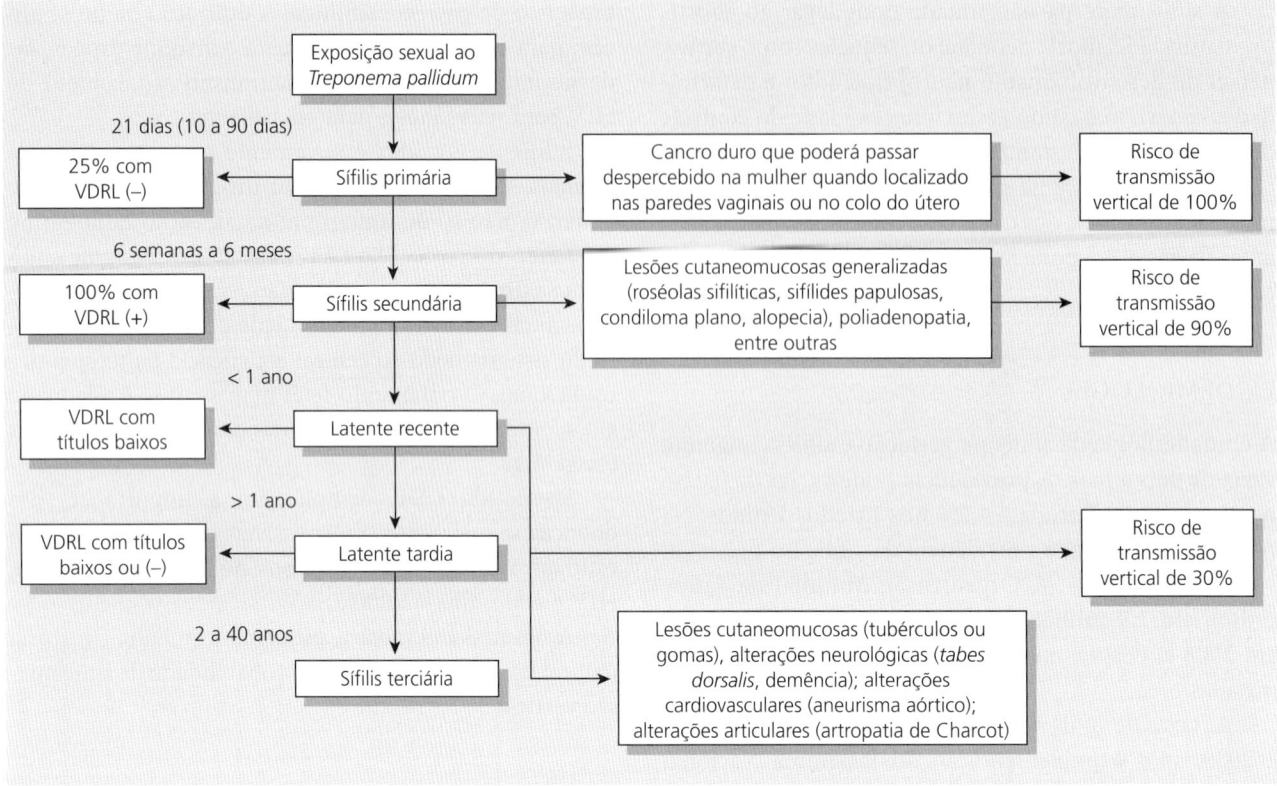

Figura 3.109 – História natural da sífilis adquirida e risco ou probabilidade de transmissão vertical[8].

Quadro 3.68 – Características clínicas da sífilis primária.

Úlcera
- Única e de preferência genital
- Diâmetro geralmente maior que 0,5cm
- Indolor
- Endurecida, bordas elevadas
- Base limpa

Adenopatia
- Inguinal e do mesmo lado da úlcera
- Indolor
- Firme (não flutuante)

Sintomas gerais
- Ausentes

DIAGNÓSTICO

O diagnóstico clínico de sífilis na gravidez depende da fase evolutiva da doença.

O diagnóstico pode ser clínico, pelo cancro duro, na sífilis primária, quando as reações sorológicas podem ser negativas, e pelas lesões de sífilis secundárias[9,10].

No cancro genital, a etiologia sifilítica é confirmada com pesquisa do treponema em campo escuro. O material obtido, com raspado suave da lesão e retirado do exsudato, com avaliação imediata em microscópio com condensador de campo escuro mostra os treponemas móveis e brilhantes. Resultado negativo não exclui o diagnóstico de sífilis, pois poucos organismos podem estar presentes devido à fase de cicatrização ou ao tratamento sistêmico ou local. A sensibilidade do campo escuro ultrapassa 80%.

Testes sorológicos são utilizados principalmente para o diagnóstico da sífilis latente, mas são positivos em 80% dos casos de lesão primária e em praticamente 100% no secundarismo. Anticorpos não específicos para *T. pallidum* são avaliados quantitativamente com os testes RPR (reaginina plasmática rápida) e VDRL (*Venereal Disease Research Laboratory*), servindo tanto para rastrear como para acompanhar o tratamento.

Testes treponêmicos como FTA-Abs (teste de absorção fluorescente contra treponema), MHA-TP (micro-hemaglutinação *T. pallidum*) ou TPI (teste de imobilização do treponema) são qualitativos e confirmam o diagnóstico; teste da micro-hemaglutinação é mais simples, não requer microscópio de fluorescência, mas tem menor sensibilidade.

FTA-Abs pode ser adaptado para detectar tanto IgG como IgM, com a vantagem de confirmar infecção intraútero pela presença de anticorpos do tipo IgM; cuidados devem ser tomados para avaliar o ensaio, pois vários fatores podem bloquear os sítios antigênicos produzindo reações falso-negativas. Para 90% das pacientes tratadas adequadamente, os testes treponêmicos permanecem positivos durante toda a vida.

DIAGNÓSTICO LABORATORIAL

Pesquisa direta do *Treponema pallidum* – Campo escuro

À microscopia em campo escuro, observam-se as bactérias vivas e móveis.

Pesquisa de anticorpos

De forma geral, a utilização de testes sorológicos permanece como sendo a principal forma de se estabelecer o diagnóstico da sífilis. São divididos em testes não treponêmicos (VDRL, RPR) e treponêmicos (TPHA, FTA-Abs, ELISA). O ideal é que seja realizado de rotina o teste confirmatório treponêmico, a partir de todo teste não treponêmico reagente (em títulos de 1:1 o teste não treponêmico é considerado reagente).

Sorologia não treponêmica – o VDRL e o RPR são os testes utilizados para a triagem sorológica da sífilis, tendo em vista sua elevada sensibilidade (RPR – 86 a 100% e VDRL – 78 a 100%) e a possibilidade de titulação, o que permite a avaliação da resposta ao tratamento[11]. Além da elevada sensibilidade, esses testes são de realização técnica simples, rápida e de baixo custo. A principal desvantagem refere-se aos resultados falso-positivos e falso-negativos que podem ser explicados, respectivamente, pela ocorrência de reações cruzadas com outras doenças (tuberculose, hanseníase, doenças autoimunes, infecção pelo vírus Epstein-Barr e hepatites) e pelo excesso de anticorpos, fenômeno conhecido como efeito prozona.

Efeito prozona – reação imunológica devido a uma quantidade excessiva de anticorpos anticardiolipina em soro não diluído, levando a resultados falso-negativos por inibição da floculação. O fenômeno pode ocorrer em 1 a 2% dos pacientes, especialmente no estágio secundário e durante a gravidez. Para evitar a ocorrência do evento, deve-se solicitar sempre a diluição do soro quando da realização do exame.

No Brasil, o VDRL é o teste mais utilizado. O resultado é descrito qualitativamente ("reagente", "não reagente") e, se "reagente", deve ser acompanhado do quantitativo (titulações tais como 1:2, 1:32 etc.), para efeito de diagnóstico e controle de cura. Mesmo sem tratamento, o teste apresenta queda progressiva dos títulos ao longo de vários anos; com a instituição do tratamento, há queda tendendo à negativação, podendo, porém, manter-se reagente por longos períodos, mesmo após a cura da infecção devido à cicatriz sorológica.

Na sífilis recente ou tardia, o tempo para negativação dos testes não treponêmicos, após o tratamento eficaz, é tanto mais demorado quanto maior a duração da infecção ou mais elevados forem os títulos no início do tratamento.

Na sífilis primária ou secundária, os títulos caem de forma exponencial, em geral cerca de quatro vezes (exemplo: de 1:32 para 1:8) ou dois títulos (exemplo: de 1:256 para 1:64) ao fim dos primeiros três meses, e de oito vezes ou quatro títulos ao fim de seis meses, negativando-se em cerca de um ano para sífilis primária tratada e em dois anos para a secundária. Títulos persistentemente positivos, mesmo após tratamento, podem, no entanto, significar infecção persistente ou nova infecção, especialmente se os títulos forem superiores a 1:4.

Sorologia treponêmica – TPHA (*Treponema pallidum hemaglutination*), FTA-Abs (*fluorescent treponemal antibody absorption*), e ELISA (*enzyme-linked immunosorbent assay*): são os testes utilizados para a confirmação da infecção pelo *T. pallidum*, permitindo a exclusão dos resultados falso-positivos dos testes não treponêmicos, tendo em vista sua elevada especificidade (TPHA – 98 a 100%; FTA-Abs – 94 a 100%; ELISA – 97 a 100%)[12,13].

O quadro 3.69 compara os testes para o diagnóstico da sífilis nas fases clínicas primária, secundária, latente e terciária.

Resultados falso-negativos para testes não treponêmicos ocorrem nas seguintes circunstâncias: infecção primária inicial, fase secundária em gestantes HIV positivas e no fenômeno de prozona (excesso de anticorpos no soro testado). Cerca de 30% dos indivíduos com sífilis latente tardia podem ter testes não treponêmicos não reativos. Resultados falso-positivos ocorrem em 1 a 2% dos casos, associados a quadros febris, doenças autoimunes e infecções crônicas. Nas populações com alto consumo de drogas ilícitas, os falso-positivos atingem até 20% dos resultados. Exames falso-positivos apresentam títulos menores que 1/4, exceção para os usuários de drogas. Testes

Quadro 3.69 – Comparação dos testes para o diagnóstico da sífilis nas diferentes fases clínicas e percentual de positividade[14].

Teste	Primária	Secundária	Latente	Terciária
VDRL/RPR	78%	100%	95% (88-100%)	71% (37-94%)
FTA-Abs	84% (70-100%)	100%	100%	96%
Aglutinação treponêmica TPHA	84% (84-100%)	100%	100%	TPHA provavelmente tem um desempenho semelhante ao FTA-Abs

realizados com sangue do funículo umbilical devem ser interpretados com reserva, pela possibilidade de resultados falso-positivos e negativos[15].

Em resumo:

Na sífilis na gestação, a utilidade do VDRL é:

a) Realizar triagem das gestantes na primeira consulta do pré-natal e no início do terceiro trimestre

b) Realizar triagem na admissão para parto ou curetagem por abortamento, independentemente do resultado do VDRL realizado no pré-natal.

c) Permitir o seguimento mensal da gestante tratada.

ROTINA PRÉ-NATAL

Na primeira consulta pré-natal, é obrigatória a solicitação de teste não específico para o rastreamento da sífilis, sendo o VDRL, em nosso meio, o mais utilizado. Diante de resultado positivo, igual ou maior que 1/4, o tratamento é instituído de imediato. Com títulos menores que 1/4, a comprovação da infecção é feita com testes treponêmicos. No terceiro trimestre é repetida reação sorológica, para abranger casos que estavam na fase inicial da infecção primária ou relacionados à contaminação recente.

O *Centers for Disease Control* (CDC) americano[16] recomenda repetição do teste no momento do parto, principalmente para pacientes de maior risco (Fig. 3.110).

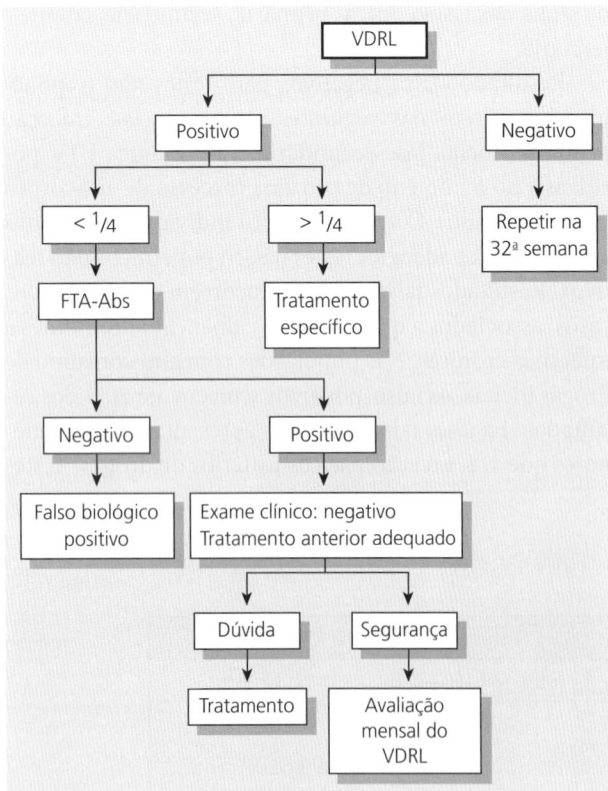

Figura 3.110 – Rastreamento da sífilis na gestação.

O controle pré-natal inadequado é o principal fator para a alta incidência contínua de sífilis congênita[17].

Mais recentemente, testes para a amplificação de ácidos nucleicos, como a reação em cadeia da polimerase (PCR), vêm sendo desenvolvidos e avaliados, com resultados que indicam aumento da sensibilidade (91%) para o diagnóstico da infecção pelo *T. pallidum*[11]. Entretanto, esses testes, além do elevado custo e da complexidade de realização, ainda não estão disponíveis comercialmente, estando limitados a centros de pesquisa.

Estudo do liquor é a única maneira de se fazer o diagnóstico de neurossífilis; confirma-se comprometimento do sistema nervoso central pela pesquisa de VDRL, contagem de leucócitos (+ de 5 mononucleares/mL) e dosagem de proteínas (> 40mg/mL). Nas fases primárias e secundárias da infecção, pacientes assintomáticas mostram alterações liquóricas, mas a maioria não desenvolve neurossífilis quando completado o tratamento[18]. Para gestantes na fase latente da doença, com mais de 1 ano de evolução, o exame liquórico está indicado se os títulos sorológicos estiverem iguais ou maiores que 1/32.

Estudo do liquor serve para orientar esquema de antibioticoterapia e como critério de cura, sendo sua indicação obrigatória em gestantes HIV positivas e nas usuárias de drogas, independente da fase da doença, pois nessas mulheres há maior probabilidade de comprometimento do sistema nervoso central e inadequada resposta terapêutica inadequada. Criança com suspeita ou sífilis congênita comprovada será submetida a estudo liquórico.

DIAGNÓSTICO FETAL

Treponema móvel pode ser pesquisado no líquido amniótico, pela técnica do campo escuro, servindo como marcador de comprometimento fetal. Exame utilizando técnica de PCR mostrou-se 100% específico para a detecção do *Treponema pallidum* tanto no líquido amniótico como no sangue fetal. O diagnóstico pré-natal de sífilis fetal pode ser feito pela cordocentese, mas sua utilidade clínica não está estabelecida[19]. Como a IgM não atravessa a barreira placentária, níveis elevados no funículo umbilical refletem infecção fetal, mas a utilidade clínica da dosagem de FTA-Abs-IgM não está firmada, podendo sua formação dar-se tardiamente, levando a resultados falso-negativos ou positivos. Avaliação de IgG e IgM em soros de recém-nascidos, com evidências clínica e laboratorial de sífilis congênita, mostrou sensibilidade de apenas 73% para FTA-Abs-IgM[20]. Fica definida infecção fetal quando níveis de IgG são quatro vezes maiores no compartimento fetal em relação ao materno, mas em apenas 22% dos casos as crianças têm títulos maiores que os da mãe. Muitas vezes, o diagnóstico de sífilis congênita só pode ser feito de maneira retrospectiva, caso os testes sorológicos maternos e fetais tiverem os mesmos títulos e não encontrar sinais clínicos e/ou radiológicos de comprometimento neonatal. Nessa situação, teste reativo persistente após 15 meses de idade fecha o diagnóstico de infecção intrauterina.

Alterações encontradas no exame de ultrassonografia, como sinais de ascite, caracterizam mau prognóstico neonatal. Hill e Maloney[21] descreveram: hepatoesplenomegalia, obstruções no trato gastrintestinal e placentomegalia em casos de sífilis congênita. O diagnóstico de hidropisia fetal fecha a possibilidade de tratamento intrauterino, sendo a resolução a melhor opção com posterior terapia neonatal. O treponema, alcançando a placenta, provoca perda da proliferação vilosa e diminuição dos vasos sanguíneos com endoarterite e proliferação das células estromais. Lucas et al.[22], nos exames de dopplerfluxometria de gestantes sifilíticas, mostraram aumento da resistência vascular na artéria umbilical e na circulação uteroplacentária, explicando evolução para crescimento fetal retardado, prematuridade e óbito fetal.

INFLUÊNCIA NA GRAVIDEZ

Espiroquetas na circulação materna cruzam a placenta e levam à infecção congênita. O *Treponema pallidum* atravessa a placenta já no primeiro trimestre da gestação, não sendo importante a estrutura da vilosidade corial, com presença do citotrofoblasto, como barreira mecânica. A imunoincompetência fetal evita lesões teciduais até a 18ª semana[23], não sendo, portanto, a sífilis considerada importante causa de abortamento precoce ou determinante de malformação fetal.

O quadro 3.70 mostra os possíveis aspectos da influência da sífilis na gravidez.

Na gestação, o aparecimento de lues primária ou secundária não tratada resultará no nascimento de crianças 100% contaminadas, sendo que 50% serão prematuros ou natimortos e o restante desenvolverá sífilis neonatal. O risco de infecção congênita cai para 40% na fase latente precoce da doença e para 6 a 14% na latente tardia[24]. Sífilis congênita evidente clinicamente ao nascer geralmente representa agressão fetal no início da gestação, sendo as infecções no terceiro trimestre resultantes em quadros assintomáticos.

Quadro 3.70 – Influências da sífilis na gravidez.

Abortamento tardio
Natimortalidade
Prematuridade
Restrição do crescimento fetal
Polidrâmnio
Hidropisia fetal
Sífilis congênita

A placenta sifilítica torna-se pálida e edemaciada, alcança grande tamanho, mantendo com o peso do feto a relação de 1:1. Os achados histológicos consistem de vilosite focal com proliferação perivascular e endovascular com relativa imaturidade do vilo; a lues também pode ser causa de polidrâmnio ou levar ao desenvolvimento de hidropisia fetal. No funículo umbilical, funiculite necrosante é a mais comum transformação determinada pelo treponema, devido ao comprometimento da íntima dos vasos. Espiroquetas podem ser visualizadas tanto na placenta como nos vasos umbilicais pelo emprego de técnicas histoquímicas de coloração. Ao redor de 85% dos casos de sífilis congênita estão associados à prematuridade e 36% à amniorrexe prematura, sendo que a restrição do crescimento fetal foi encontrada em 21% dos recém-nascidos contaminados[25]. Em nosso meio, a sífilis representa importante causa de natimortalidade. Duarte et al.[26] encontraram essa infecção como segunda causa de óbito fetal, ficando apenas depois das síndromes hipertensivas.

TRATAMENTO

No quadro 3.71 apresenta-se, esquematicamente, o tratamento da sífilis.

A penicilina benzatina continua sendo a droga de escolha para o tratamento da sífilis, não encontrando esquemas terapêuticos alternativos na gravidez com a mesma eficácia no feto[27]. Atualmente, está sendo reavaliada a eficácia dos esquemas tradicionais para prevenir lues congênita ou quando existe infecção concomitante pelo HIV. Não existem dados comparativos para estabelecer a terapia ideal pela dificuldade de se confirmar o diagnóstico fetal.

O CDC americano[28] mostra que 19% dos casos de sífilis congênita foram falhas de tratamento e pode não ter havido resposta fetal à penicilina benzatina, principalmente na sífilis secundária no final da gravidez e quando a dose padronizada é de 2.400.000U em aplicação única.

Treponemas viáveis persistiram no liquor de gestantes HIV positivas, mesmo após tratamento de fase secundária com 2.400.000U de penicilina benzatina. Nessa situação, recomenda-se completar a dose até 7.200.000U e torna-se impositivo estudo do liquor para o controle de tratamento, seguido de tratamento com penicilina G cristalina.

A opção de tratamento de sífilis recente, diagnosticada no final da gestação, com penicilina procaína (800.000-1.600.000U/dia + probenicide) durante 10 dias não está definida.

A reação de Jarisch-Herxheimer consiste em uma endotoxemia causada pela destruição maciça de treponemas com liberação de lipopolissacarídeos bacterianos. Ocorre em mais de 45% das gestantes algumas horas

Quadro 3.71 – Tratamento da sífilis.

Estadiamento	Penicilina G benzatina	Intervalo entre as séries	Controle de cura
Sífilis primária	1 série de dose total: 2.400.000UI, IM	Dose única	VDRL mensal
Sífilis secundária ou latente < 1 ano	2 séries de dose total: 4.800.000UI, IM	1 semana	VDRL mensal
Sífilis terciária ou latente > 1 ano ou duração ignorada	3 séries de dose total: 7.200.000UI, IM	1 semana	VDRL mensal

após o início do tratamento, geralmente na fase primária, e menos frequente na secundária, consistindo de febre, taquicardia, hipotensão, vasodilatação, mialgia e cefaleia. Nessas circunstâncias, pode haver hiperatividade uterina reacional que repercute na vitalidade fetal, podendo muitos conceptos que já estavam comprometidos evoluírem com taquicardia grave e/ou desacelerações tardias ou mesmo óbito. Devido a essa reação, alguns autores recomendam internação durante 24 horas para a monitorização no início do tratamento[9,10].

Nas gestantes alérgicas à penicilina, uma vez que 5 a 10% referem essa possibilidade, deve-se lembrar que a eritromicina não previne sífilis congênita, e novas cefalosporinas ou macrolídeos (como azitromicina) não foram devidamente testados; existe grande expectativa de a ceftriaxona representar a melhor opção alternativa.

Tetraciclinas, assim como doxiciclina e estolato de eritromicina, são contraindicados na gravidez.

A penicilina G é um dos antibióticos mais seguros em uso clínico, sendo mínima sua toxicidade. Esse antibiótico é utilizado com segurança na gestante e não provoca efeitos lesivos para o feto. Nessa situação, quando a gestante for realmente alérgica à penicilina, devido ao uso dessa droga ser mandatório na sífilis, deve ser realizada a dessensibilização.

A dessensibilização habitualmente é realizada por via subcutânea, com injeção repetida de concentrações crescentes da penicilina G, e deve ser realizada em ambiente hospitalar[29].

Acompanhamento – paciente tratada de sífilis necessita de acompanhamento rigoroso. Os contatos sexuais nos últimos 3 meses são pesquisados e tratados, mesmo soronegativos. Reações sorológicas quantitativas (VDRL ou RPR) são solicitadas mensalmente e durante o parto para confirmar a resposta ao tratamento. Os títulos dessas reações devem cair quatro vezes (2 diluições) em 3 a 4 meses nas fases primária e secundária, e na latente podem demorar de 6 a 8 meses. Havendo estabilização dos títulos, ou ascensão, novo tratamento deverá ser introduzido[30].

REFERÊNCIAS

1. Doroshenko A, Sherrard J, Pollard AJ. Syphilis in pregnancy and the neonatal period. Int J STD AIDS. 2006;17(4):221-8.
2. Ingraham NR Jr. The value of penicillin alone in the prevention and treatment of congenital syphilis. Acta Derm Venereol. 1951; 31(Suppl 24):60-88.
3. Klausner JD. The sound of silence: missing the opportunity to save lives at birth. Bull World Health Org. 2013;91(3):158-158A.
4. CDC. The National Plan to Eliminate Syphilis from the United States. Atlanta: U.S. Department of Health and Human Services; 2006.
5. Patton ME, Su JR, Nelson R, Weinstock H; Centers for Disease Control and Prevention. Primary and secondary syphilis--United States, 2005-2013. MMWR Morb Mortal Wkly Rep. 2014;63(18):402-6.
6. Domingues RM, Szwarcwald CL, Souza Junior PR, Leal M do C. Prevalence of syphilis in pregnancy and prenatal syphilis testing in Brazil: birth in Brazil study. Rev Saude Publica. 2014;48(5): 766-74.
7. Porto AGM, Santos MCR, Giraldes PRC, Saito M, Marques RA. Patologias intercorrentes em gestantes infectadas pelo vírus da imunodeficiência humana. RBM Ginecol Obstet. 1991;2:117-22.
8. Centers for Disease Control and Prevention. Primary and secondary syphilis – United States, 2003-2004. MMWR Morb Mortal Wkly Rep. 2006;55(10):269-73.
9. Singh AE, Romanowski B. Syphilis: review with emphasis on clinical , epidemiologic, and some biologic features. Clin Microbiol Rev. 1999;12(2):187-209.
10. Genç M, Ledger WJ. Syphilis in pregnancy. Sex Transm Infect. 2000;76(2):73-9.
11. Palmer HM, Higgins SP, Herring AJ, Kingston MA. Use of PCR in the diagnosis of early syphilis in the United Kingdom. Sex Transm Infect. 2003;79(6):479-83.
12. Walker, GJA. Antibodies for syphilis diagnosed during pregnancy. Cochrane Database Syst Rev. 2001;(3):CD001143.
13. Castro R, Prieto ES, Santo I, Azevedo J, Exposto FL. Evaluation of an enzyme immuno assay technique for detection of antibodies against *Treponema pallidum*. J Clin Microbiol. 2003;41(1):250-3.
14. Brasil. Ministério da Saúde. Secretaria de Vigilância em Saúde. Curso básico de vigilância epidemiológica em sífilis congênita, sífilis em gestante, infecção pelo HIV em gestantes e crianças expostas. Ministério da Saúde. Secretaria de Vigilância em Saúde. Brasília: Ministério da Saúde; 2006.
15. Rawstron SA, Bromberg K. Comparison of maternal and newborn serologic tests for syphilis. Am J Dis Child.1991;145(12):1383-8.
16. Centers for Disease Control and Prevention (CDC). Congenital syphilis – United States, 2002. MMWR Morb Mortal Wkly Rep. 2004;53(31):716-9.
17. Phiske MM. Current trends in congenital syphilis. Indian J Sex Transm Dis. 2014;35(1):12-20.

18. Lukehart SA, Hook EW 3rd, Baker-Zander SA, Collier AC, Critchlow CW, Hansfield HH. Invasion of the central nervous system by *Treponema pallidum*: implications of diagnosis and treatment. Ann Int Med. 1988;109(11):855-62.

19. Grimpel E, Sanchez PJ, Wendel GD, Burstain JM, McCracken GH Jr, Radolf JD, et al. Use of polymerase chain reaction and rabbit infectivity testing to detect *Treponema pallidum* in amniotic fluids, fetal and neonatal sera and cerebrospinal fluid. J Clin Microbiol. 1991;29(8):1711-8.

20. Stoll BJ, Lee FK, Larsen S, Hale E, Schwartz D, Rice RJ, et al. Clinical and serologic evaluation of neonates for congenital syphilis: a continuing diagnostic dilemma. J Infect Dis. 1993;167(5):1093-9.

21. Hill LM, Maloney JB. An unusual constellation of sonographic findings associated with congenital syphilis. Obstet Gynecol. 1991; 78(5 Pt 2):895-7.

22. Lucas MJ, Theriot SK, Wendel JD. Doppler systolic-diastolic ratios in pregnancies complicated by syphilis. Obstet Gynecol. 1991; 77(2):217-22.

23. Silverstein AM. Congenital syphilis and the timing of immunogenesis in the human foetus. Nature. 1962;194:196-7.

24. Fiumara NJ, Fleming WL, Downing JG, Good FL. The incidence of prenatal syphilis at The Boston City Hospital. N Engl J Med. 1952; 247(2):48-52.

25. Ricci JM, Fojaco RM, O'Sullivan M. Congenital syphilis: the University of Miami/Jackson Memorial Center Experience 1986-1988. Obstet Gynecol. 1989; 74(5):687-93.

26. Duarte G, Gir E, Almeida AM, Hayashida M, Zanetti ML. Morte fetal por sífilis: avaliação epidemiológica realizada em Ribeirão Preto, Brasil. Bol Oficina Sanit Panam. 1994;116(4):290-7.

27. Clement ME, Okeke NL, Hicks CB. Treatment of syphilis: a systematic review. JAMA. 2014;312(18):1905-17.

28. Centers for Disease Control. Congenital syphilis. New York City, 1986-88. MMWR Morb Mortal Wkly Rep. 1989;38(48):825-9.

29. Baldy JLS, Passos JN, Takata PK, Turini TL. Hipersensibilidade às penicilinas: diagnóstico e conduta. Rev Assoc Med Bras. 1984; 30(11/12):247-52.

30. Peeling RW, Ye H. Diagnostic tools for preventing and managing maternal and congenital syphilis: an overview. Bulletin of Pan-American Health Organization 2004;82(6):439-46.

Sífilis Congênita

Fernanda Braga Zuccolotto

A sífilis congênita é uma doença infecciosa causada pela bactéria *Treponema pallidum*, transmitida via hematogênica, transplacentária ao feto por mãe portadora de infecção ativa em qualquer estágio da doença (principalmente nos estágios primário e secundário). Raramente é adquirida por meio do contato com lesão genital ou mamária.

A sífilis congênita pode ser prevenida ou tratada eficientemente intraútero, desde que sejam realizados o diagnóstico e o tratamento da gestante, em momento adequado, e se evite sua reinfecção. Dados da Organização Mundial da Saúde (OMS) revelam que existem mais de dois milhões de gestantes com sífilis por ano no mundo. Das gestantes não tratadas, estima-se que aproximadamente 50% irão transmitir a doença para o feto[1,2].

Abortamentos, natimortalidade, óbito infantil, prematuridade e baixo peso ao nascer são alguns dos resultados da sífilis não tratada em gestantes[3].

A prevalência de sífilis congênita é um evento sentinela em saúde porque reflete a eficácia tanto dos programas de controle, quanto dos serviços que oferecem assistência pré-natal. Apresenta frequências variáveis, conforme diferentes países ou regiões. De acordo com a Organização Pan-Americana da Saúde, a incidência nas Américas seria de 1.200 casos por 100.00 nascidos vivos[4], e nos Estados Unidos, de 8,8 casos por 100.000 nascidos vivos[5].

A sífilis congênita no Brasil é uma doença de notificação compulsória desde 1986[6], contudo com altas taxas de subnotificação, estimadas em 67%[7], porém os recentes incentivos para a notificação de casos dos projetos do Ministério da Saúde incrementaram a taxa de incidência de casos de sífilis congênita que se acha em 3,3 por 1.000 nascimentos, conforme dados de 2011[8]. Recente publicação de Serafim et al.[9], em pesquisa feita nos estados do Sul do Brasil, a frequência foi de 94,0 ± 28,4 casos por 100.000 nascidos vivos, bem menor que a referida nos dados brasileiros de 2011.

Segundo o Ministério da Saúde[10], para fins de vigilância epidemiológica, será considerado caso de sífilis congênita e assim deverá ser notificado:

• Toda criança, ou aborto, ou natimorto de mãe com evidência clínica para sífilis e/ou com sorologia não treponêmica reagente para sífilis com qualquer titulação, na ausência de teste confirmatório treponêmico, realizada no pré-natal ou no momento do parto ou curetagem que não tenha sido tratada ou recebido tratamento inadequado.

• Todo indivíduo com menos de 13 anos com as seguintes evidências sorológicas:
  – titulações ascendentes (testes não treponêmicos); e/ou
  – testes não treponêmicos reagentes após 6 meses de idade (exceto em situação de seguimento terapêutico); e/ou
  – testes treponêmicos reagentes após 18 meses de idade; e/ou títulos em teste não treponêmico maiores que os da mãe.

• Todo indivíduo com menos de 13 anos de idade com teste não treponêmico reagente e evidência clínica ou liquórica ou radiológica de sífilis congênita.

• Toda a evidência de situação de evidência de *T. pallidum* em placenta ou funículo umbilical e/ou amostra de lesão, biópsia ou necropsia de criança, aborto ou natimorto.

A meta da OMS para alcançar os objetivos de desenvolvimento do milênio para 2015 inclui a redução da taxa de incidência da sífilis congênita para 0, 5 caso por 1.000

nascidos vivos[11]. O Ministério da Saúde lançou em 2007 novo projeto para a redução da transmissão vertical da sífilis congênita; no entanto, as avaliações dos resultados dessa iniciativa ainda não estão disponíveis[12].

TRANSMISSÃO

O *T. pallidum* dissemina-se através da placenta, funículo umbilical, membranas e fluido amniótico para o feto. A transmissão vertical do *T. pallidum* pode ocorrer em qualquer fase gestacional ou estágio clínico da doença materna. Os principais fatores que determinam a probabilidade de transmissão vertical do *T. pallidum* são o estágio da sífilis na mãe e a duração da exposição do feto no útero. A taxa de infecção da transmissão vertical do *T. pallidum* em mulheres não tratadas é de 70 a 90%, nas fases primária e secundária da doença, reduzindo-se para aproximadamente 40% na fase latente precoce e para 8% na fase latente tardia[13].

Há possibilidade de transmissão direta do *T. pallidum* por meio do contato da criança pelo canal de parto, se houver lesões genitais maternas. Não há transmissão durante o aleitamento, exceto nos casos em que haja lesão mamária por sífilis[13].

Entre mães não tratadas, segundo Blencowe et al., ocorrem aborto espontâneo e natimortalidade em 25% dos casos; 15% de mortes neonatais; 17% de prematuridade e baixo peso; e 27% das crianças que sobreviverem além dos 28 dias de vida desenvolverão sinais de sífilis congênita[14].

Quando a mulher adquire sífilis durante a gravidez, poderá haver infecção assintomática ou sintomática nos recém-nascidos. Aproximadamente 2/3 das crianças infectadas são assintomáticas ao nascimento, com surgimento dos primeiros sintomas, geralmente, nos primeiros três meses de vida. Por isso, é muito importante a triagem sorológica da mãe na maternidade[13].

Os fatores de risco mais importantes para a ocorrência de sífilis congênita são: falta de controle pré-natal e uso de drogas, principalmente cocaína[15,16].

QUADRO CLÍNICO NO RN

A sífilis congênita é uma infecção de vários órgãos, que pode causar morte fetal ou neonatal, sequelas neurológicas e esqueléticas. Segundo sua forma de apresentação e o estágio presumido de evolução, é classificada em duas formas clínicas que exigem condutas terapêuticas e de acompanhamento particularizadas. É considerado "sífilis congênita precoce" todo caso diagnosticado em crianças com menos de 2 anos e "sífilis tardia" todo caso em crianças com 2 anos ou mais, uma vez descartada a possibilidade de sífilis adquirida[13].

Sífilis congênita precoce

Os sinais precoces mais característicos são as lesões cutaneomucosas como rinite serossanguinolenta, exantema maculopapular, pênfigo palmoplantar e lesões ósseas. Podem auxiliar no diagnóstico: hepatoesplenomegalia, baixo peso, alterações respiratórias, prematuridade, imobilidade (pseudoparalisia) e choro ao manuseio (determinados pela osteocondrite).

As manifestações de sífilis congênita precoce são muito variadas[16,17] e podem ser vistas no quadro 3.72.

A figura 3.111 mostra lesões cutâneas em RN portador de sífilis congênita.

Quadro 3.72 – Manifestações da sífilis congênita precoce[17,18].

Megaplacenta
Hidropisia fetal não imune
Hepatoesplenomegalia – 30-100%
Prematuridade – 10-40%
Lesões ósseas (periostite, osteíte ou osteocondrite) – 75-100%
Restrição do crescimento intrauterino
Lesões cutaneomucosas – pênfigo; *rash* cutâneo coriza e obstrução nasal } 15-60%
Lesões pulmonares (pneumonia alba) – 34%
Hiperbilirrubinemia (de bilirrubinas direta e indireta) – 33%
Adenomegalia generalizada – 50%
Anemia grave; trombocitopenia; eritroblastemia
Paralisia dos membros (pseudoparalisia de Parrot)
Pancreatite
Anormalidades do SNC; meningencefalite – 60%
Lesões renais (síndrome nefrótica – aos 2/3 meses)

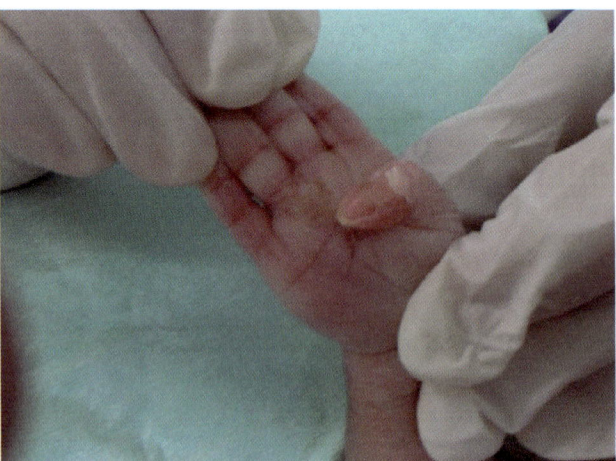

Figura 3.111 – Lesões cutâneas em RN portador de sífilis congênita (foto cedida pela Dra. Maria dos Anjos Mesquita).

Sífilis congênita tardia

Apresenta-se com lesões ósseas, articulares, dentárias, neurológicas e oculares, que são progressivas e prejudicam o desenvolvimento. Os sinais tardios mais sugestivos são: tíbia em lâmina de sabre, fronte olímpica, nariz em sela e dentes incisivos medianos superiores deformados (dentes de Hutchinson). São auxiliares os seguintes sinais: ceratite intersticial, surdez neurológica e dificuldades no aprendizado.

As manifestações de sífilis congênita tardia mais frequentes podem ser vistas no quadro 3.73.

Quadro 3.73 – Manifestações da sífilis congênita tardia.

Bossa frontal de Parrot (fronte olímpica)
Mandíbula curva
Arco palatino elevado
Tríade de Hutchinson
    Dentes de Hutchinson
    Ceratite intersticial
    Lesão de VIII nervo (surdez)
Nariz em sela
Molares em amora
Tíbia em lâmina de sabre

DIAGNÓSTICO

Considerando-se que a maioria das crianças é assintomática ou apresenta poucos sinais ao nascer, os profissionais devem basear-se na história materna para determinar se o RN possui risco de ser portador de sífilis congênita e nos testes laboratoriais[13].

Por outro lado, todo RN prematuro, com hidropisia fetal não imune e placenta aumentada de volume, deve ser considerado caso suspeito de sífilis congênita e ser submetido aos testes laboratoriais[18].

Um diagnóstico presuntivo de sífilis congênita também deve ser feito quando[19]:

- O título da sorologia não treponêmica do RN for quatro vezes maior do que o da mãe, em amostras de sangue colhidas ao mesmo tempo, por ocasião do parto.
- O título do teste não treponêmico do RN persistir ou aumentar após o nascimento.
- O título do teste treponêmico da criança permanecer positivo aos 12-18 meses de idade.

TESTES LABORATORIAIS

Testes não treponêmicos (reagínicos)[20]

São eles: o VDRL (*venereal diseases research laboratory*) e o RPR (*rapid plasma reagin*). Ambos detectam anticorpos do paciente dirigidos contra cardiolipina (antígeno) e têm especificidade (98%) e sensibilidade (80% na fase primária, 100% na fase secundária e 80% na fase latente) semelhantes. Ambos permitem testes qualitativos (reagente/não reagente) e quantitativos (titulações).

No Brasil, o VDRL é o teste mais comumente utilizado. O resultado do teste quantitativo se dá em diluições (1:8, 1:16, 1:32 etc.). É de fácil realização e baixo custo, mas deve ser cuidadosamente interpretado.

O VDRL realizado em amostra de sangue do funículo umbilical do recém-nascido é menos específico do que o realizado em amostra de sangue de vaso periférico, pois, no primeiro, há mistura com o sangue materno e intensa atividade hemolítica, levando a grande número de sororreações falso-negativas, devendo, portanto, ser abandonado como prática de rotina.

Vantagens

São altamente sensíveis (78 a 100%). A quantificação permite estimar o estágio da infecção e a resposta à terapêutica, quando dois ou mais testes são feitos em diferentes momentos. Nas fases primária e secundária são detectados os títulos mais altos. A evolução para a fase latente acompanha-se de queda progressiva dos títulos, ao longo dos anos, mesmo sem tratamento. Após tratamento eficaz, há tendência à negativação, que é tanto mais rápida quanto mais precoce for o estágio da doença e menores os títulos iniciais. Apesar da queda dos títulos, pode não haver negativação quando o tratamento for feito nas fases tardias da doença.

Desvantagens

Podem resultar em falso-positivos devido à coexistência de infecções agudas e crônicas e nas doenças autoimunes. A presença de títulos elevados de anticorpos, principalmente observados nas fases recentes da infecção em grávidas, pode causar o efeito prozona, ou seja, a ausência de reatividade em amostra que, embora contenha anticorpos não treponêmicos, quando testada sem diluir, ou mesmo em baixas diluições, apresenta resultado não reagente. Para se evitar esse efeito, deve-se proceder à análise com soro diluído. Dessa maneira, quando houver suspeita de infecção na presença de um teste VDRL negativo, sugere-se certificar que o teste VDRL foi feito com diluição prévia da amostra do soro materno.

Testes treponêmicos[21]

São eles: TPHA (*Treponema pallidum hemaglutination*); FTA-Abs (*fluorescent treponemal antibody – absorption*) e ELISA (*enzyme-linked immunosorbent assay*). São testes mais específicos, pois utilizam o *T. pallidum* como antígeno, isto é, detectam anticorpos específicos contra o treponema, porém são mais complexos e de maior custo. São testes confirmatórios, isto é, confirmação diagnóstica quando um teste reagínico for positivo e úteis para a exclusão de falso-positivos à sorologia não treponêmica.

Identificação direta do *T. pallidum*[13]

Um espécime colhido a partir das lesões de pele ou das mucosas, quando examinado ao microscópio em campo escuro, pode identificar o agente. Entretanto, os organismos dificilmente serão encontrados se o exame for feito 24 horas após o início do tratamento.

Exames complementares[13,22]

Os achados de exames complementares mais frequentes na sífilis congênita incluem alterações radiológicas de ossos longos e alterações laboratoriais no liquor cefalorraquidiano (LCR). O diagnóstico de meningencefalite é baseado nas alterações sorológicas, citológicas e/ou bioquímicas do LCR, sendo utilizadas para o diagnóstico de neurossífilis. Essas alterações geralmente estão presentes nas crianças sintomáticas, mas também podem ocorrer nas assintomáticas. A sorologia do LCR, por meio do VDRL, é obrigatória. O VDRL no liquor é altamente específico para a sífilis, porém sua sensibilidade é baixa.

Outros exames, como hematológico (anemia, leucopenia ou leucocitose e trombocitopenia) e enzimas hepáticas, são inespecíficos.

O diagnóstico de sífilis congênita em RN sintomáticos é possível quando os antecedentes e exames laboratoriais maternos confirmam a infecção ativa ou quando se demonstra o treponema em lesões, secreções, tecidos, placenta ou funículo umbilical (pela microscopia de fase de campo escuro ou teste de inoculação em coelhos).

Em RN assintomáticos, a história e os testes sorológicos maternos combinados com os testes sorológicos e exames complementares no RN devem ser considerados para nortear a conduta. Deve-se, no entanto, considerar que a detecção de anticorpos no RN, por meio dos testes sorológicos mais facilmente disponíveis, pode refletir somente os anticorpos maternos transferidos passivamente (IgG). Testes para a detecção de anticorpos IgM e IgA antitreponema ou teste da reação em cadeia da polimerase (PCR) para a detecção de sequências nucleotídicas do treponema não são amplamente disponíveis.

A avaliação laboratorial do RN com suspeita de sífilis congênita deve incluir:

- VDRL (realizado em sangue periférico do RN e **não** no sangue do funículo umbilical).

- Radiografia de ossos longos (metáfises e diáfises de tíbia, fêmur e úmero).
- Liquor cefalorraquidiano (VDRL, celularidade e proteinorraquia).
- Hemograma.
- Dependendo das manifestações clínicas: dosagem de bilirrubinas, enzimas hepáticas, radiografia de tórax, função renal etc.

Interpretação conjunta dos testes sorológicos da mãe e do RN

Considerando-se que a maioria dos RN não apresenta sinais clássicos de infecção ou é assintomática, devem-se avaliar o conjunto de informações e as probabilidades de infecção no RN. O quadro 3.74 apresenta as interpretações possíveis de resultados de testes sorológicos para sífilis em mães e RN.

Os títulos de VDRL maternos podem ajudar na interpretação. Geralmente são elevados nas infecções recentes (> 1:16, >1:32), apesar de poderem ser menores ou até negativos nas infecções maternas muito recentes. Quando estiver disponível mais de um teste no período pré-natal, pode-se identificar a conversão do teste de negativo para positivo ou incremento dos títulos. Nas infecções latentes ou anteriormente tratadas, os títulos são usualmente menores (< 1:8) e estáveis com o passar do tempo.

O teste VDRL negativo no RN não exclui a possibilidade de sífilis congênita. Se não há outros elementos sugerindo sífilis congênita, deve-se repetir o teste com intervalo de 30 dias para confirmar a ausência de infecção.

No RN pré-termo extremo, podem ocorrer resultados falso-negativos. Nesses RN, pode não ter havido passagem de anticorpos maternos em concentrações suficientes para a detecção e ainda não ter ocorrido síntese própria de anticorpos. Por outro lado, títulos de anticorpos no RN quatro vezes maiores que os valores da

Quadro 3.74 – Possíveis interpretações de resultados de testes sorológicos para sífilis em mães e RN[8].

Teste reagínico (VDRL)		Teste treponêmico (TPHA, FTA-Abs ou ELISA)	Possíveis interpretações
Mãe	RN	Mãe	
–	–	–	Sem sífilis ou com sífilis em incubação na mãe e no RN
+	+	–	Mãe sem sífilis, teste reagínico falso-positivo na mãe com transferência passiva para o RN
+	+	+	Sífilis materna recente ou latente com possível infecção do RN
+	–	+	Sífilis materna recente com possível infecção do RN Mãe tratada para sífilis durante a gestação
–	–	+	Mãe tratada com sucesso para sífilis na gestação Teste treponêmico falso-negativo Infecção materna recente com VDRL falso-negativo (efeito prozona ou títulos baixos)

+ = teste positivo; – = teste negativo.

mãe (ou duas diluições maiores) sugerem que ele esteja produzindo anticorpos e, portanto, esteja infectado. No entanto, esse achado é infrequente.

Interpretação da radiografia de ossos longos e exame de líquido cefalorraquidiano

A importância da avaliação dos ossos longos deve-se ao fato de que são encontradas lesões em 75 a 100% das crianças que se apresentam com evidências clínicas de sífilis congênita[17,18]. Podem também representar a única alteração em RN sem outros sinais de infecção (em 4 a 20% dos casos). Sinais radiológicos de periostite, osteíte ou osteocondrite podem ser facilmente identificados.

Exames radiológicos dos ossos longos, com 24 horas de vida, demonstram lesões metafisárias nos membros inferiores (Fig. 3.112) e superiores (Fig. 3.113), compatíveis com sífilis congênita[11].

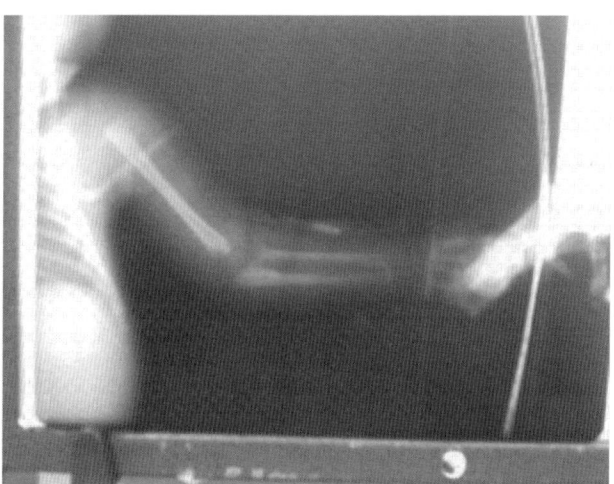

Figura 3.112 – Radiografia de ossos longos mostrando lesões ósseas de sífilis congênita (Imagem cedida pela Dra. Maria dos Anjos Mesquita).

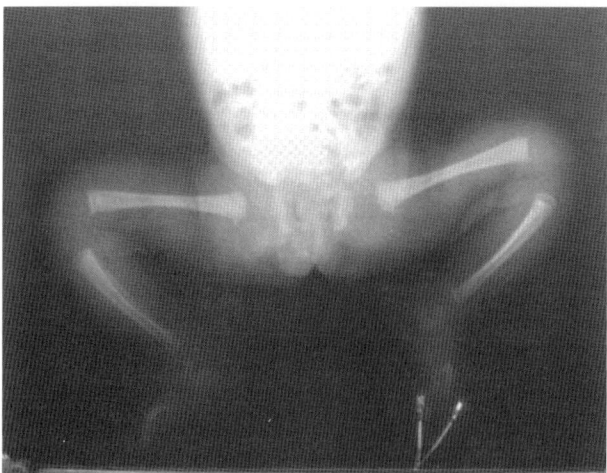

Figura 3.113 – Radiografia de ossos do braço mostrando lesões ósseas de sífilis congênita (Imagem cedida pela Dra. Maria dos Anjos Mesquita).

Alterações liquóricas são mais comuns em crianças portadoras de outras manifestações. O exame pode identificar alterações em pequena proporção de crianças assintomáticas e auxiliar na orientação do tratamento e seguimento. No entanto, sua indicação tem sido questionada por alguns, em locais onde sua realização seja difícil[23]. A detecção de VDRL positivo no LCR confirma o diagnóstico de neurossífilis, porém sua ausência não o exclui[13].

Os seguintes valores obtidos no LCR são considerados limítrofes da normalidade[22]:

- RN – células brancas: > 25/mm³; proteínas: >150mg/dL.
- Crianças > 28 dias – células brancas > 5/mm³; proteínas > 40mg/dL.

A meningencefalite é frequente nas crianças sintomáticas e menos frequente nas assintomáticas.

TRATAMENTO DO RN

Todo RN com sífilis congênita confirmada ou provável deve ser tratado e acompanhado até a confirmação da cura.

O regime terapêutico preferencial em casos de infecção provável é o uso de penicilina cristalina, podendo-se utilizar a penicilina procaína, preferencialmente nos casos com exame de LCR normal. A penicilina G benzatina pode ser utilizada nos casos de infecção pouco provável. Os regimes de tratamento estão resumidos no quadro 3.75.

Para análise do conjunto de informações indicando a probabilidade do diagnóstico de sífilis congênita no RN, a necessidade e o modo do tratamento indicado, sugere-se o uso do fluxograma exposto na figura 3.114.

Quadro 3.75 – Tratamento da sífilis congênita[24].

RN até 4 semanas de idade	
Penicilina G cristalina (IV)	50.000UI/kg/dose, 2 doses por dia (12/12 horas) na 1a semana, 3 doses por dia (8/8 horas) entre a 2a e a 4a semanas, duração do tratamento: 10 dias
Penicilina G procaína (IM)	50.000UI/kg/dose, dose única diária, 10 dias
Penicilina G benzatina (IM)	50.000UI/kg/dia, dose única

Crianças com idade maior que 4 semanas	
Penicilina G cristalina (IV)	50.000UI/kg/dose, 4/4 horas, 10 dias
Penicilina G procaína (IM)	50.000UI/kg/dose, 12/12 horas, 10 dias
Penicilina G benzatina (IM)	50.000UI/kg/dia, dose única

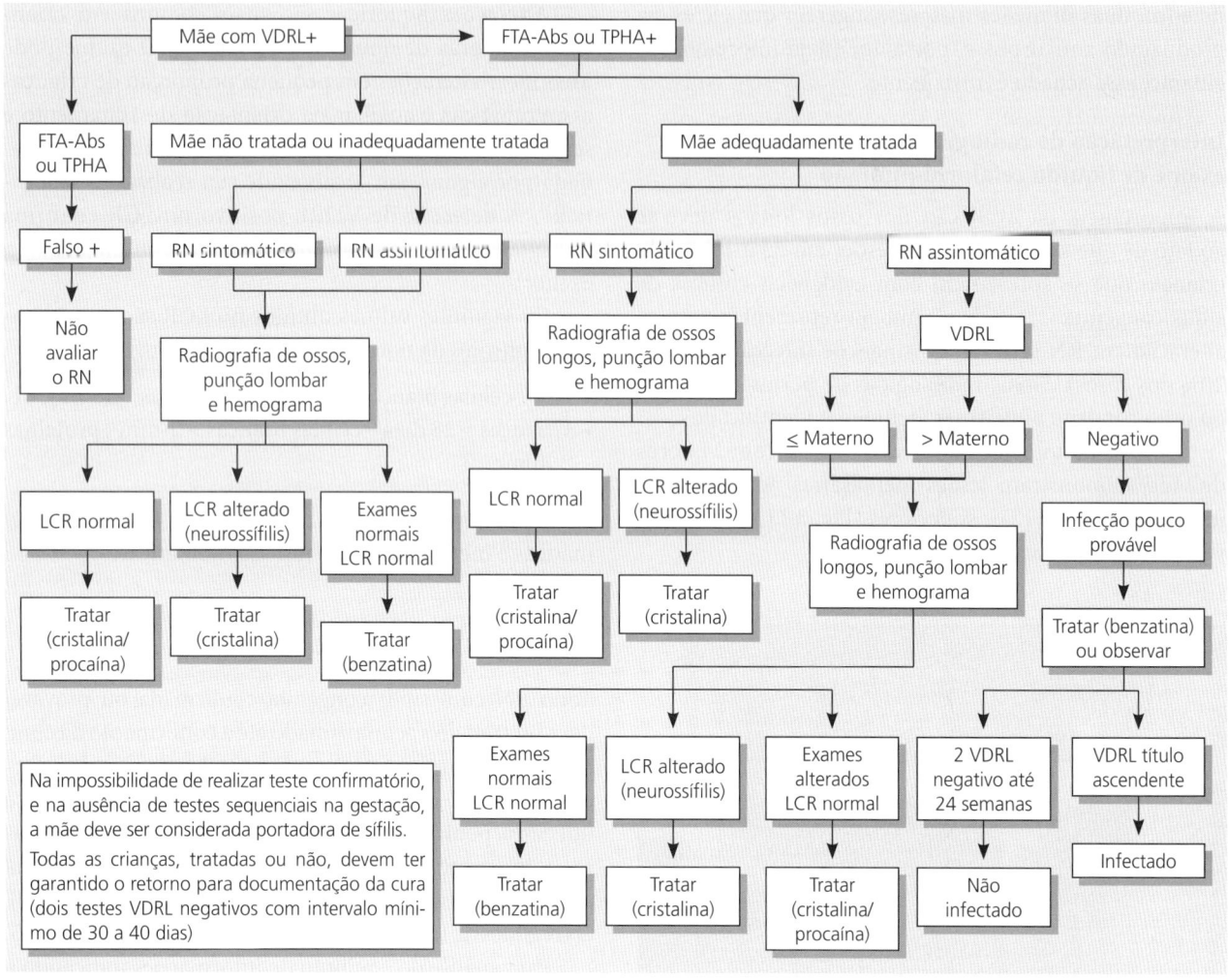

Figura 3.114 – Fluxograma de manejo do RN de mãe com testes sorológicos positivos para sífilis com base nas diretrizes para o controle da sífilis congênita do Ministério da Saúde[8].

CUIDADOS DE ISOLAMENTO

Cuidados de isolamento devem ser indicados referentes à manipulação de secreções, sangue ou outros líquidos corporais em RN com suspeita ou sífilis congênita provada, até 24 horas depois de instituída a terapêutica[13].

ACOMPANHAMENTO DO RN

É importante que todos os RN tratados para sífilis congênita confirmada ou suspeita sejam acompanhados clínica e laboratorialmente para assegurar que o tratamento foi efetivo.

Os testes sorológicos reagínicos devem ser verificados com 1, 3, 6, 12, 18 e 24 meses de vida após o tratamento[22], até que sejam documentados dois títulos negativos com intervalo mínimo de 30 a 40 dias entre eles.

Em RN sintomáticos adequadamente tratados no período neonatal, as manifestações clínicas resolvem-se em três meses. Nesses RN, os testes reagínicos devem declinar até a idade de 3 meses e negativar em até 6 meses. No entanto, a resposta sorológica pode ser mais lenta em crianças tratadas após o período neonatal. Títulos estáveis ou que mostrem elevação (de quatro vezes) sugerem falha terapêutica e a criança deve ser reavaliada e tratada[25].

Os testes treponêmicos não devem ser usados para avaliar a resposta ao tratamento, pois podem persistir positivos, apesar da terapêutica adequada. Diferentemente, os anticorpos treponêmicos passivamente adquiridos da mãe negativam-se após a idade de 15 meses. A persistência desses, após 18 meses de idade, é diagnóstica de sífilis congênita e deve ser acompanhado de teste reagínico positivo.

Se houver alterações liquóricas no início do tratamento, deve-se repetir o LCR 3 a 6 meses após seu final, para documentação da normalização bioquímica, citológica e sorológica desse exame até a normalização. A persistência de alterações indica a necessidade de reavaliações clínica, laboratorial e terapêutica[22].

Outras avaliações necessárias para a verificação da extensão do acometimento incluem exames oftalmológico (fundoscopia), neurológico e de acuidade auditiva periodicamente a cada seis meses e até os 2 anos (ou mais se necessário)[22].

A sífilis congênita adequadamente tratada evolui para a cura. Todos os esforços devem ser empregados para garantir o seguimento adequado e a documentação da cura. Todas as mães devem ser esclarecidas sobre os riscos de não identificação, tratamento e seguimento inadequados de uma criança com sífilis. Sequelas neurológicas (déficit de aprendizado, retardo mental), deformidades ósseas e dentárias, surdez, perda visual podem ocorrer de modo insidioso e comprometer o desenvolvimento da criança[24].

PREVENÇÃO DA SÍFILIS CONGÊNITA

A prevenção da sífilis congênita insere-se nas ações para a prevenção das infecções sexualmente transmissíveis de maneira geral, nas medidas de identificação e no tratamento de gestantes infectadas por sífilis e na prevenção da reinfecção[25].

É muito importante a realização da triagem sorológica no primeiro trimestre de gestação, com repetição no terceiro trimestre e no momento do parto. Essa triagem pode ser difícil de ser realizada em grupos populacionais de maior risco, tais como adolescentes, usuárias de drogas ilícitas e mulheres infectadas pelo vírus da imunodeficiência humana, que com maior frequência não realizam acompanhamento pré-natal. O sucesso da prevenção da sífilis congênita, portanto, reside na organização dos serviços de saúde, que devem visar à ampla cobertura das necessidades e especificidades populacionais.

O quadro 3.76 reúne alguns pontos práticos que todos os gestores e profissionais de saúde devem conhecer, visando à prevenção da sífilis congênita[24].

Quadro 3.76 – Aspectos importantes da sífilis congênita[24].

- Deve ser promovido o atendimento precoce de gestantes em serviços de assistência pré-natal
- Todas as gestantes devem ser submetidas à triagem sorológica por meio de teste reagínico (VDRL, RPR) no início da gestação, no início do terceiro trimestre e no parto
- Deve ser reforçada a necessidade de tratamento de parceiros sexuais da gestante infectada
- Devem ser encorajadas modificações de comportamento de risco e uso de preservativos
- Aproximadamente dois terços dos RN com sífilis congênita são assintomáticos ao nascer. Os profissionais de saúde devem estar atentos quanto à possibilidade de sífilis congênita
- A penicilina continua sendo o tratamento mais eficaz para a sífilis congênita
- Crianças com sífilis confirmada, provável ou suspeita devem ser prontamente tratadas
- Crianças submetidas a tratamento de sífilis devem ser acompanhadas para confirmação de cura

REFERÊNCIAS

1. Newman L, Kamb M, Hawkes S, Gomez G, Say L, Seuc A, Broutet N. Global estimates of syphilis in pregnancy and associated adverse outcomes: analysis of multinational antenatal surveillance data. PLoS Med. 2013;10(2):e1001396.
2. Simms I, Broutet N. Congenital syphilis re-emerging. J Dtsch Dermatol Ges. 2008;6(4):269-72.
3. Gomez GB, Kamb ML, Newman LM, Mark J, Broutet N, Hawkes SJ. Untreated maternal syphilis and adverse outcomes of pregnancy: a systematic review and meta-analysis. Bull World Health Organ. 2013;91(3):217-26.
4. Valderrama J, Zacarías F, Mazin R. Maternal syphilis and congenital syphilis in Latin America: big problem, simple solution. Rev Panam Salud Publica. 2004;16:211-7.
5. Centers for Disease Control and Prevention (CDC), Department of Health and Human Services. Sexually transmitted disease surveillance. Atlanta, GA: CDC; 2004.
6. Brasil. Portaria nº 542/1986. Diário Oficial da República Federativa do Brasil, Brasília, 24 de dezembro de 1986, Seção 1, p. 19827.
7. Domingues RMM, Lauria LM, Saraceni V, Leal MC. Manejo da sífilis na gestação: conhecimentos, práticas e atitudes dos profissionais pré-natalistas da rede SUS do município do Rio de Janeiro. Ciênc Saúde Coletiva. 2013;18(5):1341-51.
8. Brasil. Ministério da Saúde – Secretaria de Vigilância em Saúde – Departamento de DST, Aids e Hepatites Virais. Boletim epidemiológico-Sífilis. 2012. Brasília; 2012.
9. Serafim AS, Moretti GP, Serafim GS, Niero CV, da Rosa MI, Pires MM, et al. Incidence of congenital syphilis in the South Region of Brazil. Rev Soc Bras Med Trop. 2014;47(2):170-8.
10. Brasil. Ministério da Saúde. Secretaria de Vigilância em Saúde. Departamento de Vigilância Epidemiológica. Guia de Vigilância Epidemiológica. Sífilis Congênita. 6ª ed. Brasília; 2005. 2ª reimpressão; 2007.
11. World Health Organization (2007). The global elimination of congenital syphilis: rationale and strategy for action. Geneva: World Health Organization. Disponível em: http://www.who.int/reproductivehealth/publications/rtis/9789241595858/en/index.html Acessado 2013 Jan 17.
12. Brasil. Ministério da Saúde. Secretaria de Vigilância em Saúde. Protocolo para a prevenção de transmissão vertical de HIV e sífilis – manual de bolso. Brasília: Ministério da Saúde; 2007.
13. Bany-Mohammed F. Syphilis. In: Gomella TL, Cunningham MD, Eyal FG (eds). Neonatology. 7th ed. New York: Lange McGraw-Hill; 2013.p.896-902.
14. Blencowe H, Cousens S, Kamb M, Berman S, JE. Lives Saved Tool supplement detection and treatment of syphilis in pregnancy to reduce syphilis related stillbirths and neonatal mortality. BMC Public Health. 2011;11(Suppl 3):S9.
15. Vernacchio L. Syphilis. In: Cloherty JP, Eichenwald EC, Hansen AR, Stark AR. Manual of neonatal care. 7th ed. Philadelphia: Wolters Kluwer/Lippincott Williams & Wilkins; 2012.p.664-71.
16. Ewards MS. Postnatal bacterial infections. In: Martin RJ, Fanaroff AA, Walsh MC. Fanaroff & Martin's neonatal-perinatal medicine. 9th ed. St. Louis: Elsevier; 2010.p.793-829.
17. Ingall D, Sanchez PJ. Syphilis. In: Remington JS, Klein JO. Infectious diseases of the fetus and newborn. 5th ed. Philadelphia: WB Saunders Company; 2001.p.643-81.
18. Saloojee H, Velaphi S, Goga Y, Afadapa N, Steen R, Lincetto O. The prevention and management of congenital syphilis: an overview and recommendations. Bull World Health Org. 2004;82(6):424-30.
19. Phiske MM. Current trends in congenital syphilis. Indian J Sex Transm Dis. 2014;35(1):12-20.
20. Brasil. Ministério da Saúde. Secretaria de Vigilância em Saúde. Sífilis: Estratégias para diagnóstico no Brasil. Brasília: Ministério da Saúde, Coordenação de Doenças Sexualmente Transmissíveis e Aids; 2010.

21. Brasil. Ministério da Saúde. Assistência pré-natal e puerpério: atenção qualificada e humanizada. Manual técnico. Brasília: Ministério da Saúde; 2005. Disponível em: http://portal. saude. gov.br/portal/arquivos/pdf/manual_puerperio_2006.pdf. Acessado 2014 ago 27.

22. Guinsburg R, Santos AMN. Critérios diagnósticos e tratamento da sífilis congênita. Documento Científico. Departamento de Neonatologia da Sociedade Brasileira de Pediatria. Disponível em: www. sbp.com.br/pdfs/tratamento_sifilis.pdf Acessado 2014 ago 25.

23. Rodrigues CS, Guimarães MDC; Grupo Nacional de Estudo sobre sífilis congênita. Positividade para sífilis em puérperas: ainda um desafio para o Brasil. Rev Panam Salud Publica. 2004;16(3):168-75.

24. Brasil. Ministério da Saúde. Secretaria de Vigilância em Saúde. Programa Nacional de DST e AIDS. Diretrizes para o controle da sífilis congênita. Brasília: Ministério da Saúde, 2005. Disponível em http://bvsms.saude.gov.br/bvs/publicações/sifilis_congenita_preliminar.pdf Acessado 2014 ago 20.

25. Workowski KA, Berman SM. Sexually transmitted diseases treatment guidelines, 2006. MMWR Recomm Rep. 2006;55(RR-11): 1-94.

Infecção por *Chlamydia trachomatis* na Gestante

Cinthya Luzia Cavazzana

A infecção por *Chlamydia trachomatis* é a doença bacteriana sexualmente transmissível mais comum no mundo[1]. As mulheres são as mais acometidas e são potenciais fontes de infecção para seus parceiros. Nos homens é responsável por uretrites e nas mulheres causa cervicite mucopurulenta, uretrite e endometrite. Pode levar à doença inflamatória pélvica (DIP) e ter consequências como gravidez ectópica e infertilidade. Está ainda associada ao aumento no risco de carcinoma do colo do útero[2] e à transmissão do HIV[3]. Nas gestantes, a infecção por *C. trachomatis* pode levar a ruptura prematura de membranas, corioamnionite, parto prematuro e infecções neonatais (conjuntivite e pneumonia)[3].

PATÓGENO

A *Chlamidia. trachomatis* é uma bactéria gram-negativa desprovida de motilidade, incapaz de sintetizar seu próprio DNA. São, portanto, parasitas intracelulares obrigatórios de células eucarióticas, completando seu ciclo de multiplicação em 48 a 72 horas. Existem 19 sorotipos diferentes, associados a várias doenças: os tipos A, B, Ba e C estão associados ao tracoma; os tipos D, Da, E, F, G, GA, H, I, Ia, J, e K, às infecções oculares, à pneumonia neonatal e às infecções genitais; os tipos L1, L2, L2a e L3, ao linfogranuloma venéreo.

EPIDEMIOLOGIA

As infecções por *C. trachomatis* têm alta prevalência em indivíduos sexualmente ativos e constituem um importante problema de saúde pública. A Organização Mundial da Saúde (OMS) estima que 499 milhões de novos casos de doenças sexualmente transmissíveis curáveis ocorreram em 2008 entre pessoas de 15-49 anos: 106 milhões de casos de infecção por clamídia, 106 milhões de gonorreia, 11 milhões de sífilis e 276 milhões de tricomoníase[1].

Nos EUA, a *C. trachomatis* acomete aproximadamente 100.000 gestantes anualmente. As taxas de prevalência são diferentes entre os estudos e variam entre 2,8 e 16,3%[4,5].

No Brasil não há dados oficiais de prevalência da infecção. Há trabalhos que mostram taxas de prevalência que variam de 0,6 a 27% em mulheres sexualmente ativas[6].

SINAIS E SINTOMAS

A maioria das infecções por *C trachomatis* são assintomáticas. Cerca de 50% dos homens e entre 50-90% das mulheres não apresentam qualquer sintoma da afecção[2]. Nas gestantes infectadas pode haver fluxo vaginal anormal, sangramento após as relações sexuais, ardência para urinar. Apesar de a doença ser assintomática em grande parte dos casos, os efeitos sobre a gravidez podem ser adversos.

A gravidez ectópica é a maior causa de mortalidade materna no primeiro trimestre de gravidez em países em desenvolvimento[2]. Mulheres com antecedente de DIP têm o risco aumentado entre 7 2 10 vezes de terem gravidez tubária comparadas com mulheres que nunca tiveram DIP[7]. Há estudos que demonstram associação entre infecção por *C. trachomatis* com ruptura prematura de membranas e parto de pré-termo. Rours et al.[8] detectaram DNA de clamídia em 25% das placentas de mulheres que tiveram parto prematuro (≤ 32 semanas) em associação com achados histopatológicos de inflamação da placenta. A infecção intrauterina pode ser disseminada e levar ao óbito fetal. Em casos de natimortos, o antígeno para clamídia foi demonstrado em tecido pulmonar e hepático dessas crianças por PCR. Adicionalmente, observou-se que a morte perinatal tinha relação com cultura positiva para *C. trachomatis*[9].

DIAGNÓSTICO

Vários testes laboratoriais estão disponíveis para a detecção direta da clamídia.

A cultura de células é o padrão de referência, mas a PCR e as técnicas de amplificação de ácidos nucleicos (NAAT) têm maior sensibilidade e detectam cerca de 10 a 20% mais casos de infecção genital do que a cultura de secreções[10]. Existem ainda a imunofluorescência direta e o enzimaimunoensaio (EIA). Pode-se dispor ainda de testes diagnósticos indiretos por meio da pesquisa de anticorpos, como a imunofluorescência indireta. A citologia permite detectar inclusões citoplasmáticas. Independentemente do método de detecção direta e da amostra clínica utilizada, a coleta adequada é essencial e se relaciona diretamente com a sensibilidade e especificidade do teste diagnóstico.

RASTREAMENTO

Diferentes orientações são encontradas em relação ao rastreamento de C. trachomatis.

Parece consenso que, levando-se em conta o risco de complicações graves maternas e fetais em gestantes, todas as mulheres grávidas deveriam ser testadas para a infecção por clamídia[11]. O protocolo do *Centers for Disease Control and Prevention* (CDC) recomenda que seja feita a pesquisa na primeira visita pré-natal e repetida para todas as mulheres com 25 anos ou menos e naquelas com alto risco de infecção[4]. Em gestantes que foram diagnosticadas no primeiro trimestre, o exame deve ser repetido após 3 a 6 meses[9]. O CDC também recomenda que seja colhido novo exame das gestantes com teste positivo após 3 semanas do término do tratamento, para controle de cura. Os parceiros sexuais até 60 dias prévios à manifestação da doença devem ser avaliados e pesquisados para C. trachomatis[4].

TRATAMENTO

A droga de escolha é a azitromicina ou amoxicilina. A amoxicilina é considerada mais eficaz e com menos efeitos secundários do que a eritromicina no tratamento da infecção por clamídia pré-natal[12,13]. A eritromicina é a droga alternativa. Levofloxacino, ofloxacino e doxiciclina são contraindicados durante a gravidez.

As doses recomendadas são: azitromicina – 1g por via oral em dose única; amoxicilina – 500mg por via oral a cada 8 horas, durante 7 dias; eritromicina – 500mg por via oral a cada 6 horas, durante 7 dias.

REFERÊNCIAS

1. World Health Organization. Global incidence and prevalence of selected curable sexually transmitted infections – 2008. Geneva: World. Health Organization; 2012. Disponível em: http://www.who.int/reproductivehealth/publications/rtis/stisestimates/en/index.html Acessado 2014 dez 19.
2. Paavonen J, Eggert-Kruse W. Chlamydia trachomatis: impact on human reproduction. Hum Reprod Update. 1999;5(5):433-47.
3. Weinstock H, Berman S, Cates W. Sexually transmitted diseases among American youth: incidence and prevalence estimate, 2000. Perspect Sex Reprod Health. 2004;36(1):6-10.
4. Centers for Disease Control and Prevention. 2011 Sexually Transmitted Disease Surveillance. Chlamydia profiles. Atlanta: U.S. Department of Health and Human Services; 2011.
5. Blatt A, Lieberman J, Hoover D, Kaufman H. Chlamydial and gonococcal testing during pregnancy in the United States. Am J Obstet Gynecol. 2012;207(1):55.e1-8.
6. Miranda AE, Gadelha AMJ, Passos MRL. Impacto da infecção pela *Chlamydia trachomatis* na saúde reprodutiva. J Bras Doenças Sex Transm. 2003;15(1):53-8.
7. Weström L, Bengtsson LP, Mårdh PA. Incidence, trends, and risks of ectopic pregnancy in a population of women. Br Med J. 1981;282(6257):15-8.
8. Rours GI, de Krijger RR, Ott A, Willemse HF, de Groot R, Zimmermann LJ, et al. *Chlamydia trachomatis* and placental inflammation in early preterm delivery. Eur J Epidemiol. 2011;26(5): 421-8.
9. Andrews WW, Goldenberg RL, Mercer B, Iams J, Meis P, Moawad A, et al. The Preterm Prediction Study: association of second-trimester genitourinary *Chlamydia* infection with subsequent spontaneous preterm birth. Am J Obstet Gynecol. 2000;183(3);662-8.
10. Pereboom MT, Spelten ER, Manniën J, Rours GI, Morré SA, Schellevis FG, et al. Knowledge and acceptability of Chlamydia trachomatis screening among pregnant women and their partners; a cross-sectional study. BMC Public Health. 2014;14:704.
11. Gottlieb SL, Low N, Newman LM, Bolan G, Kamb M, Broutet N. Toward global prevention of sexually transmitted infections (STIs):The need for STI vaccines. Vaccine. 2014;32(14):1527-35.
12. Malhotra M, Sood S, Mukherjee A, Muralidhar S, Bala M. Genital Chlamydia trachomatis: an update. Indian J Med Res. 2013;138(3):303-16.
13. Salcedo MMBP, El Beitune P, Ayub ACK, Vanin CMM, Lazzari JM, Pessini SA, et al. Chlamydia trachomatis e gestação. Femina. 2008;36(7):431-7.

Infecção por *Chlamydia trachomatis* no Recém-Nascido

Maria Meyer Fernandes Tavares

A *Chlamydia trachomatis* (CT) é uma bactéria gram-negativa obrigatoriamente intracelular. Os sorotipos A, B, Ba e C são os agentes do tracoma. Os sorotipos D, E, F, G, H, I, J e K são os causadores de conjuntivite de inclusão, no adulto e no recém-nascido (RN), uretrite, cervicite, salpingite, epididimite e pneumonia no RN[1].

EPIDEMIOLOGIA E TRANSMISSÃO

A *Chlamydia trachomatis* é o patógeno mais comum causador de doenças sexualmente transmissíveis (DST) no adulto[2,3]. Na mulher pode causar cervicite, uretrite e salpingite, embora, na maioria dos casos, a infecção seja inaparente[4].

A transmissão materna infantil ocorre através da passagem do RN pelo canal de parto. Entretanto, existem relatos da transmissão intrauterina[5,6].

Se a gestante apresentar cervicite por essa bactéria, há risco de 60 a 70% de contaminação do recém-nascido durante a passagem pelo canal de parto. Entre os RN expostos, 8 a 44% adquirem conjuntivite de inclusão e até 17% podem adquirir pneumonia[7].

A transmissão horizontal de criança para criança não é referida como causadora da doença no RN.

FORMAS CLÍNICAS

No RN, as formas clínicas mais frequentes correspondem à conjuntivite de inclusão (CIN) e à pneumonia.

Conjuntivite de inclusão

A conjuntivite de inclusão neonatal é uma das mais frequentes no primeiro mês de vida. Aproximadamente um terço dos RN expostos durante o parto desenvolve essa afecção. Nos EUA, é a causa mais frequente de conjuntivite neonatal identificada[8].

O período de incubação varia de 5 a 14 dias após o nascimento e é mais precoce se houver ruptura prematura de membranas.

O quadro clínico inicia-se com secreção ocular aquosa que, rapidamente, evolui para mucopurulenta. Há edema palpebral importante e eritema conjuntival. Esses achados podem ser uni ou bilaterais.

Trabalhos recentes com 42 estudos retrospectivos e 23 prospectivos de CIN mostraram secreção mucopurulenta presente em 95% dos casos, edema ocular em 73% e eritema em 65%[2].

O estado geral do recém-nascido é bom e, na maioria das vezes, não há acometimento sistêmico. Alguns casos podem evoluir com pseudomembranas (exsudato inflamatório da conjuntiva) e úlceras lineares, com pior prognóstico. A córnea geralmente não é atingida. A secreção ocular hemorrágica, se presente, é sinal altamente específico para infecção por *C. trachomatis*[9].

Diagnóstico – a conjuntivite de inclusão neonatal é diagnosticada por cultura, pela presença de corpúsculos de inclusão em células epiteliais por coloração do Giemsa e por métodos que detectam o antígeno da bactéria.

O isolamento da bactéria de raspados da conjuntiva inoculados em cultura de tecido é o método mais confiável, embora de alto custo e dependente de laboratórios especializados. Para a obtenção das células conjuntivais intactas, recomenda-se remover as secreções do processo inflamatório e, após, colher o raspado da mucosa conjuntival tarsal inferior e superior do olho acometido. O resultado pode ser falso-negativo se o material não for colhido e acondicionado de maneira correta, ou se o RN estiver recebendo antibiótico.

O exame direto do material obtido pelo raspado da conjuntiva, corado pelo método de Giemsa, detecta os corpúsculos de inclusão característicos da doença dentro do citoplasma das células conjuntivais (daí, deriva-se o nome conjuntivite de inclusão). Esse teste garante sensibilidade de 22 a 95% devido a possíveis falhas de coleta e técnica de realização[10],

Entre os métodos de detecção do antígeno da bactéria, a imunofluorescência direta utiliza anticorpos monoclonais marcados com a fluoresceína contra antígenos proteicos da bactéria e um antígeno lipossacarídeo específico do gênero.

O ensaio imunoenzimático também detecta diretamente o antígeno, mas é menos específico e sensível do que a imunofluoresceína.

Alguns autores sugerem técnicas mais complexas para melhorar a sensibilidade do diagnóstico, como a amplificação do ácido nucleico, tais como a *polymerase chain reaction* (PCR) e a *ligase chain reaction* (LCR).

Testes de amplificação do ácido nucleico (NAAT) são disponíveis e aprovados pela *Food and Drug Administration* (FDA) dos Estados Unidos para o diagnóstico de infecção genital por CT em *swabs* cervicais e urina de mulheres infectadas. Esses testes têm alta sensibilidade e detectam de 10 a 20% mais casos de infecção genital do que a cultura de secreções. O uso em crianças é limitado, mas estudos sugerem que a PCR é equivalente à cultura para a detecção da CT na conjuntiva e nasofaringe de crianças infectadas[11].

A associação de cultura somada a um teste para a detecção do antígeno fornece grande probabilidade de acerto no diagnóstico da doença[10].

Diagnóstico diferencial – deve ser realizado com relação a outras bactérias piogênicas, particularmente com a *Neisseria gonorrhoeae* (NG) pela sua gravidade. A infecção, nesse caso, costuma surgir precocemente entre o 2º e o 5º dia de vida e caracteriza-se, sobretudo, por secreção purulenta intensa e hiperemia conjuntival. Pode progredir rapidamente e se estender para a córnea e a câmara anterior do olho e evoluir para a perfuração ocular em poucos dias. O diagnóstico é feito pela cultura positiva e pelo exame de um esfregaço da secreção conjuntival corado pelo método de Gram.

A conjuntivite por estafilococos quase sempre é de origem nosocomial e caracteriza-se mais pela secreção purulenta do que pela hiperemia conjuntival.

Outros agentes de conjuntivite piógena devem ser investigados: *Haemophilus*, *Streptococcus* e bactérias gram-negativas como a *Pseudomonas aeruginosa* e que também podem ser diagnosticados pela cultura positiva do exsudato da conjuntiva e pelo exame do esfregaço da secreção corada pelo método de Gram[4,11].

Krasny et al. relataram um caso de conjuntivite neonatal por *Chlamydia pneumoniae*. Os sintomas clínicos de ambos os tipos dessa bactéria foram semelhantes, mas a infecção ocular produzida por essa última caracterizou-se por alterações pseudofoliculares na conjuntiva tarsal. A complicação dessa infecção foi a obstrução do ducto lacrimal em metade dos RN acometidos[12].

A conjuntivite química causada pelo nitrato de prata, instilado no olho do RN ao nascimento, aparece já no primeiro dia de vida e desaparece em poucos dias, o que a distingue da infecção por *Chlamydia trachomatis*.

Das infecções virais, o herpes simples é a mais comum. Essa infecção caracteriza-se pelo envolvimento da pele e do olho com formação de vesículas e, às vezes, com envolvimento da córnea.

Tratamento – o tratamento da conjuntivite de inclusão deve ser iniciado assim que houver suspeita clínica, pois, se feito precocemente, pode prevenir a formação de escaras e pseudomembranas no olho. A Academia Americana de Pediatria (AAP) recomenda o uso de eritromicina na dose de 40mg/kg/dia por via oral, dividido em 4 doses, durante 14 dias[11].

O tratamento tópico com pomadas oftálmicas (tetraciclinas, eritromicina, sulfonamidas) usadas isoladamente é inadequado e desnecessário[7,8,10,11,13].

O tratamento sistêmico erradica, também, os micro-organismos da nasofaringe. Tem sido descrita a associação do uso de eritromicina por via oral em pacientes com menos de 6 semanas de vida, com sintomas de estenose hipertrófica do piloro. Pais de RN tratados com esse antibiótico devem ser orientados para observar a ocorrência de sintomas de estenose hipertrófica do piloro, como vômitos em jatos ou recorrentes.

Azitromicina 20mg/kg/dia (1 dose uma vez ao dia) durante três dias é uma alternativa efetiva no tratamento da conjuntivite de inclusão no RN.

Após o período neonatal, a sulfonamida por via oral pode ser indicada se houver intolerância à eritromicina.

Pneumonia por CT

A *Chlamydia trachomatis* é importante causa de pneumonia afebril no recém-nascido nos primeiros meses de vida. Pode surgir sem o acometimento prévio da conjuntivite de inclusão (CIN) ou associar-se sua presença prévia em 50% dos casos. Parece que o trato respiratório pode ser infectado diretamente durante o nascimento.

Geralmente, a pneumonia surge entre a 4ª e 11ª semana de vida em 10 a 20% das crianças expostas. No início, surgem sintomas do trato respiratório superior, como congestão e obstrução nasal, seguidos de tosse e dispneia. A maioria dos RN é moderadamente doente e afebril[7]. Os sintomas mais comuns são taquipneia e tosse seca, que podem ter características paroxísticas. Crise de apneia pode ocorrer, principalmente, em RN prematuros. A tosse interfere com a alimentação e o sono, mas a morbidade é geralmente baixa[4].

É comum a alteração da membrana timpânica em 50% dos casos[1].

Ao exame físico observam-se estertores crepitantes inspiratórios e, às vezes, sibilos expiratórios. Alguns casos podem evoluir para insuficiência respiratória grave e necessidade de suporte ventilatório.

A imagem radiológica da pneumonia por CT é identificada por infiltrado reticulogranular difuso bilateral e simétrico[4], por hiperinsuflação pulmonar e, excepcionalmente, por pequenas áreas de atelectasia[7].

Entre os achados laboratoriais, chama a atenção a eosinofilia importante, evidente em quantidade geralmente maior que 400 células por mm^3, na presença de números de leucócitos normais[4]. Os níveis séricos de IgG para a CT são geralmente elevados, mas não conferem imunidade.

Pode-se suspeitar de infecção por essa bactéria em lactentes durante os quatros primeiros meses de vida, quando ocorre taquipneia afebril, tosse, eosinofilia periférica e hiperinsuflação pulmonar à radiografia de tórax[14,15].

Diagnóstico – o diagnóstico da pneumonia por CT é feito pela suspeita clínica, exame radiológico, hematológico, confirmado por exames de cultura do aspirado de secreção da traqueia e nasofaringe e por testes sorológicos.

A cultura da CT no trato respiratório é definida pelo Centro de Controle e Prevenção de Doenças dos EUA (CDC) como o isolamento do organismo em cultura de tecido e deve ser confirmada pela identificação microscópica das inclusões características por anticorpos fluorescentes[11].

A presença aguda de anticorpos séricos IgM anti-CT, pelo método de microimunofluorescência, em títulos maiores de 1/32, é diagnóstica[8]. Anticorpos IgG no sangue do RN não têm valor devido à passagem transplacentária da mãe para o feto que pode persistir por meses[1].

O teste de anticorpos fluorescentes diretos também pode ser aplicado nas secreções de orofaringe.

Diagnóstico diferencial – entre os possíveis diagnósticos diferenciais, podem-se destacar as pneumonias pelos seguintes agentes etiológicos:

- Citomegalovírus – essa infecção pode ser vertical ou ocorrer em RN pré-termo que recebeu transfusão de doador infectado pelo citomegalovírus. Na maioria das vezes, vem acompanhada de sinais e sintomas de acometimento de outros órgãos.
- Agentes etiológicos das infecções congênitas como rubéola, toxoplasmose e herpes simples. Essas infecções costumam ser generalizadas e acometer vários órgãos.

- Adenovírus e vírus parainfluenza também podem produzir pneumonia intersticial, no entanto, sem tosse paroxística e com ausência da eosinofilia[7].
- Vírus sincicial respiratório é a segunda causa mais comum de pneumonia precoce em lactentes. Ocorre com maior prevalência no inverno, apresentando febre, desconforto respiratório e sibilos expiratórios devido à obstrução aérea (bronquiolite). Tal infecção não está associada com eosinofilia e pode ser diagnosticada, de modo eficaz, por métodos imunoenzimáticos no esfregaço da nosofaringe. É causa dominante de pneumonia epidêmica na comunidade e pode ocorrer em associação com a pneumonia por CT.
- Bactérias piogênicas que infectam o trato respiratório baixo na infância como *Streptococcus* beta-hemolítico do grupo B, *S. pneumonieae*, *Staphylococcus aureus*, *Haemophilus influenzae* e bactérias coliformes. RN com essas infecções são, geralmente, muito doentes e mais toxemiados. O aspecto radiológico dessas doenças é de consolidação pulmonar, além do infiltrado intersticial.
- *Bordetella pertussis* (coqueluche), classicamente, produz tosse paroxística em salva, com vômitos após tosse, podendo ocorrer apneia em lactentes com menos de 6 meses de vida. O hemograma caracteriza-se pela presença de linfocitose importante[7].

Tratamento – é recomendado o uso de eritromicina (etilsuccinato) por via oral na dose de 40mg/kg/dia dividida em 4 tomadas durante 14 dias[1-4,7,10,11]. Caso haja intolerância a esse medicamento, após o período neonatal, pode ser usado sulfissoxazol 150mg/kg/dia, dividido em 4 doses, durante 14 dias, apresentando melhora no 7º dia para a maioria das crianças.

Pode haver falha no tratamento da infecção tratada com eritromicina por via oral em 20% dos casos, sendo necessário nova terapia[11].

O tratamento pode diminuir o curso da doença. Alguns RN apresentam a doença na forma mais grave e necessitam de suporte ventilatório.

Uma vez que a infecção por CT é um doença sexualmente transmissível, sempre que diagnosticada no RN os pais devem ser investigados e tratados.

Outras manifestações clínicas

Manifestações incomuns podem ocorrer, tais como rinofaringite, otite média aguda, laringite, bronquiolite, acometimento do reto e trato urogenital. Schachter e Grossman[4] relatam que 25 a 50% dos RN expostos poderão ter infecção do trato respiratório superior, aproximadamente 20% poderão desenvolver infecção entérica e 10 a 20% dos RN do sexo feminino poderão ter a infecção por CT detectada no *swab* vaginal[4-11].

A infecção por CT na vagina, uretra ou reto, decorrente da aquisição durante a passagem pelo canal de parto, poderá permanecer assintomática por mais de três anos e ser diagnóstico diferencial de infecção por abuso sexual, se diagnosticada tardiamente[7-11].

Pode ocorrer rinofaringite com rinorreia e obstrução nasal, às vezes precedida pela conjuntivite. Como os lactentes afetados podem apresentar obstrução nasofaríngea e apneia, especula-se uma possível relação dessa bactéria com a síndrome de morte súbita[4].

Bersche et al. relataram o caso de um RN com pneumonia e encefalite por CT associadas a defeito na via alternativa da ativação do complemento nesse paciente. O diagnóstico foi feito pelo teste positivo de imunofluorescência para a bactéria na secreção intratraqueal e pelo teste positivo no líquor[16].

PROGNÓSTICO

Prognóstico da conjuntivite de inclusão neonatal

A conjuntivite, se não tratada, resolve-se espontaneamente, muitas vezes, durante os primeiros meses de vida. Formação de membranas e algumas cicatrizes podem ocorrer, de modo ocasional, se a criança não for tratada nas duas primeiras semanas do início da doença. Mas se a infecção for prontamente tratada, geralmente não deixa sequelas. Perda de visão é rara[11].

Prognóstico da pneumonia

Crianças não tratadas permanecem doentes por várias semanas, com tosse frequente, alimentado mal e desnutrindo. Um pequeno número de RN desenvolve uma forma mais grave e pode necessitar de suporte ventilatório.

Podem ocorrer sequelas em longo prazo, como alterações na função pulmonar[1,4,11].

PREVENÇÃO

O CDC e o *US Preventive Services for Task Force* recomendam triagem para infecção clamidial em mulheres com fatores de risco para a infecção[17].

A prevalência da infecção por CT tem diminuído em áreas onde e feita essa triagem e programas de tratamento.

A profilaxia ocular com eritromicina tópica ou tetraciclina tem diminuído a incidência de oftalmia gonocócica, mas não é efetiva contra CT. O uso de colírio de nitrato de prata não faz a prevenção da conjuntivite de inclusão.

Estudos mostram que o uso de iodopovidona, solução ocular a 2,5%, uma gota em cada olho, é eficaz contra CT, NG e outros bactérias, em substituição ao nitrato de prata a 1%. Essa não é recomendada pelo CDC pelo risco de utilização de sua forma de detergente. No Brasil, não existem dados oficiais sobre a utilização da iodopovidona.

Nenhuma medida preventiva é segura para evitar a infecção no recém-nascido. A única maneira de prevenir a doença neonatal é tratar as mães infectadas antes do parto[18].

Não existe evidência de que o RN doente deva ser isolado, mas, como esses pacientes eliminam a bactéria pelas secreções nasais e pelas fezes, recomenda-se lavagem rigorosa das mãos e troca de avental após a manipulação de cada criança afetada.

Esforços têm sido direcionados para a confecção de uma vacina eficaz para indivíduos sexualmente ativos e suscetíveis. Se a infecção genital pode ser prevenida pelo uso de vacinas, ainda permanece obscura tal prática[7].

REFERÊNCIAS

1. Ceccon MEJR, Diniz E, Vaz FAC. Infecção por *Chlamydia*. In: Marcondes E, Vaz FAC, Ramos JLA, Okay Y. Pediatria básica. 9ª ed. São Paulo: Sarvier; 2002.p.553-5.
2. Rours IG, Hammerschlag MR, Ott A, De Faber TJ, Verbrugh HA, De Groot R, et al. *Chlamydia trachomatis* as a cause of neonatal conjunctivitis in Dutch infants. Pediatrics. 2008;121(2):e321-6.
3. Mylonas I. Female genital *Chlamydia trachomatis* infection: where are we heading? Arch Gynecol Obstet. 2012;285(5):1271-85.
4. Schachter J, Grossman M. Chlamydia. In: Remington JS, Klein JO. Infectious diseases of the fetus and newborn infant. 5th ed. Philadelphia: W.B. Saunders Company; 2001.p.769-78.
5. Numazaki K, Asanuma H, Niida Y. *Chlamydia trachomatis* infection in early neonatal period. BMC Infect Dis. 2003;3:2.
6. Trejo MH, Herrera-Gonzalez NE, Escobedo-Guerra MR, Haro-Cruz M de J, Moreno-Verduzco ER, Lopez-Hurtado M, et al. Relato de detecção de DNA de *Chlamydia tracomatis* em tecido de casos de óbito. J Pediatr (Rio J). 2014;90(2):182-9.
7. Darville T. *Chlamydia trachomatis* infections in neonates and young children. Semin Pediatr Infect Dis. 2005;16(4):235-44. Review.
8. Puopulo KM. Bacterial and fungal infections. In: Cloherty JP, Eichenwald EC, Hansen AR, Stark AR. Manual of neonatal care. 7th ed. Philadelphia: Wolters Kluwer/Lippincott & Wilkins; 2012. p.624-55.
9. Chang K, Cheng VY, Kwong NS. Neonatal haemorrhagic conjunctivitis: a specific sign of chamydial infection. Hong Kong Med J. 2006;12(1):27-32.
10. Borrozzino R, Almeida MFB. Conjuntivites. In: Kopelman BI, Santos AMN, Goular AL, Almeida MFB, Miyoshi MH, Guinsburg R. Diagnóstico e tratamento em neonatologia. São Paulo: Atheneu; 2004.p.507-11.
11. Darville T. Chlamydia infection. In: Remington JS, Klein JO, Wilson CD, Baker CJ. Infectious diseases of the fetus and newborn infant. 6th ed. Philadelphia: Elsevier Saunders; 2006.p.385-9.
12. Krasny J, Tomasova-Borovanska J, Hruba D. The relationship between Chlamydia trachomatis and Chlamydia pneumoniae as the cause of neonatal conjunctivitis (ophthalmia neonatorum). Ophthalmologica. 2005;219(4):232-6.
13. Pickerng LK, Raker CJ, Long SS, Mc Millan JA. Chlamydia Trachomatis. American Academy of Pediatric Report of Committee on Infection Diseases. 27th ed. Elk Grove Village: American Academy of Pediatric; 2006.p.252-7.
14. Chiang YC, Shyur SD, Huang LR, Wen TC, Yang HC, Lin MT, et al. Chlamydia trachomatis pneumonia: experience in a medical center. Acta Paediatr Taiwan. 2005;46(5):284-8.
15. Chen CJ, Wu KG, Tang RB, Yuan HC, Soong WJ, Hwang BT. Characteriristic of Chlamydia trachomatis infections in hospitalized infants with lower respiratory tract infection. J Microbiol Immunol Infect. 2007;40(3):255-9.
16. Bertsche A, Wagner MH, Bollmann R, Felderhoff-Mueser U. An unusual manifestation of neonatal chlamydia infection. J Child Neurol. 2008;23(8):948-9.
17. Miller KE. Diagnosis and treatment of Chlamydia trachomatis infection. Am Fam Physician. 2006;73(8):1411-6.
18. Passos AF, Agostini FS. Conjuntivite neonatal com ênfase na sua prevenção. Rev Bras Oftalmol. 2011;70(1):1-13.

Hepatites e Gravidez

Gaspar Lisboa Neto
Marli Sasaki

A hepatite viral constitui uma das principais causas de hepatopatia e icterícia na gestante. Existem cinco tipos principais de vírus causadores de hepatite em nosso meio (A, B, C, D, E) que podem promover desde doença aguda e autolimitada até formas crônicas progressivas com potencial de cirrotização. Esses vírus podem ser categorizados em patógenos entéricos (A e E) ou parenterais (B, C e D)[1]. As consequências da infecção materna para o feto ou recém-nascido (RN) são diferentes de um vírus para o outro[2]. O quadro clínico eventualmente é oligossintomático. Os sintomas das hepatites costumam ser bastante similares e inespecíficos em relação à etiologia viral[1].

O diagnóstico das hepatites depende da realização de testes complementares. Os exames habitualmente empregados na investigação clínica incluem a avaliação laboratorial da bilirrubina total e da fração direta, alanina aminotransferase (ALT), aspartato aminotransferase (AST), fosfatase alcalina, tempo de protrombina (TAP), dosagem de albumina e hemograma completo com contagem de plaquetas. A avaliação etiológica faz-se com a solicitação de exames sorológicos e de biologia molecular, baseados na detecção do material genético do vírus por técnica de PCR[3].

O diagnóstico diferencial das hepatopatias na gestação inclui infecção pelo vírus Epstein-Barr (EBV), doenças autoimunes e infecções sistêmicas associadas à disfunção hepática, além de doenças não infecciosas características desse período, como, por exemplo, doença do ducto biliar, pré-eclâmpsia grave, síndrome HELLP e esteato-hepatite aguda da gravidez[2,3].

417

HEPATITE A

A hepatite A é a segunda forma mais comum de hepatite viral nos Estados Unidos. É causada por um vírus RNA (VHA) não envelopado da família Picornaviridae[4].

A transmissão é basicamente fecal-oral, através de ingestão de água/alimentos contaminados, contato íntimo com pessoas infectadas (intradomiciliar, creches, sexual oroanal), uso de drogas injetáveis[4-6]. A infecção ocorre geralmente na infância de forma assintomática (70% das crianças menores de 6 anos) em áreas de alta endemicidade e concentrações populacionais com condições sanitárias precárias[3,7]. À medida que as condições sanitárias melhoram, a idade e a proporção de pacientes sintomáticos aumentam (a icterícia ocorre em mais de 70% das crianças maiores e adultos)[8]. Os sintomas geralmente duram menos de 2 meses, embora 10-15% possam ter doença prolongada por mais de 6 meses ou recidiva dos sintomas em 3 a 20% dos casos[7,8].

A transmissão vertical (mãe para RN) do VHA na gestação através da placenta ou puerpério é rara, já que anticorpos IgG cruzam a placenta e protegem a criança após o parto[9]. A gravidez não deve impactar no manuseio da infecção pelo VHA ou vice-versa[3].

O período de incubação é de 15 a 50 dias, com maior infectividade pelas fezes uma a duas semanas antes do início dos sintomas. É uma doença aguda, autolimitada, com sintomas indistinguíveis das demais hepatites agudas (febre, náuseas, astenia, icterícia, anorexia). Raramente evolui para a forma fulminante (0,3%), sendo de 0,1% nos menores de 15 anos, mas 1,8% nos maiores de 50 anos e não se cronifica. A hepatopatia crônica subjacente aumenta o risco de hepatite fulminante/mortalidade[10].

O fator mais importante de adoecimento é a idade (menos de 10% das crianças com idade inferior a 6 anos, 40-50% nas crianças de 6-14 anos e 70% dos indivíduos maiores de 14 anos). Embora a maioria dos pacientes se recupere completamente, a mortalidade é de 1:1.000 naqueles menores de 14 anos e de 2% acima de 40 anos[3].

O diagnóstico específico do VHA agudo é feito pelo anticorpo anti-VHA IgM que permanece por aproximadamente 6 meses ou mais, quando surge o anticorpo anti-VHA IgG (esse fica detectável durante toda a vida e confere imunidade contra a doença)[3].

O tratamento deve ser apenas de suporte para manter conforto e o balanço nutricional adequado sem necessidade de dietas específicas[6].

Isolamento do paciente hospitalizado – além das precauções-padrão, o isolamento de contato é recomendado por pelo menos uma semana após o início dos sintomas.

Medidas de controle – para a prevenção, deve ser orientada boa higiene pessoal e feito um alerta sobre as formas de transmissão. Evitar álcool e substâncias hepatotóxicas. A hospitalização é indicada apenas para pacientes com evidências de doença grave, como coagulopatia e encefalopatia. Pacientes com necrose hepática fulminante (febre elevada, dor abdominal, vômitos, icterícia, encefalopatia hepática, coma e convulsões) podem precisar de transplante hepático devido à elevada mortalidade (70-90%), que aumenta conforme a idade[5].

Amamentação – a transmissão da hepatite A de mãe para o RN é rara e não constitui **contraindicação para a amamentação**[11].

Vacina – a profilaxia primária inclui uso de vacina para VHA inativada, com imunogenicidade de 96-100%, que se mostrou segura para o uso em gestantes. Indicada também em crianças maiores de um ano de idade (duas doses com intervalo de seis meses), portadores de hepatites virais e HIV, coagulopatia, imunodeprimidos, transplantados, viajantes para áreas endêmicas e homossexuais. Se a vacina não for factível na gestante, a profilaxia pré-exposição pode ser feita com imunoglobulina que provê imunização temporária durante 5 meses[5,6].

Profilaxia pós-exposição – em RN de mãe infectada com VHA atioa próximo ao parto, a transmissão perinatal é rara. A imunoglobulina (dose única de 0,02mg/kg por via intramuscular) pode ser dada em 2 semanas da exposição ao VHA para a proteção imediata com diminuição do risco de aquisição e gravidade da doença (proteção de 80-90% dos indivíduos durante 3 meses com eventos adversos pouco frequentes)[12].

HEPATITE B

A hepatite B crônica acomete cerca de 350 milhões de indivíduos em todo o mundo[13]. A infecção pelo vírus B (VHB) apresenta distribuição mundial devido a sua alta transmissibilidade. No Brasil, estima-se que sua prevalência seja da ordem de 0,4% da população, sendo mais elevada em algumas áreas das Regiões Norte (Bacia Amazônica), Sudeste e Sul do país[14].

O VHB é membro da família Hepadnaviridae. Essa é constituída por vírus hepatotrópicos, tendo o DNA como constituinte de seu material genético[15]. O VHB é encontrado no sangue em altas concentrações. As vias parenteral e sexual são altamente efetivas para a transmissão[16]. Entretanto, em cerca de metade de todos os casos, a infecção é adquirida no período perinatal ou na primeira infância, especialmente em áreas consideradas de alta endemicidade, onde mais de 6% da população é portadora de infecção persistente por esse vírus[17].

A mortalidade associada à hepatopatia secundária ao VHB é da ordem de 500.000 a 1,2 milhão por ano, uma vez que 15 a 40% dos indivíduos acometidos desenvolvem doença terminal (cirrose, falência hepática e hepatocarcinoma)[18]. Contudo, o risco da infecção tornar-se persistente e é inversamente proporcional à idade de aquisição do vírus[16].

A infecção pelo VHB na gravidez carrega consigo alguns aspectos a serem considerados: 1. o efeito da gravidez no curso da doença viral; 2. o risco de transmissão da mãe para o RN e possíveis mecanismos de prevenção, seja através de imunoprofilaxia associada ou não à terapia farmacológica; 3. a toxicidade das drogas antivirais.

Efeitos da infecção pelo VHB na gestante

A infecção pelo VHB, seja ela aguda ou crônica, comporta-se, na maioria dos casos, de maneira semelhante à população geral. Em geral, não há associação com o aumento de mortalidade ou mesmo com eventos teratogênicos[17]. Contudo, parece estar associada à maior frequência de prematuridade e de baixo peso ao nascimento, na fase aguda da infecção e de *diabetes mellitus* gestacional e sangramento na fase crônica[19]. A hepatite B crônica não parece estar associada a maior risco de trabalho de parto prematuro[20].

Na hepatite B aguda em gestantes, a intensidade dos sintomas e a elevação sérica de enzimas hepáticas costumam ser menores em comparação a mulheres não grávidas e homens[17]. Todavia, é imperioso fazer o diagnóstico diferencial com outras hepatopatias de início súbito, uma vez que a infecção pelo VHB pode simular quadros específicos associados ao processo gestacional, como eventos colestáticos[19]. Ainda, o contexto imunossupressor da gravidez parece influenciar o risco de infecção persistente após o contágio inicial. De fato, Han et al.[21] avaliaram que em um estudo caso-controle com mulheres que se infectaram durante a gestação a persistência do HBsAg foi maior do que nos indivíduos do grupo controle (18,2% *vs.* 4,6%).

A gestação em mulheres cirróticas associa-se com maior risco de complicações tanto maternas quanto fetais. A probabilidade de perda fetal é elevada, em torno de 50% em algumas séries de casos[22]. No segundo trimestre da gestação e no trabalho de parto há maior risco de ruptura de varizes esofágicas com consequente sangramento[17,22]. Dessa forma, é aconselhável que essas mulheres sejam triadas por meio de endoscopia digestiva alta neste momento da gestação para o diagnóstico precoce e eventual intervenção[17]. Em alguns casos, o benefício da administração de betabloqueadores na profilaxia da hemorragia digestiva supera o risco de eventuais danos ao feto[22]. O sangramento em varizes de esôfago deve ser tratado de maneira usual, com exceção do uso de vasopressina (contraindicada na gestação)[17].

Efeitos da gestação na infecção pelo VHB

A situação de imunodepressão específica da gravidez (inversão da relação entre a resposta Th1 e Th2 e depleção de células T regulatórias) resulta em um processo parcial de imunotolerância viral, que pode ser comprovada por meio da elevação da carga viral sérica (VHB-DNA) e pela redução dos níveis circulantes de transaminases[23]. Esse evento tende a se inverter elevando o risco de descompensação e reagudização da hepatopatia no pós-parto, especialmente em mulheres com baixa reserva hepática[17]. Por isso, a monitorização sérica da ALT e da carga viral é mandatória, uma vez que o *flare* hepático demanda pronta intervenção terapêutica[24].

Transmissão perinatal do VHB

A transmissão perinatal do VHB é a forma mais comum de infecção em todo o mundo[16]. Classicamente, a infecção crônica em RN é definida pela presença do HBsAg detectado no soro 6 meses após o nascimento. É importante ressaltar que o anti-HBeAg e o anti-HBcAg maternos atravessam a barreira placentária. Todavia, tornam-se indetectáveis nas crianças não infectadas em um período de 12 a 24 meses de vida[25].

O risco de transmissão maternofetal é extremamente elevado dentro da história natural da infecção pelo VHB e depende do *status* do HBeAg materno, ou seja, se o VHB se encontra em processo replicativo[17]. Assim, a probabilidade de transmissão é da ordem de 70-90% em mães altamente virêmicas HBeAg(+), enquanto em mulheres HBeAg(-) e anti-HBeA(+) o risco de transmissão costuma ser menor, na taxa de 25%[26].

No Brasil, preconiza-se no pré-natal a triagem sorológica para o VHB para todas as gestantes[27]. Os RN de portadoras de infecção crônica pelo VHB devem receber imunoprofilaxia passiva (gamaglobulina hiperimune para hepatite B – HBIG) e ativa (vacina para hepatite B) preferencialmente nas primeiras 12 horas de vida. Com isso, a probabilidade de infecção do RN é reduzida drasticamente[17,28].

Contudo, a despeito da imunoprofilaxia, cerca de 3 a 13% das crianças nascidas de mães com hepatite B crônica acabam se infectando. Essa falha na prevenção deve-se ao atraso na administração dos imunobiológicos, ao não cumprimento das doses subsequentes do esquema vacinal e à elevada viremia materna no final da gestação (gestantes HBeAg+)[29]. Nesse caso, a transmissão placentária do HBeAg resulta em imunotolerância das células T fetais[30]. De fato, a infecção do concepto pelo VHB se correlaciona com intensa presença de células T regulatórias (Tregs) e T CD8 disfuncionais quanto à produção do interferon gama, uma potente citocina antiviral[31]. A infecção intrauterina responde por quase a totalidade dos casos nos quais a criança foi prontamente assistida com a imunoprofilaxia. Ressalta-se ainda que o VHB seja capaz de infectar todos os tipos celulares constituintes da placenta (decídua, trofoblasto, células mesenquimais e capilares endoteliais)[32].

Em relação à via de parto preferencial, os dados disponíveis ainda não fornecem evidências robustas sobre a superioridade da cesárea eletiva sobre o parto vaginal, no que diz respeito à prevenção da transmissão vertical[33]. Todavia, em gestantes cirróticas, a via de parto vaginal é preferencial, com a finalidade de se evitar o risco cirúrgico associado à cesariana, exceto em gestantes com varizes esofágicas de grosso calibre[17].

Tratamento da infecção pelo VHB durante a gestação

A instituição ou mesmo a manutenção do tratamento antiviral do VHB durante a gestação deve considerar riscos e benefícios relativos à mãe e ao concepto. A decisão terapêutica deve ser baseada nos seguintes fatores: 1. atividade atual da doença vista através dos níveis de transaminases e por provas de função hepática, *status* sorológico do HBeAg e da carga viral do VHB e por avaliação hepática prévia via biópsia ou metodologia não invasiva; 2. idade e presença de comorbidades; 3. características do fármaco como potência, barreira genética a resistência e segurança de uso durante a gravidez e lactação.

Sete fármacos para o tratamento do VHB foram aprovados pelo FDA americano: interferon alfa convencional e peguilado, lamivudina, adefovir, entecavir, telbivudina e tenofovir[25,26]. Esquemas terapêuticos baseados no uso do interferon são contraindicados durante a gravidez pelo risco de teratogenicidade. Uma opção para essa medicação se dá em mulheres em idade fértil que desejam engravidar, por se tratar de um esquema terapêutico finito, com tempo de uso definido[29].

Os análogos de nucleosídeos/nucleotídeos inibem a polimerase do VHB e são administrados por via oral, muitas vezes por períodos indefinidos[16]. Os constituintes dessa classe são classificados tanto em categoria B, quanto C do FDA. As drogas da categoria B compreendem a telbivudina e o tenofovir, enquanto fármacos da classe C são constituídos pela lamivudina, adefovir e entecavir[17]. A lamivudina, apesar de promover eventos teratogênicos em modelos animais expostos no primeiro trimestre de gestação, não parece desencadear danos fetais em humanos na prática clínica, dados esses obtidos principalmente de séries envolvendo gestantes HIV(+) em uso de terapia antirretroviral contendo esse fármaco[34]. De fato, dados provenientes do APR americano (*Antiretroviral Pregnancy Registry*) revelam que a taxa de malformação congênita na população sob terapia contra o VHB foi semelhante à da população geral, segundo dados do CDC

(2,7% *vs.* 2,72%). A lamivudina e o tenofovir foram as drogas mais utilizadas por essas gestantes. Contudo, a identificação em longo prazo de eventuais anomalias não foi possível por meio desses estudos devido ao tempo de seguimento preconizado dos pacientes[17].

Dessa forma, a instituição de antivirais em gestantes deve considerar o objetivo final do tratamento, ou seja, se ele tem como alvo o combate a uma doença hepática ativa ou a prevenção da transmissão vertical em mulheres altamente virêmicas, porém sem hepatopatia significativa[29]. Caso a mulher já esteja em tratamento antiviral durante a gestação, esse deve ser continuado para a redução do risco potencial de descompensação hepática. Aconselha-se aqui a adequação do esquema terapêutico utilizando fármacos sabidamente seguros na gravidez (drogas da categoria B)[17].

Prevenção da transmissão vertical com o uso de antivirais

Apesar de a imunoprofilaxia ser bastante efetiva na prevenção da transmissão viral da mãe para o RN, algumas crianças podem infectar-se a despeito da instituição correta dessas medidas. Isso é particularmente observado em filhos de mães altamente virêmicas – com carga viral acima de 10^6 cópias/mL – e geralmente portadoras do marcador HBeAg(+)[35]. Dessa forma, preconiza-se a instituição conjunta de terapia preventiva antiviral para gestantes com esse perfil, a partir do terceiro trimestre de gestação, a fim de que se permita uma ação efetiva dos fármacos pelo tempo mínimo de 4 a 6 semanas, para a indetectabilidade do VHB-DNA próximo ao parto[17,29].

Nesse cenário, a droga mais estudada é a lamivudina, por meio de estudos de série de casos e ensaios clínicos randomizados/duplo-cegos. Em metanálise publicada por Shi et al., foi avaliado que o uso de lamivudina por gestantes virêmicas resultou em incidência 10,7-23,7% menor de infecção intrauterina do feto em relação ao grupo placebo, em conjunto com a imunoprofilaxia pós-parto habitual[36]. Han et al. avaliaram 132 gestantes chinesas virêmicas (VHB-DNA > 10^7 cópias/mL) que receberam telbivudina a partir da 20ª semana de gestação, de maneira que nenhuma das crianças nascidas se infectou com o VHB, na avaliação sorológica com sete meses de vida[37]. Recente metanálise que avaliou sete estudos sobre o uso preventivo de telbivudina em gestantes demonstrou efeito protetor da droga tanto pela análise do VHB-DNA quanto da sorologia HBsAg no RN 6 meses após o nascimento[38]. Apesar de poucos ensaios clínicos disponíveis na literatura vigente, a utilização do tenofovir na terapia preventiva também é considerada efetiva, dada a sua grande potência antiviral, barreira genética, tolerância e relativa segurança durante a gestação[39].

Dessa forma, toda gestante deve ser avaliada quanto à infecção pelo VHB por meio da sorologia[27]. Se ela não for portadora de infecção pelo VHB, recomenda-se encaminhamento para vacinação. Caso seja diagnosticada com hepatite B, primeiramente os membros da família (parceiro e filhos) devem ser triados com sorologia e aconselhados quanto às formas de prevenção e necessidade de vacinação[29].

A assistência à gestante infectada dependerá do estado atual da doença hepática da paciente. Sendo assim, ela poderá receber antivirais em esquema terapêutico ou preventivo, como parte do processo de profilaxia da transmissão maternofetal[17]. Nesse caso, a suspensão do tratamento no pós-parto somente será possível em pacientes sem doença hepática ativa, de preferência 4 semanas após o parto e sob estrita vigilância clínica e laboratorial[17,29]. O risco de *flare* após suspensão do tratamento nesse cenário é aparentemente baixo[28].

Embora a concentração no leite materno do tenofovir seja baixa (cerca de 2 a 4% da concentração sérica em modelos animais), a amamentação por mulheres sob terapia antiviral não é recomendada devido à escassez de dados relativos à segurança[29]. Todavia, crianças que receberam imunoprofilaxia de forma correta no pós-parto podem ser amamentadas por mães que não estejam em tratamento[17]. O manejo da hepatite B durante a gravidez pode ser visualizado na figura 3.115.

Avaliação de crianças filhas de mães portadoras de hepatite B

Todas os RN de mães HBsAg(+) devem receber uma dose de vacina contra hepatite B e HBIG (0,5mL) por via intramuscular administrados em sítios diferentes, preferencialmente nas primeiras 12 horas de vida[29]. O esquema vacinal a ser seguido é o habitual, de acordo com a formulação utilizada (isolada ou combinada). Na formulação isolada, o esquema compreende 3 doses (0-1 ou 2 meses-6 meses), sendo o intervalo mínimo entre a primeira e a segunda dose de um mês e entre a segunda e terceira dose de dois meses, contando que haja 4 meses de diferença entre a primeira e a terceira dose[40]. A última dose do esquema não deverá ser administrada antes das 24 semanas de nascimento[17].

Em crianças com peso ao nascimento menor que 2.000 gramas, três doses adicionais da vacina devem ser administradas a partir do primeiro mês de vida (totali-

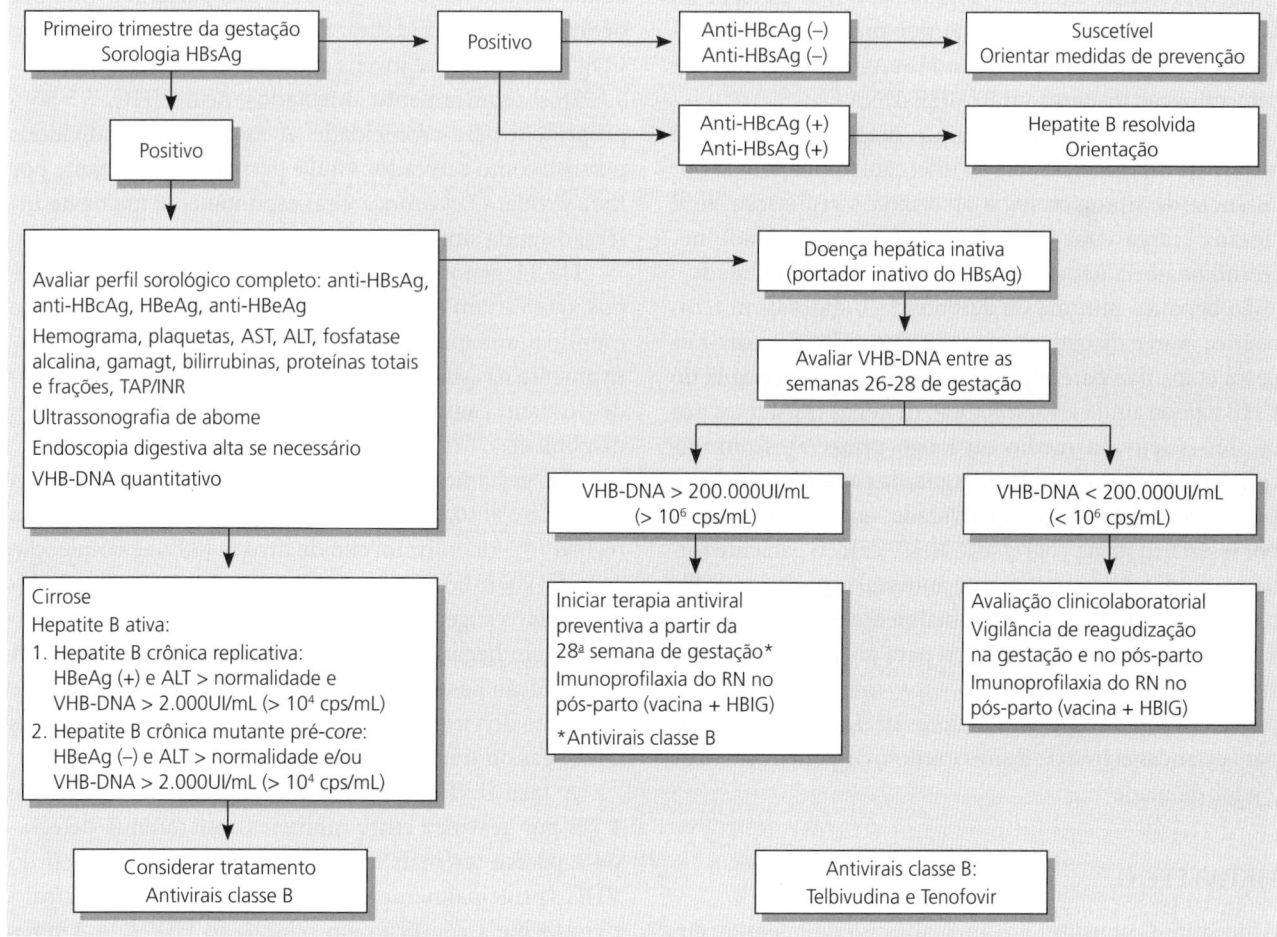

Figura 3.115 – Manejo da hepatite B crônica durante a gestação[16,17].

zando 4 doses), uma vez que a imunogenicidade da primeira dose está reduzida em RN de baixo peso[40]. Crianças nascidas de mães em condição sorológica indefinida deverão receber uma dose da vacina contra hepatite B. Caso se confirme a hepatite B materna, o RN poderá receber uma dose da HBIG em até 7 dias do nascimento[17,40].

A testagem sorológica pós-vacinal do RN com a pesquisa do HBsAg e anti-HBsAg sérico deve ser realizada a partir do nono mês de vida para maximizar o diagnóstico da possível infecção crônica pelo VHB[17]. A avaliação antes desse período pode resultar falso-positiva para o anti-HBsAg pela detecção de anticorpos provenientes da HBIG. O anti-HBcAg materno adquirido de forma passiva pela via placentária pode manter-se circulante até a 24ª semana de vida da criança[17,25]. Caso a sorologia demonstre ausência do anti-HBsAg após esse período, a repetição de mais um esquema contendo 3 doses está recomendada[40].

Uma vez diagnosticada com hepatite B crônica (HBsAg detectável), a criança deve ser preferencialmente referenciada para um serviço pediátrico especializado no manejo de hepatopatias. Tais pacientes deverão ser avaliados clínica e laboratorialmente, por meio da dosagem de ALT, avaliação do hemograma/contagem de plaquetas, provas de função hepática, marcadores tumorais (alfafetoproteína) e ultrassonografia abdominal, além do detalhamento da infecção viral por meio da análise sorológica completa (incluindo o HBeAg e anti-HBeAg) e determinação da carga viral (VHB-DNA)[25].

A grande maioria das crianças diagnosticadas estará na fase de imunotolerância da infecção, caracterizada por ausência de sintomatologia associada à replicação viral elevada (carga viral > 20.000UI/mL) sem atividade necroinflamatória hepática (ALT dentro da normalidade e lesão hepática mínima ou ausente)[16]. A abordagem terapêutica aqui é discutível, uma vez que o uso de antivirais nessa etapa não parece promover supressão adequada do VHB e pode ainda levar à eclosão de cepas resistentes por pressão seletiva a médio ou longo prazo[25,26]. Contudo, com o passar de anos a doença guarda capacidade de evolução para a fase de imunoatividade, que é caracterizada por lesão hepática progressiva. Nesse caso, o paciente torna-se candidato ao tratamento antiviral específico[16]. Cinco opções terapêuticas estão atualmente disponíveis para a população pediátrica: adefovir para maiores de 12 anos; entecavir para maiores de 16 anos; interferon alfa 2b e peginterferon alfa 2a para maiores de 1 ano, lamivudina para crianças acima de 3 anos e tenofovir para maiores de 2 anos de idade[25,26].

HEPATITE C

A hepatite C constitui a principal causa de hepatite, cirrose e hepatocarcinoma no mundo[41]. É causada pelo vírus RNA de dupla-hélice (VHC) da família Flaviviridae. O desenvolvimento de anticorpos contra o VHC não produz imunidade contra a doença como ocorre com a maioria dos organismos[3]. Aproximadamente 75% dos pacientes cronicamente infectados desconhecem sua condição de portador já que são assintomáticos. Esses indivíduos servem como fonte de transmissão para outros e estão em risco de doenças hepáticas crônicas ou outras doenças relacionadas ao VHC. Aproximadamente 40% dos infectados se recuperam completamente e o restante (60%) torna-se portador crônico. Cerca de 20% dos infectados evoluem para cirrose e, desses, mais de 20% desenvolvem câncer[42].

A hepatite C avançada constitui a principal causa de transplante hepático nos Estados Unidos. Acredita-se que 60% das novas infecções se devam ao uso de drogas por via intravenosa[43], 10-20% por transmissão sexual, 6% por transfusões de sangue[44]. As restantes são por exposições ocupacionais (3% – lesões por agulhas) e desconhecidas[45].

A Organização Mundial da Saúde estima aproximadamente 130-170 milhões de portadores de hepatite C crônica no mundo, com 3-4 milhões de infecções anuais[42]. Sua prevalência varia com as populações e os fatores de risco (no Brasil varia de 1 a 2%). A hepatite aguda é sintomática em 20-30% dos pacientes. Embora ocorra em todas as idades, a maior incidência da hepatite C aguda se dá entre jovens de 20-39 anos[46].

Dos cronicamente infectados pelo VHC, 75-85% progridem para cronicidade. A maioria dos indivíduos persiste como carreador viral e permanece infectante por toda a vida. O *clearance* viral espontâneo é maior na infecção aguda sintomática[41].

Há 11 genótipos de VHC com 15 diferentes subtipos, que variam em prevalência em diferentes regiões do mundo. Cada um desses genótipos pode diferir significativamente nas suas taxas de replicação, mutação, gravidade do dano causado e na sua resposta às terapias atuais disponíveis[42].

Nas gestantes, a prevalência do VHC é estimada em torno de 1% (0,1-2,4%), sobretudo na população negra (6,1%)[47,48]. Alcoolismo, uso de drogas (38%) e coinfecção com HIV (33%) são importantes fatores de risco[45]. Alguns dados sugerem que menos de 10% das grávidas desenvolvem hepatite C crônica e menos que 5% cirrose. A cronificação nesses casos depende da idade e da forma de aquisição do vírus, com aumento das taxas entre usuárias de drogas ou transfundidas[41].

A taxa de transmissão maternofetal do VHC é de 4-7% por gravidez entre mulheres com viremia detectável e parece ser mais alta, a depender da carga viral do VHC (principalmente se acima de 100.000 cópias/mL) e conforme a condição em relação ao HIV (2 a 3 vezes maior em mulheres coinfectadas com HIV), devido, provavelmente, à maior carga viral[49]. As crianças infectadas tendem a ficar bem e a hepatite grave nesses casos é rara[3].

Atualmente não há evidência sobre preferência quanto ao parto vaginal ou cesárea eletiva para a prevenção de transmissão vertical do VHC[50]. Essa última tem sido sugerida para grávidas coinfectadas pelo HIV, com aparente redução da transmissão maternofetal em mais de 60%[51]. A transmissão durante a amamentação também ocorre mais frequentemente em pacientes infectados com HIV, embora a amamentação isolada não pareça aumentar a transmissão[52]. A infecção crônica tem sido a exceção entre os RN.

O risco de infecção pelo VHC da exposição acidental de agulhas é de 0,2 a 0,4%, mas a coinfecção pelo HIV aumenta o risco de transmissão[3]. Embora a contaminação por via sexual do VHC seja muito menor (1,5%) que a observada para HIV e VHB, a coinfecção do VHC com outras doenças sexualmente transmissíveis e o HIV a favorecem[53,54]. As precauções de barreira não impactam taxas de transmissão viral em casais monogâmicos estáveis[3].

A transmissão do VHC por transfusão ocorre em aproximadamente 1/2 milhões de transfusões (menor do que na transmissão do VHB, que é de 1/200 mil)[3]. Procedimentos médicos não seguros são responsáveis por um grande número de casos de hepatite C ao redor do mundo (2-3 milhões de casos/ano). A maioria dos casos ocorre devido a sangue ou agulhas infectados[41].

A transmissão não parenteral é incomum. A via sexual tem sido documentada em casais heterossexuais na taxa de 1,5 a 3% e entre homossexuais masculinos na taxa de 3%[55,56]. Os fatores que a facilitam são: coinfecção com HIV, práticas sexuais traumáticas e outras doenças sexualmente transmissíveis concomitantes[56].

Não há teste definitivo para o diagnóstico de infecção aguda. A maioria dos pacientes é identificada por uma exposição conhecida, soroconversão documentada, aumentos inexplicados nas enzimas hepáticas e exclusão de outras causas de hepatopatia[41]. O único método conclusivo para diagnosticar hepatite aguda ou infecção recente pelo VHC é a soroconversão em indivíduo previamente soronegativo. A presença de anticorpos não é um método confiável para confirmar o diagnóstico, já que muitos indivíduos podem continuar com anticorpos negativos durante 6 a 12 meses. Portanto, a ausência de anticorpos não exclui infecção aguda. Mais de 30% tem soroconversão tardia (principalmente os imunocomprometidos)[57]. A pesquisa do anti- VHC por ensaios imunoenzimáticos e ELISA são altamente sensíveis (95-99%), mas os resultados falso-positivos, principalmente em populações de baixo risco, podem ocorrer em torno de 10%, incluindo gestantes[3].

O exame molecular pode não ser muito confiável por mais de 1 ano após a infecção devido a potenciais flutua-

ções e níveis abaixo do limite mínimo de detecção[58]. Portanto, medidas seriais de VHC-RNA são recomendadas por pelo menos 1 ano após exposição. Ocasionalmente, a infecção se resolve e o VHC-RNA também é clareado antes da soroconversão ou mais de 10% dos indivíduos perdem seus marcadores sorológicos[59]. Entre os pacientes que desenvolvem marcadores sorológicos, a IgM não tem-se mostrado útil, já que sua concentração permanece estável tanto na infecção aguda como na crônica[60]. Vários métodos estão disponíveis para detectar VHC-RNA. O mais sensível é a reação em cadeia da polimerase (PCR) da transcriptase reversa e outros extremamente confiáveis, com limites de detecção de 5UI/mL e sensibilidade acima de 95%, que, entretanto, não são recomendados para o rastreamento de infecção crônica devido ao seu alto custo[61].

Guias para testagem pós-exposição não estão disponíveis. O Centro para Controle e Prevenção de Doenças Infecciosas (CDC) americano recomenda a medição de anticorpos e enzimas hepáticas no início da exposição. Testes subsequentes têm sido propostos com VHC-RNA em 0, 1, 2 e 3 meses após a exposição e anticorpos com 0, 3 e 6 meses após a exposição[62]. Monitorizar a progressão da doença hepática a cada 6 meses é recomendado por meio do hemograma e níveis de enzimas hepáticas. Em pacientes com hepatopatia mais avançada, dosar alfafetoproteína e realizar ultrassonografia de abdome[3].

O CDC não recomenda testar todas as grávidas para a infecção por VHC, apenas aquelas com alto risco. A assistência à gestante não é modificado pela infecção. Os objetivos do tratamento de hepatite crônica são reduzir inflamação, prevenir a progressão para fibrose, cirrose e hepatocarcinoma por meio da erradicação do vírus, diminuir a infectividade e controlar a disseminação da doença[42]. Em agosto de 2012, o CDC passou a recomendar testagem baseada em risco para infecção por VHC para a geração nascida entre 1945 e 1965, que representa 3/4 das infecções crônicas nos Estados Unidos.

A resolução espontânea ocorre em 1/3 dos casos dos infectados[41]. É improvável que o tratamento tenha impacto significativo na doença, já que a maioria dos indivíduos desconhece seu diagnóstico e tem recursos e acesso limitado à assistência médica.

Atualmente, o melhor indicador de tratamento efetivo é a resposta viral sustentada, definida pela ausência de VHC-RNA detectável sérico pelos ensaios qualitativos com menor limite de detecção 24 semanas após o término do tratamento[3].

O tratamento mais usado na infecção por VHC foi a combinação de interferon peguilado e ribavirina nos casos de infecção crônica, com supressão da replicação viral em mais de 50% dos casos. Porém, seu uso na gravidez é contraindicado devido a relatos de diminuição do crescimento fetal e perda de peso ao nascimento[63]. O FDA rotula a ribavirina como categoria X, embora existam relatos de seu uso durante a gestação sem desfechos adversos. As determinações do genótipo influenciam decisões de tratamento[46].

Em 2013, foram liberados no Brasil os inibidores de protease (telaprevir e boceprevir) para associação com alfapeginterferon e ribavirina nos pacientes com hepatite C crônica com fibrose graus 3, 4 e 2 (com biópsia hepática de mais de 3 anos), o que elevou o patamar de resposta terapêutica para 70%, mas ainda com muitos eventos adversos (anemia, *rash* cutâneo, entre outros).

Há uma excelente perspectiva no cenário do tratamento das hepatites virais com as novas medicações orais (pangenotípicas, melhor posologia, poucos eventos adversos, menor tempo de tratamento, maior eficácia e possibilidades de cura).

A OMS estima que 60-70% dos pacientes com infecção pelo VHC desenvolvem hepatopatia crônica, 5-20% desenvolvem cirrose e 1-5% morrem por cirrose ou hepatocarcinoma[42]. Entre as medidas de controle, é importante informar aos pacientes que não se adquire hepatite C pela amamentação, coriza, tosse, compartilhamento de utensílios e copos, alimentos, água ou outro contato social normal[42].

Embora seja possível encontrar o VHC no leite materno e no colostro, sua transmissão pelo leite materno não tem sido documentada. Dessa forma, o aleitamento materno é permitido pela Academia Americana de Pediatria, Colégio Americano de Obstetras e Ginecologistas e só estará contraindicado no caso de fissuras do mamilo devido ao risco de sangramento que pode veicular o VHC[3].

O rastreamento e o aconselhamento para VHC devem ser oferecidos às mulheres com fatores de risco conhecidos. Atualmente, não existe profilaxia pré ou pós--exposição com imunoglobulina ou vacina efetiva para prevenir infecção pelo VHC[42].

A prevenção da transmissão e aquisição do VHC depende da prevenção à exposição ao sangue infectado e implementação de precauções universais. Também deve-se evitar comportamento sexual de alto risco. A forma mais comum de transmissão nos Estados Unidos é pelo uso de drogas por via intravenosa. Programas de distribuição de seringas para usuários de drogas podem limitar a disseminação da infecção pelo VHC, bem como de HIV e VHB. Pacientes HIV soropositivos têm alto risco de adquirir o VHC. Mulher com infecção pelo VHC deve evitar consumo de álcool e ser vacinada para hepatites A e B[64].

O Instituto Nacional de Saúde (NIH) recomenda testagem de seguimento para crianças expostas em duas diferentes ocasiões entre 2 e 6 meses com pesquisa de VHC-RNA ou de anticorpos (anti-VHC) após os 15 meses[65].

HEPATITE DELTA

O vírus da hepatite delta (VHD) é um RNA vírus de 36nm, satélite e defectivo, pois necessita, obrigatoriamente, da presença concomitante do antígeno de superfície do vírus B (VHB) para garantir sua infectividade[66,67].

De cerca dos 350 milhões de indivíduos infectados pelo VHB em todo o mundo, estima-se que 15 a 20 milhões apresentem também infecção pelo VHD[68]. O VHD apresenta alta prevalência em regiões tropicais e subtropicais do norte da América do Sul, África, Ásia, além do Mediterrâneo e leste europeu, circulando ainda com maior frequência em alguns grupos populacionais específicos (usuários de drogas por via intravenosa e homossexuais masculinos)[66,69]. O VHD é caracterizado por 8 genótipos, que se diferenciam pela geografia de ocorrência e pela gravidade associada à doença hepática[70,71]. No Brasil, há predomínio do genótipo 3 em regiões banhadas pelos rios constituintes da bacia amazônica[72].

O VHD compartilha as mesmas vias de transmissão do VHB, em especial as vias sexual e sanguínea[2]. A infecção pelo VHD pode dar-se de maneira simultânea ao VHB, em uma mesma ocasião (coinfecção). Todavia, um indivíduo previamente infectado pelo VHB pode adquirir o VHD posteriormente em outro momento (superinfecção)[73]. A coinfecção associa-se com uma história natural da doença bastante semelhante à da monoinfecção pelo VHB, com taxas de clareamento viral associadas principalmente à idade da infecção[2]. Por outro lado, a superinfecção em um paciente com hepatite B crônica associa-se com a persistência da infecção pelo VHD na grande maioria dos indivíduos (> 95% dos casos) e caracteriza-se por lesão hepática grave e extremamente agressiva, com alto risco de progressão para hepatite fulminante, cirrose hepática e doença hepática terminal[68].

A transmissão de mãe para filho é possível, porém é pouco documentada[2]. O diagnóstico de infecção pelo VHD no RN pode ser realizado através da análise sorológica de anticorpos anti-VHD (frações IgG e IgM)[73]. A pesquisa do RNA viral por PCR em tempo real é necessária para documentar infecção vigente[74]. O HBeAg e o VHB-DNA podem estar indetectados no soro, uma vez que a replicação do VHD é capaz de suprimir a do VHB[75].

Não há um tratamento antiviral efetivo contra a infecção aguda ou crônica pelo VHD. O uso de interferon alfa convencional ou peguilado por períodos prolongados – mínimo de 48 semanas – associa-se com a redução da replicação do VHD e eventualmente com a remissão da hepatite D[71]. O uso de aciclovir, ribavirina, lamivudina e outros análogos de nucleosídeos são ineficazes contra esse vírus[3]. A associação do interferon com antivirais contra o VHB (entecavir e tenofovir) pode ser necessária em pacientes com carga viral sérica do VHB elevada[71].

O RN de mãe portadora de hepatite delta deve receber o mesmo esquema de imunoprofilaxia recomendado para gestantes monoinfectadas pelo VHB[2]. Uma vez que o indivíduo seja soronegativo para a hepatite B crônica, a vacina para o VHB é protetora contra o VHD. A imunoglobulina e a imunização VHB, em portadores do VHB, não protegem contra essa infecção[3].

HEPATITE E

A hepatite E é causada por um vírus RNA de cadeia simples sem envelope (VHE), geralmente de transmissão fecal-oral, sobretudo água contaminada. Causa infecção geralmente leve e autolimitada sem cronicidade ou sequela clínica[3]. É condição rara nos países industrializados[76].

A soroprevalência de VHE nas regiões não endêmicas como os Estados Unidos é de 1 a 3% e as maiores taxas são encontradas no Egito, onde a prevalência é superior a 24%[3].

A infecção pelo vírus da hepatite E deve ser avaliada nos pacientes com hepatite aguda que viajaram recentemente para áreas endêmicas e tiveram hepatites A, B e C excluídas pelos testes sorológicos.

A infecção por VHE é geralmente leve a moderada, com mortalidade de 0,4 a 4%. O maior risco de complicações secundárias para a infecção é para gestante que viaja ou reside nessas áreas de condições sanitárias precárias[3]. Gestantes têm uma doença mais grave, com hepatite E fulminante frequente que pode necessitar de transplante hepático[77]. A taxa de mortalidade aumenta progressivamente com o termo da gravidez para mais de 20% da infecção aguda no terceiro trimestre. A infecção materna está associada com alto risco de mortalidade fetal ou neonatal, mas a causa da gravidade aumentada na gravidez é desconhecida, possivelmente relacionada com a imunidade celular atenuada durante a gestação[78].

O período de infectividade pelas fezes estende-se por mais de 14 dias após o aparecimento da icterícia, o que é importante, já que a transmissão fecal-oral é a forma de transmissão mais comum. Ocasionalmente, casos entre indivíduos que não viajaram são atribuídos à fonte endêmica como zoonose, especialmente porcos. Não há evidência de transmissão sexual ou por transfusões[79].

O diagnóstico é feito pela detecção do genoma viral no sangue ou fezes pela PCR ou pela detecção de IgM do VHE[80]. A infecção prévia é diagnosticada por meio da detecção de anticorpos do tipo IgG. Para confirmar os resultados dos testes imunoenzimáticos (ELISA), os testes de *Western blot* são disponíveis para detectar anticorpos IgM ou IgG séricos. VHE-RNA pode ser detectado no sangue e fezes durante a fase aguda em 50% dos casos. Não há imunoglobulina hiperimune para a profilaxia pré/pós-exposição e terapia conhecida para alterar o curso da doença pelo VHE. A terapia consiste em medidas de suporte. O prognóstico é semelhante ao da infecção pelo VHA.

A maioria das infecções pelo VHE é autolimitada e sem necessidade de hospitalização, com exceção das gestantes que apresentam elevadas taxas de mortalidade secundárias às complicações renais e hipertensivas e as crianças jovens. Há risco de hepatite fulminante em 20% das pacientes quando a doença ocorre no terceiro trimestre da gestação[3]. Partos prematuros com taxas de mortalidade das crianças maiores que 33% são também observados. Embora os mecanismos subjacentes que aumentam a mortalidade sejam desconhecidos, as complicações relatadas (hipertensão gestacional, pré-eclâmpsia, proteinúria, edema e doença renal) decorrem possivelmente do efeito direto ou indireto sobre os rins que podem precipitar a doença e aumentar a mortalidade materna[45]. Infecção pelo VHE não tem nenhum outro efeito conhecido sobre o feto e não constitui contraindicação para a amamentação.

Infecção por VHE é largamente prevenida por medidas de saúde pública como suprimento de água limpa. Gestantes devem evitar viagens às áreas endêmicas, assim como evitar água da rede municipal e ingestão de frutas, vegetais, mariscos não cozidos nessas áreas[81]. A segurança e a eficácia de vacinas para gestantes ainda são desconhecidas.

REFERÊNCIAS

1. Chung RT, Schaefer EAK. Virology and immunology of hepatitis viruses. Disponível em: InPractice Hepatology (www.inpractice.com). Acessado 2014 ago 20.
2. Ranger-Rogez S, Alain S, Denis F. Hepatitis viruses: mother to child transmission. Pathol Biol (Paris). 2002;50(9):568-75.
3. Contag SA, Isaacs C, Arrabal PP. Hepatitis in pregnancy. Medscape reference. Disponível em: www.emedicine.medscape.com. Acessado 2014 ago 20.
4. Lemon SM. Type A viral hepatitis: epidemiology, diagnosis, and prevention. Clin Chem. 1997;43(8 Pt 2):1494-9.
5. Stapleton JT, Lemon SM. Hepatitis A and hepatitis E. In: Hoeprich PD, Jordan MC, Ronald AR (eds). Infectious diseases. 5th ed. Philadelphia: Lippincott Co; 1994.p.790-7.
6. Hollinger FB, Ticehurst JR. Hepatitis A virus. In: Fields BN, Knipe DM, Howley PM (eds). Fields virology. 3rd ed. Philadelphia: Lippincott-Raven; 1996.p.735-82.
7. World Health Organization. Hepatitis A: fact sheet no. 328 (rev May 2008). Disponível em: http://www.who.int/mediacentre/factsheets/fs328/en/index.html. Acessado 2011 ago16.
8. WHO. Global Alert and Response (GAR). Hepatitis A. Disponível em: www.who.int/csr/disease/hepatitis/whocdscsredc2007/en/ Acessado 2014 ago 8.
9. Leikin E, Lysikiewicz A, Garry D, Tejani N. Intrauterine transmission of hepatitis A virus. Obstet Gynecol. 1996; 88(4 Pt 2):690-1.
10. Figueiro-Filho EA, Senefonte FR, Lopes AH, de Morais OO, Souza Júnior VG, Maia TL, et al. Frequência das infecções pelo HIV-1, rubéola, sífilis, toxoplasmose, citomegalovírus, herpes simples, hepatite B, hepatite C, doença de Chagas e HTLV I/II em gestantes, do Estado de Mato Grosso do Sul. Rev Soc Bras Med Trop. 2007; 40(2):181-7.

11. American Academy of Pediatrics. Red book: 2006 Report of the Committee on Infectious Diseases. 27th ed. Elk Grove Village: American Aacademy of Pediatrics (Level III); 2006.

12. Fiore AE, Wasley A, Bell BP. Prevention of hepatitis A through active or passive immunization: recommendations of the Advisory Committee on Immunization Practices (ACIP). MMWR Recomm Rep. 2006;55(RR-7):1-2.

13. Lavanchy D. Hepatitis B virus epidemiology, disease burden, treatment, and current and emerging prevention and control measures. J Viral Hepat. 2004; 11(?):97-107.

14. Souto F. Distribuição da hepatite viral crônica B no Brasil: atualização do mapa epidemiológico e proposições para seu controle. GED Gastroenterologia e Endoscopia Digestiva. 1999;18(4):143-9.

15. Lu X, Block T. Study of the early steps of the Hepatitis B virus life cycle. Int J Med Sci. 2004;1(1):21-33.

16. Lok AS, McMahon BJ. Chronic hepatitis B: update 2009. Hepatology. 2009;50(3):661-2.

17. Borgia G, Carleo MA, Gaeta GB, Gentile I. Hepatitis B in pregnancy. World J Gastroenterol. 2012;18(34):4677-83.

18. Tran TT. Management of hepatitis B in pregnancy: weighing the options. Cleve Clin J Med 2009;76 Suppl 3: S25-9.

19. Jonas MM. Hepatitis B and pregnancy: an underestimated issue. Liver Int. 2009; 29 Suppl 1:133-9.

20. Huang QT, Wei SS, Zhong M, Hang LL, Xu YY, Cai GX, et al. Chronic hepatitis B infection and risk of preterm labor: a meta-analysis of observational studies. J Clin Virol. 2014;61(1):3-8.

21. Han YT, Sun C, Liu CX, Xie SS, Xiao D, Liu L, et al. Clinical features and outcome of acute hepatitis B in pregnancy. BMC Infect Dis. 2014;14:368-74.

22. Hay JE. Liver disease in pregnancy. Hepatology. 2008;47(3):1067-76.

23. Soderstrom A, Norkrans G, Lindh M. Hepatitis B virus DNA during pregnancy and post partum: aspects on vertical transmission. Scand J Infect Dis. 2003; 35(11-12):814-9.

24. ter Borg MJ, Leemans WF, de Man RA, Janssen HL. Exacerbation of chronic hepatitis B infection after delivery. J Viral Hepatol. 2008; 15(1):37-41.

25. Haber BA, Block JM, Jonas MM, Karpen SJ, London WT, McMahon BJ, et al. Recommendations for screening, monitoring, and referral of pediatric chronic hepatitis B. Pediatrics. 2009;124(5):e1007-13.

26. Jonas MM, Block JM, Haber BA, Karpen SJ, London WT, Murray KF, et al. Treatment of children with chronic hepatitis B virus infection in the United States: patient selection and therapeutic options. Hepatology. 2010;52(6):2192-205.

27. Brasil, Ministério da Saúde. Manual técnico pré-natal e puerpério. Atenção qualificada e humanizada. Brasília; 2006.

28. Vallet-Pichard A, Pol S. Hepatitis B virus treatment beyond the guidelines: special populations and consideration of treatment withdrawal. Therap Adv Gastroenterol. 2014;7(4):148-55.

29. Lok AS. Management of chronic hepatitis B virus infection in women of reproductive age. Critical Care Options. Disponível em: www.clinicaloptions.com. Acessado 2014 ago 20.

30. Wang JS, Chen H, Zhu QR. Transformation of hepatitis B serologic markers in babies born to hepatitis B surface antigen positive mothers. World J Gastroenterol. 2005;11(23):3582-5.

31. Trehanpati N, Hissar S, Shrivastav S, Sarin SK. Immunological mechanisms of hepatitis B virus persistence in newborns. Indian J Med Res. 2013;138(5):700-10.

32. Zhang SL, Yue YF, Bai GQ, Shi L, Jiang H. Mechanism of intrauterine infection of hepatitis B virus. World J Gastroenterol 2004;10(3): 437-8.

33. Gentile I, Borgia G. Vertical transmission of hepatitis B virus: challenges and solutions. Int J Womens Health. 2014;6:605-11. Review.

34. Munderi P, Wilkes H, Tumukunde D. Pregnancy and outcomes among women on triple-drug antiretroviral therapy (ART) in the DART trial. Curr Hepat Rep. 2010;9(4):197-204.

35. Kubo A, Shlager L, Marks AR, Lakritz D, Beaumont C, Gabellini K, et al. Prevention of vertical transmission of hepatitis B: an observational study. Ann Intern Med. 2014;160(12):828-35.

36. Shi Z, Yang Y, Ma L, Li X, Schreiber A. Lamivudine in late pregnancy to interrupt in utero transmission of hepatitis B virus: a systematic review and meta-analysis. Obstet Gynecol. 2010;116(1): 147-59.

37. Han GR, Zhao W, Cao K, Jiang HX, Pan C. A prospective and open-label study for the efficacy and safety of telbivudine (LTD) in pregnancy for the prevention of perinatal transmission of hepatitis B virus (HBV) to the infants. The 61st Annual Meeting of the American Association for the Study of Liver Diseases; Oct 29-Nov 2, 2010; Boston. Abstract 212.

38. Lu YP, Liang XJ, Xiao XM, Huang SM, Liu ZW, Li J, et al. Telbivudine during the second and third trimester of pregnancy interrupts HBV intrauterine transmission: a systematic review and meta-analysis. Clin Lab. 2014;60(4):571-86.

39. Tsai PJ, Chang A, Yamada S, Tsai N, Bartholomew ML. Use of tenofovir disoproxil fumarate in highly viremic, hepatitis B mono-infected pregnant women. Dig Dis Sci. 2014;59(11):2797-803.

40. Mast EE, Margolis HS. Fiore AE, Brink EW, Goldstein ST, Wang SA, et al. A comprehensive immunization strategy to eliminate transmission of hepatitis B virus infection in the United States: recommendations of the Advisory Committee on Immunization Practices (ACIP) part 1: immunization of infants, children, and adolescents. MMWR Recomm Rep. 2005;54(RR-16):1-31.

41. Maheshwari A, Ray S, Thuluvath PJ. Acute hepatitis C. Lancet. 2008; 372(9635):321-32.

42. World Health Organization. Hepatitis C: fact sheet no. 164 (rev June 2011). Disponível em: http://www.who.int/mediacentre/factsheets/fs164/en/index.html. Acessado 2011 ago 16.

43. Garfein RS, Vlahov D, Galai N, Doherty MC, Nelson KE. Viral infections in short-term injection drug users: the prevalence of the hepatitis C, hepatitis B, human immunodeficiency, and human T-lymphotropic viruses. Am J Public Health. 1996;86(5):655-61.

44. Alter MJ. Epidemiology of hepatitis C. Eur J Gastroenterol Hepatol. 1996;8(4):319-23.

45. Jain S, Pendyala P, Varma S, Sharma N, Joshi K, Chawla Y. Effect of renal dysfunction in fulminant hepatic failure. Trop Gastroenterol. 2000;21(3):118-20.

46. Centers for Disease Control and Prevention. Recommendation for prevention and control of hepatitis C virus (HCV) infection and HCV-related chronic disease. Morb Mortal Wkly Rep. 1998; 47(RR-19):1-54.

47. Bell BP, Mast EE, Terrault N, Hutin YJ. Prevention of hepatitis C in women. Emerg Infect Dis. 2004;10(11):2035-6.

48. Berger A. Science commentary. Behaviour of hepatitis C virus. BMJ. 1998;317(7156):437A.

49. Lin HH, Kao JH, Hsu HY, Ni YH, Yeh SH, Hwang LH. Possible role of high-titer maternal viremia in perinatal transmission of hepatitis C virus. J Infect Dis. 1994;169(3):638-41.

50. McIntyre PGK, Tosh K, McGuire W. Caesarean section versus vaginal delivery for preventing mother to infant hepatitis C virus transmission. Cochrane Database Syst Rev. 2006;(4):CD005546.

51. Schackman BR, Oneda K, Goldie SJ. The cost-effectiveness of elective cesarean delivery to prevent hepatitis C transmission in HIV-coinfected women. AIDS. 2004;18(13):1827-34.

52. European Paediatric Hepatitis C Virus Network. Effects of mode of delivery and infant feeding on the risk of mother-to-child transmission of hepatitis C virus. BJOG. 2001;108(4):371-7.

53. Thomas DL, Zenilman JM, Alter HJ, Shih JW, Galai N, Carella AV. Sexual transmission of hepatitis C virus among patients attending sexually transmitted diseases clinics in Baltimore--an analysis of 309 sex partnerships. J Infect Dis. 1995;171(4):768-75.

54. McMahon JM, Pouget ER, Tortu S. Individual and couple-level risk factors for hepatitis C infection among heterosexual drug users: a multilevel dyadic analysis. J Infect Dis. 2007;195(11):1572-81.

55. Gorgos L. Sexual transmission of viral hepatitis. Infect Dis Clin North Am. 2013;27(4):811-36.

56. Gambotti L, Batisse D, Colin-de-Verdiere N, Delaroque-Astagneau E, Desenclos JC, Dominguez S. Acute hepatitis C infection in HIV positive men who have sex with men in Paris, France, 2001-2004. Euro Surveill. 2005;10(5):115-7.

57. Farci P, Alter HJ, Wong D, Miller RH, Shih JW, Jett B. A long-term study of hepatitis C virus replication in non-A, non-B hepatitis. N Engl J Med. 1991;325(2):98-104.

58. Hofer H, Watkins-Riedel T, Janata O, Penner E, Holzmann H, Steindl-Munda P. Spontaneous viral clearance in patients with acute hepatitis C can be predicted by repeated measurements of serum viral load. Hepatology. 2003;37(1):60-4.

59. Gerlach JT, Diepolder HM, Zachoval R, Gruener NH, Jung MC, Ulsenheimer A. Acute hepatitis C: high rate of both spontaneous and treatment-induced viral clearance. Gastroenterology. 2003;125(1):80-8.

60. Quiroga JA, Campillo ML, Catillo I, Bartolomé J, Porres JC, Carreno V. IgM antibody to hepatitis C virus in acute and chronic hepatitis C. Hepatology. 1991;14(1):38-43.

61. Orland JR, Wright TL, Cooper S. Acute hepatitis C. Hepatology. 2001;33(2):321-7.

62. Kamal SM, Fouly AE, Kamel RR, Hockenjos B, Al Tawil A, Khalifa KE. Peginterferon alfa-2b therapy in acute hepatitis C: impact of onset of therapy on sustained virologic response. Gastroenterology. 2006;130(3):632-8.

63. Carrat F, Bani-Sadr F, Pol S, Rosenthal E, Lunel-Fabiani F, Benzekri A. Pegylated interferon alfa-2b vs standard interferon alfa-2b, plus ribavirin, for chronic hepatitis C in HIV-infected patients: a randomized controlled trial. JAMA. 2004;292(23):2839-48.

64. Degos F. Hepatitis C and alcohol. J Hepatol. 1999;31 Suppl 1:113-8.

65. NIH. National Institutes of Health Consensus Development Conference Statement: management of hepatitis C 2002 (June 10-12, 2002). Gastroenterology. 2002;123(6):2082-99.

66. Rizzetto M. Hepatitis delta virus. In: Practice hepatology. Disponível em: www.inpractice.com. Acessado 2014 ago 20.

67. Engelke M, Mills K, Seitz S, Simon P, Gripon P, Schnölzer M, et al. Characterization of a hepatitis B and hepatitis delta virus receptor binding site. Hepatology. 2006;43(4):750-60.

68. Farci P. Delta hepatitis: an update. J Hepatol. 2003;39 Suppl 1: S212-9.

69. Weisfuse IB, Hadler SC, Fields HA, Alter MJ, O'Malley PM, Judson FN. Delta hepatitis in homosexual men in the United States. Hepatology. 1989;9(6):872-4.

70. Dény P. Hepatitis delta virus genetic variability: from genotypes I, II, III to eight major clades? Curr Top Microbiol Immunol. 2006;307:151-71. Review.

71. Hughes SA, Wedemeyer H, Harrison PM. Hepatitis delta virus. Lancet. 2011;378(9785):73-85.

72. Alvarado-Mora MV, Romano CM, Gomes-Gouvêa MS, Gutierrez MF, Carrilho FJ, Pinho JR. Dynamics of hepatitis D (delta) virus genotype 3 in the Amazon region of South America. Infect Genet Evol. 2011;11(6):1462-8.

73. McMahon BJ, Alward WL, Hall DB, Heyward WL, Bender TR, Francis DP, et al. Acute hepatitis B virus infection: relation of age to the clinical expression of disease and subsequent development of the carrier state. J Infect Dis. 1985;151(4):599-603.

74. Smedile A, Niro MG, Rizzetto M. Detection of serum HDV-RNA by RT-PCR. Methods Mol Med. 2004;95:85-93.

75. Wu JC, Chen PJ, Kuo MY, Lee SD, Chen DS, Ting LP. Production of hepatitis delta virus and suppression of helper hepatitis B virus in a human hepatoma cell line. J Virol.1991;65(3):1099-104.

76. Harrison TJ. Hepatitis E virus -- an update. Liver. 1999;19(3): 171-6.

77. Patra S, Kumar A, Trivedi SS, Puri M, Sarin SK. Maternal and fetal outcomes in pregnant women with acute hepatitis E virus infection. Ann Intern Med. 2007;147(1):28-33.

78. Hamid SS, Jafri SM, Khan H, Shah H, Abbas Z, Fields H. Fulminant hepatic failure in pregnant women: acute fatty liver or acute viral hepatitis? J Hepatol. 1996;25(1):20-7.

79. Aggarwal R, Krawczynski K. Hepatitis E: an overview and recent advances in clinical and laboratory research. J Gastroenterol Hepatol. 2000;15(1):9-20.

80. Takahashi M, Kusakai S, Mizuo H, Suzuki K, Fujimura K, Masuko K. Simultaneous detection of immunoglobulin A (IgA) and IgM antibodies against hepatitis E virus (HEV) Is highly specific for diagnosis of acute HEV infection. J Clin Microbiol. 2005;43(1):49-56.

81. Krawczynski K. Hepatitis E vaccine--ready for prime time? N Engl J Med. 2007;356(9):949-51.

Hepatites Virais no Recém-Nascido

Luciana de Lima Galvão

Entre as anormalidades hepatobiliares que podem ocorrer em gestantes, estudo prospectivo de Wales selecionou 142 gestantes com testes laboratoriais anormais do fígado, o que representa 3% dos partos durante os 15 meses de estudo[1]. A maioria dos casos foi atribuída a desordens específicas da gravidez (isto é, pré-eclâmpsia, HELLP síndrome, colestase obstétrica, hiperêmese da gestação, esteatose aguda da gestação), enquanto os demais casos foram atribuídos a outras condições (isto é, sepse relacionada a drogas, cálculo de ductos biliares e hepatite viral).

A hiperêmese da gestação deve ser considerada no diagnóstico diferencial se os testes laboratoriais anormais do fígado se apresentarem no primeiro trimestre.

Considerar colestase intra-hepática da gestação em pacientes com prurido e testes laboratoriais anormais do fígado, especialmente no final da gestação. Essas gestantes estão em maior risco para prematuridade e óbito fetal (OF). O tratamento com ácido ursodeoxicólico e a interrupção da gestação devem ser levadas em conta.

Esteatose aguda da gestação, pré-eclâmpsia e síndrome HELLP (hemólise, elevação das enzimas hepáticas, plaquetopenia) devem ser consideradas na gestação avançada, especialmente no terceiro trimestre. Pacientes com esteatose hepática aguda da gestação podem desenvolver falência hepática. A indução ao parto é tratamento primário.

Já as hepatites virais não estão relacionadas à gestação, mas podem apresentar-se durante a gestação, isto é, hepatite viral aguda. No entanto, na maioria das vezes, as hepatites virais prevalecem para a gestante como doença hepática crônica preexistente. Por outro lado, dentro das anormalidades hepatobiliares da gestação, a hepatite viral assim como a hepatite induzida por drogas devem sempre ser consideradas em qualquer trimestre da gestação[1].

Por sua vez, a infecção neonatal com hepatite viral é geralmente resultado de transmissão vertical neonatal das mães infectadas e este é o tema da discussão a seguir.

REFERÊNCIA

1. Ching CL, Morgan M, Hainsworth I, Kingham JG. Prospective study of liver dysfunction in pregnancy in Southwest Wales. Gut. 2002;51(6):876-80.

HEPATITE A

O vírus da hepatite A é um RNA vírus, não envelopado, com 27nm, membro da família Picornaviridae. O vírus é transmitido a partir do contato pessoa-pessoa por meio da contaminação fecal-oral. A infecção é altamente contagiosa e surtos epidêmicos geralmente resultam de fonte comum de exposição com alimento ou água contaminada.

TRANSMISSÃO

Transmissão vertical materna

Intrauterina – na maioria das vezes, a infecção pelo vírus da hepatite A (VHA) em gestante é autolimitada. Embora a infecção materna pelo VHA não parecesse aumentar o risco de malformação congênita, óbito fetal, restrição do crescimento intrauterino ou aborto espontâneo[1,2], há risco aumentado de trabalho de parto prematuro e ruptura prematura das membranas.

Embora raro, foram relatados dois casos de transmissão intrauterina do VHA no início da gestação[3,4]. Esses casos se apresentaram com ascite fetal e peritonite por mecônio. Após o parto, os exames sorológicos confirmaram a infecção pelo VHA em ambos os RN que precisaram de intervenção cirúrgica por causa da peritonite por mecônio. Sua recuperação foi sem intercorrências.

Perinatal – há vários relatos de caso de transmissão vertical do VHA semanas antes do parto ou durante o trabalho de parto[5-7]. Para a maioria desses RN, a transmissão vertical foi definida quando ele apresentou hepatite após o período neonatal. A despeito desses relatos, parece que o risco de transmissão perinatal é baixo em relação à distribuição global da infecção pelo VHA.

Não há evidência de que a hepatite A seja transmitida por meio do aleitamento[8].

Doença de aquisição neonatal – a infecção pelo VHA adquirida no período neonatal é rara. Há relatos de casos neonatais pelo VHA devido à transfusão de sangue contaminado ou plasma fresco congelado[9-11] e transmissão horizontal do profissional de saúde[5-10]. Em surto em uma unidade de terapia intensiva (UTIN) no Havaí, 13 RN, 22 enfermeiras, oito outros profissionais e quatro contatos familiares foram identificados com infecção pelo VHA[10]. Dois RN que receberam transfusão de sangue de um doador comum, com hepatite A, foram identificados como casos primários e serviram como fonte de infecção para os RN, profissionais de saúde e familiares.

MANIFESTAÇÕES CLÍNICAS

Embora a maioria dos RN com infecção pelo VHA fosse assintomática, casos sintomáticos foram descritos[6,12,13]. Em relato de caso, seis RN entre 2 semanas e 8 meses de vida apresentaram perda de apetite e icterícia, e em quatro deles, febre e vômitos recorrentes foram também observados[12]. Durante o curso da doença, todos os seis latentes desenvolveram hepatomegalia e evidência bioquímica de hepatite leve. Todos os RN estavam completamente recuperados clínica e laboratorialmente após a doença aguda, sem sequelas de longa duração. Outros relatos documentaram achados clínicos semelhantes em RN infectados com VHA[6,13].

Hepatite fulminante como resultado da infecção pelo VHA é rara em crianças e nunca foi descrita em RN.

TRATAMENTO

O tratamento para RN com infecção pelo VHA é de suporte. Alguns peritos aconselham o uso de imunoglobulina (0,02mL/kg por via intramuscular) no RN, se a mãe desenvolveu os sintomas duas semanas antes ou até uma semana após o parto[14]. No entanto, a eficácia da imunoglobulina nessas circunstâncias não foi totalmente estabelecida e a imunoprofilaxia pode ser menos efetiva em RN do que em crianças maiores.

A imunização com a vacina de hepatite A inativada é recomendada para todas as crianças nos Estados Unidos, começando com 1 ano de idade. Em uma região endêmica para infecção pelo VHA, RN e prematuros de mães soronegativas são potencialmente de risco e podem beneficiar-se da imunização precoce com vacina do VHA[12,15]. Ensaios clínicos com vacinação nessas populações são garantidos antes da rotina, e imunização precoce com vacina do VHA pode ser recomendada.

MEDIDAS DE CONTROLE DE INFECÇÃO

Atenção estrita de controle de infecção monitorizando a exposição às secreções, porque RN VHA positivos são infectantes por muitos meses[10].

REFERÊNCIAS

1. Tong MJ, Thursby M, Rakela J, et al. Studies on the maternal-infant transmission of the viruses which cause acute hepatitis. Gastroenterology. 1981;80(5 PTt 1):999-1004.

2. Zhang RL, Zeng JS, Zhang HZ. Survey of 34 pregnant women with hepatitis A and their neonates. Chin Med J (Engl). 1990;103(7):552-5.

3. Leikin E, Lysikiewicz A, Garry D, Tejani N. Intrauterine transmission of hepatitis A virus. Obstet Gynecol. 1996;88(4 Pt 2):690-1.

4. McDuffie RS Jr, Bader T. Fetal meconium peritonitis after maternal hepatitis A. Am J Obstet Gynecol. 1999;180(4):1031-2.

5. Watson JC, Fleming DW, Borella AJ, Olcott ES, Conrad RE, Baron RC. Vertical transmission of hepatitis A resulting in an outbreak in a neonatal intensive care unit. J Infect Dis. 1993;167(3):567-71.

6. Erkan T, Kutlu T, Cullu F, Tümay GT. A case of vertical transmission of hepatitis A virus infection. Acta Paediatr. 1998;87(9):1008-9.

7. Tanaka I, Shima M, Kubota Y, Takahashi Y, Kawamata O, Yoshioka A. Vertical transmission of hepatitis A virus. Lancet. 1995;345(8946):397.

8. Daudi N, Shouval D, Stein-Zamir C, Ackerman Z. Breastmilk hepatitis A virus RNA in nursing mothers with acute hepatitis A virus infection. Breastfeed Med. 2012;7:313-5.

9. Noble RC, Kane MA, Reeves SA, Roeckel I. Posttransfusion hepatitis A in a neonatal intensive care unit. JAMA. 1984;252(19):2711-5.

10. Rosenblum LS, Villarino ME, Nainan OV, Melish ME, Hadler SC, Pinsky PP, et al. Hepatitis A outbreak in a neonatal intensive care unit: risk factors for transmission and evidence of prolonged viral excretion among preterm infants. J Infect Dis. 1991;164(3):476-82.

11. Lee KK, Vargo LR, Lê CT, Fernando L. Transfusion-acquired hepatitis A outbreak from fresh frozen plasma in a neonatal intensive care unit. Pediatr Infect Dis J. 1992;1(2):122-3.

12. Linder N, Karetnyi YV, Kuint J, Mendelson E, Dagan R. Symptomatic hepatitis A virus infection during the first year of life. Pediatr Infect Dis J. 1995;14(7):628-9.

13. Fagan EA, Hadzic N, Saxena R, Mieli-Vergani G. Symptomatic neonatal hepatitis A disease from a virus variant acquired in utero. Pediatr Infect Dis J. 1999;18(4):389-91.

14. American Academy of Pediatrics. Hepatitis A. In: Red Book: 2012 Report of the Committee on Infectious Diseases, 29th ed. Pickering LK (ed), Elk Grove Village: American Academy of Pediatrics; 2012.p.362-9.

15. Linder N, Karetnyi Y, Gidony Y, Dagan R, Ohel G, Levin E, et al. Decline of hepatitis A antibodies during the first 7 months of life in full-term and preterm infants. Infection. 1999;27(2):128-31.

HEPATITE B

O vírus da hepatite B (VHB) é um DNA vírus, envelopado, membro da família Hepadnavididae.

A hepatite B durante a gestação apresenta questões de gestão para a mãe e para o feto. Essas incluem efeitos do VHB na saúde materna e fetal, efeitos da gestação no curso da infecção pelo VHB, tratamento do VHB durante a gestação e prevenção da transmissão perinatal. A prevenção perinatal é um componente importante no esforço global de reduzir a carga de vírus da hepatite B crônica, uma vez que a transmissão vertical é responsável por aproximadamente metade das infecções crônicas no mundo.

O risco de desenvolvimento de infecção crônica é inversamente proporcional à idade de exposição. O risco é maior do que 90% nos expostos ao nascimento, enquanto o risco é muito menor (20 a 30%) nos expostos durante a infância. Programas da testagem rotineira das gestantes e vacinação universal (todas as faixas etárias) reduziram de forma significativa as taxas de transmissão. A identificação de mães de risco permite a profilaxia da transmissão que pode reduzir a taxa de 90% para menos de 5 a 10%. Métodos de profilaxia e fatores de risco para a transmissão são descritos a seguir.

IMPLICAÇÕES DO VHB PARA A SAÚDE DA MÃE

Hepatite viral aguda

É a causa mais comum de icterícia na gestação[1]. Outras causas incluem doenças hepáticas associadas com a gestação, citadas anteriormente.

A infecção aguda pelo VHB durante a gestação não é grave, nem está associada a aumento de mortalidade ou teratogenicidade[1,2]. Entretanto, há relatos de aumento de incidência de baixo peso e prematuridade em RN de mãe com hepatite aguda pelo VHB[2,3]. Além disso, a ocorrência de infecção aguda no início da gestação foi associada com taxa de 10% de transmissão perinatal[3]. A taxa é significativamente elevada se a infecção aguda ocorrer próximo do parto, com taxas de mais de 60%[1].

O tratamento da infecção aguda durante a gestação é principalmente de suporte. A bioquímica hepática e a atividade de protrombina devem ser monitorizadas. Terapia antiviral é geralmente desnecessária, exceto em mulheres com falência hepática aguda ou hepatite grave prolongada[4]. Nesses casos, lamivudina (100mg/dia) é uma opção razoável, desde que seja segura para uso durante a gestação e o tempo de tratamento seja curto[5]. Tenofovir (considerado classe B pelo FDA) é alternativa aceitável.

Hepatite B crônica

A gestação é geralmente bem tolerada por mulheres com infecção por hepatite B crônica que não tenham doença hepática avançada. Contudo, como ocasionalmente os pacientes desenvolvem agudizações da hepatite, mães HBsAg positivas devem ser monitorizadas de perto. Obter bioquímica hepática a cada três meses durante a gestação e seis meses pós-parto, e o VHB-DNA deve ser realizado quando há elevação da alanina aminotransaminase (ALT).

Não há associação estabelecida entre a infecção crônica pelo VHB e o desenvolvimento de outras doenças durante a gestação. Possível associação foi descrita entre infecção crônica pelo VHB e *diabetes mellitus* gestacional[6,7]. Contudo, os dados são confusos e conflitantes[8,9] e o poder dessa associação é incerto.

A gestação é considerada um estado de imune tolerância e associada com altos níveis de corticoide produzido pela adrenal com modulação das citocinas envolvidas na resposta imune. Isso tem o potencial risco de aumentar a viremia, embora a maioria dos estudos mostre que os níveis de VHB-DNA permanecem estáveis durante a gestação[10,11]. Fisiologicamente, os níveis de ALT tendem a se elevar na gestação e no período pós-parto em mulheres com infecção por hepatite B crônica.

As mudanças imunológicas durante a gestação e no pós-parto foram relacionadas com agudizações da hepatite (incluindo descompensação hepática), embora agudização (particularmente evoluindo com sequela grave) parece ser incomum[12]. No período pós-parto, a agudização pode ser relacionada à reconstituição imune, uma situação imunologicamente análoga às agudizações que são descritas após a retirada de corticoide em pacientes não grávidas com hepatite B crônica[13-15]. Preditores de agudização durante a gestação não foram estabelecidos.

As agudizações são associadas com soroconversão do HBeAg em aproximadamente 12 a 17% dos pacientes[13], taxa semelhante àquela que se descreveu em pacientes que não estão grávidas. Os preditores de soroconversão em pacientes que desenvolvem a agudização permanecem incertos. Evidências limitadas sugerem que a soroconversão não está relacionada com a idade materna, paridade ou pela presença de mutação do promotor do core basal ou do pré-core[13-16].

Efeitos da gestação na doença hepática

Mudanças imunológicas, metabólicas e hemodinâmicas que ocorrerem na gestação podem potencialmente piorar ou mascarar a doença hepática de base. A avaliação da gravidade da doença hepática pode ser dificultada durante a gestação porque as alterações fisiológicas gestacionais mimetizam os achados clínicos da doença hepática. Em particular, a dosagem de albumina e o hematócrito frequentemente diminuem, enquanto a fosfatase alcalina e a alfafetoproteína se elevam. Similarmente, ao exame físico, podem-se observar achados sugestivos de estigmas da doença hepática crônica como eritema palmar, edema de extremidades e spider (angioma) devido ao estado de hiperestrogenismo.

Gestação em pacientes com cirrose avançada é incomum, uma vez que essas pacientes tipicamente têm a fertilidade diminuída, devido a ciclos anovulatórios. Gestação é mais provável naquelas mulheres com cirrose inicial. É importante identificar e monitorizar essas pacientes, uma vez que elas são de risco para complicações perinatais maternas e fetais, incluindo restrição do crescimento fetal (RCF), trabalho de parto prematuro (TPP) e OF. O risco elevado foi demonstrado em um estudo do Canadá, que comparou intercorrências maternas e fetais em 399 pacientes com cirrose e com grupo controle que ocorreram entre 1993 e 2005[17]. As intercorrências maternas foram mais frequentes no grupo com cirrose e incluíram hipertensão gestacional, placenta prévia e hemorragia periparto. Além disso, 15% das mães com cirrose

desenvolveram descompensação hepática. A mortalidade geral foi significativamente maior no grupo de mães cirróticas, comparadas ao grupo controle (1,8% versus 0%). Os RN de mães com cirrose tinham taxas maiores de prematuridade, restrição do crescimento e maiores taxas de óbito intraútero (5,2% versus 2,1%). Outros trabalhos relataram risco aumentado de sangramento de varizes de esôfago, particularmente no terceiro trimestre e TPP por causa do aumento da pressão intra-abdominal e da expansão do volume plasmático.

O cuidado com a gestante com cirrose não difere daquele que é feito nas não grávidas. Avaliação das varizes por endoscopia é recomendada e segura durante a gestação. O sangramento de varizes ativas deverá ser conduzido da mesma forma, com ligadura elástica ou escleroterapia. Contudo, o tratamento com betabloqueadores, quer para profilaxia quer como tratamento no pós-sangramento deve ser usado com cuidado, pelo risco de RCF, bradicardia fetal/neonatal, hipoglicemia neonatal e depressão respiratória neonatal. Octreotide não deve ser usado no manejo do sangramento agudo das varizes devido ao risco de isquemia uterina.

Terapia antiviral durante a gestação

Vários fatores devem ser considerados quando da decisão da terapia antiviral durante a gestação, incluindo indicações, duração da terapia, efeitos adversos potenciais para o feto, eficácia e risco de desenvolvimento de resistência. A saúde da mãe e do feto deve ser considerada, de forma independente, quando da decisão do tratamento. A segurança da exposição a medicações para o feto deve ser pesada contra o risco de parada e mudança da terapia para a mãe.

Há geralmente duas indicações para terapia antiviral durante a gestação:

1. Tratamento da doença crônica da mãe.
2. Diminuição do risco de transmissão perinatal.

Terapia antiviral em mulheres com potencial fertilidade

Indicações para terapia são as mesmas que para pacientes que não têm potencial de fertilidade. Elas são determinadas pelo nível de VHB-DNA e estado do HBeAg e a atividade ou estadiamento da doença hepática.

Contudo, há importantes considerações na mulher potencialmente fértil:

- Aquelas com doença hepática leve e que estão na expectativa de iniciar uma família em futuro próximo podem escolher esperar o tratamento e ser observadas até que tenham completado sua família.
- As eleitas a submeter-se a tratamento antes da tentativa de gestação podem optar por interferon peguilado

porque sua duração é finita (48 semanas), lembrando que elas são orientadas à prática contraceptiva durante o tratamento. Se análogos de nucleosídeos ou nucleotídeos são preferidos, o tenofovir pode ser uma boa escolha; a experiência, apesar de limitada, considera ser seu uso seguro na gestação e, além disso, o risco de resistência à droga é baixo.

- Pacientes que engravidaram enquanto recebiam a terapia antiviral deverão informar para seus clínicos imediatamente. Os riscos e benefícios da continuação do tratamento devem ser discutidos. O tratamento continuado pode representar um risco para o feto, enquanto a descontinuação pode ser um risco para a agudização da hepatite para a mãe. A descontinuação do tratamento pode ser considerada em mulheres sem cirrose. Uma alternativa para mulheres recebendo entecavir ou adefovir (ambos classificados como classe C para gestação pelo *Food and Drud Administration* – FDA) é que o tratamento seja continuado com mudança do agente antiviral que tenha relativamente baixo risco de teratogenicidade (como telbivudina ou tenofovir, que são classificados na categoria B pelo FDA) ou ter segurança substancial em humanos (lamivudina ou tenofovir). Essas mulheres devem ser monitorizadas de perto durante o período de transição para assegurar a supressão viral e, se lamivudina ou terbivudina é utilizada, deve-se assegurar o retorno ao entecavir ou adefovir depois do parto, para minimizar o risco de resistência às drogas.

Escolha da terapia antiviral – opções terapêuticas para VHB crônico incluem análogos de nucleotídeos e nucleosídeos e interferon peguilado. Nenhum dos agentes contra o VHB é aprovado pelo FDA para uso na gestação. Todos são classificados na categoria C, exceto tenofovir e telbivudina, que são categoria B (a designação de categoria B para o tenofovir e telbivudina foi baseada em dados de exposição em animais). Não há grandes séries que mostram com segurança sobre a terapia antiviral na gestação. Embora a lamivudina seja considerada categoria C, há uma longa história de segurança dos dados de mulheres infectadas com o HIV.

Análogos de nucleotídeos – entre os análogos de nucleotídeo, tenofovir e entecavir são drogas de primeira linha por causa da sua potência em supressão viral e sua alta barreira de resistência. Em contraste, lamivudina e telbivudina têm baixa barreira de resistência, ou seja, alto risco para adquirir resistência, enquanto o adefovir tem fraca atividade antiviral. Com base nos dados atuais, lamivudina e tenofovir são os preferidos, se a terapia antiviral é cogitada para a gestante. Telbivudina também pode ser considerada. A escolha depende em parte do tempo de duração pretendida. Tenofovir é a melhor escolha em mulheres que recebem tratamento de longo tempo por causa da baixa resistência.

Quando a terapia antiviral deverá ser descontinuada no pós-parto ainda não foi determinado. Muitos peritos interromperiam o tratamento 4 a 12 semanas após o parto se a única proposta da terapia antiviral é a diminuição do risco de transmissão maternofetal. As mães que pretendem aleitar devem parar o tratamento após o parto. A monitorização constante é necessária após o tratamento ser descontinuado devido à possibilidade de desenvolvimento de agudização da hepatite.

Interferon peguilado – poderá também ser considerado antes da gestação. Apesar do incômodo da administração parenteral (injeção por via subcutânea uma vez por semana), um aspecto atrativo é o término do uso em 48 semanas.

Segurança – há várias considerações a respeito da segurança na gestação.

- **Risco de teratogenicidade** – os dados disponíveis são limitados a respeito do risco de teratogenicidade com as drogas para VHB. O site de "Registro de Antirretrovirais na Gestação" (WWW.apregistry.com), que foi estabelecido em 1989 para avaliar os efeitos potenciais de teratogenicidade dos agentes para o HIV, passou a ser coletado apenas em 2003. As informações contidas no site de registro originam-se de estudos clínicos e relatos retrospectivos em exposição animal. Até agora, as taxas de anomalia congênita entre RN expostos à terapia antiviral foram similares às encontradas na população geral[18]. A partir de julho de 2013, o registro inclui dados de 7.072 RN que foram expostos à lamivudina durante o segundo e o terceiro trimestres[19]. A taxa de defeitos congênitos foi de 2,9%, o que foi comparável à taxa da população geral. Dos 4.360 RN que foram relatados estar expostos à lamivudina durante o primeiro trimestre, a taxa de defeito congênito foi de 3,1%. Para o tenofovir, 1.982 RN foram expostos durante o primeiro trimestre com taxa de defeito congênito de 2,3% e de 959 RN expostos ao tenofovir, durante o segundo e o terceiro trimestres, a taxa de defeito congênito foi de 2,1%. Para o entecavir, apenas 55 RN foram relatados terem sido expostos no primeiro trimestre. Para o adefovir, apenas 48 RN foram expostos no primeiro trimestre, sem nenhum relato de defeito congênito e nenhum relato quando da exposição no segundo ou no terceiro trimestre. Em relação à telbivudina, há um total de 24 exposições e nenhum relato de defeito congênito e ela foi estudada em ensaios clínicos[20,21].

Há importantes limitações nessas observações. O registro depende de relato voluntário e a informação não é verificada. O acompanhamento a longo prazo é limitado e não há esforços em confirmar o diagnóstico de defeitos congênitos. Além disso, os dados são avaliados em nascidos vivos, mas não há dados de abortos ou mesmo relato de subsequente retardo de desenvolvimento. Muito desses dados clínicos foram da lamivudina e do tenofovir porque essas drogas são também usadas para o tratamento da infecção pelo HIV.

■ **Outros efeitos adversos** – um número de efeitos adversos dos análogos de nucleosídeos e nucleotídeos foi descrito, incluindo lesão mitocondrial, acidose láctica, esteatose hepática e possivelmente anormalidades ósseas.

- Acidose láctica sintomática foi relatada em RN nascidos de mães infectadas pelo HIV que foram expostas à terapia antirretrovial (que inclui análogos de nucleotídeos e nucleosídeos) no útero, mas não foi observada em RN expostos a agentes antivirais visando ao VHB durante a gestação. A monitorização de acidose láctica nos RN não é necessária se as mães recebem apenas os agentes antivirais para VHB.
- Tenofovir causou anormalidades ósseas na prole de macacos *rhesus* que foram expostos à droga[22], mas nenhuma associação foi observada em RN seguidos com exposição ao tenofovir intrautero[23-25].
- Principalmente os estudos na população HIV não revelaram efeito do tenofovir no peso de nascimento, embora haja resultados conflitantes quanto a algum efeito na circunferência cefálica e no crescimento[24-27]. O interferon foi classificado como categoria C pelo FDA. Tem efeitos abortivos em macaco rhesus[28], mas não há relatos em humano[29] porém os dados são limitados. Por causa dos dados limitados todas as mulheres recebendo terapia com interferon devem manter controle de natalidade.

Aleitamento materno e terapia antiviral

O leite humano geralmente não é recomendado para mães que mantêm terapia antiviral no pós-parto. Os análogos de nucleotídeos são excretados no leite e há poucos dados a respeito do quanto a exposição às drogas pode causar dano ao RN durante o aleitamento. Para mães que estão aleitando e tomando tenofovir, que é biodisponível por via oral, é esperado no leite materno apenas um composto assemelhado do tenofovir. Por causa de sua natureza aniônica, o tenofovir exibe baixa biodisponibilidade em animais e é esperada baixa biodisponibilidade após a ingestão por aleitamento[30]. Um estudo com animal, com duas macacas rhesus cuidadoras, encontrou que o tenofovir, embora presente no leite materno, apresentou um pico de concentração de 2 a 4% do detectado no soro[31]. O valor da área sobre a curva (AUC) no leite foi de aproximadamente 20% do AUC sérico. Esses dados sugerem que baixos níveis de tenofovir no leite humano improvavelmente terão efeitos biológicos em RN cuidados.

Outro estudo avaliou tenofovir e entricitabina no leite materno de cinco mulheres infectadas com HIV na África e demonstrou que a concentração média de tenofovir e entricitabina no leite materno era de 0,03% e 2%, respectivamente[32]. Os autores concluem que a muito baixa concentração simulada de tenofovir neonatal improvavelmente causa toxicidade ou seleciona cepas de vírus resistente.

IMPLICAÇÕES DA INFECÇÃO PELO VHB PARA O RECÉM-NASCIDO

Infecção pelo VHB em RN

O impacto do VHB em RN não foi bem definido. Um grande estudo comparou 824 mulheres HBsAg positivas com 6.281 controles HBsAg negativos[33]. Nenhuma diferença foi observada na idade gestacional, no peso de nascimento, na incidência de prematuridade, na incidência de icterícia neonatal ou anormalidades congênitas ou mortalidade perinatal. No entanto, possível associação foi descrita entre infecção crônica pelo VHB e diabetes mellitus gestacional[6,7,34], risco aumentado de prematuridade[35], baixo peso ao nascimento[36] e hemorragia anteparto[34]. Contudo, os dados são confusos e conflitantes[8,9] e assim a força dessas associações é incerta.

Transmissão perinatal

A taxa de infecção entre RN de mãe HBsAg positivas que não recebem nenhuma forma de profilaxia é tão alta quanto 90%[37]. A transmissão maternofetal pode ocorrer intraútero, ao nascimento e após o nascimento. A alta eficácia protetora (95%) da vacinação no período neonatal sugere que a maioria das infecções ocorre no momento do nascimento quando secreções maternas do canal de parto entram em contato com as membranas mucosas do RN. Sustentando essa hipótese, foi realizado um estudo na China, que encontrou que apenas 3,7% dos RN testados ao nascimento tinham HBsAg positivo, portanto, tiveram infecção intrauterina[38].

A testagem materna universal para o VHB e vacinação universal dos RN, a despeito do estado materno para o VHB, reduziu de forma significante as taxas de transmissão. A administração profilática do HBIG ao nascimento, seguida de três doses de vacina recombinante para o VHB nos primeiros seis meses de vida, reduziu as taxas de transmissão a aproximadamente 5 a 10%.

Fatores de risco – o fator de risco mais importante para transmissão apesar da administração adequada de profilaxia (HBIG e primeira dose de vacina para VHB dadas nas 12 horas do nascimento e completadas as doses do esquema) parece ser a alta carga viral do VHB materno. A transmissão transplacentária e transmissão devido aos procedimentos obstétricos são causas menos frequentes, enquanto o aleitamento materno não parece levar a risco substancial. O benefício de utilizar o parto cesariano para proteger contra a transmissão não foi claramente estabelecido. Portanto, a indicação obstétrica não deve ser influenciada pelo estado materno do VHB.

Status de replicação viral materno

O risco de transmissão está aumentado em mulheres que têm replicação viral ativa. Em uma série, a transmissão foi de 85 a 90% em RN de mãe HBeAg positiva e 32% em RN de mãe HBeAg negativa na ausência de profilaxia[39]. Crianças nascidas de mãe HBeAg positiva permanecem sob risco para infecção pelo VHB, até mesmo se elas receberam vacinação e HBIG (aproximadamente 9% em um grande estudo de coorte)[40].

VHB-DNA quantitativo (carga viral)

A carga viral do VHB-DNA materno correlaciona-se com o risco de transmissão. A transmissão vertical da hepatite B ocorre em 9 a 39% dos RN de mães com alta viremia (≥ 8 log ou cópias e possivelmente $> 6 \log_{10}$ cópias/mL), a despeito da vacinação pós-natal[41-44].

- Em um estudo com 773 mães positivas para HBsAg em Taiwan o *odds ratio* para ter o RN ninfectado aumentou de 1 para 147 quando o VHB-DNA quantitativo materno aumentou de 5pg/mL (aproximadamente 150.000UI/mL) para mais de 1.400pg/mL (aproximadamente 45.000.000 UI/mL)[45].
- Outro estudo conduzido na China envolvendo 112 RN de mães com infecção crônica pelo VHB, a taxa de infecção aumentou de 0 em mães com VHB-DNA $< 5 \log_{10}$ cópias/mL (< 20.000UI/mL) para 50% naquelas com VHB-DNA entre 9 e 10 $\log_{10}$ cópias/mL (aproximadamente 9 $\log_{10}$ cópias/mL)[46].
- Um estudo conduzido na Austrália com 138 RN de mãe VHB-DNA positivo mostrou tendência semelhante[47]. A transmissão do VHB foi detectada em quatro RN, a despeito do uso de HBIG e da vacinação em três e apenas vacina em um RN. Todos os quatro RN nasceram de mães com o VHB-DNA quantitativo elevado ($> 8 \log_{10}$ cópias/mL).
- Um estudo prospectivo observacional seguiu 303 pares mães-RN em que a mãe tinha antígeno de superfície (HBsAg) positivo[48]. Infecção crônica pelo VHB se desenvolveu em 10 RN nascidos de 87 mães HBeAg positivas, enquanto nenhum dos RN de 216 mães HBeAg negativas tornou-se infectado. Todos os RN de mães HBeAg positivas receberam a dose de vacina na primeira semana e HBIG nas primeiras 24 horas do nascimento. Modelo de regressão logística com análise multivariada encontrou forte associação entre a taxa de

transmissão materna do VHB e o VHB-DNA materno. Especificamente, o modelo prediz as taxas de transmissão do VHB materno com o VHB-DNA quantitativo de 5, 6, 7, 8, 9 $\log_{10}$ cópias/mL sendo 0,9% (IC95%, 0,9-2,7%), 2,6% (IC95%, 1,1-6,2%), 6,6% (IC95%, 0,5-12,6%), 14,6% (IC95%, 5,6-23,6%) e 27,7% (IC95%, 13,1-42,4%), respectivamente.

- Um estudo observacional avaliou 4.446 RN de 3.253 mães VHB positivas entre 1997 e 2010[49]. A maioria dos RN recebeu imunoterapia com HBIG e três doses de vacina para hepatite B. A transmissão perinatal ocorreu em 3,4% dos nascimentos de mães HBeAg positivas e 0,04% dos nascidos de mães HBeAg negativas. O VHB-DNA e HBeAg testados foram avaliados em 835 mulheres. Entre essas mulheres, três RN adquiriram infecção pelo VHB, a despeito das imunizações passiva e ativa. Todas as três crianças nasceram de mãe que era HBeAg positiva e tinham o VHB-DNA quantitativo $> 6 \times 10^7$ UI/mL. Nenhuma transmissão ocorreu em mães com carga viral menor que 5×10^7UI/mL, a despeito do estado do HBeAg.

Transmissão transplacentária

Como descrito acima, a transmissão transplacentária parece ser causa apenas da minoria das infecções. Isso pode acontecer devido à ruptura de membrana ou durante tentativa de abortamento[50,51]. VHB foi encontrado nas vilosidades capilares das células endoteliais e nos trofoblastos da placenta[38,52]. Esse fato sustenta a hipótese que violar a membrana placentária é o possível mecanismo para infecção intraútero. Como resultado, quando ocorre trabalho de parto prematuro ou abortamento espontâneo, pode haver mistura do sangue materno com o sangue fetal, o que resulta em transmissão do VHB[50]. Um estudo mostrou que o VHB é capaz de translocar através da placenta, da mãe para o **trofoblasto fetal**[53]. As causas de infecção transplacentária são incertas. Alta carga viral materna foi descrita como fator de risco, mas a força dessa associação é incerta[38,46].

Amniocentese e outros procedimentos

Transmissão após amniocentese foi descrita, mas o risco parece ser baixo[54], particularmente em mães que são HBeAg negativas e quando o procedimento é feito com agulha 22G e guiada por ultrassom[55]. Em estudo ilustrativo, mulheres com VHB que foram submetidas à amniocentese tiveram taxa de transmissão vertical que não diferia da taxa de mulheres com VHB que não foram submetidas à amniocentese (9 *versus* 11%)[56]. O efeito de outros procedimentos guiados durante a gestação (amostra de vilo corial, cordocentese, cirurgia fetal) no risco de transmissão é desconhecido.

Ruptura prematura das membranas

Os dados são limitados quando examinados como fator de risco para a transmissão do VHB; esses dados disponíveis são conflitantes[57,58]. Em resumo, o manejo dessas pacientes não deve divergir das mulheres com VHB crônico e ruptura prematura das membranas.

Aleitamento

Não parece aumentar o risco de transmissão. Embora o VHB-DNA seja detectado no colostro de mães HBsAg positivas, um estudo com 147 RN de mães portadoras não revelou evidências entre aleitamento e subsequente desenvolvimento de infecção crônica por VHB pelos RN[59]. Em outro estudo envolvendo 369 crianças nascidas de mães com infecção crônica por VHB, as quais receberam o programa de imunoprofilaxia completa, nenhuma das 101 crianças aleitadas foi positiva para HBsAg[60].

Essas observações sugerem que RN que receberam HBIG e a primeira dose de vacina ao nascimento podem ser aleitados, enquanto completam o curso de vacinação, mas mães portadoras não deveriam participar da doação de leite[42]. Mães que pretendem aleitar RN não devem atrasar a imunização completa desses. Mães com hepatite B crônica que estão aleitando deverão ser orientadas como cuidar em prevenir sangramento de mamilos rachados. Uma consideração separada é a segurança dos análogos de nucleotídeos para os RN que são aleitados.

Parto cesariano

Se o parto cesariano pode prevenir a transmissão maternoinfantil não foi estabelecido em ensaios bem conduzidos e controlados[61,62]. Assim, parto cesariano não deve ser a rotina recomendada para mães portadoras.

Prevenção da transmissão perinatal

Testagem para HBsAg deverá ser realizada em todas as mulheres na primeira visita de pré-natal e repetida no final da gestação naqueles de alto risco para infecção pelo VHB. RN de mães portadoras deverão receber imunizações ativa e passiva. Terapia antiviral deverá ser oferecida para mães com o VHB-DNA quantitativo elevado, desde que essa prática pode reduzir o risco de transmissão perinatal. Entretanto, mais dados são necessários para determinar o nível de VHB-DNA para recomendar a terapia antiviral para gestantes com infecção pelo VHB crônica.

Um crescente número de ensaios investigou o papel da adição da terapia antiviral ao padrão imunizações ativa e passiva. Vários estudos examinaram a profilaxia com lamivudina dada na gestação[63,64]. Metanálise de 10 estudos concluiu que a adição da lamivudina para a mãe com hepatite B no final da gestação, vacinação para hepatite B e profilaxia com HBIG reduz a transmissão maternoin-

fantil[63]. O resultado preferido para demonstrar a transmissão maternoinfantil do VHB é a presença do HBsAg entre 9 e 12 meses após o parto, o que foi relatado em apenas cinco desses estudos. O efeito global favorável à profilaxia com lamivudina apareceu quando esses estudos foram combinados (RR 0,31, IC95%, 0,15-0,63). Benefício similar foi descrito com telbivudina, embora haja poucos estudos[20,21].

Escolha da droga para profilaxia – das drogas disponíveis por via oral, telbivudina e tenofovir são classe B para a gestação, enquanto outras drogas são classe C. Entretanto, dados em seres humanos sugerem que RN expostos a tenofovir ou lamivudina durante o primeiro trimestre de gestação não mostraram nenhuma diferença nas taxas de defeito congênito entre nascidos vivos comparados com a população geral. Tenofovir é preferível à lamivudina por causa da maior barreira à resistência, uma vez que muitas dessas jovens mães podem precisar de terapia antiviral para o tratamento de sua doença hepática no futuro. Os autores de uma ampla revisão bibliográfica desse assunto sugerem oferecimento da profilaxia para mulheres que têm carga viral elevada (maior que 7 log UI/mL)[65], embora alguns clínicos recomendem uma carga viral a partir de $6\ \log_{10}$ cópias/mL. O tratamento deverá ser iniciado preferencialmente seis a oito semanas antes do parto para permitir tempo suficiente para o declínio dos níveis do VHB-DNA.

MANIFESTAÇÕES CLÍNICAS E EVOLUÇÃO

RN com infecção pelo VHB raramente mostram sinais clínicos ou bioquímicos de doença ao nascimento. Os RN afetados permanecem assintomáticos e desenvolvem antigenemia crônica com elevação de enzimas hepáticas começando aos 2 anos e 6 meses de idade (fase de imunotolerância)[1,66,67]. Poucos pacientes desenvolverão hepatite aguda aos 2 meses de idade e terão icterícia e ocasionalmente hepatite fulminante[67-70]. A maioria dos pacientes desenvolve infecção crônica que pode progredir para cirrose e carcinoma hepatocelular.

DIAGNÓSTICO

O diagnóstico da infecção pelo VHB é baseado nos exames sorológicos que identificam o antígeno de superfície da hepatite B (HBsAg), antígeno e da hepatite B (HBeAg) e anticorpos para essas proteínas virais (anti-HBs e anti-HBe). A infecção de um RN com VHB devido à transmissão vertical a partir da mãe infectada com VHB é o diagnóstico comumente feito pela presença de HBsAg com um ou dois meses de idade. Além do mais, o HBsAg pode ser transitoriamente positivo em RN com mais de 21 dias de idade relacionada à vacinação com antígenos de hepatite B[71].

PREVENÇÃO

Administração de HBIG e vacinação precoce – imunização passiva e ativa reduz a taxa de aquisição de VHB perinatal da mãe infectada. Como resultado, a vacinação precoce e a administração de HBIG são indicadas para RN pré-termo e a termo de mães infectadas (HBsAg positiva). Aproximadamente 5% dos RN desenvolvem infecção crônica mesmo depois da imunoprofilaxia feita de forma adequada.

Recém-nascidos a termo

- Se a mãe é HBsAg negativa – vacina de hepatite é rotineiramente administrada em três doses: durante a hospitalização, de 1 a 2 meses de idade e de 6 a 18 meses de idade.
- Se a mãe é HBsAg positiva – o esquema de vacina deve ser iniciado e HBIG administrada tão cedo quanto possível depois do parto, se possível e preferencialmente em 12 horas do nascimento.
- Se o *status* materno é desconhecido, a primeira dose de vacina para hepatite B deverá ser administrada tão cedo quanto possível, preferencialmente nas primeiras 12 horas de vida. O esquema das doses subsequentes da vacina de hepatite B e a administração de HBIG dependem dos resultados subsequentes do exame HBsAg materno feito na maternidade.

Recém-nascidos pré-termo

Nos primeiros três dias após o parto, os RN pré-temo com peso de nascimento ≥ 2kg produzem resposta imune à vacina para hepatite B comparável aos a termo. No entanto, a vacinação de RN pré-termo com peso de nascimento < 2kg tem menor imunogenicidade do que nos a termo[72,73]. A resposta imunológica nesses RN imaturos melhora com o tempo e com o ganho consistente de peso[73-75]. Como resultado, RN pré-termo medicamente estáveis, a despeito do peso de nascimento ou idade gestacional, respondem adequadamente à vacina de hepatite B com 30 dias de idade[76,77].

As recomendações da *American Academy of Pediatrics* (AAP) e do *Advisory Committee on Immunization Practices* (ACIP) para a imunização para VHB e administração do HBIG para pré-termo de acordo com o *status* materno HBsAg, o peso de nascimento e a idade cronológica dos RN[78,79] são:

Se a mãe é HBsAg negativa e o peso de nascimento ≥ 2kg, o RN deve ser imunizado como se ele ou ela fossem a termo[78-80].

Se a mãe é HBsAg negativa e o peso de nascimento < 2kg, RN está medicamente estável e deve ser imunizado aos 30 dias de vida ou na alta do hospital se a alta ocorrer antes dos 30 dias de vida[78-80].

Se a mãe é HBsAg positiva, o esquema de vacinação deve ser iniciado e o HBIG administrado tão cedo quanto possível (preferencialmente nas primeiras 12 horas de vida), independente do peso. RN com menos de 2kg ao nascimento requererão quatro doses de vacina[79]. A testagem sorológica deverá ser realizada um a três meses após o término do esquema de vacinação. Os testes identificarão os RN que se tornam cronicamente infectados e aqueles que podem requerer doses adicionais de vacina (RN com baixo nível de anti-HBs).

Se o *status* materno é desconhecido e o peso do RN ≥ 2kg, ele deve receber vacina de hepatite B monovalente dentro de 12 horas de vida. O esquema de doses de vacina subsequente e a necessidade de HBIG dependem do **status** do HBsAg materno, uma vez determinado. Alguns peritos consideram a administração do HBIG dentro de sete dias do nascimento, se o *status* materno não pode ser determinado nesse período.

Se o *status* materno é desconhecido e o peso de nascimento < 2kg, o RN deverá receber vacina monovalente para hepatite B nas primeiras 12 horas de vida, e HBIG, nas primeiras 12 horas de vida, se o *status* materno não puder ser determinado nesse período ou se for positivo. Uma vez que o *status* materno é determinado, as doses subsequentes da vacina devem ser administradas no esquema. No entanto, se a mãe for HBsAg positiva, a dose inicial não deve ser contada e é necessário três doses para completar o esquema vacinal.

A imunização do pré-termo de baixo risco e dos RN com baixo peso em 30 dias de idade permite maior flexibilidade para o início do esquema de imunização rotineira durante a hospitalização, pode diminuir o número de imunizações simultâneas aos 6 a 8 semanas de vida, possibilita proteção para RN que possam precisar de hemoderivados ou cirurgia e aumenta a probabilidade de que a vacina de hepatite B e outras vacinas recomendadas na infância sejam completadas a tempo[80,81]. A imunização de pré-termo pode requerer o uso de agulhas menores que 5/8 polegadas[80].

TRATAMENTO

Não há terapia específica para RN com VHB agudo, uma vez que as terapias não foram testadas nesse grupo etário. Nos casos raros de hepatite B fulminante, o uso não confirmado desses compostos (análogos de nucleosídeos) pode ser considerado.

Nenhuma terapia específica é segura para RN e crianças com VHB transmitido verticalmente, assim como os pacientes são tipicamente assintomáticos durante a infância e adolescência com valores de ALT persistentemente normais (imunotolerância). O tratamento de muitos pacientes inclui a monitorização da progressão da doença

435

pela análise laboratorial que inclui enzimas hepáticas e os marcadores sorológicos, embora no tratamento para crianças com 2 anos ou mais essas drogas sejam tipicamente ineficazes, pois essas crianças estão na fase de imunotolerância. Como resultado, a decisão de tratamento é baseada em fatores individuais do paciente.

REFERÊNCIAS

1. Sookoian S. Liver disease during pregnancy: acute viral hepatitis. Ann Hepatol. 2006;5(3):231-6.
2. Hieber JP, Dalton D, Shorey J, Combes B. Hepatitis and pregnancy. J Pediatr. 1977;91(4):545-9.
3. Jonas MM. Hepatitis B and pregnancy: an underestimated issue. Liver Int. 2009;29 Suppl 1:133-9.
4. Degertekin B, Lok AS. Indications for therapy in hepatitis B. Hepatology. 2009;49(5 Suppl):S129-37.
5. Potthoff A, Rifai K, Wedemeyer H, Deterding K, Manns M, Strassburg C. Successful treatment of fulminant hepatitis B during pregnancy. Z Gastroenterol. 2009;47(7):667-70.
6. Lao TT, Chan BC, Leung WC, Ho LF, Tse KY. Maternal hepatitis B infection and gestational diabetes mellitus. J Hepatol. 2007;47(1):46-50.
7. Lao TT, Tse KY, Chan LY, Tam KF, Ho LF. HBsAg carrier status and the association between gestational diabetes with increased serum ferritin concentration in Chinese women. Diabetes Care. 2003;26(11):3011-6.
8. Lobstein S, Faber R, Tillmann HL. Prevalence of hepatitis B among pregnant women and its impact on pregnancy and newborn complications at a tertiary hospital in the eastern part of Germany. Digestion. 2011;83(1-2):76-82.
9. Connell LE, Salihu HM, Salemi JL, August EM, Weldeselasse H, Mbah AK. Maternal hepatitis B and hepatitis C carrier status and perinatal outcomes. Liver Int. 2011;31(8):1163-70.
10. Tan HH, Lui HF, Chow WC. Chronic hepatitis B virus (HBV) infection in pregnancy. Hepatol Int. 2008;2(3):370-5.
11. Söderström A, Norkrans G, Lindh M. Hepatitis B virus DNA during pregnancy and post partum: aspects on vertical transmission. Scand J Infect Dis. 2003;35(11-12):814-9.
12. Rawal BK, Parida S, Watkins RP, Ghosh P, Smith H. Symptomatic reactivation of hepatitis B in pregnancy. Lancet. 1991;337(8737):364.
13. Lin HH, Wu WY, Kao JH, Chen DS. Hepatitis B post-partum e antigen clearance in hepatitis B carrier mothers: correlation with viral characteristics. J Gastroenterol Hepatol. 2006;21(3):605-9.
14. ter Borg MJ, Leemans WF, de Man RA, Janssen HL. Exacerbation of chronic hepatitis B infection after delivery. J Viral Hepat. 2008;15(1):37-41.
15. Yang YB, Li XM, Shi ZJ, Ma L. Pregnant woman with fulminant hepatic failure caused by hepatitis B virus infection: a case report. World J Gastroenterol. 2004;10(15):2305-6.
16. Nguyen G, Garcia RT, Nguyen N, Trinh H, Keeffe EB, Nguyen MH. Clinical course of hepatitis B virus infection during pregnancy. Aliment Pharmacol Ther. 2009;29(7):755-64.
17. Shaheen AA, Myers RP. The outcomes of pregnancy in patients with cirrhosis: a population-based study. Liver Int. 2010;30(2):275-83.
18. Brown RS Jr, Verna EC, Pereira MR, Tilson HH, Aguilar C, Leu CS, et al. Hepatitis B virus and human immunodeficiency virus drugs in pregnancy: findings from the Antiretroviral Pregnancy Registry. J Hepatol. 2012;57(5):953-9.
19. Antiretroviral Pregnancy Registry Steering Committee. Antiretroviral Pregnancy Registry International Interim Report for 1 January 1989 through 31 July 2014. Wilmington, NC: Registry Coordinating Center; 2014. Disponível em: http://www.apregistry.com/forms/interim_report.pdf. Acessado 2014 mai 14.
20. Antiretroviral Pregnancy Registry Steering Committee. Antiretroviral Pregnancy Registry International Interim Report for 1 January 1989 through 31 July 2014. Wilmington, NC: Registry Coordinating Center; 2014.
21. Pan CQ, Han GR, Jiang HX, Zhao W, Cao MK, Wang CM, et al. Telbivudine prevents vertical transmission from HBeAg-positive women with chronic hepatitis B. Clin Gastroenterol Hepatol. 2012;10(5):520-6.
22. Van Rompay KK, Durand-Gasselin L, Brignolo LL, Ray AS, Abel K, Cihlar T, et al. Chronic administration of tenofovir to rhesus macaques from infancy through adulthood and pregnancy: summary of pharmacokinetics and biological and virological effects. Antimicrob Agents Chemother. 2008;52(9):3144-60.
23. Gill US, Al-Shamma S, Burke K, Ross V, Marley R, Kooner P, et al. Factors determining bone mineral density loss in chronic hepatitis B patients: is tenofovir disoproxil fumarate the main culprit? Gut. 2011;60:A230.
24. Gibb DM, Kizito H, Russell EC, Chidziva E, Zalwango E, Nalumenya R, et al. Pregnancy and infant outcomes among HIV-infected women taking long-term ART with and without tenofovir in the DART trial. PLoS Med. 2012;9(5):e1001217.
25. Wang L, Kourtis AP, Ellington S, Wang L, Kourtis AP, Ellington S, et al. Safety of tenofovir during pregnancy for the mother and fetus: a systematic review. Clin Infect Dis. 2013;57(12):1773-81.
26. Viganò A, Mora S, Giacomet V, Stucchi S, Manfredini V, Gabiano C, et al. In utero exposure to tenofovir disoproxil fumarate does not impair growth and bone health in HIV-uninfected children born to HIV-infected mothers. Antivir Ther. 2011;16(8):1259-66.
27. Siberry GK, Williams PL, Mendez H, Seage GR 3rd, Jacobson DL, Hazra R, et al; Pediatric HIV/AIDS Cohort Study (PHACS). Safety of tenofovir use during pregnancy: early growth outcomes in HIV-exposed uninfected infants. AIDS. 2012;26(9):1151-9.
28. Intron-A [package insert]. Kenilworth, NJ. Schering Corporation; 1994.
29. Trotter JF, Zygmunt AJ. Conception and pregnancy during interferon-alpha therapy for chronic hepatitis C. J Clin Gastroenterol. 2001;32(1):76-8.
30. Cundy KC, Sueoka C, Lynch GR, Griffin L, Lee WA, Shaw JP. Pharmacokinetics and bioavailability of the anti-human immunodeficiency virus nucleotide analog 9-[(R)-2-(phosphonomethoxy)propyl]adenine (PMPA) in dogs. Antimicrob Agents Chemother. 1998;42(3):687-90.
31. Van Rompay KK, Hamilton M, Kearney B, Bischofberger N. Pharmacokinetics of tenofovir in breast milk of lactating rhesus macaques. Antimicrob Agents Chemother. 2005;49(5):2093-4.
32. Benaboud S, Pruvost A, Coffie PA, Ekouévi DK, Urien S, Arrivé E, et al. Concentrations of tenofovir and emtricitabine in breast milk of HIV-1-infected women in Abidjan, Cote d'Ivoire, in the ANRS 12109 TEmAA Study, Step 2. Antimicrob Agents Chemother. 2011;55(3):1315-7.
33. Wong S, Chan LY, Yu V, Ho L. Hepatitis B carrier and perinatal outcome in singleton pregnancy. Am J Perinatol. 1999;16(9):485-8.
34. Tse KY, Ho LF, Lao T. The impact of maternal HBsAg carrier status on pregnancy outcomes: a case-control study. J Hepatol. 2005;43(5):771-5.
35. Reddick KL, Jhaveri R, Gandhi M, James AH, Swamy GK. Pregnancy outcomes associated with viral hepatitis. J Viral Hepat. 2011;18(7):e394-8.
36. Safir A, Levy A, Sikuler E, Sheiner E. Maternal hepatitis B virus or hepatitis C virus carrier status as an independent risk factor for adverse perinatal outcome. Liver Int. 2010;30(5):765-70.
37. Stevens CE, Beasley RP, Tsui J, Lee WC. Vertical transmission of hepatitis B antigen in Taiwan. N Engl J Med. 1975;292(15):771-4.
38. Xu DZ, Yan YP, Choi BC, Xu JQ, Men K, Zhang JX, t al. Risk factors and mechanism of transplacental transmission of hepatitis B virus: a case-control study. J Med Virol. 2002;67(1):20-6.

39. Stevens CE, Toy PT, Tong MJ, Taylor PE, Vyas GN, Nair PV, et al. Perinatal hepatitis B virus transmission in the United States. Prevention by passive-active immunization. JAMA. 1985;253(12):1740-5.

40. Chen HL, Lin LH, Hu FC, Lee JT, Lin WT, Yang YJ, et al. Effects of maternal screening and universal immunization to prevent mother-to-infant transmission of HBV. Gastroenterology. 2012;142(4):773-81.e2.

41. Thompson ND, Perz JF, Moorman AC, Holmberg SD. Nonhospital health care-associated hepatitis B and C virus transmission: United States, 1998-2008. Ann Intern Med. 2009;150(1):33-9.

42. American Academy of Pediatrics and American College of Obstetricians and Gynecologists Guidelines for Perinatal Care. Elk Grove Village and Washington: American Academy of Pediatrics and American College of Obstetricians and Gynecologists. 4th ed. Washington; 1997.

43. Soldan K, Ramsay M, Collins M. Acute hepatitis B infection associated with blood transfusion in England and Wales, 1991-7: review of database. BMJ. 1999;318(7176):95.

44. Pan C, Han GR, Zhao W, Xu C, Ge C. Virologic factors associated with failure to passive-active immunoprophylaxis in infants with HBsAg-positive at birth. Hepatology. 2011;54(Suppl 4):878A.

45. Burk RD, Hwang LY, Ho GY, Shafritz DA, Beasley RP. Outcome of perinatal hepatitis B virus exposure is dependent on maternal virus load. J Infect Dis. 1994;170(6):1418-23.

46. Li XM, Shi MF, Yang YB, Shi ZJ, Hou HY, Shen HM, et al. Effect of hepatitis B immunoglobulin on interruption of HBV intrauterine infection. World J Gastroenterol. 2004;10(21):3215-7.

47. Wiseman E, Fraser MA, Holden S, Glass A, Kidson BL, Heron LG, et al. Perinatal transmission of hepatitis B virus: an Australian experience. Med J Aust. 2009;190(9):489-92.

48. Wen WH, Chang MH, Zhao LL, Ni YH, Hsu HY, Wu JF, et al. Mother-to-infant transmission of hepatitis B virus infection: significance of maternal viral load and strategies for intervention. J Hepatol. 2013;59(1):24-30.

49. Kubo A, Shlager L, Marks AR, Lakritz D, Beaumont C, Gabellini K, et al. Prevention of vertical transmission of hepatitis B: an observational study. Ann Intern Med. 2014;160(12):828-35.

50. Lin HH, Lee TY, Chen DS, Sung JL, Ohto H, Etoh T, et al. Transplacental leakage of HBeAg-positive maternal blood as the most likely route in causing intrauterine infection with hepatitis B virus. J Pediatr. 1987;111(6 Pt 1):877-81.

51. Ohto H, Lin HH, Kawana T, Etoh T, Tohyama H. Intrauterine transmission of hepatitis B virus is closely related to placental leakage. J Med Virol. 1987;21(1):1-6.

52. Bai H, Zhang L, Ma L, Dou XG, Feng GH, Zhao GZ. Relationship of hepatitis B virus infection of placental barrier and hepatitis B virus intra-uterine transmission mechanism. World J Gastroenterol. 2007;13(26):3625-30.

53. Zhang SL, Yue YF, Bai GQ, Shi L, Jiang H. Mechanism of intrauterine infection of hepatitis B virus. World J Gastroenterol. 2004;10(3):437-8.

54. López M, Coll O. Chronic viral infections and invasive procedures: risk of vertical transmission and current recommendations. Fetal Diagn Ther. 2010;28(1):1-8.

55. Towers CV, Asrat T, Rumney P. The presence of hepatitis B surface antigen and deoxyribonucleic acid in amniotic fluid and cord blood. Am J Obstet Gynecol. 2001;184(7):1514-8.

56. Ko TM, Tseng LH, Chang MH, Chen DS, Hsieh FJ, Chuang SM, et al. Amniocentesis in mothers who are hepatitis B virus carriers does not expose the infant to an increased risk of hepatitis B virus infection. Arch Gynecol Obstet. 1994;255(1):25-30.

57. Chen LZ, Zhou WQ, Zhao SS, Liu ZY, Wen SW. A nested case-control study of maternal-neonatal transmission of hepatitis B virus in a Chinese population. World J Gastroenterol. 2011;17(31):3640-4.

58. Song YM, Sung J, Yang S, Choe YH, Chang YS, Park WS. Factors associated with immunoprophylaxis failure against vertical transmission of hepatitis B virus. Eur J Pediatr. 2007;166(8):813-8.

59. Beasley RP, Stevens CE, Shiao IS, Meng HC. Evidence against breast-feeding as a mechanism for vertical transmission of hepatitis B. Lancet. 1975;2(7938):740-1.

60. Hill JB, Sheffield JS, Kim MJ, Alexander JM, Sercely B, Wendel GD. Risk of hepatitis B transmission in breast-fed infants of chronic hepatitis B carriers. Obstet Gynecol. 2002;99(6):1049-52.

61. Wang J, Zhu Q, Zhang X. Effect of delivery mode on maternal-infant transmission of hepatitis B virus by immunoprophylaxis. Chin Med J (Engl). 2002;115(10):1510-2.

62. Yang J, Zeng XM, Men YL, Zhao LS. Elective caesarean section versus vaginal delivery for preventing mother to child transmission of hepatitis B virus--a systematic review. Virol J. 2008;5:100.

63. Shi Z, Yang Y, Ma L, Li X, Schreiber A. Lamivudine in late pregnancy to interrupt in utero transmission of hepatitis B virus: a systematic review and meta-analysis. Obstet Gynecol. 2010;116(1):147-59.

64. Xu WM, Cui YT, Wang L, Yang H, Liang ZQ, Li XM, et al. Lamivudine in late pregnancy to prevent perinatal transmission of hepatitis B virus infection: a multicentre, randomized, double-blind, placebo-controlled study. J Viral Hepatol. 2009;16(2):94-103.

65. Lee H, Lok ASF. Hepatitis B and pregnancy. Literature review current through: Nov 2014. UpToDate; 2014.

66. Mulligan MJ, Stiehm ER. Neonatal hepatitis B infection: clinical and immunologic considerations. J Perinatol. 1994;14(1):2-9.

67. Moroni GA, Chiccoli C, Zanetti AR, Angeli M, Giunta AM. Acute hepatitis B in infants born to HBsAG asymptomatic carrier mothers. Acta Paediatr Scand. 1982;71(1):115-20.

68. Sinatra FR, Shah P, Weissman JY, Thomas DW, Merritt RJ, Tong MJ. Perinatal transmitted acute icteric hepatitis B in infants born to hepatitis B surface antigen-positive and anti-hepatitis Be-positive carrier mothers. Pediatrics. 1982;70(4):557-9.

69. Delaplane D, Yogev R, Crussi F, Shulman ST. Fatal hepatitis B in early infancy: the importance of identifying HBsAg-positive pregnant women and providing immunoprophylaxis to their newborns. Pediatrics. 1983;72(2):176-80.

70. Shiraki K, Yoshihara N, Sakurai M, Eto T, Kawana T. Acute hepatitis B in infants born to carrier mother with the antibody to hepatitis B e antigen. J Pediatr. 1980;97(5):768-70.

71. Köksal N, Altinkaya N, Perk Y. Transient hepatitis B surface antigenemia after neonatal hepatitis B immunization. Acta Paediatr. 1996;85(12):1501-2.

72. Chawareewong S, Jirapongsa A, Lokaphadhana K. Immune response to hepatitis B vaccine in premature neonates. Southeast Asian J Trop Med Public Health. 1991;22(1):39-40.

73. Lau YL, Tam AY, Ng KW, Tsoi NS, Lam B, Lam P, et al. Response of preterm infants to hepatitis B vaccine. J Pediatr. 1992;121(6):962-5.

74. Losonsky GA, Wasserman SS, Stephens I, Mahoney F, Armstrong P, Gumpper K, et al. Hepatitis B vaccination of premature infants: a reassessment of current recommendations for delayed immunization. Pediatrics. 1999;103(2):E14.

75. Patel DM, Butler J, Feldman S, Graves GR, Rhodes PG. Immunogenicity of hepatitis B vaccine in healthy very low birth weight infants. J Pediatr. 1997;131(4):641-3.

76. Blondheim O, Bader D, Abend M, Peniakov M, Reich D, Potesman I, et al. Immunogenicity of hepatitis B vaccine in preterm infants. Arch Dis Child Fetal Neonatal Ed. 1998;79(3):F206-8.

77. Belloni C, Chirico G, Pistorio A, Orsolini P, Tinelli C, Rondini G. Immunogenicity of hepatitis B vaccine in term and preterm infants. Acta Paediatr. 1998;87(3):336-8.

78. American Academy of Pediatrics. Hepatitis B. In: Pickering LK, Baker CJ, Kimberlin DW (eds). Red book. Report of the Committee on Infectious Diseases. 29th ed. Elk Grove Village: American Academy of Pediatrics; 2012.p.370-91.

79. Mast EE, Margolis HS, Fiore AE, Brink EW, Goldstein ST, Wang SA, et al.; Advisory Committee on Immunization Practices (ACIP). A comprehensive immuniztion strategy to eliminate transmission of hepatitis B virus infection in the United States:

recommendations of the Advisory Committee on Immunization Practices (ACIP) part 1: immunization of infants, children, and adolescents. MMWR Recomm Rep. 2005;54 (RR-16):1-31.

80. Saari TN; American Academy of Pediatrics Committee on Infectious Diseases. Immunization of preterm and low birth weight infants. Pediatrics. 2003;112(1 Pt 1):193-8.

81. Yusuf HR, Daniels D, Smith P, Coronado V, Rodewald L. Association between administration of hepatitis B vaccine at birth and completion of the hepatitis B and 4:3:1:3 vaccine series. JAMA. 2000;284(8).978-83.

HEPATITE C

O vírus da hepatite C (VHC) é pequeno, fita única, envelopado, um RNA vírus que é membro da família Flaviviridae. A transmissão vertical é fonte primária de infecção pediátrica.

TRANSMISSÃO

Momento de transmissão

Os mecanismos subjacentes à transmissão vertical são mal compreendidos. A transmissão intrauterina durante a gestação e a infecção no momento do parto são possíveis. A reação em cadeia da polimerase (PCR) que testa a presença do VHC-RNA será positiva apenas várias semanas após a infecção, quando os níveis de viremia alcançam o limiar de detecção. O fato de o ácido ribonucleico (RNA) do VHC ser detectado no soro de RN em poucos dias do parto sugere que a infecção durante a gestação pode ocorrer[1-3], pois a infecção que ocorre no momento do parto não seria detectada durante várias semanas. No entanto, a despeito do fato de a transmissão durante a gestação poder ocorrer, na maioria dos RN infectados pelo VHC, os níveis de VHC-RNA apenas se tornarão detectáveis várias semanas após o nascimento, sugerindo infecção perinatal (seja tardiamente intrauterina, seja intraparto).

Incidência

A transmissão vertical do VHC foi documentada em numerosos estudos[3-18]. No entanto, estimativas da taxa de transmissão vertical do VHC variam bastante. Alguma variabilidade nas estimativas pode ser resultado de diferenças nas metodologias de estudo e na população materna estudada. De forma geral, parece que o risco é de aproximadamente 5% nas mulheres virêmicas, com taxas mais elevadas em certos subgrupos, como mulheres que são coinfectadas com HIV. O risco foi estimado em várias revisões de dados observacionais. Uma metanálise incluiu 20 estudos de grávidas com infecção por VHC crônica (anticorpo para VHC e VHC-RNA positivos) que determinou a transmissão pela testagem de anticorpo do RN pelo menos após 18 meses de idade[19]. Reunidos os trabalhos, a taxa de transmissão foi de 5,8% (IC95%,

4,2-7,8) entre mulheres com monoinfecção pelo VHC e 10,8% (IC95%, 7,6-15,2) entre aquelas com coinfecção VHC/HIV. Esses resultados foram consistentes com revisão sistemática prévia, em que a taxa global ajustada para a transmissão vertical do VHC nas mulheres com anticorpos positivos para VHC foi de 1,7%, mas 4,3% entre mulheres virêmicas e maior de 19,4% em mulheres coinfectadas pelo VHC/HIV[20].

FATORES DE RISCO ESTABELECIDOS COM A TRANSMISSÃO

Vários fatores de risco foram associados com risco aumentado de transmissão vertical. As associações mais consistentes foram viremia do VHC materno durante a gestação ou no momento do parto e infecção pelo HIV concomitante[19,20]. No entanto, outras variáveis, como uso de drogas injetável pela mãe e infecção das células mononucleares do sangue periférico, também parecem aumentar o risco de transmissão.

VHC-RNA quantitativo

A transmissão vertical é geralmente confinada a mulheres com VHC-RNA detectável durante a gestação[5,13,14,17,21-27], embora seja relatada em mulheres com VHC-RNA não detectável[13,21,25]. Isso pode ter ocorrido porque a viremia é intermitente, assim um teste negativo precocemente na gestação não significa viremia também negativa no período perinatal. Mães que têm anticorpo para o VHC e VHC-RNA negativo virtualmente nunca transmitem infecção para seus RN.

Estudos trazem resultados conflitantes a respeito de que o nível de viremia é associado com transmissão vertical. Muitos estudos identificaram risco aumentado de transmissão com cargas virais para VHC maiores[5,17,27-31].

- Em estudo com 190 RN de mãe VHC-RNA positiva, a transmissão do vírus ocorreu em nove (4%)[29]. A média do VHC-RNA quantitativo foi de 9×10^6 cópias/mL em mães que transmitiram o vírus e 2×10^6 cópias/mL naquelas que não transmitiram.
- Um segundo estudo, sete mães VHC-RNA positiva que transmitiram o vírus para seus RN tinham títulos 100 vezes maior do que das mães não transmissoras ($1 \times 10^{6,4}$ versus $1 \times 10^{4,4}$ cópias/mL)[5].
- Um terceiro estudo que incluiu 60 mulheres que eram VHC-RNA positiva, a transmissão perinatal ocorreu em oito (31%)[27]. A média da carga viral materna foi significantemente maior em RN que adquiriram o VHC comparada com a das mães que não transmitiram (7×10^6 versus 4×10^6 cópias/mL).

Além disso, alguns estudos mostram tendência para uma associação de carga viral com transmissão, mas falham em obter uma significância estatística[9,32].

No entanto, outros estudos falharam em encontrar uma associação entre carga viral materna e transmissão vertical[14-16,33].

- Em estudo com 403 RN de mulheres com VHC, 13 (3%) adquiriram VHC[14]. O VHC-RNA quantitativo não diferiu de forma significativa entre as mulheres que transmitiram a infecção e as que não transmitiram (4 × 10^5 versus 2 × 10^5 cópias/mL).
- Em um segundo estudo com oito RN infectados com VHC, a média da carga viral materna que transmitiram o vírus foi de 2 × 10^6, comparada com 2 × 10^6 cópias/mL para aquelas que não transmitiram[33].

Coinfecção com HIV

Coinfecção com HIV foi associada com risco aumentado de transmissão vertical do VHC em inúmeros relatos[1,6,13,16,19,30,34,35]. Uma revisão sistemática que incluiu 20 estudos estimou que em mulheres coinfectadas com o HIV o risco de transmissão vertical foi aumentado, se comparado com mulheres que não eram infectadas (10,8 versus 5,8%)[19].

Uma taxa aumentada de transmissão vertical em mães coinfectadas com HIV pode, em parte, ser explicada por títulos de VHC-RNA maiores como resultado da imunodepressão mediada pelo HIV[6,36]. Por exemplo, em um estudo a média do título de VHC-RNA foi de aproximadamente 10 vezes maior em mulheres coinfectadas HIV e VHC, comparada com mulheres infectadas apenas com VHC (78 × 10^5 versus 9 × 10^5 cópias/mL)[6].

A importância da imunodepressão mediada pelo HIV foi sugerida em séries de 155 crianças nascidas de mães VHC-RNA positivas que foram seguidas durante pelo menos 12 meses[33]. Embora 15 mães fossem coinfectadas com o HIV, nenhuma transmitiu o VHC para sua prole. Todas as mulheres infectadas com HIV estavam recebendo terapia antirretroviral e a média do título de VHC foi semelhante à das mães HIV negativo. Assim, se o HIV for um fator de risco independente para a transmissão vertical ou se o HIV conferir risco aumentado para a transmissão vertical, simplesmente porque as mães coinfectadas com o HIV têm títulos do VCH maiores, é um dado não confirmado.

RN de mães coinfectadas que se tornaram infectadas com o HIV apresentam risco maior de desenvolver infecção pelo VHC quando comparados com RN que não se tornaram infectados com o HIV (17% versus 5% em uma série)[30]. A causa dessa ocorrência ainda não é clara.

Mães usuárias de droga injetável

Mulheres com história de uso de droga injetável apresentam taxas maiores de transmissão do VHC para seus RN do que mulheres sem história[10,11,13,37-40]. Um estudo com 1.372 mulheres VHC positivas, história de uso de droga injetável foi preditor significante na transmissão de VHC para o RN (odds ratio ajustado 1,5; IC95%, 1,2-1,9)[40]. A maior taxa de transmissão pode ser relacionada a aumento da frequência de células mononucleares do sangue periférico em mulheres com história de uso de droga injetável[37,41].

Infecção por células mononucleares sanguíneas periféricas

A infecção a partir de células mononucleares sanguíneas periféricas (PBMC) é outro fator associado com o aumento do risco de transmissão vertical do VHC[37,42]. Em um estudo com 48 mulheres com VHC que transmitiram o vírus para seus RN e 122 mães com VHC que não o transmitiram, a infecção por PBMC foi significativamente mais provável em mães que transmitiram o vírus quando comparadas com as que não o transmitiram (100% versus 54%). Foi hipotetizado que a infecção a partir de PBMC pode aumentar o risco de transmissão por servir como um vetor para o VHC ou talvez porque a variante viral do VHC que infecta os PBMC é capaz de interagir com essas células e superar as células do sistema imunológico da placenta[37].

POSSÍVEIS FATORES DE RISCO PARA A TRANSMISSÃO

Além dos fatores estabelecidos descritos, outros que não são tão claramente estabelecidos, mas que podem aumentar o risco de transmissão vertical do VHC, incluem ruptura prolongada de membranas e realização de procedimentos obstétricos.

Ruptura prolongada das membranas (RPM)

A ruptura das membranas durante 6 ou mais horas antes do parto foi identificada como fator de risco para a transmissão em vários estudos[25,29,43,44], porém nem todos os estudos confirmam a associação[45]. Em um estudo com 244 RN de mulheres VHC positivas, a RPM foi significantemente associada com o aumento de risco para a transmissão do VHC (odds ratio ajustado 9,3; IC95%, 1,5-180)[29].

Procedimentos obstétricos

Os procedimentos obstétricos, como amniocentese e monitorização por eletrodo do feto durante o parto, podem aumentar o risco de transmissão do VHC por exposição do feto ao sangue materno. Como um exemplo, no estudo acima com 244 RN, a monitorização fetal interna foi associada com risco aumentado de transmissão (odds ratio 6,7; IC95%, 1,1-36)[29].

FATORES NÃO ASSOCIADOS COM A TRANSMISSÃO

Genótipo do VHC

Não parece estar associado com a transmissão vertical. Uma série incluiu 63 mulheres gestantes com VHC detectável, 20 das quais (32%) eram coinfectadas com HIV[11]. O genótipo 1 foi o mais comum (59%), seguido pelos genótipos 2 (20,5%), 3 (19%) e 4 (1,5%). Não houve diferença na taxa de transmissão de mães que transmitiram vírus e aquelas que não o transmitiram com relação ao genótipo do VHC. Resultados semelhantes foram observados em um segundo estudo com 113 mulheres, onde a taxa de infecção do HIV era menor (12%)[23]. Entre 69 mulheres com VHC-RNA detectável, o genótipo do VHC não estava associado com a transmissão perinatal.

Tipo de parto

Não parece estar associado com a transmissão vertical do VHC[44]. Teoricamente, o tipo de parto pode ser importante por causa da exposição ao sangue materno infectado quando o feto passa pelo canal de parto. No entanto, exposição ao sangue materno pode também ocorrer com parto cesariano. Atualmente, mulheres infectadas com VHC não são aconselhadas a ter parto cesariano, a não ser que haja outras razões[46].

Entre mulheres que não são infectadas com HIV, o tipo de parto não parece influenciar as taxas de transmissão. Em uma metanálise que incluiu oito estudos com 641 pares mães-RN, não houve diferença significativa na transmissão do VHC entre mulheres HIV negativas que tiveram parto cesariano comparado com o vaginal[47].

No entanto, entre mulheres infectadas pelo HIV, relatos antigos sugerem que o parto cesariano pode diminuir o risco de transmissão do VHC. Em estudo com 1.419 mulheres com VHC, 503 (35%) estavam coinfectadas com o HIV[35]. Infecção pelo VHC foi observada em 70 RN de mulheres positivas para o HIV (14%) e em outros 60 de mulheres não infectadas pelo HIV (7%). Entre as mulheres com teste do HIV positivo, 1.159 (33%) tiveram parto cesariano, e 329 (67%), parto vaginal. Na análise multivariada, a transmissão do VHC foi significantemente menor com parto cesariano (*odds ratio* 0,4).

No entanto, com a ampla utilização da terapia antirretroviral para o HIV, o benefício do parto cesariano pode não mais ser demonstrado. Em estudo subsequente com 1.479 pares mães-RN, não houve benefício do parto cesariano para mulheres coinfectadas (com o VHC e o HIV)[25]. Nesse estudo, 83% das mulheres que eram coinfectadas com HIV recebiam tratamento antirretroviral para o HIV. Assim, recomendações quanto ao tipo de parto em mulheres que são coinfectadas com o HIV dependem do estado da infecção do HIV da paciente no momento do parto.

Aleitamento

VHC-RNA é detectável no colostro materno[48]. No entanto, a aquisição do VHC via aleitamento não foi documentada. Em um estudo, por exemplo, nenhuma das 76 amostras de leite materno de 73 mães com anticorpo anti-VHC positivo (e dessas 73, 60% delas tinham VHC-RNA positivo) continha VHC-RNA[49]. Apenas um, dos 76 RN aleitados, tinha evidência de infecção pelo VHC por PRC; essa infecção pelo VHC no RN foi detectada um mês após o nascimento, indicando que a transmissão via aleitamento materno foi improvável.

Outros estudos avaliando os efeitos do aleitamento na transmissão do VHC são concordes com esses achados[44]; taxas semelhantes de infecção são observadas com o aleitamento materno e o artificial ou nenhuma transmissão foi documentada[14,50,51]. Além disso, o leite materno pode inibir a infectividade do VHC. Isso foi sugerido por estudo *in vitro* em que a incubação de leite materno congelado de doadores não infectados, mas não fórmulas ou leites de outras espécies, reduziu a infectividade de vírus experimentalmente em um sistema de cultura de células, possivelmente através da ruptura do envelope viral[52]. Outras explicações potenciais do por que o leite materno conter VHC-RNA e não infectar RN incluem a inativação do vírus pela acidez do estômago e níveis baixos de VHC-RNA no leite materno.

Assim, a evidência disponível sugere que o aleitamento por uma mãe infectada pelo VHC não aumenta de forma importante o risco de transmitir VHC para sua prole. A *American College of Obstetricians and Gynecologists* (ACOG), a AAP e o *Center for Disease Control* (CDC) sustentam o aleitamento por mães infectadas com VHC, porém as recomendações sugerem que mulheres se abstenham de aleitar se os mamilos estão rachados ou sangrando[53-55]. A situação é mais complexa em mulheres coinfectadas com HIV e VHC, onde o risco de transmissão do HIV é um problema.

Genótipo IL28B

É um importante preditor do desenvolvimento de VHC crônico e de resposta ao tratamento para o VHC. No entanto, não parece estar associado com risco de transmissão vertical[36].

MANIFESTAÇÕES CLÍNICAS

Os RN com infecção pelo VHC geralmente são assintomáticos e grande parte tem nível de ALT normal ou levemente elevada[21,56,57]. Em um estudo, por exemplo, 104 RN com aquisição vertical do VHC foram seguidos do nascimento até 49 meses[21]. Embora pelo menos 90% dos RN tinham evidência de infecção em curso (com base na análise da PCR para a detecção do VHC-RNA), manifestações clínicas são raras. Nenhum dos RN teve restrição do crescimento. A maioria apresentou aumento transitório ou persistente da concentração de ALT sérica. A ALT, em geral, esteve levemente elevada ou normal ao nascimento, aumentando com 4 a 6 meses de idade. Os níveis permaneceram elevados durante dois anos e declinaram substancialmente depois disso na maioria dos RN.

Vinte RN foram submetidos à biópsia hepática. Embora nenhum achado histológico típico foi observado, todos tinham evidência de hepatite crônica mínima ou moderada, e três, algum grau de fibrose. Achados semelhantes foram relatados em outros estudos[56-58]. De forma geral, os dados sugerem que a infecção pelo VHC adquirida verticalmente é, em geral, assintomática durante a infância, mas com frequência associada à elevação dos níveis de ALT durante os primeiros 6 a 12 meses de vida.

Embora a progressão para a cronicidade ocorra na maioria dos RN com VHC adquirido verticalmente, em geral a doença hepática é leve durante a adolescência.

Uma das maiores séries com longo seguimento de crianças com aquisição perinatal inclui 266 crianças que foram seguidas em média durante 4,2 anos[59]. Aproximadamente 20% clareou a infecção em média de 15 meses, enquanto 80% teve infecção crônica. O *clearance* foi menos provável em crianças que tinham a PCR positiva durante o primeiro ano de vida e naqueles que permaneceram com PCR positiva depois do primeiro ano de vida. A maioria das crianças com infecção crônica era assintomática. Hepatomegalia foi observada em 10%.

Estudos longitudinais são necessários para determinar a proporção de RN com aquisição vertical que pode desenvolver falência hepática ou carcinoma hepatocelular.

DIAGNÓSTICO

O diagnóstico da infecção pelo VHC em adultos frequentemente é feita pela detecção de anticorpos contra o VHC. No entanto, anticorpos maternos atravessam passivamente a placenta, assim a presença de anticorpos anti-VHC no soro de RN não necessariamente indica infecção[38]. O clareamento dos anticorpos maternos adquiridos passivamente pode demorar mais de 12 meses para ocorrer, embora desapareça em 12 meses em 95% dos RN[12,60]. Como resultado, o diagnóstico é tipicamente feito verificando o VHC-RNA em diferentes ocasiões durante o primeiro ano de vida ou pela checagem de anti-VHC, uma vez que o RN já tenha clareado os anticorpos maternos para o VHC.

Um consenso emitido pelo *National Institute of Health* (NIH) recomenda que RN de mães VHC positivas devam ser testados para VHC-RNA entre 2 e 6 meses de idade e/ou para anti-VHC após 15 meses de vida[61].

Outros sugerem que crianças nascidas de mães VHC positivas sejam consideradas infectadas[62] se:

- VHC-RNA for detectado em duas ou mais amostras de soro obtidas com pelo menos três meses de intervalo durante o primeiro ano de vida;
- o anticorpo anti-VHC são detectados em RN após 18 meses de idade.

PREVENÇÃO

Terapia antiviral foi usada para prevenir a transmissão mãe-RN em algumas infecções virais crônicas, como HIV e hepatite B. Isso não foi possível para o VHC por causa dos efeitos teratogênicos dos medicamentos usados rotineiramente no tratamento da infecção.

No entanto, os potentes agentes antivirais com ação direta (DAA) que estão substituindo o uso rotineiro do interferon peguilado e ribavirina podem ter papel potencial para essa proposta. Como exemplo, um análogo nucleosídeo como o sofosbuvir, embora ainda não estudado ou aprovado pelo FDA para essa indicação, pode ser efetivo em diminuir a carga viral e prevenir a transmissão perinatal do VHC. Claramente, mais estudos são necessários nessa área para avaliar a segurança e a eficácia desses agentes durante a gestação.

Rotineiramente, a única estratégia de avaliação para reduzir o risco de transmissão vertical do VHC é identificar e tratar a mulher infectada pelo VHC antes da concepção[63], embora os benefícios práticos dessa estratégia sejam limitados entre pacientes com altas taxas de gestação não intencionais. Digno de nota, mulheres deveriam evitar gestação durante pelo menos seis meses após a descontinuação de esquemas contendo ribavirina.

REFERÊNCIAS

1. Gibb DM, Goodall RL, Dunn DT, Healy M, Neave P, Cafferkey M, et al. Mother-to-child transmission of hepatitis C virus: evidence for preventable peripartum transmission. Lancet. 2000; 356(9233):904-7.
2. Mok J, Pembrey L, Tovo PA, Newell ML; European Paediatric Hepatitis C Virus Network. When does mother to child transmission of hepatitis C virus occur? Arch Dis Child Fetal Neonatal Ed. 2005;90(2):F156-60.
3. Polywka S, Pembrey L, Tovo PA, Newell ML. Accuracy of HCV-RNA PCR tests for diagnosis or exclusion of vertically acquired HCV infection. J Med Virol. 2006;78(2):305-10.
4. Thaler MM, Park CK, Landers DV, Wara DW, Houghton M, Veereman-Wauters G, et al. Vertical transmission of hepatitis C virus. Lancet 1991;338(8758):17-8.
5. Ohto H, Terazawa S, Sasaki N, Sasaki N, Hino K, Ishiwata C, et al. Transmission of hepatitis C virus from mothers to infants. The Vertical Transmission of Hepatitis C Virus Collaborative Study Group. N Engl J Med. 1994;330(11):744-50.
6. Zanetti AR, Tanzi E, Paccagnini S, Principi N, Pizzocolo G, Caccamo ML, et al. Mother-to-infant transmission of hepatitis C virus. Lombardy Study Group on Vertical HCV Transmission. Lancet 1995;345(8945):289-91.

7. Reinus JF, Leikin EL, Alter HJ, Cheung L, Shindo M, Jett B, et al. Failure to detect vertical transmission of hepatitis C virus. Ann Intern Med. 1992;117(11):881-6.

8. Kuroki T, Nishiguchi S, Fukuda K, Ikeoka N, Murata R, Isshiki G, et al. Vertical transmission of hepatitis C virus (HCV) detected by HCV-RNA analysis. Gut. 1993;34(2 Suppl):S52-3.

9. Matsubara T, Sumazaki R, Takita H. Mother-to-infant transmission of hepatitis C virus: a prospective study. Eur J Pediatr. 1995;154(12):973-8.

10. Sabatino G, Ramenghi LA, di Marzio M, Pizzigallo E. Vertical transmission of hepatitis C virus: an epidemiological study on 2,980 pregnant women in Italy. Eur J Epidemiol. 1996;12(5):443-7.

11. Mazza C, Ravaggi A, Rodella A, Padula D, Duse M, Lomini M, et al. Prospective study of mother-to-infant transmission of hepatitis C virus (HCV) infection. Study Group for Vertical Transmission. J Med Virol. 1998;54(1):12-9.

12. Giacchino R, Tasso L, Timitilli A, Castagnola E, Cristina E, Sinelli N, et al. Vertical transmission of hepatitis C virus infection: usefulness of viremia detection in HIV-seronegative hepatitis C virus-seropositive mothers. J Pediatr. 1998;132(1):167-9.

13. Granovsky MO, Minkoff HL, Tess BH, Waters D, Hatzakis A, Devoid DE, et al. Hepatitis C virus infection in the mothers and infants cohort study. Pediatrics. 1998;102(2 Pt 1):355-9.

14. Resti M, Azzari C, Mannelli F, Moriondo M, Novembre E, de Martino M, et al. Mother to child transmission of hepatitis C virus: prospective study of risk factors and timing of infection in children born to women seronegative for HIV-1. Tuscany Study Group on Hepatitis C Virus Infection. BMJ. 1998;317(7156):437-41.

15. Manzini P, Saracco G, Cerchier A, Riva C, Musso A, Ricotti E, et al. Human immunodeficiency virus infection as risk factor for mother-to-child hepatitis C virus transmission; persistence of anti-hepatitis C virus in children is associated with the mother's anti-hepatitis C virus immunoblotting pattern. Hepatology. 1995;21(2):328-32.

16. Paccagnini S, Principi N, Massironi E, Tanzi E, Romanò L, Muggiasca ML, et al. Perinatal transmission and manifestation of hepatitis C virus infection in a high risk population. Pediatr Infect Dis J. 1995;14(3):195-9.

17. Moriya T, Sasaki F, Mizui M, Ohno N, Mohri H, Mishiro S, et al. Transmission of hepatitis C virus from mothers to infants: its frequency and risk factors revisited. Biomed Pharmacother. 1995;49(2):59-64.

18. Zuccotti GV, Ribero ML, Giovannini M, Fasola M, Riva E, Portera G, et al. Effect of hepatitis C genotype on mother-to-infant transmission of virus. J Pediatr. 1995;127(2):278-80.

19. Benova L, Mohamoud YA, Calvert C, Abu-Raddad LJ. Vertical transmission of hepatitis C virus: systematic review and meta-analysis. Clin Infect Dis. 2014;59(6):765-73.

20. Yeung LT, King SM, Roberts EA. Mother-to-infant transmission of hepatitis C virus. Hepatology. 2001;34(2):223-9.

21. Tovo PA, Pembrey LJ, Newell ML. Persistence rate and progression of vertically acquired hepatitis C infection. European Paediatric Hepatitis C Virus Infection. J Infect Dis. 2000;181(2):419-24.

22. Dore GJ, Kaldor JM, McCaughan GW. Systematic review of role of polymerase chain reaction in defining infectiousness among people infected with hepatitis C virus. BMJ. 1997;315(7104):333-7.

23. Dal Molin G, D'Agaro P, Ansaldi F, Ciana G, Fertz C, Alberico S, et al. Mother-to-infant transmission of hepatitis C virus: rate of infection and assessment of viral load and IgM anti-HCV as risk factors. J Med Virol. 2002;67(2):137-42.

24. Saez A, Losa M, Lo Iacono O, Lozano C, Alvarez E, Pita L, et al. Diagnostic and prognostic value of virologic tests in vertical transmission of hepatitis C virus infection: results of a large prospective study in pregnant women. Hepatogastroenterology. 2004;51(58):1104-8.

25. European Paediatric Hepatitis C Virus Network. A significant sex--but not elective cesarean section--effect on mother-to-child transmission of hepatitis C virus infection. J Infect Dis. 2005;192(11):1872-9.

26. Okamoto M, Nagata I, Murakami J, Kaji S, Iitsuka T, Hoshika T, et al. Prospective reevaluation of risk factors in mother-to-child transmission of hepatitis C virus: high virus load, vaginal delivery, and negative anti-NS4 antibody. J Infect Dis. 2000;182(5):1511-4.

27. Ceci O, Margiotta M, Marello F, Francavilla R, Loizzi P, Francavilla A, et al. Vertical transmission of hepatitis C virus in a cohort of 2,447 HIV-seronegative pregnant women: a 24-month prospective study. J Pediatr Gastroenterol Nutr. 2001;33(5):570-5.

28. Lin HH, Kao JH, Hsu HY, Ni YH, Yeh SH, Hwang LH, et al. Possible role of high-titer maternal viremia in perinatal transmission of hepatitis C virus. J Infect Dis. 1994;169(3):638-41.

29. Mast EE, Hwang LY, Seto DS, Nolte FS, Nainan OV, Wurtzel H, et al. Risk factors for perinatal transmission of hepatitis C virus (HCV) and the natural history of HCV infection acquired in infancy. J Infect Dis. 2005;192(11):1880-9.

30. Thomas DL, Villano SA, Riester KA, Hershow R, Mofenson LM, Landesman SH, et al. Perinatal transmission of hepatitis C virus from human immunodeficiency virus type 1-infected mothers. Women and Infants Transmission Study. J Infect Dis. 1998;177(6):1480-8.

31. Ruiz-Extremera A, Muñoz-Gámez JA, Salmerón-Ruiz MA, de Rueda PM, Quiles-Pérez R, Gila-Medina A, et al. Genetic variation in interleukin 28B with respect to vertical transmission of hepatitis C virus and spontaneous clearance in HCV-infected children. Hepatology. 2011;53(6):1830-8.

32. Syriopoulou V, Nikolopoulou G, Daikos GL, Theodoridou M, Pavlopoulou I, Nicolaidou P, et al. Mother to child transmission of hepatitis C virus: rate of infection and risk factors. Scand J Infect Dis. 2005;37(5):350-3.

33. Conte D, Fraquelli M, Prati D, Minola E. Prevalence and clinical course of chronic hepatitis C virus (HCV) infection and rate of HCV vertical transmission in a cohort of 15,250 pregnant women. Hepatology. 2000;31(3):751-5.

34. Tovo PA, Palomba E, Ferraris G, Principi N, Ruga E, Dallacasa P, et al. Increased risk of maternal-infant hepatitis C virus transmission for women coinfected with human immunodeficiency virus type 1. Italian Study Group for HCV Infection in Children. Clin Infect Dis. 1997;25(5):1121-4.

35. European Paediatric Hepatitis C Virus Network. Effects of mode of delivery and infant feeding on the risk of mother-to-child transmission of hepatitis C virus. European Paediatric Hepatitis C Virus Network. BJOG. 2001;108(4):371-7.

36. Ngo-Giang-Huong N, Jourdain G, Sirirungsi W, Decker L, Khamduang W, Le Coeur S, et al. Human immunodeficiency virus-hepatitis C virus co-infection in pregnant women and perinatal transmission to infants in Thailand. Int J Infect Dis. 2010;14(7):e602-7.

37. Azzari C, Moriondo M, Indolfi G, Betti L, Gambineri E, de Martino M, et al. Higher risk of hepatitis C virus perinatal transmission from drug user mothers is mediated by peripheral blood mononuclear cell infection. J Med Virol. 2008(1);80:65-71.

38. Zanetti AR, Tanzi E, Romanò L, Zuin G, Minola E, Vecchi L, et al. A prospective study on mother-to-infant transmission of hepatitis C virus. Intervirology. 1998;41(4-5):208-12.

39. Resti M, Azzari C, Lega L, Rossi ME, Zammarchi E, Novembre E, et al. Mother-to-infant transmission of hepatitis C virus. Acta Paediatr. 1995;84(3):251-5.

40. Resti M, Azzari C, Galli L, Zuin G, Giacchino R, Bortolotti F, et al.; Italian Study Group on Mother-to-Infant Hepatitis C Virus Transmission. Maternal drug use is a preeminent risk factor for mother-to-child hepatitis C virus transmission: results from a multicenter study of 1372 mother-infant pairs. J Infect Dis. 2002;185(5):567-72.

41. Resti M, Azzari C, Moriondo M, Betti L, Sforzi I, Novembre E, et al. Injection drug use facilitates hepatitis C virus infection of peripheral blood mononuclear cells. Clin Infect Dis. 2002;35(3):236-9.

42. Azzari C, Resti M, Moriondo M, Ferrari R, Lionetti P, Vierucci A, et al. Vertical transmission of HCV is related to maternal peripheral blood mononuclear cell infection. Blood. 2000;96(6):2045-8.

43. Spencer JD, Latt N, Beeby PJ, Collins E, Saunders JB, McCaughan GW, et al. Transmission of hepatitis C virus to infants of human immunodeficiency virus-negative intravenous drug-using mothers: rate of infection and assessment of risk factors for transmission. J Viral Hepat. 1997;4(6):395-409.

44. Cottrell EB, Chou R, Wasson N, Rahman B, Guise JM. Reducing risk for mother-to-infant transmission of hepatitis C virus: a systematic review for the U.S. Preventive Services Task Force. Ann Intern Med. 2013;158(2):109-13.

45. Healy CM, Cafferkey MT, Conroy A, Dooley S, Hall WW, Beckett M, et al. Outcome of infants born to hepatitis C infected women. Ir J Med Sci. 2001;170(2):103-6.

46. McIntyre PG, Tosh K, McGuire W. Caesarean section versus vaginal delivery for preventing mother to infant hepatitis C virus transmission. Cochrane Database Syst Rev 2006;18(4):CD005546.

47. Ghamar Chehreh ME, Tabatabaei SV, Khazanehdari S, Alavian SM. Effect of cesarean section on the risk of perinatal transmission of hepatitis C virus from HCV-RNA+/HIV- mothers: a meta-analysis. Arch Gynecol Obstet. 2011;283(2):255-60.

48. Lin HH, Kao JH, Hsu HY, Ni YH, Chang MH, Huang SC, et al. Absence of infection in breast-fed infants born to hepatitis C virus-infected mothers. J Pediatr. 1995;126(4):589-91.

49. Polywka S, Schröter M, Feucht HH, Zöllner B, Laufs R. Low risk of vertical transmission of hepatitis C virus by breast milk. Clin Infect Dis. 999;29(5):1327-9.

50. Thomas SL, Newell ML, Peckham CS, Ades AE, Hall AJ. A review of hepatitis C virus (HCV) vertical transmission: risks of transmission to infants born to mothers with and without HCV viraemia or human immunodeficiency virus infection. Int J Epidemiol. 1998;27(1):108-17.

51. Kumar RM, Shahul S. Role of breast-feeding in transmission of hepatitis C virus to infants of HCV-infected mothers. J Hepatol. 1998;29(2):191-7.

52. Pfaender S, Heyden J, Friesland M, Ciesek S, Ejaz A, Steinmann J, et al. Inactivation of hepatitis C virus infectivity by human breast milk. J Infect Dis. 2013;208(12):1943-52.

53. ACOG committee opinion. Breastfeeding and the risk of hepatitis C virus transmission. Number 220, August 1999. Committee on Obstetric Practice. American College of Obstetricians and Gynecologists. Int J Gynaecol Obstet. 1999;66(3):307-8.

54. American Academy of Pediatrics. Hepatitis C. In: Pickering LK, Baker CJ, Kimberlin DW (eds). Red book. Report of the Committee on Infectious Diseases. 29th ed. Elk Grove Village: American Academy of Pediatrics; 2012.p.392-6.

55. Recommendations for prevention and control of hepatitis C virus (HCV) infection and HCV-related chronic disease. Centers for Disease Control and Prevention. MMWR Recomm Rep. 1998; 47(RR 19):1-39.

56. Bortolotti F, Resti M, Giacchino R, Azzari C, Gussetti N, Crivellaro C, et al. Hepatitis C virus infection and related liver disease in children of mothers with antibodies to the virus. J Pediatr. 1997;130(6):990-3.

57. Palomba E, Manzini P, Fiammengo P, Maderni P, Saracco G, Tovo PA. Natural history of perinatal hepatitis C virus infection. Clin Infect Dis. 1996;23(1):47-50.

58. Mohan P, Colvin C, Glymph C, Mohan P, Colvin C, Glymph C, et al. Clinical spectrum and histopathologic features of chronic hepatitis C infection in children. J Pediatr. 2007;150(2):168-74, 174.e1.

59. European Paediatric Hepatitis C Virus Network. Three broad modalities in the natural history of vertically acquired hepatitis C virus infection. Clin Infect Dis. 2005;41(1):45-51.

60. England K, Pembrey L, Tovo PA; European Paediatric HCV Network. Excluding hepatitis C virus (HCV) infection by serology in young infants of HCV-infected mothers. Acta Paediatr. 2005; 94(4):444-50.

61. National Institutes of Health Consensus Conference Statement. Management of hepatitis C: 2002. Disponível em: http://consensus.nih.gov/2002/2002HepatitisC2002116html.htm. Acessado 2014 dez 07.

62. Indolfi G, Resti M. Perinatal transmission of hepatitis C virus infection. J Med Virol. 2009;81(5):836-43.

63. Jack BW, Atrash H, Coonrod DV, Moos MK, O'Donnell J, Johnson K. The clinical content of preconception care: an overview and preparation of this supplement. Am J Obstet Gynecol. 2008;199(6 Suppl 2):S266-79.

HEPATITE D

O vírus da hepatite D (VHD) é um RNA vírus, cuja replicação exige a presença do vírus da hepatite B, como vírus auxiliar. VHD mede 36 a 43nm de diâmetro e consiste de um genoma de RNA e uma proteína delta ligados ao HBsAg.

Epidemiologia

A transmissão mãe para RN é incomum. A disseminação intrafamiliar pode ocorrer entre pessoas com infecção crônica pelo VHB. Áreas de alta prevalência incluem sudeste da Itália e partes do leste europeu, América do Sul, África e Oriente Médio.

Período de incubação

Se ocorrer por superinfecção, é de aproximadamente 2 a 8 semanas. Quando a infecção das viroses (VHB e VHD) é simultânea, o período de incubação é semelhante ao do VHB (45-160 dias, com média de 90 dias).

Manifestação clínica

O vírus da hepatite D somente causa infecção em pessoas com infecção aguda ou crônica pelo VHB; o VHD requer o VHB como um vírus auxiliar e não pode produzir infecção na ausência do VHB. A importância do VHD está na habilidade de converter uma infecção assintomática ou leve pelo VHB em doença progressiva, rápida ou mais grave ou fulminante. A coinfecção aguda com VHB e VHD geralmente causa doença aguda indistinguível de uma infecção aguda pelo VHB isolado, exceto pela possibilidade de hepatite fulminante que pode ser tão elevada quanto 5%.

Diagnóstico

É possível a pesquisa de anti-VHD IgG se há, ao mesmo tempo, elevação de transaminases. A positividade pode demorar, sendo necessária uma segunda coleta várias semanas após o início dos sintomas para a confirmação diagnóstica. A presença de anti-VHD não prova infecção aguda e será necessária a realização do VHD-RNA para as considerações diagnóstica e terapêutica. Deve-se, então, estadiar a gravidade da doença hepática e avaliação para o desenvolvimento de carcinoma hepatocelular.

Tratamento

Descreve-se difícil tratamento; no entanto, dados sugerem que o interferon peguilado pode levar à resposta virológica sustentada (RVS) em 40% dos pacientes. Os trabalhos sugerem pelo menos um ano de terapia para a resposta sustentada. Cursos de tratamento mais longos dificultam a capacidade de tolerância aos efeitos adversos da terapia.

Isolamento do paciente em hospital

Precauções padrão.

Medidas de controle

Estratégias para a prevenção da aquisição perinatal do VHB em RN de mães HBsAg positivas são também efetivas para prevenir a transmissão do VHD[1]. Como o VHD não pode ser transmitido na ausência do VHB, a imunização rotineira de todos os RN com vacina de hepatite B protege contra o VHD.

HEPATITE E

O vírus da hepatite E (VHE) é um vírus esférico, não envelopado e um RNA de fita única estruturalmente semelhante a um calicivírus[2].

Epidemiologia

Ingestão de água contaminada com conteúdo fecal é a via mais comum de transmissão e grandes surtos veiculados pela água são descritos em países em desenvolvimento. Diferente de outros agentes virais, certos genótipos do VHE têm hospedeiros em outras espécies, como os suínos, e podem ser transmitidos por ingestão de carne de porco mal cozida. Transmissão de pessoa a pessoa parece muito menos eficiente, mas ocorre esporadicamente. A transmissão mãe-RN do VHE ocorre frequentemente e concorre com significante proporção de óbito fetal e mortalidade infantil em países com infecção endêmica. Nos Estados Unidos, estudos de soroprevalência têm demonstrado que aproximadamente 20% da população apresenta IgG contra VHE, com alta prevalência em área de criação de suínos. No entanto, infecção sintomática é incomum e geralmente ocorre em pessoas que adquiriram genótipo do VHE após viagem para países onde o VHE é endêmico.

Manifestações clínicas no adulto

A infecção pelo VHE causa doença aguda, autolimitada, semelhante ao VHA com sintomas, incluindo icterícia, astenia, anorexia, febre, dor abdominal e artralgia. Doença é mais comum em adultos do que em crianças e mais grave em gestante, onde a taxa de mortalidade pode ser de 10 a 25% durante o terceiro trimestre. Infecção crônica pelo VHE é rara e foi descrita apenas em receptores de transplante de órgão sólido e pessoa com imunodeficiência grave. O vírus é transmitido pela via fecal-oral. É raro nos Estados Unidos, mas endêmico em muitos países.

Transmissão vertical

Embora informações sobre transmissão perinatal sejam limitadas, há vários relatos de caso descrevendo a transmissão vertical[3].

Manifestações clínicas no recém-nascido

Afeta RN com sinais e sintomas de hepatite, incluindo icterícia e elevação de ALT:

- Um relato de 8 RN de mães infectadas com VHE no terceiro trimestre, sete era a termo e um prematuro, com 34 semanas de gestação[4]. O anti-VHE IgG foi detectado em todos os RN e VHE-RNA foi identificado em cinco. Um RN teve icterícia ao nascimento com elevação de ALT e quatro foram anictéricos com elevação de ALT. Dois RN desenvolveram hipotermia e hipoglicemia após o nascimento e morreram em 24 horas. A biópsia hepática *post-mortem* de um desses fetos revelou necrose hepática massiva.
- Outro relato de 19 RN de mães infectadas com VHE, 15 tinham evidência de transmissão vertical ao nascimento (IgM anti-VHE positiva em 12 e VHE-RNA reativo em 10) e três tiveram IgG anti-VHE positivo durante pouco tempo, correspondendo a anticorpo materno adquirido através da placenta[5]. Sete RN infectados com VHE tiveram hepatite com icterícia; cinco, hepatite anictérica; e três, elevação de bilirrubinas com enzimas hepáticas normais. Sete morreram na primeira semana após o nascimento, incluindo uma morte devido à prematuridade. De nove sobreviventes com dados de seguimento, cinco tiveram VHE-RNA positivo. O VHE-RNA tornou-se indetectável na quarta semana em três pacientes; na oitava semana, em um paciente; e na 32ª semana, no último RN. Todos os sobreviventes tiveram doença autolimitada. Os autores concluem que a infecção pelo VHE é comumente transmitida da mãe para o feto e responsável por alta mortalidade neonatal. No entanto, a infecção pelo VHE nos sobreviventes é autolimitada, com viremia de curta duração[5].

Diagnóstico

O diagnóstico da infecção pelo VHE é baseado na detecção do VHE no soro ou nas fezes por técnica de PCR ou pela detecção de anticorpo IgM para o VHE.

Tratamento

Cuidados de suporte é o único tratamento disponível. Tratamento específico para os RN infectados não existe.

Isolamento em hospital

Além das precauções padrão, precauções de contato são recomendadas para a troca de fraldas em pacientes incontinentes durante a duração da doença.

Medidas de controle

Provisão de água de fonte segura é a medida de prevenção mais efetiva.

REFERÊNCIAS

1. Lemon SM, Thomas DL. Vaccines to prevent viral hepatitis. N Engl J Med. 1997;336(3):196-204.
2. Harrison TJ. Hepatitis E virus -- an update. Liver. 1999;19(3):171-6.
3. Kumar RM, Uduman S, Rana S, Kochiyil JK, Usmani A, Thomas L. Sero-prevalence and mother-to-infant transmission of hepatitis E virus among pregnant women in the United Arab Emirates. Eur J Obstet Gynecol Reprod Biol. 2001;100(1):9-15.
4. Khuroo MS, Kamili S, Jameel S. Vertical transmission of hepatitis E virus. Lancet. 1995;345(8956):1025-6.
5. Khuroo MS, Kamili S, Khuroo MS. Clinical course and duration of viremia in vertically transmitted hepatitis E virus (HEV) infection in babies born to HEV-infected mothers. J Viral Hepat. 2009;16(7):519-23.

Infecção pelo HIV – AIDS e Gravidez

Rosa Ruocco

A pandemia causada pelo vírus da imunodeficiência humana (HIV) ainda permanece um dos grandes problemas de saúde pública. Com o crescente avanço dos conhecimentos sobre a infectividade do vírus e o desenvolvimento de medicações antirretrovirais para o HIV, as taxas de mortalidade vêm caindo sistematicamente, sinalizando que essa doença está tornando-se crônica e comprovando que os indivíduos contaminados, que realizam tratamento corretamente, passaram a viver mais e em condições praticamente normais. A expansão global do acesso ao tratamento também tem modificado a epidemia de AIDS. O número de crianças e de gestantes que receberam tratamento ou profilaxia, em países de média e baixa renda, aumentou significantemente nos últimos 5 anos[1].

No Brasil, o último boletim epidemiológico mostrou 656.701 casos notificados de AIDS, de 1980 a 2012 (taxa média de incidência de 20,2 casos por 100 mil habitantes, em 2011). A taxa de incidência (2001-2011) teve queda apenas na Região Sudeste e aumento nas demais regiões do País, embora exista um maior número de casos acumulados na Região Sudeste. A proporção geral entre sexos mostra 1,7 homem para 1 mulher infectada, mas a preocupação é de que entre jovens de 13 a 19 anos há prevalência de mulheres afetadas, inversão essa presente nas estatísticas desde 1998. A transmissão sexual é a forma de aquisição prevalente nos maiores de 13 anos, sendo que 86,8% das mulheres foram contaminadas por relações heterossexuais. Como a faixa etária das mulheres infectadas também corresponde àquela de maior fertilidade, torna-se de suma importância o rastreamento das portadoras do vírus, com vistas principalmente ao combate à transmissão maternofetal ou vertical (TV), uma das poucas situações onde as medidas preventivas podem diminuir sobremaneira a contaminação da criança. Sabe-se que, se todas as medidas preventivas são adotadas, a probabilidade de TV cai abaixo de 1%[2].

ETIOPATOGENIA DO HIV

A síndrome da imunodeficiência adquirida (AIDS), descrita em 1981, é causada por um RNA-vírus (HIV). O tipo mais usual é o HIV-1, enquanto o HIV-2 é endêmico apenas em certas regiões, principalmente na África subsaariana. Neste capítulo a referência será sempre ao HIV-1 (ou HIV), por ser sobejamente o tipo predominante. Sabe-se que o HIV infecta, preferencialmente, as células com receptores de membrana do tipo CD4, como os linfócitos T *helper*, os macrófagos, algumas células do sistema nervoso central e da placenta. A destruição das células de defesa provoca um desarranjo nas imunidades celular e humoral, bem como na função macrofágica, levando à grave imunodeficiência. Assim, os indivíduos acometidos ficam suscetíveis a várias infecções oportunistas, sendo as mais freqüentes as pneumonias por *Pneumocystis carinii* e por espécies atípicas de *Mycobacterium*, além de infecções por herpes simples, zóster e infecções fúngicas.

As principais fontes de contaminação conhecidas são: inoculação percutânea de material infectado (sangue ou fluidos), intercurso sexual (homo, bi ou heterossexual) possibilitando que microfissuras em pele e/ou mucosas funcionem como porta de entrada ao vírus, uso de agulhas contaminadas levando o vírus diretamente para a corrente sanguínea e transfusão de sangue e derivados. A transmissão heterossexual tem sido a principal forma de contaminação feminina, atingindo principalmente mulheres em idade fértil e bom contingente das adolescentes, implicando que o maior contingente das infecções pediátricas se origina, ainda, da transmissão perinatal[3].

EPIDEMIOLOGIA E ETIOPATOGENIA DA TRANSMISSÃO VERTICAL

Em 1982, surgiram as primeiras descrições de casos de AIDS pediátrico por TV nos Estados Unidos[4]. Historicamente, a TV do HIV, na ausência de qualquer intervenção, situava-se entre 20 e 30%[5,6]. Todavia, o melhor conhecimento da fisiopatologia do HIV proporcionou a compreensão dos mecanismos envolvidos na TV e permitiu a criação de várias medidas para tentar evitá-la. Em paralelo, o desenvolvimento das drogas antirretrovirais potentes (TARV), contribuiu sobremaneira para o tratamento materno e para implementar as profilaxias da TV. Nos Estados Unidos, na maior parte da Europa e também no Brasil, o risco de TV do HIV caiu, drasticamente, a partir da implementação de ações integradas: testagem anti-HIV antenatal e/ou pré-natal, planejamento da gravidez nos casais HIV+, acesso aos medicamentos antirretrovirais, controle e/ou prevenção de outras doenças clínicas ou sexualmente transmissíveis, orientações higienodietéticas e mudanças de hábitos (como fumar, usar drogas de vício), profilaxias no parto e para o recém-nascido, escolha da melhor via de parto, além da recomendação do não aleitamento materno.

Estudo brasileiro, de 2000 a 2002, mostrou redução da TV na Região Sudeste, de 8,6 para 3,7%. Pesquisadores do Rio de Janeiro, em estudo coorte de 2007, observaram taxa média de TV de 2,8% (1996-1998 de 3,52%; 2002-2004 de 1,56%), demonstrando que o País tem conseguido resultados equiparáveis a outros países desenvolvidos[7].

Em 1994, foi demonstrado que a taxa de TV do HIV, sem quaisquer intervenções preventivas, girava ao redor de 25,5% e que o uso da zidovudina (AZT) durante a gestação, trabalho de parto/parto e para o recém-nascido (RN) reduziu essa taxa em 67,5%[8]. A implementação do uso de AZT tem exposto crianças *in utero* e perinatal a possíveis efeitos adversos a curto prazo (anemia, leucopenia e neutropenia por supressão da medula óssea) e alguns a longo prazo (toxicidade mitocondrial, acidose láctica e alterações hepáticas/metabólicas)[9,10].

O conhecimento da infecção também provocou mudanças na TARV para adultos infectados: são recomenda-

dos tratamentos mais agressivos, combinados com 3 ou mais antirretrovirais (ARV), que suprimem a replicação viral de modo acentuado. O uso da TARV na gravidez requer considerações individualizadas, com esquemas e doses adaptados às alterações fisiológicas da gravidez, aos possíveis efeitos maternos, fetais e para o RN, bem como à eficácia do esquema na redução do risco de transmissão perinatal. Todas essas considerações devem ser discutidas com a gestante, enfatizando o benefício da proteção para o concepto. Sempre que possível, a TARV combinada da gestante deve conter AZT e a quimioprofilaxia com ele deve ser mantida no parto e para o RN[11].

Evidências científicas mostraram que a transmissão do HIV da mãe para a criança pode ocorrer em três momentos distintos: intraútero (35%), intraparto (durante o trabalho de parto e/ou parto – 65%) e no puerpério, pelo aleitamento materno (risco adicional de 7-22%). Os mecanismos envolvidos seriam a passagem transplacentária do vírus, principalmente no terceiro trimestre da gestação e no trabalho de parto, a exposição às secreções cervicais, vaginais e sangue durante o trabalho de parto e o nascimento e pela amamentação[12]. Além disso, muitos outros fatores se relacionam à passagem do vírus para a criança (Quadro 3.77). Nos últimos anos, os estudos têm mostrado taxas de transmissão vertical entre 0 e 2% quando são utilizadas ações preventivas combinadas, a saber: assistência pré-natal especializada, TARV combinada visando à redução drástica da carga viral materna, cesárea eletiva, emprego correto do AZT no parto e para o RN e contraindicação formal para o aleitamento materno. Essas medidas são recomendadas e estão disponíveis para as gestantes, também no Brasil, tendo sido observado um número menor de casos de TV e, consequentemente, menos casos de AIDS pediátrico no País[3,13,14].

Quadro 3.77 – Fatores associados ao risco da transmissão vertical do HIV[7].

Fatores virais	Fatores comportamentais
Carga viral	Alcoolismo
Genótipo viral	Tabagismo
Fenótipo viral	Uso de drogas de vício
	Práticas sexuais desprotegidas
Fatores clínicos e imunológicos	**Fatores obstétricos**
Doenças oportunistas	Procedimentos invasivos (amniocentese, cordocentese)
Outras doenças sexualmente transmissíveis	Tempo de ruptura das membranas ovulares
Outras infecções concomitantes (hepatites, tuberculose etc.)	Duração do trabalho de parto
Condição imunológica (nível de CD4)	Via de parto
Condição nutricional	Manobras invasivas (amniotomia, episiotomia, uso de fórcipe)
Tempo de tratamento antirretroviral	Hemorragia intraparto
Fatores relacionados ao recém-nascido (RN)	Aleitamento materno (risco adicional de 7-22%)
Prematuridade	
Baixo peso ao nascer	

RASTREAMENTO DA INFECÇÃO NO PRÉ-NATAL

É recomendado o oferecimento do teste anti-HIV a todas as gestantes na primeira consulta do pré-natal, sempre com aconselhamento pré e pós-teste e consentimento verbal, independente de situação de risco para a infecção. Se, apesar disto, a gestante não quiser realizar o teste, essa recusa deve ser documentada no prontuário.

O fluxograma mínimo recomendado para a testagem laboratorial segue as normas do Ministério da Saúde[7].

A etapa I, de rastreamento para a infecção, deve ser realizada por um teste do tipo ELISA que detecta anticorpos para HIV-1 e 2. Nessa triagem, também podem ser utilizados testes que combinem a detecção simultânea desses anticorpos e de antígenos (ensaio imunoenzimático de micropartículas – MEIA; ensaio imunológico com revelação quimioluminescente e suas derivações – EQL; testes rápidos por imunocromatografia, aglutinação de partículas em látex ou imunoconcentração, e outros). Se o resultado for reagente, o fluxograma passa para a etapa II, devendo ser realizado um teste confirmatório na mesma amostra de sangue (*Western blot* – WB, Imunoblot – IB, imunofluorescência indireta – IFI, Imunoblot rápido – IBR). Caso o teste confirmatório seja positivo, a grávida é identificada como portadora do vírus e deve ser convocada para coleta de sangue para novo teste e também ser encaminhada, com seu parceiro e prole, para serviço especializado, onde será acompanhada por equipe multidisciplinar, para a redução da TV do HIV. Outras situações da testagem estão contempladas na figura 3.116. No caso de casos inconclusivos ou indeterminados durante a gestação, é possível se executar testes moleculares, em nova amostra sanguínea, para auxiliar a conclusão diagnóstica: quantificação da carga viral (detecção direta do RNA viral) ou teste qualitativo (busca o DNA pró-viral). Os testes moleculares permitem identificar o vírus e o diagnóstico mais precoce.

Caso não haja resultado do teste anti-HIV no último trimestre ou na admissão para o parto, é recomendado realizar a testagem rápida, após aconselhamento e consentimento verbal, conforme figura 3.116. Ministério da Saúde[7]. Se o teste rápido for reagente, a profilaxia antirretroviral estará indicada nesse momento, mas o resultado definitivo da infecção só deverá ser emitido após um teste confirmatório. Se a idade gestacional é tardia e não houver trabalho de parto, ela deve receber TARV combinada, ter sangue coletado para teste confirmatório, carga viral (CV), contagem de linfócitos CD4+ e outros exames laboratoriais, conforme descrito a seguir.

Uso da terapia antirretroviral na gestação

A literatura tem dados conflitantes sobre o efeito da gravidez na progressão da AIDS e a sobrevida dessas mulheres. Alguns estudos realizados no início da epidemia de AIDS relataram possível associação entre a gravidez e a progressão da infecção para doença, especialmente nos países em desenvolvimento[15-18]. Porém, estudos americanos e europeus não encontraram efeito deletério da gravidez sobre a infecção[19-21]. Um estudo coorte, conduzido por Tai et al.[22], encontrou risco baixo de progressão para AIDS nas gestantes HIV+ durante a era da terapia antirretroviral altamente ativa (HAART), o que pode sinalizar melhores condições de saúde e de defesas imunológicas

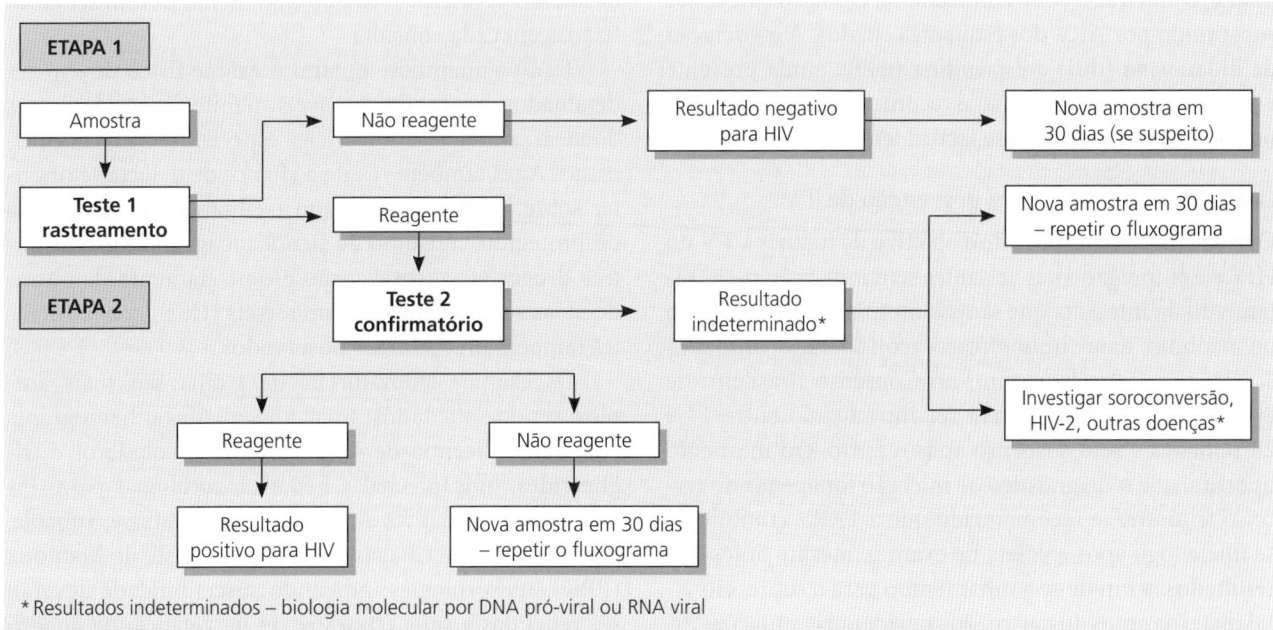

Figura 3.116 – Fluxograma laboratorial para o rastreamento e diagnóstico do HIV.

447

dessas gestantes. Atualmente sabemos que o uso da TARV combinada diminui ostensivamente a TV, tanto por ação dos ARV reduzindo a replicação e a carga viral materna, quanto pela profilaxia pós-exposição dos recém-nascidos (RN). Nos países desenvolvidos, a TARV combinada, que geralmente é composta por três drogas, reduziu as taxas de TV para 1-2%, mas essa terapia nem sempre está disponível em países pobres ou em desenvolvimento.

Siegfried et al.[23], em revisão Cochrane publicada em 2011, avaliaram esquemas simples e combinados de ARV usados para diminuir a TV e os efeitos das drogas sobre a morbimortalidade materna e infantil. As conclusões foram que um regime de três ARV combinados se mostrou mais eficaz para prevenir a TV, que os riscos de efeitos adversos para a mãe e para a criança foram baixos a curto prazo, embora a combinação ideal das drogas e o tempo ideal para maximizar a prevenção, sem aumentar riscos, ainda não pudessem ser determinados. Atualmente, o uso da TARV combinada está indicado para todas as gestantes infectadas a partir de 14 semanas. Naquelas já em tratamento, os ARV devem ser continuados, adequando o esquema aos contraindicados na gravidez. Se há indicação de tratamento materno, os ARV devem ser iniciados, escolhendo-se esquemas mais compatíveis com a gravidez[7]. Quando o diagnóstico do HIV acontece em idade gestacional tardia, a TARV combinada deve ser introduzida imediatamente, mesmo que indicada só como profilática da TV.

Os esquemas ARV recomendados durante a gravidez são: zidovudina (AZT) + lamivudina (3TC) + nevirapina (NVP) ou AZT + lamivudina + associação de lopinavir/ritonavir, sendo permitido AZT + lamivudina + tenofovir, mais recentemente. Dos ARV mais utilizados atualmente, o efavirez é contraindicado na gestação e deve ser substituído por ARV dos esquemas citados. A associação de didanosina (ddI) e estavudina (d4T), ainda presente em alguns tratamentos, não é recomendada na gravidez, pelo maior risco de acidose láctica fetal[24-27].

Indicação de TARV para prevenção da TV

O uso de ARV tem somente o objetivo de reduzir a TV do HIV e é empregado nas gestantes sem indicação para tratamento da infecção, que são assintomáticas e têm pouco ou nenhum dano imunológico (considerado linfócitos T CD4+ $\geq$ 500 células/mm^3 no Consenso Brasileiro de 2013)[7,28]. O esquema deverá ser introduzido entre 14 e 28 semanas e será suspenso após o parto, em momento oportuno. Se o diagnóstico de infecção for apenas no terceiro trimestre, é recomendado que a TARV combinada se inicie logo após a coleta de exames, mesmo antes dos resultados, a fim de se ganhar tempo para a supressão viral materna antes do parto. São consideradas situações especiais, que determinam iniciar imediatamente a TARV

combinada, aquelas onde há outro fator de risco que possa alterar o funcionamento placentário (como sífilis, uso de drogas de vício) ou sua permeabilidade (como infecção aguda por toxoplasma e/ou citomegalovírus), que implicariam aumento do risco para TV.

Indicação da TARV para tratamento materno

Essa situação está reservada para as gestantes com alterações clínicas e/ou imunológicas importantes provocadas pelo HIV, em qualquer idade gestacional. São todas as sintomáticas ou assintomáticas com T CD4+ $\leq$ 500 células/mm^3, principalmente se T CD4+ $\leq$ 350 células/mm^3. O objetivo do tratamento é reduzir a progressão da infecção, diminuir morbimortalidades, melhorar a qualidade de vida, preservar e/ou restaurar o sistema imunológico e suprimir a replicação viral para prevenir também a TV. Nesses casos, o tratamento deverá ser mantido após o parto. No momento, os ARV mais utilizados na gravidez estão listados no quadro 3.78, de acordo com suas categorias e efeitos sobre a organogênese. A necessidade de outras medicações, ou tratamentos diferenciados quando há coinfecções associadas ao HIV, representa situações especiais que podem ser consultadas no manual do Ministério da Saúde do Brasil[7].

Seguimento pré-natal

A gestante HIV+ deve ter atendimento pré-natal especializado, com equipes multidisciplinares, maior número de consultas e exames para uma estreita vigilância. O fortalecimento do vínculo entre ela e o obstetra é a base para um pré-natal bem-sucedido com vistas a evitar a TV do HIV. As informações sobre a doença, as medidas preventivas da TV a serem adotadas, bem como a importância da adesão às orientações e ao tratamento devem ser enfatizadas em cada consulta.

Tanto a anamnese quanto o exame físico devem ser detalhados, buscando possíveis manifestações de outras doenças, ainda assintomáticas, especialmente as oportunistas. Aqui também reside a chance de detectar e orientar sobre hábitos que possam facilitar a TV, como sexo desprotegido, consumo de álcool, tabagismo e uso de outras drogas etc. A prevenção e/ou tratamento de outras doenças sexualmente transmissíveis (DST) concomitantes também precisam ser observados.

Os exames laboratoriais de rotina são mais amplos, sendo solicitados: tipagem sanguínea, hemograma completo, glicemia de jejum, perfil de colesterol e triglicérides, função renal e hepática, sorologias para sífilis (VDRL), hepatites A, B e C, toxoplasmose, rubéola, citomegalovírus, Chagas, HTLV-I e II, teste de Mantoux (PPD). As sorologias indicando suscetibilidade deverão ser repetidas a cada trimestre ou na vigência de quadro sugestivo da doença, sobretudo durante quadros febris.

Quadro 3.78 – Drogas antirretrovirais mais empregadas durante a gestação.

Antirretroviral	Classe	Categoria na gravidez (FDA)	Passagem placentária (proporção RN/mãe)	Teratogênese (estudos em animais)	Carcinogênese (estudos a longo prazo em animais)
Zidovudina (AZT)	ITRN e ITRNt	C	Sim (humanos – 0,85)	Positivo (dose quase letal em roedores)	Positivo (roedores, tumores epiteliais vaginais não invasivos)
Lamivudina (3TC)	ITRN e ITRNt	C	Sim (humanos ~1,0)	Negativo	Negativo (sem tumores, estudo de ciclo de vida de roedores)
Tenofovir	ITRN e ITRNt	B	Sim (humanos – 0,95-0,99)	Negativo (osteomalacia quando em dose elevada a animais jovens)	Positivo (adenomas hepáticos em camundongos fêmeas com doses altas)
Abacavir	ITRN e ITRNt	C	Sim (ratos)	Positivo (anasarca e malformações ósseas com 1g/kg em roedores, 35× exposição humana) durante organogênese; não observado em coelhos	Positivo (tumores malignos e não malignos do fígado e tireoide em ratas, em glândulas prepucial e clitoriana de camundongos e ratos)
Nevirapina (NVP)	ITRNN	B	Sim (humanos ~1,0)	Negativo	Positivo (adenomas e carcinomas hepatocelulares em camundongos e ratos)
Lopinavir/ ritonavir	IP	C	Mínimo (humanos)	Negativo (mas retardo na ossificação esquelética e aumento de variações esqueletais em ratos em doses tóxicas maternas)	Positivo (adenomas e carcinomas hepatocelulares em camundongos e ratos)
Atazanavir	IP	B	Mínimo/variável (humanos)	Negativo	Positivo (adenomas hepatocelulares em camundongos fêmeas)

ITRN = inibidor da transcriptase reversa análogo de nucleosídeos e de nucleotídeos; ITRNN = inibidor da transcriptase reversa não análogo de nucleosídeos; IP = inibidor da protease.

A colpocitologia oncológica deve ser colhida na primeira consulta; as gestantes com citologia alterada e/ou com qualquer lesão macroscópica no colo uterino, canal vaginal ou períneo devem ser encaminhadas para exames de colposcopia e vulvoscopia, possibilitando tratamentos específicos. Todas as leucorreias devem ser investigadas, para tratar infecções vaginais, sobretudo aquelas que determinam maior risco para trabalho de parto prematuro e/ou ruptura prematura das membranas, que nas gestantes HIV+ elevam o risco da TV. O rastreamento para vaginose bacteriana no terceiro trimestre ou sempre que houver sintomas ou sinais de vaginite também se impõe. Os perfis metabólico, hepático, hematológico e renal devem ser repetidos bi ou trimestralmente, de forma personalizada. O teste de tolerância à glicose por via oral de 75g e o *swab* anal e vaginal para pesquisa de estreptococo do grupo B seguem as normas gerais de pré-natal. São exames específicos a contagem de linfócito CD4+ e a carga viral, solicitados na primeira consulta, repetidos 4-6 semanas após o início da TARV e em cada trimestre, sendo a CV obrigatória na 34ª semana para a escolha da melhor via de parto. Também devem ser repetidos após 4 semanas, quando houver troca de medicação antirretroviral. O seguimento fetal com exames específicos, como ultrassonografia simples e morfológica, dopplervelocimetria, ecocardiografia, segue a rotina pré-natal normal, exceto nas gestantes utilizando ARV com maior potencial teratogênico e/ou com outras comorbidades associadas, que terão suas indicações personalizadas[3,7].

O seguimento clínico deve ser feito em conjunto com o infectologista, em geral o responsável pela monitorização e troca das TARV. Todos os procedimentos invasivos durante a gravidez são contraindicados (biópsia de vilo corial, amniocentese e cordocentese) até o momento, embora alguns estudos observacionais, com casuísticas limitadas, denotem não haver maiores riscos de transmissão viral nas gestantes com CV indetectável e em uso de TARV combinada[13].

Em relação às vacinas, recomenda-se a tríplice acelular (tétano, difteria e pertússis acelular) ou a dupla (tétano e difteria), caso a última dose tenha sido há mais de 5 anos, a pneumocócica, a da gripe nas épocas indicadas, a de hepatites A e B (se a gestante for suscetível). A vacina para hepatite A também deve ser feita para aquelas que tenham hepatite B ou C concomitantes com o HIV e que sejam suscetíveis. Outras vacinas deverão ser personalizadas. Quando a gestante apresenta sintomas ou tem imunodeficiência grave (linfócitos CD4+ < 200 células/mm³), postergar a vacinação para momento oportuno e evitar que seja feita muito próxima ao termo da gravidez, por maior probabilidade de elevação da CV, o que poderia contribuir para a TV.

A imunoglobulina contra vírus da hepatite B (HBIG) é recomendada para as gestantes suscetíveis, que usam seringas e agulhas compartilhadas, que tenham tido contato sexual desprotegido com portador do vírus B ou que tenham sofrido violência sexual. Também deve ser feito o esquema vacinal para hepatite B. Imunoglobulina contra o vírus da varicela-zóster está indicada nas gestantes suscetíveis (qualquer idade gestacional) após exposição próxima e além de 1 hora com a pessoa infectada; ela será eficaz se ministrada até 96 horas do contato.

A profilaxia para pneumonia por *Pneumocystis carinii* (PCP) está indicada em gestantes com pneumonia prévia pelo agente, linfócitos CD4+ < de 200 ou febre inexplicada e persistente, com a associação de sulfametoxazol-trimetoprima (400mg/80mg) – 2 comprimidos ao dia, três vezes por semana quando os linfócitos CD4+ estão entre 100 e 200; quando se situar abaixo de 100, a profilaxia deve ser diária. A profilaxia de outras infecções oportunistas deve ser personalizada: empregar doses semelhantes às da não grávida, escolher aquelas com menor potencial teratogênico[3].

Profilaxia ARV no trabalho de parto, parto e para o RN

■ No trabalho de parto e parto

- Indicada para todas as parturientes, independentemente do uso de TARV, durante a gestação. Realizada com AZT por via intravenosa (IV) (frasco-ampola de 20mL com 200mg = 10mg/mL).
- Dose de ataque: 2mg/kg, diluídos em 100mL de soro glicosado a 5%, IV, ministradas em 1 hora. Essa dose deve ser seguida, imediatamente, pela de manutenção.

- Dose de manutenção: 1mg/kg/hora, IV, contínua, até o clampeamento do funículo.

Observações: o AZT deve ser ministrado pelo menos por 3 horas, antes do início da cesárea ou do nascimento, para se considerar que a profilaxia tenha sido adequada. Não se deve exceder a concentração de 4mg/mL.

■ Para o RN

- **RN ≥ 35 semanas**: iniciar AZT (solução oral/xarope) com 2 horas de vida, nas doses de 2mg/kg, via oral de 6/6h, ou 4mg/kg, de 12/12h, durante 6 semanas (frasco de 200mL-10mg/mL). Em condições excepcionais, quando o RN não tiver deglutição adequada, usar a mesma dose em infusão por via IV (Quadro 3.79).
- **RN de 30 a 35 semanas**: a dose deve ser de 1,5mg/kg, IV, de 12/12h, durante 15 dias, ou 2 mg/kg, VO, de 12/12h, durante 7 dias, sendo seguida por 2mg/kg, de 8/8h a partir daí.
- **RN < 30 semanas**: o esquema inicial é semelhante, mas só passará para de 8/8 após a quarta semana de vida.

Observação: todos os RN ≥ 35 semanas, de mães HIV+ e que **não** receberam ARV na gestação (mesmo que ela tenha recebido a profilaxia injetável intraparto), deverão fazer uso do esquema combinado descrito no quadro 3.79. Lembrar que se o RN for < 35 semanas ou tiver peso < 1,5kg ou se for RN grave sem possibilidade de receber medicamento por VO, a profilaxia deverá ser apenas com AZT[29].

Escolha da via de parto

Antes da TARV combinada, vários estudos demonstraram o benefício da cesariana eletiva na redução da TV do HIV, quando comparada aos outros tipos de parto[30,31]. Cesariana eletiva é aquela realizada fora do trabalho de parto, com membranas ovulares intactas. Em 2005, uma revisão sistemática da Cochrane[32], para avaliar a efetividade e segurança da cesariana eletiva na prevenção da TV, concluiu que a cesárea eletiva foi uma intervenção eficaz para diminuir a TV do HIV nas mulheres que não fizeram uso de TARV na gestação e naquelas que usaram apenas AZT. Ainda não pode ser definido o benefício da

Quadro 3.79 – Profilaxia da TV do HIV. Esquema combinado especial para RN > 35 semanas*.

ARV	Posologia	Duração
AZT	4mg/kg/dose, via oral, 12/12h	Iniciar com 2h de vida Manter até 6 semanas
NVP	Peso nascimento 1,5-2kg = 8mg (0,8mL)/dose, VO Peso nascimento > 2kg = 12mg (1,2mL)/dose, VO	1ª dose: primeiras 48h de vida 2ª dose: 48h após a 1a dose 3ª dose: 96h após a 2ª dose

AZT = zidovudina; NVP = nevirapina.
* Obs. – se RN < 35 semanas ou peso < 1,5kg ou se RN grave sem possibilidade por VO, a profilaxia deverá ser apenas com AZT.

cesárea eletiva para reduzir a TV naquelas gestantes que usaram TARV combinada e mantiveram CV baixas. Em paralelo, a morbidade pós-parto (febre, infecção urinária, endometrite, tromboembolismo) foi maior nas gestantes com cesárea eletiva, comparada ao parto vaginal e à cesárea de emergência. Outros fatores associados à maior morbidade foram doença avançada e presença de comorbidades[33,34]. Uma metanálise com 15 estudos retrospectivos apontou que a cesárea eletiva trouxe um benefício adicional para reduzir a TV, além daquele promovido pelo uso de AZT (0,8-2% contra 6-10%)[32].

Em 2006, o Ministério da Saúde[35] recomendou a carga viral, aferida com 34 semanas ou mais, como o indicador para a via de parto. A carga viral será considerada desconhecida também se for aferida antes de 34ª semana.

Carga viral < 1.000 cópias/mL: parto vaginal ou via de indicação obstétrica.

Carga viral ≥ 1.000 cópias/mL ou desconhecida, fora de trabalho de parto: cesárea eletiva.

Carga viral ≥ 1.000 cópias/mL ou desconhecida em TP: cesárea, se início de trabalho de parto (até 3-4cm) e membranas ovulares intactas.

Existem duas tendências atuais para a definição da melhor via de parto baseadas em publicações de protocolos. Os europeus tendem a recomendar a cesárea eletiva nos casos com CV detectável na 34ª semana[36]. Os americanos indicam a cesárea eletiva baseados na CV ≥ 1.000 cópias quando medida próxima à 38ª semana[37]. Assim, a indicação sempre deve levar em conta se haverá benefício da cesárea eletiva para a gestante com TARV combinada e supressão viral, pesando-se as possíveis morbidades decorrentes da cirurgia.

Cuidados no parto vaginal

- Administrar AZT por via IV, segundo esquema preconizado, na admissão da gestante.
- Evitar toques repetidos. Usar o partograma para monitorizar o trabalho de parto.
- Evitar a amnioscopia, monitorizando a vitalidade fetal com cardiotocografia contínua.
- Evitar trabalho de parto prolongado ou ruptura de bolsa por períodos superiores a 4 horas, conduzindo o trabalho de parto com ocitocina manuseada cuidadosamente.
- Evitar amniotomia, episiotomia e fórcipe, que ficarão reservados apenas em situações obstétricas excepcionais.
- Clampear o funículo imediatamente após o nascimento, sem realizar ordenha.
- Interromper o AZT por via IV assim que o funículo for clampeado.
- Utilizar antibiótico profilático (cefalotina ou cefazolina), 1-2g por via IV.

- Adotar as normas padrão de prevenção universal da equipe.

Cuidados na cesárea eletiva

- Estabelecer a idade gestacional ≥ 38 semanas para o agendamento da cesárea.
- Administrar AZT por via IV, conforme esquema preconizado, por pelo menos 3 horas antes da execução da cesárea, e mantendo até o clampeamento do funículo.
- Manter a TARV combinada usada pela gestante no horário habitual, durante a espera pelo parto, exceto a estavudina, que deverá ser suspensa antes da infusão do AZT.
- Observar a técnica da cesárea hemostática. Retirar o feto com membranas intactas (empelicado), sempre que possível.
- Clampear imediatamente o funículo, sem realizar ordenha.
- Interromper o AZT por via IV assim que o funículo for clampeado.
- Utilizar antibiótico profilático (cefalotina ou cefazolina), 1-2g por via IV.
- Adotar as normas padrão de prevenção universal da equipe.

Orientações no puerpério

- O esquema de ARV deverá ser mantido em seu horários habituais. Para aquelas que usaram TARV combinada apenas para a profilaxia da TV, manter os medicamentos e programar a retirada em momento oportuno do puerpério.
- A contraindicação do aleitamento materno deve ser enfatizada, incluindo também a proibição do aleitamento cruzado. A inibição da lactação deve ser feita imediatamente após o parto, com a utilização de 2 comprimidos de cabergolina (0,5mg) em dose única.
- Nas puérperas com contraindicação para o uso de derivados do ergot, pode ser utilizado o enfaixamento mamário (ou uso de *top*) durante 7 a 10 dias.
- Desde que não haja contra-indicações, o alojamento conjunto deve ser realizado, fortalecendo os vínculos e o aprendizado do manejo da criança.
- A puérpera e seu RN deverão receber atenção e apoio psicológico imediato, com atendimento multidisciplinar, reforçando a adesão ao tratamento, tanto materno como da criança, além de acompanhamento infectológico e de planejamento familiar[3,7].

REFERÊNCIAS

1. UNAIDS. Global Update on HIV Treatment 2013: Results, Impact and Opportunities. Epidemiology publications; WHO Report 2013. Disponível em: www.unaids.org/sites/default/files/.../20130630_treatment_report_en_0.pdf. Acessado 2014 dez 26.

2. Brasil. Programa Nacional de DST, Aids e Hepatites Virais. Ministério da Saúde. A Aids no Brasil. Boletim epidemiológico; 2012. Disponível em: www.aids.gov.br. Acessado 2014 dez 26.

3. Ruocco RMSA. Infecção pelo vírus da imunodeficiência humana. In: Zugaib M, Bittar RE (eds). Protocolos assistenciais da Clínica Obstétrica da Faculdade de Medicina da Universidade de São Paulo. 4ª ed. São Paulo: Atheneu; 2011.p.341-55.

4. Ammann AJ. Is there an acquired immune deficiency syndrome in infants and children? Pediatrics. 1983;72(3):430-2.

5. Hutto C, Parks WP, Lai S, Mastrucci MT, Mitchell C, Munoz J, et al. Perinatal transmission of the human immunodeficiency virus type 1. J Pediatr. 1991;118(3):347-53.

6. Goedert JJ, Mendez H, Drummond JE, Robert-Guroff M, Minkoff HL, Holman S, et al. Mother-to infant transmission of human immunodeficiency virus type 1: association with prematurity or low anti-gp120. Lancet. 1989;2(8676):1351-54.

7. Brasil. Programa Nacional de DST, Aids e Hepatites Virais. Secretaria de Vigilância em Saúde, Ministério da Saúde. Recomendações para a profilaxia da transmissão vertical do HIV e terapia antirretroviral em gestantes. Brasília; 2010.

8. Connor EM, Sperling RS, Gelber R, Kiselev P, Scott G, O'Sullivan MJ, et al. Reduction of maternal-infant transmission of human immunodeficiency virus type 1 with zidovudine treatment. Pediatric AIDS Clinical Trials Group Protocol 076 Study Group. N Engl J Med. 1994;331(18):1173-80.

9. Balis FM, Pizzo PA, Murphy RF, Eddy J, Jarosinski PF, Falloon J, et al. The pharmacokinetics of zidovudine administered by continuous infusion in children. Ann Intern Med. 1989;110(4):279-85.

10. Patel K, Van Dyke RB, Mittleman MA, Colan SD, Oleske JM, Seage GR 3rd; International Maternal Pediatric Adolescent AIDS Clinical Trials 219219C Study Team. The impact of HAART on cardiomyopathy among children and adolescents perinatally infected with HIV-1. AIDS. 2012;26(16):2027-37.

11. Mofenson LM. U.S. Public Health Service Task Force recommendations for use of antiretroviral drugs in pregnant HIV-1-infected women for maternal health and interventions to reduce perinatal HIV-1 transmission in the United States. Centers for Disease Control and Prevention, U.S. Public Health Service Task Force. MMWR. Recomm Rep. 2002;22;51(RR-18):1-38.

12. Working Group on Antiretroviral Therapy: National Pediatric HIV Resouce Center: Antirretroviral therapy and medical management of the human immunodeficiency virus-infected child. Pediatr Infect Dis J. 1993;12(6):513-22.

13. Madger LS, Mofenson L, Paul ME, Zorrilla CD, Blattner WA, Tuomala RE, et al. Risk factors for in utero and intrapartum transmission of HIV. J Acquir Immune Defic Syndr. 2005;38(1):87-95.

14. Briand N, Le Coeur S, Traisathit P, Karnchanamayul V, Hansudewechakul R, Ngampiyasakul C, et al. Growth of human immunodeficiency virus-uninfected children exposed to perinatal zidovudine for the prevention of mother-to-child human immunodeficiency virus transmission. Pediatr Infect Dis J. 2006;25(4):325-32.

15. Minkoff H, Nanda D, Menez R, Fikrig S. Pregnancies resulting in infants with acquired immunodeficiency syndrome or AIDS-related complex. Obstet Gynecol. 1987;69(3 Pt 1):285-87.

16. Biggar RJ, Pahwa S, Minkoff H, Mendes H, Mendes H, Willoughby A, Landesman S, et al. Immunosuppression in pregnant women infected with human immunodeficiency virus. Am J Obstet Gynecol. 1989;161(5):1239-44.

17. Kumar RM, Uduman SA, Khurranna AK. Impact of maternal HIV-1 infection on perinatal outcome. Int J Gynaecol Obstet. 1995;49(2):137-43.

18. Paul ME, Chantry CJ, Read JS, Frederick MM, Lu M, Pitt J, et al. Morbidity and mortality during the first two years of life among uninfected children born to human immunodeficiency virus type 1-infected women: the women and infants transmission study. Pediatr Infect Dis J. 2005;24(1):46-56.

19. Hocke C, Morlat P, Chene G, Dequae I, Dabis F. Prospective cohort study of the effect of pregnancy on the progression of human immunodeficiency virus infection. The Groupe d'Epidemiologie Clinique Du SIDA en Aquitaine. Obstet Gynecol. 995;86(6):886-91.

20. Weisser M, Rudin C, Battegay M, Pfluger D, Pfluger D, Kully C, Egger M. Does pregnancy influence the course of HIV infection? Evidence from two large Swiss cohort studies. J Acquir Immune Defic Syndr Hum Retrovirol. 1998;17(5):404-10.

21. Bessinger R, Clark R, Kissinger P, Rice J, Coughlin S. Pregnancy is not associated with the progression of HIV disease in women attending an HIV outpatient program. Am J Epidemiol. 1998;147(5):434-40.

22. Tai JH, Udoji MA, Barkanic G, Byme DW, Rebeiro PF, Byram BR, et al. Pregnancy and HIV disease progression during the era of highly active antiretroviral therapy. J Infect Dis. 2007;196(7):1044-52.

23. Siegfried N, van der Merwe L, Brocklehurst P, Sint TT. Antiretrovirals for reducing the risk of mother-to-child transmission of HIV infection. Cochrane HIV/AIDS Group. Cochrane Database Syst Rev. 2011;(7):CD003510.

24. European Collaborative Study. Exposure to antiretroviral therapy in utero or early life: the health of uninfected children born to HIV infected women. J Acquir Immune Defic Syndr. 2003;32(4):380-87.

25. Brasil. Secretaria de Vigilância em Saúde Departamento de DST, Aids e Hepatites Virais. Ministério da Saúde. Protocolo clínico e diretrizes terapêuticas para manejo da infecção pelo HIV em adultos. Brasília; 2013.

26. Dorenbaum A. Report of results of protocol Aids Clinical Trial Group 31: international phase III trial for standard antiretroviral (ARV) prophylaxis plus nevirapine (NVP) for prevention of perinatal HIV transmission. For the protocol Aids Clinical Trial Group 316 Study Team. In: VIII Conference on Retroviruses and Opportunistic Infections. Chicago; Feb 4-8; 2001.

27. Watts DH. Treating HIV during pregnancy: an update of safety issues. Drug Saf. 2006;29(6):467-90.

28. Brasil. Programa Nacional de DST, Aids e Hepatites Virais. Secretaria de Vigilância em Saúde, Ministério da Saúde. Recomendações para a profilaxia da transmissão vertical do HIV e terapia antirretroviral em gestantes. Brasília; 2013.

29. Brasil. Departamento de DST, Aids e Hepatites Virais. Ministério da Saúde. Nota técnica 388/2012, sobre introduzir a nevirapina (NVP) ao esquema de quimioprofilaxia da transmissão vertical do HIV para recém-nascidos de mães vivendo com HIV/AIDS que não receberam antirretrovirais na gestação; publicada em 28/09/2012.

30. Mandelbrot L, Landreau-Mascaro A, Rekacewicz C, Berrebi A, Bénifla JL, Burgard M, et al. Perinatal HIV-1 transmission: interaction between zidovudine prophylaxis and mode of delivery in the French perinatal cohort. JAMA. 2001;285(16):2083-93.

31. Towers CV, Deveikis A, Asrat T, Major C, Nageotte MP. A "bloodless cesarean section" and perinatal transmission of the human immunodeficiency virus. Am J Obstet Gynecol. 1998;179(3 Pt 1):708-14.

32. Read J. Mode of delivery and vertical transmission of HIV-1: a metaanalise from fifteen prospective cohort studies. The International Perinatal HIV Group. In: XII World AIDS Conference. Geneve; june 28-july 3; 1998.

33. Duarte G, Read JS, Gonin R, Freimanis L, Ivalo S, Melo VH, et al; NISDI Perinatal Study Group. Mode of delivery and postpartum morbidity in Latin American and Caribbean countries among women who are infected with human immunodeficiency virus-1: The NICHD International Site Development Initiative (NISDI) Perinatal Study. Am J Obstet Gynecol. 2006;195(1):215-29.

34. Pallasmaa N, Ekblad U, Aitokallio-Tallberg A, Uotila J, Raudaskoski T, Ulander VM, et al. Cesarean delivery in Finland: maternal complications and obstetric risk factors. Acta Obstet Gynecol Scand. 2010;89(7):896-902.

35. Brasil. Programa Nacional de DST, Aids. Secretaria de Vigilância em Saúde, Ministério da Saúde. Recomendações para a profilaxia da transmissão vertical do HIV e terapia antirretroviral em gestantes. Brasília; 2006.

36. Navér L, Albert J, Belfrage E Flamholc L, Gisslén M, Gyllensten K, et al.; Swedish Reference Group for Antiviral Therapy. Prophylaxis and treatment of HIV-1 infection in pregnancy: Swedish recommendations 2010. Scand J Infect Dis. 2011;43(6-7):411-23.

37. Panel on Treatment of HIV-Infected Pregnant Women and Prevention of Perinatal Transmission. Recommendations for Use of Antiretroviral Drugs in Pregnant HIV-1-Infected Women for Maternal Health and Interventions to Reduce Perinatal HIV Transmission in the United States. 201; 1-207. Disponível em: http://aidsinfo.nih.gov/contentfiles/lvguidelines/PerinatalGL.pdf. Acessado 2014 dez 26.

Infecção pelo HIV no Recém-Nascido

Conceição A. M. Segre

Praticamente todas as crianças nascidas de mãe infectada pelo HIV são assintomáticas e vão começar a apresentar sinais e sintomas no primeiro ano de vida, 50% dos casos, e 80% até a idade de 3 anos. Uma pequena proporção pode tornar-se sintomática nos primeiros meses de vida, são os chamados "progressores rápidos", e apresenta carga viral plasmática duas a três vezes mais elevada do que aquelas crianças cuja infecção progride mais lentamente[1,2].

O quadro clínico, nesses casos, em geral aparece depois da segunda semana de vida e se apresenta com linfadenopatia, hepatoesplenomegalia, ganho de peso deficiente e manifestações neurológicas que incluem anormalidades no desenvolvimento motor e encefalopatia. Se a infecção tiver ocorrido intraútero, haverá restrição do crescimento intrauterino. Anteriormente ao uso da terapia antirretroviral (TARV), de 50 a 90% das crianças infectadas pelo HIV apresentavam encefalopatia devastadora[2-4]. Outro evento frequente é o aparecimento de pneumonia pelo *Pneumocystis jirovecii* (antigamente denominado *P. carinii*), que é extremamente grave[1].

Tardiamente pode-se desenvolver uma doença pulmonar intersticial crônica, conhecida como pneumonite intersticial linfoide (PIL), além de outras infecções bacterianas (como otite, candidíase, meningite, sepse), consequentes à disfunção de células B, com hipergamaglobulinemia disfuncional[2,4]. O organismo mais frequentemente recuperado da corrente sanguínea é o *Streptococcus pneumoniae*, mas várias outras espécies também têm sido encontradas, principalmente em pacientes hospitalizados. A ocorrência de cânceres é referida como linfoma de células B, contudo raramente são encontrados o sarcoma de Kaposi e o leiomiossarcoma. Não é descrita síndrome malformativa associada à infecção pelo HIV. É comum a coinfecção com tuberculose, sífilis e citomegalovirose[1-3].

Após a instituição da TARV, as infecções oportunistas tornaram-se raras, com diminuição significativa de mortalidade e morbidade entre as crianças tratadas[4].

DIAGNÓSTICO

Assim, todas as crianças nascidas de mães comprovadamente infectadas pelo HIV, ou pertencentes a um grupo de risco, devem ser investigadas e seguidas longitudinalmente quanto à possibilidade de infecção pelo HIV. Os testes utilizados no adulto (ELISA e Western blot), por serem baseados na presença de IgG, não devem ser usados no período neonatal, pois a IgG materna tem passagem transplacentária para o RN, persistindo até por volta de 15 meses de vida, e, portanto, não permitem fazer um diagnóstico de certeza. Contudo, o diagnóstico pode ser feito por meio da realização do teste de HIV 1-DNA PCR (*polymerase chain reaction*) que tem 90% de sensibilidade e 96% de especificidade. Outra possibilidade diagnóstica é usar carga viral, que deve ser > 10.000 cópias/mL[1,2,4,5].

A exclusão presuntiva do diagnóstico de HIV na criança acha-se baseada na presença de dois testes virológicos negativos colhidos em ocasiões diferentes: um obtido com ≥ 14 dias e outro com idade ≥ 4 semanas; ou um teste virológico negativo com idade ≥ 8 semanas, ou ainda um teste virológico negativo obtido com idade ≥ 6 meses, em crianças não amamentadas ao seio materno[4].

O diagnóstico de exclusão definitivo em criança não amamentada ao seio materno estará baseado em dois ou mais testes virológicos negativos: um obtido com ≥ 1 mês de vida e outro aos ≥ 4 meses de vida; ou ainda dois testes com anticorpos HIV negativos obtidos em espécimes separados com ≥ 6 meses de vida, na ausência de hipogamaglobulinemia. É ainda necessário que a criança não apresente nenhum sinal ou sintoma da doença e nenhum outro teste positivo[4].

Alguns cuidados devem ser tomados por ocasião da coleta de sangue para os exames: não deve ser colhido sangue do funículo umbilical, pois pode haver contaminação materna; as amostras não devem ser colhidas em heparina, mas com outro anticoagulante[2,4].

A obtenção de um diagnóstico precoce é, portanto, muito importante, pois poderá propiciar o início da TARV também o mais precocemente possível, permitindo redução da carga viral, possibilitando a prevenção ou a diminuição de danos ao sistema nervoso central e a manutenção das células CD4+ em níveis normais[2,6].

TRATAMENTO

A TARV deve ser iniciada em qualquer criança com o diagnóstico de infecção pelo HIV antes dos 12 meses de idade, com pelo menos três drogas, inibidor da transcriptase reversa análogo de nucleosídeos e de nucleotídeos, inibidor da transcriptase reversa não análogo de nucleosídeos e inibidor da protease (ver Capítulo Infecção por HIV na gravidez). O concurso de um infectologista com experiência na área é indispensável na orientação do tratamento[1].

O uso da zidovudina (AZT) xarope (concentração de AZT no xarope = 10mg/mL) pode ter efeitos colaterais indesejáveis, como anemia (29% com um mês de vida e 58% aos três meses), podendo, eventualmente, necessitar de transfusões de sangue, granulocitopenia (19% com um mês de vida)[7] e associação com defeitos cardíacos[8].

Além da administração de TARV durante as primeiras 6 semanas de vida, conforme anteriormente assinalado (ver p. 450), outras medidas são ainda necessárias. Assim, em função da gravidade da pneumonia por *P. jirovecii*, deve ser instalada a profilaxia com a administração de sulfametoxazol-trimetoprima a partir de 4-6 semanas de vida, com duração de um ano, na dose de 75mg/m^2 por dose, duas vezes ao dia, três vezes por semana[1]. O calendário vacinal para as crianças infectadas deve seguir o mesmo esquema que para as não infectadas, incluindo a imunização contra hepatite B a ser administrada ao nascimento[1,2,4,9]. Aspectos nutricionais devem ser otimizados, fazendo parte da rotina desses pacientes[2,4].

PROFILAXIA

Anteriormente ao uso da TARV na gestante, o índice de transmissão vertical nos Estados Unidos variava de 16 a 30%, tendo caído para 1-2% após a introdução da TARV para gestantes. No Brasil também se verificou queda acentuada da transmissão vertical (ver p. 445) após essa intervenção terapêutica.

Na seção anterior encontram-se detalhadamente as normas para a profilaxia da transmissão vertical.

PROGNÓSTICO

Na ausência de TARV, os progressores rápidos (20% dos casos) apresentam múltiplas complicações e vêm a falecer ainda na primeira infância (média de idade de 11 meses). Depois da introdução da TARV para o tratamento das crianças, houve queda importante da mortalidade, da morbidade, melhorando a qualidade de vida dessas crianças[1,4].

REFERÊNCIAS

1. Bailey JE, Toltzis P. Perinatal viral infections. In: Martin RJ, Fanaroff AA, Walsh MV.Neonatal-perinatal medicine. 9th ed. St. Louis: Elsevier; 2011.p. 841-85.

2. Burchett SK. Viral infections. In: Cloherty JP, Eichenwald EC, Hansen AR, Stark AR. Manual on neonatal care. 7th ed. Philadelphia: Wolters Klumer/Lippincott Williams & Wilkins 2012.p. 588-23.
3. Centers for Disease control and Prevention. Guidelines for national human immunodeficiency virus case surveillance, including monitoring for human immunodeficiency virus infection and acquired immunodeficiency syndrome. MMWR Recomm Rep. 1999;48(RR-13): 1-27, 29-31.
4. Bany-Mohammed F. Human immunodeficiency virus. In: Gomella TL, Cunningham MD, Eyal FG. Neonatology. Management, procedures, on-call problems, diseases and drugs. New York: McGraw-Hill; 2013.p.649-57.
5. Dunn DT, Brandt CD, Krivine A, Cassol SA, Roques P, Borkowsky W, et al. The sensitivity of HIV-1 DNA polymerase chain reaction in the neonatal period and the relative contributions of intra-uterine and intra-partum transmission. AIDS. 1995;9(9):F7-11.
6. Cotton MF, Rabie H. Impact of earlier combination antiretroviral therapy on outcomes in children. Curr Opin HIV AIDS. 2015;10(1): 12-7.
7. Ziske J, Kunz A, Sewangi J, Lau I, Dugange F, Hauser A, et al. Hematological changes in women and infants exposed to an AZT-containing regimen for prevention of mother-to-child-transmission of HIV in Tanzania. PLoS One. 2013;8(2):e55633.
8. Sibiude J, Mandelbrot L, Blanche S, Le Chenadec J, Boullag-Bonnet N, Faye A, et al. Association between prenatal exposure to antiretroviral therapy and birth defects: an analysis of the French perinatal cohort study (ANRS CO1/CO11). PLoS Med. 2014;11(4):e1001635.
9. Krist AH, Crawford-Faucher A. Management of newborns exposed to maternal HIV infection. Am Fam Physician. 2002;65(10):2049-56.

Candidíase na Gestante

Thaís Guimarães

Entre os fungos de interesse médico, os do gênero *Candida* têm grande importância pela alta frequência com que colonizam e infectam o hospedeiro humano. Espécies de *Candida* são encontradas no tubo gastrintestinal em 20 a 80% da população adulta saudável. Entre as mulheres, cerca de 20 a 30% apresentam colonização por *Candida* na vagina[1]. Esses micro-organismos comensais tornam-se patogênicos caso ocorram alterações nos mecanismos de defesa do hospedeiro ou comprometimento de barreiras anatômicas secundariamente a queimadura ou procedimentos médicos invasivos. Alterações dos mecanismos de defesa podem ser decorrentes de mudanças fisiológicas características da infância (prematuridade) e envelhecimento ou, mais frequentemente, associadas a doenças degenerativas, neoplásicas, imunodeficiências congênitas ou adquiridas e imunodepressão induzida por medicamentos e procedimentos médicos[2].

Na comunidade, candidíase oral e vaginites por *Candida* respondem por um número significativo de queixas clínicas em diferentes especialidades médicas. *Candida* é o gênero de fungos predominante entre as leveduras constituintes da microbiota autóctone da cavidade oral e demais segmentos do trato gastrintestinal. A prevalência de colonização da cavidade oral por leveduras em indivíduos normais é muito variável, mas a maioria dos autores relata índices em torno de 20 a 40% da população[3]. Entre as cerca de 20 espécies do gênero *Candida* com interesse médico, *C. albicans* é a levedura prevalente na cavidade oral (responsável por mais de 90% dos isolamentos), assim como em outros sítios de colonização por esse fungo. Caso haja ruptura dos mecanismos de defesa local, disfunção metabólica ou presença de doenças associadas à depressão do sistema imune, o indivíduo pode evoluir do estado de colonização à infecção e doença[1]. Na atualidade, candidíase oral é a infecção oportunística mais prevalente entre portadores de AIDS, sendo considerada um marcador de progressão da piora imunológica que acomete tal população. Em pacientes infectados pelo vírus da imunodeficiência humana (HIV) e virgens de tratamento ou naqueles com doença refratária à terapêutica antirretroviral combinada, episódios de candidíase oral geralmente se tornam recorrentes, podendo progredir para quadros de esofagite[4].

A candidíase vulvovaginal é a segunda principal causa de leucorreia infecciosa, sendo responsável por cerca de 13 milhões de casos anuais de vaginite documentados em pacientes norte-americanas. Inquéritos revelam que 75% das mulheres apresentam um episódio de candidíase vaginal durante a idade fértil, sendo estimado que até 5% delas tenham episódios de recorrência[5]. As vulvovaginites por *Candida* podem ser esporádicas ou recorrentes e são denominadas primárias ou secundárias, de acordo com a presença ou ausência de comorbidades associadas a essa condição. As vulvovaginites primárias são de etiologia idiopática e constituem a grande maioria dos casos. As secundárias são relacionadas a causas variadas, incluindo desequilíbrios hormonais, alterações metabólicas, uso de medicamentos (antibióticos, contraceptivos) e doenças associadas à imunodepressão[6].

No ambiente hospitalar, infecções por *Candida* respondem por 80% de todas as infecções fúngicas, incluindo infecções de corrente sanguínea, do trato urinário e do sítio cirúrgico. Infecções pulmonares por *Candida* são pouco documentadas na prática clínica[7].

Infecções de corrente sanguínea constituem hoje um grande desafio em hospitais terciários do mundo todo, seja por sua alta prevalência, seja pela mortalidade associada a essa complicação[8]. A incidência de candidemia em hospitais públicos terciários no Brasil é de cerca de 2,5 casos por 1.000 admissões hospitalares, taxa essa considerada 2 a 10 vezes superior aos índices registrados nos hospitais de países da Europa e dos Estados Unidos da América e semelhantes a outros países da região[9-11].

Além das infecções de corrente sanguínea, a candidúria é frequente em pacientes hospitalizados. Esse achado laboratorial traz dilemas em relação a sua interpretação, visto que pode refletir uma amplitude de possibilidades clínicas, desde uma simples contaminação do material biológico no momento da coleta, até colonização do trato urinário, doença invasiva localizada ou sepse por *Candida* spp. Na maioria das vezes, candidúria representa colonização e não infecção urinária[12].

A candidíase vulvovaginal é uma importante causa de morbidade na gestante e pode representar um fator de risco para recém-nascidos pré-termo durante o parto normal. Serão abordados neste capítulo candidíase vulvovaginal com foco na gestante e candidíase neonatal.

CANDIDÍASE VULVOVAGINAL

Aspectos epidemiológicos

A candidíase vaginal apresenta alta prevalência em mulheres durante sua vida fértil, sendo que cerca de 75% delas têm ao menos um episódio ao longo da vida e 5 a 10% podem evoluir para a forma recorrente (definida por pelo menos quatro episódios de vaginite por *Candida* sp. no intervalo de um ano)[13].

Os fatores predisponentes mais frequentes de candidíase vaginal incluem: exposição a altos níveis de estrógenos (anticoncepção, gestação e reposição hormonal), *diabetes mellitus* não controlado, uso de antibióticos tópicos e sistêmicos e hábitos higiênicos inadequados. A maioria das mulheres que apresentam candidíase vaginal recorrente não tem doenças de base associadas à imunodepressão sistêmica, sendo a recorrência secundária à deficiência de resposta imune local ao agente[14].

A candidíase vulvovaginal costuma ser classificada em complicada e não complicada, em função de sua ocorrência esporádica ou recorrente, assim como pela gravidade da apresentação clínica e condições de base do hospedeiro. Formas não complicadas de vaginite respondem por mais de 90% dos casos e têm excelente resposta à terapia curta oral ou tópica. Pacientes com vaginite complicada requerem terapia antimicótica mais prolongada[13].

Na gestação, algumas alterações no trato genital inferior próprias desse período, como a hipertrofia das paredes vaginais, o aumento do fluxo sanguíneo e da temperatura, o aumento da imunidade não específica e da acidez vaginal, apesar de terem função protetora sobre o útero, a gravidez e o feto, podem predispor à aquisição de infecções vaginais, requerendo atenção especial no período pré-natal, com a finalidade de esclarecer as alterações de microbiota vaginal e prevenir a transmissão vertical[15].

As gestantes são muito afetadas pelas infecções genitais que, quando não diagnosticadas precocemente e tratadas de forma correta, podem apresentar complicações como parto prematuro, ruptura prematura de membranas, baixo peso ao nascer, abortamento e morte neonatal, entre outras.

Candida albicans constitui a espécie mais frequente causadora de vulvovaginite, sendo responsável por cerca de 74 a 95% dos casos, seguida da *Candida glabrata* em cerca de 14,5%. As espécies de não *albicans* são mais comuns em formas recorrentes, podendo ser encontradas em 10-20% desses pacientes. *C. glabrata* é a espécie mais frequentemente identificada nesses casos[16,17].

Estudo conduzido em Cuiabá, analisando 404 mulheres, encontrou prevalência de candidíase vulvovaginal similar entre gestantes e não gestantes. Nas gestantes, a *C. albicans* foi a espécie prevalente (92%), seguida da *C. krusei* (3,3%) e da *C. glabrata* (2,2%). Nenhum isolado testado apresentou resistência aos azólicos, exceto os isolados de *C. krusei* que são intrinsecamente resistentes[18].

Outro estudo brasileiro conduzido em Natal analisou 94 gestantes e encontrou prevalência de candidíase vulvovaginal de 20,4% em gestantes no pré-termo e de 28,9% em gestantes a termo sem nenhuma diferença estatística significante entre esses dois grupos[19].

Diagnósticos clínico e laboratorial

Tendo em vista que 30% das mulheres podem apresentar colonização por *Candida* bem como há um amplo diagnóstico diferencial de leucorreia infecciosa, o diagnóstico de vulvovaginite por *Candida* deve ser baseado em achados clínicos e laboratoriais[20].

A candidíase envolve o lúmen vaginal e vulva, causando prurido intenso, queimação, desconforto local, disúria, corrimento vaginal e dispareunia. O exame clínico revela edema e eritema de vulva e/ou vagina, corrimento vaginal com aspecto de leite talhado e eventualmente fissuras vulvares[20].

O diagnóstico clínico deve ser comprovado por investigação diagnóstica com os seguintes exames:

Exame microscópico direto com adição de KOH (10%) ou coloração pelo método de Gram, para a pesquisa de elementos fúngicos, complementado por avaliação de pH vaginal (infecção geralmente ocorre com pH entre 4,0 e 4,5).

Culturas em meios específicos. Tendo em vista abreviar custos, alguns autores preconizam solicitação de culturas apenas para casos de candidíase vulvovaginal complicada ou recorrente.

O emprego da abordagem sindrômica das infecções vaginais em gestantes necessita de reavaliação, visto que em estudo conduzido por Lima et al., no Ceará, a sintomatologia de corrimento vaginal foi elevada nessa população, sem que representasse uma doença. Observou-se

ineficácia do fluxograma da abordagem sindrômica em identificar infecções como candidíase e tricomoníase, sendo eficaz apenas na identificação de vaginose bacteriana[21].

Recomendações terapêuticas

Apesar de a maioria dos pacientes preferir medicação por via oral, estudo de metanálise comparando 17 trabalhos de candidíase vulvovaginal não complicada em não gestantes mostrou semelhança de eficácia entre medicação por via oral ou via vaginal[22]. Há evidências de que a terapia com azólicos aplicados topicamente, entre 3 e 7 dias, sejam mais efetivos do que a nistatina, com melhora dos sintomas e negativação das culturas em 80-90% das pacientes que completaram a terapia. De forma geral, doses e concentrações maiores de medicações tópicas são eficazes em períodos de 3 dias. As doses menores das mesmas formulações requerem terapêutica mais prolongada[22]. As possibilidades de terapêutica tópica são inúmeras, incluindo:

- Butaconazol a 2% em creme, 5g/dia.
- Clotrimazol a 1% em creme, 5g/dia.
- Clotrimazol tabletes vaginais 500mg/dia.
- Miconazol a 2% em creme, 5g/dia.
- Miconazol 100, 200 ou 1.200mg (dose única), supositórios vaginais.
- Econazol 150mg em tabletes ou supositório.
- Terconazol a 0,4% ou 0,8 % em creme, 5g/dia.
- Terconazol 80mg, supositórios vaginais.
- Nistatina 100.000UI, tabletes vaginais (14 dias).

Existem também formulações contendo terapêutica combinada com outros agentes que não serão comentadas neste texto.

O uso de triazólicos por via oral é alternativa segura e eficiente à terapêutica tópica. A maior experiência clínica em candidíase vulvovaginal é com o uso de fluconazol em dose única diária de 150mg[22]. Constitui também opção terapêutica a esse medicamento o itraconazol 200mg por dia, durante 3 dias, ou 400mg, dose única[23]. A terapêutica sistêmica com triazólicos é formalmente contraindicada em gestantes. O tratamento dos parceiros sexuais não está recomendado na forma não complicada, mas pode ser considerado em mulheres com a forma recorrente[23].

As formulações tópicas dos azólicos são consideradas a terapia de escolha durante a gravidez devido à segurança em estudos animais e em humanos. Estudos observacionais e prospectivos envolvendo o uso de azólicos tópicos não demonstraram aumento de risco de malformações fetais quando as mães foram expostas em qualquer período gestacional. A absorção sistêmica desses medicamentos é mínima, oferecendo muito baixo risco de transferência ao feto. A terapia tópica com azólicos nas gestantes deve ser recomendada durante 7 dias, em vez de terapia curta (3 dias), conforme preconizado para mulheres não gestantes[24].

Nas gestantes, a terapia com fluconazol por via oral deve ser considerada a terapia alternativa para o tratamento da candidíase vulvovaginal. Existem relatos de casos onde o fluconazol foi associado a malformações fetais, porém somente quando foram utilizadas doses altas (> 400mg/dia). Não há descrição de desenvolvimento de malformação fetal com o uso de dose única de 150mg de fluconazol. Entretanto, essa formulação deve ser reservada para casos refratários ou na impossibilidade de terapia tópica[25].

A nistatina tópica também é segura e alternativa bastante estudada no primeiro trimestre da gravidez. A nistatina não possui absorção sistêmica e por isso não apresenta riscos para o feto e deve ser utilizada na dose de 100.000 unidades por via vaginal uma vez ao dia durante 2 semanas[26].

O ácido bórico tem sido estudado no tratamento da candidíase vulvovaginal. Um estudo retrospectivo caso-controle demonstrou fraca associação entre exposição ao ácido bórico durante a gravidez e malformação fetal. Embora a associação não tenha alcançado significância estatística e a quantidade de ácido bórico absorvido seja mínima, existe risco teórico de exposição fetal[27].

Sintomas como vermelhidão e edema comumente acompanham os casos de candidíase vulvovaginal, e corticoides tópicos podem ser prescritos para aliviar esses sintomas[28].

CANDIDÍASE PERINATAL

Infecções fúngicas no período neonatal são prevalentes em recém-nascidos de muito baixo peso (< 1.500g) e estão associadas a significante morbidade e mortalidade. A maioria das infecções fúngicas nesse período é devido a espécies de *Candida* sp., particularmente *Candida albicans*. No entanto, outras espécies como a *Candida parapsilosis*, *Candida tropicalis*, *Candida glabrata*, *Candida lusitaniae* e *Candida krusei* têm sido identificadas em quadros de infecção em recém-nascidos nos últimos anos[29].

Candidíase invasiva é definida como cultura positiva de líquidos corporais normalmente estéreis. O mais comum é a infecção da corrente sanguínea, representando 70% dos casos no período neonatal. Outros materiais incluem urina obtida por cateterização vesical ou punção suprapúbica (15%) e LCR (aproximadamente 10%). A identificação de *Candida* sp. em outros fluidos, incluindo líquido peritoneal, é mais rara, representando 5% dos casos[29].

A incidência cumulativa de candidíase invasiva é inversamente proporcional ao peso: RN > 1.500g (< 1%); RN 1.000-1.500g (1%); 751-1.000g (4%); 401-750g (12%). Cerca de 80% dos casos diagnosticados em prematuros ocorrem nos primeiros 42 dias de vida[29].

A origem da candidíase neonatal é frequentemente endógena, seguida da colonização do recém-nascido pelo fungo. A contaminação dos recém-nascidos ocorre tanto por transmissão vertical pela passagem pelo canal de parto ou por via vaginal ascendente, como por colonização nosocomial por meio de instrumentos e soluções contaminados ou por transmissão horizontal por meio dos profissionais da saúde. Surtos de infecção fúngica podem ser decorrentes da administração de solução contaminada, especialmente nutrição parenteral[30].

Na UTI neonatal, as crianças tornam-se colonizadas muito precocemente, cerca de 10% na primeira semana de vida e > 64% com quatro semanas de vida. A incidência de colonização por *Candida* sp. em recém-nascidos internados costuma ser elevada (cerca de 30% para os menores de 1.500g) e, uma vez rompida a barreira mucocutânea por lesão mecânica, isquêmica ou tóxica, ocorre invasão de tecidos profundos, podendo atingir a corrente sanguínea[30].

Fatores de risco encontrados para a aquisição de infecção da corrente sanguínea são: prematuridade, baixo peso ao nascer, malformação congênita maior, cirurgia especialmente do tubo digestivo, cateter venoso central, tubo endotraqueal, sondagem vesical de demora, retardo na alimentação enteral, nutrição parenteral prolongada, uso de antibióticos de amplo espectro, uso de antagonistas H_2, uso de corticoide pós-natal e internação prolongada[31].

QUADRO CLÍNICO

As infecções por *Candida* sp. podem ser divididas em mucocutânea, sistêmica e fungemia relacionada ao cateter.

Candidíase mucocutânea

A infecção mucocutânea em recém-nascidos varia de condições comuns como candidíase em orofaringe e dermatite perineal (de fralda) a sérios acometimentos, com potencial envolvimento sistêmico, incluindo a candidíase congênita e a dermatite fúngica invasiva.

A candidíase de orofaringe e a dermatite de fralda podem ocorrer em crianças de qualquer idade gestacional, enquanto a dermatite fúngica invasiva, assim como a candidíase sistêmica ocorre especialmente em prematuros de extremo baixo peso (< 1.000g). A candidíase congênita geralmente está presente ao nascimento ou aparece na primeira semana de vida, enquanto a dermatite fúngica invasiva ocorre tipicamente nas primeiras duas semanas de vida[32].

A candidíase congênita se caracteriza por lesões eritematomaculares disseminadas, com presença de pápulas, vesículas, bolhas e pústulas que evoluem com descamação proeminente na recuperação. Outra apresentação é de manchas vermelho-brilhantes com descamação farelácea e de aspecto semelhante à queimadura. A doença tem sido associada ao uso materno de dispositivo anticoncepcional intrauterino ou circlagem[32].

A candidíase mucocutânea em orofaringe e/ou períneo caracteriza-se por lesões esbranquiçadas, leitosas, com base hiperemiada em orofaringe e/ou lesões papulares agrupadas no períneo. A manifestação clínica pode ocorrer desde a primeira semana de vida, sendo mais frequente com quatro semanas de vida. A *Candida*, nessas infecções, é originada do trato genital materno ou da mão de profissionais de saúde. A candidíase oral é 8 vezes mais comum em crianças nascidas de mães com infecção por *Candida* do que aquelas com colonização assintomática. Essa manifestação agrega risco adicional para a disseminação sistêmica em RN prematuros internados em terapia intensiva[32].

A dermatite fúngica invasiva acomete especialmente prematuros extremos, não está presente ao nascimento e manifesta-se tipicamente nas primeiras duas semanas de vida, quando ainda não houve a maturação da pele como barreira. As lesões são erosivas, evoluindo para lesões crostosas extensas. Os fatores de risco identificados em estudo de caso-controle foram parto vaginal com provável origem da doença por transmissão vertical, uso de corticoide pós-natal e hiperglicemia. Além do diagnóstico clínico, essa infecção pode ser confirmada com biópsia que permite a recuperação de material adequado para cultura. As dermatites fúngicas invasivas podem ser causadas por outros fungos e a biópsia permite recuperar com mais facilidade esses micro-organismos do que a coleta de material por *swab* de pele. Mediante o diagnóstico de dermatite fúngica invasiva, é mandatória a investigação de acometimento sistêmico, incluindo cultura de sangue, liquor e urina[32].

Candidíase neonatal/infecção da corrente sanguínea por *Candida* associada a cateter

As espécies mais comumente encontradas nas infecções da corrente sanguínea em recém-nascidos são *C. albicans* e *C. parapsilosis*. A colonização do cateter pode ocorrer por via endógena a partir da translocação intestinal, ou por via exógena, por meio da contaminação intraluminal do cateter pelas mãos dos profissionais de saúde[33].

A partir do isolamento do fungo na corrente sanguínea pode ocorrer o acometimento de vários órgãos-alvo. A infecção sistêmica acomete especialmente os prematuros de muito baixo peso, geralmente após tempo prolongado de internação.

Candida sp. pode invadir praticamente todos os tecidos do organismo. O envolvimento pulmonar, ocular, renal, hepático, esplênico, articular e do sistema nervoso central são os mais frequentes. Dados da literatura mostram a ocorrência média de meningite em 15%, abscesso de sistema nervoso central e ventriculite em 4%, endoftalmites em 3%, endocardites em 4%, abscesso renal em 3% e abscessos hepatoesplênicos em 1%[33].

O acometimento do sistema nervoso central pode manifestar-se por meningite, ventriculite, abscessos parenquimatosos, infarto e hidrocefalia obstrutiva por ventriculite ou fungomas[33].

O envolvimento ocular caracteriza-se por lesões retinianas de aspecto algodonoso, amarelo-esbranquiçadas, normalmente múltiplas e que podem progredir e acometer o humor vítreo. O diagnóstico e o tratamento precoces são importantes, pois a lesão pode levar à deficiência visual[33].

Artrite e osteomielite podem estar associadas à infecção sistêmica e a manifestação clínica geralmente é de aumento da articulação, sendo pouco frequente os achados de eritema, calor e dor[33].

Nas vias urinárias podem ocorrer três tipos de acometimentos: cistite, pielonefrite e hidronefrose aguda associada a massas fúngicas (fungomas)[33].

O acometimento hepatoesplênico está relacionado com a candidemia persistente, podendo levar à formação de abscessos[33].

Diagnóstico

Os sintomas da candidemia neonatal, quando não acompanhados de lesões de pele, são inespecíficos, assim como da sepse de origem bacteriana. Pode ter início insidioso ou apresentar-se de forma aguda com rápida deterioração hemodinâmica.

Os exames laboratoriais também são inespecíficos e a hemocultura é o exame padrão-ouro para o diagnóstico. A presença de hemocultura positiva para *Candida* sp., mesmo que em uma única amostra, deve ser valorizada. A manutenção de cultura positiva por vários dias não é incomum e se prolongada pode indicar complicação supurativa focal, onde o antifúngico não penetra adequadamente.

A análise do líquido cefalorraquidiano é mandatória em recém-nascidos com hemocultura positiva para *Candida*. Deve-se suspeitar de infecção fúngica quando os achados do líquido cefalorraquidiano forem anormais e a cultura for negativa. Por outro lado, pode-se ter uma cultura positiva mesmo com citologia e bioquímica normais e hemocultura negativa.

A cultura de urina deve ser coletada na suspeita de infecção do trato urinário e a amostra colhida preferencialmente por punção suprapúbica ou por sondagem uretral asséptica (contagem de colônia > 1.000 unidades formadoras de colônia).

Culturas de lesões de pele ou abscessos, quando presentes, podem ser realizadas por meio de *swab* ou biópsia da lesão de pele e por punção de abscesso, que deverão ser semeados em meios de cultura adequados.

Nos episódios de candidíase invasiva, além dos exames de cultura, outros exames devem ser realizados para identificar o acometimento de órgãos-alvo, como fundo de olho (obrigatório), ultrassonografia abdominal (realizar se urocultura positiva, candidíase sistêmica com massa palpável no flanco, candidíase sistêmica com elevação de creatinina sérica ou candidemia persistente), ultrassonografia cerebral (importante na detecção de complicações do sistema nervoso central), ecocardiografia (para afastar endocardite e presença de trombos intracavitários ou em grandes vasos; importante que seja realizado em crianças com fungemia persistente, apesar do tratamento)[34].

Tratamento

O pronto reconhecimento e o início o mais rápido possível da terapêutica específica estão implicados diretamente com a diminuição do acometimento sistêmico, na redução da morbidade e no índice de mortalidade associada à doença.

Para o tratamento da candidíase mucocutânea, a nistatina ou o miconazol são recomendados. A nistatina é a mais utilizada pelo baixo custo e eficácia. Nas lesões em períneo, como a lesão se instala a partir da colonização do tubo digestório, é comum associar-se nistatina tópica por via oral na tentativa de descolonização e melhora rápida das lesões, mas há poucas evidências para embasar a prática. A dose de nistatina é de 100.000UI a cada 6 horas e deve ser administrada metade em cada lado da boca. O creme, para uso tópico, deve ser aplicado a cada 6 horas ou a cada troca de fraldas e se necessário[32].

A droga de escolha para o tratamento da candidíase sistêmica é a anfotericina B, embora a dose adequada, assim como a duração do tratamento, ainda não esteja bem estabelecida, já que não existem estudos clínicos controlados com a droga em recém-nascidos. A dose diária é de 0,5-1,0mg/kg/dia e não deve ultrapassar 1,5mg/kg/dia. Não há necessidade de dose-teste, pois em geral os recém-nascidos toleram bem a droga[32].

A duração do tratamento é imprecisa, mas geralmente se aceita como ideal 14-21 dias após a melhora clínica e hemoculturas negativas. Para os casos de infecção urinária não complicada, a duração pode ser de 14 dias após a obtenção de cultura negativa e sem sinais de complicações. O tratamento da infecção sistêmica complicada por abscessos profundos, fungomas, coriorretinite ou acometimento osteoarticular é mais prolongado e em geral aproxima-se de 4 semanas. Deve-se obter controle microbiológico de cura por meio de hemocultura ou de outro material, conforme o caso (liquor ou urina)[32].

Raramente os efeitos adversos locais e sistêmicos da anfotericina B, tais como flebite, febre, tremores, náuseas e vômitos, são observados no recém-nascido. Efeitos renais são os mais importantes, com oligoanúria, hipocalemia e elevação da creatinina. Nessa situação, deve-se reduzir a dose diária ou usar dias alternados e ministrar suplementação de potássio. Podem ocorrer, ainda, toxicidade hepática e supressão medular. Recomenda-se monitorizar os eletrólitos e a função renal, inicialmente 2-3 vezes/semana, depois semanalmente, e as enzimas hepáticas a cada 15 dias[34].

A anfotericina B lipossomal é outra droga cujo uso tem sido descrito para o tratamento da candidíase sistêmica em recém-nascidos. A grande vantagem da droga é a maior concentração nos tecidos e a toxicidade renal reduzida, quando comparada à anfotericina B convencional. A dose preconizada é de 3 a 5mg/kg/dia[34].

O fluconazol também pode ser utilizado nos casos de candidemia. A dose preconizada é de 6mg/kg/dia, a cada 3 dias, na primeira semana de vida, seguido por 6mg/kg/dia, a cada 2 dias, ou mesmo uma vez ao dia, nas semanas subsequentes. Os efeitos colaterais são raros, podendo ocorrer alteração da função hepática e eosinofilia. É importante ressaltar que o fluconazol é fungistático e C. krusei e C. glabrata apresentam resistência intrínseca a esse medicamento[34].

As equinocandinas licenciadas para o uso em recém-nascidos são a caspofungina e a micafungina. Embora haja licença para o uso desses novos agentes antifúngicos, sua efetividade no tratamento de infecções invasivas em recém-nascidos ainda não foi demonstrada em estudos randomizados controlados. Há também carência de informações a cerca da dose ideal para o tratamento de infecções do sistema nervoso central. A dose sugerida é caspofungina 25mg/m²/dia e micafungina 10-15mg/kg/dia[35].

Profilaxia

A colonização prévia por Candida spp. tem sido fortemente associada com candidíase invasiva neonatal. Diante desse cenário sombrio, todo o esforço para prevenir infecção fúngica nos RN, especialmente nos de extremo baixo peso, é muito bem-vindo.

Tem-se relatado, de forma crescente, na literatura o uso benéfico da profilaxia com fluconazol para a prevenção da colonização e infecção por Candida spp. nos recém-nascidos de muito baixo peso com fatores de risco como cateter vascular central e/ou sob ventilação mecânica. Kaufman et al. realizaram estudo randomizado, placebo-controlado, com uso de fluconazol profilático durante seis semanas nos recém-nascidos de extremo baixo peso ao nascer, na dose de 3mg/kg a cada 3 dias nas primeiras duas semanas, daí a cada 48 horas por mais duas semanas e diário na quinta e sexta semana de profilaxia. Os recém-nascidos no grupo fluconazol apresentaram menor colonização quando comparado com o grupo placebo (22% versus 60%), respectivamente, e menor incidência de infecção (0% versus 20%)[36].

Apesar dessas evidências iniciais da redução na incidência de colonização e infecção fúngica neonatal, nos recém-nascidos de elevado risco de candidíase invasiva, muitos autores ainda são bem reticentes à implementação universal da profilaxia com fluconazol para os recém-nascidos de extremo baixo peso. A grande preocupação é a indução a médio e longo prazo de resistência aos azólicos para as espécies de *C. albicans* e *C. parapsilosis* (as mais prevalentes no período neonatal), assim como o fenômeno de troca das cepas clássicas para cepas de *Candida não albicans* mais resistentes aos antifúngicos, como *C. krusei* e *C. glabrata*. Outro ponto de preocupação do uso indiscriminado de profilaxia com fluconazol para esses recém-nascidos tão imaturos é a possibilidade de toxicidade relacionada à droga. Já está descrita a associação do uso de fluconazol nos recém-nascidos de extremo baixo peso ao nascer com colestase[37]. Aghai et al. publicaram estudo comparando a eficácia da profilaxia na era pré e pós-fluconazol nos recém-nascidos < 1.000g. Os autores constataram diminuição de candidíase invasiva de 6,6% para 0% nos dois períodos (p = 0,006), porém no período com profilaxia foi observado aumento de bilirrubina em 42,9% dos recém-nascidos, comparado com apenas 8,8% no período sem o uso rotineiro de fluconazol (p < 0,001)[37].

Em 2004, foi publicada uma revisão da Cochrane a cerca do benefício sobre a mortalidade e infecção com o uso de profilaxia por via intravenosa com fluconazol para recém-nascidos de extremo baixo peso ao nascer. Foram eleitos três estudos randomizados controlados, somando um total de 241 recém-nascidos. Nessa análise concluiu-se que a profilaxia com fluconazol apresenta alguma evidência na diminuição da mortalidade, e haverá uma morte evitada a cada nove tratamentos realizados[38].

Assim, o uso universal da profilaxia com fluconazol nos recém-nascidos de extremo baixo peso ao nascer em uso de cateteres e/ou ventilação mecânica deve ser analisado individualmente pelos diversos serviços de neonatologia em conjunto com a infectologia.

REFERÊNCIAS

1. Colombo AL, Guimarães T. Epidemiology of hematogenous infections due to *Candida* spp. Rev Soc Bras Med Trop. 2003;36(5):599-607.
2. Dignani MC, Solomkin JS, Anaissie E. Candida. In: Anaissie E, McGinnis MR, Pfaller MA (eds). Medical mycology. Philadelphia: Churchill Livingstone; 2003.p.195-239.
3. Vanden Abbeele A, de Meel H, Ahariz M, Perraudin JP, Beyer I, Courtois P. Denture contamination by yeasts in the elderly. Gerodontology. 2008;25(4):222-8.
4. Johnson NW. The mouth in HIV/AIDS: markers of disease status and management challenges for the dental profession. Aust Dent J. 2010;55 Suppl 1:85-102.
5. Kennedy MA, Sobel JD. Vulvovaginal candidiasis caused by non-*albicans* Candida species: new insights. Curr Infect Dis Rep. 2010;12(6):465-70.
6. Achkar JM, Fries BC. *Candida* infections of the genitourinary tract. Clin Microbiol Rev. 2010;23(2):253-73.
7. Morace G, Borghi E. Fungal infections in ICU patients: epidemiology and the role of diagnostics. Minerva Anestesiol. 2010;76(11):950-6.
8. Wey SB, Mori M, Pfaller MA, Woolson RF, Wenzel RP. Hospital acquired candidemia: the attributable mortality and excess length of stay. Arch Int Med. 1988;148(12):2642-5.
9. Colombo AL, Nucci M, Park BJ, Nouer SA, Arthington-Skaggs B, da Matta DA, et al. Epidemiology of candidemia in Brazil: a nationwide sentinel surveillance of candidemia in eleven medical centers. J Clin Microbiol. 2006;44(8):2816-23.
10. Bassetti M, Trecarichi EM, Righi E, Sanguinetti M, Bisio F, Posteraro B, et al. Incidence, risk factors and predictors of outcome of candidemia: survey in 2 Italian university hospitals. Diagn Microbiol Infect Dis. 2007;58(3):325-31.
11. Diekema DJ, Messer SA, Brueggemann AB, Coffman SL, Doern GV, Herwaldt LA, et al. Epidemiology of candidemia: 3-year results from the emerging infections and the epidemiology of Iowa organisms study. J Clin Microbiol. 2002;40(4):1298-302.
12. Colombo AL, Guimarães T. Candiduria: a clinical and therapeutic approach. Rev Soc Bras Med Trop. 2007;40(3):332-7.
13. Giraldo P, Witkin S. Vaginal candidiasis: an incompreehensible challenge. I Bras Dis Sex Transm. 1998;10(5):31-6.
14. Holanda A, Fernandes A, Bezerra C, Milan E. Candidíase vulvovaginal: uma revisão de literatura. Femina. 2005;33(5):347-51.
15. Gondo DCAF, Duarte MTC, Silva MG, Parada CMGL. Abnormal vaginal flora in low-risk pregnant women cared for by a public health service: prevalence and association with symptoms and findings from gynecological exams. Rev Latino Am Enferm. 2010;18(5):919-27.
16. Novawack D, Lara F. Estudo dos aspectos clínicos, epidemiológicos e atualização terapêutica das vulvovaginites por *Candida* sp., *Trichomonas vaginalis* e vaginoses bacterianas por *Gardnerella vaginalis*. JBM. 1999;77(1):46-50.
17. Galle L, Gianinni M. Prevalência e susceptibilidade de leveduras vaginais. J Bras Patol Med Lab. 2004;40(4):229-36.
18. Dias LB, Melhem MCS, Szeszs MW, Meirelles Filho J, Hahn RC. Vulvovaginal candidiasis in Mato Grosso, Brazil: Pregnancy status, causative species and drugs tests. Braz J Microbiol. 2011;42(4):1300-7.
19. Giraldo PC, Araujo ED, Eleuterio J Jr, Amaral RLG, Passos MRL, Gonçalves AK. The Prevalence of urogenital infections in pregnant women experiencing preterm and full-term labor. Infect Dis Obstet Gynecol. 2012;2012:878241.
20. Sobel JD. Vulvovaginal candidosis. Lancet. 2007;369(9577):1961-71.
21. Lima TM, Teles LMR, Oliveira AS, Campos FC, Barbosa RC, Pinheiro AKB, et al. Corrimentos vaginais em gestantes: comparação da abordagem sindrômica com exames da prática clínica da enfermagem. Rev Esc Enferm USP. 2013;47(6):1265-71.
22. Costa M, Fernandes O, Silva M. Candidíase vulvovaginal: aspectos clínicos, tratamento oral com azólicos e suscetibilidade *in vitro*. Rev Patol Trop. 2003;32 (2): 145-62.
23. Watson MC, Grimshaw JM, Bond CM, Mollison J, Ludbrook A. Oral versus intra-vaginal imidazole and triazole anti-fungal agents for the treatment of uncomplicated vulvovaginal candidiasis (thrush): a systematic review. BJOG. 2002;109(1):85-95.
24. Young GL, Jewell D. Topical treatment for vaginal candidiasis (thrush) in pregnancy. Cochrane Database Syst Rev. 2001;(4:) CD000225.
25. Nørgaard M, Pedersen L, Gislum M, Erichsen R, Sogaard KK, Schonheyder HC, et al. Maternal use of fluconazole and risk of congenital malformations: a Danish population-based cohort study. J Antimicrob Chemother. 2008;62(1):172-6.
26. das Neves J, Pinto E, Teixeira B, Dias G, Rocha P, Cunha T, et al. Local treatment of vulvovaginal candidosis: general and practical considerations. Drugs. 2008; 68(13):1787-802.

27. Acs N, Banhidy F, Puho E, Czeizel AE. Teratogenic effects of vaginal boric acid treatment during pregnancy. Int J Gynaecol Obstet. 2006;93(1):55-6.

28. Oren D, Nulman I, Makhija M, Ito S, Koren G. Using corticosteroids during pregnancy. Are topical, inhaled, or systemic agents associated with risk? Can Fam Physician. 2004;50:1083-5.

29. Benjamim DK, Garges H, Steinbach, WJ. Candida bloodstream infection in neonates. Semin Perinatol. 2003;27(5):375-83.

30. Chapman RL, Faix RG. Invasive neonatal candidiasis: an overview. Semin Perinatol. 2003;27(5):352-6.

31. Gomirato G. Risk factors for progression to invasive fungal infection in preterm neonates with fungal colonization. Pediatrics. 2006;118(6):2359-64.

32. Smith PB, Steinbach WJ, Benjamim DK. Neonatal candidiasis. Infect Dis Clin North Am. 2005;19(3):603-15.

33. Benjamim DK, Poole C, Steinbach WJ, Rowen JL, Walsh, TJ. Neonatal candidemia and end-organ damage: a critical appraisal of the literature using meta-analytic techniques. Pediatrics. 2003; 112(3):634-40.

34. Pappas PG, Kauffman CA, Andes D, Benjamin DK Jr, Calandra TF, Edwards JE Jr, et al. Clinical practice guidelines for the management of candidiasis: 2009 update by the Infectious Diseases Society of America. Clin Infect Dis. 2009;48(5):503-35.

35. Ericson J, Benjamin DK Jr. Old and new: Appropriate dosing for neonatal antifungal drugs in the nursery. Early Hum Dev. 2013;89 Suppl 1:S25-7.

36. Kaufman D, Boyle R, Hazen KC, Patrie JT, Robinson M, Donowitz LG. Fluconazole prophylaxis against fungal colonization and infection in preterm infants. N Engl J Med. 2001;345(23):1660-6.

37. Aghai ZH, Mudduluru M, Nakhia TA, Amendolia B, Longo D, Kemble N, et al. Fluconazole prophylaxis in extremely low birth weigth infants: association with cholestasis. J Perinatol. 2006;26(9): 550-5.

38. McGuire W, Clerihew L, Austin N. Prophylatic intravenous antifungal agents to prevent mortality and morbidity in very low birth weight infants. Cochrane Database Syst Rev. 2004;(1):CD003850. Review.

Candidíase no Recém-Nascido

Conceição A. M. Segre

Os recentes avanços em Neonatologia têm permitido a sobrevida de crianças de pesos e idades gestacionais cada vez menores, que demandam longa permanência nas UTI neonatais, sendo submetidas a procedimentos invasivos que são, contudo, imprescindíveis à sua sobrevivência. Nesse contexto, tem-se verificado um aumento importante de infecções fúngicas nesses recém-nascidos (RN), das quais a candidíase sistêmica é, sem dúvida, a de maior prevalência.

A *Candida albicans* representa de 80-90% das infecções fúngicas no período neonatal. Outras espécies, porém, têm aumentado sua frequência, tais como *Candida tropicalis*, *Candida parapsilosis*, *Candida lusitaniae* e *Candida glabrata*, essas duas últimas, contudo, mais raramente[1]. A prevalência de infecções por outros fungos, diferentes de *Candida*, não tem aumentado (coccidioidomicoses, criptococoses, histoplasmoses, aspergiloses) no período neonatal, com exceção da *Malassezia furfur* que pode ocorrer epidemicamente.

A candidíase no RN pode ser adquirida *in utero*, pela passagem através do canal de parto, ou, no período pós-natal, pela contaminação a partir das mamas, das mãos dos cuidadores, bem como de chupetas e mamadeiras. Pode apresentar-se como forma localizada ou sistêmica, sendo no RN a termo sadio geralmente limitada ao envolvimento cutâneo e mucoso[2].

A forma sistêmica da infecção por *Candida albicans* tem sido reconhecida como afecção muito importante no período neonatal, quer por sua incidência nos RN de muito baixo peso, quer por sua gravidade. Alguns fatores influenciam o desenvolvimento da candidíase sistêmica, tais como muito baixo peso ao nascer, antibioticoterapia prolongada, uso de cateteres intravasculares, entubação traqueal prolongada, uso de alimentação parenteral, em particular o uso de gordura por via intravenosa, cirurgia gastrintestinal, uso de corticoides e aminofilina[3,4].

A introdução do tratamento precisa ser rápida e eficaz, mas as características da infecção agem como obstáculo a essa conduta: o quadro clínico é inespecífico, a incidência de cultura falso-negativa pode ser alta, em função principalmente do pequeno volume de sangue em geral retirado, o crescimento do agente lento (os resultados são obtidos de 48 a 72 horas), o tratamento pode ser tóxico e ainda existe discussão quanto a duração, dose e associação de medicamentos[4].

QUADRO CLÍNICO

Candidíase localizada

A infecção oral, conhecida há séculos e denominada popularmente de "sapinho", constitui o quadro mais comum dos RN infectados pela *Candida albicans*. A candidíase oral na criança em aleitamento materno está associada à candidíase superficial ou ductal da mãe e o tratamento da mãe e seu filho e necessário para evitar a infecção cruzada contínua[2]. Começa como lesões micropapulares que tendem à coalescência e podem cobrir a mucosa da bochecha, gengivas e língua, formando membranas adesivas ao tecido, de coloração branco-acinzentada, e seu aparecimento se faz do 7º ao 10º dia de vida. Outros sintomas não costumam acompanhar a candidíase oral. Frequentemente está associada à dermatite das fraldas[4].

A esofagite por *Candida*, porém, associa-se a vômitos, regurgitação, pouca aceitação alimentar e eventualmente hematêmese. Pode ocorrer diarreia, mas é necessária a identificação das micelas nas fezes para o estabelecimento do diagnóstico.

As lesões de pele podem ser notadas no pescoço, axila, região antecubital e poplítea, além da bem conhecida dermatite perianal, ou dermatite das fraldas. As lesões são inicialmente eritematosas e vesiculopapulares, coalescentes, formando áreas extensas com lesões satélites circulares[4].

CANDIDÍASE SISTÊMICA

Congênita

É rara. O achado de *Candida* em placenta, no caso de amnionite, representa menos de 1%. Apesar de o agente não atravessar a barreira placentária, consegue atravessar as membranas corioalantoides. O RN poderá apresentar, ao nascimento, infecção na pele, intensa e generalizada, contudo no de muito baixo peso (RNMBP) pode aparecer nos três primeiros dias de vida. A pneumonia grave pode ocorrer e simular DPMH[2].

Adquirida

A candidíase sistêmica no RNMBP é de início tardio, depois da terceira semana de vida, e tem início insidioso. Confunde-se com qualquer quadro séptico, podendo incluir crises de apneia, bradicardia, instabilidade térmica, intolerância alimentar, hiperglicemia, glicosúria, choque e, eventualmente, eritema difuso. A transmissão não é perinatal nesses casos, mas nosocomial. A deterioração respiratória, a apneia e a distensão abdominal são os sinais mais frequentes. A *Candida* tem predileção para a invasão do sistema nervoso central, trato geniturinário e olho, podendo ainda ocorrer invasão pulmonar, articular, intestinal e de outros órgãos. Foram ainda descritos abscessos em fígado, baço, rins, coração e endocardite[1-4].

Sistema nervoso – a meningite e o abscesso cerebral são frequentes e muito silenciosos. Levam a sequelas importantes (estenose do aqueduto de Sylvius e hidrocefalia). A presença de *Candida* no liquor dá o diagnóstico. Nesses casos, pode ocorrer morte súbita. O exame quimiocitológico do liquor pode mostrar celularidade normal ou aumentada (até 3.000 células) com variação da porcentagem de neutrófilos ou monócitos. O valor da proteína varia de 30 a 500mg/dL e a glicose costuma estar baixa (± 30mL). A cultura do liquor pode estar negativa apesar de a meningite estar constituída.

Trato geniturinário – o rim é possivelmente o órgão mais afetado, com a formação de abscessos parenquimatosos, necrose papilar e dilatação pélvica. A infecção também é silenciosa, ocorrendo aumento gradativo da ureia e da creatinina sanguínea. A pesquisa do agente em cultura deve ser feita por punção suprapúbica.

Pneumonia – apesar da colonização traqueal frequente, principalmente em RN entubado, a pneumonia por *Candida* só costuma ocorrer na sepse por esse agente. Não há diferença clínica ou radiológica com pneumonias por outros agentes.

Endoftalmia – da mesma maneira, essa doença pode ocorrer no RN com sepse por *Candida*. Indica-se exame oftalmoscópico nesses casos, para se estabelecer o diagnóstico. O diagnóstico de candidíase sistêmica pode ser feito por meio do achado da endoftalmia.

Trato gastrintestinal – a colonização do trato gastrintestinal serve como reservatório da infecção. A infecção do trato gastrintestinal manifesta-se como intolerância alimentar, distensão abdominal e presença de substâncias redutoras nas fezes. Pode evoluir com sintomatologia de enterocolite necrosante.

A candidíase sistêmica no RN com peso > 2.500g é rara e quando ocorre, em geral, acha-se associada a malformações congênitas[5].

Fatores de risco

Prematuridade (idade gestacional < 32 semanas), muito baixo peso, ventilação mecânica prolongada, displasia broncopulmonar, uso de antibióticos de largo espectro (principalmente cefalosporinas), uso de bloqueadores dos receptores de histamina 2, alimentação parenteral com lipídios, colonização do trato gastrintestinal com o agente, uso de cateteres centrais por mais de três dias e, mais recentemente, foram ainda notadas como fatores de risco ocorrência de infecções da corrente sanguínea e afecções do trato gastrintestinal (malformações, enterocolite necrosante) prévias[1,4,6].

DIAGNÓSTICO

A identificação do agente em culturas de material que deve ser estéril é que dá o diagnóstico. Embora a hemocultura continue sendo o padrão-ouro para diagnóstico, há controvérsias quanto à sua positividade, alguns autores referindo que a sensibilidade é baixa até outros que referem mais de 80% de positividade. Além disso, há demora em se obter seus resultados. Por outro lado, o reconhecimento da *Candida* em sangue colhido pelo cateter nem sempre é indicativo de infecção, podendo-se tratar de colonização, indicando, porém, a retirada desse cateter. A positividade simultânea em culturas do cateter e sangue periférico, porém, indica fungemia[2]. Atualmente, o desenvolvimento de técnicas de biologia molecular permite a detecção de DNA de bactérias e fungos em sangue humano. O teste é realizado em amostras de sangue total (K-EDTA) e os resultados são obtidos em torno de 6 horas após o início do teste[7-9]. Esse teste já se acha disponível no Brasil, aprovado pela ANVISA, porém seu custo é elevado.

Na suspeita de candidíase sistêmica, indica-se cultura de liquor, que deverá ser incubado em ágar durante cinco dias. A presença do fungo em liquor e urina (colhida por punção suprapúbica) indica infecção, mesmo com exames subsequentes negativos[2], implicando o início do tratamento.

Métodos de diagnóstico com técnicas de biologia molecular (cariotipagem eletroforética e análise genômica por redução da endonuclease) podem comprovar a mesma origem filogenética da *Candida albicans* no binômio mãe-filho, confirmando a transmissão vertical[10].

O hemograma é inespecífico e raro o achado de anemia. A trombocitopenia, se presente, reforça a suspeita de candidíase sistêmica. O leucograma também não é esclarecedor. A positividade da hemocultura se acha entre 50 e 80%, da urocultura em 57% e do liquor em 27%[11].

Na hipótese diagnóstica de candidíase sistêmica estão indicados: ultrassonografia renal (verificar a presença de massas fúngicas e dilatações), provas de função renal, ecocardiograma (verificar endocardite e massas nas válvulas), tomografia cerebral (calcificações e dilatações ventriculares), exame oftalmológico e pesquisa da presença do fungo no sangue, liquor e urina[4]. Recentemente, em trabalho de metanálise e revisão sistemática, foi verificada a associação de infecção fúngica sistêmica e retinopatia da prematuridade de todos os graus, especificamente, com retinopatia grave[12].

A sepse associada a cateteres em geral não tem manifestação clínica evidente e é diagnosticada quando se isola o agente a partir do sangue colhido através do cateter central intravascular e no sangue periférico.

TRATAMENTO

Moniliíase oral[2,4] – suspensão de nistatina (100.000U/mL): 1-2mL aplicados de cada lado da boca, 4 vezes por dia, durante 7 a 10 dias.

Violeta de genciana a 1%: aplicar na boca 1 a 2 vezes ao dia. Não elimina colonização intestinal[2].

Observação: crianças com moniliíase oral resistente ao tratamento devem ser avaliadas quanto à possibilidade de imunodeficiência congênita ou adquirida.

Moniliíase cutânea[1] – aplicar pomada de nistatina a 2% três vezes ao dia, durante 10 a 14 dias. Outras possibilidades são pomada de miconazol a 2% ou creme de clotrimazol a 1%. Tratar simultaneamente a moniliíase oral para eliminar a colonização intestinal.

Candidíase sistêmica[4] – o tratamento precoce é fundamental para o prognóstico. Remover os cateteres tão logo seja feito o diagnóstico.

- Anfotericina B – é a principal droga para o tratamento da candidíase sistêmica. Dose inicial: 0,5mg/kg por via

IV em 2 horas; 12 a 24 horas depois aumentar a dose para 1mg/kg/dia, chegando à dose total (cumulativa) de 25-30mg/kg.

A dose total (cumulativa) para candidíase associada a cateter sem manifestação clínica é de 10-25mg/kg. Em complicações como endocardite ou meningite: 40-50mg/kg.

A anfotericina B, por ser nefrotóxica, pode levar à diminuição do *clearance* da creatinina, necrose tubular, acidose tubular renal e nefrocalcinose. Ocorrem cilindrúria, aumento da ureia sanguínea, da creatinina e perda de potássio, pelo que devem ser monitorizados diariamente na primeira semana de tratamento. Se depois dessa primeira semana se mostrarem estáveis, os controles poderão ser feitos a cada 2 semanas.

Deve-se ter o cuidado de injetar a droga lentamente na veia, em concentração não superior a 0,1mg/mL.

A anfotericina lipossomal tem sido utilizada a partir de 1995, mostrando ser segura e ter menores efeitos colaterais que a anfotericina B, principalmente no que diz respeito à nefrotoxicidade[13]. Dose: 3-7mg/kg/dia a cada 24 horas por via venosa, em aplicação de 2 horas. Monitorizar ureia, creatinina e potássio como para o uso de anfotericina B.

- Fluocitosina, associada à anfotericina B, na dose de 50-150mg/kg/dia, por via oral, dividida em 4 doses, principalmente quando houver comprometimento do sistema nervoso central. Monitorizar níveis sanguíneos (< 100μg/mL) e enzimas hepáticos.

- Fluconazol 3-6mg/kg/dia – pode ser usado por via oral ou intravenosa a cada 24 horas. As espécies *C. glabrata* e *C. krusei* são frequentemente resistentes ao fluconazol. Colher hemocultura semanal até a esterilização.

O tratamento empírico pode ser iniciado após a colheita de hemocultura, segundo os critérios de Benjamin et al.[14], uma vez que a precocidade do início é fundamental para melhorar o prognóstico em:

- RN com menos de 25 semanas de idade gestacional, com ou sem trombocitopenia;

- RN entre 25 e 27 semanas que usaram cefalosporina de terceira geração ou de carbapenêmicos até 7 dias antes da suspeita de sepse por *Candida*, mesmo sem trombocitopenia;

- RN com trombocitopenia inexplicada, independente da idade gestacional.

Outros antifúngicos[4]:

- Itraconazol – a dose ideal ainda não foi estabelecida e seu uso tem experiência limitada. Quando usado, a dose recomendada é de 5mg/kg/dia, por via oral. Pode ser hepatotóxico.

- Caspofungin – indicado para casos em que há resistência à anfotericina B. Ativo contra as espécies de *Candida*, exige doses maiores em crianças, relativamente às doses dos adultos[15]. A dose ótima ainda não foi estabelecida, da mesma maneira que para o itraconazol, bem como a experiência de uso ainda é limitada. A dose recomendada é de 1 a 2mg/kg/dia por via intravenosa durante 14 dias[16]. Pode ser hepatotóxico.

- Micafungin – ainda não há dados seguros quanto ao seu uso no RN. Doses de 2-3mg/kg têm sido usadas e bem toleradas por RN pré-termo.

PREVENÇÃO

Minimizar o uso de cefalosporinas e outros antibióticos de largo espectro pode ajudar a prevenir a ocorrência de candidíase disseminada. Mudar as soluções de alimentação parenteral contendo lipídios a cada 24 horas é outra medida recomendada.

O uso de nistatina oral na prevenção de colonização fúngica e infecção em recém-nascidos de UTI neonatal ainda está em discussão. Em alguns estudos, seu uso profilático reduziu a candidíase invasiva em RN de extremo baixo peso, diminuindo o risco dessa ocorrência[17,18].

Vários estudos vêm indicando o uso profilático do fluconazol, sem efeitos adversos, na diminuição da colonização fúngica em RN de muito baixo peso[2,4,19]. O esquema recomendado é de 3mg/kg a cada 3 dias nas primeiras 2 semanas; nas semanas 4 a 6, usar em dias alternados; e diariamente, nas semanas 5 e 6[4]. O fluconazol é bem tolerado e reduz a frequência de infecção fúngica invasiva[20,21].

Contudo, há que ter cautela no uso profilático indiscriminado do fluconazol, pois cepas resistentes de espécies de Candida já têm sido descritas, há poucos estudos sobre o neurodesenvolvimento das crianças submetidas a essa terapêutica e estudo de metanálise não mostrou diferença significativa na mortalidade[2,21].

Quanto ao uso de cateteres, o Centers for Disease Control and Prevention (CDC) americano recomenda uma série de medidas para a prevenção de infecções relacionadas ao seu uso[22].

- Educar e treinar a equipe de saúde no manuseio e manutenção dos cateteres.
- Usar rigorosamente as barreiras de precauções durante a inserção dos cateteres centrais.
- Usar solução de clorexedina a 2% para a antissepsia da pele.
- Evitar a recolocação de cateter venoso central de rotina.
- Usar cateter venoso central de curta duração impregnado de antisséptico/antibiótico se a taxa de infecção for elevada, a despeito das medidas já adotadas.

PROGNÓSTICO

Nas formas localizadas é muito bom. Nas formas sistêmicas é grave, com altas taxas de mortalidade, tanto maiores quanto menor for o peso. Assim, entre crianças com peso < 1.000g varia em torno de 35%[23,24], enquanto entre RN com peso > 1.500g é inferior a 10%[25]. A mortalidade é semelhante entre RN em que o isolamento do agente ocorreu somente no liquor ou somente na urina colhida por punção suprapúbica[24]. As maiores taxas de mortalidade correspondem a infecções pela C. albicans[2]. O comprometimento do neurodesenvolvimento é da ordem de 60% dos sobreviventes[23].

REFERÊNCIAS

1. Kossoff EH, Buescher ES, Karlowicz MG. Candidemia in a neonatal intensive care unit: trends during fifteen years and clinical features of 111 cases. Pediatr Infect Dis J. 1998;17:504-8.
2. Puopulo KM. Bacterial and fungal infection. In: Cloherty JP, Eichenwald EC, Stark AR (eds). Manual of neonatal care edition. 7th ed. Wolters Kluwer/Lippincott Williams & Wilkins; 2012.p.624-55.
3. Benjamin DK Jr, Stoll BJ, Fanaroff AA, McDonald SA, Oh W, et al. Neonatal candidiasis among extremely low birth weight infants: risk factors, mortality rates, and neurodevelopmental outcomes at 18 to 22 months. Pediatrics. 2006;117(1):84-92.
4. Edwards MS. Fungal and protozoal infections. In: Fanaroff AA, Martin R, Walsh MC (eds). Fanaroff & Martin's Neonatal-Perinatal Medicine. Diseases of the fetus and infant. 9th ed. St. Louis: Elsevier; 2011.p.830-40.
5. Rabalais GP, Samiec TD, Bryant KK, Lewis JJ. Invasive candidiasis in infants weighing more than 2500 grams at birth admitted to a neonatal intensive care unit. Pediatr Infect Dis J. 1996;15(4):348-52.
6. Feja KN, Wu F, Roberts K, Loughrey M, Nesin M, Larson E, et al. Risk factors for candidemia in critically ill infants: a matched case-control study. J Pediatr. 2005;147(2):156-61.
7. Chang SS1, Hsieh WH, Liu TS, Lee SH, Wang CH, Chou HC, et al. Multiplex PCR system for rapid detection of pathogens in patients with presumed sepsis - a systemic review and meta-analysis. PLoS One. 2013;8(5):e62323.
8. Torres-Martos E, Pérez-Ruiz M, Pedrosa-Corral I, Peña-Caballero M, Jiménez-Valera MM, Pérez-Ramírez MD, et al. Evaluation of the LightCycler® SeptiFast test in newborns and infants with clinical suspicion of sepsis. Enferm Infecc Microbiol Clin. 2013;31(6):375-9.
9. Ziegler I, Josefson P, Olcén P, Mölling P, Strålin K. Quantitative data from the SeptiFast real-time PCR is associated with disease severity in patients with sepsis. BMC Infect Dis. 2014;14(1):155.
10. Reef SE, Lasker BA, Butcher DS, McNeil MM, Pruitt R, Keyserling H, et al. Nonperinatal nosocomial transmission of Candida albicans in a neonatal intensive care unit: prospective study. J Clin Microbiol. 1998;36(5):1255-9.
11. Bendel CM. Candidiasis. In: Remington JS, Klein JO, Wilson CB, Baker CJ (eds). Infectious diseases of the fetus and newborn infant. 6th ed. Philadelphia: Elsevier Saunders Inc; 2006.p.1107-28.
12. Bharwani SK, Dhanireddy R. Systemic fungal infection is associated with the development of retinopathy of prematurity in very low birth weight infants: a meta-review. J Perinatol. 2008;28(1):61-6.
13. Jeon GW, Koo SH, Lee JH, Hwang JH, Kim SS, Lee EK, et al. A comparison of AmBisome to amphotericin B for treatment of systemic candidiasis in very low birth weight infants. Yonsei Med J. 2007;48(4):619-26.
14. Benjamin DK Jr, DeLong ER, Steinbach WJ, Cotton CM, Walsh TJ, Clark RH. Empirical therapy for neonatal candidemia in very low birth weight infants. Pediatrics. 2003;112(3 Pt 1):543-7.
15. Almirante B, Rodriguez D. Antifungal agents in neonates: issues and recommendations. Paediatr Drugs. 2007;9(5):311-21.

16. Jeon GW, Sin JB. Successful caspofungin treatment of persistent candidemia in extreme prematurity at 23 and 24 weeks' gestation. J Formos Med Assoc. 2014;113(3):191-4.

17. Ozturk MA, Gunes T, Koklu E, Cetin N, Koc N. Oral nystatin prophylaxis to prevent invasive candidiasis in Neonatal Intensive Care Unit. Mycoses. 2006;49(6):484-92.

18. Mersal A, Alzahrani I, Azzouz M, Alsubhi A, Alsawaigh H, Albshri N, et al. Oral nystatin versus intravenous fluconazole as neonatal antifungal prophylaxis: non-inferiority trial. J Clin Neonatol. 2013; 2(2):88-92.

19. Manzoni P, Stolfi I, Punghi L, Decembrino L, Magnani C, Vetrano G, et al. A multicenter, randomized trial of prophylactic fluconazol in preterm infants. N Engl J Med. 2007;356(24):2483-95.

20. Healy CM, Campbell JR, Zaccaria E, Baker CJ. Fluconazole prophylaxis in extremely low birth weight neonates reduces invasive candidiasis mortality rates without emergence of fluconazole-resistant Candida species. Pediatrics. 2008;121(4):703-10.

21. Austin N1, McGuire W. Prophylactic systemic antifungal agents to prevent mortality and morbidity in very low birth weight infants. Cochrane Database Syst Rev. 2013;4:CD003850.

22. O'Grady NP, Alexander M, Dellinger EP, Gerberding JL, Heard SO, Maki DG, et al. Guidelines for the prevention of intravascular catheter-related infections. The Hospital Infection Control Practices Advisory Committee, Centers for Disease Control and Prevention. Pediatrics. 2002;110(5):e51.

23. Greenberg RG, Benjamin DK Jr, Gantz MG, Cotton CM, Stoll BJ, Walsh MC, et al. Empiric antifungal therapy and outcomes in extremely low birth weight infants with invasive candidiasis. J Pediatr. 2012;161(2):264-9.e2.

24. Benjamin DK Jr, Stoll BJ, Gantz MG, Walsh MC, Sanchez PJ, Das A, et al. Neonatal candidiasis: epidemiology, risk factors, and clinical judgment. Pediatrics. 2010;126(4):e865-e873.

25. Lee JH, Hornik CP, Benjamin DK Jr, Herring AH, Clark RH, Cohen-Wolkowiez M, et al. Risk factors for invasive candidiasis in infants >1500 g birth weight. Pediatr Infect Dis J. 2013;32(3):222-6.

Herpes Simples na Gestação

Durval Alex Gomes e Costa
Adriana Nogueira

A infecção pelo herpes simples vírus (HSV) está entre as mais frequentes doenças sexualmente transmissíveis e, por esse motivo, torna-se também recorrente e significativa durante a gestação. Os vírus que se relacionam ao herpes simples genital são o HSV-1 e 2 (esse o mais frequente para lesões genitais), que serão adiante abordados. Existe alta prevalência de infecções pelo HSV-1 e 2 no mundo, com maior incidência principalmente nas Américas e África[1]. Correlaciona-se com baixo desenvolvimento social, alto número de parceiros e presença de outras doenças sexualmente transmissíveis[2-4].

Dados relacionados à Organização Mundial da Saúde[5] em boletim de 2008 estimam 536 milhões de pessoas vivendo com HSV-2 no mundo, a maior parte delas entre 15 e 40 anos de idade (período de idade fértil na mulher).

Logo há risco real de gestação nesse período em fases de atividade do HSV. Esses dados também mostravam maior prevalência entre mulheres (Quadro 3.80).

Segundo avaliação do *Centers for Disease Control*[6] (CDC) americano existe prevalência da infecção pelo HSV-2 em 16,2% na população geral. Estima-se incidência mundial de 20 milhões de casos novos por ano de infecções herpéticas pelos vírus HSV-1 e 2[6]. Ao se avaliarem regiões específicas como o binômio África-Américas, a prevalência é de 39,2% da população, e ao analisar apenas pacientes negros esse valor é de 48%. Quando o dado é avaliado apenas nas Américas, um em cada seis habitantes dessa região apresenta infecção por HSV-2. A infecção tende a se tornar cada vez mais endêmica, já que é incurável e tem períodos de recrudescência por toda a vida do indivíduo. Assim como a OMS, o CDC também encontrou prevalência maior entre mulheres (20,9%), quase o dobro que em homens (10,9%)[7], o que reforça o risco de infecção em gestantes.

Os dados no Brasil seguem a linha mundial no número de infecções por herpes simples, com tendência a aumento. Estimou-se prevalência de 640.000 casos de herpes genital em 2013, de acordo com dados do Ministério da Saúde fornecidos à Organização Mundial da Saúde[8]. Esse número ainda pode ser subestimado, pois muitos pacientes não procuram atendimento médico no momento da lesão ativa. Em pacientes com infecção pelo HIV, os dados nacionais mostram prevalência esmagadora de até 98% de infecções por HSV-1 e 2[9].

O valor encontrado de prevalência na população de gestantes se assemelha aos dados de levantamentos de mulheres em idade fértil na população geral, conforme anteriormente já descrito. Os dados indicam que se for feita pesquisa por sorologia (não contados apenas os casos em atividade), há imensa variação de prevalência, considerando HSV-1 e 2, entre 10 e 98%, de acordo com o perfil da população (se múltiplos parceiros, ou se mais jovem, infectados por outras DST ou pelo próprio HIV)[9-13].

Quadro 3.80 – Incidência de HSV-2 na população: idade e gênero em milhões (porcentagem da população)[5].

Idade em anos	Mulheres	Homens	Ambos
15-19	4,3 (1,5)	2,7 (0,9)	6,9 (1,2)
20-24	2,7 (1,0)	2,1 (0,8)	4,8 (0,9)
25-29	1,9 (0,8)	1,7 (0,7)	3,5 (0,7)
30-34	1,4 (0,6)	1,4 (0,6)	2,9 (0,6)
35-39	1,1 (0,5)	1,2 (0,5)	2,3 (0,5)
40-44	0,8 (0,4)	1,0 (0,5)	1,8 (0,4)
45-49	0,6 (0,3)	0,8 (0,4)	1,4 (0,4)
Total	12,8 (0,8)	10,8 (0,6)	23,6 (0,7)

O HSV é um vírus que pode levar à alta morbidade já na primoinfecção na gestante, com consequente transmissão maternofetal, inclusive intraútero[12]. Não existe transmissão por meio de utensílios domésticos nem de outros vetores (animais ou insetos).

DESCRIÇÃO DOS AGENTES ETIOLÓGICOS

A família Herpesviridae possui oito tipos de vírus, todos com características próprias e algumas poucas semelhanças, como a incapacidade do organismo de curá-los definitivamente e sua conhecida latência viral (por exemplo, mesmo quando há produção de um anticorpo para a classe IgG para citomegalovírus, ele pode recrudescer se houver imunossupressão). Eles podem ser associados a tumores (como o Epstein-Barr e o herpes-vírus tipo 8), ou a infecções em imunodeprimidos. Dos oito tipos há causadores de infecções diversas, mas apenas dois levam a quadros de úlceras genitais: o HSV-1 e 2 (sendo o último mais frequente)[14].

A infecção inicial, que recebe o nome de primoinfecção, pode ser assintomática e imperceptível em até 30% dos casos[15], mas quando apresenta sintomas costuma ser mais agressiva que as recidivas posteriores. Quando a primeira infecção é assintomática, ela é mais frequentemente causada pelo HSV-1[13]. Após a infecção inicial, o HSV torna-se latente em gânglios sensoriais. A primeira recidiva viral ocorre em 90% das pessoas até um ano após a primoinfecção[16]. As recidivas virais podem ocorrer com lesões imperceptíveis ou que duram pouco tempo, períodos de apenas 12 a 24 horas[17]. Esse período pode até ser imperceptível ao paciente, mas poderia transmitir infecção de maneira mais efetiva, inclusive em uma gestação. Por esse motivo, a história de lesões genitais prévias por herpes significa atenção dobrada na avaliação de gestantes.

A infecção herpética ocorre por inoculação dos vírus por contato íntimo com a pele de pessoas que estão abrigando vírus e que se encontram nas células periféricas do contato. Isso pode ocorrer quando há lesões herpéticas típicas, mas ainda com lesões não perceptíveis ou não ativadas. É necessário que haja pequenas fendas no receptor para a transmissão, o que normalmente ocorre por atrito ou fricção. Não existe transmissão de HSV-1 ou 2 por aerossóis normalmente[18].

Apesar de o HSV-1 poder causar lesões genitais, ele normalmente é adquirido ainda na infância, com predomínio labial, por meio do contato por via oral da criança. As lesões podem exceder os lábios e ir até a face na primoinfecção. O HSV-1 tem predileção por infecções na face, lábios e pescoço, não ficando abaixo do tórax em crianças[4]. Já o HSV-2 apresenta predileção por lesões baixas, em genitais, abdome, coxa, glúteos e região anal. Esse é o motivo principal de a transmissão do HSV-2 ser essencialmente por relações sexuais, também tendo início na adolescência, como a fase na qual as lesões são mais frequentemente encontradas[19].

A incubação do HSV é diferente entre a primeira infecção e nas recidivas. Na primoinfecção, as lesões iniciam-se rapidamente após o contato, cerca de 24 horas. Iniciam-se com máculas eritematosas no local da inoculação, aparecendo vesículas nessa regiao entre 4 e 6 dias. Pode ocorrer linfonodomegalia próximo às regiões em até 80% dos pacientes[20].

Na infecção recidivante, a lesão frequentemente é na mesma região da lesão primária, podendo, no entanto, aparecer em outras regiões. Nesse caso, a ardência é o sintoma mais frequente, acompanhada normalmente de dor. A adenite, outrora tão importante na infecção primária, é rara aqui. O tempo total de dor, ardência, vesículas e melhora é de sete dias, podendo variar para até quatro semanas em lesões genitais[21].

A infecção por HSV-1 tem aumentado bastante como causadora de lesões genitais, mas principalmente a partir da adolescência, pelo motivo principal de contaminação por sexo oral[22]. Entretanto, classicamente, o HSV-2 leva a piores quadros de infecção em genitais, principalmente quando relacionado a infecções secundárias, levando a vulvovaginites se em mulheres ou balanopostites se em homens. Após o rompimento das vesículas, as úlceras remanescentes mantêm dor importante, são rasas e possuem fundo vermelho vivo, que as diferencia do cancro mole (no cancro mole também há dor importante, mas as úlceras são profundas, de conteúdo mucoso).

Em lesões genitais, pela lesão mais agressiva na primeira infecção, a complicação mais frequente é a infecção bacteriana secundária[23].

O quadro 3.81 mostra algumas das principais diferenças entre os tipos de infecção herpética genital primária ou recorrente na mulher.

PERFIL DA INFECÇÃO NA GESTAÇÃO

As lesões de pele na genitália e região anal são semelhantes àquelas que ocorrem em mulheres não gestantes. Entretanto, as recorrências são aparentemente mais frequentes na gestação[16], assim como as complicações, quando comparadas às mulheres não grávidas.

Lesões extragenitais são encontradas mais frequentemente em mulheres que em homens, e mais ainda em gestantes, com presença em nádegas, virilhas ou coxa. Alterações em transaminases causadas pelo HSV ocorrem mais frequentemente em gestantes. Se o aumento for considerável, e se for ao final da gestação, frequentemente essa condição pode ser confundida com síndrome HELLP. Também aqui a mortalidade para a gestante causada por hepatite grave herpética pode alcançar 60%[25].

Quadro 3.81 – Principais diferenças entre os tipos de infecção herpética genital primária ou recorrente na mulher.

Tipo de infecção	Primária	Recorrente
Característica das lesões[24]	Múltiplas e grandes	Poucas e pequenas
Sintomas	Dor, ardência	Dor, ardência
Local das lesões[3]	Disseminada, acomete coxas, região inguinal e perineal	Localizadas na vulva
Disseminação hematogênica (perfil sistêmico)[13,18]	Sim	Não
Linfonodos	Dolorosos, frequentemente acometidos	Raramente palpáveis
Acometimento hepático[25]	Relativamente frequente, podendo causar hepatotoxicidades graves	Raro
Complicações neonatais na infecção gestacional[26]	Frequentes	Menos frequentes
Risco de parto prematuro e baixo peso[26,27]	Apenas se relacionada a quadros sistêmicos hepáticos	Não existe

Em gestantes, assim como em imunodeprimidos, podem ocorrer mielite transversa e síndrome de Guillan-Barré como complicações de infecção primária herpética por HSV-1[28]. Entretanto, ao se avaliar o HSV-2 com lesões genitais em infecções recorrentes, a complicação mais frequente em gestantes é o herpes neonatal, principalmente nas mulheres que apresentam infecção recorrente durante toda a gestação e, portanto, têm maior probabilidade de ter lesões periparto[12,19,29].

Não há dúvidas que o período de maior risco de transmissão intrauterina é quando ocorre a aquisição do HSV no período pré-termo[12]. Se fizermos a avaliação reversa entre RN que nascem com herpes, até 50% desses tinham mães com lesões herpéticas estabelecidas nessa fase da gestação[23,26].

A infecção pelo HSV-2 não determina nem baixo peso nem parto prematuro, como descrito em várias outras infecções perinatais[26,27]. Contudo, prematuridade e restrição do crescimento intrauterino são condições que podem ocorrer (ainda que raramente) quando a infecção for primária na gestação (relacionada principalmente a HSV-1), especialmente se houver disseminação visceral herpética[25].

O risco de transmissão herpética para o feto é crescente do primeiro para o terceiro trimestre. É menor que 2% no primeiro trimestre, e atinge até 50% no terceiro[3,30]. Apesar dos altos índices de soroprevalência em mulheres e consequentemente gestantes, o índice de transmissão

maternofetal só não é maior devido à provável proteção de anticorpos maternos contra o HSV. Isso explica em grande parte a razão de as lesões primárias serem mais transmissoras que as recorrências herpéticas, já que ainda não há anticorpos.

Ao considerar que a primoinfecção durante a gestação pode levar a mais transmissão maternofetal que as recorrências, é importante pensar que mulheres que se tornam gestantes com sorologia negativa para HSV devem ter cuidado dobrado durante a gestação. Conforme será discutido adiante, apesar de controverso, o uso de antivirais a partir de 36 semanas de gestação para mulheres soronegativas para HSV é uma possibilidade[31].

O risco de a ruptura de membranas causar aumento da transmissão maternofetal ainda é muito discutido. Aparentemente, após 4 a 6 horas de rompimento, existe aumento desse risco. Entretanto, não é o fator principal da transmissão, pois, mesmo em pacientes com ruptura de bolsa no momento do parto (antes dessas 4 horas) e ainda em gestantes que se submetem a cesáreas, pode haver transmissão[32,33].

DIAGNÓSTICO DE INFECÇÕES HERPÉTICAS EM GESTANTES

O diagnóstico clínico das lesões é o perfil mais visto em gestantes que procuram o atendimento e apresentam vesículas com características já descritas anteriormente, tais como dor e ardência. Ainda que na fase de úlceras, o diagnóstico não se torna difícil por conta da característica das lesões.

Para pacientes assintomáticas, sem história descrita de lesão herpética, mas com alterações fetais intrauterinas, tais como microcefalia e hidrocefalia, a pesquisa de HSV deve entrar no diagnóstico diferencial[27]. O diagnóstico diferencial de HSV deve também entrar quando há parto prematuro sem causa definida, associado ou não à restrição do crescimento intrauterino, conforme discutido anteriormente.

Ao considerar que o diagnóstico clínico traz consigo o estigma de uma doença incurável que levará a recrudescências durante toda a vida, é importante que a confirmação laboratorial seja se possível sempre realizada[34].

O padrão-ouro para o diagnóstico é a detecção de DNA viral com exames de reação de cadeia de polimerase, a PCR[30,34-36]. Esse exame tornou-se mais acessível atualmente, com custo mais baixo é amplamente realizado na rede laboratorial. Entretanto, o uso dessa técnica deve ser feita a partir da pesquisa do DNA viral nas lesões suspeitas. Dada a alta prevalência do HSV na população, a realização da PCR para HSV no sangue pode demonstrar replicação viral que ocorre pelo corpo, mas não necessariamente as lesões que são suspeitas. A PCR para HSV diferencia o subtipo viral (apesar de ter que especificar cada subtipo que se quer pesquisar) e é mais seguro e rápido que a cultura de vírus na úlcera[35].

A cultura do material das lesões possui alta sensibilidade *in vitro* no isolamento viral, principalmente se realizada de lesões ainda vesiculares. Entretanto, seu uso na prática clínica é difícil e requer preparação laboratorial específica, o que dificulta seu uso na rotina diária do paciente[37,38].

O exame de citologia oncológica do colo uterino é ferramenta que pode auxiliar no diagnóstico de lesões herpéticas não conhecidas em países em desenvolvimento. Isso ocorre porque, mesmo em mulheres com lesões com poucos sintomas, o HSV leva a alterações específicas epiteliais, as células gigantes com inclusões intranucleares, que recebem o nome de células de Tzank. Além da citologia pelo método de Papanicolaou, podem-se usar outras preparações da base das lesões utilizando outros como o Giemsa (chamado inclusive de preparação de Tzank quando se pesquisa o HSV) ou Wright[39].

A sorologia para HSV é o método mais consagrado de identificação de contato prévio, mas não indica lesão ativa atual. Por essa razão, sua indicação é cada vez mais restrita[40]. A alta prevalência do HSV na população é, com certeza, o maior fator complicador de uma sorologia positiva, pois não há distinção com infecção ativa real. Outro problema é a diferenciação entre HSV-1 e 2 por meio da sorologia, que não é simples de ser feita em laboratório, podendo levar a erros no diagnóstico. Sem dúvida, a aplicação principal da sorologia na gestação é o *screening* virológico de uma gestante, a fim de discutir riscos de uma infecção primária no final (caso a gestante seja negativa) e discussão de terapêutica preventiva para evitar transmissões[34,40].

TRATAMENTO DO HSV NA GESTAÇÃO

Infecção primária ou primeiro episódio de herpes genital

A terapia antiviral é recomendada para todas gestantes que apresentarem o primeiro episódio de lesões genitais características, independentemente do período gestacional. Apesar de não curar o vírus, o tratamento abrevia o tempo de tratamento das lesões, diminui a viremia e reduz o risco de complicações maternas[41].

Embora a segurança de antivirais sistêmicos na gestação ainda não tenha sido estabelecida, os dados disponíveis indicam que não há aumento no risco de defeitos congênitos em RN de mães que usaram aciclovir em comparação à população geral[42,43]. Por sua vez, ainda há poucos estudos sobre exposição pré-natal ao valaciclovir e fanciclovir, embora os estudos realizados até o momen-

to indiquem que há baixo risco. Por serem drogas derivadas do aciclovir, discute-se que haveria segurança. As três drogas (aciclovir, fanciclovir e valaciclovir) são classificadas como categoria de risco B na gestação, de acordo com os critérios do FDA (sem risco fetal em estudos em animais, mas sem grandes estudos em gestantes humanas).

O tratamento sugerido é aciclovir 400mg por via oral, de 8 em 8 horas, durante 7 a 10 dias. Em caso de infecção disseminada, pneumonite, hepatite ou encefalite por HSV, recomenda-se aciclovir por via intravenosa na dose de 10mg/kg/dose, três vezes ao dia. Para controle da dor, é recomendável o uso de analgésico comum. Pomadas de aciclovir não têm implicação no tratamento ou aceleramento do fim das lesões.

Recorrência

O tratamento pode ser recomendado para o alívio dos sintomas. Nesse caso, sugere-se um curso de 2 a 5 dias de aciclovir, 400mg por via oral, de 8 em 8 horas. Vale, porém, destacar que a maioria dos episódios de recorrência é breve, de modo que médico e paciente podem optar por não tratar nas primeiras 35 semanas para evitar exposição desnecessária aos antivirais. Por outro lado, em mulheres com episódios graves ou frequentes de recorrência, a terapia antiviral supressiva a partir da 36ª semana de gestação é recomendada.

Ensaios clínicos randomizados demonstraram que a terapia supressiva reduz o número de recorrências, diminuindo a frequência das cesáreas[20]. No entanto, não há comprovação de que a supressão tem efeito protetor contra a transmissão do HSV para o RN, havendo, ainda, risco de infecção durante o parto[44].

Em manual específico para tratamento de doenças infectocontagiosas de 2010[45], a Federação Brasileira de Associações de Ginecologia e Obstetrícia (FEBRASGO) recomenda o uso de aciclovir para o tratamento durante a gestação, principalmente na primoinfecção, e ainda em outras condições de risco. O quadro 3.82 resume as indicações e as doses.

Ainda é assunto controverso o uso de aciclovir ao final da gravidez em mulheres com sorologia negativa durante a gestação, e o comportamento de risco ou par-

Quadro 3.82 – Indicações de uso de aciclovir na gestação[45].

Infecção primária	400mg 3 vezes ao dia (7-14 dias)
Recorrentes	400mg 3 vezes ao dia ou 800mg 2 vezes ao dia (5 dias)
Dose de supressão	400mg 3 vezes ao dia, idade gestacional de 36 semanas até o parto
Infecção disseminada	5-10mg/g, IV, 8/8h, 2-7dias, e manter por VO 400mg 3 vezes ao dia por no mínimo 10 dias

ceiro positivo para HSV tem sido discutido em diversos trabalhos[2,33,42,44]. O motivo principal de tal discussão é o alto risco de complicações em primoinfecção ao final da gestação. O CDC americano recomenda a discussão do assunto com a gestante no caso de sorologia negativa e a abordagem dos riscos[41]. Não há, entretanto, recomendação formal para o uso do aciclovir nessa situação, e mais estudos determinarão o custo/benefício desse uso a longo prazo.

VIA DE PARTO NA GESTAÇÃO COM HERPES SIMPLES

A via de parto preferencial para pacientes com lesões herpéticas nem sempre é a alta. A relação entre o tempo de ruptura de membranas e a transmissão do HSV não é completamente definida[32]. A discussão de que o tempo de ruptura de membrana amniótica acima de 4 a 6 horas levaria a aumento do risco de transmissão determinou, por muito tempo, a recomendação de parto normal nessa situação, já que não haveria diferença do ponto de vista de transmissão (já seria alta). No caminho inverso, existem descrições de gestantes que fizeram parto cesariano com programação, tratamento realizado com aciclovir, e mesmo assim houve transmissão vertical[32,44]. As recomendações brasileiras para parto seguem o protocolo de 4 horas de aminiorrexe como tempo limite para a realização de parto cesariano[45]. Em suma, as recomendações brasileiras da via de parto são descritas a seguir.

- Diagnóstico de lesões herpéticas primárias ou recorrentes no momento do parto apenas: cesárea, desde que não haja mais de 4 horas de aminorrexe (nesse caso via vaginal).
- Diagnóstico de lesões herpéticas primárias antes de 34 semanas: iniciar aciclovir a partir da 36ª semana de gestação e parto vaginal.
- Diagnóstico de lesões herpéticas primárias após 34 semanas: iniciar aciclovir e parto vaginal se completar ao menos quatro semanas de tratamento.

ACONSELHAMENTO AO PARCEIRO

Não existe recomendação de tratamento de parceiro durante a gestação para diminuir o risco de transmissão em gestante com sorologia negativa para HSV, a não ser que ele esteja com lesões ativas (nesse caso, o tratamento é indicado para as lesões do parceiro, não para diminuir a transmissão)[3,15,28,42]. Pode ocorrer transmissão entre parceiros mesmo sem lesões visíveis[38]. Em caso como esse, além da profilaxia que pode ser discutida, o acompanhamento rigoroso da gestante deve ser feito, evitando riscos de infecção primária não avaliada.

REFERÊNCIAS

1. Gupta R, Warren T, Wald A. Genital herpes. Lancet. 2007;370 (9605):2127-37.
2. Wilson SS, Fakioglu E, Herold BC. Novel approaches in fighting herpes simplex virus infections. Expert Rev Anti Infect Ther. 2009; 7(5):559-68.
3. Nath AK, Thappa DM. Newer trends in the management of genital herpes. Indian J Dermatol Venereol Leprol. 2009;75(6):566-74.
4. Whitley RJ, Roizman B. Herpes simplex virus infections. Lancet. 2001;357(9267):1513-8.
5. Looker KJ, Garnett GP, Schmid GP. An estimate of the global prevalence and incidence of herpes simplex virus type 2 infection. Bull World Health Organ. 2008;86(10):805-12, A.
6. Centers for Disease Control and Prevention. CDC's Morbidity and Mortality Weekly Report (MMWR). Atlanta; 2010.
7. Centers for Disease Control and Prefention. CDC Study Finds U.S. Herpes Rates Remain High. STD Prevention Conference. Atlanta; 2010.
8. Brasil. Ministério da Saúde. Doenças sexualmente transmissíveis. Importância da prevenção, diagnóstico e tratamento. Brasília; 2013.
9. Centro de Referência e Treinamento-DST-AIDS/SP. Manual para manejo de doenças sexualmente transmissíveis em pacientes infectados pelo HIV. São Paulo: Secretaria de Estado da Saúde; 2011.
10. Delaney S, Gardella C, Saracino M, Magaret A, Wald A. Seroprevalence of herpes simplex virus type 1 and 2 among pregnant women, 1989-2010. JAMA. 2014;312(7):746-8.
11. Pena KC, Adelson ME, Mordechai E, Blaho JA. Genital herpes simplex virus type 1 in women: detection in cervicovaginal specimens from gynecological practices in the United States. J Clin Microbiol. 2009;48(1):150-3.
12. Marquez L, Levy ML, Munoz FM, Palazzi DL. A report of three cases and review of intrauterine herpes simplex virus infection. Pediatr Infect Dis J. 2010; 30(2):153-7.
13. Ficarra G, Birek C. Oral herpes simplex virus infection in pregnancy: what are the concerns? J Can Dent Assoc. 2009;75(7):523-6.
14. Xu F, Markowitz LE, Gottlieb SL, Berman SM. Seroprevalence of herpes simplex virus types 1 and 2 in pregnant women in the United States. Am J Obstet Gynecol. 2007;196(1):43 e1-6.
15. Geller M, Neto MS, Ribeiro MR, Oliveira L, Naliato ECO, Abreu C, et al. Herpes simplex: clinical update, epidemiology and therapeutics. J Bras Doenças Sex Transm. 2012;24(4):260-6. Review.
16. Sappenfield E, Jamieson DJ, Kourtis AP. Pregnancy and susceptibility to infectious diseases. Infect Dis Obstet Gynecol. 2013; 2013:752852.
17. Mark KE, Wald A, Magaret AS, Selke S, Olin L, Huang ML, et al. Rapidly cleared episodes of herpes simplex virus reactivation in immunocompetent adults. J Infect Dis. 2008;198(8):1141-9.
18. Roberts CM. Genital herpes. Evolving epidemiology and current management. JAAPA. 2003;16(2):36-40.
19. Allen RH, Tuomala RE. Herpes simplex virus hepatitis causing acute liver dysfunction and thrombocytopenia in pregnancy. Obstet Gynecol. 2005;106(5 Pt 2):1187-9.
20. Anzivino E, Fioriti D, Mischitelli M, Bellizzi A, Barucca V, Chiarini F, et al. Herpes simplex virus infection in pregnancy and in neonate: status of art of epidemiology, diagnosis, therapy and prevention. Virol J. 2009;6:40.
21. Kimberlin DW, Rouse DJ. Clinical practice. Genital herpes. N Engl J Med. 2004;350(19):1970-7.
22. Roberts CM, Pfister JR, Spear SJ. Increasing proportion of herpes simplex virus type 1 as a cause of genital herpes infection in college students. Sex Transm Dis. 2003;30(10):797-800.
23. Cowan FM, French RS, Mayaud P, Gopal R, Robinson NJ, de Oliveira SA, et al. Seroepidemiological study of herpes simplex virus types 1 and 2 in Brazil, Estonia, India, Morocco, and Sri Lanka. Sex Transm Infect. 2003;79(4):286-90.

24. Roizman B, Whitley RJ. The nine ages of herpes simplex virus. Herpes. 2001;8(1):23-7.

25. Yaziji H, Hill T, Pitman TC, Cook CR, Schrodt GR. Gestational herpes simplex virus hepatitis. South Med J. 1997;90(3):347-51.

26. Brown ZA, Wald A, Morrow RA, Selke S, Zeh J, Corey L. Effect of serologic status and cesarean delivery on transmission rates of herpes simplex virus from mother to infant. JAMA. 2003;289(2):203-9.

27. Finger-Jardim F, Teixeira LO, de Oliveira GR, Barral MF, da Hora VP, Goncalves CV, et al. Herpes simplex virus: prevalence in placental tissue and incidence in neonatal cord blood samples. J Med Virol. 2014;86(3):519-24.

28. Aga IE, Hollier LM. Managing genital herpes infections in pregnancy. Womens Health (Lond Engl). 2009;5(2):165-72; quiz 73-4.

29. Chen KT, Segu M, Lumey LH, Kuhn L, Carter RJ, Bulterys M, et al. Genital herpes simplex virus infection and perinatal transmission of human immunodeficiency virus. Obstet Gynecol. 2005;106(6):1341-8.

30. Kriebs JM. Understanding herpes simplex virus: transmission, diagnosis, and considerations in pregnancy management. J Midwifery Womens Health. 2008;53(3):202-8.

31. Watts DH, Brown ZA, Money D, Selke S, Huang ML, Sacks SL, et al. A double-blind, randomized, placebo-controlled trial of acyclovir in late pregnancy for the reduction of herpes simplex virus shedding and cesarean delivery. Am J Obstet Gynecol. 2003;188(3):836-43.

32. Rouse DJ, Stringer JS. Cesarean delivery and risk of herpes simplex virus infection. JAMA. 2003;289(17):2208.

33. Tita AT. When is primary cesarean appropriate: maternal and obstetrical indications. Semin Perinatol. 2012;36(5):324-7.

34. Guerry SL, Bauer HM, Klausner JD, Branagan B, Kerndt PR, Allen BG, et al. Recommendations for the selective use of herpes simplex virus type 2 serological tests. Clin Infect Dis. 2005;40(1):38-45.

35. Wald A, Huang ML, Carrell D, Selke S, Corey L. Polymerase chain reaction for detection of herpes simplex virus (HSV) DNA on mucosal surfaces: comparison with HSV isolation in cell culture. J Infect Dis. 2003;188(9):1345-51.

36. Mark H, Nanda JP, Joffe A, Roberts J, Rompalo A, Melendez J, et al. Serologic screening for herpes simplex virus among university students: a pilot study. J Am Coll Health. 2008;57(3):291-6.

37. Brown ZA, Gardella C, Wald A, Morrow RA, Corey L. Genital herpes complicating pregnancy. Obstet Gynecol. 2005;106(4):845-56.

38. Gardella C, Barnes J, Magaret AS, Richards J, Drolette L, Wald A. Prenatal herpes simplex virus serologic screening beliefs and practices among obstetricians. Obstet Gynecol. 2007;110(6):1364-70.

39. Roett MA, Mayor MT, Uduhiri KA. Diagnosis and management of genital ulcers. Am Fam Physician. 2012;85(3):254-62.

40. Anderson NW, Buchan BW, Ledeboer NA. Light microscopy, culture, molecular, and serologic methods for detection of herpes simplex virus. J Clin Microbiol. 2014;52(1):2-8.

41. Centers for Disease Control ans Prevention. 2010 STD treatment guidelines. In: Division of STD Prevention NCfHA, Viral Hepatitis, STD, and TB Prevention (editor). Atlanta: Centers for Disease Control; 2010.

42. Gardella C, Brown ZA. Managing genital herpes infections in pregnancy. Cleve Clin J Med. 2007;74(3):217-24.

43. Stone KM, Reiff-Eldridge R, White AD, Cordero JF, Brown Z, Alexander ER, et al. Pregnancy outcomes following systemic prenatal acyclovir exposure: Conclusions from the international acyclovir pregnancy registry, 1984-1999. Birth Defects Res A Clin Mol Teratol. 2004;70(4):201-7.

44. Pinninti SG, Angara R, Feja KN, Kimberlin DW, Leach CT, Conrad DA, et al. Neonatal herpes disease following maternal antenatal antiviral suppressive therapy: a multicenter case series. J Pediatr. 2012;161(1):134-8 e1-3.

45. FEBRASGO. Manual de Orientações – Doenças Infecto Contagiosas. In: Obstetrícia FEBRASGO (ed). São Paulo; 2010.

Herpes Simples no Recém-Nascido

Fabiana Cobianchi Nunes de Oliveira
Sérgio Ricardo Pinto de Oliveira

Apesar de ser relativamente incomum no período neonatal, a infecção pelo vírus herpes simples (HSV) reveste-se de grande importância, seja por aumento nos últimos anos de sua prevalência em aproximadamente 30%, seja pelo quadro extremamente grave na sua apresentação neonatal e pela possibilidade de prevenção perinatal. Além disso, a instituição terapêutica, tanto no recém-nascido acometido quanto na mãe transmissora, leva a melhor prognóstico[1].

ETIOLOGIA

A infecção neonatal é causada por dois subtipos sorológicos: HSV-1 e HSV-2, sendo este mais frequente. São vírus DNA, de duplo filamento, relativamente grandes e têm glicoproteínas em sua superfície que determinam a penetração do vírus na célula do hospedeiro (glicoproteína D), sua infectividade (glicoproteína B) e a produção de anticorpos específicos (glicoproteína G). O HSV penetra no corpo através de superfícies mucosas ou pela pele escarificada e, pelas terminações nervosas sensoriais ou autonômicas adjacentes, é transportado até os gânglios, onde se multiplica e fica em latência. Múltiplos fatores, como estresse, exposição à luz ultravioleta, febre, lesão tecidual ou imunossupressão, podem levar à replicação do vírus e produção de doença, clinicamente evidente ou subclínica[2,3].

EPIDEMIOLOGIA

Classicamente, o HSV-1 está relacionado à lesão orolabial, e o HSV-2, à lesão genital, porém o HSV-1 pode causar lesão genital, fato bastante documentado, principalmente em países desenvolvidos. Os dois subtipos têm distribuição universal, não têm vetor animal e o homem é seu único reservatório. O HSV-1 é adquirido na infância de forma assintomática ou relacionado à gengivoestomatite, e a lesão genital pode ser transmitida por contato orogenital. O HSV-2 é adquirido, em geral, durante o início da atividade sexual, pelo contato genital[2].

Estudos feitos pelo *Center for Disease Control* (CDC) nos Estados Unidos mostrou que 27,1% da população estudada tinha anticorpos contra o HSV-1 e HSV-2; 51%, para HSV-1; 5,3%, para HSV-2; e 16,6%, para ambos[4]. Em 2005-2010, a soroprevalência do HSV-1 era de 53,9%, e a do HSV-2, de 15,7%[5].

INFECÇÃO MATERNA

As manifestações mais comuns do HSV-1 são o herpes labial e a gengivoestomatite, e no HSV-2, o herpes genital. Formas mais graves como pneumonia, hepatite, encefalite e distúrbios de coagulação são raras. Vale salientar que a infecção materna é em geral assintomática ou subclínica e as mães com lesão primária pelo HSV têm probabilidade maior de transmitir o vírus. A mãe precisa estar excretando o vírus para que ocorra sua transmissão ao concepto[3,6,7].

A infecção materna pode ser:

Primária – o contato com o vírus ocorre pela primeira vez.

Primeiro episódio não primário – já tem anticorpos para um dos vírus e entra em contato com o outro, lembrar que existe imunidade cruzada entre o HSV-1 e o HSV-2.

Infecção recorrente – a mãe já tem anticorpos contra o vírus.

INFECÇÃO FETAL E NEONATAL

A prevalência da infecção neonatal pelo HSV pode variar de 1/3.000 a 1/20.000 nascidos vivos[1].

A transmissão pode ocorrer de três formas: intraútero (5%), perinatal (85%) ou pós-parto (10%). A ruptura prolongada de membranas é um marcador de risco para a aquisição de infecção neonatal.

A infecção congênita apresenta-se ao nascimento com quadro de vesículas de pele, acometimento ocular (coriorretinite), hidranencefalia e microcefalia.

A doença generalizada, responsável por aproximadamente 20% dos casos, é a de pior prognóstico. Manifesta-se entre 10 e 12 dias de vida, semelhante a um quadro séptico, com colapso respiratório, falência hepática, coagulação intravascular disseminada, acometimento do sistema nervoso central[2,8].

A doença mucocutânea, totalizando 45% dos recém-nascidos acometidos, caracteriza-se por lesões de pele em tronco e membros, presença de vesículas de 1 a 2mm, com base eritematosa, que podem coalescer. Nos olhos há ceratoconjuntivite que pode evoluir para coriorretinite, catarata e descolamento de retina, mesmo quando instituída terapêutica adequada. Podem aparecer lesões na boca, orofaringe e língua. Um terço desses pacientes pode apresentar tardiamente sequela neurológica.

Na encefalite herpética, o vírus atinge o cérebro por via axonal retrógrada, as manifestações clínicas aparecem por volta da terceira semana e podem ou não estar associadas com doença mucocutânea. O recém-nascido pode apresentar letargia, irritabilidade, tremores, dificuldade na sucção, abaulamento de fontanela e convulsões. O prognóstico é ruim, 50% evolui para óbito e, dos sobreviventes, metade apresenta sequelas neurológicas graves.

O período de incubação curto da doença disseminada, em geral de 9 a 11 dias, deve refletir intensa viremia com disseminação do vírus para vários órgãos. O quadro clínico caracteriza-se por febre, letargia, apneia desconforto respiratório secundário a pneumonite, hepatomegalia, icterícia, distúrbio de coagulação, manifestações muco cutâneas e convulsões. O óbito geralmente relaciona-se com a coagulopatia e as alterações hepáticas e pulmonares. A encefalite é muito comum (60%), sendo sua patogênese diversa da encefalite isolada, o vírus chega ao cérebro por via hematogênica, causando necrose cortical hemorrágica.

Vale ressaltar que houve diminuição significativa dessa grave forma de apresentação após o advento da terapia antiviral[1,2].

DIAGNÓSTICO

O diagnóstico deve ser rápido, visto que a instituição terapêutica precoce diminuiu a replicação e disseminação viral. O quadro clínico pode ser muito inespecífico, frequentemente a mãe não tem lesão genital evidente e nem sempre as vesículas estão presentes. Deve-se sempre lembrar da forma disseminada em recém-nascidos com quadros muito graves, como quadro séptico e CIVD[9].

Devido à transmissão placentária de IgG materna e a demora na produção de IgM pelo recém-nascido, os exames sorológicos não auxiliam no diagnóstico precoce.

As culturas virais definem o diagnóstico e podem ser obtidas das vesículas da pele, da orofaringe, conjuntiva, sangue, fezes, urina e liquor. Quando obtidas da pele e da conjuntiva, tem positividade de 90%, ficam normalmente prontas em 24 a 48 horas. Pode-se utilizar também a imunofluorescência direta, com sensibilidade de 80 a 90% em relação à cultura e de rápida execução.

A PCR do DNA viral no sangue ou liquor é um método altamente específico, sendo atualmente a melhor escolha para o diagnóstico e quando positiva no liquor, no final do tratamento, está relacionada com evolução para sequela neurológica[10].

Outros exames não específicos podem auxiliar no diagnóstico. Na encefalite, o liquor apresenta pleocitose mononuclear e altíssimas concentrações de proteínas (até 1.000mg/dL), porém, mais raramente, pode estar normal ou com predomínio de neutrófilos. A polissonografia costuma estar alterada e a ultrassonografia e a tomografia ou a ressonância de crânio podem mostrar áreas de hemorragia, infarto cerebral, encefalomalacia e edema. A radiografia de tórax pode evidenciar infiltrado intersticial difuso, progredindo para grave doença alveolar difusa na pneumonite. Ao hemograma, podem-se encontrar anemia, neutropenia ou neutrofilia e plaquetopenia. Aumento das enzimas hepáticas, coagulograma alterado e hiperbilirrubinemia podem estar associados.

O diagnóstico diferencial deve ser feito, no caso da doença disseminada, com sepse bacteriana. Diversas lesões de pele podem ser confundidas com a forma cutânea, entre elas: impetigo, pênfigo sifilítico, varicela-zóster, melanose pustulosa, eritema tóxico[2].

TRATAMENTO

A terapêutica precoce pode impedir a progressão da forma localizada para disseminada. Apesar de relato de casos de resistência ao medicamento, o aciclovir ainda é a droga de escolha, na dose de 60mg/kg/dia, por via venosa, a cada 8 horas (20mg/kg/dose), durante 21 dias, nos casos de doença generalizada, durante 14 dias para doença localizada (pele-boca-olho)[1,9].

A vidarabina é menos utilizada devido aos seus efeitos tóxicos. Vale lembrar que o tratamento pode suprimir, porém não erradicar o vírus[11,12].

Tratamento de suporte, como oxigenoterapia na pneumonite, e drogas vasoativas na forma disseminada são avaliados a cada caso. Corrigir anemia e distúrbios hemorrágicos quando presentes[11].

PROFILAXIA

Por ser o herpes frequentemente subclínico, nem sempre pode-se fazer a prevenção, baseando-se na presença de manifestação clínica na gestante. Pacientes com sorologias negativas para herpes devem ser orientadas sobre o risco de adquiri-lo no final da gestação. O ideal seria realizar sorologia para o HSV-1 HSV-2, porém essa prática é inviável para a maioria da população.

Gestantes com lesão ativa no momento do parto devem ser encaminhadas para cesariana e se a ruptura de bolsa for inferior a 4 horas[13]. Caso a mãe tenha lesão genital ou cultura positiva e o parto tenha sido por via vaginal ou cesariana com bolsa rota, o RN deve ser afastado dos outros durante quatro semanas. Durante a internação manter mãe e RN em alojamento conjunto, em caso de alta orientar bem os pais sobre os possíveis sintomas, obter culturas seriadas do recém-nascido, após 48 horas do parto, de vários sítios (orofaringe, sangue e urina); nessa situação, o uso de aciclovir profilático ainda é alvo de discussão[13].

Se a mãe tem lesão genital e o parto foi cesariano, com bolsa íntegra, não há necessidade de isolamento. Colher culturas do RN e tratar o recém-nascido com aciclovir se as culturas forem positivas ou em caso de forte suspeita.

Mães com lesão labial em atividade devem usar máscaras, lavar bem as mãos e não beijar o recém-nascido. Deve-se liberar e incentivar aleitamento materno, exceto se houver lesão no mamilo.

O uso de antiviral profilático em pacientes com herpes genital recorrente, aciclovir ou valaciclovir (pró-aci-clovir), reduz a excreção viral, a recorrência das lesões e a necessidade de parto cesáreo por herpes genital, porém existem informações limitadas sobre os efeitos deletérios ao feto. Dessa forma, devem ser discutidos com a gestante os riscos e os benefícios da profilaxia[14].

PROGNÓSTICO

O prognóstico melhorou sensivelmente com o advento da terapia antiviral, principalmente na forma mucocutânea, impedindo sua progressão para formas mais graves, porém, na encefalite e na forma disseminada, a mortalidade e as sequelas neurológicas ainda têm taxas elevadas. Já está em fase de testes, em humanos, uma vacina contra o herpes simples genital, com resultados promissores para sua prevenção apenas em mulheres que nunca tiveram a infecção[15,16].

REFERÊNCIAS

1. Kimberlin DW. Neonatal herpes simplex infection. Clin Microbial Rev. 2004;17(1):1-13.
2. Arvin MA, Whitley RJ, Gutierrez KM. Herpes simplex virus infections. In: Remington JS, Klein O. Infectious disease of the fetus and the newborn infant 6th ed. Philadelphia: WB Saunders Co; 2005.p.845-65.
3. Donoval BA, Passaro DJ, Klausner JD. The public health imperative for a neonatal herpes simplex virus infection surveillance system. Sex Transm Dis. 2006;33:170-4.
4. Xu F, Schilinger JA, Sternberg MR, Johnson RE, Lee FK, Nahmias AJ, et al. Seroprevalence and coinfection with herpes simplex virus type 1 and 2 in United States, 1988-1994. J Infect Dis. 2002;185(8): 1019-24.
5. Bradley H, Markowitz LE, Gibson T, McQuillan GM. Seroprevalence of herpes simplex virus types 1 and 2--United States, 1999-2010. J Infect Dis. 2014;209(3):325-33.
6. Cherpes TL, Matthews DB, Maryak SA. Neonatal herpes simplex virus infection. Clin Obstet Gynecol. 2012;55(4):938-44.
7. Baldwin S, Whitley RJ. Intrauterine herpes simplex virus infection. Teratology. 1989;39(1):1-10. Review.
8. Kimberlin DW. Herpes simplex virus infections of the newborn. Sem Perinatol. 2007;31(1):19-25.
9. Bany-Mohammed F. Herpes simplex virus. In: Gomella TL, Cunningham MD, Eyal FG (eds). Neonatology. 7th ed. New York: Lange McGraw-Hill; 2013.p.645-9.
10. Troendle-Atkins J, Demmler GJ, Buffone GJ. Rapid diagnosis of herpes simplex virus encephalitis by using the polymerase chain reaction. J Pediatr. 1993;123(3):376-80.
11. Kimberlin DW, Lin CY, Jacobs RF, Powell DF, Corey L, Gruber WC, et al. Safety and efficacy of high dose intravenous acyclovir in the management of neonatal herpes simplex virus infection. Pediatrics. 2001;108(2):230-8.
12. Naesens L, Clercq E. Recent developments in herpes virus therapy. Herpes. 2001; 8(1):12-6.
13. Burchett SK, Dalgra N. Viral infections. In: Clohert JP, Eichenwald EC, Stark AR (eds). Manual of neonatal care. 6th ed. Philadelphia: Lippincott Williams; 2008.p.244-71.
14. Hollier LM, Wendel GD. Third trimester antiviral prophylaxis for preventing maternal genital herpes simplex virus (HSV) recurrences and neonatal infection. Cochrane Database Syst Rev. 2008; (1):CD004946.

15. Rupp R, Rosenthal SL, Stanberry LR. Pediatrics and herpes simplex virus vaccines. Semin Pediatr Infect Dis. 2005;16(1):31-7. Review.
16. Belshe RB, Leone PA, Bernstein DI, Wald A, Levin MJ, Stapleton JT, et al. Efficacy results of a trial of a herpes simplex vaccine. N Engl J Med. 2012; 366(1):34-43.

Doença de Inclusão Citomegálica

Luciana de Lima Galvão

Embora a maioria das pessoas infectadas pelo citomegalovírus (CMV) seja assintomática ou apresente poucos sintomas da doença, em recém-nascidos (RN) e em crianças imunodeprimidas pode causar doença grave[1].

O CMV é um membro da família Herpesvirus, sendo herpes simples vírus (HSV), os tipos 1 e 2, vírus varicela-zóster (VZV), o tipo 3; vírus Epstein-Barr (EBV), o tipo 4; e CMV, o tipo 5. Todos esses citados e os outros dessa família guardam propriedades semelhantes que incluem um genoma de DNA linear de dupla fita, um capsídeo viral simétrico icosaédrico e um envelope viral[2]. Eles também partilham de propriedades biológicas como latência e reativação, que podem causar infecção recorrente no hospedeiro. Esse vírus se replica lentamente, levando até 24 horas para a replicação e vários dias a semanas para produzir efeito citopático em cultura de células de laboratório.

EPIDEMIOLOGIA

A infecção pelo CMV é frequente e estudos epidemiológicos demonstraram que a prevalência de anticorpos para CMV varia com a idade, região geográfica, cultural, estado socioeconômico e práticas de criação dos filhos. Em países em desenvolvimento, a maioria das crianças já está infectada aos 3 anos de idade. Já nos países desenvolvidos como Estados Unidos ou Reino Unido, 60 a 80% da população será infectada com CMV na idade adulta[1].

A soroprevalência materna também varia. No Brasil, a grande maioria das mulheres (90 a 95%) já apresentou a infecção primária pelo CMV[3]. Já a prevalência da soropositividade materna, por exemplo, nos Estados Unidos varia, de acordo com a classe socioeconômica, de 50 a 60% em mulheres da classe média americana a 70 a 85% em mulheres com baixo nível socioeconômico[4].

Em RN é a infecção viral congênita mais comum, com prevalência ao nascimento de 0,5 (0,2 a 2,5%)[5,6]. A infecção congênita pelo CMV é um importante problema de saúde pública devido ao elevado risco de consequências adversas tardias tanto em crianças sintomáticas quanto em assintomáticas ao nascer.

A doença materna preexistente, ou seja, soropositividade para CMV, reduz substancialmente o risco, mas não elimina completamente a infecção fetal, sugerindo proteção parcial pela imunidade materna[7,8].

TRANSMISSÃO

A transmissão do CMV pode ocorrer antes, durante e após o parto com implicações diferenciadas. Classicamente a transmissão se dá de pessoa para pessoa pelo contato com secreções da nasofaringe infectada, urina, sêmen, secreção vaginal e cervical, leite materno, tecidos e sangue. O risco de soroconversão é maior em contatos domiciliares com crianças pequenas.

A transmissão vertical, que é a transmissão da mãe para o feto ou para o RN é mais comum em decorrência da infecção materna primária (quando a aquisição inicial do vírus ocorre durante a gestação, isto é, soroconversão de negativo para positivo). Seguindo-se a infecção materna primária, a mãe desenvolve anticorpos anti-CMV e o vírus torna-se latente. Os anticorpos maternos para CMV não previnem a reativação ou a reinfecção com novas cepas virais nem completamente de uma infecção congênita. Há evidências de que mais de uma cepa pode ser transmitida para o feto, no mesmo momento disseminando-se diferentes cepas, ou múltiplas transmissões em diferentes eventos[9].

Vias – a transmissão do CMV da mãe para o feto ou RN pode ocorrer de várias formas: na forma mais comum, o CMV infecta a placenta, pois o citotrofoblasto permite a replicação viral e então é transmitido para o embrião/feto, onde o vírus é replicado em múltiplos tecidos, incluindo o epitélio tubular renal, que no período de seis semanas passa a eliminá-lo na urina e, portanto, no líquido amniótico[10]. A infecção ascendente, a partir do trato genital materno, parece ser rara antes do parto, mas é possível[11]. Já a transmissão intraparto e a pós-natal podem ocorrer via aspiração/ingestão de secreções cervicovaginais durante o trabalho de parto ou via aleitamento. Nos Estados Unidos, a taxa de excreção cervical do CMV varia dependendo de vários fatores, como idade, estado socioeconômico, área geográfica e população estudada. Em um estudo, mais de 57% dos RN cujas mães excretavam CMV no período próximo ao parto tornaram-se infectados durante o parto[12]. Em outro estudo 96% das mães soropositivas tinham CMV-DNA detectável no leite materno quando testadas no período pós-parto precoce[13].

Por outro lado, a presença de CMV-DNA no sangue materno no momento da amniocentese não parece ser um fator de risco para a transmissão iatrogênica anteparto[14].

Taxas – a taxa de transmissão fetal parece aumentar com o avanço da gestação. Uma revisão que agrupou dados de nove estudos de transmissão de CMV maternofetal relatou taxa de 36,5%, 40,1% e 65% no primeiro, segundo e terceiro trimestres, respectivamente[15]. No período pré-concepcional (dois meses a três semanas antes da data da concepção), a taxa de transmissão foi de 5,2%, e no período pré-concepcional (três semanas antes até três semanas após a data da concepção), de 16,4%[15].

Como o CMV-DNA permaneceu detectável no sangue de 20% de pacientes imunocompetentes durante seis meses após o diagnóstico de infecção primária, alguns peritos sugerem que a mulher espere pelo menos seis meses após a infecção primária antes de tentar conceber novamente. No entanto, os dados são limitados e outros peritos sugerem o mínimo de três a quatro meses.

Embora a transmissão perinatal aumente com o correr da gestação, quanto maior a idade gestacional, mais as sequelas na prole parecem ser menos grave.

MANIFESTAÇÕES CLÍNICAS

A infecção por CMV, tanto para a grávida como para sua prole, é geralmente assintomática, no entanto, infecção congênita grave pode ocorrer e sequelas podem aparecer tardiamente.

Infecção materna – a infecção primária na gestante pode causar doença febril com pouco sintoma como rinite, faringite, mialgia, artralgia, cefaleia e astenia, mas é clinicamente inaparente em 90% dos casos. Reinfecção por cepa diferente ou reativação do vírus materno, geralmente, não causa doença materna clinicamente evidente.

Infecção congênita – evidências cada vez maiores sugerem que morbidade congênita significante ocorre após infecção primária ou infecção não primária (reinfecção com nova cepa ou reativação). Noventa por cento dos RN são inicialmente assintomáticos. Dez a 15% desses RN assintomáticos desenvolverão dano no neurodesenvolvimento nos primeiros três anos de vida[16].

Aproximadamente 5 a 20% dos RN de mães com infecção primária pelo CMV terão doença manifesta sintomaticamente ao nascimento (pequeno para a idade gestacional, microcefalia, ventriculomegalia, coriorretinite, hepatite, esplenomegalia, trombocitopenia, petéquia). Esses RN têm taxa de mortalidade de aproximadamente 5%, e 50 a 60% dos sobreviventes desenvolverão morbidade neurológica grave em longo prazo (isto é, perda auditiva progressiva, perda visual, rebaixamento cognitivo)[17]. O binômio doença sintomática ao nascimento e sequela grave é mais comum com a infecção primária e adquirida na primeira metade da gestação, particularmente no primeiro trimestre. Na mesma revisão, não houve nenhum RN sintomático entre 92 gestações com infecção materna no terceiro trimestre[15].

Os achados clínicos resultam, em parte, da replicação viral em diferentes órgãos (glândula salivar, pulmão, fígado, rim, intestino, suprarrenal, placenta e sistema nervoso central)[18]. Outros mecanismos patogênicos que podem explicar as características da infecção congênita incluem síndrome sepse-*like*, reações imunopatológicas (reação granulomatosa, particularmente no fígado), formação de imunocomplexos, vasculite, depressão da imunidade mediada por células específica para CMV[19].

Infecção congênita por CMV parece ser causa de óbito fetal e deveria ser considerada na avaliação de natimorto de etiologia desconhecida após necropsia[20].

Infecção perinatal – a infecção perinatal com CMV pode ocorrer no RN a termo ou pré-termo. A transmissão pode ocorrer por ingestão ou aspiração de secreção do canal de parto, ingestão de leite materno ou de transfusão de hemoderivado[1]. A infecção torna-se aparente a partir de três semanas até três a seis meses de idade. Embora frequentemente assintomática, a infecção perinatal com CMV pode apresentar-se com uma ampla variedade de sintomas: síndrome sepse-*like* associada a hepatoesplenomegalia, linfopenia, neutropenia e trombocitopenia, elevação de transaminases e pneumonite. Enterite necrosante também foi associada com infecção por CMV em RN prematuros[21]. O RN prematuro extremo foi identificado com risco para desenvolver doença perinatal grave por CMV decorrente de fonte materna, leite materno e transfusão.

Infecção da placenta – os achados histopatológicos clássicos incluem o seguinte, embora nem todos os achados estejam presentes: vilite linfoplasmacítica (vilite crônica difusa com células plasmáticas), esclerose de capilares vilosos, trombose vilosa coriônica, vilite necrosante, depósito de hemossiderina no estroma do vilo.

Infecção pelo HIV – comparada com mulher imunocompetente, a infecção pelo CMV em mulher imunocomprometida é mais provável de se apresentar como síndrome mononucleose-*like*, assim como miocardite, hepatite, pneumonite, retinite, gastroenterite e meningoencefalite.

DIAGNÓSTICO

A quem testar? A testagem de grávidas para CMV está indicada como parte da avaliação diagnóstica de adoecimento de síndrome mononucleose-**like**, quando o feto apresenta anormalidades sugestivas de infecção congênita por CMV avaliadas pela ultrassonografia ou quando a gestante pede para fazer o exame[22].

Mulheres imunodeprimidas ou com história de exposição conhecida ao CMV deverão realizar a sorologia sempre.

Como testar? O diagnóstico de CMV materna clinicamente suspeita é baseado em sorologia. A presença de CMV-IgM não ajuda a determinar o momento do início da infecção porque está presente em apenas 75 a 90% das mulheres com infecção aguda. A IgM pode permanecer positiva por mais de um ano após a infecção aguda e pode reverter de negativo para positivo em mulheres com reativação do CMV ou reinfecção com uma cepa diferente.

Na ausência de soroconversão documentada recentemente, é difícil ou até impossível distinguir entre infecção primária e não primária. A determinação da avidez para CMV é muito útil em determinar se a infecção é mais ou menos recente e assim o risco de transmissão intraútero. Avidez alta (IgG anti-CMV > 65%) sugere que a infecção primária ocorreu há mais de seis meses da coleta; baixa avidez (< 30%) sugere infecção primária recente (em dois a quatro meses)[23,24].

Em estudo francês, a combinação de baixa avidez (< 30%) e CMV-DNA por PCR positivo no soro materno, ou apenas baixa avidez no primeiro trimestre, foi importantemente associada com transmissão vertical[25].

Testes sorológicos não diferenciam as diferentes cepas de CMV.

Sorologia para CMV na gestação – há peritos que consideram que todas as mulheres em idade fértil deveriam ser testadas para saber seu estado imunológico em relação ao CMV, embora esse não seja um consenso. A testagem sorológica rotineira para CMV não é recomendada nos Estados Unidos por muitas razões:

1. Nenhuma vacina é disponível.
2. Nas mulheres gestantes soropositivas é difícil distinguir entre infecção primária e não primária ou determinar o momento da infecção, que pode ter ocorrido muitos meses antes da concepção.
3. Não há evidências de que a terapia com drogas antivirais na mulher gestante previne ou mitiga as sequelas da infecção por CMV no RN.
4. Embora a infecção fetal possa ser detectada, não há forma acurada de predizer se o feto desenvolverá ou não sequela significante.

Por outro lado, os proponentes de testagem universal argumentam que o conhecimento de sua sorologia negativa para CMV associado a medidas educativas (induzindo a mudanças de comportamento) são capazes de motivar as mulheres a boas práticas de higiene e assim redução do risco de soroconversão durante a gestação[26-28].

A simples repetição da sorologia durante a gestação para detectar soroconversão não é comumente realizada devido aos custos e à falta de um tratamento efetivo.

No Brasil, o programa Canguru de assistência pré-natal às gestantes orienta a realização da sorologia para CMV-IgM e IgG apenas na 26ª semana de gestação.

Diagnóstico pré-natal (métodos de identificação do DNA viral)

Sugerem os peritos que o diagnóstico pré-natal seja oferecido para gestantes suspeitas de terem infecção primária ou não primária pelo CMV e a justificativa do diagnóstico pré-natal é o potencial para sequelas graves para a prole, especialmente quando a infecção materna é primária.

Amniocentese com pesquisa de CMV-DNA por PCR – a amniocentese para a realização da PCR para CMV-DNA no líquido amniótico é a abordagem diagnóstica preferida para identificar um feto infectado. A cultura viral é menos desejável (embora seja uma forma de isolamento viral) por suas inúmeras limitações. Trabalhos relatam 70 a 100% de positividade da PCR[29-32]. O momento da amniocentese parece ser um fator crítico que influencia a positividade: a positividade parece ser maior após a 21ª semana de gestação e respeitando-se um tempo de atraso da coleta de seis semanas entre a infecção clínica materna e a amniocentese. Essas seis semanas refletem o tempo para a infecção da placenta, a replicação, a transmissão para o feto, a replicação viral nos rins do feto e a excreção no líquido amniótico. Em uma série de casos de amostras colhidas antes e após a 21ª semana de gestação, a sensibilidade foi de 30% e 71%, respectivamente. Se a amniocentese for realizada muito precocemente na gestação ou muito cedo em relação ao começo de infecção materna, é evidência de infecção se o resultado for positivo, mas deverá ser repetida mais tarde durante a gestação se for negativo. Raramente resultado falso-positivo ocorre por contaminação da amostra de líquido amniótico com líquidos maternos.

O maior objetivo do diagnóstico pré-natal é a predição de sequela na prole. A determinação de carga viral no líquido amniótico pode ajudar a distinguir fetos infectados (que mais provavelmente terão sequelas) dos assintomáticos. Por exemplo, em um estudo com 456 mulheres entre a 21 e 23ª semana de gestação a detecção de cargas virais maiores (> 100.000 cópias/mL) foi associada com fetos e RN sintomáticos[33].

Outros métodos de identificação do CMV-DNA viral – um estudo comparou o desempenho da cultura de leucócitos do sangue periférico, o CMV-DNA por PCR e ensaio de antigenemia do CMV em um grupo de 52 pacientes imunocompetentes com diagnóstico de infecção primária por CMV por meio de sorologia[34]. CMV-DNA por PCR foi detectado em 100% de 25 pacientes quando o teste foi realizado em um mês dos sintomas. Em comparação, o ensaio de antigenemia para o CMV e a cultura de leucócitos do sangue periférico foram muito menos sensíveis, com positividade de apenas 50% e 21% dos pacientes, respectivamente, durante as primeiras quatro semanas de sintomas.

Diagnóstico por ultrassonografia – marcadores de ultrassom são sugestivos, mas não diagnósticos. Marcadores como calcificações periventriculares, ventriculomegalia, microcefalia, intestinos hiperecogênicos, restrição de crescimento fetal, hepatoesplenomegalia, polimicrogiria, hipoplasia cerebelar, pseudocistos periventriculares ou adjacentes ao lobo temporal ou occipital, ecogenicidade periventricular, cisterna magna alargada, anormalidades no líquido amniótico, ascite e/ou derrame pleural, hidropisia, alargamento da placenta são possíveis achados ultrassonográficos.

No feto infectado, a ultrassonografia seriada a cada duas ou quatro semanas pode ser útil para a detecção de anormalidades sonográficas em desenvolvimento. Anormalidades ultrassonográficas foram relatadas em 25% dos fetos infectados na primeira metade da gestação e um exame de ultrassonografia normal não exclui completamente a possibilidade de um RN sintomático ou o desenvolvimento de morbidade neurológica a longo prazo[35-37].

Amostra de sangue de punção percutânea do funículo umbilical (PUBS) para testar o sangue fetal não aumenta a sensibilidade ou a especificidade dos testes realizados com o líquido amniótico. Embora a presença de alteração das provas de lesão e função hepática, alteração hematológica (especialmente trombocitopenia) e elevação de β_2-microglobulina sejam sinais de doença grave, o nível dos marcadores não é suficiente para distinguir entre doença sintomática de assintomática e predizer a probabilidade de resultado desfavorável em longo prazo.

A ressonância magnética pode auxiliar com informações adicionais sobre anormalidades, particularmente anormalidades neurológicas. No entanto, ultrassonografia ou ressonância magnética normais não excluem a possibilidade de desenvolvimento de perda auditiva pós-natal[38].

Diagnóstico pós-natal

Infecção congênita – o diagnóstico de infecção ou doença congênita é acompanhado do isolamento ou detecção viral na urina ou na saliva de amostra coletada nas **primeiras três semanas** de vida. RN com doença pelo CMV adquirida de forma congênita frequentemente tem altos títulos de vírus e a cultura, com frequência, torna-se positiva entre um e três dias de incubação[39]. A saliva é mais facilmente obtida do que a urina, permitindo sua coleta em larga escala como programa de triagem neonatal. Entretanto, pela possibilidade de contaminação da saliva pelo CMV eventualmente presente na secreção da cérvix uterina ou no leite materno, quando essa amostra é utilizada é necessária a confirmação com a detecção viral na urina[3].

A detecção de CMV-DNA na urina ou no sangue de RN utilizando a técnica de PCR pode ser usada no diagnóstico de CMV congênito. RN com doença por CMV adquirida no perinatal, isto é, sepse viral, enterocolite necrosante, colite, hepatite, pneumonite ou trombocitopenia podem ter elevação dos níveis de CMV-DNA no seu sangue total ou no plasma a ter seu diagnóstico com CMV por PCR[21]. CMV-DNA pode também ser detectado a partir de amostra de manchas de sangue seco como triagem dos RN, com possível utilização dessa técnica para triagem dos RN no futuro[25,40].

A ausência do vírus na saliva e/ou na urina do nascimento até 2 a 3 semanas de vida exclui o diagnóstico de infecção congênita[3].

A determinação da IgG para CMV (dentro da pesquisa da síndrome de TORCH) não é útil no diagnóstico da infecção congênita ou perinatal porque a maioria da população tem anticorpo para CMV e o resultado positivo no RN pode apenas refletir a transferência passiva de anticorpo materno pela placenta. A presença de IgM no RN pode sim sugerir a infecção congênita. No entanto, isolamento viral por cultura ou CMV-DNA por PCR ainda deverá ser realizado, pois a IgM pode resultar em falso-positivo e falso-negativo[38,41].

O diagnóstico de infecção congênita pelo CMV após a 3ª semana de vida requer uma combinação de achados clínicos e exames complementares, incluindo avaliação de comprometimentos neurológico, auditivo e ocular, acompanhada da exclusão de outras etiologias, principalmente sífilis e toxoplasmose[3]. Esse é um problema muito frequente pelo fato de os RN infectados serem assintomáticos ao nascer na grande maioria dos casos e apresentarem manifestações variáveis e inespecíficas. Consequentemente, a suspeita clínica e a investigação laboratorial ocorrem, em geral, após o período neonatal, muitas vezes devido à ocorrência de manifestações tardias características pelo atraso no desenvolvimento neuropsicomotor e pela perda auditiva neurossensorial[3].

Infecção perinatal – após o estabelecimento de medidas de inativação do CMV com relação à transfusão de hemoderivados, o aleitamento materno vem sendo apontado como a via mais importante de infecção por esse vírus[42]. A infecção perinatal é assintomática na grande maioria dos RN a termo. No entanto, pode estar associada a quadros clínicos de gravidade variável, como na síndrome sepse-*like*, colestase, plaquetopenia, neutropenia e pneumonite, quando acomete RN pré-termo com peso inferior a 1.500g e/ou idade gestacional inferior a 32 semanas[41,43]. É provável que em populações de alta prevalência de soropositividade materna, como na brasileira, a possibilidade de doença seja reduzida[3].

A detecção do CMV a partir da 4ª até a 12ª semana de vida indica infecção adquirida no período perinatal ou pós-natal precoce[3].

Critérios para definição de diagnóstico da infecção congênita e perinatal

O RN identificado como portador de infecção congênita pelo CMV precisa ser avaliado clinicamente e com exames complementares, para determinar o grau do comprometimento em vários órgãos, especialmente do sistema nervoso central e auditivo, como sugerido no quadro 3.83, extraído do manual do Ministério da Saúde, Atenção à Saúde do RN volume 2[3].

Quadro 3.83 – Avaliação clínica e exames complementares para crianças com infecção congênita pelo CMV[3].

Avaliação clínica
- Peso, comprimento e perímetro cefálico
- Hepatimetria e tamanho do baço
- Fundoscopia ocular ao nascimento e com 12 e 60 meses

Avaliação auditiva
- Otoemissões acústicas
- Potencial evocado da audição (BERA) ao nascimento, com 3, 6, 12, 18, 24, 30 e 36 meses. A partir dessa idade, audiometria infantil condicionada a cada 6 meses até 6 anos de idade

Exames de imagem do SNC
- Tomografia computadorizada de crânio ao nascimento e, se alterada, repetir de acordo com a necessidade clínica

Exames complementares
- Hemograma completo com contagem de plaquetas
- Bilirrubina total e frações
- Transaminases séricas
- Exame liquórico: celularidade, proteinorraquia, glicorraquia e pesquisa do DNA do CMV

O envolvimento do sistema nervoso central deve ser avaliado com especial atenção. A tomografia computadorizada de crânio deve ser realizada, sempre que possível, em todas as crianças com infecção congênita por CMV, mesmo naquelas assintomáticas. Os achados anormais frequentemente observados em crianças sintomáticas são calcificações e/ou cistos periventriculares (Fig. 3.117), áreas de gliose, vasculite, ventriculomegalia (raramente causando hidrocefalia), distúrbios na migração neuronal e, em casos mais graves, atrofia cortical, porencefalia e hidranencefalia. Radiografias de crânio ou exames ultrassonográficos não são recomendados, pela baixa sensibilidade para visualização dessas alterações.

A análise do liquor, como mostra o quadro 3.83, deve ser realizada em todas as crianças sintomáticas, mesmo naquelas com tomografia de crânio normal, desde que as condições clínicas e a contagem de plaquetas não contraindiquem o procedimento.

Especial atenção deve ser dada à investigação da perda auditiva neurossensorial secundária à infecção congênita pelo CMV, que pode manifestar-se ou agravar-se tardiamente. Essa avaliação deve ser feita por meio de teste do potencial evocado de tronco cerebral (BERA) no momento do diagnóstico, ainda no período neonatal,

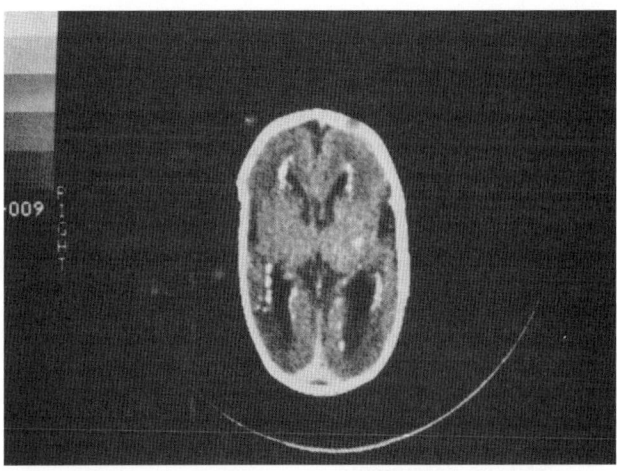

Figura 3.117 – Tomografia cerebral computadorizada em recém-nascido portador de doença de inclusão citomegálica com calcificações cerebrais periventriculares.

e periodicamente, com 3, 6, 9, 12, 24, 30 e 36 meses de vida. Após essa idade, a avaliação pode ser semestral, até a idade escolar, podendo ser realizada por meio de BERA ou de audiometria condicionada. A avaliação oftalmológica por meio de fundoscopia ocular deve ser realizada no momento do diagnóstico, aos 12 meses e aos 5 anos de idade. O envolvimento ocular pode ocorrer em 10 a 20% das crianças sintomáticas, sendo muito raro em crianças assintomáticas. As anormalidades oculares mais frequentes incluem coriorretinite e atrofia do nervo óptico. Diferentemente do acometimento auditivo, a coriorretinite pelo CMV não é progressiva.

GERENCIANDO CUIDADOS MATERNOS E CUIDADOS COM O RN

Para as mulheres gestantes imunocompetentes com infecção por CMV deverão ser oferecidos cuidados de suporte para o alívio dos sintomas (acetaminofeno para febre).

O momento e a via do parto são determinados por indicação materna e fetal ordinárias.

O uso de droga antiviral para tratar infecção por CMV em adulto imunocompetente, incluindo gestante, é muito raramente indicado.

Indicações de uso de antivirais para tratamento da infecção congênita ou da infecção perinatal

Não é recomendado o tratamento de RN com infecção congênita ou infecção perinatal assintomática, pois não há ensaios clínicos que documentem eficácia.

O tratamento é recomendado para RN com infecção congênita ou perinatal com doença por CMV que serão beneficiados pela terapia antiviral por apresentarem uma das condições a seguir[3,44].

477

- Síndrome sepse-*like* viral causada pelo CMV.
- Pneumonite ou trombocitopenia grave e refratária.
- Retinite com risco de lesão em área nobre.
- Colite.
- Desordem imune primária.

RN que podem ter benefício em longo prazo por terapia antiviral incluem aqueles com:

- Perda auditiva neurossensorial.
- Microcefalia ou outros envolvimentos do sistema nervoso central (SNC).
- Doença congênita sintomática por CMV com ou sem perda auditiva ou evidente envolvimento do SNC ao nascimento.

Drogas antivirais

Até o momento, ganciclovir e sua pró-droga, o valganciclovir, são os dois antivirais licenciados para o tratamento da infecção pelo CMV. Entretanto, seu uso é limitado pela potencial toxicidade. Ambos produzem supressão reversível da medula óssea dose-dependente que pode manifestar-se com leucopenia, neutropenia, anemia ou trombocitopenia. A incidência de neutropenia associada com valganciclovir pode ser menor do que com ganciclovir por via IV. Pacientes recebendo ganciclovir ou valganciclovir devem ser monitorizados regularmente. Ambos são excretados pelos rins e devem ter a dose ajustada com insuficiência ou falência renal. Infiltração local de infusão venosa por solução de ganciclovir pode causar reação local, úlceras e até cicatrizes. A indução de neutropenia pode ser particularmente prejudicial para RN sintomáticos, porque alguns deles são RN prematuros e necessitam permanecer em unidades de terapia intensiva (Quadro 3.84)[3].

O tempo total de terapia será de seis semanas. Entretanto, a excreção viral detectável reaparece cerca de três semanas após a suspensão da droga. Considerando que a detecção do CMV na urina pode refletir a replicação viral em sítios pouco ou não acessíveis, como a região coclear da orelha interna, questiona-se sobre a necessidade de tratamento mais prolongado em crianças com IC sintomática para prevenir a progressão da perda auditiva. A disponibilidade do valganciclovir torna possível verificar se o curso mais longo que seis meses implicaria maiores benefícios. O uso do valganciclovir para o tratamento de RN com infecção congênita por período mais prolongado está sendo explorado em estudo controlado multicêntrico ainda em andamento (dados ainda não publicados)[3]. O valganciclovir é utilizado na dose de 15mg/kg/dose a cada 12 horas e pode ser usado na manutenção da terapia em paciente que tem tolerância e absorção por via oral.

Tratamento de infecção congênita em assintomáticos ou oligossintomáticos – quanto aos RN assintomáticos

Quadro 3.84 – Esquema de tratamento para citomegalovirose congênita[3].

Critérios de inclusão para tratamento

- RN sintomáticos com evidências de envolvimento do SNC, incluindo calcificações intracranianas, microcefalia, atrofia cortical, surdez neurossensorial, liquor anormal e coriorretinite
- RN com quadro de síndrome sepse-*like* viral, pneumonite intersticial por CMV, excluídas outras etiologias
- Idade inferior a 1 mês na ocasião do diagnóstico

Administração da droga

- Ganciclovir na dose de 8 a 12mg/kg/dia, de 12/12 horas, rediluído em soro fisiológico a 0,9% ou soro glicosado a 5%, não ultrapassando 10mg/mL em infusão por via intravenosa lenta por 1 hora, durante 6 semanas

Contraindicações do uso da droga ou modificações da dose quando já estiver em uso

- Neutropenia (< 500 células/mm³) e plaquetopenia (< 50.000 células/mm³): redução da dose para 4 a 6mg/kg/dia
- Creatinina sérica > 2mg/dL
- Se essas alterações persistirem por mais de uma semana ou piorarem, a droga deverá ser suspensa até a normalização dos parâmetros laboratoriais

Controle laboratorial durante o tratamento

- Hemograma completo com plaquetas, ureia e creatinina, TGO, bilirrubina total e frações nos dias 3, 5, 7, 10, 14, 17, 21, 28, 35, 42 e 49 de tratamento
- Monitorização da virúria: coleta de urina para isolamento viral e PCR nas semanas 1, 2, 4, 6, 8, 10 e 12
- Liquor antes do início do tratamento e, se alterado, repetir no dia 42

---

e oligossintomáticos com doença congênita por CMV sem envolvimento do SNC, o tratamento antiviral não é indicado até o momento, considerando-se os efeitos adversos da droga antiviral e a ausência de comprovação de benefícios[3].

Tratamento da infecção perinatal – com relação ao tratamento da infecção perinatal, está indicado nos casos de infecção sintomática grave (síndrome séptica viral, pneumonite e exacerbação de quadros pulmonares em RN pré-termo doente). O ganciclovir é administrado na mesma dose sugerida no quadro 2, mas com duração de 2 a 3 semanas, dependendo da resposta clínica, exames laboratoriais e supressão da virúria[3].

Outras drogas

Se não houver resposta clínica ou virológica com ganciclovir ou com valganciclovir, o foscarnet pode ser utilizado se a função renal permitir. Cidofovir é outro antiviral com atividade anti-CMV específica que pode ser utilizado em crianças com monitorização cuidadosa da função renal e avaliação metabólica. Alguns peritos adicionam gamaglobulina hiperimune para CMV (HG-CMV) ao esquema de tratamento em pacientes de risco, mas a eficácia dessa abordagem é incerta.

Gamaglobulina hiperimune para CMV – HG-CMV para a gestante com infecção primária por CMV, iniciada precocemente na gestação, é uma terapia promissora, mas em investigação. É uma abordagem terapêutica que visa reduzir infecção sintomática na prole. Em três estudos observacionais prospectivos, a administração da HG-CMV foi associada à redução importante na transmissão maternofetal e a gravidade da infecção congênita[45-47]. No entanto, estudo randomizado subsequente não demonstrou benefício importante. Por meio do ensaio *Congenital Human CMV Infection Prevention* (CHIP), 124 gestantes com 5 a 26 semanas de gestação, com infecção primária recente por CMV, foram randomicamente alocadas para receber gamaglobulina hiperimune ou placebo a cada quatro semanas até 36 semanas de gestação ou até a detecção de CMV no líquido amniótico[48]. A taxa global de infecção congênita foi semelhante em ambos os grupos (30% *versus* 44% no grupo placebo). A proporção de RN infectados sintomáticos ao nascimento também foi similar em ambos os grupos (3/10, 30%, no grupo da HG-CMV e 4/17 no grupo placebo, 24%). Além disso, o número de eventos adversos obstétricos foi maior no grupo da HG-CMV do que no grupo placebo (13% *versus* 2%). Duas limitações desse ensaio não têm o poder de detectar pequenas diferenças estatísticas e os investigadores não avaliaram a perda auditiva, que é um importante resultado clínico que pode potencialmente ser afetada por essa terapia.

Embora a HG-CMV não seja rotineiramente indicada, o uso dessa terapia deveria ser individualizado. Algumas gestantes com infecção primária por CMV podem escolher ser submetidas a essa terapia depois de discutir os dados disponíveis da eficácia da HG-CMV e as limitações desses poucos estudos publicados, assim como efeitos adversos potenciais.

PREVENÇÃO

A prevenção da doença por CMV para o feto/RN é de máxima importância devido às consequências devastadoras dessa infecção. Medidas de prevenção são primariamente baseadas em boa higiene pessoal e o uso de hemoderivados negativos para CMV quando gestantes e RN precisam receber transfusão[49].

Precauções para prevenir transmissão – há fraca evidência a partir de ensaios randomizados prospectivos em que o conhecimento de soronegatividade para CMV e medidas educativas podem modificar o comportamento materno e diminuir a soroconversão das gestantes de alto risco para soroconversão[28,50-52]. No entanto, essas informações não parecem modificar a taxa e soroconversão entre mulheres não grávidas e também naquelas que estão tentando conceber[50].

Medidas para redução de soroconversão – mulheres soronegativas deveriam ser particularmente conscientizadas sobre medidas de prevenção. No entanto, nenhuma ação pode eliminar o risco de tornar-se infectada com CMV. Os guias sugerem:

- Boas práticas de higiene pessoal durante a gestação, especialmente lavagem das mãos com água e sabão após o contato com fraldas ou com secreção oral ou nasal (particularmente com criança que fica em creche). O tempo de lavagem deve ser de 15 a 20 segundos.
- Evitar beijar crianças menores de 6 anos de idade na boca e na bochecha. Em vez disso, beijar a cabeça ou dar um abraço.
- Não partilhar alimentos, bebidas ou utensílios de uso oral (isto é, garfo, colher, escova de dente, chupeta) com crianças.
- Limpar brinquedos, bancadas e outras superfícies que entraram em contato com urina ou saliva de crianças.

Aleitamento materno – os benefícios demonstrados com o aleitamento prevalecem sobre os riscos mínimos de adquirir CMV a partir do leite materno infectado. Apenas para lembrar, mães infectadas com o HIV não podem amamentar.

Desenvolvimento de vacinas – nenhuma vacina é disponível para uso em humanos, embora várias candidatas fossem desenvolvidas e testadas em estudos clínicos. Um estudo fase 2 que incluiu 464 mulheres soronegativas em idade fértil, uma vacina da subunidade da glicoproteína B do CMV com adjuvante MF59 apresentou 50% de eficácia em prevenir infecção pelo CMV[53]. Infecção congênita pelo CMV foi diagnosticada em RN de mulher vacinada, comparada com três RN de mulheres que receberam placebo. Os benefícios globais foram modestos e o estudo não demonstrou eficácia em prevenir transmissão maternofetal[54]. É improvável que a vacina para o CMV esteja disponível em poucos anos. Idealmente, uma vacina para o CMV que induza a altos títulos de anticorpos neutralizantes será desenvolvida e protegerá os indivíduos para infecção por cepas antigenicamente diferentes de CMV[55]. Embora a exata natureza da resposta imune contra CMV ainda não tenha sido caracterizada, uma vacina da glicoproteína B com adjuvante MF59 parece aumentar ambos os anticorpos e a resposta das células CD4 em mulheres previamente soropositivas para o CMV[56].

REFERÊNCIAS

1. Cherry J, Demmler-Harrison G. Cytomegalovirus. In: Cherry J, Demmler-Harrison G, Kaplan S, Steibach W, Hotez P (eds). Feigin and Cherry's Textbook of Pediatric Infectious Diseases. 7th ed. Philadelphia: Elsevier Saunders; 2014.p.1969 1991.e.10.

2. Mocarski ED. Cytomegaloviruses and their resplication. In: Fields BN, Knipe DM, Howley PM, Chanock RM, Melnick JL, Monath TP, et al (eds). Fields virology. 3rd ed. Philadelphia: Lippincott-Raven; 1996.p.244-24927.

3. Brasil. Ministério da Saúde. Atenção à saúde do RN – intervenções comuns, icterícia e infecções. Infecção pelo citomegalovírus. Brasília: Ministério da Saúde; 2011.p.125-35.

4. Mustakangas P, Sarna S, Ammälä P, Muttilainen M, Koskela P, Koskiniemi M. Human cytomegalovirus soroprevalence in three socioeconomically different urban areas during the first trimestrer: a population-based cohort study. Int J Epidemiol. 2000;29(3): 587-91.

5. Kenneson A, Cannon MJ. Review and meta-analysis of the epidemiology of congenital cytomegalovirus (CMV) infection. Rev Med Virol. 2001;17(4):253-76.

6. Ornoy A, Diav-Citrin O. Fetal effects of primary and secondary cytomegalovirus infection in pregnancy. Reprod Toxicol. 2006;21(4): 399-409.

7. Stagno S, Pass RF, Dworsky ME, Henderson RE, Moore EG, Walton PD, et al. Congenital cytomegalovirus infection: The relative importance of primary and recurrent maternal infection. N Engl J Med. 1982;306(16):945-9.

8. Fowler KB, Stagno S, Pass RF. Maternal Immunity and prevention of congenital cytomegalovirus infection. JAMA. 2003;289(8): 1008-11.

9. Ross SA, Novak Z, Pati S, Patro RK, Blumenthal J, Danthuluri VR, et al. Mixed infection and strain diversity in congenital cytomegalovirus infection. J Infect Dis. 2011;204(7):1003-7.

10. Fisher S, Genbacev O, Maidji E, Pereira L. Human cytomegalovirus infection of placental cytotrophoblast in vitro and in utero: implications for transmission and pathogenesis. J Virol. 2000;74(15): 6808-20.

11. Raynor BD. Cytomegalovirus infection in pregnancy. Semin Perinatol. 1993;17(6):394-402.

12. Reynolds DW, Stagno S, Hosty TS, Tiller M, Alford CA Jr. Maternal cytomegalovirus excretion and perinatal infection. N Engl J Med. 1973;289(1):1-5.

13. Hamprecht K, Maschmann J, Vochem M, Dietz K, Speer CP, Jahn G. Epidemiology of transmission of cytomegalovirus from mother to preterm infant by breastfeeding. Lancet. 2001;357(9255):513-8.

14. Revello MG, Furione M, Zavattoni M, Tassis B, Nicolini U, Fabbri E, et al. Human cytomegalovirus (HCMV) DNAemia in the mother at amniocentesis as a risk factor for iatrogenic HCMV infection of the fetus. J Infect Dis. 2008;197(4):593-6.

15. Picone O, Vauloup-Fellous C, Cordier AG, Guitton S, Senat MV, Fuchs F, et al. A series of 238 cytomegalovirus primary infections during pregnancy: description and outcome. Prenat Diagn. 2013; 33(8):751-8.

16. Fowler KB, McCollister FP, Dahle AJ, Boppana S, Britt WJ, Pass RF. Progressive and fluctuating sensorineural hearing loss in children with asymptomatic congenital cytomegalovirus infection. J Pediatr. 1007;130(4):624-30.

17. Istas AS, Demmler GJ, Dobbins JG, Stewart JA. Surveillance for congetinal cytomegalovirus disease: a report from the National Congenital cytomegalovirus disease registry. Clin Infect Dis. 1995; 20(3):665-70.

18. Gabrielli L, Bonasoni MP, Lazzarotto T, Lega S, Santini D, Foschini MP, et al. Histological findings in foetuses congenitally infected by cytomegalovirus. J Clin Virol. 2009;46 Suppl 4:S16-21.

19. Stagno S, Whitley RJ. Herpesvirus infections of pregnancy. Part I: Cytomegalovirus and Epstein-Barr virus infections. N Engl J Med. 1985;313(20):1270-4.

20. Iwasenko JM, Howard J, Arbuckle S, Graf N, Hall B, Craig ME, et al. Human cytomegalovirus infection is detected frequently in stillbirths and is associated with fetal thrombotic vasculopathy. J Infect Dis. 2011;203(11):1526-33.

21. Tengsupakul S, Birge ND, Bendel CM, Reed RC, Bloom BA, Hernandez N, et al. Asymptomatic DNAemia heralds CMV-associated NEC: case report, review and rationale for preemption. Pediatrics. 2013;132(5):e1428-34.

22. Lockwood CJ, Magriples U. Initial prenatal assessment and first trimester prenatal care. Disponível em: www.cdc.gov/mmwr/preview/mmwrhtml/mms5703a2.htm. Acessado 2015 fev 20.

23. Bodéus M, van Ranst M, Bernard P, Hubinont C, Goubau P. Anticytomegalovirus IgG avidity in pregnancy: a 2-year prospective study. Fetal Diagn Ther. 2002;17(6):362-6.

24 Kanengisser-Pines B, Hazan Y, Pines G, Appelman Z. High cytomegalovirus IgG avidity is a reliable indicator of past infection in patients with positive IgM detected during the first trimester of pregnancy. J Perinat Med. 2009;37(1):15-8.

25. Leruez-Ville M, Sellier Y, Salomon LJ, Stirnemann JJ, Jacquemard F, Ville Y. Prediction of fetal infection in cases with cytomegalovirus immunoglobulin M in teh first trimester of pregnancy: a retrospective cohort. Clin Infect Dis. 2013;56(10):1428-35.

26. Adler SP, Finney JW, Manganello AM, Best AM. Prevention of child-to-mother transmission of cytomegalovirus by changing behaviors: a randomized controlled trial. Pediatr Infect Dis J. 1996;15(3):240-6.

27. Adler SP, Finney JW, Manganello AM, Best AM. Prevention of child-to-mother transmission of cytomegalovirus among pregnant women. J Pediatr. 2004;145(4):485-91.

28. Vauloup-Fellous C, Picone O, Cordier AG, Parent-du-Châtelet I, Senat MV, Frydman R, et al. Does hygiene counseling have an impact on the rate of CMV primary infection during pregnancy? Results of a 3-year prospective study in a French hospital. J Clin Virol. 2009;46 Suppl 4:S49-53.

29. Guerra B, Lazzarotto T, Quarta S, Lanari M, Bovicelli L, Nicolosi A, et al. Prenatal diagnosis of symptomatic congenital cytomegalovirus infection. Am J Obstet Gynecol. 2000;183(2):476-82.

30. Azam AZ, Vial Y, Fawer CL, Zufferey J, Hohlfeld P. Prenatal diagnosis of congenital cytomegalovirus infection. Obstet Gynecol. 2001;97(3):443-8.

31. Liesnard C, Donner C, Brancart F, Gosselin F, Delforge ML, Rodesch F. Prenatal diagnosis of congenital cytomegalovirus infection: prospective study of 237 pregnancies at risk. Obstet Gynecol. 2000;95(6 Pt 1):881-8.

32. Bodéus M, Hubinont C, Bernard P, Bouckaert A, Thomas K, Goubau P. Prenatal diagnosis of human cytomegalovirus by culture and polymerase chain reaction: 98 pregnancies leading to congenital infection. Prenat Diagn. 1999;19(4):314-7.

33. Lazzarotto T, Varani S, Guerra B, Nicolosi A, Lanari M, Landini MP. Prenatal indicators of congenital cytomegalovirus infection. J Pediatr. 2000;137(1):90-5.

34. Revello MG, Zavattoni M, Sarasini A, Percivalle E, Simoncini L, Gerna G. Human cytomegalovirus in blood of immunocompetent persons during primary infection: prognostic implications for pregnancy. J Infect Dis. 1170;177(5):1170-5.

35. Lipitz S, Achiron R, Zalel Y, Mendelson E, Tepperberg M, Gamzu R. Outcome of pregnancies with vertical transmission of primary cytomegalovirus infection. Obstet Gynecol. 2001;100(3): 428-33.

36. Enders G, Bäder U, Lindemann L, Schalasta G, Daiminger A. Prenatal diagnosis of congenital cytomegalovirus infection in 189 pregnancies with known outcome. Pregnat Diagn. 2001;21(5):362-77.

37. Lipitz S, Hoffmann C, Feldman B, Tepperberg-Dikawa M, Schiff E, Weisz B.Value of prenatal ultrasound and magnetic resonance imaging in assessment of congenital primary cytomegalovirus infection. Ultrasound Obstet. 2010;36(6):709-17.

38. Farkas N, Hoffmann C, Ben-Sira L, Lev D, Schweiger A, Kidron D, et al. Does normal fetal brain ultrasound predict normal neurodevelopmental outcome in congenital cytomegalovirus infection? Prenat Diagn. 2011;31(4):360-6.

39 Demmler GJ. Infectious Diseases Society of America and Centers for Disease Control. Summary of a workshop on surveillance for congenital cytomegalovirus disease. Rev Infect Dis. 1991;13(2): 315-29.

40. Atkinson C, Emery VC, Griffiths PD. Development of a novel single tube nested PCR for enhanced detection of cytomegalovirus DNA from dried blood spots. J Virol Methods. 2014;196:40-4.

41. Nelson CT, Istas AS, Wilkerson MK, Demmler GJ. PCR detection of cytomegalovirus DNA in serum as a diagnostic test for congenital cytomegalovirus infection. J Clin Microbiol. 1995;33(12): 3317-8.

42. Hamprecht K, Maschmann J, Jahn G, Poets CF, Goelz R.Cytomegalovírus transmission to preterm infants during lactation. J Clin Virol. 2008;41(3):198-205.

43. Mussi-Pinhata MM, Yamamoto AY, do Carmo Rego MA, Pinto PC, da Motta MS, Calixto C. Perinatal or early-postnatal cytomegalovírus infection in preterm infants under 34 weeks gestation born to CMV-seropositive mothers within a high-seroprevalence population. J Pediatr. 2004;145(5):685-8.

44. Vallejo JG, Englund JA, Garcia-Prats JA, Demmler GJ. Ganciclovir treatment of steroid-associated cytomegalovirus disease in a congenitally infected neonate. Pediatr Infect Dis J. 1994;13(3): 239-41.

45. Nigro G, Adler SP, La Torre R, Best AM; Congenital Cytomegalovirus Collaborating Group. Passive immunization during pregnancy for congenital cytomegalovirus infection. N Engl J Med. 2005; 353(13):1350-62.

46. Nigro G, Adler SP, Parruti G, Anceschi MM, Coclite E, Pezone I, et al. Immunoglobulin therapy of fetal cytomegalovirus infection occurring in the first half of pregnancy--a case-control study of the outcome in children. J Infect Dis. 2012;205(2):215-27.

47. Visentin S, Manara R, Milanese L, Da Roit A, Forner G, Salviato E, et al. Early primary cytomegalovirus infection in pregnancy: maternal hyperimmunoglobulin therapy improves outcomes among infants at 1 year of age. Clin Infect Dis. 2012;55(4): 497-503.

48. Revello MG, Lazzarotto T, Guerra B, Spinillo A, Ferrazzi E, Kustermann A, et al. A randomized trial of hyperimmune globulin to prevent congenital cytomegalovirus. N Engl J Med. 2014;370(14): 1316-26.

49. Duff P. Immunotherapy for congenital cytomegalovirus infection. N Engl J Med. 2005;353(13):1402-4.

50. Adler SP, Finney JW, Manganello AM, Best AM. Prevention of child-to-mother transmission of cytomegalovirus by changing behaviors: a randomized controlled trial. Pediatr Infect Dis J. 1996; 15(3):240-6.

51. Adler SP, Finney JW, Manganello AM, Best AM. Prevention of child-to-mother transmission of cytomegalovirus among pregnant women. J Pediatr. 2004;145(4):485-91.

52. Di Mario S, Basevi V, Gagliotti C, Spettoli D, Gori G, D'Amico R, et al. Prenatal education for congenital toxoplasmosis. Cochrane Database Syst Rev. 2013;2:CD006171.

53. Pass RF, Zhang C, Evans A, Simpson T, Andrews W, Huang ML, et al. Vaccine prevention of maternal cytomegalovirus infection. N Engl J Med. 2009;360(12):1191-9.

54. Dekker CL, Arvin AM. One step closer to a CMV vaccine. N Engl J Med. 2009;360(12):1250-2.

55. Dasari V, Smith C, Zhong J, Scott G, Rawlinson W, Khanna R. Recombinant glycoprotein B vaccine formulation with Toll-like receptor 9 agonist and immune-stimulating complex induces specific immunity against multiple strains of cytomegalovirus. J Gen Virol. 2011;92(Pt 5):1021-31.

56. Sabbaj S, Pass RF, Goepfert PA, Pichon S. Glycoprotein B vaccine is capable of boosting both antibody and CD4 T-cell responses to cytomegalovirus in chronically infected women. J Infect Dis. 2011; 203(11):1534-41.

Doença de Chagas – Aspectos Maternos e Neonatais

Marcelo Mileto Mostardeiro

A tripanossomíase americana, ou doença de Chagas, é uma doença zoonótica parasitária causada pelo *Trypanosoma cruzi*. É transmitida a mamíferos por besouros hematófagos triatomíneos em regiões endêmicas, predominantemente áreas rurais pobres, no domicílio, peridomicílio ou silvestre. Além do vetor, a doença de Chagas pode ser transmitida ao homem por meio de hemotransfusão, transmissão congênita, transplante de órgãos, ingestão de alimentos ou bebidas contaminados ou acidentes perfurocortantes com amostras biológicas.

EPIDEMIOLOGIA

É doença endêmica na América Latina, estimando-se um total de 8 milhões de infectados em 2006[1], entre os quais está 1,8 milhão de mulheres em idade fértil. Isso gera, anualmente, 14.400 recém-nascidos (RN) com infecção congênita[2].

Os países onde a doença é endêmica adotaram nos últimos anos estratégias comuns de controle dos vetores e de hemoderivados[3]. Assim a transmissão congênita da doença de Chagas passou a ser a grande preocupação em termos de disseminação mundial, devido ao fluxo migratório de regiões endêmicas para não endêmicas com a existência de casos relatados nos Estados Unidos da América, Canadá, Europa, Austrália e Japão[4].

A soroprevalência em grávidas é muito variável, dependendo do país e da localidade. É descrita desde menos de 0,1% até 70,5% em áreas rurais da Bolívia[5]. Estatísticas brasileiras oficiais são limitadas, porém estudo de Martins-Melo et al.[2] relataram prevalência de doença de Chagas variando de 0,1 a 8,5% e prevalência combinada de 1,1% (IC95%: 0,6-2,0)[2]. Howard et al.[6] demonstraram transmissão congênita combinada da doença de Chagas de 4,7% (IC95%: 3,9-5,6%), maior em países endêmicos (5,0%) do que naqueles não endêmicos (2,7%). Estudo com população de grávidas brasileiras estimou taxa de transmissão congênita combinada de 1,7% (IC95%: 0,9-3,1%)[2].

DOENÇA DE CHAGAS E GRAVIDEZ

Mães portadoras podem transmitir a infecção em uma, duas ou todas as gestações[7], tornando a mulher um reservatório da doença. A razão para haver transmissão vertical na mesma mãe em uma gravidez e não em outra

481

ainda não está totalmente esclarecida[5]. O momento exato da transmissão vertical é muito difícil de ser determinado. Sabe-se que ela pode acontecer em qualquer época da gestação, porém é provavelmente mais rara no primeiro trimestre, porque os espaços intervilosos placentários estão fechados. Portanto, é mais provável que aconteça no segundo e no terceiro trimestres, e talvez durante o trabalho de parto[1].

Didaticamente, os fatores de risco implicados na transmissão vertical são aqueles relacionados à mãe e ao parasita. Os fatores maternos estão relacionados com a fase da doença na mãe (aguda, indeterminada ou crônica), seu estado imunitário e sua história obstétrica. Podem contribuir para a condição imunológica da mãe o estado gravídico, que gera uma deficiência de imunidade celular[8], e a ativação da imunidade inata. Alguns estudos sugerem que níveis maternos mais altos de interleucinas, TNF e IFN estariam implicados na melhor imunidade da mãe e do concepto[9-11].

Mães coinfectadas pelo T. cruzi e HIV muito imunodeprimidas pela retrovirose aumentam a taxa de transmissão, assim como a intensidade da tripanossomíase no concepto[1,12]. Existe uma relação direta entre intensidade da parasitemia e taxa de transmissão da doença de Chagas[13-15]. Observa-se parasitemia alta em gestantes infectadas agudamente. Pode ser observada também naquelas infectadas cronicamente, em algum momento da gestação, ou naquelas que possuam alguma causa imunodepressora secundária[1].

A importância do genótipo do T. cruzi na transmissão da doença de Chagas congênita não está bem definida. Existem 6 linhagens de T. cruzi descritas (TcI a TcVI)[16]. Há relatos de casos de infecções por mais de uma linhagem, o que demonstra que esses genótipos têm a mesma capacidade para atravessar a barreira hematoplacentária[17], embora alguns estudos em animais demonstrem potencial diferente dependente da linhagem[18].

Mães cronicamente infectadas não necessariamente transmitem a doença a seus filhos, porém, quando isso acontece, aumenta o risco de abortamento, óbito fetal e natimortalidade, prematuridade, baixo peso ao nascer, restrição do crescimento intrauterino e ruptura prematura das membranas amnióticas[1,19].

A placenta é uma barreira bastante efetiva da propagação de infecções para o feto. O tripanossomo atinge a placenta pela via hematogênica e atravessa as vilosidades localizando-se nos trofoblastos. Após a diferenciação, os amastigotas permanecem dentro de células de Hofbauer (células fagocíticas da placenta) até a liberação na circulação fetal. Ao exame macroscópico, a placenta infectada é pálida, volumosa e sua aparência é muito semelhante à da eritroblastose fetal ou da sífilis congênita. A infecção placentária é mais comum que a infecção fetal.

Duas formas histológicas de lesão são reconhecidas: as que contêm os parasitas e aquelas com sua ausência. Acredita-se que a reação tecidual induzida por anticorpos seja responsável por lesões onde o parasita não pode ser demonstrado. Nos tecidos, o parasita assume a morfologia de leishmânias.

Nas mães coinfectadas com HIV e T. cruzi, as manifestações clínicas da doença de Chagas são mais graves e frequentemente fatais. A mortalidade é descrita em torno de 5%, principalmente secundária a miocardite e meningoencefalite[1].

QUADRO CLÍNICO

Cerca de 80% dos RN infectados pelo T. cruzi são assintomáticos, porém existe descrição de casos fatais. A falta de sintomas ao nascer não significa ausência da infecção ou de morbidade. A doença pode manifestar-se meses ou anos após. Caso não seja tratada nessa fase pode evoluir para a forma indeterminada ou crônica da doença. Aqueles que são sintomáticos se apresentam com quadro clínico inespecífico semelhante a qualquer infecção congênita do grupo STORSCH, as quais devem entrar no diagnóstico diferencial.

Os sinais presentes no RN com DCC são: desconforto respiratório precoce, icterícia, febre, anemia hemolítica, hemorragias cutâneas, cianose, hepatoesplenomegalia, edema generalizado, hidropisia fetal, colestase, sinais clínicos de sepse, meningite, miocardite, hepatite e colestase/cirrose. Podem-se ainda observar coriorretinite, opacificação do vítreo, chagomas metastáticos, calcificações cerebrais, microcefalia e púrpura. As alterações digestivas e a doença gastrintestinal, como megaesôfago ou megacólon, são raramente encontradas ao nascer, porém quando presentes a doença é grave, com mortalidade alta[1,19,20].

DIAGNÓSTICO

O diagnóstico deve ser suspeitado pela história materna descrita anteriormente e ser considerado sempre em RN cuja mãe tem sorologia positiva ou apresenta quadro clínico compatível com infecção congênita.

Uma forma precisa, fácil e geralmente esquecida de se fazer o diagnóstico ao nascimento é por meio do exame anatomopatológico da placenta que muitas vezes apresenta as formas amastigotas. É uma placenta grande e pálida.

Alterações laboratoriais podem ser observadas: hiperbilirrubinemia indireta, anemia importante microcítica e hipocrômica, leucocitose discreta a moderada com neutropenia e presença de linfócitos atípicos ao hemograma, elevação das proteínas de fase aguda (proteína C-reativa) e hipoproteinemia com hipoalbuminemia.

Em relação aos exames sorológicos, é possível que o RN apresente IgM sem estar infectado, pela transferência de antígenos parasitários maternos para o feto. A sorologia positiva do RN apenas confirma a infecção congênita se a mãe também apresentar positividade dessa sorologia e excluindo outras formas de infecção do RN. A persistência de anticorpos IgG no recém-nascido após 6 a 9 meses de idade confirma a infecção.

O consenso brasileiro de doença de Chagas recomenda que o diagnóstico na criança seja feito por duas sorologias IgG positivas por metodologias diferentes entre o sexto e o nono mês de vida, época em que os anticorpos maternos não estão mais presentes.

Em RN com quadro clínico sugestivo de doença de Chagas congênita, devem-se realizar exames por métodos parasitológicos. São eles, o método direto a fresco, que tem valor preditivo positivo alto em pacientes com carga parasitária elevada; quando for negativo, podem-se utilizar os métodos de concentração tais como micro-hematócrito (exame da camada leucocitária que separa o soro das hemácias em um teste de hematócrito), teste de Strout (o soro é examinado após centrifugação), ou QBC (*quantitative buffy coat*) com sensibilidade de 80 a 90%[21].

Métodos indiretos como hemocultura e xenodiagnóstico (identificação direta do parasita em triatomas inicialmente não infectados e que foram expostos a tecido com suspeita da infecção) são utilizados na fase crônica da doença e demoram semanas para positivarem[1,21].

O teste molecular para doença de Chagas (PCR – *polymerase chain reaction*) amplifica o DNA do *T. cruzi* nas amostras testadas. É um teste promissor, porém ainda sob validação. Tem sido utilizado como teste confirmatório nos casos com alta suspeição de doença de Chagas congênita, quando os métodos parasitológicos diretos são negativos. O fato de detectar-se material genético do *T. cruzi* em determinada amostra não indica necessariamente que seja viável (infecção), portanto esses resultados devem ser interpretados com cautela. Outras vantagens do método são a rapidez para a realização e a baixa variabilidade dos resultados entre as pessoas que os realizam[1,21].

TRATAMENTO

O tratamento do RN deve ser realizado tão logo seja feito o diagnóstico e não apresenta os mesmos efeitos colaterais observados no adulto. Grávidas não devem ser tratadas, pelo risco de teratogenicidade.

As duas drogas disponíveis são o benzonidazol e o nifurtimox. Atualmente, no Brasil, é encontrado somente o benzonidazol, fabricado pelo Laboratório Farmacêutico do Estado de Pernambuco (LAPEFE® Brasil), comprimidos 100mg, na dose de 5-10mg/kg/dia, por via oral,

durante 60 dias. O nifurtimox utiliza-se na dose de 10-15mg/kg/dia também durante 60 dias. É fabricado pela Bayer em comprimidos de 120mg. A cura é de quase 100% se a criança for tratada no primeiro ano de vida.

Antes de iniciar o tratamento e após 3 semanas do início, recomenda-se monitorização do hemograma e de enzimas hepáticas (ALT, AST e gamaglutamiltransferase). Falhas terapêuticas podem ocorrer e são atribuídas à resistência do parasita. Nesses casos, pode-se repetir o tratamento com benzonidazol até que a parasitemia seja negativa ou tentar o uso de nifurtimox.

A negativação da sorologia é utilizada como controle de cura, o tempo para que ela ocorra pode ser de até um ano[1,21]. Outro critério de "cura" se dá por meio de parasitemias seriadas semestralmente após tratamento com três ou mais exames negativos subsequentes, entretanto, as lesões como hepatite, cirrose, alterações de miocárdio permanecem e podem causar problemas em longo prazo, com sintomatologia de doença crônica.

AMAMENTAÇÃO

É descrita a transmissão da doença de Chagas por bebida ou comida contaminadas, portanto, a transmissão via leite materno é uma possibilidade. A transmissão por essa via foi documentada em modelo animal, porém em humanos as evidências não são claras até o momento.

Pela grande importância da amamentação materna exclusiva até os 6 meses de vida não se recomenda sua interrupção, a não ser que haja risco aumentado de transmissão por essa via, como nos casos em que a mãe esteja na fase aguda da doença, e presença de fissuras ou sangramentos mamários[1,22].

CONSIDERAÇÕES FINAIS

A tripanossomíase americana continua sendo uma doença negligenciada. A Organização Mundial da Saúde já demonstrou preocupação em relação à sua globalização pelo fluxo migratório de pessoas infectadas da América Latina para o resto do mundo[23]. Nos dias atuais, a transmissão congênita é a manifestação da doença mais frequente em países não endêmicos, sendo lá também subdiagnosticada pelos seus sistemas de vigilância ainda falhos e pela pequena experiência com a doença.

REFERÊNCIAS

1. Cevallos AM, Hernandez R. Chagas' disease: pregnancy and congenital transmission. Biomed Res Int. 2014;2014:401864.
2. Martins-Melo FR, Lima Mda S, Ramos AN Jr, Alencar CH, Heukelbach J. Prevalence of Chagas disease in pregnant women and congenital transmission of Trypanosoma cruzi in Brazil: a systematic review and meta-analysis. Trop Med Int Health. 2014;19(8):943-57.

3. Dias JC. Southern cone initiative for the elimination of domestic populations of *Triatoma infestans* and the interruption of transfusional Chagas disease. Historical aspects, present situation, and perspectives. Mem Inst Oswaldo Cruz. 2007;102 Suppl 1:11-8.

4. Schmunis GA, Yadon ZE. Chagas disease: a Latin American health problem becoming a world health problem. Acta Trop. 2010;115 (1-2):14-21.

5. Oliveira I, Torrico F, Munoz J, Gascon J. Congenital transmission of Chagas disease: a clinical approach. Expert Rev Anti Infect Ther. 2010;8(8):945-56

6. Howard EJ, Xiong X, Carlier Y, Sosa-Estani S, Buekens P. Frequency of the congenital transmission of *Trypanosoma cruzi*: a systematic review and meta-analysis. BJOG. 2014;121(1):22-33.

7. Bittencourt AL. Possible risk factors for vertical transmission of Chagas' disease. Rev Inst Med Trop Sao Paulo. 1992;34(5):403-8.

8. Brabin L. The epidemiological significance of Chagas' disease in women. Mem Inst Oswaldo Cruz. 1992;87(1):73-9.

9. Vekemans J, Truyens C, Torrico F, Solano M, Torrico MC, Rodriguez P, et al. Maternal *Trypanosoma cruzi* infection upregulates capacity of uninfected neonate cells To produce pro- and anti-inflammatory cytokines. Infect Immunol. 2000;68(9):5430-4.

10. Cardoni RL, Garcia MM, De Rissio AM. Proinflammatory and anti-inflammatory cytokines in pregnant women chronically infected with Trypanosoma cruzi. Acta Trop. 2004;90(1):65-72.

11. Garcia MM, De Rissio AM, Villalonga X, Mengoni E, Cardoni RL. Soluble tumor necrosis factor (TNF) receptors (sTNF-R1 and -R2) in pregnant women chronically infected with Trypanosoma cruzi and their children. Am J Trop Med Hyg. 2008;78(3):499-503.

12. Scapellato PG, Bottaro EG, Rodriguez-Brieschke MT. Mother-child transmission of Chagas disease: could coinfection with human immunodeficiency virus increase the risk? Rev Soc Bras Med Trop. 2009;42(2):107-9.

13. Hermann E, Truyens C, Alonso-Vega C, Rodriguez P, Berthe A, Torrico F, et al. Congenital transmission of Trypanosoma cruzi is associated with maternal enhanced parasitemia and decreased production of interferon- gamma in response to parasite antigens. J Infect Dis. 2004;189(7):1274-81.

14. Virreira M, Truyens C, Alonso-Vega C, Brutus L, Jijena J, Torrico F, et al. Comparison of Trypanosoma cruzi lineages and levels of parasitic DNA in infected mothers and their newborns. Am J Trop Med Hyg. 2007;77(1):102-6.

15. Bua J, Volta BJ, Velazquez EB, Ruiz AM, Rissio AM, Cardoni RL. Vertical transmission of Trypanosoma cruzi infection: quantification of parasite burden in mothers and their children by parasite DNA amplification. Trans R Soc Trop Med Hyg. 2012;106(10): 623-8.

16. Zingales B, Miles MA, Campbell DA, Tibayrenc M, Macedo AM, Teixeira MM, et al. The revised Trypanosoma cruzi subspecific nomenclature: rationale, epidemiological relevance and research applications. Infect Genet Evol. 2012;12(2):240-53.

17. Garcia A, Ortiz S, Iribarren C, Bahamonde MI, Solari A. Congenital co-infection with different Trypanosoma cruzi lineages. Parasitol Int. 2014;63(1):138-9.

18. Solana ME, Celentano AM, Tekiel V, Jones M, Gonzalez Cappa SM. Trypanosoma cruzi: effect of parasite subpopulation on murine pregnancy outcome. J Parasitol. 2002;88(1):102-6.

19. Apt BW, Heitmann I, Jercic MIL, Jofré LM, Muñoz PCV, Noemí HI, et al. Guidelines for Chagas disease. Part II. Chagas disease in adults, infancy and adolescence. Rev Chilena Infect. 2008;25(3): 194-9.

20. Gonzalez-Tome MI, Rivera Cuello M, Camano Gutierrez I, Norman F, Flores-Chavez MD, Rodriguez-Gomez L, et al. [Recommendations for the diagnosis, treatment and follow-up of the pregnant woman and child with Chagas disease. Sociedad Espanola de Infectologia Pediatrica. Sociedad de Enfermedades Infecciosas y Microbiologia Clinica. Sociedad Espanola de Ginecologia y Obstetricia]. Enferm Infecc Microbiol Clin. 2013;31(8):535-42.

21. Ministério da Saúde. Secretaria de Vigilância em Saúde [Brazilian Consensus on Chagas disease]. Rev Soc Bras Med Trop. 2005;38 Suppl 3:7-29. Article in Portuguese

22. Norman FF, Lopez-Velez R. Chagas disease and breast-feeding. Emerg Infect Dis. 2013; 19(10):1561-6.

23. World Health Organization. First WHO report on neglected tropical diseases: working to overcome the global impact of neglected tropical diseases. Tech Rep. WHO/HTM/NTD/2010.1. World Health Organization, Geneva, Switzerland; 2010.

Estreptococo do Grupo B na Gestação

Nilson Abrão Szylit

O estreptococo hemolítico do grupo B (EGB = *group B Streptococcus*) ou *Streptococcus agalactiae* é o coco gram-positivo mais frequentemente associado com morte precoce no período neonatal, particularmente em recém-nascidos (RN) de baixo peso. Na gestante, o EGB também está associado com frequência à infecção do trato urinário, bacteriúria assintomática, corioamnionite e infecção intra-amniótica por contaminação vaginal ascendente, endometrite no pós-parto, pneumonia, sepse puerperal e bacteriemia sem foco identificável[1-4].

A partir de 1961, quando Hood et al.[5] publicaram um trabalho questionando o papel do estreptococo como responsável por infecções graves em seres humanos, ano após ano foram surgindo publicações mostrando um incremento nas taxas de infecção[4,6]. Isso pode ser creditado ao aumento na agressividade da bactéria e/ou à maior preocupação na sua identificação – essa questão não está totalmente esclarecida. Foi Rebecca Lancefield[7] quem classificou pela primeira vez os estreptococos, baseando-se nos antígenos de parede dos estreptococos que provêm de duas camadas de polissacarídeos: a primeira foi denominada de substância C, e é comum a todas as cepas, e a segunda, substância S, que pode ser constituída por diferentes antígenos, permitindo subclassificações. Atualmente, esses patógenos são divididos nos seguintes sorotipos, segundo seus polissacarídeos capsulares: Ia, Ib, II e III até VIII e provisoriamente IX[8,9]. Todos os sorotipos podem causar infecções no RN, mas os dos tipos Ia, II, III e V respondem por aproximadamente 95% dos casos nos Estados Unidos[2]. O sorotipo III é o agente predominante na meningite de início precoce e em todas as infecções tardias no RN. Nos países industrializados, é o causador de cerca de dois terços das infecções invasivas[2]. No Brasil existem apenas dados pontuais em relação à prevalência dos sorotipos. Na região de Campinas, em São Paulo, os sorotipos Ib (23,9%), II (19,6%) e Ia (17,4%) foram os que mais prevaleceram em gestantes no último trimestre[10]. No Rio de Janeiro, o tipo Ia teve prevalência de 30,6% dos casos identificados, seguido pelos tipos II (20,9%), Ib (12,9%), IV (11,2%) e V (4,8%). Não foi constatada nenhuma colonização pelo sorotipo III[11].

Antes de as recomendações relativas à antibioticoterapia profilática intraparto (APIP) serem implementadas, a prevalência de infecção por EGB era de 2 a 3 casos/1.000 nascidos vivos[12,13]. Nos RN de mães colonizadas que desenvolvem a doença precoce pelo EGB, a taxa de mortalidade pode chegar a 20%. A frequência de sequela nos sobreviventes é estimada entre 15 e 30%[6]. Com a introdução dos protocolos de rastreamento universal e com a antibioticoprofilaxia sistemática nas gestantes portadoras do EGB, a incidência de infecção neonatal nos Estados Unidos e no Canadá caiu de 1 a 2 por 1.000 no início dos anos 1990 para 0,35 a 0,5 por 1.000 atualmente[4,6,14].

Os EGB são habitantes comuns da flora vaginal. Seu principal sítio de colonização é o trato gastrintestinal, mas podem, secundariamente, estar presentes no trato geniturinário e, menos frequentemente, colonizar a faringe e a pele[15]. A infecção pelo EGB pode causar na mulher endometrite, amnionite e cistite[16]. Entre 4 e 35% das gestantes são portadoras do EGB[17,18], de 50 a 75% dos RN expostos ao EGB intravaginal tornam-se colonizados e 1 a 2% de todos RN de mães portadoras irão desenvolver a doença invasiva de início precoce[19].

A distribuição dos sorotipos de EGB nas mulheres colonizadas é a mesma encontrada na doença estreptocócica precoce do RN[2].

Segundo trabalhos realizados em hospitais-escola nos Estados do Paraná, Santa Catarina e dois estudos em São Paulo, as prevalências encontradas foram de 26,5%, 21,6% e 14,6% e 25,4%, respectivamente[10,18,20,21]. Em outro estudo realizado com 203 gestantes, em trabalho de parto prematuro, atendidas no Centro de Atenção Integral à Saúde da Mulher da Universidade Estadual de Campinas, a prevalência de colonização materna por EGB foi de 27,6%[22].

Em 2010, Castellano-Filho et al.[23] detectaram uma taxa de prevalência de 32,6% do EGB, na cidade de Juiz de Fora, Minas Gerais, utilizando a reação em cadeia da polimerase (PCR) para a detecção do EGB, porém essa técnica tem um custo elevado.

As taxas de colonização encontradas podem variar dependendo do local onde é colhida a amostra, do meio de cultura utilizado, do grupo étnico, da localização geográfica, fatores imunológicos e idade da população investigada[24,25].

Segundo estudo multicêntrico de Regan et al.[25], abrangendo 7.742 mulheres, quanto à raça, foi observada maior predominância em mulheres de origem hispânica residentes em cidades norte-americanas, seguidas de negras, brancas e outras também de origem hispânica residentes em cidades mexicanas. Nesse estudo, notou-se também frequente associação com colonização por *Candida* sp., mas o EGB não esteve associado à colonização por *Chlamydia trachomatis*, *Ureaplasma urealyticum*, *Trichomonas vaginalis* e *Mycoplasma hominis*.

Não se constituíram em fatores que influenciam a prevalência da colonização genital pelo EGB: o estado marital, a frequência de relações sexuais e maior número de parceiros. As taxas de colonização nas gestantes são semelhantes às encontradas na população adulta em geral[26,27]. Segundo Yamamoto et al.[28], o parceiro da mulher colonizada é, em 50% das vezes, também colonizado e, em 91,2% das vezes, o sorotipo é o mesmo no casal. Apesar de a reinfecção por transmissão sexual após tratamento do homem de um casal colonizado não ter sido provada, essa possibilidade é plausível, e pode explicar a conhecida característica transitória e intermitente da colonização materna.

Como fatores de risco para a colonização materna pelo EGB citam-se[29,30]:

- presença de *diabetes mellitus*;
- idade: mulheres com idade inferior a 20 anos são de maior risco para a colonização por EGB;
- paridade: é menor o risco de colonização com o aumento da paridade.

Segundo Henderson et al.[31], a ruptura das membranas diminui a probabilidade de se obter uma cultura positiva, devido à "lavagem" mecânica vaginal e retal pelo líquido amniótico, ou às suas propriedades bactericidas atribuídas a lisozimas, transferrina, espermina, imunoglobulinas, beta-1a ou beta-1c-globulina. A capacidade bacteriostática não varia com a idade gestacional.

Os fatores de risco para infecção no RN são[2,3,9,22]:

- prematuridade;
- baixo peso;
- uso de monitores fetais intrauterinos por mais de 12 horas;
- número de exames vaginais realizados durante o trabalho de parto;
- colonização materna pelo EGB no final da gestação.

Dos fatores de risco para a infecção neonatal já identificados, a colonização materna no momento do parto é o mais importante, com um risco relativo de 204[32].

Outros fatores a serem também considerados para o aumento do risco de infecção neonatal são[6,9,32,33]:

- infecção perinatal do RN pelo EGB em gestação anterior;
- bacteriúria materna, em qualquer concentração, por EGB na gestação atual;
- ruptura de membranas por 18 horas ou mais;
- temperatura intraparto ≥ 38ºC;
- concentração baixa de anticorpos específicos no soro materno.

O RN pode ser infectado imediatamente antes do parto, por via ascendente, ou durante o parto, através da passagem pelo canal de parto ou por aspiração de líquido amniótico infectado[4]. Com menor frequência, a contaminação pode ocorrer mais tarde no berçário, por meio do contato com outros lactentes, com funcionários contaminados (provavelmente pelas mãos) ou na comunidade, após alta hospitalar[34].

São descritas duas formas clínicas: precoce e tardia. A forma precoce, que aparece até o sétimo dia de vida, representa 80% dos casos, sendo que a taxa de ocorrência era de um caso para cada 100 ou 200 gestantes colonizadas[13]. A doença é multissistêmica e manifesta-se, em mais de 90% dos casos, nas primeiras 24 horas de vida, com quadro de sepse, distúrbio respiratório agudo, apneia e choque.

A forma tardia apresenta-se de 7 dias a 12 semanas de vida (em média 24 dias) e aparece sob a forma meningítica em 24% dos casos. A forma tardia ainda pode manifestar-se como doença localizada nos tecidos moles, ossos ou articulações[35].

DIAGNÓSTICO LABORATORIAL NA GESTANTE

Na gestante, a colheita do material para pesquisa do EGB deverá ser[4]:

- do introito vaginal, por meio de um cotonete esterilizado da região baixa do trato genital (não se deve usar o espéculo vaginal);
- e da região anorretal, devendo-se ultrapassar o esfíncter anal, também por meio de cotonete esterilizado.

A pesquisa deverá ser feita entre a 35ª e a 37ª semana de gestação, época em que o resultado irá refletir, com maior fidelidade, o *status* da colonização no momento do parto[6], uma vez que, além de existir modificação constante no *status* de colonização vaginal, o tratamento do EGB em uma fase inicial da gestação é ineficaz, sendo frequente a cultura positiva para o EGB de 3 a 4 semanas após o tratamento[14,36].

A colonização materna no momento do parto é o fator de risco mais importante para a infecção precoce no RN, e o isolamento do EGB é ponto fundamental na prevenção[22,32,36].

É importante que haja material coletado proveniente tanto do ânus quanto da vagina. A taxa de isolamento de EGB é de cerca de 20 a 40% maior quando se associa a cultura vaginal com a anal[37].

O tipo de meio de cultura utilizado aumenta o índice de detecção e diminui o número de resultados falso-negativos. Por isso, é adequado o uso de meios seletivos enriquecidos, como o de Todd-Hewitt, suplementado com gentamicina e ácido nalidíxico. Esses meios possuem sensibilidade significativamente maior quando comparados a outros, como o ágar-sangue e Granada, com valores de 98,7%[6,38]. O uso da cultura com semeadura direta em placas de ágar-sangue, em vez da incubação em meio seletivo, pode levar a 50% de resultados falso-negativos[39].

Portanto, o uso do método e técnica adequados à obtenção da amostra para cultura é essencial para a prevenção da doença precoce pelo EGB, reduzindo o risco de doença neonatal e de suas sequelas. Em uma revisão de vários estudos de prevalência, realizados em países em desenvolvimento, das 7.730 mulheres consideradas, em apenas 3.801 foram utilizados meios de cultura seletivos, nas quais foi encontrada prevalência semelhante à de países desenvolvidos[26].

A literatura considera a cultura microbiológica clássica como o padrão-ouro para a investigação epidemiológica da prevalência do EGB[40].

A técnica adequada recomendada pelo *Centers for Disease Control and Prevention* dos Estados Unidos (CDC-Atlanta)[6] é a seguinte:

1. *swab* do introito vaginal e ânus;
2. colocar o swab em meio de transporte adequado durante até 4 dias;
3. inocular o *swab* em meios seletivos e incubar durante 18 a 24 horas:
   - Todd-Hewitt com ácido nalidíxico e gentamicina,
   - caldos de cultura comerciais como SBM ou Lim;
4. subcultura do caldo para placa de ágar-sangue, incubar durante 24 horas;
5. inspeção e identificação de cocos sugestivos de EGB;
6. identificação definitiva com método antigênico;
7. em identificação presuntiva usar teste de CAMP;
8. se não houver identificação do EGB depois da incubação durante 2 horas, reincubar e inspecionar novamente após 48 horas para identificar organismos suspeitos.

O teste de amplificação de ácidos nucleicos (NAAT) é uma metodologia que amplifica as sequências de DNA ou RNA, utilizando várias técnicas, tais como a PCR. Os NAAT, para a detecção do EGB, estão disponíveis comercialmente e proporcionam resultados em menos de 2 horas a partir do momento em que a amostra é recebida no laboratório. Esses testes não estão sendo utilizados como primeira escolha, por fatores tais como custo alto e impossibilidade de executar os testes de sensibilidade. O NAAT deve ser usado, quando estiver disponível, nos casos em que existe indicação para a antibioticoprofilaxia, mas a cultura em meio seletivo não foi realizada ou não tem seu resultado disponível[40-43].

PREVENÇÃO - ANTIBIOTICOPROFILAXIA

Em novembro de 2010, o CDC de Atlanta[44] publicou uma atualização do protocolo de recomendações de 1996, e o de 2002, que revisava as indicações e as drogas utilizadas para a prevenção da doença invasiva no RN. O CDC recomenda o rastreamento universal, isto é, em todas as mulheres grávidas, de colonização retovaginal pelo EGB, entre a 35ª-37ª semanas de gestação, e a oferta de APIP para as portadoras. Se a mulher já teve um RN com infecção por EGB em gestação anterior ou, se na gravidez atual, apresentou bacteriúria pelo EGB (deve ser realizada pelo menos uma cultura de urina durante a gravidez), também é oferecida a APIP, não sendo nesses casos necessária a realização da pesquisa para o EGB[44].

No caso de cesariana, não estando a paciente em trabalho de parto ou com ruptura das membranas, não existe indicação para o uso da APIP, mesmo com a cultura positiva para o EGB, porque o risco da administração do antibiótico é maior do que o risco de infecção do RN (CDC-2002)[6]. Também é oferecida a APIP para as gestantes nas quais a cultura não foi realizada ou o resultado não está disponível no momento do parto, ou ainda se a parturiente apresenta algum dos fatores de risco. O quadro 3.85 mostra as indicações da APIP[44].

O tratamento deve ser instituído precocemente durante o trabalho de parto, pois a eficácia máxima da prevenção ocorre se a primeira dose tiver sido aplicada no mínimo 4 horas antes do parto, caso o parto ocorra após 2 horas do início da APIP, e já existe uma proteção parcial[41,42,44].

A penicilina é a droga de escolha para a APIP, e a ampicilina é uma alternativa aceitável, pois não foi observada resistência do EGB a esses antimicrobianos. Ela apresenta uma atividade antimicrobiana mais específica,

e é menos propícia a selecionar cepas antibioticorresistentes[6]. O esquema recomendado pelo CDC para a APIP com a posologia dos antibióticos pode ser visualizado no quadro 3.86[40,43,44].

Quadro 3.86 – Esquema para a antibioticoprofilaxia recomendado pelo *Centers for Disease Control and Prevention* dos Estados Unidos[44].

Antibióticos	Posologia
Penicilina G	5 milhões de unidades por via IV, seguidas de uma dose de 2,5- 3 milhões de unidades (dependendo da apresentação) até o parto, ou ampicilina, na dose de ataque de 2g, IV, seguida de 1g, IV a cada 4 horas até o parto
Mulheres com história de alergia à penicilina, mas que não apresentaram reação anafilática, angioedema, síndrome da angústia respiratória ou urticária, após administração de penicilina ou uma cefalosporina, devem receber **cefazolina**	2g, IV, inicialmente, e 1 g, IV, 8/8 horas até o parto
A **clindamicina*** é o antibiótico recomendado quando o risco de anafilaxia for grande, se o antibiograma não mostrar resistência	900mg, IV, 8/8 horas, até o parto
A **vancomicina** é o antibiótico recomendado quando o risco de anafilaxia for grande e o antibiograma indicar resistência à clindamicina ou não tiver sido realizado	1g, IV, 12/12h, até o parto

*Resistência à clindamicina vem aumentado em diversos países, inclusive no Brasil

Obs.: quando houver grande risco para anafilaxia, junto com a solicitação da cultura para EGB, o teste de sensibilidade aos antibióticos também deve ser incluído no pedido.

O laboratório deve ser informado do motivo da solicitação do antibiograma.

Quadro 3.85 – Quando realizar a antibioticoprofilaxia[44].

Quando existe indicação para a antibioticoprofilaxia†	Quando não existe indicação para a antibioticoprofilaxia
Infecção de recém-nascido em gestação anterior pelo EGB	Pesquisa de EGB positiva uma gestação anterior (a não ser que exista alguma indicação presente na gestação atual)
Bacteriúria por EGB em qualquer trimestre da gestação atual	Bacteriúria por EGB em gestação anterior (a não ser que exista alguma indicação presente na gestação atual)
Cultura para EGB positiva após a 35ª semana de gestação*	Cultura para EGB negativa nessa gestação, independentemente dos fatores de risco intraparto
Desconhecimento de possível contaminação por EGB (cultura não realizada, ou resultado desconhecido) ou qualquer uma das situações seguintes: • trabalho de parto com menos de 37 semanas • ruptura de membranas com ≥18 horas • febre intraparto ≥ 38°C • exame de NAAT** positivo para EGB	Cesariana antes do desencadeamento do trabalho de parto e sem ruptura de membranas, não importando a idade gestacional ou o resultado da cultura para EGB

DNA = ácido desoxirribonucleico; NAAT = teste de amplificação do DNA; EGB = estreptococo do grupo B.

† O melhor período para realizar a cultura é entre 35 e 37 semanas de gestação.

* A antibioticoprofilaxia não está indicada quando a cesárea for realizada antes do início do trabalho de parto e as membranas estiverem integras.

** Se houver suspeita de amnionite, a antibioticoterapia deve ser instituída no lugar da profilaxia com agentes de amplo espectro e que inclua um que seja ativo contra o EGB.

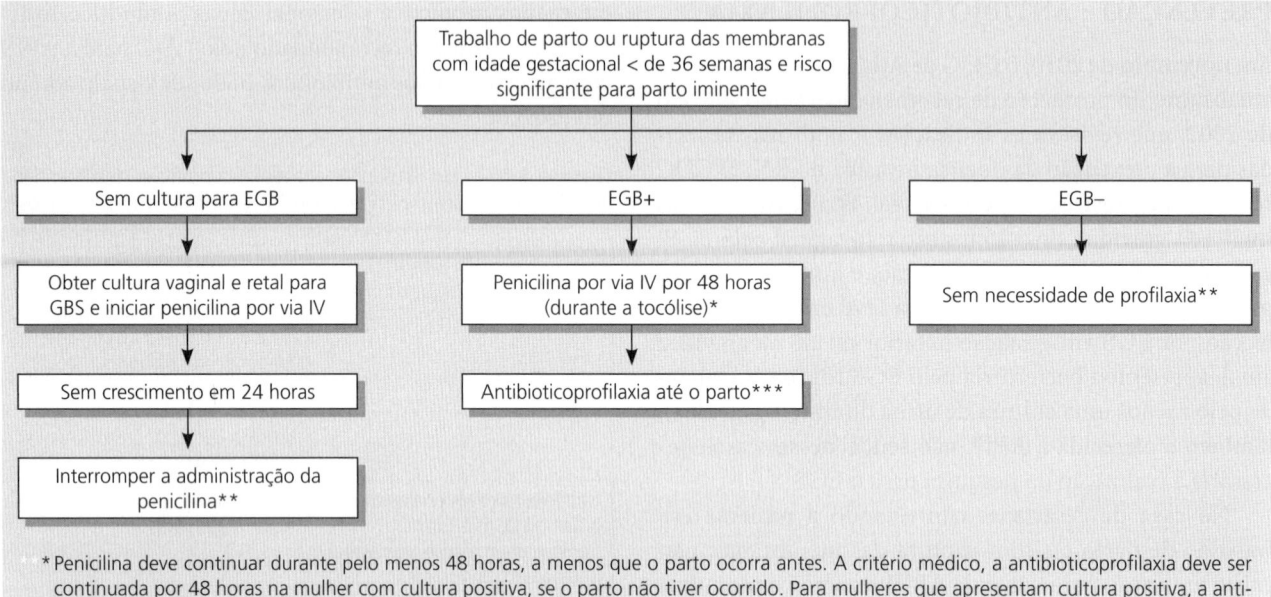

```
                    ┌─────────────────────────────────┐
                    │ Trabalho de parto ou ruptura das│
                    │ membranas com idade gestacional  │
                    │ < de 36 semanas e risco          │
                    │ significante para parto iminente │
                    └─────────────────────────────────┘
```

Sem cultura para EGB

EGB+

EGB–

Obter cultura vaginal e retal para GBS e iniciar penicilina por via IV

Penicilina por via IV por 48 horas (durante a tocólise)*

Sem necessidade de profilaxia**

Sem crescimento em 24 horas

Antibioticoprofilaxia até o parto***

Interromper a administração da penicilina**

* Penicilina deve continuar durante pelo menos 48 horas, a menos que o parto ocorra antes. A critério médico, a antibioticoprofilaxia deve ser continuada por 48 horas na mulher com cultura positiva, se o parto não tiver ocorrido. Para mulheres que apresentam cultura positiva, a antibioticoprofilaxia deve ser reinstalada quando o trabalho de parto recomeçar.
** Se o parto não ocorrer em 4 semanas, culturas vaginal e retal para GBS devem ser repetidas, e a conduta deve ser baseada no resultado da cultura.
*** Antibioticoprofilaxia intraparto.

Figura 3.118 – Algoritmo para profilaxia do GBS nas mulheres em tratamento para trabalho de parto prematuro[40].

A APIP também é recomendada para as gestantes que desenvolvem trabalho de parto prematuro, e que, portanto, não puderam submeter-se à triagem inicial[22,40 41,44].

Na figura 3.118 pode ser visualizado o algoritmo com o protocolo recomendado pelo CDC para prevenção da infecção precoce pelo EGB no trabalho de parto prematuro[40].

VACINAÇÃO

A vacina contra o EGB evitaria a necessidade de uso da APIP e, consequentemente, os problemas decorrentes do uso dos antimicrobianos. O RN estaria protegido também para a forma tardia da doença[42]. Além disso, a imunização das gestantes evitaria os possíveis processos infecciosos causados pelo EGB nessas mulheres. Também seria possível a imunização de adultos e idosos[33,44].

Estudos vêm sendo realizados no campo da imunologia, uma vez que a infecção é dependente da imunidade da gestante ao EGB, sendo essa transmitida ao recém--nascido. O risco de infecção neonatal é inversamente proporcional à quantidade de anticorpos maternos específicos contra o APC que envolve o EGB e à passagem transplacentária dessas imunoglobulinas da classe IgG para o RN, determinando sua proteção temporária[45]. Essa seria a base para buscar uma vacina que promoveria proteção a partir desses antígenos[33,44]. Não existe ainda uma vacina para o EGB disponível no mercado; no entanto, uma vacina trivalente para os sorotipos Ia, Ib, III de uma vacina gliconconjugada está sendo desenvolvida, e a fase 1 e a fase inicial 2 desses ensaios foram concluídas[45,46].

No momento, a melhor alternativa para a prevenção da doença estreptocócica precoce do RN continua a ser a APIP.

REFERÊNCIAS

1. Centers for Disease Control and Prevention. Trends in perinatal group B streptococcal disease – United States 2000-2006. Morb Mortal Wkly Rep. 2009;58(5):109-12.
2. Phares CR, Lynfield R, Farley MM, et al. Epidemiology of invasive group B streptococcal disease in the United States, 1999-2005. JAMA. 2008;299(17):2056-65.
3. Davies HD, Adair C, Schuchat A, Low DE, Suave RS. Physicians'prevention practices and incidence of neonatal group B streptococcal disease in 2 Canadian regions. CMAJ. 2001;164(4):479-85.
4. Centers for Disease Control and Prevention. Prevention of group B streptococcal disease: a public health perspective. Mor Mortal Wkly Rep. 1996;45(RR-7):1-24.
5. Hood M, Janney A, Dameron G. Beta hemolytic streptococcus group B associated with problems of the perinatal period. Am J Obstet Gynecol. 1961;82:809-18.
6. Schrag S, Gorwitz R, Fultz-Butts K, Schuchat A. Prevention of perinatal group B streptococcal disease. Revised guidelines from CDC. MMWR Recomm Rep. 2002;51(RR-11):1-22.
7. Lancefield RC, McCarty M, Everly WN. Multiple mouse-protective antibodies directed against group B streptococci. Special reference to antibodies effective against protein antigens. J Exp Med. 1975;142(1):165-79.
8. Blumberg HM, Stephens DS, Modansky M, et al. Invasive group B streptococcal disease: the emergence of serotype V. J Infect Dis. 1996;173(2):365-73.

9. Zaleznik DF, Rench MA, Hillier S, Krohn MA, Platt R, Lee ML, et al. Invasive disease due to group B Streptococcus in pregnant women and neonates from diverse population groups. Clin Infect Dis. 2000;30(2):276-81.

10. Simões JA, Alves VM, Fracalanzza SE, de Camargo RP, Mathias L, Milanez HM, et al. Phenotypical characteristics of group B streptococcus in parturients. Braz J Infect Dis [Internet] 2007;11(2): 261-266. Disponível em: http://www.scielo.br/scielo.php?script=sci_arttext&pid=S1413-86702007000200019&lng=en&nrm=iso. doi: 10.1590/S1413-86702007000200019. Acessado 2008 ago 18

11. Palmeiro JK, Dalla-Costa LM, Fracalanzza SE, Botelho AC, da Silva Nogueira K, Scheffer MC, et al. Phenotypic and genotypic characterization of group B streptococcal isolates in southern Brazil. J Clin Microbiol. 2010;48(12):4397-403.

12. Baker CJ, Edwards MS. Group B streptococcal infections. In: Remington J, Klein JO, editors. Infectious diseases of the fetus and newborn infant. Philadelphia: W.B. Saunders; 1990.p.742-811.

13. Zangwill KM, Schuchat A, Wenger JD. Group B streptococcal disease in the United States, 1990: report from a multistate active surveillance system. MMWR CDC Surveill Summ. 1992;41(6):25-32.

14. Regan JA, Klebanoff MA, Nugent RP, Eschenbach DA, Blackwelder WC, Lou Y, et al. Colonization with group B streptococci in pregnancy and adverse outcome. VIP Study Group. Am J Obstet Gynecol. 1996;174(4):1354-60.

15. Manning SD, Neighbors K, Tallman PA, Gillespie B, Marrs CF, Borchardt SM, et al. Prevalence of group B streptococcus colonization and potential for transmission by casual contact in healthy young men and women. Clin Infect Dis. 2004;39(3):380-8.

16. Krohn MA, Hillier SL, Baker CJ. Maternal peripartum complications associated with vaginal group B streptococci colonization. J Infect Dis. 1999;179(6):1410-5.

17. Schuchat A. Epidemiology of group B streptococcal disease in the United States: shifting paradigms. Clin Microbiol Rev. 1998;11(3): 497-513.

18. Beraldo C, Brito ASJ, Saridakis HO, Matsuo T. Prevalência da colonização vaginal e anorretal por estreptococo do grupo B em gestantes do terceiro trimestre. Rev Bras Ginecol Obstet. 2004;26(7): 543-9.

19. Madani TA, Harding GK, Helewa M, Alfa MJ. Screening pregnant women for group B streptococcal colonization. Infection. 1998; 26(5):288-91.

20. Pogere A, Zoccoli CM, Tobouti NR, Freitas PF, D'Acampora AJ, Zunino JN. Prevalência da colonização pelo estreptococo do grupo B em gestantes atendidas no ambulatório de pré-natal. Rev Bras Ginecol Obstet. 2005;27(4):174-8.

21. Marconi C, Rocchetti TT, Rall VLMores, Carvalho LR de, Borges Vera Terezinha Medeiros, Silva Márcia Guimarães da. Detection of Streptococcus agalactiae colonization in pregnant women by using combined swab cultures: cross-sectional prevalence study. Sao Paulo Med J. [periódico na Internet]. 2010;128(2): 60-62. Disponível em: http://www.scielo.br/scielo.php?script=sci_arttext&pid=S1516-31802010000200003&lng=pt. Acessado 2014 maio 21.

22. Nomura ML. Colonização maternal e neonatal por estreptococo do grupo B em gestantes com trabalho de parto prematuro e/ou ruptura prematura pré-termo de membranas [tese]. Campinas: Universidade Estadual de Campinas (UNICAMP); 2004.

23. Castellano-Filho DS, da Silva VL, Nascimento TC, de Toledo VM, Galuppo DC. Detection of group B streptococcus in Brazilian pregnant women and antimicrobial susceptibility patterns. Braz J Microbiol. 2010;41(4):1047-55.

24. Baker CJ, Edwards MS. Group B streptococcal infections. In: Remington J, Klein JO (eds). Infectious diseases of the fetus and newborn infant. 4th ed. Philadelphia: WB Saunders; 1995.p.980-1054.

25. Regan JA, Klebanoff MA, Nugent RP. The epidemiology of group B streptococcal colonization in pregnancy. Vaginal Infections and Prematurity Study Group. Obstet Gynecol. 1991;77(4):604-10.

26. Stoll BJ, Schuchat A. Maternal carriage of group B streptococci in developing countries. Pediatr Infect Dis J. 1998;17(6):499-503.

27. Terry RR, Kelly FW, Gauzer C, Jeitler M. Risk factors for maternal colonization with group B beta-hemolytic streptococci. J Am Osteopath Assoc. 1999;99(11):571-3.

28. Yamamoto T, Nagasawa I, Nojima M, Yoshida K, Kuwabara Y. Sexual transmission and reinfection of group B streptococci between spouses. J Obstet Gynaecol Res. 1999;25(3):215-9.

29. Anthony BF, Okada DM, Hobel CJ. Epidemiology of group B Streptococcus: longitudinal observations during pregnancy. J Infect Dis. 1978;137(5):524-30.

30. Ramos E, Gaudier FL, Hearing LR, Del Valle GO, Jenkins S, Briones D. Group B streptococcus colonization in pregnant diabetic women. Obstet Gynecol. 1997;89(2):257-60.

31. Henderson CE, Egre H, Turk R, Aning V, Szilagyi G, Divon MY. Amniorrhexis lowers the incidence of positive cultures for group B streptococci. Am J Obstet Gynecol. 1993;168(2):624-5.

32. Benitz WE. Perinatal treatment to prevent early onset group B streptococcal sepsis. Semin Neonatol. 2002;7(4):301-14.

33. Baker CJ, Kasper DL. Correlation of maternal antibody deficiency with susceptibility to neonatal group B streptococcal infection. N Engl J Med. 1976;294(14):753-6.

34. Turow J, Spitzer AR. Group B streptococcal infection early onset disease controversies in prevention guidelines, and management strategies for the neonate. Clin Pediatr (Phila). 2000;39(6):317-26.

35. Schrag SJ, Zywicki S, Farley MM, Reingold AL, Harrison LH, Lefkowitz LB, et al. Group B streptococcal disease in the era of intrapartum antibiotic prophylaxis. N Engl J Med. 2000;342(1):15-20.

36. Boyer KM, Gadzala CA, Burd LI, Fisher DE, Paton JB, Gotoff SP. Selective intrapartum chemoprophylaxis of neonatal group B streptococcal early-onset disease. I. Epidemiologic rationale. J Infect Dis. 1983;148(5):795-801.

37. Jauréguy F, Carton M, Teboul J, Butel MJ, Panel P, Ghnassia JC, Doucet-Populaire F. [Risk factors and screening strategy for group B streptococcal colonization in pregnant women: results of a prospective study] J Gynecol Obstet Biol Reprod (Paris). 2003;32(2): 132-8.

38. Gupta C, Briski LE. Comparison of two culture media and three sampling techniques for sensitive and rapid screening of vaginal colonization by group B streptococcus in pregnant women. J Clin Microbiol. 2004;42(9):3975-7.

39. Centers for Disease Control and Prevention (CDC). Laboratory practices for prenatal Group B streptococcal screening and reporting--Connecticut, Georgia, and Minnesota, 1997-1998. MMWR Morb Mortal Wkly Rep. 1999;48(20):426-8

40. Verani JR, McGee L, Schrag SJ, Division of Bacterial Diseases, National Center for Immunization and Respiratory Diseases, Centers for Disease Control and Prevention (CDC). Prevention of perinatal group B streptococcal disease--revised guidelines from CDC, 2010. MMWR Recomm Rep 2010;19;59(RR-10):1-36.

41. de Cueto M, Sanchez MJ, Sampedro A, Miranda JA, Herruzo AJ, Rosa-Fraile M. Timing of intrapartum ampicillin and prevention of vertical transmission of group B Streptococcus. Obstet Gynecol. 1998;91(1):112-4.

42. Lin FY, Weisman LE, Azimi PH, Philips JB 3rd, Clark P, Regan J, et al. Level of maternal IgG anti-group B streptococcus type III antibody correlated with protection of neonates against early-onset disease caused by this pathogen. J Infect Dis. 2004;190(5):928-34.

43. Costa ALR, Lamy Filho F, Chen MBC, Brito LMO, Lamy ZC, Andrade KL. Prevalência de colonização por estreptococos do grupo B em gestantes atendidas em maternidade pública da região Nordeste do Brasil [Prevalenceofcolonizationbygroup B Streptococcus in pregnant women from a publi cmaternity of Northwest region of Brazil]. Rev Bras Ginecol Obstet. 2008;30(6):274-80.

44. Baker CJ, Rench MA, Edwards MS, Carpenter RJ, Hays BM, Kasper DL. Immunization of pregnant women with a polysaccharide vaccine of group B streptococcus. N Engl J Med. 1988;319(18):1180-5.

489

45. Baker CJ, Paoletti LC, Rench MA, Guttormsen HK, Edwards MS, Kasper DL. Immune response of healthy women to 2 different group B streptococcal type V capsular polysaccharide-protein conjugate vaccines. J Infect Dis. 2004;189(6):1103-12.

46. Baker CJ, Rench MA, Paoletti LC, Edwards MS. Dose-response to type V group B streptococcal polysaccharide-tetanus toxoid conjugate vaccine in healthy adults. Vaccine 2007;25(1):55-63.

Doença pelo Estreptococo do Grupo B no Recém-Nascido

Helenilce de Paula Fiod Costa

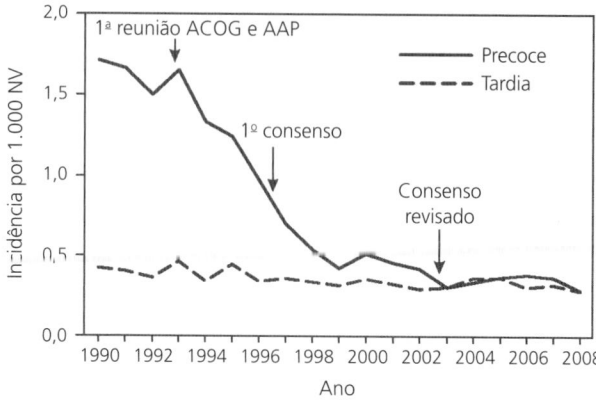

Figura 3.119 – Incidência da doença invasiva precoce e tardia pelo estreptococo do grupo B (EGB), 1990-2008[7].

Em 1970, o estreptococo do grupo B (EGB) emergiu como a principal causa de infecção neonatal precoce nos Estados Unidos da América (EUA), com mortalidade de 55%. Na década de 1980, ensaios clínicos e estudos observacionais bem desenhados mostravam uma mortalidade neonatal de 50% e que a administração de antibióticos por via intravenosa (IV) durante o trabalho de parto, em mulheres em situação de risco para a infecção, poderia evitar a transmissão do estreptococo do grupo B (EGB) para seus filhos, assim como a doença invasiva na primeira semana de vida[1-3]. Grupos de defesa dos pais, comunidade de saúde pública americana, médicos clínicos e organizações de profissionais solicitaram aos órgãos governamentais diretrizes para a prevenção dessa doença[1-4].

Em 1996, o Centro Americano para o Controle e Prevenção de Doenças (CDC) e o Colégio Americano de Obstetras e Ginecologistas (ACOG) publicaram a primeira diretriz para a prevenção da doença perinatal pelo estreptococo do grupo B (DPEGB), tendo como base a presença de fatores de risco clínico ou a triagem por meio de culturas vaginal e anal de gestantes com 35-37 semanas de idade gestacional (IG)[5]. Em 1997, a Academia Americana de Pediatria (AAP) deu seu aval a essas recomendações[6].

Declínios marcantes (70%) na incidência da doença invasiva neonatal precoce (antes de sete dias de vida) ocorreram na década de 1990, a qual passou de 2-3 casos/1.000 nascidos vivos (NV) para 1,7/1.000 NV. A letalidade também diminuiu de 50% para 5-15%[7] (Fig. 3.119).

Em 2002, novas evidências provocaram as recomendações de 2002, nas quais se enfatizou a realização de triagem universal em todas as gestantes com IG entre 35 e 37 semanas para identificar as colonizações vaginal e retal. Essa decisão baseou-se no estudo populacional de 600.000 nascimentos que concluiu que a triagem pré-natal foi mais efetiva do que a abordagem baseada em fatores de risco, aliada ao fato de que em 18% das mães que tiveram filhos com doença invasiva precoce não foram identificados fatores de risco. A profilaxia com antibióticos intraparto (AIP) deveria ser oferecida a todas as gestantes colonizadas, exceto quando o parto fosse cesárea eletiva, sem trabalho de parto e sem ruptura de membranas amnióticas, pois o risco de colonização e infecção nessa situação era extremamente baixo. A AIP foi recomendada quando a triagem pré-natal não fosse realizada ou desconhecida, no momento do parto, e que a indicação de AIP levasse em consideração a presença dos fatores de risco. Nessa diretriz, o CDC recomendava atenção cuidadosa no momento de obtenção das culturas, locais de coletas adequados e métodos microbiológicos específicos para a identificação do EGB com maior especificidade e sensibilidade[7].

Como resultado desses esforços de prevenção, a incidência de doença neonatal precoce (DNP) pelo EGB diminuiu drasticamente nos últimos 15 anos, passando de 1,7 para 0,34-0,37 caso/1.000 NV. Em populações nos EUA com predomínio na raça negra, a taxa permanece em 0,5/1.000 NV e apesar dessas recomendações a doença neonatal precoce pelo EGB continua a ser a principal causa infecciosa de morbidade e mortalidade entre os recém-nascidos (RN) naquele país (Fig. 3.120)[8].

Em novembro de 2008, o CDC formou um grupo de trabalho técnico para revisar as diretrizes de 2002. Esse grupo era composto por membros do CDC, ACOG, AAP, Colégio Americano de Enfermeiras-Obstétricas (ACNM), Academia Americana de Médicos de Família (AAFP), Sociedade Americana de Epidemiologia (ASE) e Sociedade Americana de Microbiologia (ASM). Esses membros do grupo identificaram estudos realizados em laboratório para a identificação do EGB buscando evidências científicas, ensaios clínicos randomizados e controlados, estudos observacionais sistemáticos e opiniões de especialistas na área quando não havia evidências disponíveis e, em 19 de novembro de 2010, novas diretrizes revisadas foram publicadas[9].

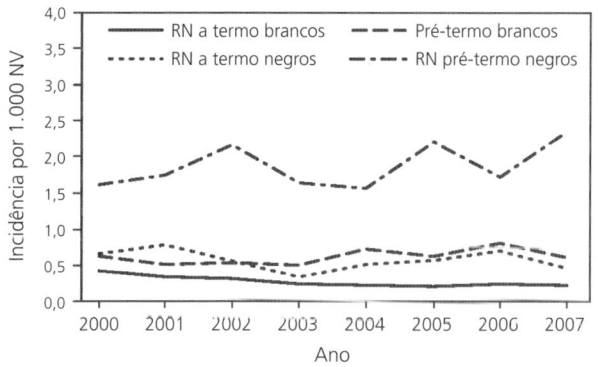

Figura 3.120 – Incidência de sepse de início precoce pelo EGB, estratificada por raça e IG[8].

EPIDEMIOLOGIA

O estreptococo hemolítico do grupo B – *Streptococcus agalactiae* – é o coco gram-positivo mais frequentemente associado com morte neonatal precoce, particularmente em RN prematuro. Esses patógenos são subdivididos em onze sorotipos: Ia, Ib, Ia/c, II, III, IV, V, VI, VII, VIII e IX em função de seus antígenos polissacarídeos capsulares. Os sorotipos variam enormemente entre os países e as populações. Edmond et al., em metanálise de 38 estudos realizados em países desenvolvidos e em desenvolvimento, mostraram que os 5 sorotipos mais frequentemente isolados, em todas as regiões, nos últimos 30 anos, foram Ia, Ib, II, III e V, sendo o sorotipo III responsável por 50% dos EGB isolados e associados à infecção neonatal com evolução mais grave[10]. Nos EUA, os 5 sorotipos mais frequentes, em ordem decrescente, são: III, Ia, V, Ib e II. O V é o sorotipo mais prevalente no Canadá, frequentemente associado à bacteriemia e também relacionado à forma tardia da infecção, provocando bacteriemia, mas não apresenta tropismo para o sistema nervoso central (SNC). Sua frequência parece estar aumentando à medida que diminui a prevalência do tipo II[4].

No Brasil, Fiolo et al., em 2012, isolaram o V (61,4%), Ia (24,3%), III (10 %), Ib (2,8%) e IV (1,4%)[11].

ETIOPATOGENIA

Os EGB são habitantes comuns da flora dos tratos gastrintestinal, vaginal, urinário e raramente faringe e pele. A partir do trato digestório baixo, a bactéria pode colonizar os genitais e menos frequentemente o trato urinário. Desse modo, a colonização vaginal é intermitente, sendo a colonização anorretal mais constante.

A aderência do EGB à superfície mucosa representa o evento inicial na colonização. Esse patógeno adere de forma muito eficiente às células do epitélio vaginal e por via ascendente às membranas amnióticas.

A colonização dos tratos digestório baixo e vaginal está em torno de 10 a 30%, com variação de 5 a 40%, na população dos EUA. No Brasil, nos diferentes estudos, essa taxa variou de 15 a 25%. Isso provavelmente está relacionado a diferenças intrínsecas entre as populações, raças e falta de padronização nos métodos de cultura empregados[11-14].

Na gestação essa colonização pode ser crônica, transitória ou intermitente. As gestantes e seus parceiros sexuais geralmente são colonizados com os mesmos sorotipos do EGB, entretanto pode ocorrer nova infecção sexualmente transmitida por outro sorotipo e isso explicar a colonização materna transitória e intermitente[4].

Nas gestantes atendidas no pré-natal do Hospital do Servidor Publico Estadual do Estado de São Paulo, a taxa de prevalência da colonização pelo EGB foi de 15,85% de 2006 a 2010[15].

No Hospital e Maternidade Santa Joana – São Paulo (HMSJ-SP), entre as gestantes de alto risco internadas para tratamento clínico, a prevalência da colonização de 2007 a 2009 encontra-se na tabela 3.21.

Nas recomendações do CDC de 2010 está relatado que se encontra bacteriúria pelo EGB na urina em 2-7% das gestantes e que isso é um marcador de colonização "pesada" do trato genital pelo EGB. A essa se associa a colonização do trato gastrintestinal e o risco aumentado de sepse neonatal de início precoce. Gestantes que recebem antibióticos para tratar a bacteriúria pelo EGB durante a gestação usualmente não o eliminam dos tratos genital e gastrintestinal e podem ser recolonizadas[17].

Estudos mostraram que algumas mulheres com bacteriúria pelo EGB durante o primeiro trimestre podem não ter colonização positiva genital e anal com 35-37 semanas de gestação ou no momento do parto, entretanto a bacteriúria materna durante a gravidez é um fator de risco importante e está incluída nas indicações de profilaxia com antibióticos intraparto desde 1996.[5,7,17]

Estima-se que 50.000 gestantes por ano sejam infectadas pelo EGB nos Estados Unidos, com morbidade materna significativa: abortamento e perda fetal no se-

Tabela 3.21 – Prevalência da colonização pelo EGB em gestantes admitidas para tratamento clínico por gravidez de alto risco e pesquisadas com cultura por ocasião da admissão no Hospital e Maternidade Santa Joana – SP, de 2007 a 2009[16].

	Gestantes		Culturas anovaginais	
Anos	Admitidas	Pesquisadas	Positivas	Negativas
2007	9.563	668 (6,98%)	88 (13,1%)	580
2008	11.202	1.157 (10,33%)	294 (25,4%)	863
2009	10.212	1.270 (12,44%)	301 (23,70%)	969
Total	30.977	3.095 (9,99%)	683 (22,07%)	2.412

gundo e terceiro trimestres de gestação, parto prematuro, ruptura prematura de membranas, ruptura prolongada de membranas, cistite, infecção do trato urinário, pielonefrite, amnionite, bacteriemia, febre intra e pós-parto, endometrite e endocardite.

Há correlação entre níveis baixos de anticorpos maternos contra o EGB e a suscetibilidade do RN à doença invasiva. Baker e Edwards demonstraram que a presença de infecção neonatal esteve associada com níveis maternos baixos de anticorpos anti-EGB (< 2mg/mL).[18]. A transferência passiva de anticorpos maternos antipolissacarídeos capsulares confere, em geral, proteção ao RN. Desse modo, o nível de anticorpos anti-EGB maternos é indicador importante de risco de infecção neonatal.

Como a passagem placentária de imunoglobulina da classe IgG materna ocorre principalmente nas últimas oito semanas de gestação, o RN prematuro é uma criança de maior risco para apresentar a doença invasiva pelo EGB.

A infecção neonatal pode ser adquirida intraútero pela disseminação via hematogênica e/ou através da deglutição do líquido amniótico (LA) infectado. Os fatores de defesa do LA podem impedir a proliferação do EGB, embora algumas cepas possam se multiplicar mais efetivamente do que outras, dependendo do tipo e grau de invisibilidade. A deglutição de LA infectado horas ou dias antes do parto pelo feto resulta em infecção precoce. A sintomatologia nessa situação costuma estar presente nas primeiras 6 horas de vida, com sinais clínicos de sepse e bacteriemia[4,18].

Outra via de aquisição do EGB é a resultante da disseminação ascendente por meio das membranas amnióticas rotas da gestante colonizada ou durante a passagem pelo canal de parto. O risco de o RN adquirir a infecção está diretamente relacionado ao número absoluto de micro-organismos presentes no canal de parto durante o nascimento. A maior maturidade fetal, o baixo inóculo bacteriano e o menor grau de virulência da cepa são fatores que diminuem o risco de doença invasiva precoce pelo EGB[4,18].

Essa é a via de transmissão da infecção mais frequente para o RN (80% dos casos) e os sinais e sintomas costumam estar presentes nas primeiras 24 horas. Esses, em ordem decrescente, segundo o Instituto de Saúde Americano (NICHD) – *Neonatal Network*, são: apneia, desconforto respiratório, aumento da necessidade de oxigênio e de suporte ventilatório, problemas do trato gastrintestinal, letargia, hipotonia, acidose metabólica, alteração térmica (hipo e hipertermia), hipoglicemia e hipotensão[4].

Os fatores de risco para a colonização materna e infecção neonatal precoce pelo EGB são[4]:

1. Filho anterior com doença invasiva neonatal pelo EGB.

2. Primigesta jovem (< 20 anos).
3. Raça negra ou indígena.
4. Bacteriúria assintomática ou infecção urinária pelo EGB durante a gestação.
5. Colonização materna intensa e virulência da cepa.
6. Colonização materna durante o trabalho de parto.
7. Baixos títulos de anticorpos maternos para o EGB.
8. Ruptura de membranas > 18 horas.
9. Corioamnionite.
10. Temperatura intraparto > 38ºC.
11. Trabalho de parto prematuro (há evidências que sugerem que a colonização vaginal com alto inóculo bacteriano durante a gestação desencadeia parto prematuro).
12. Baixo peso ao nascer.
13. Gravidez múltipla – o primeiro gêmeo tem maior risco de infecção ascendente.
14. Gestantes submetidas à circlagem ou outro procedimento invasivo na gestação.
15. Bacteriemia materna pós-parto.

Raramente a contaminação pode ser horizontal e ocorrer na unidade neonatal de média e longa permanência entre RN colonizados e não colonizados através do contato das mãos (sem lavagem adequada ou uso de luvas) dos funcionários que cuidam desses RN ou na comunidade após a alta hospitalar.

A ocorrência de sepse neonatal precoce está diretamente associada à ausência de anticorpos maternos específicos contra o polissacarídeo capsular do EGB e a outros fatores como deficiência do complemento, da função dos neutrófilos e da imunidade de modo geral, principalmente em prematuros.

Na ausência de antibioticoprofilaxia intraparto (AIP), observa-se que cerca de 50% dos RN de mães colonizadas carreiam o EGB ao nascimento, mas somente 1 a 2% desses apresentam a doença invasiva[4,18].

INCIDÊNCIA

A incidência da infecção neonatal pelo EGB depende da forma clínica da doença. Na forma precoce, nos EUA a incidência variou de 0,7 a 3,7 por mil nascidos vivos (NV), e na tardia, acometeu 0,5 a 1,8 por mil NV, antes da publicação do primeiro *guideline* pelo CDC em 1996. Até a década de 1970, em países desenvolvidos, a letalidade observada era de 15-55%, entretanto nos últimos anos houve um declínio para 10-15% na forma precoce e de 2-6% na tardia[17].

Em nosso meio, em um período de estudo de 10 anos (1990 a 1999) em que foram analisados 111.241 NV, Vaciloto et al. mostraram incidência de doença precoce pelo EGB de 0,39 por 1.000 NV e taxa de letalidade de 60%.

Vale ressaltar que nesse estudo, apesar de 100% das gestantes terem recebido assistência pré-natal, nenhuma foi investigada em relação ao estado de portador anogenital do EGB, nenhuma recebeu antibioticoprofilaxia intraparto adequada e 30% delas não apresentaram nenhum fator de risco[19].

Dez anos depois, na mesma instituição (de 2001 a 2011), em que foram analisados 113.233 NV, Costa et al. mostraram incidência da doença neonatal precoce pelo EGB de 0,16/1.000 NV e letalidade de 27,78%. Nesse período foi feita busca ativa e sistemática sobre a existência da pesquisa do EGB no pré-natal ou por ocasião da internação das gestantes de alto risco e maior conscientização da equipe obstétrica sobre a importância da pesquisa e da AIP[20].

QUADRO CLÍNICO

Classicamente, são descritas três formas clínicas: a precoce, a tardia e a doença de início muito tardio[4].

A forma precoce é a mais frequente (80%) e ocorre nos primeiros sete dias de vida, sendo a transmissão vertical, por via ascendente, durante o trabalho de parto ou nascimento o fator determinante. Os fatores de risco costumam estar ausentes em 30% dos casos.

As manifestações clínicas são semelhantes a qualquer sepse precoce de outra etiologia, mas a evolução costuma ser rápida com bacteriemia, sepse, pneumonia e meningite. Os sintomas surgiram, na maioria das vezes, logo após o nascimento, desenvolvendo-se desconforto respiratório precoce e necessidade crescente de oxigênio em 35-55% dos RN, com quadro clínico semelhante à doença de membrana hialina (DMH). A pneumonite ou pneumonia são achados frequentes ao exame anatomopatológico.

Os sinais clínicos de sepse tais como apneia, desconforto respiratório precoce e progressivo, gemência, hipo ou hipertermia, hipotensão e presença de acidose metabólica e neutropenia presentes em 25-40% dos casos com evolução para choque séptico nas primeiras 24 horas de vida fazem suspeitar do diagnóstico. Pode ocorrer meningite em 5-15% dos RN e a evolução para o óbito (3 a 10%) ocorre comumente no segundo dia de vida.

Um estudo de coorte prospectivo e descritivo que teve como objetivos comparar a incidência e a letalidade da sepse neonatal precoce (SNP) e/ou meningite neonatal precoce (MNP) por EGB de 1991 a 2000 (Período 1-P1) e nos 10 anos seguintes, 2001 a 2010 (Período 2-P2), descrever os fatores de risco maternos associados e os dados dos recém-nascidos como idade gestacional (IG), peso ao nascer (PN), idade gestacional *versus* adequação do peso, sexo, Apgar de primeiro e quinto minutos e evolução clínica nos primeiros 7 dias de vida. O P1 foi pré-implantação do protocolo de medidas para a prevenção da doença perinatal pelo EGB, e o P2, após a implantação. Esse foi um protocolo institucional gerenciado pela Comissão de Infecção Hospitalar (CCIH) e UTI neonatal (UTIN) em uma maternidade da cidade de São Paulo – HMSJ[20].

Foram incluídos RN com IG ≥ 23 semanas, sem malformações incompatíveis com a vida, que apresentaram sepse neonatal precoce e/ou meningite neonatal precoce confirmadas por hemocultura ou cultura de liquor (positivas para o EGB) cujos sinais e sintomas se iniciaram até 72 horas de vida.

Os RN foram estratificados por ano de nascimento e a análise da incidência anual da INP pelo EGB foi realizada por meio do teste para detectar tendências de crescimento linear.

A análise dos resultados mostrou que no P1 nasceram 121.326 NV, sendo que 43 (0,35/1.000 NV) desenvolveram SNP e/ou MNP com letalidade de 60,46%.

No P2 nasceram 113.233 NV e 18 (0,16/1000 NV) desenvolveram doença com letalidade de 27,78%. Em ambos os períodos a taxa de parto cesariano foi de 67% nos casos de infecção precoce pelo EGB.

No P1 o tempo médio entre o nascimento e o choque séptico por EGB foi em média de 16 horas de vida, e entre o nascimento e o óbito do RN, de 41 horas de vida. Quarenta por cento eram RN a termo, 30% pré-termos tardios e 30% pré-termos com IG < 34 semanas e 58% tinham peso de nascimento superior a 2.500g. No P1, 30% dos RN tinham IG de 23 a 34 semanas e 7% eram de muito baixo peso. É importante salientar que 26% dos RN dentro dos 43 com sepse neonatal precoce tiveram meningite.

No P2 ocorreu inversão da IG, ou seja, 66,67% tinham IG de 23 a 34 semanas e 33,33% acima de 34 semanas. O choque séptico ocorreu nas primeiras 24 horas e todos os óbitos do P2 foram em RN prematuros de extremo baixo peso com IG < 28 semanas com menos de 72 horas de vida. Os 4 casos (2,22%) de meningite precoce no P2 ocorreram em RN a termo adequado para a idade gestacional.

A infecção continuou sendo mais frequente nos filhos de primigestas (P1 = 60% e P2 = 72%). O parto prematuro foi o fator de risco materno mais prevalente nos dois períodos[20].

A forma tardia apresenta-se de 7 a 89 dias de vida e manifesta-se sob a forma de meningite (30 a 40%), bacteriemia sem foco aparente (40%), artrite séptica (5 a 10%) e raramente onfalite e osteomielite. Sua transmissão pode ser horizontal ou nosocomial e raramente vertical. A patogenia é incerta, visto que as culturas de cérvix materna, na maioria dos casos, são negativas, com possibilidade de aquisição do patógeno de pessoa a pessoa ou do meio em que se encontra o RN.

As cepas mais frequentemente encontradas foram a III (60%), Ia (25%) e V (15%). Os sinais e sintomas mais frequentes incluem: febre, irritabilidade, letargia (ou ambas), taquipneia, recusa alimentar, apneia, hipotensão, convulsão e evolução rápida para o choque. Artrite séptica, osteomielite e onfalite também podem ser consideradas manifestações da doença tardia. A mortalidade varia de 1 a 6%[4,18].

A forma muito tardia manifesta-se com quadro sistêmico ou localizado e geralmente acomete RN pré-termo de muito baixo peso, imunologicamente imaturos, internados por longos períodos nas unidades neonatais e suscetíveis à colonização através das membranas mucosas ou RN com doenças imunológicas de base, incluindo o HIV. É descrita uma variedade de sinais e sintomas: bacteriemia sem ou com foco aparente, artrite séptica, osteomielite, abscesso cerebral, endocardite, adenite, traqueíte, celulite, conjuntivite e infecções no local de inserção do cateter ou relacionadas aos cateteres.

Na tabela 3.22 apresentam-se os achados clínicos mais frequentes das diferentes formas clínicas da infecção neonatal pelo EGB.

Numerosas outras manifestações clínicas da doença perinatal pelo EGB foram descritas: impetigo, otite média, mastoidite, onfalite, traqueíte conjuntivite, celulite, artrite séptica, etmoidite, peritonite, empiema, abscesso adrenal consequente a hemorragia suprarrenal, abscesso cerebral, endocardite e pericardite.

A recorrência da infecção pelo EGB ocorre em 0,5 a 3% dos casos[4]. Os sinais podem desenvolver-se durante o tratamento do episódio inicial ou em um intervalo que varia de 3 dias a 3 meses após o término da terapia. Usualmente, a reinfecção é consequência da reinvasão dos locais colonizados da membrana mucosa e exposições repetidas aos carreadores colonizados (20%). Quando a infecção é recorrente, é necessário considerar que a terapia antimicrobiana falhou em eliminar a colonização das mucosas ou a exposição comunitária ou hospitalar resultou em nova colonização por outra cepa da EGB, com subsequente invasão da corrente sanguínea.

Esse segundo episódio responde ao tratamento com penicilina ou ampicilina, mas a duração deve ser prolongada, de acordo com a evolução clínica e laboratorial[4].

DIAGNÓSTICO

Para o diagnóstico da infecção neonatal precoce pelo EGB, em nosso meio, devem-se considerar a história da mãe, a AIP adequada, a avaliação clínica e os exames laboratoriais como hemograma, proteína C-reativa, culturas de sangue, liquor, urina, secreção traqueal, secreção faríngea[21]. As culturas devem, preferencialmente, ser colhidas ao nascimento ou no RN com menos de 12 horas de vida. Podem-se usar o bacterioscópico do exame do aspirado gástrico e a detecção do antígeno capsular do EGB no sangue, urina e liquor (LCR). A reação em cadeia da polimerase (PCR) realizada em sangue e urina mostrou especificidade e sensibilidade elevadas e tem sido utilizada[22].

Após a **coleta das culturas**, essas devem ser colocadas no meio de transporte Stuart até serem semeadas no meio seletivo para o isolamento do EGB, que é o de Todd-**Hewitt**, adicionado de ácido nalidíxico, polimixina e cristal violeta. Os caldos devem ser incubados e o crescimento semeado em ágar-colúmbia com sangue de carneiro e novamente incubado em ágar-chocolate ou ágar-sangue no caso de liquor. Ocorre hemólise típica no resultado positivo. O resultado definitivo da hemocultura é obtido após 72 horas, sendo importante lembrar que ela poderá ser negativa em mais de 20% dos casos[23]. Segundo alguns autores, a sensibilidade da hemocultura é baixa (82%), mas, por outro lado, ela apresenta especificidade elevada, de tal forma que, em hemocultura negativa com 48 horas e RN com boa evolução clínica, a incidência de infecção precoce pelo EGB foi de 0,05%. Quanto à cul-

Tabela 3.22 – Infecção pelo EGB: comparação entre as formas precoce, tardia e muito tardia[4].

Característica	Precoce	Tardia	Muito tardia
Idade	1 dia	37 dias	> 3 meses
Começo dos sintomas (média)	1 a 24h	27 dias	Desconhecida
Complicações obstétricas maternas	Comuns (70%)	Parto pré-termo	Variável
Incidência de prematuridade	Infrequente (30%)	Incomum	Comum
Manifestações clínicas	Sepse (80 a 85%) Pneumonia (10 a 5%) Meningite (5 a 10 %)	Meningite (25 a 30%) Bacteriemia sem foco (65%) Tecidos moles, osso ou articulações e pneumonia (5 a 10%)	Bacteriemia sem foco (comum) Bacteriemia com foco (incomum)
Sorotipos mais comuns	Ia (30%); II (13%); III (30%)-V (20%) (Ia, Ib, Ia/c)	III (60%) Ia (25%) V (15%)	Vários sem prevalência de um
Mortalidade	3 a 10% (< 10% = termo	1 a 6%	Baixa

tura de LCR, na ausência de antibioticoterapia materna prévia e na presença de sinais clínicos de sepse e/ou meningite bacteriana, geralmente é positiva, entretanto em 15 a 28% dos casos essas culturas podem ser negativas[4].

Outros meios de identificação para o EGB já estão disponíveis em nosso meio, como o caldo granada bifásico utilizado para inoculação direta, cultura e identificação definitiva do EGB com sensibilidade e especificidade altas. Tal método utiliza a detecção por meio do *granadaene*, um pigmento poliênico que cora as colônias do EGB de vermelho, diferenciando-as de outras bactérias e inibindo o crescimento da maioria dos micro-organismos que não pertencem à espécie *S. agactiae*. Os resultados são liberados em 18 a 24 horas[24,25].

Para teste de diagnóstico rápido, pode-se usar o teste de aglutinação do látex e o CAMP *test*. Eles têm sido utilizados com sucesso para a identificação do EGB *in vitro* após incubação nos meios de cultura.

Detecção do antígeno bacteriano pela técnica de aglutinação com partículas de látex – permite um diagnóstico rápido, de fácil execução e fornece o resultado antes de as culturas estarem disponíveis. Essa técnica pode ser realizada em vários fluidos corporais, mas a sensibilidade é melhor na urina (85 a 100%) obtida, preferencialmente no RN, por punção suprapúbica, porque o antígeno é filtrado através dos rins. Quando a carga antigênica é alta, a probabilidade de esse teste ser positivo é duas vezes maior, entretanto, a taxa de falso- positivo pode ser alta, variando de 0 a 16,9% por antibioticoterapia materna prévia, reação cruzada com outras bactérias, contaminação direta da urina durante a coleta, entre outros. Os resultados obtidos por esse método devem ser correlacionados com a clínica e outros exames complementares[26].

Hemograma completo – o leucograma tem sensibilidade e especificidade baixas na sepse precoce pelo EGB. Há tendência ao declínio da série branca nas primeiras 24 horas nos casos graves. Estudos relataram que a neutropenia esteve associada à infecção de evolução fatal, relatando que a neutropenia esteve presente em 87%, o índice neutrofílico > 0,20 em 91% e aumento absoluto de neutrófilos imaturos em 42%. Concluindo, a neutropenia é um achado mais ou menos frequente e quando associada à leucopenia é sinal de péssimo prognóstico[27].

Para análise do hemograma, utiliza-se, comumente, o escore de Rodwell (ver Capítulo Sepse neonatal) ou utilizar o sistema de pontos segundo Gerdes e Polin[28] (Quadro 3.87). No hemograma de 12 a 18 horas, deve-se dar bastante importância às presenças de leucocitose (acima de 25.000), leucopenia (abaixo de 5.000) e neutropenia (< 1.800).

Proteína C-reativa ou interleucina-6 – podem não estar

Quadro 3.87 – Sistema de pontos para testes laboratoriais proposto por Gerdes e Polin[28] a ser utilizado na suspeita clínica de sepse de início precoce em RN.

Teste	Valor do ponto
Contagem do nº absoluto de neufrófilos < 1.750mm³	1 ponto
Contagem de leucócitos totais < 7.500/mm³ ou 40.000/mm³	1 ponto
Índice de neutrófilos imaturos/neutrófilos maturos ≥ 0,20	1 ponto
Índice de neutrófilos imaturos/neutrófilos totais ≥ 0,40	2 pontos
Proteína C-reativa ≥ 1mg/dL ou 10mg/L	1 ponto

Obs.: São necessários pelo menos 2 pontos para se considerar a triagem positiva.

elevadas ao nascimento, mas é importante ter dosagens seriadas a cada 12 a 24 horas, pois elas se elevam na presença de sepse[21].

Esfregaço de aspirado gástrico – é inespecífica a presença de mais de cinco leucócitos por campo, pode sugerir infecção bacteriana. Correlação entre isolamento de cocos gram-positivos no aspirado gástrico obtido até 1 hora após o nascimento e pneumonia ou sepse pelo EGB foi descrita em inúmeros estudos[4].

Bacterioscópio e cultura do esfregaço da secreção traqueal antes da entubação do RN – são condutas de grande valia no diagnóstico neonatal da sepse precoce.

Dosagem de imunoglobulinas totais – é inespecífica, em geral a IgM está elevada.

Reação em cadeia da polimerase (PCR) qualitativa, quantitativa e específica para o EGB – é um método rápido, o resultado é obtido em 35 minutos, com sensibilidade de 100% e especificidade de 91%. É de grande auxílio no diagnóstico precoce e já está disponível em nosso meio[29].

Radiografia de tórax – na pneumonia precoce pelo EGB, as imagens radiológicas são indistinguíveis daquelas da DMH. Em um terço dos casos, evidencia-se infiltrado pulmonar difuso com edema pulmonar e/ou cardiomegalia. Não é rara, como achado de necropsia, a formação de membranas hialinas.

DIAGNÓSTICO DIFERENCIAL

O diagnóstico diferencial deve ser feito com DPMH, síndrome de aspiração de mecônio, pneumonia bacteriana ou viral, hipertensão pulmonar persistente, sepse neonatal por outros agentes de transmissão vertical e condições metabólicas.

Para RN com meningite, as características clínicas como apneia, necessidade aumentada de oxigênio, febre ou hipotermia, convulsões e achados ao exame de liquor, sem acidente de punção, de aumento da celularidade (> 20 leucócitos) e de proteínas (> 120mg/dL) ajudam no diagnóstico.

A osteomielite pelo EGB costuma provocar dor, rubor e limitação da articulação afetada, mas pode haver confusão com paralisias por traumatismos de parto ou doenças neuromusculares. O isolamento da bactéria no sangue e/ou no fluido sinovial permite um diagnóstico definitivo[4].

Na doença neonatal pelo EGB, podem-se ter vários órgãos afetados antes da primeira semana ou até 3 meses, e isso sinaliza que qualquer agente etiológico pode entrar no diagnóstico diferencial dessa afecção. A terapia empírica com ampicilina ou penicilina associada à gentamicina deve ser empregada precocemente, na suspeita clínica, até que os resultados das culturas permitam um diagnóstico específico.

TRATAMENTO

Abaixo listam-se os itens importantes para o tratamento do RN:

1. Para o tratamento a ser instituído no RN, **devem-se seguir as diretrizes** publicadas pelo CDC em 2010[17] e estão no algoritmo da figura 3.121.
2. O objetivo do algoritmo sugerido é minimizar as avaliações diagnósticas e tratamentos desnecessários de RN cujas mães receberam AIP intraparto.
3. Para decidir se a antibioticoprofilaxia estava indicada à gestante ver figura 3.122.
4. A definição de **AIP adequada considera** o uso de penicilina, ampicilina, cefazolina por via IV durante ≥ 4 horas. Assim, a antibioticoprofilaxia materna com penicilina ou ampicilina é considerada adequada quando administrada 4 horas antes e no momento do parto e a cefazolina uma dose a cada 8 horas. Embora

outros agentes antimicrobianos possam substituir a penicilina/ampicilina, se a gestante for alérgica, a efetividade desses agentes em prevenir a sepse neonatal precoce ainda não foi bem estudada e não há dados avaliáveis na literatura para sugerir sua duração adequada. Considerar AIP inadequada[30].

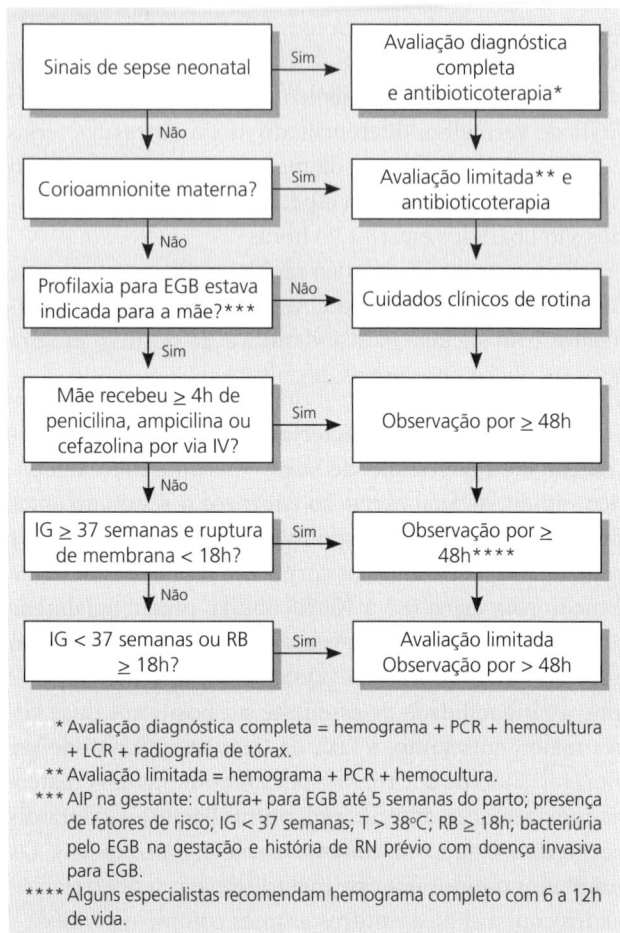

Figura 3.121 – Algoritmo para prevenção da infecção neonatal pelo estreptococo do grupo B.

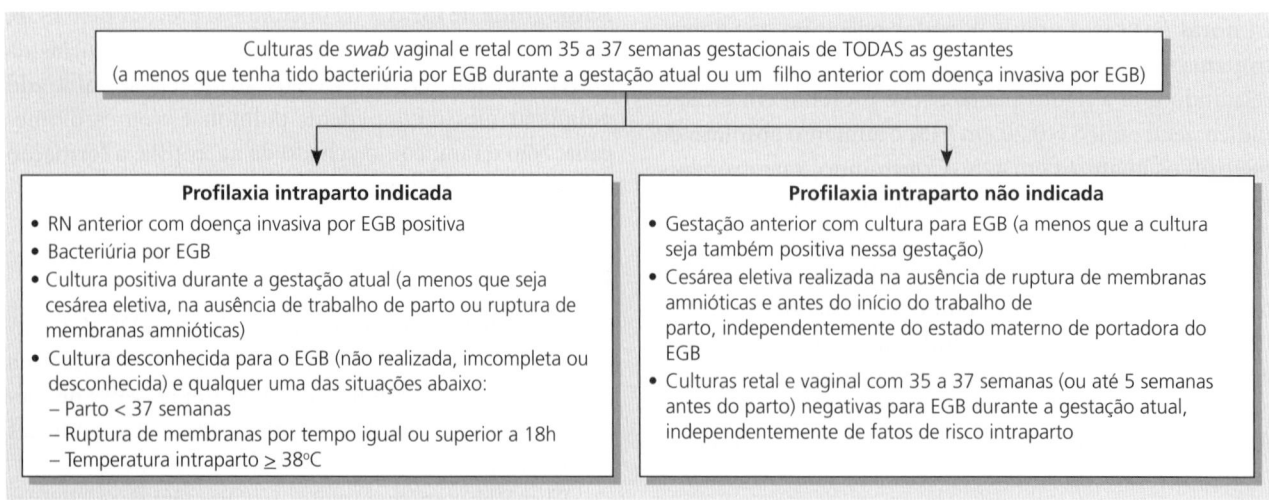

Figura 3.122 – Esquema de conduta na infecção pelo EGB.

496

5. A **terapia empírica** para os RN inclui agentes antimicrobianos contra o EGB e outros micro-organismos (gram-positivos e negativos). Comumente, a penicilina/ampicilina e a gentamicina são as utilizadas. Como já foi dito, a terapia empírica deve ser iniciada na suspeita clínica, com o resultado do hemograma, da PCR e do liquor antes dos resultados das culturas. A radiografia de tórax deverá ser sempre solicitada se houver desconforto respiratório.

6. Quando o estado clínico do RN sugerir **sepse**, a investigação completa deve ser realizada e indicada a terapia empírica. Lembrar que as hemoculturas podem ser estéreis e no LCR em 15% dos RN de meningite neonatal. O tratamento diante da alteração liquórica é mais prolongado do que aquele com LCR normal. Esse exame deve incluir celularidade, dosagem de glicose e proteína, e cultura.

7. RN **assintomáticos** cujas mães tenham suspeita de **corioamnionite** (tentar se certificar do diagnóstico com o obstetra) e receberam AIP, o RN deverá ser submetido a uma avaliação completa e terapia empírica, dependendo da idade gestacional (IG), condições clínicas ao nascimento, duração da terapia materna com antibióticos e dos resultados das culturas. A consulta aos obstetras é importante para avaliar se há apenas suspeita ou confirmação do diagnóstico de corioamnionite, ou seja, presença de pelo menos 2 dos sinais listados a seguir: febre materna ≥ a 38°C, útero doloroso, taquicardia materna (> 100bpm) e fetal (> 160bpm), líquido amniótico fétido ou fisometria e leucocitose materna (> 20.000 leucócitos por campo) e assim determinar a conduta neonatal adequada[17].

8. Existem limitações para a abordagem diagnóstica incompleta ou completa porque a sensibilidade da hemocultura pode ser baixa entre os RN expostos a AIP. O desempenho do hemograma, nos vários estudos, apresenta valor preditivo negativo alto e preditivo positivo baixo; a sensibilidade é mais baixa quando ele é colhido logo após o nascimento, mas seu desempenho pode ser melhor com a obtenção de amostras após 12 horas de vida. Recomenda-se solicitar PCR quantitativa **seriada** porque ela ajuda na decisão de suspender ou manter a terapia.

9. RN de mães com IG ≥ 37 semanas, cultura positiva e AIP adequada devem ser observados clinicamente durante ≥ 48 horas, e nenhum teste diagnóstico deve ser recomendado. Essas crianças podem ter alta em 48 horas com orientações aos pais sobre a presença de possíveis sinais e sintomas de infecção e retorno agendado após 48-72 horas.

10. RN de mães com IG ≥ 37 semanas **e** duração da ruptura de membranas < 18 horas que tinham indicação de AIP, mas não receberam ou foram inadequadamente tratadas, devem ser observados ≥ 48 horas, e nenhum teste diagnóstico é recomendado. Alguns especialistas recomendam avaliação limitada com hemocultura, hemograma completo em 6 a 12 horas. A maioria dos especialistas no Brasil e em alguns outros países recomenda também a PCR quantitativa seriada (12, 24 e 48 horas) e observação clínica durante 48 horas.

11. RN de mães com IG < 37 semanas ou ruptura das membranas ≥ 18 horas que tinham indicação de AIP, mas não receberam ou foram inadequadamente tratadas, devem ser submetidos a uma avaliação limitada e, dependendo dos resultados, terapia empírica ou observação clínica ≥ 48 horas.

12. Em gestantes com alergia à penicilina e risco de anafilaxia (diferenciar baixo ou alto risco), a recomendação é clindamicina, eritromicina ou vancomicina.

13. Tendo como base a demonstração efetiva que a AIP previne a sepse precoce e que a infecção neonatal ocorre nas primeiras 24 horas em 90% dos casos, altas hospitalares com 24 horas são inadequadas.

14. Após 72 horas de terapia, novos exames de hemograma completo e PCR quantitativa devem ser solicitados e o resultado da hemocultura obtido para decidir a respeito da retirada ou manutenção da terapia empírica para sepse (10-14 dias) e/ou meningite (14-21 dias), na dependência do agente isolado.

15. Na sepse neonatal tardia com suspeita de alteração do sistema nervoso central, a terapia inicial também inclui ampicilina + gentamicina ou ampicilina + cefotaxima ou penicilina G cristalina somente se for isolado o EGB.

16. Para RN pré-termo internados desde o nascimento, a terapia empírica inicial da sepse tardia inclui oxacilina e aminoglicosídeo e se houver suspeita de meningite a recomendação é ampicilina ou cefotaxima mais um aminoglicosídeo durante 72 horas ou até sua esterilização. A vancomicina deve ser reservada para aqueles RN em que foi isolado esfalilococo resistente à oxacilina. O tratamento pode ser completado com penicilina G (monoterapia) durante 14 dias, se for isolado apenas o EGB

17. No LCR, quando são encontrados neutrófilos > 30% do total das células e proteína > 200mg/dL, deve-se considerar estudo de neuroimagem. Podem-se encontrar cerebrite, destruição extensa do parênquima com supuração focal ou vasculite grave com infartos cerebrais.

18. Na artrite séptica ou osteomielite, a drenagem do foco supurativo é uma terapia coadjuvante à antibioticoterapia. Esse procedimento pode ser realizado antes do tratamento com cobertura antibiótica profilática ou no curso da antibioticoterapia.

19. O tratamento de suporte é semelhante a outras sepses: ventilação mecânica, drogas vasoativas, tratamento dos distúrbios acidobásicos, hídricos e metabólicos.

20. A terapia com imunoglobulina hipermune para o EGB ou anticorpo monoclonal específico mostraram ser efetivos em RN. No entanto, é preciso ficar claro que a imunoglobulina hiperimune foi preparada a partir de adultos sadios vacinados com polissacarídeos dos tipos Ia, Ib, II e III e, portanto, a prevenção é para infecção com esse tipo de cepa de EGB. Até o momento não existe uma imunoglobulina hiperimune para todos os tipos de EGB.

Ver quadro 3.87 no qual estão listados os esquemas antibióticos propostos[4].

PROGNÓSTICO

O choque séptico e as convulsões podem estar associados à leucomalacia peri-intraventricular, sequelas neurológicas e de desenvolvimento da visão e audição. Os sobreviventes de meningite devem ser encaminhados para acompanhamento com o neuropediatra, oftalmologista, para testes audiométricos porque sequelas como convulsões, hidrocefalia, perda de audição neurossensorial, retardo mental, monoparesias flácida ou espástica, alteração na linguagem e diabetes foram descritos seis anos após o diagnóstico[4].

PREVENÇÃO DA DOENÇA PERINATAL PELO EGB

A prevenção da doença perinatal pelo EGB (DPEGB) depende muito mais da conduta obstétrica do que dos cuidados neonatais propriamente ditos. Dados na literatura nacional apontam o EGB como o principal agente de sepse precoce neonatal em alguns locais, portanto, o problema existe em nosso meio e tem que ser iniciado um programa efetivo de prevenção de tal infecção[31,32]. Existem três estratégias para a prevenção da DPEGB neonatal:

- Imunização.
- Antissepsia do canal de parto.
- Quimioprofilaxia.

Imunização/vacinação

A imunização contra o EGB é uma estratégia bastante promissora, visto que já foram desenvolvidas vacinas específicas cuja eficácia relatada foi em torno de 95%. A indução de anticorpos protetores por meio de uma vacina polivalente para o EGB ainda está em fase de investigação (fase 3), mas vacinas de polissacarídeos capsulares conjugados com proteína/toxoide tetânico mostraram-se seguras em adultos jovens.

Como os tipos Ia, III e V respondem por 75 a 85% das infecções e os tipos Ib e II são os responsáveis por doenças mais invasivas em crianças e adultos vacinas contra essas cepas estariam indicadas para adolescentes. Há muitos fatores que influenciam na implementação de um programa de vacinação, tais como problemas de efetividade, socioeconômicos e de saúde pública[33,34].

Uma estratégia proposta seria vacinar todas as gestantes no primeiro trimestre da gestação com vacinas conjugadas. O pico de formação de anticorpos ocorreria 4 semanas após a vacinação e assim 90% dos casos de doença precoce poderiam ser prevenidos. Por outro lado, há dúvidas em se vacinar gestantes por causa dos possíveis e desconhecidos efeitos adversos da vacina.

Quando uma vacina imunogênica, não tóxica, conjugada com proteínas do EGB e de baixo custo tornar-se viável, a estratégia será imunizar todas as mulheres em idade fértil ou talvez gestantes no primeiro trimestre.

Antissepsia do canal de parto

Uma estratégia sugerida é a **antissepsia do canal de parto** com gluconato de clorexidina. A clorexidina é um an-

Quadro 3.87 – Regimes antimicrobianos recomendados para o tratamento da infecção pelo EGB.

Manifestações da infecção	Medicamento	Dose diária por via IV	Duração
Bacteriemia sem meningite	Ampicilina + gentamicina	150-200mg/kg/dia 7,5mg/kg/dia	Tratamento inicial por 48-72h até o resultado da cultura
	Penicilina G cristalina	200.000U/kg/dia	Completar 10 dias de tratamento
Meningite	Ampicilina + gentamicina	300-400mg/kg/dia 7,5mg/kg/dia	Tratamento inicial até LCR estéril
	Penicilina G cristalina	500.000U/kg/dia	No mínimo acima de 4 semanas
Ventriculite	Penicilina G cristalina	500.000U/kg/dia	Tratar no mínimo 4 semanas
Artrite séptica	Penicilina G cristalina	200.000U/kg/dia	2-3 semanas
Osteomielite	Penicilina G cristalina	200.000U/kg/dia	3-4 semanas
Endocardite	Penicilina G cristalina	400.000U/kg/dia	4 semanas

tisséptico largamente utilizado na prática hospitalar, tem excelente ação sobre germes gram-positivos, apresenta boa ação residual e baixa toxicidade.

Vários trabalhos foram desenvolvidos com o uso tópico de solução aquosa de clorexidina vaginal durante o trabalho de parto para avaliar a prevenção de transmissão do EGB para o RN[35-37]. Uma metanálise de cinco estudos realizada por Stade et al. concluiu que a clorexidina vaginal resultou em redução estatisticamente significante da colonização dos RN pelo EGB, mas não de outros desfechos. Os autores concluíram que os resultados não permitiram que uma recomendação de uso da clorexidina vaginal fosse implementada[38].

A técnica preconizada é a seguinte: na gestante em trabalho de parto, a irrigação vaginal deve ser realizada introduzindo uma sonda uretral no canal vaginal conectada a uma seringa de 20mL contendo solução de clorexidina aquosa a 0,2%, até o colo uterino. A sonda deve ser removida gradativamente, em movimentos helicoidais. E esse procedimento repetido a cada 6 horas até a resolução do parto. É recomendável usar clorexidina aquosa a 0,2% também para toque vaginal obstétrico.

A figura 3.121 mostra o algoritimo para prevenção da infecção neonatal precoce pelo EGB.

Antibioticoprofilaxia intraparto para a gestante

Ver Capítulo Estreptococo do grupo B na gestação.

CONSIDERAÇÕES FINAIS

As estratégias de prevenção para o EGB atualmente disponíveis não impedirão todos os casos de início precoce da doença[48]. Embora muitos progressos tenham sido feitos na prevenção da doença de início precoce, ainda existem desafios importantes como o aumento da incidência (15%) em prematuros e a persistência das disparidades raciais e étnicas[7].

As estratégias recomendadas, como pesquisar rotineiramente bacteriúria assintomática na gestação, triagem universal de todas as gestantes com 35-37 semanas de idade gestacional, protocolos individualizados para gestantes em trabalho de parto prematuro e/ou ruptura prematura de membranas, pesquisa de colonização a partir de 28 semanas de idade gestacional em gestações múltiplas, monitorizar a eficácia da AIP, a recomendação de profilaxia alternativa para mulheres alérgicas à penicilina com alto risco de anafilaxia e a eficácia das recomendações do CDC, da AAP e do AACOG, devem contribuir para diminuir as doenças de início precoce no RN.

O desenvolvimento de testes laboratoriais para determinar a colonização intraparto pelo EGB, de alta sensibilidade, baixa complexidade, e com um tempo de resposta mais rápido deve sanar falhas inerentes ao rastreio no pré-natal tardio. Testes rápidos como o de ampliação do ácido nucleico (NAAT) e PCR molecular específica para o EGB já estão disponíveis comercialmente, mas são caros e exigem pessoal treinado. Ainda existem restrições ao uso do NATT porque ele não detecta cepas resistentes a clindamicina e eritromicina, cuja finalidade seria guiar a escolha de antibióticos para mulheres alérgicas à penicilina[17,39].

A triagem universal de gestantes no último trimestre e a AIP mostraram grande impacto em gestações a termo, em que 98,4% tinham o resultado do exame disponível no momento do parto e receberam AIP, entretanto, em partos prematuros, houve pequeno aumento da taxa de AIP de 73,8% para 85,1% e, dessas, somente em 50,3% o exame era do pré-natal e apenas 63,4% receberam AIP durante 2003 a 2004 nos EUA[17].

Nenhum impacto foi verificado sobre a doença de início tardio pelo EGB. As vacinas talvez sejam a solução ou possam ajudar na prevenção de doenças invasivas em crianças e adultos e durante 2003 a 2004 nos EUA.

Existem preocupações com o surgimento de resistência à penicilina entre os EGB isolados e um aumento na incidência de doenças neonatais ou mortes por outros patógenos (por exemplo, *E. coli*) com o uso frequente da ampicilina, assim a vigilância e a monitorização das infecções neonatais de origem materna ou ambiental, por parte da equipe multidisciplinar responsável pela assistência na unidade neonatal, é fundamental[40,41].

A anamnese cuidadosa da gestante, a pergunta na admissão do hospital sobre a pesquisa de colonização pelo EGB, bacteriúria ou infecção do trato urinário, corioamnionite, dados do trabalho de parto e parto, a suspeita clínica precoce, a investigação e tratamento adequados são fundamentais para diminuir a morbidade e mortalidade neonatal na primeira semana por esse agente.

O Ministério da Saúde do Brasil, as Secretarias Estaduais e Municipais de Saúde em conjunto com a Sociedade Brasileira de Pediatria e Federação Brasileira de Ginecologia e Obstetrícia estão implementando medidas de vigilância para a doença de início precoce pelo EGB em todo o território nacional, a partir da promoção de treinamentos dos profissionais da saúde, e recomendação de triagem universal de todas as gestantes no último trimestre, com a finalidade de diminuir a morbidade e mortalidade perinatais, que é o maior componente da mortalidade infantil.

REFERÊNCIAS

1. McCraken GH Jr. Group B streptococci: the new challenge in neonatal infections. J Pediatr. 1973;82(4):703-6.
2. Baker CJ, Barrett FF. Group B streptococci in infants. The importance of the various serotypes. JAMA. 1974;230(8):1158-60.
3. Boyer KM, Gotoff SP. Antimicrobial prophylaxis of neonatal group B Streptococcal sepsis. Clin Perinatol. 1988;15(4):831-50.

4. Edwards MS, Nizet V. Group B streptococcal infections. In: Remington JS, Klein JO, Wilson CB, Nizet V, Maldonado YA (eds). Infectious diseases of the fetus and newborn infant. 7 th ed. Philadelphia: WB Saunders Co & Elsevier; 2011.p.419-69.

5. CDC. Prevention of perinatal group B streptococcal disease: a public health perspective. MMWR. 1996;45(RR-7):1-31.

6. American Academy of Pediatrics. Committee on Infectious Diseases and Committee on Fetus and Newborn. Revised guidelines for prevention of early-onset Group B streptococcal infection. Pediatrics 1997;99(3):489-96.

7. Schrag SG, Gowitz R, Fultz-Butts K, Schuchat A. Prevention of perinatal group B streptococcal disease: revised guidelines from CDC. MMWR. 2002;51(RR-11):1-24.

8. CDC. Perinatal B group streptococcal disease after universal screening recommendations – United States, 2003-2005. MMWR. 2007;56:701-5.

9. CDC. Diminishing racial disparities in early-onset neonatal group B Streptococcal disease – United States, 2000-2003. MMWR. 2004;53(23):502-5.

10. Verani JR, McGees L, Scharag SG. Prevention of perinatal group B streptococcal. disease. Revised guidelines from CDC. MMWR. 2010;59(RR-10):1-36.

11. Edmond KM, Kortsalioudaki C, Scott S. Schrag SJ, Zaidi AK, Cousens S, et al. Group B streptococcal disease in infants aged younger than 3 months: systematic review and meta-analysis. Lancet. 2012;379(9815):547-56.

12. Fiolo K, Zanardi CE, Salvadeco M. Taxa de infecção e sorotipos de Streptococcus agalactiae em amostras de recém-nascidos infectados na cidade de Campinas (SP), Brasil. Rev Bras Ginecol Obstet. 2012;34(12):544-9.

13. Beraldo C, Brito ASJ, Saridakis HO, Matsuo T. Prevalência da colonização vaginal e anorretal por estreptococo do grupo B em gestantes do terceiro trimestre. Rev Bras Ginecol Obstet. 2004;26(7):543-9.

14. Pogere A, Zocoli CM, Tobouti NR, Freitas PF. Prevalência da colonização pelo estreptococo do grupo B em gestantes atendidas em ambulatório de pré-natal. Rev Bras Ginecol Obstet. 2005;27(4):174-80.

15. Simões JA, Alves BM, Fracalanzza SE, de Camargo RP, Mathias L, Milanez HM. Phenotypical characteristics of group B streptococcus in parturients. Braz J Infect Dis. 2007;11(2):261-6.

16. Pontes MB, Barreto PNG, Katinskas LS, Ferranti FA, Costa JC, Costa HPF, et al. Doença perinatal pelo estreptococo do grupo B: resultados da implantação de um protocolo de triagem universal de gestantes com 35-37 semanas de idade gestacional e antibiótico profilaxia intra-parto. Rio de Janeiro, Brasil: XX Congresso Brasileiro de Perinatologia; 2010 nov 21-24.

17. Richtmann R, Silva CA, Kusano E, Costa HPF, Vaciloto E, Rodrigues T, et al. Prevenção de infecção neonatal precoce pelo estreptococo do grupo B: experiência de 5 anos. São Paulo, Brasil: XII Congresso Paulista de Pediatria; 2010 mar 27-30.

18. Baker CJ, Edwards MS. Group B streptococcal infections. In: Remington JS, Klein JO (eds). Infectious diseases of the fetus and newborn infant. 3rd ed. Philadelphia: WB Saunders; 1995.p.980-1054.

19. Vaciloto E, Richtmann R, Costa HPF, Kusano EJU, Almeida MFB, Amaro ER. A survey of the incidence of neonatal sepsis by group B Streptococcus during a decade in a brazilian matternity hospital. Braz J Infect Dis. 2002;6(2):55-62.

20. Costa HPF, Rodrigues T, Richtman R, Silva CA. Infecção neonatal precoce pelo estreptococo do grupo B: comparação entre duas décadas em uma maternidade privada de São Paulo. São Paulo, Brasil: XXII Congresso Brasileiro de Perinatologia; 2012 nov 14-17.

21. Aziz N, Baron EJ, D'Souza H, Nourbakhsh M, Druzin ML, Benitz WE. Comparison of rapid intrapartum screening methods for group B streptococcal vaginal colonization. J Matern Fetal Neonatal Med. 2005;18(4):225-9.

22. El Helali N, Nguyen JC, Ly A, Giovangrandi Y, Trinquart L. Diagnostic accuracy of a rapid real-time polymerase chain reaction assay for universal intrapartum group B Streptococcus screening. Clin Infect Dis. 2009;49(3):417-23.

23. Block T, Munson E, Culver A, Vaughan K, Hryciuk JE. Comparison of carrot broth and selective Todd-Hewitt broth-enhanced PCR protocols for real-time detection of Streptococcus agalactiae in prenatal vaginal/anorectal specimens. J Clin Microbiol. 2008; 46(11):3615-20.

24. Rosa-Fraile M, Rodriguez-Granger J, Haidour-Benamin A, Cuerva J, Sampedro A. Granadaene: proposed structure of the group B Streptococcus polyenic pigment. Appl Environ Microbiol. 2006;72(9): 6367-70.

25. Martinho F, Prieto E, Pinto D, Castro RM, Morais AM, Salgado L, et al. Evaluation of liquid biphasic Granada medium and instant liquid biphasic Granada medium for group B Streptococcus detection. Enferm Infect Microbiol Clin. 2008;26(2):69-71.

26. Sanchez PJ, Siegel JD, Cushion NB, Threlkeld N. Significance of a positive urine group B streptococcal latex agglutination test in neonates. J Pediatr.1990;116(4):601-6.

27. Ancona RJ, Ferrieri P, Williams PP. Maternal factors that enhance the acquisition of group B streptococci by newborn infant. J Med Microbiol. 1980;13(2):273-80.

28. Gerdes JS, Polin RA. Sepsis screen in neonates with evaluation of plasma fibronection. Pediatr Infect Dis J. 1987;6(5):443-6.

29. Atkins KL, Atkinson RM, Shanks A, Parvin CA, Dunne WM, Gross G. Evaluation of polymerase chain reaction for group B Streptococcus detection using an improved culture method. Obstet Gynecol. 2006;108(3):488-91.

30. Illuzzi JL, Bracken MB. Duration of intrapartum prophylaxis for neonatal group B streptococcal disease: a systematic review. Obstet Gynecol. 2006;108(5):1254-65.

31. Costa MLM, Richtmann R, Takagi NB. Etiologia de Infecção primária da corrente sanguínea em recém-nascidos de alto risco. Belo Horizonte, Brasil: III Congresso Pan-Americano e VII Congresso Brasileiro de Controle de Infecções e Epidemiologia Hospitalar. 2000 nov 10-14.

32. Costa HPF, Richtmann R, Vaciloto EL. Estreptococo do grupo B: emergente ou velho desconhecido? Jornal da SOGESP. 2001;6:24-6.

33. Edwards MS. Group B streptococcal conjugate vaccine: a timely concept for which the time has come. Human Vaccin. 2008;4(6):444-8.

34. Heath PT, Feldman RG. Vaccination against group B streptococcus. Expert Rev Vaccines. 20005;4(2):207-18.

35. Taha TE, Biggar RJ, Broadhead RL, Mtimavalye LA, Justesen AB, Liomba GN, et al. Effect of cleansing the birth canal with antiseptic solution on maternal and newborn morbidity and mortality in Malawi: clinical trial. BMJ. 1997;315(7102):216-9.

36. Adriaanse AH, Kollée LA, Muytjens HL, Nijhuis JG, de Haan AF, Eskes TK. Randomized study of vaginal chlorhexidine disinfection during labor to prevent vertical transmission of group B streptococcal. Eur J Obstet Gynecol Reprod Biol. 1995;61(2):135-41.

37. Saleem S, Rouse D, McClure E, Zaidi A, Reza T, Yahya Y, et al. Chlorhexidine vaginal and infant wipes to reduce perinatal mortality and morbidity: a randomized controlled trial. Obstet Gynecol. 2010;115(6):1225-32.

38. Stade B, Shah V, Ohlsson A. Vaginal chlorhexidine during labour to prevent early-onset neonatal group B streptococcal infection. Cochrane Database Syst Rev. 2004;(3):CD003520.

39. Daniels J, Gray J, Pattison H, Roberts T, Edwards E, Milner P, et al. Rapid testing for group B Streptococcus during labour: a test accuracy study with evaluation of acceptability and cost-effectiveness. Health Technol Assess. 2009;13(42):1-154.

40. Stoll BJ, Hansen N, Fanaroff AA, Wright LL, Carlo WA, Ehrenkranz RA, et al. Changes in pathogens causing early-onset in very-low-birth-weight infants. N Engl J Med. 2002;347(4):240-7.

41. Stoll BJ, Hansen NI, Higgins RD, Fanaroff AA, Duara S, Goldberg R, et al. Very low birth weight preterm infants with early onset neonatal sepsis: the predominance of gram-negative infections continues in the National Institute of Child Health and Human Development Neonatal Research Network, 2002-2003. Pediatr Infect Dis J. 2005;24(7):635-9.

Ruptura Prematura das Membranas

Umberto Gazi Lippi
Conceição A. M. Segre

A ruptura prematura das membranas (RPM) ou **amnior-rexe prematura** é definida como a que ocorre **antes** do início do trabalho de parto, independentemente da idade gestacional[1]. Quando é registrada antes das 37 semanas é dita ruptura prematura das membranas de pré-termo (RPMPT), contrariamente à que ocorre após essa idade gestacional – ruptura prematura das membranas no termo (RPMT). Aquela forma é realmente a que mais importa dentro da patologia obstétrica, já que implica condutas diferentes de acordo com a idade gestacional.

É denominado "período de latência" o intervalo entre a ruptura e o início das contrações do trabalho de parto. Admitem alguns que o período de latência seja inversamente proporcional à idade gestacional em que ocorre a amnior-rexe[1]. Quando a RPM persiste sem que ocorra o parto por tempo superior a 24 horas, é chamada de "prolongada". Para Leveno et al.[1], 75% das mulheres com RPMPT já chegam à admissão da maternidade em trabalho de parto.

PREVALÊNCIA

Dados sobre a prevalência da RPM informam que essa pode variar entre 2 e 20% das gestações[2-6]. Para Almeida[7], acomete cerca de 10% de todos os partos nas populações ocidentais, e a RPMPT, que corresponde a cerca de 25% de todas as RPM, está na raiz de cerca de 30% dos partos prematuros. Essa ampla variação corresponde, provavelmente, a diferenças na definição, quer essa inclua, ou não, o período de latência, ou ainda as diferenças populacionais.

FATORES DE RISCO CLINICAMENTE DETECTÁVEIS

Os principais são: parto prematuro anterior; incompetência istmocervical; vaginose bacteriana; sobredistensão uterina (gemelaridade, polidramnia); apresentações anômalas; corioamnionite; tabagismo.

Não foi demonstrada relação entre RPM e idade materna, peso da gestante, ganho de peso durante a gestação, paridade ou presença de mecônio no líquido amniótico[1-4]. Chan et al.[8] sugerem que o elevado número de cesáreas pós-indução por RPM seja devido à desproporção fetopélvica subjacente.

FISIOPATOLOGIA

No início da gestação, as membranas costumam ser muito resistentes, mas à medida que o termo se aproxima vão sendo submetidas a várias forças que as enfraquecem, quais sejam o crescimento uterino e os movimentos fetais. Além disso, ocorrem importantes alterações bioquímicas próximas ao termo, como aumento de proteases e colagenases, com a consequente diminuição do colágeno e apoptose de células das membranas[9], e diminuição do conteúdo de colágeno. Nos casos de RPMPT, contudo, acredita-se que fatores exógenos outros interfiram no enfraquecimento das membranas. Essa afirmação é corroborada pelo fato de que a corioamnionite é muito mais frequente entre pacientes com RPMPT do que naquelas com RPM por ocasião do termo. Trabalhos de Lonky e Hayashi[10] demonstraram que, pelo menos em um bom número de casos, a infecção ascendente a partir da vagina parece ser a responsável pelo enfraquecimento das membranas e sua subsequente ruptura. As principais bactérias envolvidas nesse processo são estreptococos do grupo B, gonococos ou *Gardenerella vaginalis*, *Escherichia coli* e anaeróbios como *Bacteroides* sp., *Peptostreptococcus*. Erez et al.[11] associaram a RPMPT com mudanças específicas no sistema de hemostasia/coagulação.

ETIOLOGIA

Dificilmente há possibilidade de atribuir a RPM a um só fator. A associação dos diferentes riscos acima pode estar envolvida diversamente como causas da afecção nos variados aspectos em que ela se apresenta na clínica.

DIAGNÓSTICO

Pode ser clínico ou por meio de propedêutica subsidiária.

Diagnóstico clínico

A queixa da gestante é a de perda de líquido por via vaginal, geralmente abundante, que chega a lhe escorrer pelas pernas ou a molhar a roupa de cama. Por meio do exame físico, à palpação percebe-se redução da altura uterina, diminuição ou desaparecimento dos bolsões de líquido e podem-se palpar muito facilmente as partes fetais. Ao exame especular vê-se o líquido sendo eliminado através do colo e a formação de um lago no fundo de saco vaginal posterior. Ao toque, com ou sem elevação do polo fetal, nota-se escoamento do fluido amniótico entre os dedos. Quando possível, o toque deve ser evitado. Se necessário, deve-se usá-lo com parcimônia. Nem todos os casos apresentam um conjunto de dados tão convincentes. Por isso a propedêutica subsidiária costuma auxiliar o obstetra. Ocorrendo infecção (geralmente após o prolongamento da ruptura ou na vigência de corioamnionite pré-ruptura), sente-se odor fétido no material que é eliminado pela vagina. Nessas condições, costuma ocorrer aumento da temperatura da grávida, bem como taquicardia materna e fetal. A palpação do útero dolorosa é sinal que a matriz já foi comprometida pelo processo infeccioso.

Propedêutica subsidiária

pH vaginal – a avaliação do pH vaginal é realizada com o uso de papel de nitrazina. Fundamenta-se em que o líquido amniótico alcaliniza o meio vaginal, normalmente ácido. É feita utilizando tiras de papel cuja cor muda com a variação do pH. Muito usada por ser muito simples. Está, porém, sujeita a erros, como alcalinização da vagina por algum tipo de infecção ou infestação vaginal.

Cristalização do líquido amniótico – se houver dúvida acerca da natureza do material encontrado na vagina, esse é colocado em uma lâmina e deixado para secar. À observação com microscópio, observa-se a cristalização do material com formas que lembram as folhas de samambaia.

Citologia – pode-se utilizar a coloração do material encontrado no fundo de saco vaginal com solução aquosa a 0,1% de sulfato de azul de Nilo. Podem ser vistas ao microscópio células alaranjadas de origem fetal, se o material for realmente líquido amniótico. Só deve ser usada após 32 semanas de gravidez, porque antes disso não são encontradas células orangiofílicas.

Amnioscopia – pode-se observar diretamente a apresentação fetal sem interposição de membranas.

Injeção de corante na bolsa amniótica – hoje de uso restrito, praticamente abandonada, era realizada com injeção de azul de metileno dentro da cavidade amniótica e tamponamento vaginal com gaze. Se após algum tempo, com a paciente movimentando-se, esse tampão se corasse em azul, a bolsa estaria rota. Não era inócuo para o feto.

Ultrassonografia – na atualidade, é o método mais usado para a confirmação. Quando o índice de líquido amniótico (ILA) indicar forte redução do seu volume (< 8cm) ou mesmo oligoâmnio (< 5cm), associado à história clínica de perda de líquido, costuma-se fechar o diagnóstico na maioria dos casos de dúvida. O ILA é considerado normal entre 8 e 18cm.

AmniSure® – recentemente, surgiu um teste rápido (5 a 10 minutos), minimamente invasivo, aprovado pela Administração de Drogas e Alimentos (FDA) americana, o teste AmniSure®. Um resultado de 5ng/mL apresenta acurácia de 99% para a identificação de RPM[12].

DIAGNÓSTICO DIFERENCIAL

Os principais exames são:

Urina – principalmente nas últimas semanas de gravidez não é incomum a perda involuntária. Pode ocorrer tanto em primigestas como em multíparas. A urina diferencia-se do líquido amniótico pelo odor. Ao exame não há, obviamente, escoamento de fluido pelo colo, nem formação de lago no fundo de saco vaginal. Os parâmetros ultrassonográficos mantêm-se dentro da normalidade.

Fluxo vaginal – causado por infecções ou infestações, às vezes pode ser abundante, mas, à simples visualização por meio do exame especular, é possível o diagnóstico. Não há indicadores ultrassonográficos de perda de líquido.

Tampão – algumas mulheres podem confundir a perda da rolha-tampão de Schröeder com perda líquida vaginal. O tampão é gelatinoso e sua simples observação faz o diagnóstico. Não há outros parâmetros anormais.

COMPLICAÇÕES

- Infecção materna e fetal – um grande número de mulheres com RPM desenvolve corioamnionite. A taxa de infecção intra-amniótica varia de 15 a 30% das gestantes[6]. Há grande discussão acerca desse assunto. Seria essa complicação consequência ou causa da ruptura prematura? A corioamnionite com bolsa íntegra ocorre, segundo Almeida[7], em 6% das mulheres que dão à luz de pré-termo e em 1,7% naquelas que dão à luz no termo. Para Leveno et al.[1], a febre é o único sinal confiável para seu diagnóstico, deixando outros eventuais indicadores a desejar, como é o caso da constatação de leucocitose. A endometrite ocorre em 70% das pacientes com RPMPT e que foram submetidas à cesárea[6]. O risco de sepse neonatal é extremamente alto[13] e inversamente proporcional à idade gestacional[7]. O risco de paralisia cerebral é elevado nesses recém-nascidos (RN)[13].

- Trabalho de parto prematuro – como afirmado anteriormente, grande número de partos de pré-termo associa-se à RPMPT. Com isso, a maioria das complicações para o RN acha-se relacionada à prematuridade. É o caso de doença de membranas hialinas (em 10 a 40% dos casos)[6], hemorragia intraventricular, sepse (em 10% dos casos). A hipoplasia pulmonar pode ocorrer em 27% dos casos em que a RPM se verifica antes da 26ª semana de idade gestacional[6,14,15]. Embora não haja unanimidade, muitos autores admitem que a RPM não induza à maturidade pulmonar[16].

- Compressão e prolapso do funículo umbilical e consequentes hipóxia e asfixia, encontradas em 15 a 46% dos RN[6].

- Deformidade esquelética fetal, presente em 12% dos RN[6].

- Aumento das taxas de cesáreas, de duas a três vezes[6].

- Aumento de três vezes na mortalidade neonatal e quatro vezes na perinatal[6].

CONDUTA

São elementos de conduta: idade gestacional; presença de infecção; vitalidade do feto.

A manipulação das mulheres com RPM, especialmente RPMPT, é um dos aspectos mais controversos em relação a essa afecção. Uma paciente com história de RPM deve ser examinada no hospital para o estabelecimento do diagnóstico preciso da amniorrexe e especialmente para a determinação da idade gestacional. Se o diagnóstico for confirmado, a paciente precisa ser internada e permanecer no hospital até que o parto se ultime. Embora essa seja a conduta preconizada pela maioria dos obstetras, há alguns, preocupados com os custos da hospitalização prolongada, que permitem o seguimento ambulatorial[13]. O parto deverá ser imediato na presença de corioamnionite clínica ou de sofrimento fetal, independentemente da idade gestacional[1,17].

Conduta até a 20ª semana

Conceitualmente, trata-se de abortamento inevitável. Se houver dilatação cervical, a perda da gravidez é praticamente certa[1]. Assim, considerar a interrupção da gravidez em vez de uma internação que pode prolongar-se, com remota possibilidade de sucesso e alta probabilidade de complicações, principalmente infecciosas. Embora em alguns casos possa-se adotar atitude conservadora e até ocorrer prolongamento da gestação, o resultado perinatal é pífio, dadas as complicações, especialmente pulmonares, desse RN.

Conduta entre 20 e 28 semanas

- Internar.
- Colher cultura para estreptococo do grupo B.
- Se não houver sinais de infecção, adotar conduta expectante.
- Não administrar antibióticos enquanto se mantiver essa conduta (ver Considerações acerca dessa conduta mais adiante).
- Administrar corticosteroides a partir de 26 semanas, individualizando os casos e havendo convicção da ausência de infecção (ver Capítulo Prematuridade)
- Controlar a vitalidade fetal principalmente quando a idade gestacional e o peso estimado já sejam compatíveis com a capacidade da instituição de manter a vida e a saúde de um RN muito pequeno e prematuro.
- Controlar rigorosamente o aparecimento de sinais clínicos e laboratoriais de infecção:
  - Controle de pulso e temperatura a cada 6 horas.
  - Observação de mudança do odor das secreções vaginais.
  - Sinais uterinos de infecção.
  - Hemograma 2/2 dias.
  - Alternativamente: pesquisa de movimentos respiratórios do feto e dosagem de proteína C-reativa.
- Ocorrendo infecção, a interrupção deve ser imediata. A via vaginal (indução) é aconselhável. Durante o trabalho de parto, devem ser administrados antibióticos:

Clindamicina 900mg, IV + gentamicina 80mg, IV, a cada 8 horas ou

Ampicilina 2g, IV< como dose de ataque + 1g, IV, a cada 6 horas

- Ocorrendo sinais de comprometimento da vitalidade fetal, analisar a possibilidade de interromper localmente a gestação, tendo em vista as condições institucionais, ou de encaminhar a paciente para um centro de referência que tenha os recursos necessários para atender um RN de tão alto risco.

Na RPMPT no segundo trimestre, com a conduta expectante, tem sido encontrado um tempo de latência médio de 12 a 19 dias, com taxa de corioamnionite de 60% e, dependendo do tempo de latência e da idade gestacional, a taxa de sobrevida pode variar de 13 a 50%.

Conduta entre 28 e 34 semanas

É muito semelhante à do período anterior. No entanto, a vigilância do bem-estar fetal deve ser mais rigorosa. A realização do perfil biofísico fetal deve ser feita duas vezes por semana e a cardiotocografia diariamente.

Conduta a partir de 34 semanas

Não há vantagens no tratamento conservador. Alguns especialistas aguardam até 12 horas na expectativa de que o período de latência esteja compreendido nesse intervalo e que a paciente entre em trabalho de parto. Caso isso não ocorra, promove-se o parto pela melhor via, analisada caso a caso. É aconselhável iniciar antibioticoterapia já com 6 horas de bolsa rota, porém ela é imperiosa no trabalho de parto ou na cesárea.

Em relação à indução do parto, Belady et al.[14] propõem o seguinte protocolo:

1. indução imediata do parto com ocitocina, se o exame do colo for favorável;
2. amadurecimento do colo com uma preparação de prostaglandina antes da indução com ocitocina, se o exame do colo for desfavorável.

Chua et al.[18] realizaram um estudo duplo-cego randomizado em pacientes com RPM e colo desfavorável. As pacientes que receberam um supositório de prostaglandina E_2 para o amadurecimento cervical mostraram menor tempo entre a admissão e o parto, mas não houve diferenças entre as taxas de cesárea e o resultado perinatal entre os grupos.

A tocólise está abandonada como terapêutica para prolongar essas gestações. Seu uso, atualmente, restringe-se a ganhar algumas horas para que se obtenha um efeito satisfatório do corticosteroide, naqueles casos em que esteja indicada sua administração.

O uso de corticosteroides para acelerar a maturidade pulmonar naqueles casos de RPMPT é hoje amplamente aceito. Em 1994, o *National Institute of Child Health and Human Development* (NICHHD)[19], dos Estados Unidos, promoveu uma conferência de consenso em que o tema foi amplamente discutido e concluiu que o uso antenatal de corticoides na RPM precoce pode ser adequado **na ausência** de corioamnionite. Pattinson[20] publicou metanálise pertinente ao assunto mostrando que o corticoide forneceu proteção contra a síndrome de desconforto respiratório (OR = 0,59; IC: 0,46-0,76) e a mortalidade perinatal (OR = 0,54; IC: 0,30-0,95). Não houve evidências do aumento de infecções maternas ou neonatais. Harding et al.[21] publicaram outra metanálise na qual ficou reafirmada a proteção fornecida pelo corticoide em relação à síndrome do desconforto respiratório (RR = 0,59; IC:0,48-0,71), à hemorragia intraventricular (RR = 0,47; IC: 0,31-0,70) e à enterocolite necrosante (RR = 0,21; IC: 0,05-0,82). Controvérsias existem quanto à administração de uma ou mais doses de corticosteroides[9]. Depois de observações de que as doses repetidas poderiam associar-se à restrição do crescimento intrauterino e ao aumento de RN de baixo peso, grande parte dos especialistas adotou o esquema de um único ciclo de 24mg de betametasona ou dexametasona em 2 dias seguidos (12mg/dia). Garite et al.[22] publicaram estudo multicêntrico revelando as vantagens de um ciclo adicional de corticoterapia nos casos de prematuridade sem RPM, com redução do conjunto das complicações neonatais de 42,6% para 32,1% (OR = 0,65; IC: 0,44-0,97).

A **antibioticoterapia profilática** deve ser dirigida para anaeróbios e estreptococos do grupo B. Estudos controlados randomizados do uso profilático de antibióticos mostram que, em pacientes com RPM precoce, há aumento do período de latência, para 5-7 dias, redução na frequência de infecção materna e sepse neonatal. Estudo metanalítico de Mercer[23] mostrou significância estatística quanto ao aumento do período de latência, com antibioticoterapia (OR = 2,02; IC: 1,62-2,52; p < 0,0001) e também proteção contra a corioamnionite (RR = 0,50; IC: 0,39-0,63; p < 0,0001). Não houve, porém, melhoria da frequência de enterocolite necrosante, nem diferença, com o grupo que não recebeu antibióticos, quanto à frequência de cesáreas. Fonseca[9] refere-se a estudos nos quais não houve diminuição da incidência de sepse neonatal nas pacientes que receberam antibacterianos. Até o momento existem grandes controvérsias quanto ao antibiótico que traria melhores resultados e especialmente quanto às doses. Metanálise recente produzida pela Cochrane Library[24] sobre 6.872 duplas mãe-crianças mostraram redução significante de corioamnionite (RR = 0,66; IC: 0,58-0,87), redução do número de crianças nascidas antes de 48 horas após a RPM (RR = 0,71; IC: 0,58-0,87). Esse estudo mostrou ainda redução significativa da morbidade neonatal: infecção neonatal (RR = 0,67; IC: 0,52-0,85), necessidade de uso de surfactante (RR = 0,83; IC: 0,72-0,96), oxigenoterapia (RR = 0,88; IC: 0,81-0,96), ne-

cessidade de ultrassonografia craniana antes da alta (RR = 0,81; IC: 0,68-0,98). Há, porém, recomendação incisiva para evitar a associação amoxicilina-clavolunato, que eleva a incidência de enterocolite necrosante (RR = 4,72; IC: 1,57-14,23). Não mostrou diminuição da mortalidade perinatal. Os autores recomendam o uso de antibióticos profilaticamente na RPM. Em relação aos casos de RPM próximo ou no termo, metanálise Cochrane atual[25] não foi possível demonstrar vantagens maternas ou neonatais com o uso de antibióticos. Os possíveis efeitos indesejáveis futuros e o risco de aumento da resistência dos germes sugerem que, na ausência de infecção materna ou fetal declaradas, não se administrem antibióticos. Na ocasião em que forem contornadas as dúvidas existentes, é possível que no futuro a associação do uso de antibioticoterapia profilática e corticoides possa promover melhorias consistentes dos resultados perinatais[26,27].

CONDUTA NO RN DE MÃE COM RPM

Considerar o tempo de ruptura de membranas como ponto de corte para o início de investigação[28].

- menos de 18 horas: o risco de infecção *não se acha aumentado*.
- mais de 18 horas:
  1. exame físico cuidadoso do RN – procurar ativamente sinais de infecção.
  2. hemograma completo com plaquetas e VHS. Valores de leucócitos abaixo de 6.000/mm³ e acima de 30.000/mm³ são considerados anormais nas primeiras 24 horas de vida;
  3. hemocultura;
  4. outros exames, conforme o caso – gasometria, bilirrubinas, glicemia, radiografia do tórax, liquor, urina para cultura.

Iniciar antibioticoterapia se três dos seguintes dados forem positivos:

a) Leucócitos totais abaixo de 6.000/mm³ ou acima de 30.000/mm³ nas primeiras 24 horas de vida. Acima de 21.000/mm³ a partir daí.
b) Relação células jovens/totais ≥ 0,2.
c) VHS > 15mm/h.
d) Plaquetas < 150.000/mm³.
e) Presença de alterações degenerativas nos neutrófilos (vacuolização, granulações tóxicas).

Ou se houver:

a) Sinais de infecção (ou sepse) no RN, independente do tempo de ruptura das membranas.
b) Mãe com quadro séptico em antibioticoterapia.
c) Ruptura superior a 48 horas e a mãe apresentar sinais de infecção.
d) Se os dados de história e exame físico mostrarem evidência de infecção, mesmo em conflito com os dados laboratoriais.

- Se houver leucocitose e a criança for assintomática, repetir a contagem em 6 horas e observar rigorosamente o RN para qualquer alteração em seu quadro clínico.
- Colher hemogramas seriados do RN (a cada 24 horas) para avaliação, se a ruptura de membranas for superior a 24 horas e a mãe for assintomática. Observar rigorosamente o RN para qualquer alteração em seu estado clínico.

Tratamento

Colher sempre antes de se iniciar o tratamento (se ainda não foram colhidos):

a) Liquor; b) Cultura de urina (por punção suprapúbica); c) Hemocultura.

Iniciar o tratamento com: penicilina + aminoglicosídeo.

A penicilina pode ser substituída por ampicilina. As doses devem ser adequadas ao peso e à idade. Nos casos de sepse, tratar durante 10 a 14 dias. Meningite – tratar durante 21 dias.

Se as culturas forem negativas e o RN estiver bem, suspender a terapêutica depois de 3 dias.

Dependendo do germe identificado nas culturas, modificar e adequar a antibioticoterapia.

REFERÊNCIAS

1. Leveno KJ, Cunningham FG, Gant NF, Alexander JM, Bloom SL, Casey BM (eds). Manual de Obstetrícia de Williams. Porto Alegre: Artmed; 2005.
2. Garite TJ. Premature rupture of membranes. In Creasy RK, Resnik R (eds). Maternal-fetal medicine. Philadelphia: WB Saunders Company; 1999.p.644-58.
3. Smith G, Rafuse C, Anand N, Brennan B, Connors G, Crane J, et al. Prevalence, management, and outcomes of preterm prelabour rupture of the membranes of women in Canada. J Obstet Gynaecol Can. 2005;27:547-53.
4. Noor S, Nazar AF, Bashir R, Sultana R. Prevalance of PPROM and its outcome. J Ayub Med Coll Abbottabad. 2007;19:14-7.
5. Ortiz FM, Soto YG, del Refugio VG, Beltrán AG, Castro EQ, Ramírez IO. [Social-economic and obstetric factors associated to premature rupture of membranes]. Ginecol Obstet Mex. 2008;76: 468-75. Spanish
6. Caughey AB, Robinson JN, Norwitz ER. Contemporary diagnosis and management of preterm premature rupture of membranes. Obstet Gynecol. 2008;1:11-22.
7. Almeida MVL. Amniorrexe prematura. In: Chaves Netto H, Sá RAM (eds). Obstetrícia básica. 2ª ed. São Paulo: Atheneu; 2007. p.213-8.
8. Chan BC, Leung WC, Lao TT. Prelabor rupture of membranes at term requiring labor induction – a feature of occult fetal cephalopelvic disproportion? J Perinat Med. 2009;37(2):118-23.
9. Fonseca ESVB. Rotura prematura das membranas ovulares. In: Zugaib M, Bittar RE (eds). Protocolos assistenciais. 3ª ed. São Paulo: Atheneu; 2007.p.557-70.
10. Lonky NM, Hayashi RH. A proposed mechanism for premature rupture of membranes. Obstet Gynecol Surv. 1988;43(1):22-8.
11. Erez O, Espinoza J, Chaivorapongsa T, Gotsch F, Kusanovic JP, Than NG, et al. A link between a hemostatic disorder and preterm PROM: a role for tissue factor and tissue factor pathway inhibitor. J Matern Fetal Neonatal Med. 2008;21(10):732-44.
12. Cousins LM, Smok DP, Lovett SM, Poeltler DM. Amnisure placental alpha macroglobulin-1 rapid immunoassay versus standard diagnostic methods for detection of rupture of membranes. Am J Perinatol. 2005;22:317-20.
13. Cunningham FG, Leveno KJ, Bloom SL, Hauth JC, Gilstrap III L, Wenstrom KD (eds). Williams Obstetrics. 22nd ed. New York: McGraw-Hill; 2005.
14. Belady PH, Farkouh LJ, Gibbs RS. Intra-amniotic infection and premature rupture of the membranes. Clin Perinatol. 1997;24:43-57.
15. Bengtson JM, Van Marter, Barss VA, Greene MF, Tuomala RE, Epstein MF. Pregnancy outcome after premature rupture of membranes at or before 26 weeks' gestation. Obstet Gynecol. 1989;73:921-7.
16. Hallak M, Bottoms S. Accelerated pulmonary maturation from preterm premature rupture of membranes: a myth. Am J Obstet Gynecol. 1993;169:1045-9.
17. ACOG Committee on Practice Bulletins-Obstetrics. ACOG Practice Bulletin No. 80: premature rupture of membranes. Clinical management guidelines for obstetrician-gynecologists. Obstet Gynecol. 2007;109:1007-19.
18. Chua S, Arulkumaran A, Yap C, Selemat N, Ratnam SS. Premature rupture of membranes in nulliparas at term with unfavorable cervices: a double-blind randomized trial of prostaglandin and placebo. Obstet Gynecol. 1995;86:550-4.
19. National Institute of Child Health and Human Development (NICHHD). Report of the Consensus Development Conference on the effect of corticosteroids for fetal maturation on perinatal outcomes. NIH Consensus Statement. 1994;12:1-24.
20. Pattinson RC. A meta-analysis of the use of corticosteroids in pregnancies complicated by preterm premature rupture of membranes. S Afr Med J. 1999;89(8):870-3.
21. Harding E, Pang J, Knight DB, Liggins GC. Do antenatal corticosteroids help in the setting of preterm rupture of membranes? Am J Obstet Gynecol. 2001;184(2):131-9.
22. Garite JG, Kurtzman J, Maurel K, Clark R et al. Impact of a "rescue course" of antenatal corticosteroids: a multicenter randomized placebo controlled trial. Am J Obstet Gynecol. 2009;200(3):248. e1-248.e9.
23. Mercer BM. Antibiotic therapy for preterm premature rupture of membranes. Clin Obstet Gynecol. 1998;41(2):461-8.
24. Kenon S, Boulvain Neilson JP. Antibiotics for preterm rupture of membranes. Cochrane Database of Systematic Reviews 2013, Issue 12. Art no CD001058.
25. Wojcieszek AM, Stock OM, Eknady V. Antibiotics for prelabour rupture of membranes at or near term. Cochrane Database of Systematic Reviews 2014 Issue 10 Art No CD001807.
26. Morales WJ, Angel J, O'Brien W, Knuppel RA. Use of ampicillin and corticosteroids in PROM: a randomized study. Obstet Gynecol. 1989;73:721-6.
27. Lewis DF, Brody K, Edwards MS, Brouillette RM, Burlison S, London SN. Preterm premature ruptured membranes: a randomized trial of steroids after treatment with antibiotics. Obstet Gynecol. 1996;88:801-5.
28. Gibbs RS. Obstetric factors associated with infections of the fetus and newborn infant. In Remington JS, Klein JO (eds). Infectious diseases of the fetus and newborn infant. 4rd ed. Philadelphia: WB Saunders Company; 1995.p.1241-63.

Toxoplasmose na Gestante e no Feto

Joelma Queiroz Andrade

A importância da doença na gestação concentra-se no risco da transmissão do agente para o feto. Para a gestante, a infecção aguda é geralmente assintomática. O quadro clínico não é característico, podendo ocorrer febre, *rash* cutâneo, mialgia e linfoadenomegalia[1].

A toxoplasmose congênita é uma doença passível de prevenção, causada pela transmissão vertical do *Toxoplasma gondii*. Na fase de parasitemia materna, os taquizoítas infectam a placenta e chegam à circulação fetal. Tem sido associada a abortamento, prematuridade, baixo peso ao nascer, bem como doença fetal disseminada[2].

No início do pré-natal, a sorologia para toxoplasmose deve ser realizada em todas as gestantes.

EXAMES SOROLÓGICOS

A ausência de anticorpos específicos para *T. gondii* identifica as pacientes suscetíveis (IgG e IgM não reagentes). A repetição sorológica para essas pacientes deve ser bimensal, na tentativa de diagnosticar a soroconversão materna e possibilitar o início imediato da quimioprofilaxia da transmissão vertical com espiramicina[1].

Essas gestantes devem receber as seguintes informações:
- não ingerir carnes cruas ou malcozidas;
- cozinhar carnes até atingir temperatura superior a 67°C;
- consumir água tratada ou fervida;
- lavar frutas e verduras adequadamente com água corrente;
- usar luvas para manipular carnes cruas;
- não utilizar a mesma faca para cortar carnes e vegetais ou frutas;
- evitar contato com qualquer material que possa estar contaminado com fezes de gatos, como solo, gramados e caixas de areia.

Os gatos de estimação devem ser alimentados com carnes bem cozidas ou rações comerciais e suas fezes ser desprezadas diariamente, com lavagem do recipiente com água fervente. Com essa medida, o oocisto não se torna infectante, já que necessita de 24 horas, em temperatura ambiente, para atingir essa fase[2].

As pacientes com sorologia suspeita de infecção aguda, IgG e IgM reagentes, devem ser encaminhadas para um centro especializado. A presença de IgM nem sempre representa quadro agudo. Pode corresponder a um resultado falso-positivo de IgM ou persistência da imunoglobulina após infecção passada[3].

Na suspeita de doença recente, recomenda-se o início imediato da profilaxia da transmissão vertical com espiramicina, na dose de 3 gramas ao dia, até descartar o caso como doença aguda, e se isso não for possível deve-se mantê-la até o final da gravidez. Essa droga pode ser utilizada no primeiro trimestre da gravidez. Também nos casos suspeitos orienta-se nova sorologia com teste dife-

rente do rastreamento inicial. Os testes mais utilizados são a IgM-imunofluorescência e o teste de avidez de IgG[3].

A avidez de IgG avalia a afinidade entre o anticorpo da classe IgG e o antígeno. Esse teste tem auxiliado na diferenciação de uma infecção recente de outra adquirida há algum tempo, uma vez que a afinidade do anticorpo pelo antígeno tende a aumentar com o intervalo de tempo. Dessa forma, a presença de alta avidez permite definir que a infecção ocorreu há mais de 12 a 16 semanas, e a baixa avidez que a infecção ocorreu nos três meses anteriores[4].

A presença de IgG de baixa avidez não indica quadro agudo, pois vários fatores interferem na maturação da imunoglobulina. Essa maturação é variável e depende da idade gestacional no momento da infecção, da utilização da espiramicina e, também, de fatores individuais. Tais variáveis devem ser consideradas durante a interpretação dos resultados dos exames. A baixa avidez durante a gestação não deve ser analisada isoladamente[5].

Segundo Yamada, o teste de avidez de IgG no sangue materno permite identificar as pacientes com quadro de infecção aguda na gravidez e a realização da pesquisa do parasita no líquido amniótico pela técnica da PCR. Esse exame é útil no diagnóstico de toxoplasmose congênita. No estudo citado, não ocorreu caso de sorologia materna com alta avidez de IgG e que teve resultado positivo da pesquisa do protozoário no líquido amniótico[6].

TRANSMISSÃO VERTICAL E INFECÇÃO FETAL

A transmissão vertical ocorre na fase aguda da doença, durante a parasitemia materna. A infecção latente nos pacientes imunocompetentes não apresenta risco de doença congênita. Já em pacientes com depressão do sistema imune, a transmissão vertical pode ocorrer[7].

Há relatos de transmissão vertical do *T. gondii* em gestantes com quadro de doença aguda no período periconcepcional, até dois meses antes do momento da concepção. A literatura mostra risco de transmissão vertical de até 3,8% nesse período[8].

A transmissão vertical depende da idade gestacional em que ocorreu o quadro agudo. Essa aumenta com a idade gestacional, porém a gravidade da doença fetal é maior na fase precoce da gravidez, sendo as formas subclínicas neonatais próprias da infecção no terceiro trimestre da gestação. O período da gravidez de maior risco de acometimento para o feto é entre 10 e 26 semanas de gestação, pois nesse momento a placenta já pode infectar-se e, ao mesmo tempo, o feto tem um sistema imune imaturo e pode ser acometido de forma grave[9].

A taxa de transmissão vertical do toxoplasma é de 14% no primeiro trimestre, 29% no segundo e 59% no terceiro. A gravidade do acometimento fetal é maior nos casos da doença na primeira metade da gravidez. No terceiro trimestre, não são mais descritos casos de calcificações cerebrais ou hidrocefalia. Já as lesões oculares não são totalmente dependentes da época da infecção e podem ocorrer casos graves de retinocoroidite mesmo em infecções adquiridas na segunda metade da gravidez[10].

A maioria dos recém-nascidos (RN) é assintomática ao nascimento, porém pode apresentar sequelas que se manifestarão em algum momento da vida, principalmente complicações oculares e neurológicas. Muitos casos de retinocoroidite diagnosticados na infância têm como causa a doença congênita. Entre os RN infectados e assintomáticos, acima de 85% desenvolverão retinocoroidite durante a infância ou adolescência e 40% apresentarão sequelas neurológicas. As manifestações clínicas da doença no RN incluem: *rash* cutâneo, linfadenomegalia, hepatoesplenomeglia, hiperbilirrubinemia, anemia e trombocitopenia[1].

A infecção materna no primeiro trimestre, normalmente, provoca a morte do embrião ou feto. A infecção no segundo e terceiro trimestres pode provocar retinocoroidite, calcificações cerebrais, deficiência mental, micro ou macrocefalia. O feto, também, pode apresentar hidrocefalia resultante da obstrução do aqueduto cerebral, necrose periventricular no sistema nervoso central e destruição da retina[11,12].

DETECÇÃO DA INFECÇÃO FETAL – ULTRASSONOGRAFIA

Os principais achados ultrassonográficos são: hidrocefalia, calcificações intracranianas, hepatoesplenomegalia, ascite fetal e espessamento da placenta. Catarata, hidropisia fetal e intestino ecogênico também podem ser encontrados[12]. Essas alterações relacionadas à toxoplasmose congênita são observadas em aproximadamente 28% dos fetos infectados e, por essa razão, na presença de normalidade, ao exame ultrassonográfico, não é possível excluir a infecção[13]. Nos fetos infectados e em casos suspeitos, é importante realizar acompanhamento ultrassonográfico quinzenal, para detectar alterações tardias, as quais podem modificar a condução dos casos[7].

DIAGNÓSTICO DA INFECÇÃO FETAL

A coleta de líquido amniótico está indicada nos casos de infecção aguda confirmada durante a gravidez, como soroconversão durante o pré-natal ou quadro clínico com confirmação sorológica e quando há alterações ultrassonográficas que sugerem toxoplasmose congênita. Nas pacientes HIV positivo é contraindicado o procedimento invasivo pelo risco de transmissão vertical do vírus[12,14,15].

Em estudo realizado no Hospital das Clínicas da Universidade de São Paulo, foram analisadas 47 gestantes com resultado de sorologia com IFI-IgG reagente e submetidas à coleta de líquido amniótico para pesquisa do *T. gondii*. A PCR resultou negativa em 39 casos. Todos os RN tiveram avaliação pós-natal normal, e oito casos, resultado positivo de PCR. Entre esses, somente dois RN apresentaram sinais de doença congênita. Esse estudo mostrou que a indicação do procedimento invasivo pela presença de IFI-IgM não é adequada e há necessidade de outros exames auxiliares para melhor avaliar o risco da doença durante a gestação. Também mostra que o resultado negativo da pesquisa do agente no líquido amniótico tranquiliza o casal envolvido[16].

A sensibilidade do diagnóstico molecular por PCR no líquido amniótico varia de acordo com diversos estudos[14]. Em importante estudo francês sobre o assunto, os autores observaram sensibilidade de 64% para o diagnóstico de infecção congênita, valor preditivo negativo de 88% e especificidade e valor preditivo positivo de 100%. A idade gestacional tem influência na sensibilidade e no valor preditivo negativo. A sensibilidade da PCR foi maior quando a infecção materna ocorreu com 17 e 21 semanas de gestação[15].

TRATAMENTO DA INFECÇÃO FETAL

Até a 18ª semana de gestação: espiramicina, 2 comprimidos de 500mg de 8/8 horas, por via oral (em jejum).

Da 18ª semana até o parto: o tratamento da infecção fetal baseia-se na utilização da pirimetamina, da sulfadiazina e do ácido folínico. As dosagens são: sulfadiazina 3g/dia (em três tomadas); pirimetamina 50mg/dia (em duas tomadas) e ácido folínico 10mg/dia. Essas três drogas são alternadas com a espiramicina (3g/dia) a cada três semanas[18].

A pirimetamina e a sulfadiazina são antagonistas do ácido fólico, atuam sinergicamente no ataque aos taquizoítas e podem causar supressão da medula óssea com aparecimento de anemia, leucopenia e plaquetopenia e ainda falência renal reversível. Devido à toxicidade dessas drogas, sua utilização deve ser limitada aos casos comprovados de infecção fetal, não havendo benefícios para a gestante infectada com o uso desses medicamentos[1,18].

Durante o tratamento, é necessária a realização do hemograma mensal para controlar o número de glóbulos vermelhos, plaquetas e leucócitos e, na presença de alterações ao hemograma, as drogas devem ser suspensas. O tratamento é contraindicado durante o primeiro trimestre da gestação, devendo ser iniciado a partir da 16ª semana. Durante o primeiro trimestre, deve ser utilizada apenas a espiramicina. Nos casos com resultado da pesquisa do toxoplasma no líquido amniótico negativa, deve-se manter a espiramicina até o final da gestação[18].

Para as pacientes não gestantes, que adquirirem toxoplasmose aguda, recomenda-se intervalo de seis meses entre o quadro clínico ou a confirmação sorológica e o início da futura gestação[1].

Recente publicação sobre os resultados do protocolo de seguimento das pacientes com toxoplasmose na gravidez na França mostrou que, com a repetição sorológica mensal para as pacientes suscetíveis e a introdução da PCR em líquido amniótico no diagnóstico pré-natal em 1995, houve redução da taxa de transmissão vertical e do número de casos graves de doença congênita avaliada aos 3 anos de idade[19].

Todos os dados acima reforçam a importância da sorologia no início do pré-natal, da necessidade de orientações para as pacientes suscetíveis e do diagnóstico precoce da infecção fetal e tratamento adequado.

REFERÊNCIAS

1. Remington JS, McLeod R, Thulliez P, Desmonts G. Toxoplasmosis. In: Remington JS, Klein JO, Wilson CB, Baker CJ (eds). Infectious diseases of the fetus and newborn infant. 6th ed. Philadelphia: Elsevier Saunders; 2006.p.947-1091.

2. Jones JL, Dubey JP. Foodborne toxoplasmosis. Clin Infect Dis. 2012; 55(6):845-51.

3. Amorim Filho AG, Andrade JQ. Toxoplasmose. In: Zugaib M, Bittar RE (eds). Protocolos assistenciais. 4ª ed. São Paulo: Atheneu; 2011; p.309-16.

4. Candolfi E, Pastor R, Huber R, Filisetti D, Villard O. IgG avidity assay firms up the diagnosis of acute toxoplasmosis on the first serum sample in immunocompetent pregnant women. Diag Microbiol Infect Dis. 2007;58(1): 83-8.

5. Lefevre-Pettazzoni M, Bissery A, Wallon M, Cozon G, Peyron F, Rabilloud M. Impact of spiramycin treatment and gestational age on maturation of Toxoplasma gondii immunoglobulin G avidity in pregnant women. Clin Vaccine Immunol. 2007;14(3): 239-43.

6. Yamada H, Nishikawa A, Yamamoto T, Mizue Y, Yamada T, Morizane M, et al. Prospective study of congenital toxoplasmosis screening with use of igg avidity and multiplex nested PCR methods. J Clin Microbiol. 2011;49(7):2552-6.

7. Montoya JS, Remington JS. Management of Toxoplasma gondii infection during pregnancy. Clin Infect Dis. 2008;47(4):554-65.

8. Garabedian C, Le Goarant J, Delhaes L, Rouland V, Vaast P, Valat AS, et al. Séroconversion toxoplasmique périconceptionnelle: à propos de 79 cas. J Gynecol Obstet Biol Reprod (Paris). 2012;41(6): 546-52.

8. Freeman K, Oakley L, Pollak A, Buffolano W, Petersen E, Semprini AE, et al. Association between congenital toxoplasmosis and preterm birth, low birth weight and small for gestational age birth. BJOG. 2005;112(1):31-7.

29. Dunn D, Wallon M, Peyron F, Petersen E, Peckham C, Gilbert R. Mother-to child transmission of toxoplasmosis: risk estimate for clinical counseling. Lancet. 1999;353(9167):1829-33.

30. Soares JAS, Carvalho FG, Caldeira AP. Perfil de mulheres grávidas e crianças atendidas em um centro de referência para toxoplasmose congênita no norte do Estado de Minas Gerais, Brasil. Rev Soc Bras Med Trop. 2012;45(1):55-9.

31. Andrade JQ, Amorim Filho AG, Zugaib M. Toxoplasmose. In: Zugaib M, Cortezzi SS, Farah LMS (eds). Medicina fetal. 3ª ed. São Paulo: Atheneu; 2012.p.505-12.

32. Abboud DP, Harika G, Saniez D, Gabriel R, Bednarczyk L, Chemla C, et al. [Ultrasonic signs of fetal lesions due to toxoplasmosis. Review of the literature]. J Gynecol Reprod Biol. 1995;24(7):733-8. French.

33. Hohlfeld P, Daffos F, Costa J, Thulliez P, Forestier F, Vidaud M. Prenatal diagnosis of congenital toxoplasmosis with polymerase chain reaction test on amniotic fluid. N Engl J Med. 1994;331(11): 695-9.

34. Romand S, Wallon M, Franck J, Thulliez P, Peyron F, Dumon H. Prenatal diagnosis using polymerase chain reaction on amniotic fluid for congenital toxoplasmosis. Obstet Gynecol. 2001;97(2): 296-300.

35. Pires M. Toxoplasmose e gravidez: diagnóstico pré-natal pelo método de PCR e resultados pós-natais [tese]. São Paulo: Faculdade de Medicina da Universidade de São Paulo;1999,

36. Zugaib M. Toxoplasmose. In: Zugaib M (ed). Obstetrícia. 2ª ed. Barueri: Editora Manole; 2012.p.1174-7.

37. Montoya JG, Liesenfeld. Toxoplasmosis. Lancet. 2004;363(9425): 1965-76.

38. Wallon M, Peyron F, Cornu C, Vinault S, Abrahamowicz C, Kopp CB, et al. Congenital toxoplasma infection: monthly prenatal screening decreases transmission rate and improves clinical outcome at age 3 years. Clin Infect Dis. 2013;56(9):1223-31.

Toxoplasmose no Recém-Nascido

Marina Keiko Kwabara Tsukumo
João da Silva Mendonça

O *Toxoplasma gondii* é um protozoário parasita de ampla distribuição mundial, capaz de infectar vários animais, incluindo o homem. Sua prevalência na população geral dos diferentes países varia muito (de < 10% a 90%), mas vem caindo nos últimos 20 anos em países desenvolvidos[1], enquanto permanece alta na maioria dos países de clima tropical[2,3].

Da mesma forma no Brasil, a prevalência da infecção por toxoplasma varia muito de uma região para outra (de 54% a 83%), e essa tendência de queda também é verificada nos últimos anos e mais marcante em algumas regiões, como, por exemplo, São Paulo[4].

A grande maioria dos indivíduos imunocompetentes é capaz de controlar o parasita e neutralizar seus possíveis danos, e torna-se imune sem apresentar sintomas; uma vez no organismo, porém, o parasita ficará quiescente em tecido muscular e nervoso e não será mais eliminado[2].

A coriorretinite está entre as manifestações clínicas da toxoplasmose que merecem maior atenção, por sua frequência e suas consequências. Comparado ao que ocorre em países europeus e nos Estados Unidos, a infecção por toxoplasma no Brasil causa lesões oculares com muito mais frequência, mais graves e com alto potencial de dano visual permanente. Isso pode ser explicado pelas diferentes linhagens de *Toxoplasma gondii* circulantes: na Europa e Estados Unidos prevalece o tipo II, enquanto no Brasil e outros locais da América do Sul predominam o tipo 1 e linhagens atípicas, mais virulentas[5-7].

EPIDEMIOLOGIA[4,8]

Os felinos são hospedeiros definitivos do toxoplasma e os únicos capazes de eliminar **oocistos** nas fezes, o que ocorre apenas durante sua infecção primária. Todos os demais animais, inclusive o ser humano, são hospedeiros intermediários e apresentam as formas **taquizoíta** (forma infectante de rápida multiplicação) presente na fase aguda e a **bradizoíta** (forma de multiplicação lenta) que fica dormente em cistos teciduais. Durante sua primoinfecção, o gato elimina diariamente milhões de oocistos nas fezes durante 1 a 3 semanas; após 1 a 5 dias esses se tornam infectantes, e assim permanecem até por mais de 1 ano, se em ambiente quente e úmido.

Uma gestante pode contaminar-se tanto por ingestão de bradizoítas de carnes cruas, curtidas ou malcozidas, como por ingestão de oocistos de fezes de gato presentes em solo ou água em contato com frutas e vegetais ou mesmo por ingestão da poeira ou de água de reservatórios contendo tais oocistos. Essas formas de contaminação explicam infecções ou mesmo surtos entre pessoas de hábitos vegetarianos e sem contato direto com gatos[2,3,9-11].

TRANSMISSÃO

A toxoplasmose congênita (TC) resulta da passagem via hematogênica, transplacentária, do *Toxoplasma gondii* da gestante a seu filho, quando a infecção ocorre pela primeira vez na gravidez. Após infecção da placenta, decorrem alguns dias e até semanas, até que o toxoplasma atinja o feto; estima-se que esse intervalo seja maior quando a infecção ocorre no início do que no final da gestação. A infecção fetal é mais frequente durante a infecção aguda materna, por causa da intensa parasitemia, mas, passada essa fase, focos de parasitas podem permanecer na placenta e atingir a circulação fetal, mesmo em fase tardia da infecção materna; isso justifica a manutenção do tratamento antitoxoplasma por toda a gestação, mesmo na ausência de infecção fetal[2].

O risco estimado de transmissão fetal em geral, que já foi de 40% em 1970, hoje é de cerca de 29%, e é tanto maior quanto mais tardia a infecção materna[12]; assim, para a mãe cuja infecção ocorre nas primeiras 8 semanas de gestação, o risco estimado de transmissão é de apenas 2%; considerando-se todo o primeiro trimestre é de < 10%; varia de 15 a 55% no segundo trimestre, e de 55 a 80% se a infecção ocorre após as 36 semanas de gestação[4,12]. Por outro lado, se a infecção materna ocorre nas primeiras semanas gestacionais, as infecções fetais, apesar de raras, acarretam danos maiores e mais graves: pode ocorrer aborto, ou podem afetar principalmente SNC e retina; já na infecção materna no terceiro trimestre, as manifestações são em geral mais brandas, mas a transmissão é muito mais frequente[13].

A tabela 3.23 resume esses riscos.

Tabela 3.23 – Risco de transmissão e acometimento fetal conforme idade gestacional da infecção materna[12].

Idade gestacional	Transmissão	Acometimento fetal	Tipo de acometimento
Semana	%	%	
< 14	< 10	60	Podem ser graves. Lesões intracranianas e oculares
14-28	15-55	25	Em geral não é grave. Sobretudo lesões oculares
> 28	55-80	15	Acometimento intracraniano excepcional. Lesões oculares

A mulher imunocompetente apresenta risco para transmissão do *T. gondii* apenas quando a primoinfecção ocorre na gravidez; a reativação de infecção crônica latente durante a gestação, mesmo quando muito sintomática, não tem resultado em infecção fetal[4,14]; a doença congênita por reativação de infecção latente da mãe é exceção, só relatada em caso de imunossupressão materna[15].

PREVALÊNCIA

Em relação à prevalência da toxoplasmose congênita no Brasil, estudos recentes relatam que varia de 3 a 20:10.000 nascidos vivos, enquanto nos Estados Unidos e Norte da Europa é < 1: 10.000, e de 1:1.000 na França[16-20].

Esses dados tão diversos resultam de pesquisas com metodologias diferentes e têm como base a triagem pré-natal e neonatal; em geral, utilizam a positividade do IgM-antitoxoplasma como critério diagnóstico, o que exclui os casos de abortos/natimortos/ mortes neonatais; contudo, essas limitações são minimizadas pelas enormes amostragens envolvidas[4].

PATOLOGIA E MANIFESTAÇÕES CLÍNICAS

O *Toxoplasma gondii* tem grande capacidade de destruição celular; assim, os fenômenos inflamatórios e a necrose que pode provocar nos diferentes órgãos (SNC, incluindo retina, coração, pulmões, fígado, baço, gânglios, músculos estriados, pâncreas, tireoide, ovário, testículo, suprarrenal, entre outros) explicam a grande diversidade das manifestações clínicas possíveis[4]. Em 90% dos casos, porém, **a infecção aguda materna** é subclínica e, quando presente, o sintoma mais sugestivo é o de aumento de linfonodos, mais comumente de cadeias cervicais e suboccipitais seguidas de axilares e inguinais. Outros sintomas inespecíficos como febre, mal-estar, cefaleia, mialgia podem fazer parte do quadro[2,4].

Na infecção congênita, os locais de comprometimento mais frequente, e com risco de sequelas mais graves, são a retina e o SNC. Os parasitas causam inflamação e obstrução seguida de necrose de vasos e capilares de áreas do SNC, especialmente em torno dos ventrículos e do aqueduto de Sylvius. A calcificação resultante do tecido necrosado pode ser visível nos exames radiológicos de crânio; pode ocorrer hidrocefalia ou microcefalia em caso de necrose muito extensa do tecido cerebral[4].

A lesão mais importante e frequente do globo ocular é a coriorretinite, em que há infiltrado de linfócitos, plasmócitos e células mononucleares, com presença de numerosos cistos na retina. Comumente apenas a câmara posterior é afetada, mas mais raramente podem coexistir iridociclite, glaucoma e/ou catarata. A cicatrização da coriorretinite caracteriza-se por áreas de gliose, com margens hiperpigmentadas[4,21].

Vários sinais e sintomas da toxoplasmose congênita são inespecíficos e comuns a outras infecções congênitas, especialmente ao citomegalovírus (CMV)[8,22-25]; a clássica tríade da toxoplasmose congênita (coriorretinite + micro ou hidrocefalia + calcificações cerebrais) ocorre em menos de 10% das crianças com toxoplasmose e a grande maioria (70 a 90%) das infecções congênitas por *Toxoplasma gondii* é assintomática[2,4,26].

É fundamental que mesmo essas crianças assintomáticas ao nascimento sejam acompanhadas cuidadosamente em relação à possível afecção coriorretiniana e/ou neurológica, pois já se demonstrou ocorrência de proliferação do parasita, com destruição celular no tecido nervoso, mesmo em filhos de mulheres imunocompetentes, cuja parasitemia é curta, e com resposta imune adequada[27].

Remington et al. consideram quatro tipos de apresentação clínica da toxoplasmose congênita[2]:
– infeccção subclínica;
– doença grave neonatal;
– doença dos primeiros meses de vida, de gravidade variável;
– sequelas ou recidivas tardias (infância/adolescência).

Infecção subclínica – é a forma mais comum: o recém-nascido tem apenas diagnóstico laboratorial de infecção congênita por toxoplasma, em geral IgM antitoxoplasma reagente (ou, eventualmente, em lugares em que é realizado, IgA específica para toxoplasma reagente), mas apresenta exame físico de rotina normal.

O detalhamento da avaliação oftalmológica, exame do LCR e neuroimagem, porém, podem revelar anomalias, com possibilidade de sequelas graves.

Forma grave neonatal – os sintomas estão presentes desde os primeiros dias de vida e decorrem, em geral, de infecção de transmissão maternoinfantil ocorrida nas primeiras 24 semanas de gestação[13]; são em geral bastante graves, especialmente em prematuros, que podem cursar com grande instabilidade térmica (hipo e hiper-termia frequentes), decorrente do acometimento hipotalâmico, principalmente nos pacientes com hidrocefalia; são frequentes outras alterações: hematológicas (anemia, plaquetopenia e consequentes equimoses) e de SNC (calcificações intracranianas, meningencefalite, comprometimento cerebelar e medular, alteração liquórica).

Alguns recém-nascidos podem apresentar quadros mais leve de início, com aparecimento de sintomas gerais como febre, hepatoesplenomegalia, diarreia, ou localizados (oftalmológicos ou neurológicos), no decorrer dos primeiros meses de vida[28-30].

O quadro 3.89 reúne essas manifestações clínicas e sua frequência.

Sequelas tardias – a manifestação tardia mais comum da toxoplasmose congênita é a coriorretinite, que chega a acometer até cerca de 90% das crianças sem tratamento, com manifestações que podem estender-se até a adolescência e idade adulta[2,28,30,31]. Uma série de triagem neonatal que detectou 48 recém-nascidos com toxoplasmose congênita de teste sorológico revelou que 40% deles, apesar de assintomáticos ao exame clínico, apresentaram alterações retinianas ou de SNC, com possibilidade de ter como consequência estrabismo, microftalmia, nistagmo e catarata[13]. Outras alterações neurológicas, especialmente se não tratadas, podem levar ao atraso intelectual ou motor, micro ou hidrocefalia e surdez[12,13,25].

Comparando com a toxoplasmose congênita prevalente na Europa e Estados Unidos, as lesões oftalmológicas das crianças brasileiras são mais frequentes. As cepas de genótipos 1 e 3, que predominam no Brasil e em outros países da América Latina, são mais virulentas e

Quadro 3.89 – Toxoplasmose congênita[2,4].

| Manifestações clínicas mais comuns ||
Forma neurológica	Forma sistêmica
Coriorretinite (94%)	Coriorretinite (66%)
Alterações no LCR (55%)	Alterações no LCR (84%)
Calcificações cerebrais (50%)	
Convulsões (50%)	
Anemia (50%)	Anemia (77%)
Hidrocefalia (50%)	Hidrocefalia (0%)
Icterícia (28%)	Icterícia (80%)
Esplenomegalia (21%)	Esplenomegalia (90%)
Linfoadenopatias (17%)	Linfoadenopatias (68%)
Microcefalia (13%)	Microcefalia (0%)
Cataratas (5%)	
Eosinofilia (4%)	Eosinofilia (18%)
Microftalmia (2%)	Microftalmia (0%)
	Febre (77%)
	Hepatomegalia (77%)
	Pneumonite (41%)
	Exantema (25%)

causam quadros de coriorretinite mais agressivos, mais numerosos, e que recidivam com maior frequência[5,22,13,32].

Outras manifestações tardias da toxoplasmose cerebral não tratada incluem: disfunção motora e cerebelar, convulsões, retardo mental e perda auditiva[28,33] e até alterações endócrinas secundárias à disfunção hipotálamo-hipofisária, incluindo atraso no crescimento e puberdade precoce[34,35].

DIAGNÓSTICO

Deve-se buscar o diagnóstico de infecção congênita por toxoplasma em todas as situações de suspeita[36]:

– RN de mães com evidência de primoinfecção na gravidez;
– RN de mães em imunossupressão, com evidência sorológica de exposição pregressa ao toxoplasma;
– RN com alteração compatível (coriorretinite, calcificações intracranianas, LCR com aumento de monócitos ou de proteínas);
– RN com IgM antitoxoplasma positivo, no painel de triagem neonatal ("teste do pezinho").

O diagnóstico adequado da toxoplasmose congênita permite o início precoce do tratamento e reduz a probabilidade de sequelas. Embora a suspeita diagnóstica se baseie em provas sorológicas da gestante e na triagem e avaliação clínica do RN, a confirmação do diagnóstico depende dos exames laboratoriais.

Métodos sorológicos

Os métodos sorológicos mais comumente utilizados para o diagnóstico da toxoplasmose congênita são a pesquisa e dosagem das imunoglobulinas antitoxoplasma IgM e IgG, bastante sensíveis, específicas e exequíveis na rotina dos laboratórios. Sua interpretação pode ser dificultada em algumas situações, mas pode-se, em geral, afirmar que a presença de IgM específica no sangue periférico do RN confirma o diagnóstico de infecção congênita pelo toxoplasma, independente do quadro clínico, mas o resultado negativo não exclui a infecção. O resultado de IgM falsamente negativo pode ocorrer em cerca de 10% dos casos, principalmente quando a transmissão da infecção ocorre nos últimos dias antes do nascimento; o tratamento intraútero também pode afetar o perfil sorológico do RN[2]. Nesses casos, e na ausência de definição clínica, a ascensão progressiva dos títulos de IgG ao longo do primeiro ano de vida auxilia a firmar o diagnóstico sorológico de toxoplasmose congênita: a presença de IgG após os 12 meses de vida também é diagnóstico de infecção congênita por toxoplasma. Raramente pode ocorrer escape transplacentário da IgM ou IgA materna, resultando em IgM ou IgA positiva transitoriamente e em títulos baixos no RN, e que pode ser esclarecido com a repetição do teste após cerca de 10 dias, com sua negativação em caso de falso-positivo, enquanto a depuração da IgM em caso de infecção do RN é muito lenta e persiste por vários meses.

O quadro 3.90 resume a interpretação dos resultados sorológicos. Outros testes, como IgA e IgE, por não atra-

Quadro 3.90 – Perfis sorológicos na investigação da toxoplasmose congênita[4].

Perfis sorológicos*		Possibilidades de interpretação
IgM	**IgG**	
Não reagente*	Não reagente	1. Ausência de infecção congênita por *Toxoplasma gondii*, ou infecção nos últimos dias antes do nascimento 2. Se há suspeita clínica e/ou epidemiológica de toxoplasmose na gravidez, realizar outro exame 7-15 dias depois do parto 3. A realização simultânea de provas sorológicas pareadas de mãe-filho pode ser útil
Reagente	Não reagente	1. Possibilidade de escape placentário de IgM materna (muito raro) 2. Se há suspeita clínica ou epidemiológica de toxoplasmose na gravidez, realizar outro exame 7-15 dias depois do parto: se a IgG se positivar, confirma-se a infecção congênita
Reagente	Reagente	Infecção congênita por *Toxoplasma gondii*, quando o exame é realizado nos primeiros 6 meses de vida. Pela possibilidade de escape placentário da IgM materna (muito raro), recomenda-se confirmar a presença da IgM com mais de 7 dias de vida
Não reagente*	Reagente	**IgM negativa não afasta a possibilidade de infecção congênita** Muitos RN com toxoplasmose congênita apresentam IgM específica negativa desde o nascimento e, na maioria, a IgM se negativa precocemente. Por isso, IgM negativa não afasta a possibilidade de infecção congênita 1. Se houver infecção congênita por *Toxoplasma gondii*, nos controles subsequentes haverá ascensão dos títulos de IgG, mesmo em crianças assintomáticas 2. Se não houver infecção congênita por *Toxoplasma gondii* e a IgG for apenas por transmissão passiva, haverá queda gradativa dos títulos de IgG, que desaparecerão até os 12 meses de vida • É importante avaliar indicativos epidemiológicos do pré-natal e suspeita clínica para a interpretação laboratorial adequada, sobretudo nas crianças assintomáticas • Recomenda-se investigar os demais agravos infecciosos de transmissão vertical, assim como avaliação oftalmológica e neurológica, mesmo em crianças assintomáticas

* **Se disponível**, deve-se pesquisar a IgA antitoxoplasma que, se reagente, também define infecção congênita por *Toxoplasma gondii*, em casos em que a IgM não é detectada; e não deverá ser detectada nos casos em que a IgM for falsamente positiva, por escape placentário, transitório, da IgM materna.

vessarem a barreira placentária, também são marcadores de infecção aguda do RN, mas não são utilizados na rotina. Um teste que utiliza técnica de Imunoblot (2DIB), de descrição mais recente, permite diferenciar IgG de origem materna da IgG produzida pelo RN[4,37], porém não está disponível em nosso meio.

Identificação do toxoplasma[2,4,8]

O *T. gondii* pode ser identificado por vários métodos parasitológicos, como inoculação em animal, ou cultivo em tecidos, mas esses métodos complexos exigem tempo (2 a 6 semanas) para o resultado e são utilizados apenas em situações muito especiais, em laboratórios altamente especializados; a técnica imuno-histoquímica permite reconhecer o toxoplasma de qualquer tecido utilizando a imunoperoxidase, mas, por exigir fragmento de tecido por biópsia, quase não é utilizado.

O DNA do *Toxoplasma gondii* pode ser identificado em diversos tecidos e fluidos corporais, por meio de PCR (reação em cadeia da polimerase): placenta, LCR, medula óssea, sangue periférico, humores aquoso e vítreo, líquidos ascítico e pleural, urina, mas, na prática, sua grande utilidade tem sido no diagnóstico de infecção fetal intraútero, por detecção do parasita no líquido amniótico[4,37], e tem melhor rendimento quando realizado a partir de 18 semanas de gestação.

Avaliação clínica

Além do exame físico cuidadoso, todo RN com diagnóstico ou suspeita clínica de infecção congênita por toxoplasma deve receber outras avaliações[2,22,33,36,38]:

a) por oftalmologista experiente, lembrando que a coriorretinite pode ser a única manifestação da doença;

b) avaliação neurológica, incluindo neuroimagem e punção liquórica; a TC simples de crânio, mesmo sem uso de contraste, pode revelar calcificações cerebrais únicas ou difusas, hidrocefalia e atrofia cortical; a TC sem contraste dispensa sedação e é mais sensível que o exame ultrassonográfico na distinção de lesões calcificadas menores; o LCR pode apresentar aumento de celularidade à custa de monócitos e hiperproteinorraquia, que, em casos de comprometimento mais grave, podem atingir >1g/dL; além disso, a presença de IgM antitoxoplasma no LCR pode confirmar o diagnóstico[39] (Quadro 3.91).

DIAGNÓSTICO DIFERENCIAL

A toxoplasmose cerebral deve ser diferenciada das demais infecções intrauterinas com manifestações semelhantes no recém-nascido (citomegalovirose, rubéola e sífilis) e de anomalias congênitas da retina. Os testes sorológicos, a avaliação oftalmológica e os exames de neuroimagem em geral permitem definir o diagnóstico.

TRATAMENTO

Toda criança com infecção congênita por toxoplasma deve receber tratamento independentemente do quadro clínico, preferencialmente com sulfadiazina, pirimetamina, e ácido folínico, e por pelo menos todo o primeiro ano de vida.

Embora alguns autores opinem que nem o tratamento pré-natal, nem o pós-natal evidenciem redução significativa nas recidivas de coriorretinite ao longo da vida[12,41-43], a grande maioria dos especialistas[2,8,21,30,36] recomenda o tratamento acima por tempo longo; os tempos variam de 4 meses (Dinamarca) a 24 meses[41], embora a maioria recomende o prazo de 12 meses. Essa indicação do tratamento baseia-se nos resultados de longos acompanhamentos de coortes de crianças tratadas que apresentaram menor índice de sequelas neurológicas e oftalmológicas, em comparação com crianças da era pré-tratamento, ou com as que receberam tratamento por curto período (inferior a 4 semanas): entre as não tratadas, a mortalidade foi de 12%, e a maioria (93%) apresentou déficit intelectual, além de convulsões (81%), entre outras alterações; comprometimentos motor, cognitivo, auditivo e visual foram observados mesmo entre as não tratadas que apresentaram infecção subclínica ao nascimento[2,28,33,39].

Medicação

Embora haja consenso referente às drogas mais recomendadas (a combinação sulfadiazina/pirimetamina + ácido folínico por tempo prolongado), as doses e a duração da terapêutica podem diferir entre os vários grupos de peritos[2,8,41,44,45], mas o mais aceito e utilizado é:

– sulfadiazina: 100mg/kg/dia divididos em 2 doses, todos os dias, por todo o primeiro ano de vida;

+

– pirimetamina: 2mg/kg/dia (máximo = 50mg/dose), 1 vez/dia, nos 2 primeiros dias; a seguir: 1mg/kg/dia, durante todo o primeiro ano de vida

+

– ácido folínico: indicação – minimizar a toxicidade hematológica da medicação: 10 a 20mg, 1 vez/dia, 3 vezes/semana, durante o tempo de tratamento com sulfadiazina/pirimetamina, mais uma semana

+

– glicocorticoide (prednisona): 1mg/kg/dia dividido em 2 vezes deve ser acrescentado em caso de hiperproteinor-

Quadro 3.91 – Avaliação clínica inicial do recém-nascido/lactente com suspeita de toxoplasmose congênita[2,40].

Teste	Comentário
Avaliação clínica	
Exame físico completo	– Exame normal na maioria dos casos – Em crianças sintomáticas são comuns: febre, icterícia, hepatoesplenomegalia e linfadenopatia
Fundo de olho por oftalmologista experiente	Coriorretinite pode ser a única manifestação
Exame neurológico incluindo tomografia computadorizada do crânio (sem contraste)	Calcificação intracraniana ou hidrocefalia podem ser as únicas manifestações
Triagem auditiva	Recomendada para todas as crianças
Punção liquórica	
Contagem celular, dosagem da glicose e da proteína no LCR	Anomalias do LCR podem ser a única manifestação; crianças afetadas gravemente: proteína do LCR pode ser > 1g/dL, mas é tipicamente menor em doença leve ou subclínica
PCR específica para toxoplasma	Pode definir o diagnóstico
Sorologia básica	
IgG (ELISA) específica para toxoplasma	Não diferencia a infecção materna da infantil no período neonatal
IgM (ELISA) específica para toxoplasma	Indicativa de infecção congênita, se não contaminada com o sangue materno; IgM negativa não exclui toxoplasmose congênita
Sorologia complementar se disponível	
IgA (ELISA/ISAGA) específica para toxoplasma	Indicativa de infecção congênita, se não contaminada com sangue materno; especialmente útil se os testes de IgG e IgM forem indeterminados
IgE (ELISA/ISAGA) específica para toxoplasma	Indicativa de infecção congênita, se não contaminada com o sangue materno; especialmente útil se os testes de IgG e IgM forem indeterminados
Exames de sangue (efetuados antes de iniciar o tratamento em casos suspeitos ou confirmados)	
Hemograma com diferencial e contagem de plaquetas	Anemia e trombocitopenia são comuns em crianças sintomáticas; também necessárias para estabelecer o basal pré-tratamento, que pode causar supressão de medula óssea
Avaliação para deficiência de G6PD (antes de iniciar o tratamento)	Tratamento com sulfadiazina pode causar hemólise em lactente com deficiência de G6PD
Testes de função hepática (aspartato aminotransferase, alaninoaminotransferase), bilirrubinas	Inicialmente para estabelecer o nível basal pré tratamento; pode ocorrer icterícia direta e colestatica em lactentes infectados
Creatinina e urina (pré-tratamento)	Sulfadiazina: requer ajuste da dose em caso de insuficiência renal
Miscelânea	
Urina e/ou sangue para pesquisa de citomegalovírus	Para excluir citomegalovirose congênita, que pode ter manifestações clínicas similares; coinfecção citomegalovirose / toxoplamose podem ocorrer

raquia acentuada (> 1g/dL); ou coriorretinite, especialmente quando a lesão ocular apresentar risco de atingir a mácula; duração: enquanto persistir a condição (atividade da coriorretinite ou hiperproteinorraquia):

Observações[41]:

Doença leve ou assintomática – alguns peritos sugerem 6 meses de tratamento com sulfadiazina/pirimetamina + ácido folínico e, a partir do mês 7, considerar alternar mensalmente com a espiramicina até o mês 12, para reduzir a toxicidade.

Intolerância à sulfadiazina – pode-se substituir por clindamicina: 20-30mg/kg/dia, dividido em 4 vezes/dia;

o texto do Red Book da Academia Americana de Pediatria cita ainda a azitromicina ou a atovaquona como possíveis candidatas ao tratamento, sempre associadas à pirimetamina e ao ácido folínico.

Sulfadiazina – é o sulfamídico de melhor ação contra o *Toxoplasma gondii* e tem ação sinérgica com a pirimetamina; a ação antiparasitária de ambas se limita à forma taquizoíta da infecção em atividade e não atua sobre bradizoítas, da forma cística; são citadas doses da sulfadiazina de 85 a 120mg/kg de peso. Tem interação com diversos fármacos, incluindo a fenitoína, elevando seus níveis. Deve ser usada com muito cuidado em caso de deficiência de G6PDase.

Pirimetamina – o principal efeito colateral é a toxicidade medular, especialmente a neutropenia. Deve-se monitorizar com hemogramas seriadamente, conforme a evolução sugira. Se contagem de neutrófilos for < 1.000, o ácido folínico deve ser administrado diariamente e a dose diária aumentada. A pirimetamina deve ser suspensa se a contagem de neurófilos for < 500 e reintroduzi-la quando a contagem voltar a níveis > 1.000.

PREVENÇÃO

A prevenção da toxoplasmose congênita e de suas sequelas depende das seguintes ações[45]:

a) **Identificação das gestantes suscetíveis** por meio da sorologia; enquanto o anticorpo IgG antitoxoplasma for não reagente, o teste deve ser repetido a cada 1 a 2 meses para, em caso de soroconversão, permitir tratamento precoce da mãe e evitar que a infecção atinja o feto.

b) **Redução do risco de infecção** das gestantes suscetíveis: desde a primeira consulta pré-natal essas devem ser orientadas a adotar cuidados higiênicos que minimizem o risco de contaminação:

- Consumir carne apenas se bem passada (cozimento até que a temperatura interna da carne ≥ 66ºC e não fique mais rosada) ou congelada (a < –12ºC durante
- ≥ 24 horas); esses 2 métodos destroem tanto as formas taquizoítas como as bradizoítas do toxoplasma[2,10,23].
- Contato com gatos: possuir um gato não oferece risco relevante para infecção aguda, provavelmente porque eles só eliminam oocistos por cerca de 3 semanas de suas vidas; é preciso, porém, que haja rigor na limpeza e troca da caixa de fezes: os oocistos eliminados nas fezes só se tornam infectantes após 1 a 2 dias, mas podem assim permanecer até por mais de 1 ano, em ambiente quente e úmido; portanto, a troca e limpeza diária da caixa usada pelo gato reduzem esse risco, mas a tarefa deve ser feita de preferência por outra pessoa; não sendo possível, usar luvas de borracha. O risco maior vem do contato com gatos nômades, especialmente os filhotes, e de seus dejetos deixados em caixas e tanques de areia, ou contaminando água usada para lavar alimentos, ou mesmo consumo *in natura*[3,46,47].
- Consumir apenas água tratada/ filtrada.
- Sempre lavar muito bem as mãos e após manipular carnes e verduras.
- Lavar muito bem frutas, legumes e verduras, especialmente as que apresentam vestígios de terra.
- Evitar consumo de frutos do mar *in natura*: estudo epidemiológico recente identificou o consumo de ostras e mariscos crus como um novo fator de risco para infecção por toxoplasma[4,8].
- Usar luvas para manipular terra (jardinagem).

c) **Identificação da gestante infectada** pela presença de anticorpos IgM antitoxoplasma; iniciar o tratamento tentando limitar a transmissão placentária.

d) **Realização do diagnóstico fetal**: por meio da detecção do toxoplasma no líquido amniótico por técnica de PCR (reação em cadeia da polimerase) realizada preferencialmente após idade gestacional de 18 semanas, quando se espera melhor rendimento. Caso se confirme, tratar o feto.

Obs.: alguns peritos dos Estados Unidos, Reino Unido e outros países em que a circulação do *Toxoplasma gondii* é escassa, posicionam-se contra o rastreamento da infecção por toxoplasma na rotina pré-natal de seus países; defendem que o risco de infecção na gestação e consequente transmissão fetal é baixo, e o tratamento da gestante e do feto oferece riscos, sem evidência marcante de real benefício para o RN. Essas considerações não podem ser extrapoladas para o continente sul-americano, em que as linhagens circulantes do toxoplasma são outras, mais agressivas, e podem resultar em resposta diferente ao tratamento. Além disso, nos últimos anos vêm acumulando-se evidências de que o tratamento das mães tem grande impacto nas lesões oculares de seus filhos[5,23,42].

Em publicação recente[44], a eficácia da triagem e o tratamento neonatais foram novamente demonstrados com a análise dos dados de 17 anos do Registro Nacional de Toxoplasmose na Áustria, país em que a prevalência de infecção por toxoplasma na gestação é de 8,5:10.000 A triagem neonatal é obrigatória, com tratamento até o parto de todas as gestantes com infecção, assim como de seus fetos, e acompanhamento e tratamento de seus filhos até 1 ano de vida: a análise dos registros acumulados nesses 17 anos mostrou redução de seis vezes na transmissão de infecção fetal no grupo tratado, comparado às mães não tratadas.

e) **Identificação dos RN** com toxoplasmose congênita **e tratamento**, mesmo dos assintomáticos, para prevenção de sequelas tardias.

PLANEJAMENTO DE GRAVIDEZ APÓS TOXOPLASMOSE AGUDA

Embora na prática seja usual a recomendação de se adiar uma gestação por seis meses após quadro de toxoplasmose aguda, sabe-se que no indivíduo com imunidade normal a parasitemia é muito curta, rapidamente seguida pelo encistamento. Um estudo em que se pesquisou a presença do parasita na corrente sanguínea de 54 pacientes com toxoplasmose aguda revelou que, 5 a 6 meses após o início da linfonodomegalia, nenhuma amostra apresentou resultado positivo para toxoplasma, pesquisado por técnica de PCR (reação em cadeia da polimerase)[48]; além disso, há dados que sugerem que a infecção congênita ocorre nas três primeiras semanas após a infecção materna[12]. Assim, é muito pouco provável que uma mulher imunocompetente que inicie gestação a partir de três meses pós-infecção aguda por toxoplasma transmita a infecção a seu filho.

REFERÊNCIAS

1. Welton NJ, Ades AE. A model of toxoplasmosis incidence in the UK: evidence synthesis and consistency of evidence. J Royal Stat Soc Ser C Appl Stat. 2005;54(2):385-404.

2. Remington JS, McLeod R, Wilson CB, Desmonts G. Toxoplasmosis. In: Infectious diseases of the fetus and newborn infant. Remington JS, Klein JO, Wilson CB, Nizet V, Maldonado Y (eds). 7th ed. Philadelphia: Elsevier Saunders. 2011.p.918-1041.

3. Cook AJ, Gilbert RE, Buffolano W, Zufferey J, Petersen E, Jenum PA, et al. Sources of toxoplasma infection in pregnant women: European multicentre case-control study. European Research Network on Congenital Toxoplamosis. BMJ. 2000;321(7254):142-7.

4. Bichara CC, Andrade GMQ, Lago EG. Toxoplasmose congênita. In: Toxoplasmose e *Toxoplasma gondii*. de Souza W, Belfort Jr R (eds). Rio de Janeiro: Editora Fiocruz; 2014.p.139-55.

5. Gilbert RE, Freeman K, Lago EG, Bahia-Oliveira LM, Tan HK, Wallon M, et al. The European Multicentre Study on Congenital Toxoplasmosis (EMSCOT). Ocular sequelae of congenital toxoplasmosis in Brazil compared with Europe. PLoS Negl Trop Dis. 2008; 2(8):e277.

6. Silveira C, Belfort R Jr, Muccioli C, Abreu MT, Martins MC, Victora C, et al. A follow-up study of *Toxoplasma gondii* infection in Southern Brazil. Am J Ophthalmol. 2001;131(3):351-4.

7. de Amorim Garcia CA, Oréfice F, de Oliveira Lyra C, França M, de Amorim Garcia Filho CA. Socioeconomic conditions as determining factors in the prevalence of systemic and ocular toxoplasmosis in Northeast Brazil. Ophthalmic Epidemiol. 2004;11(4):301-17.

8. American Academy of Pediatrics. *Toxoplasma gondii* infections (toxoplasmosis). In: Pickering LK (ed). Red Book: 2012. Report of the Committee on Infectious Diseases. 29th ed. Elk Grove Village: American Academy of Pediatrics. 2012.p.720-8.

9. Bahia-Oliveira LM, Jones JL, Azevedo-Silva J, Alves CC, Oréfice F, Addiss DG. Highly endemic, waterborne toxoplamosis in North Rio de Janeiro State, Brazil. Emerg Infect Dis. 2003;9(1):55-62.

10. Dubey JP. Strategies to reduce transmission of Toxoplasma gondii to animals and humans. Vet Parasitol. 1996;64(1-2):65-70.

11. Dubey JP, Lago EG, Gennari SM, Su C, Jones JL. Toxoplasmosis in humans and animals in Brazil: high prevalence, high burden of disease, and epidemiology. Parasitology. 2012;139(11):1375-424.

12. SYROCOT (Systematic Review on Congenital Toxoplasmosis) study group, Thiébaut R, Leproust S, Chêne G, Gilbert R. Effectiveness of prenatal treatment for congenital toxoplasmosis: a meta-analisys of individual patient's data. Lancet. 2007;369(9556):115-22.

13. Dunn D, Wallon M, Peyron F, Petersen E, Peckham C, Gilbert R. Mother-to-child transmission of toxoplasmosis: risk estimates for clinical counseling. Lancet. 1999;353(9167):1829-33.

14. Noble AG, Latkany P, Kusmierczyk J, Mets M, Rabiah P, Boyer K, et al. Chorioretinal lesions in mothers of children with congenital toxoplasmosis in the National Collaborative Chicago-based Congenital Toxoplasmosis Study. Sci Med (Porto Alegre). 2010;20(1): 20-6.

15. Andrade GM, Vasconcelos-Santos DV, Carellos EV, Romanelli RM, Vitor RW, Carneiro AC, et al. Congenital toxoplasmosis from a chronically infected woman with reactivation of retinochoroiditis during pregnancy. J Pediatr (Rio J). 2010;86(1):85-8.

16. Bahia-Oliveira LMG, Wilken de Abreu AM, Azevedo-Silva J, Oréfice F. Toxoplasmosis in Southeastern Brazil: an alarming situation of highly endemic acquired and congenital infection. Int J Parasitol. 2001;31:133-7.

17. Carvalheiro CG, Mussi-Pinhata MM, Yamamoto AY, De Souza CB, Maciel LM. Incidence of congenital toxoplasmosis estimated by neonatal screening: relevance of diagnostic confirmation in asymptomatic newborn infants. Epidemiol Infect. 2005;133(3):485-91.

18. Lago EG, Neto EC, Melamed J, Rucks AP, Presotto C, Coelho JC, et al. Congenital toxoplasmosis: late pregnancy infections detected by neonatal screening and maternal serological testing at delivery. Pediatr Perinatal Epdemiol. 2007;21(6):525-31.

19. Camargo Neto E, Amorim F, Lago EG. Estimation of the regional distribution of congenital toxoplamosis in Brazil from the results of neonatal screening. Sci Med (Porto Alegre). 2010; 20(1).64-70.

20. Bichara CNC, Canto GA, Tostes C de L, Freitas JJ, Carmo EL, Póvoa MM, et al. Incidence of congenital toxoplasmosis in the city of Belém, state of Pará, Northern Brazil, determined by a neonatal screening program: preliminary results. Rev Soc Bras Med Trop. 2012;45(1):122-4.

21. Mets MB, Holfels E, Boyer KM, Swisher CN, Roizen N, Stein L, et al. Eye manifestations of congenital toxoplasmosis. Am J Ophthalmol. 1997;123(1):1-16.

22. Guerina NG, Hsu HW, Meissner HC, Maguire JH, Lynfield R, Stechenberg B, et al. Neonatal serologic screening and early treatment for congenital Toxoplasma gondii infection. The New England Regional Toxoplasma Working Group. N Engl J Med. 1994; 330(26):1858-63.

23. Cortina-Borja M, Tan HK, Wallon M, Paul M, Prusa A, Buffolano W, et al. Prenatal treatment for serious neurological sequelae of congenital toxoplasmosis: an observational prospective cohort study. PLoS Med. 2010;7(10).pii:e1000351.

24. Desmonts G, Couvreur J. Congenital toxoplasmosis. A prospective study of 378 pregnancies. N Engl J Med.1974;290(20):1110-6.

25. Couvreur J, Desmonts G, Szusterkac M. A homogeneous series of 210 cases of congenital toxoplasmosis in 0 to 11-month-old infants detected prospectivelly. Ann Pediatr (Paris). 1984;31(10):815-9.

26. Tamma P. Toxoplasmosis. Pediatr Rev. 2007;28(12):470-1.

27. Ferguson DJ, Bowker C, Jeffery KJ, Chamberlain P, Squier W. Congenital toxoplasmosis: continued parasite proliferation in the fetal brain despite maternal immunological control in other tissues. Clin Infect Dis. 2013;56(2):204-8.

28. Eichenwald HF. A study of congenital toxoplasmosis with particular emphasis on clinical manifestations, sequelae and therapy. In: Siim JC (ed). Human toxoplasmosis. Copenhagen: Munksgaard; 1959.

29. McAuley JB, Boyer KM, Remington JS, McLeod RL. Toxoplasmosis. In: Feigin and Cherry's Textbook of pediatric infectious diseases. Cherry JD, Harrison GJ, Kaplan SL, et al. (eds). 7th ed. Elsevier Saunders, Philadelphia; 2014.p.2987-95.

30. McLeod R, Boyer K, Karrison T, Kasza K, Swisher C, Roizen N, et al.; Toxoplasmosis Study Group. Outcome of treatment for congenital toxoplasmosis, 1981-2004; the National Collaborative Chicago-Based. Clin Infect Dis. 2006;42(10):1383-94.

31. Koppe JG, Loewer-Sieger DH, de Roever-Bonnet H. Results of 20-year follow-up of congenital toxoplasmosis. Lancet. 1986;1(8475): 254-6.

32. Vasconcelos-Santos DV, Machado Azevedo DO, Campos WR, Oréfice F, Queiroz-Andrade GM, Carellos EV, et al.; Toxoplasmosis Study Group. Congenital toxoplasmosis in Southeastern Brazil: results of early ophthalmologic examination of a large cohort of neonates. Ophthalmology. 2009;116: 2199-205.

33. Wilson CB, Remington JS, Stagno S, Reynolds DW. Development of adverse sequelae in children born with subclinical toxoplasma infection. Pediatrics. 1980;66(5):767-74.

34. Setian N, Andrade RS, Kuperman H, et al. Precocious puberty: an endocrine manifestation in congenital toxoplasmosis. J Pediatr Endocrinol Metab. 2002;15(9):1487-90.

35. Massa G, Vanderschueren-Lodeweyckx M, Van Vliet G. et al. Hypothalamo-pituitary dysfunction in congenital toxoplasmosis. Eur J Pediatr. 1989;148(8):742-4.

36. McAuley J, Boyer KM, Patel D, Mets M, Swisher C, Roizen N, et al. Early and longitudinal evaluations of treated infants and children and untreated historical patients with congenital toxoplasmosis: the Chicago Collaborative Treatment Trial. Clin Infect Dis. 1994;18(1):38-72.

37. Moncada PA, Montoya JG. Toxoplasmosis in the fetus and newborn: an update on prevalence, diagnosis and treatment. Expert Rev Anti-infective Ther. 2012;10(7): 815-28.

38. Stagno S, Reynolds DW, Amos CS, Dahle AJ, McCollister FP, Mohindra I, et al. Auditory and visual defects resulting from symptomatic and subclinical congenital cytomegaloviral and toxoplasma infections. Pediatrics. 1977;59(5):669-78.

39. Guerina NG, Lee J, Lynfield R. Congenital toxoplasmosis: clinical features and diagnosis. UoToDate®;2014. Disponível em: www.uptodate.com/.../congenital-toxoplasmosis-clinical-features-and-dia... Acessado 2014 mar 16.

40. Lynfield R, Ogunmodede F, Guerina NG. Toxoplasmosis. In: McMillan JA, Feigin RD, De Angelis CD, Jones MD (eds). Oski's Pediatric: principles and practice. 4th ed. Philadelphia: Lippincott Williams & Wilkins; 2006.p.1351-62.

41. Baquero-Artigao F, del Castillo Martín F, Fuentes Corripio I, Goncé Mellgren A, Fortuny Guasch C, de la Calle Fernández-Miranda M, et al.; Grupo de Trabajo de Infección Congénita y Perinatal de la Sociedad Española de Infectología Pediátrica (SEIP). Guia de la Sociedad Española de Infectologia Pediatrica para el diagnostico y tratamiento de la toxoplasmosis congenita. An Pediatr (Barc). 2013;79(2):116.e1-116.e16. [Article in Spanish]

42. Roizen N, Mc Leod R, Karrisson T, Mets M, Noble AG, Boyer K, et al. Impact of visual impairment on measures of cognitive function of children with congenital toxoplasmosis: implications for compensatory intervention strategies. Pediatrics. 2006;118:379-90.

43. Faucher B, Garcia-Meric P, Franck J, Minodier P, François P, Gonnet S, et al. Long term ocular outcome in congenital toxoplasmosis: a prospective cohort of treated children. J Infect. 2011;64(1):104-9.

44. Prusa AR, Kaster DC, Pollak A, Gleiss A, Waldhoer T, Hayde M. The Austrian Toxoplasmosis Register, 1992-2008. Clin Infect Dis. 2015;60(2):e4-e10.

45. Ambroise-Thomas P. Toxoplasmose congénitale: les différentes stratégies préventives. Arch Pediatr. 2001;10 Suppl 1:12-4.

46. Kapperud G, Jenum PA, Stray-Pedersen B, Melby KK, Eskild A, Eng J. Risk factors for Toxoplasma gondii infection in pregnancy. Results of prospective case-control study in Norway. Am J Epidemiol. 1996;144(4):405-12.

47. Baril L, Ancelle T, Goulet V, Thulliez P, Tirard-Fleury V, Carme B. Risk factors for Toxoplasma infection in pregnancy: a case-control study in France. Scand J Infect Dis 1999;31(3):305-9.

48. Guy EC, Joynson DH. Potential of the polymerase chain reaction in the diagnosis of active toxoplasma infection by detection of parasite in blood. J Infect Dis. 1995;172(1):319-22.

Rubéola na Gestação e no Recém-Nascido

Conceição A. M. Segre
Roger Brock

O vírus da rubéola é classificado como um membro da família Togaviridae (do latim *toga*, que significa capa), gênero *Rubivirus*, espécie *Rubella virus*. Consiste de um núcleo icosaédrico, capsulado, envolvido por uma tripla camada estrutural proteica denominada de E1, E2, C. Um envelope glicoproteico com projeções espiculadas específicas localizado na membrana celular é formado pelas camadas E1 e E2, enquanto a estrutura C está associada ao genoma RNA 40S. O vírus é estável em pH 6,8 a 8,1, à temperatura de –20° e se submetido à liofilização. É sensível a solventes orgânicos, detergentes e à radiação UV. O vírus da rubéola tem como único hospedeiro o ser humano[1,2].

A rubéola foi reconhecida pela primeira vez em meados do século 18 na Alemanha como uma variação da escarlatina e do sarampo e denominada *Rötheln*. Foi descrita como uma entidade específica em 1815 por Manton e recebeu a denominação de rubéola, como é conhecida até hoje, por Veale em 1866.

Norman MacAllister Gregg, em 1941, cirurgião oftalmologista australiano, realizou estudos sobre alterações teratogênicas fetais alertando a sociedade médica sobre o risco da infecção pela rubéola na gravidez, porém somente durante a epidemia de 1962-1965 a população foi alertada sobre o problema[1].

PATOGENIA

A doença pós-natal é transmitida por contato direto por gotículas ou secreção nasofaríngea, geralmente no final do inverno e começo da primavera. O período de contágio ocorre entre alguns dias antes, até 7 dias após o *rash* cutâneo, com um período de incubação ao redor de 14 a 23 dias, usualmente 16 a 18 dias.

A rubéola materna durante a gravidez pode provocar aborto, óbito fetal ou anomalias congênitas agrupadas na síndrome da rubéola congênita (SRC)[2,3].

O fator determinante de maior importância para o acometimento fetal é a primoinfecção materna antes da 12ª semana de gestação, onde a viremia leva à infecção placentária e consequente comprometimento fetal, em 85% dos casos. Quando a infecção ocorre de 13 a 16 semanas de idade gestacional, a SRC aparece em 54% dos casos e em 30% se surgir entre 23 e 30 semanas. Há um novo pico de infecção fetal (60%) entre 31 e 36 semanas e 100% a partir da 36ª semana até o termo[3]. Contudo, a incidência de defeitos fetais é maior quando a infecção materna ocorre nas primeiras semanas de gestação. Há relatos de casos de transmissão vertical por reinfecção materna, mas o risco de comprometimento fetal parece ser pequeno[3].

Antes do desenvolvimento da imunidade materna o vírus da rubéola se espalha na circulação e por vários tecidos, incluindo a placenta. Com o aparecimento da imunidade materna, o vírus tende a desaparecer da circulação, porém persiste por vários meses na placenta, onde causa lesões e infecta o feto, atingindo qualquer órgão fetal, mantendo sua virulência por vários meses, característica essa que distingue a rubéola congênita da infecção pós-natal. Assim, a infecção fetal é marcada pela sua cronicidade, com tendência do vírus em persistir durante toda a vida fetal e após o nascimento[4].

A placenta, quando infectada durante o período de viremia materna, apresenta áreas de necrose focal no epitélio da vilosidade coriônica, lesão do endotélio capilar dos vasos do córion, lesões das células endoteliais, do lume vascular, com formação de êmbolos que levam a contaminação fetal, fragmentação de células sanguíneas, processo inflamatório mínimo com poucos leucócitos polimorfonucleares e angeíte obliterativa. Redução do fluxo sanguíneo com necrose celular em um período crítico da organogênese resulta em hipoplasia tecidual e efeitos teratogênicos. Nos casos de infecções mais tardias, observa-se vasculite com múltiplos focos crônicos de células mononucleares infiltradas nas membranas placentárias e decídua, levando a placentite e hipoplasia placentária. Essas alterações também são observadas em outras infecções virais, como no herpes e citomegalovírus.

EPIDEMIOLOGIA

A rubéola tem incidência maior na faixa que vai da infância (2 a 3 anos) à adolescência, com pequenas epidemias em cada 4 a 7 anos que ocorrem no final do inverno e início da primavera.

Antes do uso da vacina da rubéola, epidemias ocorriam em períodos de 6 a 9 anos, atingindo principalmente as crianças.

A vacina com vírus atenuados em rins de coelho foi introduzida em 1969 nos Estados Unidos com bons resultados, conferindo imunidade passiva de 15 a 18 anos em crianças vacinadas[5], porém é importante lembrar que essa resposta imunológica pode permitir reinfecções, ao contrário da resposta imunológica adquirida pela doença propriamente dita, pois são descritos casos de SRC em grávidas, mesmo com níveis de anticorpos normais contra rubéola.

A SRC por reinfecção materna é rara, e geralmente ocorre por exposição prolongada (especialmente em casa), porém se admite que alterações na imunidade materna possam resultar em reinfecção. Portanto, qualquer mulher com títulos adequados de anticorpos para rubéola, com um feto ou uma criança com SRC, deve ser investigada quanto a defeitos no seu sistema imunológico[2,6-8].

MORBIDADE E MORTALIDADE

Apesar de ser considerada doença benigna e de baixa letalidade, a possibilidade de causar malformações congênitas despertou uma necessidade de melhor conhecimento e de meios de combatê-la.

A infecção materna pode não causar nenhuma anormalidade fetal, mesmo com infecção placentária; infecção placentária e infecção fetal, podendo ou não desencadear a SRC; reabsorção fetal; abortamento espontâneo; ou natimortalidade.

A ocorrência de manifestações é mais frequente e mais acentuada quanto mais precoce tiver sido a infecção materna, diminuindo com a evolução da gestação. Estima-se de 85% a possibilidade de infecção placentária e de 50% de infecção fetal se a rubéola ocorrer nas primeiras 8 semanas de gestação, e menos da metade no final do segundo trimestre[6].

QUADRO CLÍNICO

A sintomatologia da infecção em grávidas pode manifestar-se de forma subclínica, assintomática ou com manifestações leves, o que dificulta o diagnóstico nos recém-nascidos (RN) por ocasião do nascimento.

Em crianças maiores, desencadeia doença geralmente benigna, de início insidioso, autolimitada, com sinais prodrômicos leves, caracterizada por erupção maculopapular ou exantema róseo de evolução centrípeta durante até três dias. Nos adolescentes e nos adultos, o exantema geralmente ocorre entre o 1º e o 5º dia, prodrômico, com febrícula, anorexia, leve conjuntivite, coriza e tosse produtiva, cefaleia e linfadenopatia, envolvendo as regiões suboccipital, auricular e cervical, podendo apresentar artralgia ou artrite posterior ao *rash* cutâneo[1].

A infecção congênita pelo vírus da rubéola pode apresentar-se de várias formas, desde infecção assintomática até quadro de grave infecção sistêmica (SRC) ou tornar-se evidente mais tardiamente na vida[3].

A SRC caracteriza-se por graves alterações em múltiplos órgãos: oftalmológicas (cataratas, retinopatia pigmentar, microftalmia e glaucoma congênito), cardíacas (persistência do ducto arterioso, estenose da artéria pulmonar), auditivas (danos auditivos neurossensoriais) e neurológicas (alterações do comportamento, meningoencefalite e retardo mental). Outras manifestações incluem restrição do crescimento intrauterino, pneumonia intersticial, alterações ósseas radiotransparentes, hepatoesplenomegalia, trombocitopenia com ou sem lesões papulosas azul-avermelhadas de pele e petéquias (Fig. 3.123)[2,3,5,9].

Anomalias oculares

O achado mais comum é um distúrbio do crescimento das camadas da retina, a retinopatia pigmentar ("sal e pimenta"), seguidos da opacificação das fibras primárias das lentes na catarata central ou nuclear, estrabismo, glaucoma, coriorretinite, microftalmia, leucoma transitório da córnea, hipoplasia e atrofia da íris[1,9].

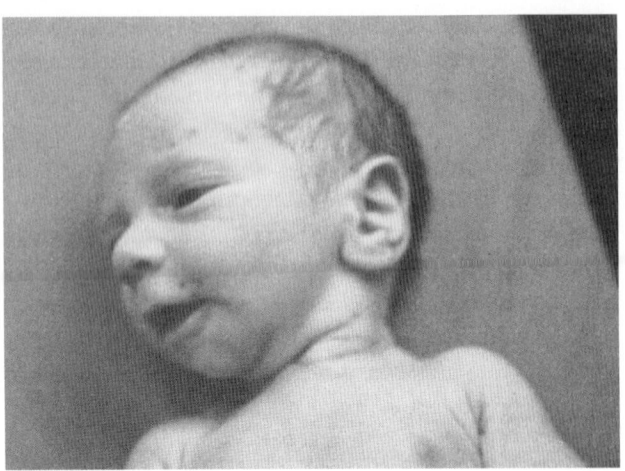

Figura 3.123 – Recém-nascido portador de rubéola congênita com eritropoiese dérmica.

Deficiência auditiva

A deficiência auditiva pode ser a única manifestação da doença e tem sido subestimada, pois pode ocorrer mais tardiamente com deficiência no desenvolvimento neuropsicomotor. Estima-se que ocorra em aproximadamente 80% ou mais dos pacientes infectados.

As alterações histopatológicas parecem ocorrer após a maturação morfológica do órgão de Corti, sugerindo uma interação vírus-célula, com degeneração de estruturas neuroepiteliais pré-formadas. O vírus teria ação direta sobre a estria vascular, afetando a endolinfa e o epitélio do ducto coclear, levando a depressão e colapso da membrana de Reissener, desorganização da membrana tectorial e interferência direta com a diferenciação do órgão de Corti[1,4,9].

Cardiopatias congênitas

Ocorrem em torno de 45 a 50% dos pacientes infectados. A persistência do canal arterial (PCA) tem sido o tipo de lesão mais frequente, seguida pela comunicação interventricular (CIV), comunicação interatrial (CIA) e estenose de ramos pulmonares com localizações e gravidades variáveis. Pode-se ainda observar a presença de outras alterações, como estenose subvalvular aórtica, coartação da aorta e hipoplasia da artéria pulmonar, miocardite com intumescimento de fibras musculares, perdas das estriações e necrose.

A necrose deve-se a ação direta do vírus, principalmente nas células subendocárdicas do átrio esquerdo, proliferação fibromuscular da íntima das grandes e médias artérias, da circulação pulmonar e sistêmica[4,10].

Sistema nervoso central

Nos casos de SRC, o comprometimento do sistema nervoso central ocorre em 80% dos casos. Os achados mais comuns incluem alterações vasculares e necrose perivascular em áreas focais do parênquima, com preferência do vírus pelos astrócitos, que são células nervosas altamente diferenciadas.

Podem-se observar letargia, irritabilidade, proeminência da fontanela anterior e dificuldades motoras. Sintomas mais tardios como panencefalite progressiva, doença lenta do sistema nervoso central com vários sintomas similares, esclerose panencefálica subaguda, microcefalia e retardo mental podem ocorrer.

Calcificações intracranianas podem ser observadas pela radiologia simples, tomografia computadorizada e ultrassonografia craniana, mesmo nos casos assintomáticos, devido às lesões vasculares dentro do *striatum*, com formação de imagens hiperecogênicas lineares ou ramificadas no tálamo e na região dos gânglios basais[11,12].

Aparelho urinário

As alterações do aparelho urinário são raras. Podem-se observar alterações do sistema pielocalicinal, rim policístico, estenose da artéria renal, duplicação de ureter, agenesia renal e hidronefrose, ectopia testicular, hipospadia[1,3].

Alterações esqueléticas

Distúrbio do crescimento ósseo tem sido observado com a restrição do crescimento intra e extrauterino, provavelmente pela redução ou retardamento das divisões celulares. Estrias longitudinais hipo e hipertransparentes nos ossos longos, adelgaçamento das trabéculas metafisárias e das cartilagens, diminuição do número de osteoblastos e osteoclastos também ocorrem, assim como necrose das células epiteliais do esmalte dentário[1,9].

Sistema imunológico

Quando a infecção ocorre no primeiro trimestre de gestação, o feto ainda não apresenta nenhuma capacidade imunológica de responder ao vírus. Discrasias imunológicas, hipogamaglobulinemia, restrição do crescimento do timo e depleção linfoide podem ocorrer por ação direta do vírus na célula[4].

Outras manifestações

Alterações fenotípicas como fácies alargado, hipoplasia da asa do nariz, fenda palatina, micrognatia, fontanela ampla abaulada, lábios finos, atresia do esôfago, hepatomegalia, esplenomegalia, pneumonite intersticial, hérnia inguinal, eritropoiese cutânea, hiperbilirrubinemia por anemia hemolítica e trombocitopenia podem ser observados, além de aumento da incidência de *diabetes mellitus* insulinodependente, disfunção tireóidea[1-3,6,9].

CLASSIFICAÇÃO DE CASOS PARA DIAGNÓSTICO

O *Centers for Disease Control and Prevention* (CDC) americano[13] propõe a seguinte classificação de casos para diagnóstico: suspeito, provável, confirmado, infecção apenas.

Suspeito – criança que apresenta **um ou mais** dos seguintes achados, mas não possui os critérios para caso provável ou confirmado:

- cataratas;
- glaucoma congênito;
- cardiopatia congênita (mais frequentemente persistência do canal arterial, ou estenose periférica da artéria pulmonar);
- deficiência auditiva;
- retinopatia pigmentar;
- púrpura;
- hepatoesplenomegalia;
- icterícia;
- microcefalia;
- retardo do desenvolvimento;
- meningoencefalite; ou
- doença óssea com radiotransparências.

Provável – criança que apresenta pelo menos **dois** dos seguintes achados, mas não tem confirmação laboratorial de infecção pela rubéola ou outra possível etiologia:

- cataratas ou glaucoma congênito;
- cardiopatia congênita (mais frequentemente persistência do canal arterial, ou estenose periférica da artéria pulmonar);
- deficiência auditiva;
- retinopatia pigmentar.

Ou – criança que apresenta pelo menos **um** dos seguintes achados, mas não tem confirmação laboratorial de infecção pela rubéola ou outra possível etiologia:

- cataratas ou glaucoma congênito;
- cardiopatia congênita (mais frequentemente persistência do canal arterial, ou estenose periférica da artéria pulmonar);
- deficiência auditiva; ou
- retinopatia pigmentar.

E – **um** ou mais dos seguintes achados:

- púrpura;
- hepatoesplenomegalia;
- microcefalia;
- retardo do desenvolvimento;
- meningoencefalite;
- doença óssea com radiotransparências.

Confirmado – criança que apresenta ao menos um dos sintomas clinicamente consistentes com SRC e evidência laboratorial de infecção congênita pela rubéola demonstrada por:

- isolamento do vírus da rubéola;
- detecção de IgM específica para rubéola; ou
- criança com níveis de anticorpos que persistem elevados por longo período além do esperado para ser transferência passiva de anticorpos (título que não declina na velocidade esperada de duas vezes por mês); ou
- amostra positiva na reação em cadeia da polimerase (PCR) para o vírus da rubéola.

Infecção apenas – criança sem sintomas ou sinais clínicos de rubéola, mas com evidência laboratorial da infecção demonstrada por:

- isolamento do vírus da rubéola;
- detecção de IgM específica para rubéola; ou
- amostra positiva na PCR.

DIAGNÓSTICO LABORATORIAL

A infecção pela rubéola pode manifestar-se de forma assintomática ou subclínica, o que torna indispensável a identificação de mulheres em idade fértil.

O diagnóstico da rubéola está baseado em procedimentos diretos, ou seja, cultura e provas de detecção do genoma do vírus, e indiretos por meio da resposta sorológica do hospedeiro.

O material para o diagnóstico pode ser obtido de nariz, garganta, urina e sangue[13].

Os métodos diretos, embora bastante específicos, não são de grande disponibilidade clínica, sendo reservados para o diagnóstico da infecção intrauterina e da SRC[14].

Recentemente, têm sido utilizados os métodos de PCR por transcrição reversa (RT-PCR) que amplificam o genoma do vírus. A PCR pode ser feita tanto no sangue fetal como no líquido amniótico (mais sensível que o convencional para sangue fetal) ou com o material obtido com a primeira aspiração da orofaringe ao nascimento. Para o diagnóstico da infecção fetal, pode-se recorrer também à biópsia de trofoblasto. O diagnóstico definitivo da infecção intrauterina deve ser confirmado pelos métodos diretos (cultura e RT-PCR)[14].

Nas Américas, tem-se estabelecido o vírus de genoma I, encontrado na Europa, Japão e América do Norte. Em estudos recentes, em nosso país foram encontradas duas cepas de vírus da rubéola nos anos de 1996, 1997 e 1999, ambos do genótipo I.

Rotineiramente, porém, o diagnóstico da rubéola baseia-se na sorologia: no teste de inibição da hemoaglutinação, no imunoensaio enzimático, na aglutinação do látex e na fixação do complemento, ou na imunofluorescência indireta[2,15-17].

Atualmente, os laboratórios utilizam o *Enzime Linked Immunosorbent Assay* (ELISA) para detectar IgG e IgM específicas. Uma concentração de IgG 10UI/mL é indicativa de imunidade. Na gestante, os níveis de IgM persistem por até 8 a 12 semanas pós-infecção e por esse motivo é importante realizar os exames antes do início da gravidez.

O diagnóstico no RN pode ser feito a partir da detecção de IgM no sangue do funículo umbilical ou da identificação do genoma do vírus no exsudato nasofaríngeo, no sangue ou na urina, conforme já assinalado anteriormente. No RN, a IgM persiste até o 3º mês de vida, caindo progressivamente até o final do primeiro ano, sendo raramente detectada após 18 meses de vida. Outra prova de infecção intrauterina consiste na persistência de níveis de IgG, muito além do que seria esperado por transferência de anticorpos maternos, que deveria ser de uma diluição dupla por mês[14] (ver Capítulo Rastreamento das infecções intrauterinas).

As crianças permanecem eliminando o vírus por longos períodos, chegando mesmo a um ano ou mais[13].

TRATAMENTO

Não existe tratamento específico para a infecção pela rubéola, somente o suporte sintomático quando necessário.

O uso da imunoglobulina após exposição à rubéola é controvertido, tem sido recomendado única e exclusivamente nos casos de mulheres suscetíveis, expostas ao vírus da rubéola e que não desejam interromper a gestação. Nessas situações, devem-se administrar grandes doses (20mL em adultos) e informar que a proteção do feto não pode ser garantida.

Quimioterapia com isoprinosina, interferon e amantadina também tem sido testada sem grandes resultados[1-3,9].

O diagnóstico precoce da surdez neurossensorial por meio das emissões otoacústicas, utilizadas nos programas de triagem auditiva universal, é extremamente importante para a prevenção de alterações nos padrões da fala, cognição e sociabilidade, devendo ser realizado ainda na maternidade.

PREVENÇÃO

O melhor tratamento ainda é a prevenção da infecção por meio da vacinação.

O grau de proteção à rubéola é individual e a doença adquirida naturalmente em geral confere alta imunidade na maioria dos indivíduos, enquanto a vacinação confere proteção que perdura durante 18 anos, talvez por toda vida[1]. Poucos não respondem ou desenvolvem baixos níveis de proteção. A reinfecção, seguida da imunização pela rubéola, geralmente não traz consequências ao feto, enquanto uma reinfecção associada à viremia pode causar grandes problemas.

A Organização Pan-Americana da Saúde (OPAS) recomendou que "os países dispostos a acelerar o controle e/ou a prevenção da SRC devem implementar rapidamente uma vacina para a população adulta, além da vacinação infantil de rotina. Para acelerar a prevenção da SRC, sugere-se que os países realizem uma campanha única de vacinação em massa que inclua todos os indivíduos dos sexos masculino e feminino, com idade entre 5 e 39 anos (com a vacina contra o sarampo e a rubéola)". Essa estratégia tem como finalidade interromper a transmissão do vírus[18].

Em 2003, o Conselho Diretor da OPAS aprovou uma resolução que determinava que seus Estados-membros eliminassem a rubéola e a SRC até 2010[18].

No Brasil, o calendário de vacinação indica que a primeira dose deve ser aplicada aos 12 meses de vida e o reforço entre 4 e 6 anos de idade. Todas as mulheres e homens até 49 anos de idade também devem ser vacinados, independentemente de história pregressa da doença[19]. Foi observada redução em aproximadamente 95% dos casos registrados de rubéola entre 1997 e 2002 entre as crianças, porém foi verificada taxa de incidência em mulheres com idade fértil de 1 para cada 100.000 casos, o que indicou a necessidade de aumentar a vigilância[20].

NOTIFICAÇÃO COMPULSÓRIA

No Brasil, até a década de 1980, por não possuir um sistema de vigilância para rubéola, não se dispunha de dados sobre a SRC. A notificação compulsória da doença somente foi instituída no País em 1996 e em 1999 foi introduzida no calendário vacinal do Ministério da Saúde a vacina tríplice viral (contra rubéola, sarampo e cachumba)[21].

A rubéola e a SRC são doenças de notificação compulsória desde 01/08/1992 no Estado de São Paulo. Assim, todos os casos suspeitos de rubéola pós-natal devem ser notificados à Unidade de Saúde Pública mais próxima, o mais rapidamente possível.

REFERÊNCIAS

1. Cooper LZ, Alford Jr CA. Rubella. In: Remington JS, Klein JO (eds). Infectious diseases of the fetus and newborn infant. 5th ed. Philadelphia. WB Saunders; 2006.p.894-926.
2. American Academy of Pediatrics. Rubella. In: Pickering LK, Baker CJ, Long SS, McMillan JA (eds). Red Book: 2006. Report of the Committee on Infectious Diseases. 27th ed. Elk Grove Village, IL: American Academy of Pediatrics; 2006.p.574-9.
3. Burchett SK. Viral infections. In: Cloherty JP, Eichenwald EC, Hansen AR, Stark AR (eds). Manual of neonatal care. 7th ed. Philadelphia: Wolters Kluwer/Lippincott Williams & Wilkins; 2012.p.588-623.
4. Webster WS. Teratogen update: congenital rubella. Teratology. 1998; 58:13-23.
5. Lanzieri TM, Pinto D, Prevots DR. Impact of rubella vaccination strategy on the occurrence of congenital rubella syndrome. J Pediatr. 2007;83:415-21.

6. Camargo MCC, Mello MLR, Costa MTZ, Aires EM. Rubéola e síndrome da rubéola congênita. Normas e instruções. In: Secretária de Estado da Saúde. Manual de vigilância epidemiológica do Centro de Vigilância Epidemiológica Prof. Alexandre Vranjac. São Paulo: 1992.p.5-31.

7. Barfield W, Gardner R, Susan L. Congenital rubella reinfection in a mother with anti-cardiolipin and anti-platelet antibodies. Pediatr Infect Dis J. 1997;16:249-50.

8. Aboudy Y, Fogel A, Barnea B, Mendelson E, YosenL, Frank T, Shalev E. Subclinical rubella reinfection during pregnancy followed by transmission of virus to the fetus. Case report. J Infect. 1997; 34:273-275.

9. Bany-Mohammed F. Rubella. In: Gomella TL, Cunningham MD, Eyal FG (eds). Neonatology. Management, procedures, on-call problems, diseases and drugs. 7th ed. New York: Lange Medical Books/McGraw-Hill; 2013.p.854-7.

10. Granzotti JA, Amaral FTV, Sassamoto CA, Nunes MA, Grellet MA. Congenital rubella syndrome and the occurrence of congenital heart disease. J Pediatr (RioJ). 1996;72:242-4.

11. Chantler JK. Smyrnis L, Tai G. Seletive infection of astrocytes in human glial cell cultures by rubella virus. Lab Invest.1995;72:334-40.

12. ChangYC, Huang CC, Liu CC. Frequency of linear hyperechogenicity over the basal ganglia in young infants with congenital rubella syndrome. Clin Infect Dis. 1996;22:569-71.

13. Centers for Disease Control and Prevention. Surveillance of rubella síndrome. Disponível em: www.cdc.gov/vaccines/pubs/surv-manual/chpt15-crs.html Acessado 2015 jan 26.

14. Sanz JC, de Ory F. Rubéola: el nuevo escenario de una vieja enfermedad. Enferm Infect Microbiol Clin. 2006;24:36-44.

15. Pedreira DAL, Haiek DB, Okay TS, Russo EMK, Proença RSM, Falcão MC, et al. PCR in the first oropharynx aspirate of the newborn: apossible source for identification of congenital infection agents. Rev Inst Med Trop. 1997;39:363-4.

16. Robertson SE, Featherstone DA, Gacic-Dobo M, Hersh BS. Rubella and congenital rubella syndrome: global update. Rev Panam Salud Publica. 2003;14:306-15. Review.

17. Zapata L. Prevencíon y eliminacíon del síndrome de rubéola congenital. Rev Obstet Ginecol Venez. 2006;66:193-6.

18. Hinman AR. Rubella vaccination strategy. J Pediatr. 2007;83(5): 389-91.

19. Brasil. Ministério da Saúde. Secretaria de Vigilância em Saúde. Rubéola. Disponível em: portalsaude.saude.gov.br/index...ministerio/.../rubeola Acessado 2015 jan 26.

20. Costa FAS, Quadrado AVM, Brandão AP, Leme BAP, Carneiro BV, Castanho DLM, et al. Síndrome da rubéola congênita: revisão de literatura. Rev Med Saude Brasilia. 2013;2(1):46-57.

21. Brasil. Miistério da Saúde. Secretaria de Vigilância em Saúde. Guia de vigilância epidemiológica. 6a ed. Brasília; 2007.

Varicela Congênita

Caroline Danza Érrico Jeronimo
Eliene Novais Oliveira
Maelly Romy Maruyama Ikuno
Marina Giorgi Manin

A varicela, ou catapora como é chamada popularmente, é uma doença causada pela infecção primária do vírus varicela-zóster (VZV). Trata-se de um DNA-vírus do grupo alfa-herpes e, como outros vírus desse grupo, tem a capacidade de persistir no organismo, após a primeira infecção, de modo latente, alojando-se nos gânglios dos nervos sensitivos em todos os indivíduos que apresentaram a infecção primária[1].

O herpes-zóster e a varicela são considerados, hoje, a mesma doença, pois têm o mesmo agente infeccioso, porém com manifestações clínicas diferentes. A reativação do vírus latente causa herpes-zóster[2].

Geralmente é considerada como doença benigna na criança, podendo, porém assumir aspectos mais graves, em recém-nascidos imunoincompetentes. Durante a gestação, esta doença pode colocar em risco tanto a mãe quanto o filho[1].

O VÍRUS

O VZV é membro da família Herpesviridae, grupo composto por sete categorias que infectam humanos: vírus herpes simples tipos 1 e 2, citomegalovírus, vírus Epstein-Barr e herpes-vírus humano 6, 7 e 8. Esses vírus são encapsulados com genomas de DNA de dupla fita que codificam mais de 70 proteínas, incluindo as que são alvos das imunidades celular e humoral. Embora os humanos sejam os únicos hospedeiros naturais conhecidos, já foram identificados vírus estreitamente relacionados em espécies de primatas[1,2].

EPIDEMIOLOGIA

Antes da introdução da vacina contra varicela, em 1995, essa patologia era considerada uma infecção comunicante própria da infância, quase universal nos Estados Unidos (EUA). Porém, apenas a partir de 2006, devido à manutenção dos surtos de infecção em indivíduos vacinados, e de surtos em locais com alta cobertura de uma dose da vacina, adotou-se o programa de vacinação contra varicela infantil em duas doses para todos os indivíduos sem evidências de imunidade, independentemente da idade[1].

A epidemiologia da infecção pelo VZV é diferente nos climas temperados e tropicais. Na região temperada, os picos de infecção pelo vírus ocorrem no inverno e começo da primavera. Em países como EUA, Japão e na Europa, mais de 90% da população têm a primoinfecção antes dos 15 anos de idade, enquanto nos países tropicais a incidência varia entre 25 e 85% para essa faixa etária[3].

Poucos estudos abordam a incidência de varicela na gestante. Atualmente, a varicela está tornando-se cada vez menos comum nos EUA, devido à alta imunização administrada à população. Acredita-se que a taxa de gestantes com varicela nos EUA seja influenciada pelo influxo de imigrantes de climas tropicais, suscetíveis à doença. Um estudo prévio à vacinação em massa sugeria prevalência de 7 casos de varicela para cada 10.000 gestantes, entretanto, atualmente, essa doença é incomum em gestantes[4].

PERÍODO DE INCUBAÇÃO

O período de incubação pode variar entre 10 e 20 dias após o contato. Acredita-se que seja mais curto em pacientes imunodeprimidos e mais longo após imunização passiva[3].

As lesões cutâneas são decorrentes da segunda fase de viremia. Durante o final do período de incubação, há transporte do vírus para a mucosa respiratória e consequente transmissão antes do exantema.

TRANSMISSÃO

A transmissão ocorre por meio do contato direto com lesões de pele, exposição a secreções respiratórias (disseminação aérea de partículas virais/aerossóis). O período de transmissibilidade inicia-se 1 a 2 dias antes da erupção e estende-se até a formação de crostas em todas as lesões vesiculares. Pessoas suscetíveis podem adquirir varicela após contato direto com adultos ou crianças portadoras de herpes-zóster[1].

Na gestação, o VZV pode ser transmitido pela placenta devido à viremia da primoinfecção ou por reativação do vírus, resultando em infecção congênita ou neonatal. O risco de transmissão maternofetal varia de 0,5 a 6,5%, mas alguns autores consideram uma incidência de menos de 2%[5]. Sabe-se que a infecção placentária precede a infecção fetal, porém ainda não está totalmente elucidado o papel da placenta evitando a disseminação viral.

VARICELA NA GESTAÇÃO

A varicela em gestantes durante os dois primeiros trimestres desperta preocupação devido ao risco, embora pequeno, de síndrome da varicela congênita (SVC). Estudos mostram que o risco de SVC é de 0,55% para infecção no primeiro trimestre; 1,4%, no segundo trimestre; e 0%, no terceiro trimestre[6].

Manifestações clínicas na gestante

As manifestações clínicas da varicela na gestação caracterizam-se por febre, mal-estar, exantema pruriginoso e apresenta-se sob a forma de lesões maculopapulares que evoluem rapidamente para vesículas e posteriormente em crostas. Novas lesões continuam a aparecer durante três a quatro dias, caracterizando as diversas formas de polimorfismo das lesões cutâneas. A febre geralmente precede as lesões cutâneas e como complicação da doença podem-se incluir pneumonia, encefalite, artrite, celulite bacteriana e uma série de manifestações hemorrágicas[3,7].

Os casos de varicela que ocorrem durante a gestação têm extrema importância devido ao risco associado à mãe e aos efeitos nocivos ao RN.

Quanto ao zóster, embora diversos relatos descrevam sua ocorrência durante a gravidez, não há estatísticas conclusivas sobre a incidência dessa associação. Acredita-se que a evolução natural da doença, bem como sua gravidade, não se altera em gestantes quando comparadas com a população geral[3,8]. Alguns casos de zóster foram descritos na literatura em recém-nascidos, nos quais a varicela materna foi questionável durante a gestação. Também foram verificados casos de zóster neonatal após varicela materna no último trimestre da gestação[5].

VARICELA NEONATAL

A probabilidade de um RN de mãe com varicela periparto adquirir a doença é menor do que o de um RN com contato domiciliar. O tempo de incubação é também menor, podendo variar entre 9 e 15 dias após o início do exantema materno. A mortalidade é mais elevada do que na varicela adquirida após o nascimento e correlaciona-se diretamente com o tempo entre o início do exantema materno e o nascimento[8].

Os RN têm mortalidade particularmente alta quando a mãe é suscetível à varicela e adquirem a doença nos cinco dias anteriores ao parto. A gravidade dessa forma da doença é explicada pelo fato de o RN receber um grande inóculo do vírus via transplacentária e não haver passagem dos anticorpos maternos.

O envolvimento hepático e a pneumonia primária são as complicações mais graves, tendo, essa última, mortalidade muito elevada. Após o início da erupção cutânea na gestante, deve-se evitar, se possível, que o parto ocorra nos 5 a 8 dias subsequentes para dar tempo ao feto para adquirir algum grau de imunidade proveniente dos anticorpos maternos[9].

Tornando-se necessária a antecipação do parto, deve-se administrar VZIG no RN em até 96 horas, colocá-lo em isolamento aéreo separado da mãe. Caso o RN permaneça internado, mantê-lo em isolamento para aerossóis até o 28º dia de vida e deixar a mãe em isolamento aéreo e de contato até que a última vesícula vire crosta. A alta hospitalar deve ser a mais breve possível, se as condições clínicas permitirem.

Síndrome da varicela congênita

A síndrome da varicela congênita (SVC) normalmente se caracteriza por defeitos neurológicos, encurtamento unilateral de membros associado a hipoplasia muscular, doenças oculares, anormalidades gastrintestinais e geeniturinárias[6].

Aproximadamente 30% das crianças que nasceram com SVC grave morreram durante os primeiros meses de vida. O estudo de Schulze-Oechtering et al. demonstrou a presença de DNA do VZV tanto no fluido ceerebroespinal, como em amostras de fluido de lesões de pele de um recém-nascido com SVC típica. Induzindo a suspeita de que o recém-nascido com SVC pode ser infectante, seu isolamento deve ser com precauções com aerossóis[7].

DIAGNÓSTICO

O diagnóstico da varicela ou zóster no RN é feito principalmente por meio do quadro clinicoepidemiológico, tendo como base o histórico de varicela gestacional e a presença de características clínicas. Na gestante, o vírus pode ser isolado para análise a partir de amostras das lesões vesiculares durante os primeiros 3 a 4 dias de erupção. Entre os testes disponíveis para medir os anticorpos para o VVZ, há a imunofluorescência indireta, frequentemente chamada de anticorpo fluorescente para antígeno de membrana (FAMA), a aglutinação em látex (AL), ELISA, radioimunensaio, hemaglutinação por imunoaderência, neutralização e neutralização facilitada por complemento. Todos esses testes são mais sensíveis do que a fixação de complemento (FC). Na fase aguda, a infecção pode ser confirmada pela titulação do soro, e na fase de convalescença, pela dosagem dos anticorpos contra VVZ[8].

No RN, o vírus não pode ser cultivado, porém o DNA viral pode ser detectado por PCR (*polymerase chain reaction*) em amostras de tecido ou no líquido amniótico. Alguns lactentes têm anticorpo IgM específico para o VVZ detectáveis no sangue do funículo umbilical, embora os títulos de IgM caiam rapidamente após o parto e podem não ser positivos. As amostras do vilo coriônico e do sangue fetal para a detecção de DNA viral e do vírus podem ser utilizadas no diagnóstico da infecção fetal e embriogênica. Vale ressaltar que os exames apresentados não são de grande valia para o diagnóstico da infecção, mas sim para descartar a existência do acometimento da varicela no recém-nascido.

Para o diagnóstico da síndrome da varicela fetal, é necessário o exame ultrassonográfico realizado em torno de 12ª a 25ª semana após o quadro de varicela materno, quando podem ser evidenciada a presença de hidrocefalia, pé torto, hipoplasia de membros, calcificações hepáticas e lesões bolhosas[4].

PREVENÇÃO

Os casos de varicela de ocorrência durante a gestação são de grande importância devido não só à maior gravidade da doença em adultos, mas também ao impacto sobre o feto e o RN. Assim, o emprego de medidas vacinais em crianças e adolescentes diminui significativamente a ocorrência dessa enfermidade em gestantes. A

proteção nos vacinados expostos a contatos domiciliares, para qualquer tipo de lesão, é de aproximadamente 70%, sendo superior a 95% contra formas graves da doença[10].

No Brasil, a vacina é usualmente aplicada e teve sua inclusão no programa nacional de imunização em 2013. A vacinação está indicada para crianças a partir dos 12 meses de idade, em dose única; dos 13 anos em diante, deve-se aplicar duas doses, com o intervalo de quatro a oito semanas entre cada uma delas. Está contraindicada em gestantes no intervalo de um mês entre a última dose e uma possível gestação[11].

Prevenção da exposição

O controle de eventos que levam à exposição da gestante ao vírus da varicela deve ser iniciado por meio do rastreio antes mesmo do início da gestação, com a busca ativa e informativos a respeito dos riscos de contato. Os profissionais de saúde devem ser vacinados para que não sejam transmissores da doença para as gestantes.

Isolamento

O isolamento da mãe e do RN depende do tempo de atividade da doença e período de exposição, portanto deve-se individualizar cada caso de acordo com as condições a seguir.

- **Doença em atividade** – RN com varicela devem ser isolados e receber monitorização rigorosa. Quando a mãe desenvolve as lesões de varicela entre cinco dias antes e dois dias após o parto e o RN não apresentar lesões, deve-se isolar a mãe e o RN separadamente. Se ambos apresentarem lesões, devem ser isolados em conjunto.
- **Doença em atividade 21 dias antes do parto** – mães que apresentaram varicela 21 dias antes do parto não devem ser isoladas. No entanto, o RN deve ficar isolado das outras crianças.
- **Exposição materna 6 a 21 dias antes da hospitalização** – mães que foram expostas no período citado devem ser isoladas dos outros pacientes da enfermaria pelo risco de desenvolver a doença durante a internação. Após o nascimento, a criança deve ser isolada dos demais RN e ficar junto com a mãe.
- **Exposição materna 6 dias antes da hospitalização** – mães que foram expostas no período citado não precisam ser isoladas, pois dificilmente desenvolverão varicela durante a internação[12].

TRATAMENTO

Estudos demonstram que a associação da varicela e gestação não se caracteriza com uma condição clínica com altas taxas de mortalidade para a gestante, acredita-se que naquelas que apresentarem complicações como pneumonia a imunoglobulina deve ser aplicada[4].

Apesar de não ocorrerem complicações na maioria das gestantes, os riscos maternos justificariam a administração de imunoglobulina antizóster (VZIG) para aquelas que não possuam anticorpos circulantes e que estiveram expostas.

Imunoglobulina antivaricela

Gestantes suscetíveis, com exposição ao vírus da varicela, são candidatas para terapia com VZIG. A exposição significativa é definida como: contato em casa, contato face a face por pelo menos 5 minutos, compartilhar o mesmo ambiente por mais de 1 hora ou permanecer com um paciente contagioso no mesmo quarto de hospital.

A VZIG deve ser administrada em 72 a 96 horas após a exposição ao vírus. Usada dessa forma, pode prevenir ou modificar significativamente o curso da doença[4].

Em um estudo com 108 gestantes que receberam profilaxia de VZIG depois da exposição e antes do início da erupção cutânea, nenhum dos RN apresentou a síndrome de varicela congênita, nem zóster no pós-parto[5]. A dose recomendada é de 12,5U/kg (ou 0,5mL/kg) por via intramuscular ou intravenosa, até o máximo de 625U administrada em dose única nas primeiras 96 horas depois de ter ocorrido o contato[5].

No Brasil, a VZIG está disponível para uso nos Centro de Referência de Imunobiológicos Especiais (CRIES) para os seguintes grupos de pessoas suscetíveis que tiveram contato significativo com pessoas infectadas:

- **Crianças e adultos imunocomprometidos.**
- **Gestantes** – no primeiro trimestre da gestação, a utilização deve ser feita visando à profilaxia do acometimento fetal, já no terceiro trimestre a gestante pode apresentar complicações graves decorrentes da infecção e a imunoglobulina funcionaria como atenuante das manifestações clinicas graves, vale ressaltar que não se sabe ao certo a real eficácia do uso da VZIG no combate do acometimento fetal.
- **RN com exposição intraútero** – aplicar nos RN cujas mães apresentaram erupção cutânea pela varicela entre cinco dias antes e até dois dias após o parto. A criança deve ser isolada de contato até 21 dias após o nascimento.
- **RN prematuro** – administrar nos nascidos de mães suscetíveis com $\geq$ 28 semanas de idade gestacional ou $\leq$ 1.000g. Manter isolamento durante 21 dias.
- **RN prematuro > 28 semanas** – administrar nos nascidos de mães sem história da doença ou imunização prévia.

O uso da VZIG predispõe a aumento do período de incubação da doença, portanto se faz necessário o isolamento do 8º ao 28º dia dos acometidos. Os contactuantes que foram expostos, mesmo após a utilização de imunoglobulina, devem utilizar máscaras para que não sejam disseminadores da doença para os demais pacientes e grupos de risco[5].

Antiviral

O aciclovir é um nucleosídeo sintético análogo da guanina. Quando fosforilado por enzimas produzidas pelas células infectadas com VVZ, inibe a polimerase do DNA viral, bloqueando a replicação do vírus. Quando administrado em 24 horas do início da erupção cutânea, observa-se efeito redutor da morbidade e mortalidade associado à varicela na sua forma grave[7]. O aciclovir por via intravenosa é o melhor para o tratamento inicial, pois o administrado por via oral apresenta baixa biodisponibilidade. É recomendado principalmente nos casos de pneumonia por varicela durante a segunda metade da gestação[13].

A dose normalmente recomendada é de 10-15mg/kg por via intravenosa a cada 8 horas durante 5-10 dias para pneumonia por varicela e deve ser iniciado em 24-72 horas após o início da erupção cutânea. Embora não haja evidência na diminuição da síndrome da varicela congênita, o aciclovir cruza a placenta prontamente e pode ser achado em tecidos fetais, sangue de funículo e também no líquido amniótico, podendo inibir a replicação viral intrauterina. Estudos observacionais não demonstraram aumento de malformações associadas ao uso de aciclovir durante a gestação[14].

O aciclovir por via intravenosa é usado em RN com sinais de infecção para evitar sequelas graves e diminui as manifestações da doença, deve ser usado na dose de 30mg/kg/dia dividido em 3 doses ao dia durante 10 dias.

A profilaxia com aciclovir não está indicada na exposição materna ou em RN a termo que foram expostos à doença. Não há estudos que demonstram sua eficácia[14].

CONSIDERAÇÕES FINAIS

A varicela é uma doença incomum durante a gravidez e acredita-se que a síndrome da varicela congênita (SVC) possa ocorrer durante os dois primeiros trimestres de gestação. A infecção materna imediatamente antes ou após o parto pode causar varicela disseminada no RN. Com relação à manifestação do herpes-zóster materno, esse conhecidamente não resulta em efeitos nocivos.

O diagnóstico é baseado nas apresentações clínicas maternas e pode ser feito por meio da cultura das lesões, no entanto, o vírus depende do período de incubação para ser detectado. Resultados positivos não revelam certeza do acometimento fetal, mas sugerem doença presente. As amostras do vilo coriônico e do sangue fetal para a detecção podem ser utilizadas no diagnóstico da infecção congênita.

Mulheres em idade fértil, suscetíveis à varicela, constituem a população-alvo para campanhas de vacinação. Vale ressaltar que a imunidade materna não garante proteção absoluta contra varicela, entretanto, como os anticorpos IgG atravessam a placenta, os RN de mães imunes estão parcialmente protegidos.

A varicela materna de ocorrência nos 21 dias precedentes ao parto associa-se ao aparecimento de doença neonatal em aproximadamente 25-50% dos casos, observando-se maior gravidade quando a doença materna tiver início 5 dias antes ou 48 horas após o parto. Essa é razão pela qual se indica a imunização passiva nessas crianças, empregando-se a VZIG.

A administração de uma dose de 125U/10kg de VZIG nas mães que apresentaram varicela nos últimos 4 dias que precederam o parto está recomendada, a fim de fornecer uma modalidade de imunização passiva para os RN. Segundo o Comitê de práticas e Imunizações e o Centers for Disease Control and Prevention (CDC), após o nascimento, o recém-nascido deve receber VZIG na dose de 12,5U/kg (ou 0,5mL/kg) por via intramuscular ou intravenosa, até um máximo de 625U/dia[11]. Na vigência de infecção perinatal do RN com repercussão sistêmica importante ou comorbidades associadas, administrar aciclovir na dose de 10mg/kg/dose por via intravenosa de 8/8 horas durante 10 dias. Nenhum estudo controlado avaliou a efetividade do aciclovir para profilaxia pós-exposição de gestantes ou RN.

Conclui-se que apesar de incomum, e considerada benigna quando a infecção por varicela ocorre durante o período gestacional, ela pode acarretar efeitos nocivos ao feto. No Brasil, a vacina contra varicela já é usualmente aplicada e teve sua inclusão no programa nacional de imunização em 2013.

A abordagem da varicela durante a gestação é controvérsia e muitos estudos indicam regras e manejos diferenciados para a doença, no quadro 3.92 estão descritos resumidamente o tratamento e a prevenção da exposição, segundo Bacas[15].

Quadro 3.92 – Abordagem da varicela na gestação[15].

Tipo de exposição ou doença		Presença de lesões		Conduta
		Mãe	RN	
A	Contactantes domiciliares têm varicela em atividade e mãe e RN estão de alta	Não	Não	Mãe: se tem história de varicela, pode retornar para casa. Se não tem história, deverá receber a VZIG e ter alta para casa
				RN: pode ir para casa com a mãe se ela tem história de varicela. Se a mãe não é imune, usar VZIG e ir para casa com a mãe
B	Mãe sem história de varicela, exposta no período de 6 a 20 dias antes do parto	Não	Não	Mãe e criança expostas: alta para casa o mais rápido possível. Se contactantes domiciliares estiverem doentes, seguir a conduta A
				Outras mães e crianças: nenhum manejo especial está indicado
				Profissionais de saúde: se houver história de doença, não há necessidade de precaução. Se não houver história de doença, o estado de imunidade deverá ser determinado e, se não houver anticorpos, excluído do contato com o paciente até 21 dias após a exposição
				Se a mãe desenvolver varicela 1 a 2 dias após o parto, o RN deverá receber VZIG
C	Doença pré ou pós-parto	Sim	Não	Mãe infectada: isolar durante manifestação clínica. Se doença grave, usar aciclovir
				RN de mãe infectada: administrar VZIG ao RN se a mãe iniciou doença 5 dias antes do parto e separá-lo da mãe. Dar alta se não houver aparecimento das lesões até o momento em que a mãe se tornar não infectante (fase de crostas, sem vesículas)
				Outras mães e crianças: dar alta o mais precocemente possível. VZIG deverá ser administrada aos RN expostos
				Profissionais de saúde: como em B-3
D	Doença materna antes do parto			Mãe: isolamento desnecessário
				RN: isolar de outros RN, mas não da mãe
				Outras mães e crianças: o mesmo na exposição
				Pessoal de saúde: mesmo que em B-3
E	Varicela congênita	Não	Sim	RN e mãe infectados: mesmo que em D-2
				Outras mães e RN: mesmo que em C-3
				Pessoal de saúde: mesmo que em B-3

VZIG: dose para RN 1,25mL. Para gestante: 6,25mL. Aciclovir: dose de 10mg/kg/dose por via intravenosa de 8/8h.

REFERÊNCIAS

1. LaRussa P, Marin M. Infecção pelo vírus varicela-zóster In: Kliegman RM, Stanton BF, St Geme JW III, Schor NF, Behrman RE. Nelson, tratado de Pediatria. 19ª ed. Rio de Janeiro: Elsevier; 2014. p.1102-7.

2. Brunell PA. Varicela (catapora). In: Goldman L, Ausiello D. Cecil, tratado de Medicina Interna. 22ª ed. Rio de Janeiro: Elsevier; 2005. p.2319-22.

3. Lolekha S, Tanthiphabha W, Sornchai P, Kosuwan P, Sutra S, Warachit B, et al. Effect of climactic factors and population density on varicella zoster virus epidemiology within a tropical country. Am J Trop Med Hyg. 2001;64(3-4):131-6.

4. Fernandes CG, Santos AM. Varicela congênita. In: Kopelman, diagnóstico e tratamento em Neonatologia. São Paulo: Atheneu; 2004.p.467-70.

5. Enders G, Miller E. Varicella and herpes zoster in pregnancy and the newborn. In: Arvin AM, Gershon AA (eds). Varicella-Zoster virus: virology and clinical management. UK: Cambridge University Press; 2000.p.317-7.

6. Sauerbrei A, Wutzler P. Neonatal varicela. J Perinatol. 2001;21(8):545-9.

7. Schulze-Oechtering F, Roth B, Enders G, Grosser R. Congenital varicella syndrome-is it infectious? Z Geburtshilfe Neonatol. 2004;208(1):25-8.

8. Freire LMS, Freire HBM. Infecção pelo vírus varicela-zoster: considerações diagnósticas e terapêuticas. Programa Nacional de Educação Continuada em Pediatria. PRONAP Nº Extra; 1999.p.1-55.

9. Anne AG. Chickenpox, measles and mumps. In: Remington JS, Klein JO. Infectious diseases of the fetus and newborn infant. 7th ed. Philadelphia: WB Saunders Company; 2011.p.661-80.

10. Chartrand SA. Varicella vaccine. Pediatr Clin North Am. 2000;47(2): 373-94.

11. Mona M, Dalya G, Sandra SC. Prevention of varicella: update recommendations of the Advisory Committee on Immunization Practices (ACIP). MMWR. 2007;56(RR04):1-40.

12. American Academy of Pediatrics. Varicella-zoster infections. In: Pickering LK, (ed). Red Book: 2012. Report of the Committee on Infectious Diseases. 29th ed. Elk Grove Village: American Academy of Pediatrics; 2012.p.774-89.

13. Martins P, Nastri V, Baraldi C, Duarte G, Mauad-Filho F. Varicella (Catapora) in pregnancy. Femina. 2007;35(5):323-8.

14. Ratanajamit C, Vinther Skriver M, Jepsen P Chongsuvivatwong V, Olsen J, Sørensen HT. Adverse pregnancy outcome in women exposed to aciclovir during pregnancy: a population-based observational study. Scand J Infect Dis. 2003;35(4):225-9.

15. Bacas MP. Varicela congênita. In: Margotto PR. Assistência ao recém-nascido de risco. 2ª ed. São Paulo: Anchieta; 2004.p.456-8.

Enteroviroses

Conceição A. M. Segre
Josiane Carignani

Os enterovírus são frequentes causadores de doença nos seres humanos, sendo o homem seu hospedeiro natural e o trato gastrintestinal seu *habitat*.

As enteroviroses já foram descritas em todo o mundo, apresentando picos durante o verão e outono, em países de clima temperado.

Em crianças e adultos, as infecções são assintomáticas ou apresentam-se como uma doença febril incaracterística[1].

CARACTERÍSTICAS

São vírus RNA pertencentes à família Picornaviridae ($\pi\iota\upsilon$ = muIto pequeno em grego; + RNA + vírus) e classificados em três grandes grupos: vírus Coxsackie (gupos A e B), echovírus (*enteric cythopatic human orphan vírus*) e os poliovírus. Nos RN, infecção congênita ou neonatal pode estar associada aos diferentes grupos de enterovírus, sendo os mais frequentes o vírus Coxsackie B e o echovírus[1,2].

São pequenos (como diz o nome) e esféricos, medindo entre 24 e 30nm, com uma cadeia simples de RNA. Apresentam estabilidade em pH ácido, conservam-se ativos por vários dias em temperatura ambiente, podem ser armazenados à temperatura de –20°C e são rapidamente inativados pelo calor (maior que 56°C), formaldeído, cloração e luz ultravioleta, entretanto, são resistentes ao álcool a 70%, lisol a 5%, compostos quaternários de amônio, éter e detergentes. Os vírus pertencentes aos grupos que atingem o RN dividem-se de acordo com o sorotipo: há 23 sorotipos para o Coxsackie A, 6 para o Coxsackie B, 31 para o echovírus e 3 para o poliovírus[3]. Atualmente já foram descritas outras raças e são designadas simplesmente como enterovírus e numeradas sem outra especificação de 68 a 71[2,3].

TRANSMISSÃO

A transmissão dos enterovírus se dá diretamente de pessoa a pessoa por via fecal-oral, ou oral-oral (respiratória). Os enterovírus já foram recuperados de moscas, que certamente constituem um veículo importante para a dispersão da infecção, particularmente em populações de nível socioeconômico inferior[2].

No período antenatal, a via de transmissão mais comum é a transplacentária, e a via ascendente, se é que ocorre, é extremamente rara. No período perinatal, o RN pode contaminar-se ao nascimento, durante a passagem pelo canal de parto, inalando os micro-organismos eliminados pela mãe. Sabe-se que ao redor de 6% da população é portadora assintomática de enterovírus, sendo esse número mais elevado em populações de baixo nível socioeconômico, com cuidados precários de higiene.

No período neonatal, a disseminação do enterovírus ocorre por contato humano, pelas mãos ou pelo contato com secreções de vias respiratórias.

A infecção intrauterina pelo coxsackievírus no primeiro e segundo trimestres de gestação não é comum, mas bem evidente no terceiro trimestre e, frequentemente, é causada por Coxsackie B. A transmissão do echovírus por via transplacentaria ainda não se acha bem explicada[1] e durante a gestação é infrequente, apesar da alta prevalência da infecção na população geral, porém encontram-se relatos de infecção fetal por echovírus 7, 9, 11, 19 e 22. Quanto ao poliovírus, não há evidência estatística de passagem transplacentária no início da gestação.

INFECÇÃO NA GESTAÇÃO

Infecção por poliovírus durante a gestação pode resultar em aborto, natimorto, doença neonatal ou até mesmo ausência de infecção fetal. Os abortamentos estão diretamente relacionados com a gravidade da doença materna, embora mãe com doença leve também possa abortar, não havendo a mesma relação quando o vírus atenuado é o envolvido[2].

Não há indícios do envolvimento do vírus Coxsackie e do echovírus nos abortamentos, mas eles estão relacionados com a ocorrência de natimortos e prematuros.

Não há evidência estatística significativa indicando que a infecção por poliovírus seja teratogênica. Entretanto, os vírus Coxsackie B1 a B5 e A9 foram relacionados a malformações cardíacas, gastrintestinais, urogenitais e do SNC.

Não foi observada relação entre infecção materna por echovírus e malformações congênitas.

INFECÇÃO NEONATAL

Os RN infectados pelos enterovírus podem desenvolver infecção inaparente, mas essa apresentação não é a mais comum. Em geral, essas infecções assumem uma forma mais grave, e os RN permanecem eliminando vírus pelas fezes ou pela urina por períodos longos, superiores a 6 meses[2].

Alguns fatores de risco podem ser identificados, como doença materna antes ou por ocasião do parto, prematuridade, sexo masculino[2,4].

A infecção neonatal é caracterizada por envolvimento de múltiplos órgãos, podendo apresentar-se, de modo geral, com três quadros clínicos principais: meningoencefalite (50% dos casos), miocardite (25% dos casos) e doença semelhante à sepse (25% dos casos)[1,2,5].

Os RN infectados pelo poliovírus podem apresentar doença grave, com manifestações que se iniciam em geral nos cinco primeiros dias de vida, com quadro clínico de febre, anorexia, irritabilidade, diarreia, distúrbios respiratórios e paralisia, evoluindo para morte ou paralisia residual.

As infecções causadas por vírus Coxsackie podem apresentar amplo espectro clínico, cujas manifestações variam desde febre, vômitos, diarreia, exantema, hepatite, necrose hepática, pancreatite, pneumonia, enterocoli-

te necrosante, até miocardite com insuficiência cardíaca e morte. As manifestações cardiovasculares acham-se mais relacionadas ao Coxsackie B. Os echovírus 5, 11 e 15 também têm sido associados à miocardite.

Pouco se sabe da passagem transplacentária dos echovírus. As infecções causadas por echovírus também apresentam quadro clínico variado, desde febre como único sintoma, até quadro de meningencefalite, mas a grande maioria apresenta manifestações leves e com bom prognóstico. O echovírus 11 associa-se tipicamente à grave síndrome hemorragia-hepatite[2].

As infecções por enterovírus também podem caracterizar-se pelo aparecimento de exantemas cutâneos, principalmente com o Coxsackie B1 e B5 e os vários echovírus. Essas manifestações se iniciam, em geral, do 3º ao 5º dia de doença. Trata-se de um exantema maculopapular e ocasionalmente podem aparecer petéquias.

Recentemente têm sido descritas infecções por parechovírus, também pertencentes à família Picornaviridae, tipos 1 e 2, antigamente conhecidos como echovírus 22 e 23. Clinicamente, não é possível distinguir infecção causada pelos parechovírus dos echovírus. Apresentam quadro semelhante à sepse, com febre, convulsões, irritabilidade, exantema cutâneo e recusa alimentar[6].

No quadro 3.93 acham-se as infecções causadas pelos enterovírus mais comuns no período neonatal.

Quadro 3.93 – Manifestações das infecções pelos enterovírus mais comuns no período neonatal[2].

Manifestação	Tipos de vírus mais comuns
Doença semelhante à sepse	Coxsackie B2, B3, B4, B5 Echovírus 5, 11, 15
Doença respiratória	Echovírus 11 Parechovírus 1
Vômitos ou diarreia	Echovírus 5, 17, 18
Hepatite	Echovírus 11,19
Miocardite e pericardite	Coxsackie B1, B2, B3, B4
Pele	Coxsackie B5 Echovírus 5,17 Parechovírus 1
Meningite	Coxsackie B2, B3, B4, B5 Echo 3, 9, 11, 17
Encefalite	Cox B1, B2, B3, B4

DIAGNÓSTICO

Em nosso meio, geralmente o diagnóstico é baseado na história materna e quadro clínico, pois a realização de exames laboratoriais é muitas vezes impraticável. Exames laboratoriais inespecíficos estarão indicados de acordo com as manifestações clínicas (hemograma completo, transaminases, radiografia de tórax, exame de líquido cefalorraquidiano). É possível isolar o vírus em cultura de tecido semeando secreções, líquidos e fragmentos de tecido do paciente em questão em fibroblastos humanos. Pode-se ainda utilizar a técnica de reação em cadeia da polimerase (PCR), que vem mostrando-se muito útil no diagnóstico, possuindo alta sensibilidade e especificidade[2]. O material para cultura deve ser obtido de nariz, garganta, fezes, sangue, urina e liquor. Para PCR, deve ser obtido de sangue, urina, fezes e liquor[1,3].

O diagnóstico diferencial inclui: sepse bacteriana ou meningite, doença cardíaca congênita, ou ainda outras infecções congênitas do acrônimo TORCH[7].

TRATAMENTO

Não há até o momento terapêutica específica disponível para infecções por enterovírus.

Parece ser benéfico retardar o momento do parto, no caso de infecção aguda materna, pois assim se permitirá a passagem transplacentária dos anticorpos maternos[1].

Recomendam-se, nos casos de infecção sintomática pelos enterovírus, cuidados gerais atribuídos às manifestações clínicas encontradas. Como muitas vezes não é possível excluir a existência de sepse bacteriana, é indicado o uso de antibióticos, até que se possa realizar o diagnóstico de infecção viral[1,2]. Nos casos graves, pode-se administrar imunoglobulina humana por via intravenosa em altas doses[1,8].

Quanto ao uso de corticoide na miocardite, seu uso não é recomendado na fase aguda e sua utilização na fase crônica é controversa[1,2].

Nos casos específicos em que há miocardite, deve-se ter extremo cuidado com as doses iniciais do digitálico, pois a fibra cardíaca está muito sensível, portanto somente pequenas quantidades da droga são necessárias.

A supressão da flora intestinal, por meio da neomicina, na dose de 25mg/kg a cada 6 horas, pode ser útil[1].

Estão sendo estudadas drogas que evitam a aderência do vírus à célula do hospedeiro, como o pleconaril, em dose de 5mg/kg, três vezes ao dia durante sete dias. Contudo, a droga ainda não está disponível[1,9].

PROGNÓSTICO

O prognóstico, em geral, está relacionado ao tipo de manifestação. A mortalidade nos casos de encefalite é de 10%; na miocardite, de 50%; ou na doença semelhante à sepse, praticamente de 100%. Os vírus Coxsackie B1 e B4 e o echovírus 11 parecem ser responsáveis pelos piores prognósticos[1].

PREVENÇÃO

A infecção por poliovírus acha-se controlada na população adequadamente vacinada, entretanto existe risco potencial de infecção fetal após o uso de vacina com vírus atenuado durante a gestação[2]. Quanto ao vírus Coxsackie e echovírus, ainda não existem vacinas para uso regular.

Nos casos de miocardite em berçário, recomenda-se o uso de imunoglobulina humana em todos os RN contactantes.

As perspectivas em relação à prevenção das enteroviroses relacionam-se ao desenvolvimento de vacinas, e agentes antivirais, a partir do conhecimento já adquirido da estrutura tridimensional de um determinado grupo de poliovírus, mas os resultados relativos a sua aplicação clínica ainda estão longínquos.

REFERÊNCIAS

1. Burchett SK, Dalgic N. Viral infection. In: Cloherty JP, Eichenwald EC, Hansen AR, Stark AR (eds). Manual of neonatal care. 7th ed. Philadelphia: Wolters Kluwer/Lippincott Williams & Wilkins; 2012. p.588-623.
2. Cherry JD. Enteroviruses. In Remington JS, Klein JO (eds). Infectious diseases of the fetus and newborn infant. 5th ed. Philadelphia: WB Saunders Company; 2001.p.477-518.
3. Lutwick LI, Holmes RL, Bron Y. Picornavirus-Overview 2012. [Internet]. Disponível em: emedicine.medscape.com/article/225483-overview. Acessado 2014 ago 11.
4. Abzug MJ. Presentation, diagnosis, and management of enterovirus infections in neonates. Paediatr Drugs. 2004;6:1-10. Review.
5. Centers for Disease Control and Prevention (CDC). Increased detections and severe neonatal disease associated with coxsackievirus B1 infection--United States, 2007. MMWR Morb Mortal Wkly Rep. 2008;57:553-6.
6. Verboon-Maciolek MA, Krediet TG, Gerards LJ, de Vries LS, Groenendaal F, van Loon AM. Severe neonatal parechovirus infection and similarity with enterovirus infection. Pediatr Infect Dis J. 2008; 27:241-5.
7. Kinney JS, Kumar ML. Should we expand the TORCH complex? A description of clinical and diagnostic aspects of selected old and new agents. Clin Perinatol. 1988;15:727-44.
8. Fanaroff AA, Korones SB, Wright LL, Wright EC, Poland RL, Bauer CB, et al. A controlled trial of intravenous immune globulin to reduce nosocomial infections in very-low-birth-weight infants. N Engl J Med. 1994;330:1107-13.
9. Bryant PA, Tingay D, Dargaville PA, Starr M, Curtis N. Neonatal coxsackie B virus infection-a treatable disease? Eur J Pediatr. 2004; 163:223-8.

Listeriose

Conceição A. M. Segre
Josiane Carignani

A listeriose é uma infecção pouco frequente no homem, mas, por outro lado, muito grave, com altas taxas de mortalidade. É causada pela *Listeria monocytogenes*, que é um bacilo intracelular facultativo, gram-positivo, móvel, não formador de esporos, sendo agente comum em clínica veterinária, responsável por abortos e meningencefalite em carneiros e no gado, embora possa ser encontrado em grande variedade de animais mamíferos e até mesmo em pássaros. A infecção humana, quando presente, encontra-se principalmente entre idosos, grávidas, no período neonatal, ou então em pacientes imunocomprometidos. Acredita-se que a infecção em humanos ocorra de maneira semelhante àquela verificada em animais, relacionando-se a aborto habitual e a uma série de outras manifestações em gestantes. Em Perinatologia, representa grave problema por ser responsável por taxas elevadas de morbimortalidade neonatal[1,2].

EPIDEMIOLOGIA

O conhecimento atual em relação à infecção por *Listeria monocytogenes* deriva principalmente de descrições feitas em relatos de casos, embora o organismo seja conhecido desde 1926. Os casos podem ser esporádicos ou ocorrer em epidemias.

O organismo é facilmente encontrado na natureza, por fazer parte da flora fecal animal. No solo, em matéria orgânica em decomposição, sendo amplamente difundido no ambiente. Em humanos, a transmissão ocorre pelo consumo de alimentos contaminados (carnes, embutidos, vegetais, peixes defumados ou crus, patês, leite não pasteurizado, sorvetes, queijos moles, como feta, brie e queijo branco fresco). Esse é um bacilo que sobrevive em condições desfavoráveis, como temperaturas de –2º C a –42ºC, flutuações de pH, ou a altas concentrações de sal, tornando-se uma grave preocupação para a indústria alimentícia, mas pode ser destruído pelo calor[2-4].

O período de incubação da listeriose é muito variável, de 1 a 70 dias. Na gestação, a média descrita é de 27,5 dias, com variação de 17 a 67 dias; nas infecções que comprometem o sistema nervoso central (SNC) pode variar de 1 a 14 dias (média 9 dias) e, em casos de bacteriemia, de 1 a 12 dias (média de 2 dias)[2-4].

PATOGÊNESE

A *Listeria monocytogenes* utiliza-se de várias proteínas do próprio hospedeiro para aderir e invadir suas células e, uma vez em seu interior, secreta listeriolisinas e fosfolipases que impedem sua morte intracelular. Na sequência, ocorre a disseminação célula a célula, sem que haja exposição ao ambiente extracelular, podendo então atravessar a barreira do epitélio intestinal e alojar-se em outros tecidos, como no fígado, no baço, ou entrar na corrente sanguínea, onde circula isoladamente ou junto a leucócitos, provocando disseminação sistêmica. A principal defesa do hospedeiro contra a listeriose é sua imunidade mediada por células e, portanto, indivíduos com disfunção de células T acham-se particularmente suscetíveis à doença[2,5].

Assim, a doença tem sido bem definida em grupos específicos de risco, como idosos, pacientes recebendo corticosteroides ou quimioterapia, em hemodiálise, transplantados, diabéticos, portadores de HIV, drogaditos, gestantes e recém-nascidos (RN). Porém, também, pode ocorrer em indivíduos que não apresentam nenhum desses fatores[5]. É de se salientar que a *Listeria monocytogenes* tem sido isolada em 1 a 10% de amostras de fezes da população geral, onde pode persistir sem causar sintomas, e já foi isolada em 44% de grávidas[6,7].

Já foram identificados 13 sorotipos da *Listeria monocytogenes*; os sorotipos 1/2a, 1/2b e 4b foram identificados na maioria dos casos relatados na literatura (mais de 95%). A maioria do sorotipo 1/2 tem sido isolada em alimentos e predomina nos casos esporádicos, enquanto na doença humana predomina o sorotipo 4b[2,8,9].

PATOLOGIA

A listeriose humana é caracterizada pela presença de granulomas miliares, necroses focais ou supurações nos tecidos afetados. No RN ocorre comprometimento disseminado de vários órgãos, com predominância no fígado, que apresenta envolvimento maciço. Aparecem ainda focos cutâneos, comumente no dorso e na região lombar. Na listeriose do sistema nervoso central, as lesões são caracterizadas também pela formação de granulomas. A supuração é uma das formas de reação tecidual ao agente e é encontrada nas meninges, na conjuntiva e nas camadas epiteliais de revestimento da orelha média e seios paranasais[1].

Na placenta, as lesões caracterizam-se pela formação de micronódulos de coloração branca ou acinzentada, correspondendo a áreas de necrose no interior do parênquima viloso e da decídua, contudo já foram também descritos macroabscessos nas placentas[10].

A impregnação pela prata identifica melhor o agente do que a coloração pelo Gram[10].

FREQUÊNCIA

A frequência anual da listeriose é de 0,1 a 1 caso por 100.000 habitantes, contudo há grande variabilidade entre países e mesmo quando se analisam diferentes períodos de tempo ou fatores de risco[2]. Assim, em 2011, em 27 países da União Europeia, a taxa média de casos foi de 0,31 por 100.000 habitantes[11]. Nos Estados Unidos, de 2009 a 2011, a média de incidência anual foi de 0,29 caso por 100.000 habitantes, e em adultos com mais de 65 anos, de 1,3 por 100.000 habitantes[12]. Na gestação é de 12 casos por 100.000 habitantes[13].

Um relatório da FAO/WHO (*Food and Agriculture Organisation/World Health Organisation*) referente à ocorrência de 782 casos, em 1991, informa que 43% desses casos foram em gestantes, 29% desenvolveram sepses, 24% infecção do SNC e em 4% registraram-se formas atípicas da doença[14].

No Brasil, a listeriose não é doença de notificação compulsória, não havendo dados a respeito de sua frequência em nosso meio.

LISTERIOSE NA GESTAÇÃO

A gestante é particularmente atingida pela *Listeria monocytogenes* em função do tropismo particular desse agente pelo útero e pela placenta[15].

A gestante pode apresentar um quadro "gripal", com febre, mialgia, mal-estar, dores lombares, cefaleia, comprometimento gastrintestinal[15]. O risco de listeriose entre grávidas é aproximadamente 20 vezes maior do que na população geral. Uma em cada cinco mulheres desenvolve doença sintomática, e nessas ocorrem abortos espontâneos, corioamnionite, partos prematuros e há aumento da natimortalidade[13,16]. Em 30 a 50% dos casos, porém, as gestantes são assintomáticas[17].

A listeriose geralmente acomete a gestante no terceiro trimestre de gestação, possivelmente devido à imunodepressão celular fisiológica que ocorre entre a 26ª e a 30ª semana de idade gestacional[18]. Por outro lado, na literatura já foi relatado caso em que a listeriose acometeu exclusivamente a gestante, sem que tenha havido infecção fetal-neonatal[19]. A presença de líquido meconial antes da 34ª semana de idade gestacional tem sido descrita como sugestiva da presença de listeriose[20], no entanto pode também estar associada a outras afecções pós-natais, como hemorragia intracraniana, na ausência de listeriose[21]. Ao hemograma encontra-se leucocitose, mas não monocitose, como o nome poderia sugerir.

O diagnóstico na gestante é confirmado por meio da hemocultura ou da cultura de líquido amniótico.

O tratamento deve durar duas semanas, mas poderá ser estendido, dependendo da gravidade do caso[20] e é feito com associação de ampicilina e gentamicina da seguinte forma[1,13]:

- ampicilina, na dose de 1 a 2g, por via intravenosa, a cada 4-6 horas;
- gentamicina, na dose de 2mg/kg, por via intravenosa, a cada 8 horas;
- em caso de alergia à penicilina usar eritromicina, 4g/dia por via intravenosa[13].

As cefalosporinas e o cloranfenicol são contraindicados em função da resistência apresentada pela bactéria[20].

O uso de trimetoprima-sulfametoxazol deve ser evitado por ser droga tóxica para o RN[1]. O tratamento da listeriose materna também trata o feto[8,22].

Manifestações no feto

O óbito intrauterino ocorre em quase todos os fetos acometidos no primeiro trimestre[20]. Se o acometimento for mais tardio, a vitalidade fetal pode estar comprometida e se manifestar por taquicardia, diminuição dos movimentos fetais e hidropisia fetal não imune[23].

Prevenção

Segundo o *International Life Sciences Institute* (ILSI), a educação é a melhor estratégia para reduzir a frequência de listeriose. A educação, baseada no conhecimento científico, e a comunicação dirigida a populações de risco devem ser implementadas pelos provedores de saúde e outras fontes confiáveis de informação[24].

Em 1999, o *Centers for Disease Control and Prevention* (CDC) americano publicou recomendações para a prevenção da listeriose para populações de risco, entre as quais destacamos as seguintes: não ingerir leite não pasteurizado ou alimentos contendo leite não pasteurizado; não ingerir salsichas, patês, queijos moles, peixes defumados refrigerados; e tomar cuidado com a contaminação cruzada com outros alimentos, utensílios e superfícies para preparo de alimentos a partir de embalagens de salsichas; lavar bem as mão após manipular salsichas[25].

LISTERIOSE NO RECÉM-NASCIDO

A listeriose no RN apresenta-se sob duas formas: uma precoce e outra tardia[1,15].

Forma precoce

A forma precoce inicia-se em geral no 1º-2º dias de vida, podendo ocorrer até o 7º dia de vida. A infecção pode ser adquirida por via transplacentária, por deglutição do líquido amniótico contaminado, na passagem pelo canal do parto ou por contaminação nosocomial[1,15,20]. A presença de líquido amniótico tinto de mecônio em idade gestacional inferior a 34 semanas é comum. A forma precoce apresenta-se como quadro septicêmico muito grave (81-88%), envolvendo múltiplos órgãos, e acha-se associada a elevadas taxas de mortalidade, ocorrendo mais frequentemente em RN cujas mães apresentaram doença sintomática precedendo o parto. O comprometimento respiratório ocorre em 38% dos casos e a meningite em 24%. A mortalidade varia de 25% a 50%[26]. Ocasionalmente, encontra-se uma forma de granulomatose disseminada (*Granulomatosis infantisepticum*) de onde se pode recuperar cultura pura de *Listeria monocytogenes*[20,26]. Essa forma tem mortalidade superior a 80%[27]. A presença de pneumonia, com grave desconforto respiratório, é agravada por vasoespasmo pulmonar com *shunt* direita-esquerda, exigindo ventilação assistida. Ao exame físico, encontra-se hepatoesplenomegalia, e nos casos mais graves, exantema cutâneo maculopapulovesicular[1].

Os exames laboratoriais são inespecíficos. Pode haver leucocitose com desvio à esquerda ou, nos casos mais graves, neutropenia. Ainda se verificam trombocitopenia, anemia secundária à ação da hemolisina produzida pelo agente e acidose mista. A radiografia de tórax também é inespecífica, mostrando infiltrado peribrônquico ou difuso, ou ainda padrão nodular na doença mais prolongada[1].

O diagnóstico diferencial deve ser feito principalmente com infecção pelo estreptococo do grupo B beta-hemolítico, na sua forma precoce. No longo prazo, podem ocorrer sequelas decorrentes do comprometimento do SNC, evidenciando-se como atraso do neurodesenvolvimento[15].

Constituem fatores de mau prognóstico, muito baixo peso ao nascer, baixa idade gestacional e início tardio da antibioticoterapia.

Forma tardia

Inicia-se depois do 7º dia de vida, podendo ocorrer em até 2-3 semanas após o parto, geralmente é devida ao sorotipo 4b e encontrada em RN a termo[20]. As mães não referem nenhum comemorativo no período que antecedeu ao parto. O acometimento do RN verifica-se por ocasião da passagem pelo canal de parto, ou a transmissão é nosocomial. Na maioria das séries descritas há predominância do sexo masculino[1].

O quadro clínico inicial é inespecífico, com febre e irritabilidade; meningite é verificada em 67 a 93% dos casos e sepse em 17 a 95%[20]. Os achados laboratoriais não ajudam no diagnóstico. No hemograma há leucocitose, e no liquor, pleiocitose. Eventualmente, o encontro de monócitos no liquor pode ser sugestivo da doença[1].

A mortalidade pode variar de 25 a 40%[28]. São descritas sequelas neurológicas como hidrocefalia e retardo mental[15].

Diagnóstico

Os dados clínicos não permitem um diagnóstico etiológico, portanto, há que se recorrer a testes sorológicos. A reação de aglutinação (teste de Widal) demonstra anticorpos contra os antígenos O e H dos vários sorotipos do agente, contudo, sua interpretação não é fácil, em função da complexidade do antígeno; considera-se que o teste é positivo com títulos acima de 1:320[29]. A reação de fixação do complemento tem baixo valor preditivo positivo (75%); aceita-se como significativo um título de 1:8 ou

mais[1]. A detecção de antilisteriolisina O não se mostrou útil no diagnóstico da infecção aguda[2]. A técnica da reação em cadeia da polimerase (PCR) está sendo utilizada com bons resultados[30].

O único método confiável, "padrão-ouro", para o diagnóstico da *Listeria monocytogenes* é seu isolamento a partir de qualquer local usualmente estéril (liquor, sangue, líquido amniótico). Também é possível recuperar o micro-organismo da cavidade uterina, da placenta e do mecônio, procedendo-se à identificação do agente por meio de técnicas comuns em microbiologia ou ainda do crioenriquecimento do material[2,29]. Alguns cuidados são necessários, pois a *Listeria monocytogenes* apresenta algumas características semelhantes a outras espécies de bactérias, como estreptococos hemolíticos, difteroides ou enterococos, de tal forma que é necessário fazer o diagnóstico diferencial[31].

Tratamento do recém-nascido

Cuidados gerais de base fazem parte do atendimento. A ventiloterapia será utilizada nos casos de insuficiência respiratória grave. Suporte nutricional e correção das alterações metabólicas serão oferecidos à medida que o quadro clínico do RN assim o exigir.

O esquema terapêutico de escolha é a associação ampicilina + aminoglicosídeo[1,32], conforme se acha apresentado nos quadros 3.94 e 3.95. O amoniglicosídeo mais utilizado tem sido a gentamicina.

Na forma precoce, o tratamento deve durar 14 dias, e na forma meningítica, 21 dias. As cefalosporinas (inclusive as de terceira geração) não devem ser utilizadas, uma vez que o agente é resistente a essas drogas. Nos casos de meningite, até que haja esterilização do liquor, punções liquóricas diárias devem ser realizadas e se a bactéria persistir por mais de 2 dias pode-se adicionar à terapêutica rifampicina ou trimetoprima-sulfametoxazol, dependendo da sensibilidade do organismo. Também é aconselhável o seguimento por meio de ressonância magnética

Quadro 3.94 – Esquema terapêutico para o tratamento de listeriose congênita forma precoce.

	Ampicilina	Gentamicina	
Dias de vida	Peso ao nascer		Dias de vida
< 7dias	< 2.000g	> 2.000g	< 7dias
	100mg/kg/dia	150mg/kg/dia	5mg/kg/dia
	÷ em 2 doses	÷ em 3 doses	÷ em 2 doses
> 7 dias	150mg/kg/dia	200mg/kg/dia	7,5mg/kg/dia
	÷ em 3 doses	÷ em 4 doses	÷ em 3 doses

Quadro 3.95 – Esquema terapêutico para o tratamento da listeriose congênita forma tardia.

	Ampicilina	Aminoglicosídeo
Dose	200-400mg/kg/dia ÷ em 4-6 doses	Em doses habituais

cerebral[33]. Como a *Listeria monocytogenes* pode permanecer nas fezes de RN pré-termo mesmo depois do tratamento adequado da infecção sistêmica, devem ser tomadas as medidas de precaução pertinentes para se evitar a disseminação nosocomial do agente[33].

CONSIDERAÇÕES FINAIS

Obstetras devem estar atentos a gestantes que se apresentem com quadro febril, sintomas gerais semelhantes a uma gripe ou sintomas gastrintestinais, trabalho de parto prematuro, devem ser inicialmente investigadas quanto aos hábitos alimentares, submetidas à colheita de material cervical, à hemocultura e punção amniótica para a identificação do agente. Uma lâmina corada pelo método de Gram pode revelar bacilos gram-positivos. Enquanto os resultados são aguardados, a paciente deve iniciar tratamento empírico com ampicilina e aminoglicosídeo[13,31]. Após o parto, a placenta deve ser cuidadosamente examinada[28].

Ao neonatologista cabe suspeitar de infecção por *Listeria monocytogenes* sempre que a criança se apresentar com quadro séptico muito grave logo após o nascimento, com comprometimento pulmonar importante e, principalmente se for pré-termo, a presença de líquido amniótico tinto de mecônio deve chamar a atenção para esse diagnóstico.

REFERÊNCIAS

1. Bortolussi R, Schlech WF III. Listeriosis. In: Remington JS, Klein JO (eds). Infectious diseases of the newborn. 5th ed. Philadelphia: WB Saunders Company; 2001.p.1157-77.
2. Hernandez-Milian A, Payeras-Cifre A. What is new in listeriosis? Biomed Res Int. 2014;2014:358051.
3. Swaminathan B, Gerner-Smidt P. The epidemiology of human listeriosis. Microbes Infect. 2007;9(10):1236-43.
4. Goulet V, King LA, Vaillant V, de Valk H. What is the incubation period for listeriosis? BMC Infect Dis. 2013;13:11.
5. Freitag NE, Port GC, Miner MD. Listeria monocytogenes – from saprophyte to intracellular pathogen. Nat Rev Microbiol. 2009; 7(9):623-8. Review.
6. Kampelmacher EH, Huysinga WT, van Noorle Jansen LM. The presence of Listeria monocytogenes in feces of pregnant women and neonates. Zentralbl Bakteriol Orig A. 1972;222(2):258-62. [Article in Dutch].
7. Ramaswamy V, Cresence VM, Rejitha JS, Lekshmi MU, Dharsana KS, Prasad SP, et al. Listeria--review of epidemiology and pathogenesis. J Microbiol Immunol Infect. 2007;40(1):4-13. Review.
8. Nolla-Salas J, Bosch J, Gasser I, Vinas L, de Simon M, Almela M, et al. Perinatal listeriosis: a population-based multicenter study in Barcelona, Spain (1990-1996). Am J Perinatol. 1998;15(8):461-7.
9. Cossart P. Molecular and cellular basis of the infection by *Listeria monocytogenes*: an overview. Int J Med Microbiol. 2001;291(6-7): 401-9. Review.
10. Topalovski M, Yang SS, Boonpasat Y. Listeriosis of the placenta: clinicopathologic study of seven cases. Am J Obstet Gynecol. 1993; 169(3):616-20.
11. European Centre for Disease Prevention and Control. EU summary report on zoonoses, zoonotic agents and food-borne outbreaks (Listeria 2011). ECDC EFSA J. 2013;11(4):3129-88.
12. Centers for Disease Control and Prevention (CDC). Vital signs: listeria illnesses, deaths, and outbreaks – United States, 2009-2011. MMWR. 2013;62(22):448-52.
13. Janakiraman V. Listeriosis in pregnancy: diagnosis, treatment, and prevention. Rev Obstet Gynecol. 2008;1(4):179-85.
14. FAO/WHO (Food and Agriculture Organisation/World Health Organisation). Risk assessment of Listeria monocytogenes in ready-to-eat foods. Microbiological Risk Assessment Series. 2004;4: 1-78.
15. Mateus T, Silva J, Maia RL, Teixeira P. Listeriosis during pregnancy: a public health concern. ISRN Obstet Gynecol. 2013;2013:851712.
16. Wald A. Management of listeriosis during pregnancy. Disponível em: http://dx.doi.org/10.1097/01.AOG.0000453542.64048.92. Acessado 2014 ago 28.
17. Gibbs RS, Sweet RL. Maternal and fetal infectious disorders. In: Creasy RK, Resnik R (eds). Maternal-fetal medicine. 4th ed. Philadelphia: WB Saunders Company;1999.p.659-792.
18. Lorber B. Listeriosis. Clin Infect Dis. 1997;24(1):1-11.
19. Fuchs S, Hochner-Celnikier D, Shalev O. First trimester listeriosis with normal fetal outcome. Eur J Clin Microbiol Infect Dis. 1994;13(8):656-8.
20. Lamont RF, Sobel J, Mazaki-Tovi S, Kusanovic JP, Vaisbuch E, Kim SK, et al. Listeriosis in human pregnancy: a systematic review. J Perinat Med. 2011;39(3):227-36.
21. Tybulewicz AT, Clegg SK, Fonfé GJ, Stenson BJ. Preterm meconium staining of the amniotic fluid: associated findings and risk of adverse clinical outcome. Arch Dis Child Fetal Neonatal Ed. 2004; 89(4):F328-30.
22. Crukshank D, Warenski J. First trimester maternal Listeria monocytogenes sepsis and chorioamnionitis with normal neonatal outcome. Obstet Gynecol. 1989;73(3 Pt 2):469-71.
23. Hasbún J, Sepúlveda-Martínez A, Haye MT, Astudillo J, Parra-Cordero M. Chorioamnionitis caused by Listeria monocytogenes: a case report of ultrasound features of fetal infection. Fetal Diagn Ther. 2013;33(4):268-71.
24. International Life Sciences Institute (ILSI) Research Foundation; Risk Science Institute. Achieving continuous improvement in reductions in foodborne listeriosis--a risk-based approach. J Food Prot. 2005;68(9):1932-94.
25. Centers for Disease Control and Prevention (CDC). Listeriosis. Atlanta: Centers for Disease Control and Prevention; 1999.
26. Bortolussi R. Listeriosis: a primer. CMAJ. 2008;179(8):795-7.
27. Heras C, García-Patos V, Palacio L, Bartralot R, Mollet J, Rodríguez L, et al. Listeriosis neonatal. Actas Dermosifiliogr. 2006;97(1): 59-61.
28. Benshushan A, Tsafrir A, Arbel R, Rahav G, Ariel I, Rojansky N. Listeria infection during pregnancy: a 10 year experience. Isr Med Assoc J. 2002;4(10):776-80.
29. Milan C, Farina G, Barbosa FS, Krahe C. Listeriose na gestação: apresentação de caso, revisão de diagnóstico e conduta. Rev Bras Med. 2003;62(6):264-6.
30. Shalaby MA, Mohamed MS, Mansour MA, Abd El-Haffiz AS. Comparison of polymerase chain reaction and conventional methods for diagnosis of *Listeria monocytogenes* isolated from different clinical specimens and food stuffs. Clin Lab. 2011;57(11-12):919-24.
31. Heras C, García-Patos V, Palacio L, Bartralot R, Mollet J, Rodríguez L, et al. Listeriosis neonatal. Actas Dermosifiliogr. 2006;97(1):59-61.
32. Larraín de la CD, Abarzúa CF, Jourdan HF, Merino OP, Belmar JC, García CP. Infecciones por Listeria monocytogenes en mujeres embarazadas: experiencia del Hospital Clínico de la Pontificia Universidad Católica de Chile. Rev Chilena Infectol. 2008;25(5):336-41.
33. Puopolo KM. Bacterial and fungal infections. In: Cloherty JP, Eichenwald EC, Hansen AR, Stark AR (eds). Manual of neonatal care. 7th ed. Philadelphia: Wolters Kluwer/Lippincott Williams & Wilkins; 2012.p.624-55.

Tuberculose

Conceição A. M. Segre
Jacqueline Velloso

A tuberculose (TB) chega ao século XXI como um grave problema de saúde pública mundial e particularmente preocupante nos países em desenvolvimento. A Organização Mundial da Saúde estima que um terço da população do mundo esteja infectado pelo agente causador da tuberculose, o *Mycobacterium tuberculosis*[1].

A partir dos meados da década de 1980, a TB apresentou alterações significativas em sua distribuição geográfica e faixa etária, passando a incidir em populações mais jovens, inclusive mulheres em idade reprodutiva.

A incidência da TB foi alterada drasticamente pelo processo de globalização, que favoreceu a migração de populações das áreas de risco e o aparecimento de formas de resistência do *M. tuberculosis* por sua associação com a epidemia do vírus da imunodeficiência humana (HIV). A toxicodependência, o alto custo do tratamento, a dificuldade de acesso a serviços de saúde pelas classes menos favorecidas e a falta de aderência ao tratamento são fatores responsáveis pelo aumento da frequência da TB[1,2].

TUBERCULOSE NA GESTAÇÃO

Na maioria dos indivíduos infectados pelo *M. tuberculosis*, a infecção é controlada e permanece latente. O mesmo pode acontecer com a grávida. No entanto, aproximadamente 5-10% dos casos, mesmo com o sistema imune funcionando normalmente, irão evoluir para a TB ativa em algum momento de suas vidas. A gestante com TB latente não representa perigo imediato, quer para si mesma, quer para o feto ou o RN, no entanto deve ser identificada, criando assim oportunidades para a prevenção da TB ativa[1].

A gestante com TB ativa pode ser assintomática ou apresentar manifestações clínicas semelhantes às de não gestantes infectadas e com doença ativa: febre, tosse, sudorese noturna, anorexia, perda de peso, mal-estar geral e fraqueza. Podem ocorrer, em 5 a 10% dos casos, manifestações de TB extrapulmonar, acometendo o trato geniturinário, ossos e articulações, gânglios, meninges, pleura e peritônio. Esses quadros são mais frequentes em gestantes HIV positivas[1,2].

Houve muita controvérsia na literatura sobre eventuais efeitos benéficos ou deletérios da gestação na evolução da TB. Atualmente, admite-se que a história natural da TB não seja modificada pela gravidez. Por outro lado, nos casos em que a doença é extrapulmonar, pode ocorrer aumento de complicações na gestação, como pré-eclâmpsia, sangramentos vaginais, prematuridade e baixo peso ao nascer[2,3].

O diagnóstico de TB latente é feito a partir da reação de Mantoux (PPD) positiva e radiografia de tórax normal em gestantes assintomáticas.

O tratamento dessas gestantes é feito com isoniazida e suplemento de piridoxina durante nove meses. A gestante com TB latente, segundo recomendação do *Centers for Disease Control and Prevention* (CDC) americano deve postergar o tratamento para depois da gestação. É preciso salientar que a isoniazida, a rifampicina e o etambutol são considerados seguros para o feto. A estreptomicina, contudo, não deve ser usada durante a gestação em função de seu efeito ototóxico para o feto[1,2].

Na gestante com suspeita de TB ativa, além da história clínica e exame físico, do teste de Mantoux (PPD) positivo e de a radiografia de tórax mostrar comprometimento pulmonar, deve-se indicar, com fins diagnósticos, a cultura de escarro para pesquisa e sensibilidade do bacilo álcool-ácido resistente, cujo resultado, porém, demora de 7 a 21 dias.

Pacientes HIV positivas podem apresentar PPD falso-negativo devido à imunossupressão.

Recentemente, foram desenvolvidos novos testes para o diagnóstico de TB, que medem a produção de interferon γ a partir de linfócitos, em resposta a antígenos bastante específicos para o *M. tuberculosis*: são conhecidos como *interferon γ release assays* (IGRAs) e realizados a partir de sangue total[4].

Como o tempo é fator importante para o início do tratamento e, consequentemente, do prognóstico, um teste rápido para o diagnóstico de TB tem sido testado no Brasil[5]. Trata-se do Xpert MTB/RIF*, que é um método molecular com base na reação em cadeia da polimerase (PCR). O teste detecta simultaneamente o *M. tuberculosis* e a resistência à rifampicina (RIF), diretamente do escarro, em aproximadamente 2 horas[6].

Uma vez feito o diagnóstico, o tratamento deve ser iniciado prontamente com esquema tríplice (isoniazida + rifampicina + etambutol) e suplemento de piridoxina. Se o agente for sensível a essas drogas, o esquema tríplice deve ser mantido durante dois meses e, a seguir, apenas com isoniazida e rifampicina, durante nove meses no total. Se o tratamento for conduzido adequadamente, a paciente será considerada não contagiante depois de duas a três semanas. O uso de rotina da pirazinamida não é recomendado por não haver dados suficientes a respeito de seus efeitos na gestação[1]. A consulta a um infectologista é recomendada para orientação terapêutica, principalmente se houver resistência às drogas, quando então outros medicamentos poderão ser introduzidos[1].

O exame da placenta é mandatório em casos suspeitos de TB ativa, pois a presença de granulomas pode ser identificada e material para cultura e identificação do agente poderá ser colhido[1].

TUBERCULOSE NO RN

A TB congênita é manifestação rara da doença e com expressividade subestimada[7]. O diagnóstico precoce é essencial, porém a inespecificidade de sinais e sintomas faz com que muitos recém-nascidos evoluam para o óbito com diagnóstico de infecção bacteriana inespecífica, sendo o diagnóstico de certeza realizado apenas pela necropsia. A TB congênita possui letalidade em torno de 50-60% e o prognóstico está relacionado à precocidade do diagnóstico[8,9].

ETIOPATOGENIA

A TB neonatal pode ser congênita ou adquirida (pós-natal)[1,2,10,11].

Forma congênita

Rara, a infecção é intrauterina e pode ocorrer:

Via funículo umbilical – os bacilos atingem o feto pela via hematogênica, decorrentes da bacilemia materna. Nesse caso, os bacilos podem ser sequestrados no fígado com a formação do complexo primário hepático e comprometimento dos linfonodos periportais, sendo essa a única lesão patognomônica de TB congênita. Podem ainda, pela via hematogênica, atingir o átrio esquerdo por meio do forame oval e a grande circulação, ocasionando lesões em vários órgãos: cérebro, ventrículos, meninges, adrenais ou passar pelo ventrículo e atingir os pulmões, onde pela baixa tensão de oxigênio local permanecerá latente até o nascimento, quando evoluirá para a formação do complexo primário pulmonar.

Via líquido amniótico – nesse caso, a lesão caseosa se desenvolve na placenta, rompe para a cavidade amniótica e por deglutição ou aspiração do líquido amniótico durante a gestação ou parto há contaminação do feto. A formação do complexo primário pulmonar não permite a identificação da via de contaminação, mas a presença de múltiplos focos primários no pulmão, intestino, orelha média, linfonodos brônquicos, mesentéricos ou de ambos, é sugestiva dessa via.

Forma pós-natal

Pode ocorrer por via pulmonar, intestinal, pele e membranas mucosas.

Via pulmonar – é a forma mais comum de aquisição da TB pós-natal, tanto pela mãe infectada, como de contactantes domiciliares ou nosocomiais. Os sintomas são predominantemente pulmonares e não diferem da forma congênita.

Via intestinal – mais rara, decorrente da deglutição de perdigotos ou gotículas de escarros, leites contaminados ou lesões de mastite materna. Nesse caso, são encontrados vários complexos primários em intestino delgado (98%), pulmão (20%), estômago (18%), faringe e orelha média (8%) e esôfago (3,5%)[3].

Pele e membranas mucosas – a contaminação ocorre por lesões traumáticas ou beijos e, nesses casos, é evidente a adenomegalia satélite e a presença de lesões primárias mínimas frequentemente localizadas em face e cabeça[3].

Em 1935, Beitzick estabeleceu critérios para o diagnóstico de TB congênita, baseado em achados de necropsia[12]. Cantwell et al., em 1994, em acordo com as normas do CDC de Atlanta, propuseram modificações desses critérios visando facilitar a realização do diagnóstico de TB congênita[13]:

1. demonstração bacteriológica ou anatomopatológica de lesões de natureza tuberculosa no RN de 4 a 12 semanas de vida, associado a pelo menos mais um dos critérios abaixo;
2. presença de lesões na primeira semana de vida;
3. determinação de granuloma hepático caseificados e não necessariamente do complexo primário hepático;
4. confirmação de lesão tuberculosa em trato genital materno ou placenta;
5. exclusão de infecção tuberculosa pós-natal em contactuantes.

Os critérios para diferenciação entre TB congênita ou de aquisição pós-natal são úteis apenas para propósitos acadêmico-epidemiológicos, pois a manifestação clínica, o tratamento e o prognóstico são os mesmos.

QUADRO CLÍNICO

Tuberculose congênita

A sintomatologia pode ser evidente ao nascimento ou, mais frequentemente, apresentar-se entre a 2ª ou 3ª semanas de vida, mas pode aparecer tardiamente, até os quatro meses de idade[2,11].

Encontram-se, prematuridade, recém-nascido com baixo peso ao nascimento, evoluindo com letargia (21%), anorexia, febre (48%), irritabilidade, sintomas respiratórios (72%) como tosse, cianose, taquipneia importante e crises de apneia, icterícia obstrutiva e vômitos. A hepatoesplenomegalia, embora frequente (76% dos casos), e a linfadenopatia (38%) são de aparecimento mais tardio. Raramente ocorrem efusão pleural e cavitação pulmonar, bem como otite média e formas cutâneas[11,13,14].

Complicações encontradas por diagnóstico tardio incluem convulsões, osteomielite, tuberculose miliar, meningite, choque, coagulação intravascular disseminada com evolução para óbito[13].

Forma pós-natal

A TB neonatal apresenta-se de forma variável com inespecificidade de sintomas, também comuns a outras infecções bacterianas ou virais. A função hepática está frequentemente alterada. Da mesma forma que na TB congênita, os recém-nascidos apresentam comprometimento respiratório, como tosse, sibilância e estridor, atribuídos à obstrução bronquial por aumento de gânglios hilares, além de alterações radiológicas (50%)[1,2,13,14].

A TB deve ser considerada em todo recém-nascido com sinais e sintomas de sepse ou infecção viral, com resposta inadequada à terapêutica antibiótica convencional, afastadas outras infecções congênitas.

DIAGNÓSTICO

Nos casos suspeitos de TB congênita, a realização de investigação completa inclui[11]:

– investigação hematológica;
– radiografia de tórax;
– teste cutâneo de Mantoux (PPD);
– cultura de aspirado gástrico e pesquisa do BK;
– cultura da secreção traqueal, urina, sangue e LCR;
– cultura e anatomopatológico de placenta e tecido endometrial materno.

Os exames hematológicos são inespecíficos, podendo apresentar leucocitose e aumento do VHS.

A radiografia de tórax apresenta padrões variados[12]. Podem-se evidenciar infiltrados, padrão miliar ou nódulo único, em geral associado a aumento de gânglio peri-hilar, com alargamento do hilo e compressão brônquica, levando a obstrução e atelectasia.

O teste tuberculínico, devido ao estado anérgico do RN, geralmente se apresenta negativo no início da doença, o que não afasta o diagnóstico, podendo ocorrer à positivação em torno da 4ª a 6ª semana de vida.

As culturas possuem crescimento lento, podendo levar até 21 dias, e apresentam positividade em torno de 40-44% e especificidade de 96%. No RN, devido à rápida disseminação, as culturas apresentam maior positividade em relação a outras faixas etárias.

Estudos demonstraram resultados similares na análise das amostras de aspirado gástrico e lavado broncoalveolar, não havendo vantagens no uso de métodos invasivos[15]. O aspirado gástrico deve ser colhido por sonda nasogástrica, de manhã, antes da primeira mamada[2].

Os exames anatomopatológicos da placenta devem ser realizados nos casos suspeitos.

No diagnóstico dos casos de contaminação pós-natal é necessária a investigação dos contactuantes domiciliares e da equipe profissional[13].

MANUSEIO DO RN DE MÃE TUBERCULOSA

A separação do binômio mãe RN deve ser, sempre que possível, evitada, mantendo-se a amamentação e os cuidados do RN com o uso de máscaras, enfatizando a profilaxia para todo RN cuja mãe é não bacilífera. É considerada não bacilífera a paciente que tiver três amostras de escarros negativas, após tratamento adequado, o que geralmente ocorre em torno da 3ª semana do tratamento, no entanto, a infectividade pode ser mais longa, especialmente nos casos de cepas resistentes ou pacientes com baixa adesão ao tratamento[1]. Como as concentrações de antibacilíferos detectadas no leite são pequenas, seu uso não contraindica a amamentação[14].

O aleitamento materno estará contraindicado em mães com TB ativa não tratada[16].

No caso de mãe bacilífera, o RN deverá ser separado da mãe até a negativação da expectoração e completa aderência ao tratamento, devendo ser submetido às mesmas avaliações diagnósticas e profiláticas dos RN de mãe não bacilífera.

Se o RN for assintomático, deverá iniciar a profilaxia com isoniazida (INH) e piridoxina durante três meses e realizar o seguimento com radiografias de tórax e reação de Mantoux (PPD)[1].

- PPD(–): suspender INH, repetir PPD em 6 e 12 meses. Vacinar o RN com BCG.
- PPD(+): sem outras alterações, manter INH por mais 3 meses e repetir PPD. Se HIV positivo, manter INH durante 1 ano (total).
- PPD(+) e radiografia de tórax com alterações → diagnóstico de tuberculose, doença perinatal, iniciar tratamento com esquema tríplice.

A vacinação com BCG deverá ser realizada somente após a exclusão do diagnóstico de doença, pois em casos de infecção por formas multirresistentes essa poderá disseminar-se. Nos casos de RN soropositivos para HIV, com sinais e sintomas de AIDS, a vacinação com BCG é contraindicada.

Nos RN expostos à TB no berçário, por contágio de outras crianças ou profissionais de saúde, embora sejam situações bastante raras, deve-se realizar a investigação:

- se PPD(+), considerar doença e iniciar tratamento;
- se PPD(–), INH durante 3 meses e seguimento com PPD.

TRATAMENTO DA TUBERCULOSE CONGÊNITA

Uma vez que os RN estão sob grande risco de desenvolver a forma extrapulmonar, devem ser tratados, a princípio, como meningite tuberculosa (exceto o corticoide, que será administrado somente após confirmação diagnóstica).

A sensibilidade do bacilo é usualmente a mesma da mãe ou do infectante. O tratamento deverá incluir o uso de piridoxina (1-2mg/kg/dia) para todos os RN em uso de INH.

Como primeira opção de tratamento, deve-se iniciar o esquema tríplice em uma primeira fase (Quadro 3.96)[17,18].

Nas fases seguintes:

- Segunda fase: 4 meses – RIF + INH.
- Terceira fase: 6 meses – INH.

Quadro 3.96 – Primeira fase: 2 meses/dose única.

Rifampicina (RIF)	Isoniazida (INH)	Pirazinamida (PRZ)
Apresentação (30mg/mL) Rifaldin® (5mL/100mg)	Xarope (10mg/mL)	Pirazinon® Solução
Dose 10-20mg/kg/dia	10-15mg/kg/dia	30-40mg/kg/dia
Reações adversas Vômitos, hepatite, trombocitopenia	Hepatite, neurite periférica	Hepatotoxicidade, uricemia

A terceira fase não faz parte do esquema básico de tratamento e pode ser instituída na presença de TB renal, óssea, intestinal, ganglionar ou cutânea, mas torna-se obrigatória nos casos de meningite.

Na presença de meningite, as doses de rifampicina e isoniazida devem ser aumentadas para 20mg/kg/dia na primeira e segunda fases, associadas ao uso de prednisolona na dose de 1 a 2mg/kg/dia, até o máximo de 30mg/dia durante 6 a 8 semanas.

Nos casos em que há possibilidade de resistência, outra droga (etambutol ou estreptomicina) é adicionada durante os três primeiros meses de terapia, até a determinação da sensibilidade.

Nos casos de adenopatia hilar, pode-se utilizar:

- INH + RIF uma vez ao dia durante 9 meses ou
- 1 mês de INH + RIF uma vez ao dia, seguido de 8 meses de INH + RIF 2 vezes por semana.

Os RN soropositivos para HIV deverão receber tratamento durante 12 meses.

Nos casos de resistência ao primeiro esquema, utilizar o do quadro 3.97[17,18]:

E em uma segunda fase – 9 meses: etionamida + etambutol.

PREVENÇÃO

O tratamento da gestante é o melhor método de prevenção da tuberculose neonatal. O tratamento da doença ativa é considerado padrão e eficaz, e o precoce tem demonstrado ser melhor para mães e RN.

Das drogas de primeira linha do esquema tríplice, conforme já foi assinalado, não há comprovação de efeitos teratogênicos. Nos esquemas alternativos, apenas a estreptomicina está formalmente contraindicada devido a sua ototoxicidade, e a etionamida pela possibilidade de má formação congênita[1,2]. Desaconselha-se o uso de etambutol nos quatro primeiros meses de gestação.

A vacina com o bacilo Calmette-Güerin mostrou, em recente metanálise, proteção em torno de 50%, sendo a falha do controle vacinal associada ao seu uso generalizado[14]. O mapeamento da sequência do genoma do *M. tuberculosis* será estratégico para o desenvolvimento de novas vacinas mais efetivas.

CONSIDERAÇÕES FINAIS

A tuberculose congênita é uma expressão rara de doença frequente e com incidência crescente.

Quadro 3.97 – Primeira fase: 3 meses.

Estreptomicina	Etionamida	Etambutol	Pirazinamida
Apresentação IM	cp/250mg	Xarope 25mg/mL	Solução oral a 3% 30mg/mL
Dose 20-40mg/kg/dia	12mg/kg/dia	20-25mg/kg/dia	30-40mg/kg/dia
Reações adversas Toxicidade vestibular e auditiva, nefrotoxicidade *rash* cutâneo	Distúrbios gastrintestinais, hepatotoxicidade, reações de hipersensibilidade	Neurite óptica, diminuição da acuidade visual, diminuição da discriminação das cores verdes, distúrbios gastrintestinais	Hepatotoxicidade, hiperuricemia

Recentemente, alterações da epidemiologia com maior incidência em faixas etárias mais jovens, em idade reprodutiva, período de latência menor das formas bacilares multirresistente, falta de adesão ao tratamento e dificuldade de acesso aos serviços médicos irão resultar em aumento do número de casos de tuberculose congênita.

Importantes avanços em técnicas diagnósticas, como métodos de detecção mais rápidos, mais sensíveis e adequados para RN, detecção de doentes latentes e desenvolvimento do conhecimento da resposta imune para o desenvolvimento de novas vacinas, serão necessários para a prevenção efetiva da tuberculose neonatal associada à prevenção e ao tratamento da gestante.

REFERÊNCIAS

1. Dukhovny D, Cloherty JP. Tuberculosis. In: Cloherty JP, Eichenwald EC, Hansen AR, Stark AR (eds). Manual of neonatal care. 7th ed. Philadelphia: Wolters Kluwer/Lippincott Williams & Wilkins; 2012.p.672-80.
2. Mishra PK. Tuberculosis. In: Gomella TL, Cunningham MD, Eyal FG (eds). Neonatology. Management, procedures, on-call problems, diseases and drugs. 7th ed. New York: Lange Medical Books/McGraw-Hill; 2013.p.926-30.
3. Starke JR, Smith MHD. Tuberculosis. In: Reminghton JS, Klein JO (eds). Infectious diseases of the fetus and newborn infant. 6th ed. Philadelphia: Saunders; 2006.p.581-601.
4. Sánchez PJ, Patterson JC, Ahmed A. Congenital tuberculosis. In: Gleason CA, Devaskar SU. Avery's diseases of the newborn. 9th ed. Philadelphia: Saunders; 2011.p.513-37.
5. Small PM, Pai M. Tuberculosis diagnosis – time for a game change. N Engl J Med. 2010;363(11):1070-1.
6. Deloco BV, Guioti CO, Gava CM, Soares DP, Salomon FR, Carvalho JC, et al. Avaliação da Incorporação do Xpert® MTB/RIF para diagnóstico de TB e TB resistente no Brasil. Boletim Brasileiro de Avaliação em Saúde (BRATS). 2011;VI(16):1-14.
7. Smith KC. Congenital tuberculosis: a rare manifestation of a common infection. Curr Opin Infect Dis. 2002;15(3):269-74.
8. Mittal H, Das S, Faridi MM. Management of newborn born to mother suffering from tuberculosis: current recommendations & gaps in knowledge. Indian J Med Res. 2014;140(1):32-9.
9. Loto OM, Awowole I. Tuberculosis in pregnancy: a review. J Pregnancy. 2012;2012:379271.
10. Mazade MA, Evans EM, Starke JR, Correa AG. Congenital tuberculosis presenting as sepsis syndrome: case report and review of the literature. Pediatr Infect Dis J. 2001;20(4):439-42.
11. Starke JR, Cruz AT. Tuberculosis. In: Remington JS, Klein JO, Wilson CB, Nizet V, Maldonado Y (eds). Infectious diseases of the fetus and newborn infant. 7th ed. Philadelphia: WB Saunders Company; 2011.p.577-600.
12. Beitzick H. Uber die angeborene tuberkulose infektion. Ergebn Ges Tuberk Forsch.1935;7:1-30.
13. Cantwell MF,Shehab ZM, CosteloAM, Sands L, Green WF, Ewing EP, et al. Brief report: congenital tuberculosis. N Engl J Med. 1994; 330(15):1051-4.
14. Ormerod P. Tuberculosis in pregnancy and the puerperium. Thorax. 2001;56(6):494-9.
15. Skevaki CL, Kafetzis DA. Tuberculosis in neonates and infants: epidemiology, pathogenesis, clinical manifestations, diagnosis, and management issues. Paediatr Drugs. 2005;7(4):219-34.
16. American Academy of Pediatrics. Policy Statement. Breastfeeding and the use of human milk. Pediatrics. 2012;129(3):e827-e841.
17. Centers for Disease Control and Prevention. Interactive Core Curriculum on Tuberculosis. What the clinician should know. Disponível em: http://www.cdc.gov/tb/webcourses/CoreCurr/index.htm. Acessado 2014 nov 19.
18. American Academy of Pediatrics. Tuberculosis. In: Pickering LK, Baker CJ, Kimberlin DW, Long SS. Red book 2009 Report of the Committee on Infectious Diseases. 28th ed. Elk Grove Village: American Academy of Pediatrics; 2009.p.680-701.

Eritrovírus B19 na Gestação – Parvovírus B19

Rafael Tavares Salles
Andrea Lucia S. L. de Almeida

O eritrovírus, anteriormente descrito como parvovírus B19, pertence ao gênero *Erythrovirus*. Em meados de 1970, Yvonne Cossart, uma virologista australiana, trabalhando em um laboratório em Londres, notou uma reação anormal na amostra de um doador saudável, para a realização de teste para a detecção de hepatite B. Cossart descobriu o eritrovírus ao visualizar as micropartículas, que se mostraram diferentes da forma habitual nos casos de positividade para hepatite B. As características bioquímicas e moleculares demonstraram, subsequentemente, que essas partículas eram o eritrovírus, que recebeu previamente o nome de parvovírus devido ao tamanho (*parvum*, do latim, pequeno) e B19 devido à localização e posição do espécime na placa de análise[1].

No Brasil, a primeira menção à infecção por eritrovírus foi feita em 1983, na qual foram detectados anticorpos pela técnica de contraimunoeletroforese em alguns doadores de sangue do Rio de Janeiro. Em 1985, também no Rio de Janeiro, foram detectados anticorpos anti-B19 por radioimunoensaio em soros de três mulheres grávidas, avaliados para a detecção de anticorpos contra rubéola. Aparentemente, nenhum desses autores publicou seus achados, sendo apenas citados em 1989[2].

Em 1984 foi relatado, na Inglaterra, o primeiro caso de infecção intrauterina por B19. Tratava-se de um caso de hidropisia fetal durante um surto epidêmico de eritema infeccioso. A partir desse relato, ficou documentada a potencial toxicidade do eritrovírus B19 aos tecidos embrionários e fetais[3].

A doença também é conhecida como a quinta doença exantemática, eritema infeccioso ou exantema da "cara esbofeteada". Doença bifásica com dois períodos distintos: virêmico (febre baixa, mialgia, mal-estar geral e cefaleia) e pós-virêmico (erupção cutânea e artralgia), este último ocorrendo cerca de duas semanas após o início das manifestações clínicas iniciais. O eritema infeccioso é uma doença comum em crianças de 5 a 14 anos de idade, mas pode também acometer adultos. Na infância apresenta-se de forma moderada e caracteriza-se pelo peculiar exantema de face (fácies esbofeteada), progredindo com exantema maculopapular eritematoso para o tronco e membros[4]. Após alguns dias, o exantema esmaece, exibindo então um aspecto rendilhado ou circinado, com regressão em até três semanas, sendo notável seu recrudescimento diante de estímulos variados: estresse, luz solar, atividade física, variação da temperatura ambiental e corticosteroides[5].

VÍRION

A caracterização do DNA mostrou que o genoma do eritrovírus é constituído por um filamento de DNA linear de fita simples (ssDNA) com genoma que codifica as proteínas estruturais, como a VP1, que é uma proteína que compreende cerca de 4% da estrutura do vírion com 84kDa, e a VP2, que é a principal proteína do capsídeo com 58kDa, composta por cerca de 96% da estrutura do vírion.

Os eritrovírus são caracterizados por baixa variabilidade genética e, quando isolados, apresentam pequenas diferenças nucleotídicas[6].

Pelo fato de ser um vírus pequeno, com cerca de 20 a 25nm de diâmetro e sem invólucro lipídico, o eritrovírus possui grande resistência à inativação físico-química[7]. A ausência de um envelope lipídico faz com que o eritrovírus seja extremamente resistente, apresentando termoestabilidade, sendo capaz de sobreviver a 60°C por até 12 horas. Tolera grandes variações de pH (estável no intervalo de 3 a 9) e solventes lipídicos, mas pode ser inativado por formalina, β-propiolactona, irradiação γ e agentes oxidantes[7].

Genótipos

Vários estudos para demonstrar as variantes do eritrovírus foram realizados em diferentes populações (doadores de sangue saudáveis, pacientes com sintomas sugestivos de infecção pelo eritrovírus, portadores de leucemias, pacientes imunodeficientes, portadores de cardiopatias e neuropatias, entre outros).

Os resultados mostram que a frequência dos genótipos está diretamente relacionada com a região estudada[8,9].

No Brasil, na cidade de São Paulo, foi relatada a presença do genótipo 2[10], enquanto em outro estudo realizado, também no Brasil, não foi encontrado o genótipo 2, e foi demonstrada a circulação predominante do genótipo 1. Registre-se a baixa frequência do genótipo 3 na região Amazônica.

Mecanismo de replicação

As células-tronco hematopoiéticas são células multipotentes e representam de 0,05 a 0,1% da população de células hematopoiéticas da medula óssea. A replicação do eritrovírus é limitada a células progenitoras eritroides humanas presentes na medula óssea e em sangue periférico, porém somente quando essas células migram para a periferia é que os vírus são diretamente citotóxicos para as células progenitoras[11].

Os eritrovírus multiplicam-se no núcleo das células em divisão ativa, não possuem sua própria maquinaria de replicação e, portanto, são completamente dependentes da célula hospedeira. A replicação do eritrovírus foi mostrada em uma linhagem de células altamente diferenciadas, as células precursoras eritroides. A base do tropismo do vírus por esse tipo de célula foi demonstrada após a descrição do receptor celular para o eritrovírus[3]. Em contraste com a maioria dos vírus, o eritrovírus tem tropismo para as células precursoras eritroides. Esse tropismo é mediado por um receptor celular, o antígeno P, também conhecido como globosídeo[12].

O globosídeo é um membro do grupo sanguíneo humano ABH, contendo o antígeno P. O antígeno P está presente não só em eritrócitos, como também em megacariócitos, células endoteliais, da placenta, hepatócitos e coração fetal.

O vírus invade a célula através da sua ligação ao receptor, o antígeno P, nas células progenitoras eritroides na medula óssea ou nas hemácias no sangue periférico. Esse antígeno está presente na superfície de diferentes tipos celulares (hepatócitos, células endoteliais, células de coração fetal e megacariócitos).

Demonstrou-se que no decorrer da gestação há um decréscimo da expressão do globosídeo pela camada vilosa do trofoblasto placentário, o que explicaria a diminuição da morbimortalidade pela infecção do eritrovírus durante o curso da gestação[13].

Outro fator que contribui para essa diminuição é a transferência de anticorpos maternos que se inicia após a 25ª semana de gestação[13].

Prevalência

A incidência de infecção pelo eritrovírus mostra uma variação sazonal. Em clima temperado é mais frequente no final do inverno, na primavera e em muitos casos perdura até o início do verão. As taxas de infecção podem também aumentar a cada três ou quatro anos[14]. Surtos de infecção pelo eritrovírus em climas temperados foram mais comuns no final do inverno e na primavera, embora haja casos registrados em outros meses[15]. O vírus é de distribuição universal.

Em um estudo realizado no Brasil, no Estado do Rio de Janeiro, foi relatada a presença de 92,4% dos casos durante essa mesma época[16]. Os resultados foram similares a esse em um estudo realizado com indivíduos do estado do Espírito Santo e em outro estudo, também no Estado do Rio de Janeiro[17].

A prevalência de anticorpos IgG contra o eritrovírus é de 2 a 15% em crianças, 30 a 60% em adultos e 85% em idosos com mais de 70 anos de idade[8,18].

Em 2005, Figueiredo et al.[19] mostraram uma frequência de 17% de positividade da IgM contra o eritrovírus no Estado do Amazonas. No Estado do Rio de Janeiro (2002), Oliveira et al.[16] demonstraram que a frequência de IgM positiva para o eritrovírus era de 31,8% em amostra de sangue periférico. Esse estudo demonstrou clara variação sazonal, a infecção foi mais frequente no inverno e primavera, 92% dos casos ocorridos no segundo semestre do estudo (entre os meses de julho e dezembro).

Em 2003, em estudo soroepidemiológico, realizado na cidade de Ribeirão Preto, foi revelada a prevalência de 72,5% do eritrovírus em gestantes[20].

Utilizando a técnica de PCR, um estudo em Petersburgo na Flórida demonstrou 18% de frequência do vírus em mulheres com hidropisia fetal não imune.

Em termos gerais, pela análise dos dados, cerca de 35-45% das mulheres em idade fértil são suscetíveis à infecção, não apresentando níveis detectáveis de anticorpos IgG protetora. A incidência atinge níveis de 1-2% nos períodos endêmicos, podendo chegar a 10% nos períodos de surtos epidêmicos[21,22].

TRANSMISSÃO

O eritrovírus pode ser transmitido pela via respiratória ou por transmissão vertical[3]. Também pode ser encontrado em amostras de soro, embora a viremia seja rara. O vírus pode ser transmitido também por sangue ou pelos componentes sanguíneos.

Em um estudo com voluntários, foi realizada a inoculação nasal do eritrovírus em doadores de sangue saudáveis. Anticorpos da classe IgM contra o eritrovírus foram detectados cerca de 10 a 14 dias após a inoculação e puderam ser encontrados em amostras de soro por diversos meses após a exposição. Os anticorpos IgG contra o eritrovírus também aparecem duas semanas após a infecção e podem persistir por toda a vida. Esse fato se constitui em evidência de que a via respiratória está associada ao mecanismo de transmissão[5].

MANIFESTAÇÕES CLÍNICAS

A doença apresenta um período inicial prodrômico com a febre baixa, coriza e mal-estar e resolução em cerca de 3-5 dias. Após 1 a 3 dias retorno da febre discreta, acompanhada do exantema e sintomas como artralgia e cefaleia. Em mulheres, o quadro articular pode mimetizar outras doenças reumatológicas, como artrite reumatoide, mas a maioria dos casos são oligo ou assintomáticos.

As gestantes infectadas apresentam o pico da viremia por volta do sétimo dia da doença e as manifestações habituais, como exantema, febre baixa, astenia, artralgia, usualmente se tornam significativas 10-14 dias após a infecção, período que coincide com o surgimento de títulos de IgM no soro. Essa janela imunológica cria dificuldades diagnósticas significativas, o que nos casos das gestantes pode vir a ser crucial.

A figura 3.124 mostra os achados clínicos, sorologia e DNA viral em dias e meses[5,23].

Na gestação, a infecção é associada com morte fetal, hidropisia fetal não imune, manifestações neurológicas e até mesmo infecções assintomáticas. A gravidade da doença fetal depende da idade gestacional, da virulência, dos danos placentários e da intensidade da doença materna.

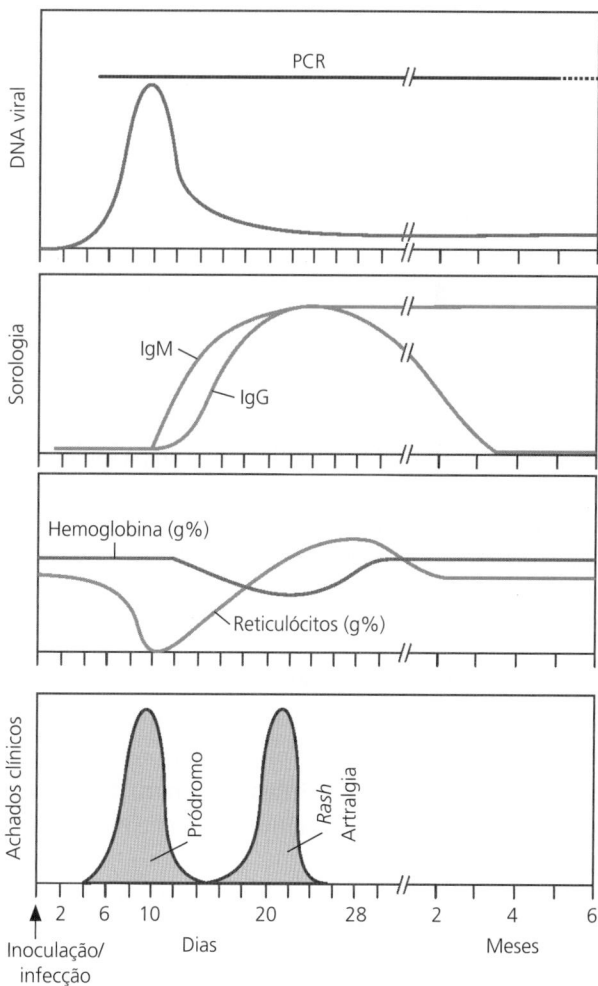

Figura 3.124 – Achados clínicos, sorologia e DNA viral[5,23].

Óbito fetal

A maioria dos relatos descritos ocorre entre a 20ª e 24ª semana de gestação, porém casos tão precoces quanto 10ª semana e tão tardios quanto a 41ª emana já foram relatados.

Um estudo com o acompanhamento de 40.050 gestantes permitiu verificar risco aumentado de perda fetal em 71% após a infecção pelo eritrovírus no primeiro trimestre gestacional. Os estudos sugeriram também que a infecção materna sintomática está mais relacionada a óbito fetal do que as infecções assintomáticas[24].

Hidropisia fetal não imune

O risco observado da hidropisia fetal varia de 3,9 a 7,1%, sendo maior quando a infecção materna ocorre entre a 13ª e 20ª semana gestacional.

O pico de incidência da hidropisia é entre a 17ª e a 24ª semana de gestação[13]. O feto acometido pelo B19 apresenta sinais de hidropisia visualizáveis pela ultrassonografia, tais como ascite, cardiomegalia e derrame pericárdico. Nos estados avançados, é possível constatar, pelo exame, edema generalizado e espessamento placentário, este último responsável por uma síndrome clínica materna, pré-eclâmpsia-símile, com edema de membros, hipertensão, proteinúria e anemia materna acentuada. Essa "síndrome espelho" recebe esse nome pela semelhança entre os sintomas maternos e fetais[22].

Os mecanismos subjacentes da sintomatologia fetal são consequência da anemia grave, levando assim à insuficiência cardíaca de alto débito.

A hidropisia fetal não imune é mais frequente durante a etapa hepática da hematopoiese fetal, correspondendo ao período entre a 8ª e 20ª semana de gestação. Nesse estágio da hematopoiese, a meia-vida dos eritrócitos circulantes é menor em comparação com os eritrócitos dos estágios posteriores provenientes da etapa esplênica e medular[25]. Nessa etapa, o feto é extremamente vulnerável ao adoecimento. O intervalo médio da infecção para o desenvolvimento da hidropisia, se não houver intervenção, varia em até seis semanas.

Manifestações neurológicas

Poucos casos de encefalopatia e de comprometimento grave do sistema nervoso central posteriores a uma infecção intrauterina pelo eritrovírus foram descritos, e apenas três casos de encefalite/meningite neonatal foram relatados[26].

A baixa frequência de complicações neurológicas sugere que essa é uma complicação incomum. O eritrovírus também foi relacionado com acidente vascular encefálico pediátrico[27], sendo demonstrados nos estudos calcificações perivasculares presentes no córtex cerebral, gânglios da base, tálamo e lâmina germinativa. Na substância branca, células gliais multinucleadas reativas foram observadas.

Testes moleculares com presença de DNA do B19 detectado nas células da glia e endotélio sugerem que as veias fetais imaturas permitem a infecção pelo eritrovírus levando a alterações inflamatórias perivasculares posteriores.

Outras complicações neonatais

Lesões ósseas em radiografias de recém-nascidos, periostite, desmineralização cortical, usualmente na região metafisária e diafisária dos ossos longos, são inespecíficas, porém atribuídas a infecções congênitas pelo *Treponema pallidum*, rubéola, *Toxoplasma gondii*, citomegalovírus e vírus herpes simples, assim como infecção intrauterina pelo eritrovírus. Portanto, investigação de acometimento ósseo pós-natal também é recomendada em casos de infecção gestacional documentada. Outros casos documentados, porém mais raros, incluem hipoplasia de parede abdominal, alterações de metilação do DNA e consequente leucemia linfoblástica aguda na infância[28].

DIAGNÓSTICO

Testes sorológicos

O exame sorológico materno é o primeiro e mais útil teste realizado, devendo ser solicitado o mais precocemente possível diante da suspeita da infecção pelo eritrovírus na gestação (ver Fig. 3.125). Os anticorpos IgG e IgM são detectados mais frequentemente por ELISA[29]. Os anticorpos IgM específicos tornam-se detectados no soro materno com cerca de 7-10 dias após a infecção, com pico em torno do 10-14 dias e decréscimo rápido nos próximos 2-3 meses[5]. Os anticorpos IgG aumentam lentamente e atingem o pico após 4 semanas da infecção. Uma vez sabendo dessa dinâmica pode-se inferir que a comparação dos títulos de IgG e IgM pode prover uma indicação a respeito da fase na qual a infecção se encontra. Se *os títulos de IgM excedem os de IgG, pode-se inferir que a infecção ocorreu há menos de um mês*, portanto, provavelmente, a carga viral é alta, bem como o risco de complicações fetais[29].

Dois pontos a serem considerados são os fatos de que, uma vez que os títulos de IgM começam a ser detectados cerca de 7 dias após a infecção, tem-se nesse período uma janela imunológica importante para a transmissão fetal. Outro ponto é que, em infecções pouco mais tardias, pode-se evidenciar título de IgM baixo ou mesmo indetectável. No entanto, nesse período o risco da hidropisia é alto, já podendo estar manifestando-se. Nesses casos, o PCR-DNA é fundamental para o auxílio diagnóstico.

Detecção do DNA viral PCR

Método extremamente sensível, com a maioria das metodologias empregadas capazes de detectar DNA viral presente entre 1 e 100 cópias/mL. É o método de escolha para o diagnóstico de infecção em indivíduos imunocomprometidos, bem como para o diagnóstico de infecção fetal.

A ressalva ao método a ser feita é que níveis baixos de DNA podem persistir anos após a infecção aguda, sendo um fator confundidor.

Medidas de ultrassonografia

A ultrassonografia é o exame fetal inicial a ser solicitado na prática clínica quando se tem infecção materna documentada ou suspeita. Seu uso é extremamente valioso para a detecção da hidropisia e consequentemente de anemia.

Nos fetos anêmicos, o fluxo sanguíneo encontra-se hiperdinâmico, como resultado de um aumento do débito cardíaco e redução da viscosidade sanguínea.

O fluxo sanguíneo na artéria cerebral média é o primeiro a responder à anemia devido à resposta tecidual do cérebro. O aumento da velocidade de pico sistólico da artéria cerebral média é uma medida extremamente sensível para identificar a anemia. O tempo para a indicação de tratamento da anemia fetal e consequente prevenção da hidropisia pode ser determinado pela medida da velocidade do pico de fluxo[30,31].

Hidropisia fetal é o acúmulo de fluido em ao menos dois compartimentos fetais, facilmente diagnosticado pela ultrassonografia. A hidropisia causada pela anemia manifesta-se inicialmente por ascite, com aumento e espessamento do coração fetal. Sem tratamento, o acúmulo líquido progride com edema de pele, derrame pericárdico e edema de placenta. O derrame pleural em geral é tardio. Alterações no volume do líquido amniótico são infrequentes.

TRATAMENTO

Transfusão intrauterina

O manejo da infecção com a transfusão intrauterina pode corrigir a anemia fetal e reduzir significativamente a mortalidade fetal pelo eritrovírus. Na maioria dos casos, apenas uma transfusão é suficiente para a recuperação fetal. Transfusões sucessivas podem ser necessárias em casos de fetos hidrópicos, podendo levar semanas até que os sinais de hidropisia desapareçam[22].

Casos raros de resolução espontânea da hidropisia já foram descritos, levando a questionamento sobre o tempo e a indicação da transfusão.

Apenas a amostra de sangue fetal pode determinar níveis de hemoglobina e reticulócitos fetais, o que pode auxiliar no diagnóstico do momento da fase infecciosa, se aguda ou em resolução. No entanto, a maioria dos especialistas opta pela transfusão se os parâmetros fetais demonstram anemia, independente da fase da infecção em que se encontra. Pela raridade da doença e pelos riscos de um protocolo randomizado, dificilmente estudos controlados serão conduzidos para a definição de condutas.

A figura 3.125 mostra um algoritmo de manejo da infecção por eritrovírus na gestação.

Manejo da infecção intrauterina

Grávidas expostas ou com sintomatologia suspeita da infecção pelo eritrovírus devem ser avaliadas sorologicamente quanto à infecção, determinando seu padrão sorológico de IgG e IgM específicas.

Se a gestante é imune ao B19, IgG positiva e IgM negativa, ela pode ser aconselhada que a exposição recente não trará riscos para sua gestação atual.

Se não houver registro de imunidade ao vírus, nova sorologia deve ser solicitada após cerca de uma a duas semanas para se descartar o risco da janela imunológica. Em caso de não haver soroconversão, ela pode ser orientada quanto ao risco à exposição e aconselhada.

Se a mulher tiver sido infectada, com documentação por meio de IgM positiva, o feto deve ser monitorizado para o risco de anemia e hidropisia por meio de ultrassonografia semanal, incluindo na análise a mensuração da velocidade do pico de fluxo da artéria cerebral média, por cerca de 10-12 semanas após a exposição.

Se o feto desenvolve anemia ou hidropisia, a transfusão intrauterina deve ser considerada. Amostras de sangue fetal devem ser obtidas no momento da transfusão, solicitar PCR-DNA B19 e mensuração dos níveis de hemoglobina e reticulócitos fetais.

Se o feto estiver no termo, o parto deve ser considerado[15]. No caso de hidropisia, a transfusão intrauterina deve ser preferível mesmo perto do termo, uma vez que a recuperação intrauterina é benéfica, além do fato de que recém-nascidos hidrópicos apresentam problemas respiratórios graves[22].

PROGNÓSTICO

Crianças que sobreviveram à infecção por eritrovírus B19, mesmo aquelas que necessitaram de transfusão intrauterina para a correção de anemia ou hidropisia, apresentam bom desenvolvimento neuropsicomotor[32].

PREVENÇÃO

Uma vez que a infecção materna ocorre muitas vezes antes mesmo de o contato apresentar qualquer sintoma clínico suspeito e o fato de que cerca de 20% das crianças

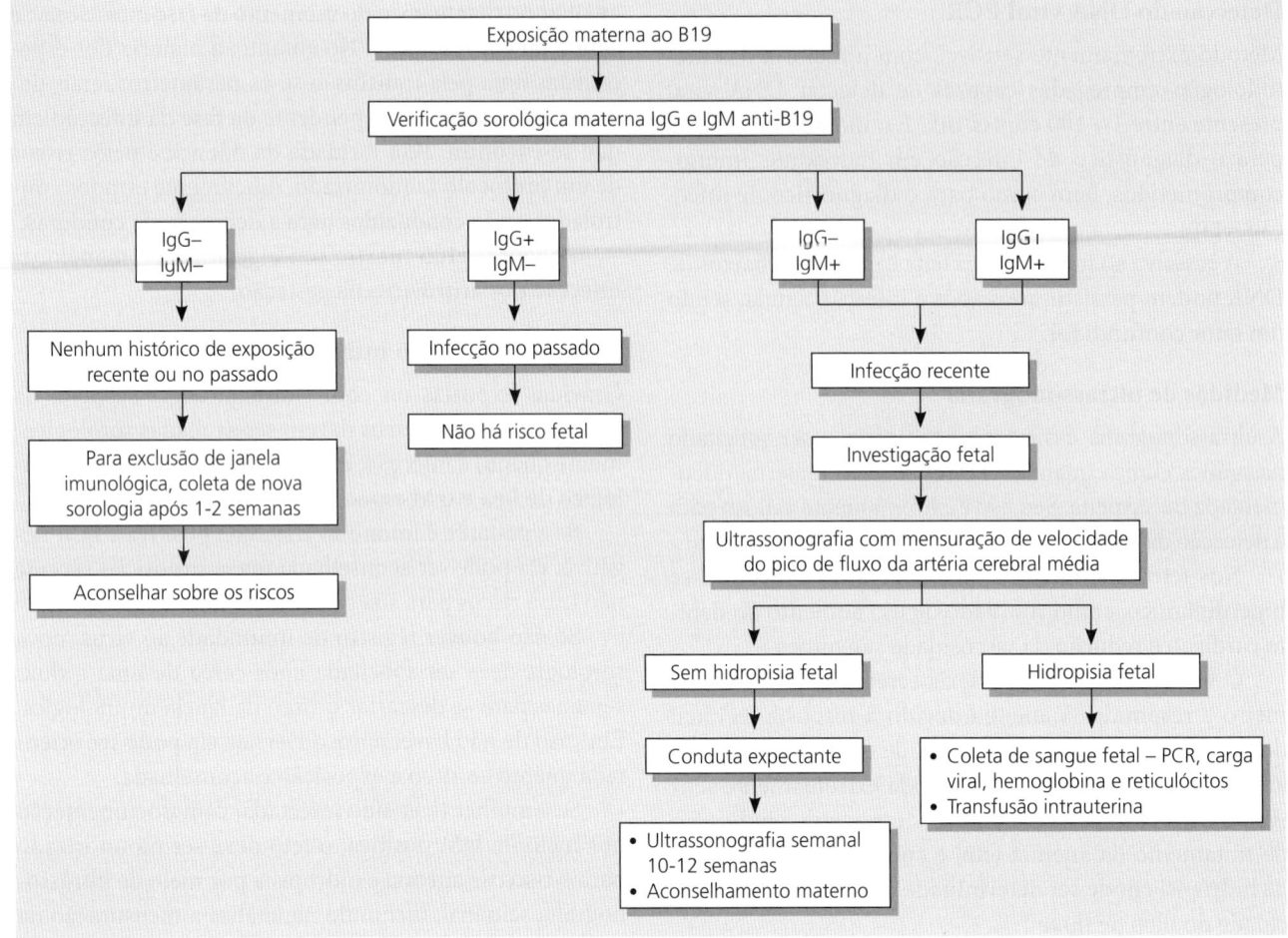

Figura 3.125 – Algoritmo de manejo da infecção por eritrovírus na gestação[22].

que adoecem serem assintomáticas, não existe nenhuma estratégia racional para evitar a exposição das gestantes à infecção.

Excluir as gestantes de risco de seus locais de trabalho em períodos endêmicos também é contraindicado, uma vez que o risco ocupacional é o mesmo que na comunidade ou em domicílio.

O aconselhamento deve ser dado às gestantes soronegativas cuja profissão seja de risco de infecção, no caso, professoras e cuidadoras. No entanto, para tais medidas necessita-se de uma política de busca ativa, por meio de mensuração sorológica de todas as gestantes, dependendo assim de medidas políticas para sua prática.

Não se faz isolamento da gestante nem do recém-nascido que adoeceram do eritrovírus.

A vacina, composta de capsídeos recombinantes VP1 e VP2, vem sendo testada e até o momento se mostrou segura e imunogênica em voluntários humanos, podendo ser um método altamente efetivo para a prevenção da infecção. No entanto, dúvidas existem devido ao custo-efetividade dessa estratégia na população geral[22].

REFERÊNCIAS

1. Cossart YE, Field AM, Cant B, Widdows D. Parvovirus-like particles in human sera. Lancet. 1975;1(7898):72-3.
2. Cruz AS, Serpa MJ, Barth OM, Nascimento JP. Detection of the human parvovirus B19 in a blood donor plasma in Rio de Janeiro. Mem Inst Oswaldo Cruz. 1989;84(2):279-80.
3. Brown T, Anand A, Ritchie LD, Clewley JP, Reid TM. Intrauterine parvovirus infection associated with hydrops fetalis. Lancet. 1984; 2(8410):1033-4.
4. Freitas RB. Molecular characterization of the human erythrovirus B19 in the Amazon region [tese]. Universidade de São Paulo. Instituto de Ciências Biomédicas. Departamento de Microbiologia; 2008.
5. Anderson MJ, Higgins PG, Davis LR, Willman JS, Jones SE, Kidd IM, et al. Experimental parvoviral infection in humans. J Infect Dis.1985;152(2):257-65.
6. Hokynar K, Söderlund-Venermo M, Pesonen A, Ranki O, Kiviluoto EK, Hedman K. A new parvovirus genotype persistent in human skin. Virology. 2002;302(2):224-8.
7. Brown KE, Young NS. Parvoviruses and bone marrow failure. Stem Cells. 1996;14(2):151-63.
8. Heegaard ED, Brown KE. Human parvovirus B19. Clin Microbiol Rev. 2002;15(3):485-505.
9. Kaikkonen L, Soderlund-Venermo M, Brunstein J, Schou O, Panum Jensen I, Rousseau S, et al. Diagnosis of human parvovirus B19 infections by detection of epitope-type-specific VP2 IgG. J Med Virol. 2001; 64(3):360-5.

10. Sanaboni S, Neto WK, Pereio J, Sabino FC. Sequence variability of human erythrovirus presente in bone marrow of Brazilian patients with various parvovirus B19 related hematological symptoms. J Clin Microbiol. 2006;44(2):604-6.

11. Carper EK, GJ Kurtzman. Human parvovirus B19 infection. Curr Opin Hematol. 1996;3(2):111-7.

12. Liu JM, Green SW, Shimada T, Young NS. A block in full-length transcript maturation in cells nonpermissive for B19 parvovirus. J Virol. 1992;66(8):4686-92.

13. Enders M, Weidner A, Enders G. Current epidemiological aspects of human parvovirus B19 infection during pregnancy and childhood in the western part of Germany. Epidemiol Infect. 2007;135(1): 563-9.

14. Koch WC, Adler SP. Detection of human parvovirus B19 DNA by using the polymerase chain reaction. J Clin Microbiol. 1990;28(1): 65-9.

15. Cohen BJ, Kumar S. Parvovirus B19 infection in pregnancy. Fetal Matern Med Rev. 2005;16(2):123-50.

16. Oliveira SA, Camalho LAB, Pereira ACM, Faillace TF, Setúbal S, Nascimento JP. Clinical and epidemiological aspects of human parvovirus B19 in an urban area in Brazil. Mem Inst Oswaldo Cruz. 2002;97(7):965-70.

17. Cubel RCN, Siqueira MM, Santos EO, Pires MF, Cruz CMF, Nascimento JP. Human parvovirus B19 infections among exanthematic diseases notified as measles. Rev Soc Med Trop. 1997;30(1):15-20.

18. Heegaard ED, Jensen I, Christensen J. Novel PCR assay for differential detection and screening of erythrovirus B19 and erythrovirus V9. J Med Virol. 2001;65(2): 362-7.

19. Figueiredo RM, Lima ML, Almeida TM, Bastos S. Occurrence of parvovirus B19 in Manaus, AM. Rev Soc Bras Med Trop. 2005;38(5):396-8.

20. Gonçalves CV, Duarte G, Marcolin AC, Quintana SM, Covas DT, Costa JSD. Avaliação longitudinal da infecção por parvovirus B19 entre gestantes em Ribeirão Preto, SP, Brasil. Rev Bras Ginecol Obst. 2003;25(5):317-21.

21. Dembinski J, Eis-Hübinger AM, Maar J, Schild R, Bartman P. Long term follow up of serostatus after maternofetal parvovirus B19 infection. Arch Dis Child. 2003;88(3):219-21.

22. de Jong EP, Haan TR, Kroes ACM, Beersma MFC, Oepkes D, Walther FJ. Parvovirs B19 infection in pregnancy. J Clin Virol. 2006;36(1):1-7.

23. Patou G, Pillay D, Myint S, Pattison J. Characterization of a nested polymerase chain reaction assay for detection of parvovirus B19. J Clin Microbiol. 1993;31:540-6.

24. Jonathan L, Jensen AKV, Bager P, Pedersen CB, Panum Inge, Pdersen BN, et al. Parvovirs B19 infection in the first trimester of pregnancy and risk of fetal loss: a population-based case-control study. Am J Epidemiol. 2012;176 (9): 803-7.

25. Chisaka H, Morita E, Yaegashi N, Sugamura K. Parvovirus B19 and the pathogenesis of anemia. Rev Med Virol. 2003;13(6): 347-59.

26. Kerr JR, Barah F, Chiswick ML, McDonnell GV, Smith J, Chapman MD, et al. Evidence for the role of demyelination, HLA-DR alleles, and cytokines in the pathogenesis of parvovirus B19 meningoencephalitis and its sequelae. J Neurol Neurosurg Psychiatr. 2002;73(6): 739-46.

27. Mandrioli J, Portolani M, Cortelli P, Sola P. Middle cerebral artery thrombosis in course of parvovirus B19 infection in a young adult: a new risk factor for stroke? J Neurovirol. 2004;10(1):71-4.

28. Vasconcelos GM, Christensen BC, Housemann EA, Xiao J, Marsit CJ, Wiencke JK, et al. History of parvovirus B19 infection is associated with a DNA methylation signature in childhood acute lymphoblastic leukemia. Epigenetics. 2011; 6(12):1436-43.

29. Beersma MFC, Claas ECJ, Sopaheluakan T, Kroes ACM. Parvovirus B19 viral loads in relation to VP1 and VP2 antibody responses in diagnostic blood samples. J Clin Virol. 2005;34(1):71-5.

30. Cosmi E, Mari G, Delle Chiaie L, Detti L, Akiyama M, Murphy J, et al. Noninvasive diagnosis by Doppler ultrasonography of fetal anemia resulting from parvovirus infection. Am J Obstet Gynecol. 2002;187(5):1290-3.

31. Delle Chaie L, Buck G, Grab D, Terinde R. Prediction of fetal anemia with Doppler measurement of the middle cerebral artery peak systolic velocity in pregnancies complicated by maternal blood group alloimmunization or parvovirus B19 infection. Ultrasound Obstet Gynecol. 2001;18(3):232-6.

32. Dembinsk J, Haverkamp F, Maara H, Hansmann M, Eis-Hubinger AM, Bartmann P. Neurodevelopmental outcome after intrauterine red cell transfusion for parvovirus B19 induced fetal hydropsis. BJOG. 2002;109(11):1232-4.

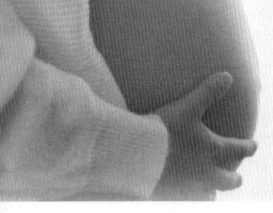

CAPÍTULO 4

Nutrição na Gestação e na Lactação

Anne Lise Dias Brasil
Barbara Bueno de Moraes

NUTRIÇÃO NA GESTAÇÃO

Melhorar a saúde materna e diminuir a mortalidade infantil até 2015 são algumas das Metas de Desenvolvimento do Milênio estabelecidas pela Organização Mundial da Saúde (OMS). Para cumpri-las duas estratégias precisam ser desenvolvidas: reduzir a mortalidade materna e tornar universalmente acessível os serviços de saúde obstétricos. Entretanto, essas são umas das metas mais difíceis de serem alcançadas, principalmente entre os países menos desenvolvidos e com populações mais vulneráveis[1].

No Brasil, vem ocorrendo aumento no número de consultas de pré-natal por mulher que realiza o parto no Sistema Único de Saúde, partindo de 1,2 consulta por parto em 1995, para 5,45 consultas em 2005. Apesar da ampliação na cobertura, alguns dados demonstram o comprometimento da qualidade dessa atenção, tais como a incidência de sífilis congênita e a hipertensão arterial ainda ser a causa mais frequente de morte materna no Brasil[2].

Do total de mortes de crianças menores de 1 ano, 52% ocorrem no período neonatal, sendo que grande parte delas está associada à falta de atenção à gestação, ao parto e ao puerpério[2].

A assistência pré-natal tem como um de seus principais objetivos assegurar a evolução da gravidez, por meio da identificação precoce de situações de risco, com vistas a prevenir complicações e preparar a mulher para um parto, puerpério e lactação normais, além de garantir condições adequadas ao concepto[2].

Os efeitos benéficos do pré-natal estão provavelmente relacionados à combinação da melhora do estado nutricional materno, ao desencorajamento do uso de álcool, drogas e fumo, ao diagnóstico e tratamento de carências nutricionais específicas e de infecções, à orientação e aconselhamento sobre a saúde da gestante e da criança e à diminuição do estresse materno[2].

O estado nutricional materno é um importante aspecto de saúde e bem-estar antes e durante a gravidez.

A desnutrição na mulher contribui para 20% das mortes materna e é fator de risco importante para a prematuridade, mortalidade perinatal e recém-nascidos pequenos para a idade gestacional[3,4].

A estatura pequena materna aumenta o risco de complicações no parto, mortalidade materna, como também de asfixia ao nascimento, levando à morte neonatal[4].

O sobrepeso e a obesidade pré-gestacional têm sido relacionados a duas das principais causas de mortalidade materna: hipertensão arterial e *diabetes mellitus*, e também à lactação malsucedida, complicações da anestesia no parto, gestação prolongada, morbidade infecciosa materna, complicações no parto e mortes fetal e neonatal[4].

Além do peso materno, o estado nutricional de micronutrientes materno também está implicado nas consequências da gestação. O efeito do uso do ácido fólico durante a gravidez está amplamente comprovado na prevenção dos defeitos do tubo neural. Embora a deficiência de ferro esteja comprovadamente ligada à mortalidade materna, ainda há no mundo 40% de mulheres anêmicas. Outros nutrientes, como o zinco e o cálcio, têm sido comprovados como sendo importantes tanto para a mãe como para o feto, quando suplementados durante a gravidez. A suplementação de micronutrientes e vitaminas tem sido usada como estratégia para melhorar o estado nutricional de mães que são desnutridas cronicamente[4].

Dessa forma, intervenções na evolução da gravidez, como o diagnóstico e o acompanhamento do estado nutricional materno, e correções de deficiências nutricionais específicas durante o pré-natal contribuem para a diminuição das morbidade e mortalidade perinatais e neonatais.

Avaliação nutricional na gestação

É amplamente reconhecido que o estado nutricional materno, antes da gravidez e durante o período gestacional, constitui um determinante crítico para os resultados da gravidez tanto para a mãe como para o concepto.

Tanto o ganho de peso excessivo na gestação, como a inadequação do estado nutricional pré-gestacional constituem problemas de saúde pública, pois favorecem o surgimento de intercorrências na gravidez e influenciam as condições de saúde materna e da criança, no período pós-parto[5].

Ações no período gestacional que permitam o diagnóstico de condições nutricionais da mulher, a recuperação nutricional das mulheres desnutridas, o controle do ganho de peso das mães com sobrepeso ou obesas, enfim, a monitorização adequada do ganho de peso materno podem diminuir consideravelmente os riscos maternos e do recém-nascido[6].

Os estudos evidenciam que os fatores nutricionais da mãe, incluindo altura, peso pré-gestacional e ganho de peso durante a gestação são os principais determinantes do peso da criança ao nascimento, demonstrando que há importante correlação biológica entre indicadores antropométricos e resultado fetal[7].

O processo de transição nutricional no Brasil, ainda em curso, revela um quadro no qual se observam duas situações socialmente distintas: a persistência do baixo peso, apesar do seu declínio, ao lado do avanço do excesso de peso[8].

Estudos mostram que a maioria das gestantes atendidas nos serviços de saúde pública no Brasil está fora do ganho de peso adequado, seguindo a tendência mundial. No entanto, o Brasil enfrenta uma realidade que, apesar do aumento da obesidade, ainda se observa a presença de baixo peso em todos os extratos da população, inclusive entre as gestantes[8].

A obesidade na gestação pode estar associada a inúmeras e graves complicações como *diabetes mellitus* gestacional, pré-eclâmpsia e eclâmpsia, hipertensão arterial, parto cirúrgico e mortalidade materna, e 80% dessa frequência está associada à anestesia. As complicações fetais e neonatais são variadas e incluem macrossomia fetal, prematuridade, morte perinatal, defeitos congênitos, natimortos e aumento da admissão na UTI (unidade de tratamento intensivo)[9-11].

Nos últimos anos têm aumentado as pesquisas sugerindo que o ambiente intrauterino pode ter grande influência no desenvolvimento de obesidade mais tardiamente[12]. Lau et al.[13] referem que esses achados devem ser interpretados com cautela, pois existem alguns fatores de confusão como as características familiares como genéticas e estilos de vida materna e da criança.

O baixo peso materno também aumenta os riscos da gestação tanto para a mãe quanto para a criança, entre os quais estão restrição do crescimento intrauterino, prematuridade, pré-eclâmpsia e síndrome da membrana hialina[6,14]. Além dos riscos de curto e médio prazo, crianças com restrição do crescimento durante a gravidez têm risco maior de desenvolver doenças crônicas na vida adulta[8].

Dessa forma, a avaliação e a monitorização do estado nutricional materno devem fazer parte das ações básicas de rotina do pré-natal e têm como objetivo identificar as gestantes sob risco nutricional (baixo peso, sobrepeso ou obesa) no início da gestação, detectar as gestantes com ganho de peso insuficiente ou excessivo conforme a idade gestacional e orientar a conduta direcionada para cada caso, promovendo estado nutricional adequado e menores riscos para mãe e o feto[8].

Altura materna – como outros parâmetros antropométricos, a altura materna tem sido utilizada para avaliar o risco de baixo peso ao nascer, de mortalidades perinatal, neonatal e infantil, além de ser aceita como indicador clínico de complicações obstétricas, particularmente risco de parto prolongado e desproporção cefalopélvica. É um indicador que, exceto na adolescência, requer apenas uma medição em qualquer momento da vida reprodutiva da mulher[15]. No Brasil, o ponto de corte mais utilizado é de 150cm para a estatura materna, abaixo do qual se observam maiores riscos[16].

Ganho de peso materno – Diferindo da altura e do peso pré-gestacional, o ganho de peso materno deve ser monitorizado durante a assistência pré-natal, possibilitando a recuperação nutricional de gestantes desnutridas e a diminuição considerável do risco de nascimento de crianças com baixo peso. Também no caso de gestantes com sobrepeso ou obesidade, poderá ser controlado o ganho de peso, com diminuição da morbimortalidade perinatal[6].

Mesmo as mulheres que iniciam a gestação com índice de massa corporal (IMC) adequado, quando ganham peso além do recomendado, podem apresentar riscos semelhantes aos observados nas obesas e com sobrepeso[17].

De acordo com a Organização Mundial da Saúde (OMS), a monitorização do ganho ponderal durante a gestação é um procedimento de baixo custo e de grande utilidade para o estabelecimento de intervenções nutricionais, visando à redução de riscos maternos e fetais[18].

O Instituto de Medicina dos Estados Unidos (IOM-EUA), a OMS, o Ministério da Saúde do Brasil reconhecem o peso pré-gestacional como um dos principais determinantes do ganho ponderal, sugerindo que o ganho de peso ideal seja avaliado em função do estado nutricional inicial da gestante[6,9].

Diante do aumento da prevalência de sobrepeso e obesidade nas mulheres em idade reprodutiva, as recomendações do IOM-EUA[19] foram revisadas em 2009, principalmente para a redução do ganho de peso entre aquelas que iniciavam a gestação com IMC maior ou igual a 30kg/m² e aumento de ganho de peso recomendado para aquelas que iniciavam a gestação desnutridas. Foi baseado nas categorias de IMC da OMS[19]. Assim, mulheres que apresentam baixo peso devem ter ganho ponderal de 12,5 a 18kg; gestantes de peso adequado de 11,5 a 16kg; mulheres com sobrepeso de 7 a 11kg; e gestantes obesas devem apresentar ganho menor ou igual a 7kg[20].

Ressalta-se que essa recomendação não é específica para as gestantes adolescentes, sendo necessário acompanhá-las de acordo com as especificidades inerentes ao grupo etário, em particular no que se refere à idade da menarca. As adolescentes que engravidam com menos de 2 anos da menarca devem ser acompanhadas como sendo risco nutricional e ter maior reforço na orientação nutricional e número de consultas pré-natal. Nesses casos, o mais importante é acompanhar o traçado da curva de ganho de peso, que deverá ser ascendente[2].

Várias curvas para a avaliação do ganho de peso gestacional foram propostas, principalmente a partir de 1980, na tentativa de melhorar o desempenho maternoinfantil.

O instrumento desenvolvido por Atalah et al.[21] foi recomendado pelo Ministério da Saúde em 2004 e tem como finalidade diminuir os riscos nutricionais maternos e para o feto. Sua elaboração está baseada em fatos epidemiológicos como redução da desnutrição materna e baixo peso ao nascimento e do aumento da prevalência da obesidade materna. Correlaciona o IMC materno por idade gestacional[8]. O acompanhamento do IMC por semana gestacional tem sido utilizado em conjunto com as recomendações para ganho de peso gestacional proposto pelo IOM-USA[22] (Quadro 4.1).

Como maior peso ao nascimento significa menor risco para o feto, as recomendações atuais sobre o ganho de peso durante a gestação são maiores para as mulheres de mais baixo peso do que para as de peso normal e menores para as com estatura menor que 150cm ou mulheres obesas e com sobrepeso. Essas recomendações foram propostas reconhecendo a necessidade de equilibrar os benefícios de maior crescimento fetal com os riscos de complicações durante o parto e de retenção de peso materno no puerpério.

Quadro 4.1 – Ganho ponderal (em kg) materno recomendado durante a gestação de acordo com o estado nutricional pré-gestacional.

Estado nutricional (IMC)	Ganho de peso total (kg) no 1º trimestre	Ganho de peso total (kg) no 2º e 3º trimestres	Ganho de peso total (kg)
Baixo peso < 18,5	2,3	0,5	12,5-18,0
Adequado 18,5-24,9	1,6	0,4	11,5-16,0
Sobrepeso 25,0-29,9	09	0,3	7,0-11,5
Obesidade ≥ 30,0	–	0,3	7,0

Os limites de ganho de peso desejáveis em cada categoria da relação peso/estatura[2] pré-gestacional são associados a nascimentos de fetos a termo com peso entre 3 e 4kg[7].

Pela curva de Atalah, o peso da gestante é acompanhado durante o seguimento pré-natal e intervenções nutricionais podem ser propostas mediante a verificação de tendências crescentes ou decrescentes da curva de ganho de peso da gestante[23].

O ganho de peso gestacional é resultante das modificações estruturais e funcionais que ocorrem na mulher para suprir as demandas nutricionais maternofetais. O ganho ponderal fisiológico em uma gestação normal, portanto, corresponde ao crescimento fetal, líquido amniótico, placenta, útero, tecido mamário e volume sanguíneo aumentados, bem como ao acúmulo variável de líquido e tecido adiposo[8].

O depósito variável de tecido adiposo durante a gestação ocorre em função dos fatores genéticos, nutricionais, sociodemográficos e comportamentais. São esses fatores, portanto, que determinarão, em última instância, o ganho de peso gestacional e suas consequências gestacionais e neonatais. A relação, no entanto, entre os fatores determinantes e o ganho ponderal varia de acordo com o trimestre gestacional[8].

Os fatores pré-gestacionais ou demográficos (idade, etnia, educação, paridade, altura, IMC, diabetes e hipertensão), as condições de saúde gestacional (cérvix incompetente, placenta prévia, descolamento prematuro da placenta, trabalho de parto prematuro, náuseas frequentes, diabetes e hipertensão gestacionais) e os fatores gestacionais modificáveis (ingestão calórica, exercício físico, tabagismo e orientação sobre ganho de peso adequado segundo o IOM) contribuem igualmente para o risco de ganho de peso insuficiente na gestação. Por outro lado, para o ganho de peso excessivo, os fatores pré-gestacionais contribuem em 74%, substancialmente mais do que as condições de saúde gestacional e os fatores gestacionais modificáveis[8].

Entre as investigações sobre determinantes do ganho de peso gestacional, talvez sejam os fatores nutricionais os mais claramente relacionados. É consenso que o IMC pré-gestacional está fortemente relacionado ao ganho de peso, sendo o maior preditor no segundo trimestre gestacional. Gestantes com IMC baixo ou ideal ganham peso mais rapidamente no segundo trimestre, enquanto as obesas ganham mais rapidamente no terceiro.

O ganho de peso gestacional durante o início e o meio da gestação parece ser mais determinante do peso do concepto do que o ganho de peso no final da gravidez, embora mais estudos sejam necessários para determinarem qual é o ponto crítico em que tem maior impacto sobre o peso da criança[13].

Os trabalhos clínicos de intervenção sugerem que o ganho de peso adequado durante a gestação pode ser alcançado por meio do monitorização, educação nutricional e aconselhamento nutricional individualizado, além do estímulo à atividade física[9,14,24].

A monitorização do ganho de peso deve ser realizada como parte do cuidado pré-natal[7].

As gestantes devem ser esclarecidas dos potenciais riscos de sua gravidez e do ganho de peso inadequado, além de serem acompanhadas por equipe multidisciplinar com obstetra, nutricionista, educador físico e outros especialistas, dependendo das complicações que estiverem presentes[13].

Peso materno pré-gestacional – a avaliação do peso pré-gestacional que permite caracterizar o estado nutricional materno pregresso tem sido recomendada para avaliar o risco de produtos adversos, determinar as recomendações de ganho de peso apropriado para mulheres com diferentes níveis de riscos nutricionais e orientar as intervenções nutricionais durante a gestação[23].

É ideal a obtenção do peso corporal da mulher antes do diagnóstico da gravidez. Diante da dificuldade de obtê-la na maioria dos casos, muitos estudos têm utilizado o peso pré-gestacional autorreferido. Esse dado tem-se mostrado válido para estimar o peso anterior à gravidez para a maioria das gestantes adultas e adolescentes[22].

O peso verificado precocemente na gravidez durante a primeira consulta pré-natal, quando essa ocorre logo no início da gestação, também pode ser utilizado.

O índice de massa corporal (IMC) ou índice de Quetelet tem sido reconhecido como o indicador que permite a melhor avaliação do estado nutricional materno e um dos mais importantes previsores do ganho de peso gestacional e seu impacto na saúde materna e da criança[19,23].

Um ponto importante discutido é que as mulheres com sobrepeso ou obesas, antes de tentar engravidar, devem ter acesso a métodos contraceptivos até alcançarem um peso saudável para iniciar uma gravidez de menor risco.

Necessidades e recomendações nutricionais

A determinação das necessidades nutricionais durante a gestação não é fácil. Nesse período ocorrem alterações metabólicas, hormonais, no volume plasmático e na função renal, visando proporcionar ambiente favorável para o desenvolvimento fetal[25].

Durante a gestação há aumento na demanda de energia, macro e micronutrientes[25]. As concentrações de nutrientes no sangue e plasma podem ser mais baixas pela expansão do volume plasmático, mesmo que as concentrações totais circulantes possam ter um aumento. Os perfis individuais são muito variáveis, mas, em geral, as concentrações dos nutrientes e metabólitos hidrossolúveis são menores nas gestantes do que nas não grávidas e os nutrientes e metabólitos lipossolúveis são similares em ambos os grupos[26].

As recomendações diárias para os nutrientes importantes durante a gestação podem ser observadas no quadro 4.2.

Energia – a gestação é um período em que as necessidades nutricionais estão aumentadas, pois envolve rápida divisão celular e desenvolvimento de novos tecidos e órgão, além de suprir as necessidades básicas e formar reservas energéticas para mãe e feto[30,31].

É difícil precisar a necessidade de energia porque ela varia de acordo com o peso pré-gestacional, quantidade e composição do ganho de peso, estágio da gravidez e nível de atividade física.

Para estimar as necessidades energéticas da gestante, é necessário avaliação nutricional individualizada e conhecimento do IMC pré-gestacional. Assim, há possibilidade de calcular o valor energético total (VET) diário, baseado na taxa de metabolismo basal (TMB) e no fator atividade (FA), com um acréscimo de 300kcal/dia a partir do 2º trimestre de gestação.

Tem-se:

$$VET = (TMB \times FA) + 300kcal \ (2^\circ \ e \ 3^\circ \ trimestres)$$

Onde:

TMB é calculada considerando idade e peso da gestante, uma vez que para gestantes eutróficas o peso adotado no cálculo deve ser o pré-gestacional, e para as de baixo peso, o peso desejável. No caso de gestantes com excesso de peso (sobrepeso ou obesas), sugere-se a utilização do peso pré-gestacional, a fim de evitar perda ponderal durante a gestação[32].

FA varia de acordo com o nível de atividade física da gestante.

A maioria das grávidas diminui seu ritmo de trabalho, reduzindo a energia gasta na atividade física.

É importante aconselhar a gestante a ingerir o suficiente para satisfazer seu apetite fisiológico e manter o ganho de peso adequado. A prática de exercício físico também deve ser considerada[33].

A recomendação de 300kcal de energia extra pode ser necessária no 1º trimestre gestacional, quando no início da gravidez as reservas corporais estão esgotadas[34].

Para gestantes gemelares, sugere-se um acréscimo maior de energia adicional, em torno de 450kcal/dia a partir do 2º trimestre de gestação[30].

O consumo excessivo de calorias também é um ponto preocupante durante a gestação. Ingestão de alimentos com baixa qualidade nutricional, ricos em gordura e açúcar, deve ser desencorajada, pois, assim como em outros grupos, as gestantes também são influenciadas pelas mudanças no padrão de alimentação da população brasileira urbana[35].

Quadro 4.2 – Recomendações nutricionais para mulheres nas diversas faixas etárias, na gestação e lactação, com base nas *Recommended Dietary Allowances* (RDA) e *Adequate Intakes* (AI) – *Dietary Reference Intakes* (DRIs)[27-29].

Nutrientes	Gestação			Lactação		
	14 a 18 anos	19 a 30 anos	31 a 50 anos	14 a 18 anos	19 a 30 anos	31 a 50 anos
Carboidratos (g/dia)	175	175	175	210	210	210
Proteínas (g/dia)	71	71	71	71	71	71
Gorduras (g/dia)	ND	ND	ND	ND	ND	ND
Vit A (µg)	750	770	770	1.200	1.300	1.300
Vit C (mg)	80	85	85	115	120	120
Vit D (µg)	15	15	15	15	15	15
Vit E (mg)	15	15	15	19	19	19
Vit K (µg)	75	90	90	75	90	90
Tiamina (mg)	1,4	1,4	1,4	1,4	1,4	1,4
Riboflavina (mg)	1,4	1,4	1,4	1,6	1,6	1,6
Niacina (mg)	18	18	18	17	17	17
Vit B_6 (mg)	1,9	1,9	1,9	2,0	2,0	2,0
Folato (µg)	600	600	600	500	500	500
Vit B_{12} (µg)	2,6	2,6	2,6	2,8	2,8	2,8
Cálcio (mg)	1.300	1.000	1.000	1.300	1.000	1.000
Iodo (µg)	220	220	220	290	290	290
Ferro (mg)	27	27	27	10	9	9
Magnésio (mg)	400	350	360	360	310	320
Fósforo (mg)	1.250	700	700	1.250	700	700
Selênio (µg)	60	60	60	70	70	70
Zinco (mg)	12	11	11	13	12	12
Potássio (g)	4,7	4,7	4,7	5,1	5,1	5,1

Proteína – a necessidade extra de proteína para suprir a síntese de tecidos maternos e fetais durante a gestação é incerta. A eficiência da utilização de proteína na gestante parece estar em torno de 70%; por essa razão o *National Research Council* propôs que a grávida deva consumir uma quantidade maior de proteína que a recomendada para a mulher adulta[34].

O consumo de proteína durante a gestação deve ser 50% ser de alto valor biológico[36]. A ingestão dietética recomendada (RDA) para proteína é de 71g/dia[28].

Vitaminas e minerais – a manutenção da saúde durante o curso da gravidez exige suprimentos adequados de vitaminas e minerais. Uma alimentação variada pode ser suficiente para que todas as recomendações nutricionais sejam supridas, mas nas situações em que a dieta é deficiente a suplementação de vitaminas e minerais pode ser benéfica.

O consumo inadequado de micronutrientes está associado a desfechos gestacionais desfavoráveis. Os micro-nutrientes que exigem maior atenção durante esse período são: cálcio, ferro, ácido fólico, zinco e vitaminas A, C e D[37].

Ácido fólico – as necessidades de ácido fólico aumentam durante a gravidez em resposta às necessidades da eritropoiese materna e do crescimento fetoplacentário. Nessa fase, a RDA de ácido fólico é de 600µg/dia, 200µg acima do recomendado para mulheres adultas.

O folato é necessário para a síntese do DNA e RNA e está relacionado com o aumento dos eritrócitos, crescimento da placenta e do feto[31].

Baixo nível de folato coloca o feto em risco de malformações congênitas, tais como espinha bífida e anencefalia. Segundo estudo realizado por Lundqvist et al.[38], a suplementação com ácido fólico é necessária mesmo em populações com acesso a alimentos-fonte.

Vitamina B_6 – A RDA para a vitamina B_6 durante a gravidez é de 1,9mg/dia, um acréscimo de 0,6mg na recomendação para mulheres adultas. Esse aumento deve-se à subsistência das necessidades adicionais associadas à síntese de aminoácidos não essenciais no crescimento e à síntese de niacina, dependente de vitamina B$_6$, a partir do triptofano.

A vitamina B$_6$ tem sido administrada no tratamento de náuseas de grande intensidade durante a gravidez. Apesar de esta vitamina catalisar uma série de reações que envolvem a produção de neurotransmissores, não se sabe se realmente é ela que determina o alívio dos sintomas[39].

Ácido ascórbico – uma porção extra de 5 a 10mg/dia de vitamina C é recomendada para as mulheres durante a gestação. A RDA varia de 80 a 85mg/dia, de acordo com a idade da gestante.

A quantidade recomendada é facilmente alcançada por meio da alimentação, porém, quando o consumo é insuficiente, a deficiência de vitamina C pode associar-se a parto prematuro, pré-eclâmpsia e aumento no risco de infecções[40].

Vitamina A – durante a gestação, a RDA de vitamina A varia muito (750 a 770µg/dia) em comparação à recomendação para mulheres adulta, em vista de os estoques maternos alcançarem facilmente a taxa de acréscimo fetal.

A deficiência de vitamina A durante a gestação afeta em média 20 milhões de gestantes no mundo[41]. Por outro lado, o consumo excessivo de vitamina A durante esse período parece ser teratogênico.

A quantidade ingerida de vitamina A para causar efeitos danosos na gravidez parece variar de uma mulher para outra, mas é consenso que a ingestão diária igual ou acima de 25.000UI (5.000 retinol-equivalentes), seja por suplementação, seja pela dieta, está associada a efeitos adversos na gravidez[39].

Revisão feita por Silva et al.[42] sugere a associação da suplementação de vitamina A e ferro durante a gestação, a fim de otimizar a absorção da vitamina, com a melhora da função da mucosa intestinal, que pode estar comprometida na anemia ferropriva.

Vitamina D – em 2010, o Instituto de Medicina dos Estados Unidos (IOM – USA) divulgou as recomendações atualizadas de consumo dietético de cálcio e vitamina D. Estabeleceu a RDA de 15µg/dia para todas as pessoas de 1 a 70 anos, incluindo gestantes e lactantes[29].

A principal forma circulante de vitamina D no plasma, a 25-hidroxicolecalciferol, responde ao aumento da ingestão materna e diminui em casos de deficiência.

Todas as formas de vitamina D passam ao feto através da placenta e aparecem no sangue fetal na mesma concentração encontrada na circulação materna. A deficiência de vitamina D durante a gestação causa alterações no metabolismo do cálcio materno e do recém-nascido, como hipocalcemia e tetania neonatal, hipoplasia do esmalte dentário do recém-nascido e osteomalacia materna[26].

Além de a vitamina D ter papel importante no metabolismo do cálcio, atua em muitos eventos celulares, desempenhando papel importante para a manutenção da saúde[43].

Mais de 90% da vitamina D provém da síntese cutânea, ou seja, sua produção depende basicamente da exposição solar. Sua deficiência é muito comum, inclusive durante a gestação. Está relacionada com condições socioeconômicas, cor da pele, vestimenta, exposição solar e baixo consumo de alimentos-fonte de vitamina D[10,43]. Além das consequências listadas acima, a deficiência de vitamina D também pode levar a vaginose bacteriana, parto prematuro, diabetes gestacional e pré-eclâmpsia[43].

Cálcio – durante a gestação, ocorrem alterações importantes no metabolismo do cálcio por influência de fatores hormonais.

O cálcio é transportado através da placenta contra um gradiente de concentração. Aproximadamente 30g de cálcio são acumulados durante a gravidez, sendo essa quantidade quase toda utilizada para o feto (25g). O restante é armazenado no esqueleto materno, provavelmente como reserva para a lactação. A maioria desse acréscimo ocorre durante o final da gravidez.

A RDA para o cálcio varia de 1.000 a 1.300mg/dia. Pode-se afirmar que essa recomendação é excessiva, pois em culturas com ingestões diárias de cálcio bem menores não são observadas alterações maternas e fetais. Não se sabe, porém, se pode afetar negativamente o conteúdo mineral ósseo de mães jovens (< 25 anos) e aumentar o risco de osteoporose em etapas posteriores da vida[26].

Ferro – a necessidade de ferro aumenta muito durante a gravidez, apesar da amenorreia e do aumento da absorção intestinal.

A RDA para ferro durante a gravidez é de 27mg/dia, enquanto para uma mulher adulta é de 18mg/dia. Esse aumento na recomendação tem como objetivo evitar a depleção dos estoques e, eventualmente, a anemia ferropriva, já que essa aumenta o risco de parto prematuro e morte perinatal.

A anemia ferropriva é detectada quando os níveis de hemoglobina se encontram abaixo de 11g/dL e está associada com índices aumentados de mortalidade materno-fetal, doenças infecciosas, prematuridade e baixo peso ao nascer[44].

A deficiência de ferro também influencia os níveis de outros micronutrientes, pois sua carência pode comprometer a mucosa intestinal e os processos de absorção[42]. Quando detectada a anemia, a terapia deve consistir de 60 a 120mg de ferro, em doses divididas durante o dia. Quando a hemoglobina voltar ao nível adequado para o estágio da gravidez, a quantidade diária recomendada pode ser retomada[45].

Zinco – a passagem transplacentária do zinco provavelmente ocorre por transporte ativo e alcança valores de aproximadamente 0,6 a 0,8mg/dia no terceiro trimestre de gravidez. Calcula-se que a quantidade total de zinco retida nos tecidos maternos e fetais gira em torno de 100mg, sendo 53mg correspondentes ao feto[46].

A RDA de zinco varia entre 11 e 12mg/dia. Esse mineral é importante para a diferenciação celular, crescimento, desenvolvimento, reparação tecidual e imunidade. Seu consumo alimentar insuficiente está relacionado com aborto espontâneo, restrição do crescimento intrauterino e prematuridade[40].

Iodo – a deficiência materna de iodo determina o hipotireoidismo congênito, cuja manifestação fundamental é o retardo mental grave. A prevenção do cretinismo é feita com a correção da deficiência materna de iodo antes ou durante os três primeiros meses de gestação[47].

A RDA de iodo para gestante é de 220µg/dia, para cobrir as necessidades extras do feto[28].

NUTRIÇÃO NA LACTAÇÃO

As nutrizes constituem um grupo biologicamente vulnerável, uma vez que a lactação é o período do ciclo reprodutivo do ser humano de maior demanda energética[48].

O gasto energético para a produção de leite é custeado parcialmente pela mãe a partir de nutrientes presentes em seus próprios tecidos. Durante a gestação, a mulher acumula tecido adiposo e aproximadamente 4kg de gordura são utilizados para a lactação, equivalendo a 36.000kcal[48,49].

Regulação endócrina na lactação

Imediatamente após o parto, com a queda dos níveis circulantes de estrógenos e progesterona e o rápido aumento da secreção de prolactina, há início da secreção láctea (lactogênese). Para a produção da secreção de leite, as mamas devem ter tido crescimento e desenvolvimento adequados, que se iniciam durante a puberdade e se completam ao longo da gestação. Durante os primeiros três a cinco dias do puerpério, a secreção mamária recebe o nome de colostro, substância rica em sódio, cloro e fatores imunitários (lactoferrina e imunoglobulina A secretora). A concentração de lactose aumenta e as de sódio e cloro diminuem à medida que aumenta a atividade secretora. A secreção tem as características de leite maduro em até 10 dias após o parto.

Uma vez estabelecida a lactação, a manutenção da produção de leite depende da prolactina. A liberação de prolactina mediada pela sucção depende da diminuição transitória da secreção de dopamina no hipotálamo, pois essa normalmente inibe a secreção da primeira. O volume diário de leite aumenta de 50mL no primeiro dia a 500mL no quinto dia, 650mL no primeiro mês e 750mL no terceiro mês de lactação.

Quase todas as mulheres podem secretar quantidades de leite superiores às necessárias para um RN. A secreção de leite é um processo contínuo, mas a quantidade produzida é regulada pelas demandas do lactente. A sucção inicia uma resposta neuroendócrina essencial para que o leite saia da glândula e impulsos nervosos alcancem o hipotálamo, desencadeando a liberação de ocitocina na hipófise anterior.

Na ausência de sucção ou de extração de leite por outros métodos, a produção de leite cessa em 24 a 48 horas[50].

Necessidades e recomendações nutricionais

O período de lactação, assim como a gestação, é um momento especial que exige recomendações nutricionais específicas[51].

A manutenção de uma alimentação balanceada em proteínas, carboidratos, gorduras, vitaminas, minerais, fibras e água é essencial.

As necessidades nutricionais durante a lactação são consideravelmente maiores que na gestação. A dieta da mãe, se suas reservas de gordura não estiverem depletadas, deve ser suficiente para manter adequada a produção de leite em qualidade e quantidade. Durante as primeiras semanas de lactação, as calorias necessárias para a produção do leite são obtidas dos estoques maternos de gordura, facilitando o retorno ao peso e à composição corporal antes da gravidez[52].

O processo de lactação é nutricionalmente dispendioso, especialmente para mulheres que amamentam por períodos longos. A recomendação dietética para lactantes estão no quadro 2.

Sabe-se que o volume do leite materno não é afetado pela dieta da mãe, e sim pela frequência que a criança mama; entretanto, a composição do leite pode variar de acordo com a alimentação materna. Considera-se que a lactação é satisfatória quando a criança alimentada exclusivamente ao seio se desenvolve bem e mantém índices bioquímicos adequados em relação ao seu estado nutricional.

Energia – a necessidade energética durante a lactação está relacionada com a energia necessária para manter a produção de leite materno. Assim, assumindo que a mulher retoma seu nível normal de atividade física logo após o parto, deve ser somada às exigências de energia habitual da mulher uma quantidade de calorias extras necessária para produzir o leite[53].

De modo geral, pode-se dizer que a necessidade energética durante a lactação é igual à da mulher adulta, no período pré-gestacional, com um acréscimo de energia imposta pela necessidade de produção e secreção de leite. A FAO/WHO/UNU[54] preconiza que, no primeiro semestre, mulheres que amamentam exclusivamente seus filhos com leite materno têm um acréscimo de energia de aproximadamente 675kcal/dia.

Esse acréscimo de calorias está relacionado com o gasto energético oriundo da produção do leite materno e pode variar de acordo com o ganho de peso durante a gestação. Mulheres bem nutridas com ganho de peso adequado na gestação devem aumentar seu consumo calórico em 505kcal/dia durante o primeiro semestre, enquanto mulheres desnutridas e/ou com ganho de peso insuficiente durante a gestação devem consumir um adicional de 675kcal/dia durante o mesmo período[54].

As necessidades energéticas durante o segundo semestre são dependentes das taxas de produção de leite. No geral, a partir do segundo semestre, as crianças são amamentadas menos vezes, sendo menor o acréscimo de energia recomendado, em torno de 460kcal/dia.

Tem sido demonstrado, em estudos, que as recomendações energéticas para nutrizes são altas, uma vez que a lactação se faz de forma satisfatória com ingestões de aproximadamente 2.000kcal[55-57].

Dewey[58] afirmou que o exercício físico é benéfico para a saúde materna e não interfere na produção ou no conteúdo do leite. Segundo esse autor, há evidências de que as concentrações de prolactina aumentem durante o balanço energético negativo, servindo como fator protetor para a lactação.

Nascimento et al.[59] também observaram efeito positivo do exercício físico durante esse período. A intervenção mais eficaz para a redução de peso no período pós-parto foi a associação de programas de exercício físico combinados com intervenções dietéticas.

Água – o consumo de água durante a lactação deve ser maior. A maior parte do leite materno é constituída de água, por isso o consumo de líquidos pela lactante merece atenção especial[60].

Proteínas – as recomendações de proteína para mulheres que amamentam são de 71g/dia[36].

O aumento da necessidade proteica em comparação a mulheres adultas é justificado pela demanda de proteína necessária para o leite.

A necessidade média de proteína para a lactação é estimada a partir dos dados de composição do leite e do volume médio de 750mL produzidos diariamente, assumindo uma eficiência de 70% na conversão da proteína da dieta em proteína do leite[55].

Durante a gestação, as mulheres armazenam em torno de 925g de proteína, dos quais 60% são depositados nos tecidos fetais e placenta e 40% nos tecidos de suporte materno, como mamas e útero. Ainda não está claro se as proteínas adicionais são estocadas em outros locais, como na musculatura esquelética. Uma vez que a quantidade retida na gestação é pequena se comparada à requerida para a lactação, acredita-se que, em um mês após o parto, a fonte de toda proteína do leite é derivada da dieta ou dos estoques corporais pré-gestacionais da mãe[61].

Lipídios – a gordura no leite materno reflete diretamente o consumo alimentar materno. Uma restrição grave de ingestão de energia resulta na mobilização de gordura corporal. A ingestão dietética de lipídios durante a gravidez e lactação deve ser a mesma que a recomendada para a população geral. Porém, atenção especial deve ser dada ao consumo de ácidos graxos poli-insaturados, para o desenvolvimento e crescimento do lactente.

As recomendações dos ácidos graxos poli-insaturados variam nesse período, em comparação às recomendações para mulheres adultas. O consumo adequado para ácido linoleico e ácido α-linolênico são 13g/dia e 1,3g/dia, respectivamente.

Sohlström e Forsum[62] observaram, por meio de ressonância magnética, que, do total de tecido adiposo ganho durante a gestação, 76% foi constituído de gordura subcutânea. Dessa, 68% armazenou-se no tronco e 16% nas coxas. A gordura mobilizada no pós-parto foi especialmente a das coxas e, em menor extensão, a do tronco. De acordo com os autores, 700g de gordura armazenados nas coxas durante a gestação foram completamente mobilizados na lactação.

O leite materno contém 10 a 20mg/dL de colesterol, resultando em um consumo diário aproximado de 100mg/dia pelo lactente.

Vitaminas e sais minerais – com relação aos micronutrientes, no geral, as necessidades durante a lactação são maiores que durante a gestação. Lactantes com ganho de peso adequado e bem nutridas durante a gestação têm reserva de nutrientes que podem compensar parcialmente suas exigências adicionais[63].

O aumento da ingestão materna de determinado nutriente até níveis superiores aos recomendados não se traduz necessariamente em níveis elevados desses no leite; com exceção de vitamina B$_6$, iodo e selênio. Porém, o conteúdo de alguns nutrientes no leite pode manter-se em níveis satisfatórios à custa dos depósitos maternos.

A lactante produz em média 0,7 litro de leite/dia, assim o consumo diário de cálcio deve ser monitorizado na dieta[63].

Em 2011, o Instituto de Medicina dos Estados Unidos divulgou as recomendações atualizadas de consumo dietético de cálcio e vitamina D. Estabeleceu a RDA de cálcio, sendo 1.300mg/dia para lactantes com até 18 anos e 1.000mg/dia para lactantes com mais de 19 anos. Com relação à vitamina D, a RDA mantém-se igual à da gestação, 15μg/dia[29].

A RDA para o ferro durante a lactação é bem menor que a recomendada durante o período gestacional, variando de 9 a 10mg/dia, de acordo com a idade da lactante. Isso se justifica porque, geralmente, a menstruação está ausente durante a lactação[34,51]. A recomendação de ferro é facilmente atingida por meio da alimentação[63].

Atenção especial deve ser dada a lactantes que não tomam leite, não consomem alimentos ricos em vitamina D ou que são vegetarianas estritas. Nesses casos, recomenda-se a administração de suplementos para atingir a RDA desses micronutrientes.

Durante a lactação, a necessidade de ácido fólico cai 100μg/dia, em comparação à gestação (RDA: 500μg/dia).

A recomendação para vitamina A durante o período de lactação aumenta de forma significante, comparando com a recomendação para gestantes e mulheres adultas. A RDA para vitamina A é de 1.200μg/dia para lactantes com até 18 anos e 1.300μg/dia com mais de 19 anos[28].

REFERÊNCIAS

1. Souza JP, Widmer M, Gülmezoglu AM, Laurie TA, Ebunoluwa AA, Carroli G, et al. Maternal and perinatal health research priorities beyond 2015: na international survey and priorization exercise. Reprod Health. 2014;11:61.

2. Brasil. Ministério da Saúde. Secretaria de Atenção à Saúde. Departamento de Ações Programáticas Estratégicas. Área Técnica de Saúde da Mulher. Pré-natal e Puerpério: atenção qualificada e humanizada – manual técnico/Ministério da Saúde, Secretaria de Atenção à Saúde, Departamento de Ações Programáticas Estratégicas – Brasília: Ministério da Saúde; 2005 (Série A. Normas e Manuais Técnicos) – (Série Direitos Sexuais – Caderno no 5).

3. São Paulo (Estado). Secretaria da Saúde. Coordenadoria de Planejamento em Saúde. Assessoria Técnica em Saúde da Mulher. Atenção à gestante e à puérpera no SUS – SP: manual técnico do pré-natal e puerpério. São Paulo: SES/SP; 2010.

4. Dean SV, Lassi ZS, Imam AM, Bhutta ZA. Preconception care: nutritional risks and interventions. Reprod Health J. 2014;11(Suppl 3): S3.

5. Dodd JM, Tumbull DA, McPhee AJ, Wittert G, Crowther CA, Robinson JS. Limiting weight gain in overweight and obese womewn during pregnancy to improve health outcomes: the limit randomized controlled. BMC Pregnancy Childbirth. 2011;11:79.

6. Gonçalves CV, Mendoza-Sassi RA, Cesar JA, Castro NB, Bortolomedi AP. Índice de massa corporal e ganho de peso gestacional como fatores preditores de complicações e do desfecho da gravidez. Rev Bras Ginecol Obstet. 2012;34(7):304-9.

7. Olson C. Achieving a health weight gain during pregnancy. Ann Rev Nutr. 2008;28:411-23.

8. Assunção PL, Melo ASO, Amorim MMR, Cardoso MAA, Raposo AVC. Ganho de peso gestacional: determinantes e suas repercussões clínicas e perinatais. Femina. 2009;37(4):217-22.

9. Costa BMF, Paulinelli RR, Barbosa MA. Controle do ganho de peso materno na gestação – revisão sistematizada. Femina. 2012; 40(1):23-9.

10. Gadelha OS, Costa AGC, Fernandes AKS, Farias MA. Obesidade e gestação: aspectos obstétricos e perinatais. Femina. 2009;37(1):3-6.

11. Gaudet L, Ferraro ZM, Wen SW, Walker M. Maternal obesity and occurrence of fetal macrosomia: a systematic review and meta-analysis. Biomed Res Int. 2014;2014:640291.

12. Oken E, Taveras EM, Kleinman KP, Rich-Edwards JW, Gillman MW. Gestational weight gain and child adiposity at age 3 years. Am J Obstet Gynecol. 2007;196(4):322.e1-8.

13. Lau E, Liu J, Archer E, McDonald SM, Liu J. Maternal weight gain in pregnancy and risk of obesity among offspring: a sistematic review. J Obes. 2014;2014:524939.

14. Xaverius PK, Salas J, Woolfolk CL, Leung F, Yuan J, Chang JJ. Predictors of size for gestational age in St. Louis City and County. BioMed Res Int. 2014;2014:515827.

15. WHO (World Health Organization). Physical status: use and interpretation of anthropometry. Geneva: WHO (Technical Reports Series n 854); 1995.

16. Lima GP, Sampaio HAC. Influência de fatores obstétricos socioeconômicos e nutricionais da gestante sobre o peso do recém-nascido: estudo realizado em uma maternidade em Teresina, Piauí. Rev Bras Saúde Materno Infantil. 2004;4(3):253-61.

17. Melzer K, Schutz Y. Pre-pregnancy and pregnancy predictors of obesity. Int J Obes (Lond)) 2010;34(Suppl 2):S44-52.

18. World Health Organization [Internet]. Global database on body mass index: an interactive surveillance tool for monitoring nutrition transition. 2012 (Acessado 2014 Dec 11). Disponível em: http://apps.who.int/bmi/index.jsp

19. Rasmussen KM, Catalano PM, Yaktine AL. New guidelines for weight gain during pregnancy: what obstetrician/gynecologists should know. Curr Opin Obstet Gynecol. 2009;21(6):521-6.

20. Institute of Medicine, National Academy of Sciences. Weight gain during pregnancy: reexamining the guidelines. National Academie Press: Washington DC; 2009.

21. Atalah E, Castilho C, Castro R, Aldea A. Propuesta de um nuevo estándar de evaluación nutricional em embarazadas. Rev Med Chile. 1997;125(12):1429-36.

22. Institute of Medicine. Subcommitee on Nutrition Status and Weight Gain During Pregnancy. Nutrition during pregnancy. Washington: National Academy Press; 1990.

23. Nomura RM, Paiva LV, Costa VN, Liao AW, Zugaib M. Influence of maternal nutritional status, weight gain and energy intake on fetal growth in high – risk pregnancies. Rev Bras Ginecol Obstet. 2012;34(3):107-12.

24. Thangaratiam S, Rogozinska E, Jolly K, Glinkowski S, Duda W, Borowiack E, et al. Interventions to reduce or prevent obesity in pregnant women: a systematic review. Health Technol Assess. 2012;16(31):iii-iv,1-191.

25. Fazio ES, Nomura RMY, Dias MCG, Zugaib M. Consumo dietético de gestantes e ganho ponderal materno após aconselhamento nutricional. Rev Bras Ginecol Obstet. 2011;33(2):87-92.

26. Ziegler EE, Filer Jr. LJ. Conocimientos actuales sobre nutrición. Washington, DC: Organización Panamericana de la Salud, Publicación Científica no 565; 1997.

27. Institute of Medicine. Dietary reference intakes for calcium, phosphorus, magnesium, vitamin D, and fluoride. Washington, DC: The National Academies Press; 1997.

28. Institute of Medicine. Dietary reference intake: the essential guide to nutrients require. Washington, DC: The National Academie Press; 2006.

29. Institute of Medicine. Dietary reference intakes for calcium and vitamin D. Washington, DC: The National Academies Press, 2011.

30. Vitolo MR. Avaliação nutricional da gestante. In: Vitolo MR (ed). Nutrição da gestação ao envelhecimento. Rio de Janeiro: Rubio; 2008.p.57-65.

31. Freitas ES, Bosco SMD, Sippel CA, Lazzaretti RK. Recomendações nutricionais na gestação. Rev Destaques Acadêmicos. 2010;2(3): 81-95.

32. Saunders C, Bessa TCA. A assistência nutricional pré-natal. In: Accioly EF, Saunders C, Lacerda EM. A nutrição em obstetrícia e pediatria. 3ª ed. revisada e atualizada. Rio de Janeiro: Cultura Médica; 2005.p.121-44.

33. Jarski RW, Trippett DL. The risks and benefits of exercise during pregnancy. J Fam Practice. 1990;30(2):185-9.

34. National Research Council. Recommended dietary allowances. 10th ed. Washington, DC: National Academy Press; 1989.

35. Belarmino GO, Moura ERF, Oliveira NC, Freitas GL. Risco nutricional entre gestantes adolescentes. Acta Paul Enferm. 2009;22(2): 169-75.

36. Institute of Medicine. Dietary Reference Intakes for energy, carboydrate, fiber, fat, fatty acids, cholesterol, protein and aminoacids. Washington, DC: National Academy; 2005.

37. American Dietetic Association – ADA. Position of the American Dietetic Association. Nutrition and lifestyle for a health pregnancy outcome. J Am Diet Assoc. 2008;108(3):553-61.

38. Lundqvist A, Johansson I, Wennberg A, Hultdin J, Högberg U, Hamberg K, Sandström H. Reported dietary intake in early pregnant compared to non-pregnant women – a cross-sectional study. BMC Pregnancy Childbirth. 2014;14:373.

39. American Academy of Pediatrics. Committee on Nutrition. Pediatric nutrition handbook. 4th ed. Illinois: American Academy of Pediatrics; 1998.

40. Trumbo P, Yates AA, Schicker S, Poos M. Dietary reference intakes: vitamin A, vitamin K, arsenic, boron, chromium, copper, iodine, iron, manganese, molybdenium, nickel, silicon, vanadium and zinc. J Am Diet Assoc. 2001;101(3):294-301.

41. Emmett SD, West KP. Gestational vitamin A deficiency: a novel cause of sensorineural hearing loss in the developing world? Med Hypotheses. 2014;82(1):6-10.

42. Silva LSV, Thiapó AP, Souza GG, Saunders C, Ramalho A. Micronutrients in pregnancy and lactation. Rev Bras Saúde Matern Infant. 2007;7(3):237-44.

43. Gür EB, Turan GA, Tatar S, Gökduman A, Karadeniz M, Çelik G, et al. The effect of place of residence and lifestyle on vitamin D deficiency in pregnancy: comparison of eastern and western parts of Turkey. J Turk Ger Gynecol Assoc. 2014;15(3):149-55.

44. Brasil. Ministério da Saúde. Secretaria de Atenção a Saúde. Departamento de Ações Programáticas Estratégicas. Gestação de alto risco: manual técnico/Ministério da Saúde, Secretaria de Atenção à Saúde, Departamento de Ações Programáticas Estratégicas. Brasília: Editora do Ministério da Saúde; 2010.

45. Mahan LC, Escott-Steemps S, Raymond J. Krause: alimentos, nutrição e dietoterapia. 13ª ed. São Paulo: Elsevier; 2013.

46. Swanson CA, King JC. Zinc and pregnancy outcome. Am J Clin Nutr. 1987;46(5):763-71.

47. Zimmermann MB.The impact of iodised salt or iodine supplements on iodine status during pregnancy, lactation and infancy. Public Health Nutr. 2007;10(12 A):1584-95.

48. Valdéz V, Sánchez AP, Labbok M. Manejo clínico da lactação. Assistência à nutriz e ao lactente. Rio de Janeiro: Revinter; 1996.

49. Organización Mundial de La Salud. Necessidades de energia y de proteínas. Ginebra: FAO/OMS/ONU; 1985.

50. Worthington-Roberts BS. Nutrition in pregnancy and lactation. 5th ed. St. Louis: Mosby; 1993.

51. Baião MR, Deslandes SF. Alimentação na gestação e puerpério. Rev Nutr (Campinas). 2006;19(2):245-53.

52. Arkkola T, Uusitali U, Kronberg-Kippila C, Mannisto S, Virnaten M, Kenward MG, et al. Seven distinct dietary patterns identified among pregnant Finnish women-associations with nutrient intake and sociodemografic factors. Public Health Nutr. 2008;11(2):176-82.

54. FAO/WHO/UNU. Human Energy Requirements: Food and Nutrition Technical Report Series 1. Rome: United Nations University, World Health Organization, Food and Agriculture Organization of the United Nations; 2004.

55. National Academy of Sciences. Nutrition during lactation. Washington: National Academy Press; 1991.

56. Guilherno-Tuazon MA, Barba CVC, van Raaj JMA, Hautvast JGAJ. Energy intake, energy expenditure, and body composition of poor rural Philippine women throught the first 6 months of lactation. Am J Clin Nutr. 1992;56(5):874-80.

57. Hartmann PE, Sherriff JC, Mitoulas LR. Homeostatic mechanisms that regulate lactation during energetic stress. J Nutr. 1998;128(2 Suppl):394S-9S.

58. Dewey KG. Effects of maternal caloric restriction and exercise during lactation. J Nutr. 1998;128(2 Suppl):386S-9S. Review.

59. Nascimento SL, Pudwell J, Surita FG, Adamo KB, Smith GN. The effect of physical exercise strategies on weight loss in postpartum women: a systematic review and meta-analysis. Int J Obes. 2014; 38(5):626-35.

60. Montgomery KS. An Update on Water Needs during Pregnancy and Beyond. J Perinat Educ. 2002;11(3):40-2.

61. Motil KJ, Sheng HP, Kertz BL, Montandon CM, Ellis KJ. Lean body mass of well – nourished women is preserved during lactatin. Am J Clin Nutr. 1998;67(2):292-300.

62. Sohlström A, Forsum E. Changes in adipose tissue volume and distribuition during reproduction in Swedish women as assessed by magnetic resonance imaging. Am J Clin Nutr. 1995; 61(2):287-95.

63. Haileslassie K, Mulugeta A, Girma M. Feeding practices, nutritional status and associated factors of lactating women in Samre Woreda, South Eastern Zone of Tigray, Ethiopia. Nutr J. 2013;12:28.

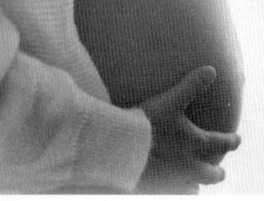

CAPÍTULO 5

Assistência de Enfermagem em Obstetrícia

Mitsue Kuroki
Marli Aparecida Garcia Monteiro
Maria Ercília Casellato

ASSISTÊNCIA DE ENFERMAGEM DURANTE O CICLO GRAVIDOPUERPERAL

Resolução Cofen-223/1999 é voltada para uma abordagem humanista e individualizada.

Denomina-se ciclo gravidopuerperal o conjunto de transformações pelas quais a mulher se submete desde a fecundação até o nascimento[1].

A gravidez é um processo caracterizado por mudanças físicas, emocionais e sociais.

Considerando que cada mulher vivencia a experiência de forma peculiar, esse período envolve necessidades de reestruturações e reajustamentos em várias dimensões; a mulher passa a se olhar e a ser olhada de forma diferente.

A visão holística da enfermeira obstetra e o conhecimento científico, aliados à sistematização da assistência de enfermagem, favorecem o cuidado direcionado para a mulher e sua família proporcionando um enfoque protetor muito esperado durante o ciclo gravidopuerperal. Segundo o Ministério da Saúde, toda a gestação traz consigo risco para a mãe e o feto.

O acompanhamento pré-natal adequado é requisito indispensável para a prevenção e diagnóstico precoce de doenças, tanto maternas quanto fetais, possibilitando a redução de riscos durante a gestação e parto, além de promover a compreensão do processo de gestação[2].

Vantagens e objetivos principais do pré-natal:

- Preparar a mulher para a maternidade.
- Possibilitar o diagnóstico de doenças maternas e tratamento adequado.
- Possibilitar o diagnóstico de doenças fetais, sendo que algumas delas podem ser tratadas intraútero.

ORIENTAÇÕES, CONDUTAS E CUIDADOS DE ENFERMAGEM NAS QUEIXAS MAIS COMUNS DO PERÍODO GESTACIONAL

Náuseas, vômitos, sialorreia ou ptialismo e tonturas

Causa desconhecida, porém sintomas são associados à gonadotrofina coriônica humana (hCG) e aos estrógenos originados pela placenta.

- Explicar de forma simples que são sintomas característicos e considerados esperados no início da gestação.
- Orientar alimentação fracionada e ingestão de alimentos secos como torradas, biscoitos de água e sal antes de se levantar.
- Evitar alimentos condimentados e gordurosos.
- Ingerir pelo menos 2 litros de água durante o dia.

Pirose

O revestimento esofágico apresenta irritação causada pelo refluxo gástrico que ocorre pelo relaxamento da cárdia (esfíncter esofágico inferior) devido aos níveis elevados de progesterona. Outra causa seria a compressão do estômago pelo útero gravídico interferindo no esvaziamento gástrico.

Orientações:

- Alimentação fracionada evitando condimentos e gordura.
- Evitar irritantes da mucosa gástrica: café, fumo, álcool, refrigerantes e chá-preto.
- Ingerir líquidos adequadamente (2 litros/dia).
- Evitar deitar-se logo após as refeições.

Flatulência e constipação intestinal

Ocorrem pela diminuição da motilidade intestinal causada pela ação da progesterona e deslocamento de alças intestinais pelo útero gravídico.

Orientações:

- A dieta deve ser rica em fibras e frutas, evitando alimentos fermentativos.
- Aumentar a ingestão hídrica.
- Realizar exercícios físicos como caminhada.
- Estabelecer horário para evacuar criando hábito intestinal regular.

Hemorroidas

Mais uma vez, a ação da progesterona relacionada a essa queixa da gestação ocasiona vasodilatação no reto, o qual também é pressionado pelo aumento uterino favorecendo o aparecimento de hemorroidas.

Orientações:

- Seguir as recomendações para evitar flatulência e constipação intestinal.
- Utilizar ducha higiênica ou papel higiênico macio e realizar higiene perianal após evacuação.

Alterações urinárias

Polaciúria é a queixa que aparece no início e no final da gestação em decorrência do aumento do útero.

Descartada infecção urinária, recomendam-se:

- Não ingerir líquidos no período noturno.
- Esvaziar a bexiga sempre que necessário.
- Realizar exercícios de Kegel que consistem em contrair a uretra aumentando o controle do esfíncter.

Dispneia

Causada pela compressão do diafragma pelo útero gravídico.

Para amenizar o desconforto recomendam-se:

- Repouso em decúbito lateral esquerdo.
- Uso de travesseiros para elevar o decúbito.

Dor lombar

Decorrente da embebição gravídica por ação da progesterona e mudança do centro de gravidade devido ao crescimento uterino.

Recomendam-se:

- Usar sapatos confortáveis evitando salto alto.
- Evitar carregar objetos pesados.
- Aplicar calor local e massagens na região lombar.
- Adotar postura correta ao andar e sentar.

Varizes

Causadas pela dificuldade de retorno venoso pela ação da progesterona que promove dilatação dos vasos.

Para a prevenção e alívio do desconforto recomendam-se:

- Realizar caminhadas.
- Manter membros inferiores elevados durante 20 minutos, quantas vezes forem possíveis.
- Usar meias elásticas.
- Evitar permanecer sentada e com os membros inferiores cruzados ou em pé por períodos prolongados.

Câimbras

Acometem frequentemente músculos da panturrilha, sendo que a causa mais comum é a compressão dos nervos pelo útero gravídico, porém níveis diminuídos de cálcio e potássio ou elevados de fósforo sérico e fadiga podem causar câimbras.

Orientações:

- Massagear a área dolorida.
- Aplicar calor local.
- Preferir alimentos ricos em cálcio, potássio e vitamina B_1.

Cloasma gravídico e hiperpigmentação da linha alba

Durante a gravidez há aumento da produção, pela hipófise anterior, do hormônio melanócito estimulante e consequentemente alteração na pigmentação da pele favorecendo o aparecimento de manchas escuras na face e tornando a linha alba, localizada no abdome, mais escura. Esclarecer à gestante que essa alteração amenizará após o parto.

Recomendam-se:

- Usar bloqueador solar.
- Evitar exposição ao sol[3].

ASSISTÊNCIA DE ENFERMAGEM NA HIPERÊMESE GRAVÍDICA

Agravamento do quadro de êmese, geralmente no primeiro trimestre gestacional, podendo determinar alterações hidroeletrolíticas, nutricionais e metabólicas.

Frequência

- 2/1.000 a 3/1.000 gestantes.

Fatores predisponentes

- Primigestas.
- Gestantes orientais.
- Conceptos femininos.

- Gemelaridade.
- *Diabetes mellitus.*
- Aloimunização Rh.
- Gestação molar.
- Gestantes portadoras de gastrites.

Etiopatogenia

A hiperêmese gravídica ainda não é totalmente conhecida. Envolve níveis elevados de gonadotrofina coriônica, fatores emocionais, nutricionais, imunológicos e metabólicos. Pode também estar relacionada a outras alterações hormonais (tireoidianas, ACTH, cortisol) e presença do *Helicobacter pylori.*

Assistência de enfermagem

- Conhecer os possíveis tratamentos alternativos – psicoterapia, meditação, acupuntura, hipnose, técnicas de relaxamento, homeopatia, estimulação elétrica, quiropraxia, acupressão e massoterapia.
- Conhecer o quadro clínico que segue evolutivo – com náuseas, vômitos, sialorreia, ansiedade, mal-estar, astenia, graus variáveis de desidratação e perda de peso, cetoacidose, hipoglicemia, distúrbios do equilíbrio eletrolítico e acidobásico.
- Conhecer as complicações graves – comprometimento hepático, com elevação de enzimas, bilirrubinas e aparecimento de icterícia, alterações da retina e acometimento neurológico (hiporreflexia e mialgia). Pode culminar com aparecimento de alucinações (encefalopatia amoniacal – psicose de Wernicke-Korsakoff), desorientação, ataxia, instabilidade hemodinâmica, caquexia, coma e tornar-se irreversível evoluindo para o óbito materno.
- Conhecer as principais drogas utilizadas na hospitalização e seu modo de ação – antieméticos: metoclopramida, dimenidrinato + piridoxina + glicose + frutose; medicamentos de ação central: prometazina, clorpromazina, ondansetrona, levomepromazina. Os casos mais rebeldes podem requerer o uso de alimentação enteral ou parenteral.
- Durante a hospitalização promover conforto, higiene e orientações à gestante e aos familiares, incentivar a dieta fracionada rica em carboidratos, ingestão de líquidos gelados e sorvetes, evitar cafeína, alimentos gordurosos e condimentados, promover acesso venoso para a possível hidratação por via intravenosa e administração de medicamentos.

ADMISSÃO – TRIAGEM OBSTÉTRICA

O momento de chegada ao hospital é repleto de tensão, ansiedade e dúvidas, portanto a enfermeira obstetra deve receber a parturiente com segurança, tranquilidade, identificando-se e explicando todos os procedimentos que serão seguidos para proporcionar a assistência com qualidade.

O início do trabalho de parto acontece com a presença de contrações uterinas regulares, que não aliviam com o repouso e aumentam progressivamente com o decorrer do tempo, tanto em intensidade quanto em frequência.

As contrações estão associadas ao apagamento e à dilatação progressivos do colo. É nesse momento que a maioria das mulheres procura a unidade hospitalar e são internadas.

ASSISTÊNCIA DE ENFERMAGEM À PARTURIENTE

- Apresentar-se por nome e função.
- Permitir a entrada de acompanhante.
- Oferecer camisola e acompanhá-la ao *toillete.*
- Orientá-la a vestir a camisola depois de retirar a roupa e oferecer ajuda.
- Encaminhá-la para a mesa de exame e assegurar que esteja confortável.
- Explicar como a anamnese obstétrica transcorrerá.
- Preencher a ficha obstétrica com as perguntas como: DUM, paridade, idade, intercorrências no pré-natal, doenças preexistentes, queixa principal e solicitar os resultados dos exames pré-natais e ultrassonografia.
- Verificar sinais vitais.
- Realizar anamnese obstétrica e exame físico explicando todos os passos do procedimento. Palpação, verificação da dinâmica uterina, ausculta dos batimentos cardíacos fetais (instalar monitor cardiofetal) durante 10 minutos, tanto para internação como para dispensa.
- Avaliação física e neurológica – estado de alerta, orientação no tempo, espaço, abertura ocular espontânea, fala clara e compreensível, controle esfincteriano presente, sem déficit motor e sensitivo.
  - Cabeça-pescoço-orofaringe-orelha-esclera (clara e hidratada), acuidade visual e auditiva, presença de glânglios palpáveis.
  - Cardiovascular: pressão arterial, frequência cardíaca (normal entre 60 e 100batimentos/minuto), pulso (cheio, rítmico), ritmo cardíaco, pulsos periféricos, perfusão periférica, velocidade de enchimento capilar (3 segundos).
  - Aparelho respiratório: respiração (espontânea, eupneica, simétrica, sem ruídos anormais bilaterais), presença ou não de tosse, verificação dos leitos ungueais (parte abaixo das unhas das mãos e dos pés).
  - Aparelho gastrintestinal: alimentação por via oral, mastigação e deglutição, presença de ruídos hidroaéreos, evacuações, coloração e consistência.

- Aparelho geniturinário: micção, volume urinário, frequência, cor e odor da urina, integridade genital e funções.
- Sistema musculoesquelético: tônus e força global, constituições óssea e articular e funcionalidade.
- Pele e mucosas: integridade, cor, hidratação e turgor.
- Comunicar o achado ao médico.
- Fornecer informações significativas a qualquer membro da equipe.
- Orientar a paciente e o acompanhante a respeito da decisão médica.

Seguir todos os protocolos administrativos para a internação.

Orientações para o falso trabalho de parto

Quando a gestante for dispensada após a anamnese obstétrica, é fundamental que sejam fornecidas todas as orientações necessárias a seguir:

- Monitorizar as contrações em casa, em repouso, durante 60 minutos e retornar ao hospital na ocorrência de duas contrações a cada 10 minutos com duração entre 40 e 50 segundos.
- Orientar mobilograma.
- Observar cor, quantidade da saída de líquido e/ou sangue pela vagina.
- Verificar presença de mal-estar (hipotensão, hipertensão, vômitos ou outra anormalidade).
- Entrar em contato com a equipe médica ou com a entidade onde será atendida, se houver dúvida.

Sinais de alerta: enfatizar os principais sinais e sintomas considerados preocupantes.

- Sangramento vaginal vermelho vivo.
- Cólicas, dores lombares antes da 37ª semana.
- Saída de **líquido esverdeado** pela vagina.
- Cefaleia persistente.
- Distúrbios de visão como *flashes*, brilhos, pontos luminosos, borramento.
- Tonturas e dor abdominal.
- **Diminuição ou parada da movimentação do feto** durante 24 horas.
- Área dolorosa e avermelhada nos membros inferiores.
- Sensação dolorosa ou de queimação para urinar.
- Temperatura maior que 37,8°C.
- Náuseas e vômitos persistentes.

Após a admissão da parturiente:

- Acomodar parturiente e acompanhante em ambiente privativo, tranquilo e seguro.
- Orientar quanto às exigências administrativas da internação.

ASSISTÊNCIA DE ENFERMAGEM NO TRABALHO DE PARTO

A enfermeira obstetra é o elemento-chave para que o trabalho de parto transcorra de forma tranquila e segura.

Principais linhas de cuidados

- Coordenar e capacitar a equipe seguindo o cuidado humanista e individualizado.
- Permitir ao companheiro, ou alguém da família designada pela gestante, acompanhar o trabalho e as demais visitas curtas à mãe.
- Valorizar e elogiar a participação do acompanhante.
- Utilizar música, aroma, penumbra e pouco mobiliário para deixar o ambiente hospitalar mais agradável, se a parturiente assim desejar.
- Estimular a liberdade de movimentos, encorajando a parturiente a sentir seu próprio corpo e assumir as posições mais confortáveis durante o trabalho de parto.
- A sensação dolorosa durante o processo do trabalho de parto pode ser amenizada com apoio emocional, incentivar a deambulação, orientar quanto às técnicas de relaxamento e respiração adequada, massagens na região lombar (orientar o acompanhante), utilização do exercício na bola, banho de imersão (bolsa íntegra), chuveiro (bolsa rota).
- Oferecer líquidos e dieta leve, sob orientação médica, e quando a fase do trabalho o permitir.
- Realizar exame obstétrico, avaliando dilatação cervical, altura da apresentação, variedade de posição, condição da bolsa das águas, dinâmica uterina, com um intervalo mínimo de 2 horas; a necessidade do toque vaginal deve ser avaliada e postergada se os sinais e comportamento da parturiente forem suficientes para avaliação.
- Toda a evolução do trabalho de parto deve ser informada ao médico, à parturiente e seu acompanhante.
- Proporcionar higiene e conforto trocando a roupa de cama e camisola quando necessário.
- Monitorizar o trabalho de parto identificando as distocias.
- Em repouso, orientar DLE ou a posição em que a gestante se sentir confortável.
- Controlar sinais vitais.
- Observar a ocorrência de hipotensão, hipovolemia e hipoglicemia.
- Auscultar batimento cardíaco fetal (BCF) de 2/2 horas ou manter cardiotocografia.
- Assegurar acesso venoso periférico.
- Preencher o partograma, registrar todas as informações nos impressos apropriados para que a equipe tenha visão da evolução do trabalho de parto.

Prescrição de enfermagem no pré-parto

- Controlar os sinais vitais de 2/2 horas.
- Instalar a cardiotocografia contínua, controlar batimentos cardíacos fetais de 4/4 horas.
- Observar perda de líquido e sangue.
- Banho de imersão se estiver com bolsa integra ou de chuveiro se estiver com bolsa rota.
- Deambular.
- Realizar e orientar os acompanhantes quanto à técnica de massagens localizadas.
- Observar o local da infusão se houver.
- Prevenção de queda.
- Controle de diurese.

Sala de pré-parto e parto

A sala de pré-parto e parto deve estar equipada com monitor cardiofetal central, fonte de oxigênio, esfigmomanômetro, sonar, luvas, suporte de soro, material e equipamento para instalação de anestesia ou atendimento de emergências e urgências obstétricas.

Todos os equipamentos devem ter uma verificação sistemática, pois a não verificação causará danos à paciente, uma vez que retardará o atendimento de emergência.

- Os equipamentos deverão ser testados diariamente e revisados de 3/3 meses, em data estabelecida pela equipe de assistência técnica, conforme o protocolo.
- Diariamente, a cada plantão, deve ser feito o teste e a revisão dos itens descritos no impresso do carrinho de emergência, assim como a troca do lacre com o respectivo número.

RECÉM-NASCIDO NA SALA DE PARTO

A enfermeira obstetra tem por atribuição garantir a assistência imediata ao RN em situação eventual de risco, devendo para tal dispor de capacidade para prestar manobras básicas de reanimação, segundo o protocolo clínico estabelecido pela Associação Brasileira de Pediatria, conforme a Portaria 985/GM de 05/08/1999, Art 3º.

As intervenções mínimas após o nascimento, como aquecimento, secagem, estimulação tátil, ocorrem em 90% dos recém-nascidos (RN), sendo que 10% necessitará de cuidados mais específicos.

O enfermeiro(a) obstetra deve conhecer a história materna, a evolução da gestação e TP para uma assistência de enfermagem adequada ao RN na sala de parto.

Manter em ordem e verificados todos os materiais necessários para a recepção do RN:

- Berço de reanimação com fonte de calor radiante – fontes de oxigênio umidificado e de ar comprimido, com fluxômetro, aspirador a vácuo com manômetro, relógio de parede com ponteiro de segundo.
- Material para aspiração – sondas traqueais nos 6, 8 e 10, sondas gástricas curtas nos 6 e 8, dispositivo para aspiração de mecônio e seringa de 20mL.
- Material para ventilação – reanimador manual neonatal (balão autoinflável com volume máximo de 750mL, reservatório de O_2 e válvula de escape com limite de 30-40cmH_2O e/ou manômetro), ventilador mecânico manual neonatal 1, máscaras redondas com coxim para prematuros tamanhos 00 e 0 e de termo 1, *blender* para mistura de oxigênio/ar e oxímetro de pulso com sensor neonatal e bandagem elástica escura.
- Material para entubação traqueal – laringoscópio infantil com lâmina reta nos 00, 0 e 1, cânulas traqueais sem balonete, de diâmetro uniforme 2,5, 3, 3,5 e 4mm, material para fixação da cânula (tesoura, fita adesiva e algodão com soro fisiológico a 0,9%,), pilhas e lâmpadas sobressalentes e detector de O_2 expirado.
- Medicações – adrenalina diluída em soro fisiológico a 0,9% a 1/10.000 em 1 seringa de 5mL para a administração única endotraqueal, adrenalina diluída em soro fisiológico a 0,9% a 1/10.000 em seringa de 1mL para administração por via intravenosa e expansor de volume (soro fisiológico a 0,9% ou Ringer-lactato) em 2 seringas de 20mL, conforme prescrição médica.
- Material para cateterismo umbilical – campo fenestrado esterilizado, cadarço de algodão e gaze, pinça tipo Kelly reta de 14cm e cabo de bisturi com lâmina nº 21, porta-agulha de 11cm e fio agulhado mononáilon 4,0 e sonda traqueal sem válvula nº 6 ou 8 ou cateter umbilical 5F ou 8F.
- Outros – luvas e óculos de proteção individual, compressas e gazes esterilizadas, estetoscópio neonatal, saco de polietileno de 30 × 50cm, touca para proteção térmica do prematuro, tesoura de ponta romba e clampeador de funículo umbilical.

Assistência de enfermagem

- Utilizar as medidas de precauções básicas.
- Recepcionar o RN em campos aquecidos e estéreis.
- Colocar o RN em fonte de calor radiante posicionado de forma correta – decúbito dorsal com leve extensão da cabeça.
- Manter vias aéreas pérvias, realização de aspiração quando necessário iniciando pela boca e depois narinas evitando estímulo vagal.
- Secar o RN promovendo estimulação tátil para o início da incursão respiratória.
- Determinar o escore de Apgar no 1º e 5º minutos.
- Clampear o funículo respeitando a distância de 2 a 3cm do anel umbilical.
- Realizar a instilação de uma gota em cada olho de nitrato de prata a 1%, e nos RN do sexo feminino, duas gotas na vagina, visando à prevenção de infecção gonocócica.

- Aferir peso e comprimento.
- Identificar o RN de acordo com a rotina da instituição, mostrar para a mãe e o acompanhante as duas pulseiras que serão colocadas no RN (uma no pulso direito e a outra no tornozelo esquerdo), no momento da identificação mostrar novamente para o acompanhante as pulseiras.
- Preencher o DNV e realizar a impressão do polegar direito da mãe e impressão do plantar direito e esquerdo do RN.
- Banho de imersão é opcional e depende da indicação médica. Colocar a água na cúpula do berço acrílico, forrado com saco plástico de cristal, com temperatura de 37ºC, auxiliando o acompanhante a dar o banho, e esse deverá lavar as mãos antes do procedimento. O RN permanecerá imerso na água durante 10 minutos, depois enxugá-lo em toalha aquecida sobre calor radiante do berço aquecido.
- Acomodar o RN perto da mãe e incentivar o aleitamento materno na 1ª hora de vida se as condições de ambos permitirem. Colocar a paciente em posição adequada e confortável, apoiando os braços com travesseiros, elevando as grades, posicionar o RN no peito da mãe, fazendo com que ele abocanhe corretamente a aréola (se possível, sugar ambos os peitos). Orientar a retirada do RN da mama, colocando o dedo mínimo para afastar o mamilo com cuidado na lateral da boca do RN.
- Administrar a vitamina K e a vacina contra hepatite B, conforme a prescrição médica.
- Encaminhar o RN para o alojamento conjunto ou berçário.

Encaminhamento do RN

Encaminhar o RN à unidade neonatal, ao setor específico ao qual se destina, conforme o caso, de maneira segura, confortável, juntamente com seu prontuário de identificação após avaliação e liberação pelo neonatologista.

Depois dos procedimentos da sala de reanimação (identificação, amamentação, banho de imersão e da avaliação do neonatologista):

- Recepcionar o RN em campos aquecidos e colocá-lo ao lado da mãe para que possa amamentar.
- Realizar o banho de imersão pelo acompanhante com o auxílio da equipe de enfermagem.
- Pesar o RN.
- Colocá-lo no berço de transporte coberto com tampo de acrílico.
- Conferir a identificação das pulseiras do RN com código de barra e prontuário.
- Colocar o prontuário e o frasco de álcool a 70ºGL, utilizado no funículo, dentro do suporte do berço de transporte.
- Levá-lo para o berçário de primeiro cuidados.

No LDRP, o RN recebe os mesmos cuidados, com a diferença que permanece no quarto com a mãe.

SALA DE TRABALHO DE PARTO, PARTO E PÓS-PARTO – *LABOR, DELIVERY, RECOVERY AND POSPARTUM* (LDRP)

Consiste no atendimento da parturiente, após admissão, em uma espaçosa suíte, com toque especial, decorada em tom suave e acochegante, com música ambiente (para dar a sensação de estar em casa) fora e próximo do centro obstétrico, com equipamento de ponta apropriado, onde ela receberá assistência obstétrica durante o trabalho de parto, parto e puerpério. Uma salinha envidraçada, com porta de vidro de correr, com todos os materiais e equipamentos para os cuidados com o RN, os quais serão aí realizados desde que haja condições de parto normal e não tenha nenhuma intercorrência com a mãe, ou com o feto e o RN.

A paciente no LDRP permanece até a alta hospitalar com seu filho e a família, sem a necessidade de ser transferida para outra unidade.

Critério de inclusão:

- Paciente em trabalho de parto.
- Com gestação acima de 37 semanas.
- Ausência de complicações maternas ou fetais no período gestacional ou durante o trabalho de parto.
- Ausência de sinais de corioamnionite (taquicardia materna ou fetal, líquido meconial purulento, hemograma infeccioso, temperatura > 37,5ºC).
- Pacientes com partos normais anteriores.
- Primigestas que desejam parto normal com ou sem analgesia.
- Gestantes submetidas à indução de parto, independente dos medicamentos usados, desde que com acompanhamento do obstetra.

O primeiro contato para a internação continuará sendo a triagem obstétrica. O que diferencia o LDRP de uma sala de pré-parto e parto convencional:

- A equipe de enfermagem que presta assistência à parturiente durante o trabalho de parto deve ser sempre a mesma.
- A utilização dos pró-pés é recomendada para a proteção do calçado e evitar disseminação de sujidade para fora do local.
- Para o pai (ou acompanhante) não é necessária a utilização da paramentação, devido ao grau de intimidade com a parturiente, pode usar somente máscara e pró-pés, desde que mantenha uma distância mínima de 1 metro da mesa com o material estéril.

559

- O pai (ou acompanhante) que queira participar diretamente dos cuidados com o RN, como cortar o funículo umbilical, dar o primeiro banho de imersão no RN, deve ser paramentado com avental.
- A degermação das mãos deve preceder à paramentação, utilizando antisséptico (clorexidina degermante ou PVPI degermante).
- Utilizar sempre o álcool gel antes de entrar no aposento ou ao tocar a parturiente ou o RN.

Assistência de enfermagem no LDRP

É de responsabilidade da equipe de enfermagem da unidade obstétrica e segue a mesma rotina de assistência de enfermagem no pré e pós-parto.

- A admissão segue a mesma rotina da admissão da triagem obstétrica e da unidade convencional.
- Encaminhar e comunicar à unidade a internação da parturiente no LDRP.
- Receber a paciente na unidade.
- Apresentar o quarto e orientar o manejo dos equipamentos que serão utilizados durante o parto.
- Orientar e esclarecer as dúvidas à paciente e aos acompanhantes.
- Orientar que a visita é limitada devido ao alojamento conjunto, à livre demanda para amamentação e ao descanso da parturiente.
- Comunicar a proibição de entrada de flores/plantas no recinto.
- Identificar a paciente.
- Acompanhar o trabalho de parto, seguindo as orientações.
- Instalar o monitor fetal.
- Incentivar o uso da banheira de hidromassagem (bolsa íntegra) ou chuveiro (bolsa rota) para relaxar.
- Demonstrar várias posições na cama de parto para diminuir o desconforto.
- Preparar e providenciar o material para anestesia, parto e RN.

Precrição de enfermagem no LDRP

Seguir a mesma prescrição do pré-parto.

Vantagens:

- Ambiente tranquilo e familiar.
- Permitir à parturiente agir com sua própria vontade e necessidade, eliminando as regras.
- Manuseio do parto de forma rápida e efetiva.
- Humaniza o parto hospitalar.
- Promove a diminuição dos custos.

Observação: é imprescindível que o LDRP esteja próximo ao centro obstétrico e ao berçário, para que, se ocorrer qualquer alteração referente ao binômio mãe-feto, possa haver transferência imediata ao centro obstétrico para as medidas cabíveis.

Berçário normal de primeiros cuidados

- A enfermeira da unidade neonatal recepciona o RN e confirma a identificação das pulseiras com o prontuário.
- O RN passa a receber os cuidados de rotina do setor.

UTI e semi-intensiva

É o encaminhamento do RN após o nascimento para o setor adequado às condições de nascimento que lhe assegurem a manutenção das funções vitais e o atendimento especializado.

- Verificar a identificação das pulseiras do RN com a do prontuário e deixá-lo próximo da incubadora de transporte.
- Preparar a incubadora de transporte para encaminhamento.
- Verificar os torpedos da incubadora de transporte e testar (oxímetro de pulso ou de palma da mão de uso exclusivo e o *blender*).
- Manter a incubadora ligada e programada para 32ºC.
- Comunicar à UTI ou semi-intensiva o encaminhamento do RN e orientar em relação ao preparo da incubadora.
- Manter as medicações quando prescritas em bomba de infusão.
- Colocar a bomba de infusão no suporte apropriado da incubadora.
- Colocar o RN na incubadora de transporte.
- Instalar os monitores no RN.
- Observar o posicionamento dos cateteres para evitar tracioná-los.
- Realizar anotações pertinentes na folha de evolução de enfermagem.
- Colocar o prontuário, os medicamentos e o material na prateleira da incubadora.
- Encaminhar, juntamente com o neonatologista, o RN à UTI ou semi-intensiva.
- O RN é recepcionado pela enfermeira da unidade, confirmando as pulseiras de identificação com o prontuário.
- Passar o plantão.
- Transferir o RN da incubadora de transporte para, então, iniciar os cuidados de enfermagem da unidade[4].

TERAPIAS COM CÉLULAS-TRONCO

Muito embora essa seja uma área promissora, mas ainda em pesquisas, muitos países decidem congelar o sangue do funículo umbilical de seus filhos em bancos privados pagando pela coleta e armazenamento do material. Atualmente, o sangue congelado poderá ser utilizado para tratar a medula da criança ou parente próximo. Os bancos privados existem há pelo menos 20 anos e são raríssimos os casos de uso do sangue autólogo para tratamento da leucemia.

Existem também os bancos públicos de funículo umbilical que recebem doações. Estima-se que 70% das pessoas que necessitam de transplante de medula não têm doador compatível na família e podem recorrer a um banco público.

A doação do funículo pode ser realizada em maternidades credenciadas na Brasilcord, rede dos Bancos Públicos do Cordão umbilical.

A coleta é realizada logo após o nascimento. A quantidade de sangue, 70 a 100mL que permanecem no funículo e na placenta, é drenada para uma bolsa de coleta.

No laboratório, o sangue é processado e as células-troco separadas e congeladas por vários anos. A doação é voluntária e confidencial e não há risco algum para a mãe e seu filho.

Existem vários critérios para ser doadora, entre eles: ser maior de 18 anos, ter realizado duas consultas de pré-natal no mínimo, mais de 35 semanas de gestação no momento da coleta e nenhum histórico de doenças neoplásicas e/ou hematológicas[5].

No momento da internação em maternidade credenciada, a enfermeira obstétrica avisará os profissionais responsáveis pela coleta se esse for o desejo da parturiente.

QUADROS HIPERTENSIVOS NA GESTAÇÃO

A hipertensão arterial incide em 5 a 10% das gestações e quando não tratada adequadamente pode resultar em quadros graves, como a eclâmpsia ou síndrome HELLP.

A hipertensão arterial na gestação representa a principal causa de morte materna no Brasil e a terceira no mundo.

Será utilizada aqui a classificação das síndromes hipertensivas do *National Blood Pressure Education Program Group on High Blood Pressure in Pregnacy* (2000):

Hipertensão arterial crônica – diagnóstico realizado antes da gestação ou antes da 20ª semana, não evidenciando proteinúria.

Pré-eclâmpsia – hipertensão arterial e proteinúria após a 20ª semana. O edema não é mais considerado para o diagnóstico desse quadro.

Pré-eclâmpsia leve – encontram-se PA > 140 × 90mmHg, proteinúria até de 300mg em diurese de 24 horas ou 1+ ou mais em exame de fita.

Pré-eclâmpsia grave – os níveis pressóricos considerados são > 160 × 110mmHg com proteinúria acima de 2g/dia ou 3+ ou mais em exame de fita, além de queixas persistentes de cefaleia, alteração visual e dor abdominal.

Pré-eclâmpsia superposta – a pré-eclâmpsia sobrepõe-se a uma hipertensão arterial crônica preexistente.

Hipertensão gestacional – pressão arterial > 140 × 90mmHg detectada no final da gestação sem ocorrência de proteinúria em mulheres normotensas e um quadro transitório, desaparecendo após o parto.

A etiologia da pré-eclâmpsia ainda não é totalmente conhecida, sendo que existem várias teorias para sua ocorrência: resposta materna anormal ao trofoblasto desencadeando alterações imunológicas e lesões endoteliais provocadas por má adaptação da placenta.

Fatores predisponentes para pré-eclâmpsia:

- Primigesta jovem antes dos 18 anos.
- Gravidez depois de 35 anos.
- Gestante com hipertensão arterial crônica.
- Pré-eclâmpsia em gestação anterior.
- *Diabetes mellitus.*
- Nefropatia.
- Colagenose.
- Síndrome antifosfolipídio.
- Trombofilia.
- Gemelidade.
- Hidropisia fetal.
- Obesidade.
- Histórico familiar ou pessoal das doenças supracitadas.

Atenção – quando a pré-eclâmpsia aparece em idade gestacional mais precoce, isto é, longe do termo, deve ser considerada sempre a forma grave e atentar-se para sua recorrência maior em gestações subsequentes.

Inúmeras complicações maternas e fetais estão associadas à pré-eclâmpsia e cabe à enfermeira obstetra conhecer todas elas.

Complicações maternas – eclâmpsia (crise convulsiva) que pode desencadear: hemorragia cerebral, cegueira transitória, pneumonia aspirativa e parada cardiorrespiratória (PCR), descolamento prematuro de placenta normoinserida (DPPNI), edema agudo de pulmão (EAP), coagulação intravascular disseminada (CIVD), síndrome HELLP (hemólise, elevação das enzimas hepáticas e plaquetopenia, insuficiência renal aguda, coma e óbito).

Complicações fetais e perinatais – prematuridade, restrição do crescimento intrauterino (RCIU), asfixia fetal, morte fetal ou perinatal. A realização do parto após a estabilização é o tratamento definitivo para as pacientes portadoras dos quadros hipertensivos da gestação. A emergência hipertensiva quando PA ≥ a 180 × 110mmHg é tratada com hidralazina por via intravenosa, observando-se a gestante durante 30 minutos em DLE. Na puérpera o captopril por via oral é utilizado, conforme prescrição médica.

O $MgSO_4$ é administrado para a profilaxia das crises convulsivas.

Assistência de enfermagem

- Conhecer os critérios de internação – formas graves de pré-eclâmpsia, hipertensão arterial crônica quando houver diagnóstico de pré-eclâmpsia superposta, urgência ou emergência hipertensiva, controle insatisfatório após a utilização de terapêutica anti-hipertensiva correta e comprometimento do bem-estar fetal.
- Manter a gestante em repouso em DLE para aumentar o retorno venoso, diminuir a reatividade vascular, diminuir a pressão arterial e aumentar o fluxo utero-placentário.
- Orientar dieta hipossódica para diminuir a reatividade vascular.
- Conhecer as drogas utilizadas para o controle da crise hipertensiva, conforme a prescrição médica – hidralazina, 5mg por via intravenosa a cada 15 minutos, até o controle da hipertensão como primeira opção, nifedipina, 10mg por via oral (não associar ao sulfato de magnésio), nitroprussiato de sódio (em ambiente de UTI), 0,2 a 5µg/kg/min por via intravenosa.
- Conhecer as drogas utilizadas para a fase de manutenção, conforme a prescrição médica – pindolol, 10 a 30mg/dia por via oral, ou metildopa, 750 a 2.000mg por via oral como primeira opção, e nifedipina, 10 a 20mg por via oral, hidralazina, 50 a 300mg/dia por via oral, atenolol, 50 a 100mg/dia, isadipina, 10mg/dia, diurético tiazídico, 50 a 100mg/dia por via oral como segunda opção.
- Explicar à gestante e aos familiares todos os procedimentos e o motivo da hospitalização.
- Proporcionar apoio emocional.
- Trabalhar em conjunto com o médico, conhecer os protocolos de tratamento.
- Manter acesso venoso periférico adequado.
- Realizar controle rigoroso de diurese e sinais vitais.
- Valorizar sinais e sintomas – pensar em síndrome HELLP na ocorrência de epigastralgia, dor no hipocôndrio direito, náuseas e vômitos, coliúria, hematúria, icterícia, sangramento gengival, cefaleia e escotomas.
- Manter material de emergência checado e acessível.
- Providenciar quando solicitada a coleta dos exames laboratoriais – hemograma, ureia, creatinina, ácido úrico, proteinúria de 24 horas, desidrogenase láctica, bilirrubina total, ALT e/ou AST e plaquetas.
- Conhecer as indicações maternas para a interrupção da gravidez – idade gestacional ≥ 38 semanas. Em qualquer idade gestacional se: plaquetopenia < 100.000/mm³, deterioração progressiva da função hepática, deterioração progressiva da função renal, cefaleia persistente e/ou alterações visuais, epigastralgia persistente, náuseas e vômitos, suspeita de descolamento prematuro de placenta, eclâmpsia e síndrome HELLP.
- Conhecer as indicações fetais de interrupção da gestação, restrição grave do crescimento fetal, oligoâmnio, alterações nas provas de vitalidade fetal (monitorização fetal, ultrassonografia de perfil biofísico e tomografia).

Prescrição de enfermagem

- Controle de sinais de 2/2 horas.
- Controle de BCF e movimento fetal de 6/6 horas.
- Monitorização fetal uma vez ao dia.
- Mundança de decúbito de 4/4 horas.
- Prevenção de quedas.
- Observar o local da infusão periférica quatro vezes ao dia.
- Observar a integridade da pele três vezes ao dia.
- Controle hídrico de 6/6 horas.
- Fazer higiene íntima três vezes ao dia.
- Banho no leito.
- Observar edema.
- Observar: cefaleia, torpor, obnubilação, escotomas, diplopia, amaurose (perda total da visão afetando o nervo óptico), dor epigástrica, oligúria e edema.

O tratamento da iminência de eclâmpsia é igual ao da eclâmpsia.

QUADROS HIPERTENSIVOS COMPLICADOS PELA SÍNDROME HELLP

Agravamento multissistêmico das formas graves de pré-eclâmpsia, caracterizado por anemia hemolítica microangiopática, disfunção hepática e trombocitopenia.

Acomete de 2 a 12% dos casos de pré-eclâmpsia e eclâmpsia causando morte materna de 3 a 24% e morte perinatal de 40 a 60%, sendo que a maioria dos casos, 70%, ocorre no período pós-parto.

Quadro clínico

- Mal-estar inespecífico.
- Dor em hipocôndrio direito e/ou epigástrica.
- Cefaleia, náuseas, vômitos.
- Icterícia.
- Alteração no estado de consciência.
- Níveis pressóricos muito elevados.
- Gengivorragia, hematomas, petéquias e hematúria.

Diagnóstico laboratorial

- Hemólise – **bilirrubina total** ≥ 1,2mg/dL.
- Elevação de **ALT** e/ou **AST** ≥ 70UI/L.
- Enzimas hepáticas
- Baixa de plaquetas – **plaquetas** ≤ 100.000/mm³.

Diagnóstico diferencial

- Esteatose hepática aguda da gravidez.
- Síndrome hemolítico-urêmica.

- Púrpura trombocitopênica trombótica.
- Hepatite viral.
- Apendicite.
- *Diabetes insipidus.*
- Colecistopatia.
- Gastroenterite.
- Gromerulonefrite.
- Encefalopatia hepática.
- Cálculos renais.
- Úlcera péptica.
- Pielonefrite.
- Lúpus eritematoso sistêmico.
- Miocardiopatia periparto.
- Aneurisma de aorta.
- Abuso de cocaína.
- Hipertensão arterial maligna.
- Hiperêmese gravídica.
- Trombocitopenia idiopática.

Principais complicações

- Coagulação intravascular disseminada (CIVD).
- Insuficiência renal.
- Descolamento prematuro da placenta.
- Edema agudo pulmonar.
- Hematoma/ruptura hepática.
- Hemorragia intracraniana.

Encaminhar a gestante para o centro obstétrico

- Avaliar estado geral.
- Confirmar diagnóstico laboratorial.
- Fazer o diagnóstico diferencial.
- Estabilizar as condições vitais.
- Combater a hipertensão arterial.
- Fazer a profilaxia ou tratar as convulsões com sulfato de magnésio.
- Corrigir a CIVD quando presente.
- Avaliar idade gestacional e vitalidade fetal.
- Interromper a gravidez independentemente da idade gestacional.
- Encaminhar a puérpera para a UTI.
- A administração de altas doses de corticóides no anteparto e pós-parto pode antecipar a recuperação laboratorial das pacientes com síndrome HELLP; utiliza-se dexametasona, 10mg por via intravenosa a cada 12 horas até o parto.

Prescrição de enfermagem

As mesmas prescrições da eclâmpsia leve e mais:

- Controlar rigorosamente a pressão arterial e os sintomas da paciente de 15/15 minutos.
- Controlar a dieta.
- Observar todas as alterações do quadro materno.
- Cobrar os resultados laboratoriais.

- Avaliar e vigiar a vitalidade fetal (movimentos fetais, ultrassonografia e cadiotocografia).
- Observar o local da infusão periférica quatro vezes ao dia.
- Observar a integridade da pele três vezes ao dia.
- Controle hídrico de 6/6 horas.
- Fazer higiene íntima três vezes ao dia.
- Banho no leito.
- Observar edema.
- Observar – cefaleia, torpor, obnubilação, escotomas, diplopia, amaurose, dor epigástrica, oligúria e edema.

Via de parto – indicações

- O parto vaginal com vigilância da vitalidade fetal está associado à menor morbiletalidade materna.
- A hemorragia antes, durante e após o parto piora significativamente o prognóstico materno, favorecendo a instalação de insuficiência renal aguda.
- A reposição volêmica com cristaloides reduz a pressão coloidosmótica plasmática, favorecendo o edema agudo de pulmão.
- É primordial corrigir a plaquetopenia na ocasião do parto cesariano para 100.000 plaquetas/mm^3.
- Cada unidade de plaquetas transfundida aumenta a contagem sérica em 10.000 plaquetas/mm^3.
- A anestesia geral é indicada para casos de CIVD ou com plaquetopenia abaixo de 50.000 plaquetas.

Ruptura hepática

Realizada a laparotomia exploradora ao sinal de dor epigástrica intensa associada com choque hipovolêmico.

- Encaminhar a gestante para o centro obstétrico.
- Avaliar estado geral.
- Confirmar diagnóstico laboratorial.
- Fazer o diagnóstico diferencial.
- Estabilizar as condições vitais.
- Combater a hipertensão arterial.
- Fazer a profilaxia ou tratar as convulsões com sulfato de magnésio.
- Corrigir a CIVD quando presente.
- Avaliar idade gestacional e vitalidade fetal.
- Interromper a gravidez independentemente da idade gestacional.
- Encaminhar a puérpera para a UTI.

Assistência de enfermagem

- Seguir o mesmo padrão dispensado às portadoras de quadros hipertensivos da gestação.
- Providenciar máscara de Venturi ou cateter nasal para oxigenoterapia.
- Proteger a língua.
- Conferir proteção no leito.

- Deixar preparada a dose de ataque do anticonvulsivante (MgSO$_4$).
- Monitorizar a administração de MgSO$_4$ – observar as quatro fases nas 24 horas, cada fase com duração de 6 horas e a cada 2 horas examinar: frequência respiratória acima de 14MRM, reflexos patelares presentes, diurese acima de 25mL/h, manter preparado gluconato de cálcio a 10% para administração em parada respiratória, comunicar ao médico se um dos parâmetros estiver irregular e suspender MgSO$_4$.
- Providenciar a coleta de exames e urgência na avaliação laboratorial.
- Aspirar secreções orais.
- Providenciar conforto e higiene.
- Reservar hemocomponentes.
- Explicar e tranquilizar e preparar paciente e familiares para possível resolução do parto nas próximas horas.
- Observar sinais e sintomas – sangramento, hipovolemia, hipotensão, palidez, sudorese, algias, coagulopatia.
- Realizar ausculta pulmonar e verificar padrão respiratório.
- Avaliar BCP e tônus uterino.

Prescrição de enfermagem

Manter as mesmas orientações citadas anteriormente para eclâmpsia[6].

DIABETES GESTACIONAL

Entende-se por diabetes gestacional (DG) qualquer grau de intolerância à glicose com início ou reconhecimento na gestação. O rastreamento do diabetes na gestação é uma oportunidade importante de detecção de alterações de intolerância à glicose, possibilitando a prevenção do diabetes clínico futuramente.

- Entre a 24ª e a 28ª semana de gestação há manifestação do efeito diabetogênico, sendo, portanto, a fase ideal para se realizar o rastreamento, que deve ser repetido no terceiro trimestre se considerado normal.
- O exame de escolha para o rastreamento universal no segundo e terceiro trimestres é o teste simplificado de tolerância à glicose (TOTG-s).
- O rastreamento deve ser repetido no terceiro trimestre, se considerado normal, e pode ser indicado no primeiro trimestre se houver risco elevado, como, por exemplo, ganho ponderal excessivo, e nas primigestas é o exame de escolha e a glicemia pós-prandial.

Prevalência

Varia de 1 a 14% de todas as gestações, de acordo com o grupo estudado e o teste diagnóstico empregado.

Grupo de alto risco para DG

- Antecedente de DG em gestação anterior.
- Sintomas sugestivos de diabetes (*polis*).
- Obesidade importante (índice de massa corporal acima de 28).
- História familiar de diabetes (parentes de 1º grau).
- Idade materna > 35 anos.
- Glicosúria.
- Aumento excessivo de peso na gestação.
- Hipertensão arterial.
- Complicações fetais anteriores – óbitos perinatais, macrossomia, polidrâmnio.

As gestantes diabéticas com complicações crônicas apresentam risco maior de comprometimento vascular (o mais comum é a restrição de crescimento fetal).

Assistência de enfermagem

No pré-natal

- Incentivar a redução de danos no processo da gestação.
- Incentivar e orientar a prática de exercícios físicos, orientar gestante e familiares quanto à necessidade da mudança do estilo de vida de acordo com a orientação médica.
- Orientar a dieta correta, fracionada, e controle de ingestão de carboidratos.
- Orientar automonitorização glicêmica e horário da administração da insulina capacitando a gestante para a autoaplicação. A insulinoterapia será indicada quando não há controle metabólico adequado.
- Manter a gestante e os familiares sempre orientados sobre todos os procedimentos e estar sempre disponível.
- Explicar a importância do uso de roupas e sapatos confortáveis.
- Orientar quanto aos sinais e sintomas de hipoglicemia – sudorese, tremores, visão turva, pele fria e desorientação.
- Orientar quanto aos sinais e sintomas de hiperglicemia – boca seca, polaciúria, polidipsia, taquipneia, adinamia, pele quente, cefaleia e torpor.
- Verificar e orientar a realização de ECG/ECO, quando solicitado, para o diagnóstico de alterações macrovasculares e pesquisa de miocardiopatia hipertrófica.
- Orientar a necessidade de realização de função renal/proteinúria.
- Orientar a realização de exame de fundo de olho.
- Observar e orientar a necessidade da realização de hemoglobina glicada a cada 3 meses.
- Orientar quanto à prevenção de infecções evitando as descompensações mais frequentes – urinárias, cutâneas, dentárias, fúngicas.
- Explicar quanto à necessidade de tratar a bacteriúria assintomática.
- Orientar quanto à realização de urocultura a cada 3 meses.
- Orientar quanto à realização do mobilograma.

Durante a internação

Controle de peso, da glicemia capilar e acesso venoso.

- Conhecer os critérios para a hospitalização da gestante – glicemias muito elevadas, intercorrências clínicas/obstétricas com comprometimento maternofetal.
- As gestantes compensadas e sem complicações maternofetais terão a gestação interrompida entre 38 e 39 semanas, porém a antecipação do parto para as gestantes que apresentam complicações ou estão descompensadas será em função das condições maternofetais.

Durante o puerpério

- Proporcionar todas as informações à gestante e aos familiares.
- Orientar sobre a dieta.
- Realizar hemoglicoteste, glicosúria e cetonúria a cada 6 horas, conforme prescrição.
- Verificar sinais e sintomas de hipo ou hiperglicemia.
- Monitorizar o aleitamento materno.

TRABALHO DE PARTO PREMATURO

A OMS define como prematuro ou pré-termo o recém-nascido com menos de 37 semanas completas de gestação, ou 259 dias, contadas a partir do primeiro dia do último período menstrual normal, não importando seu peso.

Frequência

Oito a 12% dos partos. A prematuridade é a maior causa de morbidade e mortalidade neonatais.

Etiologia

É multifatorial; destaca-se sua ocorrência diante de processos inflamatórios e infecciosos, locais e/ou sistêmicos.

Assistência de enfermagem

- Identificar o trabalho de parto prematuro.
- Presença de pelo menos duas contrações em 10 minutos com sensação dolorosa, acompanhadas de modificações cervicais, independentemente de estarem associadas à ruptura das membranas ovulares, sangramento genital ou perda de tampão mucoso.
- O uso de tocografia externa pode auxiliar na caracterização das contrações uterinas.
- O comprimento cervical inferior a 15mm, aferido por meio de ultrassonografia transvaginal, também pode ser útil.
- Informar à gestante e os familiares os procedimento a serem seguidos durante a hospitalização.
- As avaliações devem ser realizadas concomitantemente a tocólise, portanto promover acesso venoso.
- Realizar controle de pulso materno, pressão arterial e temperatura.

- Restringir a deambulação.
- Realizar auscultas cardíaca e pulmonar.
- Conferir a realização hemograma completo, urina tipo I, urocultura e antibiograma.
- Realizar a coleta de material para a pesquisa de estreptococo do grupo B, conforme prescrição médica.
- Conhecer os tocolíticos e modo de ação, efeitos colaterais: – antagonistas de ocitocina: atosibana (Tractocile®), beta adrenérgicos: terbutalina (Terbutil®, Bricanyl®), bloqueadores de canais de cálcio: nifedipina (Adalat®), inibidores de prostaglandinas: indometacina (Indocid®) e sulfato de magnésio sempre administrado em bomba de infusão.
- Conhecer as regras gerais para o uso dos tocolíticos – idade gestacional entre 22 semanas e 34 semanas, bolsa íntegra, dilatação de no máximo 5cm no início da inibição, evitar a associação dos tocolíticos, ausência de complicações maternas e/ou fetais, clínicas e/ou obstétricas que desaconselham o prolongamento da gestação.

A assistência de enfermagem é de fundamental importância no trabalho de parto prematuro e tem por objetivo retardar o nascimento[7].

RUPTURA PREMATURA DAS MEMBRANAS

Ruptura prematura das membranas (RPM) é a ocorrência da ruptura espontânea das membranas ovulares fora do trabalho de parto. A RPM desencadeia o trabalho de parto em 90% dos casos em até 24 horas.

Frequência

Ocorre em aproximadamente 12% do total de partos e é responsável por um terço dos nascimentos prematuros.

Assistência de enfermagem

- Realizar a anamnese obstétrica identificando o momento da ruptura, volume de líquido extravasado, odor e coloração.
- Realizar o exame especular para avaliar a saída efetiva de líquido e eventuais processos infecciosos.
- Controlar a dinâmica uterina (DU), movimentos fetais e BCP e realizar cardiotografia quando necessário.
- Aumentar a oferta hídrica.
- Controlar rigorosamente a temperatura e a frequência respiratória.
- Observar aceitação da dieta e alimentação adequada.
- Observar funcionamento intestinal.
- Observar a ocorrência dos efeitos colaterais materno e fetais devido aos tocolíticos, ajustando a velocidade de infusão.
- Acompanhar os resultados das avaliações ultrassonográficas e laboratoriais.

- Preparar a paciente para o nascimento do RN, possivelmente pré-termo, solicitando avaliação psicológica se necessário.
- Observar os indicadores de qualidade – risco de queda (cuidados padronizados para a prevenção de queda). Cuidados com acesso venoso periférico (troca de punção a cada 72 horas ou quando houver sinais de flebite e/ou infiltração), profilaxia do aparecimento de escaras (providenciar colchão antiescaras).
- Monitorizar a infusão de medicamento, controlado com bomba de infusão.
- Providenciar medida de higiene adequada.
- Somente realizar o toque vaginal se a paciente estiver em trabalho de parto.
- A ultrassonografia pode revelar diminuição do volume de líquido amniótico.

Na hospitalização

- Verificação de temperatura a cada 4/4 horas.
- Estimular repouso no leito. A adoção da posição de Trendelenburg é controversa – talvez diminua ou evite a vasão do líquido amniótico, porém há também quem acredite causar edema cerebral em paciente que mantém essa posição por tempo prolongado.
- Observação de taquicardia materna e fetal persistente.
- Observar fisometria.
- Providenciar a realização de exames laboratoriais prescritos – hemograma, velocidade de hemossedimentação, proteína C-reativa (PCR).
- Coleta com *swab* pelas vias vaginal e retal para a pesquisa de estreptococo beta-hemolítico do grupo B (EGB), comunicar o resultado do exame ao médico.
- Realizar cardiotocografia diariamente.
- Providenciar uma vez por semana ou mais a realização de ultrassonografia obstétrica com Doppler e perfil biofísico fetal (PBF), conforme orientação médica.
- Conhecer as condutas obstétricas de acordo com a idade gestacional – 24 semanas: discussão com a família e a equipe multidisciplinar e optar por indução do parto, entre 24 e 34 semanas: conduta expectante, avaliar vitalidade fetal e monitorizar infecção, > 34 semanas: interromper a gestação.
- Na conduta expectante, orientar o repouso relativo e a hidratação por via oral (3 litros/dia) ou intravenosa, de acordo com as condições clínicas prescrita no prontuário.
- Controlar rigorosamente a temperatura e a frequência respiratória.
- Observar aceitação da dieta e alimentação adequada.
- Observar funcionamento intestinal.
- Observar a ocorrência dos efeitos colaterais materno e fetais devido aos tocolíticos, ajustando a velocidade de infusão.

- Acompanhar os resultados das avaliações ultrassonográficas e laboratoriais.
- Preparar a paciente para o nascimento do RN, possivelmente pré-termo, solicitando avaliação psicológica se necessário.
- Observar os indicadores de qualidade – risco de queda (cuidados padronizados para a prevenção de queda). Cuidados com acesso venoso periférico (troca de punção a cada 72 horas ou quando houver sinais de flebite e/ou infiltração), profilaxia do aparecimento de escaras (providenciar colchão antiescaras).
- Monitorizar a administração de medicamentos controlada na bomba de infusão.
- Providenciar medida de higiene adequada.
- Orientar a gestante conforme prescrição da necessidade de antibiótico de amplo espectro se houver sinal de infecção.
- Explicar à gestante e aos familiares que não há recomendação de inibição do trabalho de parto e o uso de corticosteroides está indicado com idade gestacional < 34 semanas.
- A antibioticoterapia profilática é controversa.

Complicações maternas

- Infecção.
- Choque séptico.
- Corioamnionite.
- Morte materna.

Complicações fetais

- Prematuridade.
- Infecção fetal.
- RCIU.
- Sofrimento fetal agudo.
- Hipoplasia pulmonar.

Tratamento

- Amnioinfusão.
- Hiper-hidratação materna.

HEMORRAGIAS DO TERCEIRO TRIMESTRE

As principais afecções que causam hemorragia do terceiro trimestre são:

- Placenta prévia.
- Descolamento prematuro de placenta (DPP).
- Ruptura de seio marginal.
- Ruptura de *vasa* prévia.
- Lesões cervicais, cervicites, pólipos e câncer de colo uterino.
- Lesões vaginais e vulvares.

Algumas dessas doenças podem ser diagnosticadas apenas com exame clínico ou vaginal por meio do exame especular. O toque vaginal deve ser evitado.

Placenta prévia

Implantação e desenvolvimento da placenta no segmento inferior do útero.

Frequência

De 1%, mas vem crescendo pelo aumento do número de cesáreas.

Classificação

Placenta prévia centrototal

Recobre totalmente o orifício interno do colo do útero.

Placenta prévia centroparcial

Recobre parcialmente o orifício interno do colo do útero.

Placenta prévia marginal

A borda placentária margeia o orifício interno do colo do útero.

Placenta prévia lateral

Embora implantada no segmento inferior do útero, alcança o orifício interno.

Etiologia

Fatores etiológicos associados:

- Cesáreas prévias.
- Hipertensão arterial sistêmica (HAS) crônica.
- Idade materna avançada.
- Multiparidade.
- Curetagem uterina prévia.
- Cirurgias uterinas.
- Gestações múltiplas.
- Tabagismo.
- História pregressa de placenta prévia.

Quadro clínico

Sangramento genital indolor sem causa aparente, de coloração vermelho vivo, reincidente e de gravidade progressiva e pode haver contrações prematuras.

Diagnóstico

É baseado no quadro clínico associado ao exame ultrassonográfico pélvico e/ou transvaginal e só deve ser firmado no terceiro trimestre devido ao fenômeno da "migração" ou subida placentária.

A placenta prévia pode estar associada com o acretismo placentário, principalmente quando há cesárea anterior.

Assistência de enfermagem

- Evitar o toque vaginal e, quando realizado, exige ambiente onde seja possível fazer uma intervenção de emergência, exceto se souber a localização da placenta, e exame especular cuidadoso é seguro.
- Orientar a gestante sobre a conduta que será definida de acordo com a idade gestacional e as condições maternas e fetais.
  - Gestação pré-termo com sangramento discreto: controle de sinais vitais, controle de sangramento vaginal, comunicar banco de sangue, controle de vitalidade fetal, atenção à administração de corticoide entre 26 e 34 semanas.
  - Gestação pré-termo com hemorragia grave: gestação de 36 semanas ou mais, resolução por parto cesariano.
- Acesso venoso – fluidoterapia, conforme prescrição médica.
- Monitorização contínua.
- Providenciar ultrassonografia para localizar placenta, coágulos, posição fetal, conforme prescrição, bexiga cheia pode criar uma falsa aparência de placenta prévia anterior.
- Solicitar o resultado laboratorial – hematócrito, plaquetas, fibrinogênio, produtos de degradação da fibrina, RNI, KPTT, tipo sanguíneo e Coombs indireto.
- Se Rh negativo, dose completa de Rhogam, conforme prescrição médica.
- Orientar sua equipe e o centro obstétrico para possível cesariana de emergência.

Complicações maternas

- Choque hipovolêmico.
- Hemorragia.
- Acretismo placentário, levando á histerectomia subtotal.

Complicações fetais

- Prematuridade.
- Sofrimento fetal.
- Anoxia cerebral.
- Hipóxia.
- Restrição do crescimento intrauterino.

Atenção

Em placentas prévias centrototais, mesmo com feto morto, a interrupção é por parto cesariano.

Todas essas pacientes exigem cuidados especiais no pós-parto imediato, sendo prudente encaminhá-las à UTI.

DESCOLAMENTO PREMATURO DE PLACENTA (DPP)

Separação prematura da placenta da parede uterina de sua inserção normal antes do nascimento do concepto e após a 20ª semana de gestação causando hemorragia.

Etiologia

É desconhecida, sendo o diagnóstico eminentemente clínico.

Frequência

O DPP ocorre em cerca de 5 a 10% das gestações, representa mais de 30% de todos os quadros hemorrágicos do terceiro trimestre. Metade dos casos acontece fora do trabalho de parto, 40% durante o período de dilatação e 10% dos casos durante o período expulsivo. A mortalidade fetal é de 20 a 40% e a taxa de mortalidade materna pode chegar a 6%.

Considerado emergência clínica, o DPP exige rapidez e efetividade nas intervenções.

A ultrassonografia pode auxiliar no diagnóstico diferencial com placenta prévia e confirma a vitalidade ou não do feto.

A cardiotocografia identifica sinais de sofrimento fetal com bradicardia, diminuição da variabilidade e Dips tipo II.

Condições associadas ao DPP

Síndromes hipertensivas (principal fator).
Descompressão uterina abrupta.
Traumatismos abdominais externos.
Tumores uterinos (leiomiomas).
Malformações uterinas.
Multiparidade.
Tabagismo.
Uso de tabaco, cocaína e estimulantes.
Trombofilias.
Oligodrâmnio, RPM.
Corioamnionite.
Antecedentes de DPP em gestação anterior.

Quadro clínico

- Dor súbita de leve a intensa, principalmente em localização de fundo uterino.
- Dor nas costas, pensar em DPP posterior.
- Perda sanguínea vaginal em 80% dos casos.
- Sangramento oculto em 20-63% dos casos.
- Pode haver anemia, hipotensão e choque.
- Parada da movimentação fetal.
- Coagulopatia por consumo local e coagulação intravascular disseminada (CIVD).

Assistência de enfermagem

- Identificar o aumento do tônus uterino (hipertonia), algumas vezes associado a hiperatividade uterina (polissistolia), diminuição ou cessação das contrações.
- Palpar abdome materno – local da dor, contrações tetânicas.
- Perda da altura da apresentação.
- Identificar ao toque a bolsa das águas geralmente tensa.
- BCF contínuo, perda súbita do padrão BCF e de difícil ausculta ou mesmo podem estar ausentes.

- Identificar sinais de pré-choque ou choque hipovolêmico que, às vezes, não condizem com a perda sanguínea vaginal.
- Observar palidez cutânea, sudorese e taquicardia.
- Identificar sinais indiretos de CIVD, como petéquias, equimoses e hematomas.
- Providenciar cuidados vitais maternos rápidos e concomitantes à interrupção da gestação.
- Providenciar acesso venoso calibroso.
- Providenciar sondagem vesical para avaliação do volume urinário e da função renal.
- Instalar oxigênio úmido em máscara aberta.
- Monitorizar PA, frequência cardíaca e diurese de forma contínua.
- Verificar a coleta e o resultado de exames laboratoriais, tais como hemograma, coagulograma, contagem de plaquetas, tipagem sanguínea.
- Solicitar reserva de plaquetas e plasma fresco congelado ao banco de sangue.
- Acompanhar nos exames de tomografia de abdome e ultrassonografia obstétrica.
- Encaminhar a paciente para o centro obstétrico para parto cesariano com feto vivo ou morto em qualquer idade gestacional.

Complicações maternas

- CIVD.
- Hemorragia com anemia (mais comum).
- Ruptura de bexiga.
- Necrose hipofisária.
- Choque hipovolêmico.
- *Utero couvelaire*, infiltração do miométrio levando muitos casos à histerectomia total.
- Óbito materno.

Complicações fetais

- Hipóxia.
- Acidemia.
- Óbito fetal ocorre em um terço dos casos.

RUPTURA UTERINA

Separação de todas as camadas uterinas com saída de parte ou de todo o feto da cavidade uterina, causando grave hemorragia interna, taquicardia e hipotensão. Rara em úteros sem cicatriz prévia (frequência < 0,1%), com cicatriz uterina (0,8%) e a mais comum é a cicatriz de cesárea prévia.

Diagnóstico

Parada das contrações uterinas, sinal de Brandl-Frommel, sinais de choque hipovolêmico com pequeno sangramento exteriorizado e abdome em tábua.

A conduta é a laparotomia imediata, com sutura das lacerações ou histerectomia.

Assistência de enfermagem

- Tentar evitar lembrando-se dos fatores de risco durante o trabalho de parto.
- Cesárea prévia, cirurgia uterina prévia, hiperestimulação por ocitocina, sobredistensão uterina, fixação anormal da placenta (dificuldade de remoção), anormalidade uterina ou fetal, neoplasia trofoblástica gestacional, adenomiose, traumatismo, paridade alta, anestesia epidural, descolamento de placenta, fórceps alto e tentativa de versão uterina. Identificar sinais de pré-choque ou choque hipovolêmico que, às vezes, não condizem com a perda sanguínea vaginal.
- Observar palidez cutânea, sudorese e taquicardia.
- Providenciar acesso venoso calibroso.
- Providenciar sondagem vesical para avaliação do volume urinário e da função renal.
- Instalar oxigênio úmido em máscara aberta.
- Monitorizar PA, frequência cardíaca e diurese de forma contínua.
- Verificar a coleta e o resultado de exames laboratoriais, tais como hemograma, coagulograma, contagem de plaquetas e tipagem sanguínea.
- Solicitar reserva de plaquetas e plasma fresco congelado ao banco de sangue.
- Encaminhar a paciente para a laparotomia[8].

SÍNDROME ANTIFOSFOLIPÍDIO (SAF) E TROMBOFILIAS

As trombofilias são alterações da coagulação sanguínea que levam a gestante maior predisposição para fenômenos tromboembólicos.

Podem ser adquiridas – síndrome antifosfolipídio (SAF) – ou hereditárias: deficiência de proteína S, deficiência de proteína C, deficiência de antitrombina III (ATIII), presença do fator V de Leiden, mutação do gene recombinante da protrombina, hiper-homocisteinemia.

Complicações relacionadas à SAF ou às trombofilias

- Abortamento de repetição.
- Prematuridade.
- Restrição do crescimento fetal.
- Pré-eclâmpsia grave e de aparecimento no início da gestação.
- Depressão pós-parto.
- Óbito fetal.

Diagnóstico

Requer a associação de pelo menos um critério clínico com um critério laboratorial.

Critérios clínicos

- Trombose venosa ou arterial.

- Complicações gestacionais – uma ou mais mortes fetais acima de 10 semanas, um ou mais partos prematuros com menos de 34 semanas devido à pré-eclâmpsia, ou insuficiência placentária e ocorrência de três ou mais abortos com menos de 10 semanas.

Critérios laboratoriais

- Presença do anticoagulante lúpico.
- Identificação de anticorpos anticardiolipina das classes IgG e IgM.
- Encontro de anticorpos antibeta-2-glicoproteína I das classes IgG e IgM.
- Gestante sem antecedente pessoal de trombose.

Cuidados com o uso de heparina

- Iniciar após a identificação de gestação tópica e com batimentos cardíacos fetais.
- Heparina de baixo peso molecular (enoxaparina) está relacionada com menos frequência de plaquetopenia e osteopenia.
- Suspender a heparina 24 horas antes do parto e reintroduzi-la (quando necessário) 12 horas após o parto.

Pré-natal e parto

Acompanhamento rigoroso para as gestantes sem antecedente pessoal de trombose.

Para gestantes com mau passado obstétrico preconiza-se o uso associado de:

- Aspirina – 100mg/dia (interromper 10 dias antes do parto).
- Heparina em dose profilática (uma das opções abaixo), conforme prescrição médica:
  - Heparina (Liquemine® ou Heparin®): 5.000U por via subcutânea duas vezes ao dia.
  - Dalteparina (Fragmin®): 5.000U por via subcutânea duas vezes ao dia.
  - Enoxaparina (Clexane® ou Cutenox®): 40mg por via subcutânea uma vez ao dia.

Gestante com antecedente pessoal de trombose

Heparina em dose plena (conforme orientação e controle do hematologista).

Cuidados com o uso de heparina

- Iniciar após a identificação de gestação tópica e com batimentos cardíacos fetais.
- Heparina de baixo peso molecular (enoxaparina) está relacionada com menos
- frequência de plaquetopenia e osteopenia.
- Suspender a heparina 24 horas antes do parto e reintroduzi-la (quando necessário) 12 horas após o parto.

Assistência de enfermagem

- Garantir retornos mensais até 26 semanas, quinzenais até 34 semanas e semanais após essa data e até o parto.

- Avaliar os sinais e sintomas de trombose em cada retorno.
- Orientar a realização de hemograma com plaquetas e proteinúria bimensalmente.
- Orientar a realização ecocardiografia fetal entre 24 semanas e 28 semanas.
- Orientar e providenciar cuidadosa monitorização do crescimento e da vitalidade fetal a partir de 26 semanas (biometria, líquido amniótico, dopplervelocimetria e cardiotocografia). Repetição quinzenal até 32 semanas e semanal após essa idade gestacional.
- Preparar a gestante para a internação se apresentar hipertensão, restrição do crescimento, oligoâmnio ou alteração na vitalidade fetal.
- Orientar a gestante sobre a necessidade de interrupção da gestação com 38 semanas, ou antes, em função das condições maternas e fetais.

PUERPÉRIO

O puerpério é considerado o período de recuperação e de transição do organismo materno nos aspectos fisiológicos e psicológicos. Caracterizado por transformações físicas, o puerpério inicia-se logo após a dequitação, tem a duração de 6 a 8 semanas, espaço de tempo no qual o organismo materno retorna às condições pré-gravídicas.

A primeira hora pós-parto é um período crítico, quando há maior probabilidade de ocorrer hemorragias.

Assistência de enfermagem

- Usar os princípios de precauções básicas (antiga precauções universais) ao dar assistência à puérpera.
- Revisar o canal vaginal.
- Providenciar ultrassonografia conforme prescrição (diagnóstico de restos placentários).
- Massagear o fundo uterino.
- Manter acesso venoso adequado.
- Controlar a medicação prescrita no prontuário médico (ocitócicos principalmente).
- Sonda vesical de demora para o controle do débito urinário.
- Providenciar a tipagem sanguínea, se houver necessidade de transfusão.
- Providenciar os exames e os resultados laboratoriais.
- Avisar a equipe.
- Controle rigoroso de sinais vitais.
- Controle rigoroso de sangramento e involução uterina.
- Observar e avaliar incisão cirúrgica – abdominal ou episiorrafia.
- Observar sinais de atonia uterina.
- Controle de diurese (se sonda vesical instalada).
- Observar sinais de retenção urinária (se não houver sonda vesical instalada).

- Proporcionar medidas de conforto e higiene.
- Incentivar deambulação precoce.
- Auxiliar no aleitamento materno explicando a pega correta para a prevenção de traumatismos mamilares[9].

HEMORRAGIA PÓS-PARTO

Hemorragia pós-parto é definida como a perda de sangue maior que 1.000mL nas primeiras 24 horas após o parto.

Principais causas

Rever o diagnóstico da hemorragia – "lembrar dos 4Ts":

- Tônus – atonia uterina (70% das causas).
- Tecido – retenção placentária, acretismo placentário (20%).
- Trauma – inversão uterina, ruptura, lacerações, hematomas, episiotomias (90%).
- Trombina – coagulopatias (1%).

Fatores de risco – pré-eclâmpsia, história de hemorragia em partos anteriores, gestações múltiplas, cicatriz de cesárea anterior, multiparidade, tempo prolongado da dequitação (mais de 30 minutos), episiotomias extensas e parto fórceps.

Prevenção primária – usar ocitocina (10U – 500mL conforme a prescrição médica – 60mL/h por via intravenosa) profilaticamente para todos os casos no terceiro e quarto períodos, ou seja, durante dequitação, e 1 hora após o parto e tração controlada do funículo durante a dequitação.

Diagnóstico e conduta

- Após a suspeita de sangramento excessivo, deve-se sempre começar o atendimento com o CAB (circulação, vias aéreas, respiração – *Circulation-Airway-Breathing*).

Providenciar acesso venoso calibroso (recomenda-se locar duas veias com jelco 18) e iniciar fluidos por via intravenosa imediatamente.

- Pedir ajuda a outro profissional capacitado.
- Massagem uterina (não parar de fazer massagem uterina enquanto a atonia não for afastada), começar com massagem bimanual ou compressão uterina (manobra de Hamilton).
- Administrar ocitócito prescrito (20U em 500mL de soro, em 125mL/h ou 20U por via intramuscular).

Retenção placentária

Decorre da implantação anômala da placenta. O diagnóstico baseia-se no fato de não haver dequitação espontânea. As tentativas de extração manual da placenta revelam a anomalia.

Assistência de enfermagem

- Começar fazendo o diagnóstico de retenção placentária por meio do sinal de Brandt ou sinal do pescador.
- Dependendo da orientação médica, auxiliar na realização de manobras específicas.
- Manter acesso venoso.
- Preparar a paciente para extração sob anestesia.
- Tentar uma leve pressão no fundo do útero ou pressão suprapúbica associadas a leves movimentos circulares de tração do funículo.
- Tentar injetar 5U de ocitocina na veia umbilical.
- Tentar extração manual da placenta.
- Realizar curetagem puerperal sob anestesia. Para casos de acretismo em que um tratamento conservador seja indicado, o balão de SOS Bakri pode ser usado para o controle de hemorragia.

Inversão uterina

1. Fazer o diagnóstico e tratar o mais rápido possível.
2. Lembrar sempre da possibilidade de choque neurogênico.
3. Repor o útero imediatamente. Tentar as manobras manuais (Taxe).
4. Se não houver sucesso, tentar as mesmas manobras com tocolíticos ou anestesia.
5. Reposição cirúrgica (cirurgia de Huntington).

Cuidados de enfermagem

- Usar os princípios de precauções básicas (antiga precauções universais) ao dar assistência à puérpera.
- Controle rigoroso de sinais vitais.
- Controle rigoroso de sangramento e involução uterina.
- Observar e avaliar incisão cirúrgica: abdominal ou episiorrafia.
- Observar sinais de atonia uterina.
- Controle de diurese (se sonda vesical instalada).
- Observar sinais de retenção urinária (se não houver sonda vesical instalada).
- Proporcionar medidas de conforto e higiene.
- Incentivar deambulação precoce.
- Auxiliar no aleitamento materno explicando a pega correta para a prevenção de traumatismos mamilares.

ENCAMINHAMENTO DA PUÉRPERA PÓS-PARTO

É o ato de encaminhar a puérpera, após o parto, em cama ou maca. Conforme o caso, para unidade de internação, para a recuperação, UTI ou semi-intensiva, com segurança.

- Receber autorização para remover a paciente da sala de procedimentos.
- Solicitar transporte.
- Solicitar leito e cama.
- Avaliar a puérpera quanto a sangramento, involução uterina, nível de consciência e dor.
- Passar o plantão para a enfermeira da unidade que irá receber puérpera, com todas as ocorrências ou cuidados especiais.
- Transferir a puérpera da mesa cirúrgica para a maca.
- Verificar a identificação da pulseira com o prontuário.
- Colocar o prontuário com todos os exames juntos.
- Transportar a puérpera até a saída da unidade e entregar ao serviço de transporte.
- O serviço de transporte confere a pulseira com o prontuário.
- Acompanhar o transporte da puérpera até a unidade solicitada.
- Transportar a puérpera até a recuperação, junto com a equipe da UTI ou semi-intensiva, junto com a equipe da sala de parto[10].

PUERPÉRIO – ADMISSÃO E CONTROLES

Admissão – a equipe recepciona e controla a puérpera, que provém do centro obstétrico, no pós-parto.

Assistência de enfermagem

- Orientar que poderá apresentar um quadro de exaustão física e sonolência, que decorre não só da tensão do esforço realizado no momento da parturição.
- Orientar a paciente quanto à importância do descanso e silêncio, com mínimo de visitas nas primeiras horas.
- Orientar os horários das refeições, do banho, funcionamento dos plantões, apresentação da equipe e, para o acompanhante, o manejo da cama, o local da roupa de cama, o horário da solicitação da refeição.
- Controlar rigorosamente o sangramento nas primeiras 6 horas – aspecto do curativo cirúrgico ou episiorrafia e involução uterina.
- Estimular ingestão de líquido (decorrência da desidratação e da perda sanguínea).
- Acompanhar o desaparecimento do efeito da anestesia.
- Orientar para movimentar os membros (diminuir os riscos de problemas tromboembólicos).
- Levantar pela primeira vez com a ajuda da enfermagem.
- Estimular a deambulação para favorecer a eliminação dos lóquios e o funcionamento vesical e intestinal.
- Atentar-se ao comportamento da puérpera, como ansiedade, instabilidade emocional, apatia e mudança de humor.
- Orientar em relação à higiene. Não existe contraindicação para banho de chuveiro logo que a puérpera tenha condições físicas. Desaconselham-se, no entanto, os banhos de imersão.

- Orientar em relação à dieta – dieta livre, composta de alimentos saudáveis, energéticos, poucos condimentos e com alto teor de fibras, visando estimular o funcionamento do intestino.
- Orientar e monitorizar as mamadas.
- Orientar os cuidados com as mamas/mamilos.

PRESCRIÇÃO DE ENFERMAGEM

A prescrição descrita a seguir corresponde a todo período de internação, podendo os itens ser utilizados de acordo com o quadro clínico da paciente no dia da prescrição.

- Auxiliar a estimular a deambulação.
- Controlar sinais vitais.
- Cuidados com as mamas.
- Estimular a ingestão hídrica.
- Fazer banho de aspersão.
- Fazer higiene íntima.
- Manter área de deambulação livre de móveis.
- Manter cama baixa/travada.
- Manter campanhia ao alcance da paciente.
- Manter grades de proteção elevadas.
- Observar aspecto das incisões cirúrgicas.
- Observar aspecto do curativo.
- Observar aspecto e volume da urina.
- Observar funcionamento intestinal.
- Observar involução uterina.
- Observar presença de diurese espontânea.
- Observar sangramento/lóquios.
- Orientar aleitamento materno.
- Orientar família/paciente sobre risco de queda.
- Observar aspecto da episiorrafia.
- Registrar a conduta para o controle de dor.
- Registrar as condições do local da punção.
- Manter os membros inferiores elevados.
- Observar distensão abdominal.
- Observar padrão de comportamento.
- Anotar essas observações e controles no prontuário materno.

ORIENTAÇÕES DE ENFERMAGEM PARA A ALTA HOSPITALAR

- Aleitamento materno livre demanda, ou seja, sempre que seu filho desejar.
- A incisão cirúrgica deverá ser higienizada com água e sabão diariamente. Em caso de inchaço, calor local, vermelhidão ou saída de secreção da incisão cirúrgica comunique seu médico imediatamente ou retorne ao hospital para avaliação.
- Sempre que possível descanse com os membros superiores elevados. Isso ajuda a diminuir o inchaço comum nesse período.

- Alimentação balanceada e aumento da ingestão de líquidos.
- Higiene com água e sabão em episiorrafia após urinar e/ou evacuar, secar com toalha macia para evitar o uso de papel higiênico e não interferir no processo de cicatrização.
- Higiene com água e sabão em incisão cirúrgica abdominal.
- Observar hiperemia e/ou saída de secreção na região da incisão cirúrgica, sinal de alerta para retornar ao hospital.
- Explicar a evolução dos lóquios quanto a cor, odor e quantidade, observando os sinais de alerta para retornar ao hospital.
- Usar roupas íntimas confortáveis.
- Usar sutiã apropriado para a amamentação com bom suporte para as mamas e alças largas.
- Cuidados com as mamas – desaconselhar a higiene com água e sabão nos mamilos após as mamadas para preservar a camada hidrolipídica que lubrifica e protege a região mamiloareolar, contraindicar o uso de cremes e pomadas nos mamilos, aplicação de compressas geladas em mamas ingurgitadas, orientar a pega correta para a prevenção de traumatismos mamilares.
- Explicar a ocorrência de cólicas uterinas durante a mamada decorrente da liberação de ocitocina.
- Retorno à atividade sexual 30 dias após o parto, no mínimo.
- Retorno do ciclo menstrual pode acontecer por volta de 50 dias para as mulheres que não estão amamentando e 6 meses até 1 ano para aquelas que amamentam, porém explicar que a ausência de menstruação não garante anticoncepção, sendo prudente discutir o melhor método anticoncepcional com o médico.
- Na saída do hospital, o recém-nascido deve ser transportado no banco traseiro na companhia da mãe[11].

CONSIDERAÇÕES FINAIS

No decorrer dos séculos IX e XX, a enfermagem despertou para a necessidade de evolução. Houve então o início de um processo de transformação que atualmente tem-se intensificado visando a revisão de padrões, valores e melhorias na formação de sua base científica.

A enfermagem brasileira tem mostrado contribuição expressiva não só na assistência, mas também na produção de conhecimentos científicos e pesquisas na área da saúde.

A enfermagem obstétrica também contribui na expansão da enfermagem com as ações de incentivo ao parto normal, no atendimento pré-natal, na realização de ações educativas para as mulheres e suas famílias em todo o ciclo gravidopuerperal, no acompanhamento da evolução do trabalho de parto, no acompanhamento das gestações de alto risco, na execução e assistência obstétrica em situações de emergência e na realização do parto sem distócia[12].

REFERÊNCIAS

1. Resolução COFEN223. Dispõe sobre a atuação de enfermeiros na assistência da mulher no ciclo gravídico puerperal. Rio de Janeiro; 1999.

2. Brasil. Ministério da Saúde. Urgência e emergencias maternas: guia para diagnóstico e conduta em situações de risco de morte materna. Brasília (DF). Secretaria de Políticas de Saúde – SPS/Ministério da saúde; 2000.

3. Santos LGA, Andreto LM, Figueira MCS, Morimura MCR, Germano EM, Melo EMVB, et al. Enfermagem em ginecologia e obstetrícia. Rio de Janeiro: Medbook; 2010.

4. Segre CAM. Perinatologia, fundamentos e práticas. São Paulo: Sarvier; 2002.

5. Banco de sangue de cordão umbilical [www.einstein.com.br]. São Paulo – Hospital Israelita Albert Einstein. Disponível em: http://www.einstein.br/einstein-saude/tecnologia-e-inovacao/Paginas/celulas-tronco-ainda-estao-em-fase-experimental.aspx Acessado 2014 julho 7

6. Santos LC, Amorim MMR, Katz L, Albuquerque CJM. Terapia intensiva em obstetrícia. In: Pré-eclâmpsia e eclâmpsia. Rio de Janeiro: Medsi; 2004.p.37-62.

7. Rezende J, Montenegro AB. Obstetrícia fundamental. 10ª ed. Rio de Janeiro: Guanabara Koogan; 2006.

8. Brasil. Ministério da Saúde. Manual técnico de pré-natal e puerpério: atenção qualificada e humanizada. Brasília (DF): Secretaria de Políticas de Saúde – SPS/Ministério da Saúde; 2005.

9. Organização Mundial da Saúde (OMS). Maternidade segura: assistência ao parto normal. Guia prático. Genebra: Organização Mundial da Saúde; 1996.

10. ALSO® Course Syllabus. Advanced Life Support in Obstetrics, American Academy of Family Physicians. Hemorragia Pós-Parto; 2013.

11. Alvim DAB, Bassoto TRP, Marques GM (Eds). Sistematização da assistência de enfermagem à gestante de baixo risco. Rev Meio Amb Saúde. Disponível em: http://www.faculdadedofuturo.edu.br/revista/2007/pdfs/RMAS%202(1)%20258-272.pdf Acessado 2014 julho 7.

12. Carpenito-Moyet LJ. Manual de diagnóstico de enfermagem. 10a ed. Porto Alegre: Artmed; 2006.

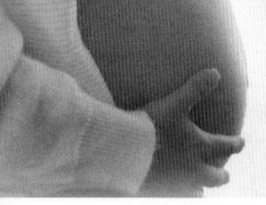

CAPÍTULO 6

Mortalidade Materna

Carlos Eduardo Pereira Vega

Na atualidade, o estudo da mortalidade materna é considerado um dos melhores indicadores da qualidade de saúde de que dispomos[1,2]. Outros indicadores de interesse, porém menos abrangentes que o primeiro, seriam as mortalidades infantil e perinatal. Esses três indicadores da saúde maternoinfantil foram reformulados em alguns de seus conceitos quando da 10ª Revisão da Classificação Internacional das Doenças (CID-10)[3] e objeto de considerações por especialistas no tema[4].

Por ser espelho do grau de desenvolvimento socioeconômico de uma comunidade[2], possibilita a avaliação do acesso ao sistema de saúde, da estrutura dos programas que abrangem a saúde sexual e reprodutiva, das condições de realização do pré-natal normal, da disponibilidade de serviços de atendimento à gestação de risco e da organização de atendimento hospitalar, apontando falhas em toda essa estrutura.

A morte durante o ciclo gravidopuerperal acompanha os passos da humanidade e mesmo nos dias de hoje ela se faz presente, apesar de milênios de evolução. Em pleno século XXI, nas regiões localizadas ao sul do Saara, comunidades nômades enfrentam situações de extrema carência e falta de recursos básicos de saúde, com altíssimos índices de morte materna[5].

Porém, a morte materna não é atributo só de regiões carentes. Verifica-se sua ocorrência em todos os países do mundo. O aumento da Taxa ou Razão de Mortalidade Materna (RMM) verificado em alguns países desenvolvidos desencadeou ações visando a sua redução[6].

A falta de assistência básica à saúde no que tange ao processo fisiológico da reprodução, principalmente na disponibilização de métodos contraceptivos[7] e na assistência adequada ao pré-natal[8], reflete diretamente na qualidade de vida da população e põe em risco o binômio mãe-concepto.

Durante mais de meio século, diversos fatores foram decisivos para a queda da mortalidade materna nos países ditos desenvolvidos[9,10], onde a casuística se reduziu de muitas centenas a poucas dezenas de ocorrências em curto período (Fig. 6.1). O advento da antibioticoterapia[11],

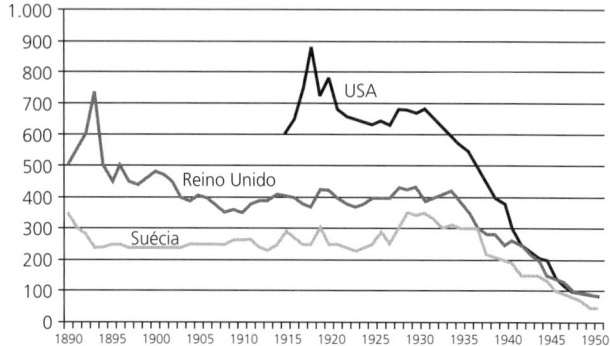

Figura 6.1 – Comportamento da Razão de Mortalidade Materna em países desenvolvidos (1890 a 1950)[10].

os investimentos na saúde sexual e reprodutiva[10], o aprimoramento da qualidade do atendimento médico-hospitalar[12], a criação e adequação dos bancos de sangue[13] e a redução da mortalidade materna por abortamentos[14] foram decisivos nesse processo.

Outros fatores lógicos e ideais para a redução da mortalidade materna decorrem da estruturação correta do atendimento à gestante, tais como acesso irrestrito ao pré-natal, condições adequadas de parto e garantia de atendimento no puerpério[15], com sistemas de referência e contrarreferência eficazes, bem como medidas que evitem a peregrinação das gestantes de um hospital para outro em busca de um local para dar à luz[16].

Entretanto, apesar de se ter o conhecimento para promover a redução da mortalidade materna, estimativas recentes[5] apontam a ocorrência de aproximadamente 300.000 óbitos de mulheres por ano devido a causas relacionadas à gestação e ao puerpério. Essas mortes acontecem predominantemente nos países menos desenvolvidos e desprovidos de recursos de saúde[17]. As estimativas para o Brasil apontam RMM de 58,7 para 2013[5], mas ainda não há condições para confirmar a veracidade dessa informação. A existência de cemitérios clandestinos e falta de registros de nascimento, principalmente nas Regiões Norte e Nordeste, tornam essa tarefa insana.

A morte materna é conhecida como ocorrência multicausal, onde vários fatores colaboram para essa fatalidade. O acesso à educação, a fome e a pobreza são fatores importantes, mas o principal determinante é a dificuldade de acesso ao sistema de saúde[18].

Mas não basta dar atendimento básico a essa população. A atenção deve ser individualizada, com profissionais envolvidos e dispostos a acompanhar a gestante, solucionando seus problemas[19]. Os programas de atendimento primário que resultaram em queda da mortalidade materna foram feitos com estrutura e coerência, com disponibilidade de medicamentos e insumos adequados, orientação terapêutica pormenorizada e acompanhamento diferenciado[19,20].

As causas determinantes do óbito materno variam de acordo com o local estudado. Entretanto, na análise comparativa da evolução da morte materna desde 1990 até os dias de hoje, a mortalidade materna continua extremamente elevada nos países da região sub-Sahara e, dos 188 países estudados, apenas 16 alcançarão o 5º Objetivo do Milênio[5,21].

Tendo em vista a multiplicidade de realidades encontradas nos quatro cantos do mundo, é imperiosa não só a identificação das principais causas de morte materna, como também a sucessão de fatos que desencadeiam essa fatalidade, visando ao estabelecimento de propostas e medidas eficazes para sua redução.

DEFINIÇÕES UTILIZADAS EM MORTALIDADE MATERNA

As definições abrangendo o estudo da mortalidade materna foram uniformizadas pela primeira vez na Nona Classificação Estatística Internacional de Doenças e Problemas Relacionados à Saúde (CID-9)[22]. O aprendizado acumulado no estudo do tema proporcionou uma série de avanços e o tema foi revisto na sua Décima Revisão (CID-10)[3].

O Ministério da Saúde elaborou um guia completo, contendo as definições e orientações para o estudo da mortalidade materna[23].

HISTÓRICO

Durante muitos séculos a morte materna permaneceu considerada apenas uma tragédia familiar. Pouco se conhecia sobre medicina e o que se sabia era restrito a poucos. As doenças eram tratadas como ocorrências isoladas e tidas como castigo divino.

O parto era exclusivamente um procedimento doméstico e desprovido de qualquer assistência, exceto pela presença da parteira, geralmente uma mulher sem nenhum conhecimento médico, que acompanhava a evolução do processo de parto e aparava o recém-nascido.

Os insucessos eram muitos, e as condições de sobrevida de mãe e concepto, lamentáveis. Devido à escassez de registros precisos e a não utilização de hospitais para se dar à luz, muito pouco se sabe sobre o comportamento da mortalidade materna até o século XVIII.

As complicações obstétricas acometiam indistintamente todas as castas sociais. Entretanto, com a criação das maternidades na metade do século XVIII[24], a população mais carente começou a ter acesso à assistência médica durante o trabalho de parto. O objetivo primordial das escolas de medicina era prover os ensinamentos da ciência obstétrica, principalmente no manuseio do fórceps[25], aos médicos e estudantes.

Com o decorrer desse sistema de treinamento e aprendizado, a mortalidade materna saltou de 2,6% para 9,0%[26]. A grande maioria das mortes era decorrente de quadros infecciosos que acometiam as puérperas, denominados de "febre puerperal", devido ao descaso quanto à assepsia, por desconhecimento da existência dos micro-organismos.

Praticamente meio século se passou até que as suspeitas sobre a origem da "febre puerperal" se confirmassem pelas observações do médico húngaro Ignaz Philipp Semmelweis[27].

Porém, estudos específicos do comportamento da mortalidade materna em cidades européias (séculos XVIII e XIX) somente foram possíveis utilizando-se de informações leigas registradas pelas comunidades. Entretanto, foi no século XX que o estudo da mortalidade materna ganhou a importância e o reconhecimento merecidos.

Na segunda década daquele século, mais precisamente em 1917, o *Committee on Public Health Relations of the New York Academy of Medicine*, por meio de G. W. Kosmak, começou a se preocupar com o número excessivo de mortes no período puerperal, pois notou declínio de outras causas evitáveis, com exceção das causas puerperais, que se mantinham estáveis. Por sua sugestão, tendo em vista a inexistência de dados estatísticos confiáveis, foram desencadeados processos para a coleta de informações sobre as ocorrências, cuja conclusão deixou muito a desejar devido à má qualidade e inacurácia dos dados obtidos[28].

Durante os anos subsequentes, esforços foram empenhados na obtenção de dados confiáveis, porém, somente em 1928, foram estabelecidas regras para um estudo adequado da mortalidade materna, realizado na cidade de Nova York[29].

Concomitantemente, na Filadélfia, o médico Philip F. Williams postulava que somente uma investigação profunda e adequada, com atribuição de responsabilidades e determinação da evitação da morte materna, proporcionaria uma redução efetiva daquelas ocorrências[28].

Aplicando essa metodologia, os resultados começaram a aparecer e a RMM declinou de 680 para 230/100.000 nativivos (NV) em 10 anos.

Com a redução da mortalidade materna, o modelo de estudo proposto por Williams, bem como suas considerações, foi absorvido por outros serviços, proporcionando melhor condição de sobrevida às puérperas e aos recém-nascidos.

Paralelamente, os desenvolvimentos sociocultural, tecnológico e científico pelos quais passou o mundo civilizado a partir de 1930 ocasionaram queda considerável dos índices de mortalidade materna. Tal comportamento se deu quase que simultaneamente nos Estados Unidos, Inglaterra, Suécia, Noruega, Dinamarca[30], Canadá[31], Nova Zelândia e Austrália[32].

Em 1952, no continente europeu, o Reino Unido deu início ao combate à mortalidade materna com a instituição de um projeto governamental denominado Investigação Confidencial sobre Mortes Maternas. Os resultados obtidos serviram de base para a elaboração de medidas eficazes para a redução dessas ocorrências. Esse projeto existe até hoje e elabora relatórios trienais com os dados nacionais resultantes da investigação das mortes maternas[33].

Não tardou para que outras nações europeias iniciassem estudos para quantificar a mortalidade materna[34-37], constatando-se índices e comportamentos semelhantes aos países acima citados.

Desde 1948, a Organização Mundial da Saúde (OMS) é responsável pela elaboração de sucessivas revisões da Classificação Internacional das Doenças; porém, somente em 1985 houve uma definição concreta dos conceitos envolvendo a morte materna. Esses conceitos básicos, formulados pela primeira vez na 9ª Classificação Internacional de Doenças (CID-9)[22], serviram de marco para uma uniformidade de classificação e posterior comparação entre os vários países.

Cabe aqui o registro de que na XXIII Conferência Sanitária Pan-Americana, realizada em 1990, foi aprovado o "Plano de Ação Regional para a Redução da Mortalidade Materna", do qual o Brasil foi signatário, que propunha uma redução desse evento em 50% até 2000.

Com o estudo da mortalidade materna tomando vulto, todos os países e Agências Internacionais (OPAS, OMS, UNICEF, entre outras) começaram a sentir a necessidade de conhecer a real magnitude desse problema. Sabedores da existência de altos índices de subnotificação, mesmo nos países ditos desenvolvidos, a 43ª Assembleia Mundial de Saúde (1990) recomendou a inclusão de questões sobre gravidez e puerpério nas Declarações de Óbito[38].

Essas recomendações foram adotadas por praticamente todos os países participantes. Em nosso meio, algumas pesquisas[39-41] foram decisivas para que o Ministério da Saúde incluísse campos específicos nas Declarações de Óbito (DO), para identificar os casos de morte materna. Mesmo com a inclusão dessa questão na DO, o preenchimento dessa informação continua sendo feito de maneira inadequada e a subnotificação de casos ainda é alta em grande parte do mundo[42,43].

MÉTODOS DE PESQUISA

É importante ressaltar que, tanto no passado quanto hoje, uma das grandes dificuldades é a mensuração adequada das taxas de morte materna. Além de a pesquisa demandar pessoal treinado, a busca pelos casos subnotificados requer experiência e tenacidade. Como se isso não bastasse, em algumas situações as estatísticas dos países desenvolvidos não seguem os mesmos padrões, pesquisando a morte materna em mulheres de 15 a 49 anos[44,45] ou até mesmo de 15 a 44 anos[46].

No Brasil tem-se uma quantidade significativa de gestações abaixo dos 15 anos, o que obriga a considerar a idade fértil como o período abrangido de 10 a 49 anos de idade.

Existem várias formas de se pesquisar a ocorrência da morte materna. Cada metodologia de pesquisa possui vantagens e desvantagens e deve adequar-se à realidade local, pois é dependente de tempo, verba e quadro funcional.

Entre os métodos mais utilizados com esse propósito, pode-se citar o Método RAMOS (*Reproductive Age Mortality Survey*), o Método de Máscaras, a busca de similaridades entre as informações constantes na Declaração de Óbito e a Declaração de Nascido, entre outros[5,42,47,48].

Independentemente da metodologia de pesquisa escolhida para a identificação dos casos de morte materna, deve-se ter sempre em mente que a qualidade e a fidelidade das informações coletadas servirão de base para a elaboração de projetos estratégicos para promover melhor qualidade de saúde.

MORTALIDADE MATERNA NO MUNDO

Países desenvolvidos e em desenvolvimento também diferem quando o assunto é mortalidade materna. A RMM varia na proporção inversa ao grau de desenvolvimento socioeconomicocultural de cada país, conforme pode-se observar no mapa elaborado pela Organização Mundial da Saúde e disponibilizado na figura 6.2[21].

Apesar de esse mapa ser composto por um misto de dados coletados e de estimativas, não foge muito da realidade encontrada. Independente do valor, a mortalidade materna é elevada em países pobres, com dificuldades sociais significativas, falta de saneamento básico e baixa escolaridade, contrapondo-se à realidade dos países desenvolvidos. Apesar dos esforços empregados para se atingir o 5º Objetivo do Milênio, resultaram em queda

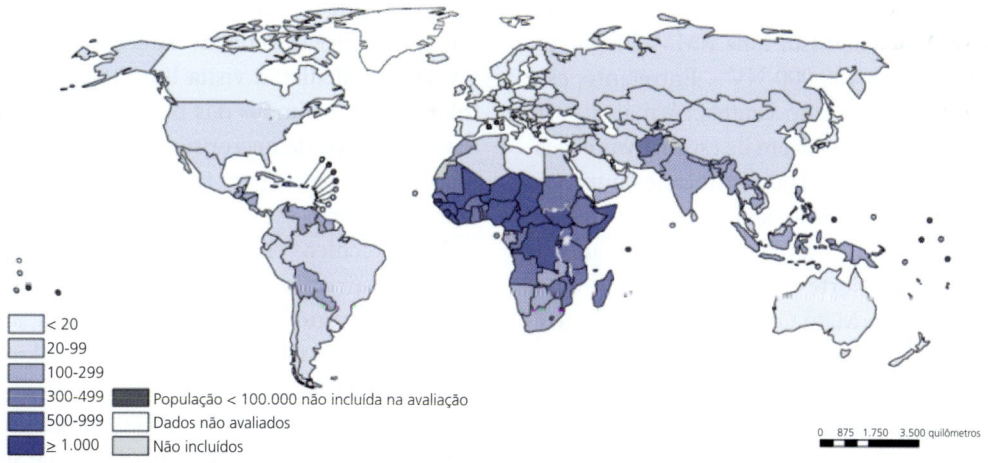

Figura 6.2 – Distribuição da Razão de Mortalidade Materna de 183 países, segundo avaliação da Organização Mundial da Saúde, 2014[21].

importante da mortalidade materna na quase totalidade dos países; a região do Sub-Sahara ainda detém os maiores indicadores. Dos 18 países com maiores Razões de Mortalidade Materna, 16 se localizam nessa região[21].

MORTALIDADE MATERNA NO BRASIL

No Brasil, a inclusão do tema Mortalidade Materna deu-se por meio da criação do Programa de Atenção Integral à Saúde da Mulher (PAISM)[49] em 1984, referendado pela Constituição de 1988[50].

Ainda naquela década, Laurenti et al.[40,41], em São Paulo, e Braga e Soares[51], no Paraná, realizaram estudos para determinar a real extensão da mortalidade materna em nosso meio. Como resultado desses trabalhos, obteve-se um Fator de Correção (FC) para o cálculo mais aproximado da RMM, sendo posteriormente ampliado para as demais regiões do País.

Em 1989, ciente da importância do estudo de casos de morte materna para a definição do planejamento estratégico em saúde, o Prof. Dr. Luiz Fernando O. Braga criou o Comitê de Mortalidade Materna do Estado do Paraná[39]. Os resultados obtidos e a metodologia empregada serviram de base para a implantação de outros comitês, dando início à captação de dados mais confiáveis sobre a mortalidade materna[52].

Apesar de reconhecida importância, a presença de problemas nacionais mais urgentes retardou o processo de implantação e estruturação dos vários Comitês de Morte Materna. Ainda hoje não existe nenhum método confiável de coleta de dados de mortalidade materna de abrangência nacional, como se verificam nos países desenvolvidos[31,53-56].

Preocupado com os índices de subnotificação da morte materna em nosso meio, o Ministério da Saúde publicou a Resolução Ministerial nº 256 em primeiro de outubro de 1997, considerando a morte materna um evento de notificação compulsória.

Em 28 de maio de 2003, em comemoração ao Dia Internacional de Luta Pela Saúde da Mulher e Dia Nacional de Redução da Mortalidade Materna, o Ministério da Saúde publicou a Portaria nº 653, tornando obrigatória a investigação de todos os casos positivos ou suspeitos de envolvimento com a morte materna, bem como sua notificação compulsória.

Essa atitude impulsionou a criação ou reativação de vários Comitês de Mortalidade Materna, dando um novo alento ao tema. Na atualidade, todos os Estados brasileiros possuem Comitês de Mortalidade Materna, alguns mais estruturados, outros ainda em estruturação. A existência de alguns Comitês municipais mais atuantes e um número cada vez maior de profissionais de saúde afeitos ao tema proporcionam a elaboração de dados mais fidedignos e coerentes com a nossa realidade[57-59]. Nas localidades onde o estudo é mais apurado e feito de forma completa, não se aplica o fator de correção. O número total de casos obtidos deve ser assumido como verdadeiro. É o caso da idade de São Paulo, que elabora relatórios periódicos[42] desde a Lei que criou oficialmente o Comitê de Mortalidade Materna do Município de São Paulo, em 1992, e do Estado do Paraná[60].

Geralmente, a grande maioria de dados sobre mortalidade materna advém de trabalhos realizados em hospitais de grande porte, de atenção secundária ou terciária[61-64]. Entretanto, as pesquisas de âmbito hospitalar, apesar de restritas, proporcionam o cálculo de outro indicador: a Razão de Mortalidade Materna Hospitalar (RMMH), cujas informações servem para balizar o desempenho do atendimento hospitalar diante de situações de maior complexidade.

O Brasil, País de dimensão continental e com diferenças sociais acentuadas, possui uma RMM Oficial, estimada em 2011, de 64,8/100.000 NV[65]. Entretanto, esse valor deve ser considerado com cautela. A maior parte dos dados obtidos no Brasil provém de estimativas baseadas no número de óbitos maternos notificados por meio do Sistema de Informação de Mortalidade (SIM) e no Registro Oficial de Nascidos Vivos – SINASC. A totalidade dos Estados das Regiões Norte e Nordeste, agregados aos Estados de Minas Gerais, Mato Grosso e Goiás, não atingiu a meta estipulada de 80% de notificação de óbitos ou 90% de notificação de registros de nascimento, não servindo de base confiável para a elaboração dos indicadores no âmbito nacional.

O Ministério da Saúde publicou em 5 de junho de 2009 a Portaria nº 1.119, trazendo um novo alento ao estudo da mortalidade materna. Foi criado um Banco de Dados Nacional composto pela totalidade dos óbitos de mulheres em idade fértil. Esse Banco deve ser alimentado rotineiramente pelos Órgãos responsáveis pelo SIM em 30 dias, a contar da data do óbito; os óbitos maternos devem ser notificados em 48 horas e o resultado da investigação do caso, apurado pelo comitê responsável, deve complementar as informações originais no máximo em 120 dias.

Esse processo obriga a criação de Comitês de Estudo e Prevenção da Morte Materna para que o trabalho investigativo seja realizado a contento.

Entretanto, a maior parte dos municípios ainda está em fase de estruturação, não conseguindo cumprir com as metas estabelecidas. Por outro lado, estamos presenciando o surgimento de uma estrutura nacional voltada para o problema da morte materna.

Na última avaliação global da mortalidade materna realizada pela OMS[21], o Brasil melhorou sua coleta de dados e seu sistema de informação, passando do Grupo C (sem dados nacionais) para o Grupo B (Registros Civis incompletos ou outra forma de coleta de dados). Na América do Sul, foram encontrados seis países pertencentes ao grupo A (Argentina, Chile, Colômbia, Suriname, Uruguai e Venezuela), onde os Registros Civis são completos e refletem com confiabilidade a causa do óbito e todos os demais pertencentes ao Grupo B.

PROPOSTAS PARA REDUÇÃO DA MORTE MATERNA

Para a redução adequada desses eventos, é imperioso que se tenha uma visão da real magnitude da morte materna na localidade em que se está trabalhando. O simples levantamento das informações apuradas na Declaração de Óbito induz a inúmeros erros de interpretação, pois o documento não retrata com detalhes o ocorrido.

O Comitê de Mortalidade Materna deve realizar um minucioso processo de investigação do óbito, realizando a visita domiciliar, a visita hospitalar e agregar todas as informações oriundas das mais diversas fontes de informação (laudos de necropsia, noticiário de jornais, informações leigas etc.) para trazer à tona toda a história que culmina com o evento trágico. Com base no apurado, cabe aos técnicos elaborar propostas para que essa fatalidade não se repita.

Ao contrário do que muitos pensam, a prevenção da morte materna não começa no pré-natal, mas, sim, bem antes da ocorrência da gestação.

Ao manifestar o desejo da concepção, a mulher deve passar por um exame clínico criterioso e sua saúde deve ser avaliada a fundo. Portadoras de doenças preexistentes e desejosas de engravidar devem ser orientadas para o risco a que vão se submeter ao ficarem grávidas. As que decidirem seguir em frente devem fazer uma avaliação prévia do seu estado de saúde, compensando eventuais descontroles funcionais ou metabólicos. Suas doenças preexistentes devem ser tratadas ou compensadas tendo suas medicações revistas, reformuladas e adaptadas ao uso durante todo o ciclo gravidopuerperal, minimizando o risco de desequilíbrios funcionais e de danos fetais decorrentes do uso inadequado de medicamentos.

Caso contrário, se manifestar o desejo de anticoncepção, a paciente deve ser orientada sobre todos os métodos anticoncepcionais disponíveis na atualidade. O médico deve sugerir o método que melhor se adapte ao perfil da paciente, considerando sua idade, confiabilidade do método e seu desejo.

Como comentado no início deste capítulo, a orientação adequada sobre a utilização do método anticoncepcional é fundamental para melhor aderência ao método e garantia de eficácia.

Como é sabido, a gestação indesejada é causa de muitos fatores que colaboram para aumentar as morbimortalidades materna e fetal. Induz à prática do aborto inseguro[66], promove baixa aderência ao pré-natal[8], aumenta o estresse, levando à hipertensão[67], e propicia a violência doméstica[68].

É fundamental que as instituições governamentais garantam a prática do aborto previsto em lei para aquelas vitimadas pelo estupro, para as que correm risco de morte ao gestar ou são portadoras de fetos com anencefalia.

Entretanto, no processo contínuo de redução da mortalidade materna não basta apenas impedir que a gestação aconteça ou interrompê-la nos casos previstos em lei. Deve-se assegurar que a mulher possa gestar em condições apropriadas e cercada de todas as medidas cabíveis à preservação da sua saúde.

Dessa forma, é imperiosa a estruturação de um atendimento pré-natal que possa ir de encontro às necessidades da nossa população. As consultas de rotina devem ser realizadas por equipes multiprofissionais treinadas para o seguimento da gestação normal e capacitadas para a identificação de possíveis anormalidades do ciclo gravidopuerperal.

Na identificação de um agravo à gestação normal, devem-se criar condições para que essa gestante possa ser atendida de forma individualizada, cercada de aparatos tecnológicos e de médicos treinados em lidar com estados patológicos pertinentes ou não à gravidez.

A adequação ou até mesmo a criação de Centros de Atendimento Secundário à gestação de risco se interpõe entre o pré-natal normal e a maternidade de referência, servindo de elo facilitador para que a gestante possa se valer de todos os recursos disponíveis para o seguimento de sua intercorrência clínica de forma coerente, resultando em binômio mãe-feto saudável.

O setor público é carente de recursos de média ou alta complexidade para dar cobertura a toda população atendida, devendo otimizar o uso de seus equipamentos de forma que as gestantes mais necessitadas não encontrem dificuldades na sua utilização.

Rotinas diagnósticas, tais como a realização de exames de urocultura trimestrais e cultura de secreções vaginal e retal paraa pesquisa de *Streptococcus* do grupo B nas 35ª e 36ª semanas de gestação, devem ser incentivadas e facilitadas, minimizando os riscos de morte materna por pielonefrite e corioamnionite, não esquecendo dos quadros infecciosos, geralmente fatais aos recém-nascidos.

Praticamente em todo território nacional se encontram as mesmas causas determinantes do óbito materno. Existem pequenas variações regionais afeitas ao perfil de cada local, mas, no cômputo geral, a hipertensão arterial, a hemorragia, os abortos, as cardiopatias e as infecções puerperais respondem pela quase totalidade dos eventos.

A principal causa de morte materna em nosso meio ainda é a hipertensão arterial. Responsável por praticamente 25% dos óbitos maternos na Cidade de São Paulo[42], a hipertensão arterial atinge a gravidez com força devastadora. A identificação dos fatores de risco, o acompanhamento das manifestações iniciais e a instituição de um tratamento adequado somente é possível quando o pré-natal é feito com qualidade e a equipe multiprofissional está atenta para os desvios da normalidade. Feito o diagnóstico, essa gestante deve ser acompanhada por equipe especializada e dotada de recursos adequados para proporcionar um atendimento de qualidade, evitando as temíveis repercussões maternofetais.

O próximo passo é adequar o atendimento na maternidade. Gestações normais devem ser atendidas em hospitais de baixo risco e sem burocracia. O acolhimento na maternidade deve ser realizado de forma coerente, com orientação adequada a cada caso.

Entretanto, na presença de gestação de risco, esse atendimento deve ser realizado em hospitais dotados de uma infraestrutura mínima para dar suporte a eventuais complicações que possam advir desses casos. Esses hospitais devem estar subordinados a hospitais de maior complexidade, dotados de UTI, banco de sangue e suporte adequado ao atendimento mais complexo, que possam receber de forma rápida e segura os casos mais graves.

A segunda causa de morte materna em nosso meio é determinada pelos quadros hemorrágicos de 2º 3º trimestres e puerpério, predominando os casos de atonia uterina, seguido pelo acretismo placentário[42]. Não esquecer que, diante de um quadro hemorrágico, o tempo é nosso inimigo. A supervisão constante da enfermagem no puerpério imediato agiliza seu diagnóstico, mobilizando a equipe médica para a tomada de conduta em tempo hábil.

As complicações de aborto respondem pela terceira causa de óbito materno em nosso meio. A causa mais frequente é o aborto inseguro, mas não se pode esquecer dos casos de gestação ectópica e das neoplasias placentárias, entre outras. Uma política segura envolvendo a saúde sexual e reprodutiva, minimizando a prática do aborto inseguro e o início precoce do acompanhamento pré-natal, são medidas de extrema importância para a redução desses eventos.

As cardiopatias ocupam a quarta causa de morte materna em nosso meio. Os avanços tecnológicos em equipamentos e medicamentos que se dispõe atualmente permitem prolongar a expectativa de vida de muitas mulheres cardiopatas, atingindo a idade reprodutiva e proporcionando o desejo de gestar.

O acompanhamento pré-natal feito em ambulatórios específicos e a realização do parto natural com alívio do período expulsivo ainda são as melhores escolhas para a maioria das gestantes cardiopatas, salvo algumas exceções. A alta nunca deve ser precoce, pois a maioria dos óbitos ocorre em até uma semana de pós-parto.

Por fim, a quinta causa de morte materna em nosso meio se deve à infecção puerperal. Esse evento geralmente é desencadeado por quadros de corioamnionite, trabalho de parto prolongado, manipulação genital excessiva durante o trabalho de parto e retenção de restos ovulares. A observância das técnicas da obstetrícia básica, tais como a realização de uma assepsia e antissepsia rigorosas, revisão das membranas ovulares e do canal de parto, das ligaduras cirúrgicas e busca por corpos estranhos, é de grande ajuda para promover a redução dessas ocorrências.

Se o foco de atenção é dirigido nessas cinco principais causas de morte materna descritas, os elevados índices verificados em nosso meio cairão drasticamente. Contudo, a morte materna não pode ser traduzida como apenas um problema de saúde.

A redução efetiva da Razão de Mortalidade Materna e sua estabilização em níveis aceitáveis somente ocorrerão quando se melhorar a qualidade de vida da população de nosso país, nivelando a desigualdade social e a distribuição de renda se efetuar de forma mais equitativa. O acesso irrestrito à educação também não pode ser esquecido. Um povo culto cuida de sua saúde e entende a importância de preservá-la.

Entretanto, o algoz definitivo da morte materna virá quando o País, como um todo, voltar-se para a implantação de medidas coerentes de saúde pública, proporcionando livre acesso a todas as formas, equipamentos e instrumentos de atenções primária, secundária e terciária, bem como contar com o empenho de todos os profissionais de saúde envolvidos na busca de um objetivo comum.

Algumas mortes são, sem dúvida, inevitáveis. Em qualquer lugar do mundo constatam-se fatalidades acometendo gestantes ou puérperas. Porém, quando se conseguir praticar todas as normas preconizadas no atendimento da gestação normal e à de alto-risco, está-se vislumbrando uma nova realidade.

REFERÊNCIAS

1. Laurenti R, Jorge MHPM, Gotlieb SLD. Reflexões sobre a mensuração da mortalidade materna. Cad Saúde Pública. 2000;16(1): 23-30.
2. Vega CEP, Kahhale S, Marcus PAF, Pazero LC, Zugaib M. Maternal mortality for hypertension in the city of São Paulo between 1995 and 1999. Hypertens Pregnancy. 2002;21(Suppl 1):61.
3. WHO. Classificação Estatística Internacional de Doenças e Problemas Relacionados à Saúde – Décima Revisão;1993.
4. Laurenti R, Buchalla CM. Indicators of maternal and infant health: implications of the 10th revision of the International Classification of Diseases. Rev Panam Salud Publica. 1997;1(1):18-22.
5. Kassebaum NJ, Bertozzi-Villa A, Coggeshall MS, Shackelford KA, Steiner C, Heuton KR, et al. Global, regional, and national levels and causes of maternal mortality during 1990-2013: a systematic analysis for the Global Burden of Disease Study 2013. Lancet. 2014; 384(9947):980-1004.
6. DAlton ME, Main EK, Menard MK, Levy BS. The National Partnership for Maternal Safety. Obstet Gynecol. 2014;123(5):973-7.
7. Lim LM, Singh K. Termination of pregnancy and unsafe abortion. Best Pract Res Clin Obstet Gynaecol. 2014;28(6):859-69.
8. Haddrill R, Jones GL, Mitchell CA, Anumba DO. Understanding delayed access to antenatal care: a qualitative interview study. BMC Pregnancy Childbirth. 2014;14(1):207.
9. De Brouwere V, Tonglet R, Van Lerberghe W. Strategies for reducing maternal mortality in developing countries: what can we learn from the history of the industrialized West? Trop Med Int Health. 1998;3(10):771-82.
10. Loudon I. Maternal mortality in the past and its relevance to developing countries today. Am J Clin Nutr. 2000;72(1 Suppl):241S-6S.
11. Loudon I. Puerperal fever, the streptococcus, and the sulphonamides, 1911-1945. Br Med J (Clin Res Ed). 1987;295(6596):485-90.
12. Marmol JG, Scriggins AL, Vollman RF. History of the maternal mortality study committees in the United States. Obstet Gynecol. 1969;34(1):123-38.
13. BloodBook.com. The history of blood transfusion medicine. 2000-2005 [cited 2014 28/06/2014]. Disponível em: http://www.bloodbook.com/trans-history.html.
14. Okonofua F. Abortion and maternal mortality in the developing world. J Obstet Gynaecol Can. 2006;28(11):974-9.
15. Souza JP, Cecatti JG, Parpinelli MA, de Sousa MH, Serruya SJ. [Systematic review of near miss maternal morbidity]. Cad Saude Publica. 2006;22(2):255-64.
16. Tanaka ACd'A. Maternidade: dilema entre nascimento e morte. São Paulo: Hucitec – ABRASCO; 1995.
17. Filippi V, Ronsmans C, Campbell OM, Graham WJ, Mills A, Borghi J, et al. Maternal health in poor countries: the broader context and a call for action. Lancet. 2006;368(9546):1535-41.
18. Goli S, Jaleel AC. What is the cause of the decline in maternal mortality in India? Evidence from time series and cross-sectional analyses. J Biosoc Sci. 2014;46(3):351-65.
19. Calderon IMP, Cecatti JG, Vega CEP. Intervenções benéficas no pré-natal para prevenção da mortalidade materna. Rev Bras Ginecol Obstet. 2006;28(5):310-5.
20. Drazancic A, Rodin U, Filipovic-Grgic B. [Perinatal care in Croatia. Yesterday, today, tomorrow]. Lijec Vjesn. 2007;129(3-4):87-99.
21. The Maternal Mortality Estimation Inter-Agency Group (MMEIG), Alkema L, Gemmill A. Trends in maternal mortality: 1990 to 2013. Estimates by WHO, UNICEF, UNFPA, The World Bank and theUnited Nations Population Division. World Health Organization; 2014.
22. WHO. Classificação Estatística Internacional de Doenças e Problemas Relacionados à Saúde – Nona Revisão;1985.
23. Ministério da Saúde. Guia de Vigilância Epidemiológica do Óbito Materno. In: Saúde. Secretaria da Vigilância em Saúde.Departamento de Análise de Situações de Saúde. Brasília; 2009.
24. Bjoro K. Puerperal infections. From Semmelweis to current problems. Tidsskr Nor Laegeforen. 1993;113(30):3712-4.
25. Bridson EY. Iatrogenic epidemics of puerperal fever in the 18th and 19th centuries. Br J Biomed Sci. 1996;53(2):134-9.
26. Pel M, Pel JZ, Boon J. Poverty and ignorance: puerperal fever in the Amsterdamse Binnengasthuis in 1845. Ned Tijdschr Geneeskd. 1993;137(51):2649-53.
27. Noakes TD, Borresen J, Hew-Butler T, Lambert MI, Jordaan E. Semmelweis and the aetiology of puerperal sepsis 160 years on: an historical review. Epidemiol Infect. 2008;136(1):1-9.
28. Marmol JG, Scriggins AL, Vollman RF. History of the maternal mortality study committees in the United States. Obstet Gynecol. 1969;34(1):123-38.
29. Committee on public health relations of the New York Academy of Medicine. Maternal Mortality in New York City: A study of all puerperal deaths 1930-1932. R. S. Hooker, Director of the study. Hooker RS, editor: Oxford: Univ. Press, The Commonwealth Fund; 1933.
30. Loudon I. Death in childbirth. Oxford: Clarendon Press; 1992.
31. Population and Public Health Branch. Report on maternal mortality in Canada: Health Canada; 1998 [Acessado 2003 02/01/2004]. Disponível em: http://www.hc-sc.gc.ca/pphb-dgspsp/rhs-ssg/index.html.
32. Australian Institute of Health and Welfare. International health - how Australia compares: Commonwealth Government of Australia; 2000 [Acessado 2002 02/01/2004]. Disponível em: http://www.healthinsite.gov.au.
33. Mander R, Smith GD. Saving Mothers' Lives (formerly Why Mothers die): reviewing maternal deaths to make motherhood safer 2003-2005. Midwifery. 2008;24(1):8-12.
34. Bonte JT, Verbrugge HP. Maternal mortality: an epidemiological approach. Acta Obstet Gynecol Scand. 1967;46(4):445-74.
35. Graham W, Brass W, Snow RW. Estimating maternal mortality: the sisterhood method. Stud Fam Plann. 1989;20(3):125-35.
36. Santana P. Ageing in Portugal: regional iniquities in health and health care. Soc Sci Med. 2000;50(7-8):1025-36.

37. Valero Juan LF, Saenz Gonzalez MC. Maternal mortality in Spain, 1980-1992. Relationship with birth distributions according to the mother's age. Rev Clin Esp. 1997;197(11):764-7.

38. WHO, editor World Health Assembly. World Health Assembly; 1990; Geneva.

39. Braga LFO, Soares VMN. Implantação dos Comitês de Morte Materna no Paraná. Femina. 1990;18:432-6.

40. Laurenti R, Buchalla CM, Lólio CA, Santo AH, Mello Jorge MHP. Mortalidade de mulheres em idade fértil no Município de São Paulo (Brasil), 1986. I- Metodologia e resultados gerais. Rev Saude Publica. 1990;24(2):128-33.

41. Laurenti R, Buchalla CM, Lólio CA, Santo AH, Mello Jorge MHP. Mortalidade de mulheres em idade fértil no Município de São Paulo (Brasil), 1986. II - Mortes por causas maternas. Rev Saúde Pública. 1990;24(6):468-72.

42. Vega CEP. Relatórios de Mortalidade Materna do Município de São Paulo 2014. Disponível em: http://www.prefeitura.sp.gov.br/cidade/secretarias/saude/saude_da_mulher/index.php?p=5778.

43. Chang J, Elam-Evans LD, Berg CJ, Herndon J, Flowers L, Seed KA, et al. Pregnancy-Related Mortality Surveillance – United States, 1991-1999. CDC, 2013.

44. Centers for Disease Control and Prevention. Pregnancy-related deaths among hispanic, asian/pacific islander, and american indian/alaska native women - United States, 1991-1997. CDC Surveillance Summaries - Morbidity and Mortality Weekly Report. 2001;50(18):361-4.

45. Desai M, Phillips-Howard PA, Odhiambo FO, Katana A, Ouma P, Hamel MJ, et al. An analysis of pregnancy-related mortality in the KEMRI/CDC health and demographic surveillance system in western Kenya. PLoS One. 2013;8(7):e68733.

46. Bouvier-Colle MH, Saucedo M, Deneux-Tharaux C. The confidential enquiries into maternal deaths, 1996-2006 in France: What consequences for the obstetrical care? J Gynecol Obstet Biol Reprod. 2011;40(2):87-102.

47. Valongueiro S, Ludermir AB, Gominho LA. [Evaluation of procedures for identifying maternal deaths]. Cad Saude Publica. 2003;19 Suppl 2:S293-301.

48. Hill K, El Arifeen S, Koenig M, Al-Sabir A, Jamil K, Raggers H. How should we measure maternal mortality in the developing world? A comparison of household deaths and sibling history approaches. Bull World Health Org. 2006;84(3):173-80.

49. Ministério da Saúde. Assistência Integral à Saúde da Mulher: base de ação programática. Brasília (DF): Centro de Documentação do Ministério da Saúde, 1984.

50. Constituição da República Federativa do Brasil: Editora Manole; 2003. 240 p.

51. Braga LFO, Nazareno ER, Fanini ML, Carvalho MTW, Soares VMN, Hirata VM. Relatório do comitê de morte materna do Paraná. Femina. 1990;20:196-95.

52. Comitê Estadual de Prevenção da Mortalidade Materna. Mortalidade Materna: Secretaria de Estado da Saúde do Paraná; 1997 [updated 2003; acessado 2003 02/01/2004]. Disponível em: http://www.saude.pr.gov.br/.

53. Bouvier-Colle MH, Pequignot F, Jougla E. Maternal mortality in France: frequency, trends and causes. J Gynecol Obstet Biol Reprod (Paris). 2001;30(8):768-75.

54. Cabezas E (ed). Mortalidad materna en Cuba. Reunión Regional sobre Prevención de la Mortalidad Materna: Campinas, Brasil; 1988.

55. Centers for Disease Control and Prevention. Pregnancy-related mortality Surveillance - United States, 1991-1999. CDC Surveillance Summaries – Morbidity and Mortality Weekly Report. 2003; 52(SS-2).

56. The National Institute for Clinical Excellence. Why Mothers Die 1997-99 - The Confidential Enquiries into Maternal Deaths in the United Kingdom: RCOG Press; 2001 [acessado 2004 02/01/2004]. Disponível em: http:\\www.doh.gov.uk/cmo/mdeaths.htm.

57. Cecatti JG, Faúndes A, Parpinelli MA, Surita FGC, Amaral E. Fatores associados à mortalidade materna em Campinas, Estado de São Paulo. Fonte: Rev Ciências Médicas. 2003;12(1):29-48.

58. Oba MDDV, Tavares MSG. Análise da mortalidade materna do município de Ribeirão Preto-SP: no período de 1991 a 1995. Rev Latino-Am Enfermagem. 2001;9(3):70-6.

59. Vega CEP. Relatório compilado de 10 anos de atividades do Comitê de Mortalidade Materna do Município de São Paulo (1993-2002) 2005. Disponível em: http://www.prefeitura.sp.gov.br/cidade/secretarias/saude/saude_da_mulher/index.php?p=5778.

60. Soares VM, de Azevedo EM, Watanabe TL. [Underreporting of maternal deaths in Paraná State, Brazil: 1991-2005]. Cad Saude Publica. 2008;24(10):2418-26.

61. Almeida PG. Estudo da Mortalidade Materna no Hospital das Clínicas da Faculdade de Medicina da Universidade de São Paulo no período de 1986 a 1998 [Dissertação (Mestrado)]. São Paulo: Universidade de São Paulo; 2001.

62. Bezerra EHM, Júnior CAA, Feitosa RFG, Carvalho AAA. Mortalidade materna por hipertensão: índice e análise de suas características em uma maternidade-escola. Rev Bras Ginecol Obstet. 2005;27(9):548-53.

63. Mattar R, Vigorito N, Stávale JN, Camano L. Morte materna em hospital de referência. Hospital São Paulo. Femina. 1990;18(4): 292-3.

64. Rocco R, Vasconcellos M, Rocco R, Pereira POB. Mortalidade materna: análise dos primeiros 15 anos da Maternidade do Hospital Universitário Gafree e Guinle (UNI-RIO). Femina. 1998;26(1): 59-62.

65. Rede Interagencial de Informações para a Saúde – RIPSA. IDB-2011 Brasil – Indicadores e Dados Básicos para a Saúde Brasília: Coordenação Geral de Documentação e Informação – Editora MS; 2013 [updated 2011; acessado 2013]. Disponível em: http://tabnet.datasus.gov.br/cgi/idb2011/matriz.htm.

66. Glasier A, Gulmezoglu AM, Schmid GP, Moreno CG, Van Look PF. Sexual and reproductive health: a matter of life and death. Lancet. 2006;368(9547):1595-607.

67. Takiuti NH, Kahhale S, Zugaib M. Stress-related preeclampsia: an evolutionary maladaptation in exaggerated stress during pregnancy? Med Hypotheses. 2003;60(3):328-31.

68. Alio AP, Salihu HM, Nana PN, Clayton HB, Mbah AK, Marty PJ. Association between intimate partner violence and induced abortion in Cameroon. Int J Gynecol Obstet. 2011;112(2):83-7.

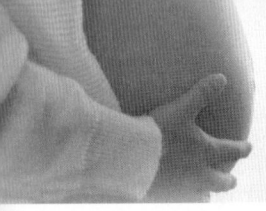

CAPÍTULO 7

Mortalidade Perinatal

Maria Regina Guillaumon
Marcia de Freitas

A mortalidade perinatal – conceituada como sendo a soma dos óbitos fetais e neonatais precoces com peso ao nascer a partir de 500g e/ou 22 semanas de idade gestacional para cada 1.000 nascimentos – tem sido recomendada em Saúde Pública como o indicador mais adequado para a análise da assistência obstétrica e neonatal para a utilização nos serviços de saúde, de modo a permitir a identificação das ações de prevenção para a redução das mortes fetais e neonatais precoces evitáveis. Nos últimos 50 anos, a mortalidade perinatal tem apresentado queda progressiva em todo o mundo, porém, apesar dos recursos empregados nesse sentido, muito ainda há que ser feito[1,2].

O componente fetal da mortalidade perinatal costuma despertar preocupação na área da Saúde Pública, contudo, embora as mortes fetais sejam, atualmente, equivalentes às neonatais, faltam conhecimentos mais profundos relativos a sua verdadeira incidência, etiologia e estratégias de prevenção.

Nos Estados Unidos, de 2005-2006, a mortalidade fetal caiu 3% para as idades gestacionais de 20-27 semanas (de 6,22 para 6,05/1.000 nascimentos), enquanto a mortalidade acima de 28 semanas não caiu significativamente, o que contrasta com os declínios sucessivos em anos anteriores para a mortalidade fetal acima de 28 semanas e estabilidade para a mortalidade entre 20 e 27 semanas de idade gestacional[1].

Inúmeros fatores podem influenciar a mortalidade fetal, como idade materna: menor risco de mortalidade fetal ocorre entre 20 e 29 anos e neonatal entre 25 e 34 anos, segundo Donoso et al.[2]; etnia/raça: mulheres de raça negra apresentaram mortalidade fetal maior do que as de raça branca; ausência de companheiro; multiparidade; sexo: os fetos do sexo masculino apresentaram mortalidade fetal maior do que os do sexo feminino; nuliparidade; perdas fetais anteriores; doenças clínicas prévias à gestação: hipertensão arterial, *diabetes mellitus*; gemelaridade; anomalias cromossômicas fetais; tabagismo; infecções bacterianas e viróticas; ausência ou má qualidade da assistência pré-natal; e falha no acompanhamento do trabalho de parto[3].

A idade gestacional é fator importante a ser considerado, havendo dois picos nas taxas de mortalidade fetal, um com menos de 23 semanas de gestação e outro depois de 40 semanas. O primeiro relacionado às condições de saúde materna pré ou durante a gestação, insuficiência uteroplacentária, infecções congênitas, ou malformações fetais. O segundo, mais ligado a eventos peripartais, como descolamento prematuro de placenta, placenta prévia, nós de funículo, ou ainda de causas desconhecidas[4].

No Brasil, em relação à mortalidade fetal, é preciso salientar que ainda há sub-registro e a má qualidade da informação torna aquelas disponíveis pouco confiáveis[3]. Feitas essas ressalvas, passa-se a analisar a taxa de mortalidade fetal no País, cujos dados disponíveis mostram que diminuiu de 13,6/1.000 em 1996 para 11,4/1.000 em 2006 e para 11,09/1.000 nascimentos em 2012; contudo o número de óbitos é considerado elevado quando comparado a outros países, mesmo aqueles em desenvolvimento. Entre 30 e 50% dos casos de morte fetal não têm etiologia identificada, mesmo nos países em que os recursos diagnósticos são de boa qualidade[5]. Segundo trabalho de Oliveira et al., em 2004, 30% dos 36.238 óbitos fetais estudados não tiveram causas determinadas e em 25% a causa foi hipóxia antenatal[6]. Entre 2000 e 2009, mais de 65% dos óbitos fetais foram decorrentes de apenas quatro causas básicas: duas delas inespecíficas – "hipóxia intrauterina" e "causa não especificada" – e as outras duas poderiam ter sido reduzidas com assistência adequada à gestação e ao parto – "complicações da placenta, do funículo umbilical e das membranas" e "afeções maternas, não obrigatoriamente relacionadas com a gravidez atual"[7]. Segundo Vieira et al., em 2012, dados de 173 necropsias fetais revelaram que as principais causas dos óbitos foram: infecção (17,1%), malformações fetais e malformações placentárias (14,4% cada uma), hipóxia (4,5%), mas em 33,4% as causas não foram determinadas[8]. Mesmo assim, é indispensável o conhecimento da causa da morte para que se possam desenvolver ações para reduzir sua frequência.

A partir dos anos 1990, o componente neonatal da mortalidade perinatal passou a ser o principal componente da mortalidade infantil no Brasil[9].

Importante estudo de Lawn et al.[10] estima que a cada ano ocorram no mundo 4 milhões de mortes no período neonatal, sendo que ¾ delas ocorrem na primeira semana de vida, representando um grave problema de saúde pública em todo o mundo.

No Brasil, em série histórica, vem-se observando redução na mortalidade neonatal precoce, que caiu de 13,8/1.000 nascidos vivos (NV) em 2000 para 8,5/1.000 NV em 2010. Da mesma forma, a mortalidade neonatal de 0-27 dias nesse período caiu de 16,7/1.000 NV para 10,6/1.000 NV[11].

As causas responsáveis pelas altas taxas de morbimortalidade nas fases precoces da vida são múltiplas, porque o feto e o recém-nascido (RN) são vulneráveis a inúmeros fatores potencialmente agressivos, quer de origem metabólica, quer genética, social, econômica ou ambiental[12].

Bucciarelli[13] identificou quatro causas responsáveis por metade das mortes neonatais, que são: baixo peso ao nascer, asfixia perinatal, anomalias congênitas e infecções perinatais. Estimativas globais referentes a 2000 indicam que a prematuridade foi responsável por 28% das mortes neonatais; as infecções graves (incluindo sepse, pneumonia, diarreia e tétano neonatal), por 35%; a asfixia, por 23%; as malformações congênitas, por 7%; e os restantes 7% devidos a outras causas[14]. As afecções que acometem o RN, ou o fato de nascerem prematuramente, acham-se, na verdade, relacionadas em grande parte a fatores maternos pré-concepcionais, da gravidez ou do parto, e ainda a fatores ligados ao próprio RN, como sexo, idade gestacional e condições de nascimento, entre outros[15].

No Brasil, Maranhão et al., analisando as causas de mortalidade neonatal, mostraram que as principais causas foram: afecções respiratórias (25% das mortes por causas perinatais), prematuridade e baixo peso (13%), infecções (11%) e asfixia (11%)[16]. Em 2002, segundo dados do Sistema de Internações Hospitalares do SUS, dos 17.951 óbitos ocorridos em crianças nascidas nos hospitais do SUS, 65,7% foram causados por prematuridade e 12,1% por doença de membranas hialinas e outros desconfortos do pré-termo[17]. Pedrosa et al. identificaram as seguintes causas de óbitos neonatais: asfixia intrauterina e intraparto, baixo peso ao nascer, afecções respiratórias do RN, infecções e prematuridade[9]. França e Lansky[18], em 2008, referem às seguintes causas de mortalidade neonatal por ordem de frequência: prematuridade (24%), infecções (17%), malformações congênitas (14,6%), asfixia/hipóxia (14,3%), afecções respiratórias do RN (8,7%), fatores maternos relacionados à gravidez (7,9%), transtornos cardíacos originados no período perinatal (3,7%), afecções originadas no período perinatal não especificadas (2%), mal definidas (1,5%) e outras (5,3%).

O peso ao nascer e a idade gestacional, conforme se pode ver, acham-se diretamente relacionados à mortalidade neonatal e, quanto menor forem, tanto maior será a taxa de mortalidade. Embora essa taxa possa variar, segundo o país, a região ou instituição, sua influência se fará sempre presente.

No Brasil, vários estudos mostram claramente essas inter-relações. O baixo peso ao nascer como causa importante de mortalidade neonatal já foi relatado em publicação de Laurenti e Buchalla de 1985[19], quando analisaram dados referentes a nove maternidades dos Estados de São Paulo, Rio de Janeiro e Santa Catarina. Em 1987, Victora et al.[20], na cidade de Pelotas, Rio Grande do Sul, mostraram que o risco de morte foi 35 vezes maior para os RN que pesaram menos de 2.000g ao nascer do que para aqueles com peso superior a 3.500g. Estudo posterior de Victora et al.[21], ainda referente à cidade de Pelotas, salientaram a influência do peso de nascimento como o fator de risco isolado mais importante na determinação da morbimortalidade infantil. Corrales Mayorga[22], na cidade de Botucatu, no Estado de São Paulo, estudando RN de muito baixo peso, mostrou que, em 264 RN no período de 1994-1997, a mortalidade/peso por grupos de 250g/250g a partir de 500g foi a seguinte: de 500 a 749g, 73,3%; entre 750 e 999g, 38,1%; entre 1.000 e 1.249g, 21%; e entre 1.250 e 1.499g, 13,6%.

Dados do Ministério da Saúde evidenciaram que mais de 62,4% dos RN pré-termo são de baixo peso ao nascer, crianças que apresentam risco de mortalidade significativamente superior àquelas nascidas com peso maior ou igual a 2.500g[23].

Outra questão importante a ser analisada, relacionada ao peso de nascimento e à idade gestacional, é a gemelaridade (ver Capítulo Gemelaridade, p.). Nos últimos 25 anos, o número de partos gemelares dobrou, provavelmente pelo aumento do emprego de técnicas de reprodução assistida, bem como pela maior idade materna por ocasião da primeira gestação. Os riscos de morbimortalidade perinatal acham-se muito aumentados nos gemelares, quando comparados aos RN de partos únicos de mesmo peso e idade gestacional: restrição do crescimento intrauterino, nascimento prematuro, malformações congênitas e anomalias cromossômicas[24]. Provavelmente, tanto as causas do problema da infertilidade, quanto o uso desses procedimentos podem ser responsáveis pelo risco aumentado de um resultado perinatal adverso[25].

O aumento das taxas de mortalidade fetal nas gestações múltiplas tende a aumentar com o número de fetos[26]. As causas desse aumento, embora não completamente esclarecidas, incluem nós de funículo ou transfusão feto-feto nos casos de gêmeos monozigóticos e baixo peso ao nascer[27]. Aproximadamente 50% dos bigemelares e mais de 90% dos trigemelares são RN de baixo peso e, considerando-se os de peso < 1.500g, a frequência é 11 vezes maior entre os bigemelares do que entre os únicos[28], o que sem dúvida contribui para o aumento da mortalidade neonatal nesse grupo.

Os RN de partos múltiplos tendem a ser menores e ter maior risco de sofrer restrição do crescimento intrauterino. A idade gestacional associada ao menor risco de restrição do crescimento intrauterino para bigemelares situa-se entre 36 e 37 semanas, e para trigêmeos, entre 34 e 35 semanas[29]. Elevação da duração da gestação, nos casos de prenhez múltipla, reflete-se em aumento da mortalidade fetal[30,31].

Em relação à morbimortalidade em gestações múltiplas, há também que se estudar a questão da zigosidade e da corionicidade. Os monozigóticos bigemelares apresentam mortalidade fetal aumentada e tendência ao extremo baixo peso. Os monozigóticos, quer sejam eles mono ou dicoriônicos, apresentam taxas mais elevadas de anomalias congênitas do que os dizigóticos, sugerindo que eventos relacionados à zigosidade sejam importantes para sua origem. Essas anomalias se localizam principalmente no sistema nervoso central, trato gastrintestinal e sistema cardiovascular[32]. Quanto à corionicidade, os monocoriônicos têm menor peso que os dicoriônicos, estão mais sujeitos à restrição do crescimento intrauterino, têm mais malformações congênitas e maior risco de parto prematuro[33]. Sem referência específica à zigosidade, alguns estudos têm demonstrado que existe hierarquia ascendente de melhor prognóstico quando são comparadas duplas masculino-masculino, masculino-feminino e feminino-feminino[34].

Outra causa importante de mortalidade neonatal é a infeção, principalmente em países em desenvolvimento. Estudo feito por Stoll[35], que abrangeu dados de 27 hospitais da África, Ásia, Índia, Pacífico, Oriente Médio e Américas, e estudos feitos em 29 comunidades mostraram, para os estudos de base hospitalar, considerando a mortalidade neonatal precoce, que a infeção neonatal como causa de morte neonatal esteve presente em taxas que variaram de 4 a 56%; nos estudos de base comunitária, considerando a mortalidade neonatal tardia, a taxa variou de 8 a 84%. A revisão dos dados sugeriu que haveria sub-registro pela imprecisão diagnóstica, o que implicaria taxas realmente até mais elevadas. As principais causas de morte nos estudos de base hospitalar foram sepse (5 a 6 casos/1.000 NV), com taxa de letalidade de 13 a 45%, e meningite (0,7 a 1 caso/1.000 NV), com taxa de letalidade de 13% a 59%; infecções respiratórias agudas, onfalite, diarreia e tétano neonatal foram outras causas identificadas. Seale et al.[36] estimaram, para as regiões da América Latina e Caribe, África subsaariana e sul da Ásia, em 2010, a ocorrência de 1.700.000 casos de sepse neonatal, 200.000 casos de meningite, 510.000 casos de pneumonia e 79.000 casos de tétano neonatal em

RN com > 32 semanas de idade gestacional, com taxa de letalidade de 18% para sepse, 11% para pneumonia, 36% para meningite e 64% para tétano. Para os sobreviventes haveria 23% de casos com comprometimento neurológico moderado a grave pós-meningite e 15% pós-tétano.

Essa situação, contudo, poderia ser minorada com algumas medidas simples de cuidados no pré-natal, como vacinação antitetânica, tratamento de doenças sexualmente transmissíveis; durante o parto, o emprego de técnicas de assepsia, cuidados com o funículo umbilical; no pós-parto o incentivo ao aleitamento materno. A detecção e o tratamento de mães com bacteriúria assintomática e a administração de antibióticos nos casos de ruptura prolongada de membranas poderiam trazer grande melhoria para a sobrevivência dos RN. A identificação e o tratamento precoces das infecções no RN e a educação para a saúde também contribuiriam para a queda da mortalidade neonatal relacionada a causas infecciosas (ver Capítulo Infecções perinatais).

A asfixia ao nascer ainda desempenha papel importante como fator de mortalidade perinatal. De modo geral, RN a termo gravemente asfixiados apresentam taxa de mortalidade de 20%. Se os natimortos forem incluídos, essa taxa sobe para 50%[37]. Fatores maternos, do trabalho de parto e do parto, condições fetais e do RN podem ser responsáveis pela asfixia neonatal (ver Capítulo Asfixia neonatal). Rosa e Marba[38], em estudo realizado na cidade de Campinas, apontam as variáveis que estiveram associadas à asfixia perinatal em RN menores que 1.000g e que foram: descolamento prematuro da placenta, parto cesariano; apresentação pélvica, sofrimento fetal, ruptura precoce de membranas, líquido amniótico meconial, hemorrágico ou purulento, uso de anestesia geral, sexo masculino e idade gestacional menor que 37 semanas. Nesse estudo, um número ≥ 6 consultas no pré-natal mostrou ser fator protetor.

Torna-se evidente que as medidas preventivas devem atingir desde o pré-natal, perpassando o trabalho de parto e o parto, e, finalmente, chegar ao atendimento ao RN em sala de parto.

Fatores indiretos de mortalidade neonatal devem ser considerados, quer sejam eles de ordem sociocultural ou médica[36], como:

- pobreza, limitando o acesso aos serviços de saúde e, consequentemente, a identificação e tratamento das doenças maternas, baixa escolaridade dos pais, práticas tradicionais lesivas, cuidados de higiene precários, falta de água limpa e condições sanitárias inadequadas, falta de acesso a cuidados médicos de melhor qualidade, falta de transporte;
- idade materna inferior a 19 anos ou superior a 35 anos, ganho de peso materno durante a gestação inferior a 7kg, condições de saúde materna precárias, doenças

maternas não tratadas (doença hipertensiva específica da gravidez, infecção urinária), falta de imunização materna, conduta médica inadequada no trabalho de parto e parto, falta de incentivo ao aleitamento materno.

No quadro 7.1 podem ser vistas várias complicações maternas que afetam o RN[39].

Quadro 7.1 – Complicações maternas que afetam o RN[39].

Problemas ou complicações	Principais efeitos para o RN
Anemia crônica	Baixo peso ao nascer, asfixia, morte fetal
Hemorragia	Asfixia, morte fetal
Doença hipertensiva	Baixo peso ao nascer, asfixia, morte fetal
Sepse puerperal	Sepse neonatal
Infecções na gravidez, DST	Parto prematuro, infecções perinatais, morte fetal
Hepatite	Hepatite neonatal
Gravidez indesejada	> risco de mortalidade, maus-tratos
Higiene precária no parto	Tétano neonatal, sepse neonatal

DST = doenças sexualmente transmissíveis.

A falta de confiabilidade nos registros perinatais também deve ser levada em consideração para que se possa fazer uma avaliação adequada da mortalidade perinatal. Melhorar a qualidade das informações das declarações de óbito, para que possam servir de fontes de consulta, permitirá que venham a subsidiar análises, avaliar serviços de saúde e organizar uma rede assistencial eficiente e eficaz no atendimento à gestante e ao RN.

A diminuição da mortalidade neonatal tem sido, ao longo do tempo, objetivo constante dos serviços de saúde pública dos países. Desde o começo do século, há relatos referentes à preocupação com a sobrevida de RN prematuros e já nessa época se iniciou o desenvolvimento de equipamentos destinados a manter sua temperatura corporal, para diminuir a mortalidade dessas crianças. Com o passar dos anos foi-se observando que não somente a termorregulação era fator importante na sobrevida, mas também outros cuidados deveriam ser tomados em relação a esses prematuros, bem como aos RN gravemente doentes[40]. Começava-se a delinear a ideia da unidade de terapia intensiva neonatal (UTIN).

No início dos anos 1960, foi criada a primeira UTIN na Universidade de Vanderbilt, por Stahlman, onde o RN passa a ser considerado um "paciente", digno de receber os melhores cuidados médicos disponíveis para a época. A ideia foi adotada em todos os estados americanos e posteriormente em todo o mundo[41].

Com o advento de novas tecnologias, começou-se a ter maiores taxas de sobrevida entre RN de peso cada vez menor. Se, por um lado, demonstrava-se o sucesso de intervenções terapêuticas e nutricionais, como o uso do surfactante, da nutrição parenteral ou de novos métodos de ventilação mecânica, por outro, foram-se identificando doenças relacionadas a essas terapêuticas, tendo sido relatadas sequelas neurológicas, respiratórias e oculares em alguns dos sobreviventes[41-44].

Entretanto, há diferenças nas taxas de mortalidade neonatal entre as várias UTIN que não podem ser explicadas somente pelas características dos RN admitidos, sugerindo que o cuidado médico varia entre as unidades e que, apesar dos grandes avanços ocorridos no atendimento ao RN de risco, persistem entre os hospitais que cuidam desses pacientes nas UTIN[45,46].

Deve-se salientar, mais uma vez, que na maioria dos casos os eventos obstétricos são os fatores determinantes da gravidade das doenças que acometem os RN que são admitidos nas UTIN. O risco fetal e/ou neonatal de asfixia, baixo peso ao nascer, prematuridade, malformações congênitas, entre outros, sendo potencialmente responsáveis pelo encaminhamento de RN às UTIN, são também os responsáveis pelos elevadíssimos custos tanto econômicos quanto emocionais, determinados pela possibilidade de sequelas ou morte[13,47,48].

O quadro 7.2 mostra várias possibilidades de intervenção que podem reduzir a mortalidade neonatal[49].

Quadro 7.2 – Intervenções que podem reduzir a mortalidade neonatal[49].

Estágio	Intervenção
Pré-concepção	Suplementação com ácido fólico
	Planejamento familiar
	Prevenção e tratamento de DST e AIDS
Antenatal	Triagem e tratamento da sífilis
	Prevenção da pré-eclâmpsia e eclâmpsia
	Imunização antitetânica
	Tratamento e prevenção da malária (onde for o caso)
	Detecção e tratamento de bacteriúria assintomática
Intraparto	Antibióticos para ruptura prematura de membranas
	Antibióticos para prevenção de infecção por streptococo do grupo B
	Corticoides no parto de pré-termo
	Detecção e condução apropriada na apresentação pélvica
	Práticas de higiene no parto
Pós-natal	Reanimação adequada do RN
	Aleitamento materno
	Prevenção e tratamento da hipotermia
	Cuidado Mãe-Canguru para RN de baixo peso
	Alojamento conjunto
	Prevenção e tratamento de infecções

DST = doenças sexualmente transmissíveis.

REFERÊNCIAS

1. MacDorman MF, Munson ML, Kirmeyer S. Fetal and perinatal mortality, United States, 2006. Natl Vital Stat Rep. 2012;60(8):1-22.

2. Donoso E, Carvajal JA, Vera C, Poblete JA. La edad de la mujer como factor de riesgo de mortalidad materna, fetal, neonatal e infantil. Rev Med Chil. 2014;142(2):168-74.

3. Klein CJ, Madi JM, Araújo BF, Zatti H, Dal Bosco DS, Henke CN, et al. Fatores de risco relacionados à mortalidade fetal. Rev AMRIGS. 2012;56(1):11-6.

4. MacDorman MF, Munson ML, Kirmeyer S. Fetal and perinatal mortality, United States, 2004. Natl Vital Stat Rep. 2007;56(3):1-19.

5. Brasil. Ministério da Saúde. Óbito Infantil e Fetal – Biblioteca Virtual do Ministério da Saúde. Brasília; 2009. Disponível em: bvsms.saude.gov.br/bvs/publicacoes/manual_obito_infantil_fetal_2ed.pdf. Acessado 2014 jun 6.

6. Oliveira H, Pereira IPA, Maranhão MHN. Evolução da mortalidade fetal no Brasil, 2000-2004. Coordenação Geral de Informações e Análise Epidemiológica – Departamento de Análise de Situação de Saúde – Secretaria de Vigilância em Saúde – Ministério da Saúde [documento na Internet] Disponível em: www.sbis.org.br/cbis/arquivos/282.doc. Acessado 2014 julho10.

7. Brasil. Ministério da Saúde. Secretaria de Atenção à Saúde. Departamento de Ações Programáticas Estratégicas. Atenção à Saúde do Recém-Nascido. Guia para os Profissionais de Saúde. 2ª ed. Brasília, 2012. Disponível em: bvsms.saude.gov.br/.../atencao_saude_recem_nascido_profissionais_v3. Acessado 2014 jul 10.

8. Vieira MSM, Siebert EC, Ceglio WQG, Almeira MH, Batista TS, Freitas PF. Dificuldades para a identificação da causa do óbito fetal: como resolver? Rev Bras Ginecol Obstetr. 2010;34(9):403-8.

9. Pedrosa LDC, Sarinho SW, Ordonha MAR. Óbitos neonatais: por que e como informar? Rev Saude Mat Inf. 2005;5(4):411-8.

10. Lawn JE, Osrin D, Adler A, Cousensd S. Four million neonatal deaths: counting and attribution of cause of death. Paediatr Perinat Epidemiol. 2008;22(5):410-6.

11. Brasil. Taxa de mortalidade neonatal precoce, segundo Região e UF. Brasil, 2000-2010. Disponível em: tabnet.datasus.gov.br/cgi/idb2011/c0101.htm. Acessado 2014 jul 8

12. Berhman RE, Shiono PH. Neonatal risk factors. In: Fanaroff AA, Martin RJ. Neonatal – Perinatal Medicine. 6th St Louis: Mosby; 1997.p.3-12.

13. Bucciarelli RL. Neonatology in the United States: scope and organization. In: Avery GB, Fletcher MA, McDonald MG. Neonatology: pathophysiology and management of the newborn. 5th Philadelphia: Lippincott Williams and Wilkins; 1999.p.15-33.

14. Lawn JE, Wilczynska-Ketende K, Cousens SN. Estimating the causes of 4 million neonatal deaths in the year 2000. Int J Epidemiol. 2006;35(3):706-18.

15. Gonzalo-Díaz A, Schwarcz R. Mortalidad materno-infantil en las Americas y enfoque de riesgo. Publicación científica CLAP nº 1149. Montevideo, CLAP; 1987.

16. Maranhão AGK, Joaquim MMC, Siu C. A mortalidade perinatal e neonatal no Brasil. Tema Radis. 1999;2(1):6-17.

17. Ferrari LSL, Brito ASJ, Carvalho ABR, Gonzáles MR. Neonatal mortality in Londrina, Paraná State, Brazil, in 1994, 1999, and 2002. Cad Saúde Pública. 2006;22(5):1063-71.

18. França E, Lansky S. Mortalidade infantil neonatal no Brasil: situação, tendências e perspectivas. RIPSA. Informe de Situação e Tendências: Demografia e Saúde; 2008. Disponível em: www.abep.nepo.unicamp.br/encontro2008/.../ABEP2008_1956.pdf Acessado 2014 jul 12.

19. Laurenti R, Buchalla CM. Estudo da morbidade e da mortalidade perinatal em maternidades. II. Mortalidade perinatal segundo peso ao nascer, idade materna, assistência pré-natal e hábito de fumar da mãe. Rev Saúde Pública. 1985;19(3):225-32.

20. Victora CG, Barros F, Vaughan JP, Teixeira AM. Birth weight and infant mortality: a longitudinal study of 5914 Brazilian children. Int J Epidemiol. 1987;16(2):239-45.

21. Victora CG, Barros FC, Halpern R, Menezes AMB, Horta BL, Tomasi E. Estudo longitudinal da população materno-infantil da região urbana do Sul do Brasil, 1993: aspectos metodológicos e resultados preliminares. Rev Saúde Pública. 1996;30(1):34-45.

22. Corrales Mayorga CB. Morbimortalidade de RN de muito baixo-peso (peso inferior a 1.500g) do berçário do Hospital das Clínicas da Faculdade de Medicina de Botucatu – UNESP, no período de 1990 a 1997 [tese]. Faculdade de Medicina da Universidade Estadual de São Paulo, Botucatu, São Paulo; 1998.

23. Rede Interagencial de Informações para a Saúde RIPSA. Indicadores básicos para a saúde no Brasil: conceitos e aplicação. RIPSA. 2ª ed. Brasília: Organização Pan-Americana da Saúde; 2008.

24. Puccio G, Giuffré M, Piccione M, Piro E, Malerba V, Corsello G. Intrauterine growth pattern and birthweight discordance in twin pregnancies: a retrospective study. Ital J Pediatr. 2014;40:43.

25. Freitas M, Segre CAM, Borges JS, Glina S, Leone C, Siqueira AAF. Crianças nascidas após o emprego de técnica de reprodução assistida. Rev Bras Cresc De Hum. 2008; 18(3):218-28.

26. Luke B. Reducing fetal deaths in multiple births: optimal birthweights and gestational ages for infants of twin and triplet births. Acta Genet Med Gemello. 1996;45(3):333-48.

27. Warner BB, Kiely JL, Donovan EF. Multiple births and outcome. Clin Perinatol. 2000;27(2):347-61.

28. Donovan E, Ehrenkranz R, Shankaran S, Stevenson DK, Wright LL, Younes N, et al. Outcomes of very-low-birth-weight twins cared for in National Institute of Child Health and Human development Neonatal Research Network's intensive care units. Am J Obstet Gynecol. 1998;179(3 Pt 1):742-9.

29. Lopriore E, Nagel HT, Vandenbusschen FP, Walther FJ. Long-term neurodevelopmental outcome in twin-to-twin transfusion syndrome. Am J Obstet Gynecol. 2003;189(5):1314-9.

30. Kiely JL. The epidemiology of perinatal mortality in multiple births. Bull N Y Acad Med. 1990;66(6):618-37.

31. Hartley RS, Emanuel I, Hitti J. Perinatal mortality and neonatal morbidity rates among twin pairs at different gestational ages: optimal delivery timing at 37 to 38 weeks' gestation. Am J Obstet Gynecol. 2001;184(3):451-8.

32. Jones KL. Smith's recognizable patterns of human malformation. 6th ed. Philadelphia: Elsevier Saunders; 2006.

33. Fanaroff AA, Wright LL, Stevenson DK. Very-low-birth-weight outcomes of the National Institute of Child Health and Human Development Neonatal Research Network, May 1991 through December 1992. Am J Gynecol Obstet. 1995;173(5):1423-31.

34. Masheer S, Maheen H, Munim S. Perinatal outcome of twin pregnancies according to chorionicity: an observational study from tertiary care hospital. J Matern Fetal Neonatal Med. 2015;28(1):23-5.

35. Stoll BJ. The global impact of neonatal infection. Clin Perinatol. 1997;24(1):1-21.

36. Seale AC, Blencowe H, Zaidi A, Ganatra H, Syed S, Engmann C, et al. Neonatal severe bacterial infection impairment estimates in South Asia, sub-Saharan Africa, and Latin America for 2010. Pediatr Res. 2013;74 Suppl 1:73-85.

37. Hansen AR, Soul JS. Perinatal asphyxia and hypoxic-ischemic encephalopathy. In: Cloherty JP, Eichenwald EC, Hansen AR, Stark AR (eds). Manual of neonatal care. 7th ed. Philadelphia: Wolters Kluwer/Lippincott Williams & Wilkins; 2012.p.713-28.

38. Rosa IRM, Marba ST. Fatores de risco para asfixia neonatal em RNs com peso acima de 1000 gramas. J Pediatr (Rio J). 1999;75(1):50-4.

39. World Health Organization, WHO. Mother-baby package. Geneva: WHO; 1996.

40. Spitzer AR. The neonate as a patient. In: Spitzer AR. Intensive care of the fetus and neonate. St Louis: Mosby; 1996.p.7-9.

41. Spitzer AR. Mechanical ventilation. In: Spitzer AR. Intensive care of the fetus and neonate. St Louis: Mosby; 1996.p.553-70.

42. Pereira GP, Balmer D. Feeding the criticaly ill neonate. In: Spitzer AR. Intensive care of the fetus and neonate. St Louis: Mosby; 1996.p.823-33.

43. Zullini MT, Bonati M, Sanvito E. Survival at nine neonatal intensive care units in Sao Paulo, Brazil. Paulista Collaborative Group on Neonatal Care. Rev Panam Salud Publica. 1997;2(5):303-9.

44. Ramachandrappa A, Jain L. Iatrogenic disorders in modern neonatology: a focus on safety and quality of care. Clin Perinatol. 2008;35(1):1-34. Review.

45. Horbar JD, Badger GJ, Lewit EM, Rogowski J, Shiono PH. Hospital and patient characteristics associated with variation in 28-day mortality rates for very low birth weight infants Vermont Oxford Network. Pediatrics. 1997;99(2):149-56.

46. Rogowski JA, Staiger DO, Horbar JD. Variations in the quality of care for very-low-birthweight infants: implications for policy. Health Aff (Millwood). 2004;23(5):88-97.

47. Rogowski J. Measuring the cost of neonatal and perinatal care. Pediatrics 1999; 103(1Suppl E):329-35.

48. Gilbert WM. The cost of preterm birth: the low cost versus high value 9-35 of tocolysis. BJOG. 2006;113(1):4-9. Review.

49. Darmstadt GL, Bhutta ZA, Cousens S, Adam T, Walker N, de Bernis L; Lancet Neonatal Survival Steering Team. Evidence-based, cost-effective interventions: how many newborn babies can we save? Lancet. 2005;365(9463):977-88.

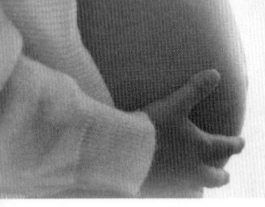

CAPÍTULO 8

Terminologia Técnica do Período Neonatal

José Ricardo Dias Bertagnon
Conceição A. M. Segre

A comparação de dados epidemiológicos entre serviços de saúde é de fundamental importância para ajudar a compreensão dos fatores que interferem na história natural das doenças e para a análise e avaliação das intervenções e condutas.

A padronização das definições, dos índices e dos termos utilizados permite tal comparação.

Dentro da Perinatologia, a padronização tem servido de base às comparações nacionais e internacionais, auxiliando nos censos e na identificação dos fatores que possam interferir na mortalidade perinatal com seus dois componentes: fetal e neonatal (Fig. 8.1) e consequentemente na adoção de medidas adequadas para diminuí-la.

TERMOS E DEFINIÇÕES

Os termos e definições apresentados são aqueles referendados pela Organização Mundial da Saúde (*World Health Organization* – WHO) e pela Academia Americana de Pediatria (AAP)[1,2].

Idade gestacional – é a duração da gestação a partir do primeiro dia do último período menstrual normal até a data do parto, independente se a gestação terminou com o nascimento de um nativivo ou em morte fetal. A idade gestacional é expressa em dias ou semanas completos (exemplo: fatos ocorridos de 280 dias a menos de 287 dias depois do início do último período menstrual normal são considerados tendo acontecido na 40ª semana de gestação).

Medidas do crescimento fetal, por representarem variáveis contínuas, são expressas em relação a uma específica semana de gestação (exemplo: o peso médio para 40 semanas é aquele obtido aos 280 dias e a menos de 287 dias de gestação, em uma curva de peso-idade gestacional).

Os intervalos semanais são aceitos pela Federação Internacional de Ginecologia e Obstetrícia (FIGO), mas

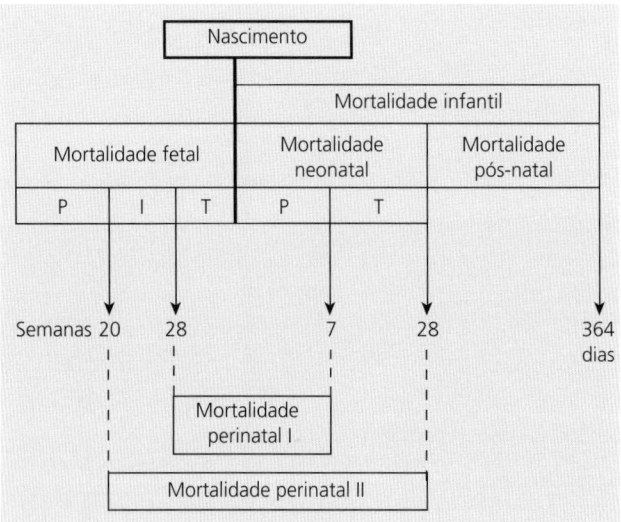

Figura 8.1 – Mortalidade perinatal. P = precoce; I = intermediária; T = tardia.

não a técnica de designação, porque parece haver certa margem de erro. Pelo fato de um intervalo semanal não receber uma designação numérica até o sétimo dia em que aquele intervalo foi completado (a primeira semana é designada quando os primeiros sete dias forem completados, a segunda semana quando 14 dias forem completados, e assim por diante), a FIGO sugere a seguinte técnica para a designação dos intervalos semanais: *idade gestacional* – 28 semanas a menos de 32 semanas completas (196 dias a menos de 224 dias completos); 32 semanas a menos de 36 semanas completas (224 dias a menos de 252 dias completos); 36 semanas a menos de 38 semanas completas (252 dias a menos de 266 dias completos); 38 semanas a menos de 42 semanas completas (266 dias a menos de 294 dias completos); 42 semanas completas (294 dias) ou mais.

A idade gestacional, segundo essa definição, é dita idade gestacional "calculada". Quando o cálculo da idade gestacional for feito por propedêutica materna, fetal ou pelo exame clínico do RN, a idade gestacional é dita "estimada".

Primeiro trimestre da gestação – é o período que vai do primeiro dia do último período menstrual normal até a 13ª semana de idade gestacional.

Segundo trimestre da gestação – é o período que vai da 13ª à 26ª semana de idade gestacional.

Terceiro trimestre da gestação – é o período que vai da 26ª semana de idade gestacional ao nascimento do feto.

Produtos da concepção – o ovo fertilizado torna-se um embrião e assim é denominado até a oitava semana de idade gestacional. Um embrião torna-se um feto depois da oitava semana de idade gestacional e é denominado como tal até o nascimento.

O feto torna-se um RN no momento em que é clampeado o funículo umbilical.

Outros produtos na concepção incluem a mola hidatiforme e o coriocarcinoma.

Nascimento – é a expulsão completa ou extração do organismo materno de um feto, independente do fato de o funículo ter sido cortado ou de a placenta estar inserida.

Fetos pesando menos de 500g não são viáveis nem, portanto, considerados nascimentos para fins de estatísticas perinatais.

Na ausência do peso de nascimento, a idade gestacional de 20 a 22 semanas completas é considerada equivalente a 500g. Quando não se sabe nem o peso nem a idade gestacional, o comprimento de 25cm (crânio-calcanhar) é considerado equivalente a 500g.

Vida ao nascimento – a vida é considerada presente ao nascimento quando o RN respira ou mostra qualquer outra evidência vital, tais como batimento cardíaco, pulsação do funículo umbilical ou movimentos efetivos da musculatura voluntária.

Nativivo – é o produto da concepção humana após sua completa expulsão ou extração do organismo materno, independente da duração da gestação e que, depois dessa expulsão ou extração, respira ou demonstra qualquer evidência vital, tais como batimentos cardíacos, pulsação do funículo umbilical, ou movimentos efetivos da musculatura voluntária, quer o funículo umbilical tenha sido cortado ou não, ou a placenta esteja inserida ou não. Os batimentos cardíacos não devem ser confundidos com contrações cardíacas transitórias e a respiração deve ser distinguida de esforços respiratório do tipo *gasp*.

Óbito fetal – é a morte de um produto da concepção antes de sua expulsão ou de sua extração completa do corpo materno, independentemente da duração da gravidez. Indica o óbito o fato de, depois da separação, o feto não respirar nem dar nenhum outro sinal de vida, como batimentos do coração, pulsação do funículo umbilical ou movimentos efetivos dos músculos de contração voluntária. Os batimentos cardíacos não devem ser confundidos com contrações cardíacas transitórias nem a respiração com esforços respiratórios do tipo *gasp*. Essa definição exclui o término induzido da gestação.

Natimorto – é o produto do nascimento de um feto morto.

Neomorto – recém-nascido vivo que vai a óbito com até 28 dias de vida extrauterina.

Óbito neonatal – é aquele ocorrido em crianças com menos de 28 dias de nascimento, ou seja, incluindo até 27 dias, 23 horas e 59 minutos a partir do momento do nascimento.

Morte neonatal precoce – é a morte de uma criança nascida viva durante os primeiros sete dias completos (168 horas) de vida.

Morte neonatal tardia – é a morte de uma criança que esteja viva depois de sete dias completos, mas antes de completos 28 dias de vida.

Aborto – aborto é o produto da expulsão ou extração do organismo materno de um feto ou embrião pesando 500g ou menos (aproximadamente igual a 20 semanas completas ou 140 dias completos, a 22 semanas ou 154 dias completos de gestação) ou de um produto de gestação de qualquer peso e especificamente designado (exemplo: mola hidatiforme), independente da idade gestacional, e se há ou não evidência de vida e se houve ou não abortamento espontâneo ou induzido.

Essa é a definição utilizada em Perinatologia.

Em Medicina Legal, designa-se "ovo" o produto normal da concepção, até os instantes do parto. A morte do ovo, não importando a idade em que isso venha a ocorrer, é denominada aborto. Para fins de Medicina Legal, a idade da gestação não tem influência, mas sim o fato de haver ausência de vida.

Segundo esse conceito não se pode considerar separadamente abortamento e parto prematuro. Aqui, a preocupação é com a destruição criminosa daquele que está por nascer.

Durante 2013, no município de São Paulo, estima-se, segundo o SINASC[3], 117 casos de RN vivos com menos de 500g ao nascer, que seriam definidos como abortos.

De acordo com os prognósticos implicitamente associados às condições definidas, procura-se estabelecer e padronizar as condutas médicas. Esses conceitos também são importantes para fins de declaração de óbito e consequente sepultamento, pois, à luz da lei brasileira de Registros Públicos, quando o concepto pesa mais de 500g essa providência é compulsória, cabendo ao médico assistente fornecê-la[4].

Quando ocorre nascimento de um RN com menos de 500g ele é designado "nascido vivo" e, tendo ele 400g ou mais, torna-se indicado o início da reanimação neonatal[5]. Nessas circunstâncias, habitualmente, é preenchida a declaração de nascido vivo, com registro hospitalar e registro civil, para esses indivíduos que são definidos como abortos.

Pelos conceitos da Perinatologia, esses RN seriam abortos e ao mesmo tempo RN vivos. No primeiro caso não necessitariam de registros públicos, mas pelo segundo conceito sim, sendo esse último o conceito mandatório.

Idade da criança – a idade de uma criança é o tempo marcado em horas, dias, semanas etc. que decorrem desde o momento do seu nascimento.

Durante os primeiros três dias depois do nascimento, é recomendável que a idade seja indicada em horas (ou seja, do nascimento a 71 horas e 59 minutos, inclusive).

Períodos perinatais:

Período perinatal 1 – é o período que se estende da 28ª semana de gestação (incluindo fetos pesando 1.001g ou mais) até o sétimo dia de vida: período hebdomadário.

Período perinatal 2 – é o período que se estende da 20ª semana de gestação, incluindo fetos pesando 501g ou mais, até o 28º dia de vida.

Para fins estatísticos, recomenda-se que o período perinatal 1 seja adotado.

Outrossim, recomenda-se também que haja referência ao critério adotado na elaboração de dados estatísticos sobre o período perinatal estudado.

Período perinatal 3 – é o período que se estende da 20ª semana de gestação, incluindo fetos pesando 501g ou mais, até o sétimo dia de vida.

A figura 8.2 mostra esquematicamente esses períodos.

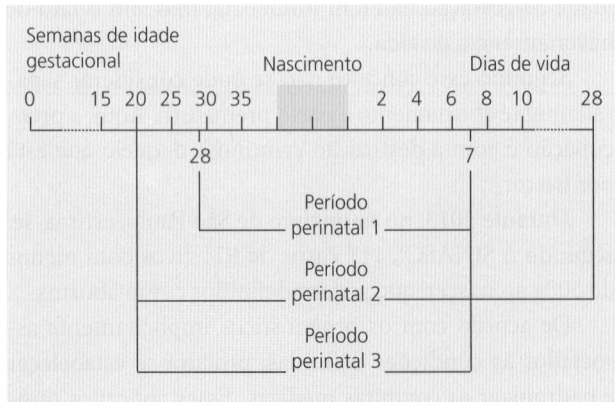

Figura 8.2 – Esquema ilustrativo dos períodos perinatais.

Período neonatal – é o intervalo de tempo que vai do nascimento até o momento em que a criança atinge a idade de 27 dias, 23 horas e 59 minutos.

Peso de nascimento – é o primeiro peso do feto ou do RN obtido imediatamente após o nascimento. Esse peso deve ser tomado preferivelmente na primeira hora de vida, antes que ocorra perda de peso significante após o nascimento.

O peso de nascimento deve ser expresso em gramas.

O Comitê de Especialistas em Saúde Materna Infantil da Organização Mundial da Saúde (OMS), em 1961, recomenda que se registrem e classifiquem os pesos dos RN, distribuídos em grupos de 500g, da seguinte maneira:

0-1.000g	3.001-3.500g
1.001-1.500g	3.501-4.000g
1.501-2.000g	4.001-4.500g
2.001-2.500g	4.501-5.000g
2.501-3.000g	5.001-ou mais

Para os RN com menos de 2.500g, sugere-se que a classificação seja feita por grupos de 250g (exemplo: 2.001 a 2.250g; 2.251 a 2.500g etc.).

Recém-nascido de baixo peso – qualquer RN pesando menos de 2.500g, incluindo 2.499,9g, independente da idade gestacional.

Atualmente, a literatura tende a diferenciar o grupo de "muito baixo peso" ao nascer (MBP) para os RN com menos de 1.500g, o grupo de "extremo baixo peso" (EBP) para os RN com menos de 1.000g e o grupo de RN imaturos para os RN com menos de 750g.

NOMENCLATURA POR IDADE GESTACIONAL

Pré-termo – RN antes da 37ª semana de gestação, segundo a Organização Mundial da Saúde.

Termo – RN em um período de quatro semanas entre a 37ª semana e a 41ª semana e seis dias de gestação, segundo a Organização Mundial da Saúde.

Pós-termo – RN após a 42ª semana de gestação (295 dias) segundo a Academia Americana de Pediatria.

É importante salientar que:

– o critério de termo não pressupõe maturidade plena do concepto, devendo essa ser investigada mais profundamente;

– o grau de assistência dada ao RN depende do tipo de doença por ele apresentada e não é função direta e exclusiva da idade gestacional;

– a Academia Americana de Pediatria[6] diverge da definição da WHO. Assim, define *pré-termo* o RN antes da 38ª semana de gestação (ou 259 dias contados a partir do início do último período menstrual). RN *a termo* é aquele que nasce a partir do primeiro dia da 38ª semana de idade gestacional (260º dia) até o último dia da 42ª semana (294º dia). *Pós-termo* o RN cujo nascimento ocorreu a partir do primeiro dia (295º dia) da 43ª semana de idade gestacional.

Outras designações para o RN, em função da idade gestacional, são as seguintes[7-9]:

– RN a termo precoce: RN com idade gestacional entre 37 semanas completas de gestação (37 0/7) e 38 semanas (38 6/7).
– RN pré-termo tardio: RN com idade gestacional entre 34 semanas completas (34 0/7 ou 239 dias) e menos de 37 semanas completas (36 6/7 ou 259 dias), compreendendo a maioria dos RN pré-termo, ainda assim RN imaturos.

CLASSIFICAÇÃO DO RECÉM-NASCIDO DE ACORDO COM O CRESCIMENTO INTRAUTERINO

Os padrões de crescimento intrauterino devem ser determinados, a fim de se identificar aqueles RN cujo crescimento antenatal tenha sido anormal e, portanto, necessitem de um seguimento especializado no período pós-natal[6,10].

Um único padrão, porém, provavelmente não será eficiente para ser aplicado a todas as populações[11-13].

Considera-se que o limite inferior deve ser o percentil 10 em todas as curvas de percentil. O limite superior, embora com algumas restrições, pode ser considerado o percentil 90. Considerando-se esse conceito, os RN são classificados em:

Pré-termo – grande, apropriado e pequeno para a idade gestacional.

Termo – grande, apropriado e pequeno para a idade gestacional.

Pós-termo – grande, apropriado e pequeno para a idade gestacional. A conotação "grande para a idade gestacional" corresponde aos RN acima do percentil 90; "os apropriados para a idade gestacional" seriam aqueles que se situam entre os percentis 10 e 90; e os "pequenos para a idade gestacional" são aqueles que ficam abaixo do percentil 10, para cada semana de idade gestacional computada.

IDADE CORRIGIDA

A crescente necessidade de se avaliar o crescimento e o desenvolvimento do RN pré-termo mostrou que, para essas crianças, a idade cronológica (ou seja, o tempo decorrido após o nascimento) pode não ser adequada.

Em 2004, o Comitê sobre o Feto e o Recém-nascido da Academia Americana de Pediatria[14] recomenda o uso da terminologia "idade corrigida" (IC), mas não "idade gestacional corrigida". A idade corrigida pode ser obtida acrescentando-se a cada semana de vida pós-natal uma semana em sua idade gestacional. Por exemplo, um RN de 35 semanas de idade gestacional, aos 7 dias de vida teria 36 semanas de idade corrigida, e assim por diante, até a 40ª semana, quando deveria nascer. Depois dessa data, a idade corrigida deveria ser expressa em meses até os 3 anos de vida. Pode ser calculada subtraindo-se da idade cronológica a diferença entre o número de semanas ao nascimento antes da 40ª dividida por 4 (número de semanas equivalente a um mês). Por exemplo, pré-termo de 24 meses de idade cronológica que tivesse nascido com 28 semanas de idade gestacional teria 21 meses de idade corrigida [24 – (40-28/4) = 21].

COEFICIENTES

Os coeficientes são proporções que expressam a frequência de resultados no total da população exposta para um determinado local e período.

Em geral, coloca-se no numerador o número de sucessos, e no denominador, o total de episódios, multiplicando-se por uma cifra fixa (100, 1.000, 10.000 etc.) para facilitar a expressão.

Recomendações para tabelas estatísticas com um mínimo de uniformidade – as estatísticas de mortalidade para o RN devem ser restritas àqueles pesando 1.000g ou mais, com a finalidade de propiciar informações comparáveis em todos os países. Devem também proporcionar dados mínimos para aqueles países que são, no momento, incapazes de obter uma análise mais detalhada.

É recomendado que todos os países obtenham as seguintes estatísticas mínimas uniformizadas, tão logo quanto possível:

Coeficientes de nascimento – essas medidas permitem mostrar a taxa de ingresso de crianças na população.

A taxa bruta de natalidade indica o impacto de fertilidade no crescimento populacional.

A taxa de fertilidade indica a fertilidade na população de mulheres em idade fértil.

A taxa de nascimento por idade específica mede especificamente a fertilidade da população naquela idade a ser estudada.

$$\text{Taxa bruta de natalidade} = \frac{\text{Nº de nascidos vivos}}{\text{População geral}} \times 1.000$$

$$\text{Taxa de fertilidade geral} = \frac{\text{Nº de nascidos vivos}}{\text{População de mulheres de 15-44 anos de idade}} \times 1.000$$

$$\text{Taxa de nascimento por idade específica} = \frac{\text{N}^{\underline{o}} \text{ de nascidos vivos de mães de uma idade específica}}{\text{População de mulheres da mesma idade específica}} \times 1.000$$

Coeficiente de mortalidade perinatal (CMP)

$$CMP = \frac{\text{N}^{\underline{o}} \text{ de natimortos pesando 1.000g ou mais} + \text{N}^{\underline{o}} \text{ de mortes neonatais precoces pesando 1.000g ou mais}}{\text{N}^{\underline{o}} \text{ de natimortos pesando 1.000g ou mais} + \text{N}^{\underline{o}} \text{ de nativivos pesando 1.000g ou mais}} \times 1.000$$

Coeficiente de natimortalidade (CNM) – é o número de natimortos pesando 1.000g ou mais dividido pelo total de nascimentos (natimortos + nativivos), pesando ao nascimento 1.000g ou mais em um dado período, por 1.000 nascimentos.

$$CNM = \frac{\text{Natimortos pesando 1.000g ou mais}}{\text{Natimortos de 1.000g ou mais + nativivos pesando 1.000g ou mais ao nascimento}} \times 1.000$$
(OMS – aprovado pela FIGO)

Esse coeficiente é também conhecido como coeficiente de mortalidade fetal tardia (CMFt) para diferenciá-lo do coeficiente de mortalidade fetal intermediária que considera no numerador os natimortos de 500g ou mais e no denominador os nascidos (vivos e mortos) de 500g ou mais.

$$CMFt = \frac{\text{Natimortos pesando 500g ou mais}}{\text{Natimortos + nativivos de 500g ou mais}} \times 1.000$$

Coeficiente de mortalidade neonatal precoce (CMNp) – é o número de mortes neonatais precoces de crianças pesando 1.000g ou mais (ocorrendo antes de sete dias completos, 168 horas completas), a partir do momento do nascimento, dividido pelo número de nativivos pesando 1.000g ou mais, por 1.000 nascimentos.

$$CMNp = \frac{\text{Mortes neonatais precoces de crianças pesando 1.000g ou mais}}{\text{Nativivos pesando 1.000g ou mais}} \times 1.000$$

O cálculo desses coeficientes, para fins de comparações internacionais, inclui os nascimentos de crianças pesando 1.000g ou mais. Se o peso de nascimento de feto ou RN não é conhecido, uma idade gestacional de 28 semanas completas deve ser tomada como equivalente a 1.000g de peso de nascimento. Se nem o peso de nascimento nem a idade gestacional são conhecidos, o comprimento (crânio-calcanhar) ao nascimento de 35cm deve ser tomado como equivalente a 1.000g de peso.

Coeficiente de mortalidade específica por peso – é o número de mortes de RN com peso dentro de determinada variação específica, dividido pelo número de RN dentro desse grupo de peso, por 1.000 nascidos vivos.

As tabulações mais atualizadas podem incluir entre as mortes fetais a população de 500g ou mais. Nesse caso, é necessário que esse fato seja salientado na denominação do coeficiente. Exemplo:

$$\text{Taxa de mortalidade fetal} = \frac{\text{N}^{\underline{o}} \text{ de mortes fetais de 1.000g ou mais}}{\text{N}^{\underline{o}} \text{ de mortes fetais de 1.000g} + \text{N}^{\underline{o}} \text{ de nascidos vivos ou mais}} \times 1.000$$

$$\text{Taxa de mortalidade fetal de 500 ou mais} = \frac{\text{N}^{\underline{o}} \text{ de mortes fetais de 500g ou mais}}{\text{N}^{\underline{o}} \text{ de mortes fetais de 500g} + \text{N}^{\underline{o}} \text{ de nascidos vivos ou mais}} \times 1.000$$

Para a mortalidade neonatal precoce, por idade de óbito, usar os seguintes intervalos:
– nascimento a menos de 60 minutos completos;
– 1 hora a menos de 12 horas completas;
– 12 horas a menos de 24 horas completas;
– 24 horas completas a menos de 48 horas completas;
– 48 horas a menos de 72 horas completas;
– 72 horas a menos de 168 horas completas.

Onde a informação detalhada não for possível, os dados sobre a idade da morte devem ser fornecidos da seguinte maneira:
– 1 hora a menos de 24 horas completas;
– 24 horas a menos de 168 horas completas.

Em cada tabela, os totais apropriados e os subtotais devem ser fornecidos (por exemplo, todas as crianças com peso de nascimento de 1.000g a menos de 1.500g, ou todas as crianças de 28 a menos de 38 semanas completas de gestação etc., juntamente com as porcentagens apropriadas).

Se outros dados são tabulados, deverá ser possível agregá-los aos grupos acima.

Publicações mais recentes, de instituições de nível técnico mais aperfeiçoado, que conseguem obter sobrevida de RN com menos de 1.000g ao nascer, tendem a incluir, nos coeficientes, produtos a partir de 500g e não a partir de 1.000g.

Para fins de comparação internacional, recomenda-se tratar separadamente o grupo de 500 a 1.000g.

Taxa de mortalidade de baixo peso entre os RN de baixo peso (BP):

$$\text{Taxa de mortalidade BP} = \frac{\text{Neomortos com menos do que 1.500g}}{\text{Nativivos com menos do que 1.500g}} \times 1.000$$

Taxa de mortalidade de muito baixo peso entre os RN de muito baixo pesoMBP:

$$\text{Taxa de mortalidade MBP} = \frac{\text{Neomortos com menos do que 2.500g}}{\text{Nativivos com menos do que 2.500g}} \times 1.000$$

ESTATÍSTICAS DE MORTALIDADE

Devem ser apresentadas em relação aos diferentes grupos de crianças, usando as definições dos coeficientes citados a seguir.

Coeficiente de mortalidade perinatal e natimortalidade

– Todas as crianças de 1.000g ou mais.
– Todas as crianças de 1.000g ou mais, em grupos de 500g.
– Todas as crianças pesando 1.000g até menos de 2.500g.
– Todas as crianças pesando 2.500g até menos de 4.000g.
– Todas as crianças pesando 4.000g ou mais.
– Grupos por idade gestacional.

Coeficiente de mortalidade neonatal precoce

– Todos os nativivos pesando 1.000g ou mais, em grupos de 500g.
– Crianças pesando 1.000g a menos de 2.500g.
– Crianças pesando 2.500g a menos de 4.000g.
– Crianças pesando 4.000g ou mais.
– Grupos por idade gestacional.
– Idade no óbito.

CAUSAS DE MORTE

As estatísticas de mortalidade (números e coeficientes) devem ser apresentadas de acordo com uma lista apropriada segundo a classificação internacional de doenças, separadamente para natimortos, mortes neonatais precoces e mortes perinatais.

Devem ser dadas para todas as crianças pesando 1.000g ou mais, bem como para subgrupos apropriados de peso, idade gestacional e idade no óbito.

Com o aumento da sobrevida de RN com peso menor do que 1000g aumenta a tendência da identificação da causa da morte nesses RN vivos que foram a óbito, independentemente do peso ao nascer.

OUTRAS VARIÁVEIS

Sempre que possível, as estatísticas sobre nascimentos e mortes perinatais devem ser apresentadas mostrando a relação com outros fatores, como região e características da mãe (paridade, estado de saúde, idade, educação, estado socioeconômico, grupo étnico e cultural etc.).

MORTES ANTENATAIS PRECOCES

Sempre que possível, as tabulações estatísticas devem também apresentar separadamente os grupos de crianças pesando de 500g a menos de 1.000g ao nascimento, usando os denominadores restritos, correspondentes a crianças de 500 a menos de 1.000g.

MORTE MATERNA

A morte materna é definida como a morte de qualquer mulher durante a gestação ou dentro de 42 dias completos do término da gestação, independente da duração ou do lugar da implantação do ovo, de qualquer causa relacionada ou agravada pela gestação, mas não de causas acidentais ou incidentais (ver Capítulo Mortalidade materna, p.).

As mortes maternas são divididas em dois grupos:

Mortes obstétricas diretas – aquelas que resultam em complicações obstétricas de gestações (gravidez, parto e puerpério), de intervenções, omissões, tratamento incorreto ou de uma cadeia de acontecimentos resultantes de qualquer dos fatos citados.

Mortes obstétricas indiretas – aquelas resultantes de uma doença previamente existente ou doença que se desenvolve durante a gestação e que não foi devido a causas obstétricas diretas, mas que foi agravada pelos efeitos fisiológicos da gestação.

As medidas de mortalidade materna indicam os riscos de uma grávida morrer de complicações da gestação, parto e puerpério. A mortalidade materna pode ser expressa em termos da característica da mulher, tais como idade, raça, *status* social ou causa da morte.

O grupo exposto ao risco é constituído de todas as grávidas naquele período, portanto compreendendo todos os nascidos vivos, as mortes fetais e os abortos. Geralmente, porém, aceita-se como denominador apenas o número de recém-nascidos vivos.

Dois novos termos foram introduzidos pelos *Centers for Disease Control and Prevention* (CDC) de Atlanta, em colaboração com o Grupo Especial de Interesse em Mortalidade Materna do *American College of Obstetricians and Gynecologists* (ACOG): morte associada à gestação e morte relacionada à gestação[2].

Morte associada à gestação – morte de qualquer mulher, por qualquer causa, enquanto grávida ou até um ano-calendário do término da gestação, independente da duração e do local da gestação.

Morte relacionada à gestação – morte associada à gestação, resultante: 1. de complicações da própria gravidez; 2. da cadeia de eventos iniciada pela gestação que levou à morte; ou 3. do agravamento de condições não relacionadas, pelos efeitos fisiológicos ou farmacológicos da gravidez, que subsequentemente causaram a morte.

Término induzido da gestação – a interrupção proposital de uma gestação intrauterina com intenção outra que não seja a de produzir um nativivo e que não resulta em um nativivo. Essa definição exclui os procedimentos relativos à retenção prolongada de produtos da concepção depois da morte fetal.

Coeficiente de mortalidade materna (CMM) – deve ser expresso como coeficiente por 100.000 nascimentos, sendo o "nascimento" definido como nascimento de criança viva ou morta pesando mais de 1.000g.

$$CMM = \frac{\text{N}^{\circ} \text{ de mortes atribuídas a condições maternas}}{\text{N}^{\circ} \text{ de recém-nascidos de 1.000g ou mais}} \times 100.000$$

REFERÊNCIAS

1. World Health Organization. Recommended definitions, terminology and format for statistical tables related to the perinatal period and use of a new certificate for cause of perinatal deaths. Modifications Recommended by FIGO as amended october 14, 1976. Acta Obstet Gynecol Scand. 1977;56(3):247-53.

2. American Academy of Pediatrics, American College of Obstetricians and Gynecologists. Guidelines for Perinatal care. 5 th ed. Washington, DC: American College of Obstetricians and Gynecologists; 2002.p.377-94.

3. Prefeitura de São Paulo. Secretaria Municipal da Saúde. Tabnet-SINASC. Disponível em: http://www.prefeitura.sp.gov.br/cidade/secretarias/saude/tabnet/nascidos_vivos/index.php?159923. Acessado 2014 ago 2.

4. Portal Médico. Disponível em: www.portalmedico.org.br/pareceres/CRMPB. Acessado 2014 ago 2.

5. The International Liaison Committee on Resuscitation (ILCOR) Consensus on Science with Treatment Recommendations for Pediatric and Neonatal Patients: neonatal resuscitation. Pediatrics. 2006; 117(5):e978-8.

6. American Academy of Pediatrics Committee on Fetus and Newborn – Nomenclature for duration of gestation, birth weight and intra-uterine growth. Pediatrics. 1967;39(6):935-9.

7. Engle WA, Kominiarek MA. Late preterm infants, early term infants, and timing of elective deliveries. Clin Perinatol. 2008;35(2): 325-41.

8. Raju TN. Epidemiology of late preterm (near term) births. Clin Perinatol. 2006;33(4):751-63; abstract vii.

9. Shapiro-Mendoza CK. Infants born late preterm: epidemiology, trends and morbidity risks. Neoreviews. 2009;10:e287-e294.

10. Lubchenco LO. The high risk infant. Philadelphia: WB Saunders; 1976.

11. Lubchenco LO, Hansman C, Dressler M, Boyd E. Intrauterine growth as estimated from live born birth-weight data at 24 to 42 weeks of gestation. Pediatrics. 1963;32:793-800.

12. Segre CA, Colletto GM, Bertagnon JR. Curva de crescimento intrauterino de uma população de alto nível socioeconômico. J Pediatr (Rio J). 2001;77(3):169-74.

13. González R, Gómez R, Castro R, Nien JK, Merino P, Etchegaray A, et al. Curva nacional de distribución de peso al nacer según edad gestacional. Chile, 1993 a 2000. Rev Med Chile. 2004;132(10): 1155-65.

14. Committee on Fetus and Newborn. Age terminology during the perinatal period. Pediatrics. 2004;114(5):1362-4.

SEGUNDA PARTE

O PARTO, OS EVENTOS PERINATAIS E O RECÉM-NASCIDO

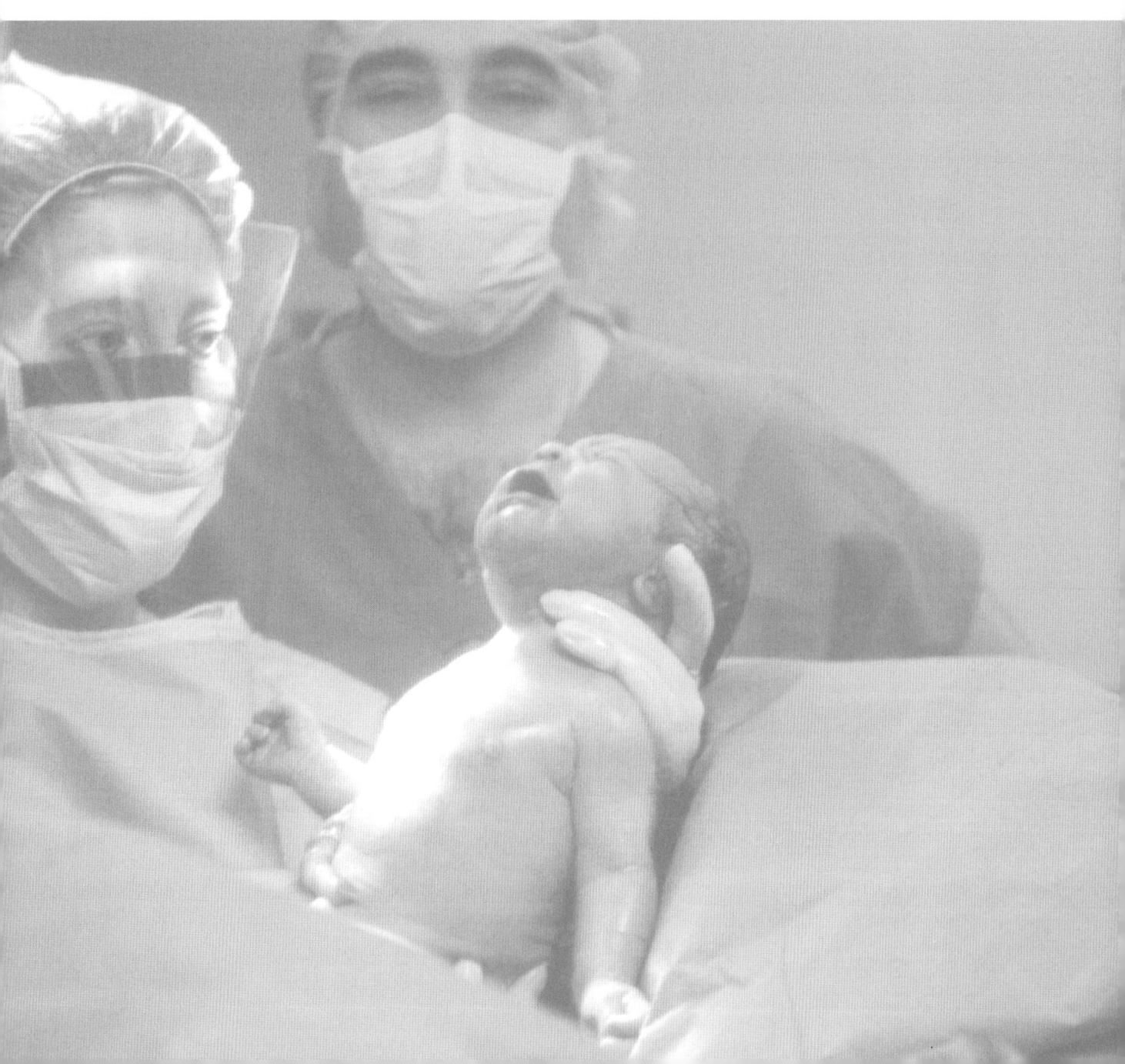

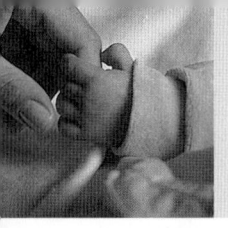

CAPÍTULO 9

Assistência Clínica ao Parto

Umberto Gazi Lippi

O estudo da assistência ao parto costuma ser dividido em quatro períodos:

Primeiro período ou período de dilatação – vai desde as primeiras contrações eficientes até que o colo esteja completamente dilatado.

Segundo período ou período expulsivo – vai desde o momento em que o colo esteja completamente dilatado até a expulsão do feto.

Terceiro período ou período de dequitação – vai desde a expulsão fetal até a eliminação da placenta.

Quarto período, chamado período de Greenberg – corresponde ao intervalo de 1 hora a contar do fim do anterior.

Trata-se de uma divisão com objetivo didático e contém alguns indicadores difíceis de serem avaliados, como, por exemplo, o início do primeiro período. Do ponto de vista clínico, é praticamente impossível saber quando ocorre a primeira contração eficiente. Tanto é assim que os estudos sobre duração do parto se referem a um momento padronizado que não tem necessariamente relação com o tempo real do parto. Assim, os autores costumam referir-se a um valor da dilatação (4 ou 5cm) até a expulsão fetal para essas pesquisas.

Em relação ao quarto período, ele é tão somente um intervalo de tempo padronizado para que se exerça vigilância mais rigorosa sobre a puérpera, pois durante essa hora costumam manifestar-se processos mórbidos, mormente os hemorrágicos, que podem até colocar em risco a vida das mulheres.

DIAGNÓSTICO DO TRABALHO DE PARTO

É a primeira tarefa que compete ao profissional de saúde quando a paciente chega a uma instituição para dar à luz. Somente um exame acurado e sistematizado da paciente permite fazer esse diagnóstico, principalmente nos casos em que o processo está se iniciando. É preciso ter em mente que o elemento fundamental para esse diagnóstico é a detecção de **contrações eficientes**. Essas diferem daquelas da gravidez (Braxton-Hicks e pequenas contrações), porque são dolorosas e periódicas. Os intervalos entre uma e outra vão reduzindo-se de tal modo que na fase avançada do trabalho de parto ocorrem 3 a 5 episódios em 10 minutos. O exame da parturiente deve ser completo e constar sempre, na seguinte ordem, de: anamnese, exame físico geral sumário, inspeção, palpação, ausculta e toque, seguidos ou não de algum outro método propedêutico como amnioscopia ou cardiotocografia.

Embora não se vá tratar aqui minuciosamente de todos esses tempos (ver Propedêutica clínica, primeira parte), convém chamar a atenção à anamnese para as informações sobre as contrações, principalmente periodicidade e sensação dolorosa. Na palpação é imperiosa a pesquisa da chamada **dinâmica uterina**. Esta consiste em se avaliar, com a mão espalmada sobre o abdome da paciente, as contrações uterinas. Esse exame, que deve durar pelo menos 10 minutos, tem que atentar para o *número* de contrações no período, a *duração* clínica de cada contração, a *intensidade* e o *tônus* pré e pós-episódio contrátil. Esses dois últimos elementos são de avaliação subjetiva e exigem certa experiência no acompanhamento do trabalho de parto.

É claro que há outras condições que indicam a internação de uma paciente, como amniorrexe prematura ou sangramento, a despeito de estarem ou não em franco trabalho de parto, isto é, apresentando contrações eficientes.

A Organização Mundial da Saúde publicou em 1996[1] um manual com a tecnologia apropriada ao parto normal que contém recomendações adicionais a essas, as quais foram, com algumas modificações, também assumidas pelo Ministério da Saúde[2].

Aquele organismo dividiu as ações relacionadas à assistência ao parto normal em quatro grupos, que serão relatadas a seguir, na ordem em que estão expostos na publicação do Ministério da Saúde.

1. Práticas demonstradamente úteis e que devem ser estimuladas:

- planejamento individual determinando onde e por quem o parto será realizado;

- avaliação do risco durante o pré-natal, reavaliado a cada contato e no trabalho de parto;
- monitorização do bem-estar físico e emocional da mulher durante o trabalho de parto;
- oferecimento de líquido por via oral durante o trabalho de parto;
- respeito à escolha da mulher quanto ao local do parto;
- fornecimento de assistência obstétrica no nível mais periférico onde o parto seja seguro;
- respeito ao direito da mulher à privacidade no local do parto;
- apoio emocional pelos prestadores de serviço durante o trabalho de parto e o parto;
- respeito à escolha da mulher sobre seu(s) acompanhante(s) durante o trabalho de parto e parto;
- fornecimento às mulheres de todas as informações e explicações que desejarem;
- utilização de métodos não invasivos e não farmacológicos de alívio da dor, como massagens e técnicas de relaxamento durante o trabalho de parto;
- monitorização fetal por meio de ausculta intermitente e vigilância das contrações uterinas por palpação abdominal;
- uso de materiais descartáveis e descontaminação adequada de reutilizáveis;
- uso de luvas no exame vaginal, no parto e no manuseio da placenta;
- liberdade de posição e movimento durante o trabalho de parto;
- estímulo a posições não supinas durante o trabalho de parto;
- monitorização cuidadosa da evolução do trabalho de parto, uso do partograma;
- administração profilática de ocitocina no terceiro período do parto em mulheres com risco de hemorragia pós-parto;
- condições estéreis ao cortar o funículo;
- prevenção da hipotermia do recém-nascido;
- prevenção da hemorragia neonatal com uso de vitamina K;
- prevenção da oftalmia gonocócica com o uso de nitrato de prata ou tetraciclina;
- contato cutâneo direto e precoce entre mãe e filho e apoio ao início da amamentação na primeira hora pós-parto;
- alojamento conjunto;
- suprimir a lactação em mães portadoras de HIV;
- exame rotineiro da placenta e membranas ovulares.

2. Práticas claramente prejudiciais ou ineficazes que devem ser eliminadas:

- uso rotineiro do enema;
- uso rotineiro da episiotomia;

- infusão por via intravenosa de líquidos, rotineiramente no trabalho de parto;
- cateterização venosa profilática de rotina;
- uso rotineiro da posição supina em trabalho de parto;
- exame retal;
- administração de ocitócicos antes do parto sem controle adequado;
- uso rotineiro da posição de litotomia para o parto;
- esforços de puxos prolongados fora das contrações durante o segundo período do parto;
- massagem e distensão do períneo no segundo período do parto;
- uso, por via oral, de ergotamínicos no terceiro período do parto;
- revisão intrauterina rotineira após o parto;
- uso liberal e rotineiro da episiotomia;
- toques vaginais frequentes e por mais de um examinador;
- manobra de Kristeller ou similar;
- prática liberal de cesariana;
- aspiração nasofaríngea de rotina em recém-nascidos normais.

3. Práticas sem evidências suficientes para apoiar sua recomendação e devem ser utilizadas com cautela até que novas pesquisas esclareçam a respeito:

- métodos não farmacológicos de alívio da dor durante o trabalho de parto, como ervas, imersão em água e estimulação de nervos;
- pressão no fundo uterino durante o período expulsivo;
- manobras relacionadas à proteção do períneo e do polo cefálico no momento do parto;
- clampeamento precoce do funículo umbilical;
- manipulação ativa do feto no momento do parto;
- clampeamento precoce do funículo umbilical;
- estimulação dos mamilos para aumentar a contratilidade uterina durante o terceiro período do parto.

4. Práticas frequentemente utilizadas de modo inadequado:

- restrição hídrica e alimentar durante o trabalho de parto;
- controle da dor por agentes sistêmicos;
- controle da dor por analgesia peridural;
- monitorização eletrônica fetal;
- uso de máscara e avental estéreis durante a assistência ao trabalho de parto;
- exames vaginais repetidos e frequentes, especialmente por mais de um examinador;
- correção da dinâmica uterina com ocitocina;
- amniotomia precoce de rotina;

- transferência da parturiente para outra sala no período expulsivo;
- cateterização vesical;
- estímulo para o puxo sem que a mulher sinta o estímulo para isso;
- adesão rígida a uma duração estipulada para o segundo período do parto, se as condições fetais e maternas forem boas;
- parto operatório;
- exploração manual do útero após o parto.

Serão analisadas a seguir algumas práticas para a assistência ao parto.

PRIMEIROS CUIDADOS

Feito o diagnóstico de trabalho de parto, a paciente deve ser internada para o seguimento do processo. A *tricotomia* ampla está praticamente abolida. Estudos mais recentes sugerem evitá-la ou quando muito praticá-la de forma seletiva, tanto para a episiotomia como para a operação cesariana e com instrumental que não provoque lesão da pele. Também o *enteroclisma* está praticamente abandonado. Nem seria protetor quanto a infecções por contaminação do períneo, nem aceleraria o trabalho de parto.

A paciente deve vestir roupas confortáveis e ter acomodações adequadas, em que sua privacidade seja preservada. A presença do *acompanhante* no trabalho de parto e no parto é altamente desejável e é um direito garantido à parturiente. Quanto ao acompanhante, a vontade da paciente deve ser, tanto quanto possível, respeitada para que ela tenha ao seu lado uma pessoa com quem ela se sinta segura e apoiada. Quanto à posição que a parturiente deve manter no trabalho de parto, deve-se alertar que não há necessidade de que permaneça acamada, especialmente se for uma parturiente normal, sem fatores de risco de monta. Dessa forma, ela pode deambular, permanecer sentada em uma poltrona, assumir postura de cócoras ou mesmo deitar-se, conforme sua preferência. Recomenda-se que se acomode no leito ao final do período de dilatação ou se houver indicação expressa para isso. Nesse caso, deve assumir o decúbito lateral.

CONTROLES NO PERÍODO DE DILATAÇÃO

A parturiente deve ter seus sinais vitais (pulso, pressão arterial, temperatura etc.) controlados tantas vezes quanto necessário. Do ponto de vista obstétrico, três dados devem ser observados com extremo rigor: os batimentos cardiofetais, a dilatação do colo e a descida da apresentação.

Batimentos cardiofetais

Podem ser controlados por meio do estetoscópio de Pinard ou métodos eletrônicos, geralmente baseados no uso do ultrassom. Com o primeiro, a ausculta é intermitente e deve ser praticada pelo menos a cada meia hora durante todo o período de dilatação e a cada 5 minutos no expulsivo. No que diz respeito ao ultrassom, pode-se utilizar o sonar com efeito Doppler, pequeno aparelho que se vulgarizou nas maternidades, para a ausculta intermitente, que deve respeitar os intervalos acima citados. Quando se necessita de monitorização contínua dos batimentos cardiofetais, utiliza-se um cardiotocógrafo, que os registra em papel especial e simultaneamente controla e inscreve as contrações uterinas. Nos casos de pacientes normais, não há necessidade de monitorização contínua com o uso desses aparelhos, que devem ser reservados para induções e partos de alto risco.

Dilatação e descida – partograma de Friedman[3]

A dilatação do colo e a descida da apresentação fetal através do canal de parto são controladas por meio do toque obstétrico. Embora muito útil, não está isento de riscos, ainda que praticado com a melhor técnica possível. É uma forma de levar às porções mais altas germes da vulva e do introito vaginal. Por isso, deve ser utilizado com parcimônia. Dependendo da fase do trabalho de parto, só deve ser praticado a períodos muito longos. Em fase final da dilatação, pode ser necessário mais amiúde. A maneira mais objetiva e elegante de avaliar a fase do período de dilatação é usar o partograma de Friedman[3].

Esse autor, em 1954[3], descreveu um método para acompanhar o trabalho de parto. Consiste em assinalar em um gráfico a evolução dos dados obtidos por meio do toque obstétrico. Esse gráfico é feito em papel quadriculado, no qual cada quadrado corresponde a 1cm. Na ordenada está assinalado o tempo, em horas. Uma linha adicional paralela pode permitir anotar a hora real em que se está fazendo o registro. A abscissa da esquerda corresponde à dilatação do colo, em centímetros. A abscissa da direita parametriza a descida da apresentação, segundo os planos de De Lee. A cada toque que é feito se assinala um ponto correspondente à dilatação e outro à descida da apresentação. À medida que os pontos vão sendo colocados no gráfico são ligados por uma linha (Fig. 9.1). Vários serviços acrescentam ao partograma clássico a possibilidade de registrar outros dados, de tal forma que a qualquer momento pode-se ter um gráfico fácil de interpretar que mostra a evolução de vários parâmetros, além dos clássicos propostos por Friedman no acompanhamento do trabalho de parto[4].

Após acompanhar um grande número de partos, esse autor descreveu um gráfico padrão que revela a evolução normal do período de dilatação.

A curva permite observar que o trabalho de parto tem fundamentalmente duas fases: a de **latência** e a **ativa**. Ao se olhar para a curva, é possível observar que na

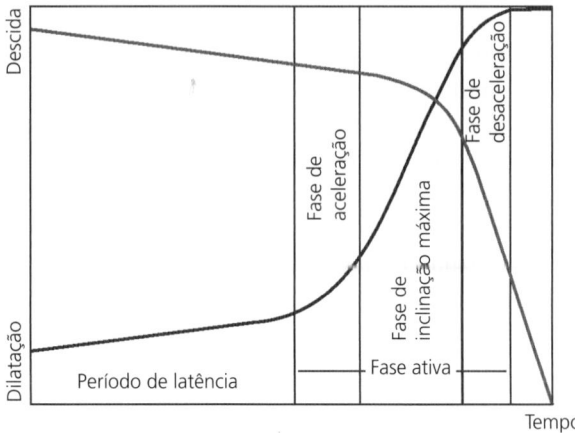

Figura 9.1 – Evolução normal do trabalho de parto segundo Friedman[4].

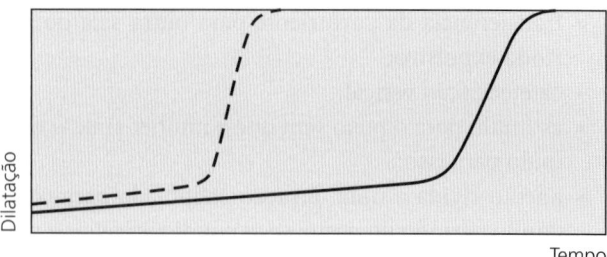

Figura 9.2 – Pantograma de Friedman. Prolongamento da fase latente (comparação com a evolução normal – linha interrompida).

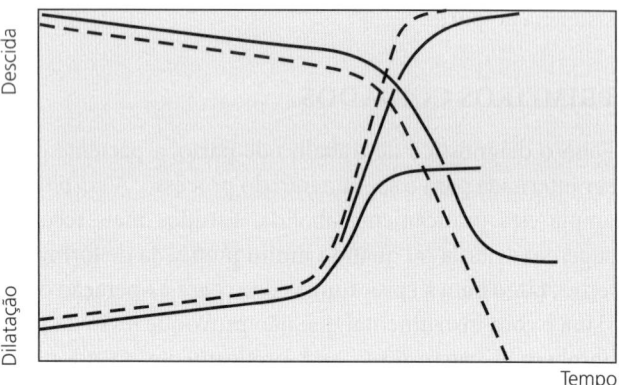

Partograma de Friedman. Parada da fase de dilatação e da descida. (comparação com a normal – linha interrompida)

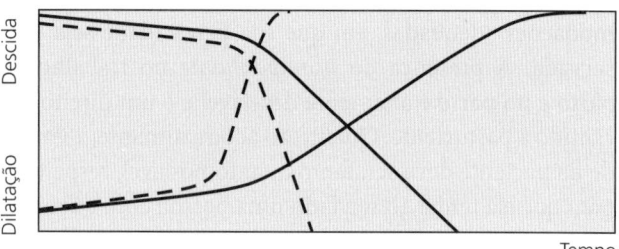

Partograma de Friedman. Prolongamento da fase de dilatação e da descida (comparação com a normal–linha interrompida).

Figura 9.3 – Pantograma de Friedman. Anormalidades na dilatação e descida.

primeira decorre bastante tempo para que a dilatação vá se processando. É um período que exige do obstetra muita cautela para que não confunda com alguma anomalia no desenvolvimento do processo. Superado esse período, segue-se a fase ativa, que tem um primeiro momento no qual a curva de dilatação começa a se infletir, a chamada fase de aceleração. A essa segue-se forte inflexão, a fase de inclinação máxima, que é o período no qual a dilatação ocorre com maior velocidade. Já no final da dilatação, há diminuição dessa velocidade, fase de desaceleração, que irá findar com a dilatação completa. No que diz respeito à descida da apresentação, pode-se notar que ela se faz de modo lento até a fase de inclinação máxima, quando então se desloca com velocidade até atingir o períneo. Os valores limites para cada fase estão no quadro 9.1.

O exame do partograma de Friedman permite que se diagnostique de forma simples as principais anomalias do trabalho de parto. No que se refere à dilatação essas são: prolongamento da latência, prolongamento da fase ativa, parada da dilatação, prolongamento da desaceleração e precipitação da dilatação. Quanto à descida, podem-se observar seu prolongamento, parada e precipitação (Figs. 9.2 e 9.3).

O diagnóstico baseia-se no aspecto visual da curva e na desobediência aos limites apontados no quadro 9.1.

É muito importante que se tenha em mente que a anormalidade da curva não é tão somente um método vi-

Quadro 9.1 – Valores limites da normalidade na progressão do trabalho de parto[4].

Fases do TP	Nulípara		Multípara	
	Inferior	Superior	Inferior	Superior
Fase de latência	–	20h	–	14h
Fase ativa da dilatação	1,2cm/h	5,0cm/h	1,5cm/h	10,0cm/h
Fase ativa da descida	1,0cm/h	5,0cm/h	2,0cm/h	10,0cm/h
Fase de desaceleração	–	3h	–	1h

sual de diagnóstico. Relaciona-se ao resultado perinatal. Friedman[3], analisando o resultado de 3.000 partos, verificou que a taxa de mortalidade perinatal era de 4,9 por mil nos casos em que a progressão do parto foi normal e de 4 por mil quando havia somente o prolongamento do período de latência. Já nos casos de prolongamento da fase ativa da dilatação ou da descida, essa taxa foi de 15,2 por mil; quando houve parada da dilatação ou descida, de 30,6 por mil; e, na vigência da combinação de transtornos, de 29,4 por mil.

A grande desvantagem do partograma é que ele aponta para a existência de uma anomalia, mas, por si só, não faz o diagnóstico de qual está em jogo. O profissional necessita valer-se de outros dados clínicos ou subsidiários para diagnosticá-la. Assim, o prolongamento da latência pode estar associado à inércia primária hipotônica; o prolongamento da fase ativa, a outro tipo de distocia funcional; e a parada da descida, à desproporção fetopélvica. Compete ao obstetra, diante de uma figura anormal do partograma, buscar a causa e corrigi-la de acordo com as normas preconizadas para cada uma delas.

Por ser um recurso de muito baixo custo, eficaz e com uma característica prognóstica, o partograma de Friedman deve ser de uso obrigatório para todos aqueles que dão assistência ao trabalho de parto. Em uma mesma folha na qual está o gráfico para se construir o partograma, podem ser inseridos espaços para outras anotações ou até complementos do próprio partograma como apresentação, posição e variedade de posição do feto.

Curvas de alerta – trata-se de um recurso gráfico que, inserido no partograma, permite diagnosticar o momento em que a dilatação cervical está fugindo dos padrões da normalidade[5]. São muito interessantes as curvas de alerta descritas por Schwarcz, Díaz e Nieto, na publicação de Diáz et al[6]. Aqueles autores estabeleceram essas curvas para várias circunstâncias de posição materna no trabalho de parto, de paridade e de integridade da bolsa das águas. A curva de um caso em particular deve manter-se sempre à esquerda daquela de alerta.

ASSISTÊNCIA AO PERÍODO EXPULSIVO

Acompanhado cuidadosamente, o período de dilatação compete ao obstetra prover para que a paciente seja devidamente alojada para o período expulsivo. A Organização Mundial da Saúde[1] tem preconizado que a paciente tenha a menor mobilização possível do local onde se desenvolveu o primeiro período do parto para aquele onde se dará a expulsão. Por isso foram desenvolvidas camas especiais que permitem à paciente ter seu período expulsivo no mesmo local onde ocorreu o primeiro período do parto, pois essa cama se transforma em uma verdadeira mesa de parto. Como ainda não existe em todas as maternidades, o obstetra deve escolher o momento para encaminhar a paciente, geralmente a uma sala de centro obstétrico em momento oportuno. Esse momento deve ser mais precoce nas multíparas, muitas das quais já devem ser encaminhadas à sala de parto com 8cm de dilatação. As primíparas, por terem seu período expulsivo geralmente menos rápido, devem ser encaminhadas com dilatação completa e apresentação abaixo do plano zero de De Lee.

Outro problema que se deve abordar é a posição que a mulher deve assumir para o período expulsivo. Recomenda-se uma verticalização do tronco, uma posição praticamente sentada. Aquelas camas anteriormente descritas, pelo geral, facilitam essa postura. Já as mesas cirúrgicas das salas de parto, onde comumente ocorrem os nascimentos, nem sempre oferecem a posição desejável com a comodidade necessária à paciente. No entanto, deve-se procurar obter a posição mais próxima da ideal.

Também cabe ao obstetra decidir se o parto deve ocorrer da forma mais natural e espontânea possível ou se vale a pena aplicar sistematicamente o fórcipe de alívio, como já era preconizado em 1920 ou, ainda, usar o vácuo-extrator (ver Capítulo Fórcipe e vácuo-extrator).

Cita-se que nos Estados Unidos, em 2010, a frequência dos partos operatórios por via vaginal era de 3,6% dos nascimentos e que a relação vácuo-extrator/fórcipe era de 4:1[7]. Atualmente, a tendência é permitir que o processo evolua de acordo com as forças da natureza, enquanto não houver risco aumentado para a mãe ou para o nascituro.

Quanto à realização sistemática de episiotomia, as evidências atuais[8] não endossam todos os benefícios que se atribuíam a essa cirurgia ampliadora. Parece que nem os prolapsos genitais nem as incontinências urinárias são totalmente evitados pela sua prática. Também, o comportamento sexual posterior não parece diferir entre as pacientes que sofreram ou não a episiotomia. Portanto, nos dias atuais, embora ainda seja ampla a prática dessa pequena cirurgia, os obstetras já a veem com olhos mais críticos e a realizam seletivamente de acordo com a necessidade de ampliar o trajeto para a expulsão segura do feto. Com referência ao assunto, é muito ilustrativa a metanálise realizada por Carroli e Belizán[9] para a *Cochrane Library*, mostrada na tabela 9.1. O estudo foi feito comparando um grupo de parturientes com episiotomia restritiva (só realizada por indicação médica) constituído de 2.441 mulheres, das quais 673 foram submetidas à intervenção, e outro grupo de 2.409 mulheres com episiotomia liberal que tiveram 1.752 intervenções.

O que se observa dessa metanálise é que a episiotomia restritiva é protetora quanto a resultados óbvios (os três primeiros) porque a proteção perineal bem feita não resulta em traumatismo da estrutura. Por outro lado, não

Tabela 9.1 – Comparação de resultados da episiotomia em dois grupos de mulheres[9].

Resultado	RR	IC95%
Traumatismo perineal	0,88	0,84-0,92
Menos suturas	0,74	0.71-0,77
Complicações de cicatrização	0,69	0,56-0,85
Traumatismo vestibular	1,79	1,55-2,07
Traumatismo vaginal ou perineal grave	1,11	0,83-1,50
Dispareunia	1,02	0,90-1,16
Incontinência urinária	0.98	1,20

RR = risco relativo; IC95% = intervalo de confiança a 95%.

601

havendo cirurgia não há necessidade de suturas, nem complicações operatórias. Porém, o risco de traumatismo do vestíbulo, aquela região sensível e friável que cerca a uretra e o clitóris, tem aumento de 79%, o que não é desprezível, dadas as dificuldades de sutura na região. Quanto à dispaurenia e à incontinência urinária posteriores, não houve diferença significativa entre os grupos.

ASSISTÊNCIA À DEQUITAÇÃO

Deve ser o menos intervencionista possível. Em poucos minutos após a expulsão fetal, a placenta descola-se e desce pela vagina. Isso pode ser percebido pela descida da pinça que faz a hemostasia da porção do funículo que ficou aderida à placenta, pelo aparecimento de uma golfada de sangue quando o descolamento é lateral, pela falta de transmissão de pequenas e suaves trações sobre a pinça hemostática ao fundo uterino. Toda tração vigorosa sobre o funículo ou expressão forte da matriz são proibidas pelas graves consequências que podem acarretar (rompimento do funículo, inversão aguda do útero). Quando a placenta assoma à rima vulvar, deve ser segura por ambas as mãos e torcida várias vezes sobre si mesma. Isso faz com que as membranas se enrodilhem e sejam eliminadas em sua totalidade. Expulsa a placenta, deve ter ambas as faces examinadas. Na materna, verifica-se se não faltam cotilédones ou parte deles. Na fetal, analisa-se a integridade das membranas e o aspecto dos vasos que se calibrosos e próximos à inserção placentária, praticamente desaparecem na periferia. A persistência de vaso calibroso na borda da placenta sugere cotilédone acessório, que comumente fica retido (Fig 9.4). Qualquer outra anomalia da placenta deve ser registrada e se o diagnóstico não for possível nesse momento deve ser enviada para exame anatomopatológico.

Se a paciente sofreu episiotomia, esse é o momento de repará-la por meio da episiorrafia. É importante antes de a sutura revisar o colo e a vagina, para observar se não há lacerações que devam ser reparadas. Independentemente de qualquer esgarçamento maior, recomenda-se aplicar um ou dois pontos nas comissuras do colo, chamados pontos profiláticos.

ASSISTÊNCIA AO QUARTO PERÍODO

Esse intervalo de 1 hora é destinado à observação da puérpera. Os sinais vitais devem ser pesquisados com cuidado e, particularmente, observada a perda sanguínea, que não pode exceder aquilo que caracteriza a loquiação normal.

PARTO HUMANIZADO

Na atualidade, ouve-se com frequência a expressão parto humanizado, no tocante à assistência ao parto. Não se

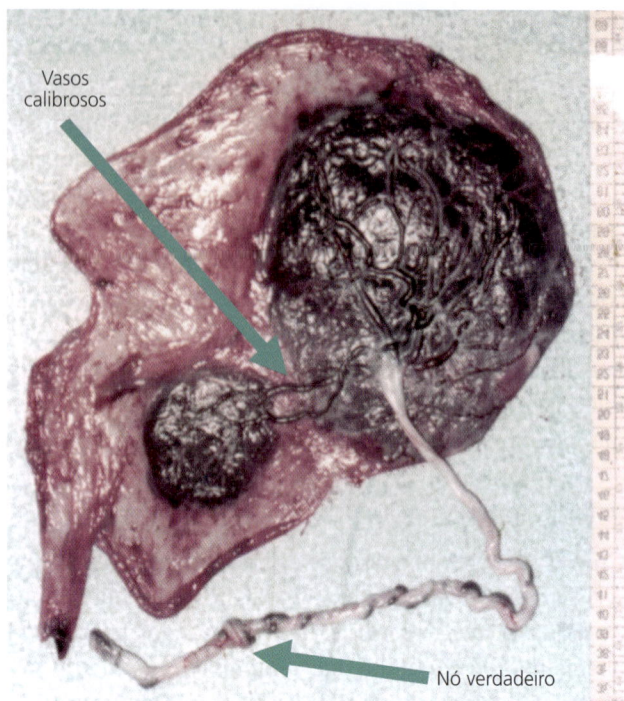

Figura 9.4 – Placenta sucenturiada. Nota-se o cotilédone acessório que se liga à massa placentária principal por vasos calibrosos.

trata na realidade de qualquer nova metodologia, mas tão somente da maneira com que se encara o processo do nascimento. É um modo de atuar que se opõe à extrema medicalização ao tecnicismo e à impessoalidade que envolvem o parto. Compreende, entre outros fatores, a atitude de permitir que a paciente no trabalho de parto e no parto seja acompanhada por pessoa de sua confiança, que a conforte e apoie. Permite livre movimentação e posicionamento no trabalho de parto; preconiza a posição vertical para a expulsão e, se possível, na mesma área onde se desenvolveu a dilatação. Evita ministrar medicamentos, indução, anestesia desnecessária, porém lembrando que o alívio da dor é uma forma incisiva de humanização. Preconiza manipular o menos possível a paciente, sem, no entanto, declinar da segurança para a mãe e para a criança. Sobretudo prevê que a assistência seja dada por pessoal que encare a mulher com simpatia e amor e que acredite que o nascimento é um fenômeno muito maior, muito mais complexo que um simples conjunto de atos mecânicos por meio dos quais o parto costuma ser definido. A HUMANIZAÇÃO DO PARTO ESTÁ PRINCIPALMENTE NO TRATAMENTO OFERECIDO PELAS PESSOAS QUE CERCAM A PARTURIENTE.

REFERÊNCIAS

1. World Health Organization. Safe motherhood. Care in normal birth: a practical guide. Geneve, WHO; 1996.

2. Ministério da Saúde. Parto, aborto e puerpério: assistência humanizada à mulher. Brasília, Ministério da Saúde; 2001.

3. Friedman EA. Cuadros de trabajo de parto como índices de riesgo. Clin Obst Ginecol. 1973;16(1):172-83.

4. Cohen WR, Brennan J. Using and archiving the labor curves. Clin Perinatol. 1995;22(4):855- 74.

5. Philpott RH. Graphic records in labour. Br Med J. 1972;4(5833):163-5.

6. Díaz AG, Schwarcz R, Rossello JLD, Simini F, Giacomini H, Lopez R, et al. Sistema informático perinatal. Montevideo, Publicación Científica CLAP nº 1203; 1990.

7. Cunningham FG, Leveno KJ, Bloom SL, Spong CY, Dashe J, Casey BM, et al. Williams Obstetrics. 24th ed. New York: McGraw-Hill; 2014.p.574.

8. Enkin M, Keirse MJN, Renfrew M, Neilson J. A guide to effective care in pregnancy and childbirth. Oxford: Oxford University Press; 1995.

9. Carroli G, Belizán J. Episiotomy for vaginal birth (Cochrane Review). Cochrane Database Syst Rev. 2000;(2):CD000081.

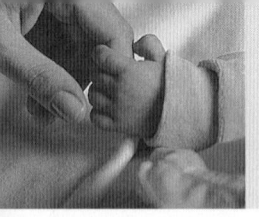

CAPÍTULO 10

Analgesia para o Parto

Vânia Zito

"Dor é o que o paciente diz sentir e existe quando ele diz existir".
(Mc. Caffery)

O alívio da dor é um dos deveres prioritários do médico e esse ato não deve restringir-se às prescrições ou à administração de drogas. Especialmente em Obstetrícia, é de grande importância dar o suporte emocional necessário à parturiente e o conforto para que o trabalho de parto (TP) flua com segurança e tranquilidade.

A falta de informação e de preparo materno, causas do medo e da insegurança para enfrentar o TP, tem sido a grande motivação de muitas gestantes para optarem pelo parto cirúrgico, criando assim um grande problema de saúde pública. O Ministério da Saúde, preocupado com essa situação, baixou, em 1988, a portaria número 2.815[1], na qual uma das determinações foi incluir analgesia de parto na tabela de remuneração do Sistema Único de Saúde. Portanto, a analgesia de parto, além de sua função que é o alívio da dor, tem o aspecto de política de saúde pública e pode contribuir de modo efetivo no bem-estar maternofetal.

A humanização no atendimento obstétrico reforça e valoriza a analgesia de parto, diminuindo o medo da parturição. Estimula, pois, as futuras mães a tentarem o parto normal e contribui, dessa forma, para o decréscimo dos altos índices de cesarianas em hospitais públicos e privados.

A cesárea é um procedimento cirúrgico à disposição do profissional médico cujo objetivo é contribuir para a redução nos índices de morbimortalidade perinatal. Contudo, se utilizada fora dos critérios a que se propõe, pode proporcionar mais riscos do que benefícios à saúde do binômio mãe-filho.

Motivado pelo intenso progresso científico na assistência ao TP, surgiu o conceito de equipe perinatal, constituída basicamente por obstetra, anestesiologista, neonatologista e enfermeira, já que a necessidade de trabalho conjunto se tornou imprescindível devido à complexidade dos cuidados ao binômio mãe-filho. A presença do anestesiologista não deve limitar-se à definição básica no tratamento da dor. Deve sim participar de modo profilático ou terapêutico favorecendo o bem-estar da mãe e do produto da concepção ou até mesmo evitando e corrigindo eventuais complicações, de modo que sua presença seja conscientemente desejada pela parturiente e pelos especialistas como fator de segurança e assistência eficaz[2].

ASPECTOS HISTÓRICOS

Referências à dor do parto vêm desde a Antiguidade. No Antigo Testamento – Gênesis, 3:16 – (Jeová) "... Disse à mulher: multiplicarei os sofrimentos do teu parto; darás à luz a teus filhos com dor...". Na mitologia, Homero descreve o parto de Leto, mãe de Apolo, terrivelmente doloroso e prolongado; Diana é condenada por seu pai Júpiter a ter 50 filhos com todas as dores de parto. Sob a forma de ritos mágicos, os assírios e babilônicos invocavam, durante o TP, Istar, deusa da obstetrícia. Nessa época, já se tem referências ao uso de ervas pelas parturientes e que elas induziam à perda da consciência. No Antigo Egito, os papiros de Éber (1550 a.C.) e o IV papiro médico (1200 a.C.) também descreviam semelhança nos costumes. Com Hipócrates (460 a 377 a.C.), inicia-se o período científico da medicina ao procurar a interpretação racional dos sintomas e o conhecimento, de forma empírica, de algumas ervas medicinais (ópio e seus derivados, meimendro, cicuta etc.).

Na China antiga, o ópio era usado com frequência. A acupuntura era usada raramente para tratar a dor do parto. No final do século V d.C., na América do Sul, os efeitos analgésicos das folhas de coca (*Erythoxylum coca*) já eram conhecidos.

Sob a foice da Inquisição na Idade Média, terríveis e desumanas repressões eram aplicadas àqueles que proporcionassem alívio às dores no trabalho parto. Eufame McAlyane de Edimburgo foi condenada à morte por invocar Deus para aliviar suas dores do parto.

No século XIX, com o uso dos anestésicos inalatórios, a analgesia para a obstetrícia teve relevância científica. A saber:

- Crawford Long, 1842 – primeiro a usar o éter em obstetrícia.
- James Y. Simpson, 1847 – usou também o éter e o clorofórmio.
- John Snow, 1853: administrou clorofórmio à rainha Vitória no parto de seus dois filhos.
- Klinkovitsch (Rússia), 1880 – usou óxido nitroso nas parturientes.
- John Cleland, 1928 a 1933 – identificou as vias dolorosas do TP.
- Hingson e Edwards, 1943 – bloqueio caudal em obstetrícia.
- Bonica e Bromage, década de 1960 – técnica do bloqueio epidural contínuo.

MECANISMOS DA DOR NO PARTO

Vias da dor

A dor na parturição é resultante de complexas interações de caráter inibitório e excitatório semelhantes aos mecanismos da dor aguda, mas existem peculiaridades específicas do TP de natureza neurofisiológica, obstétrica, psicológica e sociológica. O parto não é um mero processo fisiológico, como também não é um evento patológico: é sim um fato biológico, que pode evoluir de modo normal ou não ou das duas maneiras misturadas. A resposta desencadeada pelos estímulos dolorosos é complexa e deve-se ao somatório de fatores biológicos, culturais e comportamentais.

A dor no primeiro estádio do TP (definido como o início das contrações uterinas regulares que levam à dilatação progressiva do colo) é do tipo **visceral** e resulta da distensão das fibras do colo e músculo uterino. É transmitida pelas fibras A-delta e C que entram na medula espinhal entre T10 e L1.

No segundo estádio (período compreendido entre a completa dilatação do colo até o nascimento), a dor é do tipo **somática** resultante da distensão da vagina e períneo. É transmitida pelo nervo pudendo (segmentos espinhais S2/S4). A medula espinhal, além de filtrar, modula e potencializa os estímulos nociceptivos que ali chegam.

A dor do TP com estímulos prolongados e de intensidade crescente gera estado de hipersensibilidade e excitabilidade dos neurônios do corno dorsal da medula que se somam a outros mecanismos provocando uma superposição de estímulos que amplificam as respostas e convertem sinais até então inofensivos, como o tato, em sinais dolorosos (alodínia), criando uma espécie de "memória" da dor. Essas alterações, na prática, dificultam o controle

e o alívio da dor, podendo-se observar a necessidade de maior número de doses ou a utilização de uma concentração anestésica maior para uma analgesia efetiva.

Aspectos neuroendócrinos metabólicos

O estresse do TP, desencadeado principalmente pela dor, pode levar a consequências deletérias tanto para o feto como para a mãe[2,3]. Breves períodos de apneia nos intervalos entre as contrações, quando não há dor e a pCO_2 está baixa, determinam hipoxemia e acidose metabólica fetal. A analgesia de parto auxilia no controle completo da dor e, portanto, atenua a resposta neuroendócrina, levando à diminuição dos efeitos indesejáveis do estresse tanto para o feto quanto para a mãe. A hiperatividade simpática, em decorrência da liberação de catecolaminas, acarreta a redução do fluxo sanguíneo uterino. Essa hiperatividade pode provocar distocia funcional e contrações espásticas que prolongam o TP.

O TP causa uma resposta neuroendócrina e metabólica (Fig. 10.1) muito semelhante ao traumatismo cirúrgico, aumentando os níveis de catecolaminas, cortisol e ACTH, hormônio liberador de corticotrofina (CFH) e β-endorfinas[3].

Cortisol – os níveis plasmáticos aumentam, gradualmente, durante a gestação e, a partir do momento em que o TP é desencadeado, há aumento significativo e progressivo que culmina no pós-parto imediato em níveis elevadíssimos. Esses níveis só se normalizam no segundo dia pós-parto[3].

Catecolaminas – durante o TP, as catecolaminas aumentam de maneira independente. Na primeira fase do TP predomina o aumento da adrenalina circulante; no segundo estágio e no pós-parto imediato a noradrenalina apresenta seu pico plasmático[3]. Em decorrência desse aumento durante o TP poderá haver diminuição do fluxo sanguíneo placentário, consequentemente hipóxia, hipotensão e acidose fetal. As catecolaminas também apresentam ação relaxante no miométrio e esse efeito tocolítico foi demonstrado por vários autores *in vitro*, em roedores e em humanos[3].

Aspectos obstétricos

Diversas condições obstétricas parecem interferir na dor do TP. Destacam-se:

- Paridade – parece haver consenso que as primíparas experimentam dor mais intensa que as multíparas.
- Posição fetal – a posição occipitoposterior tem sido relacionada com maior intensidade dolorosa.
- Presença de dismenorreia prévia.
- Preparação pré-natal adequada para o TP.

Aspectos psicossociais

Outro dado importante a ser considerado é a influência dos fatores culturais e da dor nesse processo natural que é

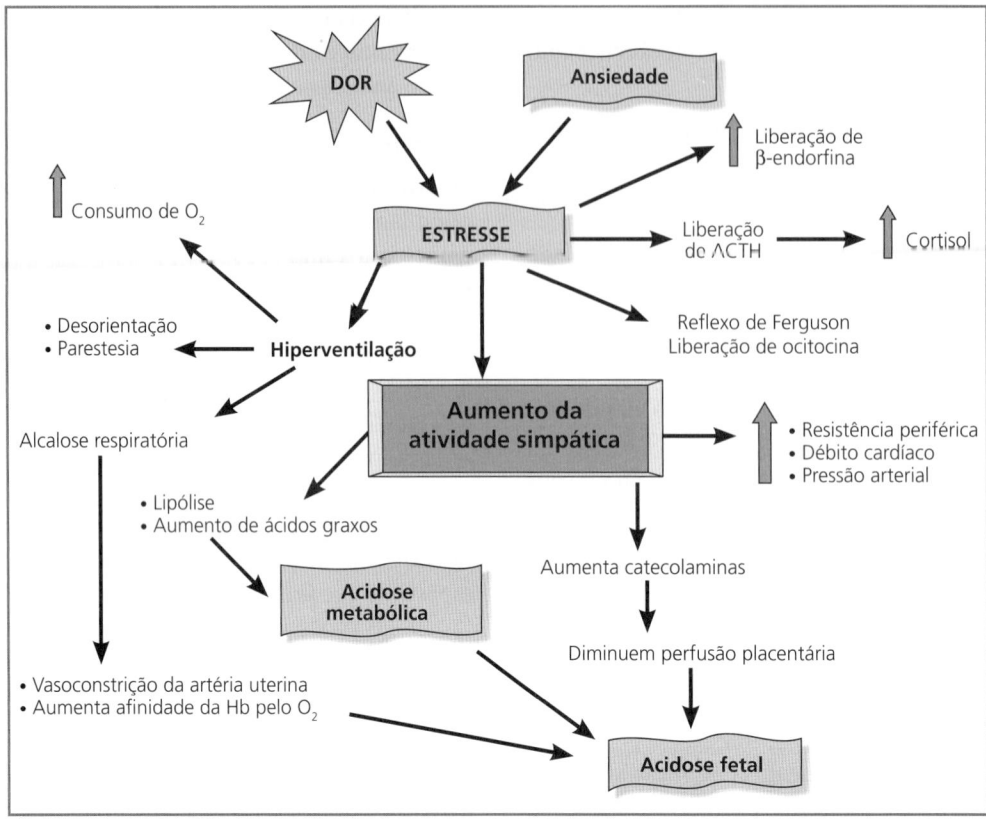

Figura 10.1 – Alterações neuroendócrinas metabólicas.

o TP. Assim, estudou-se a razão das variações comportamentais observadas, sendo então assimilada a influência da personalidade, da vivência pessoal, da formação cultural e do equilíbrio emocional do indivíduo.

A etnia e a cultura de um povo têm forte influência sobre a resposta à dor. A cultura ocidental apresenta relação negativa com a dor do parto, encarando-a como um sintoma patológico. Dessa forma, dificulta às mulheres grávidas, a despeito de toda a preparação, a aceitação dos fenômenos presentes durante o TP. O "medo paralisante" da dor do parto contribui para que a gestante assuma uma postura passiva e em algumas situações influencia a opção pela cesariana como um mecanismo de "evitar o sofrimento".

É necessário rever, dentro desse contexto, importantes paradigmas na postura da equipe médica no acompanhamento do TP e do nascimento. Esse processo deve visar ao bem-estar do binômio mãe-filho e não o da equipe envolvida.

Os profissionais que fazem parte da equipe de atendimento ao parto devem ter como objetivo:

- Resgatar o verdadeiro sentido do cuidar e acompanhar o efeito fisiológico.
- Seus atos devem pautar na afetividade e empatia.

- Disponibilizar ao casal o conhecimento e as informações necessárias para o entendimento do processo.
- Evitar condutas intervencionistas desnecessárias e sem embasamento científico adequado.
- Apresentar conduta e postura focada no bem-estar do binômio mãe-filho.

TRATAMENTO DA DOR NO TRABALHO DE PARTO

Analgesia por via inalatória

Desde 1881, o óxido nitroso vem sendo empregado em analgesia obstétrica, assim como vários outros agentes inalatórios. A partir década de 1960, seu uso foi bastante difundido e a autoadministração foi muito estudada e padronizada. O oxigênio em misturas com ou sem ar ambiente foi associado ao óxido nitroso em várias concentrações e desenvolveu-se uma série de facilidades para a administração desse gás. A mistura padrão utilizada até hoje na Inglaterra consiste na associação de 50% de óxido nitroso e 50% de oxigênio, fornecidos em um único cilindro, um produto comercialmente disponível, chamado de Entonox® (Quadro 10.1).

Quadro 10.1 – Peculiaridades do óxido nitroso.

N₂O:
• Age rapidamente
• Equilibra-se mais ou menos em 15 minutos
• Não deprime se o tempo de indução for curto

Devido a episódios de hipoxemia materna, houve declínio na utilização desse gás. Náuseas e vômitos também são efeitos colaterais relativamente frequentes. O grande motivo para a redução do emprego desse gás parece ser, de fato, seu baixo poder analgésico. Estudos demonstraram que até 40% das mães não relataram nenhum benefício com sua administração[4].

Analgesia por via intravenosa

Com referência à analgesia de parto por via intravenosa, deve-se falar especialmente sobre o uso de opioides, por sua grande potência analgésica.

A grande preocupação, tanto para a mãe quanto para o feto, é com os efeitos indesejáveis desses fármacos, incluindo sedação e depressão respiratória. Isso implica maior vigilância e monitorização por parte do anestesiologista. Outros efeitos, como náuseas, vômitos e prurido, apesar de menor gravidade, constituem fatores de desconforto significativo para a parturiente.

Meperidina – encontra-se na literatura referência a vários fármacos empregados para analgesia de parto sistêmica e, nesses relatos, a meperidina parece ser o mais utilizado pelos obstetras, com resultados conflitantes no que se refere ao alívio da dor. De fato, a meperidina está relacionada à analgesia satisfatória em 50% das pacientes[5]. Esse fármaco atravessa a barreira placentária e está relacionado a efeitos adversos no feto, além de provocar náuseas, vômitos, sedação, agitação e depressão respiratória na mãe (Quadro 10.2).

Quadro 10.2 – Efeitos indesejáveis da meperidina.

Meperidina → depressão neonatal relacionada com dose total e o intervalo entre sua aplicação e o parto
Depressão máxima → 1-3 horas após a injeção por via intramuscular
Depressão mínima → 3 horas depois do parto

Morfina e fentanil – embora produzam analgesia significativa, também causam depressão respiratória materna, além de pruridos e vômitos, tendo sido abandonados para esse fim.

Naubufina e tramadol – também foram empregados na analgesia de parto apresentando alívio parcial da dor, porém são pouco citados na literatura e faltam dados de como administrá-los com segurança.

Remifentanil – por ter características farmacológicas únicas, como rápido início de ação (1 a 2 minutos), curta duração do efeito (meia-vida de 9 a 10 minutos), metabólitos praticamente inativos (metabolização plasmática – extra-hepática) e ampla metabolização pelo feto, esse fármaco vem tornando-se o opiáceo de eleição para analgesia de parto por via intravenosa.

Sua concentração plasmática decai 50% após 3 a 10 minutos, independentemente do tempo de infusão, o que impede o acúmulo do fármaco, possibilitando rápida recuperação.

Na gestante, a depuração plasmática é o dobro daquela que se observa no adulto normal. Apesar de atravessar a barreira uteroplacentária, o remifentanil é rapidamente metabolizado pelo feto[6,7], tornando breve e de fácil tratamento a depressão respiratória fetal, diminuindo a necessidade do uso de naloxona.

Apesar dessa aparente segurança, não se conhece ainda a ação desse fármaco sobre a contratilidade e o fluxo sanguíneo uterino[8] e, até o momento, seu uso não foi liberado para a anestesia obstétrica nos Estados Unidos.

Bloqueios regionais

Os bloqueios regionais ainda são a melhor opção para tratar a dor no TP, porém, nos casos de contraindicação, a analgesia sistêmica é uma alternativa viável, apesar das limitações citadas.

Falando-se de bloqueios regionais, é preciso estar atento aos anestésicos locais. Os efeitos diretos dos anestésicos locais estão intimamente ligados com a concentração da droga ao atingirem a veia umbilical.

As indicações clínicas de analgesia de parto precoce estão citadas no quadro 10.3.

As características ideais de drogas e técnicas para analgesia de parto são:

• Não deprimir o sistema nervoso central (SNC) materno.

Quadro 10.3 – Analgesia precoce.

Analgesia precoce	Instalação precoce de cateter peridural
Dor intensa no início do TP	Maior risco de cesárea de urgência
Taquipneia materna durante as contrações uterinas	Parturientes com DHEG
Cardiopatas em que não há indicação de cesariana	Obesidade graus III e IV
Pneumopatas	Via aérea difícil
Traumatismo medular crônico acima de T12	Provável dificuldade em realizar punção espinhal
Escoliose com ângulo > que 45 graus	
Hipertensão arterial crônica	
Taquissistolia ou hipertonia uterina	

- Ausência de transferência placentária.
- Não interferir no fluxo uteroplacentário.
- Não ter efeito tocolítico ou ocitócico.
- Não promover bloqueio motor.

Dispõe-se, na prática clínica atual, de diferentes métodos de analgesia espinhal que constituem as técnicas mais efetivas para a analgesia do TP. Esses métodos promovem analgesia eficaz na grande maioria das parturientes, minimizando os efeitos da dor e do estresse do TP e consequentemente suas repercussões sobre o binômio mãe-feto.

Apesar disso, essas técnicas não são universalmente utilizadas durante o TP nos países desenvolvidos. Nos Estados Unidos, seu emprego vem crescendo, mas hoje não ultrapassa 30% das parturientes. Na Inglaterra, estima-se que apenas 20% das gestantes têm acesso a alguma forma de analgesia espinhal durante o TP.

Deve-se estar atento à presença de contraindicações para a realização desses bloqueios. Contraindicações **absolutas**: recusa da gestante à técnica, infecção cutânea no local da punção, distúrbios graves da coagulação, hipovolemia materna não corrigida e pressão intracraniana aumentada são situações que devem ser consideradas com presteza. As contraindicações **relativas** são: infecção sistêmica, doença neurológica prévia, distúrbio leve da coagulação, entre outros.

É preciso ressaltar a importância da avaliação pré-anestésica cuidadosa da gestante. Essa avaliação deve constar de anamnese e de exames físicos dirigidos. A comunicação com a equipe é necessária, no caso com o obstetra responsável, para obter informações a respeito das condições maternas, da evolução do TP e de possíveis intercorrências clínicas durante o pré-natal.

Os bloqueios regionais mais utilizados são: **raquianestesia, peridural e bloqueio combinado**. Bloqueios regionais alternativos, tais como **do nervo pudendo** e **paracervical**, também são métodos utilizados.

Bloqueio paracervical – o bloqueio paracervical interrompe a transmissão dos estímulos dolorosos (nociceptivos) da primeira fase do TP, mas não produz analgesia para o período expulsivo. Deve ser realizado quando a paciente se encontra na fase ativa do TP com dilatação cervical entre 3 e 9cm. Consiste na injeção de 5 a 10mL da solução anestésica na mucosa que circunda o colo do útero, nas posições de 3 e 9 horas (ou 4 e 8 horas). O bisel da agulha não deve ser introduzido mais que 3 a 5mm, para evitar a punção acidental da artéria uterina. Se a injeção da solução anestésica for realizada corretamente, o bloqueio paracervical não causa distúrbios na contratilidade uterina, nem alterações hemodinâmicas maternas. Contudo, se houver injeção inadvertida por via intramuscular e/ou miometrial, pode ocorrer hipotonia uterina.

O bloqueio paracervical está contraindicado nas parturientes que apresentam insuficiência placentária crônica e/ou quando existem evidências de doenças preexistentes no feto.

Bloqueio do nervo pudendo – deve ser realizado no início da segunda fase do TP. Pode ser feito pela técnica transvaginal ou transperineal. A primeira é mais simples e confortável para a paciente, quando realizada no início do período expulsivo. Quando o feto já se encontra no canal vaginal, a abordagem transperineal é mais segura, pois evita a punção acidental do polo cefálico. O bloqueio é obtido com a injeção de 10-20mL de solução anestésica nas proximidades do nervo pudendo, situado atrás da espinha isquiática.

O bloqueio do nervo pudendo não está associado a hipotensão materna, hipotonia uterina ou bradicardia fetal. Entretanto, tem sido relacionado à distocias de rotação da cabeça do feto decorrente do relaxamento da musculatura perineal, o que aumentaria a incidência de parto instrumental. Essa ocorrência é menor quando comparada com os bloqueios no neuroeixo. Comparativamente, os níveis plasmáticos de anestésico local na mãe e no recém-nascido são iguais aos de um bloqueio peridural.

Bloqueio peridural (epidural) – pode ser utilizado e está indicado para a analgesia de todas as fases do TP. Essa técnica caracteriza-se por inúmeras variações e possibilidades; as variantes incluem técnicas únicas ou contínuas, com diferentes métodos de manutenção da analgesia (*bolus*, infusão contínua, analgesia controlada pela paciente).

Não há consenso na literatura quanto ao momento de instalação de analgesia peridural durante o TP. Alguns estudos demonstraram que essa prolonga o primeiro e segundo períodos do parto, especialmente se o bloqueio for realizado durante a fase latente[9].

Da mesma forma, existe um consenso de que quanto menor a concentração do anestésico local administrado, menor será o efeito deletério em relação à evolução do TP.

Contraindicações absolutas dessa técnica em obstetrícia[9]:

- Recusa da paciente ou incapacidade de colaborar.
- Pressão intracraniana aumentada.
- Infecção cutânea no local da punção.
- Distúrbios congênitos ou adquiridos da coagulação.
- Hipovolemia materna não corrigida.

As condutas para a humanização do parto, recentemente preconizadas em nosso meio, estimulam que a gestante participe ativamente do processo de parturição. A existência de analgesia peridural não deve ser um fator limitante à deambulação da gestante, motivo pelo qual tem sido relatada na literatura com sucesso elevado a manutenção do equilíbrio ortostático e a força motora, possibilitando a deambulação adequada e segura, utilizando técnicas da analgesia peridural com infusão contínua e anestésicos locais bastante diluídos. Apesar de a maioria desses estudos não demonstrarem vantagens no que diz respeito à evolução do TP, há um consenso que essa prática não oferece efeitos indesejáveis para o binômio mãe-feto[10].

Bloqueio subaracnóideo (raquianestesia) – a raquianalgesia foi a primeira técnica de analgesia de parto por via espinhal utilizada. É até hoje de emprego extenso no estádio final do TP. Apresenta como limitação importante o tempo relativamente curto de ação. Pode, pois, ser insuficiente tanto em relação ao tempo de duração quanto à possibilidade de ampliar caso haja evolução para parto instrumental ou cesariana. Seu uso como técnica única deve restringir-se a situações nas quais se espera o término do parto em curto tempo e com ínfima possibilidade de complicação[11]. Associando-se baixas doses de anestésico local e opioides, a raquianalgesia apresenta melhor eficácia, pois há prolongamento do tempo de analgesia, obtendo-se assim analgesias visceral e perineal adequadas.

Analgesia controlada pela paciente – consiste no uso de uma bomba de infusão que administra fármacos por via intravenosa (sedativos e analgésicos) ou espinhal (anestésico local associado a opioide por via peridural). Doses intermitentes desses medicamentos são programadas e a paciente ainda tem a facilidade de, em qualquer momento, acionar esse dispositivo para que doses em *bolus* (dose de resgate) sejam administradas quando a infusão programada for insuficiente para o alívio da dor. Cabe ressaltar que a programação para as doses em *bolus* obedecem criteriosamente à dosagem peculiar de cada fármaco.

Essa técnica difere da técnica de infusão contínua pelo fato de que é possível regular uma taxa de infusão contínua menor, porque, se houver necessidade de complementação, a demanda de infusão em *bolus* poderá ser acionada pela paciente mantendo a analgesia constante. Ocorre então diminuição significativa da possibilidade de extensão do bloqueio motor e sensitivo.

Diferentemente da analgesia peridural com infusão contínua, a analgesia controlada pela parturiente é mais estável e, normalmente, a mudança de concentração dos analgésicos e complementação no período expulsivo é desnecessária (Fig. 10.2).

Observa-se nas publicações sobre essa técnica que, apesar de um número reduzido de pacientes ter acionado a bomba de analgesia controlada pela paciente para injeção de doses suplementares de analgesia, além do administrado em infusão contínua, todas relataram ter ficado bastante seguras com o fato de poderem controlar a dor causada pelo parto. Nossa impressão, apesar de os resultados terem sido semelhantes aos encontrados na técnica sem analgesia controlada pela paciente, é que psicologicamente seu uso parece bastante interessante.

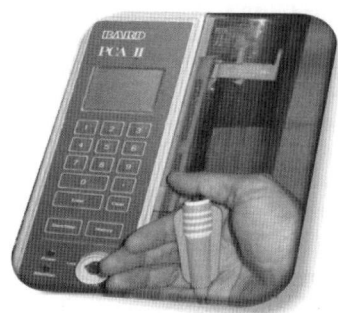

Figura 10.2 – Bomba de infusão.

Bloqueio combinado (raquianestesia e peridural contínua) – a combinação dessas técnicas foi primeiramente descrita em obstetrícia em 1981 com o uso de espaços intervertebrais diferentes. Tanto a anestesia peridural como a subaracnóidea têm vantagens, um início de ação rápido e seguro da anestesia subaracnóidea com a facilidade de se modificar a analgesia pela suplementação por meio do cateter peridural. Procura-se reunir as duas técnicas minimizando, assim, suas desvantagens e efeitos indesejáveis[12] (Quadro 10.4).

É uma nova modalidade de anestesia que utiliza concomitantemente os dois espaços, peridural e subaracnóideo, que alia a segurança da anestesia subaracnóidea com a flexibilidade da utilização de um cateter peridural. Vários estudos comparativos têm demonstrado as vantagens (Quadro 10.5) dessa combinação sobre a anestesia peridural isolada:

- Rapidez de instalação do bloqueio.
- Analgesia de melhor qualidade (100% de bons resultados) sem necessidade de complementação com anestesia geral.
- Bloqueio motor menos intenso.
- Alterações cardiopulmonares semelhantes.
- Redução importante da dose total de anestésico local administrado[13,14].

A associação do anestésico local com um derivado sintético lipossolúvel da morfina e, portanto, com absorção mais rápida permite que a dosagem do anestésico local seja infinitamente menor com analgesia eficaz e suficiente para o tratamento da dor aguda. Com essa combinação, é possível reduzir as concentrações dos anestésicos locais e, consequentemente, sua dosagem para tratar a dor do parto.

Três estudos randomizados de Chestnut[15], Ramin et al.[16] (com 1.300 pacientes) e Schorr et al.[17] concluíram que "com manuseio apropriado obstétrico, administração de soluções diluídas de anestésico local associado a opioides, ou com a técnica raquiperidural combinadas, não se encontrou aumento da incidência de cesarianas comparadas com o uso de opioides sistêmicos". Contudo,

Quadro 10.4 – Vantagens da raquianestesia e da peridural.

Características	Raquianestesia	Peridural
Início do bloqueio	Rápido	–
Limite superior do bloqueio	–	Usualmente satisfatório
Limite inferior do bloqueio	Usualmente satisfatório em S4	–
Densidade do bloqueio	Profundo	–
Duração do bloqueio motor	Usualmente não prolongado	–
Absorção sistêmica	Praticamente nula	–
Hipotensão	–	Variável e normalmente de início gradual
Tremor	Raro	–
Cefaleia pós-punção da dura-máter	–	Zero
Analgesia pós-operatória	–	Ideal para analgesia contínua

Quadro 10.5 – Vantagens do duplo bloqueio.

Bloqueio combinado
- Concentração do anestésico local é menor – 0,0625%
- Menor expansão volêmica
- Analgesia perineal precoce
- Bloqueio motor pouco ou nenhum
- Início da analgesia mais precoce

Quadro 10.6 – Vantagens e efeitos indesejáveis dos opioides espinhais.

Vantagens	Efeitos indesejáveis
• Bloqueio seletivo	• Prurido
• Não há bloqueio simpático	• Náuseas e vômitos
• Ausência de bloqueio motor	• Retenção urinária
• Dose e concentração de anestésico local diminuem	• Depressão respiratória
	• Analgesia por tempo limitado

em 2012, revisão Cochrane[18] mostrou haver poucas bases para oferecer o bloqueio combinado durante o trabalho de parto, pois não foram encontradas diferenças quanto a satisfação materna, deambulação, resultados obstétricos e neonatais.

Morfina e seus derivados

Sobre o uso de fármacos adjuvantes associados ao anestésico local, deve-se ressaltar que existem poucas dúvidas e muitas evidências favoráveis à utilização de opioides para a analgesia de parto. Esses fármacos apresentam efeito sinérgico no que diz respeito à analgesia espinhal, permitindo, assim, a redução da concentração e dosagem de ambas as substâncias, minimizando a gravidade de efeitos indesejáveis da técnica.

Tratar a dor durante o parto é uma alquimia. A disponibilidade de fármacos para esse objetivo é extensa e eficaz. Os opioides (morfina e seus derivados) contemplam esse objetivo. Toda droga tem seu efeito bom e indesejável e os opioides não são exceção. Manejá-los com sabedoria e domínio em relação à farmacodinâmica e farmacocinética é uma arte. Cabe ressaltar que os efeitos colaterais desses fármacos são dose-dependentes, ou seja, quanto menor a dose administrada menor a incidência dos efeitos (Quadro 10.6).

Sufentanil – é o derivado sintético da morfina mais utilizado por via espinhal por sua propriedade peculiar de ser o mais lipossolúvel e, portanto, tem seu início de ação precoce e alivia a dor aguda com maior eficácia. Com a associação ao anestésico local, em baixas doses, obtém-se analgesia visceral e perineal adequada, além de prolongar o tempo de analgesia.

Na literatura, Krishna et al.[17-19] fizeram um estudo sobre a transferência placentária do sufentanil durante perfusão *in vitro*. Estudaram-se os fatores que interferem na passagem do sufentanil através da placenta: pH fetal, variação da concentração e ligação com as proteínas plasmáticas maternas (Fig. 10.3).

Eles verificaram que, nos primeiros 5 minutos, 2% da droga atravessou a barreira placentária; no 15º minuto, 5%; no 25º minuto, 7%; no 35º minuto, 9%; e no 45º minuto, só 12%.

O sufentanil atravessou a placenta por difusão passiva; a maior parte da droga depositou-se no tecido placentário e, devido à baixa concentração inicial na veia umbilical, esse talvez seja o opiáceo de escolha quando o trabalho de parto é eminente ou aconteça em tempo menor que 45 minutos. Essas informações são de grande valia, na medida em que apontam uma nova realidade diante do binômio mãe-feto.

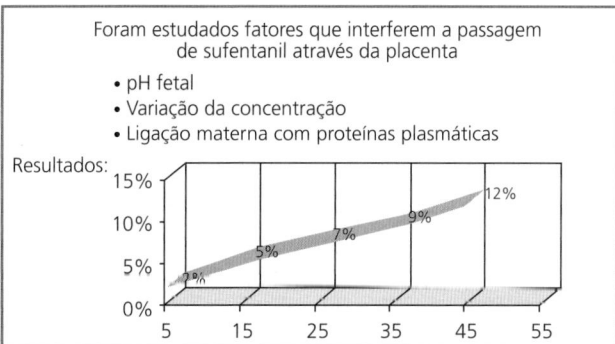

Foram estudados fatores que interferem a passagem de sufentanil através da placenta
- pH fetal
- Variação da concentração
- Ligação materna com proteínas plasmáticas

Resultados:

Figura 10.3 – Transferência de sufentanil em placenta humana durante perfusão *in vitro*.

Após a divulgação desse estudo, houve um consenso entre anestesiologistas e neonatologistas de que a administração espinhal desse fármaco é segura, não interferindo, assim, nos escores neurocomportamentais e indicadores da vitalidade.

A tecnologia e os estudos científicos nos últimos tempos têm proporcionado avanços inquestionáveis na medicina. Pertinente e saudável seria se esses conhecimentos estivessem disponíveis a todos os profissionais envolvidos e, principalmente, uma realidade para todas as mulheres.

Pode-se deduzir que é chegada a hora de mudar a visão distorcida de alguns profissionais que ainda imputam à técnica anestésica o insucesso do parto vaginal. Desinformados ou embasados em antigos trabalhos da literatura com técnicas e condutas ultrapassadas ou com graves falhas metodológicas, dificultam o acesso da gestante a um procedimento que poderia modificar sua relação com a parturição, muitas vezes comprometida pelo medo de sentir dor. A dor é o maior temor da parturição e somos nós, os profissionais de saúde, que podemos dismistificar essa visão, bem como dar conhecimento das condutas e técnicas farmacológicas ou não que efetivamente poderão contribuir para seu alívio e tornar esse momento realmente prazeroso e único para o casal e seu recém-nascido.

Com inúmeros trabalhos publicados na literatura, parece não haver mais dúvidas sobre as vantagens da associação de opioides a baixas doses e concentrações de anestésicos locais para o alívio da dor no trabalho de parto. Nossa experiência pessoal, com baixo índice de efeitos colaterais sem a necessidade de tratamento específico, permite afirmar: a analgesia de parto é, sem dúvida, uma importante ferramenta para se atingir o objetivo de um parto hospitalar humanizado.

Ser mãe é um dos acontecimentos mais importantes na existência de uma mulher. Amenizar e/ou abolir a insegurança e o medo da parturição é humano... É digno.

REFERÊNCIAS

1. Brasil. Ministério da Saúde. Portaria 2.815 de 29 de maio de 1998. Disponível em: http://www.saude.gov.br/mweb/portarias/port98/gm. Acessado 2015 fev 20.
2. Drummond JP. Dor aguda: fisiopatologia, clínica e terapêutica. São Paulo: Atheneu; 2003.
3. Stocche RM. Resposta ao estresse do trabalho de parto. Atualização em Anestesiologia. 2001;6:93-101.
4. McAneny TM, Doughty AG. Self-administered nitrous-oxide/oxygen analgesia in obstetrics with particular reference to the "Lucy Baldwin"machine. Anaesthesia. 1963;18:488-97.
5. Jain S, Arya VK, Gopalan S, Jain V. Analgesic efficacy of intramuscular opioids versus epidural analgesia in labor. Int J Gynaecol Obstet. 2003;83:19-27.
6. Evron S, Glezerman M. Sadan O, Boaz M, Ezri T. Remifentanil: a novel systemic analgesic for labor pain. Anesth Analg. 2005;100:233-8.
7. Volikas I, Burwich A, Wilkinson C, Pleming A, Nicholson G. Maternal and neonatal side-effects of Remifentanil patient-controlled snalgesia in lasbour. Br J Anaesth. 2005;95:504-9.
8. Egan TD. Pharmacokinetics sand pharmacodynamics of remifensanil: an update in the year 2000. Curr Opin Anaesthesiol. 2000;13:449-55.
9. Glosten L. Epidural and spinal analgesia/anesthesia: local anesthetic Thecniques. In: Chestnut DH. Obstetric anesthesia: principles and practice. St Louis: Mosby; 1999.p.360-86.
10. Roberts CL, Algert CS, Olive E. Impacto of first-stage ambulation on mode of delivery among women with epidural analgesia. Aust N Z J Obster Gynaecol. 2004;44:489-94.
11. Eriksson SL, Blomberg I, Olofsson C. Single-shot intrathecal sufentanil whith bupivacaine in late labour-analgesic quality and obstetric outcome. Eur J Obster Gynecol Reprod Biol. 2003;110:131-5.
12. Rawal N, Van Zudert A, Holmstrom B, Crowhurst JA. Combined spinal-epidural technique. Reg Anesth. 1997;22:406-23. Review.
13. Rawal N, Schollin J, Wesström G. Epidural versus combined spinal epidural block for cesarean section. Acta Anaesthesiol Scand. 1988;32(1):61-6.
14. Imbelloni LE. Bloqueio peridural lombar comparado a bloqueio combinado: subaracnóideo-peridural para cirurgias ginecológicas. Rev Bras Anestesiol.1991;41(4):231-5.
15. Chestnut DH. Regional anesthesia, other than epidural, for labor and vaginal delivery. Clin Obstet Gynecol. 1987;30(3):530-8. Review.
16. Ramin SM, Gambling DR, Lucas MJ, Sharma SK, Sidawi JE, Leveno KJ. Randomized trial of epidural versus intravenous analgesia during labor. Obstet Gynecol. 1995;86(5):783-9.
17. Schorr SJ, Speights SE, Ross EL, Bofill JA, Rust OA, Norman PF, Morrison JC. A randomized trial of epidural anesthesia to improve external cephalic version success. Am J Obstet Gynecol. 1997;177(5):1133-7.
18. Simmons SW, Taghizadeh N, Dennis AT, Hughes D, Cyna AM. Combined spinal-epidural versus epidural analgesia in labour. Cochrane Database Syst Rev. 2012;10:CD003401.
19. Krishna BR, Zakowski MI, Grant GJ. Sufentanil transfer in the human placenta during in vitro perfusion. Can J Anaesth. 1997;44(9):996-1001.

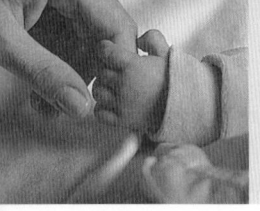

CAPÍTULO 11

Papel do Fórcipe e do Vácuo-Extrator na Atualidade

Umberto Gazi Lippi

FÓRCIPE

O fórcipe, "pinça destinada à extração fetal por meio da preensão do polo cefálico", tem uma longa e conturbada história através dos séculos, desde que Chamberlen, no século XVI, introduziu-o na prática médica para o parto de crianças vivas. Centenas de modelos foram criados, dos quais apenas uns poucos resistiram até a atualidade. Embora seja cabível alguma discussão acerca daqueles mais úteis, o grande debate que se apresenta para a Medicina Perinatal é se o instrumento deve ou não ser aplicado para terminar o parto. Essa discussão torna-se mais intensa nos dias atuais em que há inusitada preocupação com a incidência de cesáreas, e com formas de baixá-la, e também com o temor de processos, fundamentados ou não.

Modernamente, dentro da milenar história da Obstetrícia, um renovado interesse pelo instrumento data de 1920, quando De Lee preconizou o chamado **fórcipe profilático**, também dito **de alívio** ou **eletivo**, que, segundo ele, somado à episiotomia, contribuiria para proteger de traumatismos os tecidos maternos, o crânio e o cérebro do recém-nascido[1].

Categorias

Hoje em dia se praticam tão somente os fórcipes de alívio e os baixos. Os fórcipes médios são exceção. Os altos estão praticamente abolidos. O Colégio Americano de Obstetras e Ginecologistas redefiniu, em 2012, essas categorias da seguinte maneira, conforme apresentado por Cunningham et al.[2]:

Fórcipe de alívio

- Couro cabeludo do feto visível no introito vaginal sem separação manual dos lábios.
- Crânio no assoalho pélvico.
- Sutura sagital no diâmetro anteroposterior da pelve ou nas variedades de posição occipitodireita anterior ou posterior e occipitoesquerda anterior ou posterior.
- Rotação não deve exceder 45º.

Fórcipe baixo

Ponto culminante da cabeça deve estar no plano 2 de De Lee ou abaixo, mas não sobre o assoalho pélvico.

Permitida qualquer rotação.

Fórcipe médio

- Cabeça insinuada.
- Ponto culminante da cabeça entre os planos 0 e 2 de De Lee.

Dessa forma, o **fórcipe alto** seria aquele aplicado com a cabeça não insinuada. Praticamente abandonado, não está sequer incluído na classificação.

Instrumentos

Os instrumentos mais utilizados são os fórcipes de Simpson-Braun ou de Simpson-De Lee, particularmente naqueles casos que exigem pequena ou nenhuma rotação[3]. Quando rotações maiores são necessárias, deve-se dar preferência ao fórcipe de Kjelland[4]. Essa prática não é universal. Patel e Murphy[5] citam que a partir de 1980, na Inglaterra, a preferência nas posições occipitotransversas seria fazer a rotação manual, ou rodar com vácuo-extrator ou ainda realizar a cesárea. Caso especialíssimo da aplicação de fórcipe é o encravamento da cabeça derradeira em parto pélvico, geralmente devido à deflexão do polo. Para essa situação, recomenda-se o fórcipe de Piper. Há alguns outros instrumentos de utilidade, mas menos utilizados em nosso meio: os fórcipes de Luikart e o de Barton.

Pré-requisitos

- São descritos como pré-requisitos para o uso do fórcipe[1]:
- Conhecimento da anatomia pélvica.
- Diagnóstico correto da posição e variedade de posição da cabeça fetal.
- Colo totalmente dilatado.
- Membranas rotas.

- Bexiga vazia.
- Familiaridade com o tipo de fórcipe.
- Ambiente cirúrgico.
- Anestesia adequada.
- Técnicas de monitorização materna e fetal disponíveis.
- Equipamento para ressuscitação do recém-nascido.

A esses pré-requisitos não temos dúvida em acrescentar um outro, absolutamente essencial:

Experiência na aplicação de fórcipe – essa exigência fundamental, provavelmente, é hoje um grande fator para a redução do uso do instrumento. Como há décadas os obstetras vêm ampliando as indicações de cesáreas, eles têm perdido sua habilidade para o parto instrumental vaginal. Pior ainda, nas instituições de ensino que têm a responsabilidade de treinar as habilidades, os profissionais já não são tão experientes, restringem as indicações, resultando em escassa familiarização com a prática por parte dos mais jovens.

Para Yeomans e Gilstrap III[6], que analisaram a queda do uso do fórcipe entre 1935 e 1965, as causas para esse fenômeno foram:

- Diminuição do ensino das técnicas de aplicação do fórcipe.
- Medo de processos.
- Aumento da segurança nas cesáreas.
- Aumento da popularidade da vácuo-extração.
- Preocupação com os efeitos adversos para o recém--nascido.
- Patel e Murphy[5] ressaltam como causas para o pouco uso do fórcipe:
- O medo de processos.
- Opinião de líderes que sugerem o abandono da prática quando for necessário rotação maior que 45°.
- Diminuição do treinamento para o uso do aparelho.

Cunningham et al.[7] citavam, em 2010, estatísticas americanas que mostravam o decréscimo da incidência de aplicação do instrumento de 17,7 para 4% entre 1980 e 2000. Em 2014, Cunningham et al.[2] afirmam que se desconhece a frequência da aplicação de fórcipes nos Estados Unidos, pois que nos registros oficiais não são distinguíveis os partos assistidos com seu uso ou de vácuo-extratores. No total, são 3,6% desses tipos de parto por via vaginal.

A aplicação mais comum é a profilática – fórcipe de alívio[8]. No entanto, está bem indicado no período expulsivo de doenças que não permitem a realização de grandes esforços (cardiopatias, por exemplo), em partos vaginais pós-cesáreas, em prolongamento do período expulsivo, especialmente se houver comprometimento das condições fetais na ocorrência de sinais de sofrimento fetal agudo no período expulsivo. As distocias de rotação

também constituem boa indicação, desde que a avaliação da proporcionalidade da bacia permita o parto vaginal. De maneira geral, nesse último caso, a operação deve ser praticada pelos obstetras mais experientes.

É possível formar uma ideia acerca dos resultados de aplicações de fórcipes baixos e de alívio por meio do trabalho de Niswander e Gordon[9]. Esses autores estudaram uma coorte constituída de 15.308 grávidas negras e 14.269 brancas, sem complicações evidentes da gravidez ou do parto e que deram à luz através de parto espontâneo ou por aplicação de fórcipe baixo ou de alívio. Os recém-nascidos foram divididos em baixo peso e não baixo peso. Embora os escores de Apgar ao primeiro e ao quinto minutos não tenham mostrado diferenças estatisticamente significantes entre os nascidos por uma ou por outra forma, essas ocorreram no tocante à mortalidade neonatal. Entre os recém-nascidos de baixo peso, a taxa de mortalidade neonatal (por 1.000 nascidos vivos) foi de 24,8 para os que nasceram espontaneamente e de 9,8 para os nascidos com a aplicação de fórcipe; entre os recém-nascidos com 2.500g ou mais foi de 4,4 para os nascidos de parto espontâneo e de 2,4 para aqueles que nasceram com a aplicação do fórcipe. Segundo os autores, as diferenças tendem a ser significativas para os recém-nascidos de baixo peso e não significativas para os de peso superior. Os autores estudaram ainda os escores mental e motor das crianças aos 8 meses de idade e verificaram diferenças altamente significativas, para ambos os grupos de peso, com maior frequência de anormalidades entre os nascidos de parto espontâneo. O escore da motilidade fina avaliado aos 4 anos de idade mostrou resultado semelhante. Já o escore da motilidade grosseira mostrou diferença estatisticamente significativa, com maior frequência de anormalidades nos nascidos de parto espontâneo, somente entre as crianças com 2.500g e mais.

Lippi et al.[10] publicaram um estudo referente a 9.340 partos consecutivos ocorridos na Maternidade Escola de Vila Nova Cachoeirinha, em São Paulo. Desses, 50,9% foram espontâneos e 19% por fórcipe de alívio. A frequência de recém-nascidos fortemente deprimidos ao primeiro minuto (escore de Apgar de 0 a 3) foi de 1,9% entre os que nasceram de parto normal e 1,7% entre os nascidos com a aplicação de fórcipe. Ao quinto minuto, essas frequências foram, respectivamente, de 0,9% e 0,2%. Também a mortalidade perinatal foi bastante inferior no segundo grupo.

Pereira et al.[8] observaram, em primíparas, resultados neonatais semelhantes entre os recém-nascidos de partos vaginais espontâneos comparados aos daqueles nos quais se aplicou fórcipe de Simpson-Braun.

Para Patel e Murphy[5], o fórcipe tem menos falhas que o vácuo-extrator. Também seu uso proporciona um parto mais rápido, o que pode ser de extrema utilidade em situações de emergência. O tempo de internação materna é mais curto e menos reinternações do que quando se pratica a cesárea.

Quanto aos resultados de aplicações de fórcipes médios, a literatura mostra dados às vezes conflitantes. Chiswick e James[11] relataram mortalidade neonatal de 34,9 por mil nascidos vivos atribuíveis à aplicação do instrumento e elevada morbilidade. No entanto, Dunlap[12], revendo 292 aplicações entre 1965 e 1967, relatou apenas 13 casos com escore de Apgar menor que 7 e sugeriu que a maioria das complicações neonatais teriam origem nas anormalidades que redundaram na aplicação do fórcipe e não na prática tocúrgica em si. Dudley et al.[13] registraram apenas 1 criança moderadamente deprimida em 75 aplicações eletivas de fórcipe médio. Lippi et al.[10], no estudo citado anteriormente, revelaram 8,9% de recém-nascidos fortemente deprimidos ao primeiro minuto e 0,1% ao quinto.

VÁCUO-EXTRATOR

Também conhecido como "ventosa", trata-se de um aparelho destinado à extração fetal com a utilização de vácuo. Foi criado pelo obstetra sueco Tage Malström que iniciou seu uso em 1953. É constituído por uma campânula, um tubo de sucção e uma haste de tração. Os aparelhos mais antigos possuíam a campânula de metal e o vácuo era produzido por bombas mecânicas ou elétricas. Atualmente, elas são de material plástico, macio, o que permite aplicações menos traumáticas do aparelho e o vácuo realizado por uma pequena bomba de controle manual[14] (Fig. 11.1).

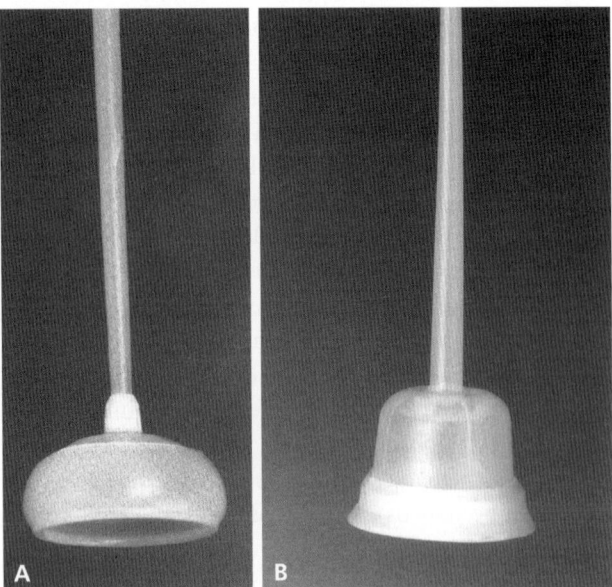

Figura 11-1 – Cúpulas. **A)** Em forma de cogumelo. **B)** Em forma de sino.

O vácuo-extrator (VE) original de Malström tem a cúpula em forma de cogumelo, ligada a uma pequena corrente para tração e um dispositivo para exercê-la. Estabelecido o vácuo, o couro cabeludo preenche a cúpula dando origem a uma bossa (*caput succedaneum*), que desaparece algumas horas após o parto.

Quanto às cúpulas plásticas, macias, podem ser de três modelos: forma de funil, forma de sino e forma de cogumelo. Essas são muito maleáveis, o que facilita sua aplicação, mas, como as outras formas, também, apresentam dificuldades nas apresentações cefálicas occipito-transversas e occipitoposteriores.

As indicações para o uso do dispositivo são as mesmas do fórcipe. As contraindicações ao seu uso são: inexperiência do operador, impraticabilidade pela variedade de posição ou altura da apresentação, incerteza da variedade de posição, suspeita de desproporção fetopélvica, apresentação anômala (face, bregma)[15]. Contraindica-se também seu uso nos casos de pré-termo, devido ao risco de hemorragia intracraniana[16].

Dados da Suécia revelam a aplicação de VE em 5,7% dos partos de pré-termo em uma população que resultaram em 1,51% de hemorragias intracranianas (OR =1,84; IC95%, 1,09-3,12), 0,64% de hemorragia extracraniana (OR = 4,48, IC95%, 2,84-7,07) e 0,13% de lesões do plexo braquial (OR = 6,21, IC95%, 2,22-17,4)[17].

A vantagem do VE sobre o fórcipe está relacionada à maior facilidade de aplicação correta sobre a cabeça fetal e ao fato de não ocupar espaço na vagina.

Nos Estados Unidos, relata-se a relação entre a aplicação de VE e de fórcipe de 4:1. As tentativas de aplicação que não resultam em parto vaginal são de 0,8%[15]. No Brasil, admite-se que a proporção de aplicações de VE em relação ao fórcipe não segue o padrão americano[16].

O sucesso da aplicação do aparelho baseia-se em dois princípios fundamentais: aplicação adequada sobre a cabeça do feto e tração no eixo da bacia, como, aliás, faz-se com o fórcipe. A aplicação deve ser feita no ponto mais saliente da cabeça, chamado ponto de flexão ou ponto pivô. Encontra-se, nas apresentações anteriores, 2 a 3cm abaixo da fontanela lambdoide, sobre a linha sagital, enquanto nas posteriores, também sobre a sutura sagital, 2 a 3cm acima da fontanela posterior. A aplicação adequada, além de manter a flexão, quando ela já existe é capaz de reverter uma deflexão. As aplicações errôneas podem responder por lesões do couro cabeludo, bem como por lesões intracranianas.

A tração deve ser feita durante as contrações, especialmente quando a paciente referir a sensação de "puxo". Fora das contrações, a tração necessária seria muito grande e haveria, no mínimo, o risco de desprendimento da cúpula do aparelho de sobre o polo cefálico e até lesão do couro cabeludo. Embora as evidências não sejam de todo claras, admite-se suspender o procedimento após três trações sem descida da apresentação. Em muitos casos, a rotação se faz espontaneamente, sem necessidade de manobras específicas.

Segundo Gonçalves et al.[16], as principais complicações do uso do VE são:

Maternas

- Extensão da episiotomia e outras lesões do períneo e/ou do reto.
- Laceração e equimose do colo do útero.
- Hemorragia e atonia uterina.

Fetais

- Bossa serossanguinolenta.
- Lesão do escalpe fetal.
- Céfalo-hematoma.
- Hemorragia intracraniana.

Segundo Akberg et al.[17], as taxas de lesões e complicações graves com a aplicação do VE são, em geral, baixas. Contudo, nos casos de RN pré-termo, comparativamente ao término de parto cesariano ou vaginal, há maior probabilidade da ocorrência de hemorragias intracranianas e lesões do plexo braquial, motivo pelo qual os autores recomendam cautela com o uso do VE.

REFERÊNCIAS

1. Thompson JP. Forceps deliveries. Clin Perinatol. 1995;22(4):953-71.
2. Cunningham FG, Leveno KJ, Bloom SL, Spong CY, Dashe J. Williams Obstetrics. 24th ed. New York: McGraw-Hill. 2014.p.574-5.
3. Laufe LE. Obstetric forceps. New York: Hoeber Medical Division; 1968.
4. Mossa A. Fórcipe de Kielland. Morfologia e técnica. São Paulo: Roca; 1992.
5. Patel RP, Murphy D. Forceps delivery in modern obstetric practice. BMJ. 2004;328(7451):1302-5.
6. Yeomans ER, Gilstrap III LC. The role of forceps in modern obstetrics. Clin Obstet Gynecol. 1994;17(4):785-93.
7. Cunningham FG, Leveno K, Bloom SL, Hauth JC, Rouse DJ, Spong CY. Williams Obstetrics. 23rd ed. New York: McGraw-Hill; 2010.p.511.
8. Pereira BG, Camargo MG, Couto EC, Amaral E, Passini R Jr, Parpinelli MA. Resultados neonatais no parto vaginal espontâneo comparados aos dos partos com fórcipe de Simpson-Braun em primíparas. Rev Bras Ginecol Obstet. 2004;26(1):9-13.
9. Niswander KR, Gordon M. Safety of low-forceps operation. Am J Obstet Gynecol. 1973;117(5):619-30.
10. Lippi UG, Carvalho TD, Segre CAM, Andrade AS, Melo E. Forma de término do parto. Relação com a vitalidade ao nascer e com a mortalidade do produto da concepção. Rev Bras Ginecol Obstet. 1986;8(3):173-6.
11. Chiswick ML, James DK. Kielland's forceps: association with perinatal morbidity and mortality. BMJ. 1979;1(6155):7-9.
12. Dunlap DL. Midforceps operations at the University of Alberta Hospital (1965-1967). Am J Obstet Gynecol. 1969;103(4):471-4.
13. Dudley AG, Markham SM, McNie TMG. Elective versus indicated midforceps delivery. Obstet Gynecol. 1971;37(1):19-23.
14. Nielsen PE, Galan HL. Operative vaginal delivery. In: Gabbe SG, Niebyl JR, Simpson JL, Landon MB, Galan HL, Jauniaux ERM, Driscoll DA. Obstetrics. Normal and problem pregnancies. 6th ed. Canada: Saunders; 2012.p.316-7.
15. Cunningham FG, Leveno KJ, Bloom SL, Spong CY, Dashe J, et al. Williams Obstetrics. 24th ed. New York: McGraw-Hill; 2014. p.583-5.
16. Gonçalves MA Jr, Patricio TF, Franco MJ. Extração fetal a vácuo. In: Chaves Netto H, Sá RAM. Obstetrícia básica. 2ª ed. São Paulo: Atheneu; 2007.p.871-80.
17. Akberg K, Norman M, Ekéus C. Preterm birth by vacuum extraction and neonatal outcome: a population-based cohort study. BMC Pregnancy and Childbirth. 2014;14:42.

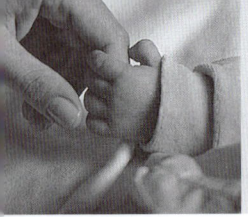

CAPÍTULO 12

Cesárea na Atualidade

Umberto Gazi Lippi

É a cirurgia para promover o nascimento de um feto através de incisões da parede abdominal e do útero.

Admite-se que seja a cirurgia mais antiga que se conhece e, seguramente, a mais praticada em mulheres nos dias atuais. A despeito disso, seu benefício real para a humanidade só se fez sentir muito recentemente, a partir do início de século XX, quando os conhecimentos pertinentes à anestesia, à técnica cirúrgica (sutura e incisão arciforme) e à transfusão sanguínea puderam ser aplicados a esse procedimento. Evento marcante para a elevação da sua prática foi a descoberta do primeiro antimicrobiano, a sulfa, em 1936, logo seguida da descoberta dos antibióticos.

O crescimento do número de cesáreas foi explosivo. Aqui no Brasil, já em 1959, Passos[1] assinalava esse fato, ainda que com números muito menores que os atuais. Esse autor verificou na Maternidade São Paulo, onde existiam acomodações para mulheres pensionistas e para indigentes, o seguinte: entre essas, de 1933 a 1942, registravam 1,04% de cesáreas, no período 1952-1957 passaram para 2,47%. Entre as mulheres com maiores recursos naqueles mesmos períodos estudados, os números foram 2,62% e 9,41%. Ainda que de forma incipiente e em apenas uma instituição, na época da maior importância na Cidade de São Paulo, já se podia delinear o que estava por acontecer e realmente aconteceu. A aceleração da frequência foi mais que o dobro entre as indigentes e quase quatro vezes entre as pensionistas. A elevação da prática cirúrgica por via abdominal para o parto cresceu muito mais entre as pacientes de melhor condição socioeconômica do que entre as mais pobres. Isso parece um grande contrassenso, já que aquelas tinham muito melhores condições de saúde e de cuidados antenatais. Mas esse mesmo perfil observa-se até os dias atuais, embora os números sejam dezenas de vezes maiores. A figura 12.1 mostra que o aumento da frequência de cesáreas foi um fenômeno que atingiu, em maior ou menor grau, todos os países.

Dados oficiais de 2004 divulgados pelo Conselho Federal de Medicina[2], em 2006, revelam que, no Brasil, 87,9% dos partos são feitos dentro do Sistema Único de Saúde (SUS) e que o restante, 12,1%, pelo sistema suplementar. Entre as parturientes do SUS, a cesárea é praticada em 27,53%, enquanto entre as outras em 79,7%. Como se pode notar, é a repetição em larga escala do fenômeno já apontado por Passos[1]. As mulheres mais carentes têm menos cesáreas que aquelas com melhores condições.

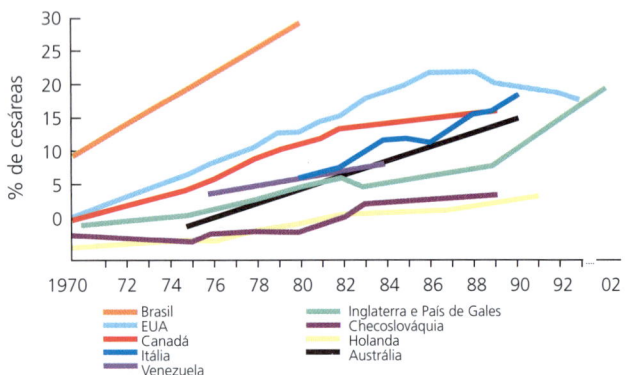

Figura 12.1 – Evolução da frequência de cesáreas em países.

Shearer[3] traçou, para os Estados Unidos, o perfil das mulheres com maior e com menor risco de serem submetidas a uma cesárea. Segundo a autora, têm mais cesáreas as brancas, casadas, com seguro privado, usuárias de um hospital privado e grande. Têm menor probabilidade as adolescentes, não brancas, solteiras, sem seguro saúde, usuárias de hospital público e pequeno. Com as devidas adaptações, é um aspecto muito parecido com o que se observa no Brasil.

Os que defendem a ampliação do uso de cesáreas fundamentam-se em dois princípios: queda da mortalidade perinatal e risco materno muito baixo.

Efetivamente, certo acréscimo da frequência das cesáreas baixa as taxas de mortalidade perinatal. Isso, no entanto, corresponderia a 10 a 14% de operações. Abaixo desses valores há uma tendência para aumentar os maus resultados. Implementos adicionais não têm correspondência com a queda da mortalidade perinatal. A figura 12.2, publicada pelo Centro Latinoamericano de Perinatologia e Desenvolvimento Humano (CLAP), deixa isso evidente[4].

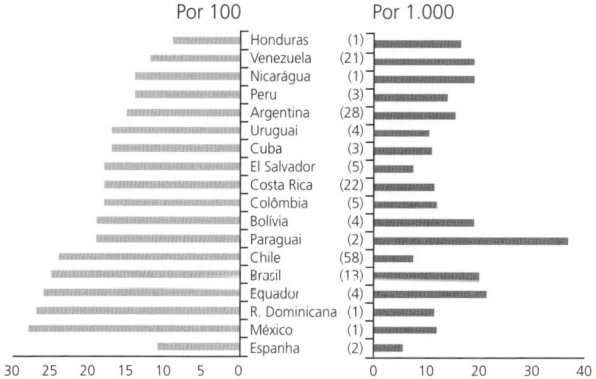

Figura 12.2 – Frequência de cesáreas em instituições de países e mortalidade perinatal (1981-1985).

Quadro 12.1 – Fatores positivos e negativos do aumento da frequência de cesáreas.

Fatores positivos	Fatores negativos
Enfoque de risco e Medicina baseada em evidências	Formação profissional
Melhor conhecimento sobre consequências de hipóxia/anoxia	Comodidade do médico ou da paciente
Uso de propedêutica instrumental	Distorção relativa ao planejamento familiar
	Fator econômico
	Distorção na interpretação da propedêutica armada
	Falta ou distorção no preparo para o parto
	Iatrogenia da palavra
	Cesárea a pedido
Fator de realimentação	
Cesárea anterior	

Quanto aos resultados maternos, Cunningham et al.[5] relatam que, textualmente, "a morbidade materna aumenta dramaticamente com a cesárea, comparada com aquela do parto vaginal". Quanto à mortalidade materna, esses mesmos autores relatam, em relação ao parto vaginal, risco relativo de 2,84 (IC95, 1,72-4,70) para cesáreas eletivas, de 8,84 (IC95, 5,60-13,94) para emergências e para todos os casos de 6,22 (IC95, 3,90-9,90). Na Holanda, Shuitemaker et al.[6] mostraram, referindo-se a todo o país, que entre 1983 e 1992 houve morte materna em 0,53 por mil cesáreas contra 0,04 por mil partos vaginais, isto é, 13 vezes mais mortes quando o parto foi por cirurgia abdominal.

Shearer[3] listou as complicações que podem advir da cesárea. Relatou frequência de infecções de 8 a 27% contra 2 a 3% em partos vaginais; 1 a 6% de transfusões por hemorragia; 0,4% de lesões de bexiga, ureter e reto; 1,3% de prolongamento de incisão; 0,5% de lesão de vasos uterinos; 1% de íleo paralítico grave; 10 a 20% de íleo paralítico moderado; 0,1 a 0,2% de embolia pulmonar; e 0,6 a 1,8% de trombose venosa profunda. Entre as complicações tardias, citou a ocorrência de placenta prévia em 10% das gestações futuras e de acretismo placentário em 6,7% das placentas prévias. A morbidade tardia seria representada por dor pélvica crônica e por esterilização precoce ou, mesmo, esterilidade involuntária. Cunningham et al.[5] citam estudos demonstrativos de que a re-hospitalização nos 60 dias seguintes à cesárea é em torno de duas vezes maior que quando o parto é normal. Relatam ainda 1,4% de lacerações de bexiga e 0,3% de dano ureteral.

É preciso ter em conta que muitas das complicações registradas correm devido a falhas técnicas na execução do procedimento, especialmente a falta de esmerada hemostasia.

Os fatores relacionados ao aumento da frequência de cesáreas podem ser assim relacionados (Quadro 12.1).

Fatores positivos são fatos ou condições que aumentam a frequência de cesáreas por uma razão plenamente aceita pelo senso comum e/ou pelos dados estatísticos (evidências). **Fatores negativos** são aqueles que aumentam, e geralmente muito, a realização da tocurgia sem embasamento adequado para isso. O **fator de realimentação** é o que perpetua a elevação de índices porque cria condições favoráveis ou obrigatórias para repetir a cesárea em gestações subsequentes.

FATORES POSITIVOS

Trabalhar sob o **enfoque de risco** significa prover cuidados adicionais para grupos populacionais ou indivíduos de acordo com suas necessidades. A Medicina e especialmente a **Obstetrícia baseada em evidências** oferecem diretrizes para orientar quanto a condições estatisticamente arriscadas para a mãe ou para o feto, que podem fundamentar indicações de cesáreas de modo objetivo, alijando-se da simples subjetividade. Por exemplo, em estudo de diagnóstico situacional no Hospital do Servidor Público Estadual de São Paulo, em 1993, Lippi et al.[7] mostraram que a amniorrexe prematura quintuplica a mortalidade neonatal (OR = 5,08; IC, 2,59- 9,99) e que a pré-eclâmpsia tem risco (OR) para esse dano de 3,34 (IC, 1,45-7,66). Evidentemente, diante dessas circunstâncias mórbidas, o obstetra estará bem fundamentado ao indicar uma cesárea, olhando evidentemente para o conjunto do caso.

Até algum tempo atrás, não muito remoto, a responsabilidade do obstetra findava com o nascimento de uma criança viva, independentemente das condições. A ideia de uma ciência perinatal, aberta ou veladamente disseminada no meio médico trouxe, como consequência, a responsabilização do obstetra pela saúde materna e da criança que nasce. Além da responsabilização técnica entendida pela mulher e seus familiares, passou a existir também a responsabilização legal pelos eventos danosos ocorridos com a mãe ou com o produto da concepção. Um dos resultados desses fatos foi obrigar o obstetra a se preocupar com muita seriedade pelos **efeitos da hipóxia/anoxia** durante o trabalho de parto e parto. O profissional está obrigado a saber, por exemplo, que a hipóxia em trabalho de parto pode originar 5% de retardo mental sem paralisia cerebral ou convulsões[8]; que pode dar origem entre 12 e 22% de encefalopatia entre moderada e grave[9]; que o recém-nascido sujeito à asfixia perinatal apresenta mortalidade de 20% e que, entre os sobreviventes, a incidência de sequelas no desenvolvimento neuropsicomotor é de aproximadamente 30%[10]. É evidente que o profissional consciente não deixará de praticar o parto abdominal na vigência de sinais objetivos de hipóxia. É inegável o benefício para a Medicina Perinatal que se seguiu à aplicação da **tecnologia** a partir dos anos 1960. O exame direto e indireto do líquido amniótico, as técnicas cardiotocográficas ante e intraparto, a ultrassonografia e a dopplerfluxometria, a microanálise do sangue capilar fetal permitiram diagnósticos precoces e oportunos de ameaças ao feto, que permitiram, muitas vezes, sua retirada do ventre materno, por meio da cesárea, antes que qualquer lesão comprometesse seu futuro, **isso, porém, com a aplicação correta e a interpretação competente de qualquer das tecnologias**. Como exemplo, pode-se citar a publicação de Thacker et al.[11] para a *Cochrane Library*, onde ficou demonstrada a proteção fornecida pela cardiotocografia intraparto no que diz respeito ao escore de Apgar menor que 4 (OR = 0,82; IC, 0,65-0,98) e às convulsões no recém-nascido (OR = 0,5; IC, 0,30-0,82).

FATORES NEGATIVOS

A **formação profissional** do obstetra, na atualidade, tem duas distorções importantes: em primeiro lugar, as melhores residências médicas da especialidade estão em hospitais de nível terciário. São usualmente instituições de referência para onde são drenados os casos mais graves. Esses, por sua vez, têm frequentemente resolução por operação cesariana, o que resulta que, nesses hospitais, sua frequência é alta. O médico em formação acaba internalizando a solução operatória como quase rotina e, a partir de um certo momento, fica nebuloso o limite entre o francamente discinésico e os casos um pouco mais complicados ou mesmo os limítrofes. A cesárea passa a ser a panaceia para resolvê-los, todos. Um grande problema nos dias atuais é o treinamento deficiente na aplicação instrumental para o parto. Mesmo em hospitais de ensino, a habilitação para a aplicação de fórcipe ou de vácuo-extrator deixa a desejar. A outra distorção é que a formação obstétrica é feita junto com a ginecológica. Embora a minoria das pacientes, nessa especialidade, tenha indicação cirúrgica, esses são os casos que estão internados nos hospitais. São quase sempre cirúrgicos. É mais um elemento que influencia o profissional em formação para optar por decisões cirúrgicas. O obstetra deveria ser formado em hospitais de nível secundário e em ambulatórios de pré-natal de nível primário para só então ser exposto aos problemas relacionados às gestações e aos partos de alto risco.

A **comodidade do médico ou da paciente**, com bastante frequência, resulta em cesáreas. Essa é uma forma para adaptar o momento do parto aos interesses profissionais ou de lazer do médico, bem como a desejos pouco ortodoxos da paciente. Não é outra a razão pela qual as maternidades ficam com suas vagas e suas salas operatórias totalmente ocupadas antes dos feriados prolongados, ou mesmo às sextas-feiras. Também é a razão pela qual essas operações fundamentadas em comodidades não ocorrem nos horários nobres de consultórios. Assim, Gomes et al.[12] demonstraram haver associação da prática de cesáreas entre 7 e 12 horas. Por outro lado, Potter et al.[13] realizaram um estudo com 1.136 mulheres, no qual puderam vislumbrar o *papel indutor do médico* para a prática de cesáreas. Dessas gestantes, 419 eram do setor privado e 72,3% desejavam parto normal. Outras 717 eram do setor público e 79,6% também queriam parto normal. No primeiro grupo, 64,4% delas tiveram cesáreas previamente agendadas, o que ocorreu em 27,3% do segundo. Ao final, entre as mulheres de clínica privada ocorreram 72% de operações cesarianas contra 23% no outro grupo.

A **distorção relativa ao planejamento familiar** pode ser responsabilizada pelo aumento da frequência de cesáreas, conforme já observado na década de 1980. A laqueadura tubária era totalmente vedada pelos cânones legais e, portanto, não remunerada. Por meio de acordos entre médicos e pacientes, a prática era realizada comumente e para acobertá-la era embutida na prática da cesárea. Ainda hoje, quando há legislação permitindo a esterilização da mulher, a videolaparoscopia permite a esterilização fora do período de parto e, com certa facilidade, ainda se faz cesárea para laquear, tendo em vista que a lei impõe algumas pré-condições para fazê-la. Barros et al.[14] fizeram um estudo na cidade de Pelotas e verificaram que cerca de 19% das cesáreas realizadas foram para fazer laqueadura tubária. Estudo realizado na Universidade Estadual de Campinas (UNICAMP) com 100 médicos que foram perguntados qual era, em sua opinião, a primeira causa para o desejo das mulheres serem submetidas à cesárea: 11% delas responderam que era para a realização da laqueadura[15].

O **fator econômico** hoje em dia está muito atenuado pelo fato de não haver diferenciação nos honorários de partos vaginais ou por cesárea. No entanto, contribui como fator indireto, tendo em conta a possibilidade de realização eletiva da cirurgia a qualquer hora, não interferindo com outras atividades remuneradas. Seguir um parto normal requer paciência e disponibilidade de tempo.

A **distorção no uso ou na interpretação da propedêutica armada** fica claro no estudo de Harlow et al.[16], no qual verificaram o risco relativo de parto por cesárea em relação ao uso de métodos de propedêutica armada em 6.393 nulíparas de baixo risco. Também verificaram que, entre essas mulheres, as que tiveram uma ou mais cardiotocografias apresentaram o risco de 1,85 (IC, 160-2,14) de darem à luz por cesárea. Entre as que foram submetidas a uma ou mais ultrassonografias o risco relativo foi de 1,31 (IC, 1,15-1,51).

A **falta ou distorção no preparo para o parto** contribui com um contingente não desprezível de intervenções. Cenas dantescas e falsas de parto divulgadas pela mídia, informações totalmente infundadas passadas por leigos constituem fonte de temor pelo parto espontâneo, que pode resultar em cesárea eletiva ou mesmo em trabalho de parto distócico. Outro aspecto é a influência familiar. Assim o estudo de Varner et al.[17] mostrou que o risco relativo (por meio da *odds ratio*) para cesárea em filhas de mulheres que tiveram cesáreas foi de 1,42 (IC, 1,2-1,7) e de mulheres cujas tias tiveram partos por via abdominal foi de 1,53 (IC, 1,2-2,0). As atividades de preparo para o parto, quando livres de falsas ideias (por exemplo, parto sem dor), e frequentadas pelo casal são bastante úteis.

A **iatrogenia da palavra** é, não raro, observada quando autoridades em obstetrícia fazem *tabula rasa* das evidências científicas e preconizam a prática ampliada da operação até por razões que não se sustentam (baixa da mortalidade perinatal, pouca morbidade materna), conforme já se relatou.

Finalmente, a **cesárea a pedido** parece enfeixar em si um conjunto das distorções antes apontadas. Segundo publicação de Berghella e Landon[18], o aumento das cesáreas a pedido foi um dos três principais motivos para que a frequência da operação aumentasse de 5% na década de 1960 para 32,8% em 2008. Publicação citada por Francisco et al.[19] mostra que 62 a 68% das médicas obstetras preferem fazer a cesárea eletiva a pedido. Não se deve, porém, rejeitar aprioristicamente um pedido. Vezes há em que ele é fundamentado especialmente por razões psicológicas decorrentes de más experiências vividas anteriormente. A colaboração de psicólogos e de psiquiatras auxilia em muito a interpretação do pedido e a decisão do obstetra.

Quanto à **repetição da cesárea**, às vezes fundamentada em falsas premissas ("uma vez cesárea, sempre cesárea"), ganhou, no decorrer do tempo, a situação de principal indicação da cirurgia. Estatística nacional referente a 1991 mostrou que nos Estados Unidos a frequência dessa indicação foi de 35%, a primeira entre todas[20]. Barros et al.[21] demonstraram em seu estudo, na cidade de Pelotas – RS, que pacientes com uma cesárea repetem-na em 82% das vezes e com duas cesáreas em 93%. No Hospital do Servidor Público Estadual de São Paulo, a iteratividade só ou associada respondeu por 36,1% das indicações, acima de qualquer outra, em 1998.

Essa foi a razão pela qual ao final da década de 1980 e na de 1990 os especialistas centraram fortemente sua ação para diminuir a frequência de cesáreas na realização do parto vaginal pós-cesárea (VBAC, sigla em língua inglesa). Miller et al.[22], entre 1983 e 1992, analisaram 13.594 mulheres com uma cesárea e 3.188 com duas ou mais. No primeiro grupo, 80% delas foram submetidas à tentativa de parto vaginal. Dessas, 83% tiveram sucesso. Ocorreram 65 rupturas uterinas (0,6%). No segundo grupo, 57% tentaram a via vaginal e delas 75% foram bem-sucedidas. Ocorreram 31 rupturas uterinas (1,7%). Houve uma morte materna no conjunto de todas as pacientes. Raynor[23], em estudo feito em pequena comunidade americana, relatou 51 tentativas de parto vaginal após cesárea com 60,8% de êxito. Registrou 4 hemorragias, em duas das quais houve necessidade de transfusão e uma infecção puerperal. Mansouri[24], analisando a contribuição da cicatriz de cesárea para a ruptura uterina, verificou que, em 50 casos da complicação, havia 20 com cicatriz de cesárea segmentar transversa e 8 de cicatriz do segmento corporal. Para Caughey et al.[25], o risco relativo de ruptura uterina em mulheres com duas cesáreas é de 4,8, com intervalo de confiança entre 1,8 e 13. Leung et al.[26] verificaram que os principais fatores associados à ruptura uterina em parto vaginal após cesárea são: distocia funcional (OR = 7,2; IC, 2,7-20,0), uso de ocitocina (OR = 2,7; IC, 1,2-6,0) e mais de uma cesárea (OR = 2,6; IC, 1,1-6,4). Segundo d'Orsi et al.[27], em estudo na cidade do Rio de Janeiro, os fatores que favorecem o parto normal após cesárea são: uma única cesárea (OR = 19,05; IC, 6,88-52,76), dilatação cervical maior que 3cm no início do trabalho de parto (OR = 8,86; IC, 4,93-15,94), idade gestacional menor que 37 semanas (OR = 3,01 IC, 1,40-6,46) e um ou mais partos vaginais anteriores (OR = 2,12; OR955, 1,18-3,82). Adiahoto et al.[28] relataram, tendo como base a cidade de Paris, que os fatores que mais dificultam o parto por via vaginal após a cesárea seriam: peso fetal maior que 3.000g (OR = 2,68; IC, 1,57-4,57), idade materna maior que 28 anos (OR = 1,71; IC, 1,26-3,76) e ausência de parto vaginal anterior (OR = 1,71: IC, 1,01-2,90). Um elemento de importância máxima na decisão de tentar o parto pós-cesárea por via vaginal é a satisfação da paciente. Abitbol et al.[29] verificaram, entre pacientes anteriormente cesariadas, que a maior satisfação em um novo parto ocorreu entre aquelas que tiveram cesárea eletiva (93%) e a menor entre as que tentaram o parto vaginal e o insucesso levou à nova indicação de cesárea (25%).

Levando em conta os fatos acima, pesando os prós e os contras da realização do parto vaginal, alguns especialistas podem acreditar que aí está a solução para reduzir o número tão elevado de tocurgias por via abdominal. Contrariamente, Agarwal et al.[30] estudaram 446 partos pós-cesárea, dos quais 123 foram por via vaginal e 323 por nova cesárea. Verificaram ser significativamente maior a morbidade materna (p = 0,00211) e a mortalidade perinatal (p = 0,0426). Para Stamilio et al.[31], parto vaginal pós-cesárea com intervalo intergestacional curto aumenta o risco de ruptura uterina (OR = 2,66; IC, 1,21-5,82), morbidades maiores intestinais e de bexiga (OR = 1,95; IC, 1,04-3,65) e transfusões de sangue (OR = 3,14; IC, 1,42-6,95).

Especial atenção deve receber o estudo de Ecker e Frigoletto[32] (Fig. 12.3), que mostra o declínio de entusiasmo pelo parto vaginal pós-cesárea ao longo dos anos. De fato, ao se analisar os riscos de complicações já expostos e baixa satisfação, especialmente nos casos malsucedidos, não é animador para o obstetra enveredar pelo terreno perigoso dessa prática. Ultimamente, essa reversão é considerada um dos elementos que favoreceram a alta da frequência da cesárea nos Estados Unidos[18].

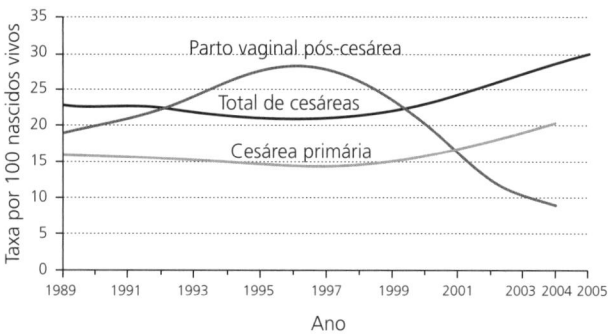

Figura 12.3 – Frequência de cesáreas e de parto vaginal pós-cesárea nos Estados Unidos[32].

Dessa forma, qualquer programa de combate ao excesso de operações cesarianas deve centrar seus esforços na assistência ao parto, antes que se realize a primeira cesárea na mulher. Estímulos financeiros ou profissionais, supervisão da aplicação adequada de normas, segunda opinião independente para as indicações, formação adequada de profissionais são algumas das medidas que devem ser implementadas.

Berghella e Landon[18] apontam os seguintes fatores, um pouco diferentes dos anteriores, como responsáveis pelo aumento da frequência de cesáreas.

FATORES OBSTÉTRICOS

Aumento da frequência de cesáreas primárias:

- Aumento do número de induções de parto e sua falha.

- Diminuição dos partos operatórios vaginais.
- Aumento de macrossomia e de cesárea para os partos dessas crianças.
- Queda dos partos pélvicos.

Aumento das cesáreas de repetição:

- Queda na frequência de partos vaginais pós-cesárea.

FATORES MATERNOS

- Aumento de gestações em mulheres com mais de 35 anos de idade.
- Aumento do número de nulíparas.
- Aumento das cesáreas a pedido.

FATOR LIGADO AO MÉDICO

Processos por *malpractice*

Observando-se as listagens do autor e de Berghella e Landon[18], nota-se que é muito ampla a gama de fatores que favorecem a elevação da frequência dos partos por cesárea. Analisando-se cuidadosamente os vários tópicos, pode-se notar que muitas das condições citadas são corrigíveis. Somente a vontade dos prestadores (médicos, planos de saúde, governo) voltada para as correções e ajustes devidos terá impacto para reduzir números tão flagrantemente altos. Por outro lado, não se pode esquecer do desejo e da grande autonomia das pacientes nos dias atuais para escolher o tipo de parto preferido. A mulher deve ser atenciosamente ouvida e sua vontade levada em consideração. No entanto, o esclarecimento fundamentado, sincero e seguro sobre as vantagens e desvantagens de cada procedimento poderão reverter tendências da grávida, fundamentadas em ideias sem procedimento ou sobre o medo de incômodos que podem ser controlados.

REFERÊNCIAS

1. Passos EM. Reflexões sobre a cesárea segmentar transperitoneal. São Paulo: Saraiva; 1959.
2. Conselho Federal de Medicina. Taxas de cesarianas no Brasil são as mais elevadas do mundo. Jornal Medicina [Internet]. 2006 Jan/Mar (158). Disponível em: http://www.portalmedico.org.br/JORNAL/Jornais2006/Jan_Fev_Marc/secao06.htm. Acessado 2009 jan 5.
3. Shearer EL. Cesarean section: medical benefits and costs. Soc Sci Med. 1993;37(10):1223-6. Review.
4. CLAP (Centro Latinoamericano de Perinatologia y Desarrollo). El nacimiento por cesarea hoy. Salud Perinatal. 1988;3(9):101-8.
5. Cunningham FG, Leveno KL, Bloom SL, Hauth JC, Gilstrap LC III, Wenstrom KD (ed). Williams Obstetrics. 22nd ed. New York: McGraw-Hill; 2005.
6. Schuitemaker N, Van Roosmalen J, Dekker G, Van Dongen P, Van Geijn H, Gravenhorst JB. Maternal mortality after cesarean section in The Netherlands. Acta Obstet Gynecol Scand. 1997;76(4):332-4.
7. Lippi UG, Garcia SAL, Grabert H. Quantificação do risco obstétrico II. Risco relativo de fatores para mortalidade neonatal. Rev Bras Ginecol Obstet. 1993;15:205-8.

8. Rosen MG, Hobel CJ. Prenatal and perinatal factors associated with brain disorders. Obstet Gynecol. 1986;68(3):416-21.

9. Low JA, Galbraith RS, Muir DW, Killen HL, Pater EA, Karchmar EJ. The relationship between perinatal hypoxia and newborn encephalopathy. Am J Obstet Gynecol. 1985;152(3):256-60.

10. Hansen AR, Soul JS. Perinatal asphyxia and hypoxic-ischemic encephalopathy. In: Cloherty JP, Eichenwald EC, Hansen AR, Stark AR (eds). Manual of neonatal care. Philadelphia: Lippincott Williams & Wilkims; 2012.p.711-28.

11. Thacker SB, Stroup D, Chang M. Continuous electronic heart rate monitoring for fetal assessment during labor. Cochrane Database Syst Rev. 2001;(2):CD000063. Review. Update in: Cochrane Database Syst Rev. 2006;(3):CD000063.

12. Gomes VA, Silva AA, Bettiol H, Barbieri M. Risk factors for the increasing cesarean section birth cohort, 1978-1979 and 1994. Int J Epidemiol. 1999;28(4):687-94.

13. Potter JE, Berquó E, Perpétuo IHO, Leal OF, Hopkins K, Souza MR, et al. Unwanted caesarean sections among public and private patients in Brazil: prospective study. Br Med J. 2001;323(7322):1155-8.

14. Barros FC, Vaugham P, Victora CG. Why so many cesarean sections. The need for further policy change in Brazil. Health Policy Plan. 1986;1(1):19-29.

15. Berquó E. Programa de Saúde Reprodutiva e Sexualidade. Pesquisa sobre saúde reprodutiva e obstetrícia no Brasil. Pesquisa junto aos médicos. Relatório final. UNICAMP; 1995.

16. Harlow BL, Frigoletto FD, Cramer DW, Evans JK, Bain RP, Ewigman B, et al. Epidemiologic predictors of cesarean section in nulliparous patients at low risk. RADIUS Study Group (Routine Antenatal Diagnostic Imaging with Ultrasound Study). Am J Obstet Gynecol. 1995;172(1 Pt 1):156-62.

17. Varner MW, Fraser AM, Hunter CY, Corneli PS, Ward RH. The intergenerational predisposition to operative delivery. Obstet Gynecol. 1996;87(6):905-11.

18. Berghella V, Landon MB. Cesarean delivery. In: Gabbe SG, Niebyl JR, Simpson JL, Landon MB, Galan HL, Jauniaux ERM, Driscoll DA. Obstetrics. Normal and problem pregnancies. 6th ed. Philadelphia: Elsevier Saunders; 2012.p.445-78.

19. Franscisco RPV, Borges ESV, Sapienza AD. Cesárea. In: Zugaib M. Obstetrícia. São Paulo: Manole; 2008.p.407-28.

20. Paul RH, Miller DA. Cesarean birth: how to reduce the rate. Am J Obstet Gynecol. 1995;172(6):1903-11.

21. Barros FC, Vaughan JP, Victora CG, Huttly SR. Epidemic of caesarean sections in Brazil. Lancet. 1991;338(8760):167-9.

22. Miller DA, Diaz FG, Paul RH. Vaginal birth after cesarean: a 10-year experience. Obstet Gynecol. 1994;84(2):255-8.

23. Raynor BD. The experience with vaginal birth after cesarean delivery in a small rural community practice. Am J Obstet Gynecol. 1993;168(1 Pt 1):60-2.

24. Mansouri A. Uterine rupture. Rev Fr Gynecol Obstet. 1995;90(4):208-14.

25. Caughey AB, Shipp TD, Repke JT, Zelop CM, Cohen A, Lieberman E. Rate of uterine rupture during a trial of labor in women with one or two prior cesarean deliveries. Am J Obstet Gynecol. 1999;181(4):872-6.

26. Leung AS, Farmer RM, Leung EK, Medearis AL, Paul RH. Risk factors associated with uterine rupture during trial of labor after cesarean delivery: a case-control study. Am J Obstet Gynecol. 1993;168(5):1358-63.

27. d'Orsi E, Chor D, Giffin K, Barbosa GP, Angulo-Tuesta AJ, Gama AS, et al. Factors associated with vaginal birth after cesarean in a maternity hospital of Rio de Janeiro. Eur J Obstet Gynecol Reprod Biol. 2001;97(2):152-7.

28. Adiahoto EO, Ekouevi DK, Hodonou KAS. Factors predicting outcome of trial of labor after prior cesarean section in a developing country. J Gynécol Obstét Biol Reproduct (Paris). 2001;30(2):174-9.

29. Abitbol MM, Castillo I, Taylor UB, Rochelson BL, Shmoys S, Monheit AG. Vaginal birth after cesarean section: the patient's point of view. Am Fam Physician. 1993;47(1):129-34.

30. Agarwal A, Gupta HP, Anand S, Das K. Vaginal birth after cesarean. A partographic analysis. J Obstet Gynecol India. 2002;52(1):85-9.

31. Stamilio DM, Shanks A. Vaginal birth after cesarean (VBAC). Outcomes associated with increasing number of prior VBACs. Women's Health. 2008;4(3):233-6.

32. Ecker JL, Frigoletto FD Jr. Cesarean delivery and the risk-benefit calculus. N Engl J Med. 2007;356(9):885-8.

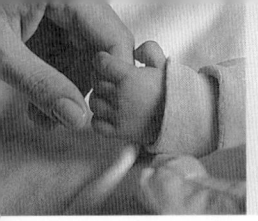

CAPÍTULO 13

Efeitos da Cesárea no Recém-Nascido

Conceição A. M. Segre
Carmem Solange Badaró Marques
Lucy Duailibi Casanova (in memoriam)

Embora as indicações claras e oportunas do parto cesariano nas gestações de alto risco, tanto para mães como para os fetos, tragam grandes vantagens para o binômio, conforme já foi assinalado anteriormente, a incidência de cesarianas no Brasil ultrapassa o limite máximo aceitável e sugerido pelos países desenvolvidos, chegando a taxas superiores a 52%, segundo dados do Ministério da Saúde em 2010[1]. O número de cesáreas cresce em proporções alarmantes, tornando-se um problema de saúde pública, pois acarreta, além de maiores custos, altas taxas de morbidade e mortalidade tanto de mães como de seus filhos. Inúmeras justificativas são encontradas na literatura internacional para explicar tal fenômeno, tais como fatores sociais, demográficos, culturais e econômicos relativos às gestantes, aos quais se associa a própria solicitação materna pelo tipo de parto (por exemplo, preferência por datas), além de fatores relacionados ao modelo assistencial desenvolvido em cada país, envolvendo outras variáveis, como aspectos do trabalho médico e de outros profissionais que fazem parte do procedimento, preferências médicas e interesses econômicos dos partícipes desse processo[2].

Por outro lado, acha-se bem estabelecido que o trabalho de parto provoque modificações fisiológicas em órgãos e sistemas do feto, favorecendo sua adaptação à vida extrauterina, estando a via de término do parto intimamente relacionada a essas modificações. Numerosos relatos mostram importantes diferenças funcionais em mães e recém-nascidos (RN) que se acham diretamente ligadas à via de parturição.

PULMÃO E FORMA DE PARTO

Morbidade

Desde 1942 são feitas referências à associação entre parto cesariano (PC) e aumento da síndrome de desconforto respiratório (SDR) neonatal. Os primeiros dados objetivos foram relatados por meio do *British Perinatal Survey*, em 1958, baseados em diagnósticos de necropsias, expressando o risco de morte por doença pulmonar de membrana hialina (DPMH) por 1.000 nascidos vivos e conforme o tipo de parto (Tabela 13.1). Esses dados mostraram risco de morte por DPMH 5,7 vezes maior para RN dados à luz por cesárea eletiva com 32-33 semanas de idade gestacional (IG) e 70 vezes maior com 40-41 semanas, quando comparados aos RN de parto vaginal; o risco para cesárea de emergência foi intermediário[3].

Tabela 13.1 – Risco de morte por DPMH/1.000 nascidos vivos[1].

Semanas	Cesárea		Parto vaginal
	Eletiva	Emergência	
32-33	32,1	12,5	5,6
40-41	0,7	0,2	0,01

Usher et al. relacionaram a SDR, incluindo DPMH e eventualmente outras formas de desconforto, à idade gestacional (IG), chamando a atenção para o fato de que raramente ocorre após 270 dias de gestação, independente do peso e da forma de nascimento. Nas várias IG, entretanto, o risco era maior para as crianças nascidas por PC: 3 vezes maior com 31-33 semanas, 7 vezes com 34-36 semanas, 14 vezes com 37-38 semanas. Atribuíram esse risco maior à cesárea em si e não às suas indicações; não separaram, porém, cesáreas eletivas de cesáreas de emergência[4].

Bowers et al. analisaram 1.897 cesáreas eletivas de repetição com IG igual ou superior a 38 semanas, encontrando 4,3% de DPMH quando a cesárea não era precedida de trabalho de parto (TP) e nenhum caso quando era precedida de TP (p < 0,005). Os autores sugerem que se aguarde o início do TP para se realizar a cesariana e diminuir, assim, a incidência de SDR[5]. Nielsen e Hökegard consideram as várias formas de parto e as alterações pulmonares a que denominam "problemas respiratórios agudos neonatais". Não encontraram diferenças significativas na incidência de DPMH entre parto vaginal (PV) e cesárea eletiva (CE) e sim entre PV e cesárea de emergência (CEm) em crianças com peso superior a 2.500g, assim como incidência significativa de má adaptação pulmonar (MAP) e desconforto respiratório leve entre CE ou CEm e PV, sugerindo também que esses distúrbios estão ligados à forma de parto em si (Tabela 13.2). Pela descrição dos autores, MAP corresponde a taquipneia transitória e SDR leve ao desconforto respiratório adaptativo[6].

Tabela 13.2 – Problemas respiratórios neonatais de acordo com o tipo de parto[6].

| | Tipo de parto | | | |
| | Vaginal (%) | Cesárea | | Total (%) |
		Eletiva (%)	Emergência (%)	
DPMH	0,25	0,30	1,75	0,39
Má adaptação pulmonar	0,43	2,68	3,51	0,99
SDR leve	0,45	2,98	3,07	0,97
Infecção	0,13	–	0,58	0,16
Aspiração de mecônio	0,05	0,15	0,15	0,10
Pneumotórax	0,04	0,15	0,15	0,10
Imaturidade pulmonar	0,13	–	–	0,10
Outros	0,13	0,15	0,58	0,18
Total	1,6	6,4	10,1	3,0

Em relação à CE, Hack et al. referem que todos os RN dados à luz por CE e internados em UTI neonatal tinham problemas respiratórios: 11/15 com DPMH e 4/15 com taquipneia transitória. Esses autores chamam a atenção também para o risco de prematuridade iatrogênica, uma vez que verificaram que a IG obstétrica foi sempre maior do que a obtida pela avaliação pediátrica. Schreiner et al. relataram maior frequência de taquipneia transitória em RN a termo, mas, em revisão posterior, encontraram 36% de DPMH, 51% de taquipneia transitória e 6,4% de persistência de padrão fetal; esses RN haviam sido internados por SDR após CE; 14% dos RN a termo tinham DPMH[7].

Incluindo recém-nascido pré-termo (RNPT), Cohen e Carson encontraram morbidade respiratória em 19,3%; excluindo 10% de RNPT, a morbidade passou a 15%, sendo 8,3% com DPMH, 2,8% com pneumonia e 88,9% com taquipneia transitória[8]. O risco de morbidade respiratória aumentava 1,5 vez para cada semana a menos de IG. A diferença foi significativa quando se comparou o grupo com TP com o grupo sem TP (11,2% *versus* 30% – p < 0,002), sendo a morbidade respiratória 2,5 vezes menor quando havia TP[8]. Goldberg et al. relacionaram maior frequência de SDR em RN entre 1.000g e 2.499g, placenta prévia e *abruptio placentae*[9]. Heritage e Cunningham identificaram a CE de repetição como condição de risco para hipertensão pulmonar: 17% das crianças com hipertensão pulmonar internadas na UTI haviam nascido dessa forma[10].

Trabalho multicêntrico italiano de Luerti et al. mostra risco maior em meninos do que em meninas, marcadamente em IG menores e maior em PC do que em PV (risco relativo 1,8; intervalo de confiança 95%; variação 1,2 a 27)[11].

Revisão de Hansen et al., em 2007, concluiu que houve aumento do risco de morbidade respiratória em CE em todos os estudos que foram selecionados para inclusão e, além disso, que a magnitude do risco depende da idade gestacional, mesmo em CE após a 37ª semana completa de IG[12]. Esse mesmo grupo, em 2008, publicou estudo comparando RN de parto vaginal com RN de CE ao redor do termo e também verificou que houve aumento de morbidade respiratória grave entre os RN de CE, e esses resultados não se modificaram após a exclusão de complicações obstétricas (pré-eclâmpsia, diabetes, restrição do crescimento intrauterino ou apresentação pélvica)[13].

Recente estudo de Berthelot-Ricou et al., em 2013, mostrou dados semelhantes, em análise abrangendo cinco anos, incluindo 125 RN pré-termo tardio comparados a 63 RN ao redor do termo. Verificaram que aqueles RN pré-termo tardio nascidos por CE apresentaram alto risco de SDR e maior necessidade de internação em UTI e que esse risco diminuía para cada semana a mais que o RN permanecesse *in utero*[14].

Volume gasoso pulmonar

Mecânica pulmonar – Boon et al. estudaram o volume gasoso pulmonar, o volume médio total pulmonar e a complacência. Nas primeiras 6 horas de vida, havia grandes diferenças no volume gasoso de crianças nascidas por PV e CE, resistência pulmonar significativamente maior na CE, níveis intermediários na Cem, e complacência pulmonar maior em PV. Essas diferenças deixam de existir com 72 horas de vida. A diferença importante no volume gasoso total começa a diminuir com 24 horas e não é mais significativa com 48 horas, apesar de os níveis ainda serem menores no PC. Alterações na complacência, volume médio total, frequência respiratória e volume corrente acompanharam as do volume gasoso total[15].

Hägnevik et al. referem volume corrente maior em PV, sem diferença significativa, FR significativamente aumentada no PC aos 120 minutos de vida, assim como a capacidade residual funcional (CRF). Consideram as alterações que ocorrem no grupo PC significativamente relacionadas aos níveis de catecolaminas, ainda que a adaptação dessas crianças se faça para absorver maior conteúdo de água intersticial pulmonar[16].

Milner et al. referem volume gasoso pulmonar de 33mL/kg para PV e de 20mL/kg para PC. O maior volume de líquido pulmonar é responsável pela maior incidência de taquipneia transitória em RN dados à luz por PC. Quanto à CRF, essa é maior em PC, para assegurar

Tabela 13.3 – Idade do estudo, complacência (C), resistência pulmonar total (RPT), volume gasoso total (VGT), frequência respiratória (FR), volume corrente (VC), circunferência torácica (CT) em RN nascidos por parto vaginal, cesárea eletiva e cesárea de emergência[14].

	Tempo (h)	C (mL/cmH$_2$O)	RPT (cmH$_2$O/cm)	VGT (mL/kg)	FR (min)	VC (mL)	CT (cm)
Parto vaginal	1-6	6,27 ± 3,29	35,6 ± 19,9	32,2 ± 6,9	41,7 ± 10,2	15,7 ± 3,7	32,1 ± 2,34
	18-30	5,98 ± 2,33	49,3 ± 9,2	34,4 ± 7,8	53,1 ± 9,7	16,3 ± 5,7	30,9 ± 2,95
	42-54	5,77 ± 2,41	56,0 ± 41,7	35,4 ± 8,0	43,6 ± 11,4	16,7 ± 6,0	30,8 ± 3,27
	+72	–	–	32,5 ± 6,7	–	–	–
	1-6	5,01 ± 3,0	67,7 + 40,0	21,6 ± 5,1	50,9 ± 15,3	15,1 ± 4,0	30,6 ± 7,82
	18-30	5,38 ± 2,5	75,2 ± 42,6	25,7 ± 5,0	45,0 ± 15,5	15,5 ± 5,5	31,7 ± 2,48
Cesárea eletiva	42-54	5,10 ± 1,5	87,6 ± 59,5	30,4 ± 6,7	48,3 ± 9,8	14,4 ± 3,8	32,6 ± 1,19
	+72	6,8 ± 2,1	50,6 ± 18,1	29,5 ± 3,6	47,8 ± 11,8	16,9 ± 2,4	32,0 ± 1,62
				$p < 0,0001$			
		$p < 0,10$	$p < 0,05$	$p < 0,005$	$p < 0,001$	NS	
				$p < 0,1$			
Cesárea de emergência	1-6	3,46 ± 1,59	41,8 ± 35,2	28,3 ± 8,7	549,4 ± 9,64	14,4 ± 4,5	32,1 ± 1,44
	18-30	5,75 ± 3,32	39,9 ± 27,1	35,5 ± 10	57,5 ± 13,3	12,1 ± 3,1	32,1 ± 0,91

menor esforço respiratório. Maior CRF, maior FR e volume corrente menor em PC traduzem melhor adaptação ao maior volume de água e diminuem o esforço respiratório (Tabela 13.3)[17].

Lee et al. verificaram haver um retardo de até 24 horas no estabelecimento do volume pulmonar final em RN sem exposição ao trabalho de parto e a passagem através do canal de parto, salientando que poderia ser a explicação para o índice elevado de morbidade associado à CE[18].

Surfactante

Relação L/S – Marino e Rooney demonstraram, em coelhos, que o trabalho de parto estimula a secreção de surfactante e sugerem que esse efeito é, pelo menos em parte, mediado por prostaglandinas e agentes beta-adrenérgicos, aumentados fisiologicamente durante o trabalho de parto e o nascimento. Esse achado pode explicar a maior ocorrência de desconforto respiratório em RN de parto cesariano[19].

Callen et al. estudaram a relação L/S no líquido amniótico e no aspirado faríngeo de RN, encontrando porcentagem muito maior de relação L/S inferior a 2,5 no grupo de CE[20].

Pode-se concluir que, efetivamente, o parto cesariano é um fator decisivo no desencadeamento de SDR no RN.

ADAPTAÇÃO CARDIOVASCULAR

A adaptação cardiovascular do feto e do RN difere quando relacionada à via de parturição. Estudo de Coskun et al., comparando RN sadios de PV e PC, verificou que 1 hora após o parto as crianças de PV apresentavam frequência cardíaca, pressão arterial média e resistência sistêmica total mais elevadas que as crianças de PC. As medidas do volume sistólico mostraram-se mais elevadas ente os RN de PC; a fração de ejeção cardíaca e o débito cardíaco foram semelhantes nos dois grupos de crianças.

Com 24 e 72 horas de vida não foram observadas diferenças significativas entre essas medidas, quando analisados RN sadios, em que os achados para o PV podem representar adaptações fisiológicas da fase de transição à vida extrauterina. Contudo, advertem os autores, se forem considerados RN sujeitos a condições patológicas (hipoxemia perinatal, infecções etc.), esses achados podem representar uma sobrecarga ao sistema cardiovascular dos RN de PV[21].

O óxido nítrico apresenta múltiplos efeitos reguladores dos sistemas cardiovascular e renal. Os níveis séricos de metabólitos de óxido nítrico (NOx) foram estudados comparativamente entre RN de PV e parto cesariano e foi verificado que, ao nascimento, não havia diferenças nas concentrações de NOx entre os dois grupos de crianças. No quinto dia de vida esses níveis eram mais elevados entre os RN do grupo PV em relação ao grupo cesárea, demonstrando que o PV pode estimular a síntese de NO endógeno e ainda que os efeitos do parto cesáreo podem-se evidenciar até mesmo vários dias depois do parto[22].

Oximetria de pulso

Estudo de Rabi et al., em 2006, mostrou que os RN de PC tinham saturação de oxigênio, em média, 3% mais baixa do que os RN de PV e, aos 5 minutos de vida, os valores médios da saturação de oxigênio para RN de PV eram de 87%, e para os RN de PC, de 81%[23].

O conhecimento da saturação de oxigênio, porém, não se mostrou associado à redução na taxa de cesarianas e/ou melhoria nas condições do RN, quando comparadas crianças nascidas de PV ou PC, segundo Bloom et al.[24].

Dawson et al., em 2010, verificaram que a frequência cardíaca média após 1 de vida era inferior a 100 batimentos/minuto e que depois de 2 minutos era raro o encontro de batimentos cardíacos abaixo de 100 por minuto, conforme medidas realizadas por oximetria de pulso. Em

RN pré-termo e naqueles nascidos de cesárea a frequência cardíaca se elevou mais lentamente do que naqueles nascidos de PV[25].

Conclui-se que a adaptação à vida extrauterina é facilitada pelo PV.

ATIVIDADE SIMPATICOADRENAL E HORMÔNIOS LIBERADOS AO ESTRESSE

Catecolaminas

RN dados à luz por via vaginal apresentam níveis mais elevados de epinefrina, norepinefrina e dopamina em sangue do funículo umbilical do que aqueles dados à luz por via abdominal (5,1 ± 7,6 nmoles/L e 31,8 ± 24,1 nmoles/L) de epinefrina e norepinefrina, respectivamente, no PV, e 4,0 ± 4,5 nmoles/L e 9,5 ± 6,4 nmoles/L em PC com anestesia peridural[26].

A concentração de norepinefrina no funículo umbilical é maior do que a do plasma materno, refletindo provavelmente a atividade simpaticoadrenal do feto. No PC, as concentrações são baixas, tão baixas quanto às do plasma materno. Há relação entre excesso de bases < –10 e maiores concentrações de epinefrina e de dopamina, assim como de pH < 7,2 e alta concentração de dopamina, mostrando existir uma resposta fetal à hipóxia tecidual. Faxelius et al. estudaram a relação entre a atividade simpaticoadrenal e alguns parâmetros de adaptação pós-natal: a FC foi levemente mais alta, assim como a hemoconcentração às 2 horas de vida, no PC. No PV, o fluxo sanguíneo médio era significativamente menor aos 30 minutos, com aumento significante em 24 horas; a resistência vascular periférica era aumentada. O aumento da atividade simpaticoadrenal com o estresse é vantajoso para a adaptação neonatal, elevando a reabsorção de líquido pulmonar e a liberação de surfactante; também diminui a frequência de problemas pulmonares[27].

Wang et al. compararam as concentrações de catecolaminas no decorrer da gestação observando que norepinefrina e a dopamina aumentam gradualmente com o progredir da gestação e que as concentrações de norepinefrina, em gestantes, são significantemente menores do que em mulheres não gestantes. Catecolaminas foram mais elevadas no PV que no PC, tanto nas mães como nos RN[28].

Cortisol e ACTH

Oh et al. verificaram que o cortisol plasmático fetal não se altera até a 36ª semana de IG, mas vai aumentando até o termo. O trabalho de parto está associado a um aumento significativo no cortisol plasmático fetal. O sulfato de deidroepiandrosterona (DHEA) do plasma fetal diminui a partir da 36ª semana até o termo e durante o trabalho de parto, porém a relação cortisol/DHEA aumenta com o avanço da gestação e com o trabalho de parto[29].

Pan et al., estudando as concentrações de cortisol e DHEA no funículo umbilical, verificaram que em RN nascidos de PV eram mais elevadas que nos RN de PC[30].

Posaci et al. encontraram concentrações mais elevadas desses hormônios relacionadas com a acidemia (pH < 7,20), pO_2 menor, pCO_2 aumentada, o que faz supor que a acidemia pode estimular a produção fetal de cortisol[31].

Vogl et al. verificaram que o PC estava associado a níveis maternos baixos de epinefrina, norepinefrina, ACTH, cortisol, prolactina e betaendorfina e, no RN, níveis baixos de epinefrina, norepinefrina e cortisol[32].

Aldosterona

RN submetidos ao TP apresentam concentração de aldosterona significativamente mais elevada, independente da via de parto[33].

Progesterona

Aisien et al., em 1994, encontraram concentrações mais altas de progesterona no funículo umbilical de RN dados à luz por PV e CEm, ou seja, a secreção de progesterona é maior quando os fetos estão expostos ao estresse[34].

Prolactina

A concentração de prolactina é significativamente mais baixa no PCE, indicando que o eixo hipotalâmico/pituitária é estimulado quando há TP[35].

Em relação aos itens abordados, embora não se possa ainda concluir definitivamente, pode-se levantar a hipótese de que o PV possibilita melhor adaptação à vida extrauterina.

ALTERAÇÕES HEMATOLÓGICAS

Eritropoietina

Foi observada menor concentração de eritropoietina em RN de PC em relação aos RN de PV[36].

Leucócitos

O número total de leucócitos, neutrófilos e bastonetes é mais elevado em RN de PV; a via de parto parece não influenciar a contagem de leucócitos após as 12 horas de vida. Consumo de oxigênio estimulado pelo zimozano, atividade da hexose monofosfato e redução do nitroblue-tetrazol foram significativamente mais baixos nos polimorfonucleares do sangue do funículo umbilical de RN de cesárea com TP ou de parto vaginal do que em cesárea sem TP e em adultos normais. Essa diminuição de atividade é semelhante à observada nos leucócitos de crianças infectadas ou submetidas a estresse de vários tipos[37,38].

Molloy et al. verificaram que a apoptose espontânea de neutrófilos se acha retardada em RN de PV, comparada à de RN de PC, demonstrando sua habilidade em manter a resposta inflamatória. Concluem que o trabalho de parto de qualquer duração pode ser imunologicamente benéfico para o RN a termo normal[39].

Plaquetas

Há controvérsias na literatura quanto à influência do TP sobre o número de plaquetas no sangue umbilical. Badaró-Marques, analisando 102 pares mães/RN, encontrou contagem plaquetária significativamente mais elevada após PV. Não foi observada influência do tipo de parto sobre a contagem plaquetária no sangue materno[40].

Proteínas da coagulação

No sangue materno não há diferença significativa em tempo de protrombina, tempo de trombina, atividade de protrombina e tempo de tromboplastina parcial ativada. A concentração plasmática de fibrinogênio mostra-se, entretanto, significativamente elevada após PV quando comparada com PCE, em função da via de parto, sendo fator independente se considerados tabagismo e hipertensão arterial. Esse achado pode estar relacionado à estimulação da síntese hepática mediada pelo corticosteroide, para prover a puérpera de mecanismos mais eficientes tanto para a hemostasia uterina, favorecendo a vasoconstrição local e a formação de coágulos sanguíneos, como para a reparação de tecidos lesados[40]. No sangue umbilical não se observa relação entre via de parto e concentração plasmática de fibrinogênio; a atividade de protrombina encontra-se significantemente diminuída após cesárea eletiva (65,68% *versus* 76,46%), e tempo de protrombina (13,69 *versus* 12,54s), tempo de trombina (25,38 *versus* 23,22s) e tempo de tromboplastina parcial ativado (41,68 *versus* 37,11s) mais alongados.

A concentração do dímero-D, um marcador da ativação do sistema de fibrinólise, está significativamente mais elevada no sangue umbilical ao PV, sugerindo ativação da fibrinólise no feto submetido ao TP. A ativação da fibrinólise da mãe pode ser detectada durante o TP, porém somente após a separação da placenta é que ela se encontra marcadamente aumentada.

Como conclusão para este item, pode-se dizer que os vários achados apresentados ainda estão sujeitos à interpretação ulterior.

ADAPTAÇÃO NEUROLÓGICA E HEMORRAGIA PERIVENTRICULAR/INTRAVENTRICULAR

RN dados à luz por PC mostram-se, nos dois primeiros dias de vida, menos excitáveis, mais hipotônicos e com níveis reduzidos de respostas ativas. Em relação ao fluxo cerebral, o exame por ultrassom Doppler mostrou índice de pulsatilidade significativamente maior em RN de parto cesariano 1 hora após o parto, em RNPIG; o mesmo não foi observado em RNAIG[41].

Quanto à hemorragia intracraniana (HIC), Towner et al. reviram 583.340 prontuários de partos únicos, mães nulíparas, RN pesando entre 2.500 e 4.000g, comparando a relação com o tipo de parto. A incidência de HIC foi maior em crianças nascidas por extração a vácuo, fórcipe ou cesárea com TP quando comparadas com PV e PCE, sugerindo que o fator de risco seria o TP anormal[42]. Anderson et al. haviam mostrado, em grupo menor de RN, que, se a CE não havia alterado a frequência de HIC, havia levado, entretanto, à menor ocorrência de hemorragia de grau 3 ou 4[43].

Estudos relacionados ao desenvolvimento de paralisia cerebral identificaram infecção intrauterina e corioamnionite como situações de risco para lesão da substância branca e em especial de leucomalacia periventricular. Estudo de Baud et al. mostrou que o parto cesariano foi um fator perinatal de proteção e se correlacionou com diminuição dramática de leucomalacia periventricular em RN com 25 a 32 semanas de IG[44].

Comparando a morbidade e a mortalidade em RN pré-termo conforme o modo de nascer, Mattern et al. encontraram maiores taxas de sobrevida em crianças com peso ≤ 1.500g e apresentação cefálica ou pélvica e PC. Em RN com apresentação pélvica e com ≤ 1.500g foram menos frequentes hemorragias cerebrais graves, pH umbilical ≤ 7,15 e incidência de intubação após PC; quando a apresentação era cefálica, a morbidade precoce não se modificou com a via de parto. Entre 1.501 e 2.500g, houve morbidade e sobrevida melhores em PV se a apresentação fosse cefálica; em apresentação pélvica não houve diferença na morbidade precoce ou na mortalidade entre PV e PC[45].

Werner et al. estudaram uma coorte retrospectiva de 20.231 RN da cidade de Nova York entre 1995 e 2003 com idades gestacionais de 24 a 34 semanas. Desses, 69,3% nasceram de parto vaginal, e 30,7%, de cesárea. Verificaram que nessa coorte o PC não se mostrou protetor para um mau resultado perinatal e, antes pelo contrário, associou-se a aumento de SDR, bem como a baixos índices de Apgar quando comparados àqueles nascidos de PV[46].

Pode-se concluir que as controvérsias persistem, não sendo possível definir se o PC é ou não protetor para HIC, principalmente em RN pré-termo.

TRANSMISSÃO PERINATAL DO VÍRUS DA IMUNODEFICIÊNCIA HUMANA

A transmissão perinatal do vírus HIV é a principal forma de transmissão desse vírus para crianças, quer por via transplacentária, quer pela exposição durante o processo de nascimento. Towers et al., considerando que o PC feito de rotina diminuiria a duração da exposição do RN aos fluidos maternos mas não o deixaria livre da exposição ao sangue materno pela incisão uterina, compararam um grupo de crianças nascidas por PC sem exposição ao sangue ou a fluidos maternos com outras nascidas por PV ou cesárea de rotina. As crianças foram seguidas por 15 meses ou até que os achados fossem negativos. Treze por cento dos RN foram infectados pelo HIV, sendo 3/53 (5,7%) no grupo sem exposição a sangue e 11/55 (20%) nos outros grupos. A diferença de 14,3% corresponde a 71,5% de redução do risco relativo no risco de transmissão (z = 2,27, p = 0,12). Excluindo-se as crianças que haviam recebido zidovudina antenatal ou intraparto, 6,3% (2/32) estavam infectadas, enquanto nos outros grupos, 9/38 (23,7%) estavam infectadas. Os autores concluem que, na ausência de zidovudina, 70 a 75% da transmissão perinatal é feita por exposição a sangue ou fluidos maternos[47].

O Estudo Colaborativo Europeu também encontra vantagens no PCE em mulheres infectadas com HIV-1, em que 1,8% das crianças foram infectadas, enquanto em PV essa porcentagem foi de 10,5%. Esse estudo também mostra evidências de que a cesárea eletiva diminui significativamente o risco de transmissão da mãe para seu filho[48].

Townsend et al., em 2008, demonstraram em 464 gestantes que receberam monoterapia com zidovudina e tiveram PCE que não houve nenhum caso de transmissão vertical de AIDS[49].

Cavarelli e Scarlatti, em artigo de 2011, enfatizam que o uso de drogas antirretrovirais, o término do parto por cesárea, ao lado da ausência do aleitamento materno são medidas efetivas para diminuir a transmissão vertical do HIV[50].

Por outro lado, estudo de Livingston et al. demonstrou que a morbidade por SDR é mínima em RN próximos ao termo nascidos por cesárea eletiva de mulheres infectadas por HIV-1[51].

Embora todos esses estudos mostrem os benefícios da cesárea eletiva na profilaxia da transmissão vertical do vírus da AIDS, é preciso enfatizar que tais benefícios são particularmente evidentes em gestantes com carga viral elevada (> 1.000 cópias/mL), apesar de estarem em terapia antirretroviral ou quando a carga viral for desconhecida[52].

Conclui-se que o término do parto por cesárea eletiva protege o RN da transmissão vertical do HIV em condições especiais.

OUTRAS MODIFICAÇÕES ESTUDADAS

Após conhecerem-se as diferenças na adaptação dos RN conforme a via de parto, inicialmente pelas diferenças na adaptação respiratória e a seguir pela diferença na adaptação cardiovascular, vários autores têm-se interessado em conhecer mais particularidades da criança que deixa o útero materno por uma ou outra via, com ou sem TP.

Grelina

Hormônio gástrico que, provavelmente, desempenha um papel no balanço energético e na resposta neuroendócrina à inanição, encontra-se diminuído em RN de PC em relação ao PV[53].

Melatonina

No decorrer do TP há aumento na concentração de melatonina, mais significativa no parto a termo. As concentrações no plasma umbilical, arterial ou venoso, são significativamente mais elevadas do que as do plasma materno. Concentrações mais elevadas são encontradas no sangue venoso umbilical após PV e no sangue arterial umbilical após PC[54]. Foram encontrados níveis elevados de melatonina no final da gestação e durante o trabalho de parto por Wierrani et al.[55]. Recente estudo de Bagci et al., comparando um grupo de RN por PC a outro grupo nascido por PV, mostrou níveis significativamente mais elevados de melatonina tanto no período noturno como no diurno naqueles nascidos por PV[56]. As concentrações de melatonina foram também estudadas no colostro obtido no 3º dia pós-parto e no leite aos 10, 15, 20 e 30 dias de puerpério em mulheres que tiveram PV e PC e verificou-se que o pico noturno de melatonina observado no 3º dia pós-PV não ocorria depois de PC[57].

Leptina

As concentrações de leptina são significativamente mais altas no sangue venoso e arterial do funículo umbilical no PV quando comparadas às do PC. No PV, a concentração é significativamente mais elevada no sangue arterial umbilical do que a do sangue venoso; não se observa essa diferença quando o parto é cesariano. Esse achado faz supor que o TP leve maior secreção de leptina para o feto, favorecendo a adaptação no que diz respeito ao controle térmico[58].

Activina, Inibina A e Inibina B

A concentração de ativina A foi mais elevada após PV que após Cem, enquanto as das inibinas A e B foram mais altas no PC. As concentrações são mais elevadas no sangue materno do que no funículo umbilical, independente da via de parto[59].

Proteína ligadora do fator do crescimento insulina-símile

Não foi observada diferença no sangue materno quanto à via de parto. No sangue de funículo umbilical, as concentrações eram significativamente mais elevadas em PV que em PCE, principalmente quando havia eliminação de mecônio intraparto, o que sugere que o estresse fetal pode estar associado a esse aumento[60].

Imunoglobulinas A e G

Crianças nascidas de PC mostraram albergar menor número de bifidobactérias do que as nascidas de PV, sugerindo que o tipo de parto tenha influência nas funções imunológicas da criança via desenvolvimento da microbiota intestinal[61]. Estudo em colostro materno mostrou aumento de IgA em PC em relação ao PV, possivelmente decorrente do estresse cirúrgico[62]. A concentração de imunoglobulina G mostrou-se mais elevada no PV que no PC tanto no sangue materno quando no do funículo umbilical. A concentração de IgG aumentou com a duração do TP[63].

Renina

A renina plasmática total não difere com o tipo de parto. A fração inativa é menor em PV que em PC, enquanto com a fração ativa ocorre o oposto, sugerindo que em PV haja conversão de renina inativa em renina ativa, durante o segundo estágio do TP[64].

Radicais livres

O efeito do TP sobre a atividade dos radicais livres no feto foi avaliada por Rogers et al. pela peroxidação lipídica ao nascimento. No PV, as concentrações de peróxido lipídico foram mais altas que no PC. Essa diferença foi mais acentuada para malondialdeído, com aumento médio de 105%, enquanto o hidroperóxido orgânico aumentou só 27%. *Base excess* aumentou 78%, com alterações mínimas em pH, pCO_2 e pO_2. Os autores concluem que os altos níveis de atividade dos radicais livres de oxigênio são resultados do TP[65].

Lipídios

O perfil lipídico comparado com as diferentes vias de parto mostrou que ácidos graxos saturados, ácidos graxos monoinsaturados, ácidos graxos totais em lipoproteína de muito baixa densidade, lipoproteína de densidade intermediária e ácidos graxos livres são mais altos em PV[58].

Controle térmico

A temperatura axilar é mais elevada nos primeiros 90 minutos de vida em RN de PV; na CEm os RN tendem a ter temperatura mais elevada que na CE[66].

Conclui-se que esses vários achados mostrando diferenças entre PV e PC ainda aguardam tradução clínica.

REFERÊNCIAS

1. Lamarca G, Vettore M. Cesarianas no Brasil: uma preferência das gestantes ou dos médicos? [Internet]. Rio de Janeiro: Portal DSS Brasil. Disponível em: http://dssbr.org/site/?p=11526&preview=true. Acessado 2014 fev 20.

2. Patah LEM, Malik AM. Modelos de assistência ao parto e taxa de cesárea em diferentes países. Rev Saúde Pública. 2011;45(1): 185-94.

3. Butler NR, Bonham DG. Perinatal mortality. First report of the 1958. British Perinatal Mortality Survey. Edinburgh: National Birthday Trust; 1963.

4. Usher R, McLean F, Maughan GBR. Respiratory distress syndrome in infants delivered by cesarean section. Am J Obstet Gynecol. 1964;88:806-15.

5. Bowers SK, MacDonald HM, Shapiro, ED. Prevention of iatrogenic respiratory distress syndrome: elective repeat cesarean section and spontaneous labor. Am J Obstet Gynecol. 1982;143(2):186-9.

6. Nielsen T, Hökegard KH. The incidence of acute neonatal respiratory disorders in relation to mode of delivery. Acta Obstet Gynecol Scand. 1984;63(2):109-14.

7. Hack M, Fanaroff AA, Klaus MH, Mendelawitz BD, Merkatz IR. Neonatal respiratory distress following elective delivery. A preventable disease? Am J Obstet Gynecol. 1976;126 (1):43-7.

8. Cohen M, Carson BS. Respiratory morbidity benefit of awaiting onset of labor after elective cesarean section. Obstet Gynecol. 1985;65(6):818-24.

9. Goldberg JD, Cohen WR, Friedman EA. Cesarian section indication and the risk of respiratory distress syndrome. Obstet Gynecol. 1981;57(1):30-3.

10. Heritage CK, Cunningham ND. Association of elective repeat cesarean delivery and persistent pulmonary hypertension of the newborn. Am J Obstet Gynecol. 1985;152(6 Pt 1):627-9.

11. Luerti M, Parazzini F, Agarossi A, Bianchi C, Roccetti M, Bevilacqua C. Risk factors for respiratory distress syndrome in the newborn. A multicenter italian survey. Acta Obstet Gynecol Scand. 1993;72(5):359-64.

12. Hansen AK, Wisborg K, Uldbjerg N, Henriksen TB. Risk of respiratory morbidity in term infants delivered by elective caesarean section: cohort study. BMJ. 2008;336(7635):85-7.

13. Hansen AK, Wisborg K, Uldbjerg N, Henriksen TB. Elective caesarean section and respiratory morbidity in the term and near-term neonate. Acta Obstet Gynecol Scand. 2007;86(4):389-94. Review.

14. Berthelot-Ricou A, Lacroze V, Courbiere B, Guidicelli B, Gamerre M, Simeoni U. Respiratory distress syndrome after elective caesarean section in near term infants: a 5-year cohort study. J Matern Fetal Neonatal Med. 2013;26(2):176-82.

15. Boon AW, Miner AD, Hopkin, IE. Lung volumes and lung mechanics in babies born vaginally and by elective and emergency lower segmental cesarean section. J Pediatr. 1981; 98(5):812-81.

16. Hägnevik K, Lagercrantz H, Sjöqvist BA. Establishment of functional residual capacity in infants delivered vaginally and by elective cesarean section. Early Hum Dev. 1991;27(1-2);103-10.

17. Milner AD, Saunders RA, Hopkin IE. Effects of delivery by cesarean section on lung mechanisms and lung volume in the human neonate. Arch Dis Child. 1978;53(7):545-8.

18. Lee S, Hassan A, Ingram D, Milner AD. Effects of different modes of delivery on lung volumes of newborn infants. Pediatr Pulmonol. 1999;27(5):318-21.

19. Marino PA, Rooney SA. The effect of labor on surfactant secretion in newborn rabbit lung slices. Biochim Biophys Acta. 1981;664(2): 389-96.

20. Callen P, Goldsworthy S, Graves L, Harvey D, Mellows H, Parkinson C. Mode of delivery and the lecithin/sphingomielin ratio. Br J Obstet Gynaecol. 1979;86(12):965-8.

21. Coskun S, Yüksel H, Bilgi Y, Lacin S, Tansug N, Onag A. Non-invasive evaluation of the adaptations of cardiac function in the neonatal period: a comparison of healthy infants delivered by vaginal route and caesarean section. Acta Med Okayama. 2001;55(4):213-8.

22. Endo A, Izumi H, Ayusawa M, Minato M, Takahashi S, Harada K. Spontaneous labor increases nitric oxide synthesis during the early neonatal period. Pediatr Int. 2001;43(4):340-2.

23. Rabi Y, Yee W, Chen SY, Singhal N. Oxygen saturation trends immediately after birth. J Pediatr. 2006;148(5):590-4.

24. Bloom SL, Spong CY, Thom E, Varner MW, Rouse DJ, Weininger S, et al. Fetal pulse oximetry and cesarean delivery. N Engl J Med. 2006; 355(21):2195-202.

25. Dawson JA, Kamlin CO, Wong C, te Pas AB, Vento M, Cole TJ, et al. Changes in heart rate in the first minutes after birth. Arch Dis Child Fetal Neonatal Ed. 2010;95(3):F177-81.

26. Irestedt L, Lagercrantz H, Hjemdahl P, Hägnevik K, Belfrage P. Fetal and maternal plasma catecholamine levels at elective cesarean section under general or epidural anesthesia versus vaginal delivery. Am J Obstet Gynecol. 1982;142(8):1004-10.

27. Faxelius G, Lagercrantz, H, Yao A. Sympathoadrenal activity and peripheral blood flow after birth: comparison in infants delivered vaginally and by cesarean section. J Pediatr. 1984;105(1):144-8.

28. Wang L, Zhang W, Zhao Y. The study of maternal and fetal plasma catecholamines levels during pregnancy and delivery. J Perinat Med. 1999;17(1):195-8.

29. Oh SY, Romero R, Shim SS, Park JS, Jun JK, Yoon BH. Fetal plasma cortisol and dehydroepiandrosterone sulfate concentrations in pregnancy and term parturition. J Matern Fetal Neonatal Med. 2006;19(9):529-36.

30. Pan LY, Xiao Q, Yuan QL. Concentrations of cortisol and dehydroepiandrosterone sulfate in fetal umbilical cord blood for term labor. Zhonghua Fu Chan Ke Za Zhi. 2003;38(1):14-6.

31. Posaci C, Guney M, Erata YE, Demir N, Onvural A. Stress hormones and acid-base status in human fetuses at term delivery: the effect of delivery method. J Pak Med Assoc. 1996;46(6):123-6.

32. Vogl SE, Worda C, Egarter C, Bieglmayer C, Szekeres T, Huber J, et al. Mode of delivery is associated with maternal and fetal endocrine stress response. BJOG. 2006;113(4):441-5.

33. Oliveira Filho EA, Procianoy RS. Influência do tipo de parto sobre os níveis séricos de aldosterona no sangue de cordão umbilical de RN pré-termo. J Pediatr (Rio J). 1995;71(6):331-5.

34. Aisien AO, Towobola OA, Otabu JA, Imade GE. Umbilical cord venous progesterone at term delivery in relation to mode of delivery. Int J Gynaecol Obstet. 1994;47(1):27-31.

35. Heasman L, Spencer JA, Symonds ME. Plasma prolactin concentrations after caesarean section or vaginal delivery. Arch Dis Child Fetal Neonatal Ed. 1997;77(3):F237-8.

36. Thorkelsson T, Bjarnason AO, Hardardottir H, Thorsteinsson A, Haraldsson A, Dagbjartsson A. The effects of normal vaginal delivery on oxygen transport to the fetus. Laeknabladid. 2008;94(9):583-8.

37. Hasan K, Inoue S, Anerjee A. Higher white blood cell counts and band forms in newborns delivered vaginally compared with those delivered by cesarean section. Haemathology. 1993;100(2):116-8.

38. Frazier JP, Cleary TG, Pickering LK, Kohl SM, Ross PJ. Leukocyte function in healthy neonates following vaginal and cesarean section deliveries. J Pediatr. 1982;101(2):269-72.

39. Molloy EJ, O'Neill AJ, Grantham JJ, Sheridan-Pereira M, Fitzpatrick JM, Webb DW, et al. Labor promotes neonatal neutrophil survival and lipopolysaccharide responsiveness. Pediatr Res. 2004; 56(1):99-103.

40. Badaró-Marques CS. Concentração plasmática de fibrinogênio no funículo umbilical e no sangue materno nos partos vaginal e cesáreo [tese]. São Paulo: Faculdade de Ciências Médicas da Santa Casa de São Paulo; 2000.

41. Otamiri G, Berg G, Ledin T, Leijon I, Lagercrantz H. Delayed neurological adaptation in infants delivered by elective cesarean section and the relation to catecholamine levels. Early Hum Dev. 1991;26(1):51-60.

42. Towner D, Castro MA, Eby-Wilkens E, Gilbert WM. Effect of mode of delivery in nulliparous women on neonatal intracranial injury. N Engl J Med. 1999;341(23):1709-14.

43. Anderson GD, Bada HS, Shaver CJ, Korones SB, Wong SP, Arheart KI, et al. The effects of cesarean section on intraventricular hemorrhage in the pre term infant. Am J Obstet Gynecol. 1992;166(4):1091-9.

44. Baud O, Ville Y, Zupan V, Boithias C, Lacaze-Masmonteil T, Gabilan JC, et al. Are neonatal brain lesions due to intrauterine infection related to mode of delivery? Br J Obstet Gynaecol. 1998;105(1): 121-4.

45. Mattern D, Strauve B, Hagen H. Effect of mode of delivery on early morbidity and mortality of premature infants. Z Geburtshilfe Neonatol. 1998;202(1):10-24.

46. Werner EF, Han CS, Savitz DA, Goldshore M, Lipkind HS. Health outcomes for vaginal compared with cesarean delivery of appropriately grown preterm neonates. Obstet Gynecol. 2013;121(6): 1195-200.

47. Towers CV, Deveikis A, Asrat T, Major C, Nageotte MP. A "bloodless cesarean section" and perinatal transmission of the human immunodeficiency virus. Am J Obstet Gynecol. 1998;179(3 Pt 1): 708-14.

48. The European Mode of Delivery Collaboration. Elective caesarean-section versus vaginal delivery in prevention of vertical HIV-1 transmission: a randomised clinical trial. Lancet. 1999;353(9158): 1035-9.

49. Townsend CL, Cortina-Borja M, Peckham CS, de Ruiter A, Lyall H, Tookey PA. Low rates of mother-to-child transmission of HIV following effective pregnancy interventions in the United Kingdom and Ireland, 2000-2006. AIDS. 2008;22(8):973-81.

50. Cavarelli M, Scarlatti G. Human immunodeficiency virus type 1 mother-to-child transmission and prevention: successes and controversies. J Intern Med. 2011;270(6):561-79.

51. Livingston EG, Huo Y, Patel K, Brogly SB, Tuomala R, Scott GB, et al. Mode of delivery and infant respiratory morbidity among infants born to HIV-1-infected women. Obstet Gynecol. 2010;116(2 Pt 1): 335-43.

52. Baley JE, Toltzis P. Perinatal viral infections. In: Martin RJ, Fanaroff AA, Walsh MC. Fanaroff and Martin's Neonatal-Perinatal Medicine. 9th ed. St Louis: Elsevier; 2011.p.841-86.

53. Bellone S, Rapa A, Vivenza D, Vercellotti A, Petri A, Radetti G, et al. Circulating ghrelin levels in newborns are not associated to gender, body weight and hormonal parameters but depend on the type of delivery. J Endocrinol Invest. 2003;26(4):RC9-11.

54. Mitchell MD, Bibby JG, Sayers L, Anderson AB, Turnbull AC. Melatonin in the maternal and umbilical circulations during human parturition. Br J Obstet Gynaecol. 1979;86(1):29-31.

55. Wierrani F, Grin W, Hlawka B, Kroiss A, Grünberger W. Elevated serum melatonin levels during human late pregnancy and labour. J Obstet Gynaecol. 1997;17(5):449-51.

56. Bagci S1, Berner AL, Reinsberg J, Gast AS, Zur B, Welzing L, et al. Melatonin concentration in umbilical cord blood depends on mode of delivery. Early Hum Dev. 2012;88(6):369-73.

57. Pontes GN, Cardoso EC, Carneiro-Sampaio MM, Markus RP. Pineal melatonin and the innate immune response: the TNF-alpha increase after cesarean section suppresses nocturnal melatonin production. J Pineal Res. 2007;43(4):365-71.

58. Yoshimitsu N, Douchi T, Kamio M, Nagata Y. Differences in umbilical venous and arterial leptin levels by mode of delivery. Obstet Gynecol. 2000;96(3):342-5.

59. Schneider-Kolsky ME, Tong S, Wallace EM. Maternal and foetal activin A levels: associations with normal and abnormal labour. Placenta. 2002;23(8-9):570-4.

60. Wang HS, Lee JD, Soong YK. Effects of labor on serum levels of insulin and insulin-like growth factor-binding proteins at the time of delivery. Acta Obstet Gynecol Scand. 1995;74(3):186-93.

629

61. Huurre A, Kalliomäki M, Rautava S, Rinne M, Salminen S, Isolauri E. Mode of delivery- effects on gut microbiota and humoral immunity. Neonatology. 2008;93(4):236-40.

62. Striker GA, Casanova LD, Nagao AT. Influência do tipo de parto sobre a concentração de imunoglobulinas A, G e M no colostro materno. J Pediatr (Rio J). 2004;80(2):123-8.

63. Tatra G, Placheta P. IgG levels in maternal and umbilical cord serum after vaginal delivery and after elective caesarean section. Arch Gynecol. 1979;227(2):135-40.

64. Fujimura A, Morimoto S, Uchida K, Takeda R, Ohshita M, Ebihara A. The influence of delivery mode on biological inactive renin level in umbilical cord blood. Am J Hypertens. 1990;3(1):23-6.

65. Rogers MS, Mongelli JM, Tsang KH, Wang CC, Law KP. Lipid peroxidation in cord blood at birth: the effect of labour. Br J Obstet Gynecol. 1998;105(7):739-44.

66. Christensson K, Siles C, Cabrera T, Belaustequi A, de la Fuente P, Lagercrantz H, et al. Lower body temperatures in infants delivered by caesarean section than in vaginally delivered infants. Acta Paediatr. 1993;82(2):128-31.

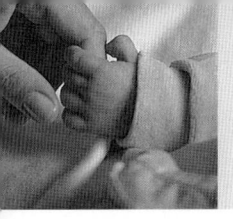

CAPÍTULO 14

Reanimação do Recém-Nascido a Termo e do Prematuro na Sala de Parto

Maria Fernanda Branco de Almeida
Ruth Guinsburg

No Brasil, nascem cerca de três milhões de crianças ao ano[1], a maioria delas com boa vitalidade. Entretanto, manobras de reanimação podem ser necessárias de maneira inesperada, sendo essencial o conhecimento e a habilidade em reanimação neonatal para todos os profissionais que atendem ao recém-nascido em sala de parto[2-4]. Dados do acompanhamento da mortalidade neonatal associada à asfixia perinatal, obtidos em estudos do Programa de Reanimação Neonatal da Sociedade Brasileira de Pediatria, indicam que 13 recém-nascidos (RN) morreram no País ao dia, entre 2005 e 2010, com condições associadas à asfixia perinatal, sendo cinco deles a termo e sem malformações congênitas[5].

Ao nascimento, um em cada 10 RN necessita de ventilação com pressão positiva para iniciar e/ou manter movimentos respiratórios efetivos; um em cada 100 RN precisa de entubação e/ou massagem cardíaca; e um em cada 1.000 requer entubação, massagem e medicações, desde que a ventilação seja aplicada adequadamente[6]. Dessa maneira, estima-se que no País, a cada ano, ao redor de 250.000 crianças necessitem de ajuda para iniciar e manter a respiração ao nascer.

Em relação ao RN prematuro, considerada a idade gestacional abaixo de 37 semanas, uma parcela considerável precisa de ajuda para iniciar a transição cardiorrespiratória necessária para a adaptação adequada à vida extrauterina. Dados de 2012 indicam que, no Brasil, nascem 350.000 RN pré-termo, sendo 45.000 com idade gestacional inferior a 32 semanas e 40.000 com peso ao nascer inferior a 1.500g[1]. Dados da Rede Brasileira de Pesquisas Neonatais, composta por 20 centros universitários públicos do País, evidenciam que, em 2013, dos 1.424 nascidos vivos com idade gestacional entre 23 0/7 e 33 6/7 semanas, peso ao nascer entre 400 e 1.495g, admitidos nas unidades neonatais e sem malformações, 63% precisaram de ventilação com pressão positiva e 4% receberam reanimação avançada, ou seja, foram ventilados com cânula traqueal e receberam massagem cardíaca e/ou medicações[7]. Dessa forma, estima-se que seis em cada 10 RN de muito baixo peso precisem de ventilação com pressão positiva para iniciar e/ou manter movimentos respiratórios efetivos e quatro em cada 100 RN precisem de reanimação avançada ao nascer.

Nesse contexto, o texto a seguir foi construído com base nas revisões sistemáticas elaboradas pela força-tarefa neonatal do *International Liaison Committee on Resuscitation* (ILCOR) em 2010[8], nas diretrizes da *American Academy of Pediatrics* e *American Heart Association* de 2011[9] adaptadas pelo Programa de Reanimação Neonatal da Sociedade Brasileira de Pediatria[10-12] e em publicações posteriores sobre os temas controversos.

A figura 14.1 resume os principais procedimentos que podem ser necessários para a reanimação em sala de parto.

PREPARO PARA A ASSISTÊNCIA

O preparo para a assistência ao nascimento inclui a anamnese materna, o preparo dos equipamentos necessários e a disponibilização de equipe capacitada a reanimar o RN. A anamnese materna detalhada possibilita a detecção de intercorrências no período pré-natal e no trabalho de parto e parto que chamam a atenção para a possível necessidade de reanimação. Os equipamentos para facilitar a manutenção da temperatura, para aspirar e ventilar o paciente, além das medicações, devem estar prontos, testados e disponíveis em local de fácil acesso, antes de qualquer nascimento, conforme quadro 14.1[4,10]. É fundamental que ao menos um profissional capaz de reanimar o RN esteja presente em todo parto. No caso de prematuros, é necessária a presença de dois profissionais aptos a realizar todos os procedimentos de reanimação neonatal

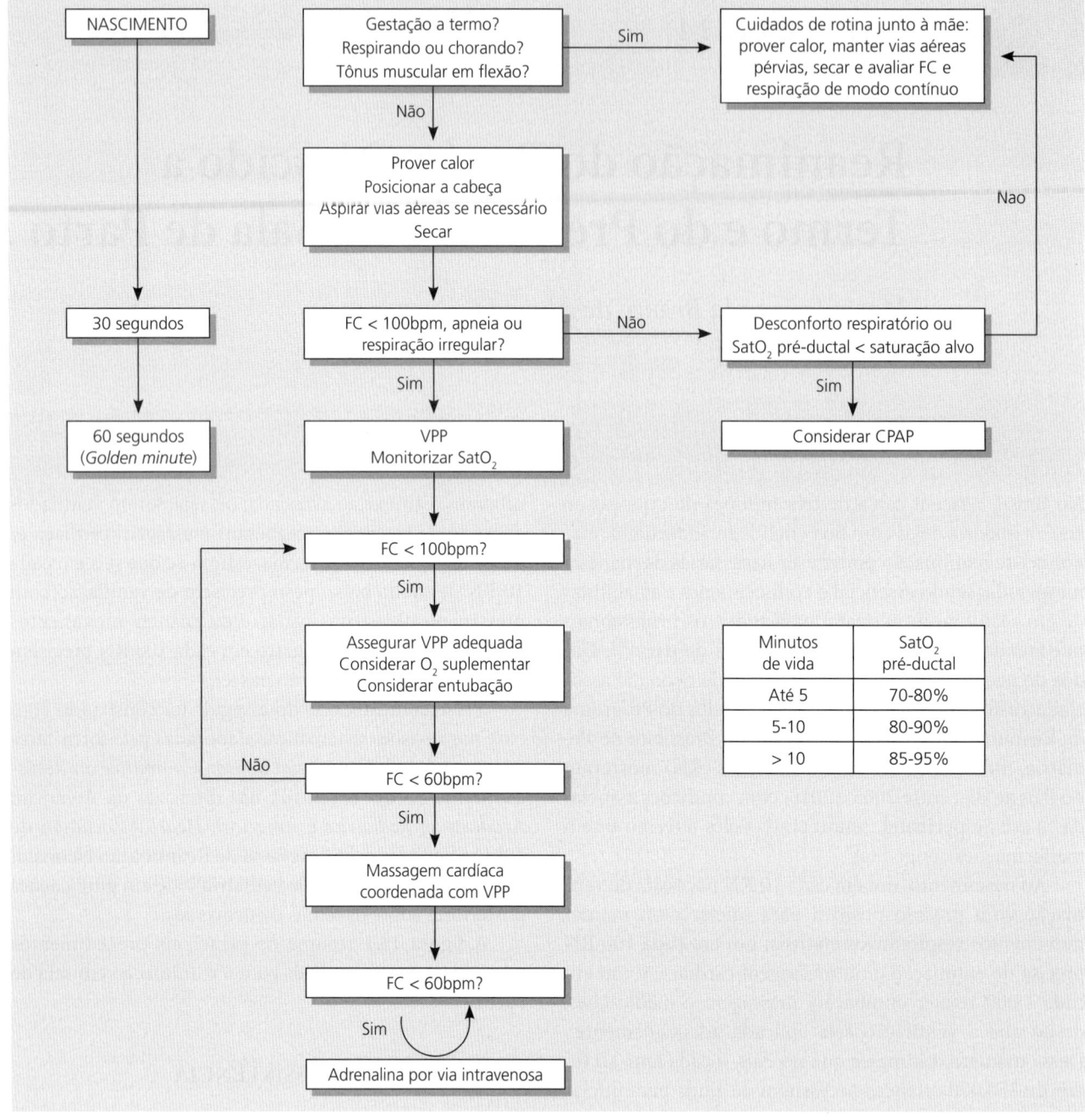

Figura 14.1 – Fluxograma da reanimação do recém-nascido em sala de parto[10-12].

e, na situação de nascimento de múltiplos, deve-se dispor de material e equipe próprios para cada criança. Lembrar que, para a recepção do RN, devem-se utilizar as precauções-padrão para evitar o contato do profissional com material biológico do paciente[13].

AVALIAÇÃO DA VITALIDADE AO NASCER

A reanimação depende da avaliação simultânea da respiração e da frequência cardíaca (FC) imediatamente após o nascimento. A FC é o principal determinante da decisão de indicar as diversas manobras de reanimação e deve ser avaliada por meio da ausculta do precórdio com estetoscópio ou do oxímetro de pulso, quando houver indicação para o uso desse equipamento.

Lembrar que a avaliação da cor das extremidades, tronco e mucosas é subjetiva e não tem relação com a saturação de oxigênio (SatO₂) ao nascimento[14]. Além disso, RN saudáveis com respiração regular e FC >100bpm em ar ambiente podem demorar vários minutos para ficar

Quadro 14.1 – Material necessário para a reanimação do recém-nascido na sala de parto[4].

Sala de parto e/ou de reanimação com temperatura ambiente de 26°C e:	– material para fixação da cânula: tesoura, fita adesiva e algodão com SF a 0,9%
– mesa de reanimação com acesso por 3 lados	– pilhas e lâmpadas sobressalentes para laringoscópio
– fonte de calor radiante	– detector colorimétrico de CO_2 expirado
– fontes de oxigênio umidificado e de ar comprimido, com fluxômetro	**Medicações**
– *blender* para mistura oxigênio/ar	– adrenalina 1/10.000 em 1 seringa de 5,0mL para administração única por via endotraqueal
– aspirador a vácuo com manômetro	– adrenalina 1/10.000 em seringa de 1, mL para administração por via intravenosa
– oxímetro de pulso com sensor neonatal e bandagem elástica escura	– expansor de volume (SF a 0,9% ou Ringer-lactato) em 2 seringas de 20mL
– relógio de parede com ponteiro de segundos	**Material para cateterismo umbilical**
– termômetro digital para mensuração da temperatura ambiente	– campo fenestrado esterilizado, cadarço de algodão e gaze
Material para aspiração	– pinça tipo Kelly reta de 14cm e cabo de bisturi com lâmina nº 21
– sondas traqueais nºs 6, 8 e 10 e gástricas curtas nºs 6 e 8	– porta-agulha de 11cm e fio agulhado mononáilon 4,0
– dispositivo para aspiração de mecônio	– cateter umbilical 5F ou 8F de PVC ou poliuretano
– seringa de 20mL	– torneira de 3 vias
Material para ventilação	**Outros**
– reanimador manual neonatal (balão autoinflável com volume máximo de 750mL, reservatório de O_2 e válvula de escape com limite de 30-40cmH$_2$O e/ou manômetro	– luvas e óculos de proteção individual para os profissionais de saúde
– ventilador mecânico manual neonatal em T com circuitos próprios	– compressas e gazes esterilizadas
– máscaras redondas com coxim para prematuros tamanho 00 e 0 e a termo 1	– estetoscópio neonatal
Material para entubação traqueal	– termômetro clinicodigital
– laringoscópio infantil com lâmina reta nºs 00, 0 e 1	– saco de polietileno de 30 × 50cm e touca para proteção térmica do prematuro
– cânulas traqueais sem balonete, de diâmetro uniforme 2,5/3,0/3,5 e 4,0mm	– tesoura de ponta romba e clampeador de funículo umbilical

rosados[15]. Dessa forma, a coloração da pele e mucosas não é utilizada para avaliar o RN a termo ou pré-termo em sala de parto.

Quanto ao boletim de Apgar, esse não é utilizado para determinar o início da reanimação nem as manobras a serem instituídas no decorrer do procedimento. No entanto, sua aplicação permite avaliar a resposta do paciente às manobras realizadas e a eficácia dessas manobras. Dessa maneira, se o escore é inferior a 7 no 5º minuto, recomenda-se realizá-lo a cada 5 minutos, até 20 minutos de vida[16].

CLAMPEAMENTO DO FUNÍCULO UMBILICAL

Ao nascimento, se o RN tem idade gestacional entre 37 e 41 semanas, está respirando ou chorando, com tônus muscular em flexão, sem líquido amniótico meconial, ele apresenta boa vitalidade, e recomenda-se realizar o clampeamento tardio do funículo umbilical, com mais de 1 minuto após o nascimento. O clampeamento tardio é benéfico com relação aos índices hematológicos na idade de 3-6 meses, embora leve à maior necessidade de fototerapia por hiperbilirrubinemia indireta na primeira semana de vida[17]. Recomenda-se realizar o contato pele a pele

imediato e contínuo, colocando o RN sobre o abdome ou tórax da mãe, de acordo sua vontade, e cobri-lo com campos secos e pré-aquecidos, em temperatura ambiente de 26°C, para evitar a perda de calor[4,10].

O clampeamento tardio do funículo em prematuros com boa vitalidade ao nascer, entre 30 e 180 segundos, resulta em maior estabilidade hemodinâmica nas primeiras horas de vida, menor incidência de hemorragia intracraniana e enterocolite necrosante, além de diminuição do número de transfusões sanguíneas, embora se comprove a elevação da hiperbilirrubinemia indireta[18,19]. Dessa maneira, se o pré-termo mostrar pulsação no funículo maior que 100bpm, tiver iniciado a respiração e apresentar movimentação ativa, recomenda-se o clampeamento do funículo umbilical depois de 30 segundos da extração completa do concepto do útero materno[20].

Deve-se ressaltar que não existem evidências sobre os efeitos do clampeamento tardio do funículo em RN a termo e pré-termo com a vitalidade comprometida ao nascer. Assim, se o RN ao nascer, prematuro ou a termo, não está respirando e/ou apresenta-se hipotônico, a orientação é clampear o funículo umbilical de forma imediata e iniciar os procedimentos de reanimação conforme a figura 14.1.

PASSOS INICIAIS

Todos os pacientes prematuros e aqueles de qualquer idade gestacional sem vitalidade adequada ao nascer (respiração ausente/irregular ou tônus diminuído) precisam ser conduzidos à mesa de reanimação, indicando-se os seguintes passos: prover calor, posicionar a cabeça em leve extensão e aspirar vias aéreas (se necessário). Tais passos devem ser executados em, no máximo, 30 segundos, com o paciente em decúbito dorsal horizontal a zero grau, sem lateralização da cabeça.

O primeiro passo consiste em "manter a temperatura corporal" normal entre 36,5 e 37,5ºC[21]. Após o clampeamento do funículo, todos os RN são recepcionados em campos secos e aquecidos e colocados sob calor radiante. Nos RN ≥ 34 semanas de idade gestacional, após a colocação sob fonte de calor radiante e a realização das medidas para manter as vias aéreas permeáveis, é preciso secar o corpo e a região da fontanela e desprezar os campos úmidos. Em prematuros, a presença de temperatura corporal abaixo de 36ºC à admissão na terapia intensiva neonatal, considerada hipotermia[21], é fator independente de risco para a mortalidade e a morbidade por agravar o desequilíbrio acidobásico, o desconforto respiratório, a enterocolite necrosante e a hemorragia peri e intraventricular[22,23]. Assim, para diminuir a perda de calor nesses pacientes, é importante pré-aquecer a sala de parto e a sala onde serão realizados os procedimentos de reanimação, mantendo a temperatura ambiente de 26ºC. O RN < 34 semanas, após ser recepcionado em campos aquecidos e colocado sob calor radiante, é envolto em saco plástico transparente. Ou seja, logo depois, posicionar o paciente sob fonte de calor radiante, sem secá-lo, introduz-se o corpo, exceto a face, dentro do saco plástico e, a seguir, realizam-se as manobras necessárias[24]. O saco plástico só será retirado depois da estabilização térmica na unidade de terapia intensiva. Tal prática deve ser suplementada pelo emprego de touca dupla para reduzir a perda de calor na região da fontanela. Nesse caso, cobrir a cabeça do prematuro com triângulo plástico e, por cima, colocar a touca de algodão. Ressalta-se que, em qualquer idade gestacional e peso ao nascer, cuidado especial deve ser dirigido para evitar a hipertermia (> 37,5°C), pois pode agravar a lesão cerebral em pacientes asfixiados.

Em RN < 34 semanas, enquanto estão sendo tomadas as medidas para prover calor, é preciso, simultaneamente, "locar o sensor do oxímetro de pulso" para monitorizar a saturação de oxigênio (SatO$_2$) pré-ductal, lembrando que a leitura confiável da SatO$_2$ e da FC demora cerca de 1-2 minutos após o nascimento, desde que haja débito cardíaco suficiente, com perfusão periférica[25]. Nos RN a termo, preferir a região do punho direito para a colocação do sensor, enquanto nos pré-termo, tanto o punho como a palma da mão direita são locais adequados para a fixação do sensor. É preciso, primeiro, posicionar o sensor e, a seguir, conectá-lo ao cabo do oxímetro para diminuir o tempo de detecção de onda de pulso adequada. A saturação de oxigênio esperada, de acordo com os minutos de vida, encontra-se na figura 14.1.

O próximo passo consiste em "manter a permeabilidade das vias aéreas", posicionando-se a cabeça do RN com leve extensão do pescoço. Na sequência, se houver excesso de secreções nas vias aéreas, a boca e depois as narinas são aspiradas delicadamente, ressaltando-se que a "aspiração de vias aéreas" está reservada aos pacientes que apresentam obstrução à respiração espontânea por secreções ou que irão necessitar de ventilação com pressão positiva.

Uma vez feitos os passos iniciais da reanimação, avalia-se a respiração e a FC. Se houver vitalidade adequada, com respiração rítmica e regular e FC >100bpm, o RN deve receber os cuidados de rotina na sala de parto. Quando o RN < 34 semanas apresenta FC >100bpm e respiração espontânea, mas há desconforto respiratório e/ou SatO$_2$ abaixo da esperada na transição normal, logo após o nascimento, pode-se aplicar pressão de distensão contínua de vias aéreas (CPAP). Entretanto, se o RN, após os passos iniciais, apresenta apneia, respiração irregular e/ou FC < 100bpm, indica-se a ventilação com pressão positiva (VPP).

ASSISTÊNCIA AO RN COM LÍQUIDO AMNIÓTICO MECONIAL

A conduta diante da presença de líquido amniótico meconial depende da vitalidade ao nascer. Caso o RN apresente, logo após o nascimento, movimentos respiratórios rítmicos e regulares, tônus muscular adequado e FC >100bpm, levar o paciente à mesa de reanimação, colocar sob fonte de calor radiante, posicionar sua cabeça com leve extensão do pescoço, aspirar o excesso de secreções da boca e do nariz com sonda de aspiração traqueal nº 10 e, a seguir, secar e desprezar os campos úmidos, verificando novamente a posição da cabeça e, então, avaliar a respiração e a FC. Se a avaliação resultar normal, o RN receberá cuidados de rotina na sala de parto.

Quando o RN com líquido amniótico meconial fluido ou espesso, logo após o nascimento, não apresentar ritmo respiratório regular e/ou tônus muscular flácido e/ou a FC < 100bpm, deve-se levar o paciente à mesa de reanimação, colocar sob fonte de calor radiante e realizar a retirada do mecônio residual da hipofaringe e da traqueia sob visualização direta. O excesso de mecônio é aspirado de uma única vez e se o RN permanecer com FC < 100bpm, respiração irregular ou apneia, iniciar a ventilação com pressão positiva.

VENTILAÇÃO COM PRESSÃO POSITIVA

A ventilação pulmonar é o procedimento mais simples, importante e efetivo na reanimação do RN em sala de parto. A VPP está indicada quando, após os cuidados iniciais, o RN apresentar apneia, respiração irregular e/ou FC < 100bpm. A VPP precisa ser iniciada nos primeiros 60 segundos de vida ("O Minuto de Ouro").

OXIGÊNIO SUPLEMENTAR

Para RN com idade gestacional ≥ 34 semanas, iniciar a VPP com ar ambiente e "locar o sensor do oxímetro de pulso" no pulso radial direito para monitorizar a $SatO_2$ pré-ductal e a FC. Quando não há melhora e/ou o RN não atinge os valores desejáveis de $SatO_2$ (ver Fig. 14.1) com a VPP em ar ambiente, recomenda-se o uso do oxigênio suplementar, ajustando-se a concentração do O_2 de acordo com a oximetria de pulso. Deve-se ressaltar que a concentração de O_2 intermediária entre 21 e 100% só é obtida de maneira confiável por meio de um *blender*[26,27] e que a titulação da oferta de O_2 precisa sempre ser acompanhada pela oximetria de pulso.

Quanto à ventilação do prematuro em sala de parto, as pesquisas ainda não responderam à questão relativa à concentração de O_2 ideal. Se, por um lado, o uso de ar ambiente pode não ser suficiente para que tais pacientes atinjam uma oxigenação adequada, por outro lado, o emprego de O_2 a 100% pode ser excessivo e deletério, contribuindo para as lesões inflamatórias em pulmões e sistema nervoso central[28]. Dessa forma, o Programa de Reanimação Neonatal da Sociedade Brasileira de Pediatria recomenda que, em prematuros < 34 semanas, após os passos iniciais, se o paciente apresentar apneia, respiração irregular ou FC < 100bpm, iniciar a VPP com concentração de O_2 a 40%, aumentando-a ou reduzindo-a de acordo com monitorização da saturação pré-ductal de oxigênio e administrando-se a mistura de oxigênio e ar obtida por meio de um *blender*, de modo a manter a FC >100bpm nos minutos iniciais de vida e a $SatO_2$ nos limites demonstrados na figura 14.1[10,12].

VENTILAÇÃO COM BALÃO AUTOINFLÁVEL E MÁSCARA FACIAL

Os equipamentos mais empregados em nosso meio para ventilar o RN em sala de parto são o balão autoinflável e o ventilador mecânico manual em T.

O balão autoinflável é de fácil manuseio e não necessita de fonte de gás para funcionar, tratando-se de um equipamento de baixo custo, que permite a ventilação efetiva do RN, devendo estar sempre disponível em toda a sala de parto. Ressalta-se que o balão autoinflável for-

nece concentração de O_2 de 21% (ar ambiente, quando não está conectado ao oxigênio e ao reservatório) ou de 90-100% (conectado à fonte de oxigênio a 5L/minuto e ao reservatório). Ou seja, para oferecer concentrações intermediárias de O_2 é preciso que a mistura de gases seja feita em um *blender*.

No RN ≥ 34 semanas de idade gestacional, o emprego da VPP com balão e máscara deve ser feito na frequência de 40 a 60 movimentos/minuto, de acordo com a regra prática "aperta/solta/solta/aperta...". Quanto à pressão a ser aplicada, essa deve ser individualizada para que o RN alcance e mantenha FC > 100bpm. De modo geral, iniciar com pressão inspiratória ao redor de $20cmH_2O$, considerando que a pressão inspiratória máxima a ser administrada é limitada pela válvula de escape, ativada em $30-40cmH_2O$. Toda vez que houver indicação de ventilação com pressão positiva, é preferível que a monitorização da frequência cardíaca e da $SatO_2$ se dê por meio de oxímetro de pulso.

Uma das manobras aplicadas junto à VPP para otimizar o recrutamento alveolar e cuja discussão vem crescendo na literatura é a aplicação, na reanimação em sala de parto, de insuflação sustentada em uma ou mais ventilações iniciais. Entretanto, a duração da insuflação sustentada e a pressão necessária para a aeração pulmonar plena não são claras e parecem ser determinadas por uma série de fatores biológicos que interagem entre si e que variam de indivíduo para indivíduo[29]. Dessa forma, até o momento não há recomendação para seu uso fora de protocolos experimentais.

Se, após 30 segundos de VPP, o paciente apresentar FC 100bpm e respiração espontânea e regular, suspender o procedimento. Considera-se falha se, após 30 segundos de VPP, o RN mantém FC < 100bpm ou não retoma a respiração espontânea rítmica e regular. Nesse caso, verifica-se o ajuste entre face e máscara, a permeabilidade das vias aéreas (posicionando a cabeça, aspirando secreções e abrindo a boca do RN) e a pressão no balão, corrigindo o que for necessário. Se o paciente, após a correção da técnica da ventilação, não melhorar, aumentar a oferta de O_2 suplementar. Se, mesmo assim, a ventilação não for efetiva, está indicada a entubação traqueal para ventilar o paciente.

É importante ressaltar que, de cada 10 RN que recebem VPP com balão e máscara ao nascer, nove melhoram e não precisam de outros procedimentos de reanimação.

VENTILAÇÃO COM BALÃO AUTOINFLÁVEL E CÂNULA TRAQUEAL

No RN ≥ 34 semanas de idade gestacional, as indicações de ventilação com cânula traqueal são: ventilação com máscara facial não efetiva, ventilação com máscara facial prolongada e aplicação de massagem cardíaca e/ou de adrenalina. Além dessas situações, a ventilação com cânula traqueal e a inserção imediata de sonda gástrica são indicadas nos portadores de hérnia diafragmática.

Se há indicação de entubação traqueal, é necessária a monitorização da SatO$_2$. Vale lembrar que cada tentativa de entubação pelo médico deve durar, no máximo, 30 segundos. Em caso de insucesso, o procedimento é interrompido e a VPP com balão e máscara deve ser aplicada, com nova tentativa de entubação após estabilizar o paciente. Para confirmar a posição da cânula, além da ausculta na região das axilas e gástrica e a visualização do movimento torácico, a detecção colorimétrica de dióxido de carbono exalado é recomendada. Após a entubação, inicia-se a ventilação com balão autoinflável, na mesma frequência e pressão descritas na ventilação com balão e máscara.

Há melhora se o RN apresenta FC > 100bpm e movimentos respiratórios espontâneos e regulares. Considera-se falha se, após 30 segundos de VPP com balão e cânula traqueal, o RN mantém FC < 100bpm ou não retoma a respiração espontânea. Nesse caso, verificar a posição da cânula, a permeabilidade das vias aéreas e a pressão no balão, corrigindo o que for necessário. Quando o RN mantém a apneia ou a respiração irregular, a entubação e a ventilação devem ser mantidas. Se o RN mantém a FC < 60bpm, está indicada a massagem cardíaca.

USO DO VENTILADOR MECÂNICO MANUAL EM T

O ventilador mecânico manual em T é um respirador controlado a fluxo e limitado a pressão utilizado de maneira crescente, em especial em prematuros < 34 semanas de gestação, para fornecer CPAP e VPP.

O uso do CPAP é indicado nos RN < 34 semanas que apresentam FC > 100bpm e respiração espontânea, mas que mostram desconforto respiratório e/ou SatO$_2$ abaixo da esperada na transição normal. O CPAP é aplicado por meio da máscara conectada ao ventilador mecânico manual em T, com pressão expiratória final positiva (PEEP) de 4-6cmH$_2$O e fluxo gasoso de 5-15L/min, estando a máscara firmemente ajustada à face do paciente. A quantidade de oxigênio a ser ofertada deve ser a menor possível para manter a SatO$_2$ entre 70 e 80% nos primeiros 5 minutos e 80-90% entre 5 e 10 minutos de vida (ver Fig. 14.1). Metanálise de quatro ensaios clínicos randomizados e prospectivos evidencia que o CPAP iniciado em sala de parto diminui de maneira significativa o desfecho dependência de oxigênio com 36 semanas ou óbito hospitalar (OR = 0,90; IC95%, 0,83-0,98)[30].

Para fornecer VPP com o ventilador mecânico manual em T em RN com apneia, respiração irregular e/ou FC < 100bpm, ajustar o fluxo gasoso em 5-15L/minuto, limitar a pressão máxima do circuito em 30-40cmH$_2$O, selecionar a pressão inspiratória a ser aplicada em cada ventilação, em geral ao redor de 20-25cmH$_2$O, ajustar a PEEP em 4-6cmH$_2$O e iniciar com oferta de O$_2$ em 40% guiada pela oximetria de pulso. Ventilar com frequência de 40 a 60 movimentos por minuto, que pode ser obtida com a regra prática "ocluir a peça em T/soltar/soltar/ocluir...". Lembrar que o objetivo da VPP é oferecer um volume corrente adequado para facilitar a troca gasosa e estimular a respiração espontânea. Com o ventilador mecânico manual em T, é possível ofertar de modo confiável uma pressão de distensão contínua, o que facilita a manutenção da capacidade residual funcional ao final de cada expiração, minimizando a lesão pulmonar[31].

Se, após 30 segundos de VPP com ventilador mecânico manual em T, o paciente apresentar FC > 100bpm, respiração espontânea e regular, suspender o procedimento. Considera-se falha se, após 30 segundos de VPP, o RN mantém FC < 100bpm ou não retoma a respiração espontânea rítmica e regular. Nesse caso, verificar o ajuste entre face e máscara, a permeabilidade das vias aéreas, a pressão aplicada na ventilação e o funcionamento do ventilador mecânico manual em T, corrigindo o que for necessário. Se o paciente, após a correção da técnica da ventilação, não melhorar, aumentar a oferta de oxigênio. Se, mesmo assim, a ventilação não for efetiva, indica-se o uso da cânula traqueal como interface para a VPP com ventilador mecânico manual em T.

Quanto à indicação da entubação em sala de parto para administrar o surfactante, ensaios clínicos recentes com grande número de prematuros extremos e práticas perinatais, que incluem o uso de corticoide antenatal e a estabilização com CPAP na sala de parto, concluem haver redução de displasia broncopulmonar ou óbito quando o surfactante é aplicado de maneira seletiva naqueles pacientes que requerem entubação traqueal nas primeiras horas de vida, não havendo vantagem de seu uso profilático[32].

MASSAGEM CARDÍACA

A asfixia pode desencadear vasoconstrição periférica, hipoxemia tecidual, diminuição da contratilidade miocárdica, bradicardia e, eventualmente, parada cardíaca. A ventilação adequada reverte esse quadro na maioria dos pacientes. Assim, a massagem cardíaca é iniciada se, depois de 30 segundos de VPP com cânula traqueal e oxigênio suplementar, o RN apresentar ou persistir com FC < 60bpm. As compressões só devem ser iniciadas quando a expansão e a ventilação pulmonares estiverem bem estabelecidas. Uma vez iniciada a massagem cardíaca, a ventilação deve ser feita com 100% de oxigênio até que a FC se eleve acima de 60bpm e o oxímetro de pulso consiga fornecer uma leitura confiável da SatO$_2$ e da FC. A partir daí, o ajuste da oferta de oxigênio segue as diretrizes para as saturações-alvo, de acordo com os minutos de vida (ver Fig. 14.1).

A compressão cardíaca é realizada no terço inferior do esterno por meio da técnica dos dois polegares, que é a mais eficiente, pois gera maior pico de pressão sistólica e de perfusão coronariana, além de ser menos cansativa do que a técnica dos dois dedos. A profundidade da compressão deve englobar um terço da dimensão anteroposterior do tórax, de maneira a produzir um pulso palpável; os dedos não devem ser retirados do terço inferior do tórax durante a fase de liberação (diástole cardíaca).

No RN, a ventilação e a massagem cardíaca devem sempre manter uma relação de 3:1, ou seja, três movimentos de massagem cardíaca para um movimento de ventilação, com frequência de 120 eventos por minuto (90 movimentos de massagem e 30 ventilações em 1 minuto). Deve-se aplicar a massagem cardíaca coordenada à ventilação por 45 a 60 segundos, antes de reavaliar a FC, pois esse é o tempo mínimo para que a massagem cardíaca efetiva possa restabelecer a pressão de perfusão coronariana. A aplicação de massagem cardíaca por períodos mais prolongados, com ritmo de 9:3[33] ou 15:2[34] em animais RN em assistolia, mostrou aumento da pressão diastólica, sem vantagens em termos de retorno da circulação espontânea e número de sobreviventes.

A melhora é considerada quando, em resposta à VPP acompanhada de massagem cardíaca, o RN apresentar FC > 60bpm. Nesse momento, interrompe-se apenas a massagem cardíaca. Caso o paciente apresente respiração espontânea regular e a FC atinja valores > 100bpm, a ventilação também é suspensa. Em geral, quando o paciente recebeu massagem cardíaca na sala de parto, é mais

prudente transportá-lo entubado à UTI neonatal, sendo a decisão quanto à extubação realizada de acordo com a avaliação global do RN na unidade.

Considera-se a falha do procedimento se, após 45-60 segundos de massagem cardíaca e VPP com cânula traqueal e oxigênio suplementar, o RN mantém FC 60bpm. Nesse caso, verificar a posição da cânula, a permeabilidade das vias aéreas e a pressão de ventilação, além da técnica da massagem propriamente dita, corrigindo o que for necessário. Se, após a correção da técnica da VPP e massagem, não há melhora, indica-se a adrenalina.

MEDICAÇÕES NA SALA DE PARTO

Quando a FC permanece abaixo de 60bpm, a despeito de ventilação efetiva e de massagem cardíaca adequada, o uso de adrenalina, expansor de volume ou ambos está indicado. A diluição, o preparo, a dose e a via de administração estão descritos no quadro 14.2. A via preferencial para infundir medicações na sala de parto é a veia umbilical, de acesso fácil e rápido. A administração de medicações por via traqueal é excepcional, só podendo ser usada uma única vez para a adrenalina, pois a absorção por via pulmonar é lenta e imprevisível.

A adrenalina está indicada quando a ventilação adequada e a massagem cardíaca efetiva não elevaram a FC acima de 60bpm. Quando não há reversão da bradicardia com o uso da adrenalina, pode-se repeti-la a cada 3-5 minutos e considerar o uso de expansores de volume caso o paciente esteja pálido ou existam evidências de choque.

A expansão de volume é feita com solução cristaloide isotônica na dose de 10mL/kg, que pode ser repetida a critério clínico. Com o uso do expansor, espera-se o aumento da pressão arterial e a melhora dos pulsos e da pa-

Quadro 14.2 – Medicações para reanimação do recém-nascido na sala de parto[10-12].

	Adrenalina por via intravenosa	Adrenalina por via endotraqueal	Expansores de volume
Diluição	1:10.000 1 mL adrenalina 1:1.000 em 9mL de SF a 0,9%	1:10.000 1 mL adrenalina 1:1000 em 9 mL de SF a 0,9%	SF a 0,9% Ringer-lactato
Preparo	1mL	5mL	2 seringas de 20mL
Dose	0,1-0,3mL/kg	0,5-1,0mL/kg	10mL/kg, IV
Peso ao nascer			
1kg	0,1-0,3mL	0,5-1,0mL	10mL
2kg	0,2-0,6mL	1,0-2,0mL	20mL
3kg	0,3-0,9mL	1,5-3,0mL	30mL
4kg	0,4-1,2mL	2,0-4,0mL	40mL
Velocidade e precauções	Infundir rápido na veia umbilical e, a seguir, infundir 0,5-1,0mL de SF a 0,9%	Infundir diretamente na cânula traqueal e ventilar a seguir. **Uso único**	Infundir o expansor de volume na veia umbilical lentamente, em 5 a 10 minutos

lidez. Se não houver resposta, deve-se verificar a posição da cânula traqueal, o uso do oxigênio a 100%, a técnica da ventilação e da massagem e a permeabilidade da via de acesso vascular.

Lembrar que doses elevadas de adrenalina (> 0,1mg/kg) não devem ser empregadas em RN, pois levam a hipertensão arterial grave, diminuição da função miocárdica e piora do quadro neurológico; a expansão rápida da volemia, por sua vez, pode associar-se à hemorragia intracraniana nos prematuros.

CONSIDERAÇÕES FINAIS

A existência de diversas controvérsias e a falta de evidências científicas com relação à eficácia e segurança de vários procedimentos de reanimação atualmente aplicados em RN estimulam a realização de pesquisas em animais e ensaios clínicos com metodologia adequada sobre o tema. De maneira geral, não devemos ser os primeiros a adotar novas condutas na prática da reanimação neonatal, pois as poucas evidências científicas podem levar a cometer erros e causar problemas para os nossos pequenos pacientes, tampouco devemos ser os últimos a assumir as mudanças propostas, uma vez que a persistência de condutas pouco satisfatórias também pode levar os RN a um desfecho pior do que o esperado de acordo com estado atual da ciência médica, lembrando que o desfecho esperado para os RN é simplesmente "toda a vida".

REFERÊNCIAS

1. Brasil. Ministério da Saúde. Datasus [homepage on the Internet]. Nascidos vivos – desde 1994 – Brasil. Disponível em: http://www2.datasus.gov.br/DATASUS/index.php?area=0205. Acessado 2014 jul 21.
2. Almeida MF, Guinsburg R, Martinez FE, Procianoy RS, Leone CR, Marba ST, et al. Perinatal factors associated with early deaths of preterm infants born in Brazilian Network on Neonatal Research centers. J Pediatr (Rio J). 2008;84(4):300-7.
3. de Almeida MF, Guinsburg R, da Costa JO, Anchieta LM, Freire LM, Junior DC. Resuscitative procedures at birth in late preterm infants. J Perinatol. 2007;27(12):761-5.
4. Brasil – Ministério da Saúde. Diretrizes para a organização da atenção integral e humanizada ao recém-nascido (RN) no Sistema Único de Saúde (SUS). Portaria SAS/MS 371; 2014. Disponível em: http://bvsms.saude.gov.br/bvs/saudelegis/sas/2014/prt0371_07_05_2014.html. Acessado 2014 jul 21.
5. Guinsburg R, de Almeida MFB, Santo RMV, Moreira LMO, Daripa M, Coordenadores Estaduais do Programa de Reanimação Neonatal da SBP. A asfixia ao nascer contribui para a morte precoce de 5 recém-nascidos a termo ao dia no Brasil: série temporal 2005-2009. In: XXI Congresso Brasileiro de Perinatologia; 2012. Disponível em: http://www.sbp.com.br/trabalhos-de-congressos-da-sbp/21-congresso-brasileiro-de-perinatologia/0123-a-asfixia-ao-nascer-contribui-para-a-morte-precoce.pdf. Acessado 2014 jul 21.
6. Perlman JM, Risser R. Cardiopulmonary resuscitation in the delivery room. Associated clinical events. Arch Pediatr Adolesc Med. 1995;149(1):20-5.
7. Rede Brasileira de Pesquisas Neonatais [homepage na Internet]. Dados 2013. Disponível em: http://www.redeneonatal.fiocruz.br/ Acessado 2014 jul 21.
8. Perlman JM, Wyllie J, Kattwinkel J, Atkins DL, Chameides L, Goldsmith JP, et al. Part 11: neonatal resuscitation: 2010 International Consensus on Cardiopulmonary Resuscitation and Emergency Cardiovascular Care Science with Treatment Recommendations. Circulation. 2010;122(16 Suppl 2):S516-38.
9. Kattwinkel J. Textbook of neonatal resuscitation. 6th ed. Elk Grove Village: American Academy of Pediatrics and American Heart Association; 2011 (6ª edição em português; 2013).
10. de Almeida MFB, Guinsburg R. Reanimação neonatal em sala de parto: documento científico do Programa de Reanimação Neonatal –1º de abril de 2013. Rio de Janeiro: Sociedade Brasileira de Pediatria; 2013. Disponível em: http://www.sbp.com.br/pdfs/PRN-SBP-ReanimacaoNeonatal-atualizacao-1abr2013.pdf. Acessado 2014 jul 21.
11. de Almeida MFB, Guinsburg R, Anchieta LM. Curso de reanimação neonatal: diretrizes para profissionais de saúde. Rio de Janeiro: Sociedade Brasileira de Pediatria; 2012.
12. Guinsburg R, de Almeida MFB, Anchieta LM. Curso de reanimação do prematuro na sala de parto: manual didático do instrutor. Rio de Janeiro: Sociedade Brasileira de Pediatria; 2012.
13. Brasil. Ministério da Saúde. Agência Nacional de Vigilância Sanitária [homepage na internet]. Pediatria: prevenção e controle de infecção hospitalar – 2006. Disponível em: http://www.anvisa.gov.br/servicosaude/manuais/manual_pediatria.pdf. Acessado 2014 jul 21.
14. O'Donnell CP, Kamlin CO, Davis PG, Carlin JB, Morley CJ. Clinical assessment of infant colour at delivery. Arch Dis Child Fetal Neonatal Ed. 2007;92(2):F465-7.
15. Dawson JA, Kamlin CO, Vento M, Wong C, Cole TJ, Donath SM, et al. Defining the reference range for oxygen saturation for infants after birth. Pediatrics. 2010;125(6):e1340-7.
16. American Academy of Pediatrics, American College of Obstetricians and Gynecologists. The Apgar score. Pediatrics. 2006;117(4):1444-7.
17. McDonald SJ, Middleton P. Effect of timing of umbilical cord clamping of term infants on maternal and neonatal outcomes. Cochrane Database Syst Rev. 2008(2):CD004074.
18. Rabe H, Diaz-Rossello JL, Duley L, Dowswell T. Effect of timing of umbilical cord clamping and other strategies to influence placental transfusion at preterm birth on maternal and infant outcomes. Cochrane Database Syst Rev. 2012;8:CD003248.
19. Ghavam S, Batra D, Mercer J, Kugelman A, Hosono S, Oh W, et al. Effects of placental transfusion in extremely low birthweight infants: meta-analysis of long- and short-term outcomes. Transfusion. 2014;54(4):1192-8.
20. Committee on Obstetric Practice, American College of Obstetricians and Gynecologists. Committee Opinion No. 543: Timing of umbilical cord clamping after birth. Obstet Gynecol. 2012;12096):1522-6.
21. World Health Organization. Thermal protection of the newborn: a practical guide. 1997. Disponível em: http://www.who.int/maternal_child_adolescent/documents/ws42097th/en/ Acessado 2014 jul 2.
22. Laptook AR, Salhab W, Bhaskar B; Neonatal Research Network. Admission temperature of low birth weight infants: predictors and associated morbidities. Pediatrics. 2007;119(3):e643-9.
23. de Almeida MF, Guinsburg R, Sancho GA, Rosa IR, Lamy ZC, Martinez FE, et al. Hypothermia and early neonatal mortality in preterm infants. J Pediatr. 2014;164(2):271-5.e1.
24. Russo A, McCready M, Torres L, Theuriere C, Venturini S, Spaight M, et al. Reducing hypothermia in preterm infants following delivery. Pediatrics. 2014;133(4):e1055-62.
25. Gandhi B, Rich W, Finer N. Time to achieve stable pulse oximetry values in VLBW infants in the delivery room. Resuscitation. 2013;84(7):970-3.

26. Johnston KL, Aziz K. The self-inflating resuscitation bag delivers high oxygen concentrations when used without a reservoir: implications for neonatal resuscitation. Respir Care. 2009;54(12):1665-70.

27. Thio M, Bhatia R, Dawson JA, Davis PG. Oxygen delivery using neonatal self-inflating resuscitation bags without a reservoir. Arch Dis Child Fetal Neonatal Ed. 2010;95(5):F315-9.

28. Goldsmith JP, Kattwinkel J. The role of oxygen in the delivery room. Clin Perinatol. 2012;39(4):803-15.

29. Hooper SB, Siew ML, Kitchen MJ, te Pas AB. Establishing functional residual capacity in the non-breathing infant. Semin Fetal Neonatal Med. 2013;18(6):336-43.

30. Schmölzer GM, Kumar M, Pichler G, Aziz K, O'Reilly M, Cheung PY. Non-invasive versus invasive respiratory support in preterm infants at birth: systematic review and meta-analysis. BMJ. 2013;347:f5980.

31. O'Donnell CP, Schmölzer GM. Resuscitation of preterm infants: delivery room interventions and their effect on outcomes. Clin Perinatol. 2012;39(4):857-69.

32. Rojas-Reyes MX, Morley CJ, Soll R. Prophylactic versus selective use of surfactant in preventing morbidity and mortality in preterm infants. Cochrane Database Syst Rev. 2012;3:CD000510.

33. Solevåg AL, Dannevig I, Wyckoff M, Saugstad OD, Nakstad B. Extended series of cardiac compressions during CPR in a swine model of perinatal asphyxia. Resuscitation. 2010;81(11):1571-6.

34. Solevåg AL, Dannevig I, Wyckoff M, Saugstad OD, Nakstad B. Return of spontaneous circulation with a compression:ventilation ratio of 15:2 versus 3:1 in newborn pigs with cardiac arrest due to asphyxia. Arch Dis Child Fetal Neonatal Ed. 2011;96(6):F417-21.

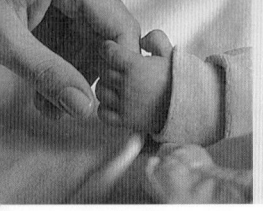

CAPÍTULO 15

Termorregulação

Conceição A. M. Segre

REGULAÇÃO TÉRMICA DO FETO

O feto desenvolve-se em um ambiente aquecido e termoestável, contudo, sua produção basal de calor é da ordem de 33 a 47cal/kg/min, o que corresponde, aproximadamente, a duas vezes aquela do adulto[1].

O feto gera calor durante os processos metabólicos de proliferação e diferenciação celular, para manter os gradientes iônicos intra e extracelulares, o transporte de nutrientes e a eliminação de metabólitos através das membranas celulares. A placenta constitui-se no principal órgão excretor de calor. Basta uma diferença de 0,45° a 0,50°C entre a temperatura da artéria umbilical e o sangue venoso para eliminar a maioria do calor produzido pelo metabolismo via circulação placentária. A circulação placentária é responsável por 85% dessa transferência de calor para a circulação uterina, por convecção forçada. Provavelmente, menos e 10 a 20% do calor produzido pelo feto é dissipado pela pele para o líquido amniótico[1].

Conforme a temperatura materna varia durante o dia, a temperatura do feto acompanha de perto essas variações. A mãe ainda tem um papel de "reservatório térmico" para o feto. Se a mãe apresentar febre ou for incapaz de dissipar o excesso de calor produzido, poderá levar o feto a uma hipertermia fatal. Assim, aconselha-se às gestantes que evitem banhos muito quentes e que não façam exercícios em dias quentes e úmidos. A febre materna deve ser tratada agressivamente, com antitérmicos e com resfriamento ambiental. A causa da febre deve ser investigada prontamente e, se indicado, o uso de antibióticos deve ser prescrito[1].

REGULAÇÃO TÉRMICA DO RECÉM-NASCIDO[2-6]

Logo após o nascimento, o RN é imediatamente exposto ao frio. Se não houver nenhuma intervenção, apresentará queda de temperatura de 0,2° a 1,0°C/min, como consequência da perda de calor por convecção e por evaporação. A secagem imediata do RN na sala de parto e sua colocação em campos previamente aquecidos interrompem esse processo.

Todos os RN, os de baixo peso em particular, dependem de meio externo ideal para um bom desenvolvimento físico e neurológico. Estudos realizados em animais revelam que trocas ambientais, aparentemente mínimas, podem levar a alterações profundas, transitórias ou permanentes, no desenvolvimento do organismo.

Embora haja variações térmicas do meio ambiente, o RN mantém sua própria temperatura corporal, atributo esse do animal homeotérmico. Entretanto, a faixa de atuação do RN é bem restrita, comparativamente à do adulto, podendo ainda ser comprometida por condições adversas especiais como hipóxia, intoxicação por drogas ou estresse.

O RN com idade gestacional inferior a 29 semanas pode comportar-se, porém, como um poiquilotérmico, ou seja, apresentar diminuição proporcional da taxa metabólica e da temperatura corporal quando submetido ao frio. O ambiente ótimo para esses RN ainda não é bem conhecido, mas admite-se que, no mínimo, deva assegurar uma temperatura corporal normal ao RN.

Ambiente térmico neutro (ATN) – é aquele no qual o RN, com uma temperatura corporal normal, apresenta taxa metabólica mínima. Dentro de certos limites, é a menor temperatura para a qual há uma resposta metabólica adequada para repor as perdas de calor. Acima desses limites, verifica-se aumento na temperatura corporal e, assim, inevitavelmente, na taxa metabólica[1].

A faixa de temperatura neutra representa a faixa de mínimo gasto calórico para o RN. A temperatura **interna** considerada normal para o RN varia na faixa entre 36,5°C e 37,5°C com uma variação diurna de ± 0,5°C[7].

Para facilitar o manuseio de RN de vários pesos e idades gestacionais, foram elaboradas tabelas nas temperaturas ambientais ideais.

Quadro 15.1 – Tabela de Scopes e Ahmed[7].

Idade e peso	Temperatura inicial (°C)	Gama de temperaturas (°C)	Idade e peso	Temperatura inicial (°C)	Gama de temperaturas (°C)
0-6 horas			**72-96 horas**		
Menos de 1.200g	35	34,0-35,4	Menos de 1.200g	34	34,0-35,0
1.200-1.500g	34,1	33,9-34,4	1.200-1.500g	33,5	33,0-34,3
1.501-2.500g	33,4	32,8-33,8	1.501-2.500g	32,2	31,1-32,2
Mais de 2.500g (e > 36 semanas)	33	32,0-33,8	Mais de 2.500g (e > 36 semanas)	31,3	29,8-32,8
6-12 horas			**4-12 dias**		
Menos de 1.200g	35	34,0-35,4	Menos de 1.500g	33,5	33,0-34,0
1.200-1.500g	34	33,5-34,4	1.501-2.500g	32,1	31,0-32,3
1.501-2.500g	33,1	32,2-33,8	Mais de 2.500g (e > 36 semanas)		
Mais de 2.500g (e > 36 semanas)	32,8	31,4-33,8	4-5 dias	31	29,5-32,3
12-24 horas			5-6 dias	30,9	29,4-32,3
Menos de 1.200g	34	34,0-35,4	6-8 dias	30,6	29,0-32,2
1.200-1.500g	33,8	33,3-34,3	8-10 dias	30,3	29,0-31,8
1.501-2.500g	32,8	31,8-33,8	10-12 dias	30,1	29,0-31,4
Mais de 2.500g (e > 36 semanas)	32,4	31,0-33,7	**12-14 dias**		
24-36 horas			Menos de 1.500g	33,5	32,6-34,0
Menos de 1.200g	34	34,0-35,0	1.501-2.500g	32,1	31,0-32,3
1.200-1.500g	33,6	33,1-34,2	Mais de 2.500g (e > 36 semanas)	29,8	29,0-30,8
1.501-2.500g	32,6	32,6-33,6	**2-3 semanas**		
Mais de 2.500g (e > 36 semanas)	32,1	30,7-33,5	Menos de 1.500g	33,1	32,2-34,0
36-48 horas			1.501-2.500g	31,7	30,5-33,0
Menos de 1.200g	34	34,0-35,0	**3-4 semanas**		
1.200-1.500g	33,5	33,0-34,1	Menos de 1.500g	32,6	31,6-33,6
1.501-2.500g	32,5	31,4-33,5	1.501-2.500g	31,4	30,0-32,7
Mais de 2.500g (e > 36 semanas)	31,9	30,5-33,3	**4-5 semanas**		
48-72 horas			Menos de 1.500g	32	31,2-33,0
Menos de 1.200g	34	34,0-35,0	1.501-2.500g	30,9	29,5-32,2
1.200-1.500g	33,5	33,0-34,0	**5-6 semanas**		
1.501-2.500g	32,5	31,3-33,4	Menos de 1.500g	31,4	30,6-32,3
Mais de 2.500g (e > 36 semanas)	31,7	30,1-33,2	1.501-2.500g	30,4	29,0-31,8

Este quadro foi preparado mantendo-se as paredes da incubadora 1 a 2°C mais quentes que as temperaturas do ar ambiente.

A tabela de Scopes e Ahmed (Quadro 15.1) foi elaborada em 1966, a partir de dados colhidos em condições nas quais poderia ser esperada baixa taxa metabólica e ainda é bastante útil aos neonatologistas[8,9].

Essa tabela foi preparada mantendo-se as paredes da incubadora 1 a 2°C mais quentes que as temperaturas do ar ambiente.

De modo geral, os RN menores em cada categoria de peso requerem temperatura superior na faixa de variação térmica. Dentro de cada faixa de variação térmica, quanto menor a idade do RN, mais elevada a temperatura que necessita[5].

No quadro 15.2 podem-se ver as recomendações da Academia Americana de Pediatria em relação à temperatura a ser mantida nas incubadoras, conforme a idade[9].

Para o RN criticamente doente, com cardiopatia congênita cianótica por exemplo, a temperatura deverá ser ligeiramente aumentada. Ao contrário, em RN agitados, com convulsões, grandes *shunts* esquerdo-direito, temperaturas menores devem ser mantidas.

RN de baixa idade gestacional, que apresentam perdas insensíveis de água muito grandes, levou ao emprego de graus de umidade de 80 a 90% no interior das incubadoras. Essa prática foi acompanhada de ocorrência de

Quadro 15.2 – Temperatura da incubadora conforme a idade e o peso[9].

Idade	Peso de nascimento					
	Inferior a 1.500g		1.501 a 2.500g		Superior a 36 semanas de gestação e 2.500g de peso	
	°C Média	Variação	°C Média	Variação	°C Média	Variação
1 dia	34,3	0,4	33,4	0,6	33,0	1,0
2 dias	33,7	0,5	32,7	0,9	32,4	1,3
3 dias	33,5	0,5	32,4	0,9	31,9	1,3
4 dias	33,5	0,5	32,3	0,9	31,5	1,3
5 dias	33,5	0,5	32,2	0,9	31,2	1,3
6 dias	33,5	0,5	32,1	0,9	30,9	1,3
7 dias	33,5	0,5	32,1	0,9	30,8	1,4
8 dias	33,5	0,5	32,1	0,9	30,6	1,4
9 dias	33,5	0,5	32,1	0,9	30,4	1,4
10 dias	33,5	0,5	32,1	0,9	30,2	1,5
11 dias	33,5	0,5	32,1	0,9	29,9	1,5
12 dias	33,5	0,5	32,1	0,9	29,5	1,6
13 dias	33,5	0,5	32,1	0,9	29,2	1,6
14 dias	33,4	0,6	32,1	0,9		
15 dias	33,3	0,7	32,0	0,9		
4ª semana	32,9	0,8	31,7	1,1		
5ª semana	32,1	0,7	31,1	1,1		
6ª semana	31,8	0,6	30,6	1,1		
7ª semana	31,1	0,6	30,1	1,1		

infecções por *Pseudomonas*, o que gerou o uso da incubadora "seca". Contudo, essa técnica também não se mostrou adequada, pois, se de um lado diminuía o risco de infecções, por outro aumentava as perdas insensíveis de água e perda latente de calor. Durante a primeira semana de vida, especialmente se tratando do RN de muito baixo peso, a perda de água transepidérmica contribui significantemente para as perdas de energia, constituindo-se na mais importante forma de perda de calor. Assim é que a capacidade de manter a umidade do ambiente é um aspecto importante no desempenho das incubadoras. Atualmente, incubadoras mais modernas apresentam sofisticado sistema de umidificação que previne a condensação e, em tese, diminuiria o risco de infecções. A Academia Americana de Pediatria recomenda manter a umidificação em torno de 40 a 50%[9].

LeBlanc apresenta recomendações sobre a temperatura para as incubadoras com 30% de umidade, baseadas na idade gestacional, conforme pode ser observado no quadro 15.3 [6].

Quadro 15.3 – Ambiente de neutralidade térmica durante os 3 primeiros dias de vida[6].

Peso de nascimento (g)	Temperatura da incubadora (°C)
1.000	35
1.500	34
2.000	33,5
2.500	33,2
3.000	33
4.000	32,5

O RN, homeotérmico que é, ajusta seu sistema termorregulador e equilibra a produção e a perda de calor por meio de mudanças na circulação sanguínea ao nível da pele, sudorese e respiração, mantendo a temperatura corporal dentro de uma faixa de temperatura ambiente variável.

Mantendo-se o RN em ATN, reduzem-se ao mínimo[3]:

– produção de calor;
– consumo de O_2;
– necessidades nutricionais para o crescimento.

PRODUÇÃO E PERDA DE CALOR

A produção de calor ocorre como estágio final dos processos metabólicos e tem de se igualar ao calor que se desprende da superfície cutânea por unidade de tempo, para que a temperatura do meio interno se mantenha[3]. Em adultos, ocorre por:

– atividade muscular voluntária;
– atividade muscular involuntária, ou rítmica (calafrio);
– termogênese não muscular da gordura marrom.

No RN, os músculos são relativamente imaturos para produzir calor, portanto a termogênese derivada da ati-

vidade muscular é insignificante. Outrossim, representa um papel importante a termogênese não muscular, produzida pelo tecido gorduroso marrom[10].

Mais abundante no RN que no adulto, a gordura marrom representa 2-6% do peso corporal total. Acha-se disposta em camadas localizadas nas seguintes regiões: pescoço, região interescapular, mediastino, ao redor dos rins e suprarrenais. Essa gordura é metabólica e morfologicamente diferente da gordura branca. É mais rica em mitocôndrias, mais rica em vacúolos de gordura e tem maior irrigação e inervação. Seu metabolismo é estimulado pela noradrenalina liberada pela inervação simpática e leva à hidrólise dos triglicérides[7,11]. A termogênese não muscular vai reduzindo-se com o aumento da idade; entretanto, pode ser preservada pela exposição seriada ao frio. A quantidade de calor produzida pela termogênese não muscular no RN é provavelmente inadequada para explicar o grande aumento na produção de calor, de maneira que a agitação e as outras atividades musculares também devem contribuir.

A transferência ou perda de calor corporal para o meio ambiente pode ser dividida em duas etapas:

– do interior para a superfície corporal: gradiente interno;
– da superfície corporal para o ambiente: gradiente externo.

Os mecanismos de controle fisiológicos do RN podem alterar o gradiente interno (vasomotor). O gradiente externo é puramente físico.

A transferência de calor pelo gradiente interno é maior no RN, particularmente no menor de 2.000g, pela grande relação superfície corporal/volume, comparada à do adulto, e pela fina camada de tecido celular subcutâneo, sendo seu "isolamento" menor, além da imaturidade dos sistemas efetores, bem como a posição em extensão dos membros.

A transferência de calor pelo gradiente externo, por sua vez, tem quatro componentes[5,11,12]:

Radiação – a partir da superfície cutânea para as superfícies sólidas que não estejam em contato com o corpo do RN.

Condução – pelo contato direto da pele com os objetos sólidos mais frios.

Convecção – a partir da superfície corporal para o ar ambiente.

Evaporação – por evaporação de suor e perspiração insensível.

A contribuição de cada componente depende da temperatura ambiente (ar e paredes), velocidade do ar e pressão de vapor d'água.

No RN, reveste-se de importância clínica o aumento das perdas por convecção, à medida que se acelera a velocidade do ar ambiente e as perdas de calor por radiação da pele para as paredes frias de uma incubadora, principalmente se estiver despido.

TÉCNICAS DE MONITORIZAÇÃO DE TEMPERATURA

Vários são os procedimentos para a medida da temperatura do RN[12-14].

Axilar – é bastante próxima à do meio interno e a mais utilizada em nosso meio. Há algumas controvérsias quanto ao seu uso, pois não refletiria a temperatura retal de maneira confiável ou consistente. Admite-se como normal uma temperatura axilar entre 36ºC e 36,5ºC.

Retal – reflete o meio interno, contudo, a colocação do termômetro retal tem alguns riscos, como infecção ou perfuração. Admite-se como normal uma temperatura retal entre 36,5ºC e 37,5ºC.

Esôfago e membrana timpânica – embora sejam bons índices, são pouco usados na prática.

Pele do abdome – varia rapidamente com o estresse sem que haja repercussão na temperatura interna do RN. Na prática, a temperatura da pele do abdome exposto é um bom local sensitivo. A taxa mínima de consumo de O2 se encontra quando a temperatura abdominal é de 36,5oC.

MÉTODOS PARA A MANUTENÇÃO DO RECÉM-NASCIDO AQUECIDO

Há várias situações em que o RN se acha sujeito à perda de calor[7].

Na sala de parto

Um dos requisitos primordiais para se evitar a perda de calor pelo RN logo após o nascimento é a manutenção da temperatura da sala de parto em 25ºC[11].

Após o nascimento, o RN tem queda rápida da temperatura central, principalmente por evaporação do seu corpo úmido. É preciso, então, secá-lo com toalhas (ou campos) aquecidas. As toalhas úmidas devem ser descartadas e o RN saudável pode ser colocado em contato pele a pele com a mãe, sendo os dois envolvidos por cobertas aquecidas, nas primeiras 2 horas de vida.

Especial atenção deve ser dada à cabeça, pois é difícil secar o cabelo completamente, assim é recomendado o uso de toucas[11].

Caso não seja possível o contato pele a pele, colocar o RN depois de seco e envolto em cabertas aquecidas em berço aquecido[12].

Um esfriamento moderado ou intenso pode conduzir à acidose metabólica, queda de pO_2 e hipoglicemia. Contudo, é provável que um esfriamento muito leve re-sulte mesmo em benefício para a adaptação do RN à vida extrauterina. O resfriamento de receptores cutâneos influiria no início da respiração e talvez também no início da função tireoidiana. Nessas condições, a vasoconstrição e o aumento da resistência periférica que se seguem também alteram a resistência do leito vascular pulmonar, reduzindo o *shunt* direita-esquerda através do ducto arterioso[5].

Se o RN for examinado na sala de parto, deve ser colocado sob calor radiante[11].

No RN pré-termo, a pequena quantidade de tecido adiposo subcutâneo, assim como a grande relação superfície corporal/volume, somando ao ar e paredes frias da sala de parto, faz com que haja grandes perdas, também por convecção e radiação (queda de 2ºC a 3ºC)[5]. Recomenda-se envolver o RN em saco plástico flexível do pescoço até os pés e usar toucas de lã.

Se houver necessidade de reanimação ativa, o RN deve ser colocado em berço de calor radiante previamente aquecido[7].

Banhar o RN logo após o nascimento, mesmo em água aquecida, aumenta o risco de hipotermia[7].

Durante o transporte da sala de parto para outra área física

O controle térmico do RN deve ser mantido durante o transporte que deve ser realizado em incubadora de transporte pré-aquecida, principalmente se tratando de RN doente[7].

Na unidade neonatal

Medidas para reduzir a perda de calor do RN[9,15]:
- manutenção da temperatura ambiente da unidade neonatal em 24-25ºC;
- uso de touca de lã para reduzir a perda de calor por radiação a partir da cabeça relativamente grande do RN;
- evitar despir o RN.

Para o RN pré-termo despido, o dispositivo mais usado é a incubadora de paredes duplas, umidificada (40-50%), pois limita as perdas calóricas por radiação e diminui as perdas por convecção e evaporação[11,12].

Ocorrem perdas variáveis de calor do RN por radiação, para as paredes da incubadora no caso de não haver parede dupla. Para diminuir essas perdas, alguns dispositivos foram idealizados:
- coberta térmica de plástico transparente com circulação de ar aquecido;
- calefatores radiantes colocados sobre os RN;
- manter o RN vestido, desde que sua observação e monitorização não fiquem prejudicadas.

Ocorrem aumentos de 1,25 unidade na resistência à perda de calor em RN com roupas leves e aumento adicional de 0,61 unidade em RN controlados por equipamento.

Em condições térmicas ideais, o RN despido necessita de 32,5°C para manter-se a 36,5°C, e se estiver agasalhado, de apenas 25°C.

Outro método de obter ATN consiste em regular uma fonte de calor radiante ou uma incubadora de acordo com a temperatura cutânea abdominal (Servocontrole)[8,10,11,15], com o que se consegue manter a temperatura em 36,5°C quando o consumo de O_2 é mínimo. É preciso, contudo, muita atenção ao posicionamento correto do sensor, pois se esse se descolar da pele o RN pode ser submetido a hiperaquecimento com graves consequências[12]. Outra desvantagem é que, se o RN tiver febre, a temperatura da incubadora cai para manter a temperatura abdominal em 36,5°C e o RN não apresenta "febre clínica" ou, se o RN vier a falecer, a temperatura cutânea se mantém por aumento da temperatura da incubadora. Há, portanto, maior dificuldade no diagnóstico de sepse, hemorragia intracraniana ou outras doenças.

Para os RN pré-termo, em condições clínicas estáveis, o emprego do método canguru é aconselhado.

ATENÇÃO PARA SITUAÇÕES DE RISCO NO CONTROLE TÉRMICO

- Febre materna.
- Asfixia, icterícia, exsanguineotransfusão, grandes cirurgias.
- Diversos procedimentos no RN enfermo: entubação, inserção de cateter umbilical, reposicionamento de cânula traqueal, tomada de sinais vitais.
- Uso de calor radiante.
- Radiografia.
- Banho.
- Transporte.

DISTÚRBIOS NA REGULAÇÃO TÉRMICA

HIPOTERMIA

É definida como temperatura corporal inferior a 36°C. Cabe lembrar que esse é um limite estabelecido por consenso e não propriamente por evidência clínica. É observada em particular após reanimação de RN pré-termo asfixiado, podendo ser também um sinal precoce de sepse, hemorragia intracraniana ou meningite. É um problema frequente durante o transporte de RN com afecções graves[5].

O esfriamento leva a aumento do metabolismo, da glicogenólise e da utilização da glicose, com consequente hipoglicemia, fator potencial de lesão neurológica. Ao mesmo tempo, verifica-se aumento dos ácidos graxos livres, o que independe do grau de nutrição intrauterina.

Se o esfriamento for grave e prolongado, o aumento de ácidos graxos livres pode levar ao kernicterus, pois deslocam a bilirrubina de sua ligação com a albumina e essa bilirrubina livre poderá impregnar o tecido nervoso.

A elevação do metabolismo pode também levar a aumento e redistribuição do débito cardíaco, com consequente sobrecarga ao sistema cardiorrespiratório do RN, especialmente nos de baixo peso, que apresentarão aumento de fluxo sanguíneo nos órgãos responsáveis pela termogênese e hipóxia tecidual nos restantes. Nesses casos, induzir-se-á a conversão para o metabolismo anaeróbio e aumento de produção de ácido láctico. A acidose resultante pode levar à vasoconstrição pulmonar, agravando a situação. Com o aumento da resistência pulmonar ocorre *shunt* pelo forame oval e ducto arterioso, diminuindo mais a oxigenação arterial. A diminuição da perfusão pulmonar compromete a produção de surfactante, contribuindo para agravar a síndrome de desconforto respiratório idiopático do RN.

Relatos recentes têm demonstrado que a hipotermia à admissão na unidade neonatal é fator de risco independente para a mortalidade em RN pré-termo[11].

Estudo da Rede Brasileira de Pesquisas Neonatais[16], em nove centros terciários, investigou a ocorrência de hipotermia em RN pré-termo, aos 5 minutos de vida e à admissão na UTI neonatal, e fatores associados, avaliando a associação entre hipotermia e mortalidade. Em 44% dos RN aos 5 minutos de vida e em 51% à admissão apresentavam hipotermia, com 6% de morte neonatal precoce. A hipotermia à admissão aumentou o risco de morte precoce em 1,64 vez (IC95%, 1,03-2,61). Os fatores associados à hipotermia aos 5 minutos de vida foram: temperatura da sala de parto inferior a 25°C, idade gestacional menor de 32 semanas, hipertensão materna, temperatura materna inferior a 36°C. Quanto à hipotermia à admissão: hipotermia aos 5 minutos de vida, hipertensão materna, temperatura na sala de parto inferior a 25°C, uso de gases não aquecidos na reanimação, uso de gases não aquecidos no transporte para a UTI.

Quadro clínico[11,12]

- Má aceitação alimentar, sucção débil.
- Letargia, "aura" de frio em torno do corpo, extremidades frias ("cadavéricas").
- Temperatura central geralmente menor que 32,2°C.
- Coloração arroxeada da pele (pela não dissociação da hemoglobina a baixa temperatura).
- Respiração lenta, superficial, irregular, geralmente associada a "gemência" e apneia.
- Bradicardia, hipotensão.
- Depressão do SNC, com hiporreflexia ou arreflexia, choro débil, fraca resposta à dor.
- Distensão abdominal e vômitos.

– Edema de extremidades (escleredema).
– Hemorragia intrapulmonar maciça.
– Alterações metabólicas como acidose metabólica, hipoglicemia, hiperpotassemia, anemia e oligúria.
– Coagulação intravascular disseminada (achado comum de necropsias).

Tratamento[11,12]

Ainda há controvérsias quanto à forma de aquecimento, lento *versus* rápido. Contudo, a tendência atual é de optar por uma forma de aquecimento mais rápida. Na fase de re-aquecimento, podem ocorrer apneia e hipotensão, exigindo monitorização constante do RN, independentemente do método de reaquecimento. Uma recomendação é reaquecer à velocidade de 1ºC/hora. Para RN com peso inferior a 1.200g, idade gestacional menor de 28 semanas, ou se a temperatura for inferior a 32ºC, a recomendação é de não exceder a velocidade de 0,5ºC/hora. Cuidar para que a temperatura da pele não seja superior a 1ºC do que a temperatura retal.

– Manter oxigenação adequada.
– Correção de glicemia, acidose, hiperpotassemia ou outras alterações.
– Alimentação por gavagem ou parenteral até a temperatura de 35oC pelo menos.
– Durante todo o procedimento manter cuidados para a profilaxia de infecções.

Profilaxia do resfriamento[13,17]

Praticamente repete as recomendações relativas aos métodos para a manutenção do RN aquecido.

• RN sadio
– Secar imediatamente o RN após o nascimento (para diminuir a perda por evaporação).
– Acolher em toalha seca e aquecida (diminuir a perda por condução).
– Calor radiante (diminuir a perda por radiação).
– Impedir correntes de ar, dar oxigênio aquecido (diminuir a perda por convecção).
• RN pré-termo ou RN doente
– Secar o RN imediatamente após o nascimento.
– Usar incubadora aquecida para o transporte.
– Cobrir o RN com plástico.
– Usar berço de calor radiante com servocontrole se o acesso ao RN for necessário.
– Incubadoras de parede dupla são úteis para limitar a perda de calor radiante.
– O cuidado pele a pele, ou o cuidado Canguru, é uma forma de promover a termorregulação do RN pré-termo[18-20].

Algumas medidas simples, baseadas nos fatores associados à hipotermia no RN pré-termo[16], podem ter papel preponderante na profilaxia da hipotermia: manter a temperatura da sala de parto em 25ºC, evitar que a temperatura materna seja inferior a 36,5ºC por ocasião do parto, usar saco plástico e touca de lã no RN, ministrar gases aquecidos na reanimação e no transporte.

HIPERTERMIA

É definida como temperatura axilar acima de 37,5ºC. A hipertermia ocorre mais rapidamente em RN que em adultos. As consequências de manter uma criança em ambiente superaquecido variam desde um simples golpe de calor até o óbito. Uma situação de risco importante a ser lembrada é a presença de febre materna[5].

Principais situações nas quais ocorre hipertermia

– Infecção.
– Desidratação.
– Drogas (anestésicos etc.).
– Tocotraumatismo.
– Fototerapia (aumento de temperatura central).
– Lesões do SNC.
– Ambientes superaquecidos.

Quadro clínico e laboratorial[11,12]

– Aumento da temperatura corporal.
– Acidose metabólica.
– Taquicardia.
– Taquipneia e cianose.
– Apneia
– Irritabilidade.
– Hipernatremia.
– Desidratação (aumento da perda insensível de água em berços de calor radiante).

A apneia é uma complicação tanto do aquecimento quanto do resfriamento excessivos.

Há trabalhos evidenciando que a redução de 1ºC na temperatura ambiente da incubadora de pré-termo apneico diminui consideravelmente a frequência desses episódios, desde que se mantivesse dentro dos limites do ATN[5].

Tratamento[12]

– Correção da causa base (sepse, desidratação etc.).
– Correção dos distúrbios metabólicos.
– Diminuição gradual da temperatura (desligar a fonte de calor).
– Cuidados gerais (remoção do excesso de roupas).
– Medidas adicionais para RN maiores: banhos de esponja com água tépida e uso de acetaminofeno 5-10mg/kg/dose por via oral até de 4/4 horas.

REFERÊNCIAS

1. Baumgart S. Thermal regulation in the fetus and newborn. In: Spitzer AR (ed). Intensive care of the fetus and newborn. St Louis: Mosby; 1996.p.401-16.

2. Baumgart S, Harrsch SC, Touch SM. Thermal regulation. In: Avery GB, Fletcher MA, MacDonald MG (eds). Neonatology. Pathophysiology & management of the newborn. 5th ed. Philadelphia: Lippincott Williams & Wilkins; 1999.p.395-408.

3. Brück K. Neonatal thermal regulation. In: Polin RA, Fox WW (eds). Fetal and neonatal physiology. 2nd ed. Philadelphia: WB Saunders Company; 1998.p.676-702.

4. Power GC. Perinatal thermal physiology. In: Polin RA, Fox WW (eds). Fetal and neonatal physiology. 2nd ed. Philadelphia: WB Saunders Company; 1998.p.671-6.

5. Klaus MH, Fanaroff AA. The physical environment. In: Klaus MH, Fanaroff AA (eds). Care of the high-risk neonate. 5th ed. Philadelphia: WB Saunders Company; 2001.p.130-46.

6. LeBlanc MH. Physical environment. In: Fanaroff AA, Martin R (eds). Neonatal-perinatal medicine. 7th ed. St Louis: Mosby; 2002.p.512-29.

7. Sedin G. Physical environment. The thermal environment. In: Martin RJ, Fanaroff AA, Walsh M. Fanaroff & Martin's Neonatal-Perinatal Medicine. 9th ed. St. Louis: Elsevier; 2011.p.555-70.

8. Scopes JW, Ahmed I. Range of critical temperatures in sick and premature newborn babies. Arch Dis Child. 1966;41:417-9.

9. American Academy of Pediatrics – Standards and recommendations for hospital care of newborn infants. 5th ed. Evanston: American Academy of Pediatrics; 1971.

10. Asakura H. Fetal and neonatal thermoregulation. J Nippon Med Sch. 2004;71(6):360-70.

11. Chatson K. Temperature control. In: Cloherty JP, Eichenwald EC, Stark AR (eds). Manual of neonatal care. 7th ed. Philadelphia: Wolters Kluwer/Lippincott-Raven; 2012.p.178-84.

12. Eyal FG. Temperature regulation. In: Gomella TL, Cunningham MD, Eyal FG, Zenk KE (eds). Neonatology. Management, procedures, on-call problems, diseases and drugs. 7th ed. New York: Lange Medical Books/McGraw-Hill; 2013.p.65-70.

13. Brown PJ, Christmas BF, Ford RP. Taking an infant's temperature: axillary or rectal thermometer? N Z Med J. 1992;105(939):309-11.

14. Yetman RJ, Coody DK, West MS, Montgomery D, Brown M. Comparison of temperature measurements by an aural infrared thermometer with measurements by traditional rectal and axillary techniques. J Pediatr. 1993;122(5 Pt 1):769-73.

15. D'Apolito K. Hats used to mantain body temperature. Neonatal Netw. 1994;13(5):93-4.

16. Almeida MF, Guinsburg R, Martinez FE, Procianoy RS, Leone CR, Marba ST, et al. Perinatal factors associated with early deaths on preterm infants born in Brazilian Network on neonatal Research centers. J Pediatr (Rio J). 2008;84:300-7.

17. Sherman TI, Greenspan JS, St Clair N, Touch SM, Shaffer TH. Optimizing the neonatal thermal environment. Neonatal Netw. 2006;25(4): 251-60.

18. McCall EM, Alderdice FA, Halliday HL, Jenkins JG, Vohra S. Interventions to prevent hypothermia at birth in preterm and/or low birthweight infants. Cochrane Database Syst Rev. 2008;(1): CD004210.

19. Galligan M. Proposed guidelines for skin-to-skin treatment of neonatal hypothermia. MCN Am J Matern Child Nurs. 2006;31(5): 298-304.

20. McCall EM, Alderdice F, Halliday HL, Jenkins JG, Vohra S. Interventions to prevent hypothermia at birth in preterm and/or low birth weight infants. Cochrane Database Syst Rev 2010;3: CD004210.

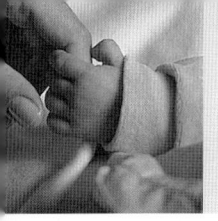

CAPÍTULO 16

Adaptação do Recém-Nascido Normal à Vida Extrauterina

Conceição A. M. Segre

O processo de transição da vida intra para a extrauterina é muito complexo por envolver alterações anatômicas e funcionais dinâmicas que, se não ocorrerem de forma adequada, não forem devidamente compreendidas, avaliadas e acompanhadas, poderão aumentar o risco de morbimortalidade neonatal. Não é possível demarcar com exatidão quando essa transição se acha completa, embora para alguns RN ocorra nas primeiras 6-12 horas de vida, e para outros, nos primeiros dias[1].

Três eventos constituem marcos na transição da vida intra para a extrauterina[2,3]:

- a transformação de um pulmão cheio de líquido em um órgão aerado capaz de realizar trocas gasosas;
- o estabelecimento da circulação do tipo adulto;
- a passagem do feto de um ambiente de estabilidade térmica, intrauterino, para o meio ambiente, de temperatura inferior;
- as alterações metabólicas necessárias à vida extrauterina.

Na vida intrauterina, a placenta é o principal órgão para que as trocas gasosas e nutricionais se processem. Aproximadamente 50% do débito cardíaco fetal perfunde a placenta, enquanto apenas 5-10% perfunde os pulmões fetais. Nessa fase da vida, a resistência vascular placentária é muito baixa, enquanto a circulação pulmonar é de alta resistência e baixo fluxo, fazendo com que o pulmão não tenha nenhum papel relativo às trocas gasosas[3]. O sangue oxigenado, que volta da placenta por meio da veia umbilical, entra no átrio direito e a maior parte dele vai para o átrio esquerdo pelo forame oval, sendo então encaminhado para a aorta, indo oxigenar os tecidos. O restante entra no ventrículo direito e é bombeado pela artéria pulmonar para o ducto arterioso, chegando à aorta mais distalmente[2].

Durante a vida intrauterina, o pulmão acha-se repleto de líquido secretado pelo epitélio pulmonar. Contudo, embora não sendo um órgão respiratório fetal, o pulmão desempenha inúmeras funções metabólicas, a grande maioria das quais destinada a prepará-lo para a adaptação à vida extrauterina. Assim, a velocidade de síntese do surfactante aumenta dramaticamente nas últimas seis semanas de gestação; enzimas antioxidantes, como a superóxido desmutase, catalase, glutation peroxidase, desenvolvem-se no feto, provavelmente para proteger o pulmão de possível lesão induzida pelo oxigênio no início da respiração. O pulmão fetal é também um local importante da síntese de prostanoides[4].

Por ocasião do estresse do nascimento, verifica-se grande aumento dos níveis sanguíneos de catecolaminas (epinefrina e norepinefrina), a partir da suprarrenal e dos gânglios para-aórticos, com queda subsequente, voltando aos parâmetros anteriores ao nascimento depois de aproximadamente 4 horas. Esse aumento seria responsável por várias alterações verificadas durante a transição, como aumento do débito cardíaco e da contratilidade miocárdica, liberação de surfactante pulmonar, inibição da secreção de líquido pulmonar e promoção de sua absorção, estimulação da glicogenólise, indução da lipólise, bem como da liberação de hormônio da tireoide[1].

ADAPTAÇÃO PULMONAR

A partir da 22ª semana de idade gestacional o surfactante e as proteínas SP-B e SP-C começam a ser sintetizadas e agregadas aos corpos lamelares dos pneumócitos do tipo II, que se acham em amadurecimento, e vão acumulando surfactante. Por ocasião do termo, as células do tipo II contêm mais surfactante que um pulmão de adulto, que é liberado imediatamente antes e ao nascimento[3].

Com as primeiras respirações, normalmente, desencadeia-se uma série de eventos que ocorrem simultaneamente em qualquer nascimento: conversão da circulação fetal para a do tipo adulto, esvaziamento do líquido pulmonar; estabelecimento do volume pulmonar e das características da circulação pulmonar.

Os movimentos respiratórios passam de um padrão intermitente, verificado no feto, para um processo contínuo, no recém-nascido. Os mecanismos exatos que expliquem os primeiros movimentos respiratórios ainda são obscuros, contudo vários fatores possivelmente contribuem para tal:

- estímulos neurossensoriais (frio, luz, ruído, gravidade, dor);
- grau discreto de asfixia (hipóxia, hipercapnia, acidose respiratória);
- estiramento pulmonar.

Esses estímulos interagiriam sobre o centro respiratório, via quimiorreceptores, proprioceptores e barorreceptores. Assim, por exemplo, o corpo carotídeo (quimiorreceptor periférico) responde à hipóxia e à hipercapnia, particularmente se for oscilatória[5].

Em experimentação animal, foi verificado que o animal aquecido e submerso não respirava, embora os estímulos químicos estivessem presentes, enquanto na ausência desses, se o animal fosse exposto ao frio, ele iniciaria a respiração[6].

Com a primeira respiração, há aumento abrupto da expansão pulmonar que, por sua vez, estimula os receptores de estiramento pulmonar levando ao reflexo de vasodilatação pulmonar e consequente diminuição da resistência vascular, aumento do fluxo pulmonar em até 10 vezes e aumento da pO_2 alveolar, fatores que levam ao fechamento do ducto arterioso. Um RN sadio pode gerar pressão negativa entre –0 e $-100cmH_2O$ na primeira respiração e que chega a ser 10 a 15 vezes maior do que o necessário para as respirações subsequentes[2].

A frequência respiratória nos primeiros 10 minutos de vida pode variar de 24 a 106 movimentos respiratórios por minuto, com média de 60. Essa frequência permanece nesses patamares nas primeiras 6 horas de vida, caindo então, gradualmente, para 40 movimentos respiratórios por minuto, depois do primeiro dia de vida. Nos primeiros 3 dias de vida, podem ocorrer algumas pausas respiratórios que, contudo, não devem ultrapassar de 18 segundos depois de 7 dias de vida Na primeira semana de vida pode ocorrer respiração irregular durante a fase de sono ativo (REM). A respiração periódica foi verificada em 69 a 80% das crianças, mostrando tendência decrescente com a idade[7].

Alguns fatores fisiológicos são responsáveis pela eliminação do líquido que preenche os alvéolos pulmonares durante a vida fetal. Nessa fase, a secreção transepitelial de cloretos constitui a força que direciona o líquido para dentro dos espaços aéreos potenciais, levando ao acúmulo de um fluido luminal rico em cloretos e com teor baixo de proteínas. Próximo do nascimento, ainda na vida intrauterina, grandes alterações se verificam no pulmão fetal: tanto a velocidade de formação, quanto o volume do líquido diminuem e o epitélio muda de membrana secretora de cloretos para membrana secretora de sódio, promovendo o transporte ativo do líquido para o interstício, pela ação de um canal de sódio epitelial amilorida sensível (ENaC, na sigla em inglês). Além disso, existe um gradiente transepitelial na concentração de proteínas fazendo com que a direção do líquido seja do alvéolo para o espaço intersticial. A insuflação pulmonar aumenta a pressão transpulmonar, direcionando também o líquido para o interstício. O aumento do fluxo pulmonar e a diminuição da resistência vascular que se segue à insuflação do pulmão favorecem a captação do líquido pelo leito vascular, deixando apenas 10% para a reabsorção linfática. Forças passivas, como a expressão que ocorre durante o parto vaginal e a evaporação, contribuem ainda, embora minimamente, para a eliminação do líquido pulmonar. A presença de níveis elevados de cortisol e hormônios da tireoide, por sua vez, inibe a secreção e promove a absorção do líquido pulmonar[1-3].

Em 2 horas depois do nascimento, há grande diferença alveoloarterial de oxigênio, que pode ser devida à perfusão de áreas pouco ventiladas nos pulmões[2]. À medida que melhora a complacência pulmonar, a eliminação de fluidos e o volume pulmonar se estabilizam, e entre 2 e 4 horas de vida a inadequação ventilação-perfusão desaparece. A saturação de oxigênio, medida por meio de um oxímetro de pulso, não ultrapassa 90% até, aproximadamente, 9 minutos de vida. Conforme o volume pulmonar se estabiliza, há aumento no pH, acompanhado de queda da pCO_2 durante os primeiros 30 minutos de vida.

ADAPTAÇÃO CIRCULATÓRIA

Profundas alterações no sistema cardiovascular ocorrem com o nascimento, resultando em importantes mudanças fisiológicas:

- aumento da resistência vascular sistêmica;
- diminuição da resistência vascular pulmonar;
- fechamento do ducto arterioso e do ducto venoso;
- transição do fluxo da esquerda para a direita pelo forame oval;
- fechamento, eventual, do forame oval.

Na vida intrauterina, as pressões no coração direito ultrapassam as do esquerdo, favorecendo um fluxo da direita para a esquerda, através do forame oval e do ducto arterioso. Depois do nascimento, a elevação do fluxo pulmonar provoca aumento do retorno atrial esquerdo e da pressão em átrio esquerdo. A remoção da placenta, órgão de baixa resistência, e a infusão de volume sanguíneo concomitante, associados ao aumento da pO_2, contribuem para o aumento da resistência vascular sistêmica. Esses fatores e o choque térmico do nascimento levam ao fechamento funcional do forame oval, alguns minutos após o parto. O canal arterial permanece aberto ainda por algumas horas, mas, como a resistência vascular periférica é maior que a pulmonar, o fluxo agora se faz da esquerda para a direita (fase de transição). Sob a ação de prostaglandinas, interagindo com o aumento da pO_2, inicia-se o fechamento do ducto, processo que começa entre 4 e 12 horas de vida[5]. O fechamento funcional do ducto se completa em 24 horas em 20 a 42% dos RN, em 82 a 90% o ducto estará fechado com 48 horas de vida e em 100% com 96 horas. O fechamento anatômico do canal arterial, porém, completa-se somente depois de algumas semanas. Sua persistência em RN a termo ocorre em 0,04% das crianças, possivelmente por falência nas respostas às várias influências bioquímicas que normalmente atuam mediando seu fechamento[1,2].

Depois do nascimento há acréscimo do débito de ambos os ventrículos, relativamente maior para o ventrículo esquerdo. Também foi documentado aumento no estado inotrópico do ventrículo esquerdo, com repercussões sobre a frequência cardíaca que se eleva. A maturação perinatal dos receptores beta-adrenérgicos, talvez facilitada pelo crescente nível pré-natal dos hormônios da tireoide, permite ao coração um aumento do débito, em reposta aos níveis elevados de catecolaminas circulantes ao nascimento[8].

A frequência cardíaca média cai de 160 batimentos por minuto (bpm), verificada aos 5-10 minutos, para 130bpm aos 60 minutos de vida. Curtos períodos de bradicardia sinusal não são raros, provavelmente pela predominância de enervação parassimpática no nodo sinusal do RN. Taquicardia ocorre transitoriamente, mas se persistir deve-se procurar uma causa, que poderá ser anemia, infecção ou hipertireoidismo. Nas primeiras 4-6 horas de vida é possível ver um impulso precordial ao longo da borda esquerda do esterno. Alguns sinais auscultatórios eventualmente serão detectados durante as primeiras 4 horas de vida, como acentuação da primeira bulha, segunda bulha única, ruídos de não ejeção na borda inferior esquerda do esterno ou no ápice. Em 15% das crianças pode-se ouvir um sopro sistólico na base, às vezes com componente diastólico, nas primeiras 5-6 horas de vida, que corresponde ao ducto patente. Sopros já foram descritos em 33% das crianças nas primeiras 24 horas de vida e em 60% com 48 horas. Na maioria das vezes, são benignos e correspondem às alterações hemodinâmicas da fase de transição[1].

A pressão arterial encontra-se discretamente mais baixa nas primeiras horas de vida após o nascimento do que posteriormente. A pressão sanguínea pode alterar-se conforme o tipo de parto, grau de transfusão placentária, pela temperatura corporal, atividade, postura, estado de alerta e pela sucção.

Na verdade, todas essas modificações são cardiorrespiratórias e não podem ser dissociadas[2].

ADAPTAÇÃO ENDÓCRINA

Cortisol

É o mais importante hormônio regulador para a maturidade terminal do feto e pela adaptação ao nascimento. A adrenal fetal e outros tecidos cromafínicos sintetizam e liberam cortisol sob o controle hipotalâmico. Por volta da 36ª semana de idade gestacional, os níveis de cortisol são de aproximadamente 20μg/mL, aumentando até 45μg/mL antes do nascimento, atingindo um pico de 200μg/mL algumas horas antes do parto. Esse aumento do cortisol ao longo da gestação é responsável por várias alterações fisiológicas que facilitam a adaptação neonatal normal[3]:

- promove o amadurecimento anatômico e do surfactante pulmonar;
- promove a eliminação do líquido dos alvéolos pulmonares;
- promove o amadurecimento intestinal;
- promove o amadurecimento do eixo tireóideo;
- regula a liberação de catecolaminas;
- controla o metabolismo energético.

Catecolaminas

O feto humano libera catecolaminas (norepinefrina, epinefrina e dopamina) a partir da medular da suprarrenal e outros tecidos simpáticos. Pelo fato de que, na vida intra-uterina, a placenta promove a eliminação de catecolaminas, o feto é protegido dos efeitos de algum estresse cardiovascular ou metabólico.

O aumento das catecolaminas ao nascimento é responsável por[3]:

- aumento da pressão sanguínea;
- adaptação do metabolismo energético;
- início da termogênese a partir da gordura marrom.

Hormônios da tireoide

O eixo tireóideo amadurece no final da gestação, paralelamente ao aumento do cortisol, encontrando-se aumento dos níveis de TSH, T_3 e T_4 e diminuição dos níveis de rT_3, o que ocorre próximo ao termo. Depois do nascimento, há um pico de TSH, mas que logo cai. A elevação de T_3 e T_4 que se verifica responde ao aumento do cortisol, ao clampeamento do funículo umbilical e ao estímulo do frio[3].

ADAPTAÇÃO METABÓLICA

Metabolismo da glicose

A asfixia relativa do trabalho de parto (por diminuição da perfusão placentária), o choque térmico do nascimento e a necessidade de fontes de energia independentes, bem como de oxigênio, levam aos principais transtornos metabólicos do nascimento: hipóxia, hipoglicemia e hipotermia. O feto depende integralmente de sua mãe como fonte fornecedora de glicose para o metabolismo energético e a síntese de substratos metabólicos, apresentando níveis de glicemia que correspondem a 60-70% daqueles maternos. Com o nascimento, há brusca interrupção do fornecimento de glicose, de modo que a glicemia do RN cai, atingindo os menores níveis com 1-2 horas de vida, aumentando gradativamente nos dias subsequentes. Para manter sua glicemia, o RN lança mão inicialmente das reservas de glicogênio hepático, mobilizadas graças à ação do súbito aumento perinatal de catecolaminas e glucagon e, posteriormente, da diminuição de insulina. Como nesse período o RN recebe pouco alimento, torna-se dependente da neoglicogênese a partir de aminoácidos, glicerol e lactato[1-3].

Três enzimas importantes são ativadas pelo aumento de catecolaminas: a fosforilase hepática, responsável pela glicogenólise; a lipase, que hidrolisa a gordura armazenada em glicerol e ácidos graxos livres, tornando-os disponíveis para a neoglicogênese; e a deiodinase, que converte a tiroxina (T_4) em tri-iodo tironina (T_3). Essa última estimula a termogenina, proteína da gordura marrom existente no RN, facilitando a produção de calor[5].

Esses mecanismos permitem à grande maioria dos RN normais, durante o período de jejum inicial, a manutenção de sua glicemia acima de 40mg/dL. Contudo, 10% desses RN normais podem apresentar, pelo menos, um valor de glicemia inferior a 35mg/dL nas primeiras 3 horas de vida.

Metabolismo do cálcio

Na vida intrauterina, o cálcio é transportado ativamente da placenta para o feto, de tal forma que, ao termo, os níveis de cálcio sérico fetal são mais elevados que os maternos. No feto, há condições que facilitam o depósito de cálcio nos ossos, pois encontram-se níveis sanguíneos baixos de paratormônio (PTH) e de $1,25(OH)_2$-vitamina D, mas elevados de calcitonina e $24,25(OH)_2$-vitamina D. A interrupção do fornecimento de cálcio materno e a oferta escassa de alimento logo após o nascimento levam o RN a estabelecer mecanismos de adaptação para manter a homeostase do cálcio, diminuindo a taxa de mineralização óssea e a reabsorção óssea, verificando-se como conseqüência queda dos níveis séricos de cálcio nas primeiras 24 horas de vida. Com isso, desencadeia-se a liberação de PTH que, por sua vez, facilita o aumento da síntese de $1,25(OH)_2$-vitamina D. O resultado dessas alterações adaptativas é o aumento do cálcio sérico, que se estabiliza em torno de 8mg/dL com 48 horas de vida[1,9].

A manutenção dos níveis séricos de cálcio é garantida pelos seguintes mecanismos:

- reabsorção óssea, via PTH e $1,25(OH)_2$-vitamina D;
- absorção intestinal mediada pela $1,25(OH)_2$-vitamina D;
- conservação renal de cálcio, via PTH e $1,25(OH)_2$-vitamina D;
- redução gradual dos níveis séricos de P, por aumento do *clearance* renal e da excreção mediada pelo PTH.

Dessa maneira, o RN sadio não apresenta quedas anormais dos níveis de cálcio sérico.

ADAPTAÇÃO TÉRMICA

Durante a vida intrauterina, o feto produz calor, derivado de seu intenso metabolismo. Existe um gradiente de temperatura entre sangue da artéria e veias umbilicais de apenas 0,45 a 0,5ºC, mas é o suficiente para eliminar, via circulação placentária, a maior parte do calor gerado. Ao nascimento, o RN é imediatamente exposto a um ambiente úmido e frio, o que provoca grande perda de calor por convecção e evaporação, levando à queda da temperatura corporal na velocidade de 0,2 a 1,0 grau por minuto, se nenhuma medida for tomada para evitar essa perda. Como resposta, o RN lança mão do choro e da movimentação ativa, ocorre vasoconstrição e a termogênese da gordura marrom mediada pela norepinefrina. A taxa metabólica do RN pode aumentar em 2 a 3 vezes, com consequente aumento do consumo de oxigênio. Em algumas horas, as reservas de glicogênio hepático e de gordura marrom podem ser esgotadas, se a perda de calor não for interrompida prontamente[3,10].

As medidas para se evitar as perdas calóricas incluem secagem do RN, envolvimento em campos aquecidos e colocação do RN contra o tórax da mãe, entre as mamas, logo após o nascimento. Se houver necessidade de medidas adicionais que venham ajudar a transição, como aspiração e oxigenação, o RN deve ser secado e colocado sob calor radiante enquanto esses procedimentos são realizados.

ADAPTAÇÃO HEMATOLÓGICA

Durante a vida intrauterina, o feto vive em ambiente hipoxêmico, com pressão de oxigênio de aproximadamente 35mmHg, o que estimula a produção de eritropoietina. Essa se reflete na contagem elevada de eritrócitos no RN e com um nível médio de hemoglobina de 16,8g/dL[2].

A eritropoiese ativa é também responsável por contagens elevadas de reticulócitos, em média de 5,5%, que se mantêm durante os primeiros 3 dias de vida mas caem a seguir, chegando a 1% por volta do 7º dia de vida.

A mais importante determinante do volume sanguíneo nos primeiros dias de vida á a transfusão placentária, que depende das contrações uterinas, da posição do RN em relação à placenta e do momento do clampeamento do funículo umbilical. Estudo de metanálise realizado por Hutton e Hassan[11] concluiu que o retardo do clampeamento do funículo umbilical em RN a termo em no mínimo 2 minutos após o parto é benéfico para o RN, benefício esse que se estende ao longo da infância. Não encontraram aumento significativo da hiperbilirrubinemia entre as crianças que tiveram clampeamento precoce ou tardio nem diferenças significativas quanto à necessidade do uso de fototerapia para tratamento de hiperbilirrubinemia neonatal (bilirrubina sérica acima de 15mg/dL). Embora tivessem encontrado aumento de policitemia entre crianças com clampeamento tardio, essa condição foi benigna.

Em relação ao RN pré-termo, estudo de metanálise de Rabe et al.[12] mostrou que um retardo de no mínimo 30 segundos é seguro e não compromete o pré-termo na sua fase de adaptação.

Outro aspecto da adaptação hematológica diz respeito aos fatores de coagulação. O RN é deficiente em vitamina K e nos fatores vitamina K-dependentes (II, VII, IX, X) que, se não for corrigida por meio da administração dessa vitamina logo após o nascimento, pode levar ao aparecimento da doença hemorrágica do RN. Ao lado disso, é também deficiente nas proteínas C e S[13].

O estresse do parto eleva os neutrófilos circulantes, apresentando pico entre 12 e 24 horas de vida, que varia de 7.200 a 14.500/mm[3] (intervalo de confiança de 95%). Há queda posterior e estabilização por volta de 72 horas de vida[14].

ADAPTAÇÃO GASTRINTESTINAL

O feto recebe nutrientes da mãe via placenta e deve adaptar-se na vida extrauterina a receber alimentação enteral que depende de seu próprio esforço de sucção, deglutição e capacidade digestiva[2].

Embora o feto possa deglutir líquido amniótico, a coordenação entre sucção e deglutição se faz em torno da 34-35 semanas de idade gestacional, de modo que o RN a termo consegue sugar e deglutir o leite adequadamente para suprir suas necessidades nutricionais, mas em alguns RN normais esse processo pode estar diminuído nas primeiras 12 horas de vida. O esvaziamento gástrico também se acha retardado nas primeiras 12 horas, melhorando com 2-3 dias de vida. Muitos RN normais regurgitam parte da alimentação, por uma frouxidão do esfíncter esofágico, sem que isso represente qualquer afecção. Esse refluxo gastroesofágico é transitório e se resolve com a idade[1].

A primeira alimentação provoca a liberação de vários hormônios, incluindo insulina, hormônio de crescimento, gastrina, enteroglucagon e motilina, cuja ação contribui para o aumento da motilidade intestinal necessária

à eliminação do mecônio. Com 24 horas de vida, 98,5% dos RN terão eliminado mecônio e praticamente todos o terão feito com 48 horas de vida[15].

ADAPTAÇÃO RENAL

Durante a vida fetal, a placenta, e não o rim fetal, é o órgão responsável pela homeostase de líquidos e eletrólitos. A eliminação de urina pelo feto contribui para a formação do líquido amniótico[2].

O rim desempenha um importante papel na transição da vida fetal para a vida pós-natal. Classicamente, o rim do RN tem sido considerado "disfuncional", "imaturo", contudo é capaz de satisfazer suas necessidades, com exceção ao de muito baixo peso. Não consegue, porém, responder prontamente a uma situação de estresse.

A urina é formada pelo feto de 10-16 semanas, contribuindo para a formação do líquido amniótico, de modo que ao termo a produção fetal de urina chega a 28mL/hora. Ao nascimento, há aumento da resistência vascular sistêmica e redução do fluxo renal com consequente diminuição da filtração glomerular. O fluxo sanguíneo renal corresponde a 6% do débito cardíaco ao fim da primeira semana de vida e a 15% ao final do primeiro mês de vida[16]. A função tubular também se acha rebaixada. Entre 4 e 21% dos RN eliminam sua primeira urina na sala de parto e, com 24 horas de vida, 97% já teve sua primeira eliminação[17].

Nas primeiras horas após o nascimento, a excreção de sódio é elevada e a urina vai tornando-se hipertônica ao longo do primeiro dia de vida. Por razões não bem conhecidas, a sensibilidade renal à elevação da vasopressina encontrada no sangue após o nascimento é incompleta. Nos dias subsequentes ao nascimento, há aumento do débito urinário e da natriurese, com perda de 5 a 10% do peso corporal, ocasionada pela perda de líquido. No RN a termo, a diurese aumenta paralelamente e à quantidade ingerida. A função renal melhora em poucos dias, mas somente durante o primeiro ano de vida é que o rim da criança chega a igualar-se ao do adulto[16].

ADAPTAÇÃO COMPORTAMENTAL

Classicamente, são descritas várias fases no comportamento do RN. Entre 10 e 60 minutos de vida, ocorre o chamado "primeiro período de reatividade", onde se verificam intensa atividade, aumento do tônus, opondo resistência à mudança de posição de um membro, permanecendo em atitude alerta; o RN faz caretas e movimentos de lateralidade com a cabeça, "cheira" exploratoriamente, apresenta o reflexo de Moro espontâneo, suga e deglute; há tremores de extremidades e de mandíbula; abre e fecha os olhos; pode começar a chorar ou parar abruptamente.

Ouvem-se ruídos intestinais por ativação parassimpática da atividade peristáltica. O ar deglutido distende as alças intestinais que se tornam visíveis. Há aumento de produção de saliva, presença de períodos curtos de apneia e retração do esterno. Essa fase tem seu pico com 60 minutos de vida.

A seguir, o RN entra em um período não responsivo ou de sono. A reação maciça do período anterior se dissipa. Caem as frequências cardíaca e respiratória; a atividade motora diminui. O abdome apresenta-se globoso, com ruídos presentes e o RN dorme. Esse sono pode variar de alguns minutos a 3-4 horas.

Ao acordar, o RN entra no "segundo período de reatividade", volta a ser responsivo a estímulos exógenos ou endógenos. Retorna a taquicardia, porém a frequência cardíaca é lábil; há curtos períodos de respiração rápida e podem ocorrer vômitos ou engasgo. Verifica-se a passagem de mecônio e há instabilidade vasomotora. Pode ter duração curta ou de várias horas.

Ao término dessa fase, o RN se encontrará estável e pronto para iniciar a alimentação[18].

REFERÊNCIAS

1. Britton JR. The transition to extrauterine life and disorders of transition. Clin Perinatol. 1998; 25(2):271-94.
2. Sinha SK, Donn SM. Fetal-to-neonatal maladaptation. Semin Fetal Neonatal Med. 2006;11(3):166-73.
3. Hillman NH, Kallapur SG, Jobe AH. Physiology of transition from intrauterine to extrauterine life. Clin Perinatol. 2012;39(4):769-83.
4. Mathew R. Development of the pulmonary circulation: metabolic aspects. In: Polin RA, Fox WW (eds). Fetal and neonatal physiology. 2 nd ed. Philadelphia: WB Saunders; 1998.p.924-9.
5. Nelson NM. The onset of respiration. In: Avery GB, Fletcher ME, MacDonald MG (eds). Neonatology. Pathophysiology and management of the newborn. 5th ed. Philadelphia: Lippincott Williams & Wilkins; 1999.p.257-78.
6. Rigatto H. Control of ventilation in the newborn. Annu Rev Physiol. 1984;46:661-74.
7. Richards JM, Alexander JR, Shinebourne EA, de Swiet M, Wilson AJ, Southhall DP. Sequential 22 hour profiles of breathing patterns and heart rate in 110 full-term infants during the first 6 months of life. Pediatrics. 1984;74(5):763-77.
8. Teitel DF. Circulatory adjustments to postnatal life. Semin Perinatol. 1988;12(2):96-103.
9. Loughead JL. Serum ionized calcium concentrations in normal neonates. Am J Dis Child. 1988;142(5):516-8.
10. Baumgart S, Harrsch SC, Touch SM. Thermal regulation. In: Avery GB, Fletcher ME, MacDonald MG (eds). Neonatology. Pathophysiology and management of the newborn. 5th ed. Philadelphia: Lippincott Williams & Wilkins; 1999.p.395-408.
11. Hutton EK, Hassan ES. Late vs early clamping of the umbilical cord in full-term neonates: systematic review and meta-analysis of controlled trials. JAMA. 2007;297(11):1241-52.
12. Rabe H, Reynolds G, Diaz-Rossello J. A systematic review and meta-analysis of a brief delay in clamping the umbilical cord of preterm infants. Neonatology. 2008;93(2):138-44.
13. Luchtman-Jones L, Schwartz AL, Wilson DB. The blood and hematopoietic system. In: Fanaroff A, Martin R (eds). Neonatal-perinatal medicine. 7th ed. St. Louis: Mosby; 2002.p.1183-254.
14. Manroe BL, Weinberg AG, Rosenfeld CR, Browne R. The neonatal blood count in health and disease. Reference values for neutrophilic cells. J Pediatr. 1979;95(1):89-98.
15. Dumont RC, Rudolph CD. Development of gastrointestinal motility in the infant and child. Gastroenterol Clin North Am. 1994;23(4):655-71.
16. Brion LP, Satlin LM, Edelman CM Jr. Renal disease. In: Avery GB, Fletcher ME, MacDonald MG (eds). Neonatology. Pathophysiology and management of the newborn. 5th ed. Philadelphia, Lippincott Williams & Wilkins; 1999.p.887-973.
17. Clark DA. Times of first void and first stool in 500 newborns. Pediatrics.1977;60(4):457-9.
18. D'Harlingue AE, Durand DJ. Recognition, stabilization, and transport of the high risk newborn. In: Klaus MH, Fanaroff AA (eds). Care of the high risk neonate. 4th ed. Philadelphia: WB Saunders Company; 1993.p.62-85.

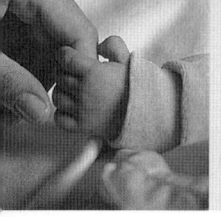

CAPÍTULO 17

Avaliação da Idade Gestacional – Classificação do Recém-Nascido

Conceição A. M. Segre

A classificação do RN, em um Serviço de Neonatologia, é de grande importância, pois possibilita sua codificação e posterior avaliação quanto ao risco de mortalidade e morbidade, levando a uma assistência adequada. É interessante também para identificar e facilitar o reconhecimento do recém-nascido (RN) quanto à relação peso de nascimento/idade gestacional (IG), a fim de avaliar o crescimento e o desenvolvimento intrauterino.

De maneira bastante simplificada, os RN podem ser classificados apenas de acordo com o peso de nascimento, em razão da estreita relação entre peso e risco de mortalidade nos primeiros dias de vida. O conceito clássico de prematuridade de Yllpö, em 1919, aceito pela Organização Mundial da Saúde (OMS – WHO) em 1950 baseava-se apenas no peso. Considerava-se prematuro todo o RN vivo cujo peso de nascimento fosse igual ou inferior a 2.500g[1,2].

Embora esse conceito tenha sido útil para compilações estatísticas e planificação de programas assistenciais, era um tanto arbitrário. Assim, estariam incluídos RN a termo apresentando restrição do crescimento intrauterino, causada por anormalidades fetais, infecções e outras doenças maternas, motivos constitucionais, raciais ou socioeconômicos. Todavia, estariam excluídos RN antes do termo, mas de peso elevado, como aqueles de mãe diabética.

Além disso, muitos países não se beneficiaram com essa norma, pois elevado número de RN seria incluído como "prematuro", o que acabaria onerando demasiadamente a assistência neonatal. Portanto, o peso de nascimento não pode ser considerado o único parâmetro na classificação do RN, pois confunde entidades clínicas importantes, quando compara a pesos iguais e IG diferentes.

Em 1961, o Comitê de Especialistas em Saúde Materno-Infantil da OMS (WHO) reavaliou o problema com mais detalhes e estabeleceu o seguinte conceito: RN de baixo peso é todo o RN vivo cujo peso de nascimento é inferior a 2.500g, independente da idade gestacional. Segundo a OMS, prematuro é todo RN que nasce antes da 37ª semana de IG[3].

Todavia, até essa data não havia ainda uma classificação que correlacionasse peso/IG. Com o aprimoramento da assistência neonatal, verificou-se que havia um grande número de doenças, entre IG diferentes, em função do crescimento intrauterino. Com esse objetivo, o Comitê de Fetos e Recém-nascidos da Associação Americana de Pediatria (AAP), analisando a questão, aceitou três parâmetros para a classificação dos RN: peso, IG e crescimento intrauterino (CIU)[4]. Dividiu a IG em três categorias básicas:

Pré-termo (PT) – são todas as crianças nascidas vivas, antes da 38ª semana, ou seja, até 37 semanas e seis dias (até 265 dias).

Termo (T) – são todas as crianças vivas nascidas entre 38 e 41 semanas e 6 dias (266 a 293 dias).

Pós-termo (Po) – são todas as crianças vivas nascidas com 42 semanas ou mais de IG (294 dias em diante).

Pode-se observar que para a AAP o conceito de prematuridade difere do conceito da OMS.

Para a avaliação da IG, adotou-se o conceito de IG calculada que seria aquela avaliada pelo intervalo de tempo existente entre o primeiro dia do último período menstrual normal e o parto, segundo a regra de Naegele. Esse intervalo é sempre expresso em semanas completas, por exemplo, 37 semanas completas correspondem a 37 semanas e seis dias (37 0/7 a 37 6/7).

O terceiro parâmetro analisado, o CIU, salienta a necessidade de determinar tabelas de crescimento fetal padronizadas para detectar o crescimento antenatal normal e anormal, constituindo-se em indicador prático do RN de alto risco.

Lubchenco et al., em 1963, apresentaram curvas de percentis de crescimento fetal. Os estudos foram realizados em uma população de 5.635 RN, cujo nível social variou de indigente a médio, abrangendo anglo-saxônicos e índios mexicanos, na cidade de Denver – Estado de Colorado, a 3.000m de altitude. Os valores encontrados foram projetados em um sistema de coordenadas, sendo obtidas as curvas de percentis, em uma variabilidade de P10, P25, P50, P75 e P90, considerando, portanto, dentro de uma faixa de crescimento intrauterino normal 80% da população estudada[5] (Fig. 17.1)

A correlação entre peso/IG e CIU divide os RN em nove grupos, sendo três grandes grupos básicos, separados pela IG, e dentro de cada um desses grupos três subgrupos separados pelo peso de nascimento. Consequentemente, tanto os RN a termo, como pré termo e pós-termo podem ser considerados: pequenos para a IG se estiverem abaixo do percentil 10º (PIG); adequados para a IG (AIG) se estiverem entre os percentis 10º e 90º; e grandes para a IG (GIG) se acima do percentil 90[6] (Fig. 17.2), passando a ser referidos como:

PT-AIG – RN antes da 38ª semana, com peso de nascimento entre o percentil 10º e 90º.

PT-PIG – RN antes da 38ª semana, com peso de nascimento abaixo do percentil 10º.

PT-GIG – RN antes da 38ª semana, com peso de nascimento acima do percentil 90º.

T-AIG – RN entre 38 e 41 semanas e seis dias, peso de nascimento entre o percentil 10º e 90º.

T-PIG – RN entre 38 e 41 semanas e seis dias, peso de nascimento abaixo do percentil 10º.

T-GIG – RN entre 38 e 41 semanas e seis dias, peso de nascimento acima do percentil 90º.

Po-AIG – RN de 42 semanas ou mais, peso de nascimento entre o percentil 10º e 90º.

Po-PIG – RN de 42 semanas ou mais, peso de nascimento abaixo do percentil 10º.

Po-GIG – RN de 42 semanas ou mais, peso de nascimento acima do percentil 90º.

Em 2003, uma reunião de especialistas definiu RNPIG como sendo aqueles que representam um grupo estatístico cujo peso de nascimento e/ou altura está, pelo menos, 2 desvios padrão abaixo da média para a idade gestacional, o que corresponde, aproximadamente, ao percentil 3º[7]. Abaixo do percentil 10º, haveria RN constitucionalmente pequenos e não desnutridos. Contudo, se forem considerados somente abaixo do percentil 3º os RN que passariam a merecer cuidados especiais em função das afecções que acometem esse grupo de crianças, talvez muitos deles entre o percentil 10º e 3º deixassem de receber a atenção da qual necessitam.

Inúmeros autores passaram a apresentar curvas de crescimento intrauterino, tornando-se clássicas as curvas de Denver, no Colorado[5], as de Usher e MacLean[8], Babson e Benda[9], Williams et al.[10] e Alexander et al.[11].

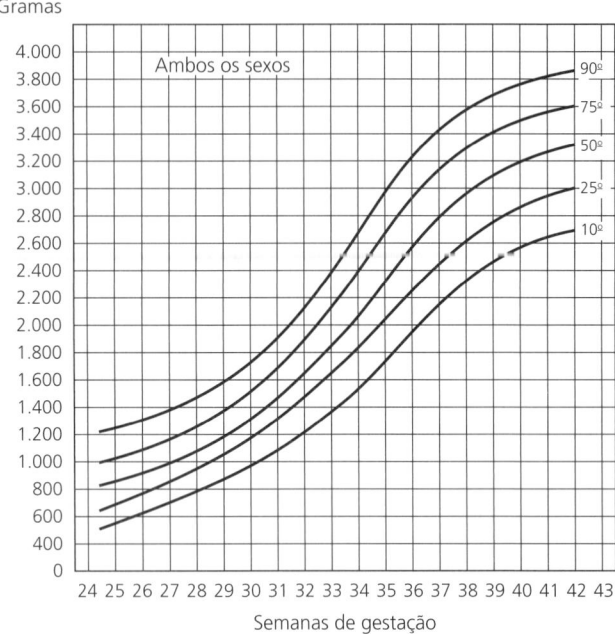

Figura 17.1 – Curvas de crescimento intrauterino baseadas no peso de nascimento de RN vivos, caucasianos, de Denver, Colorado, com idade gestacional variando de 24 a 42 semanas[5].

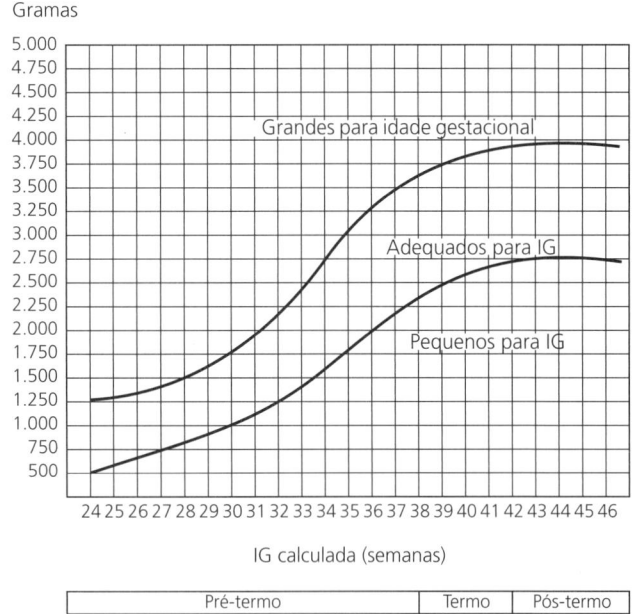

Figura 17.2 – Exemplo de classificação de RN do Centro Médico da Universidade de Colorado, conforme peso de nascimento e IG.

Williams et al.[8], em 1982, na Califórnia, construíram curvas de CIU a partir de uma população branca de 2.288.806 crianças. Dado o alto número de partícipes, tais curvas poderiam determinar mais precisamente a viabilidade fetal conforme diferentes combinações de peso/idade gestacional.

Em 1996, Alexander et al.[11] avaliaram 3.134.879 nascidos vivos para elaborar curvas de CIU. Esse estudo discute a questão das curvas de referência e sua adequação a uma população específica, o que evitaria erros de classificação e, consequentemente, desperdício ou omissão de cuidados.

Em nosso meio, têm sido projetadas várias curvas de CIU para diferentes populações. Podem-se citar, na cidade de São Paulo, a curva relativa à população do Hospital do Servidor Público Estadual de São Paulo[6], onde é atendida uma população de classe média, construída em 1977, e analisando 4.999 RN (Fig. 17.3), a curva referente à população da Maternidade Escola de Vila Nova Cachoeirinha[12] (Fig. 17.4) e a curva para a população atendida no Hospital Geral do Grajaú[13] (Fig. 17.5), que são instituições que atendem população de classe social de nível inferior, da periferia da cidade. Essas curvas foram projetadas de acordo com a análise de 9.437 e 1.012 RN, respectivamente.

Em 1995, Margotto[14], em Brasília, construiu curvas de CIU com 4.413 RN únicos, normais e comparando-as às da literatura, observou que os valores eram maiores, na maioria das vezes, a partir das semanas 30 a 37-38, depois do que foi observada desaceleração. O autor propõe que essas curvas possam ser utilizadas como parâmetros próprios para a região Centro-Oeste do Brasil.

Em 2001, Segre et al.[15] construíram uma curva de CIU para uma população de alto nível socioeconômico, da Maternidade do Hospital Israelita Albert Einstein (MAE), a partir de 7.925 RN, e, comparando-as com as curvas de Williams et al.[10], verificaram que havia concordância entre essas curvas para os percentis 10º e 50º, mas para o percentil 90º, as curvas se afastavam, sendo as da MAE inferiores às da Califórnia (Fig. 17.6).

Bertagnon et al.[16] apresentaram curvas de crescimento intrauterino baseadas em uma população do município de São Paulo, de 191.047 recém-nascidos, construindo a curva do percentil 3º para essa população (Fig. 17.7). Verificaram ainda que essas curvas mostravam valores acima das curvas do Hospital do Servidor Público Estadual, da Maternidade Escola de Vila Nova Cachoeirinha, do Hospital Geral do Grajaú e de Denver, porém abaixo daqueles de Williams et al.[10] e Alexander et al.[11]. Assim, o uso da curva de Denver[5] em maternidades do município de São Paulo poderia classificar poucos RN abaixo do percentil 10º, excluindo outros que realmente estariam abaixo desse percentil. Por outro lado, a aplicação de curvas como a de Alexander et al.[11] implicaria a inclusão de muitos RN no percentil 10º, mas que realmente não estariam abaixo desse percentil. De qualquer forma, haveria má utilização de recursos destinados a grupos de RN, quer por falta, quer por excesso.

Em 2011, Pedreira et al. construíram uma curva de crescimento para crianças brasileiras, baseando-se em dados do SUS relativos a 7.993.166 RN de partos únicos.

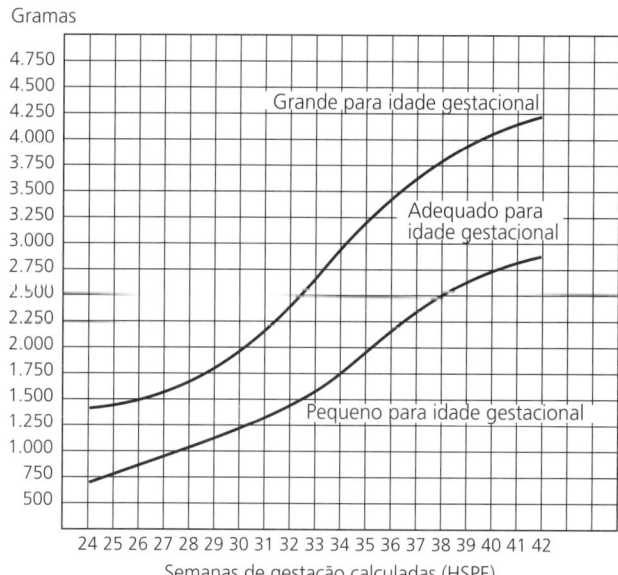

Figura 17.3 – Exemplo de classificação de RN: população do Hospital do Servidor Público do Estado de São Paulo. Fonte: Lima et al.[6].

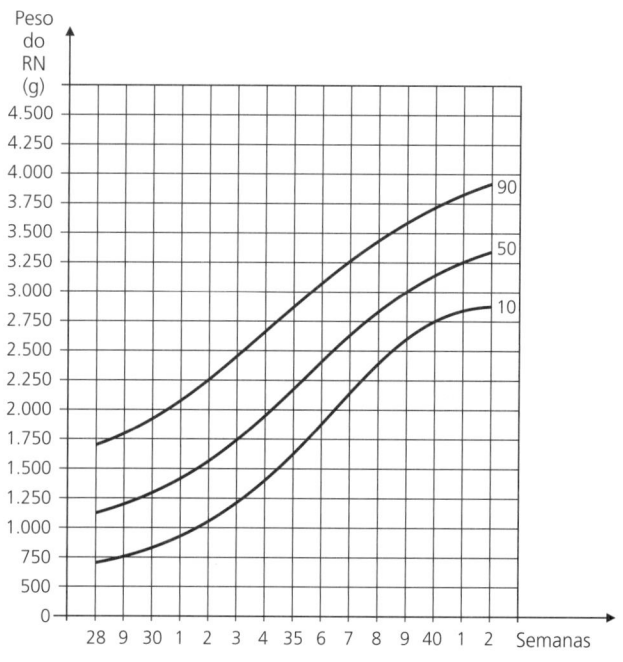

Figura 17.4 – Curvas de percentil por peso do RN versus idade gestacional estimada (segundo método de Capurro). HMEVNC (1984).

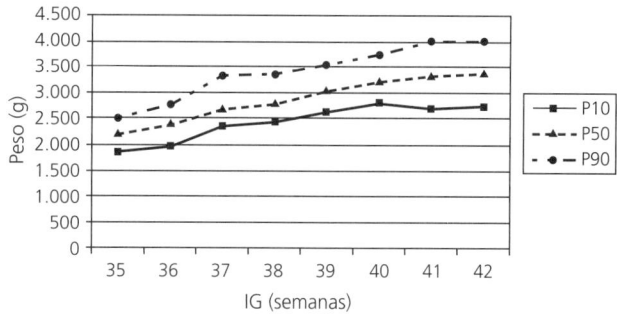

Figura 17.5 – Curva de crescimento intrauterino da população do Hospital Geral do Grajaú. Fonte: Bertagnon et al.[13].

655

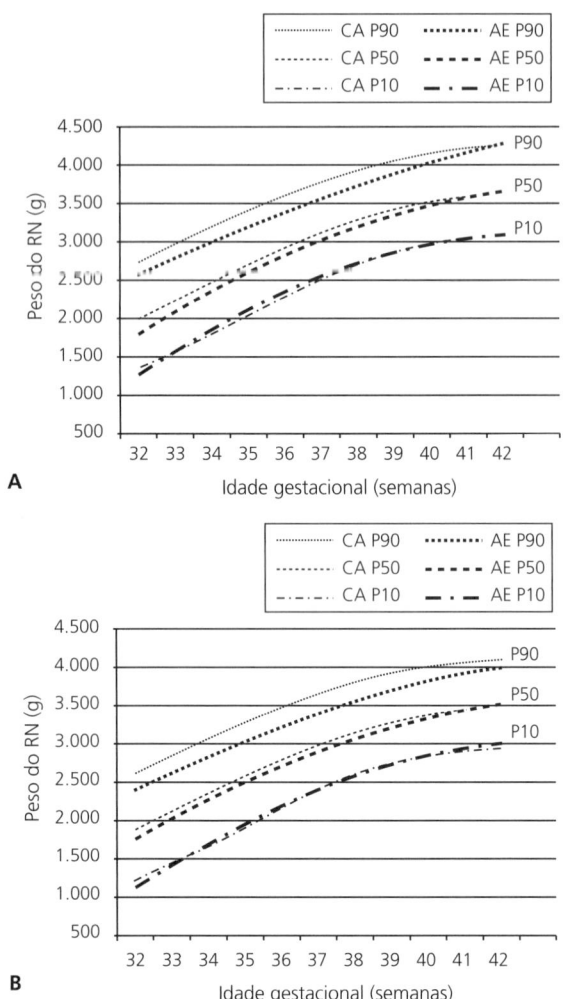

Figura 17.6 – Curvas de distribuição dos percentis 10º, 50º e 90º da Maternidade Albert Einstein (MAE) e da Califórnia (CA) para os sexos masculino (**A**) e feminino (**B**)[15].

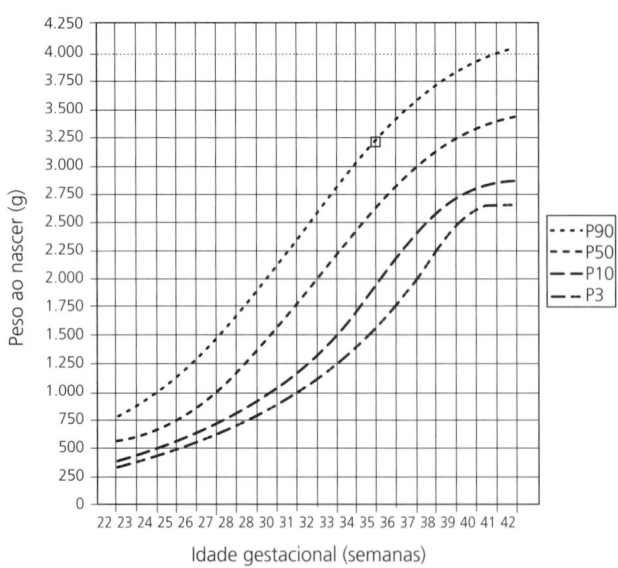

Figura 17.7 – Curvas de crescimento intrauterino referentes a 191.047 RN vivos de gestações únicas da cidade de São Paulo. Distribuição dos percentis (P) 90º, 50º, 10º e 3º do peso ao nascer (g) de acordo com a idade gestacional.

Os autores construíram curvas suavizadas e tabelas generoespecíficas de 22 a 43 semanas completas de IG para os percentis 3º, 5º, 10º, 25º, 50º, 90º, 95º e 97º (Fig. 17.8).

Essas curvas, representando a população brasileira, poderão ser utilizadas em diferentes serviços de neonatologia do País.

É desejável, portanto, que a cada população corresponda uma curva de CIU para melhor avaliar os riscos de morbimortalidade neonatal, segundo suas características próprias, quer sejam elas demográficas, socioeconômicas ou de afecções que, afetando a gestante, tenham repercussões sobre o RN.

Contudo, as curvas de CIU não são isentas de críticas. Uma das maiores diz respeito ao fato de se basearem na idade gestacional a partir das informações maternas. Muitas vezes, é difícil estimar o tempo de gestação pelo antecedente menstrual, pois muitas mães têm período menstrual irregular, ou sangramento no primeiro trimestre, ou ainda não sabem informar sobre a data da última menstruação. Outra questão diz respeito ao fato

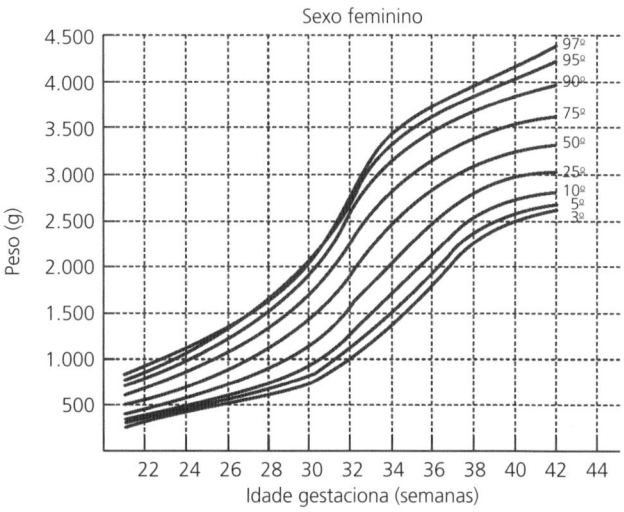

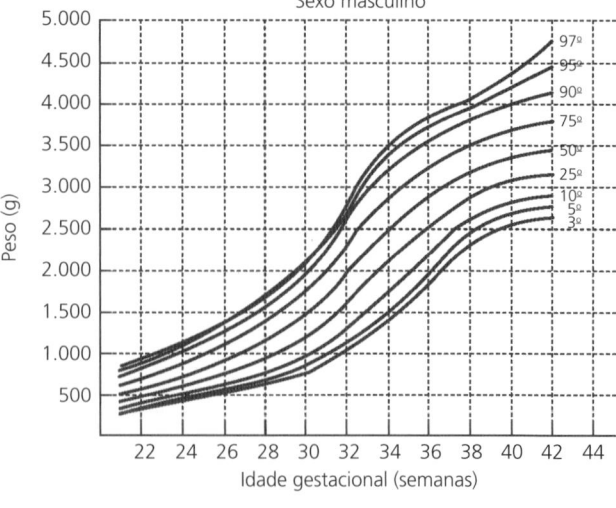

Figura 17.8 – Representação gráfica dos percentis 3º, 5º, 10º, 25º, 50º, 75º, 90º, 95º e 97º para os sexos feminino e masculino.

de que essas curvas representam percentis de medidas perinatais estáticas, mas o crescimento de fetos, individualmente ou em grupos, pode não seguir necessariamente essas curvas. Por outro lado, as curvas de percentis necessitam de revisão periódica, em função de mudanças na miscigenação populacional e dos fatores socioeconômicos que atuam de forma temporal em determinada população[18].

Para minimizar pelo menos um dos aspectos do problema, há uma série de dados clínicos e laboratoriais que podem auxiliar na determinação da duração da gravidez. O obstetra pode utilizar a história materna, a altura uterina, a ultrassonografia, os testes laboratoriais do líquido amniótico: citologia, dosagem de creatinina, bilirrubina, relação lecitina-esfingomielina. O neonatologista pode utilizar caracteres físicos, neurológicos, ou a combinação de ambos para avaliação da IG.

Em 1978, Capurro et al.[19] estabeleceram um conjunto de dados que levam em conta quatro parâmetros somáticos e dois neurológicos, para avaliação somatoneurológica, ou então apenas cinco parâmetros físicos para uma avaliação somática. Atribuíram uma nota a cada um desses quesitos e aos pontos encontrados, somando-se uma constante, 204, para a avaliação somática e 200 para a somatoneurológica, obtiveram a IG estimada (Quadro 17.1 e Figs. 17.9 a 17.15). Esse método, pela sua simplicidade e fácil aplicabilidade, tornou-se praticamente todo aceito em nosso meio.

Outra avaliação da IG também amplamente utilizada é o Novo Método de Ballard (NMB). O teste original de Ballard foi modificado para ampliar a precisão da estimativa dentro do limite de uma semana (Fig. 17.16). Para assegurar a validade, o exame deve ser realizado no RN de muito baixo peso na idade pós-natal com menos de 12 horas[20].

Para os RN mais maduros, a validade da pontuação não é afetada até 96 horas de vida. Dois critérios físicos de maturação da pontuação existentes foram ampliados: a relação entre comprimento do pé e a IG. Os RN pré-termo entre 20 e 26 semanas têm comprimento entre 30 e 50mm, é medido do hálux até o calcanhar. Valores de –1 e –2 foram dados para o comprimento de 40mm a 50mm e menos de 40mm, respectivamente. Essa informação foi incorporada no critério rotulado de "superfície plantar". Para as pálpebras frouxa ou firmemente unidas foram designados valores de –1 e –2, respectivamente. O critério originalmente rotulado de orelha passou a ser chamado de olho/orelha.

Recentemente, a acurácia da pontuação de Ballard tem sido contestada. Estudo realizado em 12 centros da Rede de Pesquisa de Desenvolvimento Humano Neonatal e Instituto Nacional de Saúde da Criança dos Estados Unidos, o NMB foi avaliado em crianças com pesos que

Quadro 17.1 – Parâmetros da tabela de avaliação da IG segundo Capurro et al.[19].

Cálculo da idade gestacional Método de Capurro					
Exame somático e neurológico					
Textura da pele	0	5	10	15	20
Forma da orelha	0	8	16	24	
Glândula mamária	0	5	10	15	
Pregas plantares	0	5	10	15	20
Sinal de cachecol	0	6	12	18	
Posição da cabeça: levantando o RN	0	4	8	12	
K = 200					
K + pontos = idade gestacional em dias					
Exame somático					
Textura da pele	0	5	10	15	20
Forma da orelha	0	8	16	24	
Nódulo mamário	0	5	10	15	20
Pregas plantares	0	5	10	15	20
Formação do mamilo	0	5	10	15	
K = 204					
K + pontos = idade gestacional					

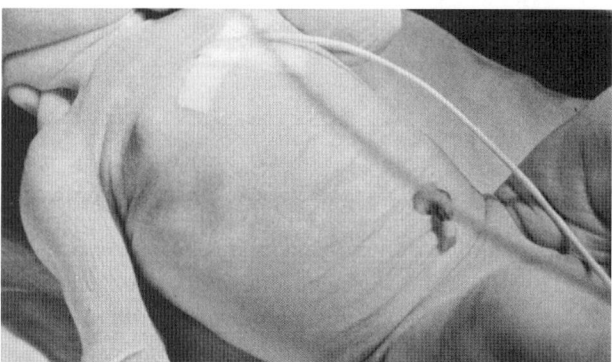

Figura 17.9 – Pele grossa enrugada com marca profunda.

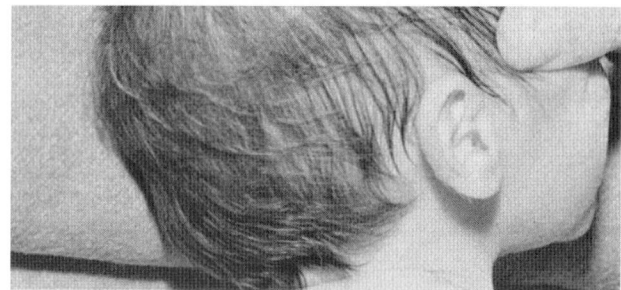

Figura 17.10 – Pavilhão auricular. Forma da orelha.

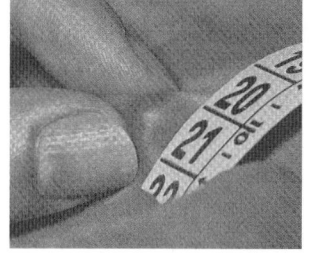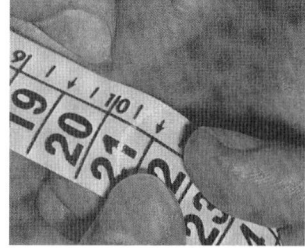

Figura 17.11 – Medidas do nódulo mamário.

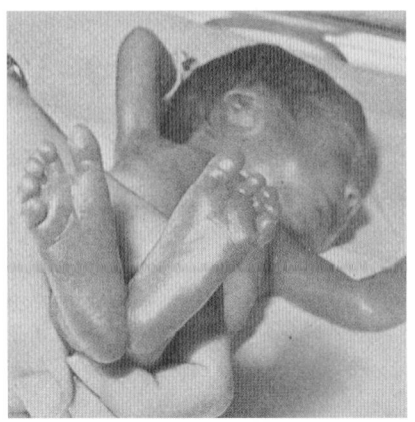

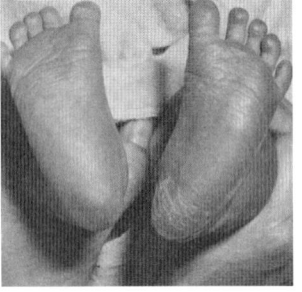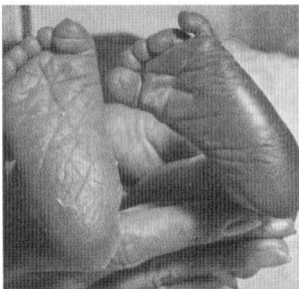

Figura 17.12 – Plantas dos pés.

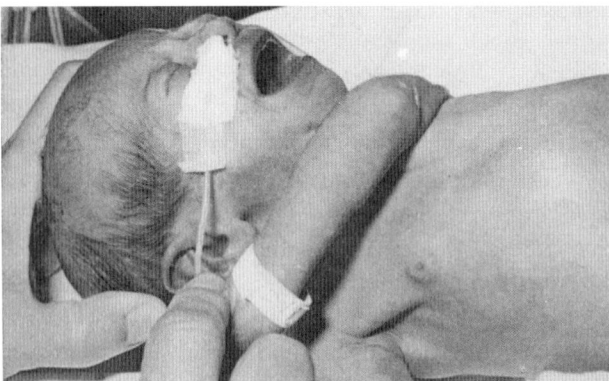

Figura 17.13 – Sinal do cachecol.

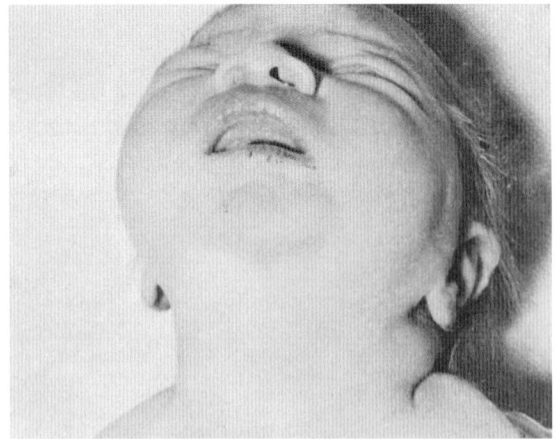

Figura 17.14 – Ângulo cervicotorácico.

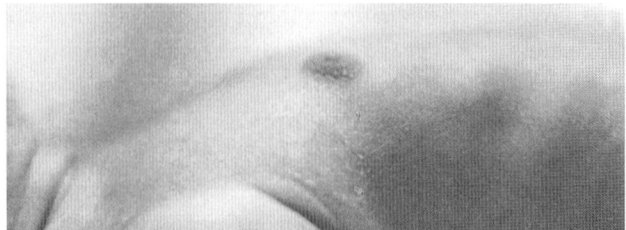

Figura 17.15 – Aréola pigmentada com borda saliente.

variavam de 401 a 1.500g, antes de 48 horas de vida. A cada semana, da 22ª à 28ª semanas calculadas por informações maternas precisas, o NMB excedia a IG por 1,3 a 3,3 semanas, com grande variabilidade, e não contribuiu significativamente nos modelos de regressão para associações com mortalidade, mau resultado perinatal ou duração da permanência hospitalar[21]. Além disso, a proporção de falso-negativos contraindica seu uso isolado. Assim, seria necessário um refinamento dos sistemas de pontuação para se aperfeiçoarem os benefícios clínicos[22].

Outra forma de o neonatologista classificar o RN, contornando a falta de informação materna precisa sobre a data da última menstruação, dá-se por meio da **adequação** entre peso e altura, estabelecendo os pequenos para a altura, os apropriados e os grandes para a altura, bem como a **relação** peso/altura, estabelecendo pequenos, apropriados e grandes para o índice peso/altura. As duas formas de classificação permitem a identificação de crianças de risco para algumas afecções neonatais, sem que se fizesse necessário o conhecimento da IG[23].

Apesar das críticas que podem ser feitas, quando os RN são classificados pelo critério peso/IG, o neonatologista tem a oportunidade de antecipar a morbidade neonatal e programar os cuidados assistenciais específicos a cada situação. Na figura 17.17 acham-se as condições de morbidade associadas a fatores antenatais que condicionam um desvio do crescimento fetal acima do percentil 90º ou abaixo do percentil 10º, classicamente adotado para definir restrição do crescimento intrauterino[9].

Fato indiscutível é que um ambiente intrauterino desfavorável resultará em restrição do crescimento fetal, que pode ser determinada por vários fatores como anomalias fetais congênitas, deficiência nutricional ou infecções maternas. O tipo de problema que resultará para o RN dependerá do momento em que se produziu a agressão que interfere no desenvolvimento. Assim, por exemplo, os defeitos cromossômicos ou a rubéola são fatores inibidores durante toda a gestação, enquanto os transtornos nutricionais geralmente se fazem sentir na segunda metade da gravidez, como toxemia, hipertensão materna ou insuficiência placentária.

MATURIDADE NEUROMUSCULAR

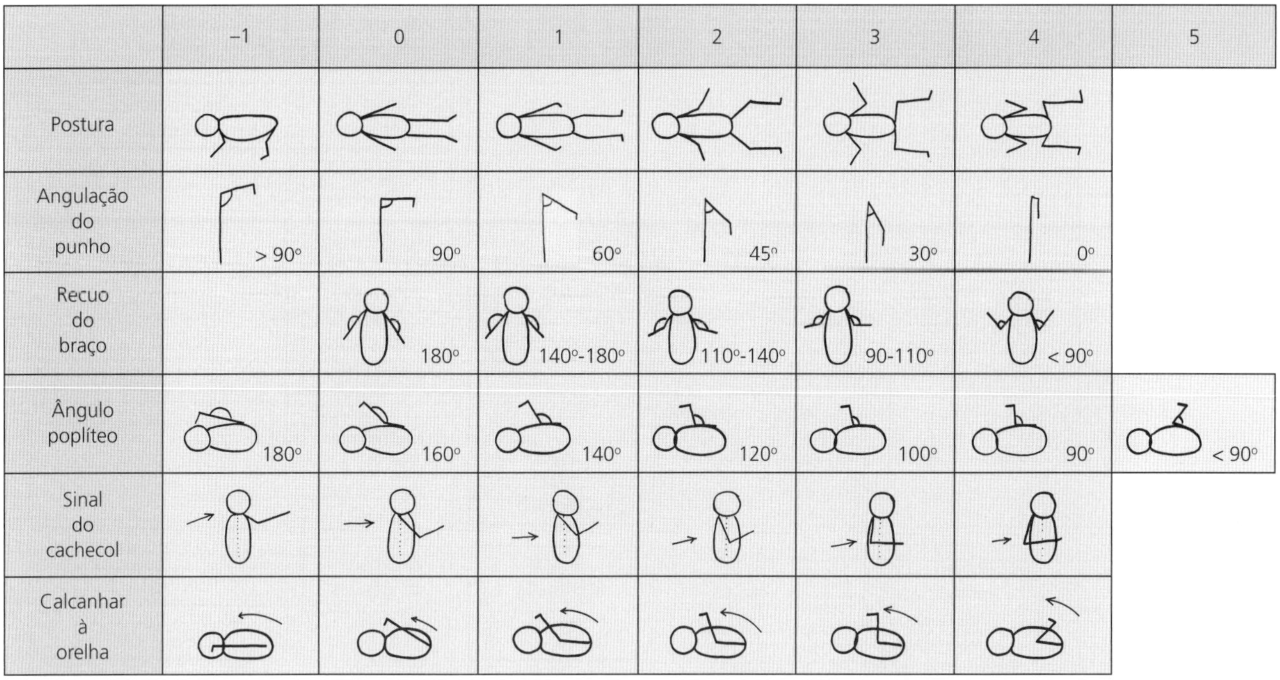

	−1	0	1	2	3	4	5
Postura							
Angulação do punho	> 90°	90°	60°	45°	30°	0°	
Recuo do braço		180°	140°-180°	110°-140°	90-110°	< 90°	
Ângulo poplíteo	180°	160°	140°	120°	100°	90°	< 90°
Sinal do cachecol							
Calcanhar à orelha							

MATURIDADE FÍSICA

Pele	Úmida, friável, transparente	Gelatinosa, vermelha, translúcida	Rósea, suave, veias visíveis	Descamação superficial e/ou erupções, poucas veias	Áreas pálidas, rachaduras, raras veias	Apergaminhada com sulcos	Tipo "couro", enrugada
Lanugem	Nenhuma	Esparsa	Abundante	Diminuída	Áreas desprovidas de pelos	Quase totalmente sem pelos	
Superfície plantar	Calcanhar/ hálux 40-50mm: −1 < 40mm: −2	> 50mm Sem sulcos	Discretas marcas vermelhas	Somente sulcos transversais anteriores	Sulcos nos $^2/_3$ anteriores	Sulcos cobrem toda a planta do pé	
Tecido mamário	Imperceptível	Pouco perceptível	Aréola achatada, sem nódulo	Aréola pontilhada, nódulo 1-2mm	Aréola saliente, nódulo 3-4mm	Aréola completa, nódulo 5-10mm	
Olho e orelha	Fenda palpebral fechada frouxamente: −1 firmemente: −2	Pálpebras abertas Borda achatada permanece dobrada	Borda levemente curta, macia, recuo lento	Borda bem recurvada, macia, com recuo rápido	Formada e firme, com recuo instantâneo	Cartilagem espessa, orelha rígida	
Genitais masculino	Escroto plano e liso	Escroto vazio sem rugas	Testículos no canal alto, raras rugas	Testículos descendo, poucas rugas	Testículos na bolsa, mais rugas	Testículos pendentes, rugas completas	
Genitais feminino	Clitóris proeminente e lábios planos	Clitóris proeminente, pequenos lábios reduzidos	Clitóris proeminente, pequenos lábios aumentando	Grandes e pequenos lábios igualmente proeminentes	Grandes lábios proeminentes, pequenos lábios mais reduzidos	Grandes lábios recobrem clitóris e lábios menores	

AVALIAÇÃO DA MATURIDADE

Pontuação	−10	−5	0	5	10	15	20	25	30	35	40	45	50
Semanas	20	22	24	26	28	30	32	34	36	38	40	42	44

Figura 17.16 – Nova pontuação de Ballard ampliada para incluir os RN de extremo baixo peso e aperfeiçoado para melhorar a precisão nos RN mais maduros.

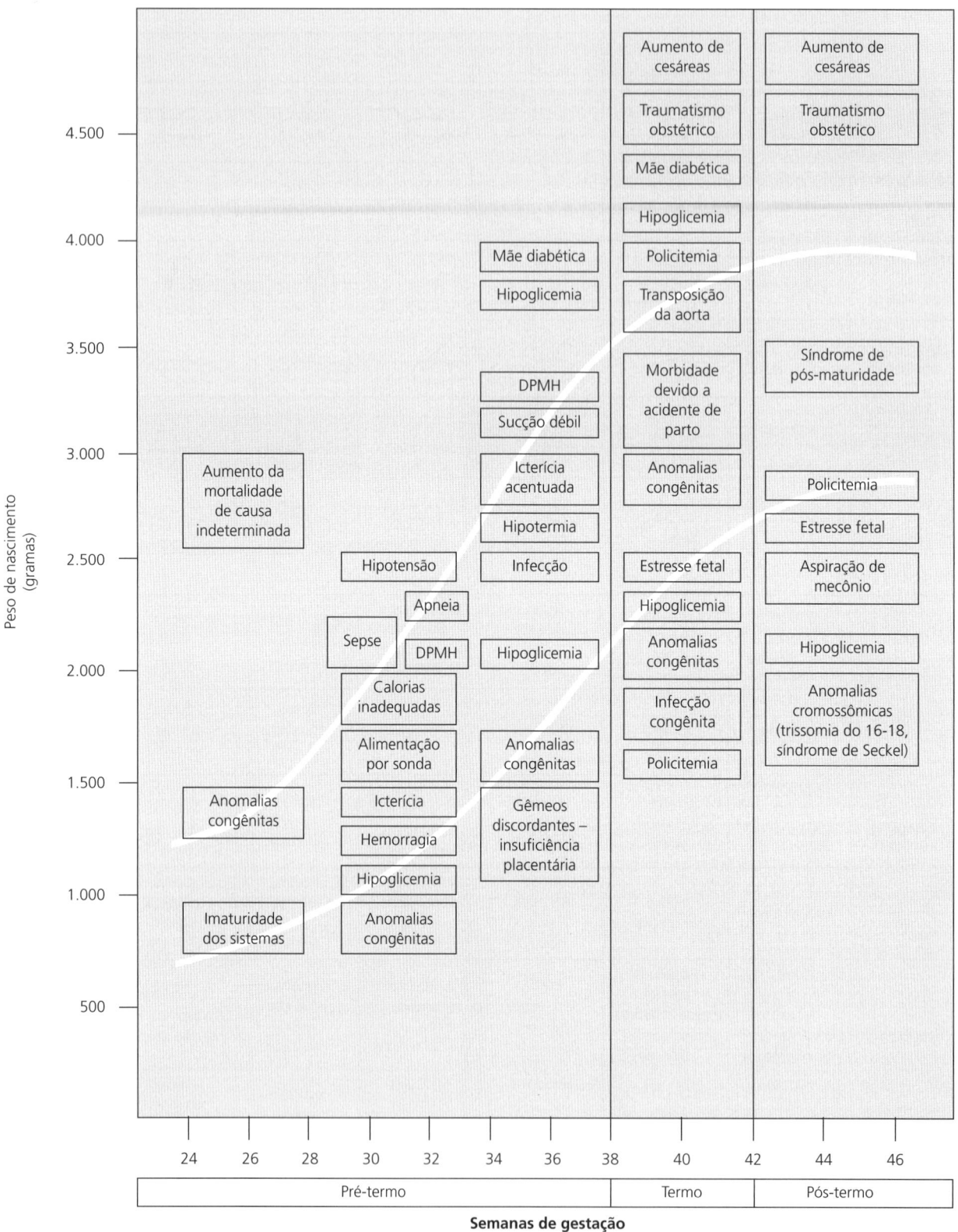

Figura 17.17 – Associação entre morbidade e crescimento intrauterino[9].

Sem dúvida, a classificação do RN pelas curvas de CIU ainda é um método satisfatório para indicar os riscos de mortalidade e auxiliar no programa de atendimento ao RN. Tem especial interesse para o obstetra e para o neonatologista: o obstetra avaliará o risco das morbidades materna e fetal associadas ao risco de parto prematuro, enquanto o pediatra utilizará as informações para determinar os cuidados apropriados ao RN.

As curvas de crescimento para prematuros, no entanto, apresentam vários problemas: influência das características maternas; ambiente intrauterino; duração da gestação, difícil de determinar com certeza; distribuição de peso entre os fetos que nascem prematuramente pode ser menor do que daqueles que permanecem no útero e vão até o termo; essas curvas não refletem o crescimento "normal", pois são feitas a partir de um nascimento prematuro que não é "normal". Além disso, há problemas relacionados à confiabilidade das medidas antropométricas (ver Capítulo Recém-nascido de muito baixo peso e extremo baixo peso).

REFERÊNCIAS

1. Ylppö A. Zur physiologie, klinik, zum schicksal der frühgeborenen. Zeitschrift für kinderheilkunde. 1919;24:1-110.
2. World Health Organization. Expert Group on Prematurity. Final report. Geneva. WHO Technical report, series 27; 1950.
3. World Health Organization. Expert Committee on Maternal and Child Health – Public health aspects of low birth weight. Geneva. Technical report, series 217; 1961.
4. American Academy of Pediatrics, Committee on Fetus and Newborn – Nomenclature for duration of gestation, birth weight and intrauterine growth. Pediatrics. 1967;39(6):935-8.
5. Lubchenco L, Hansman C, Dressler M, Boyd E. Intrauterine growth as estimated from live born irthb-weight data at 24 to 42 weeks of gestation. Pediatrics. 1963;32:793-9.
6. Lima GR, Segre CAM, Melo E, Okamura N, Donato SB. Curva de crescimento fetal. Relação entre peso ao nascer e idade da gravidez. J Bras Ginecol. 1977;84(1):9-13.
7. Lee PA, Chernausek SD, Hokken-Koelega AC, Czernichow P. International Small for Gestational Age Advisory Board consensus development conference statement: management of short children born small for gestational age, April 24-October 1, 2001. Pediatrics. 2003;111(6 Pt 1):1253-61.
8. Usher R, McLean F. Intrauterine growth of live-born caucasian infants at sea level: standards obtained from measurement in 7 dimensions of infants born between 25 and 44 weeks of gestation. J Pediatr. 1969;74(6):901-10.
9. Babson SG, Benda GI. Growth graphs for the clinical assessment of infants of varying gestational age. J Pediatr. 1976;89(5):814-20.
10. Williams RL, Creasy RK, Cunningham GC, Hawes WE, Norris FD, Tashiro M. Fetal growth and perinatal viability in California. Obstet Gynecol. 1982;59(5):624-32.
11. Alexander GR, Himes JH, Kaufman RB, Mor J, Kogan M. A United States national reference for fetal growth. Obstet Gynecol. 1996;87(2):163-8.
12. Andrade AS, Segre CAM, Lippi UG, Rivero E, Nascimento R. Diagnóstico de situação perinatal do HMEVNC. Brasília: Petrobrás; 1984.
13. Schlesinger J, Santos V, Bertagnon JRD. Intrauterine growth curve in a low income population in the outskirts of the city of São Paulo. Einstein (S. Paulo). 2005;3(3):255-60.
14. Margotto PR. Curvas de crescimento intrauterino: estudo de 4413 RN únicos de gestações normais. J Pediatr (Rio J). 1995;71(1):11-2.
15. Segre CAM, Colletto GMD, Bertagnon JRD. Curvas de crescimento intra-uterino de uma população de alto nível socioeconômico. J Pediatr (Rio J). 2001;77(3):169-74.
16. Bertagnon JRD, Armond JD, Rodrigues CL, Jabur VA, Kuraim GA, Novo NF, et al. Birth weight distribution of Hospital Geral do Grajaú population compared to São Paulo city population. Einstein (S. Paulo). 2010;8(1 Pt 1):1-4.
17. Pedreira CE, Pinto FA, Pereira SP, ES. Birth weight patterns by gestational age in Brazil. An Acad Bras Cienc. 2011;83(2):619-25.
18. Sparks JW, Ross JC, Cetin I. Intrauterine growth and nutrition. In: Polin RA, Fox WW (eds). Fetal and neonatal physiology. 2nd ed. Philadelphia: WB Saunders; 1998.p.267-83.
19. Capurro H, Konichewsky S, Fonseca D. A simplified method for diagnosis of gestational age in the newborn infant. J Pediatr. 1978;93(1):120-2.
20. Ballard JL, Khoury JC, Wedig K, Wang L, Eilers-Walsman BL, Lipp R. New Ballard score, expanded to include extremely premature infants. J Pediatr. 1991;119(3):417-23.
21. Donovan EF, Tyson JE, Ehrenkranz RA, Verter J, Wright LL, Korones SB, et al. Inaccuracy of Ballard scores before 28 weeks' gestation. J Pediatr. 1999;135(2 Pt 1):147-52.
22. Moraes CL, Reichenheim ME. Validity of neonatal clinical assessment for estimation of gestational age: compariosn of New Ballard score with date of last menstrual period and ultrasonography. Cad Saúde Pública. 2000;16(1):83-94.
23. Bertagnon JRD, Rocha MC, Kuraim GA, Guidara R, Novo NF. Association of newborn diseases with weight/length ratio and the adequacy of weight for gestational age. Einstein (São Paulo). 2011;9(3 Pt 1):288-93.

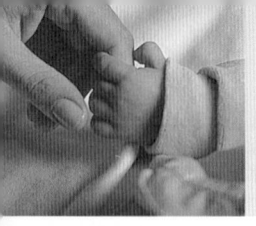

CAPÍTULO 18

Sistema de Alojamento Conjunto

Conceição A. M. Segre

Há mais de 60 anos, vem se desenvolvendo um sistema de atendimento hospitalar ao recém-nascido (RN) normal, que consiste em colocá-lo ao lado de sua mãe logo após o nascimento, o que entre nós foi denominado de "Alojamento conjunto". Essa expressão é derivada daquela da língua inglesa *Rooming-in*, usada pela primeira vez por Gesell e Ilg em seu livro *Infant and child in the culture of today*, publicado em 1943[1].

Não se tratava de um conceito *novo* na acepção da palavra, pois a localização do RN junto à sua mãe sempre foi feita desde a mais remota Antiguidade e se poderia dizer mesmo que Jesus e Maria formam um exemplo bíblico de alojamento conjunto. Os berçários, da forma como hoje são conhecidos, foram idealizados no fim do século XIX, muito provavelmente para diminuir as altas taxas de infecção hospitalar e sua consequente mortalidade, ou ainda porque aquelas mães, à época, fossem atingidas frequentemente por sepse puerperal e não teriam nenhuma condição de cuidar de seus filhos. Nas décadas que se seguiram, houve uma drástica diminuição da mortalidade materna e infantil e os avanços no conhecimento científico vieram permitir o controle das infecções, contudo, a revisão das medidas adotadas para um determinado contexto não foram realizadas contemporaneamente.

No final dos anos 1940, começaram a surgir na literatura americana trabalhos questionando a separação que o sistema convencional de berçário impunha à mãe e seu RN. Jackson[2], em 1948, afirma: "acreditamos que a separação da mãe e do bebê, de acordo com a atual rotina hospitalar, negligencia necessidades psicológicas essenciais da mãe e de seu filho; que essas satisfações psicológicas básicas podem ser restabelecidas sem que se perca a segurança relativa à saúde física; que durante o período de internação, mãe e filho devem gozar o conforto da presença mútua; que uma volta ao plano de alojamento conjunto, salvaguardas as precauções relativas à prevenção de infecções, provará ser passo fundamental em contraposição às regras rígidas relativas ao cuidado do RN, impostas pelo hospital; e, finalmente, que a proximidade da mãe e do RN deve aumentar o desejo e a habilidade da mãe em amamentar ao seio, que parece estar em declínio".

A partir daí, a literatura é rica em publicações que, de maneira taxativa, demonstram a importância do elo afetivo mãe-filho que se instala logo após o nascimento e, uma vez rompido pela separação imposta pelas rotinas do berçário tradicional, pode trazer graves consequências em relação ao comportamento posterior do binômio[3-15].

Prodromidis et al.[16], comparando um grupo de mães que fizeram alojamento conjunto com outras que apenas tiveram contato com seus RN durante as mamadas, verificaram que as mães do grupo do alojamento conjunto olhavam mais, falavam mais e tocavam mais seus filhos, falavam menos ao telefone e assistiam menos à televisão do que as do outro grupo, evidenciando o valor do sistema de alojamento conjunto para o estabelecimento do vínculo mãe-RN. Em 1999, Hagyman[17] relata que, na Hungria, 95,6% das maternidades oferecia o sistema de alojamento conjunto. Oslislo e Kaminsky[18] enfatizam que a separação da mãe e RN é uma das principais causas de distúrbios da lactação, aumentando, por outro lado, a ligação emocional mãe-filho. Figueras et al.[19], discutindo recomendações para os cuidados ao RN normal para o Comitê de Normas da Sociedade Espanhola de Neonatologia, salientam, entre os cuidados pós-parto, a colocação do RN em alojamento conjunto com sua mãe.

Em nosso meio, Segre et al.[13], em 1977, publicaram um trabalho pioneiro contendo análise de 350 mães e seus RN no sistema de alojamento conjunto na Maternidade Escola de Vila Nova Cachoeirinha, em São Paulo, onde demonstraram claramente as vantagens do alojamento conjunto. Daí em diante, o sistema difundiu-se amplamente em nosso meio.

Atualmente, o sistema acha-se oficializado no Estatuto da Criança e do Adolescente, Lei nº 8.069 de 13 de julho de 1990, título II "Dos direitos fundamentais", capítulo I "Dos direitos à vida e à saúde", em seu artigo 10, onde é dito textualmente que se deve "Manter o alojamento conjunto, possibilitando ao RN a permanência junto à mãe".

Em 1993, a portaria do Ministério da Saúde aprova as normas básicas para a implantação do alojamento conjunto (Ministério da Saúde. Agência Nacional de Vigilância Sanitária – ANVISA). Portaria nº 1.016, de 26 de agosto de 1993. Aprova as normas básicas para a implantação do Sistema de Alojamento Conjunto. Diário Oficial [da União da República Federativa do Brasil], Poder Executivo, Brasília, DF, 1 set. 1993). Essa portaria indica que a alta do RN não deve ser dada antes de 48 horas.

CONCEITO

Sistema hospitalar em que a mãe e o RN se localizam na mesma área física, desde logo após o nascimento até a alta hospitalar.

OBJETIVOS

Psicológico – estabelecimento de vínculo afetivo mãe-filho-pai-família; incentivar aleitamento natural efetivo e duradouro.

Educacional – oferecer aos pais a possibilidade de aprender princípios corretos com relação aos cuidados da criança.

Médico-administrativo – possibilitar a redução da incidência de infecção intra-hospitalar.

VANTAGENS

Para as mães – satisfação por terem o RN ao seu lado o tempo todo; tranquilidade por estarem continuamente observando seus filhos, atendendo as suas necessidades e aprendendo a cuidar deles de maneira adequada; contato maior com a equipe de saúde[9,11,14].

Para o RN – a criança tem atendimento imediato de suas necessidades primárias; maior estímulo ao aleitamento materno, tanto pelo contato mais íntimo e precoce entre mãe e filho, como em função do sistema de alimentação em autodemanda em que ficam esses RN[13-14].

Para a família – a participação do pai por ocasião das visitas que devem ser liberadas em qualquer horário, no aprendizado de cuidados, reforça o entrosamento familiar[13-14].

Para o ensino médico – os residentes de pediatria e de obstetrícia têm a oportunidade de avaliar mãe e RN como um todo, possibilitando uma visão mais adequada de seus problemas futuros. Além disso, aprendem a reconhecer o "normal" sem o que dificilmente saberão dar o devido valor ao "anormal"[5,13].

Para a instituição – por meio da diminuição da infecção intra-hospitalar[13].

IMPLANTAÇÃO

Exige alguns requisitos básicos[20], quais sejam:

Estabelecimento de uma equipe multiprofissional para o planejamento do sistema

Essa equipe deve constituir-se, no mínimo, de um obstetra, um neonatologista, uma enfermeira, um administrador hospitalar e um assistente social.

Seleção de pessoal

Dentro da própria equipe da unidade, a equipe de planejamento escolherá o pessoal mais interessado no programa e no trato do binômio e que possua ao mesmo tempo qualidades de transmitir ensinamentos. O número de elementos de enfermagem necessário deverá corresponder a um elemento para quatro binômios mãe-filho ou, se impossível, um para cada seis binômios, no máximo.

Área física

Podem ser aproveitados os quartos de puérperas já existentes na unidade, desde que comportem uma área de 6m² por binômio, no máximo de quatro binômios por quarto. Os quartos devem, obrigatoriamente, dispor de sanitário e pia para a lavagem de mãos.

Equipamento

Cama tipo hospitalar padrão para as mães, mesa de cabeceira, berço para o RN (se possível de acrílico), um armário para as roupas do RN e material individual para sua higiene (bacia, bandeja contendo vidros com algodão, solução desinfetante), um *hamper* para roupas usadas que serão recolhidas duas vezes ao dia.

Critérios de inclusão de mães

De preferência, mães que fizeram pré-natal e já previamente motivadas; no entanto, qualquer paciente com gestação e parto normal, fórcipe de alívio ou cesárea, na ausência de doença materna, ou do RN poderá também ser incluída.

Critérios de inclusão do RN

Condições de nascimento

- RN que não tenha apresentado necessidade de reanimação ativa ao nascimento.
- Peso maior que 2.000g ao nascimento.
- RN a termo ou pré-termo tardio, apropriado para a idade gestacional e sem doenças.

O primeiro exame clínico será efetuado ainda na sala de parto, antes de o RN ser encaminhado ao alojamento conjunto. O exame neonatal detalhado será realizado no alojamento conjunto, de 12 a 24 horas após o nascimento.

Alimentação – seio materno em horário livre.

O uso de fórmulas não é recomendado e, se absolutamente imprescindível, será restrito, e exclusivamente a **critério médico.**

Critérios para exclusão do RN

- Boletim de Apgar abaixo de 5 no quinto minuto.
- Malformações que impeçam a amamentação ou impliquem risco de morte.
- Icterícias precoces (Rh, ABO etc.).
- Presença de quaisquer outras afecções encontradas no exame imediato.
- Recusa da mãe.

Plano progressivo de cuidados de enfermagem

Ministração de instruções que se iniciam com a participação ativa da enfermagem, passando progressivamente às mães as condições de agente executante. De acordo com esse plano, a mãe é, de início, observadora, depois passa a auxiliar nos cuidados ao RN (troca de fraldas, limpeza da pele, banho) e, finalmente, executará as técnicas aprendidas, sendo então corrigida nas eventuais falhas. Com esse plano, as mães tornam-se mais competentes na maneira de atender ao RN, sentindo-se seguras e autoconfiantes quanto à compreensão das necessidades e comportamento de seu filho[13].

A equipe de enfermagem deve ainda promover o estabelecimento de planos de aulas para as puérperas por ocasião da alta.

Visita médica

Será efetuada diariamente pelo neonatologista e pelo obstetra, em conjunto ou separadamente.

Visita de familiares

Será limitada a duas pessoas por vez no quarto. Os horários serão definidos pela unidade, desde totalmente livres (preferencialmente), até previamente estabelecidos, por exemplo: das 10 às 11 horas da manhã, ou das 18:30 às 20 horas.

É necessário motivar a mãe para a limitação do número de visitas por vez no quarto, o que deve ser feito já por ocasião do pré-natal.

Alta

- Obstetrícia – de rotina após o terceiro dia do puerpério.
- Neonatal – no terceiro dia de vida.

INTERRUPÇÃO DO ALOJAMENTO CONJUNTO

Raramente o alojamento conjunto precisa ser interrompido, como naqueles casos em que a mãe, por condições obstétricas, encontra-se impedida de participar dos cuidados do RN, ou mesmo que ponham em risco seu bem-estar[20].

Outra possibilidade seria relativa ao aparecimento de alguma intercorrência no RN que exija cuidados médicos especiais, implicando sua transferência para uma unidade de cuidados intensivos (UTI).

A alta do binômio muito precoce (12 horas), por inviabilizar o aprendizado, prejudica a autoconfiança materna relativamente aos cuidados ao RN, bem como o estabelecimento do vínculo mãe-filho e o próprio aleitamento materno (ver Capítulo Aleitamento materno).

Deve-se observar ainda que:

- A necessidade de fototerapia não implica a interrupção do alojamento conjunto, devendo ser providenciada junto ao leito materno.
- Todo RN que não ficar em alojamento conjunto voltará ao berçário, ou conforme o caso, para a sala de cuidados intermediários, ou para a UTI, com avaliação e exames prévios realizados pelo médico.
- Os RN do alojamento conjunto que necessitarem de colheita de sangue serão atendidos em sala apropriada da unidade, permanecendo em observação no próprio alojamento conjunto até a chegada dos resultados dos exames.
- Toda mãe eliminada do programa deverá sair do quarto destinado ao alojamento conjunto.

ASPECTOS CRÍTICOS

A maioria das críticas ao sistema prende-se, na verdade, à sua aplicação incorreta, como, por exemplo, a falta de pessoal adequado na equipe de saúde tanto em número quanto em capacitação, vindo a prejudicar o plano de cuidados progressivos; é preciso lembrar que o sistema de alojamento conjunto não tem por objetivo a diminuição do número de elementos da enfermagem e, por outro lado, deve-se enfatizar que a mãe deve ser instruída pela equipe de saúde a cuidar de seu RN[20,21].

O parto cesariano, que vem tendo aumento em sua frequência no mundo[22], tem sido aventado como barreira à prática do alojamento conjunto, quer pela mobilidade materna limitada, quer seja pela ocorrência de dor. A prática de colocar o RN sobre um travesseiro na mesma cama da mãe, embora parecesse uma solução para o problema, é especialmente preocupante, por estar associada à síndrome da morte súbita[23]. Assim, foi desenvolvido um berço que se encaixa, sem barreiras, lateralmente à cama da mãe, promovendo uma continuidade com ela, permitindo não apenas uma ampla visão, mas também o acesso materno ao RN sem que ela precise se levantar[24]. Na impossibilidade da colocação desse tipo de berço, torna-se fundamental a participação da enfermagem nos cuidados da mãe e RN.

Outro aspecto crítico diz respeito ao argumento de que o choro da criança possa vir a incomodar, mas não corresponde à realidade, uma vez que no alojamento conjunto o RN é mais tranquilo e chora menos, por ter suas necessidades atendidas de imediato[21].

CONSIDERAÇÕES FINAIS

Pode-se concluir afirmando que o sistema de alojamento conjunto mãe-RN, estendido ao pai e família, constitui uma forma provada, de maneira irrefutável, como sendo a tecnologia mais adequada para o cuidado ao RN normal por propiciar o estabelecimento de um elo afetivo e duradouro entre mãe e filho, estimular o aleitamento natural e tornar a mãe mais capaz e segura para cuidar de seu filho.

REFERÊNCIAS

1. Gesell A, Ilg FL. Infant and child in the culture of today. New York: Harper and Brothers Publishers; 1943.
2. Jackson EB. "Rooming-in" gives baby a good start. Child. 1948;12: 162-5.
3. Jackson EB. General reactions of mothers and nurses for "rooming-in". Am J Pub Health. 1948;38(5 Pt 1):689-95.
4. Olmsted RW, Svibergson RI, Kleeman JA. The value of rooming-in experience in pediatric training. Pediatrics. 1949;3(5):617-21.
5. Klatskin EH, Lethin AN, Jackson EB. Choice of rooming-in or newborn nursery. Analysis of data from prenatal screening interviews of 1251 mothers, relating to their choice of hospital accommodation for their infants in a rooming-in unit or in the newborn nursery. Pediatrics. 1950;6(6):878-89.
6. Jackson EB, Wilkin LC, Auerbach H. Statistical repot on incidence and duration of braset feeding in a relation to personal-social and hospital maternity factors. Pediatrics. 1956;17(5):700-15.
7. Klaus MH, Kennel JH. Mothers separated from their newborn infants. Pediatr Clin North Am. 1970;17(4):1015-37.
8. Klaus MH, Jerauld R, Kreger NC, Mcalpine W, Steffa M, Kennel JH. Maternal attachment – importante of the first post-partum days. N Engl J Med. 1972;286(9):460-3.
9. Greenberg M, Rosenberg I, Lind J. First mothers rooming-in with their newborns: its impact upon mother. Am J Orthopsychiatry. 1973; 43(5):783-7.
10. Lozoff B, Brittenham GM, Trause MA, Kennell JH, Klaus MH. The mother-newborn relationship: limits of adaptability. J Pediatr. 1977:91(1):1-12.
11. Chateau P, Wiberg B. Long-term effect on mother-infant behaviour of extra contact during the first hour post partum. I. First observations at 36 hours. Acta Paediatr Scand. 1977;66(2):137-43.
12. Silva E. Alojamento conjunto. J Pediatr (Rio J).1977;43(1):53-7.
13. Segre CAM, Alcalá UM, Silva E, Ferreira H, Bertagnon JRD, Andrade AS. Alojamento-conjunto mãe-RN na Maternidade Escola de Vila Nova Cachoeirinha. Mat Inf. 1977;36(1):29-48.
14. Klaus MH, Kennell, JH. Pais/bebê – a formação do apego. Porto Alegre: Artes Médicas; 1983.
15. Anisfeld E, Lipper E. Early contact, social support, and mother-infant bonding. Pediatrics. 1983;7(1):79-83.
16. Prodromidis M, Field T, Arendt R, Singer L, Yando R, Bendell D. Mothers touching newborns: a comparison of roomin-in versus minimal contact. Birth. 1995;22(4):196-200.
17. Hagyman L. The present state of family-centered obstetrics in Hungary: preparation for the delivery, open delivery-room, rooming-in. J Psychosom Obstet Gynecol. 1999;20(4):226-33.
18. Oslislo A, Kaminsky K. Rooming-in: a new standard in obstetrics and neonatology. Ginekol Pol. 2000;71(4):202-7.
19. Figueras AJ, Garcia AA, Alomar RA, Blanco BD, Esque RMT, Fernandez JR. Comite de Estandares de la Sociedad Española de Neonatologia. Recommendations for the care of healthy newborn infants. An Esp Pediatr. 2001;55(2):141-5.
20. Segre CAM. Atendimento ao RN. Alojamento conjunto. In: Segre CAM (ed). Perinatologia – Fundamentos e prática. São Paulo: Sarvier; 2002.p.385-7.
21. Segre CAM. O sistema de alojamento conjunto mãe/recém-nascido. Uma análise crítica. Pediatria Moderna. 1978;XIII (3):132-6.
22. Einarsdóttir K, Haggar F, Pereira G, Leonard H, de Klerk N, Stanley FJ, et al. Role of public and private funding in the rising caesarean section rate: a cohort study. BMJ Open. 2013;3(5). pii: e002789.
23. Blair PS, Sidebotham P, Evanson-Coombe C, Edmonds M, Heckstall-Smith EMA, et al. Hazardous cosleeping environments and risk factors amenable to change: case-control study of SIDS in south west England. BMJ. 2009;339:b3666.
24. Tully KP, Ball HL. Postnatal unit bassinet types when rooming-in after cesarean birth: implications for breastfeeding and infant safety. J Hum Lact. 2012;28(4):495-505.

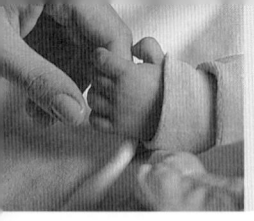

CAPÍTULO 19

Avaliação e Exame do Recém-Nascido

Conceição A. M. Segre

A avaliação do recém-nascido (RN) inicia-se com a análise da história familiar (ocorrência de doenças hereditárias) e da história materna, cujos dados devem constar do prontuário do RN, a saber: idade, altura, peso (anterior e atual da paciente, no momento do parto), total de gestações, paridade, abortos, nati e neomortos anteriores, malformados anteriores, idade gestacional atual em semanas, doenças durante a gestação (hipertensão, diabetes, hemorragias, infecções etc.), uso de fumo, álcool (quantidade ingerida e consumo durante a gravidez), drogas ilícitas, grupo sanguíneo e Rh maternos, sensibilização, sorologia para infecções antenatais.

Dados do parto também são importantes, tais como tempo de ruptura de membranas, duração do trabalho de parto, apresentação, forma de início e término do parto, se houve intervenção e a causa que motivou a indução do parto ou seu término artificial, uso de drogas (discriminação dessas e tempo transcorrido desde sua administração até o parto), presença de oligo ou polidrâmnio, aspecto do líquido amniótico, presença de sofrimento fetal, tipo de anestesia.

Dados do RN, obtidos logo após o parto, devem incluir: tempo transcorrido entre o momento do parto e o pinçamento do funículo, exame do funículo umbilical (constatação do número de vasos), boletim Apgar, indicações imediatas sobre a presença de anomalias, traumatismo, hipovolemia ou infecção. Exame sumário da placenta (presença de edema, trombos ou sinais de infecção). Logo após o parto o RN será submetido a um exame físico sumário ou imediato[1-4].

EXAME FÍSICO SUMÁRIO

Inspeção

A inspeção do RN, subsidiada pela história materna e dados do parto, permite estabelecer uma distinção bastante precisa entre um RN que está em boas condições e aquele que tem problemas. Antes de se iniciar o exame propriamente dito, é necessário lembrar que a interpretação dos dados obtidos pode variar em função do tempo, isto é, um determinado achado pode ser normal nos primeiros minutos de vida e anormal algumas horas depois. Assim, é sempre necessário que se coloque a data e a hora em que o exame foi feito.

O exame físico deve ser realizado por pessoa devidamente qualificada em ambiente com temperatura adequada (26°C), com o RN despido, de modo que não dure mais do que alguns minutos.

Todos os cuidados relativos à prevenção de infecções devem ser observados. O examinador deve retirar anéis, pulseiras, relógios antes do início do exame. As mãos devem ser lavadas cuidadosamente, até os cotovelos, com água e sabão. Esse mesmo cuidado deve ser repetido depois do exame (ver Capítulo Prevenção de infecções).

Idade gestacional

Avaliar, pelo exame clínico, a idade gestacional e anotá-la em semanas (ver Capítulo Classificação do RN).

Sinais vitais e dados antropométricos

Peso, comprimento, temperatura corporal, perímetro cefálico, perímetro torácico, frequências cardíaca e respiratória devem ser sempre anotados (ver Capítulo Distúrbios respiratórios). As medidas antropométricas devem ser plotadas nas curvas de percentil pertinentes.

Observações gerais

Pele – normalmente a cor da pele é rosada, com exceção de discreto grau de cianose de extremidades (acrocianose). Verificar se há palidez, cianose central ou icterícia, e ainda algum tipo de traumatismo (escoriações, lacerações, marcas de fórcipe, equimoses etc.). Logo após o nascimento, a pele estará coberta pelo "vérnix caseoso", que poderá estar ausente se o RN for pós-termo, ou mais abundante, tratando-se de pré-termo. Verificar se há edema, erupções cutâneas ou outro tipo de lesão, tendo sempre o cuidado de especificá-las.

Respiração – normalmente a frequência respiratória varia entre 40 e 60 movimentos respiratórios/minuto. Observar o ritmo respiratório, a presença de algum grau de dificuldade, gemidos ou tiragem esternal ou diafragmática. Se presente, calcular o boletim de Silverman-Andersen (ver Capítulo Doença de membranas hialinas).

Exame cardiovascular – normalmente a frequência cardíaca se situa entre 120 e 160 batimentos/minuto. Anotar os dados de ausculta cardíaca, referentes à posição do coração, ritmo, características das bulhas cardíacas, presença ou ausência de sopros.

Abdome – verificar a presença ou não de tumorações, deformações ou anomalias. Anotar o número de vasos do funículo umbilical (normalmente duas artérias e uma veia).

Exame neurológico – avaliar, segundo rápida observação, se está normal ou anormal, ainda que de maneira geral. Valorizar a reatividade do RN, seu tônus ou a presença de dados anormais (tremores, convulsões etc.).

Malformações – avaliar a presença ou não de malformações que podem ser detectadas por exame sumário. Se presentes, descrevê-las.

Eliminações – anotar se houve ou não eliminação de urina e mecônio.

Terminado esse exame sumário, ou exame imediato, ou primeiro exame do RN, estabelecer um diagnóstico nesse momento, que deve incluir a classificação do RN (peso para a idade gestacional) e outros diagnósticos que se imponham em função dos dados obtidos.

A seguir, o RN é encaminhado ao alojamento conjunto, se estiver bem, ou então aos cuidados intermediários ou à UTI neonatal.

Depois de realizado esse exame imediato, a família deverá ser informada quanto aos diagnósticos e à avaliação médica do RN.

EXAME FÍSICO DETALHADO

Entre 12 e 24 horas de vida, o RN deverá ser submetido a um exame detalhado. Esse exame também deverá ser realizado em ambiente aquecido (26ºC), com o RN despido, tendo-se os mesmos cuidados anteriormente referidos para a prevenção de infecções. Deve ser realizado em ambiente calmo, aquecido e bem iluminado[1-4].

Inspeção

Os dados do exame sumário devem ser reavaliados, nesse momento; além disso, observar, especificamente, atitude e motilidade do RN, indicando ou não a presença de tremores, paralisias ou convulsões.

Estado do RN

A primeira verificação se prende ao estado de alerta do RN e que pode ser classificado da seguinte forma:

- sono profundo;
- sono leve;
- acordado, com alguns movimentos periféricos;
- acordado, com grandes movimentos, sem chorar;
- acordado, chorando.

Durante o exame, o RN sadio pode apresentar diferentes estados de alerta. As melhores condições para se realizar o exame do RN se acham quando está em estado de sono leve ou acordado, calmo. As manobras que irritam o RN devem ser deixadas para o final do exame.

Pele

Anotar a presença de qualquer tipo de lesão, cianose, palidez ou icterícia que, se presente, deve ser avaliada conforme a zona cutânea atingida (ver Capítulo Icterícia). Em particular, merece destaque a presença de pequenas pápulas esbranquiçadas com uma base avermelhada, o chamado "eritema tóxico", que deve ser diferenciado do impetigo verdadeiro. Nos orientais e na raça negra, são comuns manchas pigmentadas na região lombar, que são conhecidas com a denominação de "manchas mongólicas" e que não têm maior significado, desaparecendo por volta dos 4 anos de idade. Outro achado muito comum diz respeito aos *nevus* vasculares simples, presentes na nuca e às vezes na base do nariz, também conhecidos como "bicada da cegonha", que costumam desaparecer em alguns meses. Em RN pós-termo é comum a presença de descamação da pele. Alteração de cor de um hemicorpo, que se apresenta avermelhado enquanto a outra metade permanece pálida, é muito fugaz e conhecida como "coloração de arlequim", não tendo maior significado (ver Capítulo Problemas dermatológicos).

Fácies

A avaliação do fácies do RN inclui a pesquisa de assimetrias. Uma aparência facial não usual demanda observação mais demorada, a fim de se avaliar se ocorre malformação, deformação, síndrome ou mera semelhança familiar.

Cabeça e pescoço

A anormalidade mais comumente encontrada no exame da cabeça é a bossa serossanguínea, resultante dos fenômenos plásticos do parto e constituída pela presença de uma área de edema de limites imprecisos no couro cabeludo. Outra anormalidade que pode ser encontrada é o céfalo-hematoma (ocorre de 0,4 a 2,5% dos RN vivos). Trata-se de uma coleção sanguínea subperiostal e que, portanto, não ultrapassa as suturas. Enquanto a bossa não é considerada traumatismo de parto por muitos, o céfalo-hematoma deve ser classificado indubitavelmente como tal. Há relatos na literatura da ocorrência de traços de fratura sob o céfalo-hematoma de 5,4 a 25% dos casos. É preciso orientar a mãe que o céfalo-hematoma desaparecerá espontaneamente, em 2 a 3 meses, não devendo ser puncionado ou drenado (ver Capítulo Traumatismo de parto).

Em função da moldagem da cabeça, por ocasião do parto, as suturas poderão mostrar-se acavalgadas nas primeiras horas de vida. A fontanela anterior deve ser examinada quanto a seu tamanho e tensão. Esse dado deve ser obtido com a criança sentada e sem chorar. Uma fontanela muito ampla, associada a suturas separadas, pode corresponder a condições que prejudicaram o crescimento ósseo normal, como, por exemplo, no hipotireoidismo; por outro lado, uma fontanela pequena, com suturas acavalgadas, pode traduzir a presença de microcefalia ou craniossinostose.

Em partos a fórcipe, pode-se observar lesão correspondente ao uso do aparelho, a marca do fórcipe conhecida como "sinal de Beaudeloque".

Cabelo – deve ser examinado quanto a cor, textura e padrão de distribuição. A cor deve concordar com o extrato racial. Assim, por exemplo, um cabelo de cor avermelhada em RN de pele escura pode indicar a presença de albinismo. Ocasionalmente, pode aparecer no couro cabeludo uma pequena área desprovida de cabelos, a chamada "aplasia cútis" (que é uma afecção rara, mas pode estar associada a outras anomalias ou síndromes). A linha de implantação dos cabelos habitualmente não ultrapassa a margem frontal e, posteriormente, termina acima das pregas do pescoço. Uma distribuição anormal desse padrão de implantação implica a pesquisa da presença de outras malformações.

Olhos – o exame dos olhos do RN requer paciência do examinador. Pode-se encontrar a presença de irritação e edema, determinados pelo uso do colírio de nitrato de prata, a chamada conjuntivite química. O tamanho e a tensão do globo ocular devem ser avaliados. O aspecto da córnea é de suma importância; sua opacificação é um indício de catarata, cuja avaliação demanda um oftalmologista (ver Capítulo Problemas oftalmológicos).

A esclerótica habitualmente é branca, mas no pré-termo pode ser ligeiramente azulada. Se a coloração for de um azul intenso, deve-se investigar a possibilidade de se tratar de osteogênese imperfeita.

A hemorragia subconjuntival, provocada pela ruptura de pequenos capilares, pode ser encontrada em 5% dos RN. A fenda palpebral deve ser analisada, se voltada para cima, pode-se tratar de mongolismo, ou para baixo, como em outras alterações cromossômicas. A medida da fenda palpebral também será útil na pesquisa da síndrome al-

coólica fetal (ver Capítulo Efeitos do álcool). Procurar a presença de epicanto e não deixar de observar o tamanho das pupilas.

Verificar a presença do reflexo vermelho (ver Capítulo Problemas oftalmológicos).

Narinas – observar obstrução nasal e malformações. A passagem de uma sonda nasogástrica trará indicações sobre a permeabilidade das narinas, na suspeita de atresia de coanas. O batimento de asas do nariz indica a presença de dificuldade respiratória.

Orelhas – anotar o tamanho, a forma, a implantação (se baixa, pode ocorrer em várias síndromes), a presença dos canais auditivos externos, sinus ou pregas pré-auriculares. Orelhas pilosas são observadas em RN de mães diabéticas.

Cavidade bucal – excesso de secreção mucosa, arejada, pode ser a tradução de atresia de esôfago. O lábio leporino, com ou sem fenda palatina, é achado bastante óbvio. Contudo, a observação de fenda palatina posterior pode ser mais difícil e até mesmo passar despercebida. A rima bucal deve ser analisada, durante o choro, para se despistar desvio. A língua pode ser grande, ficando para fora da boca (macroglossia), como na síndrome de Beckwith-Wiedemann.

Verificar a presença de micrognatia, que pode estar associada à glossoptose e palato fendido posterior, como ocorre na síndrome de Pierre-Robin.

Um achado frequente é a presença de pequenos cistos esbranquiçados contendo queratina, localizados no palato duro e no mole, denominados de "pérolas de Epstein", sem maiores implicações e que resolvem espontaneamente. Dentes neonatais supranumerários podem ocorrer na frequência de 1/4.000 nascidos vivos e devem ser removidos para evitar aspiração.

O freio da língua pode ser curto (anquiloglossia), apresentando-se com uma freqüência que varia de 1/1.000 a 40/1.000 RN e interferir com a amamentação[5,6].

Pescoço – pesquisar a presença de tumorações. A palpação do esternocleidomastóideo poderá revelar a presença de hematomas. Observar se a mobilidade se acha comprometida ou se há pregas cutâneas estendendo-se da mastoide até a área acromial (como ocorre na síndrome de Turner).

Tórax

Os primeiros dados a serem colhidos são os resultados da passagem dos dedos sobre cada uma das clavículas, para verificar se não houve fratura, que pode estar presente de 1,7 a 2,9% dos RN a termo. O reflexo de Moro é assimétrico na presença de fratura de clavícula. A situação é benigna e o calo ósseo se forma em 2 a 3 semanas.

A presença de tumefação mamária é bastante comum, secundária à ação de hormônios maternos, e desaparece em aproximadamente uma semana. Uma anormalidade do esterno, o *pectus excavatum*, não tem maior importância clínica. A seguir, uma observação atenta indica se o tórax se acha hiperinflado, e passa-se, então, a verificar se a movimentação do tórax é simétrica e se faz adequadamente. Conta-se a frequência respiratória e verifica-se se há ou não dificuldade respiratória, traduzida por tiragem intercostal ou esternal e gemido na expiração e, a partir desses dados, calcular o boletim Silverman-Andersen (ver Capítulo Doença de membranas hialinas). A ausculta dos pulmões deve indicar a simetria dos ruídos respiratórios. Igualmente importante é a ausculta cardíaca. Anotar a frequência cardíaca, contada em 1 minuto, o ritmo, a intensidade das bulhas, sua localização e a presença ou ausência de sopros cardíacos.

O exame cardiovascular inclui a ausculta cardíaca para identificar a eventual presença de sopros (presentes em 0,6% dos RN). A frequência cardíaca normal oscila entre 110 e 150 batimentos por minuto. A palpação de pulsos femorais, radiais e braquiais é mandatória. Pulsos femorais ausentes indicam a existência de coartação da aorta; pulsos retumbantes sugerem a persistência de canal arterial. Sinais de insuficiência cardíaca devem ser avaliados e incluem galope, taquicardia, taquipneia, sibilos e estertores, pulsos anormais, além de hepatomegalia.

Abdome

Observar se está distendido, aumentado de volume, ou vazio, sugerindo a presença de hérnia diafragmática. Determinar cuidadosamente o tamanho do fígado (normalmente palpável 1-2cm do rebordo costal), o tamanho dos rins (especialmente o direito). Normalmente, o baço não é palpável no RN. Defeitos óbvios incluem a onfalocele (os intestinos acham-se dentro do funículo umbilical, de localização central) e a gastrosquise (o defeito é lateral ao umbigo, à direita, e os intestinos não se acham recobertos por peritônio). Se houver movimentos de alças visíveis, quase certamente se trata de obstrução.

O umbigo posiciona-se na metade de uma linha entre o apêndice xifoide e o púbis. Deve ser examinado com muita atenção na pesquisa do número de vasos (duas artérias e uma veia – ver Capítulo Artéria umbilical única), sinais de infecção, sangramentos ou comunicações anômalas com as vísceras abdominais.

Lembrar que as massas palpáveis no abdome, em geral, correspondem a problemas que envolvem o trato urinário.

Área genital

No menino, observar a formação do pênis, a posição do meato, o tamanho do escroto e o aspecto da pele, palpar os testículos, tendo o cuidado de verificar se são ou não retráteis ou se se acham realmente ausentes da bolsa escrotal. Verificar a presença de hipospadias e epispadias. Lembrar que um menino com hipospadia não deve ser circuncisado. A presença de hidrocele bilateral não é rara e tende a desaparecer espontaneamente até o fim do primeiro ano de vida. Procurar evidenciar a presença de hérnia no canal inguinal.

Na menina, examinar os lábios e o clitóris. É comum a hipertrofia da comissura himenal posterior. Com certa frequência pode ocorrer perda sanguínea vaginal, secundária à impregnação de hormônios maternos. No caso de genitália ambígua, ter o cuidado de não dar uma definição do sexo até que o cariótipo e o exame endocrinológico não tenham sido completados (ver Capítulo Distúrbios endocrinológicos).

Ânus e reto

É imprescindível verificar a permeabilidade do ânus, bem como sua posição. A eliminação de mecônio deve ocorrer nas primeiras 48 horas de vida.

Extremidades

Examinar os membros superiores e inferiores, prestando especial atenção à presença de dedos extranumerários (nas mãos e nos pés) e verificar, por meio de radiografia, se há ou não estrutura óssea no dedo, cuja excisão será cirúrgica. A sindactilia pode ocorrer nos dedos das mãos ou pés. Observar se há resistência à flexão ou extensão dos membros ou flacidez excessiva. Verificar se os membros se movem simetricamente. A lesão do plexo braquial implica a perda de movimentos ativos do membro afetado.

A observação das mãos inclui a verificação das pregas palmares, lembrando que a presença da chamada prega simiesca, comum na síndrome de Down, pode ocorrer em 4% da população normal.

A presença de pé torto congênito requer diagnóstico diferencial se se tratar de pé torto posicional ou verdadeiro, o que pode ser feito verificando-se os seguintes dados:

- Tipo de talipes: equino-varo, talo-valgo, cavo etc.
- Intensidade: em graus de angulação do pé em relação à sua posição normal.
- Redutibilidade ativa em resposta ao reflexo plantar ou dorsal.
- Redutibilidade passiva por manobra manual forçada.

A coluna deve ser examinada, com vistas a anomalias óbvias (meningomieloceles) ou defeitos mais sutis, como pigmentação anormal ou placas pilosas na extremidade da coluna, sugerindo a presença de uma anormalidade na vértebra subjacente.

O exame do quadril impõe-se como rotina e deve ser executado ao final do exame físico do RN, por ser desconfortável. Executar as manobras de Ortolani e Barlow e, se houver suspeita de luxação do quadril, pedir o concurso do ortopedista (ver Capítulo Problemas ortopédicos).

Exame neurológico

Fazer o exame quando o RN estiver desperto, mas sem chorar excessivamente. Observar a atividade do RN, sua reação a estímulos e o tipo de choro. Verificar os reflexos próprios do RN, seu tônus e os nervos periféricos (ver Capítulo Exame neurológico).

Diagnósticos

Finalmente, anotar no prontuário os diagnósticos, comprovados ou presuntivos, que se tenham feito no curso do exame detalhado.

Avisar os familiares das condições do RN, os diagnósticos e as condutas adequadas ao caso.

REFERÊNCIAS

1. Lissauer T. Physical examination of the newborn. In: Fanaroff AA, Martin R, Walsh MC (eds). Fanaroff & Martin's Neonatal-Perinatal Medicine. Diseases of the fetus and infant. 9th ed. St. Louis: Elsevier; 2011.p.485-500.
2. Fletcher MA. Physical assessment and classification. In: Avery GB, Fletcher MA, MacDonald MG (eds). Neonatology, pathophysiology and management of the newborn (5th edition). Philadelphia: Lippincott Williams and Wilkins; 1999.p.301-20.
3. Gomella T. Newborn physical examination. In: Gomella TL, Cunningham MD, Eyal FG (eds). Neonatology. Management, procedures, on-call problems, diseases and drugs. 7th ed. New York: Lange Medical Books/McGraw-Hill; 2013.p.43-65.
4. Johnson L, Cochran WD. Assessment of the newborn. History and physical examination of the newborn. In: Cloherty JP, Eichenwald EC, Hansen AR, Stark AR (eds). Manual of neonatal care. 7th ed. Philadelphia: Wolters Kluwer/Lippincott Williams and Wilkins; 2012.p.91-102.
5. Hall DBM, Renfrew MJ. Tongue tie. Arch Dis Child. 2005;90(12): 1211-5.
6. Dunn PM. Tongue-tie and infant feeding. Arch Dis Child. 2006;91(12): 1042.

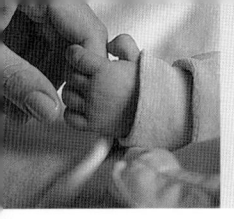

CAPÍTULO 20

Exame Neurológico do Recém-Nascido a Termo

José Luiz Dias Gherpelli

O exame neurológico no período neonatal tem como objetivos:

1. Diagnosticar uma disfunção aguda do sistema nervoso central (SNC), por exemplo o grau de comprometimento do SNC em recém-nascido (RN) asfixiado.
2. Permitir o acompanhamento evolutivo de uma afecção neurológica estabelecida, como o acompanhamento de RN com meningite bacteriana.
3. Dar informações com relação ao prognóstico neurológico de médio e longo prazo, por exemplo estabelecer o prognóstico de RN pré-termo com hemorragia intracraniana.

Esses objetivos nem sempre podem ser totalmente atingidos, pois uma série de funções nervosas superiores, como as relacionadas com linguagem, comportamento e inteligência, ainda não é passível de avaliação no período neonatal.

A padronização do exame neurológico é fundamental, a fim de que os resultados possam ser confiáveis. O ambiente em que o exame será realizado deve ser bem iluminado e estar em temperatura adequada para que o RN seja examinado despido. O examinador deve realizar o exame no menor tempo possível, evitando movimentos bruscos e manipulação excessiva, que desencadeiam choro e irritabilidade, os quais prejudicam a interpretação de determinadas manobras e reflexos[1].

O exame deve ser realizado no intervalo entre as mamadas, pois logo após a alimentação o RN se encontra sonolento, sendo mais difícil mantê-lo desperto, e antes das mamadas ele frequentemente chora e se irrita com mais facilidade, o que prejudica a interpretação de alguns testes (por exemplo, o reflexo de sucção geralmente se encontra deprimido após as mamadas e a avaliação do tônus muscular não é confiável em RN chorando).

Antes de se discutir a técnica de avaliação propriamente dita, é essencial que se introduza o conceito dos "estados comportamentais". É comum que o neonatologista examine o RN sem se preocupar se ele está desperto ou dormindo. Para determinados tipos de semiologia, como a pulmonar e a cardíaca, é até interessante que a criança esteja dormindo, pois assim consegue-se ouvir melhor as bulhas cardíacas e a ausculta pulmonar. Estados comportamentais são variáveis que identificam comportamentos consistentemente observados em RN normal e que refletem o *status* de funcionamento do SNC naquele momento em que são observados. Prechtl[2] definiu 5 estados comportamentais no RN a termo com base na observação de três variáveis: abertura ocular, padrão respiratório e movimentos corporais (Quadro 20.1).

Quadro 20.1 – Estados comportamentais do RN a termo.

Variável	Estado				
	1	2	3	4	5
Olhos	Fechados	Fechados	Abertos	Abertos	–
Movimentos respiratórios	Regulares	Irregulares	Regulares	Irregulares	Choro
Movimentos corporais	Ausentes	Presentes	Ausentes	Presentes	–

Algumas respostas reflexas que integram o exame neurológico do RN mostram dependência nítida com os estados comportamentais (Quadro 20.2). Os reflexos proprioceptivos são facilmente obtidos nos estados 1 e 3, entretanto estão abolidos ou hipoativos no estado 2. Os reflexos exteroceptivos estão presentes nos estados 2 e 3, mas encontram-se deprimidos no estado 1. Além disso, o clono do pé, uma resposta normalmente considerada patológica, pode ser observado no estado 1 sem que isso tenha um significado patológico. A questão pode, a princípio, parecer irrelevante, pois os reflexos estão presentes na sua forma habitual no RN desperto. Entretanto, é muito comum que algumas provas do exame neurológico neonatal sejam pesquisadas com a criança dormindo, sem que o examinador se preocupe em observar os estados comportamentais, o que obviamente pode falsear os

Quadro 20.2 – Relação de alguns reflexos com estados comportamentais do RN.

Reflexos	Estado 1	Estado 2	Estado 3
Proprioceptivos			
Patelar	+++	+/–	++
Bicipital	+++	+/–	++
Clono de pé	+++	–	–
Moro	+++	+/–	++
Exteroceptivos			
Voracidade	–	–	++
Preensão palmar	–	+	++
Preensão plantar	–	++	++
Pressão			
Babkin	–	+	++
Palmomentual	–	++	+++
Nociceptivos			
Cutaneoplantar	++	+++	+++
Cutaneoabdominal	++	+++	+++
Respostas auditivas			
Orientação auditiva	+/–	++	+++
Respostas vestibulares			
Oculovestibular	–	++	+++

– = ausente: +/– = pobre; + = presente; ++ = evidente; +++ = intenso.

Quadro 20.3 – Roteiro do exame neurológico do RN.

Dorsal horizontal	Ventral horizontal	Suspensão ventral	Suspensão vertical
Postura	Elevação cefálica	Tono axial (dorso)	Marcha reflexa
Tono muscular	Rotação cefálica	Extensão cefálica	Apoio plantar
Força muscular	Reflexo de Gallant		Endireitamento do tronco
Motilidade espontânea	Reflexo anal		Respostas oculovestibulares
Reflexos arcaicos	Exame da coluna		
Pares cranianos			
Exame do crânio			
Sensibilidade dolorosa			
Manobra da tração			

resultados. Assim, na dúvida, é melhor que o exame seja realizado com a criança desperta durante todo o transcorrer da avaliação.

Para limitar a manipulação excessiva do RN, deve-se procurar examiná-lo de acordo com um roteiro que limite ao mínimo a quantidade de manipulações e mudanças de decúbito (Quadro 20.3).

Assim, inicia-se o exame com a criança despida, em decúbito dorsal horizontal. Nessa posição são observadas a postura e a motilidade espontânea. O RN apresenta normalmente uma postura assimétrica, com a cabeça lateralizada e os membros em semiflexão, devido à hipertonia fisiológica característica dessa faixa etária. Movimentos de flexão-extensão dos membros, do tipo "pedalagem ou natatórios", são os predominantes. A presença de assimetria evidente na motilidade é sinal de anormalidade. O tônus e a força muscular são examinados a seguir, por meio de manobras de contenção da movimentação ativa e de "rechaço" das extremidades (o examinador promove a extensão passiva da extremidade do RN que é liberada a seguir, observando-se o retorno ao padrão flexor normal), bem como por meio das medidas dos ângulos das principais articulações dos membros inferiores (MMII) e superiores (MMSS) – ângulos pé-perna e poplíteo, nos MMII, e ângulo da "janela" e "manobra do cachecol", nos MMSS. A pesquisa dos reflexos miotáticos (patelar, aquileu, adutor, estilorradial, bicipital e tricipital) e dos nociceptivos superficiais (cutaneoplantar e cutaneoabdominais) é realizada da forma habitual. Todos esses reflexos estão presentes no RN a termo normal.

Os seguintes reflexos arcaicos ou primitivos (Quadro 20.4) podem ser testados nessa posição: preensão palmar e plantar, sucção, voracidade, extensão cruzada, tônico-cervical (Magnus de Klein), Babkin e Moro.

A testagem de alguns pares cranianos pode ser realizada nessa mesma posição: fixação e seguimento visual, avaliação dos diâmetros e reatividade pupilar à luz, motricidade ocular extrínseca (por meio da prova dos "olhos de boneca"), mímica facial (principalmente observada durante o choro), cocleopalpebral (piscamento após estímulo sonoro), deglutição e movimentos mastigatórios e linguais (observados durante a sucção)[3].

Termina-se essa fase do exame com a manobra de tração, na qual o RN é tracionado pelos MMSS da posição deitada para a sentada, observando-se o grau de sustentação cefálica e o equilíbrio transitório da cabeça em relação ao tronco na posição sentada.

A seguir, coloca-se o RN em decúbito ventral horizontal, observando a elevação transitória e a rotação lateral da cabeça em relação à superfície do local do exame. A pesquisa do reflexo de Gallant ou de encurvamento do tronco pode ser feita nessa posição. O reflexo anal (contração do ânus à estimulação perineal) pode ser pesquisado a seguir. Sua ausência em casos de disrafia espinal sugere o comprometimento das porções sacrais da medula espinal.

A seguir, eleva-se o RN do leito em decúbito ventral, sustentado pela mão do examinador, observando-se a curvatura do dorso e a retificação da cabeça em relação ao tronco.

Com o RN suspenso pelas axilas em posição vertical, o examinador executa um movimento de rotação de 360° de cada lado, observando as respostas oculovestibulares. Os reflexos de apoio plantar e a marcha reflexa são testados a seguir.

Quadro 20.4 – Reflexos arcaicos ou primitivos.

Reflexo	Estímulo	Resposta
Moro	Queda cefálica de 30°	Abdução-extensão seguida de adução-flexão de membros superiores
Preensão palmar	Estímulo pressórico na palma da mão	Flexão dos dedos da mão
Preensão plantar	Estímulo pressórico na base dos artelhos	Flexão dos artelhos
Tônico-cervical	Rotação lateral cefálica	Extensão dos membros ipsilaterais e flexão dos contralaterais
Babkin	Estímulo pressórico na palma das mãos	Protrusão dos lábios
Marcha	RN em pé, apoiando-se as plantas dos pés no leito	Movimentos de marcha dos membros inferiores
Sucção	Estímulo-pressão sobre a língua	Movimentos de sucção
Voracidade	Estímulo tátil na região orbicular	Lateralização da boca e cefálica em direção ao estímulo
Apoio plantar	Estímulo tátil na planta dos pés	Movimento de extensão do membro inferior
Gallant	Estímulo tátil na pele do dorso, paralelo à coluna vertebral, de cada lado	Encurvamento do dorso afastando-se do estímulo
Extensão cruzada	Estímulo tátil na planta do pé	Flexão, seguida de extensão e adução do membro inferior contralateral

A pesquisa da sensibilidade somática geral do RN é tarefa difícil, pois, em geral, apenas é possível objetivar as respostas desencadeadas por estímulos dolorosos, as quais frequentemente desencadeiam choro e irritabilidade, prejudicando o restante do exame. Portanto, deve-se testá-la apenas no final da avaliação. Um estímulo doloroso é aplicado sobre a região a ser examinada (objeto pontiagudo não perfurante) e a resposta do tipo retirada ou choro é observada.

O exame do crânio, com a medida do perímetro cefálico (PC), palpação dos ossos do crânio, suturas e fontanelas, é parte importante da avaliação. A tensão da fontanela bregmática medida por meio da palpação reflete a pressão intracraniana e deve ser realizada com o RN elevado em ângulo de 30° em relação ao leito, sem que a criança esteja chorando ou realizando algum tipo de esforço físico; nessa posição, a fontanela deve ser plana e pulsátil. A medida do PC deve ser confrontada com tabelas de normatização respeitando-se a idade gestacional (IG). Macrocefalia é definida quando o PC está acima do percentil 97,5º e microcefalia para aqueles abaixo do percentil 2,5º.

O exame da coluna vertebral deve ser feito em toda sua extensão, tomando-se particular atenção para o encontro de tumorações, depressões, deformidades e anormalidades cutâneas (presença de angiomas ou tufos de pelos) que geralmente denotam doenças da região.

MOVIMENTOS GENERALIZADOS ESPONTÂNEOS

Uma nova forma de avaliação neurológica, baseada na observação da movimentação espontânea em fetos, RN pré-termo e termo foi idealizada por Prechtl[4]. Esse método baseia-se na hipótese de que a movimentação espontânea em RN nos períodos pré-termo, a termo e em crianças durante os primeiros meses de vida possui importante significado clínico, sendo considerado indicador funcional precoce de disfunções cerebrais[5,6].

Pesquisas sobre automatismo central relacionam a movimentação espontânea de fetos e de RN nos primeiros meses de vida a atividades motoras geradas endogenamente no sistema nervoso central (*central pattern generators*). Essa movimentação caracteriza-se por um rico e distinto repertório de padrões motores chamados de movimentos generalizados espontâneos. Estudos sobre a movimentação espontânea em fetos, realizados por meio de registros ultrassonográficos intraútero, e em RN revelaram que esses padrões motores estão presentes desde a 9ª semana de idade pós-conceptual, sendo até a 20ª semana pós-termo. Após esse período, esses padrões motores desaparecem e surgem os movimentos voluntários propriamente ditos, que permitem a interação da criança com o meio ambiente.

Apenas recentemente o conceito de atividade gerada endogenamente no sistema nervoso central tem sido investigado de forma pertinente. Exemplos desse tipo de atividade no organismo humano, com características rítmicas, são os mecanismos centrais de geração da respiração, sucção, mastigação e locomoção, como o engatinhar e a marcha. Embora os padrões motores distintos observados em fetos e em RN nos primeiros meses de vida não apresentem a característica rítmica dessas atividades motoras, existem fortes evidências de que sejam geradas endogenamente, pois sua ocorrência não está vinculada a estímulos externos identificáveis. Adicionalmente, a constância na forma e a evolução periódica das características qualitativas desses padrões motores são fatores que reforçam o conceito acima citado. As características desses padrões motores refletiriam, portanto, a integridade do sistema nervoso central[7].

Dessa forma, a avaliação dos padrões motores espontâneos dos RN, no período neonatal e nos primeiros meses de vida, poderia contribuir para o diagnóstico precoce da disfunção neurológica e para a determinação do prognóstico funcional. O estudo dos diferentes tipos de padrões motores espontâneos anormais e o período ideal de avaliação, adicionalmente, poderiam contribuir para esses propósitos.

Durante o período pré-termo, os padrões motores normais caracterizam-se pelo envolvimento de todo o corpo, com uma sequência variável de movimentos de membro, tronco e cabeça. Esses padrões motores aumentam e diminuem em velocidade e força, apresentam início e final graduais, e podem durar de alguns segundos até vários minutos. A maioria das sequências de movimentos de flexão e extensão de membros é complexa, apresentando componentes rotacionais e alterações sutis na direção dos movimentos.

No período a termo até a 6ª ou 9ª semana pós-termo, os padrões motores caracterizam-se por velocidade e amplitude baixa a moderada. Entretanto, movimentos extensores rápidos e amplos podem, ocasionalmente, ocorrer, em especial nos MMSS. Esses movimentos apresentam forma elíptica e são chamados de "movimentos de contorção" (*writhing*).

Anormalidades relacionadas à ausência ou diminuição dos movimentos generalizados observados em crianças normais são marcadores do risco de comprometimento neurológico.

SÍNDROMES NEUROLÓGICAS NEONATAIS

As anormalidades do exame neurológico do RN são comumente agrupadas na forma de síndromes neurológicas: hemissíndrome, hiperexcitabilidade, apatia, hipertonia e hipotonia[8].

Hemissíndrome – caracteriza-se pelo encontro de assimetrias ao exame neurológico, como hemiparesia, monoparesia ou assimetrias na mímica facial. As hemiparesias, propriamente ditas são raramente observadas no período neonatal e, em geral, denotam a existência de lesões maciças acometendo um dos hemisférios cerebrais, como aquelas determinadas pela compressão causada por hematoma subdural, ou secundárias a acidente vascular cerebral isquêmico (trombose arterial ou venosa) ou hemorrágico (hematoma parenquimatoso). Entre as monoparesias, tem-se a clássica paralisia braquial por tocotraumatismo. A paralisia do nervo facial secundária a tocotraumatismo é o exemplo mais frequente da assimetria facial, não devendo ser confundido com a agenesia do músculo depressor do ângulo da boca, onde há assimetria restrita à depressão do ângulo da boca sem comprometimento do restante da musculatura facial. O prognóstico depende da gravidade da lesão de base.

Hiperexcitabilidade – caracterizada pela presença de tremores grosseiros, de baixa frequência e alta amplitude, associados a hiper-reflexia miotática e presença de clono de pé. O reflexo de Moro tem seu limiar diminuído, sendo observado mesmo com mínimas manipulações do RN. A síndrome da hiperexcitabilidade foi associada a distúrbios de natureza metabólica (hipocalcemia, hipomagnesemia e hipoglicemia), encefalopatia hipóxico-isquêmica leve, restrição do crescimento intrauterino (RCIU), RN de mães diabéticas e hemorragias subaracnóideas. A evolução, em geral, é favorável, com remissão espontânea ainda no primeiro mês de vida, e o prognóstico, na maioria dos casos, é bom[9].

Síndrome apática – é caracterizada essencialmente por sinais que denotem um estado de torpor ou coma. A motilidade espontânea está bastante reduzida ou ausente. Há abolição dos reflexos arcaicos e o tônus muscular encontra-se alterado, ou para uma hipotonia (mais frequente), ou hipertonia. Na dependência do grau de comprometimento do SNC, podem-se encontrar sinais de comprometimento do tronco cerebral (anormalidades pupilares, estrabismos, alterações respiratórias). É observada em casos de encefalopatia hipóxico-isquêmica grave ou em casos de hemorragias intracranianas maciças no RN pré-termo. Sua evolução, em geral, é lenta, com regressão progressiva do quadro, e o prognóstico é reservado na maioria dos casos.

Síndrome hipertônica – caracteriza-se pelo aumento do tônus muscular, acompanhado de diminuição da motilidade espontânea, podendo ocorrer hiper-reflexia miotática global. É observada na evolução de alguns casos de encefalopatia hipóxico-isquêmica moderadas ou graves, principalmente, após a primeira semana de vida, e em RN pré-termo com hemorragias peri-intraventriculares. Podem ser observadas em casos de hiper-reflexia ou de *stiff-baby syndrome*, afecções raras.

Síndrome hipotônica – a hipotonia muscular em graus variados caracteriza essa síndrome neurológica neonatal, que pode vir acompanhada de hipo ou arreflexia miotática. Pode estar associada a distúrbios de natureza metabólica (hipo ou hipercalemia, hipermagnesemia, hipoglicemia). Quando associada à síndrome apática, denota comprometimento do SNC (por exemplo, encefalopatias hipóxico-isquêmicas, hemorragias intracranianas, erros inatos do metabolismo, infecções congênitas etc.). Entretanto, quando isolada aponta para lesão do corno anterior da medula espinal (amiotrofia espinal de Werdnig-Hoffmann), nervos (neuropatias traumáticas), junção neuromuscular (*miastenia gravis* – forma neonatal) ou músculo (miopatias congênitas). Algumas formas leves de hipotonia do RN são observadas em RN pequeno para a idade gestacional ou RN pré-termo de muito baixo peso; desaparecem espontaneamente nos primeiros meses de vida e, possivelmente, são secundárias à hipotrofia muscular encontrada nesses RN, sem representar uma doença neurológica propriamente dita.

REFERÊNCIAS

1. Prechtl HFR, Beintema D. The neurological examination of the full-term newborn. 2nd ed. Clin Dev Med. No. 63. Lavenham: The Lavenham Press Ltd.; 1977.
2. Prechtl HFR. The behavioural states of the newborn infant(a review). Brain Res. 1974;76(2):185-212.
3. Lissauer T. Physical examination of the newborn. In: Martin R, Fanaroff AA, Walsh M (eds). Fanaroff & Martin's Neonatal-perinatal medicine. 9th ed. St Louis: Elsevier; 2011.p.485-500.
4. Prechtl HFR. State of the art of a new functional assessment of the young nervous system. An early predictor of cerebral palsy. Early Human Dev. 1997;50(1):1-11.
5. Einspieler C, Prechtl HFR, Bos AF, Ferrari F, Cioni G. Prechtl's method on the qualitative assessment of general movements in preterm, term and young infants. Clin Dev Med. No. 167. London: Mac Keith Press; 2004.
6. Einspieler C, Prechtl HF. Prechtl's assessment of general movements: a diagnostic tool for the functional assessment of the young nervous system. Ment Retard Dev Disabil Res Rev. 2005;11(1):61-7.
7. Garcia JM, Gherpelli JLD, Leone CR. The role of spontaneous general movement assessment in the neurological outcome of cerebral lesions in preterm infants. J Pediatr (Rio J). 2004;80(4):296-304.
8. Volpe JJ. Neurology of the newborn. Philadelphia: WB Saunders; 1995.
9. Gherpelli JLD, Casagrande MS, Kfuri JM, Costa HPF. Síndrome da hiperexcitabilidade no período neonatal. Arq Neuropsiquiatr.1993;51(1):46-9.

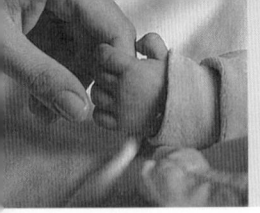

CAPÍTULO 21

Nutrição

Aleitamento Materno

Regina Aparecida de Andrade
Conceição A. M. Segre

A Academia Americana de Pediatria (AAP) em sua declaração de 1997 citou inúmeras vantagens do aleitamento materno para crianças, mães, famílias e sociedade. Essa declaração política apoia fortemente a amamentação exclusiva até os 6 meses, que deve ser parte importante da alimentação durante todo o primeiro ano de vida[1].

Em 2005 novamente a AAP publica outro documento endossando e atualizando as recomendações de 1997[2]. Em 2012, enfaticamente reafirma suas recomendações anteriores sobre o aleitamento materno exclusivo até os 6 meses, seguido pela continuidade do aleitamento à medida que alimentos complementares forem sendo introduzidos, com sua manutenção até um ano ou mais, se assim for desejado pela mãe e por seu filho[3].

Os conhecimentos básicos sobre a amamentação constituem um direito humano e precisam ser estimulados por meio da educação. É necessário que a amamentação seja um hábito cultural e, para tanto, torna-se fundamental informar, prevenir e sensibilizar a todos. A educação muda comportamentos, efetivando o hábito de amamentar na população em geral.

É todo um processo que envolve conquista social e valores relativos ao papel da mulher na sociedade, políticas e transformação do cotidiano, onde é modificado o significado da amamentação para a mulher e para a sociedade[4]. Um desafio, objeto de estudo para o profissional que vem nesses anos desenvolvendo cada vez mais estratégias para incentivar o aleitamento materno, é entender os motivos pelos quais ocorre o desmame.

A Organização Mundial da Saúde (OMS/WHO) propôs estratégia global para o recém-nascido (RN) por meio da *World Health Assembly Resolution* em maio de 2002[5]. A estratégia global está estruturada no Hospital Iniciativa Amigo da Criança, no Código de *Marketing* dos substitutos do leite, e na Declaração de *Innocenti* referentes à proteção, promoção e suporte do aleitamento, onde se enfatiza a necessidade de se ter uma política nacional sobre a saúde do RN e da criança. Essa declaração política endossou fortemente a amamentação exclusiva, enfatizou a utilização de um guia que assegure alimentação apropriada, promovendo e protegendo o aleitamento exclusivo até 6 meses, seguido de complementação adequada durante 2 anos ou mais. Ela assegura que as mães tenham informação adequada, suporte de suas famílias e que as comunidades devem ser livres diante de influências comerciais[5].

No Brasil, em 1999, uma pesquisa do Ministério da Saúde coordenou a Pesquisa de prevalência de aleitamento materno nas capitais brasileiras e no Distrito Federal, incluindo apenas população da capital, mostrou diferenças importantes entre as regiões e estados brasileiros[6]. De acordo com a pesquisa, a prevalência do aleitamento materno exclusivo (AME) em menores de 4 meses no conjunto das capitais e Distrito Federal (DF) foi de 35,6%, e a duração mediana do aleitamento materno, de 10 meses[6].

Pesquisas extensivas usando métodos epidemiológicos e técnicas modernas de laboratório documentam diversas vantagens para a criança, mães, familiares e sociedade a partir do aleitamento materno e do uso do leite humano. Essas várias vantagens foram recentemente enumeradas pela Academia Americana de Pediatria[2,3]:

1. Na área clínica, novas e substanciais pesquisas sobre a importância da amamentação estabelecem uma série de princípios para guiar pediatras e outros profissionais da saúde que assistem as mulheres e as crianças

na iniciação e manutenção do aleitamento. Foram delineadas as formas pelas quais pediatras podem proteger, promover e apoiar a amamentação em suas práticas individuais, hospitalares, nas escolas médicas e na comunidade. Foi enfatizado o papel central do pediatra na coordenação do manejo da amamentação.

2. Nutricionais – o leite humano é espécie-específico e toda a preparação substituta difere notadamente dele, fazendo do leite humano único, superior na alimentação da criança e a amamentação exclusiva é norma e referência modelo contra todas as alternativas de métodos alimentares. Deve ser dada atenção especial para o crescimento, saúde, desenvolvimento e todos os outros resultados no longo prazo. Em adição, o leite materno para a criança prematura faz com que receba benefícios significativos, com respeito à proteção do hospedeiro e seu desenvolvimento, quando comparado com fórmulas para prematuros.

3. Imunológicas – pesquisas no mundo, incluindo populações de classe média e também em países desenvolvidos, mostram resultados evidentes que o leite humano diminui a incidência e/ou a gravidade das doenças infecciosas, incluindo meningite bacteriana, bacteriemia, diarreia, infecção do trato respiratório, enterocolite necrosante, otite média, infecção do trato urinário e sepse de início tardio em prematuros.

4. Outros estudos sugerem que diminui a síndrome da morte súbita no primeiro ano de vida e reduz a incidência do diabetes insulinodependente (tipo 1) e não insulinodependente (tipo 2), linfoma, leucemia e doença de Hodgkin, sobrepeso, obesidade, hipercolesterolemia, asma e alergias em adultos que foram amamentados, comparados aos que não foram.

5. Desenvolvimento neurológico – a amamentação tem sido associada a resultados favoráveis nos testes cognitivos. RN de extremo baixo peso alimentados com leite humano predominantemente apresentaram melhores desempenhos motor, mental e comportamental aos 18 e 30 meses. A amamentação durante procedimentos dolorosos, tal como uma picada de calcanhar em RN, para testes de triagem provê analgesia para a criança.

6. Econômicas e sociais – nos USA verificou-se que pode haver diminuição potencial dos gastos de US$ 3,6 bilhões. Ocorrem ainda diminuições nos custos de programas de saúde pública e do absenteísmo e maior tempo dispendido com os irmãos, uma vez que há diminuição das doenças entre esses lactentes. Estudos recentes mais detalhados sobre análises de custos pediátricos mostraram que, se 90% das mulheres americanas dos USA amamentassem exclusivamente por seis meses, haveria diminuição de custos de saúde de 13 bilhões de dólares/ano.

7. Psicológicas – sendo um ato natural, a amamentação possibilita a oportunidade de construir um forte laço afetivo entre mãe e filho a partir do contato físico. Fenômenos intrapsíquicos influenciam o desempenho da função materna de amamentar, podendo mesmo se tornar em impedimento para o ato de amamentar, embora conscientemente a mãe queira fazê-lo. Durante a amamentação o contato olho-olho, o cheiro e o toque maternos são essenciais como manifestações de afeto. O aleitamento pode construir uma verdadeira "imunidade" contra alguns males emocionais, contribuindo para o fortalecimento psíquico da criança[7].

8. Outros benefícios – diminuição das taxas de retinopatia da prematuridade, da pressão sanguínea e da concentração de lipoproteínas de baixa densidade em adolescentes.

Vantagens para a mãe[3]:

1. Diminuição das perdas sanguíneas pós-parto e involução uterina mais rápida, agindo de maneira similar à ocitocina.

2. Redução do estresse e aumento da ligação mãe-filho.

3. Foi notado aumento de depressão pós-parto entre as mães que não amamentaram ou em que o desmame foi precoce.

4. Embora ainda não haja estudos definitivos, parece que facilita a perda de peso pós-parto.

5. Benefícios a longo prazo: prolongamento do intervalo intergestacional, redução da síndrome metabólica, diminuição do risco de câncer de mama e de ovário.

Concluindo, o aleitamento materno é um ato ecológico, econômico e prático. O hábito de dar o peito precisa ser recuperado por meio de promoção, apoio e proteção ao binômio mãe-filho. A *International Baby Food Action Network* (IBFAN), uma rede de grupos no Brasil e no mundo, luta pela defesa da amamentação, protegendo o consumidor mais vulnerável do *marketing* não ético das indústrias de alimentos infantis, mamadeiras e bicos. Nesse sentido, os profissionais de saúde devem vigiar o cumprimento da Norma Brasileira de Comercialização de Alimentos para Lactentes e o Código Internacional de Comercialização de Substitutos do Leite Materno no âmbito internacional. O leite humano deve ser recomendado para todas as crianças, desde que não haja contraindicações (aliás, muito raras) específicas para tal[8].

ANATOMIA E FISIOLOGIA DA LACTAÇÃO

Anatomia da glândula mamária

A glândula mamária, seio, recebeu este nome do latim *mamma*. Ela é o único órgão que não se desenvolveu ao nascimento; experimenta mudanças em tamanho, forma e função, passa pela gestação, lactação até sua involução[4,8]. As glândulas mamárias são, na verdade, glândulas sudoríparas altamente modificadas e especializadas.

Desenvolvimentos embrionário e fetal – A glândula mamária inicia seu desenvolvimento na fase embrionária, continuando sua proliferação até os ductos de leite serem desenvolvidos por ocasião do nascimento[9].

Embriologicamente, a glândula mamária desenvolve-se como invaginações do ectoderma no tecido mesodérmico subjacente. A massa de células ectodérmicas adquire forma de uma bolsa e em seguida cresce no mesoderma circundante, formando várias protuberâncias que representam os futuros condutos da glândula. Essas protuberâncias, ao dividir-se e ramificar-se, dão lugar aos futuros lóbulos e lobos e, muito mais tarde, aos alvéolos[4] (Fig. 21.1).

Na 16ª semana de gestação ocorre o desenvolvimento secundário da mama. Elementos de folículos de cabelos, glândulas sebáceas e glândulas sudoríparas se desenvolvem, bem como as glândulas de Montgomery, ao redor do alvéolo. Nesse momento, o desenvolvimento é independente do estímulo hormonal. Na 28ª semana de gestação, o hormônio sexual da placenta entra na circulação fetal e induz a canalização. Próximo ao termo, cerca de 7 a 10 ductos mamários formam a glândula mamária[4,10].

Estudos ultrassonográficos demonstraram que os então conhecidos como "seios lactíferos" abaixo da aréola, cuja finalidade seria de armazenar leite para o final da

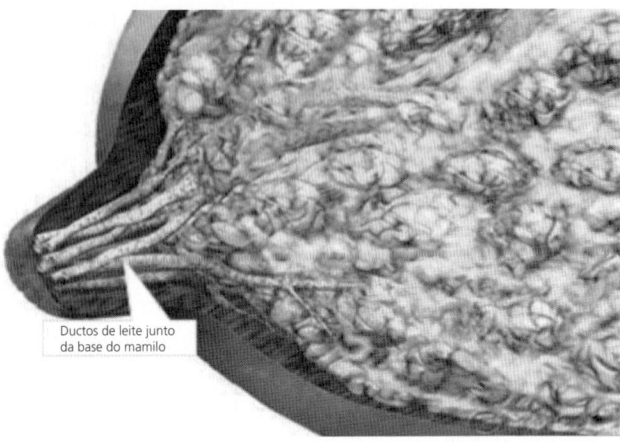

Figura 21.2 – Os seios galactóforos convencionalmente descritos atrás do mamilo não existem[11-13].

mamada, não existem. O diâmetro dos ductos próximos ao mamilo e aréola são os mesmos que os daqueles situados no interior da mama[11-13] (Fig. 21.2).

Desenvolvimento neonatal e pré-puberal – imediatamente após o parto, a mama do RN pode estar edemaciada e secretar pequena quantidade de leite conhecida como "leite de bruxa", como consequência de passagem hormonal materna através da placenta. Esse fenômeno é muito comum em RN de ambos os sexos. Essa secreção desaparece rapidamente e logo as glândulas mamárias permanecem inativas até próximo da puberdade, quando os hormônios voltam a estimular seu crescimento. O crescimento mamário, ou mamogênese, durante a fase pré-puberal é mantido em proporção ao crescimento em geral, tanto no sexo feminino como no masculino[4].

Desenvolvimento puberal – o desenvolvimento da mama humana envolve dois processos: organogênese e produção de leite.

A organogênese consiste no crescimento de ductos e lóbulos; começa antes da puberdade e continua durante esse período, produzindo o parênquima mamário e seu panículo adiposo. Quando se estabelece o ciclo hipófise--ovário-uterino, inicia-se uma nova fase do crescimento mamário, que inclui extensa ramificação do sistema de ductos, proliferação e canalização das unidades lobuloalveolares nas extremidades dos ramos[4].

Aspectos anatômicos relevantes – a mama está localizada na fáscia superficial, entre a segunda costela e a sexta cartilagem intercostal, adiante do músculo peitoral maior. Está localizada horizontalmente entre as linhas paraesternal e medioaxilar. Mede de 10 a 12cm de diâmetro, em média. O tamanho da mama está relacionado à quantidade de gordura presente, que não interfere com a produção de leite[10]. Acha-se sustentada por tecido conjuntivo fibroso, formando os ligamentos de Cooper[14]. Na puberdade, a mama fe-

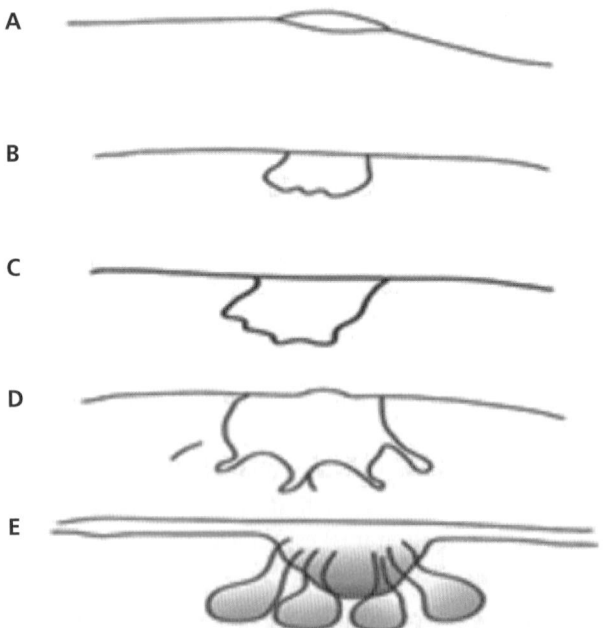

Figura 21.1 – Evolução embriológica do mamilo. **A**) Espessamento da epiderme com formação do broto primário. **B**) Desenvolvimento do broto em direção ao mesênquima. **C**) Formação sólida secundária dos brotos. **D**) Formação da cavidade mamária e invaginação dos brotos. **E**) Formação dos ductos lactíferos. A aréola é formada. O mamilo inicialmente é invertido[4].

678

minina aumenta até seu tamanho adulto, sendo uma delas maior que a outra. Em não grávida, a mama madura pesa 200 gramas. Durante a gravidez, produz-se certo aumento de tamanho e peso; até o final, a mama pesa 400 a 600 gramas. Durante a lactação, a mama pesa 600 a 800 gramas. A forma da mama varia de mulher para mulher. Normalmente, a mama é cônica ou em forma de cúpula durante a adolescência e torna-se mais hemisférica e finalmente pendular na mulher que já tenha tido um filho[15].

O tecido mamário pode prolongar-se até a região axilar. Esse tecido mamário da axila está conectado ao sistema central de condutos, pode ser mais notório e produzir leite durante a lactação, o que às vezes provoca o aparecimento de diversos sintomas[4].

Glândula mamária propriamente dita – a glândula mamária é um conglomerado de um número variável de glândulas independentes. A morfologia do corpo mamário inclui duas maiores divisões: parênquima e estroma.

Parênquima – inclui as seguintes estruturas: lobular, ductal e alveolar. Os alvéolos são unidades secretoras saculares em número de 10 a 100, têm 0,12mm de diâmetro e são envoltos por células mioepiteliais; desembocam em um ducto que tem aproximadamente 2mm de diâmetro. Vários ductos e seus respectivos alvéolos formam um lóbulo e vários lóbulos formam um lobo. Há 6 a 10 lobos em cada glândula mamária madura com uma única abertura no mamilo[13].

Os ductos e canalículos das mulheres adultas constam de dois tipos de células principais: a fileira interior de células epiteliais e a fileira exterior das células mioepiteliais. Uma membrana basal separa essas estruturas do estroma. As porções secretoras da glândula, os ductos alveolares e os alvéolos têm células secretoras cuboidais ou colunares baixas que descansam sobre a lâmina basal e as células mioepiteliais. A presença de células epiteliais prova que a glândula mamária está relacionada com as glândulas sudoríparas.

Estroma – inclui o tecido conjuntivo, o tecido gorduroso, os vasos, os nervos e os linfáticos.

O tecido conjuntivo interlobular é fino, porém é mais celular, tem poucas fibras colágenas e quase não contém gordura. O tecido conjuntivo frouxo permite maior distensibilidade.

A glândula tubuloalveolar descansa em tecido adiposo, que confere à mama seu contorno suave e arredondado. Aproximadamente 37% da mama é tecido adiposo. O total de tecido adiposo é semelhante para cada mama, mas pode variar muito entre mulheres. O tecido adiposo é encontrado em três áreas: subcutânea, intraglandular e retromamária[12]. A adiposidade intraglandular mistura-se com o tecido glandular e é difícil de separar-se. A almofada de gordura é necessária para a proliferação e diferenciação do epitélio mamário, proporcionando espaço necessário, apoio e controle local para o alongamento dos condutos e proliferação final dos alvéolos. Cada glândula forma um lobo da mama, separado dos outros por um septo de tecido conjuntivo que se anexa à pele[4] (Fig. 21.3).

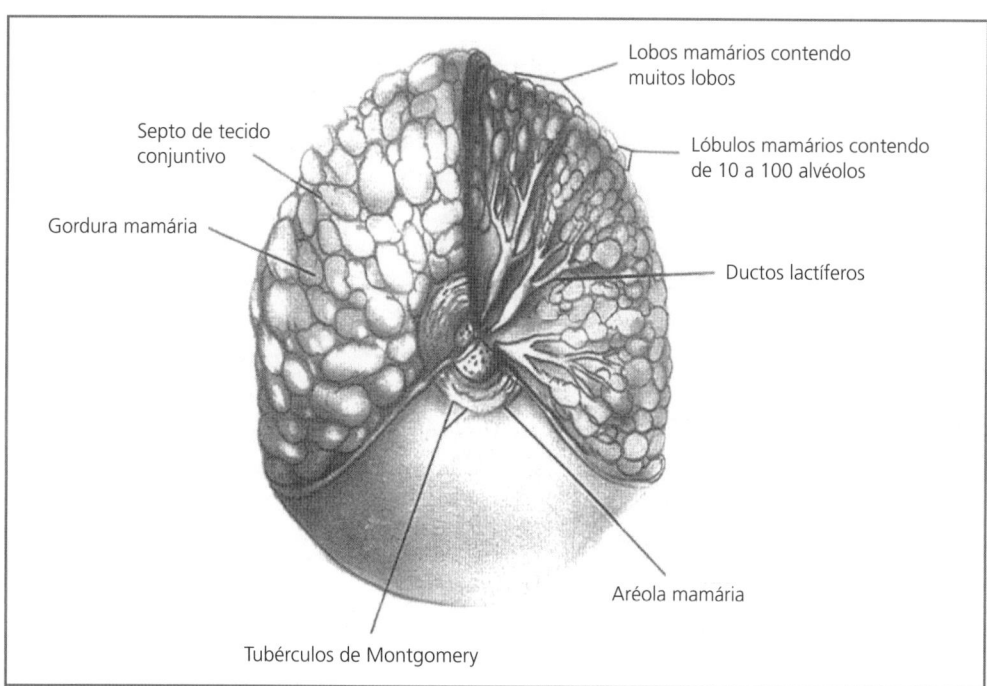

Figura 21.3 – Morfologia da glândula mamária mostrando gordura e sistema de ductos[4].

679

Mamilo, aréola e pele em geral – a pele é fina, flexível e elástica, devido a um tecido subcutâneo rico em gordura. Contém pelos, glândulas sebáceas e sudoríparas apócrinas.

O mamilo é uma elevação cônica localizada no centro da aréola, na altura do quarto espaço intercostal, ligeiramente abaixo do ponto médio da mama. Os mamilos e a aréola no macho e fêmea são qualitativamente idênticos. Cada uma das glândulas tubuloalveolares que formam a mama desemboca no mamilo por uma abertura independente. O mamilo na raça humana contém de 23 a 27 ductos. O mamilo também contém fibras musculares lisas, é ricamente inervado, com terminações nervosas sensitivas e corpúsculos de Meissner nas papilas dérmicas; é bem provido de glândulas sebáceas e sudoríparas apócrinas, mas é desprovido de pelos[4].

O mamilo acha-se rodeado pela aréola, uma área circular, medindo 15 a 16mm de diâmetro, levemente pigmentada antes da gestação. Durante a gravidez, torna-se vermelho-amarronzada e permanece com pigmentação mais intensa daí em diante. Os mamilos variam de forma e tamanho, apresentando algumas variações como plano, invertido e, raramente, duplo[14].

Na aréola, que em geral mede 15 a 16mm, acham-se presentes os tubérculos de Montgomery, que contêm as aberturas de glândulas sebáceas e lactóforas. Na aréola há também glândulas sudoríparas e pequenas glândulas sebáceas independentes. Os tubérculos de Montgomery crescem durante a gravidez e lactação. Secretam uma substância que lubrifica e protege o mamilo e a aréola durante a gravidez e a lactação. E também secretam uma pequena quantidade de leite. Após a lactação, essas glândulas retrocedem a seu discreto aspecto habitual.

A cor escura da aréola pode ser um sinal visual para que o RN introduza em sua boca não só o mamilo, mas também a aréola.

Essas estruturas são parte vital do curso global do desenvolvimento da glândula e as alterações ou traumatismos durante a vida fetal ou infância podem reduzir o tamanho e a capacidade secretora da glândula madura.

Suprimento sanguíneo – a glândula mamária é irrigada por ramos de artérias intercostais e por ramos perfurantes da artéria torácica ou mamária interna, sendo a 3ª, 4ª, e 5ª as mais proeminentes. A maior oferta sanguínea provém da artéria mamária interna e da artéria torácica lateral; 60% do tecido mamário, especialmente a parte central e média, recebe sangue da artéria mamária interna. Existem inúmeras anastomoses arteriais, de forma que muitas áreas da mama são supridas por duas ou três fontes arteriais diferentes. A rede venosa compõe-se de vasos que correm paralelamente às artérias e recebem nomes similares. Criam um círculo anastomótico na base do mamilo, chamado círculo venoso[4] (Fig. 21.4).

Drenagem linfática – a drenagem linfática da mama tem sido objeto de inúmeros estudos por causa do câncer de mama. A drenagem linfática dirige-se principalmente aos gânglios axilares (mais de 75%) e paraesternais ao longo da artéria torácica interna, dentro da cavidade torácica. Os linfáticos da mama originam-se nos capilares linfáticos do tecido conjuntivo que rodeia a estrutura da glândula e drenam para a porção mais interna da mama. Há drenagem linfática intermamária, assim como algumas conexões linfáticas subdiafragmáticas que se dirigem ao fígado e aos gânglios abdominais[4] (Fig. 21.5).

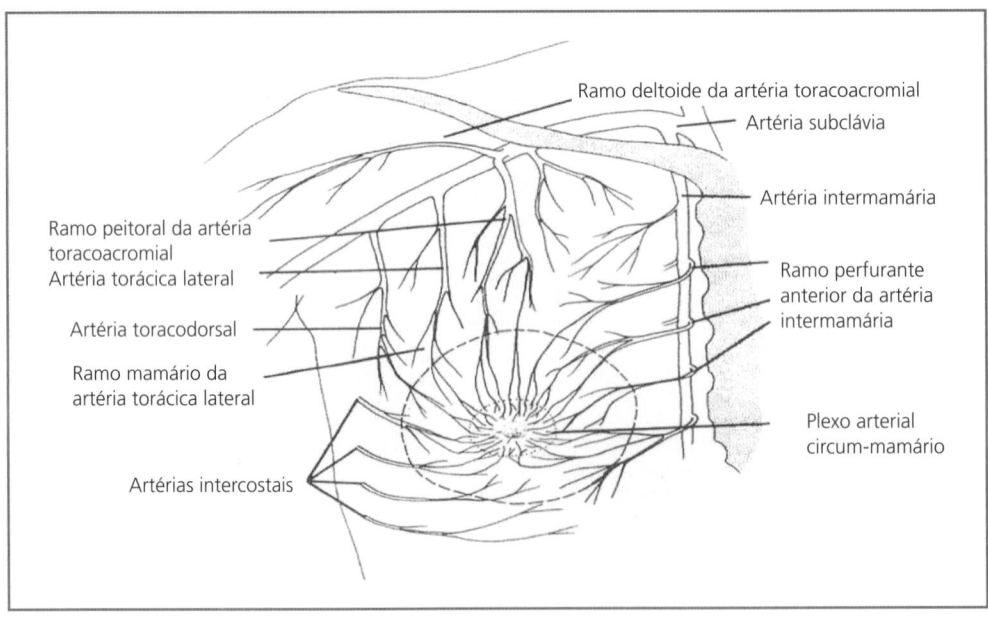

Figura 21.4 – Suprimento sanguíneo da glândula mamária. Maior suprimento de sangue do ramo perfurante anterior da artéria mamária interna[4].

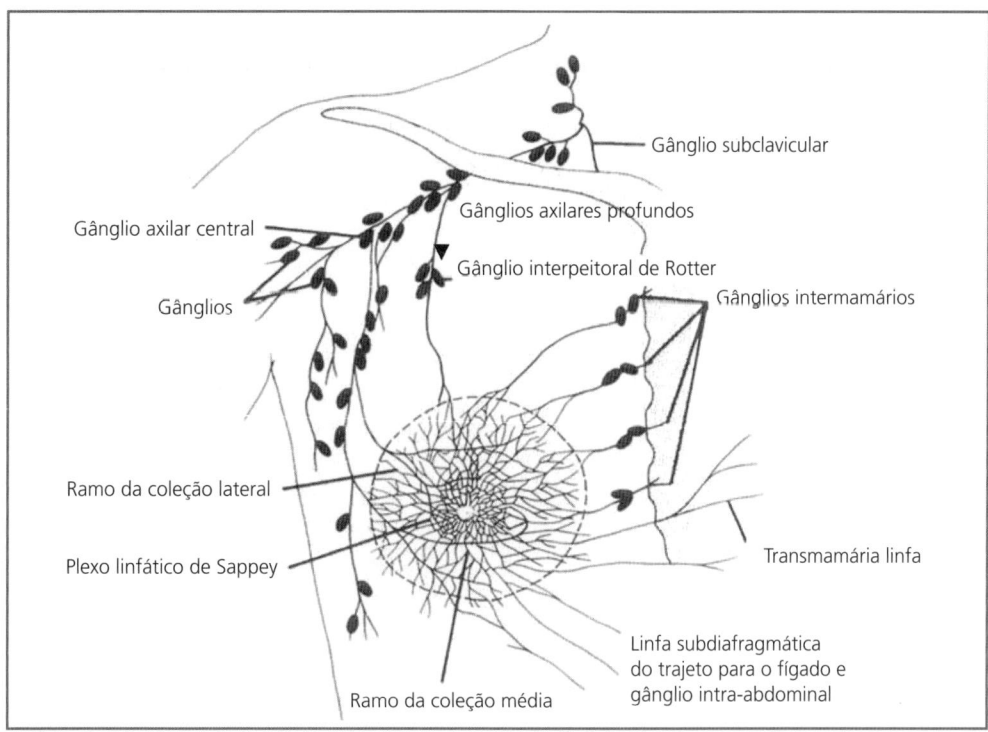

Figura 21.5 – Drenagem linfática da glândula mamária. Maior drenagem é dirigida à região axilar[4].

Labels in figure:
Gânglio subclavicular
Gânglios axilares profundos
Gânglio axilar central
Gânglio interpeitoral de Rotter
Gânglios
Gânglios intermamários
Ramo da coleção lateral
Plexo linfático de Sappey
Transmamária linfa
Linfa subdiafragmática do trajeto para o fígado e gânglio intra-abdominal
Ramo da coleção média

Inervação da glândula mamária – os nervos da mama provêm de ramos do IV, V e VI nervos intercostais. Têm fibras motoras para a musculatura lisa da aréola e dos vasos sanguíneos. A inervação sensitiva do mamilo é muito rica, constituída por nervos sensitivos e autônomos. Já no corpo da mama é mínima e predominantemente autônoma. Não há fibras parassimpáticas ou colinérgicas em nenhuma parte da mama, nem gânglios nervosos em tecido mamário. As fibras nervosas que contêm noradrenalina são abundantes entre a musculatura lisa da aréola e entre a túnica média e adventícia das artérias da mama. A maioria dos nervos da mama segue e inerva as artérias e arteríolas. Poucas fibras dos plexos perivasculares seguem as paredes e ductos. Não se identificou nenhuma inervação nas células mamárias mioepiteliais. Conclui-se que a atividade secretora do epitélio acinar depende de estímulos hormonais e não de estimulação nervosa direta[4].

Demonstrou-se que a aréola era a parte mais sensível, e que o mamilo, relativamente menos sensível. A pele da mama teria sensibilidade intermediária. Assim, a pele dessas zonas responde só a estímulos maiores, como a sucção. Um número razoavelmente grande de terminações nervosas na derme proporciona importante capacidade de resposta à sucção, que estimula por via reflexa a secreção de dois hormônios, a prolactina e a ocitocina[4].

Parece, portanto, que as ações hormonais e os nervos da mama podem influir sobre a oferta sanguínea e a secreção de leite. Em consequência, as anomalias de distribuição dos nervos autônomos ou sensitivos na aréola e no mamilo podem dificultar a lactação, sobretudo o funcionamento do reflexo de ejeção e secreção da prolactina e ocitocina, o mesmo acontecendo nos casos de traumatismo ou cirurgia[14] (Fig. 21.6).

Glândula mamária durante a gravidez – durante a gestação, a mama é preparada para a amamentação. A variação dos níveis de hormônios circulantes (progesterona, prolactina, lactogênio-placentário humano, hormônio de crescimento e fator de crescimento insulina-símile) produz profundas mudanças no crescimento dos ductos, lóbulos e alvéolos durante a gestação[14].

Durante o primeiro trimestre, produz-se um rápido crescimento e ramificação da porção terminal do sistema de ductos. À medida que proliferam estruturas epiteliais, o tecido adiposo parece diminuir e aumenta a infiltração de tecido intersticial com linfócitos, células plasmáticas e eosinófilos. No segundo trimestre, aumenta o número de alvéolos e ductos, assim como a luz dos ductos. As células passam a mostrar vacúolos, com material lipídico e lipoproteico. No último trimestre, qualquer aumento de volume é resultado do crescimento das células parenquimatosas e da distensão dos alvéolos, com o primeiro colostro rico em proteínas e relativamente pobre em gorduras. Aumenta a sensibilidade mamiloareolar.

Glândula mamária lactante – o funcionamento da glândula mamária depende da interação de numerosos

681

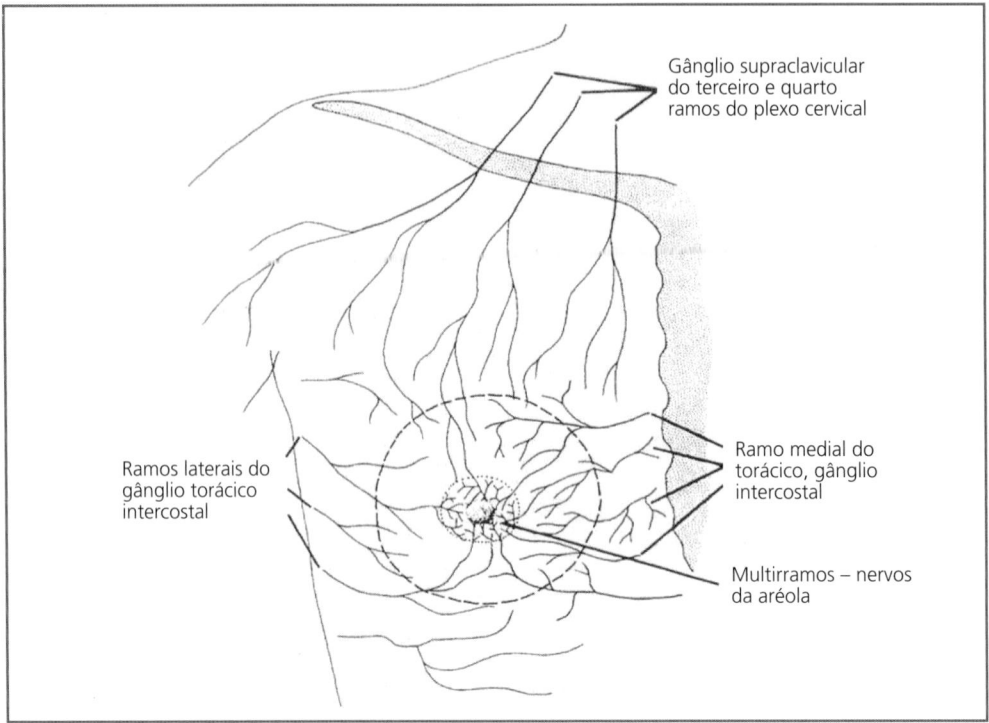

Figura 21.6 – Inervação da glândula mamária. Nervos supraclavicular e lateral medial. Ramos dos nervos intercostais proveem da inervação sensorial. Simpático e nervos motores são providos dos nervos supracervical e intercostal[6].

e complexos fatores nervosos e endócrinos. Alguns fatores influem no estabelecimento da secreção láctea (lactogênese) e outros mantendo a lactação (galactopoiese). A lactação inicia-se independentemente de o RN amamentar ou não, assim mães que não amamentam também apresentam ingurgitamento mamário e drenagem de leite[13].

Regressão da glândula mamária depois da lactação – se não houver extração de leite, a glândula distende-se enormemente e a produção láctea se extingue gradualmente. A diminuição se deve à falta de estímulos de sucção, que normalmente iniciam o reflexo neuro-hormonal que mantém a secreção de prolactina. Os elementos glandulares voltam gradualmente ao seu estado de repouso. Aumenta o tecido adiposo e a presença de macrófagos. A glândula não volta totalmente a seu estado prévio à gravidez, pois os alvéolos formados não involuem completamente e alguns persistem como cordões de células epiteliais, sólidos e dispersos[4].

Fisiologia da secreção láctea

A lactação é o ápice fisiológico do ciclo reprodutivo. O recém-nascido é o mais imaturo e dependente de todos os mamíferos, depois dos marsupiais. A mama está preparada para lactar a partir da 16ª semana. Mantém-se inativa por equilíbrio dos hormônios inibidores (estrógenos pla-

centários – impedem a elevação da prolactina no sangue no grau necessário para iniciar o processo da síntese do leite) que suprimem a resposta das células-alvo. Nas primeiras horas e dias após o parto, a mama responde às mudanças do ambiente hormonal e ao estímulo da sucção, produzindo e secretando leite[4,9].

Lactogênese – a lactogênese compreende duas fases: a lactogênese estádio 1, que se inicia na metade da gravidez, quando a glândula mamária se prepara para secretar o leite, constituindo uma fase de maturação. A lactogênese estádio 2, que tem lugar por ocasião do parto, consiste na secreção copiosa do leite. A galactopoiese poderia ser considerada uma terceira fase, pois diz respeito à manutenção da lactação[4,9].

A lactogênese estádio 1 pode ser detectada pela medida do aumento da concentração plasmática de lactose e alfalactalbumina. A partir do último trimestre da gestação ocorre a secreção de alguns poucos mililitros de um líquido amarelado[16].

A lactogênese estádio 2 é a fase da prolactina, que é produzida pelas células da adeno-hipófise, constituindo-se em um dos hormônios necessários à produção do leite. Durante a gravidez, os níveis de prolactina começam a aumentar no primeiro trimestre e continuam a se elevar ao longo de toda a gestação. Sua secreção pode ser inibida por uma substância hipotalâmica ou fator inibidor da prolactina (FIP), muito semelhante à dopamina, ou talvez ela mesma. Outros supressores também já foram identificados, como as preparações do ergot (que frequentemente são prescritas no pós-parto), os inibidores da monoamina oxidase ou grandes quantidades de piridoxina. Um importante fator estimulador da prolactina é o hormônio liberador da tireotrofina (TRH) e, ainda, outros agentes farmacológicos como a metoclopramida, os estrógenos ou a norepinefrina[4,9].

Prolactina – por ocasião do parto, profundas alterações ocorrem com a queda abrupta do hormônio lactogênio-placentário, estrógenos e progesterona. Nas primeiras horas e dias após o parto, a mama responde às alterações do ambiente hormonal e ao estímulo da sucção, produzindo e secretando o leite. Esse processo se inicia com a queda da progesterona plasmática, consequente à expulsão da placenta, enquanto os níveis de prolactina se acham elevados. Seu início não depende da sucção por parte do RN, contudo a sucção promove um estímulo contínuo para a liberação de prolactina, necessária à secreção do leite. A prolactina é secretada em picos, que ocorrem de 7 a 20 vezes ao dia, logo depois da sucção, voltando a níveis basais, razoavelmente estáveis[13]. Os níveis de prolactina são notavelmente mais altos à noite do que durante o dia, apesar de as mamadas ocorrerem principalmente durante o dia. Os níveis basais de prolactina tendem a cair durante a lactação (de 100ng/mL aos 3 meses, para 5ng/mL aos 6 meses), embora não cheguem a atingir os níveis encontrados na não grávida (10ng/mL)[14].

Embora a prolactina seja necessária para a secreção do leite, não se conseguiu demonstrar relação direta entre os níveis de prolactina e o volume de leite. Mecanismos locais, que dependem da quantidade de leite removido pela criança, são responsáveis pela regulação diária desse volume. Assim, a sucção e o esvaziamento da mama são essenciais para uma lactação efetiva. A prolactina desempenha, ainda, papel crítico no aumento da secreção biliar materna depois do parto. O estresse psicológico não interfere na resposta da prolactina à sucção[4,14].

Em resumo, a mama é um órgão endócrino efetor de maior complexidade e responde à liberação de prolactina produzindo os componentes do leite. Os efeitos lactogênicos da prolactina são modulados pela complexa interação dos hormônios da hipófise, dos ovários, da tireoide, adrenal e pâncreas.

Ocitocina – o fenômeno da ejeção do leite envolve um estímulo neural aferente e outro endocrinológico, eferente, relacionado à ocitocina, hormônio secretado pela neuro-hipófise. O reflexo da ejeção depende tanto da sucção quanto de receptores localizados no sistema canalicular da mama, pois a distensão desses canalículos desencadeia a liberação de ocitocina. Quando o RN é amamentado,

impulsos aferentes resultantes da estimulação sensorial das terminações nervosas na aréola chegam ao sistema nervoso central, onde promovem a liberação da ocitocina da hipófise posterior. A liberação da ocitocina acha-se associada a estímulos visuais, sonoros ou mesmo o pensamento do filho, indicando a existência de um componente neurossensorial desse reflexo. A ocitocina cai na circulação, chegando ao tecido mamário, onde interage especificamente com receptores das células mioepiteliais, que iniciam sua contração, expelindo o leite dos alvéolos para os ductos. Depois do início da sucção, a resposta da ocitocina é transitória, intermitente e não relacionada ao volume de leite, resposta da prolactina ou paridade da mãe. Para uma sucção correta, não somente o mamilo, mas também boa parte da aréola deve ser abocanhada pelo RN. O leite, então, é removido pela sucção e pelo movimento da língua contra o palato duro da criança. A ocitocina, por sua vez, também estimula a síntese de prostaglandina no tecido uterino, causando contrações[4,9].

Quando o RN é colocado logo depois do parto para sugar, as puérperas sentem contrações uterinas, o que ajuda a involução do órgão. O reflexo de secreção da ocitocina permanece durante, pelo menos, o primeiro ano de lactação. A liberação da ocitocina pode ser inibida pelo estresse psicológico ou pela dor. O álcool também inibe o reflexo da ocitocina em doses acima de 0,45g/kg, correspondendo à alcoolemia inferior a 0,1% (Fig. 21.7).

Galactopoiese – compreende a manutenção da secreção láctea, também chamada de estádio 3 da lactogênese, ou simplesmente lactação. Para que a lactação se mantenha, há necessidade da existência de um eixo hipotalâmico-pituitário íntegro que regule os níveis de prolactina e ocitocina. Quando o leite não é removido, o aumento de pressão diminui o fluxo sanguíneo e inibe o processo de lactação. As terminações nervosas sensitivas da aréola e do mamilo, por sua vez, estimuladas pela sucção, vão promover a liberação de prolactina e ocitocina. Assim, a falta de sucção significa falta de prolactina, que é necessária para a manutenção da lactação nas primeiras semanas do pós-parto. Sem a ocitocina, a mulher não terá o reflexo da descida do leite e, também, falhará no processo de lactação. O processo de secreção do leite será prolongado enquanto o leite for removido da glândula, em uma base regular[4,9].

Involução – a secreção do leite continuará enquanto houver esvaziamento da glândula mamária. Na interrupção do processo, a produção diminuirá gradualmente. A diminuição deve-se à falta de estímulo de sucção que, normalmente, inicia reflexo neuro-hormonal que mantém a secreção de prolactina. Os elementos glandulares voltam gradualmente ao seu estado de repouso, aumentando o tecido adiposo e a presença de macrófagos. A glândula

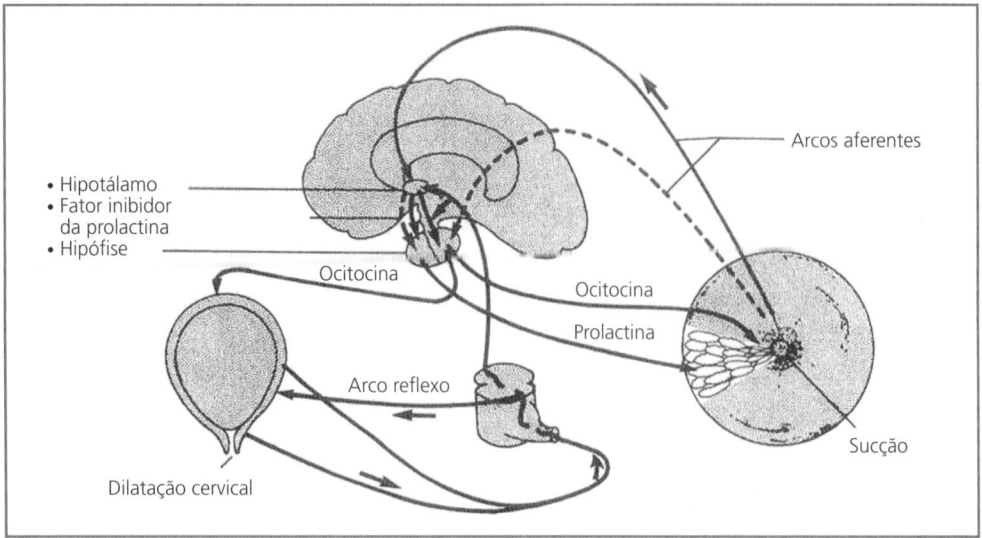

Figura 21.7 – Controle neuroendócrino da ejeção láctea[4].

mamária não voltará totalmente ao seu estado prévio à gravidez, pois os alvéolos formados não involuem completamente e alguns persistem como cordões de células epiteliais, sólidos e dispersos[8].

BIOQUÍMICA DO LEITE

A composição do leite materno tem sido objeto de muitos estudos, principalmente dos anos 1970 para cá. Sua metodologia deve ser precisa, reprodutível, não invasiva, adequada para ser empregada no domicílio, dia e noite e não interferir na lactação.

A composição do leite materno não é uniforme. O leite inicial é diferente do leite final. O colostro é diferente do leite de transição ou maduro. Varia de acordo com a hora do dia e com o passar dos dias, ocorrendo mudanças nas concentrações de proteínas, lipídios, glicose, minerais e celularidade, bem como de suas propriedades físicas (osmolaridade e pH). Possui mais de 200 componentes, contendo soluções verdadeiras, coloides, membranas, glóbulos revestidos por membranas e células vivas[4].

Variações normais no leite materno

A composição do leite materno é dinâmica, varia com a fase da lactação, a hora do dia, o momento da ingestão e no decorrer da própria mamada, com a nutrição da mãe e vários outros fatores ainda não completamente conhecidos[4,14,17,18].

Desde os anos 1960 tem aumentado o número de publicações identificando novos componentes no leite humano, e a funcionalidade desses componentes ainda continua em investigação em diversos laboratórios do mundo[18].

As amostras coletadas por meio de uma bomba, por exemplo, podem ser diferentes daquelas que o RN obtém ao mamar, pois ocorrem algumas variações no conteúdo conforme os diversos métodos de bombear e a sucção pelo RN.

Mostraram-se alterações nas concentrações de nitrogênio, lactose e lipídios, assim como no volume de leite de acordo com a hora do dia. Há mudanças diurnas individuais, significativas, no volume de leite e concentração de lactose, porém essas mudanças não são constantes para a mesma mãe; algumas apresentam variações em até duas vezes no volume produzido de um dia para outro[4].

Encontraram-se também diferenças significativas nas concentrações de gordura e lactose, além do volume de leite produzido em cada mama. As variações do conteúdo lipídico têm recebido especial atenção: a quantidade de gordura aumenta no decorrer da mamada e também desde a manhã até o meio do dia. No final do primeiro ano de vida, o conteúdo de gordura diminui. O aleitamento por demanda tem uma variação circadiana diferente daquele em horário fixo[19].

Recentemente, em função de novos avanços na metodologia para se estudar a composição do leite humano, constatou-se que a concentração de proteínas é inferior ao que anteriormente se considerava[20].

A composição do leite de mães que deram à luz prematuramente é diferente daquele de mães ao termo[21]. Demonstrou-se que o conteúdo de nitrogênio do leite das mães de prematuros é maior do que naquelas em que a gravidez chegou ao final e tem concentrações mais elevadas de Na e Cl; a composição referente às gorduras é semelhante à do leite maduro, qualitativa e quantitativamente; é mais rico em calorias, apresentando, porém, concentração mais baixa de lactose, em comparação com o leite maduro, ao menos nas quatro primeiras semanas de lactação. As necessidades de cálcio e fósforo não são adequadas ao RN de muito baixo peso, quer pelo leite de termo, quer pelo pré-termo.

Grande preocupação existe em relação às variações da composição do leite, em função da dieta materna e particularmente em relação ao leite produzido por mães desnutridas. O leite dessas mães tem aproximadamente as mesmas proporções de proteínas, gorduras e carboidratos que o de mães bem nutridas, mas elas produzem menos leite. Os níveis de vitaminas hidrossolúveis (ácido ascórbico, tiamina e vitamina B[12]) são afetados rapidamente quando a dieta materna é deficiente. Contudo, o Subcomitê de Nutrição durante a Lactação recomenda que mesmo mulheres desnutridas devam amamentar[22].

COMPOSIÇÃO DO LEITE HUMANO

As variações fundamentais na composição do leite humano correspondem a três fases: colostro, leite de transição e leite maduro (Quadro 21.1)[17].

Colostro

Durante a primeira semana depois do parto, a secreção mamária é um fluido espesso e amarelo chamado colostro. Sua composição é importante para o RN em sua adaptação fisiológica à vida extrauterina.

A composição do colostro é diferente daquela do leite maduro, tanto pela natureza de seus componentes, como pelas suas proporções relativas. O peso específico do colostro acha-se entre 1.040 e 1.060. Seu valor energético médio é de 67kcal/100mL e seu volume varia de 2 a 20mL por mamada nos primeiros três dias. O volume total depende, porém, do número de mamadas, e tem-se publicado que nas primeiras 24 horas pode chegar a 100mL em média. Mulheres que tenham tido outras ges-

tações e especialmente as que tenham amamentado anteriormente têm mais colostro e seu volume aumenta mais rapidamente[4,14].

O volume e a composição do colostro (no terceiro dia), em comparação ao leite maduro aos 36 dias, podem ser vistos no quadro 21.2, observando-se as maiores quantidades de proteína e menores de lactose e gordura[17].

Quadro 21.2 – Composição do colostro e do leite humano (g/dL)[17].

Tipo (momento)	Proteína	Gordura	Lactose	Oligossacarídeos	Sólidos
Colostro (3 dias)	1	3,0	5,5	2,4	–
Maduro (36 dias)	1	3,9	6,8	1,3	12,1

A concentração de aminoácidos livres é alta no colostro e diminui no leite de transição e no maduro, porém permanece mais alta no leite humano do que nas fórmulas[23]. O colostro é rico especialmente em IgA secretora, bem como em IgM, e o número de células mononucleares imunocompetentes está em seu nível mais elevado[4].

O colostro facilita o estabelecimento da flora bífida no trato digestório e a expulsão do mecônio. Por ser rico em anticorpos, pode proteger contra as bactérias e vírus, quer presentes no canal de parto, quer associados a outros contatos humanos.

O nível de vitaminas também difere daquele do leite maduro. Assim, o nível médio de vitamina A no terceiro dia pode ser o triplo daquele do leite maduro, e o nível de vitamina E, três vezes maior que no leite maduro.

Leite de transição

Leite produzido entre a fase de colostro e leite maduro, com mudanças graduais em sua composição. Essa fase se prolonga desde 7 a 10 dias após o parto até duas semanas. As concentrações de imunoglobulina e proteínas totais diminuem, enquanto aumentam a lactose, a gordura e as calorias totais. As vitaminas hidrossolúveis aumentam e as lipossolúveis diminuem até os níveis do leite maduro[4].

Quadro 21.1 – Alterações nas quantidades em unidades/dl (desvio-padrão) de componentes selecionados do leite humano, de acordo com o progredir da lactação[17].

Componente	Período pós-parto (dias)				
	Colostro		Leite de transição		Leite maduro
	1	4-5	8-10	14	≥ 36
Volume (mL)	56 (65)	580 (250)	657 (236)	668 (163)	726 (135)
Lactose (g/dL)	4,1 (1)	5,1 (0,5)	5,4 (0,5)	5,4 (0,8)	6,8 (0,6)
Gordura (g/dL)	2,1 (0,9)	3,1 (0,8)	3,7 (0,7)	3,9 (0,7)	4,0 (1,2)
Proteína (g/vol)	3,1 (0,6)	–	–	0,9 (0,2)	0,8 (0,2)
Oligossacárideo (g/dL)	–	2,4	–	–	1,3
Sódio (mg)	80,5	92	41,4	36,8	33,6
Potássio (mg)	50,7	54,6	66,3	70,2	70,2
IgA (g)	0,8	0,2	0,1	0,1	–
Lactoferrina	0,5	0,2	0,2	0,2	–
Carotenoides (µg)	200	–	–	23	–

Leite maduro

A composição bioquímica do leite de todos os mamíferos é muito específica e o ser humano não foge a essa regra[4]. No quadro 21.3 encontram-se os valores representativos das concentrações de nutrientes no leite humano maduro[13].

Água

Em quase todos os mamíferos a água é o principal componente do leite produzido, correspondendo a 87,5% de seus componentes. A mulher que amamenta tem grande necessidade de ingerir água. A água contribui para regular a temperatura do RN, porque 25% da perda de calor se efetua por evaporação de água pela pele e pulmões. Deve-se notar que as necessidades hídricas de crianças que vivem em climas quentes e úmidos são inteiramente satisfeitas pelo leite humano[4,14].

Lipídios

Os principais lipídios do leite materno são os triglicérides, fosfolipídios e seus componentes, ácidos graxos e esteroides. Realizam múltiplas funções no crescimento e desenvolvimento, proporcionando uma fonte de energia bem tolerada[24].

Algumas interações fisiológicas merecem ser destacadas[4,13]:

- possibilitam absorção intestinal máxima de ácidos graxos;
- contribuem com, aproximadamente, 50% das calorias;
- constituem fonte de ácidos graxos poli-insaturados de cadeia longa (ácido araquidônico e ácido docosa-hexanoico);
- constituem fonte de colesterol, sendo seu conteúdo bastante estável durante a lactação.

O componente mais variável do leite materno corresponde às gorduras. Variam em cada mamada, de mama a mama, no decorrer do dia, ao longo do tempo e entre indivíduos. O principal fator preditivo do conteúdo em gordura é o tempo transcorrido desde a última mamada: quanto menor o intervalo entre as mamadas, mais gordura no leite. Assim, mulheres que amamentam com intervalos curtos entre as mamadas estão sujeitas a apresentar maiores concentrações de gordura em seu leite[13,14].

Se o RN não drenar completamente uma das mamas e passar a mamar na outra mama, poderá receber menos calorias, porque estará ingerindo leite com maior conteúdo de lactose e menos gordura, o que resultará em grande volume de fezes espumosas. Por outro lado, o RN parece estar sempre insatisfeito e seu ganho de peso pode ser afetado[4,13,14].

A dieta materna modifica a composição dos lipídios, mas não sua quantidade total: uma dieta rica em gorduras poli-insaturadas produz aumento de gorduras poli-insaturadas no leite materno, sem modificar as gorduras totais. Quando a dieta materna é pobre em calorias, mobiliza-se a gordura de depósito e a composição do leite é similar à da gordura de depósito. Dietas maternas desprovidas de gorduras (ou sem ácido linoleico) produzem, no lactente, sintomas de deficiência, como lesões cutâneas, escasso ganho de peso e má cicatrização de feridas[4].

Outros fatores influenciam o conteúdo de gordura, como as infecções que alteram a composição do leite. A mastite, contudo, não altera as gorduras, mas diminui o volume e a lactose, aumentando as concentrações de Na e Cl. A paridade também interfere no conteúdo de gordura do leite materno, sendo que o leite das primíparas tem mais gordura que o das multíparas. O hábito de fumar diminui o conteúdo de gordura do leite[4,14].

Proteínas

Muitas das propriedades que beneficiam a criança amamentada ao seio materno residem na fração proteica do leite humano[17].

A concentração média de proteínas totais no leite maduro é de 1,05g/dL (± 0,2). O conteúdo proteico do leite varia de uma espécie a outra. As proteínas constituem 0,9% dos macronutrientes do leite materno, podendo alcançar até 20% em algumas espécies. As proteínas do leite se dividem em caseína ou coalho, facilmente di-

Quadro 21.3 – Valores representativos do leite humano[13].

Constituinte (por litro)	Leite maduro (após 2 semanas de lactação)
Energia (kcal)	650-700
Macronutrientes	
Lactose (g)	67-70
Oligossacarídeos (g)	12-14
Total de nitrogênio (g)	1,9
Nitrogênio não proteico (% total de nitrogênio)	23
Nitrogênio proteico (% total de nitrogênio)	77
Proteína total (g)	9
Lipídio total (g)	35
Triglicérides (% de lipídio total)	97-98
Colesterol (% de lipídio total)	0,4-0,5
Fosfolipídio (% de lipídio total)	0,6-0,8
Vitaminas solúveis	
Ácido ascórbico (mg)	100
Tiamina (μg)	200
Riboflavina (μg)	400-600
Niacina (mg)μ	1,8-6,0
Vitamina B_6 (mg)	0,09-0,31
Folato (μg)	80-140
Vitamina B_{12} (μg)	0,5-1,0
Ácido pantotênico (mg)	2-2,5
Biotina (μg)	5-9

gerível, e proteínas do soro (alfalactalbumina e lactoferrina). Outras proteínas ainda são encontradas, como as imunoglobulinas (IgA secretora) e as lisosimas. Oito dos 20 aminoácidos presentes no leite são essenciais e provêm do plasma (Quadro 21.4). O epitélio alveolar mamário, contudo, sintetiza alguns aminoácidos não essenciais[4,17].

Um terceiro grupo de proteínas, as mucinas, envolve os glóbulos de gordura no leite, correspondendo a uma pequena porcentagem do conteúdo proteico total do leite[14,17].

O padrão dos aminoácidos plasmáticos do RN em aleitamento materno serve de modelo para as soluções de aminoácidos usadas em nutrição parenteral[13].

Quadro 21.4 – Concentração de aminoácidos livres no leite humano[13].

Aminoácido	Colostro (µmol/dL)	Leite de transição (µmol/dL)	Leite maduro (µmol/dL)
Ácido glutâmico	36-68	88-127	101-180
Glutamina	2-9	9-20	13-58
Taurina	41-45	34-50	27-67
Alanina	9-11	13-20	17-26
Treonina	5-12	7-8	6-13
Serina	12	6-11	6-14
Glicina	5-8	5-10	3-13
Ácido aspártico	5-6	3-4	3-5
Leucina	3-5	2-6	2-4
Cistina	1-3	2-5	3-6
Valina	3-4	3-6	4-6
Lisina	5	1-11	2-5
Prolina	–	6	2-3
Histidina	2	2-3	0,4-3
Fenilalanina	1-2	1	0,6-2
Triptofano	5	1	1
Tirosina	2	1-2	1-2
Arginina	3-7	1-5	1-2
Isoleucina	2	1-2	1
Ornitina	1-4	1	0,5-0,9
Metionina	0,8	0,3-3	0,3-0,8
Fosfosserina	8	5	4
Fosfoetanolamina	4	8	10
Alfa-aminobutirato	1	0,4-1,4	0,4-1,0

Caseína – a caseína forma partículas complexas, as micelas, constituídas por caseinato de cálcio e fosfatos. Tem composição de aminoácidos espécie-específica, assim a betacaseína humana ocorre na forma multifosforilada e a bovina apresenta um grupo fosfato específico por molécula. A relação lactalbumina/caseína muda ao longo do tempo, sendo de 90:10 no início da lactação, para 60:40 no leite maduro e 50:50 tardiamente na lactação[4,14].

Proteínas do soro – depois da coagulação do leite, o coágulo se contrai, deixando um líquido claro denominado "soro", que corresponde a 70% do leite humano, contendo água, eletrólitos e proteínas, sendo as principais, a alfalactalbumina e a lactoferrina. A betalactoglobulina, que é a principal constituinte do leite de vaca, praticamente não existe no leite humano. A lactoferrina, componente das proteínas do soro do leite humano, aparece em mínimas quantidades no leite bovino. A lactoferrina á uma glicoproteína ligada ao ferro e desempenha papel protetor contra infecções gastrintestinais, mas, além disso, parece melhorar a absorção do ferro[4,13].

Imunoglobulinas – a IgA secretora é a principal imunoglobulina do leite humano. Na glândula mamária ela é sintetizada e estocada. É diferente da IgA do plasma. Sua concentração cai ao longo da lactação, sendo máxima no colostro[17,25]. A IgA secretora acha-se presente no intestino de crianças amamentadas com leite humano e proporciona proteção contra infecções, impedindo que vírus e bactérias invadam a mucosa intestinal[4,14]. As IgG, IgM, IgD e IgE também têm sido encontradas no leite humano.

Outras proteínas imunitárias não imunoglobulinas – o leite humano contém numerosas proteínas imunitárias, que não são imunoglobulinas, como mucinas e glicoproteínas que inibem a replicação do rotavírus *in vitro* e *in vivo*, prevenindo a gastroenterite[4].

Lisosima – é um fator antimicrobiano inespecífico. Acha-se em altas concentrações no leite humano e baixas no leite de vaca. Atua contra enterobactérias e bactérias gram-positivas. Contribui para a manutenção da flora intestinal específica da criança amamentada com leite materno.

Outros componentes proteicos – poliaminas: parece apresentarem um efeito protetor contra alergias.

Nitrogênio não proteico – corresponde de 18 a 30% do total do nitrogênio no leite humano. É constituído por peptídeos, ureia, ácido úrico, amônia, aminoácidos livres, creatina, creatinina, ácido nucleico, nucleotídeos, poliaminas, carnitina, colina, aminoalcois de fosfolipídios, aminoaçúcares, hormônios peptídeos e fatores de crescimento[4,14].

Nucleotídeos – a presença e a função dos nucleotídeos no leite materno têm recebido atenção crescente na atualidade. Pelo fato de sua relativa ausência no leite de vaca, as indústrias têm sido levadas a promover a suplementação experimental de alguns leites artificiais. Realizam importantes funções nos processos bioquímicos celulares, atuando como reguladores metabólicos e de atividades enzimáticas, representando 20% do nitrogênio não proteico do leite materno. Os nucleotídeos derivam de hidrólise de ácidos nucleicos e são compostos de ácido fosfórico unido a um açúcar e a derivados purínicos e pirimidínicos. São precursores de RNA e DNA, considerados "semiessenciais" para o RN e fazem parte integrante do sistema imune, atuando nas defesas contra bactérias, vírus e parasitas. São ainda importantes nos processos de síntese proteica, o que é estimulado no RN por uma dieta suplementada por nucleotídeos[4,13,14,21].

Carnitina – é essencial para o catabolismo de ácidos graxos de cadeia longa. A biodisponibilidade da carnitina no leite humano pode ser um fator significante nos níveis mais elevados de carnitina e corpos cetônicos em crianças amamentadas com leite humano[21].

Hidratos de carbono

O leite humano, quando comparado ao de outras espécies, mostra composição única em relação ao complexo conteúdo de oligossacarídeos[8].

O hidrato de carbono predominante no leite humano é a lactose ou açúcar do leite. É um dissacarídeo composto de dois monossacarídeos, a galactose e a glicose. Acha-se presente em altas concentrações (6,8g/dL) e é sintetizado pela glândula mamária. Pequenas quantidades de glicose e galactose estão presentes no leite humano. A concentração de oligossacarídeos no leite materno é aproximadamente 10 vezes maior do que no leite de vaca. Estimulam o crescimento da flora bífida e inibem a adesão de bactérias nas superfícies epiteliais, competindo com os receptores celulares na ligação com agentes patogênicos. A lactose parece ser específica para o crescimento do RN. Melhora a absorção do cálcio e parece ser importante na prevenção do raquitismo. A lactose é fonte primordial de galactose necessária para a produção de galactolipídios, incluindo os galactocerebrosídeos, que são componentes essenciais ao desenvolvimento cerebral. Os níveis de lactose são bastante constantes no leite de cada mulher ao longo do dia, mesmo naquelas desnutridas[4,8,14,21].

Oligossacarídeos e glicoconjugados – constituem o terceiro componente sólido do leite, depois da lactose e dos triglicérides. Resultam de uma sequência adicional de monossacarídeos para a molécula de lactose na glândula mamária, por meio das glicosiltransferases. Há mais de 200 oligossacarídeos descritos atualmente, mas somente 21 são bem estudados. Estimulam o crescimento da flora de *Lactobacillus bifidus* e protegem contra infecções gastrintestinais (*E. coli* e *Campylobacter*).

A estrutura específica dos oligossacarídeos varia de mãe para mãe, de acordo com diferenças genéticas. Contém antígenos dos grupos sanguíneos humanos, resultando na habilidade de influenciar especificamente a suscetibilidade às doenças entéricas dos RN. São fonte importante de ácido siálico para o RN em aleitamento materno, cujo cérebro tem altas quantidades desse componente, promovendo alto desempenho cognitivo na criança[4,14,26].

As glicoproteínas são proteínas glicosiladas que incluem lactoferrina, imunoglobulinas e mucinas. São ativas contra várias classes de patógenos. Os glicoconjugados e oligossacarídeos são únicos no leite humano e até hoje não foram obtidos sinteticamente[4].

Minerais e oligoelementos

Os minerais representam uma categoria especial de constituintes do leite materno[4]. O conteúdo de cinzas do leite é espécie-específico e acha-se em paralelo com a taxa de crescimento e a estrutura corporal da cria. Os íons monovalentes mais importantes são: sódio, potássio e cloro. Os principais íons divalentes são: cálcio, magnésio, citratos, fosfatos e sulfatos[14].

No quadro 21.5 acham-se as concentrações de sais no leite humano em comparação ao leite de vaca.

Quadro 21.5 – Principais minerais presentes no leite bovino e humano[4].

Mineral	Leite bovino (mg/dL)	Leite humano (mg/dL)
Cálcio	125	33
Magnésio	12	4
Sódio	58	15
Potássio	138	55
Cloro	103	43
Fósforo	96	15
Ácido cítrico	175	20-80
Enxofre	30	14
Dióxido de carbono	20	–

Nos quadros 21.6 e 21.7 podem-se encontrar as recomendações dietéticas de ingestão de eletrólitos e minerais para crianças até de 1 ano de idade.

Os níveis de potássio são mais elevados do que os de sódio, por sua vez semelhantes às proporções do líquido intracelular. O Comitê de Nutrição da Academia Americana de Pediatria declara que a necessidade diária de sódio para o crescimento é de 0,5mEq/kg, do nascimento aos 3 meses de idade, diminuindo para 0,1mEq/kg/dia após os 6 meses de idade. Os níveis de sódio do leite de vaca são 3,6 vezes maiores do que no leite humano, o que pode ser responsável por quadros de desidratação hipernatrêmica em crianças alimentadas com leite de vaca[4,27].

Quadro 21.6 – Ingestão diária de eletrólitos recomendada para lactentes[48].

Idade	Sódio (mg)	Potássio (mg)	Cloro (mg)
Até 6 meses	115-350 (11,5mg/kg)	350-925	275-700
De 6 meses a 1 ano	250-750 (23mg/kg)	425-1.500	400-1.200

Quadro 21.7 – Ingestão diária de minerais recomendada para lactentes[48].

Idade	Cálcio (mg)	Fósforo (mg)	Magnésio (mg)	Ferro (mg)	Zinco (mg)	Iodo (mg)
Até 6 meses	400	300	40	6	5	40
De 6 meses a 1 ano	600	500	60	10	5	50

A relação cálcio/fósforo no leite humano é de 2:2, muito superior àquela existente no leite de vaca, que é de 1:4. Cálcio e fósforo diminuem no leite humano ao longo da lactação. O magnésio acha-se em concentrações 3 vezes maiores no leite de vaca do que no leite humano e suas concentrações não se alteram entre a 3ª e a 26ª semanas[4,14].

O conteúdo de ferro do leite humano não satisfaz as necessidades diárias. Contudo, a absorção do ferro a partir do leite materno é muito mais eficiente, de modo que a criança alimentada exclusivamente ao seio até os 6 meses não corre o risco de anemia por deficiência de ferro ou de depleção dos estoques desse mineral. Outros fatores que interferem com a absorção do ferro incluem altas doses de vitamina C, como também a lactose[14].

O zinco é essencial ao ser humano. Exerce função em inúmeros sistemas enzimáticos e no metabolismo dos ácidos nucleicos. É também importante para a percepção do gosto dos alimentos. A biodisponibilidade do zinco no leite materno é maior que a do leite de vaca. A deficiência de zinco é caracterizada por retardo do crescimento, diminuição da sensibilidade gustativa, dermatite, diarreia, má cicatrização e alterações na imunidade celular[4,14,21].

Outros oligoelementos como cobre, selênio, cromo, manganês, molibdênio e níquel desempenham papel crítico no crescimento e desenvolvimento, porém suas deficiências no desenvolvimento fetal e neonatal ainda não estão bem esclarecidas. RN a termo sadios em aleitamento materno não necessitam de suplementação de nenhum desses minerais[4,14].

O flúor acha-se identificado como fator importante na diminuição das cáries dentárias. Atualmente, a Academia Americana de Pediatria não mais recomenda suplementação com flúor para crianças amamentadas com leite materno[14,27].

O iodo é parte essencial dos hormônios da tireoide, tiroxina e tri-iodotironina. A deficiência leva ao hipotireoidismo e ao bócio e quando grave causa cretinismo e retardo mental no RN. O leite humano contém níveis médios de iodo que correspondem a 4 vezes as necessidades diárias recomendadas para crianças. Em mulheres fumantes têm níveis mais baixos de iodo no leite em relação às não fumantes, portanto, é recomendável que os níveis de iodo sejam monitorizados em crianças em aleitamento materno de mães fumantes[28].

Vitaminas

O conteúdo de vitaminas no leite humano pode ser visto nos quadros 21.8 e 21.9.

Vitaminas lipossolúveis

Vitamina A – esse termo compreende uma família de compostos correlatos, dos quais o principal é o retinol. Em condições de um bom estado nutricional materno, o

Quadro 21.8 – Vitaminas lipossolúveis (µg/dL) no leite humano.

Vitaminas	Quantidade	Pós-parto	
		Dias 1-5	> 30 dias
A	30-60	200	62
Betacaroteno	19,7-40	200	23
D	25	29	37-84
E	200-300	1.140	280
K	0,12-0,92	0,34	0,33

Quadro 21.9 Vitaminas hidrossolúveis no leite humano.

Vitaminas	Quantidade/dL	Alterações	
		Pós-parto	Prematuro
C	10mg	↓	↑
B$_1$	20µg	↓	↓
B$_2$	40-60µg	↓	Não altera
B$_6$	9-31µg	↓	↓
Folato	8-13µg	↓	Não altera
B$_{12}$	16-97µg	↑	↑
Ácido pantotênico	200-250µg	↓	↑
Biotina	0,5-0,9µg	↓	Não altera

leite humano supre adequadamente as necessidades diárias de vitamina A do RN, que variam de 500 e 1.500UI/dia. O colostro possui duas vezes mais a quantidade de vitamina A do que o leite maduro, e cai durante as primeiras 6 semanas após o parto. A quantidade de vitamina A no leite acha-se associada à ingestão materna, quer durante a gestação, quer durante a lactação. O leite humano é fonte vital de vitamina A em países em desenvolvimento, mesmo depois do primeiro ano de vida[4,24].

Vitamina D – os metabólitos ativos da vitamina D [25-OH colecalciferol e 1,25(OH$_2$) colecalciferol] têm papel essencial no metabolismo ósseo e possivelmente acham-se envolvidos na regulação do sistema imune. Os níveis de vitamina D no leite humano são baixos e podem ter seus níveis afetados por muitos fatores, tais como raça, estação do ano e latitude. A vitamina D fornecida pelo leite humano acha-se abaixo das necessidades recomendadas para prevenir o raquitismo e assegurar mineralização óssea apropriada. As crianças podem sintetizar a vitamina D endogenamente, na epiderme, sob fotorradiação, contudo é difícil definir a quantidade de exposição ao sol que confere proteção contra o raquitismo. As crianças alimentadas somente com leite materno e com baixa exposição ao sol são de risco para deficiência de vitamina D. Assim, é necessária a suplementação diária de 400UI/dia nas crianças alimentadas com leite humano, para se conseguir níveis séricos adequados de 25-OH colecalciferol[4,13,29].

Vitamina K – há diferentes compostos ocorrendo na natureza que possuem atividade da vitamina K. A vitamina K$_1$ (filoquinona) é a principal forma encontrada na dieta, enquanto a K$_2$ (menaquinona) é sintetizada por bactérias presentes no trato gastrintestinal. A vitamina K é relevante na síntese de proteínas que são responsáveis pelo processo de coagulação. Outras proteínas no plasma e em vários órgãos também mostram ser dependentes da vitamina K. O transporte de vitamina K da placenta para o feto é muito limitado e, desse modo, está presente no RN em baixas concentrações. A concentração de vitamina K no colostro e leite maduro é semelhante, mas baixo, não variando durante os 6 primeiros meses de lactação. Admite-se que 5% das crianças amamentadas com leite materno tenham possibilidade de apresentar deficiência de vitamina K e, portanto, doença hemorrágica. Recomenda-se que todas as crianças recebam, por ocasião do nascimento, uma dose de vitamina K (0,5 a 1mg por via muscular), independente do plano de alimentação, a fim de evitar a doença hemorrágica causada pela deficiência de vitamina K dos primeiros dias de vida[4,27].

Vitamina E – é um antioxidante. Apresenta níveis muito elevados no colostro em relação aos leites de transição e maduro (1,5mg/dL, 0,9mg/dL e 0,25mg/dL, respectivamente). A vitamina E é necessária para a integridade muscular, resistência dos eritrócitos à hemólise e outras funções fisiológicas e bioquímicas. As quantidades de vitamina E no leite humano suprem as necessidades diárias dessa vitamina[4,14].

Vitaminas hidrossolúveis

As vitaminas hidrossolúveis não são sintetizadas pela mama, de modo que seu conteúdo depende da dieta materna[4,14].

Vitamina C – faz parte de vários enzimas e sistemas hormonais, bem como de reações químicas intracelulares, sendo essencial para a síntese do colágeno. O leite humano é fonte importante de vitaminas hidrossolúveis e, portanto, de vitamina C.

Complexo B – sendo o leite humano importante fonte de todas as vitaminas hidrossolúveis, as vitaminas do complexo B são encontradas em quantidades satisfatórias para as necessidades diárias do RN. Contudo, devem ser feitos alguns reparos. Assim, lactentes de mães em dietas vegetarianas podem apresentar deficiência de vitamina B_{12}, o que pode resultar em dano neurológico permanente. O uso prolongado de anticoncepcionais pode levar a baixos níveis de vitamina B_6 no leite dessas mães[4,30,31].

Agentes de defesa

Considerações especiais merecem os agentes de defesa do leite humano. Além dos componentes nutricionais aí presentes, o leite ainda contém uma grande variedade de agentes bioativos heterogêneos de grande importância para a saúde da criança, protegendo-a de um grande número de infecções e doenças. Embora os principais locais de atuação desses agentes sejam as mucosas dos tratos gastrintestinal e respiratório, podem também exercer efeito sistêmico, ou na própria mama, protegendo-a contra mastites. O efeito contra infecções é ainda muito importante na alimentação de crianças prematuras. Tais agentes acham-se em mínimas quantidades no leite de vaca[24].

Já se acha bem demonstrado que o risco de infecções intestinais e respiratórias está diminuído em crianças em aleitamento materno. O leite humano também protege contra sepse, otite média, infecção do trato urinário e enterocolite necrosante. As crianças que foram aleitadas ao seio também podem beneficiar-se a longo prazo, mesmo depois do desmame, uma vez que foram encontradas frequências diminuídas de diabetes insulinodependente, doença de Crohn e doenças atópicas ou alérgicas, entre elas. A presença de fatores imunizantes no leite humano pode compensar a situação de imaturidade do sistema imunológico e a produção diminuída desses agentes pelas mucosas do RN. Os principais fatores de defesa são os seguintes[2]:

Agentes antimicrobianos – IgA secretora, lactoferrina, lisosima, oligossacarídeos, glicoconjugados, produtos da digestão lipídica, complemento C3, fibronectina e mucinas.

Fatores anti-inflamatórios – IgA secretora, lactoferrina, lisosima, antioxidantes (alfatocoferol, betacaroteno, ascorbato, ácido úrico), fator de crescimento epitelial, fator acetil-hidrolase ativador de plaquetas, antiproteases (alfa-1-antiquimotripsina, alfa-1- antitripsina), prostaglandinas.

Imunomoduladores – nucleotídeos, citocinas, anticorpos anti-idiotípicos.

Leucócitos – neutrófilos, macrófagos, linfócitos. Parece que as células brancas presentes no leite humano transmitem imunocompetência ao RN e promovem a maturação de seu trato gastrintestinal por meio da secreção de citocinas, IgA e fatores de crescimento. O exato papel dessas células ainda está por ser definido.

Investigações sobre a colonização microbiana do trato gastrintestinal têm demonstrado que o leite materno possui um componente significante de oligossacarídeos que funcionam como prebióticos, ou seja, substâncias capazes de promover o crescimento e sobrevivência de probióticos, quais sejam bifidobactérias e lactobacilos[32].

Concluindo, o leite materno é o alimento de primeira escolha para a alimentação de crianças sadias, em função de seus componentes nutricionais, anti-infecciosos, imunológicos, seus efeitos psicológicos e no desenvolvimento, com importantes vantagens para o estabelecimento do vínculo mãe-filho.

ASPECTOS CLÍNICOS DA LACTAÇÃO

No período pré-natal

A decisão de amamentar é influenciada por vários fatores, que incluem desde aspectos demográficos até a participação dos pais. A fim de assegurar uma decisão verdadeiramente informada sobre a alimentação da criança, a educação pré-natal deverá atingir todas as gestantes e não apenas as que já desejam amamentar. Deverão ser abordados os principais aspectos relativos à fisiologia da lactação, os benefícios para a mãe e para o RN integrados aos aspectos culturais[2,13].

A rotina do pré-natal deve incluir o exame das mamas, enfocando suas alterações e, em particular, dando atenção aos mamilos planos ou invertidos. No banho diário, deve-se evitar o uso de sabonete sobre o mamilo, pois remove sua oleosidade natural, bem como da aréola. O uso de conchas mamárias para o tratamento de mamilos planos ou invertidos não se demonstrou eficaz na melhoria dos traumatismos mamilares se as causas primárias não forem corrigidas, como também não corrigem problemas de ganho de peso insuficiente das crianças e a mãe não tiver produção adequada de leite. Os chamados exercícios de Hoffman, recomendados para o preparo das mamas durante a gravidez, não demonstram nenhum benefício e até é provável que produzam microtraumatismos no mamilo[4,14,33].

A cirurgia mamária prévia representa um fator de risco na lactação, particularmente quando a cirurgia envolve incisão periareolar que pode lesar os ductos ou interromper sua inervação. A mamoplastia redutora compromete a lactação subsequente, da mesma forma que procedimentos de aumento também o fazem. Biópsias de mama ou drenagem de abscessos colocam a nutriz em risco de produção insuficiente de leite[8,14,33].

Algumas variantes anatômicas como hipoplasia mamária, assimetrias ou deformidades tubulares acham-se relacionadas à hipogalactia.

No período hospitalar

Acha-se bem documentado o impacto de práticas específicas relativas aos cuidados de saúde das rotinas hospitalares no sucesso do aleitamento materno. A permanência hospitalar, embora breve, pode ser deletéria ou incentivadora do aleitamento materno[2,13,34].

As ações que promovem o aleitamento materno compreendem: colocar o RN normal, imediatamente após a ligadura do funículo umbilical, sobre o abdome materno para que ele encontre a mama e inicie a sucção; deixar o RN com a mãe no alojamento conjunto; mantê-lo em sistema de livre demanda; orientar a equipe de saúde sobre medidas que impeçam o uso de suplementação alimentar desnecessária e/ou uso de bicos artificiais; disponibilizar material didático às mães sobre a eficácia do aleitamento natural e seu manejo; promover conhecimento e envolvimento da equipe sobre a amamentação e suporte apropriado no período pós-alta quanto à técnica correta de amamentar. O envolvimento da família é fundamental para incentivar o vínculo mãe-filho-pai-parentes[4].

Em 1991, o UNICEF e a OMS lançaram uma campanha conhecida como "Hospital Amigo da Criança", cujo objetivo era propiciar o melhor início de vida possível por meio da criação de um ambiente hospitalar que promovesse a proteção e o suporte ao aleitamento materno[14].

A partir daí foram criados os "Dez passos para o sucesso do aleitamento materno". Aos hospitais que cumprem essas normas é fornecido um atestado de reconhecimento, passando a receber a designação de "Hospital Amigo da Criança"[4,35,36].

Dez passos para o sucesso do aleitamento materno:

1. Ter uma norma escrita quanto a promoção, proteção, apoio ao aleitamento materno que deverá ser rotineiramente transmitida a toda equipe de cuidados de saúde.
2. Treinar toda equipe maternoinfantil, capacitando-a para implementar essa norma.
3. Informar todas as gestantes e mãe sobre seus direitos e as vantagens do aleitamento, promovendo a amamentação exclusiva até os 6 meses e complementadas até os 2 anos de idade ou mais.
4. Ajudar as mães a iniciar a amamentação na primeira meia hora após o parto e de ficar com o RN em alojamento conjunto.
5. Mostrar às mães como amamentar e como manter a lactação, mesmo se vierem a ser separadas de seus filhos.
6. Não dar ao RN nenhum outro alimento ou bebida além do leite materno, a não ser que seja indicado pelo médico.
7. Praticar o alojamento conjunto, permitindo que mães e RN permaneçam juntos 24 horas por dia.
8. Encorajar o aleitamento sob livre demanda.
9. Não dar bicos artificiais ou chupetas a crianças amamentadas ao seio.
10. Encorajar a formação de grupos de apoio à amamentação para onde as mães devem ser encaminhadas logo após a alta do hospital ou ambulatório.

TÉCNICAS DE AMAMENTAÇÃO, PREVENÇÃO E CONDUTA DIANTE DOS PROBLEMAS MAIS COMUNS DA AMAMENTAÇÃO

Ensinar às mães os fundamentos das técnicas de amamentação correta reduz a possibilidade de desconforto físico durante esse processo, melhora a pega do mamilo e, além disso, aumenta a passagem do leite para a criança.

A primeira mamada

Quanto mais cedo acontecer a primeira mamada, maior a chance de que a amamentação seja bem-sucedida. Desde que o RN nasça sem problemas, ele estará alerta e pronto para sugar imediatamente. Se a mãe não estiver em condições, ajudá-la a lateralizar-se, apresentar a criança à mama, colocando seu abdome contra o corpo da mãe. Se não for possível a mamada nesse instante, estimular o contato olho a olho e o toque com o RN. Manter o binômio em lugar confortável e colocar o RN para mamar entre 30 e 60 minutos após o nascimento. Se de todo a amamentação for impossível nesse momento, o RN deverá ser colocado em contato com a mãe, assim que ela esteja em condições de assistir a seu filho. Não há necessidade de dar água nem soro antes da primeira mamada. Manter o RN aquecido e para tanto envolvê-lo com um campo cirúrgico previamente aquecido ou usar uma fonte de calor radiante[13].

Mãe, pai e RN devem ficar juntos na primeira meia hora de vida. Em condições normais, a primeira mamada deve ocorrer dentro desse período. Não é necessário, contudo, apressar o RN para mamar. Mãe e RN devem manter-se em contato pele a pele até que ambos estejam prontos para a mamada.

A primeira mamada deve ser confortável para a mãe e segura para o RN, que deve estar calmo e alerta, sem chorar. No momento da amamentação, procurar tocá-lo e acalmá-lo: aos poucos ele irá despertar e ir à busca do mamilo. Se o RN estiver muito excitado e choroso, deve ser acalmado, acalentado, antes de ser colocado para mamar. Antes de cada mamada é importante que a mãe relaxe. Utilizar apoio para suas costas, ou como se sentir mais confortável[37].

O alinhamento do RN é importante: colocá-lo de lado; seu abdome deve estar junto do corpo da mãe e seu joelho encostado na mama; sua cabeça deve estar apoiada em linha reta, em relação ao seu próprio corpo, e de frente para a mama; os dedos da mãe devem estar bem distantes da aréola, ou apoiar a mama em forma de C; levar o RN à mãe, não a mãe ao RN[37].

Alguns pontos são importantes[4]:

- O banho diário é o suficiente na higienização das mamas, tendo o cuidado e não esfregar o mamilo com sabonete.
- Para deixar o mamilo erétil, esfregar suavemente o bico com as pontas dos dedos ou palma da mão.
- No início, para estimular a descida do leite, pode-se tocar delicadamente a aréola, e extrair algumas gotas de leite para amolecer o mamilo e estimular o RN pelo olfato, melhorando a busca e a apreensão.

Posições para a amamentação

A posição do RN em relação à mamada é fundamental para o sucesso da amamentação. Existem algumas posições básicas: mãe sentada, deitada, RN sentado, posição invertida e uma variante da posição sentada[11,34,38-40].

É importante facilitar nesse momento a interação mãe-filho (olho no olho) (Fig. 21.8).

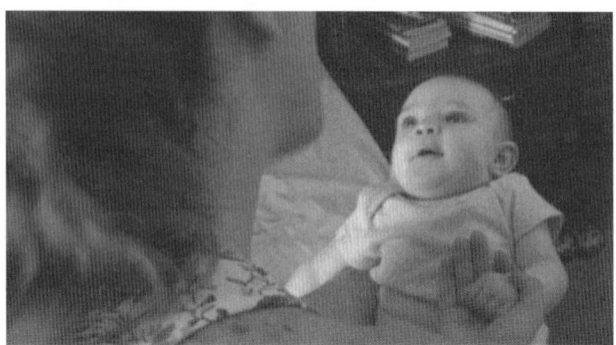

Figura 21.8 – Estado de alerta ativo, ótimo momento para mamar.

Mãe amamentando sentada – é a posição tradicional, também conhecida como posição de berço (*cradle position*, em inglês).

Mãe sentada, com as costas bem apoiadas no encosto da cadeira (corpo ligeiramente para a frente), confortável e relaxada. Colocar um travesseiro debaixo do RN. É preferível usar uma cadeira de encosto alto.

A mãe deve ter apoio para os pés; deve poder levantar a perna do lado que está amamentando, mas não elevar demais os joelhos.

- O RN é colocado no colo, de lado, olhando a mama (abdome junto ao corpo da mãe), com a cabeça livre, para tombar um pouco para trás.
- O ombro do RN descansa na curva do cotovelo da mãe.
- O braço de mãe deve apoiar as costas do RN.
- A mão livre da mãe, formando um C, apresenta a mama ao RN (Fig. 21.9).

Um variante da posição tradicional é a posição de berço invertido (*cross-cradle position*, em inglês). A mãe fica em posição sentada ereta; se for iniciar a mamada pela mama direita, ela traz o RN para junto dessa mama, apoiando seu corpo ao longo do seu braço esquerdo; a outra mão, em forma de U, serve para dar sustentação à mama. Muito utilizada para a amamentação de prematuros (Fig. 21.10).

Trazer o RN de encontro à mãe (e não a mãe de encontro ao RN).

Mãe amamentando deitada – essa posição é boa para a mãe que fez cesárea e a ajuda a descansar.

Colocar um apoio nas costas do RN para mantê-lo de lado e posicioná-lo, de modo que esteja seguro sobre a cama.

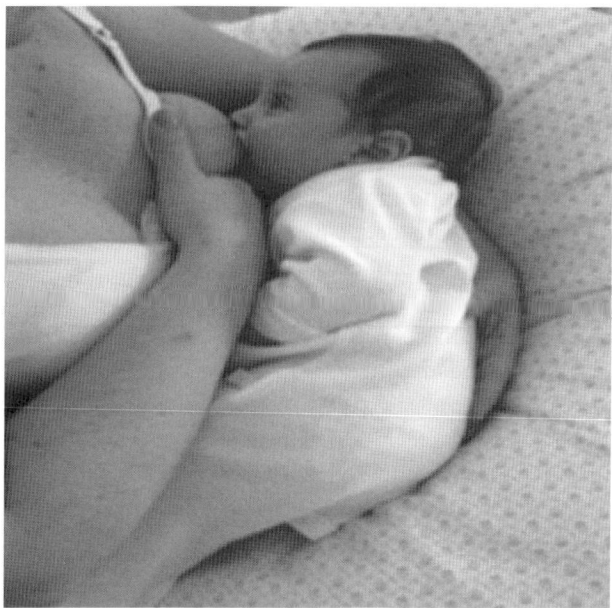

Figura 21.9 – Posição de amamentar sentada.

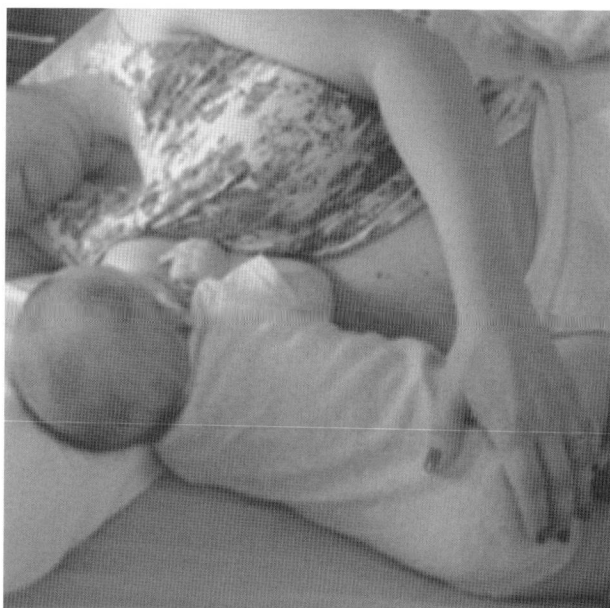

Figura 21.11 – Amamentar deitada oferece à mãe a oportunidade de relaxar ou cochilar enquanto amamenta.

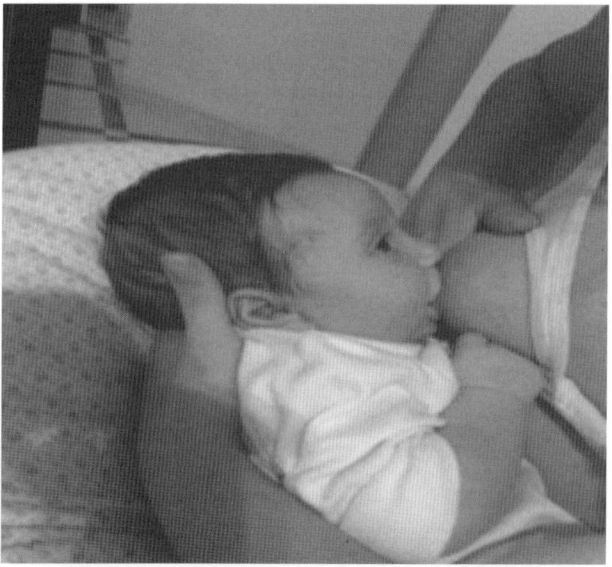

Figura 21.10 – Mão direita livre da mãe em posição "U" para conduzir e apoiar a mama à boca do recém-nascido.

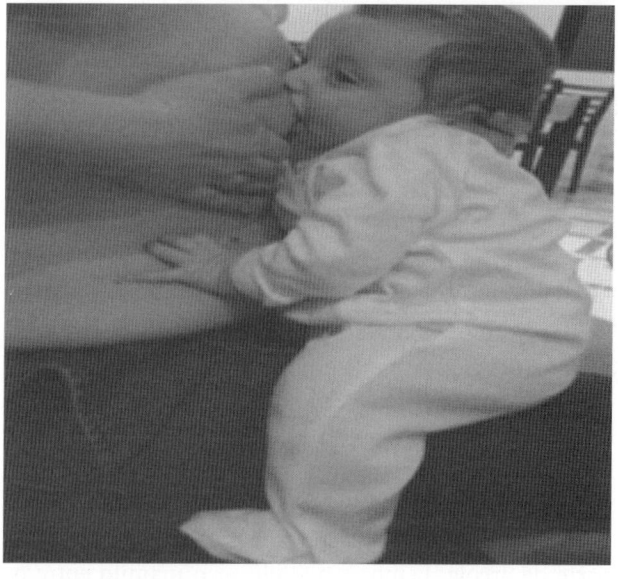

Figura 21.12 – Criança sentada.

A mãe permanece deitada de lado, com um travesseiro nas costas e com as pernas um pouco fletidas.

O RN fica de lado (abdome encostado no corpo da mãe), sobre um travesseiro, olhando a mãe (Fig. 21.11).

- Todo o corpo do RN fica encaixado no corpo da mãe.
- A boca do RN é colocada na direção do mamilo.
- O braço da mãe descansa na cama e puxa o RN para junto de si.

Criança sentada – essa posição é boa para puérperas com mamas grandes, doloridas e mamilos com traumatismos e RN hipotônicos.

A mãe deve estar sentada e bem recostada, com as pernas cruzadas, se assim for mais confortável.

O RN deve ser colocado sentado com as pernas entreabertas, a cavaleiro na coxa da mãe.

- Com a mão em C, a mãe apoia o pescoço do RN.
- Com a outra mão oferece a mama (Fig. 21.12).

Amamentando em posição invertida – essa posição é boa nas seguintes situações: RN muito pequeno, mama grande e RN não consegue abocanhá-la, mãe pós-cesárea, com mamas doloridas.

- A mãe permanece sentada.

- O RN é deitado em um travesseiro, atravessado por baixo do braço da mãe.
- Os pés do RN apontam para as costas da mãe; o abdome do RN de encontro ao corpo da mãe com sua boca voltada para o mamilo.

A mão da mãe apoia o pescoço do RN, segura a base de sua cabeça abaixo das orelhas e apresenta a mama ao RN. A cabeça do RN não deve ser fletida para aproximá-lo da mama (Fig. 21.13).

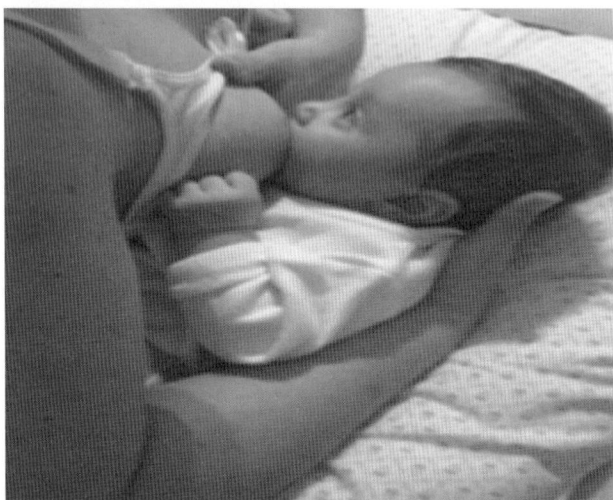

Figura 21.13 – A posição invertida é especialmente adequada nos primeiros dias.

Pega do mamilo[4,40]

A mãe deve segurar a mama com a mão livre (isto é, a mão direita para a mama esquerda), colocando seu polegar bem acima da aréola e os outros dedos e toda a palma da mão debaixo da mama, formando a letra C, conforme exposto anteriormente.

Deixar os dedos um tanto longe do mamilo e aréola, de modo que o RN possa abocanhar bem o mamilo e boa parte da aréola. Lembrar que pinçar o mamilo entre os dedos não é boa técnica.

Outra alternativa é colocar a mão com os dedos fechados na parte do tórax logo abaixo da mama, de maneira que o polegar constitua um apoio para a base da mama.

Retirar previamente algumas gotas de leite. Tocar o lábio inferior do RN com o mamilo. O RN responde abrindo a boca (reflexo de busca e de procura).

Usar o braço que segura o RN, levando-o rapidamente para a mama, apontando seu lábio inferior para baixo do mamilo. A boca do RN deve estar no mesmo plano do mamilo e da aréola, e a cabeça, levemente apoiada.

Introduzir na boca do RN o mamilo e o máximo de aréola que for possível. Não é necessário a mãe pressionar a mama para baixo tentando facilitar a respiração.

RN bem posicionado e com boa pega mantém as narinas livres. Não pressionar a mama com o polegar, pois pode tirar o mamilo da boca e prejudicar o fluxo de leite.

Em uma boa pega, a língua está sobre a gengiva e as bordas dos lábios viradas para fora (boca de peixe). Lábios apertados indicam pega inadequada. Para corrigir, com as pontas dos dedos desvirar suavemente os lábios do RN para fora. O queixo do RN deve estar encostado na mama.

Se o RN estiver sugando corretamente, suas bochechas ficam arredondadas (não sugadas nem fazendo covinha). Se o RN estiver mastigando o mamilo ou se, ao sugar, fizer som de chupar, a técnica está incorreta, então deve-se reiniciar o procedimento, com a técnica adequada.

Lembrar que, para que a pega do mamilo seja correta, alguns pontos são importantes:

- Queixo do RN toca a mama e sua boca deve estar bem aberta.
- Seu lábio inferior deve estar virado para fora, cobrindo a aréola em sua porção inferior.
- Vê-se mais aréola acima da boca do RN do que abaixo dela
- Durante a mamada, a mama parece arredondada.
- As sucções devem ser lentas e profundas: o RN suga, dá uma pausa e suga novamente.
- A mãe pode ouvir o RN deglutindo (Fig. 21.14).

Completando a mamada

O RN deve esgotar a primeira mama, antes de passar para a segunda.

Para trocar de mama, ou se for necessária a interrupção da mamada, não puxar o RN, pois pode-se machu-

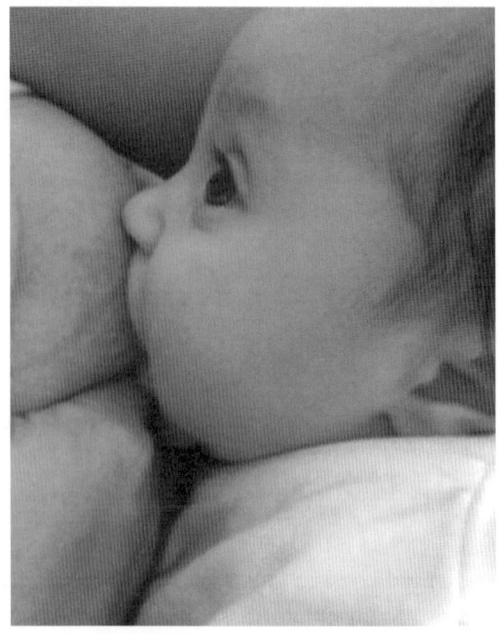

Figura 21.14 – Pega correta do mamilo.

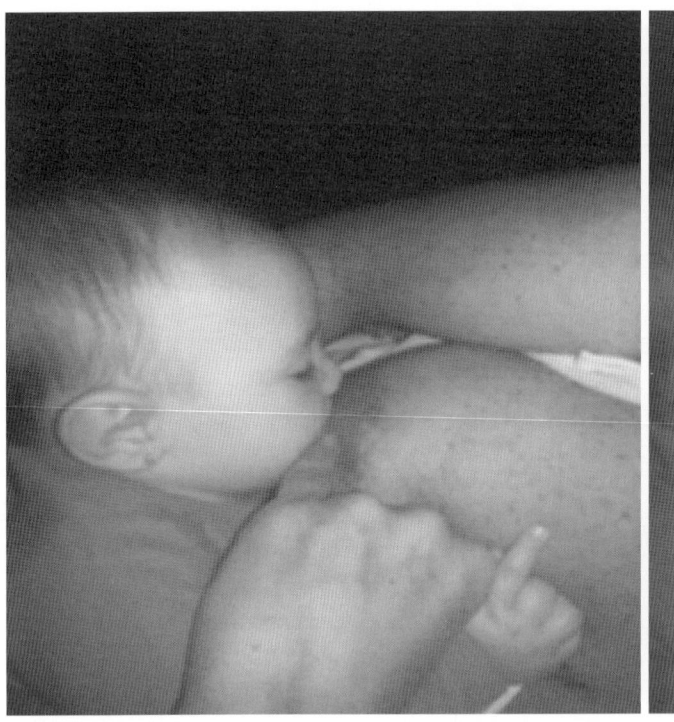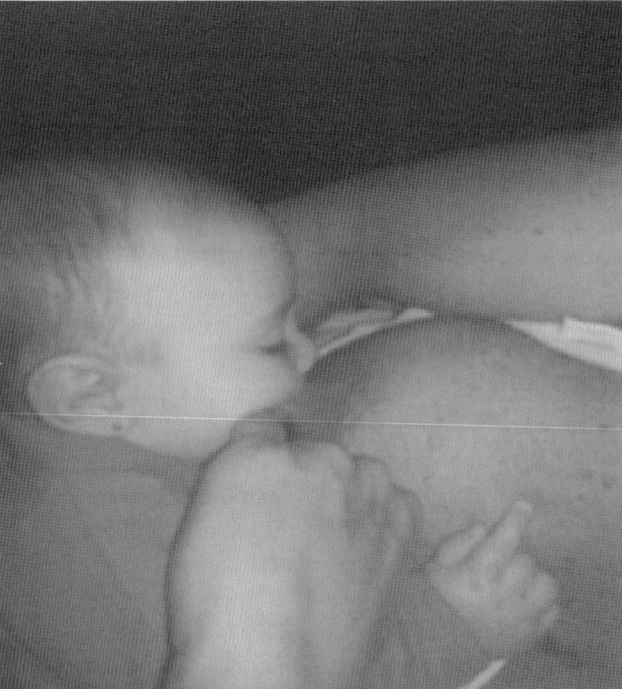

Figura 21.15 – Como retirar o RN do mamilo ao finalizar a mamada.

car o mamilo. A técnica correta consiste em introduzir o dedo mínimo no canto da boca do RN, assim ele passa a sugar o dedo e não o mamilo; retira-se o RN e só depois se retira o dedo da boca do RN (Fig. 21.15).

Pós-mamada

Fazer o RN eructar, mas isso nem sempre acontece. Não se deve insistir para que haja eructação (Fig. 21.16).

Depois que a mamada terminar, convém aerar os mamilos o suficiente para secá-los completamente.

Na próxima mamada, convém começar pela mama que foi dada por último na mamada anterior, ou então começar pela mama que estiver mais cheia.

Antes de cada mamada, seria interessante que a mãe relaxasse durante alguns minutos e tomasse líquidos.

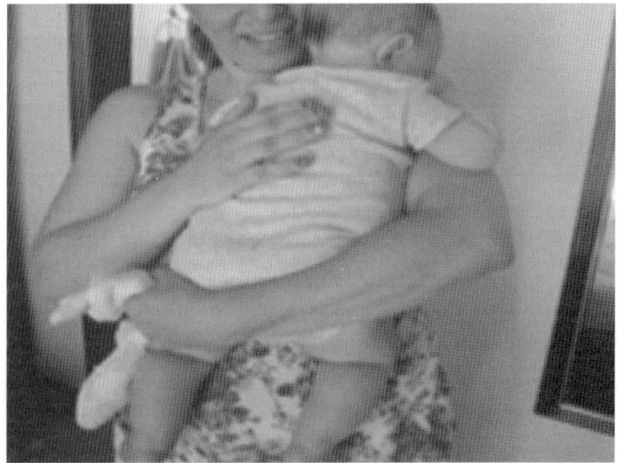

Figura 21.16 – Posição para eructar.

Duração da mamada[4,34,36,38]

Embora seja uma característica individual, a maioria dos RN mama aproximadamente 15 a 20 minutos de cada lado. No entanto, a duração da mamada deve ser determinada pelo próprio RN e não pelo tempo. Nos primeiros dias, 5 a 10 minutos podem ser suficientes, ou mesmo apenas uma só mama pode satisfazer o RN. Com o tempo, desde que esteja mamando correta e vigorosamente (a mãe sente puxão do mamilo, mas não sente dor), deve-se deixá-lo mamar por quanto tempo quiser, até largar o mamilo. Depois de esgotar a primeira mama, deixar arrotar e oferecer a segunda, até que fique satisfeito. Não se deve retirar o RN da mama se ainda estiver sugando e deglutindo. Contudo, se a mamada for exageradamente longa ou curta, pode estar havendo algum problema (mamada ineficiente), o que será verificado pelo ganho de peso. Observa-se que, no início da noite, é comum o RN querer mamar várias vezes seguidas ou ficar por um tempo mais longo na mesma mama.

Intervalo entre as mamadas[4,34,36,38]

Regra geral – de acordo com as necessidades da criança (sinais de fome) ou da mãe (mamas cheias). O RN precisa ser amamentado com frequência nos primeiros dias. Na prática, isso significa 8 a 12 vezes em 24 horas. Do 2º ao

7º dia (fase 2 da lactogênese), pode ser com intervalos de 1 ou 2 horas. Lembrar que o tempo de esvaziamento gástrico do RN é de aproximadamente 1 hora e meia.

Às vezes, o RN pode dormir durante 3 a 4 horas. É melhor acordá-lo para mamar, deixando-o só de fraldas, colocando-o sentado, em posição de alerta, não esquecendo, contudo, de evitar o esfriamento. O RN deve mamar também à noite, pois a mamada estimula a produção de leite.

É preciso salientar que cada criança tem seu próprio ritmo e deve ser respeitado. Quem faz o horário é a criança, não o relógio. O controle deve ser feito pelo exame do RN: atividade, vivacidade, turgor firme e pelo aumento de peso.

Alguns pontos devem ser enfatizados: mamas vazias 2 a 3 semanas depois do nascimento não significam falta de leite; o RN em aleitamento materno exclusivo pode evacuar normalmente, após cada mamada, porém, depois do primeiro mês de vida, os intervalos ficam muito mais longos, até uma vez cada dia e isso é normal, desde que as fezes sejam moles e o aumento de peso satisfatório.

DOR E TRAUMATISMOS MAMILARES

É muito comum que a mãe sinta um "puxão" no mamilo e até um pouco de dor logo no início das mamadas. A dor no mamilo ocorre em 96% das mães que amamentam, em algum momento nas primeiras 6 semanas de pós-parto[41]. Recentemente foi atribuída, de maneira parcial, à ação hormonal e, desde que o mamilo não apresente rachaduras ou sangramentos, pode ser tida como "normal"[11].

Contudo, podem ocorrer os traumatismos mamilares que provocam muita dor, quando o RN abocanha o mamilo, prejudicando a amamentação. A mãe com traumatismo mamilar vivencia uma dor tão intensa que torna muito alto o risco de desmame, a menos que se ofereça apoio e ajuda. À equipe de saúde cabe identificar as principais causas dos traumatismos mamilares, como oferecer à mãe as medidas mais atuais destinadas ao alívio da sintomatologia e a acelerar a cicatrização.

Quando a mãe apresenta fissuras, com muita dor e sangramento, e sempre ouviu dizer que o aleitamento não dói ou causa desconforto, automaticamente conclui que não possui habilidade para amamentar. Esse é um estímulo negativo muito forte e pode inibir a amamentação. A dor vivida pela mãe interfere no seu relacionamento com o RN, pode inibir o reflexo de ejeção do leite e consequentemente provocar um estado de tensão e frustração de tal magnitude que leva inexoravelmente ao desmame.

Traumatismos mamilares

Entende-se por traumatismos mamilares todas as soluções de continuidade na pele que ocorrem na superfície do mamilo e/ou na junção mamiloareolar[42].

Tipos[14,42]

Escoriação – é frequente nos mamilos semiprotrusos ou subdesenvolvidos. A escoriação é uma lesão que se localiza, geralmente, na parte superior externa do mamilo e tem o formato de meia-lua. Como se trata de mamilo subdesenvolvido, durante a amamentação o local onde ela aparece é exatamente no ponto de atrito entre as gengivas superior e inferior do RN. Como consequência do atrito, acontece a remoção da parte superior da pele (epiderme) do mamilo, deixando exposta a camada mais profunda. Se o RN continuar a apertar o mesmo ponto, pode remover também a camada mais profunda da pele.

Erosão – a erosão ocorre em mamilos invertidos e pseudoinvertidos. Há um desgaste de seu relevo. A erosão acontece devido às características próprias do mamilo malformado, que já tem a pele sensível, semelhante à de uma mucosa. Por nunca ser exposto ao ar e ao sol, por permanecer constantemente úmido devido à transpiração e à ação da água e do sabão que nele penetra por ocasião do banho, quando se exterioriza, durante a amamentação, a menor pressão exercida sobre sua superfície causa ferimentos. Por mais que a criança tente puxá-lo para acomodá-lo no céu da boca, não consegue, devido ao seu formato e pouca flexibilidade. Assim, o maxilar inferior, fazendo movimentos de baixo para cima, na tentativa de prender o mamilo para sugá-lo e retirar leite, acaba friccionando a região, ferindo toda a superfície do mamilo.

Lesão vesiculosa – são pequenas vesículas que se formam no mamilo, podendo apresentar, na aréola, pontos de sangue extravasado. A sensação de ardor e a sensibilidade exagerada também estão presentes. Essas lesões ocorrem quando o RN mama de forma não eficiente: ele suga o mamilo em vez de ordenhá-lo. A mãe percebe que ele está mamando incorretamente quando seu queixo se movimenta pouco durante a amamentação. Ao sugar o mamilo, o RN faz movimentos de pouca amplitude, rápidos e rítmicos com a ponta da língua, pressionando-o contra o céu de sua boca. Deglute espaçadamente, pois o leite sai em pequenas quantidades. Tal ocorrência é mais frequente em RN normais mas sonolentos ou quando a mãe impõe horários rígidos de amamentação, oferecendo a mama, mesmo quando seu filho não está com fome. Como o ato de mamar é relaxante para o RN, ele utiliza o mamilo como chupeta. Com o tempo, a persistir a situação, os mamilos ficam ardidos e sensíveis. No mamar não eficiente, a permanência no peito é prolongada, e os intervalos entre as mamadas, pequenos. Já no mamar eficiente, a criança se satisfaz em pouco tempo, e o mamilo não dói nem arde. Quando a situação se repete em quase todas as mamadas, devem-se espaçar os horários da amamentação para que o RN, uma vez com fome, mame de forma eficiente. Enquanto ele estiver mamando, a mãe não deve permitir que adormeça e fique sugando o mamilo. Se o RN não responder aos estímulos para despertar, é preferível retirá-lo da mama e aguardar o horário da próxima mamada. Mesmo uma criança que mama de forma normal e eficiente pode desenvolver movimentos rítmicos sem mamar, quando está cansada, satisfeita ou com sono. O que não pode acontecer é deixar que uma situação circunstancial se transforme em um verdadeiro "vício", exigindo que a mãe fique disponível 24 horas por dia. Nesse caso, a mãe fica estressada, nervosa, com sono, pensando que tem pouco leite ou até que ele seja fraco. Porém, contrariamente ao esperado, a criança ganha peso, cresce e desenvolve-se dentro da normalidade. A solução é espaçar as mamadas a cada 3 ou 4 horas e não oferecer líquidos nos intervalos.

Fissuras e rachaduras – ocorrem quando o mamilo apresenta na sua estrutura anatômica ulceração linear, ou solução de continuidade tipo fenda, com comprometimento da epiderme ou da derme, localizando-se na junção mamiloareolar e/ou na superfície do mamilo. As fissuras podem ser classificadas em: a) pequenas, quando não excedem a 3mm; b) médias não ultrapassam a 6mm; grandes, quando ultrapassam 6mm, podendo ter ou não sangramento.

Eritema – aparecimento de áreas avermelhadas ou inflamadas. Apresenta pico no terceiro dia.

Edema – inchaço do mamilo, com pico no quinto dia.

Equimoses – manchas arroxeadas sob a pele.

Prevenção[4,13,43-45]

O fator mais importante para a diminuição da incidência de dor no mamilo é remover a causa, além disso, prover educação em relação à técnica apropriada de aleitamento (pega correta) e ministrar esclarecimentos prévios relativos à alta incidência de dor no mamilo pós-parto.

Os seguintes cuidados são necessários:

- Colocar o RN para mamar o mais precocemente possível, na primeira meia hora de vida.
- Ajudar o binômio mãe-filho na primeira mamada, observando e orientando a pega correta.
- Incentivar a livre demanda, salvo algumas exceções: RN com peso limítrofe (grandes ou pequenos); RN com idade gestacional limítrofe (pré-termo tardio/termo); prematuros que estão em fase de aprendizado de amamentação; RN gemelar. Nesses RN, o intervalo entre as mamadas deve ser monitorizado e avaliado de acordo com as respostas do RN.
- Posicionar adequadamente mãe e RN.

- Usar o próprio leite para lubrificar o mamilo.
- Rodiziar as posições do RN em relação à pega no mamilo.
- Evitar uso de bombas de ordenha. As bombas de sucção, por exercerem pressão negativa sobre o mamilo, podem predispor à dilaceração do tecido mamiloareolar.
- Manter o mamilo limpo e seco.
- Evitar higiene excessiva dos mamilos. A limpeza frequente deixa os mamilos desprotegidos, sujeitos à maceração, predispondo ao traumatismo.
- Evitar o uso de conchas, protetores absorventes e intermediários de silicone.
- Evitar o uso de pomadas ou cremes nos mamilos, exceto sob prescrição médica.
- Incentivar o alojamento conjunto.

Tratamento[14,43]

O tratamento consiste em:

- Começar a mamada sempre pela mama cujo mamilo esteja menos lesado, enquanto isso deixá-lo exposto ao ar até secar.
- Certificar-se que o lábio inferior do RN está na posição correta, revirado para fora, puxar o queixo do RN para posicionar corretamente a língua: para fazer isso a mãe pode usar o dedo indicador da mão que está segurando a mama.
- Fazer com que o RN abocanhe também a aréola e não só o mamilo. Terminada a mamada, introduzir o dedo mínimo no canto da boca do RN, retirando o mamilo.
- Manter a aréola sempre flexível.
- Fazer uma suave expressão do mamilo ao final da mamada, retirando o colostro que servirá de lubrificante.
- Nos intervalos, procurar aerar o mamilo o máximo possível, possibilitando sua cicatrização.
- Nos casos mais graves, em que ambos os mamilos estiverem lesados, pausar a mamada e solicitar ao pediatra que prescreva complemento, excepcionalmente, por uma, duas ou três vezes, até melhora do quadro.
- Ainda nos casos mais graves, em que a mama se encontra com áreas ingurgitadas, sem dor, avaliar a possibilidade de ordenha do leite e oferecê-lo ao RN.
- Evitar o uso de conchas, protetores absorventes e protetores de silicone.
- Evitar o uso de secador de cabelos e foco de luz, pois causam o ressecamento da pele, podendo ocasionar mais rachaduras.
- Usar um emoliente apropriado (por exemplo, lanolina hipoalergênica) sob orientação médica. Esse emoliente poderá diminuir o processo de ressecamento, já que a hidratação adequada da pele deve ser restaurada e mantida para facilitar o fechamento da fissura, com-

pletando o processo de cicatrização. O hidratante ideal deve formar uma barreira úmida semioclusiva para bloquear a perda da umidade interna, não causando oclusão dos poros e ductos, além de ser totalmente seguro para o RN. O uso de cremes com anestésicos locais não deve ser usado, pois pode provocar reações alérgicas e interromper o reflexo da descida do leite. Vale lembrar que o uso de gelo nos mamilos, com a finalidade de minimizar a dor, também inibe o reflexo da descida, sendo contraindicado.

- Nos casos em que a dor é muito intensa, usar acetaminofeno por via oral, imediatamente antes da mamada.
- É preciso salientar que o emprego de curativos oclusivos mostra maior incidência de infecção.
- Uma outra forma de tratamento implica o uso de uma placa de hidrogel, que seria mais eficiente que o uso de lanolina.
- A prevenção principal, contudo, baseia-se na educação sobre a técnica correta de amamentação. Nenhum agente tópico, na verdade, mostrou resultados superiores no alívio ao desconforto do mamilo.

INGURGITAMENTO MAMÁRIO

Quando as mamas produzem maior quantidade de leite que a necessidade do RN, haverá acúmulo nas mamas, resultando no ingurgitamento mamário, que pode ocorrer entre o 3º e o 5º dias pós-parto, ou mais raramente entre o 9º e o 10º dias. As mães submetidas à cesárea apresentam o ingurgitamento mamário cerca de 24-48 horas depois daquelas mães que tiveram parto vaginal. É frequente em mulheres que fizeram cirurgia mamária[4].

O ingurgitamento mamário envolve três elementos: congestão com aumento da vascularização, acúmulo de leite e edema. As mamas tornam-se doloridas, quentes e endurecidas. Na fase edematosa, o processo já exige intervenção. A conduta mais adequada diz respeito à prevenção.

Prevenção[4]

- A mãe deve ser instruída a usar um sutiã bem ajustado durante as 24 horas do dia.
- Acha-se indicado o uso local de compressas geladas, durante 15 minutos cada vez, em intervalos a serem estabelecidos conforme o quadro clínico.
- É importante manter a drenagem durante esse período por meio da amamentação frequente.

Tratamento[14,46]

- Amamentar o RN com frequência é o tratamento por excelência.
- Massagear somente as áreas onde houver ingurgitamento, no sentido aréola-base da mama.

- Fazer a expressão manual do leite depois da massagem (ordenha), principalmente se o RN não estiver interessado em mamar frequentemente.
- O uso de calor local acha-se contraindicado por promover a vasodilatação que aumenta a produção do leite e agrava o quadro.
- Usar acetaminofeno nos casos de dor muito intensa.
- O ingurgitamento é uma situação transitória resultante do desequilíbrio entre oferta e demanda e não significa que o leite seja insuficiente.
- Tratamentos farmacológicos ainda não apresentam evidências suficientes para serem indicados.

MASTITE

A mastite é um processo infeccioso na mama produzindo localmente dor, calor, rubor associados a reações sistêmicas de infecção. A porta de entrada é representada pelos ductos lactóforos, a partir de uma fissura mamilar, atingindo a drenagem linfática local[35,47]. Ocorre em 3% das mulheres que amamentam, nas primeiras sete semanas pós-parto[13]. Germes mais comumente envolvidos incluem: *Staphylococcus aureus*, *Escherichia coli* e, mais raramente, *Streptococcus*[4,13,14]. Pode variar de um processo localizado a abscesso e mesmo sepse.

Fatores predisponentes – drenagem inadequada dos ductos, defesas maternas diminuídas (estresse, fatiga), esvaziamento mamário insuficiente ou obstrução dos ductos e rachaduras mamilares[4,14,35,47].

Quadro clínico

Seu início é súbito, aproximadamente 10 dias depois do parto, frequentemente unilateral, sendo um processo localizado. A mama torna-se endurecida, quente, edemaciada e dolorida. A febre se faz presente (> 38,5ºC), com calafrios, mal-estar, cefaleia, dores no corpo e, algumas vezes, náuseas e vômitos[4,13,35,48].

Diagnóstico e prevenção[4,14,35,48]

O diagnóstico acha-se baseado no quadro clínico. Exames laboratoriais para rastreamento de infecção são inespecíficos e as culturas identificarão o germe causal, embora sejam de resultados tardios.

A prevenção baseia-se nos seguintes fatores:

- Técnica correta de amamentação.
- Lavagem das mãos antes de amamentar.
- Evitar a fadiga ou o estresse materno.
- Evitar o ingurgitamento mamário e traumatismos mamilares.
- Procurar alertar a mãe para o aparecimento de sinais e sintomas o mais precocemente possível.

Tratamento[4,13,35,49]

- Enfatizar o posicionamento correto, variando a posição.
- Continuar a amamentação em ambas as mamas, aumentando a frequência, isto é, a cada 2 horas. Instruir a mãe a continuar a amamentação, pois o leite não causa danos à criança. O desmame durante o processo de mastite não é recomendado, pois pode levar ao abscesso da mama.
- Certificar se que o lado afetado é esvaziado por meio da própria sucção do RN, por meio de massagem delicada precedida da aplicação de compressas mornas, ou por meio de bombas.
- Repouso na cama obrigatório, pelo menos durante 24 horas.
- Antibioticoterapia – evitar a prescrição de sulfas. A escolha do antibiótico, em geral, é empírica e deve levar em consideração os germes mais comumente responsáveis pelo processo. As cefalosporinas de primeira geração ou a dicloxacilina constituem as drogas de primeira escolha. Escolher alternativas terapêuticas se se tratar de estafilococo meticilinorresistente. Embora a resposta clínica seja rápida e dramática, a antibioticoterapia deve ser mantida durante 10 a 14 dias para prevenir a recorrência ou a formação de abscesso.
- Uso de compressas quentes ou frias, o que promove maior conforto à mãe.
- Aumentar a ingestão líquida para a mãe.
- Usar acetaminofeno para diminuir d a dor.

Se a sintomatologia persistir durante 48 a 72 horas depois de iniciado o tratamento adequado, deve-se suspeitar de que haja a formação de abscesso. Nas mulheres em que o tratamento não se iniciou precocemente, não foi adequado quer na dose ou no tempo de duração, os abscessos podem ocorrer em 10 a 15% dos casos de mastite. Além da antibioticoterapia, é necessária a drenagem cirúrgica e a aspiração do material, sob ultrassonografia. O RN deve ser monitorizado quanto ao aparecimento de sinais de doença.

AMAMENTAÇÃO EM SITUAÇÕES ESPECIAIS

Mães com plástica mamária

Tanto a cirurgia redutora como a de implante têm consequências negativas em relação ao aleitamento materno. A partir de 72 horas após o parto, cai drasticamente o número de mulheres que fizeram cirurgia mamária e que amamentam. Trabalho de Andrade[8], realizado entre mulheres de alto nível socioeconômico, demonstrou que aos 30 dias pós-parto 80% daquelas não submetidas à cirurgia estavam amamentando exclusivamente, contra 54,2% no grupo implante e 32% no grupo redução. Esses dados estão de acordo com a literatura[50,51].

Os RN de mães no grupo redução também ganham menos peso que os de mães sem cirurgia[8]. Assim, toda mulher que deseja realizar cirurgia plástica de mama deve ser aconselhada sobre as possíveis dificuldades em futura amamentação.

Parto cesariano

Não é motivo para que se retarde o início do aleitamento e a equipe de saúde deve estar treinada no atendimento a essa puérpera. Ela deve ser auxiliada quanto ao posicionamento do RN na primeira mamada, que pode ser realizada ainda na sala de recuperação anestésica.

A lactação traz inúmeras vantagens para o útero em pós-operatório, pois a produção de ocitocina, estimulada pela sucção do RN, vai auxiliar na involução do útero.

É preciso chamar a atenção para o fato de que o volume de leite na mulher submetida à cesárea é significantemente menor do que nas mulheres que tiveram parto por via vaginal entre o 2º e o 5º dias de vida, mas se equiparam a partir do 6º dia, contudo a recuperação do peso de nascimento nos RN de parto por via vaginal é mais rápida que nos RN de parto cesariano[4,33,52].

Prematuridade

Os benefícios do leite humano para o RN pré-termo incluem: redução de infecção, diminuição da enterocolite necrosante, diminuição da intolerância alimentar, contribui para melhor visão e em longo prazo para índices mais baixos de pressão sanguínea em adolescentes.

Para cada aumento de 10mL/kg/dia de leite materno, o índice de desenvolvimento mental avaliado pelo Índice de Desenvolvimento Mental de Bayley aumentava 0,53, o índice de desenvolvimento motor em 0,63 e o comportamental em 0,82. Quando o consumo diário atingia aproximadamente 110mL/kg/dia de leite humano no período neonatal, a melhora do QI era de 5,3 pontos nessas crianças[11,13,14,53].

O aleitamento materno para prematuros requer especial atenção da equipe de saúde para prover apoio e recursos pertinentes à manutenção desse aleitamento natural.

Silva e Guedes, comparando o tempo do aleitamento materno entre 64 crianças prematuras e 50 RN a termo, verificaram que o tempo médio de aleitamento nos RN pré-termo era de 121,6 dias, enquanto nos a termo era de 96,3 dias, com diferença estatisticamente significativa[54] (ver Capítulo Nutrição). O aleitamento materno em RN pré-termo pode fortalecer o vínculo mãe-filho e compensar pelo tempo de separação[11].

Parto gemelar

É possível amamentar gêmeos de forma exclusiva, pois deve-se lembrar que ao maior estímulo corresponde maior produção da quantidade de leite que é necessária. Obviamente, essa mãe necessita de maior apoio tanto da equipe de saúde quanto da própria família. Recomenda-se que os gêmeos sejam amamentados simultaneamente, para se conseguir o melhor estímulo hormonal possível (Fig. 21.17).

A alimentação materna deve ser vigiada e enriquecida com, no mínimo, 500 a 600 calorias por criança por dia, além daquelas habitualmente ingeridas.

Nos casos de trigemelares (ou mais), o aleitamento materno exclusivo torna-se mais difícil, devendo-se usar complementos estritamente sob orientação médica. De qualquer forma, o leite materno, mesmo que parcialmente, deve ser usado, pois sempre trará benefícios às crianças[4,11,13] (Fig. 21.17).

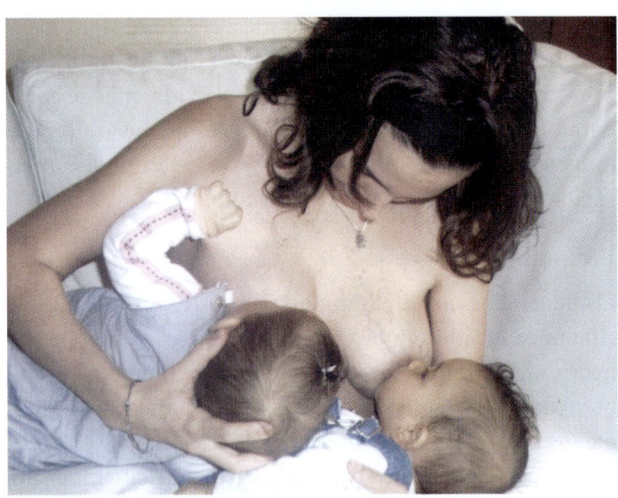

Figura 21.17 – Mãe amamentando gemelares.

RN com problemas cirúrgicos da cavidade oral

A adaptação do binômio mãe-filho é mais trabalhosa e o aleitamento depende muito do tipo da condição existente que permita gerar uma pressão negativa e da habilidade do RN em realizar movimentos mecânicos: em casos de lábio leporino associado à palatosquise, o aleitamento materno é pouco provável; nos casos de palatosquise isolada, o aleitamento materno pode ser bem-sucedido; nos casos de fendas do palato mole, em geral se consegue um bom aleitamento materno; na sequência de Pierre Robin, o aleitamento materno é pouco provável; no palato fendido isolado, a amamentação materna costuma funcionar bem[55].

Hospitalização do recém-nascido

Ao hospital cabe incentivar um programa de mães participantes, facilitando e promovendo a estadia materna junto ao filho pelo maior tempo possível. Fornecer condições e capacitação às mães para que façam a extração do leite no domicílio, em condições adequadas, para que a criança possa ser alimentada com o leite da própria mãe[4,11].

Hospitalização materna

Verificar junto ao hospital para que o RN permaneça ao lado de sua mãe para amamentá-lo, a não ser em casos de extrema gravidade da doença materna. Caso haja necessidade de interrupção do aleitamento, assegurar à mãe que após breve descontinuidade da amamentação essa pode ser retomada sem problemas.

É mínima a probabilidade de as crianças adquirirem infecção durante a hospitalização materna, especialmente se mãe e filho estiverem no mesmo quarto. Medicações que são compatíveis com o aleitamento podem ser encontradas em quase todas as circunstâncias[4,11].

Drogas e aleitamento materno

Ver Capítulo Drogas e agentes químicos no leite materno).

CONTRAINDICAÇÕES

Considerando que o leite humano representa benefício insubstituível para o RN, raras são as contraindicações absolutas e permanentes ao aleitamento materno[2,3,56]. Nesses casos se incluem:

- Deficiência de galactose 1-fosfato uridiltransferase, erro inato do metabolismo com prevalência de 1/60.000.
- Uso de quimioterapia oncológica pela mãe.
- Mães soropositivas para HIV.
- Mães com tuberculose ativa não tratada.
- Situações que envolvem o uso de drogas ilícitas pela mãe.
- Presença de herpes simples na mama.
- Mães positivas para o vírus linfotrópico humano tipos I e II.

Nos casos de herpes simples na mama e tuberculose ativa, as mães podem ordenhar o leite para seus filhos, pois não há preocupação que esses organismos passem ao leite materno[3].

Outras doenças maternas e o uso de medicamentos durante a lactação acham-se expostos no Capítulo Drogas e agentes químicos no leite materno.

RECOMENDAÇÕES DE AMAMENTAÇÃO PARA A SAÚDE DOS RECÉM-NASCIDOS A TERMO

A Academia Americana de Pediatria, em 2005, publicou importantes recomendações de amamentação para os RN a termo[2].

- Pediatras e outros profissionais de saúde recomendam leite humano para todas as crianças que mamam e não especificamente contraindicado e prover pais de informações dos benefícios e técnicas de amamentação para garantir que sua decisão seja a mais adequada.
- Promover educação antes e após o parto é essencial para o sucesso no aleitamento materno.
- Encorajar e dar suporte aos pais durante o processo inicial e durante os períodos subsequentes quando surgirem problemas. Consiste em cuidados apropriados da mãe que minimizem ou modifiquem o curso das medicações maternas que têm o potencial para alterar o estado de alerta da criança e seu comportamento na amamentação.
- Evitar procedimentos na sala de parto que possam interferir com a amamentação ou que possam traumatizar a criança, incluindo aspiração excessiva e vigorosa da cavidade oral, esôfago e vias aéreas.
- RN sadios devem permanecer em contato direto pele a pele com suas mães imediatamente após o nascimento até a primeira mamada consumar-se.
- O estado de alerta dos RN faz com que realizem boa pega no peito sem assistência específica na primeira hora após o parto.
- Secar o RN, realizar o boletim de Apgar e exame inicial físico enquanto estiver com sua mãe. O atraso na pesagem, medidas, banho e profilaxia nos olhos devem ser realizados após a primeira mamada completar-se. RN afetados pelas medições maternas podem requerer assistência para pega efetiva.
- Suplementos (água, glicose, fórmula e outros fluidos) não devem ser oferecidos aos RN, a menos que haja indicação profissional.
- Chupeta – o uso de chupeta deve ser evitado durante o estabelecimento da amamentação, podendo ser eventualmente usada somente depois que o aleitamento estiver bem estabelecido. Em alguns RN, o uso precoce da chupeta interfere com o bom estabelecimento da prática de amamentar, enquanto em outras crianças pode indicar a presença de problemas na amamentação que requerem intervenção. Essa recomendação não contraindica o uso de chupeta para sucção não nutritiva e treino oral do RN prematuro.
- No início da primeira semana pós-parto, as mães devem ser encorajadas a amamentar 8 a 12 vezes nas 24 horas, oferecendo a mama quando o RN mostrar alguns sinais precoces de fome como sucção de dedos, aumento no alerta, na atividade física, movimentos de língua.
- Choro é indicador tardio de fome. O início da amamentação é facilitado pelo sistema alojamento conjunto – RN em presença da mãe de dia e noite. A mãe deve oferecer ambas as mamas a cada mamada por longo período, até que o RN solte a mama espontaneamente. Em cada mamada, a primeira mama oferecida deve ser alternada, ainda que ambas recebam estimulação igual e drenagem. Semanas após nascimento, a frequência de amamentação cai para 8 vezes em 24 horas, mas a criança pode aumentar essa frequência, de acordo com seus surtos de crescimento ou quando for necessário maior volume de leite.
- A avaliação formal da amamentação inclui observação da posição, pega e transferência de leite e deve ser assegurada pelo cuidador, pelo menos duas vezes ao dia, e documentada no prontuário hospitalar.
- Encorajar a mãe a registrar o tempo e a duração de cada mamada, as eliminações durante os dias no hospital e em casa na primeira semana, ajudando na evolução desse processo. Problemas identificados no hospital devem ser descritos em tempo hábil e planos de assistência devem ser precocemente comunicados para ambos os pais.
- Toda a amamentação do RN deve ser vista pelo pediatra ou outro profissional de saúde em 3 a 5 dias, como recomenda a Academia Americana de Pediatria. Nessa visita, deve-se incluir: tomada de peso; exame físico (especial atenção para icterícia e hidratação); história materna de problemas mamários (dor ao amamentar, ingurgitamento); eliminações (3-5 diureses e 3-4 fezes por dia do 3º ao 5º dias de vida; 4-6 diureses e 3-6 fezes por dia do 5º-7º dias de vida); e uma avaliação da amamentação, incluindo posição, pega e transferência de leite. Perda de peso da criança maior que 7% do nascimento indica possíveis problemas e requer avaliação mais intensiva da amamentação e avaliação de possível intervenção para corrigir problemas, melhorando a produção e a transferência de leite. A amamentação do RN deve ser avaliada no ambulatório a partir da 2ª semana e depois semanalmente, até o fim do 1º mês, a fim de que o profissional possa monitorizar o ganho de peso durante o período crítico.
- Pediatras e pais devem estar cientes que o aleitamento materno exclusivo é suficiente para suportar ótimo crescimento e desenvolvimento por aproximadamente seis meses de vida.

CONSIDERAÇÕES FINAIS

O aleitamento materno representa um benefício significativo para a saúde de mães e RN e deve ser prioridade para as equipes de saúde.

A promoção do aleitamento materno requer, porém, educação pré-natal, avaliação constante do processo, reconhecimento das dificuldades e apoio sempre que solicitado. Para tanto, as equipes de saúde devem estar preparadas, fornecendo informações práticas para atender a cada mãe e seu filho. O leite humano, de mães bem nutridas e sadias, satisfaz as necessidades nutricionais da criança durante os primeiros 6 meses de vida.

REFERÊNCIAS

1. American Academy of Pediatrics Work Group on Breastfeeding. Breastfeeding and the use of human milk. Pediatrics. 1997;100(6):1035-57.
2. American Academy of Pediatrics. Breastfeeding and the use of human milk. Pediatrics. 2005;115:496-506.
3. American Academy of PediatricsBreastfeeding and the use of human milk. Pediatrics. 2012;129(3):e827-41.
4. Lawrence RA, Lawrence RM. Breastfeeding. A guide for the medical profession. 7th ed. Maryland Heights: Elsevier-Mosby; 2011.
5. Sobti J, Mathur GP, Gupta A, WHO. WHO's proposed global strategy for infant and young child feeding: a viewpoint. J Indian Med Assoc. 2002;100:502-4.
6. Ministério da Saúde, Prevalência de Aleitamento nas capitais brasileiras e no Distrito Federal. Brasília; 2001.
7. Mäder CVN, Nascimento CFL, Falcone VM, Nóbrega JN. Aleitamento materno e vínculo. In: Nobrega FJ. Vínculo mãe/filho. São Paulo: Revinter; 2005.p.61-5.
8. Andrade RA. O aleitamento materno em mulheres com cirurgia plástica mamária [tese]. São Paulo: Universidade Federal de São Paulo – Escola Paulista de Medicina; 2006.
9. Neville MC. Physiololgy of lactation. Clin Perinatol. 1999;26:251-79.
10. Rudland PS. Histochemical organization and cellular composition of ductal buds in developing human breast: evidence of cytochemical intermediates between epithelial and myoepithelial cells. J Histochem Cytochem. 1991;39(11):1471-84.
11. La Leche Ligue International. 3rd ed. Schaumburg: La Leche Ligue International; 2003.
12. Geddes D. A 160 years of illusion: the anatomy of the lactating breast. Report from Breastfeeding Conference. Basel, Switzerland, October 7th; 2006. Disponível em: www.medela.com/.../New_insights_into_Breastfeedi. Acessado 2014 jul 4.
13. American Academy of Pediatrics. Breastfeeding handbook for physicians. 2nd ed. Elk Grove Village: American Academy of Pediatrics; 2014.
14. Walker M. Breastfeeding management for the clinician. 2nd ed. Subbury: Joens and Bartlett Publishers; 2011.
15. Mello W Jr, Romualdo GS. Anatomia e fisiologia da lactação e do sistema estomatognático. In: Carvalho MR, Tavares LAM (eds). Amamentação. Bases científicas. 3ª ed. Rio de Janeiro: Guanabara Koogan; 2010.p.3-13.
16. Oliveira AMM, Cunha CC, Penha-Silva N, Abdallah VOS, Jorge PT. Interference of the blood glucose control in the transition between phases I and II of lactogenesis in patients with type 1 diabetes mellitus. Arq Bras Endocrinol. 2008;52(3):473-81.
17. Kunz C, Rodrigues-Palmero M, Koletzko B, Jensen R. Nutritional and biochemical properties of human milk, part I: general aspects, proteins, and carbohydrates. Clin Perinatol. 1999;26:307-33.
18. Olivia Ballard O, Ardythe L, Morrow AL. Human milk composition: nutrients and bioactive factors. Pediatr Clin North Am. 2013;60(1):49-74.
19. Jackson DA, Imong SM, Silprasert A, Ruckphaopunt S, Woolridge MW, Baum JD, et al. Circadian variation in fat concentration of breast milk in a rural northern Thai population. Br J Nutr.1988;59:349-63.
20. Lönnerdal B. Nutritional and physiologic significance of human milk proteins. Am J Clin Nutr. 2003;77:1537S-43S.
21. Moura EC. Nutrição. In: Carvalho MR, Tavares LAM (eds). Amamentação. Bases científicas. 3ª ed. Rio de Janeiro: Guanabara Koogan; 2010.p.36-63.
22. Subcommittee on Nutrition During Lactation. The Institute of Medicine, National Academy of Sciences. Washington DC: National Academy Pess; 1991.
23. Chuang CK, Lin SP, Lee HC, Huang TJ, Shih YS, Huang FY, et al. Free amino acids in full term and pre term human milk and infant formula. J Pediatr Gastroenterol Nutr. 2005;40:498-500.
24. Rodriguez-Palmero M, Koletzko B, Kunz, Jensen R. Nutritional and biochemical properties of human milk, part II: lipids, micronutrients, and bioactive factors. Clin Perinatol. 1999;26:335-59.
25. Goldman AS, Frawley S. Bioactive components of milk. J Mammary Gland Biol Neoplasia. 1996;1(3):241-2.
26. Ballard O, Morrow AL. Human milk composition: nutrients and bioactive factors. Pediatr Clin North Am. 2013;60(1):49-74.
27. American Academy of Pediatrics. Pediatric nutrition handbook. 6th ed. Elk Grove III: American Academy of Pediatrics; 2009.
28. Laurberg P, Nøhr SB, Pedersen KM, Fuglsang E. Iodine nutrition in breast-fed infants is impaired by maternal smoking. J Clin Endocrinol Metab. 2004;89(1):181-7.
29. American Dietetic Association. Position of the American Dietetic Association: promoting and supporting breastfeeding. J Am Diet Assoc. 2009;109(11):1926-42.
30. Allen LH. B vitamins in breast milk: relative importance of maternal status and intake, and effects on infant status and function Adv Nutr. 2012;3(3):362-9.
31. Miller LT. Do oral contraceptive agents affect nutrient requirements--vitamin B-6? J Nutr. 1986;116(7):1344-5.
32. Dai D, Nanthkumar MN, Newburg DS, Walker WA. Role of oligosaccharides and glycoconjugates in intestinal host defense. J Pediatr Gastroenterol Nutr. 2000;30 Suppl 2:S23-33.
33. Jones RH. Amamentação e o continuum da humanização. In: Carvalho MR, Tavares LAM (eds). Amamentação. Bases científicas. 3a ed. Rio de Janeiro: Guanabara Koogan; 2010.p.157-81.
34. Neifert MR. Clinical aspects of lactation. Clin Perinatol. 1999;26:281-306.
35. Saadeh R, Akre J. Ten steps to successful breastfeeding: a summary of the rationale and scientific evidence. Birth. 1996; 23:154-60.
36. Neifert M. The optimization of breast-feeding in the perinatal period. Clin Perinatol. 1998;25:303-26.
37. WHO/UNICEF. Protecting, promoting and supporting breastfeeding: the special role of maternity services. A joint WHO/ UNICEF statement. Geneva: WHO/UNICEF; 1989.
38. Jana LA, Shu J. Heading home with your newborn. From birth to reality. 2nd ed. Elk Grove Village: American Academy of Pediatrics; 2011.
39. Martin C, Krebs NF. The nursing mother's problem solver. New York: Fireside; 2000.
40. Both D, Frischknecht K. Breastfeeding an illustrated guide to diagnosis and treatment. 3rd ed. Sidney: Elsevier Australia; 2007.
41. Ziemer MM, Paone J, Schupay J, Cole E. Methods to prevent and manage nipple pain in breastfeeding women. Western J Nurs Res. 1990;12(6):732-4.
42. Vinha VHP. O livro da amamentação. São Paulo: Balieiro; 2000.
43. Morland-Schultz K, Hill PD. Prevention of and therapies for nipple pain: a systematic review. J Obstet Gynecol Neonatal Nurs. 2005;34:428-37.
44. Vieira F, Bachion MM, Mota DD, Munari DBJ. A systematic review of the interventions for nipple trauma in breastfeeding mothers. Nurs Scholarsh. 2013;45(2):116-25.
45. Dodd V, Chalmers C. Comparing the use of hydrogel dressings to lanolin ointment with lactating mothers. J Obstet Gynecol Neonatal Nurs. 2003;32(4):486-94.
46. Jones RH. Amamentação e o continuum da humanização. In: Carvalho MR, Tavares LAM (eds). Amamentação. Bases científicas. 3ª ed. Rio de Janeiro: Guanabara Koogan; 2010.p.157-81.

47. Abrão ACFV, Pinelli FGS. Situações especiais em aleitamento materno. In: Barros SMO, Marin HF, Abrão ACFV. Enfermagem obstétrica e ginecológica. São Paulo; 2002.p.371-411.

48. Food and Nutrition Board. National Research Council National Academy of Science. Recommended dietary allowances. 10th ed. Washington DC: US Government Printing Office; 1989.

49. Brent N, Rudy SJ, Redd B. Sore nipples in breast feeding women. Arch Pediatr Adolesc Med. 1995;152:1077-82.

50. Souto CG, Giuliani ER, Giuliani C, Schneider MA. The impact of breast reduction surgery on breastfeeding performance. J Hum Lact. 2003;19.43-9

51. Johansson AS, Wennborg H, Isacson D, Kylberg E. Breastfeeding after reduction mammaplasty and augmentation mammaplasty. Epidemiology. 2003;14:127-9.

52. Evans KC, Evans RG, Royal R, Esterman AJ, James SL. Effect of caesarean section on breast milk transfer to the normal term new-born over the first week of life. Arch Dis Child Fetal Neonatal Ed. 2003;88(5):F380-2.

53. Vohr BR, Poindexter BB, Dusick AM, McKinley LT, Wright LL, Langer JC, et al. Beneficial effects of breast milk in the neonatal intensive care unit on the developmental outcome of extremely low birth weight infants at 18 months of age. Pediatrics. 2006;118(1):e115-23.

54. Silva WF, Guedes ZCF. Tempo de aleitamento materno exclusivo em recém-nascidos prematuros e a termo. Rev CEFAC. 2013;15(1):160-71.

55. Clarren SK, Anderson D, Wolf LS. Feeding infants with cleft lip, cleft palate, or cleft lip and palate. Cleft Palate J. 1987;24:244-9.

56. Lawrence RA, Howard CR. Given the benefits of breastfeeding, are there contraindications? Clin Perinatol. 1999;26:479-90.

Consolidação do Aleitamento Materno

Lélia Cardamone Gouvêa

A equipe de saúde maternoinfantil ocupa uma posição única no que concerne à manutenção e consolidação do aleitamento materno exclusivo (AME). Estratégias e procedimentos visando a promoção, proteção e apoio ao aleitamento materno exigem que essa equipe tenha conhecimento consolidado e adequado do processo de lactação para poder dar a orientação necessária e o apoio às mães, caracterizando suas principais inseguranças e dificuldades em relação à amamentação.

Inicialmente, devem ser reforçados à equipe alguns conhecimentos fundamentais sobre o processo de lactação e o próprio leite materno, pela sua admirável capacidade adaptativa à fase de crescimento e desenvolvimento do lactente e sua capacidade dinâmica de adequação da composição às necessidades da criança em cada mamada[1-5]. A plasticidade da composição do leite humano é a chave do crescimento e desenvolvimento. A remoção do leite pela criança estimula mudanças não só na composição lipídica, mas também nos componentes celulares do leite[2,4,6,7]. Jutte et al. publicaram um estudo *in vivo* sobre os orifícios dos ductos na papila mamária, local onde durante as mamadas há interação entre o organismo materno e o do lactente[8].

Pesquisas vêm sendo realizadas para que se possa entender melhor o processo dessa interação perfeita, que possibilita ser a produção do leite ajustada às necessidades da criança a cada dia, justificando, dessa forma, a variabilidade na composição dos nutrientes do leite humano[8].

A variabilidade que ocorre de uma mamada a outra, de um dia a outro, em que a demanda do lactente é o fator determinante não só na produção, mas também na composição do leite, desde que ocorra o contato direto entre a pele do complexo areolomamilar e a boca da criança[2,4,7-9].

Lönnerdal afirma que a glândula mamária parece ter mecanismos específicos para regular a concentração de minerais e oligoelementos no leite, mesmo nas condições especiais de variação da dieta e situações maternas especiais[10].

Ainda não estão bem esclarecidos todos os mecanismos dessa admirável adaptação da produção do leite pela mãe às necessidades do lactente capaz de modificar a composição do leite de uma mamada a outra. Os estudos sugerem que deve haver um mecanismo inteligente e sincronizado de comunicação entre o epitélio oral do lactente e o organismo materno durante as mamadas[2,5,7-10].

Nesse complexo processo da produção do leite, a glândula mamária consome 25% da energia diária requerida pela lactante, 2.400kcal/dia, denotando quão importante é a função da lactação para o metabolismo materno ao priorizar um quarto de toda sua energia para a produção do leite ao lactente[11].

SITUAÇÃO DA AMAMENTAÇÃO NO BRASIL

O conhecimento científico acumulado demonstra, de forma inequívoca, a superioridade do leite humano como o único alimento capaz de atender todas as necessidades do recém-nascido (RN), por que então ainda não se conseguiu atingir os índices recomendados de adoção da prática de amamentação.

Pesquisa realizada em âmbito populacional pelo Ministério da Saúde sobre a prevalência de aleitamento materno nas capitais brasileiras e Distrito Federal, realizada em 2008, revelou queda acentuada da probabilidade de as crianças estarem em AME nos primeiros dias de vida em todas as regiões brasileiras. A estimativa de duração mediana do AME em dias no Brasil foi de 54,11 dias (1,8 mês), no conjunto das capitais brasileiras. E aos 180 dias o comportamento das regiões foi semelhante, e a probabilidade de AME ficou em torno de 10%[12].

Em um estudo de acompanhamento sobre a adoção da amamentação na Região Sul do município de São Paulo se desenvolveu um trabalho de incentivo e promoção à amamentação desde 1996 monitorizado regularmente por meio de pesquisas durante campanha nacional de vacinação, avaliando a prevalência do aleitamento materno em menores de 7 meses. Em 2008, foram entrevistadas 1.629 mães e, dessas, 49,62% estavam em AME, percentual considerado bom pela classificação da Organização Mundial da Saúde. Entre as 1.629 mães entrevistadas, 307 (18,84%) não estavam amamentando. Dessas, quando perguntadas se haviam amamentado antes e por quanto tempo, 251 mães responderam que haviam amamentado por um período e desmamado oferecendo outro leite. E entre elas, 115 (45,81%) o fizeram no 1º mês de vida, e 59 (23,50%), aos 2 meses. Esse resultado destaca que aproximadamente 70% (69,32%) das mães que não estavam amamentando desmamaram seus filhos entre o 1º e 2º mês de vida, sendo esse período inicial da lactação considerado crítico para a continuidade da amamentação[13]. A Academia Americana de Pediatria notificou que a expectativa do CDC para 2020 é de que 44,3% das crianças aos 3 meses estejam em AME[14].

PRIMEIRA CONSULTA AMBULATORIAL

Ao sair da maternidade, o RN deve ter sua primeira consulta ambulatorial já previamente agendada, antes de completar os primeiros 15 dias de vida[15] ou até mesmo durante a primeira semana de vida, dependendo do caso, para que o aleitamento materno possa ser mantido e consolidado.

Incentivo à amamentação

Como se podem desenvolver ações de incentivo ao aleitamento materno, que impeçam o desmame precoce e otimizem a consolidação do aleitamento materno, melhorando os índices de adoção a essa prática?

Há necessidade de programas de incentivo, divulgação e educação da população sobre os benefícios do aleitamento materno de forma continuada e não somente durante uma semana da amamentação. As mulheres deveriam ser informadas sobre as vantagens da amamentação antes mesmo de engravidar. Trabalhos demonstram que a intenção das mulheres em amamentar é considerada forte fator preditivo de início de uma lactação bem-sucedida[14,15-18].

Em um estudo caso-controle com 566 crianças, em que um grupo de 207 casos de mães com problemas nas mamas foi comparado a um grupo controle de 359 casos sem problemas, Boskabadi et al. encontraram diferença significativa com relação aos cuidados no pré-natal, tipo de parto, técnicas de mamada, posição das mamadas, reflexos de descida do leite e perda de peso do RN[19].

Foster e McLachlan em revisão da literatura sobre as práticas desenvolvidas no período da maternidade e no pós-natal precoce destacaram vários fatores que podem interferir com o início e manutenção da lactação[20].

Durante a gravidez, no período pré-natal, as mulheres devem ser bem orientadas e motivadas pelos profissionais de saúde especializados para a amamentação como a forma alimentar ideal para o seu filho[14,20] (ver Capítulo Consulta pré-natal com o neonatologista). Conforme foi assinalado no capítulo anterior, a mama deve ser oferecida ao RN logo após o nascimento ainda na sala de parto, desde que a mãe esteja em boas condições e o RN com manifestação ativa de sucção e choro. O contato precoce da criança com a mãe possibilita o contato pele a pele e a estimulação sensorial da mama ajuda a consolidar o reflexo da sucção com a abreviação do tempo de apojadura (descida do leite)[5,9,15]. Esse contato íntimo logo após o nascimento, além de contribuir para o desenvolvimento do vínculo afetivo, ajuda ao reconhecimento pelo odor do leite e da pele da mãe e facilita a adaptação da criança ao meio ambiente, favorecendo a colonização da pele e o trato gastrintestinal por micro-organismos maternos, os quais tendem a não ser patogênicos e contra os quais o leite materno possui anticorpos. Esse contato inicial na sala de parto facilita a descida do leite nas próximas mamadas e favorece a interação e vínculo mãe-filho, pela ação da ocitocina[5,7,20].

Na unidade neonatal, a prática do alojamento conjunto é um fator facilitador para que a mãe possa conhecer melhor o comportamento do seu filho em aleitamento materno e aprender a reconhecer os sinais de fome e a amamentá-lo em esquema de livre demanda (ver Capítulo Alojamento conjunto). Nessa internação, deve receber o apoio da equipe de profissionais capacitados a ajudá-la na técnica de amamentação e nos demais cuidados com seu filho para que, após a alta da maternidade, sinta-se mais segura em prosseguir com os mesmos cuidados em casa[5,15,20].

Fatores de risco que podem levar ao desmame precoce

Ao avaliar os fatores de risco associados ao desmame em crianças até 6 meses de idade no município de São Paulo, na pesquisa do Projeto Amamentação e Municípios, em 2008, Leone e Sadeck, na análise dos fatores associados à ausência de AME nos primeiros seis meses de vida, encontraram o uso da chupeta nas últimas 24 horas como o fator de risco mais significante[21].

Em revisão da literatura sobre o início do aleitamento materno, Forster e McLachlan constataram que o uso da chupeta na primeira semana de vida interfere com o aprendizado da sucção efetiva e pode confundir e desencorajar o RN a sugar a mama. Consideraram que o uso precoce da chupeta é também um marcador das dificuldades com a amamentação ou da diminuição da motivação das mães em amamentar, o que é um fator facilitador do desmame precoce[20].

Outra causa importante do desmame precoce é o uso da fórmula infantil durante o período em que a mãe está na maternidade, conforme foi destacado por pesquisadores da Turquia, Itália e Estados Unidos. Essa conduta teve associação negativa com a duração da amamentação, mesmo após ajuste dos fatores de confusão[22-24]. O uso da fórmula infantil nesse período inicial da lactação deve ser evitado. Quando a mãe solicita complemento à equipe, ela deve receber maior atenção em todas as mamadas, podendo ajudá-la a conduzir a amamentação, sem recorrer a complementos, o que a auxiliará a superar seus receios e aumentar sua autoestima, ao sentir que é capaz de amamentar exclusivamente.

Dessa forma, estará também garantindo, na alta da maternidade, menor perda de peso do RN, mais confiança e capacidade de superar as dificuldades, sabendo que poderá ter a ajuda de profissionais especializados, quando for necessário, no serviço ambulatorial para onde a equipe da maternidade referenciar para o retorno precoce[25,26-29].

Mães ainda inseguras com relação à sua capacidade de lactar não devem perceber uma dupla mensagem da equipe de saúde: "dê o leite materno, que é o melhor... mas se não tiver sucesso, complemente". Essa dupla mensagem é um reforço à sua insegurança e a certeza de que seu leite é insuficiente. Em casa, nas primeiras dificuldades introduzem o complemento e assim iniciam o desmame precoce, antes mesmo de a lactação se estabelecer de forma definitiva[30,31].

A equipe que se dedica ao suporte e apoio ao aleitamento materno consegue observar as mães com maior risco de desmame precoce e, ao dar-lhes a atenção diferenciada, estará exercendo o importante papel de educador e facilitador de uma lactação bem-sucedida.

Esquema de livre demanda

A recomendação técnica do aleitamento materno em esquema de livre demanda tem sua justificativa bem fundamentada e cabe à equipe de saúde do ambulatório seu pleno conhecimento.

Amamentar, segundo Jelliffe, não é um processo inteiramente instintivo, mas é parcialmente baseado em um comportamento aprendido, por meio de informações de outras mulheres mais experientes, principalmente pelo exemplo e observação[32].

A amamentação é um processo bilateral, interação entre mãe e filho e que se torna uma relação única daquela dupla, mesmo que a mãe já tenha amamentado outros filhos. Na arte da amamentação, recomendações técnicas precisam ser ensinadas às mães, para facilitar as dificuldades do período inicial da lactação. Nessa fase, elas estão mais ansiosas e receptivas às orientações da equipe de saúde, pois querem e precisam alimentar seus filhos da melhor forma e necessitam de acompanhamento e ajuda especializada. A falta de apoio e as orientações equivocadas têm efeito negativo sobre a amamentação, levando ao desmame precoce[20,27].

Os profissionais de saúde devem entender bem as bases científicas das recomendações atuais, para poder orientar as mães com segurança, sem repetir informações que estão equivocadas e distantes da fisiologia da lactação, podendo confundir as mães, que inseguras acabam complementando as mamadas na fase de início da lactação. Sua atuação no atendimento ao binômio durante o primeiro mês de vida é, portanto, fundamental.

A orientação das mamadas em esquema de livre demanda permite melhor controle do apetite do lactente. Pesquisas demonstraram que muitos fatores envolvidos no controle do apetite do adulto estão presentes no leite humano[33].

A leptina é um fator que parece influenciar a quantidade de leite consumido entre os lactentes amamentados. O aumento de sua concentração no leite humano esteve associado com menor peso do lactente, entretanto ainda dentro da curva de normalidade até 2 anos de idade. Outros hormônios no leite humano também conferem papel no controle do apetite, como a adiponectina, que demonstrou ter uma correlação positiva com a incidência do sobrepeso aos 2 anos de idade. Em adição a esses hormônios, outros componentes da nutrição que o RN recebe precocemente também exercem papel na regulação do apetite.

A quantidade de proteína do alimento pode influenciar o apetite e sua regulação. A proteína do leite humano é pelo menos três vezes menor do que a do leite artificial, e o tipo de proteína predominante também exerce seu papel: no leite materno predominam as proteínas do soro, e no leite artificial, a caseína. Tudo isso pode afetar o desenvolvimento infantil e a regulação do seu apetite. Portanto, o modo de alimentar os lactentes, com leite humano ou fórmula infantil, pode afetar de forma diferente a quantidade de leite consumido. A alimentação artificial com mamadeira permite maior quantidade de leite ingerido e menor controle do apetite, em comparação às crianças que são amamentadas ao seio. Essa diferença pode refletir-se em risco maior de obesidade na vida adulta entre os não amamentados.

O leite humano demonstra conter fatores que garantem boa regulação do apetite e um deles é o recipiente em que o leite é oferecido (mama ou mamadeira). O lactente amamentado ao peito é mais ativo em controlar o volume de leite que ingere, do que se receber o leite humano em mamadeira[34].

Assim como as mudanças na composição do leite no decurso da mamada, o aumento da taxa de gordura durante a mamada também é reconhecido como um sinal de que a mamada está próxima a se completar.

Além da variação nos padrões da mamada, existe diferença de como o leite humano e a fórmula infantil à base de leite de vaca serão processados no aparelho digestório do RN. O que mais diferencia o leite de vaca do humano são a composição de proteínas e o desequilíbrio entre os minerais[35-37]. A baixa concentração de caseína no leite humano resulta em formação de coalho gástrico mais leve, com flóculos de mais fácil digestão e com tempo de esvaziamento gástrico reduzido, e a caseína do leite humano exerce importante papel imunológico ao impedir a aderência de vários patógenos. A k-caseína do leite humano inibe a aderência do *Helicobacter pylori* à mucosa gástrica e a aderência do *Streptococcus pneumoniae* e do *Haemophilus influenzae* às células epiteliais do trato respiratório. É também fator de promoção do crescimento de *Bifidobacterium bifidum* e promove, assim, a produção anaeróbia de ácido que reduz o crescimento intestinal de patógenos. Nenhuma proteína do leite de vaca é idêntica a qualquer proteína do leite humano. As proteínas do leite de vaca, caseína ou proteínas do soro, são estrutural e qualitativamente diferentes das proteínas do leite humano e podem gerar respostas antigênicas. As proteínas do soro do leite humano consistem principalmente de alfalactoalbumina, componente importante do sistema enzimático da síntese da lactose. Ela se liga a cátions divalentes (Ca e Zn), facilitando a absorção desses minerais essenciais e tem atividade anti-infecciosa[36].

O leite de vaca contém a betalactoglobulina, proteína do soro do leite de alto poder alergênico. Ela é comprovadamente a proteína mais alergênica do leite de vaca para o ser humano, principalmente por não haver enzimas para digerir essa proteína que, quando absorvida pela mãe, pode passar para o leite e provocar resposta antigênica em lactentes com atopia.

A caseína do leite de vaca forma um coágulo difícil de digerir. Por isso, a criança que recebe fórmula infantil derivada do leite de vaca pode ficar mais tempo sem solicitar mamadas quando comparada às amamentadas exclusivamente. Esse conhecimento científico deve ser transmitido às mães na consulta ambulatorial e, o que é muito importante, chegar à sua compreensão.

QUESTÕES PRÁTICAS DA CLÍNICA DIÁRIA DE LACTAÇÃO E COMO ORIENTAR AS MÃES

Leite insuficiente

A literatura mundial demonstra ser o "leite insuficiente" a principal queixa referida pelas mães que iniciaram o desmame precoce, geralmente entre os primeiros 10 dias a 6 semanas de vida[30,38,39].

Yaqub e Gul analisaram a causa do desmame de 310 duplas e a principal causa apontada pelas mães para o desmame precoce foi a produção de leite insuficiente em mais de 90% da amostra[30]. As mães interpretam o choro como fome.

Intervalo entre as mamadas

As crianças alimentadas com o leite materno exclusivo e que solicitam nova mamada em intervalo médio de 1 hora e meia a 2 no início da lactação fazem em média 10 a 12 mamadas por dia. Ao contrário das que são alimentadas com fórmula infantil e fazem intervalos maiores, entre 3 e 4 horas. Essa diferença de intervalo entre as mamadas nas duas formas de alimentar gera insegurança nas mães sobre sua habilidade em lactar.

Elas consideram ter uma produção de leite insuficiente ou pouca produção para a fome do seu filho. Outras percebem o reflexo de ejeção e uma quantidade de leite abundante e sentem-se inseguras quanto à sua capacidade de alimentar exclusivamente seu filho e, em vez de dizer que seu leite é pouco ou insuficiente, afirmam que é fraco.

Aspecto e cor do leite

A concentração específica de nutrientes no leite lhe confere cor e aspecto próprios. Algumas mães consideram a cor do leite mais "aguado", aspecto do início da mamada, isso porque, quando observam o gotejamento do seu leite, esse difere da cor do leite conhecido, o leite de vaca[39-42].

Há uma justificativa científica para essas impressões das mães e está baseada nos conhecimentos sobre a fisiologia da lactação.

Após as primeiras semanas de lactação, ao término da fase de lactogênese II, na qual o controle da produção do leite está submetido à ação hormonal e a mãe sente ter quantidade abundante de leite para o seu filho, entra uma nova fase da produção de leite, que agora passa a ser controlada pela demanda do lactente. Essa fase seguinte da lactação, denominada galactopoiese, ocorre por mecanismo autócrino, regulado pela glândula mamária de acordo com a demanda do lactente, ou seja, quanto mais o lactente sugar e esvaziar a mama, mais leite a glândula mamária produzirá[38,39,41,42]. Se o leite não for extraído da mama, um peptídeo inibidor da lactação, presente no leite, inibe a continuidade da produção de leite na mama que não foi esvaziada[42-45]. Há também evidência de que o conteúdo de gordura no leite é determinado pela sua remoção. A capacidade máxima de estocar leite na mama entre as mamadas é variável entre as mulheres e de até uma mama para outra na mesma mulher.

A produção de leite suficiente para o lactente independe da capacidade maior ou menor de estocar leite na mama. A diferença é que, nas mulheres com capacidade maior de estocar leite, seu filho poderá fazer mamadas em intervalos maiores que os de mães com menor capacidade, de estocar leite. Por isso, o intervalo entre as mamadas não é rigoroso nem igual de uma dupla para outra. A produção de leite reflete o apetite do lactente, por isso a recomendação de mamadas em esquema de livre demanda[42-45].

À equipe de saúde que irá atender a mãe no ambulatório cabe fazer com que elas entendam que esse mecanismo da fisiologia da lactação é fundamental, para que possam compreender porque é que, ao redor do 10º dia, suas mamas não ficam mais tão túrgidas ou ingurgitadas e que o aumento da produção de leite depende da solicitação do lactente. Mamadas frequentes e eficientes aumentam sua produção de leite. Se o intervalo entre as mamadas for retardado pelo uso de chupeta ou complemento, sua produção de leite irá se reduzir gradualmente, até elas constatarem que o "leite secou"[18,19,31,43].

Tempo de esvaziamento gástrico

O menor tempo de esvaziamento gástrico nas crianças alimentadas com leite humano é devido à existência de fatores no leite que aceleram o transporte e a digestão do conteúdo intraintestinal, possibilitando ao organismo alcançar o estado de interdigestão mais rápido do que os alimentados com fórmula[7,19].

Crescimento da criança e o aumento do intervalo entre as mamadas

Os atuais gráficos de crescimento da Organização Mundial da Saúde têm como padrão a criança amamentada, aquelas crianças que estão crescendo e se desenvolvendo satisfatoriamente com um ganho de peso em média ao redor de 150g/semana, denotando que a produção de leite materno está sendo adequada e suficiente[39,46].

À medida que a criança vai crescendo, ela consegue sugar e extrair maior volume de leite e irá naturalmente espaçando o intervalo entre as mamadas. Ao redor do 1º para o 2º mês de vida, a criança já estará fazendo intervalos maiores entre as mamadas, passando à média de seis a oito mamadas por dia ao redor do 3º ao 5º meses de vida. Normalmente, a criança vai largando as mamadas noturnas frequentes e fazendo intervalos maiores à noite[7,31].

Como perceber que a criança quer mamar? Sinais de fome

A criança emite sinais que está acordada e quer mamar antes mesmo de chorar. A mãe alertada poderá começar a se preparar para amamentá-la, pois logo ela irá solicitá-la de forma inconfundível. O lactente não deve chorar muito tempo nem ficar irritado, pois assim não conseguirá mamar, é preciso antes acalmá-lo com aconchego e voz suave. O lactente deve estar calmo e desperto, embora às vezes demonstre certa ansiedade natural para começar a sugar. Outros lactentes mais sonolentos sugam e logo dormem com a mama ainda na boca[38]. Conforme assinalado no capítulo anterior, ao tentar retirá-los do peito a mãe deve colocar o dedo mínimo no canto da boca do lactente de forma a diminuir a pressão de preensão e poder assim liberar o mamilo e aréola sem tracioná-los ou ferir a pele sensível[7].

Como deve estar o lactente na hora de mamar

O lactente deve estar pouco agasalhado, pois o contato pele a pele o mantém aquecido. Se estiver muito agasalhado, pode ficar mais sonolento, menos ativo e sugar com menos eficiência. Os lactentes sonolentos, se não forem estimulados, levarão um período maior para mamar, sugando pouco e cansando a mãe. Durante a consulta ambulatorial, a mãe deve ser orientada para desagasalhar um pouco a criança, tocá-la gentilmente com massagens nos pés ou nas costas, assim ficará mais ativa e sugará melhor. As mães observam também que quando trocam a fralda do seu filho antes da mamada eles ficam mais despertos e sugam com mais eficiência. As mudanças de posicionamento do lactente durante a mamada também podem ajudá-lo a ficar mais alerta e fazer uma mamada mais eficiente[5,7,47].

Posição para amamentar

A que for confortável para mãe e lactente.

A mãe deve procurar uma posição confortável, que não lhe cause dor nas costas ou desconforto, pois o lactente, nos primeiros meses, mama em intervalos mais curtos e o bem-estar da mãe se refletirá em melhor mamada para o lactente. Poderá dar de mamar sentada ou deitada, como melhor a mãe e filho se ajustarem. Na maior parte dos casos eles encontram intuitivamente a posição mais confortável[5,23].

Posição e pega

A equipe de saúde deve reforçar as orientações sobre posição e pega, conforme já foi assinalado no capítulo anterior.

A posição sentada é indicada para o lactente mamar (Figs. 21.18 e 21.19). Nessa posição, que é a mesma em que nos alimentamos, isto é, sentados, evita-se que ele engula mais ar, reflua o leite, além de facilitar ainda a eructação. O lactente nessa posição também tem mais autonomia, suas mãos estão livres para tocar a mama e a mãe tem uma visão completa da pega do lactente, identificando se a mama está dificultando sua respiração. Essa posição facilita mamada mais eficiente. Além das vantagens citadas, a posição sentada está recomendada principalmente nos seguintes casos: mamas muito grandes, mamas doloridas, fissuras, criança do tipo sonolenta, fissura lábio palatal, cardiopatia, pneumopatia, prematuridade e crianças com alguma inabilidade na sucção e que cansam muito durante a mamada.

Ao se observarem as várias pinturas clássicas de mulheres amamentando seus filhos, em uma época em que amamentar era a regra natural e ensinada pelas mães de geração a geração, observa-se que a posição sentada é a que predomina na maioria das pinturas (Figs. 21.20 a 21.24).

Nas pinturas clássicas de mulheres amamentando seus filhos, observar a posição do lactente.

O aleitamento materno ajuda a estabelecer e fortalece a ligação mãe-filho e a pintora conseguiu retratar com sensibilidade esse momento íntimo e marcante.

Como o lactente deve abocanhar o peito? (Pega)

Na consulta ambulatorial será reforçada à mãe a orientação, anteriormente dada na maternidade e conforme assinalado no capítulo anterior, de que a criança deve abocanhar toda a aréola ou, ao menos, toda a porção inferior,

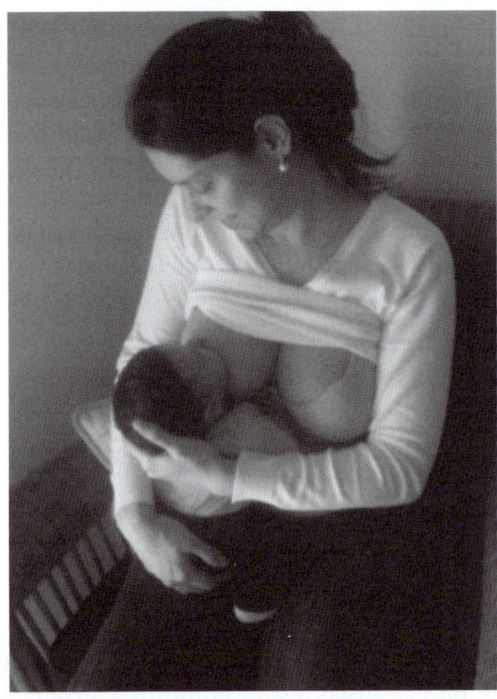

Figura 21.18 – Criança amamentando em posição sentada. Fonte: Fotos do arquivo pessoal da autora.

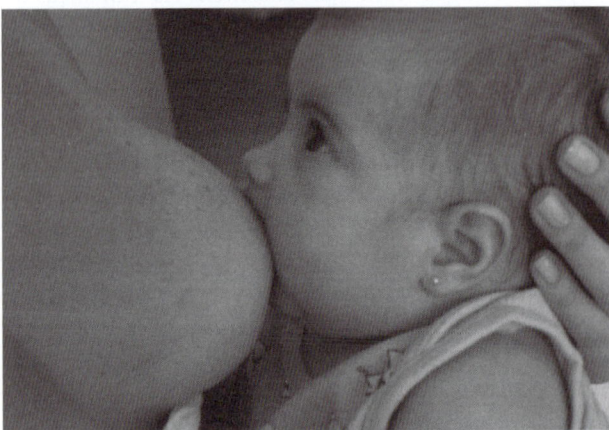

Figura 21.19 – Criança amamentando em posição sentada. Fonte: Fotos do arquivo pessoal da autora.

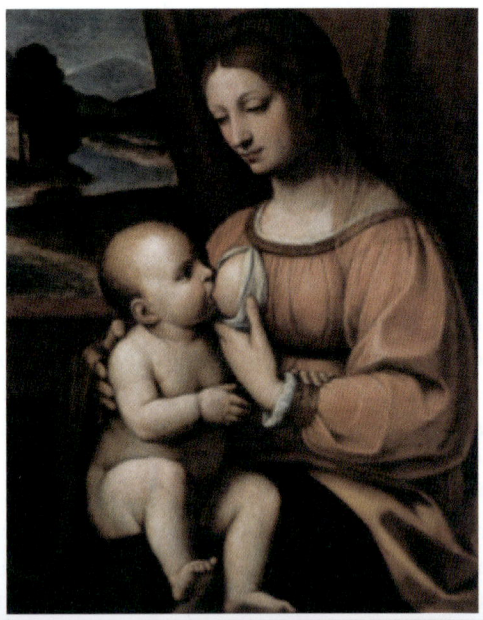

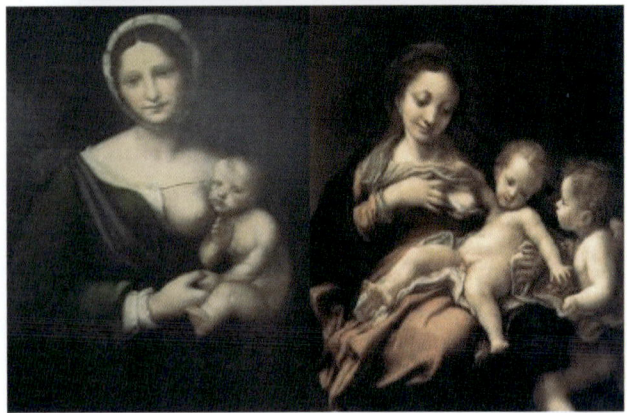

Figura 21.20 – Pintor Bernadino Luini. Pintor italiano renascentista, 1480-1522. "Maria a amamentar". Fonte: Imagem retirada da internet.

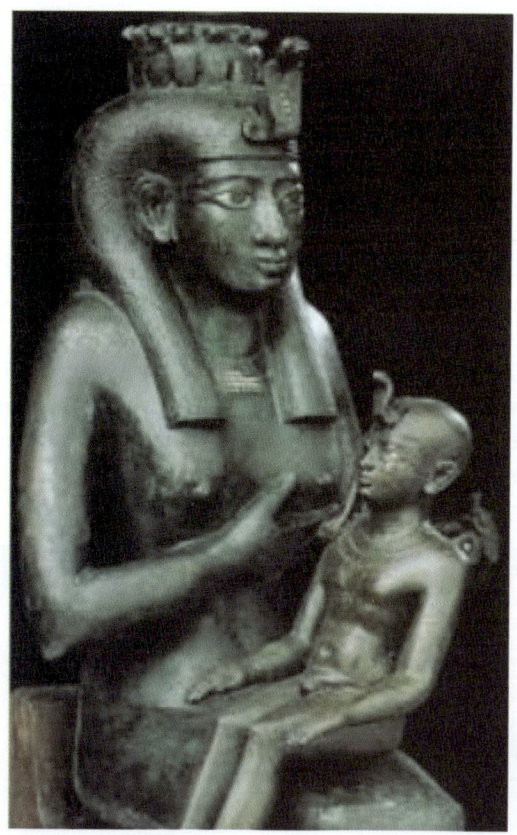

Figura 21.21 – Isis e Horus – Egito (primeiros registros após 2500 a.C. Fonte: Imagem retirada da internet.

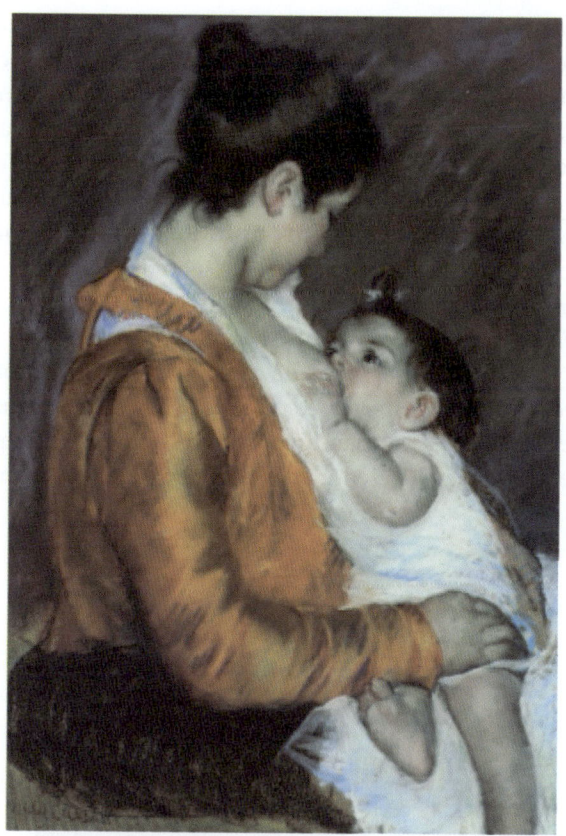

Figura 21.23 – Obra da Pintora Mary Stevenson Cassatt, 1844-1926. EUA –" Mãe amamentando".

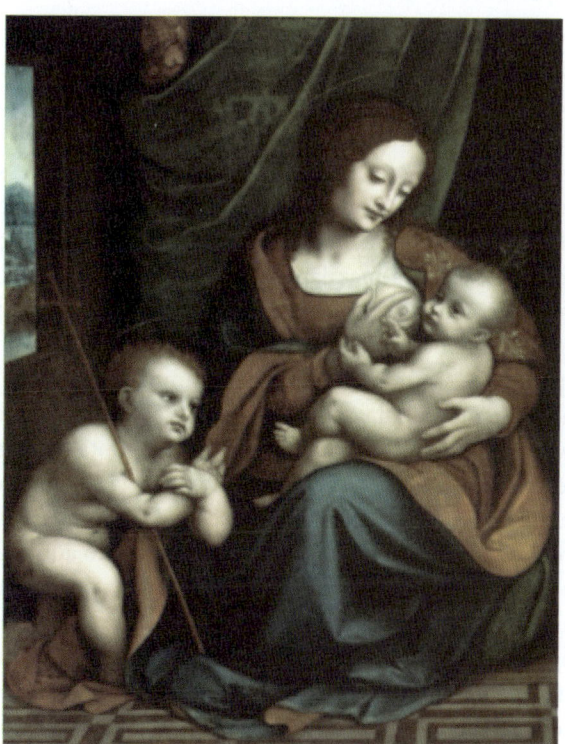

Figura 21.22 – Gian Pietro Rizzi – Giampietrino, pintor italiano,1497-1549. "Virgem a Amamentar" exposta no Museu de Arte de São Paulo. Fonte: Imagem retirada da internet.

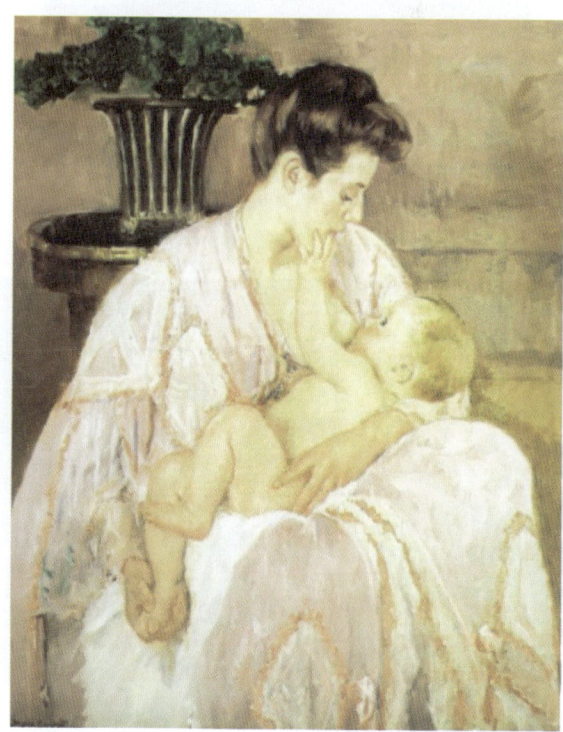

Figura 21.24 – Obra da Pintora Mary Stevenson Cassatt, 1844-1926. EUA – "Jovem mãe amamentando". Fonte: Imagens retiradas da internet.

quando a aréola é muito grande. A mãe, após posicionar-se com o lactente no colo em posição correta, deve tocar ou roçar com o dedo, ou com o próprio mamilo, o canto do lábio do lactente e ele, reflexamente, volta-se para o lado do estímulo e abre a boca (reflexo de procura). Nesse momento, a mãe deve ser orientada a colocar a maior parte da aréola na boca do lactente. O toque do mamilo no palato desencadeia o reflexo de sucção e a extração do leite na boca da criança determina o reflexo de deglutição (Figs. 21.25 e 21.26).

Ao profissional de saúde cabe orientar a mãe a oferecer a mama de forma correta, pois, conseguindo uma pega adequada, a criança conseguirá retirar o leite que deseja e a mãe não sentirá dor nem desconforto. A técnica adequada de amamentação pode prevenir as inconvenientes fissuras e o ingurgitamento mamário, que muitas vezes podem tornar-se dificuldades para a continuidade da amamentação. A mãe não deve deixá-los só sugando sem a mamada ser eficiente e, nesse caso, além de ferir a pele do mamilo, a criança não se alimentará bem, ganhando pouco peso.

De forma genérica, um lactente jovem é capaz de esvaziar rapidamente a mama, com até 5 minutos de sucção eficiente, mas a mamada normalmente pode variar entre 10 e 20 minutos, pois depende não só da característica da criança, mas da interação mãe-filho e cada dupla têm seu ritmo próprio. Portanto, a orientação de mamadas em esquema de livre demanda.

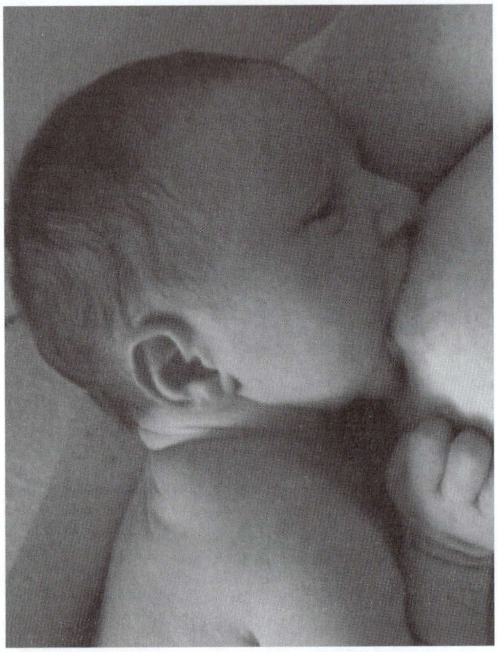

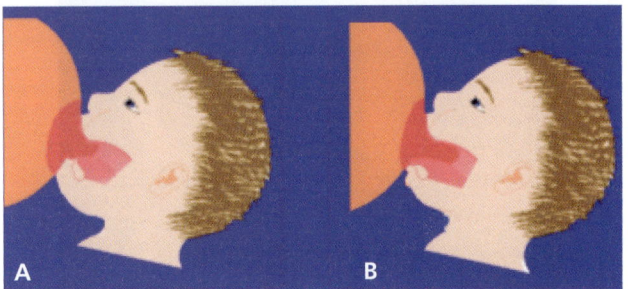

Figura 21.27 – A) Pega incorreta: só o mamilo é abocanhado. **B)** Pega correta: aréola e mamilo abocanhados. Fonte: Acervo pessoal da autora.

O que ocorre durante a mamada?

A criança ao mamar precisa coordenar sucção, respiração e deglutição. A sucção ajuda a puxar e manter o tecido mamário na boca da criança, mas por si só não é suficiente para extrair o leite. Os músculos da face e maxilares trabalham de forma harmônica, provocando pressão negativa dentro da cavidade oral que facilita a extração do leite. O ato de mamar é uma combinação de sucção e compressão. Os maxilares exercem compressão sobre a aréola e a língua joga o complexo mamilo e aréola, que devem ser abocanhados e pressionados pela língua contra o palato. Nesse movimento atuam também os músculos da face e mandíbula contra o palato e então se desencadeiam movimentos ondulatórios desde a ponta da língua até sua base e são esses movimentos que garantem a ordenha do leite para a boca do lactente. O volume de leite ordenhado e acumulado desencadeia o reflexo automático da deglutição. O lactente não deve mamar produzindo ruídos audíveis, pois indica que junto com o leite ele está engolindo ar, e esse ar deve sair, quando colocado para arrotar, mas parte seguirá o trânsito intestinal e poderá provocar mais cólicas ao ser eliminado. É um dos sinais de pega incorreta. A pega correta do lactente ao abocanhar toda a aréola ou a maior parte dela acopla perfeitamente a boca na mama e suga bem sem engolir muito ar[5,7].

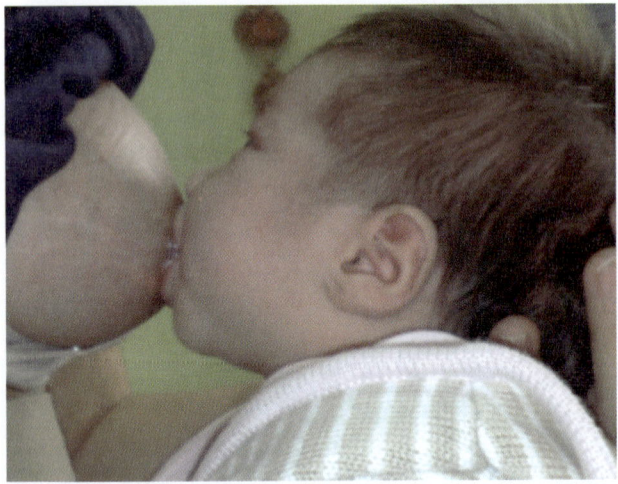

Figura 21.25 – Pega correta.

Figura 21.26 – Início da mamada: leite ejetando e escorrendo na mama túrgida.

Alternância das mamas

Importante ressaltar que em toda a mamada a mãe ofereça à criança ambas as mamas: após sugar a primeira mama, o lactente deve ser colocado para eructar e oferecer a seguir a outra mama. Mesmo que sugue bem menos na segunda mamada, estará retirando o fator de inibição local e estimulando a continuidade da produção do leite. A última mama sugada, menos esvaziada, deverá ser oferecida em primeiro lugar na próxima mamada. Eventualmente, a criança pode não aceitar a segunda mama ao final da mamada, porém, mesmo assim, deve ser sempre oferecida.

Algumas mães têm interpretado de forma equivocada uma orientação sobre a técnica de amamentação recebida na maternidade: oferta de uma única mama por mamada. Essa orientação tem levado algumas mães a complementarem a mamada com fórmula, para deixar a outra mama para ser ofertada só na mamada seguinte.

O erro de informação é identificado repetidamente nos ambulatórios e consultórios, refletindo como uma das causas do desmame precoce.

As orientações fornecidas pela equipe de saúde têm grande e marcante relevância na conduta seguida pelas mães e por isso devem estar embasadas nas pesquisas e recomendações mais atuais e, ao mesmo tempo, ser simples e acessível à compreensão das mães.

Walshaw afirma que as mamadas ocorrendo em ambas as mamas, a cada mamada, em vez de uma única mama, otimizam as mudanças morfológicas e a osmorregulação neonatal condicionando o reflexo de descida do leite, limitam a inibição autócrina da lactação, estimulam o apetite do lactente e associam-se ao fornecimento mais copioso de leite[48].

No estudo de Kent et al. sobre o volume e frequência das mamadas e o conteúdo de gordura no leite no decurso do dia, foi observado que pode haver uma diferença intrínseca na produção de leite entre as mamas direita e esquerda. A produção de leite em 24 horas pode variar de 440 a 1.220g, a média ao redor de 800g. Com relação à frequência das mamadas, os RN a termo, saudáveis e amamentados exclusivamente do 1º ao 6º meses de vida, podem mamar de 6 a 18 vezes por dia, e 64% das crianças mamam de 1 a 3 vezes durante a noite[43].

A taxa de produção do leite humano depende da quantidade regular de leite removido de ambas as mamas. A quantidade total de leite consumida pelo lactente nas mamadas do dia é o que determina seu ganho de peso. Durante uma mamada, a concentração de gordura no leite vai aumentando gradualmente no transcorrer da mamada, mas não existe "um determinado momento" em que o leite anterior, com menor quantidade de gordura, torna-se posterior com maior quantidade de gordura. Nem todas as mamadas são equivalentes. Se um lactente mamar, com frequência, por curtos períodos ou por um período de tempo maior e fizer longos intervalos entre as mamadas, constatou-se que a quantidade de gordura ingerida não sofre grandes alterações nos dois modos. Em lactentes que fazem de 6 a 9 mamadas de maior duração no dia, a quantidade de gordura no leite aumenta em relação ao leite anterior para o posterior. Os pesquisadores observaram nos lactentes que fazem mamadas de menor duração e mais frequentes, 16-18 mamadas curtas no dia, que o leite inicial desses últimos tem maior quantidade de gordura que o leite inicial dos que fazem mamadas menos frequentes e menor quantidade de gordura que o leite posterior dos que fazem mamadas em intervalos maiores. E não houve diferença significativa na quantidade de gordura diária ingerida pelos lactentes nos dois padrões de mamadas. Kent et al.[43] descrevem ainda que há tendência de os lactentes de mães com menor capacidade de estocar o leite na mama mamarem com maior frequência do que os lactentes das mães com maior capacidade de armazenamento. Em média, os lactentes retiram 67% do leite disponível.

As mães devem ficar tranquilas, pois a gordura ingerida pelo seu filho independe da frequência das mamadas. A demanda da criança é a chave determinante no desempenho da lactação e as crianças com maior ingestão ganham peso mais rapidamente.

Como reconhecer uma mamada adequada

A mãe deve observar a criança engolir, sentir sua mama menos tensa e as mais sensíveis inclusive sentir os sinais de reflexo de ejeção (sensação de formigamento nas mamas no início da sucção mais ativa, gotejamento na mama oposta, contração uterina, sensação transitória de sonolência, relaxamento e observar um padrão vagaroso de sucção intercalada com deglutição). É importante que as mães saibam conhecer uma mamada adequada e o tempo que a criança fica na mama não indica essa adequação.

Ganho de peso do lactente em aleitamento materno exclusivo

Está bem estabelecido que os RN normais perdem menos de 10% do peso de nascimento nos primeiros dias de vida. Em média de 4 a 7%, e essa perda ocorre entre 3 e 5 dias e irão recuperar seu peso de nascimento entre a 1ª e 2ª semana de vida, ganhando ao redor de aproximadamente 150g/semana[39].

A causa mais comum de perda de peso excessivo e hipernatremia é a ingestão inadequada de leite. A lactogênese fase II, o início da produção de leite suficiente, ocorre durante os 4 primeiros dias após o parto[48]. É possível para um RN receber volume de < 100mL/dia no primeiro dia de vida, enquanto a produção de leite aumenta rapidamente para uma média de 500mL/dia durante 4 dias. Por isso, é possível, quando a técnica de mamada está correta e o RN sugar com frequência e eficiência, que a recuperação da perda de peso venha a ocorrer no final da primeira semana. Turner et al.[49] estudaram 466 RN, normais e a termo, e verificaram que a média do ganho de peso (g/kg/dia) foi a seguinte: 4º dia, média 13g (10-16); 5º dia, 16g (13-19); 6º dia, 18g (15-20); 7º dia, 18g (15-20).

Os RN que na alta apresentarem perda de peso maior que 10% do peso de nascimento devem ter a alta suspensa e a dupla mãe-filho ser reavaliada com relação à técnica de amamentação, assim como ser monitorizado seu estado de hidratação e equilíbrio hidroeletrolítico, pelo risco de hipernatremia[50].

Períodos críticos da amamentação

Nos períodos críticos da amamentação, quando a criança que já fazia intervalos maiores entre as mamadas e de um dia para o outro começa a solicitar mamadas mais frequentes, a mãe sente que a mama não fica mais cheia e tem a falsa impressão de que seu leite não está mais sustentando seu filho, que quer mamar a toda hora. Nesse momento, se não houver orientação adequada, ela irá introduzir outro alimento, iniciando-se, dessa forma, o indesejado desmame precoce.

Por que algumas mulheres creem não ter leite suficiente?

Sabe-se que mais de 50% das mães percebem, durante os primeiros meses de lactação, redução de leite. O período crítico da amamentação na verdade retrata a chamada "crise transitória da lactação", considerada semelhante ao fenômeno do estirão de crescimento. Em 98% dos casos, essa crise dura menos de oito dias. É durante um desses períodos que ocorre o desmame precoce. Essas crises são mais frequentes nas primeiras 12 semanas de lactação (75%) e vão diminuindo da 13ª a 24ª semanas (23%). Os sinais mais frequentes que podem ser observados durante essas crises são: a criança não descansa entre as mamadas, a mãe tem a sensação de mamas vazias e a criança dorme durante as mamadas[51].

Como conduzir a crise transitória da lactação?

Quando as mães lactantes são orientadas e apoiadas, aproximadamente 80% superam a percepção de redução de leite e prosseguem com sucesso o aleitamento materno. Nos períodos críticos da amamentação, a criança, que já fazia intervalos maiores entre as mamadas, de um dia para o outro começa a solicitar mamadas mais frequentes, a mãe sente que a mama não fica mais cheia e tem a falsa impressão de que seu leite não está mais sustentando seu filho, que agora chora e quer mamar com muita frequência, principalmente no final do dia. Não consegue dormir logo ao sair da mama, fica irritado e cansado. Durante essa fase transitória da lactação, se a mãe não receber orientação adequada, ela irá introduzir outro alimento, iniciando-se, dessa forma, o desmame precoce. Essa é considerada a situação de maior dificuldade entre as mães que amamentam e que não foram adequadamente esclarecidas e orientadas sobre o fato de ser esse período crítico relativamente comum à grande maioria das mães e que é transitório. Como os outros aspectos do desenvolvimento infantil, se as mulheres antecipadamente receberem orientação da equipe de saúde ambulatorial sobre esses períodos críticos da amamentação, elas superam essa dificuldade transitória com o mínimo estresse e sem recorrer a complementos. Portanto, superadas as principais dificuldades do início da amamentação, o aleitamento materno agora prosseguirá com sucesso[52].

Por que não dar outro alimento ou leite ao RN durante uma dessas crises transitórias da lactação?

A orientação para não dar outro alimento ou leite ao RN durante uma dessas crises transitórias da lactação é porque elas refletem o crescimento do lactente e ele, procurando mamar com maior frequência, estará informando o organismo materno da necessidade de maior produção de leite, ajustando assim a nova produção de leite à sua maior demanda e necessidade. A mãe deve ser orientada sobre esses períodos críticos e transitórios da lactação que ocorrem com maior frequência nos primeiros meses e não deve fornecer outro leite ou alimento ao RN, mas deixá-lo sugar com maior frequência dia e noite. Oferecer-lhe outro alimento fará com que ele sugue menos e espace as mamadas, o que reduz o estímulo para a produção de leite materno em vez de aumentá-la. Se deixá-lo sugar com a frequência solicitada, em poucos dias terá aumento na produção do leite materno e as mamadas voltarão a ser solicitadas em intervalo maior.

Apoio familiar e o aleitamento materno

Receber apoio emocional e ajuda da família nas tarefas diárias também colabora bastante para o sucesso da amamentação. O papel do pai, apoiando a amamentação, é um dos fatores de sucesso da lactação, assim como das mulheres de referência na família. À equipe de saúde ambulatorial cabe seguir esse processo.

REFERÊNCIAS

1. Stam J, Sauer PJJ, Boehm G. Can we define an infant's need from the composition of human milk? Am J Clin Nutr. 2013;98:513S-8S.
2. Hassiotou F, Geddes D. Breastmilk composition is dynamic: infant feeds, mother responds. In SPLASH milk science update. Disponível em: http://milkgenomics.org/issue/splash-milk-science-update-december-2013-issue/ Acessado 2014 set 18.
3. Tackoen M. Breast milk: its nutritional composition and functional properties. Rev Med Brux. 2012;33(4):309-17.
4. Hassiotou F, Geddes D. Anatomy of the human mammary gland: current status of knowledge. Clin Anat. 2013;26:29-48.
5. Gouvêa LC. Amamentação em situações especiais. Aspectos clínicos. In: Issler H, Robledo H, Teruya K, Bueno LS, Gouvêa LC, Mattar MJ, et al. O aleitamento materno no contexto atual. Políticas, práticas e bases científicas. São Paulo: Sarvier; 2008.p.371-82.
6. Geddes DT. Inside the lactating breast: The latest anatomy researc. J Midwifery Womens Health. 2007;52(6):55663.

7. Gouvêa LC. Aleitamento materno. In: Pessoa JHL. Puericultura. Conquista da saúde da criança e adolescente. São Paulo: Atheneu; 2013.p.231-54.

8. Jutte J, Hohoff A, Sauerland C,Wierchmann D, Stamm T. In vivo assessment of number of milk duct orifices in lactating women and association with parameters in the mother and the infant. BMC Pregnancy Childbirth. 2014;14:124.

9. Koyama S, Wu HJ, Easwaran T, Thopady S, Foley J. The nipple: a simple intersection of mammary gland and integument, but focal point of organ function. J Mammary Gland Biol Neoplasia. 2013;18(2):121-31.

10. Lönnerdal B. Trace element transport in the mammary gland. Annu Rev Nutr. 2007;27:165-77.

11. Kent JC. How breastfeeding works. J. Midwives Womens Health . 2007;52(3):564-70.

12. Brasil. Ministério da Saúde. Secretaria de Atenção à Saúde. Departamento de Ações Programáticas e Estratégica. II Pesquisa de prevalência de aleitamento materno nas capitais brasileiras e Distrito Federal. Série C. Projetos, programas e relatórios. Brasília, DF; 2009.

13. Gouvêa LC, Barbosa AT, Bossolan R, Lopes LA, Vaccaro AM, Armond J, et al. Evolução da frequência da prática da amamentação no período de 1996 a 2008, como resposta ao programa de promoção ao aleitamento materno da UNISA, na Região Sul do município de São Paulo, 2009. Anais do 34º Congresso Brasileiro de Pediatria. 2009 out 8-12. Brasília, Brasil.

14. American Academy of Pediatrics. Breastfeeding and use of human milk. Pediatrics. 2012;129(3):827-41.

15. Brasil. Ministério da Saúde. Secretaria de Atenção à Saúde. Departamento de Ações Programáticas Estratégicas. Manual Para a Utilização da Caderneta de Saúde da Criança. Brasília – DF; 2005. Disponível em: http://www.saude.gov.br Acessado 2014 ago 18.

16. Donath SM, AmirLH, ALSPAC Study Team. Relationship between prenatal infant feeding intention and initiation and duration of breastfeeding: a cohort study. Acta Paediatr. 2003;92:352-6.

17. Kools EJ, Thijs C, de Vries H. The behavioral determinants of breast-feeding in The Netherlands: predictors for the initiation of breast-feeding. Health Educ Behav. 2005;32(6):809-24.

18. Lawson K, Tulloch MI. Breastfeeding duration: Prenatal intentions and postnatal practices. J Adv Nurs. 1995;22:841-9.

19. Boskabadi H, Ramazanzadeh M, Zakerihamidi M, Omran FR. Risk factors of breast problems in mothers and its effects on newborns. Iran Red Crescent Med J. 2014;16(6):e8582.

20. Forster DA, McLachlan HL. Breastfeeding initiation and birth setting practices: a review of the literature. J Midwifery Womens Health. 2007;52:273-80.

21. Leone CR, Sadeck LS. Programa de Proteção à Mãe Paulistana. Fatores de risco associados ao desmame precoce em crianças até seis meses de idade no município de São Paulo. Rev Paul Pediatr. 2012;30(1):21-6.

22. Alikasifoglu M, Erginoz E, Gur E, Baltas Z, Beker B, Arvas A. Factors influencing the duration of exclusive breastfeeding in a group of Turkish women. J Hum Lact. 2001;17:220-6.

23. Riva E, Banderali G, Agostoni C, Silano M, Radaelli G, Giovannini M. Factors associated with initiation and duration of breastfeeding in Italy. Acta Paediatr. 1999;88:411-5.

24. DiGirolamo AM, Grummer-Strawn LM, Fein S. Maternity care practices: Implications for breastfeeding. Birth. 2001;28:94-100.

25. Gouvêa LC. Aleitamento materno. In: Pessoa JHL. Puericultura. Conquista da saúde da criança e adolescente. São Paulo: Atheneu; 2013.p.231-54.

26. Imdad A, Yakoo MY, Bhutta ZA. Effect of breastfeeding promotion interventions on breastfeeding rates, with special focus on developing countries. BMC Public Health. 2011;11(Suppl 3):S24.

27. Dewey KG, Nommsen-Rivers LA, Heinig MJ, Cohen RJ. Risk factors for suboptimal infant breastfeeding behavior, delayed onset of lactation, and excess neonatal weight loss. Pediatrics. 2003;112(3 Pt1):607-19.

28. Earle S. Factors affecting the initiation of breastfeeding: implications for breastfeeding promotion. Health Promot Int. 2002;17:205-14.

29. Scott J, Binns C, Aroni R. The influence of reported paternal attitudes on the decision to breast-feed. J Paediatr Child Health. 1997;33:305-7.

30. Yaqub A, Gul S. Reasons for failure of exclusive breastfeeding in children less than six months of age. J Ayub Med Coll Abbottabad. 2013;25(1-2):165-7.

31. Froozani MD, Permehzadeh K, Motlagh AR, Golestan B. Effect of breastfeeding education on the feeding pattern and health of infants in their first 4 months in the Islamic Republic of Iran. Bull World Health Organ. 1999;77(5):381-5.

32. Jelliffe EFP. Maternal nutrition and lactation. Ciba Found Symp. 1976(45):119-43.

33. Hassiotou F. How Breastfed babies control their own appetite. In: SPLASH milk science update. Disponível em: http://milkgenomics.org/issue/splash-milk-science-update-june-2013-issue/ Acessado 2014 ago 18.

34. Li R, Magadia J, Fein SB, Grummer-Strawn LM. Risk of bottle-feeding for rapid weight gain during the first year of life. Arch Pediatr Adolesc Med. 2012;166:431-6.

35. Velona T, Abbiati L, Berreta B, Gaiaschi A, Flauto U, Tagliabue P, et al. Protein profiles in breast milk from mothers delivering term and preterm infants. Pediatr Res. 1999;45(5):658-63.

36. Lönnerdal B. Nutritional and physiologic significance of alpha-lactalbumin in infants. Nutr Rev. 2003;61(9):295-305. Review.

37. Lamounier JA, Vieira GO, Gouvêa LC. Composição do leite humano – fatores nutricionais. In: Rego JD. Aleitamento materno. 2ª ed. São Paulo: Atheneu; 2006.p.55-71.

38. Power NG. Slow weight gain and low milk supply in breastfed dyad. Clin Perinatol. 1999;26:399-430.

39. Amir LA. Breastfeeding-managing "supply" difficulties. Aust Fam Physician. 2006;35(9):686-9.

40. Gouvêa LC. Como conduzir o aleitamento materno, superando as dificuldades da fase inicial da lactação. Sinopse de Pediatria. 2001;2(1):39-42.

41. Gouvêa LC. Aleitamento materno. Nutrição. Anuário Nutrição e Pediatria. 2003;4(21):10-12.40.

42. Jones E, Spencer SA. The physiology of lactation. Paediatrics and Child Health. 2007;17:244-8.

43. Kent JC, Mitoulas LR, Cregan MD, Ramsay DT, Doherty DA, Hartmann PE. Volume and frequency of breastfeedings and fat content of breast milk throughout the day. Pediatrics. 2006;117:e387.

44. Peaker M, Wilde CJ. Feedback control of milk secretion from milk. J Mammary Gland Biol Neoplasia. 1996;1(3):307-15.

45. Walshaw CA, Owens JM, Scally AJ, Walshaw MJ. Does breastfeeding method influence infant weight gain? Arch Dis Child. 2008;93:292-6.

46. WHO Multicentre Growth Reference Study Group. Child growth standards based on length/height, weight and age. Acta Paediatr Suppl. 2006;450:76-85.

47. Maccagno-Smith R, Young M. Breastfeeding the sleepy infant. The Can Nurse. 1993;89:20-2.

48. Walshaw CA. Are we getting the best from brestfeeding? Acta Paediatr. 2010;99(9):1292-7.

49. Turner C, CarraraV, Thien NAM, Paw NMK, Rijken M, Mc Gready R, Nosten F. Changes in the body weight of term infants, born in the tropics, during the first seven days of life. BMC Pediatr. 2013;13:93.

50. Manganaro R, Mami C, MarroneT, Marseglia L, Gemelli M. Incidence of dehydration and hypernatremia in exclusively breast-fed infants. J Pediatr. 2001;139(5):673-5.

51. Neifert MR. Clinical aspects of lactation. Clin Perinatol. 1999;26:281-306.

52. Verronen P. Breast feeding: reasons for giving up and transient lactational crises. Acta Paediatr. 1982;71:445-9.

Infecções Congênitas e Aleitamento Materno

Hermann Grinfeld

O aleitamento materno é certamente um dos fundamentos da promoção e proteção da saúde de lactentes em todo o mundo. É indiscutível a superioridade do leite humano como alimento, como fonte de afeto e de recursos protetores contra doenças; pediatras de todas as nações recomendam a amamentação exclusiva por pelo menos 6 meses da vida do lactente e complementado até pelo menos o final do primeiro ano de vida[1,2]. Há correntes na Pediatria que recomendam o leite materno exclusivo até o primeiro ano e, mesmo após, deve-se manter a amamentação e adicionar as frutas e a papa de legumes nesse período da vida infantil. Assim, muitas mães permanecem amamentando mesmo quando a criança atinge os 2 anos de idade ou mais, o que está absolutamente correto. A inteligência do lactente que amamenta é comprovadamente maior, em comparação com lactentes que tomam leite heterólogo, conforme relata estudo prospectivo realizado em 2006[3]. Existem fortes evidências indicando que os recém-nascidos (RN) amamentados ao seio ingerem linfócitos que contêm anticorpos específicos, capazes de reforçar respostas imunes. Sabe-se que o leite humano contém numerosos leucócitos, especialmente no início da lactação[4].

A infecção materna com certos micro-organismos, mormente os que resistem à fagocitose, pode resultar em infecção transplacentária do feto; assim a sífilis congênita é prevenível com a sorologia antenatal e deve ser imediatamente tratada; a listeriose, por outro lado, é menos previsível, pois sua epidemiologia é ainda pouco clara. Doença materna sexualmente transmissível causada pela *Neisseria gonorrhoeae* ou pela *Chlamydia trachomatis* pode e deve ser detectada e tratada antes do parto[5]. Ainda, a parvovirose e a infecção pelo *Mycoplasma* podem ocorrer na gestação e repercutir no feto, havendo, porém, muita discussão atualmente a respeito da transmissão pelo leite humano ao RN. Na parvovirose B19, o vírus pode ser encontrado no leite materno, mas a transmissão é rara; o risco maior se dá durante uma infecção viral aguda ao nascimento e quando não há imunidade materna ao vírus.

A maior parte dos antibióticos cruza a placenta e é excretada no leite materno; agentes betalactâmicos são mais seguros que outros antimicrobianos para o feto/RN, quanto à toxicidade e à teratogenicidade (teórica)[5].

Em algumas situações de infecção materna, a amamentação pode estar contraindicada, pois tem sido reconhecida como importante maneira de transmissão de patógenos: o vírus de inclusão citomegálica, o HTLV-I (vírus linfotrópico humano T tipo I, causador de leucemia de células T no adulto) e o HIV, por exemplo. O leite ordenhado deve também ser cuidadosamente manipulado e controlado quanto à contaminação e ao estoque, sendo que a pasteurização do leite humano está definitivamente indicada em todos os bancos de leite[6].

Serão citadas algumas doenças infecciosas, por ordem de importância, onde a transmissão vertical se torna fator de exclusão do leite humano, obrigando à alimentação artificial do recém-nascido e do lactente.

INFECÇÃO MATERNA PELO HIV (*HUMAN IMMUNODEFICIENCY VIRUS*)

A infecção pelo HIV, resultando eventualmente em AIDS (*acquired immunodeficiency syndrome*), representa importante problema de saúde pública nos dias de hoje, com estatísticas de incidência e letalidade causadoras de crescente ansiedade na população geral e nas áreas médica e paramédica.

O problema é particularmente complicado quando se trata da grávida infectada; alguns estudos da América do Norte e da Europa enfatizam efeitos adversos da infecção pelo HIV-1 no resultado perinatal, porém outros falharam em confirmar esses achados[7,8]. A transmissão perinatal pode dar-se antes ou durante a gravidez, durante e após o parto pela amamentação (fase III)[9].

Muitos estudos africanos descreveram desnutrição fetal, baixo peso ao nascer, prematuridade, morte fetal e neonatal, mas não embriopatia e/ou anormalidades congênitas. A incidência da transmissão perinatal varia dependendo do acesso das gestantes infectadas às terapias antirretrovirais. Assim, se o HIV for diagnosticado antes da gestação a transmissão perinatal pode ser reduzida a menos de 1% se o tratamento da gestante for adequado, o vírus tornar-se não detectável e o aleitamento evitado[9]. Em países do continente africano, a transmissão vertical pode variar de 2%, em Uganda, a 33% em Angola, Chad e Congo[10].

Alguns estudos realizados principalmente na África demonstraram que a transmissão do HIV pelo leite materno é extremamente importante. Olayinka e Obi[11] demonstraram que em 272 crianças HIV positivas a transmissão se deu em 17,4% de forma transplacentária e em 11,1% por meio do aleitamento materno.

Apesar do sucesso da profilaxia antirretroviral na redução da transmissão vertical do HIV-1, a transmissão pós-parto ainda permanece problemática.

A Academia Americana de Pediatria, em seu informe de 2012[1], recomenda que, em países industrializados, as nutrizes soropositivas para o HIV **não** amamentem. Contudo, segue afirmando que, em países em desenvolvimento, onde a mortalidade infantil se apresenta aumentada nas crianças que não estejam em aleitamento materno, por desnutrição e infecções, o aleitamento materno sobrepassa o risco de adquirir o HIV pelo leite. E apoiam essa recomendação no fato de que trabalhos recentes mostram que a combinação de aleitamento materno exclusivo até os 6 meses com seis meses de terapêutica antirretroviral diminui significativamente a contaminação pelo HIV.

INFECÇÃO MATERNA PELO CITOMEGALOVÍRUS (CMV)

O vírus de inclusão citomegálica humano é considerado o maior causador de infecções congênitas e perinatais em todo o mundo. A alta incidência e prevalência dessa infecção estão associadas mais com as práticas universais de amamentação e menos com situações de baixo nível socioeconômico ou promiscuidade/superpopulação[12].

A infecção primária com o CMV segue um curso benigno de início, sendo que o vírus permanece latente nas células mononucleares e endoteliais do hospedeiro. A transmissão placentária ocorre a qualquer momento da gestação, provocando doença de gravidade variável no RN, mesmo quando a mãe possui anticorpos anti-CMV. A infecção perinatal, de maior prevalência que a infecção congênita, pode ocorrer por meio de exposição direta a material contaminado do trato genital ou pelo leite materno, representando atualmente um sério problema de saúde pública em todo o mundo[13]. No entanto, a infecção viral é frequentemente assintomática em RN a termo.

Portanto, crianças amamentadas ao seio são suscetíveis à infecção pelo CMV, sendo que o vírus já foi isolado do leite humano até um mês após o parto, o que ocorre em menor número no colostro e no leite dos primeiros dias. A presença do CMV na urina de RN após 3 a 4 semanas de vida identifica a doença[14].

Em estudo sobre o papel do leite humano na aquisição da infecção pelo CMV, Minamishima et al. compararam a prevalência do IgG contra CMV entre 2 grupos de crianças: 212 amamentadas e 223 alimentadas com leite artificial; a transmissão vertical nos amamentados foi de 64,7%, e nos alimentados artificialmente, de 27,6%. Os resultados sugerem que cerca de 40% das crianças amamentadas adquirem a CMV pelo leite materno, embora a amamentação tenha efeitos protetores, na prole em geral, contra o CMV em mães sorologicamente negativas[15].

Não há contraindicação do aleitamento materno para o RN a termo cuja mãe seja soropositiva para CMV[1]. No caso de RN pré-termo com < 1.500g foi descrita uma síndrome causada pelo CMV semelhante à sepse de início tardio e transmitida pelo leite materno. Embora esse quadro não deixe sequelas, exige intervenção terapêutica antiviral. Contudo, as vantagens do leite materno se sobrepõem aos riscos da doença clínica. O congelamento do leite reduz mas não elimina o CMV. O aquecimento a 62,5°C durante 30 minutos ou a pasteurização curta elimina a carga viral, mas afeta os fatores bioativos do leite. Assim, é ainda preferível usar o leite materno fresco para os prematuros[1].

INFECÇÃO MATERNA PELO VÍRUS DA VARICELA E DO HERPES

Em trabalho publicado em 1998, Fujisaki et al. relataram a detecção do vírus do herpes (HHV-7) no leite materno por meio da reação em cadeia de polimerase (PCR), comparando a prevalência do vírus HHV-7 em crianças amamentadas ao seio e com mamadeira. Salientaram, porém, que essa não é a via de transmissão principal do vírus[16]. Relatos de transmissão do herpes também são descritos, via leite materno, causando doença disseminada em recém-nascidos suscetíveis[17]. Yoshida et al.[18] relatam o caso de mãe de 27 anos que desenvolveu varicela pós-parto e cujo filho de 2 meses, amamentado ao seio, desenvolveu varicela 16 dias após o início da doença materna. O DNA do vírus foi isolado do leite materno por PCR, o que sugere que a transmissão pode ter ocorrido pelo leite.

INFECÇÃO MATERNA PELO VÍRUS DA RUBÉOLA E HTLV

Entre os agentes TORCH, Ueda et al. estudaram epidemias de rubéola e HTLV-I no Japão, comprovando a observação de que existe uma diferença significativa nos níveis de anticorpos entre as mães infectadas e os recém-nascidos, sendo o modo de transmissão pelo leite materno[19]. Embora a transmissão do vírus da rubéola pelo leite tenha sido comprovada, não tem sido relatada nenhuma doença grave acometendo o RN[20].

Os dados sugerem que a exposição precoce neonatal ao vírus da rubéola no leite materno não potencializa ou suprime respostas imunes subsequentes aos programas correntes de vacinação contra a rubéola na infância[21].

INFECÇÃO MATERNA PELO VÍRUS DA HEPATITE B (HBV)

A forma de transmissão vertical mais frequente do vírus da hepatite B se dá por ocasião da passagem pelo canal de parto, quando a contaminação ocorre pelo contato do RN com secreções e sangue da mãe infectada[22].

A presença do DNA-vírus foi detectada no leite humano e lesões ou rachaduras nos mamilos de mulheres infectadas poderiam aumentar a exposição do RN ao HBV. Contudo, com o advento da imunoprofilaxia contra a hepatite B para o RN, o aleitamento materno deixou de ser um risco para o RN. Portanto, independentemente do *status* materno em relação ao HBeAg, essas mães devem ser encorajadas a amamentar seus filhos desde que eles recebam a imunoprofilaxia contra hepatite B[23].

BRUCELOSE

Existe atualmente especulação a respeito da transmissão da brucelose pelo leite humano, tendo sido descritos três casos de infecção materna pela *Brucella melitensis*, sendo que a soroaglutinação para o germe foi elevada no leite dessas mães, embora o micro-organismo não tenha sido encontrado[24]. Em 2006, Arroyo Carrera et al. relataram dois casos de crianças com 7 e 12 meses de idade em que o mecanismo provável de transmissão foi o leite materno[25]. Não há contraindicação para o uso do leite materno ordenhado e pasteurizado.

ESTREPTOCOCCIA DO GRUPO B

Têm sido descritos casos de estreptococcia neonatal tardia em RN, principalmente entre os que permanecem em UTI e que recebem leite materno ordenhado de mães assintomáticas. A recomendação atual é de pasteurizar todo e qualquer leite ordenhado em bancos de leite humano das maternidades[26].

DOENÇA DE CHAGAS

A infecção pelo *Trypanosoma cruzi* é uma doença parasitária prevalente nas Américas e uma das mais negligenciadas doenças tropicais. Embora várias vias de transmissão sejam reconhecidas, o risco pela amamentação materna não tem sido claramente evidenciado. A revisão da literatura indica que tanto estudos em animais quanto em humanos, que são raros, não sugerem a suspensão da amamentação de mulheres portadoras de doença de Chagas, desde que acompanhadas com orientação médica e não estejam na fase aguda da doença, com sangramento dos mamilos ou com medicação imunossupressora[27].

TUBERCULOSE, HANSENÍASE E SÍFILIS

Mães com tuberculose ativa somente poderão amamentar seus filhos depois de receberem terapêutica adequada e forem consideradas não contaminantes[28]. Como o bacilo de Koch é excepcionalmente excretado no leite materno, o RN poderá ser alimentado com leite ordenhado de sua mãe[4].

No caso da hanseníase, o bacilo já foi isolado no leite materno de mães não tratadas ou insuficientemente tratadas, mas o aleitamento materno não se acha contraindicado em mães adequadamente tratadas[4].

Não há evidências da transmissão da sífilis via leite humano na ausência de lesões das mamas. Se eventualmente presentes (principalmente nas aréolas), essas mães devem ser tratadas com penicilina antes de se iniciar o aleitamento materno, uma vez que os organismos são raramente encontrados 24 horas depois de iniciado o tratamento[29].

OUTRAS INFECÇÕES MATERNAS

É bem verdade que existe um preconceito em relação à amamentação quando o médico se defronta com uma puérpera portadora de qualquer tipo de infecção, seja viral, seja bacteriana.

Frequentemente se interrompe a amamentação quando a mãe se apresenta com quadro viral, febril ou não. Não está indicada essa interrupção mesmo quando há mastite, seguramente de fonte bacteriana, ou até quadro infeccioso mais intenso (tonsilites, faringites, sinusites, pneumonias), dependendo, obviamente, do estado geral dessas mães infectadas. Componentes imunológicos do complemento no leite materno podem potencializar a resposta imune no intestino de lactentes[30]. Mesmo em caso de dengue materno, a menos que a mãe esteja muito debilitada pela doença, não está indicada a interrupção da amamentação.

REFERÊNCIAS

1. American Academy of Pediatrics. Breast feeding and the use of human milk. Pediatrics 2012;129(3):e827-41.
2. World Health Organization. The World Health Organization´s infant-feeding recommendation. Bull WHO. 1995;73(2):165-74.
3. Der G, Batt GD, Ian J Deary IJ. Effect of breast feeding on intelligence in children: prospective study, sibling pairs analysis, and meta-analys. BMJ. 2006;333(7575):945.
4. Lamounier JA, Moulin ZS, Xavier CC. Recomendações quanto à amamentação na vigência de infecção materna. J Pediatr (Rio J). 2004;80(5 Suppl):S181-8. Revisão.
5. Chapman ST. Prescribing in pregnancy. Bacterial infections in pregnancy. Clin Obstet Gynaecol. 1986;13:397-416.
6. Ministério da Saúde. Agência Nacional de Vigilância Sanitária. Resolução RDC nº 171, de 04 de setembro de 2006. Dispõe sobre o Regulamento Técnico para o funcionamento de Bancos de Leite Humano. Diário Oficial da União; Poder Executivo, de 05 de setembro de 2006.

7. Whitmore SK, Taylor AW, Espinoza L, Shouse RL, Lampe MA, Nesheim S. Correlates of mother-to-child transmission of HIV in the United States and Puerto Rico. Pediatrics. 2012;129(1):e74-81.

8. Zanchetta M, Anselmi A, Vendrame D, Rampon O, Giaquinto C, Mazza A, et al. Early therapy in HIV-1-infected children: effect on HIV-1 dynamics and HIV-1-specific immune response. Antivir Ther. 2008;13(1):47-55.

9. Centers for Disease Control and Prevention (CDC) (2012). HIV among pregnant women, infants, and children in the United States. Disponível em: http://www.cdc.gov/hiv/topics/perinatal/index.htm. Acessado 2014 out 5.

10. Joint United Nations Programme on HIV/AIDS (UNAIDS) (2013). Progress report on the global plan towards the elimination of new HIV infections among children by 2015 and keeping their mothers alive. Disponível em: http://www.unaids.org/en/media/unaids/contentassets/documents/unaidspublication/2013/20130625_progress_global_plan_en.pdf. Acessado 2014 out 5.

11. Olayinka BA, Obi CL. Symptomatic HIV-infection in infants according to serostatus of mothers during pregnancy. East Afr Med J. 1999;76:566-70.

12. Lanzieri TM, Dollard SC, Josephson CD, Schmid DS, Bialek SR. Breast milk-acquired cytomegalovirus infection and disease in VLBW and premature infants. Pediatrics. 2013;131(6):e1937-45.

13. Numazaki K. Cytomegalovirus-routes of transmission and their clinical significance. Nippon Rinsho. 1998;56(1):179-83. Review.

14. Numazaki K. Human cytomegalovirus infection of breast milk. FEMS Immunol Med Microbiol. 1997;18(2):91-8.

15. Minamishima I, Ueda K, Minematsu T, Minamishima Y, Umemoto, Take H, et al. Role of breast milk in acquisition of cytomegalovirus infection. Microbiol Immunol. 1994;38:549-52.

16. Fujisaki H, Tanaka-Taya K, Tanabe H, Hara T, Miyoshi H, Okada S, et al. Detection of human herpesvirus 7 (HHV-7) DNA in breast milk by polymerase chain reaction and prevalence of HHV-7 antibody in breast-fed and bottle-fed children. J Med Virol. 1998;56:275-9.

17. Dunkle LM, Schmidt RR, O'Connor DM. Neonatal herpes simplex infection possibly acquired via maternal breast milk. Pediatrics. 1979;63:250-1.

18. Yoshida M, Yamagami N, Tezuka T, Hondo R. Case report: detection of varicella-zoster virus DNA in maternal breast milk. J Med Virol. 1992;38(2):108-10.

19. Ueda K, Tokugawa K, Kusuhara K. Perinatal viral infections. Early Hum Dev. 1992;29(1-3):131.

20. Rassin DK, Garofalo RP, Ogra PL. Human milk. In: Remington JS, Klein JO (eds). Infectious diseases of the fetus and newborn infant. 5th ed. Philadelphia: WB Saunders Company; 2001.p.169-203.

21. Krogh V, Duffy LC, Wong D, Rosenband M, Riddlesberger KR, Ogra PL. Postpartum immunization with rubella virus vaccine and antibody response in breast-feeding infants. J Lab Clin Med. 1989;113:695-9.

22. Gentile I, Borgia G. Vertical transmission of hepatitis B virus: challenges and solution. Int J Womens Health. 2014;6:605-11.

23. Chen X, Chen J, Wen J, Xu C, Zhang S, Zhou YH, et al. Breastfeeding is not a risk factor for mother-to-child transmission of hepatitis B virus. PLoS One. 2013;8(1):e55303.

24. Lubani MM, Dudin KI, Sharda DC, Abu Sinna NM, Al-Shab T, Al-Refe'ai AA, et al. Neonatal brucellosis. Eur J Pediatr. 1988;147:520-2.

25. Arroyo Carrera I, López Rodríguez MJ, Sapiña AM, López Lafuente A, Sacristán AR. Probable transmission of brucellosis by breast milk. J Trop Pediatr. 2006;52(5):380-1.

26. Olver WJ, Bond DW, Boswell TC, Watkin SL. Neonatal group B streptococcal disease associated with infected breast milk. Arch Dis Child Fetal Neonatal Ed. 2000;83(1):F48-9.

27. Norman FF, López-Vélez R. Chagas disease and breast-feeding. Emerg Infect Dis. 2013;19(10):1561-6.

28. American Academy of Pediatrics. American College of Obstetrics and Gynecologists. Guidelines for perinatal care. 5th ed. Elk Grove Village: American Academy of Pediatrics; 2002.

29. American Academy of Pediatrics. Committee on Infectious Diseases. Red book 2000. 25th ed. Elk Grove Village: American Academy of Pediatrics; 2000.

30. Goldfarb J. Breastfeeding AIDS and other infectious diseases. Clin Perinatol. 1993;20:225-43.

Alimentação Enteral no Recém-Nascido Pré-Termo

Helenilce de Paula Fiod Costa
Julio Cesar de Costa

O desenvolvimento e a prática de oferecer nutrição enteral para recém-nascidos pré-termo (RNPT) têm sido críticos para o avanço do cuidado perinatal e a melhoria da qualidade de sobrevida. Sabe-se que essas crianças são totalmente dependentes de nutrientes exógenos, uma vez que seus estoques ao nascimento são mínimos.

Na vida fetal, o maior acúmulo de nutrientes se dá no último trimestre da gestação, de tal forma que o ganho de peso estimado intraútero é de 5g/dia, com idade gestacional (IG) de 16 semanas, 10g/dia com 21, 20g/dia com 29 e 35g/dia com 37 semanas.

O último trimestre da gestação é uma fase de crescimento intenso, o maior de toda a vida do indivíduo (período crítico), implicando multiplicação, crescimento celular e maior necessidade de oferta proteica, lipídios e glicose.

O crescimento do sistema nervoso central (SNC) alcança maior intensidade entre a 32ª e 34ª semana de gestação, decrescendo lentamente nas semanas seguintes. Assim RNPT apresentam maior velocidade de crescimento do SNC que os a termo, nos primeiros meses de vida extrauterina, necessidades aumentadas de ácidos graxos poli-insaturados de cadeia longa (LC-PUFA) que são incorporados avidamente à substância cinzenta do córtex cerebral e membranas cerebrais, e maior suscetibilidade aos efeitos deletérios, por vezes irreversíveis, decorrentes de oferta insuficiente e/ou inadequada de nutrientes por meio da dieta nessa fase da vida.

A manutenção de ritmo de crescimento igual ao que ocorre em gestações normais é o objetivo maior da alimentação de RNPT, assim a dieta favorável para prematuros seria aquela que mantém o crescimento na velocidade intrauterina, sem impor estresse sobre as funções metabólicas e excretoras imaturas do RN[1]. Assim há que acelerar o desenvolvimento de órgãos que serão usados prematuramente para promover a saúde, a sobrevida e prevenir complicações consequentes à desnutrição a longo prazo.

O feto intraútero deglute continuamente líquido amniótico a partir de 16 semanas de gestação, o que favorece o desenvolvimento do trato gastrintestinal.

O trânsito intestinal do RN com idade gestacional < 32 semanas é muito retardado pela imaturidade intrínseca do sistema nervoso entérico associado à atividade motora (ondas peristálticas desordenadas) alterada. Essa hipomotilidade associada às baixas concentrações de íons hidrogênio, no estômago, favorece o crescimento e a translocação bacteriana. Os hormônios enteroglucagon, gastrina, motilina e neurotensina estão baixos ao nascimento e só aumentam com a presença do alimento na luz intestinal[2].

Algumas peculiaridades digestivas e metabólicas dos RNPT devem ser consideradas ao se programar sua alimentação, tais como:

- Sistema enzimático imaturo.
- Baixa resposta hormonal.
- Diminuição das reservas de glicogênio, proteínas e lipídios.
- Menor absorção de nutrientes essenciais.
- Baixa capacidade de tolerar sobrecargas.
- Hipomotilidade e tempo de trânsito intestinal prolongado.
- Capacidade deficiente de sucção e deglutição, cuja coordenação só é alcançada após 34 semanas de idade gestacional.
- Capacidade gástrica limitada.
- Facilidade de regurgitação decorrente da incompetência do esfíncter esofágico inferior.
- Influência de decúbito no esvaziamento gástrico.
- Submissão intermitente na vida extrauterina a estímulos, estresse e doença que alteram as necessidades nutricionais.
- Necessidade de estabelecer rapidamente oferta nutricional adequada para evitar desnutrição.

Sabe-se que RN com PN < 1.000g tem reserva energética para quatro dias e aqueles com PN < 2.000g para 12 dias, sendo necessário um suporte nutricional preco-

ce. Além disso, as reservas calóricas diminuem com a atividade, estresse, hiponatremia, síndrome do desconforto respiratório e outras demandas metabólicas.

METAS NUTRICIONAIS

Para o RNPT

- Identificar e reconhecer as peculiaridades desses RN.
- Acelerar o desenvolvimento de órgãos que serão usados prematuramente para promover a saúde e sobrevida.
- Propiciar crescimento normal.
- Prevenir complicações consequentes à desnutrição a longo prazo.

Neste capítulo serão abordados alguns tópicos importantes na alimentação enteral do RNPT:
- Quais as necessidades calóricas e de nutrientes?
- Quais as vantagens da colostroterapia?
- Quais as vantagens da alimentação enteral mínima e quando iniciar?
- Quando iniciar a alimentação enteral?
- Que alimento usar?
- Quais os métodos de alimentação?
- Como aumentar o volume da alimentação?
- Como identificar as intolerâncias alimentares?
- Cuidados nutricionais em situações especiais.

Necessidades calóricas e de nutrientes do RNPT

A Academia Americana de Pediatria (AAP)[1] e a Sociedade Europeia de Gastroenterologia e Nutrição Pediátrica (ESPGAN) recomendam oferta de 120kcal/kg/dia e 130kcal/kg/dia, respectivamente, a partir da primeira semana de vida[2], considerando que o RN está em um ambiente térmico neutro e sem doenças que afetam seu metabolismo e necessidades (Quadro 21.10). Todavia, essas recomendações não são válidas para o RN com PN < 1.000g, para esses existem muitas discussões[3,4].

Nos quadros 21.11 e 21.12 acham-se os componentes necessários para a nutrição diária do RNPT com PN menor e maior que 1.000g por via parenteral e enteral segundo consenso de especialistas, AAP e ESPGHAN[4].

Quadro 21.10 – Necessidades calóricas estimadas para o RN a termo e pré-termo[1].

Fatores	Termo	Pré-termo
Metabolismo basal	50	50
Atividade física	20	18
Estresse pelo frio	10	10
Efeitos térmicos	8	8
Alimentos	7	12
Perdas fecais	15	25
Crescimento	110	120

Quadro 21.11 – Necessidades de nutrientes para RNPT com peso ao nascer menor e maior que 1.000g, segundo consenso de especialistas, AAP e ESPGHAN[4].

Nutrientes por 100kcal	Consenso < 1.000g > 1.000g		AAP	ESPAGN
Água (mL)	125-167	125-167	–	115-154
Energia (kcal)	100	100	100	100
Proteína (g)	3-3,16	2,5-3	2,9-3,3	2,25-3,1
Carboidrato (g)	–	–	–	–
Lactose	3,16-9,5	3,17-9,8	–	–
Oligoelementos	0-7	0-7	–	–
Gordura (g)	–	-	4,5-6	3,6-7
Ácido linoleico (g)	0,44-1,7	0,44-1,7	0,4	0,5-1,4
Ácido linolênico (g)	0,1-0,44	0,11-0,44	–	< 0,055
C18:2/C18:3	> 5	> 5	–	5-15
Vitamina A (UI)	583-1.250	583-1.250	75-225	270-450
Displasia pulmonar	2.250-2.333	2.250-2.333	–	–
Vitamina D (µL)	125-333	125-133	270	800-1.600/dia
Vitamina E (UI)	–	–	> 1,1	0,6-10
Suplemento LH	2,9	2,9	–	–
Vitamina K (µg)	6,66-8,33	6,66-8,33	4	4-15
Vitamina C (µg)	15-20	15-20	35	7-40
Tiamina (µg)	150-200	150-200	> 40	20-250
Riboflavina (µg)	200-300	200-300	> 60	60-600
Piridoxina (µg)	125-175	125-175	> 35	35-250
Niacina (mg)	3-4	3-4	> 0,25	0,8-5
Ácido pantotênico (mg)	1-15	1-15	> 0,3	> 0,3
Biotina (µg)	3-55	3-5	> 1,5	>1,5
Ácido fólico (µg)	21-42	21-42	33	> 60
Vitamina B$_{12}$ (µg)	0,25	0,25	> 0,15	> 0,15
Sódio (mg)	38-58	38-58	48-67	23-53
Cloreto (mg)	59-89	59-89	–	57-89
Cálcio (mg)	100-192	100-192	175	70-140
Fósforo (mg)	50-117	50-117	91,5	50-87
Magnésio (mg)	6,6-12,5	6,6-12,5	–	6-12
Ferro (mg)	1,67	1,67	1,7-2,5	1,5
Zinco (mg)	833	833	> 500	550-1.100
Cobre (µg)	100-125	100-125	90	90-120
Selênio (µg)	1,08-2,5	1,08-2,5	–	–
Cromo (µg)	0,083-0,42	0,083-0,42	–	–
Manganês (µg)	6,3	6,3	> 5	1,5-7,5
Níquel (µg)	0,25	0,25	–	–
Iodo (µg)	25-50	25-50	5	10-45
Taurina (mg)	3,75-7,5	3,75-7,5	–	–
Carnitina (mg)	2,4	2,4	–	> 1,2
Inositol (mg)	27-67,5	27-67,5	–	–
Colina (mg)	12-23,4	12-23,4	–	–

Quadro 21.12 – Componentes nutricionais necessários para o RNPT com PN < 1.000g, segundo Pereira[4].

	Enteral	Parenteral
Água (mL/kg/dia)[a]	150-200	120-150
Energia (kcal/kg/dia)[b]	110-130	90-100
Proteína (g/kg/dia)[c]	3-3,8	2,5-3,5
Carboidratos (g/kg/dia)	8-12	10-15
Gordura (g/kg/dia)	3-4	2-3,5
Sódio (mEq/kg/dia)	2-4	2-3,5
Cloro (mEq/kg/dia)	2-4	2-3,5
Potássio (mEq/kg/dia)	2-3	2-3
Cálcio (mg/kg/dia)[d]	210-250	60-90
Fósforo (mg/kg/dia)[d]	112-125	40-70
Magnésio (mg/kg/dia)	8-15	4-7
Ferro (mg/kg/dia)[e]	1-2	0,1-0,2
Vitamina A (UI/dia)[f]	700-1.500	700-1.500
Vitamina D (UI/dia)	400	120-260
Vitamina E (UI/dia)[g]	6-12	2-4
Vitamina K (mg/dia)	0,05	0,06-0,1
Vitamina C (mg/dia)	20-60	35-50
Vitamina B_1 (mg/dia)	0,2-0,7	0,3-0,8
Vitamina B_2 (mg/dia)	0,3-0,8	0,4-0,9
Vitamina B_6 (mg/dia)	0,3-0,7	0,3-0,7
Vitamina B_{12} (mg/dia)	0,3-0,7	0,3-0,7
Niacina (mg/dia)	5-12	5-12
Ácido fólico (µg/dia)[h]	50	40-90
Biotina (µg/dia)	6-20	6-13
Zinco (µg/kg/dia)[i]	800-1.000	400-800
Cobre (µg/kg/dia)[j]	100-150	20
Manganês (µg/kg/dia)[j]	10-20	1
Selênio (µg/kg/dia)	1,3-3	1,5-2
Cromo (µg/kg/dia)	2-4	0,2
Molibdênio(µg/kg/dia)	2-3	0,25
Iodo (µg/kg/dia)	4	1

[a] Não é o volume preconizado imediatamente após o nascimento.
[b] Ajustar de acordo com o ganho de peso e presença de fatores de estresse.
[c] A necessidade aumenta com a elevação do grau de prematuridade.
[d] Quantidade em geral insuficiente na nutrição parenteral.
[e] Início entre a 2ª e 4ª semana.
[f] A suplementação pode diminuir a displasia broncopulmonar.
[g] A suplementação pode diminuir a gravidade da retinopatia da prematuridade.
[h] Não está presente nos multivitamínicos por via oral.
[i] Aumento da necessidade nos casos de prematuridade extrema, drenagem de ileostomia ou diarreia crônica.
[j] Suspender na colestase.

QUAIS AS VANTAGENS DA COLOSTROTERAPIA?

O colostro da própria mãe funciona como uma terapia imunológica que estimula o desenvolvimento do sistema digestório e a resposta imune provocando a diferenciação da mucosa intestinal e a formação de uma "barreira" imunológica[3].

O colostro é rico em células, imunoglobulinas, imunoglobulina A secretória (IgAs), interleucinas e lactoferrina. As citocinas do leite materno da própria mãe interagem com células do tecido linfoide da orofaringe e intestino estimulando seu crescimento e a função de barreira. A lactoferrina é uma proteína que tem ação bactericida bacteriostática antiviral, anti-inflamatória e imunomoduladora e que se liga antes ao ferro, impedindo o consumo desse por micro-organismos patogênicos. Pesquisas futuras devem investigar e determinar os valores de normalidade desses marcadores imunológicos citados acima com o uso do colostro, os efeitos imunes e as implicações para os RN de extremo baixo dessa intervenção[6].

A técnica consiste em "pintar" a mucosa oral e a cavidade bucal (língua, gengivas e toda a área bucal) do RN com o colostro, preferencialmente fresco ou submetido à refrigeração, utilizando um *swab* ou cotonete com algodão estéril embebido em cerca de 0,2mL de colostro ou por meio de um aplicador (seringa) colocando 2 gotas em cada local a cada 2 ou 3 horas. O início deve ser nas primeiras 24-48 horas e mantida até que a alimentação possa ser dada por via oral. O estímulo da retirada precoce do colostro parece incentivar o fornecimento do leite materno a longo prazo. É recomendável que os pais façam isso porque eles se sentem envolvidos com os cuidados e passam mais tempo com o filho[5-7].

A colostroterapia com leite materno da mãe biológica deve ser usada em todos os RN de muito baixo peso, a menos que esse leite seja contraindicado. Nessa eventualidade, se houver disponibilidade, pode-se usar colostro pasteurizado de banco de leite. É fato que se perdem alguns componentes do leite materno em quantidade, mas sempre é melhor que não dar nada. Quando a mãe não produz colostro suficiente para as 24 horas, Gephart e Weller[8] sugerem que esse seja diluído em água estéril e oferecido.

Concluindo, a colostroterapia[7,8] é uma via alternativa e promissora de administração do colostro quando a via oral não pode ser utilizada. Ela deve ser vista como uma imunoterapia. As evidências atuais sugerem que muitos dos 130 oligossacarídeos do leite materno (prebioticos) inibem a aderência de bactérias à superfície da mucosa intestinal prevenindo infecções no período neonatal, mas são necessários mais estudos para que possamos responder inúmeras questões como:

1. Qual a dose ótima do colostro?
2. Qual é a mudança na resposta inflamatória?
3. Qual o impacto do uso do colostro por via oral sobre a morbidade no período neonatal, em particular sobre a enterocolite necrosante, sepse neonatal tardia e displasia broncopulmonar?

Os efeitos sobre a manutenção da amamentação em RN de muito baixo peso e o maior envolvimento dos pais no cuidado com o filho durante a permanência nas unidades de terapia intensiva neonatal (UTIN) já foram descritos[5-8].

QUAIS AS VANTAGENS DA ALIMENTAÇÃO ENTERAL MÍNIMA OU TRÓFICA?

Bauman[9], em 1960, introduziu o conceito de alimentação enteral inicial e estudos posteriores mostraram que os RNPT poderiam ser alimentados com segurança após o nascimento, desde que estivessem clinicamente estáveis.

A técnica de nutrição parenteral total (NPT) foi introduzida por Wilmore e Dudrick em 1968 e a prática de não alimentar por via enteral o RNPT na primeira semana era comum nas UTIN na década de 1970, o que resultou em subnutrição e estadia hospitalar prolongada.

A nutrição parenteral deveria reproduzir aquela recebida dentro do útero, entretanto não se pode esquecer que ao final do terceiro trimestre o feto deglute o mesmo volume de líquido amniótico que um RN ingere em aleitamento, e esse mecanismo provavelmente exerce algum papel no desenvolvimento motor e anatômico do trato gastrintestinal (TGI). Estudos mostram a ocorrência de atrofia do TGI em dois a três dias em animais submetidos à NPT. Isso ocorre porque o desenvolvimento e a nutrição dos enterócitos dependem do contato com o conteúdo luminal[10].

A morbidade potencial relacionada ao uso prolongado da NPT mostrou os efeitos benéficos da nutrição enteral precoce, fazendo surgir, em 1980, o conceito de alimentação enteral mínima (AEM), ou nutrição trófica, ou não nutritiva ou alimentação hipocalórica precoce ou simplesmente *priming* intestinal[10].

A AEM tem sido definida como a prática de alimentar com pequenos volumes (0,1 a 24mL/kg/dia) de substrato enteral RN imaturos ou com comprometimento do TGI, a qual tem por finalidade estimular e suprir nutrientes para o desenvolvimento do sistema digestório durante a nutrição parenteral, minimizando o estresse e o risco de infecções[10].

Sabe-se que as funções hormonais e da mucosa intestinal parecem desenvolver-se adequadamente no RNPT, desde que tenham o estímulo do alimento[11]. O risco de enterocolite necrosante (ECN) é real com o jejum prolongado e principalmente quando o volume da alimentação enteral é aumentado rapidamente ou usam-se fórmulas lácteas precocemente.

A AEM tem inúmeras vantagens e efeitos.

EFEITOS FISIOLÓGICOS DA ALIMENTAÇÃO ENTERAL MÍNIMA[10]

Efeitos sobre a mucosa

A presença do alimento intraluminal funciona como estímulo para o crescimento da mucosa intestinal por mecanismo de ação direta. O efeito trófico é influenciado pela composição e via de administração dos alimentos. Esses efeitos são mediados por fatores de crescimento presentes, em especial, no leite materno, de tal forma que a adição de leite humano (LH) fresco às células intestinais resulta em aumento da síntese de DNA, secreção de insulina, fator de crescimento epidérmico e de outros peptídeos que exercem efeitos tróficos diretos sobre a mucosa.

O jejum prolongado produz diminuição do peso da mucosa (28%) com adelgaçamento, encurtamento das vilosidades, perda do conteúdo proteico (35%), de DNA (25%) e redução da atividade enzimática: maltase (62%), lactase (44%) e sacarase (62%).

Efeitos não mucosos

A ingestão de alimento também provoca alterações sobre as camadas intestinais não mucosas, como a musculatura intestinal, sobre as funções enzimáticas, endócrinas e flora intestinal.

Efeitos musculares

A atividade coordenada das camadas musculares é responsável pela mistura e incorporação dos nutrientes com os sucos digestivos, além de movimentar os alimentos por meio do intestino. Berseth[12] mostrou que a atividade motora no pré-termo é imatura, torna-se mais madura nos RN, mesmo doentes, que recebem alimentos enterais nas primeiras duas semanas, e que as alterações de maturação induzidas pelas pequenas refeições eram devidas à presença do nutriente no intestino. Os autores concluíram que a administração precoce da nutrição enteral otimiza a maturação da função muscular intestinal[10].

Efeitos vasculares

Em RN, a ingestão de proteína e lipídios leva à diminuição da resistência do leito esplâncnico e ao aumento do consumo de O_2.

Efeitos sobre o fluxo sanguíneo entérico

O pico médio de velocidade sistólica e o tempo médio de velocidade da artéria mesentérica superior e celíaca aumentam significativamente após os primeiros 1mL de leite administrados ao RNPT. Não se sabe se essa alteração na hemodinâmica entérica é sustentada durante todo o período que é administrada a AEM.

Efeitos enzimáticos

Foi observada relação mais alta da atividade da lactase e sacarase no intestino proximal durante o período de AEM[11].

Efeitos endócrinos e metabólicos

A liberação de hormônios e peptídeos gastrintestinais está presente no segundo trimestre da gestação e os prematuros demonstram capacidade para liberar e aumentar as concentrações de peptídeos em resposta à alimentação.

Diversos investigadores[12-17] compararam as concentrações dos vários peptídeos gastrintestinais no plasma de RN que haviam recebido nutrição enteral e daqueles que só receberam parenteral. Foi observado que nos primeiros havia aumento significativo de gastrina, enteroglucagon, motilina, neurotensina, peptídeo inibidor gástrico, polipeptídeo pancreático e peptídeo YY.

A gastrina e o enteroglucagon são potentes agentes tróficos para a mucosa intestinal. O peptídeo inibidor gástrico regula a liberação de insulina para o RN e a glicemia. Esses peptídeos contribuem para a digestão e absorção dos alimentos e integridade intestinal.

Dunn et al., em 1988, observaram que RN que recebiam AEM tinham níveis séricos de bilirrubinas e fosfatase alcalina mais baixos do que aqueles mantidos com nutrição parenteral total[18].

Efeitos sobre a flora intestinal[12]

O intestino é estéril intraútero, mas após o nascimento as bactérias são introduzidas no intestino do RN conforme estão presentes na alimentação. Naqueles alimentados com leite materno há predominância de *Lactobacillus bifidus* e os alimentados com fórmula tornam-se colonizados com enterobactérias, bacteroides e espécies de *Clostridium*. Estudos mostram que animais que não foram alimentados tiveram atraso na colonização habitual.

Uma triagem randomizada[19] de 171 RNPT foi conduzida com três estratégias alimentares em um total de 6 grupos:

- AEM ou *priming* gastrintestinal = sim/não.
- Método de alimentação = contínuo/*bolus*.
- Tipo de leite = leite materno/fórmula para pré-termo.

O grupo que recebeu AEM/*priming* apresentou maior retenção de cálcio e fósforo e menor tempo para estabelecer o trânsito intestinal. O grupo que recebeu alimentação em *bolus*/intermitente apresentou maior ganho de peso, menor incidência de intolerâncias gastrintestinais

e, finalmente, o grupo que recebeu somente leite materno (LM) teve menor morbidade. Os autores concluíram que o *priming* com alimentação intermitente e LM fez com que os RNPT atingissem mais rapidamente a nutrição enteral plena e com menor incidência de morbidade[19].

A manometria gastrintestinal em RN permitiu uma avaliação das práticas alimentares[12]. Verificou-se que RN alimentados com fórmulas lácteas demonstram resposta motora semelhante à que é observada em adultos que ingerem leite, ou seja, lentificação das contrações do estômago, aumento da frequência e intensidade das contrações intestinais para permitir o esvaziamento passivo do conteúdo gástrico para o intestino. No RN, a atividade motora variou de acordo com a concentração da fórmula. O início da resposta alimentar foi inversamente proporcional à concentração da refeição, enquanto a duração dessa resposta foi diretamente relacionada à concentração do nutriente. Como a resposta motora à fórmula diluída estava ausente ou menos intensa, os autores concluíram que o trânsito intestinal do RN é alterado pela concentração do alimento[12].

Em outro estudo, lactentes foram randomizados para receber alimentação em infusão contínua em e horas, ou em *bolus* durante 15 minutos a cada 3 horas. Aqueles que receberam infusão contínua tiveram aumento da atividade motora, mas inferior à do grupo que recebeu em *bolus* e nesses o esvaziamento gástrico foi mais completo[20].

Embora não tenha sido demonstrada associação entre a pressão do enfíncter esofágico inferior (EEI) e a velocidade da alimentação no RN, sabe-se que os RNPT têm um tônus mais diminuído do EEI que os RN a termo, assim a velocidade mais lenta da alimentação no RNPT poderia permitir um esvaziamento gástrico mais eficiente e menor refluxo gastroesofágico (RGE)[19].

Não existia um consenso na literatura em se usar AEM em RN com cateterismo umbilical. Uma triagem prospectiva e randomizada[21] foi realizada de 1991 a 1992 em RN com cateter umbilical venoso e AEM precoce (a partir do segundo dia). A alimentação foi bem tolerada sem maior risco para enterocolite necrosante (ECN). Na presença de cateter umbilical arterial, a AEM ainda é controversa pela instabilidade clínica do RN e risco de alteração vascular pela posição do cateter.

Metanálise conduzida por Kennedy et al.[22] analisou o início precoce e tardio da AEM em RNPT em nutrição parenteral. Os critérios de inclusão foram idade gestacional < 32 semanas, PN < 1.500g e estabilidade clínica. O volume diário de leite variou de 4 a 24mL/kg/dia e a duração média de alimentação trófica foi de 7 a 18 dias. Um grande problema encontrado na avaliação dos estudos foi que não existia um consenso no que é início precoce ou tardio da alimentação enteral. Alguns autores consideraram início precoce menos que quatro dias de vida, outros sete, 10 ou 14 dias após o nascimento e os autores concluíram que, enquanto isso não ficar bem definido, as avaliações dos vários estudos ficam prejudicadas.

Em metanálises realizadas foram analisados o tempo de recuperação do PN, o tempo para alcançar a alimentação enteral plena, ganho de peso, tolerância ao leite, crescimento pós-natal, duração da fototerapia, incidência de sepse e ECN e duração da estadia hospitalar[23,24] em crianças com e sem AEM. A média de idade de recuperação de PN foi a mesma (13 dias) em ambos os grupos. Não houve diferença significativa na média de dias para chegar à alimentação plena (19 dias *versus* 22,5 dias), entretanto houve redução significativa na duração da NP (13 dias *versus* 30 dias) da taxa de uso de cateteres percutâneos e infecções relacionadas aos cateteres, redução significativa da duração da fototerapia e menor incidência de sepse no grupo de AEM. Quanto à duração da estadia hospitalar, a maioria dos trabalhos não mostrou diferenças e não houve diferença na idade corrigida por ocasião da alta (36,6 semanas *versus* 37,5 semanas) e mortalidade (3% *versus* 0%).

Berseth et al.[25] compararam a incidência de ECN entre dois grupos de RNPT, um recebeu AEM com volume de 20mL/kg/dia durante 7-14 dias e outro cuja alimentação foi iniciada precocemente com 20mL/kg/dia, e os aumentos foram diários. O principal desfecho desse estudo era a incidência de ECN. Essa foi muito maior no grupo dos RN no qual a alimentação foi aumentada diariamente. Não houve diferença de tolerância nos dois grupos. O estudo foi encerrado precocemente porque a mortalidade foi muito maior no segundo grupo.

Acredita-se que em RN de extremo baixo peso (EBP) muito instáveis hemodinamicamente, em especial os que estão doentes, a AEM deva ser mantida em nível constante no volume de 20mL/kg/dia durante 7 a 10 dias. A decisão de se aumentar a partir da primeira semana deve levar em conta o estado clínico do RN; os aumentos da oferta enteral devem ser de 10mL/kg/dia e a parenteral descontinuada gradativamente.

QUANDO INICIAR A ALIMENTAÇÃO ENTERAL?

A alimentação enteral do RNPT estável deve ser iniciada precocemente, independente da técnica utilizada, quando o RN apresentar evidências de atividade peristáltica intestinal, eliminação de mecônio, manutenção da estabilidade respiratória, hemodinâmica e não apresentar fluxo retrógrado (vômitos ou drenagem gástrica). É preciso lembrar que em RNPT de EBP, devido à hipomotilidade intestinal, os ruídos podem estar diminuídos e haver retardo na eliminação de mecônio[26].

Recomenda-se que a alimentação enteral seja adiada nas seguintes situações[27]:

- Insuficiência respiratória grave associada à hipoxemia e à acidose.
- Asfixia perinatal com convulsões e repercussões em múltiplos órgãos.
- Hipotensão arterial.
- Persistência do canal arterial com repercussão hemodinâmica/tratamento com indometacina.
- Cardiopatias congênitas com baixo débito.
- Policitemia com hematócrito acima de 65% (risco de isquemia intestinal).
- Sepse com alterações laboratoriais ou íleo adinâmico.
- ECN suspeita ou confirmada.

Apesar de não haver consenso na literatura entre os diferentes autores, RN com cateter na artéria umbilical, por estarem muito instáveis, devem ser alimentados apenas com AEM. Aqueles em uso de ventilação mecânica e asfixiados sem repercussões sistêmicas e estáveis poderão ser alimentados com monitorização contínua de oxigênio e cautela, evitando aumentos bruscos (10mL/kg/dia).

A alimentação enteral deverá ser interrompida quando ocorrem distensão abdominal, diminuição dos ruídos intestinais, apneias frequentes ou deterioração respiratória, hipotensão, má perfusão periférica, hipoxemia persistente, baixo débito, vômitos, drenagem de líquido bilioso (sempre verificar antes a posição da sonda gástrica), resíduos com 20 a 50% ou mais do volume ofertado e sangue oculto ou macroscópico nas fezes[28].

QUE ALIMENTO USAR?

O LH da própria mãe é o ideal para alimentar o RNPT. Estudos têm demonstrado que o leite da mãe do prematuro tem alta concentração proteica, de sódio, cloro e baixa concentração de lactose. Essa composição é diferente do leite da mãe do RN a termo e persiste por duas a quatro semanas[29]. A partir do primeiro mês, o leite da mãe do prematuro não supre as necessidades nutricionais de proteína, cálcio, fósforo, sódio, ferro, cobre, zinco e algumas vitaminas (Quadro 21.13).

Cálculos teóricos da composição do LM sugerem que esses RN estariam recebendo quantidades inadequadas de proteína e de sódio após a segunda semana de vida, e de cálcio, fósforo, ferro e zinco em qualquer idade; entretanto, o LM tem fatores protetores inegáveis e poder antioxidante (maior no leite cru) em qualquer forma de armazenamento. A fração proteica (30% caseína e 70% de soro) é facilmente digerida e propicia esvaziamento gástrico mais rápido[29,30].

A principal proteína da fração do soro é a alfalactoalbumina, mas a lactoferrina, a lisozima, a imunoglobulina A secretora (IgAs) são também proteínas específicas envolvidas nos mecanismos de defesa.

Quadro 21.13 – Composição nutricional do LM da mãe do pré-termo[29].

Período da lactação	7 dias	14 dias	28 dias
Nutrientes			
Calorias (cal/100mL)	73	74	73
Osm (mOsm/L)	302	304	304
Proteína (g/L)	3,20	2,68	2,38
Na (mEq/L)	17,23	12,36	9,56
K (mEq/L)	17,28	15,59	13,75
Mg (mg/L)	37,07	31,75	29,17
Fe (mg/L)	1,50	1,52	1,31
Ca (mg/L)	293,11	266,32	282,45
P (mg/L)	134,48	138,84	131,63
Gordura (g/100mL)	3,10	3,42	3,24
HC (g/100mL)	6,38	6,86	6,79

Os hidratos de carbono (HC) do LH são a lactose e os oligossacarídeos. Os PT de MBP absorvem 90% da lactose e os oligossacarídeos (polímeros de glicose) são facilmente digeridos, tornando-se importantes fatores de defesa.

Fatores de crescimento, componentes celulares presentes em maiores quantidades no LH cru protegem o RN pré-termo contra infecções. A flora intestinal do RN alimentado com LH é menos patogênica (bifidobactérias) e a mãe transfere pelo leite anticorpos específicos contra patógenos, habitantes naturais das UTIN (sistema imune enteromamário). RN que recebem LM têm baixa incidência de ECN e aqueles que recebem apenas fórmulas lácteas têm risco três vezes maior, em todas as idades gestacionais.

O LH contém gorduras, que respondem pelo fornecimento de 50% das calorias, composta por triglicérides, ácidos graxos essenciais oleico, linoleico, linolênico e seus derivados, araquidônico (AA) e docosa-hexaenoico (DHA) e lípase, a qual facilita a absorção das gorduras[30].

É importante salientar que o nutriente mais variável do LH é a gordura e essa muda de acordo com o horário do dia, alimentação da mãe, período de lactação, forma de expressão do leite e se esse é do início da mamada (rico em proteínas) ou do final da mamada (rico em gorduras). Para minimizar a perda de gorduras na alimentação enteral via gavagem, devem-se usar sondas gástricas curtas; a seringa contendo leite deve ser orientada com a ponta para cima para permitir que a gordura atinja logo o bico, sendo administrada primeiro; o tubo plástico deve ser esvaziado completamente no final da infusão e/ou recomenda-se usar homogeneizador ultrassônico para misturar o leite.

O LH submetido a processo de pasteurização (aquecimento a 62,5ºC durante 30 minutos, seguido de resfriamento rápido) perde IgAs em 20-50%, IgA total (0-50%), lactoferrina (0-65%), lisozima (0-65%), linfócitos (100%) e lipase (100%). As concentrações de citocinas diminuem bastante, mas estudos mostram que essa queda é das pró-inflamatórias e não das anti-inflamatórias[30].

Assim, a adequação do LH fica comprometida pela variabilidade dos seus componentes, devido às circunstâncias de coleta, processamento, estocagem, distribuição e fornecimento para o RN.

O LH ordenhado cru (LHOC) só pode ser administrado se for exclusivamente da mãe para o próprio filho. Nesse caso, deve ter sido coletado em ambiente próprio para esse fim, com ordenha conduzida sob supervisão. O LHOC precisa estar devidamente identificado e o consumo deve ocorrer em no máximo 12 horas, com o leite mantido à temperatura máxima de 5ºC[31].

O uso de LH de *pool* de doadoras que tiveram gestação a termo está associado a baixo crescimento e deficiências nutricionais durante o período de hospitalização e após a alta.

Ensaios clínicos controlados[32,33] mostraram que os RN com PN de 1.000 a 1.400g recebendo esse tipo de leite apresentaram ganho de peso 50% inferior àqueles alimentados com fórmula para pré-termo, 16g/dia e 27g/dia, respectivamente.

Os níveis de transtiretina, albumina, proteínas totais, ureia sanguínea estão baixos. Hiponatremia, hipofosfatemia (P < 5mg/dL) e aumento da fosfatase alcalina estão presentes e estudos de seguimento aos 18 meses e aos 9-12 anos relatam diminuição do comprimento, a espessura da pele e o peso, mas o perímetro cefálico (PC) foi maior no grupo LM[34].

A deficiência de nutrientes tem sido corrigida com a administração de "aditivos" comerciais sob a forma de pó ou soluções a serem misturadas no leite. A composição dos aditivos disponíveis encontra-se no quadro 21.14.

Metanálise de 10 estudos controlados em RN com PN de 600 a 1.850g comparando um grupo que recebeu LM da própria mãe com outro que recebeu LM da própria mãe aditivado mostrou aumento do ganho de peso, comprimento, PC e conteúdo mineral durante a hospitalização nesse grupo[35].

Sempre existiram dúvidas se o acréscimo de nutrientes ao LM poderia alterar sua capacidade intrínseca de defesa, o que foi objeto de várias triagens randomizadas[2], e uma revisão não mostrou diferenças significativas em relação aos mecanismos de defesa no RN[36].

Estudo de Furman et al., comparando os volumes de LM ofertados, mostrou que o grupo de RN que recebeu mais que 50mL/kg/dia de leite da própria mãe teve menos sepse tardia do que aqueles grupos que receberam 1 a 24mL/kg/dia e 25 a 49mL/kg/dia. A "dose protetora" do LM parece ser 50mL/kg/dia ou um terço de toda a oferta hídrica diária[37].

Quadro 21.14 – Composição dos "aditivos" do LH comercializados no Brasil.

Nutrientes	Enfamil HMF 4 pacotes/100mL	FM 85 (5g/100mL)
Energia (cal)	14	17,5
Proteína (g)	1,1	1,0
Gordura (g)	< 1,0	0,025
Ácido linoleico (mg)	140	–
Hidrato de carbono (g)	< 0,4	3,3
Minerais		
Sódio (mg)	16	2,1
Cloro (mg)	13	15,5
Potássio (mg)	29	41,5
Cálcio (mg)	90	70
Fósforo (mg)	50	43
Magnésio (mg)	1	2,55
Zinco (mg)	0,72	0,85
Manganês (mg)	10	0,005
Cobre (mg)	44	47,5
Selênio (mg)	–	1,45
Ferro	1,44	1,40
Vitaminas		
A (UI)	950	728
D (UI)	150	120
E (UI)	4,6	2,5
K (µg)	4,4	5,0
Tiamina (mg) B_1	150	6,5
Riboflavina (mg) B_2	220	150
Niacina (mg)	3.000	1.000
Ácido pantotênico (mg)	730	500
Piridoxina (mg) vitamina B_6	115	0
B_{12} (mg)	0,18	0
C (mg)	12	11
Ácido fólico (µg)	25	1,0
Osmolaridade (mOsm/L)	284	363

Obs.: osmolaridade LM + aditivo.

Anderson et al.[38] realizaram metanálise para verificar o papel da amamentação sobre o desenvolvimento cognitivo da criança e concluíram que a dieta com LH da própria mãe esteve associada a maiores escores de desenvolvimento e benefícios psicomotores.

Estudos de Lucas et al. sugerem que os "aditivos" devem conter multicomponentes, que a taxa de acréscimo mineral igual à intrauterina deve ser alcançada antes da alta hospitalar do RN de MBP e concluem que se isso não for conseguido o crescimento a longo prazo ficará comprometido[39].

Tem sido utilizada uma variedade de "aditivos":

- Proteínas liofilizadas de leite humano, resultando em maiores concentrações plasmáticas de cistina, taurina e prolina.
- Adição de cálcio e fósforo utilizando-se uma variedade de combinação de fontes, como lactato de cálcio, gluconato de cálcio, fosfato monobásico e dibásico de sódio, fosfato tri-básico de cálcio e glicerofosfato de cálcio.
- Preparações comerciais de origem bovina, tendo como base proteínas intactas e alto teor de minerais. São estáveis e estão disponíveis em forma de pó e na forma líquida (Quadro 21.14) e podem ser acrescentados ao LH da própria mãe cru ou pasteurizado[29]. O *pool* de leite de doadoras de gestação a termo pasteurizado aditivado não supre as necessidades para o crescimento do pré-termo de muito baixo peso.

Algumas estratégias podem ser usadas para aqueles RN que apresentam baixa velocidade de aumento de peso (< 15g/dia), como utilizar o leite do final da mamada suplementado com "aditivos".

A mãe pode não ter leite em quantidade suficiente que supra toda a oferta láctea diária, razão pela qual se tem aplicado a técnica de alternar o LH aditivado com a fórmula para pré-termo, ou deixá-la preferencialmente para o período noturno[40,41].

É preconizado que se inicie o "aditivo" quando o RN demonstrar tolerância clínica para a alimentação enteral com o LH no volume de 80 a 100mL/kg/dia. Essa adição, inicialmente, deve ser realizada com aumentos progressivos de concentração porque ocorrem frequentemente intolerâncias alimentares.

Na Europa, é comercializado um aditivo derivado do LM extensamente hidrolisado, que apresenta inúmeras vantagens sobre o de origem bovina, em especial por aumentar os níveis de motilina, facilitando o trânsito intestinal.

Nos EUA, um aditivo derivado do LM – Prolact HMF° – é comercializado e distribuído congelado para as unidades neonatais. Existem no mercado 4 compostos que misturados a 100mL de leite da própria mãe oferecem, respectivamente, 2,3g de proteína/82cal; 2,8 de proteína/89cal; 3,2g de proteína/97cal e 3,7cal/104cal. É um produto caro e que exigiu técnicas de lactoengenharia (Quadro 21.14).

Assim, conclui-se que o leite da própria mãe é o melhor e o ideal. São reconhecidos os benefícios, em termos de digestão das proteínas, dos tipos de aminoácidos e ácidos graxos, de absorção da gordura e da oferta de ácidos graxos essenciais. A função gastrintestinal e a motilidade podem ser facilitadas pela alimentação com leite humano. Recentemente foram reconhecidos os efeitos sobre a defesa do hospedeiro, incluindo redução das taxas de infecção neonatal mesmo com o leite materno aditivado[36].

A adequação do LM da própria mãe *in natura* é inquestionável, mas é preciso reconhecer que, com a sobrevida de RN cada vez mais imaturos, criou-se uma população heterogênea, com necessidades diferentes e mais elevadas, e a natureza parece não ter tido tempo para preparar o leite de suas mães para nutri-los adequadamente[38].

Torna se necessário apoio de equipe multiprofissional para auxiliar mãe-filho na amamentação e manutenção do aleitamento em prematuros de MBP. A prática do contato pele a pele é fundamental para aumentar a produção de leite e de anticorpos específicos dirigidos contra a flora nosocomial da unidade neonatal.

Enfrenta-se na prática clínica diária um enorme desafio, que é proporcionar alimentação para "um crescimento adequado" desses RN.

O melhor conhecimento das particularidades fisiológicas e das necessidades nutricionais do RNPT levou ao desenvolvimento de fórmulas designadas "especiais para pré-termo" (FE)[39]. Sua composição leva em consideração a capacidade limitada do prematuro de baixo peso em tolerar grandes volumes e menor digestibilidade das proteínas, gorduras e carboidratos. Essas fórmulas apresentam maior densidade calórica em menor volume, sem aumento da osmolaridade.

As características comuns das FE incluem:

- Predomínio de proteína do soro sobre a caseína com suplementação de taurina.
- Mistura de hidratos de carbono contendo 40 a 50% de lactose e 50 a 60% de polímeros de glicose.
- Mistura de gordura contendo aproximadamente 50% de triglicérides de cadeia média, os quais são mais bem absorvidos e suplementação com ácidos graxos polissaturados de cadeia longa (essenciais).
- Alta concentração de eletrólitos, minerais e vitaminas para suprir as necessidades aumentadas pela rápida velocidade de crescimento.

VANTAGENS PARA O USO DA FE PARA RNPT

As FE contêm mais proteínas do que o leite humano maduro e de pré-termo depois de um mês de lactação. A proteína do soro contém mais cistina e menos metionina, o que parece ser adequado para o RNPT, pois esse tem dificuldade em converter a metionina em cistina devido à redução dos níveis de cistationase hepática. São suplementadas com taurina, aminoácido considerado essencial para o pré-termo[40].

É importante lembrar que a energia gasta para o crescimento está diretamente relacionada à quantidade de proteína da dieta que não é utilizada de modo eficiente quando a oferta energética é inadequada. Por outro lado, alta oferta energética com proteína de baixa qualidade e em grande quantidade altera a retenção de nitrogênio e o crescimento. A necessidade proteica deve ser vista mais em termos de relação proteína/energia do que em termos absolutos. Na alimentação enteral, a relação deve ser 1g para cada 33 calorias não proteicas.

A capacidade de o RN digerir e absorver hidratos de carbono não está completamente estabelecida ao nascer. Nos prematuros com 26 a 34 semanas de IG, a atividade da lactase é 30% daquela apresentada pelo RN a termo e, em virtude disso, nas FE, 50% da lactose foi substituída por polímeros de glicose e esses são de melhor digestão.

As FE contêm mistura de triglicérides de cadeia longa (TCL) e de cadeia média (TCM). Os TCM têm baixo peso molecular e alta solubilidade em água (o que facilita a ação das enzimas digestivas), são hidrolisados a ácidos graxos livres pela lipase lingual (ação no estômago) e gástrica, e absorvidos e transportados via sangue portal (sob a forma de ácidos graxos livres ligados à albumina). Eles penetram na mitocôndria sem o auxílio da carnitina, que é baixa nos prematuros. A absorção dos TCL requer lipase pancreática (baixa no prematuro), micelas mistas, quilomícrons e carnitina. A absorção de cálcio parece ser melhor com o uso de fórmulas contendo TCM.

O leite da mãe do prematuro difere do leite da mãe do nascido a termo, pelo maior conteúdo de TCM e TCL, o qual tem importante papel na resposta imune e desenvolvimento do SNC e essas diferenças beneficiam o prematuro que absorve cerca de 80 a 90% da gordura ingerida e nas fórmulas especiais se tentou reproduzir esse padrão.

Os ácidos graxos poli-insaturados de cadeia longa (LC-PUFA) são derivados dos ácidos graxos essenciais: o ácido linoleico (ω-6) e o alfalinolênico (ω-3)[40].

O ácido linoleico dá origem ao ácido araquidônico (AA) e ao docosa-hexaenoico (ADE).

O teor de ácidos graxos poli-insaturados nas fórmulas para pré-termo deve ser:

- Ácido linoleico (AL) – 8 a 25% dos lipídios totais.
- Alfalinolênico (ALN) – 1,73 a 4% dos lipídios totais.
- Relação AL:ALN é de 6:1 a 16:1.
- Não está estabelecida uma quantidade mínima de AA e do ADE, entretanto, o percentual máximo de AA é 0,6% e de ADE 0,35%.
- A relação AA:ADE é de 1,5 a 2:1.

A oferta de 300mg de ácido linoleico por 100 calorias pode prevenir manifestações de deficiência de ácidos graxos essenciais.

Diferenças no crescimento em curto prazo, melhor tolerância gastrintestinal e na incidência de doença metabólica óssea, foram relatadas com o uso das fórmulas para prematuro.

A homogeneização da dieta enteral por sonda, com LH ou fórmulas, deve ser realizada para aumentar a absorção de lipídios, melhorando significativamente o ganho ponderal.

Cálcio, fósforo, sódio e zinco estão em maior quantidade nas FE. Atualmente existem fórmulas para pré-termo com alto e baixo teor de ferro.

Fórmulas com maior densidade calórica (100mL = 100cal) são indicadas e necessárias para o RN prematuro em restrição hídrica e/ou portadores de displasia broncopulmonar, mas ainda não estão disponíveis em nosso meio.

Fórmulas para prematuros extensamente hidrolisadas com predomínio de proteínas do soro estão em estudo nos EUA para serem disponibilizadas. Elas estão indicadas quando o LH não estiver disponível e se houver antecedente de doença atópica em familiar de primeiro grau[41].

O quadro 21.15 mostra a composição de diferentes FE para RNPT.

Quadro 21.15 – Composição das FE para RNPT.

Nutrientes/dL	Enfamil prematuro 81cal/100L (16,5%)	Similac Special care 81cal/100mL	Pré-nan 80cal/100mL	Aptamil Pre 79cal/100mL (15,4%)
Proteínas	2,40	2,20	2,30	2,30
Soro:caseína	60:40	60:40	70:30	60:40
Gorduras (g)	4,10	4,40	4,20	4,30
TCM% (< C12)	40,00	50,00	29,50	–
TCL% (> C12)	60,00	50,00	15,00	–*
Gordura láctea	–	–	2,70	–
Carboidratos (g)	8,90	8,60	8,60	7,70
Lactose%		50,00	75,65	77,00
Polímeros de glicose%	60,00	50,00	25,35	23,00
Minerais (mg/dL)				
Cálcio	95,00	144,00	99,00	98,00
Fósforo	53,00	72,00	54,00	49,00
Sódio	32,00	35,00	29,00	41,00
Potássio	100,00	100,00	86,00	78,00
Cloro	69,00	65,00	56,00	47,00
Magnésio	8,30	10,00	83,00	10,00
Zinco	0,80	1,20	1,00	0,70
Cobre	0,09	0,20	0,08	0,08
Manganês	0,03	0,02	0,01	0,008
Ferro	0,18	0,30	1,10	0,90
Iodo	0,006	0,015	0,007	0,014
Vitaminas				
A (UI/L)	2.540	5.500	2.100	351
D (UI/L)	510	1.200	630	93
E (UI/L)	16	30	14	2,00
K (mg/L)	0,08	0,1	0,08	6,40
C (mg/L)	700	300	100	16,00
B_1 (mg/L)	0,63	2	0,70	0,100
B_2 (mg/L)	0,76	5	0,9	0,200
Niacina (mg/L)	10,10	40	7,0	2,50
B_6 (mg/L)	0,63	2	0,5	
B_{12} (µg/L)	2,5	4,5	1,5	0,200
Ácido fólico (µg/L)	243	300	530	470
Osmolaridade	319	300	320	230

QUAIS OS MÉTODOS DE ALIMENTAÇÃO PRECONIZADOS PARA O PRÉ-TERMO?

Alimentação ao seio materno ou por via oral

Está indicada para RN prematuro com IG > 34 semanas que apresenta coordenação sucção-deglutição-respiração e estabilidade hemodinâmica após avaliação clínica.

Em RN com IG entre 32 e 34 semanas, deve-se tentar o aleitamento materno ou alimentação por via oral (mamadeira) com observação e monitorização da saturação de oxigênio; se o RN apresentar instabilidade clínica (alteração da frequência cardíaca e/ou respiratória) ou queda de saturação durante a administração da alimentação, a via oral deve ser suspensa, iniciada a alimentação por gavagem e um programa de estimulação da sucção não nutritiva. Os benefícios da sucção não nutritiva são inegáveis e os RN comprovadamente levam menos tempo para atingir a alimentação enteral plena por via oral.

Após ter conseguido receber toda a alimentação por via oral, o avanço do volume deve ser gradual e o RN atinge a alimentação enteral plena em aproximadamente 10 dias.

Alimentação gástrica

Nesse tipo de alimentação, o leite é administrado por sonda gástrica introduzida através da boca ou narina, de modo intermitente ou contínuo. É de fácil colocação, administração, e os resíduos são monitorizados sem dificuldade[42].

As indicações da alimentação gástrica são:

- RN com IG < 32 semanas.
- RN pré-termo que se cansam muito com a sucção e requerem a combinação de copinho ou mamadeira e gavagem.
- RN que não sugam devido a problemas neurológicos.
- RN com anormalidades orofaciais.

Gavagem de uso intermitente – a gavagem de uso intermitente por via orogástrica é o método preferencial quando se utiliza sonda, porque a presença do alimento a cada 3 horas está associada a aumento cíclico dos hormônios, os quais têm papel importante no desenvolvimento e maturação do trato gastrintestinal.

A programação da alimentação por gavagem deve incluir o tipo de leite, a frequência, o tempo de infusão, o volume inicial e os aumentos nas 24 horas. Quando o resíduo gástrico for maior que o esperado (20 a 30% da oferta), deverá ser retornado ao estômago e a quantidade reduzida do volume ofertado. O tempo de infusão da dieta pode ser prolongado para 30 a 60 minutos se houver intolerância. Deve-se suspeitar de afecções gastrintestinais ou sistêmicas se o resíduo persistir. Após a alimentação, o RN deve ser colocado em pronação para facilitar o esvaziamento gástrico.

Estudos mostraram que RN alimentados por via gástrica intermitente atingiram mais precocemente a alimentação plena, mas não houve diferença no tempo de recuperação do PN. A explicação desse fato é que a distensão mais rápida do estômago consequente a um volume maior da alimentação gástrica intermitente otimiza o esvaziamento gástrico.

Alimentação gástrica contínua – é reservada para aqueles RN de EBP que não toleram a gavagem intermitente (distensão gástrica, regurgitação, apneias frequentes e bradicardia), com insuficiência respiratória grave, alteração da motilidade gastrintestinal e na síndrome do intestino curto[43].

Método – o leite é administrado em seringa ou bureta com fluxo constante em bomba de infusão em 3 horas, com 1 hora de descanso. A verificação de resíduos é difícil, mas esse não poderá exceder o volume da alimentação dada em 1-2 horas; todo o processo deve ser asséptico. Recomenda-se a troca do equipo a cada 3-4 horas.

Em RN com PN menor que 850 gramas, estudo mostrou uma taxa de crescimento mais rápida naqueles em que o leite foi administrado de forma contínua.

Metanálise comparando as duas formas de alimentação gástrica em RN com PN menor que 1.500g não mostrou diferença nas taxas de crescimento e incidência de ECN entre os grupos[42].

A alimentação gástrica intermitente deve ser o método de alimentação de escolha por sonda nos RN com idade gestacional < 32 semanas. Naqueles com idade gestacional < 27 semanas, se houver intolerância à alimentação por gavagem intermitente, deve-se discutir as vantagens da introdução da alimentação gástrica contínua e individualizar cada RN. A monitorização das intolerâncias faz parte do cuidado neonatal e deve ser realizada rotineiramente.

Alimentação transpilórica

A sonda para alimentação deve ser colocada após o piloro, no duodeno ou jejuno.

As indicações são muito poucas – RN que não toleram nutrição intragástrica devido a vômitos ou estase no estômago e RN portadores de anormalidades anatômicas do trato gastrintestinal[44].

Método – uma sonda de *silastic* com oliva de metal na extremidade é introduzida através da boca ou narinas até o intestino. O RN deve estar em decúbito lateral direito e a progressão da sonda acompanhada pelo ultrassom. A passagem da sonda pode ter como complicação perfuração intestinal.

Programação:

- O leite é administrado de forma contínua por bomba de infusão ou intermitente, seguindo-se os mesmos volumes da intragástrica.

- Os aumentos muito rápidos de volume podem causar distensão abdominal e diarréia.
- Resíduos gástricos, quando presentes, podem indicar sonda mal posicionada, obstrução intestinal ou íleo.

O método, contudo, está praticamente abandonado em RN porque nenhum benefício nutricional foi evidenciado. Os estudos mostraram incidência maior de sangramento gástrico, vômitos biliosos, ECN e estenose do piloro. Esse tipo de alimentação diminui a secreção de hormônios e de fatores de crescimento do intestino, limita a exposição dos alimentos à lipase gástrica reduzindo a absorção dos lipídios, exclui o ambiente ácido do estômago, o qual serve de barreira para micro-organismos patogênicos e favorece a infecção[45].

COMO AUMENTAR O VOLUME DA ALIMENTAÇÃO?

Não há um consenso entre os clínicos sobre esse item, devem-se ajustar as taxas de aumento de volume diário (10, 20 ou 30mL/kg/dia) com base na tolerância individual[3]. Deve-se iniciar a alimentação enteral mínima em todos os RN logo após o nascimento, com exceção daqueles que tenham contraindicações. Deve ser mantida durante 7 a 14 dias em RN com PN menor que 800g, enquanto permanecer em estado crítico. As maiores dificuldades nessa idade cronológica são a persistência do canal arterial com repercussão hemodinâmica e a sepse neonatal tardia.

RN prematuros clinicamente estáveis devem ter aumentos conservadores com base em seu PN (10 a 20mL) (Quadro 21.16).

COMO IDENTIFICAR AS INTOLERÂNCIAS ALIMENTARES?

A tolerância à alimentação deve ser monitorizada constantemente no RNPT. Intolerâncias alimentares podem ocorrer por aumentos rápidos das alíquotas de leite, técnicas incorretas de administração da alimentação, imaturidade do trato gastrintestinal, hipomotilidade intestinal e doenças como sepse, insuficiência respiratória e apneia da prematuridade.

A intolerância alimentar pode manifestar-se por sinais clínicos como distensão abdominal, resíduos gástricos, vômitos, apneia, taquipneia, bradicardia e quedas de saturação de O_2. Considera-se resíduo gástrico quando o volume de retorno é de 20 a 50% do administrado a cada 3 horas.

A medida dos resíduos gástricos antes de cada alimentação é o método comumente usado para se avaliar a tolerância durante a gavagem. Na alimentação gástrica contínua, é difícil avaliar resíduos, pois esses vão estar

Quadro 21.16 – Guia para aumentar o volume da alimentação*.

PN (g)	Volume inicial (mL/kg/dia)	Aumento do volume (mL/kg/dia)
< 800	10	10
800-1.000	10	10
1.001-1.250	20	20
1251-1.500	30	30
1.501-1.800	30	30-40
1.801-2.500	40	40-50
> 2.500	50	50

* Observações:
- Este esquema não se aplica ao RN em alimentação por via oral.
- As sugestões acima devem ser sempre individualizadas.
- Considerar avanços maiores quando o RN estiver recebendo volume ≥ 100mL/kg/dia, tendo-se o cuidado de não ultrapassar 30mL/kg/dia em RN com peso < 1.500g.

sempre presentes, mas a distensão abdominal, vômitos ou desconforto respiratório nos ajudam na avaliação. Os resíduos gástricos também devem ser monitorizados durante a alimentação transpilórica e a presença de leite ou bile no estômago indica intolerância.

A presença de resíduos biliosos pode estar associada à sonda alimentar baixa (além do piloro) ou casos de dismotilidade intestinal, no entanto esses podem indicar obstrução intestinal alta.

É preciso estar atento porque a estase gástrica frequentemente está associada a prematuridade, doença do sistema nervoso central e neuromuscular, infecções sistêmicas ou anormalidades anatômicas.

Após a alimentação, o RNPT deve ser posicionado em decúbito lateral direito para acelerar o esvaziamento gástrico, esse costuma ocorrer em 1 hora quando o RN recebe LM.

Avalia-se a tolerância à alimentação por via oral observando a mamada, a qual deve ter duração de 20 a 30 minutos, e o RN não deve apresentar desconforto respiratório ou fadiga, apneia, bradicardia, taquicardia, queda de saturação de O_2. Regurgitações e vômitos são os sinais gastrintestinais mais frequentes.

CUIDADO NUTRICIONAL EM SITUAÇÕES ESPECIAIS

Enterocolite necrosante (ECN)

Estratégias nutricionais para a prevenção da ECN:

- O leite materno (o padrão-ouro) é rico em lisozimas, imunoglobulinas, complemento, macrófagos, linfócitos e lactoferrina, os quais exercem papel protetor.
- O leite materno pasteurizado de doadora também está associado a menor risco.

- Outras terapias:
  - Eritropoietina: receptores de eritropoietina estão localizados nas vilosidades intestinais sugerindo papel dessa no desenvolvimento do trato gastrintestinal. É encontrada no LM.
  - Esteroides antenatais: provocam maturação do trato gastrintestinal.
  - Restrição de fluidos: diminui morbidades graves.
  - Ácidos graxos poli-insaturados de cadeia longa (LC-PUFA): em modelos animais, os LC-PUFA diminuem o processo inflamatório. Um estudo de Carlson mostrou queda significativa na incidência de infecções em RN suplementados com PUFA[46].
  - Arginina: é substrato para a produção de NO e esse é vasodilatador e mediador anti-inflamatório. Os níveis de arginina estão baixos em RN com ECN.
  - Probióticos: muitos trabalhos com o uso de probióticos sugerem benefícios na prevenção da ECN (ver Capítulo Enterocolite necrosante). Futuros estudos devem mostrar o papel dos probióticos e prebióticos e outros agentes na prevenção da ECN.

Tratamento nutricional do RN com ECN ou com suspeita de ECN:

- Essa doença requer jejum e início de nutrição parenteral.
- Duração do jejum: suspeita de ECN = 3 dias. ECN confirmada = 10 a 14 dias.
- Após o período de jejum e melhora clínica, iniciar a alimentação com pequenos volumes – 5 a 10mL/kg/dia de LH. Nos RN submetidos à ressecção cirúrgica: iniciar com LH, de preferência cru e se houver intolerância deve-se considerar o uso de fórmula com hidrolisados proteicos para RN a termo.
- Os aumentos de volume deverão ter como base a tolerância, a gravidade da lesão e a extensão da ressecção intestinal. Em alguns RN com grande perda intestinal ou da válvula ileocecal, a opção de alimentação gástrica contínua deve ser considerada.
- Persistindo sinais de intolerância, suspeitar de complicações pós-ECN, como estenoses e suboclusões, entre outros.

Hérnia diafragmática

RN com hérnia diafragmática apresenta hipoplasia pulmonar e necessidade de nutrição parenteral até a estabilização clínica pós-cirurgia. A AEM deve ser iniciada assim que houver presença de ruídos ou trânsito intestinais. A progressão da alimentação enteral está diretamente relacionada à tolerância, mas, como a maioria apresenta refluxo gastrintestinal de difícil tratamento e dificuldade de coordenação sucção-deglutição-respiração, inicialmente a técnica recomendada é a gástrica contínua seguida, assim que possível, da intermitente e finalmente a via oral.

RN com sepse

RN com sepse neonatal desenvolvem com frequência distensão abdominal, íleo paralítico, hipotensão arterial e acidose metabólica. Nessa fase está indicado jejum enteral e iniciar a nutrição parenteral para suprir as necessidades basais (fase de intenso catabolismo). No período de recuperaçao da infecçao, os estoques devem ser repostos e a oferta de nutrientes aumentada para propiciar o crescimento.

A suplementação de imunonutrientes, como os ácidos graxos poli-insaturados de cadeia longa da cadeia ω-3, glutamina, arginina e nucleotídeos, ainda está em fase de estudo e não é recomendada rotineiramente no período neonatal.

Os nucleotídeos estão envolvidos na produção de lipoproteínas e mudam a microflora intestinal favorecendo o crescimento de bifidobactérias. Na Europa, já existe consenso com relação a adicioná-los nas fórmulas para prematuros e elas têm sido consideradas seguras.

A glutamina pode ser administrada separadamente por via oral, e estudos mostram efeito benéfico para diminuir o risco de translocação bacteriana.

Displasia broncopulmonar (DBP)

Vários fatores contribuem para o menor crescimento do RN com DBP: restrição hídrica, uso de diuréticos, aumento do gasto calórico, refluxo gastresofágico, aversão por via oral, habilidade motora oral baixa, fadiga e uso de drogas que aumentam o gasto calórico como os esteróides, cafeína e medicações simpaticomiméticas[46-50].

Ensaios em animais mostram que a desnutrição pós-natal afeta o crescimento pulmonar, resultando em diminuição do número de células secundária a uma divisão celular alterada. Períodos breves (horas ou dias) de má nutrição afetam o crescimento pulmonar e o metabolismo do surfactante.

A meta calórica para os RN com DBP é de 110 a 135cal/kg/dia e uma relativa restrição de fluido parece diminuir essa doença.

Estudos mostram que a vitamina A na dose de 5.000U por via IM, 3 vezes por semana durante 4 semanas, tem efeito benéfico na prevenção. Os suplementos como n-acetilcisteína, selênio, vitaminas C e E parecem não prevenir a DBP.

Tratamento nutricional do RN com DBP:

- Esses lactentes frequentemente necessitam de restrição hídrica para diminuir o edema pulmonar (160 a 170mL/kg/dia).
- As necessidades calóricas estão elevadas (25 a 30%), secundariamente ao aumento das demandas cardiopulmonares. Essas calorias devem ser oferecidas sob

a forma de aumento de gorduras e proteínas (mínimo de 3,6g/kg/dia); não ultrapassar 18g/dia de hidratos de carbono, pois provocam elevação da produção de CO_2.

- Suplementar a dieta com cálcio e fósforo para evitar a desmineralização óssea.
- A suplementação com vitamina A é útil por proporcionar integridade epitelial, reparação celular e diminuição da fibrose.
- Garantir oxigenioterapia para manter saturação de O_2 entre 88 e 92%, a fim de proporcionar um crescimento adequado.
- Estar atento para a presença de refluxo gastroesofágico, que ocasiona hiper-reatividade e microaspiração brônquica.
- Suplementar oligoelementos (selênio, zinco, cobre e molibdênio), ácido fólico e ferro.
- Esses RN podem beneficiar-se com o uso de leite materno fortificado, fórmulas para pré-termo ou fórmulas com alta densidade calórica.

CONSIDERAÇÕES FINAIS[51]

- Nos pacientes em nutrição parenteral prolongada, desde que não haja contraindicações formais, é recomendável iniciar alimentação enteral mínima, de preferência com leite da própria mãe, mesmo que em volumes ínfimos, para estimular a maturação e desenvolvimento do trato digestório por meio da liberação de seus hormônios e enzimas digestivas.
- Não retardar desnecessariamente a alimentação enteral e/ou a alimentação enteral mínima.
- Estimular a mãe do pré-termo, independente do peso e idade gestacional, a manter a lactação e utilizar seu leite para alimentá-lo.
- Enriquecer o leite materno com aditivos em pó ou líquido, e usar fórmula especial para prematuro alternada com leite materno da própria mãe aditivado quando não se dispuser de quantidade suficiente para as 24 horas.
- Utilizar fórmulas especiais na impossibilidade de se dispor do leite da própria mãe aditivado.
- Levar o pré-termo ao seio materno assim que houver condições adequadas.
- Acompanhar de perto a evolução ponderal do pré-termo, pesando-o diariamente, antropometria (comprimento, perímetro cefálico e circunferência média do braço) semanal durante a internação e a intervalos de sete dias após a alta.

REFERÊNCIAS

1. American Academy of Pediatrics Committee on Nutrition. Nutritional needs of low birth weight Infants. Pediatrics. 1985;75(5): 976-86.

2. Neu J. Gastrintestinal development and meeting the nutritional needs of premature infants. Am J Clin Nutr. 2007;85(2):629S-34S.

3. Pereira GR, Nieman L. Métodos de nutrição por via enteral em recém-nascido pré-termo. In: Pereira GR, Leone CR, Alves Filho N, Trindade Filho O (eds). Nutrição do recém-nascido pré-termo. Rio de Janeiro: Meadbook Editora Científica Ltda.; 2008.p.31-43.

4. Pereira GR. Nutritional care of the extremely premature infant. Clin Perinatol. 1995;22(1):61-75. Review.

5. Rodriguez NA, Meier PP,Groer MW, ZellerJM. Oro pharyngeal administration of colostrum to extremely low birth weight. J Per inatol. 2009;29(1):1-7.

6. Rodriguez NA, Meier PP, Groer MW, Zeller JM, Engstron JL, Fogg L. A pilot study to determine safety and feasibility of oropharingeal administration of own mother's colostrum to extremely low birth weight infants. Adv Neonatal Care. 2010;10(4):206-12.

7. Montgomery DP, Baer VL, Lambert DK, Christensen RD. Oropharyngeal administration of colostrum to very low birth weight infants: result of a feasibility trial. Neonatal Intensive Care. 2010;23(1):27-9.

8. Gephart SM, Weller M. Colostrum as oral immune therapy to promote neonatal health. Adv Neonatal Care. 2014;14(1):44-51.

9. Bauman WA. Early feedings of dextrose and saline solutions to premature infants. Pediatrics. 1960;26:756-61.

10. Berseth CL. Early feeding enhances maturation of the preterm infant's small intestine. J Pediatr. 1992;120(6):947-53.

11. Levine G, Deren JJ, Steiger E, Zinno R. Role of oral intake in maintenance of gut mass and disaccharide activity. Gastroenterology. 1974; 67(5):975-82.

12. Berseth CL. Minimal enteral feeding. Clin Perinatol. 1995;22(1): 197-205. Review.

13. McClure RJ, Newell SJ. Randomised controlled trial of trophic feeding and gut motility. Arch Dis Child Fetal Neonatal Ed. 1999;80(1):F54-8.

14. Aynsley-Green A, Adrian TE, Bloom SR. Feeding and the development of enteroinsular hormone secretion in the preterm infant: effects of continuous gastric infusions of human milk compared with intermittent boluses. Acta Paediatr Scand. 1982;71(3):379-83.

15. Lucas A, Bloom SR, Aynsley-Green A. Postnatal surges in plasma gut hormones in term and preterm infants. Biol Neonate. 1982;41(1-2):63-7.

16. McClure RJ. Trophic feeding of the preterm infant. Acta Paediatr Suppl. 2001;90(436):19-21. Review.

17. Meetze WH, Valentine C, McGuigan JE. Gastrointestinal priming prior to full enteral nutrition in very low birth weight infants. J Pediatr Gastroenterol Nutr. 1992;15(2):163-70.

18. Dunn L, Hulman S, Weiner J, Kliegman R. Beneficial effects of early hypocaloric enteral feeding on neonatal gastrointestinal function: preliminary report of randomized trial. J Pediatr. 1988;112(4):622-9.

19. Schanler RJ, Shulman RJ, Lau C, Smith EO, Heitkemper MM. Feeding strategies for premature infants: randomized trial of gastrointestinal priming and tube feeding method. Pediatrics. 1999;103(2):434-9.

20. de Ville K, Knapp E, Al-Tawil Y, Berseth CL. Slow infusion feedings enhance duodenal motor responses and gastric emptying in preterm infants. Am J Clin Nutr.1998;68(1):103-8.

21. Davey AM, Wagner CL, Cox C, Kendig JW. Feeding premature infants while low umbilical artery catheters are in place: a prospective, randomized trial. J Pediatr. 1994;124(5 Pt 1):795-9.

22. Kennedy KA, Tyson JE, Chamnanvanakij S. Early versus delayed initiation of progressive enteral feedings for parenterally fed low-birth-weight or preterm infants. Cochrane Database Syst Rev. 2000;(2):CD001970. Review.

23. Kennedy KA, Tyson JE, Chamnanvanakij S. Rapid versus slow rate of advancement of feedings for promoting growth and preventing necrotizing enterocolits in parenterally fed low-birth-weight infants. Cochrane Database Syst Rev. 2000;(2):CD001241.

24. Tyson JE, Kennedy KA. Trophic feedings for parenterally fed infants. Cochrane Database Syst Rev. 2005;(3):CD 000504. Review.

25. Berseth CL, Bisqueira JA, Paje VU. Prolonging small feeding volumes early in life decreases the incidence of necrotizing enterocolitis in very low birth weight infants. Pediatrics. 2003;111(3):529-34.

26. Bombell S, McGuire W. Delayed introduction of progressive enteral feeds to prevent necrotizing enterocolitis. Cochrane Database Syst Rev. 2008;(2):CD001970.

27. Chauan M, Henderson G, McGuirre W. Enteral feeding for very low birth weight infants: reducing the risk of necrotizing enterocolitis. Arch Dis Child Fetal Neonatal Ed. 2008;93(2):F162-6.

28. McGuire W, Bombell S. Slow advancement of enteral feed volumes to prevent necrotizing enterocolitis in very low birth weight infants. Cochrane Database Syst Rev. 2008;(2):CD001241.

29. Ellard DM, Anderson DM. Nutrition. In: Cloherty JP, Eichenwald EC, Hansen AR, Stark AR (eds). Manual of neonatal care.7th ed. Philadelphia: Wolters Kluwer/Lippincott; 2012.p.230-62.

30. Heiman H, Schanler RJ. Enteral nutrition for premature infants: the role of human milk. Semin Fetal Neonatal Med. 2007;12(1):26-34.

31. Bauchspiess NGA, Macedo ICA, Nunes EB. Organização do banco de leite e do posto de coleta. In: ANVISA. Banco de leite humano. Funcionamento, prevenção e controle de riscos. Brasilia: Agência Nacional de Vigilância Sanitária; 2008.p.19-25.

32. Gross SJ. Growth and biochemical response of preterm infants fed human milk or modified infant formula. N Engl J Med. 1983;308(5):237-41.

33. Tyson JE, Lasky RE, Mize CE, Richards CJ, Blair-Smith N, Whyte R, et al. Growth, metabolic response, and development in very low-birth-weight infants fed banked human milk or enriched formula. I. Neonatal findings. J Pediatr. 1983;103(1):95-104.

34. Vohr BR, Poindexter BB, Dusick AM, McKinley LT, Eright LL, Langer JC, et al. Beneficial effects of breast milk in the neonatal intensive care unit on the developmental outcome of extremely low birth weight infants at 18 months of age. Pediatrics. 2006;118(1):e115-23.

35. Kuschel CA, Harding JE. Multicomponent fortified human milk for promoting growth in preterm infants. Cochrane Database Syst Rev. 2004;(1):CD000343. Review.

36. Rønnestad A, Abrahamsen TG, Medbo S, Reigstad H. Lossius K, Kaaresen Pl, et al. Late-onset septicemia in a Norwegian national cohort of extremely premature infants receiving very early full human milk feeding. Pediatrics. 2006; 115(3):e269-76.

37. Furman L, Taylor G, Minich N, Hack M. The effect of maternal milk on neonatal morbidity of very low-birth-weight infants. Arch Pediatr Adolesc Med. 2003;157(1): 66-71.

38. Anderson JW, Johnstone BM, Remley DT. Breast feeding and cognitive development: a meta Analysis. Am J Clin Nutr. 1999;70(4):525-35.

39. Lucas A, Morley R, Cole TJ, Lister G, Leeson-Rayna C. Breast milk and subsequent intelligence quotient in children born pre-term. Lancet. 1992; 339(8788):261-4.

40. Rifka MG, Schanler RJ. Can we meet intrauterine calcium and phosphorus accretion rates by feeding very low birth weight infants fortified human milk? Pediatr Res. 1994,35(4).319A.

41. O'Connor DL, Jacobs J. Hall R, Adamkin D, Auestad N, Castillo M, et al. Growth and development of premature infants fed predominantly human milk, predominantly premature infant formula, or a combination of human milk and premature formula. J Pediatr Gastroenteral Nutr. 2003;37(4):437-46.

42. Waber B, Begany M. Fórmulas para recém-nascido pré-termo hospitalizado. In: Pereira GR, Leone CR, Alves Filho N, Trindade Filho O (eds). Nutrição do recém-nascido pré-termo. Rio de Janeiro: Meadbook Editora Científica Ltda; 2008.p.45-60.

43. Shenai JP, Reynolds JW, Babson SG. Nutritional balance studies in very low birth weight infants enhanced nutrient retention rates by a experimental formula. Pediatrics. 1980;66(2):233-8.

44. Klein CJ. Nutrient requirements for preterm infant formulas. J Nutr. 2002;132(6 Suppl 1):1395S-577S.

45. McGuire N, McEvan P. Transpyloric versus gastric tube feeding for preterm infants. Cochrane Database of Systematic Reviews. 2007;(3):CD003487.

46. Carlson SE, Montalto MB, Ponder DL. Werkman SH, Korones SB. Lower incidence of necrotizing enterocolitis in infants fed a preterm formula with egg phospholipids. Pediatr Res. 1998;44(4): 491-8.

47. Osborn DA, Sinn J. Formulas containing hydrolised preterm for prevention of allergy and food intolerance in infants. Cochrane Database Syst Rev. 2006;(4):CD003664. Review.

48. Premji SS, Chessel L. Continuous nasogastric milk feeding versus intermittent bolus milk feeding for premature infants less than 1500 g. Cochrane Database Syst Rev. 2011;(11):CD001819.

49. Dolberg S, Kuint J, Mazkereth R, Mimouni FB. Feeding tolerance in preterm infants: randomized trial of bolus and continuous feeding. J Am Coll Nutr. 2000;19(6):797-800.

50. Reynolds RM, Thureen PJ. Special circumstances: Trophic feeds, necrotizing enterocolitis and bronchopulmonary dysplasia. Semin Fetal Neonatal Med. 2007;12(1):64-70.

51. American Academy of Pediatrics, Committee on Nutrition. Pediatric Nutrition handbook (5 th edition). Elk Grove Village: American Academy of Pediatrics; 2004.

Nutrição Parenteral do Recém-Nascido Pré-termo

Helenilce de Paula Fiod Costa
Débora Manzione Passos de Oliveira

A nutrição por via intravenosa é uma importante ferramenta no tratamento de recém-nascidos (RN) enfermos e pré-termo (PT). Por muitos anos, RN que necessitavam de nutrição parenteral total foram alimentados inicialmente com solução de glicose e, em seguida, emulsão de aminoácidos e lipídios era introduzida gradativamente até o final da primeira semana de vida. Essa abordagem cautelosa teve origem nos primeiros protocolos de nutrição parenteral total, quando a preocupação estava na imaturidade do metabolismo do RN, a qual limitaria a tolerância dos fluidos parenterais[1]. Com essa abordagem, as necessidades nutricionais do RN não são atendidas durante os primeiros dias de vida, quando frequentemente o RN está mais debilitado, com o trato gastrintestinal (TGI) pouco ou não funcionante e necessitando de oferta nutricional adequada[2,3].

A oferta nutricional no útero é grande, não só para o acréscimo de novos tecidos e para a oxidação, mas também para a substituição da água corporal por proteína e gordura. A glicose é captada e utilizada para suprir as necessidades energéticas. O conteúdo de água do tecido fetal cai de 89% às 24 semanas, para 74% às 40 semanas de gestação. Essa redução é compensada por um aumento do conteúdo lipídico de 0 a 11% no último trimestre, e um aumento do conteúdo proteico de 8,8% para 12%. Os aminoácidos são fornecidos continuamente ao feto em taxa elevada e aqueles não utilizados são oxidados para a produção de energia[4].

Com o reconhecimento de que uma alimentação precoce pode influenciar na evolução de doenças e no bem--estar a longo prazo, a interrupção na oferta nutricional para o RN em um período-chave e tão vital merece uma análise mais aprofundada.

Em RN com 26 semanas de idade gestacional (IG) as reservas de glicose, em forma de glicogênio, são baixas e a perda proteica é grande e imediata após o nascimento, de tal forma que um RN recebendo apenas glicose perde 1,6g/dia e ao final de 7 dias 11,2g, ou seja, 13% do seu estoque de aminoácidos. Se esse RN fosse um feto teria incorporação proteica de 1,8g/dia ou de 12,6g em uma semana intraútero; portanto, o prematuro extremo (PTE) acumula um déficit de 25%, que é quase impossível de recuperar no período pós-natal[4].

Além dessa alteração na composição corporal relativa à massa magra e ao tecido adiposo, o feto também cresce cerca de 15g de tecido/kg/dia durante a segunda metade da gestação, com redução gradual de 10g/kg/dia ao termo.

Um terceiro elemento de consumo – a oxidação – é bastante insignificante na vida fetal porque quase nenhuma quantidade de ácidos graxos é oxidada. Assim, as necessidades totais de ácidos graxos aumentam cerca de 1g/kg/dia na segunda metade da gestação para um pouco mais de 2g/kg/dia ao termo[4].

Logo após o nascimento, na unidade de terapia intensiva neonatal (UTIN), os nutrientes devem ser ofertados ao RNPT de muito baixo peso (MBP) de forma semelhante a que vinha ocorrendo intraútero e em quantidades que variam de acordo com as condições extrauterinas e/ou presença de doenças.

Ao longo dos últimos 30 anos, ocorreram evoluções consideráveis na qualidade dos fluidos parenterais. Complicações metabólicas associadas a soluções de aminoá-

cidos agora são menos comuns e recentemente estudos mostraram que ácidos graxos poli-insaturados de cadeia longa (AGPICL) presentes nas emulsões lipídicas têm a função vital na proteção da toxicidade do oxigênio em pulmões imaturos, no desenvolvimento das funções visual e cortical. O estoque de ácidos graxos essenciais está baixo ao nascimento nos recém-nascidos pré-termo (RNPT) e, na ausência de suplementação exógena, a deficiência de ácidos graxos pode ocorrer em três dias[5]. Após 1990, os pesquisadores começaram a mostrar mais interesse nos efeitos em longo prazo da desnutrição precoce, mostrando alterações no neurodesenvolvimento[6].

A partir desses dados, conclui-se que, desde que os fluidos parenterais sejam bem tolerados pelo RN, há ganhos potenciais para a saúde com a administração precoce de nutrição parenteral.

INDICAÇÕES DA NUTRIÇÃO PARENTERAL

A nutrição parenteral tornou-se acessível para uso de rotina nas UTIN no início da década de 1970, e seu desenvolvimento continua até hoje.

A nutrição parenteral (NP) tem sido utilizada em RN para suprir as necessidades de crescimento e desenvolvimento, quando as condições clínicas, peso e grau de maturidade e malformação do sistema digestório não permitem o uso da alimentação por via enteral.

De forma geral, podem-se dividir as indicações em:

- RN com peso < 1.500g e/ou IG < 30 semanas – a NP deve ser oferecida em conjunto com a alimentação enteral mínima, se possível;
- RN com peso ≥ 1.500g e/ou IG ≥ 30 semanas – a NP deve ser oferecida em conjunto com aumentos progressivos da alimentação enteral, desde que haja estabilidade clinica, permeabilidade e trato gastrintestinal funcionando até que a oferta por via enteral atinja 80cal/kg/dia.

COMPOSIÇÃO DA NUTRIÇÃO PARENTERAL

Os componentes essenciais da NP são:

- Fluidos.
- Hidratos de carbono (HC).
- Proteínas.
- Lipídios.
- Eletrólitos.
- Vitaminas.
- Oligoelementos.

A quantidade de cada um desses componentes deriva da necessidade de acordo com o peso, idade gestacional e cronológica, condições gerais e avaliação laboratorial[2,3].

NECESSIDADES NUTRICIONAIS

As necessidades que contemplam o crescimento no RN por via parenteral são de 100cal/kg/dia, 150mL/kg/dia de fluidos distribuídos em glicose (16g/kg/dia), aminoácidos (3-4g/kg/dia), lipídios (3g/kg/dia), eletrólitos, vitaminas e oligoelementos[7].

Necessidades calóricas

Necessidades calóricas parenterais variam de acordo com a idade cronológica e devem ser assim distribuídas (Quadro 21.17):

- Hidratos de carbono: 55 a 65%.
- Lipídios: 35 a 50%.
- Proteínas: 15%.

Quadro 21.17 – Necessidades calóricas parenterais (kcal/kg/dia).

Dias de vida	Oferta calórica
1-4	50
5-7	60
8-10	85
> 10	100

Recomenda-se que as necessidades calóricas durante a nutrição parenteral sejam aproximadamente 80-90% daquelas preconizadas para a nutrição enteral, isso porque não serão utilizadas calorias para absorção, digestão dos alimentos e perda fecal[7].

Necessidades hídricas

A manutenção da homeostase dos fluidos nos RNPT é um desafio em virtude da grande variabilidade da distribuição dos líquidos corporais e das necessidades relacionadas com a imaturidade funcional desses RN.

A água é um nutriente essencial para a vida e as necessidades hídricas devem levar em consideração a perda insensível de água (PIA), a urinária, a respiratória, a gastrintestinal, aquela necessária para o metabolismo oxidativo e para o crescimento.

Os determinantes das necessidades de fluidos no RNPT são: idade gestacional (IG), peso, perda insensível de água (PIA), volume urinário, ambiente térmico neutro, grau de umidificação e fototerapia.

Dos fatores citados nos RN de MBP, a perda evaporativa de água é muito alta em virtude de sua pele ser extremamente fina e não queratinizada e, portanto, altamente permeável à água[8,9].

A perda insensível de água está relacionada a múltiplos fatores (ver Capítulo Fluidoterapia).

O peso do RN deve ser monitorizado diariamente. Naqueles RN com peso de nascimento < 1.000g, nas duas primeiras semanas de vida, o peso deve ser monitorizado duas vezes ao dia. O ganho de peso de mais de 25g/kg/dia em qualquer RN pode ser suspeito de retenção inapropriada de fluidos.

A avaliação clínica da frequência cardíaca, perfusão periférica, fontanelas e saliva nos vários períodos do dia são primordiais.

Para o cálculo das necessidades hídricas, deve-se fazer o balanço hídrico e estimar as perdas insensíveis de água pela pele, respiração, e pelo trato gastrintestinal, diurese e expansão do espaço extracelular.

A diurese normal é 2-4mL/kg/h e a densidade urinária deve estar entre 1.004 e 1.010.

As necessidades de eletrólitos são nulas ou mínimas nos primeiros dias, e esses só devem ser adicionados à nutrição parenteral após dosagem séricas (sódio menor que 135mEq/L) e diurese franca.

Nos primeiros dias, os eletrólitos (sódio e potássio) devem ser administrados na forma de acetato para se evitar aumento da carga ácida. Com a função renal plena, pode-se passar o sal para a forma de cloreto. As necessidades basais são de 3mEq/kg/dia de sódio e 2mEq/kg/dia do potássio (Quadro 21.18).

O quadro 21.19 mostra valores totais para as 24 horas, entretanto, recomenda-se que o balanço hídrico seja realizado a cada 12 horas.

Existem evidências que a hidratação em excesso é prejudicial, e a restrição hídrica nos primeiros dias, benéfica. É permitida perda de peso de 2 a 3% ao dia nos primeiros dias e máxima de 10%[9].

Quadro 21.18 – Recomendações de oferta de Na+, K+, Cl- (mEq/kg/dia).

*Na+	0-3 (5)
**K+	0-2
Cl-	0-5

Quadro 21.19 – Necessidades hídricas e eletrolíticas durante a primeira semana pós-natal[8].

Dias após nascimento	Ingestão de líquido recomendada (mL/kg/dia)					
	1º dia	2º dia	3º dia	4º dia	5º dia	6º dia
RNT	60	80	100	120	140	160
RNPT > 1.500g	60-80	80-100	100-120	120-150	140-160	140-160
RNPT < 1.500g	80-90	100-110	120-130	130-150	140-160	160-180

* É necessário ajuste criterioso na administração de água e eletrólitos para o RN de EBP em caso de início de diurese e em pacientes poliúricos.

** Suplementação deve ser iniciada após diurese franca.

Os ajustes da fluidoterapia devem ser frequentes nos primeiros sete dias (ver Capítulo Fluidoterapia).

RN que sofreram asfixia perinatal ou apresentaram doença de membrana hialina, sepse neonatal, hipotensão e acidose metabólica apresentam risco aumentado de complicações hidroeletrolíticas e devem ser monitorizados diariamente[9].

Problemas frequentes da fluidoterapia do recém-nascido de EBP[10] – no **primeiro dia de vida**, pela intensa perda transepidérmica de água, deve-se sempre que possível dosar eletrólitos séricos a cada 12 horas (Na+ e K+) por analisador químico que utiliza apenas 0,1mL de sangue, para ajustar a oferta hídrica, livre de eletrólitos, em 10 a 20mL/kg a cada 12 horas, dependendo do sódio sérico.

No **segundo dia**, o problema é a hipercalemia. O Na+ sérico está na sua concentração mais elevada. Ele entra na célula e libera o K+ para o interstício e intravascular e a reposição de volume deve ser maximizada.

No **terceiro dia**, a perda transepidérmica diminui, porque começa a ocorrer depósito de queratina na pele do RN e/ou em resposta à umidificação elevada (80-90%) da incubadora de dupla parede. A concentração de sódio pode cair (< 135mEq/L) e deve-se antecipar essa mudança diminuindo a oferta hídrica.

No **quarto dia**, o PCA com alterações hemodinâmicas, comumente, está presente, e o ecocardiograma é de grande valia. A ocorrência de hiponatremia iatrogênica é mais bem tratada com restrição agressiva do volume hídrico de 60mL/kg/dia, minimizando a taxa de correção do sódio e evitando o uso de infusões salinas hipertônicas. A oligúria observada durante o tratamento do PCA não deve ser tratada com aumento do volume hídrico, nem usar furosemida como prova terapêutica porque essa, por ser um vasodilatador, pode dilatar o PCA, mantendo-o aberto. A restrição de fluidos deve ser mantida enquanto o PCA não estiver fechado.

HIDRATOS DE CARBONO (HC)

Os HC são ofertados na NP como dextrose, um dos isômeros de glicose, os quais provêm 3,4cal/g.

A taxa de utilização de glicose corporal no PT é de 6-8mg/kg/min e a taxa mínima de utilização de glicose para RNPT de EBP que atenda as necessidades metabólicas basais é de aproximadamente 7-10mg/kg/min[11].

O cérebro tem uma necessidade basal e obrigatória para seu metabolismo de 5mg/kg/min; taxas de utilização de glicose de 1-2mg/kg/min são necessárias para o metabolismo do coração, fígado, outros órgãos e músculos, e a glicose também é necessária para fornecer energia para a utilização de aminoácidos na quantidade de 2-3mg/kg/min.

Em RN com peso < 1.000g e IG < 28 semanas, recomenda-se começar com infusões 5-7mg/kg/min, e essas devem ser ajustadas, várias vezes ao dia, de acordo com a tolerância do RN e das dosagens de glicose no sangue e na urina.

A meta é manter a glicemia maior que 55mg/dL e menor que 125mg/dL. As taxas de infusão de glicose são limitadas pela capacidade metabólica dos tecidos fetais, pela produção endógena de glicose, glicogenólise e gliconeogênese. A captação de glicose pelas células é limitada pela velocidade de infusão (VIG), pelo número de transportadores de glicose em suas membranas celulares, pela ação da insulina na captação de glicose e pela capacidade máxima de oxidação.

A taxa máxima de infusão de glicose é de cerca de 11-12mg/kg/min ou 16g/kg/dia, e qualquer oferta de glicose adicional poderá ser convertida em lipídios. Esse processo acarreta aumento do gasto energético, do consumo de oxigênio e da produção de dióxido de carbono (CO_2). Esses problemas podem ser agravados pela infusão por via intravenosa de lipídios. Os ácidos graxos limitam a conversão de glicose para lipídios, o que diminui a produção de CO_2, promove a produção de glicose pelo fígado e substitui seus carbonos pelo da glicose, provocando hiperglicemia[11].

Infelizmente, não se dispõe de métodos laboratoriais para medir a capacidade máxima de oxidação da glicose no RN, por isso usam-se medidas de concentração plasmática de glicose, triglicérides e gasometria arterial para estimar quando foi ultrapassada a taxa máxima de utilização de glicose[11].

Altas taxas de infusão por via intravenosa de glicose podem produzir hiperglicemia persistente, aumento de catecolaminas, glucagon e cortisol. É importante lembrar que infusões de dobutamina e dopamina aumentam 2-6 vezes os níveis de catecolaminas, as quais diminuem a produção de insulina e, portanto, aumentam a glicose sérica[11].

Os efeitos da insulina sobre o crescimento e a composição corporal do RN são obscuros. A insulina é um importante hormônio anabólico, pois suprime a proteólise muscular, induzindo maior acréscimo de tecido magro. Entretanto, não está esclarecido se a glicose é utilizada mais eficientemente ou se o aumento do metabolismo da insulina pelos tecidos insulinossensíveis poderia privar o cérebro desse substrato[12].

A resposta à administração de insulina exógena varia de acordo com o método de administração. A hipoglicemia tem sido mais frequente quando ela é aplicada em *bolus* e uma infusão constante de insulina parece melhorar a utilização da glicose, aumentando a captação calórica[11,12].

A estratégia ideal para se evitar a hiperglicemia não está definida.

Na prática, para tratar a hiperglicemia usa-se[11]:

1. Diminuir a oferta de glicose (1 a 2mg/kg/min) a cada 4-6 horas, até que a glicemia £ 125mg/dL ou que as necessidades hídricas resultem em administração de fluidos hipotônicos (concentração de glicose menor que 5%). Soluções de glicose com concentrações inferiores a 5% não devem ser usadas, a não ser que se adicione algum sal, como acetato ou cloreto de sódio.

2. Administrar aminoácidos por via intravenosa – a infusão simultânea de aminoácidos ajuda a diminuir a concentração de glicose, pois estimula a secreção endógena de insulina.

3. Reduzir a infusão de lipídios que diminui a produção de glicose. A administração de lipídios aumenta a glicemia em cerca de 24%.

4. Iniciar terapia exógena de insulina se a glicemia for > 250-300mg/dL persistentemente e/ou se houver necessidade de restrição prolongada de nutrientes pela intolerância à glicose. O método preferencial desse tratamento é a infusão contínua de insulina com a administração concomitante de glicose (VIG de 3-4mg/kg/min) para manter a glicemia normal. Isso é relativamente seguro, desde que os níveis plasmáticos ou sanguíneos de glicose sejam monitorizados a cada 30 minutos. Recomenda-se iniciar com insulina regular humana na dose de 0,03 a 0,05U/kg/h diluída em solução glicosada a 5% ou em solução de 0,1U/mL de soro glicosado a 5%. Adicionar 1mL de albumina a 5% para cada 10mL de líquido infundido para diminuir a aderência da insulina à seringa e tubos. Se persistirem níveis glicêmicos altos (> 180mg/dL), sugere-se aumentar a dose de insulina em 0,01U/kg/h. Monitorizar lactato sérico e queda do pH nos RN que recebem terapia insulínica.

PROTEÍNAS

O feto acumula proteína na razão de 2g/kg/dia entre 24 e 32 semanas de IG e diminui para 1,8kg/dia entre 32 e 36 semanas. Logo, a meta para se conseguir aumento proteico é de 2g/kg/dia[13,14].

Em PT, os aminoácidos podem servir como substratos energéticos para a síntese efetiva e incorporação de proteínas. Quando são administrados nas primeiras 24h de vida, obtém-se um estado anabólico, sem acidose metabólica, apesar da baixa ingestão energética, indicando que o estado anabólico decorre do aumento da síntese proteica e não da diminuição da proteólise.

Estudos em animais e em RNPT indicam que alta síntese proteica não requer taxa de oxidação de glicose alta, uma vez que a oxidação de aminoácidos é capaz de fornecer calorias extras para a síntese proteica. Outros ensaios investigaram apenas as respostas agudas à infusão por via intravenosa elevada de aminoácidos e mostraram que esses administrados durante 3 a 5 horas suprimiam a proteólise corporal por aumentar as concentrações extracelulares de aminoácidos[15].

Outro aspecto favorável é que a infusão de aminoácidos promove a biossíntese e/ou estimula a secreção de insulina. Observaram-se níveis mais baixos de glicemia e menor ocorrência de hiperglicemia/hiperpotassemia quando se administraram aminoácidos logo após o nascimento em taxas de 1,5 a 2g/kg/dia[11,16].

É importante ressaltar que, em RN com restrição do crescimento intrauterino (RCIU), precisa-se ter cautela com infusões altas de aminoácidos porque estudos em animais mostraram redução da expressão e atividade da insulina, resultando em baixa capacidade dessa e dos fatores de crescimento (insulina-*like*) em estimular a síntese de aminoácidos, a partir de proteínas, podendo elevar as concentrações plasmáticas de aminoácidos considerados tóxicos, como glicina, metionina e fenilalanina. Mais pesquisas são necessárias para se definir se taxas muito elevadas de aminoácidos são adequadas e seguras para os RN com RCIU[11].

Qualidade proteica

As soluções de aminoácidos cristalinos utilizadas atualmente são aquelas que têm como base o aminograma de RN a termo alimentados com leite materno. Deve-se suplementar na NP os aminoácidos considerados essenciais e condicionalmente essenciais.

Os aminoácidos essenciais para o RN são: leucina, isoleucina, valina, histidina, metionina, fenilalanina, triptofano, treonina e lisina, e os condicionalmente essenciais ou indispensáveis para o RNPT são arginina, tirosina, cisteína, taurina, glicina, glutamina e prolina. São considerados não essenciais ou dispensáveis os aminoácidos alanina, asparagina, aspartato, glutamato, serina e triptofano[7].

A mistura de aminoácidos para os RNPT deveriam conter cisteína e tirosina, ambas essenciais para a síntese proteica, uma vez que esses aminoácidos não podem ser gerados por seus precursores metionina e fenilalanina nos RN. Nenhuma mistura de aminoácidos atualmente em nosso mercado contém quantidades adequadas de cisteína ou tirosina, portanto conclui-se que não existe mistura única de aminoácidos que supra as necessidades do RNPT de MBP.

Em uma solução de *pool* de aminoácidos, a cisteína é instável e oxida facilmente em cistina, a qual é insolúvel. Para compensar essas baixas concentrações de cisteína, soluções parenterais contêm níveis relativamente elevados de metionina para o RNPT, Entretanto, RN que receberam doses elevadas de metionina apresentaram altos níveis plasmáticos de metionina e baixa concentração de cisteína, demonstrando que o excesso de metionina não é utilizado para síntese de cisteína. Além disso, altos níveis de metionina em ratos induziram lesões hepáticas estruturais e funcionais, o que parece contribuir para a patogênese da colestase associada à nutrição parenteral total (NPT)[17,18].

A N-acetil-L-cisteína (NAC) é estável em solução, mas quando ela foi suplementada em soluções parenterais foram detectadas altas concentrações de NAC na urina, o que confirmou sua baixa biodisponibilidade. Assim, a suplementação de NAC ainda é uma abordagem discutível, apesar de ter sido adicionada à NP, em alguns estudos, na dose de 20-40mg de cisteína para cada grama de solução de aminoácido. Em RN que apresentam pH <7,28 ou o BE estiver inferior a –5, seu uso está contraindicado porque pode agravar a acidose metabólica[18.].

Do mesmo modo, a suplementação em maior quantidade de tirosina em RN que apresentam doenças com aumento da síntese de proteínas de fase aguda (por exemplo, na sepse) não é realizada na prática diária porque a N-acetil-L-tirosina é a única fonte solúvel de tirosina, e a solução por via intravenosa de aminoácidos (Trophamine[a]), comumente utilizada nas unidades neonatais, contém taurina e N-acetiltirosina em pequena quantidade[4].

Sabe-se que 2g da solução de proteína são degradados para suprir os aminoácidos aromáticos para a síntese de 1g de proteínas de fase aguda, de tal modo que as necessidades mínimas são ofertadas quando se usam pelo menos 2g/kg/dia de proteína na NP[4].

A glutamina é considerada um aminoácido importante para algumas células, entre elas a da mucosa intestinal e da imunidade celular do intestino. A administração parenteral de glutamina na dose de 15 a 25% do total de aminoácidos administrados resulta em aumento de sua concentração plasmática[19]. A suplementação costuma ser bem tolerada, ocasionando aumento de ureia, mas não de amônia, e tem sido usada em RN com síndrome do intestino curto com síndrome de má absorção. A glutamina é instável em solução aquosa e não é componente de nenhuma mistura de aminoácidos parenterais disponíveis[20].

Metanálise de três estudos não mostrou vantagens na suplementação parenteral da glutamina[21]. A suplementação por via oral ou enteral parece ser vantajosa.

As soluções de aminoácidos usadas em nosso meio estão no quadro 21.20.

Soluções com altas concentrações de aminoácidos de cadeia ramificada, como isoleucina, leucina e valina e baixas concentrações de metionina e aminoácidos aromáticos, como fenilalanina e triptofano (solução a 8%), nome comercial HepatAmine®, podem ser usadas no lugar de Trophamine®, quando a doença hepática estiver associada com hiperamonemia. São contraindicadas em pacientes com anúria ou portadores de erros inatos do

Quadro 21.20 – Soluções de aminoácidos disponíveis para uso na nutrição parenteral.

Aminoácidos (mg/g de proteína)	Aminoped® 10%	Pediamino® 10%	Trophamine® 10%
Leucina	107,7	95,0	140
Isoleucina	64,0	76,0	82,00
Valina	70,9	70,0	82,00
Metionina	46,2	28,0	33,0
Fenilalanina	45,7	45,0	48,0
Triptofano	18,3	18,0	20,0
Treonina	51,5	52,0	42,0
Lisina	70,9	96,0	82,0
Cisteína*	3,8	17,9	–
Tirosina*	54,0	67,0	23,0
Taurina*	–	–	2,5
Alanina	71,7	70,0	53,0
Serina	90,3	90,0	37,0
Prolina	161,9	160,0	38,0
Glicina	41,9	–	68,0
Ácido glutâmico	–	23,2	50,0
Glutamina	–	–	–
Aspargina	–	–	–
Ácido aspártico	–	–	–
Arginina	63,0	76,0	122,0
Histidina	–	–	48
Aminoácidos totais	1.004	1.004	–
Relação aminoácidos essenciais/não essenciais	1:0,95	1:0,95	1,12:1
Osmolaridade (mOsm/L)	848	860	

* Condicionalmente essenciais para o RNPT.

metabolismo dos aminoácidos, especialmente aqueles envolvendo os de cadeia ramificada como a doença de xarope de bordo e acidemia isovalérica. Nesses casos, administrar solução de aminoácidos específica para RN (máximo de 1 a 2g/kg/dia).

RN com insuficiência renal têm necessidades diferentes de aminoácidos do que aqueles com função renal normal. Geralmente são fornecidas as necessidades mínimas de aminoácidos essenciais, desde que o fígado assimile amônia de outras fontes e nitrogênio para a síntese de aminoácidos não essenciais. As formulações comerciais de aminoácidos para insuficiência renal incluem Aminess® 5,2%, NephhrAmine® 5,4%, Áminosyn-RF® 5,2% e RenAmin®, esses dois últimos são os escolhidos para uso neonatal por conterem arginina além dos aminoácidos essenciais. Usualmente prescreve-se a mesma solução de aminoácidos para uso neonatal (Trophamine®) em doses iniciais baixas (1g/kg/dia), com aumentos lentos (máximo de 2g/kg/dia) e monitorização laboratorial cuidadosa de amônia, eletrólitos e equilíbrio acidobásico. É importante ter o cuidado de esperar a melhora da função renal para aumentar a oferta de aminoácidos.

O mesmo cuidado deve-se ter em RN com lesões hipóxico-isquêmicas, sepse e débito cardíaco insuficiente. Sugere-se manter a oferta de aminoácidos em 2g/kg/dia[4].

Quantidade proteica

O depósito proteico é diretamente correlacionado com a oferta de proteínas se condições adversas não estiverem presentes. Em geral, 1,5 a 2g são suficientes para evitar o catabolismo proteico no período neonatal imediato[17]. Em termos de limite superior tem sido estimado em[22:]

- RN a termo = 3g/kg/dia.
- RN pré-termo com peso de nascimento >1.500g = 3,5g/kg/dia.
- RN pré-termo com peso de nascimento entre 700 e 1.000g = 3,85g/kg/dia e RN com peso de nascimento < 700g e IG entre 24 e 27 semanas = 4,0g/kg/dia.

Estudos mostraram que RNPT extremo toleram ingestões parenterais de 4/kg/dia, produzindo ganho de peso médio de 10 a 15g/dia sem aumentar os níveis de ureia ou apresentar acidose metabólica[23-25].

No quadro 21.21 estão as recomendações de Ziegler et al.[22] para a oferta parenteral de RN pré-termo extremo.

A intolerância às infusões de aminoácidos pode manifestar-se sob a forma de aumento de ureia e amônia no sangue, de acidose metabólica ou de um resultado anormal do aminograma plasmático.

Quadro 21.21 – Recomendação para a oferta parenteral no RN com peso de nascimento < 1.000g[22].

Energia (cal/kg/dia)	
Início	30-40
Meta	80-100
Glicose (mg/kg/min)	
Início	6-8
Aumento por dia	2
Meta	10-12
Aminoácidos (g/kg/dia)	
Início	2g
Aumento por dia	0,5g-1g
Máximo	4
Lipídios (g/kg/dia)	
Início	0,5g-1g
Aumento por dia	0,5g-1g
Máximo	3-4

A ureia é um produto da oxidação de aminoácidos e sua elevada produção no feto humano sugere alto *turnover* proteico e maior taxa de oxidação. De tal forma que, se um aumento de 5 a 10mg/dL na concentração sanguínea de ureia for detectado em RN recebendo 4g/kg/dia, pode ser mais uma evidência da utilização efetiva de aminoácido do que intolerância proteica[11]. As elevações de ureia, por outro lado, podem refletir uma função renal alterada e falta de oferta de fluidos.

Quando a dosagem de amônia estiver clinicamente indicada, sugere-se ajustar a dose da solução de aminoácidos com a monitorização da amonemia indicada no quadro 21.22.

A acidose metabólica está mais relacionada à qualidade da solução de aminoácidos do que com a quantidade.

Quadro 21.22 – Conduta relacionada aos níveis séricos de amônia.

Amonemia	O que fazer?
< 150µmoles/L	Iniciar ou aumentar a oferta proteica
15-200µmoles/L	Diminuir ou adiar a oferta proteica
> 200µmoles/L	Interromper a oferta proteica

Relação energia *versus* proteína – a estratégia nutricional ideal prevê quantidades de aminoácidos e de energia que satisfaçam as necessidades tanto para o crescimento quanto para o metabolismo. Existem controvérsias sobre se aminoácidos que devem ser considerados combustível metabólico ou não. Motivos para os aminoácidos serem oxidados incluem geração de energia e evitar o acúmulo, no caso de um ou mais estarem presentes, proporcionalmente em maior abundância, do que aquela necessária para a síntese[4].

Estudos têm demonstrado que a administração de aminoácidos, juntamente com 30kcal/kg/dia não proteicas, pode transformar o balanço do nitrogênio de negativo para zero ou mesmo positivo[13-15,23-25].

A melhoria das soluções neonatais de aminoácidos e as diferentes técnicas alimentares permitiram mudar a sugestão de que a oferta de aminoácido relacionada a calorias não proteicas é de cerca de 1g de aminoácido para 15kcal de energia não proteica. Como essa não é uma proporção ideal de energia para a síntese proteica ótima, uma quantidade considerável de aminoácido deverá ser oxidada em energia.

Ingestão de 25 a 40kcal de energia não proteica por grama de proteína permite um depósito proteico ótimo, embora isso seja pouco viável no início da vida dos RNPT de MBP quando se utilizam glicose, proteína e pouco lipídio[14].

A administração precoce de lipídios, com seu alto conteúdo calórico, pode ser benéfica no suprimento de calorias não proteicas. Além disso, o RN é dependente de ácidos graxos essenciais para a maturação do seu cérebro, pois seus estoques são mínimos ao nascimento. A grande questão é se o RNPT de EBP é capaz de metabolizar lipídios em grandes quantidades.

Uma revisão de 2005 avaliou estudos sobre os efeitos do início precoce *versus* tardio da administração de lipídios e não detectou nenhum efeito positivo sobre o crescimento imediato com o início precoce. No entanto, nos ensaios clínicos incluídos na revisão, os aminoácidos também não foram administrados precocemente, sugerindo que seu uso concomitante poderia, teoricamente, ter melhorado a utilização do lipídio e isso refletido no crescimento[24].

Administração precoce e agressiva de aminoácidos – nos primeiros estudos, os aminoácidos eram administrados somente após 3 dias e os RN eram dependentes somente de glicose exógena para seu metabolismo. Atualmente, na grande maioria das UTIN, a infusão de aminoácidos é introduzida em prematuros entre 0 e 24 horas após o nascimento. No entanto, os níveis em que se inicia essa administração variam consideravelmente; muitos iniciam com apenas 1g/kg/dia e vão aumentando gradativamente para 3g/kg/dia durante 3 dias. O motivo para esse aumento progressivo da ingestão de aminoácido não é baseado em evidências. Limitações hídricas, preocupações com intolerância e medo de hiperglicemia são algumas das explicações[4].

Outros iniciam com 2g/kg/dia e avançam rapidamente para 3 a 4g/kg/dia[19,23,25].

Com a introdução de soluções específicas para RN a termo, pesquisadores começaram a estudar os efeitos da introdução mais precoce de aminoácidos. Em dois estudos distintos, Van Goudoever et al. e Murdock et al. administraram aminoácidos nas doses de 1,15 e 1,35g/kg/dia imediatamente após o nascimento, em RN com peso de nascimento de 1.400g e 1.500g, respectivamente[26,27]. Nem esses, nem outros estudos anteriores relataram acidose metabólica, hiperaminoacidemia ou hiperamonemia. Efeitos benéficos, como melhora no balanço nitrogenado, perfil de aminoácidos do plasma e menor incidência de hiperglicemia foram descritos.

A mudança súbita de um estado intrauterino geralmente bem alimentado para o ambiente extrauterino pobre em nutrientes torna o prematuro doente muito vulnerável aos efeitos dessa privação e, portanto, com necessidade urgente de estabelecer nutrição ótima. São necessárias mais pesquisas sobre a nutrição na fase precoce da vida pós-natal de prematuros extremos para que se estabeleça um consenso sobre qual é a oferta inicial ótima[11].

Estudos descreveram os efeitos de infundir quantidades baixas de aminoácidos, comparando com ofertas elevadas nos primeiros dois dias de vida[23,25,27,28].

Thureen et al. estudaram 28 RN com média de IG = 27 semanas e peso de nascimento de 950g. Um grupo (n = 13) recebeu 1g/kg/dia e o outro 3g/kg/dia nas primeiras 24 horas de vida. A oferta calórica foi de 45-60kcal/kg/dia. O balanço proteico no grupo que recebeu 1g/kg/dia foi pouco maior que zero, enquanto o grupo que recebeu 3g/kg/dia apresentou balanço positivo de 1,16-1,62g/kg/dia. Os RN com maior oferta proteica apresentaram aminogramas semelhantes aos encontrados em fetos humanos. A recuperação do peso ocorreu mais precocemente e com 32 semanas de idade corrigida poucos RN apresentavam restrição do crescimento[28].

Ibrahim et al.[25] infundiram em 16 RN com média de IG de 27 semanas a nutrição parenteral com 3,5g de aminoácidos e 3g/kg/dia de lipídios, com glicose, nas primeiras 2 horas após o nascimento, e 16 RN controles receberam apenas glicose nas primeiras 48 horas a partir das quais os RN receberam aminoácido 2g/kg/dia e lipídios 0,5g/kg/dia, com aumentos progressivos.

O balanço nitrogenado foi significativamente maior no grupo suplementado no primeiro dia pós-natal. Os RN não apresentaram nenhuma intercorrência clínica[25].

Te Braake et al. estudaram 135 RN de MBP, metade dos quais recebeu 2,4g/kg/dia de aminoácido imediatamente após o nascimento (< 2 horas), a outra metade recebeu somente glicose. Foram feitas gasometrias diárias durante 6 dias. Além de menor *base excess* (BE) no segundo dia, o grupo suplementado também apresentou níveis ligeiramente inferiores de bicarbonato com 12 horas após o nascimento e no segundo dia. Esses achados não tiveram implicações clínicas, uma vez que não exigiram administração exógena de bicarbonato. As concentrações plasmáticas de todos os aminoácidos essenciais e da maioria dos não essenciais aumentou e melhor se adequou aos intervalos de referência[23].

Estudos que avaliaram os efeitos da administração precoce e agressiva de aminoácidos não relatam alterações significativas nos níveis de nitrogênio ureico, no balanço de ácido básico e no aminograma plasmático[23,25,29].

Muitos estudos têm investigado os resultados da administração de aminoácido precoce na fase pós-natal; apenas um pequeno número desses considerou parâmetros de resultado a médio e longo prazo[30]. Os resultados tiveram como base diferentes aspectos, tais como gráficos do crescimento intrauterino, gráficos de crescimento obtidos a partir de prematuros, incidência de doenças, tempo de recuperação do peso de nascimento e permanência hospitalar. Em quase todos os estudos as medidas antropométricas por ocasião da alta melhoraram[31,32].

Um grande estudo, incluindo mais de 1.000 crianças que foram acompanhadas até 18 meses de idade corrigida, conduzido por Poindexter et al. mostrou diferenças significativas com 36 semanas de idade corrigida em relação ao ganho de peso, comprimento e perímetro cefálico, mas com 18 meses essas diferenças desapareceram e não houve diferença no desenvolvimento neurológico entre os grupos[33].

Ainda há carência de estudos de acompanhamento de longo prazo, mas os parâmetros de crescimento têm claramente melhorado com o fornecimento de grandes quantidades de aminoácidos a partir do nascimento, segundo os diversos autores. No entanto, ainda há espaço para melhorar a qualidade das soluções de aminoácidos e o conhecimento das diferentes necessidades de proteínas nos RN muito imaturos[34,35]. É preciso ressaltar que a meta de valores considerados necessários atualmente tem como base pesquisas da última década com prematuros mais maduros[4].

LIPÍDIOS

O prematuro extremo é particularmente vulnerável ao suprimento insuficiente de lipídios, pois o acréscimo de gordura não ocorre intraútero até o terceiro trimestre. Os lipídios são fontes de energia, fornecem fosfolipídios para a matriz e membrana celular, previnem a deficiência de ácidos graxos essenciais, são precursores dos eicosanoides (tromboxanos, prostaglandinas e prostaciclinas), os quais são moduladores da inflamação, da responsividade vascular e da agregação plaquetária[36].

O *clearance* do lipídio administrado depende da atividade da lipase lipoproteica, lipase hepática, da enzima leticina colesterol aciltransferase e da velocidade de infusão da solução nas 24 horas. A atividade dessas enzimas é muito baixa no pré-termo extremo e tem relação direta com a idade gestacional. As lipases lipoproteica e hepática são enzimas importantes para o *clearance* dos triglicérides. A atividade da lipase lipoproteica está muito baixa em RN com IG < 26 semanas. O aumento da atividade pode ser induzida por baixas doses de heparina exógena (0,5 a 1U para cada 100mL da solução de nutrição parenteral)[36].

O pré-termo tem capacidade limitada de hidrólise, assim, se a velocidade da infusão ultrapassar a hidrólise, tem-se hipertrigliceridemia e com possível alteração na função pulmonar; por outro lado, se a hidrólise exceder a oxidação dos ácidos graxos, podem-se ter aumento de ácidos graxos livres circulantes e consequente competição da ligação albumina-bilirrubina[37,38].

Qualidade das soluções lipídicas

Atualmente há no mercado várias emulsões lipídicas disponíveis para uso na nutrição parenteral: uma contém óleo de soja isolado (TCM); outra, soja combinada com o óleo de açafrão emulsificado com fosfolipídios de gema de ovo; outra, óleo de oliva e soja; outra, óleos de soja + oliva + peixe. Todas fornecem os ácidos graxos essenciais

(C18), linoleico e linolênico. Tanto o ácido linoleico (AL) como o linolênico (ALN) são precursores dos ácidos graxos poli-insaturados de cadeia mais longa (C20), como os ácidos araquidônico e docosa-hexaenoico.

As emulsões de soja contêm 54% AL, o que é muito elevado para que haja ótima atividade de dessaturação e alongamento. O óleo de açafrão tem menos ácido linolênico[38].

As soluções de lipídios (soja e açafrão) a 10% e 20% têm a mesma quantidade de fosfolipídios de ovo (1,2g/dL), mas diferem na quantidade de triglicérides, resultando na razão fosfolípides/triglicérides de 0,12 (a 10%) e 0,06 (a 20%), respectivamente. Assim, as soluções a 20% têm a vantagem de oferecer mais calorias em menor volume e na mesma quantidade de os triglicérides conterem metade de fosfolipídios, o que resulta em níveis sanguíneos mais baixos de colesterol e triglicérides.

As vantagens dos triglicérides de cadeia média (TCM) são[36]:

- Hidrólise mais rápida pelas lipases lipoproteicas.
- Menor deslocamento da ligação bilirrubina-albumina.
- Não requer carnitina para sua oxidação.
- São bons fornecedores de corpos cetônicos.

O uso de misturas contendo triglicérides de cadeia média (TCM) e de cadeia longa (TCL) tem vantagens em termos de síntese de AGPICL. Na oferta de 50% sob a forma de TCL, tem-se menor quantidade absoluta de AL (1/2) e se for usada a soja no componente TCL a relação ω-6/ω-3 melhora (a relação ideal é 5:1 a 15:1)[36-38].

Preparações lipídicas (Clinoleic 20%®) contendo mistura de óleo de oliva e soja na proporção de 4:1 contêm triacilglicerol de cadeia longa em baixa proporção (20% de AGPICL) e 60% de ácidos graxos monoinsaturados. As vantagens do uso dessa solução são: redução dos riscos de administração da oferta excessiva de AGPICL (linoleico e linolênico), menor peroxidação lipídica, aumento dos níveis de alfatocoferol, inibição da síntese de homólogos do acido eicosapentaenoico (EPA) e não estimular a glicogenose, melhorando a função imune. Tem boa tolerabilidade e a composição dos lipídios do plasma dos RN recebendo essa solução é semelhante à dos amamentados na primeira semana de vida[39].

Novas emulsões lipídicas contendo óleo soja +TCM + óleo de oliva + óleo de peixe são ricas em ácidos graxos da série ω-3 e ω-6 (Quadro 21.23)[40].

Estudos mostraram que essas emulsões foram bem toleradas em termos clínicos, parâmetros laboratoriais e hematológicos. Com relação ao balanço dos ácidos graxos, os níveis de triglicérides ficaram mais baixos em prematuros extremos, embora sem significância estatística. O que chamou mais a atenção, entretanto, foi a redução dos níveis de bilirrubina direta indicando um potencial benefício na colestase neonatal pelo uso da NP prolongada[40].

Quadro 21.23 – Composição de SMOF lipid 20%® e Intralipid 20% ®[40].

Composição	SMOF lipid 20%®	Intralipid 20%®
Óleo de soja (g/dL)	60	200
TCM (g/dL)	60	–
Óleo de oliva (g/dL)	50	–
Óleo de peixe (g/dL)	30	–
Ácido linoleico	18,7	53
Alfalinolênico	2,4	8
α-tocoferol (g/dL)	200	38
Fosfolipídios de gema de ovo (g/dL)	12	12
Água (mL)	1.000	1.000
pH	7,5-8,8	7-8
Osmolaridade (mOsm/L)	273	265

A presença elevada dos ω-3 pode ser considerada vantajosa para o desenvolvimento adequado do cérebro e da retina, para a imunomodulação e pela ação anti-inflamatória[40-42].

Uma revisão sistemática e metanálise de publicações realizadas por Vlaardingerborek et al. incluíram 14 estudos realizados em RN pré-termo de muito baixo peso. Quatro desses estudos compararam a introdução precoce (< 2 dias) e a administração tardia (> 2 dias) das emulsões lipídicas, nove descreveram os efeitos benéficos as várias emulsões lipídicas e um ambas. A revisão sugeriu que a introdução precoce da solução de lipídios não teve efeito sobre os desfechos primários analisados, ou seja, o tempo de recuperação do peso de nascimento, o crescimento pós-natal até a alta, na morbidade e na taxa de mortalidade. Em 10 estudos, eles analisaram os efeitos dos vários tipos de emulsões lipídicas. Essa revisão mostrou que emulsões lipídicas que apresentavam na composição a associação dos óleos de soja, oliva, peixe e TCM estiveram associadas a baixos episódios de sepse neonatal. Os autores salientam que o excesso de ω-6 das soluções derivadas do óleo de soja pode resultar em aumento da síntese de eicosanoides pró-inflamatórios e, por outro lado, os ω-3 das soluções contendo óleo de peixe reduzem a resposta inflamatória e melhoram a imunidade. Outros efeitos adversos não foram afetados pelos tipos de emulsões lipídicas e a análise não mostrou diferenças quanto ao crescimento pós-natal. Os autores concluíram que são necessários mais estudos para avaliar os efeitos a longo prazo dessas várias soluções nos prematuros, em especial nos de EBP[43].

Soluções a 30% podem ser usadas e parecem ser bem toleradas quando há necessidade de restrição hídrica.

A carnitina é essencial para a oxidação dos ácidos graxos de cadeia longa e para o transporte desses através da camada de membrana mitocondrial para seu local de oxidação. Os pré-termo têm menor capacidade de síntese de carnitina, baixas concentrações plasmática e tecidual.

A suplementação da carnitina pode ser útil. Embora sua suplementação seja controvertida, a dose mais aceita é de 20-40mg/dia[44].

Quantidade

Começar a infusão por via intravenosa de lipídios no primeiro dia de vida com 1g/kg/dia. Nos três primeiros dias, o lipídio por via intravenosa é administrado para prevenir deficiência de ácidos graxos essenciais e serve como substrato energético. Essa deficiência pode desenvolver-se em 72 horas se a gordura não é ofertada.

A orientação é aumentar 0,5-1g/kg/dia de solução a 20% (TCM e TCL), até o máximo de 3g/kg/dia. Quando se chega a uma oferta de 2g/kg/dia, recomenda-se monitorizar os triglicérides sanguíneos, os quais devem ser mantidos menor ou igual a 150mg/dL nos PT de muito baixo peso e segundo alguns autores em até 200mg/L em RN a termo[45].

Em situações de estresse, é recomendável diminuir a oferta lipídica se houver hipertrigliceridemia ou hiperglicemia.

Em RN submetidos à fototerapia com nível de até 2mg abaixo daquele indicativo de exsanguineotransfusão com PN < 1.500g = 1g/kg/dia e PN > 1.500g = 2g/kg/dia. No RN submetido à exsanguineotransfusão devem-se suspender lipídios por via intravenosa durante 24 horas e naqueles em sepse limitar a oferta em 2g/kg/dia, se triglicérides > 150mg/dL[40]. Essa recomendação é o que ainda se faz na prática diária, mas não há consenso entre os autores que a suportem, principalmente com o uso das novas emulsões lipídicas[36].

Quadro 21.24 – Recomendações para alterações na infusão de lipídios.

Triglicérides	Conduta
< 150mg/dL	Iniciar ou aumentar a infusão de lipídio
150-200mg/dL	Diminuir ou adiar a infusão de lipídio
> 200mg/dL	Interromper o lipídio

Infusão de lipídios

Há dados na literatura que alguns produtos são tóxicos, tais como luz ultravioleta, fototerapia e temperaturas ambientais elevadas. Com a finalidade de prevenir a peroxidação dos lipídios e a formação de hidroperóxidos, recomendam-se utilizar equipos de materiais opacos e coberturas plásticas que impeçam a passagem de luz nas bolsas das soluções de NP[46].

Velocidade de infusão

Como o clareamento lipídico tem relação direta com o tempo e/ou velocidade de infusão, deve-se manter em:

- RN pré-termo com IG > 33 semanas ou RN a termo = velocidade de infusão de 0,25g/kg/h.
- RN pré-termo com IG < 33 semanas = 0,16g/kg/h.
- RN prematuros extremos, RN pequenos para o IG e infectados = 0,083g/kg/h.

Havendo necessidade de oferta lipídica superior a 3g/kg/dia, uso de cateter venoso central e/ou em RN com IG < 26 semanas, recomenda-se a adição de heparina na concentração de 0,5U/mL de solução de parenteral[11].

A administração de lipídios separada dos outros nutrientes parece ser o ideal. É a forma mais frequente de administração nos EUA.

A solução 3 em 1 (misturam-se todos os ingredientes da nutrição parenteral em uma única bolsa) é a utilizada com mais frequência em nosso meio, porém ela apresenta vantagens e desvantagens. Como vantagem pode-se citar o menor risco de infecção porque a infusão dessa solução ocorre em via única, diminuindo as complicações associadas às múltiplas manipulações do cateter central. Nessa solução, o pH está diminuído (5,8 a 6,2), funcionando como bactericida. A grande desvantagem é que esse tipo de infusão limita a oferta de cátions bivalentes em 20mEq/L, aumentando o risco de floculação, menor absorção do cálcio e fósforo, diminuindo a estabilidade físico-química da NP e predispondo o prematuro à doença metabólica óssea.

Efeitos colaterais do uso dos lipídios por via intravenosa[46,47] – a principal complicação da administração excessiva de lipídios é o aumento do tecido adiposo e a obesidade que podem ocasionar alterações metabólicas no futuro[11]. A hiperglicemia também é constatada com frequência.

Está descrita, mas não confirmada por ensaios clínicos, a interferência na função imune e plaquetária com o uso de mais de 3g/kg/dia de lipídios em RN com distúrbios pulmonares agudos e crônicos. Foram descritos piora na função pulmonar, aumento na resistência vascular pulmonar com diminuição do fluxo sanguíneo, o que ocasiona aumento da necessidade de O_2, de tal forma que, no RN com hipertensão pulmonar persistente, por exemplo, deve-se limitar o uso de lipídios em 2g/kg/dia[47].

ELETRÓLITOS E MINERAIS

O pré-termo na sua fase de crescimento rápido tem necessidades aumentadas de eletrólitos e minerais[10].

Sódio deve ser dosado diariamente ou 2 vezes ao dia se necessário no RN PTMBP nos primeiros cinco dias. Sugere-se iniciar a suplementação quando o nível sérico estiver abaixo de 135mEq/dL, e as doses devem ser ajustadas com frequência.

Potássio – iniciar após diurese franca ou K < 4mEq/L. Pode ser ofertado na forma de cloreto de potássio ou fosfato dióxido de potássio, por apresentar menor precipitação com o cálcio.

Cálcio – a concentração ótima ainda não está bem estabelecida. A melhor retenção de cálcio e fósforo (P) foi obtida com a relação 1,3:1 a 1,7:1. A solubilidade do Ca e do P na NP depende do pH da solução, da concentração de aminoácidos, da concentração máxima de cátions bivalentes e da temperatura ambiente. A solubilidade do P e do Ca na solução parenteral 3:1 é um fator limitante da oferta adequada desses eletrólitos. O gluconato de cálcio é o sal mais utilizado e deve ser adicionado por ultimo na mistura de todos os nutrientes para evitar a precipitação da solução.

Fósforo – o fósforo orgânico é perfeitamente compatível com o cálcio. Se se usar o fósforo orgânico, as necessidades são de 0,5 a 1mEq/kg, lembrando que cada mL da solução de fosfato orgânico disponível contém:

- Fósforo – 1mL = 0,48mEq = 10,23mg.
- Sódio – 1mL = 0,66mEq = 15,33mg.
- Glicose – 1mL = 60,09mg.

A solução de fósforo orgânico não contém potássio, mas apresenta quantidade significativa de sódio. E pode ser comum hipernatremia quando não se computa a oferta do sódio.

É comum quando a oferta de P excede a 1,4mmol/kg/dia (equivalente a 2mEq/kg/dia de fósforo) e se esse fósforo for administrado na forma de fosfato de potássio, pode ocorrer hiperpotassemia.

VITAMINAS E OLIGOELEMENTOS

As vitaminas e os oligoelementos são compostos orgânicos necessários para a manutenção da saúde normal. As necessidades diárias e as soluções disponíveis estão relacionadas nos quadros 21.25 e 21.26. É importante salientar que, devido à instabilidade do ácido fólico em soluções multivitamínicas, essas geralmente não contêm ácido fólico, que deve ser suplementado[48,49].

Em RN PTMBP, que estão recebendo NP, têm sido relatados baixos níveis séricos de vitamina A, principalmente pelo excesso de utilização, diminuição de absorção, fotodegradação e aderência aos tubos plásticos.

O papel fisiológico da vitamina A inclui: integridade e diferenciação da célula epitelial, visão, crescimento ósseo e função reprodutiva. A suplementação por via intramuscular na dose de 5.000U/dose 3 vezes por semana por um período mínimo de 4 semanas demonstrou reduzir a incidência de displasia broncopulmonar e seu uso tem sido recomendado[50].

Quadro 21.25 – Sugestão de oferta dos nutrientes dados por via parenteral[48].

Componentes	NP
Água (mL/kg)	120-150
Energia (kcal/g)	90-100
Aminoácidos (g)	3-4
Glicose (mg/kg/min)	4,0-11
Lipídios (g)	0,5-7,0
Sódio (mEq)	2,0-4,0
Potássio (mEq)	2,0-3,0
Cloro (mEq)	2,0-3,0
Cálcio (mEq)	3,0-4,0
Fósforo (mEq)	2,0-4,0
Magnésio (mEq)	0,3-0,5
Ferro (mg)	0,1-0,2
Zinco (µg)	500
Cobre (µg)	20
Flúor (µg)	500
Iodo (µg)	1,0
Manganês (µg)	2,0
Cromo (µg)	0,20
Molibdênio (µg)	0,20
Selênio (µg)	2,5-3,0
Vitamina A (UI)	920
Vitamina E (µg)	2,0-7,0
Vitamina K (µg)	6,0-10,0
Vitamina D (UI)	400
Vitamina C (mg)	35-80
Tiamina	0,3-1,2
Riboflavina (mg)	0,4-1,4
Niacina (mg)	5,0-17,0
Ácido pantotênico (mg)	2,0-5,0
Piridoxina (mg)	0,3-1,0
Biotina (µg)	6-20
Cianocobalamina (µg)	0,4
Ácido fólico (µg)	56-140

No quadro 21.27 acha-se a oferta parenteral para RN com < 1.000g[49] e no quadro 21.28 encontram-se as necessidades de oligoelementos[51].

Atualmente, a suplementação de zinco e o selênio vêm sendo objeto de muitos estudos[51,52] (ver Capítulo Nutrição do EBP).

VIAS DE ADMINISTRAÇÃO

As soluções podem ser infundidas por via central ou periférica.

Quadro 21.26 – Oferta de vitaminas na nutrição parenteral em RN[48].

Vitamina	RNT (dose/dia)	RNPT (dose/kg/dia)[a,b]
Lipossolúvel		
A (µg)[c]	700	500
E (mg)[c]	7	2,8
K (µg)	200	80
D (µg)[c]	10	4
(UI)	400	160
Hidrossolúvel		
C (mg)	80	25
Tiamina (mg)	1,2	0,35
Riboflavina (mg)	1,4	0,15
Piridoxina (mg)	1,0	0,18
Niacina (mg)	17	6,8
Pantotenato (mg)	5,0	2,0
Biotina (µg)	20	6,0
Folato (µg)	140	56
B12 (µg)	1,0	0,3

[a]A dose máxima não deve exceder a preconizada para RN a termo.
[b]Devido aos níveis elevados de vitaminas hidrossolúveis, a oferta dessas foi reduzida e aumentou-se a oferta de retinol.
[c]700µg de retinol = 2.300UI.
[c]7mg de alfatocoferol = 7U
[c]10µg de vitamina D = 400UI.

Quadro 21.27 – Oferta parenteral de vitaminas para RN < 1.000g[49].

RN estável (em crescimento)	kg/dia
Vitamina A (UI)	700-1.500
DBP	1500
Vitamina D (UI)	40-160[a]
Vitamina E (UI)	3,5[b]
Vitamina K (µg)	8-10
Ácido ascórbico (mg)	25
Tiamina (µg)	350
Riboflavina (µg)	150
Piridoxina (µg)	180
Niacina (mg)	6,8
Pantotenato (mg)	6,0
Biotina (µg)	2,0
Folato (µg)	56
Vitamina B12 (µg)	0,3

[a]Máximo = 400UI/dia.
[b]Máximo = 7UI.

Quadro 21.28 – Necessidades de oligoelementos[51].

Oligoelementos	Dose diária recomendada
Zinco	150-500µg/kg
Cobre	20µg/kg
Manganês	2-10µg/kg
Cromo	0,14-0,2µg/kg
Selênio	2,5- 3µg/kg

A Academia Americana de Pediatria (AAP)[7] recomenda que a via periférica seja utilizada para soluções de osmolaridade entre 300 e 900mOsm/L. Soluções hiperosmolares exigem a via central.

A via central é a preferida quando:

- Houver necessidade de oferta alta de nutrientes, em volume menor, especialmente nos casos de restrição hídrica.
- Tempo prolongado de nutrição parenteral (maior que uma semana).
- Acesso venoso periférico difícil.

Usa-se a via central preferencialmente através de um cateter inserido percutaneamente por punção nas veias basílica, braquial, axilar ou femoral, mantido em posição central (PICC), localizado na entrada do átrio direito.

A posição do cateter deve ser sempre definida por meio de radiologia antes do início da infusão, não sendo recomendado o uso dessa via para administração de outros medicamentos ou hemocomponentes.

A escolha da via deve ter como base:

- Condições clínicas do RN.
- Necessidades nutricionais.
- Dificuldades relacionadas com a técnica.

Deve-se lembrar que tanto a via central como a periférica requerem cuidados rigorosos de assepsia na passagem e manutenção do cateter ou via periférica, a fim de prevenir infecções.

Preparo das soluções de nutrição parenteral

As soluções parenterais devem ser avaliadas e preparadas por farmacêutico, com base em padrões técnicos de compatibilidade, estabilidade, esterilidade e identificação rigorosos, em farmácias especializadas, de acordo com as técnicas de assepsia determinadas pela legislação em vigor e a portaria de número 272, de 08 abril de 1998, da Secretaria de Vigilância Sanitária do Ministério da Saúde[53].

Os parâmetros de avaliação farmacêutica são:

- Número crítico de agregação (CAN) ≥ 700 = NP instável.

- A osmolaridade relacionada à via de administração.
  - Osm < 900mOsm/L = via periférica;
  - Osm > 900mOsm/L = via central.
- Interação entre Ca, P e Mg – limite permitido de cátions divalentes é de 16mEq/L.
- Heparina na NP – é um fator desestabilizador de lipídios na presença de Ca. O limite permitido é 0,5UI/mL.
- Concentração final de lipídios – < 2% pode desestabilizar a emulsão pela diluição do fosfolipídio emulsificante.

A esterilidade das soluções de NP durante a manipulação, armazenamento e administração é fundamental para reduzir a ocorrência de infecções. As emulsões lipídicas são os componentes mais frágeis das soluções parenterais, por isso a recomendação ideal é que seja administrada em separado.

COMPLICAÇÕES DA NP

As complicações da NP podem ser incluídas em duas categorias gerais: as relacionadas com o cateter e as metabólicas. Essas são devidas à capacidade limitada que tem o RN de MBP de metabolizar os nutrientes. O uso prolongado da NP sem suplementação enteral resulta em colestase com alteração da mucosa entérica e depleção das atividades das dissacaridases.

A doença metabólica óssea ocorre pela baixa oferta de Ca, P, vitamina D e proteínas em RNPT de MBP com nutrição parenteral prolongada. O uso de diuréticos por longos períodos e corticosteroides, acidose, disfunção hepática e presença de alumínio como contaminante na NP agravam a osteopenia, podendo ocasionar fraturas espontâneas.

Complicações como hiperglicemia, hipoglicemia, distúrbios eletrolíticos, acidose metabólica hiperclorêmica, hiperamoniemia, hipertrigliceridemia, hipercolesterolemia, hiperbilirrubinemia, diminuição da adesividade das plaquetas e alteração da capacidade de difusão pulmonar são observadas e devem ser monitorizadas.

O cateter pode ser responsável pelas complicações mecânicas e infecciosas. Dessas, destaca-se a sepse neonatal tardia associada ou relacionada aos cateteres por *Staphylococcus* coagulase-negativa, *Staphylococcus aureus* e fungos. As mecânicas, comumente, estão relacionadas também aos cateteres como falso trajeto, perfurações ou quebras, extravasamento para locais indevidos (pleura, pericárdio e tecido subcutâneo, trombose das veias cava superior e porta).

MONITORIZAÇÃO DA NUTRIÇÃO PARENTERAL

No quadro 21.29 está apresentada a monitorização da NP.

Quadro 21.29 – Esquema de monitorização sugerido durante a NP total.

	Primeira semana	Após
Antropométrica		
Peso	Diariamente	Diariamente
Comprimento	1 vez/semana	1 vez/semana
Perímetro cefálico	1 vez/semana	1 vez/semana
Bioquímica		
Na, K,	Diariamente	2 vezes/semana
Cl, Ca, Mg	1 vezes/semana	Se necessário
Proteinograma	1 vez/semana	A cada 15 dias
Gasometria	1 vezes/semana	Se necessário
Ureia	1 vez/semana	1 vez/semana
Função hepática	1 vez/semana	Se necessário
Glicemia	Diariamente	Diariamente
Hematócrito	1 vez/semana	A cada 15 dias
Triglicérides	A cada aumento de 1g/kg	Se necessário
Glicosúria	4 vezes/dia	2 vezes/dia
Densidade urinária	4 vezes/dia	2 vezes/dia
Fósforo (sangue e urina)	–	3ª semana

Obs.: o controle com hemograma, PCR, culturas central e periféricas deve ser feito quando necessário. É recomendável usar micrométodo e/ou anotar o volume de sangue retirado diariamente.

RETIRADA DA NUTRIÇÃO PARENTERAL PERIFÉRICA

À medida que se aumenta a oferta por via enteral, o volume da solução de NP deve ser gradualmente reduzido. A NP deve ser suspensa quando a oferta energética por via enteral alcançar 80-100cal/kg/dia para que não haja perda de peso por alguns dias[18].

CONSIDERAÇÕES FINAIS

Os dados atuais fornecem evidências de que o início precoce dos aminoácidos é benéfico para o metabolismo proteico do RNPT. O início precoce e em quantidade mais elevada (2 a 3g/kg/dia) tem bastante apoio e segurança na literatura. Além disso, parece trazer benefícios em curto prazo e talvez em longo prazo para o crescimento pós-natal dos prematuros.

O importante papel dos lipídios nos RNPT de MBP, com inúmeras investigações em andamento em termos de qualidade das infusões e quantidade, deverá ser mais bem estabelecido.

Pesquisas futuras e ensaios clínicos deverão definir as diferentes necessidades dos nutrientes para o RN prematuro extremo e consequentemente melhorar a composição das soluções usadas na NP buscando um objetivo maior, que é proporcionar crescimento e desenvolvimento adequados.

REFERÊNCIAS

1. Johnson JD, Albritton WL, Sunshine P. Hyperammonemia accompanying parenteral nutrition in newborn infants. J Pediatr. 1972;81(1):154-61.
2. American Academy of Pediatrics, Committee on Nutrition. Nutritional needs on low birth weight infants. Pediatrics. 1985;75(5): 976-86.
3. Koletzko B, Goulet O, Hunt K, Krohn K, Shamir R. 1 Guidelines on paediatric parenteral nutrition of the European Society of Paediatric Gastroenterology, Hepatology and Nutrition (ESPGHAN) and the European Society for Clinical Nutrition and Metabolism (ESPEN), supported by the European Society of Paediatric Research (ESPR). J Pediatr Gastroenterol Nutr. 2005;41(Suppl. 2):51-87.
4. te Braake FWJ, van den Akker CHP, Riedij KMA, van Goudoever JB. Parenteral amino acid and energy administration to premature infants in early life. Semin Fetal Neonatal Med. 2007;12(1):11-8.
5. Uauy R, Mena P, Wegher B. Long chain polyunsaturated fatty acid formation in neonates: effect of gestational age and intrauterine growth. Pediatr Res. 2000;47(1):127-35.
6. Singhal A, Fewtrell M, Cole TJ, Lucas A. Low nutrient intake and early growth for later insulin resistance in adolescents born pre term. Lancet. 2003;361(9363):1089-97.
7. AAPCON. Nutritional needs of preterm infants. In: Kleimman RE (ed). Pediatric Nutrition Handbook. Elk Groove Village: American Academy of Pediatrics; 1993.p.55-88.
8. ESPGHAN. Guidelines on paediatric parenteral nutrition: fluid and electrolytes. J Pediatr Gastroenterol Nutr. 2005;41(Supl 2):S33-8.
9. Bell EF, Acarregui MJ. Restricted versus liberal water intake for preventing morbidity and mortality in preterm infants. Cochrane Database Syst Rev. 2008;1:CD000503.
10. Baumgart S. Acute problems of prematurity: balancing fluid volume and electrolyte replacements in very low birth weight and extremely low birth weight neonates. In: Polin R, Oh W, Guignard JP, Baumgart S (eds). Nephrology and fluid/electrolyte physiology: neonatology questions. Philadelphia: Saunders Elsevier; 2008.p.161-83.
11. Hay Jr WW. Nutrição parenteral em recém-nascido pré-termo extremo. In: Pereira GR, Leone CR, Alves Filho N, Trindade Filho O (eds). Nutrição do recém-nascido pré-termo. Rio de Janeiro: Medbook Editora Científica Ltda; 2008.p.141-78.
12. Poindexter BB, Karn CA, Denne SC. Exogenous insulin reduces proteolysis and protein synthesis in extremely low birth weight infants. J Pediatr. 1998;132(6):948-53.
13. Thureen PJ, Anderson AH, Baron KA, Melara DL, Hay WW Jr, Fennessey PV. Protein balance in the first week of life in ventilated neonates receiving parenteral nutrition. Am J Clin Nutr. 1998;68(5):1128-35.
14. Thureen PJ, Hay WW Jr. Intravenous nutrition and postnatal growth of micropremie. Clin Perinatol. 2000;27(1):197-219.
15. Kalhan SC, Edmison JM. Effect of intravenous amino acids on protein kinetics in pre term infants. Curr Opin Clin Nut Metab Care. 2007;10(1):69-74.
16. Poindexter BB, Karn CA, Ahlrichs JA, Wang J, Leitch CA, Liechty EA. Amino acids suppress proteolysis independent of insulin throughout the neonatal period. Am J Physiol. 1997;272(4 Pt 1):E592-9.
17. Kashyap S, Abildskov A, Heird WC. Cysteine supplementation of very low birthweight infants receiving parenteral nutrition. Pediatr Res. 1992;31:290A.
18. Van Goudoever JB, Sulkers EJ, Timmerman M, Huijmans JG, Langer K, Carnielli VP. Amino acid solutions for premature neonates during the first week of life: the role of N-acetyl-L-cysteine and N-acetyl-L-tyrosine. J Parenter Enteral Nutr. 1994;18950:404-8.
19. Porcelli PJ Jr, Sisk PM. Increased parenteral amino acid administration to extremely low-bierth-weight infants during early postnatal life. J Pediatr Gastroenterol Nutr. 2002;34(2):174-9.

20. Poindexter BB, Ehrenkranz RA, Stoll BJ, Wright LL, Poole Wk, Oh W, et al. Effect of parenteral glutamine supplementation on plasma amino acid concentrations in extremely low-birth-weight infants. Am J Clin Nutr. 2003;77(3):737-43.

21. Tubman TR, Thompson SW, McGuire W. Glutamine supplementation to prevent morbidity and mortality in preterm infants. Cochrane Database Syst Rev. 2008;1:CD001457.

22. Ziegler EE, Thureen PJ, Carlson SJ. Agressive nutrition of the very low birth weight infants. Clin Perinatol. 2002;29(2):225-44.

23. te Braake FWJ, van den Akker Ch, Wattimena DJ, Huijmans JG, van Goudoever JB. Amino acid administration to premature infants directly after birth. J Pediatr. 2005;147(4):457-61.

24. Simmer K, Rao SC. Early introduction of lipids to parenterally – fed preterm infants. Cochrane Data base Syst Rev. 2005;18(2):CD005256.

25. Ibrahim HM, Jeroudi MA, Baier RJ, Dhanireddy R, Krouskop RW. Aggressive early total parental nutrition in low-birth-weight infants. J Perinatol. 2004;24(8):482-6.

26. Van Goudoever JB, Colen T, Wattimena JL, Huijmans JG, Carnielli VP, Sauer PJ. Immediate commencement of amino acid supplementation in preterm infants: effect on serum amino acid concentrations and protein kinetics on the first day of life. J Pediatr. 1995;127(3):458-65.

27. Murdock N, Crighton A, Nelson LM, Forsyth JS. Low birthweight infants an total parenteral nutrition immediately after birth II. Randomised study of biochemical tolerance of intravenous glucose, amino acids, and lipid. Arch Dis Child Fetal Neonatal Ed. 1995;73(1):F8-12.

28. Thureen PJ, Melara D, Fennessey PV, Hay WW Jr. Effect of low versus high intravenous amino acid intake on very birth weight infants in the early neonatal period. Pediatr Res. 2003;53(1):24-32.

29. Ho MY, Yen YH, Hsieh MC, Chen HY, Chien SC. Hus-Lee SM. Early versus late nutrition support in premature neonates with respiratory distress syndrome. Nutrition. 2003;19(3):257-60.

30. Ehrenkranz RA, Younes N, Lemons JA, Fanaroff AA, Donovan EF, Wright LL, et al. Longitudinal growth of hospitalized very low birth weigh infants. Pediatrics. 1999;104(22 Pt 1):280-9.

31. Ernst KD, Radmacher PG, Rafail ST, Adamkin DH. Postnatal malnutrition of extremely low birth-weight infants with catch-up growth postdischarge. J Perinatol. 2003;23(6):477-82.

32. Latal-Hajnal B, von Siebenthal K, Kovari H, Bucher HU, Largo RH. Postnatal growth in VLBW infants: significant association with neurodevelopmental outcome. J Pediatr. 2003;143(2):163-70.

33. Poindexter BB, Langer JC, Dusick AM, Ehrenkranz RA. Early provision of parenteral amino acids in extremely low- birth weight infants: relation to growth and neurodevelopmental outcome. J Pediatr. 2006;148(3):300-5.

34. Denne SC, Poindexter BB. Evidence supporting early nutritional support with parenteral amino acid infusion. Semin Perinatol. 2007;31(2):56-60.

35. Trivedi A, Sinn JKH. Early versus late administration of amino acids in preterm infants receiving parenteral nutrition. Review. Cohrane Database Syst Rev. 2013;7:CD008771.

36. Putet G. Lipid metabolism of micropremie. Clin Perinatol. 2000;20(1):57-69. Review.

37. Brans YW, Ritter DA, Kenny JD. Influence of intravenous fat emulsion on serum bilirubin in very low- birth-weight neonates. Arch Dis Child. 1987; 62(2):156-60.

38. Carlson SE. Docosahexaenoic acid and arachidonic acid in infant development. Semin Neonatol. 2001;6(5):437-49.

39. Gobel Y, Koletzko B, Bohles HJ, Engelsberge I, Forget D, Le Brun A, et al. Parenteral fat emulsions based on olive and soy bean oils: a randomized clinical trial in preterm infants. J Pediatr Gastroenterol Nutr. 2003;37(2):161-7.

40. Rayyan M, Devlieger H, Jochum F, Allegaert K. Short-term use of parenteral nutrition with a lipid emulsion containing a misture of soy bean oil, olive oil, medium – chain triglycerides, and fish oil: a randomized double – blind study. JPEN J Parenter Enteral Nutr. 2012;36(1 Suppl):81S-94S.

41. Demirei G, Oguz SS, Celik IH, Erdeve O, Uras N, Dilmen U. The metabolic effects of two different lipid emulsions used in parenterlly fed premature infants – a randomized comparative study. Early Human Dev. 2012;88(7):499-501.

42. D'Ascenzo R, D'Egidio S, Angelini L, Bellagamba MP, Manna M, Pompilio A, et al. Parenteral nutrition of preterm infants with a lipid emulsion containing 10% fish oil: effect on plasma lipids and long – chain polyunsaturated fatty acids. J Pediatr. 2011;159(1):33-38.e1.

43. Vlaardingerbroek H, Veldhorst MAB, Spronk S, van den Akker CCHP, van Goudoever JB. Parenteral lipid administration to very-low- birth- weight infants- early introduction of lipids and use of new lipid emulsions : a systematic review and meta-analysis. Am J Clin Nutr. 2012;96920:255-68.

44. Moukarzel AA, Dahlstrom KA, Buchman AL. Carnitine status of children receiving long-term total parenteral nutrition: A longitudinal prospective study. J Pediatr. 1992;120(5):759-62.

45. Srinivas B, Osborn D, Sinn J, Lui K and the Australasian Neonatal Parenteral Nutrition Consensus Group. Standardized neonatal parenteral nutrition formulations – an Australasian group Consensus 2012. BMC Pediatrics. 2014;14:48.

46. Khashu M, Harrison A, Lalari V. Photo protection of parenteral nutrition enhances advancement of minimal enteral nutrition in preterm infants. Semin Perinatol. 2006;30(3):139-45.

47. Prasertsom W, Phillipos EZ, van Aerde JE, Robertson M. Pulmonary vascular resistance during lipid infusion in neonates. Arch Dis Child. 1996;74(2):F95-8.

48. Greene HL, Hambidge KM, Schauler R, Tsang RC. Guidelines for the use of vitamins, trace elements, calcium, magnesium and phosphorus in infants and children receiving total parenteral nutrition: report of the Subcommittee on Pediatric Parenteral Nutrition Requeriments from the Committee on Clinical Practice Issue of the American Society for Clinical Nutrition. Am J Clin Nutr. 1989;48(5):1324-42.

49. Greer F. Vitamin metabolism and requirements in the micropremie. Clin Perinatol. 2000;27(1):95-118.vi.

50. Darlow BA, Graham PJ. Vitamin A supplementation for preventing morbidity and mortality in very low- birth-weight infants. Cochrane Database Syst Rev. 2002;4:CD000501.

51. Trindade CEP. Oligoelementos na nutrição do pré-termo. In: Pereira GR, Leone CR, Alves Filho N, Trindade Filho O (eds). Nutrição do recém-nascido pré-termo. Rio de Janeiro: Medbook Editora Científica Ltda; 2008.p.81-98.

52. Daniels L, Gibson R, Simmer K. Randomized clinical trial of parenteral selenium supplementation in preterm infants. Arch Dis Child. 1996;74:F158-64.

53. Brasil. Ministério da Saúde. Secretaria de Vigilância Sanitária. Portaria nº 272 de 8 de abril de 1998.

Nutrição do Prematuro Extremo

Cleide Enoir Petean Trindade
Grasiela Bossolan

Os recém-nascidos (RN) prematuros extremos, cujo peso de nascimento é inferior a 1.000g, apresentam extrema imaturidade, o que afeta os processos fisiológicos e a função de vários órgãos e sistemas. A nutrição desses prematuros deve ser ajustada a cada circunstância e não apenas adaptada ao peso de nascimento, pois o prematuro extremo apresenta elevadas taxas metabólicas energéticas e proteicas necessárias para manter o metabolismo e o crescimento adequados. Não há definições precisas das necessidades nutricionais para a maioria dos nutrientes, portanto devem ser monitorizados com frequência quanto ao crescimento e às repercussões metabólicas da nutrição.

A nutrição desses prematuros vem adquirindo cada vez maior importância, uma vez que sua sobrevida vem aumentando. Na Faculdade de Medicina de Botucatu (FMB) – UNESP, de 2001 a 2004, a expectativa de sobrevivência tornou-se satisfatória entre 28 e 29 semanas, quando apenas 17% dos prematuros morreram. A mortalidade continuou alta (78%) na faixa de 500-749g, diminuindo significativamente a cada 250g de faixa de peso. Assim, entre 750 e 999g somente 47% dos prematuros morreram[1].

Esses prematuros têm características metabólicas próprias e grande número de doenças e complicações, o que torna sua nutrição um verdadeiro desafio. Assim, apresentam:

- Pele imatura com perda excessiva de água.
- Nível metabólico elevado.
- Baixa reserva de energia com menor depósito de gordura e de glicogênio hepático.
- Elevado *turnover* de proteínas.
- Menor depósito de minerais como cálcio e fósforo e de microelementos como zinco e selênio.
- Menor reserva de vitaminas, especialmente vitaminas A e E.
- Imaturidade do trato gastrintestinal.
- Peristaltismo gastrintestinal diminuído.
- Produção limitada de enzimas gastrintestinais.
- Menor capacidade gástrica e esvaziamento lento.

Esses fatores dificultam a administração imediata e progressão rápida da alimentação enteral, propiciando oferta nutricional insuficiente. Consequentemente, indica-se nutrição parenteral pós-natal precoce, já no primeiro dia, para diminuir o catabolismo proteico e prevenir o déficit inicial de crescimento.

A nutrição parenteral no RN prematuro está associada a riscos e benefícios importantes. Nenhum estudo definiu a idade gestacional ou peso de nascimento ideal para indicação de nutrição parenteral em RN prematuros. Na literatura, há consenso geral para a indicação da nutrição parenteral, principalmente em RN prematuros extremos ou peso de nascimento < 1.500g, mas algumas unidades neonatais iniciam a nutrição parenteral em RN com idade gestacional < 30 semanas e/ou peso de nascimento < 1.250g[2].

Nas últimas três décadas, a nutrição parenteral no recém-nascido prematuro evoluiu, mas as incertezas persistem em torno das indicações, início, composição e necessidade de acesso venoso. As revisões sistemáticas têm avaliado o papel da suplementação de nutrientes, como carnitina, cisteína, glutamina e taurina, momento da introdução de lipídios, uso de heparina e acesso venoso, mas poucos estudos examinaram a ingestão ideal de macronutrientes ou a rapidez com que podem ser aumentados ao longo dos primeiros dias após o nascimento[2].

NECESSIDADES NUTRICIONAIS ESPECÍFICAS

Necessidades hídricas

Estudos referentes ao volume hídrico oferecido aos prematuros durante a fase pós-natal mostram que uma oferta hídrica inadequada pode levar à desidratação, quando insuficiente, ou a ducto arterioso patente, displasia broncopulmonar e hemorragia peri-intraventricular, quando em excesso. É importante salientar que o prematuro extremo apresenta imaturidade renal, com redução do fluxo sanguíneo renal, néfrons incompletamente desenvolvidos e túbulos pequenos, atingindo a nefrogênese completa com 34 semanas de idade pós-concepcional. Consequentemente, quando prematuros extremos recebem volumes hídricos elevados, a filtração glomerular pode ser superada, aumentando a possibilidade de aparecimento de edema, abertura do canal arterial[3]. Como as necessidades hídricas estão diretamente relacionadas a particularidades da prematuridade e variações ambientais como o calor e a umidade no interior da incubadora, frequentemente há dificuldade de oferecer uma oferta hídrica adequada. As necessidades basais são maiores do que as de prematuros com maior peso e resultam de reposição de perda elevada por evaporação e perda renal. Esses prematuros têm superfície corporal relativamente aumentada em relação à massa corporal, a pele é fina e a epiderme permeável em função de queratina pouco desenvolvida. Empregar ar/oxigênio aquecido, maior umidade em incubadoras e manter o prematuro vestido reduzem as perdas por evaporação[4]. Portanto, ao planejar a terapêutica hídrica, é importante avaliar o ambiente e quanto de umidade o prematuro está recebendo.

O controle da ingestão de água e de eletrólitos nos primeiros dias deve ser frequente porque prematuros extremos podem apresentar oligúria inicial, seguida de fluxo urinário elevado com taxas de 5-7mL/kg/h, em decorrência do maior volume do extracelular em relação ao peso corporal e ação reduzida do hormônio antidiurético e do sistema renina-angiotensina.

Por meio de metanálise, Bell e Acarregui[3] estudaram os efeitos da entrada de água na perda de peso pós-natal e nos riscos da desidratação, persistência do canal arterial, enterocolite necrosante, displasia broncopulmonar, hemorragia intracraniana e morte do prematuro. Baseados nessa análise, os autores concluíram que a oferta hídrica oferecida deve respeitar as necessidades fisiológicas do prematuro, com entrada limitada de água sem permitir desidratação significativa.

Embora do ponto de vista fisiológico as necessidades hídricas sejam elevadas, não há evidências clínicas que hidratação excessiva traga benefícios e sim que possa ocorrer, além de persistência do canal arterial, acidose por diluição[5]. Portanto, o volume hídrico necessário para cada prematuro extremo deve ser individualizado, principalmente na primeira semana de vida. Cada criança deve ser monitorizada quanto a ingestão, débitos, estimativas de perdas insensíveis, frequentes determinações de eletrólitos no soro e na urina e medidas do peso corporal para controle hídrico adequado.

Considerando que muitos prematuros têm perdas urinárias diminuídas durante os primeiros dias pós-natais, esquema proposto por Hay[5] indica 60-80mL/kg/dia como suficientes nesse período e aumentos subsequentes de 20mL/kg/dia até 150-180mL/kg/dia, considerando-se a normalização da função renal. Na UTI neonatal da FMB, utiliza-se no primeiro dia de vida, para prematuros com pesos superiores a 1.500g, o volume de 50-60mL/kg/dia; de 1.000-1.500g, volume de 60-70mL/kg/dia; prematuros com menos de 1.000g, volume de 80-100mL/kg/dia, chegando esse último grupo até 140mL/kg/dia no quinto dia, permitindo perda de peso de 10-15%.

Necessidades energéticas

As necessidades energéticas em RN podem variar dependendo da idade gestacional, do gasto energético em repouso, da atividade física, do estresse pelo frio, efeito térmico da alimentação, perdas fecais e crescimento. Segundo Pereira[6], prematuros extremos, em nutrição enteral, devem receber 110-130kcal/kg/dia e por via parenteral 90-100kcal/kg/dia. De modo geral, as necessidades energéticas variam de 50-100kcal/kg/dia no final da primeira semana e de 110-150kcal/kg/dia posteriormente, sendo esses níveis suficientes para a aquisição de crescimento. Entretanto, as informações sobre os requerimentos energéticos de prematuros extremos são esparsas, acreditando-se que suas necessidades devam ser superiores às de prematuros de muito baixo peso e em crescimento.

Devido à imaturidade do trato gastrintestinal e aos agravos extrauterinos que ocorrem na prematuridade extrema, torna-se difícil iniciar dieta enteral com oferta calórica adequada. Nesse caso, utiliza-se nutrição parenteral o mais precocemente possível, de preferência nas primeiras 24 horas de vida, para manter uma retenção positiva de nitrogênio e impedir o catabolismo proteico[7]. Para prematuros de muito baixo peso, autores indicam, no primeiro dia de nascimento, nutrição parenteral fornecendo 75kcal/kg/dia, correspondendo a 15kcal provenientes de proteínas (3,5-4g/kg/dia), aproximadamente 30kcal/kg/dia provenientes de lipídios (3g/kg/dia) e aproximadamente 30kcal/kg/dia provenientes de glicose (5-6mg/kg/min)[8].

Carboidratos

Os carboidratos fornecem aproximadamente 40% da ingestão energética de RN alimentados com leite materno. A glicose é o principal substrato para o cérebro do recém-nascido, correspondendo a 80% da energia consumida. O principal carboidrato do leite humano é a lactose e sua concentração é de 6,2-7,2g/dL, sendo constituinte de 40-50% dos carboidratos em fórmulas para pré-termo.

Glicose por via parenteral – estima-se que o feto humano na segunda metade da gestação apresente concentrações mínimas de glicose no sangue de 3mmol/L ($\sim$ 54mg/dL). Portanto, sugere-se que prematuros de extremo baixo peso devam receber, logo após o nascimento, glicose por via parenteral, necessária para manter níveis de glicose plasmática acima de 3mmol/L ($\sim$ 54mg/dL) e inferiores a 7mmol/L ($\sim$ 125mg/dL)[5]. Em fetos de animais, os níveis de utilização de glicose pelos tecidos, determinados por isótopos estáveis, equivalem a 9mg/kg/min e em prematuros de 28 semanas de gestação a 6-8mg/kg/min. Esses dados permitem concluir que a taxa mínima de utilização de glicose para prematuros extremos é de 7-10mg/kg/min, dos quais 4-5mg/kg/min correspondem à utilização de glicose pelo cérebro. Considerando que parte da glicose é produzida endogenamente a partir de glicogenólise e de neoglicogênese, recomenda-se para prematuros extremos velocidade de infusão de 5-7mg/kg/min para manter as necessidades basais de glicose pelos tecidos, aumentando gradativamente quando necessário, porém não ultrapassando 11mg/kg/min[5], para manter a concentração plasmática de glicose entre 60 e 120mg/dL. Farrag e Cowet[9] observaram que o microprematuro é capaz de oxidar glicose logo após o nascimento, em taxas de até 7,5mg/kg/min, quando recebem infusão de glicose em níveis de 8mg/kg/min. Nenhum dos RN estudados desenvolveu hiperglicemia e a média de glicose plasmática foi de 83mg/dL. Os autores recomendam pelo menos 6-10mg/kg/min como taxa de infusão de glicose para equiparar-se aos requerimentos basais de glicose do microprematuro[9].

O equilíbrio no metabolismo da glicose é muito lábil e os microprematuros podem entrar facilmente em hipo ou hiperglicemia. Prevenir e tratar asfixia, hipoxemia, sepse, estresse ao frio e insuficiência cardíaca por ducto arterioso persistente reduzem a incidência de hipoglicemia. Esses prematuros podem apresentar intolerância à glicose, e os níveis plasmáticos elevarem-se acima de 150mg/dL, em virtude de menor sensibilidade à ação da insulina e da presença de hormônios contrarreguladores aumentados devido ao estresse. As taxas de infusão de glicose e de lipídios devem ser reduzidas quando a hiperglicemia for grave (> 200-250mg/dL) e utilizar insulina em dose baixa (0,03 unidade/kg/hora) somente em hiperglicemias muito graves (> 250-300mg/dL)[5].

Proteínas

Em etapas finais da gestação, o feto encontra-se em fase de alta incorporação de nitrogênio e, portanto, o prematuro na fase pós-natal deve receber quantidades elevadas de proteína equivalentes às recebidas na fase fetal para manter o crescimento na fase pós-natal. Assim, aqueles com pesos inferiores a 1.000g necessitam de 3,8-3,6g/kg/dia em contraposição aos prematuros de maior peso (1.000-1.750g) que necessitam de 3,6-3g/kg/dia, quando em fase de crescimento e incorporação em proteínas[5,10]. Pereira[11] indica como necessidade de proteínas para prematuros com pesos inferiores a 1.000g 4g/kg/dia, e para RN entre 1 e 2,5kg, 3,5g/kg/dia.

Proteína por via parenteral – nas primeiras semanas de vida, os prematuros extremos recebem nutrição por via parenteral e a tendência é uma conduta mais agressiva em relação à proteína. Por via parenteral recomenda-se de 3 a 4g/kg/dia[5,12].

Pesquisas têm mostrado que a ministração de proteína e glicose, por via parenteral, é bem tolerada pela maioria dos prematuros extremos. Alguns autores[5,7] têm indicado a ministração de aminoácidos já no primeiro dia de vida, nas primeiras 2 horas após o nascimento, a fim de evitar o catabolismo proteico, pois a perda efetiva de proteínas é imediata, com valores de até 1,5 a 2% das proteínas corporais/dia quando se administra unicamente glicose por via intravenosa. Em prematuros criticamente instáveis, essa conduta pode ser postergada e a introdução ocorrer a partir do segundo dia de vida.

Atualmente, são recomendadas quantidades maiores de proteínas para iniciar a nutrição parenteral e taxas de pelo menos 3g/kg/dia nos primeiros dias são necessárias. Segundo Hay[5], as taxas de infusão devem ser aumentadas para 3,5g/kg/dia no segundo dia para a incorporação efetiva de proteína. Sabe-se que quantidades de 1-1,5g/kg/dia são suficientes para evitar o catabolismo proteico e bem toleradas. Taxas precoces e mais elevadas de aminoácidos promovem estado anabólico, sem acidose metabólica, e estimulam a produção e a secreção de insulina e reduzem a possibilidade de hiperglicemia[5]. Efeitos colaterais, consequentes à introdução precoce e em níveis elevados de aminoácidos, como azotemia, hiperamoniemia e acidose metabólica, eram mais frequentes com o uso de soluções de aminoácidos com hidrolisados proteicos. Discreto aumento na ureia pode ocorrer acompanhando a função renal inadequada.

Há alguma preocupação em ministrar taxas elevadas de aminoácidos para RN com restrição de crescimento fetal prolongada, pela menor ação da insulina e dos fatores de crescimento sobre a síntese de proteínas observada nesses RN e resultar em níveis elevados de aminoácidos plasmáticos.

Para o metabolismo e a incorporação de proteína em prematuros de extremo baixo peso, há necessidade de que recebam quantidades adequadas de energia. Portanto, estarão em balanço proteico positivo quando receberem o mínimo de 50-60kcal/kg/dia para 2g/kg/dia de proteína ministrada[7].

As soluções de aminoácidos utilizadas atualmente para prematuros são baseadas em misturas de aminoácidos cristalinos que produzem concentrações plasmáticas de aminoácidos em RN pré-termo e a termo, comparáveis àquelas detectadas em RN amamentados ao seio materno[13]. Contudo, ainda não há uma solução de aminoácido que supra todas as necessidades dos prematuros extremos.

Em virtude de peculiaridades metabólicas, alguns aminoácidos não essenciais para crianças maiores passam a ser essenciais para o prematuro, tais como cisteína, tirosina, taurina, histidina, arginina e glicina, encontradas no leite materno. Atualmente, já há soluções de aminoácidos por via parenteral contendo esses aminoácidos, entretanto as quantidades não são adequadas.

A cisteína é precursora da taurina e um dos componentes do peptídeo glutation. Em adultos e crianças, é formada a partir do aminoácido essencial metionina. A enzima cistationase hepática, que catalisa o processo final de transulfuração, apresenta atividade baixa em prematuros de extremo baixo peso, resultando em concentrações inadequadas de cistina para suprir as necessidades do prematuro em crescimento. A tirosina é sintetizada por meio da conversão da fenilalanina em tirosina pela enzima fenilalanina-hidroxilase, necessitando da presença de um cofator, que é deficiente no prematuro. A cisteína e a tirosina não são estáveis na solução de aminoácidos e devem ser acrescentadas na solução parenteral. A taurina atua na osmorregulação celular, na neurotransmissão, na conjugação de ácidos biliares, estando presente em elevadas concentrações na retina e no cérebro. A arginina tem papel regulador na preparação do ciclo da ureia, é precursora na síntese de creatinina, estimula a secreção de insulina e do hormônio de crescimento. A glicina tem papel na conjugação dos ácidos biliares e a histidina é necessária para o crescimento e síntese proteica.

Outro aminoácido para o qual a literatura está voltando a atenção é a glutamina, aminoácido abundante no plasma e músculo em humanos. Em condições normais, é o combustível para as células que proliferam rapidamente, como os enterócitos no trato gastrintestinal e os linfócitos. É reguladora do equilíbrio acidobásico, via produção de amônia, e precursora de ácidos nucleicos e nucleotídeos, aminoácidos e proteínas.

A concentração de glutamina no leite humano é maior do que a do leite de vaca. Como a glutamina sofre hidrólise em solução aquosa, na nutrição parenteral e nas fórmulas não suplementadas com glutamina não se encontra esse aminoácido ou somente é encontrado em quantidades mínimas como componente de proteína total.

Pesquisas em animais e em humanos adultos sugerem vários papéis para a glutamina, portanto essa será "condicionalmente essencial" para prematuros, atenuando a atrofia intestinal no jejum e preservando a imunidade celular do intestino em parenteral prolongada. Entretanto, metanálise avaliando três ensaios clínicos não mostrou vantagens na suplementação parenteral de glutamina[14].

Proteína por via enteral – nos primeiros dias de vida, as necessidades proteicas são supridas pela nutrição parenteral associada à nutrição enteral, de preferência pelo leite da mãe do prematuro, cuja concentração de proteína é maior em relação ao leite da mãe do RN a termo. Entretanto, o teor é variável, havendo queda a partir da segunda semana de vida, de modo que, ao atingirem valores próximos ao do leite maduro, haverá necessidade de grandes volumes, incompatíveis com a tolerância gástrica de pequenos prematuros. Portanto, uma forma adequada para alimentar prematuros extremos, quando em fase de crescimento, é a complementação do leite da mãe do prematuro com suplementos para o leite materno, já testados pela literatura[15]. As recomendações por via enteral variam de 3-4,5g/kg/dia. Os prematuros com peso entre 1 e 1,8kg necessitam de 3,5-4g/kg/dia, e os abaixo de 1kg, 4- 4,5g/kg/dia, diminuindo gradualmente para 2 a 2,5 quando chegam ao termo[5,16].

Lipídios

Os lipídios são importantes elementos energéticos além de constituintes de membranas de células cerebrais. As necessidades lipídicas e de ácidos graxos para prematuros extremos não estão definidas, baseando-se principalmente na composição de lipídios do leite humano. Esses são mais adequados ao prematuro, principalmente no que se refere à presença de ácidos graxos poli-insaturados de cadeia longa da série ômega-6 e ômega-3, considerados fundamentais, tendo em vista que prematuros têm dificuldade em alongar e dessaturar as cadeias dos ácidos graxos essenciais, precursores desses lipídios, como o ácido linoleico e o linolênico, com produção de ácido araquidônico (C20:3 ômega-6) e o docosa-hexaenoico (C22:6 ômega-3). Tanto o ácido araquidônico como o docosa-hexaenoico são importantes constituintes de fosfolipídios de membranas celulares dos cérebros em desenvolvimento e os ômega-3 também são importantes para a retina, relacionando-se com o rápido desenvolvimento de células fotorreceptoras. O leite humano supre quantidades importantes de ácidos graxos C20 e C22 que são necessárias para a incorporação de ácido araquidônico (C20:4 ômega-6) e ácido docosa-hexaenoico (C22:6 ômega-3) nos tecidos.

A partir de pesquisas mostrando que a complementação da nutrição dos prematuros com esses ácidos graxos eleva a concentração do docosa-hexaenoico em plasma e eritrócitos, fórmulas para o pré-termo passaram a ser suplementadas com ácidos graxos ômega-6 e ômega-3.

Lipídios por via parenteral – são a melhor forma de ministrar energia para prematuros e ácidos graxos essenciais. As emulsões lipídicas contêm predominantemente ácidos graxos de cadeia longa, derivados do óleo de soja ou de açafrão, emulsificadas com lecitina da gema do ovo. Formam-se partículas que contêm no seu interior triglicérides e ésteres de colesterol. A lipase lipoproteica do endotélio vascular é importante para a hidrólise dos triglicérides do *core* do quilomícron e a lisolecitina colesterol aciltransferase (LCAT) para a formação de lipoproteína de alta densidade (HDL-colesterol), por meio dos constituintes da membrana do quilomícron. Entretanto, tanto a lipase lipoproteica quanto a LCAT têm atividade baixa em prematuros de muito baixo peso, determinando o aumento dos triglicérides e de fosfolipídios na circulação, diminuindo a tolerância dos prematuros aos lipídios.

Essa menor tolerância dos prematuros extremos aos lipídios é o grande obstáculo para ministrar soluções lipídicas e fornecer energia para os prematuros. Assim, mais importante do que o cálculo das necessidades lipídicas/dia, é o controle da velocidade de infusão que deverá ser inferior a 0,08g/kg/h para não ultrapassar a capacidade de clareamento do plasma[17].

Quanto à forma de ministrar lipídios para prematuros extremos, há variações na literatura, entretanto, atualmente, recomenda-se iniciar lipídios para prematuros a partir dos dois primeiros dias de vida com 0,5-1g/kg/dia, necessárias para suprir as quantidades basais de ácidos graxos essenciais e aumentar 0,5-1g//kg/dia, de acordo com a tolerância do prematuro, até atingir 3g/kg/dia[5,18].

Em prematuros extremos, recebendo baixa ingestão energética, os lipídios são oxidados para cobrir as necessidades calóricas e a deficiência de ácidos graxos essenciais pode ocorrer em 72 horas[5]. Em caso de estresse, como na sepse, recomenda-se a redução no nível de infusão, ou mesmo a suspensão para evitar a hipertrigliceridemia.

As emulsões lipídicas parenterais utilizadas para os RN são compostas por 50% de triglicérides de cadeia média e 50% de cadeia longa e na concentração de 20%, propiciando menor volume de lipídio administrado e melhor relação entre fosfolipídios e triglicérides. As emulsões lipídicas devem ser administradas durante 24 horas, o que deve ser controlado com dosagens de triglicérides no sangue, não devendo ultrapassar os níveis de150mg/dL[18]. Doses de heparina de 0,5UI/mL podem ser empregadas na nutrição parenteral de prematuros extremos (< 26 semanas de gestação), para melhorar a hidrólise dos triglicérides e o clareamento dos ácidos graxos do soro, naqueles RN intolerantes aos lipídios[5]. As concentrações plasmáticas de triglicérides aumentam quando as taxas de infusão superam a capacidade de hidrólise dos triglicérides e de utilização dos lipídios. Como consequência, há aumento de ácidos graxos no sangue e possibilidade de deslocar a bilirrubina da albumina e a bilirrubina livre atuar no cérebro. Disfunção pulmonar, com oxigenação diminuída ocasionada por lipídios, ocorre provavelmente por aumento da resistência vascular pulmonar e diminuição do fluxo sanguíneo pulmonar. Esses efeitos podem ocorrer com taxas de infusão elevadas superiores a 5-6g/kg/dia[5]. Além disso, há discussões sobre as emulsões lipídicas estarem envolvidas no aparecimento da colestase e sobre os efeitos em longo prazo. Estudos realizados em adolescentes que receberam emulsão lipídica de soja no período neonatal encontraram alterações no sistema vascular (aorta) e na função do miocárdio[19]. Recomenda-se evitar o uso de lipídios em doses elevadas em soluções parenterais e fornecer de acordo com a dosagem de triglicérides séricos[18]. Há também preocupação com os efeitos adversos da administração por via intravenosa de lipí-

dios, que no curto prazo está associada a maiores níveis circulantes de colesterol e triglicérides. No entanto, em estudo recente, os níveis de colesterol não foram aumentados após a administração de lipídios no início, embora as concentrações de triglicéridos foram aumentadas durante os primeiros dias de administração de lipídios[20]. Haverá uma vantagem teórica no uso de emulsões lipídicas contendo óleo de peixe para manter concentrações de DHA (docosa-hexaenoico). Trabalhos publicados com emulsões lipídicas contendo 10% de óleo de peixe (≤ 2g/kg/dia) não mostraram aumento do DHA na circulação, enquanto doses 3-3,5g/kg/dia de emulsão lipídica contendo 15% de óleo de peixe modulam beneficamente. São potencialmente úteis para melhorar o DHA. O uso rotineiro de óleo de peixe em soluções parenterais não é ainda recomendado porque os benefícios e o uso seguro não foram completamente demonstrados em RN prematuros[21].

Cálcio e fósforo

O crescimento ósseo é uma preocupação no prematuro. O cálcio, o fósforo e a vitamina D são elementos importantes para a mineralização óssea fetal e pós-natal e o crescimento futuro. O período de maior desenvolvimento esquelético e de mineralização óssea ocorre no terceiro trimestre de gestação, quando o feto incorpora altas quantidades de cálcio, 120-140mg/kg/dia, e de fósforo, 60-75mg/kg/dia. As estimativas da incorporação de cálcio e fósforo para prematuros a partir da composição química de tecidos fetais, baseadas em várias idades gestacionais, mostram que o feto com 26 semanas de idade gestacional incorpora 120mg/kg/dia, com 36 semanas 130-140mg/kg/dia e com 36-38 semanas 150-155mg/kg/dia. Após o nascimento, o fornecimento de cálcio nas primeiras horas de vida destina-se à prevenção da hipocalcemia neonatal, predominante em prematuros extremos e resultante da interrupção do recebimento de cálcio através da placenta, de níveis elevados de calcitonina que persistem nos primeiros dias de vida e de insuficiência de paratormônio por resposta imatura das glândulas paratireoides.

As necessidades de prematuros devem ser supridas para que ele possa ter desenvolvimento ósseo próximo ao intrauterino. As recomendações para a ingestão de cálcio, por via enteral, para prematuros estáveis e em crescimento situam-se entre 120 e 200mg/kg/dia[22]. As recomendações para a ingestão de fósforo estão entre 60 e 140mg/kg/dia, considerando que alguns fatores interferem na absorção por via enteral e na retenção do cálcio na fase pós-natal. Assim, a absorção dependerá da quantidade de cálcio e fósforo da dieta, da relação Ca/P, da ingestão de magnésio, de vitamina D e do tipo de leite ingerido.

No leite humano, o colostro inicial tem em média 160mg/L de cálcio, passando no terceiro dia para 256mg/L, permanecendo nesses valores até 3 meses, diminuindo para 176mg/L próximo de 1 ano de idade. O leite humano fornece 55mg/kg/dia de cálcio (volume de 200mL/kg/dia) com retenção de 50% do ingerido e 28mg/kg/dia de fósforo, com retenção de 90%. Portanto, o leite humano, mesmo o leite da mãe do próprio prematuro, não supre as necessidades diárias de prematuros de muito baixo peso, em fase de crescimento. O leite de mãe de pré-termo deve ser complementado com cálcio e fósforo, principalmente em RN com pesos < 1.800 a 2.000g, de preferência a partir de produtos já testados na literatura[23].

A maioria dos prematuros com extremo baixo peso ao nascimento (peso inferior a 1.000g) necessita de algumas semanas para atingir alimentação adequada por via enteral. Durante o período inicial, considerado de transição, o leite da mãe do prematuro pode ser iniciado sem complemento, considerando-se que nesse período o prematuro esteja recebendo cálcio e fósforo por via parenteral.

A não complementação com cálcio e fósforo, principalmente para aqueles prematuros com pesos inferiores a 1.000g, pode levar à doença óssea metabólica do prematuro com grau variável de hipomineralização, chegando ao quadro extremo com manifestações de raquitismo e fraturas ósseas. Essas manifestações ocorrem em prematuros com complicações que não permitam nutrição adequada ou em prematuros com doença pulmonar crônica recebendo diurético por tempo prolongado.

Cálcio e fósforo em nutrição parenteral – a quantidade de cálcio e de fósforo necessária para uma incorporação óssea semelhante à intrauterina não pode ser ministrada, em condições seguras, por meio da nutrição parenteral. Muitos são os fatores que interferem na solubilidade do cálcio e do fósforo e entre esses citam-se as concentrações de cálcio e fósforo, aminoácidos, glicose, a temperatura e o pH da solução. Novas formulações, como a associação de glicerofosfato e fosfato monobásico, permitem ministrar maiores quantidades de cálcio e fósforo, podendo alcançar 86mg/dL de cálcio e 46mg/dL de fósforo na solução[24]. Em nutrição parenteral, a razão Ca/P de 1,3:1 a 1,7:1 tem sido considerada o resultando em retenção adequada de Ca e P. A relação de Ca/P de 1,7:1 maximiza a incorporação e a retenção, podendo chegar a 90%.

A administração de nutrição parenteral envolve a introdução inadvertida de potenciais toxinas, particularmente alumínio, que podem contaminar as soluções. A contaminação de soluções por via intravenosa por alumínio representa um problema clínico e bioquímico ainda sem solução. Os prematuros são uma das populações mais expostas ao alumínio, constituindo fator de risco para a evolução da doença óssea metabólica, anemia, colestase e alterações neurocognitivas[22]. Outros estudos têm mostrado que a ingestão de alumínio em nutrição parenteral está associada a pior prognóstico do desenvol-

vimento neurológico[25], de mineralização óssea na coluna lombar e quadril em adolescentes[26].

Micronutrientes

Papel importante tem sido atribuído a alguns nutrientes, devido a suas propriedades antioxidantes, com possível papel na prevenção de doenças nas quais ocorre agressão tecidual por radicais livres e por espécies reativas de oxigênio (ROS)[27-30]. Nesse particular, a suplementação de vitaminas com função antioxidante, tais como vitaminas A e E, pode ser benéfica para reduzir agressões por excesso de ROS na patogênese da displasia broncopulmonar, retinopatia da prematuridade, leucomalacia peri-intraventricular e enterocolite necrosante[30,31]. Também, microelementos como selênio, zinco e cobre são essenciais para a função adequada de enzimas antioxidantes.

Dificuldades em ministrar vitaminas e micronutrientes ocorrem porque as necessidades básicas nem sempre estão definidas, e as doses empregadas em pesquisas clínicas são variadas, resultando em diferentes recomendações na literatura[32].

Vitaminas

São importantes cofatores no metabolismo normal, além de possível atuação na prevenção de doenças do prematuro, como a doença pulmonar crônica/displasia broncopulmonar, retinopatia da prematuridade, hemorragia peri-intraventricular. Entretanto, as necessidades fisiológicas e/ou farmacológicas de prematuros de extremo baixo peso necessitam de melhor definição. As quantidades ministradas geralmente resultam do conteúdo observado em produtos comerciais multivitamínicos e que não permitem individualizar em função das necessidades de cada prematuro.

Vitamina A – entre as vitaminas importantes na nutrição de prematuros, destaca-se a vitamina A (retinol), por sua ação no crescimento, na diferenciação de células epiteliais e na manutenção da integridade do epitélio respiratório. Os prematuros de extremo baixo peso apresentam deficiente armazenamento hepático de vitamina A e da proteína que liga o retinol. Considerando que a vitamina A acumula-se no feto no terceiro trimestre de gestação, os níveis sanguíneos encontrados em prematuros são mais baixos do que os observados em RN a termo[33]. Ainda, quando recebem vitamina A por via parenteral, há grandes perdas por degradação pela luz e pela adsorção aos tubos de nutrição parenteral. Para reduzir as perdas, indica-se a proteção dos tubos e a infusão de vitamina A sob a forma de retinilpalmitato, juntamente com o lipídio, o que aumenta sua efetividade em 90%[33,34].

A concentração de vitamina A no leite humano é variável e pode ser afetada por vários fatores, como idade materna, paridade, tempo após o nascimento. Considerando que a vitamina A do leite de mãe do pré-termo é aproximadamente 300UI (90µg/dL), a ingestão aproximada para prematuros alimentados com 150mL de leite da própria mãe é de 450UI/dL.

Para prematuros, o Comitê de Nutrição da Academia Americana de Pediatria[34] recomenda a ministração de 210 a 450µg/kg/dia de vitamina A (1µg = 3,33UI). Greer[33] recomenda para prematuros com pesos inferiores a 1.000g por via enteral 750-1.500UI/kg/dia e por via parenteral 1.670UI/kg/dia. Segundo Shenai[35], a ingestão de quantidades inferiores a 700UI/kg/dia (< 210µg/kg/dia) associa-se a declínio acentuado da vitamina A do plasma. Doses mais elevadas, 2.000 a 3.000UI/kg/dia, têm sido sugeridas para RN em risco de doença pulmonar crônica[36,37]. A ingestão de quantidades superiores a 1.500UI/kg/dia (> 450µg/kg/dia) normaliza os níveis plasmáticos de retinol. Em decorrência das dificuldades em nutrir prematuros extremos por via enteral, torna-se difícil ministrar doses altas de vitamina A.

Há evidências de que prematuros com doença pulmonar crônica têm menor concentração plasmática de vitamina A. Em animais de laboratório, a deficiência de vitamina A produz alterações do epitélio do trato respiratório, reversíveis após a ministração de vitamina A. As alterações assemelham-se às observadas em RN ventilados e com doença pulmonar crônica, sugerindo que a deficiência de vitamina A tem papel importante na patogenia da doença pulmonar crônica/displasia broncopulmonar[38]. Portanto, além da vitamina A recebida com a nutrição, são indicadas altas doses de vitamina A por via oral ou intramuscular[31,39].

A maioria dos prematuros de muito baixo peso e quase todos os de extremo baixo peso têm dificuldade de receber nutrição enteral suficiente nos primeiros dias de vida. A opção é iniciar a vitamina A por meio da nutrição parenteral com uma mistura de vitaminas e micronutrientes. Poucas modificações têm sido efetuadas nos preparados multivitamínicos ao longo do tempo e a quantidade administrada usa como referência o peso do RN e não a insuficiência de vitamina A de forma individualizada. A *American Society for Clinical Nutrition* recomenda 910UI/kg/dia (280µg/kg/dia) em solução aquosa como dose mínima para prematuros[33,34,36,40,41]. Em associação com emulsão lipídica, o ESPGHAN recomenda 230-500UI/kg/dia[42].

Pesquisas com suplementação de vitamina A para prematuros de muito baixo peso, empregando diferentes quantidades de vitamina A e diferentes vias de administração, quer a via intramuscular, quer a intravenosa[35], mostraram, por meio de metanálise, que a suplementação não influenciou na mortalidade, porém houve tendência à menor dependência ao oxigênio[43].

Em estudo multicêntrico, cego, randomizado, efetuado pelo *National Institute of Child Health and Human Development*, com 807 prematuros com extremo baixo peso, a administração por via intramuscular de vitamina A na dose de 5.000UI, 3 vezes por semana durante 4 semanas, reduziu a mortalidade ou doença pulmonar crônica, o que ocorreu em 55% dos casos tratados e em 62% dos controles[44]. Essa conduta deve ser avaliada por tratar-se de procedimento invasivo edoloroso e com discretos resultados. A dose ótima e a melhor via ainda necessitam de mais esclarecimentos.

Vitamina A por via oral tem sido recomendada. Salle et al.[45] recomendam para prematuros 5.000UI/dia ou 4.000UI/kg/dia durante 4 a 5 semanas para atingir valores plasmáticos normais, e 3.000UI//kg/dia para manter os valores normais. Em nosso serviço, RN pré-termo de muito baixo peso recebem 5.000UI/dia ou 4.000UI/kg/dia.

Na unidade neonatal da FMB, a suplementação com 5.000UI/dia tem sido empregada após a primeira semana, isolada ou associada com vitamina A em nutrição parenteral. O resultado em RN com pesos inferiores a 1.500g mostrou concentrações altas ou normais quando avaliadas até 28 dias de vida[2,30,46].

Vitamina E – é importante antioxidante que atua inibindo a peroxidação de ácidos graxos poli-insaturados (PUFA) de membranas celulares. A vitamina E é constituída por oito tocoferóis biologicamente ativos, entre os quais o alfatocoferol corresponde a 90% da vitamina E encontrada nos tecidos humanos. Concentrações baixas de vitamina E são observadas nos tecidos fetais, ocorrendo importante acréscimo no terceiro trimestre de gestação. Consequentemente, prematuros de muito baixo peso e os de extremo baixo peso apresentam concentrações baixas de vitamina E ao nascimento.

Greer[33] recomenda ministrar vitamina E, por via parenteral, para prematuros com menos de 1.000g ao nascimento na dose de 2,8-3,5UI/kg/dia para manter a concentração plasmática de alfatocoferol em 1-2mg/dL. Por via enteral, ele recomenda ministrar 6 a 12UI/kg/dia, quantidades que estão próximas às encontradas no leite humano com suplementos comerciais, nas fórmulas para prematuros, ou em soluções parenterais comerciais de vitaminas. As fórmulas especiais para prematuros seguem as recomendações da Academia Americana de Pediatria, que recomenda 0,7UI/100kcal e 1UI/g de ácido linoleico.

Há poucas indicações sobre a necessidade de suplementar essa vitamina para prematuros alimentados com o leite da própria mãe. A concentração de vitamina E no colostro e no leite de mãe de RN pré-termo é em média 1,9UI/100kcal na primeira semana. Esses valores são duas vezes maiores do que as concentrações do leite humano a termo. Prematuros de extremo baixo peso recebendo apenas as necessidades basais de vitamina E podem apresentar, no período neonatal, níveis baixos de vitamina E no plasma, em decorrência de baixas reservas de vitamina E, pois 90% das reservas localizam-se no tecido adiposo e o prematuro apresenta tecido adiposo escasso.

Embora se considere que prematuros alimentados com o leite da própria mãe não necessitem de acréscimo de vitamina E por via oral, doses de 5mg/dia, durante 90 dias, aumentaram a concentração plasmática de vitamina E em RN alimentados com leite materno ou fórmulas para pré-termo[47,48]. Apesar da suplementação, não atingiram concentrações que indiquem estado de repleção-completa[48].

Até o momento não há evidências de que os prematuros extremos devam receber doses farmacológicas de vitamina E para prevenir doenças como a displasia broncopulmonar, a retinopatia da prematuridade e a hemorragia peri-intraventricular. Em importante revisão sistemática de ensaios sobre suplementação de vitamina E para prematuros de muito baixo peso, alguns autores[49] concluíram que doses superiores a 30UI/kg dia e concentrações séricas superiores a 3,5mg/dL (81,3μmol/litro) aumentaram o risco de sepse. Na presença de retinopatia, a suplementação reduziu o risco de retinopatia grave e cegueira, porém somente quando os níveis sanguíneos eram superiores a 3,5mg/dL. Portanto, a administração de quantidades elevadas de vitamina E para a prevenção de retinopatia da prematuridade não é mais indicada.

Vitamina D – sugere-se vitamina D para prematuros na dose de 400 a 1.000UI/dia de acordo com o nível sérico. A dose de 400UI/dia é, provavelmente, suficiente para manter concentrações séricas adequadas de 25(OH)D (> 50nmol/L) na maioria dos RN prematuros e de prevenir o raquitismo por deficiência, sem expô-los a riscos significativos de intoxicação. Em RN com deficiência de vitamina D, ingestão diária de 1.000UI de vitamina provavelmente será necessária[44]. Atualmente, os métodos para a determinação de concentrações de 25(OH)D estão padronizados e prontamente disponíveis, e cada prematuro extremo pode ser monitorizado em relação à quantidade adequada de vitamina D para seu metabolismo[22].

Ácido fólico – quanto ao ácido fólico, ainda há controvérsias sobre a necessidade de suplementação. Para prematuros extremos, por via enteral, as necessidades são de 50-60μg/kg/dia e por via parenteral 56μg/kg/dia, tomando como base preparado multivitamínico por via parenteral[33].

Vitamina C – apresenta função antioxidante, inibindo a produção de radicais livres superóxidos e radicais hidroxilas. Portanto, deve-se evitar a deficiência de vitamina C em prematuros extremos, expostos ao uso do oxigênio e ventilação mecânica prolongada, em período em que o sistema antioxidante é imaturo. Também têm sido descritos efeitos secundários causados por excesso de vitamina C, tais como oxidação da oxi-hemoglobina à meta-hemoglobina e hemólise em prematuros com deficiência de G6PD. As necessidades diárias para prematuros extremos são de 20-50mg/dia por via enteral e de 20-40mg/dia por via parenteral[33].

Microelementos

Microelementos, oligoelementos ou elementos-traço com importância em nutrição humana são: zinco, cobre, selênio, cromo, molibdênio, manganês, iodo e ferro. Embora quantitativamente representem pequena fração do total do conteúdo mineral do corpo humano, apresentam papel importante em várias vias metabólicas. Os prematuros podem apresentar deficiências, mesmo que não traduzidas por quadro clínico, em decorrência de estoques baixos ao nascimento, uma vez que a incorporação desses minerais ocorre no último trimestre da gestação. É necessário melhor definição das necessidades basais desses oligoelementos para prematuros extremos, da forma como ministrá-los, dos efeitos metabólicos e efeitos tóxicos. A maioria das pesquisas refere-se a prematuros de muito baixo peso (peso de nascimento inferior a 1.500g), sugerindo que, para alguns dos oligoelementos mais estudados e que apresentam funções específicas, os níveis declinam no decorrer do primeiro mês de vida, sugerindo a necessidade de suplementação por meio da nutrição enteral e na parenteral[50].

Selênio – sua importância vem crescendo em todas a faixas etárias, pois é participante de selenoenzimas com diferentes funções, incluindo a glutation peroxidase e a 5-deiodinase, que se destaca como enzima com função antioxidante nas membranas celulares. Essas enzimas impedem a formação de radicais livres reduzindo os peróxidos lipídios e peróxido de hidrogênio, protegendo o organismo da agressão oxidativa. Outra função do selênio é seu papel na imunocompetência. Neutrófilos e macrófagos de animais deficientes em selênio têm baixa concentração de glutation peroxidase, o que pode afetar suas propriedades antimicrobianas[41,51,52].

O prematuro de muito baixo peso encontra-se em situação de risco para condições que tenham em sua fisiopatologia a agressão por radicais livres, como o observado na displasia broncopulmonar, na retinopatia da prematuridade, na hemorragia peri-intraventricular, na enterocolite necrosante e na leucomalacia periventricular. Também pela frequência com que recebem oxigênio, são suscetíveis a estresse oxidativo com produção de oxigênio reativo. Embora haja indícios da participação da deficiência de selênio em doenças de prematuros, como doença pulmonar crônica e retinopatia da prematuridade, ainda há incerteza se a suplementação de selênio reduz o risco para essas doenças.

Selênio no feto e no RN – não há dados sobre o conteúdo fetal de selênio, estimando-se que a incorporação corresponda a 1μg/kg/dia. O selênio é estocado no fígado fetal entre 20 e 40 semanas, podendo ser responsável pelos baixos níveis observados em RN pré-termo[52]. Na literatura, são relatadas pesquisas analisando as concentrações de selênio em prematuros de muito baixo peso, mostrando que as concentrações plasmáticas de selênio e da glutation peroxidase se correlacionam com o peso de nascimento e que a atividade da enzima glutation peroxidase corresponde nos prematuros de muito baixo peso a um terço do observado em RN a termo[52].

Em prematuros com problemas respiratórios, em nutrição parenteral sem suplementação de selênio nos primeiros 14 dias, foi observado declínio importante do selênio nos primeiros dias de vida. As concentrações elevaram-se quando foi iniciada fórmula com selênio, exceto para um RN que desenvolveu displasia broncopulmonar. Outros autores têm mostrado queda progressiva da atividade da glutation peroxidase e do selênio plasmático nos eritrócitos de RN pré-termo a partir da segunda semana de nascimento, quando alimentados com fórmula láctea padronizada.

Em pesquisa de corte transversal realizada na Unidade Neonatal da FMB[53,54], avaliaram-se as concentrações de selênio sérico em três classes de RN: pré-termo de muito baixo peso, termo adequado e termo pequeno para a idade gestacional, desde o nascimento até 30 dias de idade cronológica. Esses RN não receberam suplementação de selênio em nutrição parenteral, em suplementos para leite materno, ou fórmula suplementada. Os níveis de selênio do funículo foram inferiores aos maternos nos três grupos de mãe. As únicas diferenças observadas foram níveis significativamente menores nos pré-termo de muito baixo peso no terceiro dia em relação aos termos adequados e no 15º e 30º dias em relação aos termos pequenos e termos adequados para a idade gestacional, bem como queda progressiva e acentuada do selênio no primeiro mês de vida somente em prematuros. Os RN a termo pequenos para a idade gestacional não apresentaram comportamento diferente dos a termo com peso adequado. Convém observar que a pesquisa foi realizada em região de São Paulo onde as concentrações de selênio do solo apresentam níveis médios[30,31,53,54].

Esses resultados permitem concluir sobre a necessidade de suplementar a nutrição do prematuro de muito baixo peso com selênio na nutrição parenteral e na enteral. Essa conduta é referendada por Darlow e Austin[55],

em pesquisa multicêntrica, randomizada, duplo-cega, em 534 prematuros de muito baixo peso avaliados aos 28 dias e 36 semanas de idade pós-conceptual. O grupo tratado recebeu 7μg/kg/dia quando em parenteral e 5μg/kg/dia acrescido ao leite materno ou fórmula. Os autores observaram que os valores da glutation peroxidase e do selênio do plasma foram significativamente mais baixos no grupo não suplementado aos 28 dias pós-natais e 36 semanas de idade pós-conceptual. Convém observar que a pesquisa foi realizada na Nova Zelândia, país em que o solo apresenta níveis muito baixos de selênio.

Em pesquisa randomizada com 38 prematuros, peso médio ao nascimento de 1.171g, recebendo nutrição parenteral com suplementação de selênio, o equivalente a 3μg/kg/dia, acompanhados até 6 semanas de idade pós-natal, foram comparados com prematuros com parenteral não suplementada e com RN a termo em aleitamento materno ou fórmula. Observou-se que a suplementação impediu a depleção de selênio, entretanto, os prematuros suplementados não atingiram os níveis de RN a termo alimentados ao seio materno, os quais apresentaram aumento nos níveis de selênio[56]. Convém observar que ambas as pesquisas foram efetuadas em países com solo contendo baixos níveis de selênio, observados na Nova Zelândia e no sul da Austrália, como o referido pelos autores.

Tyrala et al.[57], nos Estados Unidos, em estudo randomizado, controlado e cego em RN pré-termo de muito baixo peso, avaliaram sete crianças recebendo fórmula de pré-termo suplementada com selênio (3,5μg/100kcal) e após alta, fórmula de termo suplementada com selênio equivalendo a 2,6μg/100kcal. Como controles, empregaram 10 crianças alimentadas com fórmula de pré-termo contendo 1,2μg/100kcal, e após a alta, fórmula de termo com 1,3μg/100kcal, até 12 semanas pós-natais. O selênio plasmático declinou somente no grupo sem suplementação, enquanto o selênio dos eritrócitos declinou em ambos os grupos. Também a glutation peroxidase aumentou somente no grupo suplementado. Os investigadores concluíram pela necessidade de suplementação das fórmulas de pré-termo com selênio.

Entretanto, resta avaliar se a suplementação traz benefícios para prevenir doenças dos RN. Metanálise efetuada por Darlow e Austin[55] reuniu 297 RN com suplementação de selênio e 290 controles. Dois estudos incluíram prematuros extremos. Entre as complicações, avaliaram a necessidade de oxigênio aos 28 dias, episódios de sepse, morte durante a internação, doença pulmonar crônica (necessidade de oxigênio aos 28 dias e com 36 semanas de idade pós-conceptual) e retinopatia da prematuridade. Concluíram que a suplementação de selênio reduziu um ou mais episódios de sepse tardia, não havendo significância para as demais doenças ou complicações avaliadas.

Não há dúvidas de que a suplementação de selênio em nutrição parenteral e fórmulas é necessária. Entretanto, a dose ótima permanece pouco esclarecida. As quantidades de selênio empregadas para a suplementação de prematuros são variadas, sendo recomendados nos Estados Unidos 2µg/kg/dia em nutrição parenteral. Entretanto, na metanálise são sugeridos 3µg/kg/dia para manter as concentraçoes nos níveis do funículo e concentraçoes mais elevadas para atingir níveis semelhantes aos de RN a termo alimentados com leite materno, como referido na metanálise de Darlow e Austin[55].

Especialistas reunidos em painel programado pela *Food and Drug Administration* e *American Society for Nutritional Sciences*[51] recomendam concentração mínima de selênio de 1,8µg/100kcal e máxima de 5µg/100kcal nas fórmulas para pré-termo.

Atualmente, fórmulas para pré-termo e complementos para leite materno com concentrações variadas de selênio estão disponíveis para prematuros de muito baixo peso e de extremo baixo peso. Também estão disponíveis soluções para nutrição parenteral com microelementos, principalmente selênio.

Zinco – é o microelemento mais estudado em nutrição do RN, sendo importante para o crescimento e a diferenciação celular. Apresenta diversas funções, atuando no metabolismo de proteínas, carboidratos e lipídios. Tem papel na estrutura hormonal e em fatores de transcrição genética. Sinais de deficiência subclínica de zinco podem ocorrer quando o prematuro permanece por tempo prolongado em nutrição parenteral sem adição de zinco e assemelham-se à deficiência de outros componentes da dieta, em virtude de seu vasto leque de atuação. Manifestações mais características ocorrem após três meses de idade, incluindo perda de peso, dificuldade em crescer, dermatite ao redor de orifícios, glossite, suscetibilidade aumentada às infecções[41]. Alguns fatores contribuem para o aparecimento de deficiências, como o nascimento prematuro, privando o RN da incorporação fetal do zinco, que, à semelhança dos demais micronutrientes, acumula-se no terceiro trimestre de gestação. Também apresentam trato gastrintestinal imaturo, resultando em balanço negativo de zinco, com excreção de zinco pelo trato intestinal. Estudos com isótopos marcados mostram que o prematuro tem capacidade de captar zinco exógeno aumentando a absorção e reduzindo a excreção. Prematuros podem absorver de 25 a 40% do zinco da dieta[41]. Além da menor absorção por via enteral e da menor reserva hepática quando comparados a outros microelementos, componentes de fórmulas, como o ferro, podem afetar a biodisponibilidade do zinco quando houver alta relação Fe:Zn. A interferência do ferro sobre o zinco é observada em adultos e discutível em prematuros. Entretanto, Klein[51] refere que nas fórmulas deve ser utilizada uma relação Fe:Zn de 2:1 com o máximo de 3mg de zinco para 1,5mg de ferro para 100kcal.

A biodisponibilidade do zinco do leite materno é maior do que a do leite de vaca, portanto nas fórmulas a concentração de zinco a ser ministrada deve ser elevada. A diferença na biodisponibilidade deve-se à forte ligação do zinco com a caseína[31]. Demonstrou-se que 60% do zinco do leite humano de pré-termo é absorvido quando comparado com 36% do zinco do leite humano suplementado e com 14% em fórmula para prematuros. A concentração do zinco no leite humano cai rapidamente a partir do colostro, quando os níveis são os mais elevados[58].

O crescimento é o fator principal para determinar as necessidades de zinco para prematuros. Cálculos das necessidades para prematuros entre 24 e 28 semanas de idade gestacional indicam requerimento de 600µg/dia de zinco para a formação de tecido novo (excluindo-se zinco para armazenamento) para ter crescimento comparável a um feto de 40 semanas de idade pós-conceptual. A liberação de zinco hepático de um RN de 1.000g é em média 150µg/dia. Prematuros extremos apresentam menores reservas, e a depleção ocorre mais cedo, ao redor de 32-36 semanas. O cálculo do zinco da dieta, para que haja crescimento ótimo, será de 500µg/kg/dia, com aproximadamente 1.000g de peso e 27 semanas de idade gestacional; 400µg/kg/dia para RN entre 1.500-2.000g (30 a 32 semanas) e 200-300µg/kg/dia para 2.500-3.500g (35 a 40 semanas)[51].

Considerando a baixa absorção do zinco ingerido em fórmulas, o painel de especialistas da *American Society for Nutritional Sciences*, em 2002[51], recomenda que nas fórmulas para pré-termo as concentrações mínimas e máximas sejam de 1,1mg/100kcal e 1,5mg/100kcal, respectivamente. No período de transição (0 a 14 dias), autores recomendam 500-800µg/kg/dia, aumentando para 1mg/kg/dia quando o crescimento começar a estabelecer-se[59]. Por via parenteral recomenda-se para o prematuro no período de transição (até duas semanas) 150µg/kg/dia e no período estável 400µg/kg/dia[60].

Outros minerais – na literatura, o enfoque sobre o ferro visa mais aos aspectos relacionados com morbidade do prematuro do que os aspectos nutricionais. As pesquisas estão voltadas para a prevenção e o tratamento da anemia da prematuridade.

Minerais como cobre, iodo, manganês, molibdênio têm sido pesquisados em nutrição de prematuro com vistas à adaptação de fórmulas especiais para pré-termo e soluções para nutrição parenteral. Quase não há referências sobre RN pré-termo de muito baixo peso. Também não são descritas manifestações clínicas decorrentes de deficiência no período neonatal, motivo pelo qual suas características são menos referidas na prática diária.

Entre esses, chama-se a atenção para o cobre, elemento importante na constituição de enzimas como a superóxido dismutase, que protege as membranas celulares contra danos oxidativos. É armazenado no fígado fetal ligado à metalotioneína em quantidades superiores às observadas no fígado de adultos. Entretanto, o transporte do fígado para os tecidos é feito pela ceruloplasmina, cujos níveis são baixos no RN iniciando sua produção 6 a 12 semanas após o nascimento[39,51,41,59]. A deficiência é rara no período neonatal e quando presente ocorrem anemia hipocrômica resistente à terapêutica com ferro, neutropenia, osteoporose, manifestações cutâneas e dificuldade em ganhar peso. Há poucos dados sobre requerimentos de cobre em prematuros. Quando alimentados com leite materno recebem quantidades suficientes de cobre. Em nutrição parenteral por tempo prolongado empregar 20μg/kg/dia e não ministrar quando houver colestase, pois ele é excretado pela bile[60].

NUTRIÇÃO ENTERAL E ENTERAL MÍNIMA

A nutrição enteral para prematuros de muito baixopeso inicia-se com a "nutrição enteral mínima ou nutrição trófica", quando se observou que ministrando quantidades mínimas de leite, volumes próximos a 1mL/kg de peso a cada 2-4 horas, havia aumento de produção de hormônios gastrintestinais, importantes para manter o trofismo da mucosa intestinal. Com essa conduta, ocorre melhor adaptação do prematuro à nutrição enteral, recebendo esses, mais precocemente, maior volume de leite. A nutrição enteral mínima deve ser iniciada assim que o prematuro estiver estável e com ruídos hidroaéreos.

Na asfixia grave, atrasar por três a cinco dias. Iniciar por gavagem intermitente, com volumes de 1 a 2mL em intervalos de 2 horas. Aumentar progressivamente, na dependência das condições do prematuro.

Para a nutrição enteral, a preferência é pelo leite da mãe do próprio prematuro, por ter maior biodisponibilidade dos nutrientes, propriedades imunológicas, fator de crescimento, enzimas e hormônios, além de maior concentração de proteínas e zinco em relação ao leite humano do termo ou leite humano maduro[59]. Quando a alimentação estiver bem estabelecida e o prematuro crescendo, complementar o leite materno com suplementos comerciais para aumentar o teor de calorias, proteína e minerais, especialmente o cálcio e o fósforo[59]. Na impossibilidade do emprego do leite materno, as fórmulas especiais para pré-termo, inicialmente diluídas ao meio, podem ser empregadas, pois contêm maior teor de proteína, cálcio, fósforo e microelementos, estando dentro do preconizado para prematuros de muito baixo peso.

REFERÊNCIAS

1. Prigenzi MLH, Trindade CEP, Rugolo LMSS, Silveira LVA. Fatores de risco associados à mortalidade de recém-nascidos de muito baixo peso no período de 1995-2000. Rev Bras Saude Mater Infant. 2008;8(1):93-101.
2. Embleton ND, Simmer K. Practice of parenteral nutrition in VLBW and ELBW infants. In: Koletzko B, Poindexter B, Uauy R. Nutrtitional care of preterm infants: scientific basis and practical guidelines. World Rev Nutr Diet. 2014;110:177-89.
3. Bell EF, Acarregui MJ. Restricted versus liberal water intake for preventing morbidity and mortality in preterm infants. Cochrane Database Syst Rev. 2008;(1):CD000503.
4. Baungart ST, Costarino A. Water and eletrolyte metabolism of the micropremie. Clin Perinatol. 2000;27(1):131-46.
5. Hay WW Jr. Nutrição parenteral em recém-nascido pré-termo extremo. In: Pereira G, Alves NFº. Nutrição do recém-nascido pré-termo. Rio de Janeiro: Medbook Editora Científica Ltda; 2008. p.141-78.
6. Pereira GJ. Nutritional care of the extremely premature infant. Clin Perinatol. 1995;22(1):61-75.
7. Thureen PJ, Hay WW. Intravenous nutrition and postnatal growth of the micropremie. Clin Perinatol. 2000;27(1):197-219.
8. Torrazza RM, Neu J. Evidence-based guidelines for optimization of nutrition for the very low birth weight infant. NeoReviews. 2013;14:e340-9.
9. Farrag HM, Cowet RM. Glucose homeostasis in the micropremie. Clin Perinatol. 2000;27(1):1-22.
10. Micheli JL, Schultz Y. Protein. In: Tsang RC, Lucas A, Uauy R, Zlotkin S. Nutritional needs of the preterm infant. Scientific basis and practical guidelines. Baltimore: Williams & Wilkins; 1993.p.29-45.
11. Pereira GR. Avaliação nutricional no recém-nascido pré-termo. In: Pereira GR, Leone CR, Alves Filho N, Trindade Filho O. Nutrição do recém-nascido pré-termo. Rio de Janeiro: Medbook Editora Científica Ltda.; 2008.p.241-61.
12. Lapillonne A, Kermorvant-Duchemin E. A systematic review of practice surveys on parenteral nutrition for preterm infants. J Nutr. 2013; (12 Suppl):2061S-5S.
13. Heird WC, Hay WW Jr, Helms RA. Pediatric parenteral amino acid mixture in low birth weight infants. Pediatrics. 1988;81(1):41-50.
14. Tubman TR, Thompson SW, McGuire W. Glutamine supplementation to prevent morbidity and mortality in preterm infants. Cochrane Database Syst Rev. 2008;(1):CD001457.
15. Atkinson AS. Human milk feeding of the micropremie. Clin Perinatol. 2000;27(1):235-47. Review.
16. Agostoni C, Buonocore G, Carnielli VP, De Curtis M, Darmaun D, Decsi T, et al. ESPGHAN Committee on Nutrition: Enteral nutrient supply for preterm infants: commentary from the European Society of Paediatric Gastroenterology, Hepatology and Nutrition Committee on Nutrition. J Pediatric Gastroenterol Nutr. 2010;50(1):85-91.
17. Putet G. Lipid metabolism of the micropremie. Clin Perinatol. 2000;27(1):57-69.
18. Koletzko B, Goulet O, Hunt K, Shamir R. Guidelines on paediatric parenteral nutrition of the European society of paediatric gastroenterology, hepatology and nutrition (ESPGHAN) and the European Society for clinical nutrition and metabolism (ESPEN), supported by the European society of paediatric research (ESPR). J Pediatr Gastroenterol Nutr. 2005;41(2 Suppl):S1-S87.
19. Lewandowski AJ, Lazdam M, Davis E, Kylintireas I, Diesch J, Francis J, et al. Short-term exposure to exogenous lipids in premature infants and long-term changes in aortic and cardiac function. Arterioscler Thromb Vasc Biol. 2011;31(9):2125-35.
20. Vlaardingerbroek H, Vermeulen MJ, Rook D, Van den Akker CHP, Dorst K, Wattimena JL, et al. Safety and efficacy of early parenteral lipid and high dose amino acid administration to very low birth weight infants. J Pediatr. 2013;163(3):638-44.e5-1.

21. Lapillonne A. Enteral and parenteral lipid requirements of preterm infants. In: Koletzko B, Poindexter B, Uauy R. Nutritional care of preterm infants: scientific basis and practical guidelines. World Rev Nutr Diet. 2014;110:82-98.

22. Mimouni FB, Mandel D, Lubetsky, Senterre T. Calcium, phosphorus, magnesium and vitamin D requirements of the preterm infant. In: Koletzko B, Poindexter B, Uauy R. Nutritional care of preterm infants: scientific basis and practical guidelines. World Rev Nutr Diet. 2014;110:140-51.

23. Abrams SC, Committee on Nutrition. Calcium and vitamin D requirements of enterally fed preterm infants. Pediatrics. 2013;131(5):e1676-83.

24. Koo WWK, Steichen JJ. Osteopenia and rickets of prematurity. In: Polin RA, Fox WW. Fetal and neonatal physiology. Philadelphia: WB Saunders; 1998.p.2235-49.

25. Bishop NJ, Morley R, Day JP, Lucas A. Aluminum neurotoxicity in preterm infants receiving intravenous feeding solutions. N Engl J Med. 1997;336(22):1557-61.

26. Fewtrell MS, Bishop NJ, Edmonds CJ, Isaacs EB, Lucas A. Aluminum exposure from parenteral nutrition in preterm infants: bone health at 15-year follow-up. Pediatrics. 2009;124(5):1372-9.

27. Robles R, Palomino N, Robles A. Oxidative stress in the neonate. Early Hum Dev. 2001;65 Suppl:S75-81.

28. Davis JM, Auten RL. Maturation of the antioxidant system and the effects on preterm birth. Semin Fetal Neonatal Med. 2010;15(4):191-5.

29. Lee JW, Davis JM. Future applications of antioxidants in premature infants. Curr Opin Pediatr. 2011;23(2):161-6.

30. Trindade CEP, Rugolo LMSS. Free radicals and neonatal diseases. NeoReviews. 2007;8:e522-e31.

31. Trindade CEP, Rugolo LMSS. Selenium and vitamin A and E in the nutrition of very low-birth weight preterm infants. J Neonatal Biol. 2013;2(1):1-7.

32. Westergren T, Kalikstad B. Dosage and formulation issues: oral vitamin E terapy in children. Eur J Clin Pharmacol. 2010;66(2):109-18.

33. Greer F. Vitamin metabolism and requirements in the micropremie. Clin Perinatol. 2000;27(1):95-118.

34. Greene H, Hambidge KM, Schanler R, Tsang RC. Guidelines for the use of vitamins, trace elements, calcium, magnesium and phosphorus in infants and children receiving total parenteral nutrition. Am J Clin Nutr. 1988;48(5):1324-42.

35. Shenai JP. Vitamin A. In: Tsang RC, Lucas A, Uauy R, Zlotkin S. Nutritional needs of the preterm infant. Scientific basis and practical guidelines. Baltimore: Williams & Wilkins; 1993.p.87-100.

36. Mactier H. Vitamin A for preterm infants; where are we now? Sem Fetal Neonatal. 2013.pii.S1744-165x(13)00005-X.

37. Locktich G, Jacobson B, Quigley G, Dison P, Pendray M. Selenium deficiency in low birth weight neonates: are unrecognized problem. J Pediatr. 1989;114(5):865-70.

38. Hustead VA, Gutcher GR, Anderson AS, Zachman RD. Relationship of vitamin A (retinol) status to lung disease in preterm infant. J Pediatr. 1984;105(4):610-5.

39. Trindade CEP. International perspectives: microelements and vitamins in the nutrition of very low-birthweight preterm infants: a Brazilian perspective. NeoReviews. 2007;8:e3-e13.

40. Mactier H, Weaver LT. Vitamin A and preterm infants: what we know, what we don't know, and what we need to know. Arch Dis Child Fetal Neonatal Ed. 2005;90(2):F103-8.

41. Agget PJ. Trace elements of the micropremie. Clin Perinatol. 2000;27(1):119-29.

42. ESPGHAN. Vitamins. J Pediat Gastroenterol Nutr. 2005;41:S47-53.

43. Darlow BA, Graham PJ. Vitamin A supplementation for preventing morbidity and mortality in very low birthweight infants. Cochrane Database Syst Rev. 2007;(4):CD000501.

44. Tyson JE, Wright LL, Oh W, Kennedy KA, Mele L, Ehrenkranz RA, et al. Vitamin A supplementation for extremely-low-birth-weight infants. N Engl J Med. 1999;340(25):1962-8.

45. Salle BL, Delvin E, Claris O, Hascoe JM, Levy E. [Is it justifiable to administrate vitamin A, E and D for 6 months in the premature infants?] Arch Pediatr. 2007;14(12):1408-12. Article in French.

46. Rugolo A Jr, Miranda AF, Rugolo LMSS, Padovani C, Trindade CEP. Blood retinol levels of very low birth weight infants and its relationship with bronchopulmonary dysplasia. Pediatr Res. 2003;53:408A.

47. Kaempf DE, Linderkamp O. Do healthy premature infants fed breast milk need vitamin E supplementation: alpha-and gama-tocopherol in blood components and buccal mucosal cells. Pediatr Res. 1998;44(1):54-9.

48. Delvin EE, Salle BL, Claris O, Putet G, Hascoet J-M, et al. Oral vitamin A, E and D supplementation of pre-term newborns either breast-fed or formula-fed: a 3-month longitudinal study. J Pediatr Gastroenterol Nutr. 2005;40(1):43-7.

49. Brion LP, Bell EF, Raghuveer TS. Vitamin E supplementation for prevention of morbidity and mortality in preterm infants (Cochrane Review). Cochrane Data Base Syst Rev. 2003;(4):CD003665.

50. Trindade CE. Minerals in the nutrition of extremely low birth weight infants. J Pediatr (Rio J). 2005;81(1 Suppl):S43-51.

51. Klein CJ. Nutrient requirements for preterm infant formula. J Nutr. 2002;132(6 Suppl 1):1395S-1577S.

52. Locktich G, Jacobson B, Quigley G, Dison P, Pendray M. Selenium deficiency in low birth weight neonates: are unrecognized problem. J Pediatr. 1989;114(5):865-70.

53. Trindade CEP. Oligoelementos na nutrição do pré-termo. In: Pereira GR, Leone CR, Alves Filho N, Trindade Filho O. Nutrição do recém-nascido pré-termo. Rio de Janeiro: Medbook Editora Científica; 2008.p.81-98.

54. Daher S, Trindade CEP, Rezende C, Miranda A, Crossi R. Blood selenium levels of very low birth weight infants during the first month of life. Pediatr Res. 2001;49:297A.

55. Darlow BA, Austin NC. Selenium supplementation to prevent short-term morbidity in preterm neonates. In: Cochrane Database Syst Rev. 2003;(4):CD003312.

56. Daniels L, Gibson R, Simmer K. Randomized clinical trial of parenteral selenium supplementation in preterm infants. Arch Dis Child. 1996;74(3):F158-64.

57. Tyrala EE, Borschell MN, Jacobs JR. Selenate fortification of infant formulas improves the selenium status of preterm infants. Am J Clin Nutr. 1996;64(6):860-5.

58. Ehrenkranz RA, Gettener PA, Nelli CM, Sherwonit EA, Williams JE, Ting BT, et al. Zinc and copper nutritional studies in very low-birth weight infants: comparison of stable isotopic extrinsic tag and chemical balance methods. Pediatr Res. 1989;26(4):298-307.

59. Simon JN. Enteral feeding of the micropremie. Clin Perinatol. 2000;27(1):221-34.

60. Reifen RM, Zlotkin S. Microminerals. In: Tsang RC, Lucas A, Uauy R, Zlotkni S. Nutritional needs of the preterm infant. Scientific Basis and Practical Guidelines. Baltimore: Williams & Wilkins; 1993.p.195-207.

Vitaminas no Período Neonatal – Funções e Necessidades para RN Pré-Termo

Cleide Enoir Petean Trindade
Marina Wey
Rodrigo Crespo Barreiros

Vitaminas e lactação – as vitaminas podem ser caracterizadas em dois grupos durante a lactação. Um grupo, representado pela tiamina, riboflavina, vitamina B_6, vitamina B_{12}, colina, retinol, vitamina A, vitamina D, selênio e iodo, nutrientes que são de maior interesse em nutrição pública, pois apresentam sua secreção no leite materno rápida e substancialmente reduzida pela depleção materna. Portanto, a suplementação materna pode aumentar as concentrações no leite materno e no lactente. Outro grupo de nutrientes, representado por folato, cálcio, ferro, cobre e zinco, tem suas concentrações no leite materno pouco influenciadas pela ingestão materna ou por seu estado nutricional. A mãe pode tornar-se gradualmente depletada quando a ingestão for menor do que a secretada pelo leite e a suplementação materna irá beneficiar mais a mãe do que o lactente[1].

Vitaminas – classicamente, as vitaminas classificam-se em dois grupos: lipossolúveis e hidrossolúveis. Ambos os grupos são essenciais para manter a homeostase e as funções metabólicas do organismo. RN pré-termo apresentam depósitos reduzidos de gordura e de vitaminas lipossolúveis. Quanto às vitaminas hidrossolúveis, essas são rapidamente transferidas pela placenta, o que lhes garantem níveis adequados ao nascimento. Como não são armazenadas, seus níveis caem rapidamente. Portanto, prematuros de muito baixo peso e prematuros extremos necessitam receber vitaminas após o nascimento.

VITAMINAS LIPOSSOLÚVEIS

As vitaminas lipossolúveis estão entre os micronutrientes mais estudados em RN, principalmente as vitaminas A e E. Além de importantes para o crescimento e participação em várias atividades metabólicas, essas vitaminas apresentam funções específicas como: a vitamina A na prevenção da doença pulmonar crônica/displasia broncopulmonar e a vitamina E que atua como antioxidante e apresenta possível ação na prevenção de doenças com participação de radicais livres em sua fisiopatologia.

Vitamina A

O termo vitamina A refere-se a um grupo de compostos naturais formados pelo retinol, retinaldeído e ácido retinoico. O retinol, o mais estudado entre os componentes, está presente em alimentos de origem animal ou forma-se *in vivo* a partir de seu precursor, o betacaroteno. Noventa por cento do retinol armazena-se no fígado e o restante em tecidos como a retina e o pulmão. O retinaldeído, também denominado retinal, deriva de oxidação reversível do retinol e combinado com várias lipoproteínas forma o pigmento visual da retina. O ácido retinoico forma-se a partir da oxidação irreversível do retinaldeído, sendo considerado o metabólito ativo da vitamina A em funções relacionadas com o crescimento e diferenciação celular[2].

No feto, a vitamina A atua na diferenciação celular e no crescimento do pulmão, na regulação da septação alveolar, produção de surfactante, na integridade e regeneração das células epiteliais[3]. No prematuro de muito baixo peso, a baixa reserva de vitamina A, associada à baixa concentração de proteína ligadora do retinol (RBP), determina níveis plasmáticos menores em relação aos RN a termo. A deficiência de vitamina A é considerada por vários autores como fator contribuinte para o desenvolvimento de doença pulmonar crônica (DPC) e displasia broncopulmonar (DBP), principalmente em prematuros extremos.

Concentrações baixas de vitamina A têm sido observadas em crianças prematuras no primeiro mês de vida quando comparadas com RN a termo[4]. A maioria dos prematuros de muito baixo peso e prematuros extremos nasce com depósitos baixos de retinol e as baixas concentrações plasmáticas aumentam o risco de desenvolver doença pulmonar crônica, displasia broncopulmonar e morbidades em longo prazo, principalmente em prematuros com pesos de nascimento inferiores a 1.000g[5].

A partir de pesquisas iniciais mostrando que RN prematuros que evoluíram com displasia broncopulmonar apresentavam níveis plasmáticos de vitamina A mais baixos, passou-se a indicar a suplementação de vitamina

A para prematuros de muito baixo peso, especialmente para aqueles com pesos ao nascimento inferiores a 1.000g e que são os com maior risco de evoluir para DPC/DBP.

Concentrações plasmáticas de vitamina A – em prematuros, estudos com suplementação de vitamina A sugerem que valores plasmáticos acima de 0,7µmol/L indicam suficiência de vitamina A. São considerados níveis baixos de vitamina A concentrações plasmáticas inferiores a 0,7µmol/L (< 200µg/L), ou estado de deficiência, quando as concentrações plasmáticas são menores que 0,35µmol/L (< 100µg/L)[6]. Os níveis plasmáticos podem sofrer a influência do uso de esteroide pós-natal, que mobiliza os depósitos hepáticos. Muitos prematuros normais podem apresentar concentrações inferiores a 0,7µmol/L em sua estada na unidade neonatal. Portanto, não está clara a relação entre concentração plasmática de vitamina A e seu estado funcional[7].

Recomendações de vitamina A para prematuros – a concentração de vitamina A do leite humano é variável e influenciada por vários fatores, como idade materna, paridade, fatores socioeconômicos e tempo após o nascimento. Considerando-se que a concentração de vitamina A do leite de pré-termo é aproximadamente 300UI/dL (90µg/dL), a estimativa de ingestão de vitamina A de um prematuro que receba 150 mL/kg/dia de leite da própria mãe corresponde a 450UI/kg/dia (135µg/kg/dia)[2]. Orientações clássicas sugerem 700-1.500UI/kg/dia[8]. Atualmente, doses mais elevadas, 2.000 a 3.000UI têm sido sugeridas para crianças em risco de doença pulmonar crônica[9].

Recomendações de vitamina A (Academia Americana de Pediatria, 1998) para prematuros correspondem a 210-450µg de retinol por kg/dia (1µg de retinol equivalente = 3,33UI)[6]. Segundo Shenai[2], ingestão abaixo de 700UI/kg/dia (< 210µg/kg/dia) associa-se a declínio acentuado na concentração plasmática de vitamina A e ingestão superior a 1.500UI/kg/dia (> 450µg/kg/dia) normaliza as concentrações plasmáticas de retinol. Questiona-se se esses valores são suficientes para prematuros de extremo baixo peso.

Há dúvidas sobre qual a melhor forma de suplementar com vitamina A a nutrição de prematuros de muito baixo peso. Segundo Landman et al.[10], em prematuros de muito baixo peso a associação de vitamina A por via oral em doses elevadas, 5.000UI/dia, com nutrição enteral precoce pode determinar concentrações plasmáticas de retinol semelhantes às obtidas por doses por via intramuscular de 2.000UI, em dias alternados. Salle et al.[11] recomendam para prematuros 5.000UI/dia ou 4.000UI/kg/dia (REVER) durante 4 a 5 semanas para atingir valores plasmáticos normais e 3.000UI/dia até o sexto mês para manter as concentrações dentro da normalidade[11]. Em nosso serviço, usa-se para prematuros de muito baixo peso 5.000UI/dia após a primeira semana[12,13].

Para prematuros de extremo baixo peso, além das dificuldades em ministrar nutrientes por via enteral, evidenciou-se que doses elevadas de vitamina A por via enteral, a partir do nascimento, podem não aumentar, de forma significativa, as concentrações plasmáticas de retinol[14]. Portanto, ainda há dúvidas sobre a melhor forma de suplementar vitamina A para prematuros de muito baixo peso.

Administração por via intravenosa de vitamina A – vitamina A quando administrada por via parenteral, em solução de dextrose e aminoácidos, apresenta considerável perda por foto-oxidação, aproximadamente 16%, e perda por adsorção aos tubos (59%), sugerindo-se que nessas condições somente 38% da quantidade ministrada seja efetiva por via parenteral. A ministração de retinil palmitato, juntamente com o lipídio, aumenta para 90% a quantidade de vitamina administrada. A *American Society for Clinical Nutrition* recomenda por via parenteral a dose mínima de 910UI/kg/dia (280µ de retinol/kg/dia) para RN pré-termo[8], em mistura solúvel em água (1µg em equivalente retinol = 3,3UI)[7,8], ou 230-500µg/kg/dia quando associada à emulsão lipídica, como o recomendado pelo ESPGHAN. Entretanto, não há evidências claras de que essas doses de vitamina A melhorem os níveis plasmáticos e os estoques de vitamina A.

Prematuros de muito baixo peso e quase todos os prematuros de extremo baixo peso apresentam dificuldades em receber nutrição enteral eficiente nos primeiros dias após o nascimento. A opção é ministrar nutrição parenteral com mistura de vitaminas e microelementos. Embora os preparados multivitamínicos estejam disponíveis há tempo, poucas modificações significantes foram efetuadas. A ministração dessas vitaminas é determinada pelo peso do RN, sem que sejam avaliadas as condições de suficiência ou insuficiência de vitamina dos prematuros[13].

Administração por via intramuscular de vitamina A – a importância da vitamina A na diferenciação das células epiteliais pulmonares resultou no uso de altas doses de vitamina A para a prevenção da doença pulmonar crônica/displasia broncopulmonar. Pesquisas iniciais, ministrando para prematuros de muito baixo peso vitamina suplementar na dose de 2.000UI por via intramuscular, em dias alternados, desde o 4º até o 28º dia, mostraram níveis plasmáticos de vitamina A mais elevados no grupo com displasia em relação ao grupo com placebo e redução no número de RN com displasia, RN com necessidade de oxigênio, em ventilação mecânica e cuidados intensivos[15].

Pesquisas sobre suplementação de vitamina A foram avaliadas por revisão sistematizada de Darlow e Graham[16]. Como desfecho principal, os autores avaliaram a influência da suplementação de vitamina A na mortalidade e na morbidade, esta incluindo doença pulmonar crônica, displasia broncopulmonar e retinopatia da prematuridade. Apenas cinco trabalhos se adequaram aos critérios de elegibilidade, resultando 14 crianças tratadas com suplementação de vitamina A e 141 não tratadas. Resultados da metanálise evidenciaram que a suplementação de vitamina A parece ser benéfica na diminuição da mortalidade ou na necessidade de oxigênio com 1 mês de vida e na redução com 36 semanas de idade pós-conceptual[16]. Em pesquisa multicêntrica, cega, randomizada, realizada pelo *National Institute of Child Health and Human Development* (NICHD) *Neonatal Research Network*[17], 807 prematuros de extremo baixo peso, que necessitavam de suporte respiratório 24 horas após o nascimento, receberam suplementação de vitamina A, por via intramuscular, 5.000UI três vezes por semana durante quatro semanas. O peso médio dos RN foi de aproximadamente 770g e a idade gestacional de aproximadamente 26,8 semanas de gestação. Os autores observaram que morte ou doença pulmonar crônica com 36 semanas de idade pós-conceptual ocorreu com menor frequência no grupo tratado, 55% *versus* 62%. Também a proporção de crianças que apresentaram retinol sérico com valores abaixo de 20µg/dL (0,70µmol/L) foi de 25% contra 54%[17].

Em prematuros de extremo baixo peso, pesquisa na qual se ministraram doses mais elevadas de vitamina A, 10.000UI, três vezes por semana, ou uma dose única de 15.000UI por semana e comparando com a pesquisa anterior, 5.000UI três vezes por semana, considerada o padrão, mostrou que as concentrações de retinol não diferiram significativamente em relação à dose padrão e não foram observadas diferenças na incidência de morte/DBP ou morte com 36 semanas de idade pós-conceptual. Os autores concluem que o regime padrão deve ser o recomendado[18].

Outras considerações sobre a ministração de vitamina A – embora as pesquisas indiquem que a ministração de vitamina A em doses elevadas por via intramuscular, três vezes por semana, no primeiro mês de vida pode ter efeitos na prevenção da doença pulmonar crônica/displasia broncopulmonar, seu uso não tem sido amplamente praticado no Reino Unido e o mesmo acontecendo nos Estados Unidos[7]. Os fatores restritivos ao seu emprego referem-se ao grande número de injeções por via intramuscular em contraposição aos resultados modestos sobre o sistema respiratório, além de produzir dor e ser um procedimento invasivo. Os autores relatam que muitas unidades neonatais administram suplementos por via oral assim que se inicia a nutrição por via enteral e que a dose recomendada é de 4.000UI/kg/dia[7].

No Brasil, raros serviços adotam a suplementação por via intramuscular. Na UTI neonatal da Faculdade de Medicina de Botucatu (FMB), adota-se como rotina a su-plementação por via oral, na dose de 5.000UI/dia, para prematuros de muito baixo peso, após a primeira semana de vida, desde que estejam em nutrição enteral plena. Para avaliar os níveis de retinol dos prematuros de muito baixo peso, submetidos a essa prática alimentar, isto é, 5.000UI/dia, determinou-se[12,19], prospectivamente, o retinol plasmático de 22 mães no momento do parto e de seus respectivos RN até 28 dias de idade pós-natal. Os níveis plasmáticos de retinol foram avaliados em função da quantidade de vitamina A administrada por quilograma de peso por dia, compreendendo a vitamina A da dieta e a suplementada e de acordo com a presença ou ausência de displasia broncopulmonar (DBP). Setenta e dois por cento das mães haviam recebido esteroide antenatal. Como resultados, a mediana dos níveis maternos foram de 54,61µg/dL no grupo com DBP e de 46,90µg/dL no grupo sem DBP. Nos RN as medianas em ambos os grupos, sem DBP e com DBP, foram mantidas com valores próximos ao do funículo umbilical, 24,93 e 26,07µg/dL, respectivamente, com exceção do 14º em que ocorreu pico máximo para ambos os grupos com valores elevados de 40,40µg/dL e 59,88µg/dL, respectivamente, para os grupos sem e com DBP. O grupo sem DBP recebeu a vitamina A exclusivamente por via enteral, enquanto o grupo com DBP recebeu por via parenteral e enteral. O peso médio ao nascimento foi de 1.180 ± 265g para o grupo sem DBP e 1.097 ± 201g para o grupo com DBP e as idades gestacionais 30,5 e 28,5 semanas, respectivamente, e somente 15% pesava menos de 1.000g. Níveis inferiores a 20µg/dL (< 200µg/L) ocorreram em 18% dos prematuros, principalmente no terceiro dia, quando em início da nutrição parenteral. Conclui-se que 5.000UI de vitamina A por dia e por via oral foram suficientes para manter níveis plasmáticos adequados. Em virtude da pequena casuística, não foi possível concluir sobre a influência da suplementação de vitamina A sobre a frequência de DBP[12,19].

Quanto às concentrações de retinol no plasma, conclui-se que para RN com pesos de nascimento entre 1.000 e 1.500g a associação entre vitamina A ministrada em nutrição parenteral, juntamente com lipídio, associada à vitamina A por via gástrica resultou em níveis adequados de retinol tanto no grupo sem DBP como no grupo com DBP[12,13,19].

Para prematuros extremos, resultados diferentes foram observados por Wardle et al.[14] em pesquisa randomizada e controlada, com 154 prematuros com pesos inferiores a 1.000g, cujas mães receberam corticoide antenatal, com suplementação por via oral de vitamina A na dose de 5.000UI/kg/dia a partir do primeiro dia de vida por sonda orogástrica. Os níveis plasmáticos de vitamina A foram significativamente mais elevados somente com 24 horas pós-natais, porém não diferiram dos controles sem suplementação ao nascimento, com 12 horas, 7 dias ou 28 dias de vida. Também no grupo tratado com vitamina A por via oral, 50% apresentou concentrações plasmáticas inferiores a 20µg/dL, níveis considerados deficientes, aos 28 dias de idade. Não observaram diferenças na incidência de doença pulmonar crônica ou de outros desfechos clínicos. É importante considerar que nessa pesquisa os prematuros eram de extremo baixo peso.

Após avaliação crítica das pesquisas publicadas, sugere-se que para prematuros extremos, cujos níveis plasmáticos de retinol costumam ser baixos e a suplementação por via gástrica é pouco viável, a via intravenosa ou a intramuscular são as de escolha e que para prematuros maiores a via oral pode ser empregada[13].

Vitamina E

A vitamina E é formada por um grupo de oito tocoferóis, biologicamente ativos, que derivam do 6-cromanol e diferem em relação ao número e posição do grupamento metil no anel benzeno. Desses, o alfatocoferol é o mais ativo e corresponde a 90% da vitamina E presente nos tecidos humanos. O alfatocoferol nas formas comerciais encontra-se sob forma de acetato ou succinato que são mais estáveis do que a forma natural. Padronizou-se a unidade internacional (UI) como equivalente à atividade biológica de 1mg de alfatocoferol[20,21].

Função fisiológica da vitamina E – a vitamina E encontra-se em todos os tecidos do organismo, onde exerce função fisiológica como antioxidante e limpadora de radicais livres, atuando por inibição da peroxidação natural dos ácidos graxos polinsaturados (PUFA), presentes nas camadas lipídicas das membranas celulares. A peroxidação inicia-se quando um átomo de hidrogênio escapa de uma dupla ligação de um dos carbonos provocando o aparecimento de uma situação intermediária, altamente favorável à reação com o oxigênio livre. O radical do lipídio livre formado interage com outros PUFA, originando um lipídio-hidroxiperoxi estável e mais radical de lipídio livre, gerando reação em cadeia. A vitamina E atua como "quebradora" da cadeia oxidante, substituindo o oxigênio nessa reação e estabilizando a reação do hidrogênio do radical lipídico livre. No processo de inibição da peroxidação dos ácidos graxos, o alfatocoferol é transformado em alfatocoferil quinona, sendo excretado pela urina como malondialdeído, pentano e etano[22,23].

Absorção e transporte da vitamina E – a absorção do alfatocoferol ocorre por difusão passiva do lúmen do intestino delgado para o enterócito, mas seu transporte dentro da célula epitelial é desconhecido, sendo o local de maior absorção de alfatocoferol a região entre o terço superior e o terço médio do intestino delgado. O alfatocoferol é transportado pelo sangue ligado a lipoproteínas[24]. No fígado, o transporte é realizado por meio da proteína transportadora do alfatocoferol (alfa-TTP)[25]. No fígado, o alfatocoferol é captado preferencialmente na porção parenquimatosa (cerca de 75%), sendo seu principal produto de oxidação a alfatocoferil quinona. Esse produto, posteriormente, é transformado em hidroquinona, a qual, ao se conjugar com o ácido glicurônico, é excretada pela bile ou degradada nos rins e eliminada sob a forma de ácido alfatocoferônico pela urina[20,24].

Ainda é desconhecida a maneira pela qual se dá a passagem da vitamina E pela placenta. Estudos realizados, observando-se os níveis de vitamina E na mãe, no funículo e na vilosidade placentária[26,27], concluíram que a placenta funciona como uma barreira à passagem da vitamina E da mãe para o feto, pois os níveis no funículo são inferiores aos maternos (50%), resultados também obtidos por Trindade e Rugolo[13].

Níveis sanguíneos de vitamina E em RN – considera-se que 90% do *pool* de tocoferol se localiza no tecido adiposo. Consequentemente, RN prematuros, tendo menor quantidade de tecido adiposo, terão menor reserva de vitamina E. Baixas concentrações de vitamina E são encontradas nos tecidos fetais, aumentando com o incremento de gordura no final da gestação.

O Comitê de Nutrição Pediátrica da Academia Americana de Pediatria propõe que níveis seguros de vitamina E no soro estejam entre 23 e 46µmol/L (1 a 2mg/dL). A concentração de tocoferol no plasma varia na dependência da quantidade dos lipídios presentes, uma vez que o esse se encontra associado a lipoproteínas, portanto, é preferível exprimir a concentração do tocoferol em relação à betalipoproteína, colesterol ou lipídio total do plasma. Como consequência, RN pré-termo apresentam concentrações plasmáticas de vitamina E inferiores às de RN a termo e esses concentrações menores do que de adultos. Uma relação alfatocoferol/lipídio total menor que 0,8mg/g tem sido indicada como deficiência em vitamina E[20,23].

Deficiência de vitamina E é observada em RN de muito baixo peso, criticamente enfermos. Klein relata como valores mínimos para RN de pré-termo, no funículo, o de 11,60µmol/L, sendo que inferiores a esse são considerados com deficiência de vitamina E[28].

Em pesquisa realizada na Unidade Neonatal do Departamento de Pediatria da Faculdade de Medicina de Botucatu, avaliou-se, em uma população de prematuros de muito baixo peso, a evolução dos níveis plasmáticos de vitamina E no funículo, com 14 e com 28 dias de vida, em função das quantidades de vitamina E recebidas em nutrições parenteral e enteral. Observou-se elevação nos níveis a partir do funículo atingindo-se no 14º dia valores de medianas de 15,96 e no 28º dia de 10,61µmol/L. Os níveis, tanto no 14º dia quanto no28º, foram muito baixos e as concentrações no final do primeiro mês de vida foram consideradas insuficientes. Esses valores foram observados em prematuros com pesos de nascimento em média de 1.250g e idade gestacional de 30 semanas, recebendo tanto por via parenteral quanto por via enteral quantidades de vitamina E avaliadas e consideradas adequadas segundo a literatura[13,29].

A definição do método mais adequado para indicar suficiência ou insuficiência de vitamina E, nessa classe de prematuros, ainda é controversa. Autores questionam a validade do uso de concentrações plasmáticas e indicam a relação vitamina E/lipídios totais plasmáticos como a relação que, à semelhança com crianças maiores e adultos, melhor expressaria o nível de vitamina E. Como esses prematuros apresentam elevada incidência de doenças nas quais há importante componente de estresse oxidativo, além de dificuldades em receber vitamina E através de nutrição adequada, considera-se que há a necessidade de ministrar vitamina E como suplemento para prematuros de muito baixo peso. A dose a ser ministrada não está estabelecida, recomendando-se que seja inferior a 25mg/kg de peso ao dia pela possibilidade de doses maiores aumentarem o risco de sepse neonatal.

Recomendações de vitamina E – vitamina E em nutrição enteral – o leite humano tem atividade antioxidante representada por vários componentes bioativos com função antioxidante específica contra peroxidação lipídica. Essa capacidade antioxidante é atribuída à concentração do alfatocoferol[30]. A concentração de vitamina E no colostro e no leite materno de pré-termo corresponde à aproximadamente duas a três vezes a observada no leite maduro[20]. Na primeira semana, o leite materno contém 1,9UI/100kcal, razão entre vitamina E/PUFA de 2mg/g. Com o decorrer das semanas, o conteúdo decresce atingindo 0,9UI/100kcal e 0,9mg/g durante a quarta semana pós-natal[20,21]. Considera-se que prematuros alimentados com o leite da própria mãe, com conteúdo de tocoferol de 1,2mg/100kcal ou fórmulas para pré-termo contendo vitamina E, mantêm suficiência em vitamina E sem suplementação adicional. Delvin et al. mostraram que a suplementação por via oral com 5mg de vitamina E (11,6μmol) por dia durante 90 dias aumentou os níveis de vitamina E do plasma em prematuros com aleitamento materno exclusivo ou com fórmulas para pré-termo. Apesar da suplementação, eles não adquiriram concentrações plasmáticas que indiquem estado de repleção[31,32]. Para prematuros, as fórmulas geralmente são suplementadas com 4 a 6,3UI/100kcal e em relação a vitamina E/ácidos graxos de cadeia longa de 3,83-3,98 mg/g[28]. Tendo em vista essa grande discordância e variabilidade de valores, especialistas em painel realizado pela *American Society for Nutritional Sciences*, em 2002,[28] recomendam que o conteúdo mínimo de vitamina E em fórmulas de pré-termo seja de 2 a 8mg de alfatocoferol/100kcal, sendo que a razão vitamina E/PUFA (mg de alfatocoferol/g do total de PUFA) deve ser superior a 1,5mg/g[28].

Vitamina E em nutrição parenteral – antes de atingir nutrição enteral plena, doses de vitamina E são necessárias por via parenteral. Assim, recomenda-se 2,8 a 3,5UI/kg/dia, suficientes para manter concentrações plasmáticas de alfatocoferol de 1-2mg/dL[33]. A *American Society for Clinical Nutrition*[8] recomenda, por via parenteral, para prematuros a dose de 2,8UI/kg/dia com dose máxima de 7UI/dia. Para os RN a termo 7UI/kg/dia[8,33]. A dose de 2,8UI/kg/dia corresponde a 2mL/kg/dia de um preparado multivitamínico padrão[34]. Os autores recomendam avaliar os níveis de tocoferol em crianças recebendo doses superiores a 4UI/kg/dia, por via intravenosa, porque os níveis terapêuticos são próximos aos níveis tóxicos[34].

Justifica-se a suplementação de vitamina E para prematuros? Na unidade neonatal da FMB, a concentração de tocoferol foi avaliada em 28 mães no momento do parto e em seus prematuros de muito baixo peso ao nascimento, com 14 e 28 dias após o parto. A ingestão média de vitamina E (mg/kg /peso) foi calculada em dois períodos, correspondendo a 1-14 dias e 15-28 dias. A mediana do sangue do funículo foi inferior à materna. Embora a ingestão da vitamina E no segundo período tenha sido adequada, a concentração plasmática no 28º dia (10,81μmol/L) foi considerada deficiente. Esses dados sugerem que prematuros de muito baixo peso necessitam de suplementação, especialmente aqueles cujas mães apresentam concentrações baixas de vitamina E[13,29].

Toxicidade da vitamina E – efeitos tóxicos podem ocorrer com o emprego de doses elevadas de vitamina E para prematuros. A toxicidade da vitamina E pode estar relacionada à forma química, dose, via de administração, ou no caso da via parenteral com a velocidade de infusão, ou ainda com a combinação de vários desses fatores[34].

Além dos casos bem conhecidos de óbitos em prematuros que receberam acetato de tocoferol em polissorbato em doses por via intravenosa de 25 a 100mg/kg/dia, também têm sido relatados aumentos de sepse e enterocolite por via intravenosa, bem como por uso pela via oral, associados a níveis plasmáticos de tocoferol de 4,8mg/dL.

Em importante revisão sistematizada realizada por Brion et al.[21] sobre a suplementação de vitamina E para prematuros e avaliação da prevenção de morbidade e mortalidade, com inclusão de 26 ensaios clínicos randomizados e controlados, citam-se como dados mais importantes e referentes ao grupo de RN pré-termo de muito baixo peso as seguintes conclusões: a suplementação de vitamina E não afetou a mortalidade, risco de displasia broncopulmonar, exceto para pequeno grupo analisado para persistência de canal arterial; não afetou o risco de hemorragia da matriz/hemorragia intraventricular e de enterocolite necrosante. Os autores observaram risco aumentado de sepse em RN de muito baixo peso, em quatro estudos com o total de 400 tratados *versus* 407 controles, com RR 1,53 (IC 1,13-2,08). Observaram que o risco estava aumentado quando a dose de vitamina E era superior a 30UI/kg/dia e níveis de tocoferol sérico superiores a 3,5mg/dL. Quanto à retinopatia da prematuridade, a suplementação de vitamina E reduziu o risco de grau intenso e de cegueira, porém com níveis de vitamina E sérica superiores a 3,5mg/dL. Os autores consideram que em prematuros de muito baixo peso há evidências contra o uso de suplementação com doses elevadas de vitamina E por via parenteral, ou suplementação que eleve os níveis séricos de vitamina E acima de 3,5mg/dL. Consideram que para prematuros de extremo baixo peso as doses recomendadas pela *American Society for Clinical Nutrition* de 2,8-3,5UI/kg/dia[8] devem ser consideradas padrão para prematuros alimentados por via parenteral.

Pesquisa randomizada com 93 prematuros de extremo baixo peso que receberam 50UI/kg/peso de vitamina E ou placebo, por via oral, 4 horas após o nascimento mostrou níveis de tocoferol mais elevados com 24 horas e 7 dias. Poucos apresentaram deficiência e 4% apresentaram níveis superiores a 35mg/L[35].

Em lactentes, devido às padronizações das fórmulas lácteas, é mais difícil a ocorrência de toxicidade.

Vitamina E e doenças dos prematuros – os RN prematuros expostos à oxigenoterapia apresentam riscos de desenvolver doença pulmonar crônica e retinopatia da prematuridade, sendo ambas importantes causas de morbidade neonatal[36]. A suscetibilidade de RN pré-termo ao estresse oxidativo tem sido atribuída, pelo menos parcialmente, à ausência ou deficiência de mecanismos de defesa antioxidante[37]. Devido à atividade antioxidante do tocoferol, tentou-se estabelecer relação concreta entre sua ação e a agressão provocada pelo oxigênio nas seguintes doenças dos prematuros:

- Displasia broncopulmonar/doença pulmonar crônica (DBP) – a patogenia da doença pulmonar crônica/DBP é multifatorial, tendo sido identificados vários fatores de risco pré e pós-natais, como prematuridade, corioamnionite, infecção sistêmica, ressuscitação inadequada, altas concentrações de oxigênio inspirado, barotrauma, volutrauma e ventilação mecânica. Esses mecanismos agridem os tecidos devido aos efeitos tóxicos do oxigênio e pela liberação de mediadores pró-inflamatórios e radicais livres nas vias aéreas e no tecido pulmonar imaturos[24]. A vitamina E, como um elemento antioxidante, inibindo a peroxidação dos lipídios, poderia constituir-se em fator protetor contra a displasia broncopulmo-

nar. Estudos em RN com síndrome de desconforto respiratório mostraram efeitos protetores da vitamina E e do selênio na prevenção da DBP[38,39]. Entretanto, revisão sistematizada sobre suplementação de vitamina E concluiu que essa não afetou o risco de DBP, a evolução clínica e/ou radiológica da doença[21].

- Retinopatia da prematuridade (ROP) – o fator causal da retinopatia não é somente o uso abusivo do oxigênio, mas principalmente a própria prematuridade. A retinopatia da prematuridade apresenta espectro de distúrbios patológicos interferindo no curso normal do desenvolvimento da vascularização da retina, a qual somente se completa por volta de 34 semanas pós-concepção. Vários fatores etiológicos contribuem para o desenvolvimento da ROP, a maioria dos quais se relaciona com a agressão por radicais livres e com baixa defesa antioxidante, a imaturidade e a oxigenação arterial da retina. Propôs-se que radicais livres de oxigênio afetam a circulação da retina e que substâncias antioxidantes como selênio e vitamina E seriam estratégias para a possível prevenção e melhoria do prognóstico da ROP. Entretanto, análise sistematizada de ensaios clínicos randomizados mostrou que altas doses de vitamina E somente reduziram a incidência de formas graves de retinopatia e cegueira, porém causaram aumento na incidência de sepse[21]. Portanto, o emprego de altas doses não está indicado na profilaxia da retinopatia da prematuridade.

- Anemia da prematuridade – a ocorrência de grau anormal de hemólise associada à deficiência de vitamina E tem sido descrita. Além disso, ocorre piora da anemia hemolítica quando a deficiência de vitamina E se associa ao uso de ferro ou a fórmulas alimentares com ferro[40]. Em estudo de metanálise, constatou-se melhora significativa dos níveis de hemoglobina, hematócrito e reticulócitos associados ao uso de vitamina E[34]. A eritropoietina é o fator primordial para a eritropoiese tanto no feto quanto no RN. Embora tenha sido demonstrado que a eritropoietina recombinante humana seja capaz de estimular a eritropoiese, o impacto sobre a necessidade de transfusão sanguínea tem sido variável. Para evitar o aparecimento de anemia hipocrômica com o uso de eritropoietina, altas doses de ferro e vitamina E foram empregadas juntamente com a eritropoietina. Entretanto, o ferro não ligado à proteína, ferro iônico, pode atuar como catalisador na auto-oxidação de ácidos graxos polinsaturados, componentes essenciais das membranas dos glóbulos, contribuindo para a hemólise e a anemia. A suplementação de vitamina E na dose de 50UI/dia não melhorou a resposta de prematuros à eritropoietina e ao ferro[40].

- Sepse neonatal – o aparecimento de sepse neonatal associa-se ao uso de doses elevadas de vitamina E por tempo superior a uma semana. Bell[41] descreve em adultos maior facilidade de infecções, devido à menor atividade leucocitária provocada pelas altas doses de vitamina E. Em RN, metanálise realizada por Brion et al.[21] mostrou aumento significativo na associação entre sepse neonatal e vitamina E, em especial em prematuros de muito baixo peso, tratados por mais de uma semana, com doses por via intravenosa superiores a 30UI/kg/dia e que apresentaram níveis séricos de tocoferol superiores a 3,5mg/dL (81,27milimol/L);

- Hemorragia peri-intraventricular (HPIV) – o cérebro é especialmente suscetível ao estresse oxidativo envolvido nos mecanismos de hipóxia-isquemia e de reperfusão-hiperoxia. Essa vulnerabilidade é consequência de vários fatores, como presença de tecido nervoso com membranas ricas em ácidos graxos polinsaturados, sistema nervoso imaturo e rico em ferro, além de capacidade inadequada de bloquear a cadeia oxidante em virtude de baixa atividade de enzimas com função antioxidante, características de prematuros de muito baixo peso. Vários estudos[33,42] têm relatado a importância da vitamina E na patogenia da HPIV sem, contudo, chegar-se a uma conclusão. A metanálise realizada por Brion et al.[21] concluiu que o efeito da vitamina E sobre a HPIV é heterogêneo. Nos RN de baixo peso, não houve alteração significativa entre o surgimento da HPIV e o uso da vitamina E. Já entre os RN de muito baixo peso, embora não tenha havido diminuição nos casos, houve melhora no prognóstico dos casos de HPIV[21].

Após avaliação das pesquisas empregando altas doses de vitamina E como antioxidante na profilaxia de doenças dos prematuros, conclui-se que os ensaios clínicos não demonstram eficiência em prevenir doenças de prematuros e inclusive contraindicam doses elevadas em virtude de aumentar o risco de sepse neonatal[12,13].

Vitamina D

A vitamina D em geral aumenta a absorção do cálcio, no entanto no prematuro a absorção do cálcio parece ser constante, mas o tempo exato e a proporção de vitamina D-dependente para que ocorra absorção de cálcio e fósforo ainda são desconhecidos. A vitamina D deve ser fornecida de 200 a 400UI/dia, tanto durante a internação como após a alta hospitalar. Entretanto, diretrizes europeias sugerem oferta maior de vitamina D (800-1.000UI/dia) para prematuros com peso inferior a 1.500g. A tendência atual da literatura indica 400 a 1.000UI/dia, de acordo com o nível sérico. A dose de 400UI/dia é, provavelmente, suficiente para manter as concentrações séricas adequadas de 25(OH)-D (> 50nmol/L) na maioria dos RN prematuros e de prevenir o raquitismo por deficiência, sem expô-los a riscos significativos de intoxicação[43]. Em RN com deficiência de vitamina D, ingestão diária de 1.000UI de vitamina D provavelmente será necessária. Atualmente, os métodos para a determinação de concentrações de 25(OH)-D estão padronizados e disponíveis e prematuros extremos podem ser monitorizados em relação à quantidade de vitamina D adequada ao seu metabolismo[43].

Vitamina K

Dois artigos sobre revisão de vitamina K para RN[44,45] indicam que prematuros recebendo solução parenteral, fórmulas para pré-termo ou suplementos contendo vitamina K não necessitam receber doses extras de vitamina K. Para aqueles RN que não estão sendo alimentados ou estejam em aleitamento materno exclusivo, tendo em vista que as concentrações de vitamina K do leite materno são muito baixas, e esses RN apresentam risco de sangramento, recomenda-se ministrar 1mg de filoquinona injetável se apresentarem peso ao nascimento superior a 1.000g e 0,5mg se peso inferior a 1.000g. Dose profilática por via intramuscular ao nascimento, 0,2mg, de vitamina K, ministrada em prematuros com menos de 32 semanas de gestação não produziu evidências de sobrecarga hepática[46]. A conduta não é uniforme e alguns países empregam vitamina por via oral, 1mg/semana, durante os três primeiros meses.

Por via parenteral, suprimento de 80µg/kg/dia pode ser excessivo se associado com vitamina K por via intramuscular na dose de 1mg ministrada no primeiro dia de vida e, portanto, doses mais baixas podem ser suficientes nas primeiras semanas de vida[47]. Recomenda-se não exceder a dose de 0,4mg/kg/dia com infusão por via intravenosa porque podem ocorrer concentrações plasmáticas semelhantes à suplementação por via oral de 3mg ou intramuscular de 1,5mg[48].

VITAMINAS HIDROSSOLÚVEIS

Definir as necessidades das várias vitaminas para RN pré-termo torna-se função muito complexa. Assim, têm-se soluções de vitaminas para uso parenteral, fórmulas para pré-termo suplementadas com vitaminas e aditivos para leite materno, nem sempre com quantidades equilibradas em função das necessidades fisiológicas dos RN. Portanto, as necessidades basais de determinadas vitaminas podem não ser supridas ou então ser ministradas em quantidades excessivas. Com exceção da vitamina C, há poucos dados sobre as necessidades e funções dessas vitaminas, principalmente para prematuros extremos que permanecem por tempo prolongado em nutrição parenteral.

As vitaminas hidrossolúveis desempenham papel-chave no organismo humano em desenvolvimento. Têm função de cofator para reações enzimáticas no metabolismo intermediário[49] e as necessidades estão relacionadas ao conteúdo de energia e proteína da dieta, assim como à taxa de utilização energética. Ao nascimento, as concentrações das vitaminas hidrossolúveis são maiores no feto em relação aos valores maternos. O transporte ativo que acontece durante a gestação resulta em gradiente de concentração (1:1,5 a 1:6) em favor do feto[49].

Com exceção da vitamina B_{12}, as vitaminas hidrossolúveis não são armazenadas em grande extensão no corpo e são rapidamente consumidas quando a ingestão for inadequada. Essas vitaminas, por serem solúveis em água, quando recebidas em doses excessivas são excretadas pelos rins, sendo pouco tóxicas e, quando em doses baixas, ocorre máxima reabsorção tubular[42].

RN parecem adaptar-se a grandes variações na quantidade de vitaminas hidrossolúveis ingeridas, pois níveis sanguíneos semelhantes foram observados apesar de grandes diferenças na ingestão. Porém, os achados de elevações acentuadas de algumas vitaminas e baixos níveis de outras em prematuros com pesos inferiores a 1.500g sugerem que esse grupo de pacientes tenha menor capacidade de adaptação tanto às baixas quanto às altas doses ingeridas.

Vitamina C

Destaca-se o papel antioxidante do ácido L-ascórbico que "quebra" radicais superóxidos e hidroxil. Para prematuros extremos, submetidos à hiperoxia e cujas defesas antioxidantes são muito baixas, a vitamina C pode representar papel importante. Também tem sido descrita *in vitro* função oxidante da vitamina C quando na presença de ferro. Há pesquisas com resultados contraditórios quanto aos níveis de vitamina C em RN com displasia broncopulmonar. Em estudo randomizado, controlado, duplo-cego, em prematuros com pesos inferiores a 1.500g, Darlow et al.[50] não observaram a influência de concentrações elevadas de vitamina C, equivalendo a 30mg/kg/dia *versus* 10mg/kg/dia, recebidas somente por via parenteral, ao avaliarem a necessidade de O_2 aos 28 dias pós-natais, 36 semanas pós-conceptuais e a presença de retinopatia da prematuridade. As recomendações de vitamina C para prematuros extremos devem situar-se entre 20 e 50mg/dia por via enteral e de 20 a 40mg/dia por via parenteral[33]. As necessidades para prematuros de muito baixo peso e extremo baixo peso, segundo Leaf e Lansdowne, situam-se em 20-55mg/kg/dia[48].

O Painel de Especialistas da *American Society for Nutritional Sciences*, em 2002, recomenda para fórmulas de pré-termo o mínimo de 8,3mg/100kcal e máximo de 37mg/100kcal[28].

Tiamina (vitamina B_1)

A tiamina é absorvida no intestino proximal tanto por mecanismo ativo quanto passivo e é fosforilada pelas células da mucosa dando origem à coenzima fosfato de tiamina. A tiamina é destruída ou inativada pelo cozimento e pasteurização, por soluções alcalinas e radiação ionizante[49].

As funções do fosfato de tiamina, tendo o magnésio como cofator, estão relacionadas ao metabolismo de carboidratos. Atua na descarboxilação oxidativa de alfacetoácidos (piruvato até acetil-CoA, alfacetoglutarato até succinato, entre outros) e também em reações catalisadas pela transcetolase, fornecendo nicotinamida adenina dinucleotídeo fosfato (NADPH) necessária para reações biossintéticas da via da pentose-fosfato. Além dessas funções metabólicas como coenzima, a tiamina desempenha papel específico nas membranas dos nervos periféricos, possivelmente facilitando a transmissão dos impulsos[49].

A deficiência de tiamina pode levar ao beribéri, que provoca, no adulto, fraqueza, confusão mental, anorexia, neuropatia periférica e parestesias. Além disso, doença grave pode provocar mudanças cardiovasculares, levando à insuficiência cardíaca fulminante. Beribéri infantil pode ocorrer em crianças entre 1 e 4 meses de idade, amamentadas por mães que apresentem ingestão deficiente em tiamina, geralmente associada ao alcoolismo. Os sintomas incluem sucção débil, rigidez de nuca, apneia, espasticidade, oftalmoplegia, hipotermia e coma. A criança pode apresentar choro característico, afônico, em decorrência da paralisia do nervo laríngeo recorrente. Pode ocorrer quadro de pseudomeningite, com abaulamento de fontanelas, convulsões e coma[49].

A deficiência no período neonatal imediato é pouco frequente porque o RN se encontra protegido pelo gradiente fetomaterno[33]. Testes de suficiência avaliando a tiamina no plasma indicam estado adequado quando a atividade for inferior a 15%, deficiência leve quando 15-25% e deficiência grave quando superior a 25%[48].

A toxicidade é muito rara, mas pode levar à depressão respiratória. Anafilaxia pode acontecer na infusão por via intravenosa rápida[49].

As necessidades estão relacionadas à quantidade de carboidrato metabolizável consumido. O leite materno apresenta concentrações iniciais de 20µg/L nos primeiros cinco dias de lactação até 220µg/L no leite maduro, considerando-se como valor médio 31µg/100kcal[33,49]. Para RN a termo a dose parenteral é de 200 a 350µg/kg/dia e para o RN pré-termo 500µg/kg/dia parece ser a indicada[32]. Para prematuros extremos, recomendam-se, por via parenteral, 350µg/kg/dia, e por via enteral, 360µg/kg/dia. As necessidades de prematuros de muito baixo peso e de extremo baixo peso situam-se, segundo Leaf e Lansdowne, em 140-300µg/kg/dia[48].

RIBOFLAVINA (VITAMINA B_2)

A riboflavina forma os dinucleotídeos de adenina-flavina que participam no metabolismo energético. As necessidades de ingestão estão relacionadas com a ingestão proteica[33,47]. A vitamina B_2 é rapidamente absorvida pelo intestino delgado após fosforilação, formando a riboflavina-5-fosfato (FMN), que é posteriormente refosforilada e adenilada, formando o dinucleotídeo de flavina-adenina (FAD), que é um cofator importante para o metabolismo celular, participando da transferência de hidrogênio. A absorção de riboflavina está diminuída nos casos de obstrução biliar e em condições que diminuam a velocidade do trânsito intestinal. A excreção urinária depende da ingestão diária e também da saturação dos tecidos de reserva. A riboflavina e seus compostos fosforilados são decompostos pela exposição à luz e também por soluções salinas, sendo resistente a calor, acidez e oxidação. A pasteurização, evaporação e condensação do leite não destroem a riboflavina[49].

A concentração de riboflavina no leite materno é de 47µg/100kcal (variando de 36 a 71µg/100kcal) e permanece constante durante toda a lactação. Geralmente a deficiência de riboflavina acontece em associação com outros estados de deficiência e de desnutrição. A arriboflavinose é caracterizada por estomatite angular, glossite, queilose, dermatite seborreica no sulco nasal e no labial, alterações visuais que incluem diminuição na produção de lágrimas, fotofobia, vascularização da córnea e catarata. A deficiência de riboflavina pode ocorrer após sete dias de uma dieta deficiente. Sinais claros de sua deficiência são raros, porém estado de deficiência subclínica pode ser observado em certos grupos, como RN sob fototerapia, especialmente naqueles sob aleitamento materno exclusivo. Gestantes podem apresentar deficiência, desde 25% no primeiro semestre até 40% no termo da gestação. Não existem manifestações tóxicas relacionadas à riboflavina, apesar de haver relato de uropatia obstrutiva em prematuro que recebeu riboflavina em doses muito acima das preconizadas[49].

Para o RN a termo, recomenda-se 1,4mg/dia[49] e para prematuros por via parenteral 0,15 a 0,2mg/kg/dia[47,49]. Segundo Leaf e Lansdowne, para RN de muito baixo peso e de extremo baixo peso recomenda-se 200-400µg/kg/dia[48].

Piridoxina (vitamina B_6)

Vitamina B_6 é o nome genérico de três piridinas naturais (piridoxina, piridoxal e piridoxamina) e também das suas formas fosforiladas (fosfato de piridoxina, 5-fosfato de piridoxal e fosfato de piridoxamina). Participam de uma grande variedade de reações metabólicas como interconversões de aminoácidos, síntese de niacina, neurotransmissores (dopamina, serotonina, norepinefrina, GABA e histamina), heme, prostaglandinas, metabolismo dos carboidratos, desenvolvimento do sistema imune e funções do sistema nervoso[49]. Em decorrência do relacionamento com o metabolismo proteico, sua necessidade está relacionada com a quantidade de proteína ingerida. A razão adequada entre a vitamina B_6/proteína é de 15µg/g[49]. A vitamina B_6 é destruída pelo calor e pela luz.

A ingestão materna de vitamina B_6 no último trimestre de gestação determinará o estado nutricional do RN em relação a essa vitamina. A quantidade de vitamina B_6 no leite materno reflete o *status* materno. A quantidade pode variar desde 140µg/L em mães que ingiram abaixo das quantidades preconizadas até 340µg/L nas mães que ingerem entre 10 e 20mg/dia. A quantidade de vitamina B_6 declina com o tempo de lactação. A relação entre a quantidade de vitamina B_6 e a quantidade de proteína, usada geralmente para verificar o *status* da vitamina B_6, pode declinar até a valores inferiores a 7µg/g de proteína observada em leites de mães sem complementação.

A deficiência de vitamina B_6 é caracterizada por anemia microcítica hipocrômica, distúrbios gastrintestinais, deficiência de crescimento, déficit auditivo, irritabilidade e convulsão. Em prematuros que receberam 650µg/dia em solução parenteral não se observou deficiência[33]. Algumas condições estão associadas com anormalidades do metabolismo da vitamina B_6 e essas síndromes incluem convulsões dependentes da vitamina B_6 no período neonatal, anemia hipocrômica microcítica responsiva à vitamina B_6, acidúria xanturênica, cistationinúria e homocistinúria.

A suplementação de vitamina B_6 deve ser realizada em RN e crianças recebendo isoniazida e em RN amamentados por mães medicadas com isoniazida[49].

A recomendação de vitamina B_6 por via parenteral é de 0,15 a 0,20mg/kg/dia[47]. Para prematuros extremos, a dose corresponde a 0,18mg/dia[33]. Segundo Leaf e Lansdowne, 50-300µg/kg/dia são recomendados para prematuros de muito baixo peso e de extremo baixo peso. Esses níveis baseiam-se em estudos clínicos em leite materno e em crianças amamentadas com leite materno[48].

Vitamina B_12 (cobalamina)

A vitamina B_12 participa de reações metabólicas que envolvem a síntese do DNA e a transferência de agrupamentos metil. Armazena-se no fígado, sendo excretada pela bile e participa de circulação êntero-hepática. Os depósitos hepáticos de vitamina B_12 são baixos em RN prematuros desde que se correlacionam com a idade gestacional. Manifestações clínicas de deficiência, tais como a anemia megaloblástica e alterações neurológicas, só aparecem tardiamente, pois RN a termo apresentam grande armazenamento hepático de vitamina B_12[51].

O conteúdo de vitamina B_12 do leite humano decresce de 2,4µg/L no colostro para 0,66µg/L no leite maduro, quantidades suficientes para manter níveis séricos adequados em RN a termo. Prematuros parecem absorver adequadamente a vitamina B_12 do leite materno[51].

Quanto às necessidades, os RN a termo mantêm níveis séricos acima dos valores de referência quando recebem 1µg/dia e prematuros apresentam valores elevados quando ministrados 0,65µg/dia[51]. Recomendações por via enteral para prematuros extremos (peso < 1.000g) situam-se em 0,15 a 0,30µg/kg/dia e por via parenteral 0,30µg/kg/dia[33]. Segundo Leaf e Lansdowne, as necessidades para RN pré-termo de muito baixo peso e pré-termo extremo situam-se em 0,1 a 0,8µg/kg/peso, níveis baseados em estudos sobre leite materno e níveis plasmáticos[48].

Niacina

Niacina refere-se ao composto ácido-nicotínico e sua forma amina, nicotinamida, que são biologicamente ativos como componentes de coenzimas como a nicotinamida adenina dinucleotídeo (NAD) e a nicotinamida adenina dinucleotídeo fostato (NADP). Tais coenzimas são importantes na transferência de elétrons e estão envolvidas em múltiplos processos metabólicos, que incluem síntese de gordura, metabolismo respiratório celular e glicólise. A fisiologia da niacina está relacionada ao gasto energético, em decorrência do envolvimento da NAD e NADP com a cadeia respiratória. Como o excesso de triptofano da dieta é convertido em niacina, a quantidade de triptofano da dieta deve ser considerada quando se quantifica a necessidade de niacina. Essa conversão é catalisada pela riboflavina e pela vitamina B_6. Em adultos, aproximadamente 3% do triptofano é convertido em niacina (60mg de triptofano equivale a 1mg de niacina). A conversão de niacina em triptofano é mais eficaz durante a gestação. A niacina é estável em alimentos e resiste ao aquecimento e ao armazenamento. A concentração de niacina do leite materno é de aproximadamente 0,27mg/100kcal e 1,9mg/L[33]. Aproximadamente 70% da niacina do leite humano é derivada do triptofano[33].

Estados de deficiência resultam na pelagra, doença caracterizada por fraqueza, dermatite, inflamação das membranas mucosas, diarreia, vômitos, disfagia e, em casos graves, demência e morte.

A recomendação por via parenteral para prematuros extremos corresponde a 6,8mg/kg/dia e por via enteral 4,8mg/kg/dia[33]. Segundo Leaf e Lansdowne, as necessidades para RN pré-termo de muito baixo peso e pré-termo extremo situam-se em 1- 5,5mg/kg/dia[48].

Folato

É o nome genérico de compostos com propriedades nutricionais e bioquímicas similares ao ácido fólico (ácido pteroilglutamínico). Trata-se de coenzima que participa na biossíntese das purinas e pirimidinas, no metabolismo de alguns aminoácidos e no catabolismo da histidina. Por essas características, os requerimentos em organismos com crescimento acelerado, como os prematuros, são mais elevados do que em crianças maiores[22]. É absorvido rapidamente pelo intestino delgado sob a forma de mo-

noglutamato. A absorção é um processo ativo estimulado pela presença de glicose e reduzido pela deficiência de zinco. O folato é inativado pela luz, calor e envazamento.

O conteúdo de folato aumenta no leite humano de 5 a 10µg/L para 20 a 40µg/L com um mês de lactação e 50 a 100µg/L com três meses de lactação[33].

Estados de deficiência levam a retardo no crescimento, anormalidades na medula óssea, no estado neurológico e na morfologia do intestino delgado. A deficiência de folato foi verificada especialmente em pequenos para a idade gestacional e anemia megaloblástica foi descrita em prematuros[33]. As manifestações hematológicas da deficiência de folato incluem hipersegmentação dos neutrófilos, megaloblastose e anemia. A incidência de defeitos congênitos do tubo neural pode estar associada à deficiência pré-concepcional de folato.

Quanto ao ácido fólico, ainda há controvérsias sobre a necessidade de suplementação. As recomendações para prematuros extremos são por via enteral de 50-60µg/kg/dia e por via parenteral 56µg/kg/dia, tomando como base preparado multivitamínico por via parenteral[33]. Segundo Leaf e Lansdowne, as necessidades para RN pré-termo de muito baixo peso e pré-termo extremo situam-se em 35-100µg/kg/dia[48].

Conclui-se que faltam pesquisas para definir as reais necessidades de vitaminas hidrossolúveis para RN, especialmente prematuros de muito baixo peso. Por via parenteral são ministradas de acordo com volumes definidos em soluções comerciais, não sendo possível ministrá-las de forma individualizada.

REFERÊNCIAS

1. Allen LH. B vitamins in breast milk: relative importance of maternal status and intake, and effects on infant status and function. Adv Nutr. 2012;3(3):362-9.
2. Shenai JP. Vitamin A. In: Tsang RC, Lucas A, Uauy R, Zlotkin S, eds. Nutritional needs of the preterm infant. Scientific Basis and Practical Guidelines. Baltimore: Williams & Wilkins; 1993.p.87-100.
3. Zachman RD. Retinol (vitamin A) and the neonate: special problems of the human premature infant. Am J Clin Nutr. 1989;50(3):413-24.
4. Brandt RB, Mueller DG, Schroeder JR, Guyer KE, Kirkpatrick BV, Hutcher NE, et al. Serum vitamin A in premature and term neonates. J Pediatr.1978;92(1):101-4.
5. Shenai JP, Chytil F, Stahlman MT. Liver vitamin reserves of very low birth weight neonates. Pediatr Res. 1985;19(9):892-3.
6. Atkinson SA. Special nutritional needs of infants for prevention of and recovery from bronchopulmonary dysplasia. J Nutr. 2001;131(3):942S-6S.
7. Mactier H, Weaver LT. Vitamin A and preterm infants: what we know, what we don't know, and what we need to know. Arch Dis Child Fetal Neonatal. 2005;90(2):F103-8.
8. Greene HL, Hambidge KM, Schanler R, Tsang RC. Guidelines for the use of vitamins, trace elements, calcium, magnesium, and phosphorus in infants and children receiving total parenteral nutrition: report of the Subcommittee on Pediatric Parenteral Nutri-

ent Requirements from the Committee on Clinical Practice Issues of the American Society for Clinical Nutrition. Am J Clin Nutr. 1988;48(5):1324-42.

9. Mactier H. Vitamin A for preterm infants: where are we now? Semin Fetal Neonatal Med. 2013;18(3):166-71.

10. Landman J, Sive A, Heese HD, Van der Eist C, Saks R. Comparison of enteral and intramuscular vitamin A supplementation in preterm infants. Early Hum Dev. 1992;30(2):163-70.

11. Salle BL, Delving E, Claris O, Hascoet JM, Levy F. Is it justifiable to administrate vitamin A, E, and D for 6 months in the premature infants? Arch Pediatr. 2007;14(12):1408-12.

12. Trindade, CEP. Microelements and vitamins in the nutrition of very low-birth weight preterm infants: a Brazilian perspective. NeoReviews 2007;8:e3-e13.

13. Trindade CEP, Rugolo LMSS. Selenium and vitamin A and E in the nutrition of very low-birth weight preterm infants. J Neonatal Biol. 2013;2(1):1-7.

14. Wardle SP, Hughes A, Chen S, Shaw NJ. Randomized controlled trial of oral vitamin A supplementation in preterm infants to prevent chronic lung disease. Arch Dis Child Fetal Neonatal. 2001;84(1):F9-F13.

15. Shenai JP, Kennedy KA, Chytil F, Sthalman MT. Clinical trial of vitamin A supplementation in infants susceptible to brochopulmonary dysplasia. J Pediatr. 1987;111(2):269-77.

16. Darlow BA,Graham PJ.Vitamin A supplementation to prevent mortality and short-and long- term morbidity in very low berth weight infants. Cochrane Database Syst Rev. 2011;5(10):CD000501. Review.

17. Tyson JE, Wright LL, Oh W, Kennedy KA, Mele L, Ehrenkranz RA, et al. Vitamin A supplementation for extremely-low-birth-weight infants. N Engl J Med. 1999;340(25):1962-8.

18. Ambalavanan N, Wu T-J, Tyson JE, Kennedy KA, Roane C, Carlo WA. A comparison of three vitamin A dosing regimens in extremely-low-birth-weight infants. J Pediatr. 2003;142(6):656-1.

19. Rugolo A Jr, Miranda AF, Rugolo LMS, Padovani C, Trindade CEP. Blood retinol levels of very low birth weight infants and its relationship with bronchopulmonary dysplasia. Pediatr Res. 2003;53:408A.

20. Gross SJ. Vitamin E. In: Tsang RC, Lucas A, Uauy R, Zlotkin S, eds. Nutritional needs of preterm Infant. Scientific Basis and Practical Guidelines. Baltimore: Williams & Wilkins; 1993.p.101-9.

21. Brion LP, Bell EF, Raghuveer TS. Vitamin E supplementation for prevention of morbidity and mortality in preterm infants. Cochrane Database Syst Rev. 2003;(4):CD003665. Review.

22. Salle BL, Delvin E, Claris O. Fat-soluble vitamins in infants. Arch Pediatr. 2005;12(7):1174-9.

23. Biesalki HK. Vitamin E requirements in parenteral nutrition. Gastroenterology. 2009;137(5 Suppl):S92-104.

24. Bjfrneboe A, Bjfrneboe G, Drevon CA. Absorption, transport and distribution of vitamin Eur J Nutr. 1990;120(3):233-42.

25. Arita M, Sato Y, Miyata A, Tanabe T, Takahashi E, Kayden HJ, et al. Human alpha tocopherol transfer protein: DNA cloning, expression and chromosomal localization. Biochem J. 1995;306(Pt 2):437-43.

26. Chen HC, Lii CK, Ou CC, Wong YC, Kuo BJ, Liu CH. Plasma vitamins A and E and red blood cell fatty acid profile in newborns and their mothers. Eur J Clin Nutr. 1996;50(8):556-9.

27. Qanungo S, Aparna S, Mukherjea M. Antioxidant status and lipid peroxidation in human feto-placental unit. Clin Chim Acta. 1999;285(1-2):1-12.

28. Klein CJ. Nutrient requirements for preterm infant formula. J Nutr. 2002;132(6 Suppl 1): 1395S-577S.

29. Wey M. Vitamina E no plasma de recém-nascidos de pré-termo de muito baixo peso no primeiro mês de vida. Relação com a vitamina E recebida [tese]. Botucatu: Faculdade de Medicina, Universidade Estadual Paulista; 2008.

30. Tijerina-Sáenz A, Innis SM, Kitts DD. Antioxidant capacity of human milk and its association with vitamin A and E and fatty acid composisition. Acta Paediatr. 2009;98(11):1793-8.

31. Kaempf DE, Linderkamp O. Do healthy premature infants fed breast milk need vitamin E supplementation: alpha-and-gamma tocopherol levels in blood components and buccal mucosal cells. Pediatr Res. 1998;44(1):54-9.

32. Delvin EE, Salle BL, Claris O, Putet G, Haescoet JM, Desnoulez, et al. Oral vitamin A, E and D supplementation of pre-term newborns either best-fed or formula-fed: a 3-month longitudinal study. J Pediatr Gastroenterol Nutr. 2005;40(1):43-7.

33. Greer FR. Vitamin metabolism and requirements in the micropremie. Clin Perinatol. 2000;27(1):95-118,vi.

34. Brion LP, Bell EF, Raghuveer TS, Soghier L. What is the appropriate intravenous dose of vitamin E for very-low-birth-weight infants? J Perinatol. 2004;24(4):205-7.

35. Bell EF, Hansen NI, Brion LP, Ehrenkranz RA, Kennedy KA, Walsh MC, et al. Tocopherol levels in very preterm infants after a single enteral dose of vitamin E given soon after birth. Pediatric Academic Societies. Boston; 2012.

36. Chan DKL, Lim MSF, Choo SHT, Koon-Tan IT. Vitamin E status of infants at birth. J Perinat Med. 1999;27(5):395-8.

37. Trindade CEP, Rugolo LMSS. Free Radicals and neonatal diseases. NeoReviews. 2007;8(12):e522-32.

38. Saugstad OD. Bronchopulmonary dysplasia-oxidative stress and antioxidants. Semin Neonatol. 2003;8(1):39-49.

39. Saugstad OD. Oxidative stress in newborn a-30-year perspective. Biol Neonate. 2005;88(3):228-36.

40. Pathak ARP, Piscitelli J, Johnson L. Effects of vitamin E supplementation during erythropoietin treatment of anaemia of prematurity. Arch Dis Fetal Neonatol Ed. 2003;88(4):F324-9.

41. Bell EF. History of vitamin E in nutrition. Am J Clin Nutr. 1987;46(1 Suppl):183-6.

42. Phelps, DL. The role of vitamin E therapy in high-risk neonates. Clin Perinatol. 1988;15(4):955-63.

43. Mimouni FB, Mandel D, Lubetsky R, Senterre T. Calcium, phosphorus, magnesium and vitamin D requirements of the preterm infant. In: Koletzko B, Poindexter B, Uauy R (eds). Nutritional care of preterm infants: scientific basis and practical guidelines. Basel: Karger; 2014.p.140-51.

44. Puckett RM, Offringa M. Prophylatic vitamin K for vitamin deficiency bleeding in neonates. Cochrane Database Syst Rev. 2000;(4):CD002776.

45. Hey E. Vitamin K-What, why and when. Arch Dis Child Fetal Neonatal Ed. 2003;88(2):F80-3.

46. Clarke P, Mitchell SJ, Wynn R, Sundaram S, Speed V, Garden E, et al. Vitamin K prophylaxis for preterm infants: a randomized, controlled trial of three regimens. Pediatrics. 2006;118(6):e1657-66.

47. ESPGHAN. Committee on Nutrition. Guidelines on paediatric parenteral nutrition. Vitamins. J Pediatr Gastroenterol Nutr. 2005;41(Suppl 2):S47-53.

48. Leaf A, Lansdowne Z. Vitamins. conventional uses and new insights. In: Koletzko B, Poindexter B, Uauy (eds). Nutritional care of preterm infants. Scientific basis and Practical guidelines. Basel: Karger; 2014.p.152-66.

49. Schanler J R. Neonatal vitamin metabolism: water soluble. In: Cowett RM. Principles of perinatal-neonatal metabolism. 2nd ed. New York: Springer; 1998.p.977-1000.

50. Darlow BA, Buss H, Mc Gill F, Graham P, Winterbourn CC. Vitamin C supplementation in very preterm infants: a randomized controlled trial. Arch Dis Child Fetal Neonatal Ed. 2005;90(2):F117-22.

51. Ehrenkrantz RA. Iron, folic acid, and vitamin B12. In: Tsang RC, Lucas A, Uauy R, Zlotkin S, eds. Nutritional needs of the preterm infant. Scientific Basis and Practical Guidelines. Baltimore: Williams & Wilkins; 1993.p.177-94.

Probióticos e Prebióticos na Nutrição do Pré-termo

Helenilce de Paula Fiod Costa

PROBIÓTICOS

Probióticos são micro-organismos não patogênicos vivos, a maioria é de origem humana, capazes de conferir benefício à saúde do hospedeiro quando administrados em quantidades apropriadas, segundo a Organização das Nações Unidas para a Alimentação e Agricultura e pela Organização Mundial da Saúde (FAO/WHO)[1].

Os probióticos podem também ser definidos como preparações contendo células microbianas vivas que quando ingeridas produzem benefícios para o hospedeiro, semelhantes àqueles oferecidos pela microbiota normal do trato digestório. Os principais mecanismos de ação propostos para os probióticos são[2,3].

- Antagonismo pela produção de substâncias que inibem os micro-organismos patogênicos.
- Imunomodulação do hospedeiro, aumentando sua resistência à infecção.
- Competições por sítio de adesão ou por fontes nutricionais com os micro-organismos patogênicos.
- Inibição da produção ou da ação das toxinas bacterianas.
- Contribuição nutricional.

Desenvolvimento da microbiota intestinal

Acreditava-se que o trato gastrintestinal (TGI) era estéril ao nascimento. Estudos mostraram que a exposição da mucosa intestinal fetal a micro-organismos pela deglutição de líquido amniótico colonizado ou infectado faz com ela seja rica de patógenos. Assim a colonização do TGI pode começar intraútero, em alguns casos, ou logo após o nascimento. Idade gestacional (IG), tempo de ruptura de membranas amnióticas, tipo de parto, ambiente de nascimento, uso de antibióticos intraparto, peso de nascimento (PN), dias de vida e diferentes dietas podem influenciar na composição da microbiota intestinal[4].

Os micro-organismos intestinais maternos, enterobactérias e cocos gram-positivos (estafilococos, estreptococos e enterococos), são os primeiros a entrar em contato com o RN, especialmente no parto vaginal, e colonizar seu intestino. Lactobacilos vaginais maternos podem temporariamente colonizar a criança, porém, posteriormente, são substituídos por outros tipos de lactobacilos.

A colonização por anaeróbios inicia-se comumente no 2º dia de vida e, mais adiante, em torno de 4 dias. As bifidobactérias e os lactobacilos tornam-se as espécies predominantes naqueles RN em aleitamento materno exclusivo[2].

Indrio e Neu compararam RN alimentados com leite materno exclusivo com outros em uso de fórmula láctea logo após o nascimento e observaram diferenças na composição da microbiota nas amostras de mecônio estudadas. Aqueles recebendo leite materno eram colonizados com bifidobactérias e lactobacilos e o outro grupo apresentou flora mista[4].

Harmsen et al., ao analisarem a composição fecal de RN alimentados exclusivamente ao seio materno, encontraram espécies benéficas como bifidobactérias, micrococos e lactobacilos; enquanto naqueles alimentados com fórmula observaram presença de enterobactérias, bacteroides, enterococos, estreptococos, clostrídio e estafilococos[5].

A microbiota de prematuros internados em UTIN é caracterizada pela presença de coliformes, enterococos, *Klebsiellas*, *Pseudomonas* e escassas bifidobactérias[6].

O leite materno (LM) e a própria microbiota intestinal do RN são estímulos importantes para o desenvolvimento do sistema imune da criança porque, além de oferecer nutrientes para o crescimento, também contêm anticorpos e substâncias antimicrobianas específicas, como lactoferrina, lisozimas, as quais protegem passivamente o RN contra agentes infecciosos e ácidos graxos poli-insaturados de cadeia longa, citocinas e fatores de crescimento que têm ação direta no desenvolvimento da imunidade enteral.

Desenvolvimento do sistema imune e interação com a microbiota

Os probióticos têm atividade de imunomodulação, antimicrobiana e intensificam a integridade da barreira da mucosa intestinal. São descritos efeitos imunológicos e não imunológicos, como ativação de macrófagos, monócitos, efeitos nas células dendríticas, na produção de imunoglobulinas A, modulação nos perfis de citocinas, produção de bacteriocinas inibitórias de patógenos, ativação da fagocitose de radicais superóxidos, estimulação à produção epitelial de mucina e aumento da integridade da barreira da mucosa intestinal pelo estímulo á produção de substâncias citoprotetoras aos enterócitos[3].

Ocorrem benefícios mútuos entre a microbiota intestinal e o hospedeiro. Alguns componentes da microbiota modulam a expressão de uma variedade de genes do hospedeiro e esses estão envolvidos em várias funções, tais como absorção de nutrientes, defesa mecânica (função da barreira mucosa), metabolismo, angiogênese e maturação intestinal.

O sistema imune inato é capaz de identificar patógenos, por meio dos receptores *Toll-like* (TLR), que reconhecem as estruturas bacterianas e gravam as características estruturais do DNA e da parede celular da bactéria. Estruturas similares presentes na microbiota intestinal também são reconhecidas pelos receptores *Toll-like* e, a estimulação desses receptores, consegue manter o intestino livre de infecção.

O reconhecimento de patógenos pelos TLR desencadeia uma resposta inflamatória mediada pelo produto da cadeia do fator nuclear kappa b (FN-κb), enquanto os micro-organismos não patogênicos, aparentemente, suprimem essa cadeia não desencadeando inflamação[3].

A monocolonização de ratos descolonizados propositalmente, com *Bifidobacterium lactis*, ativou a cadeia do FN-κb por meio dos TLR, porém nenhum sinal de lesão inflamatória intestinal foi observado[5]. Aparentemente, a colonização primária ativou o sistema imune de forma controlada, o que é de extrema importância para o desenvolvimento da tolerância.

A coexistência pacífica entre hospedeiro e microbiota intestinal resulta de um processo imunológico ativo por meio do qual uma tolerância aos micro-organismos não patogênicos deve ser estabelecida e mantida[6].

A síntese de citocinas altera a atividade imunológica da mucosa induzindo maior tolerância aos antígenos. Integrantes da microbiota modificam os nutrientes da luz intestinal, transformando-os em sensores metabólicos que interagem e coordenam a imunidade inata e a resposta imunológica adaptativa, estabelecendo uma unidade biológica combinada, o microbioma, composta por função intestinal, perfil genético do indivíduo e microbiota comensal[7].

Uma resposta imune inapropriada às proteínas e aos antígenos patogênicos pode resultar em invasão desses micro-organismos, que culmina em aumento significativo de infecções precoces e mortalidade no período neonatal[7].

Especula-se que os probióticos modifiquem a colonização anormal do RN prematuro (RNPT), aumentando a defesa imune inata e regulando a inflamação, afetando favoravelmente no balanço da flora intestinal. As bactérias mais frequentemente estudadas em ensaios de neonatologia clínica são: *Lactobacillus*, *Bifidobacterium* e *Streptococcus* (Quadro 21.30).

Para que um probiótico possa expressar todas suas potencialidades benéficas, ele deve chegar viável, meta-

Quadro 21.30 – Mecanismos pelos quais os probióticos podem reduzir a mortalidade infantil.

Doenças infecciosas
Melhora a função da barreira intestinal
Inibe a colonização e a adesão de patógenos
Estimula a produção de IgA específica

Enterocolite necrosante
Modula a colonização intestinal inicial
Melhora a função da barreira intestinal
Inibe a colonização e a adesão de patógenos

Doenças atópicas
Modula a colonização intestinal inicial
Promovem a degradação de alérgenos intralúmen
Estimulam a maturação imunológica

bolicamente ativo e em quantidade suficiente no ecossistema onde se espera que ele vá atuar. Contudo, para poder sobreviver por longo tempo durante o armazenamento até seu uso, um probiótico geralmente é conservado refrigerado, onde seu metabolismo é bastante baixo ou até suspenso.

Doenças infecciosas e o uso de probióticos

Os probióticos têm várias funções, além da modulação da microbiota intestinal favorecem também as funções da barreira mucosa intestinal, promovendo resistência aos patógenos por dificultar a adesão desses por meio de competição por sítios de ligação ou da produção de substâncias bactericidas ou então por modular a resposta imunológica do hospedeiro. A microbiota intestinal também tem papel fundamental junto à barreira mucosa, impedindo a colonização e a penetração de patógenos, e a função de iniciar e regular a resposta imunológica do hospedeiro, como já foi detalhado anteriormente.

A eficácia clínica dos probióticos, tanto na prevenção quanto no tratamento de doenças infecciosas na infância, foi mais bem documentada em doenças diarreicas. A suplementação do *Lactobacillus* GG mostrou eficácia na prevenção de diarreia aguda infantil em várias situações[8]. Em modelos com ratos, a suplementação com esse probiótico foi capaz de restaurar a barreira mucosa intestinal afetada por rotavírus, aumentar a produção de IgA secretora antirrotavírus, reduzir o tempo de diarreia e o de eliminação do vírus após a infecção. As bifidobactérias também mostraram potencial promissor na prevenção da disseminação de gastrenterites[9].

Em seres humanos, a administração por via oral de uma mistura de probióticos (*Lactobacillus* GG, *Bifidobacterium* B420, *Lactobacillus acidophillus* e *Streptococcus thermophillus*) conseguiu reduzir a colonização nasal de potentes patógenos: *S. aureus*, *S. pneumoniae* e estreptococo β-hemolítico, porém o mecanismo é desconhecido. A avaliação do efeito dos probióticos na prevenção e no tratamento de infecções do trato respiratório atualmente é limitada[10].

Embora a interação com os organismos comensais sejam benéficas para hospedeiros com maturidade, para os pré-termo isso parece não se aplicar[6]. Portanto, a segurança relacionada ao uso dessas substâncias para essas crianças imunologicamente incompetentes não está bem estabelecida, pela imaturidade do epitélio intestinal[11].

Enterocolite necrosante e o uso de probióticos

A enterocolite necrosante (ECN) é uma síndrome clinicopatológica caracterizada por sinais e sintomas gastrintestinais e sistêmicos de intensidade variável e progressiva. Atinge com maior frequência os prematuros, principalmente os que nascem com peso inferior a 1.500g, sendo que somente 5 a 10% dos casos clássicos da doença acontecem em RN a termo.

A patogênese da ECN é multifatorial, todavia o aumento da permeabilidade intestinal, da qualidade da nutrição enteral e a presença de bactérias potencialmente patogênicas provavelmente contribuem para o desenvolvimento da ECN. Além disso, está bem definido que a composição da microbiota intestinal nos RN que necessitam de cuidados intensivos é alterada e sua formação é atrasada, o que pode aumentar o risco de desenvolver ECN. Como foi discutido, os probióticos são capazes de melhorar a barreira mucosa intestinal, inibir o crescimento e a adesão de bactérias patogênicas e melhorar a microbiota intestinal alterada (Quadro 21.30). Em prematuros, a administração de *Lactobacillus* GG mostrou capacidade de alterar a colonização padrão[11].

O primeiro estudo que sugeriu a redução da incidência de ECN com o uso de probióticos foi feito por Hoyos em 1999[12]. No total, 1.237 RN admitidos na UTIN em Bogotá, Colômbia, receberam suplementos probióticos com *L. acidophilus* e *B. infantis*. A incidência de ECN foi bem menor do que nos 1.282 RN que não receberam probióticos, admitidos na mesma unidade, um ano antes.

Experimentos com ratos mostraram que bifidobactérias foram capazes de reduzir o risco de ECN[13].

Em um estudo, Lin t al.[14] selecionaram RN de muito baixo peso que sobreviveram após o sétimo dia de vida e começaram a receber dieta enteral. Esses RN foram divididos em 2 grupos: o grupo de estudo foi alimentado com Infloram* (probiótico composto por *Lactobacillus acidophilus* e *Bifidobacterium infantis*) acrescido ao leite materno (LM); enquanto o grupo controle recebeu apenas LM puro. Os autores concluíram que a incidência e a gravidade da ECN nos pacientes do grupo de estudo foram significativamente menores, bem como os casos de sepse neonatal.

Outros 3 estudos caso-controle randomizados[15-17] avaliaram a relação dos probióticos na redução do risco de ECN. Dois deles mostraram resultados animadores com relação à proteção da ECN relacionados provavelmente à mudança da colonização bacteriana intestinal, mas um não apresentou efeito significativo.

Em metanálise feita por Alfaleh e Bassler em 2008[18], cujo objetivo era avaliar o efeito de probióticos na prevenção de ECN em RN pré-termo (RNPT), 9 estudos foram incluídos, no total de 1.425 RNPT com IG < 37 semanas e/ou PN < 2.500g, recebendo alimentação enteral suplementada com qualquer tipo de probiótico. As conclusões foram: a suplementação com probióticos na alimentação enteral reduz o risco de ECN e a mortalidade, não evidenciando diminuição na sepse neonatal ou dias de alimentação parenteral em RNPT com PN > 1.000g. Os dados em RN de extremo baixo peso (PN < 1.000g) não puderam ser avaliados, e esses estudos não deram suporte ao uso de probióticos. Concluiu-se que, para uma recomendação de administração segura e eficaz nesse grupo de alto risco, grande estudo randomizado deve ser realizado para investigar o potencial benéfico e perfil seguro da suplementação de probióticos[18].

Deshpande et al. Realizaram metanálise para avaliar a eficácia e a segurança da suplementação dietética com probióticos relacionadas à prevenção de ECN em RN de muito baixo peso (< 1.500g). Seus resultados mostraram redução significativa do risco de ECN e da mortalidade após o uso de probióticos em RNPT de muito baixo peso. O risco de morte devido à ECN não apresentou diferença significativa entre os grupos (os que usaram e os que não usaram probióticos), porém o número de casos foi muito pequeno para que se pudesse estudar esse risco de acordo com o estágio da doença. Do ponto de vista de efeitos benéficos, os probióticos mostraram melhorias na maturação e função gastrintestinais, diminuição na gravidade da doença e, consequentemente, risco de morte. Os autores concluíram que é necessário cautela ao se interpretar os resultados dos vários estudos, já que esses usaram **diferentes** tipos de probióticos e as doses utilizadas, as idades dos pacientes, bem como a duração e as indicações do seu uso **não foram uniformes**[19].

Os probióticos potencializam a maturação e as funções gastrintestinais e, com isso, melhoram a tolerância às dietas. Em três dos sete estudos referidos na metanálise de Deshpande et al., foi possível avaliar o tempo necessário para alcançar a nutrição enteral plena. Esses autores referem que o grupo de RN que recebeu probióticos alcançou a nutrição enteral plena significativamente mais rápido do que o grupo controle. Salientam ainda que os probióticos podem ter efeitos muito específicos e apresentar propriedades diferentes *in vitro* e *in vivo*[19].

Wang et al., em metanálise realizada com 20 estudos em 3.800 RN de baixo e muito baixo peso, publicada em 2012[20], mostraram redução da ECN e mortalidade sem interferir no risco de sepse. As populações variaram de acordo com a IG e PN, com a cepa de probiótico utilizada, as doses, o tempo de uso. Concluíram que não há segurança definida para o uso em RN com PN < 1.000g.

Muitos estudos foram publicados mostrando a associação do uso de fórmulas com probióticos e redução de processos alérgicos[21].

Segundo o Comitê de Nutrição da Sociedade Europeia de Gastroenterologia Pediátrica (ESPGHAN), a generalização de efeitos dos grupos de pro e prebióticos no organismo humano não é possível nem recomendada[22].

Probióticos e segurança

Já foram observados alguns casos de efeitos adversos com o uso de probióticos, como bacteriemia, sepse e endocardite, em pacientes imunodeprimidos ou debilitados.

Boyle et al. realizaram um estudo no qual eles enumeraram os fatores de risco para sepse com o uso de probióticos: imunodepressão, prematuridade, presença de cateter central, fragilidade da barreira gastrintestinal, uso de antibióticos de amplo espectro, cardiopatas com válvula, jejunostomia e probióticos com propriedade de alta adesão à mucosa intestinal. Concluíram que prematuros doentes fazem parte do grupo de risco e é preciso ter cautela[23].

Considerações finais e direções futuras

Os benefícios dos probióticos, já demonstrados em crianças e adultos, foram na doença diarreica, nos processos alérgicos e nas infecções urogenitais, mas os resultados diferem de acordo com as espécies e em diferentes populações[20,]

Existem vários caminhos a serem estudados para o potencial uso de probióticos em RN, incluindo a prevenção da ECN, redução do risco, prevenção e tratamento de infecções e de doenças atópicas. Todavia, algumas questões ainda devem ser resolvidas, antes que o uso rotineiro de probióticos como suplemento em RN seja indicado.

Espera-se que trabalhos futuros forneçam mais detalhes sobre o mecanismo de ação dos probióticos em âmbito molecular e, em seguida, rigorosos estudos clínicos controlados devem ser realizados para se encontrar o tipo (ou uma combinação de tipos) e a dosagem com propriedades ideais para cada propósito. Deve-se ter ainda a capacidade de identificar quais RN terão mais benefícios com essas medidas preventivas[24].

Resumo

- Os probióticos têm a capacidade de melhorar a maturação imunológica na infância.
- Os efeitos dos probióticos são específicos para cada tipo de cepa.
- A eficácia clínica foi demonstrada no tratamento da diarreia aguda em crianças.
- Os dados sobre a redução do risco de ECN são promissores.

- Estudos básicos e clínicos devem ser feitos para se encontrar o tipo, a dose e o tempo de uso do probiótico e, então, definir metas.
- Com técnicas futuras, deverá ser possível a identificação de RN que, provavelmente, terão mais benefícios com essa medida preventiva.
- Estudos são necessários para garantir a eficácia e a segurança do uso dos probióticos no período neonatal.

PREBIÓTICOS

Prebióticos são ingredientes seletivamente fermentados que permitem mudanças específicas na composição e/ou atividade da microflora intestinal por apresentarem resistência *in vitro* à digestão de enzimas pancreáticas e intestinais da borda em escova, tendo efeito indireto sobre o aumento da imunidade do hospedeiro[25].

A associação de prebióticos e probióticos na composição dos alimentos é chamada de simbióticos. Existem evidências de segurança quanto ao seu emprego em crianças[22].

Para que um grupo de substâncias possa ser definido como prebiótico, tem que cumprir os seguintes requisitos:

- Ser de origem vegetal.
- Formar parte de um conjunto heterogêneo de moléculas complexas.
- Não ser digerido pelas enzimas digestivas.
- Chegar ao cólon intacto.
- Ser parcialmente fermentado pelas bactérias colônicas.
- Ser osmoticamente ativo.

Um composto para ter ação prebiótica deve chegar ao cólon intacto e ser utilizado como substrato pela flora bacteriana saprófita estimulando o crescimento da microbiota benéfica, portanto são "fertilizantes" para as bactérias já existentes no intestino.

Os principais representantes dos prebióticos são os oligossacarídeos presentes somente no leite materno. O colostro contém cerca de 300 oligossacarídeos ou 10g/L de prebióticos e o leite maduro 5 a 8g/L. As moléculas de oligossacarídeos variam bastante, conforme a combinação dos diversos monossacarídeos, sempre com uma lactose no final da molécula. Resistem à digestão do trato gastrintestinal superior e chegam ao cólon intactos, onde promovem a fermentação colônica. Isso permite que haja maior crescimento de bifidobactérias benéficas.

A ação dos oligossacarídeos do leite materno é: regular a consistência fecal e o esvaziamento intestinal; aumentar a fermentação colônica (efeito bifidogênico); promover ação anti-infecciosa; hidrolisar proteínas não digeríveis diminuindo a alergenicidade; produzir ácidos graxos de cadeia curta e peróxidos, fornecendo maior energia para as células intestinais; inibir o crescimento de enteropatógenos; diminuir os metabólitos tóxicos das bactérias putrefativas; diminuir o colesterol plasmático e proporcionar maior absorção de minerais como o cálcio, o fósforo e o magnésio.

Os mais conhecidos são os oligossacarídeos: fruto-oligossacarídeos, galacto-oligossacarídeos, oligossacarídeos de soja, xilo-oligossacarídeos, isomalto-oligossacarídeos, pirodextrinas e inulina, que conferem benefícios para o hospedeiro, melhorando a saúde e o bem-estar.

Avaliações do uso de fórmulas com prebióticos em RN a termo saudáveis não evidenciaram restrições com relação à segurança ou efeitos adversos. Foi observado aumento na contagem de bifidobactérias e lactobacilos em fezes de RN alimentados com fórmulas adicionadas de prebióticos[25]. Em crianças foi descrita redução do risco de complicações alérgicas e de alguns tipos de infecção[26]. Em prematuros com IG < 32 semanas, não foi observada redução da permeabilidade intestinal em estudo randomizado controlado com a administração de prebióticos quando se comparou com placebo[24]. Geralmente as fórmulas contêm 90% de galacto-oligossacarídeos de cadeia curta e 10% de fruto-oligossacarídeos de cadeia longa, principais substâncias na produção da flora bífida[27].

Fibras alimentares específicas são utilizadas como prebióticos, já que agem como tal, uma vez que apresentam ligações resistentes às enzimas digestivas humanas. Hoje, têm-se como principais fibras adicionadas às fórmulas lácteas infantis os oligossacarídeos (fruto-oligossacarídeos e galacto-oligossacarídeos) e os polissacarídeos (inulina).

A inulina é a mistura polidispersa de oligômeros e polímeros de frutose, sendo encontrada em diversos alimentos: frutas, vegetais, iogurtes e bebidas lácteas funcionais ou simbióticas.

A chicória (*Chicorium intybus*) é o tubérculo que dá origem à inulina. Em escala industrial é extraída com água quente, purificada e hidrolisada parcialmente por métodos enzimáticos, gerando o fruto-oligossacarídeo que pode ser obtido também por meio da sacarose. Outras fontes naturais comuns de fruto-oligossacarídeo são endívia, bananas, trigo e alho-poró. Já os galato-oligossacarídeos são encontrados no grão da soja e sintetizados para efeitos industriais a partir da lactose[27,28].

Neu e Walker[29] e Schley e Field[30] sugerem que os prebióticos desempenham função de moduladores imunológicos. Tal modulação se dá em função de três principais mecanismos:

- Contato direto das células imunes do intestino com a parede celular e/ou componentes citoplasmáticos das bifidobactérias e bactérias ácido lácticas, cujo crescimento foi estimulado pela ação dos prebióticos.
- Fermentação dos prebióticos com a consequente produção de ácidos graxos de cadeia curta.
- Secreção de muco induzida por prebióticos.

Os prebióticos estimulam seletivamente bactérias autólogas e benéficas por meio do aumento da produção de imunoglobulina A e da modulação de citocinas, além de exercer ação antimicrobiana direta por competição com patógenos. Eles agem modificando diretamente a microbiota intestinal e estimulando a ação antipatogênica. Estudos mostraram aumento do ganho ponderal e crescimento com o uso dos prebióticos no primeiro ano de vida em RN a termo[22,30].

Tendo como base essas informações, o objetivo da suplementação de prebióticos nas fórmulas infantis é reproduzir os efeitos do leite materno sobre a flora intestinal do RN e consequentemente sobre sua saúde, no entanto as consequências de tal utilização precisam ser mais bem estudadas.

No Brasil, as fórmulas lácteas preconizadas para RNPT não possuem a adição de nenhum desses imunorreguladores, eles estão presentes em algumas fórmulas infantis de partida. No mercado, existem dois tipos diferentes em relação ao estímulo bifidogênico, variando conforme os fabricantes, porém nenhuma contém probióticos. Em uma delas é acrescido prebiótico para cada 100g de pó, galacto-oligossacarídeo 5,2g e fruto-oligossacarídeo 0,6g; e na outra o efeito bifidogênico é obtido por meio do perfil de proteína otimizada rica em a-lactoalbumina, 100% de lactose e baixo teor de fosfato.

Nas fórmulas de seguimento, a adição de alguns probióticos já se faz presente; e na outra o efeito bifidogênico é obtido por meio do perfil de proteína otimizada rica em a-lactoalbumina, 100% de lactose e baixo teor de fosfato[31].

REFERÊNCIAS

1. Word Health Organization. Probiotcs in food. Health and nutitional properties and guidelines for evaluation. Geneva: WHO; 2002.
2. Martins FS, Neves MJ, Rosa CA, Nardi RMD, Penna FJ, Nicoli JK. Comparação de seis produtos probióticos contendo *Saccharomyces boulardii*. Rev Bras Med. 2005;62:151-5.
3. Rautava S. Potencial uses of probiotics in the neonate. Semin Fetal Neonatal Med. 2007;12(1):45-53.
4. Indrio F, Neu J. The intestinal microbiome of infants and the use of probiotcs. Curr Opin Pediatr. 2011;23(2):145-50.
5. Harmsen HJM, Wildeboer-Veloo ACM, Raangs GC, Wagendorp AA, Klijn N, Bindels JG, et al. Analysis of intestinal flora development in breast-fed and formula-fed infants by using molecular identification and detection methods. J Pediatr Gastroenterol Nutr. 2000;30(1):61-7.
6. Westerbeek EA, van den Berg A, Lafeber HN, Knol J, Fetter WP, van Elburg RM. The intestinal bacterial colonization in preterm infants: a review of the literature. Clin Nutr. 2006;25(3):361-8.
7. Kau A, Ahem P, Griffin N, Goodman A, Gordon J. Human nutrition, the gut microbiome and the immune system. Nature. 2011; 474(7351):327-36.
8. Ruiz PA, Hoffman M, Szcesny S, Blaut M, Haller D. Innate mechanisms for *Bifidobacterium lactics* to activate transient pro-inflammatory host responses in intestinal epithelial cells after the colonization of germ-free rats. Immunology. 2005;115(4):441-50.

9. Isolauri E, Kaila M, Arvola T, Majamaa H, Rantala I, Virtanen E, et al. Diet during rotavirus enteritis affects jejunal permeability to macromolecules in suckling rats. Pediatr Res.1993;33(6):548-53.

10. Glück U, Gebbers JO. Ingested probiotics reduce nasal colonization with pathogenic bacteria (Staphylococcus aureus, Streptococcus pneumoniae, and beta-hemolytic streptococci). Am J Clin Nutr. 2003;77(2):517-20.

11. Agarwal R, Sharma N, Chaudry R, Deorari A, Paul VK, Gewolb IH, et al. Effects of oral *Lactobacillus* GG on enteric microflora in low-birth-weight neonates. J Pediatr Gastroenterol Nutr. 2003;36(3):397-402.

12. Hoyos AB. Reduced incidence of necrotising enterocolitis associated with enteral administration of *Lactobacillus acidophilus* and *Bifidobacterium infantis* to neonates in an intensive care unit. Int J Infect Dis. 1999 Summer;3(4):197-202.

13. Caplan MS, Miller-Catchpole R, Kaup S, Russell T, Lickerman M, Arner M, et al. Bifidobacterial supplementation reduces the incidence of necrotizing enterocolitis in a neonatal rat model. Gastroenterology. 1999;117(3):577-83.

14. Lin PH, Nars TR, Stoll BJ. Necrotizing enterocolitis: recent scientific advances in pathophysiology and prevention. Semin Perinatol. 2008;32(2):70-82.

15. Bin-Nun A, Bromiker R, Wilschanski M, Kaplan M, Rudensky B, Caplan M, et al. Oral probiotics prevent necrotizing enterocolits. J Pediatr. 2005;147(2):192-6.

16. Dani C, Biadaioli R, Bertini G, Martelli E, Rubaltelli FF. Probiotics feeding in prevention of urinary tract infection, bacterial sepsis and necrotizing enterocolitis in preterm infants. A prospective double-blind study. Biol Neonate. 2002;82(2):103-8.

17. Deshpande G, Rao S, Patole S. Probiotics for prevention of necrotizing enterocolitis in preterm neonates with very low birthweight: a systematic review of randomized controlled trials. Lancet. 2007;369(9573):1614-20.

18. Alfaleh K, Bassler D. Probiotics for prevention of necrotizing enterocolitis in preterm infants. Review. Cochrane Database Syst Rev. 2008;(1):CD005496.

19. Deshpande G, Rao S, Patole S, Bulsara M. Updated meta-analysis of probiotics for preventing necrotizing enterocolitis in preterm neonates. Pediatrics. 2010;125(5):921-30.

20. Wang Q, Dong J, Zhu Y. Probiotic supplement reduces risk of necrotizing enterocolitis and mortality in preterm very low-birth-weight infants: an updated meta-analysis of 20 randomized, controlled trials. J Pediatr Surg. 2012;47(1):241-8.

21. Sanz Y. Gut microbiota and probioticas in maternal and infants heath. Am J Clin Nutr. 2011:94(6 Suppl):2000S-5S.

22. Braegger C, Chmielewska A, DecsT, Kolacek S, Mihatsch W, Moreno l, et al. Supplementartion of infants formula with probiotcs and prebiotcs: a systematic review and comment by the ESPGHAN committee on nutrition. J Pediatr Gastroenterol Nutr. 2011;52(2):238-50.

23. Boyle RJ, Robins-Browne RM, Tang ML. Probiotic use in clinical practice: what are the risks? Am J Clin Nutr. 2006;83(6):1256-64.

24. Alfaleh K, Anabrees J. Probiotics for prevention of necrotizing enterocolitis in preterm infants. Cochrane Database Syst Rev. 2014;4:CD005496.

25. Gourbeyre P, Denery S, Bodinier M. Probiotcs, prebiotcs and synbiotcs; impact on the gut immune system and allergic reactions. J Leukoc Biol. 2011;89(5):685-95.

26. Westerbeek EA, van den Berg A, Lafeber HN, Fetter WP, van Elburg RM. The effect of enteral supplementation of a prebiotc mixture of non-human milk galacto fructo and acidic oligosaccharides on intestinal permeability in preterm infants. Br J Nutr. 2011;105(2);268-74.

27. Rao S, Srinivasjois R, Patole S. Prebiotics supplementation in fullterm neonates. Arch Paediatr Adolesc Med. 2009;163(8):755-64.

28. Parish A, Bathia L. Feeding strategies in the ELBW infant. J Perinatol. 2008;28(Suppl 1); S9-S13.

29. Neu J, Walker WA. Necrotizing enterocolitis. N Engl J Med. 2011;364(3):255-64.

30. Schley PD, Field CJ. The immune-enhancing effects of dietary fibers and prebiotics. Br J Nutr. 2002;87 Suppl 2:S221-30.

31. Renhe IRT, Volp ACP, Barbosa KBF, Stringheta PC. Prebióticos e os benefícios de seu consumo na saúde. Rev Bras Nutr Clin. 2008;23(2):119-26.

Nutrição Pós-Alta do Prematuro

Helenilce de Paula Fiod Costa

Nas últimas duas décadas, a atenção foi direcionada à nutrição do recém-nascido (RN) pré-termo (PT) durante sua hospitalização. Isso incluiu o desenvolvimento dos aditivos do leite materno e das fórmulas especiais para prematuros. Em contrapartida, a nutrição do PT após a alta hospitalar tem sido relativamente negligenciada. Na prática, os aditivos não são mantidos pela dificuldade de sua utilização domiciliar e por não estarem disponíveis no comércio nacional e as fórmulas especiais são caras.

Em teoria, as fórmulas lácteas para RNPT deveriam ser prescritas após a alta até 52 semanas pós-concepção para RNPT de muito baixo peso (MBP) que apresentaram restrição do crescimento extrauterino (RCEU) às 36 semanas de idade corrigida (IGc), complementando em termos de necessidades de nutrientes o leite materno da própria mãe.

Neste capítulo serão abordados:

• Estado nutricional, crescimento, preparo para a alta e problemas nutricionais de prematuros após a alta.

- Efeitos das várias intervenções nutricionais depois da alta.
- Introdução de alimentos sólidos.

ESTADO NUTRICIONAL DOS PREMATUROS ANTES DA ALTA

A nutrição adequada é fundamental para otimizar o crescimento e o desenvolvimento dos RNPT e prevenir a RCEU. A meta para a nutrição do PT é "suprir nutrientes que permitam uma taxa de crescimento e composição corporal semelhante à de um feto normal de mesma idade pós-concepcional, sem produzir estresse metabólico. Isso inclui o crescimento de RNPT após a alta hospitalar até 1 ano de vida[1].

Considera-se RCEU quando o RN está abaixo do percentil 10º (P10) da curva de crescimento intrauterino com 36 semanas de IGc ou na ocasião da alta hospitalar[2].

O baixo crescimento pós-natal tem sido associado a alterações do neurodesenvolvimento aos 18-22 meses e a menores índices de desenvolvimentos mental e psicomotor[3].

Dados recentes da rede de estudos em Neonatologia do Instituto de Saúde Americano (NICHD) mostraram que aos 30 meses de idade cronológica (ICr) 32% dos RN com peso de nascimento (PN) < 1.000g estavam abaixo do P10 das curvas do NCHS/CDC para o peso, 24% para o comprimento e 22% para o perímetro cefálico[3,4] Com um ano de IGc, 30% dos RNPT nascidos com peso < 1.500g estão abaixo do percentil para o peso e comprimento[5].

Para determinar a frequência e analisar os fatores relacionados ao RCEU em RNPT de MBP (PN < 1.500g), internados em UTIN do Hospital e Maternidade Santa Joana, fez-se um estudo de coorte prospectivo com 162 RN admitidos na UTIN no período de 01/01/2008 a 31/12/2009[6]. Foram incluídos RN com IG > 25 e < 30 semanas e de PN < 1.500g que sobreviveram até 36 semanas de IGc. Os RN foram divididos em 2 grupos: I (GI) – RN com IG de 26 a 27 6/7 semanas; e II (GII) – RN com IG de 28 a 29 6/7 semanas. Os RN de cada grupo foram subdivididos em AIG e PIG (PN < P10). Foram excluídos os RN com malformações congênitas ou óbito durante a internação.

Analisaram-se as seguintes variáveis: PN, IG (em semanas, definida pela data da última menstruação ou pelo método New Ballard); gênero; Apgar; SNAPPE II e classificação segundo o gráfico de Alexander et al., ao nascer e com 36 semanas de IGc[7]. E na evolução foram anotadas a idade (em dias) de início e a duração da nutrição parenteral (NP); quando iniciou a alimentação enteral; idade em que recuperou o PN e que recebeu a nutrição enteral plena. Considerou-se RCEU quando o peso estava abaixo do P10.

Os dados foram analisados pelos testes t de Student, qui-quadrado e Fisher que foram usados para comparação de médias e proporções, sendo que o nível de significância foi de 5%. A razão de chances (OR) foi calculada pelo qui-quadrado.

Foram incluídos 162 RN: 104 (64,2%) AIG e 58 (35,8%) PIG ao nascimento. No GI, 41 (21,11%) eram AIG e 4 (8,89%) PIG; no GII, 63 (53,85%) AIG e 54 (46,15%) PIG.

Os PIG estiveram em maior número no GII porque se limitou o PN < 1.500g.

Não houve diferença entre os grupos em relação ao tipo de suporte nutricional. O tempo de recuperação do peso ocorreu em média 12 dias, recebendo NP e NE.

Com 36 semanas de IGc, dos 162 RN, 6 (3,7%) eram AIG e 156 (96,3%) estavam acima do P10.

No GI, 2 (4,88%) permaneceram AIG e 39 (95,12%) tornaram-se PIG.

No GII, 4 (6,35%) permaneceram AIG e 59 (93,65%) tornaram-se PIG.

Assim, do total dos dois grupos, dos 104 AIG apenas 6 (3,7%) permaneceram AIG e 98 (96,3%) estavam abaixo do P10. Dos PIG ao nascer, todos permaneceram abaixo do P10 com 36 semanas de IGc.

O GII teve 1,32 mais chance de ser PIG ao completar IGc de 36 semanas que o GI, entretanto, essa diferença não foi estatisticamente significativa entre os grupos (p = 0,9078).

Não houve estatística significativa com Apgar, gemelaridade, início da NP e sepse precoce. Houve diferença de 1 dia na idade de recuperação do PN (G1 = 11,4 dias e G2 = 10,3 dias) e com as presenças de sepse tardia e displasia broncopulmonar.

As chances de um RNPT chegar com IGc = 36 semanas com peso abaixo do P10:

- aumentaram 7 vezes para os RNPIG ao nascer;
- 3,9 vezes para aquele que evoluiu com sepse tardia;
- 5 vezes para os RN com displasia broncopulmonar; e
- 4,3 vezes para o grupo de RN com IG ao nascer maior que 28 semanas.

Concluiu-se que a restrição do crescimento intrauterino foi o fator determinante da RCEU, independente do suporte nutricional ou morbidade.

A dinâmica do crescimento no período pós-natal imediato é caracterizada por perda inicial de peso, seguida da recuperação do PN, sendo que a intensidade e a duração dessas duas fases são inversamente proporcionais à IG e à morbidade do RN. Em RN de MBP, a recuperação do PN costuma ocorrer entre 12 e 21 dias, o que o coloca em desvantagem em relação ao feto, intraútero, de mesma idade gestacional.

A expectativa é que, após essa fase de crescimento lento, ocorra o crescimento rápido – *catch up*. Esse se caracteriza por velocidade acelerada de crescimento, após um período de crescimento lento ou ausente.

Os RNPT que apresentam *catch up* até 36 semanas de IGc conseguem equiparar seu crescimento ao de crianças saudáveis, nascidas a termo, ou seja, recuperam seu canal de crescimento. Infelizmente, na maioria dos RN de extremo baixo peso (EBP), isso não ocorre e, por ocasião da alta, apresentam RCEU, ficando abaixo do percentil 3º ou 5º para o peso, comprimento e perímetro cefálico, tornando ainda mais difícil a tarefa de nutri-los[8,9].

O suporte nutricional do RNPT deve ser considerado uma terapêutica que precisa ser continuamente monitorizada e avaliada, uma vez que se sabe que a desnutrição ou a alimentação em excesso ocasionam, no adulto, doenças como hipertensão arterial, obesidade, síndrome metabólica, doença cardiovascular, entre outras[9].

Planejamento para a alta hospitalar[10]

A alta hospitalar deve ser planejada com antecedência e levar em conta os seguintes aspectos:

- Padrão sustentado de ganho de peso.
- Alimentação por via oral efetiva (ao seio materno ou por mamadeira).
- Avaliação e tratamento dos riscos nutricionais (Quadro 21.31)[11].

Quadro 21.31 – Resumo dos fatores de risco utilizados para determinar quais RNPT necessitarão de planejamento nutricional especializado após a alta[10].

1. Peso ao nascer < 1.250g ou IG < 30 semanas
2. Incapacidade de ingerir uma oferta de 180mL/kg/dia antes da alta
3. Incapacidade de manter crescimento adequado no hospital
4. Identificação de anormalidades nutricionais não corrigidas antes da alta
a) Elevação da atividade da fosfatase alcalina e baixa concentração de fósforo sérico
b) Concentração de albumina, nitrogênio ureico ou ureia plasmática baixos (< 10mg/L)
5. Aleitamento materno exclusivo

É importante que o plano nutricional seja adaptado de forma a satisfazer as necessidades individuais do RNPT de acordo com a IGc.

Planejamento nutricional na alta

O plano de alta para os RN em aleitamento materno deve ser preparado com bastante antecedência e levar em conta os seguintes aspectos[10]:

- Aos lactentes que recebem leite humano com aditivo, deve ser administrado, por pelo menos uma semana, leite humano sem aditivo, para que uma avaliação apropriada do ganho de peso possa ser feita antes da alta. A comercialização dos aditivos não está disponível para uso extra-hospitalar em nosso país.
- Para auxiliar as mães na avaliação da quantidade de leite que o RN deve receber durante as mamadas e da eventual necessidade de alimentações adicionais, devem ser utilizados os testes de pesagem (pesagens do RN pré e pós mamadas)[12].
- É importante que os pais sejam orientados sobre os benefícios das mamadas mais frequentes, a cada 1,5 a 3 horas, sem interrupções, e, em muitos casos da adição de leite materno cru ordenhado da própria mãe, por mamadeira ou copinho se não houver grandes perdas. Todos os esforços devem ser concentrados para encorajar a ingestão de leite à livre demanda[10].

Os RN que recebem FPT poderão ter alta com orientação de mantê-la até IGc = 40 semanas ou se houver doença metabólica óssea do prematuro (DMO) até IGc = 52 semanas. Se for necessário fazer a transição para FT gradativamente e observar intolerâncias alimentares.

PROBLEMAS NUTRICIONAIS DO PREMATURO APÓS A ALTA

Os RNPT têm crescimento mais lento nos primeiros meses após a alta e esse está associado a deficiências de vários nutrientes.

Embleton et al., em 2001, encontraram déficit energético de 813cal/kg e proteico de 23g/kg em RNPT com IG < 31 semanas aos 42 dias de idade cronológica (ICr) que se agravou quando essas crianças foram alimentadas com fórmula adequada para RN a termo (FT) ou leite materno (LM) maduro sem suplementação[13].

Estima-se que as necessidades proteicas para RNPT pós-alta são de 2,5 a 3,5g/kg/dia, as quais são mais elevadas que aquelas oferecidas pela FT ou LM maduro. Para metabolizar essa quantidade de proteína é necessário disponibilizar mais calorias (120-140cal/kg/dia) (Quadro 21.32).

Quatro são as opções de dieta para o PT após a alta:

1. Leite materno (LM).
2. Fórmula de RN a termo (FT).
3. Fórmula especial para RNPT (FPT).
4. Fórmula enriquecida pós-alta (FPA).

Leite materno

O leite materno tem benefícios incontestáveis para RNPT, no entanto, é reconhecido que ele não contém nutrientes, calorias, proteínas e minerais que sustentem o *catch up* do PT.

Um estudo comparando o uso de leite humano e fórmula para RN a termo (FT) após a alta durante o primeiro ano mostrou maior incorporação mineral óssea no grupo FT[13]. Outros estudos têm comparado o crescimen-

Quadro 21.32 – Necessidades e oferta de nutrientes com o uso de LM, FT, FPA e FPT[10].

	Necessidades (kg/dia)	Oferta de nutrientes com 100mL/dia				
		LH maduro	FT	FPA	FPT Nestlé®	FPT Danone®
Calorias	120-130	69	67	75	80	80
Proteína (g)	2,5-3,5	1,0	1,2	2,3	2,3	2,4
Gordura (g)	6,0-8,0	3,9	3,6	4,1	4,2	4,4
HC (g)	10-14	6,6	7,5	7,7	8,6	7,7
Ca (mg)	150-175	25	41	7,8	89	100
P (mg)	90-105	13	21	46	54	53
Vitamina A (UI)	1.000	390	234	343	80 (µg)	0
Vitamina D (UI)	200-400	40	40	52	2 (µg)	0
Vitamina E (UI)	6-12	1,0	0,8	2,7	1,4 (µg)	0
Fe (mg)	2-4	0,1	0,8	1,3	1,2	0,9

to e a mineralização óssea de PT pós-alta, recebendo LM e/ou FT, e todos relatam menor ganho de peso, conteúdo mineral ósseo e comprimento nos que recebem LM. O menor conteúdo mineral ósseo, presumivelmente se deve à menor quantidade de proteína, Ca e P no leite humano do que nas fórmulas lácteas. A DMO foi amplamente descrita em RNPT alimentados ao seio após a alta hospitalar[14-18].

Entretanto, apesar de muitas evidências contra o uso de LM exclusivo não aditivados para o RNPT, no pós--alta, alguns estudos indicam que lactentes alimentados com LM tiveram neurodesenvolvimento melhor ou similar ao dos alimentados com FT aos 8 anos de idade, apesar de o peso e comprimento estarem entre o P7 e P10[17]. Nenhuma das dietas proporcionou crescimento considerado adequado, uma vez que os fatores pré e pós-natais que interferem nesse são inúmeros.

Isso leva à conclusão de que o LM da própria mãe deve ser incentivado após a alta e avaliada caso a caso a necessidade de outros suplementos nutricionais.

O quadro 21.33 mostra a comparação entre as composições do leite do termo, fórmula de termo, fórmulas para prematuros e pós-alta.

Fórmula para recém-nascido a termo (FT)

O uso de FT para o PT pós-alta não é fácil de defender porque elas não suprem as necessidades de nutrientes.

Um estudo demonstrou maior incorporação mineral óssea em RNPT alimentados com fórmula para termo em comparação com aqueles alimentados com leite materno no primeiro ano de vida, entretanto, esse parâmetro não foi observado mais aos 24 meses de idade[16].

Recente metanálise sugeriu que, embora a alimentação com FPA tivesse se associado a aumento de 1cm no comprimento aos 18 meses, não foram observadas diferenças em relação a peso, perímetro cefálico ou neurodesenvolvimento[20].

Um ensaio randomizado incluiu RNPT comparando o uso de FPA e FT até os 12 meses após a alta. Os alimentados com FT apresentaram maior ganho de peso, comprimento e perímetro cefálico ao longo de todo o estudo. A composição corporal foi avaliada pela metodologia DEXA, que evidenciou, no grupo alimentado com FT, maior massa gordurosa e menor massa magra do que o grupo com FPA[21].

Quadro 21.33 – Comparação das composições do leite do termo, fórmula de termo, fórmulas para prematuros e pós-alta[19].

Fórmula	Calorias por mL	Proteína (g/100cal)	Cálcio (mg/100cal)	Fósforo (mg/100cal)
Termo	0,67	1,5-2,1	74-78	57
Leite humano aditivado	0,81	2,8	175	98
Leite humano	0,44-0,67	1,5	41	21
Fórmula pós- alta	0,74	2,6	107-126	62-70
Fórmula para PT	0,81	3,0	168-182	84-101

Fórmula enriquecida pós-alta (FPA)

As FPA têm altos teores calóricos, de proteínas, de minerais (Ca e P) e são adicionadas de ferro, zinco e vitaminas, todavia, ainda não estão disponíveis no mercado brasileiro.

As principais diferenças entre as FPA e FT são:

- As FPA têm maior teor proteico para promover a recuperação da RCEU, acompanhadas de aumento energético para permitir a utilização adicional de proteínas. Alguns especialistas, entretanto, referem que o aumento substancial do conteúdo energético poderia provocar excesso de depósito de gordura e diminuir a ingestão do lactente.
- Maior suplemento de cálcio e fósforo que as FT para permitir uma mineralização óssea adequada.
- Adição de zinco, ferro e vitaminas em quantidades suficientes para promover o crescimento.

Em 2001, Lucas et al. conduziram um estudo multicêntrico de intervenção em 229 RNPT, usando num grupo FPA e no outro FT durante 9 meses, e encontraram diferenças significativas de 370g no peso e 1,1cm no comprimento no grupo que recebeu FPA, mas não houve diferença no perímetro cefálico. Aos 18 meses, o peso estava abaixo do P50 nos dois grupos e a diferença no crescimento persistia, principalmente em meninos (> 1,5cm). Não houve diferença no neurodesenvolvimento nos dois grupos, muito embora o grupo FPA apresentasse 2,8 pontos de vantagem na escala de Bayley[20-22].

Grande estudo de RNPT sadios, com peso de nascimento < 1.701g e com IG < 35 semanas, mostrou que o uso de dieta pós-alta durante 6 meses tinha efeitos prolongados sobre o crescimento e a composição corporal, identificados no seguimento aos 12 e 18 meses. Esse ensaio, o único que observou efeitos mantidos após a intervenção, utilizou dieta pós-alta mais semelhante à da FPT do que as das FPA americanas[23].

O estudo relatou a quantidade de nutrientes que permitiram manter o crescimento e a composição corporal

Quadro 21.34 – Ingestões nutricionais quantitativas que mantiveram os efeitos sobre o crescimento e a composição corporal[23].

Idade corrigida	Energia (kcal/kg/dia)	Proteína (g/kg/dia)	Cálcio (mg/kg/dia)
Termo	150	4,0	180
1 mês	140	4,0	180
2 meses	120	3,5	160
3-4 meses	100	3,0	140

(Quadro 21.34). Esses dados sugerem que as ingestões descritas podem ser úteis para desenhar futuros estudos prospectivos sobre nutrição após a alta.

Outros autores mostraram benefícios em relação ao peso e ao comprimento, com efeito maior nos meninos, possivelmente reflexo da sua maior necessidade proteica para proporcionar o crescimento adequado. O tempo de duração do uso dessas fórmulas nos diversos estudos variou de 6, 9 e 12 meses[11,12,24-26].

No quadro 21.35 acham-se os principais estudos sobre o uso de fórmulas.

A estimulação oral precoce, com a participação de uma equipe multidisciplinar, em RN que exigem suporte respiratório prolongado ou os que desenvolvam doença pulmonar crônica antes da introdução da alimentação por via oral, pode ajudar a minimizar a potencial aversão à alimentação por via oral e maximizar o desenvolvimento das habilidades oromotoras[10].

Outros nutrientes com ofertas insuficientes com a alimentação pelo LM e FT são o cálcio e o fósforo, sendo praticamente impossível atingir oferta adequada desses pela nutrição parenteral e enteral nas primeiras semanas de vida em RN de MBP. A consequência disso é que a grande maioria sai do hospital com ossos desmineralizados e conteúdo mineral ósseo baixo. A doença metabólica óssea tem várias graduações, variando de alteração metabólica, hipomineralização, definida como osteopenia da prematuridade, até alterações características de raquitismo e fraturas. Havendo persistência da baixa

Quadro 21.35 – Principais estudos sobre o uso de fórmulas pós-alta.

Estudo	Duração	n	Estratificação	Nível
Lucas et al. (1992)	9 meses	32	Não	–
Cooke et al. (1998, 1999, 2001)	Termo 6 meses	129	Sim	Sexo e peso de nascimento
Carver et al. (2001)	12 meses	125	Sim	Sexo e peso de nascimento
Lucas et al. (2001)	9 meses	229	Sim	Sexo e peso de nascimento
De Curtis et al. (2002)	2 meses	33	Não	–

779

oferta mineral, do conteúdo mineral ósseo e da doença metabólica óssea após a alta, os efeitos a longo prazo para os prematuros ainda são pouco conhecidos, mas parecem afetar principalmente o comprimento[27].

Estudos mostraram que os RN com o diagnóstico de doença metabólica por ocasião da alta da unidade neonatal eram significativamente menores que seus pares aos 8 e aos 12 anos de idade[28,29].

Os RNPT têm baixos estoques de outros nutrientes como ferro, zinco e cobre e, portanto, eles devem ser suplementados[30].

A Academia Americana de Pediatria (AAP) recomenda que a suplementação de Fe tenha início com 2 a 3 semanas de vida e seja mantida durante todo o primeiro ano, 18 meses ou segundo ano de vida, conforme os dados dos exames laboratoriais. Se o RN estiver recebendo leite materno ou fórmula láctea contendo ferro, essa suplementação deve ser reduzida para 2mg/kg/dia[31].

Recomenda-se manter a dose do ferro de acordo com peso de nascimento:

- PN < 1.000g = 4mg/kg/dia;
- 1.000g < PN < 1.500g = 3mg/kg/dia;
- PN > 1.500g = 2mg/kg/dia.

Em alguns casos específicos, essa suplementação poderá ser de 5 a 6mg/kg/dia. Sempre, nos controles, dosar ferritina.

O zinco é importante para o crescimento, diferenciação celular e metabolismo de proteínas, hidratos de carbono e lipídios.

A maior parte do zinco do RN acumula-se durante o terceiro trimestre de gestação, portanto a homeostase do zinco no prematuro depende da disponibilidade das reservas, da quantidade e da biodisponibilidade do zinco da dieta e de fatores que interferem na sua absorção, bem como da excreção fecal do zinco[30].

Os RN de MBP têm capacidade de captar zinco exógeno, absorver de 25 a 40% do zinco da dieta e reduzir excreção, apresentando balanço positivo com idades pós-natais variáveis. A biodisponibilidade do zinco do leite materno é maior do que nas fórmulas derivadas do leite de vaca. Essa diferença na biodisponibilidade deve-se à forte ligação do zinco com a caseína. Foi demonstrado que 60% do zinco do leite humano de pré-termo é absorvido em comparação com 36% do zinco do leite humano suplementado com aditivos comerciais e com 14% em fórmula para prematuros.

A concentração do zinco no leite humano cai rapidamente a partir do colostro, quando os níveis são os mais elevados, atingindo 2,5mg/L com um mês de lactação.

Além da menor absorção por via enteral e da menor reserva hepática, componentes de fórmulas, como o ferro, podem afetar a biodisponibilidade do zinco quando houver alta relação zinco: ferro. Klein et al. referem que nas fórmulas deve-se utilizar uma relação ferro/zinco de 2:1 com o máximo de 3mg de ferro para 1,5mg de zinco para 100cal administradas[30].

O crescimento é o principal fator determinante das necessidades de zinco para os prematuros, aqueles com IG < 28 semanas têm reservas mínimas e a depleção ocorre mais cedo, ao redor de 32-36 semanas.

O cálculo de zinco que necessita ser retido da dieta para que haja crescimento ótimo é de 500mg/kg/dia com peso de nascimento de 1.000g e 27-28 semanas de IG; 400mg/kg/dia para RN entre 1.500 e 2.000g (30 a 32 semanas) e 300mg/kg/dia para RN com peso de 2.500 a 3.500g (35 a 40 semanas). A oferta deve levar em conta o tipo de dieta e a biodisponibilidade do zinco, bem como fatores que possam interferir na sua absorção. No período de transição (até 2 semanas de vida), alguns autores recomendam 500 a 800mg/kg/dia, aumentando para 1mg/kg/dia quando o *catch up* começa a estabelecer-se, chegando a 2mg/kg/dia com um ano.

O leite materno maduro contém 1,2mg/L de zinco, segundo o Comitê de Nutrição da Academia Americana de Pediatria (1998), e nível de absorção de 60%, o que não supre as necessidades, sendo necessário suplementar o leite humano com suplementos nutricionais comerciais que contenham zinco[31].

Nas fórmulas lácteas, considerando a baixa absorção do zinco, especialistas da *Food and Drug Administration* (FDA), em 2002, recomendaram que para RN pré-termo as concentrações mínimas nas fórmulas sejam de 1,1mg/100kcal e máximas de 1,5mg/100kcal.

As manifestações clínicas da deficiência de zinco aparecem após 3 meses de vida e incluem dificuldade para ganhar peso ou maior perda ponderal, suscetibilidade às infecções, glossite e dermatite periorificial. Prematuros alimentados com FT após a alta mostram declínio das concentrações plasmáticas de zinco, o que pode ser evitado se os RN forem alimentados com FPT até 2 a 3 meses de idade corrigida.

Um ensaio randomizado da suplementação de zinco após a alta em RNPT de MBP mostrou maior crescimento linear e melhoria no desenvolvimento motor em lactentes recebendo FT e suplementos com zinco até 6 meses de idade corrigida[32].

O cobre é um elemento importante na constituição de enzimas que protegem as membranas celulares contra danos oxidantes. Em uso de LM é mais bem absorvido do que com a ingestão de leite de vaca porque ele se liga fortemente (85%) à caseína. Sua deficiência é rara e tem como fatores predisponentes a prematuridade, o uso de nutrição parenteral, sem cobre por tempo longo, e a introdução precoce de fórmulas lácteas sem cobre ou leite de vaca.

O RNPT nasce com concentração de cobre bem inferior à do RN a termo, e essa aumenta gradualmente até os 4 meses pós-natais, enquanto o RN a termo alcança logo os níveis dos adultos[30].

As necessidades de cobre no RNPT são difíceis de avaliar e admite-se como necessidade aquela concentração existente no LM, a qual é de 600µg/L nas primeiras semanas e com 5 meses cai para 220µg/L. As fórmulas lácteas para pré-termo provêm em média 100µg/100cal; a concentração máxima permitida nas fórmulas é de 250µg/100cal. Assim a recomendação para o RNPT no período pós-alta é de 120-150µg/kg/dia. Não existe consenso na literatura sobre as necessidades enterais, no entanto, crianças saudáveis que recebem LM não necessitam de suplementação de cobre na dieta[30].

A dosagem sérica do cobre não é um método preciso para diagnosticar a deficiência e sim a dosagem da superóxido dismutase, que parece ser um indicador mais sensível. Prematuros que recebem altas suplementações de ferro e zinco podem desenvolver deficiência de cobre. Essa, quando presente, manifesta-se como anemia hipocrômica resistente à terapêutica com ferro, dificuldade em ganhar peso, osteoporose e manifestações cutâneas.

As vitaminas A, D, C e complexo B devem ser suplementados descontando-se a quantidade ofertada pelas fórmulas lácteas utilizadas.

INTRODUÇÃO DE ALIMENTOS SÓLIDOS

Não existe um guia universalmente aceito para o início da alimentação sólida. Sabe-se que isso reduz a oferta do leite e que a qualidade dessa alimentação deve priorizar nutrientes com teor elevado de calorias, proteínas, minerais, ferro e zinco.

O Departamento de Saúde Americano, em 1994, recomendou que a introdução de alimentos sólidos é aconselhável quando o RN pesar no mínimo 5kg e se for capaz de comer com colher. No entanto, os prematuros crescendo abaixo do percentil 3º poderiam chegar aos 10 meses de idade, período em que se tornam sensíveis à textura e sabor dos alimentos, sem ter atingido o peso recomendado.

Prematuros estão em risco de desenvolver dificuldades e aversão à alimentação por via oral, o que pode ter impacto significativo sobre a nutrição após a alta e seu crescimento.

Atualmente, admite-se que se pode indicar o início gradual dos alimentos sólidos a partir do quarto mês de idade corrigida[33].

AVALIAÇÃO NUTRICIONAL APÓS A ALTA

Em nosso país, a condição nutricional após a alta hospitalar é preocupante, pois o desmame precoce é frequente nos pequenos prematuros que têm internações prolongadas e as fórmulas pós-alta ainda não estão disponíveis. Assim, existe grande possibilidade de esses prematuros receberem nutrição inadequada após a alta, o que constitui importante fator de risco para a ocorrência de falhas no crescimento.

Para avaliar a adequação nutricional dos RNPT, após a alta, deve-se levar em conta medidas antropométricas e bioquímicas, entre 1 e 4 a 6 semanas após a alta[34] (Quadro 21.36).

Quadro 21.36 – Avaliação do crescimento e do estado nutricional entre 1 e 4 a 6 semanas após a alta hospitalar em RNPT. Os seguintes valores são indicados para intervenção médica corretiva, segundo Hall et al., 2001[34].

Crescimento	Valores para correção
Peso	< 25g/dia
Comprimento	< 1cm/semana
Perímetro cefálico	< 0,5cm/semana
Medidas bioquímicas	
Fósforo sérico	< 4,5mg/dL (< 1,45mmol/L)
Fosfatase alcalina	> 450U/l
Nitrogênio ureico	< 5mg/dL (< 0,8mmol/L)

O quadro 21.37 mostra a velocidade de crescimento de crianças pré-termo até 18 meses de idade corrigida.

Os estudos mostram que a desnutrição durante o período pós-alta pode ser crítica sobre a trajetória do crescimento e as fórmulas enriquecidas parecem ser benéficas se administradas durante os primeiros 9 meses. RNPT de MBP em aleitamento materno exclusivo pós-alta podem beneficiar-se com a adição precoce de outros nutrientes e alimentos sólidos específicos[33].

A Academia Americana de Pediatria reconheceu a importância do uso de FPA durante os primeiros 9 meses nos lactentes prematuros[31].

Três pontos, em particular, merecem consideração:

1. Embora três ensaios tenham encontrado maiores benefícios das FPA em meninos, deve-se recomendar o uso tanto em lactentes do sexo masculino como feminino, para uniformizar políticas de saúde populacional.
2. Em relação à duração ótima da alimentação com FPA, sabe-se que os lactentes em uso devem mostrar *catch up* para o percentil 50º por volta dos 3 meses de idade corrigida. A despeito disso, admite-se que é mais plausível seu uso até que a criança esteja recebendo uma dieta sólida equilibrada, para tentar manter seu canal de crescimento.
3. Ainda não há evidências suficientes sobre o desfecho a longo prazo de lactentes em uso de aleitamento materno com a adição de suplementos energéticos, e é possí-

Quadro 21.37 – Velocidade de crescimento de crianças pré-termo até 18 meses de idade corrigida[19].

Idade a termo (40 semanas)	Expectativa de ganho de peso (g/dia)	Expectativa de aumento do comprimento (cm/mês)	Expectativa de aumento do perímetro cefálico (cm/mês)
1 mês	26-40	3,0-4,5	1,6-2,5
4 meses	15-25	2,3-3,6	0,8-1,4
8 meses	12-17	1,0 2,0	0,3 0,8
12 meses	9-12	0,8-1,5	0,2-0,4
18 meses	4-10	0,7-1,3	0,1-0,4

vel que a idade ideal para o desmame com a introdução de alimentos sólidos seja diferente nos alimentados ao seio *versus* naqueles alimentados com fórmulas.

Desse modo, as consequências de tudo isso sobre a saúde futura do indivíduo precisam ser mais bem determinadas, para que sejam estabelecidos preceitos firmes referentes à nutrição dos recém-nascidos pré-termo para garantir sua sobrevida com boa qualidade de vida[35].

REFERÊNCIAS

1. American Academy of Pediatrics, Committee on Nutrition: Nutritional needs of the preterm infant. In: Kleinman RE (ed). Pediatric nutrition handbook. 5th ed. Elk Grove Village: American Academy of Pediatrics; 2003.p.23-54.
2. Dusick A, Poindexter B, Ehrenkranz R, Lemons JA. Growth failure in the preterm infant: can we catch up? Semin Perinatol. 2003;27(4):302-10.
3. Ehrenkranz RA, Younes N, Lemons JA, Fanaroff AA, Donovan EF, Wright LL, et al. Longitudinal growth of hospitalized very low birth weight infants. Pediatrics. 1999;104(2 Pt 1):280-9.
4. Ehrenkranz RA, Dusick AM, Vohr BR, Wright LL, Poole WK. Growth in the neonatal intensive care unit influences neurodevelopment and growth out-comes of extremely low birth weight infants. Pediatrics. 2006;117(4):1253-61.
5. Ernst JA, Bull J, Rickard KA. Growth outcome and feeding practices of the very low birth weight infant (less than 1500g) within the first year of life. J Pediatr. 1990;117(2 Pt 2):S156-66.
6. Costa HPF, Di Giovanni CM, Macagnano SD, Nascimento SD, Leone CR, Melo FB, et al. Crescimento extrauterino restrito (CEUR) e fatores associados em RN pré-termos de muito baixo peso, de acordo com a maturidade ao nascimento, e internados na UTI neonatal. Apresentado no XX Congresso Brasileiro de Perinatologia. Rio de Janeiro, Brasil. 2010 nov 21-26.
7. Alexander GR, Himes JH, Kauffman RB, Mor J, Kogan M. A United States national reference for fetal growth. Obstet Gynecol. 1996;87(2):163-8.
8. Bhatia J. Post-discharge nutrition of preterm infants. J Perinatol. 2005;25 Suppl 2:S15-6.
9. Adamkin DH. Post discharge nutritional therapy. J Perinatol. 2006;26 Suppl 1: S27-30. Review.
10. Schanler RJ. Nutrição após alta do RN pré-termo. In: Pereira GR, Leone CR, Alves Filho N, Trindade Filho O (eds). Nutrição do recém-nascido pré-termo. São Paulo: Medbook Editora Científica; 2008.p.263-78.
11. Cooke RJ, Embleton ND, Griffin IJ, Wells JC, McCormick KP. Feeding preterm infants after hospital discharge: growth and development at 18 months of age. Pediatr Res. 2001;49(5):719-22.
12. De Curtis M, Pieltain C, Rigo J. Body composition in preterm infants fed standard term or enriched formula after hospital discharge. Eur J Nutr. 2002;41(4):177-82.
13. Embleton N, Pang N, Cooke RJ. Post natal malnutrition and growth retardation: an inevitable problem in preterm infants. Pediatrics. 2001;107(2):270-3.
14. Rubinacci A, Sirtori P, Moro G. Is there an impact of birth weight and early life nutrition on bone mineral content in preterm born infants and children? Acta. Paediatr. 1993;82(9):711-3.
15. Koo WWK, Sherman R, Succop P, Oestreich AE, Tsang RC, Krug-Wispe SK, et al. Sequential bone mineral content in small preterm infants with and without fractures and rickets. J Bone Miner Res. 1988;3(2):193-7.
16. Schanler RJ, Burns PA, Abrams SA, Garza C. Bone mineralization outcomes in human milk-fed preterm infants. Pediatr Res. 1992;31(6):583-6.
17. Fewtrell MS, Prentice A, Cole TJ, Lucas A. Effects of growth during infancy and childhood on bone mineralization and turnover in preterm children aged 8-12 years. Acta Paediatr. 2000;89(2):148-53.
18. Koo WWK, Hockman EM. Posthospital discharge feeding for preterm infants: effects of standard compared with enriched milk formula on growth, bone mass, and body composition. Am J Clin Nutr. 2006.84(6):1357-64.
19. Groh-Wargos, Thompson M, Hovasi J, Hartine JV. Nutrition care for high risk newborns. Chicago: Precept Press; 2000.
20. Henderson G, Fahey T, McGuire W. Calorie and protein-enriched formula versus standard term formula for improving growth and development in preterm or low birthweight infants following hospital discharge. Cochrane Database Syst Rev. 2005;(2):CD004696.
21. Carver JD, Wu PY, Hall RT. Growth of preterm infants fed nutrient-enriched or term formula after hospital discharge. Pediatrics. 2001;107(4):683-9.
22. Lucas A, Fewtrell MS, Morley R. Randomized trial of nutrients enriched formula versus standard formula for post-discharge preterm infants. Pediatrics. 2001; 108(3):703-11.
23. Cooke RJ, Griffin IJ, McCormick K, Wells JC, Smith JS, Robinson SJ, et al. Feeding preterm infants after hospital discharge: effect of dietary manipulation on nutrient intake and growth. Pediatr Res. 1998;43(3):355-60.
24. Cooke RJ, McCormick K, Griffin IJ, Embleton N, Faulkner K, Wells JC, et al. Feeding preterm infants after hospital discharge: effect of diet on body composition. Pediatr Res. 1999;46(4):461-4.
25. Cooke RJ, Ainsworth SB, Fenton AC. Posnatal growth retardation: a universal problem in preterm infants. Arch Dis Child Fetal Neonatal Ed. 2004;89(5):F428-30.
26. Fewtrell MS. Growth and nutrition after discharge. Semin Neonatol. 2003;8(2):169-70.
27. Bishop MJ, King FJ, Lucas A. Increased bone mineral content of preterm infants fed with a nutrient enriched formula after discharge from hospital. Arch Dis Child. 1993; 68(5 Spec No):573-8.

28. Chan GM. Growth and bone mineral status of discharged very low birth weight infants fed different formulas or human milk. J Pediatr. 1993;123(3):439-43.

29. Chan GM, Borschel MW, Jacobs JR. Effects of human milk or formula feeding on the growth, behavior and protein status of preterm infants discharged from the newborn intensive care unit. Am J Clin Nutr. 1994;60(5):710-6.

30. Klein CJ. Nutrient requirements for pre term infant formula: mineral trace elements. J Nutr. 2002;132(6 Suppl 1):1395S-577S.

31. American Academy of Pediatrics. Committee on Nutrition. Nutrition needs of preterm infants. Kleiman RE (ed). Pediatric nutrition hand book, 4th ed. Elk Grove Village: American Academy of Pediatrics; 1998.

32. Giles E, Doyle LN. Zinc in extremely low-birth weight or very preterm infants. Neoreviews. 2007;8:e165-72.

33. Greer FR. Post-discharge nutrition: What does the evidence support? Semin Perinatol. 2007;31(12):89-95.

34. Hall RT. Nutritional follow-up of the breastfeeding premature infant after hospital discharge. Pediatr Clin North Am. 2001;48(2):453-60.

35. Singhal A, Lucas A. Early origins of cardiovascular disease: is there a unifying hypothesis? Lancet. 2004;363(9421):1642-5.

Avaliação Nutricional do Recém-Nascido

Bettina Barbosa Duque Figueira

O recém-nascido (RN), em especial o prematuro, é mais suscetível a desenvolver deficiências nutricionais que afetem negativamente seu crescimento e desenvolvimento pós-natal. Isso se deve a diversos fatores, como imaturidade metabólica de vários órgãos e sistemas, necessidades nutricionais adicionais impostas por doenças comuns nesse período, como desconforto respiratório e infecções, agravos cirúrgicos e perda excessiva de nutrientes. No entanto, a grande velocidade de crescimento, que é característica dessa fase da vida, certamente contribui de maneira importante para colocar o RN em maior risco de distúrbios da nutrição[1].

Nutrição inadequada em períodos da vida considerados "críticos" para o crescimento e desenvolvimento resulta em alterações funcionais e estruturais de diversos órgãos e sistemas, cujas consequências se fazem sentir não apenas nos períodos fetal e neonatal imediatos, mas também na infância, na idade adulta e, provavelmente, até nas futuras gerações[2,3]. São chamados períodos "críticos" aqueles em que ocorrem crescimento rápido e divisão celular. Neles, mesmo breves períodos de subnutrição podem levar a redução no número de células em órgãos específicos, mudanças na distribuição de tipos celulares, no padrão de secreção hormonal e na atividade metabólica[4]. O período compreendido entre a 24ª e 44ª semanas a partir da concepção caracteriza-se por marcante crescimento, esteja o indivíduo no ambiente intra ou extrauterino[5]. Nele ocorrem mudanças importantes na composição corporal, com acréscimo de músculo, gordura e tecido ósseo e redução da porcentagem de água[6], ao mesmo tempo que ocorre crescimento acelerado dos diversos órgãos e sistemas. Tanto a velocidade de ganho de peso como o crescimento em comprimento atingem seus valores máximos por volta da 32ª semana de gestação, correspondendo a 15kg/ano e 65cm/ano, respectivamente[7]. Esses valores não serão atingidos em nenhum outro período da vida, nem mesmo durante o "estirão" da puberdade.

MÉTODOS DE AVALIAÇÃO

A avaliação do estado nutricional requer abordagem múltipla, uma vez que nenhum parâmetro isoladamente é capaz de definir de maneira satisfatória a adequação nutricional. Deve-se ter em mente que a evolução da depleção nutricional envolve um curso sequencial, que se inicia com a dessaturação dos depósitos teciduais levando a deficiências funcionais e apenas nos estágios finais da depleção é que os sinais e sintomas clínicos tornam-se manifestos.

De maneira geral, a avaliação nutricional tem como objetivos determinar:

1. o conteúdo corporal total de um nutriente;
2. o tamanho das suas reservas corporais disponíveis[8];
3. o grau de comprometimento anatômico ou funcional resultante da oferta inadequada.

Na avaliação do estado nutricional de um paciente deve ser utilizada a combinação de dois tipos de indicadores: os **índices estáticos** ou **clássicos** e os **índices dinâmicos** ou **funcionais**[9]. Os índices estáticos informam sobre o estado nutricional em determinado momento. São os mais utilizados e incluem anamnese, exame clínico e antropometria, entre outros. Os chamados índices funcionais ou dinâmicos permitem, por meio da avaliação de uma função fisiológica ou comportamental dependente de determinado nutriente, avaliar o estado do organismo em relação a esse nutriente[8,9]. Toda estratégia nutricional dirigida a crianças e RN tem como objetivo promover o crescimento e desenvolvimento adequados e, dessa forma, a avaliação do crescimento é provavelmente o mais importante índice funcional nesse período da vida. Por esse motivo, as técnicas mais frequentemente utilizadas na avaliação nutricional de RN e crianças maiores consistem, na realidade, em avaliações do crescimento. Deve-se ter em mente, no entanto, que os objetivos nutricionais devem incluir mais do que simplesmente crescimento dentro de padrões definidos. A manutenção de composição corporal adequada, prevenção de complicações clínicas como enterocolite necrosante, displasia bronco-pulmonar, anemia, doença metabólica óssea e infecções, desenvolvimento neurológico adequado e boa saúde na vida adulta devem fazer parte dos objetivos a serem atingidos quando se nutre um RN[3].

A combinação de técnicas de avaliação clássicas e funcionais permite um diagnóstico mais equilibrado da situação nutricional e um prognóstico mais preciso. Em relação ao RN, a avaliação da situação nutricional deve incluir aspectos capazes de influenciar a nutrição e crescimento desde o período antenatal, incluindo a genética e possíveis intercorrências intrauterinas e ao nascimento[10] (Fig. 21.28).

Os seguintes itens devem ser considerados: história clínica completa tanto da mãe como do RN, exame físico do RN, oferta nutricional, antropometria, avaliação bioquímica e, em alguns casos selecionados, estão indicados estudos especiais tais como balanço nutricional, medidas do conteúdo mineral ósseo, dosagens de vitamina e micronutrientes[1,10].

História materna

Além dos dados usualmente presentes no prontuário do RN como idade, paridade, duração e complicações da

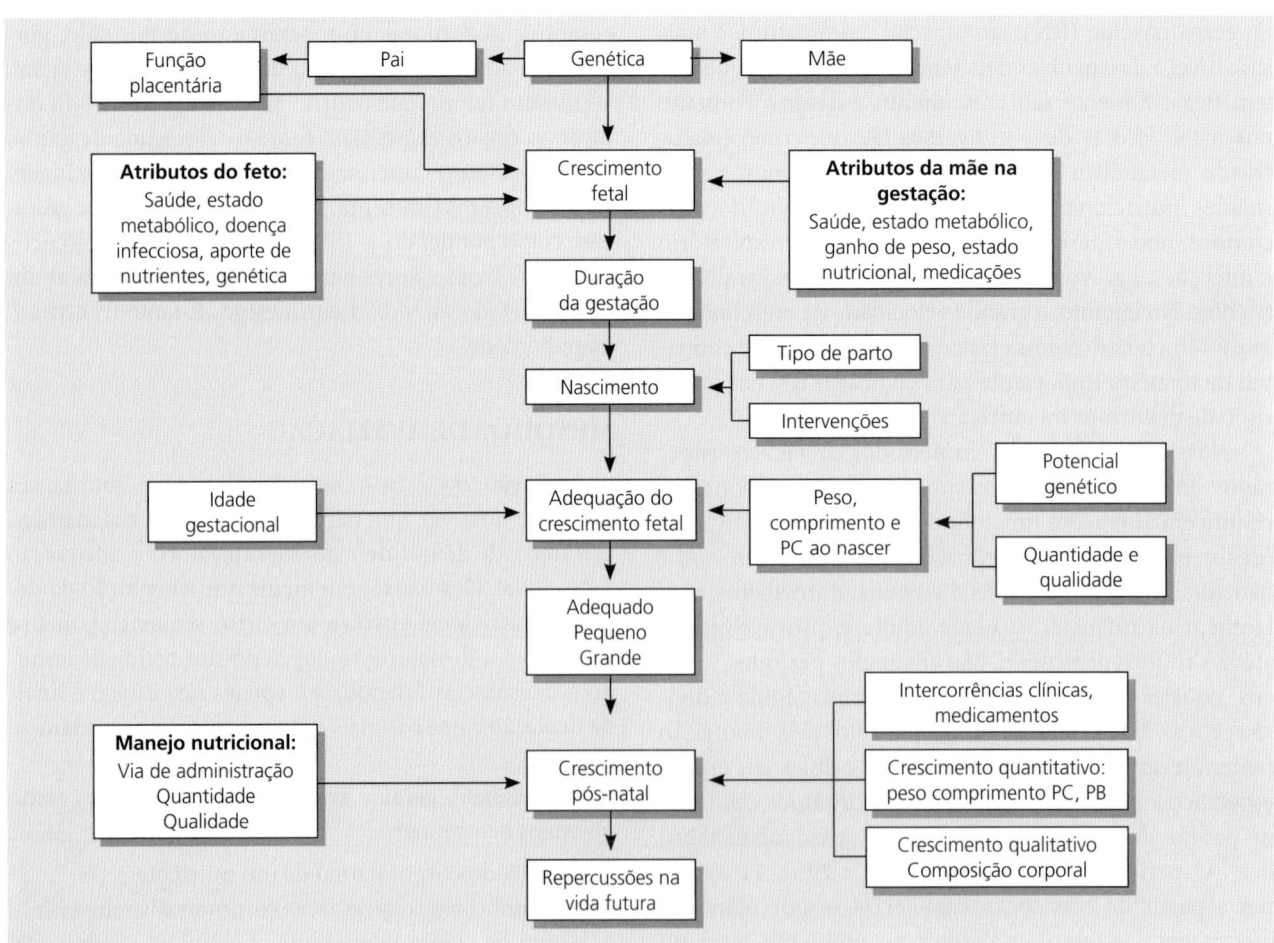

Figura 21.28 – Fatores que influenciam o crescimento e a evolução nutricional do recém-nascido[10].

gravidez, deve-se proceder a uma entrevista com a própria mãe, a fim de obter informações mais específicas como ganho de peso durante a gravidez, oferta nutricional antes e durante a gestação, doenças crônicas, história familiar de doenças endócrinas, metabólicas ou hormonais, bem como resultados de amniocentese e exames ultrassonográficos, uso de medicamentos e deficiências nutricionais específicas, tais como ferro, folato e vitamina B_6.

História neonatal

Deve incluir:

1. identificação de condições que sabidamente aumentam a demanda metabólica: desconforto respiratório, displasia broncopulmonar, insuficiência cardíaca congestiva, sepse, cirurgias e estresse térmico;
2. condições que provocam perda de nutrientes: diarreia crônica, drenagem excessiva através de drenos torácicos, ostomias e fístulas;
3. oferta nutricional;
4. modo de alimentação e presença de intolerância alimentar;
5. uso de medicamentos que aumentam a taxa metabólica (teofilina e corticosteroides) ou que interferem com a absorção de nutrientes (fenobarbital)[1].

Oferta nutricional

A monitorização da dieta ingerida é importante no tratamento nutricional de toda criança em risco de desnutrição. Em especial para o RN, o qual é completamente dependente da ajuda externa para ter suas necessidades nutricionais satisfeitas. Essa monitorização não afere o estado nutricional em si, mas fornece indicações da possível causa da desnutrição. A falta de diversidade da dieta neonatal, a prática rotineira de anotar a aceitação dietética da criança e a composição bem documentada do leite, das soluções de nutrição parenteral e dos suplementos nutricionais utilizados nesse período tornam a estimativa da oferta dietética em RN mais simples do que em crianças maiores e adultos. A avaliação da oferta nutricional deve compreender o período desde o nascimento até o momento da avaliação, e a adequação das ofertas deve ser avaliada mediante a comparação da quantidade recebida com os níveis recomendados, segundo padrões e tabelas preexistentes[11], levando-se em consideração a idade gestacional e várias condições médicas e cirúrgicas que alteram as necessidades nutricionais.

Exame físico

O exame físico geral do RN permite uma avaliação do estado nutricional. Por meio da inspeção é possível aferir a ausência ou presença de atividade física, perda muscular e de gordura subcutânea. Além disso, é possível iden-

Quadro 21.38 – Principais manifestações clínicas de deficiência nutricional em RN[1].

Manifestação clínica	Deficiência
Acrodermatite	Zinco
Atrofia muscular	Proteína, calorias
Bócio	Iodo
Cranio tabes, fronte olímpica	Vitamina D
Despigmentação dos cabelos	Proteína, zinco
Edemas	Proteína, zinco
Estomatite angular	Vitamina B_2
Glossite	Niacina
Hiperqueratose folicular	Vitamina A
Letargia	Proteína, caloria
Osteopenia	Cálcio, fósforo
Palidez	Ferro, cobre, folato, vitamina B_{12}
Pele seca, dermatite escamosa	Ácidos graxos essenciais
Petéquias, equimoses	Vitamina C
Queratomalacia (olhos)	Vitamina A
Rosário raquítico, espessamento ósseo	Vitamina D

tificar deficiências de nutrientes específicos por meio de alterações da pele, cabelos e membranas mucosas. Essas alterações, no entanto, ocorrem tardiamente no curso da desnutrição (Quadro 21.38).

Para fornecer uma padronização das alterações físicas decorrentes da malnutrição, Mettcoff[12] propõe um método clínico para o diagnóstico e graduação da desnutrição intrauterina. Esse método valoriza principalmente a redução de tecido celular subcutâneo e da massa muscular de RN que sofreram desnutrição intraútero. Sua avaliação independe da idade gestacional, raça, antropometria materna e outros fatores capazes de influenciar o peso fetal. Compõe-se de nove sinais superficiais, incluindo características dos cabelos, da pele e do tecido subcutâneo, os quais são graduados de 4 (melhor) a 1 (pior), e a soma de todos os pontos compõe um escore, o **ACENESCORE** (**A**valiação **C**línica do **E**stado **N**utricional – **Escore**), cujo melhor valor é 36 e valores menores que 25 estão associados à desnutrição (Fig. 21.29). Sua utilização em conjunto com os índices antropométricos melhora o desempenho desses índices na detecção de restrição do crescimento intrauterino[13].

Antropometria

Refere-se às medidas das dimensões corporais. Informa sobre a quantidade e a qualidade do crescimento. Quando realizada ao nascimento, informa sobre o crescimento intrauterino, ao passo que as medidas longitudinais refletem o crescimento pós-natal. Nenhuma medida isolada é suficiente para a caracterização completa do estado nutricional e, dessa forma, várias medidas são utilizadas nessa

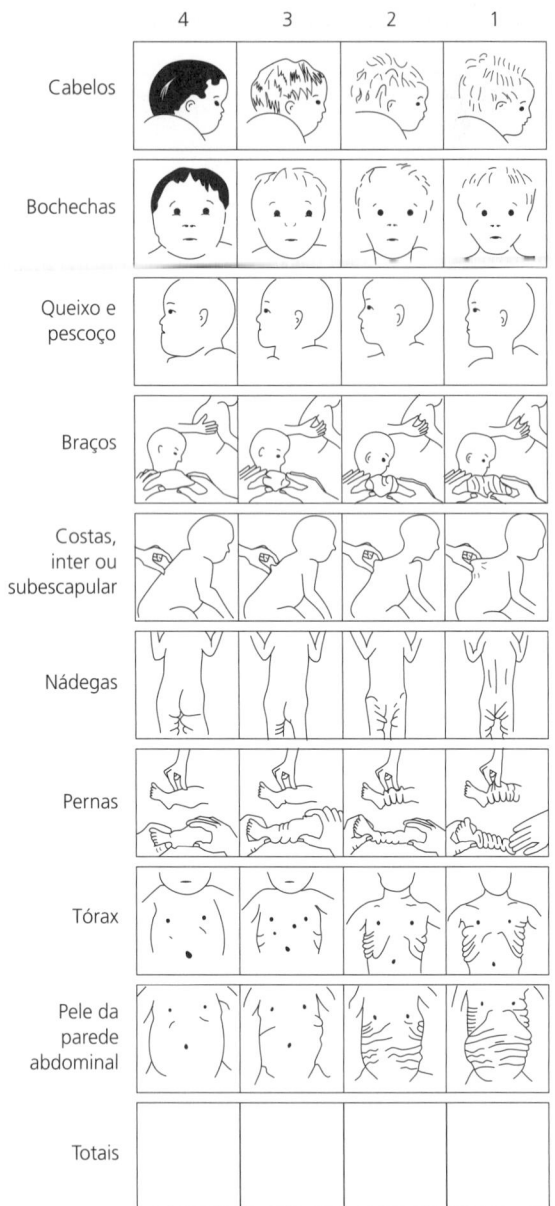

	4	3	2	1
Cabelos				
Bochechas				
Queixo e pescoço				
Braços				
Costas, inter ou subescapular				
Nádegas				
Pernas				
Tórax				
Pele da parede abdominal				
Totais				

Figura 21.29 – Avaliação clínica do estado nutricional (ACENESCORE)[12].

avaliação. O peso, o comprimento e o perímetro cefálico são as medições mais utilizadas na avaliação nutricional do RN ao nascimento. Esses dados colocados em gráficos padronizados para a idade gestacional indicam se o RN é adequado, pequeno ou grande para a idade gestacional e se apresentou algum distúrbio do crescimento craniano[14]. Essas mesmas medidas são também utilizadas longitudinalmente para a aferição do crescimento pós-natal. Em RN hospitalizados, elas devem ser realizadas rotineiramente para determinar se está ocorrendo crescimento adequado com a estratégia nutricional utilizada. No entanto, deve ser ressaltado que são necessários vários dias até que as mudanças nas ofertas ou nas necessidades nutricionais do RN se reflitam nos parâmetros antropométricos. Os valores encontrados devem ser com-

parados com aqueles existentes em gráficos e tabelas que consideram o crescimento de populações tomadas como padrões de normalidade. Apesar das diversas limitações, considera-se que, para RN prematuros, o padrão ideal de crescimento seja aquele apresentado na vida intrauterina pelo feto de idade gestacional correspondente[10,11].

Peso – no que diz respeito à avaliação nutricional, o peso é uma medida de natureza composta, refletindo o conteúdo de músculos, pele, ossos e desenvolvimento dos órgãos internos. Seus valores são influenciados também pelo balanço hídrico e grandes variações que ocorram agudamente refletem, em geral, alterações no conteúdo de água corporal. Sua aferição necessita de cuidados técnicos e de uma balança com boa sensibilidade. A velocidade de ganho de peso ao longo do tempo é mais útil como parâmetro de aferição nutricional do que uma medida isolada[15] e a taxa esperada de aumento de peso corporal no feto durante o último trimestre de gestação é de 10 a 15g/kg/dia[1,15].

Comprimento

Medidas seriadas do comprimento são excelentes para o seguimento longitudinal do crescimento. Ao contrário do peso, o comprimento não é influenciado pelo estado hídrico nem sofre variação negativa, estando relacionado à massa corporal magra[10]. No entanto, no RN, é uma medida difícil de se obter com precisão, necessitando de dois indivíduos treinados e uma régua apropriada graduada em centímetros, contendo uma superfície fixa na cabeça e outra móvel nos pés (Fig. 21.30). A taxa esperada de crescimento fetal em comprimento no último trimestre da gestação é de 0,75cm/semana[1,10].

Perímetro cefálico – fornece uma medida indireta do crescimento cerebral e é dessa forma uma parte importante da avaliação nutricional tanto ao nascimento como no acompanhamento longitudinal. Sua medida deve ser

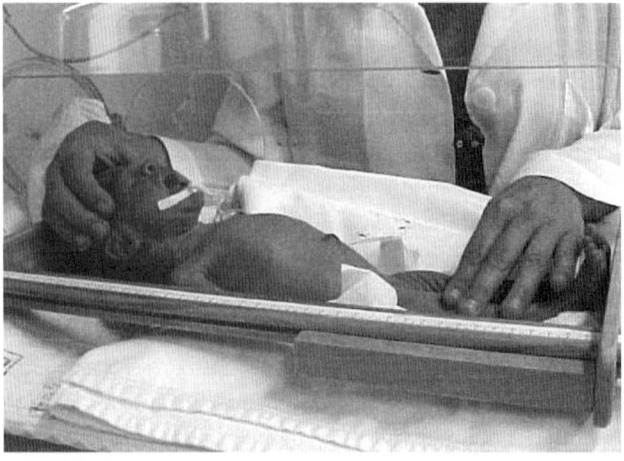

Figura 21.30 – Medida do comprimento utilizando régua antropométrica.

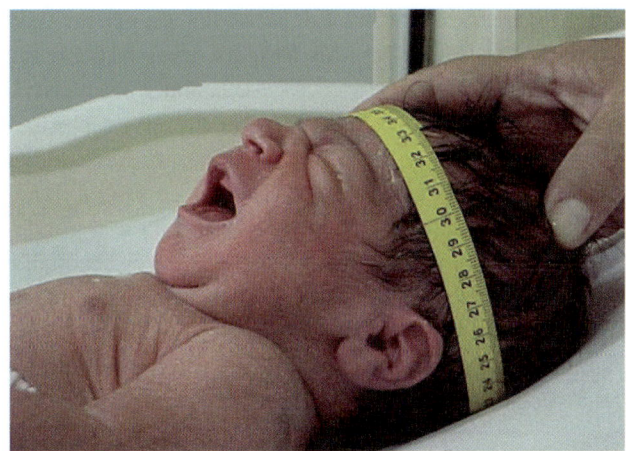

Figura 21.31 – Medida do perímetro cefálico do RN[24].

realizada utilizando fita não distensível de metal flexível ou fibra de vidro, posicionada acima das sobrancelhas e posteriormente sobre o ponto mais proeminente do occipital[8,10] (Fig. 21.31). Ao nascimento, a detecção de microcefalia indica crescimento cerebral retardado durante a vida fetal, o qual pode resultar de várias causas, tais como anomalias cromossômicas, uso de drogas pela mãe, infecção ou falta de disponibilidade de nutrientes secundária à insuficiência placentária. Quando medido longitudinalmente, o perímetro cefálico é uma ferramenta útil para a avaliação nutricional, excluindo-se a presença de hidrocefalia. No período fetal e neonatal, o cérebro é sabidamente poupado durante períodos de desnutrição leve e moderada[10,16]. Em RN prematuros, diminuição na oferta nutricional que resulte em redução na velocidade de ganho de peso e de aumento do comprimento não afeta, a princípio, a velocidade de crescimento do perímetro cefálico. Por outro lado, prematuros em regime de ingestão calórica adequada para a idade apresentam crescimento do perímetro cefálico que precede o aumento do peso e do comprimento[1]. O RN que apresenta perímetro cefálico normal ao nascimento, porém, torna-se microcefálico durante o período pós-natal e possui risco elevado de apresentar problemas do desenvolvimento. A taxa esperada de crescimento da circunferência craniana fetal durante o último trimestre da gestação é de 0,75cm/semana[1,10]. Semelhante, portanto, à taxa de crescimento linear.

Além dessas três medidas mais frequentemente utilizadas no período neonatal, algumas outras medidas antropométricas podem ser utilizadas para avaliar as características nutricionais, a composição e a proporcionalidade corporais.

Perímetro braquial – reflete a combinação de massa muscular e reservas de gordura. Fornece, portanto, informações semelhantes àquelas obtidas por meio do peso. É um parâmetro de reconhecida importância na avaliação nutricional de crianças maiores e adultos; valo-

res reduzidos ao nascimento estão relacionados à maior morbidade e mortalidade[17,18], sendo pouco influenciado pela presença de edemas, uma vez que a área de aferição é pouco afetada. Sua medida seriada mostra-se útil na avaliação do estado nutricional de RN prematuros em fase de crescimento[19]. Em lactentes e crianças maiores, os valores normais para o perímetro braquial mantêm-se praticamente constantes em determinados períodos de vida[20]. No período neonatal, no entanto, deve-se levar em conta a idade gestacional e o peso de nascimento ao se interpretar os valores encontrados em um determinado RN[21-24]. A medida do perímetro braquial deve ser realizada no ponto médio do braço, localizado entre o processo acromial da escápula e o olécrano da ulna, usualmente no braço esquerdo. O ponto médio é localizado com o braço fletido em 90°, devendo-se, posteriormente, estender o braço ao longo do corpo do RN para realizar a medida[24] (Fig. 21.32A e B).

Espessura da prega cutânea

Indica a reserva de gordura corporal e é sensível a mudanças no estado nutricional[25]. Sua aferição requer instrumento especial denominado adipômetro e a medida pode ser obtida em diversos locais do corpo, porém as

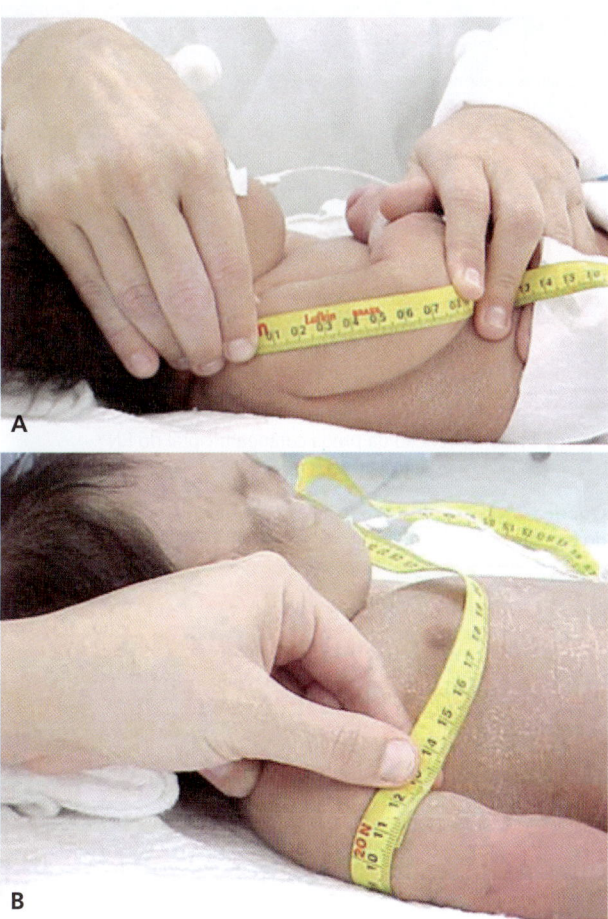

Figura 21.32 A e B – Medida do perímetro braquial no RN[24].

regiões tricipital e subescapular são as mais utilizadas. No caso da prega tricipital, o local de aferição é o mesmo descrito para o perímetro braquial, realizando-se aferições após 15 e 60 segundos de compressão do adipômetro sobre a prega cutânea (Fig. 21.33). De posse das medidas do perímetro braquial e da prega tricipital com 15 e 60 segundos, é possível calcular a **área do braço**, bem como as **áreas muscular**, de **gordura** e de **água**, bastando para isso o uso de fórmulas disponíveis[1,26] (Quadro 21.39). Para crianças maiores e adultos, existe normograma que permite a determinação direta dessas medidas sem necessidade de cálculos[27].

Informações adicionais acerca da qualidade do crescimento fetal e neonatal e, consequentemente, dos riscos clínicos e metabólicos a que está submetido determinado RN podem ser obtidas por meio da utilização dos chamados **índices de proporcionalidade**. Esses índices baseiam-se essencialmente em relações entre um tecido nutricionalmente lábil e um outro menos afetado ou afetados mais tardiamente pela desnutrição proteico-calórica[20]. Na prática, os tecidos "nutricionalmente lábeis" são os depósitos de proteínas e calorias, tais como o músculo esquelético e a gordura subcutânea, frequentemente aferidos pelas medidas do braço (PB, espessura da prega

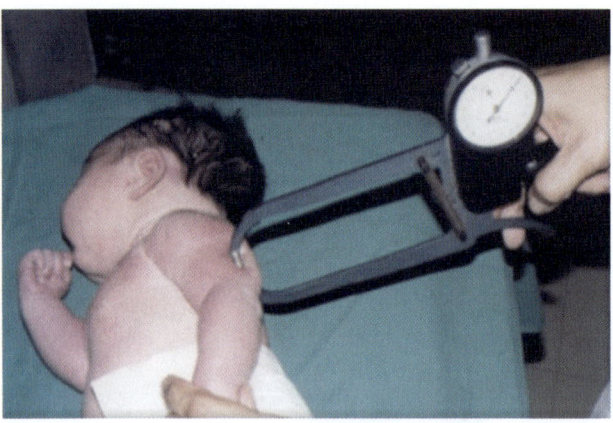

Figura 21.33 – Aferição da prega cutânea triciptal do RN[32]

Quadro 21.39 – Cálculos das áreas muscular, de gordura e de água do braço[1].

$$\text{Área do braço (AB)} = \frac{PB^2}{4\pi}$$

$$\text{Área degordura do braço (AGB)} = \frac{AB - (PB - \pi PCT_{60})^2}{4\pi}$$

$$\text{Área muscular do braço (AMB)} = \frac{(PB - \pi PCT_{15})^2}{4\pi}$$

$$\text{Área de água (AA)} = AB - AMB - AGB$$

PB = perímetro braquial
PCT_{15} = prega cutânea tricipital medida após 15s
PCT_{60} = prega cutânea tricipital medida após 60s

cutânea, áreas de gordura e de músculo) ou por meio do peso corporal. Já os tecidos afetados mais tardiamente pela desnutrição são os ósseos e o cerebral, e sua aferição é feita por meio do comprimento corporal, do perímetro cefálico ou do comprimento de ossos longos, como o úmero, o fêmur ou a tíbia[28]. Os índices de proporcionalidade mais utilizados no período neonatal são o ponderal de Roher[26,29] e a razão entre os perímetros braquial e cefálico[21-24]. Quando utilizados ao nascimento, ambos os índices mostraram ser mais específicos que o peso isoladamente na determinação do risco de morbidade perinatal associada a distúrbios do crescimento intrauterino[30].

Índice ponderal – é calculado por meio da fórmula: Peso (g) × 100/estatura[3] (cm). Seu valor varia com a idade gestacional e é útil na identificação de RN com restrição do crescimento intrauterino em risco de desenvolver hipoglicemia neonatal[24]. No entanto, não mostra a mesma eficiência quando se trata de RN macrossômicos[31]. O cálculo do índice ponderal requer uma aferição bastante fiel do comprimento do RN, uma vez que erros cometidos nessa medida são elevados ao cubo no cálculo do índice. Por esse motivo, a utilização do índice de massa corporal (peso/comprimento[2]) ou a razão simples entre peso e comprimento têm sido preferidos por alguns autores[32,33].

Razão perímetro braquial/perímetro cefálico (PB/PC) – sua utilização baseia-se na observação de que o crescimento cerebral é poupado em relação ao somático, durante períodos iniciais de subnutrição[16]. Seus valores variam com o peso de nascimento e a idade gestacional[24] e valores normais para RN foram descritos para diferentes populações[21-24]. Quando usado ao nascimento, esse índice é mais sensível que o peso/idade ou que o índice ponderal na identificação do risco de morbidade está associado a retardo ou aceleração do crescimento intrauterino[31]. Sua utilização longitudinal mostra grande sensibilidade na identificação de desnutrição proteico-calórica em prematuros. Maior até que o peso e o comprimento em relação à idade[19].

MONITORIZAÇÃO NUTRICIONAL

O fornecimento de oferta nutricional adequada é imprescindível para assegurar o crescimento e o desenvolvimento. No entanto, a definição da adequação dos valores nutricionais é tarefa das mais difíceis, sendo que as ofertas usualmente preconizadas como "ideais", na realidade valores médios que satisfazem à maioria dos RN, podem ser insuficientes para alguns e excessivas para outros. Podem ainda variar em períodos diferentes para um mesmo RN, devendo ser ajustadas às peculiaridades de cada paciente. Dessa forma, uma vez instituída terapia nutricional em qualquer RN, deve-se proceder a monitorização sistemática, possibilitando a realização dos ajustes necessários o mais precocemente possível, evitando o desenvolvimento de deficiências ou excessos que comprometam sua boa evolução. A rotina de monitorização deve adequar-se às características de cada RN, respeitando o grau de complexidade de cuidados a que está submetido. As figuras 21.34, 21.35 e o quadro 21.36 apresentam, respectivamente, um esquema geral de avaliação nutricional do RN, uma rotina de monitorização nutricional de acordo com o nível de cuidados e um roteiro de monitorização específico para o RN de muito baixo peso.

Os métodos mais adequados para avaliar a estratégia nutricional utilizada são difíceis de definir, em especial nos prematuros de muito baixo peso. As medidas antropométricas são consideradas mais práticas e de fácil obtenção, e as dosagens laboratoriais ajudam a detectar deficiências ou toxicidades, antes do surgimento de sintomas clínicos. Juntos, esses métodos se complementam e contribuem para a tomada final de decisão quanto ao diagnóstico e à adequação da terapia nutricional. No en-

Todos os RN à admissão
Identificação de riscos associados a condições maternas ou ao RN
Classificar quanto a:
Peso ao nascer
Idade gestacional
Crescimento intrauterino (AIG, PIG, GIG)
Monitorização
Intervenção imediata
Novos riscos
Intervenção posterior
Estratégia de intervenção de acordo a rotina de cada serviço

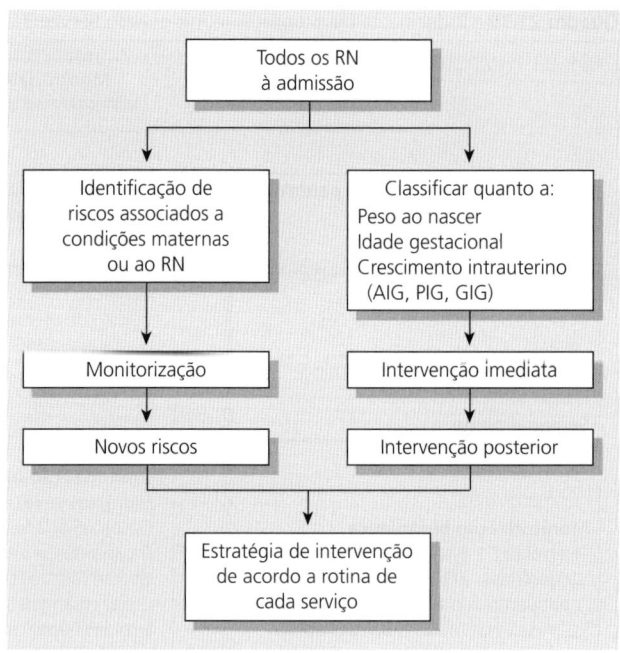

Figura 21.34 – Roteiro básico de avaliação nutricional do RN.

Monitorização nutricional
Pacientes admitidos na unidade de alto/médio risco (UTI, CE, CI)
Na admissão à unidade
Peso
Perímetro cefálico
Comprimento
Perímetro braquial
Diariamente
Peso
Avaliação clínica
Semanalmente
Perímetro cefálico
Perímetro braquial
Comprimento
Casos selecionados
Prega cutânea
Áreas do membro superior
Pré-albumina/albumina
Dosagens específicas (zinco, ferro, cálcio, fósforo)
Indices de proporcionalidade (IP PB/PC, IMC)
Pacientes do alojamento conjunto
Peso diário
Avaliação/orientação amamentação
% perda de peso em relação ao nascimento
Hidratação
Glicofita quando necessário
Critérios para intervenção
No AC
Insucesso na amamentação
> 6% de perda de peso com 48h de vida
Desidratação
Incapacidade de manter valores normais de glicemia (glicofita)
Doenças maternas
No alto risco
Desempenho antropométrico insatisfatório
Idade de recuperação do peso nascimento (MBP) > 2 semanas
Manifestações clínicas de desnutrição
Alterações laboratoriais (ferro, cálcio, fósforo, fosfatase alcalina, hipoalbuminemia)
IMPORTANTE
Na alta hospitalar
Peso
Comprimento
Perímetro cefálico
Perímetro braquial

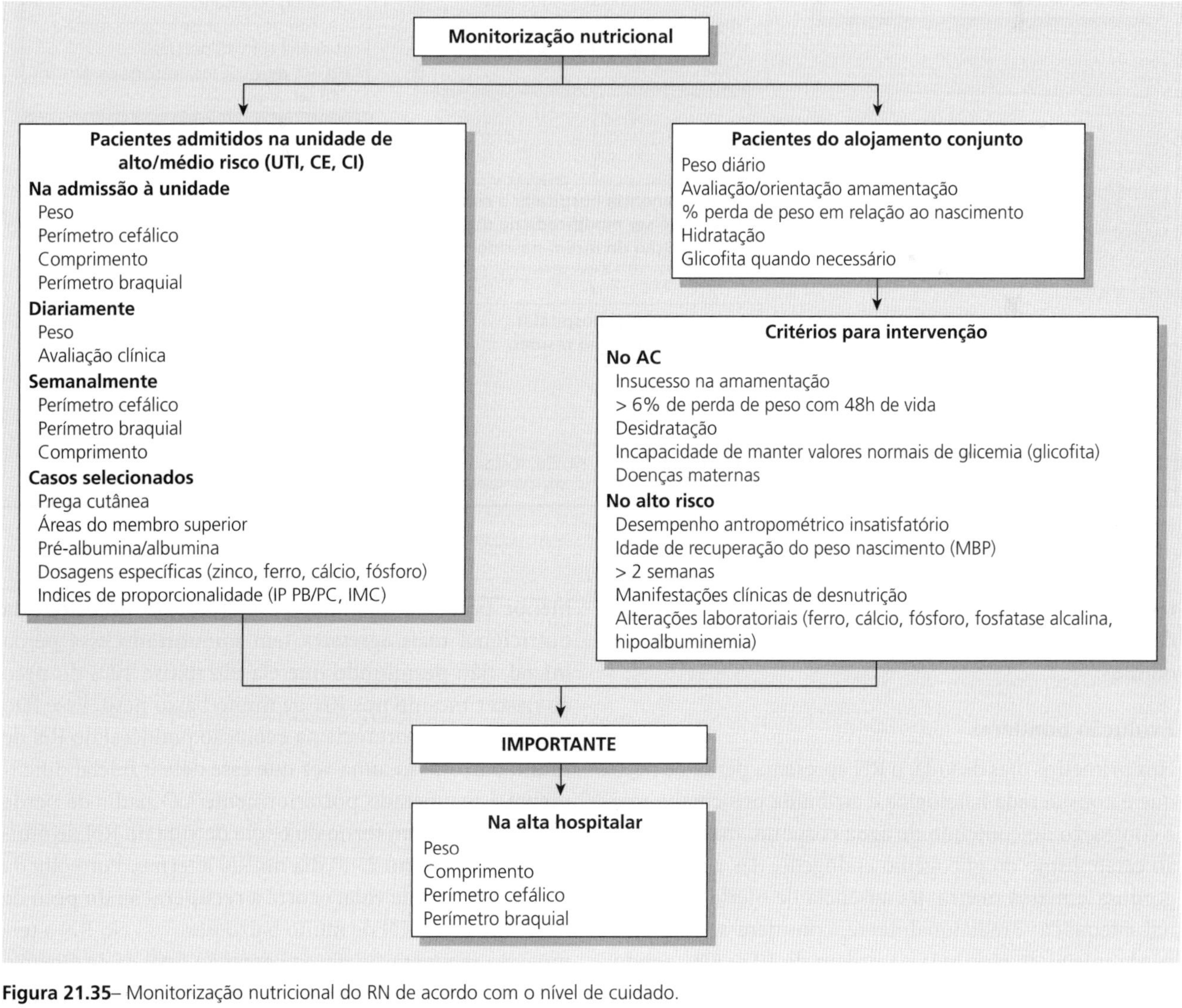

Figura 21.35– Monitorização nutricional do RN de acordo com o nível de cuidado.

Quadro 21.36 – Esquema de monitorização nutricional do RNMBP36.

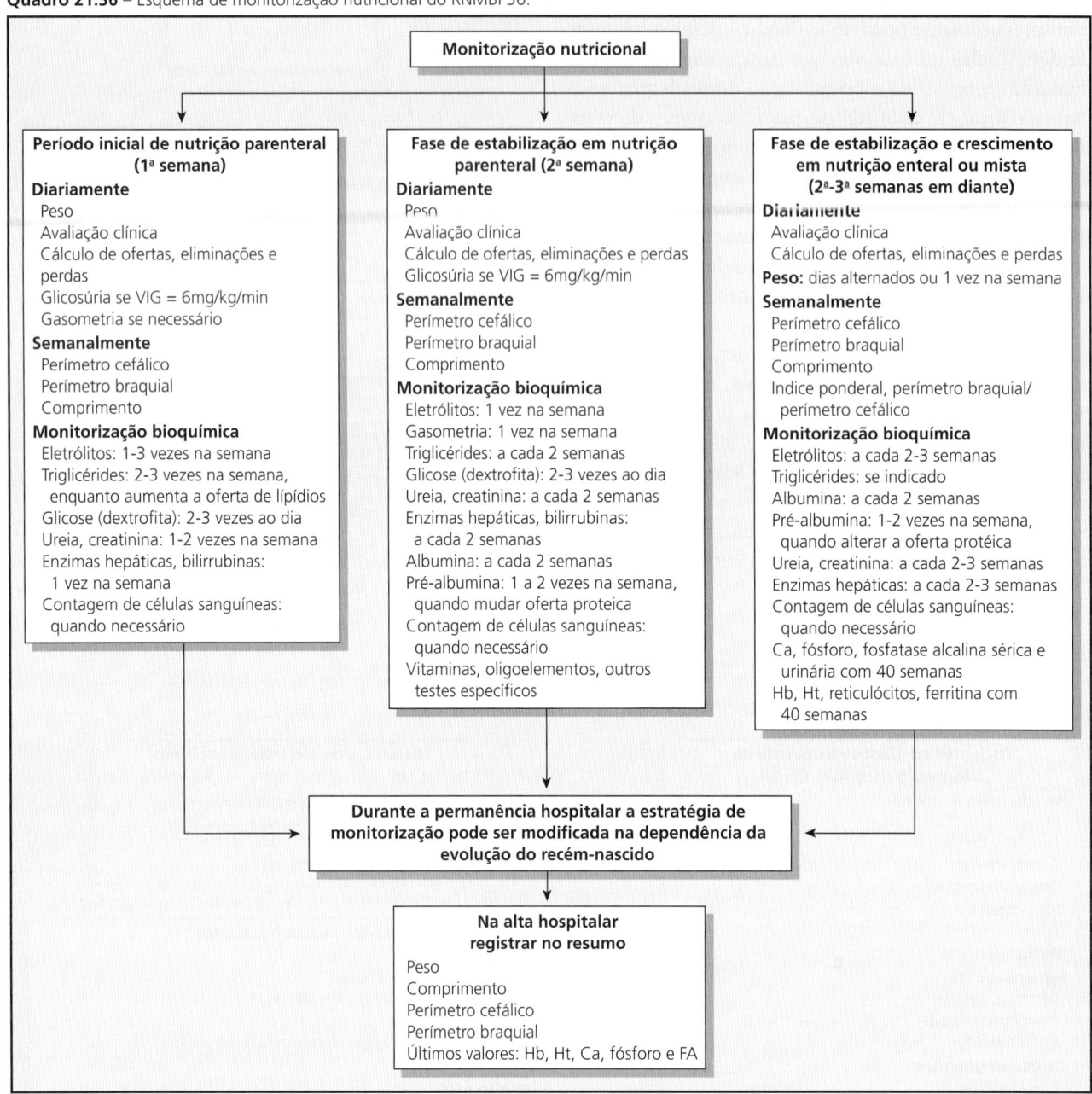

Monitorização nutricional

Período inicial de nutrição parenteral (1ª semana)

Diariamente
Peso
Avaliação clínica
Cálculo de ofertas, eliminações e perdas
Glicosúria se VIG = 6mg/kg/min
Gasometria se necessário

Semanalmente
Perímetro cefálico
Perímetro braquial
Comprimento

Monitorização bioquímica
Eletrólitos: 1-3 vezes na semana
Triglicérides: 2-3 vezes na semana, enquanto aumenta a oferta de lípídios
Glicose (dextrofita): 2-3 vezes ao dia
Ureia, creatinina: 1-2 vezes na semana
Enzimas hepáticas, bilirrubinas: 1 vez na semana
Contagem de células sanguíneas: quando necessário

Fase de estabilização em nutrição parenteral (2ª semana)

Diariamente
Peso
Avaliação clínica
Cálculo de ofertas, eliminações e perdas
Glicosúria se VIG = 6mg/kg/min

Semanalmente
Perímetro cefálico
Perímetro braquial
Comprimento

Monitorização bioquímica
Eletrólitos: 1 vez na semana
Gasometria: 1 vez na semana
Triglicérides: a cada 2 semanas
Glicose (dextrofita): 2-3 vezes ao dia
Ureia, creatinina: a cada 2 semanas
Enzimas hepáticas, bilirrubinas: a cada 2 semanas
Albumina: a cada 2 semanas
Pré-albumina: 1 a 2 vezes na semana, quando mudar oferta proteica
Contagem de células sanguíneas: quando necessário
Vitaminas, oligoelementos, outros testes específicos

Fase de estabilização e crescimento em nutrição enteral ou mista (2ª-3ª semanas em diante)

Diariamente
Avaliação clínica
Cálculo de ofertas, eliminações e perdas
Peso: dias alternados ou 1 vez na semana

Semanalmente
Perímetro cefálico
Perímetro braquial
Comprimento
Indice ponderal, perímetro braquial/ perímetro cefálico

Monitorização bioquímica
Eletrólitos: a cada 2-3 semanas
Triglicérides: se indicado
Albumina: a cada 2 semanas
Pré-albumina: 1-2 vezes na semana, quando alterar a oferta protéica
Ureia, creatinina: a cada 2-3 semanas
Enzimas hepáticas: a cada 2-3 semanas
Contagem de células sanguíneas: quando necessário
Ca, fósforo, fosfatase alcalina sérica e urinária com 40 semanas
Hb, Ht, reticulócitos, ferritina com 40 semanas

Durante a permanência hospitalar a estratégia de monitorização pode ser modificada na dependência da evolução do recém-nascido

Na alta hospitalar registrar no resumo
Peso
Comprimento
Perímetro cefálico
Perímetro braquial
Últimos valores: Hb, Ht, Ca, fósforo e FA

tanto, nem sempre existe acordo em relação aos padrões de normalidade que permita a interpretação dos valores obtidos[34-36].

Evolução ponderal

Nos primeiros dias de vida, o RN apresenta perda de peso que é considerada fisiológica e atribuída principalmente à contração do conteúdo de água corporal, mas também ao catabolismo do glicogênio endógeno, das reservas de gordura e massa magra, na ausência de oferta nutricional adequada. Tradicionalmente, considera-se que essa perda inicial de peso seja da ordem de 10 a 20%, sendo as maiores perdas descritas nos RN mais imaturos e de

menor peso[37,38]. Atualmente, a utilização de estratégia nutricional mais agressiva tem minimizado essa perda inicial, não permitindo que ela ultrapasse 10% do peso ao nascer mesmo nos RN de muito baixo peso. Esse fato é de grande importância na evolução ponderal do RN de muito baixo peso, uma vez que esse déficit inicial dificilmente é recuperado posteriormente[39]. O nadir de perda ponderal se dá em torno do 6º dia de vida no RN de muito baixo peso e no 2º-3º dia no RN a termo. Por volta da 2ª a 3ª semanas de vida, ocorre a **recuperação do peso** de nascimento no RN de muito baixo peso[34,35]. No RN a termo, essa recuperação deve ocorrer ao final da 1ª semana, não ultrapassando o 10º dia de vida. Uma vez recuperado o peso de nascimento, os ganhos subsequentes devem ocorrer em média de 10 a 20g/dia para RN menores de 27 semanas de idade gestacional e 20 a 30g/dia para os maiores de 27 semanas. Ou ainda, segundo alguns autores, 10 a 20g/kg/dia em média para todas as idades[34,35].

A base para a avaliação da nutrição e crescimento do RN consiste na comparação dos valores obtidos com outros tomados como referência, e esses em geral encontram-se representados por gráficos.

Gráficos de crescimento

Permitem a comparação dos valores reais obtidos no RN avaliado a valores de referência. Com esse objetivo, existem 3 diferentes tipos de gráfico:

Gráficos de crescimento intrauterino – representam o crescimento fetal. A forma de obtenção pode ser indireta, por meio de medidas ultrassonográficas do feto, ou direta por meio de medidas de RN considerados "normais" ao nascer[40-42]. Todo RN deve ser avaliado ao nascimento, de acordo com esse padrão. Posteriormente, na avaliação sequencial, é considerado o padrão-ouro para a avaliação do crescimento dos RN pré-termo.

Gráficos de crescimento pós-natal – construídos pelo acompanhamento sequencial e medidas sucessivas de grupos de RN com características semelhantes: prematuros, cardiopatas, portadores de displasia broncopulmonar, gemelares, entre outros[37-40,43,44]. Esses gráficos levam em consideração a perda de peso das primeiras semanas e posterior recuperação e consistem, na realidade, em "curvas de crescimento típico", não sendo considerados padrões de normalidade. São diretamente influenciados pela estratégia nutricional utilizada nos locais de elaboração das curvas

Gráfico de crescimento do RN a termo – essas curvas representam, na sua maioria, o crescimento até 24 ou 36 meses de vida. São utilizadas no seguimento ambulatorial dos RN normais, a termo e permitem comparar o crescimento dos RN pré-termo a partir da idade esperada para o nascimento (40 semanas) com seus correspondentes que nasceram a termo[45,46].

MONITORIZAÇÃO BIOQUÍMICA

Sua indicação deve ser norteada pelas características clínicas e funcionais de cada RN[25]. Diante da suspeita de deficiências específicas de nutrientes, é possível proceder suas dosagens séricas, como no caso de deficiência de zinco e vitaminas, ou pesquisar as consequências para o organismo dessas deficiências, como a presença de anemia nas deficiências de ferro, folato ou vitamina E, e as alterações ósseas resultantes das deficiências de cálcio e

fósforo. Lembrar que coletas repetidas para dosagens bioquímicas podem levar à depleção sanguínea e é a principal causa de anemia precoce em RN de muito baixo peso. O benefício de cada exame deve ser cuidadosamente avaliado antes da sua solicitação. Durante a fase aguda, mais crítica, as dosagens laboratoriais devem ser obtidas com maior frequência, até que se estabeleça o equilíbrio clínico e o peso de nascimento tenha sido recuperado no RN de muito baixo peso. Após essa fase, a monitorização deve constar basicamente do acompanhamento das ofertas de nutrientes, avaliação do estado proteico, determinação do estado mineral ósseo, pesquisa de anemia e algumas dosagens específicas, na dependência de manifestações clínicas ou de riscos adicionais identificados.

Determinação do estado proteico

Tradicionalmente, a albumina sérica e a dosagem de ureia sanguínea ou glicogênio ureico[47] têm sido utilizados como indicativos do estado proteico do RN. No entanto, a meia-vida longa da albumina (2-3 semanas), bem como seu grande volume de distribuição corporal, torna-a pouco sensível a modificações nutricionais de curto prazo. Outras proteínas com tempos de meia-vida mais curtos têm-se mostrado mais adequadas na avaliação da resposta a intervenções nutricionais. Esse é o caso da pré-albumina (meia-vida de 2 dias) e da proteína carreadora do retinol (meia-vida de 12 horas). O aminograma plasmático é utilizado em estudos clínicos também com esse objetivo, porém, além de pouco acessível à maioria dos serviços, é de difícil interpretação e o padrão considerado normal em geral não é atingido no RN em nutrição parenteral[36].

Albumina sérica – a concentração de albumina sérica tem sido o principal parâmetro bioquímico na avaliação nutricional de RN, crianças e adultos, por várias décadas. Os níveis séricos de albumina são mais baixos em prematuros do que em RN a termo devido à maior velocidade de degradação das reservas de albumina e uma presumida redução na velocidade de síntese do fígado imaturo. Os níveis de albumina aumentam progressivamente com a idade gestacional, variando de 2,5-3,5g/dL em prematuros a 3,5-4,5g/dL em RN a termo[1,10]. A meia-vida sérica da albumina varia de 14-21 dias no RN a termo a 5-7 dias no prematuro. Isso a torna um marcador útil para a avaliação do estado nutricional de longo prazo, porém pouco adequado para detectar mudanças recentes na oferta nutricional. Além disso, seu nível sérico é influenciado por mudanças na permeabilidade capilar e administração de grandes volumes hídricos[1,10].

Pré-albumina (transtiretina) – a pré-albumina é uma globulina carreadora do hormônio da tireoide e, juntamente com a "proteína carreadora do retinol", um cocarreador de vitamina A. Em RN, aumentos na concentração sérica dessa proteína ocorrem rapidamente com a elevação da oferta proteica, e esses aumentos podem predizer a velocidade de ganho de peso mais precisamente do que a própria oferta proteica[10,48]. A concentração sérica de transtiretina ao nascimento varia de 5-20mg/dL e é mais baixa em prematuros do que em RN a termo. Sua meia-vida é de aproximadamente 2 dias, de forma que as concentrações séricas respondem a mudanças recentes na oferta proteico-calórica. No entanto, deve-se estar atento ao fato de que vários fatores não nutricionais podem afetar o nível sérico da pré-albumina. Ela pode agir como um reagente de fase aguda durante a sepse neonatal[49], doenças hepáticas ou renais e afetar sua produção e degradação, alterando a concentração sérica. Além disso, o uso de corticosteroide pré e pós-natal aumenta sua síntese pelo fígado. Por essa razão, RN que recebeu dexametasona para tratamento de displasia broncopulmonar e aqueles cujas mães receberam betametasona antenatal têm níveis séricos elevados dessa proteína por até aproximadamente 2 semanas após a suspensão desse medicamento[48].

Determinação do estado mineral ósseo

As dosagens séricas do cálcio, fósforo e fosfatase alcalina são utilizadas rotineiramente na monitorização dos RN de muito baixo peso com esse objetivo. A pesquisa de deficiência mineral com 2 a 4 semanas de vida permite intervir precocemente, corrigindo ofertas inadequadas antes que as manifestações ósseas mais graves ocorram[50]. Dosagens de fosfatase alcalina persistentemente elevadas (> 1.200U/L) estão associadas a déficit de crescimento a longo prazo em RN de muito baixo peso. Valores moderadamente elevados (< 800UI/L) são frequentes e indicativos de crescimento normal e atividade osteoclástica em RN de muito baixo peso[34-36].

Presença de anemia

RN de muito baixo peso são propensos a desenvolver anemia por diversas etiologias. A dosagem de hemoglobina, do hematócrito e da ferritina é útil na identificação de deficiência de ferro. Anemia hipocrômica que não responde à administração de ferro pode indicar deficiência de cobre. Anemia megaloblástica pode desenvolver-se por deficiência de vitamina B_{12} ou folato, e anemia hemolítica, por deficiência de vitamina E no RN prematuro[34-36].

COMPOSIÇÃO CORPORAL

A avaliação da composição corporal informa sobre a massa corporal magra e dos tecidos gordurosos, indicando as reservas de gordura e proteína, distinguindo entre excesso de água e gordura[25]. Ao nascimento, a composição corporal do RN varia com a duração da gestação e com

a ocorrência de complicações intrauterinas que afetem o crescimento fetal. Complicações na gravidez podem influenciar a composição corporal, levando, por exemplo, a menor conteúdo de gordura nos RN pequenos para a idade gestacional e maior conteúdo nos RN grandes para a idade e nos filhos de mães diabéticas[31]. Também na vida pós-natal, distúrbios nutricionais provocam mudanças na composição corporal, cuja identificação constitui um componente essencial da avaliação nutricional. Diversos métodos têm sido utilizados com a finalidade de avaliar a composição corporal de RN. Entre eles, os mais acessíveis ao uso corrente são os antropométricos, constituídos basicamente pelo perímetro braquial, espessura da prega cutânea tricipital e resultantes cálculos das áreas muscular, de gordura e de água, já referidos anteriormente. Outros métodos utilizados com essa finalidade incluem os de diluição de isótopos, os bioelétricos e a absormetria ou, mais especificamente, a densitometria por fotoabsorção dupla de energia associada aos raios X (Dexa) que já se mostrou capaz de permitir a aferição dos três compartimentos corporais: massa óssea, tecido magro e massa gorda[1,36,51].

BALANÇO NUTRICIONAL

Estudos de balanço nutricional são utilizados para se estimar a retenção de nutrientes. Pode-se aferir o balanço nutricional total ou de uma substância específica, compreendendo uma gama enorme de substâncias como nitrogênio, minerais, vitaminas e oligoelementos. O objetivo comum dos estudos de balanço nutricional é definir as necessidades parenteral e enteral de um nutriente, baseado na sua retenção pelo organismo. Os estudos são realizados por meio da aferição da oferta enteral e/ou parenteral de um nutriente e sua posterior excreção ou de um metabólito na urina, nas fezes, no suor ou nos gases exalados[9].

Balanço nitrogenado

Pode ser utilizado para determinar as necessidades proteicas em RN, por meio da determinação da oferta de nitrogênio e sua excreção na urina e nas fezes. A estimativa das necessidades proteicas é feita considerando-se que as necessidades dietéticas estarão satisfeitas quando for obtida a retenção máxima de nitrogênio. Já as necessidades calóricas são aferidas por meio de outro tipo de estudo, o qual utiliza técnicas de consumo de energia[1,51,52], que incluem a calorimetria direta e indireta e técnica de isótopos estáveis.

Calorimetria indireta

É a técnica mais utilizada que calcula o consumo de oxigênio pelo paciente por meio da determinação da quantidade de O_2 administrada e a quantidade que é removida do sistema. Por meio de uma equação matemática, essa taxa é convertida em gasto energético de repouso. Considera-se que para se atingir um ganho de peso adequado, a oferta calórica deve exceder em 50kcal/kg o gasto energético de repouso.

FATORES DE CRESCIMENTO

Fatores de crescimento são proteínas de baixo peso molecular que se ligam a receptores na superfície das células ativando sua multiplicação e diferenciação[10,53-55].

A dosagem de fatores de crescimento pode fornecer medida alternativa na avaliação do crescimento e situação nutricional do RN. Inúmeros fatores de crescimento têm sido identificados: alguns são altamente específicos para determinado tipo de célula e função ao passo que outros são mais versáteis e de amplo espectro de atuação. Um dos mais versáteis é o fator de crescimento semelhante á insulina (IGFs) o qual se acredita atua na regulação do crescimento fetal e serve de marcador do estado nutricional. Originalmente denominado somatomedina C, é produzido no fígado e liberado em resposta ao hormônio do crescimento, constituindo se na proteína envolvida na resposta primária a esse hormônio[53]. Apresenta correlação positiva com a idade gestacional e ingesta proteico-calórica e atualmente sabe-se compor um grupo de substâncias consistido de 2 polipeptídeos (IGF-1 e 2), 6 proteínas de alta afinidade de ligação (IGFB- 1-6) e 4 proteínas de baixa afinidade de ligação. O IGF-1 e as proteínas IGFBP-1 e 2 têm sido associados ao estado nutricional, com seus níveis séricos fortemente influenciados pelas ofertas proteicas e calóricas[10]. Outro fator estudado e com potenciais funções na avaliação do crescimento é a leptina. Secretada por adipócitos, sinaliza o estado de reservas energéticas para o cérebro. As concentrações de leptina têm sido relacionadas com os estoques de gordura corpórea, peso de nascimento, índice de massa corpórea e insulina sérica em RN de termo e prematuros[10,39]. A dosagem de fatores do crescimento não constitui até o momento, medida capaz de ser utilizada na prática diária.

A avaliação e monitoração nutricional sistemáticas podem influenciar a evolução de RN sob cuidados neonatais, permitindo a intervenção precoce e modificação da estratégia nutricional antes que se estabeleçam distúrbios capazes de comprometer a sua boa evolução[56,57]. As medidas antropométricas e a avaliação clínica detalhada, fornecem informações preciosas que juntamente com dados bioquímicos são capazes de nortear de maneira satisfatória as estratégias nutricionais utilizadas no período neonatal, prescindindo na maioria das vezes, da utilização de exames mais sofisticados.

REFERÊNCIAS

1. Pereira GR, Georgieff MK. Nutritional assesment. In: Polin RA, Fox WW (eds). Fetal and neonatal physiology. 2nd ed. Philadelphia: WB Saunders Company; 1998.p.383-4.
2. Barker DJP. Mothers, babies and disease in later life. London: BMJ Publishing Group; 1994.
3. Neu J, Hauser N, Douglas-Escobar M. Postnatal nutrition and adult health programming. Semin Fetal Neonatal Med. 2007;121(1): 78-86.
4. Barker DJP. Intrauterine programming of coronary heart disease and stoke. Acta Paediatr Suppl. 1997;43(100):178-82.
5. Georgieff KM, Sasanow S. Nutritional assessment of the neonate. Clin Perinatol. 1986;33(1):73-89.
6. Ziegler EE, O`donnell AM, Nelson SE, Fomon SJ. Body composition of the reference fetus. Growth. 1976;40(4):329-41.
7. Tanner JM, White-House RH, Takaishi M. Standars from birth to maturity for height, weight, height velocity and weight velocity: British Children, Part II. Arch Dis Child. 1996;41(220):613-35.
8. Solomons NW. Assessment of nutritional status: functional indicators of pediatric nutriture. Pediatr Clin North Am. 1985;32(2): 319-34.
9. Azcue MP, Pencharz PB. Diagnóstico nutricional. In: Carraza FR, Marcondes E (eds). Nutrição clínica em pediatria. São Paulo: Sarvier; 1991.p.160-80.
10. Ridout RE, Georgieff MK. Nutritional assesssment of the neonate. In: Thuree PJ, Hay WW Jr. Neonatal nutrition and metabolism. 2nd ed. Cambridge: Cambridge University Press. 2012.p.586-601.
11. American Academy of Pediatrics. Pediatric nutrition handbook. 4th ed. Elk Grove Village: American Academy of Pediatrics; 1998.
12. Mettcoff J. Clinical assessment of nutritional status at birth. Pediatr Clin North Am. 1994;41(5):875-91.
13. Sifanou P. Approaching the diagnosis of growth-restricted neonates: a cohort study. BMC Pregn Child. 2010;10:6.
14. Georgieff MK. Assessment of large and small for gestational age newborn infants using growth curves. Pediatr Ann. 1995;24(11): 559-607.
15. Bathia J, Mena P, Denne S, Garcia C. Evaluation of adequacy of protein and energy. J Pediatr. 2013;162(3 Suppl):S31-6.
16. Freedman LS, Samuel S, Fish I, Schwartz SA, Lange B, Katz M, et al. Sparing of the brain in neonatal undernutrition: amino acid transport and incorporation into brain and muscles. Science. 1980;207(4433):902-4.
17. Velzeboer MJ, Selwyn BJ, Sargent F 2nd, Pollitt E, Delgado H. Evaluation of arm circumference as a public health Index of protein energy malnutrition in early childhood. J Trop Pediatr. 1983;29(3):135-44.
18. Vaquera M, Townsend JW, Arroyo JJ, Lechtig A. The relationship between arm circumference at birth and early mortality. J Trop Pediatr. 1983;29(3):167-74.
19. Geogieff MK, Amarnath UM, Sasanow SR, Ophoven JJ. Mid arm circumference and mid arm circumference: head circumference ratio for assessing longitudinal growth in hospitalized preterm infants. J Am College Nutr. 1989;8(6):477-83.
20. Jelliffe DB, Jelliffe EFP. Age independent anthropometry. Am J Clin Nutr. 1971;24(12):1377-9.
21. Eregie CO. Arm/head ratio in the nutritional evaluation of newborn infants: a report of an African population. Ann Trop Paediatr. 1992;12(2):195-202.
22. Sasanow SR, Georgieff MK, Pereira G. Mid-Arm circumference and mid-arm/head circumference ratios: standard curves for anthropometric assessment of neonatal nutritional status. J Pediatr. 1986;109(2):311-5.
23. Sharman JN, Saxena S, Sharma V. Standard curves for mid-arm circumference and mid arm/head circumference ratio in newborn. Indian J Pediatr. 1990;57(3): 389-93.

24. Figueira BBD, Segre CAM. Mid-arm circumference and mid-arm/head circumference ratio in term newborn. São Paulo Med J. 2004;122(2):53-9.

25. Mascarenhas MR, Zemel B, Stallings V. Nutritional assessment in pediatrics. Nutrition. 1998;14(1):105-15.

26. World Health Organization (WHO) Physical Status: the use and interpretation of anthropometry. Geneva: WHO Technical Report series No. 854; 1995.

27. Gurney JM, Jelliffe DB. Arm anthropometry in nutritional assesment: nomogram for rapid calculation of muscle circunference and cross-sectional muscle and fat areas. Am J Clin Nutr. 1973;26(9):912-5.

28. Michaelsen KF. Short-term measurements of linear growth in early life: infant knemometry. Acta Paediatr. 1997;86(6):551-3. Review.

29. Fay RA, Dey PL, Saadie CMJ, Buhl JA, Gebski VJ. Ponderal Index: a better definition of the "at risk" group with intrauterine growth problems than birth-weigh for gestational age in term infants. Aust NZ J Obstet Gynecol. 1991;31(1):17-9.

30. Georgieff M, Sasanow S, Mammel M, Pereira GR. Mid-arm circumference/head circumference ratios for identification of symptomatic LGA, AGA and SGA newborn infants. J Pediatr. 1986;109(2):316-21.

31. Georgieff MK, Sasanow SR, Chockalingan VM, Pereira GR. A comparison of the mid-arm circumference/head circumference ratio and ponderal index for the evaluation of newborn infants after abnormal intrauterine growth. Acta Paediatr Scand. 1988;77(2):214-9.

32. Almeida Braga TD, Lima MC. Razão peso/comprimento: um bom indicador do estado nutricional em RN a termo? J Pediatr (Rio J). 2002;78(3):219-24.

33. Bertagnon JRD, Segre CAM, Dall Colletto GM. Weight-for-length relationship at birth to predict neonatal diseases. Sao Paulo Med J. 2003;121(4):149-54.

34. Moyer-Mileur LJ. Anthropometric and laboratory assessment of very low birth weight infants: the most helpful measurements and why. Semin Perinatol. 2007;31(2):96-103.

35. Griffin IJ. Nutritional assessment in preterm infants. In: Cooke RJ, Vandenplas Y, Wahn U (eds). Nutritional support for infants and children at risk. Nestlé Nutr Workshop Ser Pediatr Program; 2007(59).p.177-92.

36. Pereira GR. Avaliação nutricional do RN pré-termo. In: Pereira GR, Leone CR, Alves Filho N, Trindade Filho O (eds). Nutrição do RN pré-termo. Rio de Janeiro: Medbook Ed Científica; 2008.p.241-61.

37. Ehrenkranz RA, Younes N, Lemons JA, et al. Longitudinal growth of hospitalized very low birth weight infant. Pediatrics. 1999;104(2 Pt 1):280-9.

38. Shaffer SG, Quimiro CL, Anderson JV, Hall RT. postnatal weight changes in low birth weight infants. Pediatrics. 1987;70(5):702-5.

39. Christensen RD, Henry E, Kiehn TI, Street JL. Pattern of daily weights among low birth weight neonates in the neonatal intensive care unit: data from a multihospital health care system. J Perinatol. 2006;26(1):37-43.

40. Fenton T. A new growth chart for preterm babies: Babson and Benda`s chart updated with recent data and a new format. BMC Pediatr. 2003;3:13.

41. Olsen IE, Groveman SA, Lawson ML, Clark RH, Zemel BS. New intrauterine growth curves based on United States data. Pediatrics. 2010;125(2):e214-24.

42. Fenton TR, Kim J. A systematic review and meta-analysis to revise the Fenton growth chart for preterm infants. BMC Pediatr. 2013;13:59.

43. Sherry B, Mei Z, Grummer-Strawn L, Dietz WII. Evaluation of and recommendation for growth references for very low birth weight (≤ 1500g) infants in the United States. Pediatrics. 2003;111(4 Pt 1):750-8.

44. Ehrenkranz RA, Dusick AM, Vohr BR, Whright LL, Wrage LA, Poole WK. Growth in the neonatal Intensive care unit influences neurodevelopmental and growth outcome of extremely low birth weight infants. Pediatrics. 2006;117(4):1253-61.

45. Ogden CL, Kuczmarski RJ, Flegal KM, Mei Z, Guo S, Wei R, et al. Centers for Disease Control and Prevention 2000. Growth charts for the United States: improvements to the 1977 National Center for Health Statistics Version. Pediatrics. 2002;109(1):45-60.

46. Kuczmarski RJ, Ogden CJ, Guo SS, et al. Growth charts for the United States: methods and development. Vital Health Stat 11. 2002;(246):1-190.

47. Polberger SKT, Axelsson IR, Räiha NCR. Urinary and serum urea as indicators of protein metabolism in very low birth weight infants fed varying human milk protein intakes. Acta Paediatr Scand. 1990;79(8-9):737-42.

48. Georgieff MK, Chockalingam UM, Sasanow SR, Gunter EW, Murphy E, Ophoven JJ. The effect of antenatal betamethasone on cord blood concentration of retinol-binding protein, transthyretin transferrin, retinol and vitamin E. J Pediatr Gastroenterol Nutr.1988;7(5):713-7.

49. Sann L, Bienvenu F, Bienvenu J, Bourgeois J, Bethenod M. Evolution of serum prealbumin, C-reative protein and orosomucoid in neonates with bacterial infection. J Pediatr. 1984;105(6):977-81.

50. Schiele F, Henny J, Hitz J, Petitclerc C, Gueguen R, Siest G. Total bone and liver alkaline phosphatase in plasma: biological variations and reference limits. Clin Chem. 1983;29(4):634-41.

51. Zemel BS, Riley EM, Stallings VA. Evaluation of methodology for nutritional assessment in children anthropometry, body composition and energy expenditure. Annu Rev Nutr. 1997;17:211-35.

52. Cardoso AL. Metabolismo energético. In: Carraza FR, Marcondes E. Nutrição clínica em pediatria. São Paulo: Sarvier; 1991.p.13-24.

53. Kajantie E, Hytinantti T, Kiostinen R, Risteli J, Rutanen EM, Seppälä M, et al. Markers of type I and type II collagen turnover, insulin-like growth factors, and their binding proteins in cord plasma of small premature infants: relationship with fetal growth, gestational age, preeclampsia and antenatal glucocorticoid treatment. Pediatr Res. 1996;49(4):481-9.

54. Ng PC, Lam CWK, Lee CH, Wong GW, Fok TF, Wong E, et al. Changes of leptin and metabolic hormones in preterm infants: a longitudinal study inearly postnatal life. Clin Endocrinol. 2001;54(5):673-80.

55. Vatten LJ, Nilsen ST, Odegard RA, Romusndstad PR, Augstgulen R. Insulin-like growth factor I and leptin in umbilical cord plasma and infant birth size at term. Pediatrics. 2002;109(6):1131-5.

56. Embleton NE, Pang N, Cooke RJ. Postnatal malnutrition and growth retardation: an inevitable consequence of current recommendations in preterm infants? Pediatrics. 2001;107(2):270-3.

57. Lucas A. The developmental origins of adult health and well-being. In: Koletzko B, Dodds P, Akerblom H, Ashwell M (eds). Early nutrition and its later consequences: new opportunities. Perinatal Programming of Adult Health-EC Suported Research. New York: Springer Science; 2005.p.13-5.

Banco de Leite Humano

Maria José Guardia Mattar

IIISTÓRICO

O trabalho dos bancos de leite humano (BLH) no Brasil existe há mais de 7 décadas. Ao longo desse tempo, eles passaram a integrar a política de saúde pública brasileira, desde 1985. Com a criação do PNIAN (Programa Nacional de Incentivo ao Aleitamento Materno), os BLH passaram a funcionar também como Centro de Apoio à Lactação. Com o "novo modelo", o BLH foi transformado em uma unidade a serviço da amamentação. Com suas ações assistenciais objetivando a promoção do aleitamento materno, passaram a ser importante estratégia de política governamental em prol da amamentação[1].

Em 1998, a Secretaria de Políticas de Saúde (Área de Saúde da Criança)/MS e do Instituto Fernandes Figueira (IFF) desenvolveram a Rede Nacional de Bancos de Leite Humano (RNBLH), cuja missão é promover a saúde da mulher e da criança mediante a integração e a construção de parcerias com órgãos federais, unidades da federação, municípios, iniciativa privada e sociedade, no âmbito de atuação dos BLH[1,2]. A consolidação da Rede BLH ocorreu combinada com sua expansão e resultou de um processo histórico caracterizado pela busca da qualidade associada à experiência e aos conhecimentos acumulados pelo BLH da Fundação Oswaldo Cruz (FIOCRUZ), sendo reconhecida internacionalmente por esse trabalho na 54ª Assembleia Mundial de Saúde, em 2001, em Genebra, recebendo o prêmio Sasakawa[1-3]. As ações dos bancos de leite no Brasil deixam de ser simplesmente um local de coleta de um produto que era comercializado, para se engajarem na produção do aleitamento materno, constituindo-se em importante estratégia de política governamental em prol da amamentação[1,2].

Os avanços dessa rede foram além dos limites territoriais e a realização de cooperações internacionais teve como objetivo formar multiplicadores para viabilizar a transferência de tecnologia de BLH a outros países. Foi uma iniciativa de grande impacto para diminuir as condições adversas de saúde de grupos populacionais e em situações especiais de agravo, como recém-nascidos de baixo peso, contribuindo para a redução da mortalidade infantil no seu componente neonatal, em cumprimento dos objetivos do milênio[1,2]. A Portaria nº 1.893, de 2 de outubro de 2003, instituiu o **Dia Nacional de Doação de Leite Humano no Brasil**, em 1º de outubro[4].

A Rede BLH do Brasil (RedeBLH-BR) é a maior e mais bem estruturada rede de BLH do mundo, que, por meio de um portal de acesso público e gratuito, disponibiliza produtos como: BLH-WEB – Sistema de Gestão pela Qualidade em Bancos de LH, Programa de proficiência. Além de reunir um acervo técnico-científico sobre aleitamento materno e Banco de Leite Humano, abriga distintas comunidades virtuais voltadas para temáticas específicas, a exemplo da Rede Latino-Americana de BLH e qualidade em BLH[2]. Ela possui o programa de qualidade e proficiência para promover condições que permitam certificar a qualidade dos produtos e serviços sob a responsabilidade dos BLH em todo o País. A participação dos BLH nesse programa é um processo contínuo de melhoria por meio da monitorização do desempenho analítico, possibilitando a revisão de suas práticas e seus processos. O conteúdo técnico do programa, sua elaboração e sua operacionalização são de responsabilidade do Centro de Referência Nacional para BLH do IFF/FIOCRUZ, em parceria com a Control-Lab até 2012, para o fornecimento do material necessário para a realização dos testes de proficiência. Atualmente, gerenciado apenas pela FIOCRUZ[1-3,5]. Desde 2013, a RedeBLH-BR implantou a certificação dos BLH de acordo com os critérios indispensáveis e recomendáveis para o funcionamento, em relação aos quesitos Recursos humanos, Equipamentos, Manutenção dos dados de produção mensal tanto da assistência como da tecnologia de alimentos, e os BLH foram certificados em categorias, de acordo com a pontuação em Ouro, Prata e Bronze[2].

Em 2003, com o apoio da Organização Pan-Americana de Saúde, teve início um processo estruturado de ampliação da RedeBLH-BR para o continente americano[1,2]. Em 2005, no II Congresso Internacional de BLH, em Brasília, junto com mais 13 países (America Latina, Estados Unidos e Inglaterra), elaborou um protocolo denominado Carta de Brasília. Assim, criou-se a Rede Latino-Americana de BLH, na qual esses países hoje estão implantando seus BLH com toda a tecnologia brasileira. O projeto Rede Latino-Americana de BLH foi baseado na experiência de implantação e validação do modelo brasileiro em outros países, como Venezuela, Uruguai, Argentina, Equador e Cuba[1-3].

A partir de 2008, foi instalada na FIOCRUZ a Secretaria Executiva da Rede Ibero-Americana de Bancos de

Leite Humano (iberlBLH), que é a base para o Programa de Apoio Técnico para a Implantação da Rede Ibero-Americana de Bancos de Leite Humano, para a troca de conhecimento e tecnologia nas áreas de aleitamento materno e BLH. Até o momento, dos 23 países signatários da Cumbre, 8 já fazem parte do programa: Argentina, Bolívia, Brasil, Colômbia, Espanha, Paraguai, Uruguai e Venezuela[1-3]. Esse trabalho de cooperação internacional desenvolvido pela Rede Brasileira de BLH foi ampliado para os países-membros da Comunidade dos Países de Língua Portuguesa (CPLP), com a aprovação do "Projeto para Implantação de Rede de Bancos de Leite Humano nos Países da CPLP", que reúne 8 Estados-membros: Angola, Brasil, Cabo Verde, Guiné-Bissau, Moçambique, Portugal, São Tomé e Príncipe e Timor-Leste, tendo como objetivo apoiar o aleitamento materno e coletar e distribuir LH, contribuindo para a redução da mortalidade infantil[1,2]. A partir de 2011, a Rede Ibero-Americana comemora o Dia Internacional de Doação de Leite Humano no dia 19 de maio.

FUNCIONAMENTO DOS BLH NO BRASIL

Em janeiro de 2015, no Brasil, estão cadastradas na Rede BLH-BR 357 unidades em funcionamento, sendo 214 BLH e 143 postos de coleta de leite humano (PCLH), distribuídos em 27 estados da federação, sendo que São Paulo é o estado que possui maior número de bancos (56 em funcionamento). A RedeBLH-BR possui um fluxograma organizacional, onde são determinadas ações normativas de pesquisa e de funcionamento por meio da RNBLH e do Centro de Referência Nacional, que passa aos Centros de Referência Estadual e Comissão Estaduais, que são os responsáveis por transmitir a todos os coordenadores e profissionais que atuam nos BLH da sua área de abrangência[1-3].

O Centro de Referência Estadual tem como meta assessorar a implantação e a implementação dos BLH/PCLH e treinar a equipe para desenvolver as atividades da rotina operacional diária desde o cadastro e seleção das doadoras até o processamento e controle de qualidade do LH ordenhado (LHO), além de promover a distribuição de acordo com as necessidades do receptor em relação à sua fase de desenvolvimento[1,2].

O BLH é um centro especializado responsável pela promoção, pela proteção e pelo apoio ao aleitamento materno, incentivando o prolongamento do período de amamentação. É especializado na execução de atividades de coleta do excedente da produção láctica de nutrizes que doam voluntariamente, pela seleção, classificação (colostro, transição, maduro, leite anterior e posterior, leite a termo e pré-termo), pelo processamento (pasteurização e controle de qualidade físico-química e microbiológica), estocagem e na posterior distribuição, sob prescrição médica e/ou de nutricionista[1].

Cada estado possui a Comissão Estadual de BLH, um Centro de Referência que desenvolve atividades planejadas e normatizadas pela Comissão nacional de BLH/FIOCRUZ/MS. Como São Paulo possui a maior rede estadual de BLH, com 56 BLH em funcionamento, 31 PCLH e por esse motivo tem 2 centros de referência, um no Interior BLH-FMUSP-Ribeirão Preto e outro na região metropolitana e grande São Paulo (BLII-IIMLMBarros)[6].

A Portaria nº 322, de 26 de maio de 1988, foi o primeiro documento que aprovou normas gerais destinadas a regular a instalação e o funcionamento dos **bancos de leite humano** (BLH) no Brasil. A partir de 5 de **setembro de 2006**, os BLH brasileiros passaram a ter um **novo regulamento para funcionamento**: a RDC 171/06 da ANVISA e os BLH, principalmente os Centros de Referência Estaduais, devem informar os indicadores de qualidade[7].

A rede de BLH/Ministério da Saúde, desde 1999, preconiza que todo BLH em funcionamento deve focar o controle de qualidade físico-químico como critério classificatório e de seleção, sendo: sujidade, cor, *off-flavor*, crematócrito, acidez titulável e microbiologia após pasteurização. O objetivo dessa avaliação é determinar prováveis alterações que caracterizem o leite humano ordenhado como impróprio para o consumo[8,9].

Para avaliar o desempenho das atividades dos BLH, é necessário um sistema de controle de qualidade a partir dos quais devem ser encaminhados à Vigilância Sanitária Municipal relatórios anuais avaliando os indicadores de qualidade que representam as amostras de leite humano impróprias para o consumo, que foram reprovadas por *off-flavor*, acidez elevada e presença de micro-organismos patogênicos (teste de BGBL)[8].

Segundo a RDC 171/06 da ANVISA, o BLH e o PCLH devem possuir um sistema de controle de qualidade que incorpore:

- Documentação de Boas Práticas de manipulação do LHO.
- Programa de controle interno da qualidade, documentado e monitorizado.

O controle de qualidade do LHO cru (LHOC) recebido pelo BLH, independente de sua origem, deve ser realizado conforme os parâmetros de conformidade descritos no quadro 21.40[2].

O controle de qualidade do leite humano ordenhado pasteurizado (LHOP) deve ser realizado conforme os parâmetros de conformidade descritos no quadro 21.41.

O profissional responsável pela execução das análises físico-químicas, organolépticas do LHOC e microbiológicas do LHOP deve ter capacitação específica para essa atividade, atestado por certificado de treinamento reconhecido pela Rede Brasileira de Bancos de Leite Humano.

Quadro 21.40 – Características físico-químicas e organolépticas do LHOC.

Característica	Parâmetro aceitável
Acidez Dornic	Menor ou igual a 8,0°D
Off-flavor	Ausente
Sujidade	Ausente
Cor (vermelha/marrom)	Ausente
Crematócrito	Maior ou igual a 250kcal/L

°D = em graus Dornic.

Quadro 21.41 – Características microbiológicas do LHOP.

Característica	Parâmetro aceitável
Micro-organismos do grupo coliforme	Ausente

Os leites humanos, cujos resultados não atendem aos parâmetros aceitáveis, devem ser descartados conforme o disposto na RDC/ANVISA nº 306, 7 de dezembro de 2004, para resíduos do grupo D.

De acordo com a RDC 171/6 da ANVISA, o BLH deve realizar de forma continuada a avaliação do desempenho de suas atividades, por meio dos seguintes indicadores de qualidade:

• Índice de positividade para micro-organismos do grupo coliforme.
• Índice de não conformidade para acidez Dornic.

Os indicadores devem ser calculados segundo a metodologia apresentada no quadro 21.42[2].

O BLH deve enviar o resultado da monitorização dos indicadores para a RedeBLH-BR e para as Secretarias Municipais, Estaduais e Ministério da Saúde, sempre que solicitado. Deverá disponibilizar à Vigilância Sanitária as informações referentes à monitorização dos indicadores durante o processo de inspeção sanitária ou investigação de surtos e eventos adversos.

Quanto menores forem esses índices, maior é o controle de qualidade dinâmico interno do serviço de BLH. Índices aceitáveis pela RedeBLH-BR para LHOP é < 2% para a presença de coliformes e para LHOC, acidez < 8°D[1,9-15].

O posto de coleta de leite humano (PCLH) é uma unidade fixa ou móvel, intra ou extra-hospitalar, vincula-

Quadro 21.42 – Indicadores de qualidade.

Produto	Tipo do teste	Fórmula de cálculo
LHOC	Acidez Dornic	A/B × 100
LHOP	Micro-organismos do grupo coliforme	A/B × 100

A = total de amostras não conformes.
B = total de amostras analisadas.

da tecnicamente a um banco de leite humano e administrativamente a um serviço de saúde ou ao próprio banco. O PCLH é responsável por ações de promoção, proteção e apoio ao aleitamento materno e execução de atividades de coleta da produção láctica da nutriz e sua estocagem, não podendo executar as atividades de processamento do leite, que são exclusivas do BLH[8]. 27

O BLH e o PCLH, para funcionar, devem possuir licença sanitária atualizada, emitida pelo órgão de vigilância sanitária competente, observando as normas legais e regulamentares pertinentes[7,8].

Cada vez mais, os Centros de Referência são procurados por equipes da Neonatologia de hospitais que cuidam desses RN para implantarem um PCLM, pois o número de nascimentos não é tão grande, não conseguindo justificar para a administração da instituição a implantação de um BLH ou PCLH. Implantando um PCLM conseguem apoiar as nutrizes cujos filhos estão internados na unidade neonatal de médio e alto risco, manter a produção do leite materno e otimizar o uso do leite fresco até no máximo em 12 horas, conforme o Manual Técnico de Banco de Leite Humano: Funcionamento, Prevenção e Controle de Riscos, da ANVISA, de 2008[2,8,16]. Com a publicação da Portaria nº 930/12 da Rede Cegonha e a 1.030/13 sobre as habilitações de leitos neonatais, para que o leito de UTI neonatal seja habilitado como UTI II ou III, há necessidade de possuir um BLH ou PCLH.

Competem ao PCLH as seguintes atividades:

1. Desenvolver ações de promoção, proteção e apoio ao aleitamento materno, como programas de incentivo e sensibilização sobre a doação de leite humano.
2. Prestar assistência à gestante, puérpera, nutriz e lactente na prática do aleitamento materno.
   2.1. Em relação à gestante:
      • prepará-la para a amamentação;
      • elaborar medidas de prevenção de doenças e outros fatores que impeçam a amamentação ou a doação de leite humano ordenhado.
   2.2. Quanto à puérpera, à nutriz e ao lactente, prestar orientações sobre:
      • autocuidado com a mama puerperal;
      • cuidados ao amamentar;
      • pega, posição e sucção;
      • ordenha, coleta e armazenamento do leite ordenhado no domicílio;
      • cuidados na utilização do LHOC e do LHOP.
3. Executar as operações de controle clínico da doadora.
4. Coletar, armazenar e repassar o leite humano ordenhado para o BLH ao qual o posto está vinculado.
5. Registrar as etapas e os dados do processo, garantindo a rastreabilidade do produto.

6. Manter um sistema de informação que assegure os registros – relacionados às doadoras e aos produtos – disponíveis às autoridades competentes, guardando sigilo e privacidade.

7. Estabelecer ações que permitam a rastreabilidade do leite humano ordenhado.

Além dessas atividades exercidas pelo posto de coleta, o banco de leite humano também processa e distribui o leite pasteurizado, responde tecnicamente pelo processamento e controle de qualidade do leite humano ordenhado procedente do PCLH a ele vinculado e realiza o controle de qualidade dos produtos e processos sob sua responsabilidade[17-19].

A existência de dados cadastrais auxilia na investigação de eventos adversos relacionados ao leite humano ordenhado e na obtenção de informações epidemiológicas.

Consideram-se dados cadastrais mínimos:

• Para a doadora: identificação e avaliação (clínica e laboratorial), de acordo com o definido no capítulo "Doadoras e Doações" do o Manual Técnico de Banco de Leite Humano: Funcionamento, Prevenção e Controle de riscos, da ANVISA, de 2008[16].

• Para o receptor: identificação e condição clínica, conforme definido no capítulo "Distribuição" do manual de BLH: Funcionamento, Prevenção e Controles de riscos.

• Para o produto: características físico-químicas e microbiológicas do produto e registro dos processos.

O BLH e o PCLH devem, ainda, seguir as orientações do Programa de Controle e Prevenção de Infecção e de Eventos Adversos (PCPIEA) dos serviços de saúde aos quais estão vinculados, dispor de normas e rotinas escritas para todos os procedimentos realizados e implantar e implementar as boas práticas de manipulação do leite humano ordenhado[7,8].

Os PCLH ou PCLM devem estar vinculados a um BLH e ter uma interface um Unidades Básicas de Saúde para a captação de doadoras, a fim de aumentar o volume de leite doado para ser processado no BLH, submetido ao controle de qualidade para posterior distribuição aos receptores da unidade neonatal ou de outras instituições, de acordo com as necessidades do receptor (imunodeprimidos, portadores de doenças crônicas e outras condições se a demanda permitir)[2,3].

Com a inserção da mulher no mercado de trabalho cada dia maior, o retorno ao trabalho após a licença-maternidade passa a ser um momento traumático para as mães e seus filhos, além de causar ansiedade para a manutenção do aleitamento materno exclusivo[12]. O BLH e também os profissionais de saúde capacitados devem oferecer todas as orientações, dando o apoio necessário e possibilitando maior tranquilidade e segurança à mãe, a fim de minimizar também as possibilidades do desmame precoce[1,20,21]. As orientações fundamendais seguem:

• Duas semanas antes de regressar ao trabalho, a mãe deve começar a praticar a extração manual do leite excedente e armazená-lo em recipiente de vidro com tampa plástica esterilizada. Esse leite deve ser identificado com data e congelado. Pode ser conservado no congelador ou no *freezer* durante 15 dias.

• O leite deve ser descongelado em banho-maria com fogo desligado, agitando o frasco lentamente para uniformizar a gordura e acelerar o descongelamento.

• Depois de descongelado, o leite deve ser mantido sob refrigeração durante 24 horas, na prateleira da geladeira. Antes de oferecê-lo à criança, deve ser amornado em banho-maria com fogo desligado, em pequenas quantidades, e oferecido em copo, xícara ou colher. Não se devem usar mamadeiras, chucas ou chupetas devido à confusão de bico que o lactente pode fazer, podendo provocar o desmame.

• Deve-se salientar que, durante o período de separação da criança, a extração do leite deve ser manual, com a mesma frequência em que ela estava mamando. Deve-se conservar o leite na geladeira, no congelador, no *freezer* ou em caixa térmica e levá-lo para casa após a jornada de trabalho. A conservação é feita em geladeira (prateleira), durante 24 horas, para ser oferecido no dia seguinte, ou no congelador ou no *freezer* durante 15 dias. Não se deve esquecer da higienização das mãos antes da coleta de LH.

• É importante destacar que, durante a licença-maternidade, deve-se oferecer o peito exclusivamente, sem água, chá ou qualquer outro tipo de líquido complementar.

• Salientar que a mãe deve amamentar antes de sair para o trabalho e imediatamente ao regressar para casa. Nos dias livres, pode amamentar sob livre demanda.

• Esclarecer que é comum, quando a mãe trabalha fora, a criança mamar mais à noite.

• Informar sobre a importância do descanso da mãe quando seu filho dormir e de a dieta ser a mais variada possível, com ingestão de pelo menos 2L de água por dia.

• Orientar que não devem ser dados alimentos ou bebidas à criança próximo ao momento do regresso da mãe, para não diminuir o interesse pelo peito.

• Destacar que, nos horários de ausência materna, devem ser oferecidos alguns alimentos apropriados para a idade, em colher, e líquidos, em copo ou xícara.

A inserção de um grande número de mulheres no mercado de trabalho fez com que as empresas implantassem as salas de apoio à amamentação para favorecer a manutenção da lactação de suas funcionárias no retorno da licença-maternidade. Tal iniciativa foi inspirada no Posto de Coleta Empresa, pioneira no Brasil, implantado na Incotron, na grande Porto Alegre – RS[1].

Depois da publicação da RDC 171/06 pela ANVISA sobre o funcionamento dos BLH e PCLH e do Manual – BLH, funcionamento, controles e riscos em 2008 –, notou-se uma lacuna em relação às recomendações para a implantação das salas de apoio à amamentação em empresas. Foi realizada em 10 de março de 2009 uma reunião com a Área Técnica de Saúde da Criança e Aleitamento Materno do Departamento de Ações Estratégicas, SAS, do Ministério da Saúde, que se elaborou a presente nota técnica que discorre sobre a instalação de salas de apoio à amamentação em empresas públicas ou privadas, sendo publicado o documento em 24 de fevereiro de 2010 (**NOTA TÉCNICA CONJUNTA nº 01/2010**), tem por objetivo orientar a instalação de salas de apoio à amamentação em empresas públicas ou privadas e a fiscalização desses ambientes pelas vigilâncias sanitárias locais[22].

Em todo o País e na Cidade de São Paulo, já existem muitas empresas que possuem esse espaço para apoiar as nutrizes que estão amamentando quando retornam ao trabalho após a licença-maternidade, apresentando experiências bem- sucedidas como o Banco Real, Banco Itaú, Eurofarma, Grupo Ultra e muitas outras já mostram interesse e instalar esse espaço.

Cabe aos profissionais de saúde, inclusive aos pediatras, saber em que condição essas crianças estarão quando suas mães retornarem ao trabalho. Deve-se facilitar e garantir a manutenção da amamentação, proporcionando a essas crianças condições física, psicológica e social adequadas para o próximo milênio.

FUNCIONAMENTO E RECURSOS HUMANOS

A quantidade de recursos humanos necessários para desenvolver atividades em BLH dependerá do tamanho e complexidade de assistência do BLH, de acordo com a Portaria nº 698/MS de 9 de abril de 2002[10]. O quadro funcional dos BLH e PC deve dispor de profissionais de nível superior, legalmente habilitados, para assumir a responsabilidade das atividades médicas, assistenciais e de tecnologia de alimentos. A equipe interdisciplinar é composta por nutricionistas, médicos, enfermeira, farmacêutico, auxiliares de enfermagem, técnico de laboratório, biólogo, técnicos em microbiologia e engenheiro de alimentos. Outros profissionais da instituição, como psicólogos, assistentes sociais, fonoaudiólogos, fisioterapeutas e terapeutas ocupacionais, podem fazer parte da equipe de apoio. A composição da equipe pode variar conforme a clientela a ser atendida e a instituição onde está inserida[10].

Os BLH e PCLH devem manter um programa de educação permanente dos seus profissionais. A RedeBLH-BR (www.redeblh.fiocruz.br), por meio dos seus Centros de Referência Estaduais, oferece cursos aos profissionais que atuam nos BLH, conforme as atividades desenvolvidas[12,13].

MANUSEIO DO LHO

Todos os profissionais da área da saúde deveriam compreender a importância do leite humano e, particularmente, como deve ser seu manuseio. Orientar, promover e apoiar o aleitamento materno exclusivo durante 6 meses e sua continuidade com a introdução da alimentação complementar oportuna, até os 2 anos de vida, esclarecendo as dúvidas decorrentes do processo da lactação para conseguir esse sucesso. Sabe-se que o pediatra, por ser o profissional que mais influencia na decisão da mãe no momento de escolher o melhor alimento para seu filho, deve dominar o assunto e estar pronto para responder as dúvidas em relação a estocagem, manuseio do leite armazenado, formas de administração, bem como naquelas circunstâncias que requerem a separação da mãe e do seu filho ou quando as crianças estão incapacitadas de sugar. Para garantir que todas tenham acesso ao leite da própria mãe, é fundamental que as mães saibam como ordenhar e estocar seu próprio leite, de forma a garantir a segurança alimentar de seu filho, propiciando crescimento e desenvolvimento plenos e um produto seguro do ponto de vista higiênico-sanitário.

Sabe-se que o LH é um alimento vivo que possui elementos que ajudam a manter sua integridade e, ao mesmo tempo, protegem a criança. Entretanto, se não forem observadas as boas práticas para o manuseio do LH, ele passa a ser um meio de cultura riquíssimo de micro-organismos.

Cuidados no manuseio do leite humano

Os cuidados no manuseio do leite humano iniciam-se desde a seleção das doadoras até na administração desse leite processado ao receptor. Existe um controle dinâmico de todas as fases e um controle estático dos 2 pontos críticos de controle (pasteurização e estocagem), para que a liberação do leite humano específico, para atender às necessidades do receptor, seja seguro e com a qualidade sanitária, imunológica, nutricional adequadas.

Como se dá a captação do leite humano

A captação do leite humano se dá por meio da orientação e motivação de nutrizes que amamentam seus filhos para se tornarem doadoras.

A captação de doadoras de leite humano é um desafio, um processo constante e ininterrupto, já que a amamentação acontece em um período limitado da vida da mulher, muitas vezes ela se dispõe a doar o seu leite excedente nos primeiros meses da lactação e os receptores desse leite processado têm urgência para sobreviver.

A divulgação da existência e das atividades de um BLH precisa ser constante, realizada por qualquer profissional de saúde que tenha contato com essa mulher e já ser divulgado no pré-natal, ressaltado na maternidade quando ocorre efetivamente a lactação e durante o seguimento de puericultura motivar as nutrizes, que possuem leite excedente, a realizar esse ato de solidariedade da doação, esclarecendo o mito que doando não faltará para o seu filho. O papel do BLH no apoio às puérperas e nutrizes faz a diferença no reconhecimento de uma possível doadora.

Toda mulher que esteja amamentando pode doar leite. Segundo o Ministério da Saúde, as doadoras são nutrizes sadias que apresentam secreção láctea superior às exigências de seu filho e que se dispõem a doar, por livre e espontânea vontade, o excesso clinicamente comprovado. Essa mulher deve ser avaliada e interrogada pelos profissionais do BLH seguindo as diretrizes da RDC 171/06, que dispõe sobre o Regulamento Técnico para funcionamento de BLH. Nesse contexto, vale ressaltar que os benefícios da amamentação para a mãe e a criança já estão mais do que comprovados, então, fica a reflexão e o convite: captar doadoras é um desafio, mas superá-lo é uma das principais missões dos profissionais de saúde, principalmente pediatras e obstetras.

COMO MANTER A LACTAÇÃO DAS MÃES DOS RN DOENTES E PREMATUROS SEPARADOS DE SUAS MÃES

Na situação de separação mãe-filho, como internação da mãe ou do RN, são fundamentais o estabelecimento e a manutenção da lactação. Deve-se oferecer às puérperas e nutrizes, além das informações sobre a importância da amamentação e da ordenha das mamas, o acolhimento, o apoio emocional e a ajuda prática para capacitá-la para a remoção eficaz do leite das mamas. Os principais passos para uma lactação eficaz são iniciar a ordenha do leite nas primeiras 6 horas após o parto, na frequência mínima de 6 vezes/dia, com duração de 10 a 15 minutos em cada mama, associados às manobras de relaxamento e se possível o contato pele a pele. Os métodos de ordenha disponíveis são a ordenha manual e a mecânica por extração a vácuo, por meio de bomba de ordenha, manual ou elétrica. A ordenha manual não tem custo; pode ser realizada em qualquer situação, depende de treinamento da mãe e se não bem realizada pode ser ineficaz para a extração do leite posterior. As bombas manuais são as de menor custo e de maior disponibilidade. O modelo tipo buzina de bicicleta não é recomendado, pois é de difícil higienização, propiciando contaminação bacteriana e, por não ter controle da pressão negativa, pode provocar lesões no mamilo com maior risco de mastite. Os modelos com regulagem da pressão tornam a ordenha mais confortável e com me-

nor risco de traumatismo. As bombas de ordenha elétrica totalmente automática, onde a pressão e a frequência podem ser ajustáveis, são as de escolha para as mães que necessitam manter a lactação por tempo prolongado, pois são as que conseguem melhor esvaziamento da mama e, portanto, maior volume e produção de leite[23].

Higiene

Higiene das mãos que irão efetuar a coleta de leite em domicílio ou no BLH/PCLH: deve-se orientar a retirada de anéis e outros adereços e ensaboá-las ativamente com água e sabão durante 15 segundos, tomando particular cuidado com as áreas ao redor das unhas. O procedimento deve ser realizado antes e após a amamentação, principalmente após a troca de fraldas, e sempre antes de ordenhar leite ou manusear equipamentos. Deve-se observar que, se a mulher for usar sabão em barra (sabonete), deverá ser usada uma saboneteira que permita que o sabão fique seco entre um uso e outro. O sabão utilizado de preferência é o líquido; o antisséptico é desnecessário no manuseio doméstico do leite.

No manuseio hospitalar, a lavagem de mãos deve ocorrer sempre antes da ordenha, após qualquer outro manuseio de leite ou mesmo em seguida ao de qualquer equipamento/utensílio de alimentação (frascos de vidro, seringas para gavagem, sondas, copos de coleta de leite etc.). O procedimento é o mesmo que o executado em domicílio: ensaboar as mãos ativamente com água e sabão durante 15 segundos, tomando particular cuidado com as áreas ao redor das unhas, e secar as mãos com papel-toalha descartável ou com toalha estéril. Deve-se lembrar de usar o papel para fechar a torneira, quando não houver sensor[22,24].

O álcool pode ser usado no hospital, tanto pela equipe de saúde quanto pela família, para descontaminar as mãos, desde que não haja sujidades visíveis. As luvas não são recomendadas para o manuseio de LH, exceto quando grandes volumes são manuseados, como durante o processamento do leite no BLH ou em um posto de coleta. Ademais, o uso de luvas não substitui a necessidade de lavar bem as mãos[24,25].

A equipe deve ser lembrada de que é necessário mudar as luvas se elas tocarem uma superfície contaminada que poderia levar à contaminação do leite[24,25]. Sobre a higiene materna, deve-se enfatizar que é desnecessário lavar as mamas antes da coleta de leite. A higiene habitual (banho diário) é suficiente para os seios que serão ordenhados. A lavagem das mãos antes de manusear os seios, o leite e os equipamentos é o procedimento mais importante para evitar contaminação secundária do LH.

Quanto aos funcionários, o manual de normas técnicas da RedeBLH-BR estabelece os seguintes procedimentos:

- Devem ser instruídos a lavar corretamente as mãos e os antebraços utilizando água e sabão antes de entrar na sala de manipulação e no ambiente de ordenha do LH.
- Após o contato com o LH, devem-se desinfetar as mãos e lavá-las em seguida com água e sabão. Proceder da mesma forma após cada novo contato (é aconselhável o uso de toalhas descartáveis).
- Na sala de manipulação e no ambiente de ordenha do LH, não deve ser permitida a utilização de adornos pessoais, bem como o uso de cosméticos voláteis, a fim de evitar contaminação.
- Nas áreas de manipulação e ordenha, não é permitido conversar, fumar, comer, beber e manter plantas, objetos pessoais ou quaisquer outros itens que não estejam sendo utilizados.
- Não roer unhas, esfregar os olhos nem tocar o rosto com as mãos.

Obs.: todo funcionário que evidencie condição inadequada de higiene pessoal ou vestuário que possa prejudicar a qualidade do LH deve ser afastado até que tal condição seja corrigida[24,26,27].

Paramentação

A paramentação da doadora no ambiente hospitalar deve contemplar o uso de gorro, máscara e avental. Já em ambiente doméstico, enquanto não recebe esse *kit* do BLH, ela poderá utilizar: lenço de cabeça ou touca de banho para proteger os cabelos, uma fralda ou lenço para proteger as narinas e a boca. As doadoras devem retirar os anéis e outros adereços e lavar corretamente as mãos e os antebraços antes de entrar no ambiente de ordenha do LH. É importante salientar que, durante a ordenha, a doadora deve evitar o uso de joias, como anéis e pulseiras, e de perfumes. A orientação de não conversar, fumar, comer ou beber durante o procedimento da ordenha deverá ser ressaltada[23,24,28].

Ordenha

Já em 1998, King[26] enfatizava que todas as nutrizes deveriam aprender a retirar o leite por expressão durante a gravidez e logo após o parto. De fato, quando a mulher conhece e domina a técnica de ordenhar suas mamas, conseguirá extrair o leite excedente evitando as complicações da lactação e nessa fase, se forem sadias, podem tornar-se doadoras de LH[28,29]; têm grandes possibilidades de estabelecer a lactação de forma efetiva[20]. A Academia Americana de Pediatria, em 2005, finalmente acatou a orientação já recomendada pela OMS de que, se o aleitamento direto ao seio não é possível, o leite ordenhado deve ser oferecido[16,30].

Principais indicações de ordenha[12,20,29]:

- Manter a lactação.
- Aliviar o ingurgitamento mamário (peito empedrado).
- Aliviar a tensão na região mamiloareolar visando à pega adequada.
- Alimentar crianças que não têm condição de sugar diretamente no peito da mãe por prematuridade, doença e outras dificuldades relacionadas à amamentação.
- Fornecer leite para o próprio filho no caso de volta ao trabalho ou separação temporária por outras causas.
- Tratar mastite.
- Colher o leite para ser doado a um BLH.

É por meio da ordenha que se inicia a manipulação do LH, de modo que essa deve ser conduzida com rigor higiênico-sanitário capaz de garantir um alimento seguro[22,23,28]. Para tanto, recomendam-se:

- Usar exclusivamente utensílios previamente esterilizados para a coleta do LH.
- Utilizar vestuário próprio e exclusivo (gorro, máscara e avental) quando a ordenha se der em ambiente hospitalar (BLH ou PCLH).
- Lavar as mãos e os antebraços, até os cotovelos, com água corrente e sabão.
- Evitar cantarolar, conversar e espirrar durante a ordenha.
- Usar luvas e óculos de proteção se a ordenha não for feita pela própria nutriz.

Para a técnica de ordenha[12,20], recomendam-se:

- Procurar uma posição confortável e manter os ombros relaxados.
- Apoiar o peito com uma das mãos e, com a outra, posicionar os dedos indicador e médio na região areolar e iniciar massagens circulares até chegar à base do peito, próxima às costelas.
- Estimular o reflexo da ocitocina.
- Inclinar-se levemente para a frente, para iniciar a retirada do leite.
- Colocar o dedo polegar no limite superior da aréola, e o indicador, no limite inferior, pressionando o peito em direção ao tórax.
- Aproximar a ponta dos dedos polegar e indicador, pressionando de modo intermitente os reservatórios de leite (esses movimentos devem ser firmes, tipo apertar e soltar, mas não devem provocar dor, que caracteriza que a técnica está incorreta).
- Desprezar os primeiros jatos de leite (0,5 a 1mL).
- Mudar, a cada 5 minutos, aproximadamente, a posição dos dedos (de superior e inferior para lateral direita e esquerda e para a posição oblíqua), buscando retirar o leite de todo o peito.

É importante explicar à nutriz que nos primeiros minutos o leite não sai, ou sai em pequena quantidade, e que isso ocorre até a liberação do reflexo da ocitocina (descida do leite). O tempo de ordenha varia de mãe para mãe, podendo demorar 15 minutos ou mais de 1 hora, principalmente nos casos de ingurgitamento mamário grave. Durante a ordenha, deve-se evitar puxar ou comprimir o mamilo, fazer movimentos de deslizar ou de esfregar a mama, pois isso pode lesar a pele e o tecido mamário.

A retirada de leite deve ser feita preferencialmente pela própria nutriz e quando as mamas estão macias, daí a importância de iniciar a ordenha nos primeiros 2 dias após o parto.

No caso de novas coletas para a complementação do volume já coletado anteriormente, usar um copo de vidro fervido durante 15 minutos (contados a partir do início da fervura) e resfriado.

Ao final da coleta, acrescentar o leite ordenhado ao frasco com leite congelado e levá-lo imediatamente ao congelador, evitando o degelo; estar atento para não preencher toda a capacidade do frasco, deixando sempre o volume 2 a 3cm abaixo da borda.

No final da ordenha, aplicar as últimas gotas retiradas na região mamiloareolar.

No caso de coleta domiciliar, as doadoras podem ser orientadas até da paramentação e higiene das mãos, devem-se evitar locais domésticos que obviamente podem aumentar o risco de contaminar o leite, como banheiros, quintais e na presença de animais domésticos[22,24,25,28].

Rótulo/etiqueta

Todos os recipientes ou frascos que forem encaminhados ao banco de leite contendo o produto para doação devem possuir um rótulo que contenha, no mínimo, as seguintes informações:

- Nome da doadora e/ou número do cadastro no BLH/PCLH.
- Data (dia/mês/ano) da primeira coleta.

Os rótulos devem ser afixados de tal maneira que sua substituição por outros somente seja possível no momento da lavagem do frasco para novo uso.

A embalagem para a primeira coleta domiciliar de leite materno deve ser obtida pela doadora, seguindo orientações fornecidas pelo funcionário, no momento do seu cadastro no BLH; será da competência do banco de leite o fornecimento de embalagens e rótulos para as coletas subsequentes.

Armazenamento

Na literatura, as recomendações de ordenha, coleta e estoque podem variar amplamente[19]. Deve-se levar em consideração se a criança é sadia ou doente, se é RN a termo ou prematuro e se a ordenha será realizada no hospital, na UTI neonatal ou em domicílio[22,31].

No Brasil, devem-se seguir as recomendações da RedeBLH-BR, recentemente editadas pela ANVISA no Manual de BLH[19]. Deve-se, ainda, ressaltar que dados coletados em pesquisas e *sites* especializados sugerem que o tempo de armazenamento pode ser bem superior ao proposto pela RedeBLH-BR[18,19,24], porém devem-se seguir as recomendações padronizadas pela RedeBLH-BR/ANVISA.

As principais recomendações da RedeBLH-BR para o armazenamento adequado do LH são:

- O LH ordenhado cru deve ser estocado em temperatura ambiente por um tempo mínimo possível, durante a ordenha.
- O LH ordenhado cru pode ser estocado em refrigerador por no máximo 12 horas, a uma temperatura de até 5°C.
- O LH ordenhado cru pode ser estocado em congelador ou *freezer* por no máximo 15 dias, a uma temperatura de –3°C ou inferior.
- Não é permitida a estocagem do LH pasteurizado em conjunto com o LH cru ou qualquer outro tipo de alimento.
- Uma vez descongelado, o LH deve ser consumido o mais rapidamente possível, não sendo permitido novo resfriamento ou congelamento do produto.
- O LH pasteurizado deve ser estocado sob congelamento a uma temperatura de –18°C ou inferior.
- Sob as condições descritas, o período máximo de congelamento deve ser de 6 meses.
- O LH pasteurizado liofilizado pode ser estocado em temperatura ambiente por um ano, desde que acondicionado em atmosfera inerte.

Segundo o manual da ANVISA de BLH, para prematuros que apresentam particularidades imunológicas ímpares[32], só é permitida a administração de LHOC (sem pasteurização) exclusivamente da mãe para o próprio filho, quando:

- Coletado em ambiente próprio para esse fim.
- Com ordenha conduzida sob supervisão.
- Para consumo em no máximo 12 horas, desde que mantida a temperatura máxima de 5°C.

Obs.: o leite ordenhado cru em domicílio deve ser obrigatoriamente pasteurizado para que possa ser usado com segurança na maternidade, mesmo que seja destinado ao próprio filho da doadora[33].

Embalagem/recipiente

A embalagem considerada padrão pela RedeBLH-BR para acondicionamento do LH é qualquer frasco de vidro de boca larga, com tampa plástica rosqueável e autoclavável, com capacidade volumétrica de 50 a 500mL, resistente à autoclavagem (121°C/15min). Esses recipientes devem ser de material inerte e inócuo ao LH, tolerar temperaturas que variem de –18°C a +70°C, possibilitar o vedamento perfeito, ser de fácil higienização e resistente ao processo de esterilização. Encaixam-se nesses critérios os frascos de vidro tipo maionese ou café solúvel, comumente encontrados no domicílio da doadora.

Para preparar o recipiente, basta retirar o rótulo e o papelão que fica sob a tampa e lavar cuidadosamente com água e sabão. Deve-se ferver o frasco e a tampa durante 15 minutos e deixar secar naturalmente com a boca voltada para um tecido limpo, evitando tocar na parte interna do frasco e da tampa[18,25].

No domicílio da doadora, é importante solicitar que as embalagens sejam guardadas em local seco (armário ou recipiente), limpo e fechado, livre de insetos, roedores e afastado de substâncias contaminantes e/ou que desprendam odores fortes.

Transporte

O LH ordenhado deve ser obrigatoriamente transportado sob cadeia de frio e o tempo máximo de transporte não deve exceder 6 horas. A cadeia de frio é a condição em que os produtos são mantidos sob refrigeração ou congelamento desde a coleta até o consumo, para impedir alterações químicas, físico-químicas, microbiológicas e imunológicas[25,28].

As recomendações para que o transporte de LH se dê da melhor forma possível são:

- Transportar em caixas térmicas exclusivas, previamente preparadas para esse fim e para manter temperaturas limítrofes para o transporte, produtos refrigerados: máxima de 5°C e produtos congelados: –3°C ou inferior.
- Garantir as temperaturas limítrofes descritas, é obrigatória a utilização de gelo reciclável na proporção de 3L/1L de leite; somente em caso de transporte de LH ordenhado refrigerado, pode-se utilizar gelo comum.
- Assegurar a manutenção da cadeia de frio no decorrer do transporte, o tempo entre o recebimento do produto na casa da doadora e a entrega na recepção do banco de leite não deve ultrapassar 6 horas.

Quando o transporte do LH pasteurizado é realizado para outra unidade receptora, deve-se obedecer ao mesmo prazo descrito; já os produtos liofilizados podem ser transportados à temperatura ambiente.

COMO SÃO REALIZADOS O PROCESSAMENTO E O CONTROLE DE QUALIDADE DO LHO

O percurso do leite humano doado até sua liberação para consumo é longo e criterioso. Todo LHO doado passa por um controle de qualidade dinâmico: controle de qualidade físico-químico, pasteurização e controle de qualidade microbiológico antes de ser liberado para o consumo. As etapas desse processo são:

Recepção do leite no BLH – controle de qualidade inicia-se no momento da recepção: transporte (cadeia de frio), integridade do frasco e sujidade. O frasco é rotulado de acordo com o preconizado e armazenado em *freezer* até o momento da pasteurização, não podendo ultrapassar 15 dias após a data da ordenha.

Obs.: o leite ordenhado no domicílio deve ser pasteurizado, não pode ser oferecido cru para doação[16].

Processamento

DEGELO

O degelo do leite humano deve ser feito em banho-maria a uma temperatura de 40°C ou em micro-ondas, de acordo com a recomendação. O tempo varia de acordo com o volume do leite, o tipo de frasco e o número de frascos. Conforme o leite vai descongelando, deve-se agitar o frasco para uniformizar o leite, quando estiver com "pequena bolinha de gelo" dentro do frasco já pode ser retirado (temperatura abaixo de +7°C). O mesmo deve acontecer quando for descongelado em micro-ondas[16].

CONTROLE FÍSICO-QUÍMICO

Faz parte do critério de seleção e classificação do LHO para atender às necessidades nutricionais dos consumidores (prematuros, baixo peso e aos RN de risco). A seleção visa ao controle sanitário do LHO e à classificação da oferta energética e imunológica do LHO.

SELEÇÃO DO LEITE HUMANO

É realizada por meio da cor, odor, presença de sujidade e da acidez titulável (acidez Dornic)[2,7,15,16,30].

Cor

Varia de azul esverdeada a amarelo-laranja e está na dependência da composição e da interação dos seus constituintes. Cores do tijolo ao vermelho indicam presença de sangue e o leite deverá ser desprezado.

Sabor (primário)

Depende da relação cloreto/lactose e existem situações em que há mudança de sabor como no ingurgitamento mamário, lactação tardia, leite de grávida e ingestão de substâncias flavonoides pela nutriz; podendo acontecer o sabor secundário na dependência dos ácidos graxos livres e componentes voláteis. Este item não é testado na seleção, mas os profissonais deverão conhecê-lo para orientar as nutrizes.

Odor

Geralmente é de água de coco, porém a lactose tem a capacidade de sorção de odores, modificando o odor se manuseado em ambientes com substâncias voláteis ou com cosméticos. As alterações de odores estão relacionadas com a presença de micro-organismos patogênicos que provocam: *rancificação* pela oxidação dos lipídios (odor de sabão de coco), *proteólise* (odor pútrido) ou *acidificação* (odor de iogurte), todos impróprios para consumo.

Viscosidade

O leite humano é considerado um fluido semiplástico que, quando em repouso, pela interação intermolecular dos seus constituintes aumenta sua viscosidade, passando à consistência sólida, acontecendo no ingurgitamento mamário como mecanismo de defesa da mama.

Presença de sujidade

Pele, pelos ou formiga (falha na higienização de equipamentos utilizados para ordenha no domicílio), os leites são descartados e a equipe reforça as orientações de higiene no próximo contato.

Acidez titulável

Indica a acidez desenvolvida no leite pela ação de micro-organismos, que desdobram a lactose em ácido láctico. Os valores de acidez normal variam de 2 a 8°D. Uma vez avaliada a acidez titulável em graus Dornic (°D), correlacionam-se esses valores com a porcentagem de micro-organismos antes da pasteurização, o que passa a ser o indicador sanitário do LHO.

A acidez do leite pode ser dada pelos constituintes do leite como: proteínas, gorduras, sais minerais e solução tampão que seria a *original*, analisada pelo pH (valor normal: 6,8 a 7,4).

Os leites acidificados são capazes de desestabilizar os constituintes do LHO, precipitando caseína, cálcio e fósforo, diminuindo o valor nutricional de um alimento destinado principalmente a prematuros em fase de recuperação nutricional, portanto esse leite deve ser desprezado (valores superiores a 8,0°D são descartados)[2,3,16].

Existem fatores associados à alteração da acidez Dornic, fazendo com que o leite ordenhado fique impróprio para o consumo. Esses fatores podem variar desde a ordenha até o processamento e controle de qualidade, englobando higiene pessoal, utensílios e equipamentos utilizados, pré-estocagem e transporte[10].

Os micro-organismos que podem ser encontrados em leite humano ordenhado com acidez titulável elevada são os bacilos não fermentadores, Enterobactereaceas (*E. coli, Klebsiella, Citrobacter, Enterobacter*) e em maior porcentagem o *Staphylococcus* coagulase-negativa[34,35].

CLASSIFICAÇÃO DO LEITE HUMANO

É realizada de acordo com o tempo de lactação, idade gestacional, momento da ordenha e teor calórico[2,7,15-18,30,35].

TEMPO DE LACTAÇÃO

Apresenta 3 tipos de leite com características bioquímicas diferentes e adequadas a determinado período de vida da criança.

Colostro – primeira secreção da glândula mamária obtida até 7 dias após o parto. O volume poderá variar de 50 a 100mL/dia, é espesso, com densidade 1.050g/cm³, apresenta coloração amarelada, é coagulável a 72°C, apresenta lactose 4g/L, gordura em média 2g/100mL, é rico em proteínas e sais e grande quantidade de IgA secretória e lactoferrina.

Leite de transição – secreção láctea, intermediária entre 7 e 14 dias após o parto, de composição intermediária entre colostro e leite maduro. O volume poderá variar de 500 a 700mL/dia e possui coloração branca amarelada.

Leite maduro – secreção láctea após 15 dias do parto. O volume varia, em média, 800 a 1.000mL/dia, apresenta coloração branca opaca, com pouco odor, o sabor é ligeiramente adocicado e contém: lactose 7g/L, gorduras 3 a 4,5g/100mL, proteínas 1,15 a 1,7g/100mL, reação neutra ou levemente alcalina, densidade 1.030g/cm³.

Quanto à idade gestacional

Leite de prematuro – para atender às necessidades do prematuro, a secreção láctea se adequa durante 4 a 6 semanas, apresentando maior teor de proteínas, lipídios e calorias, menor teor de lactose e maior quantidade de IgA e lactoferrina.

Momento da ordenha

Ao longo da mamada, a composição se altera, sendo que o leite anterior, secretado no início das mamadas, equivale a um terço do volume, e durante a mamada é secretado o leite posterior (dois terços do volume), que é mais rico em gorduras.

Quanto ao teor calórico

O conteúdo lipídico aumenta de maneira progressiva durante a lactação, aumentando gradativamente no decorrer de uma mesma mamada[17]. O teor de gordura pode variar também pelo tempo de gestação, período de lactação e de mãe para mãe, dependendo também da alimentação materna (os ácidos graxos da dieta materna geralmente se refletem nos ácidos graxos do leite produzido)[8].

No início da mamada, o leite é rico em elementos imunológicos, enquanto, ao final da mesma mamada, o maior teor é de gordura. Quando o leite fica em repouso, a gordura se separa do soro, necessitando ser uniformizado com frequência. Caso não ocorra a uniformização, essa gordura pode vir a se aderir em frascos, sondas e seringas, diminuindo, assim, a oferta desse nutriente durante a dieta enteral[17].

Crematócrito

Entre as características que definem o valor nutricional do LHO, destacam-se o teor de gordura e o conteúdo energético realizado por meio da técnica do crematócrito, originalmente descrito por Lucas et al. em 1978 e adaptado na rotina operacional dos BLH do País[5,15].

Classifica o leite em: 1. **anterior** < 500kcal. (hipocalórico) e **posterior** > 700kcal (hipercalórico).

O uso do crematócrito em BLH é importante para atender às necessidades do prematuro na unidade neonatal, ajustando a oferta do leite da própria mãe às necessidades inerentes à fase de desenvolvimento. Para tal, é necessário o trabalho integrado com o BLH e os neonatologistas[30].

Essa classificação favorecerá a escolha do melhor leite para ser liberado ao RN prematuro, baixo peso ou doente, de acordo com seu estado de saúde e sua fase de desenvolvimento.

REENVASE

É feito logo após o degelo, após o controle de qualidade físico-químico, sob o campo de chama, o qual deve estar azul. O leite é colocado em frascos estéreis de igual tamanho e volume equivalente. Os frascos devem ser tampados com um quarto de volta para a saída do ar incorporado ao leite após a ordenha[2].

PASTEURIZAÇÃO

É um tratamento térmico aplicado ao leite humano ordenhado (LHO), que visa à inativação térmica de 100% dos micro-organismos patogênicos e 99,9% de sua flora saprófita, por meio do binômio temperatura/tempo de 62,5°C durante 30 minutos, calculado de modo a promover a equivalência a um tratamento 15°D para inativação térmica da *Coxiella brunetti*[5,7,16,30].

Muitos estudos foram realizados para que se tornassem conhecidos os efeitos da pasteurização sobre os componentes do leite humano. Assim, pode-se observar que a pasteurização pode produzir redução do valor biológico do leite humano de 20 a 25%, sendo inativados os fatores de proteção termossensíveis, porém, permanecendo os demais constituintes sem alterações estatisticamente significantes, ainda assim garante a qualidade do produto que será fornecido aos RN[5,7,16,30].

Em estudo experimental publicado no Lancet em 1987, Eglin e Wilkinson demonstraram que o aquecimento a 56°C/30 minutos inativa o HIV na forma livre e no interior de células do LHO[12].

RESFRIAMENTO

Imediatamente após o término da pasteurização, devem-se mergulhar os frascos no resfriador ou em uma cuba com gelo reciclável à temperatura média de 0°C. O leite deve atingir temperatura de 5° a 7°C em aproximadamente 15 minutos. Esse resfriamento rápido é importante para reduzir as perdas do produto pelo calor residual[5,7,16,30].

CONTROLE DE QUALIDADE

A qualidade dos produtos processados, estocados e distribuídos pelo BLH é avaliada em todas as etapas até a distribuição. É um processo dinâmico, desde a seleção e cadastro da doadora, até transporte, recepção, seleção e classificação do leite a ser pasteurizado, durante a pasteurização, controle de qualidade microbiológico, estocagem, distribuição, porcionamento, controle estático durante a pasteurização e controles de qualidade físico-químicos e microbiológico. Existem dois pontos críticos de controles que são monitorizados com todo rigor técnico, como estocagem e pasteurização[2,5,7,14,16].

CONTROLE MICROBIOLÓGICO

Utiliza-se pesquisa de coliformes totais por meio do caldo verde bile brilhante (BGBL), de todos os frascos pasteurizados para validação da pasteurização. Em 1982, Shardinger sugeriu que o grupo de coliformes poderia ser utilizado como índice de contaminação fecal, uma vez que pode ser detectado mais facilmente do que a espécie de *Salmonella*. De acordo com esses critérios, os melhores indicadores de contaminação de origem fecal direta ou indireta têm sido os coliformes totais (coliformes e *E. coli*), sendo pesquisados pela técnica do caldo verde bile brilhante com 2% lactose (BGBL a 5% teste presuntivo e BGBL a 4% confirmatório)[2,5,16].

ROTULAGEM

Após o resultado do controle microbiológico, deve-se colocar o rótulo para leite pasteurizado contendo todas as informações necessárias e resultado do controle físico-químico ou de outra forma que facilite a rastreabilidade do produto (códigos de barra ou codificação padronizada pelo BLH)[2,5].

ESTOCAGEM

O leite humano pasteurizado pode ser estocado em *freezer* até 6 meses. Obs.: todos os *freezers* deverão ter planilha de controle de temperaturas de máxima, mínima e do momento, que serão aferidas pelo menos a cada 12 horas ou mais vezes, de acordo com a manipulação do *freezer*[2,5].

DISTRIBUIÇÃO

A distribuição do LH ordenhado pasteurizado (LHOP) é a liberação desse leite para o consumo, de acordo com os critérios de prioridades e necessidades do receptor para posterior porcionamento e administração. Para RN prematuros e de muito baixo peso, são liberados os leites humanos com acidez titulável abaixo de 6ºD, preferencialmente com 4ºD para facilitar a absorção de caseína, cálcio e fósforo. Em relação ao conteúdo calórico, o leite humano a ser liberado vai depender do tipo de nutrição que o RN está recebendo[2,5,30].

COMO SELECIONAR O LEITE HUMANO DE ACORDO COM AS CARACTERÍSTICAS DO RECEPTOR

Com o avanço da neonatologia, cada vez mais RN prematuros, de muito baixo peso, sobrevivem, e a nutrição deles a cada dia passa a ser um desafio aos neonatologista, pois quanto menor o peso e idade gestacional, maior as necessidades, porém, devido à imaturidade dos sistemas hepático e renal, podem acarretar sobrecargas de difícil manejo[17,35].

Existem evidências científicas que demonstram que o leite da própria mãe do pré-termo é o alimento ideal para alimentá-lo, por apresentar alta concentração proteico-calórica, de imunoglobulinas (IgA secretória), sódio, cloro e baixa concentração de lactose, comportando-se durante quatro a seis semanas como colostro e apresentando fatores de crescimento epitelial do trato gastrintestinal[18,19]. As mães dos RN em contato pele a pele ou presentes na unidade neonatal se colonizam com bactérias hospitalares, possuindo no seu leite anticorpos contra essas bactérias (produção pelo sistema enteromamário e broncomamário). Há relato de diminuição dos índices de infecção hospitalar em UTI neonatal com o uso de leite materno ordenhado (LMO) pré-termo, principalmente fresco[20,21]. Furman et al. demonstraram que prematuros de muito baixo peso, que receberam pelo menos 50mL/kg/dia de leite da própria mãe, apresentaram menos episódios de sepse tardia durante sua internação[36].

Apesar do impacto positivo do estímulo trófico da dieta enteral sobre o trato gastrintestinal do prematuro, em ambiente de terapia intensiva neonatal é comum postergar o início da alimentação, principalmente nos RN muito graves e instáveis. Isso implica retardar o início da amamentação ou desprezar sua fase colostral, que são práticas associadas a aumento da mortalidade no RN a termo. Uma vez que as principais funções do colostro são proteger o organismo e permitir a adaptação do trato gastrintestinal para a nutrição extrauterina, é provável que o mesmo desfecho ocorra com os RN pré-termo que necessitam permanecer em jejum. Ao se considerar a imunobiologia do leite humano, a colonização do trato gastrintestinal do RN e a urgência imunológica em que os pré-termo se encontram, configura-se uma estratégia clínica que pretende contemplar a questão imunológica: a colostroterapia, que utiliza o colostro com um fim diferente do nutricional, um verdadeiro suplemento imunológico com características imunomoduladoras e anti-inflamatórias[37].

A colostroterapia é um conjunto de ações que visa otimizar a utilização do colostro em UTI neonatal. Ela deve ser iniciada nas primeiras 4 a 6 horas de vida para atapetar a mucosa imatura com IgA e permitir que as citocinas e os fatores de crescimento epitelial, os agentes antioxidantes e todos os agentes anti-infecciosos cumpram sua função no organismo desses RN tão vulneráveis[38].

Especula-se se diversas dessas substâncias bioativas, como as citocinas, seriam absorvidas pela mucosa oral ou gástrica, via MALT (*mucosal associated lymphoid tissue*), promovendo maturação e ativação do sistema imune com consequências imediatas e duradouras. Evidências sugerem que mínimas concentrações de citocinas, como as encontradas nas gotas colostrais, podem ser extremamente potentes. Ademais, o colostro precoce favoreceria a colonização com uma flora saprófita, dificultando o supercrescimento bacteriano e a translocação[38].

Já na década de 1980, havia relato que a administração de colostro fresco, em pequenas doses (10mL 1 vez/dia a 10mL 3 vezes/dia), era eficaz e os RN pré-termo de muito baixo apresentaram menor risco de infecção quando comparados com o grupo controle alimentado com fórmulas[39].

Em 2007, Patel e Shaikh, na Índia, utilizaram a lavagem gástrica com 5mL de colostro após 4 horas de vida e a cada 3 horas até que o RN pré-termo de muito baixo peso tivesse condição de receber nutrição enteral trófica e reduziram os dias de nutrição parenteral, riscos de sepse e duração de internação[40].

Estudo realizado por Montgomery et al., em 2010, mostrou que o *swab* oral com 0,2mL de colostro fresco iniciado precocemente em RN pré-termo de muito baixo peso, doentes e sem condições de receber alimentação por sonda intragástrica, proveu muitos benefícios antes de se iniciar a alimentação com o colostro, como: estimulação da mucosa via MALT (*mucosal associated lym-*

phoid tissue), ação das citocinas e fatores de crescimento do trato gastrintestinal e colonização da mucosa oral com a flora de bifidobactérias e lactobacilos[41].

Um tripé de ações determina a colostroterapia, como administração orofaríngea de colostro e/ou higiene oral feita com colostro, o ataque colostral (a lavagem gástrica feita com colostro) e o contato pele a pele precoce, que viabiliza o desafio da manutenção da lactação em prematuros extremos[42].

O ideal é utilizar o colostro fresco da própria mãe. Nos casos de RN < 1.500g e idade gestacional inferior a 32 semanas e desconhecimento do perfil sorológico materno para citomegalovírus ou citomegalovírus imune, usar colostro pasteurizado[43].

Em 2013, Galindo e Castilho avaliaram o impacto da colostroterapia na morbidade e permanência hospitalar nos RN pré-termo com fatores de risco e observaram que os prematuros que receberam a colostroterapia tiveram menos complicações gastrintestinais, inclusive enterocolite necrosante, e observaram redução do período de internação[44].

A seleção do LH para a distribuição deverá seguir a prescrição médica baseada em: estado clínico e necessidades nutricionais da criança, via de administração e presença ou ausência da mãe. O leite de escolha para a dieta enteral mínima é o da própria mãe cru ou pasteurizado. Na falta desse, leite de BLH com baixo valor calórico (até 600kcal/L) deve ser iniciado o mais precocemente possível por meio de sonda oro ou nasogástrica. O aumento de volume se dará conforme a aceitação da criança (10 a 20mL/kg/dia). No período de estabilidade clínica, na falta do leite materno, prescreve-se leite de BLH com maior valor calórico (acima de 700kcal/L) para a oferta de 120 a 130kcal/kg/dia e, se possível, conteúdo proteico de 2,8 a 3g/kg/dia. Se o RN apresentar sucção fraca e não rítmica, na ausência da mãe faz-se estimulação oral digital, e na presença da mãe, sucção da mama concomitante com o uso da sonda (translactação). Ao redor da 32ª-34ª semana de idade gestacional corrigida, intensifica-se a sucção da mama com controle da produção do leite materno e diminuição paulatina do volume oferecido por meio da sonda. Os RN de muito baixo peso alimentados com leite de BLH selecionado apresentam, em relação ao p50, ganho ponderal de 15,8g/dia; em relação ao comprimento; aumento de 1,02cm/semana; e perímetro cefálico, de 0,76cm/semana[45]. É necessário o acompanhamento da curva de crescimento nesse momento, devido aos maiores gastos energéticos com a sucção no seio materno. Esse é um momento crítico no qual as variáveis de volume ofertado por sonda, produção de leite materno e ganho de peso vão determinar a retirada da sonda e o estabelecimento das mamadas no seio materno em livre demanda[45].

A distribuição do LHOP a um receptor fica condicionada, segundo a recomendação da RedeBLH-BR estar inscrito no BLH mediante cadastro que contemple:

- Identificação do receptor e de sua mãe.
- Número do prontuário do receptor e da mãe.
- Parto (data e idade gestacional).
- Prescrição médica ou de nutricionista. A prescrição ou solicitação do médico ou do nutricionista, deve conter o diagnóstico do receptor, oferta energética e volume de cada mamada, além do número e do horário das mamadas prescritas.

Existem critérios de prioridade estabelecidos pela RedeBLH-BR, de acordo com o estoque do BLH:

- Recém-nascido prematuro ou de baixo peso que não suga.
- Recém-nascido infectado, especialmente com enteroinfecções.
- Recém-nascido em nutrição trófica.
- Recém-nascido portador de imunodeficiência.
- Recém-nascido portador de alergia a proteínas heterólogas.
- Casos excepcionais, a critério médico.

Deve ser fornecida pelo BLH a orientação ao responsável pela guarda e pelo transporte do leite pasteurizado sobre a manutenção da cadeia de frio até o momento do consumo[1,5,28].

Para a distribuição do LHOP, devem-se seguir os seguintes critérios:

a) O receptor deve, obrigatoriamente, estar cadastrado.
b) Verificar se o receptor é exclusivo. Em caso afirmativo, certificar se a mãe está cadastrada como doadora exclusiva.
c) Se o receptor não for exclusivo, procurar no cadastro de doadoras um perfil que mais se assemelhe à sua idade gestacional e ao seu período de lactação. Receptores com idade menor ou igual a 28 dias devem receber, preferencialmente, colostro/transição.
d) Verificar, na prescrição, a oferta energética indicada, o volume demandado e as demais características que componham o quadro clínico do receptor. Por exemplo: receptor prematuro em fase inicial de alimentação, oferta energética de 500kcal/L, em risco de hipocalcemia. A hipocalcemia agrega valor à prescrição por demandar LHOP com baixo índice de acidez Dornic (< 4°D).
e) Utilizando o sistema de controle de estoque do BLH, fazer uma análise comparativa das necessidades do receptor, descritas no item "d"; com as características do LHOP estocado e liberado para consumo. Identificar o(s) frasco(s) que corresponda(m) melhor às demandas específicas do receptor.

f) Localizar no *freezer* o(s) frasco(s) identificado(s), de acordo com os critérios estabelecidos no item "e".

g) Retirar o(s) frasco(s) do *freezer* e acondicioná-lo(s) de forma a garantir a manutenção da cadeia de frio.

h) Registrar a movimentação do produto no sistema de informação do BLH para garantir sua rastreabilidade.

i) Todo LH ordenhado distribuído pelo BLH deve ser obrigatoriamente pasteurizado. A distribuição de LHO cru é facultada apenas nas doações exclusivas de mãe para filho, em que o leite for coletado sob supervisão, em ambiente próprio e cujo consumo se dê imediatamente após a ordenha ou em até 12 horas, quando mantido à temperatura limítrofe de 5°C.

j) O BLH deve disponibilizar instruções escritas à unidade receptora do leite pasteurizado, em linguagem acessível, quanto aos cuidados no transporte, no degelo, no porcionamento, no aquecimento e na administração do leite[1,4,27].

Uma das prioridades dos BLH no Brasil é a de atender às mães de RN pré-termo e de baixo peso internados em unidades hospitalares, o aprimoramento da assistência neonatal aos RN prematuros e a criação das unidades de cuidados intensivos, isso tem permitido maior sobrevida a essas crianças, o que impõe maior atenção com sua nutrição e desenvolvimento. A nutrição delas exerce papel relevante na assistência neonatal, pois é responsável tanto pela sobrevida imediata como pelo crescimento e desenvolvimento a médio e longo prazo[46]. Como esses RN são muito vulneráveis, é necessário que o LH fornecido para eles tenha um controle eficiente de qualidade[8,30].

Em análise da literatura e na determinação de valores de crematócrito, observou-se que, na fase inicial de alimentação do prematuro (nutrição trófica), o leite que atende às necessidades é o de baixo teor calórico (< 500kcal/L, leite anterior ou gotejante), pois apresenta maior teor de imunoglobulinas, fatores de proteção, fatores de crescimento do epitélio do trato gastrintestinal, substâncias antioxidantes e quimonas. Caso o RN esteja em nutrição trófica, mas com nutrição parenteral prolongada, poderá receber leite com 500 a 700kcal/L e se já estiver em nutrição trófica plena, necessitando de maior oferta calórica, poderá receber leites com ofertas calóricas (> 700kcal/L, leite posterior ou excedente), de acordo com os estoques do BLH, que favorecerá ganho ponderal mais rápido[2,5,30].

DISTRIBUIÇÃO DO LEITE PASTEURIZADO PARA O DOMICÍLIO

A distribuição do LHOP para o domicílio deve ser feita seguindo os itens anteriormente descritos e as recomendações para o transporte. É necessário, ainda, garantir o fornecimento de orientações verbais e escritas aos responsáveis pela administração.

O degelo do LHOP deve ser realizado em banho-maria, com água potável e aquecida, de modo que, ao desligar o fogo, a temperatura da água seja suportável ao contato e não provoque queimadura (aproximadamente 40°C). O frasco deve permanecer na água aquecida até o completo degelo. Se o volume descongelado for maior do que o que será administrado, deve-se manter o volume não utilizado sob refrigeração (máximo de 5°C) durante até 24 horas[28].

Distribuição externa

Realizada quando há disponibilidade de LHOP e de acordo com os critérios da recomendação técnica das condições do RN, a necessitar do produto, junto com prescrição médica, diagnóstico, laudo médico e compromisso por parte da instituição em seguir as normas técnicas de transporte, armazenamento, distribuição e incentivo do aleitamento materno.

Distribuição interna

O LHOP será distribuído obedecendo aos critérios da recomendação técnica e fazendo o porcionamento de acordo com a prescrição de cada RN, de preferência em sala específica para esse fim ou, se não for possível, dentro do próprio lactário em horário diferente da manipulação de fórmulas, por equipe treinada, obedecendo às exigências de manipulação de LH preconizadas pela ANVISA em 2008[16]. Após o descongelamento do LHOP, a validade do produto é de 24 horas, mantido sob refrigeração e aquecido em banho-maria a 40°C momentos antes da oferta.

É de extrema importância que a equipe da neonatologia incentive e apoie essas mães de prematuros na manutenção da lactação, já citado em outro capítulo, e que haja interação com a equipe do BLH, tanto para o processamento e armazenamento desse leite (até que o prematuro tenha condições de recebê-lo), como para prescrição e liberação do leite que mais atenda às necessidades desse RN, de acordo com a fase de seu desenvolvimento[30].

Quando a mãe do RN estiver presente na unidade neonatal, dar preferência ao LMO fresco (ordenha imediata) ou leite materno processado estocado (anterior ou posterior, dependendo da fase de evolução).

CUIDADOS COM O LEITE MATERNO *IN NATURA*

- Possui células do sangue e 100% dos fatores de proteção que perdem sua atividade *in vitro* após 4 horas.
- Usar o leite materno fresco ou de ordenha imediata, sob supervisão (4 a 12 horas no máximo).
- Aliquotar de imediato, após a ordenha, e mantê-lo sob refrigeração.

Obs.: todo leite ordenhado em outras unidades ou no domicílio deverá ser pasteurizado e submetido aos controles de qualidade, antes da liberação para o consumo, mesmo que seja de mãe para filho.

DEGELO/AQUECIMENTO

Durante o degelo, deseja-se transferir calor ao LH ordenhado congelado em quantidade suficiente para que ocorra a liquidificação, mas a temperatura final do leite não pode exceder 5°C. Os seguintes cuidados devem ser observados:

- Não aquecer ou ferver o leite. O leite humano deverá ser amornado em banho-maria desligado ou em água corrente morna.
- Não descongelar o leite diretamente ao fogo.
- Não recongelar o leite.
- Não manter o leite em banho-maria após o degelo.
- Não manter o leite em temperatura ambiente.

PORCIONAMENTO E ADMINISTRAÇÃO

O porcionamento é uma etapa que ocorre após a distribuição do LHO pelo BLH e constitui-se na aliquotagem do leite para consumo, de acordo com a prescrição médica e/ou de nutricionista[23]. É considerado um ponto crítico da manipulação do leite ordenhado, principalmente se seu consumo não for imediato, visto que não há etapas posteriores que possam reduzir ou eliminar possível contaminação. Deve ser realizado em locais apropriados e sob campo de chama, como bico de Bunsen ou capela de segurança biológica (no BLH, lactário ou outro ambiente fechado, próprio, de uso exclusivo), e não na cabeceira do leito nem em locais de preparo de medicamentos, devendo ser manipulado com medidas higiênico-sanitárias para procedimentos, conforme o manual da ANVISA[24].

O LHP, após liberação pelo BLH, deve ser descongelado, aliquotado sob campo de chama ou capela de segurança microbiológica, de acordo com a prescrição médica, e mantido sob refrigeração durante 24 horas para o uso. Antes do horário de liberação para o consumo na unidade neonatal, deve ser amornado em banho-maria a 40°C, no máximo 10 minutos antes do horário a ser administrado[2,5].

Administração do LHO

A administração do leite ordenhado processado ao receptor deve seguir o volume, a via e a frequência estabelecidos na prescrição médica ou do nutricionista. O profissional responsável pela administração deve realizar a lavagem das mãos previamente e manipulá-lo com luvas.

O LH ordenhado cru só pode ser administrado em situações especiais e desde que seja da própria mãe. Nes-

ses casos, deve ter sido coletado em ambiente próprio para esse fim, com ordenha conduzida sob supervisão. O LHOC precisa estar devidamente identificado e seu consumo deve ocorrer em no máximo 12 horas, com o leite mantido em temperatura não superior a 5°C[1,5,28].

Administração do leite materno ordenhado fresco – deve ser logo após a ordenha; via de administração de acordo com a prescrição médica, exclusivamente de mãe para filho.

Nas instituições que não existe BLH, mas possuem um posto de coleta de leite materno ou uma sala de apoio à amamentação para oferecer leite materno exclusivo, de mãe para filho, o leite materno fresco pode ser mantido sob refrigeração durante 12 horas para consumo, desde que ordenhado nesses locais, com paramentação e sob supervisão.

Leite materno ou humano processado – a via de administração, de acordo com a prescrição médica, deve ser oferecida quando a mãe está ausente.

A administração pode ser por sonda oro ou nasogástrica por meio de gavagem ou bomba de infusão, não devendo o tempo de exposição do leite à temperatura ambiente durante a administração exceder 1 hora. Pode ser oferecido no **copinho**, na ausência materna (segurar o copo com leite junto aos lábios da criança e recliná-lo um pouco para que o leite toque seus lábios, repousá-lo levemente no lábio inferior e as bordas devem tocar a parte externa do lábio superior, fazendo com que a criança se torne alerta e abra a boca e os olhos. Colocar o copo próximo ao seu lábio e deixe-a tomar por si mesma, com movimentos da língua, não derramar o leite na boca da criança). Deixar o lactente sorver ou lamber o leite, respeitando seu ritmo e suas pausas para deglutição e respiração). Na presença materna, quando o RN ainda não tem toda a capacidade de sucção, pode ser oferecido pela **técnica de translactação** ou **técnica da relactação** (utilizada para estimular a glândula mamária a aumentar a produção de leite. O leite necessário para a complementação da alimentação é fornecido através da sonda, que é fixada rente ao seio e mamilo, evitando o uso de bico artificial, que poderá levar à confusão de pega).

Aditivos

O uso de aditivos no LH está relacionado aos avanços nos conhecimentos técnico-científicos da neonatologia. Embora ainda não exista consenso quanto às reais necessidades nutricionais dos prematuros, especialmente dos de muito baixo e extremo baixo peso, nos últimos 20 anos observou-se tendência de aditivação de um ou mais nutrientes, por se acreditar que sejam suficientes para manter a média exigida por esses RN[47].

Atualmente, existem inúmeros estudos com abordagem das necessidades nutricionais dos prematuros e suas respectivas curvas de crescimento. Nesses casos, o crescimento extrauterino adequado é sempre entendido como aquele que ocorre igualmente ao intrauterino, o qual se dá graças às condições favoráveis e ideais para que uma criança chegue ao término da gestação e nasça com peso, comprimento e perímetro cefálico conhecidos e definidos como padrão para o ser humano[21].

Não se pode exigir que o crescimento pós-natal em prematuro internado por tempo variado em ambiente contaminado e estressante, como o da UTI neonatal, seja igual ao padrão de normalidade do crescimento intrauterino.

A alimentação de prematuros com LH é um grande desafio para as mães e para a equipe da neonatologia. O uso exclusivo de LH nesses RN é praticado em alguns serviços no Brasil, a exemplo do Hospital Regional de Taguatinga, no Distrito Federal, que, desde 1979, adotou com sucesso essa prática[47].

O uso de aditivos no LH ocasiona modificação na osmolaridade, redução na qualidade para absorção de seus constituintes e aumento das ocorrências de infecção por contaminação secundária[47]. Quando há necessidade de suplementação de vitaminas e minerais para atender às demandas resultantes, especialmente das intercorrências neonatais, recomenda-se que essa seja administrada como medicamento, para garantir a integridade e a biodisponibilidade do LH usado na alimentação. É vedada a manipulação do aditivo em BLH, segundo a ANVISA, 2008[16]. De Halleux et al.[48] também avaliaram a aditivação "individualizada" do LMO com proteínas e minerais para adaptação da composição do leite materno às necessidades do prematuro. O objetivo do estudo foi a validação de um método rápido de análise da composição do LMO por espectroscopia infravermelha. Foi avaliada a composição em proteínas, lipídios e energia total e comparadas as ofertas nutricionais pelo método padrão de aditivação e o individualizado. A aditivação "individualizada" permitiu estabilizar a oferta proteica com menor quantidade de aditivo e menor osmolaridade, além de oferta energética maior com o ajuste dos lipídios.

Ainda ficam muitas dúvidas quanto à qualidade do leite aditivado. Além de sua elevada osmolaridade, podem ocorrer alterações na absorção dos seus constituintes e risco de contaminação bacteriana. No Brasil, em Ribeirão Preto, há uma pesquisa em andamento no HC-USP-RP: "Elaboração de um concentrado liofilizado com leite humano para alimentação de prematuros de MBP"[49], onde o tema é estudado.

CONTATOS DO BLH

Site da Rede Nacional de Banco de Leite Humano www.redeblh.fiocruz.br informa a relação completa dos BLH e possui um canal de informação através do fale conosco, onde tanto os profissionais como as nutrizes e doadoras poderão esclarecer suas dúvidas.

SOS Amamentação: 0800 26 88 77.

REFERÊNCIAS

1. Rede iberBLH.org. Boletim da Rede de Banco de Leite Humano. Setenta anos de Banco de leite Humano, nº 171; 2013.
2. Brasil. Fundação Osvaldo Cruz. Disponível em: http://www.redeblh.fiocruz.br. Acessado 2013 set 9.
3. Almeida JAG. Amamentação: um híbrido natureza-cultura. Rio de Janeiro: Fiocruz; 1999.
4. Brasil. Ministério da Saúde. Portaria 1.893/GM de 2 de outrubro de 2003. Brasília; 2003.
5. Almeida JA, Guilherme JP, Mattar MJG. Banco de leite humano. In: Sociedade Brasileira de Pediatria. Tratado de pediatria. 3ª ed. Barueri: Manole; 2013.p.541-50.
6. Almeida JA, Maia PR, Novak FR, Alencar SM, Ishy AY, Mattar MJG. Os bancos de leite humano no Brasil. In: Issler H (org). O aleitamento materno no contexto atual: políticas, práticas e bases científicas. São Paulo: Sarvier; 2008.p.163-70.
7. Brasil. Ministério da Saúde. Agência Nacional de Vigilância Sanitária. Resolução RDC nº 171, de 04 de setembro de 2006. Dispõe sobre o Regulamento Técnico para o funcionamento de Bancos de Leite Humano. Diário Oficial da União; Poder Executivo, de 05 de setembro de 2006.
8. Rede BLH-BR. Rede Brasileira de Bancos de Leite (site). Disponível em: http://www.fiocruz.br/redeblh/cgi/cgilua.exe/sys/start.htm?tpl=home. Acessado 2013 ago 12.
9. Mattar MJG, Quintal VS. Banco de leite humano: a prática. In: Issler H (org.). O aleitamento materno no contexto atual: políticas, práticas e bases científicas. São Paulo: Sarvier; 2008.p.541-54.
10. Mattar MJG. Banco de leite humano. In: Associação Paulista de Epidemiologia e Controle de Infecção Relacionada à Assistência à Saúde. Diagnóstico e prevenção de infecções relacionadas à assistência à saúde (IRAS) em neonatologia. 2ª ed. Revisada e ampliada. São Paulo: APECIH; 2013.p.251-72.
11. Guilherme JP, Nascimento MBR, Mattar MJG. In: O que é colostroterapia? Santiago LB (org). Sociedade Brasileira de Pediatria. Manual de aleitamento materno. Barueri: Manole; 2013.p.257-84.
12. Eglin RP, Wilkinson AR. HIV infeccion and pasteurisation of breast milk. Lancet 1987;1(8541):1093.
13. Mattar MJG. Banco de leite humano. Dos postos de coleta aos centros especializados. In: Aprile MM, Ferferbaum R (eds). Banco de leite humano. São Paulo: Atheneu; 2011.p.3-9.
14. Mattar MJG. Organização do banco de leite humano. In: Aprile MM, Ferferbaum R (eds). Banco de leite humano. São Paulo: Atheneu; 2011.p.11-4.
15. Mattar MJG, Bertoncini L, Oliveira SA, Galiza M. Custo e benefícios de um banco de leite humano. Anais do II Congresso Internacional de BLH. Brasília; 2005.
16. Brasil. Agência Nacional de Vigilância Sanitária. In: Banco de leite humano: funcionamento, prevenção e controle. Brasília: ANVISA; 2008.
17. Andreassa NP, Aprile MM. Mãe doadora de leite humano. In: Aprile MM, Ferferbaum R (eds). Banco de leite humano. São Paulo: Atheneu; 2011.p.15-8.
18. De Alencar LC, Seidl EM. Doação de leite humano: experiência de mulheres doadoras. Rev Saude Publica. 2009;43(1):70-7.
19. Mattar MJG, Neves LS, Sá MVM, Galisa Santiago MG. Doação de leite humano: dificuldades e fatores limitantes. Anais do I Congresso Ibero-Americano de BLH. Brasília; 2010.
20. Almeida JAG. Pasteurização. In: Banco de leite humano: funcionamento, prevenção e controle de riscos. ANVISA; 2008.

21. Schanler RJ, Shulman RJ, Lau C. Feeding strategies for premature infants: beneficial outcomes of feeding fortified human milk versus preterm formula. Pediatrics 1999;103(6):1150-7.

22. Santiago LB, Bettiol H, Barbieri MA, Guttierrez MRP, Del Ciampo LA. Incentivo ao aleitamento materno: a importância do pediatra com treinamento específico. J Pediatr. 2003;79(6):504-12.

23. Pessoto MA, Marba STM. Avaliação da lactação em mães de recém-nascido pré-termo com peso de nascimento inferior a 1.250 gramas segundo diferentes métodos de ordenha: manual, com bomba manual ou com bomba elétrica [tese]. Universidade Estadual de Campinas; 2009. Disponível em: http://www.bibliotecadigital.unicamp.br/document/?code=000440907. Acessado 2013 ago 20.

24. Brasil. Ministério da Saúde. Nota técnica conjunta Nº 01/2010 ANVISA; 2010.

25. Quintal VS. Ordenha do leite humano. In: Aprile MM, Ferferbaum R (eds). Banco de leite humano. São Paulo: Atheneu; 2011.p.19-28.

26. King FS. Como ajudar as mães a amamentar. Thomson Z, Gordon ON (trads). 4ª ed. Brasília: Ministério da Saúde; 2001.

27. Quintal VS, Mattar MJG, Aprile MM, Prigenzi AMC, Pessoto MA, Santos RG. Como trabalham os bancos de leite humano no Brasil. In: Recomendações nº 65. Departamento Científico de Aleitamento Materno da SPSP; 2013.p.9-16.

28. Novak FR, Almeida JAG. Controle de qualidade em bancos de leite humano. In: Aprile MM, Ferferbaum R (eds). Banco de leite humano. São Paulo: Atheneu; 2011.p.47-58.

29. Heck AR. Processamento do leite humano ordenhado. In: Aprile MM, Ferferbaum R (eds). Banco de leite humano. São Paulo: Atheneu; 2011.p.29-46.

30. Brasil. Ministério da Saúde, RNBLH. BLHs no Brasil. Disponível em: www.http:/fiocruz.br/redeblh. Acessado 2014 jan 15.

31. Almeida JAG. Variação do teor de gordura ao longo da mamada. In: Ministério da Saúde, Brasil. Processamento e controle de qualidade do leite humano ordenhado. Brasília: Ministério da Saúde; 1999.

32. Calil VLMT, Mattar MJG, Novak FR, Almeida JAG. Características do leite humano do banco de leite humano: composição nutricional e aspectos físico-químicos. In: Aprile MM, Ferferbaum R (eds). Banco de leite humano. São Paulo: Atheneu; 2011.p.59-82.

33. Almeida JAG, Novak FR. Controle de qualidade. Aspectos microbiológicos. In: Agência Nacional de Vigilância Sanitária. Banco de leite humano: funcionamento, prevenção e controle de riscos. Brasil: ANVISA; 2008.p.139-45.

34. Novak FR, Almeida JAG. Alternative test for detection of coliforms bacteria in manually expressed human milk. J Pediatr (Rio J). 2002;78(3):193-6.

35. Brasil. Ministério da Saúde. RNBLH. Manual de processamento e controle de qualidade no Brasil . Disponível em: www:http:/www.fiocruz.br/redeblh. Acessado 2013 ago 10.

36. Furman L, Taylor G, Minich N, Hack M. The effect of maternal milk on neonatal morbidity of very-low-birth-weight infants. Arch Pediatr Adolesc Med. 2003;157(1):66-71.

37. Edmond KM, Kirkwood BR, Tawiah CA, Agyei SO. Impact of early infant feeding practices on mortality in low birth weight infants from rural Ghana. J Perinatol. 2008; 28(6):438-44.

38. Rodriguez NA, Meier PP, Groer MW, Zeller JM. Oropharyngeal administration of colostrum to extremely low birth weight infants: theoretical perspectives. J Perinatol. 2009;29(1):1-7.

39. Narayanan I, Prakash K, Verma RK, Gujral VV. Administration of colostrums for the presention of infection in the low birth weight infant in a developing country. J Trop Pediatr. 1983;29(4):197-200.

40. Patel AB, Shaikh S. Efficacy of breast milk gastric lavage in preterm neonates. Indian Pediatr. 2007;44(3):199-203.

41. Montgomery DP, Baer VL, Lambert DK, Christensen RD. Oropharyngeal administration of colostrum to very low birth weight infants: results of a feasibility trial. Neonat Intensive Care. 2010;23(1): 27-9, 58.

42. Guilherme JP, Mattar MJG, Batista TMC. Colostroterapia: uma proposta de suplementação imunológica em recém-nascido de muito baixo peso. Anais do III Congresso Internacional de BLH. Brasília; 2010.

43. Mattar MJG. Protocolo de uso da Colostroterapia em RNPTMBP graves impossibilitados de receber a nutrição trófica precoce. Rede Paulista de BLH; 2009.

44. Galindo MAS, Castilho VP. Impacto em la morbilidad y estancia hospitalaria en neonatos con factores de riesgo alimentados con colostroterapia. Disponível em redeblh.fiocruz.br. Acessado 2014 dez 19.

45. Aprile MM, Feferbaum R, Andreassa N, Leone C. Growth of very low birth weight infants fed with human milk bank selected according to the caloric and protein value. Clinics. 2010;65(8):751-6.

46. Braga LPM, Palhares DB. Efeito da evaporação e pasteurização na composição bioquímica e imunológica do leite humano. J. Pediatr (Rio J). 2007;83(1):59-63.

47. Quintal VS, Diniz EM. Banco de leite humano. In: Ferferbaum R, Falcão MC. Nutrição do recém-nascido. São Paulo: Atheneu; 2003.p.265-74.

48. de Halleux V, Close A, Stalport S, Studzinski F, Habibi F, Rigo J. [Advantages of individualized fortification of human milk for preterm infants]. Arch Pediatr. 2007;14 Suppl 1:S5-10. [Article in French].

49. Camelo JS Jr, Alves,LG. Comunicação pessoal.

TERCEIRA PARTE

O RECÉM-NASCIDO COM PROBLEMAS ESPECIAIS

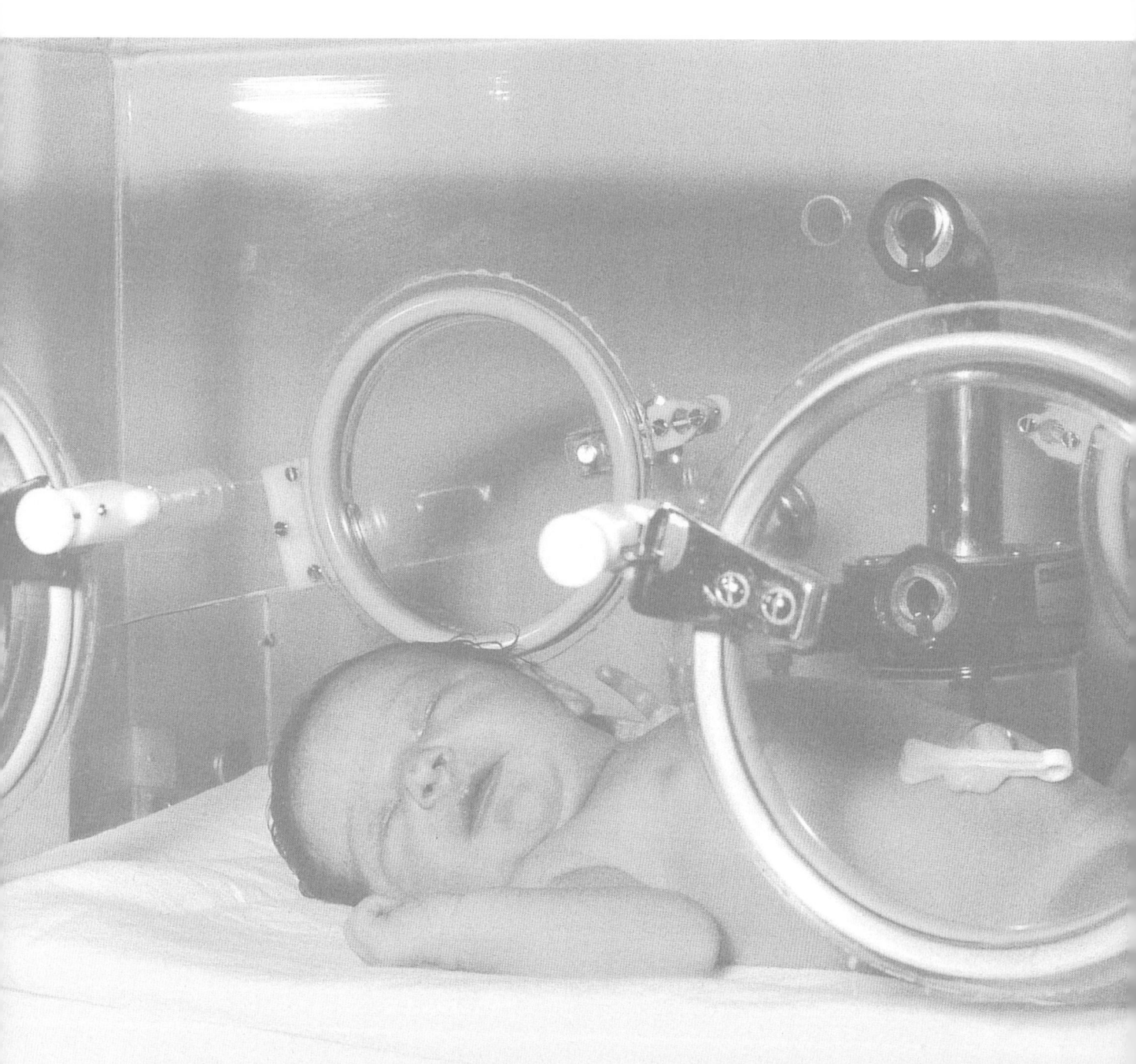

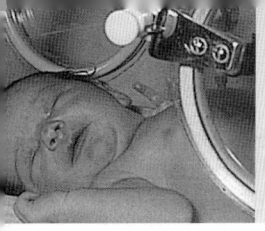

CAPÍTULO 22

Dor no Recém-Nascido

Rita de Cássia Xavier Balda
Ruth Guinsburg

Os avanços tecnológicos vêm possibilitando a sobrevivência crescente de recém-nascidos (RN) muito prematuros e/ou muito doentes. A dor acompanha, com frequência, as numerosas terapias e procedimentos invasivos empregados para salvar essas vidas. Calcula-se que cada RN internado em unidade de terapia intensiva (UTI) possa receber até 50 procedimentos potencialmente dolorosos ao dia[1]. Simons et al.[2] observaram 151 RN nos primeiros 14 dias de internação na UTI e cada um foi submetido, em média, a 14 procedimentos dolorosos por dia. Prestes et al.[3] avaliaram quatro unidades neonatais universitárias paulistas durante um mês em 2001 e verificaram a realização de um número médio de 3-5 procedimentos potencialmente dolorosos por dia. Carbajal et al.[4,5] avaliaram os primeiros 14 dias vida de 430 RN em 2008 e de 586 em 2013, na região de Paris, e verificaram 10 e 7 procedimentos dolorosos por paciente por dia, respectivamente.

Apesar desse quadro, o emprego de medidas para o alívio da dor diante dos procedimentos potencialmente dolorosos ainda é raro. Estima-se que em apenas 3% deles é indicado algum tratamento analgésico ou anestésico específico e, em 30%, são aplicadas técnicas coadjuvantes para minimizar a dor[4]. Segundo avaliação feita nos Países Baixos com 1.375 pacientes-dia internados em UTI nas primeiras duas semanas de vida, 15-32% deles receberam alguma dose de analgésico por dia[2]. Esses dados coincidem com aqueles colhidos em unidades de terapia intensiva paulistas: dos 1.025 pacientes-dia internados em UTI, só 23% receberam pelo menos uma dose de analgésico[3].

Uma das causas mais citadas para o subtratamento da dor no período neonatal é o lapso entre o conhecimento científico e a conduta na prática clínica, além da dificuldade de avaliar a dor no lactente pré-verbal[6]. A avaliação da dor na população neonatal não é tarefa fácil: a natureza subjetiva da experiência dolorosa e a existência de poucos instrumentos confiáveis, válidos e com aplicabilidade clínica para mensurar a presença e a intensidade da dor, são barreiras difíceis de transpor.

AVALIAÇÃO DA DOR

A avaliação da dor no período neonatal baseia-se nas respostas do RN diante do estímulo nociceptivo. O RN apresenta um modo característico e específico de responder à dor, ele parece possuir uma "linguagem própria" para a expressão da dor[7]. O reconhecimento dessa linguagem por parte do adulto que cuida do RN é fundamental para a avaliação adequada do fenômeno nociceptivo e para o emprego de tratamento eficaz[6].

As normas publicadas pela Academia Americana de Pediatria[8,9] e pelo Grupo Internacional do Estudo da Dor Neonatal[6] enfatizam a importância da avaliação da dor, sendo essa, no período neonatal, realizada por meio de dois eixos básicos: mudanças fisiológicas e comportamentais exibidas pelos RN em resposta a eventos dolorosos.

A avaliação fisiológica da dor no RN inclui uma variedade de técnicas que analisa as respostas decorrentes da ativação do sistema nervoso simpático do RN após um procedimento potencialmente doloroso[7]. Os parâmetros mais citados incluem[6,7,10-13]: frequência cardíaca, frequência respiratória, pressão arterial, pressão intracraniana, saturação de oxigênio e mensuração dos hormônios de estresse e de suas repercussões metabólicas. Embora tais parâmetros sejam objetivos e sensíveis para avaliar a dor na prática clínica, eles não são específicos. Mudanças após um estímulo desagradável, doloroso ou não, são similares e, em prematuros doentes, a manipulação mínima não dolorosa também pode causar mudanças fisiológicas agudas[14]. Assim, as medidas fisiológicas de dor não devem ser usadas de forma isolada para decidir se o RN apresenta dor e se há necessidade do uso de analgésicos[11].

As principais variáveis comportamentais analisadas no contexto da dor são o choro, a atividade motora e a mímica facial de dor[6,14]. Essas respostas refletem a totalidade da experiência dolorosa após o estímulo nociceptivo, incluindo os aspectos sensoriais e emocionais intrínsecos à dor, além de diferenças individuais na expressão dessas respostas[14]. Vale ressaltar, nesse contexto, que a atividade facial fornece informações importantes sobre o estado emocional e a dor do RN, sendo um critério necessário, mesmo que subjetivo, para determinar a presença da dor. Quando o RN sente dor, as características faciais observadas são: fronte saliente, fenda palpebral estreitada, sulco nasolabial aprofundado, lábios entreabertos, olhos espremidos, boca estirada no sentido horizontal ou vertical, tremor de queixo e língua tensa. Essas características estão presentes em mais de 90% dos RN submetidos a estímulos dolorosos, e 95-98% dos RN a termo, submetidos a procedimento doloroso agudo, apresentam pelo menos as três primeiras alterações[12-14].

Na tentativa de obter avaliação objetiva e programar terapêutica eficaz, deve-se considerar a utilização de escalas que englobem parâmetros fisiológicos (medidas objetivas) e comportamentais (medidas subjetivas)[6,7,11,14], para uniformizar os critérios de mensuração das variáveis, a fim de conseguir mais informações a respeito das respostas individuais à dor e de possíveis interações com o ambiente[14].

Entre as mais de 40 escalas de avaliação da dor para o RN descritas na literatura, as mais utilizadas encontram-se no quadro 22.1, modificado de Maxwell et al.[15], no qual podem-se verificar o nome da escala, a idade gestacional para a qual foi validada, os componentes fisiológicos e comportamentais, o tipo de dor avaliada pela escala, se há ou não ajuste para prematuridade e a variação da pontuação de cada escala.

Apesar da existência de as várias escalas uni e multidimensionais descritas no quadro 22.1, ainda não há um instrumento padrão-ouro. Diante desse panorama e da natureza subjetiva das escalas disponíveis, alguns autores propõem uma abordagem mais objetiva, baseada na tecnologia, que aplica medidas das atividades autonômica, cerebral e hormonal do RN. Esses instrumentos incluem a variabilidade da frequência cardíaca[16], a condutância da pele (medida da sudorese palmar e plantar)[17,18], a avaliação cerebral de resposta à dor por eletroencefalograma[19] e por espectroscopia próxima ao infravermelho (NIRS)[20] e a dosagem de biomarcadores de estresse como o cortisol[21]. Contudo, a ausência de um perfil padronizado para a utilização desses instrumentos nas diferentes situações clínicas e idades gestacionais do RN e a falta de familiaridade com essas tecnologias dificultam seu emprego rotineiro na prática clínica atual. Portanto, a avaliação da dor no RN, até o momento, depende do uso de escalas validadas, aplicáveis à beira do leito[15].

Diante da diversidade de escalas existentes na literatura, vários autores sugerem que cada unidade escolha um roteiro prático para avaliar a dor no período neonatal[6,8,9,15,22], com treinamento prático e frequente da equipe de saúde[15,23]. No protocolo de avaliação da dor, atualmente recomendado pela Disciplina de Pediatria Neonatal da Escola Paulista de Medicina da Universidade Federal de São Paulo, constam as escalas NFCS, BIIP, NIPS e EDIN[24], detalhadas a seguir.

Escala NFCS (*Neonatal Facial Coding System*)[25,26] – Sistema de Codificação Facial Neonatal (Quadros 22.2 e 22.3). Essa escala unidimensional analisa as expressões faciais do RN diante da dor à beira do leito. O escore máximo é de oito pontos e considera-se a presença de dor quando a pontuação é superior a três (NFCS > 3).

- **Escala BIIP** (*Behavioral Indicators of Infant Pain*)[27] – Indicadores Comportamentais de Dor no RN (Quadro 22.4). Trata-se de uma escala unidimensional, confiável, válida e acurada para avaliar a dor aguda no RN a termo e prematuro. Escores maiores ou iguais a 5 (BIIP ≥ 5) indicam a presença de dor.

- **Escala NIPS** (*Neonatal Infant Pain Scale*)[28] – Escala de Avaliação de Dor no RN (Quadro 22.5). Escala multidimensional composta por cinco parâmetros compor-

Quadro 22.1 – Escalas mais utilizadas na avaliação da dor no período neonatal.

Escala	Idade	Itens fisiológicos	Itens comportamentais	Tipo de dor	PT	D
PIPP	28-40s	FC, Sat	Alerta e face	Aguda e PO	S	0-21
CRIES	32-56s	FC, PA, SatO$_2$	Alerta, choro e face	PO	N	0-10
NIPS	28-38s	Respiração	Alerta, choro, face e movimento	Aguda	N	0-7
Comfort- Neo	24-42s	Respiração, PA, FC	Alerta, agitação, face, tônus e movimento	PO e prolongada	N	8-40
NFCS	25-40s	–	Face	Aguda	N	0-10
N-PASS	0-100d	FC, FR, PA, SatO$_2$	Alerta, agitação, face, tônus muscular	Aguda e prolongada	S	0-10
EDIN	25-36s	–	Face, movimento, sono, contato	Prolongada	N	0-15
BPSN	27-41s	Respiração, FC, SatO$_2$	Alerta, choro, face, postura	Aguda	N	0-27

Idade = idade na qual a escala é aplicada, definida em semanas (s) para idade gestacional e em dias (d) para idade pós-natal; FC = frequência cardíaca; FR = frequência respiratória; PA = pressão arterial; SatO$_2$ = saturação de oxigênio; Tipo de dor = escala validada para dor aguda ou prolongada ou dor de pós-operatório (PO); PT = presença (S) ou ausência (N) de ajuste da escala para a prematuridade; D = variação de pontuação de cada escala.

Quadro 22.2 – *Neonatal Facial Coding System* – NFCS.

NFCS	0 ponto	1 ponto
Fronte saliente	Ausente	Presente
Olhos espremidos	Ausentes	Presentes
Sulco nasolabial aprofundado	Ausente	Presente
Lábios entreabertos	Ausentes	Presentes
Boca esticada	Ausente	Presente
Lábios franzidos	Ausentes	Presentes
Língua tensa	Ausente	Presente
Tremor de queixo	Ausente	Presente

Quadro 22.5 – *Neonatal Infant Pain Scale* – NIPS.

NIPS	0 ponto	1 ponto	2 pontos
Expressão facial	Relaxada	Contraída	–
Choro	Ausente	"Resmungo"	Vigoroso
Respiração	Regular	Diferente da basal	–
Braços	Relaxados	Fletidos ou estendidos	–
Pernas	Relaxadas	Fletidas ou estendidas	–
Estado de alerta	Dormindo e/ou calmo	Irritado	–

Quadro 22.3 – Definições operacionais da NFCS.

Fronte saliente – abaulamento e sulcos acima e entre as sobrancelhas
Olhos espremidos – compressão total ou parcial da fenda palpebral
Sulco nasolabial aprofundado – aprofundamento do sulco que se inicia em volta das narinas e se dirige à boca
Lábios entreabertos – qualquer abertura dos lábios
Boca esticada – vertical (com abaixamento da mandíbula) ou horizontal (com estiramento das comissuras labiais)
Lábios franzidos – parecem estar emitindo um "úúúú"
Língua tensa – protrusa, esticada e com as bordas tensas
Tremor do queixo

tamentais e um indicador fisiológico, avaliados antes, durante e após procedimentos invasivos agudos em RN a termo e pré-termo. Define-se a presença de dor quando a pontuação é superior a três (NIPS > 3).

- **Escala EDIN** (*Échelle Douleur Inconfort Nouveau-Né*)[29] – Escala de Dor e Desconforto Neonatal (Quadro 22.6). Escala multidimensional que avalia a dor prolongada em RN prematuros. Pontuações superiores a seis (EDIN > 6) devem alertar para a necessidade de introdução ou adequação da analgesia.

De acordo com as escalas acima definidas, as seguintes ações são propostas à equipe multiprofissional:

Quadro 22.4 – *Behavioral Indicators of Infant Pain* – BIIP.

BIIP	Pontuação	Definição
Estado de sono/vigília		
Sono profundo	0	Olhos fechados, respiração regular, ausência de movimentos das extremidades
Sono ativo	0	Olhos fechados, contração muscular ou espasmos/abalos, movimento rápido dos olhos, respiração irregular
Sonolento	0	Olhos fechados ou abertos (porém com olhar vago, sem foco), respiração irregular e alguns movimentos corporais
Acordado/quieto	0	Olhos abertos e focados, movimentos corporais raros ou ausentes
Acordado/ativo	1	Olhos abertos, movimentos ativos das extremidades
Agitado/chorando	2	Agitado, inquieto, alerta, chorando
Mímica facial e movimentação das mãos		
Fronte saliente	1	Abaulamento e presença de sulcos acima e entre as sobrancelhas
Olhos espremidos	1	Compressão total ou parcial da fenda palpebral
Sulco nasolabial aprofundado	1	Aprofundamento do sulco que se inicia em volta das narinas e se dirige à boca
Boca esticada na horizontal	1	Abertura horizontal da boca acompanhada de estiramento das comissuras labiais
Língua tensa	1	Língua esticada e com as bordas tensas
Mão espalmada	1	Abertura das mãos com os dedos estendidos e separados
Mão fechada	1	Dedos fletidos e fechados fortemente sobre a palma das mãos formando um punho cerrado/mão fechada

Quadro 22.6 – *Échelle Douleur Inconfort Nouveau-Né* – EDIN.

EDIN	Pontuação – definição
Atividade facial	0 – relaxada 1 – testa ou lábios franzidos, alterações de boca transitórias 2 – caretas frequentes 3 – mímica de choro ou totalmente sem mímica
Movimento corporal	0 – relaxado 1 – agitação transitória, geralmente quieto 2 – agitação frequente, mas dá para acalmar 3 – agitação persistente, hipertonia mmii/ss ou parado
Qualidade do sono	0 – dorme fácil 1 – dorme com dificuldade 2 – sonecas curtas e agitadas 3 – não dorme
Contato com enfermagem	0 – atento à voz 1 – tensão durante a interação 2 – chora à mínima manipulação 3 – Não há contato, geme à manipulação
Consolável	0 – quieto e relaxado 1 – acalma rápido com voz, carinho ou sucção 2 – acalma com dificuldade 3 – não acalma, suga desesperadamente

mmii/ss = membros superiores e/ou inferiores.

Equipe de enfermagem[12,30]

1. Aplicar a escala NIPS[28] de maneira simultânea à monitorização dos sinais vitais, de acordo com a gravidade do paciente. Pontuações superiores a três (NIPS > 3) devem alertar para a necessidade de introdução ou adequação da dose de analgésicos.
2. Aplicar a escala EDIN[29] no final de cada turno de horário da enfermagem (manhã, tarde e noite). Considerar ou ajustar a analgesia com escores superiores a 6 (EDIN > 6).

Equipe médica[12,30]

Aplicar a escala NFCS[25,26] para os RN com idade gestacional maior ou igual a 34 semanas e a BIIP[27] para aqueles menores de 34 semanas, de acordo com as situações abaixo:

- Pontuação da NIPS > 3 e/ou da EDIN > 6, segundo equipe de enfermagem
- RN submetidos à cirurgia de qualquer porte.
- Pacientes submetidos à drenagem torácica.
- RN submetidos à entubação traqueal e ventilação mecânica.
- Pacientes submetidos à flebotomia e/ou inserção de cateter percutâneo.
- RN com fraturas ósseas.
- RN com enterocolite necrosante.
- Em todo RN peso < 1.000g a cada 6 horas na primeira semana de vida.

Recomenda-se iniciar ou ajustar a analgesia sempre que a pontuação do NFCS for superior a 3 e/ou a do BIIP for superior a 5.

Vale ressaltar que, apesar das críticas aos instrumentos disponíveis para a avaliação da dor nas UTI neonatais, há evidência de que a avaliação regular e sistemática da dor nos pacientes aí internados aumente a consciência da equipe a respeito da dor e traga à discussão a necessidade ou não de analgesia.

PREVENÇÃO DA DOR NO RN[6,8,9,31]

É fundamental tentar minimizar a estimulação nociva sofrida pelo RN durante sua permanência na unidade de terapia intensiva. Assim, é preciso controlar a incidência de luz sobre a criança, tentar diminuir o ruído à sua volta e racionalizar a manipulação do paciente, de tal modo que os cuidados apropriados sejam realizados, mas que se preservem períodos livres para o sono. É preciso estimular a utilização de monitorização não invasiva, as coletas de sangue devem ser racionalizadas e agrupadas e o uso de cateteres centrais estimulado. É importante utilizar pequena quantidade de esparadrapo e/ou outras fitas adesivas, quando da fixação dos acessos venosos, arteriais, cânulas traqueais e drenos torácicos, entre outros. Os procedimentos devem ser realizados de preferência pelo médico e/ou enfermeiro mais habilitado da unidade ou sob sua supervisão direta. Nesse contexto, tão ou mais importante que as orientações citadas é priorizar o contato do paciente com os pais para estimular o bem-estar do RN e da sua família.

INDICAÇÕES DE ANALGESIA NO RN[6,8,9]

Não existem indicações absolutas para o emprego de analgésicos no RN, devendo-se sempre individualizar a decisão a respeito do alívio da dor. Com essa premissa em mente, é importante considerar a presença da dor e a necessidade terapêutica em pacientes com enterocolite necrosante, nos portadores de tocotraumatismos como fraturas ou lacerações, nos RN submetidos a procedimentos dolorosos como drenagem torácica, entubação traqueal eletiva, inserção de cateteres, punção liquórica, múltiplas punções arteriais, venosas e/ou capilares e às cirurgias de qualquer porte, e em qualquer RN gravemente enfermo que possa necessitar de múltiplos procedimentos dolorosos, em especial naqueles entubados, em ventilação mecânica.

TRATAMENTO NÃO FARMACOLÓGICO DA DOR[32-35]

As medidas analgésicas não farmacológicas constituem-se em importante recurso para o alívio da dor, de maneira isolada ou em conjunto com a terapêutica farmacológica. Sua utilização deve ser considerada em toda situação potencialmente dolorosa. Entre as medidas ambientais e comportamentais utilizadas no contexto da dor do RN, destacam-se:

Contato pele a pele[35-37]

O contato físico entre mãe/pai e filho durante procedimentos agudos tem- se mostrado eficaz para diminuir a dor do RN, quando se estuda a mímica facial de dor, o choro, aumento do cortisol salivar e algumas escalas de avaliação da dor (PIPP e NIPS), especialmente após punções capilares, venosas e de calcâneo. Pode-se preconizar o uso desse recurso em RN saudáveis, que necessitam de um procedimento doloroso isolado, como punção capilar ou venosa ou injeção por via intramuscular. Recomenda-se o contato pele a pele no mínimo 2 minutos antes da realização do procedimento.

Sucção não nutritiva[32,35,38]

O uso da chupeta inibe a hiperatividade, modula o desconforto do RN e diminui a dor de RN a termo e prematuros submetidos a procedimentos dolorosos agudos. A analgesia promovida pela chupeta ocorre durante os movimentos ritmados de sucção. A revisão sistemática de sete estudos em prematuros e seis em RN a termo permite concluir que há evidências da sua eficácia na diminuição da reatividade desencadeada pelo procedimento doloroso no período neonatal[39]. Contudo, não se conhece sua eficácia analgésica em RN criticamente doentes, extremamente imaturos e submetidos a repetidos estímulos dolorosos. Recomenda-se a sucção não nutritiva com chupeta ou com o dedo enluvado 2 minutos antes da realização do procedimento doloroso, especialmente para a punção capilar. Embora existam controvérsias a respeito do uso da chupeta em unidades neonatais e sua associação com um possível desestímulo ao aleitamento materno, a sucção não nutritiva em pacientes prematuros e muito manipulados parece ser de grande utilidade na organização neurológica e emocional do RN após o estímulo agressor. Dessa maneira, acredita-se que o seu emprego deva ser estimulado, de maneira seletiva, em grupos específicos de RN e para procedimentos dolorosos agudos.

Soluções adocicadas[32-35,40-42]

Vários estudos em RN a termo e prematuros mostram que, durante a coleta de sangue por punção capilar e venosa ou durante a circuncisão, as soluções adocicadas diminuem o tempo de choro, atenuam a mímica facial de dor e reduzem a resposta fisiológica à dor, comparadas à água destilada e à própria sucção não nutritiva. Sua ação parece se dever à liberação de opioides endógenos, aliada à liberação de acetilcolina e dopamina pelas vias moduladoras da dor[41]. Entre as várias soluções pesquisadas, as mais utilizadas são a sacarose e a solução glicosada. A revisão sistemática a respeito do uso de sacarose na concentração de 12 ou 24% e na dose 0,5-2,0mL cerca de 2 minutos antes do procedimento doloroso para alívio da dor desencadeada por procedimentos invasivos no período neonatal englobou 57 estudos e 4.730 RN. Poucos estudos puderam ser combinados em metanálise, mas a reunião daqueles que analisaram a punção capilar demonstra redução de cerca de dois pontos em escalas validadas de dor 30 e 60 segundos após o procedimento[40]. Quanto à glicose, a revisão sistemática de 35 estudos e mais de 3.000 RN demonstra que a solução glicosada a 20-30% antes de procedimentos dolorosos reduz a pontuação das escalas validadas de dor, a incidência de choro e sua duração em RN[42]. Assim, é possível recomendar o emprego clínico de solução glicosada a 25% para o RN a termo (2mL) e para o prematuro (0,5mL), administrada na porção anterior da língua cerca de 2 minutos antes de procedimentos invasivos isolados, como punções capilares ou venosas. Ainda persistem dúvidas a respeito do fenômeno de tolerância e da segurança com o uso repetitivo das soluções adocicadas. Importante ressaltar que, apesar de alguns autores questionarem as propriedades analgésicas das soluções adocicadas[43,44], a quase totalidade dos estudos existentes e as mais recentes revisões da literatura comprovam a eficácia e a segurança dessas soluções em reduzir a dor de procedimentos dolorosos agudos[40,42,45,46], podendo ser combinados com outros métodos de analgesia, por exemplo, a sucção não nutritiva ou o contato pele a pele[47].

Amamentação

A amamentação parece promover analgesia por múltiplas vias durante o procedimento doloroso, englobando mecanismos sensoriais relacionados ao contato com a pele materna, a presença de sucção, o leite materno adocicado, além do olfato[39]. Resultados de revisão sistemática demonstram que o aleitamento materno, quando comparado à não intervenção analgésica ou às medidas como contenção/posicionamento do RN, é mais efetivo na redução da pontuação de escalas validadas de dor. Já a comparação da amamentação com as soluções adocicadas para o alívio da dor do RN não mostra diferenças significantes entre as intervenções[48]. Os estudos do leite materno isoladamente no alívio da dor mostram resultados inconsistentes.

TRATAMENTO FARMACOLÓGICO DA DOR

ANALGÉSICOS NÃO OPIOIDES[23,49,50]

Os anti-inflamatórios não hormonais são os principais medicamentos desse grupo e atuam por inibição das prostaglandinas e do tromboxano, liberados durante a agressão tecidual. São indicados em processos dolorosos leves ou moderados e/ou quando a dor está associada a processo inflamatório, especialmente em situações nas quais a depressão respiratória desencadeada pelos opioides é preocupante e indesejável.

Os anti-inflamatórios não hormonais incluem o paracetamol, o ácido acetilsalicílico, o diclofenaco, o ibuprofeno, a indometacina, o naproxano, o cetorolaco e a dipirona, entre outros. Excluindo-se o paracetamol, nenhuma dessas drogas está liberada para uso analgésico no período neonatal, nem mesmo a indometacina e o ibuprofeno, que vêm sendo largamente utilizados para a indução farmacológica do fechamento do canal arterial em RN prematuros.

Assim, no que se refere ao **paracetamol**, o início da ação analgésica é lento, cerca de 1 hora, sendo efetivo em processos dolorosos desencadeados por lesão tecidual. Sua grande vantagem é a pequena hepatotoxicidade no período neonatal. Além disso, como o paracetamol não interfere na agregação plaquetária nem induz gastrite, pode ser útil como coadjuvante da analgesia pós-operatória de RN. Deve ser administrado na dose de 10-15mg/kg/dose a cada 6-8 horas no RN a termo e 10mg/kg/dose a cada 8-12 horas no prematuro, de preferência por via oral. A via retal tem sido pouco utilizada por levar à absorção errática do medicamento e, em nosso meio, não existem preparados para a administração parenteral do paracetamol[51-52]. Vale lembrar que estudos europeus têm mostrado a eficácia do preparado por via intravenosa do paracetamol na dor pós-operatória de RN, reduzindo a exposição desses pacientes à analgesia opioide[53].

ANALGÉSICOS OPIOIDES[6,23,49,50,54,55]

Constituem-se na mais importante arma para o tratamento da dor de RN criticamente doentes. Eles atuam por meio de receptores específicos espalhados pelo sistema nervoso central, cuja ativação inibe a transmissão do estímulo nociceptivo aos centros superiores de processamento e associação. Os opioides inibem a aferência da dor na medula espinal e, simultaneamente, ativam as vias corticais descendentes inibitórias da dor, levando, assim, à analgesia. Além de atuarem nos receptores especificamente ligados à analgesia, a interação desse grupo de fármacos com outros receptores opioides desencadeia, de maneira paralela à analgesia, depressão respiratória, graus variáveis de sedação, íleo, retenção urinária, náuseas, vômitos, tolerância e dependência física. Entre os efeitos colaterais, destacam-se:

Tolerância – necessidade de aumentar progressivamente a dose do fármaco, a fim de obter o efeito analgésico desejado. A tolerância aos opioides aparece em cerca de três semanas, quando usados de maneira intermitente e em aproximadamente uma semana, quando a droga é administrada por infusão contínua.

Dependência física – estado fisiológico produzido pela administração continuada da medicação, em geral, acima de uma semana. A presença da dependência física implica o aparecimento de síndrome de abstinência, quando há interrupção abrupta da administração da droga. A profilaxia da abstinência é realizada por diminuição gradativa da dose diária do opioide, indicando-se um período de cerca de 10 dias para sua retirada total. Deve-se diferenciar a dependência física de adição. Essa última caracteriza-se pelo uso compulsivo da droga, que modifica o comportamento do indivíduo e acaba por invadir todas as atividades de vida diária. O risco de uso compulsivo de narcóticos na adolescência e vida adulta de pacientes tratados com opioides no período neonatal é o mesmo que o da população geral, dependendo da estruturação psicológica do indivíduo, da dinâmica familiar e de fatores ambientais.

Estudos recentes também indicam que, em RN prematuros de extremo baixo peso em ventilação mecânica e que receberam morfina até cerca de 14 dias, a presença de hipotensão prévia à sua administração se associa a pior prognóstico neurológico (aumento da frequência de hemorragia peri-intraventicular, leucomalacia periventricular e/ou óbito)[56,57]. Portanto, nos prematuros de extremo baixo peso, após a avaliação criteriosa da dor e definida a indicação do opioide, recomenda-se só iniciar sua administração se os pacientes apresentarem estabilidade hemodinâmica. Entre os opioides mais utilizados no período neonatal, destacam-se a morfina, o citrato de fentanil, o remifentanil, o tramadol e a metadona em RN criticamente doentes.

Morfina[23,49,50,54,55]

Trata-se de potente analgésico e bom sedativo com ação nos receptores μ_1 (mu$_1$) e μ_2 (mu$_2$). A droga pode ser administrada de maneira intermitente, na dose de 0,05-0,20mg/kg/dose a cada 4 horas, preferencialmente por via intravenosa. Quando se opta pela infusão contínua da morfina, iniciar o esquema analgésico com as seguintes doses por via intravenosa, de acordo com a idade gestacional do RN:

- ≥ 37 semanas: dores moderadas 5-10μg/kg/h, e nas intensas, 10-20μg/kg/h.
- < 37 semanas: dores moderadas 2-5μg/kg/hora, e nas intensas 5-10μg/kg/h.

Entre os efeitos colaterais da morfina, destacam-se depressão respiratória, íleo intestinal, náuseas, vômitos e retenção urinária, todos comuns aos opioides. A morfina desencadeia também liberação histamínica, que leva ao broncoespasmo, especialmente em RN portadores de displasia broncopulmonar. Além disso, a liberação histamínica e a supressão do tônus adrenérgico são responsáveis pelo aparecimento de hipotensão arterial, mais prevalente em pacientes hipovolêmicos. A tolerância e a síndrome de abstinência podem ser observadas, a depender do tempo de utilização do fármaco e da estratégia empregada para sua suspensão. Para fins práticos, propõe-se o seguinte esquema de retirada da morfina, de acordo com o tempo prévio de utilização do medicamento: ≤ 3 dias – retirar de forma abrupta; 4 a 7 dias – retirar 20% da dose inicial ao dia; 8 a 14 dias – retirar 10% da dose inicial ao dia; e >14 dias – retirar 10% da dose inicial a cada 2 a 3 dias. A naloxona é um antagonista efetivo da morfina, podendo ser utilizada na dose de 0,001mg/kg, quando se quer minimizar o prurido, ou na dose de 0,01mg/kg, para reverter a depressão respiratória e a analgesia. Importante lembrar que a naloxona é contraindicada nos pacientes que estão recebendo morfina há mais de cinco dias, pois leva ao aparecimento de síndrome de abstinência.

Existem preocupações relacionadas ao uso em longo prazo da morfina e que ainda não foram estudadas para os outros opioides: o seguimento de prematuros expostos à morfina no período neonatal indica possível associação com pior desempenho motor aos oito meses[58] e à coordenação visuoespacial aos 5 anos de idade[59], o que significa que sua indicação nos RN criticamente doentes deve ser criteriosa e sua administração se restringir ao tempo realmente necessário, sempre com a menor dose cumulativa possível.

Citrato de fentanil[23,49,50,54,55]

Trata-se de um opioide sintético com ação nos receptores μ_1 (mu$_1$) e δ (delta). Apresenta 13 a 20 vezes a potência analgésica da morfina no RN. Tem início de ação mais rápido e duração mais curta do que a morfina. Pode ser empregado na dose de 0,5-4mg/kg/dose a cada 2 a 4 horas, preferencialmente por via intravenosa. Quando se opta pela infusão contínua do fentanil, iniciar o esquema analgésico com as seguintes doses por via intravenosa, de acordo com a idade gestacional do RN:

- ≥ 37 semanas: dores moderadas 0,5-1µg/kg/h, e nas intensas, 1-2µg/kg/h.
- < 37 semanas: dores moderadas 0,5µg/kg/h, e nas intensas, 1µg/kg/h.

A infusão contínua é a técnica de administração mais empregada devido à estabilidade dos níveis terapêuticos séricos da droga. O inconveniente dessa técnica é o aparecimento rápido do fenômeno de tolerância, sendo necessárias doses crescentes do fármaco para obter o nível analgésico desejado. Estudo multicêntrico italiano comparou a infusão contínua à intermitente do fentanil em RN com menos de 33 semanas em ventilação mecânica com cânula traqueal nas primeiras 72 horas de vida. Os pacientes foram randomizados para receber fentanil contínuo (n = 64; ataque de 1µg/kg/30min seguida por infusão de 1µg/kg/h) ou placebo (n = 67; infusão de soro fisiológico). Em ambos os grupos, foi feita infusão de *bolus* de fentanil (1µg/kg) para a inserção de cateter venoso central, punção lombar e drenagem de tórax ou, ainda, se a aplicação sistemática de escala validada de dor detectasse sua presença. O *bolus* de fentanil foi efetivo para reduzir a dor aguda dos pacientes estudados, mas a infusão contínua não reduziu a dor prolongada e aumentou os efeitos colaterais do opioide[60].

O citrato de fentanil desencadeia poucos efeitos adversos cardiovasculares e, ocasionalmente, apresenta discreta bradicardia. A injeção rápida de doses elevadas do medicamento pode levar à rigidez muscular, em especial na região da caixa torácica. Entre outros efeitos colaterais observados, comuns a todos os opioides, estão depressão respiratória, íleo intestinal, náuseas, vômitos e retenção urinária. Após a administração da droga por período superior a três dias, essa deve ser retirada de maneira gradual. Para fins práticos, propõe-se o seguinte esquema de retirada do fentanil, de acordo com o tempo prévio de uso do medicamento: ≤ 3 dias – retirar de forma abrupta; 4 a 7 dias – retirar 20% da dose inicial ao dia; 8 a 14 dias – retirar 10% da dose inicial ao dia; e >14 dias – retirar 10% da dose inicial a cada 2 a 3 dias.

A naloxona também é um antagonista efetivo do fentanil, podendo ser usada na dose de 0,001mg/kg para minimizar o prurido e as náuseas ou na dose de 0,01mg/kg para reverter a depressão respiratória e a analgesia. Diante de um quadro de rigidez torácica, indica-se o uso da naloxona (0,01mg/kg) associada ao curare. É contraindicada nos pacientes que estão recebendo fentanil há mais de três dias, pois sua administração pode desencadear a síndrome de abstinência.

Remifentanil[61-63]

É um opioide sintético, desenvolvido na década 1990 e introduzido na prática clínica em 1996, com intensa ação agonista nos receptores opioides µ (mu) e leve afinidade pelos receptores κ (kappa) e σ (sigma), promovendo potente analgesia com leve grau de sedação. Seu potencial de ação é 26 a 65 vezes maior que o do fentanil. Na sua metabolização, realizada por estearases plasmáticas e teciduais inespecíficas, produz como metabólito o ácido remifentanil, que é eliminado pela urina e não apresenta atividade clínica significante. Devido à sua conformação molecular, esse opioide apresenta perfil farmacocinético único de ação ultracurta, com início e duração muito rápidos, evidenciando equilíbrio plasmático-neurológico após 1-1,5 minuto do início da infusão, com meia-vida de 3-5 minutos, e recuperação quase que imediata dos efeitos clínicos após a interrupção da sua administração. Sua farmacocinética não é influenciada pela insuficiência ou imaturidade renal e/ou hepática, pois a eliminação depende de estearases plasmáticas e teciduais. Em crianças e RN, o remifentanil apresenta *clearance* mais rápido que nos adultos e, no período neonatal, sua farmacocinética ainda não é bem definida. Quanto à farmacodinâmica, essa parece ser diferente entre RN a termo, prematuros, lactentes e crianças maiores, mas sem uma definição clara devido à escassez de estudos nas diferentes faixas etárias. Os principais efeitos adversos são bradicardia, hipotensão, depressão respiratória, rigidez da caixa torácica, náuseas e vômitos, porém todos com menor frequência e intensidade quando comparado a outros opioides. Os diferentes estudos com remifentanil para analgesia antes da realização de procedimentos ou para a anestesia aplicaram doses de 0,025-2µg/kg/min. Doses acima de 1µg/kg/min têm sido associadas com maior instabilidade hemodinâmica e rigidez de caixa torácica[64]. Sua principal indicação é a analgesia durante procedimentos diagnósticos e/ou terapêuticos de curta duração, em situações nas quais os efeitos adversos, principalmente os respiratórios, não são desejados e em pacientes com respiração espontânea. Tem sido indicado com maior frequência como pré-medicação para a entubação traqueal[64,65] em pacientes submetidos à ventilação mecânica[66], principalmente quando a extubação precoce é o objetivo esperado[67], e em cirurgias de curta duração. Em 2010, a Academia Americana de Pediatria considerou o remifentanil um opioide aceitável na pré-medicação para a entubação endotraqueal eletiva no período neonatal[68]. Contudo, com base nas evidências disponíveis, ainda são necessários estudos randomizados, com maior número de RN a termo e prematuros, que abordem a aplicação e a segurança do remifentanil nos diferentes procedimentos diagnósticos e terapêuticos no período neonatal.

Tramadol[69,70]

Trata-se de um opioide agonista m_1 (mu_1) que também estimula a liberação de serotonina das terminações nervosas e inibe a recaptação de serotonina e de noradrenalina, que ativam as vias descendentes inibitórias da dor. O tramadol apresenta aproximadamente 1/10 da potência analgésica da morfina. O aparecimento de tolerância e de dependência física é menor, quando comparado aos opioides clássicos. Com base em pesquisas clínicas isoladas, a medicação vem sendo utilizada na dose de 5mg/kg/dia, dividida em três (8/8 horas) ou quatro (6/6 horas) tomadas, por via oral ou intravenosa. Pode-se ainda administrar a droga por infusão contínua, na dose de 0,10-0,25mg/kg/h, não havendo relatos de efeitos adversos importantes. Mesmo apresentando um potencial menor para o desenvolvimento de tolerância e dependência física, é recomendável a retirada gradual do tramadol, quando seu uso supera 5 a 7 dias: uso ≤ 5 dias – retirar de forma abrupta; uso de 6 a 14 dias – retirar 20% da dose inicial ao dia; e uso ³ 15 dias – retirar 10% da dose inicial ao dia. É preciso ressaltar que o uso do tramadol deve ser restrito nas unidades neonatais, uma vez que os estudos não demonstram vantagens do seu uso com relação ao fentanil no que se refere à depressão respiratória e à diminuição da motilidade intestinal[70].

Metadona[23,50,71]

O efeito analgésico da metadona ocorre por ação agonista nos receptores m_1 (mu_1) e antagonista nos receptores NMDA. Apresenta meia-vida de 16-24 horas nos RN prematuros. Raramente é utilizada como analgésico de primeira escolha no período neonatal. Sua principal indicação consiste no tratamento da síndrome de abstinência aos opioides, que pode aparecer em RN de mães usuárias de opioides e também devido ao uso prolongado da morfina e/ou de seus análogos na analgesia de RN criticamente doentes. A vantagem da metadona é a possibilidade de oferecer a droga apenas uma a duas vezes ao dia por via oral, tornando possível, eventualmente, que a retirada dos opioides seja completada após a alta hospitalar. Para sua prescrição, deve-se respeitar a bioequivalência das medicações (0,001mg/kg/dia de fentanil por via intravenosa = 0,1mg/kg/dia de metadona). Na transformação inicial do fentanil para a metadona, deve-se calcular a dose equivalente e prescrever somente 50% da dose calculada, dividida em uma (24/24 horas) ou duas (12/12 horas) tomadas por via oral. Diminuir gradativamente as doses da metadona por via oral (10-20% da dose inicial a cada 1-3 dias) e até retirá-la. Doses excessivas de metadona também estão associadas à depressão respiratória e à obstipação intestinal.

O quadro 22.7 apresenta as doses recomendadas, os principais efeitos colaterais e o esquema de retirada dos opioides mais utilizados no período neonatal.

ANESTÉSICOS GERAIS[23,50,72]

O uso de anestésicos está, em geral, limitado ao intraoperatório de portadores de doenças cirúrgicas, existindo pouca familiaridade dos neonatologistas com essa classe de drogas. Entre os anestésicos, existem relatos da utilização de cetamina em RN criticamente doentes. A cetamina[23,50,55,72] é o único agente anestésico que produz concomitantemente analgesia intensa, sedação e amnésia. Suas potenciais vantagens, em relação aos opioides, residem no fato de a droga estimular o sistema cardiovascular, por liberação de catecolaminas, e o centro respira-

Quadro 22.7 – Posologia e efeitos colaterais da morfina, fentanil e tramadol.

	Morfina	Fentanil	Tramadol
Dose intermitente	0,05-0,20mg/kg/dose a cada 4 horas, IV lento	0,5-4µg/kg/dose a cada 2-4 horas, IV lento	5mg/kg/dia dividido 6/6h ou 8/8h, IV ou VO
Dose contínua por via IV	**RNPT**: 2-10µg/kg/h **RNT**: 5-20µg/kg/h	**RNPT**: 0,5-1µg/kg/h **RNT**: 0,5-2µg/kg/h	**RNT** ou **RNPT** 0,10- 0,25mg/kg/h
Efeitos colaterais	Broncoespasmo, hipotensão arterial, depressão respiratória, náuseas, vômitos, retenção urinária, tolerância e síndrome de abstinência	Tolerância, síndrome de abstinência, depressão respiratória, rigidez de caixa torácica, íleo intestinal, náuseas, vômitos, retenção urinária, bradicardia	Obstipação intestinal, depressão respiratória, tolerância e síndrome de abstinência
Esquema de retirada da droga se a utilização for	**< 3 dias**: retirada abrupta **4-7 dias**: retirar 20% da dose inicial ao dia **8-14 dias**: retirar 10% da dose inicial ao dia **> 14 dias**: retirar 10% da dose inicial a cada 2-3 dias		**< 5 dias**: retirada abrupta **5-7 dias**: retirar 20% da dose inicial ao dia **8-14 dias**: retirar 10% da dose inicial ao dia **>14 dias**: retirar 10% da dose inicial a cada 2-3 dias

tório, com broncodilatação e aumento da complacência pulmonar. Nas desvantagens de seu uso no RN incluem-se hipertensão arterial, aumentos da pressão intracraniana, da resistência vascular pulmonar (em especial em portadores de hipertensão pulmonar persistente) e da quantidade de secreção brônquica e salivar, além do aparecimento de alucinações. É indicada para a analgesia durante procedimentos dolorosos em crianças com cardiopatias congênitas, doenças obstrutivas de vias aéreas, instabilidade hemodinâmica e em pacientes sem acesso venoso. A infusão da cetamina deve ser acompanhada da administração de midazolam e atropina, de acordo com o quadro 22.8.

Quadro 22.8 – Esquema de administração da ketamina.

	IV	IM	VO
Dose	0,25-0,5mg/kg	2-3mg/kg	4-6mg/kg
Início da ação	0,5-2 minutos	5-15 minutos	20-45 minutos
Duração	20-60 minutos	30-90 minutos	60-120 minutos
Midazolam	0,05mg/kg	0,05-0,1mg/kg	0,5mg/kg
Atropina	0,01mg/kg	0,01-0,02mg/kg	0,02-0,03mg/kg

Não existem estudos a respeito da farmacocinética, farmacodinâmica e segurança da cetamina em RN a termo e prematuros. Recomendam-se novas investigações científicas e cautela antes da disseminação do uso dessa droga fora do ambiente cirúrgico. Vale ressaltar que estudos em modelos animais mostram que a exposição de lactentes a alguns anestésicos e sedativos está associada a déficits de memória e aprendizado na infância e a outras mudanças neurodegenerativas no sistema nervoso central. Os dados em seres humanos são, no momento, insuficientes para afirmar ou refutar a possibilidade de efeitos similares aos descritos nos animais[73].

ANESTÉSICOS LOCAIS[23,49,50,74,75]

A anestesia tópica pode ser um importante recurso para minimizar a dor de um procedimento necessário do ponto de vista diagnóstico ou terapêutico. Entre os anestésicos locais disponíveis no mercado, a mistura eutética de prilocaína e lidocaína (EMLA®) pode produzir anestesia em pele intacta 60 a 90 minutos após a aplicação. Os trabalhos têm demonstrado que a aplicação do EMLA® isoladamente, em um único procedimento, é segura no RN, desde que a área de pele coberta pelo anestésico não exceda 100cm². Sua eficácia analgésica, no entanto, é controversa nessa faixa etária. O EMLA® tem-se mostrado eficaz para reduzir a dor desencadeada pela circuncisão no RN a termo, mas não é um anestésico eficaz para as punções capilares. Com relação às punções arteriais, venosas e liquóricas, alguns estudos isolados não indicam eficácia analgésica do EMLA®. De qualquer maneira, vem sendo pouco utilizado nas unidades de terapia intensiva neonatal porque há necessidade de se esperar 60 a 90 minutos após sua aplicação para realizar o procedimento, por levar à vasoconstrição, dificultando a punção venosa ou arterial, e, além disso, não pode ser utilizado de forma repetida pelo risco de meta-hemoglobinemia.

Entre os anestésicos locais disponíveis para uso neonatal, recomenda-se a infiltração local de lidocaína nos pacientes submetidos à punção liquórica, inserção de cateter central e drenagem torácica (Quadro 22.9). A lidocaína a 0,5% sem adrenalina deve ser infiltrada na dose de 5mg/kg. Se essa concentração não estiver disponível na unidade, a droga deve ser diluída em soro fisiológico. O anestésico tópico é administrado por via subcutânea, após assepsia adequada, sendo o início da ação anestésica imediato e a duração de 30-60 minutos após a infiltração. A injeção por via intravenosa inadvertida da lidocaína ou o uso de doses excessivas pode ocasionar letargia, convul-

Quadro 22.9 – Analgesia farmacológica para procedimentos dolorosos ou doenças com componente inflamatório/doloroso frequentes na UTI neonatal.

Procedimentos ou doenças	Analgesia	Quando iniciar
Enterocolite necrosante com ou sem perfuração	Fentanil: 0,5-1µg/kg/h, IV	Após o diagnóstico
Fraturas ósseas	Tramadol: 5mg/kg/dia, de 6/6h ou 8/8h, IV ou SOG Paracetamol: 10-15mg/kg, 2 a 4 vezes ao dia, SOG	Após o diagnóstico
Cateter percutâneo – PICC	Tramadol: 1,3-1,7mg/kg, IV	15-30 minutos antes
Flebotomia	Lidocaína: 0,5-1mL/kg (tópica) e Tramadol: 1,3-1,7 mg/kg, IV ou Fentanil: 1-2µg/kg, IV lento, em 10 minutos	1-2 minutos antes 15-30 minutos antes 10 minutos antes
Inserção cateter-diálise	Lidocaína: 0,5-1mL/kg (tópica) e Tramadol: 1,3-1,7mg/kg, IV ou Fentanil: 1-2µg/kg, IV lento, em 10 minutos	1-2 minutos antes 15-30 minutos antes 10 minutos antes
Punção lombar	Lidocaína: 0,5-1mL/kg (tópica)	1-2 minutos antes
Entubação traqueal eletiva	Fentanil: 1-2µg/kg, IV lento	10 minutos antes 15-30 minutos antes
Drenagem torácica	Lidocaína: 0,5-1mL/kg (tópica) e Fentanil: 1-2µg/kg, IV lento, em 10 minutos	1-2 minutos antes 15-30 minutos antes 10 minutos antes
Cirurgias de pequeno porte	Tramadol: 5mg/kg/dia, de 6/6h ou 8/8h, IV ou SOG Paracetamol: 10-15mg/kg, 2 a 4 vezes ao dia, SOG	2-4 horas após o final da cirurgia
Cirurgias de médio porte	Fentanil: 0,5-1µg/kg/h, IV	2-4 horas após o final da cirurgia
Cirurgias de grande porte	Fentanil: 1- 4µg/kg/h, IV	4-6 horas após o final da cirurgia

sões, depressão miocárdica e disritmias cardíacas. Diante dessas manifestações clínicas, manter a permeabilidade das vias aéreas e a volemia, além de tratar as convulsões com o fenobarbital sódico, por via intravenosa.

No quadro 22.9 são mostradas as indicações e a posologia de analgesia farmacológica para os procedimentos dolorosos ou doenças com componente inflamatório/ doloroso frequentes na UTI neonatal.

SEDAÇÃO NO RECÉM-NASCIDO[6,8,9,23,76]

Os sedativos são agentes farmacológicos que diminuem a atividade, a ansiedade e a agitação do paciente, podendo levar à amnésia de eventos dolorosos ou não dolorosos, mas não reduzem a dor. Tais medicamentos são empregados para reduzir o nível de consciência e acalmar o paciente, diminuir sua movimentação espontânea e induzir o sono. A indicação dos sedativos restringe-se a procedimentos diagnósticos que necessitem de algum grau de imobilidade do paciente, como tomografia computadorizada e ressonância magnética, entre outros. Afora esse grupo de indicações, a administração de sedativos no período neonatal deve ser desencorajada, especialmente nos RN de extremo baixo peso e também quando aplicados de maneira contínua e por períodos prolongados. Tal atitude toma por base os seguintes aspectos:

- Os sedativos não promovem analgesia. Diante de situações potencialmente dolorosas em pacientes criticamente doentes, há necessidade do uso de um analgésico, em geral o opioide. Nesse caso, há potencialização dos efeitos de depressão respiratória e hipotensão, desencadeados pelos sedativos, em especial por diazepínicos, havendo necessidade da redução das doses de ambas as medicações.
- O prognóstico de RN que recebem sedativos de forma prolongada é desconhecido, havendo indícios de que sua aplicação não só aumenta o período de ventilação mecânica dos pacientes, mas também pode elevar o risco de hemorragia peri e intraventricular nos prematuros.

Assim, na UTI neonatal, antes da prescrição de sedativos, todas as possíveis causas de agitação devem ser pesquisadas e tratadas adequadamente, o que inclui a presença de dor, a hipoxemia, a hipertermia, as lesões inflamatórias e outras. Entre os sedativos disponíveis para uso no RN, destacam-se o hidrato de cloral, os barbitúricos, o propofol e os diazepínicos.

Hidrato de cloral[23,76]

Trata-se de um sedativo hipnótico utilizado na realização de procedimentos diagnósticos ou terapêuticos de curta duração, cujo mecanismo de ação não está bem elucidado. Quando o paciente apresenta dor, o hidrato de cloral pode desencadear um efeito paradoxal, com hiperexcitabilidade e agitação. Existe grande preocupação em relação ao uso repetido da droga e possíveis efeitos carcinogênicos. Em RN, o acúmulo de metabólitos ativos pode desencadear o aparecimento de acidose metabólica e hiperbilirrubinemias direta e indireta. Além disso, a droga pode, entre outros efeitos colaterais, levar a irritação gástrica, excitação paradoxal do sistema nervoso, depressão miocárdica e arritmia cardíaca e obstrução de vias aéreas, acompanhadas de depressão respiratória, especialmente se o paciente está em uso de opioides ou outros depressores do sistema nervoso central. Assim, sua indicação é extremamente restrita no período neonatal. Quando se decide pela sedação com hidrato de cloral, a dose é de 25-100mg/kg por via oral, após a alimentação. A absorção do medicamento por via retal é errática. O início da ação do fármaco ocorre em 30-60 minutos e o término em 2-8 horas, mas, em prematuros, podem-se observar os efeitos residuais da droga até 64 horas após sua administração. É necessário, portanto, ter cuidado especial com doses múltiplas de hidrato de cloral para evitar a sobreposição de suas ações farmacológicas e a potencialização de efeitos colaterais.

Barbitúricos[23,55,76]

São potentes depressores do sistema nervoso central, além de apresentarem efeito anticonvulsivante. Nenhum barbitúrico apresenta atividade analgésica intrínseca, podendo até intensificar a sensação de dor. De maneira geral, essa classe de drogas é dividida, de acordo com o seu tempo de ação, em:

Ação curta – utilizados principalmente para a anestesia geral, sendo o tiopental seu representante mais conhecido.

Ação intermediária – empregados para produzir imobilidade em pacientes pediátricos durante a realização de procedimentos não dolorosos, sendo seu representante mais popular o pentobarbital. A dose por via intravenosa é de 0,5-1mg/kg, seguido de incrementos de 1mg/kg a cada 3 a 5 minutos. O início de ação do fármaco ocorre em 1 a 10 minutos e a duração é de 1 a 4 horas. Quando se utiliza a via intravenosa, a droga deve ser infundida lentamente para evitar a depressão respiratória, a obstrução de vias aéreas e a hipotensão. Por via oral, a dose é de 2-6mg/kg, com o início da ação sedativa em 15 a 60 minutos e a duração de 2 a 4 horas.

Ação prolongada – o principal medicamento desse grupo é o fenobarbital. Trata-se de um anticonvulsivante que apresenta leve efeito sedativo. O nível terapêutico da droga, como anticonvulsivante, encontra-se entre 15 e 30µg/mL de soro, e o tóxico, acima de 30µg/mL. A sedação ocorre com cerca de 40µg/mL e, portanto, em concentração muito próxima ao nível tóxico da droga. Além disso, a tolerância ao efeito sedativo ocorre rapidamente, em 2 a 7 dias. Dessa maneira, o fenobarbital não deve ser utilizado para a sedação de RN criticamente doentes, restringindo-se sua indicação para a terapêutica das síndromes convulsivas.

Propofol[23,50,77,78]

É um potente depressor do sistema nervoso central, cuja ação, rapidamente reversível, não deixa sedação residual. O início da ação ocorre, em geral, cerca de 1 a 3 minutos após a infusão do fármaco, durando 15-20 minutos. O medicamento possui atividade antiemética, sendo indicado para induzir sedação profunda durante procedimentos diagnósticos ou terapêuticos ou para a indução de anestesia geral em adultos, crianças e RN. O propofol não apresenta nenhuma atividade analgésica e sua infusão é dolorosa. A droga leva à depressão respiratória e à hipotensão arterial, efeitos esses potencializados pelo uso concomitante de opioides, cetamina ou óxido nitroso. É preciso extrema cautela na sua manipulação porque a emulsão de propofol é um excelente meio de cultura para bactérias e fungos. Deve-se lembrar de que não existem estudos a respeito da farmacocinética, da farmacodinâmica e da segurança do medicamento na população neonatal. Recente revisão sistemática[78] incluiu um estudo randomizado com 63 RN (33 RN do grupo propofol e 30 RN do grupo morfina + atropina + suxametônio), avaliou eficácia e segurança do propofol como pré-medicação para entubação traqueal no período neonatal e demonstrou redução na duração do procedimento e no tempo de recuperação após esse. Contudo, não se observaram diferenças entre os grupos quanto a número de tentativas de entubação e seus efeitos colaterais. Com base nas evidências disponíveis, até o momento não é possível recomendar com segurança o uso clínico do propofol para a população neonatal.

Diazepínicos[76]

Constituem-se no grupo de drogas mais empregado como sedativo, não possuindo nenhuma atividade analgésica. Os diazepínicos podem levar à depressão respiratória, à obstrução de vias aéreas, à hipotensão e à excitação paradoxal. Esses efeitos são potencializados por outros depressores do sistema nervoso, como os opioides. Entre os diazepínicos, os mais utilizados no período neonatal são o midazolam e o lorazepam.

O **midazolam**[8,9,23,50,79] apresenta boa atividade sedativa. Os cuidados durante sua administração referem-se à possibilidade do aparecimento de depressão respiratória e hipotensão, convulsões durante infusões rápidas de doses elevadas e dependência física 48 horas após o início do seu uso, implicando a necessidade de retirada gradual da droga para evitar a síndrome de abstinência. Um estudo associou o uso contínuo e precoce do midazolam em RN prematuros à maior ocorrência de: prognóstico neurológico desfavorável, caracterizado por presença de hemorragia intraventricular graus III e IV, leucomalacia periventricular e/ou óbito no período neonatal[80]. A última revisão sistemática a respeito do uso dessa medicação no período neonatal não encontrou evidências de benefícios do midazolam como sedativo de escolha para RN sob cuidados intensivos. Além dos achados de maior incidência de eventos neurológicos adversos, essa revisão indica que a infusão de midazolan também aumenta o tempo de internação dos pacientes na unidade neonatal, quando comparado ao placebo[79]. Caso se opte por sua administração, o midazolam pode ser aplicado por via intravenosa intermitente, na dose de 0,05-0,15mg/kg/dose, lentamente, em 2-5 minutos, a cada 2 a 4 horas. O início da ação do fármaco ocorre em 1-3 minutos, o pico em 3-5 minutos e a duração do efeito sedativo do midazolam, após a administração de dose única, é de 1 a 2 horas. Nos pacientes que requerem múltiplas doses do midazolam, é preferível a utilização da via intravenosa contínua, na dose de 0,1-0,6µg/kg/min, evitando-se a dose de ataque no período neonatal. A droga é compatível com soluções de glicose, salina, água destilada ou nutrição parenteral. O fármaco pode, ainda, ser instilado por via intranasal na dose de 0,2-0,3mg/kg do mesmo preparado por via intravenosa. O início da ação ocorre em 5-10 minutos e a duração do efeito sedativo é de 1 a 2 horas. A prescrição conjunta do midazolam e do opioide requer extrema cautela, uma vez que existem relatos do aparecimento de encefalopatia, com redução da atenção visual, posturas distônicas e corioatetose em crianças que utilizaram a combinação de fentanil e midazolam, por via intravenosa contínua. Além disso, como o midazolam desencadeia dependência após 3 a 5 dias de uso, sua retirada, nesse caso, deve ser lenta e gradual, podendo ser aplicado o seguinte esquema: uso ≤ 3 dias – retirar de forma abrupta; uso durante 4-7 dias – retirar 20% da dose inicial ao dia; uso durante 8-14 dias – retirar 10% da dose inicial ao dia; e uso > 14 dias – retirar 10% da dose inicial a cada 2 a 3 dias.

O **lorazepam**[23] também é um anticonvulsivante, com bom efeito sedativo e hipnótico. Como seu efeito é de longa duração, pode ser indicado no RN para a sedação na unidade neonatal ou para o tratamento do mal convulsivo. A dose recomendada é de 0,03-0,05mg/kg, podendo chegar, eventualmente, a 0,1mg/kg, por via intravenosa, devendo ser administrada lentamente, em 2 a 3 minutos. É possível repetir o lorazepam, na mesma dose, a cada 4-8 horas, de acordo com a indicação clínica. Seu uso prolongado pode levar ao aparecimento de movimentos estereotipados, especialmente em prematuros, além de depressão respiratória, obstrução de vias aéreas

e hipotensão, comuns a todos os diazepínicos. O lorazepam não está disponível, na forma injetável, no mercado brasileiro.

A administração de benzodiazepínicos pode levar à toxicidade aguda e crônica. Na toxicidade aguda, podem ocorrer desde alterações leves, como excitação paradoxal, até problemas graves, como depressão respiratória, hipotensão e coma. O **flumazenil**[76,81] é um antagonista puro dos benzodiazepínicos, disponível comercialmente em solução injetável de 10mL, com 0,1mg/mL. A dose inicial da droga é de 0,01mg/kg, podendo ser repetida a cada 2 minutos, até a dose total de 1mg (10mL). Em geral, há reversão dos efeitos indesejados em 1-3 minutos e a duração do efeito do flumazenil é de 45-60 minutos. Como a duração do efeito do antagonista é inferior à do diazepínico, o paciente deve ser sempre observado, no mínimo, durante 2 horas. Deve-se lembrar de que o uso desse antagonista pode desencadear convulsões em RN que recebem diazepínicos para o controle de convulsões.

O mecanismo de ação, indicações, as doses e os principais efeitos colaterais dos sedativos mais utilizados no período neonatal estão descritos no quadro 22.10.

Em modelos animais, anestésicos e sedativos comumente utilizados no intraoperatório podem desencadear apoptose no cérebro em desenvolvimento. Entre tais agentes, destacam-se a cetamina, os anestésicos inalatórios, o hidrato de cloral, os barbitúricos. Embora não seja possível fazer a translação desses achados para seres humanos devido a diversos fatores, como idade da exposição, dose da medicação, duração da exposição e plasticidade do sistema nervoso central, é importante considerar as evidências recentes de que RN submetidos a procedimentos cirúrgicos e à anestesia apresentam riscos maiores de problemas neurocomportamentais na infância do que pacientes não submetidos à cirurgia. Tais evidências devem ser consideradas com cautela, pois existem críticas metodológicas que colocam em dúvida a relação de causalidade entre anestesia no RN e sequelas no desenvolvimento. Por outro lado, o manejo inadequado da dor de RN durante procedimentos cirúrgicos é reconhecidamente associado a desfechos ruins, em termos de morbidade, mortalidade e desenvolvimento neurológico. Dessa forma, recomenda-se extrema ponderação nas indicações cirúrgicas no período neonatal, mas, quando a indicação for inequívoca, é preciso proporcionar ao paciente anestesia adequada durante o procedimento[73].

CONSIDERAÇÕES FINAIS

Apesar da disponibilidade de uma gama de instrumentos capazes de mensurar de maneira confiável e válida a dor no período neonatal, a avaliação da dor no RN é aplicada de maneira errática na maioria das unidades

Quadro 22.10 – Posologia e efeitos colaterais do midazolam, lorazepam e hidrato de cloral.

	Midazolam	Lorazepam	Hidrato de coral
Dose intermitente	Via intravenosa 0,05-0,15mg/kg/dose, a cada 2-4 horas, IV lento, em 2-5 minutos Início ação: 1-3 minutos Duração: 1-2 horas Via intranasal 0,2-0,3mg/kg/dose Início de ação: 5-10 minutos Duração: 1-2 horas	Via intravenosa 0,03-0,05mg/kg/dose até 0,1mg/kg/dose, a cada 4-8 horas, IV lento, em 2-3 minutos Obs.: o preparado por via IV não é disponível no Brasil	• Sedativo hipnótico • 25-100mg/kg/dose, VO, após a alimentação • Início de ação: 30-60 minutos • Duração: 2-8 horas, em prematuros até 64 horas
Dose contínua por via IV	0,1-0,6µg/kg/h Início de ação: 1-3 minutos	–	–
Efeitos colaterais	Depressão respiratória, hipotensão arterial, convulsões com infusões rápidas ou doses altas Síndrome de abstinência Cautela com combinação de fentanil + midazolam: posturas distônicas e corioatetose (encefalopatia)	Depressão respiratória, obstrução de vias aéreas superiores, hipotensão arterial	↑ excitação do SNC, acidose metabólica,↑ BI e BD, depressão miocárdica e respiratória, arritmia cardíaca, potencial carcinogênico?
Esquema de retirada da droga se a utilização for:	**≤ 3 dias**: retirada abrupta **4-7 dias**: retirar 20% da dose inicial ao dia **8-14 dias**: retirar 10% da dose inicial ao dia **> 14 dias**: retirar 10% da dose inicial a cada 2-3 dias	–	–

BI = bilirrubina indireta; BD = bilirrubina direta; SNC = sistema nervoso central.

neonatais[3,4,5,82]. Para implantar essa prática, é necessária a adoção de rotinas escritas com detalhamento das escalas a serem utilizadas e do tratamento proposto para a maioria dos procedimentos dolorosos realizados na unidade neonatal, com treinamento da equipe médica e de enfermagem[6,8,9]. A analgesia no período neonatal conta com um arsenal terapêutico relativamente reduzido, contudo alternativas relativamente seguras e eficazes estão ao alcance dos neonatologistas. Assim, do ponto de vista médico, ético e humanitário, a dor do RN deve ser considerada e tratada.

REFERÊNCIAS

1. Barker DP, Rutter N. Exposure to invasive procedures in neonatal intensive care unit admissions. Arch Dis Child Fetal Neonatal Ed. 1995;72(1):F47-8.
2. Simons SH, van Dijk M, Anand KS, Roofthooft D, van Lingen RA, Tibboel D. Do we still hurt newborn babies? A prospective study of procedural pain and analgesia in neonates. Arch Pediatr Adolesc Med. 2003;157(11):1058-64.
3. Prestes AC, Guinsburg R, Balda RC, Marba ST, Rugolo LM, Pachi PR, et al. The frequency of pharmacological pain relief in university neonatal intensive care units. J Pediatr (Rio J). 2005;81(5):405-10.
4. Carbajal R, Rousset A, Danan C, Coquery S, Nolent P, Ducrocq S, et al. Epidemiology and treatment of painful procedures in neonates in intensive care units. JAMA 2008;300(1):60-70.
5. Carbajal R, Courtois E, Droutman S, Magny JF, Merchaoui Z, Durrmeyer X, et al. Number of procedures and analgesic therapy in neonates admitted to NICUs: EPIPPAIN 2 Study. Abstract presentation at Pediatric Academic Societies' Annual Meeting; 2014 May 3-6; Vancouver, Canada. Disponível em: http://www.abstracts2view.com/pas/view.php?nu=PAS14L1_2855.5 Acessado 2014 ago 6
6. Anand KJS, International Evidence-Based Group for Neonatal Pain. Consensus statement for the prevention and management of pain in the newborn. Arch Pediatr Adolesc Med. 2001(2);155:173-80.
7. McGrath PA. An assessment of children's pain: a review of behavioral, physiological and direct scaling techniques. Pain. 1987;31(2):147-6. Review.
8. American Academy of Pediatrics, Committee on Fetus and Newborn, Committee on Drugs, Section on Anesthesiology, Section on Surgery, Canadian Pediatric Society, Fetus and Newborn Committee. Prevention and management of pain and stress in the neonate. Pediatrics. 2000;105(2):454-61.
9. American Academy of Pediatrics, Committee on Fetus and Newborn and Section on Surgery, Canadian Pediatric Society and Fetus and Newborn Committee. Prevention and management of pain in the neonate: an update. Pediatrics 2006;118(5):2231-41.
10. Anand KJS, Hickey PR. Pain and its effects in the human neonate and fetus. N Engl J Med. 1987;317(21):1321-9.
11. Sweet SD, McGrath PJ. Physiological measures of pain. In: Finley GA, McGrath PJ (eds). Measurement of pain in infants and children. Seattle: IASP Press; 1998.p.59-82.
12. Guinsburg R, Elias LSDT, Balda RCX. Avaliação da dor no recém-nascido. Psychologica. 2004;37:79-99.
13. Guinsburg R, Xavier RC, Berenguel RC, Almeida MFB, Kopelman BI. Are behavioral scales suitable for preterm and term neonatal pain assessment? In: Jensen TS, Turner JA, Wiesenfeld-Hallin Z. Proceedings of the 8th World Congress on Pain. Seattle: IASP Press; 1997.p.892-901.
14. Stevens BJ, Johnston CC, Gibbins S. Pain assessment in neonates. In: Anand KJS, Stevens BJ, McGrath PJ (eds). Pain in neonates. 2nd ed. Amsterdam: Elsevier; 2000.p.101-34.
15. Maxwell LG, Carrie P, Malavolta CP, Fraga MV. Assessment of pain in the neonate. Clin Perinatol. 2013;40(3):457-69.
16. Oberlander T, Saul JP. Methodological considerations for the use of heart rate variability as a measure of pain reactivity in vulnerable infants. Clin Perinatol. 2002;29(3):427-43.

17. de Jesus JA, Tristao RM, Storm H, da Rocha AF, Campos D Jr. Heart rate, oxygen saturation, and skin conductance: a comparison study of acute pain in Brazilian newborns. Conf Proc IEEE Eng Med Biol Soc. 2011;2011:1875-9.

18. Gjerstad AC, Wagner K, Henrichsen T, Storm H. Skin conductance versus the modified COMFORT sedation score as a measure of discomfort in artificially ventilated children. Pediatrics. 2008;122(4):e848-53.

19. Slater R, Worley A, Fabrizi L, Roberts S, Meek J, Boyd S, et al. Evoked potentials generated by noxious stimulation in the human infant brain. Eur J Pain. 2010;14(3):321-6.

20. Slater R, Cantarella A, Franck L, Meek J, Fitzgerald M. How well do clinical pain assessment tools reflect pain in infants. PLoS Med. 2008;5(6):e129.

21. Grunau RE, Holsti L, Haley DW, Oberlander T, Weinberg J, Solimano A, et al. Neonatal procedural pain exposure predicts lower cortisol and behavioral reactivity in preterm infants in the NICU. Pain. 2005;113(3):293-300.

22. Van Dick M, Tibboel D. Update on pain assessment in sick neonates and infants. Pediatr Clin North Am. 2012;59(5):1167-81.

23. Hall RW. Anesthesia and analgesia in the NICU. Clin Perinatol. 2012;39(1):239-54.

24. Guinsburg R, Cuenca MC. A linguagem da dor no recém-nascido. Documento Científico do Departamento de Neonatologia Sociedade Brasileira de Pediatria, 2010. Disponível em: http://www.sbp.com.br/pdfs/doc_linguagem-da-dor-out2010.pdf Acessado 2014 ago 19

25. Grunau RVE, Craig KD. Pain expression in neonates: facial action and cry. Pain. 1987;28(3):395-410.

26. Grunau RVE, Johnston CC, Craig KD. Neonatal facial and cry responses to invasive and non-invasive procedures. Pain. 1990;42(3):295-305.

27. Holsti L, Grunau RE. Initial validation of the behavioral indicators of infant pain (BIIP). Pain. 2007;132(3):264-72.

28. Lawrence J, Alcock D, McGrath P, Kay J, Mc Murray SB, Dulberg C. The development of a tool to assess neonatal pain. Neonatal Netw. 1993;12(1):59-66.

29. Debillon T, Zupan V, Ravault N, Magny J-F, Dehan M. Development and initial validation of the EDIN scale, a new tool for assessing prolonged pain in preterm infants. Arch Dis Child Fetal Neonatal Ed. 2001;85(1):F36-41.

30. Balda RCX, Guinsburg R. Avaliação da dor no período neonatal. In: Kopelman BI, Santos AMN, Goulart AL, Almeida MFB, Miyoshi MH, Guinsburg R. Diagnóstico e tratamento em Neonatologia. São Paulo: Atheneu; 2004.p.577-86.

31. Meek J. Options for procedural pain in newborn infants. Arch Dis Child Educ Pract Ed. 2012;97(1):23-8.

32. Carbajal R. Nonpharmacologic management of pain in neonates. Arch Pediatr. 2005;12(1):110-6.

33. Cignacco E, Hamers JP, Stoffel L, Van Lingen RA, Gessler P, McDougall J, et al. The efficacy of non-pharmacological interventions in the management of procedural pain in preterm and term neonates. A systematic literature review. Eur J Pain. 2007;11(2):139-52.

34. Golianu B, Krane E, Seybold J, Almgren C, Anand KJS. Non-pharmacological techniques for pain management in neonates. Sem Perinatol. 2007;31(5):318-22.

35. Pillai Ridell RR, Racine NM, Turcotte K, Uman LS, Horton RE, Din OL, et al. Non-pharmacological management of infant and young child procedural pain. Cochrane Database Syst Rev. 2011;(10):CD006275.

36. Gray L, Watt L, Blass EM. Skin-to-skin contact is analgesic in healthy newborns. Pediatrics. 2000;105(1):e14.

37. Johnston C, Campbell-Yeo M, Fernandes A, Inglis D, Streiner D, Zee R. Skin-to-skin care for procedural pain in neonates. Cochrane Database Syst Rev. 2014;(4):CD008435.

38. Corbo MG, Mansi G, Stagni A, Romano A, van den Heuvel, Capasso L, et al. Nonnutritive sucking during heel stick procedures decreases behavioral distress in the newborn infant. Biol Neonate. 2000;77(3):162-7.

39. McNair C, Campbell Yeo M, Johnston C, Taddio A. Nonpharmacological management of pain during common needle puncture procedures in infants: current research evidence and practical considerations. Clin Perinatol. 2013;40(3):493-508.

40. Stevens B, Yamada J, Lee GY, Ohlsson A. Sucrose for analgesia in newborn infants undergoing painful procedures. Cochrane Database Syst Rev. 2013;(4):CD001069.

41. Holsti L, Grunau RE. Considerations for using sucrose to reduce procedural pain in preterm infants. Pediatrics. 2010;125(5):1042-7.

42. Bueno M, Yamada J, Harrison D, Khan S, Ohlsson A, Adams-Webber T, et al. A systematic review and meta-analyses of nonsucrose sweet solutions for pain relief in neonates. Pain Res Manag. 2013;18(3):153-61.

43. Slater R, Cornelissen L, Fabrizi L, Patten D, Yoxen J, Worley A, et al. Oral sucrose as an analgesic drug for procedural pain in newborn infants: a randomised controlled trial. Lancet. 2010;376(9748):1225-32.

44. Wilkinson DJC, Savulescu J, Slater R. Sugaring the pill: ethics and uncertainties in the use of sucrose for newborn infants. Arch Pediatr Adolesc Med. 2012;166(7):629-33.

45. Alves CO, Duarte ED, Azevedo VM, Nascimento GR, Tavares TS. Emprego de soluções adocicadas no alívio da dor neonatal em recém-nascido prematuro: uma revisão integrativa. Rev Gaucha Enferm. 2011;32(4):788-96.

46. Naughton KA. The combined use of sucrose and nonnutritive sucking for procedural pain in both term and preterm neonates an integrative review of the literature. Adv Neonatal Care. 2013;13(1):9-19.

47. Chermont AG, Falcão LF, de Souza Silva EHL, Balda RCX, Guinsburg R. Skin-to-skin contact and/or oral 25% dextrose for procedural pain relief for term newborn infants. Pediatrics. 2009;124(6):e1101-7.

48. Shah PS, Herbozo C, Aliwalas LL, Shah VS. Breastfeeding or breast milk for procedural pain in neonates. Cochrane Database Syst Rev. 2012;(12):CD004950.

49. Tibboel D, Anand KJS, van den Anker JN. The pharmacological treatment of neonatal pain. Sem Fetal Neonatal Med. 2005;10(2):195-205.

50. Walter-Nicolet E, Annequin D, Biran V, Mitanchez D, Tourniaire B. Pain management in newborns from prevention to treatment. Pediatr Drugs. 2010;12(6):353-65.

51. Jacqz-Aigrain E, Anderson BJ. Pain control: non-steroidal anti-inflammatory agents. Sem Fetal Neonatal Med. 2006;11(4):251-9.

52. Walker SM. Neonatal pain. Paediatr Anesth. 2014;24(1):39-48.

53. Ceelie I, de Wildt SN, van Dijk M, van den Berg MM, van den Bosch GE, Duivenvoorden HJ, et al. Effect of intravenous paracetamol on postoperative morphine requirements in neonates and infants undergoing major noncardiac surgery: a randomized controlled trial. JAMA. 2013;309(2):149-54.

54. Simons SHP, Anand KJS. Pain control: opioid dosing, population kinetics and side-effects. Semin Fetal Neonatal Med. 2006;11(4):260-7.

55. Durmeyer X, Vutskits L, Anand KJS, Rimensberger PC. Use of analgesic and sedative drugs in the nicu: integrating clinical trials and laboratory data. Pediatr Res. 2010;67(2):117-27.

56. Anand KJ, Hall RW, Desai N, Shephard B, Bergqvist LL, Young TE, et al. Effects of morphine analgesia in ventilated preterm neonates: primary outcomes from the NEOPAIN randomised trial. Lancet. 2004;363(9422):1673-82.

57. Hall RW, Krinsberg SS, Barton BA, Kaiser JR, Anand KJS, NEOPAIN Trial Investigators Group. Morphine hypotension and adverse outcomes among preterm neonates: who's to blame? Secondary results from the NEOPAIN trial. Pediatrics. 2005;115(5):1351-9.

58. Grunau RE, Whitfield MF, Petrie-Thomas J, Synnes AR, Cepeda IL, Keidar A, et al. Neonatal pain, parenting stress and interaction, in relation to cognitive and motor development at 8 and 18 months in preterm infants. Pain. 2009;143(1-2):138-46.

59. de Graaf J, van Lingen RA, Simons SH, Anand KJ, Duivenvoorden HJ, Weisglas-Kuperus N, et al. Long-term effects of routine morphine infusion in mechanically ventilated neonates on children's functioning: five-year follow-up of a randomized controlled trial. Pain. 2011;152(6):1391-7.

60. Ancora G, Lago P, Garetti E, Pirelli A, Merazzi D, Mastrocola M, et al. Efficacy and safety of continuous infusion of fentanyl for pain control in preterm newborns on mechanical ventilation. J Pediatr. 2013; 163(3):645-51.

61. Penido MG, Garra R, Sammartino M, Pereira e Silva Y. Remifentanil in neonatal intensive care and anaesthesia practice. Acta Pædiatrica. 2010; 99(10):1454-63.

62. Allegaert K, Thewissen L, van den Anker JN. Remifentanil in neonates: a promising compound in search of its indications? Pediatr Neonatol. 2012;53(6):387-8.

63. Allegaert K, Tibboel D, van den Anker J. Pharmacological treatment of neonatal pain: In search of a new equipoise. Semin Fetal Neonatal Med. 2013;18(1):42-7.

64. Avino D, Zhang WH, De Villé A, Johansson AB. Remifentanil versus morphine-midazolam premedication on the quality of endotracheal intubation in neonates: a noninferiority randomized trial. J Pediatr. 2014;164(5):1032-7.

65. Silva YP, Gomez RS, Marcatto JO, Maximo TA, Barbosa RF, Silva ACS. Morphine versus remifentanil for intubating preterm neonates. Arch Dis Child Fetal Neonatal Ed. 2007; 92(4): 293-4.

66. Stoppa F, Perrota D, Tomasello C, Cecchetti C, Marano M, Pasotti E, et al. Low dose remifentanil infusion for analgesia and sedation in ventilated newborns. Minerva Anestesiol. 2004;70(11):753-61.

67. Silva YP, Gomez RS, Marcatto JO, Maximo TA, Barbosa RF, Silva ACS. Early awakening and extubation with remifentanil in ventilated premature neonates. Paediatr Anaesth. 2008; 18(2):176-83.

68. Kumar P, Denson SE, Mancuso TJ. Premedication for nonemergency endotracheal intubation in the neonate. Pediatrics. 2010;125(3):608-15.

69. Allegaert K, de Hoon J, Verbesset, Devlieger H. Tramadol concentrations in blood and in cerebrospinal fluid in a neonate. Eur J Clin Pharmacol. 2005;60(12):911-3.

70. Alencar AJC, Sanudo A, Sampaio VM, Góis RP, Barbosa BF, Guinsburg R. Efficacy of tramadol versus fentanyl for postoperative analgesia in neonates. Arch Dis Child Fetal Neonatal Ed. 2012;97(1):F24-9.

71. Chana SK, Anand KJS. Can we use methadone for analgesia in neonates? Arch Dis Child Fetal Neonatal Ed. 2011;85(2):F79-81.

72. Saarenmaa E, Neuvonen PJ, Huttunen P, Fellman V. Ketamine for procedural pain relief in newborn. Arch Dis Child Fetal Neonatal Ed. 2001;85(1):F53-7.

73. Davidson A, Flick RP. Neurodevelopmental implications of the use of sedation and analgesia in neonates. Clin Perinatol. 2013;40(3):559-73.

74. Taddio A, Ohlsson A, Ohlsson K. Lidocaine-prilocaine cream for analgesia during circumcision in newborn boys. Cochrane Database Syst Rev. 2008;(2):CD000496.

75. Taddio A, Lyszkiewics DA, Koren G. A critical review of the topical local anesthetic amethocaine for pediatric pain. Pediatr Drugs. 2005;7(1):41-54.

76. Coté CJ, Karl HW, Notterman DA, Weinberg JA, McCloskey C. Adverse sedation events in pediatrics: analysis of medications used for sedation. Pediatrics. 2000;106(4):633-44.

77. Rigby-Jones AE, Nolan JA, Priston MJ, Wright PM, Sneyd R, Wolf A. Pharmacokinetics of propofol infusions in critically ill neonates, infants and children in a intensive care unit. Anesthesiology. 2002;97(6):1393-400.

78. Shah PS, Shah VS. Propofol for procedural sedation/anaesthesia in neonates. Cochrane Database Syst Rev. 2014;(4):CD007248.

79. Ng E, Taddio A, Ohlsson A. Intravenous midazolam infusion for sedation of infants in the neonatal intensive care unit. Cochrane Database Syst Rev. 2014;(4):CD002052.

80. Anand KJ, Barton BA, McIntosh N, Lagercrantz H, Pelausa E, Young TE, et al. Analgesia and sedation in preterm neonates who require ventilatory support: results from the NOPAIN trial. Neonatal outcome and prolonged analgesia in neonates. Arch Pediatr Adolesc Med. 1999;153(4):331-8.

81. Weinbroum AA, Flaishon R, Sorkine P, Szold O, Rudick V. A risk-benefit assessment of flumazenil in the management of benzodiazepine overdose. Drug Saf. 1997;17(3):181-96.

82. Prestes ACY. Percepção da dor no recém-nascido pelo neonatologista e uso de analgesia farmacológica em unidades neonatais universitárias: o que mudou nos últimos 10 anos? [tese de doutorado]. São Paulo: EPM-UNIFESP; 2013.

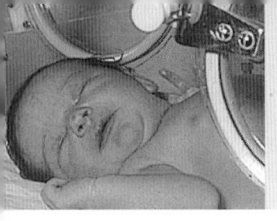

CAPÍTULO 23

Recém-Nascido de Peso Subótimo

Maura V. V. Boacnin

O peso de nascimento é até hoje reconhecido por ser isoladamente um dos melhores indicadores de risco de mortalidade e morbidade neonatal[1,2]. Pode ser influenciado por vários fatores, divididos em pré-concepcionais e pós-concepcionais, cada um deles atuando independente ou associadamente sobre o crescimento e desenvolvimento fetais[3].

Influências biológicas, sociais, econômicas e nutricionais que se exercem antes da gravidez continuam a atuar durante a gestação e, ao entrar em ação recíproca com fatores obstétricos, podem complicar o produto final da gestação. Entretanto, a causa de um peso baixo ao nascer tem sido atribuída mais a fatores sociais do que a fatores genéticos[4,5].

Não obstante a multiplicidade de fatores que influenciam o peso ao nascer, cada vez mais há possibilidade de se predizer quais recém-nascidos (RN) estarão mais expostos à maior morbimortalidade[2,6].

Tornou-se necessário ainda, para se avaliar a morbimortalidade neonatal, relacionar o peso à idade gestacional (IG), bem como identificar um novo parâmetro, o crescimento intrauterino (CIU). Assim, segundo curvas de percentil elaboradas considerando a relação peso-idade gestacional, os RN foram divididos em três grandes grupos: pequenos (PIG – abaixo do percentil 10º), apropriados (AIG – entre o percentil 10º e 90º) e grandes (GIG – acima do percentil 90º) para a idade gestacional[7-11].

Até hoje os RN são divididos em grupos de risco baseados em definições há muito tempo estabelecidas em relação ao peso de nascimento em: baixo peso (< 2.500g), muito baixo peso (< 1.500g), imaturos ou extremo baixo peso (< 1.000g). Em relação à IG em: pré-termo (< 37 semanas) e pós-termo (> 42 semanas). E em relação ao CIU, segundo as curvas de crescimento fetal padronizadas para detectar o crescimento antenatal normal ou anormal para cada IG, em: pequenos para a IG (PIG – abaixo do percentil 10º) e grandes para a IG (GIG – acima do percentil 90º)[12].

Existe, contudo, um grupo de RN a termo, cujo peso ao nascer se acha compreendido entre 2.500g e 2.999g, que podem ser GIG, AIG ou PIG, cuja morbimortalidade não é geralmente estudada isoladamente[13].

Essas crianças para as quais podem-se, eventualmente, não estar muito atentos foram citadas na literatura nacional como RN de peso insuficiente (PI) ou deficiente (PD) ao nascer[1,4,14,15] e vêm sendo também denominadas na literatura mundial como RN de peso subótimo (PSO) ao nascer[16,17]. Desse grupo de crianças, os AIG, como a própria classificação já o diz, aparentemente não apresentam nenhum comemorativo para ter sofrido restrições a seu crescimento e maturação intrauterina. Porém, por algum motivo podem não ter atingido o peso ideal, que corresponderia ao seu potencial genético pré-natal, contudo não apresentam nenhuma manifestação que leve a detectar esse déficit de CIU[18].

Esse grupo poderá representar um novo contingente de RN a merecer cuidados especiais, desde que se conheça seu perfil próprio de desenvolvimento extrauterino. Tornou-se, portanto, mandatório tomar conhecimento do seu comportamento pós-natal, para melhorar a atenção a eles atribuída e, embora considerados dentro do peso adequado, porém insuficiente (ou subótimo), identificar os possíveis fatores de risco a eles associados[13].

FREQUÊNCIA

Pela sua importância como preditor de morbimortalidade neonatal, o baixo peso tem sido a faixa de peso mais estudada. No entanto, chama a atenção o peso insuficiente, por constituir grupo de grande participação entre os nascidos vivos. Esse fato torna-se relevante, pois, ao se analisar a frequência desses RN, verifica-se que é, em média, de duas a três vezes a dos RN de BP nas várias populações estudadas em, nosso país e fora dele. Apesar disso, são encontrados poucos estudos sobre os RNPSO.

Há mais de 30 anos Puffer e Serrano já ressaltavam a importância do nascimento com peso favorável (> 3.000g) para a sobrevivência, crescimento e desenvolvimento sadios[19]. Características do peso ao nascer foram estudadas em diversos países e detectou-se em 1973 que 11,6% dos RN nasciam com PSO na Suécia. Esse percentual era de 26,8% em Cuba, e na Hungria, de 23,6%. Na Índia, de 1969 a 1972, 45,8% apresentavam PSO ao nascer. Nos Estados Unidos, em 1983, 16,1% dos nascidos tinham PSO. Em 1977, 24,9% dos RN no Chile e 24,2% no Uruguai nasceram com o peso situado nesse intervalo[19].

Em Campinas, Mariotoni e Barros Filho[20], estudando RN agrupados por faixas de peso, verificaram que o número de RNPSO observado em estudo de coorte, em 1978 e em 1994, tendeu a aumentar de 22,4% para 28,7%, período de menor frequência de peso favorável; no entanto, nos anos 90 a frequência de RNPSO foi a mesma do que aquela apresentada no Estado de São Paulo, ou seja, manteve-se em torno de 20%, mesmo nos serviços que atendem populações de bom nível socioeconômico, conforme demonstrou estudo de Boacnin e Segre que, em uma população de 6.149 RN, encontrou 20,2% de RNPSO[21]. Em outra análise, também em população do Estado de São Paulo, Costa encontrou 25,7% RN com peso insuficiente, em uma população atendida no Sistema Único de Saúde do País[22].

FATORES DE RISCO

Os fatores de risco para RNPSO coincidem com a maioria daqueles relacionados ao baixo peso ao nascer, tais como classe socioeconômica, assistência pré-natal, idade materna, altura materna, peso pré-gestacional, adequação peso-altura, índice de massa corporal (IMC) pré-gestacional, ganho de peso materno, paridade, ordem de gestação, hábito de fumar, doenças maternas e sexo do RN[21,22].

Classe socioeconômica – a maioria dos trabalhos tem associado o PSO com a classe socioeconômica baixa. A acessibilidade ao serviço médico por classe social, pela educação, ocupação e renda maior permitem um comportamento preventivo para diminuir os efeitos deletérios do ambiente físico e psicossocial[1,14-16,20,22-25]. Contudo, esses achados vêm sendo contestados. Estudo de De Farias Aragão et al.[26], em 2005, comparou a frequência de crianças com restrição de crescimento intrauterino (RCIU) em duas cidades brasileiras com diferentes níveis socioeconômicos, sugerindo que o encontro de RCIU não foi necessariamente observado em áreas mais pobres em relação às mais ricas. No trabalho de Boacnin e Segre[21], analisando crianças de nível socioeconômico elevado em relação à ocorrência de RNPSO, encontraram frequência semelhante àquela dos estudos realizados em populações de classes socioeconômicas mais baixas. Fatores familiares (genéticos) e ambientais seriam importantes para a distribuição dos pesos, independente do nível socioeconômico[26]. Um certo grau de desnutrição fetal poderia ocorrer, então, em uma gestação aparentemente não complicada de mãe aparentemente saudável[27,28].

Assistência pré-natal – o início mais precoce do pré-natal (primeiros três meses) e com um número mínimo de consultas de seis, considerado adequado, está associado com a melhor evolução da gestação. O pré-natal inadequado está associado ao PSO[1,14,22,28-30].

Idade materna – maior frequência de RNPSO ao nascer tem sido encontrada entre RN de mães mais jovens (15 a 19 anos). Alguns autores salientam o fato de serem mais importantes os fatores socioeconômicos que a imaturidade reprodutiva na determinação do peso ao nascer desses RN. Ocorre também tendência de declínio de peso ao nascer nos RN de mães de 35 anos ou mais[1,14,20,30,31].

Altura materna – a frequência de RNPSO é relativamente mais elevada em mães cuja altura é menor de 1,50m em relação àquelas com 1,60m e mais[1,21,30].

Peso pré-gestacional – quanto menos pesadas as mães, maior a frequência de peso insuficiente, principalmente se o peso pré-gestacional for inferior a 45kg[1,4,11,13,14,21,25].

Adequação peso-altura – a adequação peso/altura vem sendo utilizada como um parâmetro mais fidedigno para a avaliação nutricional materna, verificando-se que o RNPSO foi mais frequente em mães com níveis de adequação mais baixos[1].

Índice de massa corporal (IMC) pré-gestacional – o risco de haver RCIU é maior nas mães de menor IMC, independentemente da idade[20,30,32].

Ganho de peso materno – diversos estudos relacionam diretamente o ganho de peso materno ao peso insuficiente do RN[1,11,13,20,21,23].

Paridade – primigestas ou multíparas (acima de 4 ou 5 filhos) estão mais propensas a ter filhos com peso insuficiente[17,20,25,31].

Ordem de gestação – a paridade interage com outros fatores, porém menor peso do RN tende a ocorrer com maior frequência na primeira gestação e foi associado ao PSO[1,16,31].

Hábito de fumar – mães fumantes apresentam frequência mais elevada de peso insuficiente ao nascer[1,14,20,21,33]. A magnitude do risco do RN é decorrente da relação direta entre o número de cigarros fumados por dia e as alterações no peso ao nascer. Além disso, a frequência do hábito de fumar é reconhecidamente maior em mulheres identificadas como de maior risco, como sejam as jovens, de condição socioeconômica baixa e sem assistência pré-natal[1].

O hábito de fumar e a assistência pré-natal demonstraram ser fatores importantes relacionados à frequência de RNPSO ao nascer em vários estudos[20,21,26,31]. Embora a idade gestacional ao nascimento seja a maior determinante do peso do RN, ele é afetado diretamente pelo fumo, que diminui o transporte de aminoácidos através da placenta e implica 3 a 5 dias de encurtamento da gestação[33]. Além disso, o fumo também afeta o ganho de peso materno: mães fumantes são mais magras e ganham menos peso (mulheres que fumam 20 cigarros/dia são 5 a 6kg mais magras). Porém, o aspecto mais importante da questão é que o hábito de fumar é um fator modificável. As gestantes que desistem de fumar terão filhos com peso maior que os de mães que permanecem fumantes[33]. No estudo de Boacnin e Segre, em nosso meio, o fumo foi identificado como fator isolado determinante de RNPSO[21].

Doenças maternas – a hipertensão materna associou-se ao PSO em RN a termo e AIG[21].

Sexo do RN – Meninos costumam ser maiores e mais pesados que as meninas, independentemente da idade gestacional, pois, as meninas apresentam a curva de crescimento intra-uterino desviada para a direita principalmente após a 32ª semana de IG[10,11,14,21,35]. O PSO apresenta maior prevalência no sexo feminino e tal associação já foi demonstrada em diversos estudos, podendo ser explicada, em parte, pela maior proporção de massa muscular em detrimento do tecido adiposo nos RN do sexo masculino, o que lhes confere maior peso de nascimento, enquanto o oposto ocorre nas meninas[20,21,36].

Tipo de parto – nos últimos anos tem-se verificado tendência ao aumento de parto cesariano em nosso meio, tanto por indicação médica como não médica (iatrogênica). Assim como em estudo realizado na cidade de Ribeirão Preto, também em Campinas, a taxa do parto operatório aumentou e predominou sobre o vaginal, e associou-se aos RN de menor peso, o que pode ter modificado a frequência de RNPSO[20,36]. Em trabalho realizado em São Paulo, houve maior número de cesárea no grupo de PSO que no grupo controle, com diferença estatisticamente significativa, o que pode ter ocorrido, porém, em função de conduta obstétrica individual[21].

MORBIDADE

Os poucos estudos que analisam a faixa de peso subótimo ou insuficiente (2.500-2.999g) isoladamente têm mostrado que, assim como o baixo peso ao nascer, encontra-se associação com maior morbimortalidade neonatal e infantil e consequências no longo prazo, como diferentes graus de déficit de crescimento e desenvolvimento, retardo mental e distúrbios de aprendizado[1,37]. Além disso, estudos mais recentes demonstram que esses RN que podem ter sofrido algum grau de RCIU estão mais sujeitos a desenvolver doenças crônicas na vida adulta, como coronariopatia e infarto, aumento da resistência à insulina e obesidade, que podem resultar de eventos da vida fetal e da recuperação nutricional pós-natal[38].

Steward e Moser[39], estudando RN a termo com peso de nascimento maior que 2.500g, identificaram 1.364 RN com RCIU e concluíram que o fumo, o baixo peso materno pré-gestacional, o baixo ganho de peso gestacional e o pré-natal inadequado são fatores que têm influência nesse déficit de peso de nascimento.

Em 1994, importante estudo de Balcazar et al.[13] comparou um grupo de RN a termo com peso entre 2.500g e 3.200g (N = 140) com outro de RN a termo com peso entre 3.200g e 4.000g (N = 55) e reclassificou 35% daqueles RN como portadores de RCIU relativo à média da população padrão. Eles utilizaram para isso um método mais sensível para o cálculo do crescimento fetal, que foi a razão de crescimento fetal, obtida tomando-se o peso do RN dividido pela média de peso da população padrão para a mesma IG. Consideraram portadores de RCIU aqueles RN com índice < 0,8. Chamava a atenção, porém, o fato de a maioria das mães não apresentar nenhum fator de risco, exceto pelo fato de algumas delas possuírem história de um filho com baixo peso anterior.

A RCIU nos RN a termo com peso maior que 2.500g é um problema significativo e ignorado, com fatores de risco associados ainda não bem definidos. E, até hoje, os RN de risco são baseados em cortes de peso há muito tempo determinados, em uma dicotomia, ou é baixo peso (< 2.500g) ou é PIG (abaixo do percentil 10º da curva de crescimento), ignorando ou subestimando os possíveis graus de RCIU que possam ocorrer em faixas de peso acima desse limites fixados.

No estudo de Boacnin e Segre[21], analisaram-se RN a termo AIGPSO de uma classe socioeconômica elevada, que não sofreu as interferências do nível socioeconômico, filhos de mulheres com bom estado nutricional, com bom nível de escolaridade, vivendo em união estável na sua maioria, apresentando pré-natal bastante orientado e controlado, eliminando-se assim da análise da amostra vários fatores maternos populacionais reconhecidamente relacionados ao RNBP e que poderiam ser responsáveis por algum viés nos resultados, também se comportaram como portadores de RCIU não detectada no pré-natal e ainda não associada à sua evolução pós-natal.

Há poucos trabalhos que analisam outros dados da morbidade desse grupo de RN. Oshiro et al.[25], em 2003, estudando 108 RNPSO encontraram aumento significativo de icterícia e hipoglicemia neonatal, além de maior tempo de internação nesse grupo de crianças em relação ao grupo de peso maior ou igual a 3.000g.

O estudo de Boacnin e Segre[21], que comparou um grupo de 1.242 RNPSO a termo e AIG a outro grupo de 4.907 RN de peso igual ou maior a 3.000g termo e AIG, demonstrou que esse grupo de RNPSO apresentou maior prevalência de algumas afecções neonatais (hipoglicemia, icterícia neonatal, taquipneia transitória e pneumonia) do que o grupo de peso acima de 2.999g e maior tempo de permanência hospitalar em relação ao grupo de peso considerado ideal.

MORTALIDADE

Monteiro[40] em 1981, em São Paulo, comenta que há dependência clara entre probabilidade de óbito no primeiro ano de vida e peso ao nascer. Fazendo estimativa dos coeficientes de mortalidade no município de São Paulo segundo o peso ao nascer, encontrou coeficientes de 305,5 por mil para crianças de baixo peso, 50,2 por mil para as de peso entre 2.501g e 3.000g e 34,4 por mil para as de 3.001g e mais.

Trabalho australiano sobre a mortalidade perinatal em hospitais de nível terciário mostrou achado inesperado, pois os RNPSO tiveram alto risco de morte perinatal comparativamente aos RN com peso ≥ 3.000g, o que parece ter ocorrido, pelo menos em parte, às mortes por anomalias congênitas[41]. No estudo de Boacnin e Segre[21], diferentemente desse trabalho australiano, a mortalidade não foi diferente entre RN de peso adequado e RNPSO, provavelmente pelo fato de que crianças portadoras de malformações congênitas foram excluídas da amostra. Outros estudos serão necessários para determinar se RN na faixa de peso de 2500-2999g apresentam ou não maior risco de mortalidade.

PREVENÇÃO

Atualmente, a prevenção do peso insuficiente ao nascer é determinada em função dos fatores de risco já conhecidos.

A promoção da saúde geral da gestante, abrangendo aspectos nutricionais e comportamentais, deve ser controlada antes e durante todo o pré-natal, e o ganho de peso materno, seguido por meio de curvas, é um bom indicador para tanto[42].

A RCIU deve ser investigada cuidadosamente e, se necessário, suplementação calórica à mãe deve ser promovida. Investir em saneamento básico, com melhora das condições de vida de uma população, em longo prazo, poderá refletir-se na condição nutricional e altura maternas[20,29,30].

O pré-natal adequado e bem controlado, tanto em número de consultas, como em qualidade e atenção integral efetiva à gestante, implica a concentração de esforços para diminuir o hábito de fumar, causador isoladamente de RCIU[21,33,34,39,43], bem como de outras drogas ilícitas e principalmente na ênfase à não ingestão de bebidas alcoólicas pela gestante[44,45]. Essa é outra grande preocupação atual, pois é alta a incidência do uso de bebidas alcoólicas pelas gestantes, principalmente adolescentes, o que as torna ainda mais suscetíveis do ponto de vista nutricional, imunológico e emocional. Além disso, é necessário reforçar a educação e as orientações quanto à anticoncepção nesse grupo em particular, além de promover os cuidados com a saúde e prevenção de doenças por meio das vacinações pertinentes[1,43].

FUTURO

Todos esses fatores e seus efeitos se sobrepõem à classe social, piorando as condições das classes mais baixas, porém futuros estudos são necessários para identificar fatores de risco específicos para PSO ao nascer.

Provavelmente, a melhora do pré-natal com controle bioquímico mais fino da oferta de proteínas essenciais, micronutrientes, vitaminas, sais minerais e ferro, assim como controle mais apurado da circulação placentária e hemodinâmica materna, possivelmente, possam fazer diferença para a detecção mais precoce de alguma alteração subclínica dentro dos parâmetros hoje utilizados para avaliar e monitorizar o bem-estar fetal e CIU.

Fatores ainda de difícil aferição, como trabalho materno e esforço físico, estresse e ansiedade emocional, poluição do ar (substâncias inaladas, forno à lenha) e auditiva (ruídos), agrotóxicos, ingestão de cafeína e outras sustâncias, toxinas ambientais (inseticidas, substâncias químicas), irradiação, infecção materna por *Ureaplasma urealyticum*, entre outros, podem estar interferindo de maneira negativa nos mecanismos de incorporação desses nutrientes[43].

Embora na prática ainda se possam encontrar dificuldades para estabelecer ligações possíveis e atingir a meta de "Saúde para todos" em algum dia no futuro, "Peso adequado para todos" é um razoável ponto de partida[43].

Dowding[16] sugere que a incidência da categoria de peso ótimo (3.001g-4.499g) é o melhor indicador de progresso alcançado no desempenho do peso de nascimento de uma população.

Contudo, há que se notar a existência de crescente preocupação em relação à morbimortalidade na infância a que estão sujeitas essas crianças com possíveis graus de RCIU e, na fase adulta, por apresentarem maior risco de síndrome metabólica e doenças cardiovasculares[37,45,46]. Ferreira e Moura, em pesquisa sobre hipovitaminose A que envolveu 520 crianças, demonstraram que a única variável que se apresentou associada à hipovitaminose A foi o peso insuficiente ao nascer[47]. Yamamoto et al.[48] verificaram que o crescimento alcançado pelas crianças com peso de nascimento insuficiente foi inferior ao observado para as crianças com peso de nascimento adequado, tanto em peso quanto em estatura, até os 6 anos de idade, concluindo que as crianças com peso insuficiente ao nascer são de risco para falhas de crescimento até a idade pré-escolar, sugerindo que essa característica poderia tornar-se um indicador de que essas crianças necessitam receber atenção diferenciada nos programas de vigilância do crescimento.

Certamente, futuros estudos são necessários para determinar a presença de alterações no funcionamento biológico e comportamental e identificar a longo prazo a extensão das consequências da RCIU nessa população específica de crianças[39,49,50].

CONSIDERAÇÕES FINAIS

Esses RNPSO, embora não sejam considerados de alto risco, merecem provavelmente atenção especial dos neonatologistas e pediatras por apresentarem maior possibilidade de ter afecções neonatais do que os RN a termo AIG de peso maior ou igual a 3.000g. Os efeitos em longo prazo de possível relativa RCIU nessas crianças ainda continuam por ser definitivamente determinados, bem como seus riscos de morbidade na infância e na vida adulta. Contudo, fica um alerta aos neonatologistas e pediatras para que dediquem maior atenção a essa população.

REFERÊNCIAS

1. Rocha JA. Baixo peso, peso insuficiente e peso adequado ao nascer, em 5.940 nascidos vivos na cidade do Recife. J Pediatr (Rio J). 1991;67(9/10):297-304.
2. Mc Intire DD, Biomm SL, Casey BM, Leveno KJ. Birth weight in relation to morbidity and mortality among newborn infants. N Engl J Med. 1999;340(16):1234-8.
3. Lippi UG, Andrade AS, Bertagnon JRD, Melo E. Fatores obstétricos associados ao baixo peso ao nascer. Rev Saude Publ. 1989;23(5):382-7.
4. Victora CG, Barros FC, Vaughan JP, Martines JC, Beria JU. Birthweight, socio-economic status and growth of Brazilian infants. Ann Hum Biol. 1987;14(1):49-57.
5. Balcazar H, Cobas JA. Biological, nutricional, and social factors associated with intra-uterine growth retardation in Mexico City. Food Nutr Bull. 1991;13(1):12-6.
6. World Health Organization Expected Committee. The Prevention of Perinatal Mortality and Morbidity. Geneva, World Health Organization; 1970 (Tecnical Rep Series n. 457).
7. Lubchenco LO, Hansman C, Dressler M, Boyed E. Intrauterine growth as estimated from live born birth weight data at 24-42 weeks gestation. Pediatrics. 1963;32(5):935-8.
8. Usher R, Mc Lean F. Intrauterine growth of live-born caucasian infants ay sea level: standards obtained from measurements in 7 dimensions if infants born between 25 and 44 weeks of gestation. J Pediatr. 1969;74(6):901-10.
9. Williams RL, Creasy RK, Cunningham GC, Hawes WE, Norris FD, Tashiro M. Fetal growth and perinatal viability in California. Obstet Gynecol. 1982;59(5):624-32.
10. Alexander GR, Himes JH, Kaufman RB, Mor J, Kogan M. A United States National reference for fetal growth. Obstet Gynecol. 1996;87(2):163-8.
11. Segre CAM, Colletto GMD, Bertagnon JRD. Curvas de crescimento intra-uterino de uma população de alto nível socioeconômico. J Pediatr (Rio J). 2001;77(3):169-74.
12. American Academy of Pediatrics, Committee on Fetus and Newborn. Nomenclature for duration of gestation, birth weight and intrauterine growth. Pediatrics. 1967;39(6):935-8.
13. Balcazar H, Keefer L, Chard T. Use of anthropometric indicators and maternal risk factors to evaluate growth retardation in infants weighting more than 2500 grams at birth. Early Hum Dev. 1994;36(3):147-55.
14. Nóbrega, FJ. Antropometria, patologias e malformações congênitas do recém-nascido brasileiro. Estudo de associações com algumas variáveis maternas. J Pediatr (RJ). 1985;59(Supl 1): 1-114.
15. Da Silva AA, Barbieri MA, Bettiol H, Dal Bo CM, Mucillo G, Gomes UA. Saúde perinatal: baixo peso e classe social. Rev Saude Publ. 1991;25(2):87-95.
16. Dowding VM. New assesment of de effects of birth order and socioeconomic status on birth weight. Br Med J. 1981;282(6265):683-6.
17. Ghaemmaghami SJ, Nikniaz L, Mahdavi R, Nikniaz Z, Razmifard F, Afsharnia F. Effects of infants' birth order, maternal age, and socio-economic status on birth weight. Saudi Med J. 2013;34(9):949-53.
18. Stratton JF, Scanail SN, Stuart B, Tirner MJ. Are babies of normal birth weight who fail to reach their growth potential as diagnosed by ultrasound at increased risk? Ultrasound Obstet Gynecol. 1995;5(2):114-8.
19. Puffer RR, Serrano CV. Características del peso al nascer. Publicación científica 504. Washington: Organización Panamericana de La Salud; 1988.
20. Mariotoni GGB, Barros Filho AA. Peso ao nascer e características maternas ao longo de 25 anos na Maternidade de Campinas. J Pediatr (Rio J). 2000;76(1):55-64.
21. Boacnin MVV, Segre CAM. Sub-optimal birth weight in newborns of a high socioeconomic status population. Einstein (São Paulo). 2008;6(2):159-65.
22. Costa RS. Fatores associados ao peso de nascimento insuficiente. [tese]. São Paulo: Faculdade de Saúde Pública de São Paulo; 2009.
23. Hemminki E, Malin M, Rahkonen O.. Mother's social class and perinatal problems in a low problem área. Int J Epidemiol. 1990;19(4):983-90.
24. al Frayh A. The effect of socio-economic status on birth weight in Saudi Arabia. Fam Pract. 1990;7(4): 262-9.
25. Oshiro CGS, Rugolo LMS, Carvalho LR. RN a termo com peso insuficiente: fatores de risco e evolução neonatal [abstract]. Apresentado no 32º Congresso Brasileiro de Pediatria – 10º Congresso Paulista de Pediatria; 2003 outubro 7-11; São Paulo, Brasil.
26. De Farias Aragão VM, Barbieri MA, Moura Da Silva AA, Bettiol H, Ribeiro VS. Risk factors for intrauterine growth restriction: a comparison between two Brasilian cities. Pediatr Res. 2005;57(5 Pt 1): 674-9.
27. Crosby WM. Studies in fetal malnutrition. Am J Dis Child. 1991; 145(8):871-6.
28. Metcoff J. Intrauterine detection of fetal malnutrition. In: Hake ESSE (ed). The mammalian fetus: comparative biology and metodology. Springfield: Charles C Thomas Publisher; 1995.p.213-35.
29. Quick JD, Greenlick MR, Roghmann KJ. Prenatal care and pregnancy outcome in an HMO and general population: a multivariate cohort analysis. Am J Public Health. 1981;7(4):381-90.
30. Lima GSP, Sampaio HAC. Influência de fatores obstétricos, socioeconômicos e nutricionais da gestante sobre o peso do recém-nascido: estudo realizado em uma maternidade em Teresina, Piauí. Rev Bras Saúde Matern Infant. 2004;8(4):253-61.
31. Franceschini SCC, Priore SE, Pequeno NPF, Silva DG, Sigulem DM. Fatores de risco para o baixo peso ao nascer em gestantes de baixa renda. Rev Nutr. 2003;16(2):163-9.
32. Szostak-Wegierek D, Szamotulska K, Szponar L. [Influence of maternal nutrition on infant birthweight]. Ginekol Pol. 2004;75(9): 692-8. Polish.
33. Pastrakuljic A, Derewlany O, Knie B, Koren G. The effects of cocaine and nicotine on amino acid transport across the human placental cotyledon perfused in vitro. J Pharm Exp Ther. 2000;294(1): 141-6.
34. Secker-Walker RH, Vacek PM. Relationships between cigarette smoking during pregnancy, gestational age, maternal weigth gain, and infant birhweight. Addict Behav. 2003;28(1):55-66.
35. Hindmarsh PC, Geary MP, Rodeck CH, Kingdom JC, Cole TJ. Intrauterine growth and its relationship to size and shape at birth. Pediatr Res. 2002;52(2):263-8.
36. Azenha VM, Mattar MA, Cardoso VC, Barbieri MA, Del Ciampo LA, Bettiol H. Peso insuficiente ao nascer: estudo de fatores associados em duas coortes de RN em Ribeirão Preto, São Paulo. Rev Paul Pediatr. 2008;26(1):27-35.
37. Yamamoto RM, Leone CA. A influência das condições de vida no crescimento de lactentes nascidos com peso insuficiente. Rev Paul Pediatr. 2003;21(3):137-42.

38. Friedlander Y, Paltiel O, Deutsch L, Knaanie A, Massalha S, Tiram E, et al. Birthweight and relationship with infant, child and adult mortality in the Jerusalem perinatal study. Paediatr Perinat Epidemiol. 2003;17(4):398-406.

39. Steward DK, Moser DK. Intrauterine growth retardation in full term newborn infants with birth weights greater than 2.500g. Rev Nurs Health. 2004;27(6): 403-12.

40. Monteiro CA. Estimativa dos coeficientes específicos de mortalidade infantil segundo peso ao nascer no municípo de São Paulo (Brasil). Rev Saúde Públ. 1981;15(6):603-10.

41. Roder D, Chan A, Esterman A. Birthweight-specific trends in perinatal mortality by hospital category in South Australia, 1995-1990. Med J Aust. 1993;158(10):664-7.

42. Ministério da Saúde. Pré-natal de baixo risco. Brasília, Centro de documentação do Ministério da Saúde; 1986.

43. Kramer MS. Intrauterine growth and gestational duration determinants. Pediatrics. 1987;80(4):502-11.

44. Nykjaer C, Alwan NA, Greenwood DC, Simpson NA, Hay AW, White KL, et al. Maternal alcohol intake prior to and during pregnancy and risk of adverse birth outcomes: evidence from a British cohort. J Epidemiol Community Health. 2014. doi:10.1136/jech-2013-202934.

45. Grinfelf H. What effects can be expected of prenatal ethanol exposure in pregnant mice and their offspring? Einstein (São Paulo). 2004;2(3):187-92.

46. Ong KK, Ahmed ML, Emmett PM, Preece MA, Dunger DB. Association between postnatal catch-up growth and obesity in childhood: prospective cohort study. BMJ. 2000;320(7240): 967-71.

47. Ferreira HS, Moura RMM, Assunção ML. Peso insuficiente ao nascer se associa à hipovitaminose A em crianças da região semi-árida de Alagoas. Nutrire. 2011; 36 Suplemento: 208-208.

48. Yamamoto RM, Schoeps DO, Abreu LC, Leone C. Peso insuficiente ao nascer e crescimento alcançado na idade pré escolar, por crianças atendidas em creches filantrópicas do município de Santo André, São Paulo, Brasil. Rev Bras Saude Mater Infant. 2009; 9(4):477-85.

49. Boubred F, Saint-Faust M, Buffat C, Ligi I, Grandvuillemin I, Simeoni U. Developmental origins of chronic renal disease: an integrative hypothesis. Int J Nephrol. 2013;2013:346067.

50. Roberts E, Wood P. Birth weight and adult health in historical perspective: evidence from a New Zealand cohort, 1907-1922. Soc Sci Med. 2014;107:154-61.

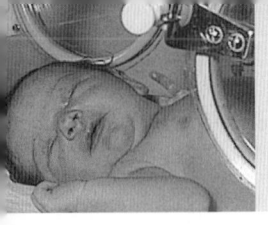

CAPÍTULO 24

Asfixia Perinatal

Amélia Miyashiro Nunes dos Santos

De acordo com a estimativa da Organização Mundial da Saúde, aproximadamente 4 milhões de crianças morrem a cada ano antes de completar 1 mês de idade. De tais óbitos, 90% ocorrem em países em desenvolvimento e a asfixia perinatal é responsável por 25% desses óbitos. Embora os dados disponíveis sejam limitados, estima-se que, anualmente, mais de um milhão de crianças que sobrevivem à asfixia intraparto apresenta paralisia cerebral, dificuldades de aprendizagem e outras incapacidades[1].

A asfixia pode ser definida como uma síndrome cliniconeurológica caracterizada por hipoxemia, hipercapnia e acidose decorrente de hipóxia e isquemia no período periparto[2].

Já a encefalopatia hipóxico-isquêmica (EHI) decorrente da asfixia perinatal é uma síndrome cliniconeurológica que se manifesta nas primeiras 72 horas de vida em RN a termo ou próximo do termo com dificuldade de iniciar e manter a respiração, depressão do tônus e reflexos, alteração do nível de consciência e convulsões[3].

INCIDÊNCIA

A incidência da asfixia perinatal varia de 1 a 8 por 1.000 nascidos vivos[4]. Estima-se que a incidência da encefalopatia atribuída à asfixia perinatal seja 1,6 por 10.000 nascimentos[4].

ETIOPATOGENIA

O feto humano é particularmente suscetível à asfixia que ocorre intraútero, durante o trabalho de parto, parto e imediatamente após o parto. De forma geral, a asfixia pode ser desencadeada por quatro mecanismos[5]:

1. Interrupção do fluxo sanguíneo por meio do funículo umbilical.
2. Alteração da troca gasosa na placenta por descolamento da placenta.
3. Alteração da perfusão placentária.
4. Falha na expansão pulmonar imediatamente após o nascimento.

Na maioria dos casos, a asfixia é provocada por fatores que comprometem a oxigenação e a perfusão intraútero, sendo as causas neonatais responsáveis por apenas 10% dos casos.

Os fatores que podem comprometer a circulação umbilical estão relacionados às compressões do funículo umbilical provocadas pelo prolapso, nó verdadeiro, circulares, hematomas e compressões de funículo umbilical.

O descolamento de placenta pode comprometer a oxigenação do feto por diminuir a oxigenação da placenta e também por representar perda de volume de sangue do feto formando o coágulo retroplacentário. Quando existe hemorragia fetal, mesmo pequena quantidade de sangue pode representar perda significante do volume sanguíneo do feto, devido à sua pequena volemia. O volume de 1mL de sangue em um feto de 1.000g corresponde a um volume de 60-mL de sangue em um adulto. Dessa forma, no descolamento prematuro de placenta, além do componente hipóxico, o choque hipovolêmico no feto representa um agravante para o prognóstico da criança.

A alteração da perfusão placentária pode ocorrer na hipertensão arterial crônica, na pré-eclâmpsia, no trabalho de parto prolongado ou em outras situações que cursam com insuficiência placentária.

Com menor frequência, pode ocorrer asfixia por depressão respiratória após o nascimento, como, por exemplo, quando se administra opioides à mãe antes do parto, ou em recém-nascidos (RN) com obstrução ou compressão de vias aéreas.

Dessa forma, com base nos possíveis mecanismos que desencadeiam a hipóxia no feto, são considerados fatores de risco para asfixia perinatal as seguintes situações:

Durante a gestação

- Ausência de pré-natal.
- Tabagismo e alcoolismo materno.
- Uso de drogas ilícitas.
- *Diabetes mellitus.*
- Cardiopatia materna.

- Hipertensão arterial crônica.
- Pré-eclâmpsia.
- Anemias.

No período periparto, no trabalho de parto e no parto

- Placenta prévia.
- Descolamento prematuro de placenta.
- Prolapso, nó e circular de funículo umbilical.
- Gestação múltipla.
- Trabalho de parto prematuro.
- Trabalho de parto prolongado.
- Apresentações anômalas.
- Macrossomia fetal.
- Tocotraumatismos.
- Presença de líquido amniótico meconial.
- Amniorrexe prolongada.
- Uso de anestesia geral e/ou analgésicos/sedativos.
- Infecções materna e/ou fetal.

Imediatamente após o nascimento

- Depressão respiratória.
- Malformações de vias aéreas.
- Obstruções de vias aéreas.

FISIOPATOLOGIA

A asfixia é desencadeada por hipóxia progressiva que leva a hipercapnia e acidose, desencadeando o metabolismo anaeróbio e produzindo ácidos que são inicialmente tamponados pelo bicarbonato. Quando o bicarbonato se esgota, instala-se a acidose metabólica. Inicialmente, a acidose e a hipoxemia desencadeiam mecanismos compensatórios, com taquicardia, vasoconstrição periférica, elevação da pressão arterial e manutenção da perfusão de órgãos nobres. Com o progredir da hipoxemia, tal mecanismo entra em falência e ocorre a lesão de múltiplos órgãos.

Por definição, a asfixia perinatal decorre de uma alteração da oxigenação e perfusão tecidual no período de transição entre a vida intra e extrauterina. A hipoxemia, a isquemia e a acidose podem alterar o padrão cardiorrespiratório do feto. Para melhor compreensão das alterações cardiorrespiratórias na asfixia, será descrita inicialmente o padrão de normalidade do feto e do RN.

Circulação e padrão respiratório fetal

Na vida intrauterina, os pulmões do feto são preenchidos pelo líquido pulmonar proveniente de um ultrafiltrado do plasma. Esse líquido é importante para o desenvolvimento pulmonar e movimentado de dentro para fora dos pulmões durante a respiração fetal. A respiração fetal representa movimentos de contração de músculos respiratórios que ocorrem durante um período da vida intrauterina e é um dos sinais de bem-estar fetal, podendo ser avaliado no perfil biofísico do feto. Entretanto, os pulmões do feto não são responsáveis pela troca gasosa, sendo essa realizada pela placenta.

De forma resumida, a circulação fetal se dá da seguinte maneira: depois de oxigenado na placenta, o sangue segue pela veia umbilical dirigindo-se uma parte para o fígado e a outra para a veia cava inferior através do ducto venoso. O sangue que segue pela veia cava inferior atinge o átrio direito, de onde segue preferencialmente para o átrio esquerdo através do forame oval. Do átrio esquerdo, atinge o ventrículo esquerdo e depois a aorta. O sangue pré-ductal com maior conteúdo de oxigênio irriga o cérebro, o coração e as adrenais. O sangue pós-ductal com menor teor de oxigênio, já que se mistura com o sangue desviado do ventrículo direito através do canal arterial, é responsável pela irrigação dos demais órgãos.

O sangue venoso proveniente do cérebro segue pela veia cava superior ao átrio direito e mistura-se no átrio direito com o sangue da veia cava inferior, proveniente da drenagem de vísceras e extremidades inferiores. Do ventrículo direito, devido à alta resistência vascular pulmonar e à baixa resistência periférica, 90% desse sangue é desviado para a aorta através do canal arterial, misturando-se com o sangue proveniente do ventrículo esquerdo. Depois de oxigenar os demais órgãos, volta à placenta para realizar as trocas gasosas.

Circulação e padrão respiratório no RN

Ao nascer, com as primeiras respirações ocorre a expansão pulmonar, a remoção do líquido pulmonar e a oxigenação do sangue. A entrada do ar com 21% de oxigênio dentro dos pulmões, a oxigenação do sangue e a remoção do líquido pulmonar contribuem para a vasodilatação pulmonar e afluxo de sangue para os pulmões que, a partir desse momento, passará a realizar as trocas gasosas. Ao mesmo tempo, ocorre a elevação da pressão arterial devido à remoção da placenta e à liberação de catecolaminas. A diminuição da pressão pulmonar e o aumento da pressão sistêmica favorecem o fechamento funcional do canal arterial e do forame oval. Dessa forma, quando a criança apresenta as primeiras respirações vigorosas ao nascer, ocorre a mudança do padrão circulatório fetal para neonatal.

Circulação e padrão respiratório na asfixia perinatal

Estudos experimentais mostram que, na presença de hipóxia, o padrão respiratório fetal é o primeiro a se alterar (Fig. 24.1). Sob hipóxia, ocorre inversão do movimento do fluxo de líquido pulmonar, passando a ter um fluxo de fora para dentro dos pulmões e, ao mesmo tempo, são de-

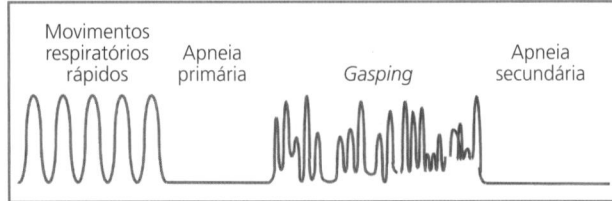

Figura 24.1 – Padrão respiratório na asfixia perinatal.

Quadro 24.1 – Comprometimento clínico e neurológico na asfixia perinatal.

SNC	Encefalopatia hipóxico-isquêmica, edema cerebral, convulsões
Metabólico	Hipoglicemia, hipocalcemia, hiponatremia, hiperpotassemia
Pulmonar	Persistência da circulação fetal, síndrome de aspiração de mecônio, deficiência de surfactante, hipertensão pulmonar persistente, hemorragia pulmonar, edema pulmonar
Cardíaco	Insuficiência cardíaca congestiva, disfunção miocárdica, insuficiência tricúspide e mitral, arritmias
Hemodinâmico	Hipotensão por disfunção miocárdica
Renal	Necrose tubular aguda, trombose de veia renal, necrose cortical renal
Gastrintestinal	Enterocolite necrosante, disfunção hepática
Hematológico	Distúrbios da coagulação, trombocitopenia

sencadeados movimentos respiratórios rápidos, seguidos de um período de apneia, denominada de apneia primária. Se a hipóxia persiste, ocorre novo esforço respiratório com movimentos respiratórios irregulares de amplitude e profundidade variáveis, denominado de *gaspings*. Após algum tempo, ocorre nova parada respiratória, denominada de apneia secundária. Após a ocorrência da apneia secundária, o feto evolui para o óbito, caso não sejam aplicadas as manobras de reanimação.

Quando ocorre a apneia primária, a frequência cardíaca começa a declinar, mas, nesse momento, a pressão arterial ainda se mantém elevada, usualmente, até o início da apneia secundária, quando então ocorre queda acentuada da pressão arterial e da frequência cardíaca[6].

Essas alterações podem ser iniciadas ainda intraútero e, ao nascer, o RN pode encontrar-se em qualquer fase de alteração do padrão cardiorrespiratório. Se uma criança nasce em apneia primária, um estímulo táctil pode fazer voltar a respiração. Se o parto ocorre durante a apneia secundária, o RN não responde à estimulação, havendo necessidade de iniciar imediatamente a ventilação. Na prática clínica, não é possível distinguir rapidamente a apneia primária da secundária. Portanto, qualquer RN que se encontra em apneia ao nascer deve ser considerado como apneia secundária e iniciada imediatamente as manobras de reanimação.

COMPROMETIMENTOS CLÍNICO E NEUROLÓGICO

A asfixia perinatal, pelo seu componente de hipoxemia, isquemia e acidose, pode comprometer a função de vários órgãos. Em RN a termo, o comprometimento renal, neurológico, cardíaco e pulmonar ocorre em 50%, 28%, 25% e 25% dos casos, respectivamente[7], dependendo do grau e da extensão da lesão asfíxica (Quadro 24.1).

Na fase inicial da asfixia pode haver comprometimento de órgãos periféricos, mas à medida que a hipóxia se acentua ou se perpetua, ocorre também comprometimento de órgãos nobres como o coração e o cérebro. Tal mecanismo de lesão progressiva pode ser explicado pela redistribuição do débito cardíaco que ocorre na fase inicial da asfixia, mas que entra em falência na fase mais avançada do processo asfíxico.

Dessa forma, quando ocorre lesão hipóxica, na fase da apneia primária, ocorre a redistribuição do fluxo sanguíneo, com vasoconstrição nos pulmões, intestinos, rins, músculos e pele e preservação do fluxo para coração, cérebro e adrenais. Esse mecanismo se processa pela ação dos quimiorreceptores carotídeos em resposta à hipóxia, com aumento da atividade vagal sobre o coração, provocando bradicardia e aumento da atividade simpática, com elevação da pressão arterial sistêmica e aumento do fluxo sanguíneo para órgãos nobres. O aumento do fluxo sanguíneo para órgãos nobres parece ser mediado pela liberação local de vasodilatadores como óxido nítrico (NO) e adenosina[8,9].

Entretanto, se a hipóxia persiste, ocorre a apneia secundária e, consequentemente, a diminuição do débito cardíaco, levando à redução das perfusões cerebral e miocárdica, o que acaba por comprometer ainda mais a perfusão, com falência de múltiplos órgãos.

Distúrbios metabólicos

A acidose metabólica é, sem dúvida, um dos indicadores clínicos mais importantes de asfixia perinatal. Com a hipoxemia e má perfusão tecidual, o metabolismo anaeróbio torna-se preponderante, com diminuição da produção de energia e formação de ácido láctico e ocorrência de acidose metabólica[10].

Além da acidose metabólica, outros distúrbios metabólicos, como a hipoglicemia, a hipocalcemia, a hiponatremia e a hiperpotassemia, podem ser encontrados na asfixia perinatal.

Devido ao metabolismo anaeróbio, com baixa produção de energia, as reservas hepáticas de glicogênio são rapidamente consumidas, podendo predispor à hipoglicemia nas primeiras horas de vida, após a reanimação neonatal.

A acidose também pode aumentar a incorporação do cálcio ao osso sob a ação da calcitonina que se encontra elevada na presença da acidose, levando à hipocalcemia.

A diminuição da produção de energia pode alterar o funcionamento da bomba de sódio e potássio e predispor à hiperpotassemia e à hiponatremia. Por outro lado, a ocorrência de insuficiência renal, relativamente frequente na asfixia, também explica a presença de hiperpotassemia e hiponatremia. Assim, a hiponatremia pode ocorrer pelo aumento da natriurese decorrente da lesão tubular renal, pela síndrome de secreção inapropriada de hormônio antidiurético e por excesso de infusão de líquidos.

Comprometimento pulmonar

Na asfixia perinatal, pode haver comprometimento do sistema respiratório devido a síndrome de aspiração de mecônio, síndrome de escape de ar, hipertensão pulmonar, síndrome do desconforto respiratório, edema e hemorragia pulmonar.

Síndrome de aspiração de mecônio

Devido à redistribuição do fluxo sanguíneo na asfixia com diminuição da circulação mesentérica, ocorrem aumento do peristaltismo intestinal e relaxamento do esfíncter anal com eliminação do mecônio para o líquido amniótico. Se a hipóxia persiste, o feto apresenta alteração do padrão respiratório com movimentos respiratórios rápidos e *gasping*, possibilitando a aspiração do mecônio através da glote aberta para os pulmões[11]. A aspiração maciça de mecônio intraútero pode evoluir para óbito antes ou logo após o nascimento[12]. A síndrome de aspiração de mecônio também pode associar-se à síndrome de escape de ar, seja por mecanismo de válvula em vias aéreas parcialmente obstruídas, seja por pressões excessivas utilizadas na ventilação com pressão positiva durante as manobras de reanimação.

Hipertensão pulmonar – os vasos pulmonares são sensíveis à hipóxia. Dessa forma, na asfixia ocorre, com relativa freqüência, hipertensão pulmonar persistente devido à falha do RN para iniciar a respiração logo após o nascimento. Nesses casos, mesmo após a expansão pulmonar e oxigenação adequada durante a reanimação, a pressão pulmonar continua elevada, facilitando a passagem de sangue através do forame oval e canal arterial[13].

Edema pulmonar – durante a asfixia, com o comprometimento da circulação, quando a hipotensão arterial é acentuada, pode também ocorrer lesão endotelial com extravasamento de líquido e proteínas para dentro dos alvéolos pulmonares, provocando edema pulmonar e inativação do surfactante alveolar.

Síndrome do desconforto respiratório – na asfixia perinatal, pode ocorrer lesão do pneumócito tipo II com consequente diminuição de produção de surfactante. Além disso, o extravasamento de proteínas e líquidos pode inativar o surfactante alveolar, predispondo à ocorrência de síndrome de desconforto respiratório em prematuros tardios (34 0/7 a 36 6/7 semanas de idade gestacional).

Hemorragia pulmonar – a hemorragia pulmonar pode ocorrer por trombocitopenia, alteração dos fatores de coagulação e por atonia e lesão do endotélio capilar com extravasamento de sangue para os alvéolos.

Comprometimento cardíaco

As repercussões cardiovasculares da asfixia perinatal são a hipotensão arterial, a miocardiopatia pós-asfíxica por isquemia miocárdica, a necrose dos músculos papilares com insuficiência tricúspide e/ou mitral e as arritmias cardíacas. Essas lesões, associadas ao mau controle do tônus vascular sistêmico, podem levar a sinais de baixo débito cardíaco, como taquicardia, hipotensão arterial, prolongamento do tempo de enchimento capilar, diminuição do débito urinário e acidose metabólica, entre outros[14]. É importante salientar que, quando existe lesão cardíaca, em geral, essa se faz acompanhar de distúrbios metabólicos, que devem ser prontamente corrigidos.

Além disso, os eventos que levam à asfixia perinatal podem estar associados à hipovolemia, como ocorre no descolamento prematuro de placenta, sangramentos, acidentes de funículo, aumentando o risco de hipotensão, mesmo na ausência de lesão cardíaca intrínseca.

As repercussões da hipotensão podem ser ainda maiores quando ocorre a perda da autorregulação do fluxo sanguíneo cerebral, fazendo com que a perfusão cerebral passe a depender diretamente da pressão arterial sistêmica. Assim, a elevação da pressão arterial pode levar ao hiperfluxo cerebral, aumentando os riscos de lesões hemorrágicas, sobretudo no prematuro. E, pelo contrário, se houver hipotensão arterial pode ocorrer a hipoperfusão com isquemia cerebral.

A troponina I é um marcador de lesão miocárdica em RN com asfixia perinatal. Em um estudo, níveis elevados de troponina I em RN com asfixia perinatal estavam associados às alterações eletrocardiográficas e óbito[15]. Níveis mais elevados de troponina I também estão associados à gravidade da encefalopatia hipóxico-isquêmica (EHI). Shastri et al.[15] encontraram mediana (IC95%) de níveis de troponina I de 0,04μg/L (0,02-0,07μg/L) em RN com EHI grau I, de 0,12μg/L (0,08-0,20 μg/L) no grau II e de 0,67μg/L (0,41-1,35μg/L).

Comprometimentos renal e suprarrenal

O comprometimento renal ocorre em cerca de 50 a 70% dos casos de asfixia grave e, em geral, associa-se à lesão neurológica[16,17]. Na asfixia perinatal, devido a hipoxemia, isquemia e acidose, ocorre redistribuição de fluxo sanguíneo com isquemia renal[18]. Com a isquemia renal, pode haver necrose tubular aguda e, mais raramente, necrose cortical ou medular, levando à insuficiência renal.

Entretanto, o diagnóstico de insuficiência renal é difícil no RN, sobretudo nos primeiros dias de vida. O nível de creatinina sérica nas primeiras 48-72 horas de vida pode refletir o nível materno, sua leitura laboratorial sofre influência dos níveis de bilirrubina e, além disso, pode haver uma variação grande na taxa de filtração glomerular no RN, com pouca repercussão sobre os níveis de creatinina[19]. A oligúria que poderia ser outro sinal de comprometimento renal pode aparecer em apenas 50% dos casos de insuficiência renal no RN. Por isso, é importante que o diagnóstico de lesão renal seja sempre considerado na presença de asfixia perinatal. A associação de sinais sugestivos pode ser mais útil no diagnóstico da lesão renal, considerando-se a tendência de elevação da creatinina sérica (> 132,6μmol/L), ureia (> 14,28mmol/L) e diurese diminuída (< 1mL/kg/h). Entretanto, tais sinais podem aparecer depois de estabelecida a lesão renal, sendo desejável um marcador mais precoce. Nesse sentido, tem-se estudado a lipocalina associada à gelatinase de neutrófilos (NGAL) urinária ou sérica que mostram alteração antes da elevação da creatinina[17]. Estudo com 374 crianças, sendo 35 RN, mostrou uma área sob a curva ROC de 0,95, tanto para a forma urinária quanto a sérica da NGAL, para identificação da lesão renal[20].

Na asfixia perinatal, eventualmente pode ocorrer hemorragia suprarrenal devido a alterações de coagulação, lesão endotelial e distribuição do fluxo sanguíneo local. Em geral, a hemorragia é unilateral e assintomática e só diagnosticada se realizado exame ultrassonográfico. Quando há comprometimento bilateral, pode haver insuficiência adrenal.

Comprometimento gastrintestinal

A redistribuição de fluxo sanguíneo pode provocar diminuição da perfusão dos intestinos com risco de enterocolite necrosante.

Por outro lado, a vasoconstrição periférica pode também comprometer o fígado, provocando disfunção hepática, que pode evoluir com colestase, aumento de enzimas hepáticas e distúrbios de coagulação.

Comprometimento neurológico

O quadro neurológico da asfixia perinatal no RN a termo é representado classicamente pela EHI. O edema cerebral também pode ocorrer com certa frequência, mas a hemorragia intracraniana é ocasional.

A lesão neurológica provocada pela asfixia perinatal ocorre em duas fases, sendo que a primeira fase inicia-se ainda intraútero devido à hipoxemia e à isquemia e a segunda fase ocorre com a reperfusão após a reanimação neonatal. A lesão primária provoca necrose neuronal irreversível e ao redor da lesão se forma uma área de penumbra formada por células apoptóticas que podem evoluir para necrose na fase de reperfusão.

Não se conhece exatamente como se processam as lesões celulares na fase secundária da EHI, mas vários mecanismos parecem estar envolvidos. Do ponto de vista bioquímico, o acúmulo de aminoácidos excitatórios nas conexões sinápticas, o acúmulo do cálcio intracelular e o aumento da produção de radicais livres desempenham papel importante na gênese da lesão cerebral. Do ponto de vista clínico, a ocorrência de convulsões, episódios de hipoxemia, hipotensão arterial e distúrbios metabólicos agravam as lesões neurológicas preexistentes.

Na presença de hipóxia intraútero são acionados mecanismos compensatórios com vasoconstrição periférica e vasodilatação cerebral que aumentam o fluxo de sangue para o cérebro, compensando a falta de oxigênio. Entretanto, se a hipóxia persiste, o mecanismo regulador entra em falência e a hipoxemia e a isquemia se estabelecem no cérebro. A isquemia é acompanhada de metabolismo anaeróbio, com menor produção de adenosina trifosfato (ATP), e aumento da concentração de lactato que propicia o aparecimento de acidose metabólica. De forma resumida[21], pode-se dizer que a queda no nível de ATP altera o funcionamento da bomba de íons, levando ao acúmulo de sódio e cálcio dentro das células e de neurotransmissores excitatórios nas conexões sinápticas, em particular do glutamato. O acúmulo de sódio intracelular leva ao edema celular, podendo ocorrer lise da membrana com morte neuronal (lesão primária).

Normalmente, o glutamato é mantido em níveis baixos nas sinapses devido ao processo de recaptação ATP dependente pelas células neuronais. Quando ocorre deficiência de ATP, existe um acúmulo de glutamato nas sinapses neuronais. Na fase de reperfusão cerebral, o excesso de glutamato nas conexões pós-sinápticas provoca hiperestimulação dos neurônios, podendo resultar em lesão neuronal. Além disso, esse neurotransmissor atua nos canais de cálcio facilitando sua entrada para as células neuronais. O aumento intracelular desse cátion desencadeia uma série de reações, entre as quais ativação de proteases, lipases, proteína C cinases e liberação de radicais livres relacionadas à morte celular tardia.

Ainda, durante a hipóxia, ocorre alteração da fosforilação oxidativa que leva à degradação do ATP e ADP (adenosina difosfato) com formação e acúmulo de hipoxantina. Na fase de reperfusão cerebral, a hipoxantina é metabolizada em xantina e ácido úrico sob a ação da xantina oxidase, ocorrendo, nesse passo, a produção de radicais livres de oxigênio, como o superóxido e o peróxido de hidrogênio. A xantina oxidase localiza-se predominantemente no endotélio da microvasculatura cerebral, tornando, assim, a barreira hematoencefálica alvo das reações oxidativas. A intensidade dessas reações relaciona-se diretamente com a presença da xantina oxidase, que é estimulada pelo cálcio intracelular[22].

Dessa forma, a via final da lesão neuronal secundária à reperfusão está ligada à formação de radicais livres. A toxicidade dos radicais livres se deve, também, ao fato de promoverem uma série de eventos, como peroxidação lipídica, ruptura da parede celular e quebra de DNA que provocam lesão neuronal irreversível[22,23]. A maioria dos RN que desenvolve EHI apresenta também sinais de comprometimento de outros órgãos. O quadro neurológico pode apresentar-se já ao nascimento, mas pode haver evolução da forma mais leve para a mais grave no decorrer de horas ou dias[24]. A síndrome neurológica pode apresentar-se de três formas, conforme a gravidade do quadro[25] (Quadro 24.2).

DIAGNÓSTICO

Alguns parâmetros podem dar uma ideia do grau de comprometimento na asfixia perinatal, mas nenhum deles apresenta sensibilidade e especificidade desejáveis. A cardiotocografia, as gasometrias fetal e umbilical, o índice de Apgar, assim como os sinais clínicos e neurológicos podem ser considerados em conjunto para a avaliação do RN com asfixia.

Cardiotocografia

Uma das formas de avaliar o risco de asfixia perinatal é o uso da cardiotocografia. Entretanto, o benefício de seu uso durante o trabalho de parto tem sido questionado em termos de prognóstico em longo prazo[26], parecendo apenas ter reduzido o risco de convulsões neonatais[27].

Alguns estudos têm mostrado associação positiva entre padrões específicos de batimento cardíaco fetal detectado na cardiotocografia com risco aumentado de asfixia perinatal, mas não existe uma relação causa-efeito entre alterações na cardiotocografia e comprometimento do feto. Alguns padrões, como ausência ou variabilidade mínima na frequência cardíaca durante 1 hora ou mais, desaceleração tardia recorrente, taquicardia persistente ou bradicardia inferior a 80bpm, parecem associar-se à acidemia no feto[28-30], entretanto, muitos fetos com tais alterações são normais ao nascimento.

Gasometria de funículo umbilical

A gasometria de funículo umbilical pode ser usada como indicador do comprometimento da oxigenação fetal. Considera-se acidemia grave quando o pH é inferior a

Quadro 24.2 – Estágios de gravidade da encefalopatia hipóxico-isquêmica, modificado de Sarnat e Sarnat, 1976[25].

Parâmetros	Estádio 1	Estádio 2	Estádio 3
Nível de consciência	Hiperexcitabilidade, irritação	Letargia	Estupor, coma
Movimentos espontâneos	Aumentados	Diminuídos	Diminuídos ou ausentes
Tônus muscular	Normal, hipertonia leve	Hipotonia	Flacidez
Postura	Flexão discreta de extremidades	Flexão acentuada de extremidades	Movimentos intermitentes de descerebração
Reflexos complexos	Normais	Diminuídos	Ausentes
Função autonômica	Predomínio do simpático	Predomínio do parassimpático	Ambos deprimidos
Pupilas	Midriáticas	Mióticas	Posição média e fixa ou anisocóricas e pouco reagentes à luz
Respiração	Espontânea	Espontânea ou apneias ocasionais	Periódica ou apneia
Frequência cardíaca	Taquicardia	Bradicardia	Variável
Secreção brônquica e salivar	Escassa	Abundante	Variável
Motilidade gastrintestinal	Normal ou diminuída	Aumentada	Variável
Convulsões	Ausente	Comum	Raras
EEG	Normal	˅Voltagem, espículas focais e multifocais	Padrão periódico com fases isoelétricas ou isoelétrico
Duração dos sintomas	Menos de 24 horas	2 a 14 dias	Dias a semanas
Prognóstico	Sem sequelas	80% normal, alterado se sintomas durante 5 a 7 dias	50% óbito e restante com sequelas

EEG = eletroencefalograma.

7,0 ao nascer e/ou excesso de base inferior a –16mEq/L até 1 hora após o nascimento, medido em sangue arterial ou venoso[31]. No estudo de Gilstrap et al.[23], com 2.738 RN a termo, observou-se maior número de complicações clínicas atribuídas à asfixia em RN com pH de funículo umbilical < 7,0 e escore de Apgar de 1 e 5 minutos inferior ou igual a 3.

O estudo de Belai et al.[32] mostrou que pH < 7,0 e diferença arteriovenosa de pCO_2 de 25mmHg apresentavam sensibilidade e especificidade adequadas para identificar RN asfixiados que provavelmente desenvolveriam convulsões, EHI e outras morbidades no período neonatal.

Boletim de Apgar

O índice de Apgar[33] (Quadro 24.3) de 5 minutos $\leq$ 3 tem-se mostrado um bom preditor de óbito neonatal, entretanto, o índice de Apgar de 1 e 5 minutos baixos em RN com asfixia que sobrevivem tem sido um fraco preditor de sequelas neurológicas em longo prazo[34,35].

É importante enfatizar que índice baixo de Apagar não é por si só indicativo de asfixia, porque ele pode ser atribuído a prematuridade, malformações congênitas, infecções perinatais, depressão neuromuscular ou secundário à sedação ou anestesia materna.

Assim, para o diagnóstico da asfixia perinatal pode ser necessária a análise conjunta de vários indicadores. Segundo a Academia Americana de Pediatria e o Colégio Americano de Obstetrícia e Ginecologia, para definir asfixia é necessário que haja todas as seguintes alterações: pH < 7,0 em artéria umbilical, persistência de Apgar $\leq$ 3 por mais de 5 minutos e sinais de comprometimento clínico e neurológico[2].

Para auxiliar no diagnóstico da asfixia perinatal como responsável pela encefalopatia neonatal, o Colégio Americano de Obstetrícia e Ginecologia (2003)[4] publicou novos critérios para diagnosticar a paralisia cerebral provocada pela asfixia perinatal, diferenciando-a da encefalopatia originada de eventos anteriores ao período periparto. Tais critérios foram recentemente revalidados em 2014[36,37].

Para o diagnóstico de encefalopatia por asfixia é necessária a presença de todos os critérios primários. Os critérios secundários são sugestivos de encefalopatia por asfixia perinatal, mas não são considerados específicos.

Critérios primários

1. Evidência de acidose metabólica na artéria umbilical ao nascimento (pH < 7,0 ou déficit de base > 12mmol/L).
2. Aparecimento precoce de sinais de encefalopatia grave ou moderada em RN com 34 ou mais de idade gestacional ao nascer.
3. Sinais de paralisia cerebral do tipo quadriplesia espástica ou discinético.
4. Exclusão de outras causas etiológicas como traumatismo, distúrbios da coagulação, infecções ou alterações genéticas.

Critérios secundários inespecíficos

1. Evento sentinela de hipóxia imediatamente antes do nascimento ou durante o parto.
2. Bradicardia súbita e persistente ou ausência de variabilidade na frequência cardíaca ou presença de desaceleração persistente, tardia ou variável, após um evento sentinela de hipóxia, precedidas de padrão normal de cardiotocografia.
3. Índice de Apgar de 0 a 3 por mais de 5 minutos.
4. Início de comprometimento multissistêmico nas primeiras 72 horas de vida.
5. Estudo de imagem mostrando evidência de anormalidade cerebral não focal.

CONDUTA

Na asfixia perinatal, é importante reverter a hipóxia e a isquemia, impedindo que a lesão necrótica se estenda e, ao mesmo tempo, evitando que a zona de penumbra de células neuronais apoptóticas se transforme em nova zona de necrose. Com esses objetivos, realiza-se imediatamente a reanimação na sala de parto, seguida de monitorização e controle das complicações clínicas e neurológicas.

Reanimação na sala de parto

A reanimação na sala de parto é, sem dúvida, uma medida de suma importância para a resolução imediata da condição de hipoxemia e isquemia, restabelecendo a respiração, a circulação e a condição hemodinâmica do RN. Esse tema será abordado em capítulo específico neste livro.

Quadro 24.3 – Boletim de Apgar[33].

Sinal	0	1	2
Frequência cardíaca	Ausente	Inferior a 100bpm	Superior a 100bpm
Esforço respiratório	Apneia	Irregular	Regular ou choro
Tônus muscular	Hipotonia acentuada	Alguma flexão extremidades	Movimentação ativa
Irritabilidade reflexa	Ausente	Reação fraca	Espirros
Cor	Cianose central ou Palidez cutânea	Corpo róseo e cianose de extremidades	Corpo e extremidades róseos

Cuidados pós-reanimação

Deve-se lembrar que após a reanimação e com o restabelecimento da perfusão tecidual, sobretudo no cérebro, os metabólitos acumulados durante o período de hipóxia e isquemia serão processados e poderão agravar as lesões preexistentes.

Do ponto de vista clínico, as lesões hipóxico-isquêmicas decorrentes da asfixia perinatal podem ser agravadas após o nascimento se a reanimação na sala de parto, a assistência ventilatória, o controle hemodinâmico e a correção dos distúrbios metabólicos e hidroeletrolíticos não forem adequados. Por essa razão, RN com asfixia perinatal devem ter seus sinais vitais monitorizados, sistematicamente, após reanimação em sala de parto, em unidades de cuidados intensivos neonatais[38,39].

Assistência ventilatória

RN com asfixia perinatal podem necessitar de assistência ventilatória, sobretudo quando apresentarem comprometimento neurológico com períodos de hipoventilação ou apneia que agravam a lesão cerebral. Deve-se lembrar que esses pacientes também podem necessitar de ventilação mecânica por complicações pulmonares, como síndrome de escape de ar, síndrome de aspiração de mecônio e/ou hipertensão pulmonar persistente neonatal. A monitorização da oxigenação e a da ventilação devem ser realizadas por meio da oximetria de pulso e gasometrias arteriais periódicas.

Em RN com asfixia perinatal, devem-se manter níveis normais de oxigenação e de valores de pCO_2[39].

A hiperventilação para diminuir os níveis arteriais de CO_2 e prevenir o edema cerebral não é recomendada no RN com asfixia. Sabe-se que a presença do edema não é fator determinante do prognóstico neurológico e, pelo contrário, a hipocapnia resultante da hiperventilação pode provocar isquemia e hipóxia cerebral, agravando ainda mais as lesões neuronais.

A hiperóxia pode favorecer a formação de radicais livres, mas, por outro lado, a hipóxia pode agravar a lesão cerebral por induzir a regulação passiva da pressão arterial e estimular a apoptose, agravando as lesões neuronais[39]. Assim, sugere-se manter níveis de paO_2 entre 60 e 90mmHg.

Controle hemodinâmico

A principal consequência do comprometimento cardíaco na asfixia perinatal é o baixo débito decorrente da hipotensão arterial e/ou insuficiência cardíaca. Nesse sentido, é fundamental o controle dessas intercorrências. Em RN submetidos à hipotermia terapêutica, tem-se observado com certa frequência a ocorrência de bradicardia sinusal e hipotensão arterial, aumentando a necessidade de drogas inotrópicas[40]. A hipotensão arterial ocorre em cerca de 60% dos pacientes com asfixia perinatal[41].

Além da monitorização clínica e a realização de eletrocardiograma para detectar os sinais de isquemia miocárdica ou arritmias, o ecocardiograma funcional é bastante útil para orientar no manejo hemodinâmico do RN com asfixia.

As drogas mais utilizadas para a correção da hipotensão são dopamina, dobutamina e epinefrina. Entretanto, seus efeitos colaterais podem ser taquicardia, arritmias e até mesmo hipertensão arterial.

A dopamina é uma catecolamina endógena que aumenta a pressão arterial e o débito cardíaco na dose de 10µg/kg/min. A epinefrina em doses baixas é um potente inotrópico, cronotrópico e vasodilatador sistêmico e pulmonar. A dobutamina é um inotrópico com efeito predominantemente beta receptor e na dose de até 20µg/kg/min aumenta o débito cardíaco. A milrinona é uma inibidora da fosfodiesterase III usada para aumentar o débito cardíaco e no tratamento da hipertensão pulmonar. A epinefrina, a dobutamina e a milrinona podem ser usadas para aumentar o débito cardíaco, o volume sistólico e melhorar a oxigenação sistêmica, sem agravar a hipertensão pulmonar da asfixia perinatal. Entretanto, na prática clínica, tem sido utilizada qualquer uma dessas drogas, de acordo com a avaliação e a resposta clínica e os efeitos colaterais no RN.

Os expansores de volume (SF a 0,9% – 10-20mL/kg, em infusão contínua, em 15 a 30 minutos) podem ser utilizados no caso de persistência de sinais de insuficiência cardiocirculatória após o início das drogas vasoativas ou quando houver alguma evidência de hipovolemia (descolamento prematuro da placenta, placenta prévia ou acidentes de funículo umbilical).

Suporte metabólico

É importante que os distúrbios metabólicos sejam pesquisados sistematicamente, visto que, em muitos casos, não apresentam sinais clínicos.

Hipoglicemia – os RN asfixiados devem ser monitorizados dosando-se a glicemia plasmática ou capilar por meio de fitas reagentes com 3 horas de vida e depois a cada 6 horas, na dependência das condições clínicas. Procurar manter a glicemia entre 75 e 100mg/dL. Nos RN submetidos à reanimação prolongada na sala de parto, deve-se iniciar a infusão de glicose na velocidade de 4 a 6mg/kg/min logo após a reanimação, sempre com controle da glicemia capilar, pelo risco de hipoglicemia e porque esses pacientes poderão permanecer em jejum prolongado.

Hipocalcemia – na asfixia perinatal grave, há risco de hipocalcemia devido à persistência pós-natal de níveis elevados da calcitonina. Monitorizar os níveis de cálcio sérico, de preferência, o cálcio ionizado, procurando mantê-lo entre 1,1 e 1,4mmol/L ou acima de 4mg/dL. Após a reanimação na sala de parto, iniciar com infusão de 2mL/kg/dia de gluconato de cálcio a 10% no soro de manutenção (18,4mg/kg/dia de cálcio). Pelo risco de lesão neurológica provocada por doses excessivas de cálcio, só se deve aumentar a infusão de cálcio em caso de hipocalcemia comprovada. Nesses casos, aumenta-se a infusão de gluconato de cálcio a 10% para 4mL/kg/dia com controle de níveis séricos, podendo-se aumentar a dose de infusão, se necessário. Deve-se evitar, sempre que possível, a infusão rápida.

Hipomagnesemia – os RN com asfixia perinatal, em particular aqueles com restrição de crescimento intrauterino, podem apresentar hipomagnesemia. Deve-se lembrar, ainda, de pesquisar a possibilidade de hipomagnesemia nos casos de hipocalcemia refratária ao tratamento. Após a reanimação, iniciar com infusão por via intravenosa de 0,5mL/kg/dia ou 1mL/kg/dia de sulfato de magnésio a 10%, respectivamente no RN pré-termo e a termo.

Hiponatremia – na asfixia, é necessário o controle dos níveis séricos de sódio e, se for o caso, também dos níveis urinários. Deve-se determinar a causa da hiponatremia, pois dela depende o tratamento, ou seja, na síndrome da secreção inapropriada de hormônio antidiurético preconiza-se a restrição hídrica, devendo-se evitar a oferta de sódio. Nesses casos, em geral, há melhora do quadro em uma semana. Na lesão tubular renal, recomenda-se o aumento da oferta de sódio, tentando-se compensar as perdas renais excessivas. Quando os valores de sódio sérico forem menores que 120mEq/L, indica-se a correção da natremia para níveis entre 125 e 130mEq/L, por meio da seguinte fórmula: mEq de Na = peso (kg) × 0,60 × (130 – Na observado). Lembrar que a correção da natremia deve ser realizada lentamente, mantendo infusão máxima de sódio de 1mEq/kg/h. O sódio pode ser infundido sob forma de NaCl ou $NaHCO_3$, sendo o último mais bem tolerado pelos túbulos renais do RN.

Acidose metabólica – faz parte da definição de caso de asfixia perinatal, mas, na maioria dos casos, sua resolução se faz espontaneamente com ventilação adequada e expansão de volume, com correção da hipotensão arterial e hipovolemia. A correção da acidose com bicarbonato envolve cautela em relação aos seus efeitos adversos decorrentes da hiperosmolaridade e hipercapnia em RN não ventilados adequadamente e até de alcalose metabólica. Um estudo mostrou que, em RN a termo sem sinais de comprometimento clínico, a acidose metabólica em sangue de funículo umbilical com pH < 7,05 e BE < –12mEq/L (pH mediana de 6,97 e variação de 6,70-7,04) e avaliados aos 6,5 anos de idade, a frequência de altera-

ção no desenvolvimento neurológico e comportamental foi semelhante à de um grupo controle sem acidose (mediana de pH 7,23 e variação de 7,10-7,41)[42].

Suporte renal

No RN com asfixia, deve-se avaliar com cuidado a infusão de líquidos, visto que apresenta risco para insuficiência renal e tendência a reter líquidos por secreção inapropriada de hormônio antidiurético. Assim, deve-se monitorizar a função renal com controle rigoroso do débito urinário, do peso corporal a cada 8 a 12 horas e do balanço hidroeletrolítico a cada 6 horas. Além disso, avaliar os níveis de ureia, creatinina e eletrólitos séricos e urinários a cada 12 a 24 horas. A infusão de expansor de volume pode ajudar no diagnóstico diferencial de lesão pré-renal ou renal intrínseca. Exames laboratoriais, como a determinação da fração de excreção do sódio superior a 3% ou dosagem de β_2-microglobulina urinária, poderiam identificar lesão renal intrínseca, mas somente quando avaliados após 48 horas de vida[19], tornando difícil o diagnóstico precoce de insuficiência renal.

De qualquer forma, o reconhecimento precoce da lesão renal, a oferta hídrica cautelosa e evitar o uso de drogas nefrotóxicas fazem parte do manejo do RN com asfixia perinatal, sendo as indicações de diálise no RN semelhantes às de crianças maiores.

Suporte nutricional

Em pacientes instáveis do ponto de vista clínico e laboratorial, manter jejum oral até a estabilização hemodinâmica, respiratória, metabólica e do equilíbrio acidobásico e resolução do íleo paralítico, mas a nutrição parenteral deve ser sempre considerada na impossibilidade de garantir a nutrição enteral adequada.

Ao iniciar a alimentação enteral, dar preferência ao leite humano da própria mãe, iniciando-se com pequenas alíquotas (10-20mL/kg/dia). Caso não se observe sinais de intolerância alimentar, como aumento do resíduo gástrico, distensão abdominal, vômitos ou enterorragia, pode-se aumentar a oferta gradativamente, na mesma quantidade.

É importante realizar a avaliação da sucção e deglutição antes de se iniciar a alimentação por via oral. Quando o comprometimento neurológico é importante, pode haver impossibilidade de iniciar alimentação por essa via, sendo necessário o uso de sonda gástrica para garantir a alimentação enteral.

Controle de outras intercorrências clínicas

Na asfixia perinatal grave, pode ocorrer coagulação intravascular disseminada por lesão endotelial com depósito de fibrina na microvasculatura e consumo de fatores de coagulação. Assim, a hemostasia deve ser observada, controlando-se os sinais de sangramento e o padrão hematológico. A administração de concentrado de hemácias, plasma fresco, plaquetas, fatores de coagulação e vitamina K pode ser necessária em alguns casos.

Além disso, asfixia perinatal é uma das causas mais frequentes de trombocitopenia neonatal precoce (até 72 horas de vida). Um estudo mostrou prevalência de trombocitopenia em RN com asfixia de 51%, sendo a transfusão de plaquetas necessária em 38% dos RN com trombocitopenia[43].

Controle das convulsões

A EHI é a causa mais frequente de crises convulsivas em RN a termo. As convulsões estão presentes em cerca de 70% dos casos de encefalopatia moderada. Entretanto, as convulsões podem aparecer devido a distúrbios metabólicos que devem ser sempre descartados. Qualquer que seja a etiologia, as crises convulsivas devem ser prontamente controladas porque podem agravar as lesões cerebrais. As drogas utilizadas no controle das convulsões são:

■ Fenobarbital sódico

Dose de ataque – 20mg/kg, por via IV em 10 minutos. Caso as crises convulsivas persistam, administrar mais 5mg/kg de fenobarbital a cada 5 minutos, até a dose total de 40mg/kg.

Dose de manutenção – 3-4mg/kg/dia, por via IV lento ou IM, iniciar com intervalo de 12 horas após a dose de ataque, dividida em duas tomadas. Ajustar a dose para manter o nível sérico do fenobarbital entre 20 e 40µg/mL. Verificar o nível sérico 72 horas após a dose de ataque, colhendo a amostra sanguínea para análise imediatamente antes da administração da dose da manhã.

■ Fenitoína

Se as crises convulsivas persistirem, mesmo após a dose máxima de fenobarbital, pode-se associar a fenitoína.

Dose de ataque – 15-20mg/kg, por via IV em infusão lenta (1mg/kg/min) ou no mínimo em 30 minutos. Pode-se optar por dividir a dose em duas tomadas de 10mg/kg, administrando-as com intervalo de 20 minutos. Monitorizar a frequência cardíaca e o ritmo cardíaco durante a infusão.

Dose de manutenção – 4-8mg/kg/dia, por via IV, dividida em duas tomadas. Iniciar 12 horas após a dose de ataque, ajustando a dose de fenitoína para manter o nível sérico entre 15 e 20µg/mL. Colher a amostra para análise cerca de 72 horas após a dose de ataque e imediatamente antes da administração da dose da manhã.

■ Midazolam

Se as crises convulsivas persistirem mesmo após a dose máxima de fenobarbital e hidantal, podem-se utilizar outras opções. Entre essas, destacam-se os derivados benzodiazepínicos como o midazolan. Iniciar com dose de ataque de 0,15mg/kg por via IV em, no mínimo, 5 minutos, seguido de manutenção com dose de 0,1-0,4mg/kg/h.

Prevenção da morte neuronal tardia

Além das medidas de suporte para evitar novos agravos sistêmicos e neurológicos, a hipotermia terapêutica foi considerada benéfica e não mais apenas investigatória para o manejo de RN a termo e próximo ao termo com EHI moderada/grave pela Academia Americana de Pediatria (AAP), desde que obedecidos determinados critérios preestabelecidos[44].

A hipotermia com redução da temperatura do RN de 2 a 4°C reduz a morte celular e diminui a cascata das reações metabólicas decorrentes da hipóxia-isquemia intraútero[45]. Como resultado, o metabolismo celular é reduzido, as reservas de ATP são preservadas, os efeitos do metabolismo anaeróbio são atenuados e os radicais livres não são liberados[46].

Assim, a AAP recomenda a hipotermia terapêutica com resfriamento de cabeça ou corpo (33,5 a 34,5°C) para RN com 36 semanas ou mais de idade gestacional, com diagnóstico de EHI moderada ou grave, iniciando-se antes de 6 horas de vida e mantendo-se durante 72 horas, segundo protocolo preestabelecido e com recém-nascido internado em unidade de terapia intensiva com recursos materiais e humanos com suporte multiprofissional[44]. Após 72 horas de hipotermia, o reaquecimento deve ser lento em pelo menos 4 horas. A vigilância das complicações clínicas é fundamental, observando-se, em especial, as alterações hemodinâmicas, presença de coagulopatia, plaquetopenia, hipertensão pulmonar e convulsões, tanto na fase de resfriamento quanto de reaquecimento.

De forma geral, as indicações de hipotermia utilizadas nos protocolos internacionais compreendem um conjunto de pré-requisitos: evento intraparto indicativo de asfixia perinatal, idade gestacional ≥ 36 semanas, Apgar 10 minutos < 5, necessidade de ventilação na sala de parto, pH do funículo umbilical < 7 e/ou excesso de base até 1 hora de vida < –16mEq/L e presença de sinais de EHI graus II/III.

Apesar do uso da hipotermia terapêutica, a mortalidade e as sequelas neurológicas decorrentes da EHI continuam elevadas, sobretudo na EHI grave. Assim, as pesquisas sobre fármacos potencialmente neuroprotetores continuam sendo realizadas. Atualmente, as pesquisas estão voltadas para drogas que inibem a liberação e a captação de glutamato, bloqueadores de receptores de glutamato, bloqueadores ou inibidores de radicais livres e bloqueadores de respostas inflamatórias.

PROGNÓSTICO

Em geral, os RN com encefalopatia leve não apresentam sequelas e aqueles com encefalopatia grave apresentam prognóstico reservado. De modo geral, cerca de 20% dos RN com EHI morrem no período neonatal e 25% desenvolvem sequelas neurológicas[47]. As sequelas mais frequentes são a paralisia cerebral com quadriplegia espástica ou discinética, além de cegueira cortical, déficit cognitivo e epilepsia[24,48,49]. Em relação às sequelas cognitivas e comportamentais, as crianças com encefalopatia moderada apresentam menor escore de inteligência, comparadas às crianças com encefalopatia leve ou crianças controles normais, e também mais dificuldades escolares, sobretudo em matemática. Alguns estudos mostraram maior proporção de crianças hiperativas entre aquelas com encefalopatia moderada e maior proporção de crianças com síndrome de espectro autista na encefalopatia grave[50].

As alterações neurológicas apresentadas após o nascimento têm sido relacionadas ao prognóstico. De maneira geral, quanto maior o período de duração da síndrome neurológica, quanto mais precoces forem as convulsões e mais intensa as alterações eletroencefalográficas, pior seria o prognóstico. Atualmente, inúmeros marcadores, isoladamente ou em associação, têm sido utilizados na avaliação do prognóstico de crianças que sofreram asfixia perinatal.

Segundo Walsh et al.[51], o número de hemácias nucleadas de 10,2 por 100 leucócitos nas primeiras 24 horas de vida diferenciavam os RN que iriam apresentar sequelas de encefalopatia hipóxico-isquêmica moderada daqueles com encefalopatia grave aos 2 anos de idade, com valor preditivo positivo de 75% e valor preditivo negativo de 65%. Já a presença de eletroencefalograma alterado com 12 horas de vida tinha valores preditivo positivo e negativo de 81% e 68%, respectivamente Com 24 horas, os valores preditivos positivo e negativo para o EEG alterado foram de 88% e 60%. Quando se associaram os dois exames, o valor preditivo positivo e negativo foram de 100 e 62% para EEG alterado com 12 horas de vida e de 100 e 55% para EEG alterado com 24 horas de vida.

Van Laerhoven et al.[52] realizaram uma revisão sistemática de artigos publicados de 1980 a 2011 sobre o prognóstico de encefalopatia hipóxico-isquêmica pós-asfixia perinatal mostrando a importância do EEG de amplitude integrada, EEG convencional, potencial visual evocado e ressonância magnética realizados na primeira semana de vida como os melhores preditores do prognóstico neurológico após 18 meses de idade. Nessa revisão sistemática, observaram-se os seguintes resultados para sensibilidade e especificidade para o EEG de amplitude integrada (sensibilidade 0,93 [IC95%: 0,78-0,98]; especificidade 0,90 [0,60-0,98]), EEG (sensibilidade 0,92 [0,66-0,99]; especificidade 0,83 [0,64-0,93]), potencial visual evocado (sensibilidade 0,90 [0,74-0,97]; especificidade 0,92 [0,68-0,98]). Em relação à imagem, a ressonância magnética por difusão ponderada apresentou melhor especificidade (0,89 [0,62-0,98]), e a ressonância magnética com sequências ponderadas em T1/T2, melhor sensibilidade (0,98 [0,80-1,00]). Já a ressonância magnética espectroscópica mostrou sensibilidade de 0,75 ([0,26-0,96) e especificidade muito baixa, de 0,58 [0,23-0,87]). Nesse estudo, a avaliação neurológica e o ultrassonografia craniana na primeira semana de vida não mostraram sensibilidade e especificidade adequadas. Tais autores afirmaram que, apesar de a maioria dos artigos avaliados terem sido publicados antes da introdução da hipotermia terapêutica, as conclusões desse estudo seriam válidas também para crianças submetidas à hipotermia no período neonatal.

Com o advento da hipotermia terapêutica, houve melhora no prognóstico de criança com asfixia perinatal que evoluem com EHI. Jacobs et al.[53] analisaram 11 ensaios clínicos randomizados e controlados com inclusão de 1.505 RN a termo e prematuros tardios com EHI moderada/grave e evidência de asfixia intraparto, submetidos ou não à hipotermia terapêutica. Nesse estudo, a hipotermia terapêutica resultou em redução estatisticamente significante e clinicamente importante no desfecho combinado de morte ou sequelas neurológicas graves aos 18 meses de idade (RR: 0,75% [IC95%: 0,68-0,83); redução da mortalidade (RR: 0,75 [0,64-0,88]) e redução significante de sequelas em sobreviventes (0,77 [0,63-0,94]. Tais análises mostraram que seria necessário tratar 7 crianças (IC95%: 5-10) para evitar um óbito ou sequela neurológica; tratar 11 RN (8-25) para evitar um óbito e tratar 8 RN (5-14) com EHI para ter uma criança sobrevivente sem sequela neurológica.

Azzopardi et al.[54] mostraram que a sobrevida com QI ≥ 85 aos 6-7 anos de idade foi maior (risco relativo: 1,31, p = 0,04) nas 75 (52%) das 145 crianças submetidas à hipotermia terapêutica de corpo inteiro durante 72 horas com temperatura retal de 33-34ºC, iniciada antes de 6 horas de vida, comparadas a 52 (39%) das 132 crianças controles. Nesse estudo, a proporção de crianças que haviam morrido nos dois grupos foi semelhante (29% vs. 30%) e mais crianças no grupo controle sobreviveram sem sequelas neurológicas (45% vs. 28%, RR: 1,60, IC95%: 1,15-2,22). O risco de paralisia cerebral foi menor no grupo hipotermia (21% vs. 36%, p = 0,03), bem como o risco de alteração neurológica moderada/grave (22% vs. 37%, p = 0,03).

REFERÊNCIAS

1. WHO. World Health Organization. World Health Report 2005. Newborns: no longer going unnoticed. Geneva. World Health Organization, 2005. Disponível em: www.who.int/whr/2005/chap5-en.pdf. Acessado 2008 jul 3,

2. American Academy of Pediatrics, College of Obstetricians and Gynecologists. Relations between perinatal factors and neurologic outcome. In: Poland RL, Feeman RK (eds). Guidelines for perinatal care. 3rd ed. Grove Village: Elk ed; 1992.p.221-4.

3. Nelson KB, Leviton A. How much of neonatal encephalopathy is due to birth asphyxia? Am J Dis Child. 1991;145(11):1325-31.

4. American College of Obstetricians and Gynecologists and American Academy of Pediatrics, Neonatal encephalopathy and cerebral palsy: defining the pathogenesis and pathophysiology. Washington DC: ACOG; 2003.

5. Alonso-Spilsbury M, Mota-Rojas D, Villanueva-Garcia D, Martinez-Burnes J, Orozco H, Ramirez-Necoechea R, et al. Perinatal asphyxia pathophysiology in pig and human: a review. Anim Reprod Sci. 2005;90(1-2):1-30.

6. Provis VN, Moyniham M. Neonatal resuscitation in the isolated setting. Aust J R Health. 1999;7(2):115-20.

7. Perlman JM, Tack ED, Martin T, Shackelford G, Amon E. Acute systemic organ injury in term infants after asphyxia. Am J Dis Child. 1989;143(5):617-20.

8. Oliver TK. Temperature regulation and heat production in the newborn. Pediatr Clin North Am. 1965;12:765-9.

9. Cohn HE, Sacks EJ, Heymann MA, Rudolph AM. Cardiovascular responses to hypoxemia and acidemia in fetal lambs. Am J Gynaecol Obstet. 1974;120(6):817-24.

10. da Silva S, Hennebert N, Denis R, Wayenberg JL. Clinical value of a single postnatal lactate measurement after intrapartum asphyxia. Acta Paediatr. 2000;89(3):320-3.

11. Jasso L. Neonatología práctica. 5ª ed. México: El Manual Moderno; 2002.

12. Davis RO, Philips JB, Harris BA. Fetal meconium aspiration syndrome occurring despite airway management considered appropriate. Am J Obstet Gynecol. 1985;151(6):731-6.

13. Fernández MP, Villanueva GD, Hernáiz AM. Hipertensión arterial pulmonar persistente del recién nacido. In: Villanueva GD, Yunes-Zarraga JLM. Insuficiencia respiratoria neonatal. Programa de actualización continua en neonatología. PAC Neonatología. Mexico: Intersistemas; 2003.p.189-96.

14. Martín-Ancel A, García-Alix A, Gayá F, Cabañas F, Burgueros M, Quero J. Multiple organ involvement in perinatal asphyxia. J Pediatr. 1995;127(5):786-93.

15. Shastri AT, Samarasekara S, Muniraman H, Clarke P. Cardiac troponin I concentrations in neonates with hypoxic-ischaemic encephalopathy. Acta Paediatr. 2012;101(1):26-9.

16. Shah P, Riphagen S, Beyene J, Perlman M. Multiorgan dysfunction in infants with postasphyxial hypoxic-ischaemic encephalopathy. Arch Dis Child Fetal Neonatal Ed. 2004;89(2):F152-5.

17. Sweetman DU, Riordan M, Molloy EJ. Management of renal dysfunction following term perinatal hypoxia ischemia. Acta Paediatr. 2013;102(3):233-41.

18. Alward CT, Hook JB, Helmrath TA, Bailie MD. Effects of asphyxia on renal function in the newborn piglet. Pediatr Res. 1978;12(3):225-8.

19. Durkan AM, Alexander RT. Acute kidney injury post neonatal asphyxia. J Pediatr. 2011;158(2 Suppl):e29-33.

20. Sarafidis K, Tsepkentzi E, Agakidou E, Diamanti E, Taparkou A, Soubasi V, et al. Serum and urine acute kidney injury biomarkers in asphyxiated neonates. Pediatr Nephrol. 2012;27(9):1575-82.

21. McLean C, Ferriero D. Mechanisms of hypoxic-ischemic injury in the term infant. Semin Perinatol. 2004;28(6):425-32.

22. Wright LL, Merenstein GB, Hirtz D. Report of the workshop on acute perinatal asphyxia in term infants. National Institute of Child Health and Human Development-National Institute of Neurological Disorders and Stroke. Rockville: NIH Publication. No. 96-3823. Washington; 1996.

23. Gilstrap LC III, Leveno KJ, Burris J, Williams ML, Little BB. Diagnosis of birth asphyxia on the basis of fetal pH, Apgar score, and newborn cerebral dysfunction. Am J Obstet Gynecol. 1989;161(3):825-30.

24. Volpe JJ. Hipoxic-isquemic encephalopathy. In: Volpe JJ. Neurology of the newborn. 4th ed. London: WB Saunders; 2001.p.217-394.

25. Sarnat HB, Sarnat MS. Neonatal encephalopathy following fetal distress: a clinical and electroencephalographic study. Arch Neurol. 1976;33(10):696-705.

26. Buchmann EJ, Pattinson RC, Nyathikazi N. Intrapartum-related birth asphyxia in South Africa-lessons from the first national perinatal care survey. S Afr Med J. 2002;92(11):897-901.

27. Feinberg B, Krebs BH. Intrapartum fetal heart rate patterns. In: Spencer AJ (ed). Fetal monitoring physiology and techniques of antenatal and intrapartum assessment. Oxford. Oxford University Press; 1991 p.150-4.

28. Dellinger EH, Boehm FH, Crane MM. Electronic fetal heart rate monitoring early neonatal outcomes associated with normal rate, fetal stress and fetal distress. Am J Obstet Gynecol. 2000;182(1 Pt 1):214-20.

29. Williams KP, Galerneau F. Intrapartum fetal heart rate patterns in the prediction of neonatal academia. Am J Obstet Gynecol. 2003;188(3):820-3.

30. ACOG. American College of Obstetricians and Gynecologists, Intrapartum fetal heart rate monitoring. Practice Bulletin Number 62. Washington (DC): ACOG; 2005.

31. Wachtel EV, Hendricks-Muñoz KD. Current management of the infant who presents with neonatal encephalopathy. Curr Probl Pediatr Adolesc Health Care. 2011;41(5):132-53.

32. Belai Y, Goodwin TM, Durand M, Greenspoon JS, Paul RH, Walther FJ. Umbilical arteriovenous PO_2 and PCO_2 differences and neonatal morbidity in term infants with severe acidosis. Am J Obstet Gynecol. 1998;178(1 Pt 1):13-9.

33. Apgar V. A proposal for a new method of evaluation of the newborn infant. Curr Res Anesth Analg. 1953;32(4):260-7.

34. Nelson KB, Ellenberg JH. Apgar score predictors of chronic neurologic disability. Pediatrics. 1981;68(1):36-44.

35. Sykes GS, Molloy PM, Johnson P, Gu W, Ashworth F, Stirrat GM. Do Apgar scores indicate asphyxia? Lancet. 1982;1(8270):494-6.

36. ACOG. [No authors listed]. Neonatal Encephalopathy and Neurologic Outcome, 2nd ed. Report of the American College of Obstetricians and Gynecologists' Task Force on Neonatal Encephalopathy. Obstet Gynecol. 2014;123(4):896-901.

37. American Academy Pediatrics. Neonatal encephalopathy and neurologic outcome. Pediatrics. 2014;133(1):e1482-8.

38. Agarwal R, Jain A, Deorari AK, Paul VK. Post-resuscitation management of asphyxiated neonates. Indian J Pediatr. 2008;75(2): 175-80.

39. Wachtel EV, Hendricks-Muñoz KD. Current management of the infant who presents with neonatal encephalopathy. Curr Probl Pediatr Adolesc Health Care. 2011;41(5):132-53.

40. Armstrong K, Franklin O, Sweetman D, Molloy EJ. Cardiovascular dysfunction in infants with neonatal encephalopathy. Arch Dis Child. 2012;97(4):372-5.

41. Shah P, Riphagen S, Beyene J, Perlman M. Multiorgan dysfunction in infants with postasphyxial hypoxic–ischaemic encephalopathy. Arch Dis Child Fetal Neonatal Ed. 2004;89:F152-5.

42. Hafström M, Ehnberg S, Blad S, Norén H, Renman C, Rosén KG, et al. Developmental outcome at 6.5 years after acidosis in term newborns: a population-based study. Pediatrics. 2012;129(6):e1501-7.

43. Boutaybi N, Steggerda SJ, Smits-Wintjens VE, van Zwet EW, Walther FJ, Lopriore E. Early-onset thrombocytopenia in near-term and term infants with perinatal asphyxia. Vox Sang. 2014;106(4):361-7.

44. Kattwinkel J, Perlman JM, Aziz K, Colby C, Fairchild K, Gallagher J, et al. Neonatal resuscitation: 2010 American Heart Association Guidelines for cardiopulmonary resuscitation and emergency cardiovascular care. Pediatrics. 2010;126(5):e1400-13.

45. Perlman JM. Intervention strategies for neonatal hypoxic-ischemic cerebral injury. Clin Ther. 2006;28(9):1353-65.

46. Selway LD. State of the science: hypoxic ischemic encephalopathy and hypothermic intervention for neonates. Adv Neonatal Care. 2010;10(2):60-6.

47. Ferriero DM. Neonatal brain injury. N Engl J Med. 2004;351(19): 1985-95.

48. Hagberg B, Hagberg G, Beckung E, Uvebrant P. The changing panorama of cerebral palsy in Sweden. VIII. Prevalence and origin in the birth year period 1991-1994. Acta Paediatr Scand. 2001;90(3):271-7.

49. Dennery PA. Predicting neonatal brain injury: are we there yet? Arch Pediatr Adolesc Med. 2003;157(12):1151-2.

50. Van Handel M, Swaab H, de Vries LS, Jongmans MJ. Long term cognitive and behavioral consequences of neonatal encephalopathy following perinatal asphyxia: a review. Eur J Pediatr. 2007;166(7):645-54.

51. Walsh BH, Boylan GB, Murray DM. Nucleated red blood cells and early EEG: predicting Sarnat stage and two year outcome. Early Hum Dev. 2011;87(5):335-9.

52. Van Laerhoven H, de Haan TR, Offringa M, Post B, van der Lee JH. Prognostic tests in term neonates with hypoxic-ischemic encephalopathy: a systematic review. Pediatrics. 2013;131(1):88-98.

53. Jacobs SE, Berg M, Hunt R, Tarnow-Mordi WO, Inder TE, Davis PG. Cooling for newborns with hypoxic ischaemic encephalopathy. Cochrane Database Syst Rev. 2013;1:CD003311.

54. Azzopardi D, Strohm B, Marlow N, Brocklehurst P, Deierl A, Eddama O, et al; TOBY Study Group. Effects of hypothermia for perinatal asphyxia on childhood outcomes. N Engl J Med. 2014;371(2):140-9.

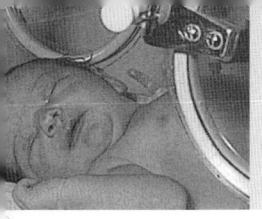

CAPÍTULO 25

Cuidados do Recém-Nascido Pós-Asfixia

João Cesar Lyra

Tão importante quanto os cuidados de reanimação em sala de parto são os chamados cuidados pós-reanimação. Qualquer recém-nascido (RN) que tenha sido reanimado na sala de parto requer atenção e condução específicas de tal forma que os problemas mais comuns sejam detectados e o tratamento rapidamente estabelecido. Para que isso ocorra, há necessidade de que equipamentos e recursos apropriados estejam disponíveis e que o atendimento seja feito de forma sistematizada por equipe treinada. O médico deve estar atento para o reconhecimento precoce dos sinais e sintomas e promover o pronto estabelecimento e manutenção das condições clínicas do paciente.

Considera-se RN de alto risco qualquer criança que, devido a circunstâncias ou condições associadas ao processo de nascimento, apresente risco aumentado de morbidade ou mortalidade[1]. Nesse grupo de pacientes encontram-se os prematuros e os RN de qualquer idade gestacional expostos a agravo asfíxico no período periparto. A vulnerabilidade desses pacientes exige atenção e cuidados específicos, com a elaboração de estratégias que otimizem o desempenho de toda equipe multiprofissional responsável pelo atendimento que se inicia na sala de parto, com os procedimentos adequados de reanimação, e que se mantém nas horas subsequentes[2].

A realização dos procedimentos de reanimação neonatal, praticados com base nas recomendações internacionalmente conhecidas, exerce papel indiscutível na melhora da sobrevida de RN de alto risco[3], porém a equipe de saúde também deve ser treinada nos cuidados para a estabilização após o nascimento[4].

No contexto dos cuidados pós-reanimação, utiliza-se o termo "Hora de Ouro", que se refere à primeira hora após o parto, período no qual o RN passa por profundas mudanças relacionadas à sua adaptação à vida extrauterina. Estudos demonstram que o tipo de atendimento realizado durante esse momento da vida tem impacto direto no prognóstico futuro de pacientes críticos[5].

Os protocolos clínicos para a estabilização do RN de risco utilizam os mesmos métodos utilizados nos guias de reanimação neonatal no que concerne à atenção aos sinais e sintomas que são indicativos de mau funcionamento dos órgãos e sistemas. A utilização desses chamados "sinais de estabilidade" para avaliação sistematizada do paciente é bastante prática e objetiva e pode ser considerada o ponto de partida para a elaboração de programas de treinamento, mas a validação desses sinais como confirmadores de normalidade e preditores de bom prognóstico ainda carece de mais estudos clínicos controlados[4]. O quadro 25.1 resume os principais sinais utilizados para se avaliar o padrão de estabilidade do RN de forma sistemática e setorizada.

Diversos são os programas existentes para treinamento na estabilização neonatal, alguns propostos pela Organização Mundial da Saúde[6], outros por instituições ou sociedades médicas. Cada um desses programas possui suas particularidades, mas todos se baseiam em alguns princípios gerais como triagem do RN de risco, identificação do órgão ou sistema instável e condução sistemática da instabilidade[7-10].

Como orientações gerais na atenção ao RN de risco, principalmente aquele que foi reanimado em sala de parto, indica-se a observação contínua e rigorosa, com inspeção visual e aferição da frequência cardíaca (FC), frequência respiratória (FR) e temperatura, monitorização cardiorrespiratória e da saturação de oxigênio e verificação da glicemia.

Quadro 25.1 – Sinais utilizados para avaliação do padrão de estabilidade do RN.

Avaliação	Padrão esperado de estabilidade
Respiratória	Sem desconforto respiratório e padrão respiratório regular
Cardiovascular	Frequência cardíaca normal, boa perfusão e coloração da pele rósea
Neurológica	RN alerta, responsivo, com atividade normal, desperto para sugar
Gastrintestinal	Ausência de vômitos e distensão abdominal com padrão evacuatório normal
Estado geral	Integridade da pele com turgor e coloração normais Normotermia e ausência de sinais de desidratação

A complexidade, o tempo e o local de observação irão depender dos fatores de risco e da gravidade de cada paciente. De maneira geral, na maioria das situações, os RN que não alcançam os sinais de estabilização em 4 horas devem ser encaminhados para unidades especializadas, capazes de oferecer monitorização e cuidados de maior nível de complexidade[4].

O objetivo deste capítulo é apresentar um roteiro sistematizado de atenção e cuidados do RN exposto à asfixia. A proposta apresentada a seguir é baseada em protocolos e roteiros disponíveis na literatura, visa à abordagem prática dos problemas clínicos mais frequentes nas primeiras horas de vida e, a princípio, pode ser realizada por uma equipe treinada em qualquer nível de atenção[9,10]. Doenças específicas requerem avaliação de especialistas e tratamentos diferenciados e serão abordadas nos capítulos correspondentes desta edição.

SISTEMA RESPIRATÓRIO

Nas horas que se seguem ao nascimento, mudanças cardiocirculatórias e respiratórias ocorrem no RN para que ele se adapte à vida extrauterina. Gradualmente, o líquido presente nos alvéolos vai sendo reabsorvido e substituído por ar, ao mesmo tempo que ocorre a vasodilatação das arteríolas, com queda da resistência vascular pulmonar e aumento da resistência vascular sistêmica. Na sequência desses eventos, ocorre o fechamento do forame oval e do ducto arterioso, estabelecendo-se, assim, a circulação pós-natal[11].

Particularmente os RN que não nascem bem e requerem cuidados de reanimação, são de risco para a má adaptação cardiorrespiratória e dificuldade no estabelecimento da capacidade residual funcional pulmonar. Os problemas respiratórios mais frequentemente associados a essa situação, como causa ou conseqüência, são[12]:

- Retardo ou falha da absorção do fluido alveolar – taquipneia transitória do recém-nascido (TTRN).
- Deficiência de surfactante (produção e liberação) – síndrome do desconforto respiratório (SDR).

- Síndromes aspirativas – síndrome de aspiração de mecônio (SAM).
- Hipertensão pulmonar persistente.
- Pneumotórax.

Objetivos da avaliação do RN de risco para distúrbios respiratórios

- Identificar os RN que necessitam de suporte respiratório ou de intervenção pelos **sinais de alerta**:
  - presença de algum grau de desconforto respiratório, caracterizado por batimento de asa de nariz, gemido, *gasping* e retrações intercostais;
  - taquipneia (FR > 60/min);
  - RN que já esteja recebendo algum suporte respiratório como pressão positiva contínua nas vias aéreas (CPAP) ou ventilação com pressão positiva.
- Determinar a necessidade de O_2 e a forma de ofertá-lo.
- Utilizar escores respiratórios para organizar o cuidado com base na gravidade do desconforto.
- Reconhecer a necessidade e como iniciar o suporte respiratório.
- Reconhecer e conduzir as causas mais frequentes de distúrbio respiratório.

Primeiros passos

Monitorizar e propor as intervenções imediatas:

- Verificar a perviedade das vias aéreas.
- Iniciar/manter monitorização:
  - saturação de O_2: oximetria de pulso;
  - cardiorrespiratória;
  - pressão arterial.
- Administrar O_2 para manter a saturação de O_2 entre 88 e 95%.
- Classificar a gravidade do desconforto – calcular o escore respiratório em RN com respiração espontânea: inclui CPAP (Quadros 25.2 e 25.3)[13].

Condutas iniciais

As condutas iniciais no RN com desconforto respiratório vão depender da sua gravidade. No caso de desconforto

Quadro 25.2 – Escore respiratório.

Escore	0	1	2
FR	40-60/min	60-80/min	> 80/min
Necessidade de O_2*	Nenhuma	≤ 50%	> 50%
Retração intercostal**	Nenhuma	Leve/moderada	Grave
Gemidos	Nenhum	Quando estimulado	Contínuo
Murmúrio vesicular	Audível facilmente	Diminuído	Quase inaudível
Prematuridade	> 34 semanas	30-34 semanas	< 30 semanas

* RN recebendo O_2 antes de se avaliar a saturação O_2, considerar escore de 1.
** **Leve**: perceptível apenas nos espaços intercostais; **moderada**: espaços intercostais e região subcostal; **grave**: espaços intercostais, região subcostal e esterno.

Quadro 25.3 – Classificação da gravidade do desconforto respiratório.

Desconforto respiratório	Condição clínica
Leve	Escore < 5 e com duração até 4 horas
Moderado	Escore de 5-8 ou persistente (> 4 horas)
Grave	Escore > 8 Apneia grave ou *gasping* RN que já está recebendo ventilação devido à falência respiratória diagnosticada durante a reanimação

leve, deve-se oferecer suplementação de oxigênio de forma a manter a saturação de O_2 entre 88 e 95%, com rigorosa monitorização. Recomenda-se avaliar o risco de infecção em qualquer paciente com distúrbio respiratório.

Recém-nascidos com desconforto moderado, em geral, requerem algum suporte ventilatório, como CPAP e eventualmente ventilação mecânica. Casos mais graves requerem atenção imediata e entubação. Quando a ventilação mecânica for utilizada, devem-se ajustar os parâmetros ventilatórios para diminuir o trabalho respiratório, manter a saturação de O_2 dentro da faixa-alvo, procurando manter ou restabelecer o equilíbrio acidobásico (pH entre 7,25 e 7,40), com $paCO_2$ adequada. Recomenda-se que em RN com distúrbio moderado, em ventilação mecânica ou CPAP seja garantido acesso vascular seguro. Radiografia de tórax e coleta de gasometria são exames obrigatórios nesses casos (Fig. 25.1).

Após as condutas iniciais, para se estabelecer o diagnóstico específico, a fim de que cada caso seja conduzido de modo particular, é de extrema importância a obtenção da história detalhada e a realização de um exame físico cuidadoso.

Situações especiais

Ventilação mecânica – indicações gerais:

- Respiração inefetiva ou irregular, com diminuição do *drive* respiratório, apneia.
- Escore respiratório > 8.
- Escore respiratório entre 5 e 8 com pH < 7,25 e $paCO_2$ > 55.
- Escore aumentando e/ou aumento da necessidade de O_2 no CPAP.
- Terapia de reposição de surfactante.
- Necessidade de transporte.

SISTEMA CARDIOVASCULAR

A instabilidade cardiovascular no RN é mais comumente devida à falha da ventilação e/ou oxigenação. Uma vez garantidas essas condições, a causa se deve à diminuição da oferta de oxigênio aos tecidos em decorrência de um ou mais dos seguintes mecanismos: volume sanguíneo insuficiente, disfunção miocárdica ou arritmias cardíacas[14].

Objetivos da avaliação do RN de risco para distúrbios cardiovasculares

- Identificar os RN que requerem estabilização cardiovascular pelos **sinais de alerta**:
  - palidez, livedo ou tom acinzentado da pele;
  - pulsos finos ou pressão arterial (PA) baixa;
  - cianose não responsiva a O_2;
  - FC > 220bpm.
- Avaliar a condição circulatória.
- Reconhecer e conduzir o choque circulatório.
- Reconhecer e conduzir a cianose.
- Reconhecer e conduzir a taquicardia.

Passos iniciais

Iniciar a monitorização e propor as intervenções imediatas.

- Administrar O_2 se necessário.

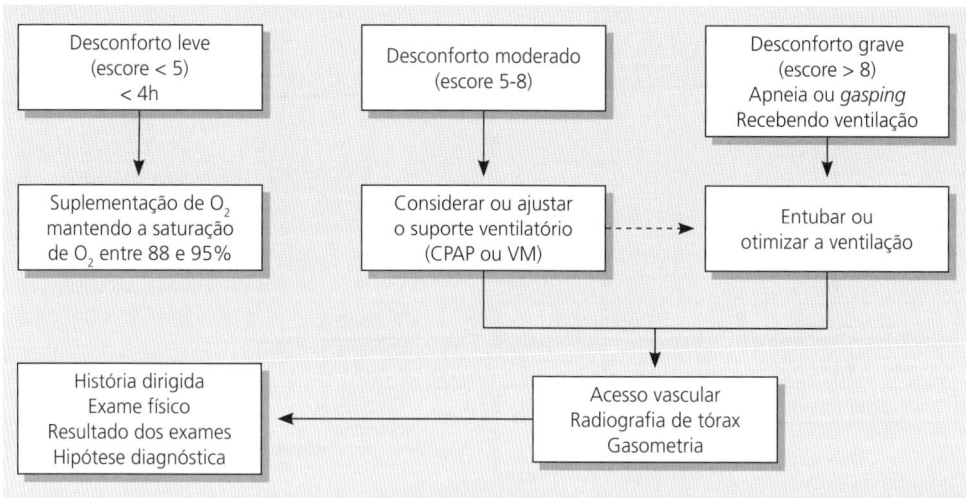

Figura 25.1 – Abordagem respiratória.

- Iniciar oximetria de pulso, monitorização cardíaca e de PA.

Na avaliação clínica da circulação considerar os seguintes itens:

- Nível de atividade, tônus e alerta.
- Cor da pele.
- Temperatura das extremidades – comparar com o tronco.
- Tempo de enchimento capilar (TEC):
  - normal: ≤ 3 segundos;
  - TEC central: avaliar na nuca e esterno; TEC periférico: avaliar nas extremidades;
  - observar diferença entre central e periférico.
- Pulsos – comparar central e periférico.
- PA – para efeito de avaliação rápida considera-se o valor normal da PA média como o correspondente à idade gestacional. Na situação de normalidade, a PA sistólica em membros inferiores é maior que nos membros superiores.
- FC – valores normais:
  - RN a termo: 100-140bpm;
  - RN prematuro: 120-160bpm.

- Débito urinário:
  - normal: ≥ 1mL/kg/h;
  - um dos primeiros sinais de falência circulatória.

Na avaliação clínica da cianose considerar os seguintes itens:

- Origem respiratória:
  - acompanhada de desconforto respiratório;
  - em geral responde a O_2.
- Origem cardíaca:
  - mistura de sangue oxigenado com não oxigenado devido à anormalidade cardíaca ou de grandes vasos.
  - *shunt* D-E;
  - responde mal ou não responde a O_2;
  - RN com cardiopatia congênita cianogênica (CCC):
    - FR um pouco elevada e desconforto mínimo, maioria tem CCC dependente do canal arterial;
  - se $paO_2 > 150$: provavelmente não é CCC.

Condutas iniciais

A figura 25.2 apresenta a sequência de avaliação e condutas sugeridas na abordagem do paciente com instabilidade cardiovascular. Após a estabilização inicial, o médico

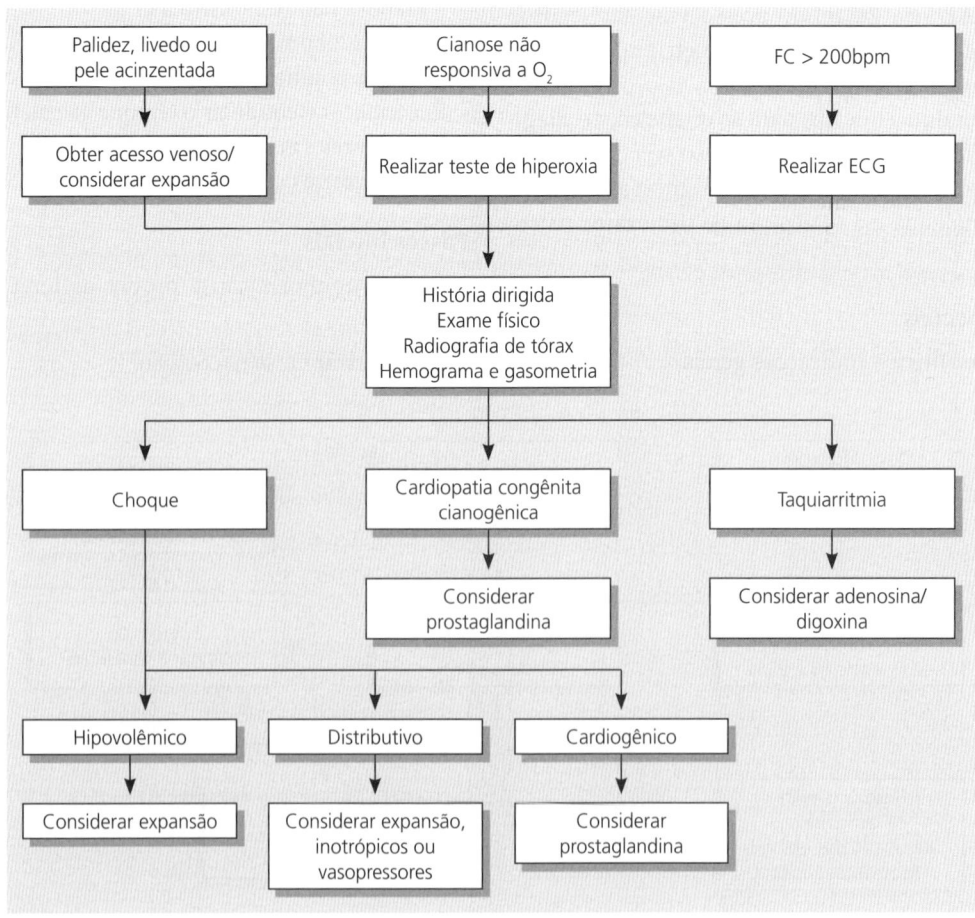

Figura 25.2 – Abordagem cardiovascular.

deve buscar na história e no exame físico detalhado os dados que poderão explicar os motivos da asfixia e, a partir disso, providenciar terapêuticas específicas para cada caso em particular.

ABORDAGEM NEUROLÓGICA

Recém-nascidos expostos à asfixia perinatal frequentemente apresentam quadro neurológico decorrente da encefalopatia hipóxico-isquêmica (EHI), que ocorre quando o nível de oxigênio e/ou suprimento sanguíneo são inadequados para suprir as necessidades do organismo. Como resultado os órgãos afetados desenvolvem acidose láctica, que pode levar a dano e morte celulares.

A lesão ao cérebro costuma ocorrer de forma global, resultando em lesão e disfunção simetricamente distribuídas, que podem ser evidenciadas tanto clinicamente, como por meio de exames de imagem[12,15].

Objetivos da avaliação do RN com risco neurológico

- Identificar os **sinais de alerta** para alterações neurológicas:
  - alterações do tônus muscular;
  - tremores;
  - convulsões.
- Identificar o RN com risco para EIH:
  - Apgar ≤ 3 no 5º minuto ou ≤ 5 no 10º minuto;
  - pH < 7,0 ou BE ≥ 12mmol/L em sangue de artéria umbilical;
  - evidências de comprometimento de outros órgãos:
    - rins – diminuição do débito urinário, hematúria microscópica, aumento da creatinina, hiponatremia;
    - fígado – aumento das enzimas hepáticas;
    - coração – baixa contratilidade, hipotensão, perfusão periférica comprometida, insuficiência cardíaca, arritmias;
- distúrbios de coagulação;
- intestinos – íleo, enterocolite necrosante;
  - exames de imagem demonstrando anormalidades agudas e não focais.
- Identificar os RN elegíveis para hipotermia terapêutica.
- Iniciar prontamente o tratamento para quadros convulsivos.

Primeiros passos

Devido ao fato de que os sinais de alerta para distúrbios neurológicos estão frequentemente associados à hipoglicemia, recomenda-se a aferição sistemática dos níveis glicêmicos por fitas reagentes. O médico deve estar atento para o diagnóstico de convulsões, nas suas diversas formas de manifestação.

Basicamente, existem quatro tipos de convulsões no RN:

- Súbitas (30%):
  - movimentos tônicos dos olhos na horizontal, com ou sem tremores;
  - movimentos de piscar de olhos ou olhos arregalados;
  - movimentos mastigatórios, estalar dos lábios, salivação excessiva;
  - movimentos de pedalar;
  - apneia;
  - taquicardia em repouso súbita, aumento da PA ou queda da saturação de oxigênio.

- Clônicas (25%):
  - movimentos lentos e rítmicos (1-3 abalos/segundo), na face, extremidades superiores ou inferiores, geralmente de um lado do corpo. Geralmente mantém consciência;
  - abalos grosseiros de um ou dois membros que migram para o lado contralateral. Quando generaliza para os dois lados do corpo, geralmente ocorre perda da consciência.

- Tônicas (20%):
  - postura rígida e sustentada de um membro ou postura assimétrica do tronco ou pescoço, com ou sem desvios tônicos do olhar;
  - prematuros podem ter convulsões tônicas generalizadas que incluem flexão ou extensão do pescoço, tronco e extremidades inferiores (postura de decorticação ou descerebração), com ou sem fenômenos autonômicos.

- Mioclônicas (25%):
  - contrações rápidas dos músculos flexores em um membro (focal), várias partes do corpo (multifocal) ou o corpo todo (generalizada). Na mioclonia benigna do sono pode haver essa manifestação, que desaparece até 6 meses sem deixar sequelas.

Condutas iniciais

A abordagem geral do paciente poderá ser realizada de acordo com a figura 25.3. No tratamento imediato das convulsões neonatais, as drogas preconizadas são as seguintes[16]:

1ª droga: fenobarbital 20mg/kg, em 20 min. Repetir 5-10mg/kg/dose até total de 40mk/kg.

2ª droga: fenitoína 20mg/kg.

3ª droga: midazolam 0,06-0,4mg/kg/h.

ESTABILIZAÇÃO DE FLUIDOS E ELETRÓLITOS

Objetivos

- Conhecer as contraindicações para alimentação enteral.

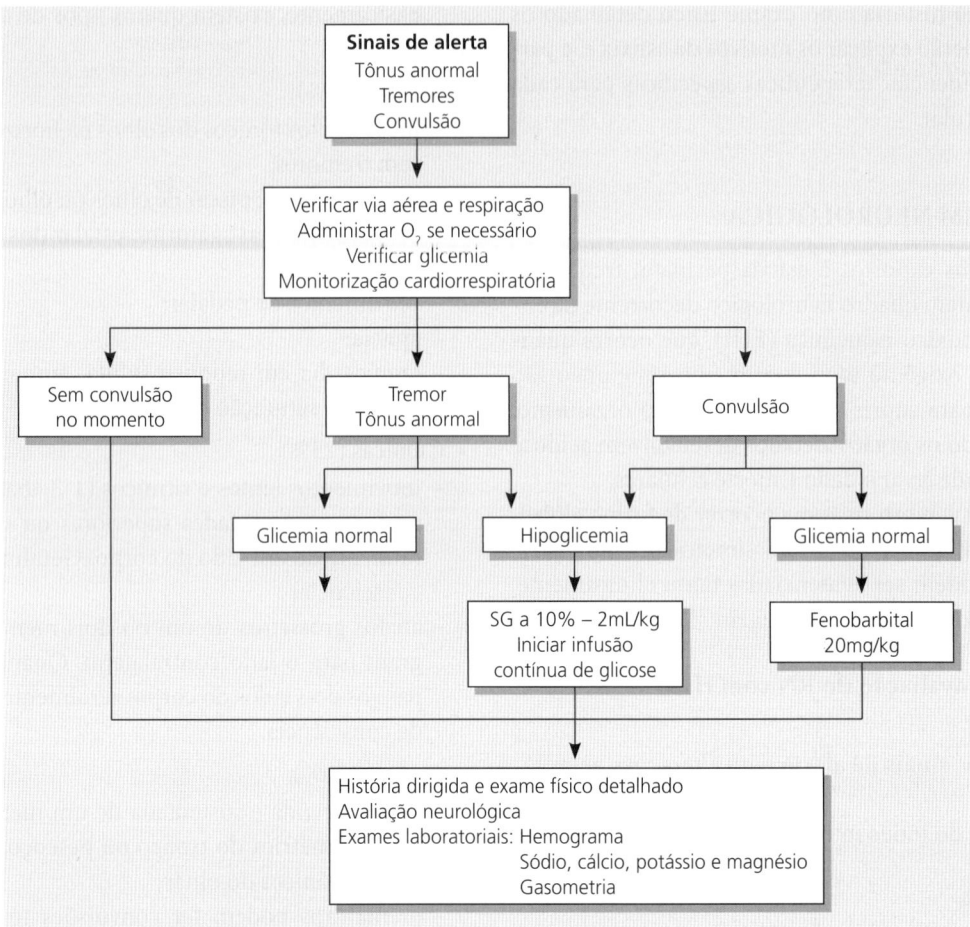

Figura 25.3 – Abordagem neurológica.

• Reconhecer a necessidade de administração por via intravenosa de fluidos.
• Identificar e manusear o RN com hipoglicemia.
• Estar atento para os **sinais de alerta**:
  – RN de risco para hipoglicemia;
  – hipoglicemia instalada;
  – RN em jejum ou que não pode ser alimentado.

Oferta hídrica basal[10]

Na manutenção da estabilidade hídrica do RN, devem-se considerar as perdas fisiológicas pela urina e fezes e a evaporação pela pele e respiração, além da oferta de água suficiente para proporcionar um crescimento adequado. Em geral, a necessidade hídrica varia de 50 a 70mL/kg no RN a termo, chegando a 100mL/kg ou mais no prematuro, no primeiro dia de vida.

Expansão de volume intravascular

As situações mais frequentes onde há necessidade de expansão no RN são:

• Hipovolemia.
• Tônus vascular anormal – choque distributivo.

• Sequestro para "terceiro" espaço.
• Perdas cirúrgicas.

Recomenda-se que as expansões sejam feitas com solução salina a 0,9% em alíquotas de 10mL/kg durante 10 a 20 minutos.

Reposição de perdas

Perdas hídricas excessivas podem ocorrer em decorrência de:

• Evaporação por lesões abertas.
• Perdas pelo sistema digestório.
• Diurese excessiva.

Para reposição, em geral, recomenda-se solução fisiológica a 0,9% ou 0,45%. O volume a ser reposto depende da estimativa das perdas e deve ser acrescentado ao volume de infusão prescrito para a manutenção basal do paciente.

A efetividade do volume administrado pode ser avaliada por meio da observação do estado geral do RN e aferição da PA, FC e perfusão.

Primeiros passos

■ Estabilização da glicemia[17]

Recém-nascidos com hipoglicemia podem ser assintomáticos ou apresentar grande variedade de sintomas, como:

- Tremor, convulsão e coma.
- Irritabilidade, letargia.
- Hipotonia ou fraqueza muscular.
- Reflexo de Moro exacerbado.
- Apneia ou crises de cianose.
- Recusa alimentar, reflexo de sucção débil.
- Hipotermia.
- Choro agudo.

Os sinais acima também podem ocorrer nos casos de encefalopatia neonatal sem distúrbios metabólicos associados. Portanto, é fundamental a avaliação individualizada.

Complicações neurológicas a longo prazo ocorrem principalmente com hipoglicemia sintomática ou persistente e nos casos de associação com prematuridade, baixo peso ao nascer e asfixia perinatal. Porém, hipoglicemia assintomática também pode estar associada com pior prognóstico, o que justifica a triagem em RN de risco.

As definições de hipoglicemia neonatal assim como o tratamento de condições específicas serão abordados em capítulo correspondente. É importante ressaltar que em RN clinicamente instáveis ou que apresentem fatores de risco bem caracterizados, valores da glicemia abaixo de 47mg/dL estão associados a alterações neurológicas. Para efeito de sistematização dos cuidados, adota-se esse valor no organograma de conduta.

Condutas iniciais

A figura 25.4 apresenta a sequência de condutas em resposta às avaliações realizadas.

Situações especiais

A oferta hídrica pode variar de acordo com cada paciente, suas perdas e o ambiente em que é mantido. Como exemplo, RN em incubadora umidificada em geral necessitam de menor oferta de volume, já os mantidos em berços com fonte de calor radiante podem precisar de volumes de infusão maiores. Doenças associadas também devem ser consideradas. Em pacientes com insuficiência renal, pode haver necessidade de restrição hídrica, e em casos de onfalocele ou gastrosquise as necessidades são maiores. Assim, a prescrição de determinado volume pode seguir orientações gerais, mas as necessidades devem ser reavaliadas constantemente.

RN asfíxicos também apresentam maior risco para hipocalcemia e hipomagnesemia. A triagem desses distúrbios é obrigatória nos pacientes com mais de 12 horas de vida.

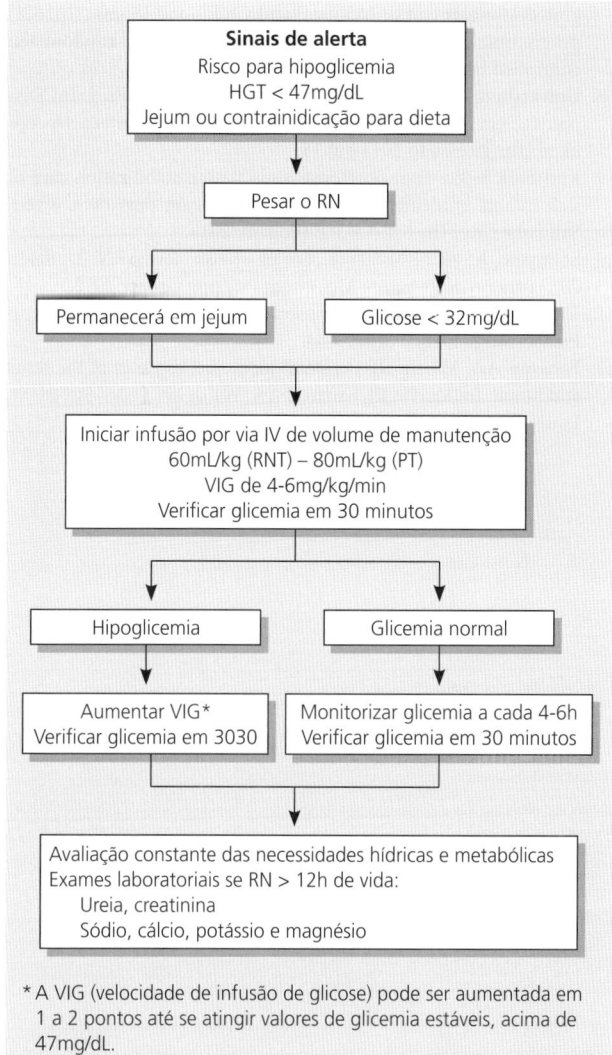

Figura 25.4 – Estabilização hídrica e da glicose.

REFERÊNCIAS

1. Mosby's Medical Dictionary, Nursing, & Allied Health Dictionary. 8th ed. St Louis: Elsevier Health Sciences; 2009.
2. Castrodale V, Rinehart S. The golden hour: improving the stabilization of the very low birth-weight infant. Adv Neonatal Care. 2014;14(1):9-14.
3. Perlman JM, Wyllie J, Kattwinkel J, Atkins DL, Chameides L, Goldsmith JP, et al. Neonatal resuscitation: 2010 International Consensus on Cardiopulmonary Resuscitation and Emergency Cardiovascular Care Science with Treatment Recommendations. Pediatrics. 2010;126(5):e1319-44.
4. Ringer SA, Aziz K. Neonatal stabilization and postresuscitation care. Clin Perinatol. 2012;39(4):901-18.
5. Rich WD, Leone TM, Finer NN. Delivery room interventions: improving the outcomes. Clin Perinatol. 2010;37(1):189-202.
6. World Health Organization, United Nations Population Fund, UNICEF, The World Bank. Pregnancy, childbirth, postpartum and newborn care. A guide for essential practice. Disponível em http://www.who.int/maternal_child_adolescent/documents/924159084x/en/index.html. Acessado 2014 out 15.
7. Bhandari N, Mazumder S, Taneja S, Sommerfelt H, Strand TA; IMNCI Evaluation Study Group. Effect of implementation of Inte-

grated Management of Neonatal and Childhood Illness (IMNCI) programme on neonatal and infant mortality: cluster randomized controlled trial. BMJ. 2012;344:e1634.

8. University of Virginia. Perinatal Continuing Education Program. Disponível em http://www.healthsystem.virginia.edu/internet/pcep/bkgd.cfm. Acessado 2014 out 15.

9. Karlsen KA. Pre-transport/post-resuscitation stabilization care of sick infants guidelines for neonatal healthcare providers. 6th ed. Salt Lake City: The S.T.A.B.L.E Progam; 2013.

10. Solimano A. ACoRN: acute care of at-risk newboRN. Updated 2012 version. Edmonton: McCallum Printing Group; 2012.

11. Davis RP, Mychaliska GB. Neonatal pulmonary physiology. Semin Pediatr Surg. 2013;22(4):179-84.

12. Fanaroff AA, Martin RJ. Perinatal medicine: diseases of the fetus and infant. In: Martin RJ, Fanaroff AA, Walsh MC (eds). 9th ed. St. Louis: Saunders Elsevier; 2010.

13. Downes JJ, Vidyasagar D, Boggs TR Jr, Morrow GM 3rd. Respiratory distress syndrome of newborn infants. I. New clinical scoring system (RDS score) with acid--base and blood-gas correlations. Clin Pediatr (Phila). 1970;9(6):325-31.

14. Barrington KJ. Common hemodynamic problems in the neonate. Neonatology. 2013;103(4):335-40.

15. Committee on Fetus and Newborn, Papile LA, Baley JE, Benitz W, Cummings J, Carlo WA, et al. Hypothermia and neonatal encephalopathy. Pediatrics. 2014;133 (6):1146-50.

16. du Plessis AJ. Neonatal seizures. In: Cloherty JP, Einchenwald EC, Stark AR (eds). Manual of neonatal care. 5th ed. Philadelphia: Lippincott Williams & Wilkins; 2004.p.507-22.

17. Committee on Fetus and Newborn, Adamkin DH. Postnatal glucose homeostasis in late-preterm and term infants. Pediatrics. 2011;127(3):575-9.

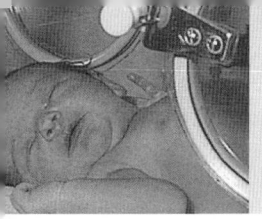

CAPÍTULO 26

Hipotermia Terapêutica

Helenilce de Paula Fiod Costa

A encefalopatia hipóxico-isquêmica (EHI) em recém-nascidos (RN) sempre tem representado grave problema e grande desafio para os neonatologistas. Pode ocorrer entre 1 e 6/1.000 nascidos vivos e ser a causa de grandes alterações do neurodesenvolvimento: 15-10% evolui para o óbito no período pós-natal e 25% irá apresentar deficiências clínicas[1].

A recuperação das células nervosas lesadas após o evento asfíxico tem sido objeto de intensos e inúmeros estudos experimentais, com a finalidade de tratar, por meio da hipotermia, o agravo hipóxico-isquêmico na fase de latência, ou seja, antes da reperfusão cerebral[2,3].

O mecanismo de proteção oferecido pela hipotermia é multifatorial e pode ser devido a inúmeros fatores. Assim, os efeitos benéficos da hipotermia incluem diminuição do metabolismo cerebral, redução do consumo de oxigênio, da apoptose (ou morte celular programada), da perda de fosfatos de alta energia, da liberação de óxido nítrico, glutamato, radicais livres, bloqueia a ação tóxica dos aminoácidos excitatórios sobre as células e diminui o processo inflamatório[4]. Após a lesão hipóxico-isquêmica, instala-se uma fase de hipoperfusão cerebral relativa e a hipotermia parece prolongar esse período de latência retardando a reperfusão e a lesão neuronal.

Estudos mostraram que o esfriamento do cérebro a 32°C-34°C, em até 6 horas da lesão, desde que mantido por 12 a 72 horas, poderia melhorar os resultados do ponto de vista funcional e neuropatológico permanentemente, incluindo problemas motores e cognitivos[1,3].

Depois de demonstrar os benefícios do uso da hipotermia em eventos asfíxicos em animais de experimentação como sendo seguros e operacionalmente viáveis em seres humanos, essa técnica começou a ser aplicada em RN a termo que haviam sofrido asfixia perinatal moderada, sendo publicados alguns trabalhos com pequeno número de casos[5-7]. Esses estudos mostraram que baixando a temperatura corporal em 2-3°C por período prolongado não se constatavam alterações importantes na pressão arterial, na frequência cardíaca ou no débito cardíaco.

Entre 2005 e 2011 foram publicados seis grandes estudos[8-13] que vieram corroborar esses primeiros achados, embora diferentes metodologias tenham sido empregadas: aquecimento apenas da cabeça (seletiva) ou de todo o corpo (sistêmica). Todos mostraram queda da mortalidade e melhor desempenho ds crianças aos 18-22 meses.

Em 2013 foi publicada metanálise[14] envolvendo 11 estudos, com 1.505 RN a termo e pré-termo tardio que haviam apresentado asfixia perinatal moderada ou grave e que mostrou queda da mortalidade e diminuição de alterações neurocomportamentais maiores, em 32%, aos 18 meses entre as crianças tratadas com encefalopatia moderada e, em 18%, naqueles que haviam apresentado asfixia grave entre os tratados.

Estudos de seguimento[15,16] evidenciaram que, aos 6-7 anos, as crianças asfixiadas ao nascimento e tratadas com hipotermia tiveram menor mortalidade e paralisia cerebral em relação àquelas tratadas com terapêutica convencional.

Contudo, alguns efeitos adversos devem ser apontados[2]. Assim são descritos bradicardia sinusal, prolongamento do intervalo QT ao eletrocardiograma (ECG), efeitos sobre a pele, como vermelhidão, endurecimento da pele da cabeça, ou necrose gordurosa subcutânea e trombocitopenia (plaquetas < 150.000/mm³). Outras complicações como sepse, pneumonia e coagulopatias foram semelhantes entre grupos de crianças asfixiadas tratadas e não tratadas[14].

FORMAS

A hipotermia terapêutica pode ser realizada de duas formas:

Seletiva – quando apenas a cabeça é envolvida no procedimento e tem por objetivo criar um gradiente térmico entre o córtex e os gânglios da base cerebral[7].

Sistêmica – quando envolve todo o corpo.

É fundamental o diagnóstico correto da encefalopatia hipóxico-isquêmica (EIH) moderada ou grave nas primeiras 6 horas de vida (janela terapêutica). Os centros médicos que oferecerem esse tipo de tratamento devem contar com equipes médicas e de enfermagem treinadas, dispor de protocolos específicos com critérios de inclusão e exclusão e estar capacitados a oferecer uma infraestrutura capaz de atender às necessidades dessas crianças: monitorização de sinais vitais, laboratório de análises clínicas, recursos de neuroimagem, eletroencefalograma de amplitude integrada (aEEG), o qual apresenta sensibilidade e especificidade elevadas para o diagnóstico de encefalopatia, eletrocardiograma (ECG), ventilação mecânica, especialistas consultores e monitoria do desenvolvimento. Os pais dos pacientes devem sempre ser esclarecidos sobre o procedimento e participar das decisões.

CRITÉRIOS DE INCLUSÃO E EXCLUSÃO

Os critérios de inclusão e exclusão que levam em conta os dados maternos e do próprio RN[17] são:

Critérios de inclusão

Dados maternos

Hemorragias do terceiro trimestre, descolamento prematuro de placenta, presença de desaceleração tardia, DIP tipo II, prolapso ou ruptura de funículo, ruptura uterina, parada cardiorrespiratória da gestante e outras situações de sofrimento fetal agudo[9].

Dados do RN

- Idade gestacional ≥ 35 semanas (existem estudos que incluíram os RN com 34 semanas ou mais).
- Avaliação da vitalidade ao nascer e necessidades de manobras avançadas de reanimação.
- Idade cronológica – 6 horas de vida ou menos.
- Evidência de encefalopatia, caracterizada pela presença de convulsão nas primeiras 6 horas de vida, ou pela presença de três ou mais sinais de seis categorias, conforme ilustrado no quadro 26.1.

Além desses dados, devem-se associar dois dos seguintes critérios:

- Necessidade de reanimação neonatal agressiva – VPP com COT + massagem cardíaca + medicações e escore de Apgar ≤ 5 ou necessidade de suporte ventilatório no 10º minuto de vida.
- pH < 7,0 ou excesso de base < –12 em gasometria de sangue do funículo ou de sangue arterial do RN na primeira hora de vida.

Critérios de exclusão

- Idade cronológica > 6 horas de vida.
- Idade gestacional < 35 ou < 34 semanas, conforme protocolo adotado pelo serviço.
- Peso de nascimento < 2.000g.

Quadro 26.1 – Sinais correspondentes a categorias de EHI[9].

Categorias	Moderada	Grave
1. Nível de consciência	Letárgico	Estupor ou coma
2. Atividade espontânea	Diminuída	Ausente
3. Postura	Flexão distal/extensão	Descerebração completa
4. Tônus	Hipotonia (focal ou geral)	Flacidez
5. Reflexos primitivos	Fracos ou incompletos	Ausentes
6. Sistema nervoso autônomo		
Pupilas	Miose	Midríase
Frequência cardíaca	Bradicardia	Variável
Respiração	Periódica	Apneia

- Bradicardia (frequência cardíaca < 60bpm) persistente.
- Choque refratário a catecolaminas (dopamina e dobutamina).
- Hipertensão pulmonar persistente em uso de vasodilatador pulmonar (milrinona).
- Sangramento ativo nas primeiras 6 horas de vida.
- Malformações congênitas maiores.
- Morte inevitável (conforme critério da equipe que atende e acompanha o caso na instituição).

HIPOTERMIA SELETIVA

A hipotermia seletiva é aplicada por meio de um capacete especificamente projetado para esse fim (Olympic Cool-cap®). É composto basicamente por um dispositivo constituído por uma rede de canais para a circulação de água, que permanece junto ao couro cabeludo do RN, evitando pontos de atrito com a pele, sendo isolado do meio ambiente por um capacete externo recoberto por um metal refletor. Esse capacete está ligado a uma unidade de esfriamento que promove a circulação da água e mantém sua temperatura oscilando entre 8 e 12ºC. O RN é colocado em berço de calor radiante desligado por 30 minutos, para acelerar a hipotermia, com monitor contínuo servocontrolado na pele da região hepática, de forma a manter a temperatura retal entre 34 e 35ºC. Religar o berço quando a temperatura retal do RN estiver em 35,5ºC. O reaquecimento é conseguido pela remoção do capacete e aquecimento contínuo da cabeça, de modo que a temperatura retal vá se elevando em 0,5ºC por hora[18,19]. Sua maior desvantagem é a dificuldade de aplicação na rotina diária da unidade de terapia intensiva neonatal (UTIN)[20].

HIPOTERMIA SISTÊMICA

A hipotermia sistêmica, por sua vez, é mais prática e de custo menor. Pode ser feita posicionando o RN sobre colchão com sistema para resfriamento ou recoberto por manta térmica (Amrra°, Blanketrol° III; Criticool°; Thecotherm-Servo° e MTRE Criti-Cool°) ou, na sua falta, colocando pacotes de um gel refrigerado (*ice packs*) no dorso e nas laterais do RN, tendo-se o cuidado de protegê-lo com filme de PVC transparente para facilitar a limpeza e evitar infecção. O RN deve ser envolto em um lençol fino para facilitar sua contenção e proteger a pele de queimaduras e/ou adiponecrose pelo frio. Recomenda-se ainda mudança de decúbito a cada 4 horas e instituição de protocolo de manipulação mínima pela enfermagem. O RN na UTIN deve permanecer em berço aquecido para procedimentos de UTIN desligado, tendo sua temperatura retal ou esofágica mantida entre 33 e 34°C e monitorizada a cada 15 minutos[21].

Para a ação efetiva de resgate neuronal, contudo, parece haver um ponto crítico de aprofundamento da hipotermia, que se situa entre 32 e 34°C de temperatura retal, abaixo do qual a neuroproteção é perdida, com aumento de efeitos adversos sistêmicos[20].

Dificultam a hipotermia[21]:

- A hipertermia materna por corioamnionite ou outras infecções.
- Início de crises convulsivas.

Facilitam o resfriamento:

- Tendência inicial à hipotermia natural.
- Tratamento com sedativos e fármacos antiepilépticos.
- Ocorrência de grave disfunção hipotalâmica.

Uma vez preenchidos os critérios de inclusão, a hipotermia terapêutica deve ser iniciada nas primeiras 6 horas de vida e sua duração máxima é de 72 horas[4,6,8-11].

CUIDADOS COM O RN SUBMETIDO À HIPOTERMIA TERAPÊUTICA SISTÊMICA[17,21,22]

- Na sala de parto/reanimação recomenda-se desligar o berço aquecido durante todos os procedimentos da reanimação neonatal.
- Monitorização contínua da temperatura com sensor colocado na região hepática e oximetria de pulso com sensor na palma da mão direita durante a reanimação neonatal.
- Iniciar a reanimação com ar ambiente (a hiperóxia leva a aumento do dano oxidativo) e oferecer oxigênio gradativamente, conforme a necessidade, devendo-se manter a saturação em 70-80% nos primeiros de 5 minutos, 80-90% de 5 a 10 minutos e após 10 minutos 85-95%.
- Os gases usados na ventilação mecânica devem permanecer na temperatura em torno de 37°C.
- Evitar o uso de expansores de volume e hiperventilação.
- Encaminhar o RN para a UTIN em incubadora de transporte desligada.

NA UTI N[22,23]

- Colocar o RN em berço aquecido de UTIN desligado.
- Instalar monitor de temperatura retal (sonda introduzida 5cm no reto).
- Se o RN chegar com temperatura de 36°C colocar compressas úmidas sobre o corpo na temperatura ambiente da UTIN.
- Providenciar acesso venoso central – veia e artéria umbilical para a coleta de exames e controle da PA invasiva, e para infusão contínua de glicose na velocidade de infusão de 5 a 6mg/kg/min.
- Colocar sonda uretral de demora.
- Instalar monitorização de frequência cardíaca e de saturação de oxigênio
- Iniciar o resfriamento do RN ligando o colchão específico para resfriamento em uma de suas duas modalidades com sensor de temperatura ou colocar os pacotes de gel refrigerado nas laterais do corpo envoltos em compressas ou campos estéreis. O resfriamento deve ser obtido em 30-40 minutos. Marcar o momento do início da hipotermia
- Manter a temperatura retal ou esofágica entre 33 e 34°C. A meta é atingir essa temperatura e, para tal, se não dispuser do colchão específico para o resfriamento, pode-se usar o método artesanal utilizando os pacotes de gel refrigerado (*ice packs*). Inicialmente, colocar 2 *ice packs* pequenos em cada lateral do tórax, mas pode-se acrescentar, conforme a necessidade, um grande como colchão e os 2 nas laterais. Diminuir ou aumentar a temperatura ou retirando ou colocando mais *ice packs*, sempre respeitando o limite de mudança de 0,5°C por hora.
- A enfermagem deve controlar a temperatura a cada 15 minutos e realizar um gráfico que mostre seu comportamento temporal (gráfico de tendência). A temperatura-alvo é 33,5°C. O alarme máximo deve estar em 34°C e o mínimo em 33°C.
- Manter jejum e sonda gástrica aberta durante o período de hipotermia.
- Usar analgesia com morfina ou fentanil – 1µg/kg/min durante todo o procedimento e reaquecimento, aumentando a dose, se necessário, de acordo com os escores de dor. Deve-se evitar aumentar muito a dose do analgésico pelo risco de ocorrer acúmulo pela diminuição da função hepática durante a hipotermia. Durante a coleta de exames ou se o RN estiver agitado, podem-se usar gotas de glicose a 25% na língua ou chupeta

Obs.: os RN que não preencherem os critérios de inclusão para hipotermia devem ser reaquecidos lentamente ligando o berço aquecido no mínimo =10% e ir aumentando gradativamente até temperatura de 37°C. Mantê-los em UTIN ou semi-intensiva para melhor acompanhamento.

CONTROLES NA UTIN

Cuidados ventilatórios

- Manter oximetria de pulso contínua.
- Evitar hiperóxia.
- Evitar hipocapnia – a pCO_2 deve ser mantida em torno de 45-50mmHg. Essa cai em média 4% para cada grau de queda da temperatura.

A hipocapnia deve ser evitada por diminuir o fluxo sanguíneo cerebral, alterar o transporte de oxigênio, afetar algumas enzimas dependentes do pH e diminuir o limiar para início de crises convulsivas.

- A ventilação mecânica não é obrigatória, mas a maioria desses RN são ventilados. Devem-se evitar as modalidades de ventilação com hiperventilação (ventilação de alta frequência).
- Se houver indicação de óxido nítrico indicar segundo protocolo convencional.

Controle cardiovascular

- Frequência cardíaca – diminui em 14 batimentos/minuto por °C de queda de temperatura entre 37 e 33°C, sempre que o RN não se encontrar em situação de hipovolemia, estresse, anemia ou dor. Havendo bradicardia persistente, deve-se aquecê-lo levemente (34°C) ligando o berço aquecido no mínimo = 10% e indicar a atropina = 0,01 a 0,03mg/kg/dose a cada 10-15 minutos
- Arritmias – a mais frequente é a bradicardia sinusal, geralmente sem repercussão hemodinâmica. O coração é mais estável e resistente diante das arritmias em situação de hipotermia.
- A indicação do uso de agentes inotrópicos é semelhante àquela dos RN não submetidos a resfriamento.

Controle hematológico

- O fluxo sanguíneo é mais lento durante a hipotermia, com aumento potencial do risco de trombose e microembolismo, mas não existe evidência de maior número de acidentes tromboembólicos durante o resfriamento. Tampouco se demonstrou aumento significativo de trombose de seios venosos cerebrais durante a hipotermia cerebral seletiva.
- Alterações na coagulação podem ocorrer – aumento da atividade fibrinolítica, prolongamento do tempo de protrombina e tempo de tromboplastina parcial ativada e disfunção plaquetária. O controle deve ser antes da hipotermia e diário durante essa, e as plaquetas mantidas acima de 50.000/mm³.
- Anemia – manter o hematócrito capilar acima de 30%.

Controle metabólico e de líquidos

Há redução do metabolismo e consumo energético (5-8% por cada grau de queda da temperatura).

- Balanço hídrico – calcular a cada 8 horas; é recomendada oferta hídrica inicial de 60mL/kg/dia.
- Eletrólitos – manter os níveis de potássio na faixa da normalidade "baixa" (5mEq/L), com especial atenção na fase de reaquecimento; evitar a hipomagnesemia, mantendo os níveis acima de 1,6mg/dL. A asfixia ao nascer provoca hipocalcemia que tende a se corrigir espontaneamente em RN a termo.
- Glicemia – controlar a glicemia capilar a cada 6 horas, mantendo-a em nível normal "alto" (entre 70 e 120mg/dL). Existe risco alto de hipoglicemia nas horas iniciais da agressão hipóxico-isquêmica e, posteriormente, durante a fase de manutenção da hipotermia. Consequente à hipotermia terapêutica existe tendência à hiperglicemia por redução do metabolismo corporal.
- Dosar ureia/creatinina/Na^+ e K^+ com 36 horas de hipotermia terapêutica.
- Pode-se iniciar nutrição parenteral assim que houver estabilidade hidroeletrolítica e ocorrer hiponatremia dilucional.

CUIDADOS NEUROLÓGICOS

E também controle das crises convulsivas.

Cuidados gerais

- Evitar ao máximo o estresse do RN.
- Avaliação do neuropediatra, ultrassonografia transfontanela e polissonografia diariamente.
- Indicar o EEG de amplitude integrada, se possível.
- Tratar as convulsões – o anticonvulsivante mais usado no período neonatal é o fenobarbital, seguido ou associado a outras drogas como fenitoína, midazolam, lidocaína, topiramato e levetiracetam (ver Capítulo Problemas neurológicos – convulsões).

O nível sérico do fenobarbital deve ser monitorizado se os exames mostrarem insuficiência hepática ou renal. Pode ocorrer intoxicação pelo fenobarbital – indicar exame de ressonância magnética de crânio após uma semana de vida se o RN estiver estável.

Controle de infecção

Diante do risco de infecção confirmada por exames de laboratório, iniciar terapia empírica com ampicilina 200mg/kg/dia, por via IV, dividida de 12/12 horas, e gentamicina 5mg/kg/dia, pó via IV a cada 24 horas, mantendo essas doses até o reaquecimento.

Suspensão do protocolo[22]

- Persistência da hipoxemia em $FiO_2 = 1$.
- Sangramento ativo sem melhora com hemoderivados.
- Plaquetopenia – plaquetas < 20.000 e refratária à correção.

- Em outras situações adversas discutir o risco *versus* benefício.

Obs.: na suspensão do protocolo, o reaquecimento deve ser lento, respeitando a velocidade máxima de 0,5°C por hora.

Reaquecimento[22,23]

Após completar 72 horas de hipotermia, iniciar o reaquecimento lentamente, em 12 horas, não aumentando a temperatura retal mais que 0,5°C por hora. A temperatura central a ser atingida e mantida é de 36,5 a 37°C.

- Com a elevação da temperatura, aumentam o metabolismo energético cerebral, o consumo de oxigênio, a glicose e o risco de convulsões.
- Eventualmente, pode ocorrer crise de apneia, sendo necessário suporte ventilatório com pressão positiva contínua em vias aéreas ou ventilação mecânica controlada.
- Monitorizar o potássio, pois pode ocorrer hiperpotassemia.
- Manter a monitorização dos sinais vitais durante todo o processo de reaquecimento a cada 30 minutos.
- Monitorização contínua da temperatura retal a cada hora até 24 horas após o reaquecimento.
- Repor líquidos conforme balanço hídrico.

No quadro 26.2 acham-se resumidos os momentos para a realização de exames laboratoriais.

Outras formas de neuroproteção estão em estudo como o uso da eritropoietina (inibe a apoptose), da melatonina (elimina radicais livres e diminui a resposta inflamatória), do sulfato de magnésio (antagonista de aminoácidos excitatórios) ou do gás xenônio inalado nos primeiros dias de vida. O xenônio bloqueia os receptores NMDA inibindo os graves efeitos dos aminoácidos excitatórios sobre as células[22,24,25].

O uso criterioso da hipotermia terapêutica é promissor, diminui sequelas e pode beneficiar uma parcela de RN com EHI[24,25], entretanto, a prevenção da asfixia perinatal na sua forma ampla está na melhoria dos cuidados com a gestante no pré-natal, durante o trabalho de parto e parto e do atendimento do RN em sala de parto, por profissional treinado em reanimação neonatal, de forma eficiente e eficaz.

REFERÊNCIAS

1. Gonzalez FF, Miller SP. Does perinatal asphyxia impair cognitive function without cerebral palsy? Arch Dis Child Fetal Neonatal Ed. 2006;91(6):F454-9.
2. Committee on Fetus and Newborn, Papile LA, Baley JE, Benitz W, Cummings J, Carlo WA, et al. Hypothermia and neonatal encephalopathy. Pediatrics. 2014;133(6):1146-50.
3. Gunn AJ, Gunn TR. The 'pharmacology' of neuronal rescue with cerebral hypothermia. Early Hum Dev. 1998;53(1):19-35.
4. Peliowski-Davidovich A; Canadian Paediatric Society, Fetus and Newborn Committee. Hypothermia for newborns with hypoxic ischemic encephalopathy. Paediatr Child Health. 2012;17(1):41-6.
5. Gunn AJ, Gluckman PD, Gunn TR. Selective head cooling in newborn infants after perinatal asphyxia: a safety study. Pediatrics. 1998;102(4 pt 1):885-92.
6. Azzopardi D, Robertson NJ, Cowan FM, Rutherford MA, Rampling M, Edwards AD. Pilot study of treatment with whole body hypothermia for neonatal encephalopathy. Pediatrics. 2000;106(4):684-94.
7. Gebauer CM, Knuepfer M, Robel-Tillig E, Pulzer F, Vogtmann C. Hemodynamics among neonates with hypoxic-ischemic encephalopathy during whole-body hypothermia and passive rewarming. Pediatrics. 2006;117(3):843-50.
8. Gluckman PD, Wyatt JS, Azzopardi D, Ballard R, Edwards AD, Ferriero DM, et al. 8Selective head cooling with mild systemic hypothermia after neonatal encephalopathy: multicentre randomised trial. Lancet. 2005;365(9460):663-70.
9. Shankaran S, Laptook AR, Ehrenkranz RA, Tyson JE, McDonald SA, Donovan EF, et al.; National Institute of Child Health and Human Development Neonatal Research Network. Whole-body hypothermia for neonates with hypoxic-ischemic encephalopathy. N Engl J Med. 2005;353(15):1574-84.
10. Azzopardi DV, Strohm B, Edwards AD, Dyet L, Halliday HL, Juszczak E, et al.; TOBY Study Group. Moderate hypothermia to treat perinatal asphyxial encephalopathy. N Engl J Med. 2009;361(14):1349-58.
11. Zhou WH, Cheng GQ, Shao XM, Liu XZ, Shan RB, Zhuang DY, et al.; China Study Group. Selective head cooling with mild systemic hypothermia after neonatal hypoxic-ischemic encephalopathy: a multicenter randomized controlled trial in China. J Pediatr. 2010;157(3):367-72, 372. e1-3.

Quadro 26.2 – Momentos dos exames de controle laboratorial[22,23].

1h de vida	1h de hipotermia	12h de hipotermia	36h de hipotermia	60h de hipotermia	Após 1h reaquecimento	Após 12h reaquecimento
Gasometria	Gasometria		Gasometria		Gasometria se COT	
HMG completo		HMG completo	HMG completo	HMG completo		HMG completo
Ca ionizável/Mg++	Ca ionizável/Mg++	Na+/K+	Ca ionizável/Mg++ Na+/K+	Ca ionizável/Mg++ Na+/K+		Ca ionizável/Mg++ Na+/K+
			U/CR			
			AST/ALT			
			BTF			

HMG = hemograma; Mg++ = magnésio; Na+ = sódio; K+ = potássio; U = ureia; CR = creatinina; AST = aspartato aminotransferase; ALT = alanina aminotransferase; COT = cânula; BTF = bilirrubinas totais e frações.

12. Simbruner G, Mittal RA, Rohlmann F, Muche R; neo.nEURO.network Trial Participants. Systemic hypothermia after neonatal encephalopathy: outcomes of neo.nEURO.network RCT. Pediatrics. 2010;126(4):e771-8.

13. Jacobs SE, Morley CJ, Inder TE, Stewart MJ, Smith KR, McNamara PJ, et al. Infant Cooling Evaluation Collaboration. Whole-body hypothermia for term and near-term newborns with hypoxic-ischemic encephalopathy: a randomized controlled trial. Arch Pediatr Adolesc Med. 2011;165(8):692-700.

14. Jacobs SE, Berg M, Hunt R, Tarnow-Mordi WO, Inder TE, Davis PG. Cooling for newborns with hypoxic ischaemic encephalopathy. Cochrane Database Syst Rev. 2013;(1):CD003311.

15. Shankaran S, Pappas A, McDonald SA, Vohr BR, Hintz SR, Yolton K, et al.; Eunice Kennedy Shriver NICHD Neonatal Research Network. Childhood outcomes after hypothermia for neonatal encephalopathy. N Engl J Med. 2012;366(22):2085-92.

16. Guillet R, Edwards AD, Thorenson M, Ferriero DM, Gluckman PD, Whitelaw A, et al.; CoolCap Trial Group. Seven-to eight year follow-up of the CoolCap trial of head cooling for neonatal encephalopathy. Pediatr Res. 2012;71(2):205-9.

17. Magalhães M, Rodrigues FP, Chopard MR, Melo VC, Melhado A, Oliveira I, et al. Neuroprotective body hypothermia among newborns with hypoxic ischemic encephalopathy: three-year experience in a tertiary university hospital. A retrospective observational study. Sao Paulo Med J. São Paulo; 2014. Disponível em: <http://www.scielo.br/scielo.php?script=sci_arttext&pid=S1516-31802014005040026&lng=en&nrm=iso>. Acessado 2014 Dez 16.

18. Hoque N, Chakkarapani E, Liu X, Thoresen M. A comparison of cooling methods used in therapeutic hypothermia for perinatal asphyxia. Pediatrics. 2010;126(1):e124-30.

19. Wyatt JS, Gluckman PD, Liu PY, Azzopardi D, Ballard R, Edwards AD, et al.; CoolCap Study Group. Determination of outcomes after head cooling for neonatal encephalopathy. Pediatrics. 2007;119(5):912-21.

20. Cornette L. Therapeutic hypothermia in neonatal asphyxia. Facts Views Vis Obgyn. 2012;4(2):133-9.

21. Blanco D, García-Alix A, Valverde E, Tenorio V, Vento M, Cabañas F; Comisión de Estándares de la Sociedad Española de Neonatología (SEN). Neuroprotección con hipotermia en el recién nacido con encefalopatía hipóxico-isquémica. Guía de estándares para su aplicación clínica. An Pediatr (Barc). 2011;75(5):341.e1-20.

22. Guinsburg R, Figueira ASN, Santos AMN. Asfixia perinatal grave no recém-nascido e o uso da hipotermia terapêutica: uma análise crítica . In: Sociedade Brasileira de Pediatria; Procianoy RS, Leone CR (orgs). PRORN Programa de Atualização em Neonatologia: ciclo 9 (Sistema de Educação Médica Continuada a Distância, módulo 2). Porto Alegre: Art Med/Panamericana; 2012.p.57-100.

23. Guinsburg R, Figueira ASN. Protocolo de hipotermia terapêutica. ProMatre Paulista e Hospital e Maternidade Santa Joana,São Paulo; 2012.

24. Levene MI. Cool treatment for birth asphyxia, but what's next? Arch Dis Child Fetal Neonatal Ed. 2010;95:F154-7.

25. Kelen D, Robertson NJ. Experimental treatments for hypoxic ischaemic encephalopathy. Early Hum Dev. 2010;86;369-77.

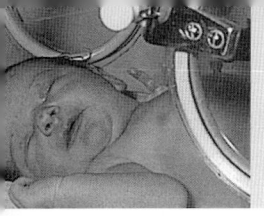

CAPÍTULO 27

Síndrome Hipóxico-Isquêmica

Abram Topczewskl

A síndrome hipóxico-isquêmica (SHI) é uma intercorrência importante, relativamente frequente, que se manifesta no período pré, peri e neonatal. Pode ser um fator determinante de lesões neurológicas que comprometem o desenvolvimento neuropsicomotor dos recém-nascidos prematuros ou a termo. As consequências neurológicas são devidas a quadros isquêmicos ou hemorrágicos acometendo a região periventricular, ventricular, subaracnóidea ou parenquimatosa. A incidência varia na faixa de 1-6/1.000 nascidos vivos a termo, sendo que a ocorrência é maior nos recém-nascidos prematuros[1]. Em nosso meio, embora não se tenham dados estatísticos, seguramente é bem maior devido às condições precárias dispensadas ao segmento maternofetal.

FSIOPATOLOGIA

Considera-se a hipóxia a redução do teor de oxigênio destinado aos tecidos que se acompanha de aumento associado de CO_2, a hipercapnia. A combinação hipóxia com hipercapnia, que é a asfixia, concorre para a redução do fluxo sanguíneo (isquemia), determinando o comprometimento funcional celular. Na fase inicial da asfixia, sob o aspecto clínico, encontram-se elevação das frequências respiratória e cardíaca, além da elevação vicariante da pressão arterial, cuja finalidade é a de preservar os órgãos vitais. Ao se prolongar o processo asfíxico, seguem-se a hipotensão arterial, a bradicardia e o comprometimento hipóxico do miocárdio com redução do rendimento cardíaco. Com esse processo cardíaco deficitário, o sofrimento cerebral torna-se evidente e, consequentemente, as funções do sistema nervoso central ficam debilitadas e comprometidas. Durante o quadro asfíxico, altera-se o frágil mecanismo da regulação vascular cerebral do recém-nascido, e o comprometimento neurológico poderá ser devido a um evento isquêmico ou hemorrágico. Os locais mais afetados pela hipóxia são as regiões do globo pálido, tálamo, putâmen, núcleos do tronco encefálico, cerebelo e região temporal.

Por ocasião da hipóxia, altera-se o metabolismo cerebral, acarretando acidose, consequente ao aumento da produção de ácido láctico; a elevação do acido láctico[2] promove aumento do fluxo sanguíneo cerebral para compensar a redução do oxigênio disponível. Aumentando o fluxo sanguíneo cerebral, resulta no edema, ou inchaço (*swelling*) do cérebro, o qual comprime o leito capilar, provocando a isquemia cerebral[3]. A privação do oxigênio cerebral provoca importante redução dos elementos energéticos (ATP, fosfocreatina) e acúmulo intracelular de sódio, cálcio e água; esse processo determinará o desenvolvimento do edema intracelular ou citotóxico. Além disso, há acúmulo intracelular de aminas excitatórias, principalmente o glutamato, elevação do teor de cálcio citosólico, aumento da produção de oxido nítrico e liberação de radicais livres que convergem para a lesão celular; esse processo acarreta a necrose celular e, consequentemente, o inchaço cerebral (*brain swelling*), que não tem influência relevante na determinação da hipertensão intracraniana[4].

No período que se manifesta a hipertensão arterial compensatória, o fluxo sanguíneo cerebral aumenta e provoca a hemorragia na matriz germinativa, que pode estender-se à região intraventricular[5].

Esse aumento do fluxo sanguíneo cerebral pode ocorrer em várias circunstâncias, como no caso da hipercapnia, hipoglicemia, baixo teor de hemoglobina, infusão rápida de expansores de volume e pelo aumento da pressão venosa que se manifesta nas complicações respiratórias e durante o parto.

CAUSAS

As causas determinantes da SHI podem ter sua origem no período pré-parto, durante o parto ou no pós-parto. Vários são os fatores que comprometem o feto na vida intrauterina; nesse caso, as alterações clínicas podem ser devidas às doenças relacionadas à mãe ou ao feto (Quadro 27.1).

QUADRO CLÍNICO

A SHI, dependendo da intensidade e da duração, compromete não só as funções do sistema nervoso central,

Quadro 27.1 – Causas de síndrome hipóxico-isquêmica.

Causas maternas	Outras anormalidades
Hipertensão arterial	Circular do funículo
Cardiopatias	Placenta prévia
Pneumopatias	Prolapso do funículo
Nefropatias	Nó real do funículo
Diabetes mellitus	Ruptura do funículo
Eclâmpsia	Descolamento prematuro da placenta
Convulsões	
Contrações uterinas anormais	Depressão por medicamentos
Alterações placentárias	Apresentação anormal
Hemoglobinopatias	Parto laborioso
Infecções intrauterinas	**Fatores determinantes ou agravantes**
Hemorragias	Membranas hialinas
Causas fetais	Apneia
Malformações	Pneumotórax
Prematuridade	Anemia
Pós-maturidade	Distúrbios metabólicos
Infecções	Doenças cardiovasculares
Gemelaridade	Hemorragia
Macrossomia	Manipulação excessiva, especialmente do prematuro
Polidrâmnio	

mas também prejudica o desempenho de outros órgãos como rins, coração, intestino e pulmão. Portanto, a disfunção desses órgãos exerce influências negativas no desempenho das funções cerebrais.

Para avaliação cliniconeurológica, deve-se considerar o nível de consciência, a motricidade, o tônus muscular, os reflexos, a frequência cardíaca e respiratória, além das manifestações convulsivas (Quadro 27.2).

Nas primeiras 12 horas após agravo hipóxico-isquêmico, podem-se notar alterações do nível de consciência (hiperalerta, letárgico, comatoso), dos movimentos espontâneos, hipotonia muscular, reflexos próprios do recém-nascido inibidos, reflexos miotáticos (vivos, diminuídos ou abolidos), alterações do ritmo cardíaco (taquicardia, bradicardia) e irregularidade do ritmo respiratório, podendo chegar até à apneia.

As crises convulsivas são frequentes no período neonatal e estimadas em 1,5-5,5/1.000 nascimentos; em 80% dos casos se evidenciam na primeira semana[7].

As manifestações convulsivas, quando localizadas, sugerem lesões isquêmicas focais; deve-se ressaltar que essas crises do recém-nascido, geralmente, são mais sutis, pois podem apresentar-se com movimentos de mastigação, sucção, pedalar, nadar, crises de cianose, rubor e fenômenos oculomotores.

No período que se estende das 12-24 horas de vida, o agravamento evidencia-se pela acentuação das convulsões, seja na frequência, seja na intensidade; as crises de apneia tornam-se mais frequentes e a hipotonia é mais patente. Entre 24 e 72 horas, nota-se piora do nível de consciência e do ritmo respiratório, além de desaparecer o reflexo de sucção, de deglutição e dos movimentos oculomotores, denotando o sofrimento do tronco cerebral. Embora o quadro neurológico seja causado por intercorrências que se assemelham, a resposta clínica poderá ser diferente, se for considerado o recém-nascido prematuro ou a termo. No caso do prematuro, o comprometimento cerebral é encontrado com mais frequência na região periventricular; há quem admita ser a leucomalacia periventricular uma lesão hipóxico-isquêmica típica do prematuro[6] que compromete a proliferação e diferenciação dos oligodentrócitos, interferindo na formação da substância branca e da mielina[8]. A SHI vem acompanhada por hemorragia intracraniana em 25% dos casos. Como na SHI existe elevação do fluxo sanguíneo cerebral, há, consequentemente, aumento na pressão venosa, que pode ser o desencadeante do quadro hemorrágico. No prematuro, em 80-90% dos casos, a origem da hemorragia é na matriz germinativa periventricular; a manifestação hemorrágica pode permanecer assintomática e a suspeita diagnóstica é efetivada em 50% dos casos[9]; essa região, a periventricular, é muito vascularizada, o que a torna muito vulnerável aos processos hemorrágicos ao mínimo estresse. As frequentes flutuações da pressão arterial transmitidas aos capilares da matriz, que são finos e frágeis, facilitam o desenvolvimento do processo hemorrágico periventricular. Quando o epêndima se rompe, a hemorragia pode estender-se para o interior do ventrículo e causar hidrocefalia, devido à aracnoidite ou

Quadro 27.2 – Avaliação cliniconeurológica[6].

Nível de consciência	Hiperalerta	Letargia	Coma
Motricidade espontânea	Exacerbada	Diminuída	Ausente
Tônus muscular	Normal	Hipotonia	Flacidez
Reflexos próprios do recém-nascido	Levemente diminuídos	Diminuídos	Ausentes
Pupilas	Midriáticas	Mióticas	Levemente fotorreativas
Ritmo cardíaco	Taquicardia	Bradicardia	Variável
Respiração	Espontânea	Espontânea/apneia	Apneia
Crises convulsivas	Ausentes	Focais ou multifocais	Ausentes

à ependimite que se forma pós-hemorragia. É justamente nas primeiras 72 horas de vida que se manifesta o quadro hemorrágico no prematuro que sofreu asfixia.

O prematuro apresenta comprometimento mais frequente na região dos vasos penetrantes da artéria cerebral média; são esses os vasos que suprem a região periventricular e, quando há déficit circulatório, originam a leucomalacia periventricular. Nesse caso, o comprometimento é da substância branca periventricular envolvendo o centro semioval (corpo e corno frontal), radiação óptica (corno occipital e trígono) e radiação acústica (corno temporal).

No recém-nascido a termo, o comprometimento neurológico da SHI ocorre, mais frequentemente, na região parassagital, na qual há redução do fluxo sanguíneo, pois é a zona terminal das artérias cerebrais. Essa região é muito sensível às quedas de pressão arterial que ocorrem no período perinatal.

As consequências neurológicas tardias encontradas em 20-30% dos pacientes podem evidenciar-se, sob o aspecto clínico, com retardo mental, paralisia cerebral, síndrome convulsiva, hiperatividade, comprometimento da atenção e escolaridade.

O retardo mental pode apresentar-se desde a forma leve até a grave, dependendo do grau da SHI. A paralisia cerebral é a consequência mais frequente da leucomalacia periventricular do prematuro nascido entre a 27ª e 30ª semanas de gestação. Estima-se a incidência de paralisia cerebral nos prematuros com menos de 1.500kg entre 5 e 15%[10]. Nos recém-nascidos a termo, o comprometimento é mais frequente na substância cinzenta e nos núcleos do tronco cerebral[11]. Evidencia-se, clinicamente, nas suas diversas formas, ou seja, espástica, distônica, hipotônica, atáxica ou mista. No caso, a predominância é da forma espástica.

Há vezes que esses pacientes apresentam alterações da sucção e deglutição, o que dificulta a alimentação. A descoordenação da deglutição causa, com frequência, episódios de broncoaspiração que se seguem por períodos de hipóxia, os quais poderão interferir de modo importante na função cerebral e, consequentemente, no desempenho neuropsicomotor.

As crises convulsivas podem ter sua origem no lobo temporal, o qual é muito sensível à falta de oxigênio; essa hipóxia compromete a região temporal causando esclerose que poderá apresentar, como manifestação clínica, a epilepsia crônica de difícil controle. As convulsões persistentes interferem de modo marcante no tocante ao desenvolvimento neurológico da criança. Deve-se ressaltar que, em muitas ocasiões, o excesso de medicamentos para o tratamento e o controle das convulsões também podem ser um fator limitante do progresso neuropsicomotor. Muitos pacientes que apresentaram a SHI leve e

transitória podem desenvolver, na infância, outros quadros neurológicos, como hiperatividade associada ou não ao déficit de atenção (DDAH). Essa síndrome poderá comprometer o bom desempenho do aprendizado escolar e interferir na adaptação social, não obstante o nível de inteligência seja normal. As alterações comportamentais e defasagem no desenvolvimento neuropsicomotor são diagnosticadas em 25-50% dos pacientes que sofreram da SHI[12].

DIAGNÓSTICO

O diagnóstico depende, fundamentalmente, das informações obtidas junto ao obstetra referentes às condições gerais que precederam o parto e as possíveis intercorrências durante o parto. Imediatamente após o parto, o profissional indicado é o neonatologista para fazer a avaliação clínica inicial e verificar as condições básicas relacionadas às funções respiratória e cardiovascular. Deve-se considerar que o quadro neurológico secundário à SHI pode ser agravado pelas alterações metabólicas e/ou hidroeletrolíticas que se manifestam com frequência nos casos de estresse do recém-nascido. O exame neurológico inicial e o evolutivo são de especial importância para que se tenha um panorama prospectivo. Outros sistemas, como cardiorrespiratório, renal, gastrintestinal, hepático, podem estar comprometidos na SHI e devem ser criteriosamente avaliados; a isquemia e a consequente necrose celular acarretam disfunções dos vários órgãos e que serão fatores determinantes no agravamento do quadro neurológico. Além do histórico da gestação e do parto, exames laboratoriais devem ser realizados para complementar a avaliação dos estados clínico e neurológico do recém-nascido. O nível sérico dos eletrólitos, gasometria, enzimas cardíacas e hepáticas, avaliação da função renal e da coagulação sanguínea são de fundamental importância. Os exames por imagem ocupam um lugar de destaque na avaliação do recém-nascido com a SHI, como ecocardiograma, ultrassonografia da cabeça, tomografia da cabeça, ressonância nuclear magnética da cabeça, eletroencefalograma, testes auditivos e exame oftalmológico. A ultrassonografia da cabeça é um exame simples, não invasivo e considerado o procedimento inicial principal para identificar o infarto hemorrágico periventricular[13]. Além disso, fornece informações fundamentais, como as hemorragias, os cistos, a dilatação ventricular e o edema cerebral já nas primeiras horas de vida (Figs. 27.1 a 27.4). Podem-se visibilizar alterações na substância branca periventricular na região dos núcleos da base, tálamo e, ainda, certas alterações corticais. Deve-se ressaltar que, sendo o número de falso-positivo considerável, outros métodos diagnósticos devem ser indicados. Ichord[14] refere ter encontrado hemorragia periventricular em 25%

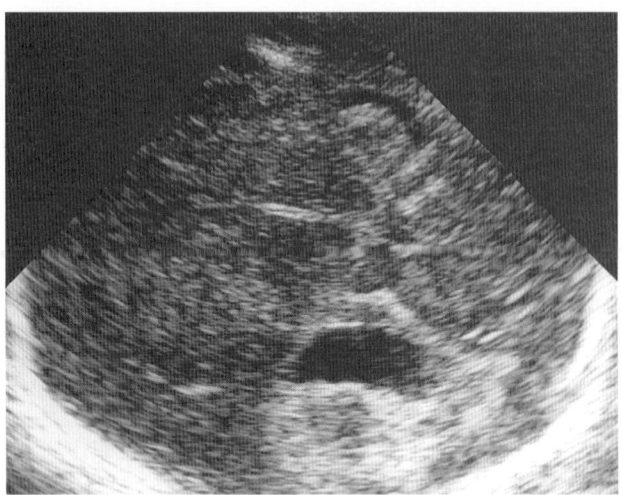

Figura 27.1 – Hemorragia parenquimatosa. (Cortesia do Dr. Renato Moura Ribeiro do Serviço de Ultrassom do HIAE.)

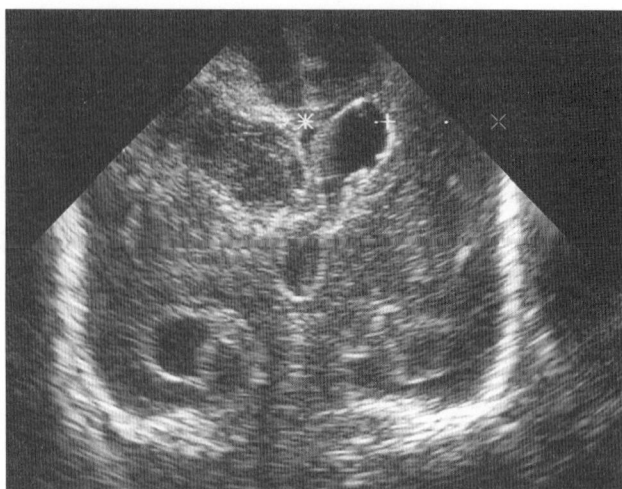

Figura 27.3 – Hemorragia intraventricular e parenquimatosa. (Cortesia do Dr. Renato Moura Ribeiro do Serviço de Ultrassom do HIAE.)

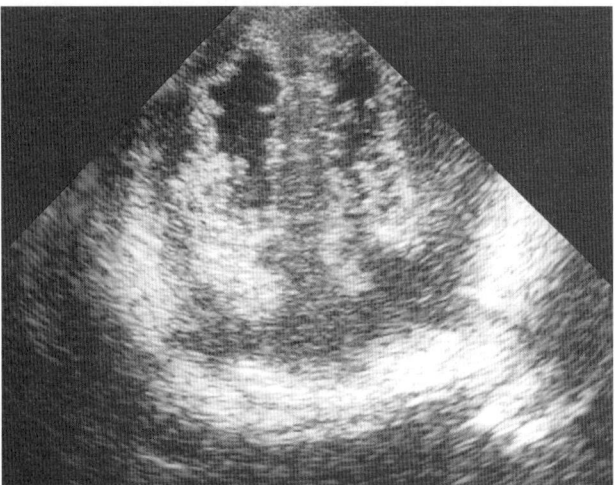

Figura 27.2 – Leucomalacia. (Cortesia do Dr. Renato Moura Ribeiro do Serviço de Ultrassom do HIAE.)

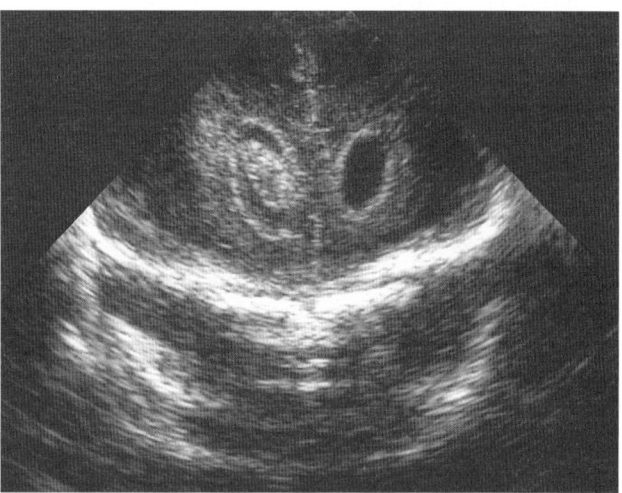

Figura 27.4 – Coágulo intraventricular organizado. (Cortesia do Dr. Renato Moura Ribeiro do Serviço de Ultrassom do HIAE.)

dos recém-nascidos que apresentavam peso inferior a 700g. Utilizando-se o Doppler ultrassom, pode-se demonstrar a existência ou não do pulso vascular cerebral, revelando a extensão e a gravidade do comprometimento circulatório.

A tomografia computadorizada do crânio é um exame que fornece informações importantes no tocante às alterações cerebrais consequentes ao quadro hipóxico-isquêmico. No período agudo, devido ao inchaço cerebral, o comprometimento parece ser mais exuberante. Ao se realizar o exame após a segunda semana, o edema estará atenuado, permitindo melhor definição das imagens. Quando a SHI se manifesta associada à hemorragia intracraniana, a tomografia mostra, nitidamente, no período agudo, a extensão do quadro.

A ressonância magnética da cabeça é o exame que demonstra, com grande fidelidade, as alterações cerebrais determinadas pela SHI e pelos quadros hemorrágicos associados. As alterações encontradas nos núcleos da base e na região talâmica são preditivas do comprometimento neuromotor e cognitivo[15]. Indicada para a realização mais tardia, pode revelar as alterações da mielinização nas áreas comprometidas. Quando realizada com espectroscopia, podem-se obter dados relacionados ao metabolismo energético cerebral. Nos casos em que o comprometimento é importante, notam-se alterações na relação fosfocreatina-fósforo e redução da curva do N-acetilas-partato, nas lesões neuronais. Além disso, associando-se às alterações da creatina e colina, podem-se considerar as perspectivas futuras do quadro neurológico.

O eletroencefalograma é, também, um exame simples e não invasivo, do qual podem-se obter informações relacionadas à gravidade do quadro neurológico. Quando o traçado se apresenta com depressão do ritmo, lentificação ou padrão isoelétrico, deve-se pensar em necrose neuronal cortical. As descargas localizadas, tipo irritativo, guardam relação com isquemias focais. As ondas positivas e *sharp* registradas no vértex e na região rolândica são encontradas, frequentemente, nos casos de leucomalacia periventricular e no infarto hemorrágico periventricular. O ritmo periódico e as descargas multifocais são de prognóstico reservado. Os pacientes que apresentam a normalização do traçado entre 7 e 10 dias têm prognóstico favorável.

O SPECT (*Single Photon Emission Computed Tomography*) é um exame bastante útil, pois estuda as condições da perfusão cerebral por meio de isótopos radiativos marcados. As alterações perfusionais comprometem o metabolismo cerebral, portanto, a função neuronal se altera; isso pode ser detectado precocemente, mesmo antes do estabelecimento das anormalidades anatômicas reveladas à tomografia computadorizada. Em primeiro momento, nota-se hipoperfusão na região talâmica e posteriormente poder-se-á encontrar redução da perfusão nas áreas temporais, cerebelar e núcleos da base. Considera-se que o melhor período para a realização do SPECT seja em torno do 7º dia de vida[13]. Em muitas ocasiões, portadores de paralisia cerebral apresentam tomografia e ressonância nuclear magnética da cabeça sem alterações relevantes para se correlacionar com o quadro clínico. Em avaliação que foi realizada na Associação de Assistência à Criança Deficiente (AACD), encontrou-se a tomografia computadorizada do crânio normal em 16% dos pacientes portadores de paralisia cerebral[16].

O PET-*Scan* (tomografia por emissão de pósitron) permite a avaliação direta do metabolismo cerebral por meio da marcação radiativa da glicose, água ou aminoácidos, substâncias essas presentes no organismo. É um exame eficiente, embora oneroso, que necessita de equipamento especial para a produção de radionuclídeos[17].

Os potenciais evocados auditivos, visuais e somatossensitivos são úteis para a avaliação inicial da gravidade da lesão cerebral, mas sua importância é maior na evolução do quadro clínico, pois os controles posteriores podem ser indicativos da preservação ou não da função explorada.

TRATAMENTO

A SHI é um quadro clínico bastante complexo, que apresenta uma variedade grande de sinais e sintomas, devido ao acometimento de múltiplos sistemas. A intensidade e a duração do quadro hipóxico-isquêmico são determinantes para uma abordagem terapêutica adequada. O tratamento da SHI está especialmente dirigido às medidas de ordem geral, como ventilação adequada, controle de distúrbios metabólicos, hidroeletrolíticos, preservação da boa função cardiocirculatória e renal. O controle das crises convulsivas é fundamental, pois quando persistentes podem comprometer o desenvolvimento cerebral. A droga de escolha é o fenobarbital, seguindo-se a fenitoína e o midazolam. Especial atenção deve ser dada aos sinais de hipertensão endocraniana, a qual pode agravar os distúrbios circulatórios. Nesse caso, o uso criterioso do manitol poderá ser benéfico. O uso do corticoide para o tratamento da SHI não está indicado, pois o edema vasogênico e o citotóxico pós-isquêmico são resistentes a essa droga. Nos casos de hemorragia, pode-se utilizar o corticoide com a finalidade de se minimizar os efeitos do processo inflamatório que se desenvolve, consequente ao sangramento. O barbitúrico, utilizado por alguns especialistas, mesmo na ausência de crises convulsivas, pode ser útil para reduzir o metabolismo cerebral e com isso proteger mais o cérebro dos efeitos deletérios da hipoxemia. Há quem recomende, na SHI, o uso de hipotermia como neuroprotetor, pois, nessas condições, as necessidades energéticas cerebrais são mais reduzidas, o que aumenta a resistência às alterações circulatoriometabólicas[18]. A hipotermia induzida é um procedimento considerado de eleição nos casos de SHI moderada ou grave, visando minimizar a possibilidade de sequela neurológica[19]. É preconizada a redução da temperatura para 33-34ºC durante 72 horas. Sabe-se que a hipotermia corporal global interfere nas propriedades cinéticas de certas enzimas e com isso se desenvolve um processo neuroprotetor[20]. Considerando-se as causas determinantes e as repercussões cliniconeurológicas causadas pela SHI, pode-se concluir que o aprimoramento da assistência à gestante e a monitorização adequada maternofetal são fundamentais para a prevenção da SHI. No período antenatal, o emprego do corticoide pode ser benéfico para as parturientes que apresentam risco iminente de parto prematuro[21]. Garland et al.[22] referem redução importante na incidência de hemorragia intraventricular após a introdução do corticoide (betametasona ou dexametasona) no pré-parto. O mecanismo de ação é direto no cérebro, fortalecendo as condições dos capilares imaturos ou modificando as condições metabólicas que se manifestam durante a redução da perfusão cerebral. O corticoide acentua o processo de maturidade pulmonar melhorando a função respiratória, especialmente do prematuro[23]. Além disso, proporciona melhor estabilidade da pressão arterial, que é desejável para se evitar a hemorragia.

O uso do fenobarbital precedendo o parto parece reduzir a incidência de hemorragias na matriz germinativa e intraventricular, especialmente nos prematuros[13].

O sulfato de magnésio foi, também, utilizado no período antenatal de prematuros com peso inferior a 1.500g como elemento neuroprotetor para evitar as hemorragias peri ou intraventriculares, mas os resultados foram controversos e, portanto, merecem avaliação mais consistente[24].

Devido à liberação de radicais livres, que promovem alterações bioquímicas cerebrais por conta da SHI[25], têm sido usadas algumas substancias, de modo experimental, para prevenir ou, eventualmente, minimizar o impacto da SHI. Podem-se citar os antioxidantes eliminadores do ferro livre, como a deferroxamina+, os antagonistas dos aminoácidos excitatórios e as substâncias capazes de reagir com os radicais livres.

PROGNÓSTICO

Uma questão difícil de avaliar e o que causa maior preocupação é o prognóstico nos casos de SHI. Muitas são as variáveis a serem consideradas, tais como:

- Condições vivenciadas durante a gestação.
- Se foi devidamente acompanhada no período gestacional.
- Se nasceu a termo ou pré-termo.
- Condições cliniconeurológicas ao nascer.
- Se apresentou ou não convulsões.
- Anormalidades à ultrassonografia do crânio, ao eletroencefalograma e aos potenciais evocados.
- Alterações encontradas à tomografia da cabeça e à ressonância nuclear magnética.

Os dados da literatura revelam que cerca de 25% dos pacientes que apresentam SHI terão sequelas neurológicas, os quais necessitarão de atenção diferenciada.

O índice de mortalidade relacionado à SHI encontra-se na faixa dos 30%. Os avanços tecnológicos têm propiciado a redução do índice de mortalidade, porém têm incrementado a morbidade.

REFERÊNCIAS

1. Noronha L, Medeiros F, Martins VDM, Nones RB, Sepulcri RP, Sampaio GA, et al. Injúria hipóxico-isquêmica de padrão hemorrágico em encéfalos de neomortos do Hospital das Clínicas de Curitiba. Arq Neuropsiquiatr. 1999;57(4):950-8.
2. Menkes JH. Texbook of child neurology. 5th ed. Baltimore: Williams & Wilkins; 1995.
3. Myers RE. Two patterns of brain damage and their conditions of occurrence. Am J Obstet Gynecol. 1972;112(2):246-76.
4. Volpe JJ. Perinatal brain injury: from pathogenesis to neuroprotection. Ment Retard Dev Disabl Res Rev. 2001;7(1):56-64.
5. Aicardi J. Diseases of the nervous system in childhood. London: Mackeith Press; 1992.
6. Sarnat HR, Sarnat MS. Neonatal encephalopathy following fetal distress. Arch Neurol. 1976;33(10):696-705.
7. Plouin P, Kaminska A. Neonatal seizures. Handb Clin Neurol. 2013;111:467-76.
8. Kinney HC, Back AS. Human oligodendroglial development: relationship to periventricular leukomalacia. Sem Pediatr Neurol. 1998;5(3):180-9.
9. Okumura A, Hayakana F, Kuno K, Watanabe K, Perventricular luekomalacia and west syndrome. Dev Med Child Neurol. 1996;38(1):13-8.
10. Zupan V, Gonzáles P, Lacaze-Masmonteil T. Periventricular leukomoalacia: risk factors revisited. Dev Med Child Neurol. 1996;38(12):1061-7.
11. Morrit S, Vanhuelle C, Laquerrier A. Pathophysiology of cerebral palsy. Handb Clin Neurol. 2013;111:169-76.
12. Volpe JJ. Brain injury in premature infant: overview of clinical aspects, neuropathology and pathogenesis. Semin Pediatr Neurol. 1998;5(3):135-51.
13. Volpe JJ. Neurology of the newbon. 3rd ed. Philadelphia: WB Saunders Company; 1995.
14. Ichord RM. Advances in neonatal neurology. Pediatr Ann. 1992;21(6):339-45.
15. Rollins N, Booth T, Morris MC, Sanchez P, Heyne R, Chalak L. Predictive value of neonatal MRI showing no or minor degrees of brain injury after hypothermia. Pediatr Neurol. 2014;50(5):447-51.
16. Topczewski A. Diagnóstico diferencial na paralisia cerebral: neuroimagem. In: Souza AMC, Ferraretto I. Como tratamos a paralisia cerebral. Escritório Editorial: São Paulo; 1997.
17. Barroso AL, Padrão EL, Rezende LL, Assis RS. Medicina nuclear em neurologia infantil. In: Fonseca LF, Pianetti G, Xavier CHC. Compêndio de neurologia infantil. Rio de Janeiro: Medri-Editna Medica e Cientista Ltda.; 2002.
18. Gunn AJ, Gunn TR, Gunning MI, Williams CE, Gluckman PD. Neuroprotection with prolonged head cooling started before post ischemic seizure in fetal sheep. Pediatrics. 1998;102(5):1098-106.
19. Sampaio I, da Graça AM, Moniz C. Hipotermia induzida na encefalopatia hipóxico isquêmica: da evidência científica à implementação de um protocolo. Acta Pediatr Port. 2010;41(4):184-90.
20. Tocco NM, Hodge AE, Jones AA, Wispe JR, Valentine CJ. Neonatal therapeutic hypothermia associated hypomagnesemia during parenteral nutrition. Nutr Clin Pediatr. 2014;29(2):246-8.
21. Hill A. Intraventricular hemorrage: emphasis on prevention. Semin Pediatr Neurol. 1998;5(3):152-60.
22. Garland JS, Buck R, Levitou A. Effect of maternal glicocorticoid exposure on risk of secere intraventricular hemorrage in surfactant treated preterm infants. J Pediatr. 1995;126(2):272-9.
23. Perlman JM. Antenatal glucocorticoid, magnesium exposure and prevention of brain injure of prematurity. Semin Pediatr Neurol. 1998;5(3):202-10.
24. Perlman JM, Risser R. Periventricular-intraventricular hemorrhage (1993-1995) following the introduction of antenatal steroids. Ann Neurol. 1996;40(2):275-9.
25. Buonocore G, Perrone S Turrisi G, Kramer BW, Baldwini W. New pharmacological approaches in infants with hypoxic schemic encephalopathy. Curr Pharmaceut Design. 2012;18(21):3086-100.
26. Shadid M, Buonocore G, Groenendaal F, Moison R, Ferrali M, Berger HM, et al. Effect of deferoxamine and allopurinol on non protein-bound iron concentratios in plasma and cortical brain tissue of newborn lembs following hipoxia ischemia. Neurosci Lett. 1998;248(1):5-8.

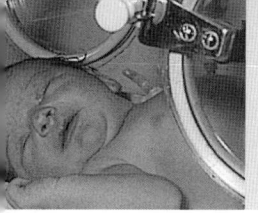

CAPÍTULO 28

Traumatismos de Parto

Helenilce de Paula Fiod Costa

Os traumatismos de parto são lesões sofridas pelo feto ou recém-nascido (RN) por compressão e/ou tração mecânica durante o processo de nascimento. Podem ocorrer intraútero, durante o parto ou durante a reanimação neonatal e ser evitáveis ou inevitáveis. É importante salientar que, devido ao fato de alguns serem inevitáveis, não se pode designá-los tocotraumatismos, ou seja, aqueles traumatismos causados pelo tocoginecologista[1].

O estudo dos traumatismos fetais e neonatais é de grande importância, não só pelo elevado índice de morbidade neonatal, como também para melhor conhecimento das sequelas que deles possam advir, permitindo assim evitar problemas futuros. Em 2006, a mortalidade nos Estados Unidos por traumatismo de parto foi de 0,5 por 100.000 nascidos vivos[2].

Na década de 1950, os traumatismos de parto tinham direta correlação com o emprego do fórcipe, assistência ao parto por médicos não especialistas em obstetrícia e ocupavam o oitavo lugar entre as causas de mortalidade perinatal. Na década de 1980, a morbidade era elevada à custa de traumatismos leves. Atualmente, com o aumento das taxas de partos cesarianos e prematuridade, observa-se com maior frequência os traumatismos leves de partes moles e as equimoses extensas[3].

Alguns fatores predispõem aos traumatismos de parto, podendo classificá-los como fatores de risco maternos, fetais e obstétricos.

São tidas como causas maternas: primiparidade, baixa estatura materna, obesidade, oligoâmnio, anomalias pélvicas e apresentações anormais.

As causas fetais são: prematuridade extrema, muito baixo peso, macrossomia, macro e hidrocefalia e anomalias fetais.

Entre as causas obstétricas, estão: período expulsivo prolongado, mau emprego do fórcipe, manobra de Kristeller, versão interna com extração pélvica, encravamento de ombro, trabalho de parto muito rápido e uso de instrumentos obstétricos como o vacuoextrator.

Existem duas formas clássicas de classificar os traumatismos de parto, conforme o segmento acometido[4] ou a gravidade (Quadros 28.1 e 28.2).

Passa-se a descrevê-los conforme a gravidade.

TRAUMATISMOS LEVES OU TIPO 1

Lesões de pele

São comuns nos casos de distocia e desproporção cefalopélvica quando se aplica o fórcipe ou nos toques muito

Quadro 28.1 – Classificação dos traumatismos de parto, conforme os segmentos acometidos.

Lesões de tecidos moles	Pescoço e cintura escapular	Traumatismos das extremidades
Eritema e abrasões Petéquias Equimoses Lacerações	Fratura de clavícula Paralisia braquial: superior, inferior e total Paralisia do nervo recorrente laríngeo Paralisia do nervo frênico Traumatismo do esternocleidomastóideo (torcicolo congênito)	Fratura de úmero Fratura de fêmur Luxações Lesões epifisárias Traumatismos de outros nervos periféricos
Traumatismos de cabeça		**Traumatismos dos genitais**
Crânio: bossa serossanguínea, céfalo-hematoma, fratura de crânio, hemorragia intracraniana e hematoma subgaleal Face: paralisia do nervo facial, fratura de ossos da face, lesão de sistema nervoso simpático, hemorragia subconjuntival, músculos oculares externos, nervo óptico, córnea e hemorragia intraocular	**Traumatismo de coluna vertebral e medula espinhal** **Traumatismos dos órgãos intra-abdominais** Ruptura de fígado, baço, suprarrenais	Escroto e grandes lábios Estruturas profundas

Quadro 28.2 – Classificação dos traumatismos de parto conforme a gravidade.

Leves (tipo 1)	Moderados (tipo 2)	Graves (tipo 3)
Lesões de pele	Paresia braquial	Hemorragia intracraniana
Petéquias e equimoses	Paresia facial	Rupturas vicerais
Ferimentos cortocontusos de partes moles	Céfalo-hematoma	Fratura dos ossos da face
Adiponecrose	Hematoma subgaleal	Fratura de crânio
Caput succedaneum	Estrabismo	Fratura dos ossos longos,
Fratura de clavícula	Hemorragia retiniana	Paralisia diafragmática
Hemorragia subconjuntival	Traumatismo do esternocleidomastóideo	Paralisia facial
	Paralisia unilateral das cordas vocais	Paralisia braquial
		Paralisia bilateral das cordas vocais
		Traumatismos de coluna vertebral e medula espinhal

frequentes. A marca da pega do fórcipe (sinal de Beaudeloque) comumente desaparece em horas; no entanto, muitas vezes podem aparecer lesões profundas se o instrumento não foi bem adaptado. Esses locais devem ser mantidos limpos para evitar infecções secundárias e as lesões regridem em alguns dias.

Petéquias e equimoses

Ocorrem por súbito aumento das pressões intratorácica e venosa durante a passagem do tórax pelo canal de parto, pela presença de circular apertada de funículo ou nos trabalhos de parto com período expulsivo prolongado[4].

As petéquias localizadas costumam desaparecer em 2-3 dias, ou no máximo até o final da primeira semana. Deve-se fazer o diagnóstico diferencial com trombocitopenias, coagulação intravascular disseminada e infecções congênitas. Nesses casos, as petéquias são generalizadas e a contagem de plaquetas mostra-se alterada[4,5].

As equimoses em prematuros de extremo baixo peso costumam ser extensas, podendo ocasionar anemia, hiperbilirrubinenia e necessitar de tratamento com transfusão de sangue, fototerapia precoce e prolongada[4,5].

Ferimentos cortocontusos de partes moles

Podem ocorrer no couro cabeludo, nádegas, ou qualquer outro local do corpo, durante a incisão do útero nos partos cesarianos ou nas incisões perineais. Havendo laceração profunda e hemorrágica, a sutura deverá ser realizada na própria sala de reanimação. Na laceração profunda de face ou pavilhão auricular, o cirurgião plástico deverá ser chamado para se tentar evitar deformidades posteriores[6].

Adiponecrose ou necrose gordurosa subcutânea

Caracteriza-se por lesões endurecidas e circunscritas à pele e tecido celular subcutâneo. A etiologia não está completamente esclarecida, mas a mais provável é traumatismo obstétrico; no entanto, outros fatores são mencionados, como hipóxia, isquemia local e/ou esfriamento excessivo do local. De modo geral, esses RN são grandes para a idade gestacional, com trabalho de parto difícil e sujeitos a manipulações vigorosas[4].

A distribuição das lesões relaciona-se com os locais do traumatismo, o tamanho varia de 1 a 10cm e a pele que recobre as referidas-placas não apresenta alterações de coloração[6]. As lesões ocorrem mais frequentemente na mandíbula, braços, dorso, joelhos e coxas. Costumam desaparecer em 6 a 8 semanas, regredindo completamente ao longo de vários meses. Raramente se encontram pequenas áreas calcificadas com atrofia residual. Estudos histopatológicos mostram tumefação endotelial, inflamação perivascular no tecido subcutâneo, seguida por necrose do tecido adiposo e infiltrado inflamatório, tipo células gigantes por corpo estranho. Áreas necróticas costumam aparecer entre o 6º e o 10º dia de vida, mas podem ser notadas entre o 2º dia até a 6ª semana. Quando as lesões são mais extensas e numerosas, costuma ocorrer hipercalcemia, que exigirá tratamento[4].

Caput succedaneum

É a bossa serossanguínea grande, caracterizada por área edematosa no couro cabeludo que se acompanha de discromia da pele que a recobre. Frequentemente localizada na porção do polo cefálico que fez parte da apresentação e foi comprimida contra o colo uterino. Há extravasamento no subcutâneo, não respeitando os limites das suturas ósseas de um osso com margens indefinidas[6]. Raramente essa hemorragia é suficiente para alterar o hematócrito ou causar hiperbilirrubinemia. O prognóstico é bom, regredindo em poucos dias, e muitos autores nem mesmo a consideram um tocotraumatismo.

Fratura de clavícula

O osso que mais se fratura durante o trabalho de parto é a clavícula, devido a desproporções e distocias com hiperextensão dos membros superiores, apresentações pélvicas e transversas. Elas são geralmente em "galho verde" e não chegam a ser completas. Podem passar despercebidas no período neonatal precoce, e às vezes só se nota um calo ósseo ao final de 7 a 10 dias[6]. As fraturas completas podem ser notadas logo após o nascimento, pela movimentação dolorosa, diminuída ou ausente do braço no lado lesado. À palpação encontra-se sensibilidade dolorosa com choro, crepitação, irregularidade ao longo da clavícula e ausência de reflexo de Moro no lado afetado. Sua frequência varia de 0,2 a 2% dos partos. A radiografia da clavícula confirma o diagnóstico. O objetivo do tratamento é aliviar a dor, daí a indicação da imobilização simples, evitando-se manipulação do membro superior durante 7 a 10 dias[2,4].

Hemorragia subconjuntival

É comum e caracteriza-se por mancha avermelhada na conjuntiva. Evolui com melhora progressiva com reabsorção em 1 a 2 semanas[2]. É decorrente de partos difíceis ou muito rápidos e na grande maioria não tem maiores repercussões, entretanto, em raríssimos casos, pode haver ruptura da membrana de Descemet da córnea, hemorragia vítrea, edema e abrasão corneana. É preciso ficar atento e solicitar a avaliação de um oftalmologista.

TRAUMATISMOS MODERADOS OU TIPO 2

Céfalo-hematoma

Ocorre durante o trabalho de parto por ruptura de vasos sanguíneos subperiosteais. É uma coleção de sangue abaixo do periósteo limitada a um osso craniano. Como o sangramento é lento, a tumefação pode levar algumas horas ou mesmo dias para aparecer. O céfalo-hematoma incide em 2,5% dos nascimentos e diferencia-se da bossa serossanguínea por sua localização ser circunscrita a um osso, ausência de discromia cutânea, aparecimento tardio da tumefação, maior prazo de resolução e consistência cística à palpação. Os ossos mais frequentemente atingidos são os parietais. Os céfalo-hematomas são mais frequentes nos RN grandes para a idade gestacional e podem ocorrer em 1 a 2% dos partos normais[2].

Segundo alguns autores, 5% dos céfalo-hematomas estão associados à fratura linear de osso craniano, mas que não requer tratamento[2,4,6-8]. Assim, é recomendável que se faça radiografia de crânio e ultrassonografia cerebral do RN quando se estiver diante desse tipo de traumatismo de parto. Somente o céfalo-hematoma grande poderá necessitar de tratamento pela presença de anemia e/ou hiperbilirrubinemia por ocasião da reabsorção sanguínea. Pelo risco de infecção, a punção aspirativa do céfalo-hematoma está contraindicada. Havendo abscesso no local, procede-se à drenagem, com coleta de material para bacterioscopia, cultura e antibiograma, sendo recomendável antibioticoterapia específica. Geralmente sua reabsorção completa ocorre em dois a três meses. Em alguns casos, pode haver depósito de cálcio formando tumefação endurecida e irregular no local capaz de persistir por vários meses ou anos. Por vezes, o céfalo-hematoma pode perdurar até a vida adulta como massa assintomática que se denomina "céfalo-hematoma deformante de Schuller".

Estrabismo

Ocorre por traumatismo da musculatura ocular extrínseca relacionada à lesão de um par craniano. O estrabismo interno pode ser observado já ao nascimento por lesão do sexto par (motor ocular externo) e costuma regredir em 1-2 meses[4]. Uma reavaliação da regeneração do nervo deve ser feita aos 6 meses. Alguns RN podem necessitar de cirurgia para a correção do estrabismo. A paralisia do quarto par craniano geralmente é devida a pequenas hemorragias no tronco cerebral com lesão do núcleo, sendo o oblíquo superior o músculo mais afetado. Na paralisia completa do terceiro par (motor ocular comum) são observadas alterações nos músculos oblíquo inferior, reto interno superior e inferior que leva a ptose palpebral, midríase e desvio do olho em direção para baixo e para fora. Essas situações são raras e requerem acompanhamento oftalmológico precoce[4].

Hemorragia retiniana

A hemorragia retiniana ocorre com maior frequência em RN que sofreram partos prolongados ou difíceis, especialmente associados com primiparidade, intervenções obstétricas mecânicas ou cirúrgicas, asfixia perinatal ou coagulopatias. Em geral, resolvem-se em até 5 dias[2,4]. Hemorragias envolvendo a mácula são mais graves e a resolução pode levar a alterações degenerativas com exsudato ou cicatriz glial, ambliopia e às vezes estrabismo. O exame oftalmológico é recomendado na unidade neonatal por oftalmologista, a fim de prevenir sequelas visuais.

Traumatismo do músculo esternocleidomastóideo

É também conhecido como torcicolo congênito. Três são os tipos descritos: torcicolo com tumoração (fibroma) no músculo esternocleidomastóideo, torcicolo sem massa muscular e torcicolo apenas postural. O torcicolo com tumoração é o mais frequente e está presente em 40% dos casos[9]. A prevalência é de 0,4% dos nascimentos. Existem várias teorias que tentam explicar sua etiologia:

- No parto pélvico ou difícil, haveria, por tração exagerada, hiperextensão do músculo esternocleidomastóideo com consequente formação de hemorragia e hematoma. Esse seria invadido por fibrina e fibroblastos formando tecido cicatricial (fibroma) com atrofia de fibras musculares.
- Traumatismo ou postura anômala do músculo intraútero, desenvolvendo isquemia e edema.
- A displasia congênita (defeito hereditário no desenvolvimento) do músculo pode ocorrer em 10% dos casos de torcicolo congênito.
- Infecção intrauterina levando a uma miosite infecciosa localizada.

Conclui-se, portanto, que muitos casos não têm associação com traumatismos de parto.

O diagnóstico deve ser feito precocemente pelo exame físico, e a massa geralmente está localizada na porção mediana do músculo. A cabeça fica inclinada para o lado da lesão e o queixo voltado para o lado oposto, discretamente elevado. Os movimentos passivos de rotação da cabeça estão limitados. A palpação do músculo pode revelar massa fusiforme, fixa, que tende a aumentar, sendo notada na segunda à quarta semana, desaparecendo aos 8 meses. Às vezes, podem ocorrer calcificação e posição viciosa, podendo resultar em deformidade do crânio, da face e do pescoço[10].

O tratamento deve ser instituído precocemente já na unidade neonatal, fazendo-se movimentos suaves, uniformes e persistentes com o RN em decúbito dorsal e o músculo estirado do lado afetado. Esse exercício deverá ser repetido de 10 a 15 vezes durante 4 a 6 vezes ao dia. Os pais e as pessoas que cuidam da criança em casa deverão ser instruídos para que façam os mesmos exercícios. Durante o sono, o RN deve ficar acostado sobre o lado do torcicolo, fixando-o nessa posição com sacos de areia. O berço deve ser colocado junto à parede e a criança posicionada de tal forma que para olhar os estímulos tenha de movimentar a cabeça para o lado da lesão, isto é, o lado não lesado deve estar sempre voltado para a parede. Com o tratamento conservador, a recuperação pode ocorrer em 80% dos casos. O tratamento conservador deve ser tentado por cerca de seis meses[2]. Não havendo melhora, o tratamento de eleição consiste em seccionar fibras da porção externa do músculo junto à apófise mastóidea em seu ponto de origem e algumas fibras desse em sua inserção na clavícula, preservando-se, desse modo, o contorno do pescoço.

A imobilização pós-cirúrgica deve ser realizada em posição supercorrigida durante várias semanas seguidas por um programa de exercícios orientados por fisiatra[11].

Paralisia unilateral das cordas vocais

Cerca de 5 a 26% das paralisias de corda vocal estão associadas a traumatismos obstétricos[4,12]. A lesão do nervo recorrente laríngeo que causa paralisia das cordas vocais uni e bilateral é rara no RN. A paralisia unilateral pode ser causada pela tração excessiva da cabeça e região cervical nos partos pélvicos ou por tração lateral do fórcipe nas apresentações cefálicas. A corda vocal esquerda é a mais frequentemente lesada, porque a origem do nervo é mais inferior e seu trajeto no pescoço mais longo. Estando o RN em repouso, não se observa nada de anormal, entretanto, o choro é acompanhado de rouquidão e estridor laríngeo inspiratório.

Esses RN devem ser atentamente observados pelo risco de aspiração. A alimentação deve ser administrada em menor volume e com mais frequência, evitando assim o choro. Quase sempre há boa recuperação em quatro a seis semanas.

O diagnóstico diferencial com as malformações laríngeas congênitas, como, por exemplo, laringomalacia, faz-se por meio da laringoscopia direta[13].

Na paralisia unilateral, o prognóstico é bom e resolve-se espontaneamente em 4-6 semanas[4].

TRAUMATISMOS GRAVES OU TIPO 3

Hemorragia subgaleal

Ocorre quando o sangue invade o espaço entre o periósteo e a aponeurose gálea do couro cabeludo, uma área que se estende das criptas orbitais anterior para o occipício posteriormente e também lateralmente para as orelhas, sendo capaz de se espalhar por todo o crânio[2,14]. A patogênese inclui fratura de crânio e ruptura das veias emissárias que ligam os espaços subdural e subgaleal. Pode crescer insidiosamente, não sendo percebida durante as primeiras 4 a 72 horas ou apresentar-se abruptamente com quadro de anemia e choque hemorrágico. Comumente ocorre edema de couro cabeludo, equimoses periorbitárias ou auriculares. A reabsorção é lenta e transfusão sanguínea e fototerapia podem ser necessárias. Havendo infecção secundária nas lesões de pele, devem ser colhidos material para bacterioscopia e cultura da secreção, e a limpeza frequente do local com clorexedina. A terapêutica com antibióticos deve ser discutida e indicada se houver hemograma, PCR e hemocultura alterados[15].

É mais frequentemente associada à vacuoextração[2], tendo prevalência de 6,4 por 1.000 nascimentos e 0,4 por 1.000 nascidos vivos em outros tipos de parto[16]. Outros fatores associados à hemorragia subgaleal incluem parto prolongado, sofrimento fetal, macrossomia e coagulopatias congênitas[17-19]. A mortalidade é alta e pode variar de 14 a 22%[2].

Hemorragia intracraniana (HIC)

As lesões do sistema nervoso central (SNC) estão relacionadas a traumatismos mecânicos e asfixia perinatal, sendo, às vezes, difícil o diagnóstico diferencial. A hemorragia epidural é rara. Ocorre por lesão da artéria meníngea média e usualmente está associada a fratura de crânio e céfalo-hematoma[12].

A hemorragia subdural é a mais frequente das hemorragias associadas a lesões traumáticas do RN a termo. Os fatores predisponentes mais importantes são: emprego indevido de fórcipe[20], compressão seguida de descompressão brusca do polo cefálico, desproporção cefalopélvica, distocias, partos muito prolongados ou muito rápidos e macrossomia[21-23] (Quadro 28.3). A ocorrência de hemorragia subdural foi descrita intraútero antes do início do trabalho de parto em RN assintomáticos após partos vaginais não complicados e associada a distúrbios

Quadro 28.3 – Correlação entre hemorragia subdural e laceração venosa de dura-máter[22].

Lesão venosa da dura-máter	Fatores causais	Localização da hemorragia subdural	Efeitos	Ocorrências
Dilaceração da junção da foice e tenda cerebelar	Apresentação de face com moldagem excessiva ou com o uso de fórcipe no diâmetro anteroposterior	Hemorragia cerebral basal Hemorragia de fossa posterior devido a traumatismo da veia de Galeno e seio longitudinal	Hemorragia supratentorial usualmente bem tolerada Hemorragia de fossa posterior quase sempre fatal	Mais comum no RN a termo do que no pré-termo
Dilaceração da foice	Apresentação de face e fronte	Fissura longitudinal sobre o corpo caloso	Achado acidental em necropsia	Rara
Dilaceração da veia de Galeno	Estiramento vertical e anteroposterior	Hemorragia cerebral basal e de fossa posterior	Hemorragia de fossa posterior levando à compressão rápida e letal	RN a termo e pré-termo
Lesão de seios da dura-máter	Fraturas, diástase do osso occipital com laceração do seio lateral Compressão dos ossos parietais com laceração do seio superior	Hemorragia na região do seio lesado	Rápido acúmulo de sangue Havendo laceração de veia lateral, a morte sobrevém rapidamente Hemorragia de fossa posterior	Rara
Lesão de veias cerebrais superficiais (veias de ligação)	Todas as formas de moldagem craniana, especialmente a de vértice	Usualmente sobre a superfície superior (hemorragia subaracnóidea pode ocorrer com frequência)	Hematomas localizados Usualmente bem tolerados Quando sobre o hemisfério cerebral há compressão com hematoma localizado	Rara no RN pré-termo Comum no RN a termo nas formas mínimas Os hematomas grandes são raros

de coagulação[24,25]. O diagnóstico de hemorragia subdural é feito pela tomografia de crânio e/ou ressonância magnética. A ultrassonografia de crânio é pouco sensível.

Os sintomas mais comuns são abaulamento da fontanela, desvio dos olhos, convulsões e piora clínica rápida e progressiva. A moldagem excessiva do crânio pode levar à deformação das estruturas intracranianas, com possibilidade de laceração do tentório, ruptura de seio reto, da veia de Galeno, do seio lateral, da foice do cerebelo, laceração das veias cerebrais superficiais e, mais comumente, da artéria meníngea média, levando a hematoma subdural. Mesmo quando não há laceração, o estiramento excessivo das veias tributárias pode ocasionar ruptura com sangramento no espaço subdural (Quadro 28.3)[20].

Os RN pré-termo, que possuem o crânio com menor resistência, além de maior fragilidade vascular própria da prematuridade, podem apresentar hemorragia peri-intraventricular (HPIV), por ruptura dos plexos da matriz germinativa subependimária e distensão dos ventrículos laterais sem relação com os tocotraumatismos.

Rupturas viscerais

Os traumatismos de órgãos intra-abdominais são mais frequentes nos partos pélvicos por manuseio do tronco e abdome fetais e nos pré-termo por apresentarem menor resistência dos tecidos. Ocasionalmente, nas apresentações cefálicas com manobra de Kristeller, e mesmo nas transfusões intrauterinas, podem ocorrer lesões viscerais fetais. Ainda que sejam raras, deve-se tê-las em mente, pois a lesão pode passar despercebida e a evolução ser fulminante. Deve-se suspeitar de traumatismo intra-ab-

dominal em todo RN que apresenta, nas primeiras horas de vida, choque com palidez cutaneomucosa intensa, distensão abdominal, anemia e irritabilidade sem perda externa de sangue[4].

Ruptura de fígado – é o órgão mais lesado durante o parto. Pode ocorrer nos partos pélvicos, devido a manobras vigorosas de extração. De modo geral, na literatura, a frequência varia de 0,9 a 9,6% em material de necropsia[4,26].

Alguns fatores predispõem à ruptura de fígado[4]:

- Parto pélvico ou utilização de manobras de extração.
- Hepatomegalia (por exemplo, na isoimunização Rh, RN de mãe diabética e nas infecções congênitas).
- Prematuridade extrema.
- Asfixia perinatal com manobras de reanimação.
- Distúrbios de coagulação, nas síndromes hemorrágicas.
- Transfusões intrauterinas na doença hemolítica perinatal por Rh.

O diagnóstico pode ser confirmado por meio de paracentese[4].

O tratamento do quadro hemorrágico deve ser imediato, por meio de transfusão de concentrado de glóbulos, bem como identificação e correção de eventuais coagulopatias, pois aumentam a sobrevida[2].

O hematoma subcapsular de fígado é mais comum que a laceração e, às vezes, pode ocorrer com mais frequência, sem manifestação clínica. O RN apresenta, nos primeiros dias de vida, sinais como apatia, palidez, icterícia, taquipneia e taquicardia. A tumoração no quadrante superior direito do abdome é infrequente. Determinações seriadas da hemoglobina e hematócrito, com quedas progressivas, sem hemorragias externas podem sugerir hemorragia de visceral abdominal. A essas manifestações podem sobrevir colapso cardiocirculatório súbito que coincide com a ruptura capsular e com extravasamento do hematoma para a cavidade abdominal. O abdome torna-se distendido e ocasionalmente pode ocorrer discromia azulada à direita, que se propaga à região inguinal. Essa ruptura pode ser tardia (até o sétimo dia). As radiografias de abdome revelam opacidade uniforme, indicando líquido na cavidade abdominal. A ultrassonografia ou punção da fossa ilíaca direita confirmam a presença de hemorragia. O choque hipovolêmico deve ser tratado prontamente, a volemia restabelecida e a laparotomia é indicada para sutura de laceração. O diagnóstico precoce e o tratamento imediato melhoram o prognóstico[2].

Ruptura de baço – é excepcional e quase sempre existe doença de base (doença hemolítica perinatal pelo fator Rh, lues congênita, entre outros). A víscera apresenta-se muito aumentada, friável e consequentemente mais suscetível a rupturas. O quadro clínico é de perda aguda de sangue, anemia e ocasionalmente se palpa um tumor no quadrante superior esquerdo[4,27].

As radiografias e a ultrassonografia revelam deslocamento da bolha gástrica em direção à linha média.

A transfusão de reposição deve ser imediata e a estabilidade hemodinâmica seguida de laparotomia exploradora e esplenectomia. O diagnóstico precoce melhora o índice de sobrevida.

Hemorragia suprarrenal – estudos em necropsias mostram alta incidência de hemorragias subclínicas. A hemorragia maciça é rara. As causas são as mesmas já relatadas anteriormente para outras vísceras, ou seja, traumatismos de parto. São fatores de risco o próprio tamanho da glândula, assim como sua vascularidade que predispõem à hemorragia, macrossomia, diabetes materno, sífilis congênita[4]. Os sinais clínicos variam de acordo com o grau de hemorragia. Podem-se encontrar sinais inespecíficos como febre, taquipneia, palidez, cianose perioral e de extremidades. No entanto, alguns sintomas mais tardios sugerem insuficiência suprarrenal, tais como vômitos, diarreia, desidratação, irritabilidade, distensão abdominal, hipoglicemia, apatia, coma e convulsões[28].

As hemorragias pequenas são assintomáticas e podem inclusive passar despercebidas, sendo diagnosticadas apenas na primeira infância ou mais tarde pelo achado radiográfico de suprarrenais calcificadas. Ao exame radiográfico e ultrassonográfico, nota-se o espaço retroperitoneal velado, 10 a 12 dias após, e em algumas semanas a suprarrenal estará calcificada. O hemoperitônio, a insuficiência suprarrenal ou ambos exigem diagnóstico precoce e tratamento imediato. A função da suprarrenal deve ser estudada pré e pós-cirurgia, tornando-se necessária a terapia de reposição hormonal.

Ruptura de outras vísceras – como bexiga e cálices renais, são citações de literatura como muito raras.

Fratura de ossos da face

Os ossos da face são fraturados no trajeto do canal de parto por aplicação do fórcipe ou outras manobras obstétricas como a de Mauriceau[2], por exemplo, que pode levar a fratura de mandíbula e traumatismos sobre os olhos. Na maioria das vezes, quando ocorre fratura ou hemorragia orbitária, o prognóstico é muito grave. O RN geralmente morre e naqueles que sobrevivem se encontram movimentos da musculatura extraocular alterados, exoftalmo e, às vezes, lesão do nervo óptico.

Os traumatismos sobre a região nasal podem levar à fratura dos ossos nasais, e nesse caso o acesso por via bucal deve ser mantido para facilitar a respiração de imediato. Esses RN apresentam insuficiência respiratória acentuada acompanhada de cianose. E a assistência conjunta do neonatologista, cirurgião plástico, ortopedista e otorrinolaringologista deve ser a mais precoce possível, a fim de se evitar deformidades[2].

Fraturas de crânio

Não são frequentes por duas razões:

- Os ossos são pouco mineralizados ao nascimento, assim mais compressíveis
- Eles são separados por suturas que permitem à cabeça deformar-se o suficiente para que ocorra a passagem pelo canal de parto.

O parto a fórcipe e o trabalho de parto prolongado são fatores predisponentes, devido ao maior contato da cabeça fetal com a sínfise púbica, espinhas isquiáticas e promontório. As fraturas lineares quase sempre se acompanham de céfalo-hematoma e os ossos mais afetados são os parietais[2,29]. Têm prognóstico bom e a conduta é apenas de observação. Entretanto, na fratura de occipital (quase sempre nos pélvicos com cabeça derradeira), pode haver separação da porção óssea, da escamosa, com consequente hemorragia subaracnóidea, de péssima evolução, sendo alto o índice de sequelas neurológicas nos RN que sobrevivem.

As fraturas com afundamento devem-se, em sua maioria, à má aplicação do fórcipe ou compressão do crânio contra a sínfise púbica materna. São ditas em "pingue-pongue", muitas vezes não requerem tratamento e se resolvem sozinhas, mas naquelas em que o afundamento é extenso pode haver compressão de áreas vitais do encéfalo e o neurocirurgião deve sempre ser chamado, pois o tratamento, quando indicado, é simples e deve ser efetuado precocemente, a fim de evitar sequelas quase sempre irreversíveis[30].

As indicações cirúrgicas incluem evidências radiológicas pela tomografia de crânio e/ou ressonância magnética de fragmentos de osso ou alterações encefálicas.

Fratura de ossos longos

O osso que mais fratura depois da clavícula é o fêmur, seguido pelo úmero. A prevalência é de 0,13 a 0,05 por 1.000 nascidos vivos, respectivamente[2,31,32]. Às vezes as fraturas passam despercebidas no período pós-natal imediato, são acompanhadas de choro à movimentação e em 10 dias aparece o calo ósseo, entretanto, se forem completas, com sobreposição dos fragmentos, produzirão deformidade notável, dor e a confirmação diagnóstica é feita por meio do exame radiográfico.

Em outros casos, a fratura dolorosa é causa de pseudoparalisia, o membro repousa flácido e não se move com a estimulação.

As fraturas de ossos longos no período neonatal ocorrem mais na diáfise ou na placa epifisária, levando à estimulação epifisária, de modo que quanto mais perto da cartilagem estiver a fratura, maior será o grau de crescimento adjacente.

A fratura de úmero é usualmente diagnosticada pelo obstetra que ouve e sente o estalido quando o osso é fraturado, assim que o RN está sendo extraído. Ao exame físico, notam-se manifestação de dor, crepitação, mobilidade dos fragmentos e o primeiro sinal é a imobilidade do braço afetado. A radiografia do membro confirma o diagnóstico. A imobilização é feita com enfaixamento tipo Velpau, durante 2-4 semanas, tendo-se o cuidado de fazer controle radiológico, para verificar o alinhamento dos fragmentos[4]. Após um período de três semanas, a fratura estará consolidada e, se resultou pequeno desvio, esse costuma desaparecer no primeiro ano com o crescimento do osso[2]. Uma complicação frequente dessa fratura é a paralisia do nervo radial, paralisia dos músculos extensores do punho e aparecimento da "mão caída".

A lesão ou separação epifisária ocorre na camada hipertrofiada das células cartilaginosas da epífise. A lesão que ocorre na placa epifisária proximal do úmero é uma das mais comuns associada com partos difíceis. Normalmente, essas fraturas localizadas junto à epífise não mineralizada do RN dificultam o diagnóstico radiológico e simulam luxação da articulação adjacente (pseudoluxação). A luxação verdadeira devido a traumatismo de parto é a da cabeça do rádio descrita no parto pélvico traumático. Nota-se, à palpação, deslocamento lateroposterior da cabeça do rádio, e o braço apresenta rotação interna e adução prejudicadas. Aqui, o tratamento consiste em redução e imobilização durante duas ou três semanas.

O diagnóstico das fraturas proximais epifisárias tem sido feito primariamente pelo achado clínico de edema sobre o ombro e crepitação quando ele é movimentado. O braço repousa flácido sobre o lado afetado.

A fratura com separação da epífise distal do úmero é rara, ocorrendo edema, crepitação e dor sobre o cotovelo.

A fratura de fêmur é pouco comum, entretanto, é a mais frequente da extremidade inferior do RN[32]. Muitas vezes, nos primeiros dias, não se nota a fratura, e dela só se suspeita quando aparece edema na coxa; o RN chora muito com a movimentação e a palpação local. O diagnóstico é confirmado pela radiografia de ossos longos. O tratamento preconizado é a tração com os quadris em 90° e os joelhos estendidos durante três a quatro semanas. Deve-se ter muito cuidado no alinhamento rotacional da fratura, pois os desvios, mesmo que pequenos, podem deixar sequelas. O controle radiológico deve ser feito com frequência.

Atualmente, o uso da tração em RN, pelas dificuldades envolvidas, tem sido abandonado sem prejuízos posteriores. Fraturas proximais do fêmur podem requerer o uso de um molde de gesso ou das correias de Pavlik[32,33]. A fratura epifisária proximal do fêmur é comum, mas pode passar despercebida, sendo frequentemente confundida com luxação congênita do quadril ou com pioartrite aguda. O edema de quadril é de difícil avaliação e a suspeita dessa lesão deve sempre ser feita quando o RN não move a extremidade inferior com a estimulação e, durante a estimulação passiva, ocorre dor.

Os exames radiológicos confirmam o diagnóstico. Quando a fratura é incompleta, apenas a imobilização durante 14 dias é suficiente. No caso de separação completa ou angulação excessiva, deve ser feita a redução e posteriormente a imobilização durante 14 dias. Com o crescimento, quando não tratadas ou maltratadas, as lesões epifisárias de úmero e fêmur podem levar a deformidades permanentes, como coxa vara[2].

Paralisia diafragmática

No parto pélvico, por estiramento excessivo do pescoço e/ou do membro superior e avulsão da 3ª, 4ª e 5ª vértebra cervical (C3, C4 e C5), pode-se ter lesão do nervo frênico, que ocasiona paralisia diafragmática. A maioria das lesões é unilateral e em 75% dos casos está associada com lesão do plexo braquial[2]. Os sinais precoces são crises de cianose e respiração irregular que podem estar presentes no primeiro dia ou até um mês. O diafragma do lado afetado movimenta-se ineficazmente e a respiração é quase sempre torácica, podendo haver hipossonoridade e murmúrio vesicular diminuído. Nas lesões graves, há dispneia, taquipneia, choro fraco e crises de apneia. Inicialmente, as radiografias podem mostrar discreta elevação do hemidiafragma afetado; entretanto, outras sucessivas

875

mostram elevação mais acentuada com deslocamento do coração e mediastino para o lado contrário. A radioscopia e a ultrassonografia fornecem um diagnóstico precoce, pois mostram elevação anormal do hemidiafragma afetado e movimentos paradoxais dos diafragmas com a respiração. Em RN submetidos à respiração mecânica controlada isso não ocorre. A maioria dos casos evolui bem, não requerendo tratamento específico. O RN deve ser mantido, quando deitado, sobre o lado afetado. Havendo insuficiência respiratória, a oxigenoterapia, a pressão positiva contínua e a ventilação mecânica podem ser necessárias. Havendo persistência do desconforto respiratório ou presença de infecções respiratórias de repetição, a plicatura do diafragma deve ser discutida com o cirurgião e indicada[34]. A evolução costuma ser boa, e o hemidiafragma operado permanece em posição adequada apesar da paralisia irreversível do nervo frênico.

Paralisia facial

Pode ocorrer em até 1% dos nascimentos[2] por traumatismo de parto e mais raramente por agenesia do núcleo do facial (sequência de Moëbius)[35]. Frequentemente, a paralisia traumática do facial ocorre por compressão da porção periférica do nervo, na proximidade do forame estilomastóideo ou no local onde o nervo cruza o ramo ascendente do maxilar inferior. Essa compressão pode ser devida à pega oblíqua com o fórcipe e, em partos espontâneos, por compressão prolongada do feto sobre o promontório da pelve materna. Causas mais raras seriam a compressão sobre o nervo por mioma uterino ou pela própria posição intrauterina do feto (pé fetal comprimindo o ramo superior da mandíbula). Na maioria das vezes, a compressão resulta em edema em torno do nervo em vez de ruptura de fibras nervosas. Observam-se comumente lacerações, contusões e equimoses no rosto do RN. A paralisia traumática do facial pode ainda ser devida à lesão do sistema nervoso central consequente à fratura do osso temporal e destruição dos tecidos da fossa posterior.

O tipo e a localização da paralisia diferem de acordo com a lesão do nervo facial, seja central, seja periférica. A paralisia central é espástica e só acomete a metade inferior da face contralateral. O lado paralítico é liso e pletórico, a prega nasolabial não existe, a comissura da boca cai, a face é inexpressiva ("de cera") e a movimentação das pálpebras e da fronte apresenta-se intacta. Está associada, com frequência, à paralisia ou agenesia do sexto e sétimo par.

A paralisia periférica é flácida, tomando toda a metade da face[4]. Às vezes, em repouso, o único sinal é o olho aberto do lado lesado, sendo necessário o uso de colírios protetores que se assemelham a lágrima e oclusão ocular para evitar úlcera de córnea. A alimentação não fica prejudicada porque a língua não é afetada. Com frequência, apenas um pequeno ramo do nervo se apre-

senta lesado, paralisando assim um grupo de músculos faciais. A paralisia periférica secundária ao traumatismo do nervo na posição distal do gânglio geniculado pode ser acompanhada de hematotímpano. A maioria das paralisias periféricas (90%) regride ao final de 3 semanas[2], mas a recuperação total pode levar meses. As provas eletrodiagnósticas são muito úteis para o diagnóstico e incluem teste de excitabilidade e latência da condução do nervo e eletromiografia[2]. Quanto ao momento ideal para a intervenção cirúrgica, é uma incógnita, talvez após a falta de resolução em um ano. Os melhores resultados são obtidos pela descompressão e neuroplastia, ou ambas[35].

Paralisia braquial

A prevalência das lesões do plexo braquial varia de 0,1 a 3,6 por 1.000 nascimentos[36]. Estão lesadas as raízes espinhais do complexo braquial do 5º cervical ao 1º torácico (C5 a T1). São três os tipos de paralisia braquial:

- Paralisia de Erb-Duchenne ou braquial superior (C5 e C6).
- Paralisia de Klumpke ou braquial inferior (C8 e T1).
- Paralisia braquial total C5, C6, C8 e T1 (forma mais frequente).

Os partos prolongados e difíceis, que culminam com o desprendimento traumático, são causas mais frequentes de paralisia braquial. A lesão de C5 e C6 é comum no parto pélvico por tração excessiva do ombro, tanto nas cefálicas como nas distocias de ombro por tração lateral da cabeça e pescoço e nas apresentações do vértice. Nesse último caso, a tração excessiva, muitas vezes, leva à paralisia de todo o braço. A paralisia braquial inferior isolada deve-se ao estiramento das raízes nervosas inferiores que saem da medula cervical que podem ocorrer no parto pélvico, por tração excessiva do tronco, ou durante a abdução e elevação forçada do braço.

Paralisia braquial tem associação com lesões do nervo facial, torcicolo congênito, fratura de clavícula e úmero.

Paralisia braquial superior (C5 e C6): Erb-Duchenne – o braço apresenta-se em adução e rotação interna com pronação do antebraço e flexão do punho (posição de gorjeta de garçom) (Fig. 28.1). Quando em abdução passiva, o braço cai solto junto ao corpo. Estão afetados os reflexos de Moro, bicipital e radial. Talvez haja alguma deficiência sensorial do lado radial (difícil de ser pesquisado em RN), mas o reflexo de preensão está intacto.

O tratamento na unidade neonatal consiste em imobilizar o RN evitando contraturas viciosas. Assim, a posição de abdução em ligeira flexão e rotação externa do ombro com o cotovelo fletido pode ser conseguida prendendo-se a manga do membro comprometido em almofada colocado no próprio berço, usando-se para isso

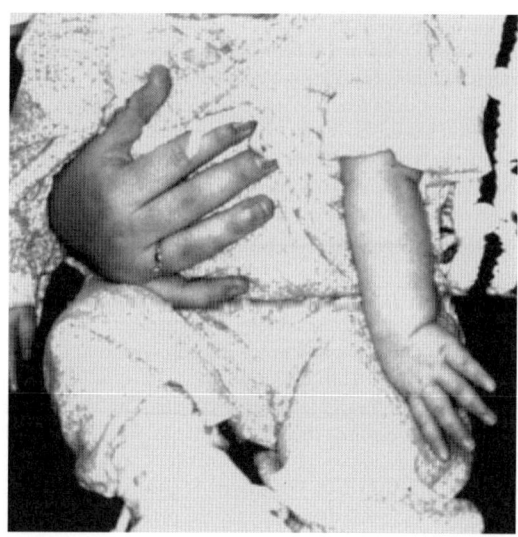

Figura 28.1 – Paralisia do plexo braquial superior. Criança de 6 meses com paralisia de Erb-Duchenne[36].

apenas dois alfinetes de gancho (posição de espadachim). Deve-se ter cuidado de não fazer essa imobilização em hiperextensão ao ombro, pois, dessa forma, corre-se o risco de luxação escapuloumeral. De duas a três vezes ao dia, a imobilização deve ser retirada para se realizarem exercícios passivos de todos os movimentos do ombro. Os movimentos passivos devem ser lentos e suaves, para evitar contraturas, iniciados após 7 a 14 dias de imobilização: estimulação sensorial com espuma, toalha, escova no lado acometido para estimular a percepção do braço. A família deve ser orientada e treinada por uma fisioterapeuta para a realização desses exercícios. A recuperação depende do grau da lesão, do acompanhamento do fisiatra e fisioterapeuta. Quando bem tratados, a recuperação completa costuma ser entre três e seis meses em 75 a 95% dos casos. Segundo Piatt, 93% atingiu plena recuperação em 4 meses[36]. A estimulação farádica e a colocação de órteses especiais estão indicadas em um tempo posterior.

Paralisia braquial inferior (C8 e T1): Klumpke – afeta os músculos intrínsecos da mão, flexores do punho e dedos. É rara, < 1% das lesões do plexo braquial[2]. A mão apresenta-se paralítica e os movimentos voluntários do punho não são obtidos. Há ausência do reflexo de preensão, mas os tendíneos profundos estão intactos. Com frequência, encontram-se edema e cianose das mãos, alterações das unhas, seguidas de atrofia dos músculos intrínsecos da mão. Há alteração sensorial ao longo do lado cubital do antebraço. Associação com síndrome de Horner homolateral[2] (miose, ptose e enoftalmia) é comum, porque pode ocorrer lesão de fibras do simpático cervical ao nível de T1.

Para a imobilização, o antebraço e o punho devem ser colocados em posição neutra com uma almofada no punho. Movimentos passivos do punho, mãos e dedos devem ser iniciados precocemente para evitar "deformidade em garra", que são de péssimo prognóstico.

Paralisia braquial total (C5, C6, C8 e T1) – o braço permanece completamente imóvel e flácido, com ausência de todos os reflexos e "déficit" sensorial, que chega quase até o ombro. Corresponde a 10% de todos os casos[2]. O diagnostico é feito pelo exame físico do RN em vigília e durante o sono, radiografia do braço para afastar lesão óssea, ressonância magnética e eletromiografia. A eletromiografia é útil para distinguir a extensão da lesão e a ressonância magnética para o diagnóstico de neuromas por tração das raízes nervosas e pseudomeningocele. Os exames devem ser feitos por volta da segunda e terceira semanas de vida e repetidos com 3 meses de idade quando a recuperação geralmente ocorre. A imobilização deve ser realizada na posição neutra com almofada ou coxim no punho, e as massagens e os exercícios muito lentos e passivos. Após 6 meses, se não ocorrer nenhum progresso (observar tremores no músculo deltoide), o tratamento cirúrgico está indicado, mas a época ideal não foi ainda determinada. A exploração do plexo pode ter sucesso com microcirurgia em torno do sexto mês de vida[37].

Paralisia bilateral de cordas vocais – a paralisia bilateral pode ser devida a traumatismo periférico por estiramento do pescoço que lesa os recorrentes laríngeos, mas, quase sempre, está associado a uma lesão do sistema nervoso central com hipóxia ou hemorragia do tronco encefálico. Ocasiona sintomas respiratórios importantes como dificuldade em estabelecer a respiração espontânea, dispneia, retrações, estridor, cianose e/ou ausência de choro. Quase sempre são necessárias entubação traqueal imediata e traqueostomia posterior. A orientação é fazer exames laringoscópicos com intervalos frequentes, para se verificar se a função das cordas se restabeleceu. Muitas vezes, há melhora parcial em alguns meses, mas vários anos são necessários para voltar à normalidade[4].

Traumatismos de coluna vertebral e medula espinhal

Os traumatismos de coluna e medula espinhal são raros, 0,14/10.000 nascimentos, mas costumam ser de péssima evolução[2]. Fatores predisponentes seriam a apresentação de face e fronte, distocias de ombro, prematuridade extrema e primiparidade em jovem. Quando a tração é exercida com a coluna em hiperflexão ou em eixo oblíquo ao seu maior sentido, podem ocorrer fraturas ou deslocamentos de vértebras porque essas são pouco mineralizadas. Os locais mais frequentes dessas fraturas são C6 e T1. Uma vértebra luxada ou esquírolas ósseas podem produzir compressão medular.

Nos traumatismos de coluna vertebral ou medula espinhal descrevem-se quatro quadros clínicos distintos[2,4]:

- Primeiro – o RN está em mau estado geral desde o nascimento, hipoativo, com grave depressão respiratória, choque e a morte advém em poucas horas.
- Segundo – ao nascer, esses RN parecem normais, mas ao final de algumas horas ocorrem retenção urinária, depressão respiratória, flacidez, paralisia dos membros inferiores, arreflexia e, às vezes, ausência de sensibilidade da metade inferior do corpo. Pode haver ainda paralisia dos músculos intercostais e a morte sobrevém em alguns dias.
- Terceiro – implica a lesão da 7ª vértebra cervical e da 1ª torácica, ou mais abaixo; os pacientes sobrevivem por vários anos com graves sequelas neurológicas. A paraplegia pode ser transitória ou permanente, dependendo do grau de lesão medular. Ocorrem atrofia muscular, deformidades ósseas e infecções urinárias de repetição. O tratamento é apenas paliativo e das complicações que costumam aparecer.
- Quarto – os pacientes têm sinais neurológicos discretos de espasticidade que se confundem com paralisia cerebral. Ocasionalmente, apresentam quadros de acidente vascular cerebral.

Para o diagnóstico, a ultrassonografia pode ser útil, mas a ressonância magnética é o método de escolha[4,38].

O manuseio desses RN requer uma equipe multidisciplinar com médicos especialistas, fisioterapeutas e terapeutas ocupacionais, atentando para o problema de estabilidade da medula e para complicações pulmonares, urológicas e gastrintestinais. A reabilitação física deve ser instituída o mais precocemente possível[4].

CONSIDERAÇÕES FINAIS

Os traumatismos de parto tornaram-se cada vez menos frequentes na última década, talvez pela indicação mais liberal de partos cesarianos, baixo emprego do fórcipe e certo temor de processos judiciais. Entretanto, isso não significa o fim das complicações traumáticas, pois tem-se observado, nos últimos anos, aumento decorrente dos procedimentos invasivos obstétricos, cirurgias fetais, malformações e de nascimentos múltiplos consequentes à reprodução assistida. Na próxima década certamente outros tipos de traumatismos de parto serão descritos.

REFERÊNCIAS

1. Griffin PP, Robertson WW Jr. Orthopedics. In: Avery GB, Fletcher MA, MacDonald MG (eds). Neonatology. Pathophisiology and management of the newborn. 5th ed. Philadelphia: Lippincott Williams & Wilkins; 1999.p.1269-84.

2. Abdulhayoglu E. Birth trauma. In: Cloherty JP, Eichenwald EC, Stark AR (eds). Manual of neonatal care. 7th ed. Philadelphia: Lippincott Williams & Wilkins; 2012.p.63-73.

3. Neme B. Traumas fetais do parto: aspectos obstétricos. In: Neme obstetrícia básica. 2ª ed. São Paulo: Sarvier; 2000.p.803-16.

4. Mangurten HH, Puppala BL. Birth injuries. In: Martin RJ, Fanaroff AA, Walsh M. Fanaroff & Martin's neonatal-perinatal medicine. 9th ed. St. Louis: Elsevier; 2011.p.501-29.

5. Uhing MR. Management of birth injuries. Clin Perinatol. 2005; 32(1):19-38.

6. Gomella TL. Traumatic delivery. In: Gomella TL, Cunningham MD, Eyal FG (eds). Neonatology. Management, procedures, on-call problems, diseases and drugs. 7th ed. New York: Lange Medical books/McGraw-Hill; 2013.p.529-37.

7. Zelson C, Lee SJ, Pearl M. The incidence of skull fractures underlying cephalhematomas in newborn infants. J Pediatr. 1974;85(3): 371-3.

8. LeBlanc CM, Allen UD, Ventureyra E. Cephalhematomas revisited. When should a diagnostic tap be performed? Clin Pediatr. 1995;34(2):86-9.

9. Cheng JC, Tang SP, Chen TM. The clinical presentation and outcome of treatment of congenital muscular torticollis in infants – a study of 1,086 cases. J Pediatr Surg. 2000;35(7):1091-6.

10. Cheng JC, Tang SP, Chen TM. Sternocleidomastoid pseudotumor and congenital muscular torticollis in infants: a prospective study of 510 cases. J Pediatr. 1999;134(6):712-6.

11. Demirbilek S, Atayurt HF. Congenital muscular torticollis and sternomastoid tumor: results of nonoperative treatment. J Pediatr Surg. 1999;34(4):549-51.

12. Daya H, Hosni A, Bejar-Solar I. Pediatric vocal fold paralysis: a long-term retrospective study. Arch Otolaryngol Head Neck Surg. 2000;126(1):21-5.

13. de Gaudemar I, Roudaire M, Francois M. Outcome of laryngeal paralysis in neonates: a long term retrospective study of 113 cases. Int J Pediatr Otorhinolaryngol. 1996;34(1-2):101-10.

14. Plauche WC. Subgaleal hematoma. A complication of instrumental delivery. JAMA. 1980;244(14):1597-8.

15. Ng PC, Siu YK, Lewindon PJ. Subaponeurotic haemorrhage in the 1990s: a 3-year surveillance. Acta Paediatr. 1995;84(9):1065-9.

16. Chadwick LM, Pemberton PJ, Kurinczuk JJ. Neonatal subgaleal haematoma: associated risk factors, complications and outcome. J Paediatr Child Health. 1996;32(3):228-32.

17. Vacca A. Vacuum-assisted delivery. Best Pract Res Clin Obstet Gynaecol. 2002;16(1):17-30.

18. Gebremariam A. Subgaleal haemorrhage: risk factors and neurological and developmental outcome in survivors. Ann Trop Paediatr. 1999;19(1):45-50.

19. Towner DR, Ciotti MC. Operative vaginal delivery: a cause of birth injury or is it? Clin Obstet Gynecol. 2007;50(3):563-81.

20. Sachs BP, Acker D, Tuomala R. The incidence of symptomatic intracranial hemorrhage in term appropriate-for-gestation-age infants. Clin Pediatr (Phila). 1987;26(7):355-8.

21. Whitby EH, Griffiths PD, Rutter S. Frequency and natural history of subdural haemorrhages in babies and relation to obstetric factors. Lancet. 2004;363(9412):846-51.

22. Chamnanvanakij S, Rollins N, Perlman JM. Subdural hematoma in term infants. Pediatr Neurol. 2002;26(4):301-4.

23. Jhawar BS, Ranger A, Steven D. Risk factors for intracranial hemorrhage among full-term infants: a case-control study. Neurosurgery. 2003;52(3):581-90.

24. Hanigan WC, Ali MB, Cusack TJ. Diagnosis of subdural hemorrhage in utero. Case report. J Neurosurg. 1985;63(6):977-9.

25. Holden KR, Titus MO, Van Tassel P. Cranial magnetic resonance imaging examination of normal term neonates: a pilot study. J Child Neurol. 1999;14(11):708-10.

26. French CE, Waldstein G. Subcapsular hemorrhage of the liver in the newborn. Pediatrics. 1982;69(2):204-8.

27. Perdomo Y, Fiore N, Reyna T. Splenic injury presenting with isolated scrotal findings in a stable newborn. J Pediatr Surg. 2003; 38(11):1673-5.

28. Velaphi SC, Perlman JM. Neonatal adrenal hemorrhage: clinical and abdominal sonographic findings. Clin Pediatr (Phila). 2001;40(10):545-8.

29. Heise RH, Srivatsa PJ, Karsell PR. Spontaneous intrauterine linear skull fracture: a rare complication of spontaneous vaginal delivery. Obstet Gynecol. 1996;87(5 Pt 2):851-4.

30. Loeser JD, Kilburn HL, Jolley T. Management of depressed skull fracture in the newborn. J Neurosurg. 1976;44(1):62-4.

31. Nadas S, Reinberg O. Obstetric fractures. Eur J Pediatr Surg. 1992; 2(3):165-8.

32. Morris S, Cassidy N, Stephens M. Birth-associated femoral fractures: incidence and outcome. J Pediatr Orthop. 2002;22(1):27-30.

33. Rush JK, Kelly DM, Sawyer JR, Beaty JH, Warner WC Jr. Treatment of pediatric femur fractures with the Pavlik harness: multiyear clinical and radiographic outcomes. J Pediatr Orthop. 2013;33(6):614-7.

34. de Vries Reilingh TS, Koens BL, Vos A. Surgical treatment of diaphragmatic eventration caused by phrenic nerve injury in the newborn. J Pediatr Surg. 1998;33(4):602-5.

35. Laing JH, Harrison DH, Jones BM. Is permanent congenital facial palsy caused by birth trauma? Arch Dis Child. 1996;74(1):56-8.

36. Piatt JH. Birth injuries of brachial plexus. Clin Perinatol. 2005; 32(1):39-59.

37. Philandrianos C, Baiada A, Salazard B, Benaïm J, Casanova D, Magalon G, et al. [Management of upper obstetrical brachial plexus palsy. Long-term results of non-operative treatment in 22 children]. Ann Chir Plast Esthet. 2013;58(4):327-35. [Article in French]

38. Simon L, Perreaux F, Devictor D. Clinical and radiological diagnosis of spinal cord birth injury. Arch Dis Child Fetal Neonatal Ed. 1999;81(3):F235-6.

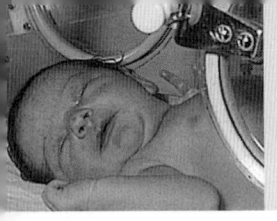

CAPÍTULO 29

Distúrbios Metabólicos

Helenilce de Paula Fiod Costa

A detecção clínica e laboratorial de alterações no metabolismo da glicose, cálcio e magnésio no recém-nascido (RN) é essencial para o início do tratamento adequado.

Entre os distúrbios metabólicos, a hipoglicemia continua sendo um dos problemas mais frequentes no período neonatal, exigindo pronta atuação do neonatologista. Contudo, dependendo da definição adotada, do tipo de população, do regime alimentar, da hora e local em que se faz a coleta do sangue, podem-se encontrar variações na incidência da hipoglicemia neonatal. As consequências em longo prazo sobre o sistema nervoso ainda não estão bem estabelecidas, mas é consenso que, mesmo naqueles RN assintomáticos, podem ocorrer sequelas.

Cerca de 30 a 57% dos RN pré-termo (RNPT) apresentam alguma alteração do metabolismo do cálcio e do magnésio. Diante de quadros desse tipo, há necessidade de tratamento, pois o cálcio e o magnésio são importantes para o metabolismo ósseo, das membranas celulares e do sistema nervoso central. Estima-se que 20,4% dos RN que apresentam convulsões têm hipocalcemia. Causas mais raras, como hiperparatireoidismo por agenesia congênita das paratireoides, podem ser detectadas por meio das dosagens desses íons, entre outros exames.

DISTÚRBIOS DO METABOLISMO DA GLICOSE

Durante a gestação o feto mantém sua homeostase de glicose por meio da oferta proveniente da circulação materna, portanto a produção fetal de glicose não é necessária. A transferência de glicose para o feto se dá por difusão facilitada, e a glicemia fetal mantida de modo constante entre 70 e 80% da glicemia materna. A placenta é impermeável aos hormônios que controlam a glicemia, ou seja, a insulina, glucagon, adrenalina e hormônio do crescimento.

O excesso de glicose no feto é acumulado como glicogênio hepático que pode ser mobilizado após o nascimento, se houver necessidade. Esse acúmulo é crescente nas últimas semanas da gestação a termo e resulta do amadurecimento da via regulada pela enzima glicogê-

nio sintetase e dos efeitos da insulina fetal que aumenta a captação de glicose pelos tecidos muscular e adiposo com consequente armazenamento de glicogênio muscular e de gordura.

Após o nascimento, com a súbita interrupção da oferta de glicose pela placenta, ocorrem processos metabólicos e endócrinos peculiares ao RN que permitem sua adaptação às demandas elevadas de glicose no período neonatal, ou seja, a mobilização do glicogênio acumulado, via glicogenólise, e a utilização de substratos para produzir glicose – gliconeogênese. Isso demanda certo tempo, provocando queda da glicemia nas primeiras 1 a 2 horas de vida (homeostase fisiológica da glicose) e estabilização em 60mg/dL com 12 horas de vida.

A queda da glicemia é maior se o tempo da gestação for menor e o RN apresentar restrição do crescimento intrauterino. Em determinados grupos, como RN de mãe diabética, de mães com distúrbios hipertensivos, RN com asfixia perinatal, os mecanismos adaptativos não se apresentam de forma adequada e há predisposição à hipoglicemia.

A glicose é o substrato primário para o metabolismo cerebral e o cérebro do RN utiliza 90% da glicose total do organismo. Alguns estudos demonstram que o RN tem a capacidade de utilizar combustíveis tais como corpos cetônicos, lactato e aminoácidos no metabolismo oxidativo cerebral, porém o impacto da disponibilidade desses combustíveis alternativos ainda precisa ser determinado, principalmente no prematuro.

O RN a termo (RNT) tem produção inicial de glicose de 4 a 6mg/kg/min capaz de atender a demanda cerebral, que é de 5mg/kg/min.

HIPOGLICEMIA

A hipoglicemia comumente ocorre por diminuição ou alteração na produção de glicose-gliconeogênese prejudicada e/ou cetogênese, produção excessiva de insulina, substrato baixo pela alimentação inadequada, produção de hormônios contrarreguladores alterada e distúrbios de oxidação de ácidos graxos. Assim são RN de risco para hipoglicemia: pré-termo adequados (PTAIG) e pequenos para a idade gestacional (PTPIG), grandes para a idade gestacional (RNGIG) e de mães obesas, de mãe diabética (RNMD), com doença hemolítica por incompatibilidade Rh, com policitemia/hiperviscosidade, hipotérmicos, com erros do metabolismo dos hidratos de carbono, com asfixia perinatal, entre outros.

A hipoglicemia incide em cerca de 16% dos RN grandes para a idade gestacional (GIG) e 15% nos pequenos para a idade gestacional (PIG)[1].

A definição de hipoglicemia tem sido objeto de discordância nos últimos anos e essa ausência de consenso se deve à falta de correlação absoluta entre os níveis de glicemia, sintomas clínicos e sequelas neurológicas em longo prazo[1,2]. No RN não existe uma única concentração de glicemia que está associada com sinais clínicos.

Cornblath et al.[3] referem que a hipoglicemia "Não é e Nunca será definida por um número" que possa ser aplicado universalmente a todos os RN e recomendam o uso de um **limiar operacional** para o manejo da glicemia em RN.

Os critérios para indicação de intervenção levando-se em conta o estado clínico do RN, sugeridos por esses autores, estão descritos no quadro 29.1.

A ausência de sintomas não exclui lesão do sistema nervoso central (SNC) e não há um dado valor da glicemia abaixo do qual sempre ocorrerá lesão do SNC.

Glicemia inferior a 40mg/dL em qualquer RN nas primeiras 24 horas e < 45mg/dL após as 24 horas exige a realização de medidas seriadas de glicemia antes das mamadas e monitorização da aceitação alimentar.

É preciso lembrar que RN a termo amamentados têm menor concentração plasmática de glicose e maiores concentrações de corpos cetônicos do que RN alimentados com fórmulas e admite-se que eles tolerem baixas concentrações de glicose sem manifestações clínicas ou sequelas pelo aumento das cetonas.

Estudos neuroanatômicos, metabólicos, clínicos e de desenvolvimento realizados em RN indicam que o objetivo é manter a glicemia plasmática > 45mg/dL no primeiro

Quadro 29.1 – Limiar operacional para o manejo da hipoglicemia, segundo Cornblath et al.[3].

1. RN a termo saudáveis
   a) Idade < que 24 horas = 30-35mg/dL que se elevam para 45mg/dL após a alimentação e não voltem a cair
   b) Após 24 horas = 45-50mg/dL
2. RN com sinais ou sintomas = 45mg/dL
3. RN assintomáticos com fatores de risco para hipoglicemia = 36mg/dL, com acompanhamento a cada hora da glicemia e da aceitação alimentar
4. Em qualquer RN que a glicemia for de < 25mg/dL administrar glicose por via IV em bolus para elevar a glicose plasmática a níveis > 45mg/dL

dia e 50mg/dL após[1,3]. Os valores propostos pelos vários estudos oscilam entre 40 e 50mg/dL e esses são mais elevados que o nadir fisiológico da glicemia e superiores às concentrações geralmente associadas a sintomas clínicos.

Etiologia

As causas da hipoglicemia neonatal, segundo Wilker, acham-se listadas a seguir[1].

1. Aumento da utilização de glicose: hiperinsulinismo
   - RN de mãe diabética (RNMD).
   - RN grande para a idade gestacional (GIG).
   - Isoimunização Rh (hiperplasia das ilhotas de Langerhans).
   - Síndrome de Beckwith-Wiedemann (macrossomia, microcefalia leve, onfalocele, macroglossia, hipoglicemia e visceromegalia).
   - Tumores produtores de insulina (nesidioblastose, adenoma de células da ilhota ou dismaturidade das células das ilhotas pancreáticas).
   - Terapia tocolítica materna com agentes beta-simpaticomiméticos
   - Terapia materna com clorpropamida; uso materno de diuréticos tiazídicos.
   - Cateter de artéria umbilical mal posicionado, utilizado para infundir glicose em altas concentrações nas artérias celíaca e mesentérica superior ao nível de T11 a T12, estimulando a liberação de insulina pelo pâncreas.
   - Interrupção abrupta de infusão de glicose.
   - Após exsanguineotransfusão com sangue contendo alta concentração de glicose.
   - Resposta exacerbada à transição neonatal.

2. Redução das reservas ou da produção
   - RN pré-termo (RNPT) adequado (AIG) e pequeno para a idade gestacional (PIG).
   - RN a termo pequeno para a idade gestacional (TPIG).
   - Oferta calórica inadequada.
   - Atraso no início da alimentação.

3. Aumento da utilização e/ou redução da produção
   - Estresse perinatal
     – Sepse neonatal precoce ou tardia.
     – Choque.
     – Asfixia perinatal.
     – Hipotermia (utilização aumentada).
     – Dificuldade respiratória.
   - Exsanguineotransfusão com sangue heparinizado, o qual apresenta baixo nível de glicose ou hipoglicemia reacional após administração de sangue com citrato-fosfato-dextrose (CPD) relativamente hiperglicêmico.
   - Defeito no metabolismo dos hidratos de carbono
     – Doença de depósito de glicogênio.

– Intolerância à frutose.
– Galactosemia.
- Deficiência endócrina
  – Insuficiência suprarrenal.
  – Deficiência hipotalâmica.
  – Hipopituitarismo congênito.
  – Deficiência de glucagon.
  – Deficiência de epinefrina.
- Defeitos no metabolismo de aminoácidos
  – Doença da urina em xarope de bordo.
  – Acidemia propiônica.
  – Acidemia metilmalônica.
  – Tirosinemia.
  – Acidemia glutárica tipo II.
  – Acidúria adípica etilmalônica.
  – Glutaricidemia.
- Policitemia – a hipoglicemia pode ser secundária à maior utilização de glicose pela elevada massa eritrocitária.
- Terapia materna com betabloqueadores.

Acompanhamento da glicemia no período neonatal

Os RN de risco devem ser identificados a partir da presença de fatores etiológicos acima citados ou então aqueles que apresentem sintomatologia sugestiva de hipoglicemia, devendo ser monitorizados de rotina, inicialmente por meio de fitas reagentes, porém a confirmação laboratorial deve ser feita por meio da dosagem da glicemia plasmática.

Recomenda-se realizar a triagem de horário nos seguintes grupos de RN[1,4]:

- RN pré-termo (RNPT) e RN a termo PIG (RNTPIG) – com 3, 6, 12, 24 horas, até a estabilização da glicemia (glicemia > 50mg/dL) e depois de 8/8 horas até 72 horas de vida.
- RN de mãe diabética (RNMD) – com 1, 2, 3, 6, 12, 24 horas até a estabilização da glicemia e depois de 8/8 horas até 72 horas de vida.
- Outros RN de risco – com 3, 6, 12, 24 horas até a estabilização da glicemia > 50mg/dL e depois de 8/8 horas até 48 horas de vida.
- Em qualquer momento que um RN apresentar sintomas sugestivos de hipoglicemia.

As fitas reagentes apresentam limitações, com resultados falso-positivos ou falso-negativos, portanto é imprescindível a realização com técnica correta. O calcanhar do RN deve ser previamente aquecido e não deve ser utilizado o álcool isopropil para a assepsia da região, pois provoca resultados falsos. As fitas expostas à luz, à umidade ou envelhecidas também podem dar resultados falsos baixos.

Quadro clínico

As manifestações clínicas são inespecíficas e incluem letargia, apatia, apneia, hipotonia, hipotermia, cianose, tremores de extremidades, abalos, choro fraco ou agudo, taquipneia, recusa alimentar, vômitos, irritabilidade e convulsões. Alguns RN são assintomáticos[1,5-7].

Diagnóstico laboratorial

Deve-se lembrar que a fita reagente mede a glicose no sangue total que é 15% menor que a glicemia plasmática. A amostra de sangue deve ser colocada no gelo. A confirmação laboratorial deve ser feita com a glicemia plasmática. A amostra de sangue deve ser colocada no gelo, enviada ao laboratório e prontamente processada para leitura imediata, uma vez que o retardo ocasiona glicólise com queda no nível de glicose em torno de 18mg/dL/h[1].

Nos casos de hipoglicemia persistente ou prolongada, testes adicionais devem ser realizados, tais como dosagem de insulina sérica juntamente com a glicemia, hormônio do crescimento, cortisol, hormônio adrenocorticotrófico, glucagon, tiroxina, substâncias redutoras na urina e triagem para erros inatos do metabolismo[1].

Tratamento

O risco da ocorrência de lesão cerebral secundária à hipoglicemia torna obrigatório o diagnóstico e tratamento imediato.

O tratamento inclui a correção da hipoglicemia para manter glicemia > 50mg/dL e concomitantemente investigar e tratar a etiologia. Qualquer que seja a etiologia, utiliza-se o seguinte esquema terapêutico:

- **Glicemia ≤ 30mg/dL**
- *Minibolus (push)* de glicose – realizado na dose de 200mg/kg de glicose a 10% (2mL/kg), por via intravenosa em 2-3 minutos. Alguns autores recomendam que esse *push* só deva ser feito na presença de sintomas mais graves, tais como convulsão ou apneia. Controlar a glicemia com fita reagente (glicemia > 45mg/dL) e iniciar imediatamente o soro glicosado a 10% com velocidade de infusão de glicose (VIG) de 8mg/kg/min (4,8mL/kg) em 1 hora. Controlar a glicemia com fita reagente, se > 45mg/dL indicar VIG de 6mg/kg/min ou 3,6mL/kg/h durante 3 horas. Controlar com fita reagente com 1 e 3 horas de infusão da VIG de 6mg/kg/min; se glicemia > 45mg/dL indicar VIG de 4mg/kg/min durante 20 horas com controle de glicemia com 1, 8, 16 horas e suspender.
Não havendo controle da glicemia, pode-se repetir o *minibolus* de soro glicosado a 10% e ir aumentando a VIG até o máximo de 12mg/kg/min. É preciso estar atento para a concentração da solução não passar de 12,5% em veia periférica.

- **Glicemia > 30 e < 40mg/dL** – em RN assintomáticos, inicia-se o soro glicosado a 10% com velocidade de infusão de glicose (VIG) de 8mg/kg/min (4,8mL/kg) em 1 hora. Controlar a glicemia com fita reagente, se > 45mg/dL indicar VIG de 6mg/kg/min ou 3,6mL/kg/h durante 3 horas. Controlar com fita reagente com 1 e 3 horas de infusão; se glicemia > 45mg/dL indicar VIG de 4mg/kg/min ou 2,4mL/kg/h durante 20 horas. Controlar a glicemia 8 e 16 horas após a instalação da VIG de 4mg/kg/min. Término da correção em 24 horas.

- **Glicemia < 45mg/dL** – em RN com mais de 24 horas de vida e antes da mamada: inicia-se VIG de 8mg/kg/min em bomba de infusão. O controle glicêmico deve ser feito com 1 hora após o início da infusão. Controlada a glicemia (> 45mg/dL), a velocidade de infusão deve ser reduzida para 6mg/kg/min durante 3 horas com controle glicêmico 1 e 3 horas. Glicemia > 45mg/dL indicar VIG de 4mg/kg/min ou 2,4mL/kg/h durante 20 horas e controles com fita reagente com 8 e 16 horas. A correção é feita em 24 horas.

Obs.: a infusão de glicose nunca deve ser interrompida abruptamente. Recomenda-se estar com VIG < de 4mg/kg/min por no mínimo 12 horas.

- **Nos RN de mães diabéticas, com hiperinsulinismo, extremamente desnutridos ou com hipoglicemia recorrente ou resistente ao tratamento.**

- O tratamento deve-se iniciar como os referidos anteriormente (**minibolus**, se necessário, e VIG de 8mg/kg/min), mantendo a VIG de 8mg/kg/min durante 12 horas, VIG de 7mg/kg/min durante 12 horas e ir baixando-as em 1mg/kg/min a cada 12h, até a VIG de 4mg/kg/min durante 12 horas e suspender. É importante o controle da glicemia por fita reagente a cada mudança de velocidade de infusão. Essa é uma abordagem cautelosa porque as recorrências são comuns nesses RN, mas deve-se sempre decidir qual é o melhor tratamento para cada RN individualmente, uma vez que o diabetes pode estar controlado ou não na gestação.

Obs.: o tratamento da hipoglicemia com soluções glicosadas a 10% deve sempre ser feito em bomba de infusão, sempre verificar se o que foi prescrito está sendo infundido e se a concentração de glicose não ultrapassou 12,5% em venóclise periférica pelo risco de flebite. Durante o tratamento, a dieta por via oral deve ser sempre estimulada e continuada.

- **Corticoide** – atua na gliconeogênese liberando glicose e deve ser usado nos casos de hipoglicemia persistente com VIG > 10mg/kg/min. Os corticoides mais utilizados são a hidrocortisona na dose de 5- 10mg/kg/dia, por via intravenosa, divididos em duas doses, ou a prednisona em uma única dose diária de 2mg/kg/dia.

O corticoide deve ser mantido por um período de 3-5 dias e descontinuado lentamente com soro glicosado a 10%. Em casos especiais com hiperinsulinemia, o tratamento com corticoide deve ser prolongado.

- **Diazóxido** – utilizado nos casos de hipoglicemia persistente por hiperinsulinismo, na dose de 10-15mg/kg/dia, por via intravenosa, dividido em três doses. Hipotensão, retenção hídrica, leucopenia, trombocitopenia e acidose metabólica são efeitos colaterais observados. O controle de hemograma, gasometria e pressão arterial deve ser frequente durante o uso desse medicamento.

- **Glucagon** – estimula a gliconeogênese e a glicogenólise hepática, sendo indicado na hipoglicemia refratária, na dose inicial de 300µg/kg (0,3mg/kg), por via intravenosa, intramuscular ou subcutânea, sendo a dose de manutenção 0,1-0,5mg/kg a cada 6 horas. Não está indicado em RNPIG com restrição do crescimento intrauterino.

- **Somatostatina** – diminui a secreção de insulina e glucagon e a dose utilizada é de 3,5µg/kg/h em infusão contínua.

- **Hormônio de crescimento** – indicado na deficiência primária ou hipopituitarismo na dose de 50-60µg/kg, por via intramuscular ou subcutânea, três vezes por semana.

Na nesidioblastose ou adenoma de pâncreas, a pancreatectomia parcial ou total está indicada e usualmente é necessária a retirada de até 80-95% do órgão quando não há resposta à administração de glicose e diazóxido[8].

Outra abordagem para triagem e tratamento, relatada por Adamkim, do RN a termo e pré-termo tardio proposta pelo Comitê do Feto e Recém-Nascido da Academia Americana de Pediatria em 2011[9] está apresentada na figura 29.1.

A figura 29.1 não identifica nenhuma concentração de glicose que pode resultar em lesão cerebral e trata-se apenas de um guia prático para uma questão muito controversa e sem evidências na literatura[9].

Diagnóstico diferencial

Considerar no diagnóstico diferencial[1,2,8]:

- Estresse perinatal.
- Sepse ou infecções neonatais.
- Afecções do sistema nervoso central (defeitos congênitos, encefalopatia hipóxico-isquêmica, kernicterus).
- Alterações metabólicas (hipocalcemia, hipo ou hipernatremia, hipomagnesemia, deficiência de piridoxina).
- Policitemia.
- Insuficiência adrenal.
- Insuficiência cardíaca.
- Insuficiência renal.

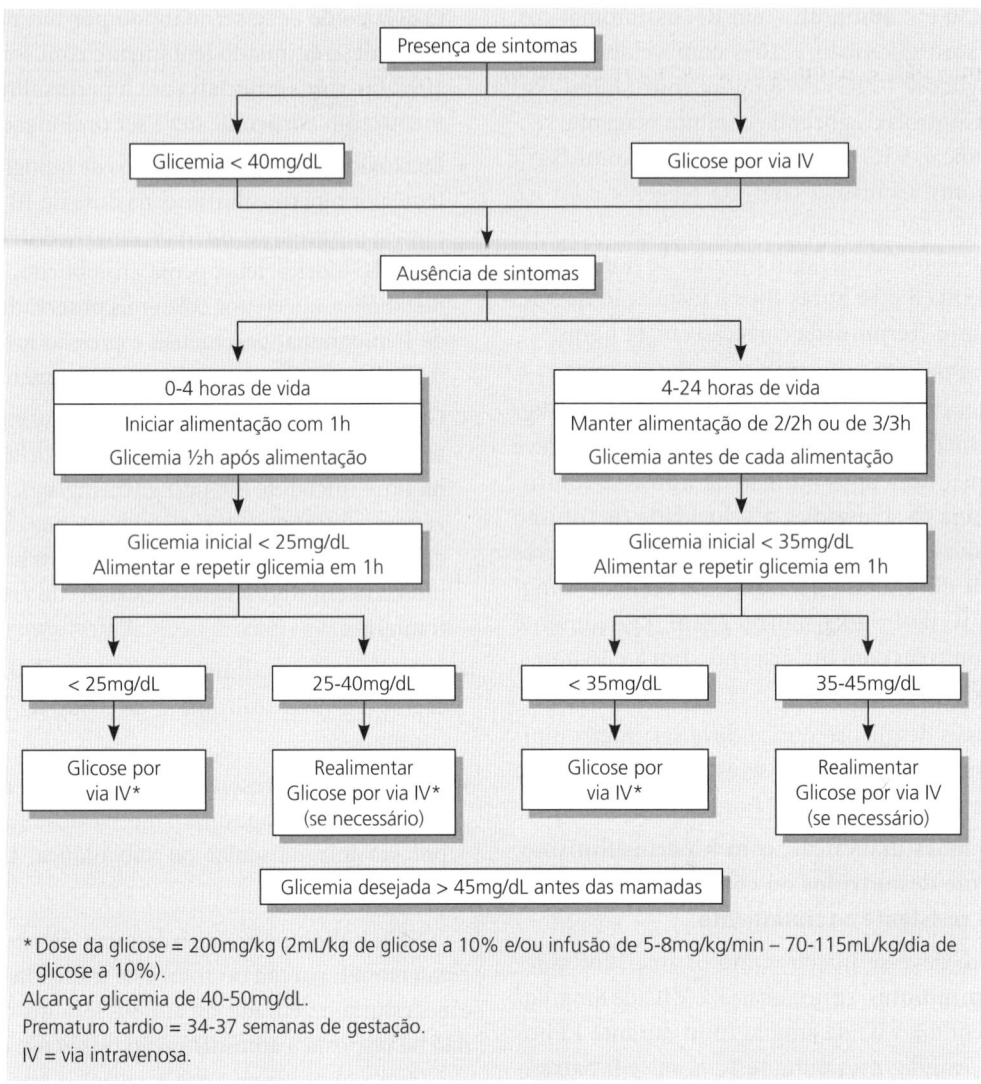

Figura 29.1 – Glicemia seriada e manejo da hipoglicemia em prematuros tardios, RN a termo PIG e GIG, RN de mães diabéticas, pré-termo AIG e PIG nas primeiras 24 horas. Nos RN de mães diabéticas e nos RNGIG com IG > 34 semanas a monitorização da glicemia deve ser realizada de 0 a 12 horas.

- Insuficiência hepática.
- Iatrogenia (drogas administradas à mãe, síndrome de abstinência).
- Erros inatos do metabolismo.

Prognóstico

O aparecimento de sequelas decorrentes da hipoglicemia no período neonatal tem relação direta com o início da terapia adequada. A dificuldade de se prever algum dano neurológico relacionado à hipoglicemia no RN está na presença de comorbidades nos RN como prematuridade, restrição do crescimento intrauterino, asfixia perinatal, hipotermia, policitemia, entre outras.

Estudo de ressonância magnética demonstrou lesões variadas com pouca diferenciação entre a substância branca e cinzenta, alterações corticais, nos gânglios da base e no tálamo, e infarto na artéria cerebral. Essas alterações não tiveram correlação com a gravidade e duração da hipoglicemia[10].

A avaliação do crescimento somático e do desenvolvimento psicomotor mostrou deficiência aos 5 anos em prematuros com idade gestacional (IG) inferior a 34 semanas adequados ou pequenos para a IG que evoluíram com episódios de hipoglicemia. A presença de convulsões no período neonatal teve grande impacto sobre o desenvolvimento neurológico a longo prazo[10].

Profilaxia

Tem como base vigilância precoce e constante dos RN com fatores de risco, eliminação das condições de agravo, administração precoce do suporte calórico com início da alimentação e manutenção da temperatura.

HIPERGLICEMIA

A hiperglicemia não é frequente no período neonatal, entretanto existe correlação inversa entre a frequência da hiperglicemia e o peso ao nascer. No RN de extremo baixo peso, há maior incidência, podendo levar a repercussões para o sistema nervoso central.

A hiperglicemia é definida como glicose superior a 125mg/dL no sangue e 145mg/dL no plasma, muito embora não exista consenso. Os sintomas clínicos são inespecíficos, mas glicemia > 300mg/dL está associada à hiperosmolaridade e à diurese osmótica[1,11,12].

Etiologia

Causas da hiperglicemia[1]:

- RN de extremo baixo peso e IG < 28 semanas com infusão por via intravenosa de glicose sem aminoácidos.
- Uso de drogas como cafeína, teofilina, fenitoína, dexametasona, dopamina, dobutamina, adrenalina e diazóxido.
- RN de muito baixo peso: a hiperglicemia decorre da oferta excessiva de glicose, da imaturidade dos sistemas que regulam a glicose e da elevação dos níveis de catecolaminas e corticóides.
- Infusão excessiva de lipídios.
- Asfixia perinatal – hipoxemia/isquemia – consequente a aumento da produção de glicose e deficiência na utilização periférica.
- Sepse/infecções – ocorre por alterações no receptor de insulina e na liberação de substâncias que alteram a glicogenólise e a neoglicogênese.
- Procedimentos cirúrgicos – no pós-operatório imediato ocorre liberação de hormônios como o glucagon e as catecolaminas, que são hiperglicemiantes.
- *Diabetes mellitus* transitório neonatal – mais frequente em RN pequenos para a idade gestacional (PIG) que apresentam hiperglicemia, glicosúria, poliúria, desidratação, cetonúria leve ou ausente. A hiperglicemia pode estar presente a partir do segundo dia de vida e persistir até seis semanas. O tratamento com insulina pode ser necessário durante vários meses.
- Hiperglicemia transitória associada à ingestão de fórmula hiperosmolar – a história clínica fará o diagnóstico. A criança deve ser reidratada e a fórmula suspensa.
- Desenvolvimento imaturo das proteínas transportadoras de glicose (GLUT4).

Quadro clínico

A sintomatologia da hiperglicemia não é específica, podendo ocorrer diurese excessiva com glicosúria, desidratação, cetoacidose e grande perda de peso. Nos casos de *diabetes mellitus* transitório neonatal, a perda de peso pode ser excessiva, a hiperglicemia persistir durante meses e a base genética desconhecida.

Diagnóstico

O diagnóstico é feito utilizando-se triagem com fitas reagentes e dosagem sérica de glicose. É preciso lembrar que, com o uso das fitas reagentes na urina, podem-se medir outros açúcares, como a galactose, e não exclusivamente a glicose.

Tratamento

A opção terapêutica depende da etiologia da hiperglicemia. É importante frisar que, diante de infusão excessiva de glicose, sua diminuição deve ser gradativa (2mg/kg/min a cada 4 horas). Quando a hiperglicemia estiver associada ao uso de medicações, deve-se tentar substituí-las ou diminuí-las.

O tratamento da hiperglicemia baseia-se principalmente na prevenção e detecção precoce, evitando-se infusões elevadas de glicose sem aminoácidos em prematuros extremos. A terapia com insulina exógena tem sido indicada quando a glicemia for superior a 250mg/dL. A infusão contínua de insulina simples na dose de 0,01 a 0,2U/kg/h (dose habitual é 0,05U/kg/h)[1] diluída em soro glicosado a 5% e albumina a 5% é a preferencialmente indicada pelo risco de hipoglicemia. Os níveis de glicemia devem ser monitorizados a cada 30 minutos, até que se estabilizem, e o controle do potássio deve ser diário.

O início da dieta enteral está associado ao melhor controle da glicemia.

No caso de diabetes transitório neonatal, o tratamento inclui, além da reidratação do RN, a administração diária de insulina regular, de 0,5 a 3U/kg/dia, por via subcutânea, dividida a cada 6 horas, ou se for usar em infusão por via intravenosa, de 0,01-0,2U/kg/h[1].

Prognóstico

A hiperglicemia pode ter como sequela a hemorragia peri-intraventricular, principalmente em pré-termo, resultante da contração do volume intracelular.

DISTÚRBIOS DO METABOLISMO DO CÁLCIO

O cálcio é um mineral importante para a integridade estrutural óssea e essencial para inúmeros processos bioquímicos no organismo. Na gestação, principalmente no terceiro trimestre, o cálcio é transferido para a circulação fetal na taxa de incorporação diária de cálcio elementar de 150mg/kg/dia.

Ao nascimento, essa oferta materna cessa e os níveis de cálcio caem, principalmente na primeira semana de vida. Fatores envolvidos na homeostasia do cálcio, tais como hormônio da paratireoide (PTH), vitamina D e calcitonina entram em ação para restabelecer o nível sérico adequado de cálcio[13].

HIPOCALCEMIA

A hipocalcemia ocorre em diferentes situações clínicas, requerendo estratégias terapêuticas individualizadas.

Considera-se hipocalcemia[14]:

- RN a termo – concentração sérica de cálcio total < 8mg/dL (2mmol/L) ou cálcio ionizado < 4,4mg/dL.
- RN pré-termo – concentração sérica de cálcio total < 7mg/dL (1,75mmol/L).

Etiologia

As causas da hipocalcemia são[14,15]:

- Prematuridade.
- RN de mãe diabética – a hipocalcemia pode ocorrer em 25-50% dos casos.
- Asfixia perinatal grave.
- Congênita – ausência das paratireoides (sequência de DiGeorge).
- Restrição do crescimento intrauterino.
- Pseudo-hipoparatireoidismo – hiperparatireoidismo materno.
- Terapia materna com anticonvulsivantes.
- Deficiência de magnésio.
- Alcalose e terapia com bicarbonato.
- Exsanguineotransfusão – por infusão rápida de sangue citratado.
- Choque e sepse.
- Fototerapia.
- Excesso de ingestão de fosfato.
- Deficiência de vitamina D.

De acordo com a época do seu aparecimento, a hipocalcemia pode ser classificada em precoce, nas primeiras 72 horas de vida, ou tardia, após o terceiro dia de vida, geralmente ao final da primeira semana[15].

Hipocalcemia precoce

Prematuridade – no RN pré-termo a queda pós-natal do cálcio é mais exacerbada que no a termo e ocorre mais rapidamente entre 12 e 24 horas de vida, sendo inversamente proporcional à idade gestacional.

RN de mãe diabética (RNMD) – esses RN apresentam resposta exagerada na queda dos níveis séricos de cálcio decorrente da hipomagnesemia materna e fetal, além da resposta lenta do PTH observado.

RN com restrição do crescimento intrauterino (pequeno para idade gestacional) – elevados níveis de calcitonina, o hipoparatireoidismo e a hiperfosfatemia têm sido implicados na hipocalcemia desses RN.

RN com asfixia (depressão perinatal) – a hipocalcemia e a hiperfosfatemia nesses RN são frequentes e de origem multifatorial, incluindo acidose, insuficiência renal, resposta exagerada à elevação de calcitonina e diminuição dos níveis de PTH.

Terapia materna com anticonvulsivantes – o fenobarbital e a difenil-hidantoína administrados à mãe aumentam o metabolismo hepático da vitamina D, resultando em hipocalcemias fetal e neonatal. A suplementação vitamínica da gestante é recomendada nesses casos.

Hipocalcemia tardia

As causas acham-se listadas a seguir.

- **Hipoparatireoidismo** – a hipofunção da paratireoide pode ser transitória ou permanente, resultando em hipocalcemia e hiperfosfatemia:
  a) Hipoparatireoidismo transitório idiopático – ocorre resolução do quadro clinico à medida que normaliza a função da paratireoide.
  b) Hipoparatireoidismo congênito – é uma alteração secundária à ausência das paratireoides (sequência de DiGeorge) ou fazendo parte da síndrome de Kenny-Caffey.
  c) Secundário ao hiperparatireoidismo materno – de evolução transitória com resolução espontânea.
  d) Pseudo-hipoparatireoidismo.
  e) Deficiência de magnésio.
- **Hiperfosfatemia** por:
  a) Sobrecarga de fosfatos em fórmulas lácteas - o excesso de fosfato aumenta o depósito de cálcio nos ossos reduzindo seu nível sérico. Outros fatores que contribuem: hipoparatireoidismo, hipomagnesemia, deficiência de vitamina D e imaturidade da excreção tubular renal de fosfato.
  b) Insuficiência renal – reduz a produção de $1,25(OH)_2\text{-}D_3$.
- **Deficiência de vitamina D** por:
  a) Deficiência materna de vitamina D – é um fator de risco para o déficit vitamínico no período neonatal, resultando em hipocalcemia no RN.
  b) Doenças adquiridas ou hereditárias do metabolismo da vitamina D.
  c) Má absorção.
  d) Terapia anticonvulsivante materna.
  e) Insuficiência renal aguda (IRA).
  f) Doença hepatobiliar.
  g) Nefrose com comprometimento da circulação êntero-hepática.
- **Terapia medicamentosa** com:
  a) Bicarbonato de sódio – a alcalose induz a ligação do cálcio à proteína diminuindo os níveis de cálcio ionizado e também aumenta a reabsorção óssea de cálcio.
  b) Furosemida – produz hipercalciúria.

c) Infusão de lipídios – eleva os níveis de ácidos graxos livres formando complexos solúveis com o cálcio.

d) Infusão rápida de albumina.

- **Fototerapia** – diminui a secreção de melatonina e aumenta a incorporação óssea de cálcio.

Quadro clínico

A hipocalcemia aumenta a excitabilidade da membrana celular ocasionando tremores, hiperatividade, hipertonia, apneia, convulsões e laringoespasmo. As outras manifestações clínicas podem ser inespecíficas, tais como apneia, taquipneia, vômitos e taquicardia. Os sinais de Trousseau e Chvostek estão presentes com menor frequência. Contudo, o quadro clínico do RN pode não estar relacionado com a magnitude da hipocalcemia, podendo-se inclusive encontrar casos assintomáticos.

Diagnóstico laboratorial

A dosagem laboratorial do cálcio total e ionizado deve ser feita para confirmação diagnóstica. A avaliação por meio do cálcio ionizado é a mais confiável, contudo, o resultado em mg/dL é o mais comumente obtido. Alguns autores consideram importante a dosagem do magnésio, pois a hipocalcemia está frequentemente associada à hipomagnesemia[16]. Na investigação de causas mais raras, devem ser solicitados calcitonina, dosagem do PTH e metabólitos da vitamina D e excreção urinária de cálcio.

Esquema de monitorização:

- RN com peso de nascimento (PN) < 1.000g – 12-24 horas e 48 horas.
- RN com peso de nascimento (PN) > 1.000g – 24 e 48 horas.
- RN pré-termo com PN > 1.500g e a termo (sadios) – só se houver sinais e sintomas.

Tratamento

A hipocalcemia é frequente em RN pré-termo nas primeiras 72 horas de vida, que são frequentemente assintomáticos. A hipocalcemia tardia pode ser assintomática ou manifestar-se inicialmente como crise convulsiva. Recomenda-se que o tratamento só deva ser instituído se o cálcio sérico total for ≤ 7mg/dL ou se o cálcio ionizado for < 4mg/dL ou 1mmol/L.

Os RN sintomáticos, porém sem crise convulsiva, tetania ou apneia, têm indicação de gluconato de cálcio a 10%, 5-8mL/kg/dia, por via intravenosa em infusão contínua nas 24 horas ou via oral, naqueles que toleram dieta, divididos a cada 6 horas. Após 24 horas, deve-se dosar o cálcio sérico e, se esse estiver > 7mg/dL, é recomendável baixar a oferta para 2,5-4mL/kg/dia durante 24 horas e após para 1,25-2mL/kg/dia (24 horas) e suspender.

Nos RN com crise convulsiva, tetania ou apneia, deve ser administrada uma solução de gluconato de cálcio a 10%, 2mL/kg, por via intravenosa em aproximadamente 10 minutos, podendo ser repetida 3 ou 4 vezes nas 24 horas, até controle dos sintomas, com monitorização cardíaca. A medicação deve ser suspensa na presença de bradicardia ou arritmias[15]. O local de infusão deve ser observado, pois pode ocorrer extravasamento da solução de cálcio com necrose e calcificação subcutânea.

Após o controle dos sintomas, inicia-se manutenção com gluconato de cálcio a 10%, 5-8mL/kg/dia por via intravenosa durante 24 horas, para manter o cálcio sérico > 7mg/dL.

A normalização dos níveis séricos de cálcio é fundamental para o início da redução gradual para 2,5-4mL/kg/dia e 1,25-2mL/kg/dia e suspensão da solução de cálcio.

HIPERCALCEMIA

A hipercalcemia no período neonatal é definida como calcemia > 11mg/dL e cálcio iônico > 5mg/dL. Ela pode ser assintomática, mas a calcemia > 14mg/dL pode ser grave e lesiva ao organismo[14,15].

Dois mecanismos fisiológicos previnem a hipercalcemia: inibição do PTH e da $1,25(OH)_2-D_3$.

Etiologia

As causas da hipercalcemia apresentam mecanismos fisiológicos distintos[15]:

- Reabsorção óssea elevada
  a) Hiperparatireoidismo.
  b) Hipertireoidismo.
  c) Hipervitaminose A.
  d) Depleção de fosfato.
  e) Hipofosfatasia.
- Aumento da absorção intestinal de cálcio: hipervitaminose D por ingestão excessiva de vitamina D pela mãe e RN.
- Redução da depuração renal do cálcio:
  a) Uso prolongado de diuréticos tiazídicos.
  b) Hipercalcemia hipocalciúrica familiar.

A hipercalcemia infantil idiopática, a necrose da gordura subcutânea, a insuficiência renal e suprarrenal aguda também são causas de hipercalcemia no período neonatal.

Quadro clínico

As manifestações clínicas da hipercalcemia grave são hipotonia, letargia, irritabilidade, convulsões, hipertensão, dificuldade respiratória, desmineralização óssea, recusa alimentar, vômitos, constipação, poliúria, anemia e calcificações extraesqueléticas, incluindo nefrocalcinose.

Diagnóstico

A história familiar, materna e neonatal, assim como o exame físico são fundamentais para o diagnóstico. As dosagens séricas e urinárias do cálcio, fósforo e creatinina, o nível sérico da fosfatase alcalina e as radiografias de mão e ossos longos estão indicados para esclarecimento.

Tratamento

Reservado para RN sintomáticos ou com cálcio sérico > 14mg/dL[15].

- Expansão de volume com soro fisiológico, 10-20mL/kg em 15 a 30 minutos, seguido de soro de manutenção com soro glicosado a 5%, cloreto de sódio e de potássio. A hidratação e o sódio promovem a excreção urinária do cálcio.
- Furosemida – 1mg/kg a cada 6-8 horas por via intravenosa. O potássio e o magnésio devem ser monitorizados.
- Fosfato inorgânico – usado em pacientes hipofosfatêmicos por inibir a reabsorção óssea e promover o depósito de minerais no osso. A dose inicial é de 3-5mg/dL de fosfato por via oral ou parenteral.
- Glicocorticoides – são eficazes nas hipervitaminoses A e D e na adiponecrose. Dose 10mg/kg/dia.

Outros tratamentos podem ser recomendados, como dietas pobres em cálcio e vitamina D, que pode induzir o raquitismo, calcitonina e glicocorticoides.

DISTÚRBIOS DO METABOLISMO DO MAGNÉSIO

A homeostasia do magnésio é semelhante à do cálcio, tanto no período intrauterino como no neonatal. Após o nascimento os níveis séricos de magnésio caem, principalmente nas primeiras 24 horas de vida, e a partir daí ocorre estabilização gradativa, graças aos fatores envolvidos na manutenção do magnésio sérico.

HIPOMAGNESEMIA

Considera-se hipomagnesemia quando a concentração sérica de magnésio for < 1,6mg/dL[15,16].

Etiologia

A hipomagnesemia neonatal pode ocorrer por diminuição do suprimento ou oferta inadequada de magnésio, por aumento das perdas ou por doenças associadas a alterações do metabolismo do magnésio.

- Prematuridade – o RN pré-termo perde a época de maior transferência do magnésio para a circulação fetal, que ocorre no terceiro trimestre da gestação.
- Restrição do crescimento intrauterino (RCIU) – nos RN com RCIU a transferência placentária de magnésio é ineficiente.
- RN de mãe diabética – a hipomagnesemia nesses RN é secundária à hipomagnesemia materna e fetal, juntamente com menor resposta ao PTH.
- Oferta inadequada de magnésio por via oral ou parenteral.
- Uso de diuréticos – esses medicamentos aumentam a excreção urinária do magnésio.
- Síndrome de má absorção intestinal – a absorção intestinal do magnésio é prejudicada nessas situações.
- Após exsanguineotransfusão – o sangue contendo citrato forma complexos com o magnésio reduzindo o conteúdo total do magnésio sérico.
- Hipoparatireoidismo neonatal – a hipomagnesemia geralmente está associada à hipocalcemia.

Quadro clínico

A grande maioria dos RN com hipomagnesemia é assintomática. Os sinais clínicos são inspecíficos e caracterizados por excitabilidade neuromuscular como tremores, irritabilidade, hipertonia, contrações musculares, hiper-reflexia e convulsões. A hipomagnesemia deve ser suspeitada quando a hipocalcemia não responde ao tratamento.

Diagnóstico laboratorial

A dosagem sérica de magnésio deve sempre ser realizada na suspeita de hipomagnesemia.

Tratamento

Nos casos de hipomagnesemia sintomática, principalmente com convulsões, o tratamento é realizado com sulfato de magnésio a 50%, na dose de 0,1-0,2mL/kg, por via intravenosa, durante 15 minutos, ou intramuscular, podendo ser repetido a cada 24 horas. A monitorização cardíaca é necessária pelo maior risco de arritmias.

Alguns autores recomendam tratar apenas quando Mg < 1,5mg/dL.

HIPERMAGNESEMIA

Considera-se o nível sérico de magnésio acima de 3mg/dL. Em geral, a hipermagnesemia ocorre quando a oferta excede a capacidade de excreção renal[16].

Etiologia

As causas mais frequentes são a administração de magnésio para a mãe na doença hipertensiva da gestação ou como neuroprotetor ou administração em excesso na nutrição parenteral.

Quadro clínico

No RN a termo, os sinais clínicos são incomuns, e são caracterizados por letargia, hipotonia, hiporreflexia, sucção débil, depressão respiratória, apneia e diminuição da motilidade intestinal[16,17].

Tratamento

A principal terapêutica é remover a fonte exógena de magnésio e quando os sintomas são intensos é recomendável que se use gluconato de cálcio a 10% por via intravenosa como antagonista. Com o restabelecimento da sucção e da motilidade intestinal, pode-se iniciar a alimentação enteral. A exsanguineotransfusão, hemodiálise ou diálise peritoneal raramente são necessárias.

REFERÊNCIAS

1. Wilker RE. Hypoglycemia and hyperglycemia. In: Cloherty JP, Eichenwald EC, Hansen AR, Stark AR (eds). Manual of neonatal care. 7th ed. Philadelphia: Wolters Kluwer/Lippincott Williams & Wilkins; 2012.p.284-96.
2. Kliegman RM. Problems in metabolism adaptation: glucose, calcium, and magnesium. In: Klaus MH, Fanaroff AA (eds). Care of the high-risk neonate. 5th ed. Philadelphia: WB Saunders Company; 2001.p.301-23.
3. Cornblath M, Hawdon J, Williams AF, Aynsley-Green A, Ward-Platt MP, Schwartz R, et al. Controversies regarding definition of neonatal hypoglycemia: suggested operational thresholds. Pediatrics. 2000;105(5):1141-5.
4. Farrag HM, Cowett RM. Glucose homeostasis in the micropremie. Clin Perinatol. 2000;27(1):1-22.
5. Cornblath M, Ichord R. Hypoglycemia in the neonate. Semin Perinatol. 2000;24(2):136-49.
6. Cowett RM. Neonatal hypoglycemia: a little goes a long way. J Pediatr. 1999;134(4):389-91.
7. Sunehag AL, Haymond MW. Glucose extremes in newborn infants. Clin Perinatol. 2002;29(2):245-60.
8. Gilmore MM. Hypoglycemia. In: Gomella TL, Cunningham MD, Eyal FG, Zenk KE (eds). Neonatology. Management, procedures, on-call problems diseases and drugs. 5th ed. New York: Lange Medical Books/McGraw-Hill; 2004.p.262-6.
9. Committee on Fetus and Newborn. Adamkim DH. Postnatal glucose homeostasis in late-pre term and term infants. Pediatrics. 2011;127(3):575-9.
10. Burns CM, Rutherford MA, Boardman JP, Cowan FM. Patterns of cerebral injury and neuro developmental outcomes after symptomatic neonatal hypoglycemia. Pediatrics. 2008;122(1):65-74.
11. Moore AM, Perlman M. Symptomatic hypoglycemia in otherwise healthy, breastfed newborns. Pediatrics. 1999;103(4 Pt 1):837-9.
12. Meetze W, Bowshwer R, Compton J, Moorehead H. Hyperglycemia in extremely low-birth-weight infants. Biol Neonate.1998;74(3):214-21.
13. Hussain K, Aynsley-Green A. The effect of prematurity and infant growth restriction on glucose metabolism in the newborn. Neoreviews. 2004;5:e365-9.
14. Mimouni F, Tsang RC. Pathophysiology of neonatal hypocalcemia In: Polin RA, Fox WW (eds). Fetal and neonatal physiology. Philadelphia: WB Saunders Company; 1998.p.2329-35.
15. Silva-Neto G. Disorders of calcium and magnesium metabolism. In: Gomella TL, Cunningham MD, Eyal FG, Zenk KE (eds). Neonatology. Management, procedures, on-call problems diseases and drugs. 5th ed. New York: Lange Medical Books/McGraw-Hill; 2004.p.563-71.
16. Abrams SA. Abnormalities of serum calcium and magnesium. In: Cloherty JP, Eichenwald EC, Hansen AR, Stark AR (eds). Manual of neonatal care. 7th ed. Philadelphia: Wolters Kluwer/Lippincott Williams & Wilkins. 2012.p.297-303.
17. Giles MM, Laing IA, Elton RA, Robins JB, Sanderson M, Hume R. Magnesium metabolism in preterm infants: effects of calcium, magnesium, and phosphorus, and of postnatal and gestational age. J Pediatr. 1990;117(1 Pt 1):147-54.

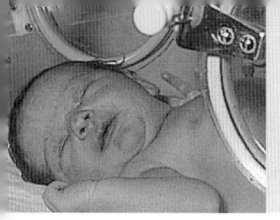

CAPÍTULO 30

Distúrbios Respiratórios

Radiologia do Aparelho Respiratório

Henrique Manoel Lederman

O exame radiológico é parte do diagnóstico e do manuseio do recém-nascido (RN) com desconforto respiratório.

Na maioria dos casos, somente radiografias simples são necessárias e procedimentos especiais, complexos, são raramente utilizados.

Entretanto, frequentemente, radiografias com exposições inadequadas levam a resultados não satisfatórios ou até a enganos na interpretação. A chave para uma radiografia ideal no RN está nas cuidadosas condições técnicas, equipamentos apropriados e no interesse e competência do médico e do pessoal paramédico[1-4].

EQUIPAMENTOS

Os melhores equipamentos para se obter radiografias de RN são aqueles que permitem exposições rápidas com miliamperagem ideal. Como exemplo podem-se citar aparelhos que possuam tempo de exposição de 0,01 segundo, com geradores de grande capacidade[2,3].

Atualmente há uma mudança de filme/imagem para radiografias digitais e cuidado com a dose de radiação é bastante necessário, devido à grande adaptação na dose dos detetores digitais.

POSIÇÃO

Posição correta e imobilização são mais importantes mesmo até do que um equipamento adequado.

Radiografias em anteroposterior (frente) devem ser sempre obtidas.

As radiografias em anteroposterior são obtidas com o RN em posição supina, com o feixe de radiação vertical e com colimação adequada.

A radiografia de perfil não deve ser obtida de rotina. A indicação tem que ser precisa e necessária para elucidar alguma dúvida da radiografia de frente. O perfil deve ser obtido também na posição supina, porém com o feixe horizontal (Fig. 30.1).

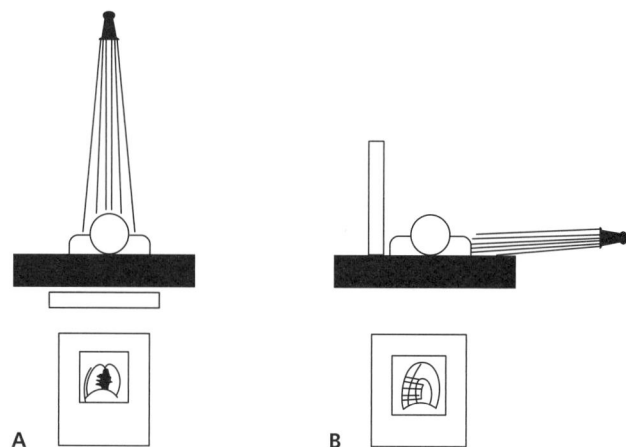

Figura 30.1 – Posição ideal para realização de radiografia de tórax em RN. **A**) Radiografia de frente. **B**) Radiografia de perfil, com raio horizontal.

As posições em decúbito lateral são extremamente úteis e mais importantes que as de perfil, particularmente em pneumotórax e/ou derrame pleural[2].

PROTEÇÃO DO RN

A proteção contra o excesso de radiação é obrigatória[4]. Todos os exames devem ser realizados com aparelhos de raios X que possuam colimador, que é um diafragma, com lâminas de chumbo, retangular, que limitam o campo de radiação, e um localizador luminoso que permite visualizar o campo radiografado. O resultado fotográfico, utilizando-se o colimador, será sempre de melhor qualidade e, para o paciente, a quantidade de radiação para o tórax é pequena, para a tireoide bem menor e para as gônadas é praticamente nula[3].

O filme/imagem digital obtido com o uso adequado do colimador apresenta bordas transparentes (brancas) e que correspondem a filme/imagem digital não irradiado (não exposto).

O objetivo dessa técnica cuidadosa é permitir a obtenção de boas radiografias com a menor irradiação possível e, portanto, permite ao pediatra liberdade na solicitação de exames e melhor acompanhamento dos casos complicados com a possibilidade de várias radiografias.

O uso de filtros, cobre e alumínio diminui ainda mais a radiação ao RN.

FLUOROSCOPIA (RADIOSCOPIA)

Não é usada frequentemente no exame de RN com doença pulmonar, mas pode ser útil em circunstâncias precisas em que se necessite estudar as vias aéreas superiores e a mobilidade dos diafragmas.

CRITÉRIOS PARA A ACEITAÇÃO DE UM EXAME RADIOGRÁFICO DE TÓRAX

Técnica

A técnica radiográfica adequada na posição anteroposterior (frente) é aquela que permite boa visualização dos corpos vertebrais e espaços discais na região torácica superior e visualização satisfatória dos corpos vertebrais e espaços discais através da silhueta cardíaca, onde as matizes de cor cinza, preta e branca estão presentes. Em radiografia com técnica não adequada, pouco exposta, não se visualizariam esses espaços, e a imagem teria predominância da cor branca.

Movimento respiratório

Um dos fatores mais comuns que prejudicam a interpretação de uma radiografia é o movimento respiratório.

Em área normal do pulmão, os vasos devem ser identificados como imagens bem definidas, com bordas nítidas; deve-se considerar a possibilidade de a radiografia ter sido exposta durante movimento respiratório quando se perdeu essa nitidez (os diafragmas também se apresentarão borrados).

Movimentos respiratórios pequenos podem borrar as imagens vasculares o suficiente para sugerir densidades anormais no parênquima pulmonar onde não há alterações. Com movimentos respiratórios maiores, o inverso pode ocorrer, onde pequenas áreas de densidade anormal não serão registradas com definição no filme/imagem digital e podem passar despercebidas.

As radiografias obtidas durante movimento respiratório podem levar a erros diagnósticos tanto para mais quanto para menos e, portanto, devem ser consideradas inaceitáveis.

Posição

Rotação – a rotação irá causar deslocamento das estruturas mediastinais em direção ao lado para o qual o paciente rodou e magnificará as imagens brônquicas vasculares do lado que estiver longe do filme/imagem digital.

O melhor modo para se analisar se a posição está correta, se o paciente não está rodado, é comparar as distâncias dos arcos costais posteriores, em sua porção lateral, e a coluna vertebral, em cada lado, em um mesmo nível. Ao contrário dos adultos, nos RN **não** se deve utilizar a posição das clavículas em relação ao esterno para se avaliar se a radiografia está ou não bem centrada.

Lordose – quando a radiografia for obtida com a criança na posição lordótica – *o dorso arqueado* –, os arcos costais anteriores das costelas superiores irão projetar-se superiormente em relação às imagens dos arcos posteriores; o ápice cardíaco apresentar-se-á elevado e arredondado, sugerindo aumento ventricular, sendo, portanto, suscetível de erros a interpretação dessas radiografias.

Graus de inspiração

Radiografias obtidas durante a expiração sugerem cardiomegalia e pneumonias ou atelectasia devido ao alargamento do mediastino nessa fase respiratória e ao pulmão estar "vazio".

Para se saber se a radiografia foi feita durante inspiração adequada, deve-se observar o nível dos diafragmas em relação aos arcos costais, oitavo posterior ou sexto anterior.

TÓRAX NORMAL

Pulmões – a interpretação da radiografia de tórax no período neonatal inicial depende do conhecimento das alterações que ocorrem durante a transformação do pulmão fetal para o do RN.

O pulmão fetal contém líquido que ocupa os espaços aéreos potenciais, líquido este que é um produto secretado pelo pulmão. Parte desse líquido é expelida por compressão da cavidade torácica durante a passagem do feto através do canal de parto e a subsequente expansão passiva da caixa torácica após o nascimento contribui para a aeração precoce dos pulmões. O restante desse líquido é deslocado por respiração ativa e reabsorvido pelo sistema vascular e linfático pulmonar.

Estudos radiológicos demonstraram que a aeração pulmonar é rápida e completa durante os primeiros movimentos respiratórios.

Não é surpresa, entretanto, que a transição fetoneonatal não seja sempre completa durante os primeiros dias de vida, e a retenção de líquido no pulmão pode explicar as densidades pulmonares, transitórias em RN clinicamente normais, e a aparente congestão vascular pulmonar, em radiografias feitas na sala de parto. As marcas ou linhas visualizadas na radiografia de tórax normal são compostas praticamente pelas imagens de artérias e veias pulmonares. As cisuras interlobares e as paredes dos brônquios centrais podem também produzir imagens.

Diafragma – a imagem dos diafragmas no RN normal é usualmente arredondada, tanto na radiografia em antero-posterior (frente) quanto em perfil.

O ângulo costofrênico anterior é usualmente raso.

Traqueia – no RN normal, a traqueia, na maioria das vezes, está ligeiramente deslocada para a direita, em sua porção distal, pela presença do arco aórtico normal, à esquerda.

Em inspiração profunda, a traqueia posiciona-se próxima à linha média, enquanto em expiração ela "dobra" para a direita.

O calibre da traqueia varia com a respiração. As variações são grandes no diâmetro anteroposterior e, portanto, mais bem avaliadas na radiografia em perfil.

Witteborg et al.[5] demonstraram que as alterações no calibre da traqueia de RN normais são diminutas durante respiração calma, enquanto durante o choro ou durante movimentos respiratórios profundos as dimensões do lúmen traqueal, no diâmetro anteroposterior, podem variar de 20 a 50%.

Timo – é a maior fonte de confusão nas interpretações de radiografias de tórax de RN.

O timo pode ser suficientemente grande para se estender até o diafragma, obliterando ambas as bordas do coração na projeção frontal. Algumas vezes a presença de um timo largo pode ser deduzida de sua extensão na pequena cisura, produzindo o sinal da "vela" (*sail sign*), ou também pode ser reconhecida pela impressão de suas margens contra os arcos costais anteriores produzindo uma imagem ondulada, assim chamada sinal da "onda" (*wave like sign* de Mulvey)[6].

A imagem tímica é usualmente mais proeminente à direita que à esquerda.

Diferencia-se a imagem tímica de uma pneumonia no lobo superior pela ausência de broncograma aéreo e também pela imagem tímica ser ondulada em suas margens laterais, ser anterior e por não corresponder anatômica e topograficamente aos segmentos pulmonares do lobo superior.

A imagem tímica nos RN frequentemente ocupa toda a região do mediastino anterior, tornando esse espaço opaco à radiografia. Devido à imagem tímica estar em continuidade com a imagem cardíaca, o conceito de chamar-se imagem cardiotímica em vez de imagem cardíaca é preferido na avaliação das radiografias de tórax.

O timo pode aparecer pequeno ou estar ausente quando os pulmões estão hiperinsuflados ou involuir rapidamente durante condições de estresse. A ausência congênita pode, entretanto, ser suspeitada quando não se visualizar a imagem tímica em radiografias sucessivas, durante os primeiros três ou quatro dias de vida[7].

Imagem cardíaca – no RN a termo normal, o diâmetro transverso do coração, medido em radiografia frontal,

em boa inspiração, e ao nível da cúpula frênica direita, é usualmente maior que 50% do diâmetro transverso do tórax e diminui lentamente durante os primeiros dias de vida. Acredita-se que essa mudança das dimensões cardíacas nos primeiros dias de vida se deva a alterações no volume sanguíneo.

Índice cardiotorácico do RN (relação entre o maior diâmetro transverso do coração e o maior diâmetro interno do tórax) = 0,55 ± 0,05[8].

Visualização pulmonar – a artéria pulmonar e a primeira porção da aorta torácica não são usualmente visualizadas devido à presença da imagem tímica. A posição do arco aórtico pode ser determinada pela posição da traqueia. A imagem da aorta descendente pode ser identificada por meio da imagem cardíaca.

Ocasionalmente, pequena massa, chamada *ductus bump*, pode ser visualizada no mediastino superior esquerdo, entre a aorta e a pulmonar, e representa o canal arterial (*ductus arteriosus*)[9].

MATERIAL PARA TRATAMENTO E MONITORIZAÇÃO DO PACIENTE

Sondas endotraqueais

A ressuscitação de RN, respiração assistida e uso de respiradores necessitam de sondas endotraqueais, e sua posição deve, obrigatoriamente, ser verificada pela radiografia.

A ponta da sonda deve estar abaixo da corda vocal e acima da carina, projetando na altura da 3ª vértebra torácica (T3), pois se o tubo estiver em posição baixa, próximo à bifurcação brônquica, pode entrar no brônquio direito durante os movimentos respiratórios ou da cabeça, produzindo problemas ventilatórios no pulmão esquerdo. Devido ao seu curso mais horizontal, o brônquio principal esquerdo é menos frequentemente entubado.

Nos RN pré-termo, devido ao constante manuseio e às dimensões reduzidas, a posição do tubo endotraqueal pode alterar-se mais facilmente e a entubação acidental do esôfago é identificada nas radiografias pela posição não usual do tubo, distensão abdominal e aeração deficiente, conforme é assinalado por Stool et al.[10].

Cateteres umbilicais

Os cateteres umbilicais são empregados rotineiramente nos pacientes com desconforto respiratório.

Os cateteres devem ser flexíveis e conter uma linha radiopaca para que sua posição possa ser identificada radiograficamente sem problemas.

As radiografias devem ser feitas durante o posicionamento dos cateteres.

A posição ideal do cateter umbilical arterial é sempre longe dos orifícios dos ramos da aorta abdominal, ou seja, longe do tronco celíaco, mesentéricas e renais, para evitar trombose. A posição ótima seria aquela em que a ponta do cateter se encontra ao redor da projeção da 8ª vértebra torácica, sendo também aceitável quando estiver abaixo da 4ª vértebra lombar.

Para o cateter umbilical venoso, a posição ideal da ponta do cateter é na porção intratorácica da veia cava inferior, logo após passar o *ductus venosus*, sendo também aceitável na entrada do átrio direito.

INDICAÇÃO DE RADIOGRAFIAS DE TÓRAX NO RN

É útil diferenciarem-se as lesões que envolvem os espaços aéreos, os alvéolos, das lesões intersticiais. Esses padrões serão elaborados nas descrições das doenças específicas que ocorrem nos RN.

Todo RN que apresenta clínica de desconforto respiratório deve ser radiografado imediatamente e a radiografia inicial obrigatoriamente deve ser anteroposterior (frente)[11,12].

O objetivo da radiografia é o diagnóstico do tipo de doença que está levando ao desconforto respiratório (Fig. 30.2).

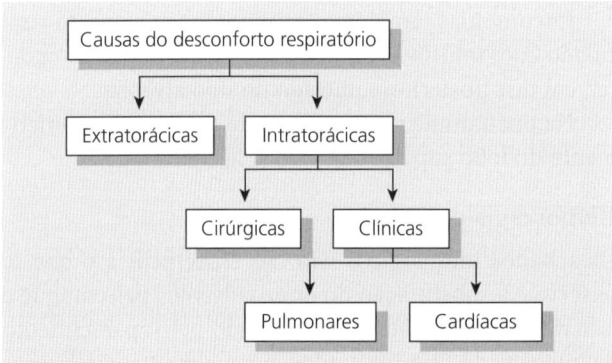

Figura 30.2 – Roteiro esquemático da etiologia do desconforto respiratório.

CAUSAS DE DESCONFORTO RESPIRATÓRIO

Extratorácicas

Radiografia de tórax normal. Exemplos:

- Obstrução das vias aéreas superiores: atresia das cóanas, hipoplasia da mandibular.
- Anormalidade do sistema nervoso central: hemorragias cerebrais.
- Doenças neuromusculares.
- Massas abdominais, ascite.
- Obstrução intestinal.
- Distúrbios hidroeletrolíticos e outros.

Intratorácicas cirúrgicas

- Anormalidade do diafragma (hérnias).

- Malformações do parênquima pulmonar (malformação adenomatoide cística, sequestro, enfisema lobar congênito).
- Massas mediastinais.
- Derrame pleural.
- Pneumotórax.
- Pneumomediastino e outros.

Intratorácicas clínicas

- Taquipneia transitória do RN.
- Membrana hialina (síndrome do desconforto respiratório idiopático do RN).
- Síndrome de aspiração de mecônio.
- Pneumonia aspirativa.
- Hemorragia pulmonar.
- Dismaturidade pulmonar e outros.

Na evolução dos casos de desconforto respiratório de etiologia pulmonar, é importante lembrar que, toda vez que houver deterioração do quadro clínico e manuseio da criança pelo médico (colocação de drenos, cateteres etc.), nova radiografia deve ser obtida para elucidação dos fatos.

PADRÕES RADIOLÓGICOS EM DOENÇAS ESPECÍFICAS DO RN

Taquipneia transitória

As imagens radiológicas são caracterizadas por aeração normal, discreta cardiomegalia, borramento das imagens vasculares, edema dos septos interlobares (estrias finas, curtas), edema alveolar (infiltrados alveolares) e mínimo derrame pleural no seio costofrênico e nas cisuras interlobares, mais bem evidenciadas à direita[13]. Essas imagens são características de "edema" do pulmão (Fig. 30.3).

O desaparecimento dessas imagens é evidente em menos de 24 horas, tornando-se praticamente normal à radiografia de tórax. Algumas vezes esse processo de melhora pode durar mais algum tempo (48 a 72 horas)[14].

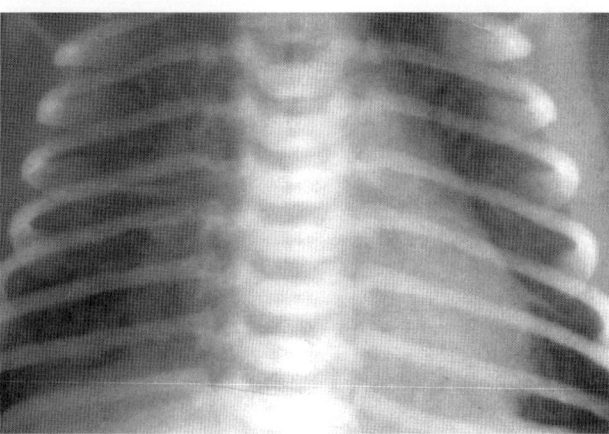

Figura 30.3 – Taquipneia transitória do RN. Observam-se cardiomegalia discreta, aumento das linhas intersticiais, mínimo derrame cisural e pleural à direita.

893

Esse padrão radiológico representa a persistência de líquido pulmonar e sua reabsorção retardada[15], pois a via normal de reabsorção do líquido, no período pós-natal, é dos alvéolos para os espaços intersticiais, para os capilares pulmonares, veias e linfáticos.

O diagnóstico diferencial com aspiração de líquido amniótico claro é impossível de ser feito, pois as imagens são semelhantes.

A aspiração de líquido amniótico meconial é completamente diferente, radiologicamente, com estrias e densidades grosseiras e hiperinsuflação difusa.

Pneumotórax e pneumomediastino

Pneumotórax hipertensivo é usualmente fácil de reconhecer no RN.

Grande quantidade de ar é vista no espaço pleural e o mediastino está deslocado para o lado contralateral[13]. Entretanto, pequena quantidade de ar intrapleural pode não ser aparente, e o pneumotórax passar despercebido quando as radiografias são somente obtidas em anteroposterior e em decúbito dorsal. MacEwan et al.[16] sugerem o uso rotineiro de radiografias laterais com raio horizontal, pois, sabendo-se que o ar se localiza nas porções mais altas, pode ser facilmente demonstrável nas regiões retroesternal e frênica. Em caso duvidoso, a posição em decúbito lateral com raio horizontal irá demonstrar a presença do pneumotórax, não identificado em outras posições. Contudo, radiografia anteroposterior é necessária para a identificação do lado afetado[17].

No pneumomediastino isolado, o ar é visto na posição anteroposterior adjacente às bordas do coração e elevando a imagem tímica acima da região pericárdica, resultando em configuração em crescente, bilateralmente. Na projeção em perfil, o ar mediastinal é visualizado na região retroesternal, acima do coração, descolando a imagem tímica que passa a ser visualizada com facilidade (Fig. 30.4).

Em RN, o ar do pneumomediastino raramente disseca em direção ao pescoço, em contraste com as crianças de mais idade.

Pneumonia

Radiologicamente, a pneumonia neonatal é caracterizada por infiltrados pulmonares assimétricos com hiperinsuflação pulmonar e, às vezes, com densidade em forma de estrias para-hilares[13]. Os infiltrados confluem-se produzindo o broncograma aéreo.

O padrão de infecção transplacentária, hematogênica, é diferente, podendo produzir um aspecto do tipo miliar, com hiperinsuflação pulmonar. É um quadro raro.

Embora a radiografia de tórax seja o método mais preciso para se diagnosticar o processo pneumônico, o aspecto radiológico é inespecífico para identificar o agente etiológico, porém pode auxiliar na escolha da terapêutica, dependendo dos padrões. Raramente se observa quadro do tipo lobar.

O achado de derrame pleural (empiema) associado à pneumonia neonatal é sugestivo de pneumonia estafilocócica. O aparecimento de cavidades (pneumatoceles) na área do processo pneumônico é mais comum nas pneumonias estafilocócicas ou por *Klebsiella*[4].

Pneumonias virais frequentemente têm aspecto reticulado com infiltrado do tipo intersticial, podendo ocorrer, em fase posterior, infiltrado do tipo alveolar.

Na pneumonia por aspiração de leite, o comprometimento do lobo superior é típico (Fig. 30.5).

Hemorragia pulmonar

Os achados radiológicos não são específicos e o que se observa é a substituição do ar nos alvéolos pelo sangue e isso radiologicamente é representado pelo aparecimento de imagens do tipo infiltrados, normalmente não homogêneos, não segmentares, mal definidos. Pode-se eviden-

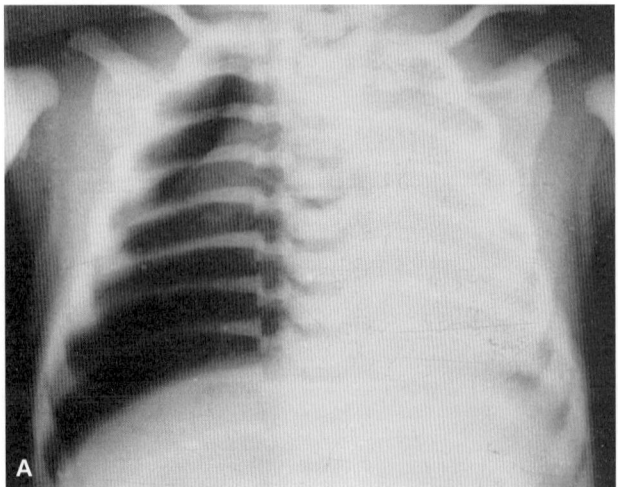 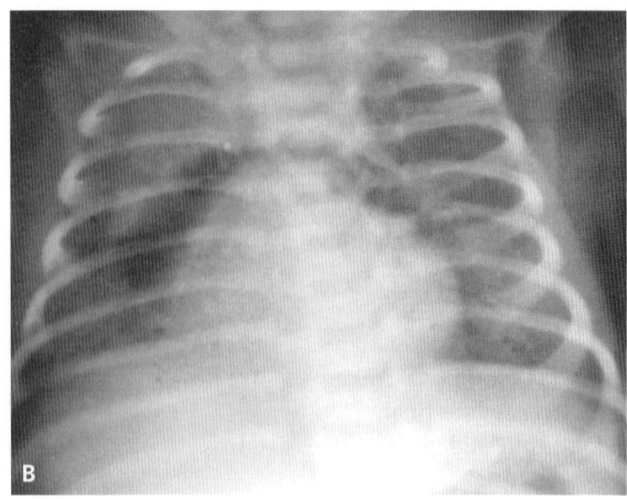

Figura 30.4 – A) Pneumotórax. **B)** Pneumomediastino. Imagem hipertransparente no mediastino deslocando o timo superolateralmente. A doença pulmonar de base é a membrana hialina.

894

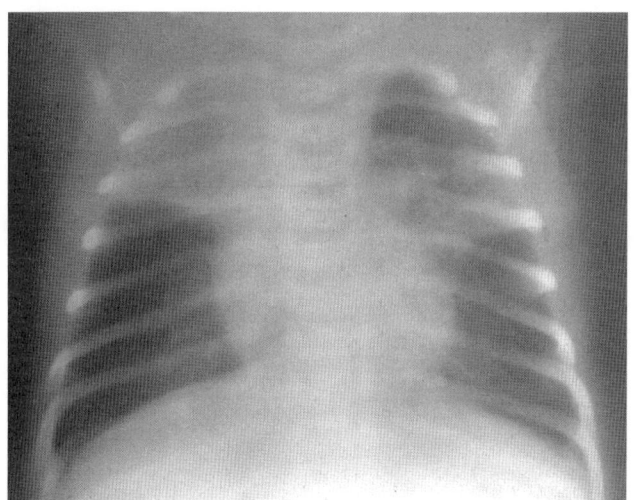

Figura 30.5 – Pneumonia aspirativa – localização típica de processo aspirativo pós-natal. Perda de volume parcial do lobo superior direito e infiltrado alveolar para-hilar esquerdo.

ciar a doença de base associada à hemorragia pulmonar, como, por exemplo, o padrão típico reticulogranular da membrana hialina (Fig. 30.6).

Na vigência de um processo pneumônico, a associação de coagulopatia com um quadro de hemorragia pulmonar não pode ser diagnosticada radiologicamente, pois os infiltrados alveolares apresentam a mesma repercussão radiológica. O diagnóstico somente pode ser obtido com a presença de sangue na secreção traqueal[18].

Em casos mais graves, com hemorragias mais intensas, opacificação homogênea de todo o parênquima pulmonar pode estar presente[13,19]. A hemorragia pulmonar é um evento terminal comum a várias condições que complicam grave hipóxia e hipercapnia, sendo das mais comuns a membrana hialina.

O diagnóstico diferencial de hemorragia pulmonar em relação a processos pneumônicos pode ser sugerido quando em radiografias seriadas houver rápido desaparecimento dos infiltrados alveolares e isso é sugestivo de hemorragia, em contraposição a processo pneumônico, o qual deveria passar pelas fases histopatológicas usuais, com lento desaparecimento das imagens.

Displasia broncopulmonar

As alterações radiográficas nessa entidade são caracterizadas por estrias lineares, difusas, bilaterais, áreas de hipertransparência em forma de pequenos cistos, levando ao aspecto de pulmão bolhoso e hiperinsuflação pulmonar bilateral[20,21] (Figs. 30.7 e 30.8).

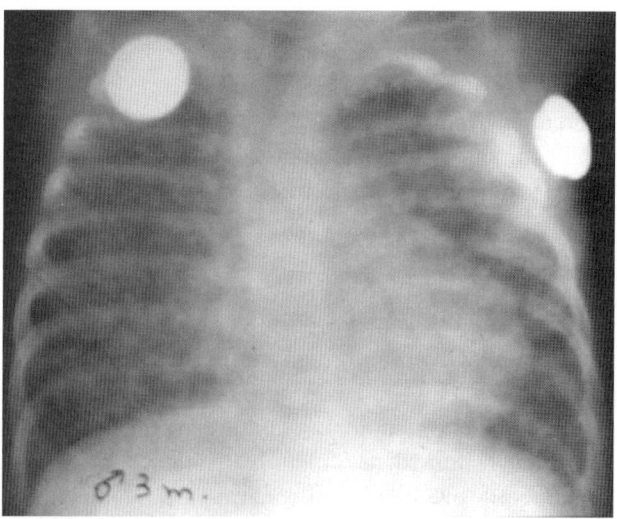

Figura 30.7 – Displasia broncopulmonar – hiperinsuflação pulmonar, formação de estrias e aspecto em forma de bolhas em todo o parênquima pulmonar.

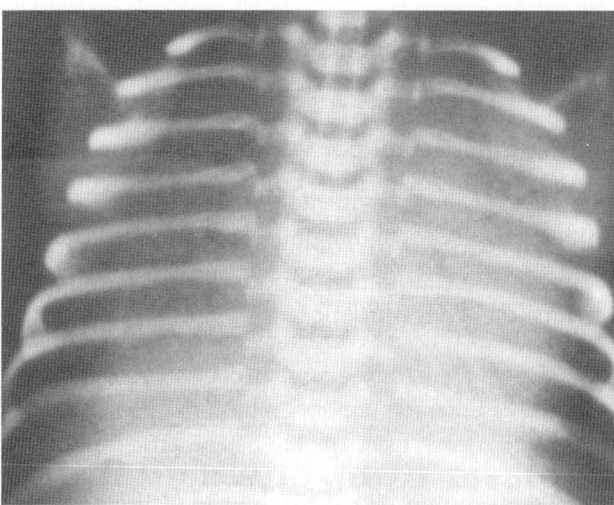

Figura 30.6 – Hemorragia pulmonar – pulmão praticamente opaco bilateralmente, com a presença de alguns broncogramas aéreos. O diagnóstico é confirmado pela presença de secreção sanguinolenta que sai pela boca ou pela cânula traqueal.

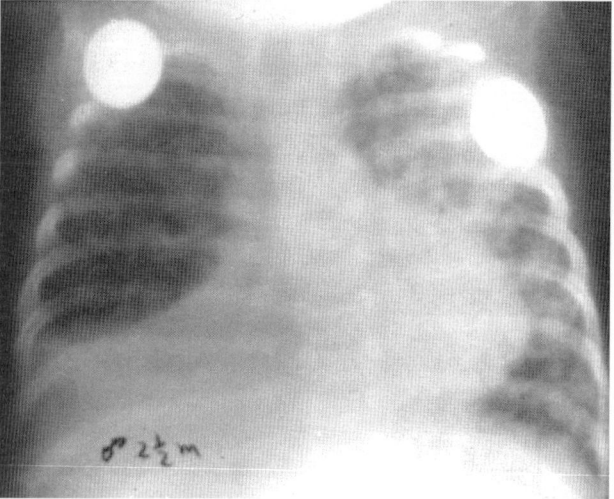

Figura 30.8 – Displasia broncopulmonar – além da hiperinsuflação pulmonar, aspecto "pseudobolhoso" e estrias bilateralmente. Há atelectasia parcial do lobo médio e inferior direito por secreções.

Além dos achados descritos, pode-se ter a presença de atelectasias por causa da dificuldade da eliminação de secreções e da facilidade de obstrução desses brônquios. As atelectasias são de rápida evolução, podendo ora estar em um lobo, ora estar em outro lobo, ou de acordo com a dificuldade de drenagem se permanecer por muito tempo.

Hérnia diafragmática

As radiografias revelam o padrão gasoso das alças intestinais em um dos hemitórazes com desvio das estruturas mediastinais para o outro lado e comprometimento do pulmão contralateral (Fig. 30.9). Estudos contrastados são contraindicados[22].

Síndrome de aspiração de mecônio

As radiografias de tórax de RN com síndrome de aspiração de mecônio mostram densidades e estrias grosseiras irregulares com áreas de hiperinsuflação, podendo haver associado um derrame pleural mínimo[23] (Figs. 30.10 e 30.11).

Pneumotórax e pneumomediastino podem ocorrer em aproximadamente 25% dos casos. As radiografias anormais nem sempre se associam a desconforto respiratório importante.

Hipertensão pulmonar neonatal

Sinais radiológicos de importância incluem aumento da área cardíaca (definida como uma relação cardiotorácica $\geq 0,60$ em anteroposterior). A circulação pulmonar pode apresentar-se normal ou diminuída[24]; a presença de um padrão de congestão venosa pulmonar, com aumento impor-

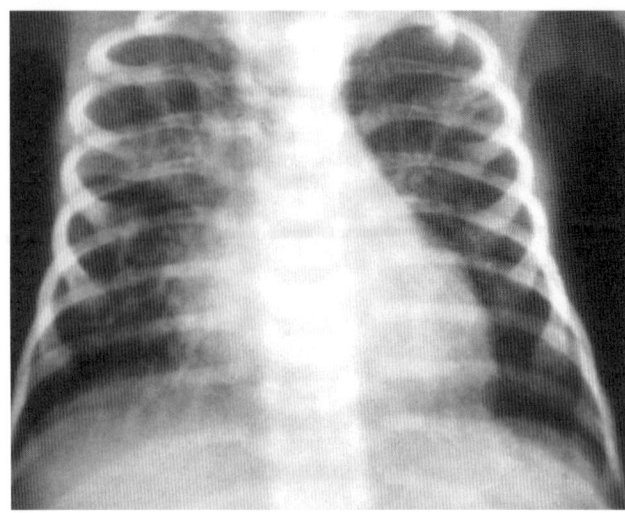

Figura 30.10 – Aspiração de mecônio – quadro leve. Algumas estrias bilaterais, grosseiras e hiperinsuflação pulmonar bilateral.

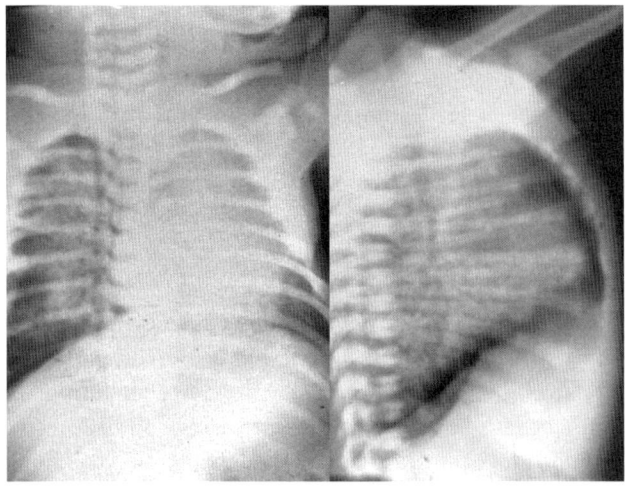

Figura 30.11 – Aspiração de mecônio – quadro grave. Hiperinsuflação pulmonar bilateral. Infiltrados alveolares não homogêneos, bilaterais e em algumas áreas há faixas de densidade aumentada em forma de estrias.

tante da área cardíaca, sugere disfunção ventricular esquerda[12]. A saliência da borda cardíaca direita pode ser sinal importante quando há suspeita clínica de insuficiência tricúspide. Pode-se encontrar ainda a presença de pequenos pneumotórax apicais e derrames pleurais, mas sem maior valor prognóstico. Alguns RN terão achados ecocardiográficos de disfunção ventricular esquerda, com coração aumentado à radiografia e campos pulmonares congestos. Outros apresentarão pulmões limpos, mas grande ventrículo direito e sinais físicos de insuficiência tricúspide.

Doença pulmonar de membranas hialinas

O aspecto radiológico da membrana hialina pode variar de leve a grave e correlaciona-se muito bem com os achados clínicos.

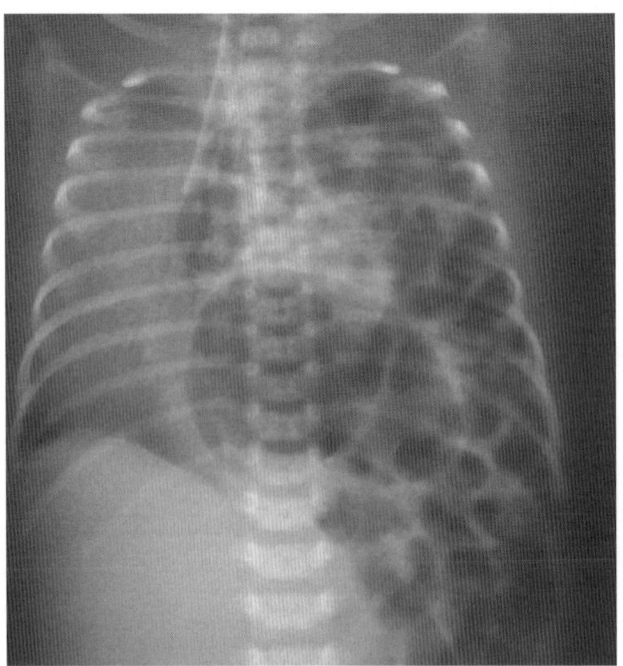

Figura 30.9 – Hérnia diafragmática. Alças intestinais em hemitórax esquerdo.

As alterações radiológicas são: densidades reticulo-granulares distribuídas uniformemente pelo parênquima pulmonar e presença de broncograma aéreo[25,26] (Figs. 30.12 e 30.13).

Distinguem-se três estágios distintos da doença, com progressão de leve (presença do padrão reticulogranular difuso), a moderado (com maior coalescência das opacidades e broncograma aéreo) e a grave (aumento da confluência dessas densidades levando ao pulmão opaco).

Esse aspecto clássico, bilateral, simétrico, de infiltrados reticulogranulares nos campos pulmonares representa alvéolos atelectasiados. A persistência desse padrão granular em radiografias seriadas é característica de um quadro de membrana hialina moderado.

A possibilidade de se diagnosticar membrana hialina baseada nos padrões típicos de granularidade é ao redor de

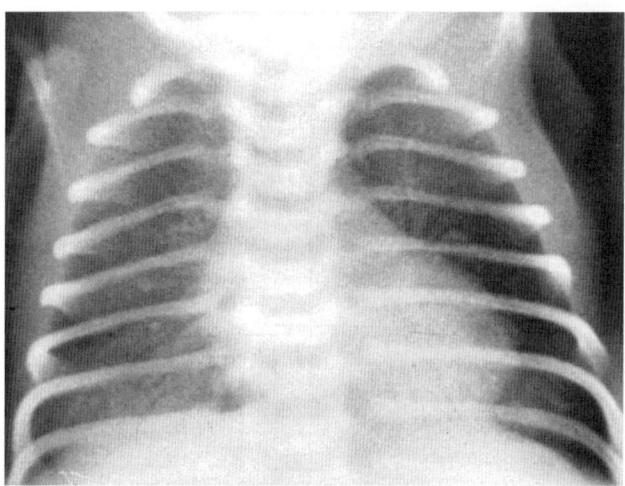

Figura 30.12 – Membrana hialina – aspecto típico de infiltrado microrreticulogranular difuso (aspecto de "vidro moído"), bilateral e presença de broncograma aéreo.

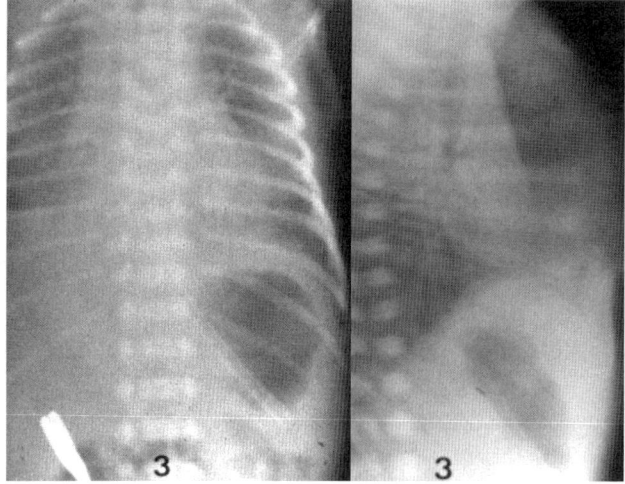

Figura 30.13 – Quadro típico de membrana hialina demonstrando o aspecto reticulogranulado difuso. No perfil, observam-se o abaulamento da parte superior e a retração da parte inferior do tórax.

80%[27]. Esse padrão radiológico está presente no RN com desconforto respiratório nas primeiras horas de vida.

Radiografia de tórax normal após 6 horas de vida tem grande probabilidade de afastar o diagnóstico de membrana hialina.

Em trabalho publicado por Wolfson et al.[28], 90% dos RN com membrana hialina apresentavam radiografias com sinais positivos para a doença ao redor de 5 horas de idade.

A evolução nos casos não complicados, tipo leve ou moderado, mostrou que a persistência desse padrão de densidade granular em filme/imagem digital sucessivos é de aproximadamente três dias, com melhora na metade para o final da primeira semana de vida. Esse fato correlaciona-se com a recuperação do sistema surfactante e com a melhora clínica do paciente.

Os campos pulmonares apresentam, na evolução, melhoria da região periférica para a central e dos lobos superiores para os inferiores. Na evolução de cura, observa-se maior aeração pulmonar.

Nos casos de membrana hialina tipo grave, há hipoaeração pulmonar progressiva e o pulmão torna-se difusamente opaco. Isso é a manifestação de atelectasia grave e também de edema alveolar e intersticial associados. Há perda da definição das imagens cardíacas e diafragmáticas. Nessa fase, o prognóstico é ruim.

Em radiografias de tórax, após alguns meses de vida, em sobreviventes de membrana hialina, praticamente não se observam alterações, exceto naqueles casos que tiveram toxicidade ao oxigênio, onde são demonstrados graus de enfisema e fibrose.

PADRÕES ATÍPICOS

No pré-termo, o parênquima pulmonar pode estar completamente opaco devido à força mecânica inadequada necessária para a expansão alveolar. Quando uma expansão melhor é possível, a produção de padrão granular difuso e simétrico é a regra, mas ocasionalmente distribuição irregular pode ocorrer e às vezes envolvendo alguns lobos somente[29].

Processos inflamatórios ou hemorrágicos superajuntados podem também alterar a aparência radiográfica.

A limitação do padrão típico aos campos inferiores pulmonares e a rápida melhora dos lobos superiores podem refletir maturação pulmonar mais precoce.

VALOR PROGNÓSTICO DAS RADIOGRAFIAS

O aspecto radiológico é arbitrariamente dividido em quatro níveis de gravidade da doença[12] (Quadro 30.1).

A radiografia com o reticulogranular mais acentuado está associada a prognóstico ruim, e tanto pior quanto mais jovem for o RN, enquanto pacientes com discreto

Quadro 30.1 – Classificação de doença pulmonar de membranas hialinas conforme o aspecto radiológico.

Aspecto radiológico	Grau I	Grau II	Grau III	Grau IV
Microrreticulogranulado	Pouco visível, mais periférico	Generalizado	Intenso	Muito intenso e generalizado
Broncograma aéreo	Ausente ou, se presente, nunca fora da área cardíaca	Fora do contorno cardíaco	Extenso	Extenso e marcado
Silhueta cardíaca	Nítida	Pouco nítida	Borrada	Não visualizada
Parênquima pulmonar	Translúcido	Discretamente borrado	Escassa transparência	Opacidade completa

componente reticulogranular e pulmões expandidos têm bom prognóstico. Esse prognóstico é melhor quando o padrão reticulonodular for assimétrico[29].

Nos RN que sobrevivem, a melhora radiológica pode ser evidenciada nos primeiros dias e o parênquima apresenta-se praticamente normal ao redor de 7 dias de idade. Atualmente, com o uso do surfactante, o quadro radiológico pode apresentar marcante melhora em apenas algumas horas[12,29].

Com o advento da respiração assistida, ocorreu diminuição da mortalidade e o seguimento sugere que a doença não é autolimitada, pois as anormalidades morfológicas podem persistir até épocas mais tardias. Observam-se densidades lineares, estrias difusas e hiperinsuflação pulmonar, que seriam alterações secundárias à toxicidade do oxigênio.

Com o emprego de respiradores no tratamento da doença, muitos deles com pressão expiratória positiva, começou-se a observar complicação iatrogênica: pneumotórax e pneumomediastino, secundários ao enfisema intersticial do pulmão (Figs. 30.14, 30.15 e 30.16).

O enfisema intersticial ocorre devido a rupturas de alvéolos consequentes à pressão aumentada ou diminuição da resistência. Após a ruptura dos alvéolos, o ar disseca através do interstício, ao redor dos vasos e dos brônquios, dirigindo-se ou ao centro do pulmão (hilo) ou à periferia, indo produzir pneumomediastino ou pneumotórax, respectivamente[12].

Em fase de pequena duração, quando o ar está dissecando o espaço intersticial, observa-se radiologicamente a presença de inúmeras bolhas em substituição ao padrão granular, e clinicamente pode-se verificar quadro de bloqueio alveolocapilar, que irá melhorar quando ocorrer pneumotórax ou pneumomediastino, que corresponde a uma válvula de escape do aumento de pressão intersticial.

Além de pneumotórax e pneumomediastino, podem ocorrer pneumopericárdio e também pneumoperitônio. Essas complicações manifestam-se usualmente de repente, com a deterioração aguda das condições clínicas do paciente.

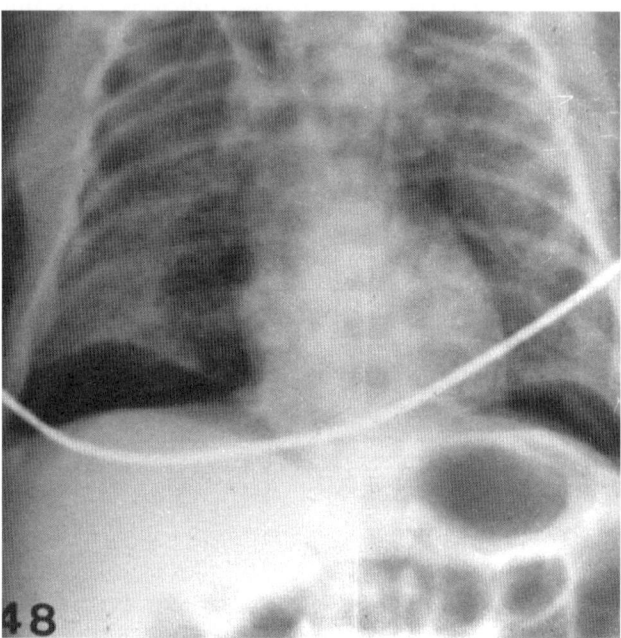

Figura 30.14 – Complicação em doença pulmonar de membranas hialinas – enfisema intersticial de pulmão, pneumotórax bilateral e pneumomediastino.

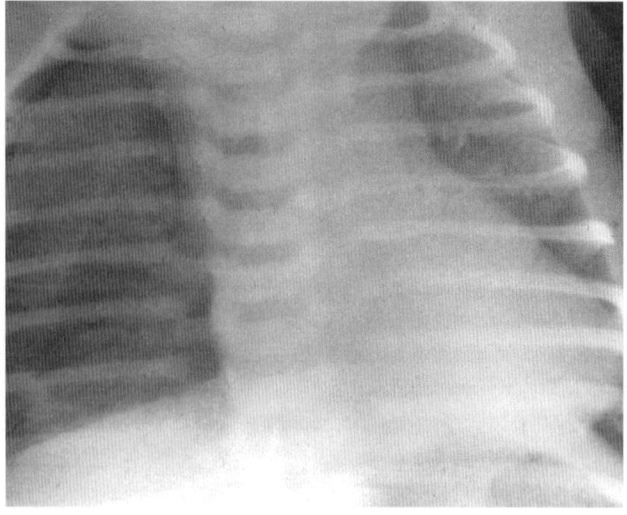

Figura 30.15 – Complicação de membrana hialina – nesse RN observa-se pneumotórax na porção lateral e medial do pulmão.

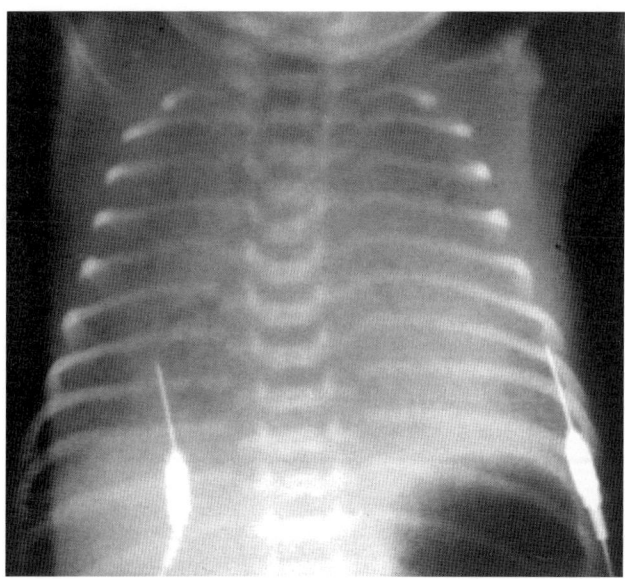

Figura 30.16 – Enfisema intersticial pulmonar unilateral com pneumotórax associado.

A displasia broncopulmonar é uma complicação de tratamento e pode levar a quadro de *cor pulmonale*.

Outra complicação é a persistência do canal arterial aberto, e isso é sugerido radiograficamente por cardiomegalia, hiperaeração, aumento da vascularização pulmonar e presença de infiltrado peri-hilar alveolar bilateral, desenvolvendo-se no final da primeira semana de idade nos pré-termo que estão se recuperando[12].

A hemorragia pulmonar pode complicar a evolução da membrana hialina e ocorre, às vezes, como evento pré-terminal. A imagem radiológica é a do pulmão opaco, branco.

DIAGNÓSTICO DIFERENCIAL RADIOLÓGICO

O padrão de membrana hialina leve ou moderada é característico. A presença de densidades pulmonares bilaterais persistentes durante 48 a 72 horas confirma o diagnóstico, enquanto achados transitórios sugerem pulmão úmido (taquipneia transitória do RN).

A presença de densidades reticulogranulares difusas bilaterais nos campos pulmonares pode também ser observada em RN de mãe diabética e em hipoglicemia idiopática, particularmente quando os níveis sanguíneos de glicose são baixos. Ambas essas condições têm cardiomegalia associada e, no RN de mãe diabética, em adição observa-se hepatoesplenomegalia.

A presença de infiltrados granulares bilaterais pode também ser a apresentação inicial de hemorragia pulmonar maciça nas primeiras 6 horas de vida. Se a hemorragia cessa, o pulmão rapidamente se torna aerado nas primeiras 24 horas.

REFERÊNCIAS

1. Barnes N, Pilling DW. Interpretation of the neonatal chest X-ray. Hosp Med. 1999;60(11):781-7.
2. Davis LA. Standard roentgen examination in newborns, infants and children: techniques, "portable" films, immobilization devices and fluoroscopy. Progr Pediatr Radiol. 1967;1:3-17.
3. Fendel H. Radiation problems in roentgen examinations of the chest. Progr Pediatr Radiol. 1967;1:18-32.
4. Gross GW. Neonatal radiology. In: Gomella TL, Cunningham MD, Eyal FG, Zenk KE (eds). Neonatology. Management, procedures, on-call problems, diseases and drugs. 5th ed. New York: Lange Medical Books/McGraw-Hill; 2004.p.102-19.
5. Witteborg MH, Gyepes MT, Crocker D. Tracheal dynamics in infants with respiratory distress, stridor and collapsing traches. Radiology. 1967;88:653-62.
6. Mulvey RB. The thymic "wave" sign. Radiology. 1963;81:834-8.
7. Kirkpatrick JA Jr, DiGeorge AM. Congenital absence of the thymus. Am J Roentgenol. 1968;103:32-7.
8. Taybi H. Roentgen evaluation of cardiomegaly in the newborn period and early infancy. Pediatr Clin North Am. 1971;18:1031-58. Review.
9. Berdon WE, Baker DH, James LS. The ductus hump. A transient physiologic mass in chest roentgenograms of newborn infants. Am J Roentgenol. 1965;95:91-8.
10. Stool SE, Johnson D, Rosenfeld PA. Unintentional esophageal intubation in the newborn. Pediatrics. 1971;48:299-301.
11. Swischuk LE. Imaging the newborn and young child. 3rd ed. Baltimore: Williams & Wilkins Company; 1989.
12. Gross GW. Radiology in the intensive care nursery. In: Spitzer AR (ed). Intensive care of the fetus and neonate. St Louis: Mosby; 1996.p.345-600.
13. Swischuk LE. Radiology of the newborn and young infant. Baltimore, Williams & Wilkins Company; 1974.
14. Kienstra KA. Transient tachypnea of the newborn. In: Cloherty JP, Eichenwald EC, Hansen AR, Stark AR (eds). Manual of neonatal care. 7th ed. Philadelphia: Wolters Kluwer/Lippincott Williams & Wilkins; 2012.p.403-5.
15. Ramachandrappa A, Jain L. Elective cesarean section: its impact on neonatal respiratory outcome. Clin Perinatol. 2008;35(2):373-93.
16. MacEwan DW, Dunbar JS, Smith RD, Brown BS. Pneumothorax in young infants-recognition and evaluation. J Can Assoc Radiol. 1971;22(4):264-9.
17. Pammi M. Pulmonary air leak. In: Cloherty JP, Eichenwald EC, Hansen AR, Stark AR (eds). Manual of neonatal care. Philadelphia: Wolters Kluwer/Lippincott Williams & Wilkins; 2012.p.446-53.
18. Cole VA, Normand IC, Reynolds EO, Rivers RP. Pathogenesis of hemorrhagic edema and massive pulmonary hemorrhage in the newborn. Pediatrics. 1973;51(2):175-87.
19. Louis NA. Pulmonary hemorrhage. In: Cloherty JP, Eichenwald EC, Stark AR (eds). Manual of neonatal care. Philadelphia: Wolters Kluwer/Lippincott Williams & Wilkins; 2008.p.366-8.
20. Bancalari E, Gerhardt T. Bronchopulmonary dysplasia. Pediatr Clin North Am. 1986;33(1):1-23.
21. Zayek MM. Bronchopulmonary dysplasia. In: Gomella TL, Cunningham MD, Eyal FG (eds). Neonatology. Management, procedures, on-call problems, diseases and drugs. 5th ed. New York: Lange Medical Books/McGraw-Hill; 2013.p.570-6.
22. Hartman GE, Boyajian Mj, Choi SS, Eichelberger MR, Newman KD, Powell DM. General surgery. In: Avery GB, Fletcher MA, MacDonald MG (eds). Neonatology. Pathophysiology and management of the newborn. 5th ed. Philadelphia: Lippincott Williams & Wilkins; 1999.p.1014-44.
23. Burris HH. Meconium aspiration. In: Cloherty JP, Eichenwald EC, Hansen AR, Stark AR (eds). Philadelphia: Wolters Kluwer/Lippincott Williams & Wilkins; 2012.p.429-34.

24. Marter LJV. Persistent pulmonary hypertension of the newborn. In: Cloherty JP, Eichenwald EC, Hansen AR, Stark AR (eds). Manual of neonatal care. 7th. ed. Philadelphia: Wolters Kluwer/Lippincott Williams & Wilkins; 2012.p.435-42.

25. Whitsett JA, Pryhuber GS, Rice WR, Warner BB, Wert SE. In: Avery GB, Fletcher MA, MacDonald MG. Neonatology (editors). Pathophysiology and management of the newborn. 5th edition. Philadelphia: Lippincott Williams & Wilkins; 1999.p.485-531.

26. Bhakta KY. Respiratory distress syndrome. In: Cloherty JP, Eichenwald EC, Hansen AR, Stark AR (eds). Philadelphia: Wolters Kluwer/Lippincott Williams & Wilkins; 2012.p.406-16.

27. Driscoll SG, Smith CA. Neonatal pulmonary disorders. Pediatr Clin North Am. 1962;9:325-52.

28. Wolfson SL, Frech R, Hewitt C, Shanklin DR. Radiographic diagnosis of hyaline membrane disease. Radiology. 1969;93(2):339-43.

29. Hamvas A. Pathophysiology and management of respiratory distress syndrome. In: Martin R, Fanaroff AA, Walsh MC. Fanaroff & Martin's Neonatal-Perinatal Medicine. St. Louis: Elsevier; 2011.p.1106-16.

Taquipneia Transitória do Recém-Nascido

Pedro Alexandre Federico Breuel

A taquipneia transitória do recém-nascido (TTRN) é um distúrbio respiratório de evolução benigna, também conhecido por "pulmão úmido, que foi descrito pela primeira vez por Avery et al.[1] em 1966, e acomete principalmente recém-nascidos (RN) a termo ou pré-termo tardios. A TTRN caracteriza-se por desconforto respiratório que ocorre precocemente, de intensidade leve a moderada, discreta cianose e radiologicamente se apresenta com pulmões hiperaerados, trama vascular aumentada e cardiomegalia. Pode ocorrer em 1 a 2% de todos os RN[2].

FISIOPATOLOGIA

A TTRN ocorre devido ao retardo na reabsorção do líquido pulmonar[3,4]. Ao nascimento, o epitélio pulmonar deve mudar de um modelo secretor de cloro, que ocorre durante toda a gestação, para outro que é de absorção de sódio e consequente absorção de fluido intra-alveolar. Com o trabalho de parto, há liberação de catecolaminas nas circulações materna e fetal, promovendo a síntese de surfactante e a ativação de canais de sódio, que levam à absorção de líquido nos alvéolos. A seguir, o fluido é ativamente transportado para o interstício pela ação de um canal de sódio epitelial amilorides sensível (ENaC, na sigla em inglês). E a partir daí, o líquido alveolar é drenado para os sistemas linfático e vascular. Os fatores mecânicos, aos quais se atribuía grande importância na eliminação do líquido alveolar por ocasião da passagem pelo canal de parto, representam efetivamente um papel muito pequeno. É interessante observar que certas famílias apresentam conglomerado de casos de TTRN sugerindo predisposição genética no desenvolvimento dessa afecção[3-6].

O acúmulo de líquido nos vasos linfáticos peribronquiolares determina compressão e colapso dos bronquíolos, com hiperinsuflação e áreas de retenção de ar, culminando com a diminuição da complacência pulmonar e levando à taquipneia para compensar o aumento do trabalho respiratório[3].

FATORES DE RISCO

Geralmente está associada aos seguintes fatores de risco: história materna de infertilidade e fertilização *in vitro*, diabetes materno, asma na mãe, uso de ocitocina, sofrimento fetal, parto prematuro próximo a termo, parto cesariano fora de trabalho de parto, sedação materna excessiva, uso de vacuoextrator ou fórcipe, parto pélvico, clampeamento tardio do funículo umbilical ou ordenha manual, boletim Apgar < 7 no 1º e 5º minutos, macrossomia e sexo masculino[2-8].

Nas crianças nascidas por cesárea eletiva, não ocorrem as modificações fisiológicas do trabalho de parto e, consequentemente, há deficiências na transição respiratória pós- natal que levam à TTRN[5].

A produção e a função do surfactante em RN a termo acham-se diminuídas em RN com TTRN, sugerindo que, no caso de a doença ser mais prolongada, haja associação com anormalidades na produção do surfactante[9]. RN de mães que receberam corticoide antenatal mostraram forte tendência à diminuição do desconforto respiratório[10].

QUADRO CLÍNICO

Acomete principalmente os RN a termo ou pré-termo tardio caracterizando-se por apresentar taquipneia nas primeiras horas de vida (frequência respiratória de 60 a 120 movimentos/min), batimentos de asa de nariz, gemência, retrações intercostais e cianose. A ausculta pulmonar geralmente não detecta a presença de estertores ou roncos. O processo é, em geral, autolimitado, os sinais da TTRN persistindo de 24 a 72 horas, raramente necessitando de $FiO_2 > 0,4$. O curso clínico e a radiologia fazem a distinção com outras doenças respiratórias, doenças cardíacas, doenças do sistema nervoso central, hematológicas, metabólicas e malformações congênitas[3,4].

DIAGNÓSTICO

Laboratorial

Hemograma completo – geralmente é normal; afasta processo infeccioso e policitemia.

Gasometria arterial – mostra acidose e hipoxemia que melhoram em 24 horas.

Hemocultura – para descartar sepse.

Testes de maturidade pulmonar em líquido amniótico – para afastar síndrome do desconforto respiratório (SDR)[2,3].

Radiológico

Radiografia de tórax – hiperinsuflação, estrias peri-hilares (devido ao acúmulo de líquido nos espaços peribrônquicos e linfáticos, referido como aspecto em "raios de sol"), cissuras interlobares, infiltrados alveolares e discreta cardiomegalia[3,11] (ver Capítulo Radiologia).

DIAGNÓSTICO DIFERENCIAL

O diagnóstico diferencial deve ser feito com[3,4]:

Pneumonia/sepse – caso a dificuldade respiratória não melhore em 4 a 6 horas, além de achados laboratoriais que demonstrem a existência de processo infeccioso e histórico materno com risco para infecção antenatal, a antibioticoterapia de amplo espectro deve ser instituída.

Síndrome de aspiração de mecônio – a presença de líquido amniótico meconial e a radiologia com presença de densidades grosseiras e hiperinsuflação difusa caracterizam a síndrome.

SDR – geralmente são RN pré-termo ou com risco para imaturidade pulmonar, em que o achado radiológico é típico para SDR. A radiografia de tórax é sugestiva e habitualmente requer terapêutica mais agressiva.

Cardiopatia congênita cianótica – teste de hiperoxia deve ser considerado, bem como a realização de ECG, ecodopplercardiografia, radiografia de tórax e monitorização da pressão arterial dos quatro membros.

Hiperventilação pós-hipóxica – ocorre em RN a termo com asfixia perinatal, que apresentam taquipneia sem dificuldade respiratória. A gasometria revela alcalose respiratória e a radiografia de tórax praticamente é normal.

TRATAMENTO

Não requer tratamento específico, pois é doença autolimitada, necessitando apenas de tratamento adequado de oxigênio e medidas gerais[1-4].

Ambiente isotérmico neutro – manter temperatura corporal em torno de 36,5ºC em incubadora.

Oxigenoterapia – conforme a necessidade para manter a saturação de oxigênio acima de 90%, podendo ser utilizado desde halo, CPAP nasal até ventilação mecânica (raramente).

Hidratação – se necessário, instalar solução de glicose por via intravenosa, com velocidade de infusão de 4mg/kg/min, se o boletim de Silverman-Andersen (BSA) for maior que 4.

Alimentação – iniciar após melhora da taquipneia e quando BSA menor que 4. O aleitamento materno deve ser reforçado.

Monitorização – frequências cardíaca e respiratória.

Os diuréticos (furosemida) **não** estão indicados para o tratamento da TTRN[4,12].

COMPLICAÇÕES

São raras as complicações. O pneumomediastino pode ocorrer pelo esforço respiratório, e o pneumotórax, espontâneo ou iatrogênico, pela ventilação mecânica inadequada[3,4,13].

PREVENÇÃO

O uso de corticosteroides antenatais não é usado na prática, embora efetivamente aumentem a reabsorção de líquido alveolar pela ativação da ENaC[4,10].

Realização de cesárea eletiva depois da 39ª semana de idade gestacional, desde que não haja indicação médica ou benefício para mãe e feto na realização desse procedimento antes dessa idade gestacional[5].

PROGNÓSTICO

A TTRN tem excelente prognóstico por ser um processo autolimitado e sem lesões pulmonares.

A longo prazo, a TTRN foi independente e significativamente associada com o subsequente diagnóstico de asma na infância, especialmente entre crianças do sexo masculino. A TTRN pode ser um marcador de função pulmonar deficiente, refletindo a suscetibilidade à asma[14,15].

REFERÊNCIAS

1. Avery ME, Gatewood OB, Brumley G. Transient tachypnea of the newborn. Possible delayed resorption of fluid at birth. Am J Dis Child. 1966;111(4):380-5.
2. Gomella TL. Transient tachypnea of newborn. In: Gomella TL, Cunningham MD, Eyal FG, Zenk KE (eds). Neonatology. Management, procedures, on-call problems, diseases and drugs. 6th ed. New York: Lange Medical Books/McGraw-Hill; 2004.p.547-9.
3. Kienstra KK. Transient tachypnea of newborn. In: Cloherty JP, Eichenwald EC, Hansen AR, Stark AR (eds). Manual of neonatal care. 7th ed. Philadelphia: Wolters Kluver/Lippincott Williams & Wilkins; 2012.p.403-7.
4. Abu-Shaweesh JM. Respiratory disorders in preterm and term infants. In: Martin R, Fanaroff AA, Walsh M (eds). Fanaroff & Martin's Neonatal-perinatal medicine. 9th ed. St Louis: Elsevier; 2011.p.1141-91.
5. Tutdibi E, Gries K, Bücheler M, Misselwitz B, Schlosser RL, Gortner L. Impact of labor on outcomes in transient tachypnea of the newborn: population-based study. Pediatrics. 2010;125:3 e577-e583.
6. Yurdakök M. Transient tachypnea of the newborn: what is new? J Matern Fetal Neonatal Med. 2010;23 Suppl 3:24-6.
7. Takaya A, Igarashi M, Nakajima M, Miyake H, Shima Y, Suzuki S. Risk factors for transient tachypnea of the newborn in infants delivered vaginally at 37 weeks or later. J Nippon Med Sch. 2008;75(5):269-73.
8. Pérez Molina JJ, Romero DM, Ramírez Valdivia JM, Corona MQ. [Transient tachypnea of the newborn, obstetric and neonatal risk factors]. Ginecol Obstet Mex. 2006;74(2):95-103. Article in Spanish.
9. Machado LU, Fiori HH, Baldisserotto M, Ramos Garcia PC, Vieira AC, Fiori RM. [Surfactant deficiency in transient tachypnea of the newborn]. J Pediatr. 2011;159(5):750-4.
10. Champion V1, Durrmeyer X, Dassieu G. [Short-term respiratory outcome of late preterm newborn in a center of level III]. Arch Pediatr. 2010;17(1):19-25. Article in French.
11. Gross GW. Radiology in the intensive care nursery. In: Spitzer AR (ed). Intensive care of the fetus and newborn. St Louis: Mosby; 1996.p.345-400.
12. Lewis V, Whitelaw A. Furosemide for transient tachypnea of the newborn. Cochrane Database Syst Rev. 2002;1:CD003064. Review.
13. Kugelman A, Riskin A, Weinger-Abend M, Bader D. Familial neonatal pneumothorax associated with transient tachypnea of the newborn. Pediatr Pulmonol. 2003;36(1):69-72.
14. Birnkrant DJ, Picone C, Markowitz W, El Khwad M, Shen WH, Tafari N. Association of transient tachypnea of the newborn and childhood asthma. Pediatr Pulmonol. 2006;41(10):978-84.
15. Liem JJ1, Huq SI, Ekuma O, Becker AB, Kozyrskyj AL.Transient tachypnea of the newborn may be an early clinical manifestation of wheezing symptoms. J Pediatr. 2007;151(1):29-33.

Ar Extrapulmonar

Conceição A. M. Segre

Ar extrapulmonar, ou síndrome do extravasamento de ar pulmonar, ou barotrauma, constitui um conjunto de distúrbios cuja etiologia se acha relacionada entre si e que inclui pneumotórax, pneumomediastino, enfisema intersticial, pneumopericárdio, pneumoperitônio e enfisema subcutâneo.

PNEUMOTÓRAX E PNEUMOMEDIASTINO

A presença de ar nos espaços pleurais ou mediastinais caracteriza, respectivamente, o pneumotórax e o pneumomediastino.

O pneumotórax é mais frequente no período neonatal do que em qualquer outra época da infância. Sua incidência vem diminuindo ao longo dos anos, desde cerca de 1 a 2% de todos os RN em 1930 até 0,1 a 0,3%, conforme dados recentes, mas essa incidência aumenta conforme diminui a idade gestacional (IG)[1-3].

O estudo feito por Meberg et al.[3], incluindo 39.101 RN, constatou incidência de pneumotórax em 1,4/1.000 nascimentos (55 RN). O pneumotórax foi espontâneo em 30% desses RN e nos restantes 70% foi subsequente à asfixia ou a outra doença pulmonar. RN a termo (63%) e do sexo masculino (63%) predominaram e em 43% dos casos manifestou-se 1 hora após o parto. Em 23% dos casos ocorreu em RN tratados com pressão positiva contínua em vias aéreas (CPAP), em 15% durante ventilação mecânica e em 5% após o uso de surfactante. A realização de cesárea eletiva antes da 39ª semana de IG também contribui para maior ocorrência de pneumotórax[4].

A recente diminuição da frequência do pneumotórax possivelmente é devida ao emprego de estratégias ventilatórias mais conservadoras (aceitação de $paCO_2$ mais elevadas, uso precoce de CPAP, uso de tempos inspiratórios mais curtos, umidificação adequada) e do uso do surfactante[5].

Assim, são considerados fatores de risco para extravasamento de ar a ocorrência de doença pulmonar (síndrome de aspiração de mecônio, doença de membranas hialinas, hemorragia pulmonar, pneumonia, hipoplasia pulmonar, hérnia diafragmática) e o uso de ventilação mecânica[2,4,6].

FISIOPATOLOGIA

Para que haja expansão pulmonar nos primeiros movimentos respiratórios, o ar inspirado necessita de pressão suficientemente alta para vencer a viscosidade do líquido nas vias aéreas, as forças de tensão superficial e a distensibilidade do parênquima pulmonar. O RN normal aplica pressões de 40 a 60 e, eventualmente, até 100cmH$_2$O, através dos pulmões, transitoriamente, com os primeiros movimentos respiratórios[6]. Normalmente, os pulmões se expandem rapidamente com a abertura rápida e seriada dos alvéolos e após algumas inspirações praticamente todos os alvéolos se acham homogeneamente aerados.

Pode-se dizer que o denominador comum dessa afecção é a hiperdistensão e a ruptura alveolar[7]. Ventilação não homogênea, que pode ocorrer pela presença de doença pulmonar preexistente, predispõe a uma expansão alveolar também desigual, com consequente hiperdistensão alveolar e ruptura dos espaços aéreos terminais[6-8]. O rompimento alveolar é possível quando ocorre pressão transpulmonar (diferença entre a pressão intrapulmonar e a intrapleural) maior que 30cmH$_2$O. Em pulmões normais, a raridade de rupturas alveolares se deve em parte à incapacidade de o diafragma e o gradil costal criarem uma pressão transpulmonar muito elevada.

A ventilação alveolar não homogênea se deve à presença de colapsos alveolares, como na deficiência de surfactante, caso da doença pulmonar de membrana hialina. Essa não homogeneidade de ventilação alveolar representa um aspecto comum que deve ocorrer também na hemorragia pulmonar, ou na retenção de líquido pulmonar, e predispõe ao extravasamento de ar. Nessas condições, as áreas relativamente distensíveis dos pulmões (sobretudo os alvéolos) recebendo a quase totalidade da ventilação com altas pressões se romperiam[4,6].

Um mecanismo de válvula, como ocorre na presença de aspiração de sangue, líquido amniótico ou mecônio, em que a expiração não é completa, com inspirações subsequentes, especialmente durante o choro, faz com que o acúmulo excessivo de ar no interior dos alvéolos acabe também por rompê-los[6].

Outra possibilidade da ocorrência de extravasamento de ar é devida ao uso de ventilação assistida (barotrauma). É difícil estabelecer qual dos parâmetros (pico de pressão inspiratória, CPAP de 8cmH$_2$O em RN de 25 a 28 semanas de IG, tempo inspiratório maior que 0,5 segundo, frequência ou tipo de onda inspiratória) seria o mais lesivo para o pulmão[2,7].

A sequência do aparecimento do pneumotórax foi demonstrada pela clássica experiência de em pulmão superdistendido de gato. Com a superdistensão, os alvéolos rompem-se e o ar penetra nos espaços do tecido intersticial, onde permanece como enfisema pulmonar intersticial, ou segue dissecando, ao longo das bainhas perivasculares pulmonares e tecidos peribrônquicos, em direção ao hilo. Uma vez no hilo, o ar pode romper a pleura, ocasionando o pneumotórax, ou coletar-se no mediastino, formando o pneumomediastino[7,8], ou ainda, seguindo uma via de menor resistência, chegar ao pericárdio, causando pneumopericárdio. Se esse ar atingir o pescoço, provoca o enfisema subcutâneo, ou ainda, se seguir para o retroperitônio, pode romper-se no peritônio, causando peneumoperitônio. Raramente, pode entrar em veias pulmonares e levar a uma embolia gasosa[6].

QUADRO CLÍNICO E DIAGNÓSTICO

Pneumotórax

O pneumotórax sintomático ocorre em geral após alguns dias de vida em RN com pneumopatias importantes e/ou no decurso de seus tratamentos. O pneumotórax espontâneo pode concorrer em 0,07% dos RN aparentemente sadios e 1 em cada 10 dessas crianças é sintomática[6].

As manifestações clínicas mais frequentes incluem: piora súbita de um quadro respiratório em evolução, com taquipneia, gemência, irritabilidade, cianose e retrações intercostais importantes, episódios de apneia e bradicardia. Desvio do ápice cardíaco, no pneumotórax unilateral, e distensão abdominal por rebaixamento do diafragma podem eventualmente ser observados. O espectro dos achados clínicos varia desde alterações não detectáveis clinicamente, até a súbita falência cardiopulmonar[6].

Dados de percussão e ausculta pulmonar como o hipertimpanismo e a diminuição do murmúrio vesicular são mais difíceis de avaliar.

Frequentes associações do pneumotórax com diminuições da pressão sanguínea arterial, das frequências cardíaca e respiratória, da pressão do pulso arterial e da paO$_2$ são verificadas[3] e teriam como causas: provável obstrução ao retorno venoso, com redução do débito cardíaco; pela hipoxemia resultante, as ocorrências de quedas das frequências cardíaca e respiratória.

Os gases sanguíneos são inespecíficos e traduzem a hipoxemia e a hipercapnia.

A radiografia de tórax é imperativa para o diagnóstico definitivo. Pneumotórax hipertensivo é usualmente fácil de reconhecer no RN (Fig. 30.16). Pequeno pneumotórax, contudo, poderá passar despercebido sem estudos radiológicos frequentes.

Em anteroposterior, grande quantidade de ar pode ser vista no espaço pleural, separando a pleura parietal

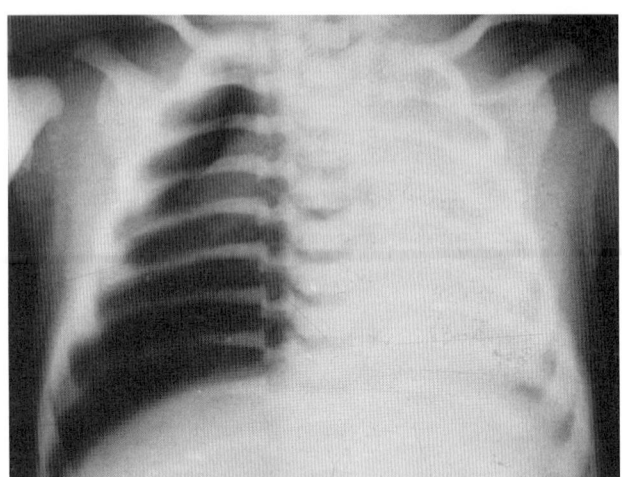

Figura 30-16 – Pneumotórax. A doença pulmonar de base é a membrana hialina.

da visceral. Essa área aparece translúcida, sem as impressões pulmonares. O mediastino está deslocado para o lado contralateral e o diafragma rebaixado. Entretanto, o ar intrapleural pode não ser aparente, e o pneumotórax passar despercebido, quando as radiografias são somente obtidas em anteroposterior e em decúbito dorsal. O uso rotineiro de radiografias laterais com raio horizontal é muito esclarecedor, pois, sabendo-se que o ar se localiza nas porções mais altas, pode ser facilmente demonstrável nas regiões retroesternal e frênica. Em casos duvidosos, a posição em decúbito lateral com raio horizontal irá demonstrar a presença do pneumotórax, não identificado em outras posições[3,9,10].

A transiluminação com fonte luminosa de fibra óptica pode ser muito útil na demonstração de pneumotórax[6,8].

Em casos de deterioração clínica súbita e rápida, a aspiração com agulha pode confirmar o diagnóstico (ver Capítulo Drenagem de tórax).

Conduta

Depende das condições clínicas do RN[6,7]. Se o RN não apresentar desconforto respiratório importante, apenas observação e monitorização rigorosas podem ser suficientes. Se, pelo contrário, o pneumotórax envolver mais de 15% do hemitórax do RN, o ar deve ser prontamente removido.

Ambiente aquecido – manter a temperatura corporal em torno de 36,5°C, em incubadora.

Oxigênio – pneumotórax não hipertensivo e sem comprometimento cardiovascular: usar FiO_2 1,0 durante 6 a 12 horas, para que se processe uma "lavagem" de nitrogênio do sangue e tecidos, favorecendo a reabsorção do ar extrapulmonar. Retirá-lo tão logo haja melhora e evitar seu uso em RN pré-termo (risco de retinopatia).

Drenagem torácica fechada – indicada se houver piora do quadro clínico ou em presença de pneumotórax hipertensivo, em geral em RN em ventilação assistida. Essa intervenção deve ser realizada por pessoal treinado (preferivelmente o cirurgião pediátrico) (ver Capítulo Drenagem de tórax). Cuidados rigorosos de antissepsia são necessários. O sistema inclui dreno, que por meio de um tubo de borracha se acha conectado a um frasco de duas bocas, contendo nível líquido, com pressão negativa de 10-20cmH_2O. O escape do ar da pleura é observado pela formação de bolhas no frasco, com subida do líquido no interior do tubo ligado ao dreno. O controle de dor é mandatório. A retirada do tubo de drenagem se dará por etapas: a primeira, 24-48 horas após cessada a oscilação e borbulhamento do ar, quando se fará o pinçamento do tubo; se a radiografia de tórax não mostrar reaparecimento do ar extrapulmonar, a retirada propriamente dita se fará nas próximas 12-24 horas.

Toracocentese – em emergência, até que se providencie a drenagem fechada. Fazer a punção simples com uma agulha e aspiração. Deve-se dispor de seringa, agulha fina e torneira de três vias. O local de punção deve ser o 2º ou 3º espaços intercostais na linha hemiclavicular. Cuidados de antissepsia são necessários.

Líquidos e eletrólitos – se necessários, na dependência das condições clínicas. Solução de glicose, com oferta de 4mg/kg/min, e Na e K, 2 a 3mEq/kg/24h.

Antibióticos – indicar de acordo com a doença subjacente ou, eventualmente, se ocorrerem sinais de infecção após drenagem cirúrgica.

Controles – temperatura corporal, frequências cardíaca e respiratória, pressão arterial e pulso. Laboratoriais: pH e gases sanguíneos com frequência. Estudos metabólicos, radiografias do tórax.

Alimentação – parenteral, se as condições do RN não permitirem a via oral ou por sonda. Iniciar a oferta por via oral somente após melhora do desconforto respiratório, com BSA menor que 4.

Manipulação excessiva – evitar a manipulação excessiva para prevenir o choro intenso (manter o controle da dor).

Uma complicação das mais graves é a ocorrência de hemorragia intraventricular como resultado do aumento do fluxo cerebral, ao lado de um retorno venoso cerebral prejudicado pelo aumento da pressão venosa central[2].

Prognóstico

Variável, dependendo da condição de base. Se evoluir para enfisema intersticial, apresenta mortalidade elevada[7].

Pneumomediastino

O pneumomediastino frequentemente é assintomático. É descrito como complicação de taquipneia transitória do RN. Sua frequência é incerta, justamente por ser assintomático e passar despercebido[7].

No pneumomediastino isolado, o ar é visto na posição anteroposterior, na radiografia, adjacente às bordas do coração e elevando a imagem tímica acima da região pericárdica, resultando em configuração em crescente, bilateralmente (imagem de "vela de barco")[2,7,10]. Na projeção em perfil, o ar mediastinal é visualizado na região retroesternal, acima do coração, descolando a imagem tímica que passa a ser identificada com facilidade (Fig. 30.17).

Em contraste com as crianças de mais idade, no RN o ar do pneumomediastino raramente disseca em direção ao pescoço; contudo, pode progredir para pneumotórax, merecendo, portanto, observação cuidadosa do RN[7].

O tratamento no RN a termo, se necessário, é feito pela "lavagem" de nitrogênio e, em geral, não apresenta comprometimento clínico importante; a drenagem cirúrgica não traz benefícios e ainda pode ser lesiva[7].

Tanto o pneumotórax como o pneumomediastino assintomáticos ou com sintomatologia leve também requerem atenção e controles radiológicos até sua resolução. O prognóstico, em geral, é bom.

Enfisema intersticial

Ocorre principalmente no RN pré-termo portador de doença de membranas hialinas e sob ventilação mecânica. Nos RN com < 1.000g, pode ocorrer em um terço dos casos. O ar intersticial pode dissecar em direção ao hilo e à superfície pleural, via tecido conjuntivo, ao redor de linfáticos e vasos pulmonares. A presença do ar nessa localização compromete a drenagem linfática e o fluxo pulmonar, diminui a complacência pulmonar, aumenta o volume residual e o espaço morto. Ocasionalmente, pode romper-se na pleura ou no mediastino, resultando em pneumotórax e/ou pneumomediastino, respectivamente. Na maioria das vezes, aparece nas primeiras 48 horas de vida[6,7].

Clinicamente, podem-se verificar, em geral de maneira lenta e progressiva, hipotensão, bradicardia, hipercarbia, hipóxia e acidose.

O diagnóstico é feito basicamente pela radiografia de tórax, que mostra imagens radiolucentes císticas ou lineares, essas irradiando-se do hilo para a periferia do pulmão[10] (Fig. 30.18). Eventualmente, largas bolhas podem chegar mesmo a dar a aparência de pneumotórax.

Tratamento[6,7]

- Tentar diminuir a pressão média em vias aéreas, baixando-se o pico de pressão inspiratória (PIP), a PEEP e o tempo inspiratório.
- A ventilação oscilatória de alta frequência estaria indicada nesses casos para evitar grandes mudanças no volume pulmonar.
- O enfisema intersticial unilateral pode melhorar pela colocação do RN deitado sobre o lado afetado. A fisioterapia torácica e a aspiração endotraqueal devem ser minimizadas.
- O enfisema intersticial grave, mas localizado, pode necessitar do colapso do pulmão afetado, por meio de entubação brônquica seletiva. Raramente está indicada a ressecção cirúrgica.

Complicações – pneumotórax, pneumopericárdio ou embolia gasosa.

Prognóstico – grave, com alta mortalidade se ocorre antes de 24 horas de vida[7].

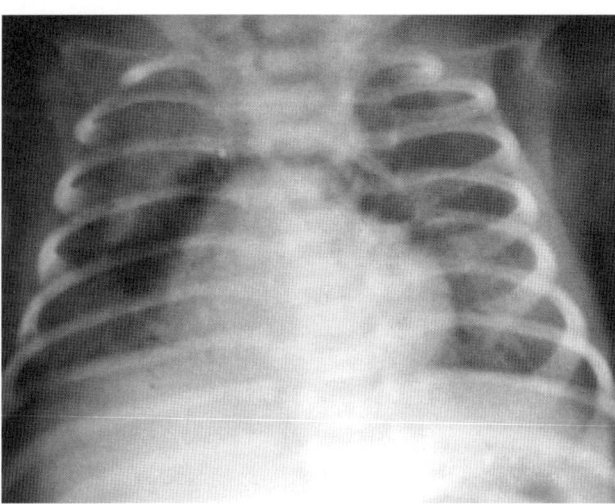

Figura 30.17 – Pneumomediastino. Imagem hipertransparente no mediastino deslocando o timo superolateralmente.

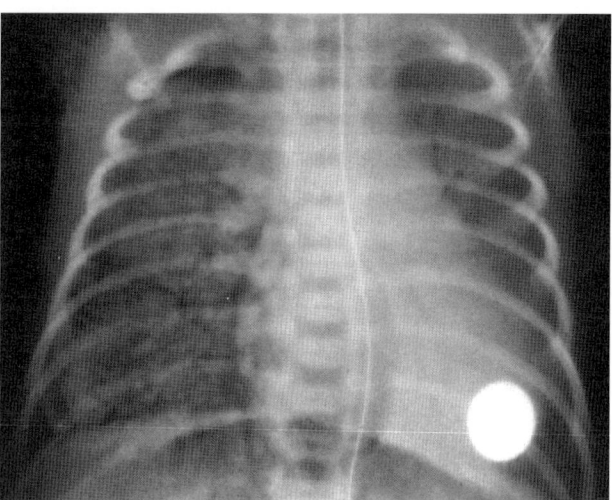

Figura 30.18 – Enfisema intersticial pulmonar unilateral com pneumotórax associado.

Pneumopericárdio

É manifestação pouco frequente de ar extrapulmonar. Pode ser assintomático, sendo detectado como achado em exame radiológico ou apresentar-se como quadro gravíssimo de tamponamento cardíaco. Quando ocorre, está geralmente relacionado à doença de membranas hialinas em crianças que se acham em ventilação mecânica. A mortalidade é alta, de 72-83%[7].

O diagnóstico é feito pelo quadro clínico de piora acentuada e rápida, cianose, diminuição ou ausência de pulsos periféricos, hipotensão e bradicardia. Verificam-se, à ausculta, abafamento das bulhas cardíacas e alterações eletrocardiográficas. A radiografia de tórax mostrará, caracteristicamente, ar em volta de toda a imagem cardíaca[6,7].

O tratamento será conservador nos casos assintomáticos, mantendo-se rigorosa observação do RN, quanto aos sinais vitais e controles radiológicos frequentes. Nos casos de emergência, em que há risco de morte, pode-se proceder à aspiração com agulha, puncionando-se na região subxifóidea. Essa aspiração deve ser seguida de drenagem pericárdica contínua, realizada por cirurgião de tórax. O peneumopericárdio costuma ser recorrente, podendo reaparecer mesmo dias depois de aparente resolução do processo inicial[7].

Pneumoperitônio

Pode resultar da migração do ar extrapulmonar para a cavidade abdominal. Geralmente de pouca repercussão clínica. Sua maior importância talvez seja na diferenciação com o ar proveniente da ruptura de víscera oca[6,7].

Enfisema subcutâneo

A palpação de crepitação na face, pescoço e região supraclavicular define a presença de enfisema subcutâneo. Sua maior importância clínica se encontra em prematuros em que grande coleção de ar no subcutâneo do pescoço pode obstruir a traqueia cartilaginosa e compressível do RN[6].

REFERÊNCIAS

1. García-Muñoz-Rodrigo F, Diez Recinos AL, Aponte Contreras O, Pérez Matos C, Gutiérrez García L, García Hernández JA. Influencia de la edad gestacional, el tipo de parto y la reanimación en el riesgo de neumotórax en neonatos mayores de 37 semanas. An Pediatr (Barc). 2014;80(3):138-43.
2. Abu-Shaweesh JM. Respiratory disorders in preterm and term infants. In: Martin RJ, Fanaroff AA, Walsh MC (eds). Fanaroff & Martin's Neonatal-Perinatal Medicine. 9th ed. St. Louis: Elsevier; 2011.p.1141-69.
3. Meberg A, Greve-Isdahl M, Heier CA. Pulmonary air-leakage in newborn infants. Tidsskr Nor Laegeforen. 2007;127(18):2371-3.
4. Zanardo V, Padovani E, Pittini C, Doglioni N, Ferrante A, Trevisanuto D. The influence of timing of elective cesarean section on risk of neonatal pneumothorax. J Pediatr. 2007;150(3):252-5.
5. Goldberg RN, Abdenour GE. Air leak syndrome. In: Spitzer AR (ed). Intensive care of the fetus and neonate. St. Louis: Mosby; 1996.p.629-40.
6. Pammi M. Pulmonary air leak. In: Cloherty JP, Eichenwald EC, Hansen AR, Stark AR (eds). Manual of neonatal care. 7th ed. Philadelphia: Wolters Kluver/Lippincott Williams & Wilkins; 2012.p.446-53.
7. Sistoza L. Air leak syndromes. In: Gomella TL, Cunningham MD, Eyal FG (eds). Neonatology. Management, procedures, on-call problems, diseases and drugs. 6th ed. New York: Lange Medical Books/McGraw-Hill; 2009.p.395-403.
8. Martin R, Sosenko I, Bancalari E. Respiratory problems. In: Klaus MH, Fanaroff AA (eds). Care of the high-risk neonate. 5th ed. Philadelphia: WB Saunders Company; 2001.p.243-76.
9. Gross GW. Radiology in the intensive care nursery. In: Spitzer AR (ed). Intensive care of the fetus and neonate. St. Louis: Mosby; 1996.p.345-400.
10. Sivit CJ. Diagnostic imaging. In: Martin RJ, Fanaroff A, Walsh M (eds). Fanaroff & Martin's Neonatal-perinatal medicine. 9th ed. St. Louis: Elsevier; 2011.p.685-707.

Pneumonias

Claudia Tanuri
Pedro Alexandre Federico Breuel

As doenças respiratórias constituem causa importante de morbimortalidade na infância. A pneumonia neonatal é um processo inflamatório dos pulmões, envolvendo o alvéolo e/ou interstício pulmonar do feto ou do recém-nascido (RN) resultante de infecção bacteriana, viral, fúngica ou química, de maneira semelhante àquela que ocorre na sepse precoce[1].

Alguns estudos têm mostrado incidência que varia de 5 a 23% em unidade de terapia intensiva neonatal (UTIN)[2-4].

Couto et al.[3], na Universidade Federal de Minas Gerais, relata incidência de 12,8% na UTIN. No Hospital Israelita Albert Einstein, em 1999, a incidência entre todos os RN vivos foi de 1,1%[5].

Atualmente, apesar do avanço tecnológico e da antibioticoterapia, a pneumonia ainda constitui causa importante de óbito no período neonatal. Nissen[6], em 2007, na Austrália, relata que 10% da mortalidade infantil no país corresponde a mortes neonatais por pneumonia.

CLASSIFICAÇÃO

A classificação é feita em quatro categorias, de acordo com o tempo e o modo de aquisição do processo[7]:

Pneumonia congênita – é aquela adquirida pela via transplacentária (a pneumonia é um componente de doença congênita generalizada).

Pneumonia intrauterina – doença inflamatória dos pulmões encontrada à necropsia de natimortos ou RN que morrem nos primeiros dias de vida. Esse tipo de pneumonia é usualmente associado com asfixia fetal ou infecção intrauterina e inclui etiologias infecciosas e não infecciosas.

Pneumonia adquirida durante o nascimento – os sinais de pneumonia ocorrem nos primeiros dias de vida e a infecção é devida aos micro-organismos que colonizam o canal de parto.

Pneumonia adquirida após o nascimento – a doença se manifesta durante o primeiro mês de vida, tanto no berçário quanto após a alta hospitalar. As fontes de infecção incluem contatos humanos e equipamentos contaminados (Quadro 30.2).

ETIOPATOGENIA

Pneumonia congênita ou intrauterina adquirida via transplacentária – doença inflamatória dos pulmões encontrada à necropsia de natimortos ou RN que morrem nos primeiros dias de vida. É componente de doença congênita generalizada, incluindo etiologias infecciosas, usualmente associadas com asfixia fetal ou infecção intrauterina que, atuando juntas ou separadas, parecem ser os fatores mais importantes. Estudos bacteriológicos tiveram resultados duvidosos em muitas crianças com pneumonia congênita, nos quais não se detectou bactéria nos pulmões e culturas de pulmões de criança sem pneumonia foram positivas para bactérias[7].

Pneumonia adquirida durante o parto e no primeiro mês de vida – a doença dessa pneumonia é similar àquela encontrada em crianças maiores e nos adultos. Os pulmões contêm áreas de exsudato celular denso, congestão vascular, hemorragia e necrose pulmonar. Bactérias são frequentemente observadas nos cortes de tecido pulmonar. A patogênese da pneumonia adquirida no parto ou imediatamente após é presumivelmente devido à aspiração de líquido amniótico infectado ou secreção do canal de parto[7].

Após o nascimento, o RN é infectado por meio de contato humano ou equipamentos contaminados. A pneumonia por aspiração de leite também pode ocorrer, principalmente em RN prematuros, por incoordenação da sucção-deglutição ou por erros de técnica na administração do alimento[7].

Especial atenção merece a pneumonia relacionada ao uso do ventilador. Recente estudo de metanálise identificou 10 variáveis como fatores de risco independentes para o desenvolvimento de pneumonia ligada ao ventilador, quais sejam, por ordem de importância, tempo de permanência na UTIN, re-entubação, alimentação enteral, ventilação mecânica, transfusão, prematuridade, nutrição parenteral, displasia broncopulmonar e entubação traqueal[8].

QUADRO CLÍNICO

Fatores de risco como parto prematuro, ruptura prematura de membranas, trabalho de parto prematuro, manipulação obstétrica excessiva ou presença de fisometria-corioamnionite estão frequentemente relacionados com infecção neonatal, incluindo sepse e pneumonia. As manifestações clínicas podem, inicialmente, ser inespecíficas e súbitas e os sinais específicos de infecção pulmonar ser tardios[7].

As crianças com pneumonia congênita ou intrauterina são natimortos ou estão criticamente doentes ao nascimento. Se nascidos vivos, evidenciam-se asfixia, apneia, cianose, respiração irregular e a morte normalmente ocorre nas primeiras 48 horas de vida.

Nas crianças com pneumonia adquirida no parto ou no período pós-parto, podem ocorrer sinais de doença sistêmica, como letargia, recusa alimentar e febre, principalmente nos RN a termo. A febre pode ser ou não percebida, mas na pneumonia por herpes simples ou por enterovírus é particularmente elevada. Na maioria dos casos não há tosse[9].

Os prematuros geralmente apresentam hipotermia, além de sinais de insuficiência respiratória que incluem: taquidispneia, batimento de asa de nariz, respiração irregular, cianose, retrações intercostais e esternal, diminuição do murmúrio vesicular e presença de estertores crepitantes e subcrepitantes. Em casos mais graves, pode haver progressão para apneia, choque e falência respiratória[7].

Quadro 30.2 – Classificação das pneumonias no período neonatal[7].

Tipo	Patogenia	Etiologia		
		Viral	**Bacteriana**	**Outras**
Pneumonia congênita (infecção transplacentária) Pneumonia intrauterina (infecção ascendente)	Disseminação hematogênica materna com passagem transplacentária Secundária a amniorrexe prematura e contaminação do líquido amniótico	CMV Rubéola Herpes Varicela Adenovírus Echovírus	Estreptococo do grupo B Bacilos gram-negativos	Sífilis Toxoplasma Listeria Micoplasma
Pneumonia adquirida durante o nascimento	Ascensão de germes da vagina após ruptura prolongada das membranas Aspiração de secreção de orofaringe na passagem pelo canal de parto Aspiração meconial ou substância fecal materna	Herpes simples Enterovírus CMV	Estreptococo do grupo B *Streptococcus pneumoniae* Estreptococos dos grupos A, D, G e não hemolítico e *Haemophilus* Bacilos gram-negativos: *E. coli, Klebsiella, Enterobacter* e *Proteus* Anaeróbios	*Candida* *Chlamydia* *Ureaplasma urealyticum*
Pneumonia adquirida após o nascimento	Aspiração de leite ou conteúdo gástrico Infecção aérea e de contato com funcionários do berçário, outros RN e equipamentos hospitalares Técnicas invasivas como entubação, passagem de cateteres Ventilação mecânica Via hematogênica (durante sepses)	CMV Influenza Enterovírus Varicela Herpes	*Staphylococcus aureus* Bacilos gram-negativos: *E. coli, Klebsiella, Enterobacter, Pseudomonas, Serratia pneumocystis*	*Candida*

DIAGNÓSTICO RADIOLÓGICO

A radiografia de tórax é o mais importante método para o diagnóstico de pneumonia no período neonatal. É caracterizada por infiltrados pulmonares assimétricos, com hiperinsuflação e, às vezes, com densidade em forma de estrias para-hilares. Os infiltrados confluem-se, aparecendo, então, o broncograma aéreo.

Nas pneumonias congênitas ou intrauterinas a radiografia mostra apenas infiltrado pulmonar difuso decorrente de aspiração, entretanto, nas pneumonias por estreptococos do grupo B beta-hemolítico, o quadro radiológico é muito semelhante ao da doença de membranas hialinas (granulações difusas e broncogramas aéreos).

Outros achados, como abscessos, derrame pleural e pneumatoceles, são mais frequentes em pneumonias estafilocócicas, por *Klebsiella* ou por *E. coli*[7].

Pneumonias virais frequentemente têm aspecto reticulado com infiltrado intersticial e posteriormente alveolar. Na pneumonia por aspiração de leite, o comprometimento do lobo superior é típico (ver Capítulo Radiografia do aparelho respiratório).

DIAGNÓSTICO LABORATORIAL

Os exames inespecíficos como hemograma, proteína C--reativa e velocidade de hemossedimentação podem sugerir quadro infeccioso. A hemocultura deve ser sempre colhida nos casos de pneumonia, pois pode identificar o agente etiológico. Nas crianças com sinais de infecção sistêmica, cultura de líquor cefalorraquidiano e urocultura podem sugerir a etiologia da doença[9].

O diagnóstico etiológico pode ser feito por meio de cultura de material brônquico, todavia, pelas complicações inerentes, esse procedimento só deve ser utilizado diante de pneumonias graves e com evolução desfavorável.

As culturas de material de nasofaringe, assim como as de secreção traqueal, não são fidedignas, pelo grande número de bactérias que colonizam essa região, havendo a necessidade de se distinguir entre colonização e infecção. Os resultados das culturas devem ser analisados em conjunto com as condições respiratórias e sistêmicas do RN, com as radiografias torácicas e outros exames de laboratório[1].

Esfregaço de material obtido de conjuntivas com presença de células de inclusão pode auxiliar no diagnóstico de pneumonia por *Chlamydia trachomatis*[2,7].

DIAGNÓSTICO DIFERENCIAL

As principais afecções que fazem o diagnóstico diferencial são: doença de membranas hialinas, atelectasias, edema pulmonar, hemorragia pulmonar, aspiração de mecônio, doenças císticas, hipoplasia pulmonar, síndrome de escape de ar e mucoviscidose[1,2,7].

TRATAMENTO

- **Antimicrobianos** – geralmente os micro-organismos responsáveis pela pneumonia neonatal adquirida, durante ou após o nascimento, são os mesmos da sepse neonatal de início precoce[1]. Desse modo, a terapêutica deve ser realizada visando às bactérias gram-positivas e gram-negativas.

  O esquema empírico inicial de antibióticos pode incluir ampicilina (100mg/kg/dose, de 12/12 horas, por via intravenosa) ou penicilina (100.000U/kg/dose, de 12/12 horas, por via intravenosa) associada a um aminoglicosídeo (gentamicina 4 a 5mg/kg/dose ou amicacina 15 a 18mg/kg/dose, por via intravenosa com intervalos entre 24 e 48 horas, dependendo da idade gestacional correspondente[9,10]. A duração da terapêutica depende do agente causal e da evolução clínica do paciente, contudo, se a hemocultura for negativa, na presença de sinais clínicos e radiológicos, manter terapêutica durante 7 a 10 dias.

  As pneumonias causadas por estreptococos do grupo B devem ser tratadas durante 10 a 14 dias (ver Capítulo Infecções neonatais).

  Em relação às infecções congênitas de transmissão transplacentária e perinatais, com acometimento pulmonar concomitante, o procedimento terapêutico específico deve ser o mesmo utilizado nas infecções sistêmicas ou neurológicas correspondentes a cada patógeno.

  Infecção por herpes: aciclovir (20mg/kg/dose, de 8/8 horas, por via intravenosa, durante 14 a 21 dias)[10].

  Para citomegalovírus: ganciclovir (6mg/kg/dose, de 12/12 horas, por via intravenosa, durante 6 semanas)[10].

  Para infecção por micoplasma e *Ureaplasma urealyticum*: eritromicina (10mg/kg/dose por via oral: RN ≤ 7 dias a cada 12 horas; > 7 dias > 2kg a cada 6-8 horas; > 7 dias ≥ 1,2kg a cada 8 horas; > 7 dias < 1,2kg a cada 12 horas, durante 14 dias)[1,7,10].

  Para infecção por *Chlamydia*: azitromicina (em dose única de 10mg/kg)[9,11] ou eritromicina (como no tratamento para *U. urealyticum*) durante 14 dias[1,7,10].

- **Manutenção do equilíbrio hidroeletrolítico.**
- **Suporte nutricional adequado.**
- **Oxigenoterapia** – para manter $paO_2 \geq 50mmHg$. Nos casos mais graves, a assistência respiratória deve ser realizada por meio de ventilação assistida (ver Capítulo Ventilação mecânica, p.).
- **Monitorização** não invasiva dos sinais vitais.
- **Drenagem pleural** se o derrame comprometer a respiração[7].

Não há evidências suficientes, segundo estudos controlados e randomizados, para se aceitar ou recusar a eficácia do emprego do surfactante em RN a termo ou próximos ao termo com diagnóstico provado ou suspeito de pneumonia[12].

PROGNÓSTICO

A mortalidade por pneumonia congênita é elevada, variando de 5,5 a 15%. No RN a termo, quando a pneumonia é diagnosticada precocemente e tratada adequadamente, o prognóstico é bom. O prognóstico é pior para o RN pré-termo[9]. As crianças podem apresentar evolução para doença pulmonar crônica e/ou persistência de alterações radiológicas e de função pulmonar por mais de um ano[7].

PREVENÇÃO

Assistência pré-natal adequada e a prevenção dos fatores de risco materno que podem conduzir a infecção neonatal precoce são de grande importância. O aleitamento materno deve ser incentivado por desempenhar papel essencial na prevenção da pneumonia de qualquer causa, diminuindo também a morbidade e a mortalidade[13].

REFERÊNCIAS

1. Puopolo KM. Bacterial and fungal ingection. In: Cloherty JP, Eichenwald, Hansen AR, Stark AR (eds). Manual of neonatal care. 7th ed. Philadelphia: Wolters Kluwer/Lippincott Williams & Wilkins; 2012.p.624-55.
2. Whitsett JA, Pryhuber GS, Rice WR, Warner BB, Wert SE. Acute respiratory disorders. In: Avery GB, Fletcher MA, MacDonald MG (eds). Neonatology. Pathophysiology and management of the newborn. 5th ed. Philadelphia: Lippincott Williams & Wilkins; 1999.p.485-508.
3. Couto RC, Pedrosa TM, Tofani CP, Pedroso ER. Risk factors for nosocomial infection in a neonatal intensive care unit. Infect Control Hosp Epidemiol. 2006;27(6):571-5.
4. Jurczak A, Kordek A, Grochans E, Giedrys-Kalemba S. Clinical forms of infections in neonates hospitalized in clinic of obstetrics and perinatology within the space of one year. Adv Med Sci. 2007;52 Suppl 1:23-5.
5. Segre CAM. Informações perinatais. Relatório de atividades da Unidade Neonatal do Hospital Israelita Albert Einstein; 1999.
6. Nissen MD. Congenital and neonatal pneumonia. Paediatr Respir Rev. 2007;8(3):195-203.

7. Barnett ED, Klein JO. Bacterial infections of the respiratory tract. In: Remington JS, Klein JO (eds). Infectious diseases of the fetus and newborn infant. 5th ed. Philadelphia: WB Saunders Company; 2001.p.999-1018.

8. Tan B, Zhang F, Zhang X, Huang YL, Gao YS, Liu X, et al. Risk factors for ventilator-associated pneumonia in the neonatal intensive care unit: a meta-analysis of observational studies. Eur J Pediatr. 2014;173(4):427-34.

9. Edwards MS. Postnatal bacterial infections. In: Fanaroff AA, Martin R, Walsh MC (eds). Fanaroff & Martins Neonatal-Perinatal Medicine. Diseases of the fetus and infant. 9th ed. St. Louis: Elsevier; 2011.p.793-830.

10. Douma CE, Gardner JS. Commom neonatal intensive care unit (NICU). Medication guidelines. In: Cloherty JP, Eichenwald EC, Hansen AR, Stark AR. 7th ed. Philadelphia: Wolters Kluwer/Lippincott Williams & Wilkins; 2012.p.886-931.

11. Viscardi RM, Othman AA, Hassan HE, Eddington ND, Abebe E, Terrin ML, et al. Azithromycin to prevent bronchopulmonary dysplasia in ureaplasma-infected preterm infants: pharmacokinetics, safety, microbial response, and clinical outcomes with a 20-milligram-per-kilogram single intravenous dose. Antimicrob Agents Chemother. 2013;57(5):2127-33.

12. Tan K, Lai NM, Sharma A. Surfactant for bacterial pneumonia in late preterm and term infants. Cochrane Database Syst Rev. 2012; 2:CD008155.

13. Lamberti LM, Zakarija-Grković I, Fischer Walker CL, Theodoratou E, Nair H, Campbell H, et al. Breastfeeding for reducing the risk of pneumonia morbidity and mortality in children under two: a systematic literature review and meta-analysis. BMC Public Health. 2013;13 Suppl 3:S18.

Displasia Broncopulmonar

Suely Dornellas do Nascimento

Os avanços tecnológicos que ocorreram na assistência perinatal a partir da década de 1960 contribuíram com o aumento na sobrevida dos recém-nascidos (RN) prematuros criticamente doentes e na incidência da displasia broncopulmonar (DBP). Aproximadamente 60.000 RN com peso inferior a 1.500g nascem por ano nos Estados Unidos, e a DBP desenvolve em 20% desses RN[1].

A DBP foi descrita pela primeira vez em 1967 por Northway et al.[2], sendo definida como uma síndrome pulmonar crônica que acometia RN prematuros submetidos a ventilação mecânica e altas concentrações de oxigênio, por tempo prolongado. Sua incidência não tem mudado nos últimos anos, mas a gravidade da DBP tem sido modulada pelos progressos no cuidado neonatal e, particularmente, a assistência ventilatória tem modulado a gravidade da DBP.

A DBP é uma doença pulmonar crônica consequente de uma lesão pulmonar aguda em pulmão imaturo, inadequadamente reparado. Essa doença normalmente está associada a dificuldades respiratórias crônicas, hospitalizações frequentes e prolongadas, alterações nos desenvolvimentos neurológico e somático e diminuição da sobrevida dos prematuros acometidos.

DEFINIÇÃO

Bancalari et al.[3] definiram DBP como presença de desconforto respiratório e dependência de oxigênio por mais que 28 dias de vida, acompanhado de alterações radiológicas compatíveis com a doença. Entretanto, essa definição somente identifica pacientes com alterações pulmonares por curto período de tempo. Muitos RN, principalmente aqueles com peso ao nascer inferior a 1.000g, estarão dependentes de oxigênio com 28 dias de vida, elevando a incidência da DBP. Com essa preocupação, Shennan et al.[4] definiram DBP como presença de desconforto respiratório e dependência de oxigênio com 36 semanas de idade pós-conceptual, acompanhado de alterações radiológicas compatíveis com a doença. Portanto, essa definição tem sido utilizada pela maioria dos autores, pois parece apresentar maior correlação com o pior prognóstico em longo prazo.

A definição clínica de DBP estabelecida pelo Instituto Nacional da Saúde da Criança e Desenvolvimento Humano (NICHD) em 2001[5] categorizou a DBP conforme a gravidade e estratificou a definição pela idade gestacional ao nascimento de acordo como quadro 30.3.

Todas essas definições têm como base o uso do oxigênio entre as diferentes instituições, entretanto o critério de administração de oxigênio não é uniforme entre essas unidades. Existe enorme divergência nos limites da saturação de oxigênio entre os neonatologistas[6]. Dessa forma, Wlalsh et al.[7,8] desenvolveram a definição fisiológica de DBP. Por meio dessa definição, os RN em ar ambiente com idade gestacional pós-conceptual de 36 semanas foram classificados como sem DBP; aqueles

Quadro 30.3 – Definição clínica da DBP.

Idade gestacional	< 32 semanas	≥ 32 semanas
Época de avaliação (EA)	36 semanas de IGPC ou na alta hospitalar	56 dias de vida ou na alta hospitalar
DBP leve	O_2 com 28 dias e ar ambiente na EA	O_2 com 28 dias e ar ambiente na EA
DBP moderada	FiO_2 < 30%	FiO_2 < 30%
DBP grave	FiO_2 ≥ 30% e/ou VM	FiO_2 ≥ 30% e/ou VM

IGPC = idade gestacional pós-conceptual; VM = ventilação mecânica (CPAP ou VMI).

com FiO_2 ≥ 30% ou em ventilação mandatória intermitente ou em CPAP nasal foram considerados com DBP; os RN com FiO_2 < 30% foram submetidos à redução gradativa da oxigenoterapia até ar ambiente; aqueles que permaneceram em ar ambiente com saturação de oxigênio superior a 90% foram classificados sem DBP; e os que necessitaram retornar à oxigenoterapia foram classificados com DBP. Utilizando essa definição fisiológica, a taxa de DBP reduziu de 31% para 25%, em população de RN com peso ao nascer inferior a 1.250g. Os autores observaram nesse estudo que um grande número de RN que permanecem em oxigenoterapia por outras razões, como, por exemplo, apneia da prematuridade, são classificados como DBP sem necessariamente apresentar o comprometimento da função pulmonar que ocorre nessa doença.

Northway et al.[2] descreveram as mudanças patológicas que ocorreram nos pulmões de RN prematuros que evoluíram com SDR tratados em UTI neonatal. Nesse período, esses autores especularam que a patogênese da DBP era uma continuação da fase de reparação da SDR grave, como consequência à exposição às elevadas frações de oxigênio e à lesão induzida pelo respirador, em um pulmão relativamente imaturo e deficiente de surfactante, hoje definida com DBP clássica.

Durante a década de 1980, com o progresso tecnológico, as novas estratégias ventilatórias, a regionalização dos centros de terapia intensiva neonatais, a introdução da terapêutica de reposição do surfactante exógeno e o uso do corticoide antenatal possibilitaram o aumento da sobrevida dos RN de extremo baixo peso e provavelmente influenciaram as novas alterações patológicas observadas na nova DBP.

Portanto, atualmente, duas formas são definidas da DBP: a forma clássica ou grave e a forma atípica ou nova DBP[9,10]. Essas formas diferem com relação a fisiopatologia, histopatologia, apresentação clínica e gravidade e prognóstico.

FORMA CLÁSSICA OU GRAVE DA DBP

A apresentação dessa forma foi observada com maior frequência antes da introdução da terapêutica de reposição do surfactante exógeno e após a forma grave da SDR[5,6]. Os RN acometidos normalmente necessitavam de altas concentrações de oxigênio e altas pressões na ventilação mecânica, durante a primeira semana de vida, e frequentemente evoluíam com síndrome de escape de ar, como pneumotórax e/ou enfisema intersticial pulmonar. Essas complicações requeriam maior suporte ventilatório, agravando ainda mais a lesão pulmonar. Como resultado dessa lesão pulmonar grave, esses RN apresentavam sinais de insuficiência respiratória crônica.

As principais alterações patológicas da DBP clássica consistem do processo inflamatório das vias aéreas, com áreas enfisematosas com fibrose alveolar, alternando com áreas atelectáticas, metaplasia escamosa do epitélio das vias aéreas, bronquiolite obliterativa, fibrose peribrônquica, hipertrofia da musculatura lisa das vias aéreas e alterações vasculares hipertensivas.

FORMA ATÍPICA DA DBP OU NOVA DBP

Essa forma de DBP é observada em RN prematuros de extremo baixo peso, que se encontram entre o estádio canalicular e sacular do desenvolvimento pulmonar, desenvolvem a forma leve de SDR e respondem favoravelmente à terapêutica de reposição do surfactante, ou somente necessitam de suporte ventilatório por episódios frequentes de apneia[9,10]. Portanto, esses RN não são expostos a altas concentrações de oxigênio e/ou altas pressões do ventilador. A evolução para a lesão crônica pulmonar frequentemente ocorre devido às infecções hospitalares e/ou por meio da persistência do canal arterial. A dependência do oxigênio é moderada e a alteração da função pulmonar é menos pronunciada.

As alterações patológicas caracterizam-se pela presença de espaços aéreos distais ou sáculos dilatados e de tamanhos variados. O achado mais consistente é a ausência de alveolização ou hipoplasia alveolar, acompanhada de alteração na organização dos capilares, denominada dismorfismo vascular. As lesões de metaplasia e hiperplasia do epitélio respiratório são desprezíveis e as áreas de enfisema e atelectasia com fibrose não são observadas.

INCIDÊNCIA

A incidência da DBP é inversamente proporcional à idade gestacional e ao peso de nascimento e sua ocorrência é pouco comum em RN com idade gestacional superior a 34 semanas. A incidência de DBP em 8.515 recém-

911

-nascidos com idade gestacional entre 23 semanas e 28 semanas, nas UTI neonatais da *National Institute of Child Health and Development Neonatal Network*[11], foi de 18%. Estratificando por idade gestacional, a incidência foi 56% (22 semanas), 39% (23 semanas), 37% (24 semanas), 26% (25 semanas), 17% (26 semanas), 13% (27 semanas) e 8% (28 semanas). Nesses últimos anos, a incidência da forma clássica da DBP diminuiu consideravelmente, sendo mais frequente a forma atípica ou a nova DBP.

ETIOPATOGENIA E FISIOPATOLOGIA

A etiologia da DBP é multifatorial, resultando da interação de diversos fatores, como a prematuridade, a ventilação pulmonar mecânica, a toxicidade do oxigênio, o papel dos mediadores inflamatórios e da infecção, o edema pulmonar e a persistência do canal arterial, a desnutrição, além da predisposição genética, como mostra a figura 30.19.

Imaturidade pulmonar

Durante a gestação ocorrem mudanças morfológicas, fisiológicas e bioquímicas que preparam o pulmão para a respiração independente. Portanto, o pulmão imaturo apresenta características estruturais e bioquímicas que o tornam suscetível à lesão aguda. Essas características podem afetar na resposta reparadora alterando o potencial de crescimento e desenvolvimento normal pulmonar.

Estruturalmente, o RN prematuro apresenta distribuição desigual da complacência pulmonar, com baixa complacência alveolar, devido ao pequeno desenvolvimento da musculatura lisa alveolar e à alta complacência nas vias aéreas condutoras distais. Essa distribuição desigual de complacência altera a relação ventilação/perfusão, pois as áreas pouco complacentes tendem ao colapso, e as hipercomplacentes, à hiperinsuflação[12]. Essa diferença pode ser observada na morfologia pulmonar comparativa entre RN prematuros extremo e RN a termo. O prematuro extremo apresenta pobre desenvolvimento dos espaços aéreos terminais e interstício exuberante, limitando a superfície de troca gasosa, já o RN a termo tem maior desenvolvimento dos espaços aéreos, com maior proximidade entre vasos e alvéolos, facilitando, dessa forma, a área de troca gasosa.

Ainda com relação às alterações estruturais, o RN prematuro apresenta aumento da permeabilidade da membrana alveolocapilar, que é inversamente proporcional à idade gestacional, esse evento é responsável pelo extravasamento de líquidos e proteínas que inativam o surfactante alveolar.

Os fatores bioquímicos envolvidos na etiopatogenia da DBP, característicos do prematuro, são a deficiência do sistema surfactante e o fato de a proteína do surfactante poder estar alterada em RN que evoluem com DBP[13].

Ventilação mecânica

A ventilação mecânica é considerada um dos fatores etiopatogênicos mais importantes da DBP clássica. Leva aos efeitos citotóxicos e edematogênicos no tecido pulmonar[12]. Os efeitos citotóxicos observados em modelos animais evidenciaram a alteração do sistema mucociliar de transporte e necrose do epitélio ciliado, culminando com a necrose do epitélio bronquioalveolar e aparecimento da metaplasia escamosa. Os efeitos edematogênicos incluem o aumento do fluxo linfático pulmonar e da permeabilidade da membrana alveolocapilar.

Uma série de evidências clínica e experimental demonstrou que quanto maior for o suporte e o tempo de ventilação ao qual o RN foi exposto, maior poderá ser os efeitos deletérios da pressão e do volume utilizados.

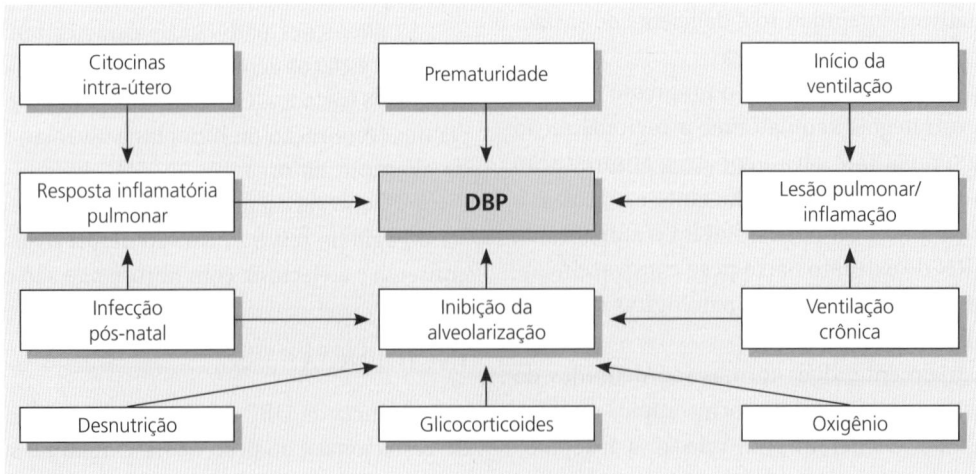

Figura 30.19 – Patogênese da DBP.

Toxicidade do oxigênio

Além da prematuridade e a ventilação mecânica, os radicais livres do oxigênio também estão envolvidos na gênese da lesão pulmonar.

Os oxirradicais são dismutados pelos sistemas antioxidantes presentes no organismo. Os sistemas antioxidantes de origem enzimática são: a superóxido desmutase, a catalase e a glutationa peroxidase, sintetase e redutase. Os demais sistemas não enzimáticos são: as vitaminas A, E e C, a bilirrubina, os aminoácidos (taurina e metionina), a ceruloplasmina, os oligoelementos (selênio, cobre, zinco e ferro) e a a_1-antitripsina.

Existe um desequilíbrio entre os oxirradicais e os sistemas antioxidantes de coelhos prematuros, observado por Frank e Sosenko, que submeteram esses modelos animais à hiperoxia e demonstraram que os animais maduros apresentavam aumento na atividade das enzimas antioxidantes significativamente maior, quando comparado aos animais imaturos, e que provavelmente esse evento também possa ocorrer na espécie humana, tornando os RN prematuros mais suscetíveis à lesão pulmonar pelo oxigênio[14-16].

Essa diminuição dos sistemas antioxidantes faz com que os oxirradicais alterem a estrutura molecular do tecido pulmonar, com quebra da estrutura do DNA, degradação proteica e peroxidação da membrana lipídica. Os oxirradicais também recrutam polimorfonucleares e desencadeiam a cadeia inflamatória com a ativação do ácido araquidônico e inativação da a_1-antitripsina. O ânion superóxido pode ligar-se ao óxido nítrico, formando o peroxinitrito, substância essa extremamente lesiva ao tecido pulmonar. Portanto, todos esses efeitos, além de atuar na lesão aguda, também alteram a função reparadora do tecido pulmonar.

Papel dos mediadores inflamatórios

Embora o exato mecanismo fisiopatogênico da DBP no RN seja desconhecido, existe crescente evidência que a lesão aguda pulmonar induz à liberação de mediadores inflamatórios. Essa resposta inflamatória é caracterizada por um acúmulo de neutrófilos e macrófagos nas vias aéreas e interstício, por aumento das citocinas e outros mediadores inflamatórios, pela lesão oxidativa, pelo desequilíbrio protease/antiprotease e também pelo aumento da permeabilidade da membrana alveolocapilar.

Uma série de evidências clínicas e experimentais tem identificado as citocinas como responsáveis pela migração direta das células inflamatórias para as vias aéreas e o tecido pulmonar[17]. Parece que as citocinas pró-inflamatórias como o fator a da necrose tumoral, a interleucina-1, a interleucina-6 e a interleucina-8 contribuem para a resposta inflamatória precoce, por meio do recrutamento e ativação das células inflamatórias.

Todo esse processo de liberação dos mediadores inflamatórios vai potencializar um evento de grande importância na fisiopatologia da DBP, que é o aumento da permeabilidade da membrana alveolocapilar[18]. Essa alteração ocorre por meio do efeito tóxico direto das células inflamatórias e mediadores da integridade alveolocapilar, pelos oxirradicais, pela elastase e outras proteases.

Infecção

Nesse contexto de liberação de mediadores inflamatórios, estudos epidemiológicos têm mostrado associação entre corioamnionite, colonização de vias aéreas e infecções sistêmicas com o desenvolvimento da DBP.

Watterberg et al.[19] observaram que a corioamnionite atuou como agente causador da DBP, quando analisou RN com SDR e outras afecções respiratórias. Van Marter et al.[20], avaliando o prognóstico de RN de muito baixo peso ventilados e não ventilados, observaram que a corioamnionite diminuiu a incidência de DBP. Entretanto, os RN de mães com corioamnionite que permaneceram ventilados por mais de sete dias ou com sepse apresentaram maior risco de evoluir com DBP.

Em metanálise realizada por Wang et al.[21], a colonização das vias aéreas pelo *Ureaplasma urealyticum* foi associada com o aumento no risco de RN prematuros desenvolverem a DBP. A colonização das vias aéreas desses pacientes, por esse agente ao nascimento, parece ocasionar resposta inflamatória significante nos primeiros dias de vida. Quando comparados aos RN não colonizados, a atividade quimiotática, o número de neutrófilos e as concentrações de interleucina-1, interleucina-6 e interleucina-8 e de elastase estão aumentados nos RN colonizados. Entretanto, ainda não está claro se existe associação de causa e efeito entre o RN colonizado pelo *Ureaplasma urealyticum* e o desenvolvimento da DBP.

Além da colonização pelo *Ureaplasma urealyticum*, outras infecções causadas por bactérias, como o estreptococo do grupo B e o *Staphylococcus epidermidis*, por fungos e vírus, como o citomegalovírus, podem desencadear a ativação dos mediadores inflamatórios com a produção de radicais de oxigênio e enzimas proteolíticas com evolução para lesão do tecido pulmonar e progressão para crescimento e diferenciação alterados do parênquima pulmonar.

Persistência do canal arterial

Em estudo recente, Rojas et al.[22] observaram que, além da prematuridade, outros fatores como as infecções e a presença de persistência do canal arterial (PCA) foram fatores de risco para o desenvolvimento da DBP, e principalmente da forma nova ou atípica da DBP, em RN com peso ao nascer inferior a 1.000g. Quando esses autores estudaram a interação entre as variáveis analisadas, eles demonstraram que a PCA e a sepse quando associadas amplificavam significativamente o risco da DBP.

Essa associação é devida à ação do edema pulmonar que ocorre na PCA e muitas vezes também na sepse. O edema pulmonar é um evento patológico característico tanto da fase aguda de lesão pulmonar, como na fase crônica de RN prematuros. Na SDR, os pulmões são pesados e têm um interstício abundante entre os espaços aéreos e os vasos sanguíneos, apresentam acúmulo de líquido nos linfáticos dilatados com um grande depósito de proteínas plasmáticas nas unidades respiratórias terminais. Esses sinais de vasculatura anormal e aumento da permeabilidade geralmente desaparecem assim que a SDR se resolve. Entretanto, algumas vezes, a necessidade de ventilação mecânica persiste devido à contínua falência respiratória causada pela PCA. A longa exposição à ventilação mecânica e ao oxigênio, decorrentes da PCA, frequentemente levam à DBP[10].

Papel da nutrição

A nutrição é um importante processo envolvido no desenvolvimento e maturação pulmonar. Vários estudos têm aparecido na literatura sobre a influência do estado nutricional e de alguns nutrientes específicos como os lipídios, as proteínas, as vitaminas e os oligoelementos na função, desenvolvimento e reparação do tecido pulmonar.

O RN prematuro é deficiente de reservas nutricionais, isso porque os principais nutrientes se acumulam no terceiro trimestre de gestação. Uma série de estudos experimentais tem mostrado que a desnutrição aumenta a suscetibilidade do tecido pulmonar à lesão induzida pela hiperoxia[14]. Esses estudos demonstraram que a desnutrição associada à hiperoxia exerce efeito aditivo negativo na síntese proteica pulmonar, observado pela diminuição do crescimento do pulmão, diminuição da síntese do DNA pulmonar e aumento da mortalidade. Evento demonstrado nesses estudos foi que, além da redução no DNA pulmonar, a desnutrição e a hiperoxia apresentavam diminuição seletiva da glutationa, um sistema de defesa antioxidante. Esse achado atribui somente à glutationa, e não aos outros sistemas antioxidantes, a responsabilidade do aumento da suscetibilidade dos animais desnutridos à toxicidade do oxigênio, e provavelmente esses eventos possam ocorrer na espécie humana[23].

Dos fatores nutricionais, o papel da vitamina A tem sido bastante investigado na gênese da DBP[24,25]. A passagem do retinol ocorre no final do terceiro trimestre, portanto os níveis séricos do retinol em RN a termo atingem 25mg/dL e nos prematuros aproximadamente 15 a 25mg/dL, sendo que nos prematuros com DBP geralmente se encontram inferior a 20mg/dL. Os RN prematuros com idade gestacional abaixo de 32 semanas apresentam baixos níveis de retinol e da proteína ligada ao retinol no sangue do funículo umbilical e baixos níveis de vitamina A estocada no fígado e pulmão. O desenvolvimento e a resposta à lesão pulmonar estão alterados na deficiência de vitamina A e durante o desenvolvimento pulmonar a vitamina A deve ser suplementada continuamente, pois o RN não recicla o retinol e tem capacidade limitada de reserva dos ésteres do retinol.

A deficiência da vitamina A altera o desenvolvimento alveolar, com redução da superfície de troca gasosa, diminuição da formação dos capilares, diferenciação epitelial anormal e deficiência na produção do surfactante. Após a formação pulmonar, a deficiência de vitamina A pode causar a perda das células ciliadas e claras, resultando na perda do movimento mucociliar e da camada de secreção mucoide rica em protetores antioxidantes, levando à maior suscetibilidade das vias aéreas aos oxirradicais e infecção[26].

Com base nesses achados, a vitamina A exerce papel importante no crescimento, desenvolvimento e na função pulmonar, e sua deficiência ou alteração na cinética contribuem na etiopatogênia da DBP.

A figura 30.19 mostra, esquematicamente, a patogênese da DBP.

PATOLOGIA DA DBP CLÁSSICA

Northway et al.[2], originalmente, descreveram quatro estádios de desenvolvimento da doença. O estádio I era observado em RN com 2 a 3 dias de vida com SDR. As alterações descritas nesse período caracterizavam-se pela perda das células do epitélio ciliado e áreas de metaplasia e necrose da mucosa bronquiolar, associadas a alterações típicas da SDR. O estádio II foi descrito para os RN com 4 a 10 dias de vida e foi chamado de período de regeneração, pois se observou a regeneração do epitélio alveolar com persistência das membranas hialinas e coalescência dos alvéolos enfisematosos. As alterações das vias aéreas incluíam fragmentos de necrose bronquiolar e locais de metaplasia escamosa. O estádio III era manifestado em RN entre 10 e 20 dias de vida e foi denominado de período de transição para a DBP. O epitélio alveolar ainda mostrava atividade regenerativa, menores áreas de membranas hialinas ainda presentes, metaplasia escamosa da mucosa brônquica e bronquiolar, presença de macrófagos alveolares, grupos de alvéolos enfisematosos intercalados com alvéolos atelectásicos e aumento do colágeno interseptal. O estádio IV foi descrito em pacientes com mais 1 mês de vida, caracterizando-se como período de DBP propriamente dito. Observou-se, dentro das áreas circunscritas por alvéolos enfisematosos, hipertrofia da musculatura lisa bronquiolar, e nas áreas com atelectasias os bronquíolos apresentavam-se normais. Na vasculatura pulmonar, foi descrito depósito de tecido conjuntivo na camada íntima, ocasionando a hipertensão pulmonar. Nesse período, também se notaram hipertrofia ventricular direita, cardiomegalia e *cor pulmonale*.

No estudo de Bonikos et al.[27], os autores estratificaram as alterações patológicas em leve, moderada e grave. Nos casos leve e moderado, não foi observada nenhuma lesão vascular pulmonar. Entretanto, nos casos graves foram descritas proliferação endotelial, degeneração da camada elástica, hipertrofia da muscular da média e fibrose da adventícia.

Portanto, com base nesses estudos, as principais alterações patológicas da DBP clássica consistem do processo inflamatório das vias aéreas, com áreas enfisematosas com fibrose alveolar, alternando com áreas atelectásicas, metaplasia escamosa do epitélio das vias aéreas, bronquiolite obliterativa, fibrose peribrônquica, hipertrofia da musculatura lisa das vias aéreas e alterações vasculares hipertensivas.

Na década de 1980, vários autores[28,29] relataram novos eventos patológicos da DBP, observados em RN com idade gestacional inferior a 30 semanas e peso ao nascer abaixo de 1.000g, que não receberam corticoide antenatal e não foram tratados com surfactante exógeno. Os relatos incluíam alteração epitelial das vias aéreas e lesões vasculares mais leves, variações nos graus de fibrose intersticial, aumento no depósito de fibras elásticas nas paredes saculares e grande quantidade de espaços aéreos simplificados com alveolização mínima, quando comparados aos previamente descritos na DBP clássica. Esses achados chamaram a atenção para a doença da DBP atípica.

PATOLOGIA DA DBP ATÍPICA OU NOVA DBP

Coalson[30] descreveu os achados patológicos de RN com idade gestacional entre 24 e 28 semanas e peso ao nascer entre 570 a 1.100g com diagnóstico de DBP, que receberam terapêutica de reposição do surfactante exógeno. As lesões de metaplasia e hiperplasia do epitélio das vias aéreas foram desprezíveis em todos os estádios, as áreas de enfisema e atelectasia com fibrose foram inconsistentemente observadas, também foram relatados espaços aéreos ou sáculos dilatados de tamanhos variados e o achado mais consistente foi a ausência de alveolização: a hipoplasia alveolar e a alteração na organização dos capilares – o dismorfismo vascular.

A ausência de lesão grave do epitélio das vias aéreas pode ser justificada por meio das novas estratégias ventilatórias que preconizam o uso de fração inspirada de oxigênio, pico de pressão e volume corrente menores. Provavelmente, a redução do enfisema intersticial induzido pelo barotrauma e volutrauma, um dos fatores primários na patogênese da DBP, também tem influenciado a diminuição da fibroproliferação nos recentes achados patológicos da DBP.

O desenvolvimento pulmonar entre 24 e 32 semanas de idade gestacional é considerável. Com 24 semanas de idade gestacional, o pulmão encontra-se no estádio canalicular de desenvolvimento, e com 30 semanas está no estádio sacular. No período canalicular ocorre grande proliferação dos vasos sanguíneos no interstício e a formação da unidade respiratória (ácino). No estágio sacular ocorre a formação dos sacos aéreos terminais e a amplificação das áreas de troca gasosa, com redução do interstício e crescimento da rede capilar. O nascimento do prematuro extremo interrompe o desenvolvimento normal do alvéolo e da vasculogênese em resposta à adaptação ao meio ambiente extrauterino. Portanto, um dos fatores primários na patogênese da DBP na década de 1990 é a imaturidade pulmonar.

QUADRO CLÍNICO

O diagnóstico da DBP é baseado nas manifestações clínicas, embora essas não sejam específicas. Com raras exceções, o desenvolvimento da DBP ocorre em RN prematuros que necessitaram de ventilação mecânica nos primeiros dias de vida. A suspeita clínica da DBP é realizada quando a dependência da ventilação mecânica se prolonga entre o 10º e o 14º dia de vida, sendo descartada a possibilidade de outra doença que justifique a permanência em ventilação mecânica como infecção ou persistência do canal arterial.

Existem duas formas características de apresentação clínica da DBP, que também diferem na patogênese, conforme já citadas anteriormente.

Forma clássica

Os RN que desenvolvem essa forma de DBP apresentam sinais de insuficiência respiratória crônica, com taquipneia, retrações torácicas e episódios frequentes de cianose, principalmente com agitação ou à manipulação. Essas crianças frequentemente apresentam edema pulmonar recorrente, broncomalacia, infecções pulmonares e atelectasias de repetição[9,10].

Nas formas mais graves, podem ocorrer sinais de insuficiência ventricular direita e *cor pulmonale* secundários à hipertensão pulmonar, como cardiomegalia, hepatomegalia e edema pulmonar.

Devido à insuficiência respiratória, os pacientes com essa forma de DBP apresentam dificuldade na alimentação por via oral e o crescimento somático abaixo do esperado para a idade.

Forma atípica da DBP ou nova DBP

Normalmente, os RN que evoluem para essa forma de DBP apresentam inicialmente SDR leve, com resposta favorável à terapêutica de reposição do surfactante, e necessitam de baixas concentrações de oxigênio[5,6]. Entretanto, no decorrer do tempo, alguns RN evoluem com piora da função pulmonar, com necessidade de maior suporte ventilatório e presença de taquipneia e retrações torácicas. Frequentemente, a piora clínica é secundária à infecção ou à persistência do canal arterial. A dependência do oxigênio e os sinais de aumento da resistência de vias aéreas, que ocorrem nos RN com essa forma de DBP, são menos acentuados, quando comparados aos RN com a forma clássica.

QUADRO RADIOLÓGICO

As alterações radiológicas foram inicialmente descritas em estádios, que refletiam a progressão da lesão e a reparação do pulmão imaturo. O estádio I (2 a 3 dias de vida) com características radiológicas da SDR, o estádio II (4 a 10 dias de vida) com presença de opacificações, o estádio III (10 a 20 dias de vida) caracterizado por hiperinsuflação e pequenas áreas císticas e o estádio IV (> 30 dias de vida) identificado pela presença de hiperinsuflação, traves de fibrose, áreas císticas e cardiomegalia[2,31].

Entretanto, com as novas medidas preventivas e terapêuticas desenvolvidas atualmente, a progressão radiológica da DBP identificada por meio desses estádios tem-se tornado pouco frequente.

O diagnóstico radiológico da DBP pode ser de pequeno valor quando realizado precocemente. Várias entidades patológicas transitórias podem simular as alterações radiológicas precoces da DBP, incluindo o edema pulmonar de outras causas, o enfisema intersticial pulmonar e a pneumonia viral, entre outras. A principal característica da imagem radiológica da DBP é sua persistência e cronicidade[20].

Os achados radiológicos podem ser classificados em leve, moderado e grave.

O aspecto radiológico da DBP leve é caracterizado por linhas finas de opacificação, refletindo doença intersticial, podendo ou não apresentar discreta hiperinsuflação com envolvimento homogêneo do parênquima pulmonar[20].

A imagem radiológica da DBP moderada caracteriza-se pela presença de linhas de opacificação que vão do hilo para a periferia do pulmão e a hiperinsuflação já aparece de forma mais pronunciada[31].

Na DBP grave, a imagem radiológica é caracterizada por linhas mais densas de opacificação, representando as áreas de fibrose ou atelectasia. As áreas enfisematosas alternam com as áreas de atelectasias. Apesar de o parênquima pulmonar estar envolvido de forma global, o aspecto radiológico é heterogêneo e a cardiomegalia pode estar presente nos casos de *cor pulmonale*[31].

Portanto, os principais aspectos radiológicos da DBP são linhas de opacificação peribrônquicas, hiperinsuflação, envolvimento semelhante de ambos os pulmões com acometimento gradual e persistência da imagem.

TERAPÊUTICA

O tratamento dos RN com DBP ainda permanece um problema comum, frustrante e oneroso em Neonatologia. O objetivo da terapêutica é abranger todos os mecanismos fisiopatológicos que envolvem essa doença multifatorial. Entretanto, até o momento, o arsenal terapêutico ainda é limitado e consiste da oxigenoterapia, do uso de diurético, da corticoterapia, dos broncodilatadores e da nutrição adequada.

Oxigenoterapia

Os episódios de hipóxia que acompanham os RN com DBP podem contribuir para o desenvolvimento da hipertensão pulmonar, de episódios de broncoconstrição, *cor pulmonale* e diminuição do crescimento somático e cerebral[2,32].

Na prática diária, a oxigenoterapia é recomendada através de cateter nasal, para manter a saturação de oxigênio entre 90 e 94% e a paO_2 entre 65 e 80mmHg, inclusive durante o sono e às mamadas. Nos casos de evidência clínica e/ou ecocardiográfica de hipertensão pulmonar, a saturação de oxigênio deve variar entre 92 e 95%.

Diuréticos

A terapia diurética geralmente é realizada como parte do tratamento da DBP.

O uso do diurético é justificado devido à regulação endógena alterada do balanço hídrico que predispõe o edema pulmonar na DBP. O edema pulmonar nessas crianças pode ser responsável pela redução da complacência e aumento da resistência das vias aéreas pulmonares. Estudos com diuréticos em RN com DBP têm demonstrado melhora da função pulmonar e ocasionalmente a melhora da troca gasosa[33,34].

Existem três tipos de diuréticos disponíveis para o uso na DBP: os tiazídicos, a furosemida e a espironolactona[35].

Os tiazídicos inibem a reabsorção do sódio no túbulo renal e podem dilatar a musculatura lisa dos vasos por inibição do transporte de sódio através da membrana das células da musculatura lisa[36].

A espironolactona é um inibidor da aldosterona no túbulo distal e, portanto, leva à excreção do sódio, cloro, água e poupa o potássio[36].

A furosemida é um diurético que inibe o transporte de sódio, potássio e cloro na alça ascendente de Henle, levando à excreção significativa desses ânions acompanhada do cálcio e magnésio[35,37]. Existem evidências de que o efeito da furosemida não é limitado no túbulo renal. A furosemida parece aumentar a síntese das prostaglandinas vasodilatadoras, causando vasodilatações sistêmica e pulmonar, facilita a secreção do surfactante das células tipo II e inibe o transporte do cloro no epitélio traqueobrônquico.

Devido a essas ações, a furosemida é utilizada no manuseio da DBP tanto no estádio agudo, como no estádio crônico da doença. Portanto, a terapêutica com a furosemida deve ser considerada nas circunstâncias de edema pulmonar recorrente da DBP e para possibilitar maior oferta hídrica para aumentar a oferta calórica[35,37].

A dose da furosemida é de 1 a 2mg/kg/dose, duas vezes ao dia. A retirada do diurético é indicada quando o RN demonstra melhora da troca gasosa e do edema pulmonar, podendo ser descontinuado de forma gradual ou em dias alternados[38].

A furosemida pode ser efetiva e melhorar a função pulmonar em RN com sobrecarga hídrica a curto prazo, entretanto sua utilização a longo prazo ainda é controversa. O uso do diurético a longo prazo, particularmente a furosemida, é acompanhado de vários efeitos colaterais, como hiponatremia, hipopotassemia, alcalose metabólica hipoclorêmica com hipoventilação secundária, hipercalciúria com hiperparatireoidismo secundário e osteopenia, nefrocalcinose, ototoxicidade e hipovolemia.

Devido a esses efeitos colaterais da furosemida e com base na experiência em pacientes adultos com asma induzida por exercício, estudos a utilizaram por via inalatória para a terapêutica da DBP[39]. Entretanto, o efeito observado foi transitório e variável, justificando a não recomendação do diurético por via inalatória até o momento[40].

Alguns estudos têm recomendado a utilização simultânea de tiazídicos com a espironolactona, para prevenir ou reduzir os efeitos no balanço eletrolítico, mas os resultados têm sido inconclusivos[37].

A ação dos diuréticos resulta em melhora da complacência pulmonar a curto prazo e não existem evidências consistentes de benefícios com relação à necessidade de suporte ventilatório, tempo de hospitalização e outros prognósticos a longo prazo. Dessa forma, sua utilização na DBP deve ser por curtos períodos, inferiores a 7 dias, indicado na descompensação aguda por edema pulmonar, caracterizado como piora do desconforto respiratório, necessidade de aumento do suporte de oxigenoterapia e radiografia de tórax com sinas de edema pulmonar.

Corticoterapia

Os estudos recentes sugerem que o processo inflamatório tem uma participação importante na patogênese da DBP. Portanto, a associação entre inflamação pulmonar e DBP tem propiciado o uso de terapias que possam reduzir ou modular o processo inflamatório pulmonar na tentativa de diminuir a incidência ou a gravidade da DBP. Por essa razão, o corticoide tem sido considerado uma alternativa na prevenção e terapêutica da DBP.

Existem várias ações atribuídas ao corticoide, que podem influenciar favoravelmente a evolução dos RN de risco para desenvolver a DBP. Estudos experimentais e clínicos têm mostrado que a corticoterapia age no pulmão prematuro por meio do aumento da síntese do surfactante e do estímulo das enzimas antioxidantes; aumento da atividade b-adrenérgica com indução à broncodilatação; diminuição do edema pulmonar; aumento da concentração do retinol sérico e à supressão dos mediadores inflamatórios com a redução do recrutamento de polimorfonucleares, da produção da elastase, das prostaglandinas, dos leucotrienos e das interleucinas[41-43].

Todos esses mecanismos reduzem o processo inflamatório, o edema, a fibrose pulmonar e induzem a broncodilatação, mecanismos esses responsáveis pela rápida melhora da função pulmonar, caracterizada pelo aumento da complacência e diminuição da resistência pulmonar com consequente diminuição da necessidade de fração inspirada de oxigênio e pressão média de vias aéreas. Portanto, os estudos com a corticoterapia na DBP na década de 1980 evidenciaram essa melhora da função pulmonar a curto prazo, com promoção do desmame rápido da ventilação mecânica. Devido a essas evidências, a corticoterapia na DBP tornou-se largamente utilizada na prática diária das UTI neonatais. Entretanto, numerosos efeitos colaterais têm sido observados com o uso da corticoterapia em RN prematuros, entre eles os comumente citados são: hipertensão, hiperglicemia, supressão da adrenal, infecção, leucocitose, neutrofilia, perfuração gastrintestinal, calciúria, nefrocalcinose, catabolismo proteico, baixo ganho de peso, hipertrofia cardíaca[43] e, principalmente, efeitos adversos a longo prazo no desenvolvimento cerebral, com aumento do risco de anormalidades neurológicas e paralisia cerebral[44-46].

Com base nesses achados, o tempo de início, a dose, a duração e a via de administração para maximizar os benefícios e minimizar os riscos ainda permanecem controversos.

As estratégias utilizadas nos estudos clínicos são divididas em precoce, quando a corticoterapia sistêmica é iniciada antes de 96 horas de vida, moderadamente precoce, quando iniciada entre o 7º e 14º dia de vida, e tardia, após três semanas de vida[42].

Os estudos que utilizaram a estratégia precoce mostraram acelerar o desmame do ventilador, redução da incidência de DBP, diminuição da mortalidade ou DBP com 36 semanas de idade gestacional pós-conceptual e redução da necessidade de retratamento tardio[37,38]. Entretanto, observou-se aumento do risco de perfuração intestinal.

Os estudos que analisaram a corticoterapia sistêmica na estratégia moderadamente precoce também evidenciaram a facilitação do desmame do ventilador, redução da mortalidade, diminuição na incidência de DBP e diminuição da necessidade de retratamento tardio. Porém, foram observados efeitos colaterais, como hipertensão arterial e hiperglicemia[37,40].

917

A corticoterapia utilizada na estratégia tardia somente demonstrou diminuição da necessidade de retratamento tardio, não evidenciou efeito sobre a mortalidade e a incidência da DBP. Os efeitos colaterais observados incluíram hemorragia gastrintestinal, perfuração intestinal, hiperglicemia, hipertensão, miocardiopatia hipertrófica e falência de crescimento[47,47].

Portanto, devido aos efeitos colaterais observados em todos esses estudos com a corticoterapia sistêmica e a efetividade da corticoterapia inalatória em lactentes com doença pulmonar obstrutiva, vários autores têm utilizado a corticoterapia inalatória para prevenir ou tratar a DBP[48-52]. Entretanto, uma dos maiores limitações do uso do corticoide por via inalatória é a grande variabilidade da dose liberada para as vias aéreas. Dessa forma, a corticoterapia inalatória para a terapêutica da DBP ainda é controversa, pois os estudos clínicos apresentam delineamento muito heterogêneo, pequeno número de pacientes e não evidenciaram que essa estratégia modificou a incidência ou a gravidade da DBP, a mortalidade ou o prognóstico a longo prazo dos RN tratados[53-57].

Outra estratégia com a corticoterapia sistêmica é o uso de baixas doses de hidrocortisona em doses baixas em prematuros de extremo baixo peso ventilados nas primeiras horas de vida. Entretanto, nenhum estudo mostrou benefício com a hidrocortisona, exceto nos RN expostos à corioamnionite materna, nos quais se observou redução significativa na mortalidade e aumento na sobrevida sem DBP. Esse possível benefício com a terapia com baixas doses de hidrocortisona deve ser pesado contra o aumento de perfuração gastrintestinal observado nos RN expostos a essa estratégia[58].

Com base nesses estudos, a recomendação da corticoterapia sistêmica na DBP tem sido nos RN prematuros com dificuldade no desmame do ventilador e sinais clínicos e radiológicos sugestivos de DBP, entre a terceira e a quarta semana de vida, sem outra causa aparente que justifique sua permanência em ventilação mecânica. Portanto, as recomendações gerais com relação à corticoterapia sistêmica na DBP consistem da sua utilização em RN dependentes do ventilador, entre 3 e 4 semanas de vida, iniciando com doses de 0,15, 0,10 e 0,05mg/kg/dia, com redução da dose a cada 2 a 3 dias, por período máximo de 9 dias, e evitar cursos repetidos[42].

Broncodilatadores

Conforme já mencionado anteriormente, crianças com DBP desenvolvem hipertrofia da musculatura lisa e hiper-reatividade das vias aéreas. Os testes de função pulmonar indicam limitação ao fluxo aéreo durante a expiração, semelhante ao observado em crianças asmáticas. Como a hipóxia pode aumentar a resistência das vias aéreas nesses pacientes, a manutenção de oxigenação adequada é imprescindível para evitar os episódios de broncoespasmo.

Por meio da experiência clínica com crianças asmáticas e uso de drogas inalatórias b_2-adrenérgicas, vários estudos com medicamentos inalatórios e parenterais b_2-adrenérgicos têm mostrado melhora transitória da função e da troca gasosa pulmonar[35,37] em crianças com DBP. Entretanto, esses medicamentos apresentam efeitos colaterais cardiovasculares como taquicardia, hipertensão e arritmias, tornando-os indicado somente durante os episódios de exacerbação do broncoespasmo. Apesar da recomendação de se evitar o uso prolongado desses medicamentos, algumas crianças com DBP apresentam necessidade do uso diário de inalação com broncodilatadores, para a manutenção de períodos maiores sem exacerbação do broncoespasmo. Essa observação torna necessária a indicação individualizada dessa terapia.

Anticolinérgicos inalatórios, como o brometo de ipratrópio, também possuem ação broncodilatadora de menor intensidade e de maior duração, quando comparado aos b_2-agonistas. A ação do brometo de ipratrópio parece amplificar em combinação com b_2-agonistas. Entretanto, os estudos clínicos com esse medicamento ainda são pequenos e isolados, necessitando de avaliações futuras para estabelecer o real papel dessa terapêutica.

Nutrição

A nutrição adequada é necessária em crianças com DBP, para promover rápido ganho de peso e reparação pulmonar durante o primeiro ano de vida. A necessidade calórica para a obtenção dessa condição varia entre 120 e 180kcal/kg/dia. Entretanto, a manipulação da oferta hídrica, nesses pacientes, torna-se um problema, devido à evolução com edema pulmonar recorrente. Nessas situações, ocorre a limitação das ofertas hídrica e, consequentemente, calórica. O uso de nutrição hipercalórica está indicado nesses casos. A adição de polímeros de glicose pode aumentar a densidade calórica e produzir ganho de peso adequado. O ganho de peso esperado deve ser de 20 a 30g/dia, quando a idade gestacional corrigida estiver próxima a 40 semanas.

ESTRATÉGIAS PARA A PREVENÇÃO DA DBP

A prevenção da DBP tem sido uma área de grande desafio e interesse científico à neonatologia. Devido ao caráter multifatorial da sua fisiopatologia, existem várias áreas-alvo de atuação e a abordagem ampla desses fatores pode contribuir para a diminuição da incidência ou da gravidade da DBP.

A prevenção do nascimento prematuro é o principal requisito na prevenção da DBP. Os programas de prevenção do trabalho de parto prematuro devem incluir a identificação da gestante de risco, conscientização populacional da importância do pré-natal, para o acompanhamento integral da gestante do ponto de vista nutricional, psicológico e social para a preservação da sua saúde e a saúde do RN[44].

Evidências clínicas têm demonstrado que 20 a 40% dos partos prematuros foram causados por infecção materna[59]. Com base nessas evidências, o uso de antibioticoterapia materna na ruptura prematura das membranas tem sido recomendado, para aumentar o período de latência, diminuir a incidência de corioamnionite, a infecção intrauterina e a morbidade e mortalidade neonatais[60].

Terapia hormonal materna

Algumas estratégias para a prevenção da DBP têm como objetivo acelerar a maturação pulmonar fetal, antes do nascimento prematuro.

Estudos clínicos com o corticoide antenatal demonstram benefícios no prognóstico do RN, particularmente na diminuição da incidência de SDR, hemorragia peri-intraventricular e mortalidade neonatal[61-63]. Essa ação parece ser amplificada, quando a corticoterapia materna é associada à terapêutica de reposição do surfactante no RN[60]. Esse efeito da corticoterapia materna é consistente com o conceito de que o corticoide endógeno modula a diferenciação de vários tecidos fetais, preparando o feto para o nascimento prematuro, por meio do aumento dos níveis de cortisol associado ao estresse fetal.

Com base nesses dados, a corticoterapia materna antenatal tem sido recomendada no trabalho de parto prematuro em potencial, entre 24 e 34 semanas de idade gestacional. Entretanto, o efeito dessa terapêutica na incidência da DBP ainda não está estabelecido.

Surfactante exógeno

Vários benefícios atribuídos à terapêutica de reposição do surfactante poderiam reduzir a incidência da DBP. Entre eles, a diminuição da necessidade de suporte ventilatório e de oxigenoterapia, melhora da mecânica pulmonar e diminuição do edema pulmonar. Apesar desses efeitos, os estudos não demonstram que o surfactante exógeno diminui a incidência da DBP[48]. Entretanto, a terapia com o surfactante analisada em conjunto com outras modalidades do cuidado neonatal, como a corticoterapia antenatal e as novas estratégias ventilatórias, certamente diminuiu a gravidade da DBP. Essa redução na gravidade da DBP e na mortalidade neonatal indica que a terapêutica de reposição do surfactante exerce indiretamente maior efeito na DBP, apesar de não atuar em outras complicações da prematuridade, também envolvidas na patogênese da DBP[64].

Superóxido dismutase

Com base nas evidências de que os prematuros são deficientes de sistemas antioxidantes endógenos e que os radicais livres do oxigênio desempenham importante papel na etiopatogenia da DBP, vários estudos têm utilizado a terapia antioxidante, principalmente a superóxido dismutase (SOD), na prevenção da DBP.

A SOD é um antioxidante que converte o ânion superóxido em peróxido de hidrogênio, que é potencialmente menos tóxico.

Rosenfeld et al.[65], estudando a utilização da SOD bovina administrada por via subcutânea, observaram redução dos sinais clínicos e radiológicos da DBP. Após essa evidência clínica, o uso da SOD humana recombinante foi viabilizado, por meio da verificação da sua farmacocinética e segurança, quando administrada em dose única intratraqueal[66]. Esses mesmos investigadores verificaram redução dos marcadores inflamatórios no aspirado traqueal, em prematuros com SDR, com a administração de múltiplas doses[67].

Em estudo multicêntrico, randomizado, controlado em recém-nascidos prematuros com peso ao nascer entre 600 e 1.200g, utilizando múltiplas doses de SOD humana recombinante intratraqueal, não diminuiu a incidência de DBP. Entretanto, as crianças tratadas foram acompanhadas até 1 ano de idade corrigida e apresentaram menor número de internações e menor necessidade de broncodilatadores e corticosteroides quando comparadas ao grupo controle[68,69]. Dessa forma, a SOD humana recombinante, associada a outras medidas, pode exercer algum benefício na prevenção da DBP.

Vitamina A

Conforme já citado anteriormente, a vitamina A atua na diferenciação e manutenção da integridade do epitélio das vias aéreas, e sua deficiência leva à diminuição do número dos alvéolos, diminuição do transporte mucociliar com aumento da metaplasia escamosa. Com base nesses dados, estudos clínicos foram desenvolvidos para demonstrar qual o papel da vitamina A na prevenção da DBP.

Dois experimentos observaram a relação entre a concentração plasmática de vitamina A e o desenvolvimento da DBP, e ambos verificaram que os RN prematuros que desenvolveram DBP apresentavam baixos níveis de vitamina A durante o primeiro mês de vida[24,25]. Esses achados promoveram o primeiro estudo controlado com a suplementação de vitamina A em RN prematuros com risco de desenvolver a DBP. Nesse estudo, os autores observaram que os RN que receberam a suplementação de vitamina A apresentaram menor incidência de DBP.

Com base nesses achados preliminares, o *National Institute of Child and Human Development* (NICHD)

Neonatal Research Network[26] conduziu um estudo multicêntrico de suplementação de vitamina A, em RN de risco, para desenvolver DBP com peso ao nascer entre 400 e 1.000g, com doses de 5.000UI administradas três vezes por semana, por um período de quatro semanas. Esse estudo encontrou pequena mas significante redução (55% *versus* 62%) na mortalidade ou DBP nos pacientes que receberam a suplementação, quando comparados aos RN do grupo controle, sugerindo que possa ocorrer diminuição na incidência de DBP em RN de risco para essa doença, com a suplementação de altas doses de vitamina A.

Estratégias ventilatórias

A ventilação mecânica é considerada um dos principais fatores na gênese da DBP. Dessa forma, várias estratégias ventilatórias têm sido propostas para minimizar a lesão pulmonar, entre elas a hipercapnia permissiva, a ventilação "gentil" e outras formas de ventilação não invasiva[70].

Estudos retrospectivos sugeriram que estratégias ventilatórias com a manutenção de níveis baixos de $paCO_2$ aumentaram a incidência de DBP[28,52]. Portanto, a ventilação com menor volume corrente vem sendo utilizada e referida como hipercapnia permissiva.

A hipercapnia permissiva ainda não tem uma definição uniforme, podendo variar entre níveis de 55 e 70mmHg de $paCO_2$. Nenhum estudo demonstrou efetivamente que essa estratégia diminuiu a incidência da DBP. Mariani et al. compararam estratégias ventilatórias que mantinham os níveis de $paCO_2$ entre 35 e 45mmHg com níveis de 45 a 55mmHg em RN prematuros durante os primeiros 4 dias de vida. Eles observaram diminuição no tempo de ventilação nos RN que mantiveram níveis mais altos de $paCO_2$, mas não encontraram diferença na incidência de DBP[71].

Outras modalidades ventilatórias têm sido estudadas, entre elas a ventilação iniciada pelo paciente e a ventilação de alta frequência, no entanto, nenhuma demonstrou alterar a incidência da DBP[70,72]. Portanto, estudos futuros serão necessários para determinar a eficácia dessas estratégias na prevenção da DBP, lembrando-se de que a interação com outras medidas preventivas pode contribuir com a diminuição da gravidade dessa doença.

Óxido nítrico inalatório

O uso do óxido nítrico (NO) inalatório na prevenção da DBP ainda é controverso. NO inalatório melhora a relação ventilação-perfusão, reduz a resistência vascular e a inflamação pulmonar. Entretanto, os resultados dos estudos clínicos com o NO inalatório têm sido conflitantes e diferentes de acordo com o peso de nascimento[73,74]. Van Meurs et al.[73], utilizando o NO inalatório precocemente em RN com idade gestacional inferior a 34 semanas e peso ao nascer entre 401 e 1.500g com desconforto respiratório grave, não observaram diferença com relação à mortalidade e DBP nos grupos estudados. Nos RN com peso ao nascer abaixo de 1.000g, relataram maior incidência na mortalidade e hemorragia peri-intraventricular. Portanto, estudos posteriores com seguimento neurológico e pulmonar devem ser realizados antes de utilizar o NO inalatório na prevenção da DBP.

Metilxantinas

A cafeína e outros similares têm sido usados na terapêutica da apneia da prematuridade. Em estudo multicêntrico realizado em RN prematuros entre 1999 e 2004, entre as 1.006 crianças tratadas com 20mg/kg de citrato de cafeína para apneia, os autores observaram redução significante da DBP comparada ao grupo controle[75]. Os autores especularam que esse achado poderia ocorrer pela exposição do grupo controle à ventilação com pressão positiva. Entretanto, a cafeína pode melhorar a mecânica pulmonar em prematuros dependentes de ventilação, devido à diminuição da resistência vascular e ao aumento da complacência pulmonar, além de possível efeito anti-inflamatório e antioxidante[76]. Dessa forma, a literatura tem recomendado sua utilização de maneira profilática em prematuros extremos ventilados nos primeiros dias de vida.

PROGNÓSTICO

Devido à insuficiência respiratória que ocorre na DBP clássica, os lactentes apresentam dificuldade na alimentação por via oral. O ganho de peso normalmente encontra-se abaixo do esperado para a idade, podendo alcançar a curva de crescimento normal, com suplementação de oxigênio e suporte nutricional adequados. O baixo ganho de peso é de origem multifatorial e pode ser limitado pelo gasto energético necessário ao aumento do trabalho respiratório e consumo de oxigênio, oferta calórica inadequada e hipoxemia crônica.

Entre os sobreviventes com DBP, as infecções do trato respiratório são comuns nos dois primeiros anos de vida, sendo responsáveis pelas reinternações por períodos prolongados dessas crianças. Frequentemente, os agentes etiológicos dessas infecções não são identificados, sugerindo etiologia viral, como o vírus sincicial respiratório.

Os estudos de função pulmonar nas crianças com DBP grave mostram que a função pulmonar pode permanecer alterada durante muitos anos, podendo alcançar a adolescência com quadros de broncoespasmo, hiper-reatividade brônquica e hiperinsuflação. As crianças com seguimento a longo prazo apresentam melhora da função pulmonar com o crescimento somático. As anormalidades da função pulmonar costumam ser menos pronunciadas nas crianças com DBP atípica, com tendência a normalidade nos primeiros três anos de vida[32].

Os pacientes com DBP apresentam mais sequelas neurológicas, quando comparados às crianças sem DBP. Essas sequelas se manifestam como paralisia cerebral, principalmente diplegia espástica, e retardo do desenvolvimento. O prognóstico neurológico depende da gravidade da DBP e de outros fatores de risco para o retardo no desenvolvimento, que frequentemente ocorrem em crianças com DBP, como hemorragia peri-intraventricular, retinopatia da prematuridade e perda auditiva, entre outros.

A mortalidade pode variar entre 30 e 40% nos casos de DBP grave, e frequentemente ocorre no primeiro ano de vida, secundária a insuficiência respiratória, sepse ou *cor pulmonale*. Os fatores de risco associados aos casos que evoluíram para o óbito foram hipertrofia ventricular, episódios recorrentes de cianose e uso de múltiplas medicações[32].

Embora a frequência de DBP entre RN prematuros de extremo baixo peso não tenha se alterado nas duas últimas décadas, a sobrevivência tem aumentado significativamente[77].

REFERÊNCIAS

1. Baraldi E, Filipone M. Current concepts: chronic lung disease after premature birth. N Engl J Med. 2007;357(11):1946-55. Review.
2. Northway WH Jr, Rosan RC, Porter DY. Pulmonary disease following respiratory therapy of hyaline-membrane disease. N Engl J Med. 1967;276(7):357-68.
3. Bancalari E, Abdenour GE, Feller R, Gannon J. Bronchopulmonary dysplasia: clinical presentation. J Pediatr. 1979;95(5 Pt 2): 819-23.
4. Shennan AT, Dunn MS, Ohlsson A, Lennox K, Hoskins EM. Abnormal pulmonary outcomes in premature infants: prediction from oxygen requirement in the neonatal period. Pediatrics. 1988;82(4):527-32.
5. Jobe A, Bancalari E. Bronchopulmonary dysplasia. Am J Respir Crit Care. 2001;163(7):1723-9.
6. Ellsbury DL, Acarregui MJ, McGuinnness GA, Klein JN. Variability in the use of supplemental oxygen for bronchopulmonary dysplasia. J Pediatr. 2002;140(2):247-9.
7. Walsh M, Wilson-Costello D, Zadell A, Newman N, Fanaroff A. Safety, reliability, and validity of a physiologic definition of bronchopulmonary dysplasia. J Perinatol. 2003;23(6):451-6.
8. Walsh M, Yao Q, Gettner P, Hale E, Collins M, Hensman A, et al.; National Institute of Child Health and Human Development Neonatal Research Network. Impact of a physiologic definition on bronchopulmonary dysplasia rates. Pediatrics. 2004;114(5): 1305-11.
9. Bancalari E. Epidemiology and risk factors for the "new" bronchopulmonary dysplasia. NeoReviews. 2000;1(1):e2-25.
10. Bancalari E, Gonzalez A. Clinical course and lung function abnormalities during development of neonatal chronic lung disease. In: Bland RD, Coalson JJ. Chronic lung disease in early infancy. New York: Marcel Dekker; 2000.p.41-59.
11. Stoll BJ, Hansen NI, Bell EF, Shankaran S, Laptook AR, Walsh MC, et al.; Eunice Kennedy Shriver National Institute of Child Health and Human Development Neonatal Research Network. Neonatal outcomes of extremely preterm infants from NICHD Neonatal Research Network. Pediatrics. 2010; 126(3):443-56.
12. Frank L, Sosenko RS, Gerdes J. Pathophysiology of lung Injury and repair: special features of the immature lung. In: Polin RA, Fox WW (eds). Fetal and neonatal physiology. Philadelphia: WB Saunders; 1998.p.1175-88.
13. Coalson JC, King RJ, Yang F, Winter V, Whitsett JA, DeLemos RA, et al. SP-A deficiency in primate model of bronchopulmonary dysplasia with infection. Am J Respir Crit Care Med. 1995;151(3 Pt 1): 854-66.
14. Frank L, Groseclose E. Oxygen toxicity in newborn rats: the adverse effects of undernutrition. J Appl Physiol. 1982;53(5):1248-55.
15. Frank L, Sosenko IRS. Prenatal development of lung antioxidant enzymes in four species. J Pediatr. 1987;110(1):106-10.
16. Frank L, Lewis P, Sosenko IRS. Dexamethasone stimulation of fetal rat lung antioxidant enzyme activity in parallel with surfactant stimulation. Pediatrics. 1985;75(3):569-74.
17. Munshi UK, Niu JO, Siddiq MM, Parton LA. Elevation of interleukin-8 precedes the influx of neutrophils in traqueal aspirates from preterm infants who develop bronchopulmonary dysplasia. Pediatr Pulmonol. 1997;24(5):331-6.
18. Groneck P, Speer C. Inflammatory mediators and bronchopulmonary dysplasia. Arch Dis Child. 1995;73(1):F1-3.
19. Watterberg KL, Demers LM, Scott SM, Murphy S. Chorioamnionitis and early lung inflammation in infants in whom bronchopulmonary dysplasia develops. Pediatrics.1996;97(2):210-5.
20. Van Marter LJ, Damman O, Allred EM, Leviton A, Pagano M, Moore M, et al. Chorioamnionitis, mechanical ventilation, and postnatal sepsis as modulators of chronic lung disease in preterm infants. J Pediatr. 2002;140(2):171-6.
21. Wang EEL, Ohlsson A, Kellner JD. Association of Ureaplasma urealyticum colonization with chronic lung disease of prematurity: Results of a metaanalysis. J Pediatr. 1995;127940:640-4.
22. Rojas MA, Gonzalez A, Bancalari E, Claure N, Poole C, Silva-Neto G. Changing trends in the epidemiology and pathogenesis of neonatal chronic lung disease. J Pediatr. 1995;126(4):605-10.
23. Sosenko IRS, Kinter MT, Roberts RJ. Nutricional issues in chronic lung disease of premature infants. In: Bland RD, Coalson JJ. Chronic lung disease in early infancy. New York: Marcel Dekker; 2000.p.285-96.
24. Husted VA, Gutcher GR, Anderson SA, Zachman RD. Relationships of vitamin A (retinol) status and lung disease in the preterm infant. J Pediatr 1984;105(4):610-5.
25. Shenai JP, Chytil F, Jhaveri A, Stahlman MT. Plasma vitamin A and retinol-binding protein in premature and term neonates. J Pediatr.1981;99(2):302-5.
26. Tyson JE, Wright LL, Oh W, Kennedy KA, Mele L, Ehrenkranz RA, et al. Vitamin A supplementation for extremely-low-birth-weight infants. N Engl Med. 1999;340(25):1962-8.
27. Bonikos DS, Bensch KG, Northway WH Jr, Edwards DK. Bronchopulmonary dysplasia: the pulmonary pathologic sequel of necrotizing bronchiolitis and pulmonary fibrosis. Hum Pathol. 1976; 7(6):643-66.
28. Hislop AA, Haworth SG. Pulmonary vascular damage and the development of cor pulmonale following hyaline membrane disease. Pediatr Pulmonol. 1990;9(3):152-61.
29. Smith LJ, Anderson J, Shamsuddin K, Hsueh W. Effect of fasting on hyperoxic lung injury in mice. Am Rev Respir Dis. 1990;141(1): 141-9.
30. Coalson JC. Pathology of chronic lung disease of early infancy. In: Bland RD, Coalson JJ. Chronic lung disease in early infancy. New York: Marcel Dekker; 2000.p.85-124.
31. Edwards DK, Northway WH Jr. Radiographic features of BPD and potencial of new imaging techniques. In: Bland RD, Coalson JJ. Chronic lung disease in early infancy. New York: Marcel Dekker; 2000.p.65-83.
32. Farrell PA, Fiascone JM. Bronchopulmonary dysplasia in the 1990s: a review for the pediatrician. Curr Probl Pediatr. 1997;27(4):133-63. Review.

33. Brion LP, Primhak RA. Intravenous or enteral loop diuretics for preterm infants with (or developing) chronic lung disease. Cochrane Database Syst Rev. 2002;(1):CD001453. Review.

34. Brion LP, Primhak RA, Ambrosio-Perez I. Diuretics acting on the distal renal tubule for preterm infants with (or developing) chronic lung disease. Cochrane Database Syst Rev. 2002;(1):CD001817. Review.

35. Rush MG, Hazinski TA. Current therapy of bronchopulmonary dysplasia. Clin Perinatol. 1992;19(3):563-90.

36. Barrington KJ, Finer NN. Treatment of bronchopulmonary dysplasia – a review. Clin Perinatol. 1998;25(1):177-202.

37. Hazinski TA. Drug treatment for established BPD. In: Bland RD, Coalson JJ. Chronic lung disease in early infancy. New York: Marcel Dekker; 2000.p.257-83.

38. Kao LC, Durand DJ, McCrea RC, Birch M, Powers RJ, Nickerson BG. Randomized trial of long-term diuretic therapy for infants with oxygen-dependent bronchopulmonary dysplasia. J Pediatr. 1994;124(5 Pt 1):772-81.

39. Rastogi A, Luayon M, Ajayi OA, Pildes RS. Nebulized furosemide in infants with bronchopulmonary dysplasia. J Pediatr. 1994;125(6 Pt 1):976-79.

40. Brion LP, Primhak RA, Yong W. Aerolized diuretics for preterm infants with (or developing) chronic lung disease. Cochrane Database Syst Rev. 2006; 19;(3):CD001694. Review.

41. Halliday HL, O`Neill CP. What is the evidence for drug therapy in the prevention and management of bronchopulmonary dysplasia? In: Bancalari E. The newborn lung – Neonatology questions and controversies. Philadelphia: Saunders Elsevier; 2008.p.208-32.

42. Halliday HL. Clinical trials of postnatal corticosteroids: inhaled and sistemic. Biol Neonate. 1999;76 Suppl 1:29-40.

43. Ng PC. The effectiveness and side effects of dexamethasone in preterm infants with bronchopulmonary dysplasia. Arch Dis Child. 1993; 68(3 Spec No):330-6. Review.

44. Noble-Jamieson CM, Reger R, Silverman M. Dexamethasone in neonatal chronic lung disease: pulmonary effects and intracranial complications. Eur J Pediatr. 1989;148(4):365-7.

45. O´Shea TM, Kothadia JM, Klinepeter KL, Goldstein DJ, Jackson BG, Dillard RG. Follow-up of preterm infants treated with dexametasone for chronic lun disease. AJDC. 1993;147(6):658-61.

46. O´Shea TM, Kothadia JM, Klinepeter KL, Goldstein DJ, Jackson BG, Weaver RG 3rd, et al. Randomized placebo-controlled trial of a 42-day tapering course of dexametasone to reduce the duration of ventilator dependency in very low birth weight infants: outcome of study participants at 1-year adjusted age. Pediatrics. 1999;104(1 Pt 1):15-21.

47. Halliday HL, Ehrenkrantz RA, Doyle RW. Early postnatal (< 96 hours) corticosteroids for preventing chronic lung disease in preterm infants. Cochrane Database Syst Rev. 2003;(1):CD001146. Review.

48. Abbasi S, Cole C, Frantz I, Bhutani V, Grous M, Ykoruk R, et al. Effect of early inhaled glucocorticoid therapy on lung mechanisms of ventilator dependent preterm infants. Pediatr Res.1998;43:1589A.

49. Collaborative Santiago Surfactant Group. Collaborative trial of prenatal thyrotropin-releasing hormone and corticosteroids for prevention of respiratory distress syndrome. Am J Obstet Gynecol. 1998;178(1 Pt 1):33-9.

50. Merz U, Kusenbach G, Häusler M, Peschgens T, Hörnchen H. Inhaled budesonide in ventilator-dependent preterm infants: a ramdomize doublé-blind pilot study. Biol Neonate. 1999;75(1):46-53.

51. Rozycki HJ, Byron PR, Elliott GR, Carroll T, Gutcher GR. Randomized controlled trial of three different doses of aerosol beclomethasone versus systemic dexamethasone to promote extubation in ventilated premature infants. Pediatr Pulmonol. 2003; 35(5):375-83.

52. Zimmerman JJ, Gabbert D, Shivpuri C, Kayata S, Ciesielski W, Miller J, et al. Meter-dosed, inhaled beclomethasone attenuates bronchoalveolar oxyradical inflammation in premature infants at risk for bronchopulmonary dysplasia. Am J Perinatol. 1998; 15(10):567-76.

53. Cole CH, Colton T, Shah BL, Abbasi S, MacKinnon BL, Demissie S, et al. Early inhaled glucocorticoid therapy to prevent bronchopulmonary dysplasia. N Engl J Med. 1999;340(13):1005-10.

54. Dimitriou G, Greenough A, Giffin FJ, Kavadia V. Inhaled versus systemic steroids in chronic oxygen dependency of preterm infants. Eur J Pediatr. 1997;156(1):51-5.

55. Jangaard KA, Stinson DA, Allen AC, Vince MJ. Early prophylactic inhaled beclomethasone in infants less than 1250 g for the prevention of chronic lung disease. Paediatr Child Health. 2002;7(1):13-9.

56. Suchomski SJ, Cummings JJ. A randomized trial of inhaled vs. intravenous steroid in ventilator dependent preterm infants. J Perinatol. 2002;22(3):196-203.

57. Towsend SF, Hale KA, Thilo EH. Early treatment with inhaled steroids does not improve outcome in extremely premature infants with respiratory distress. Pediatr Res. 1998;43:300A.

58. Parad RB. Bronchopulmonary dysplasia/chronic lung disease. In: Cloherty JP, Eichenwald EC, Stark AR (eds). Manual of neonatal care. 7th ed. Philadelphia: Wolters Kluwer/Lippincott Williams & Wilkins; 2012.p.417-28.

59. Gibbs RS, Romero R, Hillier SL, Eschenbach DA, Sweet RL. A review of premature birth and subclinical infection. Am J Obstet Gynecol. 1992;166(5):1515-28.

60. Mercer BM, Miodovnik M, Thurnau GR, Goldenberg RL, Das AF, Ramsey RD, et al. Antibiotic therapy for reduction of infnat morbidity after preterm premature rupture of the membranes. A randomized controlled trial. National Institute of Child Health and Human Development Maternal-Fetal Medicine Units Network. JAMA. 1997;278(12):989-95.

61. Ballard PL, Ballard RA. Hormonal effects on lung maturation and disease. In: Bland RD, Coalson JJ. Chronic lung disease in early infancy. New York: Marcel Dekker; 2000.p.405-29.

62. Crowley P. Antenatal corticosteroid therapy: a meta-analysis of the randomized trials, 1972 to 1994. Am J Obstet Gynecol. 1995;173 (1):322-35.

63. Doyle LW, Kitchen WH, Ford GW, Rickards AL, Lissenden JV, Ryan MM. Effects of antenatal steroid therapy on mortality and morbidity in very low birth weight infants. J Pediatr. 1986;108(2):287-92.

64. Jobe AH. Influence of surfactant replacement on BPD. In: Bland RD, Coalson JJ. Chronic lung disease in early infancy. New York, NY: Marcel Dekker; 2000. P.237-56.

65. Rosenfeld W, Evans H, Concepcion L, Jhaveri R, Scharffer H, Friedman A. Prevention of bronchopulmonary dysplasia by administration of bovine superoxide dismutase in preterm infants with respiratory distress syndrome. J Pediatr. 1984;105(5):781-5.

66. Rosenfeld WN, Davis JM, Parton L, Richter SE, Price A, Flaster E, et al. Safety and pharmacokinetics of recombinant human superoxide dismutase administered intratracheally to premature neonates with respiratory distress syndrome. Pediatrics. 1996;97(6 Pt 1):811-7.

67. Davis JM, Rosenfeld WN, Richter SE, Parad MR, Gewolb IH, Spitzer AR, et al. Safety and pharmacokinetics of multiple doses of recombinant human CuZn superoxide dismutase administered intratracheally to premature neonates with respiratory distress syndrome. Pediatrics. 1997;100(1):24-30.

68. Davis JM, Rosenfeld WN, Sanders RJ, Gonenne A. Prophylactic effects of recombinant human superoxide dismutase in neonatal lung injury. J Appl Physiol. 1993;74(5):2234-41.

69. Davis JM, Parad RB, Michele T, llred E, Price A, Rosenfeld W; North American Recombinant Human CuZnSOD Study Group. Pulmonary outcome a tone year corrected age in premature infants treated at birth with recombinant CuZn superoxide dismutase. Pediatrics. 2003;111(3):469-76.

70. Hodson WA. Ventilation strategies and bronchopulmonary dysplasia. In: Bland RD, Coalson JJ. Chronic lung disease in early infancy. New York: Marcel Dekker; 2000.p.173-58.

71. Mariani G, Cifuentes J, Carlo WA. Randomized trial of permissive hypercapnia in preterm infants. Pediatrics. 1999;104(5 Pt 1):1082-8.
72. Bhuta T, Henderson-Smart DJ. Elective high-frequency oscillatory ventilation versus conventional ventilation in preterms infants with pulmonary disfunction: systematic review and meta-analyses. Pediatrics. 1997;100(5):E6.
73. Van Meurs KP, Wright LL, Ehrenkranz RA, Lemons JA, Ball MB, Poole WK, et al.; Preemie Inhaled Nitric Oxide Study. Inhaled nitric oxide for premature infants with severe respiratory failure. N Engl J Med. 2005;353(1):13-22.

74. Kinsella J, Cutter G, Walsh W, Gerstmann DR, Bose CL, Hart C, et al. Early inhales nitric oxide therapy in premature newborns with respiratory failure. N Engl J Med. 2006;355(4):354-64.
75. Schmidt B, Roberts RS, Davis P, Doyle LW, Barrington KJ, Ohlsson A, et al.; Caffeine for Apnea of Prematurity Trial Group. Caffeine therapy for apnea of prematurity. N Engl J Med. 2006;354(20):2112-21.
76. Lapenna D, De Gioia S, Mezetti A, Ciofani G, Festi D, Cuccurullo F. Aminophyline: could it act as an antioxidant in vivo? Eur J Clin Invest. 1995; 25(7):464-70.
77. Latini G, De Felice C, Giannuzzi R, Del Vecchio A. Survival rate and prevalence of bronchopulmonary dysplasia in extremely low birth weight infants. Early Hum Dev. 2013;89 Suppl 1:S69-73.

Síndrome do Desconforto Respiratório do Recém-Nascido Doença de Membranas Hialinas

Conceição A. M. Segre
Roseli Abdalla Khouri Panzarin

A síndrome do desconforto respiratório (SDR), previamente denominada doença pulmonar das membranas hialinas, é causada pela deficiência do surfactante alveolar associada à imaturidade estrutural dos pulmões e praticamente restrita aos recém-nascidos de pré-termo (RNPT)[1]. Embora a assistência perinatal venha apresentando progressos, como o uso de corticoide antenatal na prevenção da doença, avanços nos cuidados intensivos neonatais, principalmente na assistência ventilatória, e o uso do surfactante exógeno como terapêutica de reposição, continua sendo ainda importante causa de morbidade e mortalidade neonatal no RNPT.

FREQUÊNCIA

A SDR ocorre em cerca de 0,5 a 1% dos nascidos vivos[2]. Sua frequência e gravidade estão diretamente relacionadas com o grau de prematuridade. Cerca de 50% dos RNPT com menos de 1.500g, em geral, são acometidos pela SDR, e os óbitos associados à doença ocorrem na fase aguda da insuficiência respiratória. Levando-se em conta a idade gestacional (IG), em RN com 23-25 semanas, a frequência é de 91%; com 28-29 semanas, de 74%; e com 30-31 semanas, de 52%[3].

FATORES DE RISCO

Alguns fatores de risco, que podem afetar tanto a frequência quanto a gravidade da SDR, devem ser considerados, como fatores genéticos, asfixia perinatal, diabetes materno, sexo masculino, hemorragias maternas no último trimestre, segundo gemelar, RN anterior afetado, parto cesariano e hipotermia. De todos esses fatores, a idade gestacional é sem dúvida o mais importante.

Na medida em que a produção de surfactante é escassa, até aproximadamente a 28ª semana de gestação, a IG constitui fator primordial no aparecimento da doença. No período entre a 24ª semana e o final da gravidez, o sistema respiratório dos RNPT encontra-se ainda em desenvolvimento. Nesse processo se inclui a maturação das células alveolares tipo II produtoras de surfactante, a formação de vários milhões de alvéolos e o adelgaçamento do epitélio e da camada muscular que envolvem as arteríolas pulmonares, em um processo que facilitará a troca gasosa.

A hipóxia e a acidose correlacionam-se à redução da produção de surfactante, sendo que RNPT asfixiados podem apresentar tal grau de esforço respiratório que não podem liberar seu próprio surfactante a partir de seus pneumócitos tipo II[4].

O papel da cesárea merece algumas considerações especiais. Usher et al., em 1971, afirmavam, baseados em dados relativos a um estudo realizado entre 10.335 RN de parto vaginal e 1.457 por cesárea, que para cada idade gestacional a SDR foi mais frequente e mais grave em RN por cesárea do que por parto vaginal[5]. Há probabilidade da ocorrência de aumento na incidência de SDR quando se realiza cesariana previamente ao início do trabalho de parto em mulheres que se apresentam com idade gestacional superior a 32 semanas, provavelmente em decorrência de deficiência na liberação de surfactante mediada por estimulação beta-adrenérgica e também pela não ocorrência da redução na quantidade de fluido pulmonar do feto, processo que se verifica 24-48 horas antes do trabalho de parto espontâneo. Wax et al., em 2001, estudando 35.031 partos, verificaram que as crianças nascidas por cesárea eletiva, sem maturidade pulmonar documentada, entre 37 0/7 e 38 6/7 semanas de IG, apresentaram SDR grave, necessitando de ventilação pulmonar mecânica, em número significativamente maior que aquelas nascidas entre 39 0/7 e 40 6/7 semanas de IG[6]. Gerten et al., em 2005, afirmam que a cesárea antes do trabalho de parto constitui um fator de risco independente para SDR, e que, na cesárea com trabalho de parto instalado, embora o risco diminua, ainda persiste[7]. Werner et al., em 2012, estudando 2.885 RN pequenos para a IG nascidos por cesárea verificaram que esses RN apresentaram risco aumentado de SDR[8].

Entre os fatores antenatais, a presença de diabetes materno sabidamente retarda o processo de maturação do surfactante, particularmente no que se refere à formação de fosfatidilglicerol[4].

Da mesma forma que há fatores predisponentes para a diminuição da produção de surfactante pulmonar, também há fatores que aceleram a maturidade pulmonar, diminuindo o risco de SDR, podendo estar relacionados a condições maternas ou à ação de certas substâncias ou hormônios[9]:

- Ruptura prematura prolongada de membranas (RPPM) – pode-se dizer que é um sub-rogado da corioamnionite com alta concordância. Até o momento ainda não há consenso na relação entre corioamnionite e SDR: há relatos para que se possa agir acelerando a maturidade pulmonar e outros sobre a ocorrência de casos graves de SDR[10].
- Condições associadas a estresse crônico – insuficiência placentária, restrição de crescimento intrauterino, mães com doença hipertensiva específica da gravidez, hemoglobinopatias maternas, mães viciadas em heroína ou cocaína. São condições em que a maturidade pulmonar se acha acelerada em relação ao esperado para determinada IG[2].
- Corticosteroides, hormônios tireoidianos, metilxantinas, beta-agonistas, estrógenos, fator de crescimento epidérmico, fator alfa transformador do crescimento[3].

FISIOPATOLOGIA

Conforme anteriormente assinalado, a imaturidade estrutural dos pulmões, a deficiência (quantitativa e qualitativa) e a inativação do surfactante alveolar, além da complacência exagerada da caixa torácica, são as causas que desencadeiam a SDR. Esses fatores levam à atelectasia progressiva dos alvéolos pulmonares e impedem o desenvolvimento de uma capacidade residual funcional efetiva[11].

Surfactante alveolar

O surfactante alveolar é produzido e armazenado nos corpúsculos lamelares dos pneumócitos do tipo II e tem sua síntese iniciada a partir da 20ª-24ª semanas de gestação, que aumenta progressivamente com a IG, atingindo seu pico por volta da 35ª semana[11]. A constituição do surfactante pulmonar é basicamente 70-80% de fosfolipídios, 10% de proteínas e 10% de lipídios neutros, principalmente colesterol. O lipídio mais importante é a fosfatidilcolina saturada (dipalmitoilfosfatidilcolina – ~ 60%), sendo o principal responsável pela redução da tensão superficial gerada na interface ar-líquido, o que confere a estabilidade mecânica nos alvéolos durante a expiração[11].

Há quatro classes de proteínas identificadas, associadas aos surfactantes (apoproteínas): as proteínas hidrofílicas (SP-A e SP-D) e as proteínas hidrofóbicas (SP-B e SP-C). As proteínas atuam na estrutura, função e metabolismo do surfactante pulmonar, estabilizando as propriedades de superfície dos fosfolipídios na presença de outras proteínas, como albumina, fibrinogênio, hemoglobina e mecônio, que são potentes inativadores do surfactante pulmonar[11] (Quadro 30.4).

Quadro 30.4 – Proteínas associadas ao surfactante.

Proteínas	Solubilidade	Padrão	Papel
Apoproteína A (SP-A)	Hidrofílica	Ausente nos surfactantes exógenos	Formação da mielina tubular, reciclagem do surfactante e nos mecanismos de defesa do hospedeiro, recobrindo a bactéria e estimulando sua fagocitose pelos macrófagos
Apoproteína B (SP-B)	Hidrofóbica	Presente nos substitutos dos surfactantes naturais	Intensifica a adsorção e a distribuição da camada única do surfactante ao nível da interface ar/líquido; auxilia também na remoção das impurezas presentes na camada lipídica única
Apoproteína C (SP-C)	Hidrofóbica	Presente nos substitutos dos surfactantes naturais	Acelera a adsorção e a distribuição dos fosfolipídios
Apoproteína D (SP-D)	Hidrofílica	Ausente nos surfactantes exógenos	Acredita-se que desempenha papel nos mecanismos de defesa do hospedeiro por meio de sua ligação a micro-organismos

As principais ações do surfactante pulmonar são:

- Diminuir a tensão superficial dos alvéolos.
- Diminuir a necessidade de grandes pressões para manter os alvéolos abertos, principalmente na expiração.
- Manter a estabilidade alveolar, variando a tensão superficial de acordo com o tamanho dos alvéolos, segundo a lei de Laplace: p = 2ts/r (Fig. 30.20);
- Diminuir o esforço respiratório.
- Aumentar a complacência pulmonar.

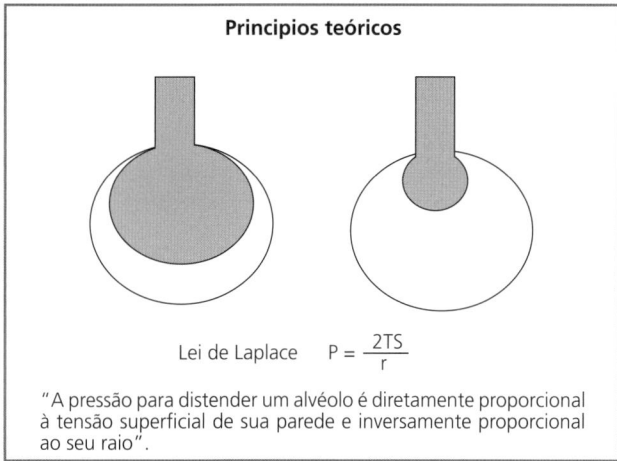

Figura 30.20 – Lei de Laplace.

A deficiência do surfactante alveolar aumenta a tensão superficial, a força de retração elástica durante a expiração e consequente colapso alveolar, principalmente naqueles alvéolos de menor raio, pois o ar tende a se deslocar do ponto de alta pressão para o de pressão mais baixa. Assim, são necessárias pressões cada vez mais altas para manter os alvéolos patentes, havendo clinicamente aumento do esforço respiratório. Dessa forma, vão ocorrendo as atelectasias, com diminuição na complacência pulmonar e na capacidade residual funcional. Além disso, a atelectasia diminui a relação ventilação/perfusão, aumentando o *shunt* intrapulmonar que leva a hipoxemia, hipercapnia e acidose. Em decorrência da hipoxemia e acidose, há vasoconstrição e diminuição da perfusão pulmonar, o que aumenta a pressão nas artérias pulmonares, fazendo um *shunt* direito-esquerdo extrapulmonar pelo canal arterial e/ou forâmen oval, o que piora a hipoxemia e a acidose, estabelecendo-se, assim, um círculo vicioso. A progressão desse processo, ainda mais se associado à ventilação com pressão positiva, agrava a permeabilidade alveolocapilar, havendo aumento do extravasamento de líquidos e proteínas para a luz alveolar, inativando o surfactante e piorando a instabilidade alveolar[3,11] (Fig. 30.21).

Desenvolvimento estrutural pulmonar

O desenvolvimento estrutural pulmonar se divide em 5 estádios[1]:

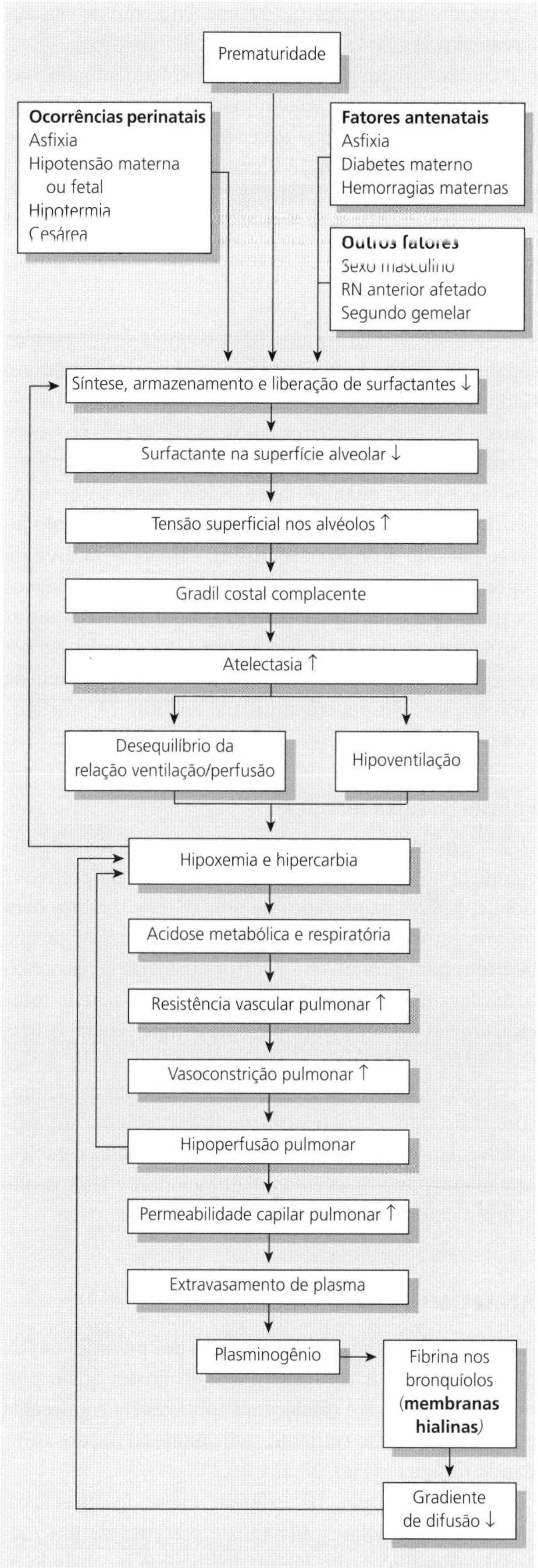

Figura 30.21 – Representação esquemática da patogênese da SDR.

- 1º estádio embriogênico – desenvolvimento de vias aéreas maiores (3-4 semanas).
- 2º estádio pseudoglandular – desenvolvimento das vias aéreas até bronquíolos terminais (6-16 semanas).
- 3º estádio canalicular – desenvolvimento dos ácinos e da vascularização (16-28 semanas).
- 4º estádio sacular – subdivisão dos sáculos (28-36 semanas).
- 5º estágio alveolar – aparecimento dos alvéolos (32 semanas ao termo).

Na SDR, a maioria dos RN encontra-se no estádio canalicular ou sacular do desenvolvimento pulmonar. Não existem ainda verdadeiros alvéolos, sendo as trocas gasosas precárias. Nesses estádios, as vias aéreas possuem paredes espessas, são tubulares, com um abundante interstício e pouca quantidade de tecidos elástico e conjuntivo, e ficam distantes dos capilares. Portanto, o pulmão nesse período é pouco distensível, com restrita área de superfície para trocas gasosas e com a membrana alveolocapilar muito permeável. O extravasamento de líquidos e proteínas para o interstício e para a luz alveolar agrava a mecânica respiratória. Há possibilidade de agravo na evolução da SDR pela imaturidade estrutural e morfológica do pulmão.

Função da caixa torácica

O RN possui a estrutura musculoesquelética ainda incompleta ao nascimento, o que se acentua na prematuridade. Assim, na presença de uma parede torácica com suporte estrutural fraco, as fortes pressões negativas que ocorrem para promover a abertura das vias aéreas colabadas levam à retração e à deformidade da parede torácica, em vez de inflar pulmões cuja complacência se acha reduzida[9].

A evolução da SDR depende diretamente das alterações constantes entre o surfactante existente na superfície alveolar, as propriedades mecânicas da caixa torácica, juntamente com os eventos maturacionais e lesivos que ocorrem após o nascimento.

ANATOMIA PATOLÓGICA

A anatomia patológica macroscópica dos pulmões de RN que faleceram por contraírem a SDR mostra que o pulmão tem pouco ar, é sólido, com consistência endurecida e aspecto vermelho rutilante, semelhante ao fígado, afundando na água[11] (Figs. 30.22 e 30.23).

Ao microscópio, há extensas áreas de atelectasia, com ductos alveolares dilatados e presença de um material eosinofílico, com membrana hialina recobrindo as vias aéreas distais. Em natimortos e em RN que falecem

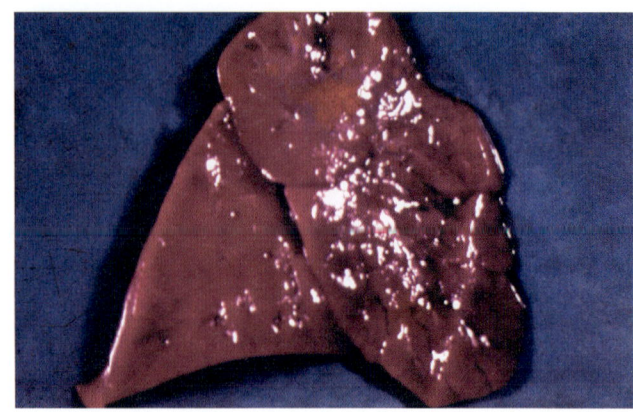

Figura 30.22 – Pulmão hepatizado.

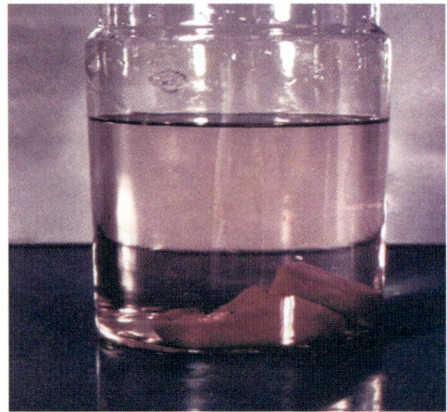

Figura 30.23 – Pulmão sem ar, afundando na água.

logo após o nascimento, não raramente essa membrana é encontrada. Nos que falecem após 48 horas de vida, é frequente o encontro de sinais inflamatórios, necrose do epitélio respiratório, edema e hemorragias intra-alveolares. Podem-se observar ainda constrição arteriolar, intensa congestão capilar e dilatação dos linfáticos pulmonares[11] (Fig. 30.24).

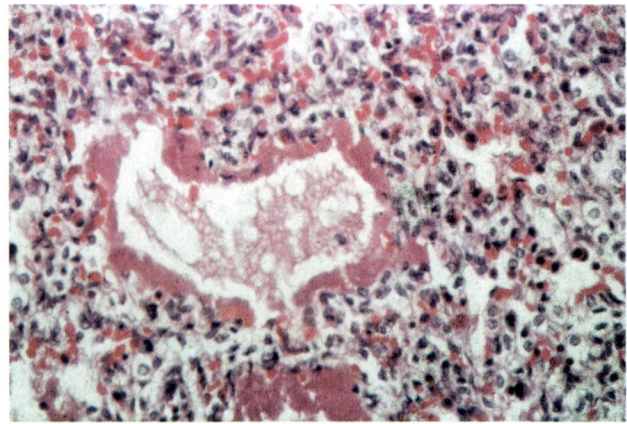

Figura 30.24 – Aspecto histopatológico. Presença de membranas hialinas, atelectasias, congestão capilar.

QUADRO CLÍNICO E LABORATORIAL

Na história, deve-se investigar a ocorrência de hemorragia materna ou diabetes, a idade gestacional é de RNPT, geralmente com asfixia perinatal. Na sala de parto, verifica-se que o funículo permanece pulsando por tempo prolongado.

A evolução "clássica" da SDR modificou-se bastante com os avanços terapêuticos, como o emprego de corticoides antenatais, o uso do surfactante exógeno e a assistência ventilatória precoce. A SDR em seu curso natural apresenta-se logo após o nascimento. O RN mostra sinais de insuficiência respiratória, como taquipneia, batimentos de asa de nariz, gemido expiratório, retração da caixa torácica e cianose consequente à presença do *shunt* direito-esquerdo (Fig. 30.25). Há piora progressiva do desconforto respiratório nas horas seguintes, atingindo o pico com 36 a 48 horas de vida. Depois de algumas horas, aparece edema de extremidades por alterações da permeabilidade vascular. Pode-se verificar melhora do quadro, que ocorre de forma progressiva após 72 horas de vida. Nos casos de má evolução, há piora clínica, com crises de apneia mais

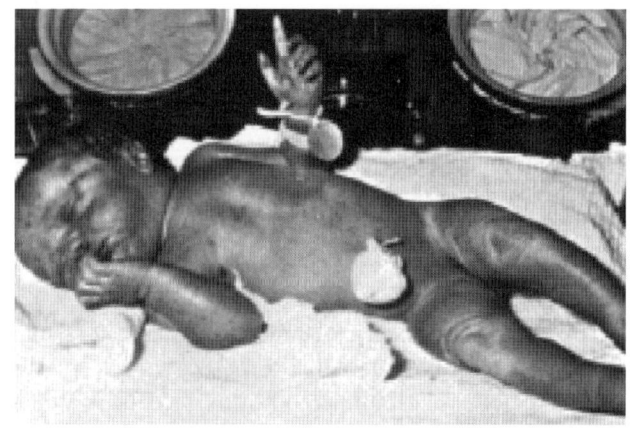

Figura 30.25 – RN com SDR: notar afundamento esternal.

acentuadas e piora do estado hemodinâmico e metabólico. É frequente a oligúria nas primeiras 48 horas, assim como a hipotensão, a hipotonia e a hipoatividade[11].

A avaliação do grau de dificuldade respiratória é feita por meio do boletim de Silverman-Andersen (Fig. 30.26). Notas acima de 4 traduzem dificuldade respiradó-

Movimentos de tórax e abdome	Retração costal inferior	Retração xifóide	Batimento de asas do nariz	Gemido expiratório	Nota (somar)
Sincronismo	Retração ausente ou mínima		Ausente	Ausente	0
Declínio inspiratório	Retração leve ou moderada		Discreto	Audível com estetoscópio	1
Balancim	Retração intensa		Intenso	Audível sem estetoscópio	2

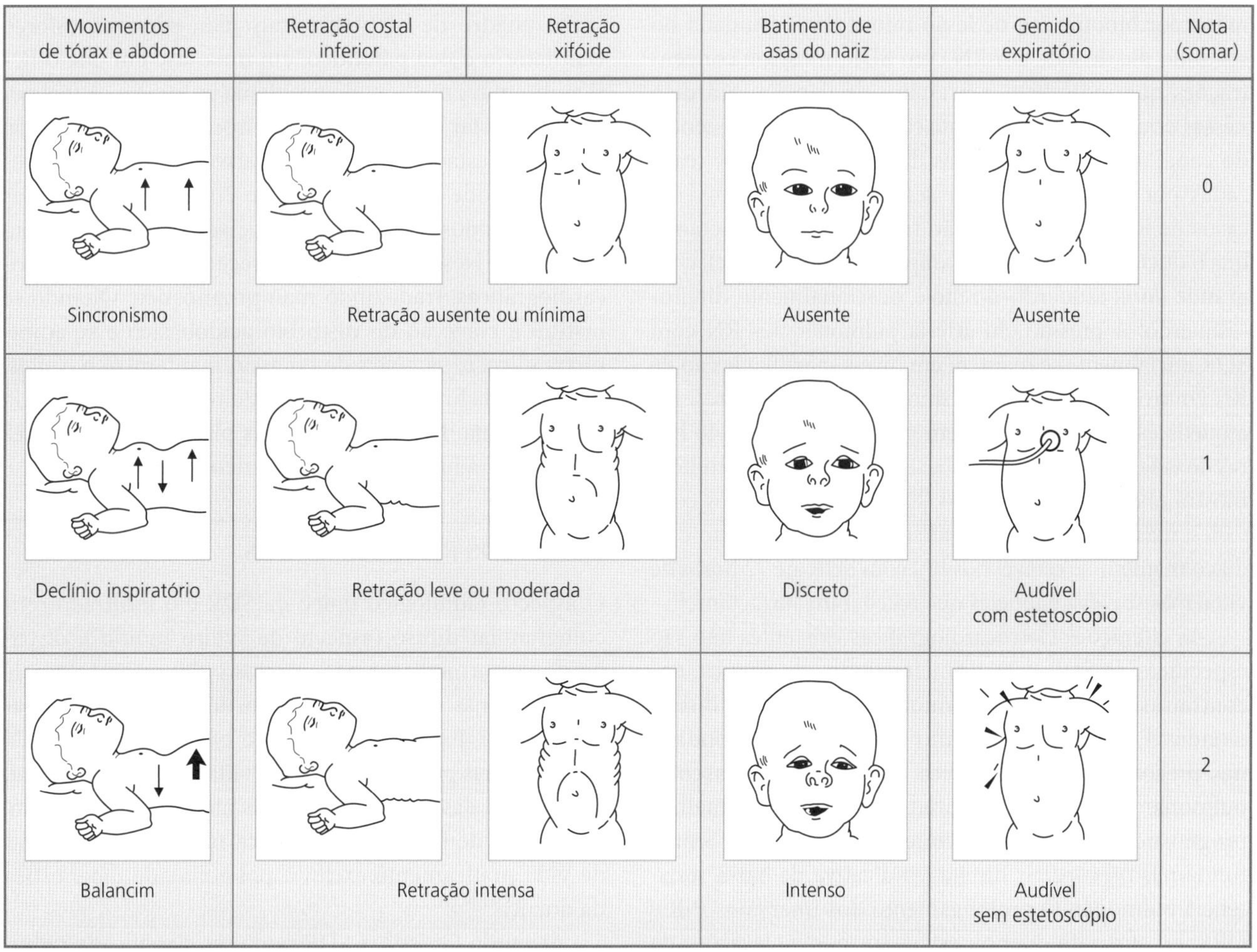

Figura 30.26 – Boletim de Silverman-Andersen.

ria de moderada a grave. Esse boletim pode ser aplicado durante toda a evolução do RN, a qualquer momento, servindo de guia de suas condições evolutivas, exceto em RNTP extremo baixo peso.

A semiologia pulmonar é pobre, em relação ao quadro clínico tão exuberante. O murmúrio vesicular pode estar normal ou diminuído e, na inspiração profunda, pode-se constatar a presença de estertores finos, principalmente nas bases.

A frequência cardíaca, de início irregular, vai-se tornando fixa ao redor de 130 batimentos/minuto e não sofre alterações, mesmo quando o RN recebe estímulos exteriores. Sopros cardíacos podem aparecer e corresponder à persistência do canal arterial.

Medidas da função pulmonar demonstram que a frequência respiratória pode variar de 70 a 120 movimentos/minuto. O volume corrente está diminuído, e o volume minuto, normal ou aumentado. O espaço morto aumentado até mais da metade do volume corrente. A complacência, diminuída, de 1/5 a 1/10 de seu valor usual. A capacidade residual diminuída. A capacidade vital do choro diminuída e o trabalho respiratório aumentado[12,13].

A função cardíaca é influenciada negativamente pela gravidade da doença. A troponina cardíaca T, que é um marcador bioquímico de lesão miocárdica, estudada no segundo dia de vida em RN com SDR, mostrou concentrações que indicavam a presença de dano miocárdico nessas crianças, possivelmente causados pela persistência do canal arterial[14,15]. Medidas da função cardíaca, realizadas por meio de Doppler seriado, evidenciaram, em casos de RNPT com SDR não tratados com surfactante, que o ducto arterioso estava amplamente permeável, com grande *shunt* esquerdo-direito e, ocasionalmente, direito-esquerdo. A pressão em artéria pulmonar nos RN com SDR inicialmente se mantém em níveis semelhantes ao de RN controles normais de mesmo peso, mas não apresenta a queda esperada e se mantém elevada entre 12 e 48 horas de vida. A pressão arterial sistêmica, de início, também mostra níveis semelhantes no RN com SDR aos dos controles, mas gradativamente vai-se elevando. O débito cardíaco mantém-se estável nos RN com SDR até 72 horas de vida, mas se eleva naqueles que receberam surfactante[16].

As alterações eletrocardiográficas existentes não são específicas da SDR. Nas primeiras horas de doença, encontram-se sinais de predominância ventricular direita e ondas T achatadas. Aumento de amplitude da onda R nas precordiais direitas indica alta resistência vascular pulmonar. Sua presença, contudo, foi associada a melhor prognóstico do que o aparecimento de uma onda S profunda nas precordiais direitas, indicativa de baixa resistência pulmonar. O prolongamento dos intervalos P-R e QRS, no curso da doença, está associado a elevações da concentração do potássio sérico[17].

A ecocardiografia é exame bastante útil para avaliar a persistência do canal arterial e descartar doença cardíaca congênita[3].

As alterações metabólicas que ocorrem são diversas. A acidose respiratória, de início, mas logo se transformando em metabólica ou mista, constitui problema dos mais sérios. Nos casos em que a paO_2 permanece inferior a 30 ou 35mmHg, a resistência vascular pulmonar mantém-se elevada e se, ao lado disso, o pH for baixo, somam-se fatores que contribuem para a constrição da artéria pulmonar. Essa é responsável pela manutenção do padrão fetal de circulação, com *shunt* direito-esquerdo, por meio do ducto arterioso ou do forame oval, comprometendo a oxigenação, formando-se um círculo vicioso que vai agravar ainda mais o quadro. Outro dado que traduz mau prognóstico são os níveis de ácido láctico acima de 45mg/dL[18]. O sódio sérico acha-se, geralmente, abaixo de 135mEq/L, podendo, contudo, atingir níveis elevados com o uso indevido de bicarbonato de sódio na correção não controlada de acidose metabólica. A calcemia pode cair em torno do terceiro dia de vida, e tanto mais quanto menor a idade gestacional. É necessário monitorizar a calcemia depois da melhora das condições ventilatórias, pois pode aparecer hipocalcemia que se manifesta como quadro de hipotonia muscular, pequeno esforço ventilatório e íleo paralítico, em uma fase em que o RN já apresentava melhora do problema pulmonar. A fosfatemia pode estar elevada nos primeiros três dias de doença, indicando estado catabólico e baixo fluxo renal. A potassemia pode chegar a níveis de 7mEq/L ou mais, nos casos de acidose persistente, associados à baixa ingestão de glicose. Nesses níveis, já aparecem alterações eletrocardiográficas, traduzindo mau prognóstico. Quando se institui a correção do distúrbio acidobásico e se administra glicose, os níveis de potássio mantêm-se normais. Os efeitos da hiperpotassemia podem ser exagerados pela hipocalcemia. Níveis de proteínas plasmáticas inferiores a 5mg/dL traduzem pior prognóstico.

ASPECTOS RADIOLÓGICOS

O aspecto radiológico típico da SDR é o infiltrado reticulogranular difuso (aspecto de "vidro moído"), distribuído uniformemente nos campos pulmonares, além de broncogramas aéreos e aumento do líquido pulmonar (Fig. 30.27). Esse aspecto clássico está presente nos RN com SDR nas primeiras horas de vida e é a representação radiológica das vias aéreas distais atelectasiadas. Assim, a presença de imagem radiológica normal após 8 horas de vida praticamente exclui a possibilidade diagnóstica da doença[11,19].

Segundo Gross[19], a SDR pode ser classificada radiologicamente em:

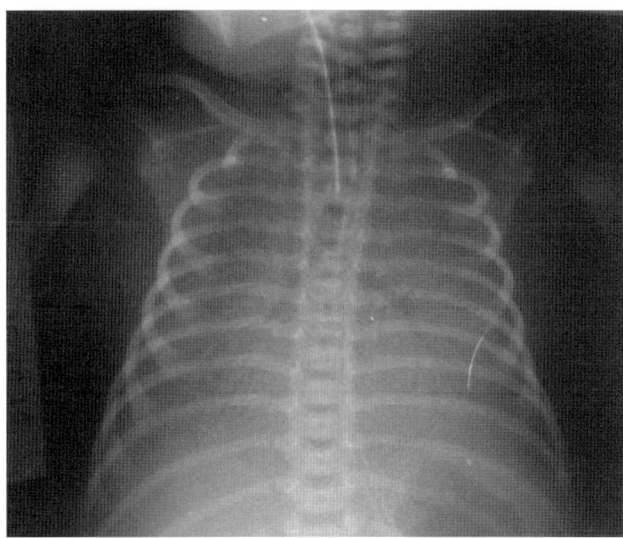

Figura 30.27 – Aspecto radiológico de SDR.

- Grau I – presença do padrão reticulogranular difuso e silhueta cardíaca preservada; broncogramas aéreos limitados.
- Grau II – maior coalescência das opacidades, presença de broncogramas aéreos mais evidentes e certo grau de apagamento da silhueta cardíaca.
- Grau III – aumento da opacificação dos pulmões com borramento da área cardíaca e do diafragma.
- Grau IV – opacificação completa do pulmão devido ao aumento da confluência das densidades pulmonares.

A radiografia com o reticulogranular mais acentuado e volume pulmonar reduzido está associada a mau prognóstico e tanto pior quanto mais jovem for o RN; por outro lado, pacientes com discreto componente reticulogranular e pulmões mais bem expandidos terão melhor prognóstico[17]. Nos RN que sobrevivem, a melhora radiológica pode ser evidenciada nos primeiros dias de vida e o parênquima se apresentará normal ao redor de 7-14 dias[20].

Após a administração intratraqueal de surfactante, ocorre melhora da aeração pulmonar, que pode ser ou não uniforme e se correlaciona significativamente com a diminuição na demanda do O_2[21].

DIAGNÓSTICO

Diagnóstico antenatal

Baseia-se na determinação do grau de maturidade pulmonar por meio da avaliação da relação entre a lecitina e a esfingomielina (L/S) no líquido amniótico, exame que deve ser realizado por cromatografia em camada delgada. Um valor maior que 2 indica maturidade pulmonar. Há que se levar em conta na interpretação dos dados que as gestantes diabéticas e os casos de eritroblastose fetal constituem exceção. Outras situações como restrição de crescimento intrauterino, descolamento prematuro de placenta, pré-eclâmpsia e hidropisia fetal podem também alterar os resultados. Se o líquido amniótico estiver contaminado com sangue ou mecônio, pode ocorrer ou elevação da maturidade de um líquido imaturo ou ser rebaixada em um líquido maduro[13].

O teste que medeia a relação surfactante/albumina no líquido amniótico conhecido como TDx-FLM II (Abbott) e que utilizava tecnologia da polarização fluorescente foi retirado do mercado em 2011 e tem sido substituído pela contagem de corpúsculos lamelares (CL) no líquido amniótico, que vem sendo usada para avaliar a maturidade do pulmão fetal, sendo um teste rápido e barato. Os CL são conglomerados de fosfolipídios produzidos por células alveolares do tipo II e encontrados no líquido amniótico em quantidades crescentes com o avançar da idade gestacional. Uma contagem > 50.000 CL/microlitro é valor preditivo de maturidade pulmonar, com sensibilidade de 85% e especificidade de 70%[4].

Trabalhos que compararam a contagem de CL e o TYDx-FLM II mostraram que os dois se equivaliam como preditores de maturidade pulmonar e, comparando a CL e a relação L/S, pelo fato de a CL ser um teste de custo mais baixo e mais rápido, deveria ser a primeira escolha para avaliar a maturidade pulmonar[22-25].

Estudos ultrassonográficos para maturidade pulmonar fetal incluem a visualização de partículas no líquido amniótico, valores do diâmetro biparietal, ou sinais de maturidade placentária, em que o grau III de maturidade corresponderia à maturidade pulmonar fetal[26].

Ultimamente, no entanto, a utilização desses testes pelos especialistas tem diminuído, desde que não melhoram os resultados perinatais. Uma vez que a ocorrência de SDR se acha principalmente relacionada à IG do feto, seu conhecimento seria o ponto mais importante e, assim, os testes de maturidade já teriam passado do ponto de ser clinicamente úteis[27].

Diagnóstico pós-natal

O diagnóstico da SDR é feito pela análise conjunta dos antecedentes maternos, dados obstétricos, exame do líquido amniótico, quadro clínico e exames laboratoriais.

Quando houver disponibilidade, a relação L/S também pode ser realizada no aspirado traqueal. Uma relação £ 3,0 pode prever o desenvolvimento de SDR com acurácia de 91%. A importância desse achado se prende àqueles casos que se apresentam com dificuldade respiratória, em que não houve possibilidade de se realizar testes de maturidade pulmonar fetal no líquido amniótico e que necessitam de dados para a indicação do uso do surfactante[28].

Na SDR ainda são frequentes os erros diagnósticos, principalmente nos casos mais leves.

Walther e Taeusch[29], em 1992, adotaram alguns critérios para o diagnóstico da SDR, os quais são sugeridos e considerados até o momento e que incluem:

- Evidência de imaturidade pulmonar.
- Desconforto respiratório de início precoce (até 3 horas de vida).
- Evidência de complacência pulmonar reduzida, capacidade residual funcional diminuída e trabalho respiratório aumentado.
- Necessidade de oxigênio inalatório e/ou suporte ventilatório com pressão positiva contínua (CPAP) ou intermitente (IMV) por mais de 24 horas para manter os valores de paO_2 e $paCO_2$ dentro da normalidade.
- Radiografia de tórax anormal com densidades reticulogranulares parenquimatosas difusas e broncogramas aéreos e subinsuflação durante um bom esforço respiratório com 6 a 24 horas de vida.
- Ausência de outras causas que justifiquem a insuficiência respiratória.

Diagnóstico diferencial

Deve-se diferenciar a SDR das seguintes doenças respiratórias neonatais[4,11,12]:

- Pneumonias congênitas, em especial a pneumonia por estreptococo beta-hemolítico do grupo B – na história materna, há o comemorativo de ruptura prematura de membranas e fisometria, ou informação sobre colonização materna positiva para estreptococo beta-hemolítico do grupo B. A radiografia de tórax, no caso de pneumonia por estreptococo do grupo B, pode ser bastante semelhante à da SDR, o que exigirá investigação para identificação de processo infeccioso.
- Taquipneia transitória ou síndrome do pulmão úmido – quadro muito menos grave que se resolve em 24-48 horas. A radiografia de tórax auxiliará no diagnóstico.
- Cardiopatias congênitas – a cianose não responde a aumentos de concentração de O_2. A ecocardiografia dará o diagnóstico.
- Malformações pulmonares – a radiografia de tórax auxiliará no diagnóstico.
- Hérnia do diafragma – a radiografia de tórax dará o diagnóstico.
- Síndrome de aspiração de mecônio – em geral, RN a termo, pós-termo ou apresenta restrição do crescimento intrauterino. A radiografia de tórax levará ao diagnóstico.
- Desordens genéticas da produção e metabolismo da proteína SP-B do surfactante – o quadro é de SDR grave, em RN a termo, geralmente fatal.

CUIDADOS NA SALA DE PARTO

É necessária a presença na sala de parto de uma equipe especializada e apta a intervir imediatamente e com eficiência na reanimação do RN, para minimizar a asfixia perinatal, que em nosso meio ainda é um dos principais fatores limitadores na sobrevida de RN que cursam com a SDR.

Tradicionalmente, na reanimação utilizam-se balão e máscara com oxigênio a 100%. Contudo, para o RNPT, o oxigênio puro pode ser lesivo, encontrando-se 20% de diminuição do fluxo cerebral com 2 horas de vida e piora no gradiente alveoloarterial de oxigênio[30].

O consenso Europeu de 2007[1] recomenda:

- O uso de oxigênio durante a reanimação na mais baixa concentração possível para se obter uma resposta cardíaca adequada, ou seja, > 100 batimentos/minuto.
- Uso precoce de pressão positiva contínua em vias aéreas (CPAP) com 5-6cmH_2O.
- Se for necessário ventilação com compressão positiva, evitar volumes correntes extremos e limitar picos de pressão inspiratória, pois assim pode-se evitar o risco de lesão pulmonar.
- Reservar a entubação traqueal àquelas crianças que não mostraram boa resposta ao uso do CPAP ou que necessitam da aplicação de surfactante.
- Usar a oximetria de pulso para monitorizar a oferta de oxigênio durante a reanimação, para evitar picos de hiperoxia, procurando manter a saturação entre 50 e 80%.
- Evitar ao máximo a hipotermia, secando o RN e envolvendo-o em toalhas previamente aquecidas, desprezando aquelas úmidas. Transportar o RN coberto com envoltório de plástico em incubadora de transporte previamente aquecida, para a UTI neonatal.

TRATAMENTO

Cuidados Gerais

A terapêutica inicial deve ser rápida e adequada, a fim de se evitar os grandes riscos de iatrogenia, lembrando sempre das possíveis complicações da própria doença. Sempre ter em mente que esses pacientes apresentam graus variados de insuficiência de múltiplos órgãos, o que pode determinar o prognóstico. A fase inicial da insuficiência respiratória tem sido mais bem controlada após o advento do surfactante exógeno, concomitante com avanços das técnicas ventilatórias. Somente é possível a aplicação da terapêutica adequada, sob regime de cuidados intensivos, contando com profissionais especializados e com infraestrutura de equipamentos e serviços de apoio diagnóstico apropriados.

Controle térmico – deve-se manter a temperatura do RN entre 36,1 e 37°C. O RN deve ser colocado em ambiente aquecido, como fonte de calor radiante ou incubadora, para evitar a hipotermia, manter o ambiente térmico neutro e assim diminuir o consumo de oxigênio[1,12,31].

Oferta hídrica e eletrolítica – deve-se manter a oferta hídrica entre 60 e 80mL/kg/dia, nas primeiras 48 horas de vida, sob forma de soro glicosado a 10% por via intravenosa (IV). Nos RN de muito baixo peso, pode-se iniciar com oferta de 100-120mL/kg/dia, e nos de extremo baixo peso, 120-140mL/kg/dia. Lembrar que as incubadoras umidificadas reduzem as perdas insensíveis de água e, consequentemente, as necessidades hídricas. Nos dias seguintes à oferta hídrica, deverá ser de 100 a 150mL/kg/dia, de acordo com a diurese, que deve ser mantida maior que 1mL/kg/h, com pressão arterial média entre 30 e 50mmHg. A partir do segundo dia, acrescentar aos líquidos: sódio (2mEq/kg/dia), potássio (1mEq/kg/dia) e cálcio (100mg-200mg/kg/dia). Manter o hematócrito em torno de 40% na fase aguda da doença, e o nível do sódio sérico entre 135 e 145mEq/L. O excesso de fluidos deve ser evitado ao máximo, uma vez que certa limitação da oferta hídrica poderá reduzir o risco da persistência do canal arterial, da enterocolite necrosante e até mesmo da displasia broncopulmonar. A monitorização do peso, dos eletrólitos séricos e consequentes ajustes constituem os pontos fundamentais para uma oferta hídrica e elotrolítica ideais[4,12].

Avaliação circulatória – monitorizar frequência cardíaca, pressão arterial e circulação periférica[4].

Para o suporte hemodinâmico, utilizar expansores de volume quando hipotensão arterial ou má perfusão periférica se associada a taquicardia, diminuição da diurese, acidose metabólica persistente na ausência de hipoxemia. Utilizar como expansor de volume soro fisiológico a 0,9%, 10mL/kg em 10 a 30 minutos, por via IV, ou albumina humana a 5%, 0,5g/kg/h. O uso de solução salina deve ser criterioso, a fim de se evitar extravasamento de líquido para o pulmão inflamado e administração de excesso de sódio[4]. Na ausência de sinais de hipovolemia, porém com hipotensão arterial, recomenda-se iniciar infusão contínua de dopamina: 5µg/kg/min para manter a pressão arterial e o débito cardíaco, melhorar a perfusão tecidual, a diurese e evitar a acidose metabólica[4].

Suporte nutricional – manter jejum por via oral e administrar soro glicosado por via IV com velocidade de infusão de glicose de 4 a 6mg/kg/min, controlando glicemia e glicosúria. Após a estabilização hemodinâmica e metabólica, iniciar nutrição parenteral e, o mais precocemente possível, a nutrição enteral mínima com leite materno[1].

Controle de infecção – uma das principais causas para o trabalho de parto prematuro é a ocorrência de infecções maternas antenatais. É importante afastar um processo infeccioso, com controles seriados de hemogramas completos, proteína C- reativa e hemocultura, já nas primeiras horas de vida. Nos casos de exposição do RN a situações de risco infeccioso, como corioamnionite, infecção materna, amniorrexe prolongada, febre materna etc., ou com sinais sugestivos de sepse no RN, ou alterações de exames laboratoriais, sugere-se iniciar antibioticoterapia (ampicilina e gentamicina), com reavaliação em 72 horas da necessidade ou não de continuar o tratamento[12]. O volume de sangue retirado deve ser sempre medido e reposto sob a forma de concentrado de hemácias, de modo a manter o hematócrito entre 35 e 45%[1].

Oxigenoterapia

Instalar oxigenoterapia com umidificação, aquecimento e FiO_2 conhecidas. Uma vez instituído o uso de oxigênio, os gases sanguíneos devem ser monitorizados por meio de punções intermitentes, cateter umbilical ou monitorização não invasiva. A saturação de O_2 ($SatO_2$) no pré-termo com IG > 30 semanas deve ser mantida entre 88 e 95%, mas, nas crianças com peso < 1.250g ou IG < 30 semanas, é preferível manter entre 85 e 92% para reduzir o risco de retinopatia da prematuridade (ROP) e de broncodisplasia[1,4]. A administração de surfactante provoca pico de hiperoxia, que deve ser evitado, por estar associado à hemorragia intraventricular graus I e II e, para tanto, deve-se promover rápida redução na FiO_2[32].

O controle da oxigenoterapia não descarta coletas periódicas de gasometrias arteriais.

Gases sanguíneos

Embora não haja consenso, os níveis gasométricos recomendados na fase aguda da SDR (primeiras 72 horas) são[9]:

- pH – 7,25 a 7,35 (nas primeiras 12 horas é aceitável pH = 7,25).
- paO_2 – 50 a 70mmHg.
- $paCO_2$ – 45 a 60mmHg.

Suporte respiratório

Ver capítulo Ventilação assistida.

Pressão positiva contínua de vias aéreas (CPAP nasal) – seu uso é indicado logo após o nascimento em crianças de risco para SDR, como os pré-termo com < 30 semanas de IG[3,33], para prevenir o colapso dos alvéolos ainda abertos, aumentar a capacidade residual funcional (CRF), melhorar a complacência pulmonar, diminuir a resistência de vias aéreas e preservar a função do surfactante alveolar. Quando aplicado precocemente, pode reduzir a necessidade de ventilação mecânica e diminuir a incidência de broncodisplasia[33].

O CPAP nasal não é eficaz em RN com apneia ou quando o esforço respiratório estiver ausente, quando a complacência e a resistência pulmonar se acham gravemente alteradas e em RN grandes e ativos por ser difícil sua manutenção[33].

• **Complicações** – o CPAP pode interferir com o retorno venoso do coração, diminuindo o débito cardíaco. A pressão positiva pode ser transmitida ao leito vascular pulmonar, aumentando a resistência vascular pulmonar promovendo *shunt* direito-esquerdo. A ocorrência de hipercarbia pode indicar que a pressão do CPAP está alta e, consequentemente, o volume corrente reduzido[4,34]; se a pressão for excessiva pode ocorrer hiperinsuflação do pulmão e escape de ar; atenção especial para se evitar possíveis lesões teciduais de partes moles[34]. Pelo fato de que durante a aplicação o RN engole ar com frequência, uma sonda nasogástrica deve ser mantida aberta para evitar a distensão gástrica[33,34] (Fig. 30.28).

• **Desmame** – à medida que o RN apresenta melhoras, vai se reduzindo a FiO_2 em 0,05 por vez, desde que mantendo a saturação de oxigênio nos níveis previamente programados. Geralmente, quando a FiO_2 for < 0,3, o CPAP pode ser reduzido a 5cm de H_2O, continuando-se a monitorização do oxigênio. O CPAP pode ser descontinuado se o desconforto respiratório estiver ausente em FiO_2 < 0,3[4].

Ventilação pulmonar mecânica (IMV) e entubação endotraqueal – como estratégia ventilatória nos RN com SDR em insuficiência respiratória, recomenda-se a ventilação mandatória intermitente (IMV), por meio de respiradores convencionais ciclados a tempo, limitados a pressão e de fluxo contínuo. A ventilação pulmonar mecânica deve melhorar a relação ventilação-perfusão e o efeito shunt intrapulmonar, diminuindo, assim, o trabalho respiratório. Têm indicação de ventilação mecânica os pacientes que estejam apresentando[4,33]:

• Crises de apneia recorrentes.
• Falha do CPAP inicial.
• Acidose persistente com pH < 7,20.
• $paCO_2$ > 55mmHg.
• paO_2 < 50mmHg.
• $SatO_2$ < 90% com FiO_2 > 0,50.
• Persistência do desconforto respiratório (BSA > 7).

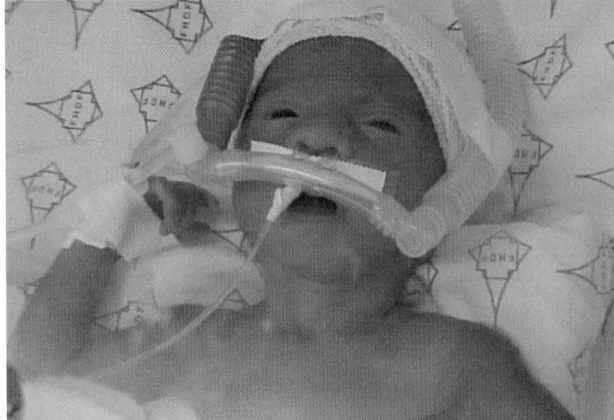

Figura 30.28 – RN em CPAP nasal.

Na SDR são sugeridos alguns cuidados ventilatórios, para a proteção pulmonar dos RN acometidos:

• A estratégia ventilatória deve ser sempre individualizada.
• O pico de pressão deve ser sempre o menor possível.
• FiO_2 altas (> 0,60) devem ter seu tempo de uso limitado.
• Sempre utilizar pressão positiva expiratória final (PEEP) para prevenir a ocorrência do auto-PEEP.
• Hipercapnia permissiva – aceitar acidose respiratória na fase aguda da doença.
• O início da retirada do respirador nunca deve ser retardado.

O paciente sob ventilação mecânica deve estar monitorizado continuamente, com controles de gasometria arterial e, se possível, da mecânica pulmonar, o que auxilia na manipulação dos parâmetros da ventilação mecânica.

Existem complicações relacionadas à ventilação mecânica que podem ser tanto pulmonares (baro/volutrauma, síndrome de escape de ar e displasia broncopulmonar), quanto extrapulmonares (hemorragia peri e intraventricular e/ou leucomalacia), sendo ainda o maior desafio combater a displasia broncopulmonar (DBP). Essas complicações são observadas em cerca de 20 a 40% dos RN ventilados.

Após a extubação, os pacientes devem ser colocados de CPAP nasal, o que reduz a necessidade de re-entubação[1].

Ventilação mandatória intermitente sincronizada (SIMV) – técnica que emprega ventiladores sincronizados com o próprio esforço respiratório do RN. Têm a vantagem de diminuir as necessidades de medicação sedativa e auxiliam no desmame de crianças em ventilação mecânica[35]. Contudo, não há evidências a respeito de benefícios a longo prazo em termos de sobrevida ou redução da ocorrência de displasia broncopulmonar[1].

Ventilação de alta frequência (VAF) – é uma técnica ventilatória que emprega o uso de volumes correntes menores e frequências muito mais elevadas do que nas técnicas convencionais. Surgiu na esperança de reduzir a morbidade e a mortalidade relacionadas à ventilação e com a própria prematuridade. Há ainda muitas controvérsias entre vários estudiosos quanto ao emprego da VAF em substituição à ventilação convencional, como modo primário de assistência ventilatória e ainda a relação da VAF com complicações neurológicas. Até o momento a utilização da VAF deve ser reservada apenas aos casos de falha da ventilação convencional, na tentativa de resgate. A indicação da VAF ocorre nos casos de SDR que evoluem com enfisema intersticial pulmonar grave e/ou pneumotórax com fístula de alto débito ou com hipertensão pulmonar[33].

Surfactante exógeno – o índice de mortalidade em RN com SDR diminuiu significativamente após o advento da terapêutica com surfactante exógeno (decréscimo de 30 a 40% dos óbitos). Estão disponíveis os seguintes produtos:

- Derivados de animais
  - surfactante bovino adicionado: beractant (Survanta®);
  - fração fosfolipídica de pulmão porcino: poractant alfa (Curosurf®);
  - fração fosfolipídica de pulmão bovino: bovactant (Alveofact®);
- Sintéticos
  - palmitato de colfosceril: não contém proteínas (Exosurf neonatal®);
  - fosfolipídeos + sinapultide: KL4 (peptídeo que mimetiza a proteína B do surfactante, lucinactant – Surfaxin®).

A terapêutica com surfactante exógeno melhora rapidamente a oxigenação e mais

lentamente a complacência pulmonar[4]. Sua administração é feita por via traqueal.

Nas primeiras horas após a administração, o surfactante exógeno age estabilizando os alvéolos ainda abertos e faz o recrutamento dos alvéolos atelectásicos aumentando a CRF e, em decorrência, maior superfície de trocas gasosas, melhorando a relação ventilação-perfusão, diminuindo o *shunt* intrapulmonar, corrigindo a hipoxemia.

Nas horas subsequentes, observa-se aumento da complacência pulmonar, após recrutamento alveolar mais homogêneo e pela diminuição da distorção da caixa torácica decorrente da redução do suporte ventilatório.

O efeito estabilizador do surfactante em vias aéreas terminais reduz significativamente a incidência de pneumotórax e enfisema intersticial[4].

A instilação do surfactante deve ser realizada na dose de 100mg/kg de fosfolipídios para o surfactante bovino e 200mg/kg de fosfolipídios para o surfactante porcino. Se necessário, essas doses podem ser repetidas com 6-12 horas de intervalo. Os surfactantes naturais devem ser usados de preferência aos sintéticos, por reduzirem mais eficazmente a ocorrência de ar extrapulmonar e a mortalidade[1,4].

A forma de administração de surfactante pode ser profilática ou de resgate. A administração é dita profilática quando o surfactante é aplicado em RN de alto risco para desenvolver SDR, com a finalidade de evitar a piora da SDR, mas não para seu tratamento. A aplicação é feita na sala de parto após as manobras iniciais de reanimação, em 10 a 30 minutos depois do nascimento. O uso do surfactante exógeno é de resgate quando a aplicação é feita somente depois que o quadro de SDR já se estabeleceu, o qual foi confirmado pelos critérios diagnósticos e se faz nas primeiras 12 horas de vida[36].

Em estudo de metanálise que comparou resultados entre o uso profilático e o de resgate em RN com < 30 semanas de IG, verificou-se que nos RN que receberam aplicação profilática houve maior mortalidade ou doença pulmonar crônica[35].

O uso de resgate, por sua vez, pode ser precoce ou tardio. O resgate é precoce quando o surfactante é aplicado 1 a 2 horas após o nascimento e tardio se for aplicado depois de 2 horas de vida[36]. Em metanálise comparando o resgate precoce e o tardio, concluiu-se que os riscos de mortalidade, ar extrapulmonar, doença pulmonar crônica ou morte estavam significativamente diminuídos com o resgate precoce[37].

Complicações – a hemorragia pulmonar é pouco frequente e ocorre em prematuros extremos, do sexo masculino e que apresentam persistência do canal arterial (PCA). A terapêutica pelo surfactante não reduziu a ocorrência de hemorragia peri-intraventricular, enterocolite necrosante, retinopatia, displasia broncopulmonar[4].

A Academia Americana de Pediatria faz as seguintes recomendações em relação ao uso de surfactante[36]:

- RN pré-termo nascidos antes de 30 semanas de IG que necessitam de ventilação mecânica em função de SDR grave devem receber surfactante após estabilização inicial (forte recomendação).
- O uso do CPAP imediatamente após o nascimento seguido de administração seletiva de surfactante deve ser considerado a alternativa à entubação de rotina com administração de surfactante, profilática ou precoce (forte recomendação).
- O uso de surfactante de resgate pode ser considerado em crianças com falência respiratória hipóxica atribuível à deficiência secundária de surfactante (como na síndrome de aspiração de mecônio, sepse/pneumonia) (recomendação).
- RN pré-termo ou a termo que recebem surfactante devem ser tratados por equipes de transporte treinadas na administração de surfactante com segurança.

ESTRATÉGIA INSURE

INSURE (*INtubation-SURfactant-Extubation*) é um procedimento que está sendo usado em todo o mundo para tratar a SDR leve e moderada em RN pré-termo[37-42].

A estratégia INSURE consiste na entubação do RN para aplicação precoce do surfactante, seguida de extubação e aplicação de CPAP. O método resultou em menos casos de pneumotórax e menos tempo de ventilação mecânica quando comparado com a administração seletiva tardia de surfactante com ventilação contínua[36].

Vários estudos têm sido realizados para analisar a eficácia do método. Naseh e Yekta[41], estudando 242 RN com IG média de 33,1 semanas (± 3,1 semanas) e peso médio de 2.026g (± 751g), obtiveram sucesso em 74% dos casos. Outros autores, em diversos países, também referem bons resultados com a diminuição da necessidade de ventilação mecânica e da oxigenoterapia[37,38,42].

Um extenso estudo multicêntrico, analisando 648 RN com 26 a 29 semanas de IG, demonstrou que tanto crianças que receberam apenas CPAP nasal, como aqueles que receberam surfactante profilático com extubação rápida seguida de CPAP, tiveram resultados clínicos semelhantes àqueles tratados com surfactante profilático seguido de um período de ventilação mecânica, concluindo que a aplicação isolada de CPAP precoce poderia ser recomendada como técnica não invasiva e potencialmente de menor custo[43].

Escobedo et al.[44], estudando 132 RN com peso de nascimento ≥ 1.250g e IG ≤ 36 semanas, com SDR leve ou moderada, verificaram que a entubação eletiva e a administração de surfactante diminuíram a necessidade de ventilação mecânica, mas não tiveram efeito sobre a duração da oxigenoterapia, a ventiloterapia ou a permanência hospitalar[36].

O INSURE pode apresentar falha, definida como a re-entubação em 72 horas após a aplicação do método INSURE[45]. Brix et al., em estudo que envolveu 322 RN com < 32 semanas de IG, indicaram os seguintes fatores para falha do INSURE: extrema prematuridade, baixa IG, concentração baixa de hemoglobina anterior à entubação (< 8,5mmol/L), baixo índice de Apgar aos 5 minutos (< 7), baixo pH, uso de agentes inotrópicos antes da entubação e aplicação do surfactante dentro de 5 horas do nascimento[45]. Esses autores comentam que, na prematuridade extrema (< 28 semanas de IG), o tratamento da ventilação mecânica após o surfactante pode ser uma opção melhor em função do alto risco de falha do INSURE.

COMPLICAÇÕES

As complicações da SDR estão relacionadas principalmente ao grau de prematuridade e à estratégia terapêutica adotada, sendo as principais[4,9]:

- Síndromes de escape de ar (pneumotórax, pneumomediastino, pneumopericárdio, enfisema intersticial pulmonar) (ver Figs. 30.14 e 30.15) – devem ser suspeitadas diante da piora do quadro, com o aparecimento de hipotensão, apneia, bradicardia ou acidose persistente.
- Processos infecciosos – acometem facilmente o RN pré-termo, imunologicamente comprometido e sendo submetido a vários procedimentos invasivos.
- Hemorragia peri-intraventricular (HPIV) e leucomalacia periventricular.
- Persistência do canal arterial – frequentemente complica a SDR e se manifesta quando a resistência vascular pulmonar começa a cair. Se não tratada, leva ao aparecimento de *shunt* de esquerda para direita e consequente insuficiência cardíaca.
- A longo prazo, ocorrem: displasia broncopulmonar, comprometimento do desenvolvimento neuropsicomotor e retinopatia da prematuridade.

As complicações serão tão mais graves quanto menores o peso e a idade gestacional do RN[4].

PREVENÇÃO ANTENATAL

O uso do corticoide antenatal previne o aparecimento da SDR e também está relacionado à diminuição na mortalidade. Mostrou-se, também, que o uso de corticoide antenatal está relacionado à maturação mais acelerada de órgãos extrapulmonares, diminuindo complicações da prematuridade como hemorragia peri-intraventricular (HPIV), enterocolite necrosante e infecções sistêmicas, nas primeiras 48 horas de vida[4], entretanto, seu uso não diminuiu a incidência de SDR[36].

Recomenda-se um curso único de corticoide antenatal em gestantes entre 24 e 34 semanas de IG que estejam em risco de trabalho de parto prematuro dentro de sete dias[46]. A administração de corticoide depois da 34ª semana de IG não reduz o risco de morbidade respiratória nos RN. O melhor momento para a aplicação do corticoide é < 24 horas do parto a < sete dias. Um segundo curso pode ser considerado se o tratamento anterior foi ministrado há mais de duas semanas, a IG for < 32 6/7 semanas e se o obstetra avaliar que a gestante vai dar á luz nos próximos sete dias. Cursos repetidos (mais de dois) de corticoide não são recomendados.

A droga de escolha é a betametasona, na dose de 12mg por via IM, em duas aplicações com 24 horas de intervalo. A dexametasona é contraindicada por aumentar o risco de leucomalacia periventricular cística nos prematuros extremos[4].

Embora ainda haja controvérsias sobre os benefícios do uso de corticoide em IG < 26 semanas, alguns não encontrando subsídios para a administração nessas IG[47], Mori et al. realizaram um estudo retrospectivo em 11.607 crianças nascidas entre 22 e 23 semanas de IG e verificaram que o uso de corticoides deve ser considerado no caso de ameaça de trabalho prematuro nesse grupo de gestantes[48].

CONSIDERAÇÕES FINAIS

O RN prematuro deve adaptar-se à vida extrauterina e quanto mais prematuro maiores são as dificuldades e complicações dessa adaptação. A SDR decorre da imaturidade pulmonar do RN e associa-se à imaturidade de múltiplos órgãos. Os avanços tecnológicos com cuidados e suporte aos RN, assim como o advento do surfactante exógeno, têm ajudado na sobrevida de RN cada vez mais prematuros portadores da SDR. O sucesso terapêutico envolve mais do que um tratamento isoladamente, sendo essencial o nascimento da criança em um centro de atenção terciária, o trabalho com profissionais qualificados, em uma UTI neonatal equipada, abordagem inicial eficaz na reanimação desse RN, atendimento individualizado e cuidados de suporte vital adequados.

REFERÊNCIAS

1. Sweet D, Bevilacqua G, Carnielli V, Greisen G, Plavka R, Saugstad OD, et al. European consensus guidelines on the management of neonatal respiratory distress syndrome. J Perinatol. 2007;35(3):175-86.

2. Whisett JA, Pryhuber GS, Rice WR, Warner BB, Wert. Acute respiratory disorders. In: Avery GB, Fletcher MA, MacDonald MG (eds). Neonatology. Pathophisiology and management of the newborn. 5th ed. Philadelphia: Lippincott Williams & Wilkins; 1999.p.485-531.

3. Tammela O. Respiratory distress syndrome. In: Gomella TL, Cunningham MD, Eyal FG (eds). Neonatology. Management, procedures, on-call problems, diseases and drugs.7th ed. New York: Lange Medical Books/McGraw-Hill; 2013.p.834-40.

4. Bhakta KY. Respiratory distress syndrome. In: Cloherty JP, Eichenwald EC, Hansen AR, Stark AR (eds). Manual of neonatal care. 6th ed. Philadelphia: Wolters Kluwer/Lippincott Williams & Wilkins; 2012.p.406-16.

5. Usher RH, Allen AC, McLean FH. Risk of respiratory distress syndrome related to gestational age, route of delivery, and maternal diabetes. Am J Obstet Gynecol. 1971;111(6):826-32.

6. Wax JR, Carignan E, Herson V, Ingardia C. The contribution of elective delivery to severe respiratory distress at term. Obstet Gynecol. 2001;97(4 Suppl 1): S37.

7. Gerten KA, Coonrod DV, Bay RC, Chambliss LR. Cesarean delivery and respiratory distress syndrome: does labor make a difference? Am J Obstet Gynecol. 2005;193(3 Pt 2):1061-4.

8. Werner EF, Savitz DA, Janevic TM, Ehsanipoor RM, Thung SF, Funai EF, et al. Mode of delivery and neonatal outcomes in preterm, small-for-gestational-age newborns. Obstet Gynecol. 2012;120(3): 560-4.

9. Bany-Mohammed F. Hyaline membrane disease. In: Gomella T, Cunningham MD, Eyal FG, Zenk KE (eds). Neonatology. Management, procedures, on-call problems, diseases and drugs. 5th ed. New York: Lange Medical Books/McGraw-Hill; 2004.p.539-43.

10. Jobe AH. Effects of chorioamnionitis on the fetal lung. Clin Perinatol. 2012;39(3):441-57.

11. Jobe AH. The respiratory system. Lung development and maturation. In: Martin RJ, Fanaroff AA, Walsh M. Fanaroff & Martin's neonatal-perinatal medicine. 9th ed. St. Louis: Elsevier; 2011. p.1075-92.

12. Hamvas A. Pathophysiology and management of respiratory distress syndrome. In: Martin RJ, Fanaroff AA, Walsh M. Fanaroff & Martin's neonatal-perinatal medicine. 9th ed. St. Louis: Elsevier; 2011.p.1106-16.

13. Martin RJ, Sosenko I, Bancalari E. Respiratory problems. In: Klaus MH, Fanaroff AA, Klaus MH. Respiratory problems. In: Klaus MH, Fanaroff AA (eds). Care of the high-risk neonate. 5th ed. Philadelphia: W.B. Saunders Company; 2001.p.253-55.

14. Trevisanuto D, Zaninotto M, Altinier S, Plebani M, Zanardo V. High serum cardiac troponin T concentrations in preterm infants with respiratory distress syndrome. Acta Paediatr. 2000;89(9):1134-6.

15. El-Khuffash AF, Molloy EJ. Influence of a patent ductus arteriosus on cardiac troponin levels in preterm infants. J Pediatr. 2008; 153(3):350-3.

16. Seppänen MP, Kääpä PO, Kero PO, Saraste M. Doppler-derived systolic pulmonary artery pressure in acute neonatal respiratory distress syndrome. Pediatrics. 1994;93(5):769-73.

17. Avery ME, Fletcher BD. The lung and its disorders in the newborn infant. Philadelphia: WB Saunders; 1974.

18. Vakrilova L, Ialaidzhieva M, Sluncheva B, Emilova Z, Nikolov A, Metodieva V, et al. The significance of parameters of the acid-base status, blood gas and blood lactate level for adequate resuscitation and prognosis in newborns with very low birth weight. Akush Ginekol (Sofiia). 2004;43(1):25-31.

19. Gross GW. Radiology in the intensive care nursery. In: Spitzer AR (ed). Intensive care of the fetus and neonate. St. Louis: Mosby; 1996.p.345-400.

20. Edward DK 3rd. Radiographic evaluation of the therapeutic response. In: Robertson B, Taeusch HW (eds). Surfactant therapy for lung disease. New York: Marcel Dekker Inc; 1995.p.505-30.

21. Bick U, Müller-Leisse C, Tröger J, Jorch G, Roos N, Meyer zu Wendischhoff J, et al. Therapeutic use of surfactant in neonatal respiratory distress syndrome. Correlation between pulmonary X-ray changes and clinical data. Pediatr Radiol. 1992;22(3):169-73.

22. Fantz CR, Powell C, Karon B, Parvin CA, Hankins K, Dayal M, et al. Assessment of the diagnostic accuracy of the TDx-FLM II to predict fetal lung maturity. Clin Chem. 2002;48(5):761-5.

23. Khazardoost S, Yahyazadeh H, Borna S, Sohrabvand F, Yahyazadeh N, Amini E. Amniotic fluid lamellar body count and its sensitivity and specificity in evaluating of fetal lung maturity J Obstet Gynaecol. 2005;25(3):257-9

24. Karcher R, Sykes E, Batton D, Uddin Z, Ross G, Hockman E, et al. Gestational age-specific predicted risk of neonatal respiratory distress syndrome using lamellar body count and surfactant-to-albumin ratio in amniotic fluid. Am J Obstet Gynecol. 2005;193(5): 1680-4.

25. Wijnberger LD, Huisjes AJ, Voorbij HA, Franx A, Bruinse HW, Mol BW. The accuracy of lamellar body count and lecithin/sphingomyelin ratio in the prediction of neonatal respiratory distress syndrome: a meta-analysis. BJOG. 2001;108(6):583-8.

26. Gerdes JS. Assesment of lung maturity. In: Spitzer AR (edr). Intensive care of the fetus and neonate. St. Louis: Mosby; 1996.p.130-4.

27. Yarbrough ML, Grenache DG, Gronowski AM. Fetal lung maturity testing: the end of an era. Biomark Med. 2014;8(4):509-15.

28. Harker LC, Merritt TA, Edwards DK 3rd. Improving the prediction of surfactant deficiency in very low-birthweight infants with respiratory distress. J Perinatol. 1992;12(2):129-33.

29. Walther FJ, Taeusch W. Pathophysiology of neonatal surfactant insufficiency: clinical aspects. In: Robertson B, Van Golde LMG, Battenburg JJ (eds). Pulmonary surfactant: from molecular biology to clinical practice. 3rd ed. Amsterdam: Elsevier; 1992.p.485-524.

30. Lundstrøm KE, Pryds O, Greisen G. Oxygen at birth and prolonged cerebral vasoconstriction in preterm infants. Arch Dis Child Fetal Neonatal Ed. 1995;73(2):F81-6.

31. American Academy of Pediatrics/American College of Obstetricians and Gynecologists. Guidelines for perinatal care. 5th ed. Elk Grove Village: American Academy of Pediatrics; 2002.

32. Collaborative European Multicentre Study Group. Factors influencing the clinical response to surfactant replacement therapy in babies with severe respiratory distress syndrome. Eur J Pediatr. 1991;150(6):433-9.

33. Eichenwald EC. Mechanical ventilation. In: Cloherty JP, Eichenwald EC, Stark AR (eds). Manual of neonatal care. 7th ed. Philadelphia: Wolters Kluwer/Lippincott Williams & Wilkins; 2012. p.377-92.

34. Donn SM, Sinha SK. Assisted ventilation and its complications. In: In: Martin RJ, Fanaroff AA, Walsh M. Fanaroff & Martin's neonatal-perinatal medicine. 9th ed. St. Louis: Elsevier; 2011.p.1116-40.

35. Rojas-Reyes MX, Morley CJ, Soll R. Prophylactic versus selective use of surfactant in preventing morbidity and mortality in preterm infants. Cochrane Database Syst Rev. 2012;3(3):CD000510.

36. Polin RA, Carlo WA; Committee on Fetus and Newborn. Surfactant replacement therapy for preterm and term neonates with respiratory distress. Pediatrics. 2014;133(1):156-63.

37. Saianda A, Fernandes RM, Saldanha J. Early nasal continuous positive airway pressure versus INSURE in VLBW neonates. Rev Port Pneumol. 2010;16(5):779-95.

38. Kirsten GF, Kirsten CL, Henning PA, Smith J, Holgate SL, Bekker A, et al. The outcome of ELBW infants treated with NCPAP and InSurE in a resource-limited institution. Pediatrics. 2012;129(4):e952-9.

39. Leone F, Trevisanuto D, Cavallin F, Parotto M, Zanardo V. Efficacy of INSURE during nasal CPAP in preterm infants with respiratory distress syndrome. Minerva Pediatr. 2013;65(2):187-92.

40. Erkapic D, Sperzel J, Stiller S, Meltendorf U, Mermi J, Wegscheider K, et al. Long-term benefit of implantable cardioverter/defibrillator therapy after elective device replacement: results of the INcidence free SUrvival after ICD REplacement (INSURE) trial-a prospective multicentre study. Eur Heart J. 2013;34(2):130-7.

41. Naseh A, Yekta BG. The INtubation-SURfactant-Extubation (INSURE) is a procedure that is increasingly being used to treat the respiratory distress syndrome in preterm infants.Turk J Pediatr. 2014;56(3):232-7.

42. Tagare A, Kadam S, Vaidya U, Pandit A. Outcome of intubate surfactant rapidly extubate (InSuRE): an Indian experience. Indian J Pediatr. 2014;81(1):20-3.

43. Dunn MS, Kaempf J, de Klerk A, de Klerk R, Reilly M, Howard D et al.; Vermont Oxford Network DRM Study Group. Randomized trial comparing 3 approaches to the initial respiratory management of preterm neonates. Pediatrics. 2011;128(5): e1069-76.

44. Escobedo MB, Gunkel JH, Kennedy KA, Kennedy KA, Shattuck KE, Sánchez PJ, et al.; Texas Neonatal Research Group. Early surfactant for neonates with mild to moderate respiratory distress syndrome: a multicenter, randomized trial. J Pediatr. 2004;144(6): 804-8.

45. Brix N, Sellmer A, Jensen MS, Pedersen LV, Henriksen TB. Predictors for an unsuccessful INtubation-SURfactant-Extubation procedure: a cohort study. BMC Pediatr. 2014;14:155.

46. ACOG Committee on Obstetric Practice. Antenatal corticosteroid therapy for fetal maturation. Obstet Gynecol. 2011;117(2 Pt 1):422-4.

47. Onland W, de Laat MW, Mol BW, Offringa M. Effects of antenatal corticosteroids given prior to 26 weeks' gestation: a systematic review of randomized controlled trials. Am J Perinatol. 2011;28(1):33-44.

48. Mori R, Kusuda S, Fujimura M; Neonatal Research Network Japan. Antenatal corticosteroids promote survival of extremely preterm infants born at 22 to 23 weeks of gestation. J Pediatr. 2011;159(1):110-114.e1.

Síndrome de Aspiração de Mecônio

Caroline Danza Érrico Jeronimo
Eliene Novais Oliveira
Maelly Romy Maruyama Ikuno
Marina Giorgi Manin

A síndrome de aspiração de mecônio (SAM) é uma doença respiratória, resultante da aspiração de líquido amniótico tingido por mecônio, ao nascimento. Acomete recém-nascidos (RN) a termo e pós-termo e constitui importante causa de morte perinatal. Raramente é encontrada em RN de idade gestacional inferior a 37 semanas, exceto em sepse por *Listeria monocytogenes* ou na apresentação pélvica.

FREQUÊNCIA

Cerca de 10 a 20%[1] das gestações apresentam líquido amniótico tinto com mecônio, sendo que 25 a 30% requerem reanimação na sala de parto e 1 a 2% dos RN vivos apresentarão aspiração desse material na árvore brônquica[2]. A incidência de SAM varia de 1,5 a 36% nos RN com lí-

quido meconial. Caughey e Musci[3] realizaram um estudo de coorte mostrando que mulheres com idade gestacional de 42 semanas ou mais têm risco seis vezes maior de apresentar líquido amniótico meconial, comparado com mulheres com idade gestacional de 37 semanas.

FATORES PREDISPONENTES MATERNO-OBSTÉTRICOS

São fatores predisponentes[2]:

- doença hipertensiva específica da gravidez;
- obesidade;
- tabagismo;
- cardiopatias;
- doença pulmonar obstrutiva crônica;
- *diabetes mellitus;*

- nós e circulares de funículo;
- prolapso de funículo;
- descolamento prematuro de placenta;
- placenta prévia;
- insuficiência placentária aguda ou crônica;
- pós-maturidade.

FISIOPATOLOGIA

O mecônio é um material de coloração verde-escura, altamente viscoso e fortemente aderente, devido à presença de uma glicoproteína de alto peso molecular. É composto por 72-80% de água, além de células epiteliais, lanugem, muco, material do vérnix caseoso, secreções intestinais (bile) e bilirrubinas. Além disso, raramente é encontrado no líquido amniótico antes da 34ª semana de idade gestacional. Alguns autores defendem a ideia de que a compressão abdominal no trabalho de parto, especialmente nas apresentações pélvicas, e a presença de reflexo vagal pela compressão do polo cefálico no canal de parto justificam a presença de mecônio no líquido amniótico, sem sofrimento fetal. Outros, que o líquido amniótico meconial é sempre sinal de sofrimento fetal[4,5]:

Uma vez eliminado no líquido amniótico, o mecônio poderá ser aspirado pelo feto intraútero, comprovado por dados de necropsia que mostram mecônio em vias aéreas terminais em natimortos.

Não há um consenso em relação ao modo pelo qual o feto elimina o mecônio, mas acredita-se que ocorra por três mecanismos distintos[4]:

1. evento fisiológico do pós-datismo – nesse período há aumento da motilina, hormônio responsável pela peristalse e defecação;
2. fenômenos hipóxicos agudos – um dos sinais de bem-estar fetal é a presença de movimentos respiratórios no terceiro trimestre da gestação. Como há grande produção de líquido pulmonar nesse período, associado ao componente expiratório prolongado do movimento respiratório intraútero, o resultado é a saída de líquido dos pulmões. Entretanto, quando o bem-estar fetal é interrompido e se instala a hipoxemia e a acidose, o centro respiratório é ativado e há aparecimento de *gasping* profundo. Consequentemente, há aspiração do mecônio para o pulmão fetal, o que pode ocorrer antes, durante ou imediatamente após o parto;
3. fenômeno hipóxico crônico – na insuficiência uteroplacentária, a redução da concentração de oxigênio do sangue da veia umbilical causaria hipóxia fetal, dando preferência à oxigenação de órgãos nobres, como o sistema nervoso central (SNC) e o coração, em detrimento dos intestinos. Por sua vez, haveria hiperperistaltismo, relaxamento do esfíncter anal e eliminação de mecônio.

A fisiopatologia da SAM é muito complexa e envolve uma série de alterações pulmonares[5]. Está relacionada à obstrução mecânica das grandes e pequenas vias aéreas, seguida por múltiplas áreas de atelectasia e *shunt* intrapulmonar, pneumonite química ou necrose pulmonar, possivelmente por infecção bacteriana, inativação do sistema surfactante com consequente atelectasia pulmonar e hipertensão pulmonar persistente (HPP), além da piora do *shunt* extrapulmonar.

A presença de mecônio no interior das vias aéreas após o nascimento dificulta a transição do padrão cardiorrespiratório fetal para o adulto. Dependendo da quantidade aspirada e do espessamento do mecônio, pode ocorrer o bloqueio completo das vias aéreas e provocar morte por asfixia ou *cor pulmonale* agudo. Entretanto, é mais frequente a migração de partículas para a periferia, causando obstrução mecânica das vias aéreas terminais, completa ou parcialmente. A primeira induz ao aparecimento de atelectasias, *shunt* direito-esquerdo e alteração na relação ventilação/perfusão. Na obstrução parcial ocorre mecanismo valvar, com o aprisionamento do ar distalmente, podendo escapar para o interstício e causar ruptura dos alvéolos, pneumotórax e pneumomediastino. Os sinais radiológicos e histológicos clássicos da SAM, como atelectasias, consolidação, hiperinsuflação e hipovascularização, são justificados pelo mecanismo descrito acima.

O material meconial exerce atividade inflamatória intensa, com ativação de macrófagos, migração de leucócitos encontrados nos alvéolos, vias aéreas e parênquima pulmonar e, consequentemente, liberando mediadores químicos que afetam adversamente os tecidos. Estudos verificaram que o mecônio induz à lesão pulmonar por ativação de macrófagos alveolares, havendo aumento de citocinas, interleucinas e do fator de necrose tumoral. Esses fatores lesam diretamente o parênquima pulmonar, provocam extravasamento de proteínas para os alvéolos, aumento de neutrófilos, macrófagos e hemácias e levam ao edema alveolar. A aspiração de mecônio estaria ainda associada a infecções intra-amnióticas e ao crescimento de *Listeria monocytogenes* e estreptococo beta-hemolítico do grupo B.

Ácidos graxos livres deslocam o surfactante da superfície alveolar, inativando-o. À microscopia, a adição de mecônio modificou a morfologia do surfactante (grandes agregados de filamentos) para pequenos agregados, esféricos e lamelares. Os leucotrienos C4 e D4, tromboxano A_2 (TxA$_2$) e fator ativador de plaquetas, que se encontram elevados, aumentam a pressão e a resistência vascular pulmonar.

A asfixia intrauterina prolongada predispõe à remodelagem vascular pulmonar. Necropsias de RN cuja causa de morte foi HPP associada a SAM mostraram vascularização anormal das artérias interacinares, aumento da espessura das artérias com diminuição do diâmetro do leito vascular, elevando a resistência pulmonar. O resultado desse processo, nos casos mais graves, é hipoventilação pulmonar, *shunts* intrapulmonares, redução da complacência, aumento da resistência das vias aéreas, agravados por inibição do surfactante, pneumonite química, levando à hipoxemia, retenção de CO_2, acidose, vasoconstrição, *shunt* através do canal arterial e do forame oval[6] (Fig. 30.29).

QUADRO CLÍNICO

Logo após o nascimento, os RN com risco para SAM podem apresentar sinais de pós-maturidade, unhas, cabelo, pele e coto umbilical impregnados de mecônio e coloração esverdeada[7]. Podem ser assintomáticos ou apresentar desconforto respiratório leve, como respiração irregular, taquipneia e/ou retração intercostal, que duram de 24 a 72 horas[2]. O quadro clínico clássico é um RN com desconforto respiratório grave com aumento do diâmetro anteroposterior do tórax (devido à doença obstrutiva das vias aéreas), associado a batimento de asa de nariz e gemido. A ausculta pulmonar é inespecífica, com estertores crepitantes difusos e murmúrio vesicular diminuído,

devido à presença de atelectasia e/ou pneumotórax. Os casos graves podem apresentar sinais de lesão pela asfixia, manifestados por graus variados de encefalopatia hipóxico-isquêmica, convulsões, coagulação intravascular disseminada e secreção inapropriada de hormônio antidiurético. A hipertensão pulmonar persistente (HPP) é achado frequente[8].

Quando não há complicações, o mecônio é gradativamente absorvido, com diminuição dos sintomas e resolução do quadro em 5 a 7 dias.

DIAGNÓSTICO

O diagnóstico de SAM é feito na presença de história de líquido amniótico meconial; na presença de desconforto respiratório com radiografia compatível com SAM; e na ausência de outras causas que expliquem o desconforto respiratório.

Quadro laboratorial

Nos pacientes com SAM, a gasometria mostra: acidose, no início respiratória por retenção de CO_2 e posteriormente mista, porque a hipóxia desencadeia metabolismo anaeróbio, produção de ácido láctico, hipercapnia e di-

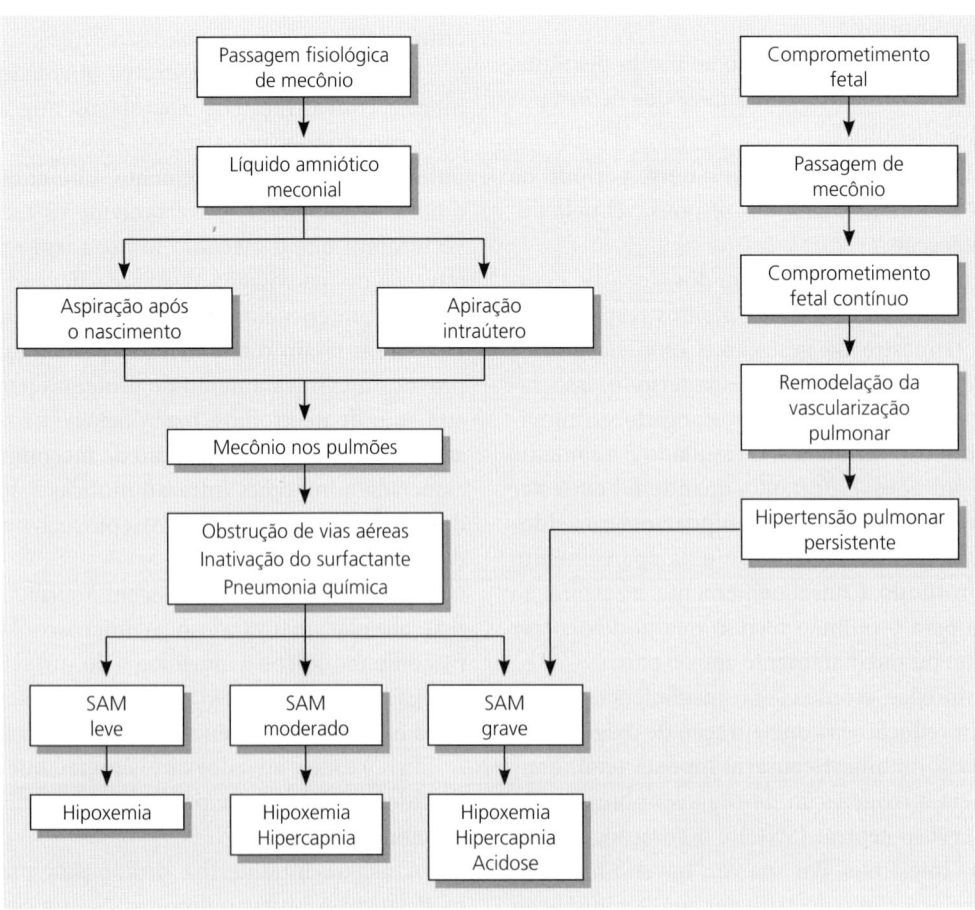

Figura 30.29 – Fisiopatologia da síndrome de aspiração meconial (SAM)[6].

938

ferença de O_2 alveoloarterial significantemente maiores nas primeiras horas de vida dos RN com SAM. Ao hemograma, pode-se observar leucocitose com neutrofilia e desvio à esquerda, devido à situação de estresse e do processo inflamatório. A presença de plaquetopenia nas primeiras 36 horas parece estar associada à hipertensão pulmonar persistente. A hemocultura é fundamental para esclarecer o diagnóstico de provável processo infeccioso. Para diagnosticar possíveis distúrbios metabólicos, deve-se dosar cálcio, magnésio, sódio e potássio[9].

Quadro radiológico

O quadro clássico radiológico de SAM mostra comprometimento heterogêneo do parênquima pulmonar com áreas de atelectasia, estrias difusas grosseiras e irregulares, entremeadas com áreas de hiperinsuflação e derrame pleural mínimo (Figs. 30.30 e 30.31). A presença de pneumotórax e/ou pneumomediastino pode ocorrer em 15-33% dos casos[8] (Fig. 30.32). Podem aparecer, também, condensação lobar, enfisema intersticial, infiltrado instersticial difuso e sinais de hiperinsuflação, como retificação dos arcos costais e do diafragma. O quadro radiológico não se correlaciona diretamente com a clínica e assim o RN apresenta radiografia de tórax alterada com desconforto respiratório leve e vice-versa.

Ecocardiografia

Identificará a presença de HPP e deve ser realizada para verificar em que grau o *shunt* direito-esquerdo está contribuindo para a hipoxemia, como também para excluir possível cardiopatia congênita[8].

ESTRATÉGIA DE PREVENÇÃO

De acordo com a *International Consensus Conference on Cardiopulmonary Resolution and Emergency Cardiovas-*

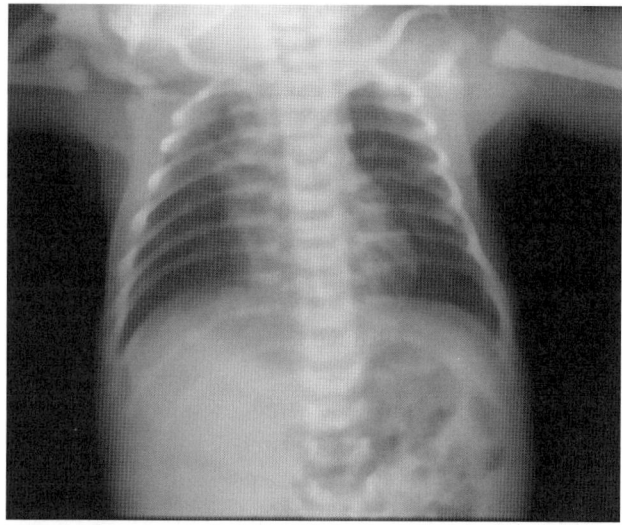

Figura 30.30 – Radiografia de RN com SAM leve.

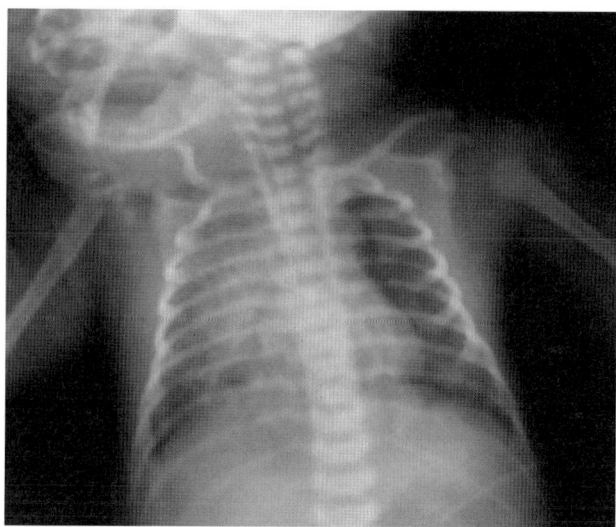

Figura 30.31 – Radiografia de RN com SAM grave.

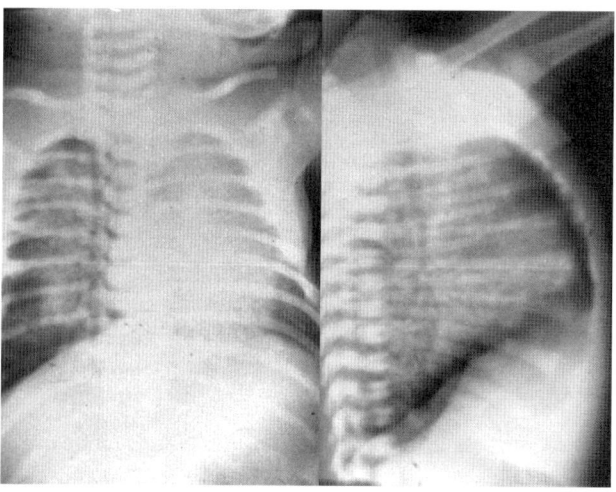

Figura 30.32 – Aspiração de mecônio – quadro grave. Hiperinsuflação pulmonar bilateral. Infiltrados alveolares não homogêneos, bilaterais e em algumas áreas há faixas de densidade aumentada em forma de estrias. Presença de escape de ar.

cular Care Science and Treatment Recommendations de 2005, as recomendações relativas a estratégias de prevenção da SAM foram:

Amnioinfusão – no entanto, é controversa a eficácia do uso da amnioinfusão na presença de mecônio espesso, oligoâmnio ou antes do trabalho de parto.

Aspiração orofaríngea do RN – deve ser realizada pelo obstetra assim que a cabeça aflore no períneo e antes do desprendimento do tórax, porém, um estudo multicêntrico de Wiswell e Bent[6] não mostrou evidências de que esse procedimento tenha diminuído a incidência de SAM.

Laringoscopia direta – deve ser feita para visualização das cordas vocais e aspiração de mecônio, se possível antes da primeira respiração, em RN não vigorosos, isto é, com respiração deprimida, tônus comprometido e frequência cardíaca < 100 batimentos/minuto.

Ocasião e via de parto

Nas gestações que continuam após a data prevista para o parto, a indução precoce na 41ª semana pode ajudar a prevenir SAM por evitar a eliminação de mecônio.

A proposta de se realizar o parto cesariano em mães que apresentam líquido amniótico tinto de mecônio mostrou maior frequência de SAM do que nos nascidos de parto vaginal.

Conclui-se que não há um consenso sobre medidas preventivas eficazes para evitar a SAM. Devem-se monitorizar as gestantes de alto risco para insuficiência uteroplacentária a fim de diagnosticar a ocorrência de sofrimento fetal e pós-maturidade.

TRATAMENTO

Na sala de parto

- Presença de médico treinado em reanimação neonatal para o atendimento do RN.
- De acordo com as normas do Programa de Reanimação Neonatal da Sociedade Brasileira de Pediatria de 2010, baseado no *International Liaison Committee on Resuscitation* (ILCOR)[10], a conduta do médico diante um RN com presença de líquido amniótico meconial irá depender da sua vitalidade ao nascer. RN com movimentos respiratórios rítmicos e regulares, tônus muscular adequado e frequência cardíaca > 100bpm logo após o nascimento devem ser colocados sob fonte de calor radiante, posicionar a cabeça com leve extensão do pescoço, aspirar o excesso de secreções da boca e do nariz com sonda de aspiração traqueal nº 10 e a seguir desprezar os panos úmidos, verificar novamente a posição da cabeça e reavaliar a respiração e frequência cardíacas. Se RN estiver com respiração regular e rítmica, frequência cardíaca > 100bpm, manter os cuidados da rotina na sala de parto. Se o RN apresentar ao nascimento respiração irregular e/ou tônus muscular flácido e/ou frequência cardíaca < 100bpm, o pediatria deve aspirar a traqueia sob visualização direta, através da cânula traqueal conectada a um dispositivo de aspiração de mecônio e a vácuo, com pressão máxima de 100mmHg. Recomenda-se aspirar o excesso de mecônio, uma única vez. Se o RN permanecer com frequência cardíaca < 100bpm, respiração irregular ou apneia, deve ser iniciada a ventilação com pressão positiva (VPP). A conduta na sala de parto é crucial para a evolução do RN com líquido amniótico meconial.

Tratamento pós-natal

- Os RN que apresentaram líquido amniótico meconial ao nascimento devem ser observados cuidadosamente na UTI neonatal ou semi-intensiva em incubadora aquecida, com monitorização da frequência cardíaca, frequência respiratória, temperatura, pressão arterial e oximetria de pulso. Muitos desses RN apresentam-se assintomáticos ao nascimento e posteriormente desenvolvem desconforto respiratório leve a moderado. Esses RN devem ser manipulados o mínimo possível, para evitar períodos de hipoxemia e piora do quadro clínico[11].
- Manter estabilização hemodinâmica e corrigir os distúrbios hidroeletrolíticos. Colher hemograma, hemocultura ao nascimento e PCR com 12 a 18 horas de vida. O mecônio presente nas vias aéreas e alvéolos tem grande potencial de colonização por bactérias gram-negativas ou positivas, entretanto, esse risco é maior em RN sintomáticos, com insuficiência respiratória e que necessitam de ventilação mecânica. A antibioticoterapia empírica é indicada quando o RN apresenta hemograma e PCR alterados, podendo utilizar ampicilina e um aminoglicosídeo, ou combinações que sejam capazes de tratar os germes mais prevalentes na unidade neonatal em que o RN se encontra.
- Corrigir hipoglicemia e hipocalemia, se houver.
- Iniciar soro glicosado a 10% com velocidade de infusão de glicose (VIG) de 5 a 6mg/kg/min se o RN estiver em jejum.

Suporte ventilatório

Ver Capítulo Assistência ventilatória.

Pressão positiva em vias aéreas (CPAP nasal) – indicada nos casos em que o RN permanece com desconforto respiratório mesmo com altas concentrações de oxigênio, porém sem hipertensão pulmonar. O uso de pressão positiva expiratória final (PEEP) ainda é muito controverso. Trabalhos mostram que o uso de PEEP em pressões baixas (1-3) e intermediárias (4-5) melhoram de forma significativa a oxigenação. O uso de pressões maiores leva à hiperextensão pulmonar, distendendo os alvéolos inflamados, diminuindo o débito cardíaco e aumentando o risco de ar extrapulmonar (síndrome de escape de ar – SEar).

Ventilação mecânica convencional – é a mais indicada para pacientes com sinais de desconforto respiratório importante, hipoxemia e/ou acidose respiratória, acidose mista, apneias. Nos RN, casos em que há presença de hipertensão pulmonar evidenciada por saturação de oxigênio pré-ductal abaixo de 85%, pCO_2 maior que 60mmHg e aumento do gradiente de oxigenação pré-ductal em cerca de 10% comparado à saturação de oximetria na região pós-ductal, devido ao *shunt* direito-esquerdo, a ventilação de alta frequência deve ser considerada.

São recomendados os seguintes parâmetros iniciais do respirador:

- Pressão inspiratória (PINSP) – entre 20 e 25cmH$_2$O são suficientes, no período inicial, para a expansão torácica de 0,5-1cm.
- Pressão expiratória final positiva (PEEP) – pressões baixas (1-3) e intermediárias (4-5) melhoram a oxigenação. PEEP elevadas aumentam o risco e barotraumas e piora hemodinâmica.
- Fluxo de gás – iniciar com 6L/min. Nos casos de hipoxemia de difícil controle, a aplicação de fluxos maiores, 8L/min, pode ser útil.
- Tempo inspiratório – 0,3 segundos.
- Frequência – iniciar com 40-60 incursões respiratórias por minuto.
- Tempo expiratório – pelo fato de a SAM ser uma doença obstrutiva, é fundamental manter o tempo expiratório prolongado, acima de 0,5 segundo.
- Monitorização – monitorizar os gases sanguíneos antes de modificar os parâmetros do ventilador.

Ventilação de alta frequência (VAF) – indicada na falha da ventilação convencional ou como terapêutica de resgate nos casos acompanhados de SEar grave. A técnica mais utilizada é a de recrutamento alveolar e devem-se empregar volumes correntes mínimos, com frequências altas e pressão média de vias aéreas semelhantes ou um pouco mais elevadas que a da ventilação convencional. Os ajustes são realizados de acordo com a expansibilidade pulmonar vista na radiografia de tórax, ou seja, alcançar oito a nove arcos intercostais posteriores e tentar manter paO$_2$ entre 50 e 70mmHg, paCO$_2$ entre 45 e 60mmHg e pH acima de 7,25.

Surfactante

Os ácidos graxos presentes no mecônio inativam o surfactante deslocando a película tensoativa que reveste a interface alveolar, levando à atelectasia e à diminuição da complacência pulmonar. A utilização da terapia com surfactante deve ser precoce e em altas doses, devido ao processo inflamatório pulmonar, sendo necessário repetir a dose se não houver melhora clínica. É indicada em casos de uso de ventilação mecânica, com piora acentuada da hipoxemia. Deve ser dada preferência aos produtos naturais com apoproteínas, na dose de 150mg/kg.

Terapêutica vasodilatadora

Óxido nítrico – indicado nos casos de hipoxemia grave causada pela HPP que não melhora com a ventilação mecânica. Usado por via respiratória, gerando vasodilatação do leito pulmonar, por relaxamento da musculatura vascular pulmonar, diminuindo a pressão da artéria pulmonar e melhorando a oxigenação arterial. Tem sido usado em associação com a ventilação de alta frequência do tipo oscilatório, principalmente nos casos de HPP, mostrando diminuição da mortalidade neonatal nos casos graves de SAM. Inicia-se com doses de 5ppm, subindo-se a oferta de 5 em 5ppm caso não haja resposta com dose máxima de 20 a 40ppm.

Oxigenação por membrana extracorporal (ECMO)

Indicada nos casos graves de hipoxemia persistente, nos quais não houve melhora com ventilação mecânica ou de alta frequência, óxido nítrico e surfactante. Indicada quando o índice de oxigenação é maior ou igual a 40, sendo a técnica mais utilizada a do *by-pass* venoarterial. Poucos lugares em nosso meio são habilitados para realizar a ECMO, pois necessita de infraestrurura complexa.

Corticoides

Não são recomendados[8,11,12].

Fisioterapia respiratória

Auxilia na remoção do mecônio das vias aéreas e previne fenômenos obstrutivos. Deve-se ter cuidado, pois pode desencadear complicações como pneumotórax e/ou pneumomediastino, arritmias cardíacas, perfuração de vias aéreas e hipoxemia. Assim, atualmente sua indicação é após a estabilização do quadro pulmonar, e a indicação deve ser individualizada e criteriosa.

COMPLICAÇÕES

Pneumotórax e pneumomediastino frequentemente relacionados à ventilação mecânica, HPP presente em um terço dos casos, contribuindo para a alta mortalidade da SAM, sequelas pulmonares verificadas em 5% dos casos, exigindo suplementação de oxigênio com 1 mês de vida, além da ocorrência de aumento da capacidade funcional residual, maior reatividade de vias aéreas e maior frequência de pneumonia[8].

PROGNÓSTICO

A presença de líquido amniótico tinto de mecônio está significativamente associada a mau prognóstico perinatal[13].

A mortalidade dos RN com SAM grave varia de 10-60%, sendo o principal fator relacionado ao mau prognóstico a presença de HPP. Há também evidências de aumento na frequência de complicações neurológicas e pulmonares nos RN com SAM. Esses possuem risco aumentado de sete vezes em apresentar convulsões do que os que não apresentam SAM; 9% dos RN com líquido meconial e Apgar no 5º minuto inferior a 5 evoluem com paralisia cerebral. Em relação às sequelas pulmonares, os RN com SAM necessitam de ventilação mecânica e altas concentrações de oxigênio, aumentando o risco de displasia broncopulmonar e cicatrizes pulmonares a longo prazo, como hiper-reatividade brônquica. Dessa forma, essas crianças necessitam de seguimento multidisciplinar, a fim de que qualquer alteração pulmonar ou neurológica seja tratada precocemente e possibilitando, na medida do possível, sua recuperação funcional[11].

A SAM permanece ainda, apesar dos grandes avanços ocorridos, como um grande desafio aos neonatologistas[14].

REFERÊNCIAS

1. Balchin I, Whittaker JC, Lamont RF, Steer PJ. Maternal and fetal mniotic fluid. Obstet Gynecol. 2011;117(4):828-35.
2. Wiedemann JR, Saugstad AM, Barnes-Powell L, Duran K. Meconium aspiration syndrome. Neonatal Netw. 2008;27(2):81-7.
3. Caughey AB, Musci TJ. Complications of term pregnancies beyond 37 weeks of gestation. Obstet Gynecol. 2004;103(1):57-62.
4. Poggi SH, Ghidini A. Pathophysiology of meconium passage into the amniotic fluid. Early Hum Dev. 2009;85(10):607-10.
5. Wiswell TE, Tuggle JM, Turner BS. Meconium aspiration syndrome: have we made a difference? Pediatrics.1990;85(5):715-21.
6. Wiswell T, Bent RC. Meconium staining and the meconium aspiration syndrome. Pediatr Clin North Am. 1993;40(5):955-81.
7. Whitsett JA, Rice WR, Warner BB, Wert SE, Pryhuber GS. Acute respiratory disorders. In: Mac Donald MG, Mahiri MG, Seshia MMK, Mullett MD (eds). Avery's neonatology. Pathophysiology and management of the newborn. 6th ed. Philadelphia: Lippincott Williams & Wilkins; 2005.p.402-6.
8. Burris HH. Meconium aspiration. In: Cloherry JP, Eichenwald EC, Hansen AR, Stark AR (eds). Manual of neonatal care.7th ed. Philadelphia: Wolters Kluwer/Lippincott Williams & Wilkins; 2012.p.429-34.
9. Hofmey GJ. Prevention of fetal meconium release and its consequences. Early Hum Dev. 2009;85(10):611-5.
10. Perlman JM, Wyllie J, Kattwinkel J, Atkins DL, Chameides L, Goldsmith JP, et al. Part 11: Neonatal ressuscitation: 2010. International consensus on cardiopulmonary resuscitation with treatment recommendations Circulation. 2010;122(16 Suppl 2):S516-38.
11. Hachey W. Meconium aspiration. In: Gomella TL, Cunningham MD, Eyal FG. (eds). Neonatology. Management, procedures, on-call problems, diseases and drugs. New York: McGraw-Hill; 2013.p.749-54.
12. Yurdakök M. Meconium aspiration syndrome: do we know? Turk J Pediatr. 2011;53(2):121-9.
13. Ziadeh SM, Sunna E. Obstetric and perinatal outcome of pregnancies with term labour and meconium-stained amniotic fluid. Arch Gynecol Obstet. 2000;264(2):84-7.
14. Gelfand SL, Fanaroff JM, Walsh MC. Controversies in the treatment of meconium aspiration syndrome. Clin Perinatol. 2004;31(3):445-52.

Hemorragia pulmonar

Pedro Alexandre Federico Breuel
Claudia Tanuri

A hemorragia pulmonar (HP) no período neonatal, no exame anatomopatológico, é diagnosticada pela presença de sangue no espaço alveolar, intersticial ou generalizada, esta última forma caracterizando a hemorragia pulmonar maciça (HPM). Clinicamente, é definida como a presença de fluido hemorrágico na traqueia, na presença de desconforto respiratório grave que demanda suporte ventilatório[1].

A incidência de HP varia de 1 a 12 casos/1.000 nascidos vivos. Atualmente, admite-se que a maior ocorrência se encontra entre prematuros com persistência de canal arterial (PCA), que receberam surfactante, e RN com restrição do crescimento intrauterino, podendo chegar nesses casos a 5%. Nos RN de extremo baixo peso, sua frequência pode elevar-se a 10,2%[1,2]. Não obstante, a HP pode ocorrer em pacientes que nunca receberam surfactante e nem mesmo tenham apresentado persistência do canal arterial (PCA) indicando que outros fatores possam estar presentes[2].

FISIOPATOLOGIA

Embora não completamente esclarecida, admite-se que a fisiopatologia da HP esteja relacionada a[1]:

• Edema pulmonar hemorrágico (e não hemorragia direta no pulmão) consubstanciado pelo fato de que a concentração de eritrócitos no líquido drenado é muito inferior à concentração de eritrócitos no sangue.

- Insuficiência aguda ventricular esquerda, provocada por hipóxia, levando a aumento de pressão capilar pulmonar e lesão do endotélio capilar.
- Distúrbios de coagulação.
- Fatores que alteram a integridade da barreira endotelioepitelial dos alvéolos.

Outros autores admitem que a HP seja desencadeada por súbita queda na resistência vascular pulmonar provocando aumento do *shunt* esquerdo-direito, ingurgitamento dessa vasculatura, edema pulmonar e, finalmente, ruptura de capilares pulmonares[2,3].

FATORES DE RISCO

Alguns fatores de risco podem ser identificados[2-4].

- Não utilização materna de corticoide antenatal.
- Não utilização de surfactante no tratamento de SDR.
- Presença de PCA, que indica alto risco para HP, associada à disfunção cardíaca, necessitando do uso de dopamina.
- Trombocitopenia.
- Sepse.
- Coagulopatia – é discutível se seria fator desencadeante ou fator de risco.
- Restrição do crescimento intrauterino.

QUADRO CLÍNICO

A HP ocorre geralmente em RN com alguns dos fatores de risco acima descritos, por volta do 2º ou 4º dia de vida, geralmente em ventilação mecânica, quando passam a apresentar piora súbita, com descompensação cardiorrespiratória. A presença de secreção sanguinolenta em vias aéreas superiores ou na cânula traqueal, cianose, bradicardia, vasoconstrição periférica, dispneia e necessidade de oxigenoterapia caracterizam o quadro clínico[1-4].

DIAGNÓSTICO RADIOLÓGICO

Os achados radiológicos encontrados na HP não são específicos. O ar nos alvéolos pode ser substituído pelo sangue, aparecendo uma imagem de opacificação difusa dos campos pulmonares com broncograma aéreo[1] (ver Capítulo Radiologia).

DIAGNÓSTICO LABORATORIAL

Os exames laboratoriais a serem solicitados são hemograma completo, coagulograma e gasometria e podem demonstrar queda do hematócrito, distúrbios de coagulação, acidose metabólica ou mista e sinais de sepse[2].

O ecocardiograma pode ser útil para avaliar a presença de PCA, bem como a função ventricular esquerda e a necessidade de suporte pressórico[1,5].

TRATAMENTO

O tratamento da HP está baseado principalmente no diagnóstico precoce e medidas agressivas de apoio, uma vez que não se conhece sua etiologia.

A limpeza de vias aéreas, seguida de entubação imediata, e a utilização de ventilação mecânica com pressão expiratória final positiva (PEEP) entre 6 e 8cmH$_2$O contribuem para a diminuição de líquido intersticial no espaço alveolar e melhora da complacência pulmonar[1].

O distúrbio hematológico pode ser corrigido pela reposição de volume (com o cuidado de não transfundir volumes grandes) ou derivados sanguíneos, assim como plasma fresco congelado, concentrado de plaquetas e vitamina K para os distúrbios de coagulação[4]. Drogas vasoativas e cardiotônicos podem ser utilizados para melhorar as condições hemodinâmicas (ver Capítulo Choque).

A ventilação mecânica e a pressão arterial adequadas são suficientes para a correção da acidose e o bicarbonato de sódio pode ser usado para as acidoses metabólicas importantes. O uso de ventilação de alta frequência é ainda controverso[1].

O uso de antibióticos deve ser reservado apenas para os casos de sepse.

O surfactante exógeno deve ser indicado nos casos de tratamento da SDR ou nos casos em que há deficiência do surfactante, secundária à inativação exercida pela hemoglobina e pelas proteínas plasmáticas quando presentes na luz alveolar[1,6]. Contudo, embora os resultados com o uso do surfactante sejam promissores, não há ainda evidências que provem, ou não, sua eficácia[3].

O uso profilático precoce de indometacina demonstrou reduzir a frequência de HP, em 26%, por meio da ação sobre a PCA. Seu uso é seguro, contudo, é menos efetiva se a HP ocorrer depois da primeira semana de vida[2,7,8].

Shi et al. recomendam o uso de hemocoagulase (substância hemostática retirada da *Bothrops atrox*, ou jararaca ferro-de-lança), em associação com a ventilação mecânica. O uso dessa terapêutica reduziu a mortalidade das crianças tratadas em praticamente 50% em relação às não tratadas[9,10]. Embora o uso de hemocoagulase pareça ser efetivo para prevenir a HP e reduzir a mortalidade, seus efeitos adversos ainda permanecem incertos[11].

PROGNÓSTICO

A mortalidade ainda é bastante elevada, em torno de 50%, nos prematuros extremos, contudo, os casos mais leves sobrevivem[2]. Embora haja referências de que a HP não leve a sequelas neurológicas[1], outros estudos mostram que se associa à paralisia cerebral e ao atraso de cognição, bem como ao aumento da frequência de leucomalacia periventricular e convulsões aos 18 meses de vida[7].

REFERÊNCIAS

1. Kientra KA. Pulmonary hemorrhage. In: Cloherty JP, Eichenwald EC, Hansen AR, Stark AR (eds). Manual of neonatal care. 7th ed. Philadelphia: Wolters Kluwer/Lippincott Williams & Wilkins; 2012.p.443-5.
2. Abu-Shaweesh JM. Respiratory disorders in preterm and term infants. In: Martin R, Fanaroff AA, Walsh M (eds). Fanaroff & Martin's neonatal-perinatal medicine. 9th ed. St Louis: Elsevier; 2011.p.1141-91.
3. Aziz A, Ohlsson A. Surfactant for pulmonary hemorrhage in neonates. Cochrane Database Syst Rev. 2012;7:CD005254.
4. Lin TW, Su BH, Lin HC, Hu OS, Penq CT, Tsai CH, et al. Risk factors of pulmonary hemorrhage in very-low-birth-weight infants: a two year restrospective study. Acta Paediatr Taiwan. 2000;41(5):255-8.
5. Sellmer A, Bjerre JV, Schmidt MR, McNamara PJ, Hjortdal VE, Høst B, et al. Morbidity and mortality in preterm neonates with patent ductus arteriosus on day Arch Dis Child Fetal Neonatal Ed. 2013;98(6):F505-10.
6. Amizuka T, Shimizu H, Niida Y, Ogawa Y. Surfactant therapy in neonates with respiratory failure due to haemorrhagic pulmonary oedema. Eur J Pediatr. 2003;162(10):697-702.
7. Alfaleh K, Smyth JA, Roberts RS, Solimano A, Asztalos EV, Schmidt B. Trial of indomethacin prophylaxis in preterms investigators. Prevention and 18-month outcomes of serious pulmonary hemorrhage in extremely low birth weight infants: results from the trial of indomethacin prophylaxis in preterms. Pediatrics. 2008;121(2):e233-8.
8. Kluckow M1, Jeffery M, Gill A, Evans N. A randomised placebo-controlled trial of early treatment of the patent ductus arteriosus. Arch Dis Child Fetal Neonatal Ed. 2014;99(2):F99-104.
9. Shi Y, Tanq S, Li H, Zhao J, Pan F. New treatment of neonatal pulmonary hemorrhage with hemocoagulase in addition to mechanical ventilation. Biol Neonate. 2005;88(2):118-21.
10. Shi Y, Zhao J, Tang S, Pan F, Liu L, Tian Z, Li H. Effect of hemocoagulase for prevention of pulmonary hemorrhage in critical newborns on mechanical ventilation: a randomized controlled trial. Indian Pediatr. 2008;45(3):199-202.
11. Lodha A, Kamaluddeen M, Akierman A, Amin H. Role of hemocoagulase in pulmonary hemorrhage in preterm infants: a systematic review. Indian J Pediatr. 2011;78(7):838-44.

Hipertensão Pulmonar Persistente Neonatal

Pedro Alexandre Federico Breuel
Claudia Tanuri

A hipertensão pulmonar persistente neonatal (HPPN) é uma doença complexa, caracterizada pela presença de hipoxemia grave, logo após o nascimento, com *shunt* extrapulmonar de sangue da direita para a esquerda, através do canal arterial e/ou forame oval, mantendo alta resistência vascular pulmonar pós-natal.

A HPPN é uma doença responsável por 1-4% das admissões nas unidades de terapia intensiva neonatais, com incidência de 1 a 6/1.000 nascidos vivos, porém com grandes variações entre os diferentes centros[1-4]. É associada à mortalidade de 10-15% e de 20-46% de sequelas neurológicas, audiológicas ou cognitivas[4].

CIRCULAÇÃO FETAL

No feto, a circulação pulmonar e a sistêmica estão conectadas de acordo com um modelo de circuito em paralelo, por intermédio do forame oval e do ducto arterioso. Hormônios regulatórios são responsáveis pela manutenção de alta resistência vascular pulmonar na vida fetal, que é cerca de 10 vezes superior à circulação sistêmica[5]. O sangue relativamente bem oxigenado que chega pela placenta é misturado na veia cava inferior ao sangue venoso que retorna da parte inferior do corpo, drenando no átrio direito. A diferença de resistência entre as duas circulações gera importante gradiente de pressão, de modo que um terço do volume desse sangue que chega ao átrio direito é imediatamente desviado para o átrio esquerdo, via forame oval. Através do ducto arterioso, que liga a artéria pulmonar à aorta, a circulação sistêmica recebe 90% do volume restante. Dessa forma, o pulmão fetal recebe apenas cerca de 3 a 8% do débito cardíaco[6].

FASE DE TRANSIÇÃO

Normalmente, após o nascimento, a expansão dos pulmões é acompanhada da liberação de fatores vasodilatadores responsáveis pela queda acentuada da resistência vascular pulmonar que passa de um padrão de alta resistência para um de baixa resistência, o que garante um aumento de até oito vezes no fluxo sanguíneo pulmonar e possibilita que o pulmão se torne, por excelência, o órgão que promove as trocas gasosas[5,6]. Os mediadores humorais liberados como resposta ao aumento do pH e do conteúdo arterial de oxigênio provocam a vasodilatação pulmonar e também a constrição do ducto arterioso. Esses eventos promovem aumento da resistência vascular sistêmica em relação à resistência vascular pulmonar, levando ao fechamento do forame oval e transformando o tipo de circulação fetal, que correspondia a um circuito em paralelo em um modelo de circuito em série. Por outro lado, a ligadura do funículo umbilical, retirando a vasculatura placentária (de baixa resistência) do circuito sistêmico, contribui para o crescente gradiente de pressão esquerdo-direito gerado por essas alterações[7]. Essa habilidade de transformação durante a fase de transição exige adaptações funcionais e estruturais para assegurar uma vida pós-natal normal[5].

A HPPN mimetiza no RN o tipo de circulação fetal, com a manutenção de elevada resistência vascular pulmonar (RVP) após o nascimento, que impede o desenvolvimento de gradiente adequado de pressão esquerdo-direito, desviando o fluxo sanguíneo da circulação pulmonar para a circulação sistêmica, via forame oval e ducto arterioso. A mistura de sangue venoso ao arterializado produz hipoxemia grave, que não responde nem mesmo à oferta de altas concentrações de oxigênio[4].

ETIOPATOGENIA

Os fatores determinantes da HPPN não são totalmente conhecidos, porém alguns fatores antenatais e perinatais de risco acham-se bem estabelecidos.

Fatores de risco antenatais[6,8,9]

- Raça negra ou asiática.
- Sobrepeso materno.
- Diabetes.
- Asma.
- Baixa escolaridade.
- Algumas drogas administradas à mãe também podem estar relacionadas à ocorrência de HPPN, como anti-inflamatórios não esteroides ou fluoxetina.

Fatores de risco perinatais[6]

- Parto cesariano (com ou sem trabalho de parto).
- Pré-termo tardio ou pós-maturidade.
- Apresentação não vértex.
- Sexo masculino.
- Sofrimento fetal.
- Líquido amniótico tinto de mecônio.
- RN grande para a idade gestacional.

Embora a apresentação clínica da HPPN seja uniforme, independente da causa, admite-se que sua etiologia esteja relacionada a algumas possibilidades[6].

Hipoplasia vascular

Observa-se número diminuído de artérias pulmonares ou hipoplasia do leito vascular causando restrição ao fluxo sanguíneo.

Ocorre nas síndromes dos pulmões hipoplásicos, na hérnia diafragmática congênita e na síndrome de Potter.

Remodelação da vasculatura pulmonar

Observa-se excessiva muscularização das arteríolas pulmonares (Fig. 30.33), cujos mecanismos ainda estão sendo investigados. A hipoxemia fetal parece ser um estímulo para essa ocorrência; dados laboratoriais e clínicos indicam que a exposição do feto a agentes anti-inflamatórios não esteroides que provocam o fechamento intraútero do canal arterial pode estar associada a essas alterações vasculares[4,6].

Má adaptação

Caracteriza-se por vasoconstrição pulmonar com desenvolvimento estrutural e anatômico normais, sendo causada por substâncias mediadoras que alteram a vasor-

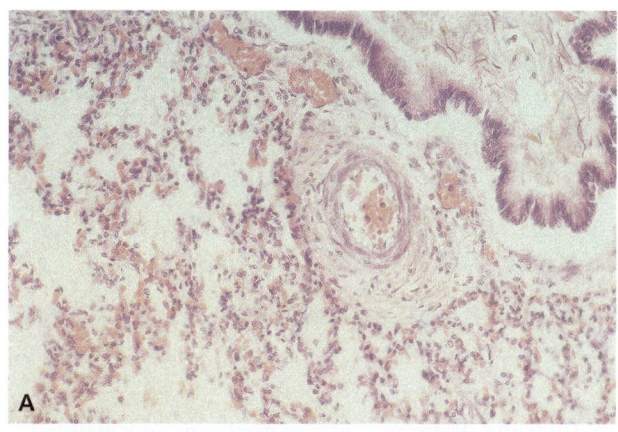
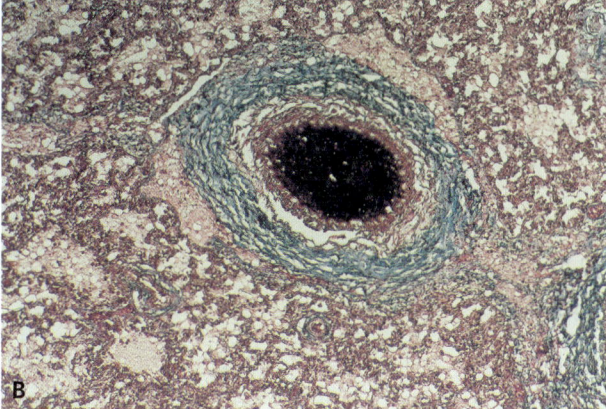

Figura 30.33 – A) Arteríola normal. **B)** Arteríola com parede espessada por hipertrofia da camada média.

reatividade pulmonar e pode ser encontrada em várias situações, como na síndrome de aspiração de mecônio, sepse ou na imaturidade de desenvolvimento.

Disfunção miocárdica

A disfunção miocárdica, miocardite e várias formas de anomalias cardíacas congênitas podem levar à hipertensão pulmonar[4].

Displasia capilar

Outra possibilidade de hipertensão pulmonar, muito rara, é a displasia capilar pulmonar, que é uma doença congênita, de evolução fatal, em geral associada a outras anomalias não pulmonares, como cardiopatias congênitas[10,11].

QUADRO CLÍNICO

A síndrome geralmente se manifesta em RN pré-termo tardio ou a termo, conforme já foi assinalado[6].

Os RN apresentam, nas primeiras 4-8 horas de vida, taquipneia e dificuldade respiratória moderada, desproporcionais ao grave quadro de hipoxemia. A presença de cianose importante causada pelo *shunt* direito-esquerdo é marcadamente evidente; pode-se auscultar um sopro, em decorrência da insuficiência tricúspide. Com freqüência, há hiperfonese da 2ª bulha cardíaca. Cardiomegalia e hepatomegalia podem estar presentes. A pressão arterial sistêmica é frequentemente baixa em virtude da diminuição do débito cardíaco. O grau de oxigenação dos RN mostra-se extremamente sensível à manipulação[6,12].

DIAGNÓSTICO

Baseia-se na história materna, análise de eventos perinatais para identificação de fatores de risco, quadro clínico do RN, exame físico e exames laboratoriais[4,6,12]:

Radiografia de tórax – não se verificam anormalidades que caracterizem o quadro. Nos casos graves, pode-se observar hipofluxo pulmonar, secundário à vasoconstrição arteriolopulmonar.

Ecocardiograma bidimensional com color Doppler – é o padrão-ouro no diagnóstico. Permite a visualização direta do *shunt*, bem como avalia a magnitude da hipertensão pulmonar e a função ventricular. É importante para o diagnóstico diferencial com cardiopatias congênitas.

Eletrocardiografia – mostra hipertrofia ventricular direita, o que não difere do que é normalmente encontrado nos RN. Nos casos mais graves, podem ser encontrados sinas de isquemia ou infarto.

Gradiente pré e pós-ductal (gasometria e/ou oximetria de pulso) – uma diferença > 5% entre a saturação de oxigênio pré e pós-ductal pode ser considerada indicativa de *shunt* direito-esquerdo e serve também para analisar a resposta à intervenção.

Na gasometria, diferença de $paO_2 \geq$ 10-15mmHg entre a pré-ductal de membro superior direito e a pós-ductal (cateter umbilical arterial ou membros inferiores) sugere *shunt* direito-esquerdo pelo canal arterial patente. A ausência de diferença não exclui a HPPN, pois o *shunt* direito-esquerdo pode ocorrer apenas através do forame oval.

Avaliação da gravidade da doença

Vários índices clínicos quantificam a gravidade da doença, auxiliam na terapêutica e na medida do prognóstico desses RN. Entre eles o mais comumente usado é o índice de oxigenação (IO).

Inicialmente proposto como medida do risco de toxicidade pelo oxigênio e barotrauma, atualmente é usado na determinação da gravidade clínica da insuficiência respiratória.

Ele é obtido pela seguinte fórmula:

$$IO = MAP \times FiO_2/paO_2$$

FiO_2 = fração inspirada de oxigênio
paO_2 = pO_2 arterial
MAP = pressão de vias aéreas média

Nas crianças com hipoxemia por insuficiência respiratória aguda, o IO mantém poder preditivo de mortalidade, que será tanto maior quanto maior for o IO, mas esse dado é valido apenas após o segundo dia de vida[13].

Diagnóstico diferencial

O diagnóstico diferencial deve ser feito com anomalias cardíacas estruturais associadas a *shunt* direito-esquerdo (ductal ou atrial) incluindo[6]: ventrículo esquerdo hipoplásico, doença de Pompe, *cor triatriatum*, fibroelastose endocárdica, estenose aórtica, coartação da aorta, transposição dos grandes vasos da base, anomalia de Ebstein.

TRATAMENTO

A hipertensão pulmonar é uma condição em que se encontra espasmo das artérias pulmonares que dura, no máximo, de cinco a sete dias, com exceção dos pacientes com hérnia diafragmática congênita. Portanto, se esses RN forem adequadamente tratados durante esse período, sem que ocorram agravos por lesão do parênquima pulmonar, as chances de sobrevivência aumentam consideravelmente[14].

Cuidados gerais

No tratamento da HPPN, os cuidados gerais são tão importantes quanto o tratamento específico da vasodilatação pulmonar.

É importante, sempre que possível, corrigir a causa básica que está produzindo a HPPN.

Corrigir os distúrbios metabólicos, a hipocalcemia, a hipoglicemia, a policitemia (manter hematócrito entre 50 e 55%), a acidose e a anemia[4].

É fundamental que seja minimizada a estimulação ambiental e também evitar o manuseio desnecessário devido à intensa instabilidade clínica desses RN.

Oxigênio suplementar

Uma vez que a hipóxia é um poderoso vasoconstritor pulmonar, o emprego de oxigênio suplementar é fundamental no tratamento da HPPN para reduzir a elevada resistência vascular pulmonar, o necessário para manter a saturação de oxigênio > 90% e < 98%. Se apesar de as medidas de oferta de oxigênio suplementar não obtiverem resposta e persistir a hipoxemia, além de a hipercarbia e a acidemia caracterizarem a falência respiratória, deve ser instalada ventilação mecânica[4].

Assistência respiratória

O objetivo é manter os seguintes parâmetros[4,6]:

- pH = 7,30 a 7,40.
- Saturação de O_2 = 90 a 98%.
- $paCO_2$ = 40-50mmHg.

É recomendável que a ventilação seja iniciada com 100% de O_2 com posterior desmame lento e gradativo. Em grande parte dos casos, pode-se utilizar ventilação convencional com o objetivo básico de evitar barotrauma e volutrauma. É recomendável usar estratégia de ventilação rápida, com baixa pressão e tempo inspiratório curto. A ventilação oscilatória de alta frequência é instituída naqueles RN com grave comprometimento parenquimatoso e que não respondem à ventilação convencional[4] (ver Capítulo Assistência ventilatória).

Suporte hemodinâmico

Deve-se manter a perfusão sanguínea e pressão arterial, corrigindo eventual hipotensão arterial sistêmica com reposição de volume vascular e drogas vasopressoras. A meta é manter a pressão sistólica entre 50 e 70mmHg[4].

Quando a função cardíaca for muito insatisfatória, medicamentos cardiotônicos e vasopressores podem ser úteis.

- Dopamina[4]
Doses baixas – de 1 a 5µg/kg/min, são benéficas para o fluxo sanguíneo mesentérico e renal.

Doses moderadas – 5-15µg/kg/min, facilitam o débito cardíaco.

Doses elevadas – > 15µg/kg/min, podem causar vasoconstrição. É preciso assinalar que há relatos de benefícios clínicos com doses de até 40µg/kg/min.

- Dobutamina – varia de 2 a 25µg/kg/min, por via intravenosa[15].

Precaução – nunca administrar essas drogas por cateter arterial umbilical.

Extravasamento causa necrose tecidual.

- Se for necessário o uso de expansores de volume, a solução fisiológica é a mais utilizada, 10mL/kg, em 20-30 minutos; nos casos de hemorragia, usar concentrado de glóbulos. A albumina não deve ser empregada, pois pode aumentar o extravasamento capilar e piorar o quadro[4].

Sedação e analgesia

Os RN com hipertensão pulmonar, durante ventilação mecânica, frequentemente são sedados com fentanil ou morfina para minimizar os efeitos da estimulação ambiental, da dor e do desconforto inerente ao tratamento.

- A dose do fentanil em infusão contínua é de 1-4µg/kg/h[4]. O uso de fentanil deve ser cuidadoso e os RN observados quanto à possibilidade de aparecimento de efeitos adversos como rigidez da parede torácica e laringoespasmo, o que pode ocorrer em até 4% dos casos[16].
- A dose de sulfato de morfina em infusão contínua é de 0,05-0,1mg/kg/h[4]. Essas drogas podem reduzir a pressão arterial sistêmica.
- O uso do bloqueio neuromuscular com pancurônio é questionável, pois pode resultar em alterações cardiovasculares, na relação ventilação/perfusão, e também dificultar o desmame do ventilador. Além disso, é considerado um fator que contribui para o aumento da mortalidade nos pacientes com HPPN[3]. Contudo, em alguns raros pacientes, que não responderam à sedação, ou que estão "brigando" com o ventilador, o uso de pancurônio pode ser considerado, na dose de 0,1mg/kg/dose a cada 4 horas, conforme necessário[4,12].

Alcalose metabólica

A resistência vascular pulmonar é inversamente proporcional ao ph e à concentração alveolar de oxigênio.

Recomenda-se manter pH entre 7,30 e 7,40 nesses RN[4]. A alcalose pode ser obtida pela infusão contínua de bicarbonato de sódio a 8,4% na dose de 0,5-1mEq/kg/h. Observar limite máximo de $paCO_2$ aceitável durante a alcalinização, ao redor de 60mmHg, no RN com HPPN. Atenção cuidadosa deve ser dada à possível sobrecarga de sódio[6].

O uso de alcalose, contudo, associou-se ao maior emprego de oxigenação de membrana extracorporal (ECMO) e à maior frequência do uso de oxigênio aos 28 dias de vida, em relação ao uso de hiperventilação, segundo estudo realizado em 12 centros americanos[3].

Vasodilatadores pulmonares

Óxido nítrico inalatório (ONi)

É uma substância natural produzida pelas células endoteliais. Quando produzido pelas células endoteliais pulmonares ou fornecido pelo circuito do respirador, o ONi difunde-se para as células musculares lisas, aumenta o monofosfato de guanosina cíclico (GMPc) celular e relaxa o complexo actina-miosina, causando vasodilatação pulmonar. Na circulação, o ONi liga-se à hemoglobina, é rapidamente inativado e, portanto, não causa vasodilatação sistêmica.

O uso de ONi reduz a necessidade de oxigenação por membrana ECMO em RN a termo com insuficiência respiratória grave.

A figura 30.34 representa, esquematicamente, a ação do óxido nítrico na musculatura lisa arterial dos vasos pulmonares, ocasionando o relaxamento da musculatura e a ação dos inibidores da fosfodiesterase 5[17].

A meta-hemoglobinemia é uma complicação potencial e grave da administração do ONi, portanto seus níveis séricos devem ser monitorizados diariamente e mantidos abaixo de 7% nos RN tratados com ONi[6]. Outra complicação potencial é devida à retirada abrupta do ONi, com hipoxemia de rebote importante[4].

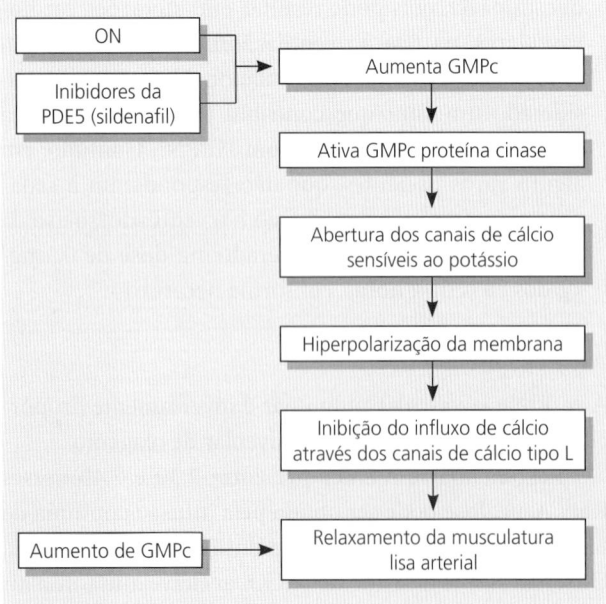

Figura 30.34 – Ação do óxido nítrico na musculatura lisa arterial dos vasos pulmonares. GMPc = monofosfato de guanosina cíclico; PDE5 = fosfodiesterase 5.

Critérios para administração ONi – RN com idade gestacional (IG) ≥ 34 semanas com HPPN confirmada por ecocardiograma, que tenham um índice de oxigenação ≥ 25 persistente, depois que o recrutamento pulmonar e outros tratamentos já tenham sido otimizados.

- Dose – 20ppm, aumentar, por curto período, no máximo até 40ppm se o RN não apresentar melhora. Nesses casos, a monitorização da meta-hemoblobinemia é mandatória[18,19].
- Se houver resposta positiva ao ONi (20-30 minutos) com melhora na oxigenação, diminuir gradativamente a concentração de O_2 inspirado. Se a FiO_2 for < 0,6 a paO_2 ≥ 60 e saturação > 90%, iniciar o desmame do ONi, o que normalmente ocorre em 3-4 dias: diminuir o ONi em 5ppm a cada 4 horas, até chegar em 1ppm. Após 12 horas de estabilização, tentar interromper seu uso. Se houver rebote, reiniciar o ONi em 1ppm e tentar nova interrupção após 4-8 horas. Aproximadamente 40-60% dos RN têm resposta positiva ao tratamento com ONi.

Revisão sistemática Cochrane, em 2006, concluiu que o uso de ONi em RN a termo ou pré-termo tardio é efetivo no tratamento de insuficiência respiratória, em não portadores de hérnia diafragmática[18]. Estudo avaliando funcionalidade e morbidade respiratórias em crianças submetidas a tratamento com ONi no período neonatal mostrou que não houve aumento de morbidade em comparação à população geral[20].

Contudo, em relação ao RN pré-termo, o uso do ONi avaliado por vários autores, inclusive em revisão sistemática Cochrane, de 2010, indica que em terapêutica de resgate ou de rotina no RN pré-termo com menos de 34 semanas de IG, ventilado, gravemente doente, o ONi não está indicado, pois aumenta o risco de hemorragia intracraniana grave em 20%[21-23]. Há, contudo, um estudo multicêntrico controlado e randomizado, analisando RN com IG menor que 32 semanas e peso entre 500 e 1.250g, sugerindo que o tratamento com ONi (20ppm) prolongado, a partir da segunda semana de vida, pode obter bons resultados, diminuindo a frequência de displasia broncopulmonar nessas crianças[24].

Desmame do ONi – pode ser iniciado a partir de 4-6 horas do início do tratamento, desde que a FiO_2 necessária para manter uma paO_2 adequada seja menor que 0,6. As concentrações de ONi devem ser baixadas lentamente, em etapas de 5pmm, até que sua concentração seja de 5pmm. Se as condições hemodinâmicas e a oxigenação se mantiverem estáveis, de acordo com controles feitos a cada 30-60 minutos, o desmame pode prosseguir, agora com etapas de 1pmm, o que deve ocorrer em algumas horas. Se depois de mais algumas horas o paciente se mantiver estável, o ONi pode ser descontinuado, mas a concentração de O_2 deve ser aumentada em 10-20%. Caso haja deterioração em algum momento do desmame, esse deve ser interrompido e deve-se retornar às condições anteriores[6].

Outras drogas

Inibidores da fosfodiesterase 5 (PDE5): sildenafil – aumentam a concentração de GMPc pela redução da sua degradação[16,25]. Seu uso constitui-se em uma abordagem alternativa ou auxiliar no manuseio da HPPN do RN, com ênfase no seu sinergismo com ONi. Revisão sistemática de 2011 mostrou redução de mortalidade com o uso do sildenafil, em lugares onde o ONi não era disponível, sem apresentar efeitos adversos importantes[26]. Embora a farmacocinética dos inibidores da PDE5 não esteja bem determinada ainda, o sildenafil, contudo, parece constituir-se em um dos mais promissores inibidores da PDE5 no tratamento da HPPN do RN. No entanto, há algumas considerações:

- Faltam dados a respeito das interações da PDE5 e sua distribuição nos tecidos não pulmonares nos RN.
- Há necessidade de avaliação dos efeitos do sildenafil na função cardíaca, trocas gasosas e na hemodinâmica sistêmica, principalmente no RN com sepse; pode provocar hipotensão sistêmica.
- Efeitos colaterais na circulação ocular com maior risco de lesão da retina. Entretanto, Kehat et al., estudando uma série de 22 RN com idade gestacional > 34 semanas e peso > 2.100g, não encontraram complicações oculares relacionadas ao uso do sildenafil[27].
- O sildenafil pode não ter papel na terapia de resgate quando houver falha do ONi nos casos de doença parenquimatosa pulmonar grave.

A dose por via oral é de 1mg/kg/dose a cada 6 horas.

Inibidores da PDE3 – a milrinona é um inibidor da PDE3. Tem efeito inotrópico positivo, promove vasodilatação periférica e reduz a sobrecarga ventricular esquerda, aumentando o débito cardíaco. Não há ainda estudos randomizados controlados sobre sua eficácia em RN com HPPN[19].

Surfactante pulmonar

Contribui para diminuir a complacência pulmonar e a atelectasia. Parece que a HPPN está associada com deficiência de surfactante tanto quanto com sua inativação. Seu uso contribui para diminuir a indicação de ECMO. Os resultados são similares, quer seja usado em *bolus* ou em lavagem pulmonar[19]

Dose = 200mg/kg
(ver Capítulo Síndrome do desconforto respiratório)

ECMO

Somente deve ser utilizada em centros especializados. É de operacionalidade complexa e custos elevados. Constitui em terapia de resgate em RN com HPPN refratária ao tratamento convencional e ao uso de ONi, quando o índice de oxigenação se mantém > 40. Candidatos à ECMO devem pesar mais que 2.000g e não apresentar contraindicações à heparinização (hemorragia intraventricular, por exemplo) e ausência de anomalias congênitas. As complicações mais comuns são cardiovasculares, mecânicas e renais. Aproximadamente 15 a 20% de crianças submetidas à ECMO apresentam sequelas no neurodesenvolvimento posterior[19]. O uso de ONi e ventilação de alta frequência têm diminuído a indicação de ECMO[4].

PROGNÓSTICO

A mortalidade ainda permanece alta, em torno de 7-10%, em centros de atenção terciária[28,29].

Os sobreviventes da HPPN correm risco de 20% de serem re-hospitalizados até um ano após a alta, 20 a 46% de deficiências auditivas e de desenvolvimento neurológico, independente da terapêutica instituída[28,30].

REFERÊNCIAS

1. Hageman JR, Adams Ma, Gardner TH. Persistent pulmonary hypertension of the newborn: trends in incidence, diagnosis and management. Am J Dis Child. 1984;138(6):592-5.
2. Walsh-Sukys MC. Persistent pulmonary hypertension of the newborn. The black box revisited. Clin Perinatol. 1993;20(1):127-43.
3. Walsh-Sukys MC, Tyson JE, Wright LL, Bawer CR, Korones SB, Stevenson DK, et al. Persistent pulmonary hipertension of the newborn in the era before nitric oxide practice variations and outcomes. Pediatrics. 2000;105(1):14-20.
4. Van Marter LJ. Persistent pulmonary hypertension of the newborn. In: Cloherty JP, Eichenwald EC, Hansen AR, Stark AR (eds). Manual of neonatal care. 7th ed. Philadelphia: Wolters Kluwer/ Lippincott Williams & Wilkins; 2012.p.435-42.
5. Abman S. Recent advances in pathogenesis and treatment of persistent pulmonary hypertension of the newborn. Neonatology. 2007;91(4):283-90.
6. Hernández-Díaz S, Van Marter LJ, Werler MM, Louik C, Mitchell AA. Risk factors for persistent pulmonary hypertension of the newborn. Pediatrics. 2007;120(2): e272-82.
7. Walther FJ, Benders MJ, Leighton JO. Early changes in the neonatal circulatory transition. J Pediatr. 1993;123(4):625-32.
8. Belik J. Fetal and neonatal effects of maternal drug treatment for depression. Semin Perinatol. 2008;32(5):350-4.
9. Chacón Aguilar R, Menéndez Hernando C, Chimenti Camacho P, Franco Sánchez ML, Sánchez Luna M. [Persistent pulmonary hypertension of the newborn following ingestion of nonsteroidal anti-inflammatory drugs during pregnancy]. An Pediatr (Barc). 2008;68(4):357-60. Spanish.
10. Gamillscheg A, Zobel G, Spuller E, Reiterer F, Beitzke A. Aortic coarctation associated with alveolar capillary dysplasia and misalignment of the pulmonary veins. Pediatr Cardiol. 2008;29(1):191-4.
11. Taborosi B, Tödt-Pingel I, Kayser G, Dittrich S. A rare case of aortic coarctation and ventricular septal defect combined with alveolar capillary dysplasia. Pediatr Cardiol. 2007;28(4):319-23.

12. Alpan G. Persistent pulmonary hypertension of the newborn. In: Gomella TL, Cunningham MD, Eyal FG, Zenk KE (eds). Neonatology. Management, procedures, on-call problems, diseases and drugs. 6th ed. New York: Lange Medical Books/McGraw-Hill; 2004.p.364-72.

13. Trachsel D, McCrindle BW, Nakagawa S, Bohn D. Oxygenation index predicts outcome in children with acute hypoxemic respiratory failure. Am J Respir Crit Care Med. 2005;172(2):206-11.

14. Suguihara C. Tratamento da hipertensão pulmonar persistente do recém -nascido. J Pediatr (Rio J). 2001;77(Supl 1);S17-24.

15. Young TE. Therapeutic agents. In: Fanaroff AA, Martin R, Walsh MC (eds). Fanaroff & Martin's neonatal-perinatal medicine. Diseases of the fetus and infant. 9th ed. St. Louis: Elsevier; 2011.p.1803-12.

16. Fahnenstich H, Steffan J, Kau N, Bartmann P. Fentanyl-induced chest wall rigidity and laryngospasm in preterm and term infants. Crit Care Med. 2000;28(3):836-9.

17. Shekerdemian LS, Ravn HB, Penny DI. Intravenous sildenafil lowers pulmonary vascular resistence in model for neonatal pulmonary hypertension. Am J Resp Crit Care Med. 2002;165(12):1098-106.

18. Finer NN, Barrington KJ. Nitric oxide for respiratory failure in infants born at or near term. Cochrane Database Syst Rev. 2006;(4):CD000399. Review.

19. Puthiyachirakkal M, Mhanna MJ. Pulmonary hypertension of the newborn: a clinical review pathophysiology, management, and outcome of persistent hypertension of the newborn: a review. Front Pediatr. 2013;1:23.eCollection 2013.

20. Hoskote AU, Castle RA, Hoo AF, Lum S, Ranganathan SC, Mok QQ, et al. Airway function in infants treated with inhaled nitric oxide for persistent pulmonary hypertension. Pediatr Pulmonol. 2008;43(3):224-35.

21. Barrington KJ, Finer NN. Inhaled nitric oxide for respiratory failure in preterm infants. Cochrane Database Syst Rev. 2010; (12):CD000509.

22. Askie LM, Ballard RA, Cutter GR, Dani C, Elbourne D, Field D, et al. Inhaled nitric oxide in preterm infants: an individual-patient data meta-analysis of randomized trials. Pediatrics. 2011; 128(4):729-39.

23. Kumar P. Use of inhaled nitric oxide in preterm infant. Pediatrics. 2014,133(1).164-70.

24. Ballard RA, Truog WE, Cnaan A, Martin RJ, Ballard PL, Merrill JD, et al. Inhaled nitric oxide in preterm infants undergoing mechanical ventilation. N Engl J Med. 2006;355(4):343-53.

25. Travadi JN, Patole SK. Phosphodiesterase inhibitors for persistent pulmonary hypertension of newborn: a review. Pediatr Pulmonol. 2003;36(6):529-35.

26. Shah PS, Ohlsson A. Sildenafil for pulmonary hypertension in neonates. Cochrane Database Syst Rev. 2011;10(8):CD005494.

27. Kehat R, Bonsall DJ, North R, Connors B. Ocular findings of oral sildenafil use in term and near-term neonates. J AAPOS. 2010;14(2):159-62.

28. Lipkin PH, Davidson D, Spivak L, Straube R, Rhines J, Chang CT. Neurodevelopmental and medical outcomes of persistent pulmonary hypertension in term newborns treated with nitric oxide J Pediatr. 2002;140(3):306-10.

29. Konduri GG, Kim UO. Advances in the diagnosis and management of persistent pulmonary hypertension of the newborn (PPHN). Pediatr Clin North Am. 2009;56(3):579.

30. Rosenberg AA, Lee NR, Vaver KN, Werner D, Fashaw L, Hale K, et al. School-age outcomes of newborns treated for persistent pulmonary hypertension. J Perinatol. 2010;30(2):127-34.

Profilaxia da Infecção pelo Vírus Sincicial Respiratório

Renato de Ávila Kfouri

As infecções respiratórias agudas de vias aéreas são responsáveis, em pediatria, por um grande número de atendimentos, visitas a serviços de emergência e hospitalizações[1].

O vírus sincicial respiratório (VSR) é o principal agente causador dessas infecções nos primeiros dois anos de vida em diferentes partes do mundo, sendo responsável por elevada morbidade, especialmente em pacientes de risco para infecções graves[2].

Cerca de 70% das crianças serão infectadas pelo VSR no primeiro ano de vida e virtualmente 100% delas apresentarão ao menos um episódio até completar 2 anos. As reinfecções ocorrem durante toda a vida, porém os lactentes jovens constituem o grupo de maior risco para o desenvolvimento de formas graves da doença. A recorrência de sibilos e o diagnóstico de asma guardam estreita relação com as infecções graves causadas pelo VSR na primeira infância.

A utilização do anticorpo monoclonal palivizumabe, para a prevenção dessas infecções, vem sendo recomendada por meio de diferentes esquemas em diversos países.

O desfecho clínico a ser considerado é a redução das taxas de hospitalização e, em face de seu elevado custo, muito se discute em relação aos grupos prioritários a serem beneficiados pela imunoprofilaxia.

A prematuridade, a presença de doença pulmonar crônica e a cardiopatia congênita constituem os principais grupos de risco para infecções graves por VSR, e certamente são as crianças que mais se beneficiarão com a imunização passiva.

EPIDEMIOLOGIA

O VSR é um RNA vírus, não segmentado, que causa infecção aguda do trato respiratório em indivíduos de todas as idades. De altíssima prevalência, estima-se que praticamente todas as crianças serão infectadas ao menos uma vez pelo VSR, até o final do segundo ano de vida. Embora reinfecções ocorram durante toda a vida, o acometimento de vias aéreas inferiores predomina na primoinfecção[3].

É a principal causa de infecção respiratória aguda em lactentes, sendo responsável, segundo a Organização Mundial da Saúde (OMS), por cerca de 60 milhões de infecções com 160.000 mortes anuais em todo o mundo[3,4].

No Brasil, embora não haja vigilância epidemiológica oficial para o VSR, estudos em diversas regiões do País e os dados de hospitalização por bronquiolite – a principal manifestação clínica da doença – indicam que a carga da doença entre nós se assemelha aos relatos mundiais[5,6].

A infecção precoce pelo VSR correlaciona-se com sibilância recorrente e asma, muitas vezes persistente até a adolescência, levando a um impacto ainda maior em longo prazo da infecção ocorrida na infância[7-9]. Há crescente aumento nas taxas de hospitalização por bronquiolite nas últimas décadas em todo o mundo, inclusive no Brasil[4,5].

SAZONALIDADE

Apesar de ocorrer durante todo o ano, as infecções pelo VSR predominam em nosso país, nos meses de março a setembro, em temporadas que costumam preceder a de influenza. Na Região Norte do País, à semelhança do que ocorre com outros vírus respiratórios, a circulação normalmente se inicia mais precocemente, entre janeiro e fevereiro, durante a estação chuvosa. A duração da estação costuma ser de 16 a 20 semanas e tende a ser mais bem definida nas Regiões Sul e Sudeste[10,11].

Um sistema de vigilância epidemiológica para VSR, com reconhecimento do período de início da estação do vírus nas diferentes Regiões do País, colaboraria muito na implementação de programas de prevenção.

Em alguns países, especialmente equatoriais, não há uma sazonalidade bem definida, e a circulação do vírus pode ocorrer praticamente durante todo o ano[12].

TRANSMISSÃO, DIAGNÓSTICO E TRATAMENTO

A transmissão do VSR se dá de pessoa a pessoa, principalmente por meio de contato e fômites. Surtos em insti-tuições como creches, berçários e hospitais são frequentes. A lavagem de mãos é extremamente eficaz na redução da circulação do vírus[13,14].

O diagnóstico pode ser feito por meio de diferentes métodos laboratoriais, desde os mais simples, como os testes rápidos, imunofluorescência, até por biologia molecular – reação em cadeia da polimerase (PCR)[15].

Não há tratamento específico dirigido contra o vírus, e o que se busca é a manutenção da oxigenação, hidratação e nutrição, além do controle dos distúrbios eletrolíticos. Os parâmetros normalmente utilizados para se indicar hospitalização são: idade, grau de insuficiência respiratória e hipóxia, doenças concomitantes e eventuais complicações[16,17].

FATORES DE RISCO

Prematuridade

É o principal fator de risco para hospitalização pelo VSR. A imaturidade do sistema imunológico do prematuro, com a restrita transferência de anticorpos maternos, associada ao calibre das vias aéreas reduzido, são os principais fatores. Além dessas condições, somam-se constantes infecções, anemia, uso de corticoides e frequente ausência de aleitamento materno, que incrementam ainda mais o risco. Vários estudos demonstram que o risco de hospitalização decresce com o aumento da idade gestacional[18-20].

Cardiopatia congênita

As cardiopatias congênitas, especialmente aquelas associadas à hipertensão pulmonar, relacionam-se com quadros mais graves de infecções pelo VSR, com risco aumentado de hospitalização e admissão em terapia intensiva. A hiper-reatividade vascular pulmonar e a hipertensão pulmonar são responsáveis pela maior gravidade do quadro, com taxas de hospitalização até três vezes maior que a da população sem doença de base, com internação em terapia intensiva duas a cinco vezes mais frequente, requerendo três vezes mais ventilação mecânica e maior tempo de hospitalização, além de maior taxa de letalidade (3,4%) quando comparada à população geral (0,5%)[21-23].

Doença pulmonar crônica da prematuridade

A doença pulmonar crônica (DPC) da prematuridade é uma condição na qual a lesão pulmonar se estabelece em um pulmão imaturo e leva à necessidade de suplementação de oxigênio e outras terapias medicamentosas. Muitos estudos demonstram maior suscetibilidade desses recém-nascidos (RN) em desenvolver infecções graves pelo VSR[24].

Adicionalmente, a esse maior risco de hospitalização, crianças portadoras de DPC necessitam mais de ventilação mecânica, permanecem mais tempo hospitalizados (11 *versus* 4 dias) e são admitidos mais frequentemente em terapia intensiva (4 *versus* 0,2) quando acometidas por infecções pelo VSR, comparadas com crianças previamente saudáveis, respectivamente. A infecção pelo VSR é a principal causa de hospitalização em RN com DPC[25].

Outros grupos são relatados como de maior risco para desenvolver formas graves da doença: imunocomprometidos, portadores de fibrose cística e aqueles com síndrome de Down[26].

Além desses fatores, outros relacionados ao ambiente e à exposição contribuem também para maior risco de infecção: domicílio populoso, irmãos em idade escolar, frequência em creches ou berçários, tabagismo passivo, baixo nível socioeconômico e idade da criança no início da estação do VSR[20].

PROFILAXIA COM PALIVIZUMABE

A prevenção de infecções respiratórias virais e/ou bacterianas no pré-termo de muito baixo peso ao nascer (idade gestacional inferior a 32 semanas e peso de nascimento inferior a 1.500g) é de grande importância, pois neles há alveolarização pulmonar incompleta e as vias aéreas possuem menor calibre. Outras populações também de risco são os portadores de doença pulmonar crônica da prematuridade e cardiopatias congênitas com repercussão hemodinâmica.

Nesses RN, os critérios de elegibilidade para profilaxia de infecção pelo VSR estão bem evidenciados. Há que se estabelecer o maior benefício, considerando custo e efetividade da intervenção, o que normalmente requer protocolos definidos e padronização cuidadosa no uso da imunoprofilaxia[27].

O risco de hospitalização secundária à infecção pelo VSR entre lactentes jovens de alto risco, sem a devida profilaxia, fica em torno de 15%. Essas internações costumam ser mais prolongadas e com maior tempo em terapia intensiva quando comparadas a RN sem fatores de risco[28].

O palivuzumabe é um anticorpo monoclonal humanizado direcionado contra a glicoproteína de fusão (proteína F) de superfície do VSR. Age por meio da neutralização e inibição da fusão do VSR ao epitélio respiratório, reduzindo a incorporação do material genético viral ao hospedeiro e consequentemente a gravidade da infecção. É considerada uma imunização passiva[29].

Foi inicialmente licenciado nos Estados Unidos, e hoje é largamente utilizado em todo o mundo. No Brasil, encontra-se disponível no mercado privado desde 1999 e no sistema público seu uso está padronizado nacionalmente desde 2014 para RN de risco, segundo portaria federal de 2013, que preconiza o uso em prematuros abaixo de 29 semanas de idade gestacional no primeiro ano de vida e em portadores de cardiopatias ou doença pulmonar crônica da prematuridade até o segundo ano de vida, inclusive se hospitalizados[30].

O estudo de licenciamento do produto IMpact RSV study demonstrou a segurança e a eficácia do palivizumabe na prevenção da hospitalização por VSR por meio de um elegante ensaio clínico randomizado, duplo-cego, multicêntrico, controlado por placebo, que incluiu 1.502 prematuros, que receberam, na ocasião, palivizumabe na dose de 15mg/kg ou placebo a cada 30 dias, no total de no máximo cinco doses, durante a estação do vírus. Foi demonstrada redução significativa na taxa de admissão e de permanência hospitalar, menores número de dias com necessidade de oxigenoterapia e menor escore de gravidade clínica durante a internação no grupo tratado[31].

Estudos com esquemas de seis doses em localidades onde a sazonalidade não é bem definida têm demonstrado eficácia semelhante[32].

Estudos pós-licenciamento demonstram redução nas taxas de hospitalização em até 78% nos últimos anos. Taxas semelhantes de efetividade vêm sendo observadas no Canadá e em diferentes países europeus. No entanto, o uso de profilaxia com palivizumabe em grupos não selecionados resulta em aumento significativo nos custos, pouca redução de gastos com a doença, pequena diminuição nas taxas de hospitalização e nenhuma queda nas taxas de mortalidade[33].

A Sociedade Brasileira de Pediatria (SBP), por meio dos Departamentos de Infectologia, Pneumologia e Neonatologia, em 2011, publicou uma diretriz para o manejo adequado das infecções pelo VSR, e a Sociedade Brasileira de Imunizações (SBIm), em seu calendário de imunização do prematuro, também reforça as mesmas indicações profiláticas[34,35].

Essas recomendações, baseadas em níveis de evidência, tiveram como objetivo primário da imunoprofilaxia a redução das hospitalizações por VSR em grupos selecionados de maior risco.

A diretriz ressalta também a importância de medidas gerais de controle para infecções virais, como lavagem de mãos, incentivo ao aleitamento materno, não exposição da criança à fumaça de tabaco e frequência tardia a creche e berçários. As condutas em surtos hospitalares são também discutidas na normatização[34].

Outras agências de diferentes países fazem recomendações semelhantes, incluindo prematuros, portadores de doenças pulmonares crônicas e cardiopatias congênitas.

A Academia Americana de Pediatria (AAP) reviu recentemente suas diretrizes e recomendações sobre o uso de palivizumabe e limitou seu uso na prematuridade para os menores de 29 semanas de idade gestacional[36].

RECOMENDAÇÕES DA SOCIEDADE BRASILEIRA DE PEDIATRIA PARA RECEBER ATÉ CINCO DOSES DE PALIVIZUMABE[34]

Prematuridade

- Pré-termo com idade gestacional ≤ 28 semanas e 6 dias, *sem DPC*, estando *com menos de 12 meses de idade* no início do período de sazonalidade do VRS (*nível de evidência AI*).
- Pré-termo entre 29 a 31 semanas e 6 dias, *sem DPC*, estando *com menos de 6 meses de idade* no início da sazonalidade (*nível de evidência AI*).
- Acima de 32 semanas o pré-termo é um grupo de maior risco para morbidades respiratórias que os RN a termo, mas não existe evidência de ensaios clínicos randomizados fornecendo subsídios consistentes o suficiente para recomendar a profilaxia com palivizumabe (*nível de evidência BIII*).

Doença pulmonar

Em crianças menores de 2 anos com DPC, que necessitaram de tratamento* nos seis meses anteriores ao início do período de sazonalidade (nível de evidência AI).

Lembrar: repetir na segunda estação se ainda estiver em tratamento.

Doença cardíaca

Em crianças menores de 2 anos com cardiopatia crônica (nível de evidência AI) que*: necessite de tratamento da IC ou tenha HP moderada-grave*, ou com doença cardíaca cianótica.

Lembrar: repetir na segunda estação se ainda estiver em tratamento.

Cirurgia com by-pass: realizar dose pós-operatória.

Cardiopatias que não necessitam: CIV e CIA sem repercussão hemodinâmica, miocardiopatia moderada e as corrigidas totalmente por meio de cirurgia, sem insuficiência cardíaca residual.

Outras situações

Atualmente, vem-se discutindo o uso da profilaxia com palivizumabe em outros grupos como os prematuros tardios (nascidos entre 32 e 35 semanas de gestação) portadores de fibrose cística, transplantados de órgãos sólidos,

---

* Oxigênio inalatório, diuréticos, broncodilatador, corticosteroide inalatório.

doenças neuromusculares, anomalias congênitas de vias aéreas e síndrome de Down, porém mais estudos são necessários para a confirmação do benefício[34].

Uso do palivizumabe em surtos em unidades de terapia intensiva neonatais

Não é rara a ocorrência de surtos de VSR em enfermarias pediátricas e unidades de terapia intensiva neonatais, com morbidade e mortalidade significativas e elevados custos, sendo, muitas vezes, o próprio profissional da saúde a fonte da infecção. Essas situações exigem sempre reconhecimento imediato, com tomada das medidas de controle de infecção, que têm sido efetivas em controlar a transmissão do vírus em ambientes hospitalares, com ênfase para lavagem das mãos, uso de luvas, aventais e coorte dos pacientes, que devem ser monitorizadas quanto ao término do período de excreção viral[37].

Alguns relatos de surtos em unidades de terapia intensiva que foram controlados com o uso do palivizumabe têm estimulado, cada vez mais, seu uso nessa situação, porém se salienta que a profilaxia durante a estação do vírus está indicada para os RN de risco, inclusive os hospitalizados.

Kurz et al. relataram o uso do palivizumabe para controle de um surto nosocomial de VSR, que preveniu a disseminação do agente na unidade neonatal com a administração do anticorpo logo após a identificação do primeiro caso[38]. Abadesso et al. analisaram dois surtos subsequentes de VSR em uma unidade neonatal de Portugal: medidas de controle de infecção hospitalar foram efetivas no controle do primeiro surto. No segundo surto, cinco crianças foram infectadas em um período de um mês. A imunoprofilaxia com palivizumabe foi administrada para todos os RN da unidade e os autores concluíram que essa estratégia auxiliou na prevenção de novos casos[39]. Cox et al. descreveram um surto de VSR envolvendo 7 prematuros em unidade de cuidado intensivo neonatal; após a administração de palivizumabe a oito RN pré-termo de risco, nenhum caso adicional ocorreu[40]. Um dos maiores surtos descrito na literatura foi relatado por Dizdar et al., que descreveram um surto de VRS envolvendo 11 crianças em uma unidade neonatal na Turquia; na triagem das demais crianças hospitalizadas, mas dois casos assintomáticos foram identificados. Além das medidas de precauções adotadas, a profilaxia com palivizumabe foi administrada aos 37 prematuros da unidade. Apenas mais dois casos foram identificados nas 48 horas seguintes[41].

No Brasil, Calil et al. descreveram um surto na unidade neonatal de Campinas, São Paulo, que levou ao fechamento da unidade, e com a utilização do palivizumabe obteve-se o controle[42].

Embora não existam estudos clínicos delineados para avaliar a eficácia do palivizumabe no controle de surtos de VSR em unidades de cuidados intensivos neonatais, todas essas experiências relatadas apontam para provável eficácia da combinação de estratégias de medidas de controle de infecção hospitalar com a imunoprofilaxia com palivizumabe[37].

No quadro 30.5 encontram-se as diretrizes básicas da aplicação do palivizumabe.

Quadro 30.5 – Diretrizes básicas para a aplicação do palivizumabe.

- Manter calendário vacinal da criança atualizado
- O anticorpo monoclonal não interfere na rotina da imunização infantil
- Crianças hospitalizadas durante a estação sazonal do VSR que preencham critérios para profilaxia devem receber a profilaxia
- Mesmo que a criança contraia o VSR durante o curso da profilaxia, essa deve ser mantida
- Crianças que tenham iniciado esquema com palivizumabe e que estejam hospitalizadas devido a qualquer causa, não necessariamente infecção viral, devem seguir recebendo doses conforme previamente agendado, durante a internação
- Entre as crianças hospitalizadas, a melhor maneira de prevenir infecção por VSR é por meio das práticas de controle de infecção (higiene das mãos)
- Pacientes cujo nascimento ocorra no ano anterior à próxima estação do VRS devem receber profilaxia no próximo ano conforme indicações

REFERÊNCIAS

1. Ruuskanen O, Lahti E, Jennings LC, Murdoch DR. Viral pneumonia. Lancet. 2011;337(9773):1264-75.
2. Langley GF, Anderson LJ. Epidemiology and prevention of respiratory syncytial virus infections among infants and young children. Pediatr Infect Dis J. 2011;30(6):510-7.
3. Hall CB, Weinberg GA, Iwane MK, Blumkin AK, Edwards KM, Staat MA, et al. The burden of respiratory syncytial vírus infection in young children. N Engl J Med. 2009;360(6):588-98.
4. Shay DK, Holman RC, Newman RD, Liu LL, Stout JW, Anderson LJ. Bronchiolitis-associated hospitalizations among US children, 1980-1996. JAMA. 1999;282(15):1440-6.
5. Brasil. Ministério da Saúde. DATASUS. Informações de saúde. Disponível em: http://www2.datasus.gov.br/DATASUS. Acessado 2014 ago 16.
6. Vieira SE, Stewien KE, Queiroz DAO, Durigon Edison L, Török TJ, Anderson LJ, et al. Clinical patterns and seasonal trends in respiratory syncytial virus hospitalizations in São Paulo, Brazil. Rev Inst Med Trop S Paulo. 2001;43(3):125-31.
7. Stein RT, Sherrill D, Morgan WJ, Holberg CJ, Halonen M, Taussig LM, et al. Respiratory syncytial virus in early life and risk of wheeze and allergy by age 13 years. Lancet. 1999;354(9178):541-5.
8. Stensballe LG, Simonsen JB, Thomsen SF, Larsen AM, Lysdal SH, Aaby P, et al. The casual direction in the association between respiratory syncytial virus hospitalization and asthma. J Allergy Clin Immunol. 2009;123(1):131.el-137.e.l.
9. Kneyber MC, Steyerberg EW, de Groot R, Mall HA. Long-term effects of respiratory syncytial virus (RSV) bronchiolitis in infants and young children: a quantitative review. Acta Paediatr. 2000;89(6):654-60.
10. Panozzo CA, Fowlkes AL, Anderson LJ. Variation in timing of respiratory syncytial virus outbreaks: lessons from national surveillance. Pediatr Infect Dis J. 2007;26(11 Suppl):S41-5.
11. Zachariah P, Shah S, Gao D, Simões EA. Predictors of the duration of the respiratory syncytial virus season. Pediatr Infect Dis J. 2009;28(9):772-6.
12. Mori M, Morio T, Ito S, Morimoto A, Ota S, Mizuta K, et al. Risks and prevention of severe RS virus infection among children with immunodeficiency and Down's syndrome. J Infect Chemother. 2014;20(8):455-9.
13. Feigen RD, Cherry JD (eds). Pediatric infectious diseases. 6th ed. Philadelphia: WB Saunders; 2009.
14. Forbes M. Strategies for preventing respiratory syncytial virus. Am J Health-Syst Pharm. 2008;65(23 Suppl 8):S13-9.
15. Henrickson KJ, Hall CB. Diagnostic assays for respiratory syncytial virus disease. Pediatr Infect Dis J. 2007;26(11 Suppl):S36-40.
16. American Academy of Pediatrics. Subcommittee on Diagnosis and Management of Bronchiolitis. Diagnosis and management of bronchiolitis. Pediatrics. 2006;118(4):1774-93.
17. Zorc JJ, Hall CB. Bronchiolitis: recent evidence on diagnosis and management. Pediatrics. 2010;125(2):342-9.
18. Carbonell-Estrany X, Quero J. Hospitalization rates for respiratory syncytial virus infection in premature infants Born during two consecutive seasons. Pediatr Infect Dis J. 2001;20(9):874-9.
19. Liese JG, Grill E, Fischer B, Roeckl-Wiedmann I, Carr D, Belohradsky BH, et al. Incidence and risk factors of respiratory syncytial virus-related hospitalizations in premature infants in Germany. Eur J Pediatr. 2003;162(4):230-6.
20. Kfouri RA, Wagner NH. Infecção pelo vírus sincicial respiratório. In: Neto VA. Imunizações: atualizações, orientações e sugestões. São Paulo: Segmento Farma Editores Ltda.; 2011.p.393-403.
21. Moler FW, Khan AS, Meliones JN, Custer JR, Palmisano J, Shope TC, et al. Respiratory syncytial virus morbidity and mortality estimates in congenital heart disease patients: a recent experience. Crit Care Med. 1992;20(10):1406-13.
22. Mac Donald NE, Hall CB, Suffin SC, Alexson C, Harris PJ, Manning JA, et al. Respiratory syncytial viral infection in infants with congenital heart disease. N Engl J Med. 1982;307(7):397-400.
23. Medrano C, Garcia-Guereta L, Gruesso J, Insa B, Ballesteros F, Casaldaliga J, et al. Respiratory infection in congenital cardiac disease. Hospitalization in young children in Spain during 2004 and 2005: the CIVIC Epidemiologic Study. Cardiol Young. 2007;17(4):360-71.
24. Carpenter TC, Stenmark KR. Predisposition of infants with cronic lung disease to respiratory syncytial virus-induced respiratory failure: a vascular hypothesis. Pediatr Infect Dis J. 2004; 23(1Suppl):S33-40.
25. Buckingham SC, Quasney MW, Bush AJ, DeVincenzo JP. Respiratory syncytial virus infections in pediatric intensive care unit: clinical characteristics and risk factors for adverse outcomes. Pediatr Crit Care Med. 2001;2(4):318-23.
26. Yi H, Lanctôt KL, Bont L, Bloemers BL, Weijerman M, Broers C, et al. Respiratory syncytial virus prophylaxis in Down syndrome: a prospective cohort study. Pediatrics. 2014;133(6):1031-7.
27. From the American Academy of Pediatrics: policy statements. Modified recommendations for use of palivizumab for prevention of respiratory syncytial virus infection. Pediatrics. 2009;124(6):1694-701.
28. Checchia PA, Nalysnyk L, Fernandes AW, Mahadevia PJ, Xu Y, Fahrbach K, et al. Mortality and morbidity among infants at high risk receiving prophylaxis with palivizumab: A systematic literature review and meta-analysis. Pediatr Crit Care Med. 2011;12(5):580-8.
29. Langley GF, Anderson, LJ. Epidemiology and prevention of respiratory syncytial virus infections among Infants and young children. Pediatrc Infect Dis J. 2011;30(6):510-7.
30. Brasil. Ministério da Saúde. Secretaria de Atenção à Saúde. Portaria nº 522, 13 de maio de 2013. Disponível em http://bvsms.saude. gov.br/bvs/saudelegis/sas/2013/prt0522_13_05_2013.html. Acessado 2014 ago 16.
31. The Impact-VSR Study Group. Palivizumab, a humanized respiratory syncytial virus monoclonal antibody reduces hospitalization from respiratory syncytial virus infection in high-risk infants. Pediatrics. 1998;102(3):531-7.

32. Chi H, Hsu CH, Chang JH, Chiu NC, Hung HY, Kao HA, et al. A novel six consecutive monthly doses of palivizumab prophylaxis protocol for the prevention of respiratory syncytial virus infection in hight-risk preterm infants in Taiwan. PLoS One. 2014;9(6):e100981.

33. Paes B, Manzoni P. Special populations: do we need evidence from randomized controlled trials to support the need for respiratory syncytial virus prophylaxis? Early Human Dev. 2011;87 Suppl 1:S55-8.

34. Diretrizes para o manejo das infecções causadas pelo vírus sincicial respiratório (VSR). Sociedade Brasileira de Pediatria. Disponível em: http://ww.sbp.com.br. Acessado 2014 ago 17.

35. Calendário de Imunização do Prematuro 2013/2014 da Sociedade Brasileira de Imunizações (SBIm). Disponível em: http://ww.sbim.org.br. Acessado 2014 ago 17.

36. American Academy of Pediatrics (AAP) Committee on Infectious Diseases and Bronchiolitis Guidelines Committee. Updated guidance for palivizumab prophylaxis among infants and young children at increased risk of hospitalization for respiratory syncytial virus infection. Pediatrics. 2014;134(2):e620-38.

37. O'Connell K, Boo TW, Keady D, Niriain U, O'Donovan D, Commane M, et al. Use of palivizumab and infection control measures to control an outbreak of respiratory syncytial virus in a neonatal intensive care unit confirmed by real-time polymerase chain reaction. J Hosp Infect. 2011;77(4):338-42.

38. Kurz H, Herbich K, Janata O, Sterniste W, Bauer K. Experience with the use of palivizumab together with infection control measures to prevent respiratory syncytial virus outbreaks in neonatal intensive care units. J Hosp Infect. 2008;70(3):246-52.

39. Abadesso C, Almeida HI, Virella D, Carreiro MH, Machado MC. Use of palivizumab to control an outbreak of syncytial respiratory virus in a neonatal intensive care unit. J Hosp Infect. 2004;58(1):38-41

40. Cox RA, Rao P, Brandon-Cox C. The use of palivizumab monoclonal antibody to control an outbreak of respiratory syncytial virus infection in a special care baby unit. J Hosp Infect. 2001;48(3):186-92.

41. Dizdar EA, Aydemir C, Erdeve O, Sari FN, Oguz S, Uras N, et al. Respiratory syncytial virus outbreak defined by rapid screening in a neonatal intensive care unit. J Hosp Infect. 2010;75(4):292-4.

42. Calil R, Pessoto MA, Rosa IRM, Grassiotto OR, Bacha AM, Caraccio MBB, et al. Respiratory syncytial virus outbreak in a Brazilian neonatal care unit. Fifth Decennial International Conference on Healthcare-Associated Infections (ICHAI) 2010 March 18 – 22; 2010; Atlanta, Georgia.

Suporte Ventilatório no Período Neonatal

Milton Harumi Miyoshi

Ao longo das últimas duas décadas houve grande interesse na busca de medidas mais efetivas para o controle da insuficiência respiratória do recém-nascido (RN), como o uso mais consistente do corticoide pré-natal, a diminuição da exposição à ventilação invasiva com pressão positiva contínua nasal (CPAP), o aprimoramento dos ventiladores mecânicos com incorporação da tecnologia de microprocessamento, o refinamento das estratégias de tratamento com surfactante e a melhor compreensão dos fatores responsáveis pela lesão pulmonar. Hoje, poucos RN morrem primariamente de insuficiência respiratória por doença pulmonar, os óbitos decorrem predominantemente de outras complicações da prematuridade, como sepse e hemorragia peri-intraventricular (HPIV). Embora a redução da mortalidade ainda seja uma meta importante, o foco mudou para o controle da persistente alta incidência da displasia broncopulmonar (DBP)[1].

No momento, a adequação do suporte respiratório nos RN em cuidados intensivos continua evoluindo rapidamente. Apesar da falta de dados inequívocos, mudanças substanciais na prática clínica tornaram-se evidentes nos últimos anos, resultando na redução do número de RN que recebem ventilação invasiva. Atualmente, a maioria dos RN que recebem ventilação invasiva é muito menor e mais imatura do que aqueles ventilados há uma década. Esses pacientes, muitas vezes, necessitam de ventilação por longos períodos por motivos não diretamente relacionados com a doença pulmonar, como apneia e sepse. Embora a ventilação de alta frequência tenha mostrado promissora em reduzir a lesão pulmonar, resultados inconsistentes e preocupações contínuas sobre os perigos da hiperventilação inadvertida têm limitado sua aceitação como terapia de primeira linha em RN com insuficiência respiratória. Para os que necessitam de ven-

955

tilação mecânica, uma nova geração de aparelhos microprocessados com recursos tecnológicos avançados que permitem a sincronização da ventilação mecânica com a espontânea está disponível. Ainda mais promissor é o advento de modalidades "volume-alvo" que permitem o controle do volume corrente (VC) ofertado durante a ventilação mecânica[2].

FATORES ASSOCIADOS COM O APARECIMENTO DE LESÃO PULMONAR[3]

Está se tornando cada vez mais evidente que o processo de lesão pulmonar começa cedo, já na vida intrauterina, devido a infecções pré-natais, e se perpetua após o nascimento por causa da ventilação mecânica, do uso de concentrações elevadas de oxigênio, dos desequilíbrios hidroeletrolíticos, da desnutrição e dos processos infecciosos. Todos esses fatores causam inflamação no pulmão, convergindo em um caminho comum que leva à lesão pulmonar e ao crescimento desordenado de pulmão imaturo.

Prematuridade

As mudanças na prática da Neonatologia nas últimas décadas com intervenções mais fisiológicas conduziram ao aumento da sobrevida de prematuros extremos. Essa melhoria no cuidado resultou no surgimento de uma população de crianças mais propensas a sofrer lesão pulmonar. Os pulmões desses RN apresentam estrutura básica para a troca de gases rudimentar, não existindo, ainda, os verdadeiros alvéolos. As células epiteliais não desenvolveram a capacidade plena para produzir e secretar o surfactante, e as vias aéreas, com frequência, estão preenchidas de líquido por causa da imaturidade da barreira alveolocapilar. Além disso, a caixa torácica é instável por causa do desenvolvimento incompleto da estrutura musculoesquelética e o centro respiratório é incapaz de manter a respiração espontânea efetiva.

Oxigênio

A lesão pulmonar induzida pelo oxigênio é deflagrada pela produção excessiva de radicais tóxicos, como superóxido, peróxido de hidrogênio e radicais livres. O RN, em especial o prematuro, é mais vulnerável a esse tipo de lesão, porque os sistemas antioxidantes ainda não se desenvolveram completamente. Os metabólitos ativos do oxigênio provocam dano tecidual por meio da oxidação de enzimas, inibição das proteases e da síntese de DNA, diminuição da síntese de surfactante e indução da peroxidação lipídica. Até o momento, não se conseguiu identifi-

car nenhuma terapia eficaz que possa prevenir os efeitos adversos do oxigênio ou aumentar as defesas antioxidantes do RN. Até que esses agentes sejam disponíveis, a implementação de estratégias para minimizar o uso de oxigênio em prematuros é essencial.

Ventilação com pressão positiva

Os dois principais fatores relacionados com o aparecimento da lesão pulmonar durante a ventilação mecânica são a instabilidade alveolar gerando atelectasias e a hiperdistensão regional. O termo atelectrauma refere-se à lesão pulmonar provocada pelos ciclos repetidos de colapso e reinsuflação alveolar. Durante a ventilação mecânica, sabe-se que a perda progressiva do volume dos pulmões com o surgimento de áreas atelectásicas não é apenas consequência, mas também causa de lesão pulmonar. Dessa forma, estratégias ventilatórias que utilizam baixas pressões ao final da expiração (PEEP) se associam com maior lesão pulmonar. Atribui-se o termo volutrauma à lesão causada pela hiperdistensão das estruturas pulmonares, consequente ao uso de altos volumes correntes durante a ventilação mecânica. Acredita-se que o estiramento das vias aéreas terminais e do endotélio capilar dê origem à lesão, aumentando a permeabilidade capilar com extravasamento de fluidos ricos em proteínas com inativação do surfactante e aumento e liberação de mediadores inflamatórios. Assim, a baixa complacência pulmonar associada à caixa torácica relativamente complacente faz com que o prematuro, durante a ventilação mecânica, fique sujeito tanto ao atelectrauma como ao volutrauma.

Infecção

As ligações entre a infecção e a lesão pulmonar são complexas. A inflamação intra-amniótica (corioamnionite) diminui a incidência de síndrome do desconforto respiratório (SDR) por amadurecimento do pulmão. Por outro lado, interrompe o desenvolvimento e o crescimento do pulmão, resultando na formação de menos alvéolos e vasos sanguíneos. Dessa forma, a corioamnionite predispõe o pulmão prematuro à lesão aguda por fatores pós-natais, tais como a ventilação mecânica que contribui para o desenvolvimento da DBP. Presume-se que o sequestro de células inflamatórias nos pulmões e a liberação de mediadores inflamatórios sejam os mecanismos responsáveis pela lesão. Ensaios clínicos com antibióticos pré-natais têm mostrado benefícios marginais, sugerindo cautela no uso imprudente da antibioticoterapia.

Biotrauma

Uma série de evidências clínicas e experimentais tem mostrado que a produção de mediadores inflamatórios seja a via final comum dos vários processos envolvidos na lesão pulmonar aguda. Supõe-se que os mediadores inflamatórios desencadeiem uma série de reações inflamatórias em cascata que culmina com a lesão tecidual local e à distância contribuindo com a falência de múltiplos órgãos.

ESTABILIZAÇÃO E CUIDADOS DE SUPORTE AO RN EM INSUFICIÊNCIA RESPIRATÓRIA

Hoje, com advento do surfactante exógeno e de novas técnicas ventilatórias, consegue-se, na grande maioria dos casos, o controle da fase aguda da insuficiência respiratória. Deve-se lembrar, no entanto, que o emprego desses recursos isoladamente ou instituídos tardiamente está fadado ao insucesso. Nesse contexto, a execução das práticas para proteger o pulmão imaturo deve-se iniciar já na sala de parto[4].

Cuidados na sala de parto

A asfixia perinatal é um dos principais fatores que limitam a sobrevida dos RN que cursam com insuficiência respiratória, em particular, do prematuro. Assim, diante do nascimento de um RN prematuro é fundamental a presença na sala de parto de uma equipe de profissionais com experiência na reanimação neonatal. Caso o paciente necessite de manobras de reanimação, procurar utilizar uma técnica ventilatória "gentil", uma vez que o processo de lesão pulmonar (baro/volutrauma) inicia-se ao nascimento, mesmo após curtos períodos de ventilação. Colocar em prática os seguintes princípios durante a ventilação com pressão positiva na sala de parto[5]:

- Conferir periodicamente o funcionamento dos equipamentos para ventilação com pressão positiva. Dar preferência ao ventilador mecânico manual em "T" em vez do balão autoinflável, pois permite o controle do PIP e PEEP.
- Não ventilar de forma agressiva. Procurar aplicar somente uma pressão suficiente para obter expansão torácica mínima.
- Monitorizar e controlar os níveis de pressão aplicada: PIP e PEEP.
- Esforçar-se para manter uma ventilação com ritmo constante. Assim que possível, substituir a ventilação manual pela mecânica.
- Iniciar a ventilação com oxigênio a 40% (21% no PT tardio e a termo). Aumentar a concentração de oxigênio só se não houver melhora com as concentrações anteriores. Após a estabilização inicial e de acordo com a monitorização pela oximetria de pulso, procurar ajustar a concentração de oxigênio oferecida por meio de um *blender*. Saturação de oxigênio esperada nos primeiros minutos de vida: 70 a 80% até 5 minutos, 80 a 90% entre 5 e 10 minutos e entre 85 e 95% após 10 minutos.

Prevenir a hipotermia

Sabe-se que os mecanismos de compensação contra mudanças de temperatura ainda são pouco desenvolvidos no período neonatal. Portanto, todo RN está sob risco de apresentar hipotermia, especialmente o prematuro. Colocar em prática os seguintes princípios para prevenir a hipotermia:

- Aumentar a temperatura da sala de parto para 26°C.
- Garantir o funcionamento da fonte de calor radiante.
- Recepcionar o RN em campos aquecidos.
- Envolver o RN em filme plástico poroso (Magipack®) ou saco de polietileno (30 × 50cm), sem secar o corpo.
- Secar a cabeça e colocar touca de algodão.
- Os RN pré-termo de extremo baixo peso, muitas vezes, mesmo com os cuidados acima, não conseguem manter-se normotérmicos. Nesses casos, aconselha-se o emprego das incubadoras de dupla parede com sistema de umidificação controlada. Esforçar-se para manter a temperatura na superfície abdominal do paciente ao redor de 36,5°C. Por outro lado, procurar evitar a ocorrência de hipertermia.

Avaliar a necessidade de suporte hemodinâmico

Na presença de tempo de enchimento capilar superior a 3 segundos, pressão arterial média (PAM) abaixo de 30mmHg, FC persistentemente acima de 160bpm, débito urinário abaixo de 1mL/kg/h (após 12 horas de vida) ou acidose metabólica (BE > –10 e lactato ≥ 22,5mg/dL), adotar as seguintes medidas:

- Caso haja evidências de perda de volume sanguíneo ao nascimento, administrar 10mL/kg de solução salina a 0,9%, por via intravenosa (IV) em 30 a 60 minutos. Repetir a infusão desse volume 1 a 2 vezes, se persistirem os sinais de insuficiência cardiovascular. Lembrar que, em geral, esses pacientes são prematuros sob risco de apresentarem HPIV e DBP. Portanto, deve-se ter cuidado na manipulação de volume, evitando-se os excessos!
- Se não houver evidências de perda sanguínea durante o processo de nascimento ou se persistirem os sinais de insuficiência cardiovascular após expansão de volume, começar com a infusão de dobutamina (5-20µg/kg/min) e se necessário associar dopamina (5-10µg/kg/min). Se não houver estabilização do estado hemodinâmico, iniciar infusão contínua de adrenalina

(0,05-0,3µg/kg/min), a seguir, se necessário, associar hidrocortisona (1mg/kg/dose a cada 12 horas) durante três dias.

- Procurar manter o hematócrito na fase aguda da doença respiratória em torno de 40%.
- Ajustar a oferta de líquidos entre 50 e 70mL/kg/dia nas primeiras 48 horas e, nos dias subsequentes, entre 100 e 150mL/kg/dia. Procurar ajustar a oferta de acordo com os seguintes princípios:
  - Respeitar a perda fisiológica de peso nos primeiros dias de vida, ou seja, de 3 a 5% ao dia ou cerca de 15% até o 5º dia de vida.
  - Manter o débito urinário entre 1 e 3mL/kg/h e o sódio sérico entre 135 e 145mEq/L.

Afastar processo infeccioso

Lembrar que uma das principais causas que desencadeia o trabalho de parto prematuro são as infecções antenatais. Assim, procurar afastar o processo infeccioso por meio da avaliação de leucogramas, proteína C-reativa e hemoculturas seriadas. Realizar a primeira coleta desses exames entre 12 e 24 horas de vida. Se o concepto foi exposto a uma situação de alto risco infeccioso (corioamnionite, amniorrexe prolongada, infecção materna etc.) ou se os exames laboratoriais vierem alterados ou na presença de algum sinal clínico sugestivo de sepse, introduzir antibioticoterapia sistêmica (penicilina + aminoglicosídeo). Após 72 horas, reavaliar a necessidade ou não da continuidade da antibioticoterapia.

MONITORIZAÇÃO

Os distúrbios respiratórios no período neonatal apresentam caráter extremamente dinâmico, com variações frequentes na sua gravidade. Dessa forma, o suporte respiratório ministrado em dado momento pode não ser adequado em outro, seja em minutos, seja em horas. Portanto, os parâmetros clínicos e laboratoriais devem ser monitorizados periodicamente.

- Avaliar a cada 3 horas a evolução do desconforto respiratório por meio do escore respiratório (Quadro 30.1) e dos níveis de gases sanguíneos. Lembrar que o boletim de Silverman-Andersen é falho para avaliar e acompanhar a insuficiência respiratória nos prematuros de extremo baixo peso.
- A cianose não é confiável para estimar os níveis de hipoxemia. A cianose torna-se clinicamente perceptível quando os níveis de hemoglobina reduzida superam 4-5g/dL. Assim, nos casos de anemia, a cianose pode não ser aparente mesmo na vigência de hipoxemia, por outro lado na policitemia pode existir cianose com níveis normais de oxigenação. Além disso, no período neonatal o aparecimento da cianose é tardio e quase sempre o paciente se encontra em fase avançada da hipoxemia. Tal fato decorre da presença da hemoglobina fetal que apresenta a curva de dissociação desviada para a esquerda.
- Existe relação estreita entre os aparelhos respiratório e cardiovascular e as alterações em um dos aparelhos levam ao comprometimento de outro e vice-versa. Assim, além do respiratório, monitorizar o estado hemodinâmico cuidadosamente, atentando para as alterações na frequência cardíaca, pressão arterial, tempo de enchimento capilar e temperatura corporal.
- Os valores da gasometria obtidos por punção de artéria periférica nem sempre refletem os níveis reais de oxigenação, já que, durante as punções, pode ocorrer queda nos níveis de oxigenação devido à dor e à agitação.
- Atentar para os locais de coleta da gasometria ou de fixação do sensor do oxímetro de pulso, se em regiões pré ou pós-ductais. Nos primeiros dias de vida, o RN

Quadro 30-1 – Escore de gravidade da insuficiência respiratória de Downer.

Escore respiratório	0	1	2
Frequência respiratória	40 a 60/minuto	60 a 80/minuto	> 80/minuto
Necessidade de O$_2$	Nenhum	≤ 50%	> 50%
Retração torácica	Nenhum	Leve a moderada	Grave
Gemido expiratório	Nenhum	Com estímulo	Repouso
Murmurio vesicular	Bem audível	Diminuido	Pouco audível
Idade gestacional	> 34 semanas	30 a 34 semanas	< 30 semanas

encontra-se em fase da circulação transicional (circulação fetal → circulação adulta). Nesse período, devido à presença de *shunt* bidirecional pelo canal arterial e/ou forame oval, os níveis de oxigenação são variáveis nas regiões pré e pós-ductais. As gasometrias pré-ductais refletem melhor as consequências das doenças do parênquima pulmonar, enquanto as pós-ductais refletem as consequências de alterações dos vasos pulmonares (hipertensão pulmonar).

Oxímetro de pulso

A saturação de oxigênio indica a proporção das moléculas de hemoglobina que está transportando oxigênio. O aparelho faz a estimativa da saturação arterial por meio da detecção das diferenças nos espectros de absorção da hemoglobina oxigenada e reduzida no momento da pulsação arterial máxima.

- O sensor do oxímetro contém dois diodos que emitem luz com comprimentos de onda específicos, um na banda do vermelho e outro da região do infravermelho. A quantidade de luz transmitida através do tecido (mãos, dedos, pés etc.) é medida pelo fotodetector. O aparelho faz a medida da SpO_2 por meio das diferenças na proporção de absorção da luz vermelha e infravermelha na pulsação arterial.
- A leitura do oxímetro sofre interferências de fatores extrínsecos, como as condições de baixo sinal (dificuldade para identificar a pulsação arterial devido ao posicionamento inadequado do sensor ou estado de baixa perfusão) ou artefatos (movimento excessivo ou luz ambiente – fototerapia). Para determinar se o oxímetro está detectando pulsos válidos ou sinais de interferência, a forma das ondas de pulso e os *bip* de pulso audíveis devem coincidir com cada batimento cardíaco.
- A alta concentração na circulação de carboxi-hemoglobina (registro artificialmente alto da SpO_2) ou meta-hemoglobina (registro artificialmente baixo da SpO_2) são os fatores intrínsecos que interferem na leitura do aparelho. A hemoglobina fetal tem maior afinidade pelo oxigênio do que a hemoglobina adulta, assim ele se torna totalmente saturada em níveis menores de paO_2.
- A faixa de melhor correlação entre a saturação de oxigênio medida pelo oxímetro e a paO_2 é entre 75 e 95%. Portanto, a oximetria de pulso não é precisa para monitorizar o estado de hipoxemia grave e hiperoxia.
- Montar todos os equipamentos e assegurar o funcionamento normal.
  - Fixar o sensor no local desejado (palma da mão, dorso do pé ou no pulso) antes de conectá-lo ao aparelho. Anotar o local escolhido, se região pré ou pós-ductal.

- Ao fixar o sensor, certificar se os diodos emissores (fotoemissor) e o receptor (fotodetector) de luz estão alinhados. Quando o alinhamento é ruim, o fotodiodo não irá detectar toda a luz transmitida através do tecido e o oxímetro de pulso não funcionará corretamente.
- Fixar o sensor com firmeza mas não com força. A pressão excessiva pode impedir a circulação e afetar as leituras e/ou resultar em lesão local. Realizar rodízio a cada 6 a 8 horas do sensor. Lembrar de proteger o sensor da luz externa, especialmente se o RN estiver em fototerapia.
- Evitar o cruzamento do sensor entre pacientes.
- Conectar o sensor no oxímetro e a seguir ouvir e visualizar os sinais e as curvas de registro. Verificar se o oxímetro está detectando um pulso adequado, comparando os *bip* audíveis e as ondas de pulso com a frequência cardíaca informada no monitor cardíaco. A diferença da frequência de pulso e a cardíaca não deve ser superior a 5 batimentos por minuto. Caso haja dificuldades em obter as ondas de pulso perfeitas, verificar as condições hemodinâmicas. Lembrar que a movimentação do sensor e as contrações musculares podem simular as ondas de pulso e levar aos registros de saturação incorretos.
- Ajustar os limites superior e inferior de alarme para SpO_2 (89% e 96%) e a frequência de pulso (100 e 160). Procurar ajustar a intensidade do suporte respiratório para manter a SpO_2 alvo entre 90 e 95%.
- Ao documentar SpO_2, frequência respiratória, frequência cardíaca, atentar para o estado do RN (por exemplo, chorando, dormindo, acordado e tranquilo, em alimentação, submetido a algum procedimento e tipo e a intensidade de suporte respiratório).
- Deve-se lembrar que o uso de monitores não invasivos não descarta a necessidade de coletas periódicas de gasometrias arteriais.

Limites dos gases sanguíneos esperados no período neonatal

- Independente da forma utilizada para oferecer o oxigênio, deve-se tomar alguns cuidados. Ajustar o suporte respiratório para manter os seguintes níveis gasométricos:
  - pH: 7,25 e 7,40.
  - paO_2: 50 e 70mmHg.
  - $paCO_2$: 40 e 60mmHg.
  - SaO_2: 90 e 95%.
  - SpO_2: 90 e 95%.
- Deve-se ter controle rigoroso da quantidade de oxigênio oferecida. A fração inspirada de oxigênio (FiO_2)

pode ser estimada por meio de nomogramas ou fórmulas. No entanto, é de grande importância dispor de aparelhos que analisam a concentração de oxigênio na mistura gasosa (analisadores de oxigênio). Tais aparelhos permitem conhecer exatamente a concentração de oxigênio que está sendo empregada e possibilitam variações da sua concentração dentro de faixas muito estreitas. Deve-se lembrar de calibrar adequadamente o oxímetro e colocar o sensor ao nível das narinas.

- Umidificação e aquecimento – sempre oferecer oxigênio umidificado e aquecido para evitar o aumento da perda insensível de água e lesão da mucosa respiratória. No processo de umidificação do gás, deve-se ter cuidado na assepsia do material para evitar infecção por germes que normalmente se desenvolvem em ambientes úmidos.

VENTILAÇÃO NÃO INVASIVA

A ventilação não invasiva (VNI) refere-se a qualquer técnica que utiliza pressão constante ou variável para fornecer suporte ventilatório sem a entubação traqueal[6]. Além da CPAP, uma variedade de alternativas de VNI é descrita, com destaque para ventilação com pressão positiva intermitente nasal sincronizada (VPPISn) com os movimentos respiratórios espontâneos ou não (VPPIn).

A utilização da CPAP com ou sem surfactante tem sido aceita gradativamente como o meio mais eficaz para reduzir o risco de lesão pulmonar. Seu emprego é fundamentado nos seguintes efeitos sobre o aparelho respiratório:

- Aumenta a capacidade residual funcional (CRF), adequando os distúrbios da relação ventilação-perfusão. Como resultado, diminui o *shunt* intrapulmonar e melhora a oxigenação arterial.
- Previne o colapso alveolar e melhora a complacência pulmonar. Em consequência, aumenta o volume corrente efetivo, estabiliza a ventilação minuto e diminui o trabalho respiratório.
- Estabiliza a caixa torácica e otimiza a atividade do diafragma, adequando sua contratilidade.
- Preserva a função do surfactante alveolar, prevenindo os ciclos repetidos de colapso e a insuflação das vias aéreas distais.
- Redistribui o líquido pulmonar.
- Estabiliza e aumenta o diâmetro das vias aéreas superiores, evitando sua oclusão e diminuindo sua resistência.
- Reduz a resistência inspiratória por dilatação das vias aéreas, o que torna possível a oferta de maior volume corrente para uma determinada pressão, diminuindo, assim, o trabalho respiratório.

Com base nesses efeitos, a CPAP é utilizada com frequência no tratamento de RN com insuficiência respiratória. Na fase aguda da SDR, a aplicação precoce da CPAP parece diminuir a necessidade de suporte ventilatório mais agressivo. Seu emprego precoce desde o nascimento em RN pré-termo de risco em associação com o corticoide antenatal e o surfactante exógeno parece aumentar a sobrevida sem a DBP[7,8]. O efeito benéfico mais evidente é observado durante a fase de retirada da ventilação mecânica, quando seu emprego por meio de dispositivos nasais facilita a extubação traqueal, diminuindo a ocorrência de atelectasia, episódios de apneia e necessidade de re-entubação[9]. Em relação aos equipamentos utilizados para fornecer a CPAP (ventilador, CPAP de bolhas e CPAP de fluxo variável), até o momento não há evidências concretas de que um seja superior ao outro. Quanto à interface entre o sistema CPAP e as vias aéreas do RN, os estudos têm mostrado que as prongas de pequenos cateteres binasais funcionam melhor que as de cateter único ou nasofaríngeo. Uma das preocupações levantadas com o uso precoce da CPAP é o retardo na administração do surfactante. Alguns centros têm utilizado a estratégia INSURE (INtubar-SURfactante-Extubar para CPAP) para evitar a ventilação invasiva. Esse método, comparado com o uso seletivo e tardio do surfactante, associou-se com menor necessidade de ventilação mecânica nos primeiros dias de vida e diminuição da incidência de síndrome de escape de ar e DBP. Entretanto, essas vantagens não foram observadas quando se comparou o método com o uso precoce da CPAP[10].

A VPPISn tem sido provada ser superior à CPAP na redução da taxa de falha de extubação traqueal[11]. Além disso, alguns estudos mostraram que a VNI pode ser um modo alternativo à entubação traqueal e ventilação invasiva na falha da CPAP em crianças com SDR[12]. Hoje, observa-se aumento gradativo do uso da VNI na prática clínica, no entanto, seu lugar no arsenal terapêutico ainda não está totalmente definido. Existem ainda poucos dispositivos concebidos especificamente para serem utilizados na VNI. Também não há consenso sobre as melhores configurações do ventilador para serem usadas nessa modalidade, por exemplo, não está claro se a sincronização é melhor do que as formas não sincronizadas de VNI[13]. Precisamos de melhor base técnica para o uso da VNI em RN como equipamentos e interfaces adequados a esses pacientes, além de mais provas da sua efetividade para incorporá-lo no manejo da insuficiência respiratória neonatal.

Prática com a CPAP nasal

Em nosso meio, pelo custo relativamente baixo, o emprego da CPAP tem sido estimulado. No entanto, essa recomendação deve ser analisada com ressalvas, pois, muitas vezes, sob alegação de falta de recursos, a aplicação da CPAP é realizada por meio de técnicas artesanais e com materiais improvisados. Tal quadro pode ocultar outras deficiências estruturais, como as de recursos humanos. Para se obter sucesso com o emprego da CPAP é fundamental o empenho, muitas vezes desgastante, da equipe multiprofissional na adequação e manutenção do sistema e, principalmente, na vigilância contínua do paciente. Ao decidir-se por usar a CPAP, colocar em prática os seguintes princípios.

- Indicar a CPAP nas seguintes condições:
  - RN com peso inferior a 1.500g, a qualquer sinal de aumento do trabalho respiratório. Instalar a CPAP precocemente, se possível, desde o nascimento, na sala de parto após estabilização inicial.
  - RN com peso superior a 1.500g mantendo SpO_2 abaixo de 90% em oxigênio inalatório igual ou superior a 40%.
  - Pós-extubação traqueal para todos os RN com peso inferior a 1.500g.
  - Apneia neonatal.
- Aplicar a CPAP por meio de pronga nasal por não ser um método invasivo e pela facilidade de uso. Escolher o tamanho da pronga de tal forma a não haver escape de gases pelas narinas. Não utilizar a CPAP por meio de cânula traqueal, principalmente no RN de muito baixo peso. A cânula impõe um grande trabalho resistivo, em especial, os de menor diâmetro, predispondo a fadiga e em consequência episódios de apneia.
- Fazer a proteção das narinas e do lábio superior com curativo hidrocoloide.
- Certificar-se que a umidificação e o aquecimento dos gases estão adequados.
- Aspirar previamente a oro e a nasofaringe e instalar uma sonda gástrica nº 8 ou 10, mantendo-a sempre aberta para a descompressão do estômago.
- Verificar periodicamente a adaptação da pronga às narinas, a permeabilidade das vias aéreas superiores, a posição do pescoço e o aspecto da asa e do septo nasal quanto à presença de isquemia e necrose. Vigiar atentamente a posição da pronga nas narinas, evitar que ela comprima as narinas na região do septo. Lembrar que essas intercorrências são as principais causas de falhas no emprego da CPAP.
- Iniciar com pressão de $5cmH_2O$, fluxo de 6 litros por minuto e FiO_2 de 0,40. Logo após a instalação da CPAP, observar os seguintes parâmetros:
  - Caso não haja melhora do desconforto respiratório, aumentar inicialmente a pressão e a seguir o fluxo.
  - Se SpO_2 < 90%, aumentar a FiO_2 e a seguir a pressão.

- Observar a oscilação da pressão de vias aéreas (monitor de pressão proximal) a cada movimento respiratório. Se a oscilação de pressão em relação à linha de base for superior a $2cmH_2O$, aumentar o fluxo e a seguir a pressão.
- Se o volume pulmonar for inferior a 8 costelas posteriores, na avaliação radiológica, aumentar a pressão até atingir o volume pulmonar adequado (Fig. 30.35).
- Caso haja algum sinal de comprometimento hemodinâmico, instituir medidas para melhorar a desempenho cardiovascular (expansor de volume e/ou drogas vasoativas) e, se necessário, diminuir a pressão. Se não houver melhora do quadro, suspender a CPAP e iniciar a ventilação mecânica.

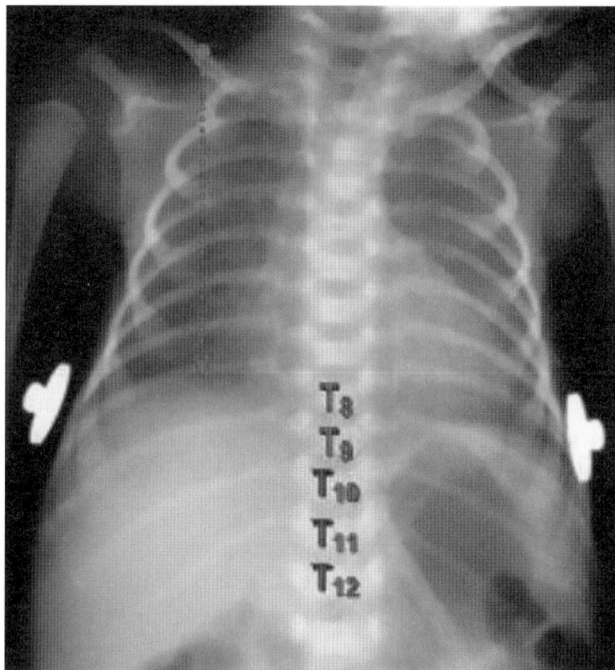

Figura 30.35 – Avaliação radiológica do volume pulmonar. Considerar volume pulmonar adequado quando a cúpula diafragmática direita, no nível da linha hemiclavicular, atingir entre 8 e 9 costelas posteriores, ou seja, entre a 8ª e a 9ª vértebras torácicas (T8 e T9). Para distinguir as vértebras torácicas, identificar a última costela. Esta se insere na 12a vértebra torácica (T12).

- Após os ajustes acima, realizar os reajustes norteados pela análise periódica dos valores da SpO_2 na oximetria de pulso e da gasometria arterial:
  - Se SpO_2 < 90% ou paO_2 < 50mmHg, aumentar a FiO_2 até 0,60 e, a seguir, se necessário, elevar a pressão em 1-$2cmH_2O$ por vez, até $8cmH_2O$. Certificar se o volume pulmonar na radiografia torácica está adequado e afastar as seguintes situações: pressão e/ou fluxo no circuito insuficiente, pronga de tamanho inadequado, deslocamento da pronga, obstrução de vias aéreas por secreção e perda de pressão em vias aéreas

por abertura da boca. Procurar corrigir essas causas e, se não houver melhora do quadro, suspender a CPAP e iniciar a ventilação mecânica invasiva.

- Se $SpO_2 > 95\%$ ou $paO_2 > 70mmHg$, reduzir gradativamente a FiO_2 e a pressão. Suspender a CPAP se o RN mantiver respiração espontânea efetiva com parâmetros gasométricos aceitáveis em $FiO_a < 0,40$ e pressão de $4cmH_2O$.

- Considerar falha da CPAP nas seguintes situações:
  - $SpO_2 < 90\%$ ou $paO_2 < 50mmHg$ em $FiO_2 > 0,60$ e pressão de $8cmH_2O$.
  - $paCO_2 > 65mmHg$.
  - Dois ou mais episódios de apneia por hora que necessitem de ventilação com pressão positiva para revertê-los.
  - Acidose (pH < 7,20).

VENTILAÇÃO INVASIVA

Cada ventilador funciona de maneira diferente e é apenas uma ferramenta nas mãos do profissional, uma ferramenta que pode ser bem utilizada ou não. Assim, é fundamental que o usuário esteja familiarizado com as características específicas de seu equipamento (*orientar-se nos manuais de seus respectivos equipamentos*). Estabelecer um plano de metas da ventiloterapia implementando a estratégia de proteção do pulmão que vise à otimização do volume pulmonar evitando tanto a hiperinsuflação (volutrauma) como a sequência colapso-reinsuflação das vias aéreas (atelectrauma), tolerando a hipercapnia moderada e mantendo os valores de oxigenação arterial dentro de limites estritos, além de adotar uma atitude agressiva para reduzir o suporte ventilatório, tendo sempre em mente a extubação traqueal[14].

Durante cerca de três décadas o equipamento mais utilizado para tratar a insuficiência respiratória neonatal foi o ventilador de fluxo contínuo, limitado a pressão e ciclado a tempo (TCPL). Os avanços na tecnologia de microprocessadores e o desenvolvimento de sensores de fluxo capazes de detectar pequenas variações de volume viabilizaram equipamentos que possibilitaram uma série de novas modalidades ventilatórias, como ventilação mandatória intermitente sincronizada (SIMV), assistido-controlado (AC), ventilação com pressão de suporte (VPS) e ventilação "volume-alvo". Mesmo no tradicional TCPL, essa nova tecnologia tornou possível um ajuste mais fino dos parâmetros ventilatórios. A SIMV é uma modificação técnica da IMV convencional, na qual o aparelho libera as ventilações assistidas, na frequência predeterminada, imediatamente após o início do esforço inspiratório espontâneo do paciente. Se, no entanto, o esforço respiratório não é detectado, dentro de certo tempo estabelecido, o aparelho fornece ventilações mecânicas controladas na frequência predeterminada. Portanto, ao contrário do AC, nesse modo os ciclos respiratórios assistidos são intercalados com as respirações espontâneas que recebem somente o suporte da PEEP. No modo AC, o aparelho fornece um suporte ventilatório com pico de pressão e tempo inspiratório predeterminado em resposta ao esforço respiratório espontâneo (ciclos assistidos). Se, no entanto, o paciente não realiza esforço inspiratório em determinado período, o equipamento fornece ventilações mecânicas controladas na frequência predeterminada (ciclos controlados). Portanto, nesse modo de ventilação, todos os ciclos respiratórios espontâneos são assistidos. A princípio, é o paciente quem comanda a frequência, mas, se a frequência espontânea cai abaixo da "frequência de apoio", o aparelho entra com os ciclos controlados até que a frequência do paciente supere a "frequência de apoio". A VPS é uma forma de suporte ventilatório que auxilia o paciente durante a respiração espontânea, facilitando o esforço respiratório durante a fase inspiratória, quando o aparelho fornece uma determinada pressão positiva. Nessa modalidade, o paciente inicia e termina o ciclo respiratório assistido. A utilização clínica dessa estratégia visa diminuir o trabalho respiratório com menor sobrecarga muscular, assim como a possibilidade de fadiga. Atualmente, no período neonatal, essa técnica tem sido empregada em conjunto com a SIMV na fase de retirada da ventilação mecânica assistindo as respirações espontâneas para diminuir os episódios de hipoxemia e bradicardia decorrente do aumento da carga resistiva.

A compreensão de como otimizar o uso destes novos equipamentos tem melhorado constantemente, porém permanece ainda em ritmo mais lento do que o da inovação tecnológica. Ao proporcionar melhor interação entre as ventilações controladas e espontâneas, os modos sincronizados teriam vantagens potenciais de oferecer maior conforto ao paciente e de facilitar a retirada da ventilação mecânica, diminuindo, assim, o tempo de ventilação e a incidência de DBP. No entanto, a revisão sistemática dos estudos controlados demonstrou que essa estratégia ventilatória diminuiu somente a duração da ventilação, com vantagens para o modo AC sobre o SIMV. Não se observou nenhum benefício quanto à redução de mortalidade, DBP ou lesão cerebral[15]. Apesar da falta de evidência definitiva de superioridade em relação ao IMV tradicional, os benefícios da ventilação sincronizada são geralmente aceitos e a maioria das UTI neonatais tem adotado essas técnicas[16]. A escolha entre SIMV e AC é, até certo ponto, uma questão de preferência pessoal. Na realidade, há pouca diferença entre os dois na fase aguda da insuficiência respiratória, especialmente no prematuro extremo ou gravemente doente que tem pouco ou nenhum esforço respiratório próprio ou o paciente que está fortemente sedado ou até mesmo paralisado. Sob essas circunstâncias, está-se na realidade fornecendo ventilação controlada, independentemente da seleção do modo de ventilação. As diferenças entre SIMV, AC e PSV tornam-se mais pronunciadas a partir do momento que o RN apresenta respiração espontânea, em particular durante a fase do desmame, e são especialmente importantes nos prematuros entubados com tubos traqueais estreitos. Ventilação prolongada com baixas frequências no SIMV deve ser evitada nessas crianças, em que se impõe aumento indesejável do trabalho respiratório por elevada carga resistiva imposta pelo tubo traqueal. Esse problema pode ser minimizado assistindo os ciclos de respiração espontânea durante a SIMV com VPS[17].

O reconhecimento de que o volume e não a pressão inspiratória (PIP) é o principal determinante da lesão pulmonar, a maioria dos profissionais tende agora a manter de forma estrita a monitorização e o controle do VC ofertado[18]. No modo TCPL tradicional, o ajuste do PIP determina o VC que se deseja administrar. No entanto, esse volume irá flutuar de acordo com as variações na mecânica pulmonar, ou seja, menor volume de gás será entregue nas condições de baixa complacência, enquanto nas situações de melhora da complacência o volume ofertado será maior. É importante lembrar que essas alterações são mais abruptas nas primeiras horas de vida em resposta à reabsorção do líquido pulmonar fetal e após a terapia com surfactante. Por causa dessas mudanças constantes, um suporte "ótimo" em dado instante pode ser "péssimo" em outro momento, de modo que é fundamental a presença de um profissional vigilante que ajuste continuamente os parâmetros ventilatórios. A disponibilidade do sensor de fluxo nos ventiladores de nova geração tornou possível a monitorização em tempo real do VC e transformou-se em um instrumento valioso no auxílio dos ajustes de PIP, PEEP e tempo inspiratório, já que os ajustes do PIP baseados somente na observação clínica da expansibilidade torácica se mostraram equivocados para avaliar o VC ofertado. A localização do sensor de fluxo é crítica, sendo recomendada para uso neonatal a posição proximal junto à entrada do tubo traqueal. A escolha do VC ideal ainda é motivo de estudo. A maioria dos especialistas adota valores entre 4 e 6mL/kg. VC exalado de 4-5mL/kg é apropriado no prematuro típico com SDR. RN prematuros extremos exigem VC perto de 6mL/kg para compensar o volume do sensor de fluxo. Da mesma forma, volumes entre 6 e 8mL/kg devem ser mantidos em RN ventilados cronicamente devido ao aumento do espaço morto anatômico e fisiológico que ocorre com o avançar da idade.

Apesar dos avanços do modo TCPL associado ao AC, SIMV, VPS e a monitorização do VC, a hipocapnia e a hiperventilação inadvertida continuam sendo um problema comum na prática diária. Nesse sentido, a ventilação "volume-alvo" surge como perspectiva para diminuir a lesão pulmonar e cerebral, evitando o volutrauma e diminuindo os episódios de hipocapnia. A ventilação "volume-alvo" reúne uma variedade de modos híbridos resultantes de modificações da TCPL que combinam as vantagens da ventilação limitando a pressão com os benefícios de controlar o VC ofertado. Esses modos são projetados para oferecer e manter um VC predeterminado (volume-alvo) ajustando automaticamente os níveis do PIP ou do tempo inspiratório. Várias formas de ventilação "volume-alvo" têm mostrado ser viáveis e seguras mesmo em prematuros de extremo baixo peso, com destaque para o volume garantido (VG), pressão regulada-volume controlado (PRVC), volume assistido-pressão de suporte (VAPS) e volume controlado (VC). O modo VG, o mais avaliado em RN, fornece desmame automático da pressão de pico em resposta à melhora da complacência pulmonar e do esforço respiratório (autodesmame). Estudos utilizando essa técnica demonstraram menos oscilações no VC ofertado, necessidade de menor PIP, menos episódios de hipocapnia e menores níveis de citocinas inflamatórias. A revisão sistemática dos estudos controlados mostrou vantagens da ventilação "volume-alvo" em reduzir tempo de ventilação, episódios de hipocapnia, pneumotórax, complicações neurológicas graves (HPIV grave e leucomalacia periventricular), além de aumentar a sobrevida sem DBP[19]. Esses resultados parecem promissores, no entanto, até que se tenham evidências mais concretas quanto à segurança e à confiabilidade desses equipamentos nas condições de uso prolongado e aos efeitos no longo prazo, é apropriado que essa estratégia seja utilizada judiciosamente somente por aqueles adequadamente treinados para sua aplicação.

Também é crítico que o VC ofertado seja distribuído de forma uniforme em um pulmão aerado. Esse fato não tem sido muito apreciado na prática diária e exige atenção especial. Na presença de áreas persistentes de atelectasia, mesmo os VC considerados fisiológicos entrando na porção de alvéolos ainda abertos conduzirá inevitavelmente a hiperexpansão dessa região com subsequente volutrauma e biotrauma. A porção colapsada do pulmão também será danificada como resultado da sequência dos ciclos de colapso-insuflação pelas forças de cisalhamento (atelectrauma). Assim, os benefícios de qualquer estratégia ventilatória não podem ser obtidos sem a garantia de que o volume corrente seja distribuído uniformemente ao longo dos pulmões. Em termos práticos, a adequação do volume pulmonar utilizando o conceito "pulmão aberto"[20] é conseguida por meio da aplicação adequada da pressão expiratória final positiva (PEEP). Por uma variedade de razões, o neonatologista ainda mantém o medo de usar níveis adequados de pressão expiratória final. Lentamente essa cultura da "PEEP-fobia" vai sendo superada, mas ainda permanece como um dos principais obstáculos para otimizar a prática da ventilação mecânica. É importante entender que não existe um único nível de PEEP "seguro". Em vez disso, a pressão expiratória final ideal deve ser adaptada para o grau de lesão pulmonar (isto é, a complacência pulmonar). Para crianças com pulmões normais e, portanto, complacência normal, PEEP de 3cmH$_2$O é adequada e PEEP de 5cmH$_2$O pode resultar em expansão excessiva dos pulmões, com comprometimento do retorno venoso e do débito cardíaco e em consequência alterações nos fluxos sanguíneos cerebral e sistêmico. Por outro lado, em pulmões com áreas extensas de atelectasia podem exigir níveis de 8-10cmH$_2$O ou mais para alcançar recrutamento alveolar adequado para melhorar o desequilíbrio entre ventilação e perfusão.

Uma vez estabilizado o volume pulmonar, recomenda-se, desde que as condições clínicas permitam, uma atitude agressiva para reduzir o suporte ventilatório, tendo sempre em mente a extubação traqueal. Durante todo o processo, deve-se evitar a hipocapnia e a hiperoxia por estarem associadas ao maior risco de DBP, leucomalacia periventricular e retinopatia da prematuridade. Se o RN apresentar-se clinicamente estável e com os valores de gases sanguíneos aceitáveis em FiO$_2$ < 0,40 e FR < 20cpm, a extubação traqueal pode ser bem-sucedida, mesmo em prematuros extremos. Não se recomenda utilizar a triagem com a CPAP por meio da cânula traqueal antes da extubação, mesmo que seja por curto período, especialmente em RN prematuros de muito baixo peso, pelo aumento do trabalho resistivo imposto pela cânula. As chances de sucesso no processo de retirada da ventilação parecem aumentar com o uso das xantinas[21] e da VNI pós-extubação.

Embora a ventilação convencional tenha contribuído decisivamente para a redução da mortalidade dos RN com SDR, em cerca de um terço dos RN ventilados observam-se complicações, como a síndrome de escape de ar e a DBP. Na tentativa de reduzir a morbimortalidade relacionada com a ventilação e com a própria prematuridade, surgiu a ventilação de alta frequência (VAF). A VAF é uma técnica que opera com frequências respiratórias entre 600 e 800 ciclos por minuto e volumes correntes próximos ou abaixo do volume do espaço morto anatômico. Entre as várias formas de VAF descritas, a mais estudada em neonatologia é a ventilação de alta frequência oscilatória (VAFO). As vantagens da VAFO sobre a ventilação

convencional foram comprovadas em pesquisas com modelos experimentais. O uso da VAFO resultou em insuflação pulmonar mais homogênea, melhor oxigenação e menor intensidade da lesão pulmonar. Tais fatos criaram a expectativa de que essa modalidade, quando instituída precocemente no curso da insuficiência respiratória do RN, poderia prevenir ou reduzir a lesão pulmonar, melhorando, assim, o prognóstico desses pacientes. A revisão sistemática dos estudos clínicos controlados que avaliaram a eficácia do uso eletivo da VAFO em modificar a evolução clínica dos portadores de SDR não comprovou claramente essa tese. Observou-se pequena vantagem da VAFO sobre a IMV para reduzir a incidência de DBP. Entretanto, a VAFO não alterou a mortalidade e, além disso, observou-se tendência ao aumento de complicações neurológicas, como HPIV e leucomalacia periventricular, nos pacientes que receberam essa modalidade ventilatória. Com base na falta de evidências conclusivas de que a VAFO seja superior à convencional como modo primário de assistência respiratória e da possível associação dessa modalidade com complicações neurológicas, no momento, essa técnica deve ser reservada para as situações de falha da ventilação convencional[22].

Prática com a ventilação invasiva

Avaliar a necessidade de ventilação pulmonar mecânica

No dia a dia da UTI neonatal, para a maioria dos recém-nascidos que cursa com insuficiência respiratória basta o recurso da ventilação convencional. Para a instalação e a condução da ventiloterapia, seguir os passos apresentados nas figuras 30.36 a 30.38.

Verificar o funcionamento do aparelho

Para verificar o funcionamento do aparelho, ocluir totalmente a via de saída para o paciente no "Y" do circuito e observar o movimento do mostrador de pressão gerada pelo ventilador. Se o aparelho dispuser do sensor de fluxo, executar o teste com o sensor conectado no "Y". Caso não se observa movimento desse mostrador ou se a velocidade com que a pressão sai da linha de base até o limite estabelecido é lenta ou se o limite de pressão não é atingido, verificar os problemas listados a seguir, procurando corrigi-los ou, se necessário, trocar de aparelho:

- Escape de gás pelo circuito ou pelo jarro-umidificador.
- Válvula exalatória mal ajustada ou furada.
- Sistema elétrico desligado.
- Rede de gases com pressão insuficiente para a ciclagem do ventilador.
- Defeito interno do ventilador por problemas na parte hidráulica ou no sistema de microprocessamento.

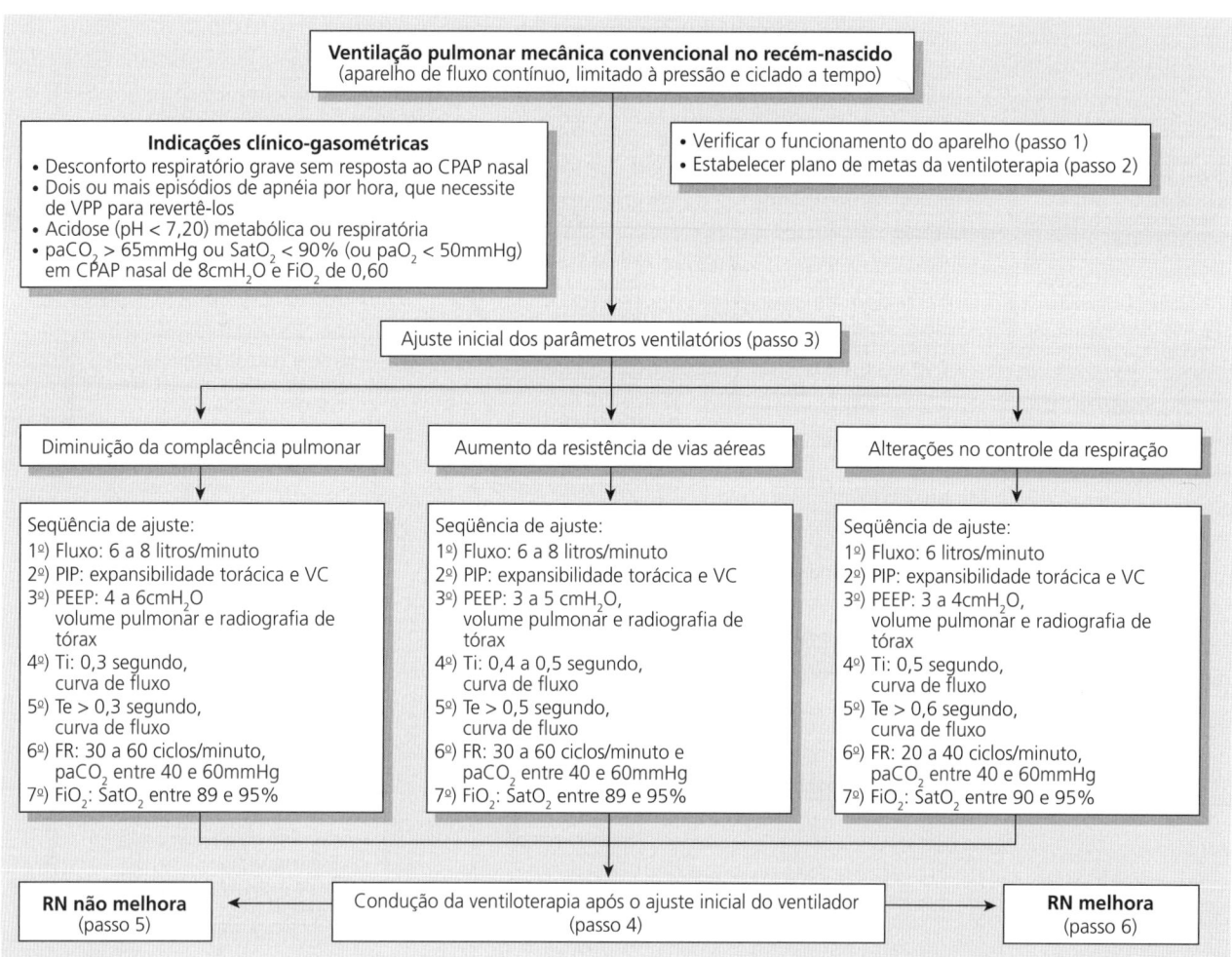

Figura 30.36 – Fluxograma de ventilação pulmonar mecânica convencional no recém-nascido.

Estabelecer plano de metas da ventiloterapia

Adotar uma estratégia ventilatória que vise à otimização do volume pulmonar, evitando tanto a atelectasia como a hiperinsuflação, tolerando hipercapnia moderada e mantendo os valores de oxigenação arterial dentro de limites estritos, além de adotar uma atitude agressiva para reduzir o suporte ventilatório tendo sempre em mente a extubação traqueal. Colocar em prática os seguintes princípios de proteção pulmonar:

- Sempre que possível, utilizar terapias auxiliares, como o surfactante.
- Procurar sempre individualizar a estratégia ventilatória.
- Utilizar sempre o menor pico de pressão inspiratória possível. Não existe um limite mínimo seguro.
- Limitar o tempo de uso de FiO_2 acima de 0,60.
- Não se esquecer da PEEP e prevenir a ocorrência do auto-PEEP.
- Aceitar a acidose respiratória na fase aguda da doença – "hipercapnia permissiva" ($paCO_2$ máxima de 65mmHg).
- Nunca retardar o início do desmame.

Ajuste inicial dos parâmetros ventilatórios

A escolha dos parâmetros iniciais depende da extensão da doença do parênquima pulmonar e das vias aéreas, do comprometimento da musculatura respiratória e do controle da respiração em âmbito do sistema nervoso central. Procurar direcionar o ajuste dos parâmetros ventilatórios considerando-se três situações padrão: diminuição da complacência pulmonar (por exemplo, SDR, pneumonias, atelectasias, edema e hemorragia alveolar e hipoplasia pulmonar), aumento da resistência de vias aéreas (por exemplo, síndrome de aspiração de mecônio – SAM, síndrome do pulmão úmido ou taquipneia transitória, DBP, secreção em vias aéreas e edema intersticial) e alterações no controle da respiração, seja em âmbito da musculatura respiratória, seja em âmbito do sistema nervoso central (por exemplo, apneia da prematuridade, encefalopatia hipóxico-isquêmica, drogas depressoras do sistema nervoso central, malformações neurológicas, entre outras). Procurar lembrar-se dos seguintes princípios:

- O ajuste da PIP determina o VC que se deseja administrar. Assim, nas situações onde prevalece a diminuição

965

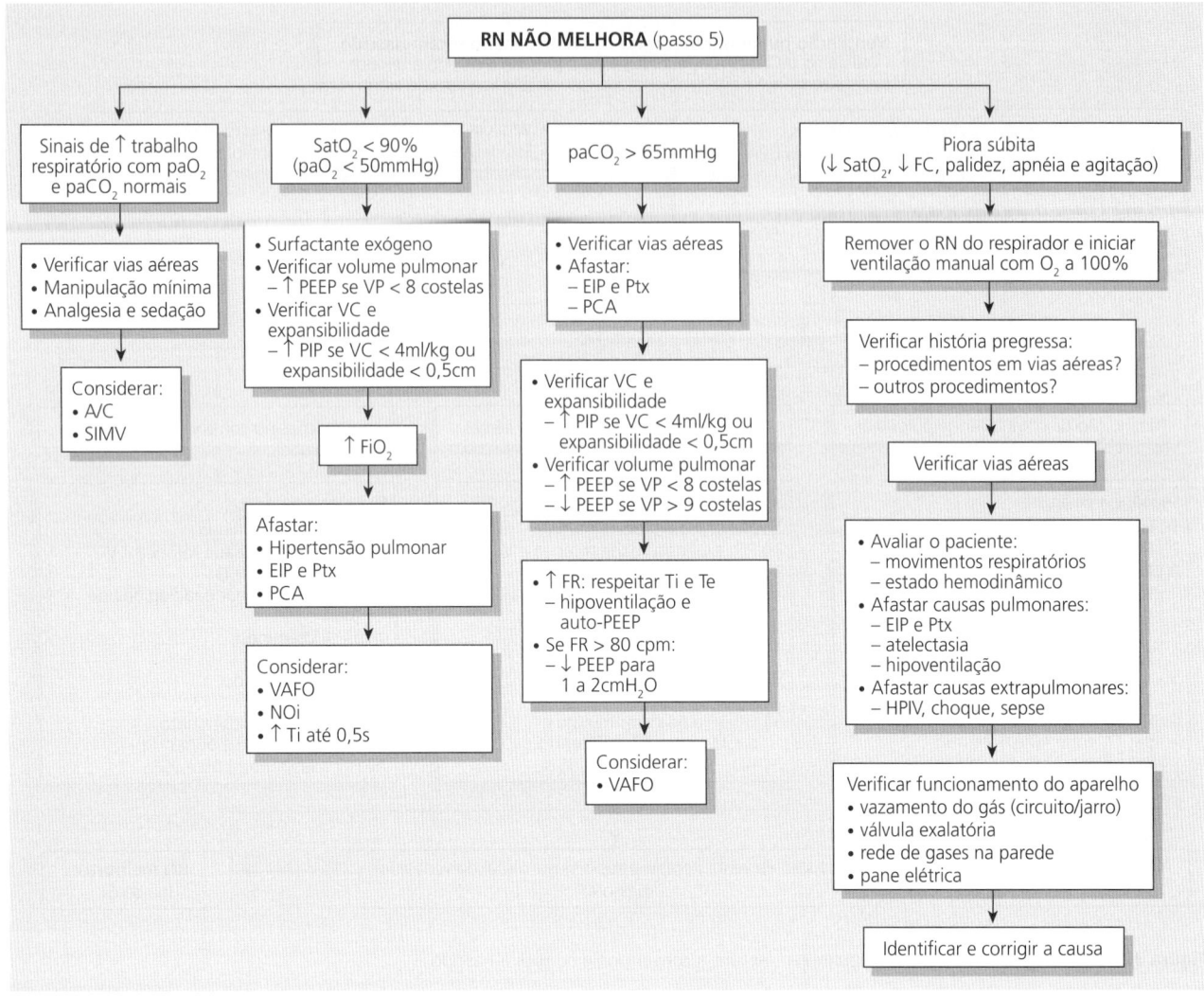

Figura 30.37 – Fluxograma de ventilação pulmonar mecânica convencional no recém-nascido que não melhora.

da complacência pulmonar ou aumento da resistência das vias aéreas, o ajuste do limite de pressão deverá ser maior e vice-versa. Tais ajustes devem ser monitorizados constantemente por meio da observação clínica do movimento do tórax e, se disponível, do VC ofertado. A PIP adequada deve ser aquela que promova uma amplitude de movimento torácico de aproximadamente 0,5cm na altura do terço médio do esterno ou um VC entre 4 e 6mL/kg (considerar sempre o VC expirado).

• A PEEP estabiliza o volume pulmonar durante a expiração, evitando a formação de atelectasias e tornando o recrutamento alveolar mais homogêneo durante a inspiração, diminuindo, dessa forma, o desequilíbrio entre ventilação e perfusão. A PEEP a ser selecionada deve ser o suficiente para manter o volume dos pulmões na fase expiratória no nível da CRF. Na prática, procurar ajustar os valores de PEEP de acordo com avaliações periódicas do grau de desconforto respiratório e do volume pulmonar nas radiografias de tórax.

Com a otimização do volume pulmonar, espera-se que haja melhora nos sinais clínicos de desconforto com a redução do trabalho respiratório. Tal efeito é indicado por meio da diminuição das retrações na caixa torácica durante a respiração espontânea. Quanto ao volume pulmonar, considere-o apropriado se na radiografia de tórax a cúpula diafragmática direita alcançar entre oito a nove costelas posteriores na linha hemiclavicular. Ajustar gradativamente os níveis da pressão até o encontro desses sinais.

• A escolha do tempo inspiratório (Ti) deve sempre levar em consideração a constante de tempo do sistema respiratório. Assim, para que a pressão aplicada nas vias aéreas proximais se equilibre em toda área pulmonar, são necessários cerca de cinco constantes de tempo. Esse tempo é necessário para que ocorra o enchimento completo dos alvéolos, otimizando, assim, as trocas gasosas. Como a constante de tempo é o produto da complacência e da resistência pulmonar, o ajuste do

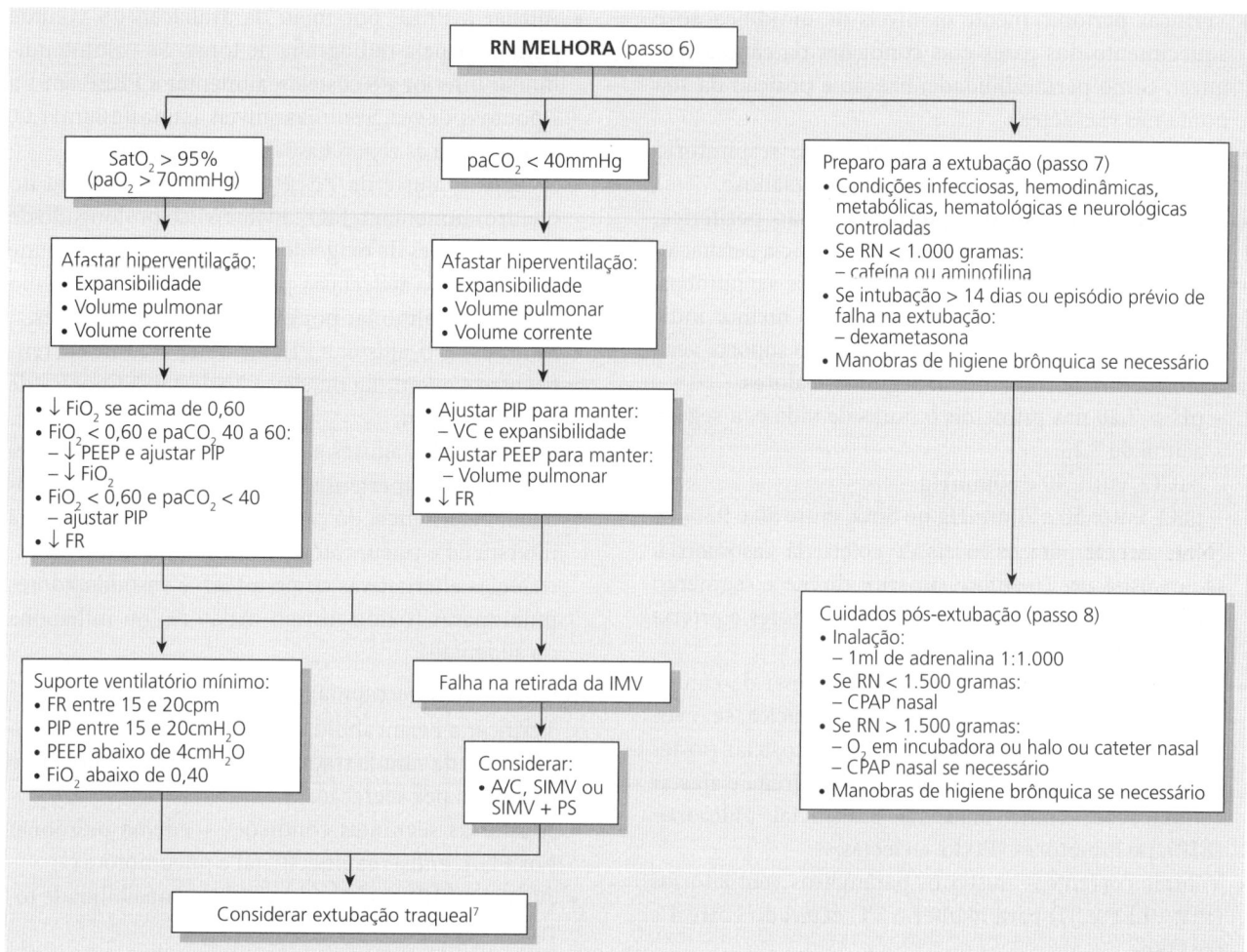

Figura 30.38 – Fluxograma de ventilação pulmonar mecânica convencional no recém-nascido que melhora.

Ti varia de acordo com a doença de base que indicou a ventilação mecânica. Dessa forma, nas situações de diminuição de complacência (por exemplo, SDR), tempos curtos, entre 0,2 e 0,3 segundo, serão suficientes. Por outro lado, quando houver aumento da resistência (por exemplo, SAM) serão necessários tempos mais prolongados, por volta de 0,5 segundo. O ajuste fino do Ti só será possível se dispuser da monitorização da curva de fluxo. Ou seja, escolher valores de Ti para manter o fluxo inspiratório em zero por um mínimo de tempo possível.

• A escolha do tempo expiratório (Te) também deve levar em consideração a constante de tempo do sistema respiratório. Recomenda-se que o Te dure, no mínimo, 3 a 5 constantes de tempo para que o alvéolo se esvazie até o volume determinado pela CRF. Quando se ventila com tempos expiratórios inferiores a 3 a 5 constantes de tempo, a expiração é incompleta e há aprisionamento de gás no interior dos alvéolos ao término da expiração, sendo esse fenômeno denominado de auto-PEEP. A superdistensão alveolar decorrente do auto-PEEP

desencadeia queda da complacência pulmonar e do volume corrente, além de compressão dos capilares alveolares, com hipoxemia e hipercapnia.

• A frequência respiratória (FR) é um dos principais determinantes do volume minuto e, portanto, da ventilação alveolar. Dessa maneira, a seleção da FR relaciona-se diretamente com a manutenção da pressão parcial de gás carbônico alveolar e arterial. Após os ajustes do volume corrente por meio da PIP, do volume pulmonar por meio da PEEP e do tempo de enchimento alveolar por meio do Ti, a escolha da FR depende dos valores da $paCO_2$ obtidos na gasometria. Ajustar a frequência para manter os níveis de $paCO_2$ entre 40 e 60mmHg.

Condução da ventiloterapia após o ajuste inicial

Uma vez ajustados os parâmetros do aparelho, é fundamental verificar se eles estão adequados ao paciente em questão. A adequação dos parâmetros ventilatórios só é possível com a monitorização contínua do paciente, principalmente dos gases sanguíneos e, se possível, da mecânica pulmonar. Logo após conectar o RN ao ventilador, avaliar as seguintes condições:

- Verificar periodicamente os níveis de umidificação e aquecimento dos gases e as condições da cânula traqueal, como permeabilidade, fixação e posição da sua ponta nas vias aéreas.
- Sinais clínicos de aumento do trabalho respiratório (agitação e retrações da caixa torácica) e cianose.
- Estado hemodinâmico – pulsos, perfusão periférica, pressão arterial, débito urinário e frequência cardíaca.
- Gasometria arterial – a análise dos gases sanguíneos, aliada aos parâmetros clínicos, ainda é o melhor indicador da necessidade de modificações do suporte ventilatório. Procurar manter os seguintes valores:
  - pH > 7,20 nas primeiras 6 horas de vida e, a seguir, acima de 7,25.
  - $paCO_2$ entre 40 e 60mmHg.
  - paO_2 entre 50 e 70mmHg ou SpO_2 entre 90 e 95%.
  Nota: atentar para os locais de coleta da gasometria, se em sítios pré (membro superior direito e segmento cefálico) ou pós-ductais (membros inferiores e artéria umbilical).
- Radiografia de tórax – observar se a ponta da cânula traqueal está entre a 1ª e a 3ª vértebra torácica, se o volume pulmonar (VP) atinge entre 8 e 9 costelas posteriores no nível da linha hemiclavicular direita e afastar complicações como enfisema intersticial pulmonar (EIP), pneumotórax (Ptx) e atelectasias.
- Volume corrente – ajustar os parâmetros ventilatórios (PIP, PEEP e Ti) para manter o VC expirado entre 4 e 6mL/kg.
- Após verificar as situações acima, procurar enquadrar o paciente nas seguintes situações: RN não melhora (ver Fig. 30.5) e RN melhora (ver Fig. 30.6).

O que fazer quando o RN não vai bem?

1. RN persiste com sinais de aumento do trabalho respiratório, apesar da correção da hipoxemia e da hipercapnia:
   - Verificar a permeabilidade das vias aéreas – posição da cânula traqueal e secreção.
   - Instituir protocolo de manipulação mínima.
   - Avaliar a necessidade de administrar analgésicos – fentanil (1-2µg/kg/h, IV contínuo. Pode-se aumentar a dose, se necessário, a cada 3 dias, até o máximo de 4µg/kg/h) ou morfina (dose de ataque: 100µg/kg, IV, e após 1 hora 10-15µg/kg/h, IV contínuo).
   - Avaliar a necessidade de associar sedativos: midazolam (1-5µg/kg/h, IV contínuo).
   - Considerar o uso da ventilação sincronizada – AC ou SIMV associada à VPS.

2. RN mantém hipoxemia (SpO_2 < 90% ou paO_2 < 50mmHg):
   - Considerar o uso do surfactante exógeno caso haja evidências de comprometimento do parênquima pulmonar na avaliação radiológica.

- Ajustar a PEEP por meio da avaliação do volume pulmonar pela radiografia de tórax. Se volume pulmonar inferior a 8 costelas, aumentar a PEEP em 1 a 2 pontos por vez. Se utilizar níveis acima de 8cmH$_2$O, atentar para as repercussões hemodinâmicas.
- Se após o ajuste da PEEP não houver melhora do quadro, aumentar a FiO$_2$. Evitar o uso prolongado de concentrações de oxigênio acima de 60% em virtude dos riscos de atelectasia por lavagem de nitrogênio e de lesão pulmonar por excesso de radicais livres.
- Se necessário, ajustar a PIP, até obter volume corrente entre 4 e 6mL/kg ou elevação da caixa torácica de cerca de 0,5cm.
- Se, apesar dos ajustes acima, o RN mantém hipoxemia, afastar hipertensão pulmonar persistente neonatal, persistência do canal arterial (PCA), enfisema intersticial e pneumotórax. Considerar o uso de estratégias alternativas como a VAF e vasodilatadores pulmonares (óxido nítrico inalatório ou milrinona ou sildenafil).

3. RN mantém hipercapnia ($paCO_2$ > 65mmHg):
   - Verificar a permeabilidade das vias aéreas – posicionamento da cânula traqueal, oclusão ou semioclusão da cânula por secreção.
   - Afastar as seguintes condições – edema pulmonar por PCA, enfisema intersticial e pneumotórax.
   - Ajustar a PIP até a adequação da expansibilidade torácica e do VC.
   - Se o volume pulmonar acima de nove costelas à radiografia de tórax, diminuir a PEEP em 1 a 2 pontos.
   - Caso não haja melhora após os ajustes acima, aumentar a FR. Atentar para os limites mínimos dos tempos inspiratórios e expiratórios, a fim de evitar a hipoventilação e o aparecimento do fenômeno do auto-PEEP. Caso o ajuste da FR fique acima de 80cpm, diminuir o nível da PEEP para 2cmH$_2$O.
   - Se, apesar dos ajustes acima, o RN mantém hipercapnia, considerar o uso da ventilação de alta frequência.

4. RN apresenta piora súbita do estado cardiorrespiratório (hipoxemia, bradicardia, palidez, má perfusão, agitação e apneia):
   - Interromper imediatamente a ventilação mecânica e iniciar a ventilação manual e oxigênio a 100%. A seguir, investigar a causa da piora.
   - Afastar os problemas clínicos que levam à deterioração aguda, como hipoventilação, obstrução parcial ou total da cânula traqueal, deslocamento da cânula traqueal (extubação ou entubação seletiva), enfisema intersticial, pneumotórax e complicações clínicas extrapulmonares, como sepse, choque e HPIV.
   - Verificar o funcionamento do aparelho, ocluindo totalmente a via de saída para o paciente e observan-

do o movimento do mostrador das pressões geradas pelo ventilador. Caso não se observar o movimento desse mostrador, verificar os seguintes problemas: escape de gás pelo circuito ou pelo jarro-umidificador, válvula exalatória mal ajustada ou furada, sistema elétrico desligado, rede de gases com pressão insuficiente para a ciclagem do ventilador, defeito interno do ventilador por problemas na parte fluídica ou no sistema de microprocessamento dos ajustes do aparelho. Nesses casos, procurar corrigir o eventual problema ou, se necessário, troque de aparelho.

O que fazer quando o RN responde à ventiloterapia?

Lembrar que a ventilação mecânica no período neonatal é um processo dinâmico, no qual os ajustes devem ser feitos com a mesma intensidade não só quando o paciente não vai bem, mas também quando há melhora da insuficiência respiratória. À medida que o paciente melhora do quadro respiratório, procurar diminuir os parâmetros ventilatórios para evitar a hiperventilação. Muitas vezes, a demora na correção da hipocapnia ou hiperóxia pode ser mais lesiva do que a persistência de hipoxemia ou hipercapnia moderadas. Ao reduzir o suporte ventilatório, dar preferência às mudanças pequenas e constantes do que a decréscimos grandes e esporádicos dos parâmetros do ventilador. Normatizar o processo de retirada da ventilação pulmonar mecânica e policiar constantemente os sinais de hiperventilação. A seguir, estão listados os parâmetros de alerta e os ajustes do suporte ventilatório:

- Expansibilidade torácica acima de 0,5cm – diminuir a PIP.
- VC acima de 8mL/kg – diminuir a PIP.
- Volume pulmonar à radiografia torácica acima de 9 costelas – diminuir a PEEP.
- paO_2 acima de 70mmHg – diminuir inicialmente a FiO_2 (até 0,60) e a seguir a PEEP.
- SpO_2 pela oximetria de pulso acima de 95% – diminuir inicialmente a FiO_2 (até 0,60) e a seguir a PEEP.
- $paCO_2$ abaixo de 40mmHg – diminuir os parâmetros na seguinte sequência: PIP, FR e PEEP.

1. RN mantém hiperoxia ($SpO2 > 95\%$ ou $paO2 > 70$ mmHg):
   - Afastar hiperventilação, observando a expansibilidade torácica, VC e volume pulmonar na radiografia de tórax. Caso o RN esteja no modo AC, passar para o modo SIMV + VPS.
   - Se $FiO_2 > 0,60$, diminuir a concentração de oxigênio em cerca de 10%, a cada 15 a 30 minutos. Evitar reduções abruptas da FiO_2, pois pode desencadear vasoconstrição pulmonar e hipoxemia de difícil reversão (efeito *flip-flop*).
   - Se $FiO_2 < 0,60$ e $paCO_2$ entre 40 e 60mmHg, reduzir a PEEP em 1 a 2 pontos por vez, a cada 15 a 30 minutos, até o mínimo de 4cmH$_2$O.

- Se $FiO_2 < 0,60$ e $paCO_2 < 40$mmHg, reduzir a PIP em 1 a 2 pontos por vez, a cada 15 a 30 minutos, até cerca de 15cmH$_2$O. Se o volume corrente e a expansibilidade torácica estiverem adequados, diminuir a FR em 2 a 4 pontos por vez a cada 15 a 30 minutos e continuar com a diminuição da FiO_2 sempre que possível.
- Se $FiO_2 < 0,60$ e $paCO_2$ entre 40 e 60mmHg, uma vez ajustados a PEEP e a PIP, continuar a redução na concentração de oxigênio em cerca de 10% por vez a cada 15 a 30 minutos, até 30 a 40%.

2. RN mantém hipocapnia ($paCO_2 < 40$mmHg):
   - Afastar hiperventilação, observando a expansibilidade torácica, VC e volume pulmonar na radiografia de tórax. Caso o RN esteja no modo AC, passar para o modo SIMV + VPS.
   - Se $PIP > 25$cmH$_2$O, expansibilidade pulmonar normal ou excessiva e $SpO_2 > 95\%$ ou $paO_2 > 70$mmHg, diminuir a pressão em cerca de 1 a 2cmH$_2$O por vez a cada 15 a 30 minutos, até que atinja um VC entre 4 e 6mL/kg.
   - Se $PIP < 25$cmH$_2$O, expansibilidade pulmonar normal e SpO_2 entre 90 e 95% ou paO_2 entre 50 e 70mmHg, reduzir a FR em 2 a 4 pontos por vez a cada 15 a 30 minutos, até 20 movimentos por minuto.
   - Se $PIP < 25$cmH$_2$O, FR < 20 ciclos por minuto, expansibilidade pulmonar normal ou excessiva e $SpO_2 > 95\%$ ou $paO_2 > 70$mmHg, diminuir a PIP em cerca de 1-2cmH$_2$O por vez a cada 15 a 30 minutos, até que atinja um VC de 4-6mL/kg.
   - Falha na retirada da ventilação invasiva – em alguns pacientes, especialmente os prematuros com peso inferior a 1.000g, à medida que se procede a redução da FR do aparelho, observam-se episódios de queda de saturação e bradicardia. Esses episódios ocorrem quando a frequência é ajustada abaixo de 30cpm. A principal causa é o aumento do trabalho resistivo imposto pela cânula traqueal. Nessas situações e caso não seja possível a extubação traqueal, considerar o uso das modalidades sincronizadas AC ou SIMV associada à VPS.

Como proceder a extubação traqueal?

Procurar estabelecer um protocolo para a extubação traqueal. Siga as seguintes coordenadas:

- Considerar a extubação traqueal se o RN mantém o quadro respiratório estável, por no mínimo 6 horas, com os seguintes parâmetros ventilatórios: FR < 20cpm, PIP < 20cmH$_2$O, PEEP de 4cmH$_2$O e $FiO_2 < 0,40$.

- O paciente deve estar estável em relação aos seguintes sistemas:
  - Hemodinâmico: PA, perfusão periférica e FC devem situar-se nos limites da normalidade sem suporte ou sob infusão mínima de drogas vasoativas.
  - Infeccioso: se o paciente apresenta o diagnóstico de sepse e/ou meningite e/ou enterocolite necrosante, essas infecções devem estar controladas.
  - Hematológico: o RN deve ter hematócrito mínimo de 35% para preservar a capacidade carreadora de oxigênio.
  - Metabólico: o paciente deve estar euglicêmico e com níveis normais de sódio, potássio, cálcio e magnésio.
  - Neurológico: verificar se o RN é capaz de manter a respiração espontânea de maneira rítmica e regular. Se o paciente é portador de alguma lesão cerebral, a extensão da afecção não deve comprometer o funcionamento do centro respiratório.
- Não realizar a triagem com o CPAP através da cânula traqueal antes da extubação, mesmo que seja por curto período, especialmente em prematuros de muito baixo peso.
- Utilizar citrato de cafeína (5-8mg/kg/dia, por via oral ou intravenosa) para estímulo do centro respiratório, aumento da contratilidade da musculatura respiratória e pela diminuição do risco de DBP nos prematuros com peso ao nascer inferior a 1.000g logo após a estabilização das condições cardiorrespiratórias (entre o terceiro e o quinto dia de vida).
- Administrar corticoide para prevenir o edema de laringe e/ou subglótico nos RN que permaneceram entubados por períodos superiores a duas semanas ou que apresentaram falha na extubação devido à obstrução de vias aéreas superiores. Iniciar com dexametasona 0,1mg/kg/dose, 3 doses, sendo a primeira cerca de 4 horas antes da extubação, e as duas subseqüentes, a cada 8 horas após a extubação. Nos casos de extubação não planejada, ministrar a primeira dose logo após a extubação e as duas doses subsequentes a cada 8 horas.

Quais os cuidados pós-extubação?

- Manter o jejum por cerca de 2 horas após o procedimento.
- Realizar inalação com 1mL da solução milesimal de L-adrenalina, imediatamente após a extubação, repetir se necessário a cada 4 horas. Monitorizar o paciente cuidadosamente em relação aos efeitos sistêmicos da adrenalina, como taquicardia, arritmias cardíacas e hipertensão arterial, entre outros.
- Utilizar os seguintes suportes ventilatórios após a extubação traqueal:
  - Se peso inferior a 1.500g, colocar o RN em VNI. Ajustar os parâmetros nos seguintes níveis: PIP entre 15 e 20cmH$_2$O, FR entre 15 e 20cpm, PEEP entre 4 e 6cmH$_2$O e FiO$_2$ suficiente para manter a SpO$_2$ entre 90 e 95%. Diminuir os parâmetros gradativamente, se RN estável com PIP < 10cmH$_2$O e FR < 10cpm, iniciar CPAP nasal com pressão de 4 a 6cmH$_2$O e FiO$_2$ suficiente para manter a SpO$_2$ entre 90 e 95%. Se o RN apresentar episódios de apneias mesmo com ajustes da CPAP, considerar retorno à ventilação não invasiva.
  - Se peso superior a 1.500g, optar por CPAP nasal ou oxigênio em incubadora ou cateter nasal, de acordo com a evolução da doença de base, o grau de desconforto respiratório, as alterações gasométricas e o estado hemodinâmico.

Prática com a ventilação sincronizada

Qual a melhor estratégia: AC ou SIMV?

- Optar pelo modo AC na fase aguda da doença, quando é necessário alto suporte ventilatório.
- Na fase de retirada do paciente da ventilação mecânica, é preferível utilizar o modo SIMV associado com a VPS.

Cuidados com o ventilador – ao se optar pelo modo sincronizado, certificar-se dos seguintes cuidados:

- Ficar atento para as condições que aumentam o tempo de compressão do circuito devido ao prolongamento do tempo de resposta do sistema. Assim, procurar utilizar circuitos e jarros umidificadores recomendados para recém-nascidos. E observar se não há vazamento de gás pelo circuito e conexões.
- Afastar fatores que podem gerar a autociclagem, principalmente nos aparelhos que utilizam disparo a fluxo, como secreção, condensação de vapor d'água no circuito e escape de gás em volta da cânula traqueal.

Escolha do método de disparo da válvula – existem poucos dados comparando os vários tipos de disparo da válvula que inicia o ciclo respiratório. Atualmente, o mercado dispõe somente de aparelhos que empregam o fluxo e a pressão como método de disparo, sendo o primeiro o mais utilizado em neonatologia. É fundamental que toda equipe, incluindo a médica, a de enfermagem e a de fisioterapia, esteja familiarizada com o manejo do aparelho disponível, evitando seu manuseio incorreto.

Como ajustar os parâmetros ventilatórios?

- Tempo inspiratório – manter por volta de 0,3 segundo.
- Frequência de apoio – 30-60rp
- Pressões – utilizar as mesmas recomendações da TCPL convencional. Para o cálculo da pressão de suporte inicial, utilizar o seguinte princípio: 50% do diferencial entre a PIP e a PEEP.

Como ajustar a sensibilidade? Antes de conectar o aparelho ao paciente, testar a sensibilidade seguindo os seguintes passos:

- Colocar inicialmente no modo AC e ajustar o botão da sensibilidade para a posição de máxima sensibilidade.
- Simular a autociclagem manipulando o circuito. A seguir, ajustar (diminuir) gradativamente a sensibilidade até que não ocorra mais a autociclagem.
- Conectar o aparelho ao paciente e, a seguir, examinar o padrão respiratório e as condições de oxigenação.
- Certificar se o paciente desencadeia todos os ciclos respiratórios, observando atentamente o sinal luminoso no visor do aparelho.
- O paciente deve ficar mais confortável, diminuindo o grau de desconforto respiratório. Inicialmente, a frequência ainda permanece alta, diminuindo gradativamente à medida que aumenta o volume minuto.
- Caso persistam os sinais de dificuldade respiratória, verificar novamente o nível de sensibilidade e o funcionamento do aparelho. Verificar o nível do suporte de pressão e, se necessário, ajuste-o para as condições do paciente. Procurar manter os valores do VC entre 4 e 6mL/kg.
- Após o ajuste inicial, o nível da sensibilidade não deve ser modificado, mesmo na fase de retirada da ventilação mecânica, para aumentar o esforço respiratório como estratégia de treinamento da musculatura respiratória, pois esta manobra pode aumentar o tempo de resposta e propiciar o aparecimento da expiração ativa.

Ajustes posteriores:

- Modo AC – ajustar periodicamente os valores da PIP e da PEEP, procurando manter o VC entre 4 e 6mL/kg. Manter o ajuste da frequência de apoio sempre abaixo da espontânea. Pode-se optar pela SIMV quando a FiO$_2$ alcançar valores abaixo de 0,60.
- Modo SIMV – ajustar periodicamente os valores da PIP e do PEEP para manter o VC entre 4 e 6mL/kg. Controlar os valores da frequência de apoio, visando manter a paCO$_2$ entre 40 e 60mmHg. Associar o modo VPS quando a frequência de apoio atingir 30cpm.

CONSIDERAÇÕES FINAIS

A fim de se obter sucesso na ventiloterapia neonatal, faz-se necessário muito mais do que a presença de equipamentos sofisticados na unidade. É preciso implementar métodos efetivos que estimulem a incorporação da prática baseada em evidências. Deve-se lembrar que tal prática não deve ficar restrita à equipe médica. Já que em UTI neonatal, só a ação médica não é suficiente para alcançar o êxito, é fundamental a presença de uma equipe de enfermagem, de fisioterapia respiratória e de outros profissionais treinados no atendimento ao RN ventilado. O salto de qualidade só será possível desde que haja um compromisso entre a equipe multiprofissional que lida com RN criticamente doentes em melhorar a infraestrutura de atendimento, em avançar nos conhecimentos dos mecanismos que levam à insuficiência respiratória nesses RN, procurando sempre antecipar suas necessidades, evitando os excessos e as iatrogenias.

REFERÊNCIAS

1. Jobe AH. What is BPD in 2012 and what will BPD become? Early Hum Dev. 2012;88:S27-8.
2. Hummler H, Schulze A. New and alternative modes of mechanical ventilation in neonates. Semin Fetal Neonatal Med. 2009;14(1):42-8.
3. Clark RH, Slutsky AS, Gertsmann DR. Lung protective strategies of ventilation in the neonate: what are they? Pediatrics. 2000;105(1 Pt 1):112-4.
4. Sharek PJ, Baker R, Litman F, Kaempf J, Burch K, Schwarz E, et al. Evaluation and development of potentially better practices to prevent chronic lung disease and reduce lung injury in neonates. Pediatrics. 2003;111(4 Pt 2):e426-31.
5. Perlman JM, Wyllie J, Kattwinkel J, Atkins DL, Chameides L, Goldsmith JP, et al. Part 11: Neonatal resuscitation: 2010 international consensus on cardiopulmonary resuscitation and emergency cardiovascular care science with treatment recommendations. Circulation. 2010;122(16 Suppl 2):S516-38.
6. Mahmoud RA, Roehr CC, Schmalisch G. Current methods of non-invasive ventilatory support for neonates. Paediatr Respir Rev. 2011;12(3):196-205.
7. Rojas-Reyes MX, Morley CJ, Soll R. Prophylactic versus selective use of surfactant in preventing morbidity and mortality in preterm infants. Cochrane Database Syst Rev. 2012;3:CD000510.
8. Fischer HS, Bührer C. Avoiding endotracheal ventilation to prevent bronchopulmonary dysplasia: a meta-analysis. Pediatrics. 2013;132(5):e1351-60.
9. Davis PG, Henderson-Smart DJ. Nasal continuous positive airways pressure immediately after extubation for preventing morbidity in preterm infants. Cochrane Database Syst Rev. 2003;(2):CD000143. Review.
10. Nakhshab M, Tajbakhsh M, Khani S, Farhadi R. Comparison of the effect of surfactant administration during nasal continuous positive airway pressure with that of nasal continuous positive airway pressure alone on complications of respiratory distress syndrome: a randomized controlled study. Pediatr Neonatol. 2014;pii:S1875-9572(14)00134-X.
11. Davis PG, Lemyre B, De Paoli AG. Nasal intermittent positive pressure ventilation (NIPPV) versus nasal continuous positive airway pressure (NCPAP) for preterm neonates after extubation. Cochrane Database Syst Rev. 2001;(3):CD003212. Review.
12. Meneses J, Bhandari V, Alves JG. Nasal intermittent positive-pressure ventilation vs nasal continuous positive airway pressure for preterm infants with respiratory distress syndrome. A systematic review and meta-analysis. Arch Pediatr Adolesc Med. 2012;166(4):372-376.
13. Bancalari E, Claure N. Non-invasive ventilation of the preterm infant. Early Hum Dev. 2008;84(12):815-9.
14. Clark RH, Gerstmann DR, Jobe AH, Moffitt ST, Slutsky AS, Yoder BA. Lung injury in neonates: causes, strategies for prevention, and long-term consequences. J Pediatr. 2001;139(4):478-86.
15. Greenough A, Dimitriou G, Prendergast M, Milner AD. Synchronized mechanical ventilation for respiratory support in newborn infants. Cochrane Database Syst Rev. 2008;(1):CD000456.

16. van Kaam AH, Rimensberger PC, Borensztajn D, De Jaegere AP, Neovent Study Group. Ventilation practices in the neonatal intensive care unit: a cross-sectional study. J Pediatr. 2010;157(5): 767-71.

17. Reyes ZC, Claure N, Tauscher MK, D'Ugard C, Vanburskirk S, Bancalari E. Randomized, controlled trial comparing synchronized intermittent mandatory ventilation and synchronized intermittent mandatory ventilation plus pressure support in preterm infants. Pediatrics 2006;118(4):1409-17.

18. Davis PG, Morley CJ. Volume control: a logical solution to volutrauma? J Pediatr. 2006;149(3):290-1.

19. McCallion N, Davis PG, Morley CJ. Volume-targeted versus pressure-limited ventilation in the neonate. Cochrane Database Syst Rev. 2005;(3):CD003666. Review.

20. Lachmann B. Open up the lung and keep the lung open. Intensive Care Med. 1992;18(6):319-21.

21. Henderson-Smart DJ, Davis PG. Prophylactic methylxanthines for extubation in preterm infants. Cochrane Database Syst Rev. 2003; (1):CD000139. Review.

22. Coole F, Askie LM, Offringa M, Asselin JM, Calvert SA, Courtney SE, et al. Elective high-frequency oscillatory versus conventional ventilation in preterm infants: a systematic review and meta-analysis of individual patients' data. Lancet; 2010:375(9731):2082-91.

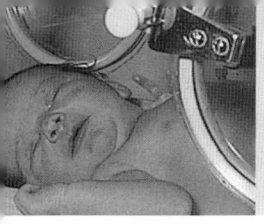

CAPÍTULO 31

Broncoscopia em Recém-Nascidos

Manoel Ernesto P. Gonçalves
Silvia Regina Cardoso

A broncoscopia é um procedimento médico que possibilita a visualização direta das vias aéreas, sendo indicada no período neonatal principalmente para o diagnóstico de malformações congênitas e para o tratamento de afecções respiratórias adquiridas, tais como desobstrução dos brônquios após aspiração de mecônio, colheita de secreções para diagnóstico etiológico de pneumonias e diagnóstico e tratamento de doenças de vias aéreas adquiridas após entubação orotraqueal[1].

Foi primeiramente realizada no final do século XIX, sendo Gustav Killian o primeiro a descrever com exatidão a morfologia interna da traqueia distal e dos brônquios. Posteriormente, foi aperfeiçoada por Chevalier-Jackson no início do último século, podendo ser realizada em recém-nascidos (RN), inclusive prematuros e de baixo peso.

TÉCNICA E EQUIPAMENTOS

Os procedimentos podem ser feitos no próprio leito hospitalar, em centro cirúrgico ou em salas apropriadas, por broncoscopistas habilitados na realização dos exames em crianças e RN.

Podem ser utilizados aparelhos rígidos (abertos) ou flexíveis (fechados).

Os aparelhos rígidos são os mais utilizados, por possuírem um canal interno que promove a entrada de oxigênio e gases anestésicos, assim como possibilitar a entrada de instrumentos para a realização de procedimentos terapêuticos. São constituídos por tubos metálicos com calibres e comprimentos variáveis, com sistema de iluminação por meio de fibras de vidro ou ópticas[2].

Os aparelhos flexíveis têm utilização crescente, embora limitada, uma vez que não possuem canais para procedimentos terapêuticos, e os de menor calibre, os quais são utilizados no período neonatal (2,2-2,7mm), não possuem canal para aspiração de secreções. Os aparelhos são compostos por fibras de vidro que possibilitam a iluminação. O calibre do aparelho deve ser o mais fino possível, pois são constituídos por um tubo fechado e o pequeno paciente tem que respirar ao redor do tubo e não por meio dele, como ocorre com os aparelhos rígidos[3-7].

Os exames podem ser realizados sob anestesia geral ou sob sedação, devendo todo procedimento ser feito por profissionais especializados em cuidados com os pequenos pacientes e em locais com todos os equipamentos necessários para os procedimentos anestésicos, endoscópicos e manobras de ressuscitação[8-9]. A criança deve sempre estar monitorizada com oximetria de pulso e monitor cardíaco, uma vez que é grande a labilidade apresentada por pacientes nessa faixa etária.

Durante o procedimento, são examinados a laringe, a traqueia e os brônquios, sendo a laringotraqueobroncoscopia a melhor denominação para o exame.

PRINCIPAIS INDICAÇÕES

As doenças das vias aéreas podem ocasionar vários distúrbios ventilatórios, ocorrendo geralmente semelhança de sinais e sintomas para diferentes moléstias. Além disso, não é incomum haver associação de doenças, o que dificulta o diagnóstico correto. As indicações são inúmeras e sua frequência é variável de acordo com o serviço[10].

Estridor laringotraqueal

Consiste em um ruído anormal provocado pela turbulência do fluxo de ar ao passar por uma via aérea estreitada. Pode ocorrer durante a inspiração, expiração ou ambas, de acordo com o local acometido, podendo algumas vezes estar associado a distúrbios de deglutição. A criança pode apresentar desconforto respiratório de graus variáveis, sendo geralmente progressivo[11].

De modo geral, fenômenos obstrutivos de região supraglótica e gótica provocam estridor inspiratório. Estridor bifásico sugere estreitamento entre a glote e a traqueia extratorácica. A obstrução da traqueia distal e os brônquios principais provocam, na maioria das vezes, estridor expiratório.

As principais doenças envolvidas no período neonatal incluem laringomalacia, traqueomalacia, paralisia ou paresia de cordas vocais (uni ou bilateral), membranas laríngeas, *cleft* (fenda) laringotraqueoesofágica, estenose laringotraqueal, fístula traqueoesofágica, cistos laríngeos, hemangiomas de laringe e subglótico, compressão traqueal e brônquica por malformações cardiovasculares (cardiomegalia, duplo arco aórtico, artéria subclávia anômala, *sling* da artéria pulmonar, artéria inominada anômala, entre outros). Cada uma dessas afecções apresenta particularidades e pode estar associada a outras, manifestando-se por um conjunto de sinais e sintomas.

Pneumonia persistente ou recorrente

Nas infecções pulmonares recorrentes, de evolução atípica ou de difícil controle, o exame broncoscópico pode ser necessário para a pesquisa de malformações associadas (traqueobroncomalacia, fístula traqueoesofágica, fenda laringotraqueoesofágica, compressões extrínsecas ou intrínsecas das vias aéreas) e para a realização de lavado broncoalveolar, na tentativa de se isolar o agente etiológico por meio da cultura e citologia do material obtido. Pode ser necessário também para a pesquisa da etiologia primária da pneumonia, como, por exemplo, na síndrome aspirativa.

Atelectasia persistente

O exame é realizado tanto com finalidade diagnóstica (pesquisa de malformações, estenoses, compressões extrínsecas), quanto terapêutica (aspiração de secreções, retirada de granulomas).

A atelectasia geralmente vem acompanhada de infecção pulmonar aguda. Nesse caso, o exame está indicado quando não há melhora com a fisioterapia, com o tratamento da infecção, ou quando é extensa e provoca dificuldade respiratória significativa.

Dificuldade de entubação ou extubação

A presença do tubo orotraqueal provoca nas vias aéreas processo inflamatório de graus variados, principalmente na região subglótica, podendo evoluir para a formação de estenoses e granulomas. Nesses casos, o exame é necessário para o diagnóstico, para direcionar o tratamento clínico (corticoides, inalações) ou tratamento endoscópico-cirúrgico das complicações (dilatação, retirada de tecido de granulação, cirurgias).

Em RN, principalmente prematuros que necessitam de internação por períodos prolongados, essas complicações são relativamente raras, felizmente, pois, eles apresentam imaturidade e elasticidade da cartilagem cricoide, que nessa idade é a região de maior estreitamento da via aérea e, consequentemente, a região mais sujeita a traumatismos provocados pela entubação.

Em casos de entubação difícil, a avaliação endoscópica da via aérea pode mostrar a presença de malformações e os aparelhos endoscópicos orientam a introdução correta do tubo traqueal.

Apneia, cianose, tosse e engasgos

Algumas doenças que revelam a existência de comunicação entre as vias respiratória e digestória podem provocar crises de cianose, apneia e tosse, principalmente durante a alimentação.

Esses sintomas podem ocorrer também em jejum, secundários à aspiração de saliva ou à presença de refluxo gastroesofágico, podendo piorar com a alimentação e provocar infecções broncopulmonares.

Algumas afecções que ocasionam esses sintomas e podem ser diagnosticadas pela laringotraqueobroncoscopia são: laringomalacia, fístula laringotraqueoesofágica, *cleft* laringotraqueoesofágica, paralisia de cordas vocais e compressões vasculares.

O refluxo gastroesofágico pode provocar inflamação laríngea, com edema e sinais de obstrução das vias aéreas, assim como apneia secundária a estímulo vagal, acompanhados ou não de outros sintomas secundários à síndrome aspirativa.

Alterações de choro e voz

São secundárias a anomalias localizadas na região glótica, envolvendo principalmente as cordas vocais, e diagnosticadas por meio da laringoscopia.

No período neonatal, as doenças mais frequentes são as membranas laríngeas, que se manifestam clinicamente com choro fraco, rouco ou até afonia e sinais de obstrução de vias aéreas de graus variados, dependendo da extensão da membrana glótica.

Alterações radiológicas

O exame endoscópico das vias aéreas pode ser útil para o diagnóstico de algumas doenças presentes no recém-nascido que provocam imagens radiológicas anormais persistentes.

As hiperinsuflações radiológicas podem ser secundárias a compressões extrínsecas ou alteração de calibre da própria via aérea. As opacidades pulmonares persistentes também podem estar presentes devido a anomalias congênitas ou adquiridas de vias aéreas.

PRINCIPAIS AFECÇÕES

Laringomalacia

A laringomalacia consiste no colabamento das cartilagens laríngeas durante a inspiração, provocando obstrução da fenda glótica. É a anomalia congênita mais comum da laringe e a causa mais frequente de estridor na criança[12,13].

Sua etiologia é desconhecida, sabendo-se que fatores anatômicos isolados ou associados contribuem para a doença. Alguns autores sugerem ainda disfunção neuro-muscular associada. O diagnóstico definitivo é feito por meio da laringotraqueobroncoscopia. As alterações anatômicas geralmente observadas são: a) epiglote grande e flácida; b) aritenoides grandes; e c) ligamentos ariepiglóticos curtos.

A manifestação clínica característica é o estridor inspiratório intermitente, exacerbado pelo choro, agitação, alimentação e em posição supina, melhorando com a extensão do pescoço. Quando há obstrução grave, pode ocorrer retração retroesternal, supraclavicular e intercostal, além de deformidade torácica. Se não tratada pode evoluir com complicações como deficiência de crescimento, cianose, apneia e insuficiência cardíaca.

Usualmente, aparece nas duas primeiras semanas de vida, embora possa iniciar até vários meses após o nascimento. Os sintomas geralmente pioram gradualmente nos seis primeiros meses, quando na maioria das vezes começam a melhorar gradualmente. O acompanhamento inicial para a maioria das crianças é clínico, uma vez que cerca de 90% dos sintomas regridem espontaneamente.

Entretanto, em pacientes nos quais a manifestação clínica é grave, está indicada cirurgia corretiva, a qual é realizada por via endoscópica (supraglotoplastia)[14]. A traqueostomia é utilizada somente nos casos de insucesso da laringoplastia.

Traqueobroncomalacia

É definida como o colabamento traqueobrônquico, difuso ou segmentar, secundário à anomalia estrutural de sua parede, provocando diminuição da luz do órgão e graus variáveis de obstrução respiratória[15-17].

A traqueomalacia pode ser decorrente de uma desproporção entre as porções cartilaginosa e membranácea de origem congênita (tipo 1), secundária à compressão extrínseca congênita ou adquirida (tipo 2) ou adquirida após ventilação mecânica prolongada com grandes pressões, após traqueobronquite grave ou após traqueostomia (tipo 3).

Em crianças normais, a proporção entre as partes cartilaginosa e membranosa é de 4,5:1. Em crianças com traqueomalacia tipo 1 ocorre aumento relativo da porção membranosa, podendo essa proporção chegar a 2:1. Isso ocasiona diminuição do diâmetro anteroposterior traqueobrônquico, provocando dificuldade para a saída do ar quando a pressão intratorácica aumenta durante a expiração, com consequente estridor expiratório.

Frequentemente, associa-se a outras malformações congênitas, como atresia de esôfago com fístula traqueoesofágica, anormalidades cardiovasculares, estenose traqueal, retardo de desenvolvimento, entre outras.

As manifestações clínicas geralmente se iniciam logo após o nascimento, embora possam iniciar-se mais tardiamente, sendo a precocidade dos sintomas relacionada com a gravidade da doença.

Além do estridor característico, as crianças podem apresentar sibilos, tosse ladrante, hiperextensão do pescoço, infecção respiratória recorrente e apneia.

O diagnóstico é realizado por meio da laringotraqueobroncoscopia e seu tratamento direcionado de acordo com a intensidade da obstrução provocada pelo colapso traqueobrônquico.

Em casos com poucos sintomas obstrutivos, pode-se apenas realizar acompanhamento clínico, fisioterapia respiratória e umidificação do ar inspirado. Em casos mais graves, pode haver necessidade de tratamento cirúrgico, sendo a aortopexia, a ressecção traqueal segmentar e a colocação de moldes traqueais (pouco utilizado no período neonatal) as modalidades cirúrgicas mais recomendadas. A traqueostomia fica reservada após terem sido esgotadas as outras opções terapêuticas.

Paralisia de pregas vocais

É a segunda afecção congênita mais comum que acomete a laringe, podendo ser uni ou bilateral. Sua etiologia á na maioria das vezes idiopática, embora possa estar relacionada a traumatismos ocorridos no parto, anomalias do sistema nervoso central ou periférico e anomalias cardiovasculares[18]. Pode também ser ocasionada por lesão de ramos do nervo vago após cirurgias (cardiovasculares, atresia de esôfago).

Crianças com paralisia unilateral geralmente se apresentam com sintomas digestivos mais proeminentes, como dificuldade para alimentação, engasgos e síndrome aspirativa, sendo o choro fraco também característico. A paralisia bilateral é menos comum e provoca geralmente sintomas respiratórios, com estridor bifásico intenso e choro normal, podendo ocorrer vários graus de desconforto respiratório (desde normal até muito grave, necessitando de traqueostomia).

Na maioria dos casos, a paralisia se resolve espontaneamente nos primeiros 6 a 12 meses de vida ou até mesmo mais tardiamente.

A endoscopia é essencial para o diagnóstico e a terapêutica é direcionada de acordo com a gravidade das manifestações clínicas. Alguns pacientes necessitam de entubação orotraqueal ao nascimento e traqueostomia até a recuperação da mobilidade das pregas. Pacientes com distúrbios digestivos graves e síndrome aspirativa podem necessitar de alimentação por sonda ou gastrostomia. Tratamentos cirúrgicos mais definitivos são reservados para casos isolados.

Hemangiomas laríngeos

São malformações vasculares congênitas que apresentam crescimento rápido nos primeiros meses de vida até 12 a 18 meses, quando as lesões se estabilizam e tendem a iniciar involução gradual[19].

Os hemangiomas laríngeos são raros e em aproximadamente 50% dos casos cursam com lesões cutâneas semelhantes.

Quando acometem a região subglótica, provocam estridor bifásico, tosse estridulosa, cianose e graus variáveis de insuficiência respiratória, sendo potencialmente fatal. Podem ainda ocasionar hemoptise, disfagia e consequente ganho de peso inadequado. Os sintomas iniciam-se geralmente nas primeiras semanas de vida e tornam-se mais proeminentes com o decorrer do tempo, na medida em que há crescimento da lesão.

O diagnóstico é feito pela história, exame físico e imagem característica da lesão ao exame endoscópico. Na subglote, acomete comumente a região lateroinferior, onde se observa lesão vermelho azulada séssil, compressível, diminuindo a coluna aérea.

Varias opções de tratamento têm sido avaliadas, muitas vezes sendo necessária a realização de traqueostomia até que a lesão regrida. Nos hemangiomas de menor dimensão, o tratamento com corticosteroide sistêmico tem sido utilizado com boa eficácia. O uso de interferon também tem sido utilizado em algumas situações. Outras opções de tratamento são uso de corticosteroide intralesional, ressecção cirúrgica e ablação com laser.

Fenda (*cleft*) laringotraqueoesofágica

É malformação congênita rara que ocorre durante a quarta e sexta semana de gestação, decorrente de uma falha de separação efetiva entre as estruturas laringotraqueais e esofágicas[20]. Pode ser desde parcial (rebaixamento da comissura laríngea posterior) até total (cavidade esofagotraqueal única) e seus sintomas variam de acordo com o grau de "comunicação" entre os sistemas digestório e respiratório.

Nos casos parciais, os sintomas são incaracterísticos, com a criança apresentando tiragem, cornagem, roncos e engasgos, que se exacerbam durante infecções virais, sendo geralmente o diagnóstico mais tardio. Nos casos de fendas maiores, o diagnóstico é precoce, levando à presença de grande quantidade de secreção em vias aéreas, crises de cianose e pneumonia aspirativa, com necessidade de entubação orotraqueal. É frequente ocorrer nesses pacientes extubações acidentais recidivantes e presença de grande quantidade de ar em abdome em exame radiográfico simples. Pacientes com fendas amplas têm evolução potencialmente fatal, mesmo quando o diagnóstico é feito precocemente.

O diagnóstico é feito por meio da laringotraqueobroncoscopia, sendo o tratamento endoscópico-cirúrgico nas pequenas fendas e por meio de grandes cirurgias abertas nas fendas maiores.

Cisto de valécula

Os cistos de valécula resultam, provavelmente, da obstrução de glândulas mucosas localizadas na base da língua e a secreção de muco pelas glândulas que circundam o cisto fazem com que ele aumente de volume.

Provocam obstrução de vias aéreas superiores geralmente progressiva nas primeiras semanas de vida. Os RN apresentam-se com estridor, tosse, dificuldade de alimentação e crises de cianose.

A tomografia computadorizada é útil para demonstrar a localização e a extensão do cisto. O diagnóstico definitivo é feito por meio do exame endoscópico, onde se pode realizar o diagnóstico diferencial com outras lesões laríngeas e o tratamento, que consiste na excisão endoscópica do cisto ou sua marsupialização.

Estenose subglótica

A estenose subglótica é caracterizada pela diminuição do lúmen laríngeo ao nível da cartilagem cricoide, podendo ser congênita ou adquirida[21].

Geralmente é considerado anormal um lúmen menor que 3,5mm em RN a termo, embora alguns autores considerem normal um diâmetro de até 4mm em RN a termo e 3mm em pré-termo.

Os sintomas variam com o grau de obstrução, podendo haver desde laringites recorrentes, dispneia leve que se exacerba com infecções respiratórias, até grave obstrução de vias aéreas superiores. Estridor bifásico geralmente está presente, acompanhado de dificuldade para alimentação e baixo ganho ponderal.

A estenose subglótica congênita é rara e normalmente suspeitada nos primeiros meses de vida, ou quando há necessidade de entubação orotraqueal para intervenções cirúrgicas. Nos graus leves os sintomas tornam-se inexpressivos à medida que as estruturas laríngeas crescem. Nos casos mais graves pode haver necessidade de intervenções cirúrgicas, com traqueostomia ou laringotraqueofissura anterior já no período neonatal, sendo o tratamento endoscópico dilatador ou uso de laser inefetivos.

A região subglótica é a região laríngea de menor calibre na criança e consequentemente a região mais sujeita a traumatismos decorrentes de entubações traqueais. Vários fatores agindo isoladamente ou em conjunto contribuem para a formação de estenoses, entre eles a entubação por períodos prolongados (embora, com já dito anteriormente, RN suportem entubações por períodos mais prolongados em relação a crianças maiores e adultos), entubações traumáticas e repetidas, uso de tubos com *cuff*, infecções bacterianas, tendência individual para a formação de queloides, entre outros.

O diagnóstico é feito por meio do exame endoscópico e a terapêutica direcionada de acordo com a gravidade da lesão. Casos leves respondem ao tratamento clínico ou tratamento endoscópico dilatador. Casos mais graves podem necessitar de tratamento cirúrgico, podendo ser realizada a laringotraqueofissura anterior nos 6 primeiros meses de vida em algumas situações. Traqueostomia até que possa haver efetividade do tratamento endoscópico ou possa ser realizada cirurgia definitiva é algumas vezes necessária.

Fístula traqueoesofágica

A fístula traqueoesofágica isolada, conhecida como fístula em "H", é uma anomalia rara, sendo considerada uma forma de apresentação da atresia de esôfago[22]. Resulta da fusão incompleta dos septos traqueoesofágicos durante o período embrionário. Tem geralmente poucos milímetros de diâmetro e localiza-se mais comumente no esôfago cervical. Comunica a parede anterior do esôfago com a parede posterior da traqueia (porção membranácea), com disposições oblíqua e cranial. É mais facilmente diagnosticada por meio da traqueoscopia, embora em algumas ocasiões possa também ser visualizada pela esofagoscopia ou exame contrastado de esôfago. Durante a traqueoscopia, pode ser instilado corante (azul de metileno) em esôfago cervical, sendo confirmada a fístula quando o contraste é visto no óstio fistuloso traqueal.

O RN com essa enfermidade geralmente apresenta tosse, engasgos e crises de cianose relacionados com a alimentação ou com a regurgitação, principalmente de líquidos, muitas vezes associados a infecções pulmonares de repetição. Pode ainda ocorrer distensão gástrica provocada pelo acúmulo de ar no estômago por meio da fístula.

O tratamento é a princípio cirúrgico, embora atualmente exista a possibilidade de tratamento endoscópico por meio da injeção de "colas" para casos especiais.

Anomalias do arco aórtico

As anomalias do arco aórtico, também conhecidas como "anéis vasculares", constituem um grupo de malformações vasculares que podem cursar com compressão do esôfago e da traqueia, embora nem sempre constituam anéis vasculares completos. Os "anéis" completos mais frequentes são o duplo arco aórtico e o arco aórtico à direita associado à persistência do ducto arterioso. Entre os anéis incompletos, encontram-se a artéria subclávia anômala, o anel da artéria pulmonar e a artéria inominada direita anômala.

O duplo arco aórtico é o anel vascular que mais frequentemente causa sintomas respiratórios graves no RN. Nessa doença, a aorta ascendente dá origem a dois ramos (um à esquerda, passando anteriormente à traqueia, e outro à direita, passando posteriormente ao esôfago) que se unem, dando origem à aorta ascendente.

As crianças apresentam sintomas predominantemente respiratórios com estridor, broncoespasmo, cianose, taquidispneia, tiragem intercostal e supraclavicular, que são geralmente progressivos e intensos, uma vez que o pequeno diâmetro da traqueia e sua maior flacidez favorecem o aparecimento do quadro obstrutivo, sendo necessário em alguns casos traqueotomia de urgência.

O diagnóstico é na maioria das vezes realizado pelo exame contrastado de esôfago ou pelo exame endoscópico. O tratamento cirúrgico é dependente do tipo de malformação e da sintomatologia apresentada.

CONTRAINDICAÇÕES E COMPLICAÇÕES

Não existe contraindicação absoluta para a realização da laringotraqueobroncoscopia. Ela deve ser indicada sempre que os benefícios forem maiores que os riscos[23,24].

Hipoxemia grave, insuficiência cardíaca e diátese hemorrágica não controlada constituem contraindicações relativas, porém o exame deve ser realizado quando há possibilidade de melhora do quadro e prognóstico clínico.

As complicações mais frequentes que podem ocorrer são edema laríngeo, hipoxemia, bradicardia e sangramento, geralmente transitórias e facilmente revertidas. Complicações mais graves como pneumotórax e pneumomediastino são muito raras e necessitam de diagnóstico e tratamento urgentes.

CONSIDERAÇÕES FINAIS

A endoscopia de vias aéreas em RN continua tendo importância no diagnóstico e tratamento das afecções de laringe, traqueia e brônquios[23,24], apesar dos avanços ultrassonográficos (com diagnóstico pré-natal de várias anomalias pulmonares congênitas), do desenvolvimento de exames radiológicos de imagem, do progresso dos aparelhos de ventilação, da evolução técnica em ventilação mecânica e da descoberta e comercialização de substâncias como o surfactante, que facilita a ventilação em RN e prematuros graves.

REFERÊNCIAS

1. Bush A. Neonatal bronchoscopy. Eur J Pediatr. 1994;153(Suppl 2): S27-S29. Review.
2. Bryarly R, Hirokawa R. Pediatric rigid bronchoscopy. In: Hilman BC. Pediatric respiratory disease: diagnosis and treatment. Philadelphia: WB Saunders Company; 1993.p.107-11.

3. de Blic J, Delacourt C, Scheinamnn P. Ultrathin flexible bronchoscope in the neonatal intensive care unit. Arch Dis Child. 1991;66(12):1383-5.

4. Wood RE. Flexible bronchoscopy in children. In: Hilman BC (ed). Pediatric respiratory disease: diagnosis and treatment. Philadelphia: WB Saunders Company; 1993.p.111-6.

5. Gibson NA, Coutts JAP, Paton JY. Flexible bronchoscopy under 10 kg. Respir Med. 1994;88(2):131-4.

6. Downing GJ, Kilbride HW. Evaluation of airway complications in high-risk preterm infants: application of flexible fiberoptic airway endoscopy. Pediatrics. 1995;95:567-72.

7. Barbato A, Magarotto M, Crevellaro M, Novelle JrA, Cracco A, de Blic J, et al. Use of the pediatric bronchoschope, flexible and rigid, in 51 European centers. Eur Respir J. 1997;10(8):1761-66.

8. Lindahl H, Rintala R, Malinen L, Leijala M, Sairanen H. Bronchoscopy during the first month of life. J Pediatr Surg. 1992;27(5):548-50.

9. Ungkanont K, Friedman EM, Sulek M. A retrospective analysis of airway endoscopy in patients less than 1-month old. Laryngoscope. 1998;108(11 Pt 1):1724-8.

10. Vijayasekaran D, Kalpana S, Ramachandran P, Nedunchelian K. Indications and outcome of flexible bronchoscopy in neonates. Indian J Pediatr. 2012;79(9):1181-4.

11. Mancuso RF. Stridor in neonates. Pediatr Clin North Am. 1996;43(6):1339-56.

12. Ahmad SM, Soliman AMS. Congenital anomalies of the larynx. Otolaryngol Clin North Am. 2007;40(1):177-91,viii.

13. Holinger LD, Konior RJ. Surgical management of severe laryngolamacia. Laryngoscope. 1989;99(2):136-42.

14. Dobbie AM, White DR. Laryngomalacia. Pediatr Clin North Am. 2013;60(4):893-902.

15. Filler RM. Trachomalacia. In: Fallis, JC, Filler RM, Lemoine G (eds). Pediatric thoracic surgery. New York: Elsevier Science Publishing Company; 1991.p.163-9.

16. Mair EA, Persons DS. Pediatric tracheobronchomalacia and major airway collapse. Ann Otol Rhinol Laryngol. 1992;101(4):300-9.

17. Sandu K, Monnier P. Congenital tracheal anomalies. Otolaryngol Clin North Am. 2007;40(1):193-217, viii.

18. de Jong AL, Kuppersmith RB, Sulek M, Friedman EM. Vocal cord paralysis in infants and children. Otolaryngol Clin North Am. 2000;33(1):131-49.

19. Sie KC, Tampakopoulou DA. Hemangiomas and vascular malformations of the airway. Otolaryngol Clin North Am. 2000;33(1):209-20.

20. Wiatrak BJ. Congenital anomalies of the larynx and trachea. Otolaryngol Clin North Am. 2000;33(1):91-110. Review.

21. Cotton RT. Management of the subglottic stenosis. Otolaryngol Clin North Am. 2000;33(1):111-30.

22. Usui N, Kamata S, Ishikawa S, Sawai T, Okuyama H, Imura K, et al. Anomalies of the tracheobronchial tree in patients with esophageal atresia. J Pediatr Surg. 1996;31(2):258-62.

23. Labbé AA, Liriette Y, Orlens B. Tolerance of bronchoscopy in extreme clinical situations. Pediatr Pulmonol Suppl. 1997;16:108-9.

24. Lyons M, Vlastarakos PV, Nikolopoulos TP. Congenital and acquired developmental problems of the upper airway in newborns and infants. Early Hum Dev. 2012;88(12):951-5.

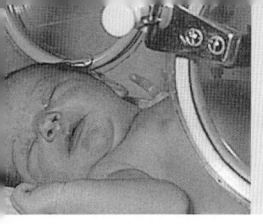

CAPÍTULO 32

Fluidoterapia e Distúrbios Eletrolíticos

Helenilce de Paula Fiod Costa
Angela Cristina Polycarpo

Os recentes avanços no conhecimento médico e tecnológico sobre o cuidado neonatal melhoraram acentuadamente as taxas de sobrevivência de prematuros de muito baixo peso ao nascer nas últimas décadas e otimizar os resultados do desenvolvimento neurológico desses sobreviventes tornou-se uma prioridade importante no cuidado neonatal.

As alterações de fluidos constituem um frequente problema na assistência ao recém-nascido (RN), especialmente em prematuros, nos quais o manuseio de líquidos e eletrólitos pode influenciar na evolução de muitas doenças neonatais.

O RN apresenta particularidades em relação à composição corporal, perda insensível de água, função renal e controle neuroendócrino, que o difere da criança maior.

A fluidoterapia visa repor as perdas de água e eletrólitos do RN, mantendo um equilíbrio adequado, essencial ao crescimento normal e à recuperação de doenças desse período. Tornam-se necessário compreender os mecanismos fisiológicos do RN, as variações da prematuridade e de certas doenças do período neonatal para um tratamento hidroeletrolítico adequado. Além disso, deve-se sistematizar uma estimativa das necessidades hídricas e de eletrólitos, bem como a reposição das perdas normais e anormais. Por fim, o balanço hidroeletrolítico deve ser controlado rigorosamente por meio de medidas feitas diariamente ou várias vezes ao dia para adequar as ofertas às necessidades.

Existem controvérsias a respeito da oferta hídrica, restrição ou liberação de volume no período neonatal, especialmente nos prematuros extremos e nos RN doentes. É evidente que o balanço hídrico deve ser individualizado e atender às necessidades do momento.

TRANSIÇÃO PARA A VIDA EXTRAUTERINA E COMPOSIÇÃO CORPORAL DO FETO E DO RN

A água é portadora essencial de nutrientes e metabólitos e compõe a maior parte do corpo humano em qualquer idade. As exigências de água e eletrólitos, por massa corporal, são muito elevadas após o nascimento e diminui com o avançar da idade.

Composição corporal

A maior parte da composição corporal do feto é constituída de água. A quantidade de água corporal total (ACT) diminui acentuadamente entre a vida intrauterina e a idade adulta: a água contribui com 90% do peso corporal nas 24 semanas de gestação, 75% em RN a termo (RNT) e 50% em adultos[1,2]. Durante a vida intrauterina o conteúdo de água corporal diminui com o avançar da idade gestacional, enquanto há aumento relativo de massa gorda particularmente durante o terceiro trimestre da gestação. O *turnover* de água, assim como o de energia, é relativo à massa magra (MM), e não tem nenhuma relação com a massa gorda corporal (MG). RN de extremo baixo peso (EBP) e de muito baixo peso (MBP) têm baixo teor de gordura corporal, maior porcentagem de massa magra e a água corporal é superior à dos RN mais maduros[1,2].

A água corporal total (ACT) está dividida em dois compartimentos: líquido intracelular (LIC) e líquido extracelular (LEC). O potássio (K^+) é o principal íon do LIC, e sua concentração neste líquido depende da atividade da Na^+-K^+-ATPase que é prejudicada pelo abastecimento insuficiente de oxigênio e energia. O volume total de água intracelular aumenta com o número e o tamanho das células durante o crescimento corporal. O LEC é subdividido em intravascular e extravascular, bem como um "terceiro espaço" que se caracteriza por fluidos livres em compartimentos fisiológicos (como urina na bexiga, líquido cerebroespinhal, entre outros) e de condições patológicas como ascite ou derrame pleural. O LEC diminui com o crescimento, sendo o sódio (Na^+) o seu íon mais importante.

Após o nascimento, a distribuição dos fluidos corporais e a composição eletrolítica se alteram; o LEC expande agudamente nas primeiras horas de vida como resultado da transfusão placentária, da reabsorção de líquidos pelo pulmão e pela passagem de água do intracelular para o extracelular. Uma redistribuição do volume extracelular ocorre quando a regulação renal e a modulação hormonal do espaço extracelular acontecem. Diante da asfixia perinatal com lesão celular, ocorre transferência de água intracelular para o compartimento extracelular com retenção de líquido neste compartimento durante a primeira semana de vida, que se manifesta, ao exame físico, como edema generalizado.

O prematuro ao nascimento tem maior quantidade de ACT e LEC quando comparado com o RN a termo, e como consequência disso o equilíbrio negativo do sódio e a urina diluída constituem uma adaptação fisiológica do seu organismo. Esse excesso de volume é perdido nos primeiros dias após o nascimento, quando ocorre grande perda insensível de água (PIA). A osmolaridade no compartimento extracelular está aumentada, acarretando contração do compartimento intracelular.

É preciso salientar que o volume extracelular varia entre RN com a mesma idade gestacional, visto que a modulação do LEC ocorre por inúmeros fatores, incluindo o sexo, a nutrição intrauterina, o equilíbrio hídrico materno, o tipo de parto e as medicações usadas no periparto[3].

Assim é importante ter como parâmetro o peso corporal, mas também incluir o equilíbrio do sódio e a tonicidade do líquido extracelular.

Os processos imediatos de adaptação após o nascimento afetam o metabolismo de água e eletrólitos (como resultado da interrupção das trocas placentárias e início de perda insensível de água) e a termorregulação.

Adaptações subsequentes incluem a regulação renal, cardiovascular, a modulação do sistema nervoso autônomo e hormonal.

Regulação cardiovascular e renal

O miocárdio imaturo tem resposta limitada à sobrecarga do volume extracelular (VE), e os rins, pela nefrogênese incompleta, não respondem ao aumento do VE com elevação do ritmo de filtração glomerular.

O fluxo sanguíneo renal no feto é muito baixo em razão da baixa pressão arterial e da alta resistência vascular. Após o nascimento, no RNT ocorre aumento do fluxo sanguíneo renal e da taxa de filtração glomerular. Este aumento só se torna aparente no pré-termo após 34 semanas de idade gestacional (IG), quando completa a nefrogênese. A baixa taxa de filtração glomerular pode retardar a resposta a uma sobrecarga de água principalmente no período pós-natal imediato.

Os prematuros, principalmente aqueles com IG < 34 semanas[4], têm capacidade limitada de concentrar a urina devido a:

- menor resposta ao hormônio antidiurético do epitélio tubular e ducto coletor;

- alça de Henle mais curta;
- resposta parcial à aldosterona;
- baixa concentração de ureia no interstício medular.

A imaturidade dos néfrons distais e a alça de Henle mais curta levam à redução da capacidade de concentrar urina com concentração urinária máxima de até 550mOsm/L em pré-termo e 700mOsm/L em RNT.

Modulação hormonal

Ainda que fatores hormonais, ou seja, sistema renina-angiotensina-aldosterona (SRAA) e arginina-vasopressiva (AVP) ou hormônio antidiurético (HAD) estejam presentes precocemente na gestação, seus efeitos são limitados pela imaturidade renal.

SRAA – a diminuição do VE resulta em menor débito cardíaco e pressão de perfusão vascular com redução da filtração glomerular, menos sódio na porção distal do néfron e maior produção de renina e angiotensina II que atuam elevando a pressão arterial sistêmica e o ritmo de filtração glomerular.

A angiotensina II atua também liberando aldosterona que aumenta a reabsorção de água e sódio no néfron distal. No RNPT, os níveis de renina estão altos e vão diminuindo com o avançar da idade gestacional.

Hormônio antidiurético (argina-vasopressina) – esse hormônio aumenta a reabsorção da água pelo néfron distal e ductos coletores, mas seu efeito na excreção urinária de água no RN é limitado pela imaturidade dos túbulos e gradiente de concentração medular, de tal forma que a concentração e o volume urinário variam com a idade pós-concepcional, maturação dos néfrons e dieta.

Peptídeo natriurético atrial – receptores localizados no átrio estimulam a secreção desse hormônio quando ocorre aumento do volume circulante e distensão mecânica da parede do átrio. O peptídeo natriurético atrial aumenta a filtração glomerular, diminui a produção de renina e aldosterona, bloqueia o efeito vasoconstritor da angiotensina e reduz a pressão sanguínea.

Nos RNPT com IG < 30 semanas a resposta ao fator natriurético atrial está diminuída.

Modulação do sistema nervoso autônomo – catecolaminas

As catecolaminas aumentam o tônus vascular, diminuem a filtração glomerular e estimulam a bomba de sódio-potássio, restringindo a eliminação do sódio. Logo após o parto, observa-se aumento de catecolaminas e inibição da diurese com formação de urina diluída.

Didaticamente, o período de adaptação neonatal pode ser dividido em três grandes fases[4]:

Fase I: transição (duração de horas a dias) – a fase imediata pós-natal caracteriza-se por oligúria relativa seguida por uma fase diurética, durante a qual os compartimentos de fluidos corporais são reorganizados em isotônico ou hipertônico (hipernatrêmica e hiperclorêmica) e se contraem. Essas mudanças ocorrem por perda considerável de água por meio de evaporação através da pele imatura, bem como por natriurese contínua presente desde a vida fetal. Essa fase geralmente termina quando o máximo de perda de peso ocorre.

Fase II: fase intermediária (5º a 15º dia) – é caracterizada por diminuição da perda insensível de água junto com o aumento da corneificação da epiderme, queda no volume de urina menor que 1-2mL/kg/h e baixa excreção de sódio.

Fase III: crescimento estável – é caracterizada por contínuo ganho de peso com balanço positivo de água e sódio.

HOMEOSTASIA DO SÓDIO, POTÁSSIO E CLORO

A regulação do equilíbrio do sódio (Na⁺) desempenha papel essencial no desenvolvimento fetal, porque, para o crescimento normal, é necessário retenção progressiva desse íon. O sódio é o principal cátion do fluido extracelular e modula a manutenção do volume intravascular e intersticial. A ingestão de Na⁺ pode influenciar o volume do LEC e sua excreção ocorre primariamente através da urina, mas também posteriormente pelas fezes.

Os RN a termo são capazes de manter um balanço de sódio positivo, porém, em condições de sobrecarga, essa capacidade fica limitada porque eles não conseguem aumentar a excreção do Na⁺. Acredita-se que esse fenômeno seja consequente a níveis elevados de aldosterona que intensifica a reabsorção tubular distal de sódio. O hiperaldosteronismo é secundário a um controle negativo da atividade da renina plasmática. Esses mecanismos garantem a retenção de sódio necessária para o crescimento normal, mas, por outro lado, tornam o RN suscetível à expansão do volume extracelular em situação de sobrecarga de sódio[3].

No prematuro, a excreção basal de sódio está aumentada por:

- inibição da reabsorção tubular de sódio no túbulo proximal;
- expansão do espaço extracelular;
- imaturidade do túbulo distal;
- diminuição da ação do peptídeo natriurético atrial (PNA);
- resposta parcial do túbulo distal à aldosterona; e
- ausência de resposta ao aumento da renina.

Assim, quando se mantém um balanço positivo de sódio por sobrecarga aguda, o RN pré-termo (RNPT) é incapaz de aumentar rapidamente a excreção de sódio devido a:

- incapacidade de desviar o fluxo sanguíneo dos néfrons justaglomerulares (retentores de sal) para os corticais (perdedores de sal);
- altos níveis de renina que provocam reabsorção tubular do sódio;
- diminuição da taxa de filtração glomerular;
- aumento da permeabilidade capilar que permite perda de líquidos para o extracelular;
- aumento das catecolaminas que estimulam a reabsorção de líquidos;
- diminuição da resposta ao PNA em prematuros, o qual induziria a natriurese.

Concluindo, os RNPT e os RN gravemente enfermos são suscetíveis tanto à perda como à sobrecarga de sódio e de volume.

O K⁺ é o principal cátion intracelular, e o *pool* de K⁺ correlaciona-se com a massa magra corporal. Dez por cento do potássio não é permutável (osso, tecido conjuntivo e cartilagem) e a concentração do potássio extracelular nem sempre está relacionada com a concentração intracelular.

O K⁺ é filtrado passivamente no glomérulo, sua reabsorção feita no túbulo proximal e a regulação da sua homeostase é realizada pelos rins, mas sofre influências hormonais e químicas.

O cloro (Cl–) é o principal ânion do extracelular, encontrado no plasma, linfa, tecido conjuntivo, cartilagem e osso. A troca de cloretos é relativamente constante, por unidade de peso, em diferentes idades. A entrada e a saída de cloro ocorrem, normalmente, em paralelo com o sódio, mas perdas externas podem ocorrer independentemente, principalmente em equilíbrio com o bicarbonato. O *turnover* diário do Cl– é alto e a conservação renal ocorre por meio da reabsorção tubular de 60 a 70% do cloro filtrado.

Nos RN, as perdas fecais de sódio dependem da idade gestacional e atingem 0,1mEq/kg/dia em prematuros e 0,02mEq/kg/dia em RNT. Perdas fecais de potássio são duas vezes mais elevadas do que as de sódio, mas não apresentam nenhuma relação com a idade gestacional. Hiponatremia precoce pode ser observada em alguns RNPT quando a oferta está baixa e a perda pela urina excessiva. Outras causas incluem a liberação de vasopressina observada na asfixia perinatal, no SDR e na hemorragia intraventricular.

O RN prematuro é mais vulnerável aos efeitos adversos da administração inapropriada de sódio nos primeiros dias após o parto. Ensaios randomizados controlados[5] têm mostrado que a administração precoce de sódio aumenta o risco de hipernatremia, especialmente se a perda insensível de água (PIA) é elevada e a ingestão de água limitada, aumentando os riscos de morbidade respiratória por impedir a perda fisiológica normal de LEC. Por outro lado, o RNPT extremo está em risco de depleção crônica de sódio, se a oferta não for suficiente para suprir o crescimento. Nessa fase, ingestão de pelo menos 4mEq/kg/dia é necessária, particularmente se a mãe não recebeu esteroides antes do parto, os quais aceleram a maturação tubular renal[6].

Perdas adicionais podem ocorrer em condições patológicas, como, por exemplo, na obstrução intestinal, ileostomia, derrame pleural, drenagem peritoneal e drenagem externa de liquor. Nessas circunstâncias, o conteúdo eletrolítico da perda de fluidos não pode ser medido. Na prática clínica, é boa rotina mensurar, pelo menos uma vez ao dia, a concentração de sódio nas perdas fluidas, a fim de substituí-las (o cloro usualmente se correlaciona com as perdas de sódio e as perdas de potássio são menores, devido a sua distribuição intracelular).

Necessidades extras, para o acréscimo de massa corporal, durante períodos de crescimento, exigem oferta adequada de eletrólitos, assim uma taxa de crescimento de 15g/kg/dia resulta em armazenamento de cerca de 1-2mEq/Na$^+$/kg/dia em RNPT. Demonstrou-se que restrições na administração de sódio prejudicam o crescimento linear e ganho de peso de prematuros saudáveis[5]. É preciso lembrar que algumas drogas (benzilpenicilinas) e sais minerais (fosfatos) podem conter quantidades consideráveis de cátions, uma vez que são preparados como sais de sódio ou de potássio.

PRINCÍPIOS PARA REPOSIÇÃO HÍDRICA

Os princípios para o cálculo da oferta hídrica no período neonatal são:

1. repor as perdas insensíveis de água pela pele e respiração;
2. repor as perdas sensíveis renais e fecais;
3. prover a água necessária para o crescimento.

Perda transepidérmica de água ou perda insensível de água

A perda transepidérmica de água ou perda insensível de água (PIA) reflete tanto a imaturidade da pele quanto a grande superfície corporal do RN. Dados recentes sugerem que o desenvolvimento de aquaporinas e sua baixa expressão na pele dos imaturos pode também contribuir para uma PIA elevada[2].

A camada córnea da pele é composta de sobreposições inativas de células epidérmicas cheias de queratina. Essa camada é a barreira para a perda de água. Embora a queratinização comece com cerca de 18 semanas de gestação, a epiderme fetal ainda é muito fina com 26 semanas e o estrato córneo claramente visível. Somente com 34 semanas de gestação o estrato córneo torna-se mais

desenvolvido e, no último trimestre, a epiderme e o estrato córneo ficam mais espessos e a queratinização torna-se mais pronunciada[7].

A maturação da pele no RN pré-termo (RNPT), ao contrário da função renal, não é acelerada pela exposição antenatal aos esteroides, mas é acelerada pelo nascimento. A PIA cai exponencialmente com o aumento da idade cronológica e a idade gestacional. Em RN nascidos com idade gestacional de 24-25 semanas, a PIA é por volta de 60g/m²/h (aproximadamente 140mL/kg/dia) em umidade relativa de 50% nos dois primeiros dias após o nascimento, diminuindo no terceiro dia para 45g/m²/h (105mL/kg/dia) e para 24g/m²/h (56mL/kg/dia) aos 28 dias. Em RN com idade gestacional superior a 32 semanas, a PIA cai com 2 semanas e a maturidade da pele é igual à do RN a termo, ou seja, 6-8g/m²/h (12mL/kg/dia)[8].

As maiores perdas transepidérmicas ocorrem durante os primeiros dias após o nascimento e em RN com IG < 28 semanas. Os RN sob calor radiante são vulneráveis a apresentar maior PIA, e sem medidas adequadas para diminuí-las essa pode exceder ao volume urinário. Cada mL de água que evapora a partir da pele é acompanhado por perda de 560 calorias de calor e, por isso, é sempre difícil manter o RNPT em berço de calor radiante por muito tempo.

Ambiente com alta umidade reduz a PIA, e esse efeito é mais acentuado nos RN mais imaturos. SG a 10% + albumina a 5% = 1mL/kg/h.

Takahashi et al.[9] demonstraram que a perda insensível de água em RN com peso inferior a 1.000g é reduzida para menos de 40mL/kg/dia em ambiente com umidade acima de 90%, que é mais fácil de obter em incubadoras de dupla parede com alta umidade.

Recomenda-se que em RN com peso ao nascer < 1.000g a umidade da incubadora seja ajustada em 90-100% na primeira semana. Após 7 dias, conforme o balanço hídrico, pode-se diminuir para 80-90% e somente após a segunda semana em 70-80%. Nos RN um pouco mais maduros e com peso ao nascer entre 1.000 e 1.500g, obedecendo à mesma cronologia, as umidades devem ser mantidas em 80-90%, 70-80% e 60-70%, respectivamente. É importante lembrar que essas mudanças devem ser sempre guiadas pelo balanço hídrico diário.

Na tabela 32.1 acham-se os valores da PIA em RN adequados para a IG em ambiente com umidade de 50%.

A figura 32.1 mostra a PIA em três grupos de RN a termo adequados à idade gestacional durante as quatro primeiras semanas pós-nascimento, comparada com a PIA no primeiro dia após o nascimento[10].

Um ensaio randomizado comparando berço de calor radiante com incubadora com alta umidade mostra melhor estabilização da temperatura e menor PIA com a incubadora[11] (Quadro 32.1).

Tabela 32.1 – Perda insensível de água (PIA) – mL/kg/24 horas ± desvio padrão em 68 RN adequados para a idade gestacional, em ambiente com umidade de 50%[8].

Idade gestacional (semanas)	Número de RN	Peso de nascimento (kg ± DP)	Idade pós-natal (dias)							
			< 1	1	3	5	7	14	21	28
			mL/kg/dia							
25-27	9	0,860 ± 0,100	129 ± 39	110 ± 27	71 ± 9	5 1± 7	43 ± 9	32 ± 10	28 ± 10	24 ± 11
28-30	13	1,340 ± 0,240	42 ± 13	39 ± 11	32 ± 9	27 ± 7	24 ± 7	18 ± 6	1 5± 6	15 ± 6
31-36	22	2,110 ± 0,300	12 ± 5	11 ± 5	1 ± 4	12 ± 4	12 ± 4	9 ± 3	8 ± 2	7 ± 1
37-41	24	3,600 ± 0,390	7 ± 2	6 ± 1	6 ± 1	6 ± 1	6 ± 1	6 ± 1	6 ± 0	7 ± 1

DP = desvio padrão.

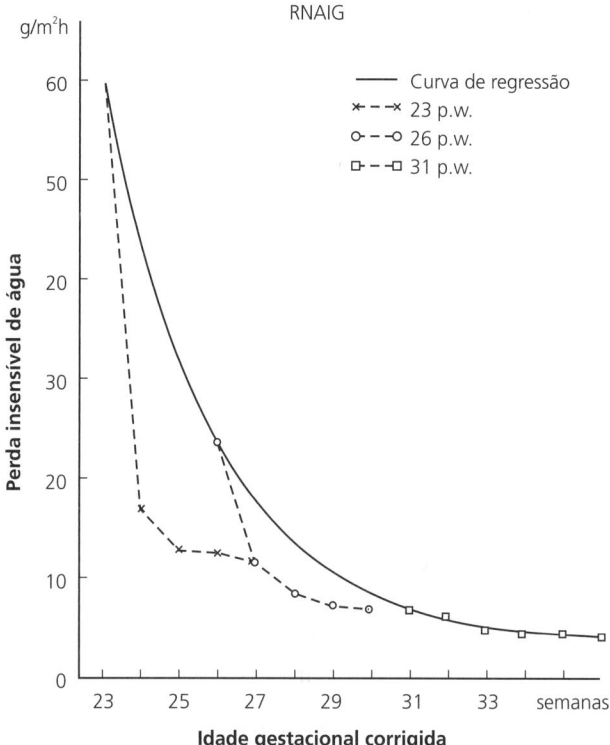

Figura 32.1 – Perda insensível de água (PIA) em três grupos de RN a termo adequado para a idade gestacional durante as quatro primeiras semanas pós-nascimento comparada com a PIA no primeiro dia após o nascimento. PW = idade pós-concepcional ao nascimento[10]. RNAIG = recém-nascido apropriado para a idade gestacional.

Fatores que aumentam a PIA

- Prematuridade extrema (100-300%).
- Berço de calor radiante (50-100%).
- Fototerapia (30-50%).
- Lesões de pele – traumatismos químicos ou mecânicos.
- Hipertermia (30-50%) – ambiente físico ou febre.
- Hiperventilação (20-30%) – acidose metabólica, desconforto respiratório, cardiopatia congênita.
- Incubadoras e gases não umidificados.

Fatores que diminuem a PIA

- Umidificação do ar inspiratório – halo, cânula nasal, máscara ou cânula endotraqueal (20-30%).

Quadro 32.1 – Valores normais da PIA em incubadora e berço de calor radiante[4].

Valores	Incubadora	Berço de calor radiante
Peso do RN (g)	mL/kg/h	mL/kg/h
600-1.000	1,5-3,5	2,4-5,2
1.000-1.500	1,5-2,3	1,5-2,7
1.500-2.000	0,7-1,0	0,5-1,5
≥ 3.000	0,5	1,0

- Protetor plástico de calor na incubadora (30-50%).
- Cobertores plásticos sobre o RN (30-50%).
- Corneificação de pele.
- Umidificação das incubadoras.

Os RN de EBP ao nascimento são beneficiados quando colocados em um saco plástico, após secagem, enquanto os procedimentos da reanimação estão sendo realizados, entretanto, a cobertura impermeável em contato direto com a pele só deve ser utilizada por curtos períodos, devido ao risco de maceração da pele imatura.

Fatores ambientais que influenciam as perdas insensíveis de fluidos[8]:

- Incubadoras de parede dupla reduzem perdas insensíveis de água em RN de MBP em cerca de 30% quando a umidade é 90%. Com a maturação da barreira epidérmica, é possível reduzir a umidade do ambiente passo a passo após os primeiros 7 dias de vida.
- A utilização de coberturas impermeáveis (tais como filmes plásticos, cobertores plásticos, mantas de bolha), associada ao uso de incubadora de dupla parede, leva à redução de perdas insensíveis de água em 30-60%.
- O uso de berço aquecido ou de incubadora de parede única para RN de MBP pode aumentar a perda de água e impedir a termorregulação.
- O uso de agentes tópicos, como os emolientes na pele, diminui as perdas insensíveis de água em até 50%.

- Entubação endotraqueal e ventilação mecânica, usando ar aquecido e umidificado, reduziram significativamente perdas as insensíveis de água e as necessidades de fluidos em 20 mL/kg/dia.

Um terço da PIA ocorre por perda pelo **trato respiratório** e essa quantidade de água perdida depende da temperatura e conteúdo de água no gás inspirado e do volume minuto do RN. Estima-se que essa perda seja de 0,8-0,9mL/kg/h em pré-termo e 0,5mL/kg/h em RN a termo.

Escoriações da camada córnea e abrasões mais profundas da pele podem romper a barreira da pele, aumentar a PIA e provocar infecções e, portanto, devem ser evitadas[12].

Emolientes tornam a pele impermeável a água, parafina mole, lanolina purificada, e os petrolatos melhoram as condições da pele e reduzem a PIA, mas até a momento seu uso é limitado, por favorecer infecções[13].

Desidratação hipernatrêmica é uma consequência inevitável diante do fracasso em reduzir a PIA. Uma vez que isso tenha ocorrido, tentativas para corrigir o problema por meio do aumento da infusão de solução de glicose irão precipitar hiperglicemia e desidratação hiperosmolar.

Perdas hídricas renais e fecais

A quantidade de água necessária para a produção de urina deve ser reposta e depende da função e carga de solutos renais.

Após o nascimento, a produção de urina é baixa, ocorrendo um estado de relativa oligúria (24 horas) com débito urinário de 0,5-2mL/kg/h. No RN a termo esse estado de relativa oligúria pode durar até 48 horas e nos pré-termo com doença de membrana hialina a diurese franca costuma ocorrer após a melhora do quadro pulmonar e o fechamento do canal arterial.

A fase de oligúria é seguida por um período de aumento da diurese e natriurese. Após esse período, o ritmo de filtração glomerular diminui, a excreção urinária varia com a ingestão nutricional, o volume intersticial diminui e a osmolaridade fica um pouco mais elevada.

A perda máxima de peso ocorre, devendo ficar entre 5 e 10% do peso de nascimento em RN a termo e nos pré-termo observam-se perdas de peso mais elevadas (5-20%). Estima-se que nos primeiros dias a perda de água livre pela diurese esteja em torno de 40mL/kg/dia para a excreção de solutos e após duas semanas com a ingestão aproximada de 100cal/kg/dia em 60-80mL/kg/dia[14].

As perdas fecais são mínimas na primeira semana de vida, e a água perdida nas fezes (10mL/kg/dia) deve ser computada no balanço hídrico após o oitavo dia de vida no PT de MBP.

Água endógena

Na avaliação do balanço de fluidos, a produção de água endógena pode ser de especial importância nos RNPT em virtude de suas elevadas taxas metabólicas. A produção de água endógena[14] é aproximadamente de:

- 0,6mL de H_2O para cada 1g de HC;
- 1mL de H_2O para cada 1g de gordura;
- 0,4mL de H_2O para cada 1g de gordura.

Ganho de peso diário de 15g/kg corresponde a armazenamento de 12mL de água endógena/100cal/kg.

Água para o crescimento

O RN após o período de transição pós-natal, com balanço negativo de água e perda máxima de peso, passa para uma fase de recuperação e crescimento rápido, sendo necessário 20-25 mL/kg/dia para se obter uma taxa de crescimento de 20g/kg/dia.

Os dados que devem ser coletados para avaliação do balanço hídrico são:

Peso – perda de peso entre 5% nos RN a termo e 10% nos prematuros de muito baixo peso nos primeiros cinco dias de vida, ou seja, 1-2% ao dia é o esperado na primeira semana de vida. O ideal é pesar esses RN a cada 12 horas na primeira semana e a partir daí uma vez ao dia, naqueles RN com PN < 1.000g a pesagem a cada 12 horas deverá ser mantida até a estabilização.

Débito urinário – obtido por meio de saco coletor ou quando não for possível pelo peso de fraldas pré e pós-diurese. Estimativas falsas podem ocorrer pela evaporação da urina ou presença de fezes. O débito urinário deve ser mantido entre 1 e 3mL/kg/h.

Eletrólitos séricos, especialmente o sódio – a determinação de sódio e potássio plasmático deve ser realizada a cada 24 horas nos primeiros 5 dias.

Hematócrito – pode ser útil desde que se considerar a queda ou aumento decorrentes das retiradas de sangue, transfusões de hemácias e desidratação, respectivamente.

Densidade urinária – deve ser mantida entre 1.008 e 1.012.

O quadro 32.2 mostra os itens do balanço hídrico.

PRESCRIÇÃO DE FLUIDOS

Recomendações padronizadas para prescrições de fluidos são inadequadas porque existem variações das necessidades com a idade gestacional, umidade do ambiente, práticas de enfermagem e condição clínica. Dentro de uma unidade neonatal, protocolos e diretrizes dependem das condições de infraestrutura e de práticas locais.

Quadro 32.2 – Itens do balanço hídrico.

Ganhos	Perdas
Líquidos parenterais	Perda insensível de água pela pele e respiratória
Medicações	Perda urinária
Oferta enteral	Trato gastrintestinal
Água endógena (12mL/100kcal)	• Fezes
Água para o crescimento (20-25mL/kg/dia)	• Sondas gástricas
	• Terceiro espaço
	Suor (desprezível)
	Coleta ou perda de sangue

Para uma adequada terapia hídrica e eletrolítica, devem-se estimar os déficits de líquidos e eletrólitos, calcular as quantidades necessárias para a reposição e, após a correção das perdas agudas, realizar a manutenção.

Na estimativa dos déficits, utilizar o exame físico e a avaliação laboratorial já citados, levando em conta a perda fisiológica de água na primeira semana. Após a primeira semana, a perda aguda de água é indicativa de desidratação.

Para calcular o quanto se deve prescrever, é necessário conhecer todas as perdas e ganhos.

METAS PARA ADMINISTRAÇÃO DE FLUIDOS E ELETRÓLITOS[14]

Fase I – transição

• Permitir a contração de LEC (sem comprometer o volume de líquido intravascular e a função cardiovascular), com saldo negativo de água não superior a 10%.

• Permitir balanço negativo de sódio no primeiro dia de vida, para manter as concentrações séricas normais de eletrólitos.

• Assegurar débito urinário suficiente e evitar oligúria (0.5-1mL/kg/h) por um período não superior a 12 horas.

• Garantir a regulação da temperatura corporal provendo fluido suficiente para evaporação transepidérmica.

Em primeiro lugar, deve-se fazer balanço da provável magnitude da perda insensível de água e da perda renal, levando em conta o uso de fontes de calor radiante, incubadora com umidade, idade gestacional e pós-natal.

A prescrição de volume por via intravenosa inicial e racional seria a soma da perda urinária em 30-60mL/kg/dia mais a perda insensível de água estimada. Se a umidade do ambiente puder ser mantida acima dos 70%, corresponderia a uma infusão de volume total de cerca de 100mL/kg/dia para os RN com menos de 1.000g de peso ao nascer. É recomendável começar com uma solução de glicose a 10%, com VIG de 4-5mg/kg/min, mas esteja preparado para reverter uma variação na oferta de glicose.

Qualquer prescrição inicial de fluidos necessita de bom julgamento clínico e a adequação da prescrição de fluidos deve ser cuidadosamente monitorizada a cada 12 horas. É fundamental anotar o peso de nascimento e começar a medir o débito urinário após o nascimento, dosar creatinina, sódio e potássio séricos. Embora a bioquímica sérica inicial reflita as concentrações maternas, as dosagens subsequentes do RN vão precisar ser comparadas com as iniciais. Recomenda-se iniciar a infusão de potássio com 2mEq/kg/dia a partir do segundo dia de vida após o nascimento, após diurese franca, e a de sódio quando a perda de peso for de 6% do peso de nascimento ou sódio < 135mEq/L. Modificar o volume administrado, levando em conta a exigência de hidratação (perda ou ganho de peso), bem como a obrigação de cumprir metas nutricionais.

Redução na diurese deve ser evitada, pois falências pré-renais podem rapidamente evoluir para insuficiência renal. A otimização do volume intravascular previne a oligúria, melhora o débito cardíaco, a oxigenação tecidual e a perfusão periférica. A menos que se está lidando com perda sanguínea aguda, o soro fisiológico é o fluido recomendado para suporte de volume intravascular.

A quantidade de líquidos que RNPT saudáveis (29-34 semanas de idade gestacional) podem suportar, durante a fase I, varia de **96 a 200mL/kg/dia** (esse último a partir do terceiro dia de vida), mas raramente deve-se exceder a **130mL/kg/dia**. As necessidades de fluidos dependem do peso ao nascer, idade gestacional, da PIA, da perda renal, da umidade do ambiente e da idade pós-natal (Quadro 32.3). A administração de eletrólitos durante os primeiros 3-5 dias também depende da maturidade, do peso ao nascimento e das dosagens bioquímicas[14] (Quadro 32.4).

A ingestão de sódio deve ser restrita em RN de MBP durante o período de contração LEC, até que haja **perda de peso de cerca de 6-10%**. A oferta restrita de sódio tem

Quadro 32.3 – Necessidade hídricas e eletrolíticas durante a primeira semana pós-natal[14].

Dados	Ingestão de líquido recomendada (mL/kg/dia) Dias após o nascimento					
	1º dia	2º dia	3º dia	4º dia	5º dia	6º dia
RNT	60-120	80-120	100-130	120-150	140-160	140-180
RNPT > 1.500g	60-80	80-100	100-120	120-150	140-160	140-160
RNPT < 1.500g	80-90	100-110	120-130	130-150	140-160	160-180

Quadro 32.4 – Recomendações de oferta de Na⁺, K⁺, Cl⁻ (mEq/kg/dia)[14].

Na⁺**	0-3 (5) mEq/kg/dia
K⁺**	0-2
Cl⁻	0-5

* É necessário ajuste criterioso na administração de água e eletrólitos para o RN de EBP em caso de início de diurese e em pacientes poliúricos.
** Suplementação deve ser iniciada após diurese franca.

efeitos positivos na necessidade de oxigênio e no risco de displasia broncopulmonar. No entanto, há evidências de que a restrição de sódio induz a maior risco de desenvolver hiponatremia, que tem sido associada à doença cerebral (mielinoliose da ponte).

Uma vez que o período de adaptação tenha terminado, a infusão total de volume deve ser orientada pela oferta energética necessária.

No quadro 32.5 acham-se esquematizadas sugestões de ajuste na oferta de líquidos e eletrólitos.

Análise de cinco estudos clínicos randomizados[15] com diferentes níveis de oferta hídrica durante a primeira semana de vida concluiu que a restrição de fluidos reduz o risco de persistência do canal arterial, enterocolite necrosante e morte, e tendem a reduzir o risco de displasia broncopulmonar, mas aumenta o risco de desidratação.

Quadro 32.5 – Sugestões de ajuste na oferta de líquidos e eletrólitos.

Aumentar a oferta de líquidos se:
A criança perder mais do que 2 a 5% de seu peso corporal por dia ou mais do que l0 a15% em qualquer época
Débito urinário inferior a 0,5mL/kg/h durante de 8 horas

Reduzir a oferta de líquidos se:
A criança perder menos do que 1 a 3% de seu peso corporal/dia ou adquirir peso excessivo após a perda de 8 a 15% do peso

Administrar sódio:
Quando a concentração de sódio for inferior a 135mEq/L, deve-se instituir a reposição de sódio (1 a 3mEq/L)

Aumentar a concentração de sódio se:
A concentração sérica de sódio for inferior a 135mEq/L, na ausência de ganho ponderal

Reduzir a concentração de sódio se:
A concentração sérica de sódio for superior a 140mEq/L, na ausência de ganho ponderal

Fase II – fase intermediária

As metas para a administração de fluidos e eletrólitos durante a fase II são as seguintes:
- Repor as perdas eletrolíticas.
- Aumentar a alimentação por via oral.

A infusão de fluidos recomendável na fase II (Quadro 32.6) tem como base estudos que sugerem que a infusão diária de fluidos igual ou superior a 170mL/kg/dia seja acompanhada de alta excreção urinária de sódio e em balanço negativo de sódio, mesmo que a infusão de sódio seja tão alta quanto 10mEq/kg/dia[14].

Fase III – crescimento estável

As metas para a administração de fluidos e eletrólitos durante a fase III são os seguintes:
- Manter a homeostase de água e eletrólitos.
- Fornecer água e eletrólitos suficientes para a produção de novos tecidos durante o crescimento extrauterino.

A necessidade de fluidos durante a fase III está relacionada com a expectativa de ganho ponderal.

Quando a alimentação enteral plena é atingida, as perdas fecais de 5-10mL/kg/dia devem ser computadas no balanço hídrico.

Há evidências[16] de que a infusão de fluidos inferiores a 140mL/kg/dia, juntamente com a infusão de sódio de cerca de 1mEq/kg/dia, é adequada para manter o balanço de sódio em RNPT de MBP em condições basais. O excesso de fluidos parece estar associado à maior incidência de displasia broncopulmonar e persistência do canal arterial naqueles que receberam maior infusão de sódio e fluidos.

Em pré-termo a recomendação é fornecer 2-3mEq/kg/dia de Na⁺, devendo contrabalancear perdas acidentais pela pele ou trato gastrintestinal. Uma taxa de crescimento mais alta, nesses RN, implica a necessidade de sódio mais elevada (4-6mEq/kg/dia)[17].

RNT alimentados ao seio materno necessitam em torno de 0,7-1mEq/kg/dia de sódio durante os primeiros 4 meses de vida para alcançar crescimento adequado[17].

Prematuros retêm cerca de 1-1,5mEq/kg/dia de K⁺, que é basicamente o mesmo que a excreção fecal. A quantidade de potássio usualmente recomendada é semelhante àquela que é provida pelo leite humano, cerca de 2-3mEq/kg/dia[17] (Quadro 32.7).

Quadro 32.6 – Sugestão de fluido parenteral e eletrólitos durante a fase II ou intermediária[14].

Peso de nascimento	Fluidos (mL/kg/dia)	Na⁺ (mEq/kg/dia)	K⁺ (mEq/kg/dia)	Cl⁻ (mEq/kg/dia)
RNT	140-170	2-5	1-3	2-3
RNPT > 1.500g	140-160	3-5	1-3	3-5
< 1.500g	140-180	2-3 (5)	1-2	2-3

Quadro 32.7 – Necessidades hídricas, de Na+ e K+ de manutenção para PT durante o primeiro mês de vida[14].

RN	Necessidades hídricas (mL/kg/dia)	Necessidades de sódio (mEq/kg/dia)	Necessidades de potássio (mEq/kg/dia)
Termo	140-160	2,0-3,0	1,5-3,0
Pré-termo	140-170	3,0-5,0	2,0-5,0

MONITORIZAÇÃO DA FLUIDOTERAPIA

Um protocolo de monitorização deve ser adaptado às necessidades individuais de cada RN. O intervalo vai depender da idade gestacional, do estado clínico, da fisiopatologia subjacente, das medicações e modalidades de tratamento. Indicações de mudanças na hidratação e no estado eletrolítico devem incluir:

- Avaliação clínica periódica, se necessário a cada 6 horas, para detectar sinais de desidratação ou sobrecarga hídrica.
- Usar incubadoras de dupla parede com umidade acima de 80% para diminuir a PIA.
- Usar cobertura plástica naqueles RN com IG < 25 semanas
- O registro do peso corporal deve ser feito a cada 12 horas.
- Anotar o volume de todos os líquidos infundidos ou removidos, por meio de qualquer via, incluindo-se o ofertado em medicações.
- Anotar as quantidades de eletrólitos oferecidas ou eliminadas.
- Controlar os valores séricos de glicose, ureia sanguínea, creatinina e osmolaridade, Na+, K+ a cada 24 horas nos primeiros 5 dias.
- O volume dos líquidos administrados deve ser alterado se houver redução de peso corporal acima de 15-20% e houver registro de osmolaridade plasmática acima de 300mOsm/L.
- Iniciar infusão de glicose na velocidade de 4-6mg/kg/min e monitorizar glicemia.
- Avaliar a osmolaridade e a densidade urinária a cada micção, bem como a glicosúria e a proteinúria.

Em RN em nutrição parenteral total, os níveis séricos de eletrólitos e peso são geralmente monitorizados diariamente nos primeiros sete dias de tratamento; depois os intervalos de monitorização são adaptados em função do estado clínico e estabilidade do paciente.

TERAPIA HIDROELETROLÍTICA DO RN – CONDIÇÕES CLÍNICAS ESPECIAIS

Asfixia perinatal

Em casos de asfixia perinatal grave, encontra-se com frequência dano cerebral ou renal e, portanto, pode-se antecipar a ocorrência de secreção inapropriada de hormônio antidiurético e insuficiência renal aguda. Em ambos os casos, tem-se redução do débito renal e da necessidade de água exógena.

O RNPT com asfixia perinatal, nas primeiras 24 horas, deve receber apenas o volume para repor a PIA e a perda urinária, que no caso é desprezível (em torno de 20mL/dia).

Em razão do pequeno volume a ser ofertado, há dificuldade em manter oferta calórica adequada, glicemia normal e terapia medicamentosa por via intravenosa, já que muitas drogas exigem algum volume para sua diluição e infusão. É preciso estar atento porque esses RN podem entrar em estado catabólico por baixa oferta calórica.

A restrição hídrica deve durar enquanto houver anúria ou oligúria e não deve ser administrado potássio, a menos que o potássio sérico esteja abaixo de 3,5mEq/L.

Após a fase oligúrica, tem-se a fase poliúrica com perda de sódio e água que devem ser repostos. No geral, a diurese costuma voltar ao normal após 3 dias, a não ser que haja necrose tubular aguda e insuficiência renal aguda.

Em caso de dúvidas quanto à causa da oligúria, deve-se fazer expansão com cristaloide na dose de 10mL/kg e, se a causa for pré-renal, a diurese aumentará após a infusão do soro fisiológico. É preciso muito cuidado porque o RNPT pode não urinar nas primeiras 24 horas de vida.

Pós-operatório

O RN responde à agressão cirúrgica com retenção inicial de sódio (cerca de 12 horas), que é mais importante quanto maior for a idade gestacional. Após essa resposta inicial, os RN a termo tendem a continuar reabsorvendo sódio dentro de sua homeostase fisiológica, enquanto os prematuros podem retomar sua natriurese basal.

Devido à inabilidade dos RN de qualquer idade gestacional em lidar com a sobrecarga de sódio somado à sua retenção como resposta ao traumatismo, o aparecimento de hipernatremia é frequente no pós-operatório de RN.

Dosagens do sódio no sangue, na urina, na secreção gastrintestinal e em fístulas cirúrgicas, bem como a avaliação do 3º espaço, são pré-requisitos essenciais para uma oferta adequada de Na+ no período pós-operatório de RN doentes.

Manejo de fluidos e eletrólitos no prematuro extremo

O manejo de fluidos eletrólitos no prematuro extremo é crítico para sua sobrevida[18].

Os cinco problemas que frequentemente ocorrem no RN são:

1. Choque e edema, usualmente presente logo após o nascimento.

2. Estado hiperosmolar, situação grave e presente em RN com IG < 25 semanas.
3. Síndrome de desconforto respiratório (SDR) e falência respiratória, frequentemente complicada pela persistência do canal arterial com distúrbios hemodinâmicos.
4. Displasia broncopulmonar (DBP) e todas as doenças respiratórias crônicas resultantes da prematuridade e terapias com ventilação mecânica.
5. Hiponatremia tardia acompanhada de falha do crescimento.

Choque e edema

Presentes ao nascimento de RN pré-termo de EBP ocorrem por insuficiência circulatória, diminuição da mobilização de liquido pulmonar e periférico, baixa filtração glomerular e formação de urina e uso de analgésicos e sedativos, os quais reduzem o retorno venoso ao coração limitando a pré-carga e a liberação de vasoconstritores induzida pelo estresse aumenta a pressão na artéria pulmonar, mantendo um padrão de hipertensão pulmonar e agravando o edema pulmonar[18,19].

O tratamento deve ser voltado a minimizar a formação do edema (restringir volume), normalizar a pressão arterial e só administrar hemocomponentes em situações específicas.

Estado hiperosmolar

RN com IG < 25 semanas apresentam PIA muito elevada, resultando em perda aguda de água livre para o espaço intersticial durante as primeiras 96 horas de vida. Essa rápida perda de água livre para o espaço intersticial produz um compartimento extracelular hiperosmolar caracterizado por hipernatremia, hiperglicemia por relativa falta ou insensibilidade à insulina e hipercalemia (inteiração com o sódio)[20,21].

O compartimento intracelular finalmente partilha a perda de água secundária à alta pressão oncótica com o espaço extracelular. Surpreendentemente, o fluxo urinário com excreção alta de sódio, perfusão capilar, pressão sanguínea e turgor periférico estão mantidos durante o desenvolvimento do estado hiperosmolar. Especula-se que a insensibilidade à aldosterona e a imaturidade da atividade Na^+-K^+-ATPase sejam os responsáveis pelo desenvolvimento da hipercalemia e hipernatremia.

A grande dúvida nesses casos é restringir sódio ou aumentar a oferta hídrica?

A rápida infusão de líquidos contribui para o desenvolvimento do PCA, edema pulmonar e hemorragia peri-intraventricular, assim a reposição de fluidos deve ser mais lenta (nas 24 horas). Nas primeiras 8 horas sem sódio e nas 16 horas seguintes com oferta de Na^+ (1mEq/kg) mínima.

A administração restrita de sódio durante os primeiros 3 a 7 dias de vida reduz a ocorrência de hipernatremia, sendo boa conduta dosar eletrólitos diariamente na primeira semana. É preciso lembrar que muitas vezes esses RN recebem mais sódio pelas medicações (gluconato de cálcio, gentamicina, dopamina, dobutamina, heparina, bicarbonato de sódio e soro fisiológico para lavar o cateter) e/ou transfusões de hemocomponentes. Outro ponto importante da terapia é diminuir a perda evaporativa com o uso de incubadoras de dupla parede com alta umidade (90%) e/ou coberturas plásticas visando diminuir a PIA[8,20-22].

O balanço hídrico deve ser realizado a cada 12 horas no mínimo.

Síndrome do desconforto respiratório (SDR) e persistência do canal arterial (PCA)

Após o nascimento, com a aeração e início da ventilação do pulmão prematuro, ocorre movimento bidirecional de proteínas para dentro e para fora do espaço aéreo, resultando em edema pulmonar. A microcirculação pulmonar apresenta permeabilidade anormal às proteínas e edema alveolar. A deficiência de surfactante e atelectasia impede o retorno venoso e de linfáticos. Relatos de trabalhos em animais demonstram diminuição da atividade Na^+-K^+-ATPase associada diretamente à gravidade da doença.

Há evidências de que a oferta hídrica no RN com SDR tem relação direta com a DBP[18].

Displasia broncopulmonar

O acúmulo de água no pulmão desempenha um papel importante na patogênese da displasia broncopulmonar e a fluidoterapia deve incluir restrição hídrica em qualquer RNPT que desenvolve edema pulmonar. A terapia crônica com diuréticos reduz o acúmulo de água nos pulmões, mas produz depleção de Na^+, K^+, Ca^{++}, P e doença metabólica óssea da prematuridade e até o momento não existem evidências que a indiquem rotineiramente[20].

Hiponatremia tardia

No PT ela costuma ocorrer entre 6 e 8 semanas de vida, quando a imaturidade renal e a dificuldade em reter sódio se associam à maior necessidade de Na^+ para o crescimento. Sabe-se que para se obter ganho de peso diário de 15g, é necessário 1,2mEq de sódio adicional[23].

O tratamento da hiponatremia tardia deve ser feito por antecipação com a suplementação de 2-4mEq/kg de sódio e maximizar tanto quanto possível a suplementação de cálcio, fósforo e vitamina D, minimizando o efeito do uso crônico de diuréticos. Dependendo das dosagens séricas, suplementações de sódio maiores (até 8mEq/kg) podem ser necessárias.

DISTÚRBIOS HIDROELETROLÍTICOS

Tais distúrbios podem ser classificados em anormalidades da tonicidade e de alterações do volume do LEC[24,25].

Anormalidades da tonicidade

Distúrbios isonatrêmicos

• Desidratação

Fatores predisponentes – perdas de sódio e água, em casos de drenagem gástrica, toracotomia, ventriculostomia, ou perdas para o terceiro espaço, tal como o observado em peritonite, gastrosquise ou onfalocele. As perdas renais de sódio e de água em RN de MBP podem provocar hipovolemia, com tonicidade normal.

Diagnóstico – perda ponderal, redução do débito urinário e aumento da densidade urinária. RN com menos de 32 semanas de idade gestacional podem não manifestar oligúria em resposta à hipovolemia. Os achados clínicos mais comuns são: redução do turgor cutâneo, taquicardia, hipotensão e acidose metabólica. Em RN com desidratação e com IG > 32 semana, a excreção fracionada de sódio pode estar < 1%.

Tratamento – as administrações de sódio e água devem ser liberadas, para se corrigir os déficits, procurando-se, após isso, oferecer líquidos para a manutenção das perdas.

• Edema

Fatores predisponentes – administração excessiva de líquido, insuficiência cardíaca congestiva (ICC), sepse e paralisia neuromuscular.

Diagnóstico – aumento ponderal, hepatomegalia, edema na região palpebral e de membros inferiores.

Tratamento – restrição de água e sódio, dependendo da dosagem dos eletrólitos sanguíneos.

Hiponatremia[23-25]

Definição – [Na$^+$] sérico < 130mEq/L.

• Hiponatremia logo após o nascimento

Geralmente ocorre quando há administração de grande quantidade de solução hipo ou isotônica à gestante durante o trabalho de parto e/ou parto. O tratamento geralmente é desnecessário porque nos primeiros dias existe a contração fisiológica do volume extracelular, apesar do balanço negativo de sódio. Devem-se controlar os níveis séricos de sódio frequentemente.

• Hiponatremia precoce (1ª semana de vida)

Causas:

– Excesso de oferta hídrica ao RN: podem ocorrer complicações ligadas à expansão do volume extracelular, como a PCA, a ICC, a DBP, a ECN e a HPIV em prematuros.

O encontro de sódio [Na$^+$] sérico < 130mEq/L e ganho ou falta de perda de peso apropriada (1% de variação do peso a cada 24 horas ou < 5-10% de perda de peso no final da 1ª semana de vida) fazem com que se levante a hipótese de hiponatremia diluicional. A terapêutica constitui em restringir fluidos (com perda de até 2% do peso ao dia e aumento da oferta de sódio).

– Asfixia perinatal, lesão do túbulo renal com natriurese. A correção é feita aumentando a oferta de sódio para compensar as perdas renais excessivas.

– Uropatia obstrutiva
Quando o [Na$^+$] sérico < 120mEq/L, indica-se correção por via intravenosa, por meio da fórmula:

$$Na\ mEq = peso\ (kg) \times 0,6 \times (130 - Na\ observado)$$

A correção do sódio deve ser lenta (< 1mEq/kg/h) e o sódio infundido na forma de cloreto de sódio[3], tendo-se o cuidado com a concentração e velocidade de infusão.

• Hiponatremia tardia

Em cerca de 30-40% dos RN com IG < 34 semanas, essa ocorre em torno da 6ª a 8ª semana de idade pós-natal[2]. Causas:

– Imaturidade renal com elevação da renina-angiotensina e arginina-vasopressina, *clearance* glomerular de sódio alto e função tubular imatura.

– Natriurese aumentada por imaturidade da resposta do túbulo distal à aldosterona e maior necessidade de oferta de sódio (1-1,5mEq/kg/dia) na fase de crescimento rápido.

O tratamento profilático deve ser realizado por meio da oferta de Na = 4mEq/kg/dia até a 4ª a 8ª semana de vida pós-natal em RN de muito baixo peso que recebem leite materno exclusivo; minimizar o uso de diuréticos e suplementar cálcio e fósforo.

No quadro 32.8 acham-se esquematizados o diagnóstico clínico, a etiologia e o tratamento da hiponatremia.

Distúrbios secundários a alterações do LEC

• Hiponatremia na vigência de hipovolemia do LEC

Fatores predisponentes – uso de diuréticos, diurese osmótica (glicosúria), RN de MBP que apresentam quadro de perda hidrossalina, distúrbios suprarrenais ou tubulares perdedores de sódio, perdas gastrintestinais e para o terceiro espaço.

Diagnóstico – sinais e sintomas clínicos: perda ponderal, redução do turgor cutâneo, taquicardia, acidose metabólica sugerem o diagnóstico. Se a função renal estiver amadurecida, observam-se débito urinário reduzido, aumento na densidade específica e baixa FE-Na.

Quadro 32.8 – Hiponatremia.

Diagnóstico clínico	Etiologia	Tratamento
Hipervolemia de LEC	Insuficiência cardíaca congestiva Bloqueio neuromuscular (pancurônio)	Restrição hídrica
Volume normal de LEC	SSIHA Dor Opiáceos Excesso de oferta de fluido por via IV	Restrição hídrica
Hipovolemia de LEC	Diuréticos Hiperplasia suprarrenal congênita Desequilíbrio glomerulotubular grave (imaturidade) Acidose tubular renal Perdas gastrintestinais Enterocolite necrosante (perda para o terceiro espaço)	Aumentar a administração de sódio

LEC = líquido extracelular; SSIHAD = síndrome da secreção inapropriada de hormônio antidiurético.

Tratamento – se possível, devem-se reduzir as perdas e liberar a oferta hidroeletrolítica para repor os déficits e manter o balanço positivo do sódio diante das perdas.

- **Hiponatremia na vigência de um volume de LEC normal**

Fatores predisponentes – excesso de hidratação por via parenteral e a síndrome da secreção inapropriada de hormônio antidiurético (SSIHAD). Entre os fatores que podem levar à SSIHAD nos RN a termo destacam-se:

– dor;
– administração de opiáceos;
– hemorragia peri-intraventricular (HPIV);
– asfixia perinatal;
– sepse e/ou meningite;
– pneumotórax;
– atelectasia e ventilação com pressão positiva intermitente.

A S**SIHAD** é caracterizada por:

– hiponatremia;
– osmolaridade plasmática baixa (< 270mOsm/kg/H$_2$O);
– osmolaridade urinária elevada;
– ausência de desidratação;
– presença de natriurese;
– funções renal e adrenal normais.

A SSIHAD ocorre em RN a termo e em prematuros, mas ela se torna mais importante quanto mais avançada é a idade gestacional.

Diagnóstico – o ganho ponderal associado ao edema sugere o diagnóstico. RN que recebe quantidade excessiva de fluidos por via intravenosa, na ausência de um quadro de SSIHAD, deve apresentar urina com densidade específica baixa e débito urinário aumentado. Na SSIHAD, ocorre redução do débito urinário e aumento na osmolaridade urinária. A excreção urinária do sódio geralmente reflete a oferta de sódio e, portanto, não contribui muito para a avaliação.

A diferenciação do SSIHAD de outras doenças que produzem um quadro eletrolítico similar depende das dosagens de eletrólitos simultaneamente no soro e urina, da osmolaridade, história clínica, exame físico e variações do peso corporal e estão sumarizadas no quadro 32.9.

Tratamento – a restrição de fluidos é o tratamento para a SSIHAD, a menos que:

– a concentração sérica do sódio seja inferior a 120mEq/L;
– ocorra presença de sinais neurológicos, tais como a obnubilação e/ou atividade convulsiva.

Nesses casos, deve-se administrar furosemida lmg/kg por via IV a cada 6 horas, podendo ser iniciada durante a reposição do sódio com solução de NaCl a 3%. Essa estratégia leva à perda de água livre, sem alteração no conteúdo corporal total de sódio. A restrição hídrica isolada pode ser mantida se a concentração sérica de sódio for superior a 120mEq/L. O uso de albumina ou plasma e diuréticos muitas vezes é mais eficaz do que a oferta de sódio.

- **Hiponatremia na vigência de hipervolemia do LEC**

Fatores predisponentes – incluem a sepse associada ao baixo débito, fase tardia da enterocolite necrosante, ICC, drenagem linfática anormal e paralisia neuromuscular.

Diagnóstico – aumento ponderal associado ao edema. A redução do débito urinário, o aumento da densidade específica e da ureia no sangue e baixa FE-Na frequentemente se encontram presentes. O exame do precórdio pode mostrar-se anormal.

Tratamento – a restrição hídrica e a de sódio podem auxiliar no controle da hipertonicidade. Deve-se ainda melhorar o débito cardíaco.

Hipernatremia

Definição – [Na$^+$] sérico > 150mEq/L

Na maioria das vezes, a hipernatremia não apresenta nenhuma manifestação clínica, entretanto, alguns RN prematuros podem apresentar HPIV.

- Distúrbio no balanço hídrico, consequente inadequada oferta de fluidos para suprir a PIA na primeira semana de vida: o RN com idade gestacional inferior a 28 semanas perde quantidade grande de água sem sódio, levando à contração do volume extracelular e à hiper-

Quadro 32.9 – Diagnóstico diferencial da SSIHAD*.

Situações	Sódio sérico (mEq/L)	Osmolaridade sérica (mOsm/kg/H_2O)	Sódio urinário (mEq/litro)	Osmolaridade urinária (mOsm/kg/H_2O)	Peso
Sobrecarga de água	< 130	< 280	Dentro dos limites normais	< 280	Aumentado
Secreção apropriada de hormônio antidiurético (SHAD)	Normal ou > 150	Normal ou > 300	< 20	300	Diminuído
SIHAD	< 130	< 280	< 80	300	Pode ser: Normal Aumentado Diminuído
Hipoaldosteronismo	< 130	< 280	> 80	> 300	Diminuído
Perda renal de sódio	< 130	< 280	< 80	Normal ou < 280	Diminuído
Ingestão inadequada de sódio	< 130	< 280	< 20	> 300	Diminuído
SHAD + depleção de sódio	< 130	< 280	< 20	> 300	Aumentado
HAD e aldosterona incrementadas	Normal ou < 130	Normal ou < 280	< 20	> 300	Aumentado

natremia com hiperosmolaridade plasmática, assim como a desidratação hiperosmolar, hipernatrêmica do prematuro extremo:

– [Na^+] sérico > 150mEq/L e
– perda de peso > 2% em relação às últimas 24 horas
– RN com peso de nascimento < 800g

A correção deve ser feita pelo **aumento da oferta hídrica**, com cálculo de balanço hídrico para a reposição das perdas insensíveis de água, e a oferta de sódio não deve exceder 0,5mEq/kg/h, para se evitar variações bruscas de osmolaridade plasmática. Essa correção deve ser em 24 horas.

- A hipernatremia no RN também pode ter como causa a oferta excessiva de sódio:
  – uso indiscriminado de $NaHCO_3$;
  – injeção excessiva de soluções salinas para a "lavagem" de cateteres arteriais e venosos;
  – exsanguineotransfusão com sangue citratado;
  – uso de medicamentos ricos em Na^+, como a heparina e a carbenicilina.

O cuidado com a oferta de Na^+ para evitar a hipernatremia deve ser constante.

Distúrbios hipernatrêmicos

- **Hipernatremia em vigência de volume de LEC normal ou baixo**

Fatores predisponentes – RN de MBP ao nascimento que apresentam perdas renais e PIA aumentadas. A deficiência de hormônio antidiurético secundária à HPIV pode exacerbar as perdas renais.

Diagnóstico – perda ponderal, taquicardia, hipotensão e acidose metabólica. Observa-se a ocorrência de redução do débito urinário e o aumento da densidade específica da urina. A hipernatremia que se manifesta nas primeiras 24 horas de vida em RN de MBP quase sempre é secundária à mobilização e ao déficit de água livre.

Tratamento – a administração de fluidos deve ser aumentada e o ajuste da oferta de sódio torna-se necessário.

Lembrar que o desenvolvimento da hipernatremia não implica necessariamente excesso de sódio corporal total.

- **Hipernatremia na vigência de hipervolemia do LEC**

Fatores predisponentes – incluem aumento de administração de soluções isotônicas ou hipertônicas. A hipernatremia e o edema ocorrem em RN predispostos à retenção de sódio, devido ao débito cardíaco baixo.

Diagnóstico – aumento ponderal associado ao edema. O RN pode exibir frequência cardíaca, débito urinário, densidade específica e pressão sanguínea normal, associados a uma FE-Na elevada.

Tratamento – deve-se reduzir a taxa de administração de sódio.

Distúrbios do balanço de K^+ [25,26]

O K^+ é o cátion intracelular predominante. As concentrações séricas do K^+ não necessariamente refletem o K^+ corporal total porque sua distribuição intracelular e extracelular também depende do pH dos compartimentos corporais.

O nível sérico normal de K^+ em uma amostra de sangue não hemolisada, em pH normal, é de 3,5-5,5mEq/L.

O K$^+$ corporal total é regulado equilibrando-se a ingestão de K$^+$ (normalmente, 1-2mEq/kg/dia) e a excreção pela urina e pelo trato gastrintestinal.

- **Hipocalemia** – pode acarretar arritmias, íleo paralítico, defeitos da concentração renal e diminuição do nível de consciência no RN.

Fatores predisponentes – incluem drenagem por ileostomia ou sonda nasogástrica, uso crônico de diurético e defeitos tubulares renais.

Diagnóstico – dosar os eletrólitos séricos e urinários e o pH, obter ECG para determinar possíveis defeitos da condução (intervalo QT prolongado e ondas U).

Terapia – reduzir as perdas renais e gastrintestinais de K$^+$, aumentar gradualmente a ingestão de K$^+$.

- **Hipercalemia** – considera-se hipercalemia nível sérico de K$^+$ superior a 6mEq/L[24-26].

Fatores predisponentes:

- aumento da liberação de K$^+$ secundário a destruição tecidual, por traumatismos, céfalo-hematoma, hipotermia, sangramento, hemólise intravascular ou extravascular asfixia/isquemia e hemorragia peri-intraventricular (HPIV);
- diminuição da depuração de K$^+$ devido a insuficiência renal, oligúria, hiponatremia e hiperplasia suprarrenal congênita;
- outras associações como desidratação, peso ao nascer inferior a 1.500g, transfusão sanguínea, administração excessiva e inadvertida de KCl, RN com displasia broncopulmonar (DBP) com suplementação de KCl e após exsanguineotransfusão.

Até 50% dos RN de EBP com idade gestacional menor ou igual a 25 semanas manifestam níveis séricos de K$^+$ superiores a 6mEq/L nas primeiras 48 horas de vida. É a hipercalemia não oligúrica cuja causa é a baixa taxa de filtração glomerular combinada com o deslocamento do K$^+$ intracelular para o extracelular, devido à atividade diminuída da Na$^+$-K$^+$-ATPase. Infusão de insulina para tratar essa hipercalemia pode ser necessária, porém eleva o risco de hipoglicemia iatrogênica.

Diagnóstico – dosar eletrólitos séricos e urinários, pH sérico, calcemia e solicitar ECG. O RN hipercalêmico pode ser assintomático ou apresentar arritmias e instabilidade cardiovascular. Os achados ao ECG evoluem com aumento do nível sérico de K$^+$ a partir de ondas T apiculadas, ondas P achatadas e intervalo PR alargado, para alargamento de QRS e finalmente taquicardia supraventricular/ventricular, bradicardia ou fibrilação ventricular.

Uma vez diagnosticada a hipercalemia, devem-se remover todas as fontes de K$^+$ exógeno (trocar todas as soluções por via IV e verificar o nível de K$^+$ da alimentação), hidratar o RN, se possível eliminar outros fatores promotores de arritmia.

A terapia farmacológica da hipercalemia neonatal consiste em três objetivos[25]:

Primeiro objetivo: estabilização dos tecidos de condutância – isso pode ser atingido pela administração de íons N+ ou Ca^{++}. A administração cuidadosa de gluconato de cálcio a 10%, na dose de 1-2mL/kg por via IV durante 30 a 60 minutos, pode ser a medida mais útil na UTI neonatal.

O tratamento com solução fisiológica (SF) não é feito de rotina, no entanto, se o paciente estiver hipercalêmico e hiponatrêmico, a infusão de SF pode ser benéfica. O uso de agente antiarrítmico deve ser considerado para a taquicardia ventricular refratária.

Segundo objetivo: diluição e desvio intracelular do K$^+$ – a alcalinização promoverá a troca de K$^+$ por hidrogênio intracelular. Pode-se usar o bicarbonato de sódio na dose de 1-2mEq/kg/h por via IV, embora a alteração resultante do pH possa ser insuficiente para deslocar o íons de K$^+$ de maneira expressiva.

O tratamento com sódio, como descrito no primeiro objetivo, deve ser eficaz.

A fim de reduzir os riscos de HPIV, deve-se evitar a administração rápida de bicarbonato de sódio, especialmente em RN com menos de 34 semanas de gestação e menos de três dias de vida. Pode-se induzir alcalose respiratória em RN entubado por hiperventilação; como existe o risco de diminuição da perfusão cerebral por hipocapnia, deve-se reservar essa opção para as situações de emergência. Teoricamente, cada aumento de 0,1 unidade do pH diminuiu o K$^+$ sérico em 0,6mEq/L.

A insulina aumenta a captação celular de K$^+$ por estimulação direta da Na$^+$-K$^+$-ATPase da membrana. A infusão de insulina com a administração concomitante de glicose para manter a glicemia normal é relativamente segura, desde que os níveis séricos ou sanguíneos de glicose sejam frequentemente monitorizados. Essa terapia pode começar com um *bolus* de insulina e glicose (0,05U/kg de insulina regular humana com 2mL/kg de solução glicosada a 10%), seguido de infusão contínua de SG a 10% a taxa de 2-4mL/kg/h e insulina regular humana (10U/100 mL) a 1mL/kg/h. Para minimizar o efeito da ligação da insulina ao equipo IV, essa deve ser diluída em SG a 10% e lavada por meio do equipo ou acrescentar albumina a 5% à solução.

A estimulação beta-2 adrenérgica aumenta a captação de K$^+$, provavelmente via estímulo da Na$^+$-K$^+$-ATPase. Até o momento a estimulação beta não é a terapia primária para hipercalemia na população pediátrica. No entanto, se houver disfunção cardíaca e hipotensão, o uso de dopamina ou outros agentes adrenérgicos podem diminuir o K$^+$ sérico por meio da estimulação beta-adrenérgica.

Terceiro objetivo: aumento da excreção de K$^+$ – a terapia diurética (por exemplo, furosemida 1mg/kg por via IV) aumenta a excreção de K$^+$ ao aumentar o fluxo e a distribuição de sódio para os túbulos distais[27]. No contexto clínico de doença renal reversível com débito urinário inadequado, a diálise peritoneal é uma opção. Essa pode ser bem-sucedida em RN com peso menor que 1.000g e deve ser considerada se o estado clínico do paciente e a etiologia da hipercalemia sugerirem uma chance de bom resultado a longo prazo[25,26].

A figura 32.2 mostra um fluxograma para correção da hipercalemia.

Em geral, se a potassemia for aceitável durante 6 horas, suspender a terapia, mas manter a monitorização.

As medicações usadas para a correção da hipercalemia podem ser vistas no quadro 32.10.

Resinas de troca de cátions, como sulfonato de poliestireno de Na$^+$ ou Ca^{++} aumentam a excreção de K$^+$. Essas resinas podem ser administradas por via oral, por gavagem ou por via retal. A experiência relatada com o uso de resina em RN abrange as idades gestacionais de 25 a 40 semanas e a administração por via retal não é recomendada em RN prematuros porque eles são propensos

Quadro 32.10 – Medicações usadas para a correção da hipercalemia.

Dose das drogas	
Gluconato de cálcio	1-2mL/kg por via IV
NaHCO$_3$	1-2mEq/kg por via IV
Furosemida	1 mg/kg por via IV
Glicose/insulina	Injeção por via IV: SG a 10% 2mL/kg Insulina 0,05U/kg Infusão: insulina 10U/100 mL de SG a 10% + albumina a 5% = 1mL/kg/h
Kayexalate®	1g/kg por via retal usar com cautela se o trato gastrintestinal for imaturo e isquêmico

a hipomotilidade e risco de ECN. A administração de resinas (1g/kg a cada 6 horas diluída em soro fisiológico a 0,9%) com tempo de retenção mínimo de 30 minutos deve ser eficaz para diminuir os níveis séricos de K$^+$ em aproximadamente 1mEq/L. A sonda alimentar fina para o enema deve ser inserida 1-3cm. Evidências publicadas apoiam a eficácia desse tratamento em RN a termo. O estado clínico, ECG e nível de K$^+$ sérico afetam a escolha do tratamento para hipercalemia[26].

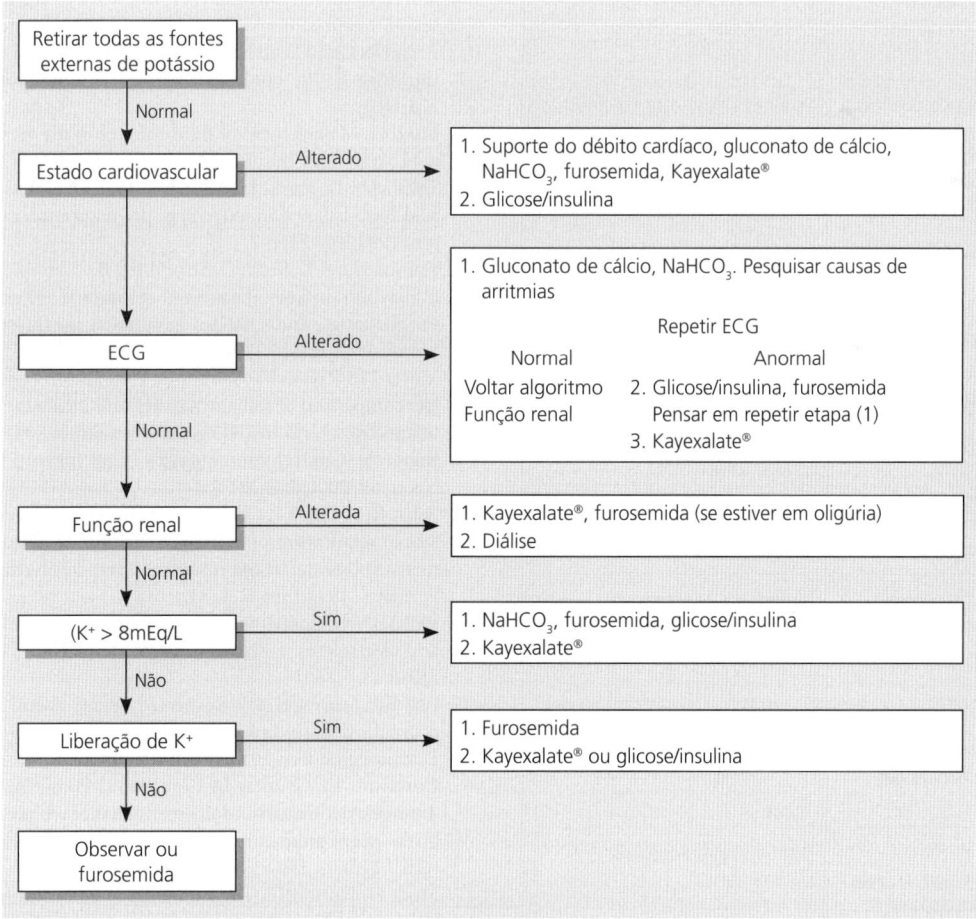

Figura 32.2 – Fluxograma para a correção da hipercalemia.

CONSIDERAÇÕES FINAIS PARA CONDUTA CLÍNICA DIÁRIA[8]

No quadro 32.11 foram colocadas sugestões práticas para a conduta diária diante dos distúrbios hidroeletrolíticos. No quadro 32.12 estão apresentadas as medidas de antecipação e prevenção, e no quadro 32.13, os parâmetros de controle.

Quadro 32.11 – Sugestões práticas para fluidoterapia.

Não fazer	Porque
Não dar furosemida rotineiramente com transfusão de globulos[27]	Transfusão de glóbulos vermelhos de 3mL/kg/h não dá sobrecarga de volume intravascular nos EBP
Não usar doses repetidas de furosemida em RN oligúricos, naqueles não oligúricos, doses devem ser administradas em intervalos de 24 horas	A depuração plasmática da furosemida é baixa e sua meia-vida superior a 24 horas em RN com idade gestacional < 31 semanas. Doses repetidas levam a rápido acúmulo e aumento dos riscos de ototoxicidade, nefrite intersticial e ducto patente
Não restringir ingestão de fluidos rotineiramente, a não ser que sinais hemodinâmicos de persistência do canal arterial estejam presentes	Restringir apenas quando há indícios de sobrecarga de volume, essa rotina poderá comprometer a nutrição
Perguntar sempre se o objetivo é hidratação ou nutrição, considerando a possibilidade de mudança na infusão de fluidos	Se a hidratação está satisfatória, o aumento gradual na infusão de fluidos após o nascimento é desnecessária, a menos que acompanhadas por indicação nutricional

Quadro 32.12 – Medidas de antecipação e prevenção.

Antecipação	Prevenção
PIA alta	Tomar medidas efetivas para reduzir a PIA
A necessidade de glicose é variável	Usar volume independente da variação glicêmica
A ingestão de sódio parenteral é desnecessária até que a perda de fluido extracelular fisiológica esteja em curso	Postergar a administração de sódio até que tenha ocorrido perda de peso de 6%
A prescrição de fluidos é uma questão de julgamento clínico e vulnerável a mudanças das circunstâncias	Acompanhar atenta e continuamente
As metas de hidratação e nutrição estão interligadas, mas esses objetivos são claramente distintos	Distinguir esses objetivos claramente

Quadro 32.13 – Parâmetros de controle.

Alteração diária do peso	A perda de peso pós-natal ou ganho de peso imediato é indicativo de excesso de fluidos, a causa usual é baixo sódio e/ou excreção
Sódio sérico	Hiponatremia sugere excesso de água, hipernatremia sugere déficit
Volume urinário	< 1mL/kg/h requer investigação, 2-4mL/kg/h sugere hidratação normal, > 6-7mL/kg/h sugere capacidade de concentração diminuída ou excesso de fluido administrado

REFERÊNCIAS

1. Hartnoll G, Betremieux P, Modi N. The body water content of extremely preterm infants at birth. Arch Dis Child Fetal Neonatal Ed. 2000;83(1):F56-9.
2. Agren J, Zelenin S, Hokansson M, Eklöf AC, Aperia A, Nejsum LN, et al. Transepidermal water loss in developing rats: role of aquaporins in the developing skin. Pediatr Res. 2003;53(4):558-65.
3. el-Dahr SS, Chevalier RL. Special needs of the newborn infant in fluid therapy. Pediatr Clin North Am. 1990;37(2):323-36.
4. Costarino AT, Baungart S. Controversies in fluid and electrolyte therapy for the premature infant. Clin Perinatol. 1998;15(2): 863-78.
5. Shaffer SG, Mead VM. Sodium balance and extracellular volume regulation in very low birth weight infants. J Pediatr. 1989;115(2): 285-90.
6. Jain A, Rutter N, Cartlidge PH. Influence of antenatal steroids and sex on maturation of the epidermal barrier in the preterm infant. Arch Dis Child Fetal Neonatal Ed. 2000;83(2):F112-6.
7. Cartlidge P. The epidermal barrier. Semin Neonatol. 2000;5(4): 273-80.
8. Modi N. Management of fluid balance in the very immature neonate. Arch Dis Child Fetal Neonatal Ed. 2004;89(2):F108-11.
9. Takahashi N, Hoshi J, Nishida H. Water balance, electrolytes and acid base balance in extremely premature infants. Acta Paediatr Jpn. 1994;36(3):250-2.
10. Hammarlund K, Sedin G, Stromberg B. Transepidermal water loss in newborn infants. Relation to gestational age and post-natal age in appropriate and small for gestational age infants. Acta Paediatr Scand. 1983;72(5):721-8.
11. Meyer MP, Payton MJ, Salmon A, Hutchinson C, de Klerk A. A clinical comparison of radiant warmer and incubator care for preterm infants from birth to 1800 grams. Pediatrics. 2001;108(2):395-401.
12. Rutter N. Clinical consequences of an immature barrier. Semin Neonatol. 2000;5(4):281-7.
13. Pabst RC, Starr KP, Qaiyumi S, Schwalbe RS, Gewolb IH. The effect of application of aquaphor on skin condition, fluid requirements and bacterial colonisation in very low birth weight infants. J Perinatol. 1999;19(4):278-83.
14. ESPGHAN. Guidelines on paediatric parenteral nutrition: fluid and electrolytes. J Pediatr Gastroenterol Nutr. 2005;41(Suppl 2): S33-8.
15. Bell EF, Acarregui MJ. Restricted versus liberal water intake for preventing morbidity and mortality in preterm infants. Cochrane Database Syst Rev. 2014;12:CD000503.
16. Costarino AT, Gruskay JA Corcoran L, Polin RA, Baumgart S. Sodium restriction versus daily maintenance replacement in very low birth weight premature neonates: a randomized, blind therapeutic trial. J Pediatr. 1992;120(1):99-106.
17. Modi N, Hutton JL. The influence of postnatal respiratory adaptation on sodium handling in preterm neonates. Early Hum Dev. 1990;21(1):11-20.

18. Baumgart S, Costarino AT. Water and electrolyte metabolism of the micropremie. Clin Perinatol. 2000;27(1):131-46.
19. Stewart A, Brion LP, Ambrosio-Perez I. Diuretics acting on the distal renal tubule for preterm infants with (or developing) chronic lung disease. Cochrane Database Syst Rev. 2011;9:CD 001817.
20. Brion LP, Soll RF. Diuretics for respiratory distress syndrome in preterm infants. Cochrane Database Syst Rev. 2001;2:CD001454.
21. Hartnoll G, Betremieux P, Modi N. Randomised controlled trial of postnatal sodium supplementation on body composition in 25–30 week gestation infants. Arch Dis Child Fetal Neonatal Ed. 2000;82(1):F24-8.
22. Shaffer SG, Weismann DN. Fluid requirements in the preterm infant. Clin Perinatol. 1992;19(1):233 50.
23. Modi N. Hyponatraemia in the newborn. Arch Dis Child Fetal Neonatal Ed. 1998;78(2):F81-4.
24. Bhatia J. Fluid and electrolyte managemet in the very low birth werght neonatal. J Perinatol. 2006;26 Suppl:S19-21.
25. Doherty EG. Fluid and electrolyte management. In: Cloherty JP, Echenwald EC, Hansen AR, Stark AR (eds). Manual of neonatal care. 7 th ed. Philadelphia: Lippincott Williams & Wilkins; 2128.p.269-83.
26. Lorenz JM, Kleinman LI, Markarian K. Potassium metabolism in extremely low birth weight infants in the first week of life. J Pediatr. 1997;131(1 Pt 1):81-6.
27. Betremieux P, Hartnoll G, Modi N. Should furosemide be prescribed after packed red cell transfusion in the newborn ? Eur J Pediatr. 1997;156(2):88-9.

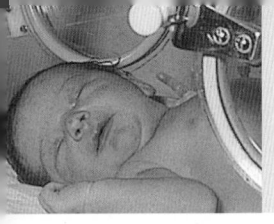

CAPÍTULO 33

Distúrbios Hematológicos

Anemia no Recém-Nascido Pré-Termo

Amélia Miyashiro Nunes dos Santos
Deyse Helena Fernandes da Cunha

Os recém-nascidos (RN) pré-termo apresentam maior risco para desenvolver anemia, sobretudo quando estão internados em unidades de cuidados intensivos. Os fatores que contribuem para a anemia no prematuro são a espoliação sanguínea, a menor vida média das hemácias, a hemodiluição que ocorre na fase de crescimento rápido, a produção inadequada de eritropoietina e a deficiência de ferro[1-5].

O controle da anemia no prematuro continua suscitando muitas dúvidas sobre a melhor estratégia para seu manejo[6]. A redução da espoliação sanguínea é amplamente aceita na literatura como medida eficaz para reduzir a necessidade de transfusões de hemácias em RN pré-termo[2,7,8].

A eficácia da eritropoietina humana recombinante para diminuir o número de transfusões de glóbulos vermelhos foi observada apenas em RN clinicamente estáveis e com pequena espoliação sanguínea[9,10]. Além disso, do ponto de vista clínico, o efeito da eritropoietina é pequeno e comparável ao do uso de critérios restritivos de indicações de transfusões de hemácias[11]. Novos estimuladores da eritropoiese com efeitos mais potente e duradouro estão sendo pesquisados[12].

A suplementação de ferro é necessária para a manutenção da reserva, entretanto, ainda existem dúvidas quanto à melhor época para sua introdução, dose a ser utilizada e duração da suplementação[13,14].

Apesar dos esforços para o controle da espoliação sanguínea e suplementação adequada de ferro, as transfusões de hemácias ainda são frequentes nas unidades neonatais do mundo inteiro[15-17]. Não existem estudos que estabeleçam o nível ideal de hemoglobina para garantir o metabolismo celular adequado no prematuro doente[18].

Tal fato tem propiciado a existência de práticas heterogêneas em relação às indicações de transfusões nas unidades neonatais[19-21]. Nas últimas décadas, tem havido esforço crescente para reduzir o número de transfusões de glóbulos vermelhos em função dos riscos inerentes a esse procedimento[2,8,19,22-25]. Dessa forma, questiona-se qual dos critérios, o liberal ou o restritivo, traz mais benefícios em longo prazo[26-31]. Assim, estabelecer um equilíbrio adequado entre os efeitos benéficos e adversos das transfusões de hemácias em prematuros doentes tem sido um desafio para os pesquisadores.

ETIOPATOGENIA

Inúmeros fatores contribuem para o desenvolvimento da anemia no RN pré-termo, destacando-se pela sua importância clínica, a espoliação sanguínea, a deficiência da produção de eritropoietina e a deficiência de ferro.

Espoliação sanguínea

As primeiras duas semanas de vida correspondem ao período em que o RN pré-termo se encontra, em geral, internado em unidade de cuidados intensivos, apresentando-se clinicamente instável, com risco de hemorragias gástricas, pulmonares e peri-intraventricular, CIVD e com necessidade de suporte para a manutenção da vida. Em tais circunstâncias, é submetido a múltiplos procedimentos e inúmeros exames laboratoriais, o que provoca grande espoliação sanguínea. Em RN com peso corporal de 1.000 gramas, a coleta de 1mL de sangue corresponde à retirada de 60-70mL de sangue de um adulto. Dessa forma, dependendo da gravidade clínica do RN e das práticas de coleta de sangue adotadas na unidade neonatal, o volume de sangue espoliado durante a internação pode ser superior à sua própria volemia[32]. Em geral, quanto menor a idade gestacional e quanto maior a gravidade clínica, maior é o risco de sangramentos e maior a necessidade de exames laboratoriais, aumentando, assim, o risco de anemia por perdas sanguíneas e, consequentemente, a necessidade de transfusões de hemácias. A necessidade de transfusões de concentrado de glóbulos vermelhos está diretamente relacionada à quantidade de sangue retirada[8,23,24]. De acordo com Bifano e Curran[33], praticamente 100% dos RN com menos de 28 semanas de idade gestacional recebem pelo menos um concentrado de glóbulos vermelhos e cerca de 80% deles recebem múltiplas transfusões nas primeiras duas semanas de vida. Esses dados mostram a importância da espoliação sanguínea na etiopatogenia da anemia do prematuro doente, sobretudo nas primeiras semanas de vida.

Deficiência de eritropoietina

Controlada a fase crítica e à medida que ocorre a estabilização clínica, diminui a espoliação sanguínea e ocorre a fase de crescimento rápido. O ganho de peso corporal aumenta o volume sanguíneo, ocorrendo então a hemodiluição. Associado a esse fato, a menor vida média das hemácias do prematuro, que é ao redor de 35 a 50 dias[3], acentua a hemodiluição, levando à queda mais intensa da taxa de hemoglobina, atingindo valores de 7-8g/dL, que pode perdurar até 12 semanas em prematuros extremos. Esse grau de anemia deveria estimular a produção renal de eritropoietina, que é o principal hormônio que estimula a eritropoiese[34]. Entretanto, o prematuro apresenta deficiência de produção de eritropoietina que perdura até aproximadamente 40 semanas de idade pós-conceptual. A essa anemia se denomina anemia da prematuridade, que é tanto mais intensa e precoce quanto menor for a idade gestacional do RN, e decorre da incapacidade de o rim do prematuro produzir a eritropoietina diante de um estímulo de hipóxia tecidual.

Deficiência de ferro

Cerca de dois terços da reserva de ferro no feto ocorrem durante o terceiro trimestre da gestação, com transferência de 1,6-2mg/kg/dia de ferro, chegando ao termo com 75mg/kg de peso corporal de ferro. Cerca de 70-80% do ferro fetal se encontra nas hemácias, ligado à hemoglobina. O restante fica dividido entre as proteínas teciduais ligadas ao ferro, como os citocromos e as mioglobinas, e o ferro da reserva tecidual representada pela ferritina e hemossiderina[13].

Além da menor reserva, o RN pré-termo tem maior necessidade de ferro para compensar as perdas pela espoliação sanguínea ou para atender à demanda aumentada de ferro na fase de crescimento. Cada 2mL de sangue espoliado corresponde à perda de 1mg de ferro e a síntese de 1 grama de hemoglobina requer 3,5mg de ferro. Por essas razões, os RN pré-termo podem apresentar anemia ferropriva após 40 semanas de idade pós-conceptual, caso não seja mantida reserva adequada de ferro.

QUADRO CLÍNICO

As manifestações clínicas da anemia são inespecíficas e compreendem: taquicardia, taquipneia, apneia, desconforto respiratório, aparecimento de sopro cardíaco, hipoatividade, letargia, baixo ganho de peso, sucção débil, palidez cutaneomucosa. Segundo Wardrop et al. (1978)[35], os sinais clínicos de anemia aparecem quando a taxa de hemoglobina é menor que 10,5g/dL. As manifestações clínicas aparecem como mecanismo compensatório na tentativa de melhorar a oxigenação tecidual, aumentando o débito cardíaco. O aumento do débito cardíaco se dá pela elevação da frequência cardíaca e a alteração no padrão respiratório ocorre, provavelmente, em resposta à diminuição da liberação de oxigênio para os tecidos e para compensar a acidose láctica com alcalose respiratória. Entretanto, outros fatores podem aumentar a frequência cardíaca, tais como uso de metilxantinas, temperatura do ambiente, presença de dor e a própria doença de base, que devem ser levados em consideração antes de atribuir a taquicardia à anemia.

Alguns autores observaram ganho de peso em prematuros com taxas de hemoglobina abaixo de 7,5g/dL após transfusão de hemácias. Entretanto, outros trabalhos não mostraram diferença no ganho ponderal de prematuros transfundidos sistematicamente quando o valor de hemoglobina era menor que 10g/dL, comparados com RN transfundidos quando apresentavam sinais clínicos de anemia. Portanto, na presença de comprometimento do crescimento e do ganho de peso, devem ser afastadas outras possibilidades diagnósticas, como oferta calórica inadequada ou presença de infecções.

DIAGNÓSTICO ETIOLÓGICO

É importante estabelecer o diagnóstico etiológico da anemia para melhor abordagem terapêutica. O diagnóstico é feito com base na etiopatogenia da anemia, na história clínica e em alguns exames laboratoriais que estão resumidos no quadro 33.1.

Anemia por espoliação sanguínea

A anemia por espoliação sanguínea ocorre, em geral, nas primeiras duas semanas de vida, quando o prematuro se encontra internado em unidade de cuidados intensivos com necessidade de suporte respiratório e hemodinâmico e submetido a múltiplos exames laboratoriais. A ane-

Quadro 33.1 – Diagnóstico etiológico da anemia no RN pré-termo.

Etiologia	Espoliação	Deficiência de eritropoietina	Ferropriva
Idade	1-2 semanas de vida	3-12 semanas de vida, < 40 semanas pós-conceptual	Após 6 semanas de vida, > 40 semanas pós-conceptual
Condições clínicas	Instável UTI	Crescimento estável	Crescimento estável
I It, I Ib	↓	↓	↓
Reticulócitos	↓	< 100.000u/mm³	> 100.000 u/mm³
Reserva de ferro	Normal, ou ↓	Normal ou ↓ ou ↑	↓
Eritropoietina	↓	↓	Normal
Tipo de anemia	Normocrômica normocítica	Normocrômica normocítica	Hipocrômica microcítica

mia pode manifestar-se com desconforto respiratório, apneia, taquipneia, taquicardia, sopro cardíaco, palidez cutânea e hipotensão arterial.

Os exames laboratoriais mostram diminuição da taxa de hemoglobina e de hematócrito. Os reticulócitos encontram-se, em geral, diminuídos porque, nessa fase, o prematuro ainda não apresenta eritropoiese efetiva devido à produção inadequada de eritropoietina.

Anemia da prematuridade

Ocorre por deficiência de eritropoietina e aparece entre a 3ª e a 12ª semanas de vida, antes de 40 semanas de idade pós-conceptual, ou seja, durante o período de estabilidade clínica em que ocorre o crescimento rápido do prematuro, com aumento da volemia e hemodiluição[36].

Nos exames subsidiários, além da diminuição do hematócrito e da taxa de hemoglobina, observa-se diminuição de reticulócitos, geralmente abaixo de 100.000 unidades/mm³ (inferior a 2%). A taxa de eritropoietina sérica encontra-se diminuída, incompatível com o grau de anemia. A forma, o tamanho e a intensidade de coloração das hemácias são normais.

A quantidade de ferro não guarda nenhuma relação com a anemia da prematuridade. Na anemia da prematuridade, a reserva de ferro pode estar normal, aumentada ou diminuída e a administração do ferro, mesmo em doses terapêuticas, não corrige a anemia por deficiência de eritropoietina.

Anemia ferropriva

No RN pré-termo, a deficiência de ferro pode ocorrer já ao nascimento, mas a anemia ferropriva ocorre somente após 40 semanas de idade pós-conceptual, quando os rins iniciam a produção de eritropoietina e ocorre estímulo para a eritropoiese (Quadro 33.1). Na anemia ferropriva, os exames laboratoriais são compatíveis com anemia hipocrômica microcítica, com diminuição da taxa de hemoglobina e do hematócrito, de reticulócitos e das reservas de ferro.

Os parâmetros que refletem a quantidade de ferro no organismo são a ferritina sérica, a transferrina, a saturação de transferrina e o receptor de transferrina. A ferritina sérica é o teste mais importante para avaliação da reserva de ferro na prática clínica, está diminuída nos estados de carência de ferro, mas também pode apresentar alteração nos quadros de deficiência de vitamina C e no hipotireoidismo. A transferrina elevada (maior que 400µg/L) e a saturação de transferrina diminuída também sugerem diminuição de ferro no organismo, mas podem refletir a influência de outros fatores que não a ferritina. Segundo a Organização Mundial da Saúde, considera-se deficiência de ferro em crianças abaixo de 5 anos de idade quando os valores de ferritina sérica são inferiores a 12mg/L e, quando a proteína C for superior a 1mg/L, considera-se valor de corte de ferritina de 30mg/L para definir a deficiência de ferro. Saturação de transferrina inferior a 16% é considerada baixa disponibilidade de ferro para a síntese de hemoglobina[37].

Os receptores solúveis de transferrina estão aumentados na deficiência de ferro para garantir maior captação de ferro para a eritropoiese. Esse teste é um método sensível para a análise da reserva de ferro com pouca interferência de processos inflamatórios, mas é um método oneroso e pouco utilizado na prática clínica.

Em estágios mais avançados de deficiência de ferro pode ocorrer a anemia hipocrômica microcítica com aumento da zinco-protoporfirina eritrocitária acima de 3mg/g de hemoglobina, refletindo produção diminuída de hemoglobina, diminuição do ferro sérico (menor que 30mg/dL, diminuição de reticulócitos, hematócrito e hemoglobina com hemácias com volume corpuscular médio diminuído (VCM < 70-80fL) e algum grau de anisocitose, com amplitude de distribuição dos eritrócitos aumentada (RDW > 17,0%)[13]. Valores muito elevados de zinco-protoporfirina eritrocitária podem indicar intoxicação por chumbo, fato que pode ocorrer, com mais frequência, na deficiência de ferro porque, nessas situações, maior quantidade de chumbo pode ser absorvida no trato gastrintestinal. A avaliação bioquímica e hematológica completa pode auxiliar no diagnóstico diferencial de outras formas de anemia, entretanto, no RN prematuro, em que a espoliação sanguínea é um fator limitante, na prática clínica, recomenda-se a avaliação do hematócrito, porcentagem e número de reticulócitos, nível de ferritina sérica e, se possível, a saturação de transferrina, dispensando-se os outros exames para minimizar a espoliação sanguínea.

O diagnóstico diferencial de anemia hipocrômica microcítica também deve ser feito entre anemia ferropriva, talassemia, infecções, processos inflamatórios, doenças hepáticas ou malignas e outras deficiências nutricionais. A anemia ferropriva é a única entidade com anemia hipocrômica microcítica com deficiência de ferro. Assim, quando os exames laboratoriais indiretos mostram deficiência de ferro e não há outras condições clínicas associadas (como processos inflamatórios), que podem falsear os resultados da avaliação da reserva de ferro, faz-se o diagnóstico de anemia ferropriva. Quando há processos inflamatórios ou infecciosos associados, pode-se utilizar o teste terapêutico, administrando ferro e verificando a resposta. Se houver aumento de reticulócitos e correção de anemia, trata-se de anemia ferropriva.

PREVENÇÃO E TRATAMENTO DA ANEMIA NO PREMATURO

É importante planejar a assistência ao RN pré-termo desde o nascimento para prevenir a anemia e diminuir a necessidade de transfusões de hemácias. Nesse sentido, a medida mais efetiva é reduzir a espoliação sanguínea. Além disso, outras medidas já comprovadas, como realizar clampeamento tardio de funículo umbilical, utilizar critérios restritivos de indicações de transfusões de eritrócitos, minimizar a exposição a doadores de sangue e monitorizar e garantir a reserva adequada de ferro constituem indicadores de boa prática médica na assistência ao RN com anemia (Quadros 33.2 e 33.3).

Clampeamento tardio de funículo umbilical

O clampeamento tardio de funículo umbilical em prematuros que não necessitam de reanimação na sala de parto pode contribuir para diminuir a necessidade de transfusões de hemácias. Metanálise com 10 estudos randomizados com 454 RN pré-termo, comparando clampeamento precoce (20 segundos) e tardio (mais de 30 segundos), mostrou que no grupo com clampeamento tardio a porcentagem de prematuros transfundidos foi duas vezes menor que no tardio. Além disso, os prematuros com clampeamento tardio tiveram 90% menos hemorragia peri-intraventricular[38].

Quadro 33.2 – Medidas gerais para o controle da anemia no RN pré--termo.

Realizar clampeamento tardio de funículo umbilical, sempre que possível
Reduzir a espoliação sanguínea (medida mais efetiva)
Garantir a reserva adequada de ferro
Utilizar critérios restritivos e definidos para transfusões de hemácias
Minimizar a exposição a múltiplos doadores

Quadro 33.3 – Medidas para reduzir a espoliação sanguínea em RN pré-termo.

Medidas para diminuir necessidade de exames laboratoriais
  Monitorização não invasiva
  Utilizar, o máximo possível, o oxímetro de pulso para diminuir as coletas de gasometria

Indicação criteriosa de exames subsidiários
  Não solicitar exames desnecessários

Coleta adequada de sangue para exames subsidiários
  Colher apenas o volume necessário para a realização do exame
  Usar frascos pediátricos
  Não usar seringa para coleta de sangue em veia periférica
  Antes da coleta de sangue em cateter, preparar previamente o material necessário para a coleta para não perder nenhuma gota de sangue
  Ao coletar sangue do cateter, lavá-lo e devolver o volume retirado para lavagem do cateter, em condições assépticas

Hemostasia adequada
  Após coleta do sangue em veia periférica ou capilar, pressionar o local de punção com algodão com álcool até a hemostasia completa (por 3 minutos ou mais, se necessário)

Reduzir a espoliação sanguínea

Para diminuir a espoliação sanguínea, podem ser adotadas as seguintes medidas (Quadro 33.3):

- Utilização de técnicas de monitorização não invasiva – o uso de oxímetros de pulso, monitores transcutâneos de gás carbônico ou capnógrafos pode reduzir a espoliação sanguínea, pois cerca de 40% dos exames colhidos nas unidades de cuidados intensivos neonatais são para análise de gases arteriais e eletrólitos.
- Indicação criteriosa de exames subsidiários – evitar os pedidos de exames desnecessários, cujos resultados têm pouco valor na assistência ao paciente.
- Utilização de microtécnica para análises laboratoriais – todo esforço deve ser feito para desenvolver a microtécnica para a assistência ao recém-nascido. A diferença na quantidade de sangue para a realização de análises convencionais e microtécnicas é muito grande. Os estudos mostram que a microtécnica pode reduzir em 35 a 50% o volume de sangue necessário para a realização de exames e alguns métodos chegam a utilizar apenas uma fração de 1/60 do volume utilizado em técnicas tradicionais.
- Prevenção do desperdício de sangue – o desperdício de sangue pode ocorrer em várias situações, tais como

a coleta de sangue em frascos grandes ou em frascos sem linha demarcatória da quantidade a ser colhida. A punção vascular com agulha e seringa pode provocar a formação de bolhas no interior da seringa, o que impede a visualização da quantidade de sangue coletada e induz à retirada de maior quantidade de sangue, devendo-se dar preferência à punção com agulha e coleta do sangue diretamente no tubo. A presença de cateter umbilical pode aumentar o desperdício porque facilita a coleta, induzindo à retirada de maior quantidade de sangue, além disso, quando se despreza a amostra de sangue retirada para lavar o cateter, a perda pode ser maior. Também pode haver grande desperdício de sangue quando se colhe maior volume de sangue que o solicitado pelo laboratório. O extravio de material colhido para exames laboratoriais representa necessidade de nova coleta, aumentando a espoliação. A hemostasia inadequada após punção vascular, deixando o sangue "babando" debaixo do algodão ou no lençol, pode aumentar a perda sanguínea em 10 a 30%.

Adoção de critérios restritivos para indicar transfusões de hemácias

A administração de concentrado de hemácias de adulto com menor afinidade pelo oxigênio que a hemoglobina fetal inibe a produção de hemoglobina pela criança e aumenta o risco de anemia. Além disso, as transfusões de hemácias podem aumentar a transmissão de agentes infecciosos como HIV, vírus das hepatites B e C e citomegalovírus e bactérias[39,40]. Também podem ocorrer outras complicações, como sobrecarga hemodinâmica, hipotermia, síndrome de desconforto respiratório relacionada à transfusão sanguínea[41], reação enxerto-hospedeiro[42], além de imunomodulação[43].

A lesão pulmonar decorrente da transfusão sanguínea é caracterizada por comprometimento intersticial e quadro de insuficiência respiratória, que ocorre entre 1 e 8 horas após a transfusão de glóbulos vermelhos, plaquetas, plasma e granulócitos. Essas reações parecem ser causadas por transfusão de anticorpos antigranulócitos que, reagindo com os neutrófilos dos receptores, causam liberação de substâncias biologicamente ativas, desencadeando ativação de complemento, ativação das plaquetas, endotoxinas, citocinas, prostaglandinas e leucotrienos com reação inflamatória nos pulmões.

A reação enxerto-hospedeiro ocorre quando os linfócitos do doador reagem contra as células do hospedeiro. Essa reação ocorre mais frequentemente em RN com deficiência imunológica, em RN de muito baixo peso, nos submetidos à exsanguineotransfusão ou transfusão intrauterina ou quando o doador e o receptor apresentam em comum alguns antígenos de histocompatibilidade, como ocorre entre a mãe e seu RN ou com parentes

de primeiro grau. O quadro clínico aparece em geral em torno de 10 a 12 dias após a transfusão e caracteriza-se por eritema maculopapular, febre, tosse, diarreia, e vômitos. Podem ocorrer alterações da função hepática, depressão da medula óssea com pancitopenia, infecções bacterianas e virais graves, distúrbios hidroeletrolíticos, insuficiência respiratória e choque. O diagnóstico no RN é difícil, podendo ser confundido com a doença de base. O prognóstico é reservado e apresenta alta mortalidade. Para evitar a ocorrência de reações enxerto-hospedeiro, a Agência Nacional de Vigilância Epidemiológica (ANVISA, 2004)[44] preconiza a irradiação de hemocomponentes celulares a ser transfundidos em RN com peso ao nascer inferior a 1.200 gramas.

As transfusões sanguíneas também podem estar associadas à imunomodulação[45]. Opelz e Terasaki[45], em estudo prospectivo com 1.360 transplantes renais, observaram forte correlação entre maior número de transfusões e maior sobrevida dos transplantes. Desde então, inúmeros estudos clínicos e experimentais têm confirmado essa associação. Ainda em relação às transfusões, existe a possibilidade de que estejam relacionadas à recorrência de tumores. Os dados clínicos e laboratoriais indicam que as transfusões podem estar associadas à alteração na imunidade celular, particularmente a imunidade mediada por células T e *natural killer*. Embora o mecanismo envolvido nesse fenômeno não seja bem conhecido, parece haver envolvimento dos leucócitos do doador. No período neonatal, também foram observadas modificações nos marcadores imunológicos, com efeitos supressores e estimuladores sobre os linfócitos.

Estudos recentes mostraram associação entre transfusões de hemácias e ocorrência de enterocolite necrosante e hemorragia peri-intraventricular[46-53]. Metanálise com 12 estudos retrospectivos mostrou que prematuros que receberam transfusões de hemácias durante sua internação na unidade neonatal apresentaram risco duas vezes maior de desenvolver enterocolite até 48 horas após as transfusões[54]. Os estudos existentes sugerem que cerca de 25% das enterocolites que ocorrem em RN prematuros estejam associadas às transfusões de hemácias[55,56]. Entretanto, a maioria dos estudos tem delineamento retrospectivo, não sendo possível atribuir uma relação de causa-efeito entre transfusões de hemácias e enterocolite necrosante, mostrando a necessidade de estudos prospectivos.

Em relação à hemorragia peri-intraventricular, em um estudo com 417 prematuros com hemorragia peri-intraventricular grau 1, em 46 deles houve extensão da hemorragia para graus moderado e grave após transfusões de hemácias. Nesse estudo, o risco de desenvolver hemorragia grave foi maior em prematuros que receberam transfusões de hemácias (OR: 2,92; IC 95%: 2,19 a 3,90) e em prematuros com menor idade gestacional

(OR: 0,95; IC 95%: 0,92 a 0,98)[48]. Outro estudo com 2.716 prematuros de muito baixo peso avaliados no período de 2004 a 2012 mostrou que, após a adoção de critérios mais restritivos de indicações de transfusões de hemácias em 2009 nas unidades neonatais estudadas, houve redução da porcentagem de prematuros transfundidos na primeira semana de vida (58% em 2004 e 25% em 2012) e, concomitantemente, da porcentagem de prematuros com hemorragia peri-intraventricular (17 e 8%). No período do estudo, a incidência de hemorragia ventricular graus 3 e 4 foi de 27% entre os que receberam transfusões na primeira semana de vida e de 2% entre os não transfundidos. Além disso, o risco de desenvolver hemorragia graus 3 e 4 foi 5,2 (IC 95%: 4,4 a 6,2) vezes maior nos prematuros transfundidos, comparados aos não transfundidos[55]. Da mesma forma que na enterocolite, os estudos existentes não permitem estabelecer relação de causa e efeito devido ao delineamento retrospectivo dos estudos, havendo necessidade de estudos prospectivos.

Dessa forma, a adoção de critérios restritivos para indicação de transfusões de hemácias pode reduzir de maneira significativa o número de transfusões e pode trazer algum benefício para diminuir os efeitos adversos das transfusões, embora não se saiba qual seria o protocolo ideal.

Na prática clínica, as indicações de concentrado de glóbulos vermelhos são baseadas nas condições clínicas do RN e no valor do hematócrito ou taxa de hemoglobina, havendo pequenas variações de acordo com os diversos serviços. Na Disciplina de Pediatria Neonatal da Universidade Federal de São Paulo, são utilizadas indicações restritas de transfusões de hemácias[24], no volume de 15mL/kg, com base nas condições clínicas do RN e de acordo com os valores de hematócrito apresentados no quadro 33.4.

Redução da exposição a doadores de sangue

Um dos procedimentos adotados para diminuir a exposição de RN a doadores de sangue é a aliquotagem de unidades de concentrado de hemácias[57-60].

Esse sistema possibilita que uma unidade de 300mL de concentrado de glóbulos vermelhos seja transfundida em pequenas alíquotas, dentro do prazo de validade da bolsa, para um ou dois RN de muito baixo peso, visto que o volume médio de uma transfusão destinada ao prematuro é, em geral, pequeno e o intervalo entre duas transfusões não costuma ser muito grande[57-60].

Em nosso meio, Cunha et al.[60], empregando um sistema de aliquotagem por meio de um dispositivo de conexão estéril, mostraram que os RN pré-termo de muito baixo peso transfundidos com hemácias preservadas em CPDA-1 por até 28 dias apresentaram redução de 70% na exposição a doadores, comparados a prematuros trans-

Quadro 33.4 – Indicações de transfusões de concentrado de hemácias.

Hematócrito < 40% ou Hb < 13g/dL
Cardiopatia congênita cianótica
Choque hipovolêmico refratário à expansão de volume
ICC refratário a drogas
Hematócrito < 35% ou Hb < 12g/dL
IMV, MAP > 8cmH$_2$O
ICC ou choque
Necessidade de transporte em RN ventilado
Cirurgias de grande porte
Hematócrito < 30% ou Hb < 10g/dL
IMV, MAP ≤ 8cmH$_2$O
Halo ou CPAP com FiO$_2$ > 0,35
Cirurgias de pequeno/médio porte
Hematócrito < 25% ou Hb < 8g/dL
Halo ou CPAP FiO$_2$ ≤ 0,35
Mais de 6 episódios de apneia em 12 horas ou 2 em 24 horas com necessidade balão e máscara, sem causa aparente
FC > 180bpm ou FR > 80rpm por 24 horas sem causa aparente
Ganho de peso < 10g/dia por 4 dias, com oferta calórica ≥ 100kcal/kg/dia
Hematócrito < 20% ou Hb < 7g/dL
Assintomático com reticulócitos < 100.000u/mm³ ou < 2%.

fundidos com hemácias preservadas por no máximo três dias. Nesse estudo, a média de transfusões por RN transfundido foi semelhante em ambos os grupos (4,4 ± 4,0 versus 4,2 ± 3,1; p = 0,904). Entretanto, cada RN transfundido com hemácias preservadas por até 28 dias foi exposto em média a 1,5 ± 0,8 doador (variação: 1 a 4), enquanto no grupo tradicional cada RN foi exposto a 4,3 ± 3,4 doadores (variação: 1 a 13); p < 0,001.

Outro procedimento utilizado para reduzir a exposição de prematuros a doadores de sangue é o armazenamento das hemácias em uma série de quatro pequenas bolsas acessórias, interligadas e acopladas a uma bolsa-mãe de 300mL. Esse sistema permite reservar esse conjunto de bolsas para um determinado prematuro e, no momento em que ocorrer indicação de transfusão, destacar uma das bolsas, preservando as demais para futuras transfusões no mesmo recém-nascido. Uezima et al.[61] compararam a eficácia das bolsas de transferência pediátrica para reduzir a exposição a doadores de sangue em prematuros com peso ao nascer < 1.000g e prematuros com peso de 1.000-15.000g. Nesse estudo, foram incluídos 30 prematuros com extremo baixo peso e 48 com peso entre 1.000 e 1.500g no grupo 2. A porcentagem de prematuros que receberam mais de uma transfusão de hemácias (89,5 versus 10,5%), a mediana do número de transfusões (3 versus 1) e de doadores (2 versus 1) foi maior no prematuro extremo, comparado aos de maior peso ao nascer (p < 0,001). Entre aqueles que receberam transfusões múltiplas, houve redução de 50% de exposição a doadores em 14 (82,4%) prematuros extremo e 1 (50%) prematuro com peso entre 1.000 e 1.500g, mostrando maior benéfico do método para prematuros extremos.

A preservação das hemácias durante 28 dias leva a aumento na concentração de potássio na bolsa do concentrado, o que poderia levar a quadro de hiperpotassemia no RN transfundido. Por essa razão, ao utilizar hemácias preservadas durante até 28 dias em CPDA-1, deve-se tomar o cuidado de prescrever volumes pequenos (15mL/kg) e infundir esse volume, em 4 horas, na velocidade de 4mL/kg/h para evitar a hiperpotassemia.

Uso de eritropoietina recombinante

A anemia da prematuridade caracteriza-se pela produção inadequada de eritropoietina, razão pela qual se julgou que a administração desse hormônio corrigiria a anemia. Desde os primeiros estudos com o uso de eritropoietina humana recombinante em 1990, foram avaliados vários protocolos com variações em relação a dose, via e intervalo de administração, data de início e duração da terapia. O uso de eritropoietina provoca aumento no número de reticulócitos e na taxa de hemoglobina. Entretanto, o efeito da eritropoietina recombinante sobre a redução do número de transfusões de hemácias é inconstante e pouco significativo do ponto de vista clínico. Em metanálise sobre o uso de eritropoietina, Vamvakas e Strauss[9], analisando os trabalhos prospectivos e controlados, selecionaram para avaliação 21 trabalhos publicados em língua inglesa de 1990 a 1999. Dos 21 estudos, 17 foram analisados em relação ao número e ao volume de transfusões de hemácias, sendo observada redução de transfusão em apenas 8 (47%) estudos. Em relação ao volume transfundido, os referidos autores encontraram, em apenas quatro estudos, redução de 11mL/kg no volume transfundido no grupo tratado com a droga.

A metanálise realizada por Obladen e Maier[5], englobando oito estudos randomizados e controlados com o uso de eritropoietina, mostrou redução global de 19% no número de transfusões de hemácias. Essa redução foi bastante variável entre os trabalhos analisados e a eficácia da eritropoietina foi menor nos grupos com menor peso ao nascer ou maior gravidade clínica. A eficácia do tratamento com o hormônio estimulante da eritropoiese parece funcionar melhor quando aplicado em RN com peso de nascimento superior a 1.000g, clinicamente estáveis e com menos de 30mL/kg de espoliação sanguínea.

Outro possível efeito da eritropoietina seria a lesão oxidativa, devido à administração concomitante de eritropoietina e ferro, levando a maior risco de retinopatia da prematuridade[10,62]. Ainda pode existir algum efeito sistêmico não conhecido, já que múltiplos tecidos possuem condições genéticas e metabólicas de produzir e ter receptores de eritropoietina[63].

Metanálise[64] avaliou o uso de eritropoietina na redução da necessidade de transfusões de hemácias em prematuros. Foram analisados 27 estudos com 2.209 crianças. Nessa análise, o uso de eritropoietina antes de oito dias de vida reduziu a necessidade de transfusões de hemácias em 21% (IC 95%: 15-27%), reduziu o número de transfusões/criança em 0,27 (IC 95%: 0,12 a 0,42), sendo necessário tratar 7 prematuros (IC 95%: 6-10) para ter uma criança sem transfusão. Nesse estudo, houve aumento não significante de retinopatia da prematuridade (ROP) grau 3, mas, quando foram analisados todos os estudos com uso de eritropoietina independente da idade na sua administração, verificou-se aumento significante de ROP grau 3 (RR 1,48; IC 95%: 1,02 a 2,13), com uma criança com ROP grau 3 a cada 33 crianças tratadas (IC 95%: 17 a infinito). Assim, os autores desse estudo concluíram que, devido ao benefício reduzido do uso da eritropoietina precoce e da possibilidade de desenvolver ROP grau 3, essa terapêutica não é recomendada.

Em relação ao uso tardio da eritropoietina (depois de oito dias de vida), outra metanálise[65] analisou 20 estudos com 1.142 prematuros que mostrou redução significante da necessidade de transfusões de 29% (IC 95%: 21-36%), com redução de 0,22 (IC 95%: 0,06-0,38) transfusão/prematuro, sendo necessário tratar 6 crianças (IC 95%: 5-8) para uma criança não precisar de transfusão. Os autores dessa metanálise concluíram que o uso de eritropoietina após oito dias de vida apresenta pouco beneficio na redução da necessidade de transfusões de hemácias em prematuros.

Um novo estimulador da eritropoiese, a darbepoietina alfa, tem sido estudada em prematuros para reduzir a necessidade de transfusões. Um estudo randomizado, controlado e cego[12] com o uso de darbepoietina alfa (10µg/kg, 1 vez por semana, por via intravenosa), eritropoietina (400U/kg, 3 vezes/semana, por via subcutânea) e placebo aplicados até 35 semanas em prematuros de 500-1.250g ao nascer mostrou menor número de transfusões nos grupos darbepoietina (1,2 ± 2,4) e eritropoietina (1,2 ± 1,6), comparados ao grupo placebo (2,4 ± 2,9). Nesse estudo, a contagem de reticulócitos e o hematócrito foram maiores no decorrer do estudo, comparados ao grupo placebo. A morbidade neonatal, incluindo a retinopatia da prematuridade, foi semelhante nos três grupos. A avaliação do desenvolvimento cognitivo pelas escalas Bayley III, com 12-22 meses de idade após ajuste para sexo, mostrou maior escore cognitivo no grupo tratado com darbepoietina alfa (96,2 ± 7,3) e no grupo eritropoietina (97,9 ± 14,3), comparado ao grupo placebo (88,7 ± 13,5; p = 0,01). Nenhuma criança tratada apresentou paralisia cerebral, enquanto 5 crianças com paralisia cerebral foram encontradas no grupo placebo (p < 0,001). Não foram observadas diferenças em relação às alterações visuais e auditivas entre os grupos[66].

Apesar dos resultados promissores, não existe ainda recomendação do uso de darbepoietina alfa de forma rotineira, sendo necessários mais estudos randomizados e avaliação dos efeitos dessa droga em longo prazo[67].

Em conclusão, os estudos sugerem que a redução da espoliação sanguínea e o uso de critérios restritivos de indicações de transfusões de hemácias em RN de muito baixo peso são medidas mais eficazes para o controle da anemia no prematuro[2,8,19,23,24].

Monitorização e manutenção da reserva de ferro

A manutenção da reserva de ferro é fundamental no RN pré-termo. Ao nascimento, a reserva tende a ser baixa nesse grupo de RN, sendo necessária a suplementação de ferro para garantir a eritropoiese que ocorre após o período da "anemia da prematuridade". A necessidade de ferro no primeiro ano de vida depende do peso de nascimento, da taxa de hemoglobina ao nascimento, da taxa de crescimento e da quantidade de sangue retirado para testes laboratoriais. Alguns pesquisadores consideram que a suplementação de ferro é necessária em RN prematuros em aleitamento materno e também naqueles alimentados com fórmulas lácteas. A necessidade de suplementação de ferro em crianças em aleitamento materno se justifica pela baixa concentração de ferro no leite humano. Tal concentração diminui de cerca de 1mg/L para menos de 0,5mg/L durante os primeiros seis meses de lactação, decrescendo ainda mais se a lactação se prolonga. No leite de mãe de prematuros, a quantidade de ferro pode ser ainda menor, agravando a deficiência de ferro nesse grupo de pacientes. Embora a absorção do ferro do leite materno humano seja melhor que o da fórmula láctea infantil, o aleitamento materno exclusivo fornece apenas 0,035mg/kg/dia de ferro, considerando uma oferta diária de 150mL/kg e retenção de 50% do ferro ingerido. Assim, o prematuro no primeiro mês de vida com aleitamento materno sem suplementação de ferro não recebe a mesma quantidade desse metal que receberia intraútero. Dessa forma, a reserva de ferro, em prematuros em aleitamento materno exclusivo sem suplementação, diminui a partir de 1 a 4 meses de idade, e aos 6 meses de idade 86% dos prematuros apresentam anemia ferropriva. A Academia Americana de Pediatria[68] recomenda a suplementação de ferro em prematuros em aleitamento materno exclusivo com 2-4mg/kg/dia, até o máximo de 15mg/dia, a partir de 1 mês de idade e até completar 1 ano de vida.

Em prematuros alimentados com fórmula láctea, a necessidade de suplementação depende da quantidade de ferro existente nas diversas formulações. Fórmulas contendo 14,6mg/dL de ferro fornecem 2,2mg/kg/dia de ferro elementar se a aceitação por via oral for de 150mL/kg/dia e fórmulas com 2-3mg/L de ferro fornecem apenas 0,3-0,45mg/kg/dia. Cerca de 14% de RN com peso ao nascer inferior a 1.800g alimentados com fórmula contendo 5-9mg/L de ferro podem desenvolver deficiência de ferro entre 4 a 8 meses de idade. Segundo Hall et al.[69], prematuros com peso ao nascer inferior a 1.800g necessitam de fórmulas lácteas com pelo menos 15mg/L. Considerando que a retenção de ferro no aleitamento artificial é inferior a 35%, sendo tanto menor quanto maior a concentração do ferro na fórmula, é possível que prematuros com peso ao nascer inferior a 1.800g necessitem de suplementação adicional de ferro, além do ferro contido na fórmula láctea.

Em RN submetidos a múltiplas transfusões, apesar do nível mais elevado de ferritina sérica, a suplementação de ferro também é recomendada nesse grupo de pacientes. A absorção intestinal de ferro não é influenciada pelo número de transfusões sanguíneas e a mobilização de ferro a partir de reservas hepática e esplênica está inibida quando o nível de ferritina está elevado, sendo fundamental manter nível alto de saturação de transferrina (acima de 16%) para que ocorra a síntese de hemoglobina. Assim, a suplementação facilitaria a biodisponibilidade do ferro, que seria incorporado preferencialmente na hemoglobina.

Na prática clínica, o início da suplementação de ferro em RN pré-termo tem variado, de acordo com a rotina de diversos serviços, entre 15 dias e 2 meses de idade, com tendência da maioria dos pesquisadores de adotar entre 15 dias e 1 mês de idade.

Ainda não estão bem definidos na literatura os riscos e os benefícios da introdução precoce ou tardia de ferro profilático para prematuros[70]. Alguns estudos[71-73] mostraram a vantagem de início precoce da suplementação a partir de 15 dias, comparados com início com 1 ou 2 meses de idade, com maior reserva de ferro, menor número de transfusões e melhor desenvolvimento cognitivo nos prematuros suplementados a partir de 15 dias de vida. Entretanto, ainda são necessários mais estudos para determinar a melhor idade para o início da suplementação de ferro. Por outro lado, o estudo randomizado de Sankar et al.[74] com prematuros de muito baixo peso suplementados com ferro de 3-4mg/kg/dia precocemente (14 dias) ou após 60 dias não mostrou diferença entre os dois grupos em relação à ferritina sérica (50,8 *versus* 45,3μg/L) e hematócrito (32,5 ± 5,3 *versus* 30,8 ± 6,3%) com 60 dias de vida. Também não foram observadas diferenças na incidência de enterocolite necrosante, leucomalacia periventricular, retinopatia da prematuridade e doença pulmonar crônica, bem como na necessidade de transfusões de hemácias.

Um estudo randomizado[14] comparou dois grupos de prematuros com peso ao nascer de 1.000-1.500g que estavam recebendo dieta enteral de pelo menos 100mL/kg/dia. Um grupo (n = 46) recebeu 2mg/kg/dia de ferro a partir de duas semanas de vida e outro grupo (n = 47) foi suplementado a partir de 6 semanas de vida. Nesse estudo, o grupo suplementado mais precocemente apresentou, com 12 semanas de vida, maior nível de ferritina sérica (82 ± 5 *versus* 63 ± 3ng/mL), maior taxa de hemoglobina (10,1 ± 0,4 *versus* 9,2 ± 0,4g/dL) e maior volume corpuscular médio (31,0 ± 0,5 *versus* 29,1 ± 0,5g/dL), comparado ao grupo suplementado com 6 semanas de vida. A incidência de enterocolite necrosante, leucomalacia periventricular, retinopatia da prematuridade e necessidade de transfusões foi semelhante nos dois grupos. Assim, pode-se dizer que a suplementação precoce de ferro em prematuros, desde que estejam estáveis do ponto de vista clínico e recebendo dieta enteral de pelo menos 100mL/kg parece não aumentar a morbidade neonatal, mas os benefícios em longo prazo dessa prática não estão definidos.

Com relação à dose a ser suplementada, há uma variação de 2-4mg/kg/dia de ferro. Com base nos estudos de Lundstrom et al.[75], têm-se utilizado doses diferenciadas de ferro de acordo com o peso ao nascer (Quadro 33.5)[36]. Para RN com peso de nascimento inferior a 1.000g, preconiza-se dose de ferro de 4mg/kg/dia, de 1.000 a 1.499g, dose de 3mg/kg/dia e de 1.500 a 2.500g a dose de 2mg/kg/dia. Embora a maioria dos pesquisadores recomende a suplementação de ferro em prematuros até 1 ano de idade, é possível que em países em desenvolvimento haja necessidade de suplementação de ferro por maior período. Para averiguar tal necessidade, é importante avaliar a reserva de ferro periodicamente. Assim, além da suplementação profilática de ferro, deve-se monitorizar a reserva de ferro no prematuro com dosagem de ferritina sérica que pode ser realizada quando o paciente estiver com aproximadamente 40 semanas de idade pós--conceptual. Dosagens muito precoces podem revelar valores baixos de ferritina que poderiam ser corrigidos apenas com doses profiláticas de ferro, sem necessidade de aumentar a dose, além de espoliar desnecessariamente a criança. Um erro comum diante de um prematuro com anemia e taxa de ferritina baixa é considerar a anemia ferropriva e aumentar a dose de ferro, sem avaliar a possibilidade de anemia da prematuridade. Se o nível de reticulócitos estiver abaixo de 100.000u/mm^3 e a idade gestacional corrigida for inferior a 40 semanas, significa que a criança pode estar com anemia da prematuridade.

Quadro 33.5 – Dose preconizada de ferro a partir de 28 dias de vida[36].

Peso ao nascer	Dose de ferro elementar
< 1.000 gramas	4mg/kg/dia
1.000-1.500 gramas	3mg/kg/dia
500-2 500 gramas	2mg/kg/dia

Nesse caso, a administração de ferro em doses maiores pode aumentar a reserva de ferro, mas não irá corrigir a anemia, pois o RN ainda não apresenta capacidade de produzir eritropoietina e, portanto, de iniciar a eritropoiese. Dessa forma, dosagens de ferritina, saturação de transferrina, hematócrito e reticulócitos em torno de 40 semanas de idade pós-conceptual permitem verificar se a reserva de ferro está adequada e se o paciente está apto para reiniciar a eritropoiese. O ideal é manter a ferritina sérica acima de 50µg/L e a saturação de transferrina acima de 16%. As outras avaliações podem ser realizadas antes da alta hospitalar e depois com 6 meses e 1 ano de idade de idade e depois a cada seis meses até 2 anos de idade e anualmente até 5 anos de idade. A frequência das avaliações depende da reserva de ferro no momento da alta hospitalar, do tipo de aleitamento, do número de transfusões de hemácias e se recebeu tratamento com eritropoietina humana recombinante durante a internação (Quadro 33.6).

Quadro 33.6 – Monitorização e manutenção da reserva de ferro.

Iniciar ferro profilático com 28 dias de vida até e anos de idade, por via oral, de acordo com o peso ao nascer
Dosar ferritina sérica com 40 semanas de idade corrigida e, se necessário, ajustar a dose do ferro
Manter níveis de ferritina sérica entre 50µ/L e 200µ/L e saturação de transferrina acima de 16%

Se o diagnóstico de anemia ferropriva for confirmado, pode-se administrar sulfato ferroso, por via oral, na dose de 6mg/kg/dia de ferro elementar durante três a quatro meses, período aproximado para o tratamento da anemia e reposição da reserva de ferro. Com o início do tratamento, a resposta esperada é que ocorra reticulocitose em três a cinco dias e aumento de hematócrito em duas semanas. A normalização da taxa de hemoglobina ocorre em geral em seis semanas. Após tratamento, a suplementação profilática de ferro deve ser mantida por pelo menos um ano.

Quando se realiza a prevenção da deficiência de ferro no prematuro de forma adequada, raramente há necessidade de transfusões de glóbulos vermelhos na anemia ferropriva. Em geral, tais indicações ocorrem por anemia decorrente da espoliação sanguínea e/ou por deficiência de produção de eritropoietina.

CONSIDERAÇÕES FINAIS

Na assistência ao RN pré-termo, é importante adotar todas as medidas para prevenir a anemia e diminuir a necessidade de transfusões de hemácias. Vale salientar que, nas primeiras semanas de vida do prematuro, as medidas mais efetivas no controle da anemia consistem na redução da espoliação sanguínea e na utilização de critérios restritivos para a indicação de transfusões de eritrócitos. Além dessas medidas, a manutenção da reserva de ferro e a oferta adequada de nutrientes, não só em termos de oferta calórica, mas também em relação à composição da dieta, sobretudo de proteínas e oligoelementos, são fundamentais na prevenção e controle da anemia nessa faixa etária.

REFERÊNCIAS

1. Obladen M, Sachsenweger M, Stahnke M. Blood sampling in very low birthweight infants receiving different levels of intensive care. Eur J Pediatr. 1988;147(4):399-404.

2. Madsen LP, Rasmussen MK, Bjerregaard LL, NØhr SB, Ebbesen F. Impact of blood sampling in very preterm infants. Scand J Clin Lab Invest. 2000;60(2):125-32.

3. Pearson HA. Life span of the fetal red blood cell. J Pediatr. 1967;70(2):166-71.

4. Oski FA.The erythrocyte and its disorders. In: Nathan DG, Oski FA. Hematology on infancy and childhood. 3rd ed. Philadelphia: Saunders; 1987.p.16-44.

5. Obladen M, Maier RF. Recombinant erythropoietin for prevention of anemia in preterm infants. J Perinat Med. 1995;23(1-2):119-26.

6. Strauss RG. Controversies in the management of anemia of prematurity using single-donor red blood cell transfusions and/or recombinant human erythropoietin. Transf Med Rev. 2006;20(1):34-44.

7. Widness JA, Madan A, Grindeanu LA, Zimmerman MB, Wong DK, Stevenson DK. Reduction in red blood cell transfusions among preterm infants: results of a randomized trial with an in-line blood gas and chemistry monitor. Pediatrics. 2005;115(5):1299-306.

8. Miyashiro AM, dos Santos N, Guinsburg R, Kopelman BI, Peres CA, Taga MFL, Shinzato AR, Costa Hde P. Strict red blood cell transfusion guideline reduces the need for transfusion in very low birthweight infants in the first four weeks of life: a multicenter trial. Vox Sang. 2005;88(2):107-13.

9. Vamvakas EC, Strauss RG. Meta-analysis of controlled clinical trials studying the efficacy of recombinant human erythtopoietin in reducing blood transfusions in the anemia of prematurity. Transfusion. 2001;41(3):406-15.

10. Ohlsson A, Aher SM. Early erythropoietin for preventing red blood cell transfusion in preterm and/or low birth weight infants. Cochrane Database Syst Rev. 2006;3:CD004863.

11. Franz AR, Pohlandt F. Red blood cell transfusion in very and extremely low birthweight infants under restrictive transfusion guidelines: Is exogenous erythropoietin necessary? Arch Dis Child Fetal Neonatal. 2001;84(2):F96-100.

12. Ohls RK, Christensen RD, Kamath-Rayne BD, Rosenberg A, Wiedmeier SE, Roohi M, et al. A randomized, masked, placebo-controlled study of darbepoetin alfa in preterm infants. Pediatrics. 2013;132(1):e119-27.

13. Rao R, Georgieff MK. Iron in fetal and neonatal nutrition. Semin Fetal Neonatal Med. 2007;12(1):54-63.

14. Joy R, Krishnamurthy S, Bethou A, Rajappa M, Ananthanarayanan PH, Bhat BV. Early versus late enteral prophylactic iron supplementation in preterm very low birth weight infants: a randomised controlled trial. Arch Dis Child Fetal Neonatal Ed. 2014;99(2):F105-9.

15. Fabres J, Wehrli G, Marques MB, Phillips V, Dimmitt RA, Westfall AO, Schelonka RL. Estimating blood needs for very-low-birth-weight infants. Transfusion. 2006;46(11):1915-20.

16. Hosono S, Mugishima H, Shimada M, Minato M, Okada T, Takahashi S, Harada K. Prediction of transfusions in extremely low-birthweight infants in the erythropoietin era. Pediatr Int. 2006;48(6):572-6.

17. Podraza W, Nowak J, Domek H, Czajka R, Rudnicki J, Kordek A, Gonet B. Neonatal RBC transfusion – comparison of two patterns. Transfus Med Hemother. 2006;33(6):515-9.

18. Bell EF. Transfusion threshold for preterm infants: how low should we go? J Pediatr. 2006;149(3):287-9.

19. Shannon KM, Keith JF 3rd, Mentzer WC, Ehrenkranz RA, Brown MS, Widness JA, et al. Recombinant human erythropoietin stimulates erythropoiesis and reduces erythrocyte transfusions in very low birthweight preterm infants. Pediatrics. 1995;95(1):1-8.

20. Engelfriet CP, Reesink HW, Strauss RG, Modi N, Murray N, Maier RF, et al. Red cell transfusion in neonatal care. Vox Sang. 2001;80(2):122-33.

21. dos Santos AM, Guinsburg R, Procianoy RS, Sadeck Ldos S, Netto AA, Rugolo LM, et al; Brazilian Network on Neonatal Research. Variability on red blood cell transfusion practices among Brazilian neonatal intensive care units. Transfusion 2010;50(1):150-9.

22. Strauss RG. Blood banking and transfusion issues in perinatal medicine. In: Christensen RD. Hematologic problems of the neonate. Philadelphia: Saunders; 2000.p.405-25.

23. Venâncio JP, Santos AM, Guinsburg R, Peres CA, Shinzato AR, Lora MI. Strict guideline reduces the need for RBC transfusions in premature infants. J Trop Pediatr. 2007;53(2):78-82.

24. Mimica AF, dos Santos AM, da Cunha DH, Guinsburg R, Bordin JO, Chiba A, et al; Kopelman BI. A very strict guideline reduces the number of erythrocyte transfusions in preterm infants. Vox Sang. 2008;95(2):106-11.

25. dos Santos AM, Guinsburg R, de Almeida MF, Procianoy RS, Leone CR, Marba ST, et al; Brazilian Network on Neonatal Research. Red blood cell transfusions are independently associated with intra-hospital mortality in very low birth weight preterm infants. J Pediatr. 2011;159(3):371-6.

26. Bell EF, Strauss RG, Widness JA, Mahoney LT, Mock DM, Seward VJ, et al. Randomized trial of liberal versus restrictive guidelines for red blood cell transfusion in preterm infants. Pediatrics. 2005;115(6):1685-91.

27. Kirpalani H, Whyte RK, Andersen C, Asztalos EV, Heddle N, Blajchman MA, et al. The premature infants in need of transfusion (PINT) study: a randomized, controlled trial of a restrictive (low) versus liberal (high) transfusion threshold for extremely low birth weight infants. J Pediatr. 2006;149(3):301-7.

28. Meyer MP. Transfusion thresholds for preterm infants. J Pediatr. 2007;150(6):e90-1.

29. Whyte RK, Kirpalani H, Asztalos EV, Andersen C, Blajchman M, Heddle N, et al; PINTOS Study Group. Neurodevelopmental outcome of extremely low birth weight infants randomly assigned to restrictive or liberal hemoglobin thresholds for blood transfusion. Pediatrics. 2009;123(1):207-13.

30. McCoy TE, Conrad AL, Richman LC, Lindgren SD, Nopoulos PC, Bell EF. Neurocognitive profiles of preterm infants randomly assigned to lower or higher hematocrit thresholds for transfusion. Child Neuropsychol. 2011;17(4):347-67.

31. Nopoulos PC, Conrad AL, Bell EF, Strauss RG, Widness JA, Magnotta VA, et al. Long-term outcome of brain structure in premature infants: effects of liberal vs restricted red blood cell transfusions. Arch Pediatr Adolesc Med. 2011;165(5):443-50.

32. Sacher RA, Luban NL, Strauss RG. Current practice and guidelines for the transfusion of cellular blood components in the newborn. Transf Med Rev. 1989;3(1):39-54.

33. Bifano EM, Curran TR. Minimizing donor blood exposure in the neonatal intensive care unit. Perinatol. 1995;22(3):657-69.

34. Stockman JA III. Anemia of prematurity. Clin Perinatol. 1977;4(2):239-57.

35. Wardrop CA, Holland BM, Veale KE, Jones J, Gray O. Nonphysiologic anemia of prematurity. Arch Dis Child. 1978;53(11):855-60.

36. dos Santos AM. Anemia no prematuro. In: Kopelman BI, Santos AMN, Goulart AL, Almeida MFB, Miyoshi MH, Guinsburg R (Eds). Diagnóstico e tratamento em neonatologia. São Paulo: Atheneu; 2004.p.401-11.

37. World Health Organization. Iron deficiency anaemia: assessment, prevention, and control: a guide for programme managers. Geneva: WHO, 2001. Disponível em: http://www.who.int/reproductive.health/docs/anemia.pdf

38. Rabe H, Reynolds G, Diaz-Rossello J. A systematic review and meta-analysis of a brief delay in clamping the umbilical cord of preterm infants. Neonatology. 2008;93(2):138-44.

39. Dodd RY, Notari EP, Stramer SL. Current prevalence and incidence of infectious disease markers and estimated window-period risk in the American Red Cross blood donor population. Transfusion. 2002;42(8):975-9.

40. Stramer SL. Current risks of transfusion-transmitted agents. Arch Pathol Lab Med. 2007;131(5):702-7.

41. .Malouf M, Glanville AR. Blood transfusion related adult respiratory distress syndrome. Anaesth Intensive Care. 1993;21(1):44-9.

42. Brubaker DB. Human posttransfusion graft-versus-host disease. Vox Sang. 1983;45(6):401-20.

43. Wang-Rodriguez J, Fry E, Fiebig E, Lee TH, Busch M, Mannino F, et al. Immune response to blood transfusion in very low birth-weight neonates. Transfusion. 2000;40(1):25-34.

44. Agência Nacional de Vigilância Sanitária. Resolução-RDC nº 153, de 14 de junho de 2004. DOU de 26/06/04. Disponível em: www.bancodesangue.com.br/rdc/rdc153.doc

45. Opelz G, Terasaki PI. Improvement of kidney-graft survival with increased numbers of blood transfusions. N Engl J Med. 1978;299:799-803.

46. Christensen RD, Lambert DK, Henry E, Wiedmeier SE, Snow GL, Baer VL, et al. Is "transfusion-associated necrotizing enterocolitis" an authentic pathogenic entity? Transfusion. 2010;50(5):1106-12.

47. Josephson CD, Wesolowski A, Bao G, Sola-Visner MC, Dudell G, Castillejo MI, et al. Do red cell transfusions increase the risk of necrotizing enterocolitis in premature infants? J Pediatr. 2010;157(6):972-8 e1-3.

48. Baer VL, Lambert DK, Henry E, Snow GL, Christensen RD. Red blood cell transfusion of preterm neonates with a Grade 1 intraventricular hemorrhage is associated with extension to a Grade 3 or 4 hemorrhage. Transfusion. 2011;51(9):1933-9.

49. Blau J, Calo JM, Dozor D, Sutton M, Alpan G, La Gamma EF. Transfusion-related acute gut injury: necrotizing enterocolitis in very low birth weight neonates after packed red blood cell transfusion. J Pediatr. 2011;158(3):403-9.

50. El-Dib M, Narang S, Lee E, Massaro AN, Aly H. Red blood cell transfusion, feeding and necrotizing enterocolitis in preterm infants. J Perinatol. 2011;31(3):183-7.

51. Paul DA, Mackley A, Novitsky A, Zhao Y, Brooks A, Locke RG. Increased odds of necrotizing enterocolitis after transfusion of red blood cells in premature infants. Pediatrics. 2011;127(4):635-41.

52. Singh R, Visintainer PF, Frantz ID 3rd, Shah BL, Meyer KM, Favila SA, et al. Association of necrotizing enterocolitis with anemia and packed red blood cell transfusions in preterm infants. J Perinatol. 2011;31(3):176-82.

53. Sharma R, Hudak ML. A clinical perspective of necrotizing enterocolitis: past, present, and future. Clin Perinatol. 2013;40(1):27-51.

54. Mohamed A, Shah PS. Transfusion associated necrotizing enterocolitis: a meta-analysis of observational data. Pediatrics. 2012; 129(3):529-40.

55. Christensen RD, Baer VL, Lambert DK, Ilstrup SJ, Eggert LD, Henry E. Association, among very-low-birthweight neonates, between red blood cell transfusions in the week after birth and severe intraventricular hemorrhage. Transfusion. 2013;54(1):104-8.

56. Marin T, Moore J, Kosmetatos N, Roback JD, Weiss P, Higgins M, et al. Red blood cell transfusion-related necrotizing enterocolitis in very-low-birthweight infants: a near-infrared spectroscopy investigation. Transfusion. 2013;53(11):2650-8.

57. Liu EA, Mannino FL, Lane TA. Prospective, randomized trial of the safety and efficacy of a limited donor exposure transfusion program for premature neonates. J Pediatr. 1994;125(1):92-6.

58. Wood A, Wilson N, Skacel P, Thomas R, Tidmarsh E, Yale C, et al. Reducing donor exposure in preterm infants requiring multiple blood transfusions. Arch Dis Child Fetal Neonatal. 1995;72(1):F29-33.

59. Strauss RG, Burmeister LF, Johnson K, Cress G, Cordle D. Feasibility and safety of AS-3 red blood cells for neonatal transfusions. J Pediatr. 2000;136(2):215-9.

60. Cunha DHF, Santos AMN, Kopelman BI, Areco KN, Guinsburg R, Peres CA, et al. Transfusions of CPDA-1 red blood cells stored for up to 28 days decrease donor exposure in very low birth weight premature infants. Transf Med. 2005;15(6):467-73.

61. Uezima CL, Barreto AM, Guinsburg R, Chiba AK, Bordin JO, Barros MM, et al. Reduction of exposure to blood donors in preterm infants submitted to red blood cell transfusions using pediatric satellite packs. Rev Paul Pediatr. 2013;31(3):285-92.

62. Romagnoli C, Zecca E, Gallini F, Girlando P, Zuppa AA. Do recombinant human erythropoietin and iron supplementation increases the risk of retinopathy of prematurity? Eur J Pediatr. 2000;159(8):627-4.

63. Juul SE, Yachnis AT, Christensen RD. Tissue distribution of erythropoietin and erythropoietin receptor in the developing human fetus. Early Hum Dev. 1998;52(3):235-49.

64. Ohlsson A, Aher SM. Early erythropoietin for preventing red blood cell transfusion in preterm and/or low birth weight infants. Cochrane Database Syst Rev. 2014;4:CD004863. doi: 10.1002/14651858.CD004863.pub4.

65. Aher SM, Ohlsson A. Late erythropoietin for preventing red blood cell transfusion in preterm and/or low birth weight infants. Cochrane Database Syst Rev. 2014;4:CD004868. doi: 10.1002/14651858.CD004868.pub4.

66. Ohls RK, Kamath-Rayne BD, Christensen RD, Wiedmeier SE, Rosenberg A, Fuller J, et al. Cognitive outcomes of preterm infants randomized to darbepoetin, erythropoietin, or placebo. Pediatrics. 2014;133(6):1023-30.

67. Sankaran VG, Agrawal PB. Stimulating erythropoiesis in neonates. Am J Hematol. 2013;88(11):930-1.

68. American Academy of Pediatrics, Committee on Nutrition. Iron deficiency. In: Kleinman RE (ed). Pediatric nutrition handbook. 4th ed. Elk Grove Village: American Academy of Pediatrics; 1998.p.299-312.

69. Hall RT, Wheeler RE, Benson J, Harris G, Rippetoe L. Feeding iron-fortified premature formula during initial hospitalization to infants less than 1800 grams birth weight. Pediatrics. 1993;92(3):409-14.

70. Mills RJ, Davies MW. Enteral iron supplementation in preterm and low birth weight infants. Cochrane Database Syst Rev. 2012;3:CD005095. doi: 10.1002/14651858.CD005095.pub2.

71. Franz AR, Mihatsch WA, Sander S, Kron M, Pohlandt F. Prospective randomized trial of early versus late enteral iron supplementation in infants with a birth weight of less than 1301 grams. Pediatrics. 2000;106(4):700-6.

72. Steinmacher J, Pohlandt F, Bode H, Sander S, Kron M, Franz AR. Randomized trial of early versus late enteral iron supplementation in infants with a birth weight of less than 1301 grams: neurocognitive development at 5.3 years' corrected age. Pediatrics. 2007; 120(3):538-46.

73. Arnon S, Shiff Y, Litmanovitz I, Regev RH, Bauer S, Shainkin-Kestenbaum R, et al. The efficacy and safety of early supplementation of iron polymaltose complex in preterm infants. Am J Perinatol. 2007;24(2):95-100.

74. Sankar MJ, Saxena R, Mani K, Agarwal R, Deorari AK, Paul VK. Early iron supplementation in very low birth weight infants - a randomized controlled trial. Acta Paediatr. 2009;98(6):953-8.

75. Lundström U, Siimes MA, Dallman PR. At what ages does iron supplementation become necessary in low-birth-weight infants? J Pediatr. 1977;91(6):878-83.

Policitemia e Hiperviscosidade

Maria dos Anjos Mesquita

Os termos policitemia e hiperviscosidade são frequentemente usados como sinônimos, mas não são equivalentes. A policitemia aumenta o risco de síndrome de hiperviscosidade. Essa é uma síndrome clínica causada pelo aumento de hemácias dentro dos vasos sanguíneos que pode levar à trombose[1].

A policitemia, ou mais precisamente a eritrocitemia, corresponde à elevação anormal das células vermelhas[1-4] do sangue circulante, diminuição do volume plasmático ou de ambos[4], sendo frequente nos recém-nascidos (RN)[2,5]. Embora geralmente represente uma adaptação fetal normal à hipoxemia[1,2,6], e não uma alteração hematopoiética, o aumento anormal do hematócrito leva a risco de hiperviscosidade[1,2], hipoperfusão microcirculatória e disfunção de múltiplos órgãos[2].

A eritropoiese fetal inicia-se com duas semanas de idade gestacional por meio da produção de células eritrocitárias macrocíticas nucleadas no saco vitelino. Com seis a oito semanas de gestação, surge a produção hematopoiética no fígado e no baço e a partir do segundo trimestre de gestação a medula óssea assume essa produção[7].

O regulador da hematopoiese fetal é a eritropoietina recombinante humana. Pela maior necessidade de oxigenação fetal, sua produção aumenta com o progredir da gestação. Inicialmente, é produzida pelo fígado fetal, e posteriormente, pelo rim. Sua produção hepática provavelmente se deva a um mecanismo de proteção fetal. Por estar em ambiente relativamente hipoxêmico, é menos sensível a esse estímulo do que o rim e, assim, protege o feto da policitemia e hiperviscosidade sanguínea[7].

Com o crescimento fetal, na vida intrauterina, ocorre aumento do volume sanguíneo com consequente aumento do hematócrito (Ht), o qual chega a 40% com 28 semanas de gestação e a 50% ao termo[7]. Hematócrito corresponde à concentração de células vermelhas no sangue[6].

A mensuração do Ht e da viscosidade do sangue são afetadas por diversos fatores. Veias periféricas e capilares, com fluxo sanguíneo diminuído, superestimam o H, enquanto as amostras sanguíneas de veias centrais fornecem um valor mais fidedigno. Assim, o Ht dos capilares deve ser usado apenas como uma técnica de triagem[3]. O Ht também é afetado pela idade do RN em que foi dosado e pela técnica usada para análise[6].

A policitemia ocorre como resultado do aumento das células sanguíneas vermelhas com volume plasmático diminuído, normal ou aumentado[3,8]. O volume plasmático está diminuído quando ocorre hemoconcentração por desidratação neonatal, normal quando o aumento da eritropoiese foi devido à hipóxia fetal e aumentado no caso de o feto e/ou RN ter recebido transfusão sanguínea aguda[8].

Policitemia neonatal é definida como um Ht $\geq$ 65%[1,2,9-11] no sangue obtido de uma veia periférica com amplo fluxo[6,8,12,13] ou concentração de hemoglobina (Hb) venosa maior que 22mg/dL[6,9,14]. É definida ainda como um Ht $\geq$ 63% em amostra de veia umbilical[6].

Devem-se, no entanto, considerar as horas e dias de vida, o local de coleta e o método de análise do Ht[6]. Normalmente, o Ht aumenta após o nascimento, apresentando pico máximo com 2-6 horas de vida[3,11-14]. Declina gradualmente e, em geral, estabiliza com 12 a 24 horas de vida[12-14]. O aumento inicial do hematócrito relaciona-se com o extravasamento de líquido para fora do espaço intravascular[6,14].

O ponto de corte de um Ht $\geq$ 65% foi selecionado pela observação de que a viscosidade sanguínea é linear até 65%[14] e aumenta exponencialmente acima desse valor[9,13-16].

A viscosidade do sangue corresponde a uma relação entre as forças de atrito existentes entre as partículas circulantes e a velocidade do fluxo sanguíneo em determinado raio[4]. Hiperviscosidade corresponde a uma viscosidade maior que dois desvios padrões em relação à média, sendo medida em viscosímetro[6]. Hiperviscosidade é arbitrariamente definida como uma medida de viscosidade superior a 14,6 centipoieses detectados em viscosímetro a uma velocidade de cisalhamento de 11,5/s[16]. O viscosímetro é capaz de medir com acurácia a viscosidade sanguínea, porém não está disponível em muitos laboratórios[13]. Assim, a policitemia é diagnosticada por uma combinação de sintomas e do Ht[3]. A hiperviscosidade do sangue resulta em aumento da resistência ao fluxo sanguíneo[3,15] e, portanto, em risco de insuficiência circulatória[3] com sintomas de hipoperfusão[6,14,17] e diminuição da oferta de oxigênio[6,14,15,17].

Na prática, a policitemia neonatal é um marcador para a hiperviscosidade e o valor do Ht como critério para indicar o tratamento[12].

INCIDÊNCIA

A incidência da policitemia é variável, ocorrendo em 3 a 4% do total de RN e cerca de metade das crianças com a policitemia apresenta hiperviscosidade[1].

A policitemia é um problema comum nos RN, sendo mais frequente no pós-termo[2,4,10,16,18], no pequeno para a idade gestacional[2,10,14,16,18], no grande para a idade gestacional[14], no com restrição do crescimento intrauterino[10], nos filhos de diabéticas[2,16,14,18], nos gêmeos receptores na síndrome de transfusão feto-fetal e naqueles que apresentam anormalidades cromossômicas[2,3,16,18].

Hameed e Jalil[10] encontraram predomínio de policitemia maior nos RN do sexo masculino do que no feminino (1,6/1).

Crianças que sofreram hipóxia fetal aguda ou crônica apresentam grande incidência de policitemia[6]. Prematuros menores que 34 semanas de idade gestacional raramente têm policitemia ou hiperviscosidade[1,6,14].

FATORES DE RISCO

Embora a causa da policitemia muitas vezes seja multifatorial, a maioria dos casos pode ser classificada em ativa ou primária (aumento da eritropoiese fetal) e passiva ou secundária (transfusão de eritrócitos in utero ou durante o nascimento, ou diminuição do volume de plasma)[2,4].

As possíveis causas da policitemia e da hiperviscosidade do RN são:

1. Aumento da eritropoiese fetal, estimulada pela eritropoietina, em resposta à hipóxia intrauterina[1,2] – fatores intrauterinos podem determinar hipóxia fetal crônica com consequente aumento da eritropoiese fetal, levando a aumento do número das hemácias e da viscosidade sanguínea. O aumento dos eritrócitos, para compensar a baixa pressão parcial de oxigênio, resulta em concentração normal de oxigênio e em oxigenação fetal adequada[6].

As causas maternas associadas à hipoxia crônica por insuficiência placentária incluem diabetes mal controlado[1-3,6,10,12,13,19-21], pré-eclâmpsia[2,13,20], hipertensão arterial crônica[2-3,6,10,19-21], cardiopatia grave[2,20,21], pneumopatia grave[20,21], doença renal[20], tabagismo[2-3,6,20,21,13], alcoolismo[2,19], uso de propranolol pela gestante[20,21], idade avançada[20] e gestação em altas altitudes geográficas[1,20,21].

A insuficiência placentária também pode dever-se a descolamento prematuro ou recorrente da placenta crônica, infarto placentário, placenta prévia[20], pós-datismo[2,20] e pós-termo[10]. A gravidade da disfunção hematopoiética nessas condições parece ser proporcional ao grau de insuficiência placentária e à restrição do crescimento fetal[1-2,10,18,22].

As causas fetais associadas à hipóxia crônica intraútero incluem hipotireoidismo neonatal congênito[6,20,21], hipertireoidismo fetal[6,13,20], hiperplasia congênita da suprarrenal[1,6,19-21], cardiopatias congênitas cianóticas, malformações renovasculares[1], visceromegalia hiperplásica ou síndrome de Beckwith-Wiedemann[1-3,6,19-21], trissomia do cromossomo 13, 18, 21[1-3,6,11,12,19-21], eritodermia ictiosiforme congênita[19] e asfixia perinatal[1-3,11,20].

2. Desidratação neonatal que causa hemoconcentração relativa com Ht falsamente aumentado, já que a massa de hemácias não está aumentada[1,20,21]. Na maioria das vezes é iatrogênica, devido ao baixo suprimento e/ou perda excessiva de líquidos. Geralmente ocorre após 48 horas de vida em crianças com perda de peso superior a 10%, diminuição do débito urinário, densidade urinária aumentada e hipernatremia[4].

3. Aumento do volume sanguíneo fetal pela transfusão de hemácias pela placenta antes ou durante o nascimento que pode ser devido à ligadura tardia do funículo umbilical[1-3,6,12,19-21,23], posicionamento do RN abaixo do introito vaginal[1,2,6,20,21], ordenha do funículo em direção ao RN[6,20,21], feto-fetal[1-3,12,19-21], transfusão materno-fetal[3,12,13,19-21] e contrações uterinas vigorosas antes da ligadura do funículo[20,21].

FISIOPATOLOGIA

A eritropoiese fetal depende do conteúdo de oxigênio do sangue arterial que chega ao seu rim. A diminuição da oxigenação desse sangue resulta no aumento da produção e da liberação de eritropoietina pelo rim. Essa estimulará a produção de hemácias com a finalidade de manter uma boa oxigenação fetal[6].

A policitemia e a hiperviscosidade estão associadas a mudanças do fluxo sanguíneo em diversos tecidos e órgãos, levando a alterações das suas funções por diminuição da sua circulação e oxigenação[6,14,15,17].

O fluxo sanguíneo é determinado pela resistência ao fluxo, que varia diretamente com a viscosidade e inversamente com o raio do vaso no qual o sangue está passando. A diminuição do raio do vaso afeta a resistência ao fluxo mais intensamente do que o aumento da viscosidade, mas o aumento da viscosidade poderá diminuir o fluxo sanguíneo se o raio do vaso permanecer constante[13].

A equação de Poiseuille é capaz de explicar as propriedades físicas que influenciam o fluxo sanguíneo e pode ser usada para se extrapolar o impacto da policitemia nesse fluxo. Por essa equação o fluxo (F) está relacionado à diferença de pressão (ΔP), viscosidade (η), raio do vaso (R) e comprimento do vaso sanguíneo (C)[12]:

$$F = \Delta P \times 4R/\eta \times C$$

Por meio dessa equação observa-se que o fluxo sanguíneo é inversamente proporcional à sua viscosidade[12]. Uma vez que a resistência ao fluxo é afetada pela viscosidade, assim como pelo calibre dos vasos sanguíneos, os efeitos de policitemia em padrões de fluxo sanguíneo são geralmente mais pronunciados na microcirculação[2].

O fluxo sanguíneo não é afetado somente pelos raios dos vasos, mas também pelas características do endotélio, pressão sanguínea e pela pressão capilar[12].

A viscosidade sanguínea é diretamente proporcional ao Ht[6,14,21] e depende, também, das proteínas plasmáticas, principalmente do fibrinogênio, dos leucócitos, das plaquetas, dos fatores endoteliais, da deformidade do eritrócito fetal e do pH sanguíneo[6,21]. A viscosidade do sangue é inversamente proporcional à capacidade de deformação das células vermelhas do sangue[14]. A viscosidade plasmática é semelhante à da água e, assim, o plasma, sob condições normais, não contribui significativamente para a viscosidade sanguínea no período neonatal[6,16].

As proteínas plasmáticas não contribuem significantemente com a viscosidade sanguínea do RN, principalmente porque o nível de fibrinogênio é normalmente baixo no RN[6].

Os leucócitos têm menor deformidade que as células vermelhas, mas não afetam a viscosidade, a não ser que seu número esteja extremamente aumentado como na leucemia congênita[6].

As plaquetas, apesar de serem inflexíveis, em condições normais, não contribuem muito com a viscosidade do sangue[6].

A viscosidade sanguínea aumenta com a acidose. Quando o pH do sangue é menor que sete, fluidos entram dentro das hemácias e alteram sua forma. Essa situação é comum nos RN com asfixia, podendo levar a aumento da sua viscosidade[6].

O número de hemácias é o fator que mais influencia a viscosidade sanguínea[6,12,13,17], mas, dependendo de outros fatores envolvidos, a hiperviscosidade pode ocorrer em RN sem policitemia. Geralmente a hiperviscosidade ocorre em crianças com Ht superior a 65%, quando a viscosidade começa a aumentar exponencialmente em relação ao Ht[6,13,10,15,16]. RN com Ht inferior a 65% podem apresentar hiperviscosidade, mas raramente a apresentam com Ht menor que 60%[21].

Policitemia e hiperviscosidade estão associadas à diminuição do fluxo sanguíneo para o cérebro[6,14-16], coração, pulmão, intestinos e esqueleto[6,15,16], rins e glândulas suprarrenais[14,21]. O aumento da viscosidade do sangue pode prejudicar o fluxo final da microcirculação dos órgãos e levar a sintomas neurológicos, cardiopulmonares, gastrintestinais e metabólicos[2] pela diminuição da oxigenação e perfusão tecidual com tendência para a formação de microtrombos. Os sintomas de hipoperfusão correlacionam-se melhor com a viscosidade do que com o hematócrito[14].

No cérebro, o fluxo sanguíneo cerebral é inversamente correlacionado com o conteúdo de oxigênio arterial, independente do Ht. As alterações do fluxo sanguíneo cerebral estão associadas às alterações do conteúdo de oxigênio, e não às alterações da viscosidade sanguínea. Assim, a diminuição do fluxo sanguíneo cerebral no RN com policitemia é uma resposta fisiológica e não determina isquemia cerebral[6]. Provavelmente representa uma resposta vascular para o aumento do teor de oxigênio arterial, relacionada com o aumento da concentração de hemoglobina, em vez de hiperviscosidade[16]. Essa autorregulação está intacta em RN policitêmicos que não sofreram dano cerebral, como traumatismo e hipóxia. A diminuição do fluxo é corrigida com o tratamento da policitemia[6].

No coração e nos pulmões existe redução do débito cardíaco secundário ao aumento do conteúdo de oxigênio arterial. O transporte sistêmico de oxigênio, sua distribuição e consumo do miocárdio e a pressão sanguínea são normais. A resistência vascular pulmonar pode aumentar mais que a sistêmica[13].

Com o Ht igual a 70%, a RVP é igual à RVS. As alterações podem modificar a direção do fluxo sanguíneo pelo ducto arterioso, se esse ainda estiver patente. Assim o fluxo sanguíneo pulmonar diminui, levando à disfunção respiratória e à cianose. Essas alterações podem ser revertidas com a redução do Ht e da viscosidade sanguínea[6]. A redução do fluxo sanguíneo pulmonar pode causar hipóxia sistêmica[15].

Nos rins, a redução do fluxo sanguíneo renal[6,11], da taxa de filtração glomerular, do débito urinário e da excreção de sódio e de potássio urinários levam a comprometimento da função renal. Se a policitemia for acompanhada de hipervolemia, a taxa de filtração glomerular e o débito urinário são normais[6].

A hipoglicemia em RN com policitemia é frequente[11,13], não se sabendo se ocorre por redução da gliconeogênese ou pelo aumento da utilização[13].

A glicose está presente no plasma sanguíneo. Muitas crianças com policitemia apresentam volume plasmático reduzido e, assim, a concentração de glicose no sangue total deve estar significativamente diminuída mesmo quando sua concentração plasmática for normal[6].

QUADRO CLÍNICO

Os sintomas associados com a policitemia são frequentemente descritos pelo termo síndrome de hiperviscosidade[16]. As características clínicas relacionadas à hiperviscosidade podem afetar todos os sistemas orgânicos, resultando em ampla variedade de sintomas[14]. A maioria desses sintomas é inespecífica[1,4,14] e podem estar relacionados com condições subjacentes e não pela policitemia por si só[14].

Considerando que a maioria dos pacientes que têm policitemia permanecem assintomáticos[9-11,19,21], sintomas clínicos podem ser reconhecidos já nas primeiras duas horas após o nascimento, quando acontece o pico do hematócrito, pelas mudanças normais do líquido pós-natal[9]. Em algumas crianças, com hematócrito no limite superior, os sintomas podem aparecer no segundo ao terceiro dias de vida, quando a depleção excessiva do líquido extracelular pode levar à hemoconcentração e à hiperviscosidade[9]. Os RN que não apresentam sintomas nas primeiras 48 a 72 horas de vida têm chance de permanecerem assintomáticos[2,9].

No recém-nascido, a hiperviscosidade pode causar anormalidades da função do sistema nervoso central, hipoglicemia, diminuição da função renal, alterações cardiorrespiratórias e distúrbios de coagulação. A longo prazo, a hiperviscosidade associa-se a distúrbios motores e a alterações neurológicas cognitivas[15].

As manifestações clínicas estão relacionadas a vários órgãos e sistemas e são comuns a muitos distúrbios neonatais[21], sendo, geralmente, inespecíficos[14,16]. Essas manifestações e as possíveis alterações laboratoriais são:

Pele – pele avermelhada ou pletora[1,4,16,14,20,21], acrocianose e retardo no enchimento capilar[20,21].

Sistema nervoso central – os sintomas neurológicos ocorrem em aproximadamente 60% dos doentes afetados[6,16]. Letargia[1,3,10,11], recusa alimentar[3,11], problemas alimentares[1,10], sucção débil, tremores[1,3,12,14,16,20,21], irritabilidade, choro anormal, sustos exagerados, diminuição do reflexo de Moro, convulsões[1,3,10,12,14,16,20,21], hipotonia[1,12,14,20,21], hipertonia, vômitos, hemorragia intracraniana, hemiparesia, hemiplegia, displegia espástica e trombose venosa cerebral[12,20,21] e coma[3]. A causa desses sintomas não é bem conhecida, mas a redução do fluxo sanguíneo e a alteração do metabolismo do tecido cerebral provavelmente têm papel importante[2]. Sinais neurológicos podem estar relacionados com alterações metabólicas como hipoglicemia e hipocalcemia[2,11].

Pulmonar – apneia[12,16,20,21], taquipneia[1,3,10-12,14,20,21], distúrbios respiratórios[1,10,12,14,16,20,21], derrames pleurais, resistência vascular pulmonar aumentada e alterações radiológicas[12,20,21]. Congestão pulmonar à radiografia de tórax[14].

Cardiovascular – persistência da circulação fetal, taquicardia[3,12,14,20,21], cianose[1,3,10,12,14,16,20,21], cardiopatias congênitas[11], sopros cardíacos, diminuição da perfusão periférica, insuficiência cardíaca congestiva, tromboses vasculares, cardiomegalia e trama vascular pulmonar proeminente à radiografia de tórax e eletrocardiograma alterado[12,20,21]. Cardiomegalia à radiografia de tórax[14] em 50% das crianças pletóricas[3]. No ecocardiograma veem-se aumento da resistência pulmonar e diminuição da função cardíaca[14].

Gastrintestinal – sucção débil[14], recusa e intolerância alimentar[12,14,16,20,21], vômitos[14], distensão abdominal[12,14,20,21,24] e enterocolite necrosante[3,10-12,14,20,21,24]. A policitemia e hiperviscosidade têm sido implicadas como fatores patogênicos da enterocolite necrosante, particularmente em RN a termo[24]. A alteração da perfusão esplâncnica é considerada a causa da lesão da mucosa intestinal em crianças com policitemia. Dados recentes mostram que a exsanguineotransfusão parcial para a diminuição do hematócrito também pode contribuir para o desenvolvimento de enterocolite necrosante[15].

Renal – oligúria[2,6,11-12,14,16,20,21], hematúria[2,6,12,16,20,21], proteinúria, filtração glomerular reduzida[2,6,12,16,20-21], diminuição da excreção de água e de sódio[12,20,21], insuficiência renal[3,12,10,20,21] e trombose da veia renal[1,2,6,12,14,16,20,21], hipertensão[14], hiperpalsia da adrenal[11].

Genital – infarto testicular e priapismo[14,21].

Vascular – tromboses em diversos lugares do organismo[1,14].

Hematológico – reticulocitose[1,12,20,21] e eritrobastose causados pelo aumento da eritropoiese secundária à hipóxia fetal[1], trombocitopenia[1,10-12,14,20,21] secundária ao seu consumo pelo trombo na trombose, hepatoesplenomegalia[12,20,21], anormalidades na coagulação e coagulação intravascular disseminada[3,12,20,21]. A trombocitopenia pode ser vista em até um terço de todos os casos, provavelmente devido ao consumo de plaquetas na microcirculação[2] ou pelo desvio de progenitores hematopoiéticos para a eritropoiese em relação às outras linhagens[18,25]. A trombocitopenia pode ser explicada pela produção prejudicada, secundária à hipóxia tecidual, fluxo sanguíneo esplênico lento e diminuição da fração plasmática. Também ocorre redução dos níveis de antitrombina, embora essa possa ser devida à asfixia perinatal[13].

Metabólico – hiperbilirrubinemia[1,3,10-12,14,20,21], hipoglicemia[1,10-12,14,20,21] em 12-40%[3], hipocalcemia[3,11-12,14,20,21] e hipomagnesemia[12,20,21]. A hipoglicemia é o distúrbio metabólico mais comum, sendo observada em 12 a 40% das crianças que têm policitemia. A hipocalcemia é encontrada em 1 a 11% dos RN que apresentam policitemia, possivelmente relacionada com elevadas concentrações do peptídeo relacionado ao gene da calcitonina (*calcitonin gene-related peptide* – CGRP) em crianças afetadas[2]. O CGRP parece desempenhar um papel na adaptação normal da circulação pós-natal e presume-se que seja acentuado em crianças com policitemia[26].

É difícil atribuir com certeza os sinais clínicos encontrados à síndrome de policitemia e hiperviscosidade, pois a maioria dos RN apresenta fatores de risco, como restrição do crescimento intrauterino, macrossomia, hipóxia, hipoglicemia, hipocalcemia, entre outros[4].

RN com policitemia devem ser monitorizados para complicações sistêmicas como tromboses, enterocolite necrosante, hipoglicemia, hipocalcemia, hiperbilirrubinemia e trombocitopenia[2,11].

DIAGNÓSTICO

O sangue para o diagnóstico deve ser coletado de vaso arterial ou venoso e não no capilar, uma vez que as amostras capilares costumam superestimar o Ht[1] que deve ser avaliado, se possível, por microcentrifugação[4].

Embora a viscosidade do sangue possa ser um guia útil para a decisão do manejo nos pacientes afetados, o hematócrito continua a ser amplamente utilizado como marcador substituto da hiperviscosidade, devido à disponibilidade limitada de ferramentas para a medição direta da viscosidade do sangue[1,2].

Alguns fatores devem ser considerados na análise do Ht venoso:

- O Ht atinge um nível máximo com 2 horas de vida, diminuindo, progressivamente, entre 6 e 24 horas[12,13].
- Amostras de sangue capilar frequentemente mostram Ht 5 a 15% mais elevados do que as amostras venosas e, portanto, se elevados devem ser confirmados em amostra de sangue venoso[9].
- Se o Ht do sangue capilar for maior que 65%, o venoso periférico deverá ser determinado[14,21].
- O aquecimento do calcanhar antes da retirada do sangue, para a determinação capilar do Ht, dará uma correlação melhor com o Ht venoso periférico ou central[21].

Nas unidades equipadas com aparelho de centrifugação, o diagnóstico de policitemia deve ser feito por avaliação do hematócrito venoso periférico por microcentrifugação[4].

Nos pacientes com policitemia, deve ser feita avaliação laboratorial da glicose, bilirrubina, cálcio, ureia e sódio séricos, gases sanguíneos e de contagem de plaquetas. Na presença de alterações neurológicas, deve ser realizada ultrassonografia transfontanelar, e na presença de sinais cardiorrespiratórios, radiografia de tórax[4].

O rastreamento para policitemia deve ser realizado com 2 horas de vida nos RN pequenos para a idade gestacional, naqueles com restrição do crescimento intrauterino, nos RN grandes para a idade gestacional, nos filhos de mãe diabéticas e nos gêmeos monocoriônicos, especialmente o maior gêmeo[14,27].

Se Ht < 65%, fazer novo controle se o RN apresentar sintomatologia. Se Ht > 65%, repetir o rastreamento com 12 e 24 horas de vida. RN com clínica de policitemia devem ser investigados[14,27].

TRATAMENTO

Pela falta de evidências de que o tratamento agressivo melhore os resultados a longo prazo[2,3], o tratamento da policitemia e o da hiperviscosidade são controversos[6,11].

O manejo da policitemia com ou sem sintomas ainda não está bem estabelecido e o objetivo de se diminuir o hematócrito é o de se reduzir a hiperviscosidade[11].

Vários fatores determinam a viscosidade sanguínea, sendo, assim, problemático decidir-se pelo seu tratamento, com base apenas na contagem do número de hemácias do sangue[12]. Na prática, a policitemia é usada como marcador de hiperviscosidade, enquanto os níveis de Ht são utilizados como critérios para a intervenção terapêutica[12,13].

Antes de se considerar o diagnóstico de policitemia, a desidratação deve ser excluída, avaliando-se a perda excessiva de peso. Após a hidratação, o Ht deve ser novamente avaliado[14,27].

Após o diagnóstico de policitemia, problemas metabólicos associados, incluindo hipoglicemia, devem ser excluídos[14].

Medidas gerais para a correção das alterações metabólicas, hidratação adequada e da hipóxia devem ser realizadas[4].

Pausa alimentar nos casos com sinais gastrintestinais, reiniciando-se com leite materno, quando possível[4].

O tratamento dos RN com policitemia depende da presença ou ausência de sintomas e do hematócrito encontrado[14].

Crianças assintomáticas, com hematócrito central entre 65 e 70%, devem ter a glicemia, a bilirrubina e o padrão respiratório monitorizados rigorosamente[2,14] e ser hidratadas adequadamente com soluções por via enteral ou intravenosa[2,4]. O hematócrito deve ser reavaliado[2,14] em 12 a 24 horas[2] após a redistribuição do fluido entre e o espaço intra e extravascular[11]. O manejo seguinte depende do valor de hematócrito encontrado[14]. Se o Ht diminuir ou permanecer estável e a criança continuar assintomática, a monitorização deve ser continuada por mais 24 a 48 horas[2].

Em RN assintomáticos, cujos hematócritos são maiores que 70%, as opções de tratamento são controversas[15].

Segundo Jeevasankar et al.[27] e Sankar et al.[14], em RN assintomáticos hemodinamicamente estáveis, quando o Ht atinge valores de 70-75%, o manejo deve ser conservador com hidratação. Um volume de 20mL/kg pode ser acrescentado às necessidades hídricas diárias por via enteral ou parenteral. Com isso, deve ocorrer hemodiluição e diminuição da viscosidade. Essa medida deve ser adotada com cuidado, principalmente em prematuros[14,27].

Na policitemia sintomática e naqueles com Ht maior que 75%, o tratamento definitivo é a realização de exsanguineotransfusão parcial (ETP)[4,14], que reverterá as alterações fisiológicas e melhorará os sintomas[3].

A ETP pode ser realizada por via periférica ou central[2,14,27]. A via periférica evita o cateterismo umbilical[27]. O sangue é retirado da via arterial e substituído simultaneamente por fluido na via venosa. O cateter venoso umbilical pode ser usado para a retirada de sangue, enquanto a mesma quantidade de solução salina é infundida na veia periférica[14,27]. O cateter venoso umbilical também pode ser usado para a retirada de sangue e para a infusão de solução salina[1,2,14,27]. Também pode ser feita pela retirada de sangue do cateter arterial umbilical ou periférico e administração do fluido substituto, simultaneamente, por um cateter venoso umbilical central ou periférico[1-3]. A ETP por via umbilical pode ser associada a aumento do risco de enterocolite necrosante[15] e assim, de preferência, deve ser feita por via periférica[21].

Independente da maneira utilizada, pequenas alíquotas de 5mL/kg[1-3] ou menos devem ser utilizadas para a remoção e para a infusão, sendo cada passo efetuado ao longo de 2-3 minutos[2,3].

A exsanguineotransfusão parcial é tradicionalmente utilizada para reduzir o Ht e tratar a hiperviscosidade[4,6,12,14,15] aumentando a perfusão sem alterar a volemia[6,12]. Normaliza a taxa de filtração glomerular, diminui a taxa de utilização da glicose, normaliza a velocidade do fluxo sanguíneo cerebral e pulmonar e a função cardíaca[4,13,14].

O objetivo da ETP é o de reduzir o Ht para cerca de 50[1-3,17,20] a 55%[1-4,17,20], de acordo com a fórmula[2-4,6,21,14]:

$$\text{Volume de troca (mL)} = \frac{(\text{Ht observado} - \text{Ht desejado}) \times \text{volume sanguíneo}}{\text{Ht observado}}$$

O volume sanguíneo do RN a termo é estimado em 80[6] a 90mL/kg[2,3,6,14] e de 90 a 100mL/kg nos prematuros[14].

O volume sanguíneo retirado pode ser trocado por soluções coloides, como a albumina a 5% e o plasma fresco congelado[13,17,28], ou por soluções cristaloides isotônicas como o soro fisiológico[1,3,13,17,28] e o Ringer-lactato[13,17,28].

O uso de cristaloide mostrou ser tão eficaz quanto o de coloides na correção dos valores hematológicos[17,28,29], 4 e 24 horas após a ETP, e na redução dos sintomas da policitemia[17,28]. Também não existe nenhuma diferença no perfil bioquímico e no sistema de coagulação, 24 horas após a ETP, quando ela é realizada com coloides ou com cristaloides[28]. Assim, as soluções cristaloides são tão efetivas quanto os hemoderivados e têm as vantagens de não apresentarem riscos de transmissão de agentes infecciosos[6,14,17,21,27] nem de provocarem anafilaxia, além de serem mais fácil e rapidamente disponíveis e terem menor custo[6,17,21,27].

Quando se utiliza o plasma de adultos, tem sido observado aumento da viscosidade[6,14,17], pela mistura a eritrócitos fetais[14], e do risco de enterocolite necrosante.

Desse modo, o uso de cristaloides precisa tornar-se uma norma para a realização de ETP no tratamento da policitemia[6,17].

Após a ETP, sintomas como tremores podem persistir durante 1-2 dias, apesar de o Ht ter sido reduzido para níveis fisiológicos[14].

A ETP tem incidência menor de complicações do que a exsanguineotransfusão total[12]. Elas são extrapoladas das observadas na exsanguineotransfusão total realizada no tratamento da hiperbilirrubinemia e incluem infecções, enterocolite necrosante, arritmias cardíacas, trombose, embolia, hemorragia, perfuração de vasos, embolia gasosa, hipotermia, hipotensão, flutuação do fluxo cerebral e óbito[13].

Existem muito poucos dados que sugiram que a ETP melhore os resultados, a longo prazo em pacientes com policitemia[14]. Ozek et al.[15] revisaram ensaios clínicos controlados e randomizados ou quase-randomizados de RN com policitemia, assintomáticos ou com poucos sintomas devido à hiperviscosidade, tratados ou não com ETP. Concluíram que nessas crianças não há benefícios clinicamente significativos, a curto ou longo prazo, para a realização da ETP e que pode levar a aumento do risco de enterocolite necrosante. Segundo os mesmos autores, os dados a respeito do desenvolvimento são extremamente imprecisos, pois grande número de crianças sobreviventes não foram avaliadas. Assim, segundo eles, os verdadeiros riscos e benefícios da ETP não são claros[15].

Segundo Remon et al., o uso rotineiro da ETP na policitemia neonatal não é apoiado, sendo necessários mais estudos para identificar os pacientes que se beneficiariam com a correção agressiva de policitemia[2].

É possível que a etiologia subjacente da policitemia seja um determinante mais importante do que o resultado final. Pela incerteza em relação aos resultados a longo prazo, é preferível fazer ETP em crianças sintomáticas e em RN assintomáticos com hematócrito maior que 75%[12-14].

Na figura 33.1 encontra-se o algoritmo referente à conduta diante do RN de risco para o desenvolvimento da policitemia[14].

SEGUIMENTO

Os RN sintomáticos devem ter seguimento e avaliação seriada do desenvolvimento psicomotor pelos riscos de sequelas neurológicas[4].

Porém, outros fatores perinatais podem contribuir apara o aparecimento de sequelas neurológicas. Em grande número de crianças com a síndrome de policitemia e hiperviscosidade existem outros fatores de risco associados, como restrição do crescimento intrauterino, macrossomia, hipoxemia, entre outros, que podem ser responsáveis pelas consequências observadas a longo prazo[4].

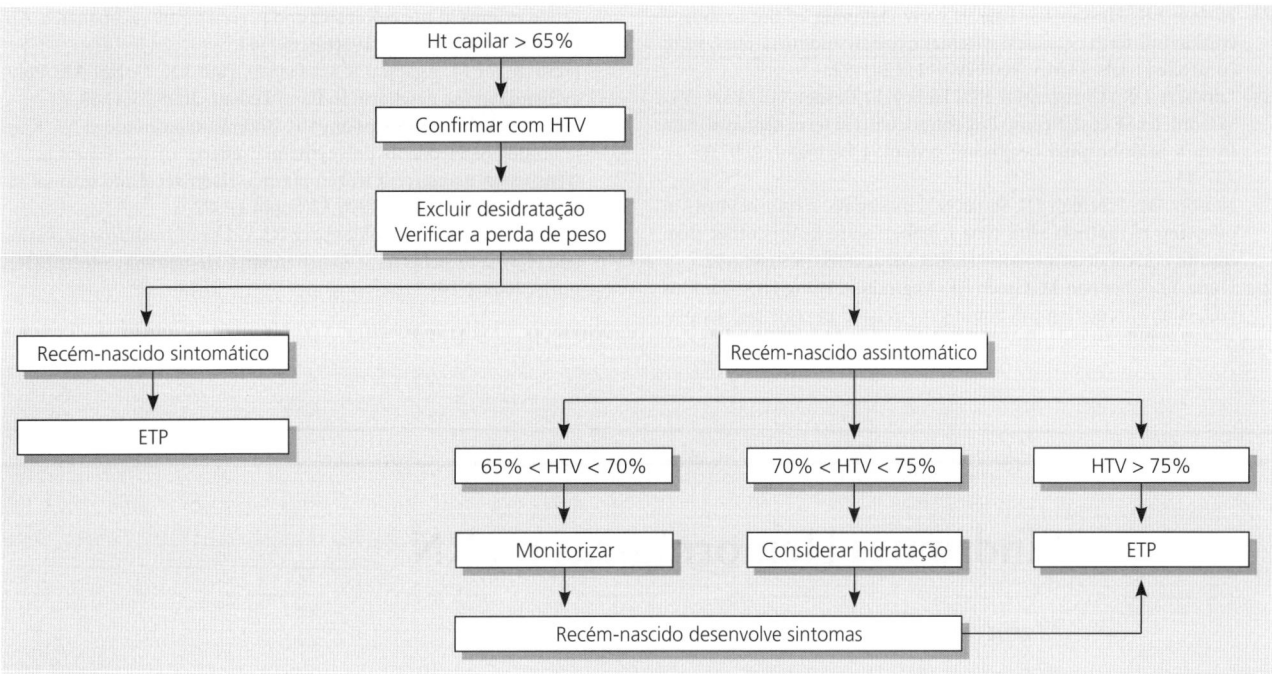

Figura 33.1 – Algoritmo para o manejo de RN com risco de desenvolverem policitemia[14]. Ht = hematócrito; HTV = hematócrito venoso; ETP = exsanguineotransfusão parcial.

REFERÊNCIAS

1. Paul DA. Perinatal polycythemia and hyperviscosity yndrome [Internet]. 2013 [acessado 2014 jul 25]. Disponível em: http://www.merckmanuals.com/professional/pediatrics/perinatal_hematologic_disorders/perinatal_polycythemia_and_hyperviscosity_syndrome.html

2. Remon JI, Raghavan A, Maheshwari A. Polycythemia in the newborn. NeoReviews. 2011;12:e20-e28.

3. King Edward Memorial Hospital. Polycythaemia and hyperviscosity. Neonatology Clinical Guidelines. Haematology. 2014;Section 9:1-2.

4. Rocha G, Fernandes PC, Alexandrino AM, Tomé T, Barrocas MF. Policitemia e hiperviscosidade no recém-nascido. Acta Pediatr Port. 2006;3(37):113-7.

5. Alsafadi TRM, Hashmi SM, Youssef HÁ, Suliman AK, Abbas HM, Albaloushi MH. Polycythemia in neonatal intensive care unit, risk factors, symptoms, pattern and management controversy. J Clin Neonatol. 2014;3(2):93-8.

6. Sarkar S, Rosenkrantz TS. Neonatal polycythemia and hyperviscosity. Semin Fetal Neonatal Med. 2008;13(4):248-55.

7. Leone CR. Anemia no recém-nascido pré-termo extremo. In: Sociedade Brasileira de Pediatria; Procianoy RS, Leone CR (orgs). PRORN Programa de atualização em Neonatologia: Ciclo 1. Porto Alegre: Artmed/Panamericana; 2004.p.79-101.

8. Mandel D, Littner Y, Mimouni, Dollberg S. Nucleated red blood cells in polycythemic infants. Am J Obstet Gynecol. 2003;188(1):193-5.

9. Ramamurthy RS, Berlanga M. Postnatal alteration in hematocrito and viscosity in normal and polycythemic infants. J Pediatr. 1987;110(6):929-34.

10. Hameed NN, Jalil AI. Neonatal polycythemia in Children Welfare Teaching Hospital, Medical city complex, Baghdad. J Fac Med Baghdad. 2013;55(4):279-83.

11. Alsafadi TRM, Hashmi SM, Youssef HÁ, Suliman AK, Abbas HM, Albaloushi MH. Polycythemia in neonatal intensive care unit, risk factors, symptoms, pattern and management controversy. J Clin Neonatol. 2014;3(2):93-8.

12. Schimmel MS, Bromiker R, Soll RF. Neonatal polycythemia: is partial exchange transfusion justified? Cin Perinatol. 2004;31(3):545-53.

13. Varella IRS. Policitemia e hiperviscosidade sanguínea. In: Sociedade Brasileira de Pediatria; Procianoy RS, Leone CR (orgs). PRORN Programa de atualização em Neonatologia: Ciclo 6. Porto Alegre: Artmed/Panamericana; 2009.p.59-88.

14. Sankar MJ, Agarwal R, Deorari A, Paul V. Management of polycythemia in neonates. AIIMS- NICU protocols 2010. [Internet]. 2010 [acessado 2014 aug 1]. Disponível em: http://www.newbornwhocc.org.

15. Ozek E, Soll R, Schimmel MS. Partial exchange transfusion to prevent neurodevelopmental disability in infants with polycythemia. Cochrane Database Syst Rev. 2010;1:CD005089.

16. Rosenkrantz TS. Polycythemia and hyperviscosity in the newborn. Semin Thromb Hemost. 2003;29(5):515-27.

17. Dempsey EM, Barrington K. Crystalloid or colloid for partial exchange transfusion in neonatal polycythemia: a systematic review and meta-analysis. Acta Paediatr. 2005;94(11):1650-5.

18. Black LV, Maheshwari A. Disorders of the fetomaternal unit: hematologic manifestations in the fetus and neonate. Semin Perinatol. 2009;33(1):12-9.

19. Blanchette V, Dror Y, Chan A. Hematology. In: MacDonald MG, Mullett MD, Seshia MMK (eds). Avery`s Neonatology: pathophysiology and management of newborn. Philadelphia: Lippincott Williams & Wilkins; 2005.p.1073-134.

20. Armentrout DC, Huseby V. Neonatal polycythemia. J Pediatr Health Care. 2002;16(1):40-2.

21. O'Reilly D. Polycythemia. In: Cloherty JP, Eichenwald EC, Hansen AR, Stark AR (eds). Manual of neonatal care. 6th ed. Philadelphia: Lippincott Williams & Wilkins. 2012.p.572-7.

22. Rosenberg A. The IURG newborn. Semin Perinatol. 2008;32(3):219-24.

23. Hutton EK, Hassan ES. Late vs early clamping of the umbilical cord in full-term neonates: systematic review and meta-analysis of controlled trials. JAMA. 2007;297(11):1241-52.

24. Lambert DK, Christensen RD, Henry E, Besner GE, Baer VL, Wiedmeier SE et al. Necrotizing enterocolitis in term neonates: data from a multihospital healthcare system. J Perinatol. 2007;27(7): 437-43.

25. Nelson SM, Freeman DJ, Sattar N, Lindsay RS. Erythrocytosis in offspring of mothers with type 1 diabetes–are factors other than insulin critical determinants? Diabet Med. 2009;26(9):887-92.

26. Dong YL, Chauhan M, Green KE, Vegiraju S, Wang HQ, Hankins GD, et al. Circulating calcitonin gene-related peptide and its pla-

cental origins in normotensive and preeclamptic pregnancies. Am J Obstet Gynecol. 2006;195(6):1657-67.

27. Jeevasankar M, Agarwal R, Chawla D, Paul VK, Dorari AK. Polycythemia in the newborn. Indian J Pediatr. 2008;75(1):68-72.

28. Supapannachart S, Siripoonya P, Boonwattanasoontorn W, Kanjanavanit S. Neonatal polycythemia: effects of partial exchange transfusion using fresh frozen plasma, Haemaccel and normal saline. J Med Assoc Thai.1999;82(Suppl 1):S82-6.

29. Manco-Johnson MJ, Goldenberg NLA. Use of fresh frozen plasma and plasma proteins in newborn infants. Hematology Meeting Reports. 2009;2(10):71-4.

Síndromes Hemorrágicas no RN

Maria dos Anjos Mesquita

Sangramento neonatal é um problema frequente nas unidades de terapia intensiva neonatal, especialmente entre os prematuros[1,2]. A volemia dos recém-nascidos (RN) é pequena e, assim, a hemorragia exige diagnóstico rápido e tratamento imediato[1]. A hemorragia é uma das principais causas de morbidade e mortalidade[1,3] em prematuros extremos, embora seja um evento raro em RN a termo saudáveis[3].

A trombocitopenia neonatal geralmente é a causa mais comum de sangramento. No entanto, problemas de coagulação também ocorrem com frequência, e essas duas condições podem coexistir[1,2,4].

Existem diferenças significativas e importantes na fisiologia da coagulação e fibrinólise em RN e crianças pequenas em comparação com crianças de mais idade e adultos. Essas diferenças, que na sua maioria refletem a imaturidade do sistema de hemostasia neonatal, são funcionalmente equilibradas, sem tendência para coagulopatia ou trombose[5]. Em condições fisiológicas, o sistema hemostático do RN prematuro e a termo é capaz de protegê-lo de complicações hemorrágicas e trombóticas e, assim, os RN saudáveis não sofrem de hemorragias espontâneas[2,5-9]. No entanto, seu sistema trombogênico e o fibrinolítico ainda são imaturos[5-7], a fragilidade vascular maior, a agregação plaquetária diminuída e os fatores de coagulação deficientes[6,7]. Dessa forma, são mais propensos a desenvolver hemorragias e tromboses na presença de alterações hemostáticas congênitas ou adquiridas[7,8].

É necessário o conhecimento e a compreensão do desenvolvimento do sistema hemostático, dos fatores congênitos e dos adquiridos que podem afetá-lo e o papel das doenças na produção desses distúrbios, uma vez que a imaturidade do sistema hemostático do RN afeta as faixas laboratoriais normais e a interpretação dos seus distúrbios hemorrágicos[6].

SISTEMA HEMOSTÁTICO, TROMBOPOIESE E SEU DESENVOLVIMENTO

Hemostasia ou hemostase significa a prevenção da perda de sangue[10]. A hemostase é um processo complexo que equilibra as forças pró e anticoagulantes[1,5] com a finalidade de proteger o organismo de hemorragia descontrolada secundária à lesão do vaso, ao mesmo tempo que impede a coagulação excessiva[1,5,11]. Os desequilíbrios entre esses dois fatores tornam os RN suscetíveis tanto a complicações hemorrágicas quanto a trombóticas[1].

O sistema de hemostasia não é completamente desenvolvido ao nascimento e amadurece ao longo de toda a infância até a idade adulta[5].

Os principais componentes do sistema hemostático são a parede do vaso e o endotélio, as plaquetas e outros elementos do sangue, como monócitos e células vermelhas e as proteínas do plasma (fatores de coagulação, fibrinolítico e inibidores). Esses componentes agem em conjunto e de modo sincronizado para gerar o tampão hemostático, preservar a integridade da árvore vascular e evitar a formação de coágulo e trombose descontrolada[11].

O endotélio vascular é a primeira barreira ao extravasamento de sangue[10]. Quando danificado, por excitação das suas terminações nervosas e por espasmo miogênico local, o vaso sanguíneo sofre uma contração local, levando à diminuição do efluxo de sangue no local da lesão.

Essa contração dura de 20-30 minutos e durante esse tempo ocorre a formação de tampões de plaquetas e da coagulação sanguínea[1,10].

No local da lesão da parede do vaso sanguíneo, a adesão, a ativação e a agregação de plaquetas resultam na formação de um tampão de plaquetas (hemostase primária)[5,10,12], permitindo a resistência contra os sangramentos[10,12]. Para ser mantida a integridade vascular, são necessárias no mínimo 7.000 plaquetas/mm³[,12].

As plaquetas aderem-se a vários componentes vasculares expostos[10,12]. Entre eles, o mais importante é o colágeno[10], onde elas se aderem, via fator de von Willebrand[11]. Concomitantemente à adesividade ao endotélio vascular, as plaquetas modificam sua forma de disco liso para uma forma espinhosa e viscosa, começando a se agregar umas às outras[10]. A ativação das plaquetas permite a ligação do fibrinogênio e ao fator de von Willebrand. Como a superfície de cada uma das plaquetas tem aproximadamente 50.000 locais de ligação, numerosas plaquetas ativadas no local da lesão vascular podem formar rapidamente um agregado oclusivo por meio de densa rede de pontes de fibrinogênio intercelulares[11].

No fluxo sanguíneo, as hemácias predominam na sua região central e as plaquetas na periferia, facilitando sua interação com a parede vascular. A agregação plaquetária e a formação do tampão hemostático são dependentes da liberação de ADP pelos eritrócitos. Provavelmente esses mecanismos são sinérgicos e aumentam a interação entre as plaquetas e os vasos sanguíneos, compensando a hiporreatividade plaquetária dos RN[13].

Simultaneamente aos fenômenos vasculares e plaquetários, ativa-se o mecanismo de coagulação sanguínea, pela ação do colágeno e de lipídios intracelulares liberados pelas células lesadas. Aqui se prendem proteínas e enzimas existentes no plasma, intensamente ativas, que iniciam o mecanismo de coagulação sanguínea[7,12].

As proteínas de coagulação do plasma (fatores de coagulação) normalmente circulam no plasma nas suas formas inativas. A sequência de reações das proteínas de coagulação que culminam na formação de fibrina foi originalmente descrita como uma cascata. Duas vias de coagulação do sangue foram descritas no passado: a extrínseca, ou do fator tecidual, e a intrínseca, ou de ativação de contato (Fig. 33.2)[11]. No entanto, a abordagem atual é a de unificá-las. Durante a lesão do endotélio vascular, os fatores de coagulação iniciam a coagulação por meio da ativação da via extrínseca. Normalmente, a cascata de coagulação é iniciada após a exposição ao fator tecidual,

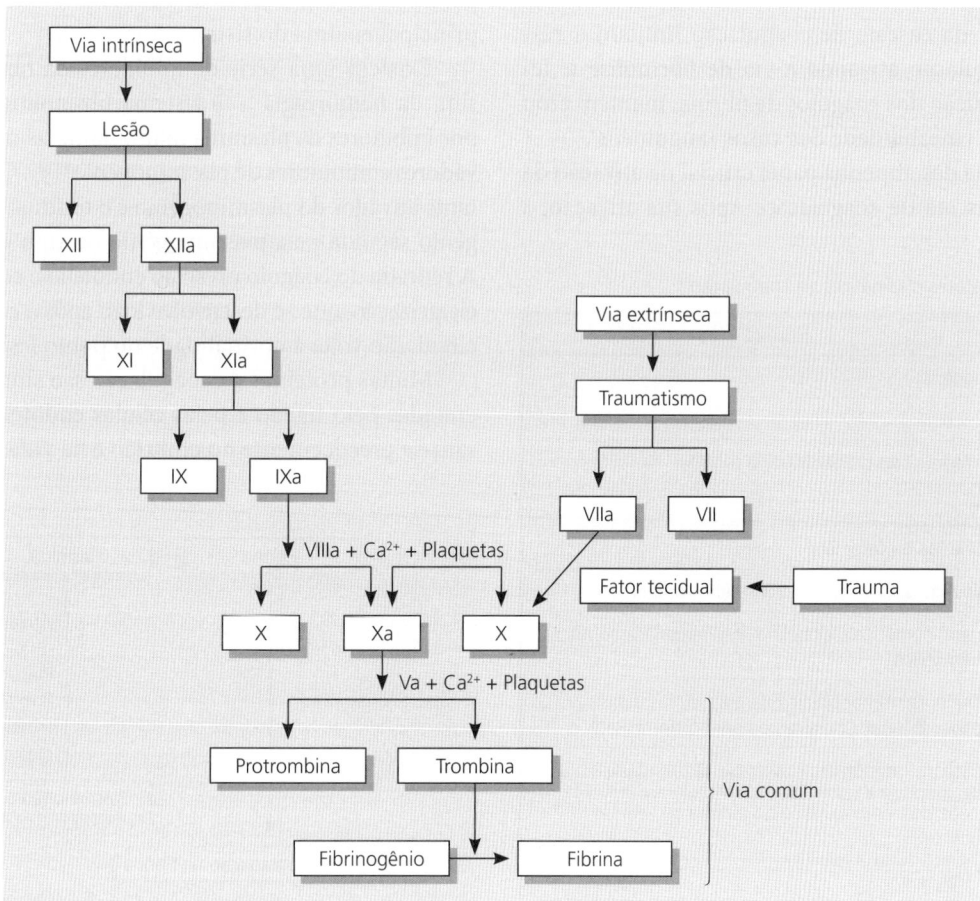

Figura 33.2 – Vias do sistema de coagulação[11].

causado pelo dano endotelial, e ativação da via extrínseca, que gera a trombina e ativará os elementos da via intrínseca. Essas reações ocorrem em superfícies de fosfolipídios, geralmente nas plaquetas ativadas. A expressão do fator tecidual no endotélio também pode ser induzida em resposta a estímulos inflamatórios, incluindo a exposição a lipossacarídeos bacterianos[11].

O fator tecidual ativa a cascata de coagulação por meio da ligação ao fator VIIa. O complexo fator tecidual + fator VIIa ativa o fator X em fator Xa e inicia a conversão de fator IX em fator IXa do sistema intrínseco, levando à futura formação de fator Xa. Assim, esse fator é formado pelas ações do complexo fator tecidual + fator VIIa ou pelo fator IXa, com o fator VIIIa sendo um cofator, e converte a protrombina em trombina, a protease central do sistema de coagulação. A trombina é uma enzima multifuncional que converte o fibrinogênio solúvel do plasma em uma matriz de fibrina insolúvel. A trombina também ativa o fator XIII (fator estabilizador da fibrina) em fator XIIIa que estabilizará o coágulo de fibrina[11].

A ativação das vias de coagulação resulta na formação de fibrina que estabiliza o tampão plaquetário (hemostase secundária)[5].

No quadro 33.7 estão descritos os fatores plasmáticos de coagulação nomeados pelos algarismos romanos e pelos seus respectivos nomes.

Inibidores da cascata de coagulação limitam a resposta de coagulação ativando a via de fibrinólise e, levando à dissolução dos coágulos de fibrina, mantêm e/ou restauram a permeabilidade dos vasos sanguíneos[5].

A trombina desempenha papel crucial na ativação da inibição da cascata de coagulação. Após sua ativação, a

trombina ativa o receptor endotelial da proteína C, que por sua vez ativa a proteína C. Essa última está vinculada à proteína S e juntas inativam o fator a e o fator VIIIa, da via intrínseca, reduzindo a formação de trombina. Além da proteína C e da S, existe o inibidor do fator tecidual, que é o principal inibidor da via extrínseca de coagulação. Essa proteína inibe a atividade do fator VIIa e do fator Xa, reduzindo a produção de trombina pela via extrínseca. A proteína Z inibidor inativa o fator Xa e o fator XIa[11].

No entanto, o inibidor mais ativo do fator Xa e da trombina é a antitrombina (AT), antigamente conhecida como a antitrombina III. A molécula de AT liga-se à trombina ou ao fator Xa e facilita a ligação da heparina[11].

A função dessas proteínas anticoagulantes é essencial para manter a homeostase entre coagulação e fluxo de sangue adequado nos vasos sanguíneos. Suas deficiências estão associadas ao aumento de doenças tromboembólicas e de outras complicações[11].

O processo de fibrinólise, isto é, da lise do coágulo, também é crucial para a prevenção de trombose (Fig. 33.3)[11]. Durante a formação do coágulo de fibrina, ativa-se o sistema fibrinolítico pela ação de elementos presentes nos fenômenos hemostáticos, como o plasminogênio, que se transforma em plasmina[7,11,12]. A plasmina é uma proteinase que atua no coágulo, partindo a fibrina em produtos da degradação da fibrina[7-8, 11-12]. A plasmina é a principal enzima do sistema fibrinolítico[8].

Existem uma série de inibidores da fibrinólise e, assim, da hemorragia[11]. O sistema fibrinolítico é regulado por inibidores da plasmina (alfa-2-antiplasmina) e por ativadores e inibidores de plasminogênio[8,11,12]. O mais importante ativador do plasminogênio é o tecidual do plasminogênio seguida pela plasminogênio do tipo uroquinase[8,11]. A retirada do coágulo preso ao endotélio é concomitante à cicatrização, que se desenvolve logo após a coagulação, e a circulação volta à normalidade no ponto lesado[8,12].

Muitas proteínas da coagulação são sintetizadas e secretadas pelo fígado e pelas células endoteliais e expressam-se precocemente no embrião e na vida fetal[9].

Quadro 33.7 – Fatores plasmáticos de coagulação[14].

Fatores	Nomes
I	Fibrinogênio
II	Protrombina
III	Fator tecidual ou tromboplastina tecidual
IV	Cálcio
V	Proacelerina ou fator lábil
VII	Proconvertina, fator estável ou antiprotrombina I
VIII	Fator anti-hemofílico, globulina anti-hemofílica ou fator anti-hemofílico
IX	Componente tromboplástico do plasma, fator anti-hemofílico B, fator Christmas ou antiprotrombina II
X	Fator Stuart, fator Stuart-Prower ou antitrombina III
XI	Antecedente tromboplástico do plasma ou fator anti-hemofílico C
XII	Fator Hageman
XIII	Fibrinase ou fator estabilizador da fibrina

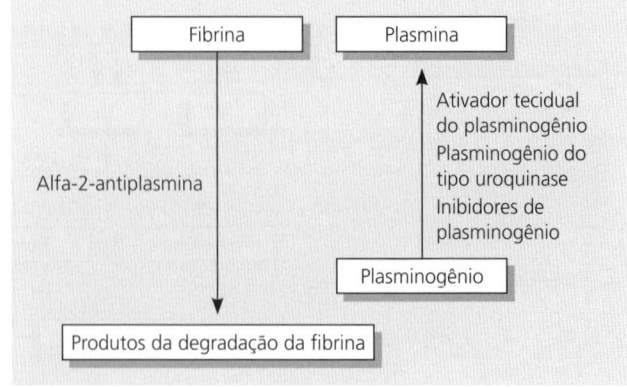

Figura 33.3 – Fatores de fibrinólise e inibidores[11].

1016

O sangue mantém-se em estado fluido na circulação[12]. Antes da 10ª semana de vida intrauterina o sangue fetal é incoagulável[8]. As proteínas de coagulação podem ser detectadas no fígado e nas células endoteliais no primeiro mês de gestação e no plasma fetal durante o terceiro mês[9]. No entanto, por motivos desconhecidos, elas não têm um aumento substancial na sua concentração até o final do terceiro trimestre[9]. As proteínas de coagulação não atravessam a placenta e, assim, as presentes no feto são precocemente por ele produzidas[1,7,8,12] e seus valores refletem sua capacidade para sintetizá-las[1]. Além de participarem no sistema da coagulação, essas proteínas têm um papel na proliferação e diferenciação de diversas células[9].

O feto apresenta um balanço único na concentração de proteínas pró-coagulantes, anticoagulantes e fibrinolíticas que persiste por muitos meses da vida pós-natal. Apesar das evidências de que a produção das proteínas de coagulação possa ser detectada muito precocemente no feto, elas amadurecem em proporções e períodos diferentes. Com poucas exceções, estrutural e funcionalmente, as proteínas de coagulação fetais são idênticas às do adulto. Apesar da aparente deficiência da atividade das proteínas de coagulação, a hemostasia fetal é notavelmente competente e a coagulação e o sangramento espontâneo são raros durante a gestação e após o nascimento normais[9].

Estudos em animais e humanos indicam que os fatores de coagulação em RN são qualitativamente semelhantes, em termos de pesos moleculares e graus de glicosilação, com o dos adultos. A maior diferença entre as duas faixas etárias é quantitativa, com níveis plasmáticos de vários fatores de coagulação diferentes ao longo da infância daqueles encontrados nos adultos, com alguns dos déficits sendo atribuídos à deficiência de vitamina K[15].

De maneira geral, os níveis plasmáticos dos fatores de coagulação do RN estão entre 30 e 60% dos níveis do adulto[7,12]. Os níveis de proteínas de coagulação dependentes da vitamina K (fatores II, VII, IX e X), os fatores de contato (fatores XI, XII e pré-calicreína) e o cininogênio de alto peso molecular então em níveis[12,16] reduzidos em 30% nos RN quando comparados com crianças de mais idade e em 80-120% quando comparados com os adultos[17].

Os baixos níveis dos fatores II, VII, IX e X não podem ser explicados apenas pela deficiência de vitamina K, porque eles também foram vistos em RN que receberam a profilaxia com essa vitamina ao nascimento[5].

Para outros autores, os da protrombina só são semelhantes ao adulto na puberdade[9]. Pela diminuição da protrombina, a capacidade de formar trombina também está reduzida em 50% no RN, fazendo com que a formação de coágulos seja menor[7,12]. A concentração de fibrinogênio plasmático do RN é igual ou até maior que a do adulto[7,8,12,18].

Os inibidores da coagulação vitamina K-dependentes proteínas C e S também estão reduzidos no período neonatal, contrabalanceando o poder reduzido de coagulação do plasma neonatal[5,17]. A concentração da antitrombina e da proteína C está diminuída em cerca de 30% em relação ao plasma dos adultos em RN a termo e, em níveis ainda mais baixos, nos prematuros[17].

A atividade de cada proteína do sistema de coagulação do RN em relação à da criança maior e à do adulto e o período em que elas se equivalem estão descritos no quadro 33.1[8].

Essas diferenças fazem com que o tempo de protrombina (TP) e o tempo de tromboplastina parcial ativada (TTPA) sejam aumentados nos RN[7,12]. Os testes de coagulação e os níveis dos fatores de coagulação no plasma devem ser interpretados de acordo com seus níveis normais para a idade[17]. Normalmente, os valores de TP e de TTPA são semelhantes nos RN prematuros de muito baixo peso e nos a termo que não receberam vitamina K[12].

O TP identifica as atividades dos fatores I, II, V, VII e X[19,20] (via extrínseca); o TTPA, os fatores I, II, V, VIII, IX, X, XI e XII[17,19,20] (via intrínseca)[19]; e o tempo de trombina (TT), a deficiência ou a disfunção do fibrinogênio[20]. A deficiência do fator XIII não provoca alteração nos exames citados e somente sua pesquisa específica é que leva ao seu diagnóstico. O tempo de coagulação da trombina (TCT) avalia a via comum da cascata de coagulação e, quando diminuído, indica que o sistema fibrinolítico está ativado[12].

A razão normalizada internacional (*international normalized ratio* – INR) compara o padrão de coagulação do paciente com o padrão da população. Valores superiores a 1 indicam coagulação mais lenta do que o padrão populacional[12].

Para o diagnóstico dos distúrbios da hemostasia neonatal, os laboratórios de diagnóstico de amostras pediátricas devem usar reagentes e analisadores apropriados para as faixas de referência para a idade. Orientações específicas para a idade devem ser seguidas para a manipulação de RN com distúrbios hemostáticos[5].

A melhor maneira de se coletar o sangue é por meio de punção venosa com seu depósito no tubo laboratorial. Não deve ser coletado em cateteres com heparina. RN com hematócrito elevado podem ter os testes de coagulação falsamente alterados pelo excesso de anticoagulantes nos tubos de coleta, em proporção ao volume de plasma[12].

Pelas características do sistema hemostático nos RN, é necessário que os testes laboratoriais de coagulação sejam interpretados de acordo com os valores de referências normais para a idade[2,17], sem os quais a precisão do diagnóstico e a do tratamento serão impossíveis[17].

Na tabela 33.1 acham-se os valores de referência para testes da coagulação em RN a termo sadios, lactentes e adultos, e na tabela 33.2, os valores de referência para testes da coagulação em RN prematuros sadios (30-36 semanas de gestação), lactente e adultos[8].

Tabela 33.1 – Valores de referência para testes da coagulação em RN a termo sadios, lactente e adultos[8].

Idade Teste	1 dia (M/Li-Ls)	5 dias (M/Li-Ls)	30 dias (M/Li-Ls)	90 dias (M/Li-Ls)	180 dias (M/Li-Ls)	Adulto (M/Li-Ls)
TP (s)	13,0 (10,1-15,9)	12,4 (10,0-15,3)	11,8 (10,0-14,3)	11,9 (10,0-14,2)	12,3 (10,7-13,9)	12,4 (10,8-13,9)
INR	1,00 (0,53-1,62)	0,89 (0,53-1,48)	0,79 (0,53-1,26)	0,81 (0,53-1,26)	0,88 (0,61-1,17)	0,89 (0,64-1,17)
TTPA (s)	42,9 (31,3-54,5)	42,6 (25,4-59,8)	40,4 (32,0-55,2)	37,1 (29,0-50,1)	35,5 (28,1-42,9)	33,5 (26,6-40,3)
TCT (s)	23,5 (19,0-28,3)	23,1 (18,0-29,2)	24,3 (19,4-29,2)	25,1 (20,5-29,7)	25,5 (19,8-31,2)	25,0 (19,7-30,3)
Fibrinogênio (g/L)	2,83 (1,67-3,99)	3,12 (1,62-4,62)	2,70 (1,62-3,78)	2,43 (1,50-3,87)	2,51 (1,50-3,87)	2,78 (1,56-4,00)
Fator II (U/mL)	0,48 (0,26-0,7)	0,63 (0,33-0,93)	0,68 (0,34-1,02)	0,75 (0,45-1,05)	0,88 (0,60-1,16)	1,08 (0,70-1,46)
Fator V (U/mL)	0,72 (0,34-1,08)	0,95 (0,45-1,45)	0,98 (0,62-1,34)	0,90 (0,45-1,32)	0,91 (0,55-1,27)	1,06 (0,62-1,50)
Fator VII (U/mL)	0,66 (0,28-1,04)	0,89 (0,35-1,43)	0,90 (0,42-1,38)	0,91 (0,39-1,43)	0,87 (0,47-1,27)	1,05 (0,67-1,43)
Fator VIII (U/mL)	1,00 (0,50-1,78)	0,88 (0,50-1,54)	0,91 (0,50-1,77)	0,79 (0,50-1,25)	0,73 (0,50-1,09)	0,99 (0,50-1,49)
FvW (U/mL)	1,53 (0,50-2,87)	1,40 (0,50-2,54)	1,28 (0,50-2,46)	1,18 (0,50-2,06)	1,07 (0,50-1,97)	0,92 (0,50-1,58)
Fator IX (U/mL)	0,53 (0,15-0,91)	0,53 (0,15-0,91)	0,51 (0,21-0,81)	0,67 (0,21-1,13)	0,86 (0,36-1,36)	1,09 (0,55-1,63)
Fator X (U/mL)	0,40 (0,12-0,68)	0,49 (0,19-0,79)	0,59 (0,31-0,87)	0,71 (0,35-1,07)	0,78 (0,38-1,18)	1,06 (0,70-1,52)
Fator XI (U/mL)	0,38 (0,10-0,66)	0,55 (0,23-0,87)	0,53 (0,27-0,79)	0,69 (0,41-0,97)	0,86 (0,49-1,34)	0,97 (0,67-1,27)
Fator XII (U/mL)	0,53 (0,13-0,93)	0,47 (0,11-0,83)	0,49 (0,17-0,81)	0,67 (0,25-1,09)	0,77 (0,39-1,15)	1,08 (0,52-1,64)
Pré-calecreína (U/mL)	0,37 (0,18-0,69)	0,48 (0,20-0,76)	0,57 (0,23-0,91)	0,73 (0,41-1,05)	0,86 (0,56-1,16)	1,12 (0.62-1,62)
Fator XIII (U/mL)	0,79 (0,27-1,31)	0,94 (0,44-1,44)	0,93 (0,39-1,47)	1,04 (0,36-1,72)	1,04 (0,46-1,62)	1,05 (0,55-1,55)

TP = tempo de protrombina; s = segundos; INR = índice internacional de normalização; TTPA = tempo parcial de tromboplastina ativada; TCT = tempo de coagulação da trombina; g/L = gramas/litro; FvW = fator de von Willebrand; U/mL = unidade/mililitro; (M/Li-Ls) = média/ limite inferior e superior.

O nível de fibrinogênio precisa ser interpretado em relação a outras proteínas de fase aguda, como, por exemplo, a proteína C, cuja elevação indica sepse ou processo inflamatório. Um nível normal de fibrinogênio em um cenário de sepse aguda pode ser indicativo de coagulopatia de consumo[17].

A atividade do sistema fibrinolítico nos RN está reduzida quando comparado com a dos adultos e com a das crianças de mais idade, pela diminuição da atividade do plasminogênio[7,8,12,17] e pelo aumento do nível plasmático do inibidor do ativador do plasminogênio[8,17]. O nível de plasminogênio do RN ao nascimento são 50% menores em relação ao do adulto, afetando, também, a geração de plasmina[7,8,12]. Já os ativadores de plasminogênio estão aumentados[8]. A inibição da trombina pela plasmina está diminuída em relação ao do adulto[7].

Níveis elevados de D-dímeros, sinais da ativação do sistema hemostático e fibrinolítico, são causados pela quebra da fibrina pela plasmina. Assim os D-dímeros estão elevados durante a trombose, embolismo e lesão tecidual. Mas o sistema de coagulação também é ativado na infecção e na hipóxia e, assim, os D-dímeros também estão elevados nessas situações. Apesar de a elevação dos D-dímeros não ser específica, eles são úteis na exclusão de eventos tromboembólicos[17].

Na tabela 33.3 estão relacionados os valores dos fatores do sistema fibrinolítico do RN prematuro, a termo, lactente e do adulto.

As plaquetas são fragmentos anucleados produzidos por megacariócitos[10,12,21,22], células hemopoiéticas originadas na medula óssea, que circulam como discos na corrente sanguínea[10,12]. Têm cerca de um quinto do diâ-

Tabela 33.2 – Valores de referência para testes da coagulação em RN prematuros sadios (30-36 semanas de gestação), lactentes e adultos[8].

Idade Teste	1 dia (M/Li-Ls)	5 dias (M/Li-Ls)	30 dias (M/Li-Ls)	90 dias (M/Li-Ls)	180 dias (M/Li-Ls)	Adulto (M/Li-Ls)
TP (s)	13,0 (10,6-16,2)	12,5 (10,0-15,3)	11,8 (10,0-13,6)	12,3 (10,0-14,6)	12,5 (10,0-15,0)	12,4 (10,8-13,9)
TTPA (s)	53,6 (27,5-79,4)	50,5 (26,9-74,1)	44,7 (26,9-62,5)	39,7 (28,3-50,7)	37,5 (27,2-53,3)	33,5 (26,6-40,3)
TCT (s)	24,8 (19,2-30,4)	24,1 (18,8-29,4)	24,4 (18,8-29,9)	25,1 (19,4-30,8)	25,2 (18,9-31,5)	25,0 (19,7-30,3)
Fibrinogênio (g/L)	2,43 (1,50-3,73)	2,80 (1,60-4,18)	2,54 (1,50-4,14)	2,46 (1,50-3,52)	2,28 (1,50-3,60)	2,78 (1,56-4,00)
Fator II (U/mL)	0,45 (0,20-0,77)	0,57 (0,29-0,85)	0,57 (0,36-0,95)	0,68 (0,30-1,06)	0,87 (0,51-1,23)	1,08 (0,70-1,46)
Fator V (U/mL)	0,88 (0,41-1,44)	1,00 (0,46-1,54)	1,02 (0,48-1,56)	0,99 (0,59-1,39)	1,02 (0,58-1,46)	1,06 (0,62-1,50)
Fator VII (U/mL)	0,67 (0,21-1,13)	0,84 (0,30-1,38)	0,83 (0,21-1,45)	0,87 (0,31-1,43)	0,99 (0,47-1,51)	1,05 (0,67-1,43)
Fator VIII (U/mL)	1,11 (0,50-2,13)	1,15 (0,53-2,05)	1,11 (0,50-1,99)	1,06 (0,58-1,88)	0,99 (0,50-1,87)	0,99 (0,50-1,49)
FvW (U/mL)	1,36 (0,78-2,10)	1,33 (0,72-2,19)	1,36 (0,66-2,16)	1,12 (0,75-1,84)	0,98 (0,54-1,58)	0,92 (0,50-1,58)
Fator IX (U/mL)	0,35 (0,19-0,65)	0,42 (0,14-0,74)	0,44 (0,13-0,80)	0,59 (0,25-0,93)	0,81 (0,50-1,20)	1,09 (0,55-1,63)
Fator X (U/mL)	0,41 (0,11-0,71)	0,51 (0,19-0,83)	0,56 (0,20-0,92)	0,67 (0,35-0,99)	0,77 (0,35-1,19)	1,06 (0,70-1,52)
Fator XI (U/mL)	0,30 (0,08-0,52)	0,41 (0,13-0,69)	0,43 (0,15-0,71)	0,59 (0,25-0,93)	0,78 (0,46-1,10)	0,97 (0,67-1,27)
Fator XII (U/mL)	0,38 (0,10-0,66)	0,39 (0,09-0,69)	0,43 (0,11-0,75)	0,61 (0,15-1,07)	0,82 (0,22-1,42)	1,08 (0,52-1,64)
Pré-calecreína (U/mL)	0,33 (0,09-0,57)	0,45 (0,26-0,75)	0,59 (0,31-0,87)	0,79 (0,37-1,21)	0,78 (0,40-1,16)	1,12 (0.62-1,62)
Fator XIII (U/mL)	0,70 (0,32-1,08)	1,01 (0,57-1,45)	0,99 (0,51-1,47)	1,13 (0,71-1,55)	1,13 (0,65-1,61)	1,05 (0,55-1,55)

TP = tempo de protrombina; s = segundos; INR = índice internacional de normalização; TTPA = tempo de tromboplastina parcial ativada; TCT = tempo de coagulação da trombina; g/L = gramas/litro; FvW = fator de von Willebrand; U/mL = unidade/mililitro; (M/Li-Ls) = média/ limite inferior e superior

metro dos glóbulos vermelhos, apresentando um volume plaquetário médio (VPM) entre 7 e 9fL[22].

A produção de plaquetas ou trombopoiese é um processo complexo que consiste em quatro etapas principais:

1. produção de trombopoietina (TPO) que estimula a trombopoese[10,12,22];
2. geração e proliferação de células progenitoras de megacariócitos[22];
3. maturação de megacariócitos caracterizada por aumento progressivo da ploidia nuclear (número de cromossomos em determinada célula) e maturidade citoplasmática[21,22], que levará à formação de grandes megacariócitos poliploides[21];
4. formação de plaquetas pelos megacariócitos e sua libertação para a circulação[21,22] por mecanismo ainda desconhecido[21].

A trombopoietina é produzida, principalmente, no fígado, embora também existam precursores da sua síntese no intestino[10].

As plaquetas surgem precocemente no feto[7,9,10], sendo nele encontradas a partir de cinco semanas de gestação[21]. Aumentam linearmente durante a gestação, atingindo valores de 150.000/mm[3] no final do primeiro trimestre[21] e, no meio da gestação, sua concentração é semelhante à do adulto[7,9,10].

O número de células progenitoras de megacariócitos que circulam no sangue periférico de RN é maior do que em crianças e adultos[21]. Elas dão origem a colônias com maior número de megacariócitos e mais sensíveis aos estímulos de TPO, quando comparados com os de crianças maiores e de adultos[22]. Os megacariócitos no RN são menores[21,22] e têm menor ploidia[22], ou seja, produzem menos

Tabela 33.3 – Valores de referência para os componentes do sistema fibrinolítico em RN prematuros e a termo sadios, lactentes e adultos.

Idade Teste	1 dia (M/Li-Ls)	5 dias (M/Li-Ls)	30 dias (M/Li-Ls)	90 dias (M/Li-Ls)	180 dias (M/Li-Ls)	Adulto (M/Li-Ls)
RN prematuro						
Plasminogênio (U/mL)	1,70 (1,12-2,48)	1,91 (1,21-2,61)	1,81 (1,09-2,53)	2,38 (1,58-3,18)	2,75 (1,91-3,59)	3,36 (2,48-4,24)
Alfa-2-antiplasmina (U/mL)	0,78 (0,40-1,16)	0,81 (0,19-1,13)	0,89 (0,55-1,23)	1,06 (0,64-1,40)	1,15 (0,77-1,53)	1,02 (0,68-1,36)
Ativador tecidual do plasminogênio (ng/mL)	8,48 (3,00-16,70)	3,97 (2,00-6,93)	4,13 (2,00-7,79)	3,31 (2,00-5,07)	3,48 (2,00-5,85)	4,96 (1,46-8,46)
Inibidor do ativador de plasminogênio (U/mL)	5,40 (0,00-12,20)	2,50 (0,00-7,10)	4,30 (0,00-11,80)	4,80 (1,00-10,20)	4,90 (1,00-10,20)	3,60 (0,00-11,00)
RN a termo						
Plasminogênio (U/mL)	1,95 (1,25-2,65)	2,17 (1,41-2,93)	1,98 (1,26-2,70)	2,48 (1,74-3,22)	3,01 (2,21-3,81)	3,36 (2,48-4,24)
Alfa-2-antiplasmina (U/mL)	0,85 (0,55-1,15)	1,00 (0,70-1,30)	1,00 (0,76-1,24)	1,08 (0,76-1,40)	1,11 (0,83-1,39)	1,02 (0,68-1,36)
Ativador tecidual do plasminogênio (ng/mL)	9,60 (5,00-18,9)	5,60 (4,00-10,00)	4,10 (1,00-6,00)	2,10 (1,00-5,00)	2,80 (1,00-6,00)	4,90 (1,40-8,40)
Inibidor do ativador de plasminogênio (U/mL)	6,40 (2,00-15,10)	2,30 (0,00-8,10)	3,40 (0,00-8,80)	7,20 (1,00-15,30)	8,10 (6,00-13,00)	3,60 (0,00-11,00)

M/Li-Ls = média/limite inferior e superior.

plaquetas[21], mas seu citoplasma reflete o de uma célula madura[22]. Os RN mantêm uma contagem de plaquetas normais devido ao potencial proliferativo aumentado das células progenitoras de megacariócitos[22].

O número e o volume das plaquetas são relativamente semelhantes nos RN e nos adultos[23].

Os prematuros apresentam menor número de plaquetas do que os RN a termo, mas com valores de 150.000-450.000/mm³, semelhantes aos dos lactentes e adultos saudáveis[10,12,21,22].

No entanto, Wiedmeier et al.[23] obtiveram o número de plaquetas, entre o 1º e o 90º dia de vida, de 47.291 RN com idade gestacional de 22-42 semanas. A contagem de plaquetas obtida nos primeiros três dias de vida aumentou com o avançar da idade gestacional. Nos que nasceram com 32 semanas de gestação ou menos, o menor número de plaquetas encontrado foi de 104.200/mm³ (percentil 5º). Na idade gestacional de 37 semanas, esse número foi de 123.100/mm³. Nas primeiras nove semanas de vida existiram dois picos plaquetários, um com 2-3 semanas e outro com 6-7 semanas. O limite superior de contagem de plaquetas (percentil 95º)[23] durante as primeiras nove semanas de vida foi de 750.000/mm³.

A vida média das plaquetas é semelhante à do adulto[2,7]. Varia de sete a dez dias[12,22] e, após esse tempo, são removidas pelos macrófagos do sistema reticuloendotelial[12].

A principal função das plaquetas é a de manter a integridade do endotélio vascular e controlar a hemorragia provocada pela lesão de pequenos vasos por meio da formação de pequenos agregados na microcirculação. A tendência a sangramento resulta da deficiência das plaquetas em número ou em função[22].

Diferenças funcionais podem ser detectadas nas plaquetas fetais, mas raramente são causas de sangramento no feto e no RN saudáveis. São funcionalmente adequadas nos RN a termo saudáveis, e petéquias e equimoses seguidas ao trabalho de parto e parto vaginais são raros. Os prematuros extremos apresentam tendência aumentada de sangramento cutâneo[9]. A reatividade plaquetária está diminuída nos primeiros 10 dias dos RN[13].

O tempo de sangramento (TS), que avalia a função plaquetária e sua interação com o endotélio vascular, é menor nos RN prematuros que nos adultos, sugerindo adesividade e agregação plaquetária maiores[7,13].

Nos quadros 33.8 e 33.9 podem ser vistos, respectivamente, a hemostasia e seus testes laboratoriais dos RN comparados com o das crianças de mais idade e dos adultos.

SÍNDROMES HEMORRÁGICAS NO RN

A hemostasia do feto e do RN é funcionalmente intacta e sangramentos e coagulações espontâneos são raros[2,5-9]. Porém, o sistema hemostático do RN apresenta falhas na sua capacidade de reserva, sendo comuns os sangramentos e coagulações nos RN doentes[9]. A presença de diver-

Quadro 33.8 – Hemostasia neonatal *versus* hemostasia da criança de mais idade e adulto[5].

Dados	RN pré-termo versus RN a termo	RN versus criança de mais idade/adulto	Idade de aproximação aos valores do adulto
Nº de plaquetas	Diminuído (IG < 32 semanas)	Igual	
Função das plaquetas	Diminuída	Diminuída	2-4 semanas
Nível do fator I	Igual	Igual	
Função do fator I	?	Diminuída	5 anos
Fator II	Diminuído	Diminuído	16 anos
Fator VII	Diminuído	Diminuído	16 anos
Fator IX	Diminuído	Diminuído	16 anos
Fator X	Diminuído	Diminuído	16 anos
Fator V	Diminuído	Igual ou diminuído	16 anos
Fator VIII	Alto	Igual ou Alto	1 mês
Fator XI	Diminuído	Diminuído	1 ano
Fator XII	Diminuído	Diminuído	16 anos
Antitrombina	Diminuída	Diminuída	3 meses
Proteína C	Diminuída	Diminuída	16 anos
Proteína S total	Diminuída	Diminuída	1 mês
Proteína S livre	?	Alta	?
Nível de plasminogênio	Diminuído	Diminuído	6 meses
Função do plasminogênio	?	Diminuída	?
α_2-antiplasmina	Diminuída	Diminuída	5 dias
α_2-macroglobulina	Igual	Alta	Adulto

Quadro 33.9 – Testes laboratoriais de hemostasia de RN *versus* criança de mais idade e adulto[5].

Testes	RN prematuros versus RN a termo	RN versus criança de mais idade/adulto	Idade de aproximação aos valores do adulto
TTPA	Maior	Maior	16 anos
TP	Maior	Igual ou maior	16 anos
INR	Alto	Igual ou maior	16 anos
TT	Maior	Igual ou maior	5 anos
	Maior	Diminuído	1 mês

TTPA = tempo de tromboplastina parcial ativada; TP = tempo de protrombina; INR = índice internacional de normalização; TT = tempo de trombina; TS = tempo de sangramento.

sos fatores de risco como a prematuridade, a asfixia e a infecção comprometem facilmente a hemostasia neonatal e o sangramento pode ser rápido e fatal[9,13].

Etiologia – como mostrado no quadro 33.4, o RN pode apresentar sangramento por alterações relacionadas aos vasos sanguíneos, às plaquetas, ao sistema de coagulação e aos traumatismos.

Uma série de considerações clínicas é importante na investigação de RN com sangramento. O mais importante é, provavelmente, a situação clínica, em que a hemorragia ocorre[2]. Sangramento em RN clinicamente normal é sugestivo de coagulopatia hereditária ou de trombocitopenia imune[1,2]. RN doentes têm suspeita de doença adquirida e são mais propensos a apresentar coagulopatia de consumo, como coagulação intravascular dissemina-

Quadro 33.10 – Causas de sangramento neonatal.

Causa	Tipo			Afecção
Vascular		Hereditária		Síndrome de Ehlers-Danlos,
				Síndrome de Osler, teleangiectasia hemorrágica
		Adquiridas		Hipóxia, infecções, hipotermia e traumatismos
Plaquetária	Qualitativa	Hereditárias		Síndrome de Bernard-Soulier
				Tromboastenia de Glanzmann
				Síndrome de Wiskott-Aldrich
		Adquiridas		Indometacina, ibuprofeno, ácido acetilsalicílico, penicilina, carbenicilina, cefalosporina, furosemida e teofilina
	Quantitativas	Diminuição da produção	Hereditárias	Trissomia dos cromossomos 13, 18 e 21
				Síndrome de Turner
				Síndrome da ausência de rádio
				Anemia de Fanconi
				Trombocitopenia amegacariocítica
			Adquiridas	Infecções perinatais, uso de medicamentos pela mãe, defeitos metabólicos
		Aumento da destruição	Imune	Trombocitopenia isoimune ou aloimune
				Trombocitopenia autoimune
			Não imune	Insuficiência placentária
				Asfixia perinatal
				infecção perinatal
				Coagulação intravascular disseminada
				Trombose
				Drogas maternas e neonatais
				Erros inatos do metabolismo
Proteínas da coagulação		Hereditária		Hemofilia A
				Hemofilia B
				Doença de von Willebrand
				Disfibrinogenemia
				Deficiência dos fatores I, II, V, VII, X, XI e XIII
		Adquiridas		Coagulação intravascular disseminada
				Sangramento por deficiência de vitamina K
				Disfunção hepática
Traumatismos		Partos traumáticos		

da (CIVD)[1,2], predispondo-os a hemorragias ou a complicações trombóticas[5]. A presença de história familiar de doença hemorrágica também pode ser um indicador importante para o diagnóstico[2].

Alterações vasculares

As causas vasculares de sangramento no RN podem ser de origem congênita ou adquirida, como pode ser visto no quadro 33.10.

A síndrome de Ehlers-Danlos do tipo vascular, de transmissão hereditária autossômica dominante, é uma doença do tecido conjuntivo levando à deficiência no colágeno. Os portadores dessa síndrome apresentam pele fina e translúcida, fragilidade ou ruptura arterial com sangramentos intensos e fácies típico com hiperextensibilidade da pele, nariz pequeno, lábios finos e olhos proeminentes secundários à deficiência de tecido adiposo[24].

Outra síndrome de transmissão hereditária autossômica dominante é a teleangiectasia hemorrágica familiar ou síndrome de Rendu-Osler-Weber (teleangiectasia hemorrágica). Nela, as teleangectasias contêm vasos dilatados formados por uma parede endotelial sem tecido elástico e com tendência a originarem fístulas arteriovenosas. Esses vasos anômalos podem estar presentes em todas as mucosas e também no trato gastrintestinal, trato genital e urinário, pulmão, fígado e cérebro, com possibilidade de sangramento nesses locais[25].

As alterações vasculares adquiridas podem surgir secundariamente a hipóxia, infecções, hipotermia e traumatismos do RN.

Alterações plaquetárias

A quantidade de plaquetas no sangue deve-se ao equilíbrio entre sua produção e des*truição[6].

Classicamente, de acordo com seu número no sangue periférico, as alterações plaquetárias são classificadas em[21]:

- Trombocitose: > 450.000/mL[21].
- Normal: 150.000-450.000/mL[21].
- Trombocitopenia leve: 100.000-149.000/mL[21,22].
- Trombocitopenia moderada: 50.000-99.000/mL[21,22].
- Trombocitopenia grave: < 50.000/mL[21,26].
- Trombocitopenia grave: 30.000-49.000/μL[22].
- Trombocitopenia muito grave: < 30.000/μL[22].

A trombocitopenia ou plaquetopenia, em qualquer idade, caracteriza-se pela diminuição do número de plaquetas[22,26,27] abaixo de 150.000/mm³. No entanto, de acordo com o estudo de Wiedmeier et al.[23], citado anteriormente, os valores de plaquetas, obtidos dos RN com idade gestacional de 22-42 semanas, diferiram substancialmente do intervalo entre 150.000/mm³ e 450.000/mm³ habitualmente usado para definir, respectivamente, trombocitopenia e trombocitose neonatal. Os valores por eles encontrados tornam esses diagnósticos menos frequentes[23].

Conforme a idade de surgimento, as trombocitopenias podem ser classificadas em precoces, quando aparecem antes de 72 horas de vida, e em tardias, se aparecem após essa idade[21,26].

Apesar de os mecanismos que levam à trombocitopenia dos RN clinicamente instáveis não serem claros, eles são semelhantes aos das outras faixas etárias[6,10,21,22]:

- consumo aumentado de plaquetas;
- produção diminuída de plaquetas;
- hiperesplenismo;
- combinação de diversos mecanismos.

A trombopoiese na trombocitopenia dos RN e dos adultos é significativamente diferente[22]. Em RN com trombocitopenia, os níveis de trombopoietina (TPO) não são tão elevados como os encontrados em crianças ou adultos, particularmente nos pequenos para a idade gestacional e nos prematuros, sugerindo inadequação da sua produção em resposta à diminuição das plaquetas[10,21,22].

No RN, a correlação da contagem de plaquetas com hemorragia não foi estabelecida[22]. Para alguns autores, não existe nenhuma relação significativa entre a hemorragia e a gravidade da trombocitopenia, sugerindo que a hemorragia em RN dependa de outras variáveis além do número de plaquetas isolado. Assim, outras variáveis, como a idade gestacional, o peso ao nascer e as doenças subjacentes são de igual importância e devem ser levados em conta[28]. Christensen et al.[29] e Chakravorty e Roberts[26] mostraram que não houve correlação entre a contagem de plaquetas e o posterior sangramento do sistema nervoso central[26,29]. O mesmo aconteceu em relação ao sangramento pulmonar ou gastrintestinal[29].

Para outros, a tendência para o sangramento é proporcional ao número de plaquetas circulantes[22], não existindo nenhum risco de hemorragia com o número de plaquetas superior a 100.000/mm³. Em geral, o número de plaquetas de 50.000/mm³ é considerado hemostático, a menos que o paciente apresente alguma doença de base[30].

Risco mínimo ou leve de hemorragia ocorre com o número de plaquetas entre 20.000 e 100.000/mm³. O risco é moderado quando as plaquetas estão abaixo de 20.000/mm³ e é grave e/ou há sangramento espontâneo[22] com plaquetas inferiores a 5.000/mm³.

O RN a termo dificilmente sangra se a contagem de plaquetas for maior que 20.000/mm³. Já o RN prematuro necessita de um parâmetro mais alto, especialmente nos primeiros dias de vida, quando é maior o risco de hemorragia periventricular[30].

A hemorragia pode ocorrer em mucosas e pele (petéquias, púrpuras, equimoses) e/ou, mais raramente, atingir outros órgãos levando ao sangramento, por exemplo, gastrintestinal, pulmonar e intracraniano[22,31].

Apesar de a hemorragia intraventricular grau 2 ou mais ocorrer mais frequentemente em RN com trombocitopenia, essa relação é independente da gravidade da trombocitopenia[28].

O traumatismo e o estresse de nascimento podem precipitar, embora raramente, hemorragia intracraniana ou interna quando as plaquetas estão abaixo de 30.000/mm³. Por isso, alguns médicos agem sobre essa contagem de plaquetas para prevenir hemorragias no cenário da unidade de terapia intensiva neonatal (UTIN). Esse limiar parece ser maior para prematuros.

Incidência

Os RN, principalmente os prematuros, têm maior predisposição a desenvolver trombocitopenia[10,28]. Os megacariócitos fetais e neonatais são menores que os dos adultos e, assim, produzem menos plaquetas[10,21,22].

A incidência de trombocitopenia é inversamente proporcional à idade gestacional e peso ao nascer[26]. Embora a trombocitopenia ocorra em menos de 0,7-5% de todos os RN[21,22], ela é um dos problemas hematológicos mais frequentes naqueles internados nas UTIN, ocorrendo em incidência de 25 a 30% e em cerca de um terço dos RN prematuros[21,22,26,32].

Estudo de Gupta et al.[32] mostrou que a contagem de plaquetas é significativamente menor nos RN de muito baixo peso do que naqueles com mais de 2.500g ao nascimento, devido à sua limitada habilidade em compensar a destruição acelerada das plaquetas. De maneira similar, RN com restrição do crescimento intrauterino também tiveram contagem menor de plaquetas. O mesmo estudo mostrou que a idade gestacional não indicou nenhum efeito na trombocitopenia neonatal, embora ela tenha ocorrido em 45% dos RN com idade gestacional menor que 30 semanas e em 36% naqueles com idade gestacional entre 31 e 35 semanas[32].

Em 1-2% dos RN a termo saudáveis ocorre trombocitopenia[10]. A trombocitopenia pode preceder o nascimento em uma incidência aproximada de 5%[33].

Segundo Christensen et al., a taxa de mortalidade na trombocitopenia grave não se correlacionou com o menor número de plaquetas, mas foi proporcional ao número de transfusões de plaquetas recebido[29].

Causas das alterações plaquetárias

Conforme descrito no quadro 33.4, as alterações plaquetárias podem ser qualitativas (alterações morfológicas) ou quantitativas (alterações na quantidade)[10]. Podem ainda ter causas imunológicas, hereditárias ou adquiridas[22].

A maioria dos casos de trombocitopenia encontrados no RN não é de causa imune e sim associada a condições neonatais comuns como prematuridade, baixo peso ao nascer, pequeno para a idade gestacional, asfixia, hipóxia crônica intrauterina, hipotensão, sepse, enterocolite necrosante, infecções virais, trombos e exsanguineotransfusões[22,28]. Em estudo realizado em UTIN, na Índia, a trombocitopenia esteve presente em 81,5% dos RN com sepse, 57,7% dos com problemas gastrintestinais, 43,1% dos com problemas respiratórios e em 13,6% dos com hemorragia intracraniana, de forma isolada ou associada[32].

A causa mais frequente de trombocitopenia precoce, inclusive nos prematuros, é a insuficiência placentária[21,26], com hipóxia fetal crônica que surge quando as gestantes têm hipertensão arterial crônica, pré-eclâmpsia ou *diabetes mellitus*[21,34]. Também é frequente no RN com restrição do crescimento intrauterino, provavelmente por produzirem menos megacariócitos[21].

Em contraste, a trombocitopenia de início tardio em RN prematuros é quase sempre devido a uma infecção pós-natal adquirida, bacteriana ou fúngica, enterocolite necrosante e oxigenação por membrana extracorporal, que leva rapidamente à trombocitopenia grave[26,29].

Sua apresentação, antes ou após 72 horas de vida, pode orientar seu diagnóstico etiológico (Quadro 33.11)[26].

Alterações qualitativas das plaquetas

Na alteração qualitativa das plaquetas ocorre deficiência de um ou mais dos fatores intrínsecos das plaquetas levando a alterações funcionais de adesão e de agregação. Essas alterações, com número de plaquetas normais, podem ser hereditárias ou adquiridas[19].

Síndrome de Bernard-Soulier – doença hereditária autossômica recessiva, ocorre falha na adesão e na agregação plaquetárias com megaplaquetas contendo grânulos no seu interior[19,33].

É uma doença muito rara, com incidência de 1:1.000.000, que pode apresentar-se no período neonatal. Caracteriza-se por defeito na função plaquetária, trombocitopenia, plaquetas gigantes e por sangramento das mucosas sem muita gravidade[22].

O distúrbio plaquetário qualitativo deve-se a um defeito no receptor do fator de von Willebrand, a glicoproteína GPIb-IX-V. A alteração na síndrome de Bernard-Soulier ocorre nos genes GPIba, GPIbb[22] e GPIb/IX[22,30], mapeados nos cromossomos 17, 22 e 3, respectivamente[22].

A alteração no cromossomo 22 e a anormalidade no GPIbb explicam por que as crianças com síndrome de DiGeorge e doença cardíaca podem desenvolver hemorragia grave devido à coexistência da síndrome de Bernard-Soulier[22].

O diagnóstico dessa síndrome é confirmado pela ausência de CD41a ou de PGPIb-IX-V por citometria de fluxo. O tratamento é de suporte por meio de transfusão de plaquetas em sangramentos graves com risco de morte[22].

Mães com síndrome de Bernard-Soulier podem desenvolver aloanticorpos contra GPIb-IX-V que podem atravessar a placenta e levar à trombocitopenia aloimune na sua prole[22].

Tromboastenia de Glanzmann – autossômica recessiva, as plaquetas são normais em número e forma, porém com falha na sua agregação e retração do coágulo[19].

Síndrome de Wiskott-Aldrich – é uma síndrome de herança recessiva ligada ao X[10,33]. Deve-se a mutações no gene de uma proteína no braço curto do cromossomo X. Mutações nesse gene têm sido isoladas da Xp11.23[22]. Caracteriza-se por plaquetas pequenas no sangue periférico e/ou com volume plaquetário médio baixo associado a eczema[10,22,33] e a infecções bacterianas e virais recorrentes[22] por imunodeficiência[10,33]. A maioria dos casos não é diagnosticada no período neonatal, a não ser que se

Quadro 33.11 – Diagnóstico diferencial das trombocitopenias pela idade do seu início[26].

Idade de início	Etiologia
Fetal	Trombocitopenia aloimune
	Infecção congênita (citomegalovírus, toxoplasmose, rubéola, sífilis, vírus da imunodeficiência humana)
	Trombocitopenia autoimune
	Alteração cromossômica (trissomias do 13, 18, 21, síndrome de Turner)
	Doença hemolítica Rh grave
	Doenças hereditárias (síndrome de Wiskott-Aldrich)
< 72 horas (precoce)	Trombocitopenia gestacional benigna
	Hipóxia fetal crônica (pré-eclâmpsia, restrição do crescimento intrauterino, diabetes)
	Asfixia perinatal
	Coagulação intravascular disseminada
	Trombocitopenia aloimune
	Trombocitopenia autoimune
	Sepse precoce
	Alteração cromossômica (trissomias do 13, 18, 21)
	Drogas maternas (cocaína, salicilatos, tiazidas, hidralazina)
	Infecção congênita (citomegalovírus, toxoplasmose, rubéola, sífilis, vírus da imunodeficiência humana, vírus Coxsackie)
	Trombose (aórtica, renal)
	Infiltração da medula óssea (leucemia)
	Doença metabólica (acidúria propiônica e metilmalônica)
	Trombocitopenia congênita (síndrome de Kasabach-Merritt, trombocitopenia/agenesia do rádio)
> 72 horas (tardia)	Sepse tardia
	Enterocolite necrosante
	Infecção congênita (citomegalovírus, toxoplasmose, rubéola, sífilis, vírus da imunodeficiência humana, vírus Coxsackie)
	Trombocitopenia aloimune
	Trombocitopenia autoimune
	Trombocitopenia congênita (síndrome de Kasabach-Merritt, trombocitopenia/agenesia do rádio)
	Doença metabólica (acidúria propiônica e metilmalônica)
	Associada a medicações (penicilina, vancomicina, indometacina, fenobarbital, fenitoína)
	Trombose associada a cateter

conheça o histórico familiar[22]. Geralmente o distúrbio surge no primeiro ano de vida com sintomas hemorrágicos devido à trombocitopenia com alteração na função e diminuição da vida média das plaquetas[10,22,33].

A trombocitopenia ligada ao cromossomo X faz parte do espectro da síndrome de Wiskott-Aldrich. Esses pacientes têm trombocitopenia e plaquetas pequenas como as principais manifestações da sua doença. No entanto, a diferença está nos graus variáveis e menos graves do eczema e da imunodeficiência.

O uso de drogas como a indometacina, o ibuprofeno, o ácido acetilsalícílico, a penicilina, a carbenicilina, a cefalosporina, a furosemida e a teofilina pode levar à dificuldade na agregação e na liberação de fatores intraplaquetários durante toda a vida da plaqueta acometida[13,19].

Alterações quantitativas das plaquetas
• **Diminuição da produção de plaquetas**
A produção medular diminuída de plaquetas no RN pode resultar de infecções perinatais, uso de medicamentos

pela mãe, defeitos metabólicos comuns dos aminoácidos ramificados ou síndromes hereditárias de insuficiência da medula[6].

Várias síndromes de insuficiência medular hereditárias associam-se a trombocitopenia[6].

Aneuploidias – a trombocitopenia pode ser vista em RN com trissomia do 13, 18 e 21 e na síndrome de Turner. Seu mecanismo exato é desconhecido, mas pode ser devido à produção reduzida de plaquetas e sua patogênese pode ser semelhante à observada na hipóxia fetal crônica[22].

Síndrome da ausência de rádio (*Thrombocytopenia Absent Radius Syndrome* – TAR) – doença hereditária autossômica recessiva onde ocorre ausência bilateral dos rádios e trombocitopenia[6,10,22]. Podem ocorrer outras malformações ósseas, como ausência uni ou bilateral das ulnas, alterações dos úmeros, torções femoral e tibial, ausência da fíbula[6,10]. Os polegares estão sempre presentes[6,10,22], ao contrário do que ocorre na anemia de Fanconi[22]. Tetralogia de Fallot e defeito do septo arterial são algumas das cardiopatias que podem coexistir[10,35]. Pode acometer ambos os sexos, embora predomine no feminino[22]. Ocorre trombocitopenia com ausência ou diminuição dos megacariócitos[35]. A trombocitopenia, de 10.000-30.000/mm³, pode estar presente ao nascimento, mas, na maioria das vezes, surge antes dos quatro meses de vida[10]. Metade dos pacientes tem início das manifestações hemorrágicas na primeira semana após o nascimento. O prognóstico da síndrome de TAR depende da gravidade das manifestações hemorrágicas[22]. As hemorragias, na maioria das vezes, levam as crianças com pouca idade ao óbito. A hemorragia intracraniana, quando presente, geralmente surge nas crianças com menos de um ano de vida. Nas sobreviventes, a gravidade da trombocitopenia geralmente diminui com o avançar da idade[35]. Se o paciente sobrevive ao primeiro ano de vida, as manifestações hemorrágicas desaparecem, porque as plaquetas aumentam espontaneamente e mantêm-se em níveis inferiores da normalidade. O tratamento é de suporte, com transfusões de plaquetas nos casos de sangramento ativo[22].

Anemia de Fanconi – na maioria das vezes, é uma doença autossômica recessiva que pode apresentar no RN[6,22] com grande variabilidade fenotípica[6,10]. Na maioria das vezes, surge por volta dos 7 anos de idade[10]. Nela o fenótipo completo de células-tronco é afetado, embora, na maioria das vezes, a trombocitopenia seja a primeira manifestação[6]. A trombocitopenia ocorre por diminuição da produção de plaquetas, mas a vida média das plaquetas é normal[33]. A criança pode apresentar trombocitopenia isolada ou pancitopenia associadas ou não a características dismórficas[22]. A pancitopenia manifesta-se por poi-

quilocitose, anisocitose, reticulocitopenia, trombocitopenia e leucopenia[36]. As anomalias congênitas associadas caracterizam-se por lesões de pele hipocrômicas ou hiperpigmentadas, microcefalia, baixo comprimento, anormalidades dos olhos, anormalidades do trato urinário e dos membros superiores na extremidade radial[22] com ausência de rádio com aplasia ou hipoplasia do polegar ou polegar extranumerário[10]. Existe tendência à síndrome mieloproliferativa e leucemia mieloide[10,36]. O tratamento raramente é necessário no período neonatal[22].

Trombocitopenia amegacariocítica congênita (*Congenital Amegakaryocytic Thrombocytopenia* – CAMT) II – doença autossômica recessiva rara que se apresenta durante o período neonatal com trombocitopenia[22]. Por acometer mais crianças do sexo masculino, parece ser de transmissão ligada ao cromossomo X[10]. De maneira geral, apresenta trombocitopenia isolada, mas 50% dos pacientes, no início ou durante a infância, progridem para a anemia aplástica[10,22]. A medula óssea mostra diminuição ou ausência de megacariócitos com precursores eritroides e mieloides normais[22]. É rara, de alta mortalidade por hemorragia ou infecção, caracterizando-se por trombocitopenia grave por escassez ou ausência de megacariócitos na medula óssea[10]. Anomalias físicas estão presentes em aproximadamente 50% dos pacientes[22]. Pode surgir anemia aplástica[10]. Os episódios hemorrágicos são tratados com transfusões de plaquetas, mas o transplante de células estaminais é a forma definitiva de tratamento desta doença.

Há uma variante da trombocitopenia amegacariocítica com sinostose radioulnar. Nela, a mutação é no gene HOXA11 que as distingue da síndrome do TAR e da CAMT, em que a mutação está localizada no gene CMPL. Na amegacariocitose com sinostose radioulnar, a trombocitopenia é grave, os megacariócitos estão ausentes na medula e a criança apresenta sinostose do rádio e da ulna e existe dificuldade na rotação do antebraço[21].

• **Aumento da destruição de plaquetas**

Trombocitopenia imune neonatal – ocorre trombocitopenia imune quando as plaquetas, sensibilizadas por anticorpos, são prematuramente destruídas no sistema reticuloendotelial, principalmente no baço. Laboratorialmente, ocorrem trombocitopenia isolada e aumento do número de megacariócitos imaturos no aspirado da medula óssea[6].

Vários distúrbios associam-se à passagem transplacentária de anticorpos antiplaquetários maternos para o feto, resultando na destruição das plaquetas do concepto[6,33].

O anticorpo pode ser produzido contra um antígeno presente nas plaquetas do feto (trombocitopenia isoimune ou aloimune) e as plaquetas maternas estão normais, ou contra um antígeno presente em comum nas plaquetas maternas e fetais (trombocitopenia autoimune). Nessa última situação, as plaquetas maternas também estão diminuídas e as presentes frequentemente são grandes (megatrombócitos)[6,33].

Trombocitopenia isoimune ou aloimune – a trombocitopenia isoimune ou aloimune é uma doença rara[22]. Resulta da incompatibilidade antigênica das plaquetas entre a mãe e o feto e é análoga à doença hemolítica Rhesus[22,37], diferenciando-se dela porque muitas vezes se desenvolve na primeira gestação[22].

Na trombocitopenia isoimune ou aloimune, as plaquetas do feto/RN apresentam um antígeno de plaquetas humano de origem paterna e ausente na mãe[6,10,21,22,31,33,38,39]. Na gestação ou durante o parto, as plaquetas fetais passam para a circulação materna levando à imunização materna e à formação de anticorpos contra o antígeno estranho[6,22]. Em menor número de casos, a imunização ocorre pela exposição da mulher antígeno-negativo a plaquetas antígeno-positivo durante transfusão sanguínea[6].

A doença resulta da transferência dos aloanticorpos maternos IgG formados, via transplacentária, dirigidos aos antígenos paternos presentes nas plaquetas do filho, com subsequente destruição das plaquetas fetais/neonatais no sistema reticuloendotelial, principalmente no baço, podendo levar à trombocitopenia. Habitualmente, não é diagnosticada antes do nascimento, mas geralmente tem início durante a gestação[6,10,21,22,30,31,34,38,39].

Entre os 16 antígenos plaquetários humanos (*human platelet antigen* – HPA) identificados, em 95% dos casos, a incompatibilidade fetomaterna ocorre em relação a HPA-1a, HPA-5b e HPA-15b[21,22,40]. O HPA-1a é o aloantígeno mais comum na população caucasiana e responsável por cerca 80% dos casos de trombocitopenia aloimune[10,22,30,37]. A incompatibilidade HPA-1a ocorre em 1:350 gestações, embora a trombocitopenia surja em apenas 1:1.000 a 1.500 RN[22].

Os HPA aparecem precocemente no feto, e os anticorpos maternos podem atravessar a placenta no início do segundo trimestre[10], podendo causar plaquetopenia a partir da 16ª semana de gestação[39].

Diferente da doença hemolítica do tipo Rh, a trombocitopenia aloimune pode ocorrer na primeira gestação, podendo apresentar evoluções mais graves nas gestações subsequentes[9,10,21,22,30,31,37,39].

Embora subdiagnosticada[34], é a causa mais frequente de trombocitopenia precoce, grave em RN saudável[34,37].

A incidência global da trombocitopenia aloimune é de 0,7 em 1.000 gestações[37].

Esses RN encontram-se, habitualmente, clinicamente bem, assintomáticos, ou com anemia, petéquias, púrpura[6,10,22,33,37,39]. Em 15-30% dos casos, ocorre hemorragia intracraniana, podendo levar a graves sequelas neurológicas[6,10,21,22,30,33,37-39], com déficits neurológicos permanentes em 20% dos casos e morte em 1 a 14% dessas crianças[30].

No entanto, a trombocitopenia aloimune pode levar a graves sangramentos fetais e neonatais[6,9,37]. Em até 25-50% desses casos a hemorragia intracraniana acontece na vida intrauterina[22,30]. Hidrocefalia grave e hidropisia fetal podem estar presentes[10]. Raramente a forma de apresentação é uma anemia fetal de causa inexplicada e abortamentos de repetição[34].

Todos os RN com trombocitopenia grave, devido à trombocitopenia aloimune, devem ter ultrassonografia craniana ou outro estudo de neuroimagem para o diagnóstico de hemorragia intracraniana[22,38], mesmo que não apresentem sinais clínicos neurológicos[38].

Aproximadamente metade dos RN de mães com anti-HPA-1a tem contagens plaquetárias normais e cerca de 20% deles apresentam trombocitopenia grave com manifestações hemorrágicas[30]. Geralmente a contagem de plaquetas diminui nos primeiros dias após o nascimento para níveis abaixo de 50.000mL/mm³ e sobe nas primeiras três a quatro semanas, acompanhando a descida dos anticorpos maternos no RN[22,30]. A plaquetopenia pode ocorrer na vida intrauterina e persistir por 2-16 semanas[21].

Na maioria das vezes[9], o sangramento só surge se as plaquetas estiverem menores que 10.000/mm³. Porém pode ocorrer com um número de plaquetas acima de 50.000/mm³, uma vez que o anticorpo antiplaquetário pode interferir com a glicoproteína IIb-III, receptora de superfície do fibrinogênio[19].

A trombocitopenia aloimune geralmente é suspeitada em RN com hemorragia grave ou com trombocitopenia sem explicação[1,6,33] e a contagem plaquetária materna apresenta-se normal[6,30,31,33].

Todos os RN com número de plaquetas menor que 50.000/mm³ no primeiro dia de vida[30,34] devem ser rastreados para trombocitopenia aloimune, após a exclusão de sepse, doença sistêmica ou anomalias esqueléticas[34].

Pode haver história familiar de outros irmãos afetados[31] e, assim, seu diagnóstico, além de permitir uma terapia eficaz, com a administração de plaquetas compatíveis, prevenindo-se complicações, como a hemorragia intracraniana, também possibilita o planejamento e a vigilância de futuras gestações do casal e o tratamento pré-natal[34].

A genotipagem plaquetária (mãe, pai e RN) permite um diagnóstico preciso e futuro aconselhamento genético[22,31]. O diagnóstico é confirmado por meio da presença de anticorpos antiplaquetas no sangue materno, contra as plaquetas do pai biológico ou do feto/RN[10,30,31]. Eventualmente, também se pesquisa a presença dos aloanticorpos antiplaquetários maternos no RN[31].

Antígeno específico de plaquetas e testes de anticorpos não estão prontamente disponíveis em todos os centros, mas podem ser solicitados para grandes laboratórios de referência[22,30]. Dispõe-se de vários métodos para a identificação dos anticorpos plaquetários. Entre eles o teste de imunofluorescência plaquetária (PSIFT – *Platelet Suspension Immunofluorescense Test*), o *Monoclonal Antibody Immobilization of Platelet Antigens* (MAIPA) e o *Enzyme Linked Immuno Sorbent Assay* (ELISA). Em laboratórios especializados estão disponíveis testes, baseados no DNA, que podem realizar tipagem dos antígenos plaquetários[39].

A recorrência é alta, 75-90% dos casos que obrigam o controle rigoroso do RN com antecedente materno de filho com trombocitopenia aloimune[10,31]. Frequentemente, quando o feto anterior foi afetado, ou quando a gestante não foi tratada, o risco de hemorragia é maior e mais precoce do que na gestação anterior[41] e o feto pode nascer prematuramente e com trombocitopenia e sangramento intrauterino[21,34].

Nas trombocitopenias imunes, a determinação fetal do número de plaquetas por colheita percutânea umbilical é um procedimento de risco e que não se realiza em todos os centros[22]. Quando for realizada, a cordocentese, para a contagem das plaquetas fetais, deve ser feita entre a 20ª e 28ª semanas de gestação. Quando indicadas, as transfusões de plaquetas HPA negativo são feitas com um volume de 20-30mL[10].

O tipo de parto deve ser determinado pela contagem de plaquetas fetais obtida após a cordocentese. A cesárea é recomendada se essa contagem for menor a 50.000/mm³[3,6,33] ou quando, apesar de ser conhecido, não for possível determinar o risco fetal[22].

Após o nascimento, deve-se obter a contagem plaquetária do sangue do funículo umbilical e do sangue periférico do RN[6]. Se o número de plaquetas for menor que 30.000/mm³, é necessária a transfusão de plaquetas antígeno-negativas compatíveis[1,6,10].

A triagem de rotina para identificar fetos de risco para a doença hemolítica do RN está bem estabelecida. Rastreio semelhante das grávidas para identificar os fetos com risco de trombocitopenia aloimune não é realizado rotineiramente. A pesquisa de anticorpos anti-HPA-1a deveria ser feita entre 22 e 34 semanas de gestação e nas mulheres imunizadas é indicado parto cesariano 2-4 semanas antes do termo[37].

Trombocitopenia autoimune – a trombocitopenia autoimune é mediada por anticorpos antiplaquetários de origem materna que reagem tanto com as plaquetas maternas como com as do RN, fazendo com que ambos tenham um número de plaquetas baixo[21,22,31]. Os autoanticorpos antiplaquetários IgG maternos formados passam por via transplacentária para o feto, levando à destruição das suas plaquetas[6,10,31].

Essa doença neonatal pode ocorrer no filho da gestante com síndromes autoimunes, como na púrpura trombocitopênica idiopática (PTI) com trombocitopenia associada a distúrbio vascular do colágeno, como no lúpus eritematoso sistêmico (LES), doenças linfoproliferativas e com hipertireoidismo materno[6,10,16,21,22,31,33].

A trombocitopenia autoimune neonatal pode ocorrer em RN de mães com PTI que apresentam plaquetas normais após esplenectomia[6,31]. O aumento da atividade da medula óssea em mães com PTI pode compensar a destruição acelerada das plaquetas sensibilizadas por anticorpos. Elas podem apresentar contagem de plaquetas normais, mas seus filhos correm risco de desenvolver trombocitopenia adquirida[6]. A história materna não é sempre positiva, porque há muitas mulheres trombocitopênicas assintomáticas e, portanto, inconscientes de sua própria doença[22].

Todos os RN de mães com doenças autoimunes devem ter sua contagem de plaquetas determinada no momento do nascimento[22].

A trombocitopenia autoimune ocorre em 1-2/1.000 gestantes[10,21,22].

Os RN com trombocitopenia secundária a doenças autoimunes maternas apresentam curso clínico menos grave do que aqueles com trombocitopenia aloimune[22]. Os RN afetados encontram-se clinicamente bem, com sinais de trombocitopenia[31]. A presença de equimose e/ou de exantema petequial pode ser a primeira manifestação do distúrbio neonatal[6,33]. Pode haver a formação de equimose no local da injeção da vitamina K e aumento de sangramento na punção do calcanhar ou durante a circuncisão[33]. Embora a hemorragia intracraniana possa ocorrer em 3% dos RN de mães com PTI[16], nos outros casos o risco é inferior a 1% e diminui a partir do 3º-4º dia de vida[22].

O diagnóstico torna-se evidente a partir de uma história materna de trombocitopenia[22], apesar de a plaquetopenia ocorrer em apenas 10% das gestantes com autoanticorpos[21].

O nadir da contagem de plaquetas em RN de mães com PTI não ocorre ao nascimento, mas poucos dias após[16]. Portanto, em RN com trombocitopenia, a contagem de plaquetas deve ser monitorizada diariamente, pelo menos durante a primeira semana de vida[16], logo após o nascimento e acompanhada[21] até que alcancem níveis acima de 150.000/mm³.

Devem-se monitorizar as plaquetas do RN nos primeiros dias de vida, uma vez que elas podem cair para níveis baixos e indicativos de terapia de estimulação plaquetária com imunoglobulinas ou costicosteroides[6]. Usualmente, as plaquetas começam a subir ao redor do 7º dia de vida[10,22].

Outras causas de trombocitopenia – em diversas outras situações pode existir plaquetopenia neonatal. Entre elas, podem ser citadas:

Hipóxia fetal crônica – geralmente, nas primeiras 72 horas de vida neonatais, leva à trombocitopenia leve a moderada[22,41], muitas vezes associada à neutropenia. Pode ser detectada ao nascimento, mas o limite inferior das plaquetas é atingido nos primeiros 2-4 dias de vida com resolução espontaneamente no 7º-10º dia de vida[10,21,22,41]. Porém a trombocitopenia pode persistir durante 21 dias ou mais e, em geral, não precisa de transfusão de plaquetas[41]. Ocorre em 1/100 nascimentos, habitualmente nas situações de insuficiência placentária[22,26], como nos casos de mães com HELLP síndrome (hemólise, alteração da função hepática e plaquetopenia – *hemolysis, elevated liver function, low platelets*) ou nas graves insuficiências utero-placentárias[19,42]. O RN é saudável, sendo mais frequente nos prematuros pequenos para a idade gestacional[10,22,26,41].

Gupta et al.[32] mostraram em seu estudo que a contagem de plaquetas é significativamente menor em RN cujas mães tiveram doença hipertensiva e que a média plaquetária diminui com a gravidade da hipertensão.

Asfixia perinatal – acredita-se que a causa de trombocitopenia seja pelo aumento da destruição das plaquetas[19].

Infecção perinatal – toxoplasmose, rubéola, citomegalovirose, herpes, estreptococo do grupo B podem levar à trombocitopenia[10,19,21,42]. A diminuição das plaquetas, geralmente, é acompanhada de hepatoesplenomegalia e de alterações de coagulação[10].

Coagulação intravascular disseminada – frequentemente ocorre em crianças gravemente doentes por várias causas[10,42]. A trombocitopenia é precoce, a contagem de plaquetas menor que 50.000/mm³ e acompanhada por distúrbios da coagulação[10,22].

Trombose – a trombocitopenia nos casos de trombose parece ser devida à agregação plaquetária, no local do trombo, e de uma produção menor de plaquetas em relação à consumida[10,42]. Eventos trombóticos adquiridos na UTIN têm aumentado ao longo dos últimos anos, pela alta complexidade dos pacientes atendidos que, além de necessitarem de cateteres, estão sob risco de vários fatores que predispõem a eventos trombóticos secundários. A utilização de *flushes* de heparina para manter os cateteres desobstruídos também é risco para o desenvolvimento de trombocitopenia por ela induzida, associada à trombose arterial[22].

A trombose da veia renal deve ser considerada no diagnóstico diferencial de pacientes com trombocitopenia e insuficiência renal[22].

Trombocitopenia faz parte da apresentação clínica das deficiências de fatores anticoagulantes, e essas deficiências devem ser consideradas no diagnóstico diferencial de trombocitopenia. A forma grave dessas deficiências apresenta-se com púrpuras fulminantes e trombose difusas e não apenas com trombocitopenia isolada[22].

Induzida por fármacos – algumas drogas farmacológicas podem levar à trombocitopenia nas gestantes, nos fetos e nos RN. Provavelmente, induzem a produção de anticorpos antiplaquetários pela mãe que destroem suas plaquetas e as do feto/RN quando atravessam a placenta[10].

A capacidade hemostática de ligação das plaquetas pode estar diminuída nos RN que receberam indometacina, ibuprofeno, ampicilina, óxido nítrico inalado ou hipotermia terapêutica[34].

Erros inatos do metabolismo – por mecanismo desconhecido, a trombocitopenia pode estar presente na acidose metilmalônica, cetoglicinemia, acidemia isovalérica e deficiência de holocarboxilase[10].

Infecções pós-natais – a sepse e a enterocolite necrosante são as causas mais frequentes de trombocitopenia grave neonatal e se devem, principalmente, ao aumento do seu consumo[21]. Nas infecções graves, como na sepse e na enterocolite necrosante, a trombocitopenia é grave[10,22,33,42], evolui rapidamente e necessita de várias transfusões de plaquetas para seu controle[10,33,42]. É sinal precoce de infecção e deve-se à diminuição da sua produção e ao aumento do seu consumo[10,33]. Demora de cinco a sete dias para se recuperar após o controle do processo infeccioso[10,22].

Hipotermia – pode levar a aumento da agregação plaquetária e hemorragia pulmonar maciça secundária[33].

Hiperesplenismo – o RN apresenta esplenomegalia e trombocitopenia com ou sem anemia hemolítica. Associa-se a infecções congênitas virais e trombose da veia porta[33].

Exsanguineotransfusão ou outras transfusões – sangue de mais de 24 horas tem pequena quantidade de plaquetas viáveis[33].

Induzida por heparina – ocorre por ativação plaquetária, sendo o risco de trombose maior que o de sangramento[19,22].

Síndromes de plaquetas gigantes – pode apresentar-se no período neonatal e caracterizam-se pela presença de trombocitopenia com plaquetas grandes no esfregaço periférico[22].

A anomalia de May-Hegglin caracteriza-se pela presença de leucócitos com corpúsculos de Dohle. Essa pode ser causa rara de hemorragia intracraniana fetal ou neonatal. O defeito nessa anomalia está no gene MY-H9 no cromossomo 22q. Essa mutação também é encontrada em outras síndromes de plaquetas gigantes como na síndrome de Fletcher (nela as inclusões nos leucócitos estão ausentes, mas há associação com a perda auditiva sensorial, nefrite e catarata) e síndrome de Epstein (não existem inclusões nos leucócitos nem catarata, mas sim perda de audição e nefrite)[22].

Outros macrotrombocitopenias incluem distúrbios funcionais das plaquetas, como na síndrome de Bernard-

-Soulier[22], síndrome de plaquetas cinza em que há falta de grânulos alfa das plaquetas[22,23] e síndrome de Jacobsen-Paris-Trousseau que está associada a problemas psiquiátricos ou a retardo mental[22]. Nelas a ocorrência de sangramentos graves é pouco frequente[23].

Síndrome de Kasabach-Merritt – é importante causa de trombocitopenia em RN. Geralmente, apresenta-se como uma trombocitopenia grave, anemia microangiopática e coagulação intravascular disseminada associadas à malformação vascular. O diagnóstico é fácil quando a anomalia vascular é cutânea, mas pode ser mais difícil quando as anomalias vasculares são viscerais. A trombocitopenia é devida ao aprisionamento e ao consumo de plaquetas no endotélio dos vasos sanguíneos anormais. O tratamento dessas lesões requer tratamento de suporte com transfusão de plasma e plaquetas se a coagulação intravascular disseminada estiver presente. Algumas dessas malformações vasculares podem necessitar de tratamento com esteroides, interferon, vincristina e outros agentes quimioterápicos. Recentemente, a utilização dos inibidores da angiogênese têm demonstrado algum efeito, no entanto, mais estudos são necessários antes de se recomendar o tratamento com estes agentes[22].

Avaliação do RN com trombocitopenia

A trombocitopenia é um problema comum nos RN. Neles, seu diagnóstico diferencial pode ser simplificado quando se leva em conta a gravidade da trombocitopenia e o aspecto clínico da criança[22].

Na avaliação etiológica da trombocitopenia neonatal, deve-se considerar sua gravidade (contagem de plaquetas), idade do seu início após o nascimento (antes ou após 72 horas de vida), evolução clínica e exame físico do RN, idade gestacional (prematuro ou termo), mecanismo fisiopatológico (aumento do consumo e da destruição ou diminuição da produção), se a trombocitopenia é devido a fatores maternos ou neonatais, a história familiar, os antecedentes clínicos e obstétricos maternos, as intercorrências clínicas da gestação atual, o trabalho de parto e o parto, a ocorrência de asfixia, o uso de drogas pela mãe ou pelo RN e a presença ou ausência de malformações congênitas, icterícia e/ou hepatoesplenomegalia[21-31].

No RN que se encontra clinicamente bem, a provável causa da trombocitopenia será imune ou genética[31]. A causa mais comum de trombocitopenia grave em RN com aparência saudável é a de causa imune, em que há passagem de anticorpos maternos da mãe para o feto[22].

Em RN com história materna ou familiar negativa e exame físico sem nenhuma relevância ou oligoassintomáticos, infecções como a toxoplasmose, sífilis, rubéola, citomegalovírus, herpes, infecção pelo vírus da imunodeficiência humana e enterovírus devem ser considerados[6,21,22,31]. Além disso, trombose relacionada ao cateter,

anomalias cromossômicas e erros inatos do metabolismo, especialmente as acidemias propiônica e metilmalônica, devem ser pensadas[22].

O RN doente pode tornar-se trombocitopênico por uma variedade de complicações neonatais, como infecção, asfixia[22,31], aspiração de mecônio, síndrome do desconforto respiratório, policitemia[22], enterocolite necrosante, coagulação intravascular disseminada e pela presença de cateter umbilical persistente[22,31].

A hepatoesplenomegalia acompanhada de icterícia sugere a presença de infecção ou de leucemia congênita. Defeitos cardíacos congênitos, cataratas e microcefalias obrigam o afastamento de rubéola congênita. A deformidade e o encurtamento dos antebraços sugerem a ausência de rádios com trombocitopenia amegacariocítica. Grande hemangioma solitário ou múltiplos hemangiomas menores indicam sequestro plaquetário, orientando para a procura de sopros originados de hemangiomas internos[6].

Os pacientes com trombocitopenia grave ou contagem de plaquetas menor que $50.000/mm^3$ devem ser avaliados para sepse bacteriana, principalmente por gram-negativos, sepse fúngica, coagulação intravascular disseminada ou trombocitopenia aloimune neonatal[21,22,43].

Em RN pré-termo com trombocitopenia grave, infecções congênitas e perinatais devem ser excluídas quando não há nenhuma evidência de insuficiência placentária[26].

No RN doente que tem trombocitopenia grave, o tratamento deve ser específico para a doença subjacente e a trombocitopenia tratada sintomaticamente. Trombocitopenia persistente, ou trombocitopenia que não responde ao tratamento adequado da etiologia presumida, merece investigação profunda. Deve-se pensar em causas raras, incluindo doenças relacionadas ao sistema imunológico, trombocitopatias hereditárias e causas adquiridas de consumo de plaquetas[22].

Na presença de hemorragia intracraniana fetal ou de suas sequelas como cistos, leucomalacia ou hidrocefalia identificadas intraútero, a trombocitopenia aloimune deve ser fortemente considerada a causa precipitante. Na sua suspeita, a identificação do anticorpo HPA materno e a fenotipagem/genotipagem das plaquetas dos pais são essenciais para a confirmação do diagnóstico[37].

Quando a trombocitopenia surge nas primeiras 72 horas de vida do RN, deve-se dar destaque ao pré-natal e às afecções pregressas maternas, como doença autoimune, diabetes, pré-eclâmpsia e uso de medicamentos. Devem-se avaliar presença de corioamnionite, asfixia perinatal, filho anterior com trombocitopenia e contagem de plaquetas maternas[10].

Também se deve examinar a placenta à procura de hemangiomas múltiplos[6].

A maioria dos episódios de trombocitopenia em RN ocorre após as primeiras 72 horas de vida, os quais são mais comumente causados por processos infecciosos[22] pós-natais adquiridos[10,26]. Neles é importante identificarem-se os fatores de risco para infecção, realizar exame físico detalhado do RN e avaliar o hemograma, a proteína C-reativa quantitativa e a hemocultura, pois a demora no diagnóstico pode comprometer sua evolução clínica[21].

Doenças mais raras, como tumores vasculares ou hemangiomas, como no fenômeno Kasabach-Merritt, e trombose da veia renal devem ser investigadas[77].

No RN e na sua mãe, a pseudotrombocitopenia, pela presença de agregados plaquetários, deve ser excluída[31].

Laboratorialmente, deve-se efetuar a contagem de plaquetas maternas para se diferenciar a trombocitopenia neonatal imune da aloimunização plaquetária[6].

O hemograma do RN deve incluir determinação de hemoglobina, contagem de leucócitos e de plaquetas associada a esfregaço sanguíneo. A presença de anemia pode ser devida a perda sanguínea, hemólise ou infiltração medular causada por leucemia congênita. Infecção ou perda de sangue pode ser acompanhada de leucocitose leve. Leucocitose grave pode ser devida à leucemia congênita[6].

O tamanho das plaquetas ou volume plaquetário médio pode ajudar a esclarecer o diagnóstico, entre processo de destruição e/ou consumo (plaquetas de tamanho grande) e por diminuição da produção (plaquetas pequenas)[10,31]. Nas alterações de origem da medula óssea, o VPM está diminuído, uma vez que sua produção está reduzida, as plaquetas circulantes são velhas e de pequeno volume. Nas de origem periférica, o VPM está aumentado porque o *turnover* elevado leva a aumento de macroplaquetas circulantes[10].

Em situações específicas, podem ser necessário estudo da coagulação, Coombs direto, cariótipo, biópsia e/ou aspirado de medula óssea e estudo metabólico. Na trombocitopenia persistente e de causa não determinada, o exame de medula óssea está indicado[6].

Na suspeita de trombocitopenia aloimune, rastreio com a pesquisa de anticorpos antiplaquetários na mãe e genotipagem plaquetária da mãe, pai e do RN devem ser solicitados[6,31].

Ultrassonografia transfontanelar deve ser realizada em qualquer RN com trombocitopenia[31]. A neuroimagem (ecografia transfontanelar, tomografia computadorizada, ressonância magnética) é mandatória no RN trombocitopênico com trombocitopenia aloimune suspeitada ou confirmada[34].

Tratamento

O tratamento da trombocitopenia deve ser precedido da investigação da sua causa adjacente, sendo sua terapia o alvo primordial[10,22,44].

As plaquetas são o segundo hemocomponente mais transfundido no período neonatal, estando atrás apenas da transfusão de concentrado de hemácias[45]. Cerca de 20-25% dos RN com trombocitopenia recebem uma ou mais transfusões de plaquetas, representando 2-9% dos admitidos na UTIN[21].

Atualmente, a grande maioria das transfusões de plaquetas administradas nas UTIN não são indicadas para tratar a hemorragia trombocitopênica[21,42]. Em vez disso, são administradas profilaticamente com a esperança de que reduzirão o risco de hemorragia espontânea[21,26,42,45,46], principalmente nos prematuros que apresentam maior risco de hemorragia peri-intraventricular[21], sem que os riscos e os benefícios dessa transfusão sejam avaliados[45]. Os benefícios clínicos das transfusões de plaquetas na prevenção de sangramento e mortalidade em pacientes criticamente doentes e com trombocitopenia permanecem desconhecidos[44] e questionáveis[21]. Não existem dados que demonstrem o benefício em se manter a contagem de plaquetas elevadas em RN pré-termo para a prevenção de hemorragia grave[26].

Muitos centros usam o número de plaquetas menor ou igual a 50.000/mm^3 para transfundir prematuros. No entanto, existem poucas evidências de que essa abordagem irá prevenir a hemorragia intracraniana[22]. Pelo contrário, encontrou-se incidência maior de hemorragia intraventricular em prematuros com múltiplas transfusões de plaquetas[21].

Mesmo em RN a termo e saudáveis, quando a trombocitopenia é grave, assim como o risco de hemorragia, não se conhece qual é o número de plaquetas que leva ao risco de sangramento. Outros fatores como a idade gestacional e pós-natal, a massa de plaquetas, as condições clínicas e hemodinâmicas e as medicações estão associadas ao risco de hemorragia[21].

A taxa de mortalidade nos RN transfundidos com plaquetas é maior do que nos não transfundidos[10,45], podendo esse risco chegar ao dobro[46]. Embora essa mortalidade possa não ser diretamente atribuída às plaquetas por si só[46], existe relação entre ela e o número de transfusões realizado[10,45].

Os critérios de indicação da terapia com plaquetas são controversos[21,44], e seus efeitos adversos, ainda pouco definidos[21]. A adoção de diretrizes específicas para a transfusão de plaquetas melhorará o atendimento e diminuirá o uso de transfusão de plaquetas, reduzindo os custos e conservando os valiosos recursos do banco de sangue. Programas específicos com diretrizes traçadas podem melhorar a prática transfusional na UTIN[42].

As diretrizes para transfusões de plaquetas profiláticas são geralmente baseadas na condição do RN e no número de plaquetas[42]. Para RN prematuros criticamente doentes e com trombocitopenia grave, mas sem evidência de hemorragia, não há provas suficientes para se fazer uma recomendação a favor ou contra a transfusão de plaquetas[44]. A razão para se considerar a condição do RN deve-se ao fato de que sua estabilidade parece relacionar-se a menor risco de hemorragia grave espontânea[42].

Os critérios transfusionais devem basear-se no risco de hemorragia de acordo com a doença associada, a função e o número de plaquetas e do sistema de coagulação[31].

Segundo Christensen[42], a condição do RN pode ser agrupada em três categorias, embora os dias de pré ou de pós-operatório não sejam bem determinados nem existam definições precisas para a estabilidade ou a instabilidade, embora essa última signifique grande risco de sangramento grave[42]:

- em oxigenação de membrana extracorporal (ECMO) ou em pré ou pós-operatório;
- instável, mas sem ECMO nem pré ou pós-operatório;
- estável sem ECMO nem com pré ou pós-operatório.

Segundo Strauss[46], até que dados mais definitivos estejam disponíveis, parece prudente transfundir concentrado de plaquetas para RN prematuros na presença de qualquer uma das seguintes situações:

- sangramento ativo ou ameaça de sangramento em procedimento invasivo ou cirurgia quando o número de plaquetas sanguíneas estiver abaixo de 100.000/mm³;
- potencial ameaça de aumento de hemorragia representada pelo desenvolvimento de hemorragia intracraniana grau 2, terapia com indometacina, presença de sepse ou de enterocolite necrosante e queda do número de plaquetas sanguíneas abaixo de 50.000/mm³;
- quando a contagem de plaquetas no sangue cai abaixo de 30.000/mm³ em RN clinicamente estáveis, sem aumento dos riscos de sangramento aparente (profilaxia).

São critérios de indicação de transfusão de plaquetas, segundo Santos[21]:

- plaquetas menores que 100.000/mm³ na presença de sangramento ativo ou cirurgia de grande porte;
- plaquetas menores que 50.000/mm³: nos RN em ventilação pulmonar mecânica com pressão média das vias aéreas maior que 8cmH$_2$O, antes de procedimentos invasivos, até uma semana após sangramento, até 72 horas após crise convulsiva ou em RN com menos de sete dias de vida com peso ao nascer menor a 1.000g;
- plaquetas menores que 25.000/mL em qualquer condição.

A maioria dos autores indica a transfusão de plaquetas para prevenir hemorragia intracraniana em RN estáveis quando seu número for menor a 20.000-30.000/mL[21].

As plaquetas grandes são mais eficazes que as pequenas para formarem um tampão eficaz. Assim, a massa plaquetária deve ser incorporada nas diretrizes de trans-

fusão de plaquetas, uma vez que reflete melhor a função global dessas células do que seu número[47].

O cálculo da massa de plaquetas é realizado pela multiplicação do número de plaquetas pelo VPM – massa plaquetária = número de plaquetas (10⁹/ mm³) × volume plaquetário médio – e pode ser útil para a avaliação da necessidade de transfusão de plaquetas[47] (exemplo, plaquetas – 50.000/mm², VPM = 9fL; massa de plaquetas = 450).

As recomendações para a indicação de transfusões de plaquetas profiláticas baseadas na massa de plaquetas são as seguintes, segundo Christensen[42]:

- em ECMO ou imediatamente pré ou pós-operatório: massa de plaquetas menor que 800;
- instável, mas sem ECMO nem pré ou pós-operatório: massa de plaquetas menor que 400;
- estável sem ECMO nem com pré ou pós-operatório: massa de plaquetas menor que 160.

Se a indicação da transfusão de plaquetas se baseasse na sua massa e não no seu número, existiria diminuição da sua indicação em 4% sem consequente aumento de sangramento no sistema nervoso central, pulmonar, gastrintestinal ou cutâneo[29].

Trombocitopenia deve ser tratada visando à contagem de plaquetas[20] de 30.000-50.000/mm³.

Na trombocitopenia auloimune, a estratégia terapêutica imediata consiste na administração de plaquetas randomizadas (doadores aleatórios) e de gamaglobulina[2,22,30,34]. Quando disponíveis, optar por plaquetas compatíveis (negativas para os antígenos paternos envolvidos na doença), ABO/RHD compatíveis e deleucotizadas[6,10,19,21,22,30,31,33,34]. A genotipagem e a fenotipagem das plaquetas dos doadores devem ser realizadas e, quando as plaquetas antígeno-específicas não estão disponíveis, podem-se utilizar as com antígeno HPA-1a e HPA-5b negativas, pois esses correspondem à maioria dos antígenos responsáveis pela doença aloimune[21]. Plaquetas de doadores aleatórios, mesmo suscetíveis de terem o antígeno-alvo, são eficazes no tratamento da criança com trombocitopenia grave[21,22]. As plaquetas obtidas a partir da mãe da criança também podem ser usadas, mas necessitam ser lavadas e irradiadas[21,22,30]. Esses cuidados têm o objetivo de, respectivamente, minimizar a presença de anticorpos antiplaquetários específicos presentes na circulação materna e inativar os linfócitos maternos, diminuindo-se o risco da reação enxerto-hospedeiro[21,22].

Na trombocitopenia aloimune, a transfusão de plaquetas geralmente é indicada quando as plaquetas forem:

- menor que 30.000/mm³: em qualquer condição clínica[1,21];
- menor que 50.000/mm³: quando há sangramento mínimo[21];

- menor que 100.000/mm³: quando há sangramento intracraniano ou digestivo[21].

A administração de imunoglobulina por via intravenosa (IGIV) pode ser útil na trombocitopenia aloimune e representa uma alternativa para o tratamento, mas menos eficaz do que as transfusões de plaquetas[21,22]. Altas doses de IgIV (400mg/kg/dia) durante 3 a 5 dias é capaz de aumentar as contagens plaquetárias do RN em 24 a 48 horas[30].

O uso de corticoides (metilprednisolona, 2mg/kg/dia, por via IV, durante 5 dias na trombocitopenia aloimune) é reservado para situações em que a trombocitopenia muito grave é refratária ao tratamento com transfusões de plaquetas e IGIV[31].

Em famílias afetadas por trombocitopenia aloimune ou isoimune, o risco de recorrência é grande e a gravidade da trombocitopenia é igual ou maior que a do filho anterior, com risco de hemorragia intracraniana ainda na vida intrauterina[21,34,37]. Dessa forma, pode estar indicada terapêutica materna com imunoglobulina ou corticoides ou com ambas, ou a terapia fetal com transfusão de plaquetas *in utero*[21,30,37].

Se o pai é homozigoto para o antígeno afetado, a terapia deve ser iniciada desde a 13ª semana de gravidez com IVIG semanal, com ou sem prednisona, dependendo da gravidade da criança afetada ou se houve história de hemorragia intracraniana. Se o pai é heterozigoto para o antígeno, o risco da criança deve ser determinado por análise molecular de células fetais circulando no sangue materno, se disponível, ou por procedimentos invasivos como a biópsia do vilo corial ou amniocentese, os quais carregam riscos significativos para as gestações[22].

Na trombocitopenia aloimune fetal/neonatal, a administração por via intravenosa na gestante de imunoglobulina na dose de 1-2g/kg/semana, associada ou não à prednisona na dose de 0,5mg/kg/dia, pode aumentar o número de plaquetas no feto e diminuir o risco de hemorragia intracraniana[21].

A transfusão de plaquetas compatíveis no feto tem sido indicada quando o tratamento com imunoglobulinas e/ou prednisona maternas não levou aos resultados desejados[21]. As plaquetas, irradiadas, desleucotizadas e ABO/RHA compatíveis, devem ser transfundidas semanalmente no feto, por causa da vida média das plaquetas que é de cinco dias[21], ou devem ser transfundidas imediatamente antes do parto, havendo riscos significativos para esse procedimento[21,30,37]. O risco de complicações pela cordocentese é muito grande e, por isso, cesárea eletiva pode ser indicada com 32-34 semanas quando o feto estiver mais maduro[21].

O objetivo da terapia pré-natal na trombocitopenia aloimune é o de reduzir a gravidade da trombocitopenia e, assim, as complicações de hemorragia intracraniana de sequelas a longo prazo e de morte[37].

Na trombocitopenia autoimune neonatal é impossível o encontro de plaquetas compatíveis, uma vez que os autoanticorpos plaquetários reagem com as plaquetas dos doadores[6,22]. Nos RN com plaquetopenia menor que 50.000/mm³ ou com sangramento clínico, recomenda-se a administração de imunoglobulinas por via intravenosa (IGIV)[6,10,22] na dose de 1g/kg/dia[6,10,31], durante 6 a 8 horas, 2-3 dias consecutivos[6,10,31], esperando-se um aumento plaquetário em 24-48 horas[6,10]. Se essa resposta não for obtida, deve-se iniciar a administração de prednisona ou de outro corticoide[6,22] equivalente na dose inicial de 3-4mg/kg/dia com rápida diminuição da dose[6], quando as plaquetas estiverem acima de 50.000/mm³. A metilprednisolona pode ser usada na dose de 2mg/kg/dia, por via intravenosa, durante cinco dias[31]. A exsanguineotransfusão e a esplenectomia não devem ser consideradas em RN, a não ser que exista emergência clínica com sangramento fatal[6].

Alterações no sistema de coagulação

As causas de alteração da concentração das proteínas de coagulação relacionam-se a baixa produção, aumento do consumo ou diminuição da sua função[12].

A maioria dos problemas de coagulação neonatais reflete distúrbios adquiridos, mas condições hereditárias também podem existir[2]. Nas crianças doentes, a maioria das alterações é adquirida e muitas doenças hereditárias manifestam-se em crianças saudáveis[2,8,48].

Distúrbio hemorrágico específico deve ser suspeitado em crianças saudáveis a termo ou prematuros tardios com hemorragia, como exsudação de funículo umbilical, sangramento após punção capilar ou céfalo-hematoma grande. A história familiar pode ser útil, no entanto um terço das crianças com hemofilia grave não tem nenhuma história familiar. Apesar de rara, doença hemorrágica congênita deve ser considerada e testes apropriados devem ser solicitados, antes da administração de produtos sanguíneos, em criança sangrando ou com coagulopatia grave inexplicada. A criança não deve ter alta até que os resultados estejam disponíveis. Em casos leves, e até que o sistema hemostático amadureça, os testes podem ser solicitados posteriormente para o diagnóstico definitivo[20].

As causas adquiridas mais frequentes relacionadas ao sangramento do RN, por alterações dos fatores de coagulação, incluem a coagulação intravascular disseminada, a deficiência de vitamina K e as doenças hepáticas[8].

Problemas de coagulação são comuns em RN prematuros, no entanto continua a haver disparidade de dados sobre os valores normais aceitáveis para essas crianças. Os componentes do sistema de coagulação variam amplamente nas diferentes idades gestacionais. Assim, os valores de referência dos RN a termo e dos adultos não devem ser usados nos prematuros, pois levará a tratamento desnecessário e à exposição desnecessária de produtos sanguíneos[20].

Deficiências congênitas de fatores de coagulação

- **Deficiências hereditárias de fatores de coagulação ligadas ao sexo**

A hemofilia A e a B, secundárias às deficiências dos fatores de coagulação VIII e IX, respectivamente, são a causa mais comum de sangramento hereditário presente no período neonatal[48].

A hemofilia A ocorre em 1/5.000 e a hemofilia B em 1/25.000 meninos, e sua transmissão está ligada ao cromossomo X[12].

Na hemofilia A ou hemofilia clássica, a deficiência do fator VIII impede a subsequente ativação do fator X, a formação de trombina e do coágulo de fibrina[18].

A apresentação clínica no RN muitas vezes difere da forma típica encontrada nas crianças de mais idade, nas quais predominam o sangramento muscular e das articulações. Muitos sangramentos no período neonatal são iatrogênicos e manifestam-se caracteristicamente por hematomas e exsudação contínua secundária a punção venosa, punção do calcanhar ou administração por via intramuscular de vitamina K. Ainda que grandes sangramentos sejam incomuns, a incidência de hemorragia craniana, principalmente subdural, é maior nos primeiros cinco dias de vida do que nas outras faixas etárias e está relacionada ao traumatismo durante o nascimento, principalmente na vácuo-extração, fórcipes e cesárea. O sangramento umbilical é incomum[48].

Qualquer RN com sangramento isolado e com TTPA prolongado, com ou sem história familiar, deve ser avaliado para a hemofilia[2,16]. Um terço dos pacientes com hemofilia grave é expressão de novas mutações e, assim, pode não haver história familiar[19]. Se houver suspeita de hemofilia, a dosagem específica dos fatores VIII e IX deve ser obtida[2,16]. Pelo fato de o TTPA ser um pouco prolongado durante as primeiras semanas de vida, tanto nos RN a termo como nos prematuros, os que têm a forma leve de hemofilia podem ter valores desse tempo de coagulação normais e, assim, ensaios do fator específico deve ser realizado para a confirmação[16].

O fator VIII e o IX devem ser avaliados em todos os RN prematuros e a termo com hemorragia intracraniana, mesmo na presença de coagulograma normal[16].

Uma vez que o nível do fator VIII da coagulação no RN a termo e prematuro é semelhante ao do adulto, é possível confirmar-se o diagnóstico da hemofilia A no período neonatal, independente da idade gestacional e da gravidade da doença[2,48]. A única exceção é na hemofilia A leve, onde um resultado inicial no limite inferior da normalidade pode justificar a triagem de repetição quando a criança tiver mais idade[2].

O diagnóstico da deficiência grave do fator IX é facilmente realizado ao nascimento, uma vez que sua concentração é bem menor do que os baixos limites fisiológicos para a idade. O mesmo não acontece em relação às deficiências leves e moderadas, pela sobreposição dos níveis considerados normais para a idade. É necessária a repetição da dosagem do fator por volta dos 3-6 meses de idade, por causa da sobreposição com o intervalo normal nessa idade[2], ou a sua análise molecular se a alteração genética for conhecida[2,48].

Nos casos de sangramento, o tratamento com o concentrado do fator específico de coagulação deficiente deve ser imediato, pois sua demora causa morbidade significativa e possível morte[18]. O tratamento de escolha para os RN com hemofilia A ou B é feito com a reposição do concentrado do fator VIII e IX, respectivamente[1,6,12,19, 48,49]. Nos casos de urgência, pode-se usar a transfusão de 10-20mL/kg de plasma fresco congelado[6,12,19,49]. A reposição do fator VIII pode ser feita com crioprecipitado[12].

- **Deficiências hereditárias de fatores de coagulação autossômicas dominantes**

As deficiências congênitas dos fatores de coagulação autossômica dominantes são menos frequentes, sendo a mais comum a doença de von Willebrand[12]. A doença de von Willebrand é um distúrbio hemorrágico hereditário relativamente comum que resulta de quaisquer anormalidades quantitativas ou qualitativas na proteína de von Willebrand[2].

O fator de von Willebrand é um transportador do fator VIII e influencia a adesividade plaquetária[12]. Nos RN normais, pela influência do estrógeno materno, o nível do fator de von Willebrand é mais alto[13,19]. Apenas os casos mais graves da deficiência do fator de von Willebrand são caracterizados por concentrações muito baixas desse fator e do fator VIII[8].

O sangramento aparece no primeiro ano de vida, sendo que no RN pode ocorrer sangramento tardio do coto umbilical[12]. O sangramento pode surgir em qualquer local, principalmente nas mucosas, pele, umbigo, trato urinário e gastrintestinal e durante a circuncisão. A hemorragia intracraniana ocorre em 30-60% dos casos de doença de von Willebrand e pode manifestar-se pelo afastamento das suturas, convulsões, diminuição do nível da consciência e por outras sequelas neurológicas[50].

O tratamento é realizado com a reposição do fator VIII, enriquecido com o fator de von Willebrand ou com crioprecipitado[6,12,19].

- **Deficiências hereditárias de fatores de coagulação autossômicas recessivas**

A história familiar é pobre, uma vez que, por serem autossômicas recessivas, os familiares normalmente não são comprometidos[12].

São raras e de difícil diagnóstico[12]. Em ordem de frequência, as mais comuns são a deficiência dos fatores XI, VII, V, X, II, fibrinogênio e XIII[19]. Pode ocorrer desde sangramento tardio do funículo umbilical até hemorragia cerebral e óbito[12,19]. Sangramento dos tecidos moles[2] e do coto umbilical[2,48] são manifestações típicas, com hemorragia umbilical relatada em 80% dos casos de deficiência grave do fator XIII. No entanto, a hemorragia intracraniana também é evidente e uma característica relativamente comum desses distúrbios. Isso destaca a necessidade de excluir distúrbio hemorrágico hereditário em qualquer RN que se apresenta com hemorragia intracraniana inexplicável[2].

A disfibrinogenemia corresponde a uma mutação rara que leva à alteração na função do fibrinogênio, assim como a sangramento umbilical tardio e hemorragia intracraniana. O tratamento é feito com a transfusão de fibrinogênio ou de crioprecipitado[6,12].

Pelos limites fisiologicamente baixos dos fatores II e X ao nascimento, o diagnóstico da sua deficiência é difícil de ser realizado. O mesmo não acontece no diagnóstico da deficiência do fator VII, uma vez que a concentração dessa proteína está nitidamente mais baixa do que seu limite fisiológico[8].

Exceto na deficiência do fator XIII, todas essas anormalidades são suscetíveis de terem os testes de coagulação alterados[2].

O tratamento consiste na administração de plasma fresco congelado[6,12] ou dos fatores deficientes específicos[2]. Pelo alto risco de hemorragia intracraniana, profilaxia regular deve ser iniciada tão logo o diagnóstico de deficiência do fator XIII seja feito. O mesmo deve ser considerado para a deficiência grave do fator VII e X[2].

• **Coagulação intravascular disseminada**

A combinação do consumo dos fatores de coagulação e de plaquetas é denominada CIVD e, em alguns casos, pode resultar em hemorragia aguda[17]. É a forma mais comum de coagulopatia observada na unidade neonatal[20,51], principalmente prematuros[17]. Não é uma doença primária e sim a consequência de doenças previamente existentes[2,12,17]. Resulta da ativação da cascata de coagulação que conduz ao consumo de fatores de coagulação e à hemorragia subsequente[20].

Entre os pacientes criticamente doentes, o risco de desenvolver CIVD é maior em RN e aumenta significativamente o risco de mortalidade das doenças preexistentes[2,17]. A baixa reserva de pró e de fatores anticoagulantes no plasma, a contração do volume intravascular após o nascimento e a alta incidência de hipóxia e sepse nos RN graves rapidamente leva à descompensação do sistema de coagulação nessa população[17].

A integridade da microcirculação é essencial para uma oxigenação efetiva. A extensa formação de micro-

trombos em pequenos capilares, em pacientes criticamente doentes, pode ocorrer em qualquer cenário de lesão endotelial com consequente exposição de células sanguíneas e de proteínas procoagulantes do plasma[17].

A CIVD inicia-se pela presença de fator tecidual no sangue do RN produzido pela agressão do subendotélio de vasos sanguíneos. Esse fator age em monócitos e células vasculares endoteliais e ativa a cascata de coagulação, levando a diminuição dos fatores de coagulação I, V e VIII, plaquetopenia, anemia hemolítica e aumento dos fatores de degradação da fibrina[12]. A incapacidade de regular o processo de coagulação resulta na geração descontrolada e massiva de trombina, com depósito disseminado de fibrina e do consumo de proteínas de coagulação e plaquetas. O consumo de plaquetas e dos fatores de coagulação pode causar hemorragia grave e difusa[2,17,51].

A ativação indevida dos fatores de coagulação na CIVD pode ser provocada por diversos estímulos[10,12,19] que levam a vulnerabilidade do endotélio, formação de trombos microvasculares e hemorragia[17]. Entre eles, asfixia perinatal, hipóxia, choque, lesão cerebral, síndrome do desconforto respiratório, síndrome de aspiração de mecônio, aspiração de líquido amniótico, infecções bacterianas ou virais, enterocolite necrosante, sepse, liberação de endotoxinas, necrose tecidual, doenças hemolíticas, hepatopatias, hemangioma, trombose, malformação arteriovenosa, hipotermia, acidose metabólica importante, tocotraumatismos e cateteres vasculares[10,12,17,19,20]. Além deles, a labilidade da pressão sanguínea e da função cardíaca, contração do volume intravascular após o nascimento, imaturidade das mucosas e da barreira cutânea, múltiplos procedimentos e dispositivos invasivos adicionados à baixa reserva de fatores pró e anticoagulantes associam-se à CIVD. As condições que mais levam à CIVD nos RN é a infecção/sepse e hipoxemia/isquemia[17].

Complicações obstétricas e problemas no parto também podem afetar o sistema hemostático, resultando em ativação da coagulação e CIVD, entre elas a pré-eclâmpsia materna[2,10,12,19].

Quadro clínico – o RN com sangramento associado às doenças descritas anteriormente tem suspeita de CIVD[12,19].

Os quadros clínico e laboratorial dependem do processo desencadeante de base e da capacidade do RN em repor os produtos de coagulação e remover os produtos desencadeantes[10,12,33]. Nos casos leves, ocorrem apenas alterações nas provas de coagulação e nos casos graves o sangramento pode levar ao óbito[2,12,17].

O RN, geralmente, encontra-se em mau estado geral com sangramento variável em diversos locais do organismo, podendo apresentar sangramento digestivo, hematomas, petéquias e dificuldade de hemostasia nos locais de punção e tromboses periféricas ou centrais[12,19]. Os locais mais frequentes de sangramento na CIVD são o crânio levando a céfalo-hematoma, o trato gastrintestinal, o pulmão e a pele[8].

Diagnóstico laboratorial – alteração laboratorial depende da gravidade do quadro clínico[12]. A anormalidade da coagulação em RN doentes suporá o diagnóstico de CIVD na presença de condições associadas com coagulopatia de consumo[17]. Laboratorialmente, ocorre plaquetopenia, diminuição dos fatores I, V e VIII, diminuição da proteína C e do TP, TAP, TTPA e D-dímeros aumentados[2,6,10,12,17,19,20,33].

O consumo de plaquetas e os níveis reduzidos da proteína C plasmática têm valor no diagnóstico e no prognóstico de RN com sepse e CIVD[17]. Nem sempre todos os parâmetros laboratoriais estão anormais, especialmente no início de CIVD[20]. Testes normais não excluem a ativação dos sistemas de coagulação e fibrinolítico[17]. Os produtos de degradação da fibrina estão aumentados. Anemia hemolítica microangiopática também está presente[2,10,12,19].

A negativação dos D-dímeros resulta na exclusão de CIVD[17].

Tratamento – a presença de CIVD aumenta a mortalidade e, assim, precisa ser reconhecida e tratada precocemente[17].

O fundamento terapêutico baseia-se na reversão da doença de base e no suporte adequado de fluxo sanguíneo e na oxigenação juntamente com a assistência à hemostasia se os níveis de fatores de coagulação estiverem reduzidos ou se o sangramento for intenso[8,12,17,19,20]. Além dos cuidados de suporte, não existem diretrizes claras sobre a conduta na CIVD neonatal[20].

Produtos sanguíneos podem ser indicados se houver sangramento ou a criança tiver risco de hemorragias, por necessidade de procedimentos invasivos, e se os tempos de coagulação estiverem significativamente prolongados[20]. O foco para seu uso é o de prevenir ou reverter a formação de microtrombos capilares ou o de prevenir ou parar a hemorragia[17]. Incluem a administração de plasma fresco congelado, crioprecipitado[2,51], concentrados de fatores de coagulação e de anticoagulantes[51] e plaquetas para tentar manter a hemostasia adequada[2].

Considerar o tratamento da CIVD, mesmo na ausência de hemorragia, se os tempos de coagulação, TP e TTPA forem maiores a 1,5 vez do normal, na ausência de contaminação por heparina[20].

A meta é a manutenção de um nível de fibrinogênio igual ou maior que 1g/L, com contagem de plaquetas superior a 50.000/mm³ até resolução do processo e evidências laboratoriais de desaparecimento de CIVD[8,12,19,20].

Pelo comprometimento frequente da função hepática na CIVD, está indicado o uso de 1mg de vitamina K$_1$ por via intravenosa[12].

Durante as fases iniciais, os RN afetados devem ser monitorizados a cada 4 horas com os testes de coagulação de triagem (TP/INR e TTPA), níveis de fibrinogênio e contagem de plaquetas[6]. Enquanto a CIVD permanecer ativa, a dosagem de plaquetas deve ser feita a cada 24 horas[12].

Pelo alto risco de sangramento, o uso de heparina nos RN está restrito para a profilaxia de trombose pelo uso de cateteres vasculares centrais e nos eventos tromboembólicos[17]. É usada a infusão continua de 10-15 unidades de heparina/kg/h. Os níveis de heparina devem ser monitorizados e permanecer entre 0,2 e 0,4 unidade/mL. Se houver sangramento moderado concomitante, esses níveis devem ser menores. A heparinização está contraindicada na presença de hemorragia intracraniana e na presença de CIVD[19].

- **Sangramento por deficiência de vitamina K ou doença hemorrágica do RN**

O sangramento por deficiência de vitamina K ou doença hemorrágica do RN deve-se à deficiência transitória dos fatores de coagulação vitamina K dependentes, ou seja, os fatores II, VII, IX e X[1,12,52,53].

Os RN estão, particularmente, em risco de deficiência de vitamina K, sendo essa causa comum de coagulopatia adquirida, devido à pobre disponibilidade endógena e exógena. A transferência placentária é limitada, e sua ingestão é mínima, pela pequena quantidade no leite materno. Além disso, a colonização bacteriana do intestino neonatal é pobre, com consequente baixa oferta endógena de vitamina K[1,15,20,54].

Ocorre em 1/200-400 RN vivos que não receberam profilaxia com vitamina K.

O termo vitamina K identifica um grupo de vitaminas lipofílicas, hidrofóbicas, que pertencem aos derivados da 2-metil-1,4-naftoquinona. É uma vitamina lipossolúvel, apresentando-se em cinco diferentes formas químicas. As naturais são K$_1$, K$_2$, e as sintéticas, K$_3$, K$_4$ e K$_5$[12,15,54,55].

A primeira é denominada filoquinona, fenaquiona, fitomenadiona, fitonadiona ou vitamina K$_1$[12,15,33,53-56]. É adquirida por meio da dieta e predominantemente presente em vegetais de folhas verdes, como espinafre, acelga, repolho, couve, couve-flor, nabo e couve-de-bruxelas e em algumas frutas como abacate, banana e kiwi, bem como em alguns óleos vegetais, principalmente no óleo de soja. O cozimento desses alimentos não remove quantidades significativas dessa vitamina[15]. Essa forma da vitamina K também é encontrada no leite[12].

A segunda forma, isolada originalmente de peixe putrefeito, é sintetizada pela flora bacteriana intestinal normal, principalmente pelos bacterioides, e é conhecida como menaquinona, menatetrenona ou vitamina K$_2$[12,15,54]. Porém a síntese bacteriana dessa vitamina no intestino não proporciona fornecimento significativo para os seres humanos. Apesar de o cólon conter grande reservatório de vitamina K_2, esse representa apenas cerca de 10% dos requisitos necessários ao ser humano. Além disso, as menaquinonas intestinais ficam dentro das membranas bacterianas e, por conseguinte, são pouco disponíveis para a absorção intestinal[15].

Por ser lipossolúvel, a vitamina K só pode ser absorvida no intestino na presença de sais biliares. Depois de ingerida é solubilizada no duodeno, pelos sais biliares e secreção pancreática, sendo absorvida apenas no intestino delgado, uma vez que os sais biliares não estão presentes no cólon[12,15,57].

A vitamina K_3 ou menadiona é hidrossolúvel, sintética e disponível para uso em adultos. Pode causar hepatotoxicidade, anemia hemolítica e hiperbilirrubinemia. Também possui grande afinidade pelos sítios de ligação da albumina, aumentando a quantidade de bilirrubina livre e, consequentemente, o risco de kernicterus[12,15].

As formas sintéticas da vitamina K são utilizadas em muitas áreas, incluindo na indústria de alimentos para animais (vitamina K_3) e para inibir o crescimento de fungos (vitamina K_5)[15].

A vitamina K é necessária para a síntese de muitas proteínas que requerem a γ-carboxilação do ácido glutâmico, para permitir a ligação do cálcio e a fixação de membranas fosfolipídicas. Essa reação enzimática é catalisada por uma enzima microssomal, dependente da vitamina K, a γ-glutamilcarboxilase[15]. É um cofator essencial para a conversão do ácido glutâmico em ácido γ-carboxiglutâmico, estando ligada a distúrbios hemorrágicos[55]. É um cofator essencial para a γ-carboxilação dos fatores de coagulação II, VII, IX e Xe das proteínas inibidoras da coagulação C, S e Z[15, 19,53-55,57].

Todas as proteínas vitamina K dependentes têm em comum o ácido γ-carboxiglutamato (Gla)[54]. Na ausência dessa vitamina, o fígado poderá sintetizar proteínas com carboxilação insuficiente, conhecidas por *Proteins Induced by the Absence of vitamin K* (PIVKA), que são inativas[53], não funcionantes no processo de coagulação, por não se ligarem ao cálcio[1,53].

A carboxilação ineficiente das proteínas de coagulação também pode ser devida à imaturidade e à disfunção hepática[9].

As principais proteínas atingidas pela deficiência de vitamina K, podendo ser encontradas na forma subcarboxiladas, são a protrombina e a osteocalcina[55]. Assim, a deficiência da vitamina K é considerada, atualmente, o fator de risco, não só para o sangramento, mas também para a perda óssea pós-menopausa e aumento da calcificação arterial, especialmente em diabéticos e em pacientes com doença renal crônica[15].

A vitamina K_1 acumula-se predominantemente no fígado. Liga-se às lipoproteínas e permanece no organismo por curto período. Transforma-se em metabólitos mais polares como a fitomenadiona-2,3-epóxido. Tem meia-vida plasmática de 1,5-3 horas e é excretada com a bile e urina na forma de glicoronídeos e sulfoconjugados[57].

A capacidade de armazenamento da vitamina K_1 no fígado é baixa e a vida média dos fatores de coagulação dela dependente é curta. Desse modo, a deficiência desses fatores surge rapidamente quando a ingestão dessa vitamina é insuficiente[12].

Embora de maneira limitada, a vitamina K atravessa a placenta, sendo encontrada no plasma do feto com 10 semanas de idade gestacional[1,12,15,58]. As concentrações de filoquinona no sangue do funículo é menor que 0,1nmol/L ou menor a 50ng/L[58]. O RN apresenta níveis séricos de vitamina K indetectáveis, quantidades anormais de proteínas de coagulação e baixa carboxilação da protrombina[54]. Pela limitada transferência placentária e pequena quantidade presente no leite materno, o RN apresenta baixos depósitos hepáticos da vitamina K[12,54,57]. Por esse motivo, a deficiência pode ocorrer rapidamente se a reposição não for suficiente[53].

A principal fonte exógena de vitamina K em RN não compensa adequadamente a produção endógena deficiente, uma vez que o leite materno contém entre 1 e 4µg/L de vitamina K_1 e concentração muito menor de vitamina K_2[15]. Sua concentração no leite materno corresponde a apenas 10% das necessidades diárias do RN. Assim, nos RN alimentados exclusivamente ao seio materno, as necessidades dessa vitamina devem ser supridas[12]. A concentração de vitamina K do leite de vaca é maior que a do leite humano[54].

A doença hemorrágica do RN é mais frequente nas crianças cujas mães usaram anticonvulsivantes na gestação, não receberam vitamina K_1 profilática por via intramuscular ao nascimento, submetidos a jejum enteral crônico sem suplementação de vitamina K_1, nos usuários de antibióticos de largo espectro e naqueles que apresentam mucoviscidose[12,19 54].

Quadro clínico – o sangramento por deficiência de vitamina K no RN ocorre nas primeiras semanas de vida[53]. Geralmente, nessa afecção o sangramento ocorre no trato gastrintestinal, embora também possa ocorrer no coto umbilical, locais de punção, local de circuncisão, nariz, cérebro, retina e, mais raramente, nos órgãos internos[12,52,59]. A deficiência de vitamina K continua a ser uma das principais causas de hemorragia intracraniana, mesmo em países desenvolvidos[58].

O RN está em bom estado geral, podendo apresentar três formas da doença[12,20,59] definidas conforme o tempo de aparecimento em relação ao nascimento[12,59].

Assim, a doença hemorrágica do RN é dividida em três categorias: precoce, clássica ou tardia. A forma precoce ocorre nas primeiras 24 horas de vida; a clássica, entre o primeiro e o sétimo dia de vida; e a tardia, entre a segunda e a décima segunda semana de vida[20].

A incidência do sangramento por deficiência da vitamina K clássica é de 0,01-1,5% nos RN sem profilaxia da vitamina K, e a da tardia, de 4-10/100.000 nascimentos[20].

Na forma precoce, o sangramento ocorre principalmente no coto umbilical, intracraniano, intra-abdominal, intratorácico, gastrintestinal, pele e nos locais de punção[12,60].

Na doença clássica, os locais mais frequentes de sangramento são o coto umbilical, gastrintestinal, cutâneo, nasal, oral, pontos de punção intracraniana e durante a circuncisão[12,20,53,54,60].

Na tardia, o sangramento intracraniano[20,53] é a manifestação predominante, que pode ser precedido por sangramento do coto umbilical, do nariz e da pele. Clinicamente, ocorrem palidez e abaulamento da fontanela anterior[52]. Os sintomas mais comuns da forma tardia da doença hemorrágica do RN são convulsão, vômitos, falta de apetite, alteração sensorial cutânea e sangramento cutâneo e gastrintestinal[53].

O sangramento gastrintestinal em RN em bom estado geral deve ser diferenciado da aspiração de liquido amniótico sanguinolento, lesão da mucosa gástrica após aspiração do estômago, deglutição de leite materno com sangue proveniente de fissura mamária, úlcera de estresse e doença hemorrágica[12].

O quadro precoce da deficiência da vitamina K não se relaciona à falta de profilaxia, e sim ao uso pela gestante de anticonvulsivantes (carbamazepina, fenitoína e barbitúricos), anticoagulantes (cumarina e warfarina), tuberculostáticos (rifampicina e isoniazida) e antibióticos (cefalosporinas) que inibem a vitamina K[1,12,19,20,60]. O clássico ocorre quando não foi feita a profilaxia com vitamina K[1] ao nascimento[12,20]. A forma tardia associa-se a baixa ingestão, diminuição da absorção digestiva ou produção diminuída de vitamina K[12].

Os anticonvulsivantes (hidantoína e fenobarbital) e os salicilatos interferem com a vitamina K na síntese de fatores de coagulação[12,19,60].

Os anticoagulantes orais diminuem o depósito de vitamina K no feto[12]. A warfarina, anticoagulante dicumarínico, atravessa a placenta e inibe a carboxilação dos fatores dependentes da vitamina K na vida intrauterina[9,61]. A síndrome de embriopatia fetal causada pelo uso de warfarina pela mãe, durante a gravidez, deve-se aos sangramentos dos ossos e das cartilagens provocados pela deficiência da vitamina K durante o desenvolvimento[9]. Leva a baixo peso ao nascimento, alterações faciais, esquelética, dos membros e, mais raramente, alterações oculares e do sistema nervoso central[61].

A baixa ingestão de vitamina K ocorre na alimentação exclusiva de leite materno[12,19,54,60]. A diminuição da absorção digestiva ocorre na nutrição parenteral total, no uso de antibióticos de largo espectro e na fibrose cística, diarreia crônica, deficiência de alfa-1-antitripsina, hepatites, doença celíaca, atresia de vias biliares e na abetalipoproteinemia[8,12,19,54,60].

A forma tardia da doença hemorrágica por deficiência dos fatores de coagulação vitamina K dependentes é a mais grave, podendo levar a graves sequelas. Ela ocorre quase exclusivamente em crianças alimentadas apenas com o leite materno e que não receberam a profilaxia com vitamina K[1] ao nascimento ou que têm doenças gastrintestinais com má absorção dessa vitamina[54]. A alta morbidade, com grande probabilidade de sequelas neurológicas, e mortalidade podem ser prevenidas pela profilaxia com vitamina K[1] de todos os RN[52].

Diagnóstico laboratorial – o diagnóstico de sangramento por deficiência de vitamina K é relativamente simples e dá-se pelo tempo de protrombina, que está abaixo de 70% do padrão.

Inicialmente, o TP está prolongado, porém nas formas mais graves o TTPA também está aumentado[1,12,19,20,52,53,59], e o TCT, normal.

Níveis elevados de PIVKA confirmam a deficiência de vitamina K[12]. Sua dosagem também pode ser usada para monitorizar a eficácia da profilaxia pela vitamina K[60].

A rápida correção do TP e/ou a cessação do sangramento poucas horas após a administração de vitamina K confirmam o diagnóstico[53,55].

Quando a criança está com aspecto saudável e apresenta apenas sangramento digestivo, deve ser realizado o *Apt-Downey test* (Apt teste), que diferencia a hemoglobina do tipo fetal da do adulto. Esse teste pode ser realizado no aspirado gástrico e nas fezes para se verificar a presença de sangue materno deglutido durante o trabalho de parto, o parto ou a amamentação. Uma parte da secreção do trato gastrintestinal é misturada com cinco partes de água e centrifugada. Do sobrenadante, de cor rósea, separa-se 4mL e adiciona-se com 1mL de hidróxido de sódio a 1%. A hemoglobina de tipo A, do sangue materno, mudará a cor de rósea para amarelo-acastanhada e a hemoglobina do tipo F, sangue fetal, manterá a cor rósea da solução. O teste é considerado positivo quando a solução permanece rósea[19].

Tratamento – a administração urgente de vitamina K é o tratamento de escolha[20]. Os transtornos da coagulação e de hemorragias do RN por carência de vitamina K podem ser revertidos com a administração da própria vitamina, a qual promove a síntese hepática dos fatores de coagulação dela dependentes[57].

O tratamento é feito com a administração de vitamina K[1] (fitomenadiona), na dose de 1-2mg[8,12,19]. A administração de vitamina K é dada por injeção por via intravenosa lenta (≤ 1mg/minuto), a menos que o acesso venoso não pode ser estabelecido quando então pode ser administrada por via subcutânea. A infusão por via intravenosa deve ser feita lentamente e na presença de um médico, pois pode causar reações anafiláticas, incluindo choque e parada cardiorrespiratória[8,56].

A absorção subcutânea é rápida e seus efeitos são ligeiramente menores em relação à administrada sistemicamente[8].

A via intramuscular não deve ser usada quando há coagulopatia, pois causa grandes hematomas no local onde for aplicada a injeção[8,20].

A vitamina K_1 não causa kernicterus e é segura nas dosagens de até 10mg[12]. A eficácia do tratamento com vitamina K_1 é diminuída em pacientes com doenças hepáticas[56].

Os valores do TP e TTPA devem ser controlados 2-4 horas após o tratamento[56]. Esses valores normalizam-se após 4-6 horas de administração parenteral de vitamina K_1. O sangramento desaparece após 12-24 horas da administração de vitamina K_1[12,52,56].

A transfusão de plasma fresco congelado (10-20mL/kg), para a rápida reposição dos fatores vitamina K dependentes, é reservada para as hemorragias extensas ou para as emergências[1,8,12,19,49].

Prevenção – vários estudos têm demonstrado que a administração profilática de vitamina K aos RN é eficaz para reduzir a doença hemorrágica do RN[1], existindo um consenso universal da profilaxia de vitamina K em RN[58].

A Academia Americana de Pediatria recomenda que todos os RN recebam 1mg de vitamina K_1, por via intramuscular, nas primeiras 6 horas após o nascimento, para evitar a doença hemorrágica por deficiência da vitamina K[20,56]. A administração por via intramuscular da vitamina K_1 pode causar dor, tumefação e hematoma muscular no local da injeção[53,56].

Não existem recomendações baseadas em evidências para a dose profilática adequada para os prematuros. Nos prematuros com menos de 32 semanas de idade gestacional, sugere-se a dose profilática é de 0,5mg de vitamina K_1, por via intramuscular, quando o peso de nascimento for maior que 1.000g e de 0,3mg quando menor que esse peso, sendo muitas vezes administrada por via intravenosa[12,56].

Uma alternativa para a profilaxia da doença hemorrágica do RN, nos RN a termo saudáveis alimentados exclusivamente com leite materno, é sua administração por via oral, na dose de 2mg, com a primeira alimentação, sendo a dose repetida no final da primeira semana de vida para se evitar a forma tardia da doença[20,56].

A eficácia da administração de vitamina K por via oral necessita de mais estudos[12]. O *Food and Drug Administration* ainda não liberou nenhuma apresentação da vitamina K para o uso enteral[1,56].

A profilaxia enteral é contraindicada nos RN prematuros, doentes, em uso de antibióticos, com diarreia ou com colestase[56].

O uso profilático da vitamina K por via intramuscular é eficaz na prevenção do quadro clássico da doença hemorrágica[12,53]. Sua forma precoce não pode ser prevenida pela administração de vitamina K pós-natal[53]. Uma vez que a amamentação exclusiva ao seio materno leva a alto risco de doença hemorrágica tardia do RN, é indispensável que a profilaxia com vitamina K_1 seja realizada[52].

O risco de câncer nas crianças não aumenta com a administração de vitamina K_1 por via intramuscular[56].

A vitamina K_1 não neutraliza a ação anticoagulante da heparina. Antagoniza o efeito dos anticoagulantes cumarínicos[57].

RN em nutrição parenteral total por mais de duas semanas devem receber 0,5mg de vitamina K_1 semanalmente, por via muscular ou intravenosa. O mesmo deve ser feito nos RN em uso de antibióticos há duas semanas ou mais[12,19]. Nos portadores de afecções que dificultem a absorção intestinal da vitamina K, como na deficiência da alfa-1-antitripsina, diarreia crônica, fibrose cística e na doença celíaca, deve-se fazer profilaxia com vitamina K_1 na dose de 1mg/semana, por via oral, nos primeiros três meses de vida[8,19].

Nas gestantes em uso de anticonvulsivantes, que afetam o metabolismo da vitamina K levando à diminuição dos depósitos dessa vitamina no feto, pode-se indicar o uso de vitamina K_1 na dose de 5-10mg/dia, por via oral, no último trimestre[8]. Uma alternativa é a administração de 10mg de vitamina K_1, por via intramuscular, 24 horas antes do parto. Após o nascimento, pode-se fazer uma dose de reforço no RN 24 horas após a dose profilática[12,19].

O produto comercial para uso medicinal da vitamina K_1 é o Kanakion® MM pediátrico (fitomenadiona), coloide aquoso, de uso por via oral, intravenosa e intramuscular[15,57]. Sua administração por via parenteral pode associar-se a risco aumentado de kernicterus em crianças prematuras pesando menos de 2.500g[57].

No quadro 33.12 estão descritas as formas da doença hemorrágica do RN.

- **Disfunção hepática**

As causas mais frequentes de falência hepática nos RN que podem comprometer a produção dos fatores de coagulação são as hepatites virais, hipóxia, choque e hidropisia fetal[8]. A insuficiência hepática neonatal, causada por infecção intrauterina grave ou doença primária do fígado, é marcada por coagulopatia grave e sangramento clínico. A coagulopatia da doença hepática é complexa e inclui a diminuição da síntese de proteínas de coagulação, trombocitopenia, disfunção plaquetária, hiperfibrinólise e depuração reduzida de produtos de degradação da fibrina[3].

Quadro 33.12 – Formas da doença hemorrágica do RN.

Variantes	Precoce	Clássica	Tardia
Início	< 24h de vida	1-7 dias	2-12 semanas de vida
Etiologia e fatores de risco	Uso pela gestante de anticonvulsivantes, anticoagulantes, tuberculostático ou antibióticos	Ausência de profilaxia com vitamina K₁	Baixa ingestão, diminuição da absorção digestiva ou produção diminuída de vitamina K em crianças que não receberam a vitamina K₁ profilática
Local do sangramento	Umbilical, intracraniano, intra-abdominal, intra-torácico, gastrintestinal, pele e locais de punção	Coto umbilical, nasal, oral, gastrintestinal, pele, pontos de punção e durante a circuncisão	Intracraniano, cutâneo e gastrintestinal
Profilaxia	Vitamina K₁ na gestante, na dose de 5-10mg/dia, por via oral, no último trimestre, ou 10mg de vitamina K₁, por via intramuscular, 24 horas antes do parto. Após o nascimento, pode-se fazer uma dose de reforço no RN, 24 horas após a dose profilática	Vitamina K₁ no RN na dose de 1mg, por via intramuscular, nas primeiras 6 horas após o nascimento	Vitamina K₁ a intervalos regulares, conforme a indicação específica em cada situação

A apresentação clínica é variável e inclui equimoses, petéquias, sangramento da mucosa, hemorragia por varizes gastrintestinais ou abdominais e hemorragia intracraniana[16].

Os achados laboratoriais incluem enzimas hepáticas elevadas, hiperbilirrubinemia direta, concentração elevada de amônia, prolongamento do TP e TTPA, trombocitopenia, tempo de sangramento aumentado, diminuição do plasminogênio, aumento dos produtos de degradação de fibrina e dos D-dímeros[16].

RN com hemorragia podem, temporariamente, beneficiar-se com a administração de plasma fresco congelado na dose de 10-20mL/kg[3], crioprecipitado, transfusão de plaquetas, transfusão de fator VIIa recombinante e de vitamina K[16]. No entanto, sem a recuperação da função hepática, a terapia de reposição será inútil[1].

Traumatismos

Partos traumáticos podem levar à ruptura do fígado e do baço. O sangramento retro e intraperitoneal pode manifestar-se com equimose escrotal. Hematoma subdural, céfalo-hematoma e hemorragia subgaleal podem associar-se à vácuo-extração[19].

DIAGNÓSTICO DIFERENCIAL DO RN QUE SANGRA

O diagnóstico e o manejo do RN que sangra baseia-se no seu estado geral[19].

Nos quadros 33.13, 33.14 e 33.15 resumem-se o diagnóstico do RN que sangra e seu provável diagnóstico.

Quadro 33.13 – Diagnóstico de sangramento do RN com aspecto saudável.

Plaquetas	TP	TTPA	Diagnóstico provável
Diminuídas	Normal	Normal	Trombocitopenia imune, infecção oculta, trombose, hipoplasia de medula óssea, infiltração de medula óssea
Normais	Aumentado	Aumentado	Sangramento por deficiência de vitamina K
Normais	Normal	Aumentado	Deficiência congênita de fatores de coagulação
Normais	Normal	Normal	Sangramento devido a fatores locais (traumatismo, anomalias anatômicas), anormalidades qualitativas das plaquetas, deficiência do fator XIII

TP = tempo de protrombina; TTPA = tempo de tromboplastina parcial ativada.

Quadro 33.14 – Diagnóstico de sangramento do RN com aspecto doente[19].

Plaquetas	TP	TTPA	Diagnóstico provável
Diminuídas	Aumentado	Aumentado	CIVD
Diminuídas	Normal	Normal	Consumo de plaquetas (infecção, enterocolite necrosante, trombose)
Normais	Aumentado	Aumentado	Doença hepática
Normais	Normal	Normal	Integridade vascular alterada (prematuridade, hipóxia, acidose, hiperosmolaridade)

TP = tempo de protrombina; TTPA = tempo de tromboplastina parcial ativada; CIVD = coagulação intravascular disseminada.

Quadro 33.15 – Investigação laboratorial de distúrbios de coagulação neonatal[2].

Doença hereditária	TP	TTPA	Fibrinogênio	Plaquetas	Teste diagnóstico
Hemofilia A	Normal	Aumentado	Normal	Normais	FC VIII
Hemofilia B	Normal	Aumentado	Normal	Normais	FC IX
de Von Willebrand	Normal	Aumentado	Normal	Normais/diminuídas	FC VIII/ vWF
FC VII	Aumentado	Normal	Normal	Normais	FC VII
FC X	Aumentado	Aumentado	Normal	Normais	FC X
Fibrinogênio	Normal/aumentado	Normal/aumentado	Diminuído	Normais	Fibrinogênio
FC XIII	Normal	Normal	Normal	Normais	FC XIII
Adquirida					
CIVD	Aumentado	Aumentado	Diminuído	Diminuídas	d-Dímeros
Deficiência de vitamina K	Aumentado	Normal/aumentado	Normal	Normais	FC II, FC VII, FC IX, FC X
Doença hepática	Aumentado	Aumentado	Normal/diminuído	Normais/diminuídas	

TP = tempo de protrombina; TTPA = tempo de tromboplastina parcial ativado; CIVD = coagulação intravascular disseminada; FC = fator de coagulação; vWF = von Willebrand

HEMODERIVADOS USADOS NAS SÍNDROMES HEMORRÁGICAS DO RN

Plaquetas

O concentrado de plaquetas (CP), cujo pH é maior ou igual a 6,4, pode ser obtido a partir de uma unidade individual de sangue total ou por aférese, coletadas de doador único. Cada unidade de CP unitário contém aproximadamente $5,5 \times 10^{10}$ plaquetas em 50-60mL de plasma. As unidades por aférese contêm pelo menos $3,0 \times 10^{11}$ plaquetas em 200-300mL de plasma, correspondendo a 6-8 unidades de CP unitários. Deve ser armazenado a uma temperatura de 22 ± 2ºC, sob agitação constante[30].

As reações transfusionais são raras nos RN[45]. As morbidades associadas à transfusão de plaquetas incluem as reações febris não hemolíticas (pela destruição dos leucócitos do doador por anticorpos do receptor previamente sensibilizado, citocinas pró-inflamatórias produzidas pelos leucócitos do doador, por anticorpos contra o sistema antígenos leucocitários ou plaquetários do receptor), reações alérgicas (por reação de anticorpos do receptor contra antígenos presentes no plasma do doador), reação enxerto-hospedeiro (pela ativação dos linfócitos do doador contra antígenos leucocitários do receptor), reações transfusionais, incluindo aquelas causadas por anticorpos do doador contra antígenos de células vermelhas do sangue, lesão pulmonar aguda relacionada à transfusão[46] e sobrecarga hemodinâmica pelo excesso de volume do hemocomponente, principalmente nos prematuros com comprometimento das funções renal e cardiovascular[45,46].

No RN, o risco das reações febris não hemolíticas apresenta-se diminuído pela obrigatoriedade do uso de filtros de terceira geração, antes do armazenamento do hemocomponente, no preparo das plaquetas para as transfusões em RN com peso menor a 1.200g, o de reação enxerto-hospedeiro pela irradiação das plaquetas e o da sobrecarga hemodinâmica pela redução de volume concentrado de plaquetas pela centrifugação do produto ou pelo fracionamento do volume a ser infundido. As reações alérgicas são pouco frequentes, uma vez que os RN ainda tiveram baixa exposição a antígeno e, assim, têm poucos anticorpos[45].

A irradiação gama das plaquetas, na dose de 25 grays, é realizada para diminuir o risco de doença enxerto-hospedeiro e deve ser feita quando indicada na transfusão intrauterina, nos pré-termo com peso inferior a 1.200g e quando o doador é parente em primeiro grau do receptor. Após serem irradiadas, as plaquetas podem ser armazenadas durante cinco dias, em temperatura ambiente, em agitação constante.

A leucorredução leva à redução das reações febris não hemolíticas, da transmissão de citomegalovírus e da formação de anticorpos anti-HLA. Os leucócitos presentes nos concentrados de plaquetas não filtrados levam à liberação de substâncias pró-inflamatórias e trombóticas[45].

O volume de concentrado de plaquetas pode ser reduzido por centrifugação e despreza de parte do plasma sobrenadante, reduzindo-se o risco de descompensação cardíaca nos pacientes instáveis. Se for optada pela centrifugação, a transfusão tem que ser imediata, pois esse processo pode ativar a adesão e a ativação das plaquetas.

Nela o risco de contaminação bacteriana aumenta, uma vez que é um procedimento em sistema aberto[45].

O uso de diuréticos não tem eficácia comprovada na redução do risco de descompensação cardíaca nos pacientes instáveis submetidos à hemotransfusão. Neles, qualquer volume a mais a ser administrado necessita de revisão da oferta hídrica e balanço hidroeletrolítico rigoroso[45].

O risco de transmissão do citomegalovírus (CMV), pela alta prevalência de doadores com sorologia positiva no Brasil e pela baixa imunidade do RN pré-termo, é importante nesses RN. Ele se torna diminuído pelo uso de plaquetas filtradas[45,46].

A complicação mais frequente da transfusão de plaquetas é a sepse, pela sua contaminação bacteriana[45,46]. De todos os componentes que podem levar à contaminação bacteriana e ao desenvolvimento de sepse neonatal, as plaquetas são as que levam a maior risco, por terem que ser mantidas em temperatura ambiente após a sua coleta até sua transfusão[45].

As plaquetas usadas na transfusão devem, de preferência, ser de doador único, irradiadas, CMV negativas e ABO/Rh compatíveis e desleucocitadas[19,22,33,30,42,46]. Na trombocitopenia aloimune, idealmente, devem ser HPA compatíveis[22,37].

Plaquetas transfundidas *in utero* para tratar trombocitopenia aloimune e transfusões de plaquetas, após o nascimento, em pacientes que receberam transfusões intrauterinas devem ser irradiadas. Entretanto, não é necessário irradiar plaquetas para RN prematuros ou a termo, a menos que elas sejam de doador aparentado de 1º ou 2º grau[30].

Sempre que possível, as plaquetas devem ser ABO e RhD idênticas ao receptor. Possuem antígenos ABO na sua superfície com níveis individuais e variáveis de expressão. A transfusão de concentrado de plaquetas ABO incompatível reduz em cerca de 20% o aumento da contagem pós-transfusional, principalmente quando os títulos de anticorpos presentes no receptor são elevados e a expressão do antígeno correspondente nas plaquetas transfundidas também é alta, o que é pouco frequente. O significado clínico da transfusão de concentrado de plaquetas ABO incompatíveis parece ser pouco relevante. Existem evidências de que a transfusão de concentrado de plaquetas ABO incompatíveis leve a aloimunização[30].

É importante minimizar repetidas transfusões de plaquetas do grupo O para receptores do grupo A ou B, porque grandes quantidades de anticorpos A ou B no plasma podem levar à hemólise[30,46].

A aloimunização contra o antígeno RhD está associada à contaminação por hemácias dos concentrados de plaquetas. Essa é menos frequente nos pacientes pediátricos e naqueles que recebem plaquetas obtidas por aférese. Pode ser evitada utilizando-se imunoglobulina anti-D[30].

O uso de hemocomponentes leucorreduzidos ou desleucocitados é menos crítico no período neonatal do que na fase adulta, devido à imaturidade do sistema imune. Os concentrados de plaquetas podem ser desleucocitados com a utilização de filtros para leucocitos[30]. Todo o produto hemoterápico deve ser transfundido com equipo com filtro de 170µ capaz de reter coágulos e agregados[6,30]. Não se deve utilizar um filtro de microagregados, uma vez que ele reterá grande número de plaquetas[6].

Quanto ao risco da infecção pelo citomegalovírus (CMV), sabe-se que o RN de mãe com IgG positiva para CMV tem menor risco do aquele cuja mãe não apresenta o anticorpo. Indicações específicas incluem transfusão intrauterina, RN prematuro com peso inferior a 1.200g ao nascimento CMV negativo ou filho de mãe CMV negativo, ou com *status* para CMV desconhecido[30].

A quantidade de plaquetas a ser transfundida é de 5[30,46]-20mL/kg[21,42] de peso corporal. A administração de 10mL/kg de plaquetas resultará em incremento médio pós-transfusional de aproximadamente 100.000/mm^3.

A dose de plaquetas pode ser calculada de maneira mais precisa, identificando-se o incremento plaquetário desejado (IP), levando-se em conta a volemia sanguínea (VS) e o sequestro esplênico estimado de aproximadamente 33%. Para isso, utiliza-se para a fórmula abaixo[30]:

$$\text{Dose} (\times 10^9) = IP \times VS/F$$

IP = incremento plaquetário desejado ($\times 10^9$/L)
VS = volemia sanguínea (L)
F = fator de correção (0,67)

São administradas na forma de concentrado de plaquetas por via intravenosa periférica, durante 30 minutos a 2 horas, evitando-se o contato com a fototerapia[6,21,22,30,31]. Não se deve exceder a velocidade de infusão de 20-30mL/kg/h[30].

A avaliação da resposta terapêutica à transfusão de concentrado de plaquetas deve ser feita por nova contagem das plaquetas 1 hora após a transfusão[10,30]. Porém a resposta clínica também deve ser considerada[30]. O aumento do seu número sugere que sua diminuição se deveu a déficit de produção, enquanto aumentos pouco significantes são indicativos de consumo plaquetário[10].

Dois indicadores podem ser calculados e são úteis na avaliação da eficácia transfusional de plaquetas, principalmente em transfusões profiláticas: a recuperação plaquetária e o incremento corrigido da contagem. Essa avaliação é útil na prática clínica para o diagnóstico de refratariedade plaquetária[30].

Recuperação plaquetária – R (%)

$$R = IP \times VS \times 100/\text{dose} (\times 10^9)$$

onde:

IP = incremento plaquetário desejado ($\times 10^9$/L)

VS = volemia sanguínea (L)

Incremento corrigido da contagem (ICC)

ICC = IP × SC/dose (× 10^{11}) onde:

IP = incremento plaquetário desejado (×10^9/L)

SC = superfície corporal (m^2)

Esses indicadores definem a transfusão de concentrado de plaquetas como eficaz se os resultados de[30]:

- R (%) forem superiores a 30% em 1 hora e a 20% em 20-24 horas após a transfusão;
- ICC forem superiores a 7,5 em 1 hora e a 4,5-5,0 em 20-24 horas após a transfusão.

As plaquetas sobrevivem por 9 a 10 dias, mas provavelmente só têm eficiência hemostática nos primeiros quatro a cinco dias[10,33]. A sobrevida plaquetária é menor se houver aumento do consumo plaquetário ou não houver produção[19,33].

Plasma fresco congelado

O plasma fresco congelado (PFC) consiste na porção acelular do sangue, obtido por centrifugação a partir de uma unidade de sangue total e transferido em circuito fechado para uma bolsa satélite. Também pode ser obtido a partir do processamento em equipamentos automáticos de aférese[30].

É basicamente constituído de água, proteínas (albumina, globulinas, fatores de coagulação e outras), carboidratos e lipídios. Até 8 horas após sua coleta é completamente congelado e mantido, no mínimo, a 18°C negativos, embora seja recomendada a temperatura igual ou inferior a 25°C negativos. Se congelado entre 25°C negativos e 18°C negativos, sua validade é de 12 meses, passando a ser de 24 meses se congelado a temperaturas inferiores a 25°C negativos. O congelamento do plasma permite a preservação dos fatores da coagulação e de fibrinólise, complemento, albumina, imunoglobulinas e de outras proteínas e de sais minerais, além de manter constantes as suas propriedades[30].

O plasma fresco congelado contém os fatores de coagulação II, V, VII, VIII, IX, X, XI, XIII, fator de von Willebrand e o fibrinogênio[20,30].

É indicado para corrigir sangramentos por anormalidade ou deficiência de um ou vários fatores de coagulação, quando os concentrados dos fatores específicos não estiverem disponíveis, na vigência de alteração no tempo de protrombina e/ou no tempo de tromboplastina parcial de 1,5-2 vezes o valor do controle normal para a idade ou que serão submetidos a procedimentos invasivos[19,30,49]. É indicado também na deficiência de antitrombina III e de proteína C ou S[30].

O plasma fresco congelado por via intravenosa, na dose de 10-20mL/kg[6,12,19,20,30,49] e na velocidade de 10mL/kg/h, é transfundido na presença de sangramento ou quando o TP, o TTPA ou ambos forem maiores que duas vezes o normal para a idade, podendo ser repetido a cada 8-12 horas[6,12,19,49]. O tempo máximo de infusão deve ser de 1 hora[30]. Nessa dosagem, repõem-se imediata e transitoriamente os fatores de coagulação em aproximadamente 15-20%[19,30] dos valores do adulto sob condições favoráveis de recuperação, chegando-se a níveis hemostáticos[19,30].

A normalização dos testes da coagulação ou o controle do sangramento devem ser considerados os parâmetros para parada da reposição de plasma fresco congelado[30]. Pode ser dado para melhorar os testes de coagulação em cerca de 30%[20].

A definição do intervalo entre as doses de plasma fresco congelado deve ser baseada na reposição e na deficiência que se deseja corrigir, respeitando-se a meia-vida do(s) fator(es) da coagulação que se deseja repor (Quadro 33.16)[30]. Para fatores com meia-vida longa, como, por exemplo, o fator XI, a repetição da transfusão a cada 24 horas pode produzir grande aumento nos níveis plasmáticos do paciente. A reposição de fatores com meia-vida curta, por outro lado, pode necessitar de repetição mais frequente da dose calculada para o paciente. Assim, o intervalo entre as doses está correlacionado à reposição do plasma[30].

Antes de ser utilizado para transfusão, o plasma deve ser descongelado em banho-maria, preenchido com água para laboratório a 37°C ou em equipamentos apropriados para esse fim. Se descongelado em banho-maria, deve ser

Quadro 33.16 – Meia-vida dos fatores de coagulação presentes no plasma fresco congelado e seus níveis hemostáticos[30].

Fator de coagulação	Concentração do fator de coagulação (UI/mL)	Meia-vida em horas	Nível hemostático
Fibrinogênio	2-67	100-150	1mg/mL
II	80	50-80	40-50%
V	80	12-24	10-30%
VII	90	6	10-20%
VIII	92	12	30-100%
IX	100	24	20-60%
X	85	30-60	10-40%
XI	100	40-80	20-30%
XIII	83	150-300	10%
Fator de von Willebrand	80	24	20-50%
Proteína C	–	8	–
Proteína S	–	12-22	–
Fibronectina	–	24-72	
Antitrombina III	100	45-60	

envolto em saco plástico para se evitar o contato direto da bolsa com a água. Deve ser usado, no máximo, 6 horas após o descongelamento se mantido à temperatura ambiente ou até 24 horas se mantido a 2-6°C. Depois de descongelado, não pode haver recongelamento[30].

Bolsas com sinais de vazamento quando submetidas à pressão e às alterações de cor não podem ser utilizadas. A presença de precipitados, filamentos de fibrina e turbidez podem indicar contaminação bacteriana, e esses não devem ser utilizados. Bolsas com aspecto leitoso associado à lipemia também devem ser descartadas[30].

Não existe necessidade da realização de provas de compatibilidade antes da transfusão de plasma fresco congelado. Deve ser preferencialmente ABO compatível, mas não necessariamente idêntico. As complicações relacionadas à hemólise por transfusão de plasma incompatível são pouco frequentes. Porém doadores do grupo O podem apresentar títulos altos de anticorpos anti-A e anti-B. O sistema Rh, por sua vez, não precisa ser considerado[30].

Infusões de plasma fresco congelado em RN são eficazes na redução da perda de sangue associada à oxigenação por membrana extracorporal ou circulação extracorporal e para o tratamento de sangramento ativo devido a coagulação intravascular disseminada, insuficiência hepática ou deficiência de vitamina K[3].

No entanto, o uso rotineiro de plasma fresco congelado em prematuros doentes para a expansão de volume, tratamento de coagulopatia na ausência de sangramento[3,30], ou para exsanguineotransfusão parcial não leva à diminuição da mortalidade ou da morbidade[3]. Da mesma forma, o uso de plasma para o suporte de pressão arterial, para a profilaxia de HPIV, hipoalbuminemia, perdas proteicas e imunodeficiências não oferece benefícios a curto ou a longo prazo e, portanto, não deve ser recomendado[20,30].

Crioprecipitado

O crioprecipitado é um precipitado formado após o descongelamento de uma unidade de plasma fresco congelado à temperatura de 1-6°C e contém algumas proteínas plasmáticas concentradas que são insolúveis nessa temperatura[20,30]. Depois de descongelado, o plasma sobrenadante é removido, deixando-se na bolsa as proteínas precipitadas e 10-15mL de plasma. Esse material é recongelado em 1 hora e permanecendo válido por um ano[30].

Cada bolsa contém alta concentração de fator VIII, fator de von Willebrand, fator XIII, fibrinogênio, fibronectina[6,12,19,20,30] (Quadro 33.17).

A transfusão de crioprecipitado é indicada na hipofibrinogenemia (< 100mg/dL) e na disfibrinogenemia com sangramento ativo ou na realização de procedimentos invasivos, deficiência de fator XIII com sangramento ou em

Quadro 33.17 – Fatores de coagulação e sua meia-vida no crioprecipitado.

Fatores de coagulação	Quantidade/bolsa de 10-15mL	Meia-vida (horas)
Fibrinogênio	150-250mg	100-150
VIII	80-150U	12
Fator von Willebrand	100-150U	24
XIII	50-75U	150-300

procedimentos invasivos na indisponibilidade do concentrado desse fator, doença de von Willebrand com sangramento ativo ou antes de procedimento invasivo se o concentrado do fator de von Willebrand não for disponível[30].

O crioprecipitado, na dose por via intravenosa de 5-10mL/kg ou de 1-2 unidades/10kg/peso[6,12,19,20,30], é a melhor fonte de fibrinogênio, fatores VIII e XIII e deve ser administrado em 30 minutos a 4 horas[6,12,19,30]. Em pacientes menores de 2 anos, uma única unidade de crioprecipitado, como dose padrão, é suficiente para atingir o efeito hemostático[30].

Antes da transfusão, o crioprecipitado deve ser descongelado entre 30°C e 37°C, em até 15 minutos, e transfundido imediatamente. O descongelamento em banho-maria deve ser realizado utilizando-se bolsa plástica e protegida contra contaminação bacteriana. Se o produto descongelado não for utilizado imediatamente, pode ser estocado por até 6 horas, em temperatura de 20-24°C, ou por até 4 horas, quando o sistema for aberto[30].

O crioprecipitado contém anticorpos ABO e, assim, sempre que possível deve ser ABO compatível. Quando não houver disponibilidade de bolsa ABO compatível, todos os grupos ABO serão aceitos para transfusão, exceto em crianças. Raramente a infusão de grandes volumes de crioprecipitado ABO incompatível pode causar hemólise[30].

REFERÊNCIAS

1. Sung TJ. Disorders in hemostasis. J Korean Soc Neonatol. 2011;18(1):14-22.
2. Chalmers EA. Neonatal coagulation problems. Arch Dis Child Fetal Neonatal Ed. 2004;89(6):F475-8. Review.
3. Manco-Johnson MJ, Goldenberg NLA. Use of fresh frozen plasma and plasma proteins in newborn infants. Hematology Meeting Reports. 2009;2(10):71-4.
4. Saxonhouse MA, Manco-Johnson MJ. The evaluation and management of neonatal coagulation disorders. Semin Perinatol. 2009;33(1):52-65.
5. Revel-Vilk S. The conundrum of neonatal coagulopathy. Hematology Am Soc Hematol Educ Program. 2012;2012:450-4.
6. Blanchette V, Dror Yigal, Chan A. Hematologia. In: MacDonald MG, Mullett MD, Seshia MMK (eds). Avery`s Neonatology: pathophysiology and management of newborn. Philadelphia: Lippincott Williams & Wilkins; 2005.p.1073-134.

7. Gupta M. Neonatal thrombosis. In: Cloherty JP, Eichenwald EC, Hansen AR, Stark AR (eds). Manual of neonatal care. 7th ed. Philadelphia: Lippincott Williams & Wilkins; 2012.p.546-62.

8. Andrew M. The revelance of development hemostasi to hemorrhagic disorders of newborn. Semin Perinatol. 1997;21(1):70-85.

9. Manco-Johnson MJ. Development of the hemostasis in the fetus. Thromb Res. 2005;115(Suppl 1):S55-63.

10. Gianini NOM. Trombocitopenia no RN. In: Sociedade Brasileira de Pediatria; Procianoy RS, Leone CR (orgs). PRORN Programa de atualização em Neonatologia: Ciclo 2. Porto Alegre: Artmed/Panamericana; 2005.p.109-47.

11. Klaitman V, Beer-Wiesel R, Mazor TRM, Erez O. The role of the coagulation system in preterm parturition [Internet] 2013 [acessado 2014 jul 25]. Disponível em: http://www.intechopen.com/books/preterm-birth/the-role-of-the-coagulation-system-in-preterm-parturition

12. Nader PJH, Nader SS. Síndromes hemorrágicas: diagnóstico e fatores de risco. In: Sociedade Brasileira de Pediatria; Procianoy RS, Leone CR (orgs). PRORN Programa de atualização em Neonatologia: Ciclo 2. Porto Alegre: Artmed/Panamericana; 2005.p.9-50.

13. Del Vecchio A. Use of the bleeding time in the neonatal intensive care unit. Acta Paediatr Suppl. 2002;91(438):82-6. Review.

14. Silber M. Coagulopatias. In: Segre CAM. Perinatologia. Fundamentos e prática. São Paulo: Sarvier; 2002.p.575-82.

15. Lippi G, Franchini M. Vitamin K in neonates: facts and myths. Blood Transfus. 2011;9(1):4-9.

16. Roberts I, Murray NA. Neonatal thrombocytopenia: causes and management. Arch Dis Child Fetal Neonatal Ed. 2003;88(5):F359-64.

17. Veldman FRACP, Fischer D, Nold MF, Wong FY. Disseminated intravascular coagulation in term and preterm neonates. Semin Thromb Hemost. 2010;36(4):419-28.

18. Lippi G, Salvagno GL, Rugolotto S, Chiaffoni GP, Padovani EM, Franchini M, et al. Routine coagulation tests in newborn and Young infants. J Thromb Thrombolysis. 2007;24(2):153-5.

19. Neufel EJ. Bleeding. In: Cloherty JP, Eichenwald EC, Hansen AR, Stark AR (eds). Manual of neonatal care. 7th ed. Philadelphia: Lippincott Williams & Wilkins; 2012.p.538-45.

20. Pilling E. Coagulopathy in the neonate. North Trent Neonatal Network Clinical Guideline [Internet]. 2012. [acessado 2014 jul 25]. Disponível em: http://www.northtrentneonatal.nhs.uk/UserFiles/File/Guidelines/Coagulopathy%202012-%20PDF.pdf

21. Santos AMN. Trombocitopenia no RN. In: Sociedade Brasileira de Pediatria; Procianoy RS, Leone CR (orgs). PRORN Programa de atualização em Neonatologia: Ciclo 7. Porto Alegre: Artmed/Panamericana; 2010.p.8-50.

22. Fernández KS, Alarcón P. Neonatal thrombocytopenia. NeoReviews. 2013;14(2):e74-e82.

23. Wiedmeier SE, Henry E, Sola-Visner MC, Christensen RD. Platelet reference ranges for neonates, defined using data from over 47,000 patients in a multihospital healthcare system. J Perinatol. 2009;29(2):130-6.

24. Jones KL. Ehlers-Danlos syndrome. In: Jones KL (ed). Smith's recognizable pattern of human malformation. 6th ed. Philadelphia: Elsevier Saunders; 2006.p.558-9.

25. Jones KL. Hereditary hemorrhagic telangiectasia. In: Jones KL (ed). Smith's recognizable pattern of human malformation. 6th ed. Philadelphia: Elsevier Saunders; 2006.p.612-3.

26. Chakravorty S, Roberts I. How I manage neonatal thrombocytopenia. BJH. 2011;156(2):155-62.

27. Chakraborty M, Barr S. Guideline for platelet transfusion. North Trent Neonatal Network Clinical Guideline [Internet]. 2014 [acessado 2014 jul 25]. Disponível em: http://www.cardiffnicu.com/Portal/Haematology/Platelet%20transfusion.pdf

28. von Lindern JS, van den Bruele T, Lopriore E, Walther FJ. Thrombocytopenia in neonates and the risk of intraventricular hemorrhage: a retrospective cohort study. BMC Pediatrics. 2011;11:16.

29. Christensen RD, Henry E, Del Vecchio A. Thrombocytosis and thrombocytopenia in the NICU: incidence, mechanisms and treatments. J Matern Fetal Neonatal Med. 2012;25 Suppl 4:15-7.

30. Guia para o uso de Hemocomponentes. Brasil. Ministério da Saúde. Secretaria de Atenção à Saúde. Departamento de Atenção Especializada. Brasília: Editora Ministério da Saúde [Internet]. 2010. [acessado 2014 jul 25]. Disponível em: http://www.saude.gov.br/bvs

31. Vasconcelos G, Portela A, Pinto R, Guedes B. Trombocitopenia no RN. Secção de Neonatologia SPP. 1-18 [Internet]. 2014. [acessado 2014 jul 25]. Disponível em: http://www.lusoneonatologia.com/admin/ficheiros_projectos/201107201730-consensos_neonatologia_2004.pdf

32. Gupta AK, Kumari S, Singhal A, Aruna A. Neonatal trombocytopenia and platelets transfusion. Asian J Transfus Sci. 2012;6(2):161-64.

33. Goorin AM, Cloherty JP. Thrombocytopenia. In: Cloherty JP, Eichenwald EC, Stark AR (eds). Manual of neonatal care. 6th ed. Philadelphia: Lippincott Williams & Wilkins; 2008.p.455-62.

34. Moreira A, Vale MJ, Neves J, Dias CP. Trombocitopenia severa neonatal. Nascer e Crescer. 2011;20(1):20-2.

35. Jones KL. Radial aplasia-thrombocytopenia syndrome. In: Jones KL (ed). Smith's recognizable pattern of human malformation. 6th ed. Philadelphia: Elsevier Saunders; 2006.p.364-5.

36. Jones KL. Fanconi pancytopenia syndrome. In: Jones KL (ed). Smith's recognizable pattern of human malformation. 6th ed. Philadelphia: Elsevier Saunders; 2006.p.362-3.

37. Symington A, Paes B. Fetal and neonatal alloimmune thrombocytopenia: harvesting the evidence to develop a clinical approach to management. Am J Perinatol. 2011;28(2):137-44.

38. Lou-Francés G, Pascual-Sanchez M, Jiménez-FernándeZ M, Echeveria-Matia I, López'Pisón J, Marco-Tello A, et al. Hemorragia intracraneal por trmbopenia neonatal aloimune. Comunicación de um caso y revisión. Rev Neurol. 2006;43:874-7.

39. Kalman DA, Diniz EMA, Grossman T, Alfano J, Ventura GAB, Melo AMAGP, Ibidi SM. Plaquetopenia neonatal aloimune: apresentação de dois casos clínicos com revisão da literatura. Rev Med (São Paulo). 2010;89(2):88-2.

40. Black LV, Maheshwari A. Disorders of the fetomaternal unit: hematologic manifestations in the fetus and neonate. Sem Perinatol. 2009;33(1):12-9.

41. Roberts I, Stanworth S, Murray NA. Thrombocytopenia in the neonate. Blood Rev. 2008;22(4):173-86.

42. Christensen RD. Platelet transfusion in the neonatal intensive care unit: benefits, risks, alternatives. Neonatology. 2011;100(3):311-8.

43. Shittu BT, Shittu MO, Oluremi AS, Orisadare OP, Jikeme O, Bello LA. Thrombocytopenia and prolonged prothrombin time in neonatal septicemia. JMSCR. 2014;2(5):1213-21.

44. Lieberman L, Bercovitz RS, Sholapur NS, Heddle NM, Stanworth SJ, Arnold DM. Platelet transfusions for critically ill patients with thrombocytopenia. Blood. 2014;123(8):1146-51.

45. Santos AMN. Efeitos da transfusão de hemocomponentes sobre a morbidade de RN de muito baixo peso. In: Sociedade Brasileira de Pediatria; Procianoy RS, Leone CR (orgs). PRORN Programa de atualização em Neonatologia: Ciclo 10. Porto Alegre: Artmed/Panamericana; 2013.

46 Strauss RG. Platelet transfusions in neonates: questions and answers. Expert Rev Hematol. 2010;3(1):7-9.

47. Estcourt LJ, Stanworth SJ, Murphy MF. Prophylactic platelet transfusions. Curr Opin Hematol. 2010;17(5):411-7.

48. Chalmers EA. Haemophilis and newborn. Blood Rev. 2004;18(2):85-92.

49. Sloan SR. Blood products used in the newborn. In: Cloherty JP, Eichenwald EC, Hansen AR, Stark AR (eds). Manual of neonatal care. 7th ed. Philadelphia: Lippincott Williams & Wilkins; 2012.p.529-37.

50. Purves E. Neonatal hematologic disorders. J Pediatr Oncol Nurs. 2005;22(3):168-75.

51. Veldman A, Fischer D, Nold MF, Wong FY. Disseminated intravascular coagulation in term and preterm neonates. Semin Thromb Hemost. 2010;36(4):419-28.

52. D'Souza IE, Rao SD. Late hemorrhagic disease of newborn. Indian Pediatr. 2003;40(3):226-9.

53. Puckett RM, Offerings M. Prophylactic vitamin K for vitamin K deficiency bleeding in neonates [Internet]. 2000 [acessado 2014 jul 25]. Disponível em: http://www.ncbi.nlm.nih.gov/pubmed/11034761

54. Greer FR. Vitamin K status of lactating mothers and their infants. Acta Paediatr Suppl. 1999;88(430):95-103. Review.

55. Rezende JR, Alves AP, Oliveira FC, Motta MS, Martins CH, Neto CPW. Diagnóstico da deficiência de vitamina K. Rev Cient ITPAC. 2012;5(1):1-6.

56. Young TE, Mangum B. Neofax 2010: a manual of drogs used in neonatal care. 23st ed. New Jersey: Thomson Healthcare; 2010.p.334-35.

57. Van Winckel M, De Bruyne R, Van De Velde S, Van Biervliet S. Vitamin K, an update for the paediatrician. Eur J Pediatr. 2009;168(2):127-34.

58. Shearer MJ, Fu X, Booth S. Vitamin K nutrition, metabolism, and requirements: current concepts and future research. Adv Nutr. 2012;3(2):182-95.

59. Rutty GN, Smith CM, Malia RG. Late-form hemorrhagic disease of in newborn: a fatal case report with illustration of investigations that may in avoiding the mistaken diagnosis of child abuse. Am J Forensic Med Pathol. 1999;20(1):48-51.

60. Shearer MJ, Zhang HF. Deficiência precoce de vitamina K no lactente: extensão, consequências para a saúde e abordagem profilática. In: Delange FM, West KP Jr (eds). Deficiências de micronutrientes nos primeiros dias de vida. Nestlé Nutrition. Workshop series. 2002;52:31-4.

61. Jones KL. Fetal warfarin syndrome. In: Jones KL (ed). Smith's recognizable pattern of human malformation. 6th ed. Philadelphia: Elsevier Saunders; 2006.p.656-7.

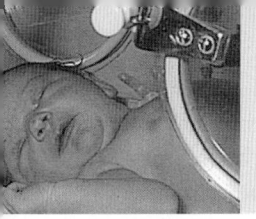

CAPÍTULO 34

Icterícia

Icterícia Neonatal

Conceição A. M. Segre
Fernando Bastos

A icterícia é condição clínica muito frequente e um dos maiores problemas do período neonatal, podendo ocorrer tanto em processos fisiológicos quanto patológicos do recém-nascido (RN)[1-4].

Classicamente, aceitava-se que, a cada ano, entre 50 e 60% dos 4 milhões de RN nos Estados Unidos da América (EUA) tornavam-se clinicamente ictéricos, podendo chegar a 80% em RN pré-termo[5,6]. Recentemente, estudo de Buthani et al. mostrou que, na primeira semana de vida, a icterícia está presente em 4 de cada 5 RN, ou seja, em 84% dos RN sadios[7]. Dados sobre a incidência da icterícia neonatal são difíceis de avaliar, pois autores dos diferentes estudos não usam as mesmas definições a respeito do que consideram "icterícia neonatal", bem como a identificação do RN ictérico varia conforme o observador e ainda depende de suas características étnicas e geográficas[8].

No Brasil, os dados existentes são pontuais. Moraes et al., em 1999, estudando a icterícia neonatal entre os RN do Hospital Universitário Regional de Maringá assinalaram frequência de 48,95% entre os nativivos daquela Instituição[9]. Em São Paulo, na Maternidade do Hospital Israelita Albert Einstein, trabalho de Bernaldo e Segre, em 2004, analisando 380 RN encontraram presença de icterícia clínica em 75,5% da população estudada[10].

Até a metade do século XIX ela pouco interessava aos médicos, o que pode ser evidenciado na observação de Francis David Condie em seu livro *A practical treatise on the diseases of children*, que assim se expressava em relação à icterícia neonatal: "é uma afecção sem importância... Em alguns casos quer nos parecer estar ligada à evacuação de mecônio..." e o autor recomenda, então, o uso de laxantes[11]. Somente a partir da metade do século XX passou-se a reconhecer as propriedades tóxicas da bilirrubina e hoje é vasto esse campo de estudos, fa-

zendo-se uma divisão didática em dois grandes temas. O primeiro trata das icterícias com aumento da bilirrubina não conjugada, e o segundo, das icterícias com aumento da bilirrubina conjugada.

A abordagem da hiperbilirrubinemia neonatal exige, contudo, a compreensão do metabolismo da bilirrubina tanto fetal quanto neonatal e de sua toxidade para o RN.

METABOLISMO FETAL DA BILIRRUBINA

Na vida fetal, a bilirrubina é transportada através da placenta para a circulação materna por um gradiente de difusão. A bilirrubina é encontrada no líquido amniótico a partir da 12ª semana de gestação e desaparece ao redor da 36ª-37ª semana de idade gestacional (IG). Admite-se que a bilirrubina chegue ao líquido amniótico por meio das secreções traqueobrônquicas, excreção pela mucosa do trato gastrintestinal superior, urina e mecônio fetal e ainda por difusão do funículo umbilical e pele fetal. O fígado fetal tem capacidade limitada para remover a bilirrubina da circulação fetal e fazer sua conjugação. Admite-se que entre a 30ª e a 40ª semana a atividade da uridina difosfoglucoronato glicuroniltransferase (UGT), enzima responsável pela conjugação da bilirrubina, represente 1% dos níveis do adulto. Além disso, há diminuição do fluxo sanguíneo hepático e da proteína transportadora ligandina (proteína Y). Pequena quantidade de bilirrubina conjugada que se forma é excretada para a luz intestinal, onde é hidrolisada pela enzima betaglicuronidase e reabsorvida. Assim, praticamente toda a bilirrubina produzida pelo feto permanece como bilirrubina não conjugada, que passa facilmente através da placenta para a circulação materna, para então ser excretada. Do ponto de vista clínico, esse aspecto explica por que raramente a criança nasce ictérica apesar de o feto produzir 8,5mg/kg/dia de bilirrubina, contra 3,8mg/kg/dia no adulto. Quando ocorre hiperbilirrubinemia fetal, por aumento de bilirrubina não conjugada, como no caso de incompatibilidade materna no sistema Rh, os níveis de bilirrubina no líquido amniótico acham-se aumentados e sua dosagem pode constituir-se em parâmetro preventivo ou de seguimento da doença hemolítica perinatal[5,12,13].

METABOLISMO NEONATAL DA BILIRRUBINA

Cerca de 75-80% da bilirrubina é produzida a partir do catabolismo da hemoglobina das hemácias. Outras fontes que não as hemácias, proteínas que contêm heme (mioglobina, citocromos, catalase, peroxidase, óxido nítrico sintase) contribuem com o restante. Um grama de hemoglobina produz 34mg de bilirrubina. Os principais órgãos produtores de bilirrubina no RN são o fígado e o baço. O RN apresenta taxa de produção mais elevada do que os adultos, ou seja, respectivamente, 6 a 10mg de bilirrubina/kg/dia e 3 a 4mg/kg/dia[4,5].

A bilirrubina (4Z,15Z-bilirrubina-IX alfa), composto hidrofóbico e lipofílico, é formada em duas etapas a partir do heme. A enzima heme oxigenase (HO), existente em altas concentrações no fígado e no baço, catalisa a ruptura do heme, liberando quantidades equimoleculares de biliverdina, ferro e monóxido de carbono. O ferro é conservado para ser reutilizado e o monóxido de carbono é eliminado pelos pulmões, podendo ser medido no ar expirado pelo paciente, de modo a quantificar a produção de bilirrubina. A biliverdina, por sua vez, é reduzida pela enzima biliverdinorredutase à bilirrubina, na presença de NADPH, para formar o isômero 4Z,15Z-bilirrubina IX-alfa, ou seja, bilirrubina não conjugada[4].

Ao deixar o sistema reticuloendotelial, resultante do catabolismo das hemácias, a bilirrubina pode ser encontrada no soro sob quatro formas[4]:

1. Bilirrubina não conjugada, também conhecida como bilirrubina indireta da reação de Van den Bergh (BI), ou bilirrubina IX-alfa. Liga-se fortemente à albumina, porém de modo reversível. Cada molécula de albumina pode ligar-se a duas moléculas de bilirrubina. Essa bilirrubina representa a maior parte da bilirrubina indireta do soro.
2. Uma fração pequena de bilirrubina não conjugada não ligada à albumina, chamada de bilirrubina livre (BL).
3. Bilirrubina conjugada (mono e diglicuronídeos), ou bilirrubina direta da reação de Van den Bergh (BD), excretada pelos sistemas biliar e renal.
4. Bilirrubina conjugada com ligações covalentes à albumina sérica, conhecida como bilirrubina delta, apresentando como características ser de reação direta e estar firmemente ligada à albumina.

Quando o complexo bilirrubina-albumina chega à célula hepática, a bilirrubina, mas não a albumina, é transferida para o interior do hepatócito, por um processo de difusão mediado por uma proteína, a ligandina ou proteína Y, que transporta a bilirrubina para o retículo endoplasmático liso. Outra proteína, a chamada proteína Z, também participa desse processo, porém tem menor afinidade pela bilirrubina. Para ser excretada, a bilirrubina não conjugada sofre um processo de biotransformação, conjugando-se com o ácido glicurônico por ação catalisadora da UGT, dando origem a diglicuronídeos de bilirrubina e, em menor proporção, a monoglicuronídeos de bilirrubina. A bilirrubina conjugada ou bilirrubina direta é um produto hidrossolúvel facilmente excretado para a bile, por um processo ativo que depende de transportadores canaliculares, sendo também excretada pela urina. No intestino delgado, a bilirrubina conjugada não é absorvida e, por ação bacteriana, é reduzida a estercobilina, que é excretada pelas fezes. Pequena parte é hidrolisada à bilirrubina não conjugada pela enzima betaglicuronidase e reabsorvida, para ser reconjugada no fígado[4-5], o que é denominado de circulação êntero-hepática da bilirrubina. No RN, contudo, a reabsorção intestinal da bilirrubina não conjugada é diferente do adulto, pois, como resultado da presença da betaglicuronidase e da ausência de flora bacteriana no seu intestino quase estéril, são reabsorvidas grandes quantidades de bilirrubina não conjugada. Essa vai aumentar a sobrecarga de bilirrubina a um fígado ainda não completamente maduro[5].

HIPERBILIRRUBINEMIA NEONATAL

No RN a termo, a icterícia denominada "fisiológica", ou "própria do recém-nascido", ou ainda "hiperbilirrubinemia neonatal", terminologia que seria mais apropriada, caracteriza-se por aumento progressivo de bilirrubina não conjugada, atingindo um pico entre 60 e 72 horas de vida, seguido de declínio rápido até o 5º dia de vida e mais lento até o 10º dia de vida. No RN pré termo a evolução é diferente, com pico máximo entre o 4º e o 6º dias de vida e duração até o 14º dia de vida, embora, às vezes, possa estar presente até o final do primeiro mês de vida. Contudo, há diferenças significativas entre os vários níveis de bilirrubina sérica, de uma para outra criança, de modo que o que poderia ser "fisiológico" para uma poderá ser "patológico" para outra. Assim, a denominação hiperbilirrubinemia neonatal seria a mais adequada por traduzir uma simples condição[14].

Os possíveis mecanismos implicados em seu aparecimento são[5,15]:

• Produção de bilirrubina no RN a termo 2 a 3 vezes maior que no adulto, em função do maior volume de hemácias circulantes, com vida média mais curta.

- Eritropoiese deficiente e aumento do *turnover* das proteínas do heme que não a hemoglobina.
- Captação deficiente da bilirrubina plasmática por deficiência de ligandina (proteína Y) e sua ligação com outros íons.
- Conjugação deficiente da bilirrubina por redução da atividade da UGT.
- Excreção deficiente da bilirrubina, secundária a mudanças hemodinâmicas que ocorrem após o nascimento.
- Aumento da circulação êntero-hepática da bilirrubina. Esse fator, atualmente, é considerado decisivo no aparecimento da hiperbilirrubinemia neonatal.

Outros fatores associados devem ser ainda serem considerados[5,15-17]:

- Idade gestacional.
- Raça – orientais podem apresentar mutação no gene da UGT.
- Variações ou polimorfismo no gene que codifica a UGT (UGT1A1), promovendo diminuição da atividade enzimática.
- Drogas administradas à mãe – oxitocina.
- Tipo de parto – fórcipe.
- Relacionados à criança – prematuridade, sexo, retardo na eliminação de mecônio, aleitamento materno.
- Drogas administradas à criança – pancurônio.
- Outros – altitude, aleitamento materno exclusivo, variações laboratoriais.

HIPERBILIRRUBINEMIA NEONATAL NO RN PRÉ-TERMO

Se para o RN a termo a denominação icterícia "fisiológica" não é adequada, para o pré-termo pode ser mesmo perigosa. A icterícia é mais acentuada que no RN a termo, como resultado do retardo de maturação hepática da atividade da UGT. Assim, os níveis séricos em torno do 5º dia de vida podem chegar a 10-12mg/dL, o suficiente para provocar encefalopatia bilirrubínica em prematuros extremos. Os níveis normais podem ser atingidos somente ao final do primeiro mês de vida. Contudo, após o nascimento, verifica-se aumento rápido na atividade enzimática, maior do que seria esperado *in utero*[14].

É recomendável, portanto, que todo RN pré-termo, que desenvolva qualquer grau de icterícia, seja observado e investigado cuidadosamente para se evitar o comprometimento do sistema nervoso central.

HIPERBILIRRUBINEMIA NEONATAL NO RN PÓS-TERMO

No RN pós-termo, a hiperbilirrubinemia neonatal é bem menos acentuada que no RN a termo. A exata causa dessa aceleração na atividade da UGT não é conhecida[5].

OUTROS FATORES

Outros fatores que podem ser considerados para diminuir o risco de hiperbilirrubinemia acentuada no RN são: alimentação exclusiva com mamadeira e alta hospitalar depois de 72 horas[5].

HIPERBILIRRUBINEMIA NEONATAL GRAVE

Várias afecções, ou, muitas vezes, a exacerbação dos mesmos mecanismos que causam a icterícia "fisiológica", podem cursar com icterícia neonatal acentuada e a ocorrência de alguns indicadores pode sugerir a presença de icterícia "não fisiológica", tais como[5,14,17]:

- História familiar de doença hemolítica prévia.
- Icterícia que se inicia nas primeiras 24 horas de vida.
- No RN a termo, níveis de bilirrubina total acima do percentil 95º da referência específica em horas de vida, segundo o nomograma de Bhutani.
- Taxa de aumento de bilirrubina total maior que 0,5mg/dL por hora.
- Incompatibilidade sanguínea materno-fetal.
- Sinais de doença no RN (vômitos, letargia, perda excessiva de peso, apneia, taquipneia, instabilidade térmica).
- Icterícia com bilirrubina conjugada acima de 1mg/dL, se a bilirrubina total for < 5mg/dL, ou mais de 20% do total de bilirrubina, se a bilirrubina total for > 5mg/dL.
- Icterícia presente depois de 8 dias de vida em RN a termo e 14 dias no pré- termo.

De maneira sucinta, seguindo os passos do metabolismo da bilirrubina, podem-se identificar os seguintes fatores determinantes de hiperbilirrubinemia neonatal que se manifesta como doença[5,14]:

- Aumento de produção – distúrbios hemolíticos: incompatibilidade sanguínea materno-fetal nos sistemas Rh, ABO e outros, defeitos enzimáticos das hemácias, outros distúrbios genéticos, hemólise induzida por drogas. Outras causas do aumento de produção: policitemia (transfusão feto-materna, ou feto-fetal, e retardo no clampeamento do funículo umbilical), presença de sangue extravascular (hematomas, sangue deglutido, hemorragia pulmonar ou cerebral), infecções, RN macrossômicos (RN de gestantes diabéticas).
- Diminuição da captação hepática de bilirrubina – *shunt* por persistência do ducto venoso, bloqueio da proteína Y por drogas.
- Diminuição da conjugação de bilirrubina – diminuição congênita da atividade da UGT (síndromes de Crigler-Najjar tipos I e II e de Gilbert).
- Aumento da circulação êntero-hepática da bilirrubina – deficiência na amamentação levando à redução da ingestão calórica, icterícia do leite materno, obstrução mecânica ou funcional levando à diminuição da peristalse.

- Outras causas – hipotireoidismo congênito, galactosemia.

Importância da bilirrubina não conjugada

A bilirrubina indireta não conjugada, livre, é tóxica para o sistema nervoso central e, mesmo em níveis ligeiramente elevados, para os astrócitos e neurônios, lesando as mitocôndrias e danificando o metabolismo energético, promovendo a apoptose[18-20]. Causa lesão oxidativa e alterações no transporte de neurotransmissores levando à disfunção neurológica induzida pela bilirrubina (DNIB), que inclui a encefalopatia bilirrubínica em sua forma aguda e a forma crônica ou kernicterus, ambas muito graves, apresentando 10% de mortalidade e 70% de sequelas a longo prazo[21,22].

Kernicterus e uma designação antomopatológica e refere-se à impregnação amarela por bilirrubina de áreas cerebrais específicas, em geral os gânglios da base, particularmente os núcleos subtalâmicos e o globo pálido, o hipocampo, o corpo geniculado, vários núcleos do tronco cerebral responsáveis pelas funções auditivas e oculomotoras e o cerebelo, especialmente os núcleos denteados e o verme cerebelar[23,24]. O termo kernicterus, usado na clínica, corresponde à forma crônica da encefalopatia bilirrubínica, incluindo as sequelas neurológicas permanentes devido à toxicidade da bilirrubina[5].

No RN a termo, as manifestações clínicas são observadas a partir o 3º-4º dias de vida e verificam-se fases distintas ao longo das primeiras semanas de vida e, a longo prazo, coreoatetose, espasticidade, surdez sensorial e perceptual, incoordenação motora e visual e, em poucos casos, retardo mental. A ressonância magnética pode demonstrar acometimento bilateral do globo pálido e dos núcleos subtalâmicos[23,24].

O sistema auditivo do RN é particularmente sensível à toxicidade da bilirrubina e seu comprometimento caracteriza a encefalopatia bilirrubínica na forma aguda. A disfunção auditiva pode ocorrer em crianças com ou sem outros sinais de kernicterus. A execução de testes não invasivos, como o potencial evocado auditivo de tronco cerebral (PEATC), é muito importante na identificação precoce do comprometimento auditivo no RN e, conforme aumenta a bilirrubina total, as alterações no PEATC se intensificam[24-26]. A dosagem de bilirrubina total não é, contudo, o melhor indicador para o risco de kernicterus. Há forte evidência de que a medida de bilirrubina livre pode detectar os RN que realmente necessitam de tratamento e reduzir intervenções desnecessárias[27]. No entanto, essa medida não se acha disponível rotineiramente nos laboratórios clínicos.

Pelo fato de ser prevenível por meio de tratamento adequado que impede que o excesso de bilirrubina atinja o sistema nervoso central, essa doença deveria estar extinta. Não é o que ocorre, pois, nos anos 1990, houve recrudescimento do kernicterus, conforme foi assinalado nos Estados Unidos, em função do aumento do aleitamento materno, da alta hospitalar precoce, da falta de preocupação com a icterícia, da falta de seguimento adequado dos RN e do escasso material educativo existente destinado aos pais[28-32].

O RN a termo, sem doença hemolítica, aparentemente não se acha em risco de ser acometido pelo kernicterus sempre que os níveis de bilirrubina indireta forem mantidos abaixo de 25mg/dL[5]. A ocorrência de kernicterus é estimada em um em cada sete RN a termo com BT acima de 30mg/dL[33].

No Brasil, não há dados oficiais sobre a incidência de kernicterus, embora exista por parte dos neonatologistas uma séria preocupação a respeito em função da tendência que se observa, hoje em dia, à alta precoce sem as devidas precauções que essa conduta implicaria (ver Capítulo Alta hospitalar precoce).

Diagnóstico

É muito vasto o campo de hipóteses diagnósticas para a hiperbilirrubinemia à custa do aumento da BI. O primeiro passo na abordagem do RN ictérico consiste em cuidadosa anamnese que permita investigar a história familiar, incluindo o comportamento de outros irmãos, o que pode sugerir, por exemplo, tratar-se de incompatibilidade sanguínea materno-fetal, deficiência de G6PD ou icterícia pelo leite materno. Na história materna, verificar a ocorrência abortos, obter informações sobre o uso de imunoglobulina anti-Rh, infecções, doenças de base como diabetes, traumatismos de parto, ou a duração da gestação. Devem ser analisados os fenômenos peripartais, desde o boletim Apgar, prestando-se atenção a seguir, até ingestão energética do RN, eliminação do mecônio, ao número de evacuações por dia, presença de vômito, em suma, toda uma série de dados que podem ser indicativos da etiologia da icterícia.

O exame físico vai ressaltar a presença de icterícia cutaneomucosa. O olho humano consegue perceber a presença de uma coloração amarela na pele quando o nível de bilirrubina chega a 5-7mg/dL. A icterícia progride em direção craniocaudal e os níveis mais elevados de bilirrubina acham-se associados à presença de icterícia abaixo dos joelhos[34] (Fig. 34.1). Contudo, é importante salientar que a inspeção visual não constitui um indicador confiável dos níveis de bilirrubina[5,35].

A utilidade prática da avaliação da progressão craniocaudal da icterícia e seu mapeamento por zonas dérmicas para acompanhar clinicamente a intensidade da icterícia é muito subjetiva e, portanto, sujeita a erros. Nem sempre se consegue que a avaliação visual seja feita pelo mesmo profissional sequencialmente; além disso, avaliar um RN

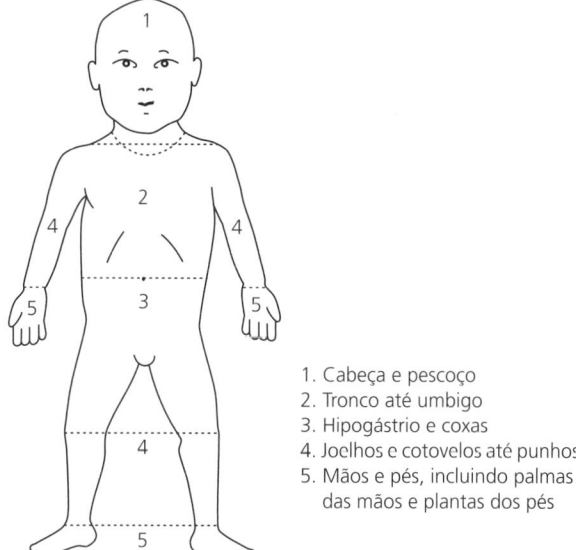

Figura 34.1 – Zonas dérmicas de progressão da icterícia.

1. Cabeça e pescoço
2. Tronco até umbigo
3. Hipogástrio e coxas
4. Joelhos e cotovelos até punhos
5. Mãos e pés, incluindo palmas das mãos e plantas dos pés

com icterícia em todo o corpo exige experiência. A diferença entre 20 e 25 ou entre 30 e 45mg/dL pode não ser óbvia. Isso é particularmente verdadeiro quando não se dispõe da história materna ou de nenhum dado laboratorial prévio, ou quando o observador nunca viu um RN com níveis de bilirrubina em torno de 30mg/dL. É imperativo avaliar criteriosamente a intensidade da icterícia, pois erros de avaliação podem levar ao grave acometimento do sistema nervoso central. Ainda ao exame físico deve-se procurar a presença de hepatoesplenomegalia, céfalo-hematoma, petéquias, equimoses, onfalite etc.

Os exames considerados básicos na investigação da icterícia neonatal podem ser realizados em qualquer laboratório hospitalar, sem necessidade de sofisticação tecnológica. Eles irão, com frequência, definir ou sugerir a causa da icterícia e eliminar a necessidade de novas investigações, por vezes onerosas. Esses exames básicos são:

- GS, Rh, Coombs indireto da mãe.
- GS, Rh, Coombs direto do RN.
- Caracterização de hemólise – dosagem de hemoglobina, hematócrito, reticulócitos.
- Dosagem de bilirrubinas séricas.

Outros métodos de análise a serem considerados são os não invasivos:

- Medida da concentração de monóxido de carbono em mistura de gás coletado ao final da expiração, mais sensível na predição de icterícia do que o teste de Coombs[36]. É um índice de hemólise, bem como de produção de bilirrubina de qualquer causa[37].
- Bilirrubinômetria transcutânea – os primeiros bilirrubinômetros desenvolvidos se baseavam no princípio da reflectância da luz pela pele. Mais recentemente, nova geração de bilirrubinômetros possui microespectrofotômetro que determina a densidade óptica da bilirrubina, apresentando resultados muito confiáveis[38-40]. O resultado independe da cor da pele, idade gestacional, peso ou idade pós-natal[5]. Na maioria das crianças com níveis séricos de bilirrubina total (BT) abaixo de 15mg/dL, a medida pelo bilirrubinômetro permite uma estimativa bastante válida da BT. Contudo, uma vez que essa tecnologia subestima os valores de BT, essa medida deve ser interpretada como instrumento de triagem para crianças de risco para hiperbilirrubinemia grave[5,21].

De acordo com a suspeita etiológica, outros exames podem ser solicitados como:

- Hemograma completo, coagulograma e hemocultura – para casos suspeitos de infecção.
- Dosagem de glicose-6-fosfato desidrogenase, principalmente em crianças de descendência africana, mediterrânea, asiática, sul da Europa e Oriente Médio.
- Pesquisa de substâncias redutoras na urina – para a detecção de galactosemia.
- Níveis séricos de TSH e T_4.
- Teste de fragilidade osmótica.
- Níveis séricos de albumina – para avaliação, embora grosseira, da capacidade de ligação da bilirrubina.
- Sorologias específicas – para os casos sugestivos de infecção congênita.
- Estudos radiológicos ou de ultrassonografia nos casos sugestivos de obstrução intestinal.

A medida da bilirrubina livre pelo método da diluição da peroxidase tem-se correlacionado notavelmente, bem com os vários indicadores de toxicidade da bilirrubina[21]. Contudo, não é um método habitualmente disponível nos laboratórios clínicos.

A figura 34.2 mostra um roteiro prático para o diagnóstico da hiperbilirrubinemia neonatal.

Tratamento

O objetivo principal do tratamento é a prevenção do DNIB e pode ser realizado de várias maneiras, cada qual com indicações específicas, por meio de:

- Fototerapia.
- Exsanguineotransfusão.
- Uso de agentes farmacológicos.

Há que se enfatizar novamente que a avaliação clínica da icterícia neonatal para fins de início de tratamento não é confiável[5,35].

Fototerapia

Em 1956, J. Ward, uma enfermeira encarregada da Unidade de Prematuros do Rochford General Hospital, de

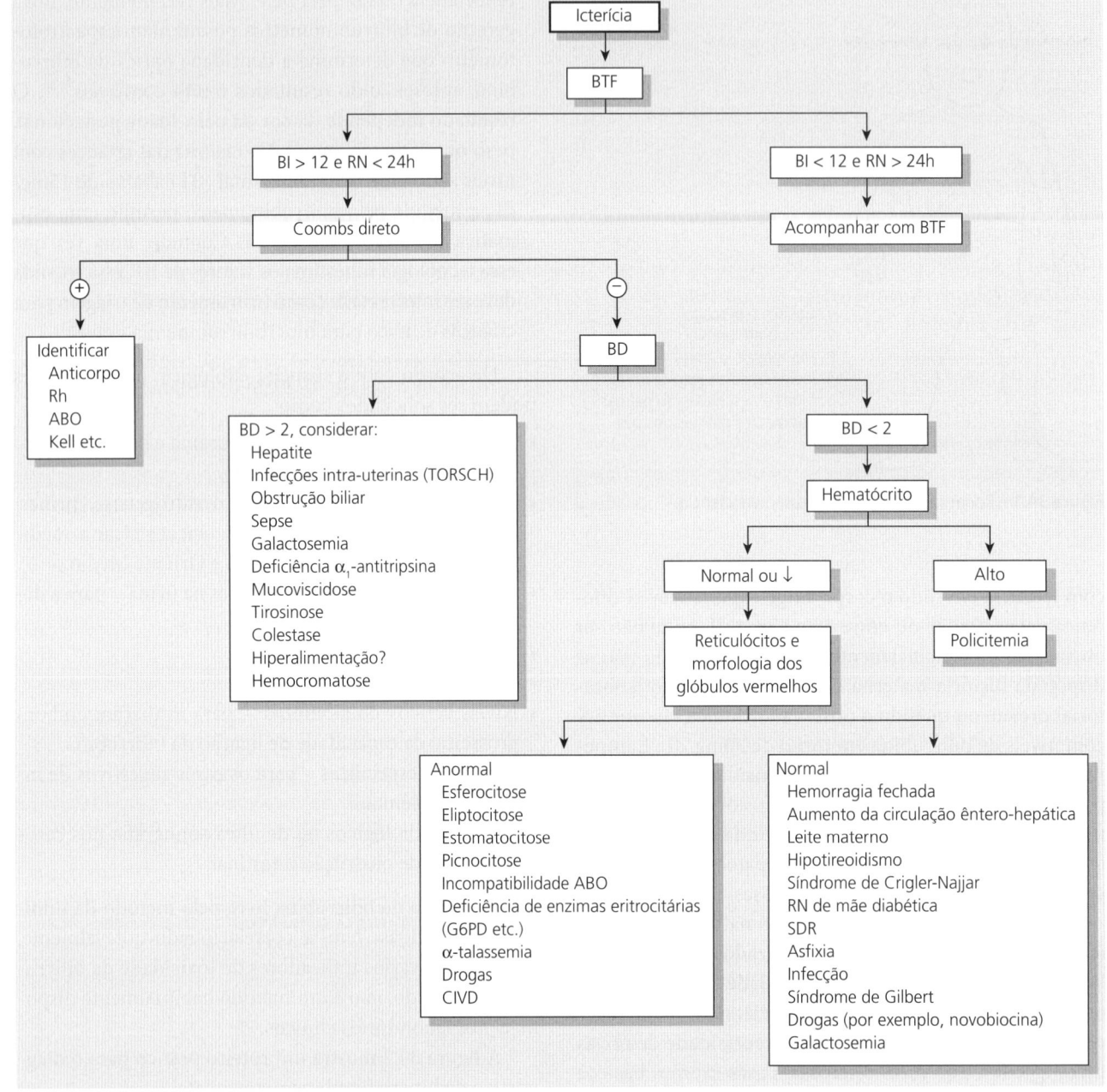

Figura 34.2 – Diagnóstico etiológico da hiperbilirrubinemia[40].
BI = bilirrubina indireta; BD = bilirrubina direta; BTF = bilirrubina total e frações; CIVD = coagulação intravascular disseminada; SDR = síndrome do desconforto respiratório.

Essex, Inglaterra, notou que RN ictéricos expostos à luz do sol se tornavam menos amarelos. Baseado nessa observação, Cremer colocou 13 RN prematuros desnudos, sob ação direta do sol, alternando com períodos na sombra de 15-20 minutos e verificou os mesmos resultados observados pela enfermeira Ward. A partir daí foi criada a primeira unidade de fototerapia, para tratamento da icterícia neonatal usando lâmpadas fluorescentes azuis e, em 1958, o primeiro trabalho sobre o uso de fototerapia foi publicado na revista Lancet por Cremer et al.[41].

Desde essa época até o final dos anos 1960, grande número de trabalhos passou a ser publicado sobre a utilização da fototerapia no tratamento da icterícia neonatal em várias partes do mundo, principalmente na América Latina e no Brasil[41-54], conforme pode ser observado no quadro 34.1.

Nos Estados Unidos, somente depois das publicações de Lucey et al. em 1968[55] e Lucey em 1970[56] sobre os efeitos da fototerapia na prevenção da hiperbilirrubinemia em RN é que a fototerapia passou a ser aceita como forma

Quadro 34.1 – Publicações sobre fototerapia – 1958-1968.

Autores	Publicação	Ano	Referência
Cremer et al.	Lancet	1958	41
Berezin	Matern Infanc (S. Paulo)	1960	42
Ferreira et al.	Rev Assoc Med Bras	1960	43
Ferreira et al	An Bras Ginec	1960	44
Ferreira et al.	J Pediatr (Rio J)	1960	45
Peluffo et et al.	Arch Pediatr Urug	1962	46
Arocha de Pinango et al.	Arch Ven Puer Ped	1963	47
Berezin e Capossi	Matern Infanc (S. Paulo)	1963	48
Carvalho	Matern Infanc (S. Paulo)	1964	49
Obes-Polleri e Hill	Rev Chile Ped	1964	50
Croso et al.	Minerva Pediatr	1964	51
Mininni et al.	Rev Clin Pediatr	1964	52
Gomiratosandrucci et al.	Minerva Pediatr	1965	53
Cardim et al.	Minerva Nipiol	1968	54

de tratamento de RN ictéricos. Os inúmeros estudos que se seguiram ao longo das últimas quase 5 décadas vêm confirmando a segurança do procedimento[57-61]. A fototerapia foi incorporada à Neonatologia e, atualmente, faz parte do arsenal terapêutico das unidades neonatais no mundo todo.

Admite-se que três mecanismos independentes expliquem a ação da fototerapia: a fotoisomerização configuracional da bilirrubina (formando os isômeros E e Z), responsável por 80% da eliminação da bilirrubina durante a fototerapia; a isomerização estrutural da bilirrubina formando a lumirrubina; e várias reações de oxidação da bilirrubina formando produtos incolores. Pode-se dizer, resumidamente, que o principal efeito do tratamento é, na sua maior proporção, a conversão do pigmento a isômeros que são mais polares e de fácil excreção pela bile e pela urina e ainda, embora em muito menor proporção, pela degradação da bilirrubina a produtos incolores, hidrossolúveis, que também são eliminados pela urina. Dessa forma, há diminuição do *pool* de bilirrubina no organismo e, consequentemente, de seus níveis plasmáticos[58].

Fatores que influenciam a eficácia da fototerapia

Vários fatores podem influenciar a eficácia da fototerapia[21,57,58]:

- Variáveis do RN (peso, idade gestacional); a pigmentação da pele não interfere com a efetividade da fototerapia.

- Causa da icterícia.
- Concentração sérica inicial de bilirrubina indireta no soro (quanto mais alto for o nível sérico inicial de bilirrubina, maior e mais rápida será sua queda).
- Tipo de luz utilizada para induzir a fotoisomerização da bilirrubina – luz monocromática azul: *special blue* é a mais eficiente; luz-dia: *daylight*; luz verde.
- Superfície corporal exposta à luz (quanto maior a superfície iluminada, maior a eficácia da FT).
- Dose – quanto maior a irradiância que atinge a pele do RN e maior a superfície corporal exposta, mas eficaz será a FT.
- Distância da criança à fonte de luz – posicionar o aparelho de FT cerca de 30-40cm de distância do RN.
- Espectro da luz emitida – para a bilirrubina conjugada à albumina, o pico de absorção acha-se em 460nm e para a bilirrubina não conjugada em 440nm.
- Irradiância da luz emitida – medida em unidades de microwatts por centímetro quadrado por nanômetro ($\mu W/cm^2/nm$). Os níveis minimamente efetivos estão entre 6 e $12\mu W/cm^2/nm$; para a fototerapia intensiva devem ser de $25\mu W/cm^2/nm$ ou mais.
- Tipo de unidade.

É importante salientar que nenhum sistema de fototerapia emite qualquer quantidade significativa de raios ultravioleta e a luz ultravioleta nunca é utilizada para a fototerapia[24,59].

Quanto aos tipos de equipamentos que podem ser utilizados[24,57,60,61]:

- Fototerapia convencional – utiliza 6-8 lâmpadas fluorescentes tipo luz-dia de 20watts. Irradiância baixa de 3 a $5mw/cm^2/nm$.
- Fototerapia com lâmpada halógena – lâmpada de halogênio-tungstênio tipo *spotlight*. Irradiância de 25 a $35mw/cm^2/nm$.
- *Biliblanket* – colchão luminoso. Irradiância de 35 a $60mw/cm^2/nm$.
- Diodos emissores de luz de alta intensidade (LED) – irradiância de 35 a $40mw/cm^2/nm$.

A diminuição dos níveis de bilirrubina sérica em RN a termo sem hemólise tem sido estudada por vários autores (Quadro 34.2).

Recentemente, estudo que envolveu 1.404 RN de MBP usando somente um tipo de aparelho de fototerapia durante as primeiras 24 ± 12 horas de vida mostrou que houve diminuição significativa dos níveis séricos de bilirrubina total em mg/dL e respectiva porcentagem de queda: com LED –2,2 (± 3), –22%; *Spotlights* –1,7 (± 2), –19%; fototerapia convencional –1,3 (± 3), –8%; *blankets* –0,8 (± 3), –1%; (p < 0,0002)[66,67].

Cuidados para melhorar a eficácia da fototerapia[21,58]:

Quadro 34.2 – Diminuição dos níveis de bilirrubina sérica em RN a termo sem hemólise, de acordo com o sistema de fototerapia empregado.

Estudo (referência)	Sistema	Queda em 24h
Tan[62]	Luz azul especial dupla	50%
Garg et al.[63]	Luz azul especial acima-luz-dia abaixo	44%
de Carvalho et al.[64]	Luz-dia abaixo	29%
Mills e Tudehope[65]	Fototerapia fibra óptica	10,7%
Maisels et al.[61]	LED	0,35mg/dL/h

- Trocar as lâmpadas sempre que a irradiância se encontrar abaixo de 6mW/cm^2/nm, controlada por fotodosímetro. Lâmpadas queimadas interferem na eficácia do aparelho de fototerapia. Utilizar aparelhos equipados com sete ou oito lâmpadas fluorescentes.
- Manter limpa a superfície de acrílico da incubadora e a proteção do dispositivo da fototerapia. O material acrílico não bloqueia a onda luminosa, filtra raios ultravioleta e protege o RN no caso (eventual) de explosão das lâmpadas.
- No caso do uso de aparelho de fototerapia convencional, alternar lâmpadas fluorescentes brancas com lâmpadas azuis.
- Utilizar lâmpadas de halogênio para RN de baixo peso e prematuros.

- Expor o RN totalmente despido à fototerapia, exceto pela venda ocular.
- A fototerapia deve ser contínua, contudo, sua interrupção por curtos intervalos, para a alimentação e para as visitas familiares, não interfere em sua eficácia.

Indicações da fototerapia

As indicações de fototerapia devem levar em consideração os seguintes fatores: etiologia da icterícia, nível sérico de BI, idade gestacional, peso do RN, tempo de vida pós-natal, condições clínicas do RN e presença de aleitamento materno[65,68].

Bhutani et al.[17], em 1999, construíram curvas de percentil correlacionando horas específicas de vida por ocasião da coleta de sangue a valores de bilirrubina sérica total (Fig. 34.3). Verificaram que RN com valores ≥ a 8mg/dL com 24 horas de vida, ≥ a 14mg/dL com 48 horas de vida e ≥ 17mg/dL com 84 horas de vida se encontravam acima do percentil 95º das curvas, indicando alto risco para hiperbilirrubinemia neonatal grave.

Alguns trabalhos também correlacionam a possibilidade de que a dosagem da BI em sangue de funículo possa predizer a necessidade de indicação terapêutica de fototerapia[10,69]. Segundo outros autores, RN com nível de bilirrubina total sérica ≥ 6mg/dL nas primeiras 24 horas de vida apresentam risco significativo de hiperbilirrubinemia[70,71].

A Academia Americana de Pediatria (AAP) publicou, em 1994[72], o guia de "Recomendações práticas para manuseio da hiperbilirrubinemia no RN sadio" que foi

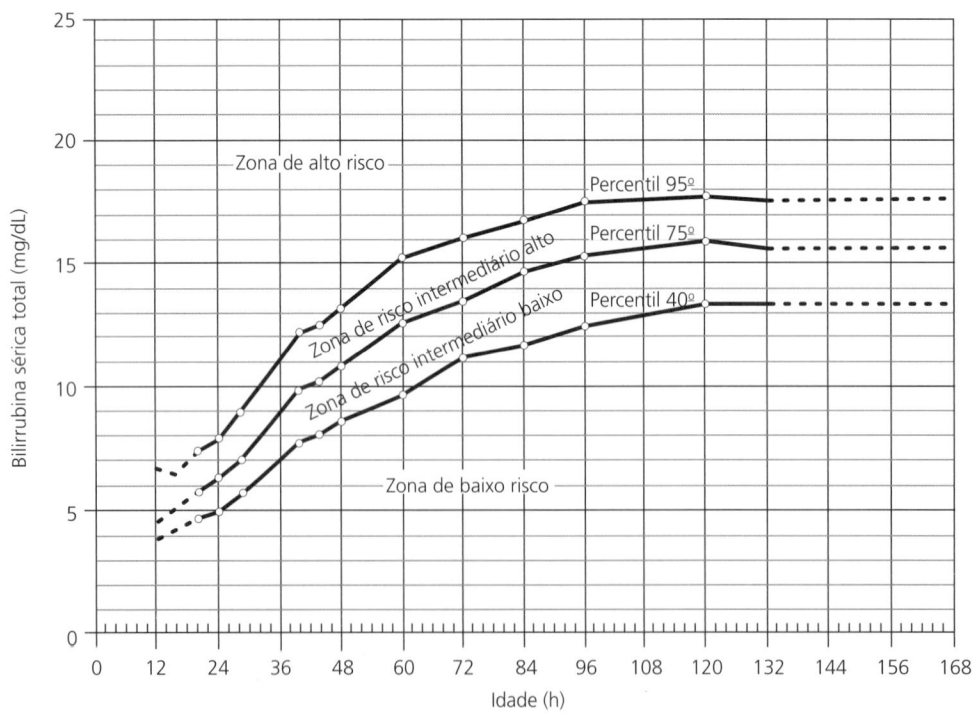

Figura 34.3 – Curvas de percentis correlacionando horas específicas de vida por ocasião da coleta de sangue a valores de bilirrubina sérica total[17].

revisado em 2004[21]. No quadro 34.3 encontram-se as indicações para o tratamento da hiperbilirrubinemia neonatal pela fototerapia.

É imperiosa a avaliação sérica da bilirrubina em qualquer RN em que se constate visualmente icterícia nas primeiras 24 horas de vida, pois não se trata de RN sadios. Assim, a avaliação fica a critério da experiência do observador, mas vale relembrar que existem importantes limitações na avaliação visual da gravidade da icterícia. Em nosso país, existem muitos tipos de pigmentação cutânea secundária à miscigenação racial e a avaliação visual pode sofrer muitas distorções. Crianças com nível sérico de bilirrubina tão baixo como 3mg/dL podem ser identificadas como ictéricas, enquanto outras com níveis de 10 a 12mg/dL podem ser consideradas anictéricas. A avaliação realizada em ambiente iluminado artificialmente mostra correlação da icterícia com o nível sérico muito mais sujeita a erros que uma avaliação feita sob luz natural. Embora a identificação da icterícia visualmente seja sujeita a várias críticas e não sirva como parâmetro isolado indicativo de fototerapia, ela não deve ser de todo desprezada. Uma experiente avaliação visual, associada a exames rápidos e simples, para avaliação dos níveis séricos de bilirrubina pode ser um bom começo para a investigação[73,74]. O zoneamento dérmico da icterícia, segundo a clássica descrição de Kramer[34] (Fig. 34.1), ainda deve constar dos protocolos de avaliação clínica da icterícia neonatal, não se podendo esquecer, contudo, de suas críticas[5,35].

A Academia Americana de Pediatria, em 2004[21], publicou as seguintes recomendações relativas ao tratamento de RN pela fototerapia:

1. promover e apoiar o aleitamento materno;
2. estabelecer protocolos para identificação e avaliação da hiperbilirrubinemia;
3. medir a bilirrubina total ou a transcutânea em RN com icterícia das primeiras 24 horas de vida;
4. reconhecer que a avaliação visual da icterícia é falha;
5. interpretar os níveis de bilirrubina de acordo com as horas de vida do RN;
6. reconhecer que RN com < 38 semanas de gestação têm maior risco de hiperbilirrubinemia;

7. realizar avaliação sistemática de todos os RN antes da alta, para avaliar o risco de icterícia acentuada;
8. informar aos pais sobre a icterícia do RN;
9. garantir seguimento adequado do RN, baseado na permanência hospitalar e a avaliação de risco para icterícia acentuada;
10. tratar os RN, quando indicado, com fototerapia ou (se falhar) exsanguineotransfusão.

Não se justifica nenhuma tendência em se protelar o uso de fototerapia em RN a termo, saudáveis, com icterícia não hemolítica ("fisiológica"), até que a bilirrubina sérica atinja valores consideravelmente superiores aos utilizadas no passado. Tal conduta, aliada à alta precoce, levou ao ressurgimento do kernicterus nos Estados Unidos, segundo Brown e Johnson[28] (ver Capítulo Alta precoce).

Em relação ao RN pré-termo, os níveis indicativos de fototerapia podem ser vistos no quadro 34.4. Na presença de afecções (acidose, asfixia, sepse etc.), considerar exsanguineotransfusão em níveis inferiores para cada categoria.

No RN de EBP acha-se indicada a fototerapia profilática com a finalidade de prevenir a icterícia nessas crianças[76].

Cuidados durante a fototerapia

Alguns cuidados com o RN são necessários durante a fototerapia[21,58]:

- Proteção ocular mandatória para evitar a lesão dos fotorreceptores da retina.

Quadro 34.4 – Níveis indicativos de fototerapia em recém-nascidos pré-termo[75].

Peso (kg) nascimento	BT (mg/dL)
< 1,0	5
1,0 a 1,2	6
1,2 a 1,4	7
1,4 a 1,6	8
1,6 a 1,8	10
1,8 a 2,2	12
2,2 a 2,5	12-15
> 2,5	> 15

BT = bilirrubina total.

Quadro 34.3 – Tratamento da hiperbilirrubinemia no RN a termo sadio sem hemólise[72].

Idade	Considerar fototerapia	Iniciar fototerapia	Exsanguineotransfusão se fototerapia falhar
≤ 24h	RN com ≤ 24h com icterícia não são considerados sadios		
25-48h	≥ 12mg/dL	≥ 15mg/dL	≥ 20mg/dL
49-72h	≥ 15mg/dL	≥ 18mg/dL	≥ 25mg/dL
≥ 73h	≥ 17mg/dL	≥ 20mg/dL	≥ 25mg/dL

Bilirrubinas séricas totais

- Até há pouco tempo se recomendava a proteção das gônadas. Hoje se sabe que o comprimento da onda e a irradiância não atingem as gônadas, pois elas penetram em apenas 2 a 3mm na pele do RN.
- Hidratação – o uso da fototerapia aumenta a perda insensível de água, implicando maior atenção com relação à oferta hídrica. Especial atenção deve ser dada ao RN prematuro, cuja perda insensível de água durante a fototerapia exige reposição, caso a caso. O controle de peso a cada 12 horas poderá orientar no cálculo da reposição (ver Capítulo Distúrbios hidroeletrolíticos/fluidoterapia).
- Controlar peso e temperatura.
- Mudar o decúbito periodicamente.
- Controlar a bilirrubinemia a cada 8-12 horas. Dependendo da etiologia da hiperbilirrubinemia, o controle deve ser feito a cada 6-8 horas. Não se basear na cor da pele do RN para avaliar o grau da icterícia.
- Monitorizar o nível de bilirrubina durante as 24 horas após a suspensão da fototerapia, a fim de detectar o efeito rebote que pode ocorrer nos níveis da bilirrubina.
- Interromper a fototerapia no período em que a mãe pode estar junto ao RN e remover a proteção ocular para permitir a interação direta entre mãe e filho.
- Sempre que possível, manter a nutrição enteral; não suspender o aleitamento materno.
- Suspender a fototerapia quando os níveis de BI estiverem suficientemente baixos para afastar risco de kernicterus.

Efeitos colaterais da fototerapia

Alguns efeitos colaterais podem ser observados nos RN em fototerapia[5,13,21,58]:

- Retinopatia, prevenível com o uso de venda ocular.
- Alterações no balanço hídrico, por aumento da perda insensível de água e perdas fecais. De modo geral, é aconselhável aumentar em 25% as necessidades hídricas consideradas para o RN que não esteja sob fototerapia.
- As fezes podem tornar-se amolecidas e adquirir coloração castanho-esverdeada devido à presença dos produtos resultantes da fotodegradação da bilirrubina que são excretados na bile.
- A urina pode mudar de cor, escurecendo pelos mesmos motivos apontados acima.
- Quando se tem um nível aumentado de bilirrubina direta, o RN pode ganhar uma cor marrom-acinzentada. Essa condição é chamada "síndrome do bebê bronzeado".
- Ganho ponderal do RN é mais lento, mas a fototerapia não parece influir a longo prazo no crescimento.
- Redução em até 6% do débito cardíaco, o que pode ter importância para RN prematuros e de alto risco. Alguns autores relacionam a fototerapia com maior incidência de persistência do canal arterial.

- Plaquetopenia e aumento da destruição das plaquetas por lesão da membrana celular decorrente das reações fotoquímicas.
- Hipocalcemia, deficiência de piridoxina e riboflavina.

Não há evidências que sugiram que, em longo prazo, a fototerapia apresente qualquer efeito adverso ao desenvolvimento neuropsicomotor da criança[5,22].

Contraindicações

Porfiria eritropoiética congênita – é uma doença autossômica recessiva rara do metabolismo da porfirina, caracterizada por hemólise, esplenomegalia e urina vermelha. A exposição à luz produz o aparecimento de lesões bolhosas com aceleração da hemólise[58,77].

Concluindo, o mais importante com relação à fototerapia é saber indicá-la no momento necessário para otimizar seus efeitos benéficos e diminuir os efeitos colaterais.

Exsanguineotransfusão

É o tratamento de escolha para a icterícia neonatal por incompatibilidade no sistema Rh ou quando se verifica hemólise intensa de qualquer etiologia, caracterizada por aumento de bilirrubina indireta maior que 0,5mg/h em duas dosagens consecutivas com 6 horas de diferença[5].

São seus principais objetivos:

- Baixar rapidamente os níveis séricos de bilirrubina indireta para evitar a impregnação do sistema nervoso central.
- Remover o excesso de bilirrubina do espaço extravascular.
- Reduzir os níveis de anticorpos circulantes no RN.
- Substituir e repor as hemácias do RN, parcialmente hemolisadas ou cobertas de anticorpos.
- Corrigir a anemia e promover melhora da insuficiência cardíaca nos casos de hidropisia fetal.

Critérios para exsanguineotransfusão imediata

São critérios para a indicação da exsanguineotransfusão imediata na doença hemolítica perinatal[5]:

- Teste de Coombs direto positivo no sangue do funículo umbilical.
- Hemoglobina do funículo umbilical menor que 11-13mg/dL.
- Bilirrubina do funículo umbilical maior que 3-4,5mg/dL.
- Sinais de hidropisia ou anemia grave.
- Reticulócitos acima de 7%.
- História materna com óbito fetal anterior por doença hemolítica.
- Velocidade de hemólise isoladamente indicativa de exsanguineotransfusão é de 0,5mg/h em duas dosagens sucessivas da BI com intervalo de 6 horas.

Fenômeno de rebote após a exsanguineotransfusão

Grande parte da bilirrubina produzida na hemólise fica fora do meio intravascular, de sorte que o equilíbrio entre ela e o plasma fresco transfundido só ocorrerá algum tempo após o término da exsanguineotransfusão. Esse equilíbrio é visto como se fosse um rebote dos níveis de bilirrubina e dentro de 30 a 60 minutos após sua conclusão os níveis de bilirrubina sérica podem chegar a 60% dos níveis pré-exsanguineotransfusão[5]. Tal fenômeno não significa que o procedimento falhou, ao contrário, indica que, a bilirrubina que antes se encontrava livre nos tecidos, agora está ligada à albumina plasmática, que é menos tóxica para o SNC.

Critérios para exsanguineotransfusão tardia

Associação direta entre hiperbilirrubinemia não conjugada acentuada e kernicterus foi demonstrada em RN com eritroblastose fetal. Vários trabalhos evidenciam que em RN a termo, sadios se o nível de bilirrubina sérica total for mantido abaixo de 25mg/dL, não se verificam anormalidades cognitivas ou neurológicas posteriores[5]. Hoje em dia, não há dúvidas de que a bilirrubina desempenha importante papel no desenvolvimento do kernicterus[21,22]. No entanto, não se pode dizer que exista um nível específico de bilirrubina sérica capaz de ser considerado "seguro" ou "perigoso" para todos os RN, de tal forma que a utilização de um único nível de bilirrubina sérica não pode predizer os resultados em longo prazo do desenvolvimento neuropsicomotor do RN com icterícia grave.

A indicação de exsanguineotransfusão tardia deve obedecer a uma série de recomendações[72], conforme pode ser visto no quadro 34.5.

Quadro 34.5 – Critérios para uma segunda exsanguineotransfusão na doença hemolítica pelo fator Rh.

BI maior em 3mg do que a bilirrubina anterior à da primeira
Velocidade da hemólise maior ou igual a 0,5mg/h
BI maior que 20mg/dL no RN a termo, 18mg/dL no prematuro, 15mg/dL no RN com peso menor ou igual a 1.500g e 10mg/dL no RN com peso menor ou igual a 1.000g
Persistência de grave anemia hemolítica, a despeito de sucesso com a primeira exsanguineotransfusão no controle de hiperbilirrubinemia

Técnica da exsanguineotransfusão

É mandatório que a exsanguineotransfusão seja realizada somente por pessoal treinado, em unidade de terapia intensiva neonatal com capacidade para executar manobras de reanimação[78].

O procedimento deve ser realizado com o RN em um berço de calor radiante, sendo submetido aos controles de pressão arterial, FC e FR, saturação de oxigênio. Deve ser mantido em venóclise periférica para a ministração de glicose e medicamentos, se necessário. O sangue a ser utilizado deve ser previamente aquecido a 37°[5].

Volume – a volemia de um RN gira em torno de 80-85mL/kg. Como a técnica preconiza a troca de duas volemias[5,58], o volume total de 160-170mL/kg de sangue transfundido é considerado ótimo. A exsanguineotransfusão com troca de duas volemias substitui 90% do plasma do RN e das células circulantes e não há evidências de que a troca de uma volemia seja eficaz[79].

Velocidade – a velocidade em que a exsanguineotransfusão é feita não interfere na remoção da bilirrubina e o procedimento deve durar cerca de 1 hora. A administração de albumina antes ou durante o procedimento é controversa. A quantidade de sangue a ser retirado e infundido por um sistema de quatro tempos (aspiração do sangue do RN, sua rejeição, aspiração do sangue a ser trocado e sua introdução no RN) deve obedecer a uma velocidade que não desestabilize o sistema cardiovascular do RN. Isso é muito importante, principalmente se considerando que as crianças que necessitam da exsanguineotransfusão têm grande chance de estar com seu organismo instável. Trocas muito rápidas, por outro lado, levam a queda muito acentuada da bilirrubina sérica e dramático efeito rebote. Já as trocas muito lentas podem dar a impressão que o efeito sobre a bilirrubina sérica foi menor que o desejado. A quantidade de sangue a ser trocada por vez deve ser de 5mL/vez em RN pré-termo < 1.500g; 10mL/vez para RN entre 1.500 e 2.500g; 15mL/vez para RN entre 2.500 e 3.500g; e 20mL/vez em RN > 3.500g. Com essas velocidades o efeito rebote é menor[5].

Tipo de sangue usado – o sangue empregado deve ser o mais fresco possível. O ideal é sangue com menos de 4 dias e nunca com mais que 7 dias, irradiado. A escolha do anticoagulante usado vai variar de acordo com os recursos disponíveis. É importante saber sobre os efeitos do anticoagulante usado, não somente sobre a unidade de sangue tratada com ele, mas também sobre seus efeitos na estabilidade fisiometabólica do RN. O sangue heparinizado seria o ideal para a exsanguineotransfusão, pois não causa alterações no equilíbrio acidobásico e nos níveis de cálcio e glicose. No entanto, por ação da heparina, pode ocorrer aumento dos ácidos graxos livres no plasma e esses facilitam a entrada da bilirrubina nos tecidos do SNC. O anticoagulante usado com maior frequência, contudo, é o citrato-fosfato dextrose (CPD). Com seu uso são descritas alterações como acidose, hipocalcemia, hipomagnesemia e hipoglicemia.

Não se deve usar sangue com mais de 4 dias de estocagem. As hemácias armazenadas por mais de uma semana têm a vida média encurtada e não são úteis na prevenção da hemólise. O potássio do sangue armazenado por mais de 1 semana pode chegar a 7-8mEq/L. Uma sobrecarga de potássio no RN pode ser excessiva para seus rins e oferece o risco de arritmias cardíacas durante a exsanguineotransfusão. Os bancos de sangue armazenam separadamente as hemácias e o plasma, reconstituindo o sangue no momento de sua utilização, o que traz vantagens para a vida útil do sangue armazenado[5].

Cuidados durante a exsanguineotransfusão

Alguns parâmetros devem ser controlados no início, durante e ao término da exsanguineotransfusão:

- Manter a pressão venosa central abaixo de 10-12cmH$_2$O, o que controla o estado volêmico do RN.
- Dosar eletrólitos, bilirrubinas, proteínas, glicose e hemograma. A velocidade da hemólise após a exsanguineotransfusão deve ser calculada da seguinte maneira: desprezar a dosagem da bilirrubina do final da exsanguineotransfusão (que deve estar em 40-50% do valor da amostra inicial) e colher amostras de sangue 2 horas após o procedimento e 6 horas depois (eliminar o efeito rebote).
- Manter o sangue à temperatura corporal do RN para se evitar a hipotermia. Atenção especial na exsanguineotransfusão realizada sob fonte de calor irradiante, pois existe o risco de hipertermia.
- Como o sangue de doador frequentemente tem o hematócrito menor que o do RN, é importante que se misture bem o sangue durante a transfusão, de modo que não haja infusão inicial somente de hemácias, ficando o plasma para o final.
- A embolia gasosa ou por coágulos oriundos da bolsa de sangue do doador ou da parede do cateter hoje em dia é bem controlada com as técnicas de anticoagulação e filtração do sangue; na maioria dos *kits* disponíveis para exsanguineotransfusão, o material é feito de plástico não aderente, reduzindo a formação de coágulos, e, como as peças são compatíveis umas com as outras, reduz-se o risco de êmbolos gasosos.

A taxa média de complicações na exsanguineotransfusão realizada por profissionais experientes gira em torno de 1 a 2% dos procedimentos. As complicações incluem distúrbios do equilíbrio hidroeletrolítico, distúrbios metabólicos (hipoglicemia, hipocalcemia, hipomagnesemia, hiperpotassemia), infecções veiculadas pelo sangue, trombocitopenia, coagulopatia, enterocolite necrosante, trombose de veia porta, arritmias cardíacas e morte súbita[5,80]. As complicações mais comuns entre RN instáveis, com baixo peso de nascimento ou outras condições como asfixia, distúrbios respiratórios etc., são mais frequentes. A sepse é complicação grave e temida. A enterocolite necrosante pode estar relacionada à posição do cateter umbilical no sistema porta, levando a alterações hemodinâmicas, como hemorragias e tromboses, na microcirculação que poderiam ser o fator causal, embora não se descarte lesão intestinal paralela secundária à hipóxia ou infecção.

A mortalidade em 6 horas da exsanguineotransfusão varia de 3 a 4 por 1.000 RN a termo submetidos ao procedimento, sem doença hemolítica grave.

Atualmente, os progressos relativos aos equipamentos de fototerapia, os recursos pós-natais e as intervenções intrauterinas fazem com que a exsanguineotransfusão seja um procedimento muito raro, talvez mesmo em desaparecimento[57].

Após o término da exsanguineotransfusão, o RN deve ser sempre colocado em fototerapia.

Uso de agentes farmacológicos

Imunoglobulina por via intravenosa – pode reduzir a necessidade de exsanguineotransfusão em casos de doença hemolítica pelos fatores Rh ou, eventualmente, na incompatibilidade ABO. Seu mecanismo de atuação é incerto, mas parece que inibe a hemólise promovendo bloqueio de receptores das células reticuloendoteliais, impedindo a lise de eritrócitos recobertos por anticorpos. Recomenda-se a dose de 500-1.000mg/kg por via intravenosa em 2-4 horas[58].

Inibidores da hemoxigenase (Sn mesoporfirina) – a hemoxigenase é uma enzima limitante no catabolismo do heme. Impedindo a degradação do heme a bilirrubina, há, consequentemente, diminuição de produção desse pigmento[81]. Contudo, o tratamento de rotina com metaloporfirina ainda é experimental, não podendo ser recomendado[82].

Aumento da conjugação da bilirrubina – quando administrado às gestantes duas semanas antes do parto, o fenobarbital pode reduzir em 50% o pico de bilirrubina sérica da icterícia fisiológica, contudo seu uso no RN não é muito eficaz, além de deixar o RN sedado e ter outros efeitos colaterais não desejados. Não aumenta, também, a eficácia da fototerapia, pelo que seu uso foi abandonado para o tratamento da icterícia fisiológica neonatal. Na dose de 5 a 8mg/kg a cada 24 horas, tem sido usado para o tratamento do síndrome de Criggler-Najjar do tipo II (mas não do tipo I) e na hiperbilirrubinemia direta associada à hiperalimentação[58].

DOENÇA HEMOLÍTICA DO RN POR INCOMPATIBILIDADE Rh (DHRN-Rh) – MÃE Rh NEGATIVO *versus* FILHO Rh POSITIVO

Atualmente, a doença hemolítica por incompatibilidade materno-fetal no sistema Rh é considerada causa pouco frequente de hiperbilirrubinemia neonatal grave em função da imunoprofilaxia que vem sendo aplicada nas gestantes de risco (ver Capítulo Doença hemolítica perinatal).

DOENÇA HEMOLÍTICA DO RN POR INCOMPATIBILIDADE ABO (DHRN-ABO). MÃE TIPO SANGUÍNEO O *versus* FILHO A OU B

Com o controle da doença hemolítica por incompatibilidade Rh por meio do uso da imunoglobulina G anti-D, a icterícia hemolítica do RN por incompatibilidade ABO tornou-se doença que adquiriu importância nas unidades neonatais.

A heteroespecificidade materno-fetal no sistema ABO em todas as gestações é alta (12 a 15% das gestações), entretanto, apenas em pequena porcentagem de todos os RN (3%) ocorre a DHRN-ABO[5,12,13].

A produção de anticorpos maternos ocorre precocemente na vida, a partir de estimulação antigênica por antígenos presentes em alimentos, bactérias, protozoários, vacinas, entre outros. Não se sabe, com certeza, porque algumas mulheres desenvolvem níveis altos de anti-A ou anti-B[5].

Frequência

A doença hemolítica ABO (DHABO) ocorre quase exclusivamente quando as mães são do grupo sanguíneo O e o RN A ou B, sendo mais comum em mães O e RN do grupo A, pois os anticorpos anti-A ou anti-B são da classe IgG que atravessam a placenta. Em RN dos grupos A ou B com mães dos grupos B ou A, respectivamente, a produção de anticorpos anti-A ou anti-B é predominantemente da classe IgM, que não atravessam a placenta[5].

Patogênese

A doença deve-se à entrada, por via placentária, de anticorpos da classe IgG anti-A ou B materno na circulação fetal e subsequente reação com os eritrócitos fetais. Essa interação está na dependência do poder do antígeno e de substâncias A ou B presentes no plasma dos RN. A presença da doença está associada com maior frequência à ação das subclasses IgG_1 e IgG_3.

Na doença hemolítica por incompatibilidade ABO, a destruição de eritrócitos parece resultar de hemólise extravascular, não havendo evidências de essa lise ser induzida por complemento. O mecanismo da hemólise parece ser o de destruição por células fagocitárias no baço. As hemácias destruídas perdem parte de sua membrana, assumindo a forma esférica. Assim, a presença de microesferócitos é marcador importante no que se diferencia da DHRN-Rh. A superfície do eritrócito do RN tem pequena densidade de antígeno A e B e a presença desses em outros tecidos corporais enfraquece seu poder hemolítico sobre o eritrócito[13].

Formas clínicas

Em aproximadamente metade dos casos a DHRN-ABO ocorre entre os RN da primeira gestação e não há um padrão de recorrência, no que diferem da doença hemolítica por incompatibilidade Rh, onde a doença ocorre a partir da segunda gestação e é sempre cada vez mais grave. Embora o processo possa ter início na vida intrauterina, raramente adquire gravidade e se apresentar com hiperbilirrubinemia e anemia ao nascimento ou hidropsia fetal. Contudo, no período pós-natal essa situação pode se agravar a ponto de exigir intervenções imediatas[13].

De modo geral, distinguem-se as seguintes formas clínicas:

Ictérica – a hiperbilirrubinemia pode estar presente nas primeiras 24 horas de vida, mas torna-se evidente a partir do segundo dia de vida.

Anêmica – a anemia geralmente não adquire grau importante. No feto, ela dispensa diagnóstico antenatal, pois há poucas evidências de processo hemolítico.

Diagnóstico

O complexo mecanismo de produção de hemólise na doença hemolítica por ABO e suas variantes clínicas faz com que o diagnóstico dependa não somente de achados clínicos, como também dos dados laboratoriais. Aliás, na maioria dos casos os RN desenvolvem icterícia de pequena intensidade não acompanhada de anemia e de difícil diferenciação com a icterícia fisiológica. Assim, devem ser valorizados[5,10,13,83-85]:

- **Hiperbilirrubinemia precoce** – com intensificação progressiva da icterícia e anemia que pode ser leve ou ausente, reticulocitose e esferocitose; embora a doença seja muito mais leve que a DHRN-Rh já foram descritos casos de kernicterus.

- **Tipo sanguíneo, Rh e Coombs** – mãe do tipo O e RN dos grupos A ou B. O teste de Coombs evidencia a presença de anti-A, anti-B, tipo de IgG cobrindo os glóbulos vermelhos do RN. Apenas em um terço dos casos o teste de Coombs é positivo, sendo muitas vezes negativo ou fracamente positivo porque há um número menor de locais antigênicos nos eritrócitos do RN. Por outro lado, 20% dos RN com teste de Coombs positivo podem não desenvolver hiperbilirrubinemia acentuada que necessite de intervenção.

- **Presença de anticorpos anti-A ou B livres no soro materno** – títulos de anti-A > 1:512 e anti-B > 1:256 estão associados com hiperbilirrubinemia, porém não têm correlação com a gravidade da doença hemolítica.

- **Dosagem de bilirrubina do sangue do funículo** – a concentração de bilirrubina no sangue do funículo pode mostrar correlação clínica com a evolução da icterícia no período neonatal. Assim, a utilização de níveis de bilirrubina do funículo (> 2mg/dL) poderá ser útil para detectar crianças de alto risco para hiperbilirrubinemia e minimizar um período de internação prolongada desnecessário.

- **Dosagem de bilirrubinas** – às 6 horas de vida e seguimento posterior a cada 12h/24 horas nos casos em que o teste de Coombs é positivo.
- **Hemograma** – pode conter evidências de anemia hemolítica leve, mas o achado mais característico é a esferocitose.
- Pesquisa de deficiência de glicose-6-fosfato desidrogenase.

Tratamento

Somente 10% dos RN A ou B, cujas mães são do grupo O, com teste de Coombs positivo no sangue do funículo apresentarão icterícia que indique necessidade de tratamento, que é, em geral, a fototerapia[5].

Fototerapia e exsanguineotransfusão são empregadas conforme os critérios anteriormente citados. Embora a DHRN-ABO seja cinco vezes mais comum que a DHRN por incompatibilidade Rh, o número de exsanguineotransfusões realizadas nessa condição é muito menor, empregada em menos de 0,1% das gestações. O sangue a ser usado na exsanguineotransfusão e nas correções de anemia deverá ser compatível com os anticorpos maternos, ou seja, glóbulos O e plasma do tipo sanguíneo do RN[5]. O uso de imunoglobulina por via venosa, como na incompatibilidade Rh, é controverso[86,87].

PROBLEMAS ESPECIAIS NA UNIDADE NEONATAL

A seguir serão detalhadas algumas situações comuns nas unidades neonatais em que a hiperbilirrubinemia neonatal exige prontas intervenções do neonatologista.

Doença hemolítica perinatal devida a grupos menores

A doença hemolítica do RN, em menos de 1% dos casos, é devida a grupos menores de anticorpos, como anti-C, anti-E, anti-Kell, anti-Duffy etc. Todos eles, com exceção do Lewis, cujos anticorpos são da classe IgM e, portanto, não atravessam a placenta, podem determinar um quadro hemolítico[58]. São identificados como anticorpos irregulares e detectados pela prova de Coombs ou provas enzimáticas.

O tratamento desses casos segue os mesmos critérios anteriores.

Doença hemolítica não imune por defeitos congênitos das hemácias

Durante muitos anos esses defeitos foram agrupados como "anemias hemolíticas congênitas não esferocíticas". À medida que o metabolismo das hemácias foi mais bem estudado, muitos desses distúrbios foram identificados como resultantes de diferentes deficiências enzimáticas.

As anemias hemolíticas congênitas não esferocíticas podem ser classificadas em três grandes grupos, baseando-se no ponto de anormalidade metabólica primária. Esses três grupos são: 1. defeitos da via de Embden-Meyerhoff; 2. defeitos da via da pentose fosfato e distúrbios do metabolismo do glutation; 3. distúrbios do metabolismo do trifosfato de adenosina. Todos são distúrbios com manifestações clínicas raras, com exceção da deficiência de glicose-6-fosfatodesidrogenase (G6PD), que é um defeito da via da pentose fosfato.

A deficiência da G6PD é uma das eritroenzimopatias mais conhecidas. Calcula-se que afeta cerca de 400 milhões de indivíduos no mundo, correspondendo a 186 mutações, principalmente nas populações da África, Mediterrâneo e Oriente Médio, com uma frequência no mundo de 4,9% de deficientes de G6PD[88].

A prevalência na população brasileira é estimada entre 3 e 6,9%[89]. É uma doença de transmissão ligada ao sexo, havendo, portanto, homens homozigóticos, mulheres heterozigóticas ou homozigóticas para o defeito.

Recente estudo de metanálise concluiu que RN deficientes de G6PD apresentam maior risco de ter hiperbilirrubinemia e são mais submetidos à fototerapia do que RN não deficientes[90].

A Academia Americana de Pediatria recomenda que sejam testados para deficiência de G6PD apenas RN ictéricos, sob fototerapia, cuja história familiar, etnia, ou que a origem geográfica sugira risco para essa condição, ou ainda aqueles em que a resposta à fototerapia é pouco evidente, segundo referem Watchko et al.[91]. Contudo, nesse mesmo artigo, os autores sugerem que a triagem para essa deficiência deveria ser universal.

Estudo realizado por Segre[92], entre RN ictéricos de uma população da cidade de São Paulo, com níveis sanguíneos de BI acima do "fisiológico", sem incompatibilidade sanguínea ou outra doença, encontrou incidência de 12% de deficientes entre os RN caucasoides e 31% entre os negroides, sem diferenças quanto ao sexo em nenhum dos grupos. Com isso, demonstrou-se que esse pode ser um defeito comum em nosso meio e que deveria ser investigado quando se faz o diagnóstico diferencial entre as causas de icterícia do RN por aumento de BI.

Manifestações clínicas

Caracteristicamente, encontra-se um quadro de icterícia neonatal sem evidências de isoimunização. Raramente é uma icterícia das primeiras 24 horas de vida. Costuma iniciar-se a partir do segundo dia de vida, confundindo-se muitas vezes com a icterícia "fisiológica", porém com pico mais tardio[89].

A ocorrência da icterícia se deve a aumento de produção de bilirrubina por hemólise e que na manifestação mais precoce da doença não costuma ser encontrada uma droga que possa ser incriminada como agente precipitante, contudo, poderá ser o caso se a gestante estiver tomando alguma droga capaz de provocar hemólise em RN deficiente de G6PD, como sulfonamidas, nitrofuranos ou antimaláricos. Na manifestação tardia (início na segunda semana de vida), as drogas oxidantes frequentemente estão relacionadas à anemia hemolítica[5].

A gravidade da manifestação é modificada pela maturidade do RN, presença de hipoglicemia, hipóxia ou infecção. O quadro clínico mais raramente pode assemelhar-se a DHRN por incompatibilidade Rh e, se mal conduzido, evoluir com kernicterus. A hepatoesplenomegalia é incomum.

Diagnóstico

Os achados laboratoriais são[89]:

- Teste de Coombs direto negativo.
- Hiperbilirrubinemia à custa de BI.
- Taxa de hemoglobina variável – desde normal até níveis críticos como 7-8g%.
- Reticulocitose.
- Anormalidades morfológicas em esfregaço de sangue periférico como esferocitose, poiquilocitose, células crenadas.
- Ausência de incompatibilidade materno-fetal (Rh ou ABO).
- Redução dos níveis de atividade da G6PD mediante testes de triagem de fácil realização que exigem volumes muito pequenos de sangue e de resultado praticamente imediato. É interessante notar-se que os RN normais têm níveis mais elevados de G6PD que adultos normais, porém o RN deficiente apresenta redução da atividade enzimática muito acentuada, o que facilita sua identificação e diagnóstico.

Deve-se levantar a hipótese diagnóstica de deficiência de G6PD sempre em que a icterícia supera os níveis do "fisiológico" em RN sem incompatibilidade sanguínea ou outra doença, principalmente se os antecedentes familiares indicarem uma população de alto risco para deficiência de G6PD.

Tratamento

Não existe tratamento específico para essa deficiência. Deve-se controlar a anemia e a hiperbilirrubinemia do RN dentro dos princípios básicos do tratamento da doença hemolítica que incluem a fototerapia e a exsanguineotransfusão.

Mães de RN com essa deficiência, que são alimentados ao seio, devem evitar drogas que possuam efeito oxidante sobre as hemácias, pois tais substâncias podem passar através do leite e provocar hemólise tardia, como os nitrofuranos. Uma prática menos frequente hoje, mas que não deve ser de todo esquecida, consiste em "proteger" as roupas da criança com bolas de naftalina. Essa substância pode ser responsável pelo desencadeamento da hemólise grave e por isso deve ser evitada[89,92].

O quadro 34.6 mostra uma relação de drogas que não devem ser usadas em RN com deficiência de G6PD e de drogas que podem ser utilizadas em doses terapêuticas, mas com atenção à possível hemólise e anemia.

Quadro 34.6 – Drogas e deficiência de G6PD.

Não usar	Usar em doses terapêuticas
Furazolidona	Ácido ascórbico
Azul-de-metileno	Aspirina
Ácido nalidíxico	Acetaminofeno
Nitrofurantoína	Difenidramina
Primaquina	Isoniazida
Sulfametoxazol	Trimetoprima
	Vitamina K

Sangue no espaço extravascular

Sangue colecionado na forma de céfalo-hematoma, equimoses, deglutição de sangue materno, hemorragia pulmonar ou qualquer forma de coleção de sangue no espaço extravascular pode produzir hiperbilirrubinemia por meio do aumento de catabolismo das hemácias[5,67]. O tratamento obedece às normas gerais do tratamento da hiperbilirrubinemia.

Policitemia

O aumento do número de hemácias oferece um substrato maior para o catabolismo, o que, por sua vez, aumenta a produção de bilirrubina[67]. Além disso, o RN policitêmico pode apresentar diminuição da perfusão hepática secundária à hiperviscosidade, resultando na produção maior de bilirrubina. A policitemia ocorre em 1,5 a 4% dos RN e pode ser resultado de hipóxia fetal crônica (insuficiência placentária), transfusão materno-fetal ou feto-fetal, clampeamento tardio do funículo umbilical[93,94]. O tratamento obedece às normas gerais do tratamento da hiperbilirrubinemia.

Hiperbilirrubinemia por aumento da circulação êntero-hepática da bilirrubina

Altos níveis de betaglicuronidase intestinal, ausência de bactérias ou ocorrência de determinadas condições que cursam com obstrução mecânica do trato gastrintestinal levam ao aumento da circulação êntero-hepática da bilirrubina. O mesmo pode ocorrer quando existe redução no peristaltismo.

Quando essas condições ocorrem, cria-se uma situação de retardo no trânsito intestinal, possibilitando que haja maior tempo para desconjugação e reabsorção da bilirrubina no intestino. A distensão gástrica, muito comum nessas afecções, pode acarretar queda de fluxo sanguíneo portal, causando diminuição da atividade hepática. As causas mecânicas podem incluir: íleo meconial, doença de Hirschsprung, estenose hipertrófica do piloro, atresia ou estenose intestinal; a redução na peristalse ocorre devido ao uso de drogas ou estados de jejum e baixa oferta[5]. O tratamento obedece às normas gerais do tratamento da hiperbilirrubinemia.

Defeitos hereditários da conjugação

A UGT é a enzima que catalisa a reação de conjugação da bilirrubina e sua ausência no fígado é responsável por esses raros defeitos. Os distúrbios na conjugação podem ocorrer por alterações primárias ou secundárias na atividade enzimática, como na síndrome de Crigler-Najjar[13,58]. Essa síndrome pode apresentar-se sob duas variantes que diferem entre si pela gravidade das manifestações: síndrome de Crigler-Najjar dos tipos I e II. O quadro 34.7 mostra o diagnóstico diferencial entre ambos, baseado em dados clínicos e laboratoriais.

Síndrome de Crigler-Najjar tipo I

É a forma mais rara da doença. Caracteriza-se pela ausência de atividade da UGT. Tem caráter autossômico recessivo e nas formas homozigóticas o quadro de hiperbilirrubinemia indireta se desenvolve a partir do 3º dia de vida e pode alcançar níveis séricos tão altos como 25-35mg/dL no primeiro mês de vida. Existe, portanto, o risco iminente de kernicterus no período neonatal, principalmente se não se levar em conta essa possibilidade diagnóstica. A menos que haja história familiar evidente, o diagnóstico precoce não é fácil, pois se confunde com

Quadro 34.7 – Diagnóstico diferencial na síndrome de Crigler-Najjar.

Variantes	Tipo I	Tipo II
Início da icterícia	Nascimento	Do nascimento aos 10 anos
Expectativa de vida	Morre na infância	Sobrevivência à vida adulta
Níveis de bilirrubina	17-43mg/dL	6-22mg/dL
Kernicterus	Comum	Inexistente
Bile		
Coloração	Incolor	Normal
Glicuronídeo de bilirrubina	Traços	Abundante
Urobilinogênio	Diminuído	Diminuído
Excreção de glicuronídeo de mentol	Diminuída	Diminuída
Atividade da glicuroniltransferase hepática	Diminuída	Diminuída
Efeito de fenobarbital em:		
Concentração de bilirrubina	Nenhum	Redução acentuada
Atividade de transferase	Nenhum	Aumentada
Urobilinogênio	Nenhum	Aumentado
Herança	Autossômica recessiva	Autossômica dominante

outros tipos de icterícia com níveis altos de bilirrubina indireta. Uma hiperbilirrubinemia persistente à custa de BI acima de 20mg/dL, além da primeira semana de vida na ausência de hemólise, deve alertar para eventual possibilidade da síndrome. Não existe hepatoesplenomegalia, as fezes têm coloração amarela pálida e a concentração da bilirrubina biliar é menor que 10mg/dL (normal: de 50 a 100mg/dL) com ausência total de glicuronídeos de bilirrubina na bile. A confirmação diagnóstica pode ser feita pela determinação da atividade da glicuroniltransferase diretamente em um fragmento de biópsia hepática percutânea ou pela dosagem do mentol-glicuronídeo na urina, seguida de administração por via oral de mentol, ou ainda pela análise genética. As provas de função hepática, bem como o aspecto histológico e a colangiografia são normais. A fototerapia deve ser mantida continuamente para evitar o risco de kernicterus, que pode atingir até mesmo o adulto. O transplante de fígado tem-se mostrado como alternativa de bons resultados no tipo I. A terapêutica genética é uma promessa para o futuro desses pacientes[13,58].

Síndrome de Crigler-Najjar tipo II

Também conhecida como doença de Arias, essa forma é mais comum que o tipo I e benigna. Os níveis de bilirrubina elevam-se desde os primeiros dias de vida, mas geralmente não superam 20mg/dL. A ocorrência de kernicterus é rara, não existem sinais de hemólise, as fezes são normocoradas e o RN tem aparência saudável. A transmissão genética não é bem clara, podendo ser autossômica recessiva ou autossômica dominante, com penetrância variável. O diagnóstico definitivo somente pode ser feito testando-se direta ou indiretamente a capacidade para formar glicuronídeos de bilirrubina no RN ou em seus pais[13,58].

O manuseio terapêutico exige que se controlem os níveis séricos de bilirrubina abaixo de 20mg/dL durante pelo menos as primeiras duas a quatro semanas de vida. O risco de kernicterus persiste durante a idade adulta, mas parece que para ocorrer encefalopatia hiperbilirrubínica na faixa etária além da neonatal é preciso ter um nível muito alto de BI, provavelmente acima de 35mg/dL. A fototerapia faz parte obrigatória do tratamento e muitas vezes é necessário exsanguineotransfusão. É importante evitar as condições que possam precipitar o kernicterus, como infecções, episódios febris e exposição a agentes anestésicos. Indutores da glicuroniltransferase como o fenobarbital não trazem benefícios no tipo I, porém se tem boa resposta no tipo II. Essa resposta diferente serve inclusive para ajudar no diagnóstico diferencial[15,58].

Síndrome de Lucey-Driscoll

Como exemplo de alteração secundária na atividade da glicuroniltransferase pode-se citar a síndrome de Lucey--Driscoll ou hiperbilirrubinemia neonatal familiar transitória. Como o próprio nome sugere, trata-se de uma hiperbilirrubinemia transitória à custa de BI. É rara, não cursa com hemólise e os níveis de bilirrubina podem ser tão altos que há o risco de kernicterus. O quadro instala-se nas primeiras 48 horas de vida e o RN tem aparência saudável. O soro dessas crianças, bem como o de suas mães, contém altas concentrações de um inibidor da glicuroniltransferase ainda não conhecido, mas de atividade confirmada in vitro. Esse inibidor está presente no soro materno no segundo e terceiro trimestre da gestação e durante o parto em ambos, mãe e filho. Esse efeito inibidor gradativamente cai após o parto, até chegar a níveis normais em torno do 14º dia de vida. Coincidentemente com essa queda do inibidor existe o declínio gradual da icterícia no RN[58,67]. O tratamento obedece às normas gerais do tratamento da hiperbilirrubinemia.

Síndrome de Gilbert

Também conhecida como icterícia não hemolítica não obstrutiva familiar, devido a polimorfismos do gene UGT1A1 que levam à diminuição da expressão da UGT[5]. É uma condição hereditária que afeta 6% da população, benigna, autossômica dominante com penetrância incompleta e caracterizada por hiperbilirrubinemia com aumento não muito acentuado da BI. Não há evidência de hemólise ou lesão hepática[58,95]. Foi descrita relação entre icterícia neonatal e síndrome de Gilbert na população espanhola, a ponto de ter autores sugerido que a investigação da icterícia neonatal nessa população inclua um teste de triagem para essa afecção[94]. Também foi demonstrado que a presença da síndrome de Gilbert seria um fator determinante na hiperbilirrubinemia neonatal da incompatibilidade ABO, da icterícia do leite materno e da deficiência de G6PD e de outras anemias hemolíticas[5,96].

Hipotireoidismo

Cerca de 10% dos RN com hipotireoidismo congênito desenvolvem hiperbilirrubinemia prolongada. Nessa doença, a atividade da UGT está deficiente e pode-se manter em níveis subótimos de atividade por semanas ou meses. O mecanismo dessa associação é desconhecido, mas em animais de laboratório o hipertireoidismo interfere na captação hepática e diminui a concentração da ligandina. O tratamento com hormônio tireoidiano ajuda a resolver a icterícia[13,58].

Icterícia pelo leite materno (ILM)

Esse é um assunto que vem sendo muito estudado, uma vez que trata de um problema envolvido diretamente na prática do aleitamento materno, princípio fundamental de saúde das crianças. Descrita pela primeira vez em 1963, a ILM até hoje não tem sua fisiopatologia bem compreendida.

Diferentes estudos questionam se a ILM precoce e tardia seriam entidades distintas ou diferentes manifestações de um mesmo processo. Enquanto uma definição mais concreta não é alcançada, a ILM é dividida em 2 tipos: precoce ou tardia, dependendo da idade em que se manifesta[13].

A icterícia precoce do RN em aleitamento materno exclusivo (AME) ocorre na primeira semana de vida e resulta na elevação dos níveis séricos de BI a valores superiores a 12mg/dL. Isso pode ser observado em 12-13% dos RN em AME[5]. Como ela se manifesta no mesmo período da icterícia "fisiológica", a diferença entre elas é mais quantitativa que qualitativa. Nesses casos de icterícia precoce, pode-se dizer que existe uma relação inversa entre a icterícia e a eliminação de mecônio. Estudos de De Carvalho et al.[97] demonstraram claramente que RN alimentados artificialmente eliminaram mais mecônio, excretaram mais bilirrubina nas fezes e desenvolveram níveis séricos de bilirrubina inferiores àqueles de RN em AME. Existe também relação inversa entre a frequência das mamadas e a hiperbilirrubinemia. Tais observações sugerem que essa condição esteja associada a aumento da reabsorção de bilirrubina pelo intestino em função da maior quantidade de betaglicuronidase existente no intestino do RN e também no leite materno[5,97].

Sua profilaxia se baseia no estabelecimento de boa prática do aleitamento materno, que inclui o início do aleitamento na primeira hora de vida, seguido de 10 a 12 mamadas em 24 horas, sem o oferecimento de água ou outro qualquer tipo de suplemento alimentar, o uso do bom posicionamento que possa garantir ao RN boa ingestão do leite materno assegurando uma perda de peso inferior a 8%. A equipe de saúde e o pai desempenham papel importante no apoio ao binômio mãe-filho nessa fase. O tratamento será indicado a depender dos níveis séricos de hiperbilirrubinemia, em geral resolvido pelo emprego da fototerapia[58].

A ILM tardia também é conhecida como "síndrome ictérica pelo leite materno" e manifesta-se após a primeira semana de vida em 2-4% dos RN em AME[5]. Seu curso mostra que nos primeiros dias de vida o RN apresentou icterícia fisiológica, de evolução normal ou um pouco mais acentuada. Ocorre que, em vez de desaparecer, a icterícia volta a acentuar-se, pois há elevação nos níveis séricos de BI. Esses níveis podem atingir taxas de 10 a 27mg/dL entre o 10º e 15º dias de vida, sem que nada de anormal esteja se passando com o RN, que se alimenta bem, ganha peso e evacua normalmente. Esse fenômeno poderia ser explicado pela inibição da excreção hepática de bilirrubina. Historicamente, admitia-se que um metabólito da progesterona, o pregnane-3-alfa-20-betadiol identificado no leite, inibiria a glicuroniltransferase hepática, resultando na hiperbilirrubinemia. Entretanto, estudos cromatográficos não acusaram a presença do pregnanediol no leite de nutrizes com RN ictéricos, da mesma forma que esse esteroide foi encontrado no leite de mulheres com filhos sem icterícia. Dessa forma, o papel de pregnanediol na síndrome permanece questionável[13].

Outra explicação para a ILM tardia seria a elevação dos ácidos graxos não esterificados do leite que inibiriam a UGT. Esses ácidos graxos livres resultariam da ação lipolítica do leite materno sobre os triglicérides. Os estudos não são conclusivos a respeito desse efeito inibidor, mas sabe-se que não existe relação entre a ingestão de gorduras da nutriz e a icterícia[13].

Outra possível explicação é encontrada em estudos em animais demonstrando que o leite materno contém ß-glicuronidase, sabidamente uma substância capaz de desconjugar a bilirrubina conjugada que chega ao intestino, e assim aumentar a circulação êntero-hepática da bilirrubina e o consequente aumento sérico de BI[58].

Uma vez que nenhuma das teorias pode ser categoricamente responsabilizada pela ILM, admite-se que possa haver no leite materno outras substâncias não identificadas que inibiriam a enzima ou algum outro ponto do metabolismo da bilirrubina[5]. Existem muitos outros fatores relacionados ao controle da ação da UGT e compostos como íons metálicos, esteroides ou nucleotídeos poderiam inibir a excreção da bilirrubina e assim estarem relacionados à síndrome.

Uma vez que a icterícia está, com muita frequência, associada ao mais importante alimento para o RN – o leite materno –, poder-se-ia perguntar se não haveria alguma vantagem ligada à hiperbilirrubinemia. Trabalhos recentes mostram que a bilirrubina é um importante antioxidante que possivelmente traz benefícios fisiológicos como proteger as células contra a ação danosa dos radicais livres. Brown e Johnson, no entanto, argumentam que "muito de algo bom pode ser nocivo", além do que está cientificamente provada a toxicidade do excesso de bilirrubina[28].

Na conduta terapêutica, é importante identificar as causas da hiperbilirrubinemia, reservando-se o diagnóstico de ILM para os casos em que todas as demais hipóteses foram excluídas. A interrupção do aleitamento materno só deve ser aplicada ao RN em que haja risco de kernicterus e, uma vez que a icterícia tardia causada pelo aleitamento acomete o RN a termo em bom estado geral, se a BI se mantiver abaixo de 20mg/dL nas primeiras quatro semanas de vida não há com o que se preocupar. A suspensão do aleitamento, se for feita, não deve ser superior a 48 horas de duração. A substituição por leite artificial ou leite humano de bancos de leite leva a uma queda rápida das concentrações da BI[13]. É interessante notar que, na história materna, há relato de filhos anteriores com o mesmo problema, tendo-se constatado que, em 70% de RN de tais mães, pode-se antecipar uma icterícia desse tipo em seu RN[5].

Icterícia mista

Algumas situações cursam com elevação do nível sérico tanto da BI como da bilirrubina direta. Entre elas estão as infecções pré-natais como sífilis, hepatite, toxoplasmose, rubéola, entre outras; as infecções pós-natais como sepse.

A infecção bacteriana é causa reconhecida de hemólise e hiperbilirrubinemia. Além disso, a sepse pode prejudicar a conjugação e diminuir a excreção da bilirrubina[13]. Pode-se ter hiperbilirrubinemia à custa de bilirrubina direta secundariamente à hepatite causada por infecção bacteriana, mas também viral, fúngica ou por protozoários. A sepse causada pela *Escherichia coli* é exemplo clássico de icterícia colestática.

O tratamento, nesses casos, deve ser dirigido não somente ao controle da hiperbilirrubinemia, mas principalmente ao agente causal do quadro.

EMPREGO DE NORMAS PARA O TRATAMENTO DA HIPERBILIRRUBINEMIA NEONATAL

Até o momento não existe um consenso sobre o emprego da fototerapia em RN, principalmente naqueles a termo, sem hemólise.

Apesar das recomendações existentes da Academia Americana de Pediatria[21], não há uniformidade nos Serviços quanto à sua utilização.

Bhutani e Johnson reforçam a necessidade de se estabelecer estratégias clínicas e recomendações em relação às condutas a serem adotadas diante dessa população[98].

Palmer et al. salientam que as recomendações clínicas básicas devem ser estabelecidas de modo que possam ser facilmente utilizadas pelos clínicos que atendem os RN em ambulatórios[99].

Petrova et al., por meio de questionários enviados a 800 pediatras de New Jersey, puderam verificar que esses profissionais não mostravam grande aderência às recomendações da AAP, com baixa utilização de exames laboratoriais para o diagnóstico, e não valorizavam fatores de risco de hiperbilirrubinemia depois da alta da unidade neonatal[100].

Em nosso meio, Vieira et al.[101] e Bastos e Segre[102], embora utilizando metodologias diferentes, verificaram grande variabilidade entre os serviços, não somente quanto aos equipamentos, mas também quanto às condutas, muitas das quais sendo empregadas sem base em evidências.

Depois do reaparecimento do kernicterus nos Estados Unidos, parece prudente que médicos e pacientes se certifiquem de que as recomendações apresentem as limitações das evidências existentes e ainda lembrar que essas recomendações refletem aquilo em que seus autores acreditam naquele determinado momento.

REFERÊNCIAS

1. Stevenson DK, Wong RJ, Hintz SR, Vreman HJ. The jaundiced newborn. Understanding and managing transitional hyperbilirubinemia. Minerva Pediatr. 2002;54(5):373-82.
2. Porter ML, Dennis BL. Hyperbilirubinemia in the term newborn. Am Fam Physician. 2002;65(4):599-606.
3. Stevenson DK, Dennery PA, Hintz SR. Understanding newborn jaundice. J Perinatol. 2001;21(Suppl 1):S21-4.
4. Wong RJ, Stevenson DK, Ahlfors CE, Vreman HJ. Neonatal jaundice: bilirubin physiology and clinical chemistry. Neoreviews. 2007; 8:e58-67.
5. Gregory MLP, Martin CR, Cloherty JP. Neonatal hyperbilirubinemia. In: Cloherty JP, Eichenwald EC, Stark AR. Manual of neonatal care. Philadelphia: Wolters Kluwer/Lippincott Williams &Wilkins; 2012.p.304-39.
6. Bhutani VK, Johnson L. Prevention of severe neonatal hyperbilirubinemia in healthy infants of 35 or more weeks of gestation: implementation of a systems-based approach. J Pediatr. (Rio J). 2007;83(4):289-93.
7. Bhutani VK, Stark AR, Lazzeroni LC, Poland R, Gourley GR, Kazmierczak S, et al. Predischarge screening for severe neonatal hyperbilirubinemia identifies infants who need phototherapy. J Pediatr. 2013;162(3):477-482.e1.
8. Hansen TWR. Neonatal jaundice. [texto na Internet]. Disponível em: emedicine.medscape.com/article/974786-overview Acessado 2014 maio 28.
9. Moraes AMS, Aleixo ECS, Previdelli IT, Martins ABT, Armelin EC, Valadares AD, et al. Icterícia neonatal: levantamento dos casos ocorridos no Hospital Universitário regional de Maringá (HUM), entre novembro de 1993 e julho de 1995. Acta Sci. 1999;21(2):375-8.
10. Bernaldo AJN, Segre CA. Bilirubin dosage in cord blood: could it predict neonatal hyperbilirubinemia? Sao Paulo Med J. 2004; 122(3):99-103.
11. Condie FD. A practical treatise on the diseases of children. 5th ed. Philadelphia: Blanchard and Lea; 1858.
12. Maisels MJ. Jaundice. In: Avery GB, Fletcher MA, MacDonald MG (eds). Neonatology. Pathophysiology and management of the newborn. 5th ed. Philadelphia: JB Lippincott Co; 1999.p.765-819.
13. Kaplan M, Wong RJ, Sibley E, Stevenson DK. Neonatal jaundice and liver disease. In: Fanaroff AA, Martin R (eds). Neonatal-perinatal medicine. Diseases of the fetus and newborn. 9th ed. St. Louis: Mosby; 2011.p.1443-96.
14. Maisels MJ. What's in a name? Physiologic and pathologic jaundice: the conundrum of defining normal bilirubin levels in the newborn. Pediatrics. 2006;118(2):805-7.
15. Akaba K, Kimura T, Sasaki A, Tanabe S, Wakabayashi Y, Hiroi M et al. Neonatal hyperbilirubinemia and a common mutation of the bilirubin uridine diphosphate- glucuronosyltransferase gene in Japanese. J Hum Genet. 1999;44(1):22-5.
16. Doumas BT, Eckfeldt JH. Errors in measurement of total bilirubin: a perennial problem. Clin chem. 1996;42(6 Pt 1):845-8.
17. Bhutani VK, Johnson L, Sivieri EM. Predictive ability of a predischarge hour-serum bilirubin for subsequent significant hyperbilirubinemia in healthy term and near term newborns. Pediatrics. 1999;103(1):6-14.
18. Hanko E, Hansen TW, Almaas R, Lindstad J, Rootwelt T. Bilirubin induces apoptosis and necrosis in human NT2-N neurons. Pediatr Res.2005;57(2):179-84.
19. Ostrow JD, Pascolo L, Brites D, Tiribelli C. Molecular basis of bilirubin-induced neurotoxicity. Trends Mol Med. 2004;10(2):65-70.
20. American Academy of Pediatrics Subcommittee on Hyperbilirubinemia. Management of hyperbilirubinemia in the newborn infant 35 or more weeks of gestation. Pediatrics. 2004;114(1):297-316.
21. Ip S, Lau J, Chung M, Kulig J, Sege R, Glicken S, O'Brien R. Hyperbilirubinemia and kernicterus: 50 years later. Pediatrics. 2004; 114(1):263-4.
22. Connolly, Volpe JJ. Clinical features of bilirubin encephalopathy. Clin Perinatol. 1990;17(2):371-9.
23. Shapiro SM. Definition of the clinical spectrum of kernicterus and bilirubin induced neurologic disfunction (BIND). J Perinatol. 2005;25(1):54-9.
24. Shapiro SM, Nakamura H. Bilirubin and the auditory system. J Perinatol. 2001;21 Suppl 1:S52-5.
25. Wennberg RP, Ahlfors CE, Bhutani VK, Johnson LH, Shapiro SM. Toward understanding kernicterus: a challenge to improve the management of jaundiced newborns. Pediatrics. 2006;117(2):474-85.
26. Chap Chap M, Segre CAM. Auditory brainstem responses in term newborns with hyperbilirubinemia. Einstein (S. Paulo). 2006;4(3):179-86.
27. Ahlfors CE, Wennberg RP, Donald Ostrow JD, Tiribelli C. Unbound (free) bilirubin: improving the paradigm for evaluating neonatal jaundice. Clin Chem. 2009;55(7):1288-99.
28. Brown AK, Jonhson L. Loss of concern about jaundice and the reemergence of kernicterus in full-term infants in the era of managed care. In: Fanaroff A, Klaus MH. The year book of neonatal and perinatal medicine. Saint Louis: Mosby-Year Book; 1996.p.16-28.
29. Gartner LM, Herrarias CT, Sebring RH. Practice patterns in neonatal hyperbilirubinemia. Pediatrics. 1998;101(1):25-31.
30. Hansen TW. Kernicterus: an international perspective. Semin Neonatol. 2002;7(2):103-9.
31. Smitherman H, Stark AR, Bhutani VK. Early recognition of neonatal hyperbilirubinemia and its emergent management. Semin Fetal Neonatal Med. 2006;11(3):214-24.
32. Johnson L, Bhutani VK, Karp K, Sivieri EM, Shapiro SM. Clinical report from the pilot USA Kernicterus Registry (1992 to 2004). J Perinatol. 2009;29 Suppl 1:S25-45.
33. Bhutani VK, Johnson L. Kernicterus in the 21st century: frequently asked questions. J Perinatol. 2009;29 Suppl 1:S20-4.
34. Kramer LI. Advancement of dermal icterus in the jaundiced newborn. Am J Dis Child. 1969;118(3):454-8.
35. Moyer VA, Ahn C, Sneed S. Accuracy of clinical judgment in neonatal jaundice. Arch Pediatr Adolesc Med. 2000;154(4):391-4.
36. Herschel M, Karrison T, Wen M, Caldarelli L, Baron B. Evaluation of the direct antiglobulin (Coombs') test for identifying newborns at risk for hemolysis as determined by end-tidal carbon monoxide concentration (ETCOc); and comparison of the Coombs' test with ETCOc for detecting significant jaundice. J Perinatol. 2002;22(5):341-7.
37. Tidmarsh GF, Wong RJ, Stevenson DK. End-tidal carbon monoxide and hemolysis. J Perinatol. 2014;34(8):577-81.
38. Segre CAM, Bastos F, Rielli ST. Avaliação da hiperbilirrubinemia neonatal por meio de um analisador não invasivo. Pediatr Mod. 2003;39(10):401-5.
39. Mishra S, Chawla D, Agarwal R, Deorari AK, Paul VK, Bhutani VK. Transcutaneous bilirubinometry reduces the need for blood sampling in neonates with visible jaundice. Acta Paediatr. 2009;98(12):1916-9.
40. Wainer S, Parmar SM, Allegro D, Rabi Y, Lyon ME. Impact of a transcutaneous bilirubinometry program on resource utilization and severe hyperbilirubinemia. Pediatrics. 2012;129(1):77-86.
41. Cremer RJ, Perryman PW, Richards DH. Influence of light on the hyperbilirrubinemia of infants. Lancet. 1958;1(7030):1094-97.
42. Berezin A. Ação "in vitro" de vitaminas hidrossolúvies e da luz fluorescente sobre os níveis de bilirrubina. Resultados do tratamento da hiperbilirrubinemia do recém-nascido pelo ácido trocaprílico, superiluminação, vitamina C, complexo B e vitamina C mais complexo B. Matern Infanc (São Paulo). 1960:19:169-204.
43. Ferreira HC, Berezin A, Barbieri D, Larrubia NM. A super-iluminação no tratamento de hiperbilirrubinemia do recém-nascido. Rev Assoc Med Bras. 1960;6:201-9.
44. Ferreira HC, Berezin A, Barbieri D, Larrubia NM. A super-iluminação na hiperbilirrubinemia do recém-nascido. An Bras Ginecol. 1960;49:147-8.

45. Ferreira HC, Cardim WH, Mellone O. Fototerapia. Novo recurso terapêutico na hiperbilirrubinemia do recém-nascido. J Pediatr (Rio J). 1960;25:347-91.

46. Peluffo E, Beltran JC, Malinger A, Giguens W, Vila Vidal P, Lorenzo y de Ibarreta J, et al. Light therapy in jaundices of the newborn. Arch Pediat Urug. 1962;33:98-105. [Article in spanish].

47. Arocha de Pinango CL, Inaty E, Hernandez C, Salazar A. Contribución al tratamiento de lãs ictericías neonatales por médio de la fototerapia. Arch Venez Puer Ped. 1963;26:53-60.

48. Berezin A, Capossi A. Estudo comparativo dos resultados do trabalho da hiperbilirrubinemia do recém-nascido com luz fluorescente em relação com um grupo controle em tratamento. Matern Infanc (São Paulo). 1963;22:529-38.

49. De Carvalho AA. Estudo sobre a ação da luz (fototerapia) na hiperbilirrubinemia do recém-nascido. Matern Infanc (São Paulo). 1964;23:427-54.

50. Obes-Polleri J, Hill WS. La fototerapia en las ictericías del recién-nacido. Rev Chil Pediatr. 1964;25:638-44.

51. Croso E, Delascio D, Guariento A. Fototerapia nel trattamento della malatia emolitica del neonato. Minerva Pediatr. 1964;16:131-4.

52. Mininni G, Volante N, Fabiano M. Fototerapia nel trattamento della itterizia del bambino prematuro. Riv Clin Pediat. 1964;72:297-306.

53. Gomiratosandrucci M, Ansaldi N, Colombo ML. [Effect of phototherapy in neonatal jaundice of the premature infant.I. Physiologic jaundice]. Minerva Pediatr. 1965;17:394-9. Italian.

54. Cardim WH, Segre CM, Gomes MS. Trattamento per mezo della fototerapia dell' itterizia del neonato dell Ospedale do Servidor Publico dello Stato di San Paolo. Minerva Nipiol. 1968; 18(4):94-8.

55. Lucey J, Ferreiro M, Hewitt. Prevention of hyperbilirubinemia of prematurity by phtotherapy. Pediatrics. 1968;41(6):1047-54.

56. Lucey JF. Phototherapy for jaundice 1969. Birth Defects Orig Artic Ser. 1970;6(1):63-70.

57. Maisels MJ. Phototherapy – traditional and non-traditional. J Perinatol. 2001; 21 Suppl 1: S93-7.

58. Kaplan M, Wong RJ, Sibley, Stevenson DK. Neonatal jaundice and liver disease. In: Martin R, Fanaroff AA, Walsh M (eds). Fanaroff & Martin's neonatal-perinatal medicine. 9th ed. St Louis: Elsevier; 2011.p.1443-96.

59. Vinod K. Bhutani VK; Committee on Fetus and Newborn, American Academy of Pediatrics. Phototherapy to prevent severe neonatal hyperbilirubinemia in the newborn infant 35 or more weeks of gestation. Pediatrics. 2011;128(4):e1046-52.

60. De Carvalho M. Tratamento da icterícia neonatal. J Pediatr (Rio J). 2001;77(Supl 1):s71-80.

61. Maisels MJ, Kring EA, DeRidder J. Randomized controlled trial of light-emitting diode phototherapy. J Perinatol. 2007;27(9):565-7.

62. Tan KL. The pattern of bilirubin response to phototherapy for neonatal hyperbilirubinemia. Pediatr Res. 1982;16(8):670-4.

63. Garg AK, Prasad RS, Hifzi IA. A controlled trial of high-intensity double-surface phototherapy on a fluid bed versus conventional phototherapy in neonatal jaundice. Pediatrics. 1995;95(6):914-6.

64. De Carvalho M, Carvalho D, Trzmielina S, Lopez JM, Hansen TW. Intensified phototherapy using day light fluorescent lamps. Acta Paediatr. 1999;88(7):768-71.

65. Mills JF, Tudehope D. Fibreoptic phototherapy for neonatal jaundice. Cochrane Database Syst Rev. 2001;(1):CD002060.

66. Morris BH, Tyson JE, Stevenson DK, Oh W, Phelps DL, O'Shea TM, et al. Efficacy of phototherapy devices and outcomes among extremely low birth weight infants: multi-center observational study. J Perinatol. 2013;33(2):126-33.

67. Uy CC. Hyperbilirubinemia. In: Gomella TL, Cunningham MD, Eyal FG, Zenk KE. (eds). Neonatology. Management, procedures, on-call problems, diseases and drugs. 5th ed. New York: Lange Medical Books/McGraw-Hill; 2004.p.381-95.

68. De Carvalho M, Lopes JMA. Indicações de fototerapia em recém-nascidos a termo com icterícia não hemolítica: uma análise crítica. J Pediatr (Rio J). 1995;71(4):189-94.

69. Knupfer M, Pulzer F, Gebauer C, Robel-Tillig E, Vogtmann C. Predictive value of umbilical cord blood bilirubin for postnatal hyperbilirubinaemia. Acta Paediatr. 2005;94(5):581-7.

70. Alpay F, Sarici SU, Tosuncuk HD, Serdar MA, Inanç N, Gökçay E. The value of first-day bilirubin measurement in predicting the development of significant hyperbilirubinemia in healthy term newborns. Pediatrics. 2000;106(2):E16.

71. Agarwal R, Kaushal M, Aggarwal R, Paul VK, Deorari AK. Early neonatal hyperbilirubinemia using first day serum bilirubin level. Indian Pediatr. 2002;39(8):724-30.

72. American Academy of Pediatrics Provisional Committee for Quality Improvement and Subcommittee on Hyperbilirubinemia. Practice parameter: management of hyperbilirubinemia in the healthy term neonate. Pediatrics. 1994;94(4 Pt 1):558-65.

73. Riskin A, Abend-Weinger M, Bader D. How accurate are neonatologists in identifying clinical jaundice in newborns? Clin Pediatr (Phila). 2003;42(2):153-8.

74. Riskin A, Kugelman A, Abend-Weinger M, Green M, Hemo M, Bader D. In the eye of the beholder: how accurate is clinical estimation of jaundice in newborns? Acta Paediatr. 2003;92(5):574-6.

75. De Carvalho M. Tratamento da hiperbilirrubinemia neonatal. J Pediatr (Rio J). 2001;77(Supl 1):s71-80 .

76. Okwundu CI, Okoromah CA, Shah PJ. Cochrane Review: prophylactic phototherapy for preventing jaundice in preterm or low birth weight infants. Evid Based Child Health. 2013;8(1):204-49.

77. Baran M1, Eliaçık K, Kurt I, Kanık A, Zengin N, Bakiler AR. Bullous skin lesions in a jaundiced infant after phototherapy: a case of congenital erythropoietic porphyria. Turk J Pediatr. 2013;55(2): 218-21.

78. American Academy of Pediatrics. Guidelines for perinatal care. 5th ed. Elk Grove Village: American Academy of Pediatrics and the American College of Obstetricians and Gynecologists. 2002.

79. Thayyil S, Milligan DW. Single versus double volume exchange transfusion in jaundiced newborn infants. Cochrane Database Syst Rev. 2006;18(4):CD004592.

80. Patra K, Storfer-Isser A, Siner B, Moore J, Hack M. Adverse events associated with the neonatal exchange transfusions in the 1990s. J Pediatr. 2004;144(5):626-31.

81. Valaes T, Petmezaki S, Henschke C, Drummond GS, Kappas A. Control of jaundice in preterm newborns by an inhibitor of bilirubin production: studies with tin-mesoporphyrin. Pediatrics. 1994; 93(1):1-11.

82. Suresh GK, Martin CL, Soll RF. Metalloporphirins for treatment of unconjugated hyperbilirubinemia in neonates. Cochrane Database Sys Rev. 2003;(2):CD004207.

83. Leone CR. Perfil hemolítico da incompatibilidade sanguínea materno-fetal tipo ABO. [tese]. Faculdade de Medicina da Universidade de São Paulo. São Paulo; 1989.

84. Sun G, Wang YL, Liang JF, Du LZ. Predictive value of umbilical cord blood bilirubin level for subsequent neonatal jaundice. Zhonghua Er Ke Za Zhi. 2007;45(11):848-52.

85. Bhat RY, Kumar PC. Sixth hour transcutaneous bilirubin predicting significant hyperbilirubinemia in ABO incompatible neonates. World J Pediatr. 2014;10(2):182-5.

86. Gottstein R, Cooke RW. Systematic review of intravenous immunoglobulin in hemolytic disease of the newborn. Arch Dis Child Fetal Neonatal Ed. 2003;88(1):F6-10.

87. Nasseri F, Mamouri GA, Babaei H. Intravenous immunoglobulin in ABO and Rh hemolytic diseases of newborn. Saudi Med J. 2006;27(12):1827-30.

88. Moiz B, Nasir A, Khan SA, Kherani SA, Qadir M. Neonatal hyperbilirubinemia in infants with G6PD c.563C > Tvariant. BMC Pediatr. 2012;12:126.

89. Freitas PVB, Segre CAM. Deficiência de glicose-6-fosfato desidrogenase. Pediatria Moderna. 2003;39(10):376-81.

90. Liu H, Liu W, Tang X, Wang T. Association between G6PD deficiency and hyperbilirubinemia in neonates: a meta-analysis. Pediatr Hematol Oncol. 2015;32(2):92-8.

91. Watchko JF, Kaplan M, Stark AR, Stevenson DK, Bhutani VK. Should we screen newborns for glucose-6-phosphate dehydrogenase deficiency in the United States? J Perinatol. 2013;33(7):499-504.

92. Segre CAM. Contribuição ao estudo da importância da deficiência de glicose-6-fosfato-desidrogenase como causa de icterícia neonatal. Pediatria Prática. 1973;44(1):7-12.

93. Doyle JJ, Schmidt B, Blanchette V, Zipursky A. Hematology. In: Avery GB,
Fletcher MA, MacDonald MG (eds). Neonatology. Pathophysiology and management of the newborn. 5th ed. Philadelphia: Lippincott Williams & Wilkins; 1999.p.1045-91.

94. Seco ML, del Río E, Barceló MJ, Remacha A, Ginovart G, Moliner E, et al. Interest in the study of genetic variants of the promoter region of the UGT1A1 gene in neonatal jaundice. An Esp Pediatr. 2002; 56(2):139-43.

95. Fretzayas A, Moustaki M, Liapi O, Karpathios T. Gilbert syndrome. Eur J Pediatr. 2012;171(1):11-5.

96. Kaplan M, Hammerman C, Renbaum P, Klein G, Levy-Lahad E. Gilbert's syndrome and hyperbilirubinaemia in ABO-incompatible neonates. Lancet. 2000;356(9230):652-3.

97. De Carvalho M. Fecal bilirubin excretion and serum bilirubin levels in breast-fed and bottle-fed infants. J Pediatr. 1995;107(5): 786-90.

98. Bhutani VK, Johnson LH. Urgent clinical need for accurate and precise bilirubin measurements in the United States to prevent kernicterus. Clin Chem. 2004;50(3):477-80.

99. Palmer RH, Keren R, Maisels MJ, Yearagin-Allsopp M. National Institute of Child Health and Human Development (NICHD) conference on kernicterus: a population perspective on prevention of kernicterus. J Perinatol. 2004;24(11):723-5.

100. Petrova A, Mehta R, Birchwood G, Ostfeld B, Hegyi B. Management of neonatal
hyperbilirubinemia: pediatricians' practices and educational needs. BMC Pediatr. 2006;6:6. 101. Vieira AA, Lima CLM, Carvalho M, Moreira MEL. O uso da fototerapia em recém-nascidos: avaliação da prática clínica. Rev Bras Saúde Mater Infant. 2004;4(1):1-17.

102. Bastos F, Segre CAM, Britto JAA. Preliminary report on the management of neonatal jaundice in maternity clinics of São Paulo, Brazil. Einstein (São Paulo). 2007;5(1):56-62.

Icterícia Neonatal com Aumento de Bilirrubina Direta – Colestase Neonatal

Conceição A. M. Segre
José Augusto Alves de Brito

A icterícia neonatal associada a aumento da bilirrubina conjugada ou bilirrubina direta (BD) é chamada de icterícia colestática do RN ou colestase neonatal (CNN) e é sempre patológica. Essa possibilidade diagnóstica deve ser considerada obrigatoriamente nos recém-nascidos (RN) com icterícia que se prolongue por mais de 14 dias. A CNN resulta de várias doenças de causas estrutural, genética, metabólica, tóxica ou infecciosa. Portanto, é importante a rápida exclusão das causas tratáveis, pois o diagnóstico precoce permite a intervenção terapêutica adequada e o mínimo de consequências a longo prazo.

A CNN é uma afecção resultante de um distúrbio na excreção da bile, no fluxo biliar ou em ambos[1]. Em termos práticos, define-se clinicamente a CNN como qualquer condição em que as substâncias excretadas na bile são retidas, resultando em hiperbilirrubinemia à custa da BD, ou seja, quando seu nível for maior que 1mg/dL, se a bilirrubina total (BT) for < 5mg/dL, ou mais de 20% da BT, se essa for > 5mg/dL. O termo colestase é bastante abrangente porque inclui não somente a retenção de BD, mas também a retenção dos sais e ácidos biliares, fosfolipídios e outros componentes da bile[2-4].

É interessante notar que nem todas as substâncias normalmente excretadas pela bile são retidas igualmente. Há casos em que os sais biliares estão acentuadamente elevados, enquanto a BD sofre discreta elevação e vice-versa. A definição histopatológica da colestase hepatocelular é a presença de bile dentro dos hepatócitos e "rolhas" de bile nos espaços canaliculares, geralmente associadas à lesão celular secundária.

ETIOLOGIA E EPIDEMIOLOGIA

Aceita-se que a prevalência da CNN seja de 1/2.500 RN, contudo, dependendo da população, pode ser muito mais rara, de até 1/19.065 nascimentos, como ocorre no Canadá[3].

Didaticamente, podem-se reunir as causas da CNN em dois grupos: o de etiologia obstrutiva (COB) e os de comprometimento hepatocelular (CHC).

A COB decorre de uma obstrução anatômica ou funcional no sistema biliar. Essa obstrução pode ocorrer no nível dos grandes canais biliares extra-hepáticos ou dos pequenos canais biliares intra-hepáticos. Isso permite classificar a COB em colestase obstrutiva biliar intra-hepática e extra-hepática.

A CHC resulta de danos aos mecanismos de formação da bile, que podem ser comprometidos por drogas, nutrição parenteral, infecções, mecanismos autoimunes, distúrbios metabólicos ou genéticos. A secreção da bile normalmente depende da função de transportadores de membrana nos hepatócitos, das células epiteliais dos ductos biliares e da integridade estrutural e funcional do aparelho secretor da bile[5].

A frequência das diversas afecções associadas à CNN varia muito de estudo para estudo, contudo, as causas mais importantes são, de longe, a atresia das vias biliares (AVB) e a hepatite neonatal idiopática (HNI). Constituem entre 60 e 80% das doenças que cursam com hiperbilirrubinemia à custa de BD[1].

O quadro 34.8 mostra as causas principais de CNN.

QUADRO CLÍNICO E ABORDAGEM LABORATORIAL

O quadro clínico é inespecífico, não identifica nenhuma das causas e é caracterizado por icterícia de pele e

Quadro 34.8 – Principais causas de hiperbilirrubinemia direta no RN (colestase neonatal).

Colestase obstrutiva
Atresia biliar: extra e intra-hepática
Cisto de colédoco
Síndrome da bile espessa
Colangite infecciosa
Síndrome de Alagille
Colestase hepatocelular
Hepatite neonatal idiopática (hepatite de células gigantes)
Infecções
• Virais: hepatite por
– vírus A, B, C, D e E
– citomegalovírus
– rubéola
– herpes simples
– vírus da imunodeficiência adquirida
– enterovírus (echo, Coxsackie)
• Bacterianas: *E. coli, Listeria*
• Protozoários: toxoplasmose
• Espiroquetas: sífilis
Tóxica
• Nutrição parenteral total
• Sepse
• Drogas
Metabólica e por defeitos genéticos
• Deficiência de $_1$-antitripsina
• Tirosinemia
• Galactosemia
• Frutosemia
• Fibrose cística
• Síndrome de Dubin-Johnson
• Síndrome de Rottor
• Outras doenças (porfiria, hemocromatose)

escleróticas, hipocolia ou acolia fecal, urina escura que mancha a fralda e hepatomegalia. Alguns pacientes, por deficiência de absorção da vitamina K, podem apresentar coagulopatia. A esplenomegalia ocorre mais tardiamente durante a evolução da afecção, quando já se instalou um processo de cirrose hepática e hipertensão portal[1].

As consequências a longo prazo da colestase podem ser vistas na figura 34.4.

A avaliação laboratorial começa com a dosagem das bilirrubinas séricas e a constatação de aumento da BD. Algumas enzimas hepáticas acham-se alteradas, como a alanina aminotransferase, a aspartato aminotransferase e a fosfatase alcalina, sem indicar a etiologia. A gamaglutamiltranspeptidase (gama-GT) tem-se mostrado mais elevada na colestase por obstrução extra-hepática ou no acometimento dos ductos biliares[5].

Para se avaliar o grau de disfunção hepática, as dosagens de albumina sérica, glicemia, tempo de protrombina podem ser úteis. É necessário investigar também a presença de infecções congênitas por meio dos exames pertinentes a essas afecções. A ultrassonografia abdominal é de fundamental importância, devendo ser solicitada o mais precocemente possível com a vantagem de ser um exame não invasivo. Atualmente, as imagens em tempo real com alta resolução, além de permitirem a avaliação da estrutura hepática e a presença de ascite, podem identificar os primeiros sinais de obstrução extra-hepática, como cisto de colédoco, presença de massas, ou "barro" biliar[5]. A cintilografia hepatobiliar com tecnécio acoplado ao ácido di-isopropiliminodiacético (^{99m}Tc DISIDA) pode, muitas vezes, ajudar a distinguir a colestase obstrutiva da não obstrutiva. A biópsia hepática percutânea é a ferramenta diagnóstica mais relevante e de realização segura (mesmo em pequenos prematuros), uma vez que a histopatologia hepática pode distinguir entre colestase intra e extra-hepática[6-8]. O quadro 34.9 mostra o roteiro laboratorial para investigação.

Algumas situações merecem abordagem mais detalhada. As duas principais, pois concentram a maioria dos casos de CNN, são a AVB e a HNI. Muitas vezes, o diagnóstico diferencial entre as duas não é fácil, o que tem sérias implicações quanto ao tratamento, pois a primeira requer intervenção cirúrgica o mais precocemente possível, enquanto nos casos de HNI uma cirurgia somente irá agravar o quadro.

ATRESIA DAS VIAS BILIARES

Doença rara que acomete o RN é a atresia de vias biliares (AVB), que ocorre com uma frequência que varia de 1:5.000 nascidos vivos em Taiwan a 1:18.000 na Europa[9]. Trata-se de uma doença colestática progressiva do fígado provocada por obstrução de caráter fibroinflamatório da árvore biliar.

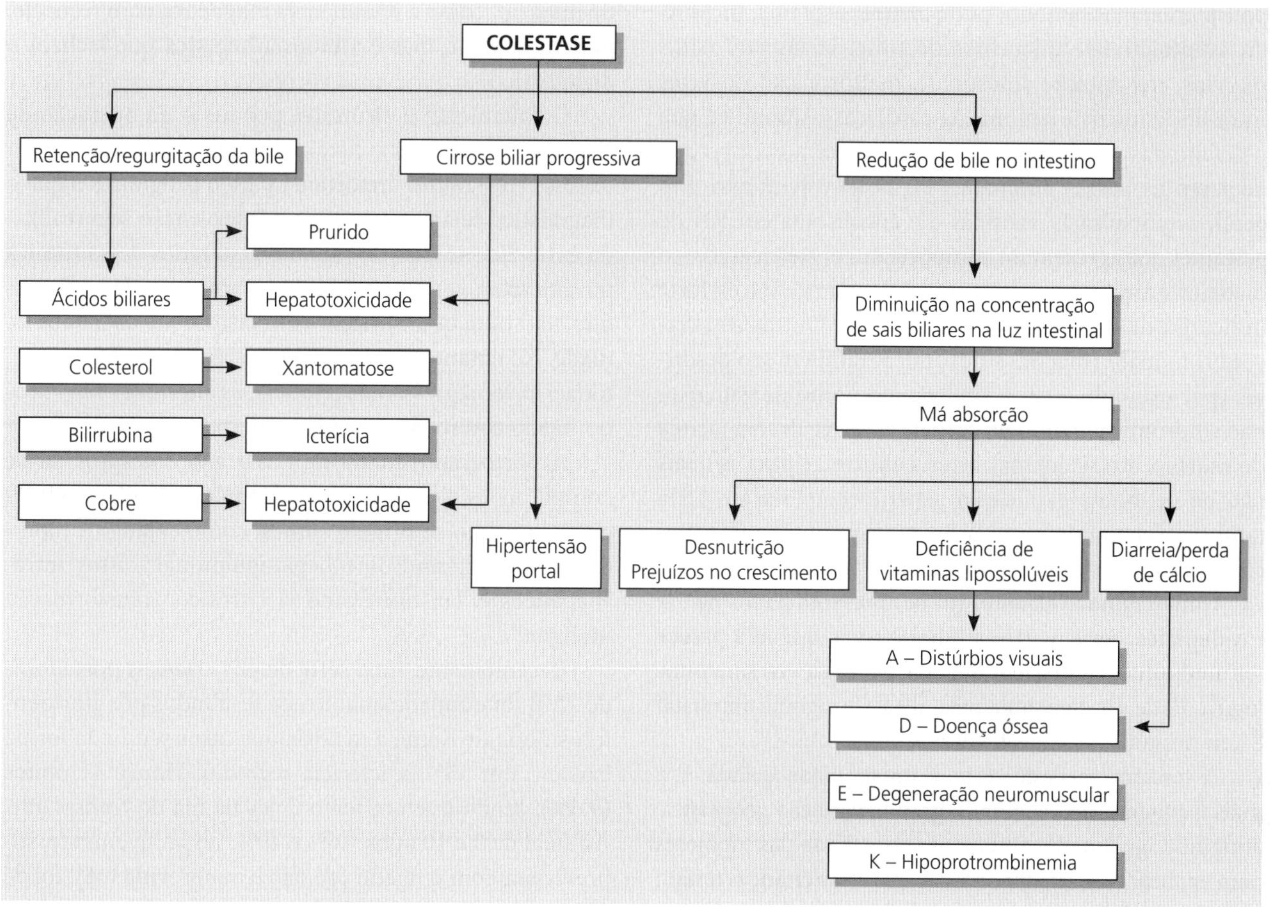

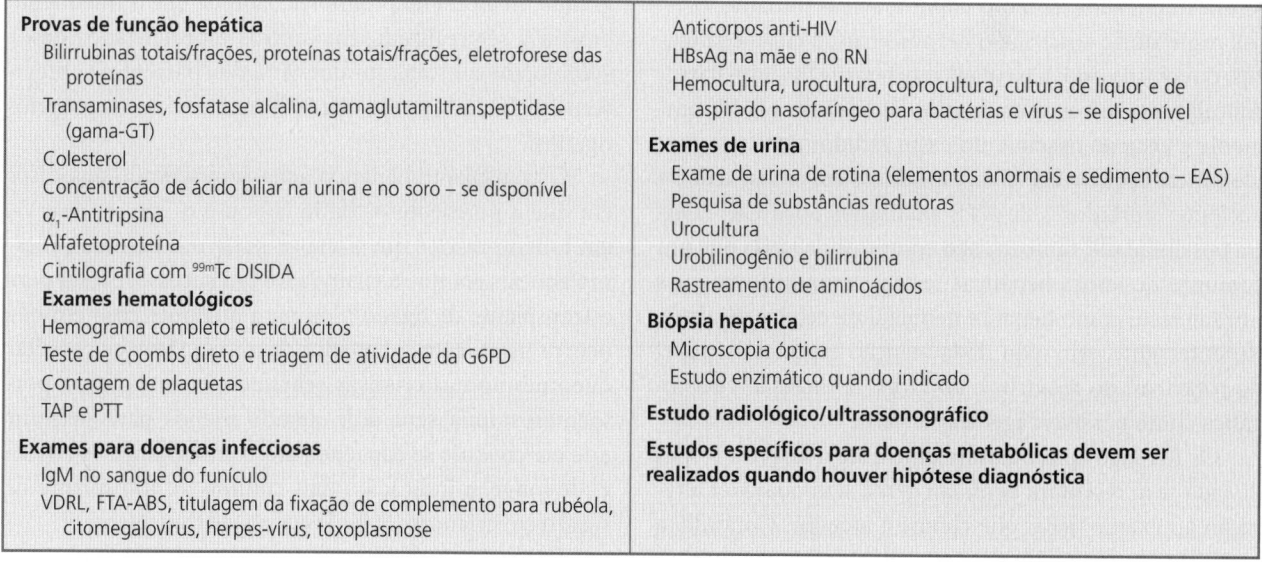

Figura 34.4 – Consequências da colestase[7].

Quadro 34.9 – Roteiro diagnóstico laboratorial para hiperbilirrubinemia direta neonatal[1].

Provas de função hepática Bilirrubinas totais/frações, proteínas totais/frações, eletroforese das proteínas Transaminases, fosfatase alcalina, gamaglutamiltranspeptidase (gama-GT) Colesterol Concentração de ácido biliar na urina e no soro – se disponível α_1-Antitripsina Alfafetoproteína Cintilografia com ^{99m}Tc DISIDA **Exames hematológicos** Hemograma completo e reticulócitos Teste de Coombs direto e triagem de atividade da G6PD Contagem de plaquetas TAP e PTT **Exames para doenças infecciosas** IgM no sangue do funículo VDRL, FTA-ABS, titulagem da fixação de complemento para rubéola, citomegalovírus, herpes-vírus, toxoplasmose	Anticorpos anti-HIV HBsAg na mãe e no RN Hemocultura, urocultura, coprocultura, cultura de liquor e de aspirado nasofaríngeo para bactérias e vírus – se disponível **Exames de urina** Exame de urina de rotina (elementos anormais e sedimento – EAS) Pesquisa de substâncias redutoras Urocultura Urobilinogênio e bilirrubina Rastreamento de aminoácidos **Biópsia hepática** Microscopia óptica Estudo enzimático quando indicado **Estudo radiológico/ultrassonográfico** **Estudos específicos para doenças metabólicas devem ser realizados quando houver hipótese diagnóstica**

Sua etiologia ainda permanece incerta. Há diversas variantes clínicas e, portanto, mais de um mecanismo para explicá-las. As hipóteses potenciais quanto à etiologia incluem possível componente genético, infecções virais, agressão imunomediada aos ductos biliares e doen-ça autoimune envolvendo os ductos[9-11]. Pode ser intra e extra-hepática.

Uma primeira variante, a menos frequente, é a AVB associada à malformação esplênica (*biliary atresia splenic malformation* – BASM na sigla em inglês), usualmente polisplenia, mas também pode ocorrer asplenia, incluindo eventualmente distúrbios de simetria visceral (*situs inversus*, má rotação intestinal), malformação de veias intra-abdominais e anomalias cardíacas. Admite-se que o defeito das vias biliares aconteça ao mesmo tempo que ocorrem as outras anomalias do desenvolvimento. Em geral, acomete mais meninas e é encontrada em RN de gestantes que apresentam complicações obstétricas, como diabetes e tireotoxicose; nesse grupo parece haver forte indicação de um componente genético. Outras associações com malformações sindrômicas também são descritas (por exemplo, com a síndrome do olho de gato), ou não sindrômicas, como no caso de associação com atresia do esôfago, atresia jejunal, atresia anorretal, para as quais não há nenhuma explicação genética convincente[10]. Há também relatos de associação com cromossomopatias envolvendo os cromossomos 13, 17 e 18[12].

Uma segunda variante, que se apresenta na forma extra-hepática, seria a atresia biliar cística, que não parece ter nenhuma peculiaridade racial, genética ou epidemiológica. Pode ser detectada pela ultrassonografia antenatal e tem prognóstico mais favorável que a BASM[10].

A terceira variante seria a atresia biliar isolada. É a mais frequente, apresentando grande variação geográfica, atingindo igualmente ambos os sexos. Uma das hipóteses para explicar esse quadro seria de que essas crianças teriam uma árvore biliar completamente formada e por alguma razão ocorreria posteriormente obliteração secundária[10].

A variante mais controversa é a de que a AVB seria devida a uma infecção viral intrauterina e vários vírus já foram implicados, como o papilomavírus humano, o vírus respiratório sincicial, o herpes-vírus, o citomegalovírus, o reovírus tipo 3, o rotavírus e o vírus Epstein-Barr[13], contudo essa tese é refutada pelo fato de que a AVB raramente é vista ao nascimento e um estudo não conseguiu identificar sequências virais específicas em amostra de 74 pacientes portadores de AVB analisados por PCR[12]. Outra possibilidade, também não comprovada, seria que um conjunto de lesões hepáticas teriam se iniciado na vida intrauterina, como hepatite neonatal de células gigantes. Recentemente, tem sido dada atenção especial ao papel do rotavírus, do reovírus e do vírus da inclusão citomegálica como possíveis agentes causais[9].

Os RN logo após o nascimento e até o final do 1º mês de vida se apresentam bem, em geral, sem qualquer alteração ao exame físico que chame a atenção. Contudo, a partir da 4ª semana de vida passam a aparecer os sintomas, que são semelhantes aos de outras afecções que se apresentam com icterícia neonatal tardia e prolongada, ou seja, hiperbilirrubinemia com aumento de bilirrubina direta, fezes descoradas e urina colúrica[8].

A ultrassonografia é um exame não invasivo a ser realizado tão logo haja a suspeita de AVB. Outros estudos de imagem, como a ressonância magnética com tecnécio, podem auxiliar, mas é a biópsia hepática que fechará o diagnóstico[13].

O tratamento é cirúrgico, por meio da operação de Kasai, para restaurar o fluxo biliar entre o fígado e o intestino[8,13] e é muito importante para o prognóstico que o diagnóstico seja precoce e que a intervenção seja realizada entre 30 e 45 dias de vida. Os resultados dessa técnica modificaram o prognóstico antes sombrio das crianças que, não tratadas, morriam com cirrose até os 3 anos de idade. No entanto, apesar de a intervenção ser bem-sucedida e haver regressão da icterícia, as alterações fibróticas no fígado continuam a ocorrer em muitos casos[8].

A portoenterostomia de Kasai não é desprovida de complicações, que podem ser advindas da própria cirurgia, bem como de origem clínica, como colangite, hipertensão portal, síndrome hepatopulmonar, cistos intra-hepáticos e, em um fígado já cirrótico, transformação maligna[13].

Recentemente, uma série de 424 crianças portadoras de AVB foi estudada quanto aos resultados pós-portoenterostomia de Kasai, a maioria dos casos sendo da forma isolada. Em 55%, a icterícia regrediu. Houve 41 óbitos (9,6%), sendo que um terço deles na fila do transplante. Ao final de 5 e 10 anos, 46% e 40%, respectivamente, sobreviviam com o fígado próprio e a sobrevida total foi de 90% e 89%. Os resultados foram piores nas crianças que apresentavam outras anomalias[14].

O transplante hepático é o tratamento definitivo para esses casos. Estudo feito na Finlândia mostrou grande melhoria no prognóstico, desde que o tratamento passou a ser realizado em centros especializados desde 2005, onde constataram que 90% dos pacientes sobrevivem atualmente, sendo que 80% mantendo seus próprios fígados[8].

O transplante hepático acha-se reservado aos casos em que a portoenterostomia falhou e o que se observa, em longo prazo, é que a maior parte das crianças, mesmo aquelas em que a cirurgia foi um sucesso, evolui para o transplante de fígado[13], ou para qualquer caso em que ocorra insuficiência hepática terminal. Deve-se ressaltar que, mesmo nas crianças sem sucesso cirúrgico, a portoenterostomia será útil, quando menos para permitir que ela cresça e se capacite para o transplante. A atresia é, de longe, a indicação mais comum de transplante de fígado em crianças (50% dos casos de transplante)[13].

Em resumo, é consenso que as melhores chances prognósticas estão com as crianças que foram à cirurgia com menos de 8 semanas de vida. Crianças operadas com mais de 8 semanas de idade têm apenas 7% de probabilidade de sucesso cirúrgico. A sobrevida dos transplantados em longo prazo tem-se mostrado boa e é melhor nas crianças que receberam o transplante com mais de 1 ano de vida do que naquelas que receberam precocemente o transplante, antes de 1 ano de idade[13]. O uso de esteroides no pós-operatório, antibioticoterapia e agentes coleréticos têm sido usados apresentando melhora nos resultados do transplante[15].

Se não for tratada, a evolução da AVB é para cirrose e insuficiência hepática, levando a criança ao óbito entre 2 e 3 anos de vida[1].

HEPATITE NEONATAL IDIOPÁTICA

A hepatite neonatal idiopática (HNI), também conhecida como hepatite de células gigantes, costuma estar associada à prematuridade ou a RN com restrição do crescimento intrauterino, fato que tem sugerido ser provocada por infecção viral intrauterina, no entanto, sua etiologia ainda permanece incerta e até há poucos anos representava a causa mais comum de CNN. Atualmente, admite-se que corresponda a 15% das CNN, fato explicado pelo intenso desenvolvimento de estudos genéticos e moleculares, que conseguiram reconhecer uma série de mutações responsáveis pelo quadro hepático, diminuindo assim o número de diagnósticos de HNI[6]. Estudo de Torbensen et al.[16], que analisou 62 casos inicialmente diagnosticados como HNI, verificou que no seguimento 49% permaneceram ainda com etiologia desconhecida e em 8% deles foi identificada a AVB.

A icterícia costuma ser verificada entre a 2ª e a 6ª semanas de vida, sendo seu aparecimento mais tardio na HNI do que na AVB.

A biópsia hepática para fins diagnósticos mostra transformação dos hepatócitos em células gigantes multinucleadas (de onde deriva o nome de hepatite de células gigantes) em até 36% dos hepatócitos e, apesar de a afecção ser designada como "hepatite", a inflamação portal e a lobular mostraram-se mínimas ou ausentes em 95% dos casos[16].

A falta de um quadro clínico e de marcadores bioquímicos que diferenciem a AVB da HNI ainda constitui grave problema, além do que, os achados da biópsia hepática não conseguem distinguir as diferentes etiologias. Com a obstrução completa das vias biliares, as fezes são brancas e comparáveis a massa de vidraceiro[13,17]. É interessante assinalar que, nas crianças intensamente ictéricas, o muco amarelo secretado pela mucosa intestinal pode tingir externamente as fezes e dar um aspecto de fezes coradas, quando na verdade elas são acólicas. Assim, na pesquisa de acolia fecal, costumam-se cortar as fezes para ver se são homogeneamente coradas. O uso das provas de função hepática no diagnóstico diferencial tem valor muito limitado.

O tratamento é inespecífico e visa à manutenção de bom estado nutricional do paciente e, principalmente, à reposição das vitaminas lipossolúveis.

DIAGNÓSTICO DIFERENCIAL ENTRE ATRESIA BILIAR EXTRA-HEPÁTICA E HEPATITE NEONATAL IDIOPÁTICA

A diferenciação entre esses dois grupos pode ser difícil na fase inicial, mas o diagnóstico diferencial precoce é fundamental para a escolha do tratamento adequado[3]. Um bom começo consiste em observar as condições de nascimento da criança. Na AEH, tem-se um RN saudável, a termo, enquanto na HNI é comum o RN ser prematuro. As manifestações clínicas precoces em ambas podem estar reduzidas apenas à icterícia. Nos casos que mais tarde se identificarão como hepatite, a icterícia pode estar presente já ao nascimento, inclusive com elevação da BD no sangue do funículo. Contudo, pacientes com AVB podem ter níveis elevados de BD de 24 a 48 horas após o nascimento[18].

A icterícia geralmente se torna visível entre a 2ª e a 6ª semana de vida. A hepatomegalia pode estar presente em ambas. A esplenomegalia, embora não seja achado frequente, é mais comum na hepatite. A colúria chama a atenção em ambas. Observação clínica muito útil no diagnóstico diferencial é que a tríade colestase persistente + fezes acólicas + RN saudável é bastante sugestiva de AEH.

O uso das provas de função hepática no diagnóstico diferencial é indicado mais para avaliar a gravidade da lesão hepática do que para um diagnóstico diferencial, pois os exames laboratoriais de rotina não são fidedignos para se distinguir entre AEH e HNI. Infelizmente, são poucas as diferenças bioquímicas entre a colestase hepatocelular e a obstrutiva[1]. O diagnóstico exige, além das provas de função hepática, estudos radiológicos e histopatológicos. Os testes de função hepática empregados são:

Concentração sérica das bilirrubinas – esse é apenas um marcador da colestase e pouco útil no diagnóstico diferencial. A bilirrubina total está em média entre 10 e 15mg/dL, principalmente à custa da BD.

Fosfatase alcalina (FA) – ela está elevada em todas as condições de colestase e nas crianças sua interpretação sofre com a possibilidade de advir também dos ossos.

Gamaglutamiltranspeptidase (gama-GT) – também se eleva em todos os processos colestáticos; na HNI, em geral, os valores são normais/baixos.

Transaminases – sofrem moderado aumento em ambas as afecções (de 100 a 350U). Alguns trabalhos sugerem que se os valores são superiores a 400U podem indicar HNI.

Alfafetoproteína (AFP) – a concentração de AFP de 4mg/dL ou mais está associada com HNI. Níveis elevados são encontrados também na tirosinemia.

Hemograma – os RN com HNI apresentam, com maior frequência, sinais de anemia hemolítica.

O emprego do estudo de imagens é muito útil, mas mesmo ele tem sua validade relativizada no diagnóstico da colestase neonatal. A ultrassonografia (US) deve ser o exame inicial na investigação porque, além de ser não invasivo, é acessível na maior parte dos centros pediátricos. Serve principalmente para excluir anomalias anatômicas das vias extra-hepáticas, em especial o cisto de colédoco[17,19]. Também identifica *situs* anormais, como os que ocorrem na BASM. Os resultados da US, contudo, não devem ser supervalorizados. A demonstração de vesícula biliar normal e contrátil pode ser indicativa de colestase por causa intra-hepática, mas esse achado tem considerável margem de erro, pois na AHE isso pode ocorrer também[1].

A US é especialmente útil na identificação de cálculos biliares e tem também a capacidade, embora menor, de identificar a bile espessa. Um método bastante confiável para avaliar a patência dos canais extra-hepáticos é o uso do ^{99m}Tc DISIDA[1,2,13,17]. Esse composto é bem captado pelos hepatócitos e excretado na bile para o intestino. Quando existe obstrução completa, não se identifica nenhuma atividade no intestino. Preconiza-se a administração de fenobarbital durante 7 dias antes do exame, na dose de 5mg/kg/dia, por via oral. Não é permitido oferecer nada pela boca 1 hora antes e 2 horas depois da injeção do radiotraçador, pois assim se evita a contração da vesícula e a diluição de radiotraçador excretado para o intestino[1]. Para alguns autores, a identificação do marcador na luz intestinal é suficiente para excluir a hipótese de AEH, porém para um outro grupo de pesquisadores esse achado não sela o diagnóstico como definitivo, pois essa resposta pode ser encontrada igualmente em casos de HNI e deficiência de α_1-antitripsina.

Estudos adicionais durante o diagnóstico incluem a entubação nasoduodenal para a evidenciação da bilirrubina no líquido duodenal[2,20]. É um exame prático, de baixo custo e seguro, porém também sujeito a considerável margem de erros.

Enquanto o estudo por imagens é muito útil para o diagnóstico das condições cirúrgicas, a biópsia do fígado é extremamente útil no diagnóstico das condições clínicas.

A biópsia hepática percutânea é exame fundamental em qualquer paciente com hiperbilirrubinemia à custa da BD persistente[17,21]. Ela fornece material que pode ser estudado à microscopia óptica e eletrônica.

É válida para estudos virológicos e, nos casos suspeitos de doença metabólica, a amostra pode ser armazenada a –70ºC para estudos bioquímicos posteriores[1]. Para o diagnóstico diferencial entre HNI e AEH, nenhum exame é mais conclusivo. Embora seja um procedimento invasivo, em mãos experientes os riscos de morbidade e mortalidade são muito baixos. O grande problema desse procedimento está no fato de sua interpretação exigir grande experiência, precisamente com essa doença, e não se encontram com facilidade patologistas pediátricos generalistas com essa experiência. A própria dinâmica da colestase funciona como elemento complicador. Quando a biópsia é realizada muito precocemente, a atresia pode simular hepatite. A biópsia hepática percutânea tem especificidade e sensibilidade muito altas para a atresia, porém é menos específica para a hepatite. Em torno de 90-95% dos casos a biópsia confirma o diagnóstico. O achado histopatológico sugestivo de AEH inclui: fibrose, proliferação de canais biliares e estase canalicular de bile. Na HNI, pode-se encontrar grande transformação dos hepatócitos em células gigantes multinucleadas, daí o nome hepatite de células gigantes. O citoplasma é esponjoso e contém pigmentos biliares. Os canalículos biliares parecem reduzidos em número, proporcionalmente ao número dos hepatócitos gigantes. Embora esses achados possam estar presentes na atresia, é essa relativa ausência de proliferação de canais biliares que distingue a hepatite da atresia. A biópsia tem também valor para o estadiamento da doença, onde se pode acompanhar a progressão para cirrose ou fibrose[1]. Concluindo, o estudo com radiotraçadores e a biópsia hepática percutânea são exames capazes de ajudar concretamente no diagnóstico diferencial sem a exploração cirúrgica.

Se os exames são indicativos de AEH, o próximo passo é a exploração cirúrgica. O primeiro momento consiste em se fazer colangiograma operatório e, se confirmada a AEH, procede-se a porteroenterostomia pela técnica de Kasai[1,2,9]. A cirurgia é considerada sucesso quando se consegue restabelecer o fluxo biliar e subsequentemente normalizar a bilirrubina sérica.

O quadro 34.10 apresenta, sumariamente, a comparação entre AVB e HNI.

Quadro 34.10 – Comparação entre achados clínicos e laboratoriais na AVB e HNI.

Dados	AVB	HNI
Etiologia	Não confirmada (viral?)	Não confirmada (viral?)
Gestação	RN a termo, saudável	RN prematuro ou PIG
Sexo	M = F; ou F > M	F < M
Doenças associadas	Anormalidades congênitas	
Cintilografia hepática	Boa captação, ausência de excreção	Captação pobre, excreção irregular
Biópsia hepática	Proliferação dos canais biliares Rolhas de bile nos canais Fibrose inflamatória Achados de hepatite (células gigantes em 33% dos pacientes)	Achados de hepatite (células gigantes em 75% dos pacientes)

SÍNDROME DA BILE ESPESSA

A síndrome da bile espessa é uma entidade que foi descrita em crianças que apresentaram grave doença hemolítica anterior, independente da etiologia, possivelmente por sobrecarga de bilirrubina no sistema biliar. Muitas vezes é difícil o diagnóstico diferencial com a atresia de vias biliares, pois se apresenta com icterícia prolongada, acolia fecal, aumento da bilirrubina direta e hepatomegalia. O exame ultrassonográfico mostra dilatação dos ductos biliares proximais e a bile espessada. Regressão espontânea pode ocorrer. O ácido ursodesoxicólico (20mg/kg/dia) pode ser útil no tratamento clínico e, eventualmente, irrigação trans-hepática dos ductos biliares. Raramente evolui para doença crônica do fígado[22,23].

COLESTASE DA NUTRIÇÃO PARENTERAL

Também denominada colestase tóxica. É a causa mais frequente de colestase nas unidades de terapia intensiva neonatal[2]. Aproximadamente metade dos prematuros com menos de 1.000g recebendo nutrição parenteral por mais de 2-4 semanas desenvolve CNN[17]. Evolui com hepatomegalia moderada e alteração das enzimas hepáticas. Seu mecanismo ainda não está bem estabelecido e vários fatores são apontados, como imaturidade do sistema excretor biliar, ausência de alimentação oral, excesso de crescimento bacteriano ou sepse e ainda administração elevada de aminoácidos e lipídios. RN com restrição do crescimento intrauterino, pequenos para a idade gestacional, apresentam quadro mais grave e mais prolongado do que os apropriados para a idade gestacional.

O tratamento implica as seguintes medidas[2]:

- Eliminar outras possíveis causas do aumento da BD (sepse, anormalidades metabólicas, cisto do colédoco);
- Introduzir nutrição enteral mínima, tão logo quanto possível (10mL/kg/dia).
- Se, apesar da introdução de alimentação enteral, ainda persistirem os níveis elevados de BD e os testes de função hepática estiverem alterados, iniciar vitaminas lipossolúveis (A, D, E, K).
- Monitorizar os testes de função hepática semanalmente. Se persistirem elevados, bem como a BD aumentada, considerar suspensão total ou parcial da nutrição parenteral (por exemplo, manter a NPT durante 18 a 20 horas e descansar por 6 a 4 horas). Diminuir o conteúdo de minerais, reduzir ou eliminar o cobre e o manganês.
- O fenobarbital é contraindicado.

O prognóstico é variável, mas a maior parte dos RN recupera a função hepática com um mínimo de fibrose residual. Todos os RN que necessitem de NPT prolongada devem ser monitorizados para colestase progressiva[2,17].

No tratamento, tem sido utilizado o ácido ursodesoxicólico (20mg/kg/dia) nas crianças que toleram alimentação por via enteral. O emprego de óleo de peixe por via parenteral ainda se acha em fase experimental. Raramente evolui para insuficiência hepática[23,24].

CISTO DE COLÉDOCO

Os cistos de colédoco são dilatações na árvore biliar externa (ducto hepático comum, ducto biliar comum e vesícula biliar)[1,17]. São três tipos diferentes de apresentação e o mais comum é o tipo I, onde se tem dilatação fusiforme do ducto biliar comum. São raros, a etiologia é desconhecida e acometem 4 vezes mais meninas do que meninos. Eles se manifestam como elemento obstrutor em 50% dos casos, mas a sintomatologia na maioria dos casos é inespecífica e o diagnóstico é facilitado pelas técnicas de imagem[25]. O tratamento é a correção cirúrgica. Se não tratados, podem levar a hipertensão portal, cirrose e carcinoma[1].

SÍNDROME DE ALAGILLE

Também chamada displasia artério-hepática, é a forma mais comum de colestase intra-hepática familiar. Nela o RN tem os canais biliares intra-hepáticos hipoplásicos, icterícia colestática, fáscies típico, sopro cardíaco, defeitos no arco vertebral, atraso no crescimento, retardo mental e hipogonadismo. A icterícia tende a melhorar conforme a criança cresce. A doença é de transmissão autossômica dominante e tem sido ligada ao cromossomo 20p12, uma região que contém o gene Jagged 1[1,17].

INFECÇÕES

Alguns agentes infecciosos podem ser identificados na hepatite neonatal por meio de isolamento direto em culturas, testes sorológicos que identificam anticorpos específicos ou ainda na biópsia hepática por métodos imunocitoquímicos. Vários são os organismos que podem desencadear hepatite neonatal, como o *Treponema pallidum*, a *Listeria monocytogenes*, e inúmeros agentes virais, como o citomegalovírus, o vírus Coxsackie, o vírus da rubéola, os vírus do grupo herpes (herpes simples, varicela-zóster, citomegalovírus), os adenovírus e os vírus das hepatites A, B, C, D (ver Capítulo Hepatites virais no recém-nascido). Também um protozoário, o *Toxoplasma gondii*, pode estar implicado. No caso do vírus da imunodeficiência, a ocorrência de hepatite é raramente descrita. O acometimento fetal *in utero* pode se dar por via hematogênica, transplacentária ou por via ascendente com contaminação do líquido amniótico após ruptura de membranas. Outra possibilidade de contaminação seria pela passagem através do canal do parto. O quadro clínico corresponde ao da doença de base e os achados laboratoriais são semelhantes aos da HNI, contudo há ausência de acolia fecal, o que afastaria a hipótese AVB[1].

Caso particular é o da sepse. Nessa situação peculiar, os agentes etiológicos podem, quer diretamente, quer por meio de produtos biológicos por eles produzidos, lesar as estruturas hepáticas. Particularmente importante é a infecção pela *Escherichi coli* que, a partir de um foco urinário, pode acarretar sepse e a colestase pode ser explicada pela maciça liberação de endotoxinas[1].

COLESTASE METABÓLICA E POR DEFEITOS GENÉTICOS

Número significativo de doenças metabólicas e genéticas pode apresentar-se com disfunção hepatocelular (ver Capítulo Erros inatos do metabolismo).

Deficiência de α_1**-antitripsina** – é um defeito genético autossômico recessivo. Trata-se de um dos erros inatos do metabolismo mais comuns. O defeito molecular corresponde a uma mutação específica do gene SERPINA 1 que leva à síntese de uma proteína anormal, a α_1-antitripsina Z, que polimeriza no retículo endoplasmático dos hepatócitos e não pode ser secretada. Fígado (cirrose) e pulmão (enfisema) são acometidos. A prevalência na Europa e nos Estados Unidos é estimada em aproximadamente 1/2.500 e 1/5.000 recém-nascidos. O comprometimento hepático é reconhecido em crianças homozigóticas ZZ (designadas como PI*ZZ), podendo apresentar-se como CNN e evoluir até a cirrose, que atinge 3% dos RN. Na maioria dos casos, porém, os sinais da doença desaparecem até os 6 meses de idade, podendo retornar por ocasião da adolescência, quando o paciente se tornará cirrótico. O diagnóstico é confirmado pela dosagem sérica da α_1-antitripsina, por fenotipagem ou genotipagem[1,26,27].

Tirosinemia tipo I – também conhecida como tirosinemia hereditária ou tirosinemia hepatorrenal. É uma doença autossômica recessiva, com prevalência de 1/100.000 nascidos vivos e causada pela deficiência da enzima fumarilacetoacetato hidrolase (FAH) que afeta fígado e rins, resultando em falência hepática progressiva e risco aumentado de carcinoma hepático. A correção dietética é uma opção terapêutica e feita pela redução da ingestão de tirosina e fenilalanina, que, embora possa corrigir a tubulopatia renal, tem pouco efeito sobre a progressão da doença hepática. Atualmente, o tratamento inclui o uso de 2-(2-nitro-4-trifluorometilbenzoil)-1,3-cicloxanediona (NTBC, Nitisinone), que reduz o acúmulo de metabólitos nocivos da tirosina. O transplante hepático é a opção para o tratamento da cirrose[28,29].

Galactosemia – é um erro inato do metabolismo dos carboidratos que pode resultar em grave doença colestática no RN. A forma mais comum dessa doença é causada por deficiência da galactose-1-fosfato uridiltransferase (GALT). Esse é um defeito hereditário autossômico recessivo e tem frequência de 1/50.000 nativivos. O quadro clínico inclui, além da hepatomegalia e hiperbilirrubinemia, ascite, hipoglicemia, vômitos, deficiência de crescimento e catarata. Esses pacientes correm elevado risco de sepse por *Escherichia coli*. Quando não diagnosticada, resulta em cirrose e retardo mental[1,2,17].

Intolerância hereditária à frutose – a ausência congênita de uma enzima do metabolismo do ciclo da frutose, herdada de forma autossômica recessiva, pode resultar em icterícia obstrutiva e grave disfunção hepática no RN. A apresentação mais comum de intolerância à frutose resulta da deficiência de frutose-1-fosfato aldolase (aldolase B). Manifesta-se pela presença de vômitos, hipoglicemia, hiperbilirrubinemia, hepatoesplenomegalia, quando a criança entra em contato com frutas. A conduta no caso é dietética, com eliminação de sucrose, frutose e sorbitol da dieta[2].

Fibrose cística – doença genética de caráter autossômico recessivo, com prevalência mundial de 1/2.500-3.000 nascidos vivos, raramente se manifesta com icterícia neonatal, mas a bile, extremamente viscosa pode levar à obstrução no canal biliar e acarretar a síndrome da bile espessa[1,30].

Síndrome Dubin-Johnson – essa síndrome é rara, de herança autossômica recessiva, está associada a defeito na habilidade do hepatócito de secretar a bilirrubina conjugada na bile. O fígado apresenta-se com uma coloração bronzeada escura, causada por depósito de um pigmento semelhante à melanina. Raramente é observada antes de 2 anos de idade. Cursa com colúria e icterícia intermitentes. Não há necessidade de tratamento e o prognóstico é bom[31,32].

Síndrome de Rotor – de herança autossômica recessiva, antigamente confundida como uma variação da síndrome de Dubin-Johnson, é hoje classificada como entidade isolada. É um distúrbio no transporte da bilirrubina conjugada e recentemente foi identificado um defeito de base molecular na síndrome. Cursa com aumento de BD e demais provas de função hepática normais[32].

Colestase intra-hepática por deficiência de citrina – defeito de herança autossômica recessiva. No período neonatal pode apresentar-se como colestase transitória, hepatomegalia, retardo do crescimento, anemia hemolítica e hipoglicemia. Tratamento dietético com o uso de leite livre de lactose e rico em triglicérides de cadeia média[2].

Outras doenças – a doença de Niemann-Pick (depósito de esfingomielina e colesterol) e a de Gaucher (depósito de glicosilceramida) são doenças recessivas autossômicas e podem estar associadas à hiperbilirrubinemia à custa de BD[1].

TRATAMENTO

O tratamento da CNN deve ser dirigido à sua causa, tendo como objetivo principal promover o restabelecimento do fluxo biliar e prevenir a má nutrição, as deficiências vitamínicas e os fenômenos hemorrágicos.

A maioria das crianças com CNN se encontra desnutrida e necessitará de suporte nutricional que forneça calorias para compensar a esteatorreia. Pode-se calcular um acréscimo de 125% das necessidades calóricas para o peso ideal. O aleitamento materno deve ser encorajado e triglicérides de cadeia média devem ser acrescentados à dieta, na dose de 1-2mL/kg/dia em 2-4 tomadas[23]. Administrar vitaminas lipossolúveis, A, D, E, K, por via oral em preparações hidrossolúveis. Para algumas doenças metabólicas (como na galactosemia ou na tirosinemia), o tratamento inclui uma abordagem dietética; na fibrose cística estão indicados as enzimas pancreáticas e o ácido ursodesoxicólico. Nos quadros infecciosos, identificar o agente e estabelecer a terapêutica com antibióticos ou antivirais. Na atresia das vias biliares, no cisto do colédoco, o tratamento será cirúrgico; no caso de bile espessa, o procedimento será a irrigação das vias biliares[33]. O uso de esteroides não deve ser empregado na HNI e o fenobarbital é contraindicado no tratamento da colestase tóxica[2].

Embora o tratamento esteja sempre voltado para as causas da CNN, nem sempre é possível uma resolução definitiva do problema e, em muitas situações, verifica-se a evolução para cirrose hepática ou até mesmo para o desenvolvimento de hepatocarcinoma. O transplante hepático, que representa sempre a última linha de tratamento, é a solução para esses casos.

Uma série de 146 pacientes estudados na Malásia[33] mostrou que 26% das crianças com CNN faleceram. Das 107 que sobreviveram, 9 (6%) apresentaram sequelas graves na sua evolução (cirrose hepática, hipertensão portal ou hiperesplenismo) e as demais não apresentaram ou tiveram morbidade mínima.

REFERÊNCIAS

1. Kaplan M, Wong RJ, Sibley, Stevenson DK. Neonatal jaundice and liver disease. In: Martin R, Fanaroff AA, Walsh M (eds). Fanaroff & Martin's Neonatal-perinatal medicine. 9th ed. St Louis: Elsevier. 2011.p.1443-96.
2. Moyer V, Freese DK, Whitington PF, Olson AD, Brewer F, Colletti RB, Olson AD, et al. Guideline for the evaluation of cholestatic jaundice in infants: recommendations of the North American Society for Pediatric Gastroenterology, Hepatology and Nutrition. J Pediatr Gastroenterol Nutr. 2004;39(2):115-28.
3. Benchimol EI, Walsh CM, Ling SC. Early diagnosis of neonatal cholestatic jaundice. Test at 2 weeks. Can Fam Physician. 2009; 55(12):1184-92.
4. Gregory MLP, Martin CR, Cloherty JP. Neonatal hyperbilirubinemia. In: Cloherty JP, Eichenwald EC, Stark AR. Manual of neonatal care. Philadelphia: Wolters Kluwer/Lippincott Williams & Wilkins; 2012.p.304-39.
5. Trauner M, Meier PJ, Boyer JL. Molecular pathogenesis of cholestasis. N Engl J Med. 1998;339(17):1217-27.
6. Feldman AG, Sokol RJ. Neonatal cholestasis. Neoreviews. 2013;14(2): 10.1542/neo.14-2-e63.
7. Whitington PF. Chronic cholestasis of infancy. Pediatr Clin North Am.1996;43(1):1-26.
8. Lampela H, Pakarinen M. Biliary atresia. Duodecim. 2013;129(14): 1485-93.
9. Mack CL, Feldman AG, Sokol RJ. Clues to the etiology of bile duct injury in biliary atresia. Semin Liver Dis. 2012;32(4):307-16.
10. Petersen C, Davenport M. Aetiology of biliary atresia: what is actually known? Orphanet J Rare Dis. 2013;8:128.
11. Sokol RJ, Mack C. Etiopathogenesis of biliary atresia. Semin Liver Dis. 2001;21(4):517-24.
12. Rauschenfels S, Krassmann M, Al-Masri AN, Verhagen W, Leonhardt J, Kuebler JF, et al. Incidence of hepatotropic viruses in biliary atresia. Eur J Pediatr. 2009;168(4):469-76.
13. Wildhaber BE. Biliary atresia: 50 years after the first Kasai. ISRN Surg. 2012;2012:132089.
14. Davenport M1, Ong E, Sharif K, Alizai N, McClean P, Hadzic N, Kelly DA. Biliary atresia in England and Wales: results of centralization and new benchmark. J Pediatr Surg. 2011;46(9):1689-94.
15. Davenport M1, Grieve A. Maximizing Kasai portoenterostomy in the treatment of biliary atresia: medical and surgical options. S Afr Med J. 2012;102(11 Pt 2):865-7.
16. Torbenson M, Hart J, Westerhoff M, Azzam RK, Elgendi A, Mziray-Andrew HC. Neonatal giant cell hepatitis: histological and etiological findings. Am J Surg Pathol. 2010;34(10):1498-503.
17. Gilmore MM. Hyperbilirubinemia. In: Gomella TL, Cunningham MD, Eyal FG, Zenk KE (eds). Neonatology. Management, procedures, on-call problems, diseases and drugs.6th ed. New York: Lange Medical Books/McGraw -Hill; 2004.p.381-95.
18. Harpavat S1, Finegold MJ, Karpen SJ. Patients with biliary atresia have elevated direct/conjugated bilirubin levels shortly after birth. Pediatrics. 2011;128(6):e1428-33.
19. Cumming WA, Williams JL. Neonatal gastrointestinal imaging. Clin Perinatol. 1996;23(2):387-407.
20. Elizondo-Vázquez JB, Alvarez-Hernández G, González-Armendáriz A, Castillo-Aldaco J, Martínez-Estrada T, Pérez-Moya G. Duodenal tube test and hepatic ultrasound in extrahepatic biliary atresia diagnosis: A four-case series. Rev Gastroenterol Mex. 2013; 78(2):120-3.
21. Balamourougane P, Dattagupta S, Bhatnagar V. Evaluation of ultrastructural changes by electron microscopy in neonatal cholestasis. Trop Gastroenterol. 2009;30(3):167-70.
22. Uba FA, Ayala MAL, Haamsa AF. Ostructive jaundice. In: Ameh EA, Bickler SW, Lakhoo K, Nwomeh BC, Poenaru D. Pediatric surgery: a comprehensive text for Africa. Seattle: Global Help Publications; 2010.p.472-5.
23. Bhatia V, Bavdekar A, Matthai J, Waikar Y, Sibal A. Management of neonatal cholestasis: consensus statement of the Pediatric Gastroenterology Chapter of Indian Academy of Pediatrics. Indian Pediatr. 2014;51(3):203-10.
24. Lee SM, Namgung R, Park MS, Eun HS, Kim NH, Park KI, et al. Parenteral nutrition associated cholestasis is earlier, more prolonged and severe in small for gestational age compared with appropriate for gestational age very low birth weight infants. Yonsei Med J. 2013;54(4):839-44.

25. Khandelwal C, Anand U, Kumar B, Priyadarshi RN. Diagnosis and management of choledochal cysts. Indian J Surg. 2012;74(5): 401-6.

26. Fregonese L, Stolk J. Hereditary alpha-1-antitrypsin deficiency and its clinical consequences. Orphanet J Rare Dis. 2008;3:16.

27. Lachaux A, Dumortier J. [Hepatic involvement in hereditary alpha-1-antitrypsin deficiency]. Rev Mal Respir. 2014;31(4):357-64. [Article in French]

28. Kitagawa T. Hepatorenal tyrosinemia. Proc Jpn Acad Ser B Phys Biol Sci. 2012;88(5):192-200.

29. Dehghani SM, Haghighat M, Imanieh MH, Karamnejad H, Malekpour A. Clinical and para clinical findings in the children with tyrosinemia referring for liver transplantation. Int J Prev Med. 2013; 4(12):1380-5.

30. Ciucă IM1, Pop L, Tămaș L, Tăban S. Cystic fibrosis liver disease – from diagnosis to risk factors. Rom J Morphol Embryol. 2014;55(1): 91-5.

31. Li P, Wang Y, Zhang J, Geng M, Li Z. Dubin-Johnson syndrome with multiple liver cavernous hemangiomas: report of a familial case. Int J Clin Exp Pathol. 2013;6(11):2636-9.

32. Sticova E, Jirsa M. New insights in bilirubin metabolism and their clinical implications. World J Gastroenterol. 2013;19(38):6398-407.

33. Lee WS, Chai F, Boey CM, Looi LM. Aetiology and outcome of neonatal cholestasis in Malaysia. Singapore Med J. 2010;51(5):434-9.

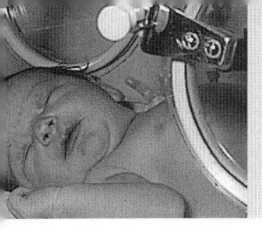

CAPÍTULO 35

Problemas Neurológicos

Convulsões Neonatais

Saul Cypel

As convulsões do recém-nascido (RN) podem ser consideradas uma das manifestações neurológicas mais observadas nesse período de vida, com peculiaridades etiológicas, semiológicas e eletroencefalográficas. A determinação da sua incidência é muitas vezes dificultada pelas peculiaridades dessas crises, necessitando de profissionais experientes, tanto da equipe médica como de enfermagem, para sua identificação adequada. Poderão constituir-se na manifestação inicial exclusiva de um comprometimento do sistema nervoso central e estar relacionadas a doenças que venham prejudicar o neurodesenvolvimento futuro do indivíduo. Com relativa frequência, deixam de ser percebidas[1,2].

EPIDEMIOLOGIA

A incidência de convulsões no período neonatal é referida entre 1,8 e 5 casos/1.000 em RN a termo norte-americanos[3]. Já Brown referiu convulsões em 12:1.000 RN[4]. O Projeto Nacional Colaborativo Perinatal observou essa incidência em 5:1.000 nascimentos entre 1959 e 1966[5]. Esses números ampliam-se progressivamente nos RN pré-termo, sendo tanto maior a ocorrência quanto menor for a idade gestacional, chegando a 57,5:1.000 nos casos de peso inferior a 1.500g[6].

A idade gestacional exerce considerável influência nessa incidência, sendo seis vezes mais frequente em RN pré-termo. De acordo com Ronen et al.[7], em estudo prospectivo, de base populacional, realizado em Ontário, Canadá, a incidência foi de 2,6 por 1.000 nascimentos vivos, sendo de 2 para o RN a termo, 11,1 para pré-termo e 13,5 para crianças com menos de 2.500g. Em coorte com 4.165 RN realizada por Sheth et al.[8], nos USA, encontrou-se essa ocorrência em 8,6% das crianças, observando-se curiosamente incidência maior de crises convulsivas nos

RN com < de 30 e com > de 36 semanas, respectivamente, de 11,9% e 14,1%, sendo de 4,8% naquelas entre 30 e 36 semanas de gestação. Ainda nesse último estudo, os autores observaram que as convulsões ocorriam mais precocemente nos mesmos períodos de idade gestacional de maior incidência das convulsões.

Em um estudo de base populacional, Saliba et al.[9] estudaram 207 RN que apresentaram convulsões neonatais, tendo observado que nos pré-termo o peso inferior a 1.500g constitui-se no fator de risco mais importante para a ocorrência de crises convulsivas. Entre os RN a termo, os riscos mais importantes foram relacionados ao parto cesariano, baixo peso e idade materna (maior na faixa de 18 a 24 anos quando comparada à de 25 a 29 anos). É importante ressaltar que a identificação das convulsões fez-se exclusivamente usando critérios clínicos, o que possivelmente poderia omitir casos se estudos eletroencefalográficos fossem agregados.

FISIOPATOLOGIA

A expressão clínica das crises convulsivas do RN apresenta características que são quase exclusivas dessa faixa de idade, diferentes daquelas costumeiramente observadas nas crianças de idade maior, como as do tipo generalizadas tônico-clônicas. São crises menos organizadas, focais ou multifocais, com grande polimorfismo, e atípicas, decorrentes da imaturidade cerebral, havendo ainda pobreza da interconectividade cortical e da mielinização no RN, o que se expressa eletrograficamente por traçado multifocal. Manifestam-se, por exemplo, por episódios de cianose, períodos de mastigação, ou movimentos oculares anormais, e que serão reconhecidos como crises convulsivas ou pelo menos cogitada essa possibilidade se profissionais experientes estiverem acompanhando essa criança no berçário.

As características imaturas neuronais de mielinização e da circuitação cerebral, e a consequente hiperexcitabilidade dessas estruturas criam as condições predisponentes e o fato da maior ocorrência de convulsões no período neonatal.

Essa regulação de excitabilidade depende do equilíbrio entre o glutamato (excitador) e o GABA (inibidor) e nessa época da vida o primeiro está mais ativo naturalmente para promover o desenvolvimento cerebral. Os neuropeptídeos com o hormônio liberador da corticotrofina (CRH) encontram-se elevados no período perinatal, favorecendo, desse modo, a ocorrência das convulsões.

Ainda devido a essas condições estruturais ocorre desenvolvimento parcial do sistema de neurotransmissores, havendo restrição relativa dos receptores para as drogas anticonvulsivantes, ocasionando muitas vezes refratariedade ao uso desses medicamentos[10].

As citocinas originárias do processo inflamatório e mesmo da agressão hipóxico-isquêmica poderão também funcionar como excitantes neuronais.

Substâncias que possam interferir nos processos de excitabilidade neuronal têm sido investigadas como futuras drogas com efeito anticonvulsivante[11-12] e protetoras do tecido cerebral, preservando o equilíbrio dos neurotransmissores e a plasticidade estrutural adequada[13].

As canalopatias constituem um grupo heterogêneo de defeitos e/ou disfunções nos canais de íons que estão presentes nas membranas e várias organelas celulares. O conhecimento dessas anormalidades vem aumentando em consequência dos recursos atuais de biologia molecular e de eletrencefalografia[14]. Na maior parte dos casos são decorrentes de mutações gênicas, mas podem ser adquiridas. Os canais de íons regulam a excitabilidade neuronal e são também reguladores do processo de desenvolvimento.

Mutações nos canais de K^+, tipo KCN_2 e KCN_3, estão associadas às convulsões neonatais familiares benignas[15]. Outros tipos de epilepsia, ataxias, hiperkplexia e um conjunto de doenças variadas têm sido relacionados a canalopatias que primariamente afetam os neurônios.

FORMAS CLÍNICAS

De acordo com Volpe[16], as formas clínicas das convulsões neonatais podem ser classificadas em:

1. sutis;
2. tônicas: generalizada, focal;
3. clônicas: multifocal, focal;
4. mioclônicas: generalizada, focal e multifocal.

As crises sutis são assim chamadas devido a sua expressão clínica discreta e atípica, sendo de difícil identificação, podendo passar inadvertidas. Incluem sucções repetitivas, outros movimentos orobucolinguais, posturas anormais, movimentos de pedalagem, desvios ou fixação do olhar, piscamentos, episódios de cianose, nistagmo, apneias. Essas crises são as mais fequentes e as manifestações referidas podem ocorrer de forma isolada ou combinada.

Já as crises tônicas generalizadas se expressam por posturas do tipo descerebração ou opistótono, com extensão intermitente dos membros (superiores, inferiores ou ambos). São observadas com mais frequência em RN pré-termo associadas a comprometimento neurológico grave, por exemplo, encefalopatia hipóxico-isquêmica grave. A correlação eletroclínica nem sempre é observada[1].

As crises tônicas focais podem ocorrer em um só membro ou com posturas assimétricas do tronco ou pescoço; são pouco frequentes e sempre há correlação eletroclínica.

As convulsões clônicas multifocais manifestam-se por contrações ritmadas de vários segmentos, podendo adquirir uma característica migratória, errática, mais observadas em RN a termo. Raramente são observadas em RN crises clônicas generalizadas simétricas[16].

As crises clônicas focais surgem de maneira localizada em um segmento e podem corresponder a comprometimento cerebral localizado como hemorragia ou infarto cerebral, ou então em processos mais difusos como hipoglicemia, asfixia ou mesmo infecções do sistema nervoso, especialmente em RN a termo.

O tipo de crise chamado mioclônica evidencia-se por abalos ou contrações rápidas, bilaterais ou focais, axiais ou nos membros. São mais raros e em geral acompanham doenças graves do sistema nervoso como malformações cerebrais e erros inatos do metabolismo.

Em virtude das dúvidas se de fato essas manifestações polimórficas correspondiam a convulsões, Mizrahi e Kellavay[17] e Mizrahi et al.[18] utilizaram simultaneamente o eletroencefalograma (EEG) acoplado a um vídeo (vídeo-EEG) como técnica de monitorização desses comportamentos, procurando observar se esses se acompanhavam concomitantemente de alterações eletrográficas. Verificaram que as crises focais clônicas e as tônicas e algumas mioclônicas apresentavam correlação com descargas ictais ao EEG. Entretanto, posturas generalizadas tônicas simétricas, algumas contrações mioclônicas e, com mais frequência, as crises sutis usualmente não estavam associadas a descargas ao EEG. Persiste questionamento se o EEG de superfície seria capaz de registrar todo o tipo de descarga cerebral anormal, ou seja, se a normalidade do traçado excluiria a ocorrência de convulsão; essa dúvida certamente será esclarecida em futuras pesquisas com aquisições técnicas mais precisas.

Ainda dentro das manifestações clínicas, pode-se ter o estado de mal convulsivo neonatal considerado a "existência de crises clínicas ou elétricas repetidas com persistência de um estado neurológico intercrítico alterado"[19]. É bastante raro em RN com menos de 36 semanas. Poderá manifestar-se por meio de crises sutis com movimentos nistagniformes, ou episódios de cianose ou apneia; deve procurar-se sempre a correlação eletroclínica para a maior segurança desse diagnóstico. Ocorre, em geral, nos primeiros 5 dias de vida; dura em média três a cinco dias, sendo que essa duração tem relação com o prognóstico[20-21].

AGENTES ETIOLÓGICOS ASSOCIADOS ÀS CONVULSÕES NEONATAIS

A maior parte das convulções neonatais é do tipo sintomática, ou seja, existe uma causa cerebral ou sistêmica. Entre as possíveis causas dessas crises podem ser elencadas:

- Encefalopatia hipóxico-isquêmica – asfixia neonatal, hemorragia intracraniana (subdural, subaracnóidea, intraventricular e peri e intraventricular).
- Distúrbios metabólicos – hipocalcemia, hipomagnesemia, hipoglicemia, hipo ou hipernatremia.
- Acidentes vasculares cerebrais – trombose venosa, obstrução arterial.
- Infecções congênitas – toxoplasmose, citomegalovírus, sífilis, rubéola.
- Infecções pós-natais – meningites, encefalites.
- Malformações do sistema nervoso – macro e micromalformações (displasias cerebrais). Alterações genéticas raras.
- Encefalopatia hiperbilirrubínica.
- Erros inatos do metabolismo – aminoacidopatias, organoacidopatias, peroxissomopatias.
- Abstinência a drogas – narcóticos, analgésicos, sedativos hipnóticos, álcool, heroína.
- Tóxicas – anestésicos, cocaína.
- Dependência à piridoxina.
- Convulsões neonatais familiares benignas – canalopatias.
- Convulsões do "quinto dia".
- Crises mioclônicas benignas do sono.

As convulsões neonatais ocorrem em sua grande maioria na primeira semana de vida. É possível estabelecer-se, em princípio, uma correlação entre o dia da sua ocorrência e a provável etiologia. As crises que ocorrem nos dois primeiros dias de vida correspondem geralmente às causas ditas estruturais, mais especialmente à encefalopatia hipóxico-isquêmica e suas complicações. Já os quadros que surgem nos dias subsequentes têm relação mais estreita com alterações bioquímicas e erros inatos do metabolismo (hipoglicemia, hipocalcemia, leucinoses).

Tekgul et al.[22], em trabalho realizado acompanhando 89 RN a termo com crises convulsivas, determinaram a etiologia em 77 deles – 86,5% (Quadro 35.1).

Quadro 35.1 – Etiologia das convulsões neonatais[22].

Etiologia	n (%)
Cerebral generalizada HI	36 (40)
Intraparto HI	23
Prepartum HI	10
Postnatal HI	3
Cerebral focal HI	16 (18)
Infarto arterial	13
Infarto venoso	3
Hemorragia intracraniana	15 (17)
Extraparenquimatosa	11
Intraparenquimatosa	2
Combinadas intraparenquimatosa/extraparenquimatosa	2
Disgenesia cerebral	4 (5)
Displasia cortical/agenesia de corpo caloso	2
Hidrocefalia congênita	2
Transtorno metabólico transitório	3 (3)
Hipoglicemia	2
Hipocalcemia-hipomagnesemia	1
Infecção	3 (3)
Meningite bacteriana	1
Encefalite por herpes simples	1
Encefalite por enterovírus	1
Erro inato do metabolismo	1 (1)
Dependência à piridoxina	1
Etiologia desconhecida	11 (12)

HI = hipóxia-isquemia.

DIAGNÓSTICO DIFERENCIAL ETIOLÓGICO DAS CONVULSÕES NEONATAIS CONSIDERANDO O TEMPO DE INÍCIO[2]

Considerando o momento de início das convulsões tendo como parâmetro inicial o momento do nascimento, as possíveis etiologias podem ser propostas:

24 horas

- Meningite bacteriana e sepse.
- Efeito de drogas.
- Encefalopatia hipóxico-isquêmica.
- Infecção intrauterina.
- Hemorragia intraventricular em RN a termo.
- Laceração do tentório ou da foice.
- Dependência de piridoxina.
- Hemorragia subaracnóidea.

1079

24 a 72 horas

- Meningite bacteriana e sepse.
- Contusão cerebral com hemorragia subdural.
- Disgenesia cerebral.
- Retirada de droga.
- Encefalopatia glicínica.
- Deficiência de glicogênio sintetase.
- Hipoparatireoidismo hipocalcemia.
- Incontinência *pigmenti*.
- Hemorragia intracerebral.
- Hemorragia intraventricular em prematuros.
- Dependência de piridoxina.
- Infarto cerebral.
- Hemorragia subaracnóidea.
- Esclerose tuberosa.
- Distúrbios do ciclo da ureia.

72 horas a 7 dias

- Convulsões neonatais familiares.
- Disgenesia cerebral.
- Infarto cerebral.
- Hipoparatireoidismo.
- Hemorragia intracerebral.
- Kernicterus.
- Acidemia metilmalônica.
- Hipocalcemia nutricional.
- Acidemia propriônica.
- Esclerose tuberosa.
- Distúrbios do ciclo da ureia.

7 dias a 28 dias

- Adrenoleucodistrofia neonatal.
- Disgenesia cerebral.
- Dismetabolismo da frutose.
- Doença de Gaucher tipo 2.
- Gangliosidose Gm1.
- Encefalite por herpes simples.
- Hiperglicinemia cetótica.
- Esclerose tuberosa.
- Distúrbios do ciclo da ureia.

É importante ressaltar que a ocorrência de convulsões no RN deve ser considerada urgência médica, sendo fundamental o diagnóstico, a determinação da etiologia e o tratamento para que sejam evitadas sequelas irreversíveis.

A causa mais frequente é a encefalopatia hipóxico-isquêmica, incluindo suas complicações hemorrágicas, responsável por 58% dos casos[23]. A hemorragia peri e intraventricular é o tipo mais comum, ocorrendo preferentemente em RN pré-termo, sendo responsável pelo alto percentual de morbimortalidade.

Os distúrbios metabólicos são responsáveis por 19% das convulsões neonatais[7]. A hipocalcemia incide em dois períodos definidos: o primeiro acontece até o terceiro dia relacionado com doenças estruturais e infecções congênitas, e o segundo é observado entre o quinto e o 14º dias relacionado à ingestão de leite artificial, podendo acompanhar-se de hipomagnesemia.

A hipoglicemia é assim considerada quando os níveis séricos de glicose estiverem em concentrações de 20mg/dL em RN pré-termo e de 30mg/dL no a termo e pode estar associada a outras anormalidades metabólicas, como galactosemia, restrição do crescimento intrauterino, RN de mãe diabética, doenças de depósito de glicogênio ou mesmo idiopáticas.

A hiponatremia em geral ocorre associada a outras doenças. Já a hipernatremia acontece de forma idiossincrásica relacionada à inadequação no preparo das fórmulas administradas ao RN.

As infecções congênitas devem sempre ser consideradas dentro do procedimento diagnóstico. A verificação de catarata, erupção cutânea, icterícia, hepatoesplenomegalias ou coriorretinite ao exame clínico podem sugerir a presença desse tipo de afecção.

Da mesma forma, as infecções pós-natais, principalmente as bacterianas, determinadas pelos *E. coli* e estreptococo beta-hemolítico do grupo B, e as encefalites podem ocorrer após o terceiro dia e é fundamental para o diagnóstico a realização do exame do líquido cefalorraquidiano (LCR). É importante lembrar que a presença de sepse pode determinar convulsões mesmo sem infecção do sistema nervoso.

Os erros inatos do metabolismo constituem-se em diagnóstico raro. Devem ser considerados quando as causas mais frequentes forem excluídas e diante de algumas manifestações como acidose, alcalose, odores peculiares, letargia, coma, intolerância alimentar e vômitos. Em algumas condições, o tratamento causal é viável; outras condições como as leucinoses, por exemplo, têm resposta precária às medidas instituídas com evolução para o coma e óbito.

Nos RN com síndrome de abstinência a drogas, ocorrem mais comumente irritabilidade e tremores e, mais raramente, convulsões, tanto com a heroína como com a metadona. RN de mães que consomem cocaína podem apresentar convulsões neonatais.

A dependência à piridoxina constitui-se em herança do tipo autossômico recessiva. Manifesta-se por convulsões clônicas generalizadas que aparecem logo após o nascimento. Suspeita-se que os RN tenham tido crises intrauterinas, visto que nascem com eliminação de mecônio, hipoatividade, flacidez e convulsões precoces, fazendo-se equivocadamente o diagnóstico de asfixia neonatal. É importante recordar para o diagnóstico diferencial que, nessa última situação, as crises aparecem depois de 4 a 6 horas.

As convulsões neonatais familiares benignas surgem entre o segundo e 15º dias, com características clônicas, às vezes com apneia, e mais raramente tônicas. A duração é de 1 a 5 minutos, sendo repetitivas. O exame intercrítico é normal, e a etiologia, desconhecida. Há referências de casos familiares similares com transmissão autossômica dominante, estando o marcador genético no cromossomo 20[24], bem como mutações nos genes dos canais de K+ – KCN$_2$ e KCN$_3$ – de indivíduos afetados[25], sendo que o EEG é inespecífico. O desenvolvimento neurológico dessas crianças é normal.

As convulsões benignas idiopáticas do "quinto dia" têm características clônicas, em ocasiões parciais, podendo acompanhar-se de apneia, sem componente tônico. Podem ocorrer ora em um hemicorpo, ora em outro, de forma alternante. Manifestam-se entre o terceiro e sétimo dias de vida e seguem presentes por dois a três meses e estão relacionadas à mutação do gene KCN$_2$[26]. O exame neurológico é normal no estado intercrítico, bem como o desenvolvimento neurológico se mostra normal nos meses subsequentes. Não há um padrão de EEG associado a essa condição; paroxismos de ritmo teta predominante em regiões rolândicas (theta pointu alternant) observados em alguns traçados não específicos para episódios de tipo benigno, podendo ocorrer em uma variedade de encefalopatias neonatais.

As crises mioclônicas benignas do sono expressam-se por abalos bilaterais repetidos nas extremidades. O EEG é normal ou evidencia ondas agudas transitórias multifocais. O uso de diazepínicos pode piorar o quadro. O prognóstico é bom, embora as crises sejam refratárias às drogas anticonvulsivantes.

No diagnóstico diferencial, principalmente das crises focais, devem ser considerados os tremores do RN, que são de observação comum nos berçários, e podem gerar dúvidas quanto a seu real significado, necessitando que se exclua a possibilidade de convulsão. Os tremores podem ser espontâneos, mas costumeiramente são desencadeados pelo manuseio do RN e desaparecem se cessada essa manipulação. Têm alta frequência com rápidas flexões e extensões, não se associando a outras manifestações (desvios oculares, palidez, cianose) e podem ser interrompidos pela contenção voluntária do segmento que está tremendo. A realização de eletroencefalograma com traçado normal, concomitantemente ao tremor, permite segurança no diagnóstico diferencial (Quadro 35.2).

ORIENTAÇÃO DIAGNÓSTICA E TRATAMENTO

A determinação do diagnóstico etiológico das crises convulsivas no RN bem como o tratamento vão acontecendo simultaneamente em virtude da urgência que se propõe[27].

Quadro 35.2 – Distinção entre tremores e convulsões focais no RN.

Manifestação clínica	Tremores	Convulsão focal
Apneia, desvios oculares, cianose	–	+
Sensibilidade à manipulação	+	–
Interrompidos pela contenção do membro	+	–
Caraterísticas do movimento	Tremor	Sacudidas clônicas

Inicialmente, deve ser obtida uma história detalhada procurando identificar casos semelhantes na família, condições de gestação, parto e nascimento, com especial enfoque para as ocorrências perinatais, uso de drogas e medicamentos. A seguir, deve ser feito cuidadoso exame clínico e neurológico na tentativa de encontrar elementos que direcionem o diagnóstico etiológico.

A pesquisa da glicemia pode ser realizada de imediato por meio do Dextrostix® e, na evidência de hipoglicemia, deve ser injetada por via intravenosa, em bolus, solução de glicose a 10%, na dose de 2mL/kg, sendo continuada a infusão de até 0,5mg/kg/h. Caso não haja hipoglicemia, procurar interromper as convulsões com medicamentos.

Há evidência limitada sobre o melhor tratamento farmacológico para as convulsões neonatais[28]. Mesmo assim, podem ser sugeridos esquemas medicamentosos que estarão na dependência de cada profissional (Quadro 35.3).

O anticonvulsivante de primeira escolha para esses RN é o fenobarbital sódico, iniciando-se com a dose de ataque de 20mg/kg por via intravenosa, dado lentamente, com a qual se obtêm níveis séricos entre 20 e 24µg/mL. Uma vez interrompidas as crises, prossegue-se com uma dose de manutenção de 5mg/kg/dia, por via intravenosa, dividida em duas ou três doses.

Se não for obtido o controle das convulsões, a difenil-hidantoína é a opção seguinte, na dose de ataque de 20mg/kg, por via intravenosa, lentamente. A dose de manutenção é de 5mg/kg, dividida em duas a três administrações diárias.

Quadro 35.3 – Drogas anticonvulsivantes utilizadas nas convulsões neonatais[27].

Droga	Dose inicial	Manutenção
Fenobarbital	20mg/kg, IV	5mg/kg/dia, IV
Difenil-hidantoína	20mg/kg, IV	5 a 8mg/kg/dia, IV
Diazepam	0,3mg/kg, IV	–
Lorazepam	0,05mg/kg, IV	–
Midazolam	0,15mg/kg, IV	1 a 18µg/kg/min
Piridoxina	50 a 100mg, IV	50mg/dia, VO
Levetiracetam	Indefinida	–
Lidocaína	2mg/kg em 10min	6mg/kg/h em 6 horas

Outras drogas anticonvulsivantes já foram utilizadas, como diazepam, lorazepam, paraldeído, primidona, carbamazepina e lidocaína. O uso de tionembutal pode estar indicado nos casos de crises de controle mais difícil, o que implicará controles respiratório e hemodinâmico rigorosos.

O midazolam oferece-se como bom recurso terapêutico ao não se obter o controle das crises com os esquemas prévios. Utiliza-se a dose de 0,15mg/kg em *bolus*, seguida da infusão contínua de 1µg/kg/min, a cada 2 minutos. É importante ficar mantida a monitorização cardiorrespiratória[29].

Efeitos tóxicos causados pelos anticonvulsivantes sobre os neurônios têm sido estudados experimentalmente (fenobarbital, valproato, fenitoína, diazepam, levetiracetam, lidocaína); entretanto, os resultados não permitem conclusões definitivas em RN humanos[30]. Investigações futuras devem ser acompanhadas para melhor esclarecimento.

Ainda na tentativa de controlar as crises convulsivas rebeldes, deve fazer-se a administração de piridoxina como prova terapêutica dos casos de piridoxina-dependentes na dose de 50 a 100mg por via intravenosa. Essa administração pode ser feita com controle eletroencefalográfico, podendo observar-se o controle eletroclínico nos casos positivos. Se isso for confirmado, podem ser retiradas as medicações anticonvulsivantes, conservando-se a dose de manutenção de piridoxina.

O uso da hipotermia está indicado nos casos em que houver participação de quadro hipóxico-isquêmico. Tem sido um método coadjuvante útil com a finalidade de neuroproteção, reduzindo o metabolismo cerebral e interferindo na cadeia de morte neuronal[31].

Ao lado desses procedimentos indicados para o controle das convulsões, deve-se encaminhar um conjunto de investigações para esclarecer sua etiologia. Ainda que tenha sido feito o Dextrostix®, solicitar glicemia, calcemia, magnesemia, fosfatemia, dosagem de eletrólitos, gasometria, bilirrubinemia e frações, amônia, ureia, creatinina, sorologia para infecções congênitas e LCR.

Os exames de neuroimagem são de extrema importância e podem ser definitivos para o diagnóstico. A ultrassonografia do crânio, procedimento não invasivo, pode ser realizada na própria UTI, sendo útil para mostrar dilatações e sangramentos ventriculares, hemorragias periventriculares e sinais de leucomalacia, bem como calcificações e malformações.

A tomografia do crânio será útil para melhor precisar os aspectos já observados à ultrassonografia do crânio, além de permitir evidenciar a intensidade do edema cerebral.

A ressonância magnética do crânio pode contribuir para estudar os mesmos aspectos acima, com novos detalhes, e ser definitiva para o diagnóstico de micromalformações do sistema nervoso relacionadas com defeitos de migração neuronal e de citoarquitetura; permite, pelo uso da espectroscopia, avaliar o metabolismo cerebral e sua integridade no RN com asfixia, por meio das relações lactato/colina e N-acetil-aspartato/colina, respectivamente[32].

A pesquisa de erros inatos do metabolismo está indicada nos casos em que houver evidência clínica que sugira esse diagnóstico ou naqueles casos nos quais todas as investigações anteriores resultaram negativas.

Todos os RN que tiverem apresentado convulsões devem ser submetidos a eletroencefalograma (EEG). O EEG poligráfico é o ideal e permite a aferição de outros parâmetros concomitantes ao traçado do EEG, como a respiração, o ECG, a eletromiografia e os movimentos oculares. Podem-se, dessa forma, identificar traçados anormais com atividades pararoxísticas focais ou multifocais e também verificar se uma modificação no comportamento do RN, como apneia, acompanha-se de alteração do traçado, caracterizando-a como episódio convulsivo.

PROGNÓSTICO

O prognóstico do RN com crises convulsivas está na dependência da afecção neurológica subjacente, da sua gravidade e da idade gestacional.

Em revisão feita por Bergman et al.[23], observando 1.667 RN com convulsões, verificou-se que houve melhor prognóstico neurológico para os RN nascidos a partir de 1969, permanecendo porém elevada cifra de morbimortalidade de 50%. No estudo epidemiológico realizado por Ronen et al.[7], o óbito ocorreu em 9% dos RN com convulsões. Os dados atuais sobre a mortalidade verificam redução significativa, sendo de 7 a 16% em RN a termo quando comparados aos 30% de três décadas passadas; já nos RN pré-termo observa-se ainda elevado risco de mortalidade, de 27 a 55%, havendo ainda considerável risco de 46% relativo a déficits funcionais motores e/ou cognitivos[33].

Nos RN que apresentaram convulsões devido à encefalopatia hipóxico-isquêmica, 53% deles evoluíram com sequelas neurológicas. Esse prognóstico mais reservado também foi verificado em RN cujas crises se prolongaram por quatro dias ou mais e receberam mais do que duas drogas anticonvulsivantes[34,35].

Volpe[16] procura estabelecer relação entre a etiologia e o prognóstico (Quadro 35.4).

A recidiva de convulsões após o período neonatal varia de 7,1 a 26%, com média de 16,8%, de acordo com a revisão realizada por Aicardi[36]. Dos RN que tiveram crises mas não mais as apresentavam por ocasião da alta, somente 6% tiveram recidivas[37]. Esses dados levam ao

Quadro 35.4 – Relação entre etiologia das convulsões e prognóstico[16].

Etiologia	Idade gestacional		Tempo de evolução início (dias) normal		
	Prematuro	Termo	0-3	4-10	%
Encefalopatia hipóxico-isquêmica	+	+	+		50
Hemorragia intracraniana					
Intraventricular	+	–	+		< 10
Subaracnoide	–	+	+		90
Hipoglicemia	+	+	+		50
Infecção	+	+	+		< 50
Disgenesia cerebral	+	+	+		0
Hipocalcemia					
Início precoce	+	+	+		50
Início tardio	–	+	+		100

questionamento sobre a continuidade do uso da medicação anticonvulsivante. Como consenso, naqueles casos em que o desenvolvimento neurológico for normal, não houver repetição das crises e sem existência de anormalidades ao EEG, o anticonvulsivante pode ser retirado em quatro a seis semanas. Se houver evidências de sequelas e alterações eletroencefalográficas, essa medicação será mantida por tempo mais prolongado, de pelo menos seis meses.

O EEG pode mostrar informações relativas ao prognóstico. O clássico trabalho de Rose e Lombroso[38] verificou alterações no traçado em 88 de 137 RN com convulsões, destacando a importância de qualificar o tipo de alteração verificada:

- Em 38/88 casos, evidenciou-se a atividade irritativa unifocal, constituindo-se na alteração mais observada. Esse foco único está associado a bom prognóstico, sendo que 25/36 casos tiveram boa evolução.
- Alteração do tipo multifocal em um ou em ambos os hemisférios também foi frequente, observada em 34/88 casos. Nessa condição, o prognóstico é mau, sendo que somente quatro crianças evoluíram bem.
- Presença de atividade irritativa periódica com intervalos de silêncio elétrico interrompidos por surtos mais ou menos regulares de atividade polimorfa, irregular e assíncrona, caracterizando o traçado tipo surtossupressão. Seu achado configura péssimo prognóstico; nessa casuística, foi observado em 13 crianças, das quais seis faleceram e sete tiveram desenvolvimento anormal.
- O encontro de EEG deprimido, às vezes isoelétrico, também se correlaciona com mau prognóstico. Observado em cinco casos, sendo que quatro faleceram e um prosseguiu com mau desenvolvimento.

Essas referências em relação ao EEG são importantes, pois, com frequência, ouve-se falar que não oferece informações significativas nesse período etário. É necessário esclarecer-se que os padrões do traçado eletroencefalográfico estão bem determinados tanto para o RN a termo como para o pré-termo.

O EEG poligráfico auxilia na verificação de anormalidades no traçado, na correlação entre essas alterações e movimentos inespecíficos observados no RN para a caracterização mais precisa de crise convulsiva, por meio do registro simultâneo da atividade bioelétrica cerebral, dos movimentos oculares e respiratórios e do eletrocardiograma.

Novas e promissoras investigações vêm buscando recursos terapêuticos para o controle das convulsões neonatais, bem como preservar a integridade das estruturas cerebrais, procurando alvos celulares de acordo com os estudos de biologia molecular, utilizando técnicas epigenéticas (metilação, acetilação), agentes anti-inflamatórios e outros recursos[13]. É provável que em futuro próximo possam estar disponíveis para uso clínico.

REFERÊNCIAS

1. Bernes SM, Kaplan AM. Evolution of the neonatal seizures. Pediatr Clin North Am. 1994;41(5):1069-104.
2. Fenichel GM. Clinical pediatric neurology. 3rd ed. New York: Churchill Livingstone; 1993.
3. Jensen EF, Silverstein F. Neonatal seizures. In: Swaiman KF, Ashval S, Ferriero DM, Schor NF (eds). Swaiman's pediatric neurology. 5th ed. Vol II. Edinburgh: Elsevier Saunders; 2012.p.33-46.
4. Brown JK. Convulsions in the newborn period. Dev Med Child Neurol. 1973;15(6):823-46.
5. Ellenburg JH, Hirtz DG, Nelson KB. Age at onset of seizures in young children. Ann Neurol.1984;15(2):127-34.
6. Lanska MJ, Lanska DJ, Baumann RJ. A population-based study of neonatal seizures in Fayette County, Kentucky. Neurology. 1995; 45(4):724-32.
7. Ronen GM, Penney S, Andrews W. The epidemiology of clinical neonatal seizures in Newfoundland: a population-based study. J Pediatr. 1999;134(1):71-5.
8. Sheth RD, Hobbs GR, Mullett M. Neonatal seizures: incidence, onset, and etiology by gestational age. J Perinatol. 1999;19(1):40-3.
9. Saliba RM, Annegers FJ, Waller DK, Tyson JE, Mizrahi EM. Risk factors for neonatal seizures: a populational-based study, Harris Couty, Texas, 1992-1994. Am J Epidemiol. 2001;154(1):14-20.
10. Talos DM, Fishman RE, Park H, Folkerth RD, Follett PL, Volpe JJ, et al. Developmental regulation of alpha-amino-3-hydroxy-5-methyl-4-isoxazole-propionic acid receptor subunit expression in forebrain and relationship to regional susceptibility to hypoxic/ischemic injury. I. Rodent cerebral white matter and cortex. J Comp Neurol. 2006;497(1):42-60.
11. Dzhala VI, Brumback AC, Staley KJ. Bumetanide enhances phenobarbital efficacy in a neonatal seizure model. Ann Neurol. 2008; 63(2):222-35.
12. Heo K, Cho YJ, Cho KJ, Kim HW, Kim HJ, Shin H, et al. Minocycline inhibits caspase-dependent and-independent cell death pathways and is neuroprotective against hippocampal damage after treatment with kainic acid in mice. Neurosci Lett. 2006;398(3):195-200.

13. Rakhade SN, Zhou C, Aujla PK, Fishman R, Sucher NJ, Jensen FE, et al. Early alterations of AMPA receptors mediate synaptic potentiation induced by neonatal seizures. J Neurosci. 2008;28(32): 7979-90.
14. Kim JB. Channelopaties. Korean J Pediatr. 2014;57(1):1-18.
15. Cooper EC, Jan LY. M-channels: neurological diseases, neuromodulation, and drug development. Arch Neurol. 2003;60(4):496-500.
16. Volpe JJ. Neonatal seizures. In: Volpe JJ (ed). Neurology of the newborn. 4th ed. Philadelphia: WB Saunders Company; 2001.
17. Mizrahi EM, Kellaway P. Characterization and classification of neonatal seizures. Neurology. 1987;37(12):1837-44.
18. Mizrahi EM. Clinical and neurophysiologic correlates of neonatal seizures. Cleve Clin J Med.1988;56(Supl 1):100-23.
19. Monod N, Dreyfus-Brisac C, Sfaello Z. Dépistage et prognostic de l'etat de mal neonatal. Arch Franc Pediatr. 1969;26(10):1085-102.
20. Sfaello Z. Convulsiones neonatales. In: Fejerman N, Alvarez EF (eds). Neurologia pediátrica. 2ª ed. Buenos Aires: Editorial Médica Panamericana; 1997.p.191-7.
21. Cukier F, Sfaello Z, Dreyfus-Brysac C. Les états de mal du nouveau-né à terme et du prématuré. Gaslini.1976;8:100-6.
22. Tekgul H, Gauvreau K, Soul J, Murphy L, Robertson R, Stewart J, et al. The current etiologic profile and neurodevelopmental outcome of seizures in term newborn infants. Pediatrics. 2006;117(4): 1270-80.
23. Bergman I, Painter MJ, Crumrine PK, David R. Outcome in neonates with convulsions treated in an intensive care unit. Ann Neurol. 1983;14(6):642-7.
24. Leppert M, Anderson VE, Qattelbaum T, Stauffer J, O'Connell P, Nakamura Y, et al. The gene for benign familial neonatal convulsions maps to human chromosome 20. Nature. 1989;337(6208):647-8.
25. Coppola G, Veggiotti P, Del Giudice EM, Bellini G, Longarelti F, Taglialatela M, et al. Mutational scanning of potassium, sodium and chloride ion channels in malignant migrating partial seizures in infancy. Brain Dev. 2006;28(1):76-9.
26. Claes LR, Ceulemans B, Audenaert BD, Deprez L, Jansen A, Hasaerts D, et al. De novo KCNQ2 mutations in patients with benign neonatal seizures. Neurology. 2004;63(11):2155-8.
27. Cypel S. Convulsões no período neonatal. In: Diament AD, Cypel S (eds). Neurologia infantil. São Paulo: Atheneu; 2010.p.773-9.
28. Slaugther LA, Patel AD, Slaugther JL. Pharmacological treatment of neonatal seizures: a systematic review. J Child Neurol. 2013; 28(3):351-64.
29. Castro Conde JR, Hernandez Borges AA, Domenech Martinez E, González Campo C, Perera Soler R. Midazolam in neonatal seizures with no response to phenobarbital. Neurology. 2005;64(5):876-9.
30. Bittigau P, Sifringer M, Genz K, Reith E, Pospischil D, Govindarajalu S, et al. Antiepileptic drugs and apoptotic neurodegeneration in the developing brain. Proc Natl Acad Sci USA. 2002;99(23): 15089-94.
31. Zhao H, Steinberg GK, Sapolsky RM. General versus specific actions of mild-moderate hypothermia in attenuating cerebral ischemic damage. J Cereb Blood Flow Metab. 2007;27(12):1879-94.
32. Miller SP, Vigneron DB, Henry RG, Bohland MA, Ceppi-Cozzio C, Hoffman C, et al. Serial quantitative diffusion tensor MRI of the premature brain: development in newboRN with and without injury. J Magn Reson Imaging. 2002;16(6):621-32.
33. Uria-Avellanal C, Marlow N, Rennie JM. Outcome following neonatal seizures. Semin Fetal Neonatal Med. 2013;18(4):224-32.
34. Coen RW. Neonatal seizures. Pediatrics. 1983;71(3):467-8.
35. Holden KR, Freemam JM, Mellitis ED. Outcomes of infants with neonatal seizures. In: Wada JA, Perry JK (eds). Adavances in epileptology: The Xth Epilepsy International Symposium. New York: Raven Press; 1978.
36. Aicardi J. Epilepsy in children.2nd ed. NewYork: Raven Press; 1994.
37. Painter MJ, Bergman I, Crumrine P. Neonatal seizures. Pediatr Clin North Am. 1986;33(1):91-109.
38. Rose AL, Lombroso CT. Neonatal seizures state. Pediatrics. 1970; 45(3):404-25.

Hemorragias Peri-Intraventriculares

Sérgio Tadeu Martins Marba

A hemorragia intracraniana é uma das mais importantes alterações neurológicas que acometem recém-nascidos (RN) e podem ser subdivididas em cinco tipos principais: hemorragia subdural, subaracnóidea primária, intracerebelar, peri-intraventricular e outras parenquimatosas que não cerebelares[1].

Neste capítulo será citada apenas a hemorragia peri-intraventricular (HPIV), por representar o maior problema do cuidado neonatal considerando o RN pré--termo, e ocasionar, em muitos casos, o desenvolvimento de hidrocefalia pós-hemorrágica e outras sequelas neurológicas graves, com elevado custo social[2]. A incidência da HPIV oscila entre os RN com peso inferior a 1.500g, dependendo da população estudada, do tipo de atendimento a ela oferecido e da metodologia utilizada[3].

Resultados do *National Institute of Child Health Human Developmental Neonatal Research Network*, que reúne 16 instituições americanas, observou, no período de janeiro de 1997 a dezembro de 2002, incidência de HPIV de 27%, sendo 11% para o grau I, 4% para o grau II, 7% para o grau III e 5% para o grau IV[4]. Dados da rede brasileira de pesquisas neonatais mostram que entre 20 Serviços Universitários a incidência aponta para 32,7% em 2013[5].

Embora com tendência à diminuição em sua incidência, a HPIV permanece com um problema neonatal apreciável. Dados do Serviço de Neonatologia da UNICAMP mostram queda significativa de 50,9% em 1991 para 11,9% em 2005 no aparecimento da doença, entre as crianças com peso inferior a 1.500 gramas ao nascer (Fig. 35.1). A taxa global nesse serviço no mesmo período foi de 20,9%[6].

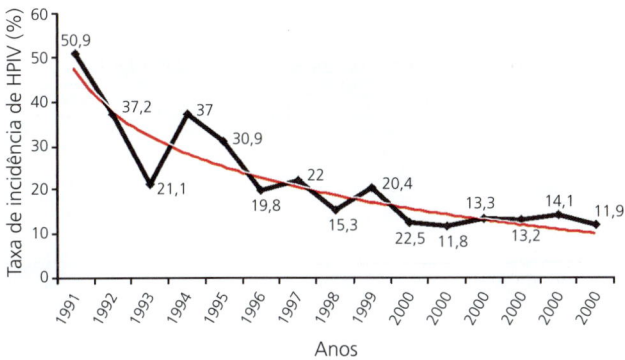

Figura 35.1 – Curva de tendência geral de hemorragia peri-intraventricular durante o período de 1991 a 2005[6].

FISIOPATOLOGIA

O local de origem mais comum do sangramento cerebral no RN pré-termo é a matriz germinativa (MG) que se localiza na região periventricular, e é sítio de proliferação neuronal e origem do tecido de sustentação cerebral. Ela é irrigada por rico leito capilar com desenvolvimento máximo por volta da 24ª semana de gestação, quando passa por um processo de involução devido à migração dos neuroblastos para suas posições corticais. Várias alterações na MG podem determinar o sangramento de seus vasos, incluindo fragilidade anatômica, alterações hemodinâmicas, ação de mediadores inflamatórios e, mais recentemente sugerida, predisposição genética[7].

Entre essas alterações vale ressaltar o componente hemodinâmico. O RN pré-termo tem dificuldade em manter estável seu fluxo sanguíneo cerebral (FSC) em detrimento às flutuações na pressão arterial. Dessa forma, essa falha de autorregulação cerebral leva a estados de hipoperfusão e hiperperfusão arterial, aumentando o risco de rompimento dos vasos da matriz germinativa que são imaturos, frágeis, com paredes muito finas e com reduzida camada muscular[7-9].

Além das alterações hemodinâmicas citadas, tem-se que considerar as elevações da pressão venosa cerebral que dificultam o retorno venoso das veias medulares cerebrais, aumentando a probabilidade de determinar o infarto hemorrágico[10,11].

O papel de citocinas inflamatórias e fatores vasoativos na gênese da HPIV tem sido descrito mais recentemente. Essas substâncias produzidas durante a infecção materna/corioamnionite ou após a reperfusão nas síndromes hipóxico-isquêmicas determinam alterações hemodinâmicas ou lesão endotelial na matriz germinativa predispondo à HPIV[12,13].

FATORES DE RISCO

De acordo com a fisiopatologia da HPIV exposta anteriormente, inúmeros são os fatores de risco que podem levar à ruptura dos vasos da matriz germinativa. Classicamente, esses fatores são divididos em maternos, obstétricos, perinatais e aqueles intrínsecos ao do RN. As características de riscos maternos e obstétricos estão relacionadas às condições que podem favorecer a prematuridade, tais como cuidados pré-natais inadequados, hipertensão arterial, *diabetes mellitus*, gemelaridade, entre outros. Entre os fatores de risco perinatais para HPIV estão o trabalho de parto prolongado, parto vaginal e sinais de sofrimento fetal[14].

As variáveis relacionadas ao RN são a prematuridade associada ao baixo peso ao nascimento com necessidade de reanimação em sala de parto e desconforto respiratório grave, com necessidade de ventilação mecânica, expondo o RN à instabilidade hemodinâmica, períodos de hipoxemia e hipercapnia. Essas alterações hemodinâmicas ainda podem ocorrer em função da necessidade de aspiração de cânula traqueal, risco de pneumotórax, uso de expansores de volume, presença de canal arterial e sepse[15,16].

QUADRO CLÍNICO

Os RN com HPIV, na maioria das vezes, são assintomáticos ou apresentam quadro clínico inespecífico, comum a outras doenças relacionadas à prematuridade. São descritos quadros agudos com deterioração clínica em minutos ou horas, apresentando-se com estupor/coma profundos, hipoventilação, apneia, convulsão e pupilas não reativas acompanhados ou não de hipotensão, abaulamento de fontanela, bradicardia, descontrole térmico, queda de hematócrito, acidose metabólica, alterações no equilíbrio hídrico e na homeostase da glicose e mais raramente com a síndrome de secreção inapropriada do hormônio antidiurético. Ocorrem também apresentações mais leves com mudanças no nível da consciência, queda na atividade espontânea, hipotonia e discretas alterações na posição e movimentos oculares[2].

Quanto às sequelas neurológicas decorrentes da HPIV, elas estão diretamente relacionadas as suas complicações, tais como infarto hemorrágico periventricular, desenvolvimento da hidrocefalia pós-hemorrágica, lesão hemorrágica do cerebelo, atrofia da substância branca cerebelar e supratentorial e associação com leucomalacia periventricular (LPV). As principais alterações neurológicas são as motoras. Geralmente, a lesão é assimétrica, com destruição da substância branca periventricular acometendo as fibras motoras do trato corticoespinal descendente. Assim, a maior expressão clínica desse infarto hemorrágico são as hemiparesias espásticas ou quadriparesias assimétricas, que respeitam a distribuição das fibras motoras da região. Também como alteração neurológica, ainda que menos frequentes, porém não menos graves, estão os distúrbios intelectuais ou cognitivos, estando também intimamente ligados à extensão da doença[17,18].

DIAGNÓSTICO

Considerando que a maior parte dos RN com HPIV apresenta poucos sintomas, a realização de exames de imagem torna-se fundamental para o diagnóstico da doença. Assim, toda criança com peso de nascimento inferior a 1.500 gramas e/ou idade gestacional abaixo de 34 semanas deveria ser submetida a rastreamento sistemático para HPIV na primeira semana de vida, quando ocorrem mais de 90% dos casos[2,7].

Quanto ao método a ser utilizado, a tomografia computadorizada tem sido abandonada devido aos elevados níveis de irradiação em um cérebro em desenvolvimento. Ainda que a ressonância magnética tenha grande potencial em detectar lesão do sistema nervoso central, não é viável nas primeiras semanas de RN pré-termo, muitas vezes instáveis hemodinamicamente, além de custo elevado. Assim, o método de escolha para o diagnóstico da HPIV é a ultrassonografia, com o auxílio de aparelhos portáteis com transdutores de 5MHz. Usa-se como janela acústica a fontanela anterior, em planos coronais anteroposteriores e sagitais laterais. A vantagem desse método sobre os demais é seu baixo custo, boa sensibilidade e especificidade, fácil realização à beira do leito sem alterar os estados hemodinâmico, respiratório e térmico do RN. Além disso, não é necessária a sedação da criança e pode ser repetida com frequência por não utilizar radiância[19-21].

A hemorragia peri-intraventricular é classificada em graus, de acordo com sua distribuição. Originalmente, utilizou-se a classificação de Papile et al., 1978[22]:

Grau I – hemorragia restrita à matriz germinativa.

Grau II – hemorragia ventricular sem dilatação ventricular.

Grau III – hemorragia ventricular com dilatação ventricular.

Grau IV – hemorragia parenquimatosa.

Mais recentemente, Volpe[2] passou a usar uma classificação mais adaptada à ultrassonografia, já que a classificação desenvolvida por Papile et al.[22] foi baseada em dados de tomografia computadorizada:

Grau I – hemorragia restrita à matriz germinativa (Fig. 35.2).

Grau II – hemorragia ventricular ocupando menos que 50% da cavidade ventricular em plano sagital.

Grau III – hemorragia ventricular ocupando mais que 50% da cavidade ventricular em plano sagital (Fig. 35.3).

Anotação especial deve ser feita quando se observam lesões densas ou parenquimatosas em substituição ao grau IV anteriormente descrito (Fig. 35.4).

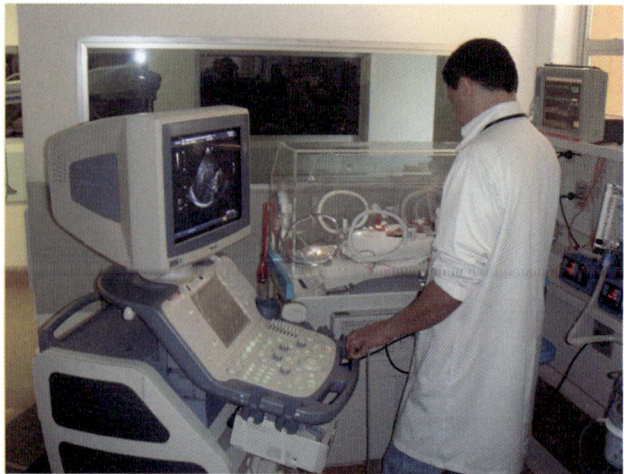

Figura 35.2 – Exame ultrassonográfico realizado a beira do leito.

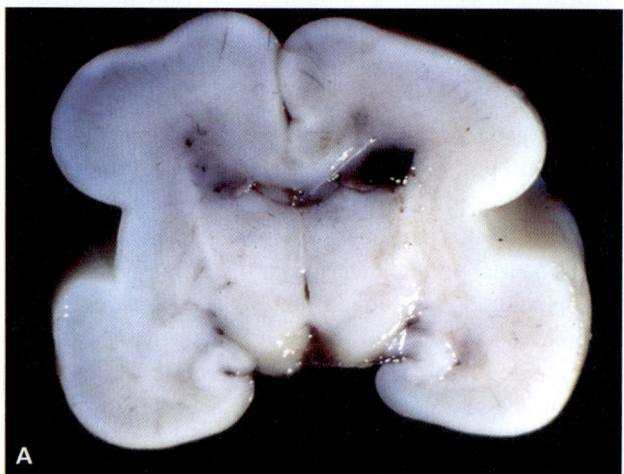

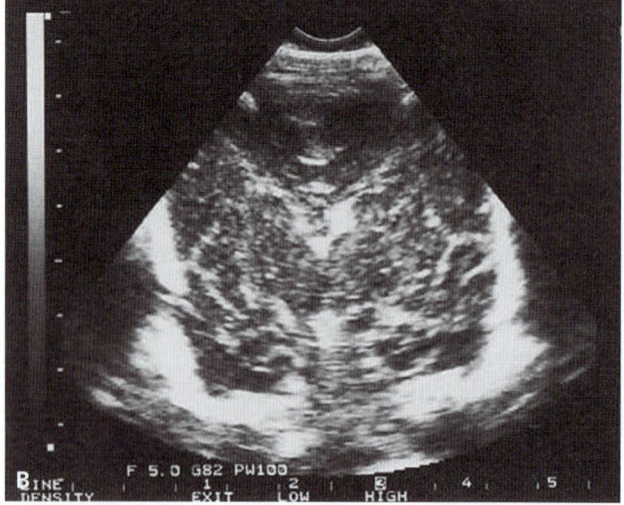

Figura 35.3 – Hemorragia grau I.

O exame deve ser repetido preferencialmente com uma semana e com um mês de vida nos casos de normalidade e semanalmente nos casos com HPIV para se determinar a possibilidade de hidrocefalia pós-hemorrágica ou ainda a critério clínico (Fig. 35.5).

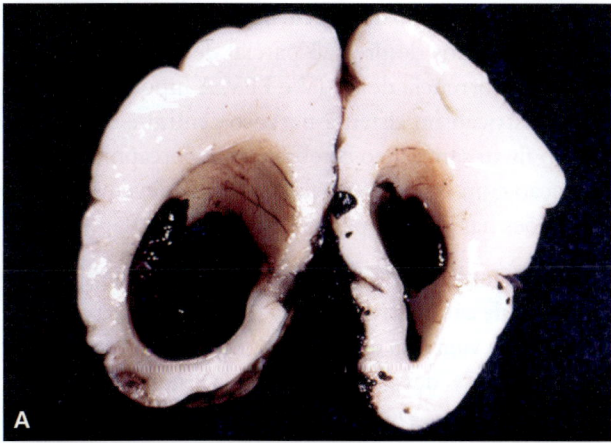

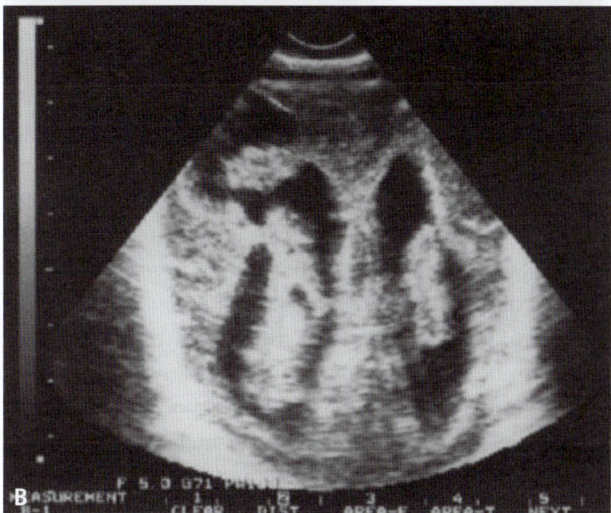

Figura 35.4 – Hemorragia grau III ocupando mais que 50% da cavidade ventricular com comprometimento parenquimatoso.

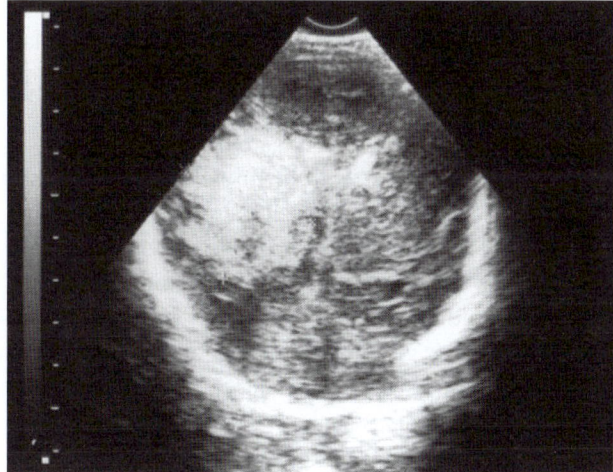

Figura 35.5 – Hemorragia parenquimatosa.

TRATAMENTO

O tratamento da HPIV é, na verdade, constituído por medidas preventivas de controle da prematuridade e dos agravos a ela relacionados[23-25].

Medidas preventivas antenatais

Uso antenatal de corticosteroides – eles agem por indução da maturidade pulmonar com promoção da estabilização hemodinâmica e no processo de maturação dos vasos da matriz germinativa. Vários estudos demonstram sua eficácia. Em metanálise, envolvendo 13 estudos e 2.872 RN, o uso de corticosteroide em gestantes de risco de parto prematuro foi associado à redução significativa da ocorrência de HPIV, o mesmo ocorreu com suas formas graves[26-28].

Nascimento em centros de atenção terciária – crianças nascidas em centros de menor complexidade e transportadas para um centro de referência apresentam maior incidência de HPIV. Além disso, em unidades especializadas, podem-se avaliar melhor as doenças maternas, tais como hipertensão, postergando assim em algumas semanas o nascimento de um RNPT, bem como se discutir a melhor via de parto para cada caso. Disso resulta a importância da implementação dos sistemas de regionalização do atendimento perinatal, de modo a incentivar o transporte ainda no ambiente intrauterino[7,29].

Administração de antibióticos em ruptura prematura de membranas – a corioamnionite e a sepse neonatal têm sido consideradas fatores de risco no desenvolvimento de HPIV e LPV. Estudos iniciais, que avaliaram o efeito da administração de antibióticos em casos de ruptura prematura de membrana, observaram redução na incidência dessa doença. O risco de HPIV ou ecodensidade intraparenquimatosa e de paralisia cerebral foi associado à inflamação *in utero*, especialmente na ausência de um curso completo de corticosteroide antenatal[12,13,30].

Administração de tocolíticos – a inibição do trabalho de parto prematuro por betamiméticos é eficaz em retardar o parto por algum período, permitindo a transferência para um centro de atenção terciária, se necessário, e a administração de um ciclo completo de corticosteroide, atitudes essas que reduzem a morbidade e a mortalidade do RN pré-termo. Entre os tocolíticos, e também utilizado para o tratamento das convulsões em pacientes com pré-eclâmpsia, tem-se o sulfato de magnésio com atividades anti-inflamatórias, vasculares e neuroprotetoras que poderiam prevenir a ocorrência de HPIV[7].

Uso de fenobarbital – pela sua suposta capacidade em diminuir as flutuações do fluxo sanguíneo cerebral, o fenobarbital já foi considerado um medicamento útil na redução da HPIV. No entanto, seu uso antenatal não se mostrou efetivo em ensaio clínico multicêntrico, sendo interrompido por não haver benefícios ao paciente[31].

Uso de vitamina K – teoricamente, o uso de vitamina K em gestantes com trabalho de parto prematuro poderia melhorar a função dos fatores de coagulação e levando à diminuição da HIPV. Em metanálise envolvendo cinco estudos, não foi possível demonstrar esse efeito[32].

Medidas preventivas no RN

Atendimento por equipe habilitada em sala de parto – ao nascimento, a presença de pessoal devidamente habilitado no atendimento ao RN pré-termo em sala de parto pode promover a reanimação adequada, minimizando os efeitos da hipo/hiperventilação e da hipoxemia sobre o fluxo sanguíneo cerebral, bem como os efeitos deletérios da hiperoxia sobre o sistema nervoso central. Medidas tais como clampeamento tardio do funículo umbilical e cuidados com a ocorrência de hipotermia com ambiente climatizado mantendo temperatura em torno de 26°C, uso de campos aquecidos, saco ou filme plástico poroso transparente de polietileno para cobrir a criança, uso de gorro, luvas e botas podem reduzir a HPIV. Também é importante utilizar concentração de oxigênio ideal para reanimar os RN pré-termo e controle de pressão nas manobras de ventilação com pressão positiva[24,25].

Cuidado individualizado ao RN – aplicar programas centrados em uma abordagem mais individualizada do RN, sua interação com o meio ambiente e na participação ativa da família nos cuidados dados à criança. Um dos mais conhecidos é o Método Canguru, que propõe intervenções no ambiente com redução do nível sonoro e de luminosidade, e a reflexão sobre a necessidade de se realizarem procedimentos invasivos de forma organizada e individualizada, que podem contribuir para o controle da doença[33].

Cuidado em unidades de terapia intensiva com equipe especializada – o manejo clínico dos RN em unidades de terapia intensiva deve levar em consideração as boas práticas para a prevenção de danos neurológicos evitando principalmente as flutuações do fluxo sanguíneo cerebral. A seguir serão apresentadas algumas dessas medidas[24,25].

Posicionamento da cabeça – deve ser adotada a prática de manter a cabeça em posição neutra e a cabeceira da cama elevada a 30°[7].

Manejo adequado da hipotensão – recomenda-se tratar a hipovolemia apenas em casos de perdas volumétricas, tais como placenta prévia e ruptura de funículo. Quando houver hipovolemia franca, usar no máximo duas expansões com infusão em não menos de 30 minutos. O controle pressórico deve incluir o uso de drogas vasoativas. A indicação do uso desses vasopressores deve estar relacionada aos valores da pressão arterial, de acordo com a idade gestacional, e associada a outros sinais de anormalidades hemodinâmicas[24].

Controle dos níveis de gás carbônico – tanto níveis baixos quanto altos de pressão parcial de CO_2 foram associados à ocorrência de HPIV e LPV. A hipocapnia leva à vasoconstrição no sistema nervoso central e à diminuição do fluxo sanguíneo cerebral, e a hipercapnia, à vasodilatação com aumento do fluxo. Assim, devem-se evitar flutuações nas tensões parciais do gás[34].

Uso criterioso de sessões de fisioterapia e de aspiração rotineira de cânula traqueal – a fisioterapia nas primeiras 72 horas de vida está associada significativamente à ocorrência de HPIV, devendo ser realizada criteriosamente[35].

Quanto ao uso de fármacos têm-se:

- Paralisia neuromuscular – ainda que a respiração assincrônica do RN de muito baixo peso em ventilação mecânica esteja associada a uma série de riscos, inclusive síndrome do escape aéreo e HPIV, o uso de pancurônio não é preconizado, pois a medicação possui efeitos colaterais importantes e não há estudos de avaliação em relação aos efeitos respiratórios e neurológicos a longo prazo, nem estudos de segurança da droga[36].
- Uso criterioso de analgésicos – alterações fisiológicas agudas desencadeadas pela dor ou estímulos estressantes podem atuar como fatores causais ou agravantes da hemorragia intraventricular precoce. Analgésicos, tais como os opioides, podem ser úteis para promover a estabilidade hemodinâmica, a sincronia respiratória e a diminuição na incidência de HPIV graus III/IV em crianças sob ventilação mecânica. No entanto, devido à possibilidade de hipotensão em RN pré-termo extremos, esse uso deve ser criterioso e baseado em escalas de avaliação da dor validadas para RN. Outras medidas de controle da dor e do estresse devem ser implementadas, tais como utilização de protocolos de manipulação mínima, redução de ruídos e iluminação, entre outros[7,37].
- Limitação do uso de bicarbonato de sódio[38].
- Indometacina – parece produzir efeitos protetores sobre o aparecimento da HPIV, tais como melhora na autorregulação dos vasos cerebrais relacionados com asfixia, hipertensão e hipercapnia, diminuição da formação de radicais livres e aceleração da maturação dos vasos da matriz germinativa. Ainda que tenha sido demonstrada queda na incidência de HPIV grave com seu uso profilático, não houve melhora nas taxas de alterações graves no neurodesenvolvimento, nem nas anormalidades neurossensoriais a longo prazo. Além disso, uma vez que a droga aumenta os riscos de perfuração intestinal, de oligúria e de aumento transitório da creatinina, o uso profilático da indometacina não pode ser indicado universalmente e deve ser avaliado criteriosamente em cada serviço, especialmente quando a mãe não recebeu corticoterapia antenatal e apresenta corioamnionite[39].

- Ibuprofeno – não se mostrou útil quando usado na prevenção de HPIV[40].
- Administração de fenobarbital – poderia promover a estabilização de pressão arterial e antioxidação. No entanto, em revisão sistemática que envolveu 10 estudos e 740 RN pré-termo, concluiu-se que não houve diferença no grupo que recebeu fenobarbital contra o controle na ocorrência de HPIV geral e grave, dilatação ventricular pós-hemorrágica, déficit grave do neurodesenvolvimento e morte intra-hospitalar. O grupo tratado apresentou maior necessidade de ventilação mecânica e, dessa forma, a medicação não deve ser recomendada como agente profilático para HPIV em RN pré-termo[41].
- Etansilato – é um inibidor da síntese de prostaglandinas e promove a adesividade plaquetária. No entanto, em estudo realizado em seres humanos, não houve redução da doença, das suas formas graves, na taxa de sobrevivência e evolução neurológica aos 2 anos de idade. Dessa forma, o uso dessa droga ainda está em investigação científica[42].
- Vitamina E – constitui-se em potente antioxidante e protetor do endotélio em lesões hipóxico-isquêmicas. Em metanálise, Brion et al.[43] avaliaram o efeito da suplementação de vitamina E em RN pré-termo e a administração por via intravenosa de altas doses do medicamento foi associada a aumento do risco de hemorragia cerebral parenquimatosa e de sepse. Apesar da diminuição do risco de HPIV em doses mais baixas por outras vias que não a intravenosa, a conclusão da revisão é que a suplementação não tem embasamento suficiente, pois não há estudos com avaliação do neurodesenvolvimento ou de morbidades a longo prazo[43].

TRATAMENTO AGUDO

Ainda que raro, pode ocorrer queda abrupta do hematócrito com sinais de choque hipovolêmico, sendo necessárias medidas de suporte respiratório, hemodinâmico e metabólico comuns a outras intercorrências neonatais. Pode ser necessária a transfusão sanguínea ainda que esteja relacionada à progressão da HPIV, controle plaquetário e tratamento de convulsões[7].

TRATAMENTO DA HIDROCEFALIA PÓS-HEMORRÁGICA

Considerando-se a história natural da hidrocefalia pós-hemorrágica, em que cerca de 35% evolui com dilatação progressiva e que apenas 15% necessita de derivação ventriculoperitoneal, a conduta na hemorragia pós-hemorrágica tende a ser cada vez mais conservadora, a depender da seguinte classificação[2,44]:

Dilatação ventricular lenta – trata-se de dilatação ventricular moderada, sem sinais de aumento da pressão intracraniana, e que tem duração menor que 4 semanas. A conduta é de vigilância permanente durante esse período, com realização de ultrassonografia transfontanelar seriada.

Dilatação ventricular rapidamente progressiva – geralmente evolui para aumento ventricular grave, com sinais evidentes de aumento da pressão intracraniana, aumento de perímetro cefálico maior que 2cm/semana, abaulamento de fontanela, disjunção de suturas, anormalidades no exame neurológico e presença de apneia. Nesses casos, está indicada a drenagem ventricular como medida eficaz no controle da doença. A drenagem sobrepõe-se à derivação definitiva nos casos em que o RN é muito pequeno ou muito enfermo para suportar a cirurgia. Também está indicada nas condições em que há sangue em grandes quantidades ou elevada concentração proteica, capazes de obstruir o cateter. Os procedimentos de drenagem mais comuns são a direta, a com tunelização ou com utilização de reservatórios. Raramente esse procedimento impede a derivação definitiva, a qual pode ser realizada em um momento mais oportuno, com o RN em melhores condições clínicas e sem risco de obliteração do cateter.

Deve-se evitar a punção liquórica lombar de repetição pelo risco de infecção e por não reduzir a necessidade de derivação cirúrgica nem melhorar o prognóstico neurológico final. Também o uso de diuréticos (acetazolamida e furosemida) não tem sido mais preconizado, pois são ineficazes e estão associados a distúrbios metabólicos frequentes.

REFERÊNCIAS

1. Volpe JJ. Intracranial hemorrhage: subdural, primary subarachnoid, cerebellar, intraventricular (term infant), and miscellaneous. In: Volpe JJ. Neurology of the newborn. 5th ed. Philadelphia: Elsevier; 2008.p.483-516.
2. Volpe JJ. Intracranial hemorrhage; germinal matrix-intraventricular hemorrhage of the premature infant. In: Volpe JJ. Neurology of the newborn. 5th ed. Philadelphia: Elsevier; 2008.p.517-88.
3. Ponte M, Marba, STM. Peri-intraventricular hemorrhage in newborns weighing less than 1500 grams: comparative analysis between 2 institutions. Rev Hosp Clin. 2003;58(6):299-304.
4. Fanaroff AA, Stoll BJ, Wright LL, Carlo WA, Ehrenkranz RA, Stark AR, et al; NICHD Neonatal Research Network. Trends in neonatal morbidity and mortality for very low birthweight infants. Am J Obstet Gynecol. 2007;196(2):147.e1-8.
5. Rede Brasileira de Pesquisas Neonatais. [Site internet]. Acessado 2014 jul 27. Disponível em www.rbpn.fiocruz.com.br
6. Marba ST, Caldas JP, Vinagre LE, Pessoto MA. Incidence of periventricular / intraventricular hemorrhage in very low birth weight infants: a 15-year cohort study. J Pediatr (Rio J). 2011;87(6):505-11.
7. dos Santos AMN, Meneguel JF, Guinsburg R. Hemorragia peri-intraventricular em RNs pré-termo extremo: uma complicação evitável? In: Procianoy R, Leone CR. Programa de atualização em neonatologia. Porto Alegre: Artmed/Panamericana; 2011.p.67-121.
8. Hambleton G, Wigglesworth JS. Origin of intraventricular haemorrhage in the preterm infant. Arch Dis Child. 1976;51(9):651-9.

9. Soul JS, Hammer PE, Tsuji M, Saul JP, Bassan H, Limperopoulos C, et al. Fluctuating pressure-passivity is common in the cerebral circulation of sick premature infants. Pediatr Res. 2007;61(4): 467-73.

10. Takashima S, Mito T, Ando Y. Pathogenesis of periventricular white matter hemorrhages in preterm infants. Brain Dev. 1986;8(1): 25-30.

11. Khwaja O, Volpe JJ. Pathogenesis of cerebral white matter injury of prematurity. Arch Dis Child Fetal Neonatal Ed. 2008;93(2): F153-61.

12. Yanowitz TD, Jordan JA, Gilmour CH, Towbin R, Bowen A, Roberts JM, et al. Hemodynamic disturbances in premature infants born after chorioamnionitis: association with cord blood cytokine concentrations. Pediatr Res. 2002;51(3):310-6. 13. Tauscher MK, Berg D, Brockmann M, Seidenspiner S, Speer CP, Groneck P. Association of histologic chorioamnionitis, increased levels of cord blood cytokines, and intracerebral hemorrhage in preterm neonates. Biol Neonate. 2003;83(3):166-70.

14. Shankaran S, Bauer CR, Bain R, Wright LL, Zachary J. Prenatal and perinatal risk and protective factors for neonatal intracranial hemorrhage. National Institute of Child Health and Human Development Neonatal Research Network. Arch Pediatr Adolesc Med. 1996;150(5):491-7.

15. Tavares EC, Corrêa FF, Viana MB. Fatores de risco para hemorragias peri-intraventriculares em RNs com peso menor de 2000 gramas. J Pediatr (Rio J). 1998;74(1):17-24.

16. Linder N, Haskin O, Levit O, Klinger G, Prince T, Naor N, et al. Risk factors for intraventricular hemorrhage in very low birth weight premature infants: a retrospective case-control study. Pediatrics. 2003;111(5 Pt 1):e590-5.

17. Bassan H, Feldman HA, Limperopoulos C, Benson CB, Ringer SA, Veracruz E, et al. Periventricular hemorrhagic infarction: risk factors and neonatal outcome. Pediatr Neurol. 2006;35(2):85-92.

18. Ment LR, Allan WC, Makuch RW, Vohr B. Grade 3 to 4 intraventricular hemorrhage and Bayley scores predict outcome. Pediatrics. 2005;116(6):1597-8.

19. Gauzzi LDV, Tavares EC, Xavier CC, Corrêa FF. O uso da fontanela posterior no diagnóstico ultra-sonográfico das hemorragias peri-intraventriculares. J Pediatr (Rio J). 2008;84(6):503-8.

20. Ment LR, Bada HS, Barnes P, Grant PE, Hirtz D, Papile LA, et al. Practice parameter: neuroimaging of the neonate: report of the Quality Standards Subcommittee of the American Academy of Neurology and the Practice Committee of the Child Neurology Society. Neurology. 2002;58(12):1726-38.

21. Perlman JM, Rollins N. Surveillance protocol for the detection of intracranial abnormalities in premature neonates. Arch Pediatr Adolesc Med. 2000;154(8):822-6.

22. Papile LA, Burstein J, Burstein R, Koffler H. Incidence and evolution of subependymal and intraventricular hemorrhage: a study of infants with birth weights less than 1500 gm. J Pediatr. 1978;92(4): 529-34.

23. Hill A. Intraventricular hemorrhage: emphasis on prevention. Semin Pediatr Neurol. 1998;5(3):152-60.

24. Carteaux P, Cohen H, Check J, George J, McKinley P, Lewis W, et al. Evaluation and development of potentially better practices for the prevention of brain hemorrhage and ischemic brain injury in very low birth weight infants. Pediatrics. 2003;111(4 Pt 2):e489-96.

25. McLendon D, Check J, Carteaux P, Michael L, Moehring J, Secrest JW, et al. Implementation of potentially better practices for the prevention of brain hemorrhage and ischemic brain injury in very low birth weight infants. Pediatrics. 2003;111(4 Pt 2):e497-503.

26. Been JV, Degraeuwe PL, Kramer BW, Zimmermann LJ. Antenatal steroids and neonatal outcome after chorioamnionitis: a meta-analysis. BJOG. 2011;118(2):113-22.

27. Lee BH, Stoll BJ, McDonald SA, Higgins RD; National Institute of Child Health and Human Development Neonatal Research Network. Neurodevelopmental outcomes of extremely low birth weight infants exposed prenatally to dexamethasone versus betamethasone. Pediatrics. 2008;121(2):289-96.

28. Ment LR, Oh W, Ehrenkranz RA, Philip AG, Duncan CC, Makuch RW. Antenatal steroids, delivery mode, and intraventricular hemorrhage in preterm infants. Am J Obstet Gynecol. 1995;172(3):795-800.

29. Mohamed MA, Aly H. Transport of premature infants is associated with increased risk for intraventricular haemorrhage. Arch Dis Child Fetal Neonatal Ed. 2010;95(6):F403-7.

30. Kenyon S, Boulvain M, Neilson JP. Antibiotics for preterm rupture of membranes. Cochrane Database Syst Rev. 2010;8:CD001058.

31. Shankaran S, Papile LA, Wright LL, Ehrenkranz RA, Mele L, Lemons JA, et al. The effect of antenatal phenobarbital therapy on neonatal intracranial hemorrhage in preterm infants. N Engl J Med. 1997;337(7):466-71.

32. Crowther CA, Crosby DD, Henderson-Smart DJ. Vitamin K prior to preterm birth for preventing neonatal periventricular haemorrhage. Cochrane Database Syst Rev. 2010;1:CD000229.

33. Als H, Lawhon G, Duffy FH, McAnulty GB, Gibes-Grossman R, Blickman JG. Individualized developmental care for the very low-birth-weight preterm infant. Medical and neurofunctional effects. JAMA. 1994;272(11):853-8.

34. Gannon CM, Wiswell TE, Spitzer AR. Volutrauma, PaCO2 levels, and neurodevelopmental sequelae following assisted ventilation. Clin Perinatol. 1998;25(1):159-75.

35. Harding JE, Miles FK, Becroft DM, Allen BC, Knight DB. Chest physiotherapy may be associated with brain damage in extremely premature infants. J Pediatr. 1998;132(3 Pt 1):440-4.

36. Cools F, Offringa M. Neuromuscular paralysis for newborn infants receiving mechanical ventilation. Cochrane Database Syst Rev. 2005;2:CD002773.

37. Anand KJ, Hall RW, Desai N, Shephard B, Bergqvist LL, Young TE, et al. NEOPAIN Trial Investigators Group. Effects of morphine analgesia in ventilated preterm neonates: primary outcomes from the NEOPAIN randomised trial. Lancet. 2004;363(9422):1673-82.

38. Aschner JL, Poland RL. Sodium bicarbonate: basically useless therapy. Pediatrics. 2008;122(4):831-5.

39. Fowlie PW, Davis PG, McGuire W. Prophylactic intravenous indomethacin for preventing mortality and morbidity in preterm infants. Cochrane Database Syst Rev. 2010;7:CD000174.

40. Aranda JV, Thomas R. Systematic review: intravenous ibuprofen in preterm newborns. Semin Perinatol. 2006;30(3):114-20.

41. Whitelaw A, Odd D. Postnatal phenobarbital for the prevention of intraventricular hemorrhage in preterm infants. Cochrane Database Syst Rev. 2007;(4):CD001691.

42. Hunt R, Hey E. Ethamsylate for the prevention of morbidity and mortality in preterm or very low birth weight infants. Cochrane Database Syst Rev. 2010;1:CD004343.

43. Brion LP, Bell EF, Raghuveer TS. Vitamin E supplementation for prevention of morbidity and mortality in preterm infants. Cochrane Database Syst Rev. 2003;4:CD003665.

44. Whitelaw A, Aquilina K. Management of posthaemorrhagic ventricular dilatation. Arch Dis Child Fetal Neonatal Ed. 2012;97(3): F229-3.

Ultrassonografia Transfontanelar nos Recém-Nascidos Prematuros

Yoshino Tamaki Sameshima
Frederico Celestino Miranda
Miguel Jose Francisco Neto

As primeiras experiências com ultrassonografia cerebral em recém-nascidos (RN) datam da década de 1950, quando eram realizados estudos com o modo A para a detecção de tumores e análise de desvio das estruturas da linha mediana. Posteriormente, com a introdução da varredura em tempo real pelo modo B, com transdutores de alta frequência, houve melhora significativa na qualidade da imagem e possibilitou-se um estudo anatômico adequado das estruturas intracranianas e das principais doenças encefálicas. Tais avanços permitiram que esse método seja atualmente o exame de escolha na avaliação inicial do encéfalo neonatal. Trata-se de método inócuo, sem radiação ionizante, de relativo baixo custo, alta reprodutibilidade e tem a grande vantagem da possibilidade de ser realizado na beira do leito, ao contrário da tomografia computadorizada e da ressonância magnética[1].

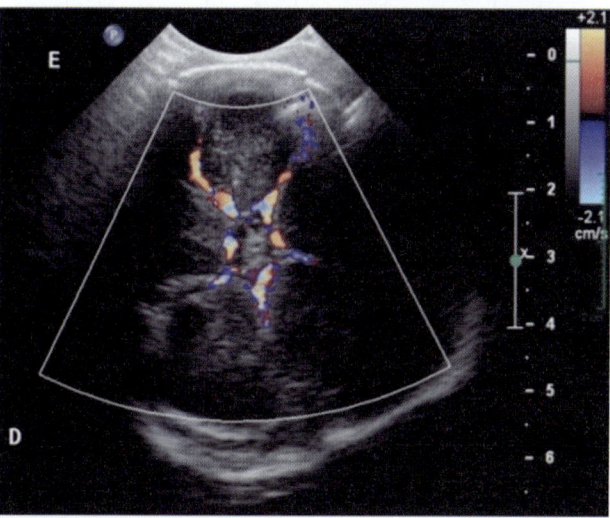

Figura 35.6 – US transfontanelar de RNPT. Corte ultrassonográfico axial, com color Doppler, da anatomia normal do polígono de Willis.

ANATOMIA ULTRASSONOGRÁFICA E TÉCNICA DE EXAME

O estudo ultrassonográfico transfontanelar deve ser efetuado idealmente com transdutores setoriais/microconvexos multifrequenciais de 5 a 8MHz para os recém-nascidos pré-termo (RNPT) e com transdutor linear de alta frequência de 7 a 12MHz para avaliação mais detalhada e eventual análise do couro cabeludo e tábua óssea nos casos de tocotraumatismo. A principal janela acústica utilizada para o estudo é a fontanela anterior, cujo fechamento se inicia aos 9 meses e se completa ao redor de 15 meses. Realizam-se cortes multiplanares coronais, sagital mediano, parassagitais e pela via transóssea (janela temporal), por meio da qual são obtidas imagens no plano axial com caracterização das estruturas vasculares como o polígono de Willis (Fig. 35.6).

Pode-se também utilizar a fontanela mastóidea, que oferece uma visão mais detalhada da fossa posterior, permitindo a avaliação e o diagnóstico mais acurados de malformações como o complexo Arnold-Chiari e Dandy-Walker.

Os cortes coronais utilizam o sistema ventricular como referencial para a identificação de estruturas anatômicas, devendo ser realizados desde anteriormente aos cornos frontais até posteriormente aos cornos occipitais dos ventrículos laterais.

O terceiro ventrículo é usualmente visualizado como uma fina fenda, quando tem dimensões normais, por apresentar um diâmetro transverso muito pequeno. Quando dilatado, entretanto, pode ser visto como estrutura anecogênica entre os corpos dos ventrículos laterais, separando os tálamos.

Um dos critérios utilizados para o diagnóstico de dilatação dos ventrículos laterais é o índice ventricular, que se obtém do quociente entre o diâmetro transverso máximo do ventrículo lateral, ao nível do forame de Monro, e do respectivo hemisfério cerebral. Tal índice deve variar entre 0,24 e 0,36, permitindo a avaliação evolutiva do grau de hidrocefalia de um dado paciente em exames seriados.

O corte sagital junto à linha mediana permite a identificação do corpo caloso, do *cavum* do septo pelúcido e *vergae*, do terceiro e quarto ventrículos e do vérmis cerebelar, bem como da cisterna magna, entre outras estruturas importantes.

As imagens paramedianas parassagitais permitem a identificação dos ventrículos laterais, seus plexos coroides e das fissuras caudotalâmicas, localizadas posteriormente à cabeça dos núcleos caudados e anteriormente aos tálamos.

INDICAÇÃO

A ultrassonografia transfontanelar deve ser realizada em todos os RNPT assintomáticos com idade gestacional igual ou menor que 33 semanas e/ou naqueles com peso menor ou igual a 1.500 gramas[2]. O primeiro estudo deve ser realizado entre o 3º e o 5º dia de vida e os controles entre o 10º e o 14º dia de vida e no 28º ou antes da alta hospitalar. Sempre realizar um estudo de seguimento com 40 semanas corrigidas[3,4].

Todos os recém-nascidos sintomáticos, independentemente da idade gestacional ao nascimento, devem ser avaliados com ultrassonografia transfontanelar inicial no momento do sintoma. Estudos de controle devem ser realizados, se o primeiro exame estiver alterado, com intervalos a serem determinados pelo tipo e gravidade da doença apresentada.

Além disso, todos os RNPT devem ser avaliados com ultrassonografia transfontanelar antes de qualquer cirurgia ou de terapia com indometacina.

HEMORRAGIA DA MATRIZ GERMINATIVA (HMG)[5]

A matriz germinativa é a região do cérebro em formação (subependimária), ricamente vascularizada e com alta celularidade, que contém os neuroblastos e glioblastos que vão migrar e dar origem aos neurônios e células da glia na formação do cérebro. Essa formação é mais ativa entre 8 e 28 semanas gestacionais. Além disso, é uma região bastante frágil, vulnerável a alterações pressóricas sanguíneas.

A prevalência da HMG é inversamente proporcional à idade gestacional e ao peso de nascimento, sendo mais comum em RNPT menores que 32 semanas e/ou com peso menor que 1.500g. É raro em RNPT com mais de 34 semanas[6-8].

A etiologia da HMG está relacionada à ruptura de capilares da matriz germinativa devido à fragilidade capilar, em decorrência da alteração do fluxo sanguíneo cerebral, com aumento da pressão venosa.

Estudos histológicos de Ghazi-Birry[9] sobre a arquitetura vascular da matriz germinativa em RNPT mostram que a maioria dos fenômenos hemorrágicos nessa topografia é de origem venosa e que a tunelização do fenômeno hemorrágico ao longo dos espaços perivenosos resulta em distorção, compressão e oclusão dos vasos adjacentes. Nesse contexto, destacam-se dois fenômenos inter-relacionados que têm importância para explicar a hemorragia:

1. A isquemia que pode ocorrer em uma variedade de situações, incluindo hipoxemia, hipotensão e redução da concentração de hemoglobina.
2. As alterações na hemodinâmica cerebral relacionadas à vida extrauterina. Muitas manobras terapêuticas procedidas nos RNPT alteram a hemodinâmica cerebral, alterando a pressão venosa, tais como ventilação mecânica, infusão rápida de coloides, exsanguineotransfusão e oxigenação extracorporal[10,11].

As consequências da hemorragia da matriz germinativa podem ser divididas em duas principais. A primeira relacionada à progressão da hemorragia para outras áreas. A segunda relacionada à destruição de neuroblastos que se originam na matriz germinativa e são destinados a migrarem para as camadas corticais.

A hemorragia intracraniana usualmente ocorre na primeira semana de vida, particularmente nos 3 primeiros dias de vida. Raros casos são descritos de hemorragias que ocorrem entre o final da primeira semana de vida até o fim da oitava[12].

Papile et al.[13] classificaram as hemorragias intracranianas (HIC) baseados em estudos de tomografia computadorizada, sendo essa classificação até hoje muito utilizada por vários autores.

Moreira[4] relatou, estudando 101 recém-nascidos prematuros com peso inferior que 2.500g, incidência de 26,7% de HIC, 4% de leucomalacia periventricular (LPV) e 3% de coexistência entre HIC e LPV. Registrou ainda que o tipo mais frequente de HIC foi o grau I, respondendo por 50% dos casos, seguido pelo grau III com 20%, grau IV com 16,6% e grau II com 13,3%.

Resumidamente, essa classificação pode ser assim descrita:

Grau I – hemorragia subependimária (restrita à matriz germinativa).

Grau II – extensão intraventricular da hemorragia subependimária sem hidrocefalia.

Grau III – extensão intraventricular da hemorragia subependimária com hidrocefalia.

Grau IV – hemorragia intraparenquimatosa com ou sem hidrocefalia: infarto hemorrágico periventricular[5].

A hemorragia grau I de Papile (Fig. 35.7) corresponde à hemorragia subependimária, anterior à fissura caudotalâmica, uni ou bilateralmente. Após algumas semanas, essa área hemorrágica pode involuir completamente ou evoluir com pequeno(s) cisto(s) subependimário(s) de permeio. Nesses casos, o diagnóstico diferencial deve ser estabelecido com cistos subependimários associados a infecções congênitas.

O grau II de Papile (Fig. 35.8) corresponde à hemorragia subependimária que se estende para o interior do ventrículo, sem promover sua dilatação.

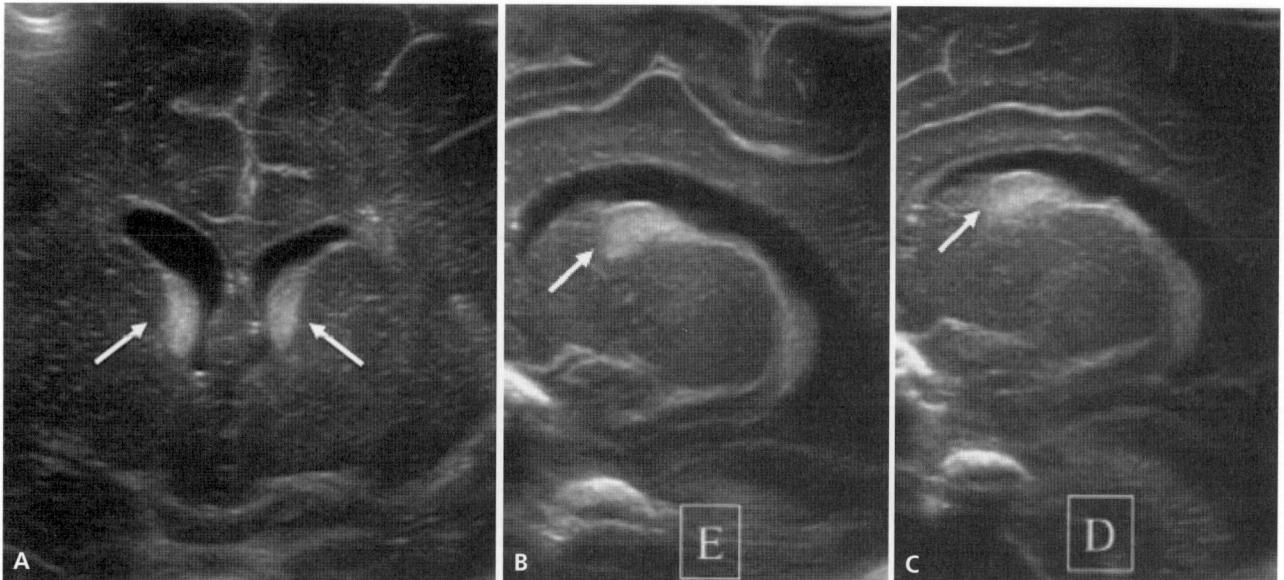

Figura 35.7 – US transfontanelar de RNPT. Cortes ultrassonográficos coronal (**A**) e parassagitais à direita (**B**) e à esquerda (**C**) evidenciando foco hiperecogênico subependimário, anterior ao sulco caudotalâmico bilateralmente (setas), caracterizando hemorragia da matriz germinativa grau I de Papile.

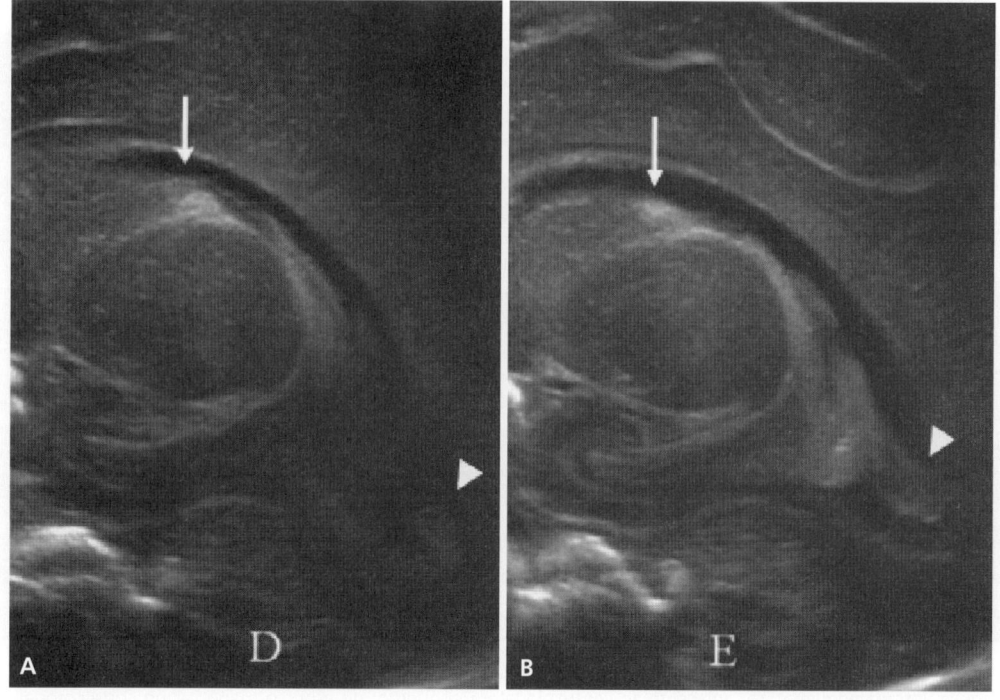

Figura 35.8 – US transfontanelar de RNPT. Cortes ultrassonográficos parassagitais à direita (**A**) e à esquerda (**B**) evidenciando pequeno foco de hemorragia subependimária junto à cabeça do núcleo caudado, anteriormente ao sulco caudotalâmico, bilateralmente (setas), e coágulos intraventriculares junto aos cornos occipitais dos ventrículos laterais (cabeças de setas), compatível com hemorragia da matriz germinativa grau II de Papile.

O grau III de Papile (Fig. 35.9) é definido como a extensão intraventricular da hemorragia subependimária associada à hidrocefalia. A fisiopatologia da dilatação ventricular pode ser assim explicada: aumento inicial determinado pela hemorragia com posterior obstrução ao fluxo fisiológico do liquor causado pelo sangramento.

Esse grau pode evoluir para grau de hidrocefalia que necessite de abordagem cirúrgica com a colocação de dispositivos de drenagem (derivação ventriculoperitoneal)[14].

A hemorragia grau IV de Papile (Fig. 35.10), inicialmente descrita como hemorragia intraparenquimatosa, foi posteriormente classificada por Volpe[5] como infarto veno-

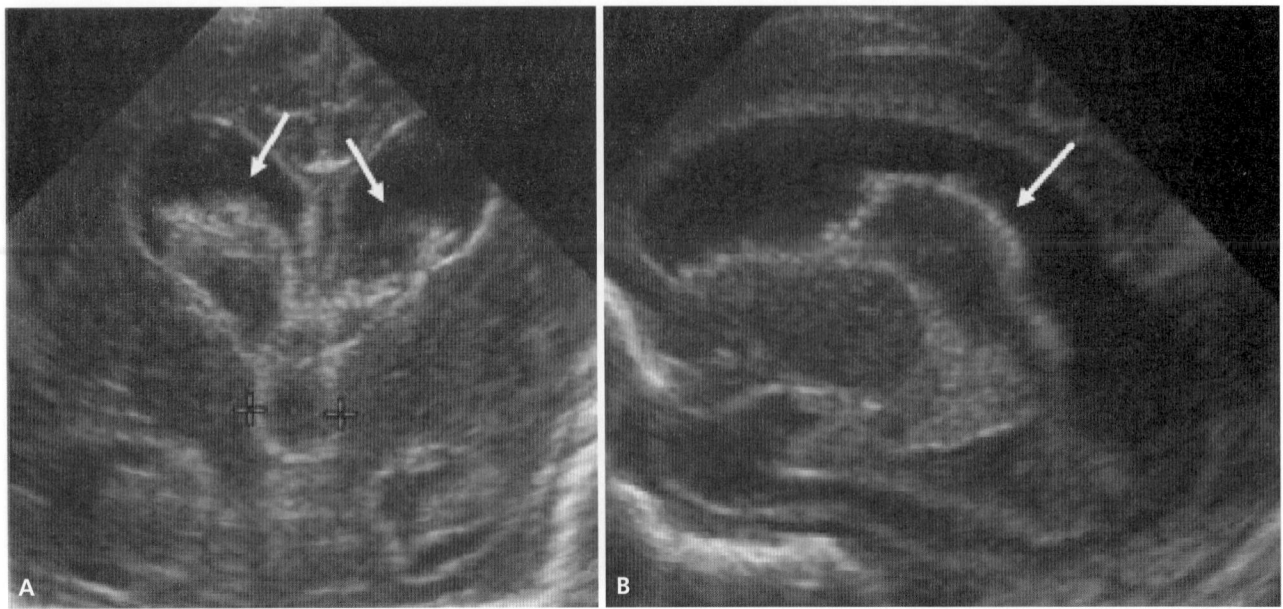

Figura 35.9 – US transfontanelar de RNPT. Cortes ultrassonográficos coronal (**A**) e parassagital (**B**) de RNPT evidenciando coágulos intraventriculares já retraídos e mais hipoecogênicos (setas), associados à dilatação dos ventrículos laterais e do III ventrículo, compatível com hemorragia da matriz germinativa grau III de Papile.

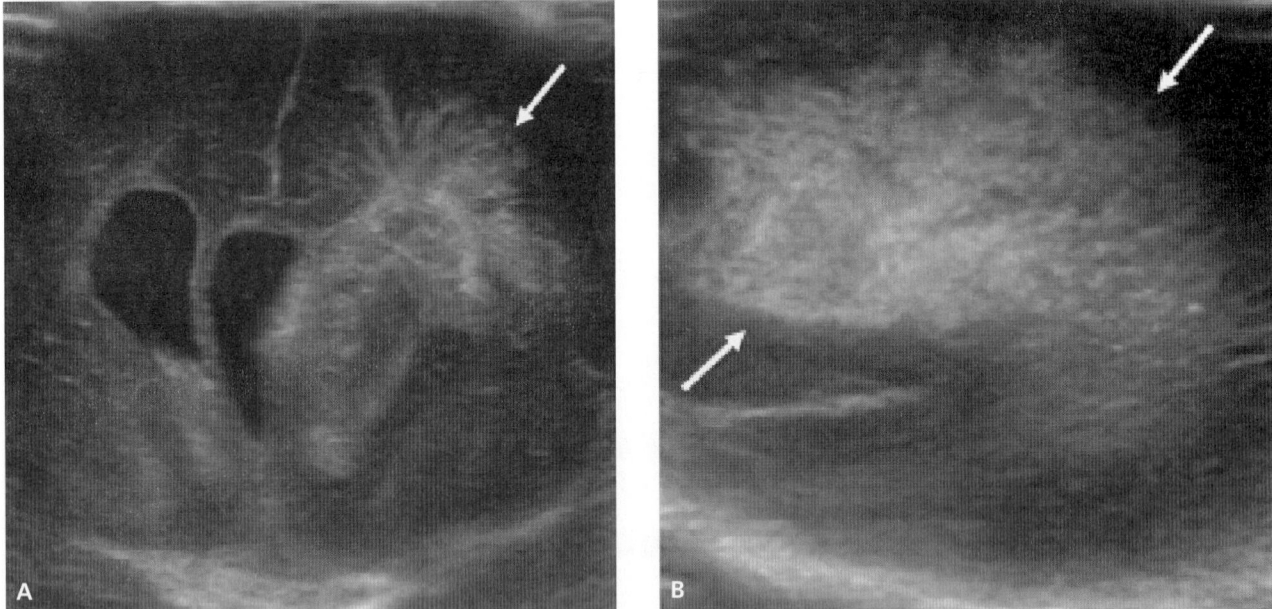

Figura 35.10 – US transfontanelar de RNPT. Cortes ultrassonográficos coronal (**A**) e parassagital à esquerda (**B**) demonstrando extensa área hiperecogênica irregular, intraparenquimatosa, adjacente ao ventrículo lateral esquerdo, de aspecto triangular no corte coronal, correspondendo à área de infarto hemorrágico periventricular (setas), com efeito de massa, compatível com hemorragia da matriz germinativa grau IV de Papile.

so hemorrágico periventricular. Considera-se resultante de obstrução da confluência de vasos no ângulo do ventrículo lateral, levando à congestão e à isquemia venosa periventriculares, determinando infarto hemorrágico[15,16]. Ocorre em aproximadamente 4-5% dos RNPT com peso inferior a 1.500g e cresce para 20-30% se o peso for menor que 750g ou se a idade gestacional de nascimento for menor que 24 a 26 semanas[2,17]. Caracteriza-se como área hiperecogêni-

ca irregular, de aspecto triangular, intraparenquimatosa, frontal ou parietal, adjacente ao ventrículo lateral, podendo haver comprometimento do tálamo ou estender-se para os lobos temporal ou occipital nos casos mais graves.

Ocorrerá a formação de área cística quando, na evolução da HMG grau IV de Papile, há liquefação da área de infarto hemorrágico periventricular com comunicação com o ventrículo lateral adjacente.

LEUCOMALACIA PERIVENTRICULAR (LPV)

A leucomalacia periventricular acomete predominantemente RNPT, sendo considerada por muitos a segunda anomalia adquirida mais comum do sistema nervoso central do prematuro, perdendo apenas para a hemorragia na matriz germinativa.

Inicialmente se manifesta, à ultrassonografia, como hiperecogenicidade da substância branca periventricular, com ecogenicidade igual ou maior que a do plexo coroide adjacente, persistindo por um período maior que 7 dias. Pode ser assimétrica e não homogênea. Posteriormente, pode-se observar o desenvolvimento de cistos (de dimensões variadas) e os controles tardios podem evidenciar alargamento ventricular e sinais de atrofia cerebral de grau variado.

A hiperecogenicidade fisiológica da substância branca periventricular é simétrica, homogênea, sendo menos ecogênica que o plexo coroide adjacente e observado em menos de 7 dias.

A etiologia da LPV é controversa. Acredita-se que a exposição fetal à infecção ou eventos hipóxico-isquêmicos antenatais predispõe à lesão de pré-oligodendrócitos por radicais livres[17]. Os pré-oligodendrócitos estão presentes na substância branca (maturação 32 semanas gestacionais) e são mais suscetíveis a esses radicais.

De Vries[18], em 1992, classificou a LPV em:

Grau I – hiperecogenicidade difusa da substância branca periventricular que persiste durante 7 dias ou mais (Fig. 35.11).

Grau II – hiperecogenicidade da substância branca periventricular que evolui com pequenos cistos frontoparietais focais (Fig. 35.12).

Grau III – hiperecogenicidade da substância branca periventricular que evolui com cistos maiores, difusos, extensos (Fig. 35.13).

Grau IV – hiperecogenicidade que se estende até a substância branca profunda evoluindo com múltiplos cistos subcorticais (Fig. 35.14).

O prognóstico da LPV é preocupante, pois envolve o parênquima e os tratos corticoespinais em desenvolvi-

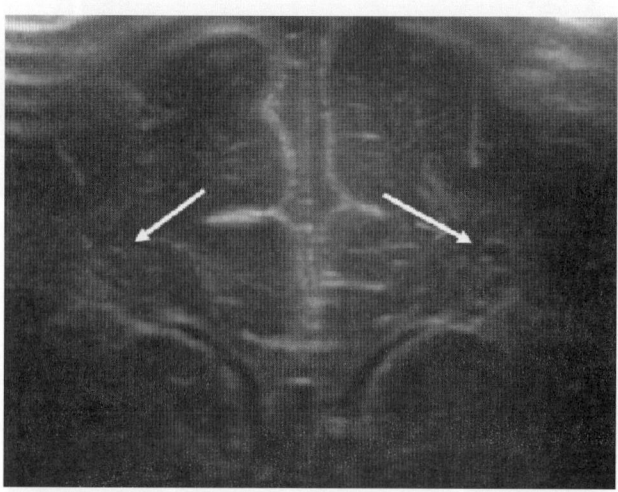

Figura 35.12 – US transfontanelar de RNPT. Corte ultrassonográfico coronal de RNPT, em estudo de controle evolutivo, evidenciando diminutos cistos periventriculares frontoparietais bilateralmente (setas), compatível com leucomalacia periventricular grau II de Vries.

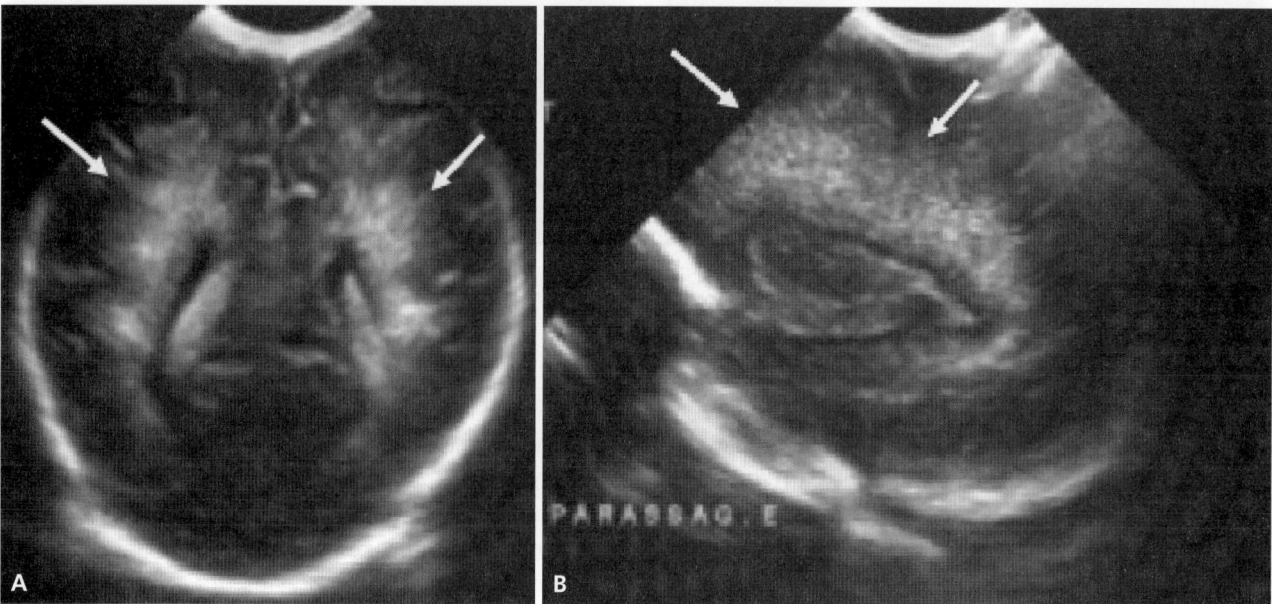

Figura 35.11 – US transfontanelar de RNPT. Cortes ultrassonográficos coronal/semiaxial (**A**) e parassagital à esquerda (**B**) mostrando hiperecogenicidade da substância branca periventricular bilateralmente (setas), persistente nos exames de controle, compatível com leucomalacia periventricular grau I de Vries.

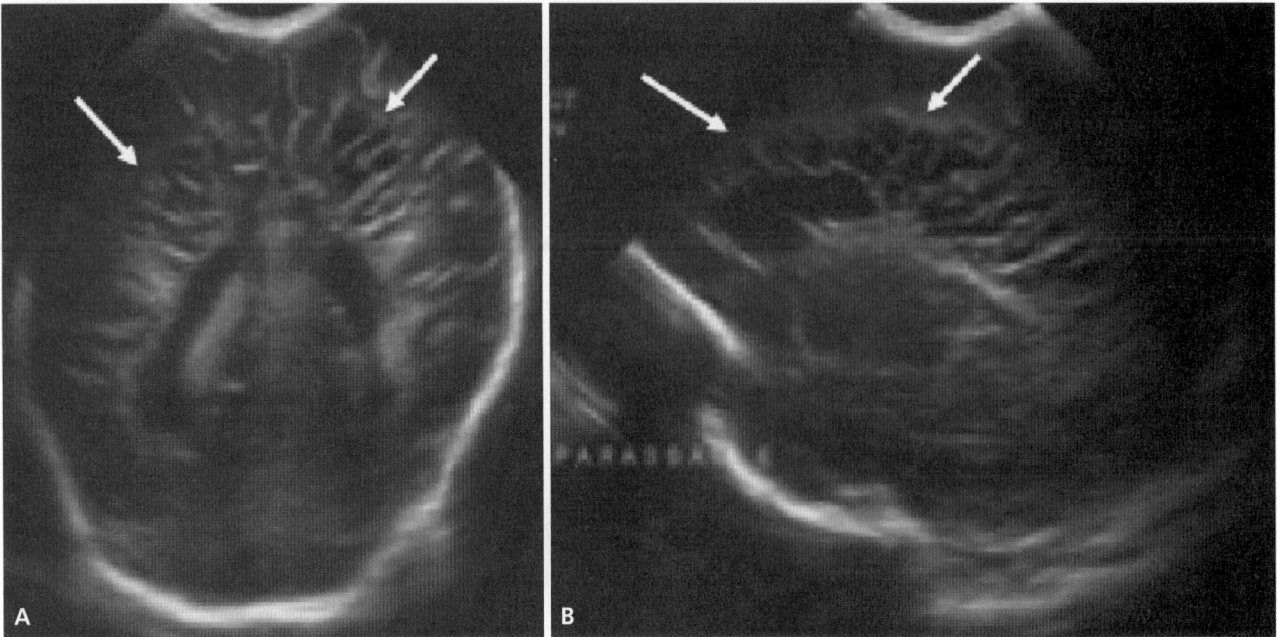

Figura 35.13 – US transfontanelar de RNPT. Cortes ultrassonográficos coronal/semiaxial (**A**) e parassagital à esquerda (**B**) mostrando múltiplos cistos periventriculares (setas), permeando a substância branca, em estudo de controle evolutivo de LPV, compatível com leucomalacia periventricular grau III de Vries.

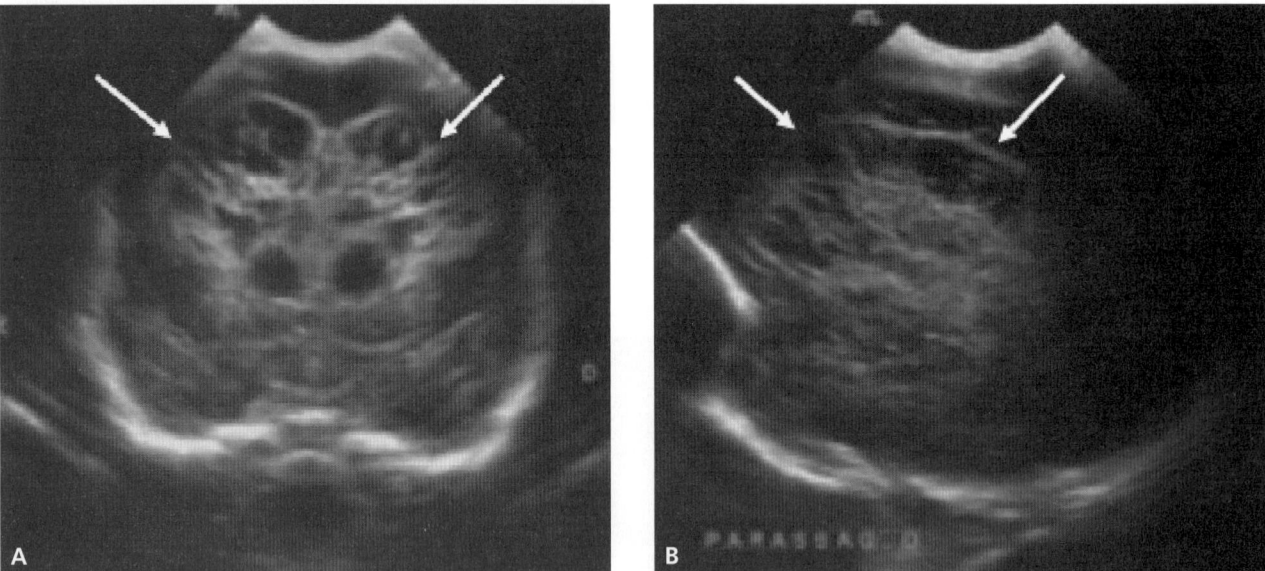

Figura 35.14 – US transfontanelar de RNPT. Cortes ultrassonográficos coronal (**A**) e parassagital à direita (**B**) evidenciando sinais de atrofia cerebral com alargamento compensatório do espaço liquórico, devido à LPV multicística, grau IV de Vries, com múltiplos cistos que se estendem até a substância branca profunda (setas).

mento. Assim seu diagnóstico é importante para orientação familiar e acompanhamento neuropediátrico e fisioterápico[19,20].

CONSIDERAÇÕES FINAIS

A ultrassonografia transfontanelar é o método de escolha para a avaliação inicial do cérebro do RNPT devido ao seu caráter não invasivo, pela não utilização de radiação ionizante e pela possibilidade de ser realizada à beira do leito, com diagnóstico em tempo real, sendo muitas vezes importante no auxílio das decisões de condutas terapêuticas.

Com o aumento da sobrevida dos RNPT de muito baixo peso, o conhecimento do método tornou-se fundamental para a avaliação correta e precisa do encéfalo desses pacientes.

A característica não invasiva do método permite a avaliação encefálica seriada dos RNPT, possibilitando a monitorização da evolução de eventuais doenças.

REFERÊNCIAS

1. Cohen PR, Haller JO. Advances in perinatal neurosonography. AJR 1994;163(4):801-10.
2. Perlman JM, Rollins N. Surveillance protocol for the detection of intracranial abnormalities in premature neonates. Arch Pediatr Adolesc Med. 2000;154(8):822-6.
3. Rumack CM, Manco-Johnson ML, Manco-Johnson MJ, Koops BL, Hathaway WE, Appareti K. Timing and course of neonatal intracranial hemorrhage using real-time ultrasound. Radiology. 1985;154(1):101-5.
4. Moreira MT. Ultra-sonografia de crânio no recém-nascido prematuro: avaliação na hemorragia intracraniana e na leucomalacia periventricular [tese]. Faculdade de Medicina Universidade de São Paulo; 1997.
5. Volpe JJ. Intracranial hemorrhage: germinal matrix-intraventricular hemorrhage of the premature infant. In: Volpe JJ (ed). Neurology of the newborn. 5th ed. Philadelphia, PA: Saunders, Elsevier; 2008.p.517-88.
6. Kirks DR, Bowie JD. Cranial ultrasonography of neonatal periventricular/intraventricular hemorrhage: who, how, why and when? Pediatr Radiol. 1986;16(2):114-9.
7. Perlman JM, Volpe JJ. Intraventricular hemorrhage in the extremely small premature infants. Am J Dis Child. 1986;140(11):1122-4.
8. Volpe JJ. Current concepts of brain injury in the premature infant. AJR Am J Roentgenol. 1989;153(2):243-51.
9. Ghazi-Birry HS, Broun WR, Moody DM, Challa VR, Block SM, Reboussin DM. Human germinal matrix: venous origin of hemorrhage and vascular characteristics. Am J Neuroradiol. 1997; 18(2):219-29.
10. Bulas DI, Taylor GA, O'Donnell RM, Short BL, Fitz CR, Vezina G. Intracranial abnormalities in infants treated with extracorporeal membrane oxygenation: update on sonographic and ct findings. AJNR. 1996;17:287-94.
11. Hardart GE, Fackler JC. Predictors of intracranial hemorrhage during neonatal extracorporeal membrane oxygenation. J Pediatr. 1999;134(2):156-9.
12. Hecht ST, Filly RA, Callen PW, Wilson-Davis SL. Intracranial hemorrhage: late onset in the preterm neonate. Radiology. 1983;149(3): 697-9.
13. Papile LA, Burstein J, Burstein R, Koffer H. Incidence and evolution of subependimal and intraventricular hemorrhage: a study of infants with birth weight less than 1,500gm. J Pediatr. 1978;92(4): 529-34.
14. Hudgins RJ, Boydston WR, Gilreth CL. Treatment of posthemorrhagic hydrocephalus in the preterm infant with a ventricular access device. Pediatr Neurosurg. 1998;29(6):309-13.
15. Schellinger D, Grant EG, Manz HJ, Patronas NJ. Intraparenchimal hemorrhage in preterm neonates: a broadening spectrum. AJR Am J Roentgenol. 1988;150(5):1109-15.
16. Perlman JM, Rollin SN, Burns D, Risser R. Relationship between periventricular echodensities and germinal matrix: intraventricular hemorrhage in the very low birth weight neonate. Pediatrics. 1993; 91(2):474-80.
17. Volpe JJ. Brain injury in premature infants: a complex amalgam of destructive and developmental disturbances. Lancet Neurol. 2009; 8(1):110-24.
18. De Vries LS, Eben P, Dubowitz LM. The spectrum of leukomalacia using cranial ultrasound. Behav Brain Res. 1992;49(1):1-6.
19. Van De Bor M, Den Ouden L, Guit GL. Value of cranial ultrasound and magnetic resonance imaging en predicting neurodevelopmental outcome in preterm infants. Pediatrics. 1992;90(2 Pt 1):196-9.
20. Chaudhari S, Kinare AS, Kumar R, Pandit NA, Deshpande M. Ultrasonography of the brain in preterm infants and its correlation with neurodevelopmental outcome. Indian Pediatr. 1995;32(7): 735-42.

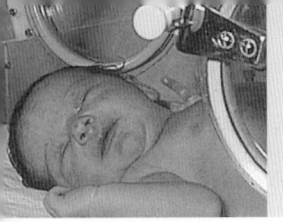

CAPÍTULO 36

Problemas Oftalmológicos

Desenvolvimento da Visão e Avaliação Oftalmológica do Recém-Nascido

Elaine de Paula Fiod Costa
Luciano Moreira Pinto

O conhecimento sobre o desenvolvimento da visão nos primeiros anos de vida foi alvo de consideráveis avanços. As primeiras informações importantes sobre o olhar em lactentes e de aspectos do comportamento do recém-nascido (RN) foram apresentadas à comunidade científica no final da década de 1950. Posteriormente, estudos demonstraram que o desenvolvimento normal da visão depende da integridade de uma rede complexa que inclui não só as radiações ópticas e o córtex visual primário, mas também outras áreas corticais e subcorticais, tais como o lobo frontal e temporal e os gânglios da base, que estão associados à atenção visual e a outros aspectos da função visual[1-5].

Contudo, a principal descoberta foi a possibilidade de avaliação de diferentes aspectos da função visual como as medidas qualitativas e quantitativas da acuidade visual (AV) durante o período neonatal. A AV é definida como a habilidade do sistema visual em distinguir detalhes finos de objetos apresentados no espaço, ou seja, a medida do ângulo formado entre os detalhes de determinado objeto e sua imagem formada na retina. Com a ajuda dos testes de função visual e recursos como a neuroimagem, foi possível entender melhor o desenvolvimento da visão e estabelecer uma correlação entre as diferentes áreas do cérebro, além de determinar as diferentes épocas de maturação do sistema visual em crianças normais e naquelas com lesões cerebrais neonatais[6-10].

DESENVOLVIMENTO ANATÔMICO DO OLHO

O desenvolvimento pré-natal divide-se em três fases: embriogênese, organogênese e diferenciação. Durante a fase da embriogênese (1ª até a 3ª semana após a fecun-

dação), ocorre a individualização dos folhetos embrionários (ecto, meso e endoderma) até o aparecimento do olho primitivo. Nessa fase, ocorre também a migração das células da crista neural e a formação do tubo neural. Na fase da organogênese, camadas se organizam em padrões específicos formando órgãos (4ª até a 8ª semana). E, por fim, ocorre a fase da diferenciação, em que ocorre a elaboração das estruturas características de cada órgão. Essa fase é a mais tardia, prolongando-se até depois do nascimento, como no caso da retina (3º ao 9º mês), da mácula (16º mês) e da fovéola (45º mês).

A mente humana, um poderoso centro de análise da informação, que entende e interpreta as imagens captadas pelos olhos, é cada vez mais entendida pelos progressos da ciência e tecnologia. O mundo visual é construído no cérebro humano que terá um desenvolvimento até que cores, formas, movimentos, distância e imagens tridimensionais possam ser percebidos na sua totalidade.

A formação do globo ocular acompanha o desenvolvimento do sistema nervoso central e o esboço desse último ocorre ainda na 3ª semana de desenvolvimento, a partir do tubo neural. A migração das fibras nervosas pelo canal óptico ocorre quando os axônios das células ganglionares retinianas atravessam as células vacuolizadas presentes dentro do canal. Na 7ª semana, grande parte das fibras já desenvolveu seu trajeto ao longo do canal. O nervo óptico se desenvolve até atingir o núcleo geniculado lateral e esse, por sua vez, emite radiações até o córtex visual primário no lobo occipital (córtex estriado ou área 17).

Após o nascimento, o globo ocular continua não só a maturação de suas estruturas, mas também apresenta três fases de crescimento. O globo ocular de um RN tem aproximadamente 16mm de diâmetro anteroposterior (DAP). Já nos primeiros 18 meses de vida, o olho atinge em média 20,3mm, apresentando aproximadamente 23mm na idade adulta. Para compensar a "hipermetropia" provocada pelo pequeno DAP, a córnea, que apresenta alto poder refrativo (47,6 dioptrias) ao nascimento, vai diminuindo progressivamente seu poder com o crescimento do olho, atingindo cerca de 42 dioptrias na vida adulta. Mesmo assim, o RN a termo tende à leve hipermetropia que aumenta até os 7 anos. Em RN prematuros, entretanto, essa tendência é inversa, isso porque a córnea e o cristalino apresentam maior poder refrativo devido ao desenvolvimento do segmento anterior mais arrastado e, consequentemente, a criança apresenta-se mais míope[11].

EXAME OFTALMOLÓGICO DO RN E O TESTE DO OLHINHO

A avaliação oftalmológica do RN deve incluir pálpebras, órbita, conjuntiva, esclera, córnea, pupila e exame do reflexo vermelho. No exame das pálpebras e órbitas devem-se observar as estruturas quanto a simetria e função, como a habilidade de abrir ambos os olhos. Em geral, os RN abrem os olhos quando colocados em posição vertical ou inclinados ligeiramente para a frente. As órbitas podem ser avaliadas observando-se assimetrias na proeminência de um olho em comparação com o outro, assim como a presença de massas como hemangiomas, ou anomalias craniofaciais envolvendo os ossos da órbita. O exame ocular externo consiste em uma avaliação com lanterna da conjuntiva, esclera, córnea e íris. A perda de transparência ou assimetria da córnea, por exemplo, pode ser um sinal de glaucoma congênito. As pupilas devem ser iguais, redondas e reagirem à luz em ambos os olhos.

A primeira avaliação da capacidade visual de uma criança deverá ser feita na maternidade com o teste do reflexo vermelho, mais conhecido como teste do olhinho. Esse teste já faz parte da rotina obrigatória do exame do RN nos Estados de São Paulo, Paraná, Rio de Janeiro, Santa Catarina, Minas Gerais, Mato Grosso do Sul, Mato Grosso, Ceará e Distrito Federal, além da cidade de Porto Alegre. O exame é importante na detecção precoce de opacidades no eixo visual, como alterações corneanas e catarata congênita, além de glaucoma congênito, infecções intraoculares, malformações congênitas, descolamento de retina, tumores como o retinoblastoma, entre outros. Quando ambos os olhos são observados simultaneamente, alterações que podem levar à ambliopia, como erros refrativos assimétricos e estrabismo, também podem ser identificadas. O teste deve ser realizado em sala escura, para maximizar a dilatação pupilar, com o oftalmoscópio direto. O aparelho é focado em cada pupila individualmente a uma distância de 30 a 45cm, e depois ambos os olhos são observados a 90cm de distância, com a criança olhando para o oftalmoscópio (teste de Brucker). O reflexo observado deve ser idêntico em ambos os olhos. Quando forem observadas assimetrias de coloração, brilho, tamanho, presença de manchas escuras, ausência de reflexo vermelho ou presença de reflexo esbranquiçado, o RN deve ser encaminhado para avaliação com oftalmologista com treinamento adequado para tratar pacientes pediátricos.

MALFORMAÇÕES CONGÊNITAS

Quanto às alterações do desenvolvimento estrutural do globo ocular, as anomalias congênitas podem resultar em graves malformações oculares e, consequentemente, ser causa importante de baixa de visão em crianças. Durante os eventos iniciais da formação da vesícula óptica, no estágio da embriogênese, anormalidades como a anoftalmia, sinoftalmia (ciclopia), olho cístico congênito e descolamento congênito da retina podem ocorrer. Quando há formação da vesícula óptica, sem que ocorra seu subsequente desenvolvimento, tem-se um olho rudimentar dentro da órbita, nanoftálmico (olho anão). Na microftalmia, menos grave, o olho é menor, mas contém elementos reconhecíveis como retina, coroide e cristalino.

Após o desenvolvimento da vesícula óptica durante o fechamento da fissura embrionária, podem ocorrer anomalias como os colobomas típicos ventrais, caso esse fechamento não ocorra de modo completo. Na porção anterior, observam-se os colobomas da íris, corpo ciliar e zônula e, na porção posterior, ocorre a deformação da cabeça do nervo óptico, com ectasia da esclera. Observam-se ainda os colobomas atípicos cuja morfologia é muito semelhante aos primeiros, porém, sem se situar em posição ventral. Como exemplos desses últimos, têm-se os buracos ópticos e irianos e os "colobomas maculares". Nos casos em que a túnica vascular cristaliniana posterior não evolui completamente, detecta-se, ao exame clínico, desde uma pequena opacidade na superfície posterior do cristalino chamada de "ponto de Mittendorf" até a persistência do vítreo primário hiperplásico (PHPV).

Outra causa importante de deficiência visual da criança decorrente do desenvolvimento anormal da visão é a prematuridade. Ao considerar o desenvolvimento visual da criança nascida prematuramente, as funções visual, motora e cognitiva são prejudicadas na idade escolar quando comparadas às de RN a termo. Esse fato decorre principalmente da imaturidade do sistema nervoso central do que propriamente de lesões localizadas em estruturas oculares e/ou corticais. As principais alterações oftálmicas secundárias à prematuridade são retinopatia da prematuridade (ROP), estrabismo, erros de refração, glaucoma e catarata.

DESENVOLVIMENTO DA FUNÇÃO VISUAL

O desenvolvimento visual da criança envolve um mecanismo complexo que engloba dois segmentos em processo de maturação: o globo ocular e o sistema nervoso central. Verifica-se, dessa forma, que existe grande variação no comportamento visual das crianças inerente ao desenvolvimento. O início da maturação visual ocorre por volta das 30 semanas de gestação, quando o RN manifesta reflexo pupilar e palpebral à luz presente e sistema vestibular bem desenvolvido. Com 37 semanas de idade gestacional, o RN pode fixar objetos grandes, por meio de estímulos provenientes de estruturas subcorticais e o nistagmo optocinético também pode ser notado nessa fase.

Ao nascimento, a visão da criança é relativamente baixa, devido à imaturidade das estruturas cerebrais e oculares relacionada tanto com a visão quanto com a movimentação dos olhos. Somente em torno dos 2 meses de vida a fixação monocular, o olhar conjugado horizontal e o alinhamento ocular estarão estabelecidos. Após esse período até os 4 meses, podem-se observar a presença do reflexo oculopalpebral, olhar conjugado vertical, discriminação cromática e associação da fixação macular com os movimentos manuais para pegar objetos próximos.

A estereopsia, ou visão binocular, inicia seu desenvolvimento em torno de 4 a 5 meses de idade, quando ocorre a maturação foveal, atingindo função semelhante à do adulto entre 6 e 7 meses. Durante os 7 meses têm-se sensibilidade ao contraste bem definida, associações ópticas, táteis, auditivas e gustativas, além do início da mielinização do nervo óptico que se completará aos 2 anos. Com 12 meses ocorre a coordenação motora, a atenção visual, a discriminação de formas e objetos e a sinergia acomodação-convergência. E, finalmente, com 3 a 4 anos de idade a criança atinge a maturação completa do sistema visual.

ANOMALIAS DO DESENVOLVIMENTO VISUAL

Para que o desenvolvimento da visão ocorra de acordo com as fases descritas anteriormente, são necessárias boas condições anatômicas e fisiológicas. A criança necessita "ver" para desenvolver sua visão e, até que a visão esteja totalmente estabelecida, qualquer obstáculo à formação de imagem nítida em cada olho, como catarata, estrabismo, anisometropia ou oclusões palpebrais, pode levar a alterações do desenvolvimento visual, que se tornarão irreversíveis se não tratadas em tempo hábil. Além disso, imagens retinianas semelhantes e corretamente localizadas em cada um dos olhos são necessárias para o desenvolvimento da visão binocular e estereopsia (visão de profundidade).

Classicamente, a ambliopia é definida como a diminuição da AV, uni ou bilateral, causada por privação visual e/ou por interação binocular anormal, sem alterações oculares aparentes detectadas ao exame oftalmológico. Ela ocorre basicamente por uma falha no processo de desenvolvimento da acuidade visual. A suscetibilidade do sistema visual a uma estimulação anômala é maior nos primeiros meses de vida. Portanto, é importante que os desvios do desenvolvimento normal sejam identificados e corrigidos o mais precocemente possível, sendo que os três primeiros meses de vida representam um período crítico nesse processo.

MÉTODOS DE AVALIAÇÃO DA ACUIDADE VISUAL

Os testes funcionais para medir a acuidade visual podem ser aplicados em crianças pré-verbais, não sendo necessária a colaboração do paciente. Entre os testes atualmente aplicados, o mais simples é o teste da fixação monocular que avalia de forma qualitativa a visão do RN. Cada olho é testado individualmente com estímulo luminoso de uma lanterna ou brinquedos que acendam uma luz. O teste da fixação binocular, outro teste qualitativo, é também útil em crianças com estrabismo para a detecção de ambliopia e pode ser aplicado da mesma maneira.

Para obter medidas das respostas perceptuais e sensoriais de RN e crianças pré-verbais, foi necessário o desenvolvimento de técnicas específicas. Um dos primeiros testes introduzidos para avaliação da AV foi o nistagmo optocinético. Esse teste pode ser executado com a utilização de um tambor que apresenta faixas brancas e pretas ou de um modelo gerado por computador posicionado em frente ao rosto. Em RN, pode-se observar a presença de uma assimetria dependendo da direção em que se movimenta o alvo, somente após os 3 meses é que essa assimetria se torna progressivamente menos evidente e aos 6 meses já não existe mais.

O teste do olhar preferencial e o potencial visual evocado (PVE) de varredura são métodos quantitativos para a avaliação da AV. Tanto o olhar preferencial quanto o PVE se baseiam na capacidade de reconhecer padrões listrados ou em formato de tabuleiro de xadrez. Essa tarefa é chamada de acuidade visual de resolução de grades. No teste do olhar preferencial, o examinador observa através de um orifício o movimento de fixação realizado pela criança diante de uma tela com listras pretas e brancas. São mostradas telas com listras cada vez mais estreitas, até que a criança não apresente mais preferência.

O PVE de varredura é um método de resolução em que são mostrados padrões listrados ou xadrez, preto e branco, em uma tela de televisão ou monitor localizado na frente da criança. São colocados eletrodos que registram respostas vindas do córtex occipital diante de estímulos visuais de grade varridos em 20 segundos, em um total de 10 larguras diferentes. Os testes subjetivos podem ser aplicados somente a partir dos 3 anos de idade, quando a criança tem condições de informar a AV, por métodos de reconhecimento de figuras ou o "E" de Snellen. Para a realização desse exame, a colaboração do paciente é fundamental, diferentemente dos testes descritos anteriormente.

REFERÊNCIAS

1. Sprague JM, Meikle TH. The role of the superior colliculus in visually guided behavior. Exp Neurol. 1965;11:115-46.
2. Bronson G. The postnatal growth of visual capacity. Child Dev. 1974;45(4):873-90.
3. Dubowitz LM, Mushin J, De Vries L, Arden GB. Visual function in the newborn infant: is it cortically mediated? Lancet. 1986;1(8490):1139-41.
4. Atkinson J. The developing visual brain. Oxford: Oxford Medical Publications; 2000.
5. Mercuri E, Baranello G, Romeo DMM, Cesarini L, Ricci D. The development of vision. Early Human Development. 2007;83(12):795-800.
6. De Vries LS, Connell JA, Dubowitz LM, Oozeer RC, Dubowitz V, Pennock JM. Neurological, electrophysiological and MRI abnormalities in infants with extensive cystic leukomalacia. Neuropediatrics. 1987;18(2):61-6.
7. Cioni G, Fazzi B, Ipata AE, Canapicchi R, van Hof-van Duin J. Correlation between cerebral visual impairment and magnetic resonance imaging in children with neonatal encephalopathy. Dev Med Child Neurol. 1996;38(2):120-32.
8. Cioni G, Fazzi B, Coluccini M, Bartalena L, Boldrini A, van Hof-van Duin J. Cerebral visual impairment in preterm infants with periventricular leukomalacia. Pediatr Neurol. 1997;17(4):331-8.
9. Cioni G, Brizzolara D, Ferretti G, Bertuccelli B, Fazzi B. Visual information processing in infants with focal brain lesions. Exp Brain Res. 1998;123(1-2):95-101.
10. Mercuri E, Atkinson J, Braddick O, Anker S, Cowan F, Rutherford M, et al. Basal ganglia damage and impaired visual function in the newborn infant. Arch Dis Child Fetal Neonatal Ed. 1997;77(2):F111-4.
11. Snir M, Friling R, Weinberger D, Sherf I, Axer-Siegel R. Refraction and keratometry in 40 week old premature (corrected age) and term infants. Br J Ophthalmol. 2004;88(7):900-4.

Glaucomas da Infância

Luciano Moreira Pinto
Elaine de Paula Fiod Costa

O glaucoma é uma doença degenerativa do nervo óptico, cujo fator de risco mais importante e conhecido é a pressão intraocular (PIO) elevada. Manifesta-se com aumento da escavação do nervo óptico, perda de campo visual e cegueira nos estágios mais avançados[1,2]. Em crianças, as causas do glaucoma são múltiplas, a idade de início é variada e os tratamentos e prognósticos são diferentes.

Ainda não existe uma classificação universalmente aceita[3], porém os glaucomas da infância podem ser organizados em três grupos: glaucomas congênitos primários, glaucomas do desenvolvimento com anomalias associadas e glaucomas secundários (glaucomas da infância com anomalias associadas). Em um estudo com 63 casos de glaucoma da infância[4], as proporções relativas entre os 3 grupos foram de 22,2%, 46% e 31,8%, respectivamente.

Os glaucomas congênitos primários apresentam alteração do desenvolvimento do ângulo da câmara anterior, que é a estrutura responsável pela drenagem do humor aquoso, levando à obstrução da sua saída com consequente aumento da pressão intraocular. Não existe nesses casos associação consistente com outras alterações do desenvolvimento ocular ou sistêmico. Sua etiologia está relacionada a alterações do desenvolvimento em vários níveis estruturais dos tecidos do ângulo da câmara anterior derivados da crista neural. Entretanto, uma membrana verdadeira não parece ser característica dessa doença.

Os glaucomas congênitos primários são ainda divididos de acordo com a idade de início e aparência clínica em glaucomas infantil e juvenil. O termo glaucoma infantil aplica-se aos casos que surgem nos primeiros anos de vida e está associado a aumento do globo ocular (buftalmo). Quando aparece tardiamente na infância ou no início da idade adulta, é chamado de glaucoma juvenil. A idade de 3 anos geralmente é tomada como divisão entre os glaucomas infantil e juvenil, pois é quando o olho não mais se expande em resposta à pressão intraocular elevada.

Os glaucomas do desenvolvimento com anomalias associadas apresentam anormalidade do desenvolvimento que é responsável pelo glaucoma, porém outras anomalias oculares e sistêmicas adicionais estão tipicamente presentes. Exemplos de doenças que podem estar associadas ao glaucoma são: as goniodisgenesias (síndromes de Axenfeld-Rieger e Peters), aniridia, síndromes de Rubenstein-Taybi, Lowe e Sturge-Weber. Essas doenças são tipicamente bilaterais e normalmente diagnosticadas ao nascimento ou na infância precoce. Geralmente têm origem genética. A síndrome de Axenfeld-Rieger é um espectro de doenças no qual as anomalias oculares incluem alterações no ângulo e vários graus de distorção da íris. As alterações sistêmicas geralmente envolvem os dentes e ossos da face. A anomalia de Peters apresenta manifestações clínicas variáveis, com alterações principalmente da porção central da córnea, íris e cristalino. A aniridia caracteriza-se pela presença de um coto de íris rudimentar associada a alterações de córnea, cristalino e fóvea. Pode estar também associada a tumor de Wilms e retardo mental. A síndrome de Sturge-Weber geralmente é unilateral, não apresenta padrão de hereditariedade e está associada a glaucoma em aproximadamente metade dos casos em que a mancha em vinho do Porto envolve as divisões oftálmica e maxilar do nervo trigêmeo.

Nos glaucomas secundários, o mecanismo de obstrução à saída de humor aquoso é desenvolvido a partir de outros eventos, como uso de corticosteroides, inflamação, cirurgia, traumatismo ou neoplasia, em vez de uma anomalia do desenvolvimento do ângulo.

GLAUCOMA CONGÊNITO PRIMÁRIO

O glaucoma congênito primário tem incidência de 1:10.000 a 20.000 nascidos vivos. Apresenta-se no primeiro ano de vida em 80% dos casos, com 25% dos casos diagnosticados ao nascimento[5]. O glaucoma juvenil pode ocorrer em qualquer idade na infância e até em adultos jovens.

A maioria dos casos de glaucoma infantil primário é esporádica, com apenas 10% dos casos transmitidos como traço autossômico recessivo com penetrância variável. O gene CYP1B1 tem sido identificado mais frequentemente em casos familiares de glaucoma infantil do que em casos esporádicos[6]. Não parece haver ligação entre a forma infantil e o glaucoma crônico simples, que é o glaucoma mais prevalente em adultos.

Pais de crianças com glaucoma infantil devem ser orientados quanto ao risco de que outros filhos também podem ser afetados. A probabilidade de um segundo filho ter a doença é de aproximadamente 3%, mas pode chegar até 25%, assumindo-se o padrão de herança autossômica recessiva[6]. Essas crianças devem ser acompanhadas de perto, em especial no primeiro ano de vida. O glaucoma juvenil primário ocorre em associação com miopia e história familiar de glaucoma de início precoce, mais comumente entre 5 e 20 anos de idade. Tem sido associado ao lócus GLC1A no cromossomo 1q25 e ao gene da miocilina (MYOC)[7]. Determinação do genótipo pode ser útil para o aconselhamento genético nesses casos[8].

Achados clínicos

O glaucoma congênito é bilateral em até 80% dos casos. A PIO elevada leva à distensão do globo ocular (buftalmo) e essa pode ser uma característica de qualquer glaucoma presente nos primeiros anos de vida.

História clínica

Geralmente, manifesta-se com uma tríade clássica de sinais, e qualquer um deles deve levar a suspeita de glaucoma: epífora (lacrimejamento excessivo), fotofobia (hipersensibilidade à luz) e blefaroespasmo (contração das pálpebras). Os pais ou profissionais de saúde geralmente observam a opacidade e o aumento do tamanho da córnea, que podem ser assimétricas e variam de acordo com a gravidade do glaucoma e com a idade de início da doença. Deve-se sempre questionar o uso de esteroides tópicos, pois existem descrições de PIO elevada com apenas duas semanas de uso de dexametasona a 0,1%[9].

Exame clínico

O exame inicial geralmente é realizado sob narcose por um especialista em oftalmologia, utilizando microscópio cirúrgico. A córnea normal do recém-nascido apresenta diâmetro horizontal de 9,5 até 10,5mm, aumentando 0,5 a 1mm no primeiro ano de vida. Diâmetro corneano maior que 12mm é altamente suspeito. Assimetria entre os diâmetros corneanos ou diâmetro corneano maior que 13mm em qualquer idade é altamente sugestiva de anormalidade[10].

Edema corneano pode resultar diretamente do aumento da PIO e manifesta-se como opacidade difusa associada ou não à presença de estrias de Haab, que são rupturas na membrana de Descemet (uma das camadas mais internas da córnea) que ocorrem devido ao estiramento da córnea pela PIO elevada[5].

O aumento do globo com a PIO elevada durante os três primeiros anos de vida leva a aumento do comprimento axial do olho e consequente indução de miopia. Vícios de refração, principalmente se unilaterais ou assimétricos, podem levar ao desenvolvimento de ambliopia[11]. A PIO média em crianças normais varia de 9,59 ± 2,3mmHg em prematuros e recém-nascidos a termo até 13,95 ± 2,49mmHg em crianças de 7 a 8 anos de idade[12], valores menores do que os encontrados em adultos. Com o uso de anestesia geral, sua possível influência na PIO deve ser considerada. Com halotano, a PIO é discretamente menor, de 9 a 20mmHg[13] e pressão de 20mmHg deve ser considerada suspeita. A PIO é minimamente afetada pelo hidrato de cloral, tornando-o útil quando sua determinação é crítica para o diagnóstico de glaucoma[14].

A avaliação do ângulo da câmara anterior por meio da gonioscopia em pacientes com glaucoma congênito primário revela a presença de tecido translúcido chamado historicamente de membrana de Barkan[15].

O exame de fundo de olho permite avaliação do nervo óptico, sendo um dos mais importantes métodos para o diagnóstico e para avaliar a resposta terapêutica. Em recém-nascidos normais, o nervo óptico é tipicamente rosado ou com discreta palidez e a escavação é pequena. Escavação aumentada e assimetria de escavação entre os olhos sugerem mas não confirmam glaucoma em crianças. A relação escavação-disco excede 0,3 em 68% dos pacientes com glaucoma infantil primário[16] e em apenas 2,6% de recém nascidos normais[17] Assimetria de escavação foi observada em apenas 0,6% dos olhos normais, contra 89% dos pacientes com glaucoma unilateral[17].

Diagnóstico diferencial

O diagnóstico diferencial deve ser feito com doenças que apresentam achados clínicos semelhantes aos do glaucoma congênito. Em crianças, lacrimejamento excessivo é mais frequentemente causado por obstrução do sistema de drenagem lacrimal, e essa pode ser distinguida do glaucoma congênito por apresentar preenchimento do saco lacrimal e secreção purulenta. Conjuntivites manifestam-se com epífora associada a olho vermelho. Epífora associada a olho vermelho e fotofobia pode ser causada por uveíte e lesões corneanas (traumatismo ou úlcera herpética).

Aumento do diâmetro corneano pode estar associado à megalocórnea congênita ou ao aumento do globo ocular por alta miopia. Megalocórnea é uma doença extremamente rara e não cursa com pressão intraocular elevada e aumento da escavação do nervo óptico. Alta miopia também não apresenta PIO elevada e cursa com alterações fundoscópicas características com inserção oblíqua do nervo óptico e crescente escleral.

Rupturas na membrana de Descemet podem resultar de traumatismo por fórceps durante o parto. Essas rupturas são tipicamente verticais ou oblíquas, em contraste com as estrias de Haab (rupturas da membrana de Descemet no glaucoma), que são horizontais ou concêntricas. Opacificação corneana pode ocorrer devido a traumatismo no parto, inflamações intrauterinas (sífilis congênita, rubéola, infecção herpética), erros inatos do metabolismo (mucopolissacaridose e cistinose) e uma grande variedade de desordens oculares (distrofias corneanas, anomalia de Peters, esclerocórnea e coristomas).

Tratamento

O tratamento do glaucoma congênito geralmente é cirúrgico, e os colírios hipotensores oculares são usados para controlar a pressão e reduzir o edema de córnea antes da cirurgia. Quanto ao tratamento medicamentoso, a maioria dos fármacos usados em adultos não é aprovada para uso pediátrico. As drogas de primeira escolha são os betabloqueadores como o maleato de timolol a 0,25 ou 0,5% administrado duas vezes ao dia. Os análogos de prostaglandinas como a bimatoprosta, travoprosta e latanoprosta são drogas alternativas e podem ser usadas uma vez à noite. Os inibidores da anidrase carbônica podem ser usados na forma tópica ou oral. Na forma tópica, a dorzolamida e a brinzolamida podem ser usadas duas vezes ao dia. A acetazolamida, na dose de 5 a 10mg/kg/dia por via oral dividida em duas a quatro doses, apresenta maior redução pressórica em relação às medicações tópicas, porém devem ser usadas com mais cautela, pois os inibidores da anidrase carbônica por via oral podem levar à perda de potássio, principalmente quando usados por períodos prolongados ou associados a corticoides sistêmicos. Também podem causar toxicidade hematopoiética e anemia aplásica. As cirurgias incisionais do ângulo eliminam a resistência à saída do humor aquoso criada pelas anormalidades da câmara anterior. Pode ser usada uma abordagem interna (goniotomia) na ausência de opacidade corneana ou externa (trabeculotomia) quando houver opacidades de meios ou na falência de múltiplas goniotomias. O sucesso para ambas as técnicas está relacionado à gravidade e duração do glaucoma. O pior prognóstico ocorre nos casos com PIO elevada e edema de córnea detectados ao nascimento e os casos que se apresentam após o segundo ano de vida[18].

As cirurgias filtrantes, como a trabeculectomia, e os implantes de drenagem podem ser utilizados combinados com as cirurgias do ângulo ou na falência dessas. A trabeculectomia apresenta baixa taxa de sucesso em crianças muito jovens pela cicatrização exuberante e risco de endoftalmite que dura por toda a vida[19]. Os implantes de drenagem apresentam taxas variáveis de sucesso[19,20] e muitos pacientes podem necessitar de medicação tópica ou novas intervenções cirúrgicas.

Cuidados pós-operatórios

Os indicadores de sucesso cirúrgico são melhora do edema corneano, reversão da escavação do disco óptico e redução da miopia em alguns casos. Em um estudo retrospectivo, olhos com PIO de até 19mmHg em 80% das medidas realizadas não apresentaram aumento na escavação do nervo óptico. As melhores acuidades visuais também foram atingidas com pressões de até 19mmHg[5]. Mesmo com pressões controladas, muitas crianças nunca atingem boa visão. Isso pode ocorrer por alterações corneanas persistentes, dano irreversível ao nervo óptico e por ambliopia induzida por anisometropia.

REFERÊNCIAS

1. Weinreb RN, Friedman DS, Fechtner RD, Cioffi GA, Coleman AL, Girkin CA, et al. Risk assessment in the management of patients with ocular hypertension. Am J Ophthalmol. 2004;138(3):458-67.

2. Lichter PR. Expectations from clinical trials: results of the Early Manifest Glaucoma Trial. Arch Ophthalmol. 2002;120(10):1371-2.

3. Allingham RR, Damji KF, Freedman SF, Moroi SE, Rhee DJ, Shields MB. Shields textbook of glaucoma. 5th ed. Philadelphia: Lippincott Williams & Wilkins; 2005.

4. Barsoum-Homsy M, Chevrette L. Incidence and prognosis of childhood glaucoma. A study of 63 cases. Ophthalmology. 1986;93(10): 1323-7.

5. Biglan AW. Glaucoma in children: are we making progress? J AAPOS. 2006;10(1).7-21. Review.

6. Sarfarazi M, Stoilov I, Schenkman JB. Genetics and biochemistry of primary congenital glaucoma. Ophthalmol Clin North Am. 2003; 16(4):543-54-vi.

7. Stone EM, Fingert JH, Alward WL, Nguyen TD, Polansky JR, Sunden SL, et al. Identification of a gene that causes primary open angle glaucoma. Science. 1997;275(5300):668-70.

8. Bruttini M, Longo I, Frezzotti P, Ciappetta R, Randazzo A, Orzalesi N, et al. Mutations in the myocilin gene in families with primary open-angle glaucoma and juvenile open-angle glaucoma. Arch Ophthalmol. 2003;121(7):1034-8.

9. Ohji M, Kinoshita S, Ohmi E, Kuwayama Y. Marked intraocular pressure response to instillation of corticosteroids in children. Am J Ophthalmol. 1991;112(4):450-4.

10. Wallace DK, Plager DA. Corneal diameter in childhood aphakic glaucoma. J Pediatr Ophthalmol Strabismus. 1996;33(5):230-4.

11. Clothier CM, Rice NS, Dobinson P, Wakefield E. Amblyopia in congenital glaucoma. Trans Ophthalmol Soc UK. 1979;99(3):427-31.

12. Pensiero S, Da Pozzo S, Perissutti P, Cavallini GM, Guerra R. Normal intraocular pressure in children. J Pediatr Ophthalmol Strabismus. 1992;29(2):79-84.

13. Dominguez A, Baños S, Alvarez G, Contra GF, Quintela FB. Intraocular pressure measurement in infants under general anesthesia. Am J Ophthalmol. 1974;78(1):110-6.

14. Jaafar MS, Kazi GA. Effect of oral chloral hydrate sedation on the intraocular pressure measurement. J Pediatr Ophthalmol Strabismus. 1993;30(6):372-6.

15. Barkan O. Pathogenesis of congenital glaucoma: gonioscopic and anatomic observation of the angle of the anterior chamber in the normal eye and in congenital glaucoma. Am J Ophthalmol. 1955; 40(1):1-11.

16. Shaffer RN, Hetherington J. The glaucomatous disc in infants. A suggested hypothesis for disc cupping. Trans Am Acad Ophthalmol Otolaryngol. 1969;73(5):923-35.

17. Richardson KT. Optic cup symmetry in normal newborn infants. Invest Ophthalmol. 1968;7(2):137-40.

18. Shaffer RN. Prognosis of goniotomy in primary infantile glaucoma (trabeculodysgenesis). Trans Am Ophthalmol Soc. 1982;80:321-5.

19. Beck AD, Freedman SF. Trabeculectomy with mitomycin-C in pediatric glaucomas. Ophthalmology. 2001;108(5):835-7.

20. Beck AD, Freedman S, Kammer J, Jin J. Aqueous shunt devices compared with trabeculectomy with mitomycin-C for children in the first two years of life. Am J Ophthalmol. 2003;136(6):994-1000.

Retinopatia da Prematuridade

Elaine de Paula Fiod Costa
Nilva Simeren Bueno de Moraes

A retinopatia da prematuridade (ROP), antigamente chamada de fibroplasia retrolental, é uma doença vasoproliferativa retiniana exclusiva de recém-nascidos pré-termo (RNPT). Foi descrita em 1942 por Terry[1] como um descolamento de retina total observado atrás do cristalino. A causa dessa primeira onda da ROP foi atribuída ao uso de oxigênio suplementar em incubadoras que, por um lado, ajudou a melhorar a sobrevida dos RNPT e, por outro, contribuiu para o aumento da incidência de cegueira[2].

A concentração e a quantidade ideais de oxigênio para equilibrar o risco de retinopatia da prematuridade e o aumento da sobrevida ainda são desconhecidas. Estudos compararam várias concentrações-alvo de saturação de oxigênio, mas não a saturação real que os pacientes apresentaram[3]. Atualmente, a administração de oxigênio é mais bem controlada, entretanto a ROP persiste em parte pelo aumento da sobrevivência dos RN com idade gestacional e peso de nascimento extremamente baixos, grupo de maior risco para a doença[4]. Em alguns países em desenvolvimento, o tratamento com oxigênio sem monitorização adequada ainda é usado, o que aumenta a chance de os RN mais maduros apresentarem a ROP grave.

Em regiões onde unidades de terapia intensiva neonatais estão presentes, a maioria dos casos de ROP ocorre nos RNPT extremos, com menos de 28 semanas de idade gestacional (IG). A baixa concentração de fatores intrauterinos importantes para o desenvolvimento vascular da retina pode precipitar a doença, com efeitos diferentes durante os estágios de desenvolvimento[5,6]. A identificação dos fatores pós-natais que afetam o risco e o curso da ROP pode permitir aos neonatologistas e oftalmologistas estabelecerem metas para a prevenção da doença e limitar comorbidades que apresentam os mesmos fatores de risco.

EPIDEMIOLOGIA

Em todo o mundo, cerca de 10% dos nascimentos ocorrem prematuramente[7]. O parto prematuro é a causa mais comum de morte no período neonatal[8] e a segunda causa mais comum de morte em crianças menores que 5 anos[9]. A ROP é considerada a principal causa de cegueira evitável na infância, segundo dados de 2008, sendo responsável por 50.000 crianças cegas em todo o mundo, com metade dessas vivendo na América Latina[10]. Estimativa de 2010 aponta para 13 milhões de RNPT que sobreviveram durante o período neonatal e, desses, 184.700 apresentaram ROP; 53.800 progrediram para a doença grave e 30.000 ficaram cegos[11]. Em países desenvolvidos, a ROP e as alterações do desenvolvimento neurológico associadas foram mais comuns em RNPT menores que 26 semanas e em países em desenvolvimento, entre 28 e 31 semanas.

Na Suécia, estudo prospectivo em RN com IG inferior a 27 semanas mostrou que a incidência de ROP em qualquer estágio foi de 73% (386/506) e ROP grave de 35% (176/506)[12]. Na Áustria, a incidência de ROP grave foi de 16% e na Bélgica de 26% (45/175)[13,14]. Em outro estudo, dos RN com IG inferior a 28 semanas nascidos na Noruega, 33% (95/290) apresentaram ROP em qualquer estágio. Dados da Austrália e Nova Zelândia revelaram que 10% (203/2105) dos RN menores que 29 semanas apresentaram ROP grave[15]. Essa grande variação na incidência da ROP, mesmo entre países com instalações de unidades de terapia intensiva neonatais similares, pode ser explicada parcialmente pela diferença na sobrevivência dos RNPT extremos. Na Suécia, por exemplo, a sobrevida dos RN com IG de 22 a 23 semanas foi 5 a 11% contra 0 a 6% nos outros estudos[12,14,15]. Ainda assim, analisando os dados dos diversos estudos, é possível notar que não houve grande mudança na incidência da ROP ao longo dos últimos anos. Isso porque, provavelmente, esse aumento na sobrevida dos RNPT extremos foi contrabalanceado pela melhora nos cuidados neonatais.

No Brasil, em estudo multicêntrico, envolvendo sete UTI neonatais no Rio de Janeiro, realizado entre 2004 e 2006 analisou a incidência de ROP em 3.437 RNPT[16]. A retinopatia da prematuridade acometeu 71,4% dos RN com peso inferior a 750 gramas, 59,2% dos RNPT entre 750 e 1.000 gramas, 34,1% entre 1.000 e 1.250 gramas, 16,7% entre 1.250 e 1.500 gramas e 28% entre 1.500 e 1.750 gramas. Quanto à idade gestacional, 44,4% dos RNPT abaixo de 32 semanas e 13% entre 32 e 34 semanas apresentaram a doença, contra apenas 3,7% dos RNPT entre 34 e 36 semanas. A regressão espontânea da doença ocorreu em 96,4% dos casos[16].

FISIOPATOLOGIA

Para entendimento da fisiopatologia, é necessário lembrar alguns passos da embriologia retiniana. A retina embrionária permanece avascular até o 4º mês do desenvolvimento fetal. Durante o período intrauterino, a an-giogênese é estimulada por um ambiente de hipoxemia relativa, em que fatores como o de crescimento endotelial (*vascular endothelial growth factor* – VEGF) e o de indução de hipóxia 1 (*hypoxia inducible factor-1* – HIF-1) exercem importante papel. Os vasos da retina progridem a partir do nervo óptico em direção à retina periférica ao redor da 16ª semana de gestação, quando as células precursoras dos vasos retinianos (células fusiformes) começam a migrar na camada de fibras nervosas da retina alcançando a retina periférica nasal por volta da 39ª semana e a retina periférica temporal ao redor da 42ª semana de idade gestacional, quando ocorre a vascularização completa.

Com o nascimento prematuro, há interrupção do processo normal da vascularização retiniana e ocorre a parada da migração da células fusiformes provocada por vasoconstrição reflexa devido à mudança do ambiente hipóxico- uterino para o hiperóxico extrauterino. O ambiente hipoxêmico que antes servia de estímulo para o desenvolvimento vascular é substituído por um ambiente mais instável e com maior concentração de oxigênio do que o intrauterino. Além disso, qualquer estímulo vasoconstritor (desequilíbrios acidobásicos, cardiopatias congênitas, quadros sépticos, entre outros) promove vasoespasmo a partir do último capilar retiniano formado, inibindo também a migração das células fusiformes. Fatores de crescimento angiogênico, particularmente a eritropoietina e o VEGF, são suprimidos pela hipoxemia, caracterizando a primeira fase da doença. Dessa forma, observa-se que os vasos retinianos se encontram ainda na região do equador do olho, dividindo a retina em uma área vascularizada e não vascularizada[5].

Nesse novo contexto, os vasos da retina param de se desenvolver, enquanto as células neuronais continuam a proliferação, a diferenciação e aumentam sua atividade metabólica. Após um período de semanas, a demanda de oxigênio pelas células neuronais aumenta e a retina avascular torna-se criticamente hipóxica, caracterizando a segunda fase da doença. Com novo estímulo hipóxico, as mitocôndrias existentes na retina avascular começam a secretar um fator angiogênico (*VEGF*)[17], e a eritropoietina[18], na tentativa de terminar a angiogênese normal. A recuperação da vascularização caracteriza-se por proliferação vascular anômala (neovascularização) que leva à formação de vasos anormais mais frágeis, que são suscetíveis a sangramentos e que podem deixar o plano retiniano, crescer em direção à cavidade vítrea, levando à hemorragia vítrea, ao descolamento de retina e à cegueira[19]. Na maioria dos RN a ROP regride espontaneamente e a retina vascularizа-se quase normalmente, permanecendo alguns déficits na função dos fotorreceptores mesmo em casos leves.

A transição entre a primeira e a segunda fase depende principalmente da idade corrigida em relação à cronológica[20]. Esse fato aponta para a associação entre o tempo de desenvolvimento intrauterino e a patogênese da doença. Entretanto, essa associação pode não ser evidente em RNPT extremos. Em estudo realizado com RN de IG entre 22 e 26 semanas, os eventos vasculares iniciais foram mais relacionados à idade pós-natal (média entre 8,6 e 9,6 semanas) do que a idade corrigida, ou seja, o risco dos eventos vasculares ocorre antes nos RN mais imaturos[21]. A época de ocorrência das fases também pode ser modificada pela exposição a altas concentrações de oxigênio. Em um estudo, RN com IG média de 31,7 semanas (28 a 35 semanas) progrediram para neovascularização zona 1 grave quando expostos à oxigenoterapia sem monitorização adequada após o nascimento[22].

FATORES DE RISCO

Oxigênio

A medida ideal entre a alta suplementação de oxigênio no período pós-natal precoce para diminuir a mortalidade e a baixa oxigenação necessária para prevenir a fase 1 da ROP ainda é incerta. Muitos estudos observacionais investigaram a saturação de oxigênio medida pela oximetria de pulso durante a fase 1 da ROP em relação à progressão para doença grave e a morbimortalidade. RN com IG menor que 28 semanas e saturação-alvo entre 88 e 98% nas primeiras oito semanas de vida necessitaram de tratamento para ROP quatro vezes mais em relação aos com saturação entre 70 e 90%. Não houve diferença nas taxas de sobrevivência ou paralisia cerebral entre os grupos[23].

O estudo multicêntrico, duplo-cego, randomizado SUPPORT[24], realizado em 2014, avaliou os dois grupos de forma mais ampla. Foram incluídos 1.316 RN com IG entre 24 e 27 semanas. Os RN com saturação-alvo menor apresentaram pequeno aumento na mortalidade (20% *versus* 16%, p = 0,04) e diminuição significativa na presença de ROP grave (9% *versus* 18%, p < 0,001). Análise de segurança conjunta analisou a taxa de mortalidade dos RN com idade corrigida de 36 semanas de 2.315 RN do estudo BOOST-II e os 1.316 do SUPPORT. Os RN com taxa menor de oxigênio apresentaram mortalidade de 17% *versus* 14%, p = 0,015. Essa diferença foi ainda maior quando analisados os 1.055 RN do Reino Unido e Austrália incluídos no estudo BOOST-II, 22% *versus* 13%, p < 0,001; isso levou à suspensão do recrutamento para o estudo[25].

Flutuações nas concentrações de O_2 nas primeiras semanas de vida também estão associadas ao maior risco de ROP, assim como a alta incidência de hipoxemia intermitente durante as primeiras 8 semanas está associada à ROP grave. Apesar de nenhum estudo individualmen-

te ter sido capaz de determinar a melhor saturação-alvo, ficou claro que diferentes alvos de saturação durante os diferentes estágios de desenvolvimento e diferentes fases da ROP devem ser adotados. O controle rigoroso do oxigênio minimizando as flutuações durante a fase 1 é importante na prevenção da ROP, entretanto isso ainda deve ser analisado quanto ao risco de outras morbidades[26].

Teoricamente, a oxigenoterapia durante a fase 2 da ROP poderia suprimir a alta concentração de fatores de crescimento regulados pelo oxigênio, como o VEGF. O estudo STOP-ROP[27] não encontrou mudança na progressão da ROP pré-limiar para a doença proliferativa após o aumento na saturação de oxigênio para 96-99%. Entretanto, esse incremento foi associado a aumento nas complicações pulmonares. O estudo BOOST[28], realizado na Austrália com 358 RN com IG menor que 30 semanas que ficaram dependentes da suplementação de oxigênio com 32 semanas, analisou os diferentes alvos de oxigenoterapia durante a fase 2 da ROP. Não foi observada diferença na gravidade da doença entre os grupos. Individualmente, esses estudos não foram conclusivos sobre os benefícios da alta concentração de oxigênio durante a fase 2 da doença. Entretanto, em metanálise de 10 estudos, encontrou que a baixa saturação de oxigênio (70-96%) nas primeiras semanas pós-concepcionais e concentração mais alta após as 32 semanas de idade corrigida diminuíram o risco de progressão para ROP grave[29].

Idade gestacional e peso de nascimento

A baixa IG e o RN com peso de nascimento (PN) abaixo do percentil 10º para a IG (PIG) representam os maiores risco para ROP. Ambos os fatores estão relacionados à imaturidade da retina neural e ao desenvolvimento vascular ao nascimento e, assim, à vulnerabilidade a agressões. Além disso, quanto menor a IG e o PN, maior é a perda de fatores protetores do ambiente intrauterino que muitas vezes o RN muito imaturo não consegue assumir a produção (IGF-1). Quando RNPT nascem com peso adequado para a IG, o peso ao nascer não se torna um fator de risco independente[23].

IGF-1 e o ganho de peso pós-natal

Existe grande associação entre os níveis séricos baixos de IGF-1 pós-natal precoce e o desenvolvimento da ROP e outras doenças relacionadas à prematuridade. No útero, o IGF-1 do plasma aumenta conforme a IG, particularmente no terceiro trimestre, e diminui com o parto prematuro. A maioria dos RN com IG menor que 33 semanas apresenta aumento lento da produção do IGF-1 após o nascimento até as 44 semanas de idade corrigida. Os RN a termo têm aumento rápido do IGF-1 pós-natal.

O IGF-1 baixo está associado não só à vascularização retiniana incompleta, mas também com diminuição no crescimento cerebral medido pelo perímetro cefálico. Além disso, o IGF-1 está relacionado ao ganho de peso pós-natal em RNPT. Estudos mostraram a relação do baixo ganho de peso pós-natal ao aparecimento da ROP[30].

Hiperglicemia, insulina e nutrição

O aumento das concentrações de glicose neonatal também eleva o risco de ROP. Em estudo com 372 RN com IG menor que 30 semanas, o aumento isolado das taxas de glicose infundidas (sem a suplementação de IGF-1) causou hiperglicemia, o que provocou o aumento do uso da insulina. Tanto a hiperglicemia quanto o uso da insulina foram associados com o aumento na incidência de ROP[31].

Outros fatores de risco

As sepses neonatais precoces e tardias, particularmente as fúngicas, aumentam o risco de ROP e estão associadas com ROP grave em RNPT extremos. Transfusões de sangue também podem aumentar o risco de ROP. Os fatores genéticos também podem contribuir, e a doença acontece mais frequentemente em meninos brancos.

Comorbidades

A ROP está associada a outras morbidades neonatais, como disfunção neurológica, baixo crescimento cerebral, enterocolite necrosante, hemorragia peri-intraventricular, displasia broncopulmonar, entre outros. Em RNPT extremos, a ROP grave prediz o risco de morte e a incidência maior de complicações quando a criança atinge 11 anos.

CLASSIFICAÇÃO

Segundo a Classificação Internacional da ROP (*International Classification of Retinopathy of Prematurity – ICROP*)[32], a doença pode ser definida de acordo com a gravidade da retinopatia na junção da retina vascularizada e avascularizada (estádios de 1 a 5), sua localização (zonas I a III), extensão em horas de relógio (1 à 12 horas) e pela presença ou ausência da doença *plus* (dilatação arteriolar e tortuosidade venosa). O estádio 1 é determinado pela presença de uma linha de demarcação que separa a retina vascular da avascular; o estádio 2, pela presença da crista retiniana (elevação da linha de demarcação); o estádio 3, pela crista retiniana com proliferação fibrovascular extrarretiniana (neovasos); no estágio 4 há a presença de descolamento parcial da retina sendo subdividido em 4A, quando o descolamento ainda não atingiu a região foveal, e 4B, quando a região foveal foi atingida; e por fim o estádio 5, em que há descolamento total da retina (Quadro 36.1).

A classificação em zonas corresponde à área da retina em que a vascularização se completou (Fig. 36.1). Dessa

Quadro 36.1 – Classificação da retinopatia da prematuridade.

Estádio 1	Linha de demarcação que separa a retina vascular da avascular
Estádio 2	Crista retiniana (elevação da linha de demarcação)
Estádio 3	Proliferação fibrovascular extrarretiniana (neovasos)
Estádio 4	– descolamento de retina parcial sem envolvimento foveal – descolamento de retina parcial com envolvimento foveal
Estádio 5	Descolamento total de retina
Doença limiar	ROP 3 zona I ou II, com pelo menos 5 horas de extensão contíguas ou 8 horas intercaladas, com doença *plus*
Doença pré-limiar tipo 1	Qualquer ROP em zona I com *plus* Estádio 3, zona I, sem *plus* Estádio 2 ou 3 em zona II, com *plus*
Doença pré-limiar tipo 2	Estádio 1 ou 2, zona I, sem *plus* Estádio 2, zona II sem *plus*

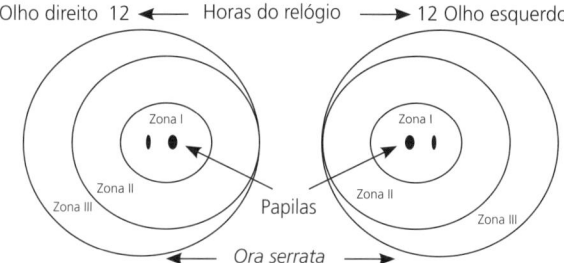

Figura 36.1 – Representação esquemática do fundo de olho.

forma, a zona I corresponde a uma área cujo raio mede duas vezes à distância do centro do disco óptico (papila) ao centro da mácula; a zona II, a uma área que se estende da margem externa da zona I até o limite interno de um círculo cujo raio é a distância do centro da papila à *ora serrata* nasal; e a zona III, que abrange a margem externa da zona II até a *ora serrata* do lado temporal em forma de crescente. Quanto menor a idade gestacional, mais próximo do disco óptico e mais longe da periferia retiniana encontra-se a vascularização. A doença *plus* é caracterizada pela presença de dilatação e tortuosidade dos vasos retinianos, ingurgitamento dos vasos da íris e rigidez pupilar (pobre dilatação da pupila) e opacidades vítreas. Essa forma pode acompanhar qualquer estágio da retinopatia[6]. A presença da doença *plus* sugere pior prognóstico da ROP, sendo necessários exames mais frequentes e tratamento mais precoce quando ocorre sua piora, independente do estágio da doença.

O ICROP[23,32] também definiu doença limiar (*threshold disease*) pela presença de ROP estádio 3, localizado na zona I ou II com extensão de pelo menos 5 horas contínuas ou 8 horas intercaladas, com a presença de doença *plus*. A significância clínica da doença limiar é que se o prematuro não for tratado nesse momento terá risco de desenvolver complicações e resultados anatômicos e funcionais ruins em 50% dos casos.

Em 2003, o estudo *Early Treatment for Retinopathy of Prematurity* (ETROP)[33] estabeleceu o conceito de doença pré-limiar tipos 1 e 2. A doença pré-limiar tipo 1 engloba qualquer ROP em zona I com *plus*; estádio 3, zona I sem *plus*; estádio 2 ou 3 em zona II com *plus*, em que o risco de ocorrer um desfecho desfavorável é maior que 15% (Quadro 36.1). A doença pré-limiar do tipo 2 ocorre quando se identifica a ROP em estádio 1 ou 2, na zona I, sem doença *plus*, ou então em estádios mais graves como ROP 3 na zona II, mesmo sem a doença *plus*, em que o risco de ocorrer desfecho anatômico e funcional desfavorável é menor que 15% (Quadro 36.1). Esses conceitos são importantes para a indicação do tratamento.

Em 2005, foi publicada uma atualização da classificação internacional (ICROP-*revisited*)[32] que acrescentou antes do estádio 1 a retina avascular periférica, pois a vascularização retiniana ainda não está normal, porém não existe anormalidade vascular. Também foi identificada a retinopatia da prematuridade posterior agressiva (*rush disease*), entidade muito grave em que a progressão da doença ocorre de maneira muito rápida, acometendo principalmente a zona I, e caracteriza-se por não progredir pelos estádios clássicos de 1-3 (sem formação da linha de demarcação), sendo a piora da doença *plus* o fator prioritário na indicação do tratamento. A existência da doença pré-*plus* também foi reconhecida nessa nova classificação, que se caracteriza por anormalidade vascular, mas sem o quadro instalado da doença *plus*.

EXAMES DE TRIAGEM

A identificação dos recém-nascidos de risco que necessitem de acompanhamento é imprescindível para a redução da cegueira pela ROP. Os exames de triagem variam de acordo com as características da população de RNPT e das UTI neonatais em diferentes contextos. Os pontos de corte para triagem variam de 30 a 35 semanas de IG e peso de nascimento entre 1.500 e 2.000 gramas, dependendo da abrangência, da infraestrutura e da qualidade das UTI neonatais disponíveis. Infelizmente, em algumas partes do mundo ainda não existe um protocolo para triagem da ROP.

Atualmente, nos Estados Unidos da América (EUA), o protocolo de triagem envolve RNPT menores que 30 semanas ou peso de nascimento inferior a 1.500 gramas ou ainda RN mais maduros que apresentaram instabilidade clínica no período neonatal. A Sociedade Brasileira de Pediatria (SBP) e de Oftalmologia Pediátrica reco-

mendam a realização do exame em RN menores que 32 semanas ou peso de nascimento inferior a 1.500 gramas. O exame em RN mais maduros deve ser considerado na presença de fatores de risco para ROP, como a síndrome do desconforto respiratório, sepse, transfusões sanguíneas, gestação múltipla, RN com restrição do crescimento intrauterino e hemorragia peri-intraventricular.

Em 2010, Zin et al.[16] publicaram um estudo abrangente que avaliou 3.437 RNPT de sete diferentes UTI neonatais no Rio de Janeiro, para determinar quais seriam os melhores critérios de triagem para ROP. A média de IG e peso de nascimento dos RN que foram submetidos a tratamento foi de 29 semanas (23 a 35 semanas) e 900 gramas (385 a 1905 gramas), respectivamente. As UTI neonatais com taxas de sobrevivência menores que 80% em RN com PN < 1.500g apresentaram RNPT mais maduros que necessitaram de tratamento, sugerindo a necessidade de se estabelecer um protocolo de triagem mais amplo nessas unidades, ou seja, IG menor que 35 semanas e peso de nascimento inferior a 1.500 gramas.

Para identificar todos os RN que necessitariam de tratamento, é necessário acompanhar o RN até a vascularização completa da retina. No contexto de UTI neonatais com protocolos de triagem bem estabelecidos, cerca de 5-10% dos RN triados irão necessitar de tratamento. Hellström et al.[34] desenvolveram um algoritmo, WINROP, para identificar precocemente os RN de alto risco para desenvolver a ROP grave. Inicialmente, mudanças em alguns fatores pós-natais, IGF-1 e ganho de peso, foram usados para predizer o risco para ROP grave. Contudo, quando se avaliou somente o ganho de peso semanal seriado até que o RN completasse a IG corrigida de 32 semanas, no WINROP os autores foram capazes de identificar precocemente todos os 35 RN de 353 que desenvolveram a ROP grave e necessitaram de tratamento e 286 dos 353 (76%) que não desenvolveram a ROP grave.

Estudo multicêntrico com aproximadamente 2.000 RNPT realizado nos EUA e Canadá obteve alta sensibilidade (98,6%) e valor preditivo negativo de 99,7% do algoritmo, o que sugere que o número de exames de triagem pode ser reduzido substancialmente se a triagem tradicional for combinada com o algoritmo WINROP[35]. O algoritmo identificou os RN em risco para ROP grave em média três semanas após o nascimento. O WINROP foi validado em mais de 10.000 RN em UTI neonatais na Suécia, EUA, Canadá, Brasil, Suíça e México e apresentou especificidade variável e valor preditivo positivo baixo, o que sugere que ele deve ser usado em conjunto com outros protocolos de triagem neonatal convencionais.

O primeiro exame do RNPT deve ser realizado na quarta semana de vida, idade cronológica, período esse em que a maioria das crianças ainda está sob cuidados intensivos na unidade neonatal. Equipamentos necessários para o exame são oftalmoscópio indireto, lente de 20 ou 28 dioptrias, blefarostato e depressor escleral. A dilatação deve ser realizada com os colírios de tropicamida a 0,5% ou ciclopentolato a 1% e fenilefrina a 2,5%. Uma gota de cada com intervalo de 5 minutos em cada olho 40 minutos antes do exame. Em caso de uso de blefarostato, instilar o anestésico cloridrato de proparacaína a 0,5%.

Se a retina for imatura (vascularização não completa) ou na presença de ROP estádio 1 ou 2 na zona II ou III, a avaliação deve ser feita a cada 15 dias. Nos casos de retinopatia zona I, a avaliação deve ser semanal. Na ROP pré-limiar tipo 2, o seguimento deve ser de 3-7 dias. O tratamento deve ser indicado nos casos de ROP pré-limiar 1 ou na doença limiar. Os exames podem ser suspensos quando a vascularização da retina estiver completa (regressão completa da ROP) ou em RN com idade gestacional corrigida de 45 semanas. Se a vascularização for completa, deve-se fazer um seguimento aos 6 meses (avaliação do desenvolvimento visual funcional, estrabismo, ametropias). RNPT têm 46% de probabilidade de apresentar algumas dessas alterações oftalmológicas.

Segundo o estudo *Multicenter Trial of Cryotherapy for Retinopathy of Prematurity Cooperative Group* (CRYO-ROP)[36], 80-90% dos casos de ROP nos estágios 1 a 3 regridem espontaneamente, sem necessidade de qualquer tratamento. A involução da ROP foi clinicamente documentada pela vascularização completa, quando os vasos retinianos seguiram seu curso normal, atravessando a linha de demarcação e atingindo a retina periférica até a *ora serrata* ou até o meridiano nasal. Também foi documentada quando as comunicações (*shunts*) arteriovenosas regrediram ou quando se observou gliose vítrea sobre as áreas onde existiam neovasos em dois exames sucessivos.

A sequência de eventos relacionados com a maturidade retiniana do RNPT apresenta melhor correlação com a idade gestacional (IG) corrigida do que com a idade cronológica. Sabe-se que quanto mais imaturo é o RN, maior o risco de ser diagnosticada ROP grave e mais tempo demora para que ela apresente involução. A involução da ROP geralmente ocorre na idade corrigida de 35 a 41 semanas de IG corrigida, com pico por volta da 38ª semana. Em torno de 44 semanas, 90% apresentou involução. Assim, a idade corrigida é a chave para se saber se a ROP vai ou não involuir[36].

TRATAMENTO

A crioterapia surgiu nos meados de 1980 como método de tratamento nos primeiros estudos de ROP e envolvia a ablação da retina avascular. O estudo CRYO-ROP mostrou o benefício do tratamento da doença limiar, indicando redução de 41% da ocorrência de pregas tracionais retinianas e descolamento de retina e de 19-24% na incidência de cegueira. No entanto, mesmo com crioablação (congelamento da retina), 44,4% dos olhos tratados evoluíram com baixa acuidade visual (menor que 0,1) em 15 anos de seguimento[16]. Classicamente, de acordo com o CRYO-ROP, quando o diagnóstico de doença limiar era feito, o tratamento com crioterapia ou fotocoagulação com laser estaria indicado.

Em 2003, o ETROP comparou uma estratégia de tratamento mais precoce com a estratégia convencional e demonstrou redução no risco de baixa visão de 19,5% para 14,5% (p = 0,01) e de dano estrutural ao olho de 15,6% para 9,1% (p < 0,001). Por esse motivo, desde então, uma abordagem mais precoce da ROP que engloba a doença pré-limiar do tipo 1 tem sido adotada e a doença limiar não é mais a única indicação de tratamento (Quadro 36.2).

O tratamento com laser substituiu a crioterapia por apresentar melhores resultados de acuidade visual e menores eventos adversos, inclusive sistêmicos. O método preconizado é a ablação da retina periférica avascular 360 graus para inibir o estímulo neovascular e a evolução para os estádios 4 e 5, que se caracterizam pela presença do descolamento de retina. O tratamento deve ser realizado em até 72 horas após o diagnóstico. O procedimento deve ser realizado sob anestesia geral e o RN monitorizado e acompanhado por neonatologista ou anestesista. A fotocoagulação pode ser realizada na unidade de terapia intensiva neonatal ou em centro cirúrgico, de acordo com a conveniência de cada centro. Quando existir descolamento de retina, é necessário tratamento cirúrgico com vitrectomia *via pars* plana.

Novas modalidades de tratamentos vêm sendo estudadas. A supressão da retinopatia proliferativa (fase 2) com a injeção de anti-VEGF tem sido utilizada em pequenas séries de casos. Entretanto, os resultados sobre a acuidade visual e outros eventos sistêmicos ainda são uma incógnita. O bevacizumabe penetra na circulação sistêmica reduzindo as concentrações de VEGF sistêmico, podendo diminuir o crescimento vascular. Em um estudo em que 150 RNPT foram randomizados para receber o tratamento com laser ou bevacizumabe intravítreo, a recorrência foi ligeiramente menor no grupo da injeção intravítrea, comparado ao grupo do laser até a idade cor-

Quadro 36.2 – Indicações de tratamento da ROP.

Doença pré-limiar 1
- Zona I, qualquer estádio com *plus*, ou
- Zona I, estádio 3 sem *plus*, ou
- Zona II, estádio 2 ou 3 com *plus*

Doença limiar
ROP 3 em zona I ou II com pelo menos 5 horas de extensão contínua ou 8 horas intercaladas, na presença de doença *plus*.

rigida de 54 semanas. Efeito significativo do tratamento com anti-VEGF foi observado na ROP zona I. Estudos futuros são necessários para definir a melhor droga anti--VEGF a ser utilizada, a dose ideal, a farmacocinética, quando usar e a segurança a longo prazo[37-39].

REFERÊNCIAS

1. Terry TL. Fibroblastic overgrowth of persistent tunica vasculosa lentis in infants born prematurely: II. Report of cases-clinical aspects. Trans Am Ophthalmol Soc. 1942;40:262-84.

2. Campbell K. Retrolental fibroplasia. Med J Aust. 1971;2(5):282.

3. SUPPORT Study Group of the Eunice Kennedy Shriver NICHD Neonatal Research Network, Carlo WA, Finer NN, Walsh MC, Rich W, Gantz MG, et al. Target ranges of oxygen saturation in extremely preterm infants. N Engl J Med. 2010;362(21):1959-69.

4. Stenson B, Brocklehurst P, Tarnow-Mordi W; U.K. BOOST II trial, Australian BOOST II trial, New Zealand BOOST II trial. Increased 36-week survival with high oxygen saturation target in extremely preterm infants. N Engl J Med. 2011;364(17):1680-2.

5. Heidary G, Vanderveen D, Smith LE. Retinopathy of prematurity: current concepts in molecular pathogenesis. Semin Ophthalmol. 2009;24(2):77-81.

6. Raghuveer TS, Bloom BT. A paradigm shift in the prevention of retinopathy of prematurity. Neonatology. 2011;100(2):116-29.

7. Goldenberg RL, Culhane JF, Iams JD, Romero R. Epidemiology and causes of preterm birth. Lancet. 2008;371(9606):75-84.

8. Lawn JE, Gravett MG, Nunes TM, Rubens CE, Stanton C; GAPPS Review Group. Global report on preterm birth and stillbirth (1 of 7): definitions, description of the burden and opportunities to improve data. BMC Pregnancy Childbirth. 2010;10 Suppl 1:S1.

9. Liu L, Johnson HL, Cousens S, Perin J, Scott S, Lawn JE, et al. Global, regional, and national causes of child mortality: an updated systematic analysis for 2010 with time trends since 2000. Lancet. 2012;379(9832):2151-61.

10. Gilbert CE, Ellwein LB; Refractive Error Study in Children Study Group. Prevalence and causes of functional low vision in school-age children: results from standardized population surveys in Asia, Africa, and Latin America. Invest Ophthalmol Vis Sci. 2008;49(3): 877-81.

11. Pascolini D, Mariotti SP. Global estimates of visual impairment: 2010. Br J Ophthalmol. 2012;96(5):614-8.

12. Austeng D, Källen KBM, Ewald UW, Jakobsson PG, Holmström GE. Incidence of retinopathy of prematurity in infants born before 27 weeks' gestation in Sweden. Arch Ophthalmol. 2009;127(10): 1315-9.

13. Weber C, Weninger M, Klebermass K, Reiter G, Wiesinger-Eidenberger G, Brandauer M, et al. Mortality and morbidity in extremely preterm infants (22 to 26 weeks of gestation): Austria 1999-2001. Wien Klin Wochenschr. 2005;117(21-22):740-6.

14. Allegaert K, de Coen K, Devlieger H; EpiBel Study Group. Threshold retinopathy at threshold of viability: the EpiBel study. Br J Ophthalmol. 2004;88(2):239-42.

15. Darlow BA, Hutchinson JL, Henderson-Smart DJ, Donoghue DA, Simpson JM, Evans NJ, et al. Prenatal risk factors for severe retinopathy of prematurity among very preterm infants of the Australian and New Zealand Neonatal Network. Pediatrics. 2005;115(4): 990-6.

16. Zin AA, Moreira MEL, Bunce C, Darlow BA, Gilbert CE. Retinopathy of prematurity in 7 neonatal units in Rio de Janeiro: screening criteria and workload implications. Pediatrics. 2010;126(2):e410-7.

17. Pierce EA, Avery RL, Foley ED, Aiello LP, Smith LE. Vascular endothelial growth factor/vascular permeability factor expression in a mouse model of retinal neovascularization. Proc Natl Acad Sci USA. 1995;92(3):905-9.

18. Chen J, Connor KM, Aderman CM, Willett KL, Aspegren OP, Smith LEH. Suppression of retinal neovascularization by erythropoietin siRNA in a mouse model of proliferative retinopathy. Invest Ophthalmol Vis Sci. 2009;50(3):1329-35.

19. Fleck BW, McIntosh N. Pathogenesis of retinopathy of prematurity and possible preventive strategies. Early Human Development. 2008;84(2):83-8.

20. Palmer EA, Flynn JT, Hardy RJ, Phelps DL, Phillips CL, Schaffer DB, et al. Incidence and early course of retinopathy of prematurity. The Cryotherapy for Retinopathy of Prematurity Cooperative Group. Ophthalmology. 1991;98(11):1628-40.

21. Austeng D, Källen KBM, Hellström A, Jakobsson PG, Johansson K, Tornqvist K, et al. Screening for retinopathy of prematurity in infants born before 27 weeks' gestation in Sweden. Arch Ophthalmol. 2011;129(2):167-72.

22. Shah PK, Narendran V, Kalpana N. Aggressive posterior retinopathy of prematurity in large preterm babies in South India. Arch Dis Child Fetal Neonatal Ed. 2012;97(5):F371-5.

23. Hellström A, Smith LEH, Dammann O. Retinopathy of prematurity. Lancet. 2013;382(9902):1445-57.

24. LeVan JM, Brion LP, Wrage LA, Gantz MG, Wyckoff MH, Sánchez PJ, et al. Change in practice after the Surfactant, Positive Pressure and Oxygenation randomised trial. Arch Dis Child Fetal Neonatal Ed. 2014;99(5):F386-90.

25. Askie LM, Brocklehurst P, Darlow BA, Finer N, Schmidt B, Tarnow-Mordi W, et al. NeOProM: Neonatal Oxygenation Prospective Meta-analysis Collaboration study protocol. BMC Pediatr. 2011;11:6.

26. Penn JS, Tolman BL, Lowery LA. Variable oxygen exposure causes preretinal neovascularization in the newborn rat. Invest Ophthalmol Vis Sci. 1993;34(3):576-85.

27. Supplemental Therapeutic Oxygen for Prethreshold Retinopathy of Prematurity (STOP-ROP), a randomized, controlled trial. I: Primary outcomes. Pediatrics. 2000;105(2):295-310.

28. Askie LM, Henderson-Smart DJ, Irwig L, Simpson JM. Oxygen-saturation targets and outcomes in extremely preterm infants. N Engl J Med. 2003;349(10):959-67.

29. Chen ML, Guo L, Smith LEH, Dammann CEL, Dammann O. High or low oxygen saturation and severe retinopathy of prematurity: a meta-analysis. Pediatrics. 2010;125(6):e1483-92.

30. Hellstrom A, Perruzzi C, Ju M, Engstrom E, Hard AL, Liu JL, et al. Low IGF-I suppresses VEGF-survival signaling in retinal endothelial cells: direct correlation with clinical retinopathy of prematurity. Proc Natl Acad Sci USA. 2001;98(10):5804-8.

31. Kaempf JW, Kaempf AJ, Wu Y, Stawarz M, Niemeyer J, Grunkemeier G. Hyperglycemia, insulin and slower growth velocity may increase the risk of retinopathy of prematurity. J Perinatol. 2011; 31(4):251-7.

32. International Committee for the Classification of Retinopathy of Prematurity. The International Classification of Retinopathy of Prematurity revisited. Arch Ophthalmol. 2005;123(7):991-9.

33. Early Treatment For Retinopathy of Prematurity Cooperative Group. Revised indications for the treatment of retinopathy of prematurity: results of the early treatment for retinopathy of prematurity randomized trial. Arch Ophthalmol. 2003;121(12):1684-94.

34. Hellström A, Hård A-L, Engström E, Niklasson A, Andersson E, Smith L, et al. Early weight gain predicts retinopathy in preterm infants: new, simple, efficient approach to screening. Pediatrics. 2009; 123(4):e638-45.

35. Wu C, Löfqvist C, Smith LEH, VanderVeen DK, Hellström A, WIN-ROP Consortium. Importance of early postnatal weight gain for normal retinal angiogenesis in very preterm infants: a multicenter study analyzing weight velocity deviations for the prediction of retinopathy of prematurity. Arch Ophthalmol. 2012;130(8):992-9.

36. Cryotherapy for Retinopathy of Prematurity Cooperative Group. Multicenter trial of cryotherapy for retinopathy of prematurity: natural history ROP: ocular outcome at 5(1/2) years in premature

infants with birth weights less than 1251 g. Arch Ophthalmol. 2002;120(5):595-9.

37. Moran S, O'Keefe M, Hartnett C, Lanigan B, Murphy J, Donoghue V. Bevacizumab versus diode laser in stage 3 posterior retinopathy of prematurity. Acta Ophthalmologica. 2014;92(6):496-7.

38. Kim J, Kim SJ, Chang YS, Park WS. Combined intravitreal bevacizumab injection and zone I sparing laser photocoagulation in pa-

tients with zone I retinopathy of prematurity. Retina (Philadelphia, Pa). 2014;34(1):77-82.

39. Lepore D, Quinn GE, Molle F, Baldascino A, Orazi L, Sammartino M, et al. Intravitreal bevacizumab versus laser treatment in type 1 retinopathy of prematurity: report on fluorescein angiographic findings. Ophthalmology. 2014. pii: S0161-6420(14)00435-7.

Catarata Congênita

Elaine de Paula Fiod Costa
Luciano Moreira Pinto

A catarata congênita corresponde à opacidade total ou parcial do cristalino presente ao nascimento ou diagnosticada nos primeiros anos de vida. Segundo dados mundiais, a catarata congênita representa a causa mais comum de cegueira tratável na infância, apresentando incidência de 0,4%, ou seja, 1 caso para cada 250 nativivos[1]. Atualmente, ela é responsável por 5 a 20% dos casos de cegueira infantil no mundo, principalmente em países em desenvolvimento[2-3]. Nos países da América Latina, em especial no Brasil, a catarata congênita e a retinopatia da prematuridade são as causas mais prevalentes de cegueira na infância, responsáveis por aproximadamente 40% dos casos[4].

ETIOLOGIA

A catarata congênita pode apresentar-se como anormalidade isolada ou parte de um defeito generalizado do desenvolvimento ocular. As opacidades cristalinianas são principalmente de causa idiopática e em cerca de dois terços dos casos são bilaterais. As bilaterais podem estar relacionadas a alterações sistêmicas, infecções intrauterinas e erros inatos do metabolismo ou ainda ser de etiologia genética com padrão de herança autossômico dominante. As unilaterais, geralmente, não estão associadas a doenças sistêmicas e raramente são herdadas. Além disso, a catarata congênita pode ser isolada ou acompanhar outras anomalias oculares como aniridia (ausência de íris), coloboma de íris e cristalino, persistência do vítreo primário hiperplásico (PHPV) e tumores intraoculares como o retinoblastoma.

A herança genética mais comum é o traço autossômico dominante. Entre as doenças cromossômicas, a síndrome de Down é a associação mais frequente, atingindo incidência de 3% nesses pacientes[5]. Geralmente, as crianças apresentam opacidade cristaliniana simétrica que se desenvolve mais tardiamente na infância. Outras associações comuns são com a síndrome de Turner e síndromes genéticas combinadas com deformidades craniofaciais e esqueléticas, miopatias, espasticidade ou outros distúrbios neurológicos.

Distúrbios metabólicos como a galactosemia, a deficiência de galactocinase e a síndrome de Lowe (oculocerebrorrenal) também estão associados ao desenvolvimento de catarata congênita. Grande parte dos pacientes com galactosemia desenvolve, nos primeiros dias ou semanas de vida, opacidade em "gota de óleo" no centro do cristalino. A retirada precoce da galactose da dieta pode prevenir ou até mesmo reverter alterações cristalinianas precoces. A síndrome de Lowe é um erro inato do metabolismo de aminoácidos, que afeta predominantemente o sexo masculino, cuja herança é recessiva ligada ao X. Nessa síndrome, a presença de catarata é universal e geralmente associada à diminuição do cristalino (microfacia) e ao glaucoma congênito em 50% dos casos. Além das manifestações oculares, a criança apresenta também retardo mental e alterações renais.

Enquanto em países desenvolvidos as causas infecciosas assumem papel secundário, no Brasil infecções intrauterinas como toxoplasmose, rubéola, citomegalia, infecção por herpes simples e varicela-zóster e sífilis ainda são importantes causas de catarata congênita. Em estudo realizado em São Paulo, a rubéola congênita foi responsável por 20,96% das causas de catarata na infância[6]. Apesar da alta incidência, apenas 15% de todos os casos de rubéola congênita apresentam catarata, porque após 6 semanas de gestação o vírus se torna incapaz de atravessar a cápsula do cristalino.

CLASSIFICAÇÃO

A catarata na criança pode ser classificada de acordo com a época do seu aparecimento ou morfologia. Quanto à época de aparecimento, denomina-se catarata congênita aquela que se manifesta do nascimento até os 3 meses de vida. Já a catarata infantil precoce ocorre dos 3 meses aos 12 meses de vida, e catarata infantil tardia, após 12 meses de vida. A catarata também pode ser classificada como nuclear, lamelar, sutural, zonular, membranosa, polar ou total, de acordo com a localização da opacidade cristalininana (Fig. 36.2). Essa localização depende do estágio embrionário em que o cristalino foi acometido.

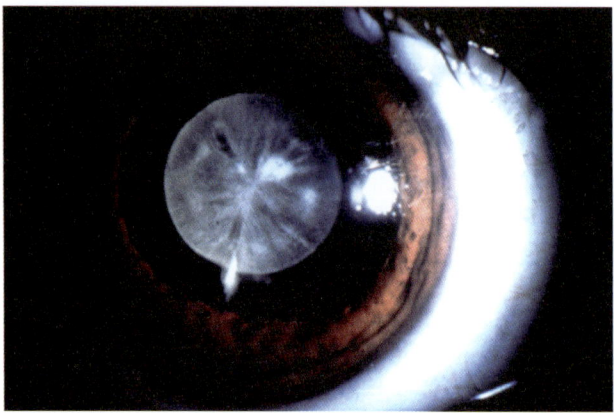

Figura 36.2 – Catarata congênita lamelar.

QUADRO CLÍNICO

Independente da etiologia ou classificação que a catarata congênita apresente, os sinais clínicos ao exame oftalmológico são semelhantes. A leucocoria é o sinal mais importante e o primeiro a ser identificado, podendo ser percebida em até 80,64% dos casos[6]. Outros sinais observados menos frequentemente são o estrabismo e as alterações do comportamento visual. É importante observar a habilidade da criança de fixar e seguir objetos e perguntar aos pais se eles têm interação visual com a criança. Crianças com catarata congênita bilateral parecem ter retardo de desenvolvimento neurológico, assim como ausência óbvia de comportamento visual.

Entretanto, é importante considerar que casos de catarata monocular geralmente são diagnosticados mais tardiamente, quando a criança apresenta perda visual irreparável e estrabismo. Isso ocorre porque muitas vezes essas crianças não apresentam alteração de seu comportamento visual, já que a visão em um dos olhos está preservada. Em muitos casos de catarata monocular, não há história familiar ou associação com outras doenças. A presença de nistagmo manifesto (oscilações rítmicas periódicas dos olhos) na idade de 2 meses ou mais geralmente é indicativa de prognóstico visual ruim[7].

DIAGNÓSTICO

A detecção de alguns desses sinais pode ser realizada ainda no ambiente hospitalar, nos primeiros dias de vida do recém-nascido (RN). O teste do reflexo vermelho, mais conhecido como "teste do olhinho", já faz parte da rotina obrigatória do exame do RN nos Estados de São Paulo e Paraná e nas cidades do Rio de Janeiro e Porto Alegre, sendo importante na detecção precoce não só da catarata congênita, mas também de outros problemas oculares como glaucoma congênito, infecções, malformações e tumores intraoculares. Esse teste deve ser realizado inicialmente pelo neonatologista por meio da oftalmoscopia direta sem dilatação pupilar, em um local com pouca iluminação. O teste deve ser repetido em toda consulta pediátrica e oftalmológica. No primeiro exame pode não ser detectada anormalidade como uma catarata ainda em desenvolvimento ou um tumor pequeno. Contudo, se após o teste for observada ausência de reflexo vermelho (pupila branca ou preta) ou assimetria dos reflexos entre os olhos, a criança deverá ser encaminhada, nos primeiros 30 dias da suspeita, ao oftalmologista (Fig. 36.3).

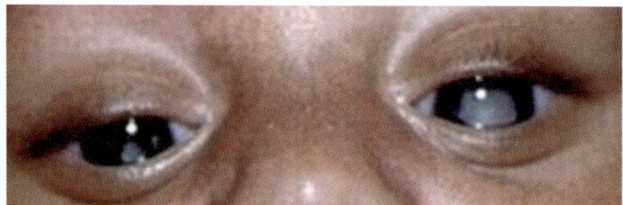

Figura 36.3 – Criança com reflexo vermelho de ambos os olhos alterado.

O diagnóstico precoce dessa doença é fundamental, já que a criança necessita "ver" para desenvolver sua visão, e qualquer obstáculo à formação de imagem nítida em cada olho pode ocasionar alterações do desenvolvimento visual, que se tornarão irreversíveis se não tratadas em tempo hábil. A privação visual e/ou a interação binocular anormal pode levar, classicamente, à ambliopia. Ela ocorre basicamente por uma falha no processo de desenvolvimento da acuidade visual, portanto, é importante que os desvios do desenvolvimento normal sejam identificados e corrigidos o mais precocemente possível, sendo que os três primeiros meses de vida representam um período crítico nesse processo.

Infelizmente, segundo dados de 2004, apenas 33,87% das crianças comparecem ao ambulatório específico antes dessa idade e apenas 3,23% dos pacientes são operados nesse período crítico. Por uma falha no diagnóstico precoce ou mesmo na ausência de um atendimento oftalmológico rápido é que a catarata se torna a causa mais frequente de cegueira prevenível na infância[6].

O exame oftalmológico completo de crianças geralmente exige sedação ou anestesia geral. Ambos os olhos devem ser examinados sob dilatação pupilar, já que outras alterações são frequentemente encontradas no olho contralateral. Também são importantes a ultrassonografia para casos de opacificação total do cristalino e para a medida do comprimento axial do olho, a medida do diâmetro corneano e da pressão intraocular. A oftalmoscopia indireta pode revelar, se as opacidades de meios permitirem, outras anomalias que podem afetar o prognóstico visual.

TRATAMENTO

O tratamento definitivo da catarata congênita é cirúrgico, desde que opacidade seja visualmente significante. A intervenção deve ser realizada precocemente, de preferência nas primeiras 6 a 8 semanas de vida, para evitar ambliopia. Se a catarata for unilateral, o procedimento cirúrgico deve ser realizado em até 6 semanas de vida, se bilateral, em até 12 semanas. Após a remoção cirúrgica da catarata, correção óptica imediata do olho afácico combinada com oclusão e acompanhamento frequente têm mostrado sucesso em muitas séries de casos, inclusive em casos unilaterais[7-8].

O implante de lentes intraoculares, realizado na cirurgia de catarata de adultos, em crianças com menos de 2 anos de idade, ainda continua controverso. Mudanças importantes no comprimento axial e no poder dióptrico da córnea ocorrem nos primeiros anos de vida e dificultam a decisão sobre o cálculo da lente a ser implantada. Além disso, o glaucoma, complicação grave que pode evoluir com perda visual grave, ocorre de forma mais frequente em crianças menores de 1 ano que receberam o implante[9].

O seguimento pós-operatório deve ser periódico por meio de métodos quantitativos de avaliação da acuidade visual, como o olhar preferencial e potencial visual evocado (PVE) de varredura. O olhar preferencial é baseado na observação do fato que crianças pequenas tendem a olhar mais para uma tela com listras pretas e brancas do que uma superfície lisa e homogênea. O PVE de varredura é um método de resolução em que são colocados eletrodos que registram respostas vindas do córtex occipital diante de estímulos visuais de grade. Entretanto, é importante ressaltar que os resultados podem estar alterados em crianças que apresentem diminuição da atenção ou mesmo má fixação. Em crianças da mais idade, a medida da acuidade visual é mais confiável. Após os 4 anos de idade, a maioria das crianças pode ter seus olhos examinados separadamente com a mesma tabela de acuidade visual usada com os adultos.

O atendimento precoce, em conjunto com uma assistência multidisciplinar bem estruturada, incluindo programas de reabilitação visual, motora e de linguagem, é essencial para o desenvolvimento global da criança. Por meio desses programas, a criança tem a possibilidade de melhor interação com o ambiente em que está inserida. O prognóstico visual adequado exige o acompanhamento da criança por toda a vida.

REFERÊNCIAS

1. Apple DJ, Assia EL. Pediatric cataract. Survey Ophthalmol. 2000;45(1):150-64.
2. Rahi JS, Dezateaux C. Measuring and interpreting the incidence of congenital ocular anomalies: lessons from a national study of congenital cataract in the UK; the British Congenital Cataract Interest Group. Invest Ophthalmol Vis Sci. 2001;42(7):1444-8.
3. Foster A, Gilbert C, Rahi J. Epidemiology of cataract in childhood: a global perspective. J Cataract Refract Surg.1997;23 Suppl 1:601-4.
4. Tartarella MB, Nakano K, Castro CTM, Martins APM. Visão subnormal em crianças. Arq Bras Oftalmol. 1991;54(5):221-4.
5. Merin S, Crawford JS. The etiology of congenital cataracts: a survey of 386 cases. Can J Ophthalmol. 1971;6(3):178-82.
6. Oliveira ML, DiGiovani ME, Porfírio Neto F, Tartarella MB. Catarata congênita: aspectos diagnósticos, clínicos e cirúrgicos em pacientes submetidos a lensectomia. Arq Bras Oftalmol. 2004;67(6):921-6.
7. Kugelberg U. Visual acuity following treatment of bilateral congenital cataracts. Doc Ophthalmol. 1992;82(3):211-5.
8. Dutton JJ, Baker JD, Hiles DA, Morgan KS. Visual rehabilitation of aphakic children. Surv Ophthalmol. 1990;34(5):365-84.
9. Tartarella MB, Kawakami LT, Scarpi MJ, Hayashi S. Aspectos cirúrgicos em catarata congênita. Arq Bras Oftalmol. 1995;58(1):24-8.

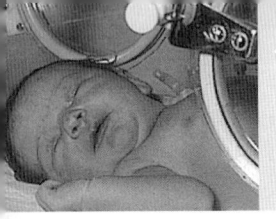

CAPÍTULO 37

Problemas Cardíacos

Cardiopatias Congênitas Cianogênicas com Manifestação Clínica no Recém-Nascido – As Mais Frequentes – Diagnóstico e Conduta*

Elisa Rumiko Iwahashi
Munir Ebaid

A incidência de cardiopatia congênita é aproximadamente 6 a 8 em 1.000 nascidos vivos. As formas mais graves representam 15% dessas, e as cardiopatias cianogênicas representam um terço dos defeitos cardíacos de maior gravidade.

As cardiopatias cianogênicas manifestam-se no período neonatal e constituem um grupo de doenças que apresentam, na maioria das vezes, um quadro bastante expressivo, tanto pela gravidade, como pela rápida evolução para um estado de comprometimento hemodinâmico e sistêmico importantes, exigindo a suspeita precoce e a adoção de medidas iniciais por parte do neonatologista que serão decisivas para a continuidade adequada de tratamento em unidade especializada em cardiologia pediátrica[1].

Algumas dessas cardiopatias apresentam-se com cianose progressiva nos primeiros dias de vida, à medida que o canal arterial vai-se restringindo após o nascimento, acompanhada muitas vezes de taquipneia, gemência e deterioração do estado geral, quadro que inicialmente pode ser atribuído a alterações extracardíacas, como as pulmonares comuns no recém-nascido (desconforto respiratório adaptativo, aspiração de mecônio, hipertensão pulmonar persistente), alterações metabólicas ou mesmo sepses. No entanto, a persistência e a progressão da cianose, e a não melhoria das condições do recém-nascido (RN) com as medidas gerais iniciais devem encaminhar o neonatologista para a suspeita de cardiopatia[2].

Nessas condições, o pediatra pode, em primeiro lugar, mesmo sem o diagnóstico anatômico, utilizar um recurso que muito vai beneficiar o pequeno paciente que apresenta cianose e com suspeita de cardiopatia: a administração de prostaglandina E_1, que, dilatando o canal arterial, aumenta o fluxo sanguíneo pulmonar e melhora o grau de oxigenação do sangue arterial, obtendo reversão do estado de hipóxia com grave prejuízo sistêmico e, principalmente, prevenindo os efeitos deletérios da hipóxia sobre o sistema nervoso central. Essa medida permite a estabilização do paciente, enquanto é encaminhado ao centro especializado para o diagnóstico e a terapêutica adequados[3].

PRINCIPAIS CARDIOPATIAS CIANOGÊNICAS

CARDIOPATIAS TIPO FALLOT

Tetralogia de Fallot
Primeiramente foi descrita por Steno em 1673 e tornou-se conhecida em 1888 por meio de Étienne-Louis Arthur Fallot, que enfatizou e agrupou os quatro principais achados da "doença azul". É uma das cardiopatias congênitas cianogênicas mais conhecidas. A prevalência dessa afecção nos Estados Unidos é estimada em 3,9 por 1.000 nascidos vivos[4].

O conjunto de alterações que caracteriza essa doença é basicamente determinado por um desvio do septo in-

* Revisão feita por Helenilce de Paula Fiod Costa.

fundibular, que, assumindo uma posição mais anteriorizada em relação ao normal, provoca estreitamento da via de saída do ventrículo direito, com hipodesenvolvimento da região infundibular e estenose anulovalvar pulmonar; esse deslocamento do septo também provoca descontinuidade na sua região posterior, subaórtica, permitindo a presença de grande comunicação interventricular (CIV), que, por sua vez, leva a deslocamento da valva aórtica em direção ao ventrículo direito (VD) em maior ou menor grau (dextroposição da aorta) proporcional ao deslocamento do septo infundibular. A hipertrofia do VD, como consequência da obstrução da sua via de saída, constitui a quarta alteração encontrada nessa doença. Observa-se, dessa forma, a passagem de sangue insaturado da circulação sistêmica para a aorta (*shunt* direito-esquerdo), proporcional principalmente ao grau de estenose infundibulovalvar. Nos casos em que a estenose pulmonar (EP) é discreta, predomina o *shunt* esquerdo-direito, como ocorre em comunicações interventriculares.

A manifestação clínica dessa doença costuma ser bastante variável, dependendo do grau d EP, da manutenção do canal arterial (CA) e da existência de circulação colateral sistêmico-pulmonar. Assim, a apresentação mais comum é de cianose discreta no período neonatal, já que, na maioria dos casos, a EP inicialmente é discreta ou a circulação pulmonar recebe um fluxo adicional proveniente do canal arterial, proporcionando saturação de oxigênio adequada. À medida que ocorrem o fechamento do CA, ou o crescimento e o aumento de atividade da criança no decorrer do período neonatal e lactente jovem, aumentando o consumo de oxigênio, a hipertrofia do infundíbulo pulmonar e a influência de fatores como a anemia fisiológica do lactente e os estímulos adrenérgicos, observa-se a progressão da cianose, devido ao maior desvio de sangue insaturado para a circulação sistêmica. A piora da estenose infundibular e a reatividade dessa região altamente muscularizada aos diversos estímulos com espasmos constituem o substrato anatômico para o aparecimento das crises de hipóxia, que são características da tetralogia de Fallot, geralmente presente no lactente no final do primeiro semestre de vida (Fig. 37.1). Na presença de grave EP, com hipoplasia da via de saída do VD, estabelece-se o "estado hipoxêmico" na ocasião em que ocorre o fechamento do canal arterial[5-7].

Exame físico – geralmente, o recém-nascido encontra-se com cianose discreta, pelo fato de ser portador de EP discreta ou moderada, ou pela manutenção do CA nesse período. A cianose é perceptível no leito ungueal e na região perioral, acentuando-se ao choro. O padrão respiratório geralmente é normal ou discretamente taquipneico. O exame cardiovascular nesses casos mostra precórdio adinâmico, sem abaulamentos, com frêmito

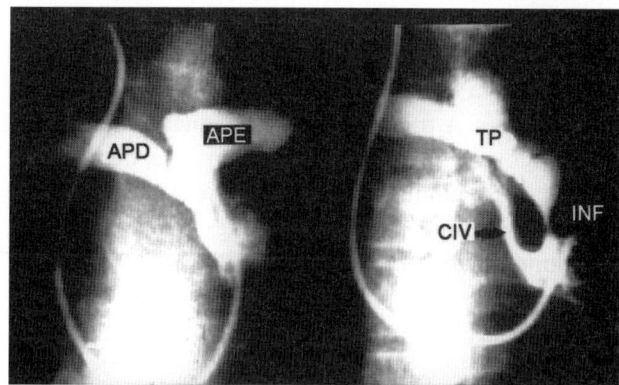

Figura 37.1 – Angiocardiograma de paciente portador de tetralogia de Fallot, observando-se o aspecto de estenose pulmonar infundibulovalvar, além da passagem de contraste pela CIV para o lado esquerdo do coração.

sistólico palpado na borda esternal média e alta, correspondente à passagem turbulenta de sangue pela via de saída do VD. À ausculta, encontra-se a primeira bulha hiperfonética na área tricúspide, devido à sobrecarga do referido ventrículo, a segunda bulha única e hiperfonética na área pulmonar, aumentando em direção à área tricúspide, correspondente ao ruído da valva aórtica, e sopro sistólico em ejeção na área pulmonar e em direção à área tricúspide, inversamente proporcional ao grau da estenose pulmonar infundibulovalvar. Pode-se auscultar também sopro contínuo na região infraclavicular esquerda na presença de CA.

Em situação de EP grave, mais rara, encontra-se o recém-nascido com cianose importante, generalizada, apresentando taquipneia nítida como forma de compensar a baixa oxigenação, com hiperventilação ou taquidispneia decorrente de acidose metabólica. Outros aspectos que podem chamar a atenção ao exame clínico são a gemência, a dificuldade para se alimentar, a agitação ou a hipoatividade, e até a desidratação secundária aos fatores acima mencionados. O exame cardiovascular mostra, nesses casos, as bulhas como mencionadas anteriormente, mas o sopro bem menos evidente e até ausente, devido à gravidade da estenose. O sopro contínuo do CA pode estar nítido nos primeiros dias de vida, período em que a situação clínica se mantém estável, mas, à medida que vai se fechando, o sopro diminui e tende a desaparecer, levando o RN a um quadro desfavorável. Pacientes com grau acentuado de EP podem desenvolver, durante a vida intrauterina, vasos colaterais sistêmico-pulmonares, que, se forem de magnitude significativa, impedem a manifestação de hipóxia importante e causam ausculta de sopros contínuos em regiões diferentes da localização do CA, comumente em regiões laterais do tórax e no dorso[5,6,8].

Radiografia de tórax – a área cardíaca na tetralogia de Fallot geralmente é de tamanho normal, destacando-se na morfologia o arco médio escavado e a ponta do coração elevada (o característico coração em bota). A aorta pode descer à direita da coluna em cerca de um quarto dos pacientes. A trama vascular pulmonar está diminuída quando a EP é moderada ou importante, ou pode ser normal ou até aumentada quando a obstrução é pouco significativa, na presença de CA ou de circulação sistêmico-pulmonar exuberante[5,6,8] (Fig. 37.2).

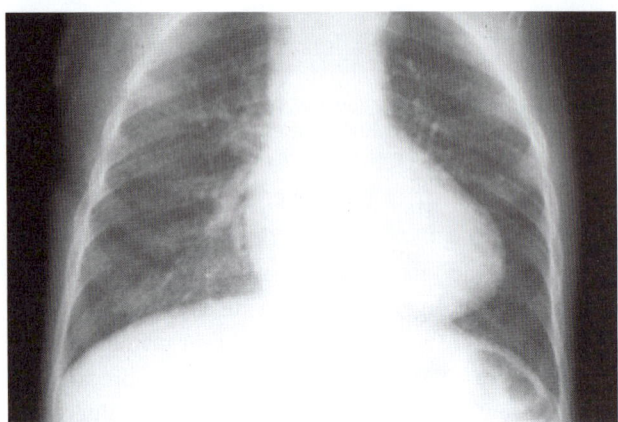

Figura 37.2 – Radiografia de tórax do mesmo paciente revelando vascularidade pulmonar diminuída e imagem cardíaca com arco médio escavado e ponta elevada.

Eletrocardiograma – encontra-se sobrecarga ventricular direita, com eixo elétrico de QRS desviado para a direita, comumente a +120 a +150 graus, com padrão de sobrecarga sistólica de VD, com ondas R praticamente puras em precordiais direitas, com pequena manifestação elétrica de ventrículo esquerdo, com ondas S dominantes em precordiais esquerdas. A presença de onda T positiva em precordiais direitas (V4R e V1) também é expressão de grande sobrecarga direita (Fig. 37.3). Os pacientes com EP pouco importante, ou com abundante circulação colateral, podem mostrar potenciais esquerdos mais significativos[5,6,8].

Ecocardiograma – mostra a característica da anomalia, o desvio anterior do septo infundibular, associada à CIV, o grau de estenose da via de saída do VD (infundíbulo, anel e valva pulmonar), caracterizando suas dimensões, assim como a do tronco pulmonar e dos seus ramos, o grau de dextroposição da aorta e a persistência de canal arterial ou de vasos colaterais e, finalmente, o lado em que desce a aorta[5,6,8].

Atresia pulmonar com comunicação interventricular

A atresia pulmonar com comunicação interventricular (AP-CIV) ocorre em cerca de 2% dos casos das cardiopatias congênitas, na infância em sua forma isolada e pode estar associada a outras cardiopatias complexas[4].

Trata-se de condição extremamente grave, pois a passagem de sangue ventricular para a artéria pulmo-

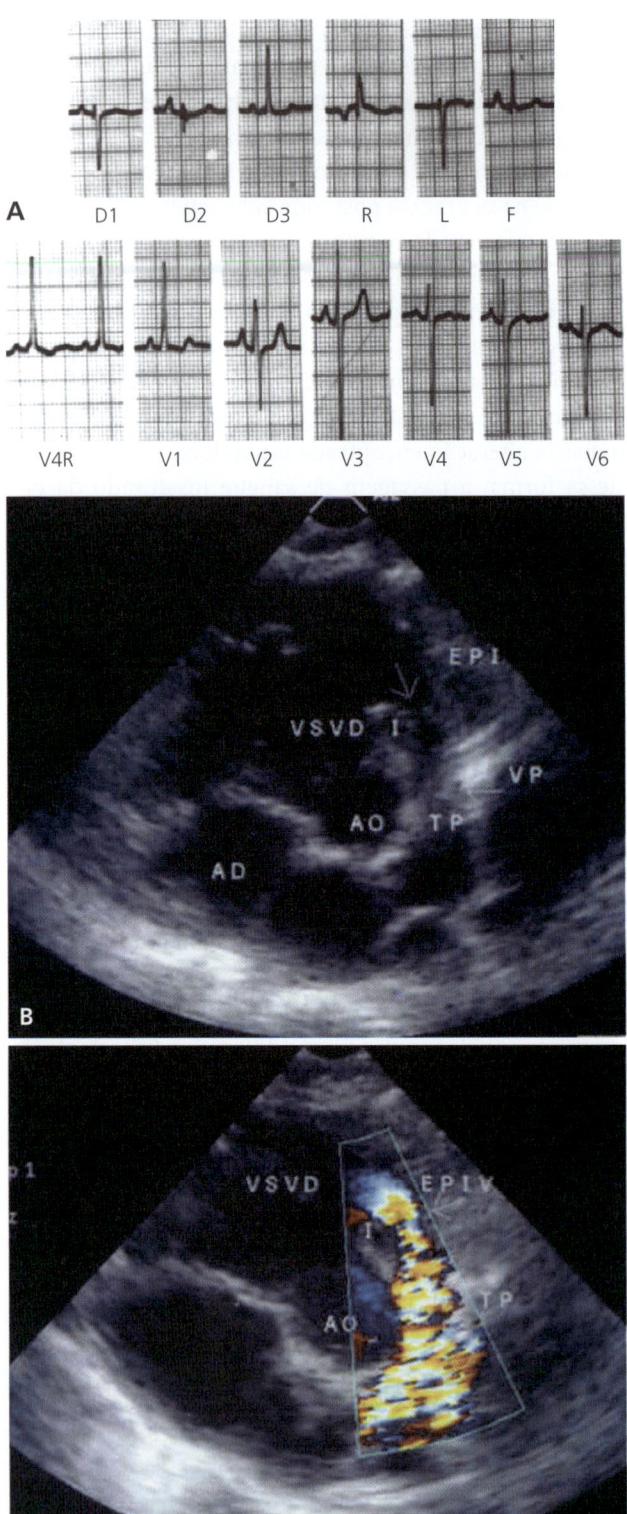

Figura 37.3 – Eletrocardiograma do mesmo paciente mostrando sobrecarga ventricular direita, com onda R pura em derivação V1.

nar acha-se totalmente impedida, isto é, a via de saída pulmonar é atrésica. O sangue do VD, não encontrando saída para atingir o tronco pulmonar, é desviado diretamente para a aorta e a circulação sistêmica. A saturação de oxigênio do sangue arterial periférico depende, assim,

1116

do fluxo de sangue da aorta para a artéria pulmonar através do CA ou, mais raramente, por colaterais sistêmico-pulmonares. Já nos primeiros dias de vida, por efeito dos mecanismos que levam ao fechamento do CA, a cianose torna-se evidente e progressiva.

Essa condição pode ser enquadrada dentro do espectro da tetralogia de Fallot, em que existe o grau extremo de obstrução do VD. Em alguns casos, porém, não se consegue definir o desvio anterior do septo infundibular ao ecocardiograma, não se caracterizando essa anomalia[5-7,9].

Exame físico – o recém-nascido pode mostrar graus variados de cianose, mas habitualmente essa é significativa, pelo fato de depender exclusivamente do fluxo através do canal arterial, manifestando-se com cianose generalizada. O padrão respiratório pode ser de taquipneia, ou de taquidispneia em casos de hipóxia grave. O quadro sistêmico pode manifestar-se como na tetralogia de Fallot com estenose grave. Ao exame cardiovascular, já não se encontra o sopro sistólico na borda esternal esquerda, pois não há passagem de sangue através da via de saída do VD. O sopro do CA pode ser contínuo, sistólico ou ausente, em correspondência ao calibre decrescente com a tendência ao seu fechamento. Na presença de colaterais sistêmico-pulmonares, verifica-se sopro contínuo em localização diversa do sopro do canal[5,6,8].

Radiografia de tórax – a área cardíaca é geralmente de tamanho normal, com a morfologia em bota. A trama vascular acha-se geralmente diminuída, com o hilo pulmonar pouco expressivo e a vascularidade peri-hilar muito fina[5,6,8].

Eletrocardiograma – como mencionado na tetralogia de Fallot.

Ecocardiograma – demonstra a atresia da via de saída do VD, com hipoplasia da região infundibular e atresia da valva pulmonar, a hipertrofia de todo o VD, a CIV subaórtica, o grau de dextroposição da aorta, define se as artérias pulmonares são confluentes, a posição do arco aórtico, a perviabilidade do canal arterial e sua dimensão, e ainda a existência de circulação colateral. Se não há possibilidade de se definir a anatomia das artérias pulmonares e a presença e magnitude dos vasos colaterais, está indicado o cateterismo cardíaco[5,6,8].

ATRESIA PULMONAR COM SEPTO INTERVENTRICULAR ÍNTEGRO

A atresia pulmonar com septo interventricular íntegro representa 1 a 3% das malformações cardíacas, porém, no período neonatal, ela é responsável por um terço das cardiopatias cianóticas[10].

Cardiopatia menos comum que as anteriores, mas também de extrema gravidade. As maiores alterações morfofuncionais na atresia pulmonar com septo íntegro estão relacionadas à valva tricúspide, porção trabecular e saída do ventrículo direito. Como não existe conexão entre o VD e o tronco pulmonar e, não existindo CIV, o fluxo de sangue para a circulação pulmonar depende da passagem de sangue venoso sistêmico sucessivamente do átrio direito (AD) através do forame oval para o átrio esquerdo (AE), ventrículo esquerdo (VE), aorta, canal arterial e artéria pulmonar[10].

Nessa doença, o VD pode ter graus variáveis de desenvolvimento, apresentando-se desde aquele com hipoplasia extrema (situação mais comum, ocorrendo em cerca de dois terços dos recém-nascidos), somente possuindo via de entrada, estando a porção trabecular e a via de saída hipoplásicas, os ventrículos intermediários onde estão presentes a via de entrada e a porção trabecular desenvolvidos, os ventrículos de tamanho normal, onde se verificam as três porções, com a valva pulmonar geralmente formada, mas imperfurada, até os ventrículos dilatados. O tamanho da valva tricúspide (VT) geralmente se correlaciona com o desenvolvimento do VD. Assim, com os ventrículos hipoplásicos encontra-se VT também hipoplásica e estenótica, enquanto com os ventrículos de tamanho normal ou dilatado, com paredes alteradas e finas, acha-se VT de tamanho normal, mas geralmente displásica e com grande insuficiência, como ocorre na anomalia de Ebstein, determinando, nesses casos, também grande dilatação do AD. Outra característica marcante que ocorre na atresia pulmonar com septo interventricular íntegro e VD hipoplásico é a existência de fístulas que enviam sangue do ventrículo para as artérias coronárias, pelo fato de que há passagem de sangue através da VT para o VD, porém estando à via de saída atrésica, e a VT competente gera um volume de sangue com alta pressão que encontra caminho entre os sinusoides coronarianos, já na vida intrauterina, dilatando-os e formando verdadeiras fístulas, que muitas vezes são responsáveis pela circulação coronariana direita, esquerda ou ambas (circulação coronariana dependente de VD).

O VE nessa cardiopatia geralmente é normal, porém pode apresentar algum grau de obstrução, quando o VD muito hipertrófico provoca desvio posterior do septo infundibular, ou quando o VD dilatado acaba rechaçando o VE, restringindo sua cavidade anatômica e funcional. A aorta tem anatomia normal, sendo rara a presença de colaterais sistêmico-pulmonares[5-7,10].

Exame físico – os dados de exame físico geral são semelhantes aos citados para as doenças anteriores. O exame físico cardiovascular apresenta como característica a hipofonese da segunda bulha, já que está abolido o componente pulmonar, porém podem-se encontrar outros dados bastante particulares para o grupo com VD hipoplásico e com VD normal ou dilatado. No primeiro grupo, à inspeção verifica-se precórdio adinâmico, sem sinais de aumento da área cardíaca ou do VD, à palpação não se acham impulsões ou frêmitos, e à ausculta tem-se a primeira bulha mais audível na área mitral e sopro apenas do canal arterial, sistólico ou contínuo, quando ainda aberto em magnitude significativa, ou ainda sopro contínuo em outra localização no precórdio e não intraclavicular, na presença de fístulas. No segundo grupo, verificam-se, à inspeção, abaulamento precordial e impulsões sistólicas, devido ao aumento do VD e do AD, à palpação tem-se frequentemente frêmito sistólico rude proveniente da regurgitação tricúspide, que se traduz à ausculta como sopro sistólico em regurgitação nessa área; encontra-se ainda o sopro do canal cuja magnitude é geralmente menor que o sopro de insuficiência tricúspide (IT). Ainda nesse segundo grupo, podem-se verificar sinais de insuficiência cardíaca direita (ICD), devido à IT e à comunicação interatrial (CIA) restritiva, assim, comumente, há hepatomegalia significativa e até algum grau de edema periférico[5,6,8].

Radiografia de tórax – nos pacientes com o VD hipoplásico, acha-se a área cardíaca de tamanho normal, com a silhueta de VE; naqueles com o VD normal ou dilatado, constata-se a área cardíaca aumentada à custa principalmente do AD e contorno cardíaco sugestivo de VD. Nas condições associadas com a anomalia de Ebstein, há cardiomegalia extrema, com grande AD, ocupando o coração grande do território do tórax. A trama vascular pulmonar apresenta-se diminuída em todas as condições[5,6,8] (Fig. 37.4).

Eletrocardiograma – na presença de VD hipoplásico, situação mais comum, encontra-se eixo de QRS desviado para a esquerda (entre +30 e +90graus) e sobrecarga de VE, com padrão rS nas precordiais direitas e onda R pura nas precordiais esquerdas, sendo ausentes os potenciais direitos; ocorrem sinais de sobrecarga ventricular direita nos recém-nascidos com ventrículo direito mais bem formado ou hipertrófico com porções hipoplásicas[5,6,8] (Fig. 37.5).

Ecocardiograma e cateterismo cardíaco – mostram características fundamentais para o diagnóstico e a terapêutica, ou seja, o grau de desenvolvimento do VD, demonstrando se todas as porções estão presentes ou se há atresia da porção infundibular e/ou trabecular, correlacionando com o tamanho do anel tricuspídeo e, naqueles ventrículos extremamente hipoplásicos, a presença de fístulas coronarianas. Os aspectos ecocardiográficos são complementados por meio do cateterismo, principalmente na determinação da morfologia do VD e da presença e magnitude das fístulas coronarianas (Figs. 37.6 e

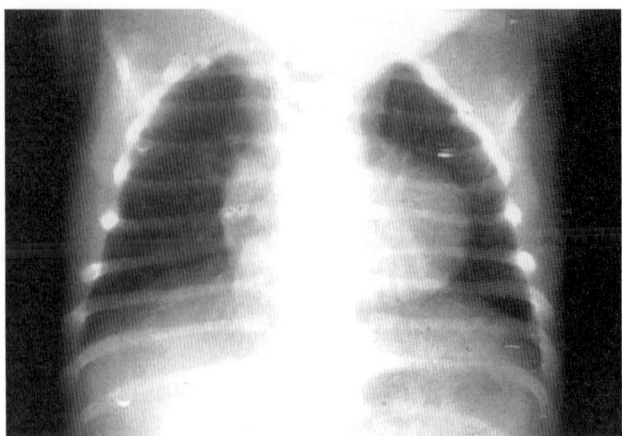

Figura 37.4 – Radiografia de tórax de RN portador de atresia pulmonar com septo interventricular íntegro. Observam-se circulação pulmonar nitidamente diminuída e área cardíaca pouco aumentada.

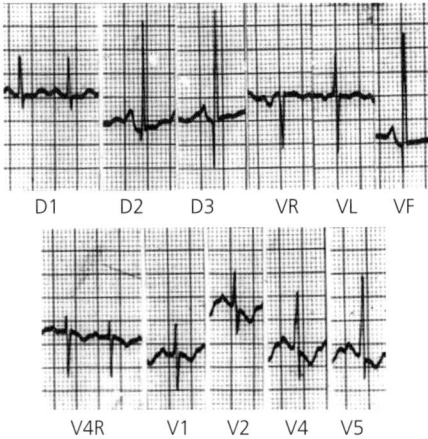

Figura 37.5 – Eletrocardiograma do mesmo paciente revelando a clássica sobrecarga ventricular esquerda presente nessa malformação cardíaca.

37.7). Outro aspecto importante é a difícil distinção entre a atresia pulmonar anatômica e a funcional, essa decorrente de fluxo anterógrado diminuído por meio da valva pulmonar devido à hipertensão pulmonar e à grande regurgitação tricúspide presente na anomalia de Ebstein associada[5,6,8].

TRANSPOSIÇÃO DAS GRANDES ARTÉRIAS

A prevalência da transposição das grandes artérias nos Estados Unidos é estimada em 4,7 por 1.000 nascidos vivos[4].

Nessa cardiopatia, a aorta origina-se do VD, e o tronco pulmonar, do VE, caracterizando a discordância ventriculoarterial, uma situação hemodinâmica em que as circulações sistêmica e pulmonar se encontram em paralelo, e não em série, como ocorre normalmente. Para a sobrevida pós-natal, é necessário que haja comunicações entre os dois sistemas circulatórios, nos átrios, ventrículos ou entre as grandes artérias (CIA, CIV, PCA). A maior

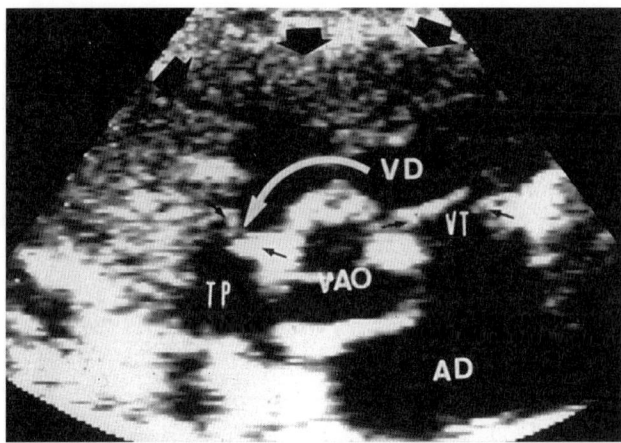

Figura 37.6 – Ecocardiograma do mesmo paciente revelando aumento do AD, VD hipoplásico e valva pulmonar atrésica (setas).

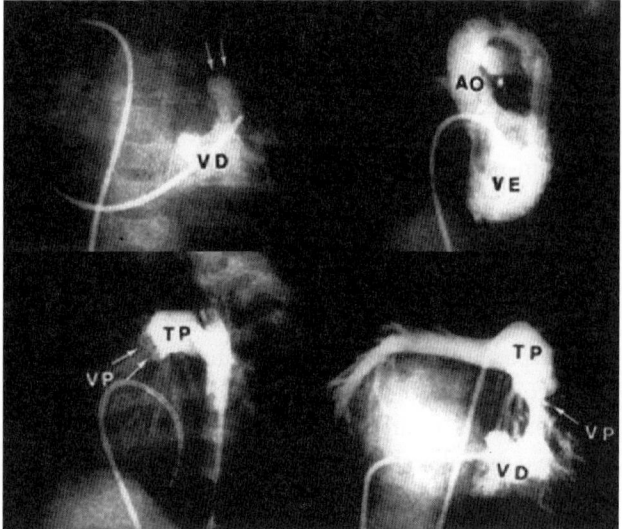

Figura 37.7 – Angiocardiograma do mesmo paciente mostrando VD hipoplásico, com suas porções de entrada e saída, além da valva pulmonar atrésica (setas). A circulação pulmonar é suprida através do CA.

parte (70%) dos portadores de transposição das grandes artérias (TGA) possui somente forame oval patente, enquanto cerca de 30% possui CIV associada, com tamanho e localização variáveis, podendo-se encontrar várias outras associações, sendo frequentes as obstruções de via de saída ventricular, principalmente esquerda, e anomalias da valva mitral.

Clinicamente, de maneira simplificada e didática, podem-se dividir as TGA em três tipos: a simples ou clássica, em que há somente forame oval associado, a com CIV grande e a com estenose da via de saída do VE (estenose subpulmonar). Na primeira condição, o RN desenvolve cianose significativa nos primeiros dias de vida, em decorrência do fechamento progressivo do canal arterial, e a insuficiente mistura de sangue venoso e arterializado no átrio, podendo evoluir para quadro de

hipoxemia grave com repercussão sistêmica. Na situação de TGA com CIV grande, com o declínio da resistência pulmonar após os primeiros dias de vida, ocorre desvio de sangue do VD (ventrículo sistêmico) para o VE, levando à situação de hiperfluxo pulmonar, que se apresenta clinicamente com cianose discreta e insuficiência cardíaca. A coartação de aorta está associada a 50% dos portadores de uma apresentação especial da TGA com CIV, que é a dupla via de saída de VD (DVSVD) com CIV subpulmonar (tipo Taussig-Bing). Na TGA com estenose subpulmonar, quando não associada à CIV, a obstrução geralmente não é grave nos primeiros meses de vida, comportando-se como a TGA simples. Já na TGA com estenose subpulmonar e CIV, a situação hemodinâmica vai depender da magnitude da obstrução e do tamanho da CIV, de maneira que, muitas vezes, os efeitos hemodinâmicos de cada defeito se equilibram, não levando nem a quadro de insuficiência cardíaca congestiva (ICC) nem à hipóxia grave, mostrando a criança cianose discreta a moderada. Na medida em que a estenose pulmonar seja mais acentuada, já no período neonatal, ou na sua evolução, a hipoxemia também se expressa de maneira mais importante, como consequência do hipofluxo pulmonar, comportando-se funcionalmente como cardiopatia tipo tetralogia de Fallot[5-7].

Exame físico – ao exame físico geral, verifica-se cianose variável, dependendo dos defeitos associados, da resistência pulmonar e da efetividade do canal arterial. Pode estar associada à taquipneia, ou até à taquidispneia, com respiração acidótica e grave prejuízo hemodinâmico e sistêmico nos casos de hipóxia grave.

Ao exame cardiovascular, encontram-se as bulhas facilmente palpadas, principalmente a segunda bulha, além de impulsões na borda esternal, correspondentes ao ventrículo direito, que é o sistêmico. À ausculta, têm-se como características da TGA a hiperfonese da primeira bulha na área tricúspide e a segunda bulha hiperfonética e única na área pulmonar, mais intensa que na área tricúspide (bulha aórtica).

Na TGA simples, podem-se verificar sopro sistólico suave na área pulmonar e também sopro sistólico ou contínuo na região infraclavicular esquerda, correspondente ao canal arterial.

Na TGA com CIV, o recém-nascido apresenta-se pouco cianótico, taquidispneico, com sinais de ICC. Assim, já ao nascimento pode-se encontrar algum grau de abaulamento precordial à inspeção, devido à cardiomegalia, impulsões sistólicas paraesternais mais evidentes, frêmito sistólico da CIV em borda esternal esquerda baixa e, à ausculta, sopro sistólico rude, em regurgitação nessa região. Quando os pulsos estão diminuídos nos membros inferiores, denotando a coartação de aorta, dentro do quadro de TGA com CIV, deve-se lembrar da DVSVD tipo Taussig-Bing. À ausculta pulmonar, podem ocorrer estertores crepitantes e subcrepitantes, e ao exame do abdome, hepatomegalia. Raramente se verifica edema periférico.

Na TGA com estenose subpulmonar, habitualmente se verifica sopro sistólico em ejeção no mesocárdio, irradiando-se para a borda esternal direita alta[5,6,8].

Radiografia de tórax – em geral, a silhueta cardíaca na TGA assume a forma "ovoide", à custa de ambos os ventrículos e do átrio direito, com o pedículo estreito, porém não é a apresentação obrigatória em todos os casos, mas, quando presente, sugere fortemente o diagnóstico. O tamanho do coração apresenta-se normal na TGA simples ou com obstrução da via de saída de VE e aumentado quando há associação com CIV.

A trama vascular pulmonar é ligeiramente aumentada na TGA simples, bastante aumentada na TGA com CIV e diminuída em presença de obstrução de via de saída de VE[5,6,8] (Figs. 37.8 e 37.9).

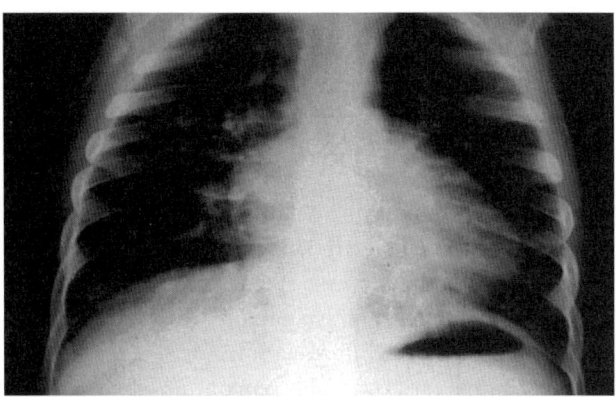

Figura 37.8 – Radiografia de tórax de portador de TGA simples. A circulação pulmonar é discretamente aumentada, e a área cardíaca tem forma ovoide, com pedículo estreito.

Eletrocardiograma – os achados eletrocardiográficos na TGA simples podem ser semelhantes aos de um recém-nascido normal nos primeiros dias de vida, com padrão de sobrecarga atrial direita e ventricular direita, com eixo de QRS entre +120 e +150 graus, ondas R puras ou Rs em precordiais direitas. Após as primeiras 48-72 horas de vida, com a queda da resistência vascular pulmonar, no recém-nascido normal, há decréscimo do grau de sobrecarga ventricular direita, negativando a onda T em precordiais direitas. No recém-nascido com TGA, essa permanece positiva, com maior amplitude que em V6, podendo ser negativa nessa derivação. Os potenciais de VE são pouco expressivos nessa condição. Na TGA com CIV, além da sobrecarga ventricular direita, ocorre sobrecarga esquerda, registrando-se em precordiais direitas complexos com morfologia Rs ou RS, e aparecimento de

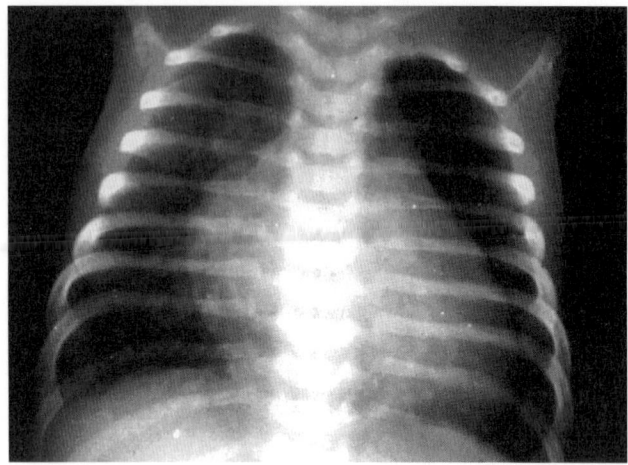

Figura 37.9 – Radiografia de tórax de paciente com TGA + CIV revelando circulação pulmonar aumentada, cardiomegalia e a forma ovoide do coração. Nessa condição, o eletrocardiograma mostra sobrecarga biventricular.

ondas R relativamente amplas em V5 e V6, configurando complexos qRS ou qRs. Os achados eletrocardiográficos no recém-nascido com TGA e estenose subaórtica são semelhantes aos da TGA simples[5,6,8] (Fig. 37.10).

Ecocardiograma e cateterismo cardíaco – o ecocardiograma é fundamental na confirmação da discordância ventriculoarterial e dos defeitos associados, mostra a relação espacial das artérias, a magnitude do forame oval ou da comunicação interatrial, o tamanho do canal arterial, a presença, o tamanho e a localização da CIV, a presença e o grau da estenose subpulmonar ou de coartação de aorta. Na TGA simples, é importante analisar a geometria do VE e a anatomia das artérias coronárias, para encaminhamento precoce do paciente para a cirurgia de

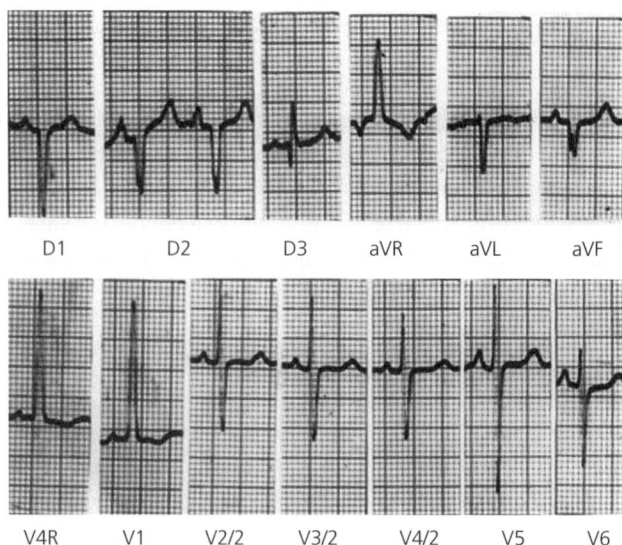

Figura 37.10 – Eletrocardiograma do mesmo paciente da Figura 37.8 mostrando sobrecarga ventricular direita (onda R pura em V4R e V1), característica dessa situação.

correção anatômica (cirurgia de Jatene). Os dados eco-cardiográficos são confirmados no cateterismo cardíaco, obtendo-se ainda, por meio desse exame, dados manométricos relativos aos dois ventrículos, e a anatomia das artérias coronárias, além da realização de atriosseptostomia por cateter-balão[5,6,8] (Figs. 37.11 e 37.12).

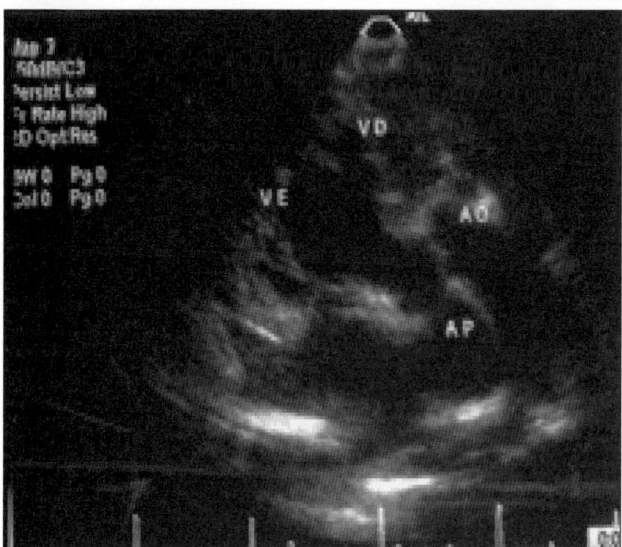

Figura 37.11 – Ecocardiograma de paciente com TGA mostrando a discordância ventriculoarterial: VD conectado à aorta (AO), e VE, à artéria pulmonar (AP).

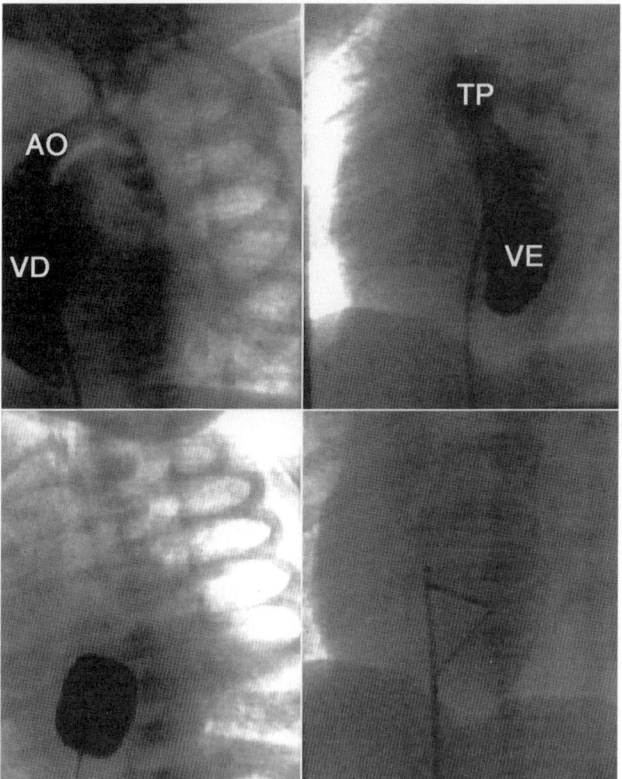

Figura 37.12 – Angiocardiograma de TGA. Observa-se AO emergindo do VD e AP do VE; na sequência, o cateter-balão e o cateter-lâmina em procedimento para a ampliação da comunicação interatrial.

ANOMALIA DE EBSTEIN

A anomalia de Ebstein, assim denominada por ter sido descrita pelo patologista alemão Wilhelm Ebstein em 1866, trata-se de um defeito complexo, caracterizado por uma formação anômala da valva tricúspide, onde suas cúspides, redundantes, têm implantação nas paredes do VD, por meio de acolamento direto ou de cordas tendíneas curtas, provocando regurgitação de sangue para o AD durante a sístole ventricular[11]. É uma anomalia rara, responsável aproximadamente por 1% dos defeitos cardíacos congênitos, com incidência de 5,2 casos em 100.000 nascimentos vivos[4].

De acordo com o grau de malformação das cúspides e sua invasão dentro da cavidade ventricular direita, forma-se uma porção atrializada do VD. Geralmente pode estar associada a defeitos tipo comunicação interatrial (muitas vezes forame oval), menos frequente a estenose ou atresia pulmonar, ou mais raramente a comunicação interventricular. Nos casos mais graves de anomalia de Ebstein, além de grande dilatação do VD, sua parede encontra-se totalmente alterada em sua estrutura, podendo-se encontrá-la muito fina e até papirácea. O mesmo tipo de alteração pode ser encontrado no VE em alguns casos. A insuficiência tricúspide leva à grande dilatação do AD, responsável principal pela cardiomegalia que se observa.

Clinicamente, a anomalia de Ebstein grave se manifesta de maneira dramática no recém-nascido, pois, além da ICD, expressa cianose importante, devido à grande regurgitação tricúspide e ao desvio de sangue do AD para o AE que acaba provocando hipofluxo pulmonar. Nessa situação, a administração de prostaglandina E_1 é fundamental para manter o canal arterial aberto, permitindo maior taxa de oxigenação do sangue. O quadro clínico pode ser agravado pela elevada resistência pulmonar no recém-nascido, ocorrendo a atresia pulmonar funcional; à medida que essa resistência decresce, aumenta o fluxo através da valva pulmonar, aliviando a ICD e a hipóxia[5-7].

Exame físico – o RN com anomalia de Ebstein grave apresenta cianose importante, ao lado de taquidispneia, devido à dificuldade de ventilação pelo fato de os pulmões sofrerem restrição mecânica pelo grande volume cardíaco, e sinais de ICD com hepatomegalia significativa e edema periférico. A ausculta pulmonar pode apresentar estertores e sinais de condensação e atelectasias.

O exame cardiovascular mostra, nessas condições, abaulamento precordial, com impulsões de VD visíveis e palpáveis. À palpação tem-se também frêmito sistólico na borda esternal esquerda baixa (área tricúspide). À ausculta, a primeira bulha é normal ou diminuída, a segunda bulha também pode ser normal ou diminuída, com desdobramento amplo e fixo, devido ao distúrbio de condução pelo ramo direito, desempenho diminuído do VD, ou devido à presença de estenose pulmonar associada. A presença de terceira e quarta bulhas é comum nessa anomalia, devido à grande dilatação de câmaras. Caracteristicamente, verifica-se o sopro de IT, sistólico, em regurgitação, rude, localizado na área tricúspide e, em casos de IT grave, pode-se também auscultar sopro diastólico nessa localização, por estenose tricúspide relativa[5,6,8].

Radiografia de tórax – o grau de cardiomegalia acompanha o nível de gravidade da anomalia de Ebstein, sendo frequentes, nos RN, grandes cardiomegalias, à custa de aumento principalmente do AD. A trama vascular pulmonar encontra-se diminuída. Muitas vezes, com a queda da resistência vascular pulmonar, a cardiomegalia torna-se menos acentuada[5,6,8] (Fig. 37.13).

Eletrocardiograma – a onda P apresenta-se muito aumentada nos casos de anomalia grave, tendo grande amplitude e também duração aumentada nos casos mais graves (onda P gigante). O eixo elétrico do complexo QRS encontra-se desviado para a direita, podendo-se encontrar complexos de pequena amplitude e sinais de distúrbio de condução pelo ramo direito (Fig. 37.14). Podem ocorrer arritmias como a taquicardia paroxística supraventricular, a fibrilação ou o *flutter* atrial[5,6,8].

Ecocardiograma – é definido o grau de displasia da VT, o grau de acolamento dessa dentro do VD, o grau de regurgitação e as características anatômicas do VD, a presença de estenose ou atresia pulmonar, o aspecto de suas paredes (Fig. 37.15). Muitas vezes, é difícil diferenciar, ao ecocardiograma, entre a atresia pulmonar funcional e a anatômica, podendo ser necessária a realização de cateterismo cardíaco[5,6,8].

ATRESIA TRICÚSPIDE

A atresia tricúspide é malformação rara, correspondendo a 2,7% de todas as cardiopatias congênitas. Sua prevalência clínica é relatada em torno de 1,1 a 3%[2,3,4] em achados de necropsia de pacientes com cardiopatia congênita. No sexo masculino, essa afecção é ligeiramente mais frequente. Anomalias extracardíacas estão associadas em 19% dos pacientes e, em especial, envolvem o sistema nervoso central e o sistema musculoesquelético. Ainda de etiologia desconhecida. Pode estar associada com a síndrome do "olho de gato", síndrome de Down e asplenia. Restrição do crescimento intrauterino está presente em 3,9%, e prematuridade, em 7,8%. Polidrâmnio e toxemia materna são comuns[12].

Na atresia tricúspide (AT) não há fluxo de sangue do AD para o VD, devendo haver passagem para o AE, daí para o VE e para as artérias. Devem, então, existir comunicações obrigatórias entre as duas circulações, também

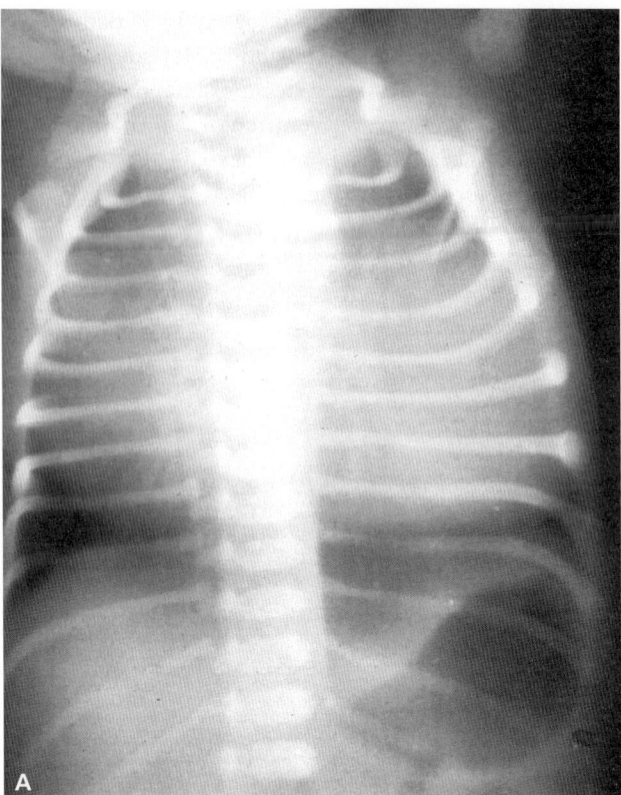

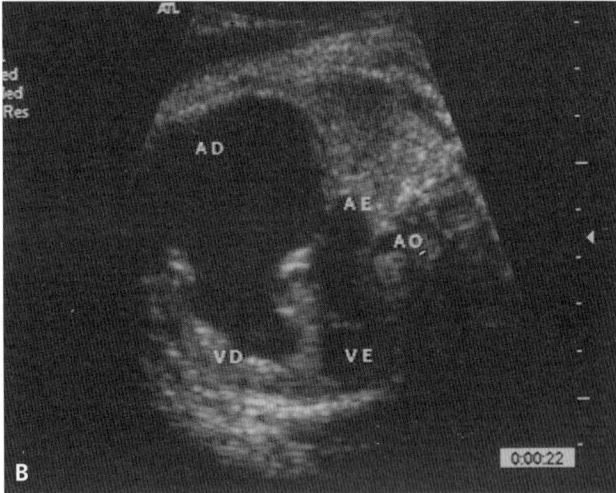

Figura 37.13 – Radiografia de tórax de RN portador de anomalia de Ebstein de importante repercussão hemodinâmica, notando-se acentuada cardiomegalia.

nessa doença: CIA, CIV e/ou CA. A manifestação clínica depende da magnitude dessas comunicações e da existência de defeitos associados, como a EP, e a discordância ventriculoarterial.

O AD encontra-se dilatado, e o sangue que nele chega alcança o AE através do forame oval (80% dos casos) ou da CIA tipo *ostium secundum*. A limitação para o fluxo sanguíneo pulmonar pode estar ao nível da CIA, CIV ou EP infundibular em ventrículos direitos muito hipoplásicos, podendo chegar à atresia pulmonar. Na maioria dos

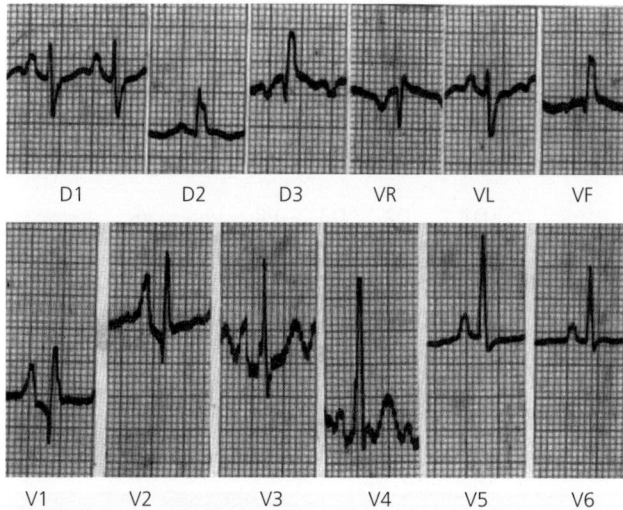

Figura 37.14 – Eletrocardiograma do mesmo paciente revelando sobrecarga do AD (onda P de grande amplitude nas várias derivações), além da imagem qR em precordiais direitas (sobrecarga volumétrica desta câmara).

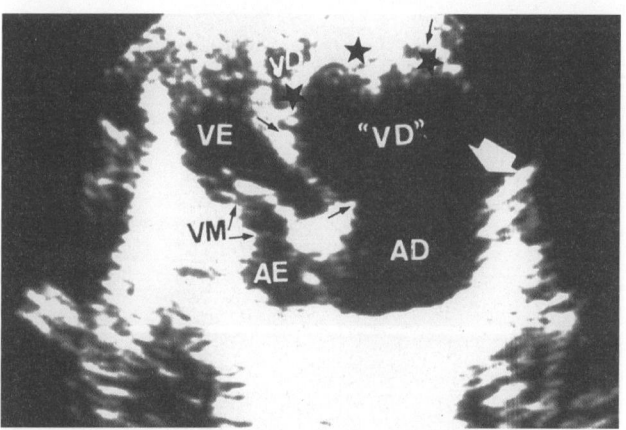

Figura 37.15 – Ecocardiograma do respectivo paciente revelando grande AD e liberação baixa da VT após seu acolamento na parede ventricular, resultando em grande câmara ventricular direita "atrializada".

pacientes com AT (cerca de 70%), ocorre concordância ventriculoarterial. Os tipos mais comuns de AT incluem aquele com concordância ventriculoarterial, CIV, com ou sem EP. Na presença de EP, geralmente a cianose se manifesta precocemente, sendo geralmente progressiva, devido à hipertrofia crescente do VD, levando à piora da EP e à diminuição do tamanho da CIV. Nos casos em que não há EP associada, a presença de CIV grande leva a um quadro de hiperfluxo pulmonar importante à medida que há queda da resistência vascular pulmonar e, portanto, pouca cianose, assemelhando-se o quadro ao de uma CIV isolada. No entanto, mesmo não havendo EP, pode ocorrer evolução para quadro de hipóxia progressiva se a CIV se tornar progressivamente restritiva, limitando assim o fluxo pulmonar. Os casos com EP ou CIV restritiva

podem evoluir com crises de hipóxia, pelo fato de a artéria pulmonar estar relacionada a um ventrículo hipoplásico e hipertrófico (VD)[5-7].

Exame físico – RN portadores de AT com EP grave ou atresia pulmonar manifestam cianose precocemente, com o fechamento progressivo do CA. Pode-se observar, ao exame físico, além da cianose e as manifestações sistêmicas dela decorrentes, precórdio adinâmico, sem abaulamentos, com a possibilidade de se encontrar frêmito sistólico à palpação se a estenose pulmonar não for grave. À ausculta cardíaca, verifica-se a primeira bulha mais audível na área mitral, pois o VE é o ventrículo predominante, o componente aórtico da segunda bulha é bem audível, enquanto o componente pulmonar se encontra mais hipofonético, proporcionalmente ao grau de EP. Pode-se auscultar ainda o sopro sistólico em ejeção na área pulmonar, menos audível quanto maior for o grau de EP. Em pacientes nos quais a CIA é restritiva, observam-se sinais de ICD.

Os portadores de AT sem EP apresentam pouca cianose ou são até acianóticos, com sinais de ICC, abaulamento precordial, frêmito sistólico, ausculta de primeira bulha mais nítida na área mitral, a segunda bulha hiperfonética e desdobrada devido à hipertensão pulmonar, e sopro sistólico em regurgitação em borda esternal baixa, irradiando-se em faixa para a área mitral, da CIV.

Quando a AT se apresenta associada à discordância ventriculoarterial, o quadro clínico se assemelha à da TGA, com ausculta de segunda bulha hiperfonética e única em área pulmonar, podendo existir ou não a associação com EP[5,6,8].

Radiografia de tórax – a área cardíaca encontra-se normal ou aumentada, de acordo com o grau de EP, assim como a trama vascular pulmonar. Assim, em presença de EP grave, verifica-se a área cardíaca normal e a trama diminuída, enquanto sem EP a área cardíaca apresenta-se aumentada, assim como a trama vascular. Pode-se observar aumento do átrio direito, mas encontrar um dado mais característico, que é a retificação do contorno cardíaco direito devido à justaposição de apêndices atriais (sinal de Taussig) (Fig. 37.16)[5-6,8].

Eletrocardiograma – a sobrecarga atrial direita associada à sobrecarga ventricular esquerda e bloqueio divisional anterossuperior, com eixo de QRS entre 0 e –90graus, presente em mais de 80% dos pacientes com AT e concordância ventriculoarterial, praticamente confirma o diagnóstico (Fig. 37.17). Nos pacientes com AT sem EP pode haver maior manifestação elétrica de VE[5,6,8].

Ecocardiograma – mostra a atresia da valva tricúspide e os defeitos associados: presença de EP e seu grau, TGA, tamanho da CIA, da CIV, do TP e seus ramos, justaposição de apêndices atriais e outras anomalias[5,6,8].

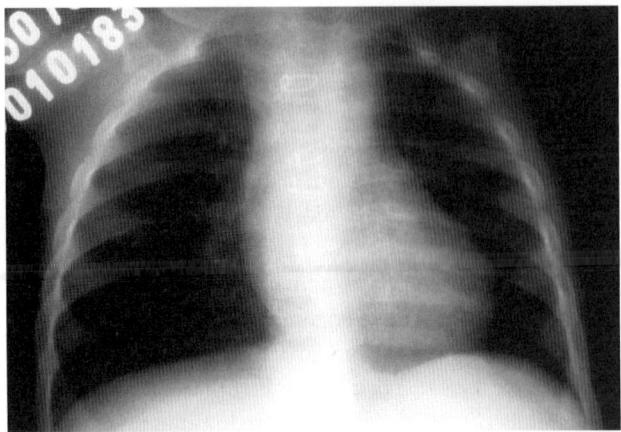

Figura 37.16 – Radiografia de tórax de portador de atresia tricúspide, observando-se circulação pulmonar diminuída e imagem de aumento de VE.

TRATAMENTO

É necessário, em primeiro lugar, manter o RN dentro da melhor homeostase possível, como princípio básico de tratamento; assim, manter o equilíbrio térmico e metabólico a fim de diminuir o consumo de glicose e oxigênio são as metas fundamentais, fornecendo ambiente termicamente adequado, oferta suficiente de glicose, água e eletrólitos, evitar o manuseio excessivo, administrar sedativos, quando necessário, e a correção de distúrbios metabólicos quase sempre presentes. Em casos de hipoxemia grave podem sobrevir efeitos sistêmicos importantes, principalmente o mais temido, que é a hipóxia tecidual cerebral, manifestando-se com convulsões, irritabilidade, irregularidade no ritmo respiratório, inclusive apneia, torpor e até coma. Nessas condições, muitas vezes é necessária a instituição de ventilação mecânica para otimizar a ventilação e a oferta de oxigênio[5,6,8].

O início da administração de prostaglandina E$_1$ no centro de neonatologia constitui medida fundamental, ao lado das acima citadas, para a melhora da hipóxia e a manutenção do equilíbrio do RN, antes mesmo de se ter o diagnóstico da cardiopatia. Inicia-se sua administração na dose de 0,01µg/kg/min, podendo ser aumentada paulatinamente até 0,1µg/kg/min, por via intravenosa contínua, de preferência por acesso venoso central.

O uso da prostaglandina está indicado nos pacientes com doenças associadas à estenose grave ou atresia pulmonar, para garantir que a circulação pulmonar continue sendo suprida adequadamente pelo CA, e também nas condições em que há necessidade de melhorar a mistura entre as circulações pulmonar e sistêmica, como na TGA[3].

O tratamento cirúrgico na fase neonatal das cardiopatias associadas à estenose grave ou atresia pulmonar consiste na realização de uma anastomose sistêmico-pulmonar, com a colocação de um tubo entre a artéria subclávia e a artéria pulmonar (operação de Blalock-Taussig)[6,13].

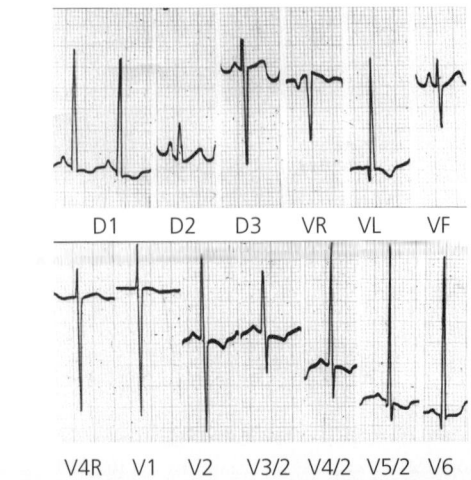

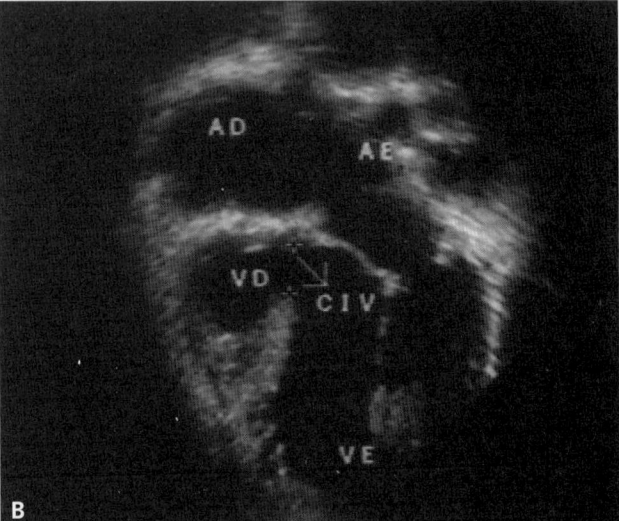

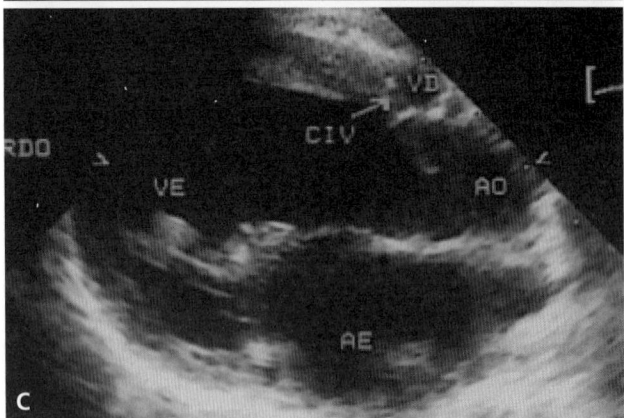

Figura 37.17 – Eletrocardiograma do mesmo paciente, com as alterações características dessa doença: bloqueio divisional anterossuperior (ÂQRS em torno de –10 graus) e sobrecarga de VE (R ampla em V4, V5 e V6).

Nos casos de tetralogia de Fallot e atresia pulmonar com CIV, o cateterismo cardíaco é indicado se não há definição adequada da anatomia das artérias pulmonares, sendo suspeitada de ausência de confluência entre os ramos, presença de estenose em uma das artérias, ou suspeita de colaterais sistêmico-pulmonares[6,9,14].

Com o aprimoramento da circulação extracorporal, os avanços no cuidado perioperatório e o refinamento da técnica cirúrgica, o tratamento paliativo na tetralogia de Fallot tem-se tornado cada vez mais raro e o tratamento corretivo inicial vem se sobressaindo[14,15].

Em pacientes com atresia pulmonar com septo íntegro, o cateterismo cardíaco é indicado para caracterizar muito bem a anatomia do ventrículo direito. Nos casos de VD hipoplásico, é também muito importante verificar a existência de fístulas VD-coronárias, sua magnitude e se a circulação coronariana é dependente dessas fístulas. Ainda em casos de VD hipoplásico, é realizada atriosseptostomia por cateter-balão antes da realização da operação de Blalock-Taussig, para garantir a passagem do fluxo do sangue venoso sistêmico para as câmaras esquerdas. Nos pacientes com VD bem desenvolvido, é indicada a abertura e a ampliação da via de saída de ventrículo direito[9].

Na TGA, o ecocardiograma, por meio da avaliação do septo interventricular e do cálculo da massa do VE, é o principal método para a seleção do tratamento cirúrgico. A indicação de cateterismo cardíaco é basicamente para a realização de atriosseptostomia por cateter-balão, para melhorar a mistura entre as circulações sistêmica e pulmonar. Além disso, realiza-se o estudo manométrico e da circulação coronariana, dados que são importantes como subsídio para a indicação da correção anatômica da TGA, que é o tratamento ideal para essas crianças, ainda na fase neonatal, a não ser que haja associação com estenose subpulmonar[6]. Outro estudo mostra que a correção anatômica ou cirurgia de Jatene[16,17] no período neonatal é a técnica de escolha para o tratamento cirúrgico da transposição das grandes artérias (TGA) com septo interventricular intacto (SIVI). A operação deve ser realizada até 15º dia de vida, podendo esse período ser estendido com certa segurança até o final do 1º mês[17].

Na anomalia de Ebstein, com atresia pulmonar, é fundamental a observação, por meio de seguimento eco-cardiográfico, após a introdução da prostaglandina, se, com a queda da resistência vascular pulmonar, passa a ter fluxo anterógrado através da valva pulmonar. Se positivo, confirma o diagnóstico de atresia pulmonar funcional. Se essa observação não ocorre, pode ser necessária a realização de cateterismo cardíaco para melhor caracterizar a via de saída de VD. Em casos de confirmação, é indicada a realização da operação de Blalock-Taussig, às vezes associada ao fechamento da valva tricúspide, em casos de valvas extremamente malformadas. Na AT, em que há CIA restritiva, também é indicado o cateterismo cardíaco para se realizar a atriosseptostomia com cateter-balão, antes de se realizar a cirurgia de Blalock, no caso de haver hipofluxo pulmonar acentuado, ou a bandagem do tronco pulmonar, em caso de hiperfluxo[5,6,18].

As principais cirurgias para a correção da anomalia de Ebstein baseiam-se na reconstrução da valva atrioven-

tricular direita em formato monovalvular, podendo comprometer os resultados pela necessidade de substituição ou alta reincidência de insuficiência valvar[18].

REFERÊNCIAS

1. Wren C, Reinhardt Z, Khawaja K. Twenty-year trends in diagnosis of life-threatening neonatal cardiovascular malformations. Arch Dis Child Fetal Neonatal Ed. 2008;93(1):F33-5.

2. Duff DF, McNamara DG. History and physical examination of the cardiovascular system. In: Garson A Jr, Bricker TM, Fisher DJ, Neish, SR (eds). The science and practice of pediatric cardiology. Baltimore: Williams and Wilkins; 1998.p.693-713.

3. Marino BS, Bird GL, Wernovsky G. Diagnosis and management of the newborn with suspected congenital heart disease. Clin Perinatol. 2001;28(1):91-136.

4. Centers for Disease Control and Prevention (CDC). Improved national prevalence estimates for 18 selected major birth defects – United States, 1999-2001. MMWR Morb Mortal Wkly Rep. 2006; 54(51):1301-5.

5. Zahka KG, Erenberg F. Congenital defects. In: Fanaroff AA, Martin RJ, Walsh MC (eds.). Fanaroff & Martin's Neonatal-perinatal medicine. 9th ed. St Louis: Elsevier; 2011.p.1245-66.

6. Mesquita SM, Ikari NM, Ebaid M. Cardiopatias congênitas acianogênicas. In: Ebaid M. Cardiologia em pediatria. São Paulo: Roca; 2000.p.257-85.

7. Cardiac causes of cyanosis in the newborn.Disponível em: http://www.uptodate.com/patients/content/topic.do?topicKey=~hpi-SeUYo9KU0Dp. Acessado 2009 fev 02.

8. Evaluation and initial management of cyanotic heart disease in the newborn. Disponível em: http://www.uptodate.com/patients/content/topic.do?topicKey=~BPSY80wf7D0adB. Acessado 2009 fev 02.

9. Croti UA, Barbero-Marcial M, Jatene MB, Riso AA, Tanamati C, Aiello VD, et al. Classificação anatômica e correção cirúrgica da atresia pulmonar com comunicação interventricular. Rev Bras Cir Cardiovasc. 2001;16(1):321-36.

10. Santos MA, Azevedo VMP. Características morfológicas angiográficas na atresia pulmonar com septo interventricular íntegro. Arq Bras Cardiol. 2004;82(5):413-9.

11. Mann RJ, Lie JT. The life story of Wilhelm Ebstein (1836-1912) and his almost overlooked description of a congenital heart disease. Mayo Clin Proc. 1979;54(3):197-203.

12. Rosenthal A. Tricuspid atresia. In: Moss A, Adams F, Emmanoulides G. (eds): heart disease in infants, children and adolescents. 2nd ed. Baltimore: Williams & Wilkins; 1977.p.289-301.

13. Blalock A, Taussig HB. The surgical treatment of malformations of the heart in which there is pulmonary stenosis or pulmonary atresia. JAMA. 1945;128(3):189-96.

14. Moraes F Neto, Gomes CA, Lapa C, Hazin S, Tenório G, Mattos S et al. Tratamento cirúrgico da tetralogia de Fallot no primeiro ano de vida. Rev Bras Cir Cardiovasc. 2000;15(2):143-53.

15. Bacha EA, Scheule AM, Zurakowski D, Erickson LC, Hung J, Lang P, et al. Long-term results after early primary repair of tetralogy of Fallot. J Thorac Cardiovasc Surg. 2001;122(1):154-61.

16. Jatene AD, Fontes VF, Souza LCB, Paulista PP, Abdumassih Neto C, Sousa JEMR. Anatomic correction of transposition of the great arteries. J Thorac Cardiovasc Surg. 1982;83(1):20-6.

17. Bayard GB, Fantini FA, Martins C, Lopes RM, Pereira RST, Rabelo SM, et al. Estratégia cirúrgica na transposição das grandes artérias com septo interventricular intacto após o período neonatal. Arq Bras Cardiol. 2005;85(1):39-44.

18. Silva JP, Baumgratz JF, Fonseca L, Afiune JY, Franchi SM, Lopes LM, et al. Anomalia de Ebstein. Resultados com a reconstrução cônica da valva tricúspide. São Paulo Arq Bras Cardiol. 2004;82(3):212-6.

Cardiopatias Congênitas com Insuficiência Cardíaca Congestiva no RN

Jorge Yussef Afiune
Munir Ebaid

RECONHECIMENTO CLÍNICO

A insuficiência cardíaca congestiva (ICC), resultante de um defeito estrutural cardíaco ou arritmia ou outras alterações, pode ser devastadora para o feto ou recém-nascido (RN). O reconhecimento clínico imediato do quadro de ICC e de baixo débito sistêmico, além do tratamento adequado da sua causa, são essenciais para a sobrevida desses RN[1].

No RN, a insuficiência cardíaca habitualmente se manifesta por meio de desconforto respiratório ou de sinais de choque, como palidez cutânea e cianose periférica. A combinação de taquipneia, taquicardia, cardiomegalia, hepatomegalia sugere quadro de ICC[1].

A insuficiência cardíaca no RN pode progredir rapidamente nas primeiras horas ou dias de vida. A demora no reconhecimento clínico desse quadro, do tratamento inicial adequado e da transferência para um centro especializado pode ser decisiva para o sucesso terapêutico nessas situações[1,2].

Frequentemente, nos quadros de ICC não se detectam sopros cardíacos, e o quadro clínico se apresenta como choque cardiogênico avançado com palidez cutânea, apatia, pulsos centrais e periféricos com amplitude diminuída e hipotensão arterial. A frequência respiratória geralmente é alta, estando presentes retrações intercostais e subcostais, porém em algumas situações o RN pode já apresentar bradipneia e apneia. O fígado e o baço podem estar aumentados, e edema periférico mais raramente também pode estar presente. Esse quadro clínico, em inúmeras vezes, pode ser confundido com sepse neonatal, meningite ou mesmo pneumonia. Entretanto, a presença de hepatomegalia e de cardiomegalia sempre deverá chamar a atenção do examinador para a possibilidade de cardiopatia congênita[1,2].

CARDIOPATIAS CONGÊNITAS QUE SE MANIFESTAM COM ICC

Existem três grupos de cardiopatias que podem manifestar com ICC no RN: 1. cardiopatias congênitas com obstrução ao fluxo de saída do ventrículo esquerdo; 2. cardiopatias congênitas com grande fluxo (*shunt*) esquerdo-direito; e 3. cardiopatias congênitas com hiperfluxo pulmonar e *shunt* direito-esquerdo[3-6].

Cardiopatias congênitas com obstrução ao fluxo de saída do ventrículo esquerdo

A obstrução ao fluxo de saída do ventrículo esquerdo pode resultar de inúmeras cardiopatias congênitas, sendo as principais as seguintes:

- síndrome de hipoplasia do coração esquerdo;
- estenose valvar aórtica crítica;
- coartação de aorta ou interrupção do arco aórtico.

Essas cardiopatias são muito graves e podem ocasionar alta mortalidade nesses RN.

Síndrome de hipoplasia do coração esquerdo

Nessa cardiopatia, há comprometimento de praticamente todos os segmentos do coração esquerdo, podendo ocorrer estenose ou atresia mitral, hipoplasia do ventrículo esquerdo e estenose ou atresia aórtica, levando a uma situação onde o fluxo sistêmico praticamente não se comporta como anterógrado. Nessas situações, o fluxo venoso pulmonar, ao chegar no átrio esquerdo, não consegue seguir para o ventrículo esquerdo, ocorrendo *shunt* esquerdo-direito através de uma comunicação interatrial, que obrigatoriamente deve existir. Com isso, todo o fluxo sanguíneo corporal chega ao átrio direito, ventrículo direito e tronco pulmonar, de onde seguirá para as artérias pulmonares e, através do canal arterial, para a aorta descendente e retrogradamente para aorta ascendente e artérias coronárias. Portanto, pode-se dizer que nessa cardiopatia o fluxo sistêmico é totalmente dependente do canal arterial, sendo também necessário que exista hipertensão pulmonar acentuada para que ocorra o direcionamento do fluxo do canal arterial para a aorta, e não apenas para as artérias pulmonares[7,8] (Fig. 37.18).

Quadro clínico – logo após o nascimento ocorre redução da resistência vascular pulmonar, além do fechamento funcional do canal arterial, acarretando rapidamente sinais de baixo débito sistêmico associado a hiperfluxo e congestão pulmonar acentuada, com cianose periféri-

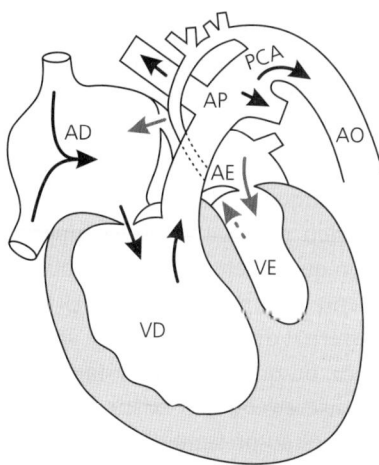

Figura 37.18 – Aspecto anatômico da síndrome de hipoplasia do coração esquerdo. Observam-se o ventrículo esquerdo (VE) e a aorta ascendente (AO) hipoplásicos. O canal arterial (PCA), obrigatoriamente patente, é o responsável pelo fluxo sistêmico.

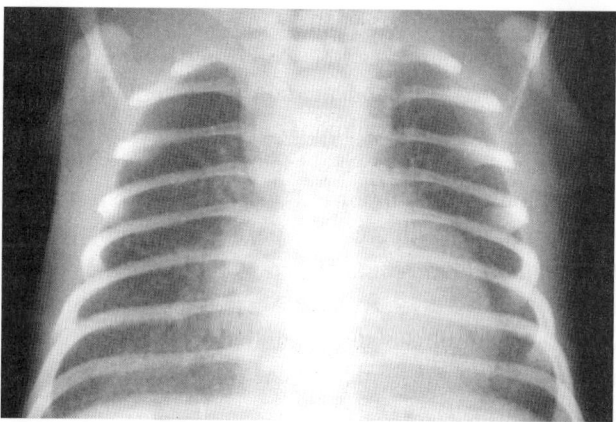

Figura 37.19 – Radiografia de tórax de RN portador de SHCE evidenciando aumento da vascularidade pulmonar e da área cardíaca.

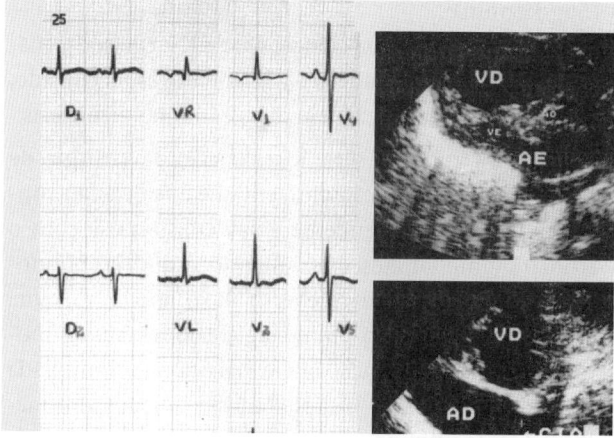

Figura 37.20 – Eletrocardiograma e ecocardiograma de RN portador de SHCE. Observa-se o aspecto habitual de sobrecarga ventricular direita ao ECG, além de hipoplasia das câmaras esquerdas ao ecocardiograma.

ca discreta. Esse grave quadro habitualmente ocorre já nos primeiros dias de vida, caracterizando um quadro de choque cardiogênico que, em inúmeras vezes, poderá ser confundido com choque séptico[7-9].

Em geral, o RN apresenta-se taquipneico, taquicárdico, com palidez cutânea, extremidades frias com má perfusão periférica, pulsos com amplitude globalmente diminuída, porém mantém boa saturação arterial de oxigênio, entre 85 e 90%, podendo aumentar com a oferta de oxigênio. A ausculta cardíaca mostra uma 2ª bulha única e com hiperfonese acentuada em área pulmonar (borda esternal esquerda alta), refletindo um estado de hipertensão pulmonar acentuada. O sopro cardíaco, quando presente, é geralmente discreto, em ejeção e localizado também na mesma área. Estertores pulmonares geralmente estão presentes, assim como pode haver hepatomegalia[7].

Diagnóstico – diante desse quadro clínico, radiografia de tórax geralmente evidenciará cardiomegalia com aumento da trama vascular pulmonar, hiperfluxo e congestão venosa pulmonar, sendo que esses achados são confundidos frequentemente com infiltrados pneumônicos[9] (Fig. 37.19).

O ECG revela sobrecarga ventricular direita acentuada, com ausência de potenciais do ventrículo esquerdo[7] (Fig. 37.20).

O ecocardiograma é o exame complementar que confirma o diagnóstico. Alguns aspectos são muito importantes na análise do ecocardiograma, sendo os principais os seguintes: definir o tamanho da comunicação interatrial e canal arterial, a medida da aorta ascendente, a presença de insuficiência tricúspide e a análise da função do ventrículo direito. Geralmente, o ventrículo esquerdo é muito pequeno, não havendo presença de comunicação interventricular[7] (Fig. 37.3).

O cateterismo cardíaco atualmente não está mais indicado, excentuando-se naquelas situações onde a comunicação interatrial é extremamente restritiva e necessita ser ampliada por meio de cateter-balão[9].

Tratamento – o tratamento clínico imediato dessa cardiopatia é decisivo para o sucesso do procedimento cirúrgico a ser indicado e deve ser iniciado logo após a suspeita clínica, mesmo antes da sua transferência para um hospital especializado[7].

As medidas iniciais a serem tomadas dizem respeito às gerais, como a oxigenação e a ventilação adequada, assistência de ventilação mecânica sempre que necessária, utilização de diuréticos para o alívio dos sinais de congestão venosa sistêmica e pulmonar, correção dos distúrbios metabólicos, principalmente da acidose metabólica. Porém, a medida clínica fundamental nessa situação é a utilização imediata de prostaglandina E_1, por meio de infusão venosa contínua em acesso venoso calibroso, para manter o canal arterial pérvio. A dose habitualmente utilizada nessa situação é de 0,01 a 0,05µg/kg/min[9].

Alguns cuidados devem ser tomados durante a ventilação mecânica desses RN. Como nessa cardiopatia o fluxo sistêmico é dependente do canal arterial e da presença de hipertensão pulmonar importante, a ventilação mecânica oferecida deverá ser feita para manter um grau de vasoconstrição pulmonar. Isso é conseguido por meio de hipoxemia e hipercapnia permissivas, procurando deixar em torno de 40mmHg a pO_2, de 45mmHg a pCO_2 e de 7,4 o pH. Nessa cardiopatia, a presença de saturação de O_2 acima de 90% pode ser muito deletéria, pois haverá roubo de fluxo para o pulmão em detrimento da circulação sistêmica[8,9].

Em algumas situações, pode haver necessidade de se utilizar algumas drogas vasoativas, sendo as principais a dopamina (dose de 3 a 10µg/kg/min) e a dobutamina (5 a 15µg/kg/min)[2].

Após a estabilização clínica, esse RN deve ser transferido para uma unidade de tratamento especializado, sendo que atualmente existem duas condutas cirúrgicas:

- A primeira conduta seria a realização da cirurgia de Norwood (primeiro estádio), em que é realizada a ampliação da aorta ascendente e sua anastomose com o tronco pulmonar, desconexionando as artérias pulmonares, que passarão a receber o fluxo através de uma anastomose sistêmico-pulmonar (Blalock-Taussig modificado). A comunicação interatrial é também ampliada durante essa cirurgia. Os resultados cirúrgicos têm melhorado nos últimos anos, porém ainda a mortalidade é muito alta em nosso meio (em torno de 60 a 70%)[7,9].

- Uma segunda opção para o tratamento seria a realização de transplante cardíaco no período neonatal, que apresenta mortalidade imediata menor (em torno de 20%). Porém as dificuldades com a doação de órgãos para o RN tornam essa opção ainda mais difícil que a realização da operação de Norwood, que tem sido a conduta adotada nos grandes centros[7].

Estenose valvar aórtica

A estenose valvar aórtica que se manifesta por sintomas, no período neonatal, geralmente é uma obstrução grave, sendo que já na vida fetal acarreta alterações importantes da anatomia e função do ventrículo esquerdo, podendo haver hipertrofia acentuada, dilatação e até fibroelastose endocárdica. Esses achados, por vezes, acarretam inclusive quadros de ICC no próprio feto, sendo a manifestação principal a hidropisia fetal[5,7].

Após o nascimento, o débito cardíaco sistêmico passa a ser totalmente dependente do ventrículo esquerdo, sendo que na presença dessa estenose haverá sobrecarga aguda do ventrículo esquerdo, com sinais de baixo débito sistêmico, além de hipertensão venocapilar acentuada secundária à falência desse ventrículo.

Quadro clínico – a manifestação clínica característica dessa cardiopatia também é o quadro de baixo débito sistêmico, havendo redução acentuada dos pulsos arteriais (centrais e periféricos). Taquipneia e taquicardia estão geralmente presentes e, nos quadros mais graves, o quadro clínico é de choque cardiogênico[5,7].

O exame físico revela a 2ª bulha hiperfonética em área pulmonar, o que reflete hipertensão pulmonar acentuada. Geralmente está presente sopro sistólico em ejeção na borda esternal direita. Porém em situações onde a estenose é crítica, ou quando o RN está em choque, esse sopro pode ser discreto ou não existir. Estertores pulmonares geralmente estão presentes (edema pulmonar), assim como a hepatomegalia[7].

Diagnóstico – o ECG pode revelar tanto sobrecarga ventricular direita como esquerda ou mesmo biventricular, dependendo das características dessa valvopatia. Nos pacientes com sobrecarga isolada de um ou outro ventrículo, sugere sempre maior gravidade[5] (Fig. 37.4).

A radiografia de tórax revela geralmente área cardíaca aumentada e sinais de congestão pulmonar acentuada[5] (Fig. 37.21).

O eocardiograma é o exame que confirma o diagnóstico suspeito, sendo que alguns aspectos devem sempre ser observados, como, por exemplo, a anatomia da valva aórtica (bivalvular, trivalvular, displásica etc.) e o diâmetro do anel valvar aórtico, verificando se há ou não hipoplasia. Especial atenção deve ser dada para a análise do ventrículo esquerdo, especialmente quanto as suas dimensões, função ventricular e presença ou não de fibroelastose. A presença de canal arterial deve ser pesquisada, procurando-se detectar a presença e direção de fluxo através dele[7].

O cateterismo cardíaco não está mais indicado para o diagnóstico dessa cardiopatia, porém pode ser realizado com fins terapêuticos (valvoplastia aórtica com cateter-balão)[7].

Tratamento – logo após o diagnóstico, algumas medidas clínicas devem ser rapidamente instituídas. O tratamento do quadro clínico geral deve ser feito com a utilização de diuréticos, para o alívio dos sinais de congestão venosa pulmonar e sistêmica, além de drogas vasoativas, como dopamina e dobutamina, nas doses já descritas, para a melhora do quadro de baixo débito sistêmico. A utilização de prostaglandina E_1, assim como na síndrome da hipoplasia do coração esquerdo (SHCE), é fundamental para a melhoria do quadro de choque cardiogênico, já que, com a manutenção do canal arterial pérvio, o fluxo sistêmico pode ser mantido pelo *shunt* direito-esquerdo por meio dele, além de diminuir a congestão pulmonar[5,8].

Após o tratamento clínico inicial, uma conduta obrigatória deve ser estabelecida, que é a abertura da valva aórti-

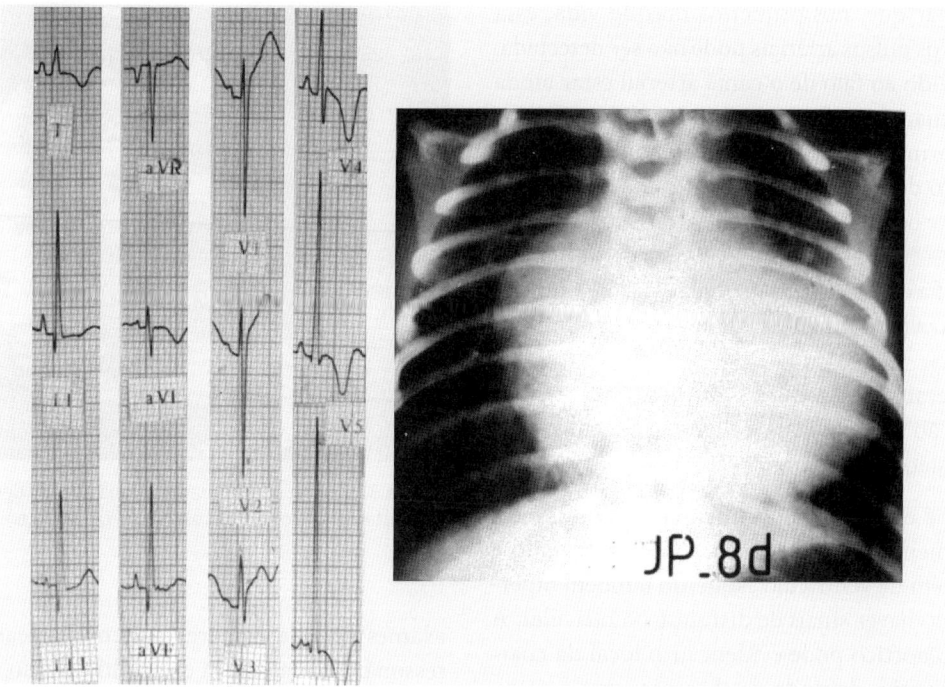

Figura 37.21 – Exames de RN portador de estenose valvar aórtica de grande repercussão hemodinâmica. Ao ECG, observa-se acentuada sobrecarga ventricular esquerda com imagem "isquêmica" da repolarização ventricular em precordiais esquerdas. A radiografia de tórax revela cardiomegalia e trama vascular pulmonar muito aumentadas.

ca, seja por meio de cirurgia (valvotomia), seja por meio de cateterismo intervencionista (dilatação por cateter-balão), uma vez que a mortalidade nessa situação é muito alta[5].

Vale ressaltar que, em algumas situações, o ventrículo esquerdo tem dimensões reduzidas ou já apresenta falência ventricular irreversível, sendo preferível nessas situações realizar a correção cirúrgica tipo operação de Norwood, como para a síndrome de hipoplasia do coração esquerdo[5].

Coartação de aorta e interrupção do arco aórtico

A síndrome de coartação de aorta engloba grande espectro de apresentações anatômicas, sendo a característica principal dessa anomalia a obstrução ao fluxo anterógrado para a aorta descendente na região do istmo aórtico (segmento entre a subclávia esquerda e a região do canal arterial). O segmento aórtico estreitado pode ser localizado na região próxima à desembocadura do canal arterial (justaductal ou pré-ductal) ou até mesmo envolver um longo segmento do arco aórtico (coartação segmentar), sendo que em algumas situações até mesmo a aorta ascendente está comprometida, o que simula o quadro de hipoplasia do coração esquerdo[5].

Na interrupção do arco aórtico, como o próprio nome diz, há obstrução total do fluxo através da aorta, no local interrompido. Nessa situação, o fluxo da aorta descendente é obrigatoriamente suprido por um canal arterial que está localizado após a região de interrupção do arco aórtico. Já na coartação de aorta há estreitamento na região ístmica, porém a obstrução anatômica não é total, havendo ainda fluxo através dessa região[5,7].

Algumas outras cardiopatias geralmente estão associadas à presença de coartação ou interrupção do arco aórtico, sendo as principais o canal arterial (quase sempre presente no RN) e a comunicação interventricular (CIV), que é mais frequente na interrupção[7].

Quadro clínico – os RN portadores dessa anomalia geralmente apresentam quadro de taquipneia progressiva e taquicardia ao longo da primeira e segunda semanas de vida, associada a cansaço às mamadas, palidez e sudorese, podendo ocorrer cianose de extremidades[5,7].

O exame físico habitualmente revela a 2ª bulha hiperfonética em área pulmonar, refletindo regime de hipertensão pulmonar acentuada. Sopro sistólico em regurgitação pode estar presente na borda esternal esquerda, principalmente na presença de CIV[7].

Entretanto, o sinal clínico mais importante é a assimetria da amplitude dos pulsos arteriais, sendo que, na presença de coartação de aorta, os pulsos arteriais dos membros inferiores (MMII) são praticamente ausentes ou têm amplitude muito diminuída em relação aos pulsos dos membros superiores (MMSS). Além disso, a mensuração da pressão arterial nos quatro membros geralmente revela regime de hipertensão arterial sistêmica nos MMSS em relação aos MMII[5,7].

Vale ressaltar que, nos primeiros dias de vida, essa diferença entre os pulsos arteriais pode não ser detectada. Isso ocorre devido ao fato de o canal arterial estar ainda patente, o que mantém o fluxo aórtico distal praticamente normal nos primeiros dias de vida. À medida que ocorre o fechamento do canal arterial, verifica-se redução do fluxo sistêmico e os sinais clínicos da cardiopatia tornam-se evidentes[7].

A radiografia de tórax revela aumento da área cardíaca, além de hiperfluxo pulmonar e/ou congestão pulmonar[5] (Fig. 37.22).

O ECG geralmente mostra sobrecarga ventricular direita, devido ao padrão fetal de hipertensão pulmonar, além da congestão pulmonar[5].

Diagnóstico – é confirmado por meio do ecocardiograma, que geralmente revela ventrículo direito dilatado e hipertrófico, além de ventrículo esquerdo também hipertrófico, podendo haver sinais de disfunção ventricular. A análise do arco aórtico pode evidenciar o local da coartação ou interrupção, devendo-se observar a patência ou não do canal arterial e, na sua presença, definir a direção do fluxo através dele, se direito-esquerdo ou esquerdo-direito. Geralmente há certo estreitamento aórtico na região ístmica, além de dilatação da aorta descendente após o local da coartação[7] (Fig. 37.23).

Em algumas situações, o ecocardiograma pode não definir muito bem a anatomia do arco aórtico e o local exato da obstrução, sendo que nessas situações outros

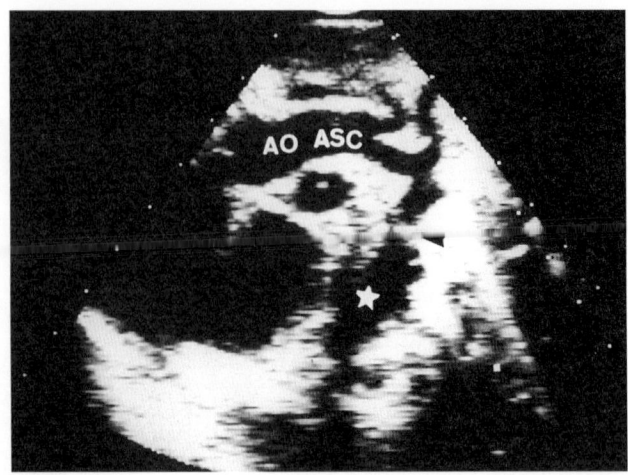

Figura 37.22 – Ecocardiograma do mesmo RN demonstrando o local da coartação de aorta e a presença de dilatação aórtica pós-obstrução.

exames complementares podem ser realizados, como a ressonância magnética e, em último caso, o estudo hemodinâmico por meio do cateterismo cardíaco[5,6] (Fig. 37.5).

Tratamento – na presença de coartação de aorta grave ou interrupção do arco aórtico, é fundamental manter o canal arterial pérvio, para permitir o fluxo para a aorta descendente. Para tanto, utiliza-se a prostaglandina E_1, nas doses já citadas anteriormente. Com isso há grande melhora do quadro geral do RN, especialmente metabólico (acidose), renal e pulmonar[7].

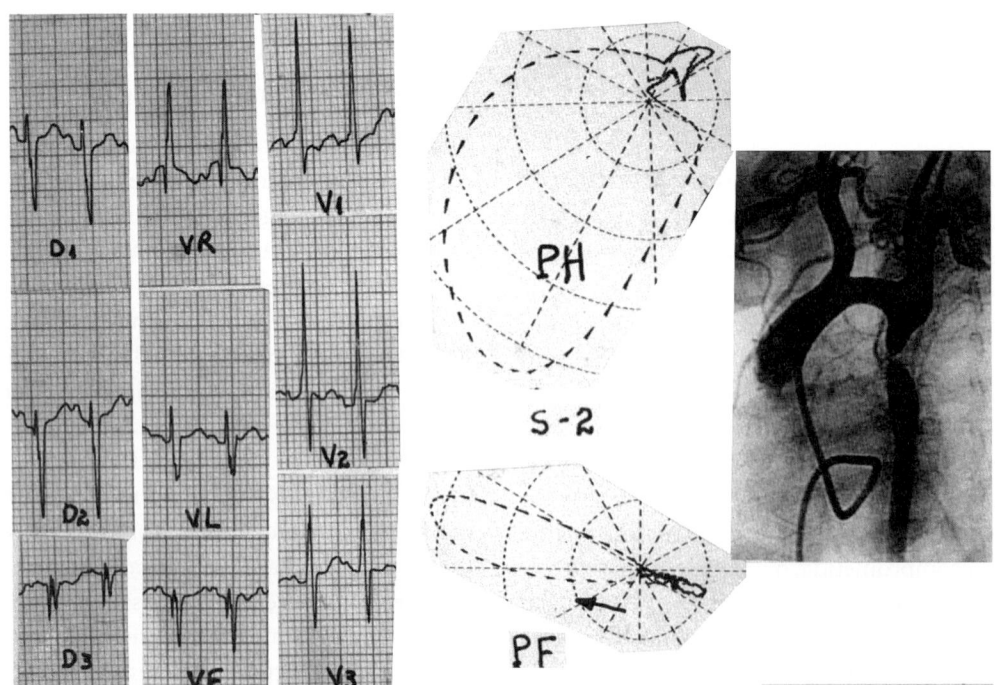

Figura 37.23 – Eletro e vetocardiograma de RN portador de coartação de aorta de grau importante observada na angiografia. As alterações elétricas nessa faixa etária revelam a habitual e acentuada sobrecarga ventricular direita.

Na presença de sinais de congestão pulmonar ou sistêmica, devem ser utilizados diuréticos, especialmente a furosemida. Por vezes, há necessidade de utilizar ainda drogas vasoativas, especialmente a dopamina e a dobutamina, principalmente na presença de sinais de baixo débito sistêmico[2,5].

O tratamento clínico dessa cardiopatia também é apenas paliativo, sendo que, tão logo haja estabilização clínica, o RN deve ser submetido à cirurgia cardíaca[5].

Na presença de coartação de aorta isolada, a cirurgia proposta é a de se realizar istmoplastia aórtica com ressecção da área estenótica e anastomose término-terminal, podendo ser utilizado, dependendo da extensão da coartação, enxerto com a artéria subclávia[10,11].

Já na interrupção do arco aórtico ou na coartação de aorta com CIV, duas condutas cirúrgicas podem ser tomadas: a primeira é de se proceder à correção total dos defeitos em um único tempo, ou seja, o fechamento da CIV, além da istmoplastia aórtica, sendo esta uma cirurgia com circulação extracorpórea; a segunda opção é a de se realizar, por meio de toracotomia lateral, a istmoplastia aórtica e bandagem do tronco pulmonar[5,7].

Nota: As cardiopatias congênitas com obstrução ao fluxo de saída do ventrículo esquerdo, funcionalmente, podem ser definidas como cardiopatias congênitas com fluxo sistêmico dependente do canal arterial, sendo que o diagnóstico precoce e a utilização imediata de prostaglandina são fundamentais para o prognóstico desses RN[5,7].

Cardiopatias congênitas com *shunt* esquerdo-direito

A característica principal desse grupo de cardiopatias é o hiperfluxo pulmonar acentuado que ocorre em decorrência do *shunt* esquerdo-direito presente nessas anomalias, sendo que as principais anomalias desse grupo são a comunicação interventricular, o defeito do septo atrioventricular, a persistência do canal arterial e ainda as fístulas arteriovenosas[5,7].

A apresentação clínica dessas anomalias depende da magnitude do fluxo esquerdo-direito, sendo que este *shunt* ocorre tão logo haja redução da resistência vascular pulmonar, que geralmente está ainda elevada no RN logo após o nascimento. Essa redução geralmente ocorre em torno da 2ª ou 3ª semana de vida, momento em que o RN provavelmente apresenta os primeiros sinais de insuficiência cardíaca, sendo o sinal principal o desconforto respiratório e a taquidispneia[5,7].

Comunicação interventricular (CIV)

A comunicação interventricular raramente causa ICC no RN, a não ser que essa comunicação seja muito grande ou esteja associada a outro defeito, como, por exemplo, a

persistência do canal arterial ou coartação de aorta. As de diâmetro pequeno ou moderado geralmente não se manifestam nesse período[7].

Quando presentes, os sinais de ICC geralmente ocorrem no final do 1º mês de vida, manifestando-se com desconforto respiratório. Os sinais clínicos são semelhantes aos encontrados no DSAV total, sendo que o sopro cardíaco geralmente é mais acentuado nessa situação[5].

O achado radiológico geralmente mostra cardiomegalia global moderada ou mesmo acentuada, com predomínio de aumento dos ventrículos direito e esquerdo, além de aumento da trama vascular pulmonar[5] (Fig. 37.24A).

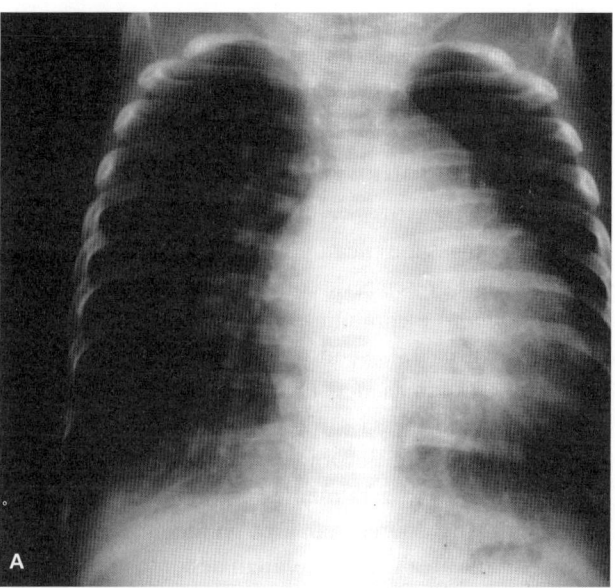

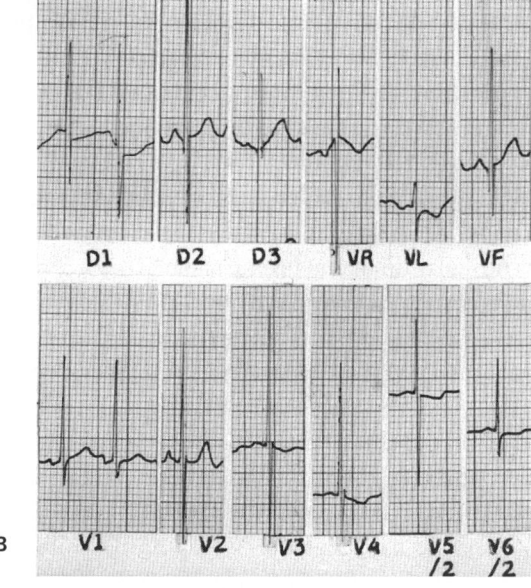

Figura 37.24 – A) Radiografia de tórax de RN portador de comunicação interventricular de grande repercussão hemodinâmica, demonstrando aumento da vascularidade pulmonar e da área cardíaca. **B)** Eletrocardiograma do mesmo RN revelando registro de sobrecarga de ambos os ventrículos com predomínio do direito.

O ECG geralmente revela, nos primeiros dias de vida, sobrecarga ventricular direita e posteriormente sobrecarga biventricular com predomínio do direito[5] (Fig. 37.7B).

O diagnóstico é confirmado por meio do ecocardiograma, sendo indicado cateterismo cardíaco quando há hipertensão pulmonar muito acentuada que traz dúvida quanto à indicação operatória[6,7].

O tratamento definitivo dessa cardiopatia é a correção cirúrgica total do defeito, geralmente realizada após o 1º mês de vida, sendo que o tratamento clínico dos sinais de ICC pode ser feito até o momento ideal para a cirurgia. Em algumas situações, pode ser realizada em uma primeira etapa a cirurgia paliativa para o controle do hiperfluxo pulmonar (bandagem do tronco pulmonar) em RN de baixo peso, com agravantes como infecção pulmonar ou insuficiência respiratória e, posteriormente, o procedimento corretivo total[5].

Defeito do septo atrioventricular (DSAV)

O defeito do septo atrioventricular na forma total é caracterizado pela presença de valva atrioventricular única, associada à presença de comunicação interatrial (tipo *ostium primum*) e comunicação interventricular (via de entrada muscular), havendo *shunt* esquerdo-direito por essas duas comunicações, ocasionando hiperfluxo pulmonar acentuado. Essa cardiopatia é uma das mais frequentes na síndrome de Down[5].

O exame físico geralmente revela uma 2ª bulha hiperfonética e desdobrada em área pulmonar, 1ª bulha hiperfonética na área tricúspide, além de sopro sistólico em regurgitação na borda esternal esquerda, sendo que em certas ocasiões, de importante aumento da pressão pulmonar, pode não se detectar sopros cardíacos[5].

A radiografia de tórax mostra cardiomegalia global, além de aumento da trama vascular pulmonar e dilatação do tronco da artéria pulmonar[5].

O ECG geralmente evidencia bloqueio divisional anterossuperior (eixo do QRS –20º a –90º), além de sobrecarga ventricular direita ou biventricular[5].

O diagnóstico é confirmado por meio do ecocardiograma, e o cateterismo é raramente indicado, a não ser para avaliação do grau de hipertensão pulmonar, quando há dúvidas quanto à indicação cirúrgica[5,6].

O tratamento clínico dessa cardiopatia visa ao controle dos sinais de insuficiência cardíaca, sendo utilizados diuréticos (furosemida, espironolactona), digitálicos, além de vasodilatadores (captopril). Porém o tratamento definitivo é cirúrgico, preferindo-se a correção total a partir do 2º ou 3º mês de vida, sendo que no RN é muito raro haver necessidade de correção cirúrgica, conseguindo-se controle clínico da ICC na maioria das vezes[5].

Persistência do canal arterial (PCA)

O fechamento funcional do canal arterial normalmente ocorre, nos RN a termo, nas primeiras 12 horas de vida pós-natal, enquanto o fechamento anatômico ocorrerá até o 10º dia de vida. Já os RN pré-termo apresentam elevada incidência de persistência de canal arterial, especialmente quando apresentam distúrbios respiratórios associados. Neste capítulo será abordada apenas a persistência do canal arterial de repercussão hemodinâmica no RN a termo, uma vez que os de pequeno diâmetro podem evoluir eventualmente sem sintoma[5].

A PCA, no RN a termo, raramente provoca quadro de ICC no período neonatal. Quando presente, os sinais clínicos são taquicardia, taquipneia e desconforto respiratório, que geralmente aparecem ao final do 1º mês de vida, momento em que habitualmente ocorre a redução da resistência vascular pulmonar e permitindo aumento do fluxo pulmonar por meio do canal arterial[5,7].

Os achados de exame físico mais característicos de PCA são a presença de sopro sistólico ou contínuo em região infraclavicular esquerda, além de uma amplitude aumentada dos pulsos arteriais ("pulsos amplos"). Na presença de canal arterial de repercussão hemodinâmica, ocorre grande roubo de fluxo para o leito vascular pulmonar, o que acarreta redução da pressão diastólica da aorta, levando assim a aumento da pressão de pulso arterial. Vale lembrar que a pressão de pulso arterial é a diferença entre a pressão sistólica e diastólica da aorta e considera-se pressão de pulso aumentada um valor acima de 35mmHg no RN a termo[5].

O sopro cardíaco contínuo típico de canal arterial pode, em algumas situações, estar ausente ou ser muito discreto, especialmente quando há hipertensão pulmonar muito acentuada em decorrência de insuficiência cardíaca (congestão pulmonar)[5].

O tratamento do quadro de ICC, secundária à PCA no RN a termo, é inicialmente clínico com a utilização de digitálicos e diuréticos, como preparo para a correção cirúrgica. Essa cirurgia de baixo risco consiste na ligadura, clipagem ou secção e sutura desse canal arterial, sendo que a clipagem com mínima incisão da parede torácica esquerda é atualmente a técnica mais utilizada[5,7].

Fístulas arteriovenosas sistêmicas

Em algumas situações raras, o RN pode apresentar quadro de ICC acentuada e, após a investigação complementar cardiológica, não se confirmar a presença de nenhuma cardiopatia. Geralmente nessas situações o achado ecocardiográfico revela dilatação de câmaras cardíacas direita e esquerda, além de hipertensão pulmonar acentuada[5,7].

As fístulas arteriovenosas sistêmicas, encontradas no crânio, fígado ou pulmões, geralmente ocasionam quadros de ICC no 1º mês de vida, simulando cardiopatia congênita. Porém, ao se realizar exame físico detalhado, pode ser detectada a presença de sopros em locais não habituais, como no crânio ou na região hepática, sendo, portanto, importante sempre pesquisar essa possibilidade diante de um RN com quadro de ICC[5,7].

A confirmação diagnóstica dessas fístulas geralmente é feita por meio de exames ultrassonográficos, tomográficos ou mesmo de angiografias, sendo o tratamento orientado especificamente para cada situação, podendo-se realizar ligadura cirúrgica ou embolizações. Podem ocorrer, entretanto, em algumas situações, especialmente nas fístulas intracranianas, em que praticamente não há tratamento seguro[5-7].

Cardiopatias congênitas com *shunt* direito-esquerdo e hiperfluxo pulmonar

Existem algumas cardiopatias que podem produzir cianose por meio da mistura do retorno venoso pulmonar com o retorno venoso sistêmico, sendo que o grau de cianose dependerá da magnitude dessa mistura e do grau de hiperfluxo pulmonar. Quanto maior a mistura, maior a cianose, porém quando maior o fluxo pulmonar, menor será o grau de cianose. Os defeitos cardíacos que apresentam essa fisiologia são a drenagem anômala total de veias pulmonares, o tronco arterioso comum e as conexões atrioventriculares univentriculares (ventrículo único)[7,9].

Drenagem anômala total de veias pulmonares

Essa anomalia ocorre embriologicamente quando a veia pulmonar comum falha em se unir ao átrio esquerdo. Nessa situação, as veias pulmonares passam a drenar em outro local que não o átrio esquerdo, sendo esses locais a veia vertical e inominada (drenagem supracardíaca), o átrio direito ou o seio coronariano (drenagem cardíaca) ou ainda a veia porta (drenagem infracardíaca ou infradiafragmática). Esse retorno venoso pulmonar se mistura com o retorno venoso sistêmico, havendo sobrecarga tanto de volume quanto de pressão do lado direito, com consequente hiperfluxo e hipertensão pulmonar acentuados. O débito cardíaco esquerdo depende da presença de uma comunicação interatrial, por meio da qual ocorre *shunt* direito-esquerdo, responsável também pela insaturação periférica presente nessa cardiopatia[7,9-11].

A gravidade dos sinais e sintomas dessa cardiopatia depende principalmente da presença de algum grau de obstrução ao retorno venoso pulmonar, obstrução essa que poderá ocorrer ao longo do trajeto venoso pulmonar ou ainda na própria comunicação interatrial (CIA restritiva). Nessa situação, o RN apresenta sinais de ICC nos primeiros 15 dias de vida, com congestão pulmonar acentuada e cianose leve a moderada. A ausculta cardíaca normalmente revela uma 2ª bulha hiperfonética e desdobrada em área pulmonar, além da presença de sopro sistólico nessa mesma região. A radiografia de tórax pode revelar uma área cardíaca aumentada ou até mesmo normal, porém sinais de congestão venosa pulmonar estarão sempre presentes. Esse padrão radiológico pode ser confundido com processo infeccioso pulmonar neonatal[7,9-11].

O ECG revela sobrecarga direita acentuada, sendo que na maioria das ocasiões o ecodopplercardiograma com mapeamento de fluxo em cores confirma o diagnóstico por meio da análise das veias pulmonares. Entretanto, em algumas situações, pode haver dificuldade em se confirmar esse diagnóstico, sendo necessária a realização de estudo hemodinâmico. O cateterismo estará indicado também quando houver CIA restritiva, devendo ser realizada a atriosseptostomia com cateter-balão, para melhorar os sinais de congestão venosa pulmonar[7,9-11].

A conduta final nessa cardiopatia é a correção cirúrgica, objetivando a anastomose do retorno venoso pulmonar no átrio esquerdo, podendo ser realizada mesmo no período neonatal[7].

Tronco arterial comum

Essa cardiopatia resulta de uma falha na septação conotruncal. Como consequência, o tronco pulmonar, a aorta e as artérias coronárias originam-se de um tronco único, com valva truncal também única, que está posicionada logo acima de grande comunicação interventricular[7,9].

Geralmente, os sinais clínicos dessa cardiopatia são secundários a hiperfluxo pulmonar acentuado, podendo ocorrer ainda cianose discreta. O exame físico geralmente revela precórdio hiperdinâmico e a ausculta cardíaca habitualmente apresenta hiperfonese da 2ª bulha em área pulmonar, além de múltiplos estalidos. Sopro sistodiastólico pode estar presente na borda esternal esquerda, em razão de alterações da valva truncal, podendo essa valva ser constituída desde uma até quatro válvulas, sendo geralmente três e sempre malformada. Os pulsos arteriais são amplos, em decorrência do roubo diastólico de fluxo aórtico[7,9].

Essa cardiopatia frequentemente está associada à síndrome de DiGeorge, que cursa com aplasia tímica e hipoparatireoidismo, podendo ocorrer quadro de hipocalcemia associada no período neonatal[9].

A radiografia de tórax evidencia aumento global da área cardíaca, além de aumento da trama vascular pulmonar (hiperfluxo), e o ECG geralmente mostra sobrecarga biventricular[9].

O diagnóstico é confirmado por meio do ecodopplercardiograma, podendo, em algumas situações, ser necessário realizar estudo hemodinâmico para melhor analisar a árvore arterial pulmonar[7,9].

O tratamento clínico dos sinais de ICC é importante, porém, atualmente, a correção cirúrgica total dessa cardiopatia está indicada o mais precocemente possível, mesmo no período neonatal[7,9].

Conexão atrioventricular univentricular (ventrículo único)

A apresentação clínica dessa cardiopatia é muito variável e depende fundamentalmente da apresentação anatômica desse "ventrículo único", podendo ser um ventrículo único tipo direito, esquerdo ou indeterminado e estar associado à atresia de uma das valvas atrioventriculares (tricúspide ou mitral), ou apresentar transposição das grandes artérias ou drenagem anômala das veias pulmonares. O quadro clínico será, portanto, resultante da fisiologia de funcionamento desse ventrículo único, podendo ocorrer sinais de hiperfluxo acentuado e ICC, ou até mesmo cianose importante, quando apresentar alguma restrição ao fluxo pulmonar ou ainda comunicação interatrial restritiva[7,9].

O diagnóstico geralmente é confirmado por meio da análise conjunta dos exames complementares, como radiografia de tórax, ECG e ecocardiograma, podendo ser necessária a realização de cateterismo cardíaco[9].

O tratamento inicial geralmente é feito por meio de medicações para o controle dos sinais de ICC e posteriormente indicada a realização de cirurgia cardíaca paliativa, como, por exemplo, a bandagem do tronco pulmonar, que é feita para reduzir o fluxo pulmonar excessivo geralmente presente nesses tipos de ventrículo único[7,9].

REFERÊNCIA

1. Artman M, Graham TP Jr. Congestive heart failure in infancy: recognition and management. Am Heart J. 1982;103(6):1040-55.
2. Chang AC, Hanley FL, Wernovsky G, Wessel D. Pediatric cardiac intensive care. Baltimore: Williams & Wilkins; 1998.
3. Garson A Jr, Bricker JT, McNamara DG. The science and practice of pediatric cardiology. Philadelphia: Lea & Febiger; 1997.
4. Moss AJ, Adams FH. Heart disease in infants, children, and adolescents, including the fetus and the young adult. 5th ed. Baltimore: Williams & Wilkins; 1995.
5. Mesquita SM, Ikari NM, Ebaid M. Cardiopatias congênitas acianogênicas. In: Ebaid M. Cardiologia em pediatria. São Paulo: Roca; 2000.p.257-85.
6. Zahka KG, Van Hare GF. Approach to the neonate with cardiovascular disease. In: Fanaroff AA, Martin RJ (eds). Neonatal-perinatal medicine. 6th ed. St Louis: Mosby; 1992.p.1129-37.
7. Zahka KG, Patel CR. Congenital defects. In: Fanaroff AA, Martin RJ, Walsh MC (eds). Fanaroff & Martin's Neonatal-perinatal medicine. 9th ed. St Louis: Elsevier; 2011.p.1245-66.
8. Nichols DG, Cameron DE, Greeley WJ, Lappe DG, Ungerleider RM, Wetzel RC. Critical heart disease in infants and children. St Louis: Mosby; 1995.
9. Bustamante LN. Cardiopatias cianogênicas. In: Ebaid M. Cardiologia em pediatria. São Paulo: Roca; 2000.p.287-329.
10. Zahka KG. Cardiovascular problems of the neonate. In: Fanaroff AA, Martin RJ, Walsh MC (eds). Fanaroff & Martin's Neonatal-perinatal medicine. 9th ed. St Louis: Elsevier; 2011.p.1267-77.
11. Croti UA, Braile DM, Hassem Sobrinho S, De Marchi CH. Case 8/2007: partial anomalous pulmonary venous connection into the right atrium with absence of interatrial communication. Rev Bras Cir Cardiovasc. 2007;22(4):513-4.

Insuficiência Cardíaca no Recém-Nascido

Allan Chiaratti de Oliveira
Marina Maccagnano Zamith

A insuficiência cardíaca (IC) na infância é um importante problema de saúde pública, em decorrência do seu grande impacto socioeconômico. Embora menos frequente que na população adulta, a maior necessidade de internações, procedimentos hemodinâmicos e cirurgias denotam a importância dessa doença[1,2].

Em estudo populacional americano, Rossano et al. demonstraram que mais de 13.000 crianças foram internadas em 2006 nos EUA com diagnóstico de insuficiência cardíaca e que 63,9% dessas internações foram de crianças no primeiro ano de vida[3]. As causas da IC foram cardiopatias congênitas (69,3%), arritmias (15,2%), miocardiopatias (13,6%), miocardites (2,1%); 38,8% dos casos foram submetidos a procedimentos cardíacos intervencionista ou cirúrgico, com taxa de mortalidade global de 7%.

Massin et al. publicaram em 2008 uma análise epidemiológica prospectiva dos casos de IC diagnosticados ao longo de 10 anos na unidade cardiológica de um hospital terciário belga[4]. Dos 1.196 pacientes cardiológicos atendidos no período, 124 (10,4%) apresentaram IC, sendo que 72 deles (58%) tiveram esse diagnóstico no primeiro ano de vida, período em que as cardiopatias congênitas foram a principal etiologia.

Além das cardiopatias congênitas, destacam-se como causa de IC no primeiro ano de vida as miocardiopatias[5], apresentando aumento crescente de sua participação como causa das internações por insuficiência cardíaca na infância nos EUA[6].

Neste capítulo serão descritas as condições mais frequentemente associadas à insuficiência cardíaca no recém-nascido (RN). Entretanto, não serão abordadas condições específicas do RN prematuro, como a síndrome de baixo débito do período transicional e a persistência do canal arterial hemodinamicamente significativa[7-10].

DEFINIÇÃO E FISIOPATOLOGIA

A insuficiência cardíaca congestiva é definida como a condição clínica na qual o coração não mantém um fluxo sanguíneo suficiente para manter o metabolismo celular adequado. O organismo apresenta então respostas fisiológicas à diminuição do débito cardíaco, sendo as mais importantes a retenção renal de líquidos, a vasoconstrição mediada pelo sistema renina-angiotensina e o aumento da atividade simpática. A retenção hídrica excessiva aumenta o volume diastólico final ventricular, mas pode resultar em congestão sistêmica e pulmonar. A vasoconstrição aumenta a pós-carga como forma de priorizar o fluxo sanguíneo aos órgãos vitais, no entanto, em pacientes com ICC, isso aumentará o trabalho cardíaco. O aumento da atividade simpática também oferece sobrecarga ao miocárdio[11].

A falência cardíaca pode ser resultado de excesso de volume ou pressão nas câmaras cardíacas, como ocorre em determinadas cardiopatias congênitas com *shunts* esquerdo-direito ou lesões obstrutivas, como a estenose aórtica, ou por alterações no miocárdio. Outras causas no período neonatal são alguns tipos de arritmias cardíacas, doenças do pericárdio ou mesmo de diferentes causas combinadas.

No período neonatal, a IC pode ter um diagnóstico mais difícil devido à presença frequente de outras condições clínicas que podem apresentar sinais e sintomas semelhantes, como as doenças pulmonares e a sepse.

APRESENTAÇÃO CLÍNICA E LABORATORIAL

Dificuldade às mamadas com cansaço, sudorese e frequência respiratória maior que 50 respirações/minuto em repouso são sinais iniciais comuns e que podem confundir com outras doenças neonatais, como os quadros respiratórios e a sepse. A frequência cardíaca elevada maior que 150 batimentos por minuto (bpm) é uma característica comum. A frequência cardíaca acima de 170bpm pode ser observada e raramente é encontrada nos quadros respiratórios.

A diminuição da perfusão periférica com extremidades frias, hipotensão e frequência cardíaca mais elevada acima de 170bpm estão presentes nos quadros mais graves. A diminuição dos pulsos em membros inferiores e o diferencial de pressão entre os membros superiores e os inferiores direcionam ao diagnóstico de obstrução ao fluxo sistêmico, como na coartação da aorta. A ausculta cardíaca com presença de sopros, presença de terceira bulha e ritmo em "galope" podem estar presentes, dependendo da causa e da gravidade do quadro.

À radiografia de tórax, usualmente se verifica cardiomegalia com relação cardiotorácica maior que 60% e sua ausência praticamente exclui o diagnóstico de IC. A única exceção é observada nos casos de drenagem anômala total das veias pulmonares com obstrução.

O eletrocardiograma pode definir possíveis arritmias e demonstrar sobrecargas atriais e ventriculares. A ecocardiografia permite a avaliação não invasiva da estrutura cardíaca, da função miocárdica, a análise dos fluxos e débitos cardíacos sistêmico e pulmonar e avaliação da volemia pelo estudo da veia cava inferior. A ressonância magnética cardíaca e a tomografia podem ser necessárias na avaliação estrutural de cardiopatias complexas.

Dosagens de eletrólitos, hemograma, análise da função renal e da tireoide também são recomendadas na apresentação inicial da IC. As dosagens de peptídeo cerebral natriurético (BNP – *brain natriuretic peptide*) e da fração N-terminal do pró-BNP também são recomendadas, apresentando correlação positiva com o grau de disfunção miocárdica[12-14].

A época do início dos sintomas orienta para as principais causas de IC no período neonatal.

INSUFICIÊNCIA CARDÍACA NO FETO

Alguns defeitos cardíacos congênitos podem causar IC na fase intrauterina, como as anomalias da valva tricúspide ou mitral com insuficiência valvar significativa. Entre as mais frequentes, estão a anomalia de Ebstein, a displasia da valva tricúspide ou o defeito do septo atrioventricular. Em formas graves, podem ocorrer ascite, derrame pleural, derrame pericárdico e hidropisia e assim as consequências hemodinâmicas estarão presentes precocemente desde a sala de parto.

As arritmias, como a taquicardia supraventricular e o bloqueio atrioventricular com bradicardia grave (< 50bpm), também podem causar IC no feto. A grande maioria tem diagnóstico intrauterino. Muitos dos fetos com taquiarritmias recebem tratamento via transplacentária com medicações antiarrítmicas, porém a não resposta ao tratamento pode levar à IC[15]. Nas bradiarritmias fetais, é mandatória a investigação do lúpus eritematoso sistêmico materno[16].

A anemia fetal grave também pode evoluir com descompensação cardíaca e suas causas são diversas, destacando-se a isoimunização Rh e as infecções virais. Fístulas arteriovenosas, como o aneurisma da veia de Galeno e o hemângio-hepatoblastoma, também evoluem com ICC desde a fase intrauterina.

INSUFICIÊNCIA CARDÍACA IMEDIATA APÓS O NASCIMENTO

A maior parte dos defeitos cardíacos anatômicos não causa sintomas nas primeiras horas de vida e isso se deve à persistência da circulação fetal nesse período, caracterizada pela pressão da artéria pulmonar elevada e pelo canal arterial patente. Além das alterações acima citadas de IC no feto que obviamente terão apresentação logo após o nascimento, outras causas podem ter manifestação muito precoce. Os RNs com anoxia grave podem apresentar disfunção miocárdica nas primeiras horas de vida, principalmente naqueles com insuficiência valvar secundária à disfunção do músculo papilar[17].

INSUFICIÊNCIA CARDÍACA NA PRIMEIRA SEMANA DE VIDA

Após a queda da pressão pulmonar, alguns tipos de cardiopatias que cursam com hiperfluxo pulmonar podem ter apresentação clínica. RN prematuros com canal arterial patente podem ter ICC na primeira semana de vida devido ao hiperfluxo pulmonar associado à imaturidade miocárdica que eles apresentam. Defeitos cardíacos, como a comunicação interatrial (CIA) e a comunicação interventricular (CIV), isolados raramente apresentam sintomas na primeira semana de vida. Os RN com diagnóstico de CIA e CIV e que apresentarem quadro clinico de ICC nessa fase precoce devem ser rastreados para a presença de outros defeitos associados, como a coartação da aorta e a drenagem anômala das veias pulmonares, já que essas podem ser de diagnóstico mais difícil no período neonatal. Se houver suspeita ao ecocardiograma, porém sem uma definição apurada, outros métodos diagnósticos de imagem, como a ressonância magnética e a tomografia, devem ser solicitados.

Cardiopatias cianogênicas de hiperfluxo pulmonar que podem manifestar-se com ICC precoce são principalmente a dupla via de saída do ventrículo direito, o *truncus arteriosus*, o coração univentricular sem restrição ao fluxo pulmonar.

Defeitos cardíacos com obstrução importante ao fluxo sistêmico e, portanto, tendo como mecanismo fisiopatológico o aumento da pressão ventricular apresentam sinais de ICC precoce, e as principais são a estenose valvar aórtica grave, a coartação e a interrupção do arco aórtico.

INSUFICIÊNCIA CARDÍACA APÓS A PRIMEIRA SEMANA DE VIDA

As cardiopatias de hiperfluxo pulmonar são as principais causas de ICC no período neonatal após a saída hospitalar. O início dos sintomas está na dependência da velocidade de queda da pressão pulmonar e do tamanho da comunicação no caso da CIA, CIV ou canal arterial patente que irá impactar no desbalanço entre o fluxo pulmonar e sistêmico.

Menos frequentemente, a coartação da aorta pode ser a causa, já que a presença de ICC nesse período se deve ao não diagnóstico durante os primeiros dias de vida ainda no berçário. A disfunção ventricular esquerda pode estar presente nesse momento tardio de diagnóstico[18].

A origem anômala da coronária esquerda originando da artéria pulmonar é um defeito mais raro, mas que deve ser pensado, já que é passível de tratamento cirúrgico corretivo. Novamente, devido à queda da pressão pulmonar, esses RN passam a ter episódios de choro, sudorese e taquidispneia secundária à angina e infarto do miocárdio. O eletrocardiograma é típico e diagnóstico mostrando ondas Q patológicas e o ecocardiograma mostra um aspecto de miocardiopatia dilatada com insuficiência da valva mitral. Todo RN com miocardiopatia dilatada deve ter as coronárias bem visualizadas ao ecocardiograma[19].

Miocardiopatias

As miocardiopatias primárias são a principal causa de insuficiência cardíaca nas crianças com anatomia cardíaca normal[1]. São doenças primárias do músculo cardíaco, comprometendo a função sistólica e/ou diastólica ventricular e podem ser classificadas em miocardiopatias dilatadas, hipertróficas, restritivas e displasia arritmogênica do ventrículo direito. As miocardiopatias dilatadas são as formas mais prevalentes[5], correspondendo a mais de 50% dos casos na infância, com elevada mortalidade nos primeiros dois anos de vida[20].

Dados provenientes do registro pediátrico de miocardiopatias nos EUA demonstraram definição etiológica para 33% dos casos de miocardiopatia dilatada, a maioria delas decorrente de miocardites prováveis ou confirmadas (51,6%), seguidas por doenças neuromusculares (25,5%), miocardiopatias familiares isoladas (15,5%) e erros inatos do metabolismo (6,2%)[21].

Miocardites

As miocardites compõem as causas inflamatórias para as miocardiopatias dilatadas[22]. Essas condições podem ser oligossintomáticas ou evoluir para diferentes graus de IC, arritmias cardíacas, choque cardiogênico ou morte súbita, sendo mais graves no RN[23].

Na avaliação diagnóstica, o eletrocardiograma apresenta como sinal mais específico as alterações de onda T, que podem mimetizar o infarto agudo do miocárdio, e também permite a identificação e classificação de taquiarritmias que podem ocorrer secundariamente. O ecocardiograma permite a avaliação da função cardíaca, mas não fornece nenhum critério diagnóstico específico.

A ressonância nuclear magnética é um recurso útil, podendo demonstrar sinais de edema, hiperemia, necrose e fibrose miocárdicos[24].

As principais causas de endocardite são infecciosas, sendo os agentes virais os mais importantes, incluindo adenovírus, enterovírus (incluindo Coxsackie vírus), parvovírus B19, herpes-vírus tipo 6, hepatite C, entre outros[23]. Infecções bacterianas, fúngicas, protozoárias, helmínticas, além de toxinas, reações de hipersensibilidade e doenças autoimunes também compõem as causas dessa doença.

A miocardite neonatal ocorre principalmente nas primeiras duas semanas de vida e é causada predominantemente pelo vírus Coxsackie B, com alta mortalidade (31%) e potencial de sequelas cardíacas a longo prazo (66% dos sobreviventes), com insuficiência cardíaca crônica, insuficiência mitral e formação de aneurisma no ventrículo esquerdo[25].

PRINCÍPIOS DE TRATAMENTO DA IC AGUDA

São raros os estudos realizados especificamente no período neonatal que deem suporte às medidas terapêuticas normalmente instituídas nesse grupo de pacientes, sendo aceitas as evidências acumuladas na população pediátrica e adulta. O manejo adequado das condições cardíacas que levam à IC no RN depende do trabalho conjunto do neonatologista com o cardiologista pediátrico.

As recomendações mais recentes publicadas para o tratamento da IC na infância são apontadas a seguir[12].

1. Crianças com IC e sinais e sintomas de congestão devem receber diurético de alça.
2. Crianças com IC associada a disfunção sistólica e evidência clínica de baixo débito cardíaco devem receber inotrópico, desde que possam ser monitorizadas quanto ao desenvolvimento de taquiarritmias e variações de pressão arterial.
3. O uso de inibidores da enzima conversora da angiotensina é indicado para crianças com IC decorrente de miocardiopatia primária do ventrículo esquerdo (ou ventrículo sistêmico).
4. O uso de antagonista beta-adrenérgico pode ser usado na disfunção sistólica moderada a grave do ventrículo esquerdo (ou ventrículo sistêmico).
5. O uso de antagonista da aldosterona pode ser usado em crianças com disfunção sistólica crônica, desde que a função renal esteja preservada.
6. Para o tratamento das miocardites:
   a) Agentes inotrópicos e diurético são indicados como medidas de suporte.
   b) Na miocardite fulminante, suporte mecânico circulatório deve ser considerado.
   c) Corticosteroides não são recomendados como tratamento de rotina na miocardite.
   d) Imunoglobulina por via intravenosa não é recomendada como tratamento de rotina na miocardite.

Os RN com IC devido a defeitos cardíacos estruturais devem ser avaliados pela equipe cardiológica e de cirurgia cardíaca quanto à necessidade de procedimento cirúrgico ou por cateterismo dependendo da cardiopatia, do estado clínico e peso do RN. No RN algumas decisões cirúrgicas podem ser paliativas inicialmente, como a bandagem da artéria pulmonar nos defeitos com hiperfluxo pulmonar importante e sem possibilidade de correção cirúrgica total, quer pelo baixo peso, quer pela complexidade do defeito.

Os RN com ICC secundária a taquiarritmias devem ter seu tratamento medicamentoso direcionado de acordo com o tipo de distúrbio de condução, além da possibilidade de cardioversão quando necessário. A grande maioria dos RN com bloqueio atrioventricular total sintomáticos irá necessitar de implante do marca-passo nos primeiros dias de vida.

REFERÊNCIAS

1. Hsu DT, Pearson GD. Heart failure in children: part I: history, etiology, and pathophysiology. Circ Heart Fail. 2009;2(1):63-70.
2. Webster G, Zhang J, Rosenthal D. Comparison of the epidemiology and co-morbidities of heart failure in the pediatric and adult populations: a retrospective, cross-sectional study. BMC Cardiovasc Disord. 2006; 6:23.
3. Rossano JW, Kim JJ, Decker JA, Price JF, Zafar F, Graves DE, et al. Prevalence, morbidity, and mortality of heart failure-related hospitalizations in children in the United States: a population-based study. J Card Fail. 2012;18(6):459-70.
4. Massin MM, Astadicko I, Dessy H. Epidemiology of heart failure in a tertiary pediatric center. Clin Cardiol. 2008;31(8):388-91.
5. Towbin JA, Lowe AM, Colan SD, Sleeper LA, Orav EJ, Clunie S, et al. Incidence, causes, and outcomes of dilated cardiomyopathy in children. JAMA. 2006;296(15):1867-76.
6. Shamszad P, Hall M, Rossano JW, Denfield SW, Knudson JD, Penny DJ, et al. Characteristics and outcomes of heart failure-related intensive care unit admissions in children with cardiomyopathy. J Card Fail. 2013;19(10):672-7.
7. Sehgal A. Haemodynamically unstable preterm infant: an unresolved management conundrum. Eur J Pediatr. 2011;170(10):1237-45.
8. Shah DM, Condò M, Bowen J, Kluckow M. Blood pressure or blood flow: which is important in the preterm infant? A case report of twins. J Paediatr Child Health. 2012;48(3):E144-6.
9. Rolland A, Shankar-Aguilera S, Diomandé D, Zupan-Simunek V, Boileau P. Natural evolution of patent ductus arteriosus in the extremely preterm infant. Arch Dis Child Fetal Neonatal Ed. 2015; 100(1):F55-8.
10. Abdel-Hady H, Nasef N, Shabaan AE, Nour I. Patent ductus arteriosus in preterm infants: do we have the right answers? Biomed Res Int. 2013;2013:676192.
11. Kay J, Colan SD, Graham TP Jr. Congestive heart failure in pediatric patients. Am Heart J. 2001;142(5):923-8.
12. Kantor PF, Lougheed J, Dancea A, McGillion M, Barbosa N, Chan C, et al. Presentation, diagnosis, and medical management of heart

failure in children: Canadian Cardiovascular Society guidelines. Can J Cardiol. 2013;29(12):1535-52.

13. Hsu DT, Pearson GD. Heart failure in children: part II: diagnosis, treatment, and future directions. Circ Heart Fail. 2009;2(5):490-8.

14. Ross RD. The Ross classification for heart failure in children after 25 years: a review and an age-stratified revision. Pediatr Cardiol. 2012;33(8):1295-300.

15. Skinner JR, Sharland G. Detection and management of life threatening arrhythmias in the perinatal period. Early Hum Dev. 2008;84(3):161-72.

16. Akikusa JD. Rheumatologic emergencies in newborns, children, and adolescents. Pediatr Clin North Am. 2012;59(2):285-99.

17. Cetin I, Kantar A, Unal S, Cakar N. The assessment of time-dependent myocardial changes in infants with perinatal hypoxia. J Matern Fetal Neonatal Med. 2012;25(9):1564-8.

18. Punukollu M, Harnden A, Tulloh R. Coarctation of the aorta in the newborn. BMJ. 2011;343:d6838.

19. Chang RR, Allada V. Electrocardiographic and echocardiographic features that distinguish anomalous origin of the left coronary ar-

tery from pulmonary artery from idiopathic dilated cardiomyopathy. Pediatr Cardiol. 2001;22(1):3-10.

20. Hamilton RM, Azevedo ER. Sudden cardiac death in dilated cardiomyopathies. Pacing Clin Electrophysiol. 2009;32 Suppl 2:S32-40.

21. Cox GF, Sleeper LA, Lowe AM, Towbin JA, Colan SD, Orav EJ, et al. Factors associated with establishing a causal diagnosis for children with cardiomyopathy. Pediatrics. 2006;118(4):1519-31.

22. Rosenthal DN, Hammer GB. Cardiomyopathy and heart failure in children: anesthetic implications. Paediatr Anaesth. 2011;21(5): 577-84.

23. Blauwet LA, Cooper LT. Myocarditis. Prog Cardiovasc Dis. 2010; 52(4):274-88.

24. Friedrich MG, Sechtem U, Schulz-Menger J, Holmvang G, Alakija P, Cooper LT, et al. Cardiovascular magnetic resonance in myocarditis: A JACC White Paper. J Am Coll Cardiol. 2009;53(17): 1475-87.

25. Freund MW, Kleinveld G, Krediet TG, van Loon AM, Verboon-Maciolek MA. Prognosis for neonates with enterovirus myocarditis. Arch Dis Child Fetal Neonatal Ed. 2010;95(3):F206-12.

Ecocardiografia Funcional

Marina M. Zamith
Simone A. N. Figueira
Cristina Nunes dos Santos

O termo ecocardiografia funcional (ECOf) descreve o uso do ultrassom (Usom) cardíaco à beira leito para avaliar em tempo real o estado hemodinâmico de recém-nascidos (RN) sem alterações da anatomia cardíaca[1,2].

Os radiologistas introduziram o Usom como ferramenta diagnóstica no final da década de 1970. Com a melhora na qualidade e surgimento de novas modalidades de imagem, assim como a redução do tamanho e do custo dos aparelhos, diversas especialidades reconheceram o potencial desse exame à beira do leito[3].

Nas unidades de urgência e em procedimentos anestésicos, o uso do Usom pelo especialista tornou-se uma prática comum[4]. Em obstetrícia e em medicina fetal, a aplicação dessa ferramenta já faz parte da rotina diagnóstica e intervencionista. A implementação dessa técnica em neonatologia, entretanto, é recente[4].

Os neonatologistas têm adquirido a capacitação em Usom e aplicado em diversos cenários da terapia intensiva; exemplos disso são o Usom transfontanela e a ECOf[5].

Anteriormente, somente os cardiologistas pediátricos realizavam o ecocardiograma. O foco do exame era o diagnóstico e acompanhamento de cardiopatia congênita e do canal arterial (CA) em prematuros (PT). Entretanto,

as informações hemodinâmicas dos RN potencialmente graves permaneciam escassas e limitadas aos sinais clínicos de rotina (frequência cardíaca, pressão arterial e tempo de enchimento capilar)[3]. Assim, o intensivista neonatal descobriu no Usom cardíaco uma ferramenta propedêutica não invasiva e útil para a compreensão fisiopatológica e acompanhamento de diversos quadros cardiovasculares[2]. Além disso, a aplicação desse procedimento em tempo real e o seguimento seriado vêm permitindo direcionar o tratamento e avaliar a resposta à terapêutica instituída[2,6,7].

Esse recurso ainda não tem sua nomenclatura bem definida. Têm sido discutidas as seguintes denominações na língua inglesa: *functional ecocardiography* (ecocardiografia funcional), *targeted neonatal echocardiography* (ecocardiografia neonatal direcionada), *point of care functional neonatal echocardiography* (ecocardiografia funcional neonatal à beira do leito) e *clinician performed cardiac ultrasound* (Usom cardíaco realizado pelo clínico)[8]. No Brasil, atualmente, tem-se utilizado a nomenclatura ecocardiografia funcional (ECOf). A figura 37.25 mostra, esquematicamente, as características do Usom cardíaco realizado pelo clínico.

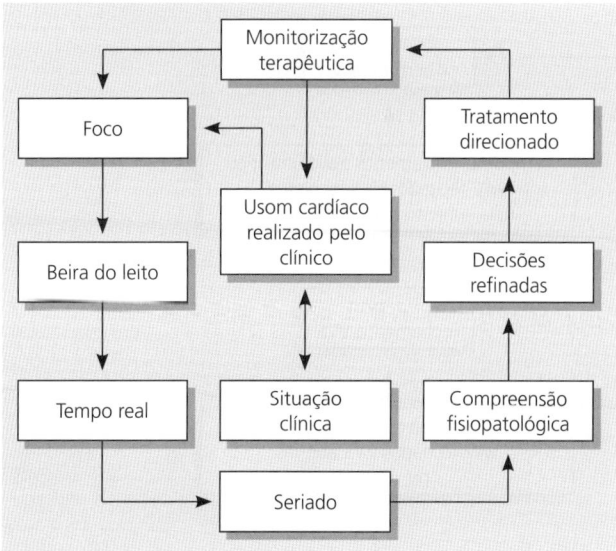

Figura 37.25 – Características do Usom cardíaco realizado pelo clínico[9].

DEFINIÇÃO DE HEMODINÂMICA E SUAS VARIÁVEIS

A palavra hemodinâmica origina-se da palavra grega αίμα (*haima*) que significa sangue, combinada com δύναμις (*dynamis*), que se traduz em energia ou força. Assim, o estudo hemodinâmico compreende o movimento do sangue e das forças associadas[10].

O estado hemodinâmico está relacionado diretamente com a homeostase. A garantia de oxigênio (O_2) aos tecidos, prioridade para a produção de energia e manutenção da vida, depende do fluxo de sangue para os órgãos e da quantidade de O_2 nos vasos (CaO_2). Assim, a hemodinâmica que abrange a movimentação do sangue e sua distribuição para cada órgão é essencial para o fornecimento de O_2 e nutrientes aos tecidos, assim como para a remoção dos seus produtos metabólicos tóxicos[10].

Na homeostase, a circulação sanguínea de cada órgão é regulada de acordo com suas necessidades. O fluxo (Q) pelos vasos que conduzem o sangue para cada tecido segue a *lei de Ohms*, que relaciona o fluxo com o gradiente de pressão nas extremidades do vaso (ΔP) e sua resistência (R)[11].

$$Q = \Delta P/R$$

De acordo com a *equação de Poiseuille*, a resistência do vaso é indiretamente proporcional ao seu raio (r) e diretamente proporcional ao seu comprimento (L) e sua viscosidade (η)[11].

$$R = \frac{8 \cdot \eta \cdot L}{r^4}$$

Sob a coordenação do sistema nervoso autonômico, cada órgão pode regular o diâmetro de seus vasos aferen-

tes e/ou eferentes. Eles podem contrair ou relaxar, alterando seu raio. Conforme a *equação de Poiseuille*, o raio é o fator determinante da resistência do vaso e, assim, do fluxo de sangue para cada órgão[11].

A soma das resistências de todos os órgãos resulta na resistência vascular sistêmica (RVS), e a soma de todos os fluxos sanguíneos regionais, no débito cardíaco (DC).

A definição de DC compreende o volume total de sangue que o coração ejeta em 1 minuto, portanto, resultante do produto do volume ejetado em um ciclo cardíaco (VS) pela frequência cardíaca (FC)[12].

$$DC = VS \cdot FC$$

Nesse contexto, o coração funciona como uma bomba automatizada que ejeta a quantidade de sangue que retorna para ele. O automatismo é controlado pelo sistema nervoso autônomo que altera a FC, e assim o débito cardíaco de acordo com as demandas nos estados de estresse ou doença. O volume sistólico (VS) já depende da interação entre as variáveis hemodinâmicas: desempenho do miocárdio, pré-carga e pós-carga[12].

Essas variáveis hemodinâmicas relacionam-se no ciclo cardíaco em quatro períodos: diástole (enchimento ventricular), tempo de contração isovolumétrico (período das válvulas fechadas e geração de pressão positiva intracavitária), sístole (ejeção do sangue pelo ventrículo) e tempo de relaxamento isovolumétrico (período das válvulas fechadas e geração de pressão negativa intracavitária)[13].

O desempenho do miocárdio refere-se especificamente às funções sistólica e diastólica dos ventrículos. A função sistólica compreende a contratilidade miocárdica e produção de pressão intracavitária positiva. Como consequência, há fechamento das válvulas atrioventriculares (VAV) e geração de gradiente de pressão entre os ventrículos e artérias centrais, com abertura das respectivas válvulas e ejeção do sangue para esses vasos. Já a função diastólica avalia a complacência ventricular e a geração de pressão intracavitária negativa. Isso traz o fechamento das válvulas de via de saída (VVS) e um diferencial de pressão entre os ventrículos e os átrios, com a abertura das VAV e início do enchimento ventricular[13]. A figura 37.26 mostra as fases do ciclo cardíaco e as mudanças das pressões intracavitárias e das artérias centrais durante o ciclo.

A pré-carga compreende o grau de tensão do músculo cardíaco logo antes da contração. Como demonstrado por Otto Frank e Ernest Starling, a célula miocárdica apresenta uma propriedade intrínseca que relaciona sua força de contração com sua distensão, ou seja, quanto maior o estiramento da fibra (dentro de certos limites), maior a força de contração. Na prática, a pré-carga depende do enchimento ventricular na fase diastólica final do ciclo cardíaco[12].

1139

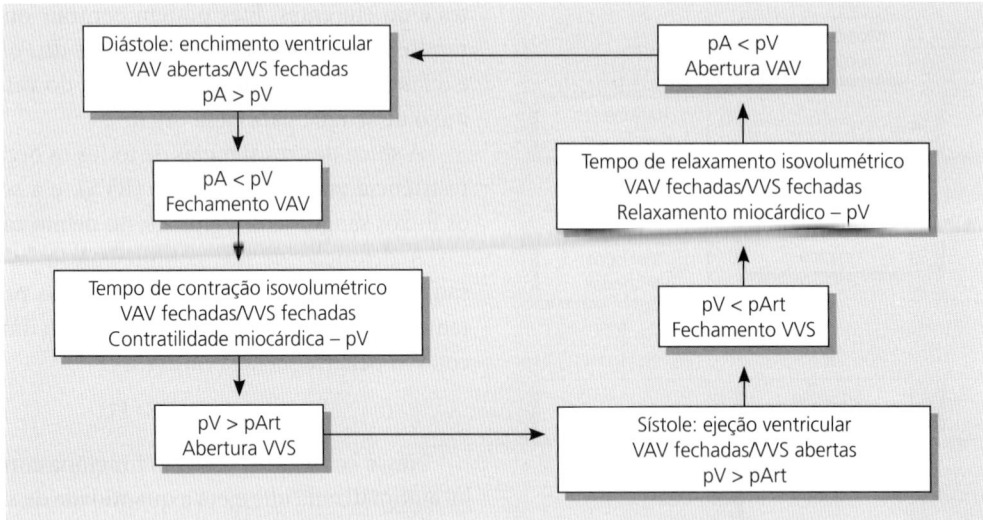

Figura 37.26 – Fases do ciclo cardíaco e mudanças das pressões intracavitárias e das artérias centrais durante o ciclo.

A pós-carga refere-se à carga contra a qual o músculo cardíaco exerce sua força contrátil. Ela é dependente da pressão arterial e do tônus vascular na aorta e no tronco da artéria pulmonar[11,12].

A monitorização hemodinâmica é responsável pela avaliação da circulação de sangue nos órgãos. Para isso, em adultos, é monitorizada a pressão de perfusão sistêmica (ΔPA), resultante do diferencial entre a pressão arterial sistêmica média (PAM) e a pressão venosa central (PVC). A ΔPA relaciona-se diretamente com o DC e RVS, proporcionando uma avaliação dos fluxos e resistências de todos os órgãos em conjunto[14]. Na figura 37.27, há um exemplo da interação dessas variáveis.

PARTICULARIDADES DA CIRCULAÇÃO FETAL E NEONATAL

O estudo da transição cardiovascular fetoneonatal é essencial para o neonatologista entender a importância da ECOf. As intercorrências no período periparto como nascimento prematuro, infecção ou asfixia podem alterar a evolução esperada nesse período, levando a quadros de instabilidade hemodinâmica[8].

Quando comparado ao RN, os sistemas fetais se desenvolvem em condições de relativa hipoxemia e acidose, sendo a placenta o órgão responsável pelas trocas gasosas, e não o pulmão que está totalmente preenchido por líquido nessa fase. O aparelho cardiovascular também apresenta várias peculiaridades, desde um circuito em paralelo pela presença de *shunts* que misturam o sangue oxigenado pela placenta com o sangue desoxigenado vindo dos órgãos, até a diferença nas resistências do leito vascular pulmonar e placentário que se encontra elevada e reduzida, respectivamente[15].

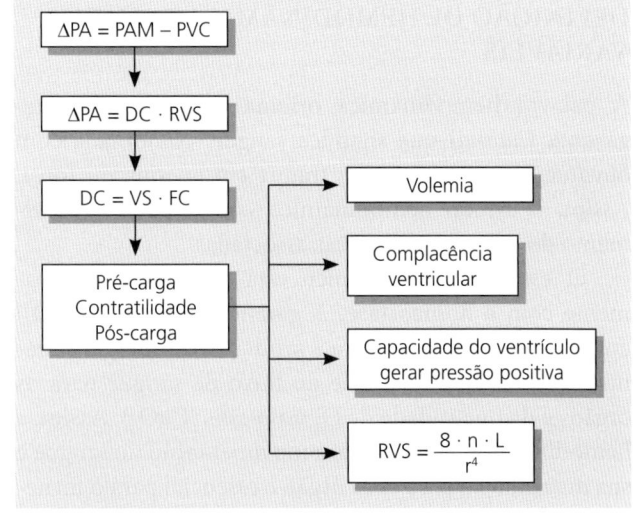

Figura 37.27 – Pressão de perfusão sistêmica e interação das variáveis hemodinâmicas.

No período fetal, a circulação sanguínea comporta-se da seguinte forma: o sangue oxigenado pela placenta vai para o átrio direito (AD) pelo trajeto da veia umbilical, ducto venoso e veia cava inferior (VCI). No AD, esse sangue se dirige preferencialmente para o ventrículo esquerdo (VE) pelo forame oval (FO) e átrio esquerdo (AE), garantindo o sangue mais oxigenado para órgãos nobres como coração e sistema nervoso central. Já o sangue desoxigenado retorna dos órgãos pelas veias cavas; no AD, associa-se com o sangue rico em oxigênio vindo da placenta e dirige-se para o ventrículo direito (VD) pela válvula tricúspide e para o VE através do FO. Pela presença do CA que comunica as duas grandes circulações e pelo gradiente entre suas resistências, o sangue ejetado pelo VD vai preferencialmente para a aorta (AO) descendente via CA e somente 13 a 25% do débito somado dos dois ventrículos vai para a circulação pulmonar. Assim, o VD é o ventrículo dominante na vida fetal com o papel de manter o fluxo sanguíneo para os órgãos abdominais, pélvicos, membros inferiores e placenta[16]. Na figura 37.28, há representação esquemática da circulação fetal.

Por sua vez, o desempenho do miocárdio também apresenta diferentes características no período fetal. O miocárdio apresenta maior índice de massa, porém uma organização imatura na célula com número menor de sarcômeros, volume de água maior, diferentes isoformas das proteínas contráteis, retículo endoplasmático ainda em desenvolvimento e número reduzido de mitocôndrias. Além disso, as câmaras cardíacas encontram-se ao lado de uma caixa torácica pouco complacente que contribui para a elevação da pressão intrapericárdica e restrição da sua movimentação. Portanto, o coração fetal apresenta-se "rígido", com função sistólica e diastólica reservada, e habilidade limitada para manter o débito cardíaco diante das mudanças de pré e pós- carga. A elevação de frequência cardíaca é o recurso mais empregado para melhorar o débito[8,16,17].

Na evolução da gestação normal, essas peculiaridades cardiovasculares vão transformando-se gradativamente para preparar o feto para o nascimento a termo. Entre elas, tem-se o crescimento das câmaras cardíacas, aumento da inervação simpática, melhora da contratilidade miocárdica, desenvolvimento da vasculatura pulmonar e redistribuição dos fluxos nos variados órgãos[8].

Ao nascimento do RN a termo em condições favoráveis, diversas mudanças ocorrem nas variáveis hemodi-

nâmicas que determinam o débito cardíaco, ocasionando o fechamento dos *shunts* e transição da circulação fetal em paralelo para a circulação em série que compreende o tipo de circuito adaptado à vida extrauterina. As alterações de pós-carga ocorrem para ambos os ventrículos; é observado aumento do lado esquerdo devido à cessão de fluxo pelos vasos umbilicais na retirada da placenta, somado à vasoconstrição periférica causada pela liberação de hormônios endógenos no parto e pela ativação dos mecanismos de resposta ao estresse com a mudança de ambiente. De forma oposta, há queda da resistência vascular pulmonar pela atuação de vários fatores, como a entrada de ar nos pulmões e a melhora da complacência pulmonar e da saturação de O_2, como também pela ação de vasodilatadores pulmonares de liberação endógena e parácrina. Essas mudanças de resistência e oxigenação junto ao empenho de fatores vasoativos contribuem para a diminuição até a interrupção do *shunt* pelo CA responsável por desviar grande parte do débito do VD para a AO na vida fetal. Esse processo gera a passagem para o leito vascular pulmonar de todo o sangue ejetado pelo VD e, consequentemente, maior retorno venoso pulmonar e aumento da pré-carga do VE. Por sua vez, a pré-carga do VD sofre considerável redução devido ao fechamento funcional do ducto venoso com a cessão do fluxo sanguíneo pela veia umbilical. Por fim, o aumento da pré e pós-carga do VE, em contraposição à diminuição dessas variáveis do VD, leva à adesão da membrana do FO à parede do septo interatrial com interrupção do fluxo por esse *shunt* intracardíaco. O desempenho do

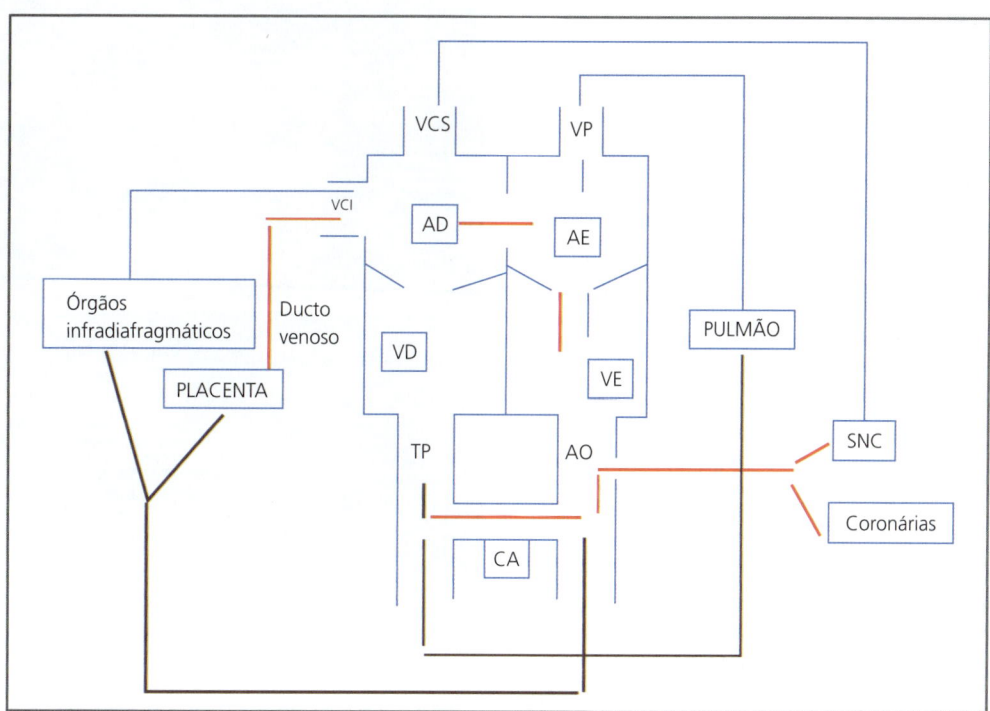

Figura 37.28 – Circulação sanguínea no período fetal.

miocárdio auxilia também nessa adaptação, pois níveis elevados de hormônios e catecolaminas atuam na contratilidade e a insuflação dos pulmões, diminuindo a pressão intrapericárdica, otimiza a capacidade diastólica. Todo esse processo ocorre gradualmente com o início na primeira respiração e clampeamento do funículo umbilical e completa-se nos primeiros dias de vida com a transformação da circulação sanguínea emum circuito em série, promovendo a adaptação funcional do sistema cardiovascular à vida extrauterina[8,16]. Na figura 37.29 está mostrada a apresentação esquemática do circuito em paralelo e em série.

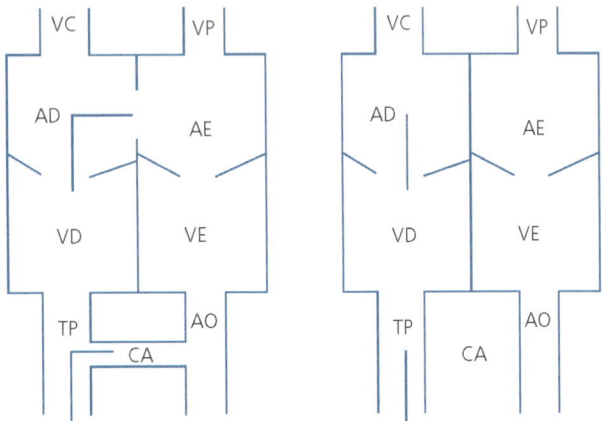

Figura 37.29 – Mudança da circulação fetal em paralelo para a circulação em série após o nascimento. VC = veia cava; VP = veia pulmonar; AD = átrio direito; AE = átrio esquerdo; VD = ventrículo direito; VE = ventrículo esquerdo; TP = tronco pulmonar; CA = canal arterial; AO = aorta.

TÉCNICAS DE USOM

O Usom emite ondas mecânicas que possuem frequência acima da capacidade de detecção pela orelha humana, ou seja, acima de 20.000 ciclos por segundo ou 20kHz. A interação entre a onda sonora gerada pelo transdutor com os tecidos ou sangue gera vários fenômenos acústicos, entre eles a reflexão sonora. Ao receber a onda sonora refletida, o transdutor produz um impulso elétrico que culmina com a formação da imagem[18].

A relação existente entre frequência do transdutor, profundidade de penetração e resolução da imagem é um conceito importante na escolha da sonda a ser utilizada. Quanto maior a frequência do transdutor, menor a profundidade de penetração e maior a resolução da imagem[4,18]. Transdutores de alta frequência (8-12MHz) são os mais indicados para o uso neonatal e devem estar disponíveis nos aparelhos das unidades de terapia intensiva neonatal (UTIN)[19].

A ECOf inclui todas as técnicas de imagem: bidimensional, modo M e estudo Doppler (Doppler pulsátil, Doppler contínuo e mapeamento do fluxo em cores)[4,19].

Modo bidimensional (Fig. 37.30)

Essa modalidade é usada para avaliar a anatomia do coração e a relação entre suas estruturas[4]. As imagens são geradas quadro a quadro e reproduzem os movimentos do ciclo cardíaco em tempo "quase" real. Ocorre atraso de aproximadamente 0,25ms devido ao tempo de ida e volta das ondas de Usom refletidas pelas estruturas em análise e à emissão do sinal elétrico pelo transdutor. Como esse intervalo de tempo é imperceptível ao olho humano, interpreta-se como tempo real[18].

Modo M (Fig. 37.31)

As imagens do modo M representam o movimento das diferentes estruturas ao longo do tempo e sua posição

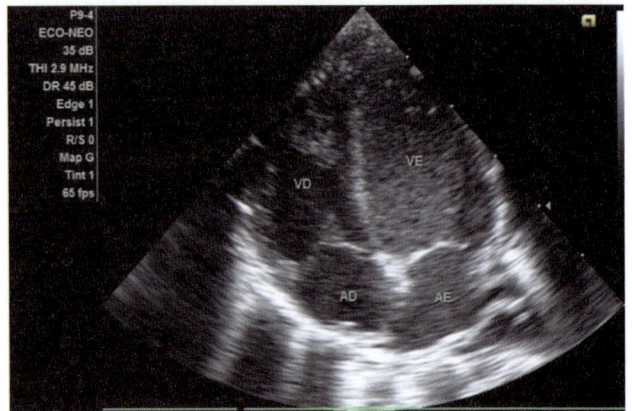

Figura 37.30 – Imagem bidimensional; janela apical 4 câmaras.

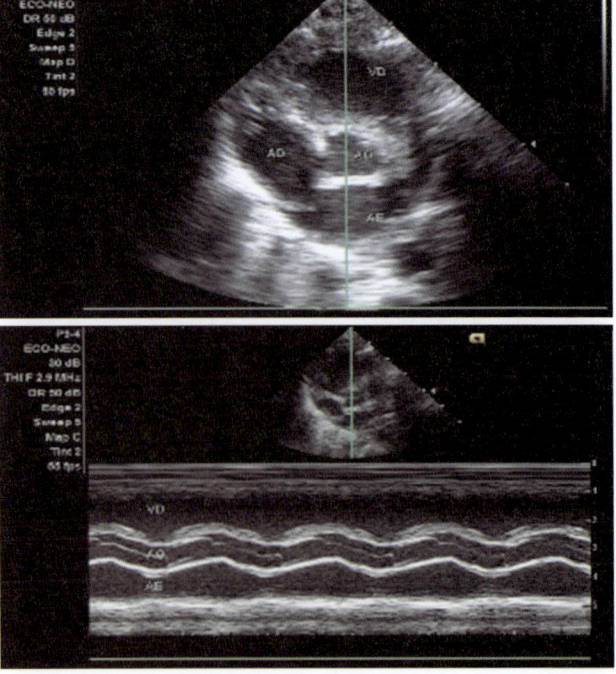

Figura 37.31 – Imagem bidimensional da janela paraesternal, eixo curto com linha na região VD, válvula AO e átrio esquerdo; modo M da imagem bidimensional.

deve ser guiada pela imagem bidimensional. O ângulo apropriado entre a linha do modo M e as estruturas cardíacas estudadas deve ser perpendicular (90°). Na ECOf, esse modo ajuda a avaliar a dimensão das cavidades ventriculares no ciclo cardíaco e o desempenho do miocárdio, assim como comparar os diâmetros entre o átrio esquerdo e o anel valvar aórtico[4,18,20].

Doppler[4,18]

Essa modalidade de Usom compara a frequência da onda emitida pelo transdutor (estrutura fixa) e a refletida pelas hemácias em movimento. Com isso, é possível detectar a velocidade e a direção do fluxo sanguíneo em todo o sistema cardiovascular.

O **Doppler pulsátil** (Fig. 37.32) é utilizado para obter a variação de velocidade dos fluxos sanguíneos através das válvulas e vasos em um ciclo cardíaco e demonstrado em gráfico de velocidade pelo tempo. Na ECOf, essa modalidade é essencial para a avaliação de fluxos, débito cardíaco, refluxos valvares e *shunts*. Sua principal limitação ocorre nas condições de altas velocidades (> 2m/s). Para isso, há o **Doppler contínuo** empregado em altas velocidades, como as observadas no refluxo tricúspide devido à hipertensão pulmonar. Ele detecta as velocidades de todas as hemácias que se movem ao longo do feixe de ultrassom. Tanto no Doppler pulsátil como no contínuo, o fluxo sanguíneo direcionado ao transdutor é identificado acima da linha de base do gráfico, e o fluxo que se distancia dele, abaixo dessa linha.

O **mapeamento de fluxo em cores (color Doppler)** (Fig. 37.33) baseia-se nos princípios do Doppler pulsátil. A representação do fluxo sanguíneo é exibida por um mapa em cores sobreposto à imagem bidimensional. Na escala de cores tradicional, o vermelho representa o fluxo em direção ao transdutor, e o azul, o fluxo na direção oposta.

Avaliação hemodinâmica pela ECOf

A ECOf pode trazer informações qualitativas e/ou quantitativas dos componentes hemodinâmicos e de suas interações, trazendo informações mais precisas de várias situações clínicas e, assim, proporcionando uma terapêutica mais direcionada, como também o acompanhamento da evolução e da resposta ao tratamento.

Pré-carga

Essa variável é essencial para estimar o enchimento ventricular, auxiliando nas decisões de administração de expansores volêmicos ou de restrição hídrica/diuréticos. No RN, principalmente no período transicional, a administração de fluidos tem que ser cuidadosa, já que a oferta

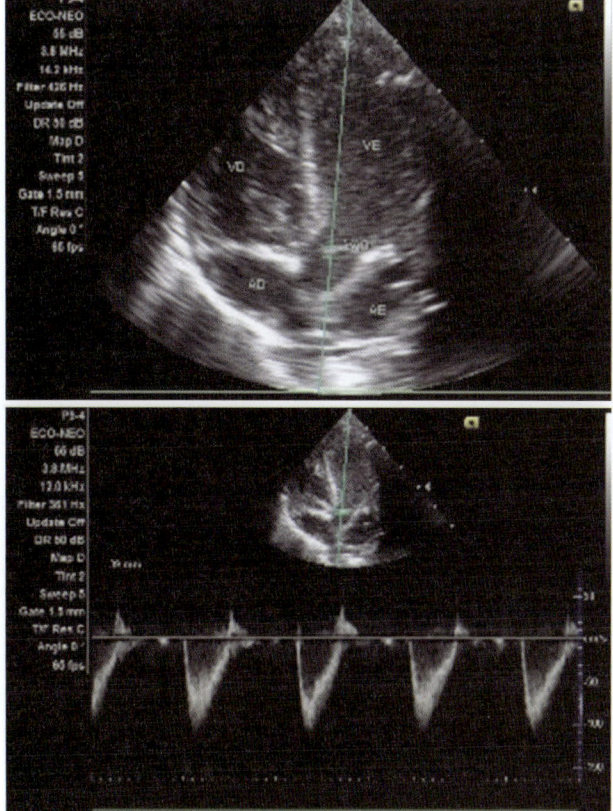

Figura 37.32 – Imagem bidimensional da janela apical 5 câmaras; Doppler pulsátil da via de saída do VE.

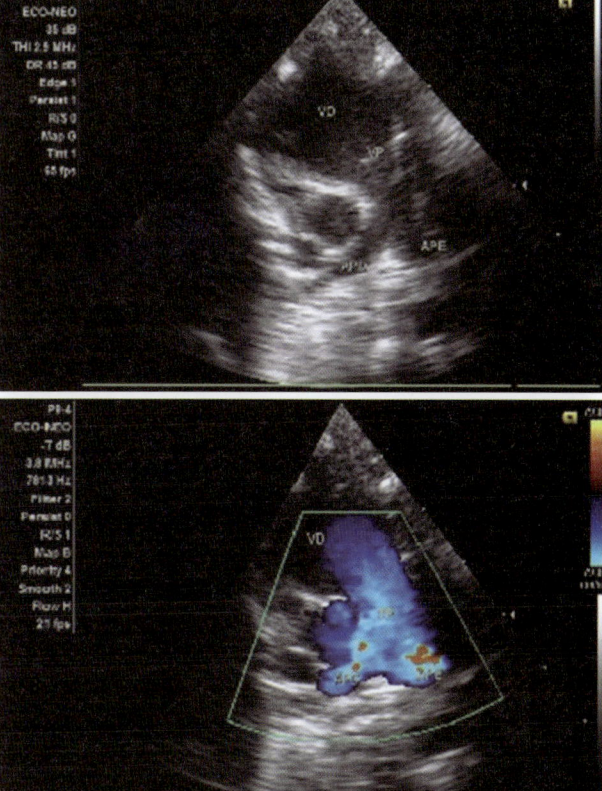

Figura 37.33 – Imagem bidimensional da janela paraesternal – eixo curto oblíquo para o tronco pulmonar; color Doppler no tronco da pulmonar e seus ramos.

hídrica aumentada está relacionada aos piores desfechos neonatais. Orienta-se a administração de fluidos somente em situações de comprovada perda de sangue (hemorragia periparto) ou sinais de pré-carga diminuída à ECOf. Essa avaliação é possível de forma qualitativa ao observar o esvaziamento dos ventrículos pela imagem bidimensional ou pelo modo M do eixo longo da janela paraesternal, com atenção se a paredes ventriculares se encostam no final da sístole. A forma semiquantitativa pode ser considerada pela medida da área da cavidade ventricular esquerda no final da diástole na janela apical 4 câmaras.

Na literatura pediátrica e de adultos, há trabalhos que avaliam a necessidade de expansores volêmicos pela alteração do diâmetro da veia cava inferior em relação ao ciclo cardíaco e ao respiratório, porém essas medidas não estão validadas no período neonatal. Na prática, utiliza-se a observação dinâmica da veia cava inferior na imagem bidimensional longitudinal da janela subcostal, avaliando seu colabamento durante o ciclo cardíaco e respiratório (Fig. 37.34)[9,21].

Desempenho do miocárdio

Nessa variável, avaliam-se as funções sistólica e diastólica. Pelas particularidades da maturação do miocárdio, os RNPT são mais suscetíveis ao desempenho ineficiente nas situações de estresse. Além disso, como a contratilidade miocárdica é influenciada pelas cargas, o aumento da pós-carga após o nascimento pode piorar ainda mais a função miocárdica[4].

Na prática, **a função sistólica do VE** pode ser estimada pelo cálculo da fração de encurtamento (SF) e fração de ejeção (EF). Entre essas medidas, a fração de encurtamento é a mais utilizada. Aplica-se o modo M no eixo curto ou longo da janela paraesternal e obtém-se o diâmetro diastólico final do VE (LVEDD) e o diâmetro sistólico final do VE (LVESD)[4,18]. O cálculo é feito pela seguinte fórmula:

$$SF\% = (LVEDD - LVESD) \times 100/(LVEDD)$$

A figura 37. 35 mostra a aplicação do modo M no eixo longo da janela paraesternal para as medidas da SF. Nesta figura, mediu-se LVEDD = 19,4mm e LVESD = 12,3mm. Ao aplicar a fórmula, a SF = 36%.

A medida da SF apresenta várias limitações no período neonatal. Somente o diâmetro entre septo e parede posterior do VE é valorizado, com a movimentação das paredes laterais, não consideradas na fórmula, em um ventrículo sem o aspecto geométrico circular. A pressão relativamente alta do VD acarreta o abaulamento do septo e, consequentemente, a forma assimétrica do VE com a contração do septo menos efetiva do que a das outras paredes. Somado a isso, a localização exata das pontas da valva mitral, essencial para as medidas, é difícil especificar. Por fim, cortes mais perto do ápice costumam superestimar a SF, assim como o mais perto da base subestimá-la[20].

Já a fração de ejeção (EF) representa a diferença dos volumes do VE no final da sístole e da diástole. Para esse cálculo, são utilizadas as mesmas medidas da SF, porém elevadas ao cubo. Portanto, não fornece mais informações que a SF e aumenta o risco de erro[20].

Outras medidas mais específicas que excluem a influência da pré e pós-carga na contratilidade também têm sido estudadas no período neonatal, como a velocidade média ajustada pela frequência cardíaca da fração de encurtamento circunferencial (mVCFc), a análise do estresse do VE no final da sístole, bem como a aplicação de novas técnicas como o Doppler tecidual e o *speckled tracking*[4].

A **função diastólica**, por sua vez, depende da complacência da parede ventricular. O fluxo pelas VAV é bifásico: uma fase inicial com fluxo passivo, onda A, e uma fase tardia dependente da contração atrial, onda E. Em crianças e adultos saudáveis, a maior parte do enchimento ventricular ocorre com o fluxo passivo. Na disfunção diastólica, o ventrículo tem dificuldade de relaxar suas paredes e gerar pressão negativa, dificultando o enchi-

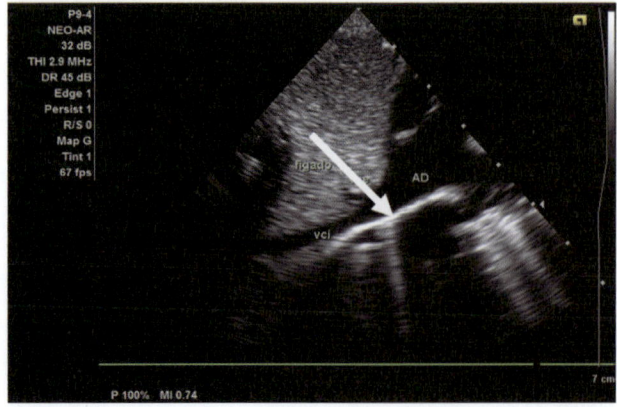

Figura 37.34 – Imagem bidimensional da janela subcostal – corte longitudinal; seta para VCI.

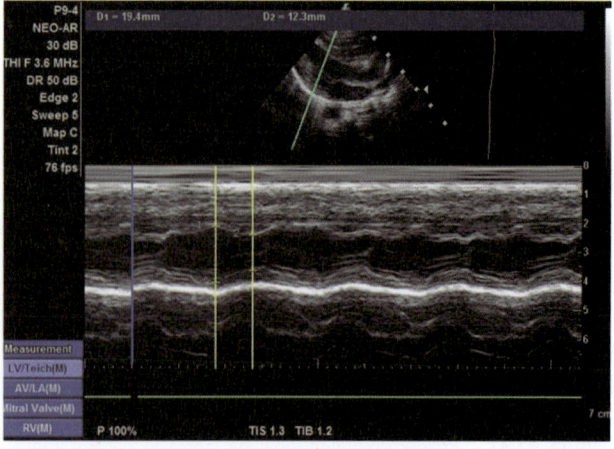

Figura 37.35 – Aplicação do modo M no eixo longo da janela paraesternal.

mento ventricular na fase passiva, levando à dependência da contração atrial. O miocárdio do RNPT rígido comporta-se de forma semelhante. Pelo Doppler na janela apical 4 câmaras, é possível analisar as ondas E e A das valvas atrioventriculares; quando o pico de velocidade da A for maior que a da E, infere-se que há comprometimento diastólico[4].

Avaliação da função miocárdica pelo índice de Tei ou índice de desempenho do miocárdio engloba tanto a função sistólica como a diastólica dos ventrículos direito e esquerdo. É calculado para cada ventrículo pela soma dos tempos isovolumétricos de contração e de relaxamento dividida pelo tempo de ejeção (ET). Esse índice não é influenciado pela pressão arterial nem pela frequência cardíaca[4,20]. No período neonatal, a avaliação do desempenho do miocárdio sempre deve ser interpretada em conjunto com as outras variáveis hemodinâmicas e a situação clínica vigente. Essa avaliação pode ser útil na introdução de inotrópicos e/ou lusotrópicos, de acordo com a conclusão dos achados.

Hemodinâmica pulmonar[1,4,22]

No período neonatal, a avaliação da ECOf é essencial nos quadros de hipoxemia persistente ou de difícil controle. Nesses casos, é obrigatório um exame estrutural detalhado e revisado pelo cardiologista pediátrico. Várias cardiopatias congênitas podem não ter diagnóstico antenatal e o quadro inicial cursar com cianose, tais como transposição de grandes vasos, obstrução de VSVD (atresia ou estenose pulmonar, tetralogia de Fallot) e malformação da valva tricúspide (atresia tricúspide e anomalia de Ebstein). Além do mais, o uso de vasodilatadores pulmonares está contraindicado nas cardiopatias com obstrução do coração esquerdo (interrupção do arco Ao, hipoplasia do VE, estenose da AO crítica) que dependem do fluxo do CA para manter o *shunt* direito-esquerdo e garantir o fluxo sistêmico.

Descartadas as cardiopatias congênitas, a avaliação neonatal dos quadros de insuficiência respiratória hipoxêmica engloba a estimativa da pressão sistólica da artéria pulmonar (PSEAP) e sua repercussão no cenário hemodinâmico, já que altera a pós-carga do VD. Essa abordagem auxilia tanto para o diagnóstico de hipertensão pulmonar como para o direcionamento da terapêutica e acompanhamento da resposta ao tratamento. Vários métodos são utilizados para avaliar a PSEAP no período neonatal.

O método mais acurado para a PSEAP é a estimativa da pressão sistólica do VD (RVSP) pela incompetência tricúspide (IT). Para isso, coloca-se o Doppler contínuo em uma imagem de refluxo tricúspide detectado pelo color Doppler (pode ser na janela apical ou na janela subcostal), mede-se o pico de velocidade da IT (Fig. 37.36) e aplica-se a equação de Bernoulli:

$$\text{Gradiente de pressão} = 4 \times \text{pico de velocidade}^2$$

$$\downarrow$$

$$\text{RVSP} - \text{PAD} = 4 \times \text{pico de velocidade IT}^2$$

Considerando a pressão do AD semelhante à PVC, 5 a 15mmHg, estima-se a RVSP. Essa medida pode ser subestimada nos casos de comprometimento de VD.

Outra forma de avaliação da PSEAP é pelo canal arterial (CA) quando irrestritivo e na disponibilidade da medida da pressão sistólica sistêmica (PSS). Ao medir o pico de velocidade do fluxo transductal e aplicá-lo à equação de Bernoulli, obtém-se o gradiente de pressão entre as circulações sistêmica e pulmonar. Quando a duração do *shunt* direito-esquerdo pelo CA for maior do que 30% do ciclo cardíaco, afirma-se que a PSEAP é suprassistêmica; se a PSS estiver dentro dos valores esperados para a idade, provavelmente a hipertensão pulmonar é grave e pode comprometer a função do VD (Fig. 37.37).

Por último, PSEAP pode ser estimada pela relação do tempo de aceleração (TAC) pelo tempo de ejeção da via de saída de VD (TEJ). Esse método é sempre disponível, porém é pouco reprodutível e vários fatores interferem na sua análise, como, por exemplo, o CA. Para seu cálculo, é aplicado o Doppler pulsátil da via de saída do VD cuja imagem é obtida no eixo curto da janela paraesternal. Sua correlação com a PSEAP é inversa, ou seja, quanto maior a relação TAC/TEJ, menor a PSEAP.

O quadro 37.1 mostra a comparação dos métodos para calcular a PSEAP[23].

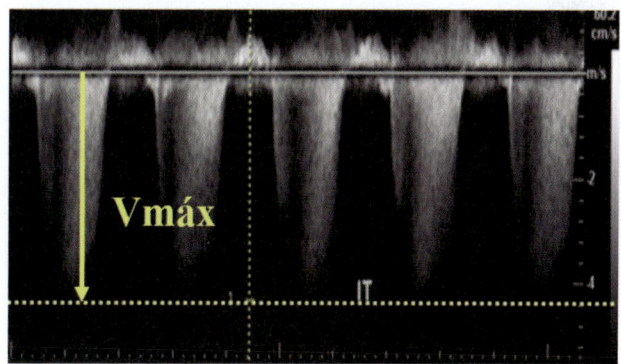

Figura 37.36 – Doppler contínuo e velocidade máxima da insuficiência tricúspide.

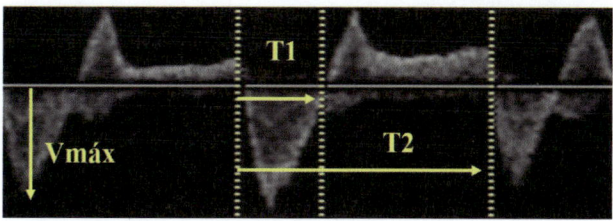

Figura 37.37 – Fluxo bidirecional pelo canal arterial. T1 = duração do fluxo direito-esquerdo; T2 = duração do ciclo cardíaco.

Quadro 37.1 – Comparação de métodos para calcular a PSEAP.

Método	Relação PSEAP	Fatores de confusão	Pontos fortes	Pontos fracos
IT (m/s)	Direta Acurada	Suposição PAD	Acurada Reprodutível	Não factível em todos os RN Exige habilidade técnica
CA (m/s)	Inversa (V negativa)	PSS constrição CA	Mensuração fácil Relaciona pressões centrais	CA patente é pré-requisito
TAC/TEJ	Inversa Imprevisível	FC, função VD, CA	Fácil mensuração	Baixa reprodutibilidade

PSEAP = pressão sistólica da artéria pulmonar.

Para avaliar a repercussão da PSEAP, é importante a comparação com a PSS medida durante o exame, bem como a relação do tamanho das cavidades ventriculares, o estudo do movimento do septo interventricular e a análise dos débitos cardíacos direito e esquerdo.

Débito cardíaco[4,9,11]

O débito cardíaco (DC) de cada ventrículo é obtido pela multiplicação de algumas medidas obtidas à ECOf.

Com o volume de amostra do Doppler pulsátil nas vias de saída de cada ventrículo, obtém-se a área sob a curva da velocidade pelo tempo na sístole e calcula-se a integral da velocidade pelo tempo (VTI). Em outras palavras, a VTI significa a distância percorrida pelo sangue na sístole. Ao multiplicar esse valor pela área da secção transversal (CSA) do anel valvar de cada via de saída, adquire-se o volume sistólico (VS).

$$VS = CSA \times VTI$$

Por sua vez, a CSA é derivada da medida do diâmetro (d) da via de saída:

$$CSA = \pi d^2/4$$

Assim, o débito cardíaco é resultante do produto da VS pelo FC dividido pelo peso do RN e representado pela fórmula:

$$DC = CSA \times VTI \times FC/PESO$$

Para o cálculo do débito cardíaco do ventrículo esquerdo (DCVE), a VTI é obtida na janela apical 5 câmaras (ver Fig. 37.8) e o diâmetro interno do anel valvar aórtico é medido na imagem bidimensional da janela paraesternal – eixo longo no final da sístole (Fig. 37.38).

Para o cálculo do débito cardíaco do ventrículo direito (DCVD), a VTI é obtida na janela paraesternal – eixo curto oblíquo para o tronco pulmonar, e o diâmetro interno do anel valvar pulmonar é medido na imagem bidimensional da janela paraesternal – eixo longo oblíquo no final da sístole (Fig. 37.39).

Avaliação dos *shunts*[11]

A avaliação do CA é descrita em detalhes no capítulo Persistência do CA.

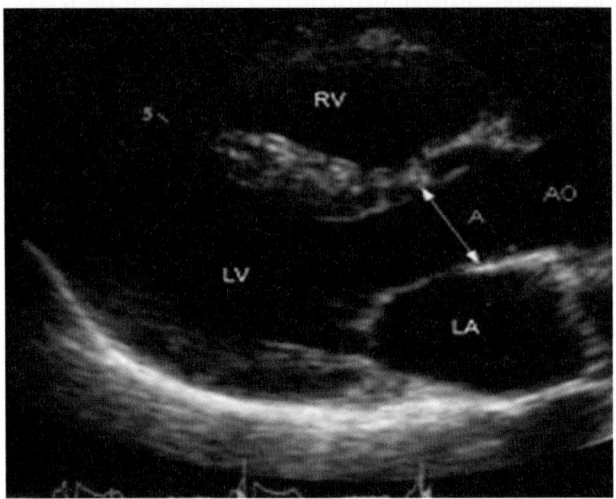

Figura 37.38 – Imagem bidimensional da janela paraesternal – eixo longo; diâmetro interno do anel valvar da AO.

O forame oval (FO) é comum estar patente nos primeiros dias de vida. A melhor imagem é obtida na janela subcostal 4 câmaras (Fig. 37.40) e seu diâmetro com o color Doppler ou na imagem bidimensional. A direção do fluxo pelo shunt pode ser avaliada colocando-se o volume de amostra do Doppler pulsátil no FO.

Diâmetros maiores que 2,5mm podem interferir nos DCVD e DCVE.

Estimativa dos fluxos centrais[4,9,11]

Os fluxos sistêmico e pulmonar são considerados os fluxos centrais. Suas estimativas são importantes para a avaliação do volume de sangue efetivo que vai para o leito vascular pulmonar e sistêmico. No RNPT, a presença dos *shunts* fetais mantém a circulação sanguínea em paralelo, levando à alteração do débito de cada ventrículo e dos fluxos centrais que eles representam.

Na presença de CA amplo e *shunt* direito-esquerdo, o DCVE é representado pela soma do DCVD com o fluxo esquerdo-direito do CA, com o DCVE maior que o DCVD. Dessa forma, o VE ejeta na sístole o volume total de sangue vindo do leito pulmonar e seu DC representa o fluxo pulmonar. Já o DCVD vai estimar o fluxo sistêmico, pois ejeta o sangue venoso vindo dos órgãos (Fig. 37.41).

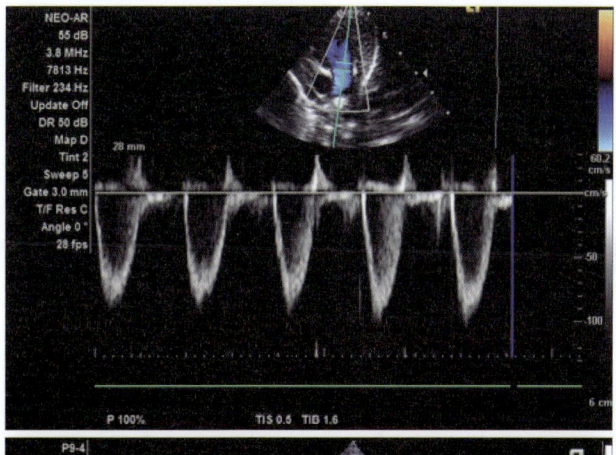

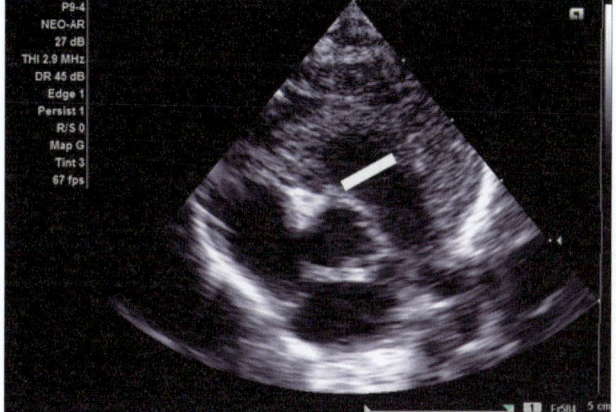

Figura 37.39 – Doppler pulsátil da VSVD na janela paraesternal – eixo curto oblíquo; medida do diâmetro interno do anel valvar pulmonar na imagem bidimensional da janela paraesternal – eixo longo.

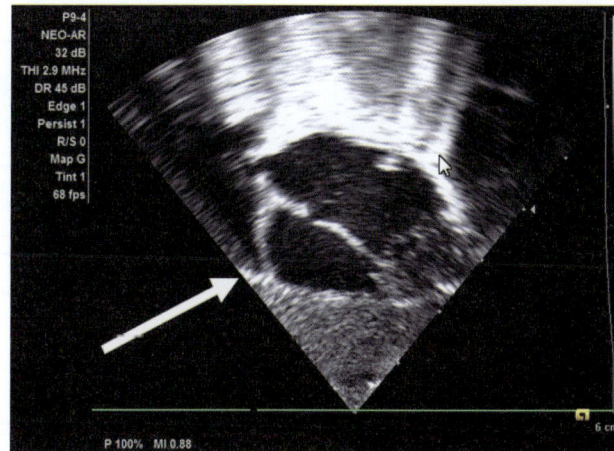

Figura 40 – Imagem bidimensional; janela subcostal, seta apontando para o FO.

Por outro lado, a presença do FOP amplo com *shunt* esquerdo-direito torna o DCVD na soma do DCVE com o fluxo esquerdo-direito do FOP. Nessa situação, o DCVD passa a representar o fluxo pulmonar, já que todo o sangue do leito pulmonar é ejetado pelo VD, e o DCVE, todo o fluxo de sangue que irriga os órgãos (Fig. 37.42).

Na maior parte das vezes, como o FO é pequeno e o CA amplo, o DCVD é usado para avaliação do fluxo sistêmico, e o DCVE, para o fluxo pulmonar.

Porém, na presença dos dois *shunts* amplos, torna-se difícil avaliar qual débito cardíaco representa efetivamen-

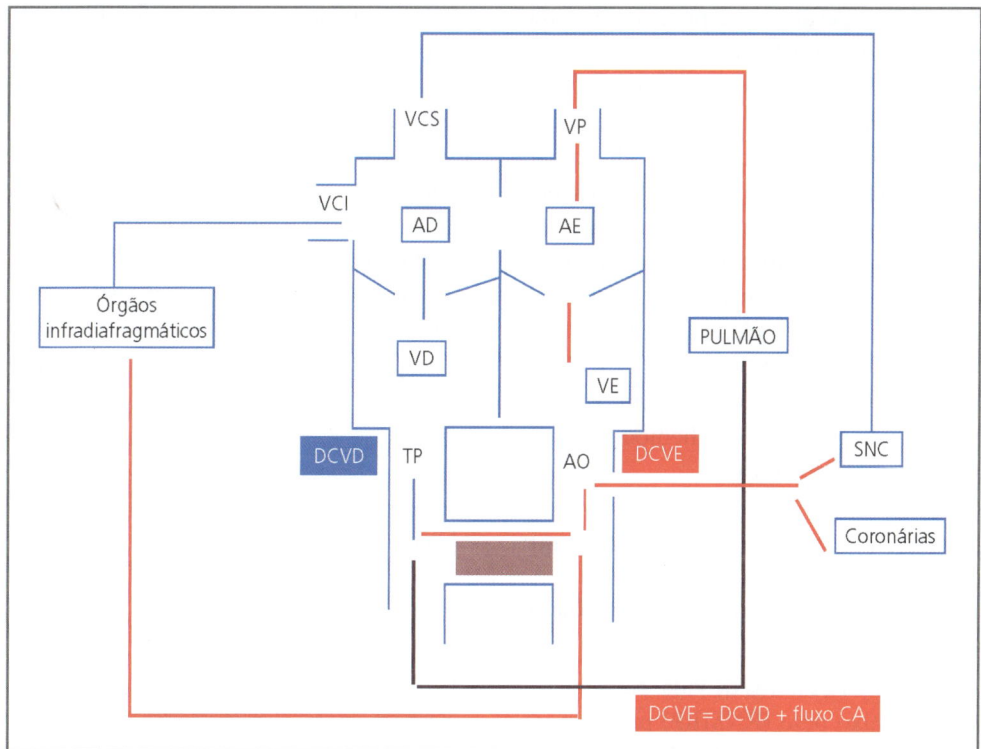

Figura 38.41 – Circuito em paralelo com CA patente. DCVE = DCVD + fluxo do CA.

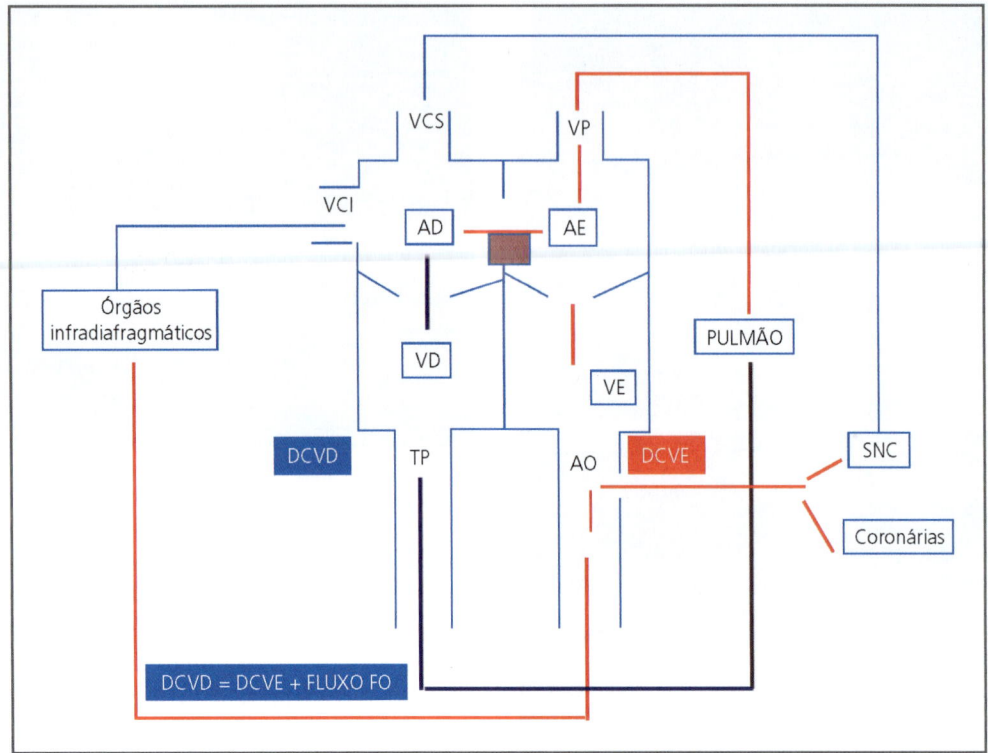

Figura 38.42 – Circuito em paralelo com FO patente. DCVD = DCVE + fluxo do FO.

te o fluxo sistêmico e pulmonar. Por essa razão, desenvolveu-se o cálculo do fluxo de veia cava superior (fVCS) que estima o fluxo sistêmico sem a interferência dos shunts. O fVCS reflete exclusivamente o retorno venoso do cérebro e da região superior do corpo. Estima-se que o fVCS equivale a 37% do DCVE quando os *shunts* estão fechados. Além do mais, descreve-se que 80% do fVCS é determinado pelo sangue que retorna da cabeça e do pescoço para o coração, sendo aplicado esse cálculo para avaliar o fluxo cerebral regional. Para o cálculo, é usado a VTI obtida com o volume de amostra do Doppler pulsátil na imagem da VCS na janela subcostal, e o diâmetro da VCS calculado pela média da maior e menor medidas da VCS na janela paraesternal alta – plano sagital.

Por fim, é importante avaliar todas essas variáveis hemodinâmicas na ECOf e correlacionar com os dados clínicos para estabelecer o real quadro hemodinâmico e tomar a melhor conduta terapêutica.

CENÁRIOS CLÍNICOS E APLICAÇÃO DA ECOF

Instabilidade hemodinâmica do RN de muito baixo peso no período transicional

Compreende as primeiras 24 horas de vida. Nesse período, os RN de muito baixo peso (RNMBP) podem apresentar instabilidade hemodinâmica devido à conjunção de fatores: menor capacidade de contratilidade e compla-

cência do miocárdio, tornando o DC dependente da FC; manutenção do padrão de circulação fetal com RVP aumentada e patência dos *shunts* (FO e PCA); aumento da RVS após a exclusão da placenta; desempenho do miocárdio limitado pela exposição à RVP e à RVS elevadas (pós-carga). A atuação desses fatores em conjunto leva à diminuição do DC e do fluxo sistêmico, comprometendo a entrega de O_2 aos tecidos e a homeostase (Fig. 37.43)[9,20]. Esse cenário hemodinâmico nos RNPT extremos está relacionado a pior prognóstico, incluindo hemorragia intraventricular e alteração no desenvolvimento neuropsicomotor[24].

Além disso, várias características e intercorrências são consideradas fatores de risco para o hipofluxo sistêmico, por exemplo, restrição do crescimento intrauterino

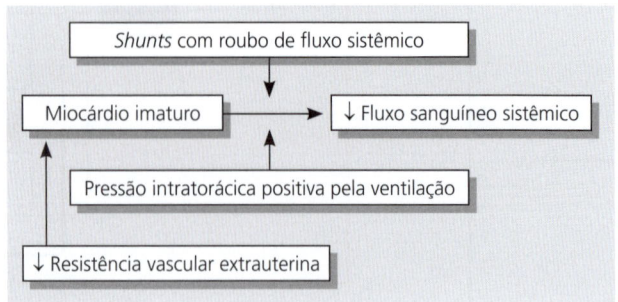

Figura 37.43 – Conjunto de fatores desencadeantes do hipofluxo sistêmico no período transicional.

e alteração do Doppler fetal, ausência de corticoide antenatal, prematuridade extrema, asfixia perinatal, sepse precoce, necessidade de surfactante terapêutico e suporte ventilatório elevado e, por fim, hipotermia[9].

Em RNPT extremos, o hipofluxo sistêmico durante o período transicional é tão frequente que é descrito 55% de administração de expansores volêmicos e/ou drogas vasoativas[25]. Entretanto, nesses RN, os sinais clinicolaboratoriais usados para monitorizar o estado hemodinâmico (tempo de enchimento capilar, diurese, pressão arterial, acidemia láctica) apresentam baixa correlação com o diagnóstico de baixo DC[26]. Assim, a aplicação da ECOf vem apresentando importância fundamental para o diagnóstico e intervenção terapêutica. Pela ECOf, é avaliado o DC de ambos os ventrículos e os fluxos das circulações centrais. Nos casos de hipofluxo sistêmico, avaliam-se cada variável hemodinâmica e sua contribuição para o quadro[21]. Com isso, pode-se introduzir uma terapêutica direcionada como administração de volume se pré-carga diminuída, inotrópico/lusotrópico se desempenho do miocárdio alterada, vasodilatador pulmonar se pós-carga do VD aumentada e tratamento farmacológico para o CA se documentado roubo de fluxo[9,21]. Por outro lado, pode-se também indicar vasoconstritor nos casos de hipotensão sistêmica com débito cardíaco aumentado e sinais clínicos de vasodilatação periférica[9].

Por fim, no período transicional de RNMBP, sabe-se que existe excelente correlação dos achados da ECOf com o prognóstico neurológico, principalmente quando o DCVD e o fVCS estão alterados[24]. Porém, ainda não existe uma terapêutica específica que mude o desfecho. Isso mostra não somente a importância da compreensão desse estado hemodinâmico composto por diversas variáveis, como também da busca por intervenções mais individualizadas e direcionadas para melhorar a qualidade de vida desses RNPT.

Canal arterial

O diagnóstico e o acompanhamento do CA pela ECOf estão descritos no capítulo "Persistência do Canal Arterial.

Hipertensão pulmonar

A hipertensão pulmonar persistente neonatal (HPPN) é definida como a persistência da pressão elevada no território vascular pulmonar após o nascimento. Como consequência desse estado, os *shunts* direito-esquerdo mantêm-se pelos canais fetais (canal arterial e forame oval), levando à hipoxemia e à cianose[1,27].

A incidência de hipertensão pulmonar moderada a grave é de aproximadamente 2 a 6 RN a cada 1.000 nascidos vivos e ocorre em 10% dos RN admitidos na UTIN. Está associada a óbito em 10% dos casos e pode evoluir com sequelas neurológicas em 25%. É mais comum nos

RN a termo e prematuros tardios, nos casos de síndrome de aspiração meconial, e predomina no sexo masculino[27].

De acordo com a alteração da vasculatura e do parênquima pulmonar, pode-se classificar a HPPN em: constrição aguda anormal da vasculatura pulmonar que ocorre nos casos de síndrome do desconforto respiratório, síndrome de aspiração de mecônio, pneumonia e asfixia perinatal; remodelamento da vasculatura pulmonar que está relacionado ao uso antenatal de medicações como anti-inflamatórios não hormonais no 3º trimestre da gestação (constrição do ducto arterioso) e inibidores seletivos de recaptação de serotonina (seu uso aumenta em 6 vezes a incidência de HP); vasculatura hipoplásica relacionada à hérnia diafragmática congênita, na sequência do oligoâmnio, e na malformação adenomatosa cística[27,28].

A suspeita de HPPN sempre deve ser considerada nas situações de cianose persistente com desconforto respiratório, labilidade de oxigenação, hipoxemia (persistência $SatO_2$ pré-ductal < 90% apesar de suporte ventilatório adequado) e/ou necessidade de altas concentrações de O_2 para manter $SatO_2$ pré-ductal > 90%. Na suspeita clínica, indica-se a ECOf para descartar cardiopatia congênita cianótica e estimar a PSEAP, bem como avaliar sua repercussão hemodinâmica (para mais detalhes, rever o item Hemodinâmica pulmonar)[1,4,27].

Como consequência da HP, pode haver comprometimento dos DC e do fluxo sistêmico. A PSEAP elevada gera aumento da pós-carga do VD, diminuindo seu DC e o fluxo pulmonar, e pode levar também à hipertrofia e/ou dilatação desse ventrículo. Se a PSEAP for maior que a PSS e o CA estiver patente, o roubo de fluxo direito-esquerdo pelo *shunt* pode reduzir ainda mais o fluxo pulmonar. Pela redução do fluxo pulmonar, ocorre menor enchimento do AE, redução da pré-carga e do DCVE. Outros fatores que influenciam o DCVE é a redução do volume diastólico final do VE pelo desvio do septo interventricular para a esquerda e a diminuição do volume sistólico pelo movimento paradoxal resultante do septo desviado. Somado a isso, ocorre isquemia miocárdica secundária à hipoperfusão coronariana consequente ao baixo DCVE (Fig. 37.44)[1,4,27].

O foco do tratamento é reduzir a pressão da artéria pulmonar, manter a pressão sistêmica nos limites esperados para a idade, otimizar o débito cardíaco e adequar os fluxos pulmonares e sistêmicos para garantir a oferta de O_2 aos tecidos. As estratégias terapêuticas devem ser direcionadas, e a ECOf, ao avaliar as variáveis hemodinâmicas e suas interações, pode auxiliar no tratamento específico, bem como no acompanhamento e para desmame das intervenções. Nas doenças parenquimatosas, os *shunts* podem ser intrapulmonares com distúrbio ventilação/perfusão. Nesses casos, deve-se otimizar o recrutamento alveolar com parâmetros ventilatórios adequados

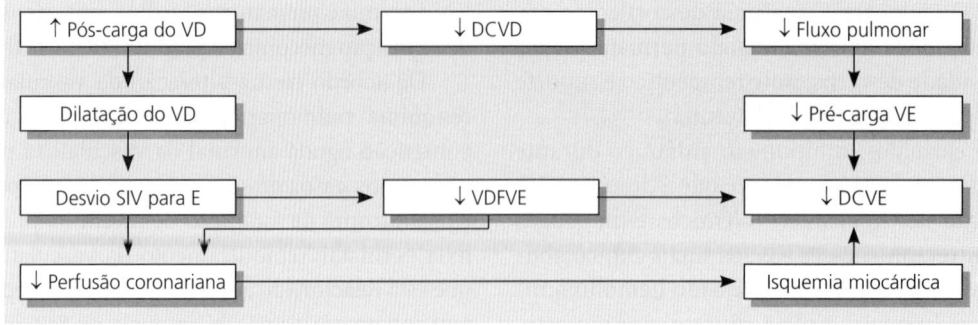

Figura 37.44 – Relação do aumento da pós-carga de VD e redução do DC.

e realizar surfactante se indicado. Junto a isso, nos casos de hipoxemia com repercussão hemodinâmica, pode-se adicionar terapia vasodilatadora pulmonar específica (óxido nítrico, sildenafil), melhorar a desempenho do miocárdio com ino/lusotrópicos e/ou a pressão de perfusão sistêmica diastólica com vasopressores[1,9].

Sepse

Nas salas de emergência e nas UTI de adultos, o uso do Usom cardíaco realizado pelo clínico já é uma prática comum na suspeita de sepse para direcionar a terapia[9].

No período neonatal, a ECOf tem auxiliado na compreensão da fisiopatologia do choque séptico e na terapêutica guiada pelos dados do exame. Não são incomuns a deterioração rápida e o grave comprometimento cardiovascular no RN com choque séptico. Na evolução do choque, o cenário fisiopatológico pode modificar-se e necessitar de intervenções ágeis dirigidas pelas mudanças das variáveis hemodinâmicas[9]. Há casos descritos de sepse precoce pelo estreptococo do grupo B caracterizado por choque frio, diminuição do débito cardíaco e vasoconstrição periférica[29]. Por outro lado, também são descritos casos de sepse precoce e tardia comportando-se com alto DCVD e VE e diminuição da RVS[30,31]. Assim, a evolução hemodinâmica da sepse no período neonatal ainda precisa ser mais bem investigada, já que quadros distintos com focos terapêuticos diferentes são descritos.

O acompanhamento do quadro séptico com a ECOf pontua as alterações hemodinâmicas e guia o tratamento. Na detecção de DC e pré-carga diminuídos, prescreve-se expansor volêmico, assim como, no desempenho do miocárdio precário com balanço hídrico muito positivo, institui-se inotrópico, restrição hídrica, diuréticos e/ou diálise. Por sua vez, um quadro hiperdinâmico com hipotensão leva à condução oposta com a instalação de vasopressores[9]. Há evidências de que o comprometimento cardiovascular persistente está associado ao aumento da mortalidade por sepse no período neonatal[1]. Assim, direcionar o suporte cardiovascular e monitorizar a resposta são fundamentais para melhorar o prognóstico neonatal.

Asfixia perinatal e hipotermia terapêutica

Na asfixia perinatal e na terapêutica com hipotermia, a incidência de comprometimento cardiovascular não é desprezível. Na asfixia, é descrita isquemia transitória do miocárdio com disfunção do VE, regurgitação mitral ou tricúspide e baixo DC. Na hipotermia terapêutica, o DC também pode estar reduzido por bradicardia sinusal e por elevação da RVS e RVP que podem alterar o desempenho do miocárdico pós-carga dependente[1,22].

Infelizmente, a avaliação clínica como a monitorização invasiva da PA pode não identificar essa disfunção nas primeiras horas de vida. Somados a isso, sinais clínicos como palidez, pulsos fracos, tempo de enchimento capilar prolongado e bradicardia estão presentes no paciente asfixiado em hipotermia terapêutica, dificultando ainda mais o diagnóstico clínico[9].

Como a manutenção do débito cardíaco e do fluxo sistêmico é fundamental para o fornecimento adequado de O_2 aos tecidos, o diagnóstico precoce e a reversão rápida do comprometimento cardiovascular são essenciais para interromper a cascata hipóxico-isquêmica e evitar a falência dos órgãos. Portanto, a realização da ECOf deve ser considerada em todo RN admitido na UTI para observação de asfixia perinatal que necessitou de reanimação avançada em sala de parto ou que apresenta sinais de comprometimento clínico e/ou laboratorial (acidemia láctica persistente ou aumento de enzimas cardíacas)[1,9,22]. O exame deve focar o cálculo do débito cardíaco, a avaliação da pré-carga e do desempenho do miocárdio. Nos casos de SAM e/ou suspeita de HPPN, a hemodinâmica pulmonar também deve ser revista[1,9].

Com a aplicação da ECOf logo após o nascimento, pode-se instalar uma terapêutica dirigida às variáveis alteradas, como também acompanhar os resultados obtidos com o tratamento. Nesse contexto, evita-se a reposição volêmica excessiva que pode ser deletéria na presença de disfunção miocárdica e insuficiência renal, e prescreve-se inotrópico ou vasopressor de acordo com a disfunção miocárdica, o baixo débito e a hipotensão[9].

Na hipotermia terapêutica, mais estudos são necessários para definir quais valores de desempenho do miocárdio e débito cardíaco serão toleráveis[8].

Localização de cateteres e derrame pericárdico

Os procedimentos invasivos como instalação de cateteres umbilicais arterial e venoso, assim como cateter central com inserção percutânea (PICC), são práticas comuns na UTI neonatal. A ecocardiografia pode auxiliar na localização da ponta do cateter, com redução da exposição aos raios X e do tempo total do procedimento[1,9]. Potenciais complicações como formação de trombos, vegetação e perfuração da parede do vaso pela ponta do cateter com extravasamento de líquido em cavidades pleurais e pericárdicas também podem ser detectadas pela ECOf. Na suspeita de algumas dessas complicações, a reavaliação pelo cardiologista pediátrico é mandatória[1,9,22].

No paciente com deterioração cardiovascular aguda, a ECOf é uma ferramenta que salva vida quando é diagnosticado tamponamento pericárdico[1,9,22]. Além do diagnóstico, a ECOf guia a pericardiocentese. Como o derrame pericárdico apresenta diversas etiologias, desde infecciosa, iatrogênica até idiopática, um exame estrutural deve ser realizado pelo cardiologista após a estabilização clínica[22].

Diagnóstico diferencial dos quadros clínicos: cardiopatia congênita

O diagnóstico das cardiopatias congênitas não são o objetivo do treinamento em ECOf, porém é fundamental que o neonatologista saiba avaliar a estrutura e a função do coração no exame. Várias situações clínicas, como a HPPN ou o choque, apresentam como diagnóstico diferencial as cardiopatias congênitas. Por esse motivo, todo serviço que realiza ECOf deve contar com a supervisão de um cardiologista pediátrico. Na dúvida de malformação cardíaca pela ECOf ou na suspeita clínica de cardiopatia congênita, a criança deve ser avaliada e seguida imediatamente pelo cardiologista com ecocardiograma estrutural sendo realizado por ele[8,22].

Capacitação dos neonatologistas

Atualmente, a capacitação de neonatologistas em ECOf é reconhecida somente pelas sociedades médicas da Austrália e Nova Zelândia. Nesses países, desde 2008 existe uma formalização do treinamento dos neonatologistas em Usom que contempla, além do Usom cardíaco, o Usom transfontanela[32]. O treinamento é composto por diversas etapas: participação inicial a um curso teórico, realização de 75 exames de avaliação cardíaca por 12 a 18 meses sob a supervisão de um neonatologista já experiente e com certificação e apoio obrigatório de um cardiologista pediátrico para as suspeitas de cardiopatia congênita.

Em 2011, foram publicadas as recomendações para treinamento em ecocardiografia funcional pela Sociedade Americana de Ecocardiografia com colaboração da Associação Europeia de Ecocardiografia e da Associação Europeia de Cardiologia Pediátrica[22]. Nesse consenso, o treinamento é dividido nos níveis básico e avançado. No básico, recomenda-se um período de treinamento de 4 a 6 meses e realização de 150 exames. No final desse ciclo, o aluno deve ser capaz de manipular o equipamento de ecocardiografia, adquirir as imagens ecocardiográficas padronizadas, utilizar as técnicas de modo M, Doppler pulsátil, contínuo e color Doppler, além de calcular a fração de encurtamento e a fração de ejeção. Por sua vez, no estágio avançado, o objetivo é a capacitação do neonatologista na realização independente do exame, assim como na sua interpretação, e descartar cardiopatias congênitas. Sugere-se um período semelhante de treinamento com a realização de mais 150 exames. Por fim, todo esse processo deve ter a supervisão de um serviço de ecocardiografia pediátrica.

Os *guidelines* também recomendam que os neonatologistas que completam o nível avançado continuem realizando no mínimo 100 exames por ano para manter a habilidade e o nível de competência, além de participar de conferências com temas de ecocardiografia. Em serviços onde o acesso ao setor de cardiologia pediátrica não existe, deve-se organizar um sistema de envio de imagens via telemedicina para a discussão dos exames.

No entanto, alguns pontos específicos dessas diretrizes são apontados como inadequados para o aprendizado do neonatologista. Por exemplo, cita-se o treinamento em laboratórios de cardiologia pediátrica com cenários de diferentes faixas etárias e predomínio de cardiopatias[8]. Infelizmente, isso ocorre devido à dificuldade de treinamento em UTI neonatal e à falta de neonatologistas com expertise.

Em nosso país, existem poucas iniciativas para a capacitação de neonatologistas em ecocardiografia funcional, e algumas com foco mais restrito ao rastreamento de malformações cardíacas e ao uso de equipamentos portáteis de fácil manuseio.

Na Universidade Federal do Estado de São Paulo (UNIFESP), o curso de ECOf começou em 2011 e faz parte da grade curricular da residência em Neonatologia desde 2013. O treinamento segue o formato dos cursos realizados na Austrália e na Nova Zelândia com algumas adaptações. O curso é dividido didaticamente em dois ciclos semelhantes aos *guidelines* já descritos e com a parte prática exclusivamente em RN. No primeiro ciclo, o neonatologista adquire os conhecimentos essenciais: revisão da anatomia cardíaca, introdução ao ultrassom, manipulação do equipamento, conhecimento das técnicas utilizadas na ecocardiografia (modo M, modo bidimensional, Doppler) e aquisição dos planos ecocardiográficos. No segundo ciclo, a aplicação do ECOf nos principais cenários hemodinâmicos da unidade neonatal é o foco de ensino: presença do canal arterial e sua repercussão, indicação de tratamento e resposta; avaliação da insuficiência respiratória hipoxêmica e hipertensão pulmonar; e análise de debito cardíaco. Além disso, os alunos estudam os defeitos cardíacos mais frequentes e as técnicas para reconhecer um coração anatomicamente anormal. No final do curso, os alunos realizam prova teórica e prática, sendo avaliados na aquisição dos planos ecocardiográficos, na aplicação das técnicas de Doppler e na interpretação da ECOf diante de um RN com comprometimento clínico.

Nesses últimos quatro anos, foi possível formar uma equipe de neonatologistas com expertise em ECOf para as avaliações dos cenários hemodinâmicos da UTI neonatal e para o treinamento dos novos egressos da residência, permitindo a disseminação do conhecimento de forma equilibrada e responsável.

A aceitação cada vez mais frequente dessa ferramenta diagnóstica tem levado a maior demanda de treinamento, no entanto, todo cuidado deve ser tomado para que essa capacitação seja feita seguindo os princípios de qualidade e por equipe com larga experiência em neonatologia. Trabalhos recentes apontam para a necessidade de estruturação mais homogênea no treinamento e na avaliação dos neonatologistas, com particular atenção às necessidades locais de cada profissional[33,34].

Importante sempre enfatizar que o neonatologista com treinamento em ECOf deve contar com o apoio contínuo do cardiologista e ecocardiografista pediátrico para que a avaliação cardíaca seja feita com qualidade e de forma segura.

REFERÊNCIAS

1. Waal K, Kluckow M. Functional echocardiography; from physiology to treatment. Early Hum Dev. 2010;86(3):149-54.
2. Kluckow M, Seri I, Evans N. Funcional echocardiography: an emerging clinical tool for the neonatologist. J Pediatr. 2007;150(2):125-30.
3. Evans N, Gournay V, Cabanas F, Kluckow M, Leone T, Groves A, et al. Point-of-care ultrasound in the neonatal intensive care unit: international perpectives. Semin Fetal Neonat Med. 2011;16(1):61-8.
4. El-Khuffash AF, McNamara PJ. Neonatologist performed functional echocardiography in the neonatal intensive care unit. Semin Fetal Neonat Med. 2011;16(1):50-60.
5. Evans N. Echocardiography on neonatal intensive care units in Australia and New Zeland. J Pediatr. 2000;36(2):169-71.
6. Sehgal A, McNamara PJ. Does point-of-care functional echocardiography enhance cardiovascular care in the NICU? J Perinatol. 2008;28(11):729-35.
7. El-Khuffash A, Herbozo C, Jain A, Lapointe A, McNamara PJ. Target neonatal echocardiography servisse in a Canadian neonatal intensive care unit: a 4-year experience. J Perinatol. 2013;33(9):687-90.
8. Evans N, Kluckow M. Neonatology concerns about the TNE concensus statement. J Am Soc Echocardiogr. 2012;25(2):242.
9. Kluckow M. Use of ultrasound in the haemodynamic assessment of the sick neonate. Arch Dis Child Fetal Neonatal Ed. 2014;99(4):F332-7.
10. Liem KD, Walther FJ. Monitoring of neonatal haemodynamics: light shining at the end of the tunnel? Early Hum Dev. 2010;86(3):135.
11. deWaal KA.The methodology of doppler-derived central blood flow measurements in newborn infants. Int J Pediatr. 2012;2012:680162.
12. Vicent JL.Commentary: understanding cardiac output. Crit Care. 2008;12(4):174.
13. Guyton AC. Textbook of medical physiology. 9th ed. Philadelphia: WB Saunders; 1996.
14. Carcillo JA. A synopsis of 2007 ACCM clinical practice parameters for hemodynamic support of term newborn and infant septic shock. Early Human Development. 2014;90S1:S45-7.
15. Noori S, Stavroudis TA, Seri I. Systemic and cerebral hemodynamics during the transitional period after premature birth. Clin Perinatol. 2009;36(4):723-36.
16. Berhrsin J, Gibson A. Cardiovascular system adaptation at birth. Symposium cardiovascular system. Paediatr Child Health. 2010;21(1):1-6.
17. Kluckow M. Low systemic blood flow and pathophysiology of the preterm transitional circulation. Early Hum Dev. 2001;81(5):429-37.
18. Mathias W Jr. Manual de ecocardiografia. 3ª ed. Barueri: Manole; 2013.
19. Roehr CC, Te Pas AB, Dold SK, Breindahl M, Blennow M, Rüduger M, et al. Investigating the European perspective of neonatal point-of-care echocardiography in the neonatal intensive care unit – a pilot study. Eur J Pediatr. 2013;172(7):907-11.
20. Kleinman CS, Seri I. Hemodynamics and cardiology: neonatology questions e controversies. 2nd ed. Philadelphia: Elsevier; 2012.
21. Sehgal A. Haemodynamically unstable preterm infant: an unresolved management conundrum. Eur J Pediatr. 2011;170(10):1237-45.
22. Mertens L, Seri I, Marek J, Arlettaz R, Barker P, McNamara P, et al. Writing Group of the American Society of Echocardiography (ASE); European Association of Echocardiography (EAE); Association for European Pediatric Cardiologists (AEPC). Targeted neonatal echocardiography in the neonatal intensive care unit: practice guidelines and recommendations for training. Eur J Echocardiogr. 2011;12(10):715-36.
23. Skinner J, Alverson D, Hunter S. Echocardiography for the neonatologist. Edinburgh: Churchill Linvisgtone; 2004.
24. Hunt RW, Evans N, Rieger I, Kluckow M. Low superior vena cava flow and neurodevelopment at 3 years in very preterm infants. J Pediatr. 2004;145(5):588-92.
25. Batton B, Li L, Newman N, Das A, Watterberg KL, Yoder BA et al; Eunice Kennedy Shriver National Institute of Child Health & Human Development Neonatal Research Network. Use of antihypotensive therapies in extremely preterm infants. Pediatrics. 2013;131(6):e1865-73.
26. Kluckow M, Evans N. Relationship between blood pressure and cardiac output in preterm infants requiring mechanical ventilation. J Pediatr. 1996;129(4):506-12.
27. Steinhorn R. Neonatal pulmonary hypertension. Pediatr Crit Care Med. 2010;11(2 Suppl):S79-84.
28. Dumas de la Roque E, Storme L, Mauriat P, Bonnet S. [Pulmonary hypertension in pediatric and neonatal intensive care unit. Part I: Physiopathology]. Arch Pédiatr. 2011;18(1):68-75. Article in French.
29. Meadow W, Rudinsky B. Inflammatory mediators and neonatal sepsis. Rarely has so little been known by so many about so much. Clin Perinatol. 1995;22(2):519-36.

30. Murase M, Ishida A. Echocardiographic assessment of early circulatory status in preterm infants with suspected intrauterine infection. Arch Dis Child Fetal Neonatal Ed. 2006;91(2):F105-10.

31. de Waal KA, Evans N. Hemodynamics in preterm infants with late onset sepsis. J Paediatr. 2010;156(6):918-22, 922 e1.

32. Australasian Society of Ultrasound in Medicine. Certificate in Clinician Performed Ultrasound in neonatal ultrasound. Disponível em: http://www.asum.com.au/site/qualifications.php? p=content-ccp-neonatalchart. Acessado 2014 nov 22.

33. Finan E, Sehgal A, Khuffash AE, McNamara PJ. Targeted neoantal echocardiography services: need for standardized and quality assurance. J Ultrasound Med. 2014;33(10):1833-41.

34. Sehgal A, Mehta S, Evans N, McNamara PJ. Cardiac sonography by the neonatologist. Clinical usefulness and education perspective. J Ultrasound Med. 2014;33(8):1401-6.

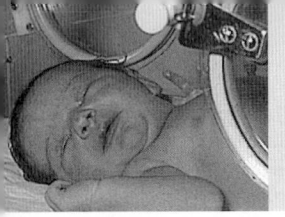

CAPÍTULO 38

Problemas Renais

Função Renal

Julio Cesar de Costa

Anomalias congênitas renais ou do trato urinário podem ser detectadas com 12 a 15 semanas de gestação e quase 90% dos rins podem ser bem identificados pelo ultrassom com 17 a 20 semanas. Nessas anormalidades que requerem tratamento ante ou neonatal imediato, deve-se priorizar o nascimento em centros de atenção terciária.

O rim do recém-nascido pré-termo (RNPT) não é somente imaturo na sua função, mas antes de 36 semanas de idade gestacional (IG) os néfrons não estão completamente desenvolvidos, ou seja, operam com número limitado de unidades funcionais (néfrons) e cada uma dessas unidades não funciona na sua capacidade total. Tem sido claramente demonstrado que a nefrogênese continua após o nascimento até 42 semanas, entretanto, lesões são comumente observadas consequentes à prematuridade, em especial naqueles de extremo baixo peso, e estudos atuais e futuros devem servir de base para implementar estratégias que minimizem as lesões dos néfrons[1].

Avanços recentes na Medicina Fetal e Perinatologia definiram novas doenças e levantaram questões difíceis no campo bioético da Nefrologia e Urologia Pediátrica, como o tratamento pré-natal de anomalias renais e do trato urinário, com a finalidade de evitar a lesão renal irreversível e o comprometimento para a vida futura.

Este capítulo aborda a embriogênese e desenvolvimento renal, a fisiologia do rim do RN a termo e pré-termo, descreve a abordagem recomendada para o RN com suspeita de doença renal e cita os distúrbios congênitos mais frequentes que apresentam componente renal.

EMBRIOGÊNESE E DESENVOLVIMENTO RENAL

Na vida intrauterina a placenta é o órgão regulador da composição dos líquidos orgânicos do feto e o rim o res-

ponsável pela manutenção de um volume adequado de líquido amniótico.

O mesoderma intermediário diferencia-se em tecido nefrogênico na crista nefrogênica, e essa forma no sentido craniocaudal, em três sistemas renais sucessivos: o **pronéfron** (nunca se desenvolve de forma completa e involui rapidamente), o **mesonéfron** que é o primeiro rim funcional com glomérulos, os tubos mesonéfricos e um ducto mesonéfrico que drena urina embrionária para a cloaca e o **metanéfron** que se torna o rim permanente e está presente na 5ª semana de gestação[2-4].

Os rins metanéfricos tornam-se os rins definitivos. Cada rim se desenvolve a partir de duas estruturas: o broto uretérico (ducto metanéfrico) forma o ureter; a pelve, os cálices; e os ductos coletores e do mesoderma metanéfrico, o sistema de túbulos do néfron. O sistema pielocalicinal está definido na 13ª-14ª semana de gestação, e os néfrons, com 25 semanas, mas estes continuam se formando até 34-36 semanas de idade gestacional, quando completa um milhão de néfrons por rim[2].

A nefrogênese se dá de acordo com um padrão centrífugo. Assim, os primeiros néfrons que se desenvolvem são os justamedulares, e os últimos, os corticais, de tal forma que nos RN a termo os néfrons justamedulares são duas vezes maiores que os corticais. Os néfrons justamedulares possuem alça de Henle curta, e os corticais, longa. Existe relação direta entre o alongamento da alça de Henle, penetração na medula e capacidade de concentrar a urina.

A urina começa a ser produzida com 10-12 semanas de gestação e contribui para a formação do líquido amniótico. A taxa de produção de urina é de 10mL/h com 30 semanas de gestação e 28mL/h com 40 semanas. Evidências indicam a importância da formação de urina pelo feto ao crescimento e desenvolvimento pulmonar.

A partir da 6ª semana de gestação o rim inicia a migração da região pélvica para a parede posterior do abdome, podendo haver alteração na ascensão do rim, anomalias na rotação e na fusão renal[3-5].

FISIOLOGIA RENAL

Com o nascimento, o rim do RN desenvolve funções adequadas às suas necessidades e essas aumentam na medida em que se processa o crescimento. Entretanto, quando o rim é solicitado por desequilíbrio da homeostase consequente a doenças ou iatrogenias, a resposta pode não ser adequada, comprometendo a sobrevivência. Essa resposta limitada à sobrecarga caracteriza sua "imaturidade", ou melhor, sua limitação estrutural e fisiológica ao nascimento.

Características fisiológicas do feto e RN[1-4]:

- O fluxo sanguíneo renal é baixo no feto (2 a 3% do débito cardíaco) e aumenta ao nascimento (15-18% do débito cardíaco) porque diminui a resistência vascular renal.
- Maior resistência do fluxo sanguíneo renal, com baixa pressão de perfusão, devido a altas taxas de secreção de renina e aumento da sensibilidade às catecolaminas.
- A filtração renal aumenta com o crescimento do rim.
- Ao nascimento há predominância de néfrons justamedulares em relação aos corticais.
- O desenvolvimento glomerular é mais avançado que o tubular, resultando em desequilíbrio glomerulotubular.
- A alça de Henle é mais curta.
- Há diminuição da resposta à vasopressina e à aldosterona pelo epitélio tubular.
- Reabsorção de bicarbonato, aminoácidos, fosfatos e glicose no túbulo proximal incompleta.
- Limiar baixo de reabsorção de bicarbonato – possivelmente relacionado com a diminuição de atividade da ATPase de Na^+-K^+.
- Maior perda de glicose urinária – por menor capacidade de reabsorção no túbulo proximal.
- Capacidade limitada de concentrar a urina.

O fluxo sanguíneo renal aumenta rapidamente ao nascimento de 15 para 18% do débito cardíaco devido à elevação da pressão arterial sistêmica, ocorre diminuição da resistência vascular renal e aumento do fluxo sanguíneo cortical.

É importante lembrar que ao nascimento o desenvolvimento glomerular é proporcional à idade gestacional. A taxa de filtração glomerular (TFG) aumenta com a elevação do fluxo sanguíneo renal, muito embora esse aumento só se torne aparente no RNPT depois da 34ª semana, coincidindo com a formação completa dos néfrons. A TFG dobra com duas semanas de idade pós-natal, atingindo níveis do adulto com 1 ano de idade[2,3,5,6].

A conservação de água pelo rim maduro ocorre porque o interstício medular é hiperosmolar e o RN, em estado altamente anabólico, não tem acúmulo de ureia no interstício medular para estabelecer um gradiente de reabsorção tubular renal. Assim, eles têm limitada capacidade de concentrar a urina.

A capacidade de reabsorver sódio se desenvolve a partir de 24 semanas, mas, permanece baixa até 34 semanas de gestação, com a excreção fracionada de sódio (FeNa) variando de 5 a 10%. Após 34 semanas, 99% do sódio filtrado é reabsorvido de tal maneira que a FeNa é menor que 1%[4,5].

A osmolaridade urinária máxima é de 800mOsm/L no RN a termo e 500mOsm/L no pré-termo. A TFG é baixa, limitando a capacidade do RN em lidar com sobrecargas hídrica e osmótica.

Imediatamente após o nascimento, o pH é de 6,0 a 7,0. Após a segunda semana de vida, o pH do RN a termo é menor ou igual a 5,0. A excreção de ácido úrico apresenta-se aumentada na primeira semana. Como o metabolismo do RN está voltado para o crescimento, há menor sobrecarga renal de metabólitos, pois estes são reincorporados às proteínas e pequena quantidade é eliminada na forma de ureia ou oxidada em ácidos voláteis. O crescimento funciona como o "terceiro rim". A proteinúria está presente em 76% dos RN e 36% deles podem apresentá-la em níveis > $2mg/m^2/h$ até a terceira semana, se IG < 34 semanas[5].

Devido a essas características funcionais e estruturais, o rim do RN é mais vulnerável às agressões, sendo a insuficiência renal mais frequente nessa faixa etária[2,5].

No RN pré-termo, há balanço negativo de sódio e cloro relacionado à inibição da reabsorção tubular proximal, resposta parcial do túbulo distal à aldosterona e à presença do peptídeo atrial natriurético. Essa alteração é inversamente proporcional à idade gestacional[3].

A capacidade limitada do pré-termo em excretar cargas altas de íons K^+ está relacionada à menor secreção tubular distal de K^+, menor TFG, sensibilidade diminuída à aldosterona e baixa atividade da ATPase de Na^+-K^+.

Após o nascimento, o estado acidobásico do RN a termo é caracterizado por acidose metabólica. A recuperação dessa acidose ocorre nas primeiras 24 horas. O baixo limiar de reabsorção de bicarbonato talvez seja consequente à expansão do líquido extracelular e à incapacidade do túbulo renal em reabsorver o bicarbonato.

O sítio de acidificação da urina é o ducto coletor e a imaturidade desse segmento limita ainda mais a capacidade do RN em eliminar carga de ácidos. Baixas taxas de síntese e excreção de amônia podem contribuir para a incapacidade do rim imaturo em excretar ácidos[4,5].

O fator natriurético atrial (FNA) é liberado por grânulos secretados pela distensão da parede dos átrios ou expansão de volume ou taquicardia. Há aumento da concentração do FNA nos dois primeiros dias de vida e decréscimo nos três dias consecutivos, período esse em que ocorrem mudanças circulatórias pós-natais, tais como diminuição da resistência vascular pulmonar, aumento do fluxo pulmonar e da resistência vascular sistêmica. Esses eventos estão associados à liberação do FNA e seus níveis estão elevados em RN com desconforto respiratório e em uso de ventilação com pressão positiva. Ele aumenta a excreção de sódio e de água.

As maiores concentrações desse peptídeo são encontradas em RN com peso de nascimento inferior a 1.500 gramas durante o período de adaptação pós-natal, tendo papel importante na concentração de volume extracelular e contribuindo para a hiponatremia tardia do pré-termo[5].

A menor taxa de excreção de fosfato limita a geração de ácido titulável e assim o RN apresenta baixa capacidade de eliminar carga ácida. A reabsorção tubular de fosfato é alterada pela idade gestacional, de tal forma que com 28 semanas ela é de 85%, com 34 semanas aumenta para 93% e com 40 semanas para 98%.

No quadro 38.1 acham-se apresentados os valores da filtração glomerular (FG) conforme a idade gestacional e pós-natal.

Cerca de 70% dos RN urinam nas primeiras 12 horas, 90% nas 24 horas e 99% nas primeiras 48 horas[5].

Para o RN apresentar débito urinário satisfatório, deve-se considerar a quantidade de líquido ingerido e o ambiente térmico neutro no qual ele está inserido.

Na tabela 38.1 é apresentada a frequência da primeira diurese em RN a termo e pré-termo.

AVALIAÇÃO CLÍNICA E LABORATORIAL DA FUNÇÃO RENAL[5]

A avaliação da função renal baseia-se na história familiar, materna, da gestação, do parto, no exame físico do RN, em exames laboratoriais e de imagem.

Na história familiar, a ocorrência de antecedentes de anomalias do trato urinário, doença renal policística, doença tubular renal hereditária ou consanguinidade aumenta o risco de doença renal.

Na história materna há que se pesquisar doenças prévias, uso de drogas (como, por exemplo, o captopril ou indometacina que podem provocar insuficiência renal no RN) e exposição a agentes teratogênicos. A presença de oligoâmnio pode indicar diminuição da produção de urina pelo feto e associação com agenesia renal ou obstrução do trato urinário. O polidrâmnio pode resultar de disfunção tubular renal com incapacidade em concentrar a urina.

Os dados de como ocorreu o trabalho de parto e parto são fundamentais: estresse e sofrimento fetal, asfixia perinatal, choque hipovolêmico devido a sangramento materno por descolamento prematuro de placenta podem resultar em necrose tubular aguda.

A produção de urina varia de 1 a 5mL/kg/h em todas as idades gestacionais. A causa mais comum de retardo na eliminação de diurese é a perfusão inadequada dos rins, muito embora se possa ter hipoperfusão renal por hipotensão, síndrome do desconforto respiratório, ventilação mecânica, alterações intrínsecas renais ou obstruções do trato urinário. É necessário estar atento à ocorrência da micção e à quantidade por hora[5,6].

Quadro 38.1 – Valores da filtração glomerular (FG), conforme a idade gestacional e pós-natal[6].

Idade gestacional	Idade pós-natal (dias)	FG (mL/min/1,73m²)	Intervalo (mL/min/1,73 m²)
< 34 semanas	2-8	11	11-15
< 34 semanas	4-28	20	15-28
< 34 semanas	30-90	50	40-65
> 34 semanas	2-4	9	1-60
> 34 semanas	4-8	4	6-68
> 34 semanas	30-90	58	30-86

Tabela 38.1 – Horário da primeira micção[7].

Local	RN pré-termo		RN a termo	
	Porcentagem (%)	Porcentagem acumulada	Porcentagem (%)	Porcentagem acumulada
Sala de parto	21,5	21,5	17	17
0-12 horas	43	64,5	50,6	67,6
12-24 horas	26	90,5	24,8	92,4
24-48 horas	9,5	100	7	99,4

No exame físico é importante a detecção de massas abdominais (Tabela 38.2), pois estas podem ser de origem renal, do sistema geniturinário ou gastrintestinal[6]. Outras anormalidades ao exame físico também podem sugerir doença renal, como implantação baixa de orelhas, genitália ambígua, atresia anal, defeitos da parede abdominal, meningomielocele, hipospadia, criptorquidia, hemi-hipertrofia e pneumotórax espontâneo sem causa aparente.

Tabela 38.2 – Etiologia das massas abdominais no RN[8].

Tipo de massa	% do total
Renal	55
Hidronefrose	
Rim displásico multicístico	
Doença renal policística	
Nefroma mesoblástico	
Ectopia renal	
Trombose de veia renal	
Nefroblastomatose	
Tumor de Wilms	
Genital	15
Hidrometrocolpo	
Cisto ovariano	
Gastrintestinal	20

Os exames laboratoriais devem ser avaliados levando-se em conta a idade gestacional e a idade cronológica[5].

O exame de urina reflete os estágios do desenvolvimento renal e implica a verificação de:

Densidade urinária – RN a termo tem capacidade limitada de concentrar a urina com nível máximo de 1.025; o RNPT tem muita dificuldade em concentrar a urina, que é tanto maior quanto menor for a IG e, portanto, com pouco uso clínico.

Presença de proteinúria – comum em RN a termo e principalmente no RNPT. Essa diminui progressivamente com a idade a partir da 3ª semana pós- natal.

Glicosúria – comum em RNPT com menos de 34 semanas de idade gestacional porque a reabsorção tubular de glicose é inferior a 93%. As taxas de excreção de glicose são altas em RNPT com IG < 28 semanas.

Hematúria – indica lesão renal intrínseca, repercussão da asfixia perinatal ou anormalidade de fatores de coagulação.

Exame do sedimento urinário – aumento de células epiteliais, cilindros hialinos e granulosos e cristais de ácido úrico, os quais deixam coloração castanha avermelhada na fralda nas primeiras 24-48 horas.

Creatinina sérica – no quadro 38.2 acham-se apresentados os valores normais de creatinina sérica conforme a idade gestacional, e no quadro 38.3, os valores séricos de creatinina conforme o peso de nascimento e a idade pós-natal.

Cálculo do *clearance* de creatinina estimado pelo comprimento – pode ser visto no quadro 38.4. O quadro 38.5 mostra a porcentagem do *clearance* de creatinina (Ccr) em relação ao normal para a idade gestacional e pós--natal.

Dosagem de ureia sanguínea – é indicador útil de função renal, no entanto a uremia pode estar elevada nos estados hipercatabólicos na ruptura tecidual, na hemoconcentração ou ingestão de proteína elevada. Suspeitar de disfunção renal se ureia sérica > 40mg/dL ou aumento de 10mg/dL/dia.

Dosagem de eletrólitos no sangue e urina – avalia a função renal e ajuda nas decisões sobre a oferta hídrica.

Quadro 38.2 – Valores normais de creatinina sérica em RN a termo e RNPT[9,10].

Idade (dias)	< 28 semanas	28-32 semanas	32-37 semanas	> 37 semanas
3	1,05 ± 0,27	0,88 ± 0,25	0,78 ± 0,22	0,75 ± 0,2
7	0,95 ± 0,36	0,94 ± 0,37	0,77 ± 0,48	0,56 ± 0,4
14	0,81 ± 0,26	0,78 ± 0,36	0,62 ± 0,4	0,43 ± 0,25
28	0,66 ± 0,28	0,59 ± 0,38	0,40 ± 0,28	0,34 ± 0,2

Quadro 38.3 – Níveis séricos de creatinina (mg/dL), conforme peso de nascimento e idade pós-natal[5].

Peso	Idade pós-natal (dias)			
Grupos	1-2	8-9	15-16	22-23
< 1.000g	1,08	0,7	0,54	0,38
1.000-1.500g	1,0	0,64	0,55	0,33
1.500-2.500g	0,91	0,51	0,41	0,33
> 2.500g	0,72	0,44	0,33	0,29

Quadro 38.4 – Clearance de creatinina estimado pelo comprimento[11].

$$Ccr\ (mL/min/1,73m^2) = \frac{K \times comprimento\ (cm)}{Cr\ sérica\ (mg/dL)}$$

Onde: K = 0,27 para RNPT extremo
0,33 para RNBP durante o 1º ano de vida
0,45 para RNT AIG durante o 1º ano de vida

Quadro 38.5 – Cálculo do clearance de creatinina (Ccr)[11].

$$Ccr\ (mL/min/1,73m^2) = \frac{Cr\ urin\ (mg/dL) \times vol\ (mL/min)}{Cr\ sérica\ (mg/dL)}$$

$$Ccr\ corrigido = \frac{Ccr \times 1,73m^2}{SC}$$

$$\frac{4 \times peso\ (kg) + 7 = SC}{Peso\ (kg) + 90}$$

Porcentagem do Ccr em relação ao normal para a idade gestacional e pós-natal

$$\%\ Ccr\ normal = \frac{Ccr\ obtido \times 100}{Ccr\ normal}$$

Taxa de filtração glomerular – seu uso é limitado pela necessidade de coletas frequentes de sangue, urina e injeção de substância exógena. A TFG pode ser estimada pelo *clearance* de creatinina sérica.

Valores normais da função renal em RN a termo e RNPT – acham-se no quadro 38.6.

Para a coleta do exame de urina, a punção suprapúbica é o padrão-ouro. Devido às dificuldades técnicas, pode-se usar cateterismo vesical ou bolsa coletora. Esse é o método preferencial para detectar hemácias na urina, mas é inadequado para urocultura pelo risco de contaminação.

Os valores normais de função renal em RNPT e a termo acham-se na tabela 38.6.

EXAMES DE IMAGEM

A ultrassonografia é o exame de imagem que delineia a arquitetura do parênquima renal. Pode ser realizada com técnica de fluxo em cores.

Uretrocistografia miccional com fluoroscopia – indicada nas anomalias renais para excluir refluxo vesicoureteral, uropatia obstrutiva e defeitos anatômicos.

Urografia excretora – raramente usada no período neonatal pela dificuldade que o RN apresenta em excretar solutos hiperosmolares.

Cintilografia renal – com isótopos como o tecnécio, pode ser usada para avaliar o fluxo sanguíneo e a função renal.

DISTURBIOS CONGÊNITOS COM COMPONENTES RENAIS[12]

Nos quadros 38.7 a 38.10 são apresentados esquematicamente os distúrbios congênitos com componentes renais.

CONSIDERAÇÕES FINAIS

A função renal agora pode ser avaliada intaútero e após o nascimento. A maioria dos métodos utilizados para

Quadro 38.6 – Valores urinários e renais normais em RNPT e a termo[12].

Valores	RNPT < 34 semanas	A termo ao nascimento	A termo com 2 semanas	A termo com 8 semanas
TFG (mL/min/1,73m²	13-58	15-60	63-80	
FeNa (%) oligúrico	> 1%	< 1%	< 1%	< 1%
Limiar de bicarbonato (mEq/L)	14-18	21	21,5	
Reabsorção tubular de fósforo	> 85%	> 95%		
Excreção proteica (mg/m²/24h)	60 ± 96	31 ± 44		
Concentração máxima (mOsmol/L)	500	800	900	1200
Diluição máxima (mOsmol/L)	25-30	25-30	25-30	25-30
Densidade	1.002-1.015	1.002-1.020	1.002-1.025	
pH	5,0-8,0	4,5-8,0	4,5-8,0	4,5-8,0
Proteínas	Negativas/++	Negativas/+	Negativas	Negativas
Glicose	Negativa/++	Negativa	Negativa	Negativa
Sangue	Negativo	Negativo	Negativo	Negativo
Leucócitos	Negativos	Negativos	Negativos	Negativos

Quadro 38.7 – Distúrbios, sequências e associações dismórficas[12].

Distúrbios, sequências e associações dimórficas	Anormalidades renais
Sequência de oligoidrâmnio (síndrome de Potter)	Agenesia renal, obstrução bilateral grave, displasia renal bilateral, doença renal policística autossômica recessiva
Síndrome VATER e VACTERL	Agenesia renal, displasia renal, ectopia renal
Associação MURCS e sequência de Rokitansky	Hipoplasia/agenesia renal, ectopia renal, ureteres duplos
Barriga em ameixa (prune belly)	Megaureteres, hidronefrose, rins displásicos, bexiga atônica
Espinha bífida	Bexiga neurogênica, refluxo vesicoureteral, hidronefrose, ureter duplo, rim em ferradura
Sequência de displasia caudal (síndrome de regressão caudal)	Bexiga neurogênica, refluxo vesicoureteral, hidronefrose, agenesia renal
Atresia anal (ânus imperfurado alto)	Agenesia renal, displasia renal
Hemi-hipertrofia	Tumor de Wilms, hipospadia
Aniridia	Tumor de Wilms
Orelhas pequenas deformadas ou com implantação baixa	Agenesia renal/displasia renal

Quadro 38.8 – Distúrbios hereditários autossômicos recessivos[12].

Distúrbios hereditários autossômicos recessivos	Anormalidades renais
Síndrome cérebro-hepatorrenal (síndrome de Zellweger)	Cistos renais corticais
Síndrome de Jeune (distrofia torácica asfixiante)	Displasia tubular cística, glomeruloesclerose, hidronefrose, rins em ferradura
Síndrome de Melnick-Fraser (síndrome bráquio-otorrenal)	Displasia renal, ureteres duplicados

Quadro 38.9 – Anormalidades cromossômicas.

Anormalidades cromosssômicas	Anormalidades renais
Trissomia do 21 (síndrome de Down)	Rim displásico cístico e outras anormalidades renais
Síndrome X0 (síndrome de Turner)	Rim em ferradura, duplicações e más rotações do sistema coletor urinário
Trissomia do 13 (síndrome de Patau)	Rins displásicos císticos e outras anomalias renais
Trissomia do 18 (síndrome de Edwards)	Rins displásicos císticos, rim em ferradura ou duplicação
Síndrome XXY,XXX (síndrome de triploidia)	Várias anormalidades renais
Trissomia parcial do 10q	Várias anormalidades renais

Quadro 38.10 – Distúrbios hereditários ligados ao X[12].

Ligadas ao X	Anormalidades renais
Síndrome oculocerebrorrenal (síndrome de Lowe)	Síndrome de Fanconi
Síndrome orofacial digital, tipo I	Microcistos renais

investigar suspeita de doença ou disfunção renal não é atualmente aplicável ao feto; no entanto, a avaliação pré--natal pela ultrassonografia e pós-natal da função renal provou ser de grande importância, uma vez que as consequências do nascimento antes do termo tornam-se mais evidentes no período neonatal com risco para lesão renal.

REFERÊNCIAS

1. Black MJ, Sutherland M, Gubhaju L. Effect of preterm birth on the kidney. Curr Opin Pediatr. 2002;14(2):175-82.
2. Brion LP, Satlin LM, Edelmann CM Jr. Renal disease. In: Avery GB, Fletcher MA, MacDonald MG (eds). Neonatology. Pathophysiology and management of the newborn. 5th ed. Philadelphia: Lippincott Williams & Wilkins; 1999.p.887-973.
3. Toth-Heyn P, Drukker A, Guignard JP. The stressed neonatal kidney: from pathophysiology to clinical management of neonatal vasomotor nephropaty. Pediatr Nephrol. 2000;14(3):227-39.
4. Vogt BA, Davis ID, Avire ED. The kidney. In: Klaus MH, Fanaroff AA (eds). Care of the high risk infant. 5th ed. Philadelphia: WB Saunders Company; 2001.p.425-46.
5. Guignard JP, Sulyok E. Renal morphogenesis and development of renal function. In: Gleason CA, Devaskar SU (eds). Avery's disease of the newborn. 9th ed. Philadelphia: Elsevier Saunders; 2012.p.1170-80.
6. Guignard JP. Neonatal nephrology. In: Holliday MA, Barrat TM, Vernier RL (eds). Pediatric nephrology. 2nd ed. Baltimore: Williams & Wilkins; 1987.p.921-3.
7. Sherry SN, Kramer I. The time of passage of the first stool and first urine by the newborn infant. J Pediatr. 1955;46(2):158-9.
8. Pinto E, Guignardi JP. Renal masses in the neonate. Biol Neonate. 1995;68(3):175-84.
9. Rudd PT, Hughes EA, Placzek MM. References ranges for plasma creatinine during the first monthof life. Arch Dis Child. 1983; 58(3):212-5.
10. van den Anker JN, de Groof R, Broerse HM, Sauer PJ, van der Heijden BJ, Hop WC, et al. Assessment of glomerular filtration rate in preterm infants by serum creatinine: comparation with inulin clearance. Pediatrics. 1995;96(6):1156-8.
11. Schwartz GJ, Brion LP, Spitzer A. The use of plasma creatinine concentration for estimating glomerular filtration rate in infants, children, and adolescents. Pediatr Clin North Am. 1987;34(3):571-90.
12. Kim MS, Herrin JT. Renal conditions. In: Cloherty JP, Eichenwald EC, Stark AR (eds). Manual of neonatal care. 6th ed. Philadelphia: Wolters Kluwer/Lippincott Williams & Wilkins; 2008.p.587-607.

Lesão Renal Aguda no Período Neonatal

Maria Cristina de Andrade
Ana Paula Brecheret
Anelise Del Vecchio Gessullo

A lesão renal aguda (LRA), anteriormente referida como insuficiência renal aguda (IRA), é definida como queda abrupta da taxa de filtração glomerular (TFG) associada a alterações do equilíbrio hidroeletrolítico e acidobásico e retenção de produtos nitrogenados[1]. Constitui importante fator de morbidade e mortalidade, com incidência de 3,4 a 24% de todos recém-nascidos (RN) que são admitidos na unidade de terapia intensiva neonatal[2,3]. Atualmente, é considerada um fator de risco independente para o prognóstico desfavorável, sendo que atenção especial para os pacientes de risco e reconhecimento precoce das alterações na função renal são fundamentais para a melhora desse processo.

POPULAÇÃO DE RISCO DE LRA NO PERÍODO NEONATAL

Os recém-nascidos considerados de maior risco de evoluir com LRA incluem: com hipóxia neonatal, prematuros e com muito baixo peso, com cardiopatia congênita, especialmente os que foram submetidos à circulação extracorporal, e com sepse.

Vários fatores fazem com que osRN, especialmente os prematuros, sejam mais suscetíveis à lesão renal. Esses fatores incluem: imaturidade do desenvolvimento que limita a função renal, alterações hemodinâmicas (hipotensão e hipóxia) que ocorrem no nascimento e no período neonatal precoce e que afetam os rins e maior risco de hipovolemia devido a grandes perdas de água insensível.

Além disso, os RN com malformações do trato urinário têm risco aumentado de evoluir com LRA, sobrepondo sua doença de base.

DEFINIÇÃO E DIAGNÓSTICO

O nível sérico de creatinina e o débito urinário, embora apresentem limitações, são utilizados para identificar os RN com LRA.

Descrevem-se três formas de apresentação da LRA em função do débito urinário: com débito urinário normal (LRA não oligúrica), aumentada (LRA poliúrica) ou diminuída (LRA oligúrica: < 0,5mL/kg/h). Assim, a LRA no RN pode ocorrer sem oligúria. Isso é evidente nos RN prematuros de muito baixo peso (MBP) e de extremo baixo peso (EBP), peso inferior a 1.500g e 1.000g, respectivamente. A forma de apresentação mais frequente é a LRA não oligúrica, em 60% dos casos, seguida da LRA oligúrica e anúrica, em 25% e 15%, respectivamente[1].

No período neonatal, a avaliação da função renal apresenta algumas características peculiares. Nos primeiros dias de vida, a concentração plasmática da creatinina (Cr) encontra-se aumentada, reflexo da função renal materna (normalmente menor que 1mg/dL – 88µmol/L). A concentração da Cr também varia em função da idade gestacional (IG), sendo que quanto menor a IG maior a concentração plasmática da creatinina[4]. Os RNPT podem apresentar valores de creatinina maiores do que suas mães, os quais podem aumentar após o nascimento, como resultado da reabsorção da creatinina nos túbulos renais e diminuição do fluido corporal total. Dessa forma, torna-se difícil a interpretação dos valores de creatinina, especialmente nos RN com LRA. Habitualmente, os RN são considerados com lesão renal aguda se a concentração de creatinina for maior que 1,5mg/dL (133µmol/L)[4-6].

Recentemente, várias definições de LRA têm sido propostas para estratificar os níveis de gravidade e permitir o diagnóstico precoce da lesão renal aguda na prática clínica.

O termo lesão renal aguda (LRA) foi introduzido por meio da Iniciativa de Qualidade de Diálise Aguda (ADQI), em substituição ao altamente restrito, porém popular termo, insuficiência renal aguda (IRA). Em 2004, foram publicados os critérios diagnósticos para adultos, denominados RIFLE (*Risk, Injury, Failure Loss, En-stage Kidney disease*)[1]. São definidos estádios de gravidade e de evolução clínica que conferem à LRA característica de síndrome clínica, com diferentes níveis de gravidade de disfunções agudas renais, desde alterações do débito urinário até uma doença terminal que requer terapia de substituição renal.

Akcan-Arikan et al.[9] desenvolveram uma versão modificada do critério RIFLE para pacientes pediátricos (pRIFLE)[1,7-9]. Esse critério utiliza a redução do *clearance* de creatinina estimado (eCCL) calculado a partir da fórmula de Schwartz e/ou a diminuição da diurese por kg/h para classificar o grau de lesão renal. Dessa forma, o pRIFLE é uma ferramenta para identificar precocemente o risco para lesão renal antes do seu progresso para falência ou perda de função. Os detalhes se encontram sintetizados no quadro 38.11.

Em 2013, o *Kidney Diseases: Improving Global Outcomes* (KDIGO) publicou novas diretrizes práticas clínicas que combinam as definições do RIFLE e do AKIN (*Acute Kidney Injury Network*). Todas as definições são baseadas nas alterações da creatinina sérica e/ou no débito urinário, com particular ênfase no fato de que mesmo pequenas alterações na creatinina sérica (por exemplo, aumento de 0,3mg/dL) são significantes e que diferentes níveis de gravidade predizem diferentes evoluções. Embora essas classificações sejam de grande utilidade em adultos e pacientes pediátricos em faixa etária maior, a utilidade da classificação do KDIGO e/ou outras definições da LRA na faixa etária neonatal permanece incerta. Dessa forma, modificações da classificação do KDIGO têm sido feitas, para adequá-la ao período neonatal, sendo considerada atualmente a melhor definição de LRA para o período neonatal[1,10] (Quadro 38.12).

CAUSAS DE LRA NO RN CRITICAMENTE ENFERMO

Na forma convencional e acadêmica, a LRA é classificada em pré-renal (devido à perfusão renal inadequada: 85%), renal (devido à afecção intrarrenal: 11%) e pós-renal (devido à obstrução do fluxo urinário: 3%), representando uma maneira mais simples para a abordagem diagnóstica e etiológica (Quadro 38.13). Embora útil na prática clínica, é importante salientar que essa classificação é imprecisa em termos de esclarecimento da fisiopatologia de base e da intervenção terapêutica apropriada. Além disso, a LRA nos RN é frequentemente multifatorial (como, por exemplo, hipotensão, exposição à medicação nefrotóxica) e o risco de dessa doença aumenta conforme eleva a prevalência do número de fatores de risco[11,12].

LRA pré-renal

A perfusão renal diminuída pode causar queda na taxa de filtração glomerular, sem qualquer doença renal intrínseca (LRA pré-renal ou oligúria funcional), e também levar à LRA associada com dano tubular, conhecida como necrose tubular aguda (NTA). Aumento nos níveis de ureia, com pouca ou nenhuma alteração da creatinina sérica, pode representar uma resposta fisiológica apropriada à diminuição do fluxo plasmático renal efetivo. A hipoperfusão renal leva a aumento da reabsorção de água e sódio nos túbulos renais. Os RN, especialmente os prematuros, devido à função tubular imatura, não são capazes de conservar água e sódio de maneira adequada e, dessa forma, a oligúria pode não estar presente, mesmo em vigência

Quadro 38.11 – Critério RIFLE modificado para pacientes pediátricos (pRIFLE).

Critério RIFLE	CCL estimado (eCCL)	Débito urinário
Risco para lesão renal	eCCL reduz 25%	< 0,5mL (kg/h) por 8h
Lesão renal	eCCL reduz 50%	< 0,5mL (kg/h) por 16h
Falência da função renal	eCCL reduz 75% ou eCCL < 35mL/min/1,73m²	< 0,5mL (kg/h) por 24h ou anúrico por 12h
Perda da função renal	Falha persistente > 4 semanas	
Doença renal terminal	Doença renal terminal (falha persistente > 3 meses)	

eCCL = *clearance* de creatinina estimado; pRIFLE = risco, lesão, falência, perda, doença renal terminal em crianças.

Quadro 38.12 – Proposta de classificação da LRA neonatal[10].

Estádio	CrS (creatinina sérica mg/dL)	Débito urinário
0	Nenhuma alteração da CrS ou aumento < 0,3mL/kg/h	> 0,5mL/kg/h
1	Aumento da CrS ≥ 0,3mg/dL em 48h ou	< 0,5mL/kg/h por 6-12h
1	Aumento da CrS ≥ 1,5-1,9 vs. CrS* referência em 7 dias	< 0,5mL/kg/h por 6-12h
2	Aumento de CrS ≥ 2-2,9 vs. referência CrS*	< 0,5mL/kg/h por ≥12h
2	Aumento de CrS ≥ 1,5-1,9 vs. CrS referência*	< 0,5mL/kg/h por ≥12h
3	Aumento de CrS ≥ 3 vs. referência CrS ou	< 0,3mL/kg/h por ≥ 24h
3	aumento de CrS ≥ 2,5mg/dL ou	Anúria por ≥ 12h
3	indicação de diálise	

* Creatinina basal é definida como o valor prévio mais baixo.

Quadro 38.13 – Causas de lesão renal aguda neonatal.

Pré-renal	Hipovolemia
	Hipotensão
	Hipoxemia
	Insuficiência cardíaca
	Desidratação
	Sepse
	Hipoalbuminemia
	Asfixia perinatal/síndrome do desconforto respiratório
	Doença cardíaca congênita/cirurgia cardíaca
	Policitemia
	Agentes farmacológicos*
Pós-renal	Válvulas de uretra posterior
	Uropatia obstrutiva bilateral
	Bexiga neurogênica
Intrínseca renal	Necrose tubular aguda
	Necrose corticomedular
	Trombose renal venosa/arterial
	Pielonefrite aguda
	Hemoglobina/mioglobina
	Coagulação intravascular disseminada
	Doença hemolítica isoimune com hemoglobinúria maciça
	Anomalias renais congênitas (agenesia renal, doença cística/displasia, doença renal policística, síndrome nefrótica congênita
	Infecções (por exemplo, pielonefrite)
	Infecções intrauterinas (por exemplo, candidíase, toxoplasmose)
	Nefropatia tóxica devido a agentes farmacológicos

* Inclui agentes como os inibidores da prostaglandina (indometacina), inibidores da enzima conversora da angiotensina (captopril) e vasodilatadores. Drogas, como os aminoglicosídeos, anfotericina, e agentes de contraste radiológico podem causar lesão renal pré-renal, bem como lesão renal intrínseca.

de hipovolemia. Nesse tipo de apresentação, a disfunção ocorre por diminuição da perfusão renal, geralmente secundária às condições de redução da volemia. As medicações, tais como inibidores da enzima conversora de angiotensina (IECA) e os anti-inflamatórios não hormonais, causam redução no fluxo sanguíneo renal por inibição da perfusão renal dependente de prostaglandina. A asfixia perinatal é a causa mais comum de LRA nos RN e é decorrente principalmente do comprometimento da perfusão renal. Aproximadamente 61% dos RN gravemente asfixiados podem desenvolver, que é predominantemente não oligúrica[13].

A correção da doença de base, com restauração do fluxo sanguíneo renal adequado, é fundamental para a normalização da função renal e restauração do débito urinário. Essa correção deve ser feita com reposição de fluidos e, nos RN com insuficiência cardíaca congestiva e hipotensão, deve ser administrada a dopamina. Se a hipoperfusão for persistente ou grave, a LRA pré-renal pode evoluir para LRA intrínseca.

LRA renal (intrínseca)

A LRA devido à falência renal intrínseca ocorre em cerca de 11% dos casos. As causas mais comuns de lesão do parênquima renal são: NTA e LRA nefrotóxica.

Na NTA, a lesão ocorre após vasoconstrição persistente ou grave, seguida de necrose da célula tubular. O prognóstico é bom, exceto nos casos em que a lesão é grave, com lesão vascular, formação de trombos e subsequente desenvolvimento de necrose cortical. A recuperação da função renal depende do tipo de agravo que determinou a lesão hipóxica ou isquêmica. A morbidade e a mortalidade são maiores nas formas oligúricas. O período entre a disfunção e a recuperação da função renal é variável, podendo ocorrer em dias ou semanas após o início da falência renal. O retorno da função renal é acompanhado por fase diurética com excesso de perda urinária (poliúria), a qual reflete a recuperação estrutural da célula tubular renal.

Alguns medicamentos, tais como aminoglicosídeos, anti-inflamatórios, contrastes e anfotericina B, podem determinar lesão renal tóxica. Em geral, os aminoglicosídeos estão associados à LRA não oligúrica. A toxicidade está relacionada à lesão nos túbulos proximais e é reversível progressivamente após a suspensão do medicamento. Os anti-inflamatórios também têm efeito sobre a hemodinâmica intrarrenal. Em prematuros, a terapia com indometacina para fechamento do canal arterial está associada à disfunção renal, sendo que a alteração na função renal ocorre em cerca de 40% dos RN prematuros após a administração dessa medicação. O grau potencial de dano de exposição a essas medicações é particularmente preocupante nos RN prematuros, porque os efeitos prejudiciais das medicações nefrotóxicas podem comprometer a embriogênese renal que se completa pela 35ª semana de gestação, resultando em 0,6 a 1,2 milhão de néfrons em cada rim. A lesão renal que ocorre durante esse período pode levar à redução da massa renal e à doença renal crônica.

Outra causa de LRA é a trombose vascular renal bilateral, que pode resultar em insuficiência renal intrínseca. A manifestação mais comum de trombose vascular renal menos grave é a hipertensão.

As alterações da artéria renal são, na maioria das vezes, decorrentes da trombose associada com cateter de artéria umbilical. A trombose da veia renal (TVR) é incomum e quando bilateral é geralmente associada à falência renal irreversível. Condições predisponentes são aquelas associadas com hemoconcentração ou diminuição da perfusão renal, tais como diarreia, sepse, asfixia perinatal, policitemia e administração de meios de contraste. TVR, tipicamente, apresenta-se como massa palpável no flanco, muitas vezes acompanhada de hipertensão e oligúria. Os RN afetados apresentam hematúria macroscópica ou microscópica, proteinúria e comprometimento da função renal[14].

LRA pós-renal

Ocorre devido à obstrução do fluxo de urina e como causa de LRA em 3% dos casos. Quando há suspeita de insuficiência renal, é importante investigar as alterações estruturais preexistentes, tais como a obstrução renal, que requer rápido diagnóstico e restauração do fluxo urinário, para reverter a LRA. Obstrução que ocorre nas fases precoces do desenvolvimento fetal, como, por exemplo, válvula de uretra posterior, pode não ser revertida completamente devido à lesão renal pré-natal.

ABORDAGEM DIAGNÓSTICA

A LRA é doença frequente nos RN admitidos em UTIN. A mortalidade é alta e estimada em torno de 30-60% dos RN. Devido à sua alta frequência, é importante a detecção dos RN de risco para LRA e acompanhamento da função renal.

Os antecedentes clínicos dos RN com risco de LRA, além da história materna e de nascimento, devem ser revistos. Deve-se rever o relatório pré-natal, pesquisando-se anormalidades do trato urinário na ultrassonografia gestacional, presença de oligoâmnio e uso de medicações maternas (IECA, anti-inflamatórios não hormonais e drogas ilícitas). Durante as manobras de ressuscitação, pode ocorrer hipoperfusão renal, sendo importante observar se houve necessidade de uso de drogas vasoativas. Além disso, deve-se pesquisar o uso de medicações nefrotóxicas, que são causas importantes de LRA, conforme descrito acima.

Diagnóstico da lesão renal aguda

Ao exame físico, são considerados de risco para LRA os RN que evoluem com diminuição de débito urinário (DU), estado de hidratação alterado, alterações da frequência cardíaca, arritmias, ganho ponderal excessivo e/ou sinais de sobrecarga hídrica, como edema corporal ou pulmonar. São suspeitos também os RN com DU normal ou aumentada que evoluem com alterações da frequência cardíaca, arritmias, sintomas neurológicos (tremores, hiperexcitabilidade e convulsões) e sangramentos.

O diagnóstico da LRA é baseado em dados clínicos e laboratoriais. As alterações clínicas incluem edema, excesso de ganho ponderal, sinais de sobrecarga de volume (Insuficiência cardíaca, edema pulmonar), hipertensão arterial, bradicardia ou taquicardia, arritmias, sinais e sintomas neurológicos (letargia, convulsões e coma) e alterações do débito urinário.

A oligúria (< 1mL/kg/h) é um dado clínico frequente; contudo, alguns RN, nas primeiras horas de vida, podem apresentar débito urinário baixo e não significar LRA. O débito urinário (DU) do RN prematuro e a termo varia de acordo com a idade pós-natal. O DU do RN normal e sadio varia entre 0,7 e 1mL/kg/h nas primeiras 24-48 horas e 1-3mL/kg/h nas primeiras 4 semanas pós-natal. Nas primeiras 24 horas, 93% dos RN apresentam diurese e 99% nas primeiras 72 horas. A LRA também pode ocorrer com débito urinário normal ou elevado[15-17].

O diagnóstico laboratorial baseia-se em alterações eletrolíticas, incluindo o aumento da ureia e creatinina, hiponatremia, hipocalcemia, hiperfosfatemia, hipermagnesemia, hiperpotassemia e acidose metabólica.

No que se refere à ureia, observa-se aumento progressivo (maior que 40mg/dL e 30mg/dL no RN a termo e prematuro, respectivamente) e incremento diário em torno de 5mg/dL. Contudo, esse parâmetro deve ser bem analisado, uma vez que a concentração plasmática da ureia é influenciada por condições de hipercatabolismo, como sepse, tratamento com corticosteroides, presença de sangramentos e por oferta proteica excessiva.

A Cr é utilizada como indicador de função renal. Valoriza-se a Cr maior que 1mg/dL no RN a termo e maior que 1,5mg/dL no prematuro. Ao nascimento, a concentração da Cr no RN estável, sem LRA, é alta e reflete os níveis maternos.

No RN a termo sem LRA, a Cr diminui rapidamente e atinge níveis estáveis, como 0,4mg/dL por volta de 1 a 2 semanas de vida pós-natal. No RN prematuro, há aumento transitório da Cr, com pico no 4º dia, seguido de declínio progressivo até os valores normais em torno da 3ª e 4ª semana. Esse aumento é provavelmente devido à reabsorção tubular da Cr. Sugere-se que o aumento transitório da Cr é consequência da retrodifusão passiva através das fendas tubulares. Dessa forma, é conveniente valorizar o aumento diário da Cr, em 0,1-0,3mg/dL/dia. A Cr plasmática deve ser analisada em contexto geral, valorizando-se seu aumento quando estiver associada às alterações de outros parâmetros da função renal.

O diagnóstico também se baseia na alteração de outros componentes eletrolíticos, incluindo aumento da concentração plasmática de potássio (> 6mEq/dL), fósforo (> 7mg/dL) e magnésio (> 1,6mg/dL), diminuição dos níveis de cálcio (< 7mg/dL) e sódio (< 130mEq/L). A acidose metabólica geralmente é moderada a leve, com valor de pH < 7,30, bicarbonato < 20mEq/L.

O *clearance* de creatinina (ClCr) é outro indicador da função renal e seu valor aproxima-se da TFG. A taxa média de filtração glomerular de RN a termo é de cerca de 26mL/min/1,73m². A TFG dobra por uma a duas semanas de idade para 54mL/min/1,73m². A obtenção de dados sobre os valores normativos para TFG para prematuros é um desafio, porque a TFG varia de acordo com a idade gestacional, e aumenta após o nascimento, dificultando o diagnóstico de LRA em prematuros. Os valores do ClCr estão demonstrados no quadro 38.14.

Dada a dificuldade da medida real e direta do ClCr, pode-se fazer a estimativa do *clearance* baseada na creatinina plasmática (Crp) e estatura, utilizando-se a fórmula de Schwartz, expressa da seguinte maneira[18].

TFG (mL/min/1,73m²) = K × estatura (cm)/creatinina plasmática (mg/dL)

O K é uma constante de proporcionalidade, equivalendo à função da creatinina urinária por unidade de peso corporal. Os valores de K são os seguintes:

- RN prematuros (25-34 semanas), baixo peso < 1 ano = 0,34.
- RN prematuro ou a termo PIG = 0,33.
- RN a termo < 1 ano = 0,45.

Outros biomarcadores da lesão renal estão em investigação para o diagnóstico precoce de LRA. Nesse contexto, neonatologistas e nefrologistas têm recentemente focado seu interesse na utilidade clínica de certos biomarcadores como a cistatina C, gelatinase neutrofílica associada à lipocalina (NGAL) e à molécula 1 de lesão renal (KIM-1). A cistatina C é livremente filtrada pelos glomérulos renais, devido ao seu baixo peso molecular, sendo a seguir quase que totalmente reabsorvida e metabolizada nos túbulos proximais. A quantidade de cistatina produzida pelo organismo é constante. Dessa forma, a concentração periférica está na dependência exclusiva do TFG. Estas são as razões pelas quais a cistatina foi recentemente proposta como marcador endógeno de função renal muito mais sensível do que a creatinina, permitindo que se observem alterações da filtração glomerular mais precocemente. Apesar de esses marcadores apresentarem boa sensibilidade e especificidade, ainda não estão sendo utilizados rotineiramente devido à pouca disponibilidade e aos altos custos[19-21].

Índices da insuficiência renal aguda

Vários índices urinários são propostos para a avaliação e diferenciação da oligúria (LRA pré-renal *versus* LRA intrínseca: necrose tubular aguda), sendo os mais utilizados: osmolaridade urinária, concentração de Na⁺ urinário (Nau), fração de excreção de Na⁺ (FeNa) e índice de falência renal (IFR).

A diferenciação é baseada na premissa de que na pré-renal, na qual existe hipoperfusão renal, os túbulos renais estão intactos e hábeis em conservar o Na⁺ e a água, tornando a FeNa baixa. Na LRA intrínseca (NTA), a alteração renal progride para lesão tubular e perde-se a habilidade de conservar o sódio.

Na LRA pré-renal, ocorre conservação renal de Na⁺ e água, refletida pela baixa concentração de Nau (Nau < 20-30mEq/L), baixa FeNa (< 3% no lactente e criança e variável no RN), capacidade de concentração da urina preservada, osmolaridade urinária maior que a plasmática (> 350-400mOsm/L) e relação entre osmolaridade urinária e plasmática > 1,3.

Na presença de lesão tubular, há aumento da excreção urinária de Na⁺ (Nau > 30mEq/dL), refletida pela alta FeNa (> 3% no lactente e variável no RN) e alterações da capacidade de concentração urinária, devido à disfunção da alça de Henle. A osmolaridade urinária é equivalente ou menor que a plasmática ($\leq$ 350-400mEq/L) e relação entre osmolaridade urinária e plasmática menor que 1,0.

No RN a termo, valores da FeNa maiores que 3% sugerem o diagnóstico de LRA intrínseca, e menores que 1% são sugestivos de LRA pré-renal ou funcional. Os valores entre 1 e 3% são considerados suspeitos.

Os índices urinários e seus valores estão demonstrados no quadro 38.15.

No RN prematuro, é difícil estabelecer o valor da FeNa para o diagnóstico diferencial da oligúria. A excreção urinária de sódio é maior no RN prematuro quando comparada com a do termo. A FeNa pode atingir valores tão altos quanto 5% e diminuir com o aumento da IG e pós-natal.

Cálculo do índice:

$$FeNa = \frac{Na^+ \text{ urinário}/Na^+ \text{ plasmático}}{Cr \text{ urinária}/Cr \text{ plasmática}} \times 100$$

Quadro 38.14 – Taxa de filtração glomerular (mL/min/1,73m²) em recém-nascidos[18].

| IG (semanas) | ClCr | Idade | Pós-natal | |
		1ª semana	2ª semana	3ª semana
25 a 28	ClCr corrigido	5,6-16,4	9,3-21,7	25,9-68,9
29 a 37	ClCr corrigido	9,7-20,9	14,9-42,5	33,0-70,0
38 a 42	ClCr corrigido	25,8-54,5	41,0-90,6	74,0-117,4

IG = idade gestacional; ClCr = *clearance* de creatinina.

Quadro 38.15 – Índices urinários na LRA no RN*.

Índices	LRA funcional	LRA intrínseca
Osmolaridade urinária (mOsmol/L)	> 400	< 400
IFR	< 3	>3
FeNa (%)	< 3	>3
Resposta à expansão/furosemida	Aumenta a diurese	Sem efeito na diurese
Osmolaridade urina/plasma	> 1,3	< 1,0
Na+ urinário (mEq/L)	< 30	> 30
Creatinina urina/plasma	> 30	< 30

*Os valores do quadro são bem definidos para o RN a termo.

Outro aspecto a ser considerado é que a maioria dos RN sob cuidados intensivos recebe diuréticos de alça e drogas vasoativas, os quais aumentam a excreção urinária de Na⁺, tornando-se difícil a interpretação do índice. Nesses casos, a excreção urinária de Na⁺ pode atingir valores definidos para a LRA intrínseca. O uso do diurético de alça também reduz a relação osmolaridade urinária/osmolaridade plasmática, a qual se encontra elevada na LRA funcional[13].

Outro critério é o índice de falência renal (IFR), obtido pela divisão do Nau pela relação Cr urina/plasma. Na presença de oligúria, os valores do IFR maiores que 3 estabelecem o diagnóstico de LRA intrínseca.

Na LRA intrínseca, alterações do sedimento urinário podem ser valorizadas, como a hematúria, encontrada em 15% dos casos. Também pode ser detectada proteinúria (em grau variável), cilindrúria e restos de células tubulares. Na LRA funcional, a proteinúria é mínima ou ausente, podendo haver cilindros hialinos e granulares finos.

O quadro 38.5 mostra os índices urinários no RN.

Ultrassonografia de rins e vias urinárias deve ser realizada para avaliar anormalidades renais congênitas e obstrução do trato urinário. Ultrassonografia Doppler dos vasos renais deve ser solicitada para investigar lesões vasculares renais, quando suspeitas. A radiografia de tórax é solicitada para avaliar a presença de edema pulmonar e de insuficiência cardíaca congestiva nos RN com sinais claros de sobrecarga hídrica.

TRATAMENTO

Não há atualmente terapia ou prevenção específica para a LRA. Dessa forma, o objetivo principal é a manutenção dos balanços nitrogenado, hídrico, eletrolítico e acidobásico, por meio de terapia conservadora ou substitutiva, dependendo da gravidade das alterações. A conduta da

LRA inclui identificação e correção de fatores de risco modificáveis e minimização de dano da lesão renal adicional. A determinação da causa de LRA é baseada na interpretação da história, exame físico e resultados dos exames laboratoriais e de imagem[1].

Na LRA pós-renal, a obstrução do trato urinário deve ser corrigida o mais breve possível, tanto por via uretral, por meio da sondagem vesical, como por drenagem da pelve renal, por meio da nefrostomia percutânea, por exemplo. Logo após a desobstrução, pode ocorrer poliúria e perda eletrolítica de bicarbonato, sódio e potássio, o que implica a necessidade de dosagens frequentes desses eletrólitos, a cada 2 ou 4 horas em alguns casos, com administração de fluidos e eletrólitos quando necessários.

Na LRA funcional, a restauração da volemia pode restabelecer o fluxo sanguíneo e a perfusão renal (Fig. 38.1).

Os RN que evoluem com débito urinário diminuído, estado de hidratação adequado ou duvidoso, mas que apresentam a diurese restabelecida após a infusão de volume e/ou diuréticos, podem ser considerados portadores de estado oligúrico transitório.

Recomenda-se, na abordagem clinicodiagnóstica (que é muitas vezes também terapêutica), a administração de volume de expansão de 10mL/kg, na forma de cristaloide, como medida inicial, dependendo das condições de hidratação. Se não houver resposta, faz-se nova infusão de 10mL/kg e observa-se a resposta diurética. Nos RN que apresentam persistência de canal arterial (PCA) com

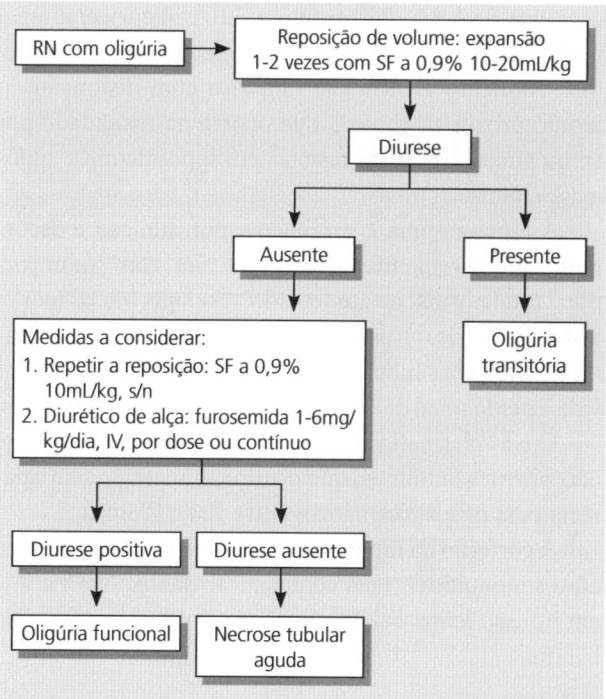

Figura 38.1 – Sequência de abordagem diagnóstica e terapêutica da LRA oligúrica em RN a termo e prematuro.

oligúria, o restabelecimento do fluxo sanguíneo renal por meio da expansão de volume pode ser prejudicial. Se a resposta diurética ainda estiver ausente, pode-se administrar a furosemida (1-2mg/kg/dose). É suspeito de LRA o RN que não apresentar débito urinário maior ou igual 1mL/kg/h, 2 horas ou mais após essas medidas (Fig. 38.1).

Após essas condutas, estabelece-se oferta hídrica, de acordo com as necessidades recomendadas para o RN. Geralmente, mantém-se a furosemida na dose de 1-6mg/kg/dia (intermitente ou contínuo) durante 24 a 72 horas, observando-se se ocorre a restauração do débito urinário.

Na LRA intrínseca, inicialmente, pode-se tentar o tratamento conservador (controle hídrico, eletrolítico e nutricional). Nesses casos, a administração de volume equivale ao débito urinário acrescido das perdas insensíveis, somada a outras perdas, incluindo vômitos, diarreia, drenos e sondas. No RN anúrico, evita-se a administração de K^+.

A terapia com diurético de alça (furosemida: 1-6mg/kg/dia) pode auxiliar no manejo hídrico, por aumentar o débito urinário e converter a LRA oligúrica em não oligúrica, não alterando porém o tempo de evolução da LRA.

O uso da dopamina "dose renal" (1-5μg/kg/min) para melhorar a perfusão renal após lesão isquêmica é conduta comum nas UTIN. No entanto, apesar de aumentar o fluxo sanguíneo renal, o débito urinário e promover natriurese, não há estudos que demonstrem a diminuição da necessidade de diálise, redução do tempo de evolução da doença ou melhora da sobrevida.

As anormalidades eletrolíticas variam dependendo da causa da LRA. Por exemplo, LRA oligúrica/anúrica pode levar a hiponatremia, hipercalemia e hiperfosfatemia, enquanto a LRA não oligúrica com disfunção do túbulo proximal, como a que ocorre na toxicidade por aminoglicosídeo, pode resultar em hipocalemia e hipomagnesemia.

A hiponatremia é geralmente por diluição e decorrente da hipervolemia da LRA oligúrica, com sódio corporal total normal ou aumentado. A terapia inicial requer restrição hídrica. Nos casos de LRA pós-renal decorrentes de alterações tubulointersticiais, a hiponatremia é devida à perda renal de Na^+, devendo-se fazer sua reposição.

O Na^+ plasmático entre 125 e 130mEq/L geralmente não provoca sintomas, que ocasionalmente podem aparecer com níveis plasmáticos entre 120 e 125mEq/L.

A correção da hiponatremia grave (Na^+ < 120mEq/L) e/ou sintomática é feita com solução salina, NaCl a 3%, em infusão lenta. Faz-se a correção conforme a fórmula habitual:

$$Na^+ (mEq) = ([Na^+]desejado^* - [Na^+] atual) \times peso (kg) \times 0,6$$

$$*[(Na^+ desejado)] = 130$$

Na hiperpotassemia, a terapia inicial consiste na suspensão da oferta de K^+. A hiperpotassemia leve a moderada (6-7mEq/L), sem alteração eletrocardiográfica, pode ser tratada de forma conservadora, com medidas de diminuição dos níveis de K^+, correção de acidose metabólica e uso de diuréticos de alça para aumentar a excreção do potássio nos pacientes que não apresentam anúria.

Podem-se usar medidas de remoção corporal de K^+ com resinas permutadoras, de preferência o poliestirenossulfonato de sódio (Kayexalate®) que troca o K^+ por Na^+. Não se recomenda de rotina o uso do poliestirenossulfonato de cálcio (Sorcal®), resina que permuta K^+ por Ca^{++}, devido ao risco de hipercalcemia grave, calcificação do trato gastrintestinal e precipitação da resina na luz do trato digestório, com obstrução intestinal, além do risco de efeito hiperosmolar e enterocolite necrosante.

Na hiperpotassemia grave (> 7mEq/L) ou com alterações eletrocardiográficas é preconizado o uso do gluconato de cálcio a 10%, por via IV, seguido de administração de bicarbonato de sódio a 3%. Subsequentemente a essas medidas, o uso da insulina e glicose pode ser considerado, mas com cautela, devido ao risco de hipoglicemia. A diálise deve ser sempre considerada na hiperpotassemia grave e nas com arritmias. A terapia medicamentosa e doses estão demonstradas no quadro 38.16.

A acidose metabólica é comum nos pacientes com LRA, uma vez que a homeostase acidobásica é dependente da habilidade renal em excretar ácido e reabsorver bicarbonato. Dessa forma, a suplementação de base na forma de bicarbonato ou acetato é indicada para os RN com LRA e acidose metabólica. Para os pacientes com insuficiência respiratória, grandes doses de bicarbonato devem ser evitadas porque pode causar retenção de dióxido de carbono.

Para a correção, usa-se a fórmula habitual:

$$Bicarbonato (mEq) =$$
$$[(Bicarbonato_{desejado^*} - Bicarbonato_{atual})] \times peso (kg) \times 0,3$$
$$*[(bicarbonato desejado = 15)]$$

Na presença de acidose grave, pode-se fazer a correção variando o valor do bicarbonato desejado (15 a 20) ou aumentando o fator de difusão de 0,3 até 0,6.

Hipocalcemia e hiperfosfatemia são complicações metabólicas frequentes.

Geralmente, o Ca^{++} total está diminuído e o ionizável pode estar diminuído ou normal, dependendo da acidose ou da hipoalbuminemia. A terapia inicial é a reposição de cálcio e diminuição da oferta de fósforo. Nos RN sintomáticos, é recomendada a correção com infusão de gluconato de cálcio a 10% 2-3mL/kg (18-27mg/kg de Ca^{++} elementar) até de 6/6 horas, com velocidade de infusão lenta, de 0,5mL/kg/min, até que o nível normal seja atin-

Quadro 38.16 – Tratamento da hiperpotassemia.

Medicamento	Administração	Tempo de ação/efeito
Poliestirenossulfonato de sódio (Kayexalate®) e de cálcio (Sorcal®) Suspensão (15 g/60mL)	1g/kg ou 4mL/kg da suspensão 6/6h Via oral/retal (RN a termo)	Causa remoção corporal Início da ação: 1-2h Duração da ação: 4-6h
Gluconato de cálcio a 10% 1mL = 9mg de Ca^{++}	18-50mg/kg, IV (2-5mL/kg) Tempo: > 10min Iniciar com 0,5mL/kg e repetir até dose de 2mL/kg, com controle ECG e FC	Proteção contra o efeito tóxico no miocárdio Início da ação: imediato Duração da ação: minutos
Bicarbonato de Na$^+$ a 3%	2-3mEq/kg, IV, > 10min e/ou 1mEq/kg, IV, durante 3h	Aumenta o pH e K$^+$ celular Início da ação: 15-30min Duração: 30min a 4h
Solução de glicose a 10% e insulina	0,5g/kg ou 5mL/kg, IV, de SG a 10% + 0,2U de insulina regular por 1g de glicose (0,1U/kg) Infusão > 2h	Entrada de potássio e glicose na célula. Efeito temporário. Início da ação: 30-60min Duração da ação: horas Controle de K$^+$ e glicose 2-4h
Terapia dialítica	Diálise peritoneal com trocas rápidas: 30min	Efeito de remoção corporal de potássio Controlar o K$^+$ de 12/12h até K$^+$ sérico normal. Após, repor K$^+$ na solução (2,5mEq/L)

gido. A hipocalcemia e/ou hiperfosfatemia grave podem ser corrigidas de forma eficaz por meio de diálise.

Na LRA, a ocorrência de hipertensão arterial (HA) é geralmente secundária à sobrecarga hídrica. Na LRA oligúrica, a terapia inicial é a restrição hídrica e, quando aplicável, a diálise para a remoção de fluidos. O nível de HA que requer terapia medicamentosa no prematuro não é bem definido. Geralmente a terapia é instituída para a HA significativa (HA persistente entre o percentil 95º e 99º), HA grave (> percentil 99º) ou sintomática (ver Capítulo Hipertensão arterial).

A terapia de substituição renal é indicada na LRA após avaliação clínica e/ou laboratorial e baseada também na evolução presumível da LRA. A indicação deve ser precoce, antecipando os efeitos nocivos e progressivos da evolução natural da doença.

As indicações da diálise, habitualmente diálise peritoneal, estão demonstradas no quadro 38.17. Para mais detalhes, ver Capítulo Diálise peritoneal.

Adequação das drogas usadas no RN com LRA

Para evitar a toxicidade das drogas na LRA, deve-se monitorizar seu nível sérico (quando disponível) e ajustá-lo de acordo com a evolução. As drogas tóxicas são aquelas que têm ao menos 30% de eliminação renal. O ajuste requerido depende do índice terapêutico individual de cada droga, como, por exemplo, a vancomicina (Quadro 38.18).

As indicações de coleta de vancocinemia são: pacientes em terapia dialítica (independente do agente isolado),

Quadro 38.17 – Indicações da diálise peritoneal no RN com LRA.

1. Sobrecarga hídrica
   – Anasarca, hipertensão arterial
   – Insuficiência cardíaca
   – Edema agudo de pulmão
2. Hipertensão arterial grave/sintomática
3. Oligoanúria maior 24h que limite a oferta hídrica/nutricional
4. Hiponatremia grave/sintomática
5. Hipocalcemia grave/sintomática
6. Sintomas urêmicos: pericardite, alterações neurológicas
7. Hiperfosfatemia
8. Acidose metabólica grave
9. Hipercalcemia da fase poliúrica por rabdomiólise decorrente da fase oligúrica
10. Hipernatremia grave
11. Aumento progressivo da ureia e creatinina
12. Como suporte nutricional

coletar antes da próxima dose e pacientes em tratamento de infecções graves mesmo com função renal normal, coletar duas vezes por semana.

A coleta de sangue para a avaliação da vancocinemia deve ser realizada 1 hora antes da próxima dose a ser aplicada, que representa o menor nível terapêutico, denominado como "vale". Deve-se ressaltar que tal coleta é habitualmente realizada após 72 horas do início do tratamento.

Além disso, o nível sérico das drogas administradas deve ser controlado e reajustado quando o RN está em tratamento dialítico, pois algumas delas são removidas

Quadro 38.18 – Ajuste de dose para vancomicina baseado no *clearance* de creatinina.

Dose recebida	Vancocinemia < 10µg/dL	Vancocinemia < 10µg/dL
10-15mg/kg/dose IV 24h	Aumentar dose – manter 24h	Manter dose – manter 36h
20mg/kg/dose IV 24h	Diminuir dose – manter 12h	Diminuir dose – manter 24h
15mg/kg/dose IV 12h	Aumentar dose – manter 12h	Aumentar dose – manter 24h
20mg/kg/dose IV 12h	Manter dose – manter 8h	Diminuir dose – manter 12h
15mg/kg/dose IV 8h	Aumentar dose – manter 8h	Aumentar dose – manter 12h
20mg/kg/dose IV 8h	Aumentar dose – manter 8h	Diminuir dose – manter 8h
15mg/kg/dose IV 6h	Aumentar dose – manter 6h	Diminuir dose – manter 6h
20mg/kg/dose IV 6h	Aumentar dose – manter 6h	Diminuir dose – manter 6h

pela diálise e requerem dose suplementar. A remoção pela diálise é influenciada por: ligação da droga com proteínas plasmáticas, peso, conformação molecular e carga elétrica.

A avaliação do nefrologista pediátrico, familiarizado com as dosagens dos medicamentos na LRA, deve ser solicitada para se evitar os efeitos colaterais do acúmulo de drogas, bem como o risco de nefrotoxicidade adicional. A relação dos medicamentos deve ser revista frequentemente, para a adequação da dose, de acordo com o estádio da função renal.

REFERÊNCIAS

1. Jetton JG, Askenazi DJ. Acute kidney injury in the neonate. Clin Perinatol. 2014;41(3):487-502.
2. Filler G. Acute renal failure in children: aetiology and management. Paediatr Drugs. 2001;3(11):783-92.
3. Viswanathan S, Manyam B, Azhibekov T, Mhanna MJ. Risk factors associates with acute kidney injury in extremely low birth weight (ELBW) infants. Pediatr Nephrol. 2012;27(2):303-11.
4. Guignard JP, Drukker A. Why do newborn infants have a high plasma creatinine? Pediatrics. 1999;103(4):e49.
5. Gallini F, Maggio L, Romagnoli C, Marrocco G, Tortorolo G. Progression of renal function in preterm neonates with gestational age ≤ 32 weeks. Pediatr Nephrol. 2000;15(1-2):119-24.
6. Bueva A, Guignard J-P. Renal function in preterm neonates. Pediatr Res. 1994;36(5):572-7.
7. Chevalier RL, Campbell F, Brenbridge AN. Prognostic factors in neonatal acute renal failure. Pediatrics. 1984;74(2):265-72.
8. Bresolin N, Bianchini AP, Haas CA. Pediatric acute kidney injury assessed by pRIFLE as a prognostic factor in the intensive care unit. Pediatr Nephrol. 2013;28(3):485-92.
9. Akcan-Arikan A, Zappitelli M, Loftis LL, Washburn KK, Jefferson LS, Goldstein SL. Modified RIFLE criteria in critically ill children with acute kidney injury. Kidney Int. 2007;71(10):1028-35.
10. Jetton JG, Askenazi DJ. Udate on acute kidney injury in the neonate. Curr Opin Pediatr. 2012;24(2):191-6.
11. Andreoli A. Acute renal failure in the newborn. Semin Perinatol. 2004;28(2):112-23.
12. Del Ben GL. Insuficiência renal aguda no recém-nascido. In: Kopelman BI, Goulart AL, Almeida MFB, Miyoshi MH, Guinsburg R (eds). Diagnóstico e tratamento em neonatologia. São Paulo: Atheneu; 2001.p.315-25.
13. Del Ben GL, Bresolin NL. Insuficiência renal aguda no período neonatal. In: Andrade MC, Carvalhaes JTA (eds). Nefrologia para pediatras. São Paulo, Brasil: Atheneu; 2010.p.471-89.
14. Flynn JT. Neonatal hypertension: diagnosis and management. Pediatr Nephrol. 2000;14(4):332-41.
15. Tóth-Heyn P, Drukker A, Guignard JP. The stressed neonatal kidney: from pathophysiology to clinical management of neonatal vasomotor nephropathy. Pediatr Nephrol. 2000;14(3):227-39.
16. Aviles DH, Fildes RD, Jose PA. Evaluation of renal function. Clin Perinatol. 1992;19(1):69-84.
17. Miall LS, Henderson MJ, Turner AL, Brownlee KG, Brocklebank JT, Newell SJ, et al. Plasma creatinine rises dramatically in the first 48 hours of life in preterm infants. Pediatrics 1999;104(6):e76.
18. Schwartz GJ, Brian LP, Spitzer A. The use of plasma creatinine concentration for estimating glomerular filtration rate in infants, children, and adolescents. Pediatr Clin North Am. 1987;34(3):571-90.
19. Bagshaw SM, Bellomo R. Cystatin C in acute kidney injury. Curr Opin Crit Care. 2010;16(6):533-9.
20. Sarafidis K, Tsepkentzi E, Agkidou E, Diamanti E, Taparkou A, Soubasi V, et al. Serum and urine acute kidney injury biomarkers in asphyxiated neonates. Pediatr Nephrol. 2012;27(9):1575-82.
21. Mishra J, Ma Q, Prada A, Mitsnefes M, Zahedi K, Yang J, et al. Identification of neutrophil gelatinase associated lipocalin as a novel early urinary biomarker for ischemic renal injury. J Am Soc Nephrol. 2003;14(10):2534-43.

Disfunções Tubulares Renais

Conceição A. M. Segre

Neste capítulo serão abordadas a acidose tubular renal (ATR) e a síndrome de Fanconi-Bickel.

ACIDOSE TUBULAR RENAL

É definida como sendo uma acidose metabólica provocada pela incapacidade do rim em excretar íons H^+ e/ou de reabsorver bicarbonato, resultando em falência de crescimento[1]. Pode ser hereditária, secundária à ação de medicamentos ou à uropatia obstrutiva[2].

Classicamente, são distinguidas quatro formas, cada qual com sua própria fisiopatologia e achados laboratoriais sorológicos e na urina característicos[1-3] (Quadro 38.19):

1. ATR distal ou tipo I, causada por um defeito na secreção de íons H^+ no túbulo distal e caracterizada pela incapacidade de acidificar a urina abaixo do pH 5,5, mesmo diante de um quadro de acidemia sistêmica. Frequentemente se associa à hipercalciúria.
2. ATR proximal ou tipo II que resulta da incapacidade de reabsorção de bicarbonato pelos túbulos proximais. Pode ocorrer isoladamente ou associada à síndrome de Fanconi.
3. ATR mista ou tipo III que combina os defeitos proximal e distal. Raramente usada na classificação hoje em dia, pois vem sendo considerada a fase inicial da ATR tipo I.

Quadro 38.19 – Classificação da ATR[2].

Tipo I (ATR distal)
Primária – autossômica dominante ou recessiva. É esporádica.
Secundária
Associada a outras alterações renais – uropatia obstrutiva, hipercalciúria/nefrocalcinose
Associada a outras doenças adquiridas ou hereditárias – osteopetrose, anemia falciforme, eliptocitose hereditária, síndrome de Marfan, cirrose biliar primária, doenças autoimunes (lúpus, síndrome de Sjögren)
Associada a drogas ou toxinas – anfotericina B
Tipo II (ATR proximal)
Familiar ou esporádica
Síndrome de Fanconi
Tipo IV (ATR hipercalêmica)
Pseudo-hipoaldosteronismo
Imaturidade renal
Uropatia obstrutiva
Diuréticos poupadores de potássio
Síndrome do *shunt* de cloreto
Hipoaldosteronismo hiporrenínico
Medicamentos – ciclosporina

4. ATR hipercalêmica ou tipo IV que resulta de anormalidades na produção de aldosterona ou da insensibilidade tubular à aldosterona, resultando em hpiperpotassemia. No período neonatal pode ser encontrada em associação com síndrome adrenogenital ou uropatias obstrutivas.

Quadro clínico

A ATR tipo I, no RN, apresenta-se com letargia, vômitos, poliúria, desidratação, falência de crescimento e é frequentemente acompanhada de hipopotassemia, pois o rim secreta K^+ em lugar do H^+ para manter a eletronegatividade. A hipocalciúria e a hipocitratúria concomitantes levam os pacientes a desenvolver nefrocalcinose e nefrolitíase. Foram descritas formas autossômicas recessivas e dominantes. As formas adquiridas resultam de lesão tubular por drogas (a anfotericina B é um exemplo), lesões obstrutivas, ou infecciosas[2]. Bajpai et al.[4], estudando 18 crianças portadoras de ATR tipo I, verificaram número significativo de fraturas patológicas e deformidades ósseas, bem como nefrocalcinose que ocorreu em 44,4% dos pacientes. Os autores chamam a atenção para a hipercalciúria como sendo o único fator preditivo para o desenvolvimento de nefrocalcinose.

Todas as formas de ATR cursam com um ânion *gap* ($Na^+ - [Cl^- + HCO_3^-] = 8$ até $16\,mmol/L$) sérico normal, ou seja, entre 8 e 16 mEq/L[5,6].

Diagnóstico

O quadro clínico pode sugerir o diagnóstico. A ATR pode ser suspeitada em crianças com pH urinário > 6,5 na presença de acidose metabólica não ânion *gap*. Por outro lado, uma criança com urina com pH ≤ 5,5 praticamente descarta o diagnóstico de ATR, pois indica que os mecanismos de acidificação distal estão funcionando[2].

Algumas características existem, porém, que podem orientar para um ou outro tipo de ATR[2,6].

ATR tipo I – são achados frequentes na presença de acidose metabólica não íon *gap*: pH urinário > 5,5, hipercalciúria, nefrocalcinose/nefrolitíase, ânion *gap* urinário positivo (pela ausência de NH_4^+ urinário); hipocitratúria; K^+ plasmático normal ou baixo. Um importante número de casos (autossômicos recessivos ou esporádicos) apresenta surdez neurossensorial.

ATR tipo II – na presença de acidose: pH urinário < 5,5; citratúria normal ou elevada; K$^+$ plasmático frequentemente baixo; ânion *gap* urinário negativo (pela concentração adequada de NH$_4^+$ urinário), raramente ocorrem nefrocalcinose e urolitíase, sinais de cistinose, presença na urina de outras substâncias (aminoácidos, glicose). Esses achados fazem parte da síndrome de Fanconi.

ATR tipo IV – na presença de acidose metabólica não íon *gap*: pH urinário < 5,5, K$^+$ plasmático elevado, excreção reduzida deNH$_4^+$, ausência de nefrocalcinose, ânion *gap* urinário positivo (pela ausência de NH$_4^+$ urinário). A hiperpotassemia resulta da produção diminuída de aldosterona ou diminuição da sensibilidade tubular à aldosterona.

Se o diagnóstico não for esclarecido de acordo com dados clínicos e laboratoriais, pode-se usar prova baseada na medida de um gradiente de pCO$_2$ entre urina e sangue, após sobrecarga de bicarbonato[2]. Na presença de acidificação tubular distal normal, uma sobrecarga de bicarbonato deve mostrar a pCO$_2$ urinária pelo menos 20mmHg maior que a pCO$_2$ sanguínea, pois, normalmente, o H$^+$ secretado se combina com o bicarbonato para formar ácido carbônico e, portanto, CO$_2$. Caso os mecanismos de acidificação estejam comprometidos, esse gradiente cai pela diminuição de secreção de H$^+$.

Tratamento

O objetivo do tratamento da ART visa não somente à correção das anormalidades bioquímicas, como também a correção da falência de crescimento, a prevenção da nefrocalcinose e da doença renal crônica[6,7].

Para tanto, a terapêutica indicada é a administração de álcali, sob a forma de bicarbonato ou citrato[2,3,6,7].

A dose inicial de bicarbonato é de 2 a 3mEq/kg/dia divididos em várias doses nas 24 horas, que é suficiente para o tratamento da ART tipos I e IV. No caso de ART tipo II, são necessárias doses maiores, de 10mEq/kg/dia,

em função das perdas excessivas de bicarbonato. As formas secundárias de ART respondem bem ao tratamento da causa de base da doença.

SÍNDROME DE FANCONI-BICKEL

Corresponde a um grupo de alterações que apresentam disfunção generalizada do túbulo proximal levando à perda de aminoácidos, glicose, fosfato e bicarbonato, mantendo a função glomerular normal[1].

A ART tipo II é um componente da síndrome de Fanconi que, na maioria de suas formas secundárias, está relacionada a outras alterações metabólicas hereditárias incluindo a síndrome de Lowe (síndrome oculocerebrorrenal), galactosemia, tirosinemia eintolerância hereditária à frutose[1,2].

Os RN apresentam, além de acidose metabólica, poliúria, hipopotassemia e hipofosfatemia. Raquitismo e osteoporose são frequentes, como resultado da hipofosfatemia.

O tratamento segue as normas indicadas para o tratamento da ART tipo II.

REFERÊNCIAS

1. Askenazi DJ, Goldstein SL. Renal conditions. In: Cloherty JP, Eichenwald EC, Hansen AR, Stark AR. Manual of neonatal care. 7th ed. Philadelphia: Wolters Kluwer/Lippincott Williams and Wilkins; 2012. p.350-76.
2. Vogt BA, Dell KM. The kidney and urinary tract. In: Martin RJ, Fanaroff AA, Waaaaalsch MC. Neonatal-perinatal medicine. 9th ed. St Louis: Elsevier; p.1681-703,
3. Katzir Z, Dinour D, Reznik-Wolf H, Nissenkorn A, Holtzman E. Familial pureproximal renal tubular acidosis –a clinicalandgeneticstudy.Nephrol Dial Transplant. 2008;23(4):1211-5.
4. Bajpai A, Bagga A, Hari P, Bardia A, Mantan M. Long-term outcome in children with primary distal renal tubular acidosis.Indian Pediatr. 2005;42(4):321-8.
5. Rodríguez-Soriano J, Vallo A.Renal tubular acidosis.PediatrNephrol. 1990;4(3):268-75. Review.
6. Soriano JR. Renal tubular acidosis. J AmSocNephrol. 2002;13(8): 2160-70.
7. Golembiewska E, Ciechanowski K. Renal tubular acidosis--underratedproblem?Acta Biochim Pol. 2012;59(2):213-7.

Diálise no Período Neonatal

Ana Paula Brecheret
Maria Cristina de Andrade
Anelise Del Vecchio Gessullo

A lesão renal aguda (LRA) é um dos principais fatores de risco de mortalidade em pacientes pediátricos em tratamento intensivo. Nas últimas décadas, a incidência de falência renal aguda tem aumentado nas unidades de tratamento intensivo neonatais, principalmente entre populações específicas, como recém-nascidos (RN) de muito baixo peso e pacientes submetidos a cirurgias cardíacas[1-3].

A diálise, como terapia substitutiva renal, é indicada quando o tratamento conservador da LRA, como correção dos distúrbios hidroeletrolíticos, da acidose e manutenção do balanço de fluidos, não é suficiente. Para o RN, a diálise peritoneal é a modalidade de escolha, mas em alguns casos a hemodiálise intermitente e a terapia hemodialítica contínua são utilizadas[4-7].

O tratamento dialítico consiste na troca de solutos e de água entre duas soluções, o sangue e o dialisato, através de uma membrana.

MECANISMOS DE DIÁLISE

- Difusão – troca de solutos entre duas soluções através de uma membrana semipermeável. A troca depende do gradiente de concentração, tamanho e carga do soluto, permeabilidade da membrana para cada soluto e área efetiva de troca da membrana.
- Ultrafiltração – movimento da água através da membrana proporcionado pela diferença de pressão osmótica ou hidrostática.
- Convecção – movimento do soluto através da membrana durante a ultrafiltração, independente do gradiente de concentração.

INDICAÇÕES DE DIÁLISE NO RN

- Oligúria não responsiva aos diuréticos.
- Edema generalizado com edema agudo de pulmão.
- Balanço hídrico muito positivo, principalmente após cirurgias cardíacas.
- Hipercalemia refratária.
- Acidose grave refratária ao tratamento conservador.
- Hiponatremia refratária ao tratamento conservador.
- Aumento progressivo da ureia.
- Intoxicação exógena e hiperamonemia.

DIÁLISE PERITONEAL

A diálise peritoneal, modalidade mais utilizada no RN, é eficiente na difusão e na ultrafiltração proporcionada pelo gradiente osmótico gerado pela concentração de glicose na solução da diálise. Sua realização é simples quando comparada com as modalidades extracorporais (hemodiálise intermitente e terapia substitutiva renal contínua) e de fácil acesso[8-10].

O acesso para a diálise peritoneal é rápido e fácil de ser obtido, mesmo em pacientes hemodinamicamente instáveis. O cateter mais utilizado é o de Tenckhoff, geralmente implantado pelo cirurgião pediátrico, mas pode ser utilizado cateter temporário, implantado através de inserção percutânea[11].

As soluções de diálise disponíveis no mercado apresentam concentração de dextrose a 1,5% (346mOs/L), 2,5% (396mOs/L) e 4,25% (485mOs/L), sem adição de potássio e com lactato. Para evitar obstrução do cateter com fibrina ou coágulos, utiliza-se heparina 500UI/L na solução de diálise.

O volume inicialmente utilizado é baixo (10mL/kg) para evitar o risco de vazamento pericateter, podendo ser lentamente aumentado até 35 a 40mL/kg.

A diálise aguda geralmente é realizada com trocas contínuas durante 24 horas. Em pacientes no período neonatal, o tempo de permanência da solução dialítica na cavidade abdominal é habitualmente curto (até 30 minutos). Entretanto, quando necessário maior retirada de fluidos, a diálise deve ser realizada sem tempo de permanência. O tempo de drenagem da solução dialítica depende de cada paciente e deve ser avaliado durante o procedimento.

Contraindicações

- Absolutas – defeitos diafragmáticos (exemplo, hérnia diafragmática), enterocolite necrosante grave ou complicada, defeitos de parede abdominal (exemplo, gastrosquise, onfalocele, extrofia de bexiga).
- Relativas – cirurgias abdominais recentes, derivação ventriculoperitoneal, síndrome de *prune-belly*.

Complicações não infecciosas

- Obstrução de cateter – causada por dobras, mau posicionamento, obstrução por epíploon ou fibrina.

- Vazamento pericateter – associado à diálise com grande volume, pacientes com parede abdome frágil (exemplo, cirurgias anteriores).
- Perfuração intestinal.
- Sangramento.
- Hérnias abdominais.

Complicações infecciosas
- Infecções pericateter ou de túnel.
- Peritonites.

Peritonite – é uma complicação comum na diálise peritoneal e está associada à alta morbidade, podendo ocasionar perda do cateter, diminuição ou perda da ultrafiltração e possível perda definitiva da membrana peritoneal. Os agentes etiológicos mais frequentes, geralmente, são provenientes da pele ou de uma infecção pericateter, mas bactérias do trato gastrintestinal também podem ser causadoras de peritonites[12,13].

No RN, o diagnóstico clínico da peritonite é feito por meio do comprometimento do estado geral do paciente, acompanhado de alterações na diálise, como turvamento da solução dialítica, dificuldades na infusão ou na drenagem e sinais de dor abdominal. A cultura do líquido da diálise deve ser feita sempre que houver suspeita de infecção.

Os agentes etiológicos das peritonites variam de acordo com cada unidade neonatal, sendo, porém, o estafilococo coagulase-negativa e o *S. aureus* os agentes mais comuns. A peritonite por pseudomonas é de difícil tratamento, sendo em muitos casos associada à infecção do cateter, podendo provocar danos definitivos à membrana peritoneal. A peritonite fúngica é mais rara, e seu diagnóstico recomenda a remoção do cateter peritoneal.

Inicialmente, a antibioticoterapia deve cobrir organismos gram-positivos e gram-negativos, sendo a seguir direcionada pela cultura e antibiograma do líquido peritoneal. A antibioticoterapia intraperitoneal pode ser utilizada como coadjuvante ou, em alguns casos, como terapia principal. As doses dos antibióticos utilizados devem ser corrigidas para a função renal e a vancomicina, quando utilizada, monitorizada com níveis séricos. O quadro 38.20 apresenta os antibióticos mais utilizados para o tratamento intraperitoneal. A dose inicial deve ser realizada em 3 a 6 horas, e após deve-se introduzir a dose de manutenção[13].

TERAPIAS HEMODIALÍTICAS

As terapias hemodialíticas podem ser contínuas ou intermitentes. Na última década, as terapias contínuas têm sido cada vez mais utilizadas na população pediátrica,

Quadro 38.20 – Antibióticos usados no tratamento intraperitoneal.

Antibióticos	Dose inicial (mg/dL)	Dose de manutenção (mg/dL)
Vancomicina	1.000	30
Cefalotina	500	125
Cefuroxima	200	125
Ceftazidima	250	125
Amicacina	25	12
Ciprofloxacino	50	25

apresentando grande eficiência na difusão, convecção e ultrafiltração e, por serem lentas, garantem melhor estabilidade hemodinâmica do que a hemodiálise intermitente. A hemodiálise intermitente proporciona troca de solutos e ultrafiltração eficiente e rápida, e por isso é indicada quando existe a necessidade de remoção rápida de um soluto, como intoxicações exógenas ou síndrome da lise tumoral. No período neonatal, sua principal indicação é a hiperamonemia[14,15].

São realizadas utilizando circulação extracorporal, com difusão, ultrafiltração e convecção realizadas através de uma membrana artificial semipermeável. A principal limitação desses métodos no período neonatal é o volume de sangue necessário para preencher o circuito extracorporal, que muitas vezes ultrapassa 10% do volume sanguíneo corporal total, sendo contraindicado em pacientes com peso inferior a 3kg[7,16,17].

Um acesso venoso adequado é essencial para o sucesso dessa terapia. O cateter de hemodiálise deve ser o mais calibroso possível, considerando a segurança do paciente. Entre as complicações relacionadas ao cateter estão: trombose, sangramentos, embolia gasosa e infecções.

Os componentes da prescrição da hemodiálise são: fluxo de sangue, fluxo do dialisato, composição do dialisato, tipo e tamanho do dialisador e da linha do circuito, volume da ultrafiltração, anticoagulação e tempo do procedimento.

No RN, as dificuldades e as complicações estão relacionadas ao peso corporal do paciente, levando a dificuldades no acesso venoso. Por ser baixo o peso corporal do RN e elevado o volume do circuito extracorporal, há risco de hipotensão[16,17].

REFERÊNCIAS

1. Walker MW, Clark RH, Spitzer AR. Elevation in plasma creatinine and renal failure in premature neonates without major anormalies: terminology, occurrence and factors associated with increase risk. J Perinatol. 2011;31(3):199.
2. Blinder JJ, Goldstein SL, Lee VV, Baycroft A, Fraser CD, Nelson D, et al. Congenital heart surgery in infants: effects of acute kidney injury on outcomes. J Thorac Cardiovasc Surg. 2012;143(2):368-74.

3. Ricci Z, Stazi GV, Di Chiara L, Morelli S, Vitale V, Giorni C, et al. Fenoldopam in newborn patients under-going cardiopulmonary bypass: controlled clinical trial. Interact Cardiovasc Thorac Surg. 2008;7(6):1049-53.

4. Carey WA, Talley LI, Sehring SA, Jaskula JM, Mathias RS. Outcomes of dialysis initiated during the neonatal period for treatment of end-stage renal disease: a North American Pediatric Renal Trials and Collaborative Studies special analysis. Pediatrics. 2007; 119(2):e168-73.

5. Sutherland SM, Alexander SR. Continuous renal replacement therapy in children. Pediatr Nephrol. 2012;27(11):2007-16.

6. Belsha CW, Kohaut EC, Warady BA. Dialytic management of childhood acute renal failure: a survey of North American pediatric nephrologists. Pediatr Nephrol. 1995;9(3):361-3.

7. Warady BA, Bunchman T. Dialysis therapy for children with acute renal failure: survey results. Pediatr Nephrol. 2000;15(1-2):11-3.

8. Goldstein SL. Overview of pediatric renal replacement therapy in acute renal failure. Artif Organs. 2003;27(9):781-5.

9. Shaheen IS, Watson AR, Harvey B. Acute renal failure in children: etiology, treatment and outcome. Saudi J Kidney Dis Transpl. 2006; 17(2):153-8.

10. Fischbach M, Haraldsson B. Dynamic changes of the total pore area available for peritoneal exchange in children. J Am Soc Nephrol. 2001;12(7):1524-9.

11. Kaddourah A, Goldstein SL. Renal replacement therapy in neonates. Clin Perinatol. 2014;41(3):517-27.

12. Yu JE, Park MS, Pai SK. Acute peritoneal dialysis in very low birth weight neonates using a vascular cateter. Pediatr Nephrol. 2010; 25(2):367-71.

13. Warady BA, Schaefer F, Holloway M, Alexander S, Kandert M, Piraino B, et al. Consensus guidelines for the treatment of peritonitis in pediatric patients receiving peritoneal dialysis. Perit Dial Int. 2000;20(6):610-24.

14. Bunchman TE, Barletta GM, Winters JW, Gardner JJ, Crumb TL, McBryde KD. Phenylacetate and benzoate clearance in a hyperammonemic infant on sequential hemodialysis and hemofiltration. Pediatr Nephrol. 2007;22(7):1062-5.

15. Spinale JM, Laskin BL, Sondheimer N, Swartz SJ, Goldstein SL. High-dose continuous renal replacement therapy for neonatal hyperammonemia. Pediatr Nephrol. 2013;28(6):983-6.

16. Vidal E, Edefonti A, Murer L, Gianoglio B, Maringhini S, Pecoraro C, et al. Peritoneal dialysis in infants: the experience of the Italian Registry of Paediatric Chronic Dialysis. Nephrol Dial Transplant. 2012; 27(1):388-95.

17. Ronco C, Garzotto F, Ricci Z. CA.R.PE.DI.E.M. (Cardio-Renal Pediatric Dialysis Emergency Machine): evolution of continuous renal replacement therapies in infants. A personal journey. Pediatr Nephrol. 2012;27(8):1203.

16. Sadowski RH, Harmon WE, Jabs K. Acute hemodialysis of infants weighing less than five kilograms. Kidney Int. 1994;45(3):903-6.

17. Bunchman TE, Barletta GM, Winters JW, Gardner JJ, Crumb TL, McBryde KD. Phenylacetate and benzoate clearance in a hyperammonemic infant on sequential hemodialysis and hemofiltration. Pediatr Nephrol. 2007;22(7):1062-5.

Afecções Cirúrgicas do Rim e das Vias Urinárias

Jaques Pinus
Edson Kodor Cury

O aparelho urinário é sede de frequentes malformações congênitas. Algumas delas necessitam de tratamento cirúrgico precoce; outras, no entanto, permitem uma conduta expectante no período neonatal. É, portanto, de fundamental importância que o clínico conheça as principais afecções congênitas de tratamento cirúrgico do sistema urinário para conduzi-las de forma adequada, evitando diagnósticos tardios que podem, eventualmente, comprometer irreversivelmente a função renal[1,2].

RIM MULTICÍSTICO

O rim displásico multicístico origina-se do desenvolvimento anormal do blastema renal, sendo possível a identificação de estruturas primitivas derivadas do metanéfron primitivo. Não apresenta tendência familiar ou racial. O parênquima renal é substituído por massa formada por cistos de vários tamanhos.

À palpação do abdome, nota-se tumoração de consistência multicística (saco de batatas) localizada em flanco, habitualmente assintomática. É mais frequentemente localizada à esquerda e no sexo masculino.

O diagnóstico pode ser feito por meio da ultrassonografia. A urografia excretora revela ausência de eliminação de contraste do lado afetado.

O tratamento pode ser conservador ou cirúrgico, na dependência do tamanho da massa e da sintomatologia a ela associada. O tratamento cirúrgico consiste na nefrectomia (Fig. 38.2).

RIM POLICÍSTICO TIPO INFANTIL

Trata-se de uma doença autossômica recessiva na qual há combinação de rins, fígado e pulmões policísticos (Fig. 38.3). Microdissecções têm mostrado que os cistos renais correspondem à dilatação fusiforme dos ductos coleto-

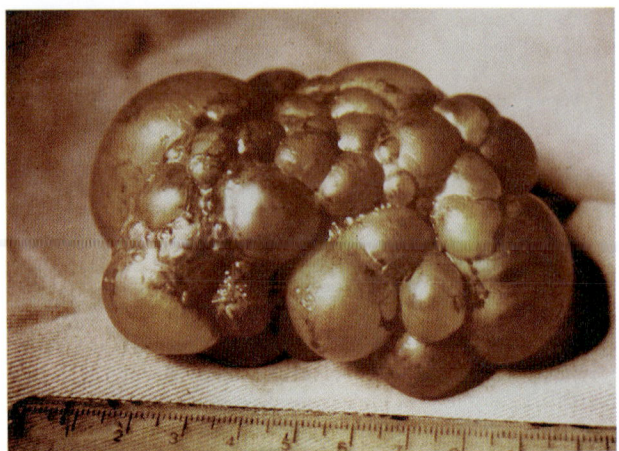

Figura 38.2 – Rim multicístico. Parênquima renal substituído por cistos não-funcionantes.

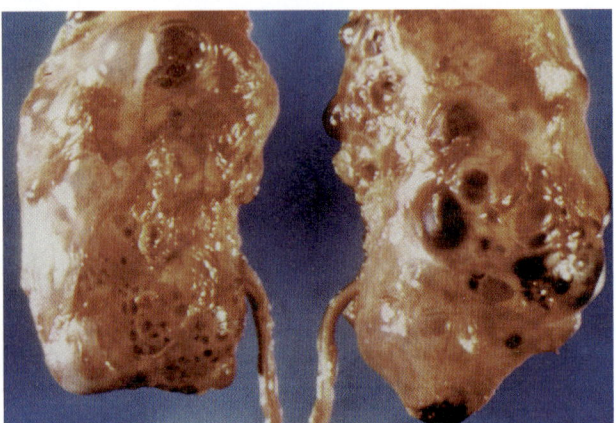

Figura 38.3 – Rim policístico tipo infantil. Peça de necropsia.

res, sendo que os néfrons se encontram morfologicamente normais. A doença hepática pode ser reconhecida pela dilatação de ductos biliares ou pela presença de cistos na árvore biliar.

Apresenta-se clinicamente como tumoração de grandes proporções palpáveis nos flancos no período neonatal.

O diagnóstico é feito pela ultrassonografia, que mostra aumento difuso do rim com pequenos cistos disseminados por todo o parênquima. O exame realizado no período neonatal revela hiperecogenicidade dos rins, oligoâmnio e bexiga vazia no segundo trimestre.

O prognóstico é determinado pelo estado funcional do parênquima renal e gravidade do comprometimento respiratório. Em muitos casos, o óbito ocorre nos primeiros três meses de vida.

RIM POLICÍSTICO TIPO ADULTO

Corresponde à doença autossômica dominante e é a forma mais comum de doença cística em humanos. É raro em crianças.

Pode ser assintomático, manifestar-se por tumoração e dor em flanco, hematúria e hipertensão. No período neonatal, há rápida evolução para insuficiência renal. A história familiar é facilmente identificada. O diagnóstico deve ser realizado com o auxílio da ultrassonografia. O tratamento e o prognóstico dependem do grau de comprometimento renal[2].

OBSTRUÇÃO DA JUNÇÃO URETEROPIÉLICA

A integridade anatômica e funcional da junção ureteropiélica (JUP) é essencial para a condução da urina da pelve para o ureter. Lesões anatômicas ou funcionais dessa região que prejudiquem o livre escoamento da urina da pelve para o ureter determinam aumento da pressão intrapiélica e intrarrenal. O sistema pielocalicinal dilata-se progressivamente, levando à atrofia renal (hidronefrose).

A presença de massa cística palpável em flanco é a apresentação mais comum da doença. A estase urinária no sistema pielocalicinal faz com que surtos de infecção urinária sejam achados frequentes, caracterizados por febre, vômitos recorrentes, dor lombar e déficit de desenvolvimento pondo-estatural. Crianças com anomalias congênitas como anorretal, cardiopatia congênita, atresia do esôfago e hipospadias acentuadas devem ser investigadas precocemente devido à alta incidência de anomalias da JUP associadas.

O diagnóstico pode ser ultrassonográfico, pela demonstração da pelve renal dilatada no período pré-natal ou no RN. Quando há suspeita de estenose de JUP no período pré-natal, novo exame ultrassonográfica deve ser repetido poucos dias após o nascimento (Fig. 38.4). De fato, muitos casos de hidronefrose intrauterina são resolvidos espontaneamente após o nascimento sem nenhuma medida terapêutica específica. A urografia excretora oferece, além do diagnóstico anatômico da obstrução, informações a respeito da função renal bilateral (Fig. 38.5). Nos casos nos quais a ultrassonografia e

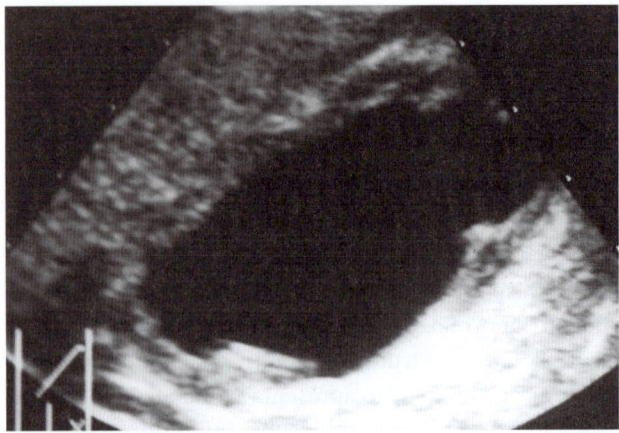

Figura 38.4 – Estenose de JUP. Exame ultrassonográfico pós-natal.

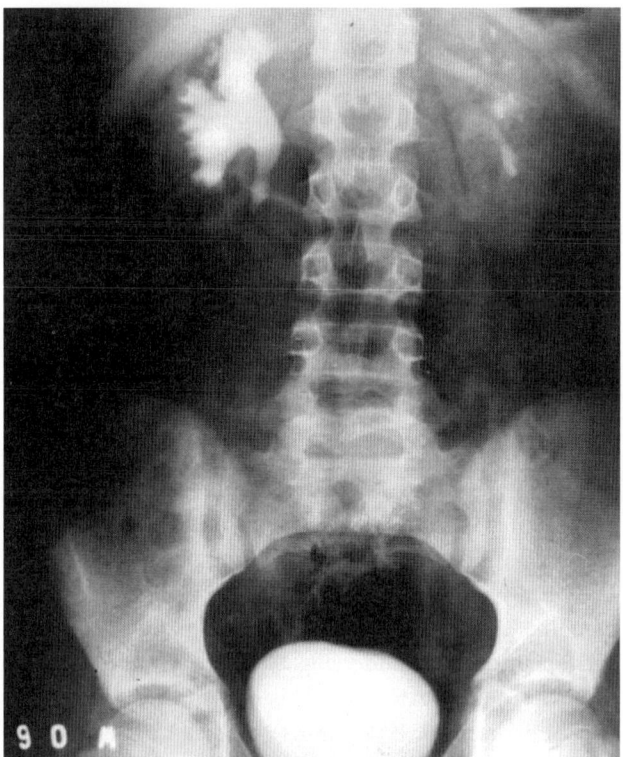

Figura 38.5 – Urografia excretora mostrando dilatação pielocalicinal à direita devido à estenose parcial da JUP.

a urografia mostrarem hidronefrose persistente, a cintilografia renal com Tc^{99m} (DTPA) documentará a obstrução. A utilização do DMSA (ácido dimercaptossuccinílico) é a substância mais utilizada para avaliar o córtex renal e assim possibilitar melhor avaliação da função renal remanescente.

O refluxo vesicoureteral é o diagnóstico diferencial mais comum e pode ser feito pela uretrocistografia retrógrada e miccional.

O tratamento consiste na pieloplastia que visa não somente à desobstrução da junção ureteropiélica, como também à redução do volume da pelve renal muito dilatada. Nos casos em que a função renal estiver irremediavelmente comprometida, a nefrectomia estará indicada.

VÁLVULA DE URETRA POSTERIOR

São pregas da mucosa do assoalho da uretra posterior, geralmente relacionadas ao verumontano, que, na maioria das vezes, constitui obstáculo ao livre fluxo miccional. A presença da válvula favorece o aparecimento de um mecanismo valvular de sentido único, permitindo, por um lado, a cateterização retrógrada sem dificuldade, por outro, micção dificultada pelo fechamento de suas cúspides.

O quadro clínico é bastante variável, pois depende do grau de obstrução. Pode ocorrer desde insuficiência renal agravada por bacteriemia e ascite urinária ou ainda passar despercebida no período neonatal. A manifestação mais frequente de obstrução é a diminuição do jato urinário. A presença de uma bexiga palpável ("bexigoma") e o gotejamento urinário (incontinência paradoxal) são dados importantes do exame físico.

O quadro pode tornar-se bastante grave pela infecção e insuficiência renal devido ao processo obstrutivo. Nesses casos, febre, vômitos, anemia, diarreia, desidratação, desequilíbrios hidroeletrolítico e metabólico e às vezes falência circulatória podem ocorrer.

O diagnóstico pode ser feito no período pré-natal pela ultrassonografia. Após o nascimento, é confirmado por meio do exame radiológico contrastado (uretrocistografia miccional, Fig. 38.6) e da endoscopia.

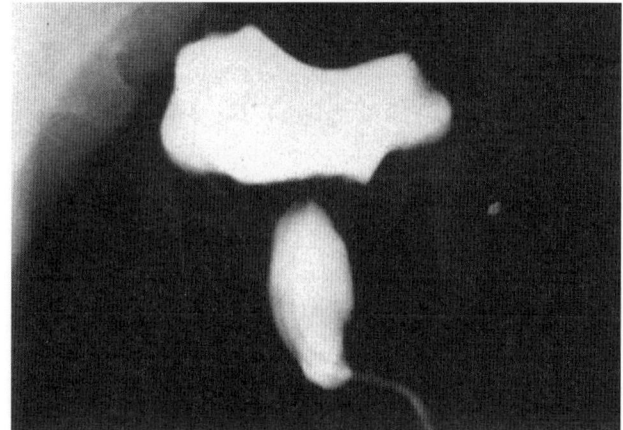

Figura 38.6 – Uretrocistografia miccional mostrando obstrução infravesical por válvula de uretra posterior.

O tratamento pode e deve ser iniciado no período pré-natal, procedendo-se à derivação vesical para a cavidade amniótica. Após o nascimento, o tratamento eficaz consiste na fulguração dos folhetos valvulares, utilizando-se a passagem de corrente elétrica pela via transuretral. Quando tal procedimento não for possível, indica-se a vesicostomia para a descompressão das vias urinárias, reservando-se o tratamento definitivo para um segundo tempo. Assim, em uma segunda intervenção, a cauterização da válvula pode ser realizada por via transuretral ou utilizando-se a vesicostomia[1,2].

O prognóstico depende do grau de obstrução das anomalias associadas do trato urinário superior, como refluxo vesicoureteral, presença de infecção e idade em que foi feito o diagnóstico.

EXTROFIA DE BEXIGA E EPISPADIA

A extrofia de bexiga e a epispadia fazem parte de um complexo de malformações congênitas, resultado de um defeito no fechamento ventral da bexiga e da uretra. Um espectro de malformações passando pela extrofia de cloaca (Fig. 38.7), extrofia de bexiga (Fig. 38.8) até as hipospadias distais (glandares) (Fig. 38.9) pode ocorrer[3,4].

A mucosa da bexiga apresenta-se exposta (placa vesical) com saída constante de urina pelos meatos ureterais. A mucosa vesical apresenta-se inflamada, friável, com aparência polipoide, resultado de sua exposição ao meio ambiente e do atrito com a roupa. Na epispadia masculina, o *phallus* encontra-se reduzido em extensão com encurvamento dorsal. A epispadia feminina caracteriza-se pelo clitóris dividido, e o meato uretral aparece na porção distal da placa vesical exposta. Nesses pacientes, o períneo é menor que o habitual, deslocando o ânus e a vagina anteriormente.

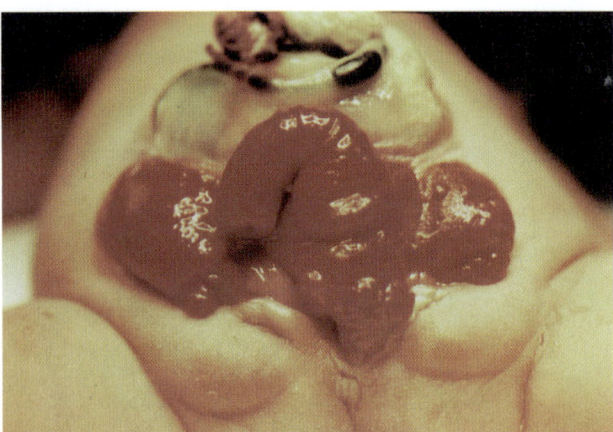

Figura 38.7 – Extrofia de cloaca. Aspecto clínico.

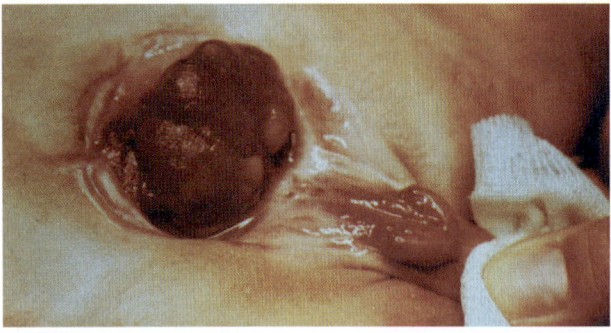

Figura 38.8 – Extrofia de bexiga. Nota-se a placa vesical aberta associada à epispadia completa.

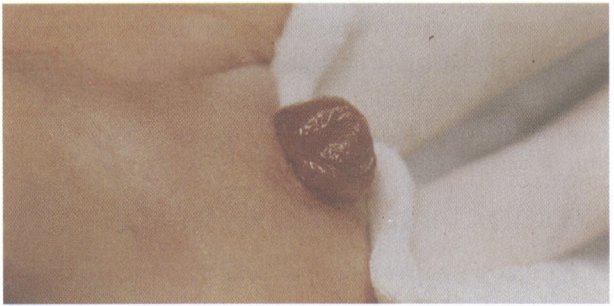

Figura 38.9 – Epispadia com fechamento completo da bexiga.

A ultrassonografia de rotina no período pré-natal pode identificar a ausência de bexiga normal, associada com massa na parede anterior do abdome abaixo do umbigo. Quando o estudo ultrassonográfico não foi realizado no período pré-natal, o diagnóstico é feito no momento do parto. Apesar da pequena incidência de malformações congênitas associadas, deve-se proceder a um exame físico cuidadoso do coração, pulmões e coluna lombar.

O tratamento cirúrgico pode ser dividido em duas fases: a) fechamento da placa vesical com reconstrução da parede abdominal intraumbilical; e b) correção da epispadia e, portanto, da incontinência urinária.

Hipospadia

Hipospadia é malformação peniana caracterizada por: a) meato uretral, posicionado na porção ventral do pênis, proximalmente à sua localização normal; b) encurvamento peniano ventral; c) prepúcio malformado; e d) malformação da glande (Fig. 38.10). De acordo com a localização do meato uretral, as hipospadias são classificadas em distal (65% dos casos), média (15%) e proximal (20%). Nas hipospadias distais, isto é, aquelas cujo meato uretral se localiza nas proximidades da glande, o encurvamento peniano está ausente ou é discreto. Já o meato localizado na transição penoescrotal, no escroto ou no períneo se associa a grande encurvamento peniano por um tecido fibroso chamado "cordas venéreas". Estenose de meato é achado comum tanto nas proximais quanto nas distais.

As principais malformações congênitas associadas à hipospadia são: hérnia inguinal, distopia testicular e alterações do aparelho urinário. Nos pacientes que apresentarem, além da hipospadia, distopia testicular bilateral, o diagnóstico de intersexualidade deve ser considerado.

O tratamento é cirúrgico, existindo várias técnicas, de um ou mais tempos operatórios, para a correção das

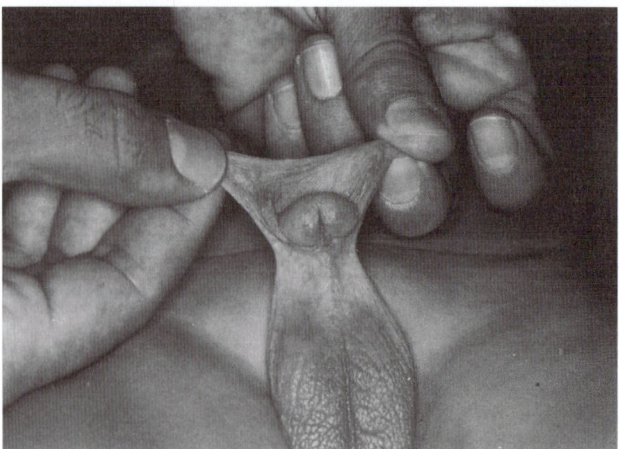

Figura 38.10 – Hipospadia. O meato uretral localiza-se no sulco balanoprepucial, há encurvamento do pênis e o prepúcio é malformado.

diferentes apresentações clínicas. O tratamento deve estar concluído até a idade escolar para que o paciente ingresse no convívio social sem alteração anatômica ou funcional de sua genitália.

FIMOSE

Entende-se por fimose a impossibilidade de exteriorizar a glande devido ao meato prepucial ser de pequeno diâmetro (Fig. 38.11). A não exteriorização da glande determina higiene local precária, favorecendo a infecção peniana (balanopostite) e a infecção de vias urinárias. As balanopostites de repetição podem levar à estenose cicatricial do meato uretral. Tal condição favorece o desenvolvimento de uma obstrução do trato urinário infravesical, que pode, inclusive, ser causa de hidronefrose[5].

Os exercícios e as massagens que visam dilatar mecanicamente o anel prepucial devem ser proscritos; uma vez que são dolorosos, substituem o prepúcio normal por um tecido fibroso e, ainda pior, podem determinar parafimose, que é correspondente ao encarceramento da glande ao não se conseguir retornar o prepúcio para sua posição normal (Fig. 38.12).

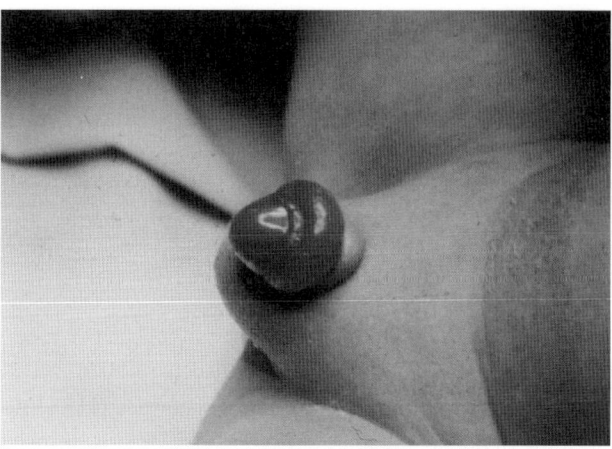

Figura 38.12 – Parafimose. Glande encarcerada consequente à tentativa de dilatação forçada.

Não existem critérios muito bem definidos para a indicação cirúrgica (postectomia) nos casos de fimose, devendo, portanto, cada caso ser avaliado individualmente por cirurgião pediatra experiente. A postectomia no período neonatal tem mostrado, em nossa experiência pessoal, resultados absolutamente satisfatórios quando comparados à criança maior, motivo pel0 qual julgamos ser nesse período sua melhor indicação cirúrgica.

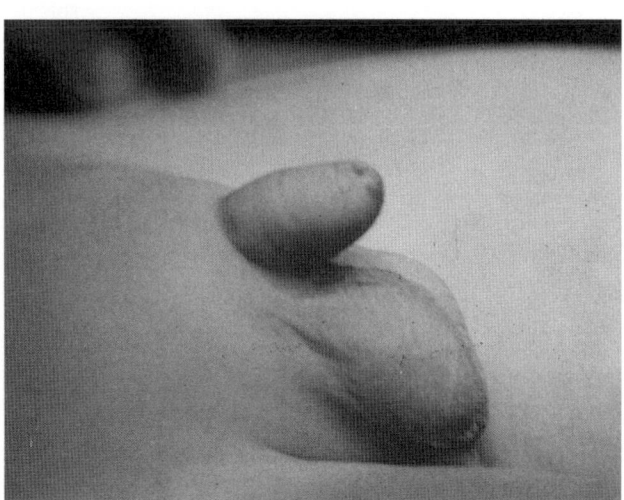

Figura 38.11 – Fimose. Impossibilidade de exteriorizar a glande.

REFERÊNCIAS

1. Ringer SA, Hansen AR. Surgical emergencies in the newborn. In: Cloherty JP, Eichenwald EC, Hansen AR, Stark AR (eds). Manual of neonatal care. 7th ed. Philadelphia: Wolters Kluver/Lippincott Williams & Wilkins; 2012.p.808-30.
2. Gray SW, Skandalakis JE. El riñón y el uréter – anomalias congênitas. Barcelona: Ed. Pediátrica; 1975.
3. Casella D. Surgical diseases of the newborn. In: Gomella TL, Cunningham MD, Eyal FG (eds). Neonatology. Management, procedures, on-call problems, diseases and drugs. 6th ed. New York: Lange Medical Books/McGraw-Hill; 2013.p.892-6.
4. Canning DA, Koo HP, Duckett JW. Anomalies of the bladder and cloaca. In: Gillenwater JY, Grayhack JT, Howards SS, Duckett JW (eds). Adult and pediatric urology. 3rd ed. St Louis: Mosby-Year Book; 1996.p.2445-88.
5. Kaplan GW. Complications of circumcision. Urol Clin North Am. 1983;10(3):543-9.

Hipertensão Arterial no Período Neonatal

Anelise Del Vecchio Gessullo
Maria Cristina de Andrade
Ana Paula Brecheret

A incidência de hipertensão arterial sistêmica (HAS) no período neonatal é baixa, em torno de 2% dos casos[1,2]. Devido aos avanços nos cuidados perinatais, tem sido mais fácil identificar, avaliar e tratar recém-nascidos (RN) hipertensos[3].

Ainda faltam estudos para definir o padrão de normalidade da pressão arterial (PA) no período neonatal. Vários fatores podem influenciar os níveis pressóricos, como idade gestacional, idade cronológica, adequação do peso para a idade gestacional, condição materna e agravos perinatais[4].

Monitorização intra-arterial é considerada o método mais adequado para a aferição da PA, principalmente em RN gravemente enfermos[5]. Porém essa monitorização também pode ser realizada por meios indiretos (aparelhos oscilométricos), com resultados semelhantes mesmo em prematuros[6]. O protocolo estabelecido para a aferição de PA em RN está resumido no quadro 38.21[7].

Quadro 38.21 – Medida de pressão arterial neonatal[7].

Método: oscilométrico
Quando:
- 1,5 hora após alimentação ou procedimento médico
- 15 minutos após colocação do manguito

Posição: prona ou supina
Extremidade: região superior do braço direito
Condição do RN: dormindo ou acordado e calmo
Número de aferições: 3, com 2 minutos de intervalo

VALORES

Os valores estimados para a PA de RN com idade gestacional de 22 a 42 semanas, após 2 semanas de vida, estão no quadro 38.22 e são derivados de síntese desses trabalhos publicados na literatura médica. São considerados hipertensos RN que mantêm pressão arterial acima do percentil 99º. Esses RN necessitam de investigação etiológica e muitas vezes de tratamento farmacológico[5].

Também falta na literatura padronização de valores normais de PA para crianças no primeiro ano de vida[5]. O *Second Task Force on Blood Pressure Control in Clidren* de 1987 inclui normatização da PA para crianças no primeiro ano de vida (Fig. 38.13), porém esses dados derivam de um pequeno grupo de lactentes estudados, com apenas uma única aferição[5,8].

Quadro 38.22 – Valores estimados de pressão arterial após 2 semanas de vida em RN com 22 a 42 semanas de idade gestacional[5].

Idade gestacional	Percentil 50º	Percentil 95º	Percentil 99º
26 semanas			
PAS	55	72	77
PAD	30	50	56
PAM	38	57	63
28 semanas			
PAS	60	75	80
PAD	38	50	54
PAM	45	58	63
30 semanas			
PAS	65	80	85
PAD	40	55	60
PAM	48	63	68
32 semanas			
PAS	68	83	88
PAD	40	55	60
PAM	49	64	69
34 semanas			
PAS	70	85	90
PAD	40	55	60
PAM	50	65	70
36 semanas			
PAS	72	87	92
PAD	50	65	70
PAM	57	72	77
38 semanas			
PAS	77	92	97
PAD	50	65	70
PAM	59	74	79
40 semanas			
PAS	80	95	100
PAD	50	65	70
PAM	60	75	80
42 semanas			
PAS	85	98	102
PAD	50	65	70
PAM	62	76	81

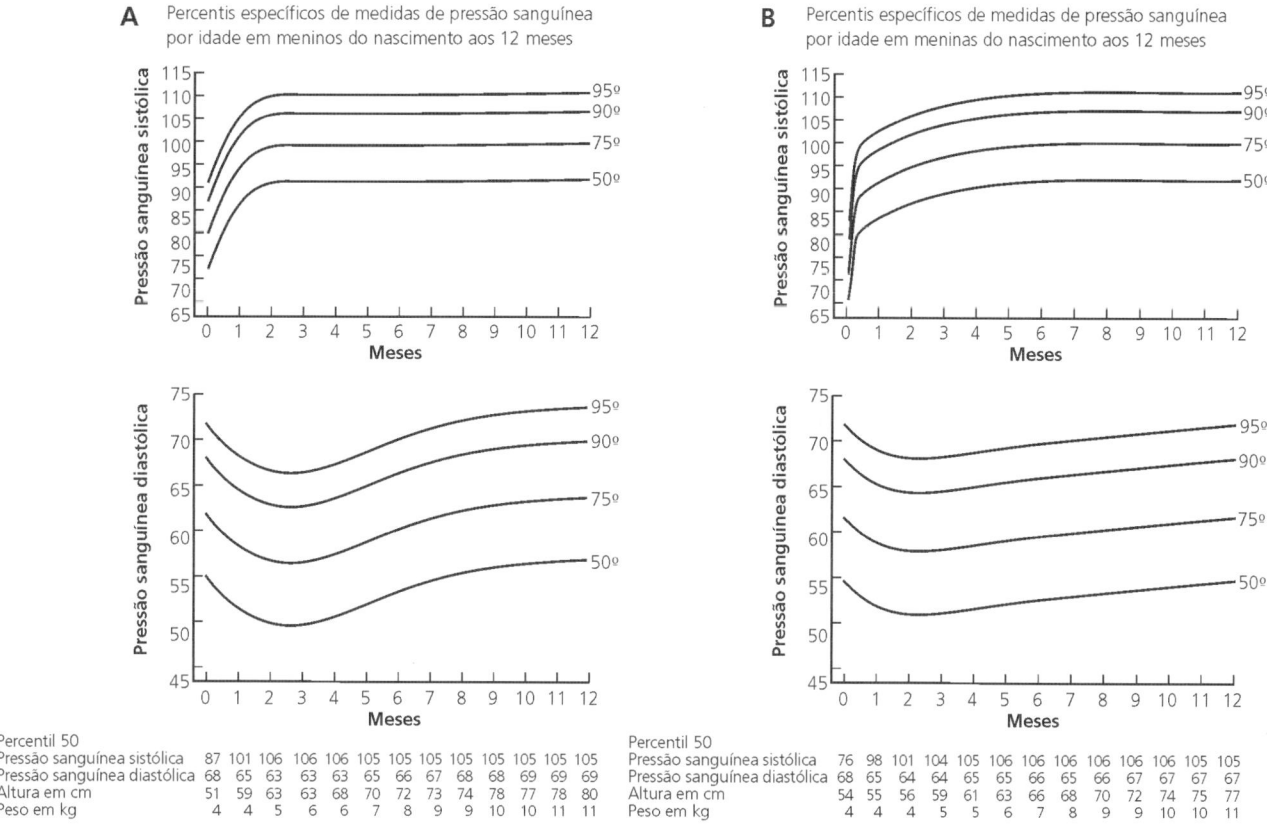

A — Percentis específicos de medidas de pressão sanguínea por idade em meninos do nascimento aos 12 meses

B — Percentis específicos de medidas de pressão sanguínea por idade em meninas do nascimento aos 12 meses

Percentil 50

Pressão sanguínea sistólica	87	101	106	106	106	105	105	105	105	105	105	105	105
Pressão sanguínea diastólica	68	65	63	63	63	65	66	67	68	68	69	69	69
Altura em cm	51	59	63	63	68	70	72	73	74	78	77	78	80
Peso em kg	4	4	5	6	6	7	8	9	9	10	10	11	11

Percentil 50

Pressão sanguínea sistólica	76	98	101	104	105	106	106	106	106	106	106	105	105
Pressão sanguínea diastólica	68	65	64	64	65	65	66	65	66	67	67	67	67
Altura em cm	54	55	56	59	61	63	66	68	70	72	74	75	77
Peso em kg	4	4	4	5	5	6	7	8	9	9	10	10	11

Figura 38.13 – Pressão arterial no primeiro ano de vida (*The Second Task Force on Blood Pressure Control in Clidren* de 1987[5,8]).

ETIOLOGIA DA HIPERTENSÃO

A etiologia da hipertensão no período neonatal é muito variada (Quadro 38.23). As causas mais comuns incluem administração de corticosteroides, história materna de hipertensão, cateterização de artéria umbilical, lesão renal aguda pós-natal e doença crônica pulmonar do RN[4,5].

No RN, a cateterização da artéria umbilical está associada à tromboembolia da aorta e/ou artéria renal, é a principal causa de hipertensão[5]. Malformações congênitas como uropatia obstrutiva e doença policística renal e coartação da aorta constituem o segundo grupo de etiologias mais comuns nessa faixa etária[9].

A anamnese materna e o exame físico do RN devem ser bem detalhados. A observação no exame físico de alterações (cardíacas, abdominais e geniturinárias) podem sugerir diagnósticos de doenças específicos que cursam com hipertensão arterial. A aferição da PA inicial deve ser realizada nos 4 membros para afastar a possibilidade de coartação da aorta[9].

A investigação laboratorial consiste em avaliação da função renal, análise de urina, dosagem de eletrólitos séricos e hemograma. É necessária avaliação para trombofilia se a trombose renal for identificada. Determinação dos níveis séricos de hormônio da tireoide, cortisol e aldosterona será necessária se houver história e exame físico sugestivos de doença endocrinológica. O nível plasmático de renina geralmente é alto nessa faixa etária, não sendo útil como exame inicial de triagem para o diagnóstico etiológico da HAS neonatal[5,9].

Radiografia de tórax, ecocardiograma, ultrassonografia do trato urinário com Doppler de artérias renais são os exames de imagem iniciais no RN hipertenso[9].

Os RN com disfunção de órgãos-alvo, como insuficiência cardíaca congestiva, convulsões e lesão renal aguda requerem terapêutica farmacológica imediata[5,9]. É necessário redução da PA gradual com o uso de medicações por via intravenosa de efeito rápido. Nitroprussiato de sódio por via intravenosa em infusão contínua tem sido usado por décadas com bons resultados, porém requer cuidados especiais na sua administração. Seu uso prolongado pode promover acúmulo de tiocianatos, principalmente em pacientes com algum grau de disfunção renal[9].

Não há recomendações definitivas sobre quando começar o tratamento farmacológico. Sugere-se que seja introduzida medicação por via oral ou parenteral quando a pressão arterial estiver sustentada acima do percentil 99[9].

Quadro 38.23 – Etiologia de hipertensão arterial no período neonatal[5].

Renovascular
Tromboembolismo
Estenose da artéria renal
Coartação da aorta
Trombose venosa renal
Compressão da artéria renal
Calcificação arterial idiopática
Síndrome da rubéola congênita
 	
Respiratória
Displasia broncopulmonar
Pneumotórax
 	
Cardíaca
Coartação da aorta torácica
 	
Endócrina
Hiperplasia adrenal congênita
Hiperaldosteronismo
Hipertireoidismo
Pseudo-hipoaldosteronismo tipo II
 	
Medicação/intoxicação
• Recém-nascido
  Dexametasona
  Agentes adrenérgicos
  Intoxicação por vitamina D
  Teofilina
  Cafeína
  Pancurônio
  Fenilefrina
• Materna
  Cocaína
  Heroína
	Doença do parênquima renal
	• Congênita
	  Doença renal policística
	  Doença displásica multicística renal
	  Esclerose tuberosa
	  Estenose junção ureteropiélica
	  Hipoplasia renal unilateral
	  Síndrome nefrótica congênita
	  Disgenesia tubular renal
	• Adquirida
	  Necrose tubular aguda
	  Necrose cortical, nefrite intersticial
	  Síndrome hemolítico-urêmica
	  Obstrução do trato urinário
	
	Neoplasia
	Tumor de Wilms
	Nefroblastoma
	Feocromocitoma
	
	Neurológica
	Dor
	Hipertensão intracraniana
	Convulsões
	Disautonomia familiar
	Hematoma subdural
	
	Miscelânea
	Nutrição parenteral
	Hemorragia adrenal
	Asfixia neonatal
	Nefrocalcinose

TRATAMENTO

Várias classes de drogas anti-hipertensivas podem ser usadas no período neonatal (Quadro 38.24)[5,9]. A escolha do melhor medicamento e sua via de administração dependem da condição clínica do paciente e da experiência com o uso dessas drogas pela equipe médica[10].

Esmolol é um betabloqueador de ação rápida de uso por via intravenosa, que tem sido usado em RN hipertensos submetidos à cirurgia cardíaca com segurança e eficácia[11].

Hidralazina é outra opção de droga de ação rápida, que pode ser usada por via oral ou intravenosa e tem sido a droga de escolha em muitos serviços de neonatologia[9].

Isradipine é um novo bloqueador de canal de cálcio de ação rápida de fácil manejo, administrado por via oral, bastante efetivo. Deve haver maior cuidado nos pacientes com hipocalcemia e segmento QTc do eletrocardiograma alargado[12].

O sistema renina-angiotensina-aldosterona é muito ativo e importante no desenvolvimento do RN. Drogas que atuam nesse sistema podem ser úteis no tratamento da HAS do RN[13]. Captopril e enalapril (inibidores de enzima conversora de angiotensina) devem ser usados com cautela, com monitorização da função renal e eletrólitos[14].

Diuréticos, algumas vezes, são necessários quando houver retenção de fluidos, não sendo a primeira escolha no tratamento de hipertensão dessa faixa etária[9].

As medicações anti-hipertensivas mais prescritas em neonatologia são os vasodilatadores (64,2%), inibidores de enzima conversora de angiotensina (50,8%), bloqueadores de canal de cálcio (24%) e betabloqueadores (18,4%)[15].

RN com obstrução do trato urinário, coartação da aorta e estenose da artéria renal e neoplasias podem requerer tratamento cirúrgico para o controle da hipertensão arterial[16].

Todos os RN com hipertensão no período neonatal, principalmente aqueles prematuros e com baixo peso ao nascer, devem ser seguidos cuidadosamente durante a infância e adolescência, pois há relatos de maior risco de hipertensão na vida adulta dessa população[17].

Quadro 38.24 – Drogas hipertensivas.

Classe	Droga/via de administração	Dose inicial	Intervalo	Dose máxima
Bloqueador de canal de cálcio	Anlodipina Oral	0,06mg/kg/dia	1 vez/dia	0,6mg/kg/dia
	Nicardipina Intravenosa	0,5µg/kg/dia	Infusao	4µg/kg/dia
	Isradipina Oral	0,05 0,15mg/kg/dose	3 ou 4 vezes/dia	0,8mg/kg/dia
	Nifedipina (ação lenta) Oral	0,25-0,5mg/kg/dia	1 ou 2vezes/dia	2,5mg/kg/dia
Vasodilatador	Hidralazina Intravenosa Oral	0,2-1,0mg/kg/dose 0,25-1,0mg/kg/dose	4-6 vezes/dia 3 ou 4 vezes/dia	5mg/kg/dia 5mg/kg/dia
	Nitroprussiato de sódio Intravenosa	0,25µg/kg/min	Infusão	8µg/kg/min
	Minoxidil Oral	0,05-0,2mg/kg/dia	2 vezes/dia	1mg/kg/dia
Antagonista α e β-adrenérgico	Carvedilol Oral	0,05mg/kg/dose	2-3 vezes/dia	0,4mg/kg/dose
	Labetalol Intravenosa Via oral	0,25mg/kg/dia 1mg/kg/dia	Infusão 2 vezes/dia	3mg/kg/dia 10mg/kg/dia
Antagonista -adrenérgico	Esmolol Intravenosa	125µg/kg/min	Infusão	1.000µg/kg/min
	Propranolol Oral	0,5mg/kg/dia	2-4 vezes/dia	6mg/kg/dia
Inibidores ECA	Captopril Oral	0,01mg/kg/dose	2-3 vezes/dia	1,5mg/kg/dia Até 450mg/dia
	Enalapril Oral	0,08mg/kg//dia	1ou 2vezes/dia	0,6mg/kg/dia

REFERÊNCIAS

1. Singh HP, Hurley RM, Myers TF. Neonatal hypertension: incidence and risk factors. Am J Hypertens. 1992;5(2):51-5.
2. Buchi KF, Siegler RL. Hypertension in the first month of life. J Hypertens. 1986;4(5):525-8.
3. Flynn JT. Neonatal hypertension: diagnosis and management. Pediatr Nephrol. 2000;14(4):332-41.
4. Flynn JT. Hypertension in the neonatal period.Curr Opin Pediatr. 2012;24(2):197-204.
5. Dionne JM, Abitbol CL, Flynn JT. Hypertension in infancy: diagnosis, management and outcome. Pediatr Nephrol. 2012;27(1): 17-32.
6. Butt W, Whyte H. Blood pressure monitoring in neonates: comparison of umbilical and peripheral artery catheter measurements. J Pediatr. 1984;105(4):630-2.
7. Nwankwo M, Lorenz J, Gardiner J. A standard protocol for blood pressure measurement in the newborn. Pediatrics. 1997;99(6):E10.
8. Report of the Second Task Force on Blood Pressure Control in Children-1987. Task Force on Blood Pressure Control in Children. National Heart, Lung and Blood Institute, Bethesda, Maryland. Pediatrics. 1987;79(1):1-25.
9. Batisky DL. Neonatal hypertension. Clin Perinatol. 2014;41(3): 529-42.
10. James L, Ito S. Neonatal pharmacology: rational therapeutics for the most vulnerable. Clin Pharmacol Ther. 2009;86(6):573-7.
11. Wiest DB, Gamer SS, Uber WE,Sade RM. Esmolol for the management of pediatric hypertension after cardiac operations. J Thorac Cardiovasc Surg. 1998;115(4):890-7.
12. Flynn JT, Warnick SJ. Isradipine treatment of hypertension in children: a single- center experience. Pediatr Nephrol. 2002;17(9): 748-53.
13. Guron G, Friberg P. An intact renin-angiotensin system is a prerequisite for normal renal development. J Hypertens. 2000;18(2): 123-37.
14. O'Dea RF, Mirkin BL, Alward CT,Sinaiko AR. Treatment of neonatal hypertension with captopril. J Pediatr. 1988;113(2):403-6.
15. Blowey DL, Duda PJ, Stokes P, Hall M. Incidence and treatment of hypertension in the neonatal intensive care unit. J Am Soc Hypertens. 2011;5(6):478-83.
16. Hendren WH, Kim SH, Herrin JT, et al. Surgically correctable hypertension of renal origin in childhood. Am J Surg. 1982;143(4): 432-42.
17. Roberts G, Lee KJ, Cheong JL, Doyle LW; Victorian Infant Collaborative Study Group. Higher ambulatory blood pressure at 18 years in adolescents born less than 28 weeks' gestation in the 1990s compared with term controls. J Hypertens. 2014;32(3):620-6.

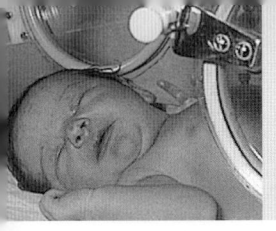

CAPÍTULO 39

Sepse e Meningite Neonatal

Sepse Neonatal

Roberta Fernandes Moraes Tahan
Walter Nelson Cardo Junior

Apesar de todas as pesquisas e descobertas das últimas décadas na área de perinatologia, as infecções neonatais são responsáveis por elevadas taxas de morbimortalidade. Alia-se ao fato a maior sobrevida de recém-nascidos (RN) cada vez menores que implica maior tempo de internação hospitalar, maior número de procedimentos invasivos e outros fatores de risco. A sepse neonatal figura como uma preocupação crescente.

A definição de sepse modificou-se nas últimas décadas. A *Internacional Sepsis Definition Conference* (ISDC), em 2001, definiu sepse como uma síndrome clínica caracterizada por infecção acompanhada de resposta inflamatória sistêmica (SIRS)[1,2].

A síndrome da SIRS, por sua vez, é um processo inflamatório inespecífico com presença de pelo menos 2 dos 4 critérios a seguir, um dos quais deve ser temperatura ou contagem leucocitária anormal:

1. temperatura central maior que 38,5° ou menor que 36°;
2. taquicardia (ou bradicardia para crianças menores de 1 ano);
3. aumento da frequência respiratória ou ventilação mecânica por processo agudo;
4. aumento ou diminuição da contagem de leucócitos.

Sepse neonatal – síndrome clínica que se manifesta com sinais de infecção e resposta inflamatória sistêmica nos primeiros 28 dias de vida, podendo ser acompanhada de bacteriemia. Caracteriza-se por achados clínicos e/ou laboratoriais (infecção própria da corrente sanguínea clínica ou laboratorial)[1,3].

Bacteriemia – processo patológico causado pela invasão de tecidos normalmente estéreis, fluidos ou cavidades por organismos patogênicos ou potencialmente patogênicos.

Sepse grave – sepse complicada por disfunção de órgãos e hipotensão[1,2].

Choque séptico – caracterizada (usualmente) por taquicardia com sinais de piora da perfusão periférica e necessidade de fluidos e terapia inotrópica[1,3,4].

Choque séptico refratário – sepse com hipotensão por mais de 1 hora e sem resposta à infusão de fluidos ou terapia inotrópica necessitando de suporte vasopressor[1,3,5].

Síndrome de disfunção de múltiplos órgãos – qualquer combinação entre os distúrbios de coagulação, respiratório, falência renal, disfunção hepática e disfunção do sistema nervoso central que, se não resolvida, evolui para o óbito[1,4].

CLASSIFICAÇÃO

A sepse bacteriana neonatal é classificada de acordo com o período de diagnóstico.

Precoce

Ocorre nas primeiras 48 horas de vida, normalmente relacionada à flora do trato vaginal materno. Pode ocorrer via ascendente ou transplacentária.

São considerados fatores de risco[6-13]:

- Trabalho de parto prematuro sem causa aparente.
- Ruptura de membrana amniótica maior que 18 horas.
- Mãe com colonização (vaginal) por estreptococos do grupo B (*Streptococcus agalactiae*) que não recebeu a profilaxia adequada;
- Presença de corioamnioite, febre materna, infecção do trato urinário, bacteriúria assintomática.

- Procedimentos na gestação (circlagem, cordocentese, transfusão intrauterina).
- Infecções maternas (pneumonia, apendicite etc.).
- Descolamento de placenta sem causa aparente.

A sepse precoce apresenta alta taxa de mortalidade (10-30%).

Tardia

Ocorre após 48 horas de vida, tem maior incidência em RN com peso inferior 1.000 gramas e como fatores de risco[6-9,14-16]:

- Utilização de procedimentos invasivos (cateteres vasculares, drenos ou sondas, ventilação mecânica, nutrição parenteral).
- Técnicas inadequadas na manipulação do RN (punções venosas, infusão de medicações ou dietas, aspiração de secreções).
- Tempo de hospitalização.
- Utilização de antibioticoterapia.
- Malformações do sistema nervoso central.
- Anomalias do trato urinário (refluxo vesicoureteral).

A sepse tardia pode ser decorrente de infecções focais, como onfalite, infecção do trato urinário, conjuntivites, abscessos ou celulites.

A mortalidade costuma ser menor que na sepse precoce, dependendo de cada Serviço.

PREVALÊNCIA

Sepse é uma doença comum nas unidades neonatais. Aproximadamente 10% de todos RN são tratados com antibióticos por suspeita de sepse e o risco é inversamente proporcional à idade gestacional. Em unidade de terapia intensiva neonatal (UTIN), a incidência de sepse pode atingir 30%[8,9,17].

A prevalência de sepse tem sido estimada em várias populações de RN, variando de 1 a 8/1.000 nascidos vivos. Nos RN pré-termo (PT), essa prevalência é elevada (30/1.000 RNPT), varia com qualidade de atendimento hospitalar (rotinas médicas e de enfermagem, qualificação dos profissionais médicos e paramédicos, área física, disponibilidade de material, controle de infecção hospitalar e padrão de uso de antibióticos).

A taxa de mortalidade varia muito, 10 a 50% (média de 25%), de acordo com o serviço estudado.

ETIOLOGIA

Os agentes etiológicos causadores de sepse neonatal precoce estão relacionados à flora materna, tais como bactérias gram-positivas (*Streptococcus* do grupo B – *agalactiae*, *Listeria monocytogenes*) e gram-negativas (*Escherichia coli*, *Klebsiella*, *Enterobacter*). A infecção por *Haemophilus influenzae*, *Streptococcus pneumoniae* e *Neisseria meningitidis* são raras no período neonatal[1,8,9].

Já os agentes etiológicos da sepse tardia estão relacionados à flora bacteriana da unidade neonatal. Destacam-se bactérias gram-positivas (*Staphylococcus aureus*, *Staphylococcus* coagulase-negativa, *Enterococcus*), gram-negativas (*Klebsiella pneumoniae*, *Enterobacter*, *Serratia*, *Pseudomonas*) e fungos (*Candidas*)[8,9,18] (Quadro 39.1).

Quadro 39.1 – Principais agentes causadores de sepse neonatal[18].

Bactérias gram-positivas	Bacilos gram-negativos	Fungos
Staphylococcus coagulase-negativa	*Escherichia coli*	*Candida albicans*
Stphylococcus aureus	*Klebsiella pneumoniae*	*Candida parapsiloses*
Enterococcus	*Pseudomonas aeruginosa*	*Candida tropicalis*
Streptococcus beta-hemolítico	*Serratia*	

FISIOPATOLOGIA

A exposição ao agente infeccioso pode provocar a colonização, determinar um foco primário ou promover processo séptico. A colonização não implica infecção. A evolução do processo está relacionada com a capacidade de o hospedeiro neutralizar o agente[14].

Os micro-organismos adquiridos ao nascimento colonizam pele e mucosa do RN, tais como conjuntiva, oro e nasofaringe, coto umbilical e genitália feminina. Esses são inoculados quando a pele é lesada por procedimentos intraparto ou na unidade neonatal. O coto umbilical é outra porta de entrada, pois o tecido em decomposição é excelente meio para a proliferação bacteriana, juntamente com a proximidade dos vasos sanguíneos umbilicais à circulação sistêmica. Após a proliferação bacteriana no foco primário, ocorre a invasão da corrente sanguínea e a disseminação para outros órgãos, levando ao quadro de sepse.

Além disso, outros fatores aumentam o risco de sepse nos RN, como relativa imaturidade do sistema imune, sendo que seus efeitos são mais pronunciados nos RNPT. Ocorre a perda de proteção dos anticorpos maternos, alterações na fagocitose dos macrófagos e permissão de invasão de patógenos, resposta prejudicada de linfócitos T (baixa produção das citocinas) e dos linfócitos B (diminuição de imunoglobulina G), alteração na produção de complemento e anticorpos[19,20].

A função do sistema imunológico é prover a proteção ao hospedeiro contra a invasão de micro-organismos.

A barreira física composta pela pele queratinizada, membrana das mucosas do trato respiratório e gastrintestinal atuam como defesa inicial à invasão de patógenos. Os RNPT têm maior permeabilidade da superfície da pele e das mucosas que permite a passagem transepitelial de bactérias e outros patógenos. Após a barreira física, atua o sistema imunológico[19-21].

A imunidade inata provoca a resposta inespecífica aos micro-organismos, por meio das proteínas do sistema complemento, proteínas da fase aguda e citocinas, elementos celulares (monócitos, macrófagos, neutrófilos e linfócito *natural killer* – NK)[19,20,22].

A imunidade específica é composta pelos linfócitos, linfócitos B e seus produtos (anticorpos) e apresenta resposta específica aos micro-organismos. Ambas atuam simultaneamente[19,22].

A imunidade passiva corresponde à passagem transplacentária de imunoglobulina G e seus níveis são proporcionais à idade gestacional[22,23].

QUADRO CLÍNICO

Os sinais clínicos podem aparecer de forma insidiosa ou abrupta com o choque séptico.

A avaliação do aspecto geral do RN e expressões "o bebê não está bem" ou "ele está estranho hoje" podem alertar para o quadro infeccioso.

O quadro clínico é bastante inespecífico e muitas vezes semelhante a sintomas decorrentes de outras doenças[8,9,17,24] (Tabela 39.1).

As manifestações podem ser: palidez cutânea, letargia, hipertermia, hipotermia, cianose, icterícia, apneia, hipoglicemia, hiperglicemia, distúrbios respiratórios, distensão abdominal, vômitos, resíduos alimentares, taquicardia, irritabilidade, gemidos, petéquias, má perfusão periférica e escleredema (sinal tardio)[8,9,17,24,25].

Tabela 39.1 – Sinais clínicos na sepse neonatal[8].

Sinais clínicos	RN com sinais (%)
Hipertermia	51
Hipotermia	15
Insuficiência respiratória	33
Apneia	22
Cianose	24
Icterícia	35
Hepatomegalia	33
Letargia	25
Irritabilidade	16
Vômitos	17
Distensão abdominal	11

DIAGNÓSTICO

O diagnóstico de sepse neonatal inclui avaliação dos fatores de risco, quadro clínico, coleta de exames laboratoriais específicos e inespecíficos[8,9,26].

Exames específicos

Hemocultura

A coleta de hemocultura deve ser realizada antes do início dos antibióticos, para controle ou alteração de esquema terapêutico. Deve ser realizada com a técnica adequada de assepsia por punção periférica (arterial ou venosa) e a quantidade de material coletado deve ser adequada para o exame, sendo, em média, de 1mL. Com as técnicas automatizadas, a positividade do exame pode ser detectada em 24 a 48 horas, com a identificação do patógeno.

O isolamento do agente etiológico confirma o diagnóstico de sepse[1,4].

Nos pacientes em uso de antibióticos, a coleta de nova hemocultura deve ocorrer longe do pico de nível sérico (ideal 1 hora antes da dose de antibiótico), para evitar o resultado falso-negativo. Nas gestantes que receberam antibióticos antes do parto ocorre a possibilidade de resultado falso-positivo na hemocultura do RN.

Na suspeita de sepse tardia em pacientes com cateter vascular, recomenda-se a coleta da hemocultura do cateter para o diagnóstico de infecção relacionada ou associada ao cateter vascular.

Cultura de urina

Indicada na sepse tardia, a coleta mais adequada é por punção suprapúbica ou cateterismo vesical. Se ocorrer coleta por saco coletor, o mesmo deve ser trocado a cada 30 minutos.

Liquor (LCR)

Sempre realizar na suspeita de sepse precoce e tardia para afastar o diagnóstico de meningite neonatal. Realizar quimiocitológico, bacterioscópico e cultura.

Cultura de secreções

Ferida cirúrgica, abscessos, líquidos orgânicos (pleural, peritoneal ou ascítico).

Cultura de cateter

Válida para cultura semiquantitativa de rolamento do cateter (técnica de MAKI). Considerar positiva quando houver mais de 15 unidades formadoras de colônia.

Radiografia de tórax e/ou abdome

Para o diagnóstico de pneumonia ou enterocolite necrosante.

Exames inespecíficos

Hemograma

A coleta do hemograma é importante na suspeita de sepse, porém deve ser acompanhada por criteriosa avaliação dos resultados.

Rodwell et al.[1] propuseram um escore com a avaliação de sete parâmetros do hemograma, atribuindo 1 ponto para cada alteração. O escore maior que 3 apresenta 96% de sensibilidade e 78% de especificidade. Deve ser realizada em todas as avaliações do hemograma[2] (Quadro 39.2).

Escore maior que 3 é sugestivo de sepse.

No quadro 39.3 acham-se os valores relativos a neutropenia, neutrofilia, neutrófilos imaturos e relação imaturos/totais, conforme as horas de vida.

Outro índice também usado é o índice neutrofílico[27].

- Glóbulos brancos > de 25.000 ou menor que 2.000.
- Neutrófilos < 1.700.
- Imaturos/totais > 0,2.

Esse índice apresenta sensibilidade de 70% e valor preditivo negativo de 95%.

A coleta do hemograma em RN com suspeita de sepse após o nascimento (fatores de risco) deve ocorrer entre 18 e 24 horas de vida, com controle em 72 horas. Se houver indicação de antibióticos, colher apenas hemocultura ao nascimento e hemograma e proteína C-reativa (PCR) com 18 horas de vida. Na suspeita de sepse tardia, a coleta do hemograma deve ser sempre realizada.

Proteínas da fase aguda inflamatória

São produzidas principalmente pelo fígado como resposta inflamatória imediata à lesão tecidual e/ou infecção.

Proteína C-reativa – entre as proteínas inflamatórias, é a mais usada e investigada. Exame de destaque no diagnóstico de sepse neonatal. Eleva-se na presença de processo inflamatório causado por infecção ou lesão tecidual. A interleucina-6 é o fator de estímulo hepático para sintetizar a PCR. Sintetizada no fígado, tem vida média de 4 a 6 horas. Seus níveis aumentam 4 a 6 horas do início dos sinais de infecção, com pico em 24 a 48 horas[28].

Uma vez na circulação, a PCR ativa o sistema complemento e liga-se às células fagocíticas, com magnificação da resposta imune[29-31].

É bom marcador para infecção, porém pode estar aumentada em outras situações, como febre materna, bolsa rota, asfixia, aspiração de mecônio, punções venosas seriadas, hemorragia intracraniana, vacinações, cirurgia, necrose tecidual, entre outras[32,33].

Importante no diagnóstico e controle do processo infeccioso, auxilia na avaliação da eficácia e da suspensão do tratamento. A PCR negativa é importante para a exclusão de infecção. A determinação seriada de PCR em intervalos de 12-24 horas mostra sensibilidade de 70 a 93% e valor preditivo negativo de 97 a 99,5%[32-39].

Na sepse precoce, recomenda-se a coleta entre 18 e 24 horas de vida, e na sepse tardia, coletas seriadas para avaliação do tratamento com 72 horas (Fig. 39.1).

Quadro 39.2 – Escore hematológico de Rodwell[2].

Glóbulos brancos menores que 5.000 ou maiores que 25.000	1 ponto
Neutrofilia ou neutropenia (ver quadro 39.3)	1 ponto
Neutrófilos imaturos (ver quadro 39.3)	1 ponto
Neutrófilos imaturos/totais (ver quadro 39.3)	1 ponto
Neutrófilos imaturos/segmentados > 0,3	1 ponto
Presença de granulações tóxicas ou vacuolização	1 ponto
Plaquetas < 150.000/mm³	1 ponto

Quadro 39.3 – Valores hematológicos *versus* horas de vida.

Variáveis	Neutropenia		Neutrofilia		Neutrófilos imaturos	Imaturos/totais
	PN < 1.500g	PN > 1.500g	PN < 1.500g	PN > 1.500g		
Nascimento	< 500	< 1.800	> 6.300	> 5.400	> 1.100	> 0,16
12 horas vida	< 1.800	< 7.800	> 12.400	> 14.500	> 1.500	> 0,16
24 horas vida	< 2.200	< 7.000	> 14.000	> 12.600	> 1.280	> 0,16
36 horas vida	< 1.800	< 5.400	> 11.000	> 10.600	> 1.100	> 0,15
48 horas vida	< 1.100	< 3.600	> 9.000	> 8.500	> 850	> 0,13
60 horas vida	< 1.100	< 3.000	> 6.000	> 7.200	> 600	> 0,13
72 horas vida	< 1.100	< 1.800	> 6.000	> 7.000	> 550	> 0,13
120 horas vida	< 1.100	< 1.800	> 6.000	> 5.400	> 500	> 0,12
4º ao 28º dias	< 1.100	< 1.800	> 6.000	> 5.400	> 500	> 0,12

PN = peso de nascimento.

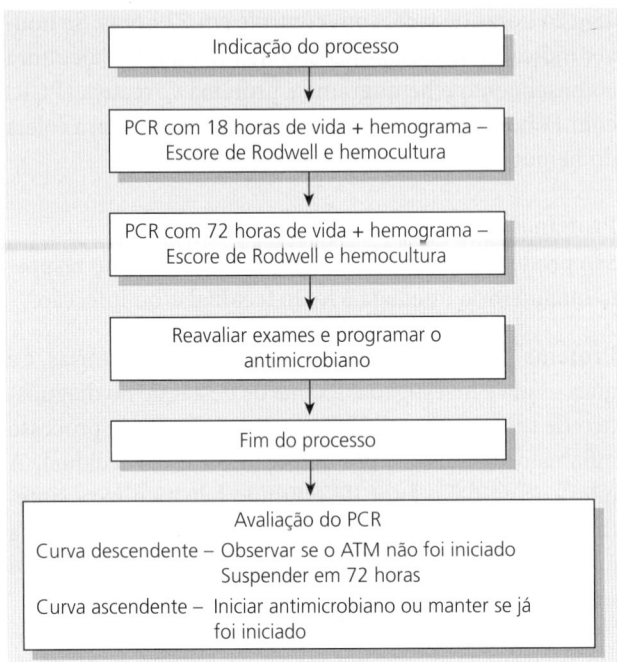

```
┌─────────────────────────────────┐
│      Indicação do processo       │
└─────────────────────────────────┘
                 │
                 ▼
┌─────────────────────────────────┐
│ PCR com 18 horas de vida +       │
│ hemograma – Escore de Rodwell    │
│ e hemocultura                    │
└─────────────────────────────────┘
                 │
                 ▼
┌─────────────────────────────────┐
│ PCR com 72 horas de vida +       │
│ hemograma – Escore de Rodwell    │
│ e hemocultura                    │
└─────────────────────────────────┘
                 │
                 ▼
┌─────────────────────────────────┐
│   Reavaliar exames e programar   │
│        o antimicrobiano          │
└─────────────────────────────────┘
                 │
                 ▼
┌─────────────────────────────────┐
│         Fim do processo          │
└─────────────────────────────────┘
                 │
                 ▼
┌─────────────────────────────────┐
│        Avaliação do PCR          │
│ Curva descendente – Observar se  │
│ o ATM não foi iniciado           │
│ Suspender em 72 horas            │
│ Curva ascendente – Iniciar       │
│ antimicrobiano ou manter se já   │
│ foi iniciado                     │
└─────────────────────────────────┘
```

Figura 39.1 – PCR seriada para o diagnóstico de sepse neonatal.

Procalcitonina

Preconizada para o diagnóstico em infecções sistêmicas em adultos. Em 2005, Valzzawar et al. estudaram a proteína em 67 RN com muito baixo peso e com mais de 7 dias de vida. Para o valor de corte de 0,5ng/mL, os valores preditivos mostraram sensibilidade elevada, especificidade baixa e valor preditivo negativo aceitável[40].

Citocinas

Devido ao melhor entendimento do processo fisiopatológico da sepse, vários estudos têm sido feitos utilizando as citocinas – fator de necrose tumoral e interleucinas-6 e 8 (IL-6 e IL8) – como marcadores precoces de sepse neonatal. Em 2002, Ceccon estudou um grupo de RN com manifestações clínicas sugestivas de sepse. Foram medidos: PCR, IL-6 e IL-8. Nesse estudo, a IL-6 apresentou os melhores índices de sensibilidade, especificidade e valores preditivos negativo e positivo no dia zero da suspeita clínica. Com 24 horas, a PCR foi o melhor marcador. Contudo, a melhor combinação foi IL-6 e PCR com sensibilidade e valor preditivo negativo de 100%[41].

Toll-like

É um receptor que se expressa em granulócitos e monócitos quando identifica alguma estrutura da membrana celular do agente etiológico.

Poucos estudos foram realizados em RN, porém alguns pesquisadores tiveram sucesso com a presença da expressão Toll-like 2 no início do quadro clínico de sepse precoce[42].

A realização de velocidade de hemossedimentação não é recomendada. Tem valor limitado após o exame da PCR.

TRATAMENTO

Cuidados gerais

São de importância semelhante ao uso dos antibióticos: controles de frequência cardíaca, frequência respiratória, oxigenação periférica e central, temperatura, pressão arterial, glicemia, apneia, anemia, distúrbios acidobásico e hidroeletrolítico[8,11,43].

O suporte nutricional adequado é um cuidado importante. Iniciar nutrição parenteral tão logo as condições sejam favoráveis (mais precoce possível). O RN em jejum deve aguardar estabilização clínica (em torno de 48-72 horas), retirada de drogas vasoativas para a introdução da dieta enteral. Caso esteja recebendo dieta enteral, avaliar a necessidade de suspender e, se não, evitar a progressão rápida. Prescrever leite materno cru da própria mãe ou leite pasteurizado de doadora[43].

O suporte ventilatório deve ser bem controlado e o uso de drogas inotrópicas quando necessário[5,43].

Tratamento específico

Por meio de antibioticoterapia. A utilização dos antibióticos deve ser criteriosa seguindo rotina estabelecida na unidade, em concordância com a Comissão de Controle de Infecção Hospitalar (CCIH).

Sepse precoce

Em RN com menos de 34 semanas com fatores de risco, iniciar o tratamento empírico com a associação de ampicilina/penicilina com aminoglicosídeo (gentamicina). Em paciente assintomático com hemogramas e PCR normais (18 e 72 horas) e hemocultura **negativa**, devem-se suspender antibióticos. Se exames alterados e/ou paciente sintomático, manter antibióticos[43-45].

Nos RN com mais de 34 semanas com fatores de risco, se assintomáticos, colher exames com 18 horas de vida. Se os exames forem normais, não utilizar antibióticos. Em paciente sintomático ou com exames alterados, iniciar esquema com ampicilina/ penicilina e gentamicina. Aguardar a hemocultura para selecionar o melhor antibiótico a ser utilizado. Se houver impossibilidade clínica para a coleta de LCR, substituir aminoglicosídeo por cefalosporina de 3ª geração (cefotaxima) ou de cefalosporina de 4ª geração (cefepima)[43,44].

Sempre aguardar a hemocultura para selecionar o melhor antibiótico a ser utilizado[24,25].

Se a hemocultura for **negativa**, manter antibióticos 7 a 10 dias, dependendo da evolução clínica. Com hemocultura **positiva**, selecionar o melhor antibiótico e manter durante 14 dias[45].

A dose de ampicilina/penicilina deve ser de 100mg/kg/dose para melhor cobertura do *Streptococcus agalactie*[7].

Sepse tardia

O melhor esquema terapêutico deve ser orientado pela flora bacteriana hospitalar da unidade neonatal. Recomenda-se iniciar com oxacilina (penicilina semissintética) e amicacina (aminoglicosídco). Não havendo melhora do quadro, a segunda opção será manter a amicacina e associar cefalosporina de 4ª geração. Na impossibilidade de coleta de LCR, utilizar cefalosporina (cefepima) e manter oxacilina.

O RN que evoluir de maneira insatisfatória e os exames persistirem alterados, substituir esquema de acordo com a rotina do serviço e CCIH. Evitar o uso indiscriminado de antibióticos de amplo espectro.

- Hemocultura **negativa** – antibióticos 10 dias[45].
- Hemocultura **positiva** – antibióticos 14 dias[45].
- Hemocultura **positiva com cateter vascular** – a manutenção dos cateterismos umbilicais deve ser mantida no máximo durante 5 dias. Já em caso de cateteres centrais de inserção periférica (PICC) e flebotomias, se os germes isolados forem gram-negativos ou fungos, é obrigatória a retirada do cateter. Um novo cateter só poderá ser repassado após hemocultura negativa ou no mínimo 72 horas de antibiótico adequado. Quando necessário colher nova hemocultura, fazê-lo 1 hora antes da próxima dose do antibiótico. Assim, evitam-se falso-negativos.

Em caso de sepse com hemocultura positiva para gram-positivos, avaliar a retirada do cateter vascular. Se a opção for a manutenção do cateter, deve-se somente infundir antibióticos. A nutrição parenteral ou outras medicações devem ser infundidas por outro acesso periférico. Na evolução insatisfatória, retirar o cateter.

Se a hemocultura identificar bactéria multirresistente, isolar o paciente em coorte e separar os contactuantes com a realização de *swab* nasofaríngeo, pela possibilidade de se tratar de *Staphylococcus aureus* oxacilinorresistente, e também das regiões inguinal e axilar (para identificar a ocorrência de gram-negativo).

Após dois *swabs* seguidos negativos, os contactuantes podem retornar ao setor.

Colonização fúngica – todo RN invadido (ventilação mecânica, nutrição parenteral, cateter vascular) deve realizar semanalmente exame micológico de secreções traqueal e retal. Se o resultado for positivo, iniciar terapia com fluconazol (por via intravenosa ou oral) durante 14 dias[24,46,47].

Esquema de profilaxia de infecção fúngica para RN com peso de nascimento inferior a 100 gramas

- **RN com peso ao nascer de 750 gramas a 1.000 gramas e submetido à ventilação mecânica e/ou com presença de cateter venoso central (CVC)** – realizar cultura/micológico direto de *swab* anal e secreção traqueal.

Com 72 horas de vida – *swab* anal e/ou secreção orotraqueal. Colher no 7º e 14º dia de vida e subsequentemente a cada sete dias, enquanto mantiver procedimentos invasivos. Se o processo invasivo for após 72 horas de vida, coletar pesquisa de fungos no dia da invasão (passagem de CVC ou entubação orotraqueal) e iniciar rotina acima.

- **RN com peso ao nascer inferior a 750 gramas e submetido à ventilação mecânica e/ou com presença de CVC** – realizar cultura/micológico direto de *swab* anal e secreção traqueal com 72 horas de vida.

Introduzir fluconazol profilático na dose de mg/kg 2 vezes por semana, independente do resultado da colonização. Porém, se a colonização for positiva, colher hemocultura para descartar fungemia. Não é necessário pesquisa de fungo semanal após a introdução do fluconazol.

Antes da introdução de profilaxia, sempre coletar amostra de hemocultura para descartar candidemia. Se o resultado for positivo, iniciar tratamento.

Primeira escolha – micafungina10mg/kg/dia.

Segunda escolha – anfotericina lipossomal 5 a 7mg/kg/dia.

Realizar para investigação: fundo de olho, ecocardiograma e coleta de liquor. Avaliar retirada de cateteres centrais sempre que possível. Se o resultado da hemocultura for negativo: fluconazol 3mg/kg/dia, 2 vezes na semana, durante 3 semanas (dose profilática).

Se o resultado da hemocultura for negativo, introduzir fluconazol por via intravenosa, 3mg/kg/dia, 2 vezes na semana durante três semanas.

Sete dias após a suspensão da profilaxia, caso o RN possua CVC e/ou VM, recomenda-se colher nova cultura de vigilância e, se positiva, só observar.

Se for retirado o CVC ou VM antes das três semanas, interromper a profilaxia.

- **RN com suspeita clínica de sepse já em vigência da profilaxia com fluconazol** – rotina usual em relação à terapia para sepse bacteriana. Deixar o fluconazol em dose terapêutica: ataque de 25mg/kg/dia e após 12mg/kg/dia, até o resultado da hemocultura e evolução clínica.

Se a hemocultura for negativa para fungos, reduzir a dose para 3mg/kg/dia, até completar o tempo de profilaxia (3 semanas).

Colher ALT, AST, bilirrubinas nos dias 0, 7, 14 e 21 da profilaxia, após uma semana do término do tratamento. No caso de hemocultura positiva para fungo, tratamento com anfotericina e controle de hemocultura a cada 7 dias. Após negativação da hemocultura, manter o tratamento por mais 14 dias[24,47].

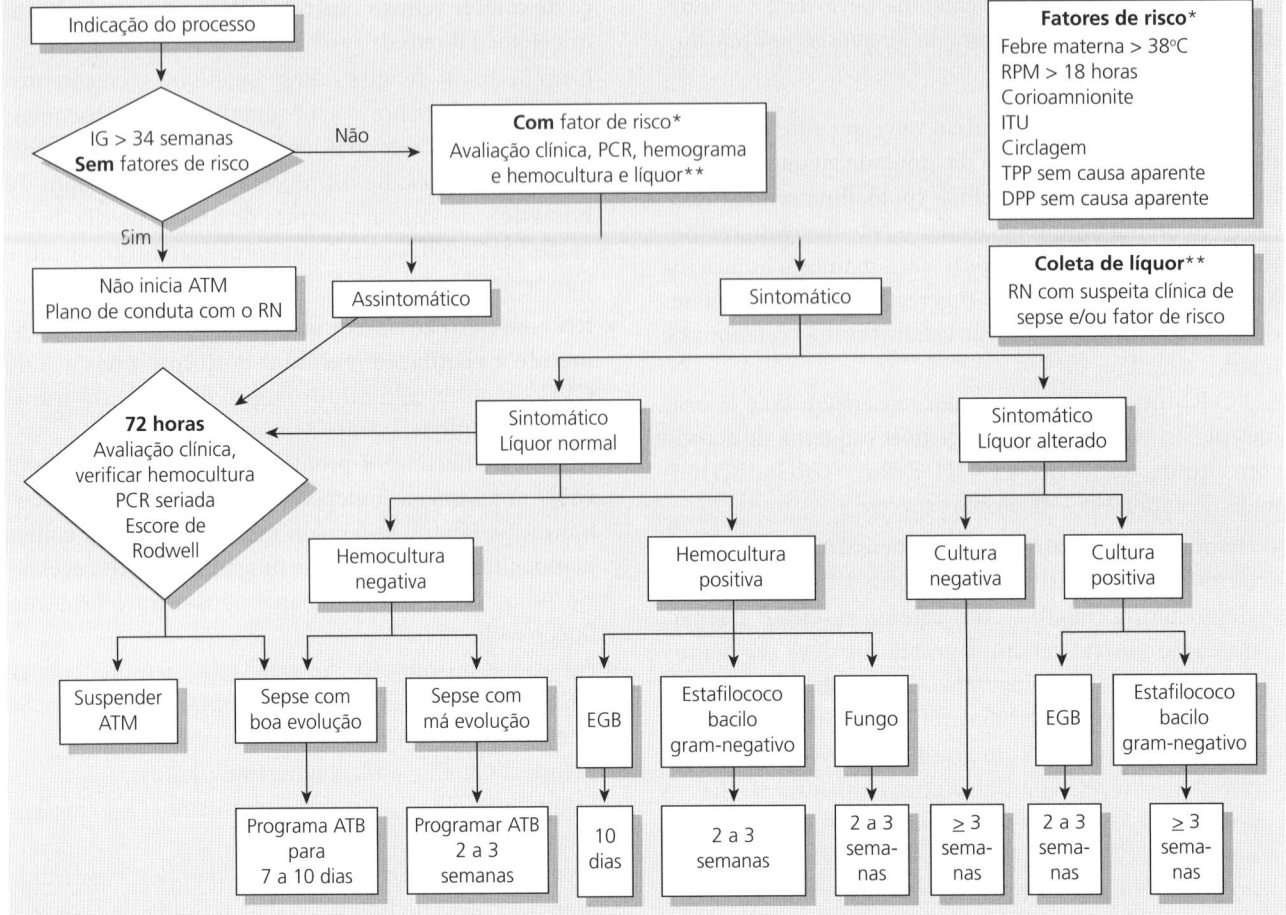

Figura 39.2 – Indicação e duração da antibioticoterapia. PCR = proteína C-reativa; RPM = ruptura prematura das membranas; ITU = infecção do trato urinário; TPP = trabalho de parto prematuro; DPP = descolamento prematuro da placenta; ATM = antimicrobiano; EGB = estreptococo do grupo B; ATB = antibiótico.

As doses e intervalos de administração dos antibióticos variam conforme a idade gestacional, idade pós-natal, peso de nascimento, funções renal e hepática dos pacientes.

Outras terapêuticas

Fator estimulador humano de colônias de granulócitos – está indicado nos pacientes com sepse e neutropenia acentuada (menor que 700 neutrófilos).

Dose de 5µg/kg/dia durante 3 a 5 dias ou até os leucócitos alcançarem o número absoluto de 30.000[18,48].

Imunoglobulinas têm resultados discordantes no tratamento e profilaxia da sepse neonatal. Sua utilização não se confirmou eficaz, não sendo utilizada no tratamento da sepse[43].

A figura 39.2 mostra esquematicamente o tratamento da sepse neonatal.

PREVENÇÃO

São necessárias medidas de prevenção e controle de infecções nos recém-nascidos. Há necessidade de investimen-

tos e medidas básicas, como o atendimento adequado à gestante no pré-natal e trabalho de parto e ao recém-nascido. Melhoria nas condições de atendimento ao recém-nascido de alto risco com investimentos em materiais, equipamentos, área física, pesquisas, atualização e padronização de rotinas, treinamentos das equipes que atuam na unidade neonatal, incentivo ao aleitamento materno, uso padronizado e criterioso dos antibióticos, grupos de pais com a equipe (médicos e paramédicos)[11,15,19].

A conscientização dos profissionais que atuam nas unidades neonatais para as medidas preventivas pode melhorar a assistência aos RN, com menos complicações durante a internação e melhor qualidade de vida após a alta hospitalar.

REFERÊNCIAS

1. Rodwell RL, Leslei AL. Early diagnosis of neonatal sepsis using a hematologic scoring system. J Pediatr. 1988;112(5):761-7.
2. Levy MM, Mitchell P, Marshall JC, Abraham E, Angus D, Cook D, et al. 2001 SCCM/ESICM/ACCP/ATS/SIS International Sepsis Definitions Conference. Crit Care Med. 2003;31(4):1250-6.

3. Jafari H S, Mccracken GH. Sepsis and septic shock: a review for clinicians. Pediatr Infect Dis J. 1992;11(9):739-47.

4. Saiman L. Risk factors for hospital-acquired infection in the neonatal intensive care unit. Semin Perinatol. 2002;26(5):315-21.

5. Carcillo JA, Fields AI; American College of Critical Care Medicine Task Force Committee Members. Clinical practice parameters for hemodynamic support of pediatric and neonatal patients in septic shock. Crit Care Med. 2002;30(6);1365-70. Review.

6. CDC cites nosocomial infection criteria for neonates, infants. Hospital Infection Control. 1989;16:7-12.

7. Centers for Disease Control and Prevention. Prevention of perinatal group B Streptococcal disease. A public perpective. MMWR. 1996;45(RR-7):1-24.

8. Klien JO, Marcy SM. Bacterial sepsis and meningitis. In: Remington JS, Klein JO (eds). Infectious diseases of the fetus and newborn infant. 5th ed. Philadelphia: WB Saunders; 200.p.943-98.

9. Baley JE, Goldfarb J. Neonatal infections. In: Klaus MH, Fanaroff AA (eds). Care of the high-risk neonate. Philadelphia: WB Saunders Co; 2001.p.1327-44.

10. Larsen JW, Sever JL. Group B Streptococcus and pregnancy: a review. Am J Obstet Gynecol. 2008;198(4):440-8.

11. Schuchat A, Zywicki SS, Dinsmoor MF, Mercer B, Romaguera J, O'Sullivan MJ, et al. Risk factors and opporunities for prevention of early-onset neonatal sepsis: a multicenter case-control study. Pediatrics. 2000;105(1 Pt 1):21-6.

12. Illuzzi JL, Bracken MB. Duration of intrapartum prophilaxis for neonate group B streptocccal disease: a systematic review. Obstet Gynecol. 2006;108(5):1254-65.

13. Herbst A, Kallen K. Time between membrane rupture and delivery and septicemia in term neonates. Obstet Gynecol. 2007:110(3):612-8.

14. Escobar GJ. What have we learned from observational studies on neonate sepsis? Pediatr Crit Care Med. 2005;6(3 Suppl):S138-45.

15. Clark R, Powers R White R, Bloom B, Sanchez P, Benjamin DK Jr. Nosocomial infection in the NICU: a medical complication or unavoidable problem? J Perinatol. 2004;24(6):382-8.

16. Schelonka RL, Infante AJ. Neonatal Immunology. Semin Perinatol. 1988; 22(1):2-14. Review.

17. Baltimore R. Neonatal sepsis: epidemilogy and management. Pediatr Drugs. 2003;5(11):723-40. Review.

18. Stoll BJ, Hansen N, Fanaroff AA, Wright LL, Carlo WA, Ehrenranz RA, et al. Changes in patogens causing early-onset sepsis in very-low-birth-weight infants. N Engl J Med. 2002;347(4):240-7.

19. Mussi-Pinhata MM, Rego MA. Particularidades imunológicas do pré-termo extremo: um desafio para a prevenção da sepse hospitalar. J Pediatr (Rio J). 2005;81 (1 Suppl)S59-68.

20. Kenzel S, Henneke P. The innate immune system and its relevance to neonatal sepsis. Curr Opin Infct Dis. 2006;19(3):264-70.

21. Adams- Chapman I, Stoll BJ. Neonatal infection and long-term neuridevelopmental outcome in the preterm infant. Curr Opin Infect Dis. 2006;19(3):290-7.

22. Sáez-Llorens X, Mccracken GH Jr. Sepsis syndrome and septic shock in pediatrics: current concepts of terminology, pathophysiology, and management. J Pediatr. 1993;123(4):497-508.

23. Levy O, Martin S, Eichenwald E, Ganz T, Valore E, Carroll SF, et al. Impaired innate im,unity in the newborn. Pediatrics. 1999; 104(6):1327-33.

24. St Geme JW 3rd, Polin RA. Neonatal sepsis; progress in diagnosis and management. Drugs. 1988; 36(6):784-800.

25. Berhman RE, Kliegman RM, Jensos HB. Nelson Textbook of Pediatrics. 17th ed. Philadelphia: Saunders; 2004.

26. Khalid N H. Definitions of bloodstream infection in the newborn. Pediatr Crit Care Med. 2005;6:S45-9.

27. Rugolo LMSS; Sociedade de Pediatria de São Paulo. Manual de neonatologia. São Paulo: Revinter; 2000.

28. Malik A, Hui CP, Pennie RA, Kirpalani H. Beyond the complete blood cell conunt and C-reactive protein: a systematic review of modern diagnostic teste for neonatal sepsis. Arch Pediatr Adolesc Med. 2003;157(6):511-6.

29. Gabay S, Kushner I. Mechanism of disease: acute-phase proteins and other systemic responses to inflamation. N Engl J Med. 1999; 340(6):448-54.

30. Ballou SP, Kushner I. C-reactive protein and the acute phase response. Adv Intern Med. 1992;37:313-36.

31. Vigushin DM, Pepys MB, Hawkis PN. Metabolic and scintigraphic studies of radioiodinated human C reactive protein in health and diseae. J Clin Invest. 1993;91(4):1351-7.

32. Pourcyrous M, Bada HS, Korones SB, Baselki V, Wong SP. Significance of serial C-reative protein responses in neonatal infeccion and other disorders. Pediatrics. 1993;92(3):431-5.

33. Russel G, Smyth A, Cooke R. Receiver operating characteristics curves of comparasion of serial neutrophil band form and C reactive protein in neonates at risk for infection. Arch Dis Child. 1992; 67(7 Spec No.):808-12.

34. Gerdes JS, Polin RA. Sepsis screen in neonates with evaluation of plasm fibronectin. Pediatr Infect Dis J. 1987;6(5):443-6.

35. Kawamura M, Nishida H. The usefulness of serial C reactive protein mesurements in managing neonatal infection. Acta Paediatr. 1995;84(1):10-3.

36. Berger C, Uchling J, Ghelfi D, Blau N, Fanconi S. Comparasion of C-reactive protein and white blood cell count with differential in neonates at risk for septicaemia. Eur J Pediatr. 1995;154(2):138-44.

37. Benitz WE, Han MY, Madan A, Ramachandra P. Serial serum C-reative protein levels in the diagnosis of neonatal infection. Pediatrics. 1998;102(4):E41.

38. Franz A, Steinbach G, Kron M, Pohlandt F. Reduction of unncesary antibiotic therapy in newborn infants using interleukin 8 e c reactive protein as markers of bacterial infection. Pediatrics. 1999; 104(3 PT 1):447-53.

39. Chisea C, Pellegrini G, Panero A, Osborn JF, Signores F, Assuma M, et al. C reactive protein, interleukin 6 and procalcitonin in the immediate postnatal period: influence of illness severity, risks, status, antenatal and perinatal complications and infection. Clin Chem. 2003;49(1);51-9.

40. Valzzawar R, Pina-Rodrigues E, Puppala BL, Anqst DB, Schewig L. Procalcitonin in as a screening test for late onset sepsis in preterm very low birth weight infants. J Perinatol. 2005(6);25:397-402.

41. Ceccon MERJ. Análise do uso das interleucinas 6 e 8 e proteína C reativa para diagnóstico e seguimento terapêutico de recém-nascidos com sepse tardia internados na unidade de cuidados intensivos neonatais [tese]. São Paulo: Faculdade de Medicina da Universidade de São Paulo; 2002.

42. Viemann D, Dubbel G, Schleifebaum S, Harms E, Sorg C, Roth J. Expression of Toll-like receptors in neontal sepsis. Pediatr Res. 2005;58:654-9.

43. Riedemann NC, Guo EF, Ward PA. Novel strategies for treatment of sepsis. Nat Méd 2003; 9(5):517-524.

44. Clark RH BB, Spitzer AR, Gerstmann DR. Empiric use of ampicillin and cefotaxime, compared with ampicillin and gentamicin, for neonates at risk for sepsis is associated with an increased risk of neonatal death. Pediatrics. 2006;117(1):67-74.

45. Fanos V, Cuzzolin L, Atzei A, Testa M. Antibiotics and antifungal in neonatal intensive care units: a rewiew. J Chemother. 2007: 19(1):5-20.

46. Maródi L, Johnston RB Jr. Invasive Candida species disease in infants and children: occurrence, riskfactors, management and innate host defense mechanisms. Curr Opin Pediatr. 2007;19(6): 693-7.

47. Moreira MEL. Controvérsias a respeito da sepse fúngica no pré-termo extremo: profilaxia e esquemas terapêuticos. J Pediatr (Rio J). 2005;81(1):S52-8.

48. Berstein HM, Pollock BH, Calhoun DA, Christensen RD. Administration of recombinant granulocute colony-stimulating factor to neonates with septicemia: a meta-analysis. J Pediatr. 2001; 138(6):917-20.

Meningite Neonatal

Roberta Fernandes Moraes Tahan
Walter Nelson Cardo Junior

A meningite neonatal representa importante causa de mortalidade apesar dos avanços na terapia antimicrobiana e cuidados intensivos. Representa, também, um grave problema pelas frequentes sequelas neurológicas.

A meningite neonatal é aquela que ocorre até 28 dias de vida, sendo identificada como inflamação da meninge caracterizada pelo número anormal de células (leucócitos) em líquido cerebroespinhal (LCR)[1,2].

A meningite bacteriana é a meningite com isolamento de bactéria patogênica em LCR[1-3].

INCIDÊNCIA

A meningite neonatal é mais frequente no período neonatal do que em qualquer outra faixa etária. Tem incidência em 0,2 a 1:1.000 nascidos vivos, porém é mais frequente em recém-nascidos (RN) pré-termo. Está normalmente associada à sepse neonatal (aproximadamente 1 para cada 4 casos de sepse), com elevada taxa de morbimortalidade[1-3].

ETIOLOGIA

As bactérias que provocam a meningite neonatal são semelhantes àquelas da sepse. Os agentes mais identificados são: *Escherichia coli*, *Streptococcus* do grupo B beta-hemolítico (*agalactie*), *Listeria monocytogenes*. Os estreptococos e a *Escherichia coli* (K_1) são relacionados à flora materna e responsáveis por 75% dos casos de meningite.

Outros micro-organismos estão relacionados ao ambiente hospitalar (flora hospitalar): *Klebsiella*, *Serratia*, *Staphylococcus aureus*, *Staphylococcus* coagulase-negativa, *Pseudomonas*, enterococos, *Enterobacter* e fungos[2-5].

FATORES DE RISCO

A meningite neonatal está relacionada a diversos fatores, como virulência do micro-organismo e deficiências imunológicas do paciente. Fatores maternos e neonatais são importantes isoladamente ou combinados[2,4].

Os fatores de risco são semelhantes àqueles da sepse neonatal (precoce e tardia)[3-5].

FISIOPATOLOGIA

A maioria dos casos de meningite resulta de bacteriemia e pode estar relacionada à contiguidade do foco infeccioso[5].

As barreiras hematocelular e hematoliquórica envolvem a membrana aracnoide, o epitélio do plexo coroide e o endotélio da microvasculatura cerebral[1-3]. Regulam as funções que incluem o transporte ativo, a difusão facilitada, a secreção e a produção de LCR e a manutenção da homeostasia do sistema nervoso central. Dependendo do grau da inflamação, ocorre aumento da permeabilidade das barreiras e a migração de leucócitos para o espaço subaracnoide com a liberação de radicais livres, oxigênio, proteases e substâncias tóxicas, produzindo o edema citotóxico[1,3]. Há, também, alteração na hemodinâmica do LCR, do metabolismo cerebral e da autorregulação vascular cerebral, levando a edema cerebral grave, aumento da pressão intracraniana e redução do fluxo sanguíneo cerebral, vasculite e trombose de vasos levando à isquemia cerebral[3]. A interação dos eventos produz lesão neuronal e alteração cerebral focal ou difusa irreversível[2]. As bactérias atravessam as barreiras hematocerebral e hematoliquórica. Os mecanismos de defesa no líquido cerebral são mínimos, ocorrendo rápida multiplicação bacteriana[1-3]. Ocorre inflamação das meninges, provocando edema vascular, isquemia cerebral e lesão tecidual[2].

QUADRO CLÍNICO

As manifestações clínicas da meningite podem ser indistinguíveis com as daquelas da sepse neonatal, que são letargia, irritabilidade, distúrbios respiratórios, apneia, vômitos, distensão abdominal e problemas alimentares, hipertermia, hipotermia, abaulamento de fontanela e convulsões que são frequentemente observadas na fase aguda da doença[1-4] (Tabela 39.2).

Alguns RN podem ser assintomáticos, devendo ser analisados os riscos maternos e/ou neonatais.

DIAGNÓSTICO

A punção lombar para a análise do LCR é o único método de confirmação de meningite. Deve ser feita em todos

Tabela 39.2 – Manifestações clínicas[4].

Sinal clínico	% RN
Hipertermia	61
Letargia	50
Vômitos	49
Desconforto respiratório	47
Apneia	7
Convulsões	40
Irritabilidade	32
Fontanela abaulada e tensa	28
Icterícia	28
Rigidez de nuca	15

RN com sinais clínicos e laboratoriais de sepse ou suspeita de meningite antes do início dos antibióticos[3,5].

Algumas situações podem dificultar ou prejudicar a coleta de LCR, são elas: plaquetopenia e/ou sinais de sangramento, hipertensão intracraniana, instabilidade cardiorrespiratória, porém deve-se realizar a coleta logo que possível, em período de até 24 horas após antibioticoterapia. A utilização de antibióticos pela mãe ou o uso de antibióticos pelo RN pode dificultar a identificação do agente bacteriano.

Na análise do LCR, observa-se aumento do número de leucócitos, aumento de proteína e/ou glicose baixa[1,2,4,6,7].

Exames subsidiários

Quimiocitologia
Existem diversos relatos para a normalidade do exame, o que dificulta na avaliação do exame. A avaliação deve ser criteriosa.

Número de leucócitos – nos RN a termo, o número pode varia de 0 a 32 células (média de 5 a 8/mm^3) e nos pré-termo de 0 a 29 células (média de 9/mm^3) com predomínio de polimorfonucleares em torno de 60%. Freij et al.[2] descrevem a doença com a celularidade maior que 32/mm^3 (média de 9/mm^3).

Proteína – ocorre hiperproteinorraquia. Valores maiores que 120mg/dL são patológicos. Lembrar que nas infecções congênitas, hemorragias e obstruções ventriculares também ocorre aumento de proteínas no LCR.

Glicose – ocorre glicorraquia. Considera-se que a glicose do LCR corresponda a 2/3 da glicemia plasmática (valor médio de 50 a 80mg/dL). Nas coletas com presença de sangramento, tem valor duvidoso pelo consumo de glicose pelas hemácias.

Bacterioscópico – identificação precisa e rápida da etiologia bacteriana. O esfregaço do sedimento liquórico, corado pelo método de Gram, permite identificar micro-organismo. É menos sensível que a cultura para detectar micro-organismos[6,8].

Cultura – confirma o diagnóstico de meningite. Define o agente etiológico e orienta para a terapêutica adequada[3,5,8].

Controle de LCR – após 48 horas de antibioticoterapia (máximo em 72 horas)[3]. Se a cultura de LCR permanecer positiva mesmo com antibiótico adequado, é recomendada a punção ventricular para afastar o diagnóstico de ventriculite[3].

Outros exames

- A ultrassonografia de crânio é um exame de fácil realização, devendo ser realizada durante e após o tratamento de meningite. Permite a avaliação da evolução e das complicações[3,9].
- A tomografia de crânio é recomendada na meningite neonatal para afastar as possíveis complicações[3,9].
- A ressonância nuclear magnética está indicada em casos com suspeita de ventriculite, abscesso e hidrocefalia.
- Eletroencefalograma e polissonografia neonatal são realizadas principalmente em pacientes com evolução não satisfatória e que apresentam crises colvulsivas[3,10].

TRATAMENTO

Medidas de suporte geral semelhante à sepse neonatal. Controles gerais e medidas de suporte nutricional, hidroeletrolítico, respiratório e inotrópico[1,3,9].

Antibioticoterapia

Meningite de início precoce
Iniciar com ampicilina e cefalosporina de 3ª ou 4ª geração. Se a cultura for negativa e o LCR de controle normal, manter antibióticos durante 21 dias[3,9].

Cultura positiva[3,9]:

- *Streptococcus* do grupo B e *Listeria monocytogenes* – ampicilina durante 14 dias.
- *Escherichia coli* ou outro gram-negativo – cefalosporina de 3ª ou 4ª geração durante 21 dias.

Meningite de início tardio
Iniciar com oxacilina e cefalosporina de3ª ou 4ª geração. Após cultura negativa e controle de LCR normal, manter antibióticos durante 21 dias[3,9].

Cultura positiva[3,9]:

- Gram-negativo – cefalosporina durante 21 dias.
- *Staphylococcus aureus* ou *Staphylococcus* coagulase-negativa – antibioticoterapia durante 14 dias, conforme o resultado de antibiograma.
- Enterococos – ampicilina ou vancomicina durante 14 dias.
- *Candida* – anfotericina; o tempo de tratamento depende da normalidade do LCR e da cultura de controle negativa. Deve ser mantida 14 dias após a primeira cultura negativa.

O uso de corticosteroides não parece ter melhorado o resultado da meningite neonatal[10].

COMPLICAÇÕES

A frequência de sequelas neurológicas é alta (em torno de 67%), com atraso no desenvolvimento neuropsicomotor, hidrocefalia, convulsões, alterações motoras graves, alterações visuais, surdez adquirida e déficit intelectual[2,11,12].

As alterações neurológicas após a doença aguda podem ser observadas na internação (hidrocefalia) ou no acompanhamento pós-alta hospitalar[12].

O acompanhamento ambulatorial dos RN com meningite é fundamental para o diagnóstico precoce e tratamento das sequelas, propiciando melhores condições de vida. Envolve equipe multiprofissional e deve ser realizado a longo prazo[3,9,12].

PROGNÓSTICO

A mortalidade ainda é elevada (3 a 13%) e a incidência de comprometimento do neurodesenvolvimento varia de 20 a 50%[10].

REFERÊNCIAS

1. Feigin RD, McCracken GH Jr, Klein JO. Diagnosis and management of meningitis Pediatr Infect Dis J. 1992;11(9):785-814.
2. Freij BJ, McCracken GH Jr. Acute infecions. In: Avery GB, Fletcher MA, Mac Donald M (eds). Neonatology pathophysiology and management of the newborn. 4th ed. Philadelphia: JB Lippincott Company; 1994.p.1082-116.
3. Heath PT, Nik Yusoff NK, Baker CJ. Neonatal meningitis. Arch Dis Child Fetal Neonatal Ed. 2003;88(3):F173-8.
4. Klein JO. Bacterial sepsis and meningitis. In: Remington JS, Klein JO. Infectious diseases of fetus and newborn infant. 5th ed. Philadelphia: WB Saunders; 2001.p.943-98.
5. Wiswell T, Baumgart S. No lumbar puncture in the evolution for early neonatal sepsis: will meningitis be missed? Pediatrics. 1995;95(8):803-6.
6. Ahmed A, Hickey SM, Ehrett S, Trujillo M, Brito F, Goto C, et al. Cerebrospinal fluid values in the term neonate. Pediatric Infect Dis J. 1996;15(4):298-303.
7. Hristeva L, Bowler I, Booy R, King A, Wilkinson AR. Value of cerebrospinal fluid examination in diagnosis of meningitis in the newborn. Arch Dis Child. 1993;69(5 Spec No):514-7.
8. Nel E. Neonatal meningitis: mortality, cerebrospinal fluid and microbiological findings. J Trop Pediatr. 2000;46(4):237-9.
9. Wubbel L, McCracken GH Jr. Management of bacterial meningitis: 1998. Pediatr Rev. 1998;19(3):78-84.
10. Bany-Mohammed F. Meningitis. In: Gomella TL, Cunningham MD, Eyal FG (eds). Neonatology. Management, procedures, on-call problems, diseases and drugs. 6th ed. New York: McGraw-Hill; 2013.p.754-7.
11. Bale JF, Murph JR. Infections of the central nervous system in the newborn. Clin Perinatol.1997;24(4):787-6.
12. Klinger G, Chin CN, Beyene J, Perlman M. Predicting the outcome of neonatal bacterial meningitis. Pediatrics. 2000;106(3):477-82.

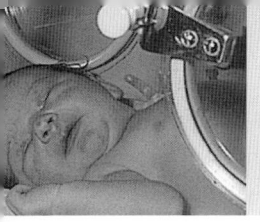

CAPÍTULO 40

Doença Diarreica

Conceição A. M. Segre

Atualmente, a doença diarreica no período neonatal é de ocorrência pouco frequente. É mais comum em lactentes, geralmente em crianças acima de 6 meses de vida, contudo, no período neonatal, pode causar morbidade significativa, representar até mesmo risco de vida e, potencialmente, perigo para outros recém-nascidos (RN) da unidade neonatal[1].

A situação peculiar de certa proteção ao RN é explicada pelo aleitamento materno, pela segregação relativa a que é submetido nos primeiros dias de vida e por melhores condições de higiene e educação sanitária[2].

CONCEITO

Diarreia é definida como sendo a passagem frequente (mais de três vezes) de fezes aquosas ou amolecidas. Denomina-se diarreia crônica o episódio que se mantém por mais de duas semanas. O RN pode, normalmente, evacuar, em média 6-8 vezes ao dia, mas vale ainda lembrar que um RN em aleitamento materno pode apresentar até maior número de evacuações nas 24 horas, sem que esse fato signifique doença diarreica. Nesse caso, o RN estará bem, ativo, ganhando regularmente peso e não deverá apresentar nenhuma outra normalidade. Lembrar que as fezes normais de um RN alimentado ao seio materno podem variar de cor amarelo-ouro até esverdeada[3].

Algumas condições a que o RN se acha sujeito no período neonatal podem provocar o aparecimento de fezes amolecidas ou aquosas, com maior frequência, sem que se trate de um episódio diarreico, como é o caso do RN submetido à fototerapia.

Outras causas de doença diarreica não infecciosa incluem os distúrbios metabólicos e enzimáticos[4].

ETIOLOGIA

A diarreia no RN está muito mais relacionada a causas não infecciosas, alterações na dieta e a práticas alimentares inadequadas, do que a agentes patogênicos específicos. Contudo, pela potencial gravidade dos quadros provocados por esses agentes, principalmente em locais onde as normas de prevenção de infecções deixam de ser rigorosamente aplicadas (e os motivos são os mais variados), essa possível etiologia deve ser cuidadosamente analisada.

Doença diarreica de causas infecciosas

Pode ser devida a inúmeros agentes, como vírus, bactérias, fungos e parasitas[1,2,5,6].

Rotavírus – encontram-se entre os agentes mais importantes causadores de doença diarreica, já tendo sido descritos casos esporádicos ou epidemias em unidades neonatais. Os rotavírus são estáveis sobre as superfícies ambientais ou brinquedos, tornando sua eliminação muito difícil, podendo permanecer como endemia até por dois anos depois de seu estabelecimento inicial. A maioria dos RN nos quais se encontram vírus nas fezes, porém, é assintomática e as razões para tanto não estão bem esclarecidas, podendo incluir a ação protetora do leite materno. Em alguns casos a doença pode ser grave, com desidratação, distúrbios metabólicos, convulsões, episódios de apneia e bradicardia. Os rotavírus também podem ser agentes causadores de enterocolite necrosante, contudo, parece que a associação ao rotavírus torna a afecção menos grave do que se ocorrer com outros agentes[5,6].

Outros vírus também podem causar diarreia no RN, como os adenovírus entéricos, os calicivírus e os astrovírus[2].

Escherichia coli – a *E. coli* prontamente coloniza o trato gastrintestinal do RN sadio nos primeiros dias de vida e permanece como sendo o coliforme aeróbio predominante da flora fecal durante toda a vida do indivíduo. A diarreia causada pela *E. coli* pode ser mediada por diferentes mecanismos. Algumas raças são enterotoxigênicas (produzem toxinas termolábeis ou termoestáveis e provocam doença intraluminal, carreando água e eletrólitos para o lúmen intestinal), outras são enteropatogênicas (promovem a destruição das microvilosidades e mostram forte aderência entre a bactéria e a membrana da célula epitelial em áreas localizadas), ou êntero-hemorrágicas (produzem uma toxina shiga-símile), enteroinvasivas (invadem o epitélio do colo e causam ulceração), ou enteroagregantes (aderem difusamente às células epiteliais intestinais). Além de infecção intestinal, podem provocar infecções à distância como sepse, infecção urinária e meningite[2].

Shigella – causa diarreia por invasão e subsequente destruição da mucosa intestinal do colo, com presença de grande reação neutrofílica e muco resultando em diarreia mucossanguinolenta. O RN é contaminado, em geral, pelas fezes maternas. A doença pode ser transmitida pessoa a pessoa, por meio de alimentos e água e um pequeno inóculo é suficiente para desencadear o quadro. A Shigella pode causar, além da diarreia, colite pseudomembranosa, hemólise, síndrome hemolítico-urêmica, convulsões, sepse, pneumonia, meningite, peritonite e perfuração intestinal. Outros agentes podem causar diarreia mucossanguinolenta no RN como Yersinia, Campylobacter e Aeromonas[1,2].

Salmonella – também invade a mucosa intestinal, mas não provoca grande destruição dessa. Os organismos passam através da mucosa, atingem a lâmina própria e aí provocam fenômenos inflamatórios, de modo que a ulceração é menos evidente. A transmissão da bactéria se dá, na maioria das vezes, a partir do pessoal do berçário e, mais raramente, através do canal de parto. Alimento ou água contaminados e fômites (reanimadores de sala de parto, termômetros retais, equipamento de aspiração orofaríngea, água de banho-maria, reservatórios de sabão, balanças, filtros de ar condicionado) também podem ser fontes de contaminação. Pacientes com malformações, pré-termo e portadores de doenças de base têm maior risco de ser infectados. Quando o RN entra em contato com a Salmonella, pode não apresentar infecção, ter infecção assintomática, infecção clínica (diarreia) ou infecção à distância. Além de provocar infecção intestinal, a Salmonella pode disseminar-se provocando graves quadros clínicos, tais como sepse, meningite, artrite séptica, osteomielite e pneumonia. Às vezes, a Salmonella é também responsável por quadros clínicos menos frequentes: pericardite, pielite, peritonite, otite média, mastite, colecistite, endoftalmite, abscesso cutâneo e infecção de céfalo-hematoma. Uma vez que a Salmonella se instala em unidade neonatal, sua eliminação é muito difícil, podendo levar de semanas até mais de 2 anos[1,2].

A diarreia causada pelo Vibrio cholerae é muito rara no RN, podendo ocorrer em localidades onde a doença é prevalente[6].

Staphylococcus aureus – produz enterocolite pseudomembranosa[2].

Clostridium difficile – também é responsável por enterocolite pseudomembranosa. Esse agente pode determinar

diarreia aquosa ou sanguinolenta, chegando a provocar perfuração de colo. Seu diagnóstico é difícil no RN, pois muitas crianças podem ser portadoras e não apresentar diarreia[1,7].

Outros agentes – além desses organismos, outros ainda mais raramente podem provocar doença diarreica no RN, como Pseudomonas, Klebsiella, Enterobacter e Proteus. Em relação aos estreptococos, não há evidências que o estreptococo do grupo D possa causar diarreia no RN, sendo interpretado como constituinte da flora normal do RN. A Candida albicans pode ser responsável por enterocolite necrosante nos RN pré-termo, que estão em uso de cateter, ou foram submetidos a procedimentos cirúrgicos[2].

Doença diarreica devido a causas não infeciosas

Nesses casos, estão incluídas fibrose cística, distúrbios de absorção de carboidratos (como as deficiências de dissacaridases ou a deficiência congênita de lactase, entre outras), distúrbios da absorção de proteínas, distúrbios de absorção de gorduras (como a abetalipoproteinemia ou a má absorção de ácidos biliares), defeitos no transporte de eletrólitos (como a cloridorreia congênita), defeitos da arquitetura das vilosidades intestinais, distúrbios inflamatórios (como intolerância à proteína do leite de vaca, à proteína de soja) e imunodeficiências primárias (como AIDS, displasia tímica) ou ainda outras situações como a acrodermatite êntero-hepática (associada à deficiência de zinco) e a síndrome do intestino curto (em RN submetidos à ressecção intestinal)[1].

Geralmente são doenças raras e às vezes encontradas em determinados grupos étnicos, implicando síndromes de má absorção, desnutrição e crescimento insuficiente consequentes à deficiência de elementos necessários à digestão de carboidratos, proteínas, gorduras, alteração no transporte de eletrólitos, entre outros distúrbios, levando à insuficiência ou falência intestinal[1,4]. Torna-se imprescindível, portanto, a cooperação do gastroenterologista pediátrico.

QUADRO CLÍNICO

O quadro clínico não identifica a etiologia. A diarreia desencadeia distúrbios hidroeletrolíticos, que exigem atenção imediata. Diarreia mucossanguinolenta pode levar à suspeita de shiguelose, mas também há outros agentes que determinam quadro semelhante (Campylobacter, Yersinia, Aeromonas). Graves complicações sistêmicas, como sepse e meningite, são inespecíficas. No caso de diarreia por rotavírus, o RN pode apresentar-se afebril, as fezes aquosas contêm muco, mas não sangue[4].

Nos casos de doença não causada por agentes infecciosos, em geral a diarreia é crônica, associada à falência de crescimento, na presença de distensão abdominal persistente. Alguns problemas se manifestam com alterações cutâneas, como na acrodermatite êntero-hepática[1].

DIAGNÓSTICO

História familiar e um exame clínico rigoroso são fundamentais para o estabelecimento do diagnóstico. A cultura de fezes é indispensável para a identificação do agente etiológico. Em alguns casos a coleta do material para o exame torna-se difícil pois as fezes são líquidas, sem elementos sólidos, então o uso de um saco coletor de urina pode ajudar na coleta.

A pesquisa de leucócitos fecais deve ser feita e é muito útil para se identificar se está ocorrendo um processo inflamatório ou não. Sua presença é encontrada nas infecções por *E. coli, Yersinia enterocolitica, Campylobacter, Salmonella*, ou *Shigella*, mas comumente ausente nas infecções por vírus[1].

Outros exames a serem considerados para a identificação de toxinas específicas são os testes ELISA ou PCR nas fezes. A endoscopia pode ser utilizada para a identificação de colite pseudomembranosa.

É recomendável que sejam realizadas também hemoculturas nos casos de identificação de *Yersinia enterocolitica, Campylobacter, Salmonella* ou *Shigella*, e de liquor se for identificada infecção por *Salmonella* ou se o RN se apresentar febril e toxêmico[1].

Nos casos de doença diarreica de causas não infecciosas, são importantes para o diagnóstico história familiar, presença de consanguinidade, início relacionado à introdução de novos alimentos. Um exame clínico cuidadoso é mandatório e a análise das fezes deve ser sempre indicada. O teste do hidrogênio expirado é um exame não invasivo e pode identificar as deficiências de dissacaridases. Em geral, porém, o diagnóstico definitivo implica a realização de endoscopia e biópsia intestinal[1].

TRATAMENTO

O aspecto mais importante do tratamento diz respeito à manutenção da hidratação e do equilíbrio hidroeletrolítico. O RN deve ficar sob controle rigoroso, ser examinado e pesado com frequência para que se possam efetuar eventuais reposições hidroeletrolíticas e prevenir complicações (ver Capítulo Distúrbios hidroeletrolíticos/fluidoterapia).

O emprego de antibioticoterapia vai depender do agente causal e deve ser usada apenas em situações especiais[1,2,8,9].

***E. coli* enteropatogênica** – o emprego de antibióticos não absorvíveis é recomendado para RN moderadamente doentes ou nos casos de surtos em unidade neonatal. O

sulfato de neomicina pode ser usado na dose de 100mg/kg/dia dividido em 3 aplicações, de 8/8 horas. Se o agente for resistente à neomicina, pode-se usar o sulfato de colistina ou polimixina B, na dose de 15 a 20mg/kg/dia, dividida em três tomadas iguais. O tratamento deve ser mantido até que as culturas de fezes se tornem negativas.

Nos casos graves, com suspeita de sepse, deve ser usada antibioticoterapia sistêmica, contudo, a escolha dos antibióticos deve ser baseada na sensibilidade local do organismo aos antimicrobianos.

***E. coli* enterotoxigênica** – por ser autolimitada, não requer antibioticoterapia. O tratamento visa basicamente à manutenção da hidratação. Se o RN não estiver vomitando, a reidratação pode ser feita por via oral, caso contrário a via parenteral é a indicada. A manutenção do aleitamento materno deve ser encorajada.

Salmonella – a antibioticoterapia nas infecções do RN por *Salmonella* acha-se indicada em todos os casos afetados, pela possibilidade de graves complicações sistêmicas no RN. A droga de escolha para o tratamento é a cefotaxima (cefalosporina de terceira geração) na dose de 100mg/kg/dia dividida em duas doses a cada 12 horas por via intramuscular/intravenosa para RN com menos de 7 dias e 150mg/kg/dia a cada 8 horas para RN com mais de 7 dias de vida. A droga deve ser usada durante 10 dias nos casos em que se comprove bacteriemia e de 4 a 6 semanas se houver meningite.

Shigella – as dosagens das drogas usadas para o tratamento de RN ainda não estão bem estabelecidas. Têm sido usadas cefalosporinas de terceira geração (ceftriaxona 50mg/kg, por via intramuscular/intravenosa, a cada 24 horas), durante 5 dias. A ampicilina já foi considerada o antibiótico de escolha para o tratamento da shiguelose, mas devido ao aparecimento de inúmeras cepas resistentes à tendência atual é de não empregá-la. Quando utilizada, se o organismo for sensível, a dose é de 100mg/kg/dia, dividida em quatro tomadas iguais, por via oral, durante 5 dias.

Rotavírus – manutenção da hidratação e do equilíbrio hidroeletrolítico, por via oral ou parenteral. Incentivar o aleitamento materno.

O tratamento para outros micro-organismos de ocorrência menos comum na diarreia neonatal, além dos cuidados de hidratação, também inclui a antibioticoterapia, cuja dosagem e duração do tratamento não diferem de outras infecções neonatais[2].

Klebsiella pneumoniae – trimetoprima-sulfametoxazol ou cefalosporinas de terceira geração (cefotaxima e ceftriaxona), gentamicina ou amicacina.

Staphylococcus – vancomicina.

Campylobacter – azitromicina.

Yersinia – o tratamento não está bem estabelecido. Têm sido empregados cloranfenicol, aminoglicosídeos ou ainda trimetoprima-sulfametoxazol.

Aeromonas – trimetoprima-sulfametoxazol e cloranfenicol.

Vibrio cholerae – o aspecto mais importante do tratamento é a reposição hídrica e eletrolítica, seja por via oral, seja parenteral. O leite materno contém anticorpos protetores, bem como uma glicoproteína receptor-símile que inibe a aderência do organismo, além de gangliosídeos que se ligam à toxina por ele produzida.

Clostridium difficile – vancomicina.

Pseudomonas – tobramicina ou ticarcilina.

Um cuidado que deve sempre estar na mente do neoanatologista é que a associação trimetoprima-sulfametoxazol pode provocar kernicterus e o uso de cloranfenicol implica o controle de níveis sanguíneos.

O tratamento de doenças diarreicas não infecciosas é bastante específico e complexo, em função da etiologia, requerendo a cooperação de uma equipe multidisciplinar que deverá incluir: gastrenterologista pediátrico, cirurgião pediátrico, geneticista, nutricionista e anatomopatologista[1].

PREVENÇÃO

O RN de uma unidade neonatal que apresentar evidências clínicas de diarreia deve ser isolado, providenciando-se, imediatamente, cultura de fezes na tentativa de recuperação do agente causal. Ao mesmo tempo, é importante proceder-se à análise epidemiológica e verificar qual foi a possível fonte de contaminação (mãe do RN, pessoal do berçário, alimento contaminado, equipamento ou outros possíveis fatores de contaminação). O isolamento do RN é mandatório pelo fato de a doença diarreica em berçário ser de alta contagiosidade com possibilidade de provocar epidemia na unidade neonatal; os contatantes do caso-índice devem ficar sob observação rigorosa e também ser pesquisados, por meio de cultura de fezes, quanto ao fato de serem ou não portadores do germe em questão (ver Capítulo Prevenção e controle de infecções na unidade neonatal).

A gravidade de uma infecção gastrintestinal é atenuada, senão mesmo prevenida nas crianças em aleitamento materno, especificamente contra rotavírus, *Shigella*, *Campylobacter* e *E. coli* enterotoxigênica[2,10].

O uso de vacinação na prevenção da diarreia causada pelo rotavírus, em prematuros, tem-se demonstrado seguro e eficaz. A vacina é usada em três doses, aos 2, 4 e 6 meses e pode ser aplicada a partir da 6ª semana de vida[11,12].

REFERÊNCIAS

1. Edwards MS. Postnatal bacterial infections. In: Fanaroff AA, Martin R, Walsh MC (eds). Fanaroff & Martin's Neonatal-Perinatal Medicine. Diseases of the fetus and infant. 9th ed. St. Louis: Elsevier; 2011.p.793-814.
2. Cleary TG, Guerrant LR, Pickering LK. Microorganisms responsible for neonatal diarrhea. In: Remington JS, Klein JO (eds). Infectious diseases of the fetus and newborn infant. 5th ed. Philadelphia: WB Saunders Company; 2001.p.1249-326.
3. Neifert MR. Clinical aspects of lactation. Clin Perinatol. 1999;26(2): 281-306.
4. Freij BJ, McCracken GH Jr. Acute infections. In: Avery GB, Fletcher MA, MacDonald MG (eds). Neonatology. Pathophysiology and management of the newborn. 5th ed. Philadelphia: Lippincott Williams & Wilkins; 1999.p.1189-230.
5. American Academy of Pediatrics. Prevention of rotavirus disease: guidelines for use of rotavirus vaccine. Pediatrics. 2007;119(1): 171-82.
6. Sharma R, Garrison RD, Tepas JJ 3rd, Mollitt DL, Pieper P, Hudak ML, et al. Rotavirus-associated necrotizing enterocolitis: an insight into a potentially preventable disease? J Pediatr Surg. 2004; 39(3):453-7.
7. Khan AM, Faruque AS, Hossain MS. Isolation of Vibrio cholerae from neonates admitted to an urban diarrhoeal diseases hospital in Bangladesh. Ann Trop Paediatr. 2005;25(3):179-82.
8. Vanderhoof JA, Zach TL, Adrian TE. Gastrointestinal disease. In: Avery GB, Fletcher MA, Mac Donald MG (eds). Neonatology. Pathophysiology and management of the newborn. 5th ed. Philadelphia: Lippincott Williams & Wilkins; 1999.p.739-63.
9. Zenk KE. Commonly used medications. In: Gomella TL, Cunningham MD, Eyal FG, Zenk KE (eds). Neonatology. Management, procedures, on-call problems, diseases and drugs. 5th ed. New York: Lange Medical Books/McGraw-Hill; 2004.p.590-643.
10. American Academy of Pediatrics. The American College of Obstetricians and Gynecologists. Breastfeeding handbook for physicians. 2nd ed. Elk Grove Village: American Academy of Pediatrics; 2014.
11. Goveia MG, Rodriguez ZM, Dallas MJ, Itzler RF, Boslego JW, Heaton PM, et al. REST Study Team Safety and efficacy of the pentavalent human-bovine (WC3) reassortant rotavirus vaccine in healthy premature infants. Pediatr Infect Dis J. 2007(12);26:1099-104.
12. Soares-Weiser K, Maclehose H, Bergman H, Ben-Aharon I, Nagpal S, Goldberg E, et al. Vaccines for preventing rotavirus diarrhoea: vaccines in use. Cochrane Database Syst Rev. 2012;11:CD008521.

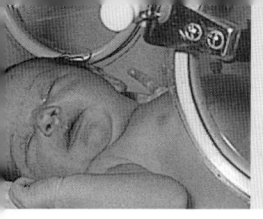

CAPÍTULO 41

Enterocolite Necrosante

Salete Lledo Maechetti

A enterocolite necrosante (ECN) é uma doença grave caracterizada por sinais e sintomas gastrintestinais e sistêmicos de intensidade variável. Afeta predominantemente prematuros de muito baixo peso (peso inferior a 1.500g), sendo a incidência inversamente proporcional à idade gestacional. É a causa mais frequente de emergência cirúrgica gastrintestinal e se localiza em geral no íleo terminal, colo ascendente e parte proximal do colo transverso[1], podendo evoluir com inflamação e necrose da parede intestinal com lesão necrótica difusa das camadas mucosa e submucosa. Essa doença acomete cerca de 5 a 15% dos prematuros, variando a incidência de serviço para serviço.

Em 1978, Bell et al. propuseram um sistema de estadiamento clínico da ECN, modificada posteriormente por Walsh e Kliegman por incluir sinais sistêmicos, intestinais e radiológicos e sugerir o tratamento com base no estádio e gravidade da doença[2].

Houve elevação da ocorrência da ECN nos últimos anos devido ao aumento da sobrevida dos recém-nascidos de muito baixo peso (RNMBP). A taxa de mortalidade é de aproximadamente 30%%, dependendo do grau de prematuridade e da gravidade da infecção.

ETIOPATOGENIA

Os principais fatores relacionados com a fisiopatologia da ECN são:

Prematuridade

Noventa por cento dos casos de ECN ocorrem em prematuros.

Pela imaturidade do sistema gastrintestinal ocorre alteração nas funções de barreira da mucosa intestinal. A baixa produção de ácido gástrico e a reduzida atividade das enzimas proteolíticas, em especial a enteroquinase, favorecem a passagem de bactérias patogênicas ingeridas, ou de suas toxinas, para o intestino delgado distal. O epitélio do intestino delgado, também por sua imaturidade, apresenta menor cobertura de muco, facilitando maior permeabili-

dade e aderência bacteriana com translocação através da parede intestinal para o sistema linfático ou para a circulação sanguínea. A menor motilidade intestinal também favorece a proliferação bacteriana e a infecção.

O prematuro também apresenta deficiência da acetil-hidrolase, enzima que degrada o fator ativador de plaquetas (FAP), aumentando o risco de doenças relacionadas a ele[3].

Além disso, existe menor resposta imunológica local, com menor produção de anticorpos e de IgA, facilitando a absorção de endotoxinas bacterianas e a translocação de bactérias.

Lesão hipóxico-isquêmica esplâncnica

Há redução da circulação esplâncnica em situações de baixo débito para manter um fluxo sanguíneo adequado a órgãos mais sensíveis à hipóxia e isquemia, como o cérebro e o coração. Porém são observados mecanismos de compensação dentro da microcirculação destinados a preservar a oxigenação dos tecidos.

Após uma situação de isquemia, durante a fase de reperfusão, ocorre produção de radicais livres de O_2 que podem contribuir para a lesão da mucosa intestinal. Além disso, a asfixia pode levar à anormalidade da motilidade do trânsito intestinal, facilitando a proliferação bacteriana e a infecção.

Alguns fatores de risco relacionados à ECN, por alterar a perfusão do trato gastrintestinal, também podem ser citados: persistência do canal arterial patente, policitemia e hiperviscosidade sanguínea, hipotensão, acidose metabólica, cardiopatias complexas, gastrosquise, exposição pré-natal à cocaína, uso de indometacina e de meios de contrastes hipertônicos.

Infecção

A imaturidade do sistema de defesa do trato gastrintestinal favorece a infecção nos prematuros de muito baixo peso (RNMBP). Os mecanismos mais importantes já foram citados, além da deficiência ou ausência de IgA secretora na luz intestinal e do uso indiscriminado de antibióticos de amplo espectro.

A pneumatose intestinal observada tipicamente na ECN é a apresentação radiológica do gás hidrogênio (H_2), metabólito bacteriano, na região intramural.

Os agentes infecciosos mais relacionados à ECN são: *Klebsiella* sp., *Enterobacter* sp., *E. coli*, *Pseudomonas* sp., *Salmonella* sp., *S. epidermidis* e outros *Staphylococcus coagulase negativa*, *S. aureus*, rotavírus, coronavírus, vírus Coxsackie, *Clostridium* sp. e outros.

Reação inflamatória sistêmica

Há produção endógena de mediadores inflamatórios na presença de endotoxina em mucosa intestinal lesada. Alguns desses mediadores pioram a lesão da mucosa, enquanto outros parecem preveni-la. Entre os mediadores que pioram a lesão estão o FAP, um dos mais importantes mediadores relacionado com a fisiopatologia da ECN e é produzido por células endoteliais, células inflamatórias, plaquetas e algumas bactérias como a *E. coli*. Ele pode levar a hipotensão sistêmica, hipertensão pulmonar, neutropenia, trombocitopenia e necrose isquêmica intestinal[3]. Outros mediadores que parecem piorar a lesão da mucosa são os leucotrienos (LTC4), tromboxano B_2, complementos, radicais de O_2, FNT (que também causa sinais e sintomas semelhantes ao choque séptico) e endotelina 1. Entre os mediadores inflamatórios que parecem prevenir a lesão da mucosa estão a acetil-hidrolase (enzima que degrada o PAF) e o óxido nítrico (NO). Esse é um fator derivado do endotélio que promove vasodilatação e integridade microvascular, inibindo a adesão e ativação leucocitária e elimina radicais de O_2, sendo a enzima óxido nítrico sintase responsável por sua produção[4]. Alguns trabalhos sugerem que um desbalanço entre produção endógena de NO e de PAF pode ser um fator responsável pela lesão da mucosa intestinal[5].

Nutrição enteral

Mais de 90% dos RN que desenvolveram ECN foram alimentados. A presença de nutrientes não digeridos na luz intestinal é substrato para o crescimento bacteriano. Isso pode acontecer nos prematuros devido à imaturidade da motilidade intestinal que aumenta o tempo de exposição dos nutrientes à ação das bactérias e favorece sua absorção incompleta.

A nutrição enteral mínima precoce tem como objetivo evitar a atrofia das microvilosidades intestinais, estimular a motilidade do trato gastrintestinal e manter os níveis enzimáticos necessários para a maturação do sistema gastrintestinal, bem como diminuir a intolerância alimentar levando à alimentação enteral exclusiva mais rapidamente.

Foi observado que ECN é mais comum em prematuro no qual a oferta enteral foi aumentada rapidamente. Aumentos diários de 10 a 30mL/kg divididos no volume das mamadas dos RNMBP não constitui fator de risco.

O tipo de leite é de grande importância no aparecimento de ECN, sendo conhecido o efeito protetor do leite materno não só por sua menor osmolaridade (aproximadamente 300mOsm/L) e características nutritivas, mas principalmente por outros componentes como enzimas digestivas e a acetil-hidrolase, fatores tróficos como o fator de crescimento epidérmico e fator de crescimento neural, hormônios (calcitonina, corticosteroides, eritropoietina, ocitocina, prolactina), fatores anti-infecciosos (complemento, fator bífido, fator antiestafilococo, lactoferrina, lisozima, IgA secretora, macrófagos, linfócitos, neutrófilos) e mediadores da reação inflamatória (alfa-1--antitripsina, interferon, interleucina, prostaglandinas E e F, fator de necrose tumoral-alfa – FNT).

O leite materno causa colonização gastrintestinal predominantemente por bifidobactérias (bactéria gram--positiva) com controle do crescimento de bactérias gram-negativas, ao contrário do que ocorre com o uso de fórmula láctea, com colonização predominante por coliformes, enterococos e *Bacteroides* spp. Existem importantes diferenças no metabolismo do carboidrato pelas bactérias gram-positivas e gram-negativas. A fermentação da lactose por gram-positivo produz ácido láctico, que é rapidamente absorvido do trato gastrintestinal. Ao contrário, gram-negativo produz hidrogênio, dióxido de carbono e ácidos orgânicos que não são absorvidos tão rapidamente da luz intestinal. A acidificação do conteúdo intraluminal por período prolongado leva à redução local do pH, com alteração da configuração espacial das proteínas, podendo levar à liberação de substâncias vasoativas e alterar a microcirculação intestinal.

As bifidobactérias liberam menos endotoxinas e, portanto, induzem menor liberação de mediadores inflamatórios como interleucina-1, 6 e fator de necrose tumoral (TNF).

A utilização de aditivos do leite humano leva a aumento da osmolaridade (aproximadamente 400mOsm/L), que pode estar relacionado com maior incidência de ECN[6].

Translocação bacteriana

A translocação bacteriana tem sido indicada como um dos mecanismos para o desenvolvimento da ECN não somente pela invasão bacteriana, mas também por suas toxinas ou antígenos que causam danos ao epitélio intestinal e, dessa forma, entram para a circulação, resultando em resposta inflamatória crônica. Bloqueadores histamínicos (H_2) usados algumas vezes em unidades neonatais estão relacionados ao aumento do risco de sepse e meningites. Seu uso sugere que o aumento do pH gástrico no RN prematuro predispõe a translocação bacteriana e infecção. Alguns estudos sugerem maior probabilidade de ECN em prematuros tratados com H_2 e que se mantendo pH gástrico menor que 3,0 a incidência de ECN diminui[7].

MANIFESTAÇÕES CLÍNICAS

A ECN apresenta sinais gastrintestinais e sistêmicos, sendo a idade de apresentação dessa doença inversamente relacionada à idade gestacional ao nascimento. RN a termo pode apresentar os sintomas nos primeiros dias de vida e na maioria dos casos está relacionada à presença de cardiopatia congênita e malformações digestivas. No prematuro, o aparecimento é um pouco mais tardio.

O início pode ser insidioso ou fulminante. O RN pode apresentar intolerância alimentar com aumento do resíduo gástrico e vômitos biliosos, distensão abdominal e/ou sensibilidade à palpação abdominal, sangue oculto nas fezes ou enterorragia, letargia, apneia, desconforto respiratório, instabilidade térmica e alteração da perfusão periférica.

Na forma fulminante, ocorre comprometimento circulatório com acidose respiratória e metabólica, CIVD, enterorragia e falência de múltiplos órgãos. Nos casos graves, há perfuração intestinal, peritonite e choque.

Alterações laboratoriais como leucopenia, trombocitopenia e alterações hidroeletrolíticas são encontradas, porém se graves ou persistentes podem significar maior gravidade. A PCR pode ser usada no acompanhamento da doença e se persistentemente elevada indica aparecimento de complicações como estenose ou abscesso ou a necessidade de intervenção cirúrgica.

MANIFESTAÇÕES RADIOLÓGICAS

Quando se suspeita da presença de ECN, é necessária a realização de exames radiológicos seriados a cada 6 a 8 horas ou mesmo antes, se houver necessidade, geralmente com duas incidências: anteroposterior e perfil. Sinais inespecíficos precoces incluem distensão difusa e distribuição gasosa assimétrica. Pode ser visualizada alça sentinela (alça persistentemente fixa), geralmente no quadrante superior do abdome. Essa indica sofrimento intestinal com risco de perfuração. O diagnóstico é confirmado com a presença radiológica de pneumatose intestinal (ar intramural) e/ou ar na veia porta. O ar (ou gás) intramural pode aparecer ao exame radiológico em forma linear ou de bolhas (Fig. 41.1). O aspecto linear ocorre quando o ar intramural está na região subserosa e o aspecto de bolhas aparece quando o ar está na submucosa. O aspecto linear é o de mais fácil visualização e mais específico, já que o outro pode ser confundido com fezes. O ar na veia porta aparece como uma área radiolucente detectada em radiografias em decúbito lateral e que também pode ser visto por ultrassonografia e indica gravidade, com alta mortalidade quando associado à pneumatose generalizada[8].

O pneumoperitônio, coleção de ar entre a parede intestinal e a sombra hepática, é sinal de perfuração intestinal e pode ser observado radiologicamente com o paciente em decúbito lateral esquerdo com raios horizontais. Se em decúbito dorsal, o ar se localiza abaixo da parede anterior do abdome e à radiografia simples pode aparecer a imagem de "bola de *rugby*" em posição central e, às vezes, o ligamento falciforme (Fig. 41.2).

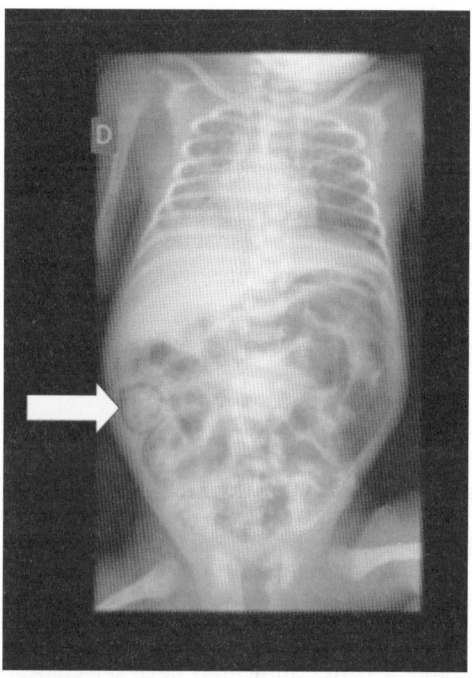

Figura 41.1 – Pneumatose intestinal.

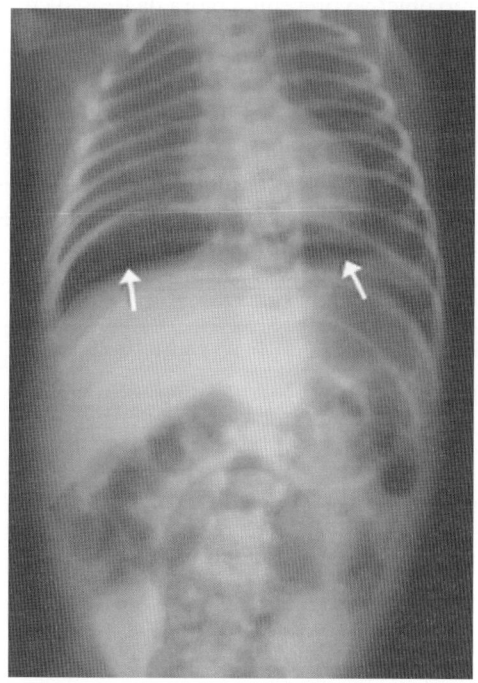

Figura 41.2 – Pneumoperitônio em radiografia de RN em posição ortostática (RN suspenso).

ESTADIAMENTO CLINICORRADIOLÓGICO

Em 1986, Walsh e Kliegman modificaram o estadiamento clinicorradiológico da ECN proposto por Bell et al., por incluírem sinais sistêmicos, intestinais e radiológicos, definindo, dessa forma, o grau de gravidade necessário para o tratamento e prognóstico. Esse estadiamento classifica a ECN em três estágios (Quadro 41.1).

DIAGNÓSTICO DIFERENCIAL

- Perfuração espontânea do intestino do RNMBP que ocorre geralmente na porção distal do íleo com áreas de necrose bem localizadas e bom prognóstico.
- Microcólon da prematuridade ou retardo da eliminação da rolha de mecônio[9]. Geralmente associado ao uso materno de sulfato de magnésio que provoca diminuição do peristaltismo intestinal.
- Doença de Hirschsprung.
- Má rotação intestinal com volvo.

TRATAMENTO

Clínico

Quando o diagnóstico de ECN é feito, deve-se iniciar pausa alimentar prolongada por um período que pode variar de 3 a 14 dias, antibioticoterapia e nutrição parenteral total.

Durante a pausa alimentar, deve ser colocada uma sonda orogástrica de grosso calibre nº 8 aberta para a descompressão do trato gastrintestinal. O jejum por via oral tem como objetivo prevenir a piora da lesão da mucosa e com isso diminuir o processo inflamatório.

A antibioticoterapia é rapidamente iniciada, sendo de largo espectro e baseada na flora bacteriana da unidade neonatal, além dos organismos associados à ECN. O esquema mais utilizado é a ampicilina e a gentamicina, eficiente para o tratamento de coliformes, *Staphylococcus* coagulase-negativa e enterococos. Pode-se associar metronidazol ou clindamicina se houver perfuração intestinal ou suspeita de infecção por anaeróbios. Quando na presença de *Staphylococcus epidermidis* resistente, a ampicilina deve ser substituída pela vancomicina. Antes de se iniciar a antibioticoterapia, deve ser realizada a triagem infecciosa com coletas de hemocultura, coprocultura e liquor.

A nutrição parenteral total é iniciada assim que houver a estabilização metabólica do RN e deve conter hidratos de carbono, aminoácidos, lipídios, além de eletrólitos, vitaminas e minerais. O uso de cateteres venosos centrais inseridos por veias periféricas são os mais recomendados, uma vez que a pausa alimentar pode ocorrer por mais10 dias.

A estabilidade hemodinâmica deve ser mantida com oferta hídrica adequada, lembrando a possibilidade de perdas para o terceiro espaço nos pacientes mais graves (estádio III de Bell). Manter o débito urinário em 1 a 2mL/kg/h. Pode haver necessidade de drogas inotrópicas para manter o débito cardíaco. Deve-se manter o hematócrito entre 35 e 40% para permitir a perfusão adequada, assim como a administração de plaquetas, plasma fresco congelado e crioprecipitado se houver necessidade.

Além disso, o tratamento clínico de suporte pode necessitar de ventilação mecânica para corrigir a hipoxemia e a insuficiência respiratória, comuns nos casos mais graves.

Após o tratamento da ECN, o início mais precoce da alimentação enteral (em aproximadamente 4 dias) pode trazer benefícios para a restauração do trânsito intestinal, com menor risco de colestase, redução do tempo de nutrição parenteral, redução do tempo de acesso venoso central, menor risco de sepse e menor tempo de hospitalização[10,11].

Cirúrgico

A indicação absoluta de cirurgia é a perfuração intestinal que pode ser diagnosticada na presença de pneumoperitônio observado em radiografia de abdome na incidência anteroposterior ou preferencialmente em decúbito lateral

Quadro 41.1 – Estadiamento da ECN.

Estádio	Sinais sistêmicos	Sinais gastrintestinais	Sinais radiológicos
I – Suspeito A	Instabilidade térmica, apneia, bradicardia, letargia	Resíduo gástrico, distensão abdominal, vômitos, sangue oculto nas fezes	Normal ou distensão de alças
B	Idem IA	IA + enterorragia	Idem IA
II – Definido A	Idem IA	IB + ausência de ruídos hidroaéreos, dor à palpação abdominal	Idem IA + pneumatose
B	Idem IA + acidose metabólica, trombocitopenia	Idem IIA + abdome tenso, com ou sem celulite abdominal e plastrão palpável	Idem IIA + pneumoportograma, sinais de ascite
III – Complicado A	Idem IIB + hipotensão, acidose mista, coagulação intravascular disseminada, neutropenia, insuficiência de múltiplos órgãos	Idem IIB + sinais de peritonite, abdome muito distendido e doloroso	Idem IIB + ascite

esquerdo, com raios horizontais e/ou presença de líquido com aspecto fecaloide, bilioso ou cultura positiva do líquido peritoneal obtido por paracentese abdominal.

Indicação relativa de cirurgia é a piora clínica progressiva do estado geral do RN e radiologicamente pela presença de alça sentinela e ar em veia porta[12].

O tratamento cirúrgico pode ser por laparotomia ou drenagem peritoneal (colocação de dreno na cavidade abdominal).

A laparotomia visa remover o intestino gangrenoso, controlar a sepse e preservar ao máximo o intestino viável. A indicação precoce desse procedimento pode resultar em laparotomia desnecessária ou excesso de ressecção de alça intestinal quando ainda não houve tempo para delimitar com precisão a área de necrose[13]. Pode ser feita com enterotomia ou com anastomose primária, com taxa de sobrevida no estádio III, com perfuração intestinal, de aproximadamente 70%.

A drenagem peritoneal pode ser realizada à beira do leito em RNMBP clinicamente instáveis e com evidência de perfuração intestinal[14]. Também pode ser indicada para melhorar a ventilação de RN com insuficiência respiratória restritiva grave devido à distensão abdominal maciça[15,16]. A drenagem peritoneal consiste em colocar um ou mais drenos de Penrose na cavidade peritoneal para drenar o conteúdo intestinal, ar e fluido peritoneal. Se a condição clínica do paciente piora ou não melhora nas próximas 24 horas, é necessário laparotomia de resgate já nas primeiras 72 horas após a drenagem peritoneal primária (DPP). É interessante observar que aproximadamente 50% dos RNMBP tratados com DPP simples se recuperaram totalmente sem nenhuma outra intervenção cirúrgica em estudos retrospectivos[17]. Moss et al. realizaram metanálise dos estudos que utilizaram os dois procedimentos para o tratamento de crianças com ECN e não houve diferença estatisticamente significante entre laparotomia e drenagem peritoneal quanto à mortalidade[18], apesar de na literatura existir tendência a indicar a drenagem para os pacientes com menor peso ou menor idade gestacional e com maior número de situações agravantes. Também é são descritas maiores complicações após drenagem peritoneal.

COMPLICAÇÕES

A estenose pode ocorrer em cerca de 30% dos casos após tratamento clínico ou cirúrgico e é mais frequente no cólon. Os sintomas de obstrução intestinal ocorrem em geral após a quarta semana, mas podem aparecer até 6 meses após a resolução do quadro inicial. Complicações tardias como fístulas, abscessos, má absorção, colestase, ECN recorrente e síndrome do intestino curto também podem ocorrer.

A síndrome do intestino curto é a complicação mais grave associada à ECN e caracteriza-se por má absorção grave com desnutrição após ressecção extensa de alças necróticas (maior que 50% do intestino delgado), levando à diminuição da área de absorção, com depleção do sistema enzimático e hipermobilidade intestinal. Na presença dessa complicação, há maior suscetibilidade e incidência de sepse grave devido à presença de cateteres centrais, nutrição parenteral total prolongada e maior possibilidade de translocação bacteriana através da mucosa intestinal.

A presença ou ausência da válvula ileocecal é determinante da função gastrintestinal na evolução desses RN.

PROGNÓSTICO

Os pais de crianças com ECN devem ser muito bem orientados com relação às complicações e prognóstico.

São crianças que necessitam de frequentes reinternações por suboclusões, desnutrição, infecções e complicações gastrintestinais.

Estudos recentes[19] indicam que os sobreviventes do estádio II ou maior da ECN pela classificação de Bell têm maior risco para retardo do desenvolvimento neurológico, sendo pior o prognóstico nos casos que requerem intervenção cirúrgica. Além disso, a própria prematuridade e suas complicações (hemorragia intracraniana, asfixia e hipóxia) tendem a comprometer o desenvolvimento neurológico.

PREVENÇÃO

As medidas para a prevenção da ECN visam melhorar a imaturidade do trato gastrintestinal do RNMBP, o estado imunológico do intestino, a alimentação enteral e a contribuição das bactérias entéricas na patogenia da ECN.

Uso de corticoides

Vários estudos mostram o efeito benéfico do uso pré-natal de corticosteroides induzindo a maturação da mucosa intestinal e diminuindo a incidência de ECN. Além disso, sua utilização está definida como uma medida importante para a redução da morbimortalidade consequente à imaturidade pulmonar e à prematuridade.

Leite humano

Pacientes que receberam exclusivamente leite humano têm incidência de ECN 6 a 10 vezes menor que aqueles alimentados exclusivamente com fórmulas lácteas, conforme resultados de estudo prospectivo multicêntrico amplo realizado por Lucas e Cole em 1990[20]. O leite humano contém vários fatores imunoprotetores, como imunoglobulinas, eritropoietina, lisozima, lactoferrina, interferon, fator bífido, componentes celulares, tais como macrófagos, linfócitos e neutrófilos. Além disso, contém acetil-hidrolase em quantidade considerável, enzima que inativa o FAP, principal mediador inflamatório relacionado com a etiopatogenia da ECN. Concentrações elevadas de FAP têm sido encontradas em RN com ECN, enquanto a quantidade de acetil-hidrolase está diminuída nessas crianças[21].

A pasteurização altera os componentes do leite humano como parte da IgG e IgA, fator bífido e lisozima, além da acetil-hidrolase, porém a maior parte das enzimas e fatores de crescimento é muito pouco afetada. Essas alterações podem justificar a aparente redução da proteção contra ECN observada na alimentação com leite humano doado. Por isso, o ideal é oferecer o leite da própria mãe, fresco, ao prematuro de risco para ECN sempre que possível. A Academia Americana de Pediatria recomenda oferecer leite humano de doadora para todos os RN prematuros na impossibilidade de receberem leite das próprias mães[7].

Quanto ao início da dieta enteral, vários autores têm demonstrado os efeitos benéficos da alimentação precoce na tolerância alimentar.

Padronização no uso da transfusão de sangue

Perigos das múltiplas transfusões sanguíneas incluem exposição a múltiplos doadores, viroses, produtos preservantes do sangue, sobrecarga de ferro e de volume, além de um potencial aumento do risco de retinopatia da prematuridade e de ECN.

Algumas pesquisas sugerem a associação de ECN após transfusão sanguínea (definida como em 48 horas) como um efeito adverso. O mecanismo de lesão tem sido descrito como uma resposta anormal na velocidade do fluxo sanguíneo mesentérico no período após a transfusão, de tal maneira que a menor perfusão interaja com o mecanismo de alimentação e contribua para a lesão intestinal, ou o efeito das células vermelhas do banco de sangue possa ser menos competente em aumentar a liberação de oxigênio para os tecidos, levando à isquemia e à vasoconstrição intestinal. Evidências sugerem o efeito protetor da suspensão da alimentação antes e durante a transfusão sanguínea, principalmente se essa não for com leite humano[22]. Algumas unidades neonatais preconizam a suspensão da dieta durante o procedimento de transfusão.

Uso de probióticos e pré-bióticos

Os probióticos são micro-organismos vivos oferecidos como suplemento alimentar e atuam no intestino do hospedeiro regulando a flora bacteriana local. São uma terapia promissora e agem melhorando a permeabilidade gastrintestinal e aumentando a resistência da mucosa contra a penetração bacteriana, sendo associados à diminuição da incidência e gravidade da ECN[23]. Alguns exemplos de probióticos são os lactobacilos, bifidobactérias e sacaromícias. Porém, apesar do uso seguro sem efeitos adversos, são necessárias mais informações quanto às doses e ao esquema de tratamento com os probióticos.

Outra estratégia para a prevenção da ECN é a administração de pré-bióticos, que são suplementos alimentares não digeríveis, como os carboidratos de cadeia longa (oligofrutose), que promovem crescimento de bactérias benignas presentes no cólon, como os lactobacilos e as bifidobactérias. Entretanto, seu uso foi associado com efeitos colaterais como flatulência e diarreia e também necessita de mais informações para sua utilização.

L-arginina

A L-arginina é um aminoácido que convertido em L-citrulina pela ação da sintase do óxido nítrico gera um processo que dá origem ao óxido nítrico. Este, já demonstrado ser um relaxante do músculo liso vascular, promove a vasodilatação, sendo importante na vasorregulação intestinal com manutenção da integridade da mucosa intestinal e, desse modo, tem grande importância para prevenir a ECN[24]. A suplementação exógena de arginina na dose de 1,5mmol/kg/dia em prematuros parece reduzir a incidência de ECN em todos seus estádios[25,26].

Fator de ativação das plaquetas (FAP) e dos ácidos graxos poli-insaturados (AGPI)

Akisu et al.[24] sugerem que os ácidos graxos ômega-3 tenham um papel anti-inflamatório por diminuir a produção das prostaglandinas e leucotrienos. Baseados nesse fato, esses autores sugerem que a suplementação alimentar com ácidos graxos ômega-3 suprima a geração de FAP e leucotrienos B4, levando à proteção da mucosa e evitando necrose intestinal induzida por hipóxia.

Fator de crescimento epidérmico (FCE)

O FCE é um peptídeo trófico relacionado com o crescimento e desenvolvimento das mucosas gástrica e intestinal. É produzido pelas glândulas salivares e encontrado no líquido amniótico e no leite humano. É associado à maturação intestinal. RNMBP têm níveis mais baixos de FCE quando comparados com RN a termo. A suplementação com FCE parece proteger contra o desenvolvimento de ECN. Estudo recente, em que pacientes com ECN receberam 6 dias de infusão contínua de FCE recombinante, mostrou reparação do epitélio intestinal com melhora do padrão de edema, hemorragia e processo inflamatório em todos os pacientes em controle obtido por biópsia retal. Houve aumento da proliferação celular, da espessura da mucosa retal e da área de superfície das criptas dos RN que receberam FCE. A administração por via intravenosa foi bem tolerada, porém há necessidade de mais estudos em relação à dose ideal do FCE exógeno a ser utilizado. Nesse estudo, os prematuros receberam infusão contínua de FCE de 100ng/kg/h durante 6 dias[27].

Antibióticos por via oral

O uso de antibióticos por via ora, apesar de indicação na profilaxia de ECN, não foi utilizado devido à limitação decorrente da probabilidade de desenvolvimento de cepas bacterianas resistentes.

Imunoglobulinas

A administração por via oral de imunoglobulinas (IgG e IgA) não apresentou resultado comprovado na proteção contra a ECN.

Cuidado com o uso indevido de antibióticos

A exposição a antibióticos pode reduzir a diversidade da flora intestinal, retardar a colonização por bactérias benéficas e predispor o RN prematuro à ECN[7].

Tratamento na persistência do canal arterial

O ibuprofeno (outro inibidor da ciclo-oxigenase) atualmente parece ser tão efetivo quanto a indometacina (tratamento-padrão) no fechamento do canal arterial, porém com efeitos colaterais como ECN e insuficiência renal transitória reduzidos. A administração por via orogástrica parece ser menos efetiva que a intravenosa. Não foi possível concluir se altas doses ou uso precoce de ibuprofeno são mais eficazes que a dose-padrão e o uso expectante da medicação[28].

REFERÊNCIAS

1. Israel EJ. Neonatal necrotizing enterocolitis, a disease of the immature intestinal mucosa barrier. Acta Paediatr Suppl. 1994;396: 27-32. Review.
2. Walsh MC, Kliegman RM. Necrotizing enterocolitis: treatment based on staging criteria. Pediatr Clin North Am. 1986;33(1):179-201. Review.
3. Caplan MS, Mackendrick W. Inflammatory mediators and intestinal injury. Clin Perinatol. 1994;21(2):235-46. Review.
4. Caplan MS, Hedlund E, Hill Nicole, Mackendrick W. The role of endogenous nitric oxide and platelet-activating factor in hypoxia-induced intestinal injury in rats. Gastroenterology. 1994;106(2): 346-52.
5. Mackendrick W, Caplan M, Hsueh W. Endogenous nitric oxide protects aginst platelet-activating factor induced bowel injury in the rat. Pediatr Res. 1993;34(2):222-8.
6. Ramani M, Ambalavanan N. Feeding practices and necrotizing enterocolitis. Clin Perinatol. 2013;40(1):1-10.
7. Torrazza RM, Neu J. The altered gut microbiome and necrotizing enterocolitis. Clin Perinatol. 2013;40(1):93-108.
8. Lin P W, Stoll BJ. Necrotising enterocolitis. Lancet. 2006;368 (9543): 1271-83. Review.
9. Krasna IH, Rosenfeld D, Salerno P. Is it necrotizing enterocolitis, microcolon of prematury, or delayed meconium plug? A dilema in tiny premature infant. J Pediatr Surg. 1996;31(6):855-8.
10. Bohnhorst B, Muller S, Dördelman M, Peter C, Petersen C, Poets C. Early feeding after necrotizing enterocolitis in preterm infants. J Pediatr. 2003;143(4):484-7.
11. Andorsky DJ, Lund DP, Lillehei CW, Jaksic T, DiCanzio J, Richardson DS, et al. Nutritional and other postoperative management of neonates with short bowel syndrome correlates with clinical outcomes. J Pediatr. 2001;139(1):27-33.
12. Molik KA, West KW, Rescorla FJ, Molik KA, West KW, Rescorla FJ. Portal venous air et al. Portal venous air: the poor prognosis persists. J Pediatr Surg. 2001;36(8):1.143 5.
13. Sato T, Oldham K. Abdominal drain placement versus laparotomy for necrotizing enterocolitis with perforation. Clin Perinatol. 2004;31(3):577-89.
14. Noble HG, Driessnack M. Bedside peritoneal drainage in very low birth weight infants. Am J Surg. 2001;181(5):416-9.
15. Cass D, Brandt M, Patel D Nuchtern J, Minifee P, Wesson D. Peritoneal drainage as definitive treatment for neonates with isolated intestinal perforation. J Pediatr Surg. 2000;35(11):1531-6.
16. Dzakovic A, Notria D, Smith E, Wessin D, Jaksic T. Primary peritoneal drainage for increasing ventilatory requirements in critically ill neonates with necrotizing enterocolitis. J Pediatr Surg. 2001; 36(5):730-2.
17. Moss RL, Reed AD, Barnhart DC, Sylvester KG, Brown RL, Powell DM, et al. Laparotomy versus peritoneal drainage necrotizing enterocolitis and perforation. N Engl J Med. 2006;354(21):2225-34.
18. Moss RL, Dimmit RA, Henry MC, Geraghty N, Efron B. A meta-analysis of peritoneal drainage versus laparotomy for perforated necrotizing enterocolitis. J Pediatr Surg. 2001;36(8):1210-3.
19. Schulzke SM, Deshpande GC, Patole SK. Neurodevelopmental outcomes of very low-birth-weight infants with necrotizing enterocolitis: a systematic review of observational studies. Arch Pediatr Adolesc Med. 2007;161(6):583-90.
20. Lucas A, Cole TJ. Breast-milk and neonatal necrotizing enterocolitis. Lancet. 1990;336(8730):1519-23.
21. Caplan MS, Sun XM, Hseuh W, Hageman JR. Role of platelet activating factor and tumor necrosis factor-alpha in neonatal necrotizing enterocolitis. J Pediatr. 1990;116(6):960-4.
22. Gephart SM. Transfusion-associated necrotizing enterocolitis- evidence and uncertainly. Adv Neonatal Care. 2012;12(4):232-6.
23. Lin H, Su B, Chen A, Lin T, Tsai C, Yeh T. Oral probiotics reduce the incidence and severity of necrotizing enterocolitis in very low birth weight infants. Pediatrics. 2005;115(1):1-4.
24. Akisu M, Baka M, Coker I, Kültürsay N, Hüseyinov A. Effect of dietary n-3 fatty acids on hypoxia-induced necrotizing enterocolitis in young mice-n-3 fatty acids alter platelet-activating factor and leukotriene B-4 production in the intestine. Biol Neonate. 1998; 74(1):31-8.
25. Di Lorenzo M, Bass J, Krantis A. Use of L-arginine in the treatment of experimental necrotizing enterocolitis. J Pediatr Surg. 1995; 30(2):235-40.
26. Amin HJ, Zamora SA, McMillan DD, Fick GH, Butzner JD, Parsons HG, et al. Arginine supplementation prevents necrotizing enterocolitis in premature infant. J Pediatr. 2002;140(4):425-31.
27. Sullivan PB, Lewindon PJ, Cheng C, Lenehan PF, Kuo BS, Haskins JR, et al. Intestinal mucosa remodeling by recombinant human epidermal growth factor 1-48 in neonates with severe necrotizing enterocolitis. J Pediatr Surg. 2007;42(3):462-9.
28. Ohlsson A, Walia R, Shah SS. Ibuprofeno for the treatment of patent ductus arteriosus in preterm and/ or low birth weight infants. Cochrane Database Syst Rev. 2013;4:CD003481.

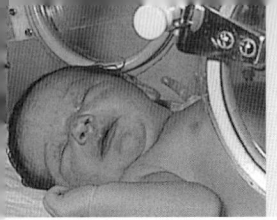

CAPÍTULO 42

Choque

Choque no RN

Julio Cesar de Costa

Choque é uma situação clínica caracterizada pela incapacidade do organismo, através da microcirculação, em satisfazer as necessidades metabólicas celulares de oxigênio (para promover o metabolismo aeróbio) e outros substratos (glicose, proteínas e lipídios). Hipotensão ou hipoperfusão periférica são sinais clínicos que caracterizam o choque[1] no período neonatal.

Os sistemas cardiovascular, pulmonar e renal têm como funções:
- fornecer oxigênio e nutrientes aos órgãos e tecidos;
- eliminar gás carbônico e resíduos do metabolismo celular.

A manutenção da perfusão tecidual depende do equilíbrio desses componentes, que interagem por meio de modificações do débito cardíaco, alterações na permeabilidade endotelial vascular e tônus vasomotor (resistência vascular periférica e microcirculatória) e alterações na capacidade de transporte e liberação de oxigênio.

FASES DO CHOQUE

No choque neonatal são observadas três fases: fase compensada, não compensada e final.

Fase inicial compensada – há mecanismos neuroendócrinos que aumentam a pressão arterial, elevando a perfusão para os órgãos vitais, como cérebro, coração e glândula suprarrenal. Existe também diminuição da perfusão para os órgãos menos vitais, como rins, intestinos, fígado e músculos. Nessa fase, observam-se oligúria, bradicardia/taquicardia e diminuição da perfusão periférica.

Fase não compensada – o sistema neuroendócrino torna-se inadequado para a compensação; há progressão da baixa perfusão sistêmica e isquemia tecidual. Nesse momento, ocorrem hipotensão, oligúria e acidose láctica.

Fase irreversível ou final – lesão celular irreparável e falência de múltiplos órgãos.

CAUSAS

Uma das causas importantes do choque neonatal é a hipovolemia (perda de sangue/hídrica). Três outras etiologias frequentes são: disfunção miocárdica, resistência vascular periférica anormal e sepse.

Anormalidades da regulação vascular periférica resultam em hipotensão sistêmica, com frequência observada em pré-termo no período pós-natal imediato. A imaturidade das vias neurovasculares, maior sensibilidade a mudanças da pós-carga, produção alterada de óxido nítrico (NO), miocárdio imaturo e ativação da cascata pró-inflamatória que produz vasodilatação são os mecanismos aceitos para explicar essa hipotensão.

O aumento da resistência vascular periférica mantém o suprimento sanguíneo para os órgãos vitais, mas aumenta a pós-carga do ventrículo esquerdo. O baixo débito cardíaco provoca redução da perfusão renal, resultando em retenção de sódio e água, aumento do volume sanguíneo central, da pressão arterial e do volume do ventrículo esquerdo, resultando em edema pulmonar com hipóxia e acidose comprometendo ainda mais a função cardíaca. A taquicardia, a hipotensão, a oligúria e a acidose são as manifestações mais frequentes do choque cardiogênico.

Duas outras teorias podem explicar o choque no período neonatal[1]:
- Insuficiência da suprarrenal – o recém-nascido (RN) tem o eixo hipotalâmico-hipofisário-suprarrenal imaturo e níveis de cortisol muito baixos (< 5µg/dL).
- *Down regulation* – desativação dos receptores adrenérgicos e seus mensageiros. Esse fato dá suporte à teoria da falta de resposta às catecolaminas.

O choque no período neonatal é uma condição de extrema gravidade, com altos índices de morbidade e mortalidade. Ele é dividido didaticamente em:

- Choque hipovolêmico ou com volume sanguíneo inadequado.
- Choque cardiogênico ou por disfunção miocárdica.
- Choque distributivo ou por falência da vasorregulação com ou sem disfunção do miocárdio imaturo.

São RN de alto risco para choque neonatal no período pós-natal imediato: RN de muito baixo peso (MBP), pré-termo (PT) ou a termo (T) com asfixia perinatal grave, prematuro com persistência do canal arterial (PCA) e repercussões hemodinâmicas e RN em sepse.

Os fatores que influenciam o tratamento são: idade gestacional, peso ao nascer, idade pós-natal, gravidade das doenças de base, etiologia, tipo e fase do choque, presença ou ausência da síndrome da resposta inflamatória sistêmica (SIRS), insuficiência adrenal e estado do receptor adrenal.

O prognóstico pode tornar-se um pouco menos sombrio se os RN de alto risco forem rigorosamente observados e precocemente tratados por equipe multidisciplinar treinada.

FISIOPATOLOGIA

Instalado o quadro de choque, o organismo usa mecanismos complexos e eficientes transitoriamente na tentativa de manter a perfusão adequada nos leitos vasculares, mecanismos esses que poderão ter efeitos indesejáveis ou entrar em colapso.

Informações constantes sobre o volume sanguíneo, enchimento cardíaco e pressão arterial (PA) chegam ao cérebro por meio de barorreceptores, quimiorreceptores (aórticos, carotídeos, medulares) e receptores de volume (átrio direito, musculatura pulmonar). As fibras desses receptores correm através do vago e do glossofaríngeo para o núcleo solitário.

Outra via de condução, a nociceptiva, que sai dos gânglios dorsais e forma sinapses com as colunas dorsais. Havendo lesão tecidual com isquemia e/ou acúmulo de metabólitos do metabolismo anaeróbio, ocorre liberação de cininas, histamina, serotonina, prostaglandina ou leucotrienos que estimulam os receptores nociceptivos, produzindo efeitos sistêmicos. As respostas a esses estímulos são enviadas por meio do sistema nervoso autônomo e do sistema neuroendócrino. No sistema nervoso simpático, provocam a liberação de catecolaminas (adrenalina na suprarrenal e noradrenalina nas terminações nervosas adrenérgicas sistêmicas) com constrição na região capilar, aumento da PA e fluxo sanguíneo preferencial para cérebro, coração e rins, em detrimento de outros órgãos. Ao mesmo tempo, as catecolaminas provocam efeitos metabólicos que incluem hiperglicemia, hiperlipidemia, aumento do consumo de oxigênio e hiperpotassemia, levando ao aumento da secreção de glucagon e diminuição da insulina.

A maturidade funcional do sistema nervoso simpático não é bem definida no RN: os depósitos de catecolaminas podem estar reduzidos, e as conexões nervosas, incompletas, o que poderá determinar bradicardia persistente com menor aumento da resistência vascular periférica, menor contratilidade miocárdica, produção alterada de óxido nítrico (NO), maior sensibilidade às mudanças da pós-carga e hipotensão[2].

A queda da PA estimula, por meio de barorreceptores e receptores de volume, a liberação de vasopressina e de adrenocorticotrofina pela hipófise, para a expansão do intravascular pela retenção de água e sódio.

O sistema humoral mais potente é o da renina-angiotensina, estimulada pela hipoperfusão renal. A angiotensina I é transformada nos pulmões em angiotensina II, que, além da poderosa ação vasoconstritora, estimula a liberação de aldosterona levando à reabsorção tubular de sódio. Ações indesejáveis da angiotensina II e de outros mecanismos neuro-humorais sobre os rins podem levar à necrose tubular isquêmica e ao choque irreversível. Como defesa, os rins produzem prostaglandina endógena, de liberação local e com ação vasodilatadora.

A liberação de substâncias vasoconstritoras provoca no capilar aumento da resistência vascular periférica com contração tanto do esfíncter pré como do pós-capilar, iniciando uma fase de compensação localizada que se caracteriza pela passagem de líquidos do espaço intersticial para o leito capilar consequente à diminuição da pressão hidrostática e preservação da pressão oncótica. A esse fenômeno denomina-se **autotransfusão**.

Se o choque persistir, os mecanismos compensadores entram em colapso. A acidose e a hipoxemia constituem estímulo para o relaxamento do esfíncter pré-capilar, aumento da volemia capilar e extravasamento de líquidos para o espaço intersticial. O esfíncter pós-capilar continua contraído e aumenta a pressão hidrostática intracapilar, ocorrendo edema intersticial em vários órgãos e especialmente em cérebro e pulmões.

Clinicamente, nessa fase, o RN apresenta taquipneia, taquicardia (desproporcional), pele fria, pulso fino e rápido e diminuição da diurese.

FATORES QUE AFETAM A OFERTA E CONSUMO DE O_2 NO RN

- O RN é dependente da frequência cardíaca e da estimulação simpática para manter o débito cardíaco.
- Ao nascimento, o ventrículo esquerdo é menos espesso e o ventrículo direito sofre a ação da elevada resistência

pulmonar, disso resultando pouca reserva contrátil do ventrículo esquerdo, baixa capacidade de aumentar o volume sistólico em resposta ao aumento da pré-carga e pouca tolerância ao aumento da pós-carga.

- O RN ao nascimento está sob intensa descarga adrenérgica e apresenta controle imaturo do tônus vasomotor.
- A hemoglobina fetal se fixa mais firmemente ao O_2, tendo mais dificuldade de liberá-lo aos tecidos (curva de dissociação desviada para a esquerda), principalmente em situações de hipotermia.

O RN doente está em risco de sofrer **lesão hipóxica** (déficit de O_2) e **lesão isquêmica** (déficit de O_2 e substrato energético) devido à interrupção no fluxo sanguíneo.

Durante a hipoxemia, ocorre depressão da função mitocondrial, mas o sistema de transporte de membrana se mantém intacto mesmo com paO_2 tecidual muito baixa. Na isquemia, o dano mitocondrial é irreversível, há interrupção da cadeia respiratória e a restauração do fluxo sanguíneo normaliza a oferta de O_2, mas pode ocorrer a formação de radicais livres que lesam o endotélio (na sepse) e ativam a cascata inflamatória, produzindo vasodilatação, culminando com dano tecidual generalizado.

A diminuição progressiva no fornecimento de O_2 leva à hipóxia celular, ao metabolismo anaeróbio e ao acúmulo de ácido láctico. A maior parte do O_2 fornecido às células é consumida pela mitocôndria, que, por sua vez, é responsável por 95% da energia total necessária ao organismo. Em condições normais, a energia para o metabolismo celular vem da via glicolítica e do ciclo de Krebs e são fornecidos 38 moles de ATP para cada mol de glicose, e em condições de anaerobiose, apenas duas moléculas de ATP. A deterioração da função mitocondrial

diminui a captação de cálcio e a atividade do ATP. Ocorrem alterações na membrana das bombas de íons, com entrada de sódio e água na célula e edema celular, ruptura da membrana celular com aumento da permeabilidade e alteração dos padrões de distribuição enzimática liberando constituintes intracelulares (potássio, peptídeos, enzimas lisossômicas) e substâncias vasoativas para a circulação sanguínea. Instalam-se a insuficiência renal e a vasoconstrição de arteríolas pulmonares, resultando em hipertensão pulmonar com *shunt* direito-esquerdo, diminuindo ainda mais a paO_2 e piora da acidose. O canal arterial pode permanecer permeável. Supõe-se que muitos RN que morrem em choque voltem ao padrão fetal da circulação pulmonar.

A manutenção da perfusão tecidual e do débito cardíaco é fundamental no tratamento do choque[2,3].

ETIOLOGIA E CLASSIFICAÇÃO DO CHOQUE

No quadro 42.1 encontram-se a classificação do choque e as etiologias mais frequentes.

Choque hipovolêmico

Ocorre queda abrupta da oferta de oxigênio aos tecidos (TO_2) por alteração do volume sistólico (diminuição da pré-carga).

Fase compensada – pressão venosa central (PVC) baixa, volume sistólico baixo e débito cardíaco diminuído com aumento da resistência vascular sistêmica (RVS) e contratilidade miocárdica. A hipotensão arterial pode não ser evidenciada até que tenha ocorrido perda aguda de 25 a 30% do volume sanguíneo[2].

Quadro 42.1 – Classificação do choque e etiologias mais frequentes no RN.

Tipos	Distúrbio circulatório primário	Causas comuns
Hipovolêmico	Diminuição do volume sanguíneo circulante e do líquido extracelular	Hemorragias Transfusão gêmeo-gêmeo Perdas de fluidos gastrintestinal, renal e perda insensível de água Perda de plasma para o compartimento extravascular
Cardiogênico	Diminuição da contratilidade miocárdica Obstrução mecânica ao débito ventricular	Cirurgia cardíaca, ICC grave, arritmias Lesão hipóxico-isquêmica Distúrbios metabólicos Intoxicação por drogas Cardiopatias congênitas Disfunção miocárdica secundária a agentes bacterianos ou virais Tamponamento cardíaco Embolia pulmonar Pneumotórax hipertensivo
Dissociativo	Falha da liberação de oxigênio pela hemoglobina	Meta-hemoglobinemia
Distributivo	Vasodilatação → sequestro venoso → diminuição da pré-carga e má distribuição do fluxo sanguíneo regional	Sepse Anafilaxia Lesão do SNC ou medular Intoxicação por drogas (miorrelaxantes e anestésicos)

A eficácia da reanimação fluídica depende do volume, tipo e velocidade de infusão do líquido (Quadro 42.2).

Choque cardiogênico

Decorrente de alteração primária na função cardíaca, geralmente por diminuição da contratilidade, ocorre aumento da resistência arteriolar e venosa e consequente aumento das necessidades de O_2. Observa-se aumento do volume sanguíneo, da pressão e volume do VE com diminuição do fluxo sanguíneo subendocárdico, redução na oferta de O_2 para o miocárdio e acidose com piora da função ventricular[3] (Quadro 42.3).

A classificação hemodinâmica da insuficiência cardíaca congestiva (ICC) no período neonatal encontra-se no quadro 42.4.

Choque cardiogênico de causa obstrutiva

Resulta da incapacidade de manutenção de débito cardíaco satisfatório na vigência de volume intravascular normal devido à obstrução mecânica à entrada e/ou à saída de sangue do coração. Os pacientes apresentam mecanismos compensatórios semelhantes ao do choque hipovolêmico, mas não apresentam resposta à reanimação fluídica agressiva (Quadro 42.5).

Choque distributivo

Ver Capítulo Choque séptico.

Quadro 42.2 – Causas do choque hipovolêmico no RN.

Hipovolemia absoluta: perda de líquidos intravasculares com diminuição do retorno venoso
1. Transfusão placentária inadequada
2. Perdas sanguíneas
a) Transfusão feto-materna ou feto-fetal
b) Perdas sanguíneas externas (sangramento gastrintestinal, perda em ato cirúrgico)
c) Céfalo-hematoma, hemorragia subgaleal
d) Sangramentos ocultos (hemorragia cerebral, hepática, pulmonar ou de suprarrenal)
3. Perdas de plasma
a) Síndrome de perda capilar associada a sepse, hipóxia e acidose
b) Hipoproteinemia com pressão oncótica inadequada
c) Peritonite
4. Perdas extravasculares
Diarreia, vômitos, perda insensível de água, obstrução intestinal, perdas pós- operatórias, *diabetes insipidus* e fase poliúrica da insuficiência renal
Hipovolemia relativa
1. Fase inicial da sepse
2. Drogas vasodilatadoras
a) Tolazolina
b) Curare (em altas doses pode liberar histamina)
c) Pancurônio
d) Magnésio (vasodilatação, hipotensão, fraqueza muscular e apneia no RN)
e) Prostaglandina E_1 (potente vasodilatador periférico)
3. Problemas neurológicos – traumatismos de parto: craniano e medula espinhal

Quadro 42.3 – Causas do choque cardiogênico no recém-nascido.

Disfunção miocárdica
1. Asfixia perinatal
2. Miocardiopatias primárias ou secundárias (filhos de mãe diabética)
3. Distúrbios metabólicos: hipocalcemia, hipoglicemia, entre outros
4. Arritmias cardíacas graves: taquicardia paroxística supraventricular, bradicardia
Restrição mecânica à função cardíaca ou ao retorno venoso
Pneumotórax hipertensivo, hérnia diafragmática, enfisema intersticial generalizado e tamponamento cardíaco (pneumo, hemo ou hidropericárdio)
Anomalias congênitas
Síndrome de hipoplasia do ventrículo esquerdo, transposição dos grandes vasos da base, atresia pulmonar com septo intato, tetralogia de Fallot grave, entre outras
Distúrbios da circulação de transição
1. Hipertensão pulmonar persistente
2. Persistência do canal arterial no RN pré-termo
Sepse na fase tardia

Quadro 42.4 – Classificação hemodinâmica da ICC no período neonatal.

Mecanismo fisiopatológico	Exemplos
Sobrecarga de volume	
Shunts E-D	PCA, CIV, malformações arteriovenosas
Lesões valvares regurgitantes	*Truncus arteriosus* (com *shunt*)
Outras	Anemia grave
Sobrecarga de pressão	
Obstrução do lado esquerdo	Síndrome do VE hipoplásico, estenose aórtica, coartação da aorta
Outras	Hipertensão arterial grave
Doenças miocárdicas	
Intrínseca	Miocardiopatias, miocardites, fibroelastose endocárdica
Metabólica	Doença de Pompe, hipoglicemia, hipocalcemia, hipóxia
Distúrbios do ritmo	
Taquidisritmias	Taquicardia supraventricular
Bradirritmias	Bloqueio AV completo

Quadro 42.5 – Causas obstrutivas do choque cardiogênico.

Retorno venoso pulmonar anômalo
Atresia tricúspide
Atresia mitral
Estenose ou atresia pulmonar
Estenose ou atresia aórtica
Estenose hipertrófica subaórtica
Coartação da aorta
Interrupção do arco aórtico
Pneumopericárdio
Pneumomediastino

QUADRO CLÍNICO

É importante reconhecer precocemente o choque, determinar sua gravidade, definir sua etiologia e iniciar imediatamente o esquema terapêutico.

Os sinais clínicos das fases iniciais do choque, na maioria das vezes, incluem manifestações neurológicas (sucção débil, letargia e hipotonia), da insuficiência da microcirculação (palidez cutânea, extremidades frias, enchimento capilar lento, pulso fino e fraco), diminuição da diurese, respiração rápida e superficial, entre outros. No quadro 42.6 estão as manifestações clínicas do choque no período neonatal.

Nos prematuros extremos, as manifestações clínicas mais frequentes são hipotensão, taquicardia, bradicardia, palidez cutânea, membros frios, hipoatividade ou hiperatividade e redução do débito urinário. Nesses RN, durante a hipotensão grave, pode ocorrer redução do fluxo sanguíneo e do suprimento de O_2 cerebral, o que predispõe a hemorragia perintraventricular e leucomalacia.

MONITORIZAÇÃO DO RN EM CHOQUE

O sucesso do tratamento do choque no RN depende principalmente da antecipação do diagnóstico e da pronta intervenção dos problemas identificados. Tornam-se importantes história perinatal detalhada, avaliação clínica meticulosa e monitorização não invasiva e invasiva. O exame clínico e a experiência do médico talvez sejam os mais importantes na monitorização do choque no RN.

Controle respiratório

Em relação à monitorização clínica, um dos dados mais importantes é o controle respiratório; observar a presença de taquipneia, batimentos de asa do nariz, retração da caixa torácica e uso da musculatura acessória.

Distúrbios da microcirculação

Identificar os parâmetros que indicam distúrbios da microcirculação: palidez importante, cianose central, acrocianose, cútis marmórea, esfriamento de pele e instabilidade vasomotora. As temperaturas axilar e retal devem ser medidas. A baixa temperatura cutânea ou a diferença cutâneo/retal de 2°C indicam a presença de mecanismos homeostáticos que diminuem a perfusão cutânea para compensar a diminuição do volume intravascular. Deve-se ter atenção especial com os RN de muito baixo peso (MBP) quando monitorizar a temperatura.

Tempo de enchimento capilar

Avaliar a perfusão tecidual pelo tempo de enchimento capilar (TEC) que reflete a velocidade com que a microcirculação cutânea retorna às condições basais após a aplicação de uma pressão. É bastante subjetivo e influenciado pela temperatura do RN e baixa luminosidade do ambiente. A técnica consiste de leve pressão por 5 segundos no terço médio do esterno ou na região central da fronte. O ideal é que o TEC seja ≤ 3 segundos e, se > que 3 segundos, pode indicar disfunção cardiovascular.

Pulsos

Medir os pulsos nos quatro membros: é importante observar o gradiente entre os pulsos centrais (femoral e axilar) e os periféricos (tibial e radial). A menor amplitude dos pulsos periféricos indica baixo débito, os pulsos amplos estão presentes na PCA com repercussão hemodinâmica e no choque séptico. As características do pulso podem ser avaliadas no monitor de saturação de O_2.

Frequência cardíaca (FC)

É o parâmetro que mais se altera no RN. Alteração na FC do RN, muitas vezes, reflete mudanças no débito cardíaco, de tal forma que a elevação da FC é o primeiro sinal que reflete o aumento do débito cardíaco. Quando essa é baixa, indica falha em manter a perfusão e a oxigenação e nesses casos observam-se hipercapnia, hipoxemia, acidose e aumento do lactato. Bradicardia persistente (< 100bpm) pode significar colapso cardiovascular iminente e, por outro lado, FC > 160bpm pode significar insuficiência hemodinâmica.

É importante monitorizar esses RN em condições ideais de repouso, sem dor e sem estresse.

Quadro 42.6 – Apresentação clínica do choque no período neonatal.

SNC	Cardiocirculatório	Respiratório	Renal	Extremidades
Hipoatividade, Hiperatividade Coma	Desidratação	Taquipneia	Redução do débito urinário: oligúria	Palidez cutânea
	Taquicardia	Dispneia	Anúria	Extremidades frias
	Bradicardia	Estertores		Perfusão lentificada
	Ictus hipopulsátil	Apneia		Cianose periférica e central
	Sopros valvares			Diminuição progressiva dos pulsos
	Galope com 3ª ou 4ª bulha			
	Onda de pulso diminuída ou abolida			
	Pressão arterial diminuída ou "pinçada"			

Monitorização da perfusão tecidual

É realizada por meio da medida da pressão venosa central (PVC). É a medida da pressão na entrada da câmara direita. A PVC reflete a pré-carga do ventrículo direito (VD) e infere na função do ventrículo esquerdo (VE), se não houver fatores que aumentam a pressão intratorácica, como pneumotórax, hiperventilação mecânica, hipertensão pulmonar, obstrução de vias de saída dos ventrículos ou aumento da pressão intra-abdominal (RN com ascite, pós-operatório de gastrosquise ou onfalocele).

A medida da PVC deve ser feita com cateter inserido na veia umbilical e posicionado no átrio direito (AD) ou na veia cava superior. O RN deve permanecer na posição supina. A PVC deve ser instalada quando o RN apresentar sinais persistentes de insuficiência cardiovascular após duas expansões de volume (20mL/kg) ou sinais de sobrecarga de volume. Se a PVC > 7, pode refletir disfunção do miocárdio, e < 7mmHg, hipovolemia. É importante que as medidas da PVC sejam seriadas.

Monitorização de O_2

É realizada por meio da medida da saturação de O_2 (manter entre 88 e 92-95%), pela diferença de saturação entre pré e pós-ductal (deve ser < 5%), saturação venosa mista de O_2 > 70%, hemoglobina (Hb) > que 12g%, hematócrito (Ht) > 35% e lactato sérico < 2,5mMol/L.

Oximetria de pulso – a saturação O_2 de sangue arterial pode ser medida com boa acurácia, devendo-se ajustar os limites mínimo (85%) e máximo (95%). Esse método apresenta limitações no RN em choque porque depende do pulso arterial. A medida da paO_2 transcutânea ($TcpaO_2$) corresponde à paO_2 no sangue (± 10mmHg), entretanto, esse método apresenta limitações, de tal maneira que a hipotensão diminui a $TcpaO_2$ e superestima a $paCO_2$.

Monitorização transcutânea de O_2 e CO_2 – foi muito usada na década passada, mas há que ter cuidados, como leitura após 20 minutos para evitar queimaduras, trocar de lugar os sensores a cada 4 horas, não exercer pressão sobre os sensores. Não é um método utilizável para RN de EBP.

Capnografia – é um método que usa luz infravermelha e mede o CO_2 por espectrofotometria. As limitações de seu uso são aumento do espaço morto e da resistência de vias aéreas, peso do circuito e precisa de volume corrente alto. É útil para detectar extubação acidental, obstrução de cânula e desconexão do aparelho de ventilação mecânica.

Os sinais de **baixa perfusão em outros órgãos** devem ser monitorizados pelo débito urinário. Assim débito urinário < 1mL/kg/h pode significar hipovolemia, entretanto, é pouco útil nas primeiras horas de vida, porque a diurese comumente é baixa ou mesmo ausente.

Monitorização laboratorial

- Gasometria arterial – hipoxemia, hipercapnia e diferença entre a saturação O_2 pré e pós-ductal < 5%.
- Gasometria venosa – perfusão tecidual (PvO_2 < 30mmHg e saturação O_2 < 70% podem indicar baixa perfusão tecidual).
- Lactato sérico > 2mmol/L – é indicativo de metabolismo anaeróbio e tem relação com o aumento da mortalidade.
- Dosagem de eletrólitos, glicemia, ureia, creatinina, pré-albumina e albumina.
- Urina tipo I.
- Hemograma, PCR e pró-calcitonina.
- Culturas de sangue, LCR e urina.
- Provas de coagulação.

Monitorização da pressão arterial (PA)

É a monitorização que mais se usa na prática, mas são muito discutidos os valores considerados normais[4-6]. A medida da PA não invasiva é realizada por meio da técnica oscilométrica com o RN em repouso. É importante escolher previamente o tamanho do manguito, ou seja, deve cobrir 60-70% do membro a ser aferido, realizando-se 2 a 3 medidas e fazendo a média. A pressão arterial média (PAM) é a mais fidedigna.

É preciso estar atento, porque a PA não invasiva pode não detectar níveis abaixo de 25-35mmHg, prejudicando assim a monitorização da hipotensão em prematuros.

A medida da PA pelo método invasivo é realizada inserindo-se um cateter na artéria umbilical até a ponta atingir a aorta descendente e conectar a um transdutor de PA (é o "padrão-ouro"). Devem-se ter alguns cuidados para minimizar erros na aferição, ou seja, utilizar cateter pérvio sem ar no seu interior. O tubo que conecta o cateter ao transdutor de pressão deve ter diâmetro semelhante e o transdutor ser colocado ao nível da linha axilar média.

Existem várias curvas e tabelas de PA. Quando existem diferentes valores para a determinação de limites, é que ele é bastante discutido. Recomenda-se o uso da PAM[4]. O Comitê Britânico da Sociedade de Medicina Perinatal recomenda que a PAM deva ser aquela que se aproxima da idade gestacional – 32 semanas = PAM de 32mmHg[5] (Fig. 42.1).

Em um estudo no Canadá[6] foi realizado um questionário com 18 itens cujo objetivo era identificar o critério de definição de hipotensão arterial no RN de MBP nas primeiras 72 horas. Os autores relataram que, dos 120 questionários, 95 foram respondidos, sendo que 75 dos médicos trabalhavam com RN de MBP e desses 57% tinham mais de 3 anos de prática. Somente 25% desses neonatologistas usavam o critério PAM = a idade gesta-

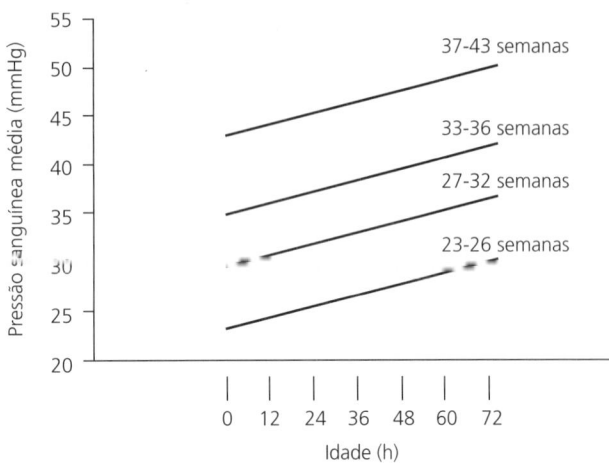

Figura 42.1 – Normograma para valores mínimos de PA de acordo com a idade em horas e o limite inferior do intervalo de confiança de 80% das médias de pressão para cada grupo de idade gestacional[4].

o fluxo na VCS com 5-12 e 24 e 48 horas de vida. Os autores observaram nesses RN baixo fluxo na VCS (30, 34, 42 e 46mL/kg/min, respectivamente) e concluíram que havia fraca correlação da PA e o fluxo na VCS e correlação inversa entre a resistência vascular e o fluxo na VCS. O fluxo na VCS diminui com a idade, com a idade gestacional, com a presença do canal arterial patente (PCA) e forame oval. Houve forte correlação entre baixo fluxo na VCS e aumento da hemorragia intraventricular e esses RN na maioria das vezes tinham PA normal[9].

Assim a grande dúvida atual é como fazer o diagnóstico de hipotensão no prematuro e qual a correlação entre PA, fluxo sanguíneo aos órgãos e perfusão tecidual[10,11].

No quadro 42.7 está resumida a monitorização do RN em choque.

Quadro 42.7 – Monitorização do RN em choque.

Monitorização não invasiva	Monitorização invasiva
Temperatura	Pressão arterial invasiva
Amplitude de pulsos	Pressão coloidosmótica
Pressão arterial não invasiva	Pressões de enchimento cardíaco
Frequência cardíaca	Pressão de artéria pulmonar
Frequência respiratória	Pressão venosa central
Perfusão periférica	Conteúdos arterial e venosos de O_2 (CaO_2, CvO_2)
Coloração de pele	Consumo e transporte de O_2 (VO_2, TO_2)
Débito urinário	Extração de O_2
Nível de consciência	Débito cardíaco
Oximetria de pulso	Índice cardíaco
Capnografia (PetCO_2)	Resistência vascular sistêmica e pulmonar
Eletrocardiografia	
Balanço hídrico	Índices de oxigenação e *shunt* pulmonar
Ecocardiograma com Doppler	Lactato, gasometria

cional[5]. Os 75% restantes incluíam sinais clínicos como cor, perfusão capilar, volume circulatório, volume urinário, além dos níveis de PA, e utilizaram os mais variados gráficos.

A PA é um fraco indicador de fluxo sanguíneo e não existe relação entre débito cardíaco e PA devido à variação da resistência vascular periférica no RN[7]. Pode-se ter PA normal com débito cardíaco baixo e PA baixa com débito normal. Com a mesma PA, podem-se ter fluxos diferentes, dependendo do calibre do vaso[8].

Ecocardiografia funcional

Estudos demonstraram que a PAM não necessariamente se correlaciona com o débito ventricular esquerdo em prematuros e, mesmo no subgrupo em que o canal arterial fechou e empregando a espectroscopia próxima ao infravermelho, não encontraram correlação entre o fluxo sanguíneo cerebral e a pressão arterial sistêmica[7-9]. A premissa de que os débitos ventriculares direito e esquerdo são idênticos no prematuro não é necessariamente verdadeira. O sangue que flui através do canal arterial patente (PCA) e forame oval (FO) eleva falsamente os débitos ventriculares esquerdo e direito.

A medida do fluxo na veia cava superior (VCS) é uma nova maneira de quantificar o débito cardíaco sem a influência da PCA e FO. O grupo australiano de Kluckow e Evans fez um estudo da função da contratilidade miocárdica e valorizou o fluxo medido na veia cava superior (VCS)[8]. Esse representa o fluxo que retorna ao coração pela VCS e metade superior do corpo (80% vem do cérebro) e isso não é previsto pela PA. Eles validaram essa técnica em RN a termo e prematuros e definiram a faixa de normalidade.

Em 126 RN com idade gestacional menor que 30 semanas (média de 27 semanas, peso de 991g), foi avaliado

TRATAMENTO

As intervenções terapêuticas possuem dois objetivos básicos:

1. melhorar o balanço entre a oferta de O_2/nutrientes e as demandas metabólicas;
2. tratar a doença de base.

O tratamento do choque visa melhorar a perfusão dos leitos vasculares críticos (coronárias, cérebro, rins) e prevenir e/ou corrigir as alterações metabólicas resultantes da má perfusão tecidual. Para melhorar a função miocárdica e regular a resistência vascular, as medidas tomadas podem interferir na pré-carga (volume de sangue que volta aos ventrículos), na contratilidade miocárdica e na pós-carga (força contra a qual o ventrículo esquerdo deve lutar para ejetar sangue). A contratilidade miocárdica sofre os efeitos da resistência vascular periférica e da pós-carga[12] (Fig. 42.2).

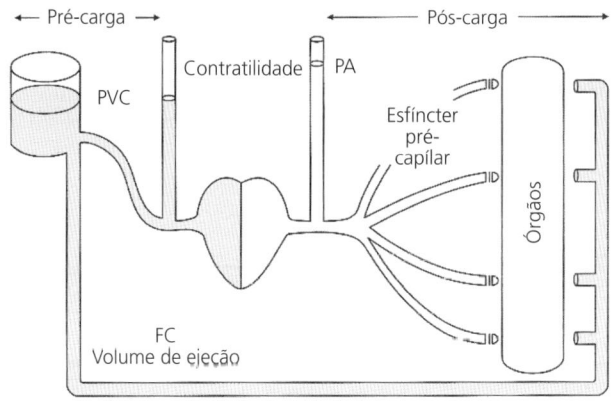

← Pré-carga → ← Pós-carga →

PVC
Contratilidade
PA
Esfíncter pré-capilar
Órgãos
FC
Volume de ejeção

Figura 42.2 – Sistema cardiovascular e determinantes de sua função (modificado de Driscoll[12]).

Suporte cardiovascular

Ver capítulo de Suporte hemodinâmico.

Quanto ao suporte vascular, a terapêutica deve ser dirigida para os quatro determinantes do desempenho cardiovascular: frequência cardíaca, pré-carga, contratilidade e pós-carga. Ele tem por objetivos[13-15]:

- Adequação da pré-carga (expansor de volume).
- Correção de fatores inotrópicos negativos, hipoxemia, acidose, hipoglicemia, hipocalcemia e outros distúrbios metabólicos.
- Indicar corretamente os agentes inotrópicos positivos.
- Indicar corretamente os inibidores da fosfodiesterase 3, a vasopressina e os esteroides.

MODELOS TÍPICOS DE APRESENTAÇÃO DO CHOQUE NO RN[16]

RN de MBP no período pós-natal imediato

Fisiologia – tônus vasomotor diminuído, miocárdio imaturo, maior sensibilidade a mudanças da pós-carga e produção alterada de NO.

Asfixia ou depressão perinatal no RN pré-termo ou termo

Fisiologia – envolve a liberação de catecolaminas endógenas levando a aumento da resistência vascular sistêmica periférica com manifestações clínicas de palidez cutânea ou pele marmórea com enchimento capilar muito lento e disfunção miocárdica. O RN usualmente não apresenta sinais de hipovolemia e pode estar associado à hipertensão pulmonar.

RN pré-termo com PCA

Fisiologia – inclui "roubo" ductal, causado pelo *shunt* esquerdo-direito (há aumento do risco – incidência – de hemorragia pulmonar), comprometendo a perfusão dos órgãos vitais.

Choque séptico

Fisiologia – envolve hipovolemia relativa, disfunção miocárdica e vasodilatação periférica.

RN pré-termo com hipotensão resistente a agentes vasopressores

A etiologia inclui a deficiência relativa de cortisol devido à insuficiência adrenal relativa e à baixa regulação dos receptores adrenérgicos.

Em resumo, a oxigenação tecidual normal depende da PA e do fluxo sanguíneo sistêmico. Os RN pré-termo com IG < 30 semanas estão em risco para hipotensão e estados de baixo fluxo sistêmico. A identificação e a monitorização contínua desses estados de baixo débito são problemáticas devido a presença de PCA, forame oval e ausência de técnicas de avaliação adequada do débito cardíaco. O tratamento dos estados hipotensivos e de baixo débito conta com inúmeras opções de tratamento, como reposição de volume, agentes inotrópicos, vasopressores e glicocorticoides. O entendimento dos mecanismos de ação desses medicamentos é essencial para o neonatologista optar pelo tratamento mais adequado para determinado RN.

O tratamento está descrito no capítulo Suporte hemodinâmico no período neonatal.

O choque séptico ou distributivo está no capítulo Choque séptico.

REFERÊNCIAS

1. Seri I. Circulatory support of the sick preterm infant. Semin Neonatal. 2001;6(1):85-95.
2. Noori S, Seri I. Pathophysiology of newborn hypotension outside the transitional period. Early Hum Dev. 2005;81(5):399-404.
3. Short BL, Van Meurs K, Evans JR; Cardiology group. Summary proceedings from the cardiology group on cardiovascular instability in preterm infants. Pediatrics. 2006;117(3 Pt 2):S34-9.
4. Nuntnarumit P, Yang W, Bada-Ellzey HS. Blood pressure measurements in the newborn. Clin Perinatol. 1999;26(4):981-96.
5. Joint Working Party of British Association of Perinatal Medicine and the Research Unit of the Royal College of Physicians. Development of audit measures and guidelines for good practice in the management of neonatal respiratory distress syndrome. Arch Dis Child. 1992;67(10 Spec No):1221-7.
6. Dempsey EM, Barrington KJ. Diagnostic criteria and therapeutic interventions for the hypotensive very low birth weight infant. J Perinatol. 2006;26(11):677-81.
7. Seri I. Management of hypotension and low systemic blood flow in the very low birth weight during in the first post natal week. J Perinatol. 2006;26 Suppl 1:S8-13.
8. Kluckow M, Evans N. Superior vena cava flow in preterm infants: a novel marker of systemic blood flow. Arch Dis Child Fetal Neonatal Ed. 2000;82(3):F182-7.
9. Kluckow M, Evans N. Low superior vena cava flow and intraventricular haemorrhage in in preterm infants. Arch Dis Child Fetal Neonatal Ed. 2000;82(3):F188-94.
10. Engle WD. Blood pressure in the very low birth weight neonate. Early Hum Dev. 2001;62(2):97-130.

11. Kluckow M, Evans N. Low systemic blood flow in the preterm infant. Semin Neonatol. 2001;6(1):75-84.
12. Driscoll DJ. Use of inotropic and chronotropic agents in neonates. Clin Perinatol. 1987;14(4):931-49.
13. Osborn D, Evans N, Kluckow M. Randomized trial of dobutamine versus dopamine in preterm infants with low systemic blood flow. J Pediatr. 2002;140(2):183-9.
14. Heckmann D, Trotter A, Pohland F, Lindner W. Epinephrine treatment of hypotension in very low birthweight infants. Acta Paediatr. 2002;91(5):566-70.
15. Seri I, Tan R, Evans J. Cardiovascular effects of hydrocortisone in preterm infants with pressor-resistant hypotension. Pediatrics. 2001;107(5):1070-4.
16. Agrawal PB. Shock. In: Cloherty JP, Eichenwald EC, Hansen AR, Stark AR (eds). Manual of neonatal care. 7th ed. Philadelphia: Lippincott-Williams & Wilkins; 2012.p.463-8.

Choque Séptico

Maria Eunice Reis
Paulo Sérgio Lucas da Silva

Sepse e sepse grave dentro das primeiras quatro semanas de vida são responsáveis pela morte de mais de 1 milhão de recém-nascidos (RN) no mundo a cada ano. A taxa de sepse neonatal é variável (de < 1% a > 35% dos nascidos vivos), com base na idade gestacional e tempo de início – precoce (< 72 horas após o nascimento) ou tardia (> 72 horas após o nascimento)[1]. Embora a verdadeira incidência de sepse grave/choque séptico ainda não seja conhecida, um estudo coorte retrospectivo de 3.800 RN admitidos em uma unidade de cuidados intensivos neonatais em seis anos relatou incidência de 1,3%, com pico de mortalidade associada de 71% em prematuros de extremo baixo peso com peso < 1.000g[1,2]. Fatores de risco para sepse no período neonatal são apresentados no quadro 42.8.

Diretrizes e recomendações para o manejo do choque séptico em paciente pediátrico têm sido publicadas desde 2002 pelo *American College of Critical Care Medicine-Pediatric Advanced Life Support* (ACCM-PALS) e reforçadas na seção pediátrica da primeira publicação do *Surviving Sepsis Campaign guideline*, assim como pelas atualizações regulares a partir de então[2-4]. Os objetivos desses *guidelines* (diretrizes) seriam o de padronizar o cuidado ao paciente e reduzir a mortalidade e morbidade por sepse. *Guidelines* representam as melhores práticas clínicas disponíveis, entretanto, faltam evidências mais fortes para confirmar os componentes de algumas dessas recomendações; quase todos os níveis de referências e recomendações no tratamento do choque séptico pediátrico e neonatal são baixos. Contudo, a aderência a essas recomendações permitiu diminuir a mortalidade nos pacientes pediátricos de 38 para 8%[2,4].

O choque séptico é frequentemente uma combinação de múltiplos problemas, incluindo infecção, hipovolemia

Quadro 42.8 – Fatores de risco para o desenvolvimento de sepse e choque séptico neonatal[1].

Fatores maternos
Idade materna (> 30 anos)
Gestação de alto risco
Ausência de assistência pré-natal
Ruptura prematura ou prolongada (> 6 horas) de membrana
Líquido amniótico com aspecto meconial
Líquido amniótico com odor fétido
Trabalho de parto prematuro
Colonização retovaginal por *Streptococcus* do grupo B
Infecção do trato urinário
Febre intraparto
Múltiplos cursos de esteroide pré-natal ou agentes tocolíticos
Duração prolongada de monitorização interna

Sala de parto
Prematuridade (< 37 semanas)
Peso de nascimento < 2.500g
Escore de Apgar de 5° minuto < 5
Reanimação na sala de parto
Sexo masculino

Neonatal
Cateterização vascular
Ventilação mecânica (não invasiva ou entubação endotraqueal)
Falta de nutrição enteral
Doença do trato gastrintestinal
Medicações (bloqueadores H_2, inibidores da bomba de próton, esteroides pós-natal, cefalosporinas)
Neutropenia
Diminuição das concentrações de IgG sérica
Tempo de internação prolongado
Atraso na recuperação do peso de nascimento

absoluta e relativa, má distribuição do fluxo sanguíneo, depressão miocárdica e múltiplos problemas metabólicos, endócrinos e hematológicos. Dessa forma, o choque na sepse envolve muitos elementos de outros tipos de choque (hipovolêmico, cardiogênico e distributivo).

Em 2002, uma força-tarefa internacional, com o apoio da *Society of Critical Care Medicine* e *American College of Critical Care Medicine*[5], elaborou um consenso para as definições de infecção, sepse, sepse grave, choque séptico e disfunção de órgãos para crianças (Quadro 42.9) em RN a termo e pré-termo. Esse comitê propôs seis diferentes faixas de idade devido à variabilidade laboratorial e dos sinais vitais com a idade, para preencher os critérios de síndrome da resposta inflamatória sistêmica (SRIS): RN, lactente, pré-escolar, escolar e adulto jovem.

Conforme demonstrado no quadro 42.10, os RN formam um grupo com idade variando de 0 a 30 dias de vida.

RN prematuros não foram incluídos nesse consenso. Definições de sepse e choque séptico em pré-termo não são bem estabelecidas devido às peculiaridades dessa população relacionadas à imaturidade dos órgãos e à fisiologia de transição. Alguns autores propuseram modificações às definições do consenso de 2002 para incorporar pré-termo. Tal proposta teria como objetivo fornecer uma base de definições uniforme para clínicos e pesquisadores. Assim,

Quadro 42.9 – Definição de síndrome da resposta inflamatória sistêmica (SRIS), infecção, sepse, sepse grave e choque séptico[1,5].

Definições do consenso[5]	Modificações sugeridas para prematuros[1]
SRIS	**SRIS**
A presença de pelo menos dois dos seguintes quatro critérios, um dos quais devem ser temperatura ou contagem de leucócitos anormais 1. Temperatura corporal[a] >38,5°C ou < 36°C 2. Taquicardia, definida como frequência cardíaca > 2DP acima do normal para a idade na ausência de estímulos externos, drogas crônicas, ou estímulo doloroso; ou aumento persistente e inexplicado em 30 minutos a 4 horas OU para crianças < 1 ano: bradicardia definida como FC < percentil 10º para a idade na ausência de estímulo vagal externo, drogas betabloqueadoras ou doenças cardíacas congênitas, ou diminuição persistente e inexplicada em 30 minutos 3. Frequência respiratória > 2DP acima do valor normal para a idade ou ventilação mecânica para um processo agudo não relacionado à doença neuromuscular de base ou anestesia geral 4. Contagem de leucócitos aumentada ou diminuída para a idade (não secundário à leucopenia induzida por quimioterapia) ou > 10% de neutrófilos imaturos	A presença de pelo menos dois dos seguintes quatro critérios, um dos quais deve ser temperatura ou contagem de leucócitos anormais: 1. Temperatura corporal[a] > 38°C[b] ou < 36°C 2. Taquicardia, definida como uma frequência cardíaca > 2DP acima do normal para a idade na ausência de estímulos externos, drogas crônicas, ou estímulo doloroso; ou aumento persistente e inexplicado em 30min a 4 horas OU bradicardia definida como FC < percentil 10º para a idade na ausência de estímulo vagal externo, drogas betabloqueadoras ou doenças cardíacas congênitas[c], ou bradicardia persistente e inexplicada[d] 3. Frequência respiratória > 2DP acima do valor normal para a idade ou ventilação mecânica para um processo agudo não relacionado à doença neuromuscular de base ou anestesia geral 4. Contagem de leucócitos aumentada ou diminuída para a idade ou > 20% de neutrófilos imaturos em relação ao número total[e] ou proteína C-reativa > 10mg/dL
Infecção Infecção causada por qualquer patógeno suspeita ou comprovada (por cultura positiva, coloração de tecido, teste de reação de polimerase em cadeia) OU síndrome clínica associada com alta probabilidade de infecção. Evidência de infecção inclui achados positivos ao exame clínico, imagem ou testes laboratoriais	Sem modificação sugerida
Sepse SRIS na presença ou resultante de infecção suspeita ou comprovada	Sem modificação sugerida
Sepse grave Sepse + um dos seguintes componentes: disfunção cardiovascular ou SDRA ou dois ou mais órgãos com disfunção	Sem modificação sugerida

[a]Temperatura corporal deve ser mensurada por via retal, vesical, oral ou *probe* de cateter central.
[b]Febre neonatal é considerada > 38°C.
[c]Uso de estímulo vagal é incomum em pré-termo.
[d]Episódios de bradicardia com autorresolução infrequente podem ser comuns em prematuros na ausência de sepse.
[e]A relação mais frequentemente aceita é maior que 20% de imaturos em relação ao número total e leucopenia induzida por quimioterapia é incomum em prematuros.

Quadro 42.10 – Sinais vitais e variáveis laboratoriais específicos por idade (valores inferiores para frequência cardíaca, contagem de leucócitos, pressão sistólica correspondem ao percentil 5º e os valores superiores para frequência cardíaca, frequência respiratória ou contagem de leucócitos para o percentil 95º[5].

Idade	Frequência cardíaca (batimentos/min)		Frequência respiratória (respirações/min)	Contagem de leucócitos, (leucócitos × 10³/mm³)	Pressão sistólica (mmHg)
	Taquicardia	**Bradicardia**			
0 dias a 1 semana	> 180	< 100	> 50	> 34 ou < 5	< 65
1 semana a 1 mês	> 180	< 100	> 40	> 19,5 ou < 5	< 75

foram adicionadas modificações às definições de sepse/choque séptico e disfunção de órgãos do consenso publicado em 2002 para que prematuros também pudessem ser incluídos nessas definições (Quadros 42.9 a 42.11)[1].

O choque séptico representa uma constelação de sinais e sintomas que reflete múltiplo comprometimento orgânico no subcelular. A liberação de mediadores parece ser a via final comum ao desenvolvimento desse estado de choque, independente de sua etiologia. Alguns mediadores são citocinas, fator de necrose tumoral, interleucina-1, interleucina-6, cininas, eicosanoides, fator ativador de plaquetas e óxido nítrico[1,2].

QUADRO CLÍNICO

O padrão e a apresentação clínica do choque séptico variam amplamente e são dependentes do organismo invasor, tempo para tratamento, resposta do hospedeiro à infecção e tratamento. Todos os pacientes se apresentam com hipovolemia absoluta ou funcional[2,6]. Vários fatores podem contribuir para essa hipovolemia. Aumento da permeabilidade capilar, dilatação venular e arteriolar com represamento periférico do volume intravascular, poliúria inapropriada e pobre ingestão oral podem combinar-se e resultar na redução do volume sanguíneo efetivo[2,6]. A perda de volume secundária a febre, diarreia, vômitos ou sequestro de fluidos para o terceiro espaço também podem contribuir para a hipovolemia[2,6]. A resposta hemodinâmica anormal constitui um aspecto característico do choque séptico. A apresentação mais frequente em crianças (80%) é o baixo índice cardíaco com ou sem anormalidades do tônus vascular, enquanto os demais pacientes (20%) apresentam um estado hiperdinâmico caracterizado por elevação do débito cardíaco e redução da resistência vascular sistêmica[2,6]. A progressão da sepse é caracterizada pela perda da compensação cardíaca por diminuição da resistência vascular sistêmica, possivelmente como resultado de aumento da permeabilidade capilar, vasodilatação e depressão cardíaca mediados por toxinas e pela resposta inflamatória. A progressão de débito cardíaco elevado para baixo débito cardíaco pode ocorrer rapidamente e, conforme ocorre sua diminuição, os sintomas físicos mudam para aqueles correspondentes a um estado de hipoperfusão (taquipneia, taquicardia, hipotensão, pulsos diminuídos, extremidades frias e enchimento capilar lentificado) e metabolismo anaeróbio[2,6].

Por sua vez, o choque séptico no período neonatal pode ser complicado pela transição fisiológica da circulação fetal para a circulação neonatal. In utero, 85% da circulação fetal deixa de passar pelos pulmões através do canal arterial e forame oval. Esse padrão de circulação é mantido no período pré-natal por resistência vascular pulmonar suprassistêmica[2,6]. Ao nascimento, o oxigênio inalado desencadeia uma cascata de eventos bioquímicos que resulta na redução da pressão e resistência vascular pulmonar e na transição da circulação fetal para a neonatal, com o fluxo sanguíneo sendo agora direcionado através da circulação pulmonar. Os fechamentos do canal arterial e do forame oval completam essa transição. Durante as primeiras semanas de vida, o canal arterial pode permanecer aberto e a resistência vascular pulmonar e a pressão da artéria pulmonar podem permanecer elevadas, enquanto o forame oval pode permanecer patente por anos[1,2,6]. A hipóxia e a acidose induzida pela sepse podem aumentar a resistência vascular e a pressão arterial pulmonar e manter a patência do canal arterial, resultando em hipertensão pulmonar persistente do neonatal (HPPN) e persistência da circulação fetal (PCF)[1,2,6]. O choque séptico com HPPN está associado a aumento no trabalho do ventrículo direito. Apesar do condicionamento in utero, o ventrículo direito mais espessado pode falhar na presença de pressão sistêmica da artéria pulmonar. A falência ventricular direita pode ser clinicamente evidenciada por meio de regurgitação tricúspide e hepatomegalia. Geralmente é necessário o emprego de terapêutica dirigida para a reversão da falência ventricular direita, por meio da redução da pressão de artéria pulmonar em RN com choque refratário a fluidoterapia e HPPN[1,2,6].

A resposta hemodinâmica em prematuros de muito baixo peso (< 32 semanas de gestação, < 1.000g) com choque séptico é menos compreendida. Nas primeiras 24 horas após o nascimento, durante a fase de transição, o coração neonatal deve rapidamente se ajustar a uma resistência vascular elevada se comparada à baixa resistência da placenta[1,2,6]. O débito cardíaco e a pressão sanguínea podem diminuir quando a resistência se encontra aumentada. Entretanto, a literatura indica que prematuros com choque podem responder à terapêutica com volume e inotrópicos com melhora no volume sistólico, contratilidade e pressão sanguínea.

Muitas outras considerações relacionadas ao desenvolvimento influenciam na terapia do choque em prematuros. Foram relatadas deficiências relativas nos eixos dos hormônios da tireoide e paratireoide e podem resultar na necessidade para reposição de hormônio da tireoide e/ou cálcio. O uso de hidrocortisona também foi estudado nessa população. Desde 2002, estudos controlados e randomizados mostraram que o uso profilático de hidrocortisona no dia 1 de vida reduziu a incidência de hipotensão nessa população e um curso de sete dias de hidrocortisona reduziu a necessidade de inotrópicos em prematuros de muito baixo peso com choque séptico[1,2].

Mecanismos de imaturidade da termogênese requerem atenção para o fornecimento de aquecimento externo e redução dos estoques de glicogênio e de massa muscular para gliconeogênese requer a manutenção da

Quadro 42.11 – Definições de disfunção orgânica[1].

Definições do Consenso de Disfunção Orgânica[5]	Modificações sugeridas para prematuros[1]
Disfunção cardiovascular Apesar da administração de *bolus* de fluidos isotônico por via intravenosa ≥ 40mL/kg em 1h Redução na pressão arterial (hipotensão) < percentil 5º para a idade ou pressão sistólica < 2DP abaixo do normal para a idade OU Necessidade de droga vasoativa para manter a pressão sanguínea dentro dos limites normais (dopamina > 5mg/kg/min ou dobutamina, adrenalina, ou noradrenalina em qualquer dose) OU Dois dos seguintes componentes Acidose metabólica inexplicada: déficit de base > 5,0mEq/L Aumento do lactato arterial > 2 vezes o limite superior do normal Oligúria: débito urinário < 0,5mL/kg/h Aumento do tempo de enchimento capilar: > 5s Gradiente de temperatura corporal para periférica > 3°C	**Disfunção cardiovascular** Apesar da administração de *bolus* de fluidos isotônicos por via intravenosa ≥ 40mL/kg em 1h (> 10mL/kg em RN 32 semanas)[d] Redução na pressão arterial (hipotensão) < percentil 5º para a idade ou pressão sistólica < 2DP abaixo do normal para a idade ou PAM < 30mmHg com pobre enchimento capilar periférico (> 4s)[e] OU Necessidade de droga vasoativa para manter a pressão sanguínea dentro dos limites normais (dopamina > 5mg/kg/min ou dobutamina, ou adrenalina em qualquer dose)[f] OU Dois dos seguintes componentes Acidose metabólica inexplicada: déficit de base > 5,0mEq/L Aumento do lactato arterial > 2 vezes o limite superior do normal Oligúria: débito urinário < 0,5mL/kg/h Aumento do tempo de enchimento capilar: > 4s[g] Medida simultânea de temperatura corporal e periférica não comum em prematuros
Respiratória[a] paO_2/FiO_2 < 300 na ausência de doença cardíaca congênita cianótica ou doença pulmonar preexistente OU $paCO_2$ > 65mmHg ou 20mmHg acima da $paCO_2$ de base OU Necessidade comprovada[b] ou > 50% da FiO_2 para manter a saturação ≥ 92% OU Necessidade para ventilação mecânica não eletiva invasiva ou não invasiva[c]	**Respiratória** Uso excessivo de oxigênio deve ser limitado para evitar complicações, incluindo retinopatia da prematuridade $paCO_2$ > 65mmHg ou 20mmHg acima da $paCO_2$ de base OU Necessidade comprovada ou > 50% de FiO_2 para manter a saturação ≥ 92% (88% para < 32 semanas) OU Necessidade para ventilação mecânica não eletiva invasiva ou não invasiva
Neurológica Escala de coma de Glasgow < 1 OU Alteração aguda no estado mental com diminuição na escala de coma de Glasgow ≥ 3 pontos	**Neurológica** Alteração aguda no estado[h]
Hematológica Contagem de plaquetas 80.000/mm³ ou diminuição de 50% na contagem de plaquetas a partir do valor mais alto registrado durante os últimos 3 dias (para pacientes oncológicos/hematológicos crônicos) OU *International normalized ratio* (INR) > 2	**Hematológica** Contagem de plaquetas < 80.000/mm³ ou diminuição de 50% na contagem de plaquetas a partir do valor mais alto registrado nos últimos 3 dias[i] OU *International normalized ratio* (INR) > 2
Renal Creatinina sérica ≥ 2 vezes o limite superior do normal para a idade ou aumento de 2 vezes na creatinina de base	**Renal** Creatinina sérica ≥ 2 vezes o limite superior do normal para a idade ou aumento de 2 vezes na creatinina de base
Hepática Bilirrubina total ≥ 4mg/dL (não aplicável para RN) OU AST 2 vezes o limite superior do normal para a idade	**Hepática** AST 2 vezes o limite superior do normal para a idade[j] ou aumento de 50% sobre o valor de base do paciente[k]

[a] SDRA deve incluir uma relação paO_2/FiO_2 ≤ 200mmHg, infiltrados bilaterais, início agudo e sem evidência de falência cardíaca. Lesão pulmonar aguda é definida identicamente, exceto por uma relação paO_2/FiO_2 que deve estar entre 200 e 300mmHg.
[b] Comprovação assume que a necessidade de oxigênio foi testada por diminuição da FiO_2 e necessidade de subsequente aumento da FiO_2.
[c] Em pacientes no pós-operatório, essa necessidade de ser preenchida se o paciente desenvolveu processo infeccioso ou inflamatório agudo nos pulmões que impossibilita sua extubação.
[d] Rápida infusão de grandes volumes pode estar associada à hemorragia intraventricular.
[e] 30mmHg é sugerido como pressão arterial média (PAM) mínima.
[f] Noradrenalina não é comumente utilizada em RN prematuros.
[g] Maior que 4s pode refletir baixo fluxo sanguíneo sistêmico.
[h] A escala de coma de Glasgow não é aplicável parar a termo ou pré-termo.
[i] RN frequentemente não são pacientes hematológicos/oncológicos crônicos,
[j] Hiperbilirrubinemia indireta é comum em RN.
[k] Transaminases são comumente elevadas em pré-termo sob hiperalimentação por via intravenosa de longa duração.

concentração de glicose sérica[1,2,6]. As práticas padronizadas de reanimação em prematuros em choque séptico empregam uma abordagem mais graduada para a reanimação com volume e terapia vasopressora comparada à reanimação de RN a termo. Essa abordagem mais cautelosa é uma resposta aos relatos de que prematuros de risco para hemorragia intraventricular (< 30 semanas de gestação) podem desenvolver hemorragia após rápidas alterações na pressão sanguínea nos primeiros dias de vida. Entretanto, alguns autores questionam se o prognóstico neurológico de longo prazo está mais relacionado à leucomalacia ventricular (resultante de baixa perfusão prolongada) ou à hemorragia intraventricular[1,2,6]. Além disso, o uso de altas doses de dopamina em pré-termo (idade gestacional < 29 semanas) pode estar associado a maior risco de insuficiência renal aguda, retinopatia, hemorragia intraventricular e broncodisplasia[7].

Outro fator complicador em prematuros de muito baixo peso é a persistência do canal arterial aos 3-4 dias de vida, já que o músculo imaturo apresenta menor capacidade de constrição. A maioria dos prematuros com essa condição é tratada clinicamente com indometacina, ou em alguns casos com a ligadura cirúrgica. A administração rápida de fluidos pode, adicionalmente, aumentar o *shunt* da esquerda para a direita através do canal, com consequente edema pulmonar. Estudos relatam melhora no prognóstico com a infusão de 6 horas de pentoxifilina em prematuros com sepse. Esse componente é um agente vasodilatador e anti-inflamatório, entretanto, essa terapia promissora ainda necessita ser avaliada em estudos multicêntricos[1,2,6].

Choque pode ser definido por variáveis clínicas, hemodinâmicas, de utilização de oxigênio e/ou variáveis celulares, entretanto, o comitê (ACCCM) define choque séptico apenas de acordo com as variáveis clínicas, hemodinâmicas e de utilização de oxigênio[2,6].

Idealmente, o choque deveria ser clinicamente diagnosticado antes da ocorrência de hipotensão por meio dos sinais clínicos que incluem hipotermia ou hipertermia, alteração do estado mental e vasodilatação periférica (choque quente) ou vasoconstrição com enchimento capilar > 2 segundos (choque frio)[2,6].

O tempo de enchimento capilar > 3 segundos combinado a uma concentração de lactato > 4mmol/L tem especificidade de 97% para identificar RN pré-termo com baixo fluxo de veia cava superior (VCS) no primeiro dia de vida[1]. A meta de se atingir uma pressão arterial média (PAM) maior ou igual a 30mmHg baseia-se na melhora da autorregulação do fluxo sanguíneo cerebral que ocorre acima desse limite[8]. Pressão arterial média < 30mmHg em prematuros de muito baixo peso está associada a pior prognóstico neurológico e sobrevida, sendo considerada a mínima pressão sanguínea absoluta tolerável em prematuros[2,6]. Deve-se ressaltar que muitas unidades de cuidados intensivos neonatais utilizam um valor de PAM maior ou igual à idade gestacional em prematuros extremos[8]. Como a pressão sanguínea não reflete necessariamente o débito cardíaco, é recomendado que um débito cardíaco normal e/ou fluxo de VCS, medido por meio de ecocardiografia com Doppler, seja o objetivo primário[6]. Em prematuros de muito baixo peso, a medida do fluxo sanguíneo da VCS foi considerada útil na avaliação da efetividade da terapêutica do choque. Um valor > 40mL/kg/min está associado a melhor prognóstico e sobrevida[1,2,6].

O choque também pode ser tratado de acordo com as medidas de uso de oxigênio. A mensuração do débito cardíaco e do consumo de oxigênio (IC × [conteúdo de oxigênio arterial – oxigênio venoso misto]) foi proposta como sendo benéfica para pacientes em choque persistente, uma vez que IC entre 3,3 e 6L/min/m^2 e consumo de oxigênio > 200mL/min/m^2 estão associados a melhor sobrevida. Considerando-se concentração de hemoglobina de 10g/dL e saturação de oxigênio arterial de 100%, IC de > 3,3L/min/m^2 correlaciona-se com saturação de oxigênio venoso misto > 70% em paciente com consumo normal de oxigênio de 150mL/min/m^2 (consumo de oxigênio = IC × conteúdo de oxigênio arterial × extração de oxigênio; portanto, 150mL/min/m^2 = 3,3L/min/m^2 × [1,36 × 10g/dL × 100 + paO$_2$ × 0,003] × [100% – 70%]). A saturação venosa central de oxigênio (SvcO$_2$) pode ser usada em prematuros de baixo peso, entretanto pode ser uma variável confundidora na presença de *shunt* da esquerda para direita por meio do canal arterial[2,4].

A relação entre as concentrações absolutas de lactato sérico e de maior tendência no aumento de sua concentração está associada a desfechos adversos em RN a termo ou prematuros, além disso, esses fatores podem ser usados para a predição de mortalidade e há associação entre o prognóstico neurológico e o pico de concentração do lactato sérico.

Em 2009, o *American College of Critical Care Medicine* publicou o documento intitulado *Clinical Guidelines for Hemodynamic Support of Neonates and Children with Septic Shock*[2]. Neste artigo, foram estabelecidas diretrizes com base em três níveis de recomendação:

Nível I – convincentemente justificável baseado exclusivamente em evidência científica.

Nível II – razoavelmente justificável por evidência científica e fortemente sustentado pela opinião de especialistas em cuidados críticos.

Nível III – falta evidência científica adequada, mas é amplamente sustentado pelos dados disponíveis e opinião de especialistas.

As diretrizes relacionadas à abordagem do choque séptico no período neonatal são apresentadas a seguir.

DIAGNÓSTICO

Deve-se suspeitar de choque séptico em qualquer RN com taquicardia, desconforto respiratório, dificuldade de sucção, tônus diminuído, palidez, taquipneia, diarreia ou diminuição da perfusão, particularmente na presença de história materna de corioamnionite ou ruptura prolongada de membranas. É importante distinguir o choque séptico do período neonatal do choque cardiogênico causado pelo fechamento do canal arterial em RN com doença cardíaca complexa dependente de canal. Qualquer RN com choque e hepatomegalia, cianose, sopro cardíaco ou com diferencial de pressão arterial ou pulsos entre extremidades inferiores e superiores deve receber infusão de prostaglandina até que uma doença cardíaca complexa seja descartada por meio da avaliação ecocardiográfica. Erros inatos do metabolismo que resultem em hiperamonemia ou hipoglicemia podem simular choque séptico e testes laboratoriais adequados devem ser realizados para afastar essas condições. O choque séptico no período neonatal é tipicamente acompanhado por aumento na resistência vascular e pressão de artéria pulmonar. HPPN pode causar falência ventricular direita com *shunt* da direita para esquerda levando à cianose[2].

Definições hemodinâmicas de choque da ACCM[2]

Choque frio ou quente – diminuição da perfusão manifestada pela diminuição do estado mental, enchimento capilar > 2 segundos (choque frio) ou enchimento capilar rápido (choque quente), amplitude de pulsos periféricos diminuídos (choque frio) ou oscilantes (choque quente), extremidades frias moteadas (choque frio) ou diminuição do débito urinário < 1mL/kg/h.

Choque resistente à dopamina/refratário a líquidos – o choque persiste apesar da reanimação com líquidos > 60mL/kg na primeira hora (quando apropriado) e infusão de dopamina a 10µg/kg/min.

Choque resistente à catecolamina – o choque persiste apesar do uso de catecolamina, adrenalina ou noradrenalina.

Choque refratário – o choque persiste apesar do uso direcionado de agentes inotrópicos, vasopressores, vasodilatadores e da manutenção da homeostase metabólica (glicose e cálcio) e hormonal (hormônio da tireoide, hidrocortisona e insulina).

ABC: A PRIMEIRA HORA DA REANIMAÇÃO (REANIMAÇÃO NA SALA DE PARTO)[2,9]

Metas (nível III)

- Manter vias aéreas, oxigenação e ventilação.
- Restaurar e manter circulação (definida como perfusão e pressão sanguínea normal).
- Manter a circulação neonatal.
- Manter os limites de frequência cardíaca.

Objetivos terapêuticos (nível III)

- Enchimento capilar ≤ 2 segundos, pulsos normais sem diferença na amplitude entre os pulsos periféricos e centrais, extremidades aquecidas, débito urinário > 1mL/kg/h, nível de consciência, pressão sanguínea normal para a idade, concentrações normais de glicose e cálcio.
- Diferença na saturação de O_2 pré e pós-ductal < 5%.
- Saturação de oxigênio arterial > 95%.

Monitorização (nível III)

- Temperatura.
- Oximetria de pulso pré e pós-ductal.
- Pressão intra-arterial (umbilical ou periférica).
- Eletrocardiografia contínua.
- Pressão sanguínea.
- pH arterial.
- Débito urinário.
- Concentração de glicose e cálcio ionizado

Vias aéreas e respiração (nível III)

A patência de via aérea, a oxigenação adequada e a ventilação devem ser rigorosamente mantidas e monitorizadas. A decisão de entubar e ventilar é baseada no diagnóstico clínico de aumento do trabalho respiratório ou de um esforço respiratório inadequado ou hipoxemia acentuada. Geralmente é necessária a realização da expansão do volume intravascular antes da entubação e ventilação, pois a ventilação com pressão positiva pode reduzir a pré-carga[2,9].

Circulação (nível III)

O acesso vascular pode ser rapidamente obtido de acordo com as diretrizes do programa de reanimação neonatal (PRN). Deve-se dar preferência a cateter arterial umbilical e venoso. Caso esses cateteres não possam ser colocados, podem-se usar cateter arterial periférico e cateter central posicionado perifericamente[2,9].

Reanimação com fluidos (nível II)

Bolus de 10mL/kg de fluidos podem ser administrados, observando o desenvolvimento de hepatomegalia e aumento do trabalho respiratório. Até 60mL/kg pode ser necessário na primeira hora. Fluidos devem ser infundidos para atingir perfusão e pressão sanguínea normal. O uso de solução isotônica de glicose a 10% com velocidade e oferta adequada de glicose para a idade deve ser utilizado para prevenir hipoglicemia[2,9].

Suporte hemodinâmico (nível II)

Pacientes com choque grave uniformemente necessitam de suporte cardiovascular durante a reanimação com fluidos. Embora a dopamina possa ser utilizada como agente de primeira linha, seus efeitos sobre a resistência vascular pulmonar devem ser considerados. Recomenda-se, inicialmente, baixa dose de dopamina (< 8μg/kg/min) e de dobutamina (até 10μg/kg/min) combinadas. Se o paciente não responde adequadamente a essas intervenções, então pode-se utilizar a infusão de adrenalina (0,05 a 0,3μg/kg/min) para restaurar a perfusão e pressão sanguínea normais[2,9].

Terapia da HPPN (nível II)[2,9]

Inicialmente, deve-se hiperoxigenar com oxigênio a 100% e instituir alcalinização metabólica (até pH 7,50) com bicarbonato de sódio ou trometamina, até que se disponha de óxido nítrico inalatório. A hiperventilação leve para produzir alcalose respiratória pode também ser instituída até que seja atingida uma saturação de oxigênio de 100% e uma diferença < 5% nas saturações pré e pós-ductal. Óxido nítrico inalatório deve ser administrado como tratamento inicial sempre que disponível[2,9].

ESTABILIZAÇÃO: ALÉM DA PRIMEIRA HORA (SUPORTE HEMODINÂMICO NA UCIN)[2,9]

Metas (nível III)

- Restaurar e manter o limite da frequência cardíaca (entre 120 e 180bpm em RN a termo).
- Manter perfusão normal e pressão sanguínea (pressão arterial média-pressão venosa central = 55mmHg).
- Manter a circulação neonatal.
- SvcO$_2$ >70%.
- IC > 3,3L/min/m^2.
- Fluxo de VCS > 40mL/kg/min.

Objetivos terapêuticos (nível III)

- Enchimento capilar ≤ 2 segundos, pulsos normais sem diferença de amplitude entre pulsos periféricos e centrais, extremidades aquecidas, débito urinário > 1mL/kg/h, nível de consciência normal, pressão sanguínea normal para a idade.
- Saturação arterial de oxigênio > 95%.
- Diferença na saturação de oxigênio arterial pré e pós-ductal < 5%.
- SvcO$_2$ > 70%.
- Ausência de *shunt* direito-esquerdo, regurgitação tricúspide ou insuficiência ventricular direita na análise ecocardiográfica.
- Concentrações normais de glicose e cálcio ionizado.
- Fluxo de VCS > 40mL/kg/min.
- IC > 3,3L/min/m^2.

- INR normal.
- Lactato e ânion *gap* normal.
- Sobrecarga de fluidos < 10%.

Monitorização (nível III)

- Oximetria de pulso.
- pH arterial.
- ECG contínuo.
- Pressão sanguínea intra-arterial contínua.
- Temperatura.
- Concentração de cálcio e glicose.
- Entradas e saídas, débito urinário.
- Pressão venosa central/saturação de O$_2$.
- Débito cardíaco.
- Fluxo de VCS.
- INR.
- Ânion *gap* e lactato.

Reanimação fluídica (nível II)

A perda de fluidos e a hipovolemia persistente secundária ao extravasamento capilar difuso podem continuar durante dias. A reposição contínua de fluidos deve ser dirigida para atingir os objetivos clínicos, incluindo a perfusão e a pressão venosa central. O cristaloide é o fluido de escolha em pacientes com hemoglobina maior que 12g/dL. A transfusão do concentrado de hemácias pode ser realizada em RN com hemoglobina menor que 12g/dL. Diuréticos ou terapia de substituição renal contínua são recomendados em RN que tenham sobrecarga de 10% de fluidos e que sejam incapazes de atingir um balanço de fluidos com o débito uirinário/perdas extrarrenais. O uso de solução isotônica de glicose a 10% com velocidade e oferta adequada de glicose para a idade deve ser empregado para prevenir a hipoglicemia. Infusão de insulina pode ser usada para corrigir hiperglicemia. Diuréticos estão indicados em pacientes hipervolêmicos para prevenir a sobrecarga hídrica[2,9].

Suporte hemodinâmico (nível II)

Em RN apresentando aumento do débito cardíaco e redução da pressão sanguínea (choque quente), pode-se considerar o uso de norepinefrina para reverter o choque. Sua eficácia no aumento da pressão arterial sistêmica, débito urinário e redução do lactato têm sido documentados em RN < 35 semanas de idade gestacional[2,9].

O efeito da norepinefrina diminui ao longo do tempo e está relacionado à desativação de receptores α-adrenérgicos em pacientes com choque séptico. Essa hiporreatividade vascular às catecolaminas provavelmente é devido à formação excessiva de óxido nítrico associada à ativação dos canais de potássio sensíveis ao ATP e à redução na entrada de cálcio através dos canais de voltagem de cálcio[10].

RN que apresentam baixo débito cardíaco, pressão arterial normal e evidência de comprometimento da função ventricular esquerda podem beneficiar-se da combinação de um agente inotrópico com um vasodilatador ou do uso de inodilatadores. Essa nova classe de medicamentos engloba efeitos inotrópicos e vasodilatadores positivos e refere-se aos inibidores da fosfodiesterase e sensibilizadores de cálcio[10]. Milrinona, um inibidor da fosfodiesterase, não foi estudada no choque séptico neonatal, mas tem sido usada em pacientes pediátricos com e choque séptico não hiperdinâmico[10]. Nesse contexto clínico, a milrinona aumenta o índice cardíaco, o volume sistólico, a oferta de oxigênio e promove a diminuição da resistência vascular sistêmica sem aumento da frequência cardíaca ou pressão arterial. Levosimendan é um novo sensibilizador de cálcio que promove a abertura dos canais de K-ATP. Comparado a outros inodilatadores, promove melhora da contratilidade miocárdica sem aumentar o consumo de oxigênio e induz a vasodilatação periférica e coronariana com potencial efeito anti-isquêmico. Estudos preliminares sugerem que esse agente melhora a disfunção ventricular esquerda e direita, aumentando assim o débito cardíaco, mesmo quando a dobutamina se mostra ineficaz[10]. Alguns relatos demonstraram a segurança e a eficácia em relação à resposta hemodinâmica e função ventricular esquerda desse novo agente durante período pré ou pós-cirúrgico em RN ou crianças com cardiopatia congênita e adultos com choque séptico. Na população neonatal, faltam estudos evidenciando o benefício desse agente[10].

A vasopressina promove vasoconstrição por meio de receptores V_1, acoplados à fosfolipase C, e aumenta a concentração de cálcio intracelular. A vasopressina demonstrou aumentar a PAM, RVS e débito urinário em pacientes com choque quente com baixa reatividade às catecolaminas[10]. Terlipressina, um análogo sintético de longa ação da vasopressina, tem demonstrado sua eficácia em reverter o choque com vasodilatação em RN e lactentes, entretanto, a experiência com a utilização de terlipressina é limitada e somente disponível na forma de relatos de casos[10].

Um curso de 6 horas de pentoxifilina durante 5 dias pode ser empregado para reverter choque séptico em prematuros de muito baixo peso. Óxido nítrico inalatório é frequentemente efetivo em RN a termo com HPPN. Grande parte de seu efeito é observado com concentrações de 20ppm. Em RN com comprometimento da função ventricular esquerda e pressão sanguínea normal, a adição de nitrovasodilatadores ou de inibidores da fosfodiesterase à adrenalina (0,05-0,3mg/kg/min) pode ser efetiva, porém tal associação deve ser monitorizada em relação à toxicidade. É importante uma carga de volume baseada em alterações do exame clínico ou da pressão sanguínea quando se utiliza esses vasodilatadores sistêmicos. Tri-iodototironina é um inotrópico eficaz em RN com insuficiência tireoidiana. Noradrenalina pode ser efetiva para hipotensão refratária, mas a $SvcO_2$ deve ser mantida > 70%. Se necessário, um agente inotrópico adicional deve ser utilizado. A terapia com hidrocortisona pode ser adicionada se o RN apresentar insuficiência adrenal (definida como pico de cortisol após ACTH < 18mg/dL, ou cortisol basal < 18mg/dL em paciente com volemia adequada e requerendo adrenalina). O resgate com vasopressina, terlipressina ou angiotensina pode ser considerado na presença de débito cardíaco, fluxo de VCS e/ou monitorização da $ScvO_2$ adequados[2,9].

CIRCULAÇÃO DE MEMBRANA EXTRACORPORAL

Extracorporeal membrane oxygenation (ECMO) e terapia de substituição renal contínua para choque refratário (nível II)

Deve-se suspeitar de morbidades não reconhecidas (requerendo tratamento específico) em RN com choque refratário, incluindo derrame pericárdico (pericardiocentese), pneumotórax (toracocentese), sangramento ativo (reposição de sangue/hemostasia), hipoadrenalismo (hidrocortisona), hipotireoidismo (tri-iodototironina), erro inato do metabolismo (responsivo à glicose e infusão de insulina ou redução dos níveis de amônia) e/ou doença cardíaca obstrutiva ou cianótica (responsiva à PGE_1), ou uma PCA com repercussão (fechamento do PCA). Após a exclusão dessas causas, ECMO torna-se importante terapia a ser considerada em RN a termo. A taxa atual de sobrevida de ECMO para sepse neonatal é de 80%. A maioria dos centros aceita que a indicação de ECMO é suficiente após o emprego de terapêutica máxima para o choque refratário ou de paO_2 < 40mmHg. Fluxos de ECMO maiores que 110mL/kg devem ser desencorajados devido aos problemas relacionados à hemólise. Hipotensão persistente e/ou choque devem ser tratados com dopamina/dobutamina ou adrenalina quando se utiliza ECMO por via venovenosa. Geralmente o requerimento de inotrópicos diminui com o emprego de ECMO venoarterial. A concentração de cálcio deve ser normalizada no prime de concentrado de hemácias da bomba (geralmente requer 300mg de cloreto de cálcio por unidade de concentrado de hemácias). Em RN com débito urinário inadequado e 10% de sobrecarga hídrica apesar do uso de diuréticos, a terapia de substituição renal contínua é mais utilizada durante a ECMO[2,9].

Terapia da HPPN

A terapia com óxido nítrico inalatório é o tratamento de escolha para HPPN não complicada. Entretanto, a alcalinização metabólica permanece como importante estratégia de reanimação inicial durante o choque, pois a HPPN pode ser revertida com a correção da acidose. Para os centros com acesso ao óxido nítrico inalatório, esse é o único vasodilatador seletivo relatado a apresentar benefício na reversão da HPPN. Milrinona ou inanrinona podem ser adicionadas, conforme sejam toleradas, para obter melhor função cardíaca. ECMO permanece como a terapia de escolha para pacientes com HPPN refratária e sepse. Investigações mais recentes suportam o uso de Iloprost inalatório (análogo sintético da prostaciclina) ou da infusão de adenosina como formas terapêuticas para HPPN[2,9].

Em 2013, o *Surviving Sepsis Campaign Guidelines for Management of Severe Sepsis and Septic Shock* atualizou as diretrizes publicadas em 2008 para adultos e crianças[4]. Essas diretrizes foram estabelecidas de acordo com os respectivos níveis de evidência de acordo com o sistema *Grading of Recommendations Assessment, Development and Evaluation* (GRADE) para orientar a avaliação da qualidade da evidência, variando de A (alta) a D (muito baixa) e para determinar a força das recomendações em forte (1) ou fraca (2). Essas recomendações somente foram estabelecidas para RN a termo e crianças em países industrializados com acesso a suporte ventilatório em unidade de cuidados intensivos. Este *guideline* deve ser avaliado com cautela para o período neonatal, já que várias recomendações são dirigidas principalmente para não RN. Assim, optou-se por apresentar as modificações sugeridas nesta última diretriz (2013) em relação aos RN a termo, mas, assim como outros autores[9], ainda recomenda-se a utilização do algoritmo de tratamento do choque séptico publicado em 2009, enquanto se aguarda sua atualização na forma de documento dirigido especificamente para a população neonatal. A seguir citam-se as considerações de 2013[4]:

Ressuscitação inicial

1. Para o desconforto respiratório e hipoxemia iniciar com máscara de oxigênio facial ou, se necessário e disponível, cânula nasal de alto fluxo de oxigênio ou CPAP nasofaríngeo. Para melhora da circulação, acesso venoso periférico ou acesso intraósseo podem ser utilizados para ressuscitação fluídica e infusão de inotrópicos quando um acesso venoso central não se encontra disponível. Assim, é menor a probabilidade de ocorrer instabilidade durante entubação, caso haja necessidade de ventilação mecânica após ressuscitação cardiovascular apropriada (grau 2C).

Devido à baixa capacidade residual funcional, RN e lactentes com sepse grave podem necessitar de entubação precoce, entretanto, durante a entubação e ventilação mecânica, há aumento da pressão intratorácica, podendo reduzir o retorno venoso e levar à piora do choque se a volemia do paciente não é adequada. A abordagem respiratória não invasiva inicial permite aumento da capacidade residual funcional e redução do trabalho respiratório, possibilitando a oferta de fluidos e inotrópicos em acesso venoso periférico ou intraósseo, até obtenção de acesso venoso central.

2. Metas terapêuticas iniciais da ressuscitação no choque séptico: enchimento capilar < 2 segundos, pressão sanguínea normal para a idade, pulsos normais com ausência de diferença entre os pulsos centrais e periféricos, extremidades aquecidas, débito urinário > 1mL/kg/h e nível de consciência normal.

Objetivar $SvcO_2 \geq 70\%$ e índice cardíaco entre 3,3 e 6L/min/m^2 (grau 2C).

3. Seguir as diretrizes para choque séptico do ACCM-PALS (grau 1C).

4. Avaliar e corrigir pneumotórax, tamponamento cardíaco ou emergências endócrinas em paciente com choque refratário (grau 1C).

Antibióticos e controle de fonte

1. Antibioticoterapia empírica deve ser iniciada na primeira hora da identificação de sepse grave. Culturas devem ser obtidas, quando possível, antes da iniciar antibioticoterapia, mas isso não deve retardar a administração de antibióticos. A opção de antibiótico empírico deve ser modificada de acordo com a ocorrência endêmica ou epidêmica (exemplo, H1N1, *Staphylococcus* oxacilinorresistente, pneumococo penicilinorresistente, internação recente em unidade de cuidados intensivos, neutropenia) (grau 1D).

2. Clindamicina e terapia antitoxina para síndromes do choque tóxico com hipotensão refratária (grau 2D).

3. Controle de fonte precoce e agressivo (grau 1D).

4. Colite por *Clostridium difficile* deve ser tratada com antibióticos enterais, se tolerado. Vancomicina por via oral é preferida para doença grave (grau 1A).

Ressuscitação fluídica

1. No mundo industrializado, com acesso a inotrópicos e ventilação mecânica, a ressuscitação inicial de choque hipovolêmico tem início com a infusão de cristaloides isotônicos com *bolus* de até 20mL/kg (ou equivalente de albumina) durante 5-10 minutos, titulados para reverter hipotensão, incremento do débito urinário e atingir enchimento capilar normal, pulsos periféricos e nível de consciência sem causar hepatomegalia ou estertores. Se ocorrer hepatomegalia ou estertores, deve-se implementar suporte inotrópico, evitando ressuscitação fluídica.

Inotrópicos/vasopressores/vasodilatadores

1. Iniciar suporte inotrópico periférico até obtenção de acesso venoso central em crianças que não são responsivas à ressuscitação fluídica (grau 2C).

2. Pacientes com baixo débito cardíaco e resistência vascular sistêmica com pressão sanguínea normal deve-se iniciar terapia vasodilatadora em adição a inotrópicos (grau 2C).

Inibidores da fosfodiestarase tipo III (anrinona, milrinona, enoximona) e sensibilizadores de cálcio (levosimendam) podem ser úteis porque superam a dessensibilização de receptores. Outros importantes vasodilatadores são nitrovasodilatadores, fenoldopam e prostaciclina. Em dois estudos clínicos randomizados, a pentoxifilina reduziu a mortalidade em RN.

Choque refratário à dopamina pode ser revertido com epinefrina ou norepinefrina. Nos casos de resistência vascular sistêmica extremamente baixa, apesar do uso de norepinefrina, tem-se descrito o uso de vasopressina e terlipressina, embora nenhuma evidência suporte o uso dessas drogas em crianças.

Oxigenação com membrana extracorporal (ECMO)
Considerar ECMO para choque refratário e insuficiência respiratória (grau 2C). A taxa de sobrevida para RN em choque séptico que são submetidos à ECMO é de 73%.

Corticosteroides
1. Terapêutica com hidrocortisona em tempo oportuno em choque refratário resistente às catecolaminas e com insuficiência adrenal absoluta suspeita ou comprovada (clássica) (grau 1A).

Aproximadamente 25% das crianças com choque séptico apresentam insuficiência adrenal absoluta.

O tratamento inicial compreende hidrocortisona na dose de estresse ($50mg/m^2/24h$); entretanto, infusões de até 50mg/kg/dia podem ser necessárias para reverter o choque em curto prazo. Óbito devido à insuficiência adrenal absoluta no choque séptico ocorre nas primeiras 8 horas.

Proteína C e concentrado de proteína C
Sem recomendação, já que não é mais disponível.

Produtos sanguíneos e terapêutica com plasma
1. Objetivar níveis de hemoglobina similares aos de adultos (Hb 7-9g/dL). Durante a ressuscitação de choque com baixa saturação de veia cava superior (< 70%), níveis de hemoglobina de 10g/dL devem ser alcançados. Após estabilização e recuperação do choque e hipoxemia, considera-se razoável um limite > g/dL (grau 1B). O nível ótimo de Hb em crianças com sepse grave é desconhecido.
2. Os limites de transfusão de plaquetas em crianças são similares aos de adultos (grau 2C).
3. Utilizar terapêutica com plasma para corrigir púrpura trombocitopênica trombótica induzida pela sepse, incluindo coagulação vascular disseminada, microangiopatia trombótica secundária e púrpura trombocitopênica trombótica (grau 2C).

Ventilação mecânica
Estratégias de proteção pulmonar durante ventilação mecânica (grau 2C).

Sedação/analgesia/toxicidade por drogas
1. Utilizar sedação com monitorização da sedação (grau 1D).
2. Monitorizar em laboratório toxicidade por drogas, já que o metabolismo de drogas é reduzido durante sepse grave, predispondo o paciente a maior risco de eventos adversos relacionados à droga (grau 1C).

Controle glicêmico
Controlar hiperglicemia usando limites similares ao de adultos, isto é, manter ≤ 180mg/dL. Infusão de glicose deve acompanhar terapêutica com insulina em RN e crianças porque algumas crianças hiperglicêmicas são resistentes à insulina ou não produzem insulina (grau 2C).

Em geral, RN e lactentes são de risco para desenvolver hipoglicemia quando dependem de fluidos por via intravenosa. Isso significa que é aconselhável uma taxa de infusão de glicose de 6 a 8mg/kg/min.

Diuréticos e terapia de substituição renal
Utilizar diuréticos para reverter sobrecarga fluídica a partir do momento em que tenha ocorrido reversão do choque, caso não se obtenha sucesso deve-se iniciar hemofiltração por via venovenosa contínua (CVVH) ou diálise intermitente para evitar >10% de peso corporal total de sobrecarga fluídica (grau 2C).

Profilaxia de trombose venosa profunda (TVP)
Sem recomendação.

Profilaxia de úlcera de estresse
Sem recomendação.

Nutrição
Nutrição enteral deve ser recomendada. A nutrição parenteral será usada naqueles recém-nascidos que não podem ser alimentados por via enteral (grau 2C).

Em relação ao algoritmo de tratamento em RN a termo, podem-se resumir as novas alterações nos respectivas linhas de tempo de tratamento:

- **Aos 5 minutos (passo 2):**
  2009 – *bolus* de 10mL/kg (até 60mL/kg).
  Atual – *bolus* de 20mL/kg (até 60mL/kg) (ou equivalente de albumina) durante 5-10 minutos. Caso haja necessidade de um segundo *bolus*, devem-se iniciar inotrópicos.

- **Aos 15 minutos (passo 3):**
  2009 – dopamina + dobutamina.

Atual – Choque frio: titular dopamina (até 10μg/kg/min). Se resistente: titular adrenalina (dose: 0,05 a 0,3μg/kg/min). Choque quente: titular noradrenalina.

- **Aos 60 minutos (passo 4)**:
2009 – titular iniciar e titular adrenalina.
Atual: iniciar hidrocortisona se risco de insuficiência adrenal absoluta.

- **Após 60 minutos**:

Passo 6 – Adicionado:
Manter Hb > 10g/dL.
Introduzido levosimendam como droga vasoativa opcional para choque frio.

Passo 7 – Adicionado:
Descartar e corrigir pressão intra-abdominal > 12mmHg.

Considerar cateteres de artéria pulmonar, cateter de termodiluição e análise da curva de pressão arterial (PICCO) ou cateter arterial femoral de termodiluição (FATD) e/ou ultrassonografia com Doppler para guiar fluidos, inotrópicos, vasopressores, vasodilatadores e terapia hormonal.

A figura 42.3 demonstra esquematicamente os passos a serem seguidos no tratamento em função do tempo no RN a termo e pré-termo.

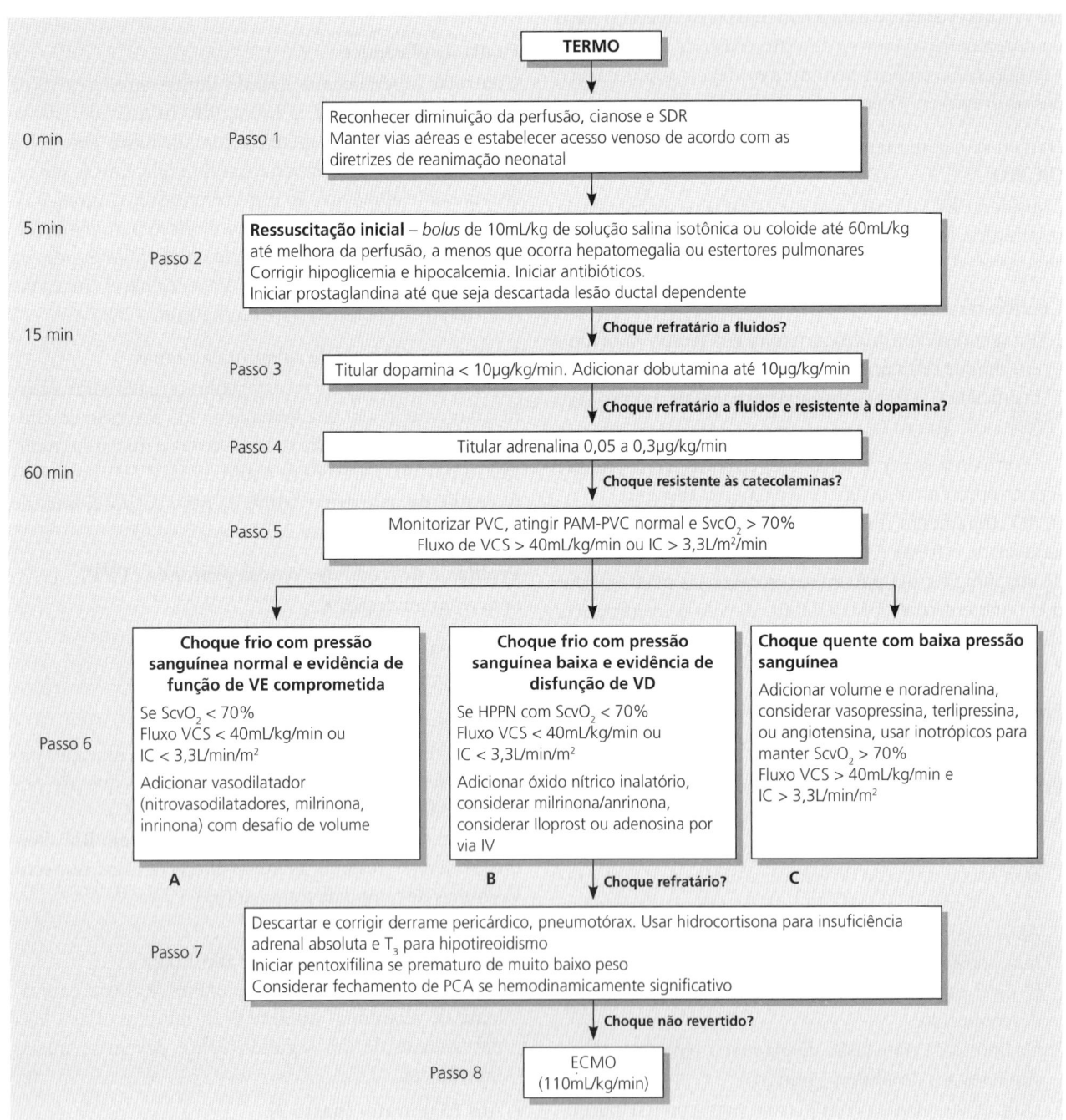

(continua na página seguinte).

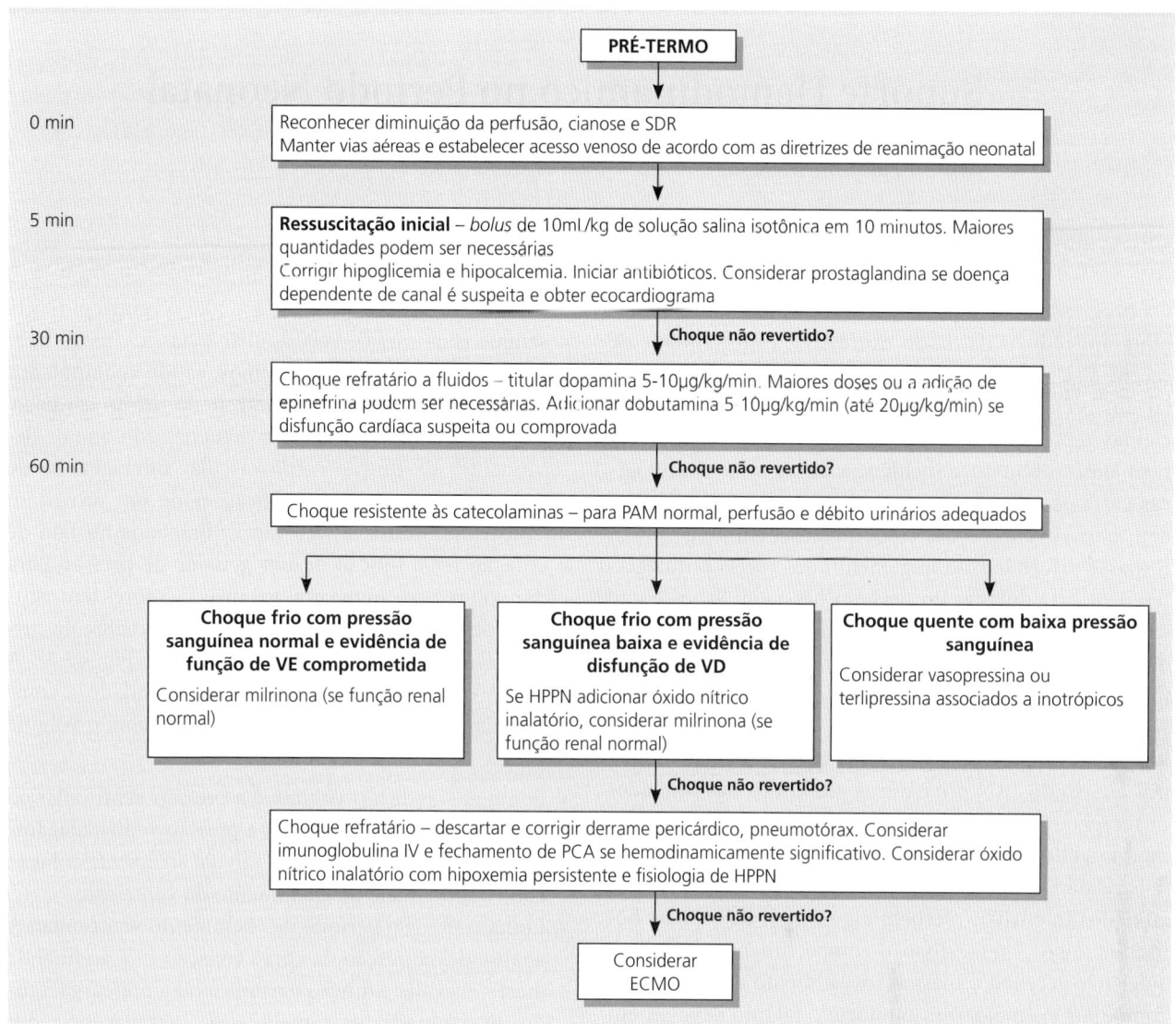

Figura 42.3 – Algoritmo guiado por tempo para RN a termo e pré-termo. Proceder para o próximo passo se persistência de choque. 1. Metas da primeira hora – restaurar e manter os limites de frequência cardíaca, enchimento capilar ≤ 2 segundos e pressão sanguínea normal. 2. Subsequentes metas para UCIN – restaurar pressão de perfusão normal (PAM-PVC), diferença de saturação de O_2 pré e pós-ductal < 5%, $SvcO_2$ > 70%, fluxo de VCS > 40mL/kg/min ou IC > 3,3L/min/m² na unidade neonatal. *American College of Critical Care Medicine Consensus Guidelines* para o tratamento de choque em RN a termo[2] e modificações sugeridas para recém-nascido pré-termo[1]. IC = índice cardíaco; PVC = pressão venosa central; PCA = persistência do canal arterial; HPPN = hipertensão pulmonar persistente neonatal; SDR = síndrome do desconforto respiratório; $SvcO_2$ = saturação venosa central de oxigênio; VCS = veia cava superior.

REFERÊNCIAS

1. Wynn JL, Wong HR. Pathophysiology and treatment of septic shock in neonates. Clin Perinatol. 2010;37(2):439-79.
2. Brierley J, Carcillo JA, Choong K, Cornell T, Decaen A, Deymann A, et al. Clinical practice parameters for hemodynamic support of pediatric and neonatal septic shock: 2007 update from the American College of Critical Care Medicine. Crit Care Med. 2009;37(2):666-88.
3. Dellinger RP, Levy MM, Carlet JM, Bion J, Parker MM, Jaeschke R, et al. Surviving Sepsis Campaign: international guidelines for management of severe sepsis and septic shock: 2008. Crit Care Med. 2008;36(1):296-327.
4. Dellinger RP, Levy MM, Rhodes A, Annane D, Gerlach H, Opal SM, et al. Surviving sepsis campaign: international guidelines for management of severe sepsis and septic shock: 2012. Crit Care Med 2013;41(2):580-637.
5. Goldstein B, Giroir B, Randolph A. International pediatric sepsis consensus conference: definitions for sepsis and organ dysfunction in pediatrics. Pediatr Crit Care Med. 2005;6(1):2-8.
6. Carcillo JA, Fields AI. Clinical practice parameters for hemodynamic support of pediatric and neonatal patients in septic shock. Crit Care Med. 2002;30(6):1365-78.
7. Wong J, Shah PS, Yoon EW, Yee W, Lee S, Dow K. Inotrope Use among extremely preterm infants in Canadian neonatal intensive care units: variation and outcomes. Am J Perinatol. 2015;32(1):9-14.
8. Batton B, Li L, Newman NS, Das A, Watterberg KL, Yoder BA, et al. Evolving blood pressure dynamics for extremely preterm infants. J Perinatol. 2014;34(4):301-5.
9. Carcillo JA. A synopsis of 2007 ACCM clinical practice parameters for hemodynamic support of term newborn and infant septic shock. Early Hum Dev. 2014;90 Suppl 1:S45-7.
10. Caresta E, Papoff P, Benedetti Valentini S, Mancuso M, Cicchetti R, Midulla F, et al. What's new in the treatment of neonatal shock. J Matern Fetal Neonatal Med. 2011;24 Suppl 1:17-9.

Suporte Hemodinâmico no Período Neonatal

Milton Harumi Miyoshi

Os progressos nos cuidados intensivos neonatais possibilitaram reduzir de modo expressivo a mortalidade de recém-nascidos (RN) criticamente doentes, em particular dos prematuros. O aumento da sobrevida desses pacientes representou grande avanço dentro da medicina neonatal, entretanto, a incidência de sequelas neurológicas entre os sobreviventes não é desprezível. Tal fato fez com que a avaliação das consequências em longo prazo tornasse prioritária no julgamento das várias estratégias terapêuticas adotadas no período neonatal. Sabe-se que os distúrbios cardiovasculares, além de limitar a sobrevida nos primeiros dias de vida, contribuem para o aparecimento de lesões tanto hemorrágicas como isquêmicas do sistema nervoso central, piorando o prognóstico neurológico em longo prazo. Estima-se que aproximadamente um quarto dos RN prematuros admitidos nas unidades de terapia intensiva apresenta hipotensão arterial nas primeiras 24 horas de vida. Além disso, estudos observacionais relatam que cerca da metade dos RN submetidos a cuidados intensivos recebem algum tipo de suporte hemodinâmico. Apesar disso, o compartimento cardiovascular não recebeu o mesmo investimento em pesquisas, como, por exemplo, o respiratório[1]. Tal fato deve-se, em grande parte, às dificuldades em monitorizar adequadamente as condições hemodinâmicas no RN. Daí, muitas das recomendações a respeito de o uso de drogas vasoativas nesse período ser derivado de experiências e de estudos em outras faixas etárias. Portanto, a busca de estratégias terapêuticas que mantenham a estabilidade do setor hemodinâmico torna-se preocupação constante nos cuidados de RN criticamente doentes. Espera-se que com o desenvolvimento e validação de modelos experimentais e o advento de técnicas de monitorização não invasiva da função cardíaca, como a ecocardiografia funcional, possam orientar o uso mais racional das drogas vasoativas.

BASES FISIOLÓGICAS DA MECÂNICA CARDIOVASCULAR

A função cardiovascular é determinada primariamente pela frequência das contrações (frequência cardíaca), pela quantidade de sangue que distende os ventrículos imediatamente antes da contração (pré-carga), pela capacidade intrínseca dos miócitos de se contrair (contrati-

lidade) e pela resistência contra a qual o ventrículo ejeta o sangue (pós-carga). Pela doutrina clássica, esses fatores eram considerados autônomos, sendo manipulados independentemente para o controle do débito cardíaco. Entretanto, novos estudos têm demonstrado que os determinantes da função cardiovascular interagem-se de forma complexa, assim modificações de um provocam alterações de outros e vice-versa[2]. Baseados no fato de o coração ter a função de um gerador de pressão para ejetar volume de sangue, muitos investigadores têm estudado o desempenho cardíaco por meio da análise da curva pressão-volume (P-V) dos ventrículos (Fig. 42.4). A curva P-V ventricular relaciona a contratilidade, a complacência e o enchimento dos ventrículos com o volume sistólico.

- Ponto A – indica o volume e a pressão ventricular ao final da sístole. Nesse ponto, a pressão ventricular torna-se menor que a atrial e a válvula atrioventricular se abre, dando início ao enchimento do ventrículo.
- Linha A-B – é o período de enchimento ventricular. A análise dessa porção da curva (relação P-V ao final da diástole) avalia a função diastólica ou a pré-carga, sendo determinada basicamente pela complacência dos ventrículos.
- Ponto B – representa o volume e a pressão ao final da diástole, antes da contração ventricular.

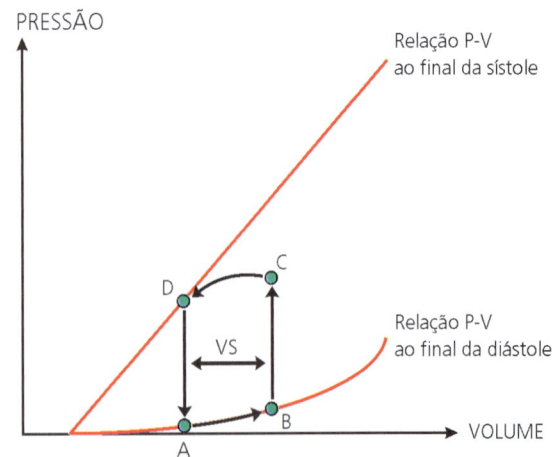

Figura 42.4 – Curva pressão-volume (P-V) ventricular de um ciclo cardíaco. VS = volume sistólico. Ver texto para mais detalhes.

- Linha B-C – é a fase da contração isovolumétrica antes da abertura das válvulas de saída dos ventrículos, onde os sarcômeros se encurtam rapidamente sem, contudo, modificarem o volume da câmara. A pressão ventricular eleva-se abruptamente e considera-se seu pico de alcance (ponto C) o índice de desempenho sistólico. Tal índice é determinado pela pré-carga e pela capacidade intrínseca do miócito em se contrair.
- Ponto C – indica o momento da abertura das válvulas de saída dos ventrículos (aórtica e pulmonar).
- Linha C-D – é o período de ejeção ventricular, onde o volume ventricular cai rapidamente com pouca alteração da pressão.
- Ponto D – representa o momento de fechamento das válvulas de saída dos ventrículos, em consequência da queda da pressão ventricular. É o ponto onde se dá o pico de pressão sistólica, sendo determinada pela pós-carga e pela contratilidade. A análise da relação P-V nesse ponto é um bom índice para avaliar a contratilidade dos ventrículos.
- Linha D-A – representa a fase de relaxamento isovolumétrico antes da abertura das válvulas atrioventriculares. Observa-se queda abrupta da pressão nos ventrículos, enquanto seu volume permanece relativamente constante.

Nesse modelo, o volume sistólico (VS) representa a diferença entre os volumes nos pontos B (volume diastólico final) e A (volume ao final da sístole). A função ventricular sistólica e diastólica é representada pela relação P-V ao final da diástole e sístole, respectivamente. Desse modo, a inclinação da curva P-V ao final da sístole indica a contratilidade (Fig. 42.5), enquanto as alterações da complacência ventricular ou a disfunção diastólica é avaliada por meio da inclinação da curva P-V ao final da diástole (Fig. 42.6). Assim, pode-se aumentar o volume sistólico, manipulando a pré-carga, a contratilidade e/ou a pós-carga.

LIMITAÇÕES DO RECÉM-NASCIDO – ESTABELECIMENTO DA CIRCULAÇÃO TRANSICIONAL

A circulação fetal difere radicalmente da encontrada após o nascimento, sendo caracterizada pela presença de shunt direito-esquerdo através do forame oval e canal arterial em consequência da alta resistência vascular pulmonar e baixa resistência vascular sistêmica[3]. A grande parcela do débito do ventrículo direito encaminha-se para a circulação sistêmica através do canal arterial em direção à placenta, onde ocorrem as trocas gasosas. Por outro lado, a fração mais bem oxigenada do sangue que retorna da veia cava inferior, proveniente da placenta através da veia umbilical, dirige-se preferencialmente do átrio direito para o átrio esquerdo através do forame oval e, a seguir, para o ventrículo esquerdo, circulação sistêmica e cérebro. Assim, no feto, do sangue que retorna ao átrio direito somente 10% irriga os pulmões, sendo o restante direcionado para a circulação sistêmica através do forame oval e do canal arterial. Tal quadro privilegia a perfusão do miocárdio e do cérebro e é mantido graças a alguns fatores. O *shunt* direito-esquerdo no forame oval ocorre à custa da menor pressão no átrio esquerdo em relação ao direito que é determinada pelo baixo retorno sanguíneo pelas veias pulmonares. Já o *shunt* através do canal arterial é consequência da diferença entre a resistência vascular pulmonar e a sistêmica. A primeira é mantida

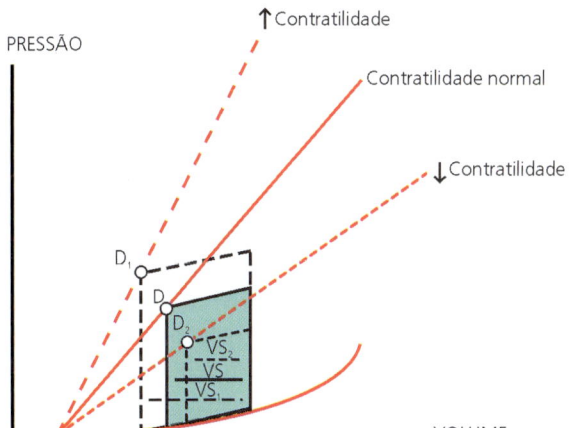

Figura 42.5 – Curva pressão-volume ventricular de um ciclo cardíaco em uma situação de disfunção sistólica ou alteração de contratilidade cardíaca. Pode-se observar que a melhora ou piora da contratilidade miocárdica, com os respectivos volumes sistólicos (VS₁ e VS₂), corresponde ao aumento ou a diminuição do pico de pressão sistólica (D₁ e D₂).

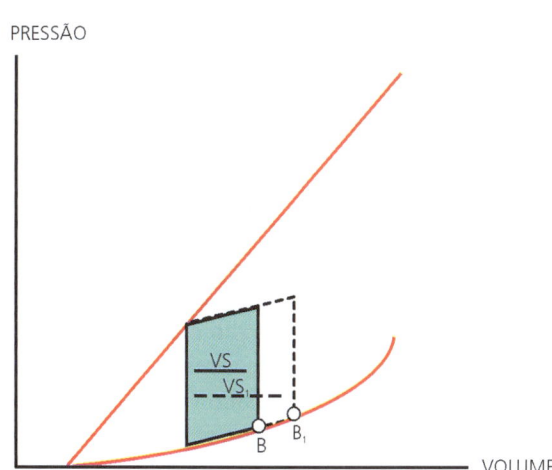

Figura 42.6 – Curva pressão-volume ventricular de um ciclo cardíaco em uma situação de alteração da função diastólica. Pode-se observar o efeito do aumento da pré-carga (B para B₁) e a respectiva melhora no volume sistólico (VS para VS₁).

alta pela constrição dos vasos pulmonares, enquanto a baixa resistência vascular sistêmica decorre basicamente da presença da circulação placentária.

Por ocasião do nascimento com as primeiras respirações e com a elevação dos níveis de oxigenação alveolar e arterial, os vasos pulmonares dilatam-se rapidamente causando aumento do fluxo sanguíneo pulmonar em cerca de 10 vezes. Tal evento desencadela uma série de ajustes hemodinâmicos até o estabelecimento da circulação transicional. Ou seja, o grande afluxo de sangue para os pulmões resulta em maior retorno sanguíneo para o átrio esquerdo e aumento da pressão nessa câmara, levando ao fechamento funcional do forame oval e à diminuição do *shunt* nesse nível. Paralelamente, observa-se aumento da pressão arterial sistêmica, em consequência da exclusão da placenta, zona de baixa pressão, pelo clampeamento do funículo umbilical. A redução do gradiente de pressão entre a pulmonar e aorta, juntamente com a constrição progressiva do canal arterial, levam à diminuição do *shunt* direito-esquerdo por essa via. Para que esse processo se concretize, é fundamental que ocorra a dilatação do leito vascular pulmonar. Sabe-se que a queda da pressão na artéria pulmonar é um processo com fases distintas que leva aproximadamente 10 dias, atingindo níveis de adulto entre 2 e 6 semanas de idade pós-natal. Dessa forma, ao nascimento ocorrem alterações cardiopulmonares importantes, que são fundamentais na adaptação do feto à vida pós-natal. Durante o estabelecimento da circulação transicional, a habilidade do coração neonatal em aumentar o débito em resposta à manipulação de cada um dos elementos que determinam o desempenho cardíaco é limitada quando comparada com outras faixas etárias. Entre os fatores responsáveis por esse desempenho inferior destacam-se:

Mudança da dominância ventricular

É um dos principais eventos fisiológicos que acontece na vida pós-natal imediata. Nesse período ocorre uma série de mudanças no sistema cardiovascular que envolve a adaptação do desempenho dos ventrículos a uma nova carga de trabalho. Assim, a expansão aérea dos pulmões, o clampeamento do funículo umbilical e o fechamento dos *shunts* fetais (canal arterial e forame oval) desencadeiam uma sequência de eventos que resultam em redução do trabalho ventricular direito e aumento da sobrecarga de volume e de pressão do ventrículo esquerdo. Em consequência desses fatos, o débito ventricular esquerdo aumenta em cerca de 2 a 2,5 vezes nessa fase.

Menor força contrátil

A maturação estrutural e funcional do miocárdio continua após o nascimento. Acredita-se que o desenvolvimento do aparelho contrátil (aumento do número e densidade dos sarcômeros, organização espacial das miofibrilas, maturação da função das mitocôndrias e alteração das propriedades das proteínas reguladoras) ocorra em resposta ao aumento da sobrecarga de trabalho. Sabe-se que a capacidade contrátil do sarcômero no período neonatal é semelhante à das outras faixas etárias. No entanto, o miocárdio do RN, em particular do pré-termo, contém menor quantidade de sarcômeros por grama de tecido. Estima-se que somente 30% da área seccional dos miócitos corresponda às fibras contráteis, enquanto nos pacientes adultos essa proporção chega a 60%. Além disso, nesse período a organização espacial das miofibrilas é errática, os miócitos contêm menor quantidade de mitocôndrias, há deficiência nas terminações adrenérgicas e menor concentração de receptores beta-adrenérgicos. Tais características resultam em menor reserva sistólica, ou seja, a capacidade das miofibrilas em aumentar a velocidade de encurtamento diante de um estímulo (por exemplo, drogas inotrópicas) é limitada.

Menor complacência ventricular

A função diastólica é, em grande parte, dependente das propriedades de relaxamento do miocárdio ou da complacência ventricular. Por causa da maior concentração de fibras não contráteis, o ventrículo do RN é mais rígido e menos complacente. Desse modo, a reserva diastólica é limitada, ou seja, para uma dada mudança no comprimento de repouso das fibras há menor desenvolvimento de tensão ativa. Portanto, a capacidade de aumentar o débito cardíaco em resposta às alterações na pré-carga (por exemplo, expansor de volume) é menor no RN quando comparado com adultos.

Frequência cardíaca

Define-se a reserva da frequência cardíaca como a habilidade do coração em alterar a frequência para aumentar o débito. Normalmente, para contrabalançar as limitações na contratilidade e na reserva diastólica, a frequência cardíaca basal do RN já se encontra elevada (120 a 160bpm), no limite superior da curva de efetividade. Tal condição ocorre à custa da diminuição do tempo de enchimento ventricular. Em níveis altos, observa-se redução desproporcional da diástole e, em consequência, do tempo de perfusão do miocárdio pelas artérias coronárias, resultando em aumento do gasto energético e do consumo de oxigênio. Desse modo, apesar de o débito cardíaco no RN depender basicamente da frequência, a reserva da frequência cardíaca nesses pacientes é reduzida, sendo comum o aparecimento de insuficiência cardíaca em situações de bradicardia (FC < 100bpm), como no bloqueio atrioventricular, ou de taquicardia (FC > 200bpm), como o observado nas taquicardias sinusais.

Relação débito cardíaco/superfície corporal aumentada

O débito cardíaco em relação ao peso corporal é alto no período neonatal, comparado com adultos. Tal índice chega a cerca de 2 vezes os valores de adulto. É possível que o estado de alto débito decorra do maior consumo de oxigênio no período pós-natal imediato em consequência do aumento da termogênese.

Pós-carga elevada

Estresse da pós-carga, em geral, associa-se ao período de adaptação fisiológica após o nascimento, como o aumento da resistência vascular sistêmica pela maior atividade do sistema simpático, clampeamento do funículo umbilical e hematócrito elevado. Por causa da menor capacidade contrátil, o coração neonatal é mais sensível às mudanças na pós-carga do que as do adulto, ou seja, pequenos aumentos na pós-carga resultam em maior comprometimento do débito cardíaco.

Portanto, a fisiologia cardiovascular do RN caracteriza-se por estado de alto débito cardíaco, função miocárdica próxima ao pico da curva de Frank-Starling, reserva contrátil limitada e pós-carga elevada. Desse modo, o RN, em particular o prematuro, tem pouca tolerância às lesões que desencadeiam aumento da demanda cardíaca.

RECONHECIMENTO DO RN COM INSUFICIÊNCIA CARDIOVASCULAR

O sucesso no cuidado intensivo cardiovascular depende, em grande parte, da antecipação e da pronta intervenção dos problemas potenciais. Para atingir tal objetivo, é fundamental avaliação clínica meticulosa combinada com dados de monitorização invasiva e não invasiva e estabelecer uma estratégia de suporte hemodinâmico.

Identificar o recém-nascido de risco

A insuficiência cardiovascular estabelece-se quando o sistema se torna incompetente em adequar o suprimento sanguíneo para as necessidades metabólicas do paciente. Tal condição no RN raramente é evento súbito. Em geral, resulta da deterioração progressiva das funções respiratória e cardíaca, sendo a via final comum o colapso cardiorrespiratório e a insuficiência de múltiplos órgãos. Dessa maneira, a maioria dos casos pode ser antecipada pela história perinatal e avaliação clínica periódica do estado cardiovascular. No quadro 42.12 estão dispostos os principais fatores perinatais associados aos distúrbios cardiocirculatórios no RN. Portanto, devem-se monitorizar cuidadosamente esses pacientes para eventual necessidade de introduzir algum suporte hemodinâmico.

Quadro 42.12 – fatores perinatais associados com o aparecimento dos distúrbios cardiocirculatórios no recém-nascido.

Fatores maternos	Infecções maternas Corioamnionite Hipotensão arterial Anestesia geral
Alterações placentárias	Descolamento prematuro de placenta (DPP) Placenta prévia (PP)
Alterações de funículo umbilical	Prolapso, nó, avulsão ou circular de funículo
Fatores feto/neonatais	
Hemólise	Doença hemolítica por incompatibilidade Rh Esferocitose Deficiência de G6PD
Hemorragia	Transfusão feto-materna ou feto-fetal Hemorragia intracraniana Coleções sanguíneas extracranianas: céfalo-hematoma, hemorragia subgaleal Hemorragia intra-abdominal
Outras	Prematuridade Asfixia perinatal Ventilação pulmonar mecânica Pneumotórax hipertensivo, enfisema intersticial e pneumomediastino Distúrbios metabólicos Sepse Cardiopatias congênitas Arritmias cardíacas Persistência do canal arterial (PCA) Pós-operatório Perdas para o terceiro espaço: íleo paralítico, ascite e derrame pleural Perdas gastrintestinais: diarreia, sondas gástricas e ileostomia

No dia a dia de uma UTI, os grupos de crianças que necessitam de algum suporte hemodinâmico são os seguintes:

- RNPT < 28 semanas no primeiro dia de vida que não receberam corticoide antenatal e com história de corioamnionite sendo submetido à ventilação invasiva com parâmetros elevados.
- RNPT < 30 semanas na primeira semana de vida com sinais de PCA.
- RNPT ou a TERMO que necessitam de reanimação ao nascimento (asfixia perinatal).
- RNPT < 28 semanas que apresentam insuficiência adrenal relativa.
- RNPT ou a TERMO com quadro infeccioso sistêmico.

Determinar o distúrbio cardiovascular predominante

Os distúrbios cardiovasculares no período neonatal podem ser consequentes à hipovolemia, à disfunção miocárdica e aos processos que levam à má distribuição do débito cardíaco. Na prática clínica, a diferenciação de tais condições não é fácil, pois os dados de monitorização clínica e laboratorial são poucos específicos e o fato de esses processos raramente ocorrerem de forma isolada. No entanto, todo esforço deve ser dirigido em identificar o distúrbio predominante, já que as abordagens terapêuticas são distintas (Quadros 42.13 a 42.15).

Instituir a monitorização

Em cada situação, fundamentado na interpretação da história e do exame clínico, a experiência e a capacitação do médico irá determinar a intensidade da monitorização visando buscar informações que deem subsídios para aplicar os conceitos da mecânica cardiovascular para estabelecer um planejamento terapêutico. Nos pacientes adultos criticamente doentes, o manejo dos distúrbios hemodinâmicos graves normalmente é apoiado em dados de débito cardíaco e resistência vascular sistêmica obtidos por meio de métodos invasivos. Tais recursos, no entanto, não são disponíveis no período neonatal por causa das dificuldades técnicas e das peculiaridades estruturais e funcionais do aparelho cardiovascular, como, por exemplo, a presença de shunt pelo canal arterial e/ou forame oval. Assim, na prática clínica, na maioria das ve-

Quadro 42.13 – Choque hipocolêmico.

Principais causas	Achados clinicolaboratoriais

• Perdas sanguíneas
  PP e DPP
  Transfusão feto-materna e feto-fetal
  Acidente de funículo umbilical: prolapso, nó e avulsão
  Hemorragias: intracraniana, subgaleal, intra-abdominal, pulmonar e gastrintestinal
• Perdas plasmáticas
  Perdas para o compartimento extravascular por aumento da permeabilidade capilar (sepse)
  Íleo paralítico
  Ascite
• Perdas de fluido extravascular
  Perda insensível de água
  Poliúria
  Perdas gastrintestinais: diarreia, sondas gástricas e ileostomia
	Palidez, extremidades frias, pulsos finos e TEC > 3s
	Taquicardia
	Oligúria
	PA normal (fase compensada) e a seguir hipotensão arterial
	• Obs. em PT de extremo baixo peso pode-se observar bradicardia e hipotensão desde o início do quadro.

Quadro 42.14 – Choque cardiogênico.

Principais causas	Achados clinicolaboratoriais

• Disfunção miocárdica
  Prematuridade
  Asfixia perinatal: isquemia miocárdica e insuficiência tricúspide (disfunção do músculo papilar)
  Infecção: viral ou bacteriana
  Miocardiopatia hipertrófica de filho de mãe diabética
• Cardiopatias congênitas
  Síndrome do VE hipoplásico
  Estenose aórtica e pulmonar
  Interrupção do arco aórtico
  Anomalia de Ebstein
  Atresia tricúspide e mitral
  Drenagem anômala
• Restrição cardíaca
  Superdistensão pulmonar por hiperventilação
  Pneumotórax hipertensivo, pneumomediastino
  Tamponamento cardíaco
  Hérnia diafragmática
  Aumento da pressão intra-abdominal
• Arritmias cardíacas
  Taquicardia supraventricular e ventricular
  Fibrilação ventricular
  Bloqueio AV
	Extremidades frias, palidez, pulsos finos e TEC > 3s
	Oligúria
	Taquicardia ou bradicardia
	Hipotensão arterial
	Acidose
	Insuficiência respiratória
	• Obs. em PT de extremo baixo peso pode-se observar bradicardia e hipotensão desde o início do quadro.

Quadro 42.15 – Choque distributivo.

Principais causas	Achados clinicolaboratoriais

• Sepse
    Mediadores inflamatórios
    Depressão miocárdica
• Drogas
    Bloqueadores musculares
    Anestésicos
    Prostaglandina E₁
    Vancomicina
• Estado hiperdinâmico
    Anemias
    Fístula arteriovenosa
	Fase hiperdinâmica: taquicardia, taquipneia e pressão de pulso
	Fase hipodinâmica: extremidades frias, palidez, pulsos finos, TEC > 3s, oligúria, hipotensão arterial e insuficiência de múltiplos órgãos

zes a avaliação do quadro de insuficiência cardiovascular depende dos parâmetros indiretos da função circulatória que refletem a perfusão e a função de órgãos vitais[4,5]. Os dados clínicos ou laboratoriais devem ser analisados no contexto das modificações fisiológicas na homeostase dos órgãos e sistemas que ocorrem no período de transição feto-neonatal. Além disso, dados isolados são de pouco valor e não há sinal específico indicativo de choque. Assim, é fundamental analisar os sinais que refletem a disfunção circulatória em conjunto realizando avaliações periódicas, uma vez que a condição desses pacientes é dinâmica e somente com a vigilância constante pode-se perceber a tendência do estado hemodinâmico.

Monitorização clínica

Com o advento de recursos sofisticados que incorporaram a tecnologia de microprocessadores, houve invasão de monitores para os cuidados de RN criticamente doentes. A introdução de tais equipamentos nas unidades neonatais tem colocado de lado uma importante ferramenta de monitorização, que é o exame clínico. Assim, observações minuciosas e seriadas das alterações do estado de perfusão associadas às mudanças no estado clínico do paciente, em geral, são mais úteis para detectar as disfunções cardiovasculares do que os números pouco precisos e de difícil interpretação obtidos de monitores sofisticados. Entretanto, o reconhecimento da deterioração hemodinâmica requer um exame físico acurado realizado por profissional com boa prática em cuidados de RN criticamente doentes, já que avaliações e interpretações incorretas podem implicar iatrogenias. Dada a proximidade não só anatômica como também funcional, as disfunções cardiovasculares repercutem diretamente no aparelho respiratório e vice-versa. Assim, durante a monitorização da insuficiência cardiovascular deve-se também vigiar os sinais que indicam a insuficiência respiratória, como taquipneia (frequência respiratória persistentemente acima de 60rpm), batimento de asa nasal, retrações da caixa torácica, uso de musculatura acessória, além da cianose e episódios de apneia.

Parâmetros que indicam distúrbios da microcirculação

• Cor – um RN em boas condições cardiovasculares, em ambiente térmico neutro, as mãos e os pés devem estar quentes e secos e as palmas róseas até a falange distal. Diante de um distúrbio cardiovascular com consequente diminuição da perfusão cutânea, observa-se palidez, cútis marmórea, acrocianose e esfriamento da pele. Tais alterações começam pelas regiões mais periféricas (dedos e pés) e estendem-se em direção ao tronco. Deve-se lembrar que são sinais inespecíficos de instabilidade vasomotora, sendo comum durante a exposição ao frio e distúrbios metabólicos.

• Temperatura – à medida que ocorre a vasoconstrição periférica, além do esfriamento das extremidades pode-se observar um gradiente de temperatura entre os sítios centrais (abdominal, esofagiano ou retal) e periféricos (extremidades ou axilar). Valores acima de 2°C podem indicar distúrbio cardiovascular grave. A avaliação do gradiente de temperatura tem valor restrito em prematuros extremos devido à imaturidade na termorregulação. A temperatura desses pacientes é afetada diretamente pela quantidade de calor que existe no ambiente, tornando-os poiquilotérmicos.

• Tempo de enchimento capilar – o tempo de enchimento capilar (TEC) reflete a velocidade com que a microcirculação cutânea retorna às condições basais após a aplicação de uma pressão. Apesar de ser utilizado com frequência na prática clínica, existem poucas evidências indicando seu valor em detectar os distúrbios cardiovasculares. Tal fato decorre da relativa subjetividade do teste, da pouca padronização na técnica de pesquisa entre os estudos e dos vários fatores que prejudicam sua avaliação, como temperatura e luminosidade ambientais, agitação e edema de extremidades. Assim, recomendam-se os seguintes cuidados na sua pesquisa:
  – Avaliar o RN em ambiente térmico neutro e em local com boa iluminação, de preferência à luz ambiente. Deve-se lembrar que o berço aquecido e a fototerapia interferem na pesquisa.

- Preferir pesquisar no terço médio do esterno ou na região central da fronte. Não se recomenda a pesquisa em extremidades, por causa de os resultados serem pouco consistentes e muito variáveis.
- Aplicar leve pressão, o suficiente para provocar isquemia no local da pesquisa, durante cerca de 5 segundos.
- Em condições cardiovasculares normais, os tempos mantêm-se inferiores a 3 segundos. Valores acima de 3 segundos, em conjunto com outros sinais, apresentam boa correlação com disfunção cardiovascular, exceto na presença de cardiopatia estrutural ou PCA com repercussão hemodinâmica.
- Sinais de baixa perfusão em outros órgãos
  - Débito urinário inferior a 1mL/kg/h na ausência de doença renal é indicativo de má perfusão renal ou hipovolemia. Esse parâmetro é pouco útil nas primeiras 6 horas do nascimento.
  - Hipoatividade ou irritabilidade, convulsões e hipotonia podem indicar baixa perfusão cerebral.

Pulsos – avaliar as características dos pulsos nos quatro membros. Observar o gradiente entre os pulsos da região central (femoral e axilar) e periférica (tibial posterior ou anterior e radial). Nos estados de baixo débito cardíaco, observa-se diminuição da amplitude dos pulsos periféricos, enquanto nas situações de choque séptico, PCA com repercussão hemodinâmica e fístula arteriovenosa a pressão de pulso se alarga, podendo-se palpar um pulso amplo. A avaliação das características do pulso pode ser auxiliada pela oximetria de pulso, observando-se o traçado das ondas de pulso no monitor. Em condições normais, o traçado deve indicar com perfeição as ondas de pulso e a frequência de pulso deve ser próxima (± 5 batimentos) da cardíaca indicada no monitor de ECG contínuo.

Frequência cardíaca – no RN as mudanças no débito cardíaco são mais pronunciadas por alterações da frequência cardíaca (FC) do que do volume sistólico. Assim, diante de lesão que requer melhora do desempenho cardíaco, o aumento da FC é o primeiro mecanismo de compensação para elevar o débito, exceto nos casos graves de hipoxemia, em que a resposta pode ser a bradicardia. Quando o aumento da frequência cardíaca falha em manter a perfusão ou a oxigenação tecidual, sobrevêm a hipóxia e a hipercapnia tecidual seguidas de acidose e bradicardia. Portanto, a presença de bradicardia persistente (FC < 100bpm) é sinal grave indicativo de colapso cardiovascular iminente. Deve-se lembrar das grandes oscilações na FC no RN. Procurar monitorizar o paciente em repouso, afastando outras causas que alterem seus valores, como estresse, dor, hipóxia e hipercapnia. A persistência de frequências superiores a 160bpm associadas a outros sinais de insuficiência hemodinâmica é sinal de alerta.

Pressão arterial – a hipotensão arterial tem sido considerada, na prática clínica, um dos principais marcadores de distúrbio cardiovascular para indicação de suporte hemodinâmico. A pressão arterial (PA) é determinada pelo débito cardíaco e resistência vascular sistêmica. Desse modo, os níveis pressóricos podem ser mantidos dentro dos limites da normalidade, a despeito da queda do débito cardíaco desde que ocorra a vasoconstrição reflexa.

- PA invasiva – é considerada o padrão-ouro na monitorização da pressão arterial sistêmica. No período neonatal, a monitorização por meio da artéria umbilical com a ponta do cateter localizada na aorta é a técnica mais utilizada. Para minimizar erros na leitura, procurar manter o cateter pérvio sem bolhas de ar ou coágulos no seu interior ou na sua ponta, além disso, o tubo que conecta o cateter ao transdutor de pressão deve ter diâmetro semelhante e ser pouco complacente para não interferir na transmissão da pressão.
- PA não invasiva – a técnica oscilométrica é o método mais utilizado na prática clínica. Vários estudos têm mostrado boa correlação entre os valores de pressão arterial obtidos por esse método com os da técnica direta intra-arterial. No entanto, devem-se tomar os seguintes cuidados na coleta de dados:
  - O método não diferencia os estímulos externos da oscilação arterial. Assim, as medidas devem ser realizadas com o paciente em repouso, já que a movimentação e os abalos musculares podem interferir na leitura.
  - Ajustar o tamanho do balão (manguito) ao membro escolhido utilizando a relação largura do balão/circunferência do membro. Tal relação deve ser de 0,5 a 0,6.
  - Procurar fazer a média entre 2 e 3 medidas para obter o valor final da PA. Deve-se lembrar que as medidas de pressão arterial média (PAM) são mais fidedignas e menos sensíveis às oscilações quando comparadas com as pressões sistólica e diastólica, já que o método superestima esses valores. Desse modo, diante de um RN criticamente doente, a técnica oscilométrica pode não detectar a hipotensão arterial, principalmente quando os níveis pressóricos se situam abaixo de 25 e 35mmHg. Considerar hipotensão arterial quando o valor da PAM for inferior à idade gestacional, por exemplo, RN com idade gestacional de 30 semanas, considerar hipotensão arterial se a PAM estiver abaixo de 30mmHg.

Monitorização da função cardíaca
A avaliação das condições cardiovasculares no RN sempre foi um grande desafio devido à complexidade do rearranjo circulatório logo após o nascimento durante o período da circulação transicional e à baixa acurácia dos sinais clínicos e laboratoriais para a detecção de com-

prometimento hemodinâmico. Atualmente, o ultrassom (ecocardiografia funcional) à beira do leito realizado pelo neonatologista, à semelhança de outras especialidades como obstetrícia e cardiologia, vem sendo implementado nas UTI neonatais[6]. As vantagens dessa ferramenta vêm sendo exploradas de forma crescente, já que é um método não invasivo, realizado à beira do leito, sem necessidade de transporte do paciente, executado em tempo real e de forma horizontal, permitindo o acompanhamento evolutivo. Vários dados hemodinâmicos podem ser estudados, como função miocárdica, pré e pós-carga, detecção e magnitude do *shunt* cardíaco e a relação dos débitos cardíacos e fluxos sistêmicos. Dessa forma, auxiliando no diagnóstico e no acompanhamento terapêutico de vários cenários clínicos, frequentemente encontrados na UTI, como o choque do período transicional no prematuro, a persistência do canal arterial e suas repercussões hemodinâmicas, a asfixia perinatal, a hipertensão pulmonar persistente neonatal e nos pós-operatórios, entre outros.

Monitorização laboratorial

Os exames laboratoriais são pouco específicos, sendo úteis para avaliar as condições de oxigenação tecidual.

- Gasometria arterial – avaliar o grau de hipoxemia, hipercapnia e acidose.
- Gasometria venosa – é particularmente útil para avaliar a perfusão tecidual. Níveis de PvO_2 abaixo de 30mmHg (SvO_2 abaixo de 70%) sugerem baixa perfusão tecidual ou baixa oferta de oxigênio, enquanto valores próximos aos do lado arterial indicam condição grave, normalmente irreversível, onde os tecidos não são capazes de extrair e/ou consumir oxigênio. Tais fatos só podem ser deduzidos na ausência de defeitos estruturais cardíacos. No período neonatal, a PvO_2 pode ser inferida pela análise de amostras sanguíneas coletadas do átrio ou do ventrículo direito.
- Lactato – níveis elevados de lactato sérico refletem a presença de metabolismo anaeróbio por causa da baixa perfusão tecidual. Níveis acima de 2,5mmol/L ($\geq$ 22,5mg/dL) sugerem hiperlactatemia e associam-se com aumento de mortalidade de RN criticamente doentes.

Suporte cardiovascular

Expansor de volume

O uso de expansores de volume como primeira linha de suporte hemodinâmico em RN com sinais de insuficiência cardiovascular, independente da etiologia, tem sido prática comum. Essa recomendação baseia-se na tese de que a restauração de volemia efetiva é essencial para diminuir as complicações decorrentes da hipoperfusão tecidual[7]. A busca de tal objetivo tem levado muitas vezes ao uso indiscriminado de expansores nas unidades neonatais. O RN apresenta baixa reserva de pré-carga

por causa dos ventrículos pouco complacentes e da imaturidade estrutural e funcional do aparelho contrátil dos miócitos. Assim, a capacidade de manipular a sobrecarga de volume é limitada. Além disso, vários estudos têm demonstrado que a disfunção miocárdica é a principal responsável pela insuficiência cardiovascular nos primeiros dias entre os RN pré-termo. E sabe-se que os sinais de insuficiência cardiovascular são inespecíficos, não discriminando a hipovolemia da disfunção miocárdica ou a associação das duas. Tais fatos estão associados à falta de evidências de estudos clínicos controlados sobre a melhor opção para a terapia inicial, se uso de inotrópicos ou expansores de volume, o uso desse último deve ser criterioso e individualizado, principalmente nos RN prematuros.

- Indicação – história perinatal de perda absoluta ou relativa de sangue ou de fluidos, acompanhada de sinais de insuficiência cardiovascular, como palidez, extremidades frias, pulsos finos, TEC superior a 3 segundos, taquicardia, oligúria, hipotensão arterial e acidose.
- Tipo – a escolha do tipo de expansor depende basicamente da etiologia da hipovolemia.

Cristaloides: recomenda-se o uso de soluções isotônicas, como soro fisiológico a 0,9% e o Ringer-lactato. A quantidade necessária para atingir a pré-carga ideal é cerca de 2 a 3 vezes maior com o uso de cristaloides quando comparado com os coloides. Somente 30% da solução ministrada permanece na circulação após 1 a 2 horas. Evidências clínicas indicam que deva ser a solução de primeira escolha para a correção da volemia em RN, exceto nos casos onde haja evidências de perda sanguínea (Quadro 42.16).

- Coloides: a albumina não é superior às soluções cristaloides para corrigir a hipotensão arterial em RN prematuros[8]. Não se recomenda seu uso nos casos de alteração de permeabilidade vascular, como no choque séptico. Pode-se considerar a infusão de albumina a 5%, diluída em soro fisiológico a 0,9%, na ausência de resposta à expansão com cristaloides e nos casos de hipoalbuminemia confirmada em laboratório.
- Hemoderivados: o uso de concentrado de glóbulos ou sangue total para restaurar a volemia restringe-se somente aos casos onde há evidências de perdas sanguíneas. Procurar manter o hematócrito por volta de 40% por meio da infusão desses hemoderivados. Já o plasma fresco congelado (PFC), apesar da falta de evidências, pode ser indicado nos casos de hipovolemia associada aos distúrbios de coagulação, como no choque séptico.
- Posologia
  - Fortes evidências de perdas absoluta ou relativa de líquidos: 10 a 20mL/kg em 15 a 30 minutos, se necessário repetir a cada 15 a 30 minutos, no máximo de 40mL/kg. Caso não ocorra melhora dos sinais de

Quadro 42.16 – Expansores de volume.

Cristaloides	Posologia	Observações
Soro fisiológico a 0,9% – Na⁺: 154mEq/L – 308mOsm/L Ringer-lactato – Na⁺: 130mEq/L – K⁺: 4mEq/L – Cl⁻: 109mEq/L – Lactato: 28mEq/L – Ca⁺⁺: 3mEq/L – 273mOsm/L	10 a 20mL/kg, repetir se necessário	Promove a expansão do volume intersticial e intravascular, além de corrigir os níveis de sódio sérico Baixo custo, facilmente disponíveis, compatibilidade fisiológica e não induz reações alérgicas Pode levar à hemodiluição com anemia e distúrbios de coagulação Não administrar Ringer-lactato nos pacientes com comprometimento hepático

Coloides		
Albumina a 5%	10mL/kg	Risco de transmissão de infecções: HIV, CMV, hepatite
Sangue total	10 a 20mL/kg	Deve-se ter cuidado com a infusão rápida de grande quantidade de sangue total, por causa da possibilidade de depressão miocárdica pelo aumento do citrato e hipotermia
Conc. de glóbulos	10mL/kg	Lembrar que, após perdas sanguíneas agudas, a alteração do hematócrito ocorre após 30 minutos
PFC	10mL/kg	

insuficiência cardiovascular, recomenda-se instalar a monitorização da PA invasiva, cateter vesical e, se possível, realizar avaliação ecocardiográfica para afastar disfunção miocárdica.

– Obs.: casos duvidosos ou nas situações de hipovolemia associadas com disfunção miocárdica: realizar avaliação ecocardiográfica (eco funcional) e instalar monitorização da PA invasiva.

• Cuidados – o sucesso da terapia com fluidos requer avaliações frequentes do paciente. Deve-se infundir o volume suficiente para restaurar a perfusão sistêmica efetiva. A cada administração de fluidos, deve-se seguir de avaliação da perfusão sistêmica para determinar a eficácia da terapia e a necessidade de doses adicionais. A seguir, listam-se alguns erros comuns associados à fluidoterapia:

– Uso de soluções hipotônicas, como soro glicosado a 5% e soro glicofisiológico ao meio. Essas soluções não expandem o volume vascular, já que menos de 10% do fluido ministrado permanece no espaço intravascular após 1 hora. Tal fato decorre, em grande parte, da metabolização da glicose.

– Quantidade insuficiente e velocidade de infusão inadequada.

• Efeitos colaterais – PCA com repercussão hemodinâmica, edema pulmonar, inativação do surfactante alveolar, piora da mecânica respiratória, displasia broncopulmonar e hemorragia peri-intraventricular.

Drogas inotrópicas

Catecolaminas

Incluem-se nesse grupo as aminas simpatomiméticas, sendo as mais utilizadas no período neonatal dopamina, dobutamina, isoproterenol, noradrenalina e adrenalina[9]. Essas drogas apresentam efeito cardiovascular por meio da interação com os receptores adrenérgicos, tanto cardíacos como vasculares. A estimulação dos receptores α_1 aumenta o influxo de cálcio na célula efetora pós-sináptica, enquanto a ativação de α_2, β_1 e β_2 estimula a adenilciclase que, por sua vez, aumenta os níveis de AMP cíclico intracelular. Esse último promove a elevação do cálcio no citosol, que é fundamental para a contração das miofibrilas. Desse modo, os agentes farmacológicos podem ser utilizados para melhorar a contratilidade miocárdica, aumentando os níveis de AMP cíclico intracelular ou manipulando a resistência vascular sistêmica e pulmonar pelos seus efeitos na musculatura lisa dos vasos. Os sítios de ação e os efeitos hemodinâmicos das principais aminas simpatomiméticas utilizadas no tratamento da insuficiência cardiovascular encontram-se no quadro 42.17.

Dopamina – é a amina simpatomimética mais comumente utilizada em unidades neonatais para o controle do estado de baixo débito cardíaco e hipotensão arterial[10]. É a droga precursora natural da noradrenalina e adrenalina, atuando de forma direta e indireta. A primeira, dose-dependente, por meio da estimulação dos receptores dopaminérgicos, β e α-adrenérgicos, e a segunda, por meio da liberação dos estoques de noradrenalina. A dopamina em doses baixas, 1 a 2µg/kg/min, apresenta efeitos predominantemente dopaminérgicos, promovendo aumento do fluxo sanguíneo renal, coronariano e mesentérico, com pouca alteração no cérebro. Tais efeitos independem das mudanças no débito cardíaco. Em doses médias, 2 a 6µg/kg/min, a droga ativa os receptores β-adrenérgicos, aumentando a contratilidade e a frequência cardíaca, e induz a liberação de noradrenalina. Já, em doses altas,

Quadro 42.17 – Aminas simpaticomiméticas usadas no tratamento da insuficiência vascular.

Drogas	α_1	α_2	β_1	β_2	DA	DC	Contratilidade	RVS	PAM	FC
Adrenalina	+++	+++	+++	+++	–	↑↑	↑	↑/↔/↓	↑/↔	↔/↑/↑↑
Noradrenalina	+++	+++	+++	+	–	↑/↔/↓	↑	↑↑↑	↑↑	↑/↑↑
Isoproterenol	–	–	+++	+++	–	↑↑	↔	↓↓	↓	↑↑
Dopamina	–/+++	+	++/+++	++	+++	↑↑	↑	↑/↔/↓	↑/↔	↑
Dobutamina	–/+	–	+++	+	–	↑↑	↑/↔	↓	↓/↔	↑/↔

DA = receptor dopaminérgico; DC = débito cardíaco; CONTRATILIDADE = contratilidade cardíaca; RVS = resistência vascular sistêmica, PAM = pressão arterial média; FC – frequência cardíaca, ↑ = aumenta o parâmetro indicado; ↔ = não altera o parâmetro indicado; ↓ = diminui o parâmetro indicado.

acima de 6 a 10µg/kg/min, predominam os efeitos a--adrenérgicos, com aumento da resistência vascular periférica e pulmonar, da frequência cardíaca e da pressão arterial. Acredita-se que cerca de 50% do efeito cardiovascular da droga decorra da ação indireta, via liberação dos estoques de noradrenalina. A reserva dos estoques de noradrenalina é influenciada pela maturação do miócitos e pelo grau de comprometimento das fibras miocárdicas pela doença de base. Esses fatos explicam a grande variabilidade de resposta com o uso da dopamina na prática clínica.

- Considerações especiais
  - No período neonatal, pode-se observar efeito vasoconstritor com baixas doses de dopamina, por causa da maior sensibilidade dos receptores a-adrenérgicos no sistema cardiovascular imaturo. Tal fato, associado à menor taxa de eliminação da droga, faz com que os efeitos cardiovasculares da ativação dos receptores alfa ocorram em baixas doses, precedendo alguns dos sinais clínicos de estimulação b-adrenérgica, em particular no RN pré-termo.
  - Iniciar com a menor dose efetiva possível, tateando--a em cada paciente individualmente em busca do efeito desejado com o mínimo de efeitos colaterais. Deve-se lembrar, no entanto, que parte dos efeitos cardiovasculares da droga depende da ação indireta por meio da liberação dos estoques de noradrenalina. Assim, nos RN criticamente doentes, com estado cardiovascular em fase avançada, além da depleção das reservas de noradrenalina, pode ocorrer diminuição da sensibilidade dos receptores alfa, sendo necessária a infusão de altas doses.
  - A dopamina é metabolizada no fígado e rins pela enzima catecol-o-metiltransferase. Assim, deve-se ter cuidado com o incremento das doses em pacientes com insuficiência renal e/ou hepática e nos RN pré--termo devido ao déficit na excreção da droga. Deve--se lembrar que o metabolismo da dopamina pode ser modificado com a infusão simultânea de dobutamina.

- A ação nos túbulos renais independe do efeito hemodinâmico, mesmo em RN imaturos. Assim, a infusão de doses de 2,5 a 7,5µg/kg/min induz a resposta dopaminérgica mesmo nos prematuros extremos, com aumento da excreção renal de sódio, fósforo e água e com diminuição da capacidade de concentração urinária.
- Não existem evidências de que a dopamina, em baixas doses, possa ser útil em aumentar o fluxo sanguíneo mesentérico nos casos de enterocolite necrosante.
- Deve-se lembrar que a dopamina apresenta várias ações não hemodinâmicas. Destacando-se o efeito endócrino e parácrino: inibição da prolactina, do TSH, do GH e do FSH/LH e aumento da atividade da renina-angiotensina.
- A dopamina tem efeito vasoconstritor tanto na vasculatura pulmonar quanto na sistêmica. Nos RN pré--termo com presença de *shunt* pelo canal arterial, o efeito final dependerá do efeito relativo entre as duas resistências: sistêmica e pulmonar. No entanto, nas condições de hiperfluxo pulmonar, acredita-se que exista hiperatividade dos receptores α_1 e da endotelina, predominando seu efeito sobre a circulação pulmonar em relação à sistêmica.

- Indicações – sinais de baixo débito cardíaco acompanhados ou não de hipotensão arterial (asfixia perinatal e sepse). Pelo fato de aumentar a resistência vascular pulmonar, pode-se considerar o uso da dopamina nos casos de PCA com sinais de hiperfluxo pulmonar com ou sem sinais de baixo débito sistêmico.

- Posologia – 2,5 a 15µg/kg/min, em infusão por via intravenosa contínua. Iniciar com doses baixas, aumentando-as em 2,5µg/kg/min, a cada 10 minutos, até o efeito desejado. Procurar definir em 30 a 60 minutos a dose desejada ou a necessidade de infusão de outras drogas para corrigir o distúrbio hemodinâmico.

- Efeitos colaterais – necrose tecidual nos locais de extravasamento, arritmias cardíacas, hipertensão pulmonar,

1233

hiponatremia por aumento da natriurese e episódios de apneia por diminuição da resposta dos quimiorreceptores do corpo carotídeo à hipóxia.

- Cuidados
  - Infusão contínua em veia central ou de grande calibre, com bomba de infusão calibrada. O extravasamento da droga para o subcutâneo leva à necrose da região infiltrada. Desse modo, deve-se monitorizar rigorosamente o local de infusão, para detectar precocemente os sinais de isquemia ou extravasamento. Na presença de tais intercorrências, deve-se suspender imediatamente a infusão da dopamina e realizar infiltração local com fentolamina (1mg/mL diluído em SF a 0,9%).
  - A infusão de altas doses com ação a-adrenérgica pode provocar arritmias cardíacas. Nessas dosagens, a droga perde o efeito dopaminérgico.
  - Durante a infusão, devem-se monitorizar periodicamente os níveis séricos de sódio, já que a dopamina aumenta a excreção renal de sódio, podendo provocar hiponatremia.
  - Evitar o uso de altas doses (> 10μg/kg/min) de dopamina em pacientes com quadro de hipertensão pulmonar, pois a droga aumenta a resistência vascular pulmonar.
  - O uso concomitante de alcalinizantes no mesmo frasco ou na mesma via de infusão inativa a droga.

Dobutamina – é uma catecolamina sintética com estrutura semelhante ao isoproterenol. Melhora a contratilidade cardíaca por meio da estimulação primária dos receptores b-adrenérgicos, independentemente da liberação dos estoques de noradrenalina. Apresenta ação vasodilatadora, diminuindo a pós-carga, possivelmente por um efeito reflexo secundário ao aumento do débito cardíaco. Em altas doses apresenta efeitos cronotrópicos e é menos efetivo que a dopamina em aumentar a pressão arterial. Tais efeitos fazem com que a dobutamina seja a droga de escolha em pacientes com disfunção miocárdica primária, em especial quando os estoques de noradrenalina estão esgotados[11,12]. Possui ainda efeito em diminuir a complacência miocárdica por aumento do tônus miocárdico, dessa forma deve-se ter cautela na sua administração em situações de miocardiopatia hipertrófica.

- Indicações – situações de baixo débito cardíaco decorrente de disfunção miocárdica primária: miocardiopatia pós-asfíxica, sepse e defeitos estruturais cardíacos. Deve-se lembrar que a ação da dobutamina é limitada nos casos de disfunção miocárdica associados à hipotensão arterial.
- Posologia – 5,0 a 20μg/kg/min, em infusão por via intravenosa contínua. Iniciar com doses baixas, aumentando-as em 2,5μg/kg/min, a cada 10 minutos, até o efeito desejado. Procurar definir em 30 a 60 minutos a dose desejada ou a necessidade de infusão de outras drogas para corrigir o distúrbio hemodinâmico.

- Efeitos colaterais: em geral, aparecem com doses acima de 7,5μg/kg/min.
  - Nos RN com comprometimento do parênquima pulmonar, pode agravar a hipoxemia por aumento do *shunt* intrapulmonar decorrente da melhora no débito cardíaco.
  - Vasodilatação reflexa com hipotensão arterial por melhora do débito cardíaco.
  - Taquiarritmias: ao contrário de outras faixas etárias, no período neonatal a dobutamina parece provocar mais taquicardia, mesmo em doses baixas.
- Cuidados
  - Exposição prolongada a altas concentrações de catecolaminas (mais de 72 horas) pode provocar tolerância à droga por dessensibilização dos adrenorreceptores. Tal fenômeno (*down regulation*) decorre, possivelmente, das alterações funcionais do receptor (desacoplamento da proteína G e diminuição da transdução do sinal de fosforilação), da redução no número e na densidade dos β-receptores, da maior destruição e/ou diminuição da síntese dos receptores e do sequestro ou internalização dos receptores na superfície celular. Deve-se lembrar que esse efeito é comum a todas as aminas simpatomiméticas.
  - O uso concomitante de alcalinizantes no mesmo frasco ou na mesma via de infusão inativa a droga.

Isoproterenol – é uma catecolamina sintética β-agonista inespecífica sem atividade α-adrenérgica. Apresenta efeito inotrópico e cronotrópico positivo, além de promover vasodilatação pulmonar e sistêmica. A diminuição da pressão diastólica associada à vasodilatação periférica pode comprometer a oxigenação miocárdica, resultando em isquemia.

- Indicações – baixo débito cardíaco acompanhado de bradicardia: asfixia perinatal acompanhada de encefalopatia hipóxico-isquêmica grave e bloqueio atrioventricular não responsivo à atropina.
- Posologia – 0,05 a 1μg/kg/min, em infusão por via intravenosa contínua. Iniciar com doses baixas aumentando-as em 0,1μg/kg/min, a cada 10 minutos, até o efeito desejado. Procurar definir em 30 a 60 minutos a dose desejada ou a necessidade de infusão de outras drogas para corrigir o distúrbio hemodinâmico.
- Efeitos colaterais – taquiarritmias, isquemia e necrose miocárdica.
- Cuidados
  - Não utilizar nas situações nas quais a frequência cardíaca se mantém persistentemente acima de 180bpm.
  - Hipotensão arterial.

Noradrenalina – é o precursor natural da adrenalina com potente efeito α-adrenérgico. Aumenta a resistência vascular sistêmica, a pressão arterial e o consumo de oxigênio miocárdico com pequena alteração na contratilidade. Estudos experimentais mostram que diminui o tônus vascular pulmonar basal aumentando o fluxo sanguíneo pulmonar em situações de hipertensão pulmonar. Normalmente, é utilizada combinada com outros agentes inotrópicos, como a dopamina, a dobutamina e a adrenalina.

- Indicações
  - A droga está indicada no choque séptico refratário a expansor de volume, dopamina e dobutamina, principalmente se acompanhado de hipertensão pulmonar.
  - Pode ser uma alternativa, como tratamento conservador, nas crises de cianose na tetralogia de Fallot refratária ao tratamento convencional.
- Posologia – 0,1 a 1,0μg/kg/min, em infusão por via intravenosa contínua. Iniciar com doses baixas, aumentando-as em 0,1μg/kg/min, a cada 10 minutos, até o efeito desejado. Procurar definir em 30 a 60 minutos a dose desejada ou a necessidade de infusão de outras drogas para corrigir o distúrbio hemodinâmico.
- Efeitos colaterais – hipertensão arterial, taquiarritmias, diminuição do fluxo renal e esplâncnico.
- Cuidados – semelhantes ao da adrenalina.

Adrenalina – é um potente a e b-agonista. Aumenta a frequência cardíaca, a pressão arterial sistêmica tanto sistólica quanto diastólica e a resistência vascular sistêmica e reduz o fluxo sanguíneo esplâncnico e renal. Além disso, pode aumentar o retorno venoso por venoconstrição e provocar aumento do fluxo sanguíneo coronariano. Em doses baixas apresenta efeitos predominantemente b-adrenérgicos. Além disso, a adrenalina estimula a gliconeogênese, glicogenólise e inibe a ação da insulina, levando à hiperglicemia. Com a estimulação da gliconeogênese, a adrenalina aumenta o transporte de lactato para o fígado como substrato para a produção de glicose, ocorrendo o aumento do lactato sérico independente da perfusão dos órgãos.

- Indicações – hipotensão arterial, disfunção miocárdica e baixo débito cardíaco não responsivo à dopamina e à dobutamina (choque séptico, asfixia grave).
- Posologia – 0,05 a 1μg/kg/min, em infusão por via intravenosa contínua. Iniciar com doses baixas, aumentando-as em 0,05μg/kg/min, a cada 10 minutos, até o efeito desejado. Procurar definir em 30 a 60 minutos a dose desejada ou a necessidade de infusão de outras drogas para corrigir o distúrbio hemodinâmico.
- Efeitos colaterais – taquiarritmias, hipertensão arterial, diminuição do fluxo renal e esplâncnico, aumento do consumo de oxigênio pelo miocárdio, hipocalemia, hiperglicemia e acidose láctica.

- Cuidados
  - Utilizar sempre diluições de 1:10.000 (0,1mg/mL).
  - Lesão miocárdica por ruptura do sarcolema e destruição da arquitetura mitocondrial por depósito de cálcio após uso prolongado e em altas doses.
  - Altera a relação ventilação/perfusão por aumento do fluxo sanguíneo pulmonar. Pode piorar o *shunt* esquerdo-direito pelo canal arterial decorrente do aumento da resistência vascular sistêmica.

Inibidores da fosfodiesterase III

Pertencem a esse grupo os derivados das biperidinas (anrinona e milrinona) que inibem seletivamente a fosfodiesterase III[13]. A melhora da contratilidade cardíaca resulta do aumento da concentração intracelular de cálcio consequente à elevação dos níveis de AMP cíclico, além de promover relaxamento do miocárdio na fase diastólica (efeito lusitrópico). Em nível vascular, o aumento do AMP cíclico leva ao relaxamento da célula muscular, causando vasodilatações sistêmica e pulmonar. Estudos em crianças maiores e adultos demonstram que esses fármacos melhoram a função miocárdica sem aumentar o consumo de oxigênio e apresentam baixo risco de desencadeamento de arritmias. Além disso, diminuem tanto a resistência vascular sistêmica como a pulmonar, em especial nos casos onde a pressão já se encontra elevada. A anrinona é metabolizada em grande parte no fígado, por meio da glicuronidação e acetilação, enquanto a milrinona é excretada sem modificações por via renal, sendo necessário o ajuste da dose nos casos de disfunção renal. Existem poucos estudos no período neonatal, sendo a maioria realizada em RN com miocardiopatias graves, choque séptico e pós-operatório de cirurgia cardíaca.

- Indicações
  - Insuficiência cardíaca refratária às catecolaminas associada com hipertensão pulmonar. Essa situação pode ser observada nas miocardiopatias graves, nos pós-operatórios de fechamento de *shunt* esquerdo-direito e nos casos de insuficiência cardíaca predominantemente direita, como na *cor pulmonale* secundária à displasia broncopulmonar grave.
  - Choque séptico grave refratário à dopamina e à dobutamina, principalmente se acompanhado de hipertensão pulmonar.
  - Podem ser utilizados como vasodilatador pulmonar nos casos de hipertensão pulmonar não responsivo ao óxido nítrico ou na sua indisponibilidade.
- Posologia
  Anrinona:
  - Dose de ataque: 0,75mg/kg por dose, infundir em 15 minutos, pode-se repetir de 2 a 4 vezes no intervalo mínimo de 30 minutos, até que se obtenha o efeito desejado.

– Dose de manutenção: 3 a 5µg/kg por minuto (máximo de 10µg/kg/min).

Milrinona – análogo à anrinona, porém, cerca de 30 vezes mais potente.

– Dose de ataque: 50µg/kg administrado em no mínimo 15 minutos.

– Dose de manutenção: 0,35 a 0,75µg/kg/min.

- Efeitos colaterais
  – Hipotensão arterial, em geral associada à velocidade de infusão e ao estado da volemia.
  – Trombocitopenia por aumento da destruição periférica das plaquetas.

- Cuidados – teoricamente, os inibidores da fosfodiesterase comparados com as catecolaminas teriam a vantagem de melhorar a função cardíaca sem aumentar o consumo de oxigênio ou a pós-carga e menor risco de arritmias cardíacas. No entanto, em pacientes adultos, o uso prolongado tem sido associado com diminuição da efetividade e aumento na incidência de efeitos colaterais e na mortalidade. Além disso, entre os efeitos colaterais destacam-se trombocitopenia, hipotensão arterial e arritmias supraventriculares e ventriculares. Também, deve-se tomar cuidado nos casos onde a função renal está diminuída e nos casos de grande *shunt* esquerdo-direito pelo risco do aparecimento de edema pulmonar por causa da diminuição da resistência vascular.

Vasopressina

É um peptídeo endógeno produzido pelo hipotálamo que regula a osmolalidade extracelular, e os efeitos cardiovasculares dependem do receptor estimulado, V_{1a} – receptores na musculatura lisa do vaso (efeito vasoconstritor) e V_2 – receptor em túbulo renal (efeito na reabsorção de água livre no túbulo renal). Aumenta a RVS e PAM, melhorando a perfusão tecidual ($\downarrow$ lactato e acidose) e diminui a pressão na artéria pulmonar. Diminui a FC sem alterar o desempenho do miocárdio (vasodilatação coronariana seletiva pela liberação de óxido nítrico). Existem poucos estudos no período neonatal, em adultos e crianças com choque séptico refratário, e a administração de vasopressina parece ser benéfica. Apresenta como efeitos colaterais a hipoperfusão esplâncnica e cutânea, hipotensão rebote e hiponatremia. Infusão por via IV contínua: 0,01 a 0,04U/kg/h; meia-vida de 6 minutos.

Terlipressina – é um análogo sintético da vasopressina, com ação mais potente e prolongada que a vasopressina e apresenta efeito maior em receptor V_1. Como apresenta meia-vida mais longa (6 horas), é mais utilizada na prática. Dose de 0,02mg/kg/dose a cada 4 horas durante 24 a 48 horas.

Digoxina

Apresenta ação inotrópica positiva por meio do aumento dos níveis de catecolaminas miocárdicas em baixas doses e da inibição da Na^+-K^+-ATPase sarcolêmica em altas doses. Além disso, tem efeito cronotrópico negativo, diminuindo a descarga do nó sinusal e prolongando a condução atrioventricular, possivelmente por ação indireta, aumentando a atividade parassimpática[14]. Apesar de a dose por via oral ser absorvida rapidamente no intestino delgado, alguns fatores podem diminuir sua absorção, como uso concomitante de antiácidos, aumento do trânsito intestinal e na insuficiência cardíaca congestiva. A excreção se dá predominantemente pela filtração glomerular e secreção tubular.

- Indicações – pelo fato de os digitálicos apresentarem início de ação e excreção demorados, na prática clínica, são pouco úteis em pacientes criticamente doentes, como aqueles que cursam com distúrbio hemodinâmico grave. Em tais situações, em geral, o fármaco é utilizado visando ao seu efeito antiarrítmico do que o inotrópico.
  – Controle das taquiarritmias cardíacas, como taquicardia supraventricular, *flutter* e fibrilação atriais.
  – Insuficiência cardíaca causada pela diminuição da contratilidade miocárdica, em geral, como droga de manutenção para a retirada de agentes por via intravenosa. Deve-se lembrar que o uso da digoxina por via intravenosa combinado com outros inotrópicos visando à melhora da contratilidade miocárdica tem efeitos questionáveis.

- Posologia – no quadro 42.18 acham-se a dose de ataque e manutenção da digoxina.
  – Dose de ataque: a digitalização, na prática clínica, restringe-se aos casos de arritmias cardíacas e fase aguda da insuficiência cardíaca congestiva. Administrar o fármaco em pelo menos 24 horas dividido em 3 doses. A infusão por via intravenosa deve ser realizada lentamente em pelo menos 5 a 10 minutos. As doses por via oral devem ser 25% maiores que as da intravenosa.
  – Dose de manutenção: quando a insuficiência cardíaca não for tão grave, pode-se iniciar o digital, utilizando apenas a dose de manutenção, sem fazer o tratamento de ataque.

- Efeitos colaterais
  – Efeitos cardíacos não tóxicos: encurtamento do intervalo QTc, depressão do segmento ST, diminuição da amplitude da onda T e da frequência cardíaca.
  – Efeitos cardíacos tóxicos: prolongamento do intervalo PR, bradicardia sinusal ou bloqueio AV, batimento ectópico atrial e nodal e arritmias ventriculares.
  – Outros: intolerância alimentar, vômitos, diarreia e letargia.

Quadro 42.18 – dose de ataque e manutenção da digoxina de acordo com a idade pós-menstrual.

Idade pós-menstrual (semanas)	Dose total de ataque		Dose de manutenção		
	IV (µg/kg)	VO (µg/kg)	IV (µg/kg)	VO (µg/kg)	Intervalo (horas)
≤ 29	15	20	4	5	24
30 a 36	20	25	5	6	24
37 a 48	30	40	4	5	12
≥ 49	40	50	5	6	12

- Cuidados
  - Monitorizar cuidadosamente a frequência e o ritmo cardíacos, realizando ECG periodicamente para avaliar os efeitos desejados e sinais de toxicidade.
  - Deve-se lembrar que alguns fatores potencializam a toxicidade do digital, como hipocalemia, isquemia ou inflamação miocárdica (miocardite isquêmica ou infecciosa, pós-operatório), hipóxia, alcalose, insuficiência renal, prematuridade, hipo ou hipermagnesemia e hipercalcemia. Além disso, o fármaco pode interagir com outras drogas, como furosemida, espironolactona, indometacina e anfotericina B.
  - Monitorizar as concentrações séricas do fármaco, na presença de efeitos colaterais, sem efeitos hemodinâmicos desejados. O nível terapêutico deve ser mantido entre 1 e 2ng/mL.
  - Lembrar que a digoxina está contraindicada nos casos de miocardiopatia hipertrófica, como a que ocorre no filho de mãe diabética.

Vasodilatadores

Nitroprussiato de sódio – vasodilatador não seletivo (arterial e venoso) de ação direta no endotélio vascular por meio da produção de óxido nítrico. O nitroprussiato de sódio interage com a oxi-hemoglobina formando a meta-hemoglobina e liberando o cianeto e o óxido nítrico. Este último estimula a ciclase do guanilato que aumenta os níveis de GMP cíclico, o qual é um potente relaxante da célula muscular lisa. Como o efeito vasodilatador é inespecífico, arterial e venoso, o nitroprussiato de sódio reduz tanto a pré-carga como a pós-carga. Na prática clínica, normalmente é utilizado combinado com outros agentes inotrópicos. O cianeto é degradado no fígado e rins formando o tiocianato, que é excretado pelos rins.

- Indicações
  - Diminuição da pós-carga nos casos de insuficiência cardíaca congestiva refratária aos inotrópicos habituais (pós-operatório de cirurgia cardíaca, miocardiopatia, insuficiência mitral e/ou aórtica grave).
  - Tratamento agudo das emergências hipertensivas ou hipertensão arterial após correção da coartação da aorta.
  - Hipertensão pulmonar persistente neonatal. Pode ser uma alternativa quando não se dispõe de vasodilatador pulmonar específico.

- Posologia
  - Dose inicial: 0,25 a 0,5µg/kg/min, por via intravenosa contínua através de bomba de infusão. Iniciar com doses baixas e, se necessário, aumentar a cada 20 minutos, até alcançar a resposta desejada. Procurar manter a dose de manutenção abaixo de 2µg/kg por minuto.

- Efeitos colaterais
  - Hipotensão arterial grave e taquicardia.
  - Intoxicação pelo cianeto. Normalmente ocorre com o uso prolongado, mais de 3 dias e com altas doses, acima de 3µg/kg/min. Deve-se utilizar com cautela nos pacientes com insuficiência renal e/ou hepática por causa da diminuição da excreção do cianeto.
  - Necrose tecidual no local de extravasamento ou infiltração.

- Cuidados
  - Utilizar veias calibrosas para ministrar a droga.
  - Monitorizar rigorosamente o local de infusão para a detecção precoce de extravasamento e/ou infiltração do fármaco.
  - Ficar atento para os sinais de toxicidade pelo cianeto: aumento da saturação venosa de oxigênio e acidose metabólica. Monitorizar os níveis plasmáticos de cianeto e tiocianato nos casos de uso prolongado e em altas doses. Pode-se considerar o uso de uma mistura com tiossulfato de sódio na relação de 1:10 para minimizar o acúmulo de cianeto.

Captopril – a diminuição do fluxo sanguíneo renal nos estados de baixo débito cardíaco aumenta a atividade plasmática da renina. A renina converte o angiotensinogênio em angiotensina I, que por sua vez é transformada no fígado em angiotensina II pela enzima conversora da angiotensina (ECA). A angiotensina II apresenta inúmeros efeitos fisiológicos que interferem no controle da resistência vascular sistêmica, ou seja, aumenta o tônus simpático e inibe a ação da bradicinina que resultam em vasoconstrição. Além disso, estimula a liberação de aldosterona que leva a aumento de retenção de água e sódio. O captopril é um inibidor da ECA com ação vasodilatadora sem provocar taquicardia reflexa. Tal efeito decorre da diminuição nas concentrações plasmáticas e teciduais de angiotensina II e aldosterona. Além disso, os inibidores da ECA previnem a degradação da bradicinina, que é um potente vasodilatador. Acredita-se que os efeitos benéficos sejam causados pela combinação da diminuição da pós-carga e inibição em longo prazo da retenção de água e sódio.

- Indicações
  - Continuação, por via oral, da terapia vasodilatadora em pacientes com disfunção cardíaca dependentes de infusão por via intravenosa de inotrópicos e vasodilatadores.
  - Controle da hipertensão arterial moderada e grave.
- Posologia
  - RN pré-termo: iniciar com 0,01 a 0,05mg/kg/dose, por via oral, a cada 8 a 12 horas. Ajustar a dose e o intervalo de acordo com a resposta. Administrar 1 hora antes das mamadas.
  - RN a termo: iniciar com 0,05 a 0,1mg/kg/dose, por via oral, a cada 8 a 24 horas. Ajustar a dose e o intervalo de acordo com a resposta. Administrar 1 hora antes das mamadas.
- Efeitos colaterais
  - Hipotensão arterial.
  - Insuficiência renal por diminuição do fluxo sanguíneo.
  - Complicações neurológicas por baixo fluxo cerebral: letargia, apneia e convulsões.
- Cuidados
  - Controlar periodicamente a pressão arterial, principalmente após as doses iniciais.
  - Monitorizar a função renal e os níveis de potássio sérico, em particular nos pacientes que recebem diuréticos poupadores de potássio ou suplementos do eletrólito.
  - O uso do captopril está contraindicado nos portadores de doença renovascular bilateral ou estenose unilateral da artéria renal em rim único, pois a diminuição da perfusão renal pode precipitar a insuficiência renal.

Corticoides

Vários estudos têm demonstrado que em RN pré-termo que cursam com hipotensão arterial refratária aos vasopressores e expansores de volume respondem à administração de corticoides melhorando o estado cardiovascular com diminuição das necessidades de suporte hemodinâmico[15]. Embora ainda não totalmente esclarecida, evidências clínicas e experimentais indicam que a atenuação da resposta cardiovascular nos casos de doenças graves e/ou após uso prolongado de altas doses de catecolaminas decorra da dessensibilização dos receptores adrenérgicos às catecolaminas exógenas e à insuficiência adrenal relativa ou absoluta, principalmente no RN pré-termo. Assim, o uso dos corticoides em tais pacientes fundamenta-se na correção da insuficiência adrenal e na melhora da resposta adrenérgica. Sabe-se que o fármaco induz a expressão de novos receptores adrenérgicos e do segundo mensageiro, conhecido como efeito genômico. Além disso, conhecem-se os efeitos não genômicos cardiovasculares, como a inibição da enzima catecol-o-metiltransferase e da recaptação da noradrenalina nas terminações simpáticas. Esses efeitos resultam em aumento da concentração plasmática das catecolaminas. Também, os corticoides aumentam a disponibilidade do cálcio intracelular e melhoram a integridade da membrana capilar.

- Indicações
  - Hipotensão arterial refratária a expansores de volume e inotrópicos (dopamina > 15µg/kg/min e/ou dobutamina > 15µg/kg/min, adrenalina e/ou noradrenalina).
  - Prematuros extremos com distúrbio cardiovascular sem resposta a inotrópicos e com evidências de insuficiência adrenal.
- Posologia – hidrocortisona
  - Dose de ataque de 1mg/kg, se houver resposta em 2 a 6 horas, seguir com dose de manutenção de 0,5mg/kg/dose a cada 12 horas. Se necessário, ajustar a dose em até 1mg/kg/dose a cada 6 horas.
  - Manter a droga durante 2 a 7 dias, de acordo com a gravidade do choque (ajustar a duração do tratamento de acordo com a possibilidade de diminuição das drogas vasoativas).
  - Doses altas de 10mg/kg/dia devem ter seu uso restrito por causa dos efeitos colaterais e pelo potencial efeito rebote após sua suspensão.
- Efeitos colaterais
  - Processos infecciosos, principalmente por fungos, hiperglicemia e alterações no desenvolvimento do sistema nervoso central.

ABORDAGEM PRÁTICA DO RECÉM-NASCIDO COM INSTABILIDADE CARDIOVASCULAR

1º Avaliar o estado cardiorrespiratório. Devido à escassez das ferramentas diagnósticas disponíveis à beira do leito, se o RN apresentar algum dos sinais de alerta abaixo, instituir monitorização contínua por meio da oximetria de pulso, monitor cardiorrespiratório (ECG e respiração) e pressão arterial.

- Perfusão cutânea: palidez ou cútis marmórea ou TEC > 3s
- Pulsos periféricos: pulsos finos ou ausentes ou hipotensão arterial (PAM < IG)
- Cianose central ou SpO$_2$ < 85% persistente
- Frequência cardíaca: FC > 160bpm ou FC < 100bpm, persistente
- Obs. Realizar a avaliação clínica a cada 3 horas nas 1as 24 horas de vida. A partir de 12 horas de vida, considerar diurese nos parâmetros hemodinâmicos (valor adequado > 1mL/kg/hora).

2º Iniciar e/ou ajustar o suporte respiratório. Procurar manter a PaO$_2$ entre 50 e 70mmHg, PaCO$_2$ entre 40 e 60mmHg e SpO$_2$ entre 90 e 95%. Se em ventilação invasiva, certifique-se que o pulmão não esteja hiperinsuflado.

- Se persistência da cianose central ou SpO$_2$ < 85%, apesar da oferta de oxigênio, suspeitar de cardiopatia congênita cianótica.

Realizar o teste de hiperoxia: o teste é útil para distinguir a cianose de origem dos distúrbios respiratórios das cardíacas com *shunt* direito-esquerdo fixo.

- Instalar dois oxímetros de pulso com sensores localizados na mão direita (pré-ductal) e em um dos pés (pós-ductal) para avaliar os padrões de fluxo pelo canal arterial.
- Oferecer oxigênio a 100% por 15 a 30 minutos. O uso do oxigênio puro lava o nitrogênio dos alvéolos mal ventilados e equaliza a pressão parcial de oxigênio por todo o pulmão. Quando a hipoxemia decorre do comprometimento pulmonar ocorre melhora da oxigenação arterial.
- Se após 30 minutos de exposição ao oxigênio puro não houver aumento significativo da oxigenação arterial pré-ductal (**SpO$_2$ > 10% ou paO$_2$ > 20 a 30mmHg**), deve-se suspeitar de cardiopatia congênita cianótica com *shunt* direito-esquerdo fixo.
- O teste pode ser anormal na doença respiratória grave, no entanto, nesses casos a hipercapnia também estará presente.
- O teste poderá resultar em aumento da oxigenação apesar da presença de cardiopatia cianótica quando o *shunt* direito-esquerdo não é fixo (drenagem anômala das veis pulmonares sem obstrução e transposição dos grandes vasos com hipertensão pulmonar), pois, a administração de oxigênio aumenta o fluxo sanguíneo pulmonar e mais sangue oxigenado irá misturar com o sangue venoso, aumentando a oxigenação arterial.

Se não houver resposta ao teste de hiperoxia, ou seja, há forte suspeita de cardiopatia congênita cianótica, iniciar a infusão de **prostaglandina E$_1$ (alprostadil):**
– Dose inicial: 0,05 a 0,1µg/kg por minuto, infusão IV contínua.
– Dose manutenção: 0,01 a 0,1µg/kg por minuto, infusão IV contínua. Procurar manter a infusão de menor dose possível, de acordo com os níveis de oxigenação.

- Cálculo inicial rápido para infusão de prostaglandina E$_1$ (PGE$_1$):
  - Preparação: Diluir 1 ampola de PGE$_1$ (500µg/ml) em 80mL de SG 5%.
  - Velocidade de infusão: Ajuste o valor da infusão em mL/h igual ao peso do RN em kg. Dessa forma, a infusão de PGE$_1$ será de 0,1µg/kg por minuto.
  - Exemplos: para um RN de 3kg, ajuste a velocidade de infusão em 3mL/h, dessa forma você estará infundindo 0,1µg/kg por minuto. Para um RN de 2,5kg, com ajuste da velocidade de infusão em 2,5mL/h, a infusão de PGE$_1$ será de 0,1µg/kg por minuto.

3º Providenciar acesso vascular seguro (se necessário, cateterizar a veia umbilical) e disponibilizar equipamentos para infusão de fluidos e medicações. Preferir as bombas de infusão do tipo perfusora ("bombas de seringa").

4º Instituir as medidas de suporte geral. Na maioria dos distúrbios cardiovasculares observados no período neonatal, a instituição de tais medidas é suficiente para normalizar a perfusão. Recomenda-se seguir os seguintes passos:

- Normalizar a temperatura corporal. Manter a temperatura entre 36,5ºC e 37ºC.
- Avaliar os níveis de glicemia plasmática. Corrigir se glicemia inferior a 40mg/dL.
- Avaliar os níveis de Ca e Mg sérico.
- Colher gasometria arterial e lactato sérico.
- Obter hematócrito capilar. Lembrar que os valores do hematócrito não são fidedignos até 30 minutos do episódio de sangramento agudo. Procurar mantê-lo entre 35 e 45%.

5º Após instituir as medidas de suporte geral, reavaliar os parâmetros clinicolaboratoriais

Parâmetros clínicos
✓ FC < 120 ou > 160bpm (observar a tendência durante 15 minutos)
✓ PAM < IG
✓ Diurese < 1mL/kg por hora (período de avaliação de 3 horas)
✓ Pulsos finos
✓ TEC > 3s

Gasometria arterial
- BE ≤ −10mEq/L
- Lactato ≥ 22,5mg/dL

SE 2 OU MAIS PARÂMETROS ALTERADOS, INICIAR TESTE TERAPÊUTICO COM EXPANSOR DE VOLUME

- RN > 28 semanas: SF a 0,9% 20mL/kg, IV em 1 hora, repetir se necessário, máximo de 40mL/kg
- RN ≤ 28 semanas: SF a 0,9% 10mL/kg, IV em 1 hora, repetir se necessário, máximo de 0 mL/kg

SE RESPOSTA POSITIVA:
- Procurar estabelecer a etiologia das perdas.
- Monitorizar rigorosamente o balanço hídrico a cada 6 horas.
- Adequar a oferta hídrica.
- Reavaliar a cada 3 horas os parâmetros clinicolaboratoriais.

6º SE NÃO HOUVER MELHORA DOS PARÂMETROS CLINICOLABORATORIAIS APÓS EXPANSÃO DE VOLUME

SE POSSÍVEL, instalar PA INVASIVA e SONDA VESICAL de demora e avaliação de ECO funcional

DOBUTAMINA (5-2µg/kg por minuto) → **DOPAMINA** (2,5-10µg/kg por minuto)

Nos casos de PCA com hiperfluxo pulmonar iniciar com DOPAMINA

ADRENALINA (0,05-1µg/kg por minuto)

| **NORADRENALINA** nos casos de hipotensão refratária | **MILRINONA** nos casos de hipertensão pulmonar |

CORTICOIDE
VASOPRESSINA/TERLIPRESSINA

PREPARO DAS DROGAS
DOPAMINA e DOBUTAMINA

- Preparo: a quantidade em **mg** a ser adicionada em **100mL** de diluente é igual a **6 × peso (kg).**
- Velocidade de infusão: 1mL/h é igual a 1µg/kg por minuto.
- Exemplo: para um RN de **3kg**: adicionando **18mg** da solução de dopamina ou dobutamina em 100mL de diluente, a uma taxa de infusão de 1mL/h está-se administrando 1µg/kg por minuto da medicação.

ADRENALINA

- Preparo: a quantidade em mg a ser adicionada em 100mL de diluente é igual a 0,6 × peso (kg).
- Velocidade de infusão: 1mL/h é igual a 0,1µg/kg por minuto.
- Exemplo: para um RN de **3kg**, adicionando **1,8mg** da solução de dopamina ou dobutamina em 100mL de diluente, a uma taxa de infusão de 1 ml/h está-se administrando 0,1µg/kg por minuto da medicação.

7º ACIDOSE METABÓLICA – lembrar que a acidose (lática) decorre da baixa perfusão tecidual e a melhor forma de controle seria adequando as condições hemodinâmicas. Não existem evidências que o uso do bicarbonato de sódio altere a evolução do choque. Em casos extremos de acidose metabólica, pH < 7,0mEq/L e BE < –10 e após adequação das condições de oxigenação arterial, considerar a correção com a infusão de bicarbonato de sódio.

- Cálculo da quantidade de bicarbonato: mEq de HCO_3^- = 0,3 × peso (kg) × ($BE_{observado}$ + 5):
- A concentração máxima da solução não deve ultrapassar 3%.
- Infundir por via intravenosa, lentamente, por volta de 3 horas.
- Lembrar que ao infundir o bicarbonato é obrigatório manter a ventilação adequada para evitar a retenção de CO_2, sendo considerados níveis seguros para infusão de bicarbonato valores de $paCO_2$ entre 40 a 60.

8º AVALIAR A NECESSIDADE DE SUPORTE RENAL – o comprometimento da função renal ocorre com certa frequência nos distúrbios cardiovasculares. As manifestações clínicas, na fase inicial, resumem-se às alterações do débito urinário, em particular a oligúria (débito urinário inferior a 1mL/kg por hora). Assim, deve-se monitorizar a função renal por meio do controle rigoroso do débito urinário e os níveis de ureia, creatinina e eletrólitos séricos a cada 12 a 24 horas. Em casos de anúria persistente (> 24 horas), realizar ultrassonografia com Doppler para avaliação dos rins e vias urinárias, veias renais e aorta descendente para afastar anomalias congênitas, trombose de veia renal ou de aorta descendente. O princípio básico para restaurar e melhorar a perfusão renal é a manutenção da estabilidade cardiocirculatória.

- Afastar baixo débito sistêmico. Ajustar a volemia e o suporte cardiovascular.
- Se a oligúria persistir por mais de 12 horas, iniciar furosemida: 1mg/kg por dose (ataque), seguido de infusão contínua de 0,1 a 0,3mg/kg por hora.
- Caso não ocorra a diurese, em 6 horas, associar albumina a 5%: 0,05 a 0,1g/kg por hora em infusão contínua. A conduta conservadora, em geral, resolve a maioria dos casos, com retorno gradativo da função renal em 48 a 72 horas. Na fase de poliúria, deve-se ficar atento aos distúrbios hidroeletrolíticos, em particular ao do sódio e da oferta de líquidos.
- Se mesmo após a última manobra o paciente não apresenta diurese, a lesão provavelmente é renal. Realizar provas de função renal com dosagens de ureia, creatinina, eletrólitos séricos a cada 12 horas e avaliar o balanço hidroeletrolítico a cada 6 horas.
- As indicações de diálise peritoneal devem ser individualizadas nas seguintes situações:
  - Oligúria persistente por mais de 72 horas, acompanhada de hiperpotassemia incontrolável com arritmias cardíacas.
  - Sobrecarga hídrica com sinais de insuficiência cardíaca ou edema pulmonar.
  - Limitação de infusão de líquidos e eletrólitos, a ponto de restringir a oferta calórica e nutricional.

REFERÊNCIAS

1. Laughon M, Bose C, Allred E, O'Shea TM, Van Marter LJ, Bednarek F, et al.; ELGAN Study Investigators. Factors associated with treatment for hypotension in extremely low gestational age newborns during the first postnatal week. Pediatrics. 2007;119(2):273-80.
2. Tobin JR, Wetzel RC. Cardiovascular physiology and shock. In: Nichols DG, Cameron DE, Greeley WJ, Lappe DG, Ungerleider RM, Wetzel RC (eds). Critical heart disease in infants and children. St. Louis: Mosby-Year Book; 1995.p.17-74.
3. Azhibekov T, Noori S, Soleymani S, Seri I. Transitional cardiovascular physiology and comprehensive hemodynamic monitoring in the neonate: relevance to research and clinical care. Semin Fetal Neonatal Med. 2014;19(1):45-53.
4. Soleymani S, Borzage M, Seri I. Hemodynamic monitoring in neonates: advances and challenges. J Perinatol. 2010;30 Suppl:S38-45.
5. Weindling M, Paize F. Peripheral haemodynamics in newborns: best practice guidelines. Early Hum Dev. 2010;86(3):159-65.
6. Kluckow M, Seri I, Evans N. Functional echocardiography: an emerging clinical tool for the neonatologist. J Pediatr. 2007;150(2):125-30.
7. Osborn DA, Evans N. Early volume expansion for prevention of morbidity and mortality in very preterm infants. In: Sinclair J, Bracken M, Soll RF, Horbar JD (eds). Neonate Module of The Cochrane Database of Systematic Reviews, [updated 15 Feb 2001]. Disponível em: The Cochrane Library: http://www.nichd.nih.gov/cochraneneonatal/Osborn5/osborn.htm. Acessado 2014 dez 19.
8. So KW, Fok TF, Ng PC, Wong WW, Cheung KL. Randomised controlled trial of colloid or crystalloid in hypotensive preterm infants. Arch Dis Child Fetal Neonatal Ed. 1997;76(1):F43-6.
9. Cox DJ, Groves AM. Inotropes in preterm infants – evidence for and against. Acta Paediatr Suppl. 2012;101(464):17-23.
10. Seri I. Cardiovascular, renal, and endocrine actions of dopamine in neonates and children. J Pediatr. 1995;126(3):333-44.
11. Gupta S, Donn SM. Neonatal hypotension: dopamine or dobutamine? Semin Fetal Neonatal Med. 2014;19(1):54-9.
12. Subhedar NV, Shaw NJ. Dopamine versus dobutamine for hypotensive preterm neonates. In: Sinclair J, Bracken M, Soll RF, Horbar JD (eds). Neonate Module of The Cochrane Database of Systematic Reviews, [updated 13 Jul 1999]. Disponível em: The Cochrane Library: http://www.nichd.nih.gov/cochraneneonatal/subhedar2/subhedar.htm. Acessado 2014 dez 19.
13. Noori S, Seri I. Neonatal blood pressure support: the use of inotropes, lusitropes, and other vasopressor agents. Clin Perinatol. 2012;39(3):221-8.
14. Park MK. Use of digoxin in infants and children, with specific emphasis on dosage. J Pediatr. 1986;108(6):871-7.
15. Higgins S, Friedlich P, Seri I. Hydrocortisone for hypotension and vasopressor dependence in preterm neonates: a meta-analysis. J Perinatol. 2010;30(6):373-8.

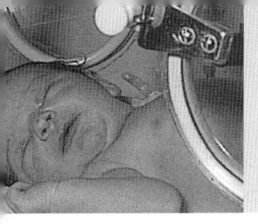

CAPÍTULO 43

Anomalias da Diferenciação Sexual: Ambiguidade da Genitália

Albany Braz

O recém-nascido (RN) portador de genitália ambígua (GA) constitui emergência médica ou até clinicopsiquiátrica, para a qual deve ter o diagnóstico preciso e rápido (Fig. 43.1). Do contrário, podem ter consequências graves, tanto de imediato quanto no futuro, quer seja no aspecto individual, quer seja no familial, nessa última, a desestabilização da harmonia social e psíquica da família é a constante[1-4].

A GA é resultado de alterações durante o desenvolvimento embrionariofetal, as quais têm sido caracterizadas por erros de embriogênese, ou bioquímicos, ou de anormalidades nos cromossomos[1-4]. Ocorre aproximadamente na proporção de 1:10.000 nascimentos[5-18]. Por ocasião do nascimento, a genitália externa apresenta-se incompletamente formada ou ambígua, passando a ser caracterizada pela presença de componentes masculinos e femininos, e tem como resultado a posição intermediária entre os sexos, ou situação que se poderia considerar "intersexuada". Portanto, define-se ser portador de GA o indivíduo que apresente discordância de um ou mais desses fatores citados acima.

Não obstante, em sentido atualizado, recomenda-se que os pacientes com essas anormalidades, em vez de ter o diagnóstico intitulado de "intersexo", recebam uma das designações ou nomenclaturas: "Anomalias da diferenciação sexual" (ADS) ou "Distúrbios do desenvolvimento sexual" (DDS) ou "Variações do desenvolvimento sexual" (VDS), independentemente de apresentar ou não ambiguidade dos genitais externos[5,6,12,13].

A diferenciação, o desenvolvimento e a determinação do sexo são processos sequenciais que abrangem quatro estágios[19-22]:

1. **Sexo genético ou genotípico** – definido na fertilização.
2. **Sexo gonádico** – determinado pelo sexo genético, diferenciando em ovário ou testículo; esse processo é regulado por 30 genes específicos, alocados nos cromossomos sexuais e autossomos.
3. **Sexo fenotípico** – determinado pelo sexo gonádico, diferenciando as genitálias interna e externa, em feminina ou masculina.
4. **Sexo psíquico** – adquirido após o nascimento, no desenvolvimento social da personalidade, em conjunto com as influências hormonais pré-natais e identificação sexual pós-natal.

A diferenciação sexual fetal dar-se entre a 6ª e 14ª semana da gestação. Assim, até a 7ª semana a gônada primitiva é indiferenciada e após evoluirá tanto para ovário quanto para testículo.

O processo de desenvolvimento do sexo feminino é autônomo e passivo, portanto não requer a presença de gônadas nem de hormônios[19-28].

Destarte, nesse sexo, a diferenciação se inicia por volta da 9ª semana e, por haver ausência do hormônio antimülleriano (HAM), denominado também de hormônio inibidor mülleriano (*Müller inhibiting hormone* – MIH), substância inibidora mülleriana (*Müller inhibiting substance* – MIS) ou fator inibidor mülleriano (*Müller inhibiting factor* – MIF), os ductos de Müller ou paramesonéfricos desenvolvem-se e formam o útero, trompas de Falópio e a parte superior da vagina – dois terços proximais; por sua vez, na ausência de testosterona (T),

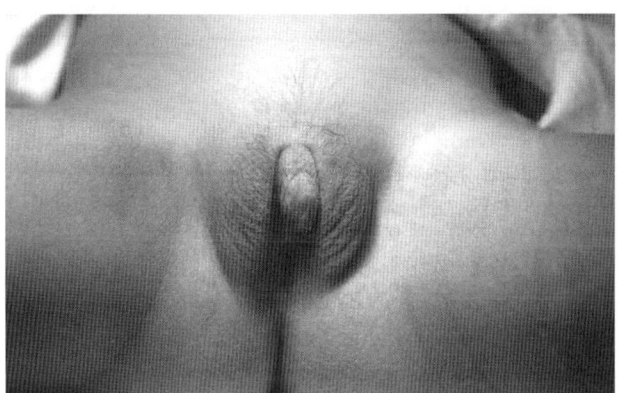

Figura 43.1 – Genitália externa ambígua: clitóris normal, os grandes lábios com aspecto de escroto (enrugados e aumentados). Observar a assimetria da genitália e gônada na prega labioescrotal.

automaticamente há regressão ou absorção dos ductos de Wolff ou ductos mesonéfricos. Identicamente, a gênese da genitália externa faz-se pela falta do estímulo de hormônios, por conseguinte, as pregas genitais ou urogenitais convertem-se em pequenos lábios, as eminências ou tumefações genitais ou pregas labioescrotais em grandes lábios, mas o sulco urogenital permanece aberto, constituindo o vestíbulo da vulva e parte inferior da vagina – terço distal, e o tubérculo genital em clitóris e todo o processo findam por volta da 10ª semana[23-29].

No sexo masculino, o processo de desenvolvimento é mais complexo, o qual se inicia por volta da 7ª semana e finda por volta da 9ª semana e, para haver a diferenciação da gônada primitiva em testículo, há envolvimento de vários genes, por exemplo: genes "WT1, SOX-9, SF-1, DAX-1" etc., e para esse tema torna-se desnecessário discorrer a respeito de tais genes.

Inicialmente, a formação do testículo depende de dois fatores[30-34]:

Fator de diferenciação testicular ou gene SRY (_Sex-determining Region of the Y_) – constitui-se de um gene que contém somente um éxon e tem 35kb, o qual codifica uma proteína com 223 aminoácidos e, por sua vez, está alocado no braço curto do cromossomo Y (Yp), na região 1A1.

Antígeno H-Y (Antígeno de histocompatibilidade Y) – é uma proteína de superfície celular gerada pelas células de Sertoli, de peso molecular de 16.500 a 18.000 e contém 162 aminoácidos.

Esse processo é secundado pelo hormônio placentário denominado de gonadotrofina coriônica, o qual promove a síntese da testosterona e estimula a migração dos testículos para os escrotos.

Posteriormente, mais três hormônios testiculares terão ações no desenvolvimento das genitálias interna e externa[21-28]:

Testosterona – é o hormônio produzido pelas células de Leydig e secretado a partir da 8ª semana, o qual é responsável pela diferenciação isolateral dos ductos mesonéfricos em epidídimos, deferentes, vesículas seminais e ductos ejaculatórios.

Di-hidrotestosterona (DHT) – resultante da redução periférica da T pela ação de 5α-redutase (SRD5A2 – _steroid 5 alpha-reductase_ 2) que, ao se ligar ao receptor citoplasmático nas células-alvo da genitália externa, estimula a masculinização, por conseguinte, a transformação do _sinus_ urogenital em próstata e uretra prostática, do tubérculo genital em pênis, das pregas genitais ou urogenitais em uretra distal e das tumefações ou eminências urogenitais ou pregas "labioescrotais" em escrotos.

Hormônio antimülleriano – é uma glicoproteína produzida pelas células de Sertoli, de peso molecular 124.000 e codificada por um gene localizado no braço curto do cromossomo 19, o qual é responsável pela regressão ou absorção dos ductos de Müller ou paramesonéfricos.

CLASSIFICAÇÃO

Existiram várias formas de se classificar as anomalias da diferenciação sexual[3,4,7-12,14-19,23-27,29], entretanto, a classificação que se tornou oficial é a celebrada no Consenso de Chicago, em 2005, e divulgada, a partir de 2006, por meio de publicações e citações do artigo _Consensus statement on management of intersex disorders_[5,6,12,13,28,32] (Quadro 43.1).

Mas para definir a "intersexualidade" há várias formas, por exemplo, a sugerida por Diamond[13] e aceita pela _Organisation Intersex International_ (OII) e pela _Intersex Society of North America_ (ISNA), assim denominada de "Variações do desenvolvimento sexual", ou pode ser uma daquelas do Consenso de Chicago "Distúrbios do desenvolvimento sexual". Todavia, na redação desse artigo utilizou-se a classificação e um dos termos definido no Consenso de Chicago, as "Anomalias da diferenciação sexual" (ADS), e preferiu-se essa nomenclatura porque se refere à anomalia e suscita a noção de fora do normal e anormalidade, ou de algo que está defeituoso.

DIAGNÓSTICO

A avaliação do RN portador de ADS, por ser emergência, deve ter o diagnóstico elaborado nas primeiras horas de vida; do contrário, poderá até levar ao êxito letal, por exemplo, no RN portador de GA em decorrência da hiperplasia congênita adrenal (HCA) com perda de sal, o diabetes sódico[1-4,7-12].

De início, são realizados a anamnese e o exame físico específico.

A anamnese deve ser direcionada para obtenção dos seguintes dados[2-4,7-12,14-19]:

Ingestão de medicamentos pela mãe do RN durante a gravidez – há o intuito de saber se houve ingestão de testosterona, progestágeno ou estrógenos; por exemplo: anabolizantes, anticoncepcionais, orexígenos, ciproterona, medicamentos antiabortivo ou abortivo, ou para o teste de atraso menstrual, principalmente no período entre a 8ª e 14ª semana de gestação.

História de tumores da adrenal ou de ovário na genitora – por meio de ultrassonografia (US) nos pré e pós-parto, o diagnóstico é possível de ser confirmado.

Ocorrência de abortos ou óbitos em partos prévios – principalmente nas primeiras semanas de vida do RN, episódio que se verifica naqueles com HCA com perda de sal – hipoaldosteronismo.

Quadro 43.1 – Classificação das anomalias da diferenciação sexual[13].

Disgenesia gonadal (erros no sexo gonadal)

1. Aneuploidias – síndrome de Turner e síndrome de Klinefelter
2. Disgenesia gonadal pura (DGP) com cariótipo 46,XX ou 46,XY (síndrome de Swyer: nesta última, inclui-se a síndrome da agenesia testicular, familiar ou esporádica, com antígeno H-Y negativo)
3. Disgenesia gonadal unilateral ou assimétrica ou mista (DGM)
4. Hermafroditismo verdadeiro
5. Síndrome do sexo reverso (SSR) ou homem XX

Pseudo-hermafroditismo feminino (PHF)

1. Adrenal (defeito da síntese do cortisol causando hiperplasia congênita da adrenal – HCA)
   a) Deficiência da 21-hidroxilase (forma pura ou completa)
   b) Deficiência da 21-hidroxilase com perda de sal (forma incompleta)
   c) Deficiência da 11β-hidroxilase (forma hipertensiva arterial – devido ao acúmulo do composto S ou da 11-deoxicorticosterona)
   d) Deficiência da 3β-ol-hidroxiesteróide desidrogenase (forma com insuficiência adrenal)
2. Não adrenal
   a) Hormonal – devido à produção de hormônios por tumores materno (ovariano ou adrenal) e iatrogênico (decorrente da ingestão materna de hormônio sintético)
   b) Idiopático (etiologia desconhecida)
   c) Outros distúrbios masculinizantes não induzidos por hormônios e associados a malformações urinárias

Pseudo-hermafroditismo masculino (PHM)

1. Defeitos na ação periférica da testosterona
   a) Forma completa – resistência ou insensibilidade periférica total à testosterona (antiga síndrome de Morris)
   b) Forma incompleta e suas variantes
      Tipo I – resistência ou insensibilidade periférica parcial à testosterona (antigas síndromes de Lubs, Gylbert-Dreyfus, Reifenstein e Rosewater)
      Tipo II – diminuição na síntese da diidrotestosterona – DHT (deficiência da 5α-redutase)

2. Erros inatos da biossíntese da testosterona (deficiências das enzimas 3β-hidroxiesteróide desidrogenase; 17-hidroxiesteroide desidrogenase; 17α-hidroxilase; colesterol desmolase; 17,20-desmolase)
3. Alteração na síntese ou na secreção ou da resposta ao fator ou substância inibidora dos ductos müllerianos – SIM (síndrome da persistência dos ductos müllerianos ou hérnia uteroinguinal)
4. Síndrome da regressão testicular
   a) Precoce (forma pura – ocorre antes da 14ª semana de gestação)
   b) Tardia (anorquia congênita bilateral)
5. Síndrome dos testículos disgenéticos, displásticos ou rudimentares
6. Agenesia ou hipogenesia (displasia) das células de Leydig
7. Idiopático – etiologia desconhecida e sem causa aparente (pacientes com criptorquia uni ou bilateral, hipospádia e uretra contendo vagina em fundo cego, ou melhor, remanescente mülleriano ou utrículo prostático persistente)
8. Ingestão materna de progestágenos ou estrogênios – devido à interferência transplacentária

Formas não classificadas

1. Sexo masculino
   a) Genitália ambígua associada com anomalias múltiplas: síndromes malformativas (síndrome de Aarskog, síndrome de Optiz etc.)
   b) Agenesia de pênis (afalia) associada a anomalia anorretal
   c) Transposição penoescrotal, com ou sem remanescentes müllerianos e/ou anomalia anorretal
   d) Micropênis
   e) Epispadias e hipospadias?
   f) Pênis bifendido ou duplo que pode estar associado a extrofia de bexiga ou de cloaca
   g) Outras síndromes de causas gênicas ou de cromossomos (ver Quadro 43.2)

2. Sexo feminino
   Defeito hereditário dos ductos de Müller ou agenesia vaginal: síndrome de Mayer-Rokitansky-Küster-Hauser

---

História familial – inquirir antecedentes de parentes tanto do pai quanto da genitora do RN, por exemplo, esterilidade, consanguinidade, amenorreia ou se teve hérnia inguinal, nessa eventualidade se continha gônada anormal para o sexo feminino, pois certas síndromes são autossômicas recessivas (Quadro 43.2).

O exame físico da genitália externa é o que desperta atenção e será bem mais minucioso. Nota-se que o falo, em geral, é hipoplásico com hipospadia – o pênis normal tem o freio do prepúcio na superfície ventral mediana, mas na GA não o tem e o meato da uretra está em posição anormal, o qual caracteriza a hipospadia; ou apresenta clitoromegalia – o clitóris normal tem na superfície ventral duas pregas que descem lateralmente à linha mediana; ou micropênis – aqui o meato da uretra está situado no ápice da glande hipoplásica e, nesse caso de micropênis, as gônadas sempre são palpáveis.

À inspeção, verificar se as pregas labioescrotais são assimétricas ou simétricas, com maior ou menor grau de enrugamento, fundidas na linha mediana ou bifendida, tendo um ou dois orifícios para a genitália. Quando da presença de um orifício genital, deve-se assinalar sua

Quadro 43.2 – Relação de anomalias da diferenciação sexual associada a doenças de causas gênicas e alterações de cromossomos.

Estados intersexuais	Formas não classificadas
Causas gênicas	Causas cromossômicas
Sequência de aniridia com tumor de Wilms	Síndromes das trissomias dos cromossomos
Síndrome de:	do 4p
Criptoftalmia	do 9p
Dubowitz	do 10q
Johnson-Bizzard	do 9 (mosaico)
Opitz	do 18
Opitz-Frias	Síndrome dos cromossomos
Rieger	do 4p⁻
Roberts	do 9p⁻
Robinow	do 18p⁻
Smith-Lemli-Opitz	do 13q⁻
Síndrome de triploidias	do 47,XYY
	do 49,XXXXY

posição correta: peniana ou fálica, penianoescrotal ou falicoescrotal, escrotal ou labioescrotal, perineal ou proximal. O orifício único representa o meato da uretra ou o introito do *sinus* urogenital, e seu diâmetro será tanto maior quanto mais posterior ou proximal for sua localização. No Hospital Infantil Darcy Vargas (HIDV), com a finalidade de orientar a anamnese, o exame físico e corroborar no diagnóstico, foi proposto um protocolo, publicado na última edição[12] (Quadro 43.3 e Figs. 43.2 e 43.3), o qual facilita a indicação dos tratamentos[2-4,7-12].

Pela inspeção e palpação das pregas labioescrotais e regiões inguinais, procura-se verificar a ausência ou presença de gônadas. Na ausência de gônadas ou quando não palpáveis, sempre deve ser interpretado de localização intra-abdominal, e geralmente é ovário. Nessa circunstância, se a genitália externa for masculinizada ou masculina – fenótipo masculino –, deve receber o diagnóstico de ADS, **jamais ter o diagnóstico, exclusivo e definitivo, de criptorquia bilateral e tampouco fazer a designação para o sexo masculino**. O mesmo sucede quando se palpa gônada(s) na(s) região(s) crural(s), inguinal(s) ou labioescrotal(s) em genitália externa feminina – fenótipo feminino –, mesmo com provável clitoromegalia. A gônada quando presente, geralmente é testículo, e devem-se registrar a localização, consistência, mobilidade, tamanho, forma e número, além de ter o diagnóstico de ADS.

Para reforçar essa premissa, tem-se de considerar que toda gônada intraperitoneal é ovário, até que se prove o contrário, e toda gônada palpável é testículo, até que também se prove o contrário. Portanto, é assim que deve ser interpretado, independentemente de a genitália externa apresentar, respectivamente, o falo com a configuração de pênis normal – fenótipo externo masculino, e a vulva ser de aspecto normal para o sexo feminino – fenótipo externo feminino.

O falo é examinado quanto a: 1. posição pubiana (normal) e entre as pregas labioescrotais, nesse último caso, com frequência no escroto se aloja gônada; 2. grau de curvatura ventral, aspecto trófico da glande e formato do prepúcio; 3. índice "clitoriano ou fálico" obtido pela medição em centímetros do comprimento e da largura. O índice é resultante do produto dessas duas mensurações e, para o clitóris, deve ser de $6cm^2$. Portanto, torna-se importante citar que o pênis normal no RN deve medir mais do que $2,5cm$ e o clitóris até $1cm$ de comprimento.

A avaliação da genitália interna por meio de exame físico no RN é feita inicialmente pelo toque retal bimanual, sentindo-se dimensão, localização, consistência dos órgãos e número de gônadas. É o exame mais simples e precoce para encontrar tumor em gônadas e determinar a presença do útero, em geral, esse último se apresenta desenvolvido no RN. A compressão do útero de encontro

Quadro 43.3 – Protocolo para o atendimento dos DDS ou ADS. Elaborado na Unidade de Intersexo do Hospital Infantil Darcy Vargas.

Nome:						Registro:	
Natural:	Data de nascimento ___ / ___ /___		Raça:		Sexo:	1ª consulta: ___ / ___ /___	
Endereço:						Telefone:	
Diagnósticos:							
Antecedentes gestacionais:							
Antecedentes familiares:							
Consanguinidade: Sim ( ) Não ( )			Genitália: Simétrica ( ) Assimétrica ( )				
Pregas labioescrotais – fendidas: Sim ( ) Não ( )			Masculina ( ) Feminina ( )				
Pêlos: Ausentes ( ) Presentes ( )			Localizações: Púbis ( ) Face ( ) Axilas ( )				
Falo: ( )	Comprimento:	cm	Largura:	cm	Índice:		cm^2
Meato uretral (posições): Falo ( ) Penoescrotal ( ) Escrotal ( ) Perineal ( )							
Gônadas: Direita	Localização:			Diâmetros:	cm ×	cm	
Esquerda	Localização:			Diâmetros:	cm ×	cm	
Toque retal (útero palpável): Sim ( ) Não ( )			Estrinização: Sim ( ) Não ( )				
Cromatina: Positiva ( ) Negativa ( )			Cariótipo:		H-Y ou SRY ( )		
Ecografia:			Genitografia:				
Urografia:			Uretrocistografia:				
Laparoscopia:			Uretrocistoscopia:				
Idade óssea:	anos	Peso:	g	Estatura:	m	Envergadura:	cm
17α-OH-progesterona:		μg/ml	Sódio:	mEq/l	Potássio:		mEq/l
Anomalias associadas:							
Laparotomia (biópsia/resultados):							
Heredograma:							

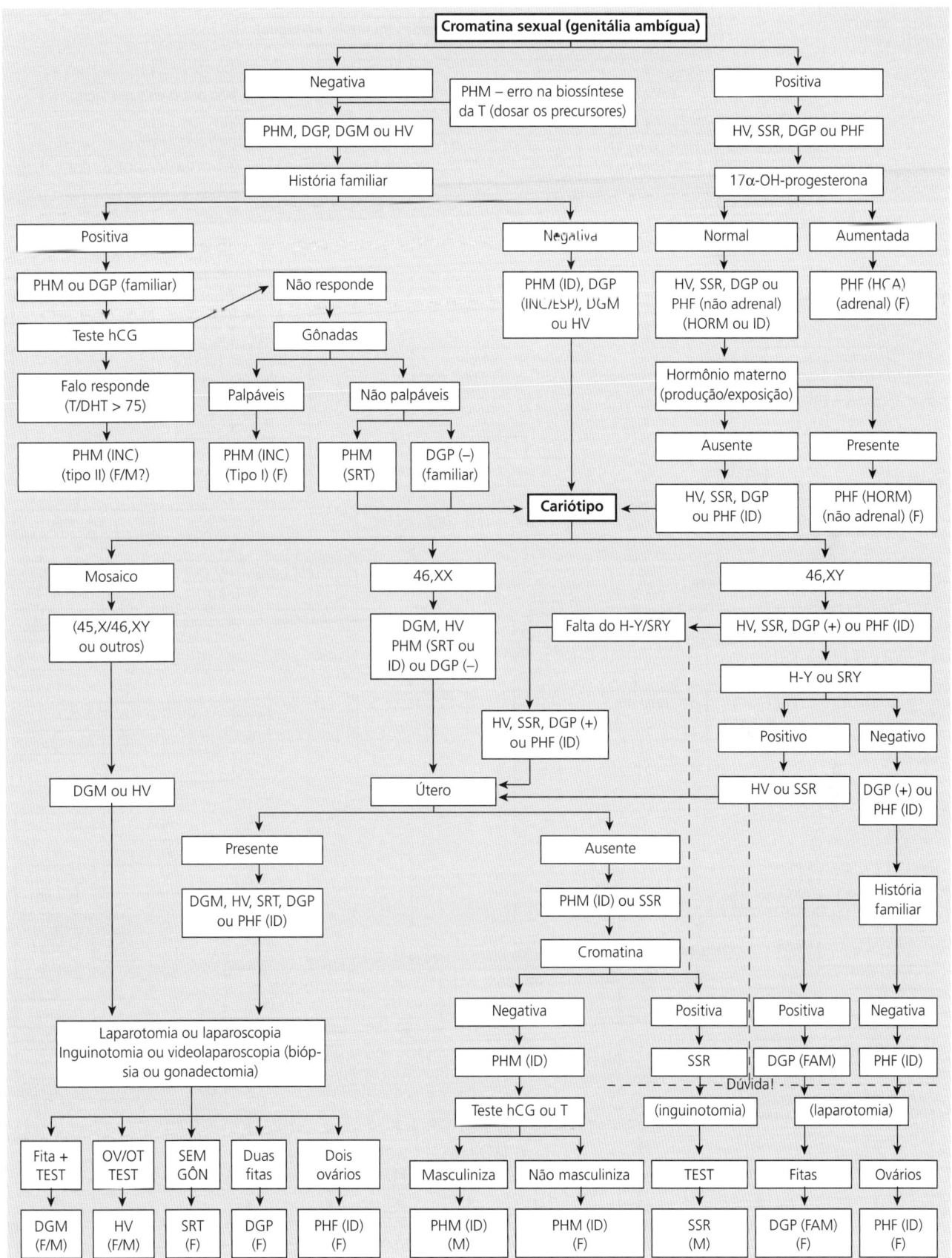

Figura 43.2 – Algoritmo do diagnóstico diferencial e designação sexual na genitália ambígua, baseando-se no exame da cromatina sexual ou de Barr. OH = hidróxi; FAM = familiar; ID = idiopático; INC= incompleto; ESP = esporádica; HORM = hormonal; VIDEOLAPARO = videolaparoscopia; TEST. = testículo; OV = ovário; OT = ovotéstis; GÔN. = gônada; (+) ou (–) = cromatina positiva ou negativa; (F/M) = sexo de designação (feminino ou masculino); (F/M?) = a interrogação indica dúvida e/ou deve ser evitada a designação para o sexo masculino. Observação: quando não for possível determinar o antígeno H-Y ou o gene SRY, não deve ser considerado para roteiro diagnóstico: toda a sequência do diagrama à direita da linha vertical pontilhada e também a seqüência do diagrama abaixo da linha horizontal interrompida (dúvida!), nesse caso a utilização é opcional, somente considerar se realmente houver dúvida de diagnóstico.

1245

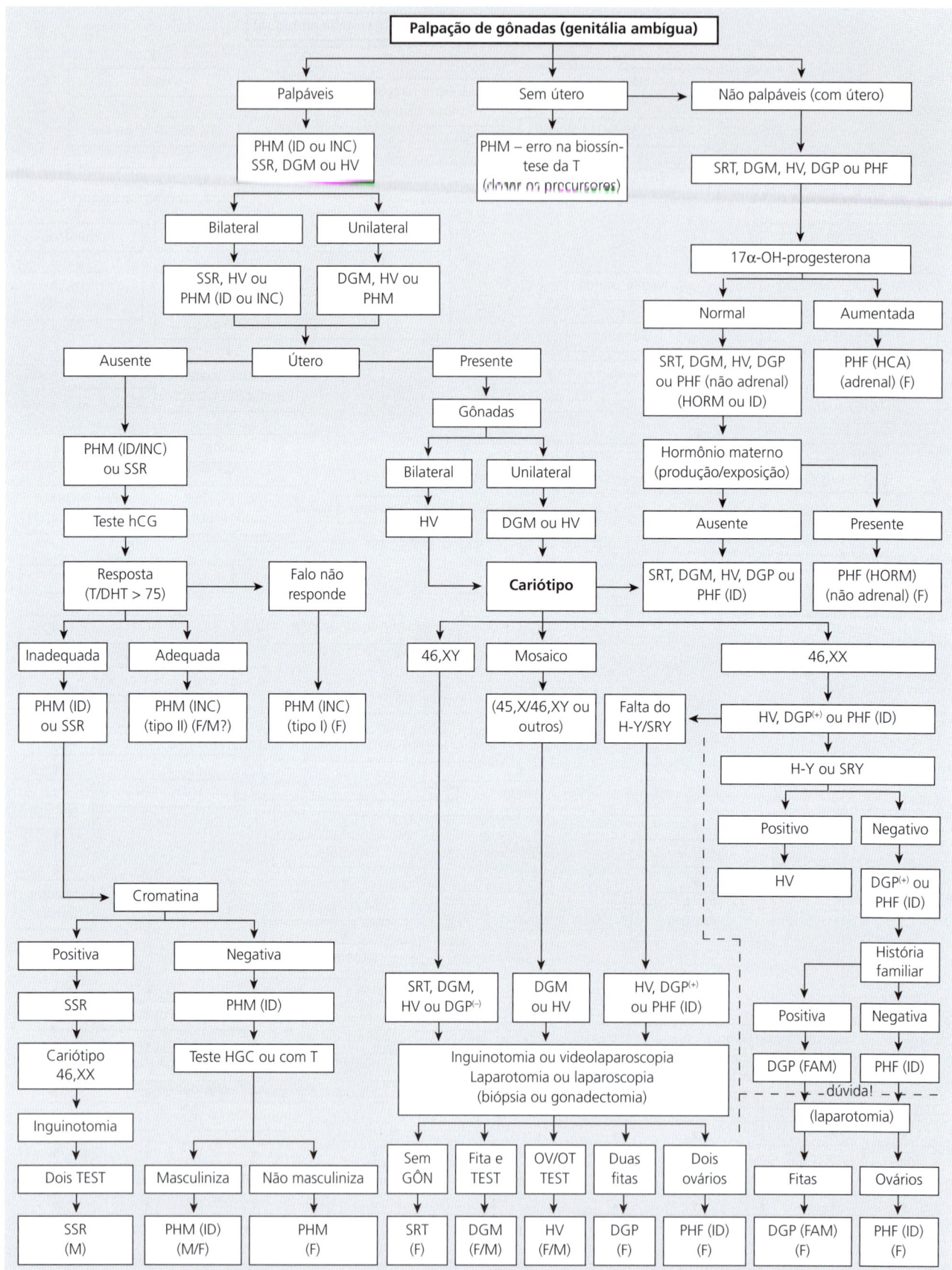

Figura 43.3 – Algoritmo do diagnóstico diferencial e designação sexual na genitália ambígua, baseando-se no exame físico da palpação de gônadas. OH = hidroxi; ID = idiopático; INC = incompleto; HORM = hormonal; FAM = familiar; INGUIN! = inguinotomia; TEST = testículo; GÔN. = gônada; OV = ovário; OT = ovotéstis; (+) ou (–) = cromatina positiva ou negativa; (F/M) = sexo de designação (feminino ou masculino); (F/M?) = a interrogação indica dúvida, e (ou) deve ser evitada a designação para o sexo masculino. Observação: quando não for possível determinar o antígeno H-Y ou o gene SRY, não deve ser considerado para roteiro diagnóstico: toda a sequência do diagrama à direita da linha vertical pontilhada e também a sequência do diagrama abaixo da linha horizontal interrompida (dúvida!), nesse caso a utilização é opcional, somente considerar se realmente houver dúvida de diagnóstico.

ao púbis, ao toque retal bimanual, promove, pelo orifício genital, a eliminação de secreção branco-amarelada, a qual é indicativa de presença do útero – fenótipo interno feminino; secreção essa resultante da "estrinização" materno-fetal, em decorrência da ação intraútero do estrógeno materno no feto.

O primeiro exame complementar é a determinação da cromatina sexual ou de Barr, visível nas células obtidas do esfregaço da mucosa oral, porém, há laboratórios que não mais executa. As células das pessoas que têm dois cromossomos X possuem uma partícula extra, o corpúsculo de Barr, e esse revela a cromatina. Assim, o sexo feminino, em geral, denomina-se de cromatina-positivo – genótipo feminino, porém, torna-se importante frisar que, essa cromatina **não serve para firmar o diagnóstico nem para designar sexo**, tem utilidade apenas para orientar os diagnósticos.

Segue-se fazendo a coleta de sangue para a dosagem no plasma dos hormônios, mas enquanto se aguarda os resultados procede-se com a ultrassonografia abdominal, a fim de confirmar ou não a presença do útero, tumor ou gônadas, e detectar anomalia do trato urinário, que é bastante frequente.

O primeiro hormônio a ser dosado, com urgência, é a 17a-hidroxiprogesterona – índice acima de 3,6mg/mL no RN confirma a suspeita do diagnóstico de HCA. Na impossibilidade de se obter a dosagem de 17α-hidroxiprogesterona, procedem-se às dosagens na urina colhida em 24 horas: 17-cetosteroides (17-KS), 17-hidroxiesteroides (17-OH) e pregnanetriol, os níveis elevados desses, ou de um deles, também são indicativos de doença adrenal ou ADS 46,XX.

Observação: o RN com ADS, nas primeiras semanas de vida, principalmente entre o 6º e 14º dias, deve ser mantido em rigorosa vigilância clínica e laboratorial, enquanto se aguardam os exames de laboratório, das dosagens hormonais e os demais, por exemplo, as dosagens no plasma de potássio e sódio, do contrário o óbito advém subitamente na maioria dos casos não monitorizados com HCA.

Ademais, nesses eventos, ainda são dosados os precursores do cortisol e estabelece-se assim o nível do bloqueio metabólico para se identificar os tipos de HCA. São as seguintes dosagens: sulfato de di-hidroepiandrosterona (DHEA-S), desoxicorticosterona (DOC), 11-desoxicortisol (composto S) e androstenediona (D_4), e, também, testosterona, aldosterona, cortisol e atividade plasmática da renina.

Os defeitos de bloqueio enzimático na síntese hormonal dos esteroides são resultantes de deficiências de: 17,20-desmolase ou colesterol-desmolase, 11β-hidroxilase (P450c11), 21-hidroxilase (P450c21), 17α-hidroxilase, 3β-ol-hidroxiesteroide desidrogenase (3bHSD), 3β-hidroxiesteroide desidrogenase (3bHSD2), 17β-hidroxiesteroide desidrogenase (17bHSD3), que contribuem para a produção de várias síndromes e erros inatos de biossíntese da testosterona.

Há também o teste para a estimulação do ACTH, o qual, além de avaliar a reserva adrenal, identifica o defeito na síntese dos glicocorticoides e confirma na ADS 46,XX as deficiências de: 21-hidroxilase, 11-hidroxilase e 3β-ol-hidroxiesteroide deidrogenase; por outro lado, na ADS 46,XY exclui as deficiências de 3β-ol-hidroxiesteroide desidrogenase e 21-hidroxilase.

De conformidade com cada eventualidade, outros exames são solicitados e, às vezes, alguns se tornam obrigatórios, por exemplo: 1. cariótipo: indispensável na determinação do sexo cromossômico e genético; 2. exame de urina – tipo I e cultura: avalia a presença de infecção urinária, quase sempre presente em consequência de anomalia congênita do trato urinário ou por causa da comunicação entre os aparelhos urinário e genital, ou seja, pelo *sinus* urogenital; 3. ultrassonografia: para diagnosticar anomalia do sistema urinário, identificar a presença de útero, gônadas, tumor e outras anomalias; 4. urografia excretora e (ou) cintilografia do trato urinário: exame complementar da US, acaso haja anomalia do trato alto e tenha indicação; 5. radiografias de abdome e tórax: diagnosticam anomalias associadas, por exemplo, vertebrais, cardiovasculares etc. 6. radiografias de mão e punho: definem a idade óssea. Todavia, esse último, realmente, tem utilidade somente após os 6 meses de idade.

A vaginografia, ou genitografia, ou *sinusgrafia*, ou uretrocistografia miccional são indicadas para melhor estudar as relações anatômicas entre o aparelho urinário baixo e o genital. Nem sempre se consegue avaliar com exatidão as relações anatômicas por um desses exames e, nesse caso, essas relações são possíveis de se obter por meio da endoscopia do *sinus* urogenital ou uretrovaginoscopia. Esse exame é conduzido com anestesia geral e simultâneo com o radiológico, permitindo comprovar a presença do referido *sinus* urogenital, ou seja, a uretra e sua comunicação com o canal vaginal, e ver o tipo e comprimento de uretra, tamanho da vagina e, por final, a visualização ou não do colo do útero.

Por outro lado, com frequência, a US tem sido utilizada para identificar tumores, gônadas intra-abdominais, estruturas do *sinus* urogenital e útero, porém, ainda, tem-se mostrado com razoáveis índices de resultados falso-positivos e falso-negativos, às vezes até dificultando o diagnóstico e (ou) a conduta a ser adotada, tanto para se designar o sexo quanto para indicar cirurgia. Contudo, a US, por ser exame simples e não invasivo, sempre está indicada pelas razões citadas e, principalmente, quando por intermédio do toque retal bimanual não foi possível palpar ou identificar algumas dessas estruturas, principalmente o útero.

A tomografia computadorizada ou a ressonância magnética têm-se mostrado úteis, mas apenas para complementação e obtenção de detalhes da presença de estruturas já percebidas ao exame físico ou obtidas pela US ou por meio de alguns dos citados exames radiológicos contrastados.

A laparoscopia ou a videolaparoscopia é um método simples e eficiente, porém tem seu custo operacional, porque, além de ser um processo oneroso (material descartável) e despender de relativo tempo na sala de cirurgia, necessita de três incisões para fazer biópsia de gônada(s) ou gonadectomia, ou mesmo a histerectomia. Contudo, nos hospitais que não possuem a aparelhagem e da preferência do cirurgião, a minilaparotomia tem-se demonstrado ser alternativa, rápida, eficiente e eficaz, sendo possível realizar os procedimentos por meio de pequena incisão de Pfannenstiel e o RN até pode ter alta hospitalar em 24 horas, igualmente a videolaparoscopia.

Ademais, em determinados casos, por exemplo, naquelas crianças com diagnóstico de ADS 46,XY, a laparotomia, a videolaparoscopia ou laparoscopia são dispensáveis e necessita-se apenas de inguinotomia(s) para a(s) gonadectomia(s) ou biópsias de gônadas.

Após conclusão da anamnese, dos exames físico, laboratorial e anatomopatológico, então serão realizados o diagnóstico diferencial entre as formas de ADS e a subsequente designação sexual.

Por outro lado, algumas anomalias da diferenciação sexual não envolvendo ambiguidade da genitália externa, por exemplo a síndrome de Klinefelter, síndrome de Turner, micropênis e HCA no sexo masculino, não serão discutidas neste capítulo.

DIAGNÓSTICOS ESPECÍFICOS DAS SÍNDROMES

Anomalias da diferenciação gonadal ligada ao cromossomo sexual (ADS 46,XX ou ADS 46,XY)

É entidade rara e o diagnóstico no RN é difícil, a não ser que apresente GA, nesse caso ocorre quando há algum erro na síntese de testosterona. As características principais são a presença em um dos lados, de gônada com displasia, tumor ou gônada em fita – o *streak*, que é um tecido fibroso sem células germinativas –; a genitália externa é hipoplásica – fenótipo feminino –, com ou sem clitoromegalia, mas raramente é ambígua; o útero é hipoplásico ou rudimentar com trompas, essas duas últimas eventualidades são em consequência da ausência do HAM[6,7,9-12,22,23].

A cromatina sexual será positiva ou negativa, igualmente o antígeno H-Y. O cariótipo deverá ser 46,XX ou 46,XY. Quando apresentar o cariótipo 46,XX, se for do tipo familial, a transmissão genética é autossômica recessiva, de outra forma, será esporádica. Por outro lado, se tiver o cariótipo 46,XY, a transmissão é autossômica dominante limitada ao sexo masculino – nesse caso é familial, ou também o é, por causa de um lócus ligado ao cromossomo X, mas, algumas vezes, é esporádica.

Nesses pacientes que têm cariótipo 46,XY existem duas formas: a disgenesia gonadal completa (DGC) – síndrome de Swyer[34], e incompleta ou parcial (DGI ou DGP), essa apresenta ambiguidade da genitália externa. Mas quando a genitália externa é feminina normal diferencia-se da síndrome de Turner tanto pelo cariótipo (Turner, 45,X) quanto por não apresentar os estigmas somáticos da última.

Entretanto, quando o cariótipo for 46,XY, mas tiver dois testículos displásicos ou tumor, sendo um deles palpável, a característica da genitália externa é mais próxima do fenótipo masculino[6-12], nesse caso denomina-se de ADS ovotesticular.

Por outro lado, se o antígeno H-Y é positivo, apresenta incidência entre 20 e 30% dos casos de tumores nas gônadas, tipo gonadoblastoma ou disgerminoma. A malignidade está associada a alterações nos genes hMSp, hMSp, TP53, DCC e mutações nos genes rãs[27].

As dosagens das gonadotrofinas – hormônio luteinizante (LH) e hormônio folículo-estimulante (FSH) – estão aumentadas; a testosterona está diminuída com o cariótipo 46,XY e, se tem o cariótipo 46,XX, o estradiol está diminuído, nesse último caso também se denomina de ADS ovotesticular. Na puberdade os pacientes apresentam amenorreia primária, hipogonadismo hipergonadotrófico, mamas hipoplásicas, infantilismo genital, escassos pelos no púbis e axilares, estatura normal ou eunucoide[6,7,9-12,22,23,27].

Anomalia da diferenciação sexual ovotesticular 45,X/46,XY (ADS ovotesticular 45,X/46,XY)

Diagnosticada pela evidência de um testículo com aplasia germinativa e uma gônada em fita (*streak*), a cromatina é negativa, e o cariótipo, 45,X/46,XY[14-19]. O fenótipo interno sempre é feminino, com útero unicórnio e uma trompa no lado da banda fibrosa, a trompa permanece por causa da deficiência do HAM, mas, algumas vezes, há resquício do ducto de Wolff isolateral ao testículo, por sua vez, apresenta *sinus* urogenital. Geralmente essa ADS apresenta fenótipo externo feminino com clitoromegalia, a genitália externa é assimétrica e uma das gônadas palpável, contudo, pode variar de aspecto, desde o fenótipo feminino normal até o fenótipo masculino normal, passando por graus variáveis de ambiguidade genital. Com referência aos hormônios, o LH e o FSH estão elevados.

Nessa ADS, o testículo e a banda fibrosa têm alto potencial de malignidade, entre 15 e 20%, principalmente o gonadoblastoma. Essa incidência aumenta para 25% por volta dos 15 anos de idade e para 70% aos 26 anos[18,23,27]. Na puberdade, a genitália externa tanta feminiza quanto masculiniza, por isso, sempre deve ser pesquisada a presença de tumor nas gônadas.

Essa característica de ter testículo e vestígio de uma gônada (45,X/46,XY) talvez seja alguma forma intermediária entre o ADS ovotesticular 46,XY/46,XX (testículo e ovário), a ADS 45,X ligada ao cromossomo sexual (vestígios de gônadas – síndrome de Turner e variações) e a ADS 46,XY (testículos displásicos ou tumores), pois, em 50% das ADS ovotesticular 46,XY/46,XX, as pacientes apresentam baixa estatura e estigmas somáticos análogos à ADS 45,X ligada ao cromossomo sexual (Turner).

Anomalia da diferenciação sexual ovotesticular (ADS ovotesticular)

O diagnóstico baseia-se exclusivamente na presença de tecido com histologia ovariana e testicular na mesma pessoa, em gônadas diferentes ou coexistindo na mesma gônada, essa é o *ovotéstis*, que está presente em 44 a 66% dos pacientes. As gônadas são palpáveis ou não, e o testículo quando não palpável, seja uni, seja bilateralmente, tem incidência em torno de 57%, e 45% associa-se à hérnia inguinal. A vagina está presente em quase 100% e o útero em 60% dos diagnosticados, esse quase sempre é rudimentar ou hipoplásico e assimétrico. A genitália externa frequentemente é assimétrica e ambígua, e 75 a 80% apresenta característica externa mais para o sexo masculino, no entanto, há também o espectro desde a genitália feminina normal até a genitália masculina normal[14-19].

Essa ADS, geralmente, corresponde a 10% das GA. Com referência à cromatina, apresenta-se positiva em 70 a 80% dos pacientes; quanto ao cariótipo, entre 60 e 80% é 46,XX, ou 30% no 46,XY, ou os mosaicos são 10%, por exemplo, o 46,XX/46,XY é o mais frequente. Estão presentes o antígeno H-Y ou o gene SRY, ou ambos, sobretudo naqueles com cariótipo 46,XY[32,35]. A patogênese com o cariótipo 46,XX é incerta, e também a ação do gene SRY no desenvolvimento do *ovotéstis* não tem sido completamente elucidada. A ADS ovotesticular 46,XX/46,XY deve ser determinada por "quimerismo", mutação de gene autossômico, gene autossômico recessivo, translocação de gene para um cromossomo X e genes contendo o SRY do cromossomo Y para um autossomo[35].

A pesquisa de tecido testicular pode ser feita com estimulação com o hormônio gonadotrófico coriônico (hGC), seguindo-se de dosagens da testosterona antes e após as injeções, e existindo células de Leydig haverá aumento dos níveis; outro método mais específico do que essa última é a dosagem de hormônio antimülleriano, que indica haver células de Sertoli.

A degeneração maligna surge quando há o cromossomo Y e tecido testicular disgenético; assim os disgerminomas são em torno de 2%, e os gonadoblastomas, em menor porcentagem[27,28]. Na puberdade, 75 a 80% dos pacientes apresentam ginecomastia; em mais de 50% das diagnosticadas há menstruação e, nesse caso, dois terços delas têm possibilidade de ser férteis. A masculinização é geralmente insuficiente, mas, caso forem designadas para o sexo masculino, na puberdade haverá a necessidade de fazer a reposição de testosterona por via exógena, e provavelmente não terão ejaculação e serão inférteis[14-18].

Anomalia da diferenciação sexual testicular 46,XX (ADS testicular 46,XX)

Há incidência de 1:20.000 nascimentos e 80 a 90% dos pacientes não apresentam ambiguidade genital. No entanto, o gene SRY ou o antígeno H-Y estão presentes em dois terços daqueles com GA. Essa ADS é decorrente de gene autossômico recessivo ou dominante, ou da transposição do gene do H-Y para o cromossomo X. Ademais, 80% apresenta o gene SRY translocado para um dos cromossomos X ou raramente para um autossomo. A ausência de gene SRY sugere ter havido mutações.

O fenótipo interno sempre é masculino, não existe retardo mental nem proporção "eunucoide", e na puberdade 30% desenvolve ginecomastia. Em geral, a distribuição dos pelos no púbis é do tipo feminino e os testículos são hipoplásicos, portanto, inférteis[12,23,25].

Anomalia da diferenciação sexual 46,XX (ADS 46,XX)

Por definição é a combinação da presença de dois ovários, útero e trompas normais, cromatina positiva e cariótipo 46,XX – o genótipo e o fenótipo interno sempre são femininos. À inspeção verifica-se que a genitália externa se apresenta simétrica e feminina com virilismo. Ao exame físico, as gônadas não são palpáveis e o útero é perceptível ao toque retal bimanual ou à US[14-24]. Contudo, o virilismo tem variação, desde genitália feminina com algum grau de fusão labioescrotal e discreta clitoromegalia – a exposição à testosterona ocorreu após a 12ª semana de gestação –, até genitália masculina normal com o meato uretral localizado no ápice da glande, mas sem gônadas palpáveis – a ação da testosterona foi antes da 12ª semana de gestação. Observar os cinco graus da classificação de Prader (Tabelas 43.1 e 43.2). Ademais, em sua maioria, está associada à presença de pelos pubianogenitais e aumento da impregnação melanótica nos mamilos e genitália externa, fatos que não acontecem em outros tipos de ADS, da mesma forma, a maturação óssea e a fertilidade, essa última ocorre em quase 100% das pacientes. Na US ou eventual exame radiológico contrastado visualiza-se o *sinus* urogenital com vagina e útero.

Tabela 43.1 – Estatística dos diagnósticos dos 260 pacientes registrados.

Diagnósticos	Nº casos	%
1. Pseudo-hermafroditismo feminino	81	32,4
• Hiperplasia congênita adrenal	67	82,7
(21-hidroxilase) com perda de sal	34	50,7
(21-hidroxilase) sem perda de sal	28	41,8
(11-hidroxilase) hipertensão arterial	5	7,5
• Não adrenal	14	17,3
Idiopático	13	92,9
Iatrogênico	1	7,1
2. Pseudo-hermafroditismo masculino	74	29,6
• Hérnia uteroinguinal	5	6,8
• Síndrome de regressão testicular	3	4,0
• Anorquia congênita bilateral	1	1,4
• Idiopático	26	35,1
• Insensibilidade à testosterona	39	52,7
Síndrome completa	7	18,0
Síndrome incompleta – tipo I	32	82,0
3. Hermafroditismo verdadeiro	9	3,6
4. Disgenesia gonadal mista	14	5,6
5. Disgenesia gonadal pura	2	0,8
6. Síndrome de Turner	8	3,2
7. Síndrome de Klinefelter	3	1,2
8. Síndrome do sexo reverso	1	0,4
9. Formas não classificadas	58	23,2
• Transposição penescrotal	33	56,9
• Micropênis	5	8,6
• Anomalia de cloaca	13	22,4
• Outros diagnósticos	7	12,1
Total	250	100

Tabela 43.2 – Estatística das principais cirurgias realizadas nos pacientes com genitália ambígua.

Ressecção de tumor maligno gonadal	3
Neouretroplastia (transposição penoescrotal – 25 casos)	60
Histerectomia	11
Ressecção de remanescente mülleriano (pseudovagina)	20
Laparotomia	28
Clitoroglandolabioplastia	54
Clitoropexia	7
Gonadectomia (55 gônadas)	45
Implante de prótese testicular	8
Plástica de ginecomastia	8
Vulvovaginoplastia – via perineal	29
Anorretovaginoplastia sagital posterior (técnica de Peña)	15
Transanorretovaginoplastia sagital posterior (técnica de Peña)	12
Abaixamento vaginoperineal (técnica de Hendren)	3
Total	303

A ADS 46,XX está representada principalmente pela HCA, incidindo em 80 a 90% dessas ADS. Apresenta incidência mundial da ordem de 1:10.000 a 1:14.000 RN vivos, sendo de 1:60.000 RN "carreadores". O padrão genético é de herança autossômica recessiva – o gene regulador da deficiência da 21-hidroxilase é o CYP21 e está no braço curto do cromossomo 6[36,37].

Essa ADS, na forma completa ou pura, é caracterizada pelo defeito enzimático da biossíntese do cortisol, o qual é consequência da deficiência de 21-hidroxilase (P450c21) produzida na camada fasciculada da adrenal. O ACTH está aumentado, bem como a 17α-hidroxiprogesterona que é causadora da insuficiência de glicocorticóides e tem como resultado o cortisol diminuído. Em 50 a 80% dos casos associa-se à deficiência de mineralocorticoides – forma incompleta ou denominada perdedora de sal. Associa-se também à insuficiência de 11β-hidroxilase, a qual é causadora de hipertensão arterial, ou à deficiência de 3β-hidroxiesteroide desidrogenase (P450c11), que produz insuficiência adrenal[14-24,36,37].

A ADS com perda de sal, o "diabetes sódico", causado pela deficiência da 21-hidroxilase nas camadas fasciculada e glomerulosa da adrenal, apresenta valores elevados: 1. da atividade plasmática da renina – seus valores normais são: 11,6ng/mL/h até 6 dias de vida e 4,6ng/mL/h do primeiro mês aos 2 anos de vida; 2. da 17α-hidroxiprogesterona – acima de 8µ%, em amostras que devem ser colhidas após o terceiro dia de vida; 3. esses resultados elevados estão associados a hiponatremia, hiperpotassemia e hipernatriúria. No entanto, a aldosterona está diminuída – hipoaldosteronismo.

O quadro clínico no RN relacionado ao episódio de perda de sódio é de vômitos, desidratação, anorexia, acidose metabólica e choque hipovolêmico. Ocorre entre o 6º e 14º dias de vida. O RN deve ser monitorizado até o 20º dia de vida, pois essa forma de HCA é a única das ADS onde há risco de morte[14-24,36,37].

Essa ADS com hipertensão arterial ocorre em 5% das pacientes, consequência da deficiência da 11β-hidroxilase. O gene responsável por essa anomalia é o CYP11B1 e localiza-se no braço longo do cromossomo 8. Estão aumentados: 17α-hidroxiprogesterona, desoxicorticosterona (DOC) e 11-desoxicortisol (composto S), mas esse último fica acumulado; entretanto, há redução na secreção de aldosterona, a qual é decorrente da diminuição da atividade plasmática da renina.

O tratamento dessas ADS consiste na reposição de glicocorticoides (hidrocortisona ou acetato de cortisona 10 a 25mg/m²/dia) e mineralocorticoides (9α-flúor-hidrocortisona 0,1mg/dia), esse último para aqueles com perda de sal; hidratação e cirurgias reparadoras da genitália externa sempre para o sexo feminino, pois são meninas que serão férteis se forem bem conduzidas biopsiquicamente.

A ADS pode ser idiopática e será diagnosticada quando a dosagem de 17α-hidroxiprogesterona for normal, associada à ausência de qualquer padrão genético familial, história negativa de ingestão ou exposição hormonal pela genitora durante a gravidez, falta de progressão pós-natal do virilismo da genitália externa, ademais, o fenótipo interno também é sempre feminino. Em contraposição, nessa ADS, no menino, a genitália externa é normal para esse sexo – o fenótipo interno e o externo são masculinos, entretanto, apresenta macrogenitossomia e maturação óssea.

Anomalia da diferenciação sexual 46,XY (ADS 46,XY)

Caracteriza-se pela presença de dois testículos inférteis, cromatina negativa e cariótipo 46,XY. A genitália externa varia dentro de um espectro, desde genitália feminina normal – fenótipo feminino, com uma ou duas gônadas palpáveis, sejam inguinais, escrotais ou labioescrotais – esta é a forma completa, passando pela masculinização incompleta (10% dos casos), até a genitália masculina normal – fenótipo masculino, apresentando hérnia inguinal e útero, nesse último caso a presença é por causa das desordens do HAM e do receptor do HAM (antiga síndrome da persistência do ducto mülleriano ou síndrome da hérnia uteroinguinal).

Contrapondo-se a essa última síndrome, na maioria das vezes a genitália externa é feminina normal, porém, não tem útero – o fenótipo interno sempre é masculino, fato que se torna obrigatório, antes de qualquer herniorrafia inguinal, fazer o toque retal em todas as meninas com hérnia inguinal, quer seja unilateral ou bilateral, a fim de se verificar a presença ou ausência de útero. Essa última situação caracteriza essa ADS. A vagina é hipoplásica com fundo cego, abrindo-se na vulva ou fazendo parte do *sinus* urogenital, às vezes, a vagina pode estar ausente[14-28].

Essa síndrome, devido aos defeitos da ação periférica da testosterona, em suas formas completa e incompleta, incide em uma proporção de 1:60.000 nascimentos. Apesar de a história familial ser negativa, em um terço dos pacientes deve ter havido mutação genética, e nos demais a transmissão é autossômica dominante ligada ao sexo, ou de herança recessiva ligada ao cromossomo X – nesse caso, o gene do receptor de andrógenos localiza-se no Xq11-Xq12.

Pela presença dos testículos, os níveis de testosterona estão aumentados para o sexo feminino, igualmente o LH e o FSH. Na puberdade apresentam amenorreia primária, ausência ou escassez de pelos no púbis e nas axilas, em geral são eunucoides. As mamas têm crescimento normal, mas não produzem leite e os mamilos são muito pequenos; portanto, as glândulas mamárias não dependem da presença dos testículos para seus desenvolvimentos. Destarte, conclui-se que, para todas as crianças designadas para o sexo feminino, as gonadectomias devem ser indicadas ao diagnóstico[14-28].

ADS 46,XY pelas desordens na síntese ou ação do androgênio (deficiência da 5α-redutase 5aRD2)[31]

Decorrente de mutação genética ou transmissão autossômica recessiva. A genitália externa é ambígua e tende a desenvolver-se para o sexo feminino, embora apresente gônadas escrotais ou inguinais e pregas labioescrotais enrugadas. O clitóris sempre está aumentado ou, porventura, se considerá-lo falo é hipodesenvolvido com hipospadia perineal; de qualquer maneira, tem vagina com fundo cego ou "pseudovagina" (PV) abrindo-se no *sinus* urogenital – *pseudovaginal and perineal scrotal hypospadias* (PPSH), também o fenótipo interno é sempre masculino. Pelo fato de a T, DHT, LH, FSH e estrógeno serem normais, o diagnóstico somente é obtido por meio de dosagens de testosterona e DHT, as quais são determinadas antes e após administração de hormônio gonadotrófico coriônico (hCG) ou gonadotrofina coriônica humana, na dose de 400UI/kg de peso corporal, dividida em três aplicações por via intramuscular (IM) a cada quatro dias; fazer três coletas de sangue, uma antes das injeções para obter a dosagem basal e duas 48 e 72 horas após a última injeção. O resultado da relação T/DHT tem de ser igual a 75. Esse teste também tem sido utilizado para avaliação da função das células de Leydig e dos defeitos da síntese de testosterona.

Essa ADS (5aRD2) difere dos outros tipos de ADS 46,XY, porque na puberdade o paciente não desenvolve ginecomastia, não apresenta acne nem barba, mas masculiniza incompletamente, com voz grave e desenvolvimento muscular, podendo até ser homem fértil, apesar de a maioria ter hipoplasia da próstata[14-28].

ADS 46,XY pelas desordens do hormônio antimülleriano e do receptor do hormônio antimülleriano

Devido à alteração na síntese, quer seja deficiência, quer ausência, da secreção do hormônio antimülleriano ou pela insuficiente recepção ou resposta a este HAM (MIF ou MIS). A transmissão genética está ligada ao sexo ou é autossômica recessiva ligada ao cromossomo X – o gene localiza-se em 19p (produtor do HAM) ou 12q (receptor do HAM).

A característica principal é a presença de hérnia inguinal com útero rudimentar e trompas em paciente com genitália externa masculina normal – fenótipo masculino. Às vezes, palpa-se testículo na região inguinal ou é distopia testicular cruzada, ou apresenta agenesia de epidídimo. Os testículos frequentemente são hipoplásicos, mas, apesar de se masculinizarem, normalmente são inférteis.

ADS 46,XY idiopático

Incide em 25 a 50% e caracteriza-se pela presença de GA sem causa aparente, cujos portadores têm criptorquia uni ou bilateral, hipospadia e uretra com utrículo prostático persistente e remanescente mülleriano, por exemplo, divertículo de uretra (vagina com fundo cego ou PV).

Diante dessas alterações anatômicas, foram estabelecidos critérios que servirão para diagnosticar e orientar essa ADS e também para alertar da possibilidade de outras formas de ADS.

ADS 46,XY pelos defeitos no receptor do LH (agenesia ou hipoplasia das células de Leydig)

É uma forma rara e bem definida de ADS, cujo cariótipo é 46,XY. Caracteriza-se pela ausência ou incompleta masculinização da genitália externa e, em decorrência, apresenta um espectro desde o fenótipo feminino normal até genitália externa masculina com micropênis. A genitália interna é masculina ou ausente. Essa anomalia tem por etiologia a diferenciação inadequada das células de Leydig e, consequentemente, baixa produção de andrógenos e concentração alta de LH, tanto na vida intrauterina quanto no período pós-natal, e também não responde ao estímulo com hCG.

Essa afecção é sempre de herança autossômica recessiva, apesar de ter havido descrição de "herança dominante limitada ao sexo masculino". Há heterogeneidade genética, no entanto, em diversas famílias verificaram-se mutações homozigóticas que inativam o gene do receptor de LH e hCG, localizado em 2p21.

Nas pacientes que apresentam genitália externa feminina ou discretamente masculinizada, designadas ou redesignadas para o sexo feminino, o tratamento deve ser a orquiectomia bilateral ao diagnóstico e, quando necessário, a correção da genitália externa, por exemplo, a clitoroplastia. A reposição de estrógenos far-se-á na época da puberdade. Quando designado para o sexo masculino, faz-se reposição de testosterona na infância e puberdade, respectivamente, para estimular, se possível, o crescimento do micropênis e os caracteres sexuais secundários[22-28].

Outras formas de ADS 46,XY, por exemplo: síndromes decorrentes dos defeitos da biossíntese de testosterona (P450scc, P450c17, mutações StAR etc.), em geral, os pacientes falecem no pós-natal, sendo um dos motivos de aparentemente serem raros; e as outras formas de ADS não classificadas: as síndromes malformativas, agenesia de pênis, micropênis, síndromes associadas à ADS (Quadro 43.4) etc. por causa de ser raridade não serão abordadas.

DIAGNÓSTICO DIFERENCIAL

Os diagnósticos diferenciais devem ser feitos entre as formas de ADS e também se deve estar atento para outros diagnósticos que, às vezes, são confundidos com ADS, os quais estão relacionados ao comportamento psicossexual de pessoas que durante o desenvolvimento físico-psíquico passaram a ter conduta inadequada ao sexo de criação.

O diagnóstico diferencial dos denominados de "transgêneros", portanto, entre os ADS e os que apresen-

Quadro 43.4 – Critérios para se diagnosticar o pseudo-hermafroditismo idiopático ou ADS 46,XX ou DDS 45,XX, e outras anomalias da diferenciação sexual.

- Verumontano indistinguível ou bifendido
- Presença de utrículo prostático (remanescente mülleriano ou divertículo de uretra na altura do verumontano ou vagina em fundo cego ou pseudovagina)
- Persistência dos ductos de Müller – com ou sem vagina
- Genitália ambígua – com ou sem remanescentes müllerianos
- Criptorquia unilateral (testículo não palpável) com hipospadia
- Criptorquia bilateral com pseudovagina – com ou sem hipospadia
- Genitália externa assimétrica com hipospadia – sem utrículo prostático
- Próstata subdesenvolvida (hipoplásica) ou ausente
- Transposição penoescrotal – com ou sem hipospadia e vagina em fundo cego

tam desvios de comportamento e suas variáveis está no quadro 43.5. Por sua vez, esses distúrbios ou desvios de conduta independem da vontade dos pacientes e são definidos da seguinte maneira[20]:

Anomalias da diferenciação sexual (ADS) – são aqueles cujo desenvolvimento dos órgãos sexuais tomou rumo incompatível em uma das encruzilhadas do caminho antes do nascimento.

Homossexual – são aqueles que têm a resposta erótica a indivíduos com o mesmo tipo de anatomia sexual externa que a própria pessoa.

Travesti – são aqueles que têm a necessidade compulsiva de usar as roupas e também assumir a personalidade do sexo oposto.

Transexual – são aqueles cuja identidade sexual é totalmente contra sua anatomia e rejeita o sexo natural, em que o mais comum é o típico transexual homem-para-mulher, que possui o genital externo masculino normal – fenótipo masculino.

Outro diagnóstico diferencial é com relação à semântica, entre o ambisséxuo e bissexual:

Ambisséxuo ou "ambissexual" – é aquele que participa de ambos os sexos e são indivíduos possuidores de problemas psicossexuais.

Bissexual – é o ser que reúne componentes de ambos os sexos, apresentando anomalia da diferenciação sexual (ADS) – o hermafrodita, o andrógino.

ORIENTAÇÃO E CONDUTA

No RN com genitália ambígua deve-se procurar estabelecer a natureza exata da deficiência o mais rápido possível. Destarte, a orientação do tratamento médico e dos familiares, para se atribuir o sexo correto ao RN, deve ser antes da alta da neonatologia ou do berçário, na impossibilidade, será orientado a procurar um serviço especializado para o diagnóstico e conduta.

Quadro 43.5 – Diagnóstico diferencial dos "transgêneros": entre os DDS ou ADS e os distúrbios ou afecções relacionadas ao comportamento sexual (1995). O diagnóstico diferencial dos "transgêneros", portanto, entre os DDS e os que apresentam desvios de comportamento e suas variáveis.

Diagnósticos e variáveis de comportamento sexual	Intersexuado	Transexual	Homossexual (assumido)	Homossexual (dissimulado)	Travesti
Genitais interno e externo	Ambos os sexos (ambígua)	Normais	Normais	Normais	Normais
Sexo biológico	Indeterminado	Normal	Normal	Normal	Normal
Sexo psicológico	Normal (adotado)	Oposto	Normal	Normal	Normal
Aceitação do sexo biológico	O determinado (quer um sexo)	Rejeita ou nega	Aceita o designado	Aceita o designado	Apraz-se
Ato sexual	Normal (sexo oposto)	Não pratica ou é homossexual	Pratica com os do mesmo sexo	Pratica com os do mesmo sexo	Ambos os sexos (homo/hetero)
Orgasmo	Normal	Não estimula	Normal (homo/hetero)	Normal (homo/hetero)	Normal (homo/hetero)
Libido	Normal	Refere não ter	Normal	Normal	Normal
Ereção	Normal	Não estimula	Normal	Normal	Normal
Masturbação	Normal	Não pratica	Variável	Variável	(homo/hetero)
Comportamento	Normal	Introvertido	Extrovertido	Introvertido	Extrovertido
Discutir o problema	Não fala	Não fala	Fala normalmente	Não fala	Fala demasiado
Vestuário	Normal Sexo oposto	(simplicidade)	Próprio sexo	Próprio sexo Sexo oposto	(exagerado)
Trejeitos	Sexo adotado	Sexo oposto (discrição)	Sexo oposto	Mesmo sexo	Sexo oposto (grotesco)

homo = homossexual; hetero = heterossexual.

A orientação paternal deve abordar os seguintes pontos[3-12]:

1. Informar corretamente o problema que afeta a criança.
2. Solicitar para não fazer o registro civil, esse procedimento evita que se designe o sexo civil, o qual pode não ser o definitivo, do contrário trará implicações jurídicas se houver a necessidade de redesignação o sexo. Quando da transferência para centro especializado, o encaminhamento deve ser processado da seguinte forma: recém-nascido de... (nome da genitora); riscar o nome sexo, sem mencionar sexo indefinido ou indeterminado, tampouco escrever o diagnóstico. Não fornecer nenhum documento que possibilite o registro da criança – com esse procedimento, os genitores serão obrigados a procurar o serviço indicado.
3. Examinar a genitália externa da criança ao lado dos pais, a fim de que possam entender e colaborar, sempre quando necessário. De maneira simples, descrever as estruturas anatômicas internas e externas, para que haja boa compreensão por parte dos pais.
4. Simplificar ao máximo todas as explicações; o vocabulário deve sempre acompanhar o nível sociocultural, por exemplo, os genitais, "pipi", não se desenvolveram por completo, vamos investigar para saber se é pênis com desenvolvimento inadequado ou não cresceu o suficiente, ou se clitóris com crescimento aumentado.
5. Não usar os termos intersexo, hermafrodita ou sexo ambíguo, nem fazer comentário algum de ordem médica diante dos pais, pois eles se comportam psiquicamente de forma ambígua, e qualquer observação que não consigam entender aumentará a ansiedade e a dúvida.
6. Não permitir que seja dado algum nome à criança antes do diagnóstico e da designação sexual. Jamais sugerir ou consentir com a escolha de nomes "neutros", por exemplo, nomes terminados com sílabas em IR ou YR, ou com as vogais I ou Y, os quais na verdade representam identidades ambíguas, de certa forma, prejudica a futura designação do sexo e a orientação clinicopsiquiátrica. Quando forem orientados a fazer o registro civil, o médico e(ou) o psicólogo deverá incentivá-los a dar o nome escolhido antes do nascimento, para o sexo esperado, porém, não permitir que esse nome faça parte daqueles que, para passar de masculino para feminino, O é substituído por A, por exemplo, MARCELO e MARCELA.

O ideal é que essas crianças sejam acompanhadas por uma equipe multidisciplinar, composta de pediatra, cirurgião pediátrico, psicólogo e (ou) psiquiatra, endocrinologista, assistente social etc.

O contato com os pais sempre será intermediado pelo clínico e psicólogo em conjunto, os quais serão os responsáveis por todas as informações e pela integração das opiniões da equipe para com os pais. Sempre expressar a verdade, de maneira precisa e clara, dentro do limite de entendimento e compreensão dos genitores, e também empregar termos acessíveis a eles. Tal atitude facilitará que os pais posteriormente aceitem: a) o sexo sugerido pela equipe multidisciplinar; b) a orientação dos tratamentos; c) as cirurgias que forem necessárias; d) o envolvimento médico-legal (designação ou redesignação) que, eventualmente, possa advir[3-5,38].

Para se atingir essas metas, e de acordo com o diagnóstico e o aspecto da genitália externa, dentro do possível consegue-se adequadamente designar o sexo[15,17]. Mas para aquelas GA difíceis de avaliar, a fim de se saber qual sexo seria o mais adequado ou apropriado para a designação sexual, deve-se sempre considerar o tamanho do falo e não o tipo de gônada, cariótipo ou cromatina sexual, principalmente no ADS ovotesticular, ADS 46,XY e ADS 45,X/46,XY.

Assim, para todos aqueles pacientes que suscitem dúvidas, é recomendável que sejam designados para o sexo feminino[7,9,10-12,39,40], porque a transformação do megalofalo em clitóris é de execução fácil, por meio da clitoroglandoplastia redutora[41], e também é mais simples e (ou) prático construir a vagina do que alongar o falo hipoplássico ou micropénis, além de haver, no paciente, se designado para o sexo masculino, a possibilidade de não ter ejaculação, e o pênis ou micropénis não se desenvolver o suficiente para realizar o ato sexual satisfatoriamente. Devido a isso, o tamanho do pênis na infância e sua capacidade de desenvolvimento na puberdade são de extrema importância ao se designar o sexo masculino de criança com tais problemas. Portanto, é errôneo acreditar que pênis pequenos, menores que 2,5cm de comprimento no RN, venham a se desenvolver adequadamente na vida adulta[42]. Diante da dificuldade de se avaliar essa condição, é importante fazer inicialmente um teste no RN, administrando-se testosterona ou hCG. Contudo, somente se houver resposta ótima, esses meninos devem ser criados assim, do contrário, na remota probabilidade de ter função peniana saudável, as crianças serão designadas ou redesignadas ao sexo feminino, e assim serem submetidas na infância a tratamentos cirúrgicos para o sexo feminino e na puberdade a hormonioterapia[20,22,41,42].

Dessa forma, a condição primordial para se designar ou redesignar para o sexo masculino tem as seguintes proposições[42,43]:

• Se após estímulo com teste hormonal, com hCG ou testosterona, essa última na dosagem de 25 a 50mg mensais, no total de até três aplicações por via IM, houver aumento suficiente do falo, e esse apresentar característica de pênis, **terá em repouso, no mínimo, cerca de 10cm de comprimento**.

• Se o falo apresentar condições propícias para a reconstrução, essa deve ser realizada por cirurgião com experiência, a fim de conseguir, além da condição funcional, a aparência estética mais próxima do normal, para possibilitar ao paciente ter boa imagem de sua genitália externa e no futuro realizar o ato sexual satisfatoriamente, para que haja a manutenção do equilíbrio biopsicossocial e autoestima, consequentemente, ser feliz e saudável, com vida sexual ativa, condições igualmente importantes mesmo em pessoas com genitais normais.

• Ter pelo menos um testículo (se possível, fazer biópsia e dosagem do hormônio antimülleriano).

• Presença da próstata, verificada por meio de ultrassonografia, para que haja possibilidade de ter ejaculação no futuro.

• A fertilidade é desejável, porém não é fator determinante para a designação sexual e pode ser prescindível a qualquer sexo designado ou mesmo redesignado.

Em função de haver probabilidade de serem estéreis, recomenda-se sempre evitar comparações da criança com características geneticamente transmissíveis de parentes, por exemplo, "ele tem os olhos da mãe" ou "ele tem o nariz do pai ou do tio" etc. Porque, futuramente, haverá uma série de famílias de adultos estéreis e a probabilidade de adoção será uma alternativa constante[44].

Pacientes designados para o sexo impróprio ou com a genitália externa inadequada ao coito e sem orientação psiquiátrica provavelmente apresentarão distúrbios psíquicos graves e irreversíveis na vida adulta, que eventualmente serão até impelidos ao suicídio[20,40,42,44].

Com relação ao tratamento cirúrgico[45-47], é importante que alguns procedimentos, por exemplo, as biópsias de gônadas, sejam realizados concomitantemente à elaboração do diagnóstico, e logo após sua consecução seja realizada a gonadectomia, se indicada. Por outro lado, as correções da genitália externa poderão ser realizadas desde o primeiro mês de vida até idades posteriores, e é recomendável o seguinte: clitoroglandoplastia por volta dos 6 meses de idade[48]; ressecção do utrículo prostático e orquiopexia de imediato ou até o segundo ano de vida; faloplastia após o segundo ano de vida[47,49].

Para o sexo masculino, uma conduta cirúrgica importante é a colocação de prótese testicular, a qual deve ser precoce e de preferência concomitante a outra cirurgia, a fim de que o paciente, com esse procedimento, possa identificar sua genitália externa, agora normalizada.

Para o sexo feminino, uma conduta aventada é a vaginoplastia na adolescência, mas essa será a critério do cirurgião[41,44,46,50,51]. Por sua vez, na agenesia vaginal ou nas vaginas bastante pequenas e de localização muito alta na uretra (*sinus* urogenital), serão substituídas por alça de íleo ou sigmoide, em qualquer idade[41,50]. A vaginoplastia e a clitoroglandoplastia serão realizadas simultaneamente, porém dependerá do nível da desembocadura da vagina no *sinus* urogenital. Ademais, com relação à técnica da clitoroglandoplastia redutora[41], é importante frisar que o cirurgião deva estar familiarizado com a anatomia do clitóris ou falo, haja vista sua inervação e vascularização e também de a glande ser por via dorsal. Destarte, recomenda-se que na região dorsal devem-se evitar incisões, secções e redução do tamanho da glande e do clitóris, portanto, a cirurgia deve ser executada exclusivamente pela face ventral do órgão, assim se evita lesar a inervação e não haverá perda da sensibilidade tátil e erógena.

Contudo, naqueles pacientes em que as possibilidades de tratamento são mais diversificadas, não se deve ficar dependendo dessas regras, cuja primazia no tratamento é diminuir a ansiedade dos envolvidos, em detrimento de interesses de alguns e isso inclui reconhecer que a orientação mais adequada pode ser a de realizar as cirurgias mais cedo na maioria dos casos, ou mais tarde em alguns.

O tratamento clínico coadjuvante ao cirúrgico, para aqueles designados ao sexo masculino, é a administração de hCG e deve sempre ser recomendada principalmente na orquiopexia, mesmo antes do 1º ano de vida. A administração de hCG tem as seguintes finalidades: aumentar o tamanho e peso do testículo, propiciar que o canal inguinal fique mais alargado, promover maior alongamento dos vasos espermáticos e espessamento do ducto deferente, ampliar o volume do escroto e, dessa forma, facilitará o ato cirúrgico e conseguirá que os testículos fiquem mais bem posicionados nos escrotos e assim se obter melhores resultados operatórios. Somando-se a essas aquisições, o hCG estimula a migração do testículo intra-abdominal, mas apenas para o canal inguinal, ou do situado nesse canal para um pouco mais além do anel inguinal superficial. Por outra vez, esse hormônio também estimula o crescimento do pênis, consequentemente, a genitália tornar-se-á mais bem desenvolvida e próxima da normalidade, que propiciará ao paciente melhor imagem de sua genitália externa. A dosagem do hCG é idêntica ao teste indicado para o diagnóstico diferencial, sendo diferente somente com relação à época de aplicação, para a qual são feitas três aplicações por via IM a cada quatro dias, sendo duas antes da cirurgia e a última injeção no mesmo dia da operação ou no dia imediato[52,53].

Referindo-se ao tratamento clínico para evitar a masculinização do feto feminino em gravidez de genitora heterozigótica para o gene CYP21 da deficiência de 21-hidroxilase, deve ser o seguinte: na idade de gestação superior a três semanas, prescrever até a 8ª semana 0,5mg de dexametasona de 8 em 8 horas por via oral (VO), in-

dependentemente do peso da genitora. A partir da 8ª semana de gestação, prescrever 20µg de dexametasona por quilo de peso corporal por dia, de 8 em 8 horas, por VO. Ademais, quando houver a suspeita, independentemente do sexo fetal, essa é a conduta a ser indicada e mantida até a identificação do sexo, essa última deve ser o mais breve possível. Porém, se o feto for do sexo masculino não é necessário continuar a terapêutica; entretanto, na caracterização do sexo feminino, é imprescindível a manutenção da dosagem até o final da gravidez[12].

No quadro 43.6 encontram-se os critérios para o diagnóstico GA (ou DDS ou ADS) e as respectivas condutas para a decisão sobre a designação ou redesignação sexual.

RESULTADOS

Nos últimos 40 anos, em nossos registros há 255 pacientes com ADS, distribuídos de acordo com o diagnóstico: ADS 46,XX, ADS 46,XY, ADS ovotesticular, ADS,45X/46XY, anomalia de cloaca, transposição penescrotal, micropênis e outros. As estatísticas das principais cirurgias foram apresentadas na tabela 43.2. A casuística de designação e redesignação do sexo, matrimônio etc. estão citadas na tabela 43.3.

Analisando os diagnósticos, houve concordância entre a estatística apresentada e a da literatura pesquisada; assim, a ADS 46, XX foi o diagnóstico mais frequente (32,3%), seguindo-se da ADS 46, XX (29,1%); no entanto, ADS ovotesticular (3,5%) não correspondeu aos 10% da literatura, mas foi proporcionalmente menos frequente que a ADS,45X/46XY (6,7%). Com referência à ADS 46,XX, a anomalia mais frequente foi a HCA (82,9%) similar à da literatura, na qual há variação de 80 a 90% dos casos de ADS 46,XX; igualmente nas crianças sem perda de sal, a qual incidiu em 42,6%, e nas com perda de sal (50%), na literatura, a variação é de 50 a 80%.

Quanto à ADS 46,XY, 52,7% eram portadores da síndrome de resistência periférica e 35,1% idiopáticos. Com referência à transposição penescrotal (TPE) – forma não classificada de ADS –, é relativamente alta a incidência, 13%, superior à literatura pesquisada. Com referência à ADS 46,XY com desordem do desenvolvimento gonadal e regressão testicular, houve três pacientes, o primeiro desses tornou-se o 21º da literatura[56,57]. Para complementar, uma das pacientes portadoras de ADS 46,XY com disgenesia gonadal completa (síndrome de Swyer) teve disgerminoma bilateral, por sinal, a bilateralidade é raridade, e houve um portador de ADS 45X/46XY com gonadoblastoma bilateral. Os tumores foram extraídos e os pacientes estão vivos (ver Tabela 43.2).

A anomalia da diferenciação sexual 46,XY idiopático e também a transposição penescrotal, principalmente a última, responderam por apreciável número de pacien-

Quadro 43.6 – Critérios para o diagnóstico da genitália ambígua (DDS ou ADS) e condutas respectivas, a fim de decidir sobre a designação ou redesignação sexual [40-41].

Classificação dos diagnósticos	Estrutura gonadal	Cromatina de Baar	Tipo de cariótipo	Genitália externa	Designar/ redesignar
Disgenesias gonadais					
1. Síndrome de Turner (aplasia)	Duas fibroses	Negativa	45,X	Feminina	Feminino
2. Síndrome de Klinefelter	Dois testículos	Positiva	47,XXY	Masculina	Masculino
3. Disgenesia gonadal pura 46,XX ou 46,XY (síndrome de Swyer)	Duas fibroses e/ou tumores	Positiva/ negativa	46,XX 46,XY	Feminina/ ambígua	Feminino
4. Disgenesia gonadal mista (assimétrica ou unilateral)	Um testículo + fibrose/tumor	Negativa	45,X/46,XY ou 46,XY	Ambígua	Feminino/masculino Evite masculino
5. Hermafroditismo verdadeiro	Um testículo, e/ou ovotéstis e/ou ovário	Positiva ou negativa	46,XX ou 46,XY ou mosaico	Ambígua	Feminino/masculino Melhor feminino Evite masculino
6. Síndrome do sexo reverso (homem XX)	Dois testículos	Positiva	46,XX (H-Y +)	Ambígua	Masculino
Pseudo-hermafroditismo feminino					
1. Adrenal (HCA)	Dois ovários	Positiva	46,XX	Ambígua	Feminino
2. Não adrenal – hormonal/idiopático	Dois ovários	Positiva	46,XX	Ambígua	Feminino
Pseudo-hermafroditismo masculino					
1. Resistência à testosterona					
Síndrome completa (total)	Dois testículos	Negativa	46,XY	Feminina	Feminino
Síndrome incompleta					
Tipo I – parcial	Dois testículos	Negativa	46,XY	Ambígua	Feminino
Tipo II – deficiência 5α-redutase	Dois testículos	Negativa	46,XY	Ambígua	Feminino/masculino
2. Erros na síntese de testosterona	Dois testículos	Negativa	46,XY	Ambígua	Feminino
3. Hérnia uteroinguinal	Dois testículos	Negativa	46,XY	Masculina	Masculino
4. Síndrome de regressão testicular ou síndrome de anorquia congênita	Ausência de gônadas	Negativa	46,XY	Ambígua ou feminina/masculina	Feminino/masculino?
5. Idiopático – vagina em fundo cego	Dois testículos	Negativa	46,XY	Ambígua	Masculino/feminino
Formas não classificadas					
1. Transposição penoescrotal	Dois testículos	Negativa	46,XY	Ambígua	Masculino
2. Agenesia de pênis (afalia)	Dois testículos	Negativa	46,XY	Ambígua	Feminino
3. Micropênis (sem hipospadia)	Dois testículos	Negativa	46,XY	Ambígua	Feminino

Tabela 43.3 – Casuística: designação e redesignação sexual, matrimônio, prole, divórcio etc.

Evolução e resultados	Nº casos	%
Designação	41	14,1
Redesignação	16	6,5
Não aceitaram redesignação	16	6,5
Pacientes na puberdade	52	21,0
Adultos em seguimento	24	9,7
Pacientes em seguimento	157	63,3
Casamento	2	0,8
Prole	1	0,4
Adultos com alta	15	6,0
Óbito	14	5,6
Total	250	100

lar (ambos masculinos), três HCA e uma ADS 46,XY, as quatro últimas haviam sido redesignadas; três proles: um menino filho do ADS ovotesticular, e duas ADS 46,XX com HCA: uma redesignada aos 14 anos e depois deu á luz a um menino[54,55], e a redesignada aos dois anos, quando adulta, deu à luz a uma menina; duas se divorciaram: uma ADS 46,XY e uma ADS 46,XX, ambas haviam sido redesignadas.

tes[47,49]. No entanto, esses dois diagnósticos divergem das estatísticas da maioria dos autores, mas, se esses começarem a considerar que as TPE recebam o diagnóstico de ADS 46,XY idiopático, aqueles RN portadores de hipospadia, com esse cariótipo e gônadas não palpáveis, ou criptorquia unilateral, porque a última está associada a 30% das ADS 46,XY, observar-se-á que suas estatísticas passarão a ter outros índices. Provavelmente, nessa última situação, o diagnóstico de ADS 46,XY idiopático será confirmado por mais vezes, principalmente após ser submetido a exames subsidiários, por exemplo, a genitografia. Nesse exame visualiza-se o utrículo prostático, nos mais variados tamanhos e localizações ao longo da uretra[45], e também outras estruturas dos derivados müllerianos nos mais variados tipos[44], por exemplo, vagina com desembocadura no *sinus* urogenital.

Importante mencionar alguns resultados em longo prazo de pacientes em seguimento com o autor, por exemplo, um ADS ovotesticular está casado e teve um filho, apesar de uma das gônadas serem *ovotéstis* e ter sido ressecado; houve seis casamentos: dois ADS ovotesticu-

CONSIDERAÇÕES FINAIS

Os diagnósticos nos portadores de ADS foram estabelecidos de acordo com o sexo da gônada, segundo a classificação de Krebs. Portanto, a ADS 45,X/46,XY apresenta um testículo e uma gônada em fita ou dois testículos displásicos ou contendo tumor. A ADS ovotesticular possui tecido ovariano e testicular no mesmo indivíduo. A ADS 46,XY é quando possui dois testículos. A ADS 46,XX é naquelas com dois ovários. As ADS 46,XX e ADS 46,XY são as únicas que apresentam concordância entre o sexo cromossômico e o das gônadas.

O diagnóstico das ADS, em geral, será orientado pela cromatina sexual, cariótipo, pela US ou palpações de gônadas e do útero (toque retal bimanual); porém, alguns diagnósticos somente serão confirmados por meio da histologia das gônadas, obtidos por meio de laparotomia, videolaparotomia, laparoscopia ou inguinotomia. Aliás, excetuando-se as síndromes resultantes dos erros de biossíntese dos esteroides e as formas de ADS não classificadas, passa a ser importante e recomendável que todos os diagnósticos de ADS sejam definidos, se possível, na vida intrauterina, principalmente a HCA[12].

A caracterização da genitália externa pode seguir os critérios de Prader[58]. Apesar de essa classificação (ver Tabelas 43.1 e 43.2) ter sido elaborada para mostrar os aspectos gradativos da masculinização da genitália na HCA, em 1954, tem sido utilizada e aproveitada ou aplicada para a caracterização das genitálias de outras formas de ADS. Conforme o grau de virilismo da genitália, o paciente receberá, com bastante critério, sua designação ou redesignação, a qual terá por base o aspecto funcional, mais do que qualquer outro motivo ou teoria mais judiciosa que seja.

Nas ADS, principalmente aquelas que suscitam dúvidas de qual sexo seria mais adequado, recomenda-se sempre designá-las para o feminino, por exemplo, as portadoras de GA com aspecto masculino, mas possuem o pênis com tamanho inferior a 2,5cm; na hérnia inguinal que, em geral, o conteúdo é útero e trompas rudimentares; naquelas com gônadas não palpáveis ou pequenas – cujo maior diâmetro seja inferior a 8mm; na presença de hipospadia. Portanto, é mais fácil reconstruir a genitália feminina do que a masculina, além de haver no sexo masculino a possibilidade de não ter ejaculação e o pênis não se desenvolver o suficiente, a fim de realizar adequado e satisfatoriamente o ato sexual, e no caso de pênis pequeno ou hipoplásico, o rapaz até poderá não ter boa imagem de sua genitália externa.

Finalmente, a continuidade do acompanhamento por uma equipe multidisciplinar ambulatorial é importantíssima, mesmo que aparentemente perceba-se haver comportamentos normais nas crianças e familiares, tanto do ponto de vista psicológico e biológico quanto social e familiar. A formação de grupos de pessoas portadoras de anomalias da diferenciação sexual, por exemplo, a Organização Intersexo Internacional (OII) e a *Intersex Society of North America* (ISNA), seria ou é uma forma de minimizar ou resolver possíveis dificuldades médicas e psicossociais desses indivíduos[42,43,54,55,59,60].

Esses dados, se devidamente catalogados e somados as condutas, padronização de tratamento e diagnósticos, e designações ou redesignações do sexo, poderão contribuir para a literatura médica.

Agradecimento

Registro meu reconhecimento e eterna gratidão à Doutora Maria Cristina Martoni, que sempre esteve presente e atuante no decorrer dos últimos 20 anos, com sua peculiar dedicação, habilidade, capacidade, simplicidade e entusiasmo proativo, tem me motivado a executar a dificílima tarefa de também atender e tratar as crianças com anomalias da diferenciação sexual, por sua vez, culminando com a execução de este artigo, o qual lhe dedico com muito júbilo e incomensurável reconhecimento.

REFERÊNCIAS

1. Braz A, Pinus J. Intersexo: nossa experiência com 14 casos. Pediatr Mod. 1978;13:264-80.
2. Braz A, Sampaio DS, Reis MS, Mustachi Z. Organização, funcionamento de uma unidade de intersexo. Pediatr Quir Panam. 1984; 12(1):26-35.
3. Braz A, Carnevale J, Mustachi Z. Intersexo: genitália ambígua. In: Segre CAM, Armelini PA. RN. 2ª ed. São Paulo: Sarvier; 1985. p.248-51.
4. Braz A, Carnevale J, Mustachi Z. Intersexo: genitália ambígua. In: Segre CAM, Armelini PA, Marino WT. RN. 3ª ed. São Paulo: Sarvier; 1991.p.317-20.
5. Damiani D, Guerra-Jr G. As novas definições e classificações dos estados intersexuais: o que o Consenso de Chicago contribui para o estado da arte? Arq Bras Endocrinol Metab. 2007;51(6):1013-7.
6. Lee PA, Houk C, Ahmed SF, Hughes IA. Consensus Statement on Management of Intersex Disorders. Pediatrics. 2006;118(2):e488-500.
7. Braz A, Carnevale J, Mustachi Z. Intersexo: genitália ambígua. In: Segre CAM, Armelini PA, Marino WT. RN. 4ª ed. São Paulo: Sarvier; 1995.p.434-46.
8. Braz A, Mustachi Z, Andrade MCM. Anomalias da diferenciação sexual (genitália ambígua): *follow-up* de 25 anos. Pediatr Atual. 1996;9(1):11-37.
9. Braz A. Diferenciação sexual anormal (genitália ambígua): uma contribuição. Pediatr Mod. 1998;34(1):96-102.
10. Braz A. Diferenciação sexual anormal: "estados intersexuais". In: Mustachi Z, Peres S. Genética baseada em evidências: síndromes e heranças. 1ª ed. São Paulo: Cid Ed; 2000.p.907-34.
11. Braz A, Mustachi Z. Diferenciação sexual anormal: "Intersexualidade" – genitália ambígua. In: Segre CAM. Perinatologia. Fundamentos e prática. 1ª ed. São Paulo: Sarvier; 2002.p.677-92.
12. Braz A. Distúrbios do desenvolvimento sexual – Anomalias da diferenciação sexual: ambiguidade das genitálias. In: Segre CAM, Costa HPF, Lippi UG. Perinatologia: fundamentos e prática. 2ª ed. São Paulo: Sarvier; 2009.p.869-87.

13. Diamond M, Keith S. Changes in the management children of with intersex conditions. Nat Clin Pract Endocr Metab. 2008;4(1):4-5.
14. Wilkins L. Diagnóstico y tratamiento de las enfermedades endocrinas en la infancia y en la adolescência. 3ª ed. Barcelona: Espaxs; 1966.
15. Federman DD. Abnormal sexual development. Philadelphia: WB Saunders Co.; 1968.
16. Dewhurst CJ, Gordon RR. Estados intersexuales. Barcelona: Pediátrica; 1970.
17. Jones HW, Scott WW. Hermaphroditism, genital anomalies and related endocrine disorders. Baltimore: Williams & Wilkins Co; 1971.
18. Grumbach MM, Van Wyk JJ. Disorders of sex differentiation. In: Williams RH (ed). Textbook of endocrinology. Philadelphia: Williams & Wilkins Co.; 1974.p.423-501.
19. Quaglia DRG. O paciente e a intersexualidade. São Paulo: Sarvier; 1980.
20. Money J, Tucker P. Os papéis sexuais. São Paulo: Brasiliense; 1981.
21. Damiani D. Estados intersexuais. Pediatr Mod. 1995;31(6):945-80.
22. Damiani D, Setian N, Kuperman H, Manna TD, Dichtchekenian V. Genitália ambígua: diagnóstico diferencial e conduta. Arq Bras Endocrinol Metab. 2001;45(1):37-47.
23. Saenger P. Abnormal sex differentiation. J Pediatr. 1984;104(1): 1-17.
24. Mendonça BB, Bloise W, Arnhold IJP. Distúrbios do desenvolvimento sexual. In: Lodovici O, Salvatore CA, Góes GM, Bloise W. Anomalias urogenitais congênitas. São Paulo: Sarvier; 1986.p.21-44.
25. Lilford RJ, Dear PRF. The intersex baby. Br J Hosp Med. 1987; 37(1):28-34.
26. Pelayo Baeza FJ, Carabano Aguado I, Sanz Santaeufemia FJ, La Orden Izquierdo E. Genitales ambiguos. Rev Pediatr Aten Primaria [online]. 2011;13(51):419-33.
27. Cabral DC, Crisóstomo LG, Setian N. Anomalias da diferenciação sexual In: Diniz EMA, Okay Y, Tobaldini R, Vaz FAC. Manual do médico residente de pediatria. São Paulo: Atheneu; 2004.p.472-4.
28. Guerra-Jr G, Guerra ATM. O pediatra frente a uma criança com ambiguidade genital. J Pediatr (Rio J). 2007;83(5Suppl):S184-91.
29. Wilson JD, Goldstein JL. Classification of hereditary disorders of sexual development: In: Bergsman D. Genetic forms of hypogonadism. New York: Birth Defects Original the National Foundation; 1975.p.1-15.
30. DeMarchi M, Campagnoli C, Ghiringhello B, Ponzio G, Carbonara A, et al. Gonadal agenesis in a phenotypically normal female with positive H-Y antigen. Hum Genet. 1981;56(3):417-9.
31. Imperato-McGinley J, Peterson RE. Male pseudohermaphroditism: the complexity of male phenotypic development. Am J Med. 1976;61(2):251-72. Review.
32. Machado OS. Intersexualidade e o "Consenso de Chicago": as vicissitudes da nomenclatura e suas implicações regulatórias. Rev Bras Cien Soc. 2008;23(1):2-20.
33. Schulte MJ. Positive H-Y antigen testing in a case of XY gonadal absence syndrome. Clin Genet. 1979;16(6):438-40.
34. Moreira-Filho CA, Toledo SPA, Bagnolli VR, Frota-Pessoa O, Bisi H, Wajntal A. H-Y antigen in Swyer syndrome and the genetics of XY gonadal digenesis. Hum Genet. 1979;53(1):51-6.
35. Hadjiathanasion CG, Brauner R, Lortat-Jacob S, Nivot S, Jaubert F, Fellous M, et al. True hermaphroditism: genetic variants and clinical management. J Pediatr. 1994;125(5 Pt 1):738-44.
36. Hughes IA. Congenital adrenal hyperplasia: a continuum of disorders (commentary). Lancet. 1998;352(9130):752-4.
37. Pang ST, Wallace AM, Hoffman L, Thuline HC, Dorche C, Lyon IC, et al. Worldwide experience in newborn screening for classical congenital adrenal hyperplasia due to 21-hydroxylase deficiency. Pediatrics. 1988; 81(6):866-74.
38. Hughes IA, Houk C, Ahmed SF, Lee PA. Consensus statement on management of intersex disorders. Arch Dis Child. 2006;91(7): 554-63.
39. Santos MMR. Desenvolvimento de identidade de gênero em casos de intersexuados: contribuição da psicologia [tese]. Universidade de Brasília; 2006.
40. Sampaio DS, Paiva MR, Mustachi Z, Braz A, Moreira CA. Psicologia da intersexualidade humana. Rev Ciênc Cult. 1981;33:911-9.
41. Braz A, Andrade MCM. Transsphinctericanorectal reconstruction of ambiguous genitalia: an innovative approach to neovaginoplasty, pioneer in Brazil. S Paulo Med J. 1995;113(6):1022-32.
42. Dinner M, Danish RK. Intersex problems: their clinical recognition, evaluation, and management, Surg Annu. 1979;11:403-39.
43. Money J, Hampson JG, Hampson JL. Hermaphroditism: recommendations concerning, assignment of sex, change of sex, and psychological management. Bull Johns Hopkins Hosp. 1955;97(4): 284-300.
44. Newman K, Randolph J, Anderson K. The surgical management of infants and children with ambiguous genitalia: lessons learned from 25 years. Ann Surg. 1992;215(6):644-53.
45. Ikoma F, Shima H, Yabumoto H. Classification of enlarged prostatic utricle in patients with hypospadias. Br J Urol. 1985;57(3):347-7.
46. Braz A. Uma experiência em cirurgia reconstrutora de anomalia cloacal e genitália ambígua feminina: relato de 16 casos. Rev Bras Med. 1995;6:244-60.
47. Braz A, Caivano VC, Andrade MCM. Cirurgias reconstrutoras de genitália ambígua e hipospadia no sexo masculino: estudo crítico e experiência de 25 anos. Pediatr Mod. 1997;33(7):489-509.
48. Braz A, Donda AC, Giaccio CD. Clitoroglandoplastia redutora subtunical: modificações de técnicas existentes. Pediatr Mod. 1989;24: 281-97.
49. Braz A. Tratamento do utrículo prostático através da via de acesso transesfincteroanorretal sagital posterior. Arq Cient. 1996;1(1): 103-6.
50. Braz A. Posterior sagittal transanorectal approach in patients with ambiguous genitalia: report of eight cases. Pediatr Surg Int. 1999; 15(2):108-10.
51. Lobe TE, Woodall DL, Richards GE, Cavallo A, Meyer WJ. The complications of surgery for intersex: changing patterns over two decades. J Pediatr Surg. 1987;22(7):651-2.
52. Braz A. Anomalias da migração testicular "criptorquia": conclusões abalizadas em evidências adquiridas no período de 33 anos. Pediatr Atual. 2002;8(1):6-24.
53. Braz A. Anomalias da migração testicular 'criptorquia': experiência adquirida em 1.100 orquiopexias no período de 34 anos. Pediatr Mod. 2002;38(9):561-8.
54. Braz A. Anomalias da migração testicular 'criptorquia': experiência adquirida em 1.100 orquiopexias no período de 34 anos. Pediatr Mod. Parte II. 2003;39(1):17-22.
55. Braz A, Donda AC, Sobreiro AR, Monteiro RC, Marques SG, Mustachi Z. Intersexualidade: redesignação sexual na adolescência com fertilidade e concepção. Pediatr Mod. 1991;27(7):505-20.
56. Braz A, Mustachi Z, Sobreiro AR, Monteiro RC. Diferenciação sexual anormal: redesignação sexual e seguimento de sete anos após concepção. Rev Bras Med. 1998;9(1):44-8.
57. Rosenberg C, Mustachi Z, Braz A, Arnhold IJP, Arnhold IJ, Chu TH, Carnevale J, et al. Testicular regression in a patient with virilized female phenotype. Am J Med Genet. 1984;19(1):183-8.
58. Prader A. Genital findings in the female pseudo-hermaphroditism of the congenital adrenogenital syndrome; morphology, frequency, development and heredity of the different genital forms. Helv Paediatr Acta. 1954;9(3):231-48.
59. Meyer JK. Sex Assignment and reassignment: intersex and gender identity disorders symposium. In: Rogers BO. Clinics in plastic surgery. Philadelphia & London: WB Saunders Co.; 1974. p.215-28.
60. Spinola-Castro AM. A importância dos aspectos éticos e psicológicos na abordagem do intersexo. Arq Bras Endocrinol Metab. 2005; 1(1):46-59.

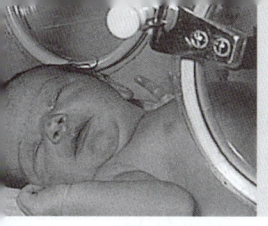

CAPÍTULO 44

Problemas Cirúrgicos

Edson Khodor Cury

CABEÇA E PESCOÇO

Orelha[1]

Apêndices pré-auriculares (fibrocondromas) – pequenas formações de base cartilaginosa e revestimento cutâneo, salientes, geralmente pediculadas, variáveis em número e tamanho, situadas na região pré-auricular (Fig. 44.1).

Quando pequenas, únicas e pediculadas podem ser ressecadas sob anestesia local, no período neonatal. Se maiores, de bases mais largas, ou múltiplas, recomenda-se ressecção, sob anestesia geral, nos primeiros meses de vida.

Sinus pré-auriculares – apresentam-se como orifícios pré-auriculares, com trajeto fistuloso, geralmente de pequena extensão, que terminam em fundo cego. O tratamento cirúrgico é indicado por motivos estéticos e para evitar infecção.

Fístulas pré-auriculares – correspondem a malformações do primeiro arco branquial. As fístulas comunicam o conduto auditivo externo com a pele da região pré-auricular (Fig. 44.2). Pelo orifício cutâneo pode ocorrer descarga de secreção mucoide. Por terem trajetos mais longos infectam-se com frequência. O tratamento é cirúrgico, com dissecção cuidadosa, pois o trajeto passa muito próximo do ducto parotídeo e de ramos do nervo facial.

Orelha em abano – posição praticamente perpendicular da orelha, por defeito de sua base cartilaginosa. A correção do defeito é de ordem puramente estética e está indicada a partir do fim da idade pré-escolar.

Boca[1]

Anquiloglossia – conhecida popularmente por "língua presa", deve-se ao freio lingual inferior muito curto. O tratamento deve ser feito por secção do freio, em sua parte avascular, de preferência antes da idade escolar.

Freio labial superior – apresenta-se como uma prega mucosa que une o lábio superior à maxila. Quando avança sobre a arcada dentária e insinua-se entre os dentes incisivos, provoca sua separação. A correção cirúrgica deve ser indicada antes da dentição definitiva.

Macroglossia – é o aumento do volume lingual. Pode ser de causa idiopática ou associada a linfangioma, hemangioma e síndrome de Beckwith-Wiedemann. O volume exagerado da língua pode requerer sua diminuição cirúrgica: glossoplastia redutora.

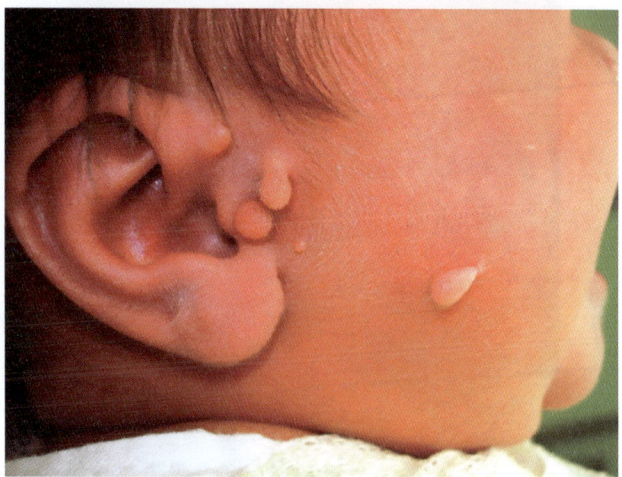

Figura 44.1 – Apêndices pré-auriculares múltiplos.

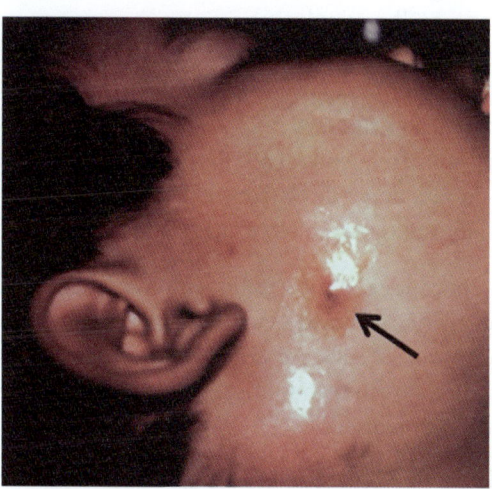

Figura 44.2 – Orifício cutâneo da fístula do primeiro arco branquial.

Rânula – a obstrução do ducto de drenagem da glândula salivar submandibular provoca acúmulo de secreção espessa que se apresenta como tumoração cística no assoalho da boca. Quando de grandes dimensões, leva ao deslocamento posterior da língua, dificultando a deglutição e a fala. O tratamento é cirúrgico.

Epúlide – tumor de célula granular gengival (tumor de Neumann), tem coloração vermelho-brilhante e projeta-se geralmente da arcada dentária superior. Ocasionalmente, provoca perturbações da respiração e da deglutição. Sua exérese imediata é recomendada.

Lábio leporino e fissura palatina – constituem importantes anomalias, pela sintomatologia e pelo desagradável aspecto estético a elas associados. Os defeitos labiais mais simples acarretam poucas perturbações, mas as lesões mais complexas, principalmente as que comprometem o palato, trazem problemas de ordem alimentar, infecciosa, de dentição e fonação, em amplo complexo sintomatológico. A solução só pode ser oferecida pelo trabalho conjunto de uma equipe de multidisciplinar.

O lábio leporino pode ser simples ou completo, uni ou bilateral. O simples compromete apenas as partes moles dos lábios, sob forma de fenda, que eventualmente avança até a narina, deformando-a. Ocasionalmente, a arcada alveolar é comprometida, mas não o palato. Na forma completa, todo o palato é atingido, o nariz é deformado e os dentes serão anormais.

A fissura palatina pode abranger o palato mole e/ou duro (abóbada palatina). Há ainda formas intermediárias, podendo a anomalia estar ou não associada ao lábio leporino.

O lábio leporino e a fissura palatina acarretam os seguintes problemas:

- Estético – pelo desagradável aspecto à face.
- Alimentar – pela dificuldade de sucção; favorecem ainda o surgimento e a manutenção de infecções da boca, faringe, orelhas e pulmões.
- Dentição – os dentes, em associação com a deformidade maxilar, serão frequentemente anormais em sede, distribuição e número.
- Fonação – frequentemente perturbada, pois a harmonia da fala depende da coordenação dos movimentos dos lábios, língua, palato e faringe posterior.

A época ideal para o tratamento do lábio leporino é após o primeiro mês de vida e, para a fissura palatina, em torno do 18º mês. Ao cirurgião devem associar-se o fonoaudiólogo e o ortodontista, para o tratamento completo da anomalia.

Sequência de Pierre Robin (hipoplasia de mandíbula)[2] – caracteriza-se por hipodesenvolvimento mandibular (micrognatia), com glossoptose, associada ou não à fissura palatina (Fig. 44.3). Na primeira eventualidade, há certa tendência à correção espontânea da anomalia mandibular após os primeiros anos de vida; na segunda hipótese, em que a língua se introduziu nas fossas nasais, o mesmo não se dá.

Clinicamente, registram-se dificuldade respiratória com cianose e tiragem, até mesmo opistótono, principalmente quando tentada a alimentação.

O protocolo de tratamento cirúrgico é multidisciplinar e complexo. Depende do grau do defeito e da sintomatologia predominante: respiratória, digestiva ou estética.

Parótida[1]

Parotidite aguda – manifesta-se por aumento de volume da parótida, com hiperemia, calor e dor locais. O tratamento compreende o uso de antibiótico, desinfecção da boca e drenagem cirúrgica, quando houver coleção purulenta.

Hemangiomas – são os tumores parotídeos mais comuns do primeiro ano de vida. O aumento da glândula é depressível sob pressão digital e nota-se leve tom azulado na pele local. Como é sabido, grande parte dos hemangiomas tem por característica a regressão espontânea. Reserva-se o tratamento cirúrgico apenas para os casos de aumento progressivo da massa.

Linfangiomas – provocam o aumento de volume da parótida. O diagnóstico diferencial com hemangiomas pode ser difícil, pois o tumor pode ter componente misto (linfo-hemangiomatoso). Podem ser tratados por esclerose química ou ressecção cirúrgica.

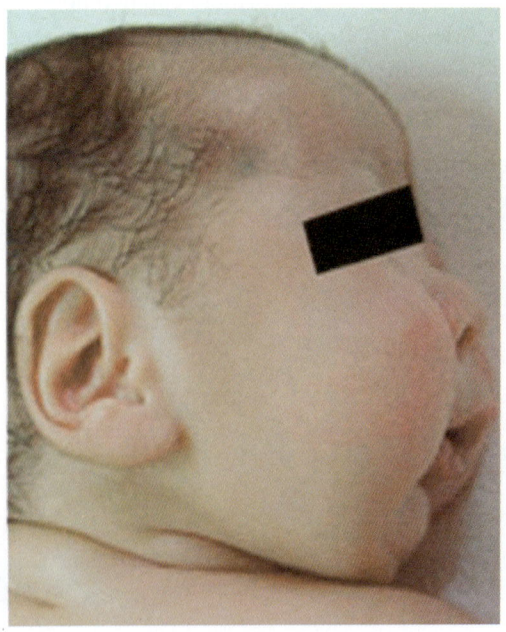

Figura 44.3 – Micrognatia na sequência de Pierre Robin.

Teratoma cervical[1]

Por serem tumores originários de células totipotenciais, contêm elementos dos três folhetos embrionários: endoderme, mesoderme e ectoderme.

Apresentam-se, como tumoração cervical na linha média, com componentes sólidos e císticos. O estudo ultrassonográfico ou radiológico mostra tumoração cística com componentes sólidos e presença de calcificações.

Devido ao seu crescimento rápido e à possibilidade de transformação maligna (teratocarcinoma), a exérese cirúrgica deve ser feita o mais breve possível.

Bócio obstrutivo congênito[1]

De ocorrência rara, pode ocorrer em RN sem causa aparente ou filhos de mães que receberam iodo durante a gravidez, em zonas de bócio endêmico.

Apresenta-se como tumoração cervical em forma de colar, de consistência elástica, pouco móvel e de tamanho variável. A obstrução respiratória por compressão traqueal se manifestará por estridor, dispneia e cianose.

O tratamento é cirúrgico em caráter de urgência.

Anomalias do ducto tireoglosso[1,3]

O ducto tireoglosso corresponde a uma estrutura embrionária transitória relacionada à formação e à migração da glândula tireoide. A persistência de parte desse ducto dá origem ao *cisto tireoglosso*, que se manifesta por tumoração cística na linha média do pescoço imediatamente à frente do osso ioide (Fig. 44.4).

O diagnóstico é clínico e pode ser confirmado pela ultrassonografia (US) e mapeamento da tireoide. O cisto pode infectar e sua drenagem espontânea ou cirúrgica dará origem à *fístula do ducto tireoglosso*.

O tratamento consiste na ressecção do cisto, ou do trajeto fistuloso, juntamente com parte do osso hioide.

Anomalias branquiais[1]

As anomalias branquiais são representadas por fístulas, restos branquiais e cistos branquiais. As fístulas e restos são diagnosticados no período neonatal, enquanto os cistos aparecem mais tardiamente.

O arco branquial mais envolvido em malformações congênitas é o segundo, e as fístulas são mais comuns do que os restos cartilaginosos e os cistos. As malformações do segundo arco branquial aparecem na face medial do músculo esternocleidomastóideo (Figs. 44.5 e 44.6).

O diagnóstico clínico exclusivo não apresenta dificuldade e o tratamento cirúrgico precoce evita complicações como infecções.

Higroma cístico[1,4]

Também conhecido como *linfangioma cístico* corresponde a tumor congênito, de origem linfática e natureza benigna, mas de acentuado poder de crescimento e invasão de tecidos vizinhos.

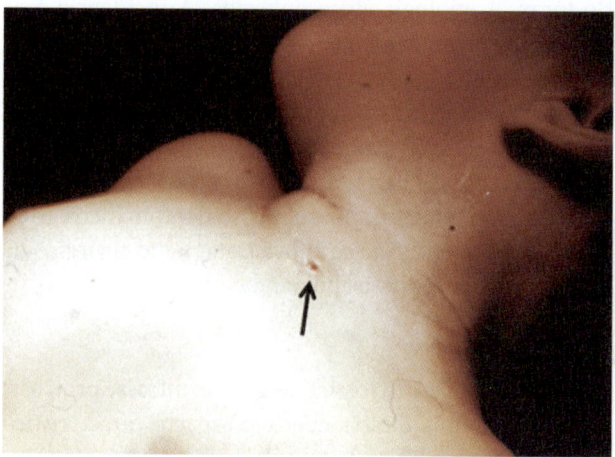

Figura 44.5 – Fístula do segundo arco branquial.

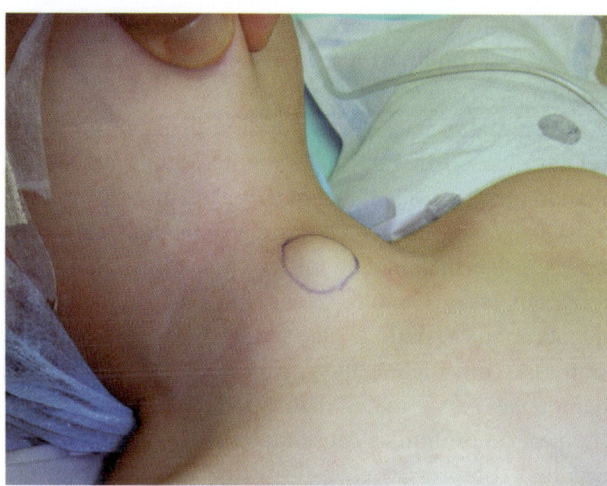

Figura 44.4 – Cisto tireoglosso. Tumoração cística na linha média do pescoço.

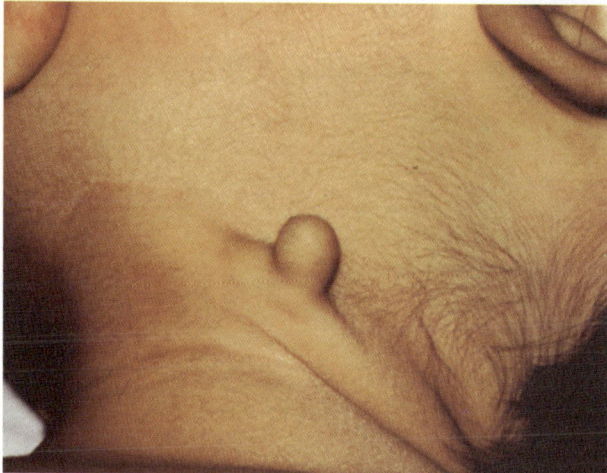

Figura 44.6 – Resto do segundo arco branquial.

São visíveis e palpáveis no recém-nascido, podendo ser pequenos ou de grandes proporções. Sua localização é 70% cervical, originando-se no triângulo posterior do pescoço, 25% axilar e 5% espalhados pelo corpo. Traumatismo ou infecção podem levar ao crescimento súbito e provocar disfagia ou dispneia. À palpação, têm consistência cística e bocelada, indicando ser compostos por múltiplos cistos (Fig. 44.7).

O tratamento dos higromas pode ser feito por meio de esclerose química ou ressecção cirúrgica. A recidiva é comum tanto após a esclerose quanto após o tratamento cirúrgico.

PAREDE TORÁCICA

Pectus excavatum[5]

Trata-se da malformação congênita mais comum da parede torácica. Alterações do osso esterno e das cartilagens esternocostais fazem com que o osso esterno fique afundado, diminuindo o diâmetro anteroposterior do tórax. A etiologia é desconhecida. A incidência é de 1:1.000 aproximadamente, cinco vezes mais comum no sexo masculino.

Geralmente são assintomáticos e representam um problema estético. Eventualmente comprimem os pulmões e o coração, alterando sua fisiologia.

O tratamento cirúrgico, nos casos sintomáticos, é feito na adolescência. Não se indica tratamento cirúrgico na criança pequena, pois é alto o índice de recidiva.

Pectus carinatum[5]

Nessa malformação, o osso esterno encontra-se protruso, na forma de uma quilha, dando o aspecto característico de "peito de pombo".

De etiologia desconhecida, raramente é sintomático.

A correção estética tem lugar na adolescência. Em geral, não tem indicação cirúrgica em criança menor.

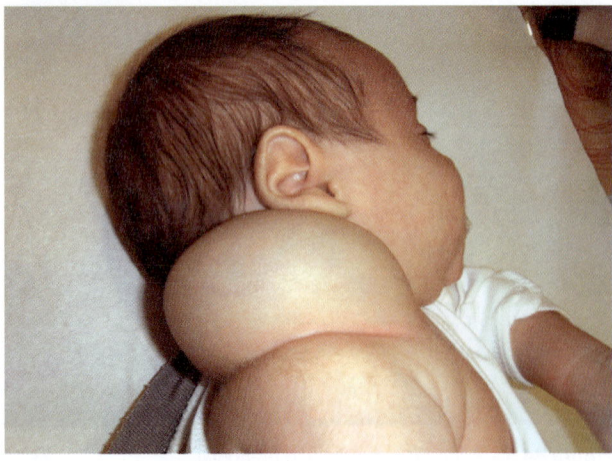

Figura 44.7 – Linfangioma (higroma) cístico.

Fendas esternais[6]

São anomalias bastante raras, em que o esterno se apresenta fendido longitudinal, total ou parcialmente, em sua parte superior ou inferior.

Na fenda esternal total, o esterno mostra-se fendido em toda sua extensão e o coração deslocado, com graves defeitos associados. Trata-se de anomalia extremamente grave e quase sempre fatal.

A fenda esternal superior é a forma mais benigna, apresentando-se como uma falha em "V" da porção superior do esterno, com bordas facilmente perceptíveis. Os batimentos cardíacos são visíveis através do defeito, bem como a saliência e a retração das partes moles durante os movimentos respiratórios.

A fenda esternal inferior surge sempre em associação com outros defeitos da parede abdominal anterior (onfalocele), defeitos do diafragma, do pericárdio e do coração, constituindo anomalia gravíssima e frequentemente fatal.

O tratamento cirúrgico das fendas esternais deve ser instituído no período neonatal.

AFECÇÕES CIRÚRGICAS DO TRATO RESPIRATÓRIO

Malformações broncopulmonares

Há um grupo de anomalias derivadas do tubo traqueobrônquico primitivo que abrange, entre outras, o cisto broncogênico, a malformação adenomatoide cística, o enfisema lobar congênito e o sequestro pulmonar. Apesar de suas semelhanças etiológicas, podem ser, clínica e radiologicamente, diferenciadas[6].

Cisto broncogênico[1]

Consiste em lesão cística, arredondada, contendo epitélio colunar ciliado. Localiza-se em posição periférica (intraparenquimatosa) em 70% dos casos e central em aproximadamente 30%. Podem ser de pequenas ou grandes proporções, comunicantes ou não com a árvore traqueobrônquica.

Essa malformação se deve a um pequeno grupo de células que se isolaram na segmentação brônquica, formando uma massa tecidual não funcionante.

O cisto broncogênico acomete igualmente ambos os sexos. Normalmente é único e assintomático em um terço dos casos. Quando se comunica com a árvore traqueobrônquica, pode tornar-se infectado, apresentando sintomas como febre, tosse, expectoração abundante e hemoptise. Nos grandes cistos, pode haver compressão traqueal ou brônquica causando estridor respiratório. A eventual compressão esofágica causa disfagia. Além da infecção e hemorragia intracística, pode haver malignização do epitélio do cisto em adenocarcinoma.

Quando não há comunicação com a árvore traqueobrônquica, o cisto está cheio de fluido. À US e à tomografia computadorizada, nota-se uma massa única, de contorno uniforme, arredondada e de densidade homogênea. Quando houver comunicação com a via respiratória, pode estar repleto de ar ou ter nível hidroaéreo (Fig. 44.8).

O tratamento consiste na ressecção cirúrgica, independentemente se assintomático ou não, pois há possibilidade de malignização.

Cistos comunicantes com brônquios podem apresentar distensão súbita com compressão pulmonar ou ruptura, levando à insuficiência respiratória aguda, por vezes muito grave.

Malformação adenomatoide cística[7,8]

São massas pulmonares que podem ser císticas, sólidas ou mistas que, em geral, comunicam-se com o trato traqueobrônquico. Podem ser classificadas pelo tamanho, forma e espaçamento entre os cistos (Fig. 44.9):

Tipo I (macrocítica) – com poucos cistos, grandes e irregulares, com diâmetro ao redor de 2cm.

Tipo II (microcítica) – com muitos cistos, pequenos, com diâmetro menor que 1cm.

Tipo III (adenomatoide) – sólida, com focos císticos não reconhecíveis por serem muito pequenos.

A malformação adenomatoide cística (MAC) origina-se do crescimento exagerado e desordenado dos bronquíolos terminais em relação aos alvéolos. É considerada uma displasia pulmonar.

Sua apresentação depende do tamanho das lesões: a) se pequenas, os sintomas respiratórios podem apare-

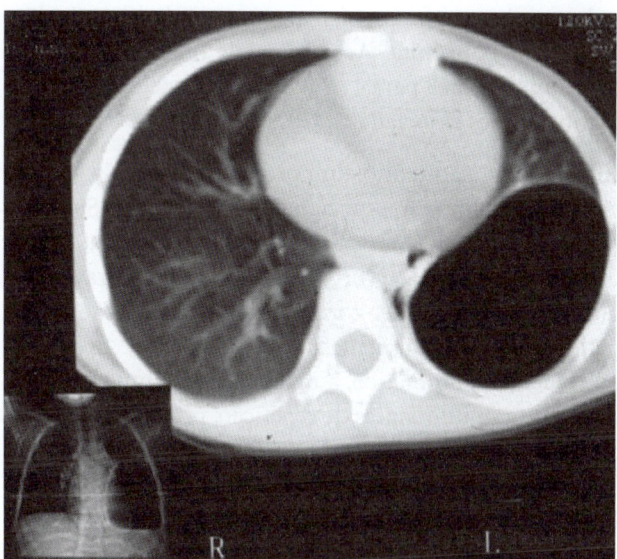

Figura 44.8 – Tomografia computadorizada de tórax: cisto broncogênico.

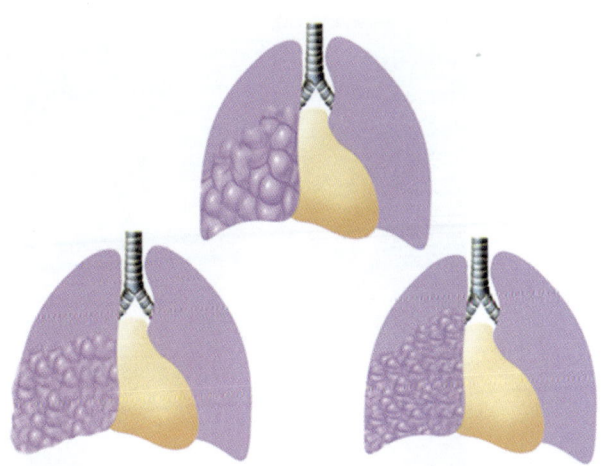

Figura 44.9 – Malformação adenomatoide cística.

cer vários anos após o nascimento; b) se grandes, os RN podem apresentar desconforto respiratório ou hidropisia fetal.

Em alguns casos, os cistos podem aumentar de volume por aeração e determinar insuficiência respiratória rapidamente progressiva.

O diagnóstico pré-natal pode ser feito a partir da 24ª semana de gestação pela US.

À US nota-se massa intrapulmonar radiotransparente com número variável de formações císticas e desvio mediastinal (Fig. 44.10). À tomografia computadorizada evidencia-se o aspecto em "queijo suíço" das lesões.

O tratamento consiste na ressecção do lobo comprometido, independentemente se assintomático ou não.

O prognóstico em geral é muito ruim, já que aproximadamente 25% dos casos são natimortos e a grande maioria dos RN não sobrevive. Após tratamento, o prognóstico dependerá da fração pulmonar funcionante, número de lobos acometidos e da presença ou não de hipoplasia pulmonar associada.

Enfisema lobar congênito[1,9,10]

Malformação que se caracteriza por uma hiperinsuflação uniforme de um ou mais lobos pulmonares. São mais frequentes nos lobos superior esquerdo (42%), lobo médio (35%) e lobo superior direito (21%). Pode estar associada a outras anomalias congênitas, sobretudo às malformações cardíacas.

A hiperinsuflação uniforme do lobo pulmonar se deve a alvéolos polinumerários, com 5 a 6 vezes a quantidade normal (teoria mais aceita atualmente), ou à deficiência da cartilagem na árvore traqueobrônquica, que provocaria um mecanismo valvular, aprisionando o ar no alvéolo com sua consequente hiperdistensão.

Apresenta-se como um desconforto respiratório que aumenta progressivamente nas primeiras horas ou até primeiras semanas de vida, na dependência do tempo em

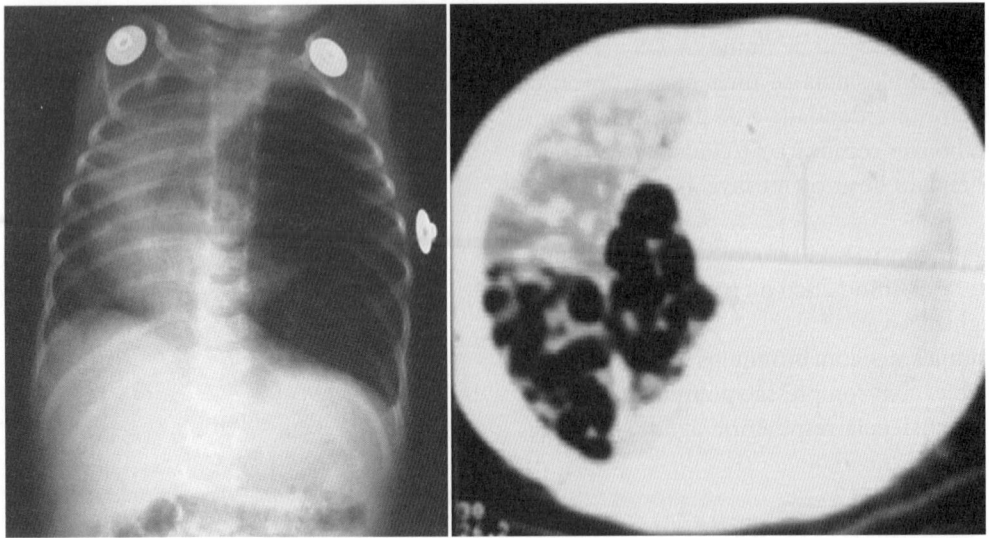

Figura 44.10 – Malformação adenomatoide cística. **A)** Radiografia simples de tórax. Massa radiotransparente extensa à esquerda. **B)** Tomografia computadorizada (imagem em "queijo suíço").

que o lobo demora até apresentar distensão crítica. Ao exame físico apresenta abaulamento do hemitórax acometido, *ictus cordis* desviado para o lado oposto e rebaixamento do diafragma.

A radiografia simples do tórax é o melhor exame subsidiário para o diagnóstico. O aspecto assemelha-se muito ao do pneumotórax hipertensivo, porém uma fina trabeculação nessa área e a compressão do lobo adjacente (vista na incidência anteroposterior) fazem o diferencial (Fig. 44.11).

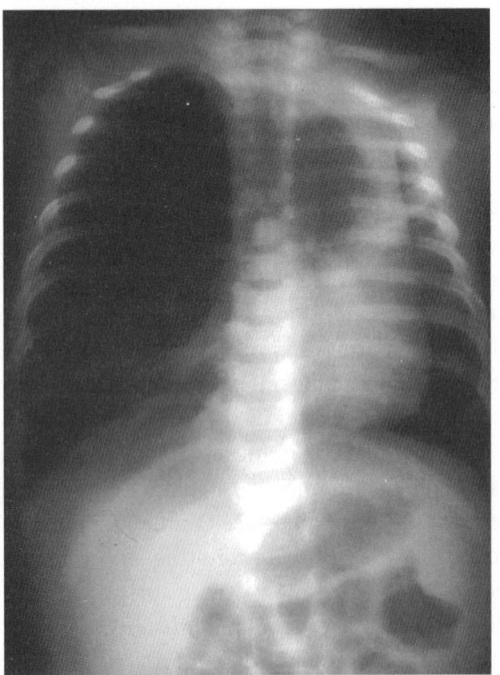

Figura 44.11 – Enfisema lobar congênito. Radiografia simples mostra hiperdistensão do lobo superior direito.

Ressecção cirúrgica do lobo acometido. Pode ser necessário intervenção cirúrgica de emergência se houver insuficiência respiratória aguda. Ótimo prognóstico após o tratamento cirúrgico.

Sequestro pulmonar[11]

Sequestro pulmonar é uma malformação congênita caracterizada por massa de tecido pulmonar não funcionante separada da árvore traqueobrônquica normal e vascularizada por uma artéria sistêmica anômala, comumente derivada da aorta abdominal, do tronco celíaco ou das artérias intercostais. Pode ser classificado em:

Extralobar – é o mais frequente. Tem sua própria pleura, drenagem venosa por uma veia anômala (não pela veia pulmonar) e está frequentemente associado à hérnia diafragmática congênita. Acomete mais o sexo masculino, na proporção de 3 para 1. Em quase metade dos casos há malformações associadas.

Intralobar – não tem pleura própria e localiza-se na região basal pulmonar, especialmente à esquerda. Sua drenagem é dada pela veia pulmonar, na maioria das vezes. Comunica-se com a árvore traqueobrônquica através dos poros de Kohn, o que o torna suscetível à infecção de repetição. Atinge igualmente ambos os sexos.

Quando sintomático, a manifestação clínica básica é de infecções pulmonares de repetição, principalmente no caso do sequestro pulmonar intralobar.

Podem ser achados de toracotomia, por exemplo, durante a correção de hérnia diafragmática. Pela radiografia revela-se massa triangular ou arredondada presente nos lobos inferiores. Para a confirmação do diagnóstico, pode-se fazer uso de aortografia, tomografia computadorizada com contraste por via intravenosa, angiorressonância e cintilografia pulmonar com análise da relação ventilação/perfusão.

Ressecção do tecido pulmonar sequestrado e, se não for possível, lobectomia do lobo afetado. Tem excelente prognóstico após o tratamento definitivo.

Malformações do diafragma

Hérnia de Bochdalek[12-16]

A hérnia diafragmática congênita (HDC) ou hérnia de Bochdalek é emergência médica no RN. A sobrevivência desses pacientes depende de diagnóstico precoce e de tratamento clínico apropriado já nos primeiros minutos de vida.

Consiste na passagem do conteúdo abdominal para o interior do tórax através de um orifício existente em diafragma malformado (forame de Bochdalek) (Fig. 44.12).

Esse orifício localiza-se mais comumente na região posterolateral esquerda e é resultado da falha no desenvolvimento e fusão dos elementos embrionários que dão origem ao diafragma.

É o defeito diafragmático mais grave e mais comum. A presença de alças intestinais no interior do tórax dificulta o desenvolvimento pulmonar causando alterações anatômicas (hipoplasia pulmonar) que comprometerão a ventilação pulmonar e causarão hipertensão pulmonar pós-natal. Pode levar a distúrbio respiratório progressivo no RN e à morte (Fig. 44.13).

A HDC acomete igualmente ambos os sexos. Tem incidência aproximada de 1 para 3.000 nascidos vivos.

Quando o defeito é pequeno, o quadro respiratório pode não ser intenso e prevalecer os sintomas digestivos

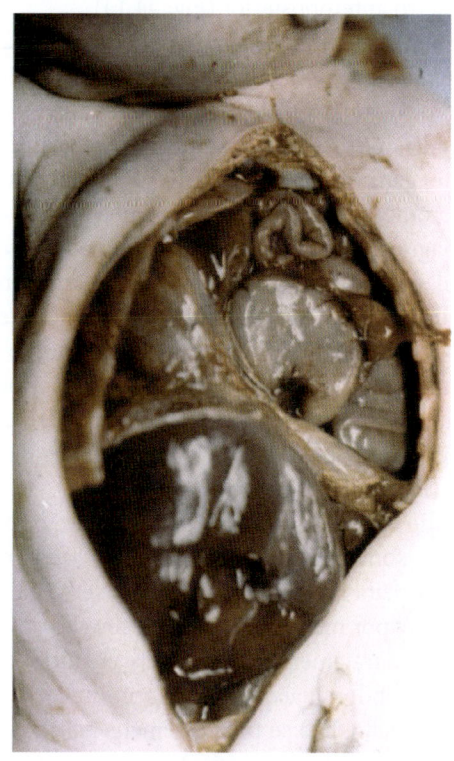

Figura 44.12 – Hérnia diafragmática.

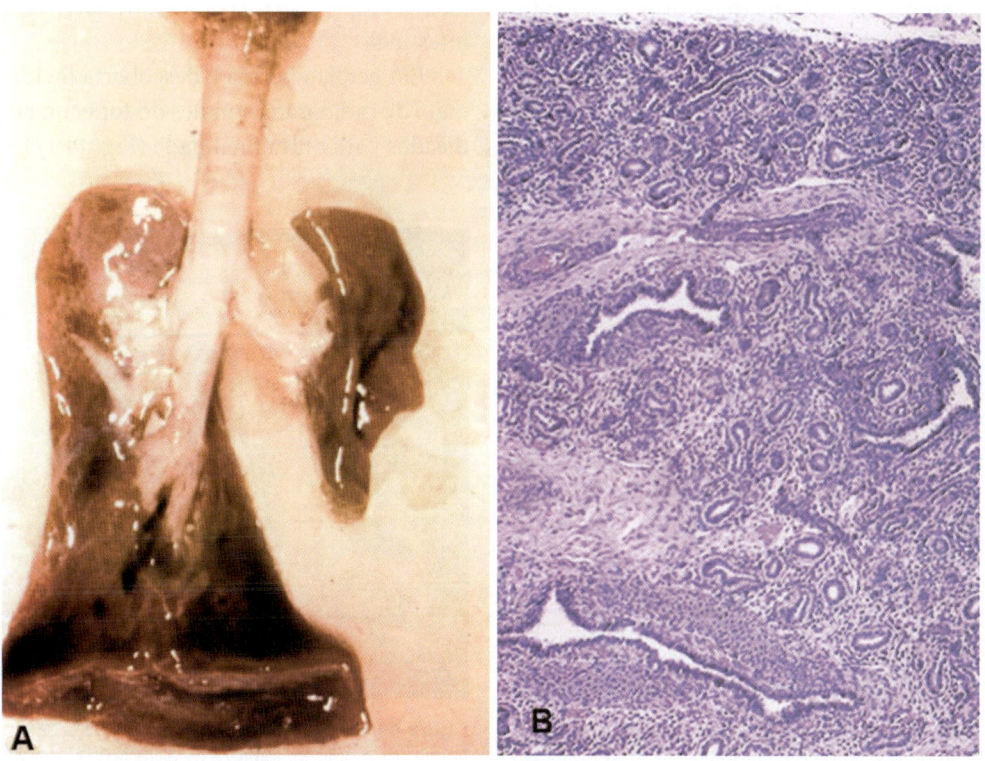

Figura 44.13 – A) Hipoplasia pulmonar. **B**) Fotomicrografia: poucos vasos com hipertrofia da camada muscular.

1265

como disfagia, vômitos e eventualmente constipação intestinal. Nas hérnias maiores, insuficiência respiratória grave pode instalar-se imediatamente após o nascimento. Nessas circunstâncias, observa-se desconforto respiratório, abdome escavado e tórax em "tonel" – aumento de seu diâmetro anteroposterior (Fig. 44.14).

Existem algumas anomalias que se associam à hérnia de Bochdalek, as principais são: hipoplasia pulmonar, vício de rotação, malformações do sistema nervoso central (anencefalia, hidrocefalia), malformações cardíacas, malformações geniturinárias, sequestro pulmonar e anormalidades cromossômicas como a trissomia do 13.

O diagnóstico da HDC deve ser feito por meio de US pré-natal, na qual pode ser encontrado polidrâmnio, vísceras abdominais localizadas no tórax, ausência de câmara gástrica no abdome e desvio do mediastino.

Quando o diagnóstico não é feito no período pré-natal, ao nascimento é suspeitado pelo quadro clínico e comprovado por meio de radiografia simples de tórax e abdome (Fig. 44.15).

Achado comum é o estômago dentro do tórax. Nessa condição, a sonda nasogástrica que foi passada imediatamente à suspeita do diagnóstico poderá ser vista no interior do tórax por meio de radiografia simples.

Embora o tratamento da HDC seja a redução cirúrgica do conteúdo abdominal que está presente no tórax e fechamento do defeito, não se trata de emergência cirúrgica. É aconselhável estabilizar o paciente nas primeiras 24 a 72 horas de vida. Preparo mais demorado pode ser necessário.

No pré-operatório deve-se utilizar sonda nasogástrica para descomprimir o trato digestório e permitir melhor ventilação pulmonar. Deve-se manter o paciente aquecido em incubadora. Nunca se deve ventilar com máscara, pois esta permite, além da ventilação pulmonar, a entrada de ar no esôfago, o que provoca disten-

são das alças intestinais intratorácicas, comprimindo os pulmões, desviando o mediastino contralateralmente, o que pode ser fatal. Durante a preparação pré-operatória são utilizados vasodilatadores pulmonares e antibioticoterapia profilática. A oximetria de pulso pré-ductal (aferida no membro superior direito) e a pós-ductal (aferida no membro superior esquerdo ou membros inferiores) oferecem dados importantes a respeito da intensidade do *shunt* direito-esquerdo causado pela hipertensão pulmonar.

O tratamento cirúrgico consiste em recolocar as alças no abdome e fechar o defeito diafragmático (Fig. 44.16). Tela de silicone pode ser utilizada para o fechamento de defeito muito grande.

Alguns pacientes passam bem nas primeiras 12-48 horas do pós-operatório ("período de lua de mel") e depois começam a apresentar cianose e desconforto respiratório devido à hipertensão pulmonar. Para esses pacientes, podem ser necessários alcalinização, oxigenação, suporte ventilatório e vasodilatador pulmonar (óxido nítrico, nitroglicerina, nitroprussiato).

A taxa de mortalidade pode chegar a cerca de 40%.

Hérnia de Morgagni[17]

O hiato de Morgagni corresponde a pequeno orifício retroesternal, próximo à linha média. Apesar de ser um defeito congênito, como não há prejuízo do desenvolvimento pulmonar, costuma manifestar-se mais tardiamente em criança de mais idade ou mesmo em adultos.

O cólon transverso é o que mais frequentemente hernia pelo hiato de Morgagni. A maioria é assintomática, mas a compressão do cólon pode determinar constipação intestinal.

Em geral, a hérnia é descoberta incidentalmente por meio de radiografia simples do tórax ou enema opaco indicados para outra finalidade (Fig. 44.17).

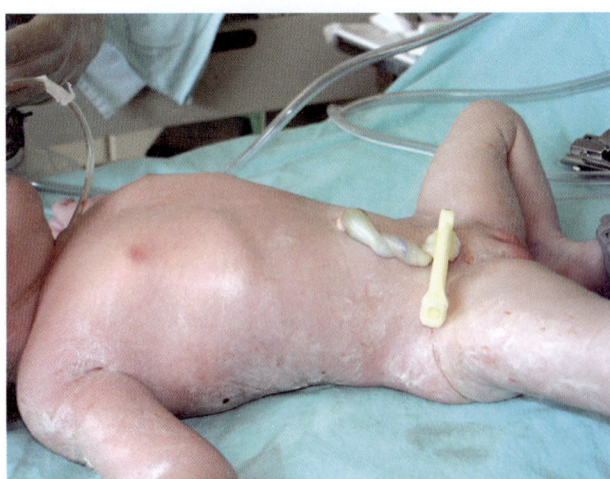

Figura 44.14 – Hérnia diafragmática congênita. Notar o abdome escavado e o aumento do diâmetro anteroposterior do tórax (tórax em tonel).

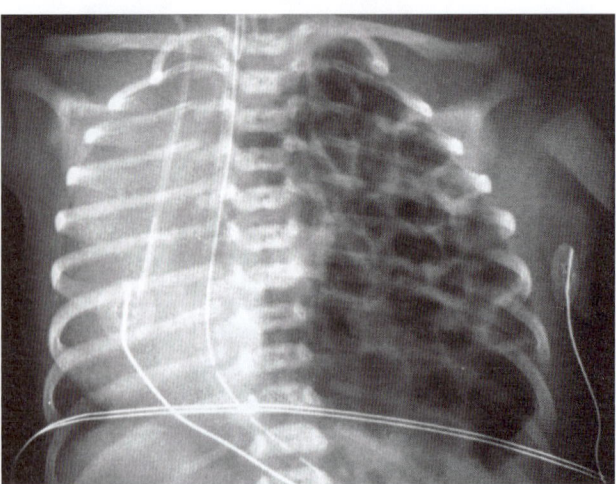

Figura 44.15 – Radiografia simples. Imagens gasosas poliédricas em hemitórax esquerdo. Pobreza de alças no abdome.

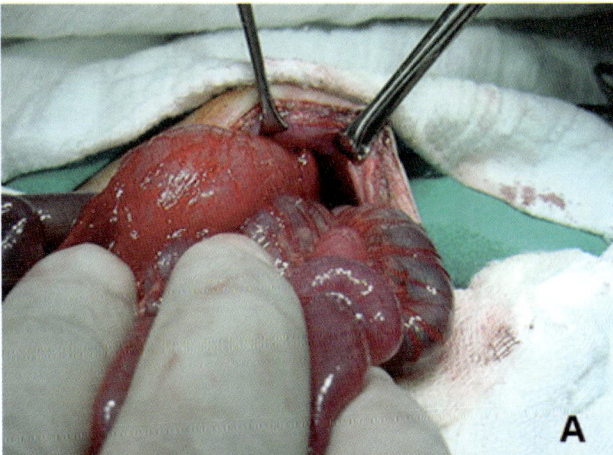
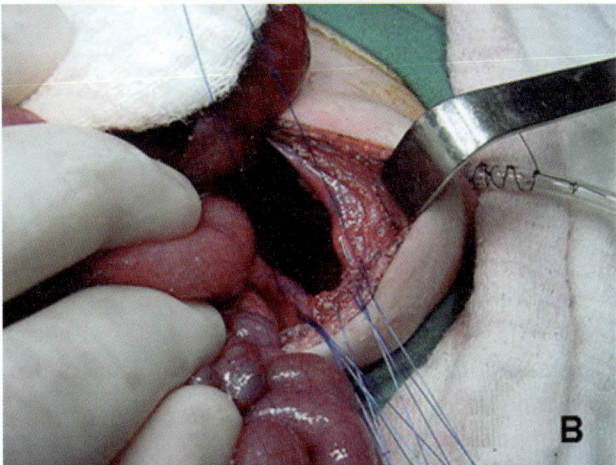
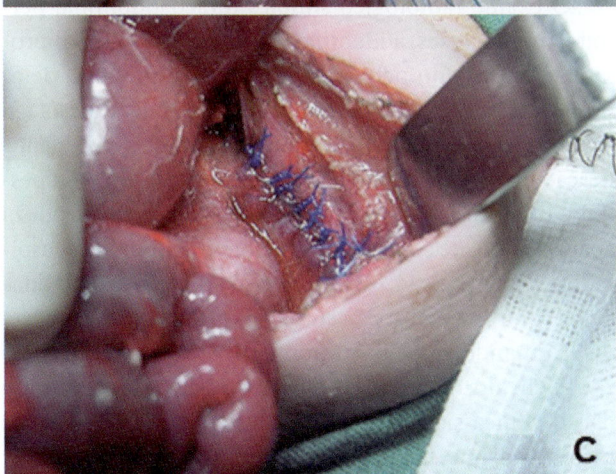

Figura 44.16 – A) Redução do conteúdo abdominal herniado. **B**) Fechamento do forame de Bochdalek. **C**) Defeito diafragmático fechado.

O tratamento é cirúrgico devido ao risco de encarceramento intestinal.

Eventração diafragmática[17]

A eventração diafragmática consiste na não muscularização do diafragma. Essa anormalidade provoca elevação anormal de parte ou de todo o diafragma. Quando o defeito é muito grande, pode apresentar fisiopatologia semelhante à hérnia de Bochdalek.

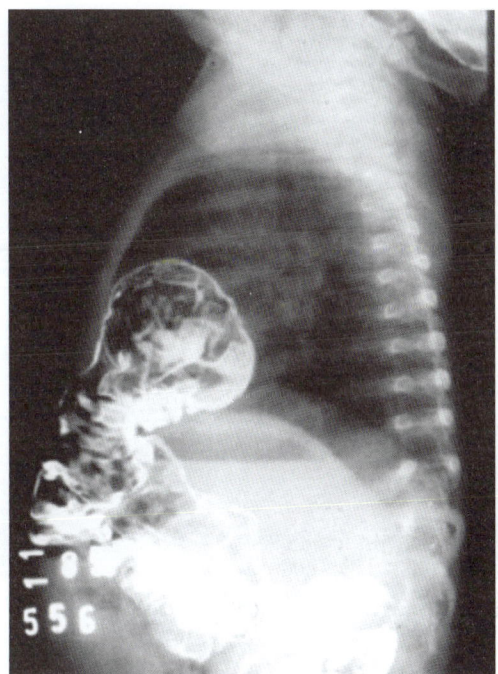

Figura 44.17 – Hérnia de Morgagni. Cólon transverso herniado pelo forame retroesternal.

A maioria dos pacientes é assintomática, e nesses casos não há indicação de correção cirúrgica. O quadro mais comum nos pacientes sintomáticos é a infecção pulmonar de repetição, a dispneia e a baixa reserva ventilatória aos esforços.

O diagnóstico é feito por meio da radiografia simples de tórax, da radioscopia ou da US (Fig. 44.18). Durante a ventilação, observa-se o movimento paradoxal do diafragma não muscularizado, ou seja, enquanto o hemidiafragma normal desce (inspiração) a eventração sobe, e vice-versa.

Quando o paciente é sintomático, o tratamento é cirúrgico por meio de toracotomia, fazendo pregueamento do diafragma com suturas.

AFECÇÕES CIRÚRGICAS DO ESÔFAGO

Várias anomalias esofágicas apresentam manifestação clínica no período neonatal.

Atresia do esôfago[1,18]

A atresia é a malformação mais comum do esôfago. Corresponde à interrupção da luz esofágica na sua porção torácica, com a falta de um segmento maior ou menor, sendo que, no seu tipo mais comum, o coto esofágico distal encontra-se fistulizado na traqueia (Fig. 44.19).

A incidência é de aproximadamente 1:4.500 nascidos vivos, com discreta predominância do sexo masculino.

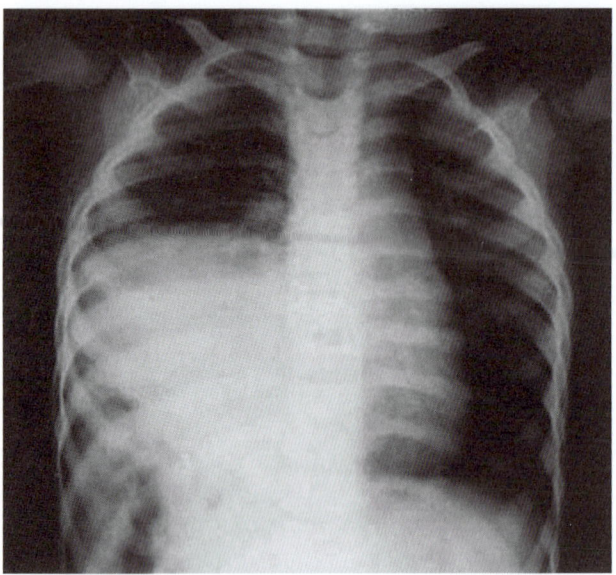

Figura 44.18 – Eventração diafragmática à direita.

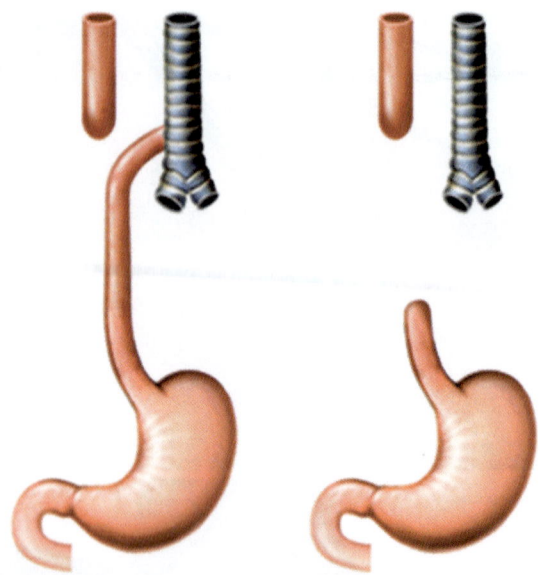

Figura 44.19 – Atresia do esôfago. **A**) Com fístula do coto distal com a traqueia (mais comum). **B**) Sem fístula.

Cerca de 35% dos RN com atresia do esôfago são prematuros.

Classificação anatômica – de maneira mais simplificada, a atresia do esôfago pode ser classificada como se segue:

- **Atresia do esôfago com fístula do esôfago distal na traqueia** – é a forma mais comum, representando aproximadamente 85% dos casos de atresia.
- **Atresia do esôfago sem fístula** – a segunda mais frequente (8%). Nessa condição, existe grande distância entre os cotos esofágicos, o que geralmente impossibilita a anastomose primária.
- **Atresia do esôfago com fístula do esôfago proximal na traqueia** – trata-se de doença rara.
- **Atresia do esôfago com fístula de ambos os cotos esofágicos na traqueia.**
- **Fístula traqueoesofágica sem atresia** – corresponde a aproximadamente 4% dos casos.

Quadro clínico – o sinal mais precoce da atresia do esôfago é o polidrâmnio, podendo ocorrer em até 80% dos casos de atresia sem fístula.

Após o nascimento, o RN apresenta salivação abundante que se exterioriza pela boca e pelo nariz. A aspiração dessa secreção associada ao refluxo gastroesofagotraqueal nos portadores de fístula determina pneumonia aspirativa e atelectasia pulmonar, caracterizadas pela presença de tosse, cianose, dispneia e sufocação à tentativa de alimentação.

Nos casos de atresia sem fístula, o quadro respiratório é menos intenso e de início mais tardio.

Diagnóstico – imediatamente após o nascimento, deve-se introduzir pela narina uma sonda nasogástrica calibrosa

(nº 8 ou nº 10), para testar a integridade da luz esofágica. À introdução da sonda, um obstáculo a aproximadamente 10cm da narina faz o diagnóstico da atresia do esôfago. Devem-se utilizar sondas calibrosas, pois as finas podem enrolar no interior do coto esofágico proximal dilatado e dar a impressão de que alcançou o estômago.

O exame radiológico simples toracoabdominal permite, muitas vezes, a identificação do coto esofágico proximal contrastado pelo ar, assim como a presença de ar no intestino delgado (demonstrando a fístula do esôfago distal na traqueia). Pode-se utilizar contraste para a identificação do coto esofágico proximal em fundo cego ou pesquisa de fístula do coto proximal, desde que se introduza apenas 0,5mL de contraste hidrossolúvel que deve ser aspirado a seguir (Fig. 44.20). A utilização de grande quantidade de contraste inabsorvível (bário) facilita sua aspiração, determinando grave pneumonia (baritose pulmonar).

Além do diagnóstico da atresia, deve-se fazer avaliação clínica sistêmica detalhada e com a utilização de métodos diagnósticos por imagem para identificar malformações congênitas associadas.

Um dos maiores problemas da atresia do esôfago é sua associação com outras malformações, podendo atingir uma frequência de 50 a 70%. Existe associação de malformações, particularmente comum (25% dos casos), conhecida como síndrome de Vacterl: **V** – anomalia **v**ertebral, **A** – anomalia **a**norretal, **C** – malformação **c**ardíaca, **TE** – fístula **t**raqueo**e**sofágica, **R** – malformações **r**enais e **L** – malformações em extremidades (*limb displasia*).

Tratamento – o tratamento adequado só pode ser obtido por meio da cooperação harmônica entre neonatologista,

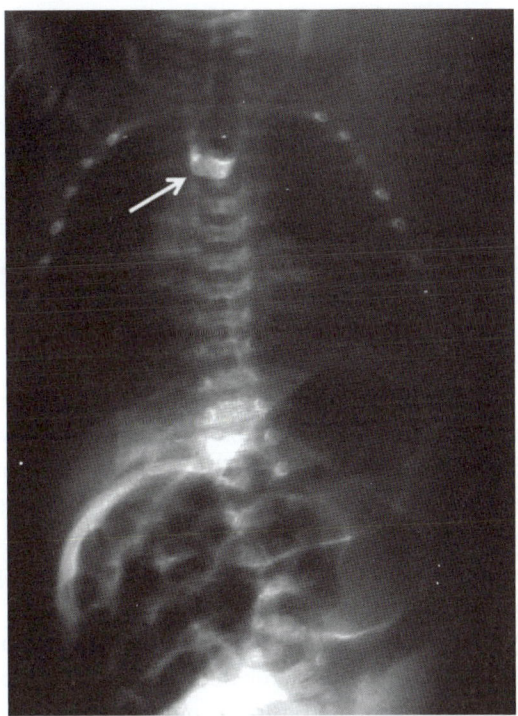

Figura 44.20 – Atresia do esôfago. Contraste mostra esôfago terminando em fundo cego. Ar no intestino delgado revela tratar-se de atresia do esôfago com fístula esofagotraqueal.

cirurgião pediatra, intensivista, anestesiologista, radiologista e enfermeira especializada.

O melhor tratamento da atresia do esôfago é a abordagem do defeito de forma definitiva e em tempo único.

O tratamento cirúrgico não é indicação de urgência, podendo aguardar algumas horas ou mesmo muitos dias para se obter melhor preparo desses pacientes e, portanto, diminuir o risco operatório.

Naturalmente, o tratamento definitivo dependerá do tipo anatômico de atresia e, sobretudo, da distância entre os cotos esofágicos.

Na atresia com fístula distal (mais comum), a distância entre os cotos costuma ser pequena e é comumente possível fazer anastomose primária após a ligadura e secção da fístula traqueoesofágica.

Na atresia sem fístula, a distância entre os cotos costuma ser grande, o que geralmente impossibilita a anastomose primária. Nesse caso, procede-se à esofagostomia cervical para impedir que a criança aspire saliva, e realiza-se gastrostomia para alimentação do paciente até o momento adequado de se fazer a cirurgia de susbtituição do esôfago, por volta do primeiro ano de vida.

As principais complicações do tratamento cirúrgico da atresia do esôfago são: fístula da anastomose, recanalização da fístula, estenose da anastomose, refluxo gastroesofágico, traqueomalacia, alterações do peristaltismo esofágico.

Fístula traqueoesofágica sem atresia[18]

A comunicação do esôfago com a traqueia sem atresia (fístula em "H") é afecção rara, correspondendo a aproximadamente 4% das anomalias esofágicas. Resulta de falha na embriogênese do esôfago, mais especificamente na sua separação da traqueia primitiva.

Anatomia do defeito – a fístula traqueoesofágica em "H" tem, em geral, poucos milímetros de diâmetro e de extensão. Localiza-se na face anterior do esôfago e caminha cranialmente até a face membranosa da traqueia (Fig. 44.21). Como a fístula tem implantação mais alta na traqueia do que no esôfago, a rigor, deveria ser chamada de fístula traqueoesofágica em "N". Localiza-se mais comumente no esôfago cervical ou no terço proximal do esôfago torácico. Devido à maior rigidez da parede traqueal, o orifício da fístula é mais facilmente visível pelo lado da traqueia.

Quadro clínico – de fato, o início e a intensidade dos sintomas estão na dependência do calibre da fístula e de sua obliquidade, podendo, portanto, manifestar-se mais tardiamente.

Os sintomas são predominantemente respiratórios, caracterizados por tosse, cianose e asfixia durante a ingestão de alimentos líquidos. Alimentos mais espessos provocam reação menos intensa. Infecções pulmonares de repetição são a regra. A distensão gástrica, associada à respiração forçada ou à tosse, favorece o aumento da pressão intraluminar do estômago e refluxo gástrico através da fístula.

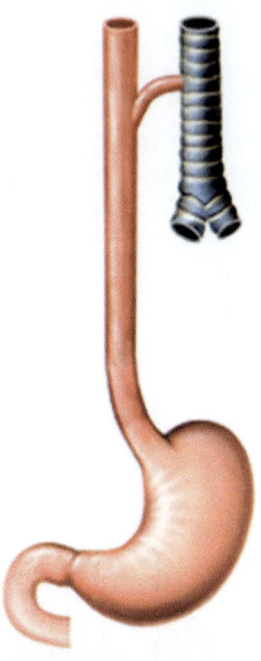

Figura 44.21 – Fístula traqueoesofágica sem atresia.

A alimentação por gavagem tende a diminuir substancialmente a sintomatologia.

Diagnóstico – o quadro clínico associado à prova da alimentação por gavagem sugere o diagnóstico de fístula em "H".

A confirmação radiológica do trajeto fistuloso é muito difícil. Deve-se introduzir contraste de baixa viscosidade através de sonda localizada no esôfago cervical e acompanhar o exame com radioscopia e intensificador de imagem (Fig. 44.22).

A esofagoscopia e a traqueoscopia também são de utilidade para se confirmar o diagnóstico, pois possibilitam identificação direta do orifício fistuloso, quer do lado esofágico, quer do lado traqueal.

Devido à dificuldade de se estabelecer o diagnóstico de certeza, o diagnóstico tardio é mais regra do que exceção.

Tratamento – o tratamento do defeito é sempre cirúrgico. A via de acesso depende da localização da fístula. As fístulas altas podem ser abordadas por cervicotomia esquerda, e as fístulas intratorácicas, por toracotomia direita.

Doença do refluxo gastroesofágico (DRGE)[1]

Corresponde ao refluxo de conteúdo gástrico para o interior do esôfago, que pode ou não ser exteriorizado na forma de vômito e/ou regurgitação.

Fisiopatologia – a barreira antirrefluxo é formada por fatores anatômicos e funcionais. Os fatores anatômicos são representados por hiato diafragmático, membrana frenoe-

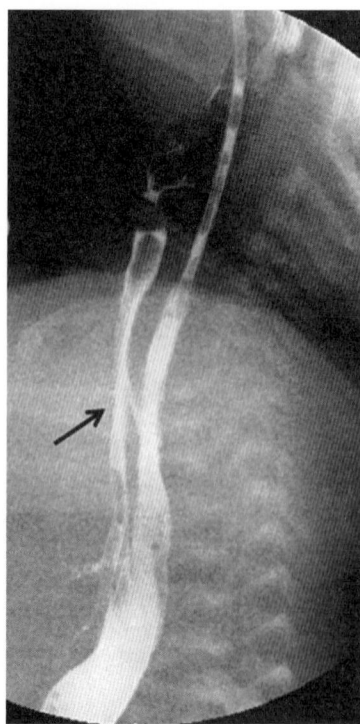

Figura 44.22 – Fístula traqueoesofágica: aspecto radiológico.

sofágica, ângulo de His (ângulo formado entre o esôfago e o fundo gástrico), mucosa gástrica na junção esofagogástrica. Os fatores fisiológicos consistem no esfíncter inferior do esôfago (conhecido como *zona de alta pressão*), no segmento de esôfago intra-abdominal, na diferença de pressões intra-abdominal e intratorácica e nos mediadores químicos como gastrina, prostaglandinas e catecolaminas.

O refluxo gastroesofágico é fisiológico e ocorre em grande parte das pessoas, sobretudo nos RN e nos lactentes. A disfunção do esfíncter esofágico, provavelmente por controle neurológico deficiente, é o principal mecanismo do refluxo patológico. A maioria dos refluxos ocorre porque há relaxamentos intermitentes, breves e completos do esfíncter. Na DRGE, a mucosa do esôfago fica exposta repetidas vezes ao íon hidrogênio, à pepsina, aos sais biliares e às enzimas pancreáticas, que prevalecem sobre os mecanismos de defesa locais, causando processo inflamatório na parede do órgão.

Alterações anatômicas, representadas principalmente pelas hérnias hiatais, também são causas frequentes de RGE na infância. O deslizamento do estômago para o interior do mediastino através de um hiato esofágico alargado é fator importante na ocorrência do refluxo patológico. Aumento na pressão intragástrica em pacientes com esvaziamento gástrico deficiente (estenose hipertrófica do piloro, obstruções duodenais, volvo gástrico) ou elevação da pressão abdominal podem ser responsáveis pelo aparecimento do RGE, que, nessas circunstâncias, são classificados como secundários.

Quadro clínico – a DRGE pode aparecer de duas formas: a) nos primeiros meses de vida, produzindo déficit nutricional, comprometendo o crescimento e o desenvolvimento. Deve-se à imaturidade do esfíncter inferior do esôfago e resolve espontaneamente até o 2º ano de vida. Associa-se a síndromes neurológicas; b) na criança de mais idade associada à hérnia hiatal.

Os sintomas mais comuns no lactente são: vômitos, déficit pôndero-estatural, pneumonia aspirativa de repetição e anemia. Uma complicação bastante temida é a *morte súbita* por laringoespasmo ou aspiração maciça do conteúdo gástrico durante o sono.

Na criança maior, em boa parte dos casos, o refluxo está associado à *hérnia de hiato*. Os sintomas são semelhantes aos do adulto: azia, regurgitação, sialorreia, disfagia, rouquidão, aspiração pulmonar e dor torácica.

Diagnóstico – deve ser suspeitado pela clínica e confirmado pelos exames subsidiários, cuja eficiência é maior quando utilizados de maneira associada.

O exame radiológico contrastado é essencial para a demonstração de alterações anatômicas, como a hérnia hiatal, além de investigar fatores que levem a esvaziamento gástrico deficiente (Fig. 44.23).

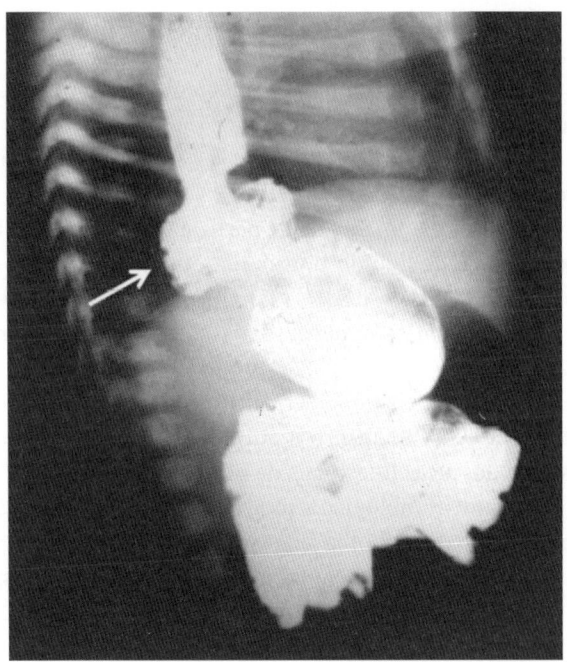

Figura 44.23 – Hérnia do hiato esofágico. Seta mostra parte do estômago no interior do tórax herniado através do hiato esofágico.

A endoscopia digestiva alta, com biópsia do esôfago distal, é o melhor método para avaliar os efeitos do refluxo sobre a mucosa esofágica (esofagite).

A cintilografia gástrica, realizada com tecnécio radiativo (Tc^{99}), é um método sensível, eficiente e não invasivo para detectar o refluxo. É capaz de demonstrá-lo mesmo em pacientes cujo exame radiológico não apresenta anormalidade.

A manometria esofágica, a pHmetria e a impedânciometria são métodos pouco utilizados no período neonatal.

Tratamento clínico – no período neonatal, a maior parte dos pacientes responde bem ao tratamento clínico, que consiste em decúbito elevado, fracionamento da mamada, antiácidos e procinéticos.

Tratamento cirúrgico – a indicação cirúrgica está baseada na presença de defeito anatômico evidente, como a hérnia hiatal, ou no insucesso do tratamento clínico, como vômitos persistentes, déficit de desenvolvimento pôndero-estatural, desnutrição grave, pneumonia aspirativa recorrente, hemorragia digestiva alta. A cirurgia consiste na fundoplicatura gástrica por via laparoscópica.

O êxito do tratamento cirúrgico depende da indicação criteriosa, devido à minuciosa investigação pré-operatória.

AFECÇÕES CIRÚRGICAS DO ESTÔMAGO

Com exceção da estenose hipertrófica do piloro, as afecções cirúrgicas do estômago são raras no período neonatal. Merecem citação a atresia pilórica, a duplicidade gástrica, as perfurações gástricas, além da estenose hipertrófica do piloro.

Atresia pilórica[19]

Provoca obstrução gástrica total. Manifesta-se por vômitos não biliosos. O diagnóstico é feito pela radiografia simples do abdome, que revela distensão gástrica e ausência de gases no intestino. O tratamento cirúrgico imediato está indicado.

Duplicidade gástrica[20]

As duplicidades gástricas são extremamente raras, quer junto à grande curvatura do órgão, quer como pequenos cistos junto ao piloro. Sua manifestação clínica no período neonatal também é rara.

Perfuração gástrica[21]

A perfuração do estômago pode ser causada por traumatismo de sonda nasogástrica ou por necrose isquêmica. Manifesta-se por distensão abdominal súbita e progressiva, com queda do estado geral e sepse precoce. O exame radiológico simples do abdome mostra pneumoperitônio. O tratamento cirúrgico de urgência é indicado para a correção da lesão.

Estenose hipertrófica do piloro[22]

A estenose hipertrófica do piloro (EHP) é uma doença patológica em que ocorre obstrução do canal pilórico devido à hipertrofia progressiva da camada circular da sua musculatura.

A incidência varia de 1:300 a 1:1.000 nascidos vivos. É mais comum no primogênito do sexo masculino. Sua causa é desconhecida.

O quadro clínico normalmente tem início na segunda semana de vida, com o aparecimento de vômitos não biliosos de caráter progressivo, que no começo são ocasionais e depois evoluem para vômitos em jato, após todas as mamadas. Os vômitos de repetição resultam em quadro de alcalose metabólica hipoclorêmica e hipocalêmica. A desidratação e a desnutrição instalam-se com a evolução do quadro.

Ao exame físico, nota-se hiperperistalse gástrica: ondas vigorosas, do quadrante superior esquerdo para o direito, conhecidas como *sinal de Kussmaul*, que podem ser observadas logo após a alimentação e se intensificam até a ocorrência do vômito. Em cerca de 80% dos casos, pode ser encontrado durante a palpação do abdome, um nódulo firme e móvel, do tamanho de uma azeitona, localizado no centro da região epigástrica ou no quadrante superior direito entre a margem costal e o umbigo. Essa tumoração corresponde ao piloro hipertrofiado e é conhecida como "oliva pilórica".

O diagnóstico clínico pode ser confirmado pela US (Fig. 44.24) e pelo exame radiológico contrastado (Fig. 44.25). Ambos revelarão canal pilórico alongado e fino, bem como hipertrofia do esfíncter pilórico.

O tratamento da EHP é cirúrgico, por meio da secção do músculo pilórico (piloromiotomia). Como não é procedimento de emergência, deve-se corrigir, no período pré-operatório, os desequilíbrios hidroeletrolítico e metabólico associados.

Os resultados da piloromiotomia são excelentes e raras as complicações pós-operatórias.

AFECÇÕES CIRÚRGICAS DO INTESTINO DELGADO

São afecções frequentes e bastante graves. Exigem, em geral, reparação cirúrgica precoce. Atualmente, graças à US pré-natal, muitas dessas malformações podem ser diagnosticadas antes do nascimento e seu tratamento adequado estabelecido de imediato. Quando o diagnóstico pré-natal não é possível, observam-se, na maioria das vezes, síndromes obstrutivas identificáveis por meio de vômitos biliosos, resíduo gástrico maior que 20mL e de aspecto bilioso, distensão abdominal e ausência ou retardo na eliminação de mecônio.

As principais malformações do intestino delgado são representadas por:

Obstrução duodenal[23]

As condições anatômicas que mais frequentemente determinam obstrução duodenal são: atresia duodenal, membrana duodenal, pâncreas anular e vício de rotação (banda de Ladd).

As obstruções duodenais ocorrem em aproximadamente 1:3.000 nascidos vivos.

Polidrâmnio materno pode ser um sinal pré-natal precoce de obstrução duodenal.

Ao nascimento, na sala de parto, à sondagem gástrica haverá saída de líquido bilioso em quantidade maior do que 20mL.

Vômitos biliosos desde o nascimento é o sintoma mais comum.

O diagnóstico pode ser feito no período pré-natal, quando à US se identifica o duodeno muito dilatado e o restante das alças intestinais de pequeno calibre.

O exame radiológico simples pós-natal revela o clássico sinal da dupla bolha (Fig. 44.26).

O tratamento não é uma urgência cirúrgica e consiste, inicialmente, da colocação de sonda nasogástrica. A reconstrução do trânsito deve ser feita após a correção do distúrbio hidroeletrolítico e metabólico que acompanha as obstruções digestivas altas.

Atresia intestinal[23]

O termo atresia intestinal refere-se à interrupção congênita total da luz intestinal.

São duas vezes mais frequentes do que as atresias duodenais.

O polidrâmnio é o primeiro sinal de alerta da atresia intestinal, o que permite, muitas vezes, a suspeita diagnóstica pré-natal da doença.

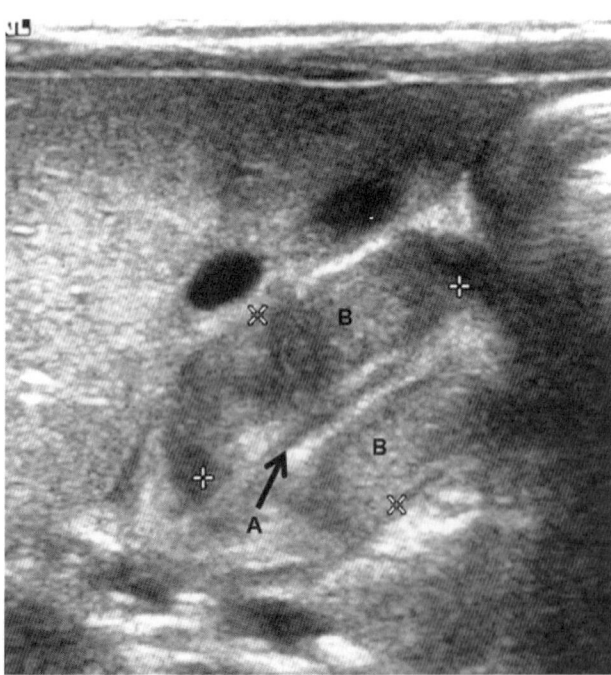

Figura 44.24 – Ultrassonografia na EHP. **A)** Canal pilórico fino e alongado. **B)** Musculatura pilórica hipertrofiada.

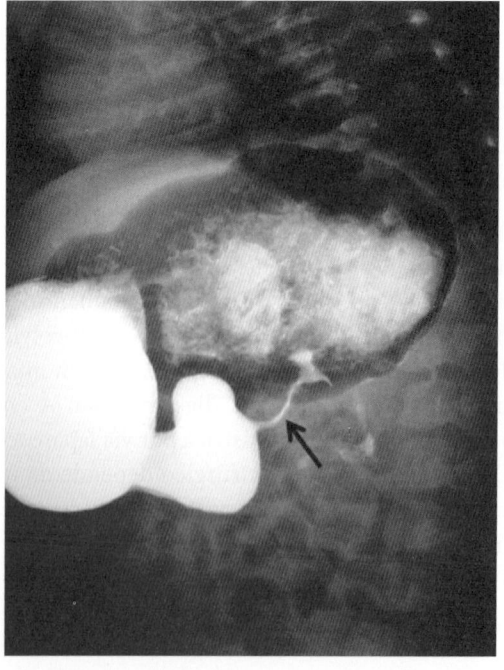

Figura 44.25 – Esofagoestomagoduodenografia (EED) na EHP mostrando canal pilórico fino e alongado.

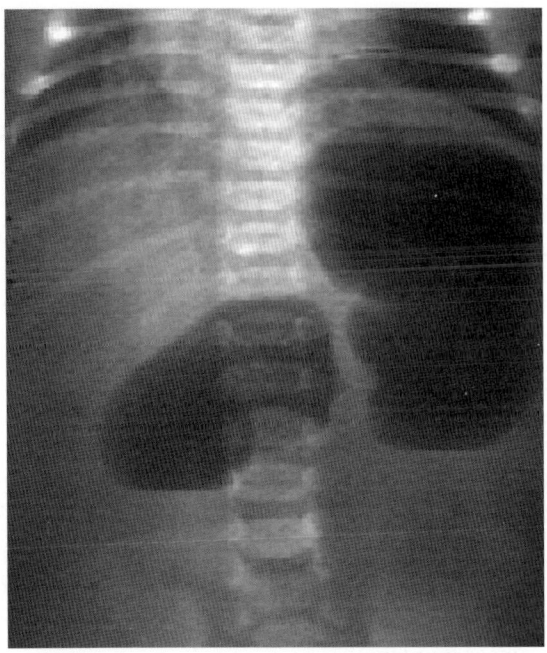

Figura 44.26 – Sinal da dupla bolha (obstrução duodenal).

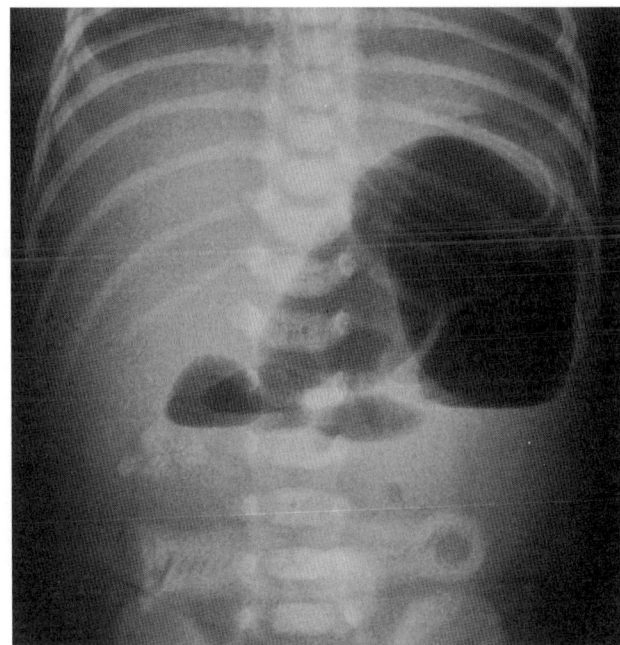

Figura 44.27 – Atresia de delgado – aspecto radiológico.

Ao nascimento, a presença de resíduo gástrico elevado (maior de 20mL) e de aspecto bilioso sugere obstrução do trato digestório. Vômitos biliosos seguidos de distensão abdominal e ausência de evacuação são achados frequentes.

O diagnóstico pode ser feito já no período pré-natal, na presença de polidrâmnio ou por meio da US fetal.

O exame radiológico simples de abdome mostrará alças dilatadas, com imagem em "pilhas de moedas" e nível hidroaéreo (Fig. 44.27).

Devem-se corrigir os desequilíbrios hidroeletrolítico e metabólico associados e, a seguir, indicar a correção cirúrgica.

Íleo meconial[1,23]

Corresponde a uma obstrução intraluminar do intestino delgado devido a mecônio anormalmente espesso, em crianças portadoras de mucoviscidose.

Ocorre mais na raça caucasiana. Corresponde a 18% das obstruções intestinais no período neonatal.

Há história familiar de mucoviscidose em 15% os casos. A manifestação clínica pode ser de obstrução intestinal ou sinais de peritonite.

O exame radiológico abdominal apresenta padrão obstrutivo. É característica a ausência de níveis hidroaéreos à radiografia ortostática, devido à alta viscosidade do conteúdo intraluminal. O cólon raramente é visível. Pneumoperitônio indica perfuração de alça. É possível, em alguns casos, observar o conteúdo de mecônio espesso no interior do íleo dilatado, assumindo um aspecto parecido com "bolhas de sabão" ou "miolo de pão", conhecidos como sinal de Neuhauser.

Inicia-se o tratamento com terapia hidroeletrolítica e antibioticoprofilaxia.

Para dissolver o muco espesso, pode-se realizar enema opaco hiperosmolar ou utilizar droga mucolítica por enema ou por sonda nasogástrica.

O tratamento cirúrgico é indicado nos casos complicados ou naqueles em que o enema falhou.

Peritonite meconial[1,24]

A peritonite meconial é uma peritonite asséptica, química e não bacteriana, produzida por perfuração intestinal antenatal.

A manifestação clínica é variada. Depende do momento embrionário em que ocorreu a perfuração. As perfurações mais precoces produzem aderências firmes e fibróticas entre as alças intestinais (peritonite adesiva). Já as perfurações mais tardias dão origem a pseudocistos meconiais com processo inflamatório mais evidente. Apresentam-se imediatamente após o nascimento, com distensão abdominal progressiva, coloração violácea e/ou edema da parede abdominal, por meio da qual poderá ser palpada alguma forma de massa abdominal. Nos casos de cistos encapsulados, que podem assumir grandes volumes, os vômitos são raros ou não ocorrem, pois o conteúdo intestinal deriva-se para o interior dos cistos.

O achado radiográfico da peritonite meconial é o padrão das obstruções intestinais acompanhado de calcificações.

O tratamento da peritonite meconial sintomática é cirúrgico e imediato. A cirurgia pode ser de difícil execução, devido às firmes aderências que unem as alças intestinais.

Duplicidade intestinal[25]

Trata-se de malformação congênita onde a luz do trato gastrintestinal está duplicada. Assume forma esférica ou tubular e pode comunicar-se ou não (70%) com a luz do intestino adjacente. As duplicidades podem ser encontradas da boca ao ânus, tendo como sede mais comum o íleo terminal.

Não há quadro clínico específico que permita o reconhecimento da doença. As diferentes apresentações anatomopatológicas explicam essa sintomatologia variada: dor abdominal, sangramento digestivo, tumor abdominal palpável e quadro de abdome agudo. Os pacientes são, habitualmente, submetidos à cirurgia com diagnóstico de obstrução intestinal, invaginação, hemorragia digestiva ou apendicite aguda.

A US pode ajudar na identificação do cisto ou duplicidade no abdome e é um dos métodos mais usados para esse diagnóstico.

Devido às diferentes localizações e conformações anatomopatológicas, o tratamento cirúrgico da duplicidade intestinal não pode ser padronizado. O procedimento cirúrgico deve eliminar o problema agudo e garantir a prevenção de problemas futuros sem ser excessivamente radical.

Divertículo de Meckel[26]

O divertículo de Meckel corresponde à persistência parcial de uma estrutura embrionária transitória denominada ducto vitelino (ou ducto onfalomesentérico) (Fig. 44.28).

O divertículo de Meckel está presente em aproximadamente 1,5% da população. É normalmente assintomá-

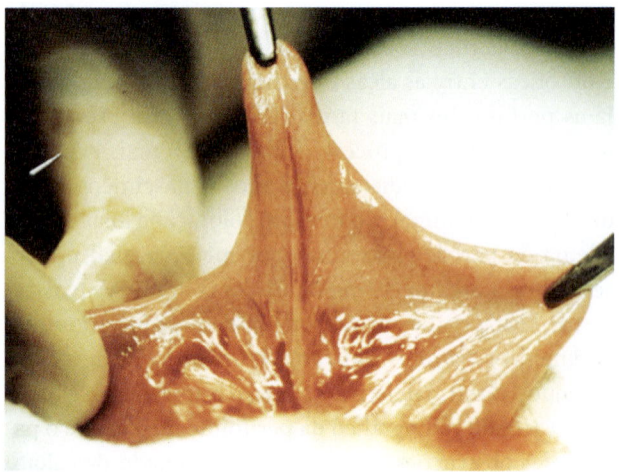

Figura 44.28 – Divertículo de Meckel.

tico e sua manifestação clínica está na dependência de suas complicações: hemorragia digestiva baixa, obstrução intestinal e diverticulite aguda.

O mapeamento com Tc[99] possibilita sua visualização quando houver mucosa gástrica ectópica secretante, porém é de baixa sensibilidade.

O diagnóstico pré-operatório do divertículo de Meckel apresenta dificuldades. Por vezes, é achado cirúrgico no tratamento de hemorragia digestiva incontrolável, por obstrução intestinal ou por diagnóstico de apendicite aguda.

Vício de rotação intestinal[27]

O vício de rotação intestinal corresponde a defeito embriológico na rotação e fixação do intestino que pode levar a complicações cirúrgicas em qualquer faixa etária.

Apesar de haver grande variedade de apresentações clínicas, as mais comuns são os volvos de delgado e as obstruções duodenais.

Os quadros de má rotação podem ser assintomáticos por toda a vida, levar à obstrução duodenal ou complicarem de forma catastrófica e repentina com volvo. O volvo leva à necrose intestinal por interrupção na sua perfusão, sendo, portanto, emergência cirúrgica. A criança apresenta vômitos biliosos, distensão abdominal, dor e sangramento gastrintestinal. O choque e a sepse aparecem rapidamente.

O quadro clínico de obstrução intestinal com evolução cataclísmica sugere o diagnóstico. Toxemia grave, febre e choque aparecem precocemente.

A radiografia simples de abdome mostra padrão obstrutivo com ou sem sinais de sofrimento de alças.

O tratamento cirúrgico precoce visa evitar necrose intestinal extensa que determina síndrome do intestino curto.

AFECÇÕES CIRÚRGICAS DO INTESTINO GROSSO

Síndrome da rolha meconial[24]

Por síndrome da rolha meconial se entende um quadro de obstrução intestinal baixa, em que o cólon terminal fica preenchido por uma verdadeira rolha de mecônio espesso, de difícil eliminação. Admite-se ocorrer hipomotilidade do cólon, que levaria à maior absorção de água e ao espessamento do mecônio. A sintomatologia compreende distensão abdominal e falta da eliminação de mecônio, com vômitos ocasionais.

A radiografia simples do abdome revela distensão generalizada das alças intestinais, enquanto o enema contrastado indica falha de enchimento do cólon esquerdo que se apresenta de pequeno calibre.

O próprio enema, feito para fins diagnósticos, tem finalidade terapêutica. Após a eliminação da rolha meconial, a evacuação se processa normalmente, embora, ocasionalmente, possa ser necessária a aplicação de novos enemas com soro fisiológico. O diagnóstico diferencial principal deve ser feito com a aganglionose intestinal, por meio da biópsia retal de sucção.

Não há indicação de tratamento cirúrgico.

Megacólon congênito[24,28]

Megacólon congênito (MC) é uma doença caracterizada pelo aumento exagerado nas dimensões do cólon ou íleo, secundário à obstrução intestinal funcional devido a distúrbio de inervação do intestino distal.

A ausência de células ganglionares parassimpáticas faz com que o intestino distal à dilatação seja incapaz de fazer progredir o bolo fecal. O megacólon congênito é também chamado de doença de Hirschsprung, megacólon aganglionar, doença aganglionar dos cólons ou ainda aganglionose intestinal congênita.

Incidência de 1:5.000 RN vivos, sendo mais frequente no sexo masculino, na proporção de 4 para 1.

A extensão da zona aganglionar pode ser maior ou menor, caracterizando diferentes tipos de megacólon: *curto* (zona aganglionar abaixo da reflexão peritoneal); *longo* ou *clássico* (a zona aganglionar inicia-se na região de transição do sigmoide com o reto – 75% dos casos); *total* (todo o cólon é aganglionar – 2% dos casos).

A apresentação clínica do MC pode ser muito variada, podendo manifestar-se no período neonatal ou na criança maior.

Os MC de segmento longo e total tendem a manifestar-se no RN e lactente, por meio dos seguintes sintomas: retardo na eliminação de mecônio nas primeiras 24 horas, parada de eliminação de gases e fezes; distensão abdominal; vômitos; desequilíbrio hidroeletrolítico grave; toque retal com deflação explosiva de gases e fezes. A colite grave associada ao MC é conhecida como *megacólon tóxico*. Do ponto de vista anatomopatológico, corresponde à necrose isquêmica da mucosa, que pode evoluir para perfuração intestinal, abscessos pericólicos, sepse e óbito. O paciente apresenta quadro de abdome agudo obstrutivo caracterizado por distensão abdominal, náuseas, vômitos, febre e desequilíbrio hidroeletrolítico progressivos.

Os MC de segmento curto apresentam sintomas mais tardiamente, em geral após os 2 anos de idade: obstipação progressiva de dias e semanas, distensão abdominal (Fig. 44.29), palpação do cólon dilatado, fecaloma palpável no abdome e sentido ao toque retal.

O diagnóstico do megacólon congênito é clínico, radiológico, manométrico e, sobretudo, anatomopatológico, quer pela pesquisa das células ganglionares por hematoxilina-eosina, quer pela sua atividade imuno-histoquímica.

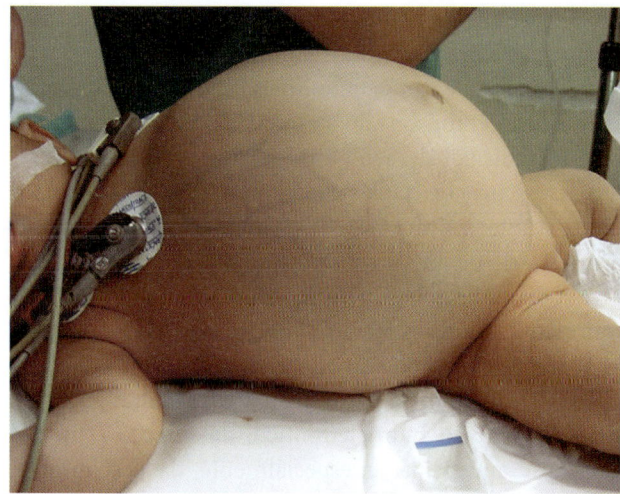

Figura 44.29 – Megacólon congênito. Notar a pronunciada distensão abdominal.

O exame radiológico simples mostra grande dilatação do cólon. O enema baritado mostra, além da dilatação colônica, a extensão do segmento aganglionar estreitado e o cone de transição característico da doença (Fig. 44.30).

A manometria anorretal visa pesquisar o reflexo retoesfincteriano que corresponde à queda da pressão do esfíncter interno do ânus, toda vez que houver distensão da ampola retal. Esse reflexo está ausente nos portadores

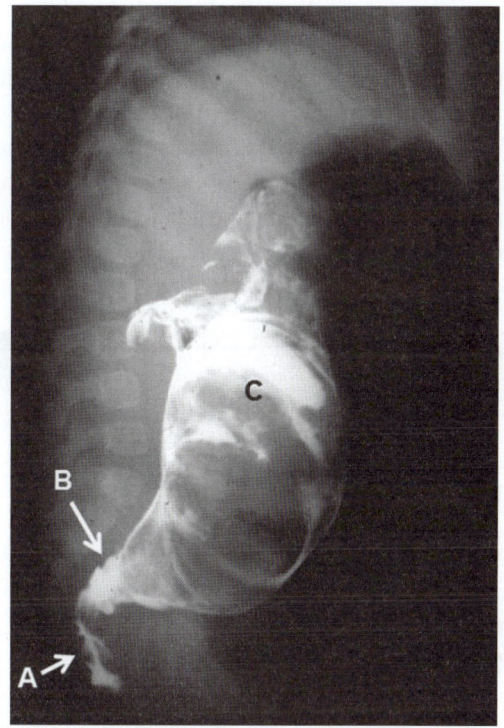

Figura 44.30 – Enema opaco em paciente com megacólon congênito. A = segmento aganglionar; B = cone de transição; C = cólon dilatado (ganglionar).

de megacólon congênito e presente em outras causas de obstipação e nos indivíduos normais.

A biópsia de parede intestinal corada por hematoxilina-eosina, demonstrando ausência de células ganglionares, é o principal elemento diagnóstico.

A ausência de células ganglionares no intestino associa-se à intensa atividade da enzima acetilcolinesterase, ao contrário de outras causas de obstipação.

Pode ser detectada pelo processamento imuno-histoquímico de biópsias, corando os grossos troncos nervosos característicos da aganglionose.

O tratamento do megacólon tóxico inclui correção do desequilíbrio hidroeletrolítico, da infecção (metronidazol e amicacina) e, especialmente, da descompressão do cólon por meio de uma sonda retal calibrosa. Se à sondagem retal não se obtiver o êxito desejado, que é a melhora da distensão abdominal e do quadro tóxico, utiliza-se colostomia ou ileostomia, na dependência da extensão da aganglionose.

O tratamento definitivo do megacólon consiste na ressecção do segmento aganglionar e abaixamento do cólon ganglionar.

Anomalias anorretais[1,24]

Denominam-se anomalias anorretais (AAR) defeitos congênitos do ânus e reto que podem apresentar-se de diversas formas.

A incidência está em torno de 1:4.000 nascidos vivos.

A malformação é muito variada, podendo faltar uma porção maior (anomalias altas) ou menor (anomalias baixas) do reto e canal anal. Defeitos sacrais, de glúteos e do trato geniturinário são frequentemente associados, sobretudo nas anomalias altas.

Várias tentativas de classificar as AAR foram tentadas, levando em consideração o segmento ausente e a presença de fístula, quer com o trato urinário no homem ou genital na mulher.

O espectro de malformações é grande, sendo o exame físico muito variado.

A inspeção do períneo pode revelar ânus ausente, estenosado ou mal posicionado, assim como aberturas externas (com ou sem saída de mecônio) representando as fístulas (Fig. 44.31).

Deve-se estar atento para o fato de que, ao se observar um ânus de aspecto normal, resta ainda se certificar se o reto é pérvio. O diagnóstico de eventual atresia retal pode ser descartado com a introdução delicada de sonda retal calibrosa na extensão de aproximadamente 3cm, procedimento que deve ser sempre realizado rotineiramente na sala de parto.

Pregas glúteas mal definidas ou ausência de depressão anal, geralmente, caracterizam as AAR altas (Fig. 44.32).

Lembrar que a saída de mecônio pode demorar cerca de 16 a 24 horas para ocorrer, sendo prudente aguardar tal período para a decisão diagnóstica e intervencionista.

A inspeção anal e a perineal são de grande importância para o diagnóstico de anomalias anorretais. É importante verificar: sulco interglúteo, impressão anal, se o ânus é perfurado, se há fístula retoperineal e se há eliminação de mecônio pela uretra.

Em casos de imperfuração anal sem fístula, ou seja, sem orifício fistuloso visível e sem eliminação de mecônio pela uretra (meninos) ou vagina (meninas), é necessário o uso do invertograma (técnica de Wangesteen e Rice), que permite aferir a distância entre o coto retal e a pele perineal marcada com material radiopaco (Fig. 44.33).

Distância inferior a 1cm corresponde à AAR mais baixa e que dispensa a realização de colostomia. Distância maior do que 1cm indica tratar-se de AAR mais alta e que necessita de colostomia prévia à abordagem perineal (Fig. 44.34).

Pesquisa de malformações do trato urinário, sacro e coluna lombar, trato gastrintestinal e cardiovascular deve preceder a decisão pelo tratamento cirúrgico.

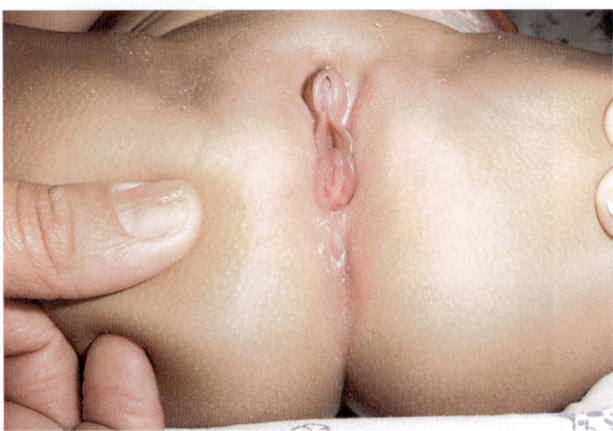

Figura 44.31 – Anomalia anorretal no sexo feminino.

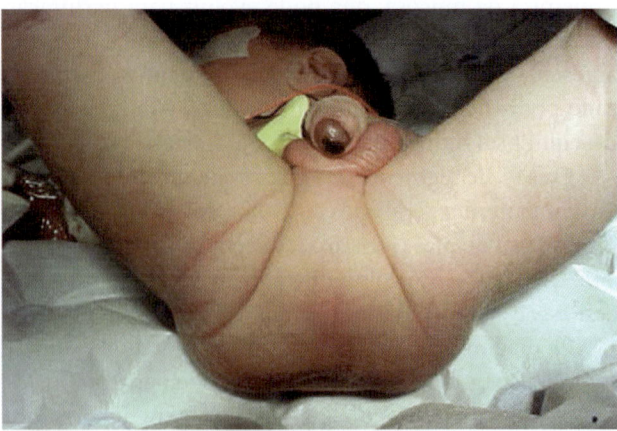

Figura 44.32 – Anomalia anorretal. Notar a ausência de sulco interglúteo e a saída de mecônio pela uretra.

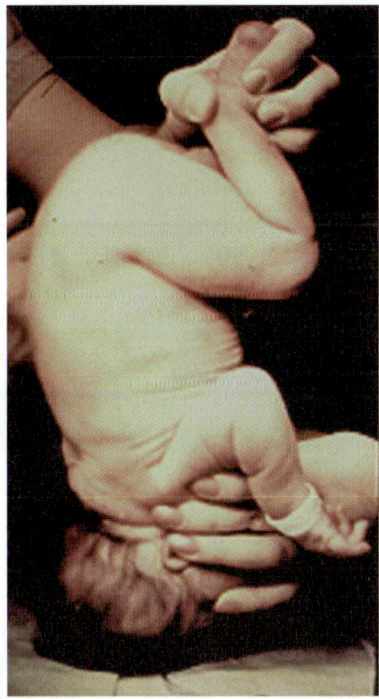

Figura 44.33 – Invertograma: técnica de Wangesteen e Rice.

É fundamental estudo anatômico detalhado do defeito, pois dele depende o planejamento cirúrgico correto. As anomalias baixas podem ser prontamente corrigidas por meio de cirurgia, chamada proctoplastia. As anomalias altas devem ser tratadas com colostomia no período neonatal e posterior intervenção cirúrgica definitiva.

Os resultados são variáveis e vão depender de uma série de fatores, como tipo de AAR, presença de anomalias sacrais e, naturalmente, experiência do cirurgião.

AFECÇÕES CIRÚRGICAS DA PAREDE ABDOMINAL

Afecções da região umbilical

As afecções da região umbilical decorrem de malformações congênitas da parede abdominal, do trato digestório, do trato urinário ou representam processo infeccioso do funículo umbilical ou da ferida resultante de sua queda.

Granuloma umbilical[29]

As infecções superficiais (onfalites superficiais) podem dar origem a um tecido de granulação exuberante, conhecido como granuloma umbilical. Apresenta-se como pequena tumoração avermelhada, de superfície levemente granulosa, úmida, raramente maior que o tamanho de uma ervilha (Fig. 44.35). Seu tratamento consiste em cauterizações com nitrato de prata a 1% ou ressecção com bisturi elétrico.

Onfalite[29]

As infecções profundas (onfalites profundas) formam os abscessos umbilicais que devem ser tratados precocemente por drenagem cirúrgica. Podem propagar-se por via linfática, hematogênica ou ainda ao longo das artérias e veias umbilicais, com possíveis flegmões de parede abdominal, abscessos à distância, peritonite, abscessos hepáticos e sepse.

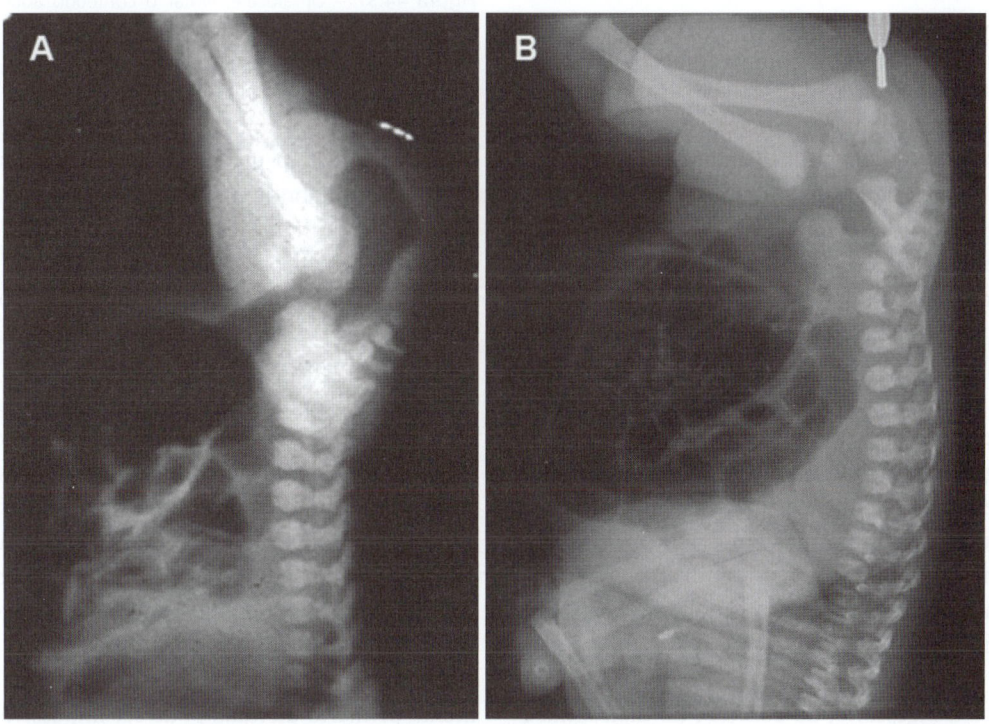

Figura 44.34 – Invertograma. **A**) Anomalia anorretal baixa. **B**) Anomalia anorretal alta.

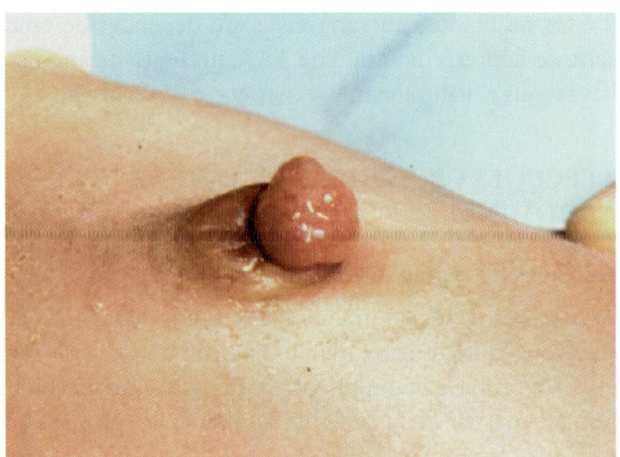

Figura 44.35 – Granuloma umbilical.

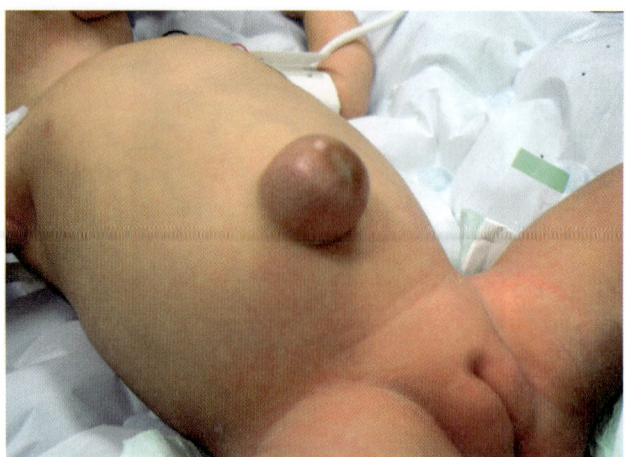

Figura 44.36 – Hérnia umbilical.

Umbigo cutâneo[1]

Ocorre avanço exagerado de pele sobre o funículo umbilical. O umbigo torna-se exuberante, saliente, mas, diferentemente da hérnia umbilical, a aponeurose encontra-se fechada. Sua correção tem apenas interesse estético.

Hérnia umbilical[1,8]

Decorre da falta do fechamento adequado da aponeurose na cicatriz umbilical. Apresenta-se como abaulamento umbilical aos esforços, redutível, indolor e revestida por pele íntegra. Palpa-se facilmente o orifício da aponeurose (Fig. 44.36).

Devido à tendência de cura espontânea até o fim dos dois primeiros anos de vida, não há indicação de tratamento cirúrgico nesse período, salvo em ocasiões especiais.

Anomalias da parede abdominal

Onfalocele[1,8,24]

As onfaloceles representam grave defeito da parede abdominal anterior, cujos constituintes cutâneos e músculos aponeuróticos são falhos e substituídos por fina membrana amnioticoperitoneal, no vértice da qual se insere o funículo umbilical.

As onfaloceles apresentam-se como abaulamentos de tamanhos variáveis, alcançando em alguns casos até 10cm em sua base, revestidas por membrana transparente, através da qual são visíveis as vísceras (Fig. 44.37). As onfaloceles pequenas normalmente contêm alças do intestino delgado e as maiores também o fígado. A membrana de revestimento é fina e avascular, o que a predispõe a infecção ou ruptura.

Associam-se frequentemente a síndromes, como a de Beckwith-Wiedemann (gigantismo, macroglossia, onfalocele ou hérnia umbilical e hiperplasia das células pancreáticas) e trissomias (13, 18 e 21). Malformações isoladas do trato digestório, do coração, do diafragma e do trato urinário podem estar presentes.

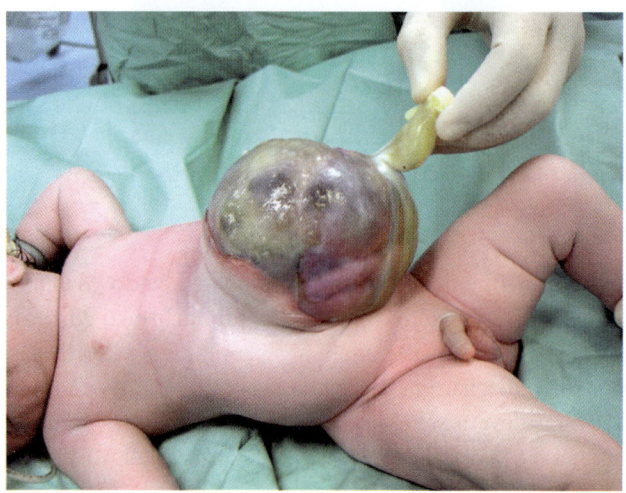

Figura 44.37 – Onfalocele. Notar o conteúdo abdominal revestido pela membrana amnioticoperitoneal e o funículo umbilical inserindo-se no vértice do defeito.

O diagnóstico pré-natal é facilmente realizado por meio da ultrassonografia e da elevação dos níveis de alfafetoproteína materna. Quando do nascimento, o diagnóstico é clínico pela simples inspeção. É fundamental a pesquisa cuidadosa de malformações associadas assim que o paciente estiver clinicamente estabilizado.

O tratamento das onfaloceles pode ser cirúrgico ou conservador. Logo após o nascimento, a membrana deve ser coberta por compressas úmidas, aquecidas e estéreis (Fig. 44.38). A utilização de sonda nasogástrica é recomendável, a fim de se evitar a distensão do trato digestório. Deve-se manter o RN aquecido em incubadora, com hidratação por via intravenosa e antibioticoterapia.

Nos pequenos e médios defeitos, a ressecção da membrana e o fechamento da parede por planos são possíveis sem maiores dificuldades. Nos grandes defeitos, o fechamento primário da lesão pode ser impossível, por acarretarem grande aumento da pressão intra-abdominal, com

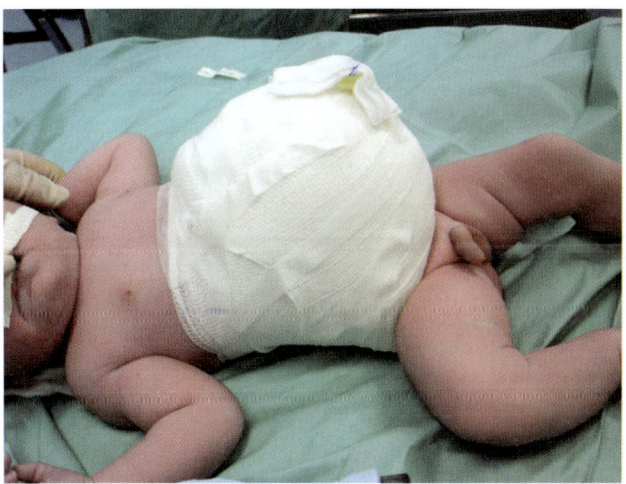

Figura 44.38 – Onfalocele – proteção do defeito com compressas úmidas, mornas e estéreis, seguida de enfaixamento.

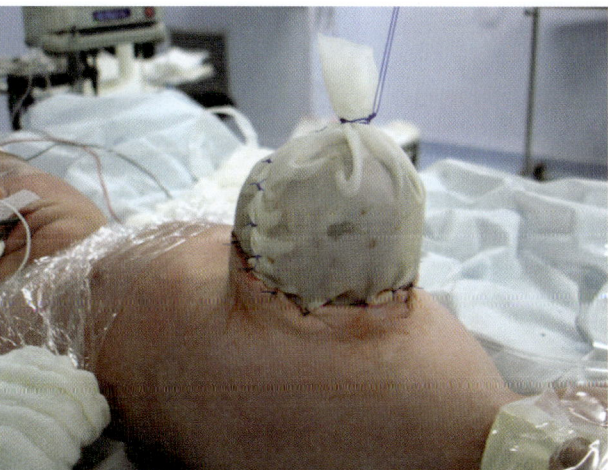

Figura 44.39 – Onfalocele: técnica do Silo.

elevação do diafragma e consequentes alterações respiratórias, interferência com o retorno venoso ao coração e diminuição do fluxo da artéria renal. Para se evitar tais problemas, a correção do defeito é feita de forma estadiada. O defeito é revestido por uma tela de silicone suturado à borda do defeito (técnica do Silo), dentro da qual ficam armazenadas as vísceras herniadas. Em alguns dias, as vísceras vão sendo reduzidas lenta, gradual e progressivamente para o interior da cavidade abdominal, até que seja possível o fechamento do defeito da parede (Fig. 44.39).

Em pacientes muito graves nos quais o tratamento cirúrgico pode representar grande risco (prematuridade, complicações respiratórias, onfaloceles gigantes ou associação com outras anomalias graves), indica-se o tratamento conservador. Aplica-se diariamente sobre a membrana intacta solução antisséptica (clorexidina), para evitar contaminação bacteriana. Lentamente a pele vai avançando sobre a membrana até recobri-la completamente. A grande hérnia ventral resultante será corrigida no futuro.

Gastrosquise[1,8,24]

Constitui em um orifício na parede abdominal, de menor diâmetro do que a onfalocele, localizado lateralmente e quase sempre à direita do funículo umbilical normal. Não há membrana revestindo as alças, que se encontram evisceradas. Devido ao contato com o líquido amniótico, as alças ficam inflamadas e, como consequência, tornam-se encurtadas, espessas e aderidas entre si. As atresias e os vícios de rotação intestinais podem estar associados. Malformações de outros órgãos e sistemas são muito menos frequentes do que na onfalocele.

O diagnóstico pré-natal dessa anomalia pode ser feito pela US, em associação com a determinação de níveis elevados de alfafetoproteína materna.

O exame físico do RN define o diagnóstico pela simples inspeção do defeito da parede abdominal e das alças intestinais evisceradas (Fig. 44.40).

Seu tratamento deve ser imediatamente instituído por meio do fechamento primário do defeito. Se a redução primária das alças determinarem aumento significativo da pressão intraperitoneal, opta-se pelo fechamento estadiado (técnica do Silo) já descrito para onfalocele.

Anomalias do ducto onfalomesentérico[24]

Resultam da persistência total ou parcial do ducto vitelino (ou ducto onfalomesentérico). Didaticamente, são divididas de acordo com a extensão em:

Persistência total (fístula enteroumbilical) – há um trajeto fistuloso entre o íleo e o umbigo.

A manifestação clínica mais comum é a descarga de muco e fezes pela cicatriz umbilical. Pode ser causa de obstrução intestinal por funcionar como uma brida.

O exame local revela orifício no fundo da ferida umbilical acompanhado de pequeno nódulo com aspecto de mucosa intestinal – pólipo umbilical (Fig. 44.41).

A confirmação diagnóstica pode ser feita pela cateterização do orifício e injeção de contraste radiopaco que mostrará, à radiografia, a contrastação de alças intestinais (Fig. 44.42). O mesmo procedimento pode ser feito infundindo pela fístula soro fisiológico e acompanhando com US sua progressão para o interior de uma alça intestinal.

O tratamento compreende a ressecção do trajeto fistuloso ao diagnóstico.

Persistência parcial proximal – a persistência proximal é responsável pela presença do divertículo de Meckel.

Persistência parcial intermédia – dá origem ao cisto vitelino, acolado internamente à cicatriz umbilical, não

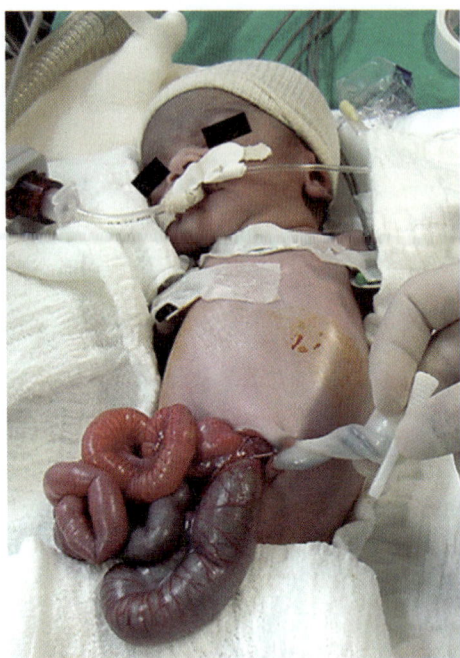

Figura 44.40 – Gastrosquise. Alças intestinais exteriorizadas por defeito paraumbilical à direita. Notar o funículo umbilical de implantação normal.

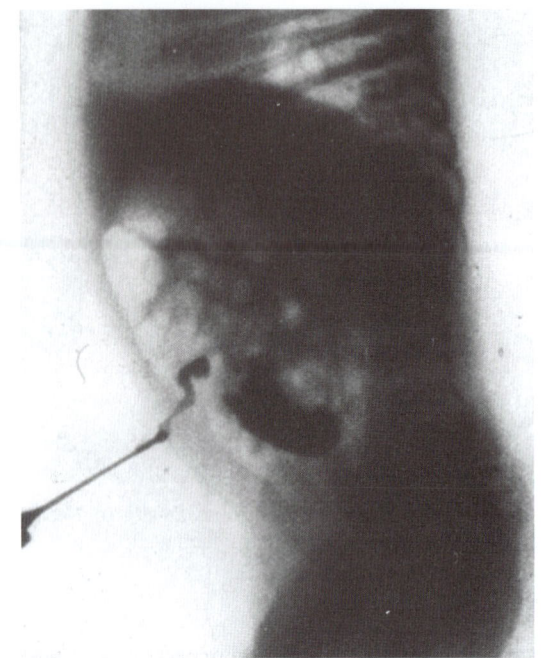

Figura 44.42 – Fístula enteroumbilical: injeção de contraste pelo orifício umbilical com contraste no interior das alças intestinais.

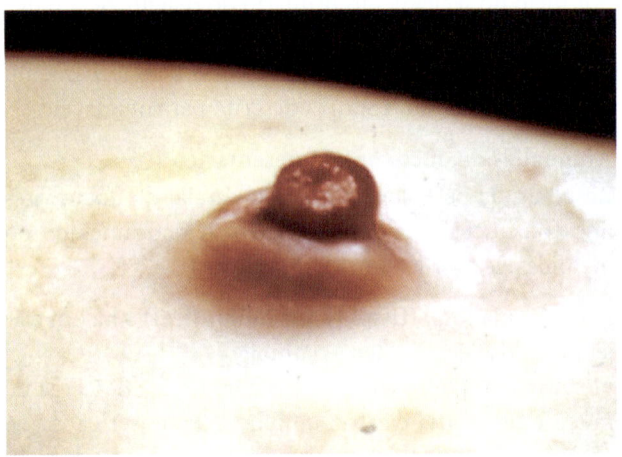

Figura 44.41 – Fístula enteroumbilical: pólipo umbilical com orifício central que apresentava saída de fezes.

Persistência total (fístula enterovesical) – trata-se de um trajeto fistuloso que comunica a bexiga com o umbigo. Após a queda do funículo, dá-se a eliminação constante ou intermitente de urina pelo umbigo. O exame local, em geral, revela pequeno nódulo vermelho (pólipo) com orifício central. A introdução de material radiopaco pelo trajeto fistuloso contrasta a bexiga ao exame radiográfico (Fig. 44.43).

Persistência parcial proximal – leva a um divertículo de bexiga, geralmente assintomático.

Persistência parcial intermédia – forma o cisto de úraco com aspecto e quadro clínico semelhantes ao cisto vitelino.

Persistência parcial distal – dá origem ao *sinus* umbilical. Quadro clínico e tratamento iguais ao do *sinus* derivado do ducto onfalomesentérico.

AFECÇÕES CIRÚRGICAS DA REGIÃO INGUINOESCROTAL

As afecções congênitas da região inguinal correspondem, na sua maioria, a alterações dependentes da migração do testículo no homem ou da persistência de uma estrutura embrionária transitória conhecida como conduto peritoniovaginal.

Representam grande parte das intervenções cirúrgicas ambulatoriais do paciente pediátrico.

Hérnia inguinal[1,30]

A hérnia inguinal da criança se faz pela persistência do conduto peritoniovaginal.

dando manifestações externas. Ocasionalmente, pode provocar a formação de abscessos ou dar origem à obstrução intestinal, caso haja brida que o ligue ao intestino.

Persistência parcial distal – corresponde ao *sinus* umbilical. Apresenta o mesmo aspecto clínico da fístula, mas não se comunica com o intestino, pois termina em fundo cego. O tratamento é cirúrgico e consiste na exérese do pólipo e do *sinus*.

Anomalias do úraco[30]

Resultam da persistência e da permeabilidade, total ou parcial, do úraco que, em vida embrionária, comunica o funículo umbilical com a bexiga.

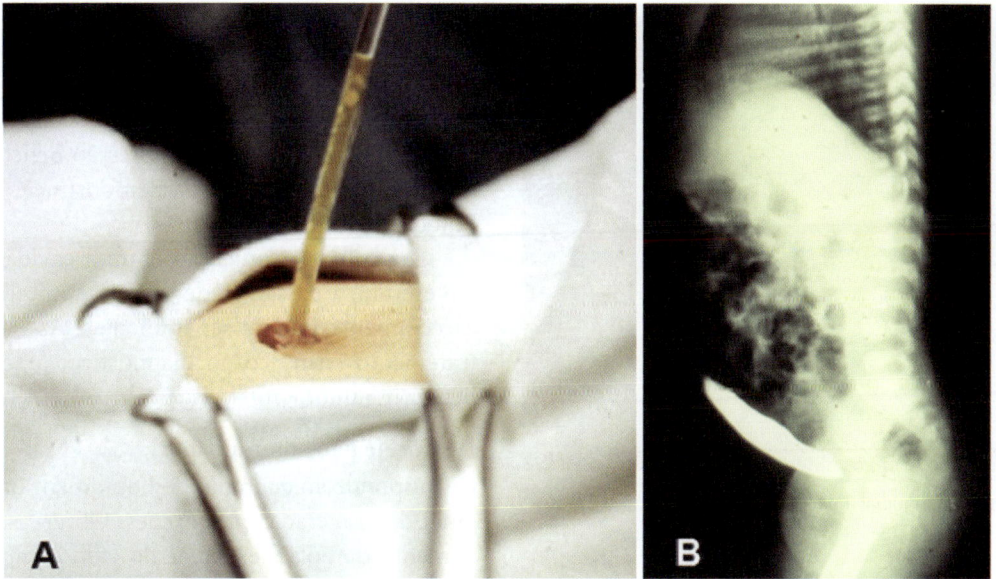

Figura 44.43 – Fístula enterovesical. **A**) Cateterismo da fístula dá saída à urina. **B**) Infusão de material radiopaco contrasta a bexiga.

A persistência total ou parcial proximal do conduto peritoniovaginal permite a saída de conteúdo intra-abdominal para a região inguinal ou inguinoescrotal.

A incidência da hérnia inguinal é de aproximadamente 3% nas crianças nascidas a termo e de 8% nos pré-termo. Acometem preferentemente o lado direito, mas podem ser bilaterais. Os meninos são mais comumente afetados do que as meninas, na proporção de 9:1.

A hérnia inguinal surge como um abaulamento na região inguinal ou inguinoescrotal, relacionada ao aumento de pressão intraperitoneal (choro, esforço da tosse e evacuação etc.), reduzida com facilidade na maioria das vezes (Fig. 44.44).

Quando não há conteúdo herniado no momento do exame físico, deve-se procurar evidência da persistência

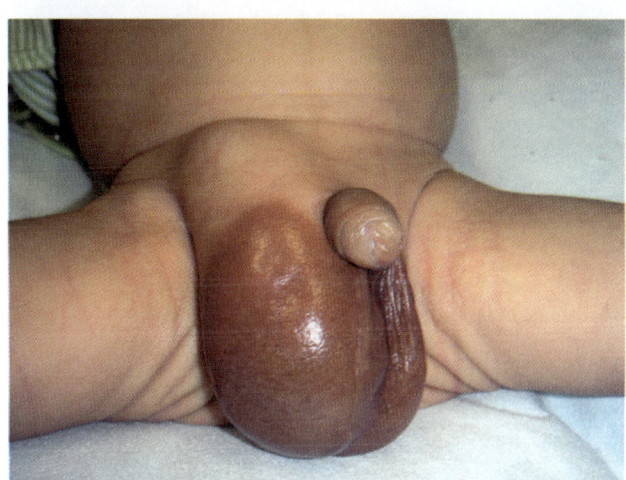

Figura 44.44 – Hérnia inguinoescrotal à direita.

do conduto peritoniovaginal. Para tal, deve-se tracionar delicadamente o testículo e deslizar o dedo indicador de forma a palpar o funículo espermático contra o osso púbis. O aumento do volume do funículo e o deslizamento próprio dos folhetos do conduto peritoniovaginal produzem a sensação de se estar palpando um dedo de luva de seda (sinal da seda).

A impossibilidade de reduzir o conteúdo herniado, associado ao quadro clínico de obstrução intestinal (dor em cólica, náuseas e vômitos e parada de eliminação de gases e fezes), caracteriza a *hérnia inguinal encarcerada*. A incidência de encarceramento é maior quanto menor for a criança, sendo que em prematuros e lactentes pode chegar a 30%, enquanto nas crianças maiores é de aproximadamente 15%.

Quando a alça intestinal encarcera, há diminuição do retorno venoso e linfático e posteriormente do fluxo arterial, o que determina sofrimento vascular com necrose da alça herniada. Essa condição é conhecida como *hérnia inguinal estrangulada* e caracteriza-se clinicamente pelo quadro de obstrução intestinal agravado com sinais de peritonite (febre, toxemia, irritação peritoneal).

No sexo masculino, o conteúdo encarcerado mais frequentemente é o intestino delgado. Além da possibilidade de necrose intestinal, a alça herniada pode comprimir o cordão espermático e provocar sofrimento vascular do testículo, inclusive com necrose.

No sexo feminino é o ovário que encarcera na maioria das vezes (Fig. 44.45).

O diagnóstico é clínico, seja pela referência dos pais, seja pela observação de abaulamento na região inguinal ou inguinoescrotal, e relacionado aos esforços.

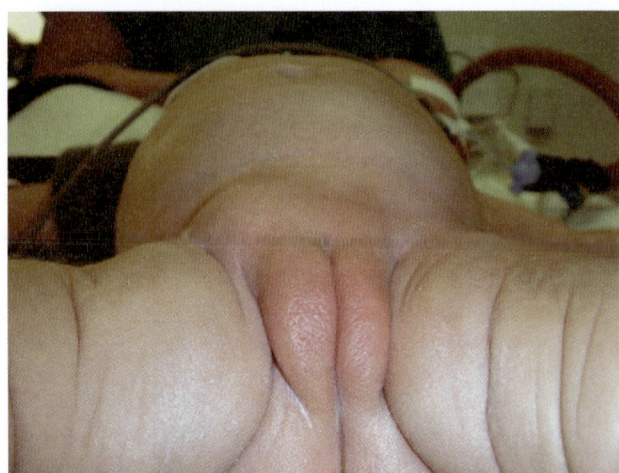

Figura 44.45 – Hérnia inguinal à direita.

O conduto peritoniovaginal pérvio pode ser demonstrado pela US, mas o insucesso desse exame não descarta o diagnóstico de hérnia.

Para evitar as complicações, por vezes fatais, a hérnia inguinal deve ser tratada por meio de cirurgia ao diagnóstico, independentemente da idade do paciente.

O tratamento consiste na dissecção, ligadura e ressecção do conduto peritoniovaginal (saco herniário) no ânulo inguinal profundo, procedimento conhecido como *herniorrafia inguinal*. Devido à alta incidência de bilateralidade nas crianças pequenas, a maioria dos cirurgiões recomenda exploração cirúrgica contralateral, mesmo que não haja clínica evidente de hérnia.

A indicação eletiva da herniorrafia inguinal permite que a criança seja operada em ambulatório, recebendo alta no mesmo dia. Entretanto, RN prematuros, com menos de 44 semanas corrigidas, devem permanecer internados durante 24 horas, mesmo em indicação eletiva, pelo risco de desenvolverem apneia.

A hérnia inguinal encarcerada deve ser submetida à cirurgia de urgência. Na presença de estrangulamento, pode ser necessário ressecção de alça e tratamento da peritonite e sepse secundários a essa complicação.

Hidrocele[1]

Corresponde à presença de líquido, em quantidade exagerada, no interior da túnica vaginal. Apresenta quadro clínico variável, na dependência das características do conduto peritoniovaginal patente.

Hidrocele comunicante

Consiste na persistência completa do conduto, à semelhança da hérnia inguinoescrotal. Devido ao fato de o "colo" do conduto ser estreito, ocorre apenas a entrada de líquido proveniente da cavidade peritoneal que se coleta no interior da túnica vaginal.

O abaulamento da região escrotal é cístico e caracteriza-se pela variação de volume identificada sem dificuldade pelos pais (Fig. 44.46).

Ao exame pode-se observar esvaziamento do conteúdo escrotal por meio de compressão delicada. A transiluminação pode ser útil na demonstração do conteúdo líquido (Fig. 44.47).

Como há comunicação entre a cavidade peritoneal e o escroto, a passagem de uma alça intestinal e seu encarceramento podem ser iminentes. Assim, impõe-se o tratamento cirúrgico ao diagnóstico, à semelhança da hérnia inguinoescrotal.

Hidrocele não comunicante

Corresponde ao acúmulo de líquido em uma túnica vaginal de exageradas proporções. Observa-se, ao exame, aumento da bolsa testicular do lado comprometido, de consistência cística, cujo volume não varia ao longo do dia ou à manipulação.

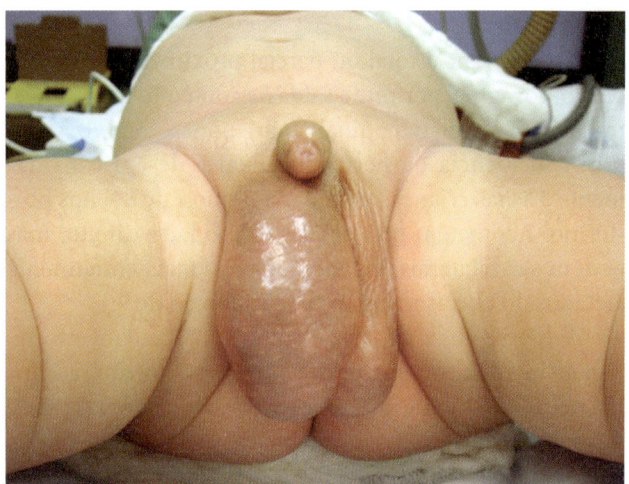

Figura 44.46 – Hidrocele à direita.

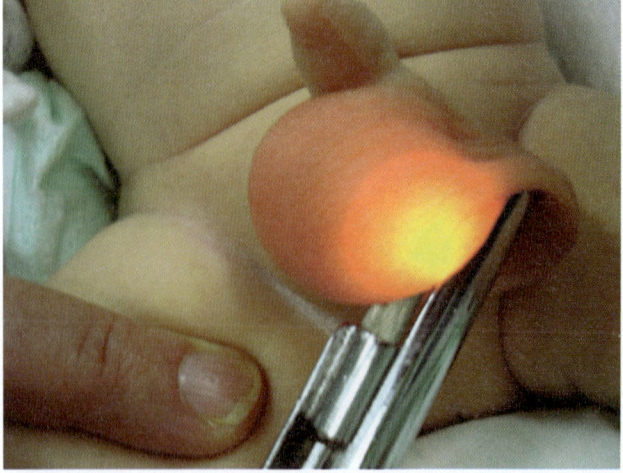

Figura 44.47 – Hidrocele à direita. Transiluminação revelando conteúdo cístico.

A conduta pode ser expectante até o sexto mês de vida, pois, em muitos casos, o líquido é absorvido espontaneamente e, além disso, não há risco de encarceramento de alça intestinal, pois a túnica vaginal não se comunica com a cavidade peritoneal.

Cisto do cordão espermático[1]

Nessa condição, o conduto peritoniovaginal sofre obliteração de suas porções proximal e distal, deixando pérvia e patente sua porção intermédia. O epitélio do cisto (mesotélio) produz líquido, promovendo o aparecimento de tumoração cística no canal inguinal.

Ao exame, há tumoração cística de limites definidos que não varia de volume à manipulação, localizada no canal inguinal ou nas proximidades do ânulo inguinal superficial.

O correspondente no sexo feminino chama-se cisto de Nück, que corresponde a uma tumoração cística no canal inguinal, com as mesmas características do cisto de cordão.

O tratamento é cirúrgico ao diagnóstico.

Distopia testicular[1]

Denomina-se distopia testicular a ausência do testículo na bolsa testicular.

Ocorre em 0,5% dos RN a termo e em 5,4% nos prematuros. Sua distribuição acompanha a da hérnia inguinal, sendo 50% à direita, 25% à esquerda e 25% bilateral. Existe história familiar em 12 a 15% dos casos.

Os testículos formam-se na 6ª semana de vida, na porção inferior do rim primitivo. Migram e passam a se localizar na bolsa testicular antes do nascimento. Não está esclarecido o que leva à falha na migração testicular.

O testículo que não desce pode localizar-se em qualquer porção entre o hilo renal e o anel inguinal externo. Pode, ainda, desviar-se de seu trajeto normal, migrando para sítios aberrantes, como subcutâneo das regiões inguinal, femoral e períneo (Fig. 44.48).

Comparado com o testículo normal, eles são menores, mais moles e mais alongados.

Podem ser classificados de acordo com sua localização em: retido (o testículo está no canal inguinal), retrátil (o testículo chega até a bolsa porém sobe quando estimulado devido à exacerbação do reflexo cremastérico), criptorquídico (o testículo não é palpável – corresponde a 15% das distopias), ectópico (o testículo está fora do trajeto do canal inguinal) e anorquia (ou ausência de testículo).

Os principais efeitos fisiopatológicos da distopia testicular são: regulação térmica deficiente do testículo, diminuição da espermatogênese, queda na fertilidade, maior índice de transformação maligna, maior risco de torção, mais sujeitos a traumatismo, além de causarem efeitos psicológicos.

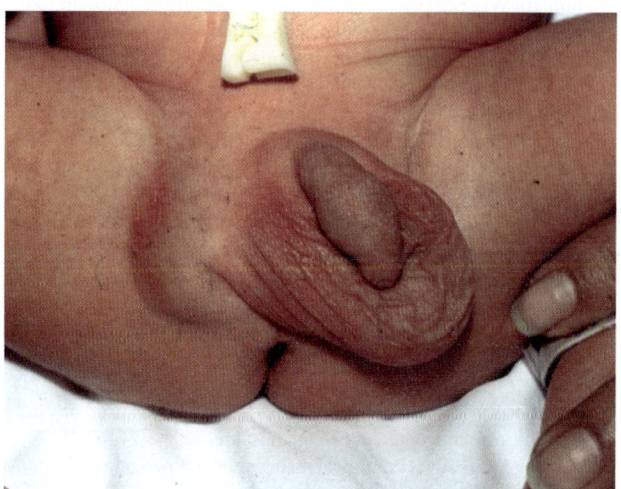

Figura 44.48 – Distopia testicular à direita. Testículo direito fora da bolsa.

O diagnóstico é feito pelos pais ou no primeiro exame pelo pediatra.

A palpação da região escrotal deve ser feita em ambiente calmo e com as mãos aquecidas. Na maioria dos casos, o testículo distópico será palpado no canal inguinal.

Deve-se observar a simetria do escroto, levando em consideração que a aparência do escroto varia muito com a idade.

Mesmo após trazer o testículo para a bolsa, deve-se certificar que ele permaneça nela espontaneamente.

Os diagnósticos por imagem não são superiores ao exame clínico bem realizado.

O tratamento recomendado é a correção cirúrgica entre 6 meses e 2 anos.

REFERÊNCIAS

1. Pinus J, Cury EK, Pinus J. Problemas cirúrgicos. In: Segre CAM, Costa HPF, Lippi U (eds). Perinatologia. Fundamentos e prática. 2ª ed. São Paulo: Sarvier; 2009.p.888-913.
2. Sadewitz VL. Robin sequence: changes in thinkingleading to changes inpatient care. Cleft Palate Craniof J. 1992;29(3):246-53.
3. Athow AC, Fagg NL, Drake DP. Management of thyroglossal cysts in children. Br J Surg. 1989;76:811-4.
4. Langer JC, Fitzgerald PG, Desa D, Filly RA, Golbus MS, Adzick NS, et al. Cervical cystic hygroma in the fetus: clinical spectrum and outcome. J Pediatr Surg. 1990;25(1):58-61.
5. Brochhausen C1, Turial S, Müller FK, Schmitt VH, Coerdt W, Wihlm JM, et al. Pectus excavatum: history, hypotheses and treatment. Interact Cardiovasc Thorac Surg. 2012;14(6):801-6.
6. Demos NH, Teresi A. Congenital lung malformations. J Thorac Cardiovasc Surg. 1975;70(2):260-4.
7. Shamji FM, Sachs HJ, Perkins DG. Cystic disease of the lungs. Surg Clin North Am. 1988;68(3):581-620.
8. Pulito AR. Surgical diseases of the newborn. In: Gomella TL, Cunningham MD, Eyal FG, Zenk KE (eds). Neonatology. Management, procedures, on-call problems, diseases and drugs. 6th ed. New York: Lange Medical Books/McGraw-Hill; 2004.p.572-84.

9. Buntain WL, Isaacs H, Payne VC Jr, Lindersmith GG, Rosenkrantz JG. Lobar emphysema, cystic adenomatoid malformation, pulmonary sequestration and bronchogenic cyst in infancy and childhood. J Pediatr Surg. 1974;9(1):85-93.

10. Markowitz RI, Mercurio MR, Vahjen GA. Congenital lobar emphysema. The roles of CT ans V/Q scan. Clin Pediatr. 1989;28(1):19-23.

11. Telander RL, Lennox C, Silber W. Sequestration of the lung in children. Mayo Clin Proc. 1976;51(59):578-84.

12. Rottier R, Tibboel D. Fetal lung and diaphragm development in congenital diaphragmatic hernia. Semin Perinatol. 2005;29(2):86-93.

13. Moore K, Persaud T. The developing human: clinically oriented embriology. 7th ed. Philadelphia: Elsevier; 2003.

14. Clugston RD, Greer JJ. Diaphragm development and congenital diaphragmatic hernia. Semin Pediatr Surg. 2007;16(2):94-100. Review

15. Hartnett KS. Congenital diaphragmatic hernia: advanced physiology and care concepts. Adv Neonatal Care. 2008;8(2):107-15.

16. Harting MT, Lally KP. Surgical management of neonates with congenital diaphragmatic hernia. Semin Pediatr Surg. 2007;16(2):109-14. Review

17. Prober BR. Overview of epidemiology, genetics, birth defects, and chromosome abnormalities associated with CDH. Am J Med Genet C Semin Med Genet. 2007;145C(2):158-71.

18. Spitz L. Esophageal atresia: past, present and future. J Pediatr Surg. 1996;31(1):19-25.

19. Andriessen MJ, Matthyssens LE, Heij HA. Pyloric atresia. J Pediatr Surg. 2010;45(12):2470-2.

20. Bonacci JL, Schlatter MG. Gastric duplication cyst: a unique presentation.J Pediatr Surg. 2008;43(6):1203-5.

21. Ghribi A, Krichene I, Fekih Hassen A, Mekki M, Belghith M, Nouri A. Gastric perforation in the newborn. Tunis Med. 2013;91(7):464-7.

22. Schwartz MZ. Hypertrophic pyloric stenosis. In: Grosfeld JL, O'Neill JA, Fonkalsrud E (eds). Pediatric surgery. 6th ed. Philadelphia: Mosby Elsevier; 2006.p.1215-23.

23. Draus JM Jr. Surgical diseases of the newborn. Alimentary tract obstruction. In: Gomella TL, Cunningham MD, Eyal FG (eds). Neonatology. Management, procedures, on-call problems, diseases and drugs. 7th ed. New York: Lange Medical Books/McGraw-Hill; 2013.p.881-92.

24. Ringer SA, Hansen AR. Surgical emergencies in the newborn. In: Cloherty JP, Eichenwald EC, Hansen AR, Stark AR (eds). Manual of neonatal care. 7th. ed. Philadelphia. Wolters Kluver/Lippincott Williams & Wilkins; 2012.p.808-30.

25. Liaqat N, Latif T, Khan FA, Iqbal A, Nayyar SI, Dar SH. Enteric duplication in children: a case series. Afr J Paediatr Surg. 2014;11(3):211-4.

26. Papparella A, Nino F, Noviello C, Marte A, Parmeggiani P, Martino A. Laparoscopic approach to Meckel's diverticulum. World J Gastroenterol. 2014;20(25):8173-8.

27. Shalaby MS, Kuti K, Walker G. Intestinal malrotation and volvulus in infants and children. BMJ. 2013;347:f6949.

28. Foster P, Cowan G, Wrenn EL. 25 years'experience with Hirschsprung's disease. J Pediatr Surg. 1990;25(5):531-4.

29. Gomella Tl. Newborn physical examination. In: Gomella TL, Cunningham MD, Eyal FG (eds). Neonatology. Management, procedures, on-call problems, diseases and drugs. 7th ed. New York: Lange Medical Books/McGraw-Hill; 2013.p.43-65.

30. Kaplan GW, McAleer IM. Structural abnormalities of the genitourinary system. In: Avery GB, Fletcher MA, MacDonald MG (eds). Neonatology. Pathophysiology and management of the newborn. 5th ed. Philadelphia: Lippincott Williams & Wilkins; 1999.p.975-1003.

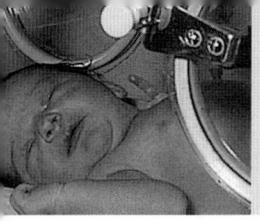

CAPÍTULO 45

A Ortopedia e a Traumatologia na Perinatologia

Sérgio Bruschini

O ortopedista é um médico que só atua na perinatologia se convocado. Ele não está presente no trabalho de parto, no puerpério ou no berçário.

Neste último caso, é o neonatologista que vai julgar a necessidade do ortopedista para examinar o recém-nascido (RN). No entanto, é dele, neonatologista, a responsabilidade de executar um primeiro exame ortopédico e é enorme essa responsabilidade, pois a maioria das afecções ortopédicas diagnosticadas no berçário necessita de tratamento precoce.

Sua atenção deve estar voltada para todas as situações que podem comprometer o aparelho locomotor, em particular as malformações localizadas ou generalizadas, as consequências de eventual traumatismo obstétrico e as infecções que podem instalar-se tanto no decorrer do parto como durante a estada da criança no berçário.

O ortopedista, após a confirmação diagnóstica, deve explicar muito bem aos pais qual é a evolução natural do eventual problema, como será o tratamento e quais as possíveis intercorrências e complicações. Após o consentimento da família, deve iniciar o tratamento[1].

Daí para frente, o neonatologista deve sempre acompanhar o tratamento para auxiliar o especialista no amparo à família, nas intercorrências e complicações de ordem clínica e também na avaliação das necessidades alimentares do RN, bem como na administração correta de eventuais medicamentos.

No caso de assistência à mãe, é o obstetra quem vai julgar a necessidade da presença do ortopedista, seja durante a gravidez, seja no puerpério. As condições ortopédicas que mais afetam a grávida são a lombalgia e a disjunção da sínfise púbica. Outros problemas eventuais ortopédicos, como, por exemplo, fraturas, são encarados como intercorrências. Seus tratamentos são os usuais, tomando-se apenas cuidados quanto ao uso de drogas e radiações, principalmente nos primeiros três meses de gravidez.

A ORTOPEDIA, O NEONATOLOGISTA E O RN

História

Os antecedentes pessoais e familiares deverão ser bem conhecidos. Outras malformações existentes na família, doenças pregressas como sífilis, toxemia gravídica anterior, toxoplasmose e diabetes podem estar associadas a malformações.

A história da gravidez também deve ser conhecida. Doença nos três meses iniciais de gestação, ingestão de medicamentos e exposição a radiações nesse mesmo período podem ser causadoras de malformações. Qualquer incidente como traumatismo direto no abdome ou queda de pressão arterial por sangramento de qualquer origem pode afetar o feto.

O registro da movimentação do feto nos últimos meses de gravidez também é importante; na artrogripose múltipla congênita, por exemplo, os movimentos fetais estão bem diminuídos.

A história do parto com o conhecimento da apresentação, do tamanho do feto e da necessidade de eventuais manobras traumáticas pode orientar para a pesquisa de fraturas ou lesões neurológicas com repercussão no aparelho locomotor do RN.

A história familiar pesquisando a presença de malformações em outros parentes, bem como a consanguinidade dos pais, deve ser sempre investigada.

Exame físico

O exame físico do RN segue as regras básicas daquele do adulto. Assim, a inspeção, a palpação, a percussão (em alguns casos) e a medida do grau de movimento passivo e ativo são pontos fundamentais. Evidentemente, os movimentos ativos só podem ser percebidos permitindo que o RN se mova espontaneamente ou estimulando-o suavemente, para que ele realize o movimento. Muitas vezes, devem-se observar várias vezes o paciente para se ter ideia do grau de mobilidade de uma articulação. O registro exato desse grau de mobilidade, em horas diferentes, é importante na evolução de um quadro clínico. O uso de goniômetro deve ser introduzido nos berçários para se medir, por exemplo, o grau de flexão de um quadril que esteja sob suspeita de artrite piógena (Fig. 45.1).

O exame neurológico faz parte da abordagem ortopédica, dada a elevada frequência de inter-relação entre as duas especialidades.

Algumas manobras especiais devem ser do conhecimento do neonatologista. As mais comuns são as que se seguem:

- Manobras de Ortolani e de Barlow para o diagnóstico da "luxação congênita do quadril".
- Manobra de Nélaton para se detectar encurtamento dos membros inferiores. Com o RN em decúbito dorsal, fletem-se os quadris e os joelhos em 90 graus e observa-se o nivelamento dos joelhos e dos tornozelos (Fig. 45.2).
- Manobra de Thomas para se detectar uma atitude de flexão real do quadril. Com o RN em decúbito dorsal, flete-se ao máximo o quadril do lado normal (para fazer desaparecer a lordose lombar compensadora) e observa-se o grau de flexão do quadril afetado (Fig. 45.3).
- A medida com fita métrica tanto dos comprimentos dos membros como da circunferência (está sempre comparada com o membro oposto ao mesmo nível) é outro recurso de valia no exame do RN. A longitudinal dos membros inferiores, que é a mais usada, é realizada usando-se como pontos de referência a espinha ilíaca anterossuperior, a interlinha medial do joelho e o maléolo tibial. Ela é mais precisa do que a manobra de Nélaton.
- Reflexo de Moro é conhecido do neonatologista e relembrando visto quando o RN é assustado repentinamente, seus braços estendem-se abruptamente e então lentamente fletem em um movimento de abraçar o ambiente circundante e os membros inferiores fazem movimento semelhante.

AFECÇÕES MAIS COMUNS DO RN

Traumatismos de parto

Fratura da clavícula

O diagnóstico faz-se observando o choro do RN nas trocas de roupa. Ao se trocar a parte superior da roupa do RN ele chora e há evidentes sinais de desconforto ao se manipular o membro superior afetado. O reflexo de Moro está ausente no lado afetado. Deve ser investigada a história do parto e o peso da criança[1].

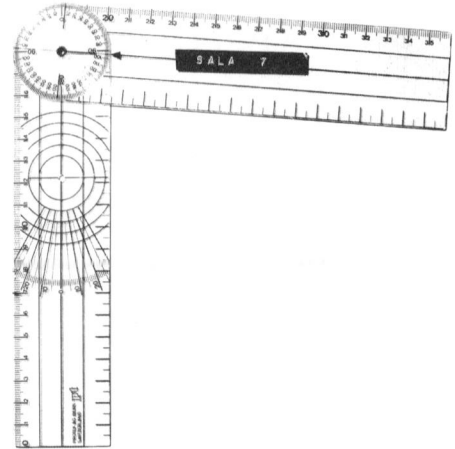
Figura 45.1 – Goniômetro.

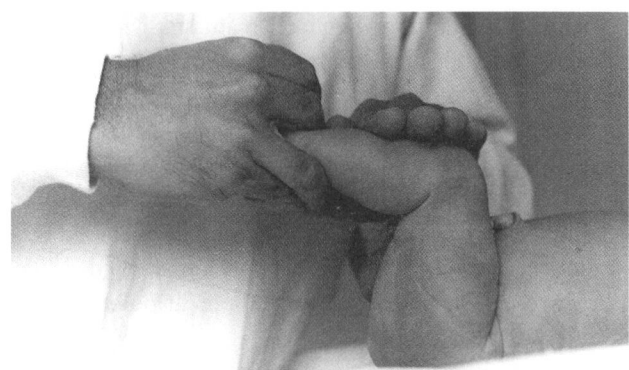

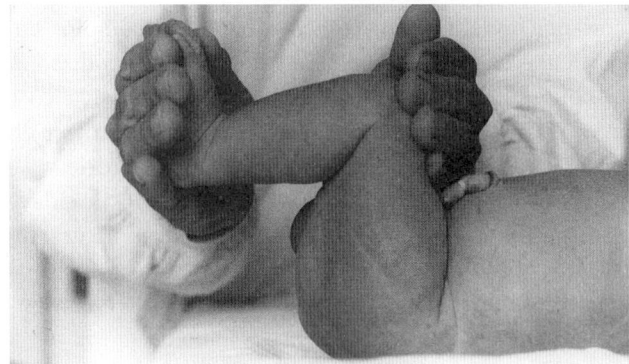
Figura 45.2 – Manobra de Nélaton.

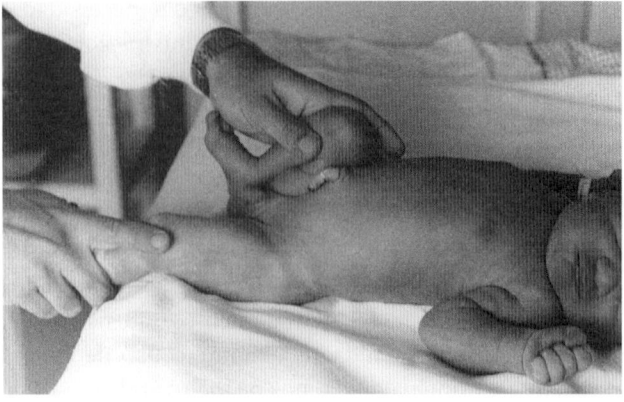
Figura 45.3 – Manobra de Thomas.

1286

O observador atento pode notar pequeno "caroço" na clavícula afetada. Deve-se evitar manipulação exagerada e o exame radiográfico solicitado, pois ele fecha o diagnóstico.

Com o diagnóstico precoce, isto é, antes da consolidação ou mesmo no momento da fratura, uma imobilização tipo "Velpeau" deve ser efetuada durante 10 dias, que é o tempo necessário e suficiente para que a fratura se consolide (Fig. 45.4).

É de fácil recuperação, sendo frequentemente diagnosticada quando já está consolidada pela presença do "calo exuberante", que é visível à inspeção e de fácil palpação. Se o RN já apresenta os movimentos normais do braço do lado afetado, nenhum tratamento será necessário (ver Capítulo Traumatismos de parto).

Fratura de úmero

O diagnóstico é fácil e geralmente feito na sala de parto em RN de peso elevado. O choro do RN é fulgurante ao se manipular o membro superior afetado. Nota-se evidente mobilidade anormal no terço médio do braço. Aqui também o reflexo de Moro está ausente.

Deve ser imobilizada também em enfaixamento tipo "Velpeau", tendo-se o cuidado de fazer controle radiográfico para avaliar o alinhamento dos fragmentos. Não

é necessário alinhamento perfeito. Após três semanas, a fratura estará consolidada e, se um pequeno desvio resultou, ele desaparecerá em, no máximo, um ano. O poder de remodelação do osso do RN é enorme e chega a ser surpreendente. Fraturas com desvios angulares de até 90 graus após 1 ano estarão perfeitamente alinhadas.

Uma complicação frequente dessa fratura é a paralisia do nervo radial com o aparecimento da "mão caída" (paralisia dos músculos extensores do punho). No RN, raramente se faz uma exploração cirúrgica do nervo, pois, na quase totalidade dos casos, trata-se apenas de neuroapraxia, e enquanto a fratura se consolida se observa a recuperação dos movimentos da mão. Raramente tem-se lesão irreversível do nervo radial[1].

Fratura do fêmur

O diagnóstico também é fácil e geralmente feito também na sala de parto em RN de peso elevado. O choro do RN é fulgurante ao se manipular o membro inferior afetado. Nota-se evidente mobilidade anormal no terço médio da coxa.

Também é de bom prognóstico, apesar de o tratamento requerer cuidados especiais. O RN deve ser colocado em tração com os quadris em 90 graus e os joelhos estendidos, chamada de "tração ao zênite". Essa posição permite bom alinhamento dos fragmentos enquanto se processa a consolidação que se dará em três a quatro semanas (Figs. 45.5 e 45.6).

Cavalgamento de até 1cm entre os fragmentos não prejudicará, no futuro, o comprimento total do membro afetado. Angulações de até 45 graus também não afetarão o alinhamento dos fragmentos quando a criança iniciar a marcha. O maior cuidado deve ser com o alinhamento rotacional da fratura, pois desvios torcionais, mesmo pequenos, podem deixar sequelas[1].

O controle radiográfico é que dará ideia da necessidade de se aumentar ou diminuir o peso da tração, que é geralmente por volta de 1kg em cada membro.

Lembrar mais uma vez que, como no úmero, o poder de remodelação do osso do RN é enorme.

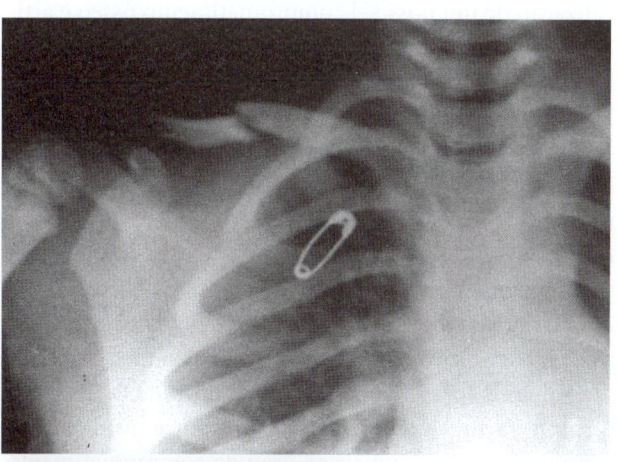

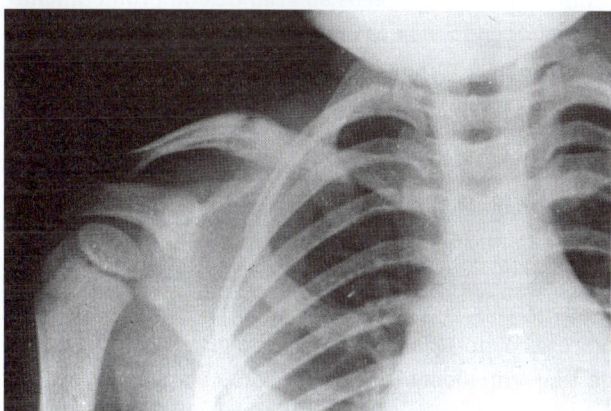

Figura 45.4 – Fratura de clavícula.

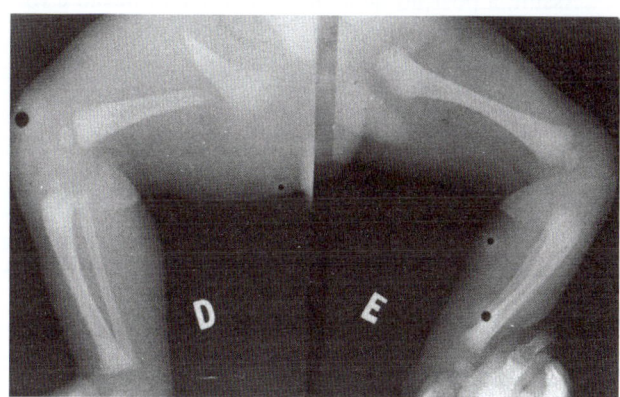

Figura 45.5 – Radiografia de fratura de fêmur.

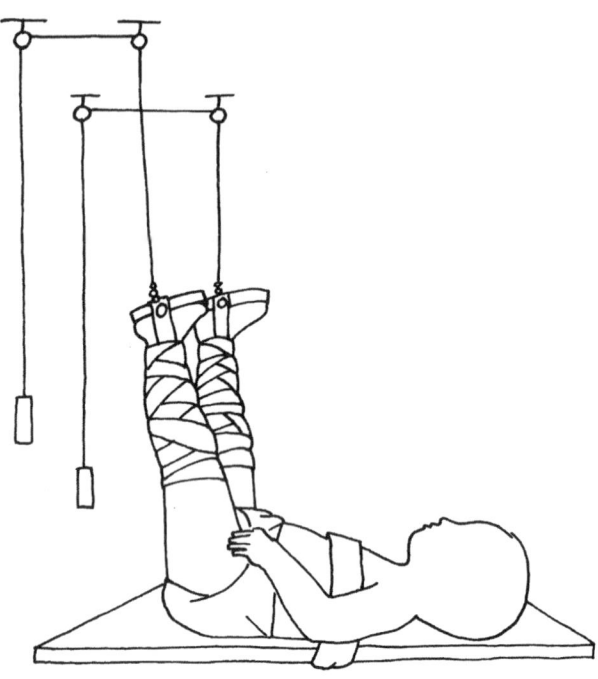

Figura 45.6 – Tratamento de fratura de fêmur.

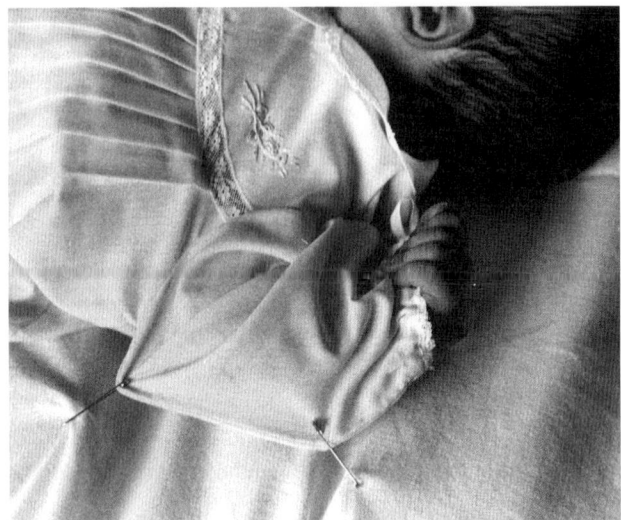

Figura 45.7 – Paralisia braquial – tratamento.

Paralisia obstétrica

O diagnóstico é mais difícil. Geralmente é feito observando-se o RN nas trocas de roupa, pois nota-se diminuição da mobilidade do membro superior afetado. Mais uma vez, o reflexo de Moro está ausente. Devem ser investigados a história do parto e o peso da criança.

O prognóstico da paralisia obstétrica é difícil de ser estimado, pois depende muito do grau da lesão nervosa.

Geralmente, os pacientes com comprometimentos apenas das raízes superiores evoluem melhor que aqueles com comprometimento de todo o plexo ou das raízes inferiores. A presença da síndrome de Horner leva à suspeita de mau prognóstico.

O tratamento no berçário consiste em imobilizar o RN em posição de evitar contraturas viciosas (ver Capítulo Traumatismos de parto).

Assim, a posição de abdução em ligeira flexão e rotação externa do ombro com o cotovelo fletido pode ser conseguida prendendo-se a manga da camisa do RN em almofada colocada no próprio berço, usando-se para isso apenas dois alfinetes de gancho (Fig. 45.7). Deve-se ter cuidado de não fazer essa imobilização em hiperextensão do ombro, pois, dessa forma, corre-se o risco de luxação escapuloumeral.

Duas a três vezes ao dia a imobilização deve ser retirada para realizarem-se exercícios passivos de todos os movimentos do ombro. A estimulação farádica, bem como a colocação de órteses especiais, estão indicadas em tempo posterior.

A cirurgia de exploração do plexo até hoje não se mostrou eficiente. Talvez, com o progresso da microcirurgia, pode-se fazê-la precocemente com maior sucesso.

Infecções osteoarticulares

Todo RN com algum tipo de infecção deve ter seus membros cuidadosa e frequentemente examinados para a localização de um possível comprometimento ósseo e articular por disseminação do germe.

Osteomielite neonatal

É complicação frequente das sepses. Os ossos são atingidos nas metáfises, mas frequentemente há também comprometimento das epífises e das articulações. A pobreza de reação sistêmica deve ser enfatizada no caso do RN. Frequentemente, o processo evolui sem febre, apenas com irritabilidade, recusa alimentar e perda de peso.

O diagnóstico é feito observando-se o membro atingido que se apresenta paralisado, com tumefação, calor e rubor na zona comprometida. O calor e o rubor nem sempre são proporcionais ao grau de comprometimento ósseo, podendo inclusive estar ausentes.

Os sinais radiológicos aparecem rapidamente, por volta do terceiro ou quarto dia, e há formação de grande invólucro (do tipo "casca de cebola") na zona atingida, resultado de reação periostal muito intensa nessa idade. O agente etiológico deve ser rapidamente identificado por meio da punção ou da hemocultura.

O tratamento consiste na drenagem cirúrgica e/ou imobilização da região. Dá-se preferência à imobilização por tração, pois ela permite que a região seja inspecionada frequentemente. A antibioticoterapia adequada deve ser precoce e aí o neonatologista e/ou o infectologista devem auxiliar o ortopedista.

Artrite piógena neonatal

Diferencia-se da osteomielite neonatal apenas pela localização da tumefação, pela limitação intensa da mobilidade articular e pela atitude antálgica da articulação atingida.

A articulação (com exceção do quadril) deve ser imediatamente aspirada e imobilizada. Para o membro inferior, deve-se sempre dar preferência à tração como forma de imobilização. As vantagens da tração são:

- Permite a inspeção constante da zona afetada.
- Alivia o espasmo muscular diminuindo a dor.
- Afasta as superfícies articulares prevenindo, dessa forma, a compressão da cartilagem hialina que causaria artrose futura.
- Corrige a atitude viciosa do membro.

Se houver recidiva do derrame intra-articular, nova aspiração e mesmo drenagem cirúrgica com irrigação contínua podem estar indicadas. A antibioticoterapia deve ser instalada imediatamente, antes mesmo da identificação do germe, da mesma forma que para a osteomielite neonatal.

Artrite piógena do quadril do RN

Será discutida separadamente, dada sua enorme importância tanto quanto à frequência como quanto ao prognóstico.

É a mais frequente das artrites piógenas do RN, porque, além da via hematogênica (na vigência de sepse), a articulação do quadril poderá infectar-se por contaminação direta por meio de punção de veia femoral.

Quadro clínico

A articulação assume posição de flexão de 45 a 60 graus (testada pela manobra de Thomas), abdução de 10 a 20 graus e rotação externa também de 10 a 20 graus. Os movimentos ativos estão ausentes e os passivos muito dolorosos, com grande limitação (Fig. 45.8).

Por ser uma articulação muito profunda não se deve esperar pela tumefação da raiz da coxa ou das nádegas para se fazer o diagnóstico.

Deve-se imediatamente radiografar a bacia e ficar atento à presença de distensão capsular. No caso de haver qualquer deslocamento lateral da cabeça, com tendência à luxação (graus variáveis de subluxação), deve ser instituído o tratamento cirúrgico.

Tratamento

A drenagem cirúrgica precoce está sempre indicada na artrite piógena do quadril do RN devido às consequências irreparáveis que o retardo do tratamento poderá provocar.

Em poucas horas, a cabeça do fêmur será "expulsa" do acetábulo pelo derrame purulento; estando luxada, terá toda sua vascularização comprometida e vai sofrer necrose avascular. No acetábulo vazio, formar-se-á um *pannus* fibroso que impedirá definitivamente a redução

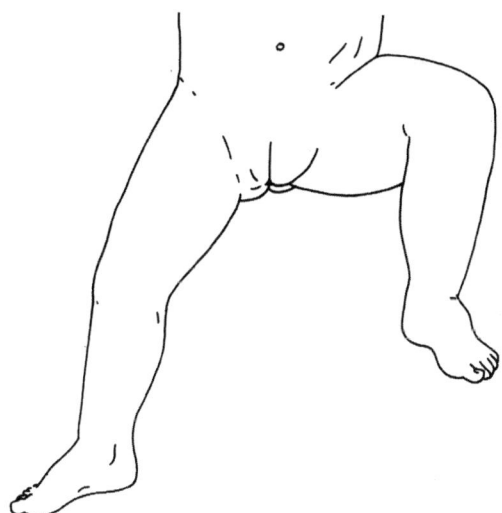

Figura 45.8 – Artrite piógena do quadril.

de luxação. Além disso, o osso subcondral poderá ser contaminado (o terço superior do colo do fêmur é intra-articular e, portanto, estará imerso na coleção purulenta), estendendo-se o processo pelo colo e diáfise do fêmur, provocando osteomielite por contiguidade.

O prognóstico, portanto, é ruim, pois a articulação ficará luxada e não haverá formação da cabeça do fêmur, tendo como resultado o encurtamento do membro inferior atingido significativo na idade adulta, com claudicação e dor. Haverá também grande limitação da mobilidade articular.

A drenagem precoce com antibioticoterapia adequada e a imobilização por tempo suficiente, até se notar boa formação do núcleo de crescimento da cabeça femoral (4 a 6 meses), levarão a resultado sem sequelas.

Deformidades congênitas

Pé equinocavo varo ou pé torto congênito

É o que, ao nascimento, apresenta-se em posição de inversão forçada. Dependendo do grau de deformidade, a borda medial do pé pode até tocar a borda medial do terço inferior da tíbia. Os autores de língua inglesa compararam-no a um taco de golfe, chamando-o de *clubfoot*. Fazem parte dessa afecção as seguintes deformidades: torção medial da tíbia, equinismo e varismo da parte posterior do pé (retropé), acentuação do arco plantar ou cavismo e desvio medial da parte anterior do pé – adução do antepé[2] (Fig. 45.9).

Ao exame radiográfico de frente nota-se ausência da divergência normal entre os eixos do talo e do calcâneo e grande adução e supinação do antepé. O perfil mostra o calcâneo em equinismo acentuado (Fig. 45.10).

A incidência é de aproximadamente dois casos para cada 1.000 nascimentos, sendo maior nos casamentos consanguíneos e quando há acúmulo familiar. Atinge

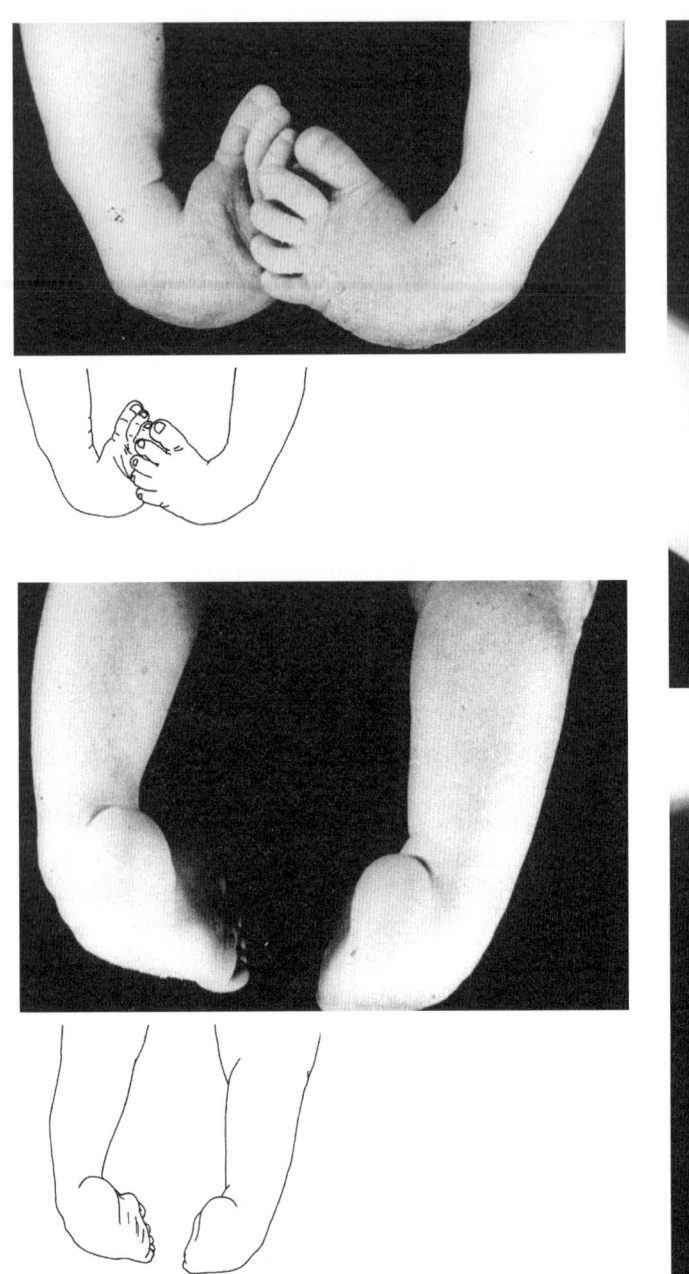
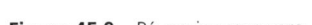

Figura 45.9 – Pé equinocavo varo.

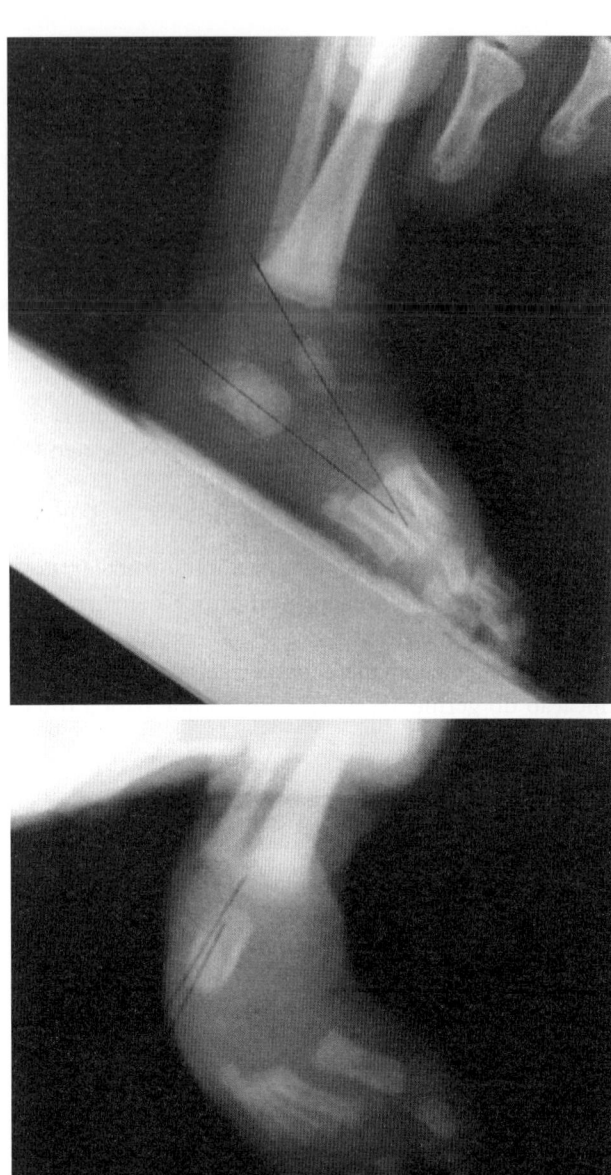

Figura 45.10 – Radiografia do pé equinovaro.

mais o sexo masculino do que o feminino na proporção de 2,5:1. Pode ser bilateral ou unilateral, atingindo indiferentemente o lado esquerdo e o direito e é mais comum nas primíparas.

O tratamento pode ser iniciado no berçário ou nos primeiros 10 dias de vida. A possibilidade de bom resultado depende da precocidade do início do tratamento, do grau da deformidade e do de flexibilidade das deformidades. A assiduidade da criança nas consultas subsequentes e a higiene com os gessos que serão colocados são fundamentais no prognóstico. O pé tem que ser colocado em posição plantígrada antes do início da marcha.

No berçário, o pé pode ser enfaixado, corrigindo-se discretamente sua posição. Esse enfaixamento melhora a posição do pé sem os riscos de comprometimento circulatório do gesso. A seguir, inicia-se o tratamento com aparelhos gessados que serão trocados semanalmente[3].

Hoje em dia o tratamento preconizado por Ponseti[4] vem sendo amplamente divulgado. Esse tratamento consiste em trocas sucessivas de gesso com técnica sofisticada. Em mãos experientes, leva a bom resultado em seis a oito meses. O pé deve ser mantido em posição de correção com um aparelho até o início da marcha. Na era da internet, os pais podem inteirar-se do tratamento acessando o *Dr. Ignacio Ponseti's book Congenital clubfoot: fundamentals and treatment* no site http://www.ponseti.info/parents/

Há uma porcentagem de casos em que se nota grande resistência do pé à correção gessada devido à rigidez acentuada. É o pé resistente e ele deve ser operado com a idade de seis a oito meses.

O prognóstico é bom para os pés não resistentes e reservado para os resistentes. Frequentemente, restam deformidades residuais além da limitação da mobilidade do pé que podem diminuir sua capacidade funcional. A hipotrofia da panturrilha, sempre presente, compromete a estética dos casos unilaterais.

Pé calcâneo valgo

O pé apresenta-se flácido e em dorsiflexão exagerada. Sua face dorsal toca a face anterior do terço inferior da tíbia. A flexão plantar está bloqueada e não se consegue passivamente levar o pé em flexão plantar. Os músculos extensores dos dedos estão retraídos e seus tendões fazem saliência visível na face anterior do tornozelo (Fig. 45.11).

Quando em grau leve, esse tipo de pé regride espontaneamente, voltando ao normal em aproximadamente quatro semanas. A mãe deve ser orientada a fazer exercícios de flexão plantar três a quatro vezes ao dia durante as trocas de fralda diurnas. Quando em grau mais acentuado, ou naqueles pés que não regrediram após quatro semanas de exercícios, deve ser instituído o tratamento com trocas sucessivas semanais de botinhas de gesso que vão corrigindo gradualmente o pé.

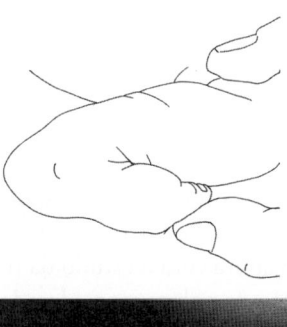

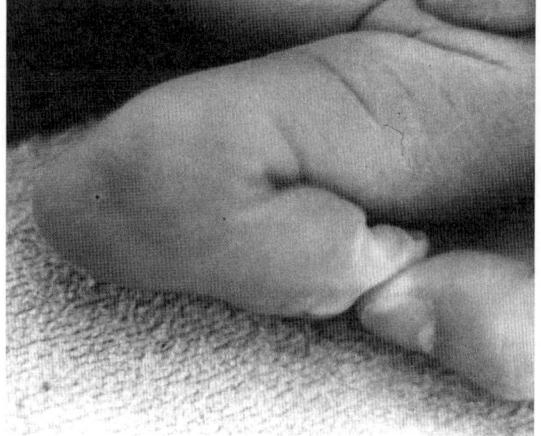

Figura 45.11 – Pé calcaneo valgo.

O prognóstico é bom e em quatro a seis semanas o pé estará corrigido.

Pé metatarso varo

É o pé que, ao nascimento, apresenta-se com deformidade do antepé, isto é, na parte distal do pé, da base dos metatarsianos para os dedos. Eles estão desviados para a linha média[5].

O retropé, isto é, a parte posterior do pé é normal. Essa região não apresenta equinismo nem varismo, como no pé equinocavo varo, e também não está em flexão dorsal exagerada, como no pé calcâneo valgo.

É deformidade congênita, mais comum na prática privada do que nos serviços de grande porte. Nem sempre é diagnosticada ao nascimento, sendo mais evidente por volta do 3º ou 4º mês de idade. Melhor seria denominá-la de pé metatarso aduto, pois ao desvio do antepé para a linha média dá-se o nome de adução do antepé.

O diagnóstico é feito examinando-se a sola do pé que tem na sua borda lateral o formato da letra C de forma alongada. A linha média da sola do calcanhar, em vez de cair entre o segundo e o terceiro artelhos, cai mais lateralmente (Fig. 45.12). A impressão plantar obtida no berçário é de grande valia, pois nota-se grande separação entre o primeiro e o segundo dedos. Na literatura americana, esse pé é comparado a um feijão e chamado de *bean foot*.

Radiologicamente, o retropé está normal. Na incidência de frente os metatarsianos estão aduzidos, isto é, desviados para a linha média. Uma forma de se medir essa adução é prolongar o eixo do calcâneo que normalmente deverá coincidir com o eixo do quarto metatarsiano. No metatarso varo esses eixos formam ângulo de graus variáveis (Fig. 45.13).

O tratamento deve ser precoce, enquanto ainda não se estabeleceu a rigidez. O pé deve ser engessado na posição em que se encontra e no dia seguinte deve ser realizada uma cunha no gesso para se lateralizar o antepé[6]. É a melhor forma de se obter uma alavanca para se efetuar a correção. Dependendo do grau de deformidade e do grau de rigidez, o tratamento dura de um a quatro meses, com trocas de gessos a cada 10 dias.

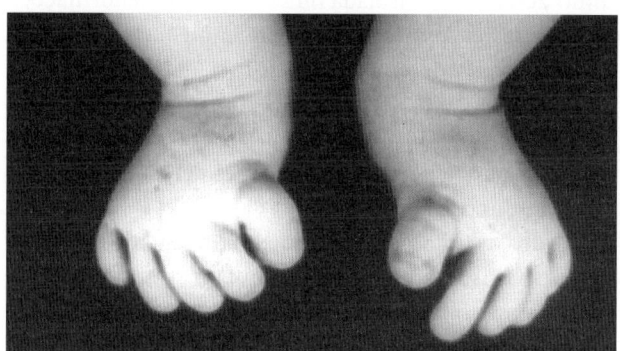

Figura 45.12 – Pé metatarso varo.

1291

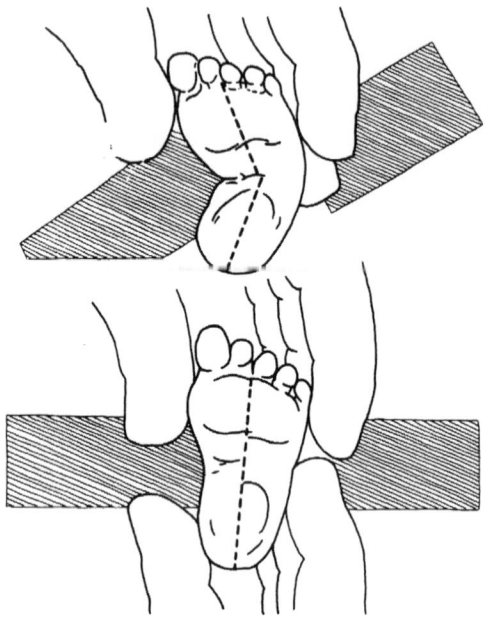

Figura 45.13 – Manobra e retificação das linhas traçadas na planta dos pés para o diagnóstico clínico do metatarso varo.

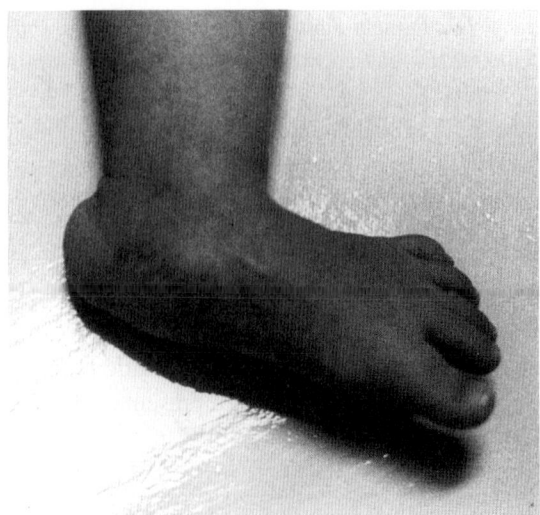

Figura 45.14 – Pé talovertical.

O prognóstico é bom, mas em alguns casos, quando a criança inicia a marcha, faz-se necessário colocar calçados especiais (com o bico invertido) para se manter a correção obtida. Não é uma deformidade grave, porém traz problemas de ordem estética e para o uso do calçado.

Pé talovertical

Também chamado pé plano convexo ou pé em mata-borrão. É rígido e caracteriza-se pela convexidade da face plantar. O retropé está em equino acentuado com grande retração do tendão de Aquiles. O antepé apresenta-se em flexão dorsal e abdução com retração dos músculos fibulares e músculos extensores dos dedos.

O diagnóstico faz-se com o exame radiográfico de perfil que mostra o equino acentuado do calcâneo e o perpendicularismo do talo (90 graus) à superfície de apoio. Normalmente, ele deve formar um ângulo de inclinação de no máximo 50 graus (Fig. 45.14).

É uma deformidade muito rara, podendo aparecer como deformidade isolada ou associada a malformações do sistema nervoso como a mielomeningocele e a neurofibromatose. Pode também vir associada à artrogripose múltipla congênita. Atinge mais o sexo masculino, podendo ser uni ou bilateral. Nos casos unilaterais, o outro pé, frequentemente, tem uma das três deformidades descritas anteriormente.

Todos os tratamentos incruentos já tentados levaram sempre ao insucesso. A cirurgia deve ser realizada de preferência por volta do terceiro mês de idade e o prognóstico é reservado, sendo que, além do pé em si, ele depende também das outras deformidades associadas.

Polidactilias e sindactilias dos pés

A polidactilia nos pés é uma anomalia relativamente comum e geralmente não provoca problemas funcionais, a não ser um variável grau de desconforto no momento de se usar o calçado. O dedo supranumerário deverá ser retirado por razões estéticas e um estudo radiológico deverá sempre ser realizado para um bom planejamento cirúrgico, pois é freqüente a existência de uma anomalia do metatarsiano correspondente que também deverá ser corrigida[7].

A sindactilia dos dedos do pé raramente necessita de tratamento. A função do pé nunca está comprometida e as razões de ordem estética são questionáveis.

Polidactilias e sindactilias da mão

As polidactilias da mão revestem-se de especial cuidado, principalmente quando se trata de polegar supranumerário. São muitas as possibilidades de anomalias tendinosas nesses casos, de tal forma que somente na idade em que a criança colabora com o estudo da função muscular é que a amputação do polegar considerado inútil deve ser realizada[1]. Muitas vezes, chega-se a aproveitar um tendão do polegar amputado para ser transferido para o polegar que restou.

No caso dos outros dedos, a avaliação funcional é mais fácil e a amputação pode ser realizada mais precocemente.

A sindactilia dos dedos da mão sempre necessita de tratamento cirúrgico. A função está comprometida e as razões de ordem estética são altamente prioritárias. São cirurgias de alta complexidade e hoje em dia devem ficar a cargo do especialista em cirurgia de mão.

Clino e camptodactilias

São anomalias muito frequentes nos dedos dos pés e também raramente provocam comprometimento da função.

Deve-se tentar o tratamento precoce por meio de enfaixamento com esparadrapo, reduzindo-se as deformidades e tomando o cuidado de proteger a pele do RN para se evitar lesões cutâneas[7].

O tratamento cirúrgico deve aguardar o início do uso do calçado e só será realizado se houver desconforto nessa ocasião.

Digitus minimus varus

É um tipo frequente de deformidade dos dedos (Fig. 45.15) e consiste no desvio dorsomedial do quinto dedo. É afecção familiar e frequentemente leva a desconforto no uso do calçado, pois o aparecimento futuro de uma calosidade no dorso do dedo é complicação frequente. Por essa razão, deve sempre ser tratado inicialmente com enfaixamento precoce e depois, se necessário, a correção cirúrgica, que deverá ser realizada antes do início do uso do calçado[1].

Luxação congênita do quadril ou instabilidade do quadril

Este talvez seja o tema mais preocupante para o neonatologista devido à necessidade imperiosa do diagnóstico precoce de uma deformidade não visível e com sequelas gravíssimas se retardado seu tratamento. O neonatologista e o pediatra nunca devem se cansar de procurar a luxação congênita do quadril (LCQ) ou, melhor dizendo, a instabilidade do quadril, com a repetição das manobras necessárias ao seu diagnóstico, que devem sempre fazer parte da rotina nos exames sucessivos de uma criança[8-10].

As manobras para o diagnóstico de instabilidade do quadril deverão ser muito bem treinadas, porque só a repetição exaustiva delas dará ao médico a sensibilidade necessária à sua percepção. Lembrar que esse diagnóstico é de responsabilidade do neonatologista e do pediatra e exige um treinamento de sensibilidade que nenhum texto escrito pode transmitir.

Conceito e classificação

LCQ é o deslocamento da cabeça femoral para fora da cavidade acetabular. Instabilidade é a capacidade de luxar e, nesse caso, a cabeça do fêmur não está luxada, mas luxável.

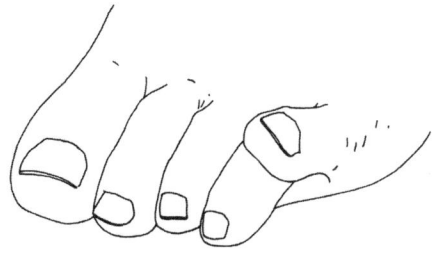

Figura 45.15 – *Digitus minimus varus.*

Incidência

O sexo feminino é de três a cinco vezes mais afetado que o masculino e o lado esquerdo é mais acometido do que o direito, podendo também ser bilateral. A apresentação de nádegas está referida em 30% dos pacientes nascidos com instabilidade, enquanto na população geral essa apresentação está em torno de 3%. Os números que mostram a incidência por nascimento variam muito pelo fato de que muitos quadris instáveis se estabilizam espontaneamente nos primeiros dias ou mesmo nas primeiras semanas de vida. Pode-se, inclusive, afirmar que a incidência baseada em exame feito no terceiro dia de vida é metade da real incidência de instabilidade ao nascimento. Barlow demonstrou isso na Inglaterra. A incidência real de luxação é de 1,5 para 1.000 nascimentos. Mas ele chegou a esse número apenas após dois meses de seguimento das crianças por ele examinadas. A incidência de instabilidade nas primeiras horas de vida foi muito maior: em torno de 1 para 60. Já após uma semana de vida caiu para 6,5 para 1.000 e finalmente no segundo mês para 1,5 para 1.000 nascimentos.

Quadro clínico

Como se verificou, o importante é saber diagnosticar a instabilidade, mesmo quando ainda não houve luxação.

- Manobra de Ortolani[8] – com o RN em decúbito dorsal em superfície firme, fletir seus joelhos e quadris em 90 graus. Com o dedo indicador, palpa-se o grande trocanter, enquanto o polegar se apoia na face medial da coxa, na altura do pequeno trocanter. Com as mãos assim apoiadas, realiza-se abdução das coxas. Se a cabeça do fêmur estiver luxada, ela escorregará para dentro do acetábulo, dando à mão do examinador uma sensação de clique que, às vezes, pode ser até audível. Quando se aduz novamente os quadris, a cabeça do fêmur escorrega para fora e para trás do acetábulo, dando novamente uma sensação de ressalto na mão do examinador (Fig. 45.16). O RN deve estar relaxado e não existir espasmo dos adutores que impede a abdução.
- Manobra de Barlow[9] – com o RN na mesma posição do teste anterior, toma-se uma coxa em uma mão, com o polegar no pequeno trocanter e o indicador apoiado no grande trocanter. A outra mão estabiliza a bacia. Com os quadris em abdução média, realizam-se movimentos para a frente e para trás. Se houver frouxidão da cápsula, sentir-se-á a instabilidade da articulação. Esse sinal é análogo ao da telescopagem, que consiste em mobilidade anormal de articulação, quando se realizam movimentos de pistonagem na coxa com o quadril aduzido (Fig. 45.17).

A assimetria das pregas inguinais e glúteas, a discreta rotação externa do membro afetado e o encurtamen-

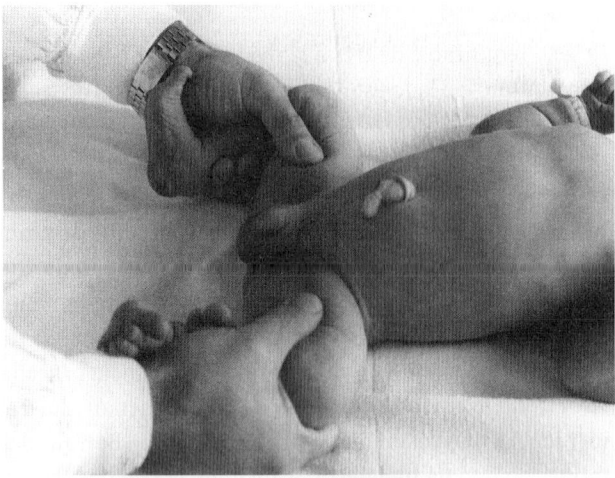

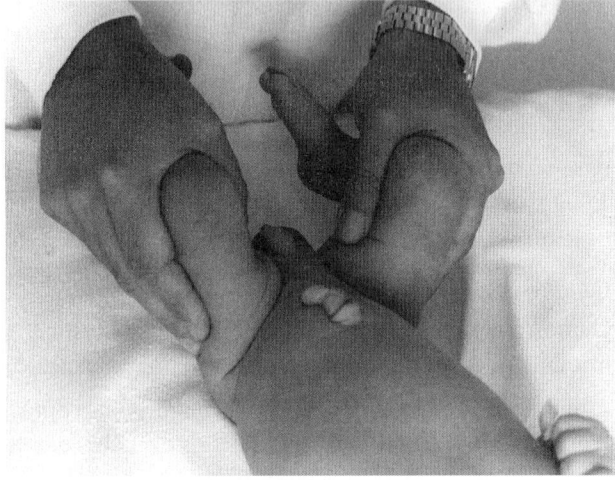

Figura 45.16 – Manobra de Ortolani.

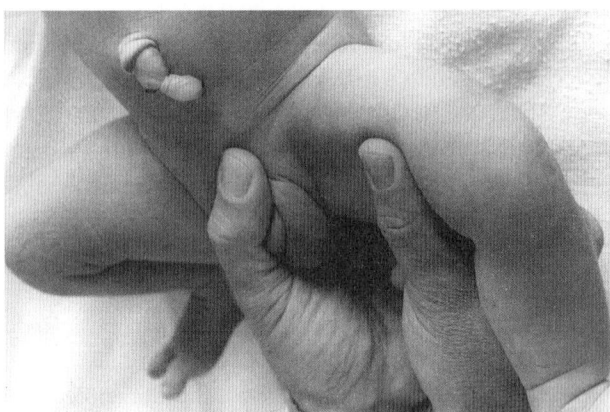

Figura 45.17 – Manobra de Barlow.

to aparente do membro são sinais que só estão presentes quando já existe migração proximal da cabeça femoral nos casos unilaterais.

Diagnóstico por imagem

No RN, a radiografia é menosprezada por alguns autores e supervalorizada por outros. A nosso ver ela sempre deve ser realizada na suspeita diagnóstica. As posições recomendadas são a de frente indiferente, isto é, com os quadris em extensão completa, as coxas unidas, sem rotação. Devem-se observar:

- O nivelamento dos trocanteres em relação à linha que une as duas cartilagens em "Y" (linha de Hilgenreiner).
- O índice acetabular que é o ângulo formado por essa linha com uma linha que margeia o teto do acetábulo até sua margem lateral ossificada. Um índice acetabular acima de 30 graus é sinal de que o teto acetabular não se está ossificando normalmente, porque a cabeça femoral não está corretamente posicionada no seu interior para estimulá-lo.
- A perpendicular à linha de Hilgenreiner, margeando a borda lateral ossificada do acetábulo, que determina na articulação quatro quadrantes. A imagem da epífise da cabeça femoral, se existisse no momento do nascimento, deveria estar no quadrante inferointerno. Uma lateralização dela pode ser evidenciada pela medida da distância entre a borda medial ossificada do colo do fêmur com imagem do ísquio (Fig. 45.18).

A outra posição é a de Andrés Von Rosen[11] que coloca os quadris em extensão, com abdução de 45 graus e rotação interna máxima (Fig. 45.19). Nela, um prolongamento do eixo da diáfise femoral deve cortar o centro ou até a borda lateral do acetábulo. No quadril luxado, ele corta a asa do ilíaco (Figs. 45.18 e 45.19). Uma radiografia normal não afasta o diagnóstico de quadril instável.

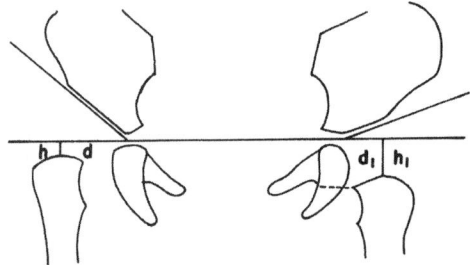

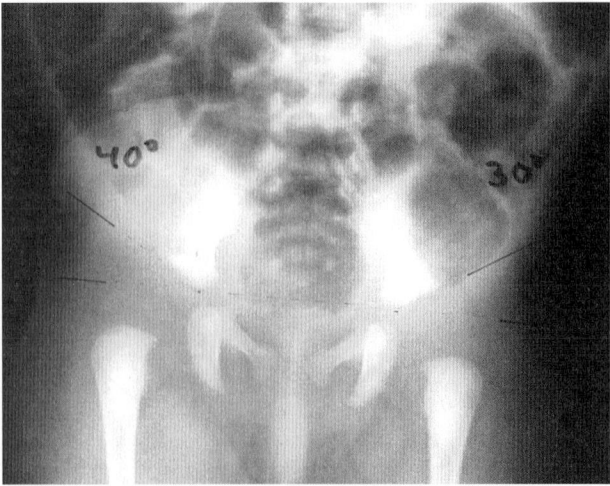

Figura 45.18 – Radiografia de quadril em posição frontal.

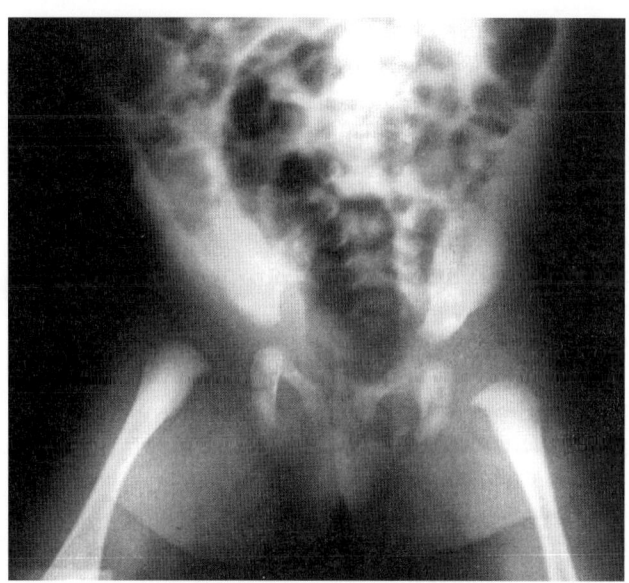

Figura 45.19 – Radiografia de quadril em posição de Von Rosen.

A ultrassonografia vem-se mostrando um exame de grande auxílio e boa precisão. Por meio dela é possível a avaliação da forma do acetábulo e da cabeça femoral, bem como a relação entre essas estruturas. É um exame dinâmico e exige do operador boa experiência para detectar a instabilidade. Tem a vantagem adicional de não expor o RN às radiações.

A metodologia de Graf[12,13] é a mais aceita para a interpretação da ultrassonografia do quadril da criança. A partir do ângulo alfa (do teto acetabular ósseo) e do ângulo beta (do teto acetabular cartilaginoso), pode-se

classificar o teto acetabular em bom e insuficiente. Neste último caso podem-se ter quadris com maior ou menor potencial de luxar e quadris já luxados. No quadro 45.1) encontra-se um resumo da metodologia de Graf para a classificação ultrassonográfica do quadril da criança.

Tratamento

A grande vantagem do diagnóstico no RN é a simplicidade do tratamento nessa fase. A manutenção do RN com os quadris em flexão de 90 graus e abdução máxima leva à cura completa em um espaço de tempo variável de 3 a 12 meses. Inúmeras formas de fraldas e aparelhos foram propostas para se conseguir manter o RN nessa posição. Todos são válidos, desde que consigam seu intento. Prefere-se o aparelho de Milgram exposto na figura 45.20 por permitir a troca de fraldas da criança, sem sua retirada. Ele só é removido na hora do banho. No berçário, feita a suspeita, deve-se colocar uma fralda de abdução. O controle clínico e radiográfico ulterior é que dará a orientação futura[10].

Amputações congênitas

São defeitos graves que podem aparecer no RN, geralmente de fácil diagnóstico e difícil solução, que precisam ser do conhecimento do neonatologista, para que ele dê uma boa orientação aos familiares.

As amputações congênitas podem ser transversais ou longitudinais, e são consequência da interferência de fatores lesivos ao desenvolvimento do feto. Tanto as amputações transversais como as longitudinais podem ser terminais ou intercalares. As combinações são inúmeras e não respeitam regra (Fig. 45.21). São muito bem conhe-

Quadro 45.1 – Metodologia de Graf.

Tipo	Conformação do teto ósseo	Rebordo ósseo lateral	Cartilagem hialina do teto	Ângulo alfa	Ângulo beta
1a maduro	Bom	Angulado	Estreita e cobre a cabeça	> 60° <198°	< 55°
1b maduro	Bom	Levemente arredondado	Espessa e cobre a cabeça	> 60°	> 55°
2a+ apropriado	Adequado	Arredondado	Larga e cobre a cabeça	> 50° –59°	> 55°
2a déficit de maturação	Insuficiente	Arredondado	Larga e cobre a cabeça	> 50° –59°	> 55°
2b retardo da ossificação	Insuficiente	Arredondado	Larga e cobre a cabeça	> 50° –59°	> 55°
2c faixa crítica	Insuficiente	Arredondado e oblíquo	Larga e cobre a cabeça	> 43° –49°	70°–77°
2d descentrado	Insuficiente	Arredondado e oblíquo	Deslocada para cima	> 43° –49°	> \77°
3a excêntrico	Insuficiente	Obliquo	Deslocada para cima sem alter	> 43°	> 77°
3b excêntrico	Insuficiente	Obliquo	Deslocada para cima com alter	> 43°	> 77°
4 luxado	Insuficiente	Obliquo	Deslocada inferiormente	–	–

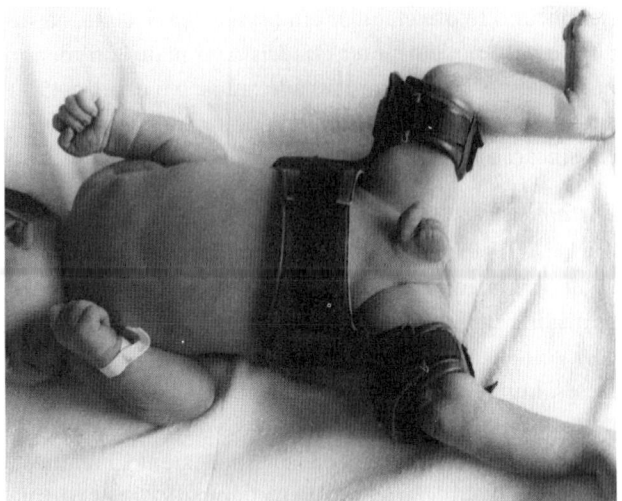

Figura 45.20 – Aparelho de abdução.

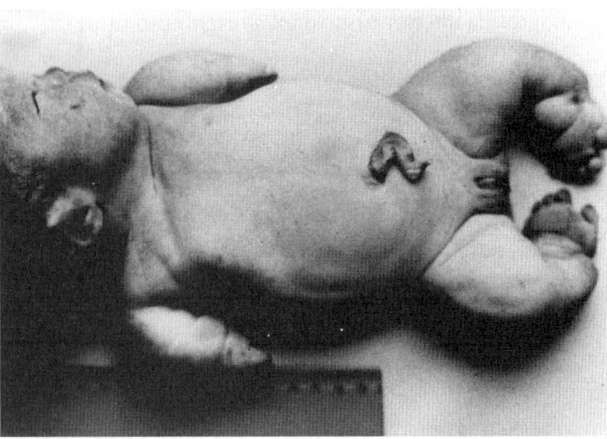

Figura 45.21 – Amputações congênitas.

cidos os defeitos provocados pela ingestão de compostos que continham talidomida nos primeiros meses de gravidez[1].

Torcicolo congênito

É uma afecção que acomete mais o sexo feminino que o masculino, resultante da contratura unilateral do músculo esternocleidomastóideo com resultante inclinação da cabeça para o lado da lesão e rotação para o lado oposto. É mais comum nos partos pélvicos e nos fórcipes difíceis[14,15].

Sua frequência varia entre 0,3% e 1,9%[16].

A patogenia da lesão é possivelmente uma fibrose com consequente contratura e encurtamento do músculo esternocleidomastóideo, porém não são todos os autores que aceitam a teoria traumática como causa de hemorragia e posterior fibrose desse músculo.

Nos casos mais graves, pode-se fazer biópsia do músculo deltoide, com técnica histoquímica de coloração, para diagnosticar miopatia.

Quadro clínico

A deformidade pode estar presente desde o momento do nascimento. A cabeça fica inclinada para o lado da lesão e o queixo voltado para o lado oposto, discretamente elevado. Os movimentos passivos de inclinação da cabeça para o lado oposto e de rotação, levando o queixo para o lado da lesão, estão limitados.

A palpação revela aumento de volume indolor, duro, de formato fusiforme, no músculo esternocleidomastóideo afetado.

A radiografia da coluna cervical sempre deverá ser feita para se afastar a possibilidade de deformidades congênitas vertebrais.

Um exame ultrassonográfico pode diferenciar a massa muscular de outros tipos de massa com linfangioma cervical cístico, ou nódulos linfáticos aumentados, sendo exame de grande valia[17,18].

Se a deformidade não for tratada, vai-se desenvolver com o tempo assimetria facial, com desnivelamento dos olhos e pavilhões auriculares. Os tecidos circundantes do pescoço entram em contratura e o tratamento torna-se muito mais difícil (Fig. 45.22).

Tratamento

Deve-se começar já no berçário, com a orientação às enfermeiras para que realizem exercícios passivos de estiramento do músculo afetado. A cabeça do RN deve ser inclinada para o lado oposto da lesão e o queixo voltado para o lado da lesão. Esse exercício deve ser repetido 10 a 15 vezes, quatro a seis vezes ao dia. Os pais e as pessoas que cuidam da criança em casa devem ser orientados para que façam o mesmo. Também deve ser dada orientação para o preparo do quarto da criança. O berço deve ser colocado junto à parede e a criança colocada de tal forma que para olhar os estímulos tenha de movimentar a cabeça para o lado da lesão, isto é, o lado não lesado deve estar voltado para a parede, quer esteja em decúbito ventral quer esteja em decúbito dorsal.

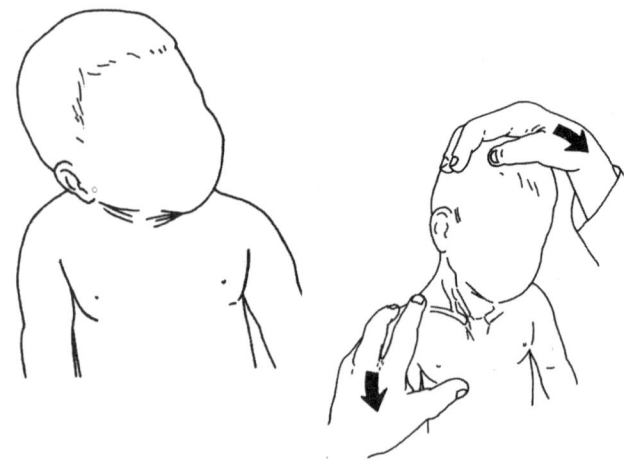

Figura 45.22 – Torcicolo congênito.

Dessa forma, pode-se conseguir estiramento do esternocleidomastóideo sem necessidade de cirurgia.

Há autores que diferem o torcicolo congênito do hematoma do esternocleidomastóideo, que seria apenas uma hemorragia intramuscular por traumatismo de parto. Na prática, não há modo de diferenciá-los no primeiro exame. Todos os casos devem ser igualmente tratados e só a evolução, mais rápida no caso do hematoma, é que diferenciará um do outro.

A cirurgia só estará indicada por volta de 1 ano de idade, no caso de não haver remissão com o tratamento mencionado.

A ORTOPEDIA, O OBSTETRA E A MÃE

Lombalgia da grávida e da puérpera

Durante o fim da gravidez, um grau moderado de dor nas costas é comum. Há aumento da demanda mecânica da coluna imposta pela mudança do centro de gravidade da grávida e pelo peso do feto que está para nascer. Quando o quadro sintomático se agrava, deve-se colocar a grávida em repouso e administrar relaxantes musculares e analgésicos.

A lombalgia durante a gravidez é mais frequente em mulheres mais jovens que nas mais idosas. Em estudos realizados em algumas maternidades do Brasil, a prevalência encontrada foi de 48 a 83%[19].

Admite-se que a frouxidão ligamentar, que se instala devido às alterações hormonais que atuam sobre o tecido fibroelástico, aumenta a mobilidade das articulações, em particular as da coluna lombar baixa, da sacroilíaca e a da sínfise púbica. A bacia se abre como uma concha, provocando subluxação das articulações sacroilíacas.

Quando essa abertura é muito grande, pode instalar-se a disjunção da sínfise púbica, doença muito dolorosa, mas de prognóstico bom, pois cede em pouco tempo com o repouso. Se o quadro se agrava, deve-se prescrever repouso no leito em decúbito lateral, ou excepcionalmente pode-se colocar o "balancim", que é um dispositivo que por meio de pesos balanceados fazem força no sentido de fechar a bacia aberta como concha.

REFERÊNCIAS

1. Bruschini S. Ortopedia pediátrica. São Paulo: Atheneu; 1998.
2. Sodré H, Bruschini S, Mestriner LA, Mirand f JR, Levinsohn EM, Packard DS Jr, et al. Arterial abnormalities in talipes equinovarus as assessed by angyography and the Doppler technique. J Pediatr Orthop. 1990;10(1):101-4.
3. Kite JH. Some suggestions on the treatment of club foot by casts. J Bone Joint Surg. 1963;45A:406-12.
4. Ponseti I. Congenital clubfoot: fundamentals and treatment. Oxford: Oxford University Press;1996.
5. Bruschini S. Metatarsovaro congênito. In: Bruschini S. Ortopedia pediátrica. São Paulo: Atheneu; 1993.p.68-70.
6. Bruschini S, Laredo Filho J. Importância do ângulo calcâneo-4º metatarsiano no diagnóstico e tratamento do pé metatarso varo congênito. Rev Bras Ortop. 1987;22(6):183-96.
7. Nery CAS. Defeitos congênitos dos dedos do pé. In: Bruschini S. Ortopedia pediátrica. São Paulo: Atheneu; 1993.p.73-9.
8. Ortolani M. Congenital hip dysplasia of early and very early diagnosis. Clin Orthop. 1976;119(1):6-10.
9. Barlow TG. Early diagnosis and treatment of congenital dislocation of the hip. J Bone Joint Surg. 1962;44B(2):292-301.
10. Wever HH. Luxação congênita do quadril. In: Bruschini S. Ortopedia pediátrica. São Paulo: Atheneu; 1993.p.51-61.
11. von Rosen S. Early diagnosis and treatment of congenital dislocation of the hip joint. Actha Orthop Scand. 1956;26(2):136-55.
12. Graf R. Classification of hip joint dysplasia by means of sonography. Arch Orthoptrauma Surg. 1984;102(4):248-55.
13. Harcke HT, Grissom LE. Infant hip sonography: current concepts. Semin Ultrasound CT MR. 1994;15(4):256-63.
14. Conventry MB, Harris LE. Congenital muscular torticollis in infancy: some observations regarding treatment. J Bone Joint Surg. 1959;41-A(5):815-22.
15. Braga MB Jr. Torcicolo muscular congênito. In: Bruschini S. Ortopedia Pediátrica. São Paulo: Atheneu; 1993.p.19-23.
16. Do TT. Congenital muscular torticollis: current concepts and review of treatment. Curr Opin Pediatr. 2006;18(1):26-9.
17. Dudkiewicz I, Ganel A, Blankstein A. Congenital muscular torticollis in infants: ultrasound-assisted diagnosis and evaluation. J Pediatr Orthop. 2005;25(6):812-4.
18. Wang L, Zhang L, Tang Y, Qiu L. The value of high-frequency and color Doppler ultrasonography in diagnosing congenital muscular torticollis. BMC Musculoskelet Disord. 2012;13:209.
19. Madeira HG, Garcia JB, Lima MV, Serra HO. Incapacidade e fatores associados à lombalgia durante a gravidez. Rev Bras Ginecol Obstet. 2013;35(12):541-8.

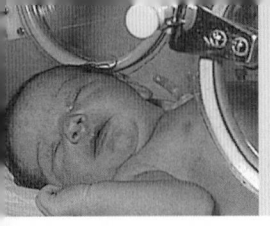

CAPÍTULO 46

Afecções Dermatológicas

Maurício Mota de Avelar Alchorne
Alice de Oliveira de Avelar Alchorne

CARACTERÍSTICAS DA PELE

A pele do recém-nascido (RN) apresenta certas peculiaridades que merecem ser conhecidas, não devendo ser confundidas com estados patológicos[1-12].

O RN, ao nascer, apresenta-se recoberto por induto, o vérnix caseoso, composto de água, sebo, restos cutâneos (detritos) e razoável quantidade de estrógenos, cujas funções são discutidas, admitindo-se que seja uma proteção contra lesões, prevenindo contra infecções, maceração pelo líquido amniótico e traumatismos. Ao ser eliminado pela higiene nas primeiras horas, vê-se uma pele eritematosa; o eritema é mais evidente nos RN pré-termo e substituído no segundo ou terceiro dia por fina descamação, a qual perdura até a terceira semana. No pré-termo, a descamação só aparece na segunda ou terceira semana e sua presença, já ao nascimento, significa hipermaturidade, anoxia intrauterina ou ictiose congênita.

A pele do RN é fina, menos corneificada, suave, macia, uniforme, lisa e aveludada. O pré-termo tem a pele gelatinosa, muito delgada, transparente (com veias bem visíveis), esticada, pletórica e muito eritematosa e o hipermaturo a apresenta frouxa e enrugada.

Todas as camadas da pele (epiderme, derme e hipoderme) têm espessura diminuída, com retificação da epiderme e com pouca adesão dermoepidérmica e dermossubcutânea. Esses achados, associados à menor coesão intercelular, são responsáveis pelo aparecimento de erosões e bolhas aos mínimos traumatismos. A pele é hipopigmentada, com pequeno número de melanócitos e melanogênese diminuída. A gordura da hipoderme aumenta desde o nascimento até aos 9 meses de vida. Alterações no panículo adiposo sugerem prematuridade, hipermaturidade, insuficiência placentária, traumatismos e excesso de resfriamento. Apresenta a circulação sanguínea predominantemente central em relação à periférica e vasodilatação. Por ser a derme muito rica em água e sódio e ter grande labilidade vascular, há aparecimento frequente de edema, principalmente nas extremidades e nos genitais. A derme é rica em elastina e células, tem maior turgor, elasticidade, contratilidade e expansibilidade.

Os cabelos são finos e apresentam uma fina penugem (lanugo) que recobre o corpo, sendo mais visível nas regiões temporais, ombros e dorso. No pré-termo, os cabelos são muito finos e o lanugo está presente em todo o corpo, não sendo evidenciada a linha de implantação do cabelo, pois o lanugo se estende desde a fronte até o couro cabeludo. Há perda difusa de cabelos (*defluvium*) que se inicia nos primeiros dias, pelas regiões frontais e occipital, ou de modo repentino, completando-se em algumas semanas ou, gradualmente, em dois ou três meses.

Os anexos cutâneos são imaturos. A sudorese pelo calor inicia-se no terceiro dia de vida, sendo as glândulas sudoríparas écrinas imaturas em forma e função até o quinto mês. Esse fato, associado à diminuição da espessura da pele e devido à circulação predominante ser central em relação à periférica, faz com que haja deficiência na regulação térmica. A precariedade de lubrificação cutânea facilita fenômenos de asteatose (secura) e maior sensibilidade a irritantes externos, tendo também maior permeabilidade a químicos.

Tem menor resposta imune, com menos reatividade aos alérgenos de contato e maior suscetibilidade às infecções. Apresenta resposta inflamatória com grande número de neutrófilos e eosinófilos.

MANIFESTAÇÕES CUTÂNEAS FISIOLÓGICAS

Existem certas alterações na pele do RN que também não podem ser consideradas patológicas, pois são respostas fisiológicas de sua pele a certos estímulos[1-12].

Edema – frequente nas extremidades e nos genitais, como consequência a um aumento de água e sódio na derme e labilidade vascular.

Desidratação – normalmente, no terceiro ou quarto dia, o RN perde certa quantidade de água, com diminuição de 10% do peso corporal, levando à diminuição do turgor, com enrugamento da pele.

Acrocianose – certo grau de cianose de extremidades e lábios durante o choro, amamentação e resfriamento é fisiológico. Está relacionado ao aumento do tono das arteríolas periféricas por vasoespasmo, secundário à dilatação e ao enchimento dos plexos venosos.

Cutis marmorata – devido à deficiência na regulação térmica, pode-se ter o aparecimento de um livedo reticular, quando o RN é submetido a diferenças de temperatura. O efeito marmóreo geralmente desaparece com o reaquecimento e manifesta-se durante poucos meses. Quando persiste, sugere trissomia do 18, síndrome de Down e síndrome de Cornelia de Lange. Deve ser diferenciado da *cutis marmorata* (teleangiectasia congênita), que é uma dermatose não efêmera, localizada e com atrofia de pele.

Mudança de cor em arlequim – é um fenômeno raro, encontrado principalmente em RN pré-termo, nos quais ocorre em cerca de 10%. Há eritema no lado no qual se apoia e palidez da metade superior, mudando de lado se a criança é voltada para a metade oposta. O fenômeno dura de 30 segundos a 20minutos. Relaciona-se com a imaturidade de centros hipotalâmicos que controlam o tônus dos vasos periféricos. Ocorre desde as primeiras horas até a segunda ou terceira semana.

Icterícia neonatal – os mecanismos fetais de eliminação da bilirrubina são modificados logo após o nascimento, exigindo adaptação do RN. Certo grau de icterícia, que aparece do segundo ao sétimo dias de vida, pode ser considerado fisiológico.

DERMATOSES TRANSITÓRIAS

Algumas dermatoses benignas e de resolução espontânea são observadas nos RN e não requerem considerações terapêuticas especiais[1-12].

Alterações devido à presença de hormônios maternos

Aumento de mamas – presença em ambos os sexos, podendo haver secreção pelos mamilos.

Pigmentação – ocorre na linha alba, aréola mamária e escroto.

Outras alterações também devido à presença de hormônios maternos são: hiperplasia epitelial de vagina e hipertrofia de gengiva.

Milium (cisto epidérmico)

Ocorre em 40% dos RN, por retenção de queratina e material sebáceo no folículo polissebáceo imaturo. São pápulas esbranquiçadas, puntiformes, localizadas geralmente na fronte, regiões malares, nariz e mento, de desaparecimento espontâneo nas primeiras semanas, podendo persistir até o terceiro mês de vida. Não requer tratamento. As pérolas de Epstein ou nódulos de Bohn são lesões de *milium* intraorais, presentes em 85% dos RN. O diagnóstico diferencial deve ser feito com eritema tóxico do RN (ETRN) e *acne neonatorum* e hiperplasia de glândulas sebáceas. *Milium* persistente e disseminado é encontrado na tricodisplasia hereditária e na síndrome dígito-orofacial.

Hiperplasia de glândulas sebáceas

Manifesta-se por múltiplas pápulas pequenas, amarelas, no nariz, regiões malares e lábio superior do RN a termo. Involui espontaneamente nas primeiras semanas.

Acne neonatorum

Inicia-se no período neonatal com pápulas brancas, semelhantes a *milium*, que evoluem no terceiro mês de vida para quadro semelhante ao da acne vulgar, com comedões e pápulas e papulopústulas eritematosas, na fronte, regiões malares e mento. Mais frequente em meninos, sendo que na adolescência terão acne vulgar grave. Regride espontaneamente até o oitavo mês, dispensando tratamento; quando persistente, empregam-se queratolíticos suaves e anti-inflamatórios.

Alteração por distúrbio da sudorese

Miliária – devido à imaturidade dos ductos excretores das glândulas sudoríparas écrinas, principalmente nos pré-termo, favorecendo a obstrução do poro por um tampão de queratina e retenção sudoral.

Há duas formas: miliária cristalina ou sudâmina, quando a obstrução é superficial e se apresenta com vesículas claras e puntiformes, e miliária rubra, quando a obstrução é profunda, com pápulas, vesículas e papulovesículas eritematosas e puntiformes. Localiza-se preferencialmente no pescoço, dorso e regiões glúteas. Inicia-se após o terceiro dia, persistindo até o quinto mês de vida, bem mais frequente nas duas primeiras semanas, mas todas as crianças podem apresentá-la em certas circunstâncias. O tratamento é indicado para evitar o excesso de calor e a umidade.

Alterações névicas

Mancha mongólica – lesão pigmentar, por infiltração profunda de melanócitos na derme, de cor cinza ou cinza azulada, presente já ao nascimento, em geral desaparece durante a infância. Rara na raça branca, encontrada em 90% de RN negros, índios e orientais. São máculas grandes de até 10cm de diâmetro, podendo ser única ou múltipla, na região lombossacral e mais raramente nos ombros, nádegas e flancos. Não necessita de tratamento (Fig. 46.1).

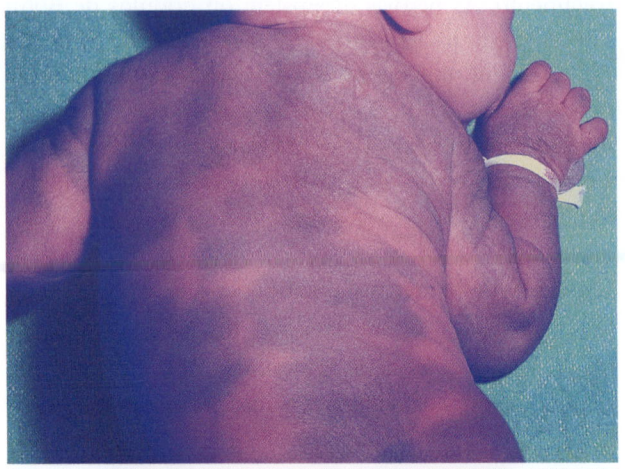

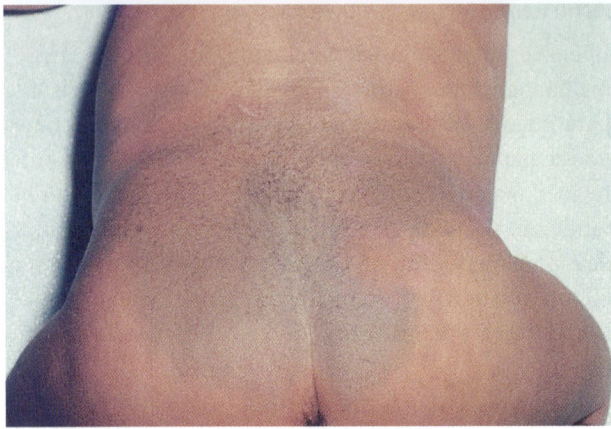

Figura 46.1 – Mancha mongólica.

Alterações de origem desconhecida

Eritema tóxico do RN (ETRN) – erupção assintomática, benigna, de etiologia desconhecida, estéril, devido provavelmente a estímulos mecânicos ou térmicos. São lesões que permanecem poucos dias, caracterizadas por manchas eritematosas de 5 a 15mm de diâmetro, tendo pápula ou pústula puntiforme no seu interior, assemelhando-se a picada de pulga, localizadas principalmente no tronco e nádegas, poupando palmas das mãos e plantas dos pés. As lesões aparecem bruscamente desde os primeiros dias de vida e desaparecem espontaneamente até a segunda semana, não requerendo tratamento.

Histopatologicamente, há bolha subcórnea ou intraepidérmica perifolicular e rica em eosinófilos, edema da derme e infiltrado inflamatório perivascular e perifolicular, constituído principalmente de eosinófilos.

O diagnóstico diferencial é feito com estafilococcias, melanose pustulosa transitória neonatal, miliária e herpes simples. Não há necessidade de tratamento. A erupção regride em poucos dias.

Melanose pustulosa transitória do RN (MPTRN) – dermatose vesicopústulo-pigmentar, benigna, de etiologia desconhecida, estéril, frequente principalmente na raça

negra, que já está presente ao nascimento, com involução espontânea, não necessitando de tratamento.

As lesões vesicopustulosas rompem-se facilmente em 24-48 horas, deixando máculas pigmentadas puntiformes, envolvidas por fino colarete descamativo, que desaparecem em algumas semanas. Localizam-se preferencialmente na fronte, mento, dorso e região pré-tibial.

Histopatologicamente, encontra-se bolha subcórnea rica em neutrófilos, e nas máculas pigmentadas, hiperqueratose e aumento da pigmentação da camada basal.

O diagnóstico diferencial faz-se com o ETRN, impetigo e herpes simples. Ocorre regressão das lesões em poucas semanas, não sendo necessário tratamento.

Alterações da pele relacionadas às complicações obstétricas

Bolhas de sucção – RN sadios podem apresentar bolhas pequenas, intactas ou rotas, estéreis, no lábio, antebraço, polegar e indicador. Resolvem-se rapidamente, sem necessidade de tratamento. Admite-se que sejam o resultado de sucção vigorosa *in utero*, devido à facilidade da pele do feto e do RN em formar bolhas.

Traumatismo da pele – erosões, áreas de hemorragia e de necrose de pressão podem ser observadas na parte de apresentação obstétrica do RN, após parto prolongado ou fórcipe. Hemorragia subconjuntival e petéquias são comuns. São lesões geralmente discretas e desaparecem espontaneamente em poucas semanas. Quando são mais extensas, pode surgir hiperbilirrubinemia. Raramente necrose de gordura do subcutâneo pode ser produzida por fórcipe. As áreas ulceradas devem ser mantidas limpas e secas.

Asfixia traumática (síndrome por compressão) – a compressão do tórax e do abdome durante o parto pode originar cianose, localizada na cabeça, pescoço e parte superior do tronco. Costuma associar-se a traumatismos de pele. Não requer tratamento nem se observam sequelas.

Caput succedaneum – edema difuso do couro cabeludo pode ser visto quando a cabeça é grande e o parto é prolongado. O mesmo pode ocorrer no escroto, na apresentação pélvica. Geralmente, associam-se a traumatismos da pele com hematomas e, às vezes, alargamento de suturas, com moldagem da cabeça. Esses achados regridem sem tratamento nas primeiras semanas.

Céfalo-hematoma – em consequência do parto, hematoma subperiostal pode ser observado, às vezes associado a fraturas da calota craniana. São tumores tensos ou compressíveis, com o periósteo elevado, o qual se calcifica na segunda semana. A maioria dos céfalo-hematomas é reabsorvida nos primeiros meses; às vezes, calcificam-se e persistem como protuberâncias, que desaparecem lentamente. É desnecessário o tratamento. Como complicação, há infecção, anemia e icterícia.

NEVOS

Serão considerados nevos os defeitos congênitos presentes ao nascimento ou que surgem nos primeiros meses ou anos de idade[13].

Foram selecionados os nevos mais frequentes e/ou mais importantes pelos danos estéticos que podem causar, aspectos evolutivos e possível associação com outras alterações de órgãos ou sistemas.

Nevo verrucoso

Presente ao nascer ou surge na primeira infância, de caráter persistente.

É constituído por lesões vegetantes, queratósicas, de cor mais ou menos escura, secas, duras, separadas por sulcos. De forma e tamanho variados, têm tendência à disposição linear, unilateral, havendo, contudo, casos sistematizados.

A cor escura deve-se à oxidação da queratina, à qual se soma sobrecarga de pigmento basal. As lesões não são inflamatórias nem pruriginosas. Como complicações podem ocorrer eczematização e infecção secundária. No diagnóstico diferencial, deve-se considerar o líquen estriado e o líquen plano linear, ambos pruriginosos e não persistentes. A possibilidade de confusão com a psoríase só ocorre quando as lesões surgem entre os 12 e 20 anos de idade, já que o nevo verrucoso é em geral de aparecimento precoce.

Histopatologicamente, as principais alterações são hiperqueratose acentuada, acantose mais ou menos intensa e infiltrado inflamatório discreto.

Tratamento – depende do aspecto estético. Pode ser tratado cirurgicamente, por dermoabrasão, eletrocoagulação, com remoção e enxerto, ou ainda pelo uso tópico do ácido tricloroacético. A escolha do método terapêutico dependerá de sua extensão e localização.

Nevo comedoniano

Clinicamente, apresenta-se como um agrupamento de comedões, dispostos linearmente ou em placas, geralmente unilateral. Localiza-se em qualquer região, sendo mais frequente no tronco. Raro, é considerado variante do nevo verrucoso. Presente ao nascimento ou surge posteriormente, até os 15 anos de idade. Em cerca de metade dos casos, ocorre infecção secundária, com supuração, deixando cicatrizes residuais. É de importância estética mais ou menos grave, de acordo com a intensidade e a localização das lesões. O exame histopatológico mostra hiperqueratose e acantose, mas estas podem não ser acentuadas e, em alguns casos, a epiderme é atrófica. Os folículos pilosos apresentam-se dilatados e cheios de queratina. As glândulas sebáceas são rudimentares ou ausentes.

Tratamento – havendo infecção secundária, devem-se usar antibióticos apropriados. Como tratamentos tópicos podem ser utilizados queratolíticos, como ácido salicílico ou ácido retinoico. Outros recursos terapêuticos são: abrasão cirúrgica, exérese cirúrgica, laser de CO_2 e criocirurgia[14,15].

Nevo sebáceo

Apresenta-se como placa amarelada, sulcada, de forma e tamanho variados, localizada na maioria das vezes no couro cabeludo e na face. Presente ao nascimento, torna-se persistente e na idade adulta toma aspecto verrucoso, podendo ser marrom. Ao nível da lesão, os cabelos ou pelos são pouco numerosos ou ausentes.

Embora raro, foram relatados casos de nevo sebáceo linear da face associado a retardo mental e crises convulsivas; malformação ocular e distúrbios nervosos oculomotores também foram descritos.

Pode sofrer transformação maligna precoce para carcinoma basocelular em cerca de 10 a 40% dos casos, e mais raramente para carcinoma espinocelular e queratoacantoma. Tumores benignos de anexos também podem surgir a partir dele.

No diagnóstico diferencial, devem ser considerados o xantogranuloma juvenil, a mastocitose solitária, o melanoma juvenil, o pilomatrixoma e o siringocistoadenoma papilífero. Para distingui-los, é indispensável a biópsia. Quando a lesão é verrucosa, cabe o diagnóstico diferencial com o nevo verrucoso.

Ao exame histopatológico, a epiderme pode estar normal, papilomatosa ou hiperqueratósica. As glândulas sebáceas são numerosas, pequenas, de aspecto normal e não têm canal excretor.

Os folículos estão reduzidos ao seu estado inicial ou ausentes. A derme profunda comumente está espessada por fibrose.

Tratamento – por ser passível de transformação maligna, mesmo em indivíduos de pouca idade, recomenda-se a exérese da lesão.

Nevo acrômico

Caracteriza-se por mancha hipocrômica, arredondada ou irregular, de tamanho variado, única ou múltipla, localizada preferencialmente no tronco e raiz dos membros. Está presente ao nascimento ou surge na primeira infância. Diferencia-se do vitiligo pela ausência de hipercromia na periferia da lesão, e no nevo acrômico os pelos conservam sua coloração normal. No nevo anêmico não há resposta eritematosa à fricção. Histopatologicamente, nota-se ausência de pigmento e os melanócitos apresentam produção defeituosa.

Tratamento – não sofre transformação maligna, não causa perturbações ao paciente, salvo as de natureza estética, em geral de pouca importância, dispensando qualquer tratamento.

Nevos melanocíticos

Caracterizam-se por lesões pigmentadas de diferentes tonalidades, formas e tamanhos variados, decorrentes do acúmulo de células especiais denominadas "células névicas". Os nevos melanocíticos são frequentes, podem causar danos estéticos graves e, o que é mais importante, sofrer transformação maligna para o melanoma.

Do ponto de vista histopatológico, eles são classicamente divididos em três tipos, de acordo com a localização das células névicas. Assim, tem-se o nevo juncional, no qual as células névicas dispõem-se em tecas na junção dermoepidérmica; nevo intradérmico, quando as células névicas se agrupam em ninhos ou cordões na derme; nevo composto, quando as duas localizações ocorrem simultaneamente. Esses nevos raramente estão presentes ao nascimento.

O diagnóstico diferencial mais importante deve ser com o melanoma. Apesar de terem características peculiares, o diagnóstico de certeza desses diferentes tipos de nevos pigmentados só poderá ser conseguido com o exame histopatológico. Para todos os nevos melanocíticos recomenda-se avaliação por dermatoscopia.

Nevo juncional

É representado por lesões planas ou ligeiramente elevadas, pequenas, únicas ou múltiplas, de tonalidade variando do marrom ao negro. Localizam-se preferencialmente na palma das mãos, planta dos pés e genitais. Entre os nevos melanocíticos, o juncional é considerado o que oferece maior risco de transformação maligna.

Tratamento – previamente se deve proceder à exérese das lesões, particularmente daquelas localizadas em regiões sujeitas a traumatismos constantes ou repetidos.

Nevo composto

Representado por lesões em forma de domo, podendo ser sésseis ou pedunculadas, não pigmentadas ou de diferentes tonalidades do marrom. Localiza-se preferencialmente no couro cabeludo e pescoço.

Tratamento – para os nevos que sofrem infecção secundária repetida, ou que causam dano estético, recomenda-se a remoção cirúrgica. Costuma aumentar na puberdade; assim, se removido antes dos 11 anos de idade, não exigirá incisões mais amplas.

Nevo intradérmico

As lesões costumam ser em forma de domo ou pedunculadas.

Tratamento – semelhante ao do nevo composto.

Nevo melanocítico gigante

É constituído por extensas lesões de cor escura, variando do marrom ao negro, às vezes assumindo os aspectos clássicos em "calção de banho" ou em "maiô", geralmente pilosas, presentes ao nascimento (Fig. 46.2). Com o avançar da idade, tornam-se elevadas e papilomatosas. Podem crescer até a puberdade e após essa fase costumam permanecer estacionárias.

Causa prejuízo estético grave pela grande extensão das lesões. A maior importância desse nevo refere-se ao risco de transformação maligna para o melanoma, em porcentagens elevadas, de acordo com diferentes estatísticas.

Quando o nevo atinge o couro cabeludo e o pescoço, pode-se acompanhar de melanocitose das leptomeninges. Localizado sobre a coluna vertebral, pode estar associado à espinha bífida e à meningocele. Pode ainda associar-se à neurofibromatose. Histopatologicamente, corresponde aos nevos melanocíticos do tipo composto ou intradérmico.

Tratamento – por ser passível de transformação maligna, recomenda-se a remoção cirúrgica, seguida de enxertos, apesar das dificuldades para executá-la e dos resultados estéticos que deixam muito a desejar. Também pode ser utilizada a técnica de ressecção por partes, em incisões em fuso e sutura.

Nevo azul

Caracteriza-se por lesões de cor que varia do azul-escuro ao preto, ou mistura de azul e marrom, planas ou elevadas, úmidas ou múltiplas, geralmente pequenas. Localiza-se preferencialmente nas regiões glúteas e dorso das mãos e dos pés. Pode ocorrer também nas mucosas. Presente ao nascimento, pode surgir em qualquer idade, sendo mais frequente nas raças amarela e negra. Raramente sofre transformação maligna para melanoma.

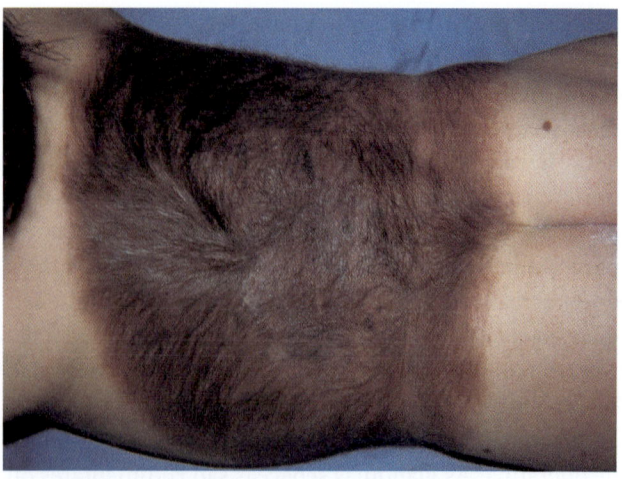

Figura 46.2 – Nevo pigmentado piloso extenso.

No diagnóstico diferencial, devem ser considerados os outros nevos pigmentados e mais raramente hemangiomas, tumor glômico e dermatofibroma. Em caso de dúvida, deve-se fazer a exérese da lesão seguida de exame histopatológico da peça.

Histopatologicamente, observa-se na derme profunda a presença de melanócitos fusiformes arranjados em fascículos. Eles tendem a se dispor em volta de anexos, nervos e vasos sanguíneos. Os melanócitos fusiformes são maiores do que os melanócitos epidérmicos e intensamente pigmentados. Há frequentemente aumento das fibras colágenas.

Tratamento – preventivamente, recomenda-se a exérese da lesão.

Mancha mongólica

É representada por mancha azul, de tonalidade acinzentada ou preta, localizada classicamente na região sacra do RN, podendo, contudo, estender-se às regiões vizinhas, ou surgir em outras regiões. Pode ser única ou várias. Desaparece espontaneamente durante a infância, embora raramente possa persistir na idade adulta.

Histopatologicamente, mostra melanócitos dérmicos alongados, distribuídos entre feixes de colágeno.

Tratamento – não necessita de nenhuma medida terapêutica.

Nevo de Ota

É uma variedade do nevo azul, caracterizado por mancha de cor preto-clara, azulada ou parda, localizada na área inervada pelo I e II ramos do trigêmeo. Geralmente unilateral, podendo ocorrer bilateralmente. Observado ao nascer ou logo depois, tende a crescer lentamente e a intensificar a cor, sendo persistente.

Embora rara, a transformação maligna pode ocorrer. Já foram observados casos de melanoma da íris em paciente com nevo de Ota.

Histopatologicamente, encontram-se melanócitos dendríticos dispersos na derme superior.

Tratamento – esclarecer os pais ou responsáveis pelo paciente sobre a natureza da lesão; manter o paciente sob observação periódica.

Nevo de Ito

Caracteriza-se por lesões semelhantes às do nevo de Ota, localizadas no ombro, região supraclavicular e pescoço.

Tratamento – informar aos pais ou responsáveis pelo paciente sobre a natureza da lesão.

Nevo anêmico

Apresenta-se como mancha pálida, de forma e tamanho variados, limites irregulares, nítidos, contornada por pele de aspecto normal. As localizações mais encontradas são no pescoço e no dorso. É observado ao nascimento ou na primeira infância. Sua associação com a doença de von Recklinghausen deve ser assinalada.

No diagnóstico diferencial, devem ser consideradas as mesmas doenças referidas no nevo acrômico.

Ao exame histopatológico, nota-se que os vasos sanguíneos são pouco numerosos e delgados.

Tratamento – não é necessário.

MALFORMAÇÕES E TUMORES VASCULARES

Os tumores vasculares caracterizam-se por proliferação de células endoteliais. Nas malformações vasculares não ocorre proliferação celular, mas sim anomalias vasculares por erro na morfogênese (Quadro 46.1).

Quadro 46.1 – Malformações vasculares.

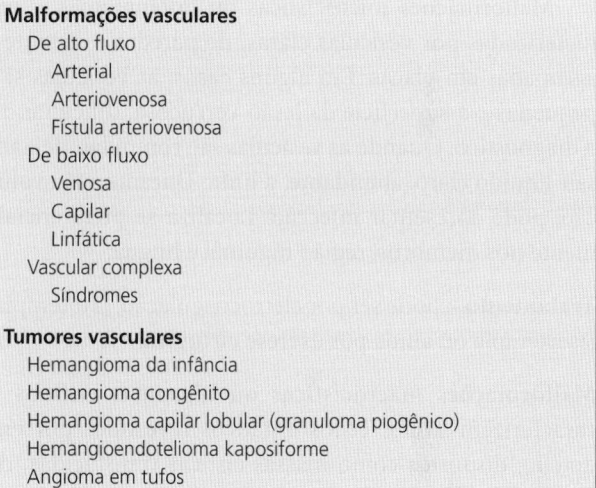

Malformações vasculares
De alto fluxo
Arterial
Arteriovenosa
Fístula arteriovenosa
De baixo fluxo
Venosa
Capilar
Linfática
Vascular complexa
Síndromes
Tumores vasculares
Hemangioma da infância
Hemangioma congênito
Hemangioma capilar lobular (granuloma piogênico)
Hemangioendotelioma kaposiforme
Angioma em tufos

Malformações vasculares

A maioria delas é congênita, embora nem sempre aparente ao nascer. Têm caráter persistente. São vasos anormais: artérias, veias, capilares, linfáticos ou combinados entre eles. As mais comuns são as malformações capilares e linfáticas.

Malformações capilares

Mancha salmão – caracteriza-se por manchas róseas ou avermelhadas, na maioria das vezes com teleangiectasias, localizadas na região occipital, cervical posterior, glabela, fronte, pálpebras superiores e regiões nasolabiais. As lesões tornam-se mais evidentes quando a criança chora e podem desaparecer quando comprimidas. A maioria das lesões desaparece até os 6 anos de idade; as localizadas nas pálpebras e glabela regridem em geral no primeiro ano de vida. A persistência da mancha da região occipital ocorre em até 50% dos indivíduos. Em geral não há necessidade de tratamento.

Mancha em vinho do Porto – as lesões são róseas na infância e tendem a tornar-se vinhosas com o decorrer da idade. Geralmente é unilateral e segmentar. Em alguns casos, pode haver clareamento com o decorrer dos anos, mas o desaparecimento total é excepcional. As lesões ficam levemente branqueadas com a digitopressão e acentuam-se quando a criança chora. Na idade adulta, em geral na quarta década de vida, a superfície da lesão pode ficar irregular, espessada e nodular. O tratamento preferencial é o *pulsed dye laser*.

Malformações linfáticas

Classificação:
- Microcísticas ou linfangiomas.
- Macrocísticas ou higromas císticos.
- Combinadas (linfaticovenosas).

As mais comuns são as microcísticas.

Malformações microcísticas ou linfangiomas – caracterizadas por vesículas claras, de paredes resistentes, agrupadas em placas. Em alguns casos, as vesículas são pequenas e a superfície da lesão verrucosa, dificultando o diagnóstico. Quando as vesículas são rompidas, deixam sair líquido claro, abundante, a linfa. Durante sua evolução, pode apresentar infecção. Localiza-se preferencialmente nos membros, região inguinal e língua.

Tratamento – pode ser por eletrocoagulação, crioterapia, laserterapia ou ainda por exérese cirúrgica.

Malformações macrocísticas ou higromas císticos – caracterizam-se por cistos linfáticos revestidos por endotélio, dispostos como massas císticas translúcidas, de consistência mole sob pele de aspecto normal. Podem apresentar hemorragia, tornando-se edematosas, dolorosas, de tonalidade violácea. Localizam-se preferencialmente no pescoço, axilas e regiões laterais do tórax. Podem ocorrer nas síndromes de Noonam, Down e Turner.

Tratamento – cirúrgico quando possível; às vezes podem ser feitas apenas ressecções parciais. Atualmente, pode-se recorrer à escleroterapia. Para tanto, podem ser usados: soluções com bactérias mortas, soluções de álcool com proteína de milho, moruato de sódio, dextrose, doxiciclina, bleomicina e ciclofosfamida. Quando há hemorragia, recomenda-se repouso e nos episódios de infecção indica-se o uso de antibióticos.

Malformações combinadas (linfaticovenosas) – hemolinfangioma: associação de hemangioma e linfangioma, apresentando mistura de vesículas claras e vermelhas.

Tratamento – as vesículas podem ser destruídas por eletrocoagulação. Quando necessário, pode ser feito tratamento cirúrgico. As lesões podem recidivar.

Malformações vasculares complexas

Incluem a malformação capilar (mancha em vinho do Porto) e crescimento progressivo dos membros. Há veias dilatadas, linfangiectasias, angioqueratomas (ectasia capilar mais hiperceratose) e aumento dos membros em diâmetro e comprimento. Engloba dois tipos: a síndrome da Klippel-Trenaunay-Weber, afetando principalmente os membros inferiores, e a síndrome de Sturge-Weber na região do trigêmeo.

• Síndrome de Klippel-Trenaunay-Weber

Tratamento – conservador. Uso de meias elásticas compressivas quando não houver contraindicação, drenagem linfática, cirurgia para as varizes e uso de sapatos compensatórios. *Pulsed laser* para as manchas em vinho do Porto.

• Síndrome de Sturge-Weber

Tratamento – pode ser usado o laser de argônio ou o *pulsed laser*.

Tumores vasculares

Angioma da infância

É o tumor mais comum na criança; mais frequente nas meninas. Ao nascimento não está totalmente desenvolvido. Apresenta lesão precursora.

Pode ser: superficial (mais comum), profundo (menos comum) e misto ou combinado (superficial e profundo).

Hemangioma superficial – apresenta-se em placa ou nodular, de cor vermelho viva, bem delimitado, tendo às vezes aspecto semelhante a morango. Atinge a derme papilar e reticular.

Hemangioma profundo – manifesta-se como nódulos da cor da pele ou de tonalidade azulada, podendo apresentar teleangiectasias na superfície e ocasionalmente podem ser observados vasos de drenagem na superfície. Atinge a derme profunda e o subcutâneo.

Hemangioma misto ou combinado – caracteriza-se pela presença tanto do componente superficial como do profundo.

Complicações – as ulcerações são as mais frequentes. Também pode ocorrer sangramento de pouca intensidade. A insuficiência cardíaca congestiva é rara e pode estar relacionada a hemangiomas grandes ou a hemangiomas múltiplos. Hemangiomas volumosos podem estar associados ao hipotireoidismo, uma vez que a enzima 3-iodo-tironina-deiodinase presente nos tecidos do hemangioma inativa o hormônio da tireoide. Quando o hemangioma se localiza na região periorbital, pode causar obstrução do eixo visual, compressão do globo ocular ou expandir-se para o espaço retrolobular. Outras manifestações como astigmatismo, ambliopia, ptose, erros de refração, estrabismo e ceratite também podem ocorrer. A localização nas fossas nasais, orofaringe e na região traqueolaríngea pode causar comprometimento da respiração. A redução da condução auditiva pode ser devida à obstrução do conduto auditivo externo, em geral devido ao hemangioma da parótida. Os hemangiomas grandes, particularmente quando localizados na face, podem causar aspectos desfigurantes com distúrbios psíquicos importantes.

Tratamento – em geral, não é necessário. Entretanto, quando ocorre prejuízo funcional, sangramento, ulceração, infecção secundária e insuficiência cardíaca congestiva, está indicada a intervenção terapêutica. A corticoterapia é o recurso terapêutico mais utilizado, podendo ser administrada topicamente, por via sistêmica ou por injeção intralesional. Quando não há resposta satisfatória ao corticosteroide, pode-se usar o interferon alfa 2a ou 2b, ambos preferentemente no período de proliferação. Outras alternativas terapêuticas são o imiquimod em creme a 5% e a crioterapia. O *pulsed dye laser* ou o ND-YAG é indicado para os hemangiomas superficiais, ulcerados ou para teleangiectasias persistentes. A cirurgia fica reservada para os casos que não respondem aos tratamentos já mencionados. A compressão das lesões durante algumas horas por dia pode apressar a regressão das lesões. As lesões ulceradas merecem cuidados especiais, principalmente quando infectadas secundariamente, para as quais está indicado o uso de antibiótico tópico e sistêmico. Recentemente vem sendo usado o propranolol, por via oral, no tratamento dos hemangiomas e, ultimamente, e também seu uso em aplicações tópicas[14,15].

Hemangiomas congênitos

São de dois tipos: 1. hemangioma congênito rapidamente involutivo; e 2. hemangioma congênito não involutivo. São raros e ao nascimento estão totalmente desenvolvidos.

Hemangioma congênito rapidamente involutivo – involui nos primeiros meses de vida. Localiza-se preferentemente no segmento craniofacial e nos membros inferiores. Pode apresentar sopro ou frêmito. Não requer tratamento.

Hemangioma congênito não involutivo – a lesão é persistente e cresce acompanhando o crescimento corporal. A alternativa de tratamento é a exérese cirúrgica.

Granuloma piogênico

Apresenta-se como lesão vegetante, séssil ou pediculada de superfície pouco resistente, podendo sofrer sangramentos repetidos. É constituído por pequenos vasos proliferados em estroma frouxo e edematoso com intenso infiltrado inflamatório misto.

O tratamento clássico é a eletrocoagulação na base da lesão.

Hemangioendotelioma kaposiforme

É um tumor vascular raro, agressivo, presente ao nascimento ou na infância precoce. Frequentemente está associado à trombocitopenia grave (fenômeno de Kasabach-Merritt).

A lesão é de consistência dura vermelha violácea, de crescimento rápido, localiza-se preferencialmente no segmento cervicofacial, podendo ainda ocorrer nas extremidades, tronco e no retroperitônio.

O tratamento de escolha é a exérese cirúrgica.

Angioma em tufos

Admite-se ser variante superficial do hemangioendotelioma kaposiforme. Caracteriza-se por máculas ou placas angiomatosas avermelhadas ou castanhas avermelhadas, localizadas nos ombros, pescoço ou tronco. Pode estar associado ao fenômeno de Kasabach-Merritt, quando então as lesões se tornam dolorosas. Há possibilidade de involução com fibrose das lesões, mas o desaparecimento completo é raro.

O tratamento preferencial é a exérese cirúrgica. Também podem ser usados laser de argônio, corticosteroides em doses altas por via oral e interferon alfa.

Síndrome de Kasabach-Merritt – caracterizada por marcada trombocitopenia, anemia hemolítica e coagulopatia de consumo, associada a tumor vascular de crescimento rápido. Apresenta petéquias, equimoses e sangramento.

Genodermatoses

As genodermatoses são anomalias e doenças cutâneas de natureza hereditária. Serão estudadas: aplasia cutânea congênita, albinismo, piebaldismo, epidermólise bolhosa, acrodermatite êntero-hepática, porfiria eritropoiética congênita, incontinência pigmentar e ictioses[1-12].

Aplasia cutânea congênita

Rara, caracteriza-se por ausência de pele, localizada preferentemente na linha média posterior do couro cabeludo, podendo também ocorrer em outras regiões do couro cabeludo, face, tronco e extremidades. De forma circular ou oval, medindo entre 1 e 3cm de diâmetro, tem a superfície recoberta por membrana lisa ou ulcerocrostosa. Cicatriza lentamente, deixando cicatriz hipertrófica ou atrófica. Pode ser associada a outros defeitos nas mãos e pés e trissomia do 13. A infecção secundária é rara, podendo ser prevenida com o uso de pomada ou creme de antibiótico. As lesões pequenas não requerem tratamento. Para as cicatrizes, particularmente quando localizadas no couro cabeludo, pode-se recorrer ao tratamento cirúrgico-plástico, com finalidade estética.

Albinismo

Defeito autossômico recessivo, caracterizado por pigmentação reduzida da pele, cabelos amarelos ou brancos, pupilas róseas, íris cinzenta, fotofobia e fotossensibilidade. Observam-se, com frequência, nistagmo e escotoma central, com diminuição da acuidade visual. Outras anormalidades que podem estar associadas são baixa estatura, retardo mental e distúrbios de coagulação.

Tratamento – proteger a pele contra a radiação ultravioleta.

Piebaldismo

Doença rara, autossômica dominante. Apresenta-se como mancha acrômica atingindo a parte anterior do couro cabeludo e fronte, estendendo-se à base do nariz e queixo, tronco, dorso, antebraços e pernas. Deve ser diferenciado do vitiligo, dos nevos acrômico e anêmico, das manchas acrômicas da esclerose tuberosa, da doença de Addison e da síndrome de Wardenburg.

Tratamento – semelhante ao albinismo.

Epidermólise bolhosa

Sob essa designação, estuda-se um grupo de doenças hereditárias, caracterizadas por bolhas que surgem aos mínimos traumatismos.

Apresenta-se sob quatro formas clínicas: epidermólise bolhosa simples, erupção bolhosa das mãos e pés, epidermólise bolhosa letal e dermatose bolhosa dermolítica.

Epidermólise bolhosa simples – autossômica dominante, manifesta-se ao nascimento ou logo após com bolhas tensas, de conteúdo seroso ou hemorrágico, que evoluem para a cura sem deixar cicatrizes. As lesões localizam-se nas pernas, pés, couro cabeludo, cotovelos e joelhos. Nas formas mais graves, podem surgir discretas lesões na mucosa oral e unhas espessadas, sem comprometimento do estado geral (Fig. 46.3). O exame histopatológico revela a presença de bolha decorrente de intensa degeneração hidrópica das células basais, que podem comprometer as outras camadas da epiderme.

Erupção bolhosa recorrente das mãos e pés – considerada variante autossômica dominante, geralmente se inicia por volta dos 2 anos de idade.

Epidermólise bolhosa letal – autossômica recessiva, geralmente presente ao nascimento. Observa-se a presença de bolhas tensas ou flácidas, de conteúdo seroso e hemorrágico, que surgem aos mínimos traumatismos. Pode haver lesões orais, esofágicas e anais. As unhas podem estar espessadas ou ausentes. Anemia e sepse podem ocorrer como complicações. O prognóstico é grave e o óbito geralmente sobrevém nos dois primeiros anos de vida.

Dermatoses bolhosas dermolíticas – podem ser dominante ou recessiva.

• Dermatose bolhosa dermolítica dominante – bolhas tensas, serosas ou hemorrágicas e erosões podem estar presentes ao nascimento. Cicatrizes hipertróficas, hiper

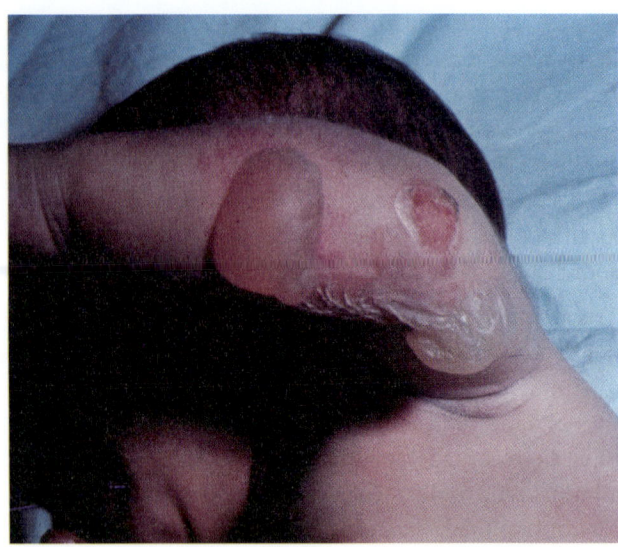

Figura 46.3 – Epidermólise bolhosa.

ou hipopigmentação e *milium* podem surgir nos locais onde havia bolhas. As unhas podem estar presentes, espessadas ou ausentes. Podem ser observadas lesões orais. Histopatologicamente, observa-se bolha subepidérmica. O prognóstico é bom.

• Dermatose bolhosa dermolítica recessiva – bolhas hemorrágicas e erosões estão presentes ao nascimento. Posteriormente, surgem cicatrizes e *milium*. As lesões da mucosa oral podem causar cicatrizes sinequiantes. No esôfago, as lesões podem causar estenoses graves. As mãos e os pés apresentam-se deformados e as cicatrizes levam à fusão dos dedos e à perda das unhas. Após alguns anos, os dedos tornam-se imóveis, as mãos e os antebraços permanecem fixos, em flexão. Histopatologicamente, o quadro é semelhante ao da forma dominante. As formas graves têm prognóstico reservado.

Tratamento – consiste fundamentalmente na proteção contra traumatismos e no combate às infecções secundárias. Nos casos graves, pode-se tentar o uso de corticosteroide sistêmico. Recentemente, têm sido relatados resultados favoráveis com a difenil-hidantoína na dose de 3mg/kg/dia.

Acrodermatite êntero-hepática

Rara, considerada de natureza autossômica recessiva, caracteriza-se por lesões eritêmato-vesicobolhosas, erosadas e crostosas, preferentemente em volta da boca, ânus, nos genitais e parte distal das extremidades. São igualmente características diarreia com fezes volumosas, espumosas e malcheirosas, alopecia e apatia, podendo-se ainda observar fotofobia. Também podem ocorrer glossite, estomatite, lesões verrucosas nas mãos, onicodistrofia e paroníquia. É comum a infecção secundária pela *Candida albicans*. Admite-se também que seja causada por deficiência orgânica de zinco.

Tratamento – consiste na administração de sulfato ou gluconato de zinco por via oral.

Porfiria eritropoiética congênita

Raramente observada, de provável herança recessiva autossômica, é atribuída a um defeito na síntese do heme. O quadro clínico compõe-se de acentuada fotossensibilidade, eritema, lesões vesicobolhosas e ulcerações. Pode ocorrer infecção secundária. As cicatrizes resultantes causam perda de unhas, dedos e cartilagens, em particular das orelhas e nariz.

A urina é de cor vermelha, os dentes irrompem de cor vermelho-marrom. Há anemia hemolítica. Queratoconjuntivite, simbléfaro, distúrbios pigmentares e acentuada fragilidade cutânea podem estar presentes.

O tratamento consiste no uso de fotoprotetores, em cuidar da anemia, e combater a infecção secundária e, em alguns casos, a esplenectomia.

Incontinência pigmentar

Doença hereditária, dominante ligada ao X, afeta a pele, esqueleto, coração, olhos e sistema nervoso central. Atinge quase exclusivamente o sexo feminino. Inicialmente, as lesões são bolhosas, agrupadas ou de disposição linear, localizadas na superfície de flexão dos membros e faces laterais do tronco. A seguir, surgem lesões verrucosas lineares e finalmente a pigmentação, que pode ser a única manifestação cutânea da doença, mas ocasionalmente acompanha as lesões mais precoces. As unhas e os cabelos também podem estar alterados.

Durante a fase de lesões bolhosas, pode surgir eosinofilia. Podem ocorrer atraso do desenvolvimento, microcefalia, crises convulsivas, anomalias oculares, cardíacas e dentárias. Não há necessidade de tratamento. Contudo, na fase de bolhas, o uso de corticosteroides pode ser útil.

Ictioses

Clinicamente, caracterizam-se pelo aspecto seco e descamativo da pele. Entre as formas que podem estar presentes já ao nascimento estão a ictiose ligada ao sexo, a ictiose lamelar e a hiperqueratose epidermolítica.

Ictiose ligada ao sexo – atinge somente o sexo masculino, por ser recessiva ligada ao cromossomo X. Contudo, meninas heterozigotas podem apresentar manifestações mínimas. As escamas são grandes, poligonais, amarelas ou escuras, generalizadas, poupando as regiões palmoplantares. Podem estar associados opacidade da córnea, uni ou bilateralmente, anomalias do esqueleto, retardo mental e hipogonadismo hipofisário. O exame histopatológico mostra hiperqueratose granulosa e camada malpighiana normal ou aumentada.

Ictiose lamelar (eritrodermia ictiosiforme congênita) – autossômica recessiva, com quadro clínico de intensidade variável. Na sua forma mais grave, a pele apresenta-se com lâminas córneas espessas, separadas por fissuras, caracterizando o "feto arlequim". Essas crianças são natimortas ou morrem logo nos primeiros dias de vida. Outras crianças nascem com um envoltório coloidal, constituindo o "bebê colódio". Após o desprendimento dessa estrutura, notam-se eritema e descamação generalizados. Posteriormente, o eritema atenua-se, persistindo a pele seca e descamativa. É frequente o ectrópio (Fig. 46.4). Histopatologicamente, observa-se hiperqueratose, sendo a granulosa e a camada de Malpighi normais ou aumentadas e infiltrado inflamatório linfocitário discreto na derme.

Hiperqueratose epidermolítica – autossômica dominante, pode ser generalizada ou localizada. Quando generalizada, caracteriza-se por escamas espessas, verrucosas, marrom-acinzentadas, mais intensas nas regiões de dobras. Podem surgir vesículas e bolhas. Essas lesões infectam-se com facilidade, podendo ocasionar sepse. A variante bolhosa é também denominada de eritrodermia ictiosiforme congênita bolhosa. Na forma localizada, as lesões assumem disposição linear ou em placas. O exame histopatológico é característico, mostrando extensa vacuolização das células das camadas malpighianas alta e granulosa e grande acúmulo de grãos de querato-hialina nas áreas vacuolizadas. Hiperqueratose, papilomatose e acantose estão presentes em graus variáveis. Na derme, encontra-se pequeno infiltrado mononuclear perivascular.

Tratamento – consiste fundamentalmente de medidas protetoras. As manifestações clínicas costumam ser mais intensas nas épocas de frio, devendo-se então proteger os doentes contra as baixas temperaturas. Contudo, o calor excessivo é prejudicial. Recomendam-se banhos mornos com pouco sabão ou sabonete, seguidos da aplicação de cremes. Na eritrodermia ictiosiforme, o uso de cor-

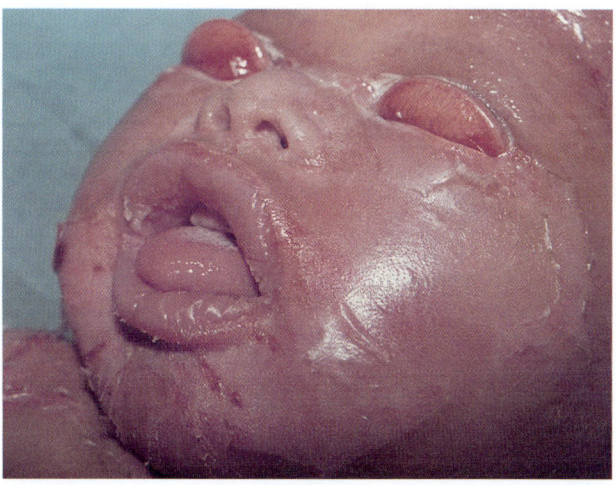

Figura 46.4 – Ictiose lamelar (eritrodermia ictiosiforme congênita). Eritema e descamação.

ticosteroide sistêmico pode ser útil. Para os casos com infecção secundária, usam-se antissépticos e antibióticos tópicos e, quando necessário, antibiótico sistêmico. Ultimamente, vêm sendo usados os retinoides aromáticos por via oral, com resultados favoráveis, não definitivos, com efeitos colaterais variados.

Doenças infecciosas

Serão estudadas doenças causadas por bactérias, vírus e fungos, que podem apresentar manifestações exclusivamente tegumentares ou tegumentares e sistêmicas[1-12].

Doenças causadas por bactérias

Impetigo bolhoso do RN – causado pelo *Staphylococcus aureus* plasmacoagulase-positiva. Apresenta-se com bolhas de conteúdo seroso ou purulento, que se rompem deixando áreas erosadas, úmidas e crostas seropurulentas na periferia. As bolhas podem ser isoladas ou coalescentes, de distribuição variável na superfície cutânea.

Tratamento – remover as crostas, com solução de Burow a 1/30 ou com permanganato de potássio a 1/30.000, duas a três vezes ao dia. Se houver dificuldade para a remoção, as crostas podem ser amolecidas com óleo ou vaselina ligeiramente aquecidos. A seguir, aplica-se pomada ou creme à base de mupirocina ou ácido fusídico.

Quando as lesões são numerosas e/ou disseminadas, deve-se fazer uso de antibióticos sistêmicos, como dicloxacilina, cloxacilina, oxacilina ou vancomicina, para os casos resistentes à meticilina. Para os pacientes internados são necessárias medidas para evitar infecção hospitalar.

Dermatite esfoliativa estafilocócica do RN (doença de Ritter) – admite-se que seja decorrente da generalização das lesões do impetigo bolhoso do RN, evoluindo para eritrodermia, com desprendimento de retalhos epidérmicos (Fig. 46.5). Acompanha-se de febre. De ocorrência rara, grave, pode ser mortal.

Tratamento – semelhante ao do impetigo, devendo-se também cuidar atentamente do estado geral. Antibioticoterapia é mandatória, com o paciente internado em terapia intensiva.

Sífilis congênita – a infecção ocorre durante a vida intrauterina, a partir do quarto mês de gestação, quando as células de Langerhans da placenta sofrem um processo de involução, permitindo que o *Treponema pallidum* ultrapasse a barreira placentária. É classificada em recente e tardia. Ambas podem apresentar-se com manifestações clínicas ou latentes.

Sífilis congênita recente – pode causar abortos e natimortos. Havendo abortamento, a pele do feto tem aspecto macerado com bolhas de conteúdo hemorrágico. Observa-se hépato e esplenomegalia, pneumonia branca e comprometimento osteoarticular. A placenta apresenta-se grandemente aumentada de volume, com manchas amarelas e reação fibrosa, presente também na íntima dos vasos que se mostram espessados (Fig. 46.6).

No RN, o quadro clínico é polimorfo, com lesões maculopapulosas eritematoacobreadas, fissuras periorais, eritema e descamação palmoplantar, lesões papuloerosadas na região anogenital (condiloma plano), "pele de velho", bolhas nas regiões palmoplantares, indicando maior gravidade da doença, alopecia em clareira, alterações ungueais e periungueais.

Coriza com hemorragia e obstrução nasal, choro afônico (sinal de Gennaro-Sisto), lesões ósseas e articulares, particularmente nas articulações dos cotovelos e joelhos, causando dor à movimentação e levando a criança a imobilizar a articulação comprometida, em uma atitude de defesa, caracterizando a pseudoparalisia de Parrot.

Podem ainda ocorrer hépato e esplenomegalia e lesões nervosas, causando convulsão, meningite e hidrocefalia.

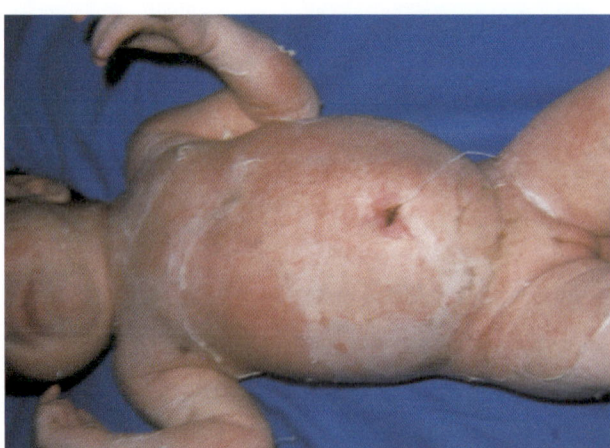

Figura 46.5 – Dermatite esfoliativa estafilocócica do RN (doença de Ritter). Eritema, descamação esfoliativa e ectrópio.

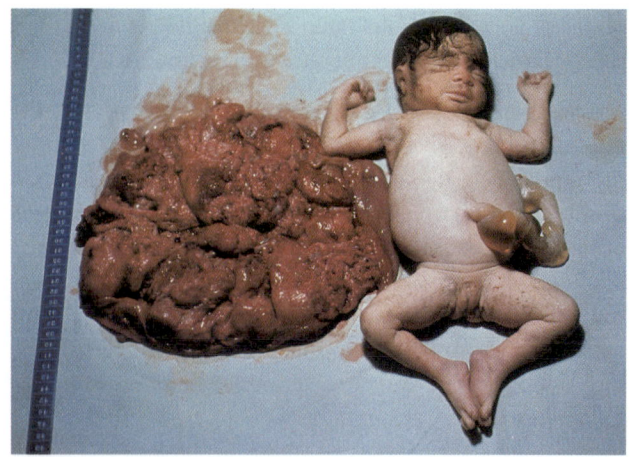

Figura 46.6 – Sífilis congênita. Natimorto: hépato e esplenomegalia. Placenta grandemente aumentada de volume.

Diagnóstico laboratorial – a confirmação do diagnóstico é feita pela demonstração do *Treponema pallidum* em lesão e/ou pelas reações sorológicas para sífilis positivas na mãe e no RN. As reações empregadas são VDRL, Wassermann e FTA-ABS-IgM, sendo esta última a mais precisa.

Tratamento – a medicação de escolha é a penicilina. Recomenda-se fazer exame do liquor e, se esse for normal, o tratamento é feito com penicilina G benzatina na dose de 50.000U/kg, por via intramuscular, em aplicação única. Se o liquor estiver alterado, administra-se penicilina G procaína na dose de 50.000/kg, por via intramuscular, durante 14 dias (ver Capítulo Sífilis congênita).

Doenças causadas por vírus

Verrugas – muito raras no RN, são causadas por um vírus do grupo papova. As lesões são vegetantes, queratósicas, acinzentadas, de superfície irregular, de formas e tamanhos variados, autoinoculáveis, podendo ser isoladas ou múltiplas. Quando localizadas nas regiões genital ou perianal, são denominadas de condiloma acuminado.

O diagnóstico habitualmente não oferece dificuldade. Em caso de dúvida, pode-se recorrer ao exame histopatológico que tem aspecto característico.

Tratamento – destruição das lesões que pode ser conseguida com a aplicação de queratolíticos com ácido salicílico, ácido láctico a 10%, em colódio. O uso de cáustico, como o ácido tricloroacético a 50-80%, pode ser útil. Para o condiloma acuminado, classicamente, o tratamento consiste na aplicação de solução alcoólica de podofilina a 20-25%.

Molusco contagioso – causado por um poxvírus, só muito raramente ocorre no RN. A lesão característica é uma pápula semiglobosa, de tamanho variado, translúcida, com depressão central, podendo ser única ou propagar-se provavelmente por autoinoculação.

O diagnóstico costuma ser fácil. Se necessário, pode ser feita a biópsia e o quadro histopatológico é típico.

Tratamento – o mais eficiente é a remoção das lesões por curetagem. Pode-se fazer a perfuração das lesões com uma agulha, seguida de expressão do conteúdo. Outro método terapêutico consiste na aplicação de ácido tricloroacético em concentrações variáveis, entre 50 e 80%. O tratamento mais cômodo e prático é a aplicação tópica de hidróxido de potássio a 5-10% uma vez por dia, até involução das lesões.

Herpes simples – infecção causada pelo *Herpesvirus hominis*, pode ser adquirida na vida intrauterina ou no pós-parto, frequentemente mortal no RN. Em alguns casos, torna-se recidivante. Clinicamente, apresenta-se com vesículas pouco numerosas, agrupadas ou generalizadas, podendo, eventualmente, assumir disposição linear. Podem ocorrer manifestações cardiorrespiratórias, necrose hepatocelular, comprometimento ocular de intensidade variável, coagulopatia e mais raramente comprometimento do sistema nervoso central.

Para a confirmação do diagnóstico, podem ser feitos os exames citológico e histopatológico e o isolamento e a identificação do vírus.

Tratamento – quando necessário, aciclovir por via intravenosa na dose de 30mg/kg/dia durante 10 dias. Para a prevenção de infecção secundária, na fase de vesículas, podem-se fazer compressas com solução de Burow a 1/30 e nas lesões erosadas o uso de pomada ou creme de antibiótico pode ser útil. Quando ocorre comprometimento sistêmico, o tratamento é dirigido para os sintomas, ao lado dos cuidados gerais.

Varicela – causada pelo vírus varicela-zóster ou *Herpesvirus varicellae*, tem um período de incubação de 10 a 23 dias, e quando ocorre nos 10 primeiros dias de idade foi adquirido na vida intrauterina. A varicela do RN pode ter evolução fatal.

O quadro clínico é semelhante ao observado em idades mais avançadas, caracterizado por vesículas contornadas por halo eritematoso, que se dessecam, dando origem a crostas. As lesões são pruriginosas, surgem por surtos, observando-se lesões em diferentes fases evolutivas, constituindo o polimorfismo lesional, bastante característico dessa virose. É comum o aparecimento de vesículas na cavidade oral e quando presentes são de grande valor para o diagnóstico.

As lesões cutâneas são precedidas e acompanhadas de manifestações gerais, tais como febre moderada, mal-estar geral e anorexia.

O diagnóstico é feito pelo quadro clínico e pode ser confirmado por meio do citodiagnóstico ou do exame histopatológico, com o encontro de células balonizantes virais.

Tratamento – banhos gerais, de imersão, com permanganato de potássio a 1/30.000 a 1/40.000, uma a duas vezes por dia. Quando há infecção secundária, recomenda-se o uso de antibiótico tópico e sistêmico. O prurido pode ser atenuado com o uso de anti-histamínico por via oral. Nos casos graves, pode-se administrar imunoglobulina VZIG por via intravenosa.

Zóster – causado pelo mesmo vírus da varicela. Já foram observados casos com disposição linear, zosteriforme e anomalias em RN de mães que tiveram varicela no final do primeiro trimestre da gravidez.

Doenças causadas por fungos

Dermatofitoses – excepcionais do RN, são causadas por fungos denominados dermatófitos. As lesões eritematoescamosas do couro cabeludo e da pele devem ser diferenciadas das infecções fúngicas (Fig. 46.7). Quando necessário, recorre-se ao exame micológico direto e à cultura em Sabouraud.

Tratamento – antifúngicos de uso tópico como clotrimazol, tolnaftato, miconazol e ciclopirox.

Candidíase – tem como agente etiológico a *Candida albicans* que pode causar lesões cutâneas e/ou mucosas. Ocorre principalmente no RN com AIDS.

As manifestações cutâneas mais comuns são a infecção secundária na dermatite das fraldas e a paroníquia, a qual se apresenta como tumefação inflamatória periungueal, pouco supurativa, facilitada pela sucção do polegar, por outros traumatismos e pela umidade. Na mucosa oral e língua, as lesões apresentam-se como placas brancas, pseudomembranosas, aderentes, friáveis, sobre base inflamatória.

Pode ocorrer infecção intrauterina, com lesões cutâneas difusas, paroníquia e comprometimento sistêmico grave. Os anexos fetais e o funículo umbilical podem ser atingidos.

Tratamento – geralmente responde satisfatoriamente aos antifúngicos tópicos. Para uso local, pode-se usar ainda a tintura de iodo a 1% e, quando usada por tempo prolongado, pode causar irritação. A nistatina, a cabimicina e a anfotericina B são antibióticos ativos. O clotrimazol, o miconazol e o ciclopirox podem ser úteis. Quando há manifestações sistêmicas ou nas formas cutaneomucosas crônicas, as alternativas terapêuticas são a anfotericina B por via intravenosa, a 5-fluorocitosina e o cetoconazol por via oral.

Doenças inflamatórias

Entre as doenças inflamatórias mais comuns, que ocorrem no RN, estão eczema seborreico, síndrome de Leiner e dermatite das fraldas[1-12].

Eczema seborreico

Doença de etiologia ainda não bem definida, frequentemente se apresenta como erupção eritematoescamosa, com escamas gordurosas, branco-amareladas. Inicialmente, compromete o couro cabeludo, constituindo a clássica crosta láctea. A seguir, podem ser atingidos fronte, regiões superciliares, sulcos nasogenianos, dobras retroauriculares, pavilhões auriculares, bem como as demais regiões de dobras da pele (Fig. 46.8).

Tem bom prognóstico, regredindo por volta do sexto mês de idade. Como complicações, podem ocorrer irritação e infecção secundária por germe piogênico e pela *Candida albicans.*

No diagnóstico diferencial, devem ser considerados o eczema atópico, a doença de Letterer-Siwe e o intertrigo. O eczema atópico inicia-se após o segundo mês de idade. A doença de Letterer-Siwe apresenta lesões semelhantes, mas acompanha-se de outras manifestações, tais como hépato e esplenomegalia, comprometimento ganglionar e febre. No intertrigo, as lesões localizam-se em sulcos naturais da pele, pescoço, punhos, coxas e genitais.

Tratamento – as lesões do couro cabeludo podem ser removidas com o auxílio de óleo (de amêndoas doces, oliva ou amendoim) ou de vaselina líquida na temperatura ambiente ou ligeiramente aquecidos. Também podem ser usados xampus antisseborreicos à base de enxofre, sulfeto de selênio e coaltar, entre outros.

As lesões da pele podem ser tratadas com pomadas ou cremes de hidrocortisona. Para as lesões úmidas, recomendam-se compressas com solução de Burow a 1/30 ou de permanganato de potássio a 1/40.000, pode ser usado para banhos locais ou gerais. A seguir, aplica-se creme de hidrocortisona. Quando há infecção secundária, essa deve ser tratada previamente conforme o agente etiológico.

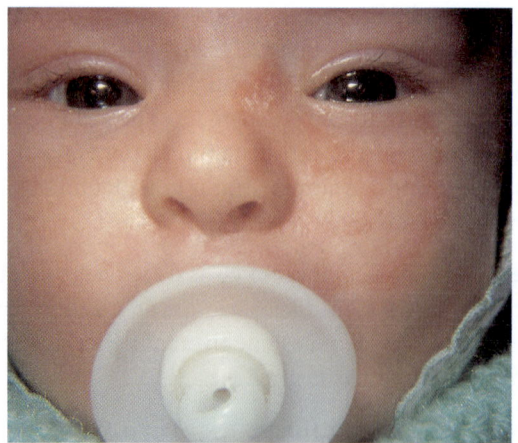

Figura 46.7 – Dermatofitose da face. Lesões eritematoescamosas circinadas.

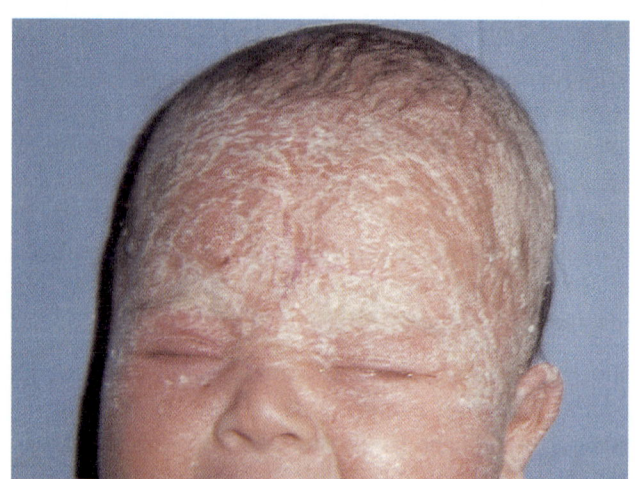

Figura 46.8 – Eczema seborreico.

Síndrome de Leiner

Rara, caracteriza-se por eczema seborreico eritrodérmico, esfoliativo, acompanhado de diarreia grave, de difícil controle, das manifestações dela decorrentes e febre. As formas graves podem evoluir para óbito.

Tratamento – visa primeiramente melhorar o estado geral, controlar a diarreia e manter o equilíbrio hidroeletrolítico.

São indicadas transfusões de plasma fresco. Devem-se usar antibióticos de acordo com as necessidades e corticosteroides em doses baixas. As lesões da pele podem ser tratadas com pomada ou creme de hidrocortisona. Banhos de ultravioleta em doses suberitematosas dão resultados favoráveis.

Dermatite das fraldas

Muito comum, causada pelo contato das fraldas impregnadas com urina e/ou fezes com a pele, provocando dermatite de contato irritativa, que pode ser agravada pelo uso de calças de material impermeável[16]. Caracteriza-se por lesões eritematoedematosas, às vezes com exsudação e erosões, atingindo as regiões genital, perineal, perianal, glútea e pubiana, embora, raramente, possam surgir lesões papuloerosivas, isoladas, denominadas sifiloides pós-erosivas (Fig. 46.9).

Como complicações, pode ocorrer agravamento das lesões pelo uso de medicamentos e de substâncias irritantes, muitas vezes usadas como tentativa terapêutica, e infecção secundária pela *Candida albicans*.

De modo geral, a dermatite das fraldas não oferece dificuldade para seu diagnóstico. Quando, porém, surgem lesões papuloerosivas, semelhantes às lesões de condiloma plano, deve-se fazer o diagnóstico diferencial, procurando outros sintomas e sinais próprios da sífilis. Em caso de dúvida, podem-se recorrer às reações sorológicas para sífilis.

Tratamento – para seu êxito, é indispensável a orientação das mães ou dos responsáveis pelas crianças para o fiel cumprimento dos cuidados higiênicos e terapêuticos.

A medida terapêutica fundamental é evitar o contato das fraldas impregnadas com urina e/ou fezes com a pele. Recomenda-se a troca das fraldas várias vezes ao dia, seguida de lavagens das regiões afetadas com água morna. Deve-se evitar o uso de calças de plástico, bem como de substâncias irritantes.

Quando há lesões eritematoedematosas, o uso de pasta d'água mole (óxido de zinco e talco, ãã 20g, glicerina e água destilada, ãã 30mL) pode ser útil.

O benzalcônio, sob a forma de creme, tem boa indicação como protetor. A hidrocortisona, sob a forma de pomada ou creme, em geral oferece bons resultados.

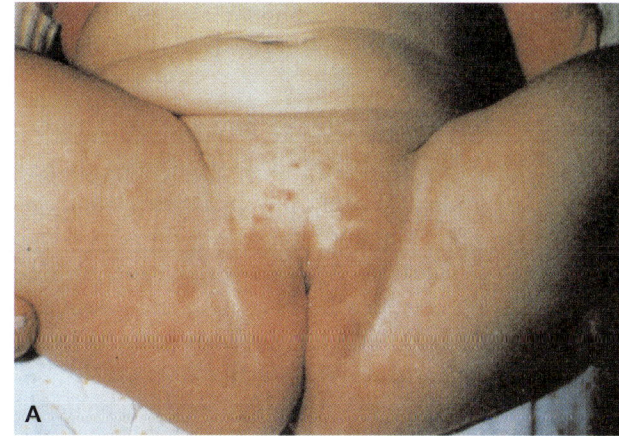

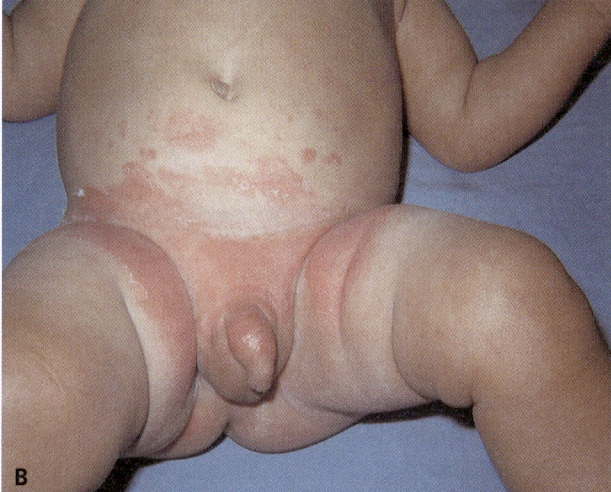

Figura 46.9 – A) Dermatite das fraldas. **B**) *Acne neonatorum.*

Havendo exsudação ou infecção secundária, podem ser feitos banhos de assento ou compressas com permanganato de potássio a 1/40.000, duas a três vezes ao dia.

Para a infecção secundária pela *Candida albicans*, também podem ser feitos banhos de assento ou compressas com permanganato de potássio, como já referido. A nistatina, sob a forma de creme, também está indicada.

Os cremes ou pomadas de antibióticos são recomendados para o tratamento da infecção secundária por bactérias.

Nos casos com erosões, compressas com resorcina a 1% (resorcina, 1g; água destilada, q.s.p. 100mL), duas a três vezes ao dia, são úteis. A nistatina e os imidazólicos em creme também estão indicados.

Doenças idiopáticas

Sob essa designação, serão estudadas as histiocitoses, o xantogranuloma juvenil, a necrose gordurosa, o esclerema neonatal, a esclerodermia e o lúpus eritematoso[1-12,14,15].

Histiocitoses

São doenças de causa desconhecida, entre as quais estão a doença de Letterer-Siwe, a doença de Hand-Schüller-

-Christian e o granuloma eosinófilo. Destas, somente a doença de Letterer-Siwe tem sido observada no RN.

Doença de Letterer-Siwe – rara, grave, de evolução habitualmente fatal. Classicamente, o quadro clínico é representado por petéquias e lesões eritematoescamosas, localizadas, preferentemente, no couro cabeludo, pescoço, axilas, dobras inguinocrurais e períneo, podendo tornar-se generalizadas. As lesões eritematoescamosas lembram as do eczema seborreico. O quadro dermatológico acompanha-se de febre, linfadenopatia, hépato e esplenomegalia e anemia (Figs. 46.10 e 46.11).

No exame histopatológico de lesões de pele ou de outro órgão comprometido, encontra-se infiltrado predominantemente histiocitário, com eosinófilos e linfócitos.

À microscopia eletrônica, observam-se, nos histiócitos, os chamados grânulos de Langerhans. Esse achado põe em discussão a real identidade dessas células.

Tratamento – corticosteroides, citostáticos e medidas gerais.

Xantogranuloma juvenil

É benigno, de causa desconhecida, presente ao nascimento ou nos primeiros meses de idade, habitualmente involui espontaneamente após alguns anos.

As lesões cutâneas são pápulas de cor amarelo-avermelhada, que podem aumentar de dimensões, com superfície brilhante, isoladas ou múltiplas, localizadas preferentemente no couro cabeludo, pescoço e parte alta do tronco, podendo, contudo, surgir em outras localizações.

Olhos, pulmões, testículos e pericárdio podem ser afetados. O comprometimento ocular pode ocorrer isoladamente ou precede outras manifestações. Os lipídios séricos são normais.

O exame histopatológico varia de acordo com a idade das lesões. Assim, nas lesões recentes, nota-se denso infiltrado de células histiocitárias e, nas lesões maduras,

as células de Touton estão presentes, além de células gigantes de corpo estranho. Nas lesões antigas há fibrose.

Tratamento – não é necessário, exceto para as lesões oculares, que podem requerer intervenção terapêutica. Para tanto, pode-se recorrer a corticosteroides tópicos ou sistêmicos. Quando há comprometimento visceral, podem ser utilizados corticosteroides sistêmicos e radioterapia.

Necrose gordurosa

Doença benigna, de etiologia desconhecida, tem sido atribuída a frio, traumatismo obstétrico, asfixia e colapso circulatório periférico.

As lesões são nódulos ou placas de consistência firme, de cor eritematosa ou purpúrica, em número variável, de incidência mais comum nas regiões genianas, glúteas, no dorso, braços e ombros. Algumas lesões podem sofrer depósito de cálcio e liquefação. Em alguns doentes, tem sido assinalada hipercalcemia.

O exame histopatológico mostra reação granulomatosa no tecido celular subcutâneo, com infiltrado de células gigantes, fibroblastos, linfócitos e histiócitos. Os septos fibrosos apresentam edema e aumento da vascularidade.

Tratamento – os corticosteroides sistêmicos têm sido usados, mas as indicações para seu emprego não estão bem estabelecidas. Quando há flutuação nas áreas de necrose, pode-se fazer aspiração antes da ruptura, o que pode diminuir a cicatriz. Havendo hipercalcemia, deve-se restringir o uso de cálcio por via oral, eliminar a vitamina D da dieta.

Esclerema neonatal

Distúrbio de causa ainda não estabelecida, pode estar relacionado a traumatismo, frio e asfixia. É de ocorrência excepcional, sendo mais frequente no RN pré-termo gravemente doente e debilitado. A taxa de mortalidade é

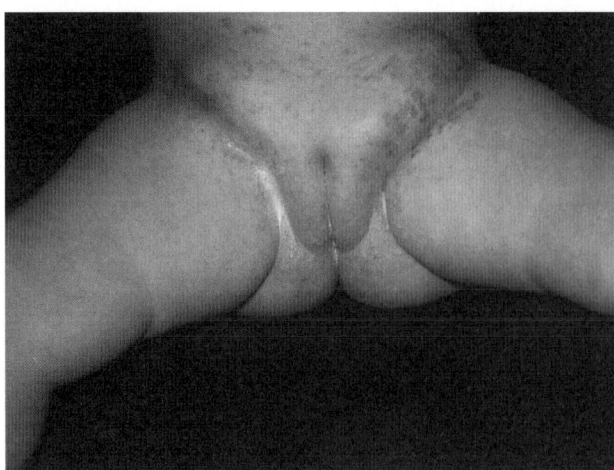

Figura 46.10 – Doença de Letterer-Siwe. Lesões eritematoescamosas.

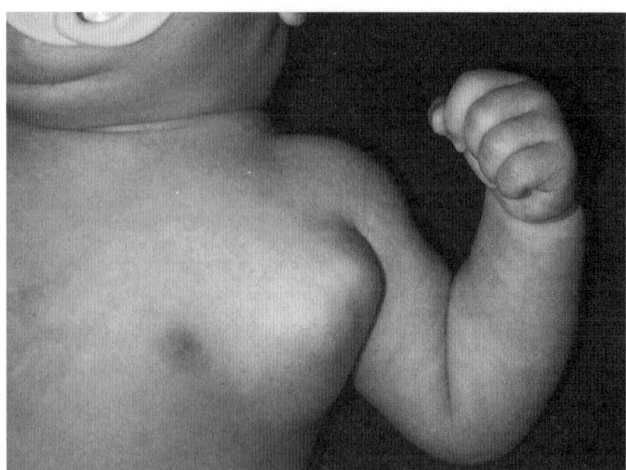

Figura 46.11 – Doença de Letterer-Siwe. Adenomegalia.

alta, com morte logo após o surto da doença. O doente apresenta-se sonolento, com pele fria e dura e com endurecimento do tecido celular subcutâneo. Em geral, as extremidades são atingidas no início, seguidas da generalização do processo.

Ao exame histopatológico observa-se tecido celular subcutâneo com alterações discretas. Podem ser vistas trabéculas fibrosas, não há necrose gordurosa e o processo inflamatório é mínimo.

Tratamento – consiste fundamentalmente no combate à doença subjacente, em medidas gerais e administração de corticosteroide.

Esclerodermia

Doença de causa desconhecida, pode ser cutânea e sistêmica. A esclerodermia cutânea raramente é observada no RN, podendo apresentar-se sob duas formas clínicas: em placas e linear. A esclerodermia sistêmica tem sido observada somente após o sexto mês de idade. A esclerodermia em placas caracteriza-se por lesões redondas ou ovais, de contornos regulares ou irregulares, de superfície lisa, ligeiramente amarelada, de consistência firme, únicas ou múltiplas. Nas lesões em progressão, nota-se halo eritematovioláceo, denominado anel lilás. Posteriormente, as lesões evoluem para esclerose e atrofia, atingindo a hipoderme. A esclerodermia linear apresenta-se como faixas atróficas, endurecidas, localizadas preferentemente no couro cabeludo, fronte e membros. Pode ocorrer simultaneamente com a forma em placas. As lesões podem evoluir espontaneamente em alguns anos.

O exame histopatológico de lesões iniciais revela edema do colágeno e infiltrado predominantemente linfocitário em torno de vasos e entre os feixes colágenos. Nas lesões tardias, observam-se hialinização e espessamento das fibras colágenas; o infiltrado é muito discreto, há atrofia ou desaparecimento dos anexos e fibrose do subcutâneo.

Tratamento – o uso de corticosteroide tópico, em pomada, com cobertura de plástico ou em infiltrações intralesionais, pode ser útil. A vitamina E por via oral geralmente oferece resultados satisfatórios.

Lúpus eritematoso

Doença autoimune, pode manifestar-se sob duas formas clínicas: lúpus eritematoso discoide e lúpus eritematoso sistêmico. Há manifestações cutâneas e bloqueio cardíaco congênito.

Lúpus eritematoso discoide – raramente ocorre no RN, apresentando-se com lesões eritematoescamosas, atróficas, de formas e tamanhos variados, contornos nítidos, localizadas preferentemente no couro cabeludo e face, podendo afetar o pescoço e a parte alta da região posterior do tórax. O exame histopatológico mostra fundamentalmente hiperqueratose com rolhas córneas, camada malpighiana irregular, degeneração hidrópica da basal e infiltrado linfocitário. À imunofluorescência direta observam-se depósitos de imunoglobulina e complemento na junção dermoepidérmica.

Tratamento – o uso tópico de corticosteroide, em pomada com plástico oclusivo, geralmente apresenta resultado favorável. Recomendam-se proteção contra traumatismo e uso indispensável de fotoprotetores.

Lúpus eritematoso sistêmico – os RN de mães com lúpus eritematoso sistêmico agudo ou subagudo podem apresentar o fator LE transmitido por via placentária. Os anticorpos maternos geralmente desaparecem e as células LE tornam-se negativas, nos primeiros 4 meses de idade. Contudo, a doença tem sido descrita em RN de mães sadias. As lesões cutâneas mais frequentes são petéquias, edema periorbital e teleangiectasias. Do ponto de vista laboratorial, podem ser registradas células LE positivas, leucopenia, trombocitopenia e anemia hemolítica, admitindo-se que essas alterações sejam mediadas por imunoglobulinas G. As manifestações clínicas podem persistir ou desaparecer para retornar na idade adulta. Exceto pelo bloqueio cardíaco, o prognóstico é bom.

Tumores malignos

A pele do RN raramente é sede de tumores malignos primários ou metastáticos. O adenocarcinoma da parótida pode-se apresentar como um tumor maciço da pele[1-12].

Os teratomas podem ocorrer como grandes tumores da face, mas também surgem nas regiões sacrococcígea e retroperitoneal. O melanoma é de observação excepcional. Os sarcomas estão entre os tumores mais frequentes, incluindo leiomiossarcoma, fibrossarcoma, mixossarcoma e neuroblastoma. Desses, o neuroblastoma é o mais comum no RN.

Neuroblastoma

Aproximadamente um terço dos doentes apresenta nódulos metastáticos, pequenos, azuis, não depressíveis à palpação. A superfície dessas lesões é de cor branca, devido à liberação de catecolamina pelas células tumorais.

Ao lado das lesões cutâneas ocorrem manifestações sistêmicas como hepatomegalia, anemia, presença de massas intra-abdominais e parada do crescimento.

O diagnóstico pode ser confirmado por biópsia de lesão da pele e dosagem de catecolamina na urina.

O prognóstico dos doentes com metástases é grave, mas pode ser atenuado com tratamento cirúrgico e quimioterapia antineoplásica.

REFERÊNCIAS

1. Solomon LM, Esterly NB. Neonatal dermatology. Philadelphia: WB Saunders Co; 1973.

2. Moschella SL, Pillsbury DM, Hurley HJ. Dermatology. Philadelphia: WB Saunders Co; 1975.
3. Domonkos AN. Tratado de dermatologia. 2ª ed. Barcelona: Salvat Editores; 1975.
4. Bechelli LM, Curban GV. Compêndio de dermatologia. São Paulo: Atheneu; 1978.
5. Rook A, Wilkinson DS, Ebling FJG. Textbook of dermatology. 3rd ed. Oxford: Blackwell Scientific Publications; 1979.
6. Castro RM, Cedenho JBA. Distúrbios dermatológicos no período neonatal. Pediatria Moderna. 1980;5:207-12.
7. Degos R. Dermatologie. Paris: Flammarion; 1981.
8. Demis DJ, Dabson RL, McGuire J. Clinical dermatology. 9th ed. Philadelphia: Harper Row, Publishers; 1982.
9. Nieto IG, Castro RM. Dermatofitose em recém-nato. An Bras Dermatol. 1983;58:171-2.
10. Margileth AM. Dermatologic conditions. In: Avery GB, Fletcher MA, MacDonald MG (eds). Neonatology. Pathophysiology and management of the newborn. 5th ed. Philadelphia: WB Saunders Co; 1999.p.1323-60.
11. Sampaio SAP, Rivitti EA. Dermatologia básica. 3ª ed. São Paulo: Artes Médicas; 2007.
12. Azulay RDA, Azulay DR, Azulay-Abulafia L. Dermatologia. 5ª ed. Rio de Janeiro: Guanabara Koogan; 2008.
13. Alchorne MMA. Clínica e orientação das alterações névicas da criança. Clínica Pediátrica. 1982;3:41-5.
14. Rivitti EA. Manual de dermatologia clínica de Sampaio e Rivitti. São Paulo: Artes Médicas; 2014.
15. Belda Juniro W, Chiacchio ND, Criado PR. Tratado de Dermatologia. 2ª ed. São Paulo: Editora Atheneu; 2014.
16. Alchorne MMA. Dermatite das fraldas. Pediatria Moderna. 1979;4:143-5.

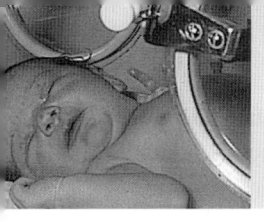

CAPÍTULO 47

Erros Inatos do Metabolismo no Período Neonatal

Allan Chiaratti de Oliveira
Vânia D'Almeida

Os erros inatos do metabolismo (EIM) são condições geneticamente determinadas associadas a deficiências enzimáticas ou de transporte intracelular, comprometendo o metabolismo celular em seus diferentes compartimentos, podendo envolver tanto vias de síntese como de degradação de compostos específicos, levando ao acúmulo de precursores, à falta do produto das reações ou à ativação de vias metabólicas alternativas, que determinarão as manifestações clínicas. Essas manifestações podem ocorrer em todas as fases da vida do indivíduo, desde o período intrauterino até a idade adulta.

O reconhecimento de que doenças humanas poderiam apresentar uma base bioquímica e que seu padrão de segregação nas famílias seguia a teoria proposta por Mendel se deve aos trabalhos iniciais de Archibald Garrod, médico inglês que no final do século XVIII se dedicou ao estudo de 4 condições (o albinismo, a alcaptonúria, a cistinúria e a pentosúria), que ele apresentou ao Colégio Real de Médicos em Londres em 1909 com o título de "Erros Inatos do Metabolismo"[1].

Atualmente, mais de 1.000 doenças podem ser catalogadas como EIM, acometendo cumulativamente 1 em cada 800 recém-nascidos (RN) vivos, a maioria delas transmitida de forma autossômica recessiva, tornando a consanguinidade um dado relevante da abordagem dos casos suspeitos[2]. Aproximadamente 25% dessas doenças podem manifestar-se no período neonatal[3].

Embora individualmente raros, os EIM não devem ser tomados como condições de exceção, sendo investigados em paralelo a outras condições clínicas que possam justificar os sinais e sintomas apresentados pelos pacientes, tendo em vista que o diagnóstico e o tratamento precoces implicam melhora do prognóstico e da sobrevida dos indivíduos[4].

Nas unidades de terapia intensiva neonatais, os EIM representam de 1 a 2% das admissões, necessitam de suporte avançado de vida, apresentam elevada taxa de mortalidade, com 50% de óbito no primeiro ano de vida e com sequelas neurológicas mais ou menos graves, dependendo da precocidade da instituição das medidas terapêuticas e da doença específica[3,5,6]. Em estudo realizado entre janeiro e agosto de 2009 na China, os EIM foram a causa de 25% dos óbitos em uma UTI neonatal[5].

Apesar desses fatos, o ensino dos EIM durante o treinamento médico é negligenciado, e muito mais voltado para o diagnóstico do que para o tratamento dessas doenças. Estudo irlandês publicado em 2011 mostra que, entre 34 residentes de pediatria e pediatras de hospitais secundários ou terciários com até 6 anos de experiência em pediatria, menos de 15% se sentiam seguros para tratar EIM e 30% deles optaram por condutas potencialmente perigosas, diante de três condições clínicas apresentadas em forma de questionário múltipla escolha[7].

CLASSIFICAÇÃO

Os EIM podem ser classificados de acordo com diferentes critérios, de modo a sistematizar sua base bioquímica, os processos fisiopatológicos e grupos sintomáticos para facilitar seu entendimento e direcionar as intervenções de diagnóstico e tratamento.

O Centro de Referência em Erros Inatos do Metabolismo da Universidade Federal de São Paulo classifica os EIM em três grupos, como proposto por Saudubray et al. em 2006[8,9]:

Grupo 1 – EIM do metabolismo intermediário (aminoácidos, ácidos orgânicos, açúcares, lipídios, amônia) levando a quadros de intoxicação aguda (desidratação, vômitos, acidose metabólica, hipoglicemia, letargia, coma, convulsões, insuficiência hepática) ou crônica (atraso de desenvolvimento neuropsicomotor, dificuldade de crescimento, epilepsia) associados à ingestão alimentar ou intercorrências. Particularmente interessantes no período neonatal são as acidemias orgânicas e hiperamonemias. Algumas doenças também são diagnóstico diferencial das crises convulsivas nessa população.

Grupo 2 – EIM da produção ou obtenção de energia (glicogênio, corpos cetônicos, ácidos graxos, piruvato/lactato e cadeia respiratória), com comprometimento multissistêmico, podendo apresentar desvios fenotípicos e malformações de sistema nervoso central pelo déficit energético durante o desenvolvimento embrionário e também associados à síndrome da morte súbita (defeitos e beta-oxidação de lipídios). As acidemias lácticas congênitas são importantes diagnósticos diferenciais da encefalopatia hipóxico-isquêmica.

Grupo 3 – EIM de síntese ou degradação de moléculas complexas (glicoproteínas, glicolipídios, glicosaminoglicanos, por exemplo). Esse grupo caracteriza-se por sinais e sintomas permanentes e progressivos, sem relação com intercorrências ou ingestão alimentar. No período neonatal, são importantes diagnósticos diferenciais nas hidropsias neonatais e algumas síndromes malformativas.

Neste texto, que tem como objetivo orientar o reconhecimento dos EIM no período neonatal, foi escolhida uma abordagem de acordo com as síndromes clínicas mais importantes, oferecendo a oportunidade de o pediatra reconhecer as principais doenças em cada grupo, permitindo o início precoce do tratamento e as bases para a investigação diagnóstica, até que esteja disponível um especialista em doenças metabólicas para o acompanhamento do caso. De fato, equipe multiprofissional, composta por pediatra, geneticista, neurologista, hepatologista, nutricionista, fisioterapeuta, fonoaudiólogo, entre outros, é fundamental para o seguimento desses pacientes.

Existem centros de referência no Brasil que também oferecem suporte telefônico ou virtual para ajudar nas decisões terapêuticas e diagnósticas, destacando-se o Centro de Referência em Erros Inatos do Metabolismo da Universidade Federal de São Paulo – Instituto de Genética e Erros Inatos do Metabolismo, acessíveis na internet pelo domínio http://www.unifesp.br/centros/creim/ e http://www.igeim.org.br/ e por telefone (0800-770-1006), o Serviço de Informações sobre Erros Inatos do Metabolismo do Hospital de Clínicas de Porto Alegre, acessível na internet pelo domínio http://www.siem.ufrgs.br/ ou por telefone (0800-510-2858) e o Instituto Canguru, acessível na internet pelo domínio http://www.institutocanguru.org.br/ ou por telefone (0800-704-0055).

ENCEFALOPATIAS METABÓLICAS NEONATAIS

A definição das alterações neurológicas no RN é bastante difícil e apresenta-se de forma sutil, com sinais e sintomas inespecíficos, como recusa alimentar, sonolência e vômitos, até que um quadro mais específico se instale, com crises convulsivas e torpor, letargia e coma, podendo culminar com o óbito. Essa evolução decorre do acúmulo progressivo de metabólitos tóxicos no organismo da criança.

A investigação laboratorial inicial deve afastar outras etiologias, como infecções (hemograma, proteína C-reativa, hemocultura, análise liquórica com cultura, urocultura), distúrbios eletrolíticos (sódio, potássio, cálcio, magnésio e cloro, para o cálculo do ânion *gap*, havendo acidose metabólica), acidobásicos (gasometria arterial), metabólicas (glicemia, amônia, ácido láctico, ácido pirúvico e corpos cetônicos), além de afastar outros comprometimentos orgânicos, seja renal (ureia, creatinina, urina tipo I), seja hepático (ALT, AST, albumina, coagulograma, ácido úrico, colesterol total e frações) ou muscular (aldolase, CK, CK-MB)[10,11].

Avaliação laboratorial específica inclui análise de ácidos orgânicos na urina, cromatografia quantitativa de aminoácidos no sangue ou urina, dosagem de carnitina total e livre e perfil de acilcarnitinas no sangue, obrigatoriamente coletadas no episódio de descompensação aguda, garantindo a identificação dos metabólitos tóxicos presentes no organismo da criança[10].

Análises bioquímicas mais específicas, assim como testes de atividade enzimática e moleculares também podem ser necessários, recomendando-se que alíquotas de sangue total, plasma e liquor coletados no momento da descompensação sejam preservadas (sangue total refrigerado e plasma e liquor congelados) até que se decida pela necessidade dessas análises complementares.

Apesar de as infecções e as alterações metabólicas ou eletrolíticas frequentes no RN, como hipoglicemia e hipocalcemia, poderem explicar o quadro clínico, deve-se ter em mente que as infecções podem, muitas vezes, representar o estresse metabólico desencadeante da descompensação metabólica precoce e que os demais distúrbios podem ser secundários à doença de base.

A alteração laboratorial mais importante para direcionar a investigação posterior e para a definição das medidas terapêuticas é a presença de acidose metabólica.

Na ausência de acidose metabólica, os principais diagnósticos diferenciais são a doença do xarope de bordo (leucinose ou deficiência da desidrogenase de cetoácidos de cadeia ramificada), as hiperamonemias primárias e a hiperglicinemia não cetótica. Quando a acidose metabólica está presente, as acidemias orgânicas, as acidemias lácticas e os defeitos de cadeia respiratória mitocondrial são as causas mais comuns.

As hiperamonemias primárias (hiperamonemia determinada na ausência de acidose metabólica ou disfunção hepática) são decorrentes de deficiência de enzimas, ativadores ou transportadores envolvidos no ciclo da ureia. Sua forma mais comum (deficiência de ornitina transcarbamilase – OTC) é determinada por padrão de herança ligada ao cromossomo X, sendo, portanto, mais frequente em meninos, embora possa se manifestar no sexo feminino, geralmente em idade mais avançada. As demais deficiências enzimáticas são determinadas por padrão de herança autossômico recessivo. De específico na evolução clínica desses RN observam-se taquipneia e alcalose respiratória importantes, decorrentes do efeito estimulante da amônia sobre o centro respiratório[12,13].

As concentrações normais de amônia variam de acordo com a faixa etária, conforme demonstrado no quadro 47.1.

O diagnóstico bioquímico dessas condições faz-se por intermédio da análise de substratos demonstrados na cromatografia quantitativa de aminoácidos e no perfil de ácidos orgânicos na urina.

Embora a abordagem terapêutica seja independente do diagnóstico específico, esse diagnóstico tem importância prognóstica. A deficiência de OTC, deficiência enzimática mais frequente, quando manifesta no período neonatal, tem elevada mortalidade se comparada com as demais formas de hiperamonemia primária[14].

A leucinose é um EIM dos aminoácidos de cadeia ramificada – leucina, valina e isoleucina. Muitas vezes, percebe-se o cheiro de açúcar queimado na criança afetada ou na sua urina, o que justifica sua outra denominação de doença do xarope de bordo. O quadro laboratorial caracteriza-se por cetose e/ou cetonúria sem acidose metabólica ou hiperamonemia, e o diagnóstico bioquímico específico, pela demonstração do aumento dos aminoácidos de cadeia ramificada e pela presença de asoisoleucina (marcador mais específico da doença) na cromatografia quantitativa de aminoácidos e pela presença de ceto e hidroxiácidos de cadeia ramificada na dosagem de ácidos orgânicos na urina[15,16].

A hiperglicinemia não cetótica decorre da deficiência do sistema hepático de degradação da glicina. Nenhuma alteração metabólica convencional decorre da deficiência enzimática (não ocorrem acidose, hiperamonemia ou hipoglicemia) e nenhuma outra alteração orgânica está presente. O quadro neurológico é marcado principalmente por convulsões refratárias e importante hipotonia,

existindo formas transitórias neonatais e formas atípicas de manifestação mais tardia. O diagnóstico bioquímico define-se pelo aumento da razão das concentrações de glicina no liquor e no plasma (razão normal é < 0,02, sendo que nos casos clássicos essa razão geralmente se encontra acima de 0,08). A dosagem isolada de glicina no sangue não permite o diagnóstico da doença[17-19].

As acidemias orgânicas clinicamente são indistinguíveis e decorrem de deficiência de enzimas no metabolismo intermediário dos aminoácidos, determinando acidose metabólica com ânion *gap* aumentado, hiperamonemia secundária, cetose em algumas deficiências específicas (presente nas acidemias propiônica e metilmalônica, ausente na acidemia isovalérica, sendo essas três condições as mais comuns no período neonatal), leucopenia e plaquetopenia, predispondo a sangramento e infecções. O diagnóstico bioquímico pode ser sugerido pelo aumento da fração esterificada da carnitina, pelo perfil de acilcarnitinas sanguíneas, sendo a análise de ácidos orgânicos na urina o principal recurso diagnóstico[16,20].

As acidemias lácticas decorrem de deficiências no metabolismo do piruvato (deficiências de piruvato desidrogenase – PD e piruvato cinase – PC), na sua conversão a acetilcoenzima A, para sua incorporação no ciclo de Krebs e posterior síntese de energia pela cadeia respiratória mitocondrial, que também pode estar comprometida (defeitos de cadeia respiratória mitocondrial)[21,22].

A maior parte da energia produzida por molécula de glicose oxidada é dependente dessa via metabólica e seu comprometimento determina importante deficiência energética. Na vida intrauterina, essa deficiência repercute principalmente em restrição do crescimento fetal e malformações de sistema nervoso central e faciais sutis. Ao nascimento, pode mimetizar os quadros de asfixia perinatal, com gravidade desproporcional ao evento asfíxico que pode, inclusive, não ser identificado, evoluindo com doença multissistêmica grave e progressiva[21].

O diagnóstico laboratorial faz-se pela presença de acidose láctica grave e pela dosagem conjunta de lactato e piruvato, sendo também útil a avaliação da dosagem de lactato pré e pós-prandial. Na deficiência de PD, a relação lactato/piruvato é normal (15 a 20), sendo essa relação aumentada nas deficiências de PC e de cadeia respiratória mitocondrial. Na deficiência de PC, ocorre também aumento do lactato pós-prandial em relação ao pré-prandial[21,23].

O tratamento das encefalopatias metabólicas neonatais deve ser iniciado imediatamente após a suspeita diagnóstica, em paralelo ao tratamento de outras possibilidades diagnósticas, e a precocidade do tratamento determina seu sucesso e a probabilidade de sobrevida com menor risco de sequelas. A sistematização do tratamento segue três princípios básicos: terapia intensiva, interrupção da síntese de metabólitos tóxicos e eliminação das toxinas[24].

Quadro 47.1 – Concentração normal de amônia de acordo com a faixa etária[13].

Faixa etária	µmol/L	µg/dL
RN (sangue arterial do funículo)	50-159	85-271
Infância	24-48	41-82
Adulto (sexo masculino)	15-55	26-94
Adulto (sexo feminino)	11-48	19-82

Inicialmente, o paciente deve ser tratado em ambiente de terapia intensiva, muitas vezes necessitando de suportes ventilatório e hemodinâmico, apresentando desidratação e distúrbios metabólicos, acidobásico e eletrolíticos que devem ser agressivamente corrigidos, em particular a acidose metabólica, com recomendação de uso de bicarbonato de sódio, principalmente nas acidoses lácticas[24].

A sepse neonatal é diagnóstico diferencial importante, podendo também ser a causa da descompensação metabólica ou consequências de deficiências imunológicas associadas à doença metabólica e o uso de antibióticos deve ser encorajado.

Para interromper a síntese de toxinas, duas medidas são recomendadas: em primeiro lugar, deve-se manter a criança em jejum, evitando assim as fontes exógenas dos metabólitos tóxicos.

Por outro lado, o estresse metabólico da criança demonstra intenso catabolismo, que oferece substratos endógenos para as vias metabólicas deficientes, mantendo assim a síntese de toxinas. A interrupção do catabolismo deve ser iniciada com infusões progressivas de glicose, atingindo velocidades de infusão de glicose (VIG) entre 10 e 14μg/kg/min, para promover o anabolismo.

A progressão da oferta de glicose deve ser acompanhada com análises gasométricas e de glicemia seriadas. Uso de insulina regular pode ser necessário para atingir essas VIG e deve-se objetivar glicemia entre 150 e 200mg/dL. Nas acidemias lácticas congênitas, ocorre piora da acidose metabólica com o aumento da infusão da glicose e, nessas situações, a fonte energética principal deve ser lipídios, e a oferta de glicose deve ser reduzida.

Atingindo estabilidade clínica e metabólica, inicia-se nutrição parenteral e/ou enteral, com restrição proteica a 0,5g/kg/dia, com aumentos gradativos da oferta proteica (mais 0,5g/kg a cada 24 horas) para verificar a tolerância a proteínas, verificando-se repercussões laboratoriais, como ressurgimento de acidose ou cetose[25].

A nutrição enteral deve ser reintroduzida o mais precocemente possível, com acompanhamento nutricional especializado, respeitando a tolerância à oferta proteica verificada com a via nutricional parenteral. A nutrição a longo prazo deve ser composta em parte por proteína natural e fórmulas isentas do aminoácido precursor das vias metabólicas deficientes, com supervisão e acompanhamento nutricional[25].

O terceiro princípio no tratamento, a facilitação da eliminação da toxina, inclui a eliminação endógena e a eliminação exógena dos compostos.

A eliminação endógena relaciona-se à administração de compostos que estimulem a atividade residual da enzima deficiente (vitaminas que agem como cofatores nessas reações) ou que facilitem o transporte da toxina entre os diferentes compartimentos celulares e sua eliminação do organismo – como a carnitina e a glicina (Quadro 47.2)[24,26-28].

A eliminação exógena envolve a recuperação da estabilidade hemodinâmica, hiperidratação e diuréticos, se necessários, para o restabelecimento da diurese, os métodos dialíticos e o tratamento farmacológico da hiperamonemia.

A modalidade dialítica mais disponível em nosso meio é a diálise peritoneal e pode ser utilizada nos quadros de descompensação aguda dos EIM, sendo particularmente eficaz nas hiperamonemias, nas acidemias orgânicas e na leucinose[29].

O tratamento da hiperamonemia deve ser iniciado imediatamente após o diagnóstico (Quadro 47.3). Uma dose de ataque de arginina, de benzoato de sódio e de fenilacetato de sódio ou fenilbutirato de sódio deve ser administrada e os níveis de amônia verificados logo após essas doses. Níveis iniciais de amônia acima de 500μmol/L ou ausência de resposta ao tratamento de ataque são indicativos de diálise. Idealmente, a hemodiálise é a modalidade terapêutica ideal, sendo mais eficaz que a hemofiltração e a diálise peritoneal para a redução dos

Quadro 47.2 – Cofatores e carreadores indicados na descompensação aguda das encefalopatias metabólicas neonatais.

Composto	Doses
Tiamina	5-20mg/kg/dia (até 500mg/dia), 24/24h
Biotina	5-20mg/dia, 24/24h
Riboflavina	200-300mg, 24/24 horas
Cobalamina	1-2mg, IM, 24/24 horas
ou hidroxicobalamina	10mg, VO, 12/12 horas
L-carnitina	100-300mg/kg/dia, VO, divididos 8/8 horas 25-50mg/kg/dia, IV, doses de ataque e manutenção diária
Glicina	250mg/kg/dia

IM = via intramuscular; IV = via intravenosa; VO = via oral.

Quadro 47.3 – Medicamentos utilizados no tratamento das hiperamonemias.

Composto	Doses
Arginina	Ataque 200-600mg/kg, IV em 2 horas Manutenção 600mg/kg/dia, div 6/6 horas Manutenção 2-4mmol/kg/dia, div 6/6 horas
Benzoato de sódio	Ataque de 250mg/kg, IV Manutenção 250mg/kg/dia, div 6/6 horas ou IC
Fenilacetato ou fenilbutirato de sódio	Ataque de 250mg/kg, IV Manutenção 250mg/kg/dia, div 6/6 horas ou IC
Carbamilglutamato	100-200mg/kg/dia, div 8/8 horas

Div = dividido; IC = infusão contínua.

níveis de amônia, mas pouco disponíveis em nosso meio. O uso de carbamilglutamato é indicado principalmente nas hiperamonemias secundárias e pode ser considerado nas hiperamonemias primárias[12,30,31].

O uso da arginina é útil como suplemento desse aminoácido para o ciclo da ureia, permitindo a excreção de nitrogênio na forma de outros intermediários da reação de síntese da ureia.

No fígado, o benzoato de sódio se conjuga com a glicina em hipurato, que é um composto com alta depuração renal. A ressíntese da glicina é feita a partir da serina, por meio da transaminação de alanina ou glutamina Teoricamente, para cada mol de benzoato de sódio administrado, um mol de nitrogênio é excretado, independente do ciclo da ureia[31].

O fenilacetato de sódio conjuga-se com a glutamina no fígado e nos rins, formando fenilacetilglutamina, que é excretada. A glutamina é ressintetizada a partir de glutamato e amônia, que será excretada por essa via alternativa. Para cada mol de fenilacetato de sódio, 2 moles de nitrogênio são excretados, independente da atividade do ciclo da ureia. O fenilbutirato de sódio é um precursor do fenilacetato, que é nele convertido no organismo e permite também a excreção de nitrogênio pela mesma via descrita[31].

O carbamilglutamato está indicado no tratamento das hiperamonemias secundárias nas acidemias orgânicas (metilmalônica, propiônica e isovalérica). A reação química inicial do ciclo da ureia é a síntese de carbamoilfosfato a partir de bicarbonato, amônia e ATP. Essa reação depende da presença de um ativador, o N-acetilglutamato, e é inibida competitivamente pelos ácidos orgânicos. A administração de carbamilglutamato, um estimulador sintético da reação, desloca os ácidos orgânicos do sítio de ativação e promove ureagênese[32,33]. Também é indicado na deficiência primária de síntese de carbamilglutamato[34].

O tratamento da hiperglicinemia não cetótica é um desafio na prática clínica, com baixa resposta aos anticonvulsivantes normalmente disponíveis, baseia-se no uso de agentes para diminuir a glicinemia e antagonistas glutamatérgicos NMDA. Protocolos de tratamento, incluindo restrição proteica, benzoato de sódio, dextrometorfano, estricnina e cetamina isolados ou combinados, conseguem controle parcial das crises convulsivas[17]. O uso de ácido valproico, um inibidor do sistema de degradação da glicina, é uma droga totalmente contraindicada havendo a suspeita dessa doença[18].

No contexto das crises convulsivas de difícil controle no período neonatal, ainda deve-se mencionar as convulsões responsivas a vitaminas[35].

A primeira condição que deve ser afastada é a responsividade à piridoxina. Essa condição decorre de um EIM da lisina (deficiência da antiquitina), e seus metabólitos acumulados promovem degradação da forma ativa da piridoxina – o piridoxalfosfato, importante cofator na síntese de neurotransmissores (dopamina, serotonina, glutamato e GABA), o que explica as crises convulsivas[35-37].

Seu diagnóstico é feito com teste terapêutico sob monitorização eletroencefalográfica, demonstrando supressão total das crises em alguns minutos após a administração da vitamina. Esse teste deve ser feito em ambiente de terapia intensiva, uma vez que pode desencadear depressão profunda da atividade cerebral, com bradicardia, hipotonia e apneia. A confirmação bioquímica é feita pela demonstração do acúmulo dos intermediários tóxicos no sangue, urina ou liquor (ácido pipecólico e semialdeído alfa-aminoadípico)[36].

A ausência de resposta à piridoxina pode estar associada a outro EIM da ativação da piridoxina, a piridoxalfosfato. Muitos autores sugerem que o teste terapêutico inicial seja realizado com piridoxalfosfato até que os exames bioquímicos definam qual a causa da epilepsia. A responsividade específica à piridoxalfosfato decorre da deficiência de piridoxamina fosfato oxidase (PNPO). Os marcadores bioquímicos para o diagnóstico dessa deficiência enzimática são, no liquor, aumento de L-dopa, treonina e metoxitirosina e diminuição dos ácidos homovanílico e hidroxi-indolacético[36,38,39].

A convulsão responsiva a ácido folínico pode decorrer da deficiência de antiquitina, apresentando os mesmos marcadores bioquímicos. O mecanismo de resposta ao ácido folínico não é determinado. Resposta transitória ao ácido folínico também foi descrita associada a mutações no gene STXBP1[35,36,40].

A deficiência grave de biotinidase pode também se manifestar já no período neonatal com crises convulsivas, hipotonia e apneia, além de alterações cutâneas e predisposição à infecção, secundárias à deficiência de diversas enzimas dependentes de biotina como cofator. A suplementação de biotina reverte completamente o quadro clínico[36,41,42].

A deficiência de tetra-hidrobiopterina (BH4) representa 2% das hiperfenilalaninemias e possuem evolução mais grave, uma vez que, além da deficiência do metabolismo da fenilalanina, enzimas dependentes de BH4 estão envolvidas na síntese de neurotransmissores[36,43,44].

Essa deficiência decorre de defeitos enzimáticos nas vias de síntese e regeneração do cofator e deve ser investigada em toda criança com diagnóstico de hiperfenilalaninemias. Dependendo da deficiência enzimática específica, até 50% dos pacientes podem ter manifestações neurológicas graves já no primeiro mês de vida, com crises convulsivas, alterações de postura e tônus, distúrbios extrapiramidais e atraso de desenvolvimento[43].

As doses recomendadas de tratamento inicial e de manutenção para essas condições estão descritas no quadro 47.4[43].

Quadro 47.4 – Esquema terapêutico para as epilepsias neonatais responsivas a vitaminas.

	Fase aguda	Manutenção
Piridoxina	100mg, IV, ou 30mg/kg, enteral	5-15mg/kg/dia, enteral
Piridoxalfosfato	30mg/kg, enteral	10-15mg/kg/dia, div 4-6 vezes/dia
Ácido folínico	3-5mg/kg/dia, enteral	3-5mg/kg/dia, enteral
Biotina	10-20, mg/kg, enteral	5-10mg/kg/dia, enteral
Tetra-hidrobiopterina (BH4)	10mg/kg	5-20mg/kg/dia

Div = dividido.

Na deficiência de antiquitina, dieta de restrição de lisina, e na deficiência de BH4 a suplementação de precursores de neurotransmissores (L-dopa, carbidopa, 5-hidroxitriptofano), ácido folínico e restrição de fenilalanina são recomendados, dependendo da deficiência enzimática específica[43,45].

Outros EIM também devem ser investigados nas epilepsias de difícil controle que se iniciam no período neonatal, como a deficiência de cofator de molibdênio, deficiência isolada de sulfito oxidase, deficiência de serina, deficiência do transportador GLUT1 e defeitos de síntese de neurotransmissores, com possibilidade de tratamento, como dieta cetogênica na deficiência de GLUT1, reposição de serina na deficiência de serina e alguns casos de deficiência do cofator de molibdênio responsivos à piridoxina[17,46-50].

ERROS INATOS DO METABOLISMO E HIPOGLICEMIA NEONATAL

Apesar da dificuldade de definição, a hipoglicemia é o distúrbio metabólico mais comum no período neonatal, com potencial de sequelas neurológicas permanentes na vida do indivíduo, embora apresente manifestações inespecíficas no período neonatal, como hipotermia, tremores e dificuldade de mamada. Quando não precocemente tratadas, podem evoluir para alteração do nível de consciência (letargia, irritabilidade, torpor e coma), convulsões e apneia[51,52].

Cabe lembrar que a redução nos níveis glicêmicos dos RN ocorre normalmente nas primeiras horas após o nascimento e que a transição metabólica do RN normal conta com outras fontes energéticas nesse período, como corpos cetônicos e lactato[52].

Uma vez que nenhum valor de corte específico é capaz de prever as alterações futuras no desenvolvimento da criança, um grupo de especialistas definiu um limiar operacional para investigação e tratamento da hipoglicemia, que abrange (1) medida isolada de glicemia abaixo de 18mg/dL, (2) medidas decrescentes de glicemia abaixo de 36mg/dL no RN assintomático e (3) medida isolada de glicemia abaixo de 45mg/dL no RN sintomático. Critérios mais permissivos podem levar a investigação e tratamento desnecessários de grande número de crianças[52].

Outros fatores úteis no direcionamento da investigação e tratamento incluem a identificação do momento em que ocorre a hipoglicemia no intervalo entre as dietas e a necessidade de infusão de glicose necessária para a correção do distúrbio.

A hipoglicemia que se desenvolve no período pós-prandial é decorrente de hiperinsulinismo e, a medida do atraso em relação à dieta depende da incapacidade de o organismo utilizar as reservas de glicogênio, sintetizar glicose a partir de outros compostos (aminoácidos) e produzir ou utilizar corpos cetônicos e ácidos graxos e, ainda, deficiências de hormônios hiperglicemiantes (hormônio de crescimento, glucagon, cortisol e fator de crescimento insulina-símile 1).

Em relação à necessidade de infusão de glicose para o controle da hipoglicemia, a necessidade de taxas de infusão próximas à capacidade hepática de produção de glicose (6 a 8mg/kg/min) denota alteração metabólica desse órgão, da mesma forma que necessidades muito elevadas (maiores que 10mg/kg/min) sugerem o diagnóstico de hiperinsulinismo.

Uma vez decidida pela investigação e tratamento da hipoglicemia, os exames subsidiários devem ser coletados antes do início do tratamento e incluem, de modo geral, glicemia, ácido láctico, amônia, corpos cetônicos, função hepática, insulina, hormônio de crescimento, glucagon, cortisol e fator de crescimento insulina-símile 1, peptídeo C, aminoácidos plasmáticos, ácidos orgânicos na urina e perfil de acilcarnitinas no plasma[10,11,51,53].

As duas principais causas genéticas de hipoglicemia são o hiperinsulinismo congênito e os defeitos de beta-oxidação de ácidos graxos.

O hiperinsulinismo congênito é um grupo geneticamente heterogêneo de defeitos em receptores, transportadores de enzimas da célula beta do pâncreas responsáveis pelo controle da secreção da insulina. Existem também formas sindrômicas de hiperinsulinismo, como nas síndromes de Beckwith-Widemann, Perlman e Sotos[51,54,55].

Dos defeitos enzimáticos associados ao hiperinsulinismo, o mais importante é o decorrente da perda do controle inibitório da enzima glutamato desidrogenase, uma exceção entre os EIM, em que a doença decorre da mutação dominante com ganho de função da proteína, sendo a segunda principal causa de hiperinsulinismo congênito. A doença caracteriza-se por episódios recorrentes de hipoglicemia, menos acentuados do que em outras formas de hiperinsulinismo, agravados por ingestão proteica e hiperamonemia leve persistente[56].

Em relação aos defeitos de beta-oxidação de ácidos graxos, a hipoglicemia é descrita em até 80% dos casos que se manifestam no período neonatal e geralmente ocorre nas primeiras 72 horas de vida em RN a termo sem fatores de risco para hipoglicemia, geralmente de forma sintomática e associada a alterações cardíacas (miocardiopatia ou arritmia), hepatomegalia discreta, hipocetose, acidose láctica, hiperamonemia e aumento de transaminases[51,57,58].

A deficiência mais comumente associada à hipoglicemia hipocetótica no período neonatal é a da desidrogenase de acil-CoA de cadeia média. O retardo do diagnóstico e do tratamento da hipoglicemia pode evoluir com acidose metabólica e hiperamonemia, deterioração do estado neurológico, arritmia cardíaca e óbito neonatal que ocorre em 4% dos casos. O diagnóstico bioquímico dessa condição é baseado no perfil sanguíneo de acilcarnitinas com acúmulo de hexanoilcarnitina (C6), octanoilcarnitina (C8), decanoilcarnitina (C10), pelo perfil de ácidos orgânicos na urina com acidúria dicarboxílica (ácidos adípico, subérico e sebácico) e aumento da excreção de hexanoilglicina e suberilglicina, além de níveis anormalmente baixos de corpos cetônicos[57,59-61].

A deficiência da desidrogenase de acil-CoA de cadeia média tem sido incluída no programa de triagem neonatal de diversos países, uma vez que o diagnóstico e o tratamento precoce (dieta fracionada, evitando longos períodos de jejum e suplementação de carnitina) evitam as manifestações clínicas da doença[60,61].

Os defeitos de beta-oxidação de ácidos graxos também podem manifestar-se como diagnósticos diferenciais da colestase e da insuficiência hepática no período neonatal, assim como são importantes na síndrome da morte súbita do lactente[57,59,62].

ERROS INATOS DO METABOLISMO E INSUFICIÊNCIA HEPÁTICA

A insuficiência hepática é uma doença rara no período neonatal, definida como falência da função sintética do fígado nas primeiras 4 semanas de vida, caracterizada por coagulopatia não corrigida por vitamina K e evidência bioquímica de lesão hepática aguda[63].

As doenças metabólicas são causas de graves afecções no RN e a introdução precoce do tratamento pode impedir a progressão da doença hepática terminal e a necessidade do transplante hepático, especificamente nos casos da galactosemia clássica e da tirosinemia tipo 1[63,64].

O diagnóstico diferencial inclui ainda causas infecciosas, imunológicas, hematológicas, vasculares, tóxicas, além da grande parcela de casos em que a etiologia permanece indefinida[63].

A investigação inicial deve contemplar todas essas possibilidades diagnósticas, incluindo função hepática, função renal, eletrólitos, perfil lipídico, hemograma, proteína C-reativa, reticulócitos, culturas de sangue, liquor e líquidos cavitários, quando presentes, coagulograma, fibrinogênio, tipagem sanguínea, teste de Coombs, sorologias, gasometria, lactato, testes toxicológicos, urina tipo I, alfa-1-antitripsina, acilcarnitinas sanguíneas, atividade da galactose-1-fosfato uridiltransferase, cromatografia de aminoácidos no sangue, dosagem de ácidos orgânicos na urina, dosagem urinária ou sanguínea de succinilacetona, além de ultrassonografia de abdome com avaliação hepática com Doppler[10,11,63,64].

O manejo desses RN deve ser feito em ambiente de terapia intensiva, assegurando estabilidade cardiorrespiratória, corrigindo distúrbios acidobásicos, hidroeletrolíticos e hemorrágicos, com atenção ao maior risco de infecção presente nessa população e à possibilidade de deterioração do estado neurológico.

Especificamente em relação às doenças metabólicas, duas condutas são justificadas assim que os exames sejam coletados: 1. exclusão de lactose; e 2. exclusão de fenilalanina e tirosina da dieta e introdução de nitisinona (NTBC), até que os resultados estejam disponíveis e se afastem os diagnósticos de tirosinemia tipo 1 e galactosemia.

A tirosinemia tipo 1 decorre da deficiência da enzima fumarilacetoacetase, responsável pela última etapa na via de degradação da tirosina. Essa enzima é expressa principalmente no fígado e nos rins, o que explica as manifestações da doença. Na apresentação aguda da doença no RN, o comprometimento renal caracteriza-se por acidose tubular renal, com aminoacidúria, glicosúria e fosfatúria (síndrome de Fanconi), que pode evoluir com nefrocalcinose, glomerulosclerose e doença renal crônica, além de raquitismo hipofosfatêmico. A doença hepática também pode evoluir com cirrose, nódulos e carcinoma hepatocelular[65,66].

O bloqueio enzimático leva ao acúmulo de metabólitos tóxicos, como maleilacetoacetato, fumarilacetoacetato e succinilacetona, esta última sendo marcador sensível e específico para o diagnóstico bioquímico da doença. A dosagem de alfafetoproteína serve como marcador da progressão da doença hepática[65].

A avaliação ultrassonográfica é importante para definir a presença de nódulos hepáticos, o que indica a complementação da investigação com ressonância nuclear magnética[65,66].

Além da dieta com restrição de fenilalanina e tirosina, a introdução imediata de nitisinona – Orfadin*, NTBC, 2-(2-nitro-4-trifluorometilbenzoil)-1,3-ciclo-hexanediona – é indicada, sendo mantida até que se afaste o diagnóstico, em dose de 1 a 2mg/kg/dia em dose única diária, por via enteral. A incorporação dessa medicação no tratamento mudou drasticamente o curso da doença, prevenindo, na maioria dos casos, a progressão da doença hepática e renal, reduzindo a indicação de transplante hepático e melhorando a sobrevida desses pacientes[66-68].

A galactosemia clássica decorre da deficiência da enzima galactose-1-fosfato uridiltransferase (GALT), que converte galactose-1-fosfato e UDP-glicose em UDP-galactose e glicose-1-fosfato, permitindo a metabolização da galactose ingerida na dieta. A galactose-1-fosfato acumulada é um metabólito tóxico, levando a insuficiência hepática, trombocitopenia, icterícia, sepse (*E. coli*, classicamente), encefalopatia e óbito. A restrição dietética (fórmula de soja ou fórmula elementar sem lactose) interrompe a evolução aguda da doença, embora não impeça algumas de suas complicações tardias, como alterações cognitivas e comportamentais, dificuldade de fala, baixa densidade óssea, alterações de movimento como temor e ataxia e insuficiência ovariana em pelo menos 80% das mulheres[69-71].

O diagnóstico bioquímico é evidenciado pela demonstração do acúmulo de galactose no sangue, galactose-1-fosfato no eritrócito e galactitol na urina e confirmado por deficiência da atividade da GALT eritrocitária ou pela detecção de mutações no gene da GALT[69,70,72].

Outros EIM que podem manifestar-se com insuficiência hepática são defeitos de beta-oxidação de ácidos graxos, doenças mitocondriais, doença de Wilson, intolerância hereditária à frutose, deficiência de alfa-1-antitripsina[63,64].

ERROS INATOS DO METABOLISMO E HIDROPISIA FETAL

A hidropisia fetal é definida como o acúmulo anormal de líquido em dois ou mais compartimentos fetais, incluindo ascite, derrame pericárdico ou pleural e edema de pele, podendo também estar associada a polidrâmnio e edema placentário, ocorrendo em 1:2.000-3.000 gestações[73-75]. Muitos grupos consideram a ascite fetal isolada como parte do espectro da hidropisia fetal[73], compartilhando com essa sua etiologia.

Após a redução da incidência da hidropisia fetal imune devido ao uso da imunoglobulina anti-D nas gestantes

suscetíveis, o grande desafio é o diagnóstico das causas não imunológicas, hoje responsáveis por 85 a 90% dos casos de hidropisia, que incluem cardiopatias congênitas – estruturais e arritmias, cromossomopatias, infecções, alterações hematológicas, alterações linfáticas, tumores e EIM[73-76]. Mesmo casos transitórios durante a gestação merecem investigação pós-natal, já tendo sido descrita essa evolução em alguns EIM, particularmente doenças de depósito lisossômico (GM1 gangliosidose, mucopolissacaridoses tipo IVA e VII e doença de Niemann-Pick tipo C)[73].

O principal grupo de EIM associado à hidropisia fetal não imune (HFNI) são as doenças de depósito lisossômico, sendo hoje implicadas na etiologia de 5 a 18% das HFNI[73-75,77,78]. Quatorze dos defeitos enzimáticos lisossomais já foram descritos na HFNI e esse grupo de doenças deve ser investigado principalmente devido à disponibilidade de terapia de reposição enzimática para um número cada vez maior dessas doenças (Quadro 47.5)[74].

A investigação dessas doenças pode ser feita durante o acompanhamento pré-natal, a partir de material coletado por amniocentese e posterior cultura de amniócitos para ensaio de atividade enzimática e dosagem de glicosaminoglicanos no líquido amniótico ou no sobrenadante da cultura[74]. Também existe a possibilidade de dosagem da atividade enzimática no sangue fetal obtido por cordocentese[79] ou em vilosidade coriônica[73].

A investigação pós-natal baseia-se também na dosagem de atividade enzimática, que pode ser realizada em tecido placentário, no sangue do RN, sendo bastante aceitas as técnicas de dosagem de atividade das doenças lisossômicas em gota de sangue seca em papel-filtro, em

Quadro 47.5 – Doenças lisossomais associadas a HFNI.

Doença	Deficiência enzimática
Mucopolissacaridose tipo I	Alfa-hiduronidase
Mucopolissacaridose tipo IVA	Galactose-6-sulfatase
Mucopolissacaridose tipo VII	Betaglicuronidase
Mucolipidose tipo II	N-acetil-glicosamina-1-fosfotransferase
GM1 Gangliosidose	Betagalactosidase
Sialidose	Neuraminidase
Galactosialidose	Betagalactosidase e proteína protetora da neuraminidase
Doença de Gaucher	Betaglicocerobrosidase
Doença de Niemann-Pick tipo A	Esfingomielinase
Doença de Niemann-Pick tipo C	Proteínas NPC1 e NPC2
Doença de depósito de ácido siálico tipo infantil	Transportador de ácido siálico
Deficiência múltipla de sulfatase	Multiplas enzimas sulfatases
Doença de Farber	Ceramidase
Doença de Wolman	Lipase ácida

plasma ou em leucócitos extraídos de sangue periférico, além de dosagem de glicosaminoglicanos na urina e na busca de outras evidências laboratoriais (presença de vacuolização de leucócitos de sangue periférico, avaliação da morfologia de histiócitos da medula óssea) ou clínicas de doença de depósito com ultrassonografia de abdome (visceromegalias) e radiografia simples de esqueleto (disostoses múltiplas, irregularidade epifisária, trabeculamento grosseiro dos ossos longos, fraturas patológicas), além da observação clínica de dismorfismos faciais e outras manifestações clínicas possíveis no período neonatal[73,80-83].

Além das doenças de depósito lisossômico, outros EIM mais raramente foram descritos em associação com HFNI, como a deficiência de S-adenosil-homocisteína hidrolase, um EIM da homocisteína (hidropisia fetal com insuficiência hepática, miopatia, insuficiência respiratória e malformações cerebrais)[84], e a síndrome de Zellweger, um EIM peroxissomal[85] e defeitos congênitos de glicosilação[86].

CONSIDERAÇÕES FINAIS

Os EIM coletivamente são afecções frequentes no período neonatal, atingindo 1 em cada 800 RN vivos. O conhecimento crescente sobre sua fisiopatologia, disponibilidade de métodos diagnósticos e incorporação de novas medidas terapêuticas denotam a importância de se desenvolver elevado índice de suspeição clínica, sendo que a precocidade de início do tratamento implica melhor sobrevida e minimização das sequelas.

REFERÊNCIAS

1. Scriver CR. Garrod's Croonian Lectures (1908) and the charter 'Inborn Errors of Metabolism': albinism, alkaptonuria, cystinuria, and pentosuria at age 100 in 2008. J Inherit Metab Dis. 2008;31(5):580-98.
2. Mak CM, Lee HC, Chan AY, Lam CW. Inborn errors of metabolism and expanded newborn screening: review and update. Crit Rev Clin Lab Sci. 2013;50(6):142-62.
3. Couce ML, Baña A, Bóveda MD, Pérez-Muñuzuri A, Fernández-Lorenzo JR, Fraga JM. Inborn errors of metabolism in a neonatology unit: impact and long-term results. Pediatr Int. 2011;53(1):13-7.
4. Chiaratti de Oliveira A, dos Santos AM, Martins AM, D'Almeida V. Screening for inborn errors of metabolism among newborns with metabolic disturbance and/or neurological manifestations without determined cause. Sao Paulo Med J. 2001;119(5):160-4.
5. Tu W, He J, Dai F, Wang X, Li Y. Impact of inborn errors of metabolism on admission in a neonatal intensive care unit--a prospective cohort study. Indian J Pediatr. 2012;79(4):494-500.
6. Jouvet P, Touati G, Lesage F, Dupic L, Tucci M, Saudubray JM, et al. Impact of inborn errors of metabolism on admission and mortality in a pediatric intensive care unit. Eur J Pediatr. 2007;166(5):461-5.
7. Hawkes CP, Walsh A, O'Sullivan S, Crushell E. Doctors' knowledge of the acute management of inborn errors of metabolism. Acta Paediatr. 2011;100(3):461-3.
8. Martins AM, D'Almeida V. Erros inatos do metabolismo. In: Schor N (ed). Guias de medicina ambulatorial e hospitalar – UNIFESP/Escola Paulista de Medicina: Pediatria. São Paulo: Editora Manole Ltda; 2005.p.1367-70.
9. Saudubray JM, Sedel F, Walter JH. Clinical approach to treatable inborn metabolic diseases: an introduction. J Inherit Metab Dis. 2006;29(2-3):261-74.
10. Champion MP. An approach to the diagnosis of inherited metabolic disease. Arch Dis Child Educ Pract Ed. 2010;95(2):40-6.
11. Cook P, Walker V. Investigation of the child with an acute metabolic disorder. J Clin Pathol. 2011;64(3):181-91.
12. Häberle J, Boddaert N, Burlina A, Chakrapani A, Dixon M, Huemer M, et al. Suggested guidelines for the diagnosis and management of urea cycle disorders. Orphanet J Rare Dis. 2012;7:32.
13. Häberle J. Clinical practice: the management of hyperammonemia. Eur J Pediatr. 2011;170(1):21-34.
14. Nassogne MC, Héron B, Touati G, Rabier D, Saudubray JM. Urea cycle defects: management and outcome. J Inherit Metab Dis. 2005;28(3):407-14.
15. Burrage LC, Nagamani SC, Campeau PM, Lee BH. Branched-chain amino acid metabolism: from rare Mendelian diseases to more common disorders. Hum Mol Genet. 2014;23(R1):R1-R8.
16. Ogier de Baulny H, Saudubray JM. Branched-chain organic acidurias. Semin Neonatol. 2002;7(1):65-74.
17. Lee WT. Disorders of amino acid metabolism associated with epilepsy. Brain Dev. 2011;33(9):745-52.
18. Verissimo C, Garcia P, Simões M, Robalo C, Henriques R, Diogo L, et al. Nonketotic hyperglycinemia: a cause of encephalopathy in children. J Child Neurol. 2013;28(2):251-4.
19. Applegarth DA, Toone JR. Nonketotic hyperglycinemia (glycine encephalopathy): laboratory diagnosis. Mol Genet Metab. 2001;74(1-2):139-46.
20. Seashore MR. The organic acidemias: an overview. In: Pagon RA, Adam MP, Ardinger HH, Bird TD, Dolan CR, Fong CT, et al. GeneReviews® [Internet]. Seattle (WA): University of Washington, Seattle; 1993-2015.
21. Robinson BH. Lactic acidemia and mitochondrial disease. Mol Genet Metab. 2006;89(1-2):3-13.
22. Adeva-Andany M, López-Ojén M, Funcasta-Calderón R, Ameneiros-Rodríguez E, Donapetry-García C, Vila-Altesor M, et al. Comprehensive review on lactate metabolism in human health. Mitochondrion. 2014;17C:76-100.
23. Marin-Valencia I, Roe CR, Pascual JM. Pyruvate carboxylase deficiency: mechanisms, mimics and anaplerosis. Mol Genet Metab. 2010;101(1):9-17.
24. Gupta N, Kabra M. Acute management of sick infants with suspected inborn errors of metabolism. Indian J Pediatr. 2011;78(7):854-9.
25. Martins AM, Frangipani B, Micheletti C, Oliveira R. Protocolo brasileiro de dietas. Erros inatos do metabolismo. São Paulo: Segmento Farma; 2006.
26. Jalan AB. Treatment of inborn errors of metabolism. Mol Cytogenet. 2014;7(Suppl 1):I42.
27. Ribas GS, Vargas CR, Wajner M. L-carnitine supplementation as a potential antioxidant therapy for inherited neurometabolic disorders. Gene. 2014;533(2):469-76.
28. Fries MH, Rinaldo P, Schmidt-Sommerfeld E, Jurecki E, Packman S. Isovaleric acidemia: response to a leucine load after three weeks of supplementation with glycine, L-carnitine, and combined glycine-carnitine therapy. J Pediatr. 1996;129(3):449-52.
29. Bilgin L, Unal S, Gunduz M, Uncu N, Tiryaki T. Utility of peritoneal dialysis in neonates affected by inborn errors of metabolism. J Paediatr Child Health. 2014;50(7):531-5.
30. Enns GM. Nitrogen sparing therapy revisited 2009. Mol Genet Metab. 2010;100 Suppl 1:S65-71.
31. Walker V. Ammonia toxicity and its prevention in inherited defects of the urea cycle. Diabetes Obes Metab. 2009;11(9):823-35.

32. Kasapkara CS, Ezgu FS, Okur I, Tumer L, Biberoglu G, Hasanoglu A. N-carbamylglutamate treatment for acute neonatal hyperammonemia in isovaleric acidemia. Eur J Pediatr. 2011;170(6):799-801.

33. Ah Mew N, McCarter R, Daikhin Y, Nissim I, Yudkoff M, Tuchman M. N-carbamylglutamate augments ureagenesis and reduces ammonia and glutamine in propionic acidemia. Pediatrics. 2010;126(1):e208-14.

34. Häberle J. Role of carglumic acid in the treatment of acute hyperammonemia due to N-acetylglutamate synthase deficiency. Ther Clin Risk Manag. 2011;7:327-32.

35. Gospe SM Jr. Neonatal vitamin-responsive epileptic encephalopathies. Chang Gung Med J. 2010;33(1):1-12.

36. Tabarki B, Thabet F.[Vitamin-responsive epilepsies: an update]. Arch Pediatr. 2013; 20(11):1236-41. [Article in French].

37. Yeghiazaryan NS, Zara F, Capovilla G, Brigati G, Falsaperla R, Striano P. Pyridoxine-dependent epilepsy: an under-recognised cause of intractable seizures. J Paediatr Child Health. 2012;48(3):E113-5.

38. Pearl PL, Gospe SM Jr. Pyridoxine or pyridoxal-5'-phosphate for neonatal epilepsy: the distinction just got murkier. Neurology. 2014; 82(16):1392-4.

39. Plecko B, Paul K, Mills P, Clayton P, Paschke E, Maier O, et al. Pyridoxine responsiveness in novel mutations of the PNPO gene. Neurology. 2014;82(16):1425-33.

40. Tso WW, Kwong AK, Fung CW, Wong VC. Folinic acid responsive epilepsy in Ohtahara syndrome caused by STXBP1 mutation. Pediatr Neurol. 2014;50(2):177-80.

41. Borsatto T, Sperb-Ludwig F, Pinto L, De Luca GR, Carvalho FL, De Souza C, et al. Biotinidase deficiency: clinical and genetic studies of 38 Brazilian patients. BMC Med Genet. 2014;15(1):96.

42. Wolf B. Biotinidase deficiency: "if you have to have an inherited metabolic disease, this is the one to have". Genet Med. 2012;14(6):565-75.

43. Blau N, Burton BK, Thöny B, van Spronsen FJ, Waisbren S. Phenylketonuria and BH4 deficiencies. 1st ed. Bremen: UNI-MED Science; 2010.

44. Blau N, Di Hennermann JB, Langenbeck U, Lichter-Konecki U. Diagnosis, classification, and genetics of phenylketonuria and tetrahydrobiopterin (BH4) deficiencies. Mol Genet Metab. 2011;104 Suppl:S2-9.

45. van Karnebeek CD, Stockler-Ipsiroglu S, Jaggumantri S, Assmann B, Baxter P, Buhas D, et al. Lysine-restricted diet as adjunct therapy for pyridoxine-dependent epilepsy: the pde Consortium Consensus Recommendations. JIMD Rep. 2014;15:1-11.

46. Vigevano F, Arzimanoglou A, Plouin P, Specchio N. Therapeutic approach to epileptic encephalopathies. Epilepsia. 2013;54 Suppl 8:45-50.

47. Sass JO, Nakanishi T, Sato T, Shimizu A. New approaches towards laboratory diagnosis of isolated sulphite oxidase deficiency. Ann Clin Biochem. 2004;41(Pt 2):157-9.

48. Struys EA, Nota B, Bakkali A, Al Shahwan S, Salomons GS, Tabarki B. Pyridoxine-dependent epilepsy with elevated urinary alpha-amino adipic semialdehyde in molybdenum cofactor deficiency. Pediatrics. 2012;130(6): e1716-9.

49. Veldman A, Santamaria-Araujo JA, Sollazzo S, Pitt J, Gianello R, Yaplito-Lee J, et al. Successful treatment of molybdenum cofactor deficiency type A with cPMP. Pediatrics. 2010;125(5):e1249-54.

50. Sass JO, Gunduz A, Araujo Rodrigues Funayama C, Korkmaz B, Dantas Pinto KG, Tuysuz B, et al. Functional deficiencies of sulfite oxidase: differential diagnoses in neonates presenting with intractable seizures and cystic encephalomalacia. Brain Dev. 2010; 32(7):544-9.

51. de Lonlay P, Giurgea I, Touati G, Saudubray JM. Neonatal hypoglycaemia: aetiologies. Semin Neonatol. 2004;9(1): 49-58.

52. Tin W. Defining neonatal hypoglycaemia: a continuing debate. Semin Fetal Neonatal Med. 2014;19(1):27-32.

53. Lang T. Neonatal hypoglycemia. Clin Biochem. 2014;47(9):718-9.

54. Ko JM. Genetic syndromes associated with overgrowth in childhood. Ann Pediatr Endocrinol Metab. 2013;18(3):101-5.

55. Edwards TM, Spatz DL. Congenital hyperinsulinism: exclusive human milk and breastfeeding. Adv Neonatal Care. 2014;14(4):262-6.

56. Palladino AA, Stanley AA. The hyperinsulinism/hyperammonemia syndrome. Rev Endocr Metab Disord. 2010;11(3):171-8.

57. Baruteau J, Sachs P, Broué P, Brivet M, Abdoul H, Vianey-Saban C, et al. Clinical and biological features at diagnosis in mitochondrial fatty acid beta-oxidation defects: a French pediatric study of 187 patients. J Inherit Metab Dis. 2013,36(5):795-803.

58. Houten SM, Wanders RJ. A general introduction to the biochemistry of mitochondrial fatty acid beta-oxidation. J Inherit Metab Dis. 2010;33(5):469-77.

59. Baruteau J, Sachs P, Broué P, Brivet M, Abdoul H, Vianey-Saban C, et al. Clinical and biological features at diagnosis in mitochondrial fatty acid beta-oxidation defects: a French pediatric study from 187 patients. Complementary data. J Inherit Metab Dis. 2014; 37(1):137-9.

60. Feillet F, Ogier H, Cheillan D, Aquaviva C, Labarthe F, Baruteau J, et al. [Medium-chain acyl-CoA-dehydrogenase (MCAD) deficiency: French consensus for neonatal screening, diagnosis, and management]. Arch Pediatr. 2012;19(2):184-93.[Article in French].

61. Wilcken B. Fatty acid oxidation disorders: outcome and long-term prognosis. J Inherit Metab Dis. 2010;33(5):501-6.

62. Lovera C, Porta F, Caciotti A, Catarzi S, Cassanello M, Caruso U, et al. Sudden unexpected infant death (SUDI) in a newborn due to medium chain acyl CoA dehydrogenase (MCAD) deficiency with an unusual severe genotype. Ital J Pediatr. 2012;38:59.

63. Devictor D, Tissieres P, Afanetti M, Debray D. Acute liver failure in children. Clin Res Hepatol Gastroenterol. 2011;35(6-7):430-7.

64. Shanmugam NP, Bansal S, Greenough A, Verma A, Dhawan A. Neonatal liver failure: aetiologies and management-state of the art. Eur J Pediatr. 2011;170(5):573-81.

65. de Laet C, Dionisi-Vici C, Leonard JV, McKiernan P, Mitchell G, Monti L, et al. Recommendations for the management of tyrosinaemia type 1. Orphanet J Rare Dis. 2013;8:8.

66. Dehghani SM, Haghighat M, Imanieh MH, Karamnejad H, Malekpour A. Clinical and para clinical findings in the children with tyrosinemia referring for liver transplantation. Int J Prev Med. 2013;4(12):1380-5.

67. Bartlett DC, Lloyd C, McKiernan PJ, Newsome PN. Early nitisinone treatment reduces the need for liver transplantation in children with tyrosinaemia type 1 and improves post-transplant renal function. J Inherit Metab Dis. 2014;37(5):745-52.

68. Bendadi F, de Koning TJ, Visser G, Prinsen HC, de Sain MG, Verhoeven-Duif N, et al. Impaired cognitive functioning in patients with tyrosinemia type I receiving nitisinone. J Pediatr. 2014;164(2):398-401.

69. Berry GT. Galactosemia: when is it a newborn screening emergency? Mol Genet Metab. 2012;106(1):7-11.

70. Bosch AM. Classical galactosaemia revisited. J Inherit Metab Dis. 2006;29(4):516-25.

71. Fridovich-Keil JL, Gubbels CS, Spencer JB, Sanders RD, Land JA, Rubio-Gozalbo E. Ovarian function in girls and women with GALT-deficiency galactosemia. J Inherit Metab Dis. 2011;34(2):357-66.

72. Mayatepek E, Hoffmann B, Meissner T. Inborn errors of carbohydrate metabolism. Best Pract Res Clin Gastroenterol. 2010;24(5):607-18.

73. Whybra C, Mengel E, Russo A, Bahlmann F, Kampmann C, Beck M, et al. Lysosomal storage disorder in non-immunological hydrops fetalis (NIHF): more common than assumed? Report of four cases with transient NIHF and a review of the literature. Orphanet J Rare Dis. 2012;7:86.

74. Gort L, Granell MR, Fernández G, Carreto P, Sanchez A, Coll MJ. Fast protocol for the diagnosis of lysosomal diseases in nonimmune hydrops fetalis. Prenat Diagn. 2012;32(12):1139-42.

75. Moreno CA, Kanazawa T, Barini R, Nomura ML, Andrade KC, Gomes CP, et al. Non-immune hydrops fetalis: a prospective study of 53 cases. Am J Med Genet A. 2013;161A(12):3078-86.

76. Moodley S, Sanatani S, Potts JE, Sandor GG. Postnatal outcome in patients with fetal tachycardia. Pediatr Cardiol. 2013;34(1):81-7.

77. Burin MG, Scholz AP, Gus R, Sanseverino MT, Fritsh A, Magalhães JA, et al. Investigation of lysosomal storage diseases in nonimmune hydrops fetalis. Prenat Diagn. 2004;24(8):653-7.

78. Kooper AJ, Janssens PM, de Groot AN, Liebrand-van Sambeek ML, van den Berg CJ, Tan-Sindhunata GB, et al. Lysosomal storage diseases in non-immune hydrops fetalis pregnancies. Clin Chim Acta. 2006;371(1-2):176-82.

79. Burin MG, Ribeiro E, Mari JD, Schwartz IV, Martins M, Giugliani R. Prenatal diagnosis of mucopolysaccharidosis VI by enzyme assay in a dried spot of fetal blood: a pioneering case report. Prenat Diagn. 2010;30(1):89-90.

80. Rezende MM, Müller KB, Pereira VG, D'Almeida V. Brazilian reference values for MPS II screening in dried blood spots – A fluorimetric assay. Clin Biochem. 2014;47(13-14):1297-9.

81. Müller KB, Pereira VG, Martins AM, D'Almeida V. Evaluation of alpha-iduronidase in dried blood spots is an accurate tool for mucopolysaccharidosis I diagnosis. J Clin Lab Anal. 2011;25(4):251-4.

82. Müller KB, Rodrigues MD, Pereira VG, Martins AM, D'Almeida V. Reference values for lysosomal enzymes activities using dried blood spots samples - a Brazilian experience. Diagn Pathol.2010;5:65.

83. Staretz-Chacham O, Lang TC, LaMarca ME, Krasnewich D, Sidransky E. Lysosomal storage disorders in the newborn. Pediatrics. 2009;123(4):1191-207.

84. Grubbs R, Vugrek O, Deisch J, Wagner C, Stabler S, Allen R, et al. S-adenosylhomocysteine hydrolase deficiency: two siblings with fetal hydrops and fatal outcomes. J Inherit Metab Dis. 2010;33(6):705-13.

85. Dursun A, Gucer S, Ebberink MS, Yigit S, Wanders RJ, Waterham HR. Zellweger syndrome with unusual findings: non-immune hydrops fetalis, dermal erythropoiesis and hypoplastic toe nails. J Inherit Metab Dis. 2009;32 Suppl 1:S345-8.

86. McKenzie FA, Fietz M, Fletcher J, Smith RL, Wright IM, Jaeken J. A previously undescribed form of congenital disorder of glycosylation with variable presentation in siblings: early fetal loss with hydrops fetalis, and infant death with hypoproteinemia. Am J Med Genet A. 2007;143A(17):2029-34.

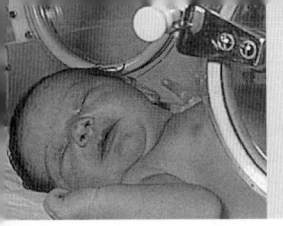

CAPÍTULO 48

Malformações

Malformações Congênitas

Mirlene Cecília Soares Pinho Cernach

Defeitos congênitos são todas as alterações estruturais e/ou funcionais decorrentes de fatores originados antes do nascimento, mesmo quando o defeito não é aparente no recém-nascido (RN), sendo reconhecido na evolução e seguimento. Em geral, acometem 3 a 4% dos RN vivos, sendo responsáveis por 15 a 20% da mortalidade neonatal, constituindo, depois da prematuridade, a principal causa de mortalidade infantil[1]. Contribuem com mais de 3 milhões de mortes entre crianças menores de 5 anos e apresentam impacto imensurável na morbidade, com risco aumentado para desenvolver complicações clínicas, com implicação econômica para o indivíduo afetado, a família e a sociedade[2].

O RN com defeito genético representa um desafio à equipe de unidade de cuidados intensivos neonatais. A avaliação adequada e o estabelecimento do diagnóstico correto podem definir a conduta, baseada na história natural da doença, prognóstico e risco reprodutivo com orientação familiar adequada. No entanto, embora todas as doenças genéticas sejam congênitas, muitas das características podem não ser reconhecidas ou expressadas no momento inicial da vida, vindo a se manifestar mais tarde, dificultando o estabelecimento do diagnóstico e o aconselhamento genético. Características físicas incomuns e atraso do desenvolvimento são achados mais tardios que podem levar mais facilmente a possíveis diagnósticos. Se o diagnóstico definitivo não puder ser determinado, devem ser tomadas condutas em relação à melhor qualidade de sobrevida do RN e bem-estar de sua família, e o seguimento clínico deve ser indicado[3].

Quanto à apresentação clínica, as anomalias congênitas podem ser classificadas em maiores, menores, isoladas e múltiplas, sendo que estas últimas podem ser classificadas em síndromes malformativas, sequências e associações[4].

PROPEDÊUTICA GENÉTICO-CLÍNICA NO PERÍODO NEONATAL

Para avaliação genética do paciente no período neonatal com malformações congênitas e/ou doenças genéticas, deve-se aplicar a propedêutica em genética que inclui os métodos gerais em clínica médica mais procedimentos específicos e deve sempre ser executada na presença de geneticista clínico.

Anamnese

Constitui a história clínica abrangendo história familial, do pré-natal e evolução neonatal, incluindo dados de nascimento e evolução no período pós-natal.

Na história familial, são informações importantes: presença de consanguinidade, outros afetados e grau de parentesco desses afetados com o propósito. A história reprodutiva também deve ser obtida, incluindo a ocorrência de abortamentos frequentes ou óbitos neonatais em gestações anteriores. Devem ser construídos heredogramas com as informações obtidas. O principal objetivo da história, além de outros, é muitas vezes definir o padrão de herança da anomalia.

A história da gestação é muito importante nesses casos e deve ser cuidadosamente investigada, como a informação de diminuição da atividade fetal que pode ser muito importante nos casos de artrogripose ou diminuição de líquido amniótico em malformações do sistema urinário. Nessa etapa da vida, é mais fácil para a mãe lembrar-se de eventos importantes ocorridos durante a gestação.

Exame físico

Deve-se proceder ao exame físico geral e exame especial genético-clínico com descrição detalhada do fenótipo e exame antropométrico. A impressão visual geral do paciente *(gestalt)* serve para direcionar o raciocínio clínico.

Ao exame físico, são importantes a observação da atitude do RN, com flexão de membros superiores e inferiores, e a descrição detalhada do fenótipo. No entanto, muitas vezes o RN apresenta-se em incubadora, com tubo de ventilação, sonda orogástrica, oxímetro e venóclise, o que pode dificultar seu manuseio e, portanto, a verificação de todos os sinais, sendo necessário, às vezes, várias visitas à unidade neonatal, até que o exame físico esteja completo. Lembrar que o RN geralmente apresenta edema logo após o nascimento, o qual vai sendo progressivamente eliminado nos primeiros dias de vida. Assimetrias cranianas e de face são comuns e, na maioria das vezes, transitórias.

À antropometria, são obtidas várias medidas corporais que são comparadas com valores de referência em gráficos e tabelas específicos de acordo com gênero, idade gestacional e idade cronológica. São obtidas as seguintes medidas: peso, estatura (ou comprimento), perímetro cefálico, distâncias intercantais, distância interpupilar, comprimento da orelha, perímetro torácico, distância intermamilar, envergadura, distância púbis-plantar, segmentos superior e inferior, comprimento da mão, do dedo médio e do pé. O exame antropométrico pode ser dificultado pelo grau de contração das articulações.

Como complementação do exame físico, é importante verificar o estado neurológico, avaliando-se o tônus muscular, que pode ser deduzido pela simples observação da postura adotada, e reflexos próprios do RN: Moro, preensão palmar e plantar etc.

A avaliação conjunta com outros especialistas é muito importante para definir com exatidão o quadro clínico, como neurologista, oftalmologista, endocrinologista, cirurgião pediátrico e neonatologista.

Se uma síndrome específica for identificada, deve então ser investigada na literatura médica e as características comparadas com as do paciente. Quando o diagnóstico for desconhecido, todas as características maiores e menores podem ser listadas e servir como ponto de partida para a investigação do diagnóstico[3,5] (Fig. 48.1).

Exames complementares

Exames gerais

Exames bioquímicos e hematológicos podem ser solicitados para compor o quadro clínico.

Exames de imagem: ultrassonografia, estudo radiológico simples e contrastado, ecocardiografia, tomografia computadorizada e ressonância magnética devem ser solicitados de acordo com as anomalias encontradas ao exame físico.

Uma vez elaborada uma hipótese diagnóstica, exames específicos em genética clínica podem ser solicitados para sua confirmação[6]. Esses exames serão discutidos em cada situação especial e podem ser observados no quadro 48.1[7,8].

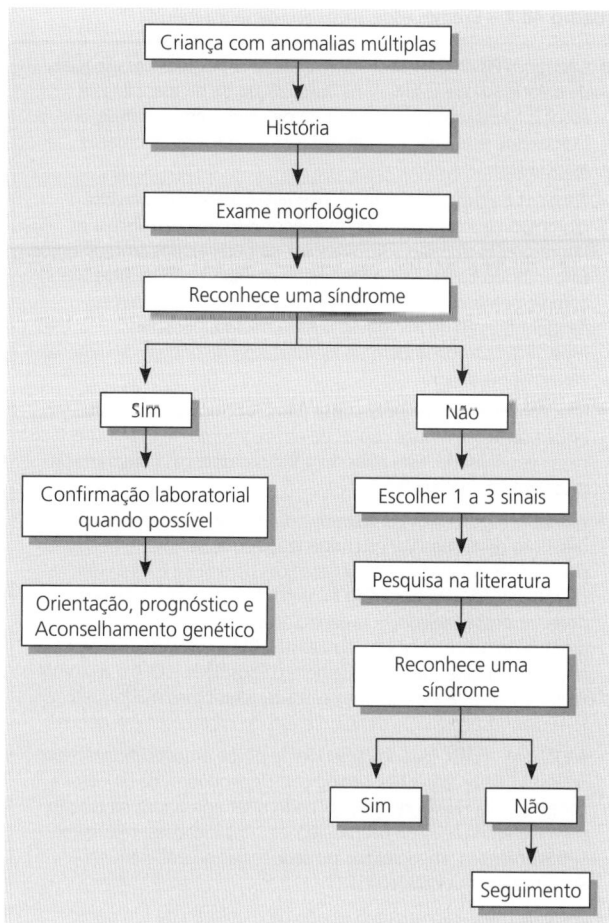

Figura 48.1 – Fluxograma de investigação das síndromes malformativas[6].

SITUAÇÕES ESPECIAIS COM INDICAÇÃO DE AVALIAÇÃO E ACONSELHAMENTO GENÉTICO

RN com anomalias menores identificadas ao nascimento

Anomalias menores constituem alterações estruturais que não causam repercussões clínicas ou sociais. No entanto, seu reconhecimento constitui um dos critérios para o estabelecimento do fenótipo morfológico, conduzindo a possível diagnóstico.

A presença de anomalias menores requer: observação minuciosa, incluindo medidas e comparação com curvas normais. A comparação de características menores, principalmente as faciais, com outros membros da família, como pais e irmãos, permite distinguir características familiais daquelas que podem ter importância diagnóstica.

A presença de três anomalias menores indica a pesquisa de anomalias maiores e, portanto, o aconselhamento genético[9]. Utilizam-se, para isso, principalmente exames de imagem: ultrassonografia, ecocardiograma, estudo radiológico, tomografia computadorizada e resso-

Quadro 48.1 – Exames específicos em genética médica[7,8].

- *Cariótipo*: Os cromossomos são analisados por técnicas especiais de coloração que resultam na visibilização de bandas claras e escuras analisadas em uma cultura de células em metáfase. Este exame está indicado em todos os quadros de anomalias associadas.

- *Técnicas de citogenética molecular (FISH):* combina a análise cromossômica com o uso de marcadores (probes) moleculares fluorescentes que são adicionados à preparação dos cromossomos. Este método baseia-se no fenômeno da hibridação de fitas complementares de DNA. FISH é uma ferramenta poderosa na identificação de microdeleções ou microduplicações específicas como também na identificação da origem de material cromossômico extra.

- *Reação em cadeia da polimerase (PCR):* Técnica que permite a amplificação de muitas cópias de um segmento de DNA específico para ser analisado. Este método é útil nas doenças com mutação recorrente e conhecida.

- *Hibridação genômica comparativa (CGH) microarray*: permite a detecção de desequilíbrios citogenéticos que são muito pequenos para serem evidenciados pelas técnicas de análise cromossômica de rotina (CNV – variação do número de cópias). O teste pode detectar perda (deleção) ou ganho (duplicação) de regiões cromossômicas com resolução de até 100kb, permite também identificar regiões de perda de heterozigosidade (LOH) e dissomia uniparental. Está indicado nos casos de síndromes malformativas sem diagnóstico clínico definido e estudo cromossômico normal.

- *MLPA (multiplex ligation dependente probe amplification)* – Não necessita de preparações citológicas. Dependendo da amostra a ser estudada, diferentes sondas podem ser agrupadas na reação para a identificação de microdeleções, amplificações, rearranjos subteloméricos, aneuploidias ou sequências que diferem em somente um nucleotídeo (SNP).

- *Teste de metilação*: avalia o estado de metilação de um gene (grupo metil ligados à citosina no DNA). Genes metilados não são expressos mas apresentam potencial para ser. Metilação exerce um papel na inativação do cromossomo X e no *imprinting*. A análise de metilação pode ser usada como teste diagnóstico em doenças associadas ao *imprinting*, incluindo síndrome de Prader-Willi, síndrome de Angelman e síndrome de Beckwith-Wiedemann.

- *Painel de genes* – Permite o sequenciamento de vários genes ao mesmo tempo (NGS – *Next generation sequencing*) e está indicado nas doenças genéticas heterogêneas, com vários genes envolvidos no mesmo quadro clínico ou em grupos de síndromes com quadro clínico semelhante.

- *Teste do exoma*: consiste no sequenciamento dos éxons que compõem o genoma. Este teste é indicado para diagnóstico de síndromes heterogêneas, ou seja, que apresentam mutações em genes diferentes.

nância magnética. Cada um desses exames tem indicação precisa. Os exames de ultrassonografia são inócuos, de fácil execução por profissional experimentado e podem trazer informações sobre a presença de anomalias internas, assim como o ecocardiograma. Lembrar que nem todas as cardiopatias apresentam sinais clínicos ou alteração à ausculta cardíaca. Já o estudo radiológico deve ser indicado quando houver suspeita de alteração esquelética: comprimento abaixo do esperado para a idade gestacional, ou alterações como braquidactilia, pé torto etc. Já os exames de tomografia e ressonância magnética demandam muitas vezes o transporte do RN para outra

unidade hospitalar e o uso de anestésicos e, portanto, devem ser indicados quando o RN apresentar alguma alteração ao exame físico ou sinal neurológico como microcefalia, reflexos alterados ou convulsões.

No quadro 48.2 podem ser observadas as principais anomalias menores encontradas nos RN vivos[10].

Na figura 48.2 pode ser observado RN apresentando anomalias menores e fenótipo inespecífico nesse momento. Na figura 48.3 pode ser observado RN com anomalias menores e face típica de síndrome de Down.

Quadro 48.2 – Principais sinais menores detectados em recém-nascidos vivos[10].

Craniofacial	Occipital achatado ou proeminente, fontanela posterior aumentada, micrognatia discreta, sutura metópica proeminente.
Olhos	Pregas epicânticas, orientação oblíqua das fendas palpebrais, fendas palpebrais pequenas, sobrancelhas esparsas.
Orelhas	Ausência da curvatura normal na hélice, fossetas e apêndices pré-auriculares, assimetria entre as orelhas, orelhas parcialmente rodadas, ausência de lóbulo, lóbulo hipoplásico.
Nariz	Raiz nasal achatada, hipoplasia de asas, narinas antevertidas, distância nasolabial aumentada.
Pele e anexos	Hemangioma capilar, implantação baixa de cabelos na nuca, placas de alopecia no couro cabeludo, mamas extranumerárias, apêndices cutâneos, unhas hiperconvexas.
Mãos	Prega palmar transversal única, completa e incompleta, arranjos incomuns das pregas de flexão palmares, clinodactilia dos quintos dedos, alterações dermatoglíficas
Pés	Calcâneos proeminentes, flexão dorsal do hálux, sindactilia parcial entre o segundo e o terceiro dedos.

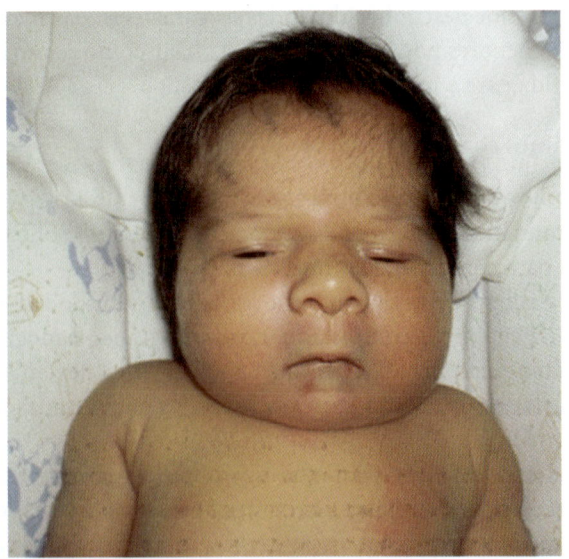

Figura 48.2 – Aspecto facial do RN com anomalias menores e fenótipo incaracterístico.

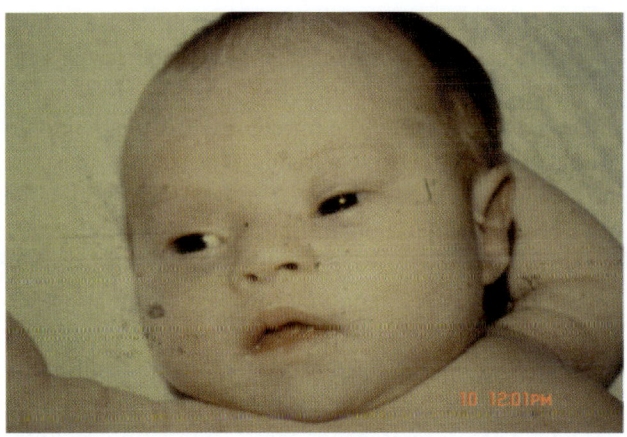

Figura 48.3 – RN com anomalias menores e face típica de síndrome de Down.

RN com anomalia maior identificada ao nascimento

As anomalias congênitas dismórficas de alta morbimortalidade mais frequentes são as anomalias maiores isoladas, sendo de reconhecimento óbvio quando externas e de fácil diagnóstico com métodos de imagem quando internas. Para considerá-la isolada, é necessária a investigação detalhada do fenótipo e da presença de outras anomalias maiores e menores utilizando-se de exames complementares apropriados, principalmente os exames de imagem. A história familial é extremamente importante, verificando a presença de outros afetados na família, o que poderia aumentar o risco de recorrência desse quadro. A maioria dos defeitos isolados tem risco aumentado (> 1%) e, em alguns casos, de 10% ou maior quando existirem outros afetados na família ou consanguinidade entre os pais. Com base nos riscos de recorrência e na possibilidade, na maioria dos casos, de diagnóstico pré-natal e indicação de métodos de prevenção, a investigação genético-clínica e o aconselhamento genético devem ser realizados[3,5].

É muito importante, no caso do paciente com anomalia congênita isolada, definir o mecanismo de origem e distinguir as malformações congênitas das deformidades e disrupções.

Malformações congênitas são alterações estruturais ou funcionais determinadas, na maioria das vezes, por fator genético.

As deformidades são alterações sofridas em estruturas com desenvolvimento embriológico normal, geralmente causadas por fenômenos mecânicos. Por exemplo: pé torto congênito por compressão fetal.

Disrupção é a destruição de tecidos e/ou estruturas normalmente formados. Geralmente são resultantes de alteração vascular ou teratógenos. Exemplo: amputação parcial de um membro por bridas amnióticas[4].

As anomalias resultantes de processos mecânicos ou disruptivos, em geral, são esporádicas, de etiologia indefinida e com baixo risco de recorrência na irmandade do paciente.

Já as malformações, quando isoladas, em geral têm padrão de herança multifatorial, onde estão envolvidos mecanismos poligênicos e interação com o ambiente. Um defeito que apresente manifestação em vários membros da família em várias gerações mostra determinismo genético mais importante e, portanto, maior risco de recorrência. Nesse grupo, situam-se os defeitos cardíacos e as alterações de sistema nervoso que, dependendo do tipo de alteração e do mecanismo embriopatogênico, podem ter maior risco de recorrência.

Defeitos cardíacos

Os defeitos cardíacos apresentam prevalência de 7 a 9 por 1.000 nascimentos, constituindo o coração o órgão mais frequentemente afetado por malformações congênitas. A frequência de causas genéticas em cardiopatias não sindrômicas não é ainda estabelecida, no entanto, a taxa de recorrência na irmandade de uma criança afetada é de 3 a 4%, ou na prole de um adulto afetado pode chega a 10%, sugerindo importante influência genética. Um fator genético pode ser identificado em apenas 15% dos casos, a maioria dos quais associada com síndromes genéticas. Em alguns casos de cardiopatias não sindrômicas, fatores genéticos têm sido identificados usando *microarray* e sequenciamento de genes, com associação comum a vários tipos de cardiopatias para *loci* genéticos individuais[11].

Diante disso, recomenda-se avaliação fenotípica detalhada nos RN apresentando cardiopatia para definição do diagnóstico e, em alguns casos, investigação genética.

Anomalias de sistema nervoso

Outro grupo considerado importante pela prevalência e mecanismos genéticos são os defeitos envolvendo o sistema nervoso. Nesse grupo destacam-se os defeitos de fechamento do tubo neural (DFTN), as hidrocefalias, as holoprosencefalias e as microcefalias.

Entre as anomalias do sistema nervoso, os DFTN, como um grupo de malformações, apresentam alta frequência (1/1.000 nascimentos), com aproximadamente 10% de espinha bífida e 72% para anencefalia. As encefaloceles, em qualquer nível, são as menos frequentes dentro desse grupo, porém igualmente muito graves. A etiologia é multifatorial. Tem sido evidenciada a associação entre a deficiência de ácido fólico e o risco de desenvolvimento dos DFTN, componente ambiental desse grupo de defeitos. Nesses casos, a suplementação com ácido fólico no período periconcepcional pode prevenir 50 a 70% dos casos de recorrência[12].

Hidrocefalia congênita

A hidrocefalia congênita consiste no acúmulo do líquido cefalorraquidiano no sistema ventricular do cérebro, de início intrauterino. Isso pode provocar o aumento do perímetro cefálico do RN em mais de dois desvios padrões acima da média. Deve-se às causas ambientais ou predisposição genética. Aproximadamente 3 a 4/1.000 nascidos vivos nascem com hidrocefalia congênita, sendo que a estenose do aqueduto mesencefálico é a causa mais frequente, podendo aparecer isoladamente ou constituindo síndrome malformativa.

Para a investigação de um paciente com hidrocefalia, devem-se, inicialmente, descartar outras anomalias que poderiam indicar síndrome malformativa. A verificação das sorologias maternas durante a gestação pode indicar a necessidade ou não de realizar esses exames no RN. A avaliação oftalmológica e a tomografia computadorizada podem evidenciar sinais de infecção congênita: coriorretinite e presença de calcificações intracerebrais, respectivamente. Na ausência dessas alterações, a hidrocefalia é definida como isolada e, na maioria das vezes, de herança multifatorial.

É importante lembrar que a hidrocefalia por estenose de aqueduto pode ser uma manifestação da hidrocefalia ligada ao X (Fig. 48.4), forma monogênica mais frequente dessa anomalia. Nesse caso, em geral o paciente apresenta, além da hidrocefalia, polegares adutos e alto risco de recorrência. A síndrome de VACTERL-H (hidrocefalia associada a características de VACTERL) é uma doença monogênica com alto risco de recorrência, com formas de herança autossômica recessiva e ligada ao X[3].

Holoprosencefalias

As holoprosencefalias (HPE) constituem um grupo de malformações caracterizadas por dismorfias específicas do cérebro e da face. As manifestações fenotípicas são muito variáveis entre os pacientes, mesmo entre os que apresentam a mesma mutação gênica. Pode ser classificada nos tipos: alobar, semilobar, lobar, MIHV (*middle interhemispheric variant*) e microformas dependendo do grau de deficiência do telencéfalo (Figs. 48.5 e 48.6). As anomalias faciais associadas com HPE são geralmente classificadas como ciclopia, etmocefalia, cebocefalia, agenesia pré-maxilar com fenda labial mediana e manifestações menos graves como incisivo central único ou até face normal. Esse defeito pode ter causas não genéticas como *diabetes mellitus* materno, geralmente insulinodependente, níveis baixos de colesterol materno durante a gravidez e uso de teratógenos como ácido retinoico. Entre as causas genéticas, as anomalias cromossômicas constituem causa importante, mesmo na holoprosencefalia isolada. Alguns genes começam hoje a ser identificados, no entanto, vários são ainda desconhecidos. As mutações descritas até hoje estão presentes em heterozigose, o que leva a crer que esse defeito de causa monogênica tenha

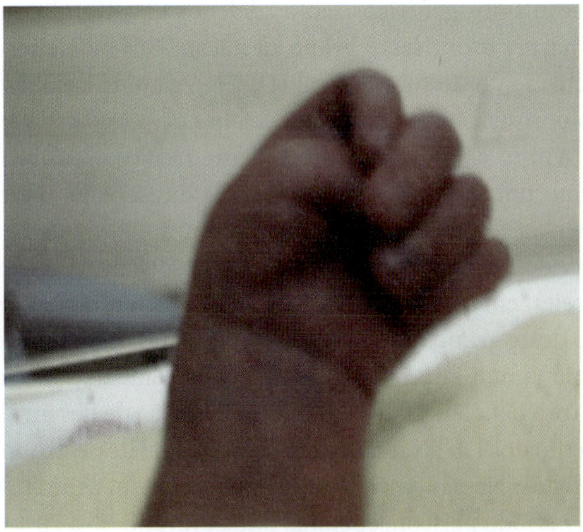

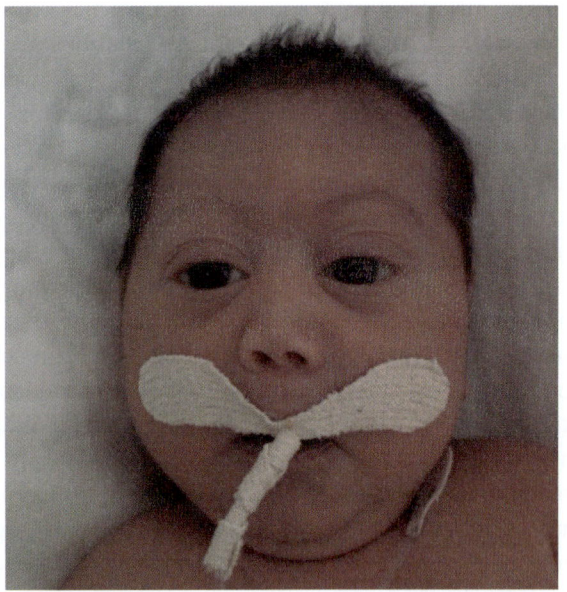

Figura 48.5 – RN com hipotelorismo ocular e holoprosencefalia lobar (microforma).

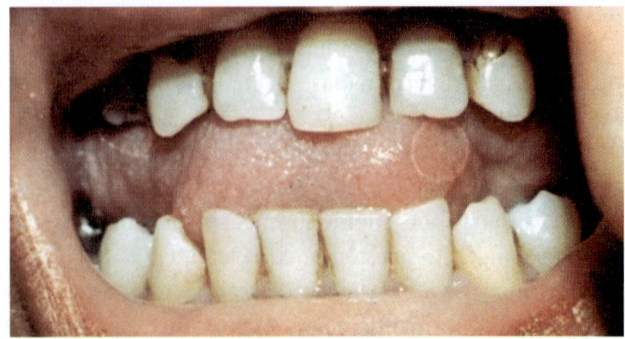

Figura 48.6 – Foto da cavidade oral evidenciando incisivo central único em mãe de paciente com holoprosencefalia semilobar.

Figura 48.4 – RN com hidrocefalia ligada ao X e os polegares adutos.

um padrão de herança preferencialmente autossômico dominante, e os casos de repetição na irmandade podem ser explicados por mosaicismo germinativo (mutação presente nas células germinativas dos pais em mosaico)[13].

Microcefalia

Microcefalia é uma condição na qual o cérebro falha em crescer e constitui mais uma observação clínica do que um diagnóstico específico. É definida como perímetro cefálico abaixo do terceiro desvio padrão, de acordo com idade gestacional e sexo do RN. O quadro 48.3 mostra as principais causas de microcefalia.

Portanto, diante de um RN com microcefalia proceder à investigação:

1. Anamnese detalhada para identificar história de infecção materna durante a gestação, metrorragia importante ou evento traumático.
2. Ao exame físico determinar a presença de anomalias menores ou maiores associadas à microcefalia. Se outras anomalias forem detectadas, a possibilidade de síndrome malformativa com microcefalia deve ser levantada e investigada como tal.
3. Exames subsidiários: o estudo radiológico do crânio pode evidenciar cranioestenose, e até a presença de calcificações colaborando para a hipótese diagnóstica.
4. Determinar se a arquitetura cerebral é normal ou alterada: ultrassonografia de crânio para evidenciar a presença de malformações cerebrais. No caso de suspeita de infecção congênita, a tomografia computadorizada deve ser realizada, pois evidencia melhor a presença de calcificações. Ressonância magnética de crânio evidencia com mais detalhes as malformações da arquitetura cerebral e as displasias corticais.
5. Avaliação de outros especialistas como, neurologista e oftalmologista, contribuem de maneira significativa para o estabelecimento do diagnóstico[14].

Quadro 48.3 – Causas de microcefalia[14].

Etiologia	Achados diagnósticos
Malformação cerebral	Malformações associadas intra ou extracerebrais
Infecção	História positiva de infecção pré-natal Calcificações cerebrais, policrogiria, displasia opercular, porencefalia, anomalias de substância branca
Metabólica	Anomalias de substância branca, gânglios basais, corpo caloso, cerebelo e anomalias de mielinização
Trauma	História positiva de trauma Diminuição da substância branca, depósito de hemossiderina, sequela isquêmica
Isquemia	Corpo caloso afilado, substância branca globalmente diminuída ou com alteração de sinal. Dilatação ventricular, anomalias de giros, necrose de gânglios da base

Outras anomalias envolvendo o sistema nervoso como anomalia de Dandy-Walker, ou anomalia de Chiari, em geral são isoladas e de etiologia multifatorial. No entanto, devido à possibilidade de associação a síndromes malformativas, têm indicação de avaliação e aconselhamento genético.

Concluindo, as anomalias de sistema nervoso quando isoladas e sem outros afetados na família têm baixo risco de recorrência na irmandade de um casal não consanguíneo. No entanto, deve-se recomendar, no caso de nova gestação, o rastreamento ultrassonográfico iniciado precocemente e o uso de ácido fólico na dose de 5mg/dia no período periconcepcional (no mínimo dois meses antes da concepção até o terceiro mês da gestação).

Defeitos em membros

Os defeitos de membros constituem o terceiro grupo em frequência de defeitos congênitos e facilmente identificáveis. Os defeitos de redução são os mais prevalentes e na grande maioria dos casos têm etiologia indefinida e baixo risco de recorrência. Nesse grupo, os defeitos de membros superiores com acometimento dos polegares representam 16% dos casos. Aproximadamente 40 a 50% têm causa desconhecida.

Entre os defeitos de mãos, a alteração do polegar, hipoplásico ou ausente, pode ocorrer isoladamente ou em associação com outras alterações, incluindo malformação da musculatura tenar, e ossos do carpo, trapezoide e escafoide. O quadro 48.4 apresenta as principais síndromes malformativas com anomalias radiais[15].

O quadro 48.5 apresenta anomalias isoladas frequentes que podem apresentar associação com quadros sindrômicos e/ou alto risco de recorrência.

RN com anomalias múltiplas

As anomalias múltiplas constituem as síndromes malformativas, sequências e associações.

Associação constitui um quadro clínico composto por anomalias que ocorrem em conjunto com maior frequência do que a esperada ao acaso, sem etiologia definida, e com baixa consistência entre os indivíduos afetados. Em geral, são denominadas por acrônimos criados pelas letras iniciais dos órgãos ou sistemas afetados, como VACTER (anomalias vertebrais, atresia anal, cardiopatia, fístula traqueoesofágica e anomalias renais e radiais). Em geral, são de ocorrência esporádica com baixo risco de recorrência na irmandade.

Sequências são quadros malformativos decorrentes de um único defeito. Exemplo: sequência do olgoâmnio. Em geral, são consideradas anomalias isoladas e o aconselhamento é definido como tal.

RN com pelo menos três malformações maiores, associadas ou não a defeitos menores, caracterizam as síndromes malformativas, de etiologia definida e quadro clínico semelhante nos indivíduos afetados.

Quadro 48.4 – Anomalia radial e síndromes associadas[15].

Polegar hipoplásico e síndromes associadas	Padrões de herança	Envolvimento da mão	Malformações associadas
VACTERR	Esporádica	Aplasia radial, incluindo polegares, sindactilia e polidactilia pré-axial	Anomalias **v**ertebrais, atresia **a**nal, defeito **c**ardíaco, fístula **t**raqueo-**e**sofágica, anomalias **r**enais e **r**adiais
Holt-Oram	Autossômica dominante	Defeitos de membros bilaterais, não necessariamente simétricos, fusão carpal com ossos acessórios, polegares hipoplásicos ou trifalângicos, braquimesofalangia, clinodactilia e defeitos de raio radial	Cardiopatia (especialmente defeitos ventriculares e atriais)
Anemia de Fanconi	Autossômica recessiva	Defeito de raio radial, polidactilia pré-axial, clinodactilia e sindactilia	Pancitopenia, genitais hipoplásicos, pés planos, sindactilia nos pés, e anomalias variadas em outros sistemas
Síndrome de Nager	Esporádica	Mão com desvio radial, hipoplasia de polegar e sinostose raio-ulnar	Fenda labial e/ou fenda palatina e hipoplasia malar
Trombocitopenia – ausência de rádio (Fig. 6.34)	Autossômica recessiva	Defeito de raio radial bilateral, polegar hipoplásico mas presente, sindactilia, clinodactilia e braquimesofalangia	Trombocitopenia, anemia e reação leucemoide

Quadro 48.5 – Outras malformações congênitas relatadas em recém-nascidos vivos, mecanismos de herança e síndromes malformativas associadas[3].

Tipo de defeito	Mecanismo de herança	Síndromes malformativas associadas
Defeitos de fechamento da parede ventral[16]		
Onfalocele	Isolada – multifatorial 20 a 50% – anomalia cromossômica	Síndrome de Beckwith-Wiedeman
Gastrosquise	Isolada e multifatorial na grande maioria dos casos	Raramente associada à amioplasia
Extrofia de bexiga e de cloaca	Isolada na grande maioria dos casos e multifatorial	Complexo OEIS: onfalocele, extrofia de bexiga e/ou cloaca e espinha bífida
Defeitos em membros		
Defeitos de redução	Em geral isolados com baixo risco de recorrência	Aqueiropodia Hipogênese oromandibular e de membros Anomalia de Poland Síndrome de Cornélia de Lange
Focomelia	Multifatorial ou causada por teratógeno	Síndrome de Roberts
Artrogripose distal[17]	Em geral herança autossômica dominante causada por mutação nova ou herdadas (expressividade variável)	Artrogripose multiplex Congênita Síndrome de Freeman-Sheldon Síndrome de Sheldon-Hall Síndrome de Gordon Oftalmoplegia e ptose Disacusia neurossensorial Trismo e pseudocamptodactilia Síndrome do pterígio múltiplo Aracnodactilia contratural congênita
Outros defeitos		
Micrognatia associada à fenda palatina posterior (anomalia de Pierre Robin)	Isolada e multifatorial	Síndrome de Stickler (AD) em 25¨% dos casos

As síndromes malformativas são causadas por alterações cromossômicas, 6 a 7%, alterações monogênicas (mutação em um único gene) em 7 a 8%, e 7 a 10% por teratógenos, 20 a 25% de etiologia multifatorial, sendo que em 50% dos casos a etiologia é indefinida[1]. Nesse caso, o exame físico minucioso, identificando anomalias menores associadas, é de grande importância para a definição diagnóstica. A investigação baseada na história familial, em pesquisa de outras anomalias, usando diagnósticos de imagem é extremamente importante para definir o quadro clínico[16,17]. Nesse grupo, o estudo cromossômico é de grande importância e a triagem adequada para estudo cromossômico de RN com anomalias congênitas múltiplas revela que, excetuando a síndrome de Down, em cerca de 30% dos casos detecta-se uma cromossomopatia.

PRINCIPAIS SÍNDROMES MALFORMATIVAS EM RN

Etiologia cromossômica

As síndromes malformativas de origem cromossômica podem ocorrer por anomalias numéricas (denominadas aneuploidias) ou estruturais. Essas últimas podem ser balanceadas (inversões, translocações ou inserções) e não balanceadas (deleções, duplicações, cromossomos marcadores ou em anel, isocromossomos ou cromossomos dicêntricos)[18].

As alterações cromossômicas são menos comuns em gestações a termo. Aproximadamente 1 em 200 nascidos vivos apresentam cariótipos aneuploides. Com um padrão de resolução de 500 bandas cromossômicas, 0,061% de crianças mostrarão anormalidades estruturais não balanceadas e 0,522% terão rearranjos balanceados, sendo que esses fatos constituem um fator significativo para morte neonatal[18].

Os RN com uma anomalia cromossômica em geral apresentam os seguintes sinais clínicos: restrição do crescimento intrauterino, hipotonia, sinais menores na face e algum sinal maior[19]. Nesses casos, desde que não tenha sido identificada uma síndrome malformativa conhecida de causa monogênica, está indicada a realização de cariótipo com banda G inicialmente.

Se o exame cromossômico for normal e a clínica sugerir síndrome com microdeleção cromossômica conhecida, está indicada a técnica de FISH de uma região suspeita. Nos casos em que não for possível reconhecer uma síndrome malformativa, está indicada a pesquisa de microdeleções e microduplicações por técnica de citogenética molecular, CGHarray, microarray genômico ou SNParray.

As síndromes cromossômicas numéricas mais frequentemente diagnosticadas no período neonatal são: trissomia do cromossomo 21, trissomia do cromossomo 18, trissomia do cromossomo 13 e monossomia do cromossomo X (Quadro 48.6).

A trissomia do cromossomo 18 e a trissomia do cromossomo 13 (Fig. 48.7) apresentam, em geral, anomalias maiores graves e tempo de sobrevida limitado. A adoção de procedimentos extremamente invasivos pode não ser adequada. A terapia médica, frequentemente, consiste de cuidados de suporte para tornar a criança confortável antes que prolongar a vida. Isso inclui sonda orogástrica ou tubo gástrico para a administração de alimentação e suporte nutricional e oxigenoterapia para distúrbio respiratório. A mais crucial forma de suporte para essas crianças é o apoio aos pais e familiares.

Síndromes cromossômicas com anomalias estruturais

As mais frequentes anomalias cromossômicas estruturais são: monossomia do braço curto do cromossomo 4 (síndrome de Wolf-Hirschhorn) e deleção do braço curto do cromossomo 5 (síndrome de cri-du-chat). Nesse caso, após confirmação pelo estudo citogenético, sempre indicar o cariótipo dos pais para aconselhamento genético final. O quadro clínico das principais anomalias cromossômicas estruturais pode ser observado no quadro 48.7. Quando o quadro clínico for sugestivo de uma anomalia cromossômica estrutural e o cariótipo for normal, está indicada a realização de pesquisa da alteração por FISH, ou CGHarray. Quando herdadas podem apresentar risco de recorrências em gestações futuras do casal de até 25%.

Síndromes malformativas de causa monogênica

Geralmente apresentam um fenótipo específico e nem sempre atraso no desenvolvimento. São causadas por mutações em um único gene e são classificadas, de acordo com a localização do gene, em doenças autossômicas ou ligadas ao X. Quando as alterações fenotípicas são produzidas pela dose única de determinado gene, são denominadas dominantes. Quando os fenótipos requerem dose dupla de determinado gene, são chamados de recessivos. A determinação do padrão de herança tem implicância direta com o risco de recorrência da mesma anomalia na irmandade do propósito.

Algumas síndromes malformativas podem ser causadas por mecanismos de herança denominados não clássicos. A determinação desses padrões foi possível com o surgimento das técnicas moleculares de estudo do DNA.

As síndromes de origem gênica de padrão não mendeliano são descritas por meio de mosaicismo, imprinting genômico, dissomia uniparental, repetição instável de nucleotídeos e herança mitocondrial.

As doenças de herança mitocondrial são causadas por mutações em genes do DNA mitocondrial. As ma-

Quadro 48.6 – Quadro clínico das principais anomalias cromossômicas numéricas[19].

Síndrome	Prevalência em nascidos vivos	Características	Cariótipo
Trissomia do cromossomo 21	1:800	Peso e perímetro cefálico adequados à idade gestacional. Fendas palpebrais oblíquas, epicanto, hipertelorimo ocular, nariz curto com base achatada e língua protrusa, braquidactilia, prega palmar transversal única e clinodactilia de quinto dedo, distância aumentada entre o primeiro e segundo dedos dos pés e sulco halucal pronunciado. Hipotonia global. Podem apresentar obstrução intestinal e cardiopatia (DSAV). O diagnóstico é clínico, e a realização do cariótipo é importante para o aconselhamento genético.	47,XX (ouXY), +21(95%) Translocação em 4% Mosaicismo em 1%
Trissomia do cromossomo 18	1:5.000	Microcefalia com occipício saliente, face com fendas palpebrais curtas, nariz curto com narinas antevertidas e micrognatia, camptodactilia e sobreposição de dedos característica: segundo sobre o terceiro e quinto sobre o quarto, pregas palmares alteradas e ausência de prega de flexão distal, principalmente no quarto e quinto dedos, dorsiflexão do hálux e calcâneo saliente. Mais raramente: defeito radial com encurtamento ou até ausência do rádio e desvio radial das mãos. Hipertonia importante no período neonatal. Cardiopatia, geralmente CIV muscular e hidronefrose.	47,XX(ouXY)+18 Mosaicos e translocações na minoria dos casos
Trissomia do cromossomo 13	1:20.000	Microcefalia, micro/anoftalmia, fenda labial ou labiopalatina completa, área de aplasia cútis no crânio e polidactilia. Quanto às anomalias internas são frequentes: anomalia cerebral com holoprosencefalia, cardiopatias, anomalias renais.	47,XX(ouXY)+13 Em 75% dos casos Translocação geralmente do tipo robertsoniana, mais comum t(13;14) com risco de recorrência de até 30%.
Monossomia X	1:2.500	Comprimento ao nascer abaixo do percentil 3º para idade gestacional. Face: epicanto invertido pronunciado, orelhas de implantação baixa e parcialmente rodadas, sobra de pele em região cervical posterior, hipertelorismo mamilar, edema de dorso dos pés ou de todo o membro inferior que regride espontaneamente com a evolução. Cardiopatia e anomalias renais.	45,X (50% dos casos) 46,X,i(Xq) – 15% 46,XX/45,X – 15% 45,X, outras anomalias de X – 5% Outros mosaicos – 5%

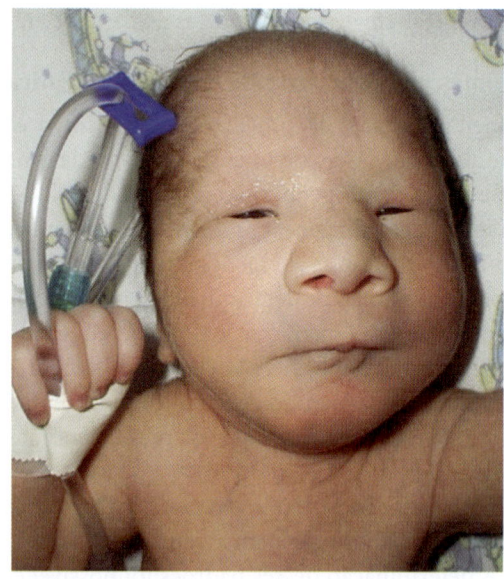

Figura 48.7 – Face típica da trissomia do cromossomo 13.

nifestações clínicas sempre envolvem o sistema nervoso e sistema muscular, apresentando hipotonia importante. A herança é materna e o quadro clínico pode ser extremamente variável devido a heteroplasmia, distribuição aleatória das mitocôndrias dentro das células.

Imprinting ou impressão genômica consiste na expressão de um gene dependente de sua origem parental, ou seja, a expressão do gene é diferente se ele foi herdado no cromossomo paterno ou materno. Se o paciente apresentar dois cromossomos herdados de um único genitor (dissomia uniparental – DUP), o equilíbrio pode ser alterado. Síndromes que apresentam esse mecanismo: síndrome de Prader-Willi e síndrome de Angelman, síndrome de Silver-Russell e síndrome de Beckwith-Wiedemann.

Antecipação gênica consiste no mecanismo básico de algumas doenças monogênicas como síndrome do X frágil, coreia de Huntington, distrofia muscular de Steinert e ataxias espinocerebelares. Em geral, os genes associados a essas doenças apresentam unidades repetidas de três ou mais nucleotídeos de forma adjacente. Quando o gene é passado de uma geração à outra, o número de repetições pode aumentar além do limite polimórfico normal, levando a anomalias de expressão do gene.

Mosaicismo é descrito como a presença em um indivíduo, ou em um tecido, de pelo menos duas linhagens celulares que diferem geneticamente, mas que são derivadas de um único zigoto. O mosaicismo pode ser somático ou de linhagem celular germinativa.

Quadro 48.7 – Quadro clínico das principais anomalias cromossômicas estruturais[6].

Síndrome	Prevalência em nascidos vivos	Características	Cariótipo
Deleção 4p	1:5000 a 1:100.000	Restrição do crescimento, microcefalia, hipertelorismo ocular, estrabismo, epicanto, micrognatia, assimetria de crânio, apêndices pré-auriculares, prega palmar única, pés tortos, hipospadia, criptorquia, hipotonia, convulsões, anomalias de sistema nervoso e escoliose.	46,XX (XY) del 4p
Deleção 5p Síndrome do miado do gato	1:20.000	Restrição do crescimento, microcefalia, hipertelorismo ocular, epicanto, fendas palpebrais oblíquas descendentes, orelhas baixas, metacarpos encurtados, choro semelhante ao miado do gato. Anomalias renais	46,XX (ouXY) del 5p
Tetrassomia 12p ou síndrome do isocromossomo 12p	Desconhecida	Face grosseira, sobrancelhas e cílios esparsos, fronte ampla, ptose palpebral, hipertelorismo ocular, nariz com narinas antevertidas, filtro longo e proeminente, alopecia temporal, mamilos supranumerários, duplicação de hálux. Frequente a presença de hérnia diafragmática.	47,XX (ouXY) i12p Na maioria das vezes só encontrada em cultura de fibroblastos ou CGHarray em DNA de saliva.

Dissomia uniparental é quando o paciente apresenta o par de cromossomos homólogos herdados de um único genitor. Pode ocorrer por correção de um feto originariamente trissômico. A dissomia uniparental tem importância quando o cromossomo em questão apresentar regiões de *imprinting*[20].

Diante de um paciente com quadro de malformações múltiplas, na maioria das vezes o diagnóstico é clínico e se uma síndrome específica foi identificada então deve ser investigada na literatura apropriada e as características comparadas com as do paciente. Quando o diagnóstico é desconhecido, as características maiores, as anomalias específicas ou os sistemas envolvidos podem ser listados e servir como ponto de partida para a investigação do diagnóstico. Nessa etapa, o trabalho de pesquisa deve ser amplo. Recursos de bancos de dados informatizados devem ser usados (Fig. 48.1).

Outros exames podem ser utilizados para a investigação dos casos de síndromes malformativas, como técnicas especiais de citogenética e biologia molecular, envolvendo a análise de DNA.

Se a hipótese diagnóstica envolver uma síndrome monogênica, a identificação da mutação pode confirmar o diagnóstico, além de determinar o seguimento clínico, o aconselhamento genético e a determinação do risco reprodutivo familiar, além de possibilitar o planejamento reprodutivo, incluindo o diagnóstico pré-implantacional a partir de métodos de fertilização assistida.

Quando a síndrome apresentar um gene conhecido, pode-se realizar o sequenciamento gênico. Quando a síndrome em questão apresentar heterogeneidade etiológica com vários genes envolvidos, em alguns casos está disponível o sequenciamento de painel de genes por NGS – *Next Generation Sequencing* (ver Quadro 48.1).

EPIGENÉTICA E DEFEITOS CONGÊNITOS

O mecanismo epigenético pode ser definido como fenótipo estavelmente herdado, resultando de alterações em um cromossomo sem alterações na sequência do DNA. Padrões epigenéticos, essenciais para o controle da expressão gênica no crescimento e desenvolvimento normais são estabelecidos por uma série de mecanismos: metilação de DNA em resíduos de citosina em dinucleotídeos CpG, bem como modificações de proteínas histonas influenciando a arquitetura da cromatina dentro dos núcleos celulares.

A alteração desses mecanismos de controle está associada a uma variedade de doenças com manifestações endocrinológicas, neurológicas e comportamentais e alterações do crescimento de determinados tecidos, incluindo defeitos congênitos estruturais. Algumas síndromes bem conhecidas como Prader-Willi, Angelman, Beckwith-Wiedemann e Silver-Russell são causadas por perda de *imprinting*, dissomia uniparental ou deleção/mutação de genes regulados epigeneticamente.

Existem atualmente evidências da interação entre o ambiente e as modificações epigenéticas. Alguns trabalhos mostram que hábitos alimentares maternos podem influenciar os mecanismos epigenéticos.

Portanto, diante de um paciente com suspeita diagnóstica de síndrome malformativa ou defeito congênito que pode estar associado com alteração do mecanismo epigenético, cabe ao geneticista definir os métodos de investigação adequados[21].

RN COM MALFORMAÇÕES PELA AÇÃO DE TERATÓGENOS

É estimado que aproximadamente 10-15% das anomalias estruturais congênitas seja resultado do efeito adverso dos fatores ambientais no desenvolvimento pré-natal. Teratógeno é definido como qualquer fator ambiental que pode produzir anomalia permanente na estrutura e função, restrição do crescimento ou morte do embrião ou do feto. Os fatores teratogênicos são classificados em agentes químicos, físicos e biológicos.

O efeito do teratógeno sobre o desenvolvimento depende: do tipo de agente, da dose utilizada, do momento e forma de exposição, além da suscetibilidade genética da mãe e do concepto. Mesmo o mais potente teratógeno pode não produzir malformações se as condições não forem ideais.

A maioria dos teratógenos tem um grupo confinado de malformações congênitas que resultam após a exposição durante o período crítico de desenvolvimento embrionário. Este confinado grupo de malformações é referido como a síndrome que descreve o agente teratogênico e algumas vezes pode simular uma síndrome genética[22].

RN com genitais externos ambíguos e estados intersexuais

O nascimento de uma criança, sobre a qual não é possível responder à pergunta: é menino?; é menina?, precipita uma situação de emergência que obriga o neonatologista, o geneticista, o endocrinologista e o cirurgião a atuarem rapidamente e em sinergia para definir o sexo no qual a criança deverá ser registrada. Deve ser determinado o sexo cromossômico, por meio do cariótipo e outros exames de citogenética ou por análise de DNA. O sexo gonadal é determinado por meio de dosagens hormonais e exames de imagem. É recomendável que isso ocorra antes da alta da unidade neonatal[23].

IMPORTÂNCIA DO REGISTRO DE MALFORMAÇÕES CONGÊNITAS NA DECLARAÇÃO DE NASCIDO VIVO

Em 2000 foi criado um novo campo na declaração de nascido vivo (DNV), o campo 34, para registro de malformações congênitas e anomalias cromossômicas. Em 2010, uma modificação foi implantada na declaração com a introdução de dois novos campos, o campo 6, que deve ser preenchido com as alternativas sim, não ou ignorada para a detecção de alguma anomalia ou defeito congênito. Em caso afirmativo, as anomalias devem ser descritas no campo 41. O preenchimento correto desses campos é importante para a obtenção de frequências reais de anomalias congênitas e doenças genéticas em nossa população e a partir daí ser possível um planejamento adequado dos serviços de saúde para melhor atender a esses pacientes.

PERDAS GESTACIONAIS

Entre 15 e 20% das gestações reconhecidas terminam em abortos espontâneos. A maioria dessas perdas ocorre precocemente, embora perdas no segundo e terceiro trimestres não sejam raras. Aproximadamente 2-5% das mulheres têm experiência de duas ou mais perdas gestacionais.

As perdas gestacionais são classificadas em abortos quando ocorrem antes da 22ª semana de gestação ou peso menor que 500g. Os natimortos são subclassificados de acordo com a idade gestacional em precoces (22 a 28 semanas de gestação) e tardios, com idade gestacional superior a 28 semanas. Nos natimortos, as anomalias congênitas estão presentes e são consideradas causas do óbito em 10 a 12% dos casos, embora um sub-registro seja esperado devido à não uniformização dos protocolos de estudo nos diversos serviços.

Nas perdas gestacionais, o estudo completo compreendendo dados do diagnóstico pré-natal, avaliação genético-clínica, estudo citogenético, estudo radiológico e necropsia pode estabelecer o diagnóstico na maioria das vezes e, portanto, o risco reprodutivo. A perda de uma gestação constitui evento extremamente traumático para a família e cabe ao médico que os assiste, seja o pediatra, seja o neonatologista ou obstetra, orientar a investigação. O médico geneticista deve fazer parte da equipe de assistência ao óbito fetal. Grande número de casais que tiveram aborto ou natimorto em sua prole muitas vezes deseja conhecer a possibilidade de ter uma criança normal em uma próxima gestação. A possibilidade de uma orientação adequada só poderá ser fornecida pelo médico geneticista se o caso tiver sido devidamente documentado.

A avaliação genético-clínica compreende todas as etapas da propedêutica em genética, e em alguns casos pode ser o suficiente para determinar o diagnóstico com a descrição detalhada do fenótipo externo e as anomalias internas. Muitas vezes, os dados de pré-natal e o resultado dos exames ultrassonográficos podem contribuir de maneira significativa, complementando a observação clínica. Quando não for possível realizar essa observação clínica, ou houver indisponibilidade da presença do especialista em genética nesse momento, a documentação fotográfica é muito importante, pois possibilitará a determinação do fenótipo externo e o estudo poderá ser realizado posteriormente.

O exame citogenético deve ser recomendado em todas as perdas de fetos apresentando malformações congênitas e nos abortos com ou sem identificação de anomalias congênitas. Em algumas situações, já é o suficiente para esclarecer o diagnóstico e o risco reprodutivo da família.

Nos casos de baixa estatura com membros muito curtos e hipoplasia de tórax, a hipótese diagnóstica de osteocondrodisplasia deve ser considerada e, nesse caso, o estudo radiológico é o mais importante, pois alterações encontradas podem ser patognomônicas para a definição da entidade nosológica[24].

Em algumas situações, apenas o estudo anatomopatológico pode definir o diagnóstico, seja para descrever com exatidão as anomalias internas, seja por fornecer dados importantes do exame microscópico de alguns órgãos. Além disso, é possível realizar-se a extração de DNA em tecidos conservados para a análise histológica e, uma vez formulada hipótese diagnóstica, esta pode ser confirmada por métodos de análise de DNA, permitindo melhor planejamento reprodutivo do casal com a possibilidade de fertilização assistida e diagnóstico pré--implantacional (DPI).

A presença de um médico, especialista em genética em todas essas etapas de investigação, pode aumentar a chance de resultado positivo e melhor orientação da família.

CONSIDERAÇÕES FINAIS

Com a queda das taxas de mortalidade infantil pelas causas controláveis, cada vez mais as anomalias congênitas e síndromes genéticas representam causa importante de morbimortalidade perinatal. Existe hoje maior preocupação por parte dos neonatologistas, obstetras e pediatras quanto ao estabelecimento do diagnóstico e determinação da melhor conduta em relação a esses pacientes e suas famílias. A presença de um médico geneticista dentro das unidades neonatais e de terapia intensiva neonatal como membro da equipe multidisciplinar é muito importante, definindo condutas e orientando adequadamente tanto a investigação clínica como o suporte à família.

REFERÊNCIAS

1. Horovitz DDG, Llerena JC Jr, Mattos RA. Atenção aos defeitos congênitos no Brasil: panorama atual. Cad Saúde Publica. 2005;21(4):1055-64.
2. Kancherla V, Oakley GP Jr, Brent RL. Urgent global opportunities to prevent birth defects. Semin Fetal Neonatal Med. 2014;19(3): 153-60.
3. Cernach MCSP, Silva LRJ, Zanolla TA. Anomalias embriofetais e do recém-nascido. In: Brunoni D, Perez ABA. Genética médica. São Paulo: Editora Manole Ltda; 2013.p.97-162.
4. Aase JM. Diagnostic dysmorphology. London: Plenum Medical Book Company; 1990.
5. Brunoni D, Martins AM, Cavalcanti DP, Cernach MCSP. Avaliação genética do recém-nascido. In: Associação Médica Brasileira e Conselho Federal de Medicina, Projeto Diretrizes; 2002.
6. Perez ABA, Sobreira NLM, Canó TM, Minillo RM, Zanolla TA. Síndromes malformativas. In: Brunoni D, Perez ABA. Genética médica. São Paulo: Editora Manole Ltda; 2013.p.229-63.
7. Carvalheira GMG, Borovik CL, Melaragno MISA. Estudo dos cromossomos: cariótipo e técnicas avançadas. In: Brunoni D, Perez ABA. Genética médica. São Paulo: Editora Manole Ltda; 2013.p.853 64.
8. Ceruttti JM, Iwamura ESM, Latini FRM, Oler G. Métodos de análise dos ácidos nucleicos, exames de DNA e RNA. In: Brunoni D, Perez ABA. Genética médica. São Paulo: Editora Manole Ltda; 2013.p.865-904.
9. Marden PH, Smith DW, McDonald MJ. Congenital anomalies in the newborn infant, including minor variations. J Pediatr. 1964; 64(3):357-71.
10. Brunoni D. Anomalias congênitas. Conceito e conduta. In: Segre CAM. Perinatologia. Fundamentos e prática. 1ª ed. São Paulo: Sarvier; 2002.p.779-85.
11. Lebo MS, Baxter SM. New molecular genetic tests in diagnosis of heart disease. Clin Lab Med. 2014;34(1):137-56, vii-viii.
12. Dean SV, Lassi ZS, Imam AM, Bhutta ZA. Preconception care: nutritional risks and interventions. Reprod Health. 2014;11 Suppl 3:S3.
13. Solomon BD, Pineda-Alvarez DE, Mercier S, Raam MS, Odent S, Muenke M. Holoprosencephaly flashcards: a summary for the clinician. Am J Med Genet C Semin Med Genet. 2010;154C(1):3-7.
14. Tarrant A, Garel C, Germanaud D, Villemeur TB de, Mignot C, Lenoir M, et al. Microcephaly: a radiological review. Pediatr Radiol. 2009;39(8):772-80.
15. Ashbaugh H, Gellman H. Congenital thumb deformities and associated syndromes. J Craniofac Surg. 2009;20(4):1039-44.
16. Lakshminarayanan B, Lakhoo K. Abdominal wall defects. Early Human Dev. 2014;90(12):917-20.
17. Bamshad M, Heest AEV, Pleasure D. Arthrogryposis: a review and update. Am J Med Genet. 2009;91 Suppl 4:40-6.
18. Jacobs PA, Browne C, Gregson N, Joyce C, White H. Estimates of the frequency of chromosome abnormalities detectable in unselected newborns using moderate levels of banding. J Med Genet. 1992;29(2):103-8.
19. Jones KL. Smith´s recognizable patterns of human malformation. Philadelphia: Elsevier Saunders; 2006.
20. Nussbaum RI. Thompson & Thompson – genética médica. 7ª ed. Rio de Janeiro: Guanabara-Koogan; 2008.
21. Hobb CA, Chodhury S, Cleves MA, Erickson S, MacLeod S, Shaw GM, et al. Genetic epidemiology and nonsyndromic structural birth defects from candidate genes to epigenetics. JAMA Pediatr. 2014;168(4):371-7.
22. Gilbert-Barness E. Teratogenic causes of malformations. Ann Clin Lab Science. 2010;40(2):99-114.
23. Brunoni D, Lipay MVN, Bianco BAV, Verreschi IT, Melaragno MISA. Genitais externos ambíguos e estados intersexuais. In: Brunoni D, Perez ABA. Genética médica. São Paulo: Editora Manole Ltda; 2013.p.513-41.
24. Cernach MCSP, Patrício FRS, Galera MF, Moron AF, Brunoni D. Evaluation of a protocol for postmortem examination of stillbirths and neonatal deaths with congenital anomalies. Pediatr Develop Pathol. 2004;7(4):335-41.

Artéria Umbilical Única

Conceição A. M. Segre
Lucy Duailibi Casanova (in memoriam)

Normalmente, o funículo umbilical contém duas artérias e uma veia. Na ausência de uma das artérias umbilicais (direita ou esquerda), tem-se uma condição denominada artéria umbilical única (AUU) (Fig. 48.8).

A AUU – anomalia cuja primeira descrição é atribuída a Vesalius – foi considerada curiosidade anatômica até 1955, quando Benirschke e Brown chamaram a atenção para a frequência com que se achava associada a outras anomalias mais graves e, muitas vezes, fatais[1].

Admite-se, em geral, que sua incidência oscile entre 05 e 2,5% das gestações[2]. Em 1991, uma série de 372.066 nascimentos na Suécia, Lilja reporta nesse grande estudo populacional, frequência de 0,48%[3]. Na metanálise publicada por Thummala et al.[4], em 1998, abrangendo publicações relativas a 40 anos, a incidência ao exame dos funículos e placentas ao nascimento variou de 0,44 a 0,66% (média 0,55%). Rembouskos et al., em 2003, encontraram, examinando um grupo especial de fetos que apresentava exame cromossômico normal, frequência de 3,3%[5]. Chetty-John et al., em 2010, analisando 41.675

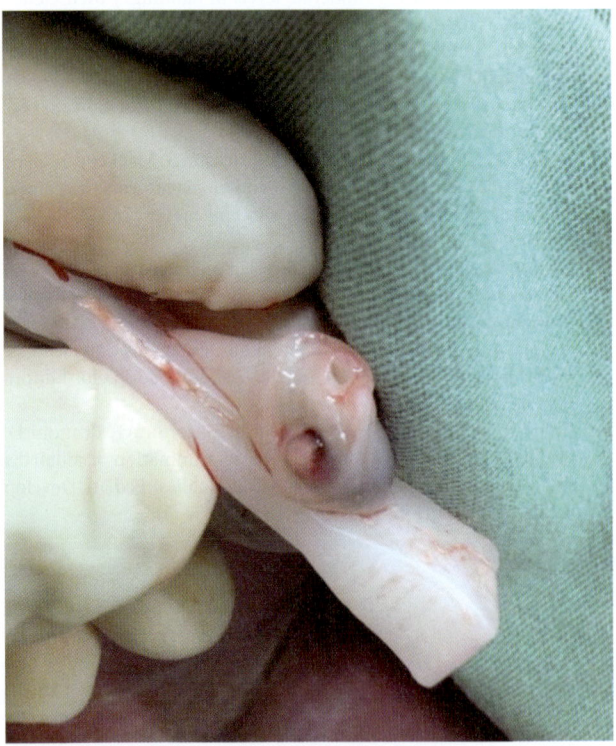

Figura 48.8 – Artéria umbilical única.

crianças, reportam frequência de 0,7%[6]. Em 2012, outro estudo populacional, no Canadá, envolvendo 203.240 fetos e recém-nascidos (RN) mostrou frequência de 0,44%[7].

Entre nós, os estudos são pouco frequentes, díspares e não há dados populacionais. Em 1977, Duailibi[8], em trabalho pioneiro que estudou 15.805 RN vivos, no Hospital do Servidor Público de São Paulo, encontrou frequência de 0,39%. Chamou a atenção nesse estudo, entre as mal formações, a frequência da atresia de esôfago (com ou sem fístula traqueoesofágica), de 4,9% entre os nativivos e 46,1% na revisão de 872 necropsias. Em 1988, trabalho de Tavares Filho et al. cita, entre 10.862 RN, a ocorrência de 0,07%[9]. Em 2005, Perotta, em Florianópolis, refere frequência de 0,15% entre 44.000 RN[10]. Dados da Secretaria Municipal da Saúde de São Paulo, publicados em 2008, relativos a uma pesquisa realizada no Hospital do Servidor Público de São Paulo, assinalam frequência de 0,22% entre 32.295 RN vivos[11].

Essa variação depende da população estudada, do critério usado na seleção das crianças ou, ainda, da metodologia empregada para seu diagnóstico: se o exame for feito por meio de ultrassonografia pré-natal, exame direto ao nascimento, ou exame histopatológico. Por exemplo, se a pesquisa for realizada em fragmento seccionado muito próximo à extremidade placentária, pode mostrar frequência duas vezes maior do que a normal devido à ocorrência de fusão entre as duas artérias que se localiza em qualquer ponto compreendido em um trecho de 3cm a partir da inserção placentária do funículo[12]. Admite-se que alguns fatores possam também influir na sua frequência, como paridade (multíparas apresentam maior incidência), raça (essa anomalia é mais frequente em indivíduos brancos do que em não brancos), sexo (levemente predominante no sexo masculino, segundo alguns autores, mas o estudo populacional de Lilja encontrou predominância no sexo feminino) e gemelaridade [2,3,13-16]. A ausência da artéria esquerda é citada como sendo mais frequente que a direita por alguns autores, não se correlacionando com o tipo de malformação[16,17], contudo, recente pesquisa de Santillan et al.[18] refere que a ausência no lado direito foi mais frequente e seu estudo mostrou que essa lateralidade tinha associação significativa com anomalias dos tratos gastrintestinal e geniturinário, podendo ser um marcador precoce de anomalias fetais.

Em sua patogênese, são admitidos três mecanismos etiológicos: agenesia primária de uma artéria umbilical, atrofia secundária (ou atresia) de uma artéria previamente normal e persistência da artéria alantoica original da fase inicial da gestação. Admite-se que a atrofia secundária seja o mecanismo mais provável, o que explicaria sua menor incidência entre embriões muito jovens relativamente aos RN[2,13].

Em 40 a 80% dos casos, pode ser a única malformação e é então denominada de AUU isolada[6,19,20]. Atualmente, tem-se dado grande enfoque à presença de AUU isolada, principalmente quanto à ocorrência, ou não, de eventos perinatais adversos.

DIAGNÓSTICO PRÉ-NATAL

A visualização dos vasos umbilicais intraútero pelo *collor* Doppler ultrassonografia veio dar um novo enfoque aos estudos sobre a AUU (Fig. 48.9).

Assim é que, atualmente, evidências existem de que a presença de AUU se acha indiscutivelmente associada a risco aumentado de anomalias fetais estruturais e cromossômicas. Em aproximadamente 33% dos fetos, encontram-se anomalias estruturais e em 10% aneuploidias[19,20]. Segundo Murphy-Kaulbeck et al.[7], fetos e RN com AUU têm 6,77 vezes mais risco de anomalias congênitas e 15,35 vezes mais risco de anomalias cromossômicas em relação aos RN com duas artérias e uma veia.

Quando o exame ultrassonográfico de rotina identificar AUU, impõem-se exame morfológico cuidadoso e detalhado e, segundo alguns, na sequência, ecocardiografia e amniocentese para a realização de cariótipo[21,22].

A identificação ultrassonográfica da AUU pode ser feita no primeiro trimestre da gestação, embora seja precária, mas é no exame do segundo trimestre que se encontram a melhor sensibilidade e especificidade (86% e 99%, respectivamente)[23]. Estudo de Khalil et al. corrobora com esses dados, mostrando sensibilidade, especificidade, valor preditivo positivo e valor preditivo negativo de, respectivamente, 90,58%, 99,9%, 98.5% e 99,94%, quando se usa a ultrassonografia diagnóstica[24].

A ultrassonografia, porém, não deve excluir o exame direto ao nascimento, uma vez que têm sido descritos entre 7 e 8% de diagnósticos falso-positivos[25,26].

CONSEQUÊNCIAS PARA A GESTAÇÃO E O FETO

Além das malformações congênitas amplamente demonstradas nos casos de AUU, o parto cesariano ocorre mais vezes, há aumento de prematuridade, restrição do crescimento intrauterino e a mortalidade perinatal é maior do que em gestações com fetos com vasos umbi-

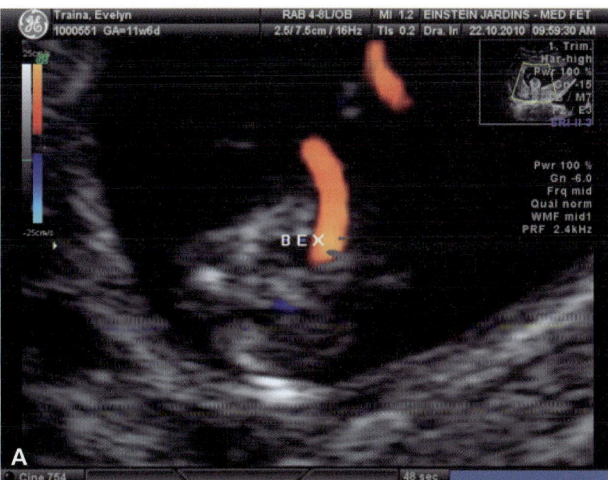

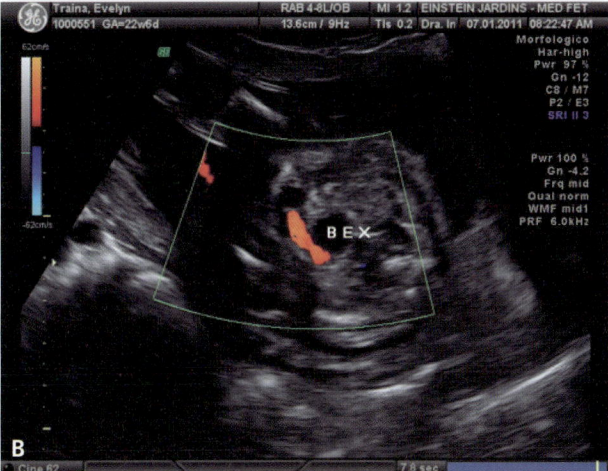

Figura 48.9 – Visão ultrassonográfica de artéria umbilical única em feto de 11 semanas. Cedida pela Dra. Rita de Cassia Sanchez. A) Artéria umbilical única – 11 semanas. B) Artéria umbilical única – 22 semanas.

licais normais[2,7,19,20,27]. Foi descrita diminuição da geleia de Wharton que estaria relacionada à restrição do crescimento intrauterino e à morte fetal[28-30].

Contudo, o grande dilema para o obstetra e o neonatologista, ainda hoje, diz respeito às controvérsias quanto à ocorrência de problemas durante a gestação, o término do parto e as malformações fetais em casos em que foi diagnosticada tão somente a presença de AUU isolada.

Vários autores encontraram maior número de anomalias placentárias, polidrâmnio, aumento de parto cesariano por sofrimento fetal, prematuridade, restrição do crescimento intrauterino e aumento da mortalidade perinatal nos casos de AUU isolada[24,31,32].

Burshtein et al.[33], analisando uma população de 194.809 gestantes entre as quais foram encontradas 243 AUU isoladas, assinalam, entre as mães dessas crianças, tendência a terem tido tratamento de infertilidade, polidrâmnio, oligoidrâmnio, maior frequência de placenta prévia e descolamento prematuro de placenta, prolapso de funículo, aumento de parto cesariano e maior ocorrência de restrição do crescimento intrauterino, prematuridade e mortalidade perinatal aumentada.

A explicação para a ocorrência de restrição do crescimento intrauterino estaria no fato de que as medidas de fluxo pelo Doppler velocimetria evidenciaram diferenças em relação aos fetos normais. Os valores do índice de resistência (IR) acima do percentil 50° e uma área da artéria abaixo do percentil 95° em corte transversal, depois da 26ª semana de idade gestacional, estariam ligados ao risco de o feto sofrer um processo de desnutrição intrauterina[34].

Em contraposição, muitos autores afirmam que, depois que exaustivo estudo ultrassonográfico constate que não há outras anomalias presentes, a ocorrência de AUU isolada por si mesma não leva à restrição de crescimento intrauterino, prematuridade ou aumento de mortalidade[6,22,26]. Análise de 643 casos de AUU, dos quais 424 eram AUU isolada, mostrou ausência da ocorrência de cromossomopatias nos casos de AUU isolada[35].

Voskamp et al.[19], em estudo de revisão sistemática e metanálise (abrangendo o período de 1948 a 2012), detectaram 928 gestações com AUU isolada e, embora tivessem identificado tendência para que esses fetos fossem pequenos para a idade gestacional e tivessem maior mortalidade perinatal, as diferenças não se mostraram estatisticamente significativas. Também não encontraram, entre esses casos, aumento de risco para aneuploidia. Concluem que há necessidade de estudos prospectivos, em larga escala, para que se possa chegar a uma conclusão definitiva sobre o problema.

Segundo os autores, que não encontraram a ocorrência de restrição do crescimento intra-uterino entre esses fetos, a explicação aventada é a de que haveria um ⊠mecanismo compensatório⊠ evidenciado por aumento de fluxo e queda de IR, apesar da variação na vasculatura do funículo, que permitiria oxigenação adequada[6,36,37].

Entretanto, estudo que analisou 34.196 partos evidenciou que a AUU isolada está associada a risco aumentado de cesariana e restrição do crescimento intrauterino[38].

CONSEQUÊNCIAS PARA A CRIANÇA

Jones et al.[39] relatam que RN com AUU apresentaram valores do boletim Apgar significativamente inferiores àqueles obtidos por RN portadores de três vasos umbilicais e 320g a menos ao nascimento. O estudo de Burshtein et al.[33] confirmou esses dados, evidenciando, para o RN com AUU isolada, a ocorrência de valores menores no boletim Apgar, no 1º e 5º minutos; usando um modelo de regressão logística multivariada, a fim de eliminar possíveis fatores de confusão (como restrição do crescimento intrauterino, oligoidrâmnio, polidrâmnio, prolapso do

funículo, hipertensão materna e diabetes), a presença de AUU permaneceu como fator isolado de mortalidade perinatal. Foi relatado maior número de admissões em unidades de terapia intensiva neonatal e ainda diminuição significativa no índice ponderal em crianças com AUU isolada[24,40].

Entre nós, recente estudo de Caldas[41], referente a 85 crianças com AUU isolada, mostrou peso menor ao nascer, com diferenças estatisticamente significativas, entre RN com AUU isolada e controles normais. Fazendo um corte no percentil 5º, foram encontradas 23% das crianças e, se o corte fosse feito no percentil 10º, seriam 31%. Esse mesmo estudo evidenciou que se a presença de AUU isolada fosse associada a eventos obstétricos adversos, haveria aumento de 2,2 vezes no risco de restrição do crescimento intrauterino.

Alterações no calibre e na estrutura das artérias ilíacas comum e interna do lado em que falta a artéria umbilical, assim como calcificações intensas e lesões arterioscleróticas precoces do lado em que havia a artéria umbilical têm sido descritas. Por outro lado, notou-se aumento da complacência arterial nas artérias ilíacas no lado em que havia a artéria umbilical. Esses transtornos são atribuídos a alterações hemodinâmicas ocorridas durante a vida intrauterina, que podem acarretar alteração de função pós-natal[42-45].

Crianças com AUU, assintomáticas, podem apresentar, em 8% dos casos, anomalias renais ocultas, como refluxo vesicoureteral, grau 2 ou maior[46], ou ainda outras anomalias estruturais em 7% dos casos[14].

Por outro lado, não houve evidências de diferenças no crescimento físico longitudinal e neurológico entre crianças com 2 ou 3 vasos umbilicais no estudo de Chetty-John et al.[6].

PREVALÊNCIA E TIPOS DE ANOMALIAS

A prevalência de anomalias associadas varia amplamente na literatura, de 19 a 27%, dependendo da conceituação de anomalia, do critério para a seleção das crianças (apenas nascidos vivos, nascidos vivos e natimortos e/ou abortos), ou ainda se a pesquisa abrange apenas crianças com AUU isolada[4,8,21,27]. Nos casos de AUU isolada são assinaladas frequências de 4 e 7%[14,20].

Os tipos de anomalias estruturais congênitas referidas em associação com AUU também podem variar, segundo diferentes autores, e incluem, conforme é assinalado na literatura: alterações renais[47-51], cardiovasculares[14,50,51], gastrintestinais[8,14], anomalias do sistema nervoso central[14], deformidades dos membros e defeitos vertebrais menos frequentemente. Algumas anomalias, tais como sirenomelia, peromelia, braquidactilia, fusão renal e rim ectópico, só se fizeram notar nas crianças com AUU.

As anomalias cromossômicas podem ocorrer em 10% dos casos[40] e as mais comumente relatadas são trissomia do 18, trissomia do 13 e tripoloidia, responsáveis por mais de 80% dos casos de cromossomopatias[5,22,46]. Nos casos de AUU isolada, parece não haver evidência de risco aumentado de anomalias cromossômicas[22,35]. Muitos autores assinalam que, nos casos em que não há malformações maiores, o risco de cromossomopatias é muito pequeno, o mesmo se podendo dizer quando existe apenas um defeito menor[35,51-53].

ROTEIRO DIAGNÓSTICO

Pré-natal

- Verificar à ultrassonografia a presença de duas artérias umbilicais, considerando a importância da ultrassonografia morfológica do segundo trimestre.
- Em caso de AUU, a ultrassonografia deve ser dirigida para detectar possíveis outras anomalias nos vários sistemas e restrição do crescimento intrauterino.
- Em caso de AUU isolada comprovada, considerar seguimento ultrassonográfico detalhado, para excluir restrição do crescimento intrauterino.
- Estudo cromossômico quando houver restrição do crescimento ou outras anomalias associadas,
- Continuar a investigação após o nascimento.

Neonatal

- Verificar, imediatamente após o nascimento, o número de vasos presentes na extremidade fetal do funículo umbilical. Havendo dificuldade na visualização dos vasos, fazer nova secção e, se necessário, expressão manual, observando-se a saída de sangue nas luzes dos vasos.
- Constatada a ausência de um dos três vasos normais do funículo, enviar o coto para exame histológico e considerar o RN portador de AUU.
- Fazer exame sumário completo, incluindo-se obrigatoriamente a verificação da permeabilidade do orifício anal.
- Monitorizar os sinais vitais durante as primeiras 24 horas de vida, dando-se atenção a diurese, eliminação de mecônio, ocorrência de cianose e/ou desconforto respiratório.
- Passar sonda nasogástrica, a fim de verificar a permeabilidade do trato esofágico.
- A qualquer sinal de insuficiência respiratória, fazer exames complementares pertinentes (radiografia de tórax e ECG).
- Os demais procedimentos diagnósticos serão imediatamente indicados de acordo com os achados do exame físico (radiografia de coluna vertebral e de ossos lon-

gos, bem como consultas especializadas) e com a evolução clínica.
- Nos polimalformados, realizar ultrassonografia renal e, se necessário, cistouretrografia excretora.
- Após a alta hospitalar, nos casos assintomáticos, pelo menos durante o primeiro ano de vida, acompanhar a criança em ambulatório.

REFERÊNCIAS

1. Benischke K, Brown WH. A vascular anomaly of the umbilical cord. The absence of one umbilical artery in the umbilical cords of normal and abnormal fetuses. Obstet Gynecol. 1955;6(4):399-404.
2. Alegria A, Ferreira V, Proença E, Guedes A, Lopes L, Soares P. Recém-nascidos com artéria umbilical única: justificação para avaliação ecográfica pós-natal de anomalias ocultas? Acta Pediatr Port. 2011;42(2):54-6.
3. Lilja M. Infants with single umbilical artery studied in a national registry. General epidemiological characteristics. Paediatr Perinat Epidemiol. 1991;5(1):27-36.
4. Thummala MR, Raju TN, Langenberg P. Isolated single umbilical artery anomaly and the risk for congenital malformations: a meta-analysis. J Pediatr Surg. 1998;33(4):580-5.
5. Rembouskos G, Cicero S, Longo D, Sacchini C, Nicolaides KH. Single umbilical artery at 11-14 weeks' gestation: relation to chromosomal defects. Ultrasound Obstet Gynecol. 2003;22(6):567-70.
6. Chetty-John S, Zhang J, Chen Z, Albert P, Sun L, Klebanoff M, Grewal U. Long-term physical and neurologic development in newborn infants with isolated single umbilical artery. Am J Obstet Gynecol. 2010;203(4):368.e1-7.
7. Murphy-Kaulbeck L, Dodds L, Joseph KS, Van den Hof M. Single umbilical artery risk factors and pregnancy outcomes. Obstet Gynecol. 2010;116(4):843-50.
8. Duailibi L. Contribuição ao Estudo da Artéria Umbilical Única [tese]. Escola Paulista de Medicina, São Paulo; 1977.
9. Tavares DP Fº, Okamoto CT, Hashimoto R, Franck ALL. Artéria umbilical única. Rev Médica HEC/FEMPAR. 1988;3(1):7-17.
10. Perotta F. Diagnóstico pré-natal da artéria umbilical única: implicações perinatais. [tese]. Florianópolis, Universidade Federal de Santa Catarina; 2005.
11. Secretaria Municipal da Saúde de São Paulo. Centro de Genética Médica da Universidade Federal de São Paulo – UNIFESP. Declaração de Nascidos Vivos. Manual de anomalias congênitas; 2008. Disponível em: www.prefeitura.sp.gov.br/.../SINASC. Acessado 2014 mar 28.
12. Persutte WH, Hobbins J. Single umbilical artery: a clinical enigma in modern prenatal diagnosis. Ultrasound Obstet Gynecol. 1995; 6(3):216-29.
13. Romero R, Pilu G, Jeantyy P, Ghidini A, Hobbins JC. Prenatal diagnosis of congenital anomalies. Nortwalk: Appleton &Lange; 1988.
14. Chow JS, Benson CB, Doubilet PM. Frequency and nature of structural anomalies in fetuses with single umbilical arteries. J Ultrasound Med. 1998;17(12):765-8.
15. Sepulveda N, Sebire HJ, Harris R, Nyberg DA. The placenta, umbilical cord an membranes. In: Nyberg DA, McGaham JP, Pretorius DH, Pilu G (eds). Diagnostic imaging of fetal anomalies. Philadelphia: Lippincott Williams & Wilkins; 2003.p.85-132.
16. Ghatresamani F, Javadrashid R, Tarzamni MK, Farhang S. Single umbilical artery: prevalence and clinical significance in prenatal sonography. Indian J Radiol Imaging. 2007;17(4):269-72.
17. Geipel A, Germer U, Welp T, Schwinger E, Gembruch U. Prenatal diagnosis of single umbilical artery: determination of the absent side, associated anomalies, Doppler findings and perinatal outcome. Ultrasound Obstet Gynecol. 2000;15(2):114-7.

18. Santillan M, Santillan D, Fleener D, Stegmann B, Zamba G, Hunter S, et al. Single umbilical artery: does side matter? Fetal Diagn Ther. 2012;32(3):201-8.

19. Voskamp BJ, Fleurke-Rozema H, Oude-Rengerink K, Snijders RJM, Bilardo CM, Mol BWJ, et al. Relationship of isolated single umbilical artery to fetal growth, aneuploidy and perinatal mortality: systematic review and meta-analysis. Ultrasound Obstetr Gynecol. 2013;42(6):622-8.

20. Volpe G, Volpe P, Boscia FM, Volpe N, Buonadonna AL, Gentile M. ["Isolated" single umbilical artery: incidence, cytogenetic abnormalities, malformation and perinatal outcome]. Minerva Ginecol. 2005;57(2):189-98.[Article in Italian].

21. Prucka S, Clemens M, Craven C, McPherson E. Single umbilical artery: what does it mean for the fetus? A case-control analysis of pathologically ascertained cases. Genet Med. 2004;6(1):54-7.

22. Wiegand S, McKenna DS, Croom C, Ventolini G, Sonek JD, Neiger R. Serial sonographic growth assessment in pregnancies complicated by an isolated single umbilical artery. Am J Perinatol. 2008;25(3):149-52.

23. Ghatresamani F, Javadrashid R, Tarzamni MK, Farhang S. Single umbilical artery: Prevalence and clinical significance in prenatal sonography. Inian J Radiol Imaging. 2007;17(4):269-72.

24. Khalil MI, Sagr ER, Elrifaei RM, Abdelbasit OB, Halouly TA. Outcomes of an isolated single umbilical artery in singleton pregnancy: a large study from the Middle East and Gulf region. Eur J Obstet Gynecol Reprod Biol. 2013;171(2):277-80.

25. Budorick NE, Kelly TF, Dunn JA, Scioscia AL. The single umbilical artery in a high-risk patient population: what should be offered? J Ultrasound Med. 2001;20(6):619-27.

26. Bombrys AE, Neiger R, Hawkins S, Sonek J, Croom C, McKenna D, et al. Pregnancy outcome in isolated single umbilical artery. Am J Perinatol. 2008;25(4):239-42.

27. Gornall S, Kurinczuk JJ, Konje JC. Antenatal detection of a single umbilical artery: does it matter? Prenat Diagn. 2003;23(2): 117-3.

28. Raio L, Ghezzi F, Di Naro E, Franchi M, Bruhwiler H, Luscher KP. Prenatal assesment of Wharton's jelly in umbilical cords with single artery. Ultrasound Obstet Gynecol. 1999;14: (1)42-6.

29. Di Naro E, Ghezzi F, Raio L, Franchi M, D'Addario V. Umbilical cord morphology and pregnancy outcome. Eur J Obstet Gynecol Reprod Biol. 2001;96(2):150-7.

30. Proctor LK, Fitzgerald B, Whittle WL, Mokhtari N, Lee E, Machin G, et al. Umbilical cord diameter percentile curves and their correlation to birth weight and placental pathology. Placenta. 2013;34(1):62-6.

31. Bugatto F, Quintero-Prado R, Melero-Jiménez V, Fajardo-Expósito MA, Hervías-Vivancos B, Bartha JL. Ultrasound predictors of birth weight in euploid fetuses with isolated single umbilical artery. Ultrasound Obstet Gynecol. 2010;36(6):724-7.

32. Ashwal E, Melamed N, Hiersch L, Edel S, Bardin R, Wiznitzer A, et al. The impact of isolated single umbilical artery on labor and delivery outcome. Prenat Diagn. 2014;34(6):581-5.

33. Burshtein S, Levy A, Holcberg G, Zlotnik A, Sheiner E. Is single umbilical artery an independent risk factor for perinatal mortality? Arch Gynecol Obstet. 2011;283(2):191-4.

34. Suess G, Raio L, Kuhn A, Di Naro E, Surbek D. [Arterial-adaptive dilatation and Doppler velocimetry in normal fetuses with a single umbilical artery]. Ultraschall Med. 2009;30(5):485-9.[Article in German].

35. Dagklis T, Defigueiredo D, Staboulidou I, Casagrandi D, Nicolaides KH. Isolated single umbilical artery and fetal karyotype. Ultrasound Obstet Gynecol. 2010;36(3):291-5.

36. Goldkrand JW, Pettigrew C, Lentz SU, Clements SP, Bryant JL, Hodges J. Volumetric umbilical artery blood flow: comparison of the normal versus the single umbilical artery cord. J Matern Fetal Med. 2001;10(2):116-21.

37. Raio L, Mueller M, Schumacher A, Ghezzi F, Di Naro E, Brühwiler H. [Vascular diameter and resistance indices in normal fetuses with a single umbilical artery]. Ultraschall Med. 1998;19(4):187-91.[Article in German].

38. Ashwal E, Melamed N, Hiersch L, Edel S, Bardin R, Wiznitzer A, et al. The impact of isolated single umbilical artery on labor and delivery outcome. Prenatal Diagnosis. 2014;34(6): 581-5.

39. Jones TB, Sorokin Y, Bhatia R, Zador IE, Bottoms SF. Single umbilical artery: accurate diagnosis? Am J Obstet Gynecol. 1993;169(3): 538-40.

40. Horton AL, Barroilhet L, Wolfe HM. Perinatal outcomes in isolated single umbilical artery. Am J Perinatol. 2010;27(4):321-4.

41. Caldas LMB. Gestações com artéria umbilical única isolada: frequência e restrição de crescimento intra-uterino [tese]. São Paulo, Faculdade de Medicina da Universidade de São Paulo; 2013.

42. Meyer WW, Lind J. Iliac arteries in children with a sigle umbilical artery. Structure, calcifications, and early atherosclerotic lesions. Arch Dis Childh 1974;49(9):671-9.

43. Berry CL, Gosling RG, Lagoun AA, Bryan E. Anomalous iliac compliance in children with a single umbilical artery. Br Heart J. 1976;38(5):510-5.

44. Sepulveda W, Bower c, Flack NJ, Fisk NM. Discordant iliac and femoral artery flow velocity waveforms in fetuses with single umbilical artery. Am J ObstetGynecol. 1994;171(2):521-5.

45. Sepulveda W, Nicolaidis P, Bower S, Ridout DA, Fisk NM. Common iliac artery flow velocity waveforms in fetuses with a single umbilical artery: a longitudinal study. Br J Obstet Gynaecol. 1996; 103(7):660-3.

46. Srinivasan R, Arora R. Do well infants born with an isolated single umbilical artery need investigation? Arch Dis Child. 2005;90(1): 100-1.

47. Martínez-Frias ML, Bermejo E, Rodriguez-Pinilla E, Prieto D; ECEMC Working Group. Does single umbilical artery (SUA) predict any type of congenital defect? Clinical-epidemiological analysis of a large consecutive series of malformed infants. Am J Med Genet A. 2008;146A:15-25.

48. Deshpande SA, Jog S, Watson H, Gornall A. Do babies with isolated single umbilical artery need routine postnatal renal ultrasonography? Arch Dis Child Fetal Neonatal Ed. 2009;94(4):F265-7.

49. Murphy-Kaulbeck L, Dodds L, Joseph KS, Van den Hof M. Single umbilical artery risk factors and pregnancy outcomes.Obstet Gynecol. 2010;116(4):843-50.

50. Hua M, Odibo AO, Macones GA, Roehl KA, Crane JP, Cahill AG. Single umbilical artery and its associated findings. Obstet Gynecol. 2010;115(5):930-4.

51. Rittler M, Mazzitelli N, Fuksman R, de Rosa LG, Grandi C. Single umbilical artery and associated malformations in over 5500 autopsies: relevance for perinatal management. Pediatr Dev Pathol. 2010;13(6):465-70.

52. Lubusky M1, Dhaifalah I, Prochazka M, Hyjanek J, Mickova I, Vomackova K, et al. Single umbilical artery and its siding in the second trimester of pregnancy: relation to chromosomal defects. Prenat Diagn. 2007;27(4):327-31.

53. Granese R, Coco C, Jeanty P. The value of single umbilical artery in the prediction of fetal aneuploidy: findings in 12,672 pregnant women. Ultrasound Q. 2007;23(2):117-21.

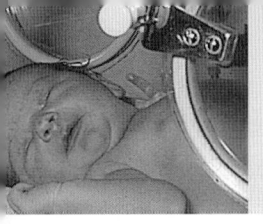

CAPÍTULO 49

Doença Metabólica Óssea

Cléa Rodrigues Leone
Marta M. G. B. Mataloun

A evolução da assistência perinatal na última década, incorporando novos procedimentos e condutas na abordagem especialmente de recém-nascidos (RN) cada vez mais imaturos, tem contribuído para uma identificação mais precoce e consequente intervenção na presença de desvios do desenvolvimento de sistemas e funções, estando entre estes a doença metabólica óssea (DMO).

A DMO corresponde ao desenvolvimento de mineralização óssea deficiente em RN de muito baixo peso (RNMBP), em decorrência de oferta mineral insuficiente. Constitui uma etapa avançada de um processo que se inicia por uma síndrome de deficiência de fósforo ou osteogenia da prematuridade e que se caracteriza por presença de alterações metabólicas, acompanhadas de quadro clínico característico e de alterações radiológicas.

Embora todos os RNMBP tenham algum grau de hipomineralização óssea, a presença de manifestações clínicas tem sido identificada em 20 a 30% desses RN e, em 24% dos casos, também a ocorrência de fraturas. Considera-se que seja ainda mais frequente naqueles com peso inferior a 1.000g, havendo descrições em até 50% desses RN[1].

Os RNMBP são os de maior risco para o desenvolvimento de doença, por nascerem antes do período de maior incorporação fetal de cálcio (Ca) e fósforo (P) e, por esse motivo, possuírem menores reservas desses minerais ao nascimento.

A importância da detecção precoce desse distúrbio relaciona-se à projeção de crescimento futuro desses RN, havendo influência significativa sobre esse da incorporação mineral ocorrida intraútero, o padrão de crescimento nos primeiros 3 a 6 meses de vida pós-natal e o padrão de mineralização óssea nesse período em cada criança. Por sua vez, a partir desses efeitos, será definido o pico de massa óssea a ser atingido na maturidade esquelética, que está diretamente relacionado à estatura final de cada indivíduo, além do risco de osteoporose em idades mais avançadas.

INCORPORAÇÃO MINERAL

O processo de mineralização consiste na incorporação de minerais na matriz óssea orgânica (osteoide) após sua síntese e depósito pelos osteoblastos. A densidade óssea ou o conteúdo mineral ósseo podem estar aumentados se houver maior incorporação mineral em uma matriz previamente formada ou por aumento do tamanho ósseo, diminuição da espessura do córtex ou trabécula, ou ainda síntese de nova trabécula. Esse último processo representa uma nova formação óssea, que será seguida de depósito mineral nessa matriz orgânica. Assim, diminuição de mineralização pode refletir tanto a formação insuficiente de matriz, quanto depósito mineral inadequado[2].

Durante o período fetal, a incorporação mineral ocorre a partir de 24 semanas de idade gestacional e estende-se até o final da gestação, sendo que o pico máximo de acréscimo mineral é observado entre 34 e 36 semanas de gestação. Nesse momento, é descrita a incorporação em torno de 100-120mg/kg/dia de Ca e de 60-75mg/kg/dia de P. Essa situação é decorrente da maior oferta materna de Ca e P, em um meio ambiente hormonal caracterizado pelo aumento dos níveis de calcitonina[3,4].

Em neonatologia, utiliza-se o termo osteopenia indiscriminadamente para situações em que exista diminuição da densidade mineral óssea, na qual podem coexistir: diminuição do tamanho ósseo, osteomalacia e osteopenia[2].

Define-se como osteomalacia a diminuição do depósito mineral ósseo. Nesses processos, encontra-se diminuição da densidade mineral óssea, bem como do conteúdo mineral.

Já a osteopenia é definida como a diminuição de tecido ósseo. A alteração estrutural encontrada é a redução do número de trabéculas ósseas ou afilamento do córtex ósseo. A osteopenia é causada por diminuição do depósito ou aumento da reabsorção da matriz óssea. Como na osteomalacia, verifica-se diminuição da densidade mineral óssea, bem como do conteúdo mineral[2].

HOMEOSTASE HORMONAL E MINERALIZAÇÃO

Vários hormônios estão envolvidos na homeostase mineral.

A vitamina D mantém os níveis séricos de Ca, estimulando a absorção intestinal de Ca e P, promovendo a mobilização óssea e aumentando a reabsorção renal de Ca. Além disso, estimula a formação de proteínas da matriz óssea, favorecendo o processo de mineralização[5].

O hormônio da paratireoide (PTH), produzido na glândula paratireoide, tem sua secreção inversamente relacionada às concentrações de Ca e Mg séricos. Para manter níveis séricos de Ca normais, atua nos diferentes órgãos. No osso, aumenta a atividade e o número de osteoclastos, por meio da liberação de fatores de osteoblastos. Nos rins, intensifica a reabsorção tubular de Ca e inibe a reabsorção de P, além de estimular a formação da $1,25(OH)_2$-D, metabólito ativo da vitamina D[6]. Durante a vida fetal, provavelmente a síntese e a secreção do PTH estão suprimidas pelas elevadas concentrações de Ca sérico, que ocorrem nesse período[5]. O feto é mantido em estado de hipercalcemia por meio da passagem ativa transplacentária de Ca, pela ação conjunta do PTH e da proteína relacionada ao PTH (Pr-PTH)[7].

A Pr-PTH é uma proteína envolvida no metabolismo mineral, sendo encontrada na placenta e nos tecidos fetais, por volta de 8 a 12 semanas de gestação, sugerindo uma ação importante no processo de mineralização óssea. Exerce funções semelhantes ao PTH, tanto na absorção óssea, quanto na mineralização, excreção renal de P, reabsorção de Ca e na produção de calcitriol[8].

Já a calcitonina, um peptídeo produzido pela tireoide, inibe a ação de absorção e o amadurecimento dos osteoclastos induzido pelo PTH, diminuindo, assim, a mobilização de Ca e P ósseo. Sua ação renal leva à diminuição da reabsorção tubular de Ca, Mg, P e sódio (Na), aumentando a depuração de água livre. Provavelmente, sua bioatividade module a ação do PTH nos órgãos-alvo. Durante a vida fetal, observa-se aumento dos níveis de calcitonina, que bloqueia os efeitos do PTH e Pr-PTH em osteoclastos, com níveis mais elevados do que na vida adulta, sugerindo que seu papel fisiológico mais importante seja na mineralização intrauterina[9].

Observa-se, ainda, a liberação de fatores de crescimento semelhante à insulina (IGF-I) que estimulam o crescimento ósseo e aumentam a mineralização, além de altos níveis de estrógeno circulantes no sangue materno, que também favorecem a mineralização.

O resultado da associação desses fatores hormonais é o aumento da formação óssea e a diminuição da reabsorção, o que promove rápido ganho de conteúdo mineral durante o terceiro trimestre de gestação, ocorrendo 80% da mineralização óssea nesse período.

Além da adaptação do metabolismo materno-fetal favorecendo a incorporação mineral, acredita-se que a atividade física também desempenhe importante papel na formação óssea, considerando-se a movimentação fetal do terceiro trimestre um dos fatores estimulantes do processo.

Alguns autores, analisando dados que sugerem maior reabsorção óssea no RN pré-termo (RNPT), propuseram um modelo de formação óssea, baseado na teoria mecânica de carga óssea. A carga exercida sobre o osso seria o fator primário responsável pelo estiramento ósseo, produzindo um sinal para os osteoblastos e osteoclastos iniciarem o processo de modelação e remodelação óssea e mineralização. Existem dois tipos de carga exercidos sobre o osso, sendo um associado ao contato/impacto direto do osso contra outro objeto (pernas durante corrida), e a outro associado à carga ativa e passiva, que os ossos sentem a partir de sua ligação com os músculos. Os músculos ligados ao osso exercem uma carga sobre ele, mesmo quando não estão movimentando ativamente.

A partir de 16 semanas de idade gestacional são observados movimentos fetais, sendo os principais responsáveis pela carga imposta ao osso, nesse período. Esses movimentos exercem uma carga, por meio do impacto das extremidades fetais contra a parede uterina, associado à resistência à movimentação exercida pelo líquido amniótico e à carga imposta pelos músculos em desenvolvimento. Portanto, movimentos fetais durante o terceiro trimestre da gestação são críticos para o desenvolvimento ósseo. Esse modelo tem como paradigma que as necessidades minerais de Ca e P, bem como as necessidades calórico-proteicas devam ser avaliadas associadas às condições de carga exercida sobre os ossos.

FISIOPATOLOGIA

Ao nascimento, o RNPT apresenta depósitos minerais diminuídos, uma vez que 80% da incorporação óssea deveria ter ocorrido no terceiro trimestre de gestação.

Nesse momento, há interrupção abrupta da oferta de nutrientes através da placenta e o leite materno torna-se a principal fonte nutricional para o RN.

No entanto, características peculiares ao RNPT, especialmente o extremo, dificultam a administração de alimentação enteral. Nessas situações, utiliza-se a nutrição parenteral, cuja oferta possível de Ca e P é inferior à necessária para garantir uma taxa de incorporação mineral semelhante à intrauterina no mesmo período, em função das dificuldades de estabilização desses componentes nas soluções.

O leite materno, por outro lado, durante os primeiros 6 meses de lactação, contém aproximadamente 20-25mg/100mL de Ca e 10-14mg/100mL de P, enquanto a relação Ca:P varia de 1,8-2,2:1[10,11]. Embora não tenham sido observadas diferenças entre as concentrações desses minerais, entre leites de mães de RNPT e RN a termo, bem como de adequados para a idade gestacional e pequenos para a idade gestacional[10,12], vários estudos têm descrito taxas de incorporação mineral bem menores do que as observadas durante o terceiro trimestre de gestação. Quando se utiliza o leite materno em RNPT extremos, têm sido verificadas frequências de DMO maiores em RN submetidos ao aleitamento materno exclusivo, não aditivado, em relação aos em aleitamento misto ou fórmula para RNPT.

Assim, o RNPT em aleitamento materno exclusivo tem maior risco de desenvolver síndrome de deficiência de P. Isso decorre da menor oferta de P, que estimula o aumento da produção de $1,25(OH)_2$-D, com consequente intensificação da absorção intestinal de Ca e P[15,29,31]. Além disso, existe inibição da liberação de PTH, com redução da mobilização de Ca e P do osso estimulada pela ação desse hormônio, tendo um efeito protetor. Também ocorre uma perda renal de P e aumento das perdas renais de Ca, levando à hipercalciúria. Fortalecendo esses efeitos, a $1,25(OH)_2$-D continua presente, estimulando a ação de osteoblastos, levando à mobilização de Ca e P, pela ativação dos osteoclastos, e ao aumento da reabsorção intestinal de Ca e P[13-15].

A manutenção de oferta deficiente de minerais leva à mobilização cada vez maior, com consequente intensificação da perda óssea. Nessa situação, apesar de coexistir deficiência de Ca pela baixa oferta nutricional, observa-se perda renal importante desse, pela ausência de depósito ósseo, consequente à relação Ca:P inadequada.

Os estudos desenvolvidos por Koo et al.[10,16] mostraram que os níveis séricos de 25(OH)-D, que é um indicador de reservas minerais, encontram-se normais, na vigência de suplementação nutricional, de 400UI/dia de vitamina D, reforçando a hipótese de que a deficiência dessa vitamina não seja um fator determinante de DMO.

Outros estudos sugerem que a DMO seja um estado de elevado *turnover* ósseo, no qual os processos de formação e reabsorção ósseas são acelerados.

O modelo biomecânico de formação óssea poderia explicar essas alterações de mobilização observada nesses RN. Nesse modelo, acredita-se que a formação óssea seja mediada por fatores bioquímicos e hormonais, incluindo Ca, P, colágeno, PTH, vitamina D e outros. Assim, a ausência de atividade física poderia exercer importante papel na reabsorção óssea. Estudos avaliando o acréscimo mineral ósseo em RNPT mostraram que existe rápida incorporação mineral, entre 40 e 60 semanas de idade pós-concepção, chegando a ser cinco vezes maior do que no RN a termo, comparativamente[17].

DEFINIÇÃO E QUADRO CLÍNICO

A DMO caracteriza-se por alterações de mineralização esquelética em RNMBP, quando comparado ao esqueleto fetal normal, resultante do acréscimo mineral reduzido no período neonatal.

As manifestações clínicas aparecem entre a 6ª e a 12ª semanas de vida[3]. Podem ser observadas parada de crescimento longitudinal, manutenção do perímetro cefálico, com raquitismo na sua forma mais grave, apresentando craniotabes, edema de articulações costocondrais (rosário raquítico) e alargamento epifisário de ossos longos, principalmente em punhos, evoluindo, em algumas situações, para o aparecimento de fraturas espontâneas. Esses RN podem apresentar quadro de desconforto respiratório tardio, pela falta de sustentação da caixa torácica, com o desenvolvimento de atelectasias, agravando quadros de displasia broncopulmonar.

Algumas situações no período neonatal favorecem o desenvolvimento da DMO, sendo considerados fatores de risco para esse distúrbio[3,13,17,18]:

- RNMBP (peso de nascimento inferior a 1.500g) e, principalmente, de muitíssimo baixo peso ao nascer (peso de nascimento inferior a 1,000g), que são suscetíveis ao seu desenvolvimento. Essa predisposição é mais importante nos RN com menores pesos de nascimento, uma vez que apresentam maiores taxas de crescimento e maiores necessidades de mineralização óssea para alcançar a equivalência intrauterina, sofrendo, assim, maior influência da deficiência mineral e da oferta nutricional pós-natal.
- RN com idades gestacionais inferiores a 32 semanas, principalmente por apresentarem menor depósito mineral ao nascimento, uma vez que são privados da fase de maior incorporação mineral que ocorre no terceiro trimestre de gestação.
- Outros fatores de risco descritos são: utilização de nutrição parenteral por tempo prolongado, displasia broncopulmonar, imobilização e sedação do RN, uso de determinados agentes farmacológicos que aumentam a perda renal de Ca, como diuréticos de alça e xantinas (cafeína e teofilina), além do uso do corticosteroide sistêmico.

DETECÇÃO DA DEFICIÊNCIA MINERAL

A abordagem do RNPT de risco para o desenvolvimento de DMO baseia-se na detecção precoce da presença de deficiência mineral e intervenção nutricional para a prevenção de sua evolução para a DMO.

Algumas dosagens bioquímicas têm sido realizadas em RNPT, na tentativa de estabelecer essa detecção precoce. Essas alterações, que antecedem o aparecimento das variações de densitometria óssea e radiológica, são observadas em torno da terceira semana de vida.

A presença de níveis séricos de P menores que 4mg/dL, em RN em aleitamento materno exclusivo, é sugestiva de deficiência desse mineral, indicando necessidade de monitorização desses RN para o desenvolvimento de DMO[3,17,19].

Já o aumento dos níveis de fosfatase alcalina poderá ocorrer na presença de deficiência mineral. No entanto, é preciso salientar que, isoladamente, esse aumento não indica a presença desse distúrbio. A fosfatase alcalina (FA) está presente nos osteoblastos, onde é responsável pela transferência de fosfatos para o processo de mineralização óssea, sendo indicador de formação óssea, e costuma elevar-se durante as fases de maior crescimento. Valores de FA seis vezes maiores do que o limite superior do método indicam apenas a necessidade de investigação da presença de DMO[3,20].

Combinando a presença de níveis séricos de P < 1,8mmol/L e de FA acima de 900UI/L, em RNPT aos 3 meses de idade gestacional corrigida, Backström et al. obtiveram sensibilidade de 100% e especificidade de 70% na detecção de baixo conteúdo mineral ósseo, evidenciando a necessidade de novos indicadores para maior precisão nessa detecção[21].

Em RN com deficiência mineral, as alterações urinárias costumam ser as modificações bioquímicas mais precoces. Observa-se hipofosfatúria (< 1mg/kg/dia) importante, chegando a reabsorção tubular de P quase a 100%, quando a excreção esperada de P seria aproximadamente de 2,0-2,3mmol/L para o RNPT[22-24]. Além disso, observa-se uma fração de excreção de Ca elevada na deficiência de P, sendo maior do que 4mg/kg/dia[13]. O início de suplementação mineral leva ao aparecimento de fosfatúria, até então praticamente ausente, e à diminuição da calciúria.

Também pode ser útil o uso da relação Ca/creatinina, cujos valores em RN em aleitamento materno são de 1-1,7mmol/L, com resultados superiores a 0,6 na presença de DMO, pelo aumento da excreção de Ca[25].

Alguns autores têm preconizado a monitorização dos níveis urinários de Ca e P como forma de avaliar a presença de distúrbios da mineralização óssea. Em uma primeira etapa, em que a oferta mineral é limitada, observa-se calciúria elevada, com a excreção de fósforo praticamente ausente (< 1mg/kg/dia). À medida que melhora a oferta mineral, começa a aumentar a excreção urinária de P e diminuição da excreção de Ca, refletindo aumento da incorporação óssea. Assim, a excreção urinária de Ca e P poderia funcionar como parâmetro de oferta e catch-up mineral na monitorização da deficiência mineral[26,27].

Com base nesses estudos, sugere-se a monitorização dos valores de calciúria e fosfatúria, em coletas de urina de 6 horas, entre a terceira e quarta semanas de vida, para a detecção precoce da deficiência de fósforo. Essa coleta tem como objetivo adequar a oferta mineral nas situações em que a excreção urinária de Ca esteja elevada (> 4mg/kg/dia), associada à redução da excreção de P (< 1mg/kg/dia)[20,27,28]. Considera-se que a elevação da calciúria na presença de hipofosfatúria seja sugestiva de oferta mineral inadequada, indicando necessidade de reconsiderar a oferta enteral, não somente de Ca e P, mas também de energia e proteínas.

Também têm sido investigados o uso de marcadores de turnover ósseo e medidas pela ultrassonografia (US) quantitativa para avaliação da DMO em RNPT. Assim, foram observados redução dos níveis de FA óssea específica, que é um marcador de formação óssea, e aumento de um teleopeptídeo de colágeno tipo I, marcador de reabsorção óssea, acompanhados de redução das medidas por US quantitativa em RNPT durante as primeiras 8 semanas de vida[29].

DIAGNÓSTICO

Exame físico[1] – sinais clínicos incluem insuficiência respiratória ou falha no desmame do ventilador, hipotonia, dor à manipulação (por fraturas patológicas), diminuição do crescimento linear e manutenção do crescimento do crânio, bossa frontal, fontanelas alargadas, craniotabes, achatamento posterior do crânio, "rosário raquítico", sulcos de Harrison (marca nas costelas pela inserção do diafragma), alargamento dos pulsos, joelhos e tornozelos.

Avaliação laboratorial[1] – concentração sérica de P < 4mg/dL, aumento da atividade da FA (> 800UI/L). Os níveis séricos de CA podem estar normais, baixos ou elevados.

Imagem – o diagnóstico da DMO é realizado pela identificação de alterações radiológicas ósseas que foram demonstradas em 64% dos RN com peso de nascimento inferior a 1.000g.

Essas modificações só se fazem presentes quando ocorre mobilização óssea importante, com redução de 30 a 40% do conteúdo mineral ósseo[3,30]. Geralmente, são detectadas a partir de 6 semanas de vida e refletem um processo de remodelação anormal, com aumento da matriz óssea, sem intensificação mineral concomitante, sendo detectadas, com maior frequência, mais tardiamente.

Utiliza-se, na descrição das alterações radiológicas, a classificação de Koo[16]:

• Grau I – presença de rarefação óssea.
• Grau II – presença de rarefação óssea associada a alterações metafisárias, imagem em taça e formações ósseas subperiosticais.

- Grau III – grau II associado à presença de fraturas espontâneas.

O uso da densitometria óssea foi proposto para a detecção mais precoce das alterações em tecido ósseo. Inicialmente, utilizou-se a medida do conteúdo mineral ósseo (CMO) por fotón-absorção simples, expresso em gramas/cm^2, utilizando-se o rádio para a medida. Esse método foi descrito como rápido e eficaz de verificar mudanças sequenciais no CMO de um mesmo local. No entanto, tem como limitações a dosagem de um único local, comprometendo a precisão e reprodutibilidade do método, preferindo-se métodos de corpo inteiro[30].

A mais nova tecnologia é a densitometria de raios X de dupla energia (DEXA), que se baseia na densitometria por fotón-absorção dupla associada aos raios X, o que leva à melhoria de sua precisão e diminuição do tempo de exposição. Em adultos, constitui o padrão-ouro para medidas de massa óssea.

A utilização da densitometria dupla de fótons, expressa em gramas/cm^2 de área escaneada, apresenta melhora da precisão, além de utilizar a medida do corpo inteiro, sem sofrer influência dos tecidos adjacentes, uma vez que utiliza coluna e quadril. Essa técnica discrimina o osso dos tecidos moles e do ar, diminuindo sua interferência nas medidas. Constitui um método sensível de detecção de pequenas modificações no conteúdo mineral ósseo. No entanto, é necessária a sedação dos RN e a duração do exame é demorada, fatores esses que limitam sua utilização[30].

A tomografia computadorizada quantitativa permite a avaliação da densidade mineral, em geral, de coluna lombar, medindo-a na sua área tridimensional. É, no entanto, influenciada pela quantidade de gordura, subestimando a densidade trabecular. A maior desvantagem do método é a elevada dose de radiação[32].

Recentemente, a utilização da ultrassonografia para avaliar a velocidade do som (*speed of sound* – SOS) por meio de determinado segmento ósseo tem sido estudada para controle evolutivo da mineralização óssea. O princípio da ultrassonografia óssea baseia-se no fato de a onda de ultrassom propagar-se mais rapidamente através do osso do que em tecidos moles. Em RN, a medida é realizada no ponto médio da tíbia, entre o maléolo medial e a patela. Acredita-se que o SOS avaliaria com mais precisão as propriedades quantitativas do osso, como a mineralização, e as qualitativas, como espessura cortical, elasticidade e microarquitetura, fornecendo uma representação mais completa da força óssea. Além disso, constitui um método não invasivo e livre de radiação ionizante, que pode ser utilizado à beira do leito, sem necessidade de deslocamento do RN[33].

Assim, as alterações diagnósticas da DMO aparecem tardiamente na evolução. O objetivo no período neonatal é estabelecer o diagnóstico precoce e medidas de prevenção das formas graves da doença.

PREVENÇÃO E TRATAMENTO

A prevenção da DMO baseia-se em monitorização frequente da oferta de Ca e P desde o nascimento em RN de risco para a doença. A partir desse cálculo de oferta, deve-se procurar otimizar as quantidades a serem disponibilizadas. Atualmente, as recomendações para a administração enteral variam entre 150-250mg/kg/dia de Ca e 70-140mg/kg/dia de P[22].

Considerando-se que o leite humano maduro contém 30mg/100mL de Ca e 15 mg/100mL de P, sem diferenças em relação ao leite de mães de RNPT, seriam necessários volumes elevados de ingestão para fornecer as quantidades recomendadas. Assim, a aditivação do leite humano é muito importante, podendo ser aumentados esses conteúdos até 80mg/100mL de Ca e 49mg/100mL de P, enquanto as fórmulas para RNPT fornecem 100mg/100mL de Ca e 57mg/100mL de P[34].

Apesar dessas medidas, a persistência de deficiência mineral deverá se acompanhar do uso de soluções da Ca e P, para aumentar ainda mais essa oferta.

Garantir oferta adequada de vitamina D (400UI/dia)[1].

Além da oferta mineral, tem sido estudada a estimulação do sistema musculoesquelético de RNPT, para o fortalecimento da musculatura e dos ossos longos[35].

Nesse sentido, a atividade física diária, com movimentação passiva de membros, em RNPT, recebendo oferta nutricional de > 110mL/kg/dia e mantida até esses atingirem 2.000g de peso corporal, acompanhou-se de maior ganho de peso, comprimento de braços, área óssea, conteúdo mineral ósseo e massa magra[36].

Já a intervenção com o uso de exercício passivo durante as primeiras oito semanas de vida de RNPT de MBP foi capaz de atenuar a redução da densidade óssea medida por US quantitativa e do risco de osteopenia da prematuridade[37].

No entanto, ainda são necessários novos estudos controlados e com maior casuística para que essa prática possa ser incorporada à rotina dos RNPT durante o período neonatal.

É muito importante que as medidas iniciadas durante o período neonatal para o fortalecimento ósseo dos RNPT tenham continuidade durante seu acompanhamento após a alta hospitalar, uma vez que a DMO tem sua apresentação clínica entre o terceiro e o quarto mês de vida.

Orientar a dieta pós-alta também deve ser um componente dessa abordagem, uma vez que já está demonstrado que a oferta mineral tem importância pelo menos ao longo dos primeiros anos de vida. Assim, em países desenvolvidos, já se encontram em uso as dietas pós-alta de RNPT, que fornecem oferta nutricional intermediária entre a indicada para RN a termo e as fórmulas para RNPT.

Dúvidas ainda persistem quanto à duração das suplementações de Ca e P naquelas crianças que tenham desenvolvido a deficiência mineral e a DMO. À semelhança da indicaçao de dietas pós-alta de RNPT por pelo menos 6 meses pós-termo, acredita-se que esse deva ser o tempo necessário de suplementação de Ca e P para um crescimento adequado desses RN.

REFERÊNCIAS

1. Adams AS. Osteopenia (metabolic bone disease) of prematurity. In: Cloherty JP, Eichenwald EC, Hansen AR, Stark AR (eds). Manual of neonatal care. 6th ed. Philadelphia: Wolters Kluwer/Lippincott Williams & Wilkins; 2012.p.762-66.

2. Rauch F, Schoenau E. Skeletal development in premature infants: a review of bone physiology beyond nutritional aspects. Arch Dis Child Fetal Neonatal. 2002;86(2):F82-5.

3. Backström MC, Kuusela AL, Mäki R. Metabolic bone disease of prematurity. Ann Med. 1996;28(4):275-82.

4. Koo WWK, Tsang RC. Calcium, magnesium, phosphorus, and vitamin D. In: Tsang RC, Lucas A, Varey R, Zlotkin S (eds). Nutritional needs of preterm infant: scientific basis. Baltimore: Williams & Wilkins; 1993.p.175-89.

5. Salle BL, Glorieux FH, Delvin EE. Perinatal vitamin D metabolism. Biol Neonate. 2000;71(5 Suppl):1317S-24S. Review.

6. Broadus AE. Physiological functions of calcium, magnesium and phosphorus and mineral ion balance. In: Favus MJ (ed). Primer on the metabolic bone diseases and disorders of mineral metabolism. 2nd ed. New York: Raven Press; 1993.p.41-6.

7. Schauberger CW, Pitkin RM. Maternal-perinatal calcium relationships. Obstet Gynecol. 1979;53(1):74-8.

8. Mimouni FB, Root AW. Disorders of calcium metabolism in the newborn. In: Sperling MA (ed). Pediatric endocrinology. 4th ed. Philadelphia: WB Saunders Company; 1996.p.95-115.

9. Hillman L. Bone mineral acquisition in utero and during infancy and childhood. In: Riggs BL, Melton LJ (eds). Osteoporosis: etiology, diagnosis and treatment. 2nd ed. Philadelphia: Lippincott-Raven; 1996.p.449-64.

10. Lemons JA, Moye L, Hall D, Simmons M. Differences in the composition of preterm and term human milk during early lactation. Pediatr Res. 1982;16(2):113-7.

11. Gross SJ, Geller J, Tomarelli RM. Composition of breast milk from mothers of preterm infants. Pediatrics. 1981;68(4):490-3.

12. Mataloun MMGB, Leone CRL. Human milk mineral intake and serum concentrations of calcium and phosphorus in newborn term infants: influence of intrauterine growth restriction. Acta Paediatr. 2000;89(9):1093-7.

13. Rowe JC, Carey DE. Phosphorus deficiency syndrome in very low birth weight infants. Pediatr Clin North Am. 1987;34(4):997-1017.

14. Schanler RJ, Burns PA, Abrams AA, Garza C. Bone mineralization outcomes in human milk-fed preterm infants. Pediatr Res. 1992;31(6):583-86.

15. Rowe J, Rowe D, Horak E, Spackman T, Saltzman R, Robinson S, et al. Hypophosphatemia and hypercalciuria in small premature infants fed human milk: evidence for inadequate dietary phosphorus. J Pediatr. 1984;104(1):112-7.

16. Koo WWK, Gupta JM, Nayanas VV, Wilkinson M. Skeletal changes in preterm infants. Arch Dis Child. 1982;57(6):447- 52.

17. Greer FR. Osteopenia of prematurity. Annu Rev Nutr. 1994;14: 169-85.

18. Pitkin RM. Calcium metabolism in pregnancy and the perinatal period: a review. Am J Obstet Gynecol. 1985;151(1):99-109.

19. Aiken CGA, Sherwood RA, Lenney W. Role of plasma phosphate measurements in detecting rickets of prematurity and in monitoring treatment. Ann Clin Biochem. 1993;30(Pt 5):469-75.

20. Catache M. Doença metabólica óssea. In: Programa de Atualização em Neonatologia (PRORN) – Sociedade Brasileira de Pediatria. Porto Alegre: Editora Artmed/Panamericana, 2004.p.51-104.

21. Backström MC, Kouri T, Kusela A-L, Sievanen H, Koivisto A-M, Ikonen RS, et al. Bone isoenzyme of serum alkaline phosphatase and serum inorganic phosphate in metabolic bone disease of prematurity. Acta Paediatr. 2000;89(7):867-73.

22. Atkinson SA, Tsang R. Calcium, magnesium, phosphorus and vitamin D. In: Tsang RC, Uauy R, Koletzko B, Zlotkin SH (eds). Nutrition of the preterm infant. 2nd ed. Oxford: Churchill Livingstone; 2005.p.245-76.

23. Bishop N. Bone disease in preterm infants. Arch Dis Child. 1989; 64(10 Spec No):1403-9.

24. Karlén J, Aperia A, Zetterström R. Renal excretion of calcium and phosphate in preterm and terms infants. J Pediatr. 1985;106(5): 814-9.

25. Rowe JC, Goetz CA, Carey DE, Horak E. Achievement of in utero retention of calcium and phosphorus accompanied by high calcium excretion in very low birth weight infants fed a fotified formula. J Pediatr. 1987;110(4):581-5.

26. Pohlandt F. Prevention of postnatal bone demineralization in very-low-birth-weight infants by individually monitored supplementation with calcium and phosphorus. Pediatr Res. 1994;35(1):125-9.

27. Catache M, Leone CR. Role of plasma and urinary calcium and phosphorus measurements in early detection of phosphorus deficiency in very low birth weight infants. Acta Paediatr. 2003;92(1): 76-80.

28. Koo WWK, Sherman R, Succop P, Ho M, Buckley D, Tsang RC. Serum vitamin D metabolites in very low birth weight infants with and without rickets and fractures. J Pediatr. 1989;114(6):1017-22.

29. Litmanovitz I, Dolfin T, Regev RH, Arnon S, Friedland O, Shainkin-Kestenbaum R, et al. Bone turnover markers and bone strength during the first weeks of life in very low birth weight premature infants. J Perinat Med. 2004;32(1):58-61.

30. Salle BL, Glorieux FH. Assessment of bone mineral content in infants: the new age. Acta Paediatr. 1993;82(9):709-10.

31. Pieltain C, de Halleux V, Senterre T, Rigo J. Prematurity and boné health. World Rev Nutr Diet. 2013;106:181-8.

32. Mataloun MMGB, Catache M, Leone CR. Mineralização óssea e oferta de cálcio e fósforo em recém-nascidos pré-termo extremos. In: Pereira G, Leone CR, Alves-Filho N, Trindade O Filho. Nutrição do recém-nascido pré-termo. Rio de Janeiro: Medbook-Editora Científica Ltda; 2008.p.99-126.

33. McDevitt H, Ahmed SF. Quantitative ultrasound assessment of bone health in the neonate. Neonatology. 2007;91(1):2-11.

34. Greer FR, Krebs NF, Committee on Nutrition. Optimizing bone health and calcium intakes of infants, children, and adolescents. Pediatrics. 2006;117(2):578-85.

35. Land C, Schoenau E. Fetal and postnatal bone development: reviewing the role of mechanical stimuli and nutrition. Best Pract Res Clin Endocrinol Metabol. 2008;22(1):107-18.

36. Moyer-Mileur LJ, Brunstetter V, McNaught TP, Gill G, Chan GM. Daily physical activity program increases bone mineralization and growth in preterm very low birth weight infants. Pediatrics. 2000; 106(5):1088-92.

37. Litmanovitz I, Dolfin T, Arnon S, Regev RH, Nemet D, Eliakim A. Assisted exercise and bone strength in preterm infants. Calcif Tissue Int. 2007;80(1):39-43.

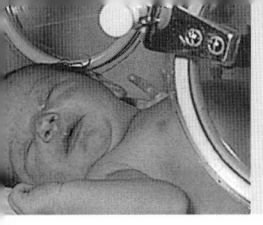

CAPÍTULO 50

Transporte do Recém-Nascido de Alto Risco

Sérgio Tadeu Martins Marba
Jamil Pedro de Siqueira Caldas

Em um sistema de saúde perinatal regionalizado e estruturado, recém-nascidos (RN) devem ser atendidos em unidades de saúde de acordo com seus níveis de complexidade clínica. No entanto, mesmo em países com estrutura de saúde organizada, estima-se que de 30 a 50% dos RN, que têm necessidade de cuidados intensivos, só serão identificados no período próximo ao parto ou neonatal precoce, determinando a transferência desses pacientes de unidades de menor para as de maior nível técnico de atendimento[1]. De qualquer forma, não há dúvida de que para o RN o melhor método de transporte é o realizado dentro do útero materno, pois esse apresenta as melhores condições de manutenção de homeostasia. Estudos têm demonstrado que tanto as taxas de mortalidade como de morbidade, em curto e longo prazo, são mais elevadas em crianças que foram transportadas após o nascimento[1-].

Há dois modos de transporte do RN de alto risco: o inter-hospitalar e o intra-hospitalar. As regras básicas e os cuidados são muito semelhantes e serão analisados em conjunto. O transporte de retorno, também chamado de reverso, de uma unidade mais especializada para outro de menor complexidade não será tratada aqui, por envolver crianças de baixo risco e estáveis.

Embora o transporte em si represente risco para a saúde do RN, avanços na Medicina do Transporte nas últimas décadas têm permitido a realização de transferências de RN criticamente doentes com segurança e diminuindo o risco de sequelas futuras.

INDICAÇÕES DE TRANSFERÊNCIA INTER-HOSPITALAR

Ainda que seja variável entre diferentes países, e de acordo com o nível de regionalização do sistema de saúde perinatal, as seguintes indicações para o transporte de RN de alto risco são preconizadas pela Sociedade Brasileira de Pediatria[4]:

1. Prematuridade – idade gestacional menor que 34 semanas de gestação e/ou peso ao nascer inferior a 1.500g.

2. Problemas respiratórios – sinais de insuficiência respiratória com necessidade de fração inspirada de O_2 maior que 0,6, uso de pressão positiva contínua em vias aéreas (CPAP) ou de ventilação mecânica.

3. Asfixia perinatal grave com repercussões sistêmicas e/ou neurológicas. Aqui se incluem as crianças com indicação de hipotermia terapêutica.

4. Sepse viral ou bacteriana ou infecções com acometimento do sistema nervoso central, ou seja, meningite ou encefalite.

5. Problemas cirúrgicos.

6. Distúrbios hemorrágicos e da coagulação.

7. Hiperbilirrubinemia com necessidade de exsanguineotransfusão.

8. Cardiopatia congênita, mesmo que suspeita.

9. Quadros convulsivos de qualquer natureza.

10. Hipoglicemia persistente ou outros distúrbios metabólicos que necessitem de investigação e tratamento especializado.

11. Anomalias congênitas complexas que necessitam de avaliação diagnóstica e/ou terapêutica especializada.

ETAPAS RELACIONADAS AO TRANSPORTE DO RN DE ALTO RISCO

A padronização dos cuidados relacionados ao transporte neonatal, incluindo a estabilização do RN antes de realizar a transferência, bem como os procedimentos efetuados durante o transporte propriamente dito, são cruciais na determinação de transporte seguro e com sucesso[2].

Podem-se dividir as etapas do transporte neonatal em três momentos: passos iniciais, estabilização pré-transporte e transporte propriamente dito.

Passos iniciais

Os passos iniciais do transporte do RN de alto risco são: solicitação de vaga, execução de relatório médico, obtenção do consentimento dos pais, definição do tipo de veículo, preparo de materiais, equipamentos e medicações e avaliação de risco do transporte.

No Brasil, as normas legais do transporte inter-hospitalar de pacientes, incluindo RN, são regulamentadas pela resolução nº 1.672, de 9 de julho de 2003, do Conselho Federal de Medicina (CFM), a qual dispõe sobre a adequação dos veículos para o transporte e as responsabilidades profissionais[5].

Solicitação de vaga

A vaga deverá ser solicitada preferencialmente a uma central reguladora de urgências, seja do município, seja da região ou estado. O médico solicitante deve informar os dados da história materna e neonatal. No caso de não existir uma central reguladora, a comunicação pode ser feita diretamente ao médico ou diretor técnico do hospital de destino, obtendo sua anuência. A transferência de paciente sem a devida concordância do hospital de destino deve ser autorizada pela central reguladora e é válida apenas para o hospital de referência pactuado pelos órgãos de saúde.

Relatório médico

Todas as informações do RN devem constar de um relatório completo, com informações maternas, gestacionais, condições de parto e nascimento, suspeitas diagnósticas, procedimentos e tratamentos já efetuados com a criança. Cópias do cartão de pré-natal da mãe e da prescrição do RN são úteis. Exames de imagens realizados também devem ser anexados. O documento deve ser legível, estar assinado e constar número de inscrição no Conselho Regional de Medicina do médico solicitante. Tal relatório passará a fazer parte do prontuário do paciente no hospital de destino.

Solicitação de consentimento

Antes de iniciar o transporte, são necessárias a solicitação e a obtenção de consentimento da mãe do RN para a realização da transferência. A mãe é a legítima responsável pela criança, exceto em situações de doenças psiquiátricas. Nos casos de impedimento materno, o pai ou outro familiar pode autorizar o transporte, desde que devidamente identificado e registrado no prontuário. Em casos de risco de morte e impossibilidade de localização dos responsáveis pela criança, o termo de consentimento pode ser dispensando, documentando-se o fato no prontuário.

Nessa fase, deve ser explicado à mãe e/ou outro responsável pela criança sua situação clínica e o motivo da transferência. É importante que, sempre que possível, a criança seja mostrada à mãe e que o RN esteja devidamente identificado por pulseira nos membros.

Equipe de transporte

De acordo com o CFM, o transporte de pacientes graves ou de risco deve ser acompanhado de equipe composta por tripulação mínima de um médico, um profissional de enfermagem e motorista. A SBP orienta que o transporte neonatal só deva ser realizado por médico capacitado a efetuar todos os procedimentos para dar assistência ao RN gravemente doente, preferencialmente um pediatra ou neonatologista, acompanhado por profissional de enfermagem com conhecimento e prática nos cuidados neonatais. Os profissionais de saúde devem estar familiarizados com o uso dos equipamentos, medicações, administração de fluidos e ter a capacidade de rapidamente detectar situações de risco de morte e atuar de modo imediato. Na América do Norte e Europa, as equipes de transporte são compostas por outros profissionais, com treinamento intensivo e especializado no manuseio de crianças criticamente doentes. A experiência no manuseio de RN é um dos determinantes do sucesso no processo de transferência[3].

Veículo adequado

Os veículos para o transporte do RN de alto risco são ambulância, aeronave de asa fixa, helicópteros ou veículo motorizado aquaviário (lanchas adaptadas). A escolha do veículo dependerá de vários fatores, tais como estado clínico, distância entre os hospitais, clima, condições de trânsito e disponibilidade e condições específicas de cada veículo[2].

Em relação às ambulâncias, elas devem ser do tipo "D" e são eficazes para o transporte de pacientes em distâncias de até 160km. As principais características desses veículos são: altura interna suficiente para comportar a incubadora de transporte, trava para fixação dos rodízios da incubadora, armários para acondicionamento de material, espaço interno para permitir manuseio da criança e conforto da equipe, luz interna, fontes de energia múltiplas, controle térmico, estoque de oxigênio e ar comprimido, bancos para a equipe e cintos de segurança. As ambulâncias mais modernas devem ser apropriadas para diminuir o impacto da aceleração, frenagem, ruídos e vibração no seu interior. As características dos veículos motorizados aquaviários são as mesmas da ambulância[2-3].

O helicóptero é útil para transportes em distâncias de até 240km ou para locais com trânsito intenso ou de difícil acesso que impeçam a remoção rápida de pacientes criticamente doentes. Apresenta, no entanto, as seguintes desvantagens: custo elevado, espaço interno reduzido, restrição no número de pessoas, níveis elevados de ruído e vibração. Além disso, devido à altitude pode haver maior risco de hipotermia[2-4].

O transporte por aeronave de asa fixa (aeronaves para transporte médico tipo "E") está indicado para transferência em distâncias longas, não dispensando, porém, o uso da ambulância para o transporte terrestre. Seu custo é elevado e tem sido observado que, mesmo com a pressurização da cabine, pode haver redução da fração inspirada de oxigênio, necessitando-se de aumento da oferta do gás[6]. O fenômeno de expansão de gases devido às elevadas altitudes de cruzeiro pode provocar aumento do volume gasoso em cavidades corporais. Assim, pequenos escapes aéreos, como pneumotórax, pneumoperitônio e pneumopericárdio, podem aumentar e tornar-se ameaçadores à estabilidade cardiorrespiratória do paciente. Em RN com obstrução intestinal, o aumento de tensão gasosa pode levar a isquemia, necrose e perfuração de alças[7-8].

Verificar medicações, materiais e equipamentos

Em relação aos equipamentos necessários para o transporte, algumas características são essenciais, tais como serem leves, compactos, duráveis, fáceis de limpar e resistentes à vibração, força gravitacional, interferência eletromagnética e temperatura. Os equipamentos eletrônicos devem ter bateria recarregável com autonomia de funcionamento de, no mínimo, o dobro do tempo do transporte, bem como ter alarmes visuais e sonoros[3-4].

Durante o transporte, é importante utilizar as fontes gasosas e de baterias dos equipamentos apenas no caminho dentro do hospital. No transporte propriamente dito usar as fontes da ambulância. A capacidade dos cilindros de oxigênio deve ser sempre observada, calculando a estimativa de utilização de acordo com o fluxo em uso e o tempo de transporte.

Os medicamentos devem ser acondicionados de modo apropriado e identificados. A adrenalina utilizada para a reanimação neonatal deve estar previamente diluída em soro fisiológico.

Os quadros 50.1 e 50.2 apresentam as listas de equipamentos, materiais e medicamentos necessários ao transporte de RN de alto risco.

Avaliação de risco

No transporte inter-hospitalar, o risco do transporte pode ser avaliado antes e ao término da transferência por meio de escores. O mais utilizado mundialmente é o *Transport Risk Index of Physiologic Stability* (TRIPS) e valores maiores que 10 se associam a aumento de risco de óbito em até sete dias de vida e de hemorragia peri-intraventricular grave[9] (Quadro 50.3).

TRANSPORTE INTRA-HOSPITALAR

Para o transporte intra-hospitalar, é utilizado o Escore de Risco para o Transporte Intra-hospitalar Neonatal – ERTIH-Neo. Estima-se o risco de intercorrências clínicas durante o transporte, como bradicardia, dessaturação de O_2, cianose e distermia. Valores acima de 20 representam risco de 57% de esses eventos ocorrerem[10] (Quadro 50.4).

ESTABILIZAÇÃO PRÉ-TRANSPORTE

A estabilização do RN antes de iniciar o transporte é imprescindível e visa otimizar as condições da criança. A transferência só deve ser iniciada com a criança devidamente estabilizada para não aumentar o risco de morbidade e de óbito.

São pontos cruciais na estabilização: manutenção da temperatura corporal, garantir a permeabilidade das vias aéreas e a oxigenação, acessos vasculares adequados, estabilidade metabólica e hidroeletrolítica, manutenção hemodinâmica, avaliação de dor e desconforto e avaliação infecciosa.

Para a manutenção da temperatura são importantes: uso de incubadora aquecida de dupla parede com ajustes de acordo com o peso da criança, manter a pele sem secreções, usar touca de lã ou de malha para RN pré-termo ou portadores de hidrocefalia, cobrir a superfície corporal de RN pré-termo com saco plástico poroso de polietileno ou de PVC. Não utilizar bolsas térmicas ou luvas com água aquecida junto ao corpo do RN devido ao risco de queimaduras. Só iniciar o transporte com RN normotérmico – temperatura axilar entre 36,6 e 37,1°C.

Nos casos de RN asfixiados, há uma consideração especial em relação à temperatura. As crianças que preenchem os critérios de seleção para serem submetidas à hipotermia terapêutica devem ser encaminhadas ao centro de referência com até 6 horas de vida. Nos Estados Unidos, o início do processo de resfriamento terapêutico tem acontecido durante o transporte desses RN, tomando-se cuidado para não provocar hipotermia mais profunda que o preconizado (temperatura retal entre 33 e 34°C). A comunicação entre os hospitais de origem e de destino é essencial para a definição dos critérios de elegibilidade e a conduta a ser tomada na hipotermia terapêutica[11-12].

Para garantir a permeabilidade de vias aéreas são importantes: manter a cabeça do RN em leve extensão com o uso de coxim sob as escápulas e usar travesseiro de gel ou ar sob a cabeça, aspirar excesso de secreção em vias aéreas, manter sonda gástrica aberta para evitar distensão abdominal e uso de cânula de Guedel ou máscara laríngea se houver sinais de obstrução anatômica de vias aéreas.

As indicações para entubação traqueal são: ritmo respiratório irregular ou episódios recorrentes de apneia há menos de 12 horas, necessidade de fração inspiratória $\geq 0,6$ para manter a saturação de O_2 entre 88 e 93%, $paCO_2$ > 55mmHg, peso ao nascer < 1.000g e uso de opioide para analgesia[4]. Conceito importante no transporte do RN é que, sempre que houve dúvida quanto à possibilidade de manutenção de vias aéreas, a entubação traqueal deve ser considerada antes do início da transferência.

A via de entubação traqueal preferencial para o transporte é a nasal, pois há menor risco de extubação. A

Quadro 50.1 – lista de equipamentos e materiais necessários para o transporte neonatal[4].

Manutenção da temperatura	Incubadora de dupla parede Filme transparente de PVC ou saco plástico transparente de polietileno e touca de lã ou de malha tubular
Monitorização	Termômetro digital Saco coletor de urina infantil Estetoscópio neonatal Aparelho de glicemia capilar Oxímetro de pulso + bandagem elástica escura Monitor cardíaco (opcional) Monitor de pressão arterial não invasiva (se disponível)*
Aspiração	Sonda de aspiração traqueal (nᵒˢ 8 e 10) e gástricas nᵒˢ 6, 8 e 10 Seringa de 2mL para aspiração**
Oxigenoterapia	Duas extensões de látex ou plástico para conexão às fontes gasosas Cilindros de oxigênio e ar comprimido de 0,5 ou 1m³ e fluxômetro acoplados à incubadora Halo/capacete/capuz Cateter nasal de O_2 modelo infantil
Reanimação	Balão autoinflável com volume máximo de 750mL com reservatório, válvula de escape de 30-40cm H_2O e manômetro Máscaras faciais transparentes ou semitransparentes com coxim nᵒˢ 00,0 e 1, redondas para RN pré-termo e anatômicas para RN a termo
Ventilação mecânica	Ventilador mecânico eletrônico Ventilador mecânico manual com peça em T Umidificador aquecido ou umidificador condensador higroscópico neonatal (*heat moits exchanger neonatal* – HME)
Permeabilidade de vias aéreas	Compressa branca ou fralda para coxim Travesseiro de gel ou ar Cânulas de Guedel nᵒˢ 0 e 1 Máscara laríngea nᵒ 1
Entubação traqueal	Laringoscópio com lâmina reta nᵒˢ 00/0 e 1 e pilhas sobressalentes Cânulas traqueais sem balonete nᵒ 2,5/3,0/3,5 e 4,0 Bandagem elástica adesiva para fixação em H
Drenagem torácica	Dreno tubular torácico em PVC nᵒ 10/12 Caixa de material cirúrgico estéril Válvula de Heimlich
Administração de fluidos	Bomba de infusão perfusora Seringas (5,10-20-50mL) Tubo extensor
Acesso vascular periférico	Cateter intravenoso agulhado (escalpe) nᵒˢ 25 e 27 e cateter intravenoso flexível nᵒˢ 22 e 24
Cateterismo umbilical	Cateter umbilical nᵒ 3,5 e 5 Campos estéreis e cadarço de algodão ou gaze estéril Caixa com material cirúrgico estéril Torneira de 3 vias Fita métrica
Acesso intraósseo	Agulha para punção intraóssea ou agulha espinhal nᵒ 18G ou agulha hipodérmica ou escalpe nᵒ 18G Torneira de 3 vias Fita adesiva para fixação e tala para fixação do membro
Miscelânea	Agulhas 25/7 e 20/5 Seringas de 1/3/5 e 10mL Tubo seco, frasco com EDTA e frasco de hemocultura Caixa de isopor Frasco de álcool etílico a 70% ou de clorexedina Fita adesiva microporosa e esparadrapo Algodão e gaze estéril Luvas de procedimentos e estéreis Pulseira de identificação Tesoura

* O monitor multiparamétrico contém a função de oximetria, monitor cardíaco e de pressão arterial. No entanto, devido à vibração provocada pelo deslocamento da ambulância, a leitura mais confiável é a do oxímetro de pulso.

** Se tiver disponível: aspirador portátil acoplado à ambulância.

Quadro 50.2 – Lista de medicamentos necessárias para o transporte neonatal[3,4].

Ação	Medicação
Reanimação cardiorrespiratória	Adrenalina Soro fisiológico
Suporte hidroeletrolítico	Cloreto de sódio a 10% e 20% Cloreto de potássio a 19,1% Gluconato de cálcio a 10% Soro fisiológico a 0,9% Soro glicosado a 5% e 10%
Drogas de efeito cardiovascular	Dopamina Dobutamina Adrenalina Milrinona Alprostadil – prostaglandina E$_1$ Adenosina Amiodarona
Anticonvulsivantes e analgésicos-sedativos	Fenobarbital Fenitoína Midazolam Fentanil
Antibióticos	De acordo com o caso clínico
Outros	Hidrocortisona Vitamina K Heparina Aminofilina Água para diluição Surfactante

Quadro 50.3 – Índice de risco de transporte e estabilidade fisiológica – TRIPS[9].

Parâmetro	Variável	Pontuação
Temperatura (°C)	< 36,1 ou > 37,6	08
	36,1-36,5 ou 37,2-37,6	01
	36,6-37,1	00
Padrão respiratório	Apneia, *gasping*, entubado	14
	FR > 60/min e/ou SatO$_2$ < 85%	05
	FR < 60/min e/ou SatO$_2$ > 85%	00
Pressão sistólica	< 20mmHg	26
	20-40mmHg	16
	> 40mmHg	00
Estado neurológico	Arreativo ou crise convulsiva	17
	Letárgico ou não chora	06
	Ativo ou chorando	00

Quadro 50.4 – Escore de Risco para o Transporte Intra-hospitalar Neonatal – ERTIH-Neo[10].

Parâmetro	Variável	Pontuação
Idade gestacional	< 28 semanas	6
	28-34 semanas	3
	> 34 semanas	2
Temperatura axilar	< 36,3 ou > 37°C	3
	36,3 à 37°C	2
Doença de base	Malformação do SNC	4
	Outras	2
Destino	Centro cirúrgico	5
	Ressonância ou tomografia	3
	Outros	2
Suporte respiratório	Ventilação mecânica	8
	Oxigênio suplementar	7
	Ausente	2

do RN (em kg) se for considerada a entubação nasotraqueal. A fixação deve ser ampla e longa, atingindo a região malar e em disposição helicoidal em torno do tubo. O posicionamento da tubulação e conexão com a cânula deve ser constantemente vigiado para que não haja deslocamento ou dobra.

O uso de oxigenoterapia inalatória é possível quando o RN apresenta padrão respiratório regular, necessidade baixa de oxigênio e gasometria com pH > 7,25, paCO$_2$ < 55mmHg e paO$_2$ entre 50 e 70mmHg com fração inspirada de O$_2$ em 0,4. O oxigênio deve estar umidificado e aquecido e pode ser oferecido à criança por cateter intranasal flexível de silicone e com ajuste ao redor da orelha ou por capuz. O uso de oxigênio por nebulização ou com a tubulação conectada diretamente à parede da incubadora não é indicado, pois há grande variação da concentração do gás durante a abertura das portinholas e risco de hipoxemia[4].

O uso de pressão positiva contínua em vias aéreas (CPAP) é uma alternativa para o transporte em pacientes selecionados, especialmente nos RN pré-termo com síndrome do desconforto respiratório leve a moderado ou pneumonia, porém devem apresentar respiração regular e necessidade de fração inspirada de O$_2$ < 0,6 antes do transporte. O principal inconveniente é a manutenção da peça nas narinas e a possibilidade de hipoxemia[14-15].

Nas crianças em que foi necessária a entubação traqueal, é preciso usar ventilação mecânica, a qual pode ser realizada por três aparelhos: balão autoinflável, ventiladores mecânicos manuais em T e ventilador mecânico eletrônico.

O ventilador eletrônico é o equipamento de eleição para o transporte, uma vez que podem ser controlados de forma adequada os picos inspiratório e expiratório, a frequência respiratória e a concentração de O$_2$, além de

cânula deve ser escolhida de acordo com o peso da criança e a extremidade do tubo traqueal deve estar localizada no terço médio da traqueia, com confirmação radiológica da posição sempre que possível[13]. Pode-se utilizar uma estimativa de posicionamento da cânula introduzindo-a 6cm + o peso do RN (em kg), tendo como referência o nível do lábio nos casos de entubação oral ou 7cm + peso

1353

não necessitar do uso da mão do transportador para a ciclagem do aparelho. Seu custo elevado pode representar uma dificuldade ao seu uso mais generalizado. Atentar para o uso do umidificador condensador higroscópico (HME), pois é importante para evitar ressecamento e resfriamento das vias aéreas.

O ventilador mecânico manual em T possibilita também o controle das pressões respiratórias, é portátil, de uso simples e pode permitir mistura gasosa se acoplado a um misturador de gases (blender). Porém, a ventilação é dependente da mão do operador e, a depender do tempo de transporte, pode ser cansativo.

O balão autoinflável é um aparelho simples, de baixo custo e fácil de operar. Porém não permite controle adequado das pressões respiratórias quando não acoplado a um manômetro, o que aumenta os riscos de atelectrauma e barotrauma. A concentração de oxigênio também varia de acordo com o fluxo do gás e a frequência exercida pelo operador. A ventilação é dependente do operador e também pode levar a cansaço no processo e variações importantes nas pressões. Apesar disso, o balão sempre deve constar dos equipamentos de transporte, pois pode haver falha nos outros dois equipamentos de ventilação.

Em relação à estabilização pré-transporte, o uso de surfactante tem sido preconizado para as crianças com risco de desenvolver a síndrome do desconforto respiratório, ou mesmo já com a doença instalada, uma vez que o uso precoce do medicamento apresenta melhor efeito e estudos mostraram que não há aumento de risco de hiperventilação ou de ocorrência de pneumotórax[16].

A obtenção de um acesso venoso é o passo fundamental na estabilização e para o sucesso e a segurança do transporte do RN de alto risco. Em crianças sem sinais de instabilidade hemodinâmica, é possível o transporte com acesso venoso periférico, desde que em veia calibrosa, obtendo-se um segundo acesso de reserva. As veias preferenciais são as do dorso da mão e do couro cabeludo, por apresentarem melhor fixação e, se obtidos os vasos de áreas de flexão, colocar talas para garantir a continuidade do fluxo. Os vasos centrais representam o acesso preferencial em crianças mais graves e com distúrbios hemodinâmicos e podem ser obtidos por meio de cateterismo umbilical, punção percutânea (PICC) ou flebotomias, conforme a disponibilidade local. A confirmação radiológica da extremidade do cateter central deve ser assegurada antes de iniciar o transporte. O acesso intraósseo é também uma alternativa de administração de líquidos e medicamentos, funcionando como vaso central e indicado quando não há outra possibilidade de acesso vascular e depende da experiência do profissional em executar o procedimento.

No referente às estabilizações metabólica e eletrolítica, são pontos importantes: não iniciar o transporte se RN hipoglicêmico (glicemia < 40mg/dL) ou com acidose metabólica (pH < 7,25); evitar uso de eletrólitos sempre que possível, bem como soluções de gluconato de cálcio em vaso periférico devido a risco de extravasamento e necrose cutânea. A administração de fluidos deve ser feita, preferencialmente, por bomba de infusão do tipo perfusora, sendo contraindicado o uso de bombas tipo peristálticas e de equipo de microgotas devido a risco de infusão inadequada.

Como parte da estabilização hemodinâmica, em caso de haver sinais de choque, só iniciar a transferência com a criança após a melhora imediata com o uso de expansão volumétrica e drogas vasoativas, conforme o estado clínico da criança. Não se deve iniciar o transporte com RN bradicárdico, exceto na ocorrência de bloqueio atrioventricular. Na suspeita ou caso confirmado de cardiopatia congênita canal-dependente, a infusão de alprostadil (prostaglandina E$_1$) é recomendável e nessa situação deve ser levada em conta a possibilidade de entubação traqueal devido ao risco de apneia induzida pelo medicamento e o uso de oxigênio deve ser criterioso pela possibilidade de indução de fechamento do canal arterial[2-17].

A avaliação da dor é importante no período de estabilização e deve ser avaliada objetivamente por meio de escores. O Neonatal Infant Pain Scale é um dos mais utilizados. É importante ressaltar que, caso haja necessidade de uso de opioide, pode ser necessária a entubação traqueal pela associação com quadros de apneia. Lembrar de monitorizar a pressão arterial em crianças pré-termo criticamente doentes que recebem morfina. A sedação medicamentosa deve restringir-se apenas aos casos em que as medidas não farmacológicas não obtiveram sucesso, restringindo o uso de diazepínicos[18].

Em caso de suspeita clínica de infecção sistêmica ou meningite, não retardar o uso de antibioticoterapia, de acordo com a idade gestacional e risco perinatais e ambientais. No entanto, colher previamente amostras de sangue para hemocultura, hemograma, proteína C-reativa. As amostras de sangue podem ser acondicionadas em caixas de isopor e levadas com o RN para o hospital de destino para serem processadas. Se realizadas no hospital de origem, procurar informar-se do resultado posteriormente. Amostras de sangue da mãe podem ser levadas também, para a realização de testes sorológicos e tipagem sanguínea[1,4].

Cuidados no transporte propriamente dito[4]

Imediatamente antes de iniciar a transferência, verificar toda a documentação, os exames do RN e se as amostras sanguíneas estão acondicionadas. Nesse momento, ligar para o hospital de destino informando as condições clínicas da criança e a previsão de chegada. Ainda, conversar com a mãe ou familiares e verificar o termo de autorização. Só após a estabilização do RN é que ele deve ser cuidadosamente colocado na incubadora e na ambulância de transporte.

Os pais ou familiares podem acompanhar o transporte, porém devem ir em condução própria ou junto ao motorista. Não é recomendável que eles permaneçam no interior da ambulância, junto com a equipe de transporte.

Durante o transporte propriamente dito, realizar os seguintes cuidados: travar os rodízios da ambulância, verificar se os cintos de segurança que prendem a criança ao leito estão adequadamente fixados, observar as condições de fixação do acesso vascular e das conexões do ventilador, observar e corrigir o posicionamento da cabeça e pescoço, verificar o funcionamento de todos os equipamentos, especialmente os eletrônicos, medir a temperatura axilar a cada 30 minutos e a glicemia capilar antes do transporte, a cada 60 minutos e ao final do transporte.

Várias intercorrências podem acontecer durante o deslocamento da ambulância, estimando-se em cerca de 20% a sua frequência. Cerca de 67% dessas intercorrências foram devidas a erros humanos evitáveis[1]. Podem ocorrer: extubação acidental obstrução de vias aéreas, pneumotórax, parada cardiorrespiratória, perda de acesso vascular. Em todas essas situações, deve-se parar a ambulância para a devida avaliação da criança e tomar as medidas necessárias. O motorista deve sinalizar o local da parada do veículo e acionar as luzes de sinalização.

Quanto à velocidade de deslocamento, não há necessidade de velocidades excessivas de deslocamento, sendo 60km/h uma velocidade suficientemente segura, sem necessidade, em geral, de utilização de vias de contramão, ultrapassagens perigosas ou desrespeito à sinalização de semáforos. Podem ocorrer nesses casos riscos importantes de acidentes, inclusive com a equipe. Essa deve permanecer com cinto de segurança afivelado durante todo o transporte.

Ao final do transporte, realizar nova avaliação de escore de risco e transmitir a história clínica, documentação e exames à equipe do hospital de destino, após a colocação da criança em seu leito definitivo. Preencher um relatório do transporte, assiná-lo e anexá-lo ao prontuário do RN. Em caso de óbito durante o transporte ou à chegada ao hospital de destino, o médico transportador é o responsável pelo encaminhamento ao serviço de verificação de óbitos ou retornar ao serviço de origem.

Todas as etapas da transferência devem estar documentadas no prontuário de origem do paciente. A responsabilidade inicial de remoção é do médico solicitante até que o paciente seja efetivamente recebido pelo médico transportador. Esse assumirá a responsabilidade da criança até a chegada ao hospital de destino e o paciente seja efetivamente recebido pelo médico do hospital de destino-receptor.

Ao final, a equipe de transporte deve repor todo o material utilizado preparando todos os equipamentos para uma nova transferência.

REFERÊNCIAS

1. Karlsen K. The S.T.A.B.L.E. Program. Post-resuscitation/Pre-transport Stabilization Care of Sick Infants. Guidelines for Neonatal Health Care Providers. 6th ed. Park City, UT: S.T.A.B.L.E. Inc; 2012.
2. Marba STM, Guinsburg R, Almeida MFB. Transporte neonatal seguro. In: Procianoy RS, Leone CR (Eds). PRORN: programa de atualização em neonatologia. Porto Alegre: Panamericana; 2006.p.9-47.
3. Moreno Hernando J, Thió Lluch M, Salguero García E, Rite Gracia S, Fernández Lorenzo JR, Echaniz Urcelay I, et al. Comisión de Estándares de la Sociedad Española de Neonatología. Recomendaciones sobre transporte neonatal. An Pediatr (Barc). 2013;79(2):117.e1-7.
4. Marba STM, Guinsburg R, Almeida MFB, Nader PJH, Vieira ALP, Ramos JRM, et al. Transporte do recém-nascido de alto risco: diretrizes da Sociedade Brasileira de Pediatria. Rio de Janeiro: Sociedade Brasileira de Pediatria; 2011.
5. Conselho Federal de Medicina. Transporte inter-hospitalar. Resolução CFM nº 1.672 de 09 de julho de 2003. Dispõe sobre o transporte inter-hospitalar de pacientes e dá outras providências. Publicada no D. O. U. Brasília, DF, n. 144, 29 jul. 2003. Seção 1, p. 78.
6. Bossley C, Balfour-Lynn IM. Is this baby fit to fly? Hypoxia in aeroplanes. Early Hum Dev. 2007;83(12):755-9.
7. Schierholz E. Flight physiology: science of air travel with neonatal transport considerations. Adv Neonatal Care. 2010;10(4):196-9.
8. Wang LS, Cheng GQ, Chen C, Cao Y. Cardiac tamponade due to fatal pneumopericardium after commercial flight: transportation of a premature infant with chronic lung disease. J Trop Pediatr. 2013;59(1):70-1.
9. Lee SK, Zupancic JA, Pendray M, Thiessen P, Schmidt B, Whyte R et al.; Canadian Neonatal Network. Transport risk index of physiologic stability: a practical system for assessing infant transport care. J Pediatr. 2001;139(2):220-6.
10. Vieira AL, Santos AM, Okuyama MK, Miyoshi MH, Almeida MF, Guinsburg R. Predictive score for clinical complications during intra-hospital transports of infants treated in a neonatal unit. Clinics (São Paulo). 2011;66(4):573-7.
11. Olsen SL, Dejonge M, Kline A, Liptsen E, Song D, Anderson B, et al. Optimizing therapeutic hypothermia for neonatal encephalopathy. Pediatrics. 2013;131(2):e591-603.
12. Akula VP, Davis AS, Gould JB, Van Meurs K. Therapeutic hypothermia during neonatal transport: current practices in California. Am J Perinatol. 2012;29(5):319-26.
13. Sanchez-Pinto N, Giuliano JS, Schwartz HP, Garrett L, Gothard MD, Kantak A. The impact of postintubation chest radiograph during pediatric and neonatal critical care transport. Pediatr Crit Care Med. 2013;14(5):e213-7.
14. Kapadia J, Brazier A, Stone S, Farrer K. Safety of nasal continuous positive airway pressure during nurse-led, single-clinician neonatal transfers. Acta Paediatr. 2012;101(7):e266-7.
15. Murray PG, Stewart MJ. Use of nasal continuous positive airway pressure during retrieval of neonates with acute respiratory distress. Pediatrics. 2008;121(4):e754-8.
16. Biniwale M, Kleinman M. Safety of surfactant administration before transport of premature infants. Air Med J. 2010;29(4):170-7.
17. Shivananda S, Kirsh J, Whyte HE, Muthalally K, McNamara PJ. Accuracy of clinical diagnosis and decision to commence intravenous prostaglandin E1 in neonates presenting with hypoxemia in a transport setting. J Crit Care. 2010;25(1):174.e1-9.
18. Lawrence J, Alcock D, McGrath P, Kay J, MacMurray SB, Dulberg C. The development of a tool to assess neonatal pain. Neonatal Netw. 1993;12(6):59-66.

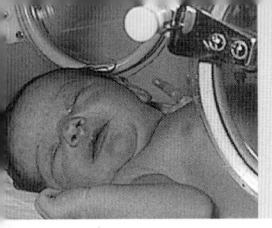

CAPÍTULO 51

Odontologia Intrauterina, Neonatal e para Lactentes

Letícia Vargas Freire Martins Lemos
Silvio Isso Myaki
Luiz Reynaldo de Figueiredo Walter

Odontopediatria é a especialidade odontológica que tem como objetivo o diagnóstico, a prevenção, o tratamento e o controle dos problemas de saúde bucal do recém-nascido (RN), do lactente, da criança e do adolescente, a educação para a saúde bucal e a integração desses procedimentos com os dos outros profissionais da área da saúde[1]. Nos primórdios da Odontopediatria tradicional, o atendimento da criança acontecia a partir dos 3 anos de idade. Com o passar do tempo, alguns autores começaram a se preocupar com os cuidados odontológicos em lactentes, mas esse fato estava mais relacionado à educação em saúde bucal.

Segundo Walter et al.[2], a odontologia para lactentes no Brasil data do início da década de 1980. Para esses autores, o conceito de atenção odontológica aos lactentes não é novo, no entanto, sua prática sim. A odontologia para lactentes é baseada no princípio da atenção precoce desde o nascimento e tem no binômio educação e prevenção o seu lema principal, educar prevenindo, prevenir educando, pois acredita-se que não apenas uma boa educação começa no berço, mas uma boa dentição também. A futura mãe deve ter consciência da importância da saúde bucal não só do seu filho, mas também da sua própria saúde. O cirurgião-dentista é o especialista dessa área, mas algumas particularidades da cavidade bucal do lactente são muito importantes para o conhecimento do médico, possibilitando o cuidado precoce a muitos problemas, com o encaminhamento ao cirurgião-dentista no momento ideal[3].

Existem muitas vantagens da parceria e bons resultados na transdisciplinaridade. Cabe ao cirurgião-dentista assumir, assim, seu papel na equipe materno-infantil. A atuação deve ocorrer de maneira ativa, dentro dos hospitais e maternidades, no trabalho de educação, prevenção, manejo clínico do aleitamento materno e no tratamento das anomalias bucais do RN[4].

ODONTOLOGIA INTRAUTERINA

A importância do pré-natal na área médica remonta a 1928 e, desde essa época, os profissionais vêm buscando valorizar o período gestacional no que diz respeito aos cuidados da mãe e do seu filho. Da mesma maneira, em Odontologia, a abordagem da criança a partir da gestação tornou-se uma realidade incontestável e, como procedimento odontológico plausível, tem despertado notável interesse. Sempre que a grávida é sensibilizada e passa a fazer parte de um programa de acompanhamento odontológico, aumentam as chances de seu filho ter mais saúde[5].

A atuação da Odontologia Intrauterina deve ser iniciada durante o pré-natal, o chamado pré-natal odontológico. Deve ocorrer por meio da educação, realizada em cursos para as gestantes, onde o cirurgião-dentista, como membro da equipe multidisciplinar, aborda temas como saúde e higiene bucal, alimentação saudável, tratamentos dentários em gestantes, mitos sobre a dentição e a gravidez, influências da gestação na cavidade bucal da gestante, relação problema periodontal *versus* RN prematuro, orientação quanto ao desenvolvimento do sistema estomatognático no período de vida intrauterina, entre outros.

As gestantes, ainda, durante o pré-natal odontológico, devem ser submetidas a consultas odontológicas periódicas, nas quais serão realizadas profilaxia e orientação quanto aos hábitos de dieta e higiene bucal, diagnóstico dos eventuais problemas e encaminhamento para tratamento, quando necessário[6]. A assistência e o cuidado nessa fase possibilitam que a grávida tenha microbiota bucal compatível com a saúde, minimizando, assim, a transmissão vertical da mãe para seu filho de micro-organismos patogênicos causadores da cárie dentária e doença periodontal[7,8]. O pré-natal odontológico assiste e cuida da mãe com o objetivo maior de cuidar da criança.

Segundo Odent[9], muito do que a criança virá a ser está relacionado com o período primal – vida intrauterina, nascimento e primeiro ano de vida.

Salienta-se, dessa forma, que o objetivo do atendimento à gestante, em Odontologia Intrauterina, é o de motivar, educar e instruir a gestante, além de manter ou resgatar a saúde bucal da mãe, construindo a da criança e estabelecendo laços entre o profissional e os familiares.

Evolução da boca na vida intrauterina

O desenvolvimento dos germes da dentição decídua, da mandíbula e da maxila ocorre por volta da 6ª semana de vida intrauterina[10].

O desenvolvimento dos germes da dentição permanente ocorre no 4º mês de vida intrauterina. Nessa época, também, ocorre a mineralização da porção da coroa da dentição decídua[11].

O sentido do paladar desenvolve-se na 12ª semana de vida intrauterina e as papilas gustativas tornam-se bem desenvolvidas na 14ª semana de vida intrauterina, quando ocorre o surgimento de preferências de gostos[10,11].

O reflexo de deglutição desenvolve-se na 12ª semana de vida intrauterina. Entre a 18ª e a 22ª semana de vida intrauterina inicia-se a sucção, mas o reflexo de sucção, que é o abrir a boca e projetar a língua para frente em resposta a um toque, é verificado a partir da 28ª semana de vida intrauterina, segundo McBride e Danner[10], fase na qual o feto inicia a sucção do dedo. Entre a semana 32ª e 34ª o feto já consegue deglutir, engolir o suficiente para sua nutrição extrauterina[11] (Fig. 51.1).

Odontologia e gestação: mitos e verdades

É imprescindível esclarecer e conscientizar a gestante e o núcleo familiar. Por meio de uma educação odontológica, deve-se fazer a orientação para se desfazer alguns mitos, tais como:

– a perda de dente uma ocorrência natural na gestação;

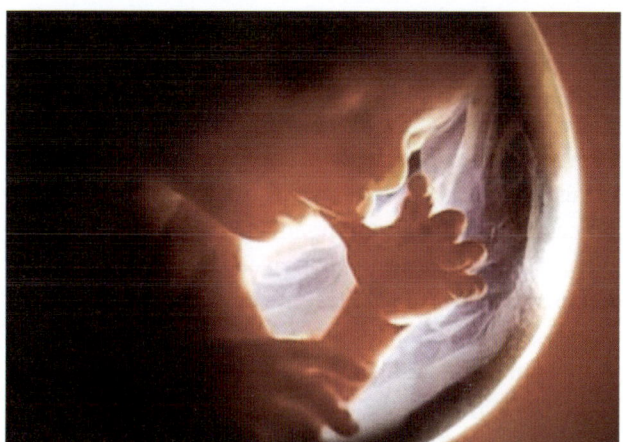

Figura 51.1 – Feto succionando o polegar.

– a gestante perde cálcio dos dentes para formar as estruturas mineralizadas do feto;
– na gravidez existe aumento na incidência de cárie dentária;
– na gravidez o tratamento odontológico pode prejudicar a mãe e o feto.

Estudos demonstram que a presença de crenças e mitos relacionados à odontologia na gravidez faz com que a gestante não procure atendimento odontológico por medo de se prejudicar ou de causar danos ao feto[12].

A gestação é um período onde a saúde ainda é mais primordial. É necessário redobrar os cuidados odontológicos. As orientações preventivas devem ser realizadas o mais precocemente possível e a intervenção odontológica deve ser preferencialmente realizada no segundo trimestre de gestação, pois causa menor incômodo à gestante (posição na cadeira, náuseas e crenças). Mas, se necessário, o tratamento pode ocorrer em qualquer período, principalmente em casos de urgências.

As consequências da dor ou infecção de origem dentária, que podem ser disseminadas no organismo materno, têm sequelas muito mais prejudiciais à mãe e ao feto do que aquelas decorrentes do tratamento odontológico. Como o RN nasce com a boca quase estéril, nesse momento a mãe deve estar com boa condição de saúde bucal, para evitar contaminação precoce do RN por bactérias criogênicas.

Os dentes não participam do metabolismo sistêmico do cálcio, fato que Buchner[13] já constatava com seus estudos, em 1967, e Littner et al.[14] confirmaram, em 1984.

Influências da gestação na cavidade bucal

A cárie dentária e a doença periodontal são afecções comuns durante a fase gestacional. No entanto, esse fato está associado às condições de risco, observadas na gestação, tais como a negligência na higienização bucal, alterações na dieta, náuseas e vômitos e hiperacidez do meio bucal[15]. A gengivite na gravidez, da mesma forma que em não grávidas, é consequência do acúmulo da placa bacteriana (biofilme dentário). No entanto, nas gestantes, a resposta gengival é modificada por alterações hormonais. Segundo Moussalli e Lascalla[16], o estrógeno e a progesterona parecem exercer efeitos sobre os vasos periodontais, levando ao aumento do fluido gengival na gengiva normal e de exsudato em caso de inflamação. Associado a esse fato, Kornman e Loesche[17] encontraram alto nível de *Prevotella melaninogenica* e *Porphyromonas gingivalis* na gengivite gravídica, sugerindo que essas bactérias necessitam da presença de hormônio para sobreviver. Um estudo retrospectivo em relação à doença periodontal e gestação, feito por Offenbacher et al.[18], demonstrou que gestantes que apresentavam doença periodontal tinham probabilidade sete vezes maior de terem filhos prematuros com baixo peso do que quando comparados com gestantes que não apresentavam sinais clínicos de doença de gengiva. Esse achado pode estar relacionado ao fato de que essas infecções produzem aumento mais rápido dos níveis de prostaglandinas (PGE₂) e TNF, causando o nascimento prematuro antes que esse feto possa atingir idade gestacional mais próxima ao termo.

A composição e o fluxo da saliva (aumento da produção) podem ser afetados por mudanças hormonais. Em alguns casos, essa manifestação persiste por toda a gestação, cessando apenas no pós-parto. Quando o aumento da produção salivar é acompanhado por náuseas e vômitos, há declínio na capacidade-tampão (terceiro trimestre) e consequente aumento da desmineralização do esmalte dentário, o que aumenta a probabilidade do aparecimento de novas lesões de cárie dentária[19].

Uma vez diagnosticada essa condição, a gestante deve ser inserida em um programa de prevenção efetivo para reequilibrar esse quadro.

Não há comprovação científica que possa confirmar qualquer relação entre doença cárie e período gestacional[20] e o incremento de lesões de cárie na gestante provavelmente determinado por possível negligência com a higiene bucal, maior exposição do esmalte ao ácido gástrico (vômitos), alteração de hábitos alimentares e agravamento de problemas bucais preexistentes[6].

Distúrbios na saúde geral e deficiências nutricionais da gestante

Partindo-se do pressuposto que a odontogênese começa na vida intrauterina, as alterações sistêmicas sofridas pela gestante como hipotireoidismo, diabetes, alergias, hipocalcemia, má absorção intestinal, deficiências nutricionais e carências de vitaminas A e D, e estados febris elevados devido a infecções gerais podem causar alterações na depósito de cálcio na formação dentária, o que poderia levar à hipoplasia de esmalte dentário[21,22].

Com relação aos hábitos alimentares, é fundamental conversar com as gestantes sobre a importância de boa nutrição, já que uma dieta saudável influencia, positivamente, a saúde geral e dentária do feto. A redução progressiva da capacidade volumétrica do estômago durante a gestação, causada pelo crescimento do feto, o qual leva à compressão das vísceras abdominais, pode explicar o fato de a gestante ingerir menor quantidade de alimentos, porém com maior frequência[23]. Logo, suas refeições tornam-se hábitos constantes com alimentos que, na maioria das vezes, são cardiogênicos. Entretanto, se a gestante for orientada quanto à ingestão de frutas (in natura, sucos, saladas), queijos, entre outros alimentos livres de açúcares não lácteos e extrínsecos da célula entre as refeições principais, assim como a conservar hábitos adequados de higiene bucal, a saúde dentária será mantida.

Deve-se fazer o uso da suplementação de flúor na gravidez?

A administração de flúor, especialmente na forma de suplementação pré-natal, ainda é prescrita por alguns médicos obstetras, apesar do conhecimento científico atual quanto à eficácia da aplicação tópica do flúor[24]. Deve-se ressaltar que tal prática não apresenta fundamentação científica, devido à inexistência de resultados cínicos confiáveis em termos de eficiência, significância em relação ao grau de mineralização intrauterina dos dentes do feto, importância diante dos conceitos atuais de mecanismos de ação do flúor e relação dose-efeito empírica. Além disso, quando se indica flúor pré-natal, prescrito na forma associada a sais minerais/vitaminas, ocorre assim redução drástica de absorção, devido ao fato de que nas fórmulas farmacêuticas pré-natais sempre há cálcio (Ca⁺⁺), o qual reage com o íon flúor (F⁻), formando o fluoreto de cálcio (CaF2), que não é absorvido no trato gastrintestinal. Embora a redução de absorção de flúor pré-natal não seja preocupante em termos de efeito cariostático pré-natal, o mesmo não acontece em relação ao cálcio, que é importante para a gestante e o feto. Importante ressaltar que, especialmente para as gestantes, é indicado o uso adequado do flúor nos cremes dentais, na água de abastecimento e, de forma tópica, em forma de gel ou bochechos, de acordo com a orientação do cirurgião-dentista[25,26]. Especificamente, a utilização de flúor na suplementação das grávidas não é recomendada pela Academia Americana de Odontologia Pediátrica[25].

Transmissibilidade da doença cárie

A cárie dentária, doença infectocontagiosa e multifatorial, que para sua instalação necessita da interação de três fatores básicos: o hospedeiro suscetível, a microbiota bacteriana e o substrato cariogênico[27], os quais interagem durante determinado período de tempo[28].

Os dentes decíduos são menos mineralizados que os permanentes, logo são mais suscetíveis, já que a resistência do esmalte dentário é menor. A saliva é responsável pela lubrificação da boca e dos dentes, intervindo significamente no processo de geração da cárie dentária[28]. Entre as várias ações e funções da saliva, uma delas é a de manter o desenvolvimento bacteriano dentro de padrões ideais. Vários micro-organismos estão envolvidos com o processo de instalação e desenvolvimento da cárie dentária, mas os maiores responsáveis são os *Streptococcus mutans*. Como os lactentes nascem sem bactérias criogênicas, a aquisição delas se faz pelo contato da criança com o ambiente familiar, por meio da saliva, o que ocorre no primeiro ano de vida. Porém, o período de maior aquisição de *Streptococcus mutans*, definido por Caulfield et al.[29] como janela de infectividade, ocorre a partir dos

17 meses, de acordo com os hábitos, costumes e nível de contaminação criogênica da família. Walter et al.[2] destacam que o *status* da saúde bucal da família é importante para definir a possibilidade maior ou menor de haver transmissão de bactérias criogênicas. Alaluusua et al.[30] relevam a importância de orientar os pais sobre os meios de infecção da doença cárie, sugerindo que as medidas preventivas adotadas pelas mães refletirão no retardo da infecção dos seus filhos pelas bactérias cariogênicas. A transmissibilidade ocorre da mãe para o filho por meio do contato físico direto, sendo a colonização do *Streptococcus mutans* proporcional ao nível de micro-organismos da saliva materna e de seus familiares.

A ocorrência de formação de cárie dentária em lactentes está também relacionada a quantidade, consistência e frequência da ingestão do alimento.

ODONTOLOGIA NEONATAL E PARA LACTENTES

Na Odontologia Neonatal, o cirurgião-dentista atua no acompanhamento hospitalar da mãe e do RN, acompanhamento esse realizado no parto e puerpério, no alojamento conjunto, na unidade de médio risco ou na UTI neonatal, atuando junto aos lactentes com necessidades especiais, prematuros e bebê-canguru. Essa atuação do cirurgião-dentista proporciona apoio técnico e amparo na resolução de inúmeros problemas relacionados aos cuidados de rotina nessa fase, tais como manejo clínico do aleitamento materno e definição do padrão típico de amamentação (normal ou patológico) do RN[4]. O cirurgião-dentista apresenta-se como mais um ponto de apoio para as famílias[31].

Uma das atividades principais da Odontologia Neonatal relaciona-se com a importância da amamentação natural para o desenvolvimento do sistema estomatognático, já que favorece o desenvolvimento do tônus muscular necessário quando da chegada da primeira dentição, promove o crescimento anteroposterior dos ramos mandibulares e a modelação do ângulo mandibular. Há forte correlação entre a presença de hábitos bucais nocivos e a amamentação natural insuficiente, constituindo-se um dos principais fatores etiológicos das más oclusões dentárias. Do mesmo modo, a deglutição, a fonação e a respiração podem ser afetadas quando a mamadeira é logo introduzida nos hábitos do lactente[32].

Outro mal que tem íntima relação com o desmame precoce é a respiração bucal, definida como um conjunto de sintomas que se estabelecem quando o padrão de respiração nasal é substituído por um padrão de suplência bucal ou misto. Esse quadro leva a alterações significativas na organização corporal e causador de diversos distúrbios[11].

Dentro da Odontologia Neonatal, o cirurgião-dentista pode atuar em diversas áreas. No âmbito ambulatorial, ele atua na consulta da primeira semana de vida da criança, orientando em questões fundamentais dessa fase, tais como realização de atividades educativas sobre a higiene bucal do RN, detecção, acompanhamento e tratamento de possíveis anomalias bucais (dentes natais e neonatais, hiperplasia de freio lingual, mucoceles, moníliases, atresia dos maxilares, entre outros) e amamentação (má pega).

Executa-se também o acompanhamento periódico ambulatorial a todos os lactentes, para incentivo, promoção e auxílio no manejo do aleitamento materno, atividades de prevenção e educação em Odontologia Neonatal e saúde geral da criança, estimulando e induzindo hábitos alimentares saudáveis como aleitamento materno exclusivo até os 6 meses e introdução de alimentação complementar nutritiva e natural, adoção precoce de bons hábitos de higiene oral e abolição de atitudes e hábitos nocivos ao perfeito desenvolvimento da criança[4].

O atendimento odontológico para lactentes está relacionado ao conceito de atenção precoce, que é baseado na educação. Assim, realizam-se procedimentos educativos direcionados aos pais e procedimentos preventivos e curativos aplicados aos lactentes, já no primeiro ano de vida. No entanto, a atenção deve iniciar-se desde a gestação, englobando ações educativas e preventivas, além da higiene propriamente dita, iniciada desde os primeiros dias de vida.

Caractersticas da cavidade bucal do RN

Conhecer a boca e os componentes anatômicos normais do RN é imprescindível para, por meio desse conhecimento, reconhecer as alterações e encaminhar a criança para o cirurgião-dentista especialista em Odontologia para lactentes.

A boca do RN apresenta características próprias para sua idade e necessidades fisiológicas. O lábio superior apresenta, na sua porção média, o chamado *sucking pad* (apoio para sucção)[33]. Esse aumenta de volume quando em contato com o peito da mãe ou quando estimulado. Em lactentes que se alimentam por meio de aleitamento materno, esse apoio de sucção é mais desenvolvido e auxilia na pega do peito pela criança (Fig. 51.2).

Na região interna e mediana do lábio superior há o freio labial que, em mais de 50% dos RN, liga o lábio superior à papila palatina, constituindo um freio do teto labial persistente, que auxilia na amamentação, firmando mais o lábio superior[34]. Há também os freios ou bridas laterais que auxiliam a fixação do lábio na maxila (Fig. 51.3).

No lábio inferior encontra-se, na linha mediana, o freio labial inferior, ligando a porção interna do lábio ao tecido gengival e, lateralmente às bridas, ambos menos desenvolvidos que no lábio superior.

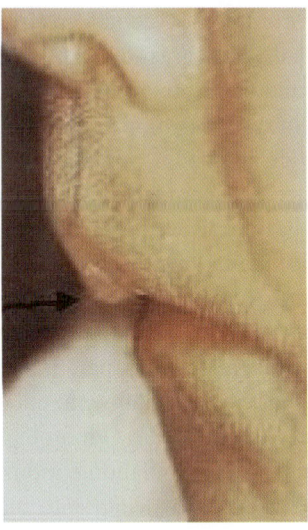

Figura 51.2 – Anatomia normal da boca, lactente – *sucking pad*.

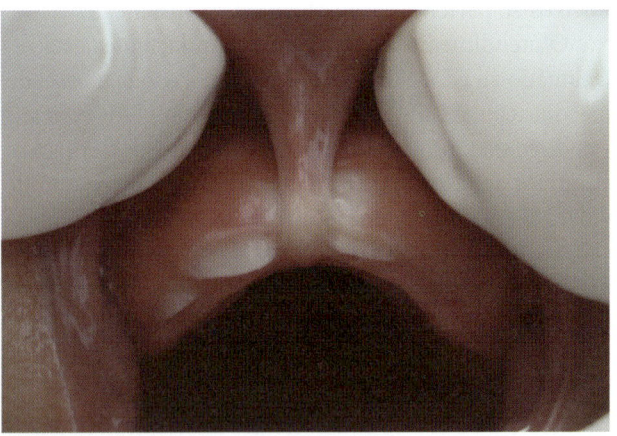

Figura 51.3 – Freio teto labial persistente em lactente com 6 meses de idade.

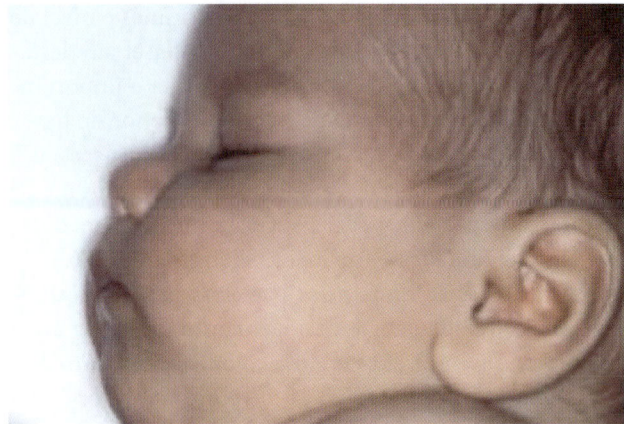

Figura 51.4 – Micrognatia fisiológica em lactente com 4 meses de idade.

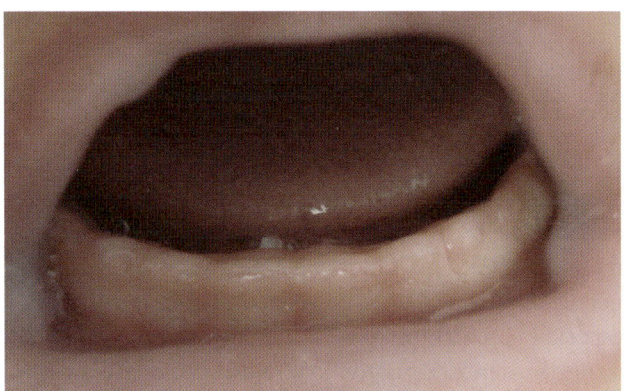

Figura 51.5 – Cordão fibroso de Robin e Magitot em lactentes com 2 meses de idade.

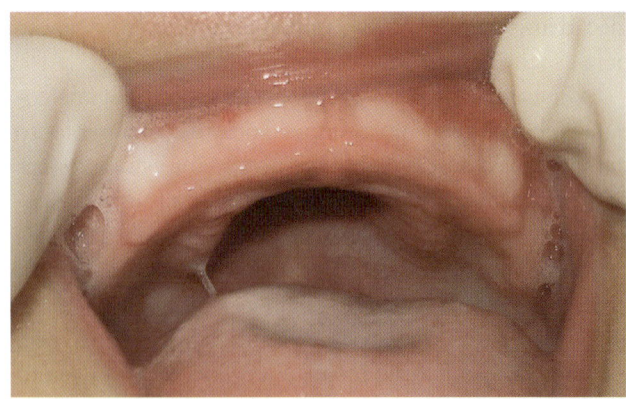

Figura 51.6 – Abaulamento normal de gengiva inserida em lactentes.

Internamente, separando a região dos lábios da cavidade bucal propriamente dita, localizam-se os rodetes gengivais, que no RN se encontram recobertos em toda sua extensão pelo tecido gengival. O rodete superior encontra-se, em relação ao rodete inferior, mais protruído (Fig. 51.4). Essa relação de protrusão na maxila em relação à mandíbula se dá devido ao pequeno desenvolvimento da mandíbula no RN. Em ambos os rodetes, superior e inferior, sobre a região de incisivos e caninos, existe o cordão fibroso de Robin e Magitot (Fig. 51.5), que é bem desenvolvido no RN e, conforme a época de erupção dos dentes decíduos, vai-se aproximando, ou mesmo vai desaparecendo total ou parcialmente. No aleitamento materno, esse cordão fibroso auxilia na sucção, por colaborar com o vedamento dos maxilares. Na região anterior e vestibular dos rodetes, há lobulações verticais que coincidem com a presença dos germes dos incisivos e caninos (Fig. 51.6).

Ao nascimento, os dentes decíduos estão em diferentes fases de desenvolvimento. Nesse momento, os primeiros molares permanentes já estão em processo de mineralização, fato que se inicia no final do período gestacional[35].

A erupção dos dentes decíduos inicia-se, normalmente, por volta dos 6 meses de idade, sendo os primeiros dentes os incisivos centrais inferiores. Em sequência normal, os próximos dentes são os incisivos centrais superiores, os incisivos laterais inferiores e depois os superiores, primeiros molares inferiores e, em seguida, os superiores, canino inferior e superior e, por fim, os segundos molares inferiores seguidos pelos superiores. A erupção dos dentes decíduos é finalizada por volta dos 3 anos de idade.

Anomalias mais frequentes

As alterações de desenvolvimento e/ou congênitas que mais frequentemente ocorrem no RN serão descritas neste capítulo, com suas características e conduta indicada.

Dente natal e neonatal

Em condições de normalidade, a erupção dos primeiros dentes decíduos na cavidade bucal ocorre por volta dos 6 meses de idade. Entretanto, podem ocorrer casos em que um ou mais dentes estejam presentes ao nascimento, sendo chamados de dentes natais (Figs. 51.7 e 51.8). Também, podem ocorrer casos em que um ou mais dentes tenham sua erupção na cavidade bucal no período compreendido entre o nascimento e até um mês de idade, sendo conhecidos como dentes neonatais (Fig. 51.9).

Várias denominações têm sido empregadas para os dentes natais, tais como dentes congênitos, dentes fetais, dentes pré-decíduos e dentes precoces[36].

A ocorrência de dentes natais é relativamente rara, com frequência de um caso para cada 2.000 nascimentos[37]. Dentes natais são encontrados mais frequentemente do que os neonatais, na proporção de 3:1[38]. Os dentes mais associados a essa anomalia são os incisivos centrais inferiores, seguidos dos incisivos centrais superiores. Mais raramente, também existem relatos da erupção de caninos e molares[36]. Em cerca de 95% dos casos, são dentes da série normal[38]. O diagnóstico para anomalia de número de dentes é realizado por meio de exame radiográfico (Fig. 51.10).

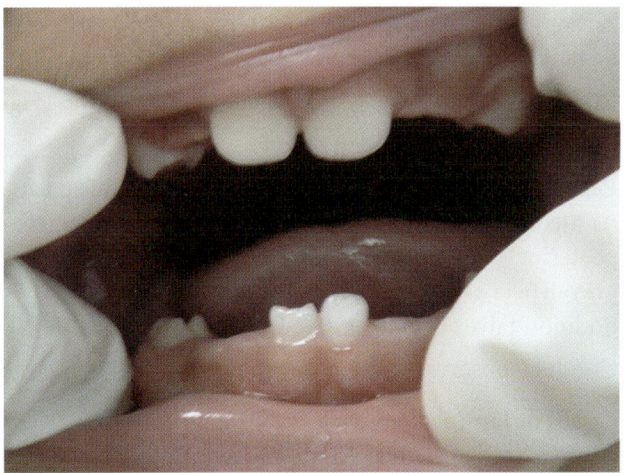

Figura 51.7 – Dentes natais incisivos centrais inferiores em criança com 1 ano e 7 meses de idade.

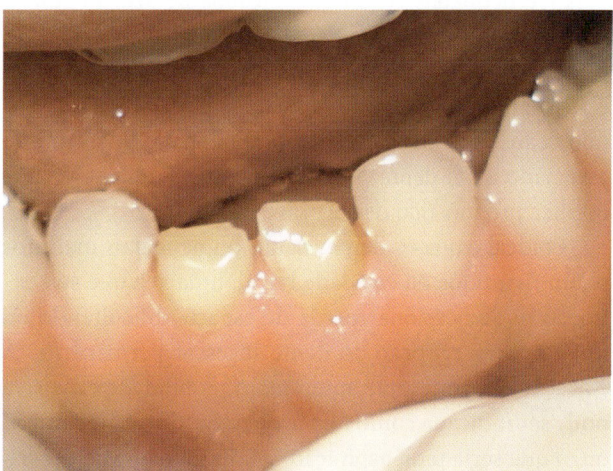

Figura 51.9 – Dentes neonatais incisivos centrais inferiores em criança com 2 anos e 8 meses de idade.

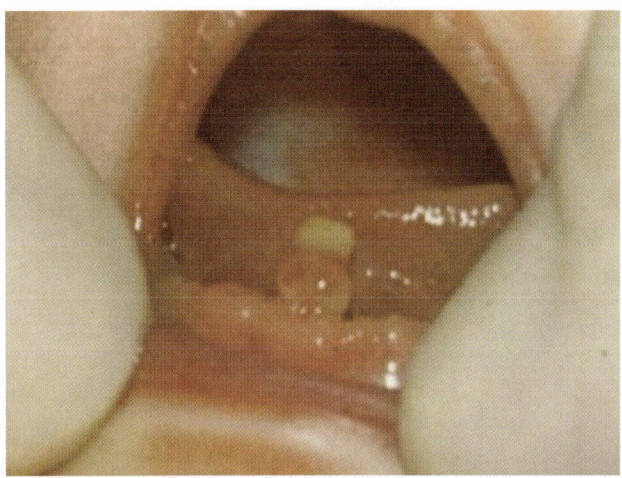

Figura 51.8 – Dente natal mal implantado em recém-nascido.

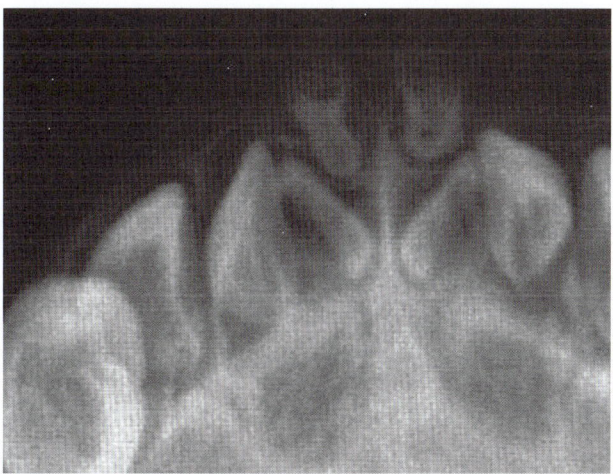

Figura 51.10 – Radiografia periapical de dentes natais supranumerários na maxila de recém-nascido.

Em relação à morfologia, esses dentes podem apresentar forma e tamanho dentro dos padrões de normalidade, embora também existam relatos de microdontia e dentes conoides, com coloração amarelo-opaca. Quanto à sua estrutura, alguns autores relatam que o esmalte pode apresentar-se hipoplásico. Na dentina, observa-se uma área interglobular maior, com os túbulos dentinários arranjados de maneira irregular[39]. Usualmente, apresentam o desenvolvimento da raiz pobre ou ausente[40].

Muitas teorias têm sido propostas para a etiologia da erupção prematura dos dentes, tais como aumento da taxa de erupção durante ou após um estado febril, distúrbios endócrinos, deficiências dietéticas, efeitos da sífilis congênita, posição superficial do germe dentário, origem familiar e associação com síndromes, como a displasia condroectodérmica.

Clinicamente, esses dentes apresentam grande mobilidade em função da formação radicular ainda em estádio inicial. Spouge e Feasby[41] sugerem que os dentes natais e neonatais sejam classificados de acordo com o grau de maturidade. Um dente natal ou neonatal maduro é aquele que está quase ou completamente desenvolvido e possui um prognóstico relativamente bom para sua manutenção. O termo dente natal ou neonatal imaturo está associado a um dente estruturalmente incompleto, o que implica prognóstico desfavorável.

O ideal é que os dentes natais ou neonatais maduros sejam mantidos na cavidade bucal, uma vez que sua extração pode ocasionar perda de espaço, dificultando ou impedindo a erupção do dente sucessor permanente. A extração de dentes que apresentam mobilidade excessiva pode ser indicada como forma de prevenir sua deglutição ou, o que seria pior, aspiração[42], embora não haja descrição na literatura desse tipo de acidente[43].

A presença de dentes natais ou neonatais pode resultar na formação de uma úlcera traumática na superfície ventral da língua, conhecida como doença de Riga-Fede.

Nódulos de Bohn, pérolas de Epstein e cistos de lâmina dentária

São pequenas formações de cor branco-amarelada que, segundo Frömm[44], ocorrem em cerca de 75,9% dos RN. Essas alterações podem ser consideradas remanescentes de estruturas embrionárias epiteliais, as quais, na maioria das vezes, desaparecem no primeiro mês de vida, porém, algumas vezes, aumentam de volume e, por volta do terceiro mês, tornam-se volumosas, grandes e bastante visíveis, sendo que algumas podem persistir ou aparecer tardiamente, dando falsa impressão de abscesso.

Nódulos de Bohn – localizam-se, preferencialmente, sobre os rodetes gengivais. São mais frequentes no arco superior, tendo sua origem relacionada com a inclusão de tecido de glândulas mucosas. São os cistos que mais se confundem com dentes, devido a forma, cor, localização e época de aparecimento (terceiro ou quarto mês de vida).

Conduta: observação e massagem digital suave (Fig. 51.11).

Pérolas de Epstein – localizam-se ao longo da rafe palatina mediana (porção central do palato no sentido anteroposterior) e são remanescentes do epitélio do palato. Têm prevalência estimada menor quando comparada com os nódulos, talvez devido às dificuldades de observação.

Conduta: observação e acompanhamento (Fig. 51.12).

Cistos de lâmina dentária – localizam-se na crista alveolar do rebordo gengival superior e inferior (região dos rodetes gengivais), sendo mais frequentes na região poste-

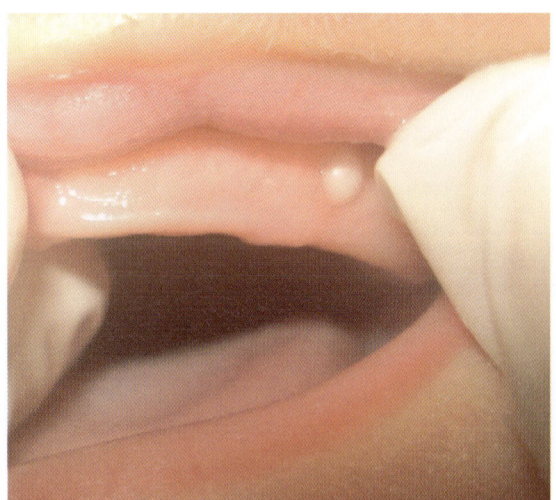

Figura 51.11 – Nódulo de Bohn em rodete superior.

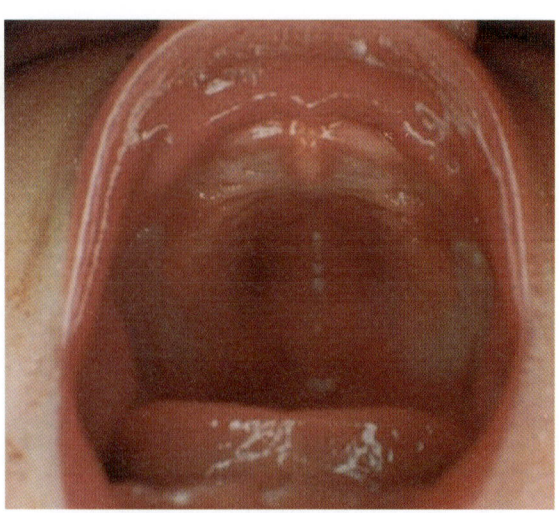

Figura 51.12 – Palato de recém-nascido com pérolas de Epstein.

rior dos arcos. Possuem cor esbranquiçada e sua origem é de remanescentes da lâmina dentária primitiva.

Conduta: acompanhar o desenvolvimento, que é involutivo, e massagem digital suave. Porém, quando o seu volume é exagerado, está indicada a remoção cirúrgica (Fig. 51.13).

Fissuras labiopalatais

São mais encontradas na maxila e podem atingir o lábio, processo alveolar e palato. Podem ser unilaterais e bilaterais. É muito importante relacioná-las com a presença ou não de outras síndromes que possam intervir na evolução do caso.

Conduta: os casos devem ser encaminhados a um serviço especializado.

Anquiloglossia (língua presa)

É a união da ponta da língua ao assoalho lingual, usualmente parcial, e originada por um freio lingual curto inserido muito próximo da ponta da língua.

Conduta: indicação cirúrgica quando as alterações são graves, causando interferência no ato da amamentação (dificuldade de pega) e no crescimento dos maxilares e, posteriormente, na fala (Figs. 51.14 e 51.15).

Freio Labial

O freio labial é uma estrutura anatômica composta por tecido fibroso recoberto de mucosa que vai da superfície interna do lábio à parte externa da gengiva inserida. Os freios labiais superiores podem ser, em relação à sua inserção na mucosa gengival, normais ou patológicos (teto labial persistente). A prevalência do freio labial superior do teto labial persistente decresce com a idade. Há relatos de prevalência de 51% nos primeiros 6 meses de vida, enquanto de 4 a 6 anos de idade a média de prevalência é de 10,7%.

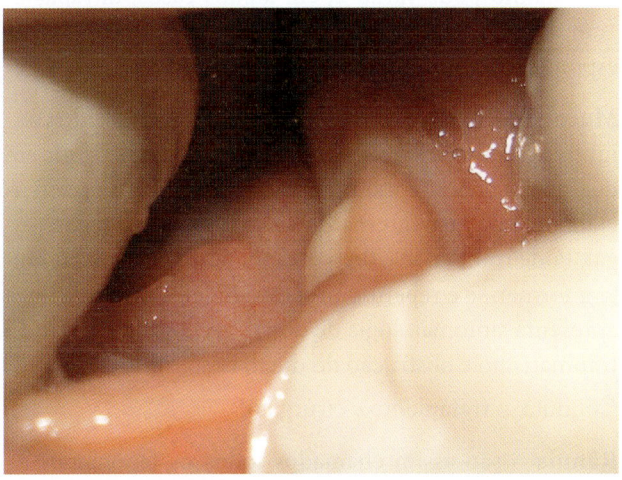

Figura 51.13 – Cisto epitelial – abaulamento por lingual na região dos dentes 73/74 em lactente de 6 meses de idade.

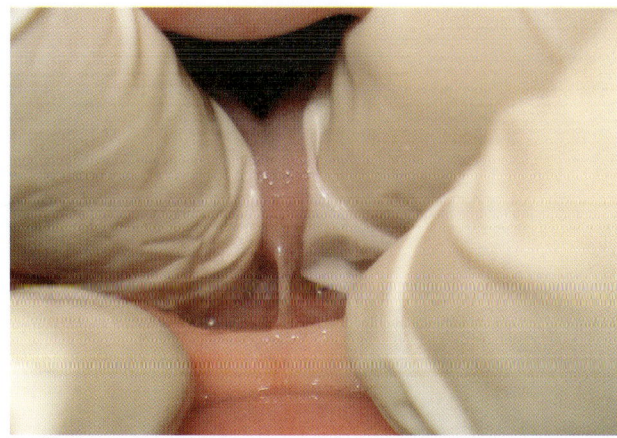

Figura 51.14 – Freio lingual de lactente com 23 dias de vida.

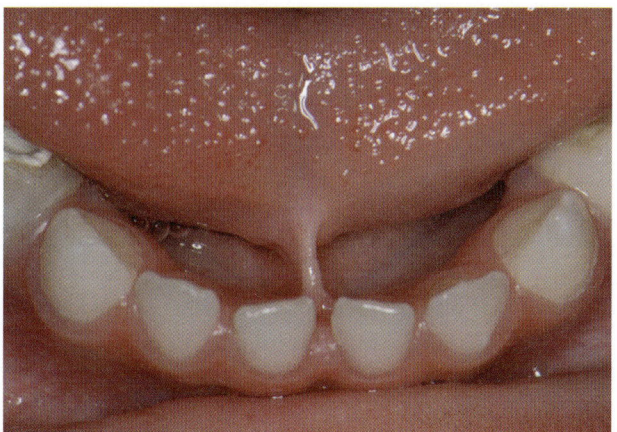

Figura 51.15 – Freio lingual curto em criança.

Conduta: indicação cirúrgica para freios labiais superiores patológicos em crianças por volta dos 8 anos de idade, após a erupção dos caninos superiores permanentes (ver Fig. 51.3).

Doença de Riga-Fede

É caracterizada por ulceração traumática na superfície ventral da língua, resultado do traumatismo causado por dentes natais ou neonatais. A dor provocada pela lesão pode levar à desidratação e dificuldades na amamentação, além de aumentar o potencial de infecção na área.

Conduta: tratamento da lesão e alisamento na porção incisal desses dentes com um disco de lixa manual (Fig. 51.16).

Cisto/hematoma de erupção

É um fator local que afeta a erupção da dentição decídua. Durante o processo de erupção, ocorre edema da mucosa alveolar resultante do acúmulo de fluido tecidual em torno da coroa do dente. Esse fluido pode ter aspecto claro ou sanguinolento, devido a traumatismos, o que dão origem ao hematoma de erupção. É mais comum nos dentes decíduos posteriores.

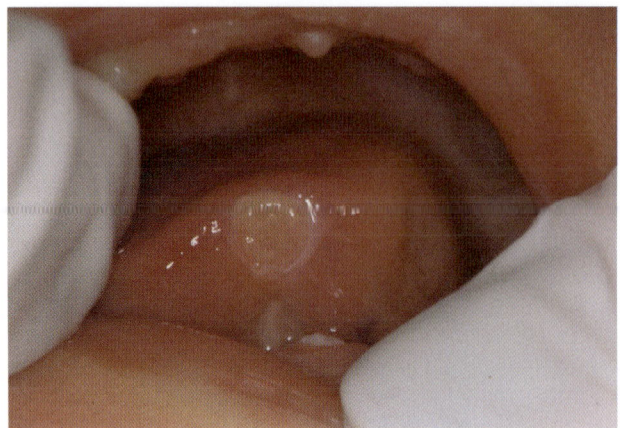

Figura 51.16 – Doença de Riga-Fede.

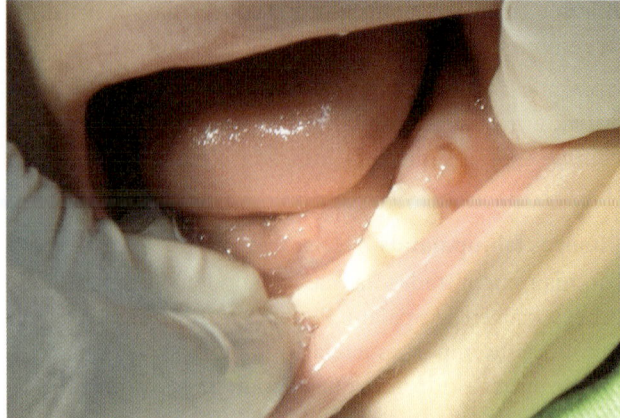

Figura 51.17 – Cisto de erupção do segundo molar decíduo.

Conduta: geralmente o acompanhamento pelo cirurgião-dentista é suficiente. No entanto, se o cisto de erupção apresentar sintomatologia mais grave, é necessário incisão com cortes semilunares da mucosa para expor a coroa do dente e drenar o fluido acumulado (Fig. 51.17).

Moniliase

Doença fúngica causada, principalmente, pela *Candida albicans*, mas outras espécies podem estar envolvidas. As lesões têm aparência de placas brancas, as quais são facilmente removidas, provocando sangramento na superfície, dando aspecto eritematoso na mucosa. Ocorrem em lactentes por contato direto, via saliva, com utensílios domésticos e pelo beijo. Essa fase é conhecida como "sapinho" (ver Capítulo Atendimento ambulatorial). Além da boca, a lesão pode afetar a pele, os tratos gastrintestinal, vaginal e urinário, podendo estender-se à faringe e aos pulmões, com consequência fatal.

Tratamento: antifúngico do tipo miconazol (Daktarin gel oral®). Alerta: a persistência pode ser um dos primeiros sinais bucais de contaminação pelo vírus do HIV.

Fusão e geminação de dentes

São alterações dentárias que apresentam mudanças na anatomia e forma dos dentes decíduos e permanentes.

Fusão – quando a fusão ocorre na vida intrauterina e no primeiro ano de vida, o aspecto clínico depende do estágio de formação do germe dental. São dois dentes unidos pelo esmalte dentário, ou pela dentina, mas os canais radiculares são separados. A fusão é mais comum nos dentes decíduos do que nos permanentes e maior a prevalência nos incisivos laterais e caninos (Fig. 51.18).

Geminação – caracteriza-se por divisão incompleta do botão dental, na fase embrionária. É apenas um dente, com coroa completa ou incompletamente desenvolvida, apresenta uma única raiz e um único canal pulpar amplo.

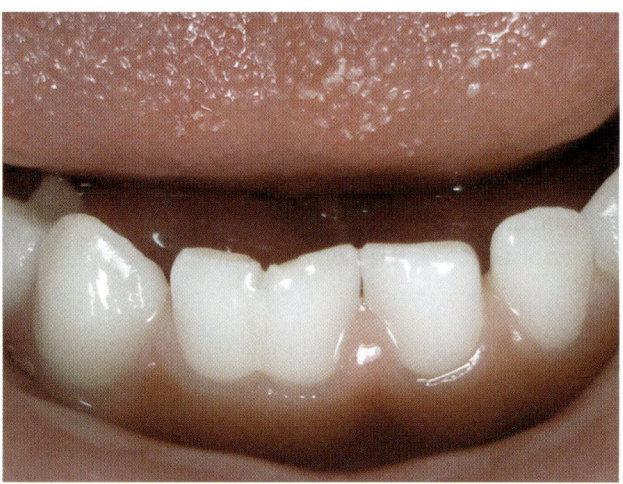

Figura 51.18 – Dentes decíduos anteriores inferiores fusionados (incisivo central/incisivo lateral).

Mucocele, rânula e cisto de retenção de muco salivar

É um fenômeno de retenção salivar no tecido conjuntivo. O tamanho pode variar e, em alguns casos, ultrapassar 1cm de diâmetro. No entanto, pode romper-se e drenar espontaneamente.

Mucocele – fenômeno de retenção salivar no tecido conjuntivo, sem apresentar cápsula epitelial. Pode surgir em qualquer região da mucosa bucal, mas ocorre preferencialmente na face interna do lábio inferior e mucosa jugal. Pode romper-se e drenar espontaneamente, mas volta a formar-se e repetir o processo indefinidamente. Não apresenta sintomatologia de dor. A etiologia está ligada a traumatismo e obstrução do ducto excretor (Fig. 51.19).

Conduta: o tratamento é cirúrgico[45].

Rânula – são assim chamados todos os fenômenos de retenção de saliva, sem apresentar cápsula epitelial, que ocorrem na região do assoalho bucal ou do ventre da lín-

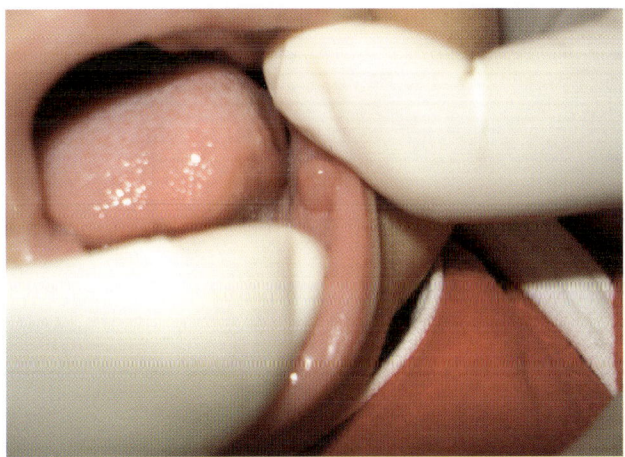

Figura 51.19 – Mucocele em lactente com 6 meses de idade.

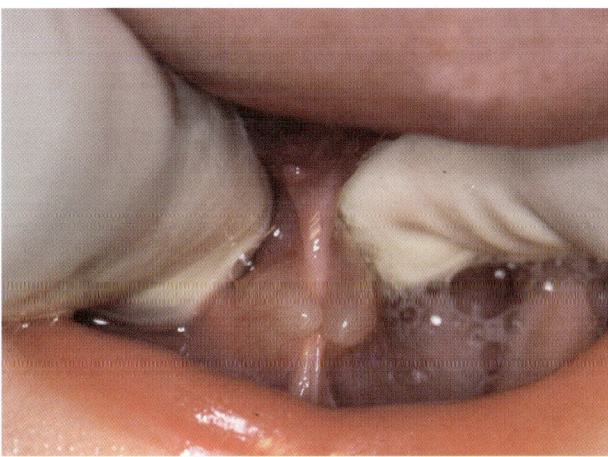

Figura 51.21 – Cisto de retenção de muco salivar em lactente de 2 meses de idade.

gua. A palavra *rana*, derivada do latim, a qual significa rã, é usada para dar nome a esse tipo de lesão devido ao fato de algumas dessas tumefações possuírem semelhança ao ventre de uma rã, podendo ter cor azulada e translúcida[45]. Rânulas congênitas são relativamente raras e, caso não se resolvam espontaneamente e causem dificuldade na alimentação, respiração ou fonação da criança, devem ser tratadas por meio de cirurgia[45] (Fig. 51.20).

Cisto de retenção de muco salivar – é um fenômeno indolor de retenção mucossalivar, chamado como cisto verdadeiro[45], com camada externa epitelial (Fig. 51.21). Clinicamente, possuem aspecto idêntico à mucocele, porém são distintos quando analisados sob exame histopatológico.

Conduta: o tratamento é cirúrgico. O prognóstico para as lesões de cisto de retenção de muco é bom, se toda a cápsula do cisto for completamente removida e a recidiva é improvável.

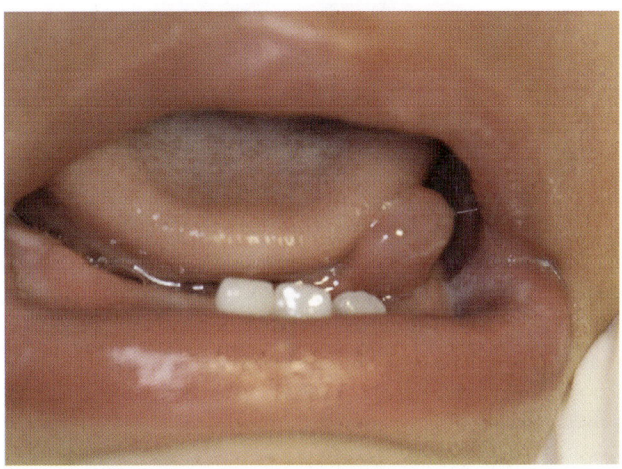

Figura 51.20 – Rânula em lactente de 8 meses de idade.

Estomatite

Apresenta quadro geral de mal-estar, febre baixa e perda de apetite e, na cavidade bucal, a erupção de úlceras com base eritematosa em gengiva e mucosa. Denomina-da gengivoestomatite herpética, e quando a infecção primária do herpes simples é recorrente é conhecida como estomatite herpética. A infecção primária ocorre geralmente em crianças menores de 4 anos de idade (pico aos 2 anos), quando entram em contato com o vírus HVH. (*Herpesvirus hominis*). Ocorre mesmo em crianças sadias e com hábito de higiene bucal. Com sintomatologia intensa (dor), causa muito incômodo, dificultando a alimentação e a higiene bucal.

Conduta: terapêutica sintomática, para diminuir a possibilidade de infecções secundárias oportunistas, aumentando a resistência da criança e acelerando o processo de cicatrização. A higiene bucal é fundamental, associada à limpeza de toda a cavidade bucal com gaze umedecida em solução de água oxigenada 10 volumes, diluída 1:4 em água filtrada, várias vezes ao dia (Fig. 51.22).

Hipoplasia de esmalte e atresia dos maxilares

Entre as intercorrências graves que o RN prematuro pode apresentar estão a hipoplasia (defeito na formação) de esmalte e a atresia dos maxilares. As causas dos defeitos do esmalte podem ser sistêmicas e localizadas[46]. As sistêmicas mais comuns são: deficiências nutricionais, endocrinopatias, febres e fluorose. As causas localizadas afetam os dentes separadamente e ocorrem em função do estádio de formação que se encontra o elemento dentário (Figs. 51.23 e 51.24). A mais comum está relacionada à entubação. Quanto maior o período que o RN ficar entubado, maior será a possibilidade de apresentar defeitos no esmalte dentário, principalmente na região anterossuperior da maxila, devido à pressão causada pela cânula na

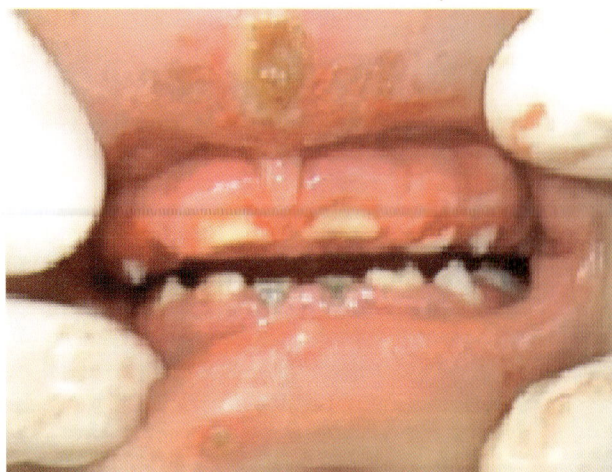

Figura 51.22 – Criança com estomatite.

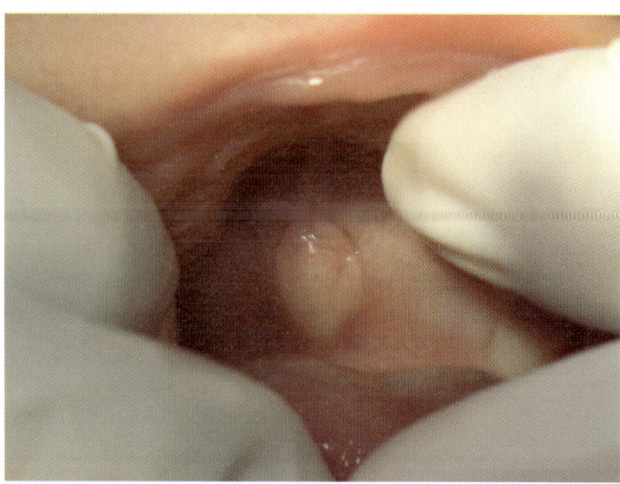

Figura 51.25 – Tórus em palato duro por traumatismo de entubação em recém-nascido.

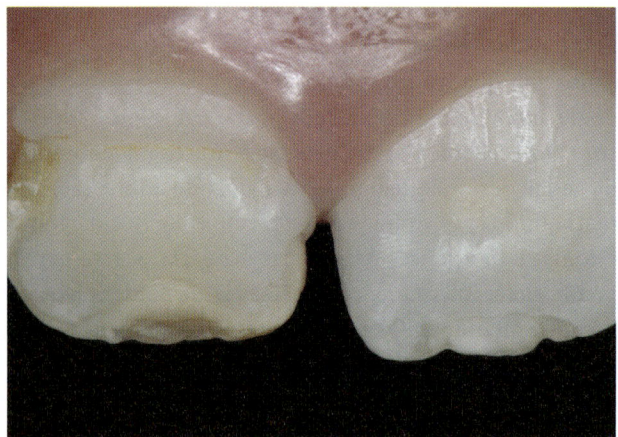

Figura 51.23 – Hipoplasia de esmalte dentário.

Amamentação

Do ponto de vista odontológico, é imprescindível o estímulo ao aleitamento materno. Além dos aspectos nutricionais, psicológicos e até econômicos, a amamentação estimula a respiração nasal (Fig. 51.26) e exercita os músculos da face, levando ao desenvolvimento esquelético harmônico, evitando ou amenizando a respiração bucal, má oclusão (atresia dos maxilares), mordida cruzada e aberta e apinhamento de dentes[47]. Ao nascer, a criança sempre apresenta a mandíbula localizada distalmente em relação à maxila (Fig. 51.27). Por meio da amamentação natural, a mandíbula posiciona-se mais anteriormente, e alguns músculos mastigatórios, como o temporal (retrusão), o pterigóideo lateral (propulsão) e o milo-hióideo (deglutição), iniciam sua maturação e reposicionamento. A língua estimula o palato, evitando a ação acentuada dos bucinadores, e o orbicular dos lábios eficiente na orientação do crescimento e desenvolvimento da região anterior do sistema mastigatório. Esses exercícios de re-

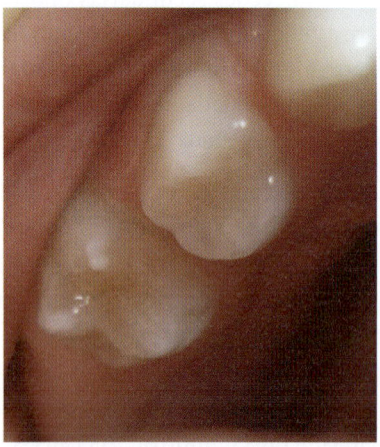

Figura 51.24 – Hipoplasia de esmalte em ponta de cúspide em molar decíduo de prematuro.

tábua óssea alveolar durante a entubação. E a atresia dos maxilares tem como causas mais comuns o uso prolongado de sonda orotraqueal e orogástrica, além da ausência ou pouca sucção natural[46] (Fig. 51.25).

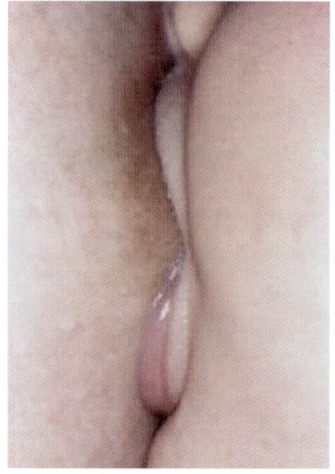

Figura 51.26 – Respiração nasal e pega correta – aleitamento natural.

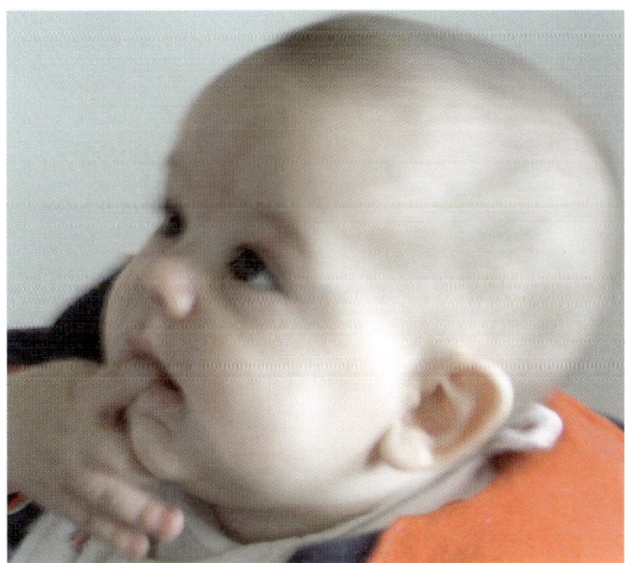

Figura 51.27 – Perfil de micrognatia fisiológica em lactente com 3 meses de idade.

baixamento, anteroposteriorização e elevação concomitantes da mandíbula durante o aleitamento materno, proporcionam crescimento ósseo, o que modificará a relação maxilomandibular para uma posição mesiocêntrica, o que por sua vez favorecerá o posicionamento adequado dos rodetes gengivais para a erupção dental[11,47]. Logo, do ponto de vista odontológico, o aleitamento materno pode ser considerado uma ortodontia preventiva (ver capítulo Aleitamento materno). O aleitamento materno exclusivo, até os 6 meses de idade, além de todas as indicações bem conhecidas, diminui a possibilidade de ingestão de alimentos contendo açúcar, contribuindo na prevenção da doença cárie.

Doença cárie e sua prevenção

Apesar dos avanços dos estudos sobre as doenças bucais nas últimas décadas, os desafios ainda são muitos para a faixa etária que corresponde do zero aos 3 anos de vida da criança. Na primeira infância, a doença cárie pode ser definida como uma doença crônica, multifatorial, contagiosa, de natureza agressiva, que se manifesta de forma súbita com a destruição rápida da coroa dentária e, na maioria das vezes, envolvendo muitos dentes, a ponto de evoluir para quadros tão graves que interferem negativamente no crescimento e no desenvolvimento das crianças afetadas[48].

Em 2004, o Ministério da Saúde realizou o primeiro e único levantamento brasileiro sobre a prevalência de cárie dentária[49]. Observou-se que quase 27% das crianças analisadas apresentaram pelo menos um dente decíduo com experiência de cárie dentária, sendo que, aos 5 anos de idade, quase 60% das crianças apresentavam a doença[49]. Logo, cárie na primeira infância tornou-se um problema de saúde pública[49-51].

Para diminuir a prevalência da doença cárie e promover saúde bucal na primeira infância, há no Brasil um modelo de programa preventivo odontológico chamado Bebê Clínica. Nesse, o atendimento é organizado para a educação em saúde, orientando a população a procurar assistência de saúde bucal no primeiro ano de vida da criança. Um obstáculo para o maior sucesso desse modelo de programa de atenção precoce para lactentes tem sido o fato de a população brasileira ainda estar começando a valorizar a prevenção das doenças. Logo, quando as crianças ingressam no programa, elas participam de ações educativas (palestras interativas) e consultas odontológicas individuais, recebendo incentivo e ensinamentos quanto às medidas preventivas caseiras e profissionais a serem realizadas.

De acordo com Walter et al.[52], o pico da prevalência de cárie dentária ocorre na primeira infância, entre 13 e 24 meses de vida. Portanto, a idade ideal para começar o atendimento odontológico preventivo é antes do 12º mês de vida.

Cárie da primeira infância (CPI) é considerada quando um ou mais dentes decíduos se encontram comprometidos com lesão da doença cárie em qualquer estádio de desenvolvimento (lesões cavitadas ou não), perdidos devido à cárie ou restaurados antes dos 71 meses de idade[50]. A CPI apresenta associação com alimentação noturna, açúcar oculto e higiene noturna inadequada[50]. O incremento da doença cárie é um processo dinâmico, sendo necessária a avaliação do risco de desenvolvê-la em toda consulta odontológica[50] (Figs. 51.28 e 51.29).

Além disso, há forte influência de fatores não biológicos, como o socioeconômico, o comportamental (cultural) e o educacional (grau de educação formal, em especial a instrução da mãe/responsável) do núcleo familiar.

Hábitos de higiene

Os hábitos de higiene bucal são de fundamental importância para a prevenção da doença cárie e da doença pe-

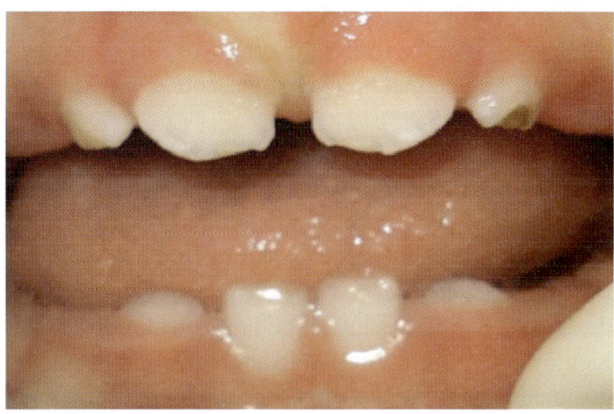

Figura 51.28 – Doença cárie em criança com 8 meses, denominada cárie da primeira infância.

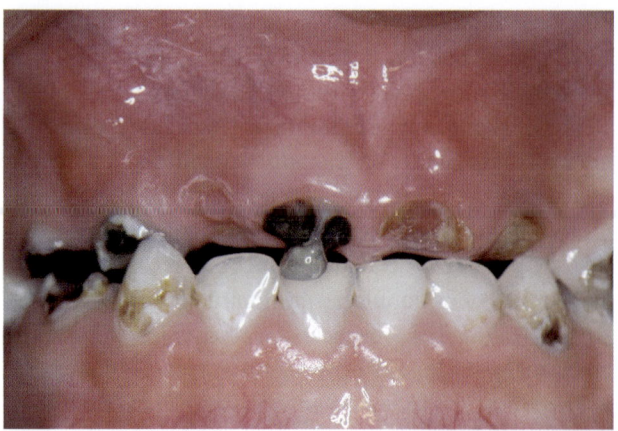

Figura 51.29 – Doença cárie em criança na primeira infância.

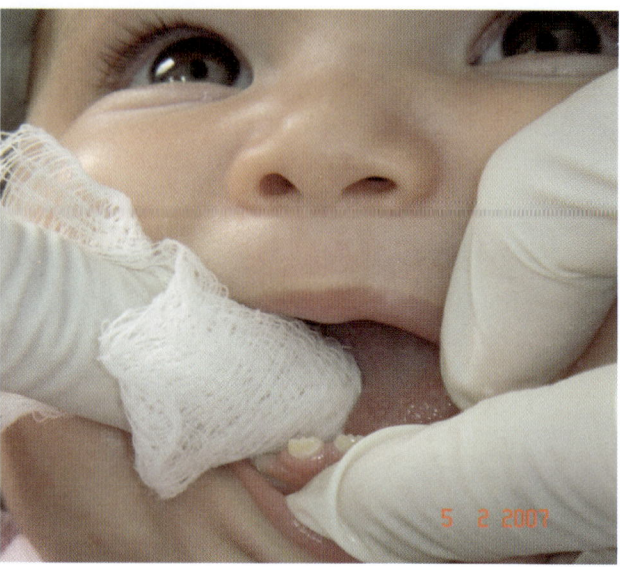

Figura 51.30 – Higiene com gaze em lactente com 5 meses de idade.

riodontal, pois, com a higiene, ocorre a remoção do biofilme bacteriano, que é essencialmente necessário para que a doença cárie se desenvolva.

O controle do biofilme dentário depositado sobre a superfície dos dentes pode ser realizado por métodos mecânicos, eventualmente auxiliados por métodos químicos. Sob o ponto de vista da cárie dentária e doença periodontal, o controle do biofilme deve ser instituído após a erupção dos primeiros dentes decíduos. Sob o ponto de vista educacional e/ou motivacional, pode ser instituído antes mesmo da erupção dos primeiros dentes. Na cavidade bucal da criança sem dentes, a limpeza pode ser realizada com o auxílio de uma gaze ou tecido embebido em algum tipo de solução (água fervida ou solução fisiológica) enrolada na ponta do dedo indicador de um adulto responsável. Essa limpeza é especialmente importante após a última mamada, evitando a estagnação do leite[52]. Walter et al.[52] recomendam que essa limpeza da cavidade bucal deva ser feita com o auxílio de uma solução de água oxigenada (10 volumes) diluída em água, na proporção de 1:4. O uso da gaze e/ou tecido embebido em solução pode ser feito até mesmo na época de erupção dos dentes decíduos anteriores (Fig. 51.30).

Com a erupção dos primeiros dentes decíduos, a higienização deve ser realizada com escova de dente, evidentemente de tamanho compatível com a cavidade bucal das crianças.

Existem diversas técnicas de escovação. Para as crianças de tenra idade, uma das técnicas mais difundida é a de Fones, por ser considerada uma técnica simples e, portanto, de fácil execução. São realizados movimentos circulares, em todas as faces dos dentes, com exceção das faces incisais e oclusais, onde são realizados movimentos anteroposteriores. Vale lembrar, como será citado adiante, dos cuidados necessários para se diminuir os riscos de ingestão de doses excessivas de creme dental, notadamente os fluoretados. Assim, a escovação deve ser realizada por um adulto, colocando-se o dentifrício no sentido transversal da escova, em pequena quantidade.

Outro aspecto de fundamental importância é o uso do fio dental, indicado para a limpeza de espaços interdentais. Assim, o uso do fio dental deve ser incentivado desde a época de erupção dos primeiros dentes, normalmente os incisivos centrais inferiores.

Hábitos de dieta

O fator dieta na cárie dentária deve ser analisado partindo do ponto de que a presença de microbiota criogênica, associada carboidratos fermentáveis, certamente resultará na doença cárie.

A cárie dentária, na faixa etária de 24 a 48 meses de idade, apresenta forte componente social e comportamental[2]. Desse modo, o aconselhamento dietético é uma das bases de um programa efetivo de prevenção e manutenção da saúde bucal em lactentes, não somente pela possibilidade de desenvolvimento de cárie em uma idade precoce, mas também porque os hábitos dietéticos adquiridos na infância formam a base para o futuro padrão alimentar. No entanto, é necessário sugerir ao paciente modificações razoáveis e realistas. O aleitamento materno exclusivo até os 6 meses de idade, além de todas as indicações conhecidas, diminui a possibilidade de ingestão de alimentos contendo açúcar. A ocorrência de formação de cárie dentária em crianças não está somente relacionada com a quantidade de carboidrato ingerido, mas também com consistência do alimento e frequência de ingestão. Especialmente os carboidratos e a sacarose, quando a frequência de ingestão é alta (acima de cinco vezes ao dia), considera-se fator positivo de risco para desenvolver a doença cárie[52]. Destaca-se, então, a importância da orientação alimentar não cariogênica por parte dos médicos.

Em lactentes, a ação da saliva está diminuída pela velocidade do fluxo salivar, os movimentos musculares da mímica facial também estão reduzidos e a ação da língua na autolimpeza não é tão efetiva quanto no adulto. Dessa forma, os alimentos ficam retidos na boca durante um tempo maior do que em outras faixas etárias. Esses fatores contribuem para elevada prevalência da cárie dentária em infantes, principalmente no período da erupção dos primeiros molares decíduos (por volta dos 18 meses de idade)[52].

Outra questão fundamental a ser considerada, para a manutenção da saúde bucal, é o momento de uso do alimento e o método de sua ingestão. O método de ingestão do alimento, o modo ou a maneira como ele é consumido interferem no tempo de permanência dos resíduos na boca. Esses dados podem ser exemplificados pela alimentação noturna. Estudos de Walter et al.[2] mostraram que 87,5% dos lactentes de 7 a 30 meses, que faziam aleitamento na cama, apresentaram cárie dentária, especialmente quando se correlacionaram crianças que utilizavam mamadeira associada ao sono. Essas apresentaram maior experiência de cárie, devido ao maior potencial cariogênico do alimento nesse momento noturno, pois é maior o tempo de exposição do alimento na cavidade bucal, sem higiene subsequente[52]. O mesmo ocorre com os medicamentos infantis, os quais, em sua maioria, apresentam altas porcentagens de sacarose e necessitam, impreterivelmente, de higiene bucal em seguida a sua ingestão, principalmente os ingeridos em horários noturnos.

Uso do flúor na prevenção da cárie dentária em lactentes

O flúor tem sido largamente utilizado como método de prevenção de cárie dentária, independentemente da idade do indivíduo.

Atualmente, considera-se que o principal mecanismo de ação do flúor na prevenção da cárie dentária ocorre pela presença constante do halogênio na saliva, oferecendo efeito tópico nos dentes, portanto, com ação pós-eruptiva. Portanto, a recomendação da suplementação sistêmica não está indicada, especialmente para as populações que recebem os benefícios da água de abastecimento público tratada com flúor[25].

Diante disso, nos dias atuais, é feita a indicação de dentifrícios fluoretados em crianças de tenra idade, com o risco identificado de doença cárie. Deve-se, impreterivelmente, controlar a quantidade de dentifrício a ser colocada na escova de dente, em torno de 0,25g, para os dentifrícios infantis, que apresentam cerca de 1.100ppmF na composição.

Um método simples para se ensinar os pais, em relação à quantidade segura de dentifrício a ser utilizado em cada escovação, é a chamada técnica transversal. Nessa, o dentifrício é colocado sobre as cerdas da escova de dente, considerando-se o sentido transversal da cabeça da escova e não no sentido longitudinal, como se emprega convencionalmente[52].

REFERÊNCIAS

1. Brasil. Conselho Federal de Odontologia. Consolidação das normas para procedimentos nos Conselhos de Odontologia. Rio de Janeiro; 2005.
2. Walter LRF, Ferelle A, Isso M. Odontologia para o bebê. São Paulo: Artes Médicas, 1996.
3. Johnsen DC. The role of pediatrician in identifying and treating dental caries. Pediatr Clin North Am. 1991;38(5):1173-81.
4. Carvalho GD. Odontologia neonatal. Curso de Aleitamento Materno e Odontologia Neonatal. Tup: ABONAM; 2006.
5. Konishi F, Abreu-e-Lima F. Odontologia intrauterina: a construção da saúde bucal antes do nascimento. Rev Bras Odontol. 2002; 59(5):294-5.
6. Konishi F. Odontologia intrauterina. Curso de Odontologia Intrauterina e da 1ª Infância. Araraquara: APCD; 2007.
7. Alaluusua S. Transmission of mutans streptococci. Proc Finn Dent Soc. 1991;87(4):443-7.
8. Berkowitz RJ. Mutans streptococci: aquisition and transmission. Pediatr Dent. 2006;28(2):106-9.
9. Odent M. A cientificação do amor. São Paulo: Terceira Margem; 2000.
10. McBride MC, Danner SC. Sucking disorders in neurologically impaired infants: assessment and facilitation of breastfeeding. Clin Perinatol. 1987;14(1):109-30.
11. Carvalho GD. S.O.S. respirador bucal. Uma visão funcional e clínica da amamentação. São Paulo: Lovise; 2003.
12. Scavuzzi AIF, Rocha MCBS, Vianna MIP. Percepção sobre atenção odontológica na gravidez. J Bras Odontopediatr Odontol Beb. 1998; 1(4):43-50.
13. Buchner A. Teeth and gingival in pregnancy. J Am Dent Assoc. 1967;110(3):15-21.
14. Littner M, Kafee I, Tamse A, Moskona D. Management of the pregnant patient. Quintessence Int Dent Dig. 1984;15(2):253-7.
15. Duallibi SE, Duallibi MI. A odontologia para gestante. Rev Paul Odontol. 1985;7(5):12-36.
16. Moussalli NH, Lascalla NT. Gengivite-periodontite: alterações crônicas. In: Lascala NT, Moussalli NH. Compêndio terapêutico periodontal. São Paulo: Artes Médicas; 1994.p.92-134.
17. Kornman KS, Loesche WJ. Effects of estradiol and progesterone on Bacteroides melalinogenicus and Bacteroides gengivales. Infect Immunol. 1982;35(1):256-63.
18. Offenbacher S, Katz V, Fertik G, Collins J, Boyd D, Maynor G, et al. Periodontal infection as a possible risk factor for preterm low birth weight. J Periodontol. 1996;67(10 Suppl):1103-13.
19. Thystrup A, Fejerskov O. Cariologia clínica. 2ª ed. São Paulo: Ed. Santos; 1995.
20. Oliveira MAM. Achados bucais na gravidez. In: Oliveira MAM. Atendimento odontológico na gravidez. São Paulo: Editora Santos; 1990.p.7-13.
21. Rugg-Gunn AJ. Nutrition and dental health. Oxford: Oxford Medical Publications; 1993.
22. Seow WK. Enamel hypoplasia in the primary dentition: a review. ASDC J Dent Child. 1999;58(6):441-52.
23. Vallado CA Jr, Souza JA. Tratamento odontológico durante a gravidez. Odontol Mod. 1993;20(2):27-9.
24. Moreira PVL, Chaves AMB, Nóbrega MSG. Uma atuação multidisciplinar relacionada à promoção de saúde oral materno-infantil. Pesq Bras Odontopediatr Clin Integr. 2004;4(3):259-64.
25. American Academy of Pediatric Dentistry. Policy on use of fluorides. Pediatr Dent. 2013-2014;35(6):43-44.

26. Villena RS, Cury JA. O uso racional do flúor na infância: enfoque dos riscos e benefícios. In: Corra MSNP. Odontopediatria na primeira infância. 2ª ed. São Paulo: Editora Santos; 2005.p.343-66.

27. Keyes PH. Medidas presentes y futuras para controlar la cárie dentária. Washington: Organizacion Panamericana de la Salud, seccion de Odontologia; 1972.

28. Newbrun E. Cariologia. São Paulo: Editora Santos; 1988.

29. Caufileld PW, Cutter GR, Dacanayake AR. Initial acquisition of mutans streptococci by infants: evidence for a discrete window of infectivity. J Dent Res. 1993;72(1):37-45.

30. Alaluusua S, Asikainen S, Lai CH. Intrafamilial transmission of Actinobacillus actinomycetemcomitans. J Periodontol. 1991;62(3): 207-10.

31. Camargo MCF. Programa preventivo de mal oclusões para bebês. In: Gonçalves EAN, Feller C. Atualização na clínica odontológica: a prática da clínica geral. São Paulo: Artes Médicas; 1998.p.405-42.

32. Medeiros EB, Rodrigues MJ. A importância da amamentação natural para o desenvolvimento do sistema estomatognático do bebê. Rev Cons Reg Odontol Pernambuco. 2001;4(2):79-83.

33. Raubenheiner EJ, Roux JP, Heyl T. The vermilion border of neonatal lips. J Pedod. 1987;11(2):158-63.

34. Dewel BF. The normal and abnormal labial frenum: clinical diferentation. J Am Dent Assoc. 1946;33(5):318-29.

35. Ando T, Psillakis CM. Considerações sobre os rebordos gengivais do RN. Rev Fac Odontol Univ São Paulo. 1973;11(1):155-62.

36. Alvarez MP, Crespi PV, Shaske AL. Natal molar in Pfeiffer syndrome type 3: a case report. J Clin Pediatr Dent. 1993;18(1):21-4.

37. Hals E. Natal and neonatal teeth. Oral Surg Oral Med Oral Pathol. 1957;10(5):509-21.

38. Massler M, Savara BS. Natal and neonatal teeth. A review of twenty-four cases reported in the literature. J Pediatr. 1950;36(3):349-59.

39. Boyd JD, Miles AE. Erupted tooth in a cyclops foetus. Br Dent J. 1951;91(7):173-81.

40. Galassi MS, Santos-Pinto L, Ramalho LTO. Natal maxillary primary molars: case report. J Clin Pediatr Dent. 2004;29(1):41-4.

41. Spouge JD, Feasby WH. Erupted teeth in the newborn. Oral Surg Oral Med Oral Pathol. 1966;22(2):198-208.

42. Dyment H, Anderson R, Humphrey J, Chase I. Residual neonatal teeth: a case report. J Can Dent Assoc. 2005;71(6):394-7.

43. Nik-Hussein NN. Natal and neonatal teeth. J Pedod. 1990; 14(2):110-2.

44. Frömm A. Epsteins pearls, Bohns nodules and inclusion cysts of the oral cavity. ASDC J Dent Child. 1967;34(1):275-87.

45. Tommasi AF. Diagnóstico em patologia bucal. São Paulo: Pancast; 1989.

46. Takaoka LAMV. Nios nacidos prematuros: factores pre-natales, natales y post-natales. Anais do I Congresso Internacional y III Encuentro Peruano de Odontologa para Bebês; 2007 Jul; Lima, Peru: APOB; 2007.

47. Tollara MN, Corra MSNP, Bnecker MJS, Carvalho GD. Aleitamento natural. In: Corra MSNP. Odontopediatria na primeira infância. São Paulo: Editora Santos; 1998.p.71-86.

48. Acs G, Lodolini G, Kaminsky S, Cisneros GJ. Effect of nursing caries on body weight in a pediatric population. Pediatr Dent 1992; 14(5):302-5.

49. Brasil. Ministério da Saúde. Secretaria de Atenção à Saúde. Departamento de Atenção Básica. Projeto SB Brasil 2003: condições de saúde bucal da população brasileira 2002-2003: resultados principais. Brasília: Ministério da Saúde; 2004. Projetos, Programas e Relatórios. [acessado 2014 apr 02]. Disponível em: HYPERLINK "http://bvsms.saude.gov.br/bvs/publicacoes/projeto_sb2004.pdf" http://bvsms.saude.gov.br/bvs/publicacoes/projeto_sb2004.pdf .

50. American Academy of Pediatric Dentistry. Policy on early childhood caries (ECC): Classifications, consequences, and preventive strategies. Pediatr Dent. 2011;33(special issue):47-9.

51. Bönecker M, Ardenghi TM, Oliveira LB, Sheiham A, Marcenes W. Trends in dental caries in 1-to 4-years-old children in a Brazilian city between 1997 and 2008. Int J Paediatr Dent. 2010;20(2):125-31.

52. Walter LRF, Lemos LVFM, Myaki SI, Zuanon ACC. Manual de odontologia para bebês. São Paulo: Artes Médicas; 2013.

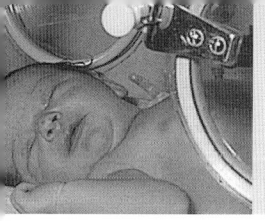

CAPÍTULO 52

Procedimentos Técnicos em Neonatologia

Procedimentos Simples

Conceição A. M. Segre

A realização de qualquer procedimento deve obedecer a alguns princípios gerais[1]:

- Avaliar risco-benefício do procedimento.
- Controlar a dor do recém-nascido (RN) por métodos farmacológicos ou não farmacológicos (ver Capítulo Dor no feto e no recém-nascido).
- Evitar infecções por meio do emprego de precauções universais (ver Capítulo Prevenção e controle de infecções em unidade neonatal).
- Manter equipe treinada para a realização de procedimentos invasivos.
- Documentar os procedimentos no prontuário do RN.
- Avisar à família sobre os dados obtidos e, se o procedimento for invasivo, ela deve receber as explicações pertinentes e dar seu consentimento.

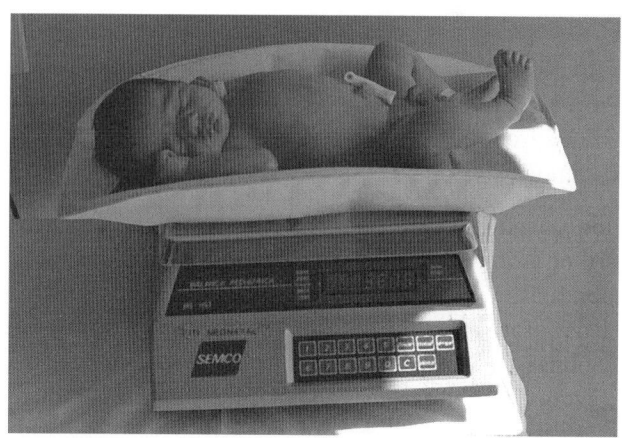

Figura 52.1 – Peso do RN em balança digital.

MEDIÇÕES

A tomada de medidas do RN deve ser feita sempre de maneira padronizada, meticulosamente, pois traz informações importantes.

Peso

É a medida mais valorizada pelos pais em relação ao RN. Para executá-la, colocar o RN deitado despido sobre uma balança pediátrica, de preferência digital, tendo-se o cuidado de que a temperatura ambiente seja adequada (26°C). No caso de ser utilizada uma balança pediátrica não digital, é preciso que ela tenha sido tarada previamente à pesagem (Fig. 52.1).

O peso de nascimento deve ser sempre anotado no prontuário do RN, expresso em quilogramas e analisado em função da idade gestacional, nas curvas apropriadas (ver Capítulo Avaliação da idade gestacional), a fim de que se possa classificar o RN.

A tomada de peso deve ser realizada diariamente, uma vez ao dia para o RN normal, ou sempre que indicado na prescrição médica para RN com alguma afecção.

Comprimento

Essa medida deve ser tomada com extremo cuidado, pois a margem de erros pode ser grande. A medida da altura refere-se ao RN deitado, para fins de padronização.

Colocá-lo despido, deitado sobre a mesa de exames, e tomar a medida com toesa, que toque a cabeça e os pés do RN. Recomenda-se colocar uma das mãos do examinador sobre os joelhos do RN para se evitar falsa medição. A leitura é feita diretamente sobre a régua. O dado também deve ser anotado no prontuário do RN e expresso em centímetros (Fig. 52.2).

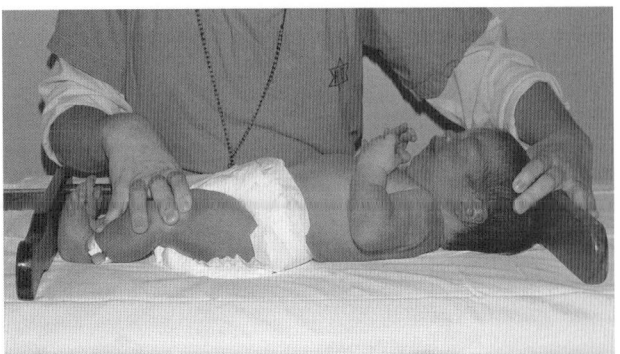

Figura 52.2 – Medida do comprimento do RN com toesa.

Da mesma forma que para a tomada de peso, manter a temperatura ambiente em 26ºC.

Perímetros

Incluem os perímetros cefálico (PC) e torácico (PT).

A medida do PC é feita com fita métrica comum, que é colocada sobre a parte mais proeminente do occipital e ao redor da fronte, logo acima das cristas supraorbitárias. Para a leitura, a fita deve ser esticada, e a medida feita sobre a fronte, diretamente na fita. No RN a termo, a medida normal varia de 32 a 37cm.

Para a tomada do PT, o RN deve estar despido, deitado sobre a mesa de exames, em posição supina.

Coloca-se a fita métrica ao redor do tórax, ao nível dos mamilos, ajusta-se e faz-se a leitura diretamente na fita. Manter a temperatura ambiente em 26ºC.

As medidas de PC e PT devem ser expressas em centímetros e anotadas no prontuário do RN. Convém ainda aferir essas medidas em relação à idade gestacional, nas curvas apropriadas (ver Capítulo Avaliação da idade gestacional).

As medidas de peso, altura, PC e PT devem ser tomadas logo que o RN chega à unidade neonatal, na sala de admissão ou sala de primeiros cuidados.

Sinais vitais

Pulso

O método mais simples consiste na verificação da pulsação da artéria femoral, ao nível da virilha. As pulsações são localizadas pelo tato e contadas em 1 minuto para o RN normal, sem doença.
A frequência normal varia de 100 a 180 batimentos/min (em geral 100 a 160 batimentos/min).

Frequência respiratória (FR)

É obtida observando-se o RN despido e contando-se o número de movimentos respiratórios em 1 minuto.

A frequência respiratória normal varia de 40 a 50 movimentos/min.

Temperatura

Em nosso meio, a temperatura é tomada rotineiramente na axila, com termômetro de vidro com coluna de mercúrio ou com termômetro eletrônico. É preciso lembrar que a temperatura pode ser ainda tomada no reto, porém com riscos de sangramento retal ou até mesmo perfurações, por isso não é recomendada. De qualquer forma, deve-se assinalar que a temperatura retal é aproximadamente 0,5ºC, mais elevada que a axilar. A monitorização contínua da temperatura pode ser feita por meio de sensores cutâneos acoplados a aparelhos de calor radiante ou a incubadoras. É de fundamental importância que tais sensores fiquem bem aderentes à pele do RN com uma fita adequada, a fim de se seu evitar superaquecimento. O local habitualmente empregado para a colocação do sensor é a pele da parede abdominal.

Pressão arterial (PA)

No RN, a PA é mais baixa do que no lactente e está relacionada ao seu peso e idade gestacional.

Fundamentalmente, há dois métodos de se medir a PA no período neonatal: o direto e o indireto[2].

Método direto – as pressões arterial e venosa podem ser aferidas diretamente por meio de um sistema cateter-transdutor, que implica a introdução de um cateter nos vasos apropriados.

Método indireto – é o mais utilizado, tem várias modalidades, e seu emprego se baseia na utilização de um esfigmomanômetro, cujo manguito interrompe o fluxo sanguíneo, quando é insuflado. Alguns cuidados são necessários em relação ao manguito: sua largura deve ser 40% da circunferência do membro onde se faz a medição.

- Método auscultatório – baseia-se na percepção de ruídos (ruídos de Korotkoff) durante a deflação do manguito. O primeiro ruído percebido corresponderá à pressão sistólica, e o ponto em que o som desaparece, à pressão diastólica. Esse método, porém, é pouco prático, de difícil execução no RN, principalmente se se tratar de pré-termo, ou RN gravemente enfermo.
- Método palpatório – realizado por meio da palpação das pulsações de uma artéria, percebidas após a deflação do manguito. Esse método não tem grande aplicabilidade no RN, pois não é fácil sentir-se o pulso no braço ou na perna, além do manguito.
- Método Doppler ultrassonográfico – dos métodos indiretos é o mais preciso, considerado padrão-ouro. Utiliza os desvios na frequência do ultrassom, gerados pelas paredes móveis de uma artéria comprimida. A medida da pressão sistólica é bastante acurada, mas a da diastólica é menos precisa.
- Método oscilométrico – método não invasivo, bastante utilizado, baseado em alterações pressóricas que são

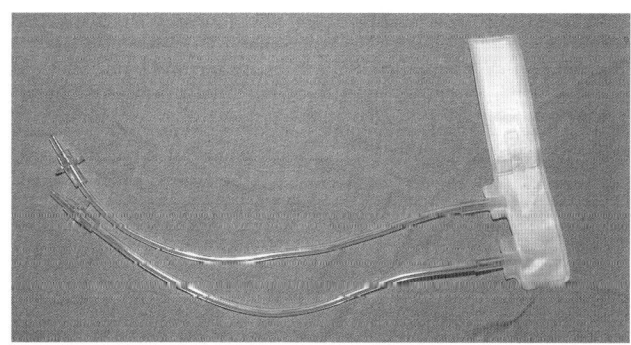

Figura 52.3 – Manguito para a medida da pressão arterial.

transmitidas através da parede arterial ao manguito, sendo que as oscilações são detectadas por um sensor de pressão muito sensível (Fig. 52.3).

Todos esses métodos, contudo, têm o inconveniente de aferir a PA de modo intermitente. Os métodos Doppler e oscilométrico são, particularmente, influenciados pela movimentação do RN. Assim, no caso de um RN ativo, as aferições devem ser sempre tomadas em duplicata.

No quadro 52.1 acham-se os dados referentes à PA de RN de muito baixo peso, nos primeiros 70 dias de vida[2].

COLETA DE MATERIAL PARA EXAMES SUBSIDIÁRIOS

O desenvolvimento do laboratório clínico observado nestes últimos anos veio proporcionar dados capazes de auxiliar na elucidação diagnóstica quando oportunamente indicados e perfeitamente interpretados.

A coleta deve ser efetuada por elemento da equipe devidamente treinado, utilizando cuidados de antissepsia pertinentes. É necessário padronizar os procedimentos de coleta e registrar no prontuário do RN a via utilizada, a fim de que se possa analisar posteriormente suas eventuais complicações. A lavagem das mãos deve ser rigorosamente efetuada.

Cuidados especiais com relação a amostras coletadas:

- Identificação adequada das amostras.
- Envio imediato ao laboratório.
- Entrega no laboratório sob protocolo onde conste data, hora e assinatura do responsável.
- No caso particular de dosagem de bilirrubinas, manter os tubos ao abrigo da luz.
- Controlar a dor – o uso de escalas de dor é útil para avaliar a necessidade de medicação[1].

Coleta de sangue

Punção de calcanhar[1,4]

Usada para a realização de Dextrostix®, "teste do pezinho" e outros eventuais exames realizados por microanálise.

- Técnica
  - Colocar o RN em decúbito dorsal horizontal.
  - Esquentar o calcanhar em água morna e secar com gaze esterilizada.

Quadro 52.1 – Pressão sanguínea nos RN de muito baixo peso nos primeiros 70 dias de vida[2].

			Dias															
			1	**2**	**3**	**4**	**5**	**6**	**7**	**10**	**14**	**21**	**28**	**35**	**42**	**49**	**56**	**63**	**70**
Pressão sistólica	Acordado		67,9	71,9	74,3	77,5	74,2	76,8	76,2	72,8	75,7	76,2	78,0	78,1	80,3	85,2	86,0	83,9	90,8
		(2DP)	(30,8)	(33,6)	(31,4)	(37,0)	(29,2)	(31,0)	(29,6)	(30,6)	(32,0)	(31,6)	(33,6)	(34,2)	(32,4)	(37,2)	(40,6)	(32,0)	(36,2)
	Dormindo		65,0	72,0	77,0	71,0	74,8	76,9	73,7	74,7	70,9	75,5	80,8	75,9	83,5	86,2	86,7	79,9	88,6
		(2DP)	(27,2)	(33,0)	(31,4)	(41,2)	(27,2)	(33,8)	(27,0)	(32,2)	(26,0)	(31,6)	(37,0)	(32,6)	(33,6)	(38,0)	(36,0)	(40,4)	(38,6)
Pressão diastólica	Acordado		43,5	48,3	49,3	52,5	49,0	51,8	47,6	46,7	45,8	48,8	48,7	50,4	50,4	53,3	51,9	51,8	55,3
		(2DP)	(28,8)	(30,2)	(31,6)	(31,8)	(28,6)	(30,0)	(27,2)	(27,8)	(31,2)	(31,6)	(30,8)	(29,2)	(32,4)	(31,2)	(35,8)	(32,6)	(33,8)
	Dormindo		41,4	48,9	52,7	50,7	49,3	53,0	46,7	50,0	45,2	48,8	50,9	48,5	51,0	50,8	52,3	52,1	59,3
		(2DP)	(24,6)	(31,0)	(32,0)	(28,2)	(26,8)	(33,0)	(25,4)	(30,2)	(22,4)	(29,8)	(34,6)	(29,8)	(32,6)	(30,4)	(32,4)	(38,6)	(32,0)
Pressão arterial média	Acordado		57,7	59,6	63,7	65,0	61,9	63,5	63,5	59,2	58,1	60,2	65,0	63,4	63,0	60,2	69,4	66,3	70,9
		(2DP)	(31,8)	(29,6)	(30,2)	(35,4)	(31,6)	(30,8)	(28,4)	(30,4)	(32,2)	(32,0)	(33,6)	(32,4)	(34,0)	(40,0)	(36,0)	(34,4)	(35,2)
	Dormindo		55,8	60,9	64,8	62,6	61,7	64,4	61,0	59,9	55,1	60,1	64,7	60,6	66,6	66,6	67,4	63,7	72,0
		(2DP)	(27,2)	(31,0)	(34,2)	(30,0)	(28,2)	(33,6)	(28,4)	(28,4)	(24,2)	(29,6)	(37,0)	(29,2)	(33,6)	(35,8)	(37,6)	(34,0)	(36,2)
FC	Acordado		169,2	164,6	167,2	173,2	169,2	172,9	170,9	173,8	173,4	174,1	173,7	172,7	177,3	169,5	168,1	166,9	166,9
		(2DP)	(63,2)	(78,4)	(64,4)	(66,8)	(50,2)	(57,2)	(60,8)	(59,8)	(56,2)	(49,8)	(47,4)	(42,4)	(44,4)	(51,8)	(44,4)	(48,6)	(48,2)
	Dormindo		177,5	173,1	169,1	176,4	166,3	173,1	168,9	173,1	172,8	172,8	170,9	169,7	178,3	166,0	167,7	176,7	169,4
		(2DP)	(67,8)	(77,2)	(61,0)	(69,6)	(56,0)	(54,2)	(74,2)	(60,8)	(61,8)	(63,4)	(39,8)	(43,8)	(42,0)	(41,0)	(40,4)	(38,6)	(34,0)
PVC (%)			61,0		53,7				50,8		45,5	40,6	36,1	35,1	34,2	35,1	32,6	31,9	32,1
		(2DP)	(18,2)		(21,2)				(16,8)		(17,4)	(17,0)	(13,6)	(10,6)	(11,0)	(12,4)	(10,2)	(9,4)	(13,2)
Hb (g/dL)			20,2		17,9				17,0		14,7	13,3	12,1	11,8	11,5	11,5	10,8	10,6	11,1
		(2DP)	(6,0)		(7,0)				(5,2)		(5,0)	(4,6)	(4,6)	(4,0)	(4,0)	(4,6)	(3,4)	(2,8)	(3,0)
Peso (g)			1.221,8		1.171,1				1.155,2		1.217,3	1.324,7	1.467,9	1.591,2	1.819,7	1.969,0	2.134,1	2.273,8	2.525,3
		(2DP)	(342,8)		(314,0)				(382,8)		(402,0)	(508,2)	(575,6)	(696,8)	(846,2)	(949,4)	(1.095,6)	(1.420,4)	(1.306,8)

– Antissepsia da pele do calcanhar, secar com gaze esterilizada.
– Puncionar a borda lateral (interna ou externa) do calcanhar com uma lanceta descartável. Não puncionar na área central do calcanhar, pois punções nessa área se associam à maior incidência de osteomielite.
– Recolher as gotas de sangue em fitas ou tubos capilares, conforme o exame. O sangue deve fluir livremente, com pouca ou nenhuma pressão.

Observação – no caso específico do Dextrostix[a], não usar o álcool iodado para desinfecção de pele, pois o contato com esse desinfetante altera o resultado. Usar então cloreto de benzalcônio 1/100 (Fig. 52.4).

- Complicações
  – Dor: em RN pré-termo pode causar queda de saturação de oxigênio. Pode ser evitada oferecendo-se ao RN glicose por via oral (0,2 a 0,4mL/kg) ou usando lidocaína tópica –0,5 a 1,0% (ver Capítulo Dor no feto e no recém-nascido).
  – Infecção: celulite ou osteomielite. Coletar material para cultura e iniciar antibioticoterapia pertinente.
  – Nódulos calcificados: desaparecem em aproximadamente 30 meses. Informar a família.

Lembrar que, muitas vezes, podem ser obtidos resultados falsos a partir se sangue coletado no calcanhar, portanto analisar cada resultado em função do quadro específico do RN.

Punção venosa[4]
Utilizada para a coleta de sangue para todos os exames que não sejam realizados por micrométodos.

- Veia basílica ou cefálica
  – Contenção do braço do RN em extensão, por auxiliar.
  – Cuidados básicos de antissepsia local.
  – Garrotear logo acima do cotovelo.
  – Localizar a veia e puncioná-la com agulha 23-25G, com um ângulo de 45°, extraindo sangue lentamente.

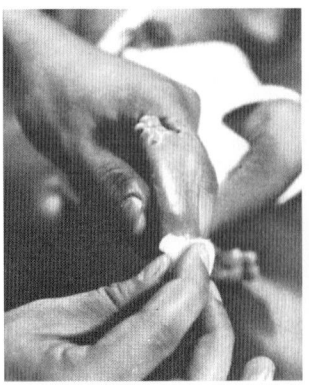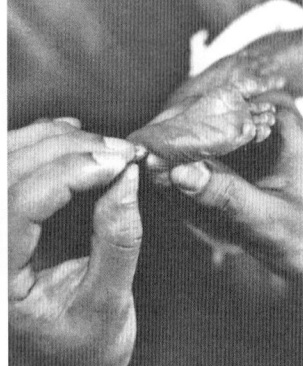

Figura 52.4 – Técnica para coleta de Dextrostix®.

Não usar pressão negativa excessiva, a fim de evitar que o vaso colabe.
– Retirar o garrote, a agulha e pressionar delicadamente o local de punção com algodão estéril, seco, durante 5 minutos.

- Complicações
  – Dor: controlar por meio não farmacológico (glicose por via oral) associado ao uso de fármacos (ver Capítulo Dor no feto e no recém-nascido).
  – Trombose: comum se várias punções forem feitas no mesmo local.
  – Infecção: rara

- Veia jugular externa
  – Contenção do RN com lençol sobre mesa apropriada.
  – Cuidados básicos de antissepsia.
  – Com o auxílio de elemento da enfermagem, rodar a cabeça ligeiramente abaixo da borda da mesa.
  – Estimular o RN para chorar, ingurgitando a veia.
  – Puncionar a veia com agulha 23-25G, extraindo sangue lentamente.
  – Retirar a agulha e pressionar delicadamente o local com algodão seco e esterilizado, mantendo o RN com a cabeça ereta.

- Complicações
  – Dor: controlar por meio não farmacológico (glicose por via oral) associado ao uso de fármacos (ver Capítulo Dor no feto e no recém-nascido).
  – Infecção: com os cuidados de antissepsia adequados, não ocorre.
  – Contraindicação: RN com dificuldade respiratória.

- Vias contraindicadas em função de complicações:
  – Jugular interna.
  – Seio sagital.
  – Fontanela posterior.
  – Veia femoral.

As opções propostas decorrem da facilidade de acesso, da obtenção da amostra e da menor frequência das complicações. O uso da veia femoral, apesar de ser de fácil acesso, pelo risco da artrite séptica do quadril, acha-se contraindicado.

Punção arterial[4]
Utilizada para a coleta de amostras de pequenos volumes de sangue, principalmente para medida de gases sanguíneos.

- Artéria temporal
  – Raspagem do cabelo da região temporal e aplicar cuidados básicos de antissepsia.
  – Contenção do RN com lençol, em decúbito dorsal e horizontal.

– Localização da artéria temporal superficial por palpação, quando cruza o osso temporal por cima e na frente da orelha.
– Puncionar a artéria, extraindo o sangue até o volume desejado.
– Retirar a agulha pressionando com algodão seco esterilizado durante vários minutos.

• Artéria radial

Antes de se iniciar a punção, a artéria radial deve ser localizada por palpação junto à apófise estiloide do rádio. No RN pré-termo, o vaso pode ser visualizado com uma estria azulada e ser identificado por transiluminação.

– Seguir os princípios de antissepsia.
– Segurar a mão do RN em posição supina, neutra.
– Puncionar em ângulo de 30º, com *butterfly* 23, próximo à prega do pulso. Adaptar uma seringa de 1mL, previamente heparinizada (1.000U/mL). O volume aspirado não deve ultrapassar de 0,4mL.
– Remover a agulha e ocluir a artéria com pressão firme, mas com o cuidado para que não seja oclusiva, durante 5 minutos para evitar a formação de hematomas.

De preferência, puncionar a artéria radial direita, em função da distribuição anatômica dos grandes vasos, pelo que se obtêm determinações mais exatas de oxigênio.

As punções podem ser repetidas com intervalo mínimo de 4 horas.

• Complicações
– Dor: controlar por meio não farmacológico (glicose por via oral) (ver Capítulo Dor no feto e no recém-nascido).
– Arterioespasmo, trombose, embolia: podem ser evitados usando-se a agulha de menor calibre possível.
– Infecção: rara, desde que observados os padrões de assepsia.

Caso haja necessidade de punções arteriais mais frequentes, pode-se tentar utilizar a artéria braquial (localizada por palpação ao longo do rebordo medial do músculo bíceps), mas é preciso notar que há risco de o nervo mediano ser lesado acidentalmente.

Observações: a cateterização de vasos umbilicais não deve ser utilizada como fonte de coleta de material para exames. A punção da artéria femoral deve ser evitada pelo risco de lesão e, muitas vezes, infecção da articulação do quadril.

Punção para a obtenção de líquido cefalorraquidiano

Punção lombar[1,4]

– Colocar o RN sentado sobre uma mesa, inclinado para a frente, de modo a flexionar a coluna vertebral, ou então deitado em decúbito lateral, contido por um auxiliar.
– Cuidados básicos de antissepsia da pele e colocação de campo estéril delimitando a área de punção. Não usar, nesse caso, antissepsia com clorexidina, para não se correr o risco de que seja introduzida no sistema nervoso central.
– O executor do procedimento deve, obrigatoriamente, usar luvas e máscara.
– Observar atentamente as condições cardiorrespiratórias do RN durante o procedimento.
– Palpar o espaço intervertebral entre L4 e L5, ao nível da crista ilíaca.
– Puncionar com agulha de calibre 22 a 23G com mandril, introduzindo 0,5 a 1,5cm em direção ao umbigo, até sentir uma sensação de "vazio", que significa entrada do canal raquidiano. Retirar o mandril e deixar gotejar o liquor que será recolhido em quatro tubos estéreis, até o volume de 0,5mL em cada tubo.
– Retirar a agulha e fazer aplicação de álcool iodado.

Os tubos devem ser encaminhados ao laboratório para os seguintes exames:

Tubo 1 – contagem de células com diferencial.

Tubo 2 – Gram, cultura e teste de sensibilidade.

Tubo 3 – determinação de glicose e proteínas.

Tubo 4 – contagem de células nesse tubo se o líquido for sanguinolento. Usar o líquido para outros exames (PCR etc.).

Quando a amostra do primeiro tubo vier tinta de sangue, observar se limpa nos tubos seguintes, o que indica que a punção foi traumática. Se nos tubos seguintes continuar a vir sanguinolenta, formando coágulos, provavelmente um vaso foi puncionado e não se obteve liquor. Se não limpar, mas não coagular, provavelmente se trata de hemorragia intracraniana.

• Complicações
– Dor: controlar com o uso de lidocaína tópica (controverso) ou meios farmacológicos (ver Capítulo Dor no feto e no recém-nascido).
– Infecção: o uso de técnicas estéreis evita esse tipo de complicação.
– Formação de tumor epidermoide: se foi usada agulha sem mandril.
– Apneia, bradicardia: ocasionadas pela contenção do RN.
– Hipóxia: a pré-oxigenação do paciente minimiza essa ocorrência.

REFERÊNCIAS

1. Ringer SA, Gray JE. Common neonatal procedures. In: Cloherty JP, Eichenwald EC, Stark AR (eds). Manual of neonatal care. 6th

ed. Philadelphia: Wolters Kluwer/Lippincott Williams & Wilkins; 2012.p.851-69.

2. Chock VY, Wong RJ, Hintz SR, Stevenson DK. Biomedical engeneering aspects of neonatal monitoring. In: Martin R, Fanaroff AA, Walsh M (eds). Fanaroff & Martin's Neonatal-perinatal medicine. 9th ed. St Louis: Elsevier; 2011.p.577-95.

3. Tan KL. Blood pressure in very low birth weight infants in the first 70 days of life. J Pediatr. 1988;112(2):266-70.

4. Gomella TL. Procedures. In: Gomella TL, Cunningham MD, Eyal FG (eds). Neonatology. Basic management on-call problems, diseases, drugs. 6th ed. New York: Lange Medical Books/McGraw-Hill; 2009.p.199-246.

Acessos Vasculares

Angela Cristina Polycardo
Célia Mara Di Giovanni
Rosana Richtmann

Os cateteres intravasculares são indispensáveis na prática clínica diária nas unidades de terapia intensiva neonatal (UTIN), porque, por meio deles, é possível a administração de soluções por via intravenosa, glicose, nutrição parenteral e medicamentos a recém-nascidos (RN) pré-termo (PT) e a termo.

Os avanços dos conhecimentos em medicina neonatal, nos últimos anos, resultaram em inovações tecnológicas cada vez mais aprimoradas com a finalidade de se obter melhor prognóstico para os RN, principalmente os PT de extremo baixo peso (EBP).

Existem basicamente quatro tipos de acessos vasculares usados no período neonatal: cateteres periféricos, cateteres umbilicais (venoso e arterial), cateteres centrais de inserção periférica (PICC) e cateteres centrais implantados por meio de cirurgia.

CATETERES PERIFÉRICOS

Os cateteres periféricos ainda são os mais usados em UTIN, porque, além do seu menor custo, são mais rapidamente inseridos e têm menor risco de complicações graves, porém nos últimos anos, com o aumento da sobrevida dos RNPT de EBP, sua utilização vem diminuindo (33% das admissões em UTIN terciárias nos EUA) devido ao aumento do uso dos PICC[1].

Os cateteres periféricos geralmente são de PVC, Teflon* ou poliuretano, sendo o último a melhor escolha devido à sua biocompatibilidade, menor risco de infiltração, menor trombogenicidade, maior durabilidade (1 a 8 dias) e, consequentemente, menor risco de flebite.

Esses cateteres estão indicados em qualquer RN que necessite de medicações ou soluções por via intravenosa iso-osmolar por curto espaço de tempo (menor ou igual a 6 dias).

Usualmente, são inseridos nas veias dos membros superiores, inferiores, ou veias do couro cabeludo.

As complicações dos cateteres periféricos estão relacionadas a tipo de material utilizado, tempo de permanência do cateter, técnica de inserção, passagem e fixação, frequência das manipulações, número de punções para inserção, osmolaridade da solução infundida e, principalmente, cuidados diários na manutenção dessa via.

A incidência de complicações varia muito na literatura (2 a 78%), isso porque existe grande heterogeneidade nas definições de cada complicação e de treinamento da equipe de enfermagem (Tabela 52.1)[2].

É necessária inspeção frequente do acesso por via intravenosa (IV) e sua remoção imediata diante da suspeita de infiltração e flebite.

Tabela 52.1 – Incidência de complicações relacionadas aos cateteres periféricos.

Complicações	Variação de incidência (%)
Infiltração	23-78
Eritema	7-44
Edema	29-36
Oclusão	4-26
Flebite	1-11,3
Infecção	0-7,5

CATETERES UMBILICAIS

Os cateteres umbilicais são usados somente no período neonatal, no qual os vasos umbilicais são importantes vias de acesso, principalmente em situações de emergência, tais como durante a reanimação neonatal na sala de parto ou na unidade de terapia intensiva. Os cateteres umbilicais, tanto o venoso como o arterial, também estão indicados nos RN de extremo baixo peso, nos quais múltiplas punções e manipulação excessiva para a coleta de exames podem acarretar estresse prejudicial nos primeiros dias de vida. Outras indicações incluem: exsanguineotransfusão, medida de pressão arterial invasiva, medida de pressão venosa central.

As complicações do cateter venoso umbilical (CVU) são:

- Embolia gasosa.
- Trombose ou tamponamento cardíaco.
- Arritmia cardíaca.
- Necrose e abscesso hepático.
- Trombose de veia porta.
- Infecções.

As complicações do cateter arterial umbilical (CAU) são:

- Falso trajeto (perfuração).
- Trombose e embolia.
- Vasoespasmo, hipertensão e infecções.

A incidência de colonização e infecção da corrente sanguínea (ICS) consequentes ao uso dos cateteres umbilicais arterial e venoso é similar. Estudos mostram que a taxa de colonização para o CAU varia de 40 a 55% e ICS em 5% dos casos, sendo que para o CVU a colonização varia de 22 a 50% e ICS de 3 a 8% dos casos.

A maior complicação mecânica observada com os CAU é a obstrução. Para evitar tal ocorrência, existem dados na literatura que sustentam a heparinização junto ao fluido de infusão em dose baixa de 0,25-0,5U/mL. Segundo revisão realizada em 2000, essa ação mostrou-se efetiva na prevenção de obstrução do CAU, sem aumento de hemorragia intracraniana ou trombose aórtica[3]. Devido ao medo e risco de complicações hemorrágicas, especialmente nos prematuros, muitos serviços usam de rotina a salinização do CAU a cada 6 horas, com solução fisiológica (SF) a 0,9% com volume mínimo, e quando o CAU não estiver sendo usado deixar infusão contínua de SF.

O tempo de permanência recomendado para os CAU é de até cinco dias e o CVU de até sete dias, podendo, segundo alguns estudos, permanecer por até 14 dias, sempre se deve levar em conta o risco *versus* benefício da sua manutenção.

A inserção do CVU deve ser feita usando solução de clorexidina alcoólica e técnica asséptica porque o funículo umbilical tem grande colonização bacteriana. Recomenda-se o uso de placa de hidrocoloide periumbilical, como uma "segunda pele", para proteger a pele extremamente fina do RNPT de muito baixo peso com finalidade de ter mais liberdade e segurança na assepsia.

Não existem estudos que sustentem o uso de antibioticoprofilaxia para a inserção e/ou manutenção dos CAU e CVU.

A localização do CAU e CVU pelo exame radiológico é fundamental para se evitar efeitos mecânicos adversos.

Em relação à posição do cateter umbilical, a chamada posição baixa (abaixo do diafragma) está mais relacionada à complicação vascular do que a posição alta (acima do diafragma)[3].

CATETER CENTRAL DE INSERÇÃO PERIFÉRICA (*PERIPHERAL INSERT CENTRAL VENOUS CATHETERS – PICC*)

O PICC foi usado desde 1973 para infusão de soluções hipertônicas, entretanto, devido às suas vantagens em relação a outros tipos de cateteres centrais sua utilização vem aumentando, além de ser boa alternativa para substituir os cateteres periféricos, evitando múltiplas punções quando há necessidade de acesso vascular por longo período[4].

Suas vantagens em relação a outros tipos de cateteres centrais estão no fato de serem menos traumáticos, não necessitarem de anestesias mais complexas, manterem o vaso íntegro mesmo após sua retirada, reduzirem os índices de infecção e, por fim, seu custo efetivo mais baixo[5].

Os PICC são feitos de material biocompatível, preferencialmente silicone, e inseridos através de uma agulha até atingir o átrio direito. O PICC ideal deve ser de fácil inserção, manutenção, ter graduação externa, ser radiopaco e flexível. A inserção é relativamente fácil, mas há necessidade de treinamento adequado e profissionais capacitados para obter sucesso nesse procedimento.

Estudos têm mostrado que o sucesso na inserção do cateter pode chegar a 92%, desde que exista uma comissão multidisciplinar formada por médicos e enfermeiras responsáveis pela passagem desses cateteres, quando comparados com médicos ou enfermeiras passando separadamente[6].

Os PICC são indicados quando há necessidade de nutrição parenteral ou perspectiva de necessidade de acesso vascular por mais de 6 dias, segundo o *Centers for Disease Control and Prevention* (CDC) americano[6].

As complicações durante a inserção estão relacionadas à localização da ponta e costumam ser: embolia, extravasamento, arritmias, tamponamento cardíaco, vasoespasmo, lesões de tendões e nervos. A ponta do cateter deve ser mantida na veia cava superior ou inferior.

As complicações na manutenção do PICC estão relacionadas aos cuidados diários com o cateter e são: obstrução mecânica, trombose, derrame pleural, tamponamento cardíaco e infecção.

A maior causa de remoção do cateter continua sendo a suspeita de ICS, sendo que sua confirmação nem sempre é possível[7-8].

Para prevenir as complicações é importante ter protocolos institucionais estabelecidos e escritos realizando vigilância diária desses cateteres[9-10].

Estudo realizado no Hospital e Maternidade Santa Joana (HMSJ)[8] mostrou a redução drástica dos índices de ICS nosocomial na UTIN após a implantação das seguintes medidas:

- Grupo de cateter (inserção e manutenção).
- PICC para todos RN com previsão de acesso por via IV > 6 dias.
- Curativo transparente.
- Assepsia cutânea com solução de clorexidina degermante e alcoólica.
- Uso de barreira máxima para a passagem do PICC.
  Ausência de recomendação de troca rotineira do curativo.

Após essas medidas, houve redução de ICS 24,0/1.000/CVC/dia para 6,0/1.000 ICS/CVC/dia, índices que se mantêm até o momento.

FLEBOTOMIA

A prática de introdução de um CVC através de incisão cirúrgica da pele para a visualização da malha venosa, ou seja, flebotomia, apesar de não mais recomendada em RN como primeira opção, ainda é largamente utilizada na população pediátrica, devido à falta de possibilidade de outro tipo de acesso por via IV. O risco de ICS relacionado à flebotomia é seis vezes maior que o relacionado aos cateteres percutâneos. Isso ocorre por maior traumatismo cutâneo e manipulações, de tal forma que as flebotomias só devem ser indicadas se não houver outra opção de acesso por via IV. Os cuidados com os cateteres inseridos por flebotomias são os mesmos que para os outros tipos de cateteres.

Cateter central implantado por meio de cirurgia

Os cateteres venosos de longa permanência (CLP) são indicados na terapia parenteral prolongada, síndrome do intestino curto, doenças crônicas perinatais ou RN que apresentem dificuldades na cateterização venosa.

Recomenda-se o uso de cateter com menor número de lúmen. Em RN não se recomenda a tunelização do cateter pelo maior risco de infecção.

O uso de cateteres impregnados com antissépticos ou antimicrobianos (por exemplo, vancomicina, rifampicina-minociclina e clorexidina-sulfadiazina de prata) foi associado a decréscimo de colonização do CVC, entretanto, seu uso continua controverso.

O uso de "selo de antibiótico" (anticoagulante com antibiótico introduzido através do lúmen do cateter) a cada 6-12 horas reduz a formação do biofilme.

Os estudos ainda são limitados em RN por falta de definição clara sobre suas vantagens.

Protocolo de instalação, manutenção e retirada dos cateteres

- **Rotina para a passagem do CVC**

1. Imobilização do RN e manutenção da temperatura corporal por calor radiante ou incubadora.
2. Lavagem rigorosa das mãos previamente com clorexidina degermante a 2%.
3. Paramentação completa consistindo de gorro, máscara, avental longo e luvas estéreis.
4. Degermação do local com clorexidina degermante a 2%, seguida de antissepsia com clorexidina alcoólica a 0,5% em campo ampliado e remoção do excesso com gaze estéril pela equipe de enfermagem. O profissional que realizou a degermação deve trocar as luvas para continuar o procedimento. Nos RN com peso inferior a 1.000g, a antissepsia deve ser feita de forma restrita utilizando-se álcool a 70% para evitar lesão de pele. No cateterismo umbilical, fazer barreira de proteção com placa de hidrocoloide antes da antissepsia com álcool.
5. Uso de campos estéreis cobrindo grande parte da superfície corporal do paciente.
6. Flebotomia: o cateter será introduzido por dissecção cirúrgica na veia braquial, jugular externa, axilar ou facial pela equipe de cirurgia pediátrica.
7. Cateter venoso central percutâneo (PICC): o cateter de silicone será inserido por punção periférica nas veias basílica, braquial, axilar ou jugular externa pelo médico neonatologista ou enfermeiros treinados. Manter o curativo oclusivo simples com gaze (OpSite®) no local da inserção nas primeiras 24 horas. Recomenda-se não manusear o cateter sem antes remover o talco da luva cirúrgica com soro fisiológico.
8. Cateter umbilical: o cateter de silicone será inserido na veia ou artéria umbilical pela equipe médica neonatal na UTIN. Ao término do cateterismo umbilical, deve ser feita nova limpeza com clorexidina alcoólica e o curativo mantido aberto (curativo em "H"). Se houver necessidade de reposicionamento do cateter umbilical será feita nova antissepsia, como descrito acima. O cateter nunca deverá ser reintroduzido, somente tracionado.
9. Realizar radiografia de tórax e abdome em posteroanterior para comprovação da posição do cateter.

- **Manutenção do cateter**

1. Realizada preferencialmente por enfermeira.
2. Lavagem das mãos com clorexidina degermante antes da manipulação dos cateteres.
3. O curativo será trocado após 24 horas assepticamente com clorexidina alcoólica a 0,5% e coberto

com curativo de película transparente para a visualização do local da inserção do cateter nos casos de PICC ou flebotomia. Verificar a necessidade de tracionar ou não o cateter. Nos casos de flebotomia, solicitar o tracionamento pela equipe cirúrgica. Para os cateteres umbilicais, serão usados curativos abertos em "H".

4. A troca do curativo deverá ser realizada sempre que ele estiver úmido, sujo ou solto.
5. A paramentação a ser utilizada será: gorro, avental, luvas estéreis, campo estéril e máscara para o PICC; e gorro, máscara e luvas estéreis para os demais cateteres.
6. Na solução de nutrição parenteral (NP) deverá ser acrescentada 0,5U de heparina para cada 1mL da solução final quando essa estiver sendo infundida pelo CVC.
7. Na troca do frasco de NP, salinizar o cateter com soro fisiológico – 0,5mL.
8. Ao manipular a conexão do cateter, utilizar luva estéril e antissepsia com álcool a 70%.
9. Não colher exames pelo PICC, somente hemocultura central, quando indicado.
10. Não infundir sangue e derivados através do PICC.

- **Retirada do cateter**

Critérios clínicos:

1. Término da necessidade do cateter.
2. Suspeita ou confirmação de processo infeccioso relacionado ao cateter.
3. Secreção purulenta no local da inserção.
4. Funcionamento inadequado do cateter (obstrução, ruptura, perda acidental).
5. Endocardite ou trombose no local do cateter.
6. Cateter umbilical até 168 horas (7 dias).

Obs.: na suspeita de infecção deverão ser realizados, a critério médico: hemocultura periférica e central, cultura de liquor, radiografia de tórax e ecocardiograma.

Na presença de sinais flogísticos sem secreção purulenta: hemocultura periférica e central.

Quando a infecção for confirmada, no momento da remoção do cateter, devem ser colhidas culturas na seguinte sequência:

- 1ª hemocultura periférica (em vigência do cateter);
- 2ª hemocultura central (pelo cateter);
- 3ª cultura da ponta do cateter por rolamento.

Diagnóstico de ICS relacionada ao CVC

Quando o RN estiver com CVC, principalmente por tempo superior a sete dias e apresentar sinas clínicos de infecção, deve-se suspeitar do envolvimento do cateter na gênese da infecção. Como sinais de infecção devem-se considerar: queda do estado geral do RN, hipoatividade, apneia, cianose, febre ou hipotermia ou sinais locais como hiperemia, enduração, dor, calor ou exsudação ao redor do sítio de inserção do cateter e alteração laboratorial do hemograma e proteína C-reativa[8,9].

O diagnóstico de certeza é feito quando as hemoculturas, colhidas de sangue periférico e do cateter (central), forem positivas para o mesmo agente. Quando se disponibiliza de método quantitativo automatizado para cultura, um importante aliado no diagnóstico é o crescimento mais rápido da bactéria (pelo menos 2 horas antes) na cultura de sangue central em relação à periférica.

Algumas sugestões que podem auxiliar no diagnóstico de infecção relacionada ao cateter (IRC):

1. Crescimento do mesmo micro-organismo na ponta do CVC e na hemocultura periférica.
2. Hemocultura quantitativa central com crescimento 5 a 10 vezes maior que a cultura colhida via periférica.
3. Hemocultura central com crescimento mais rápido (pelo menos 2 horas antes) que a hemocultura periférica (dado não validado para a pediatria, porém com boa evidência para adultos).
4. Alteração de exames inespecíficos, como PCR, escore hematológico (plaquetopenia, alteração do número de leucócitos, desvio à esquerda e índice de jovens sobre totais maior que 0,2).
5. Hemocultura com crescimento até 48 horas está fortemente associada a IRC.

O agente mais comum nas IRC em neonatologia é o *Staphylococcus* coagulase-negativa, seguido dos bacilos gram-negativos e fungos (em especial *Candida*); as infecções por esses últimos costumam ser mais graves, abruptas e às vezes letais[10].

Uma vez identificado o agente envolvido na infecção, considerar os seguintes aspectos:

1. Crescimento de fungo, bacilo gram-negativo ou *Staphylococcus aureus* – o recomendado na literatura é a retirada imediata do cateter devido ao risco de complicações graves, tais como endocardite bacteriana e tromboembolismo. A tentativa de esterilização do cateter nesses casos não apresenta bons resultados, com elevados índices de complicações e aumento da morbimortalidade por infecção. Deve-se tratar a infecção sistêmica durante 14 dias.
2. Crescimento do *Staphylococcus* coagulase-negativa. É o agente mais comum relacionado à infecção de CVC e com quadro clínico menos grave. A sintomatologia é insidiosa, progressiva e caracterizada por apneia, intolerância alimentar, hipo ou hipertermia e hipoatividade. Havendo possibilidade de remoção do cateter, somente essa prática pode resultar na resolução do quadro, sem a necessidade de utilização de tratamento com

antibióticos ou deve-se mantê-lo durante 5-7 dias. Não sendo possível a retirada do cateter, é melhor infundir o antibiótico pelo cateter e transferir a solução de nutrição parenteral para a veia periférica. Repetir a hemocultura em 72 horas após o início do tratamento e, se for negativa, é possível manter o cateter e o tratamento durante 10-14 dias. Se a hemocultura continuar positiva, recomenda-se a remoção do cateter.

3. Crescimento de enterococo – iniciar o tratamento mantendo o cateter, entretanto, se a segunda hemocultura for positiva após 72 horas recomenda-se sua retirada.

É importante salientar que a remoção do cateter resulta em menos complicações e quadro clínico facilmente controlável. A manutenção do CVC pode resultar em focos de infecção em outros locais como osteomielite, endocardite, pioartrite e abscessos.

As figuras 52.5 e 52.6 mostram fluxogramas para a retirada de cateter, segundo o agente isolado.

A técnica laboratorial mais amplamente utilizada para o diagnóstico de infecção relacionada ao cateter é a semiquantitativa, na qual é realizado o rolamento de um segmento do cateter na placa de ágar, onde, após a incubação por 48 horas a 37°C, é realizada contagem do número de colônias. Maki et al. reportaram especificidade de 96% com essa técnica, tendo apresentado em outros estudos valores preditivos positivos que variaram entre 16 e 31%. O crescimento de mais de 15 unidades formadoras de colônias na técnica semiquantitativa acompanhado de sinais e sintomas de infecção é indicativo de infecção relacionada ao cateter vascular[11].

Cuidados para diminuir risco de infecção do cateter

Algumas normas seguidas com rigor podem minimizar os riscos de infecção relacionada ao cateter central. É boa prática instituir-se uma equipe que seja treinada para a passagem do cateter, normatizar os procedimentos relacionados ao uso do cateter central, para a inserção e manutenção do cateter, monitorizar a prática clínica e medir os resultados.

Nos RN com peso inferior a 1.500g, manter os membros superiores sem punções, pois esses RN são potencialmente candidatos potenciais ao PICC.

É importante a escolha do cateter adequado, de melhor qualidade (de preferência de silicone) e o local da punção deve ser aquele de acordo com a experiência da equipe[9,10,12,13].

Adotar práticas como:

- Inserção do cateter com utilização de precaução de barreira máxima (campos, luvas, gorro, máscara e curativos estéreis).
- Assepsia adequada da pele no local da inserção com clorexidina degermante e alcoólica[11].
- Equipe treinada para a inserção e manutenção do cateter.
- Escolha adequada do local de inserção.
- Preferência por cateter de silicone.
- Utilização de curativo transparente que possibilite a monitorização do sítio de inserção;
- Desinfecção do *hub* do cateter com álcool a 70% na manipulação – local comum de contaminação[14].
- Manipulação mínima.
- Evitar troca rotineira de 1 cateter por outro, uma vez que essa prática não se relaciona a maior risco de infecção.
- Uso exclusivo de uma via para nutrição parenteral, se for o caso;
- Remoção do cateter assim que não houver mais necessidade.

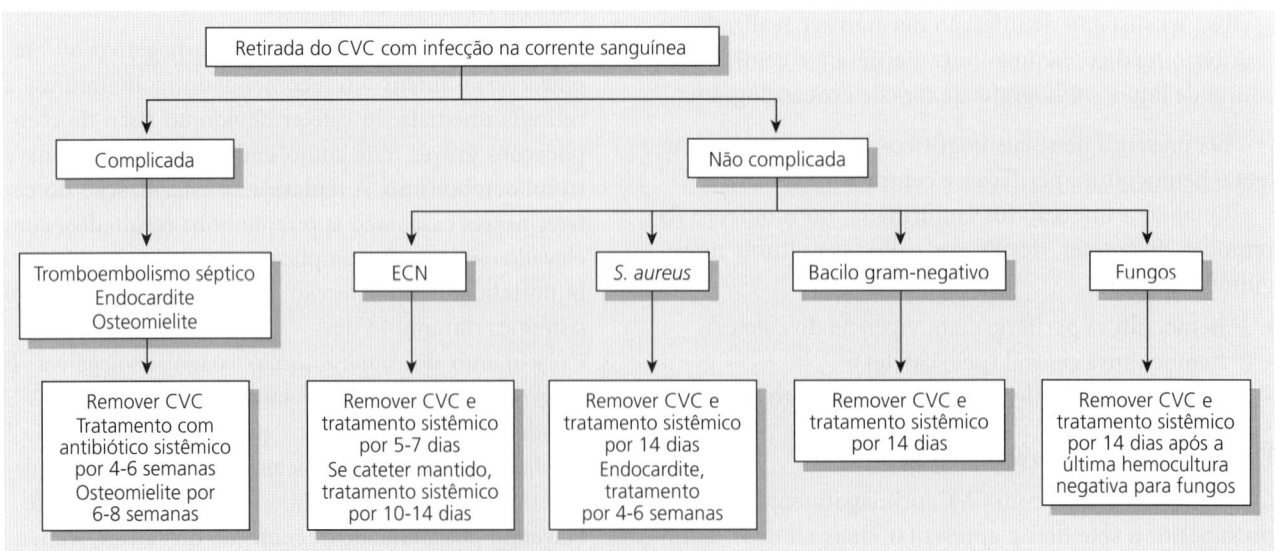

Figura 52.5 – Fluxograma de retirada do cateter de acordo com o germe isolado.

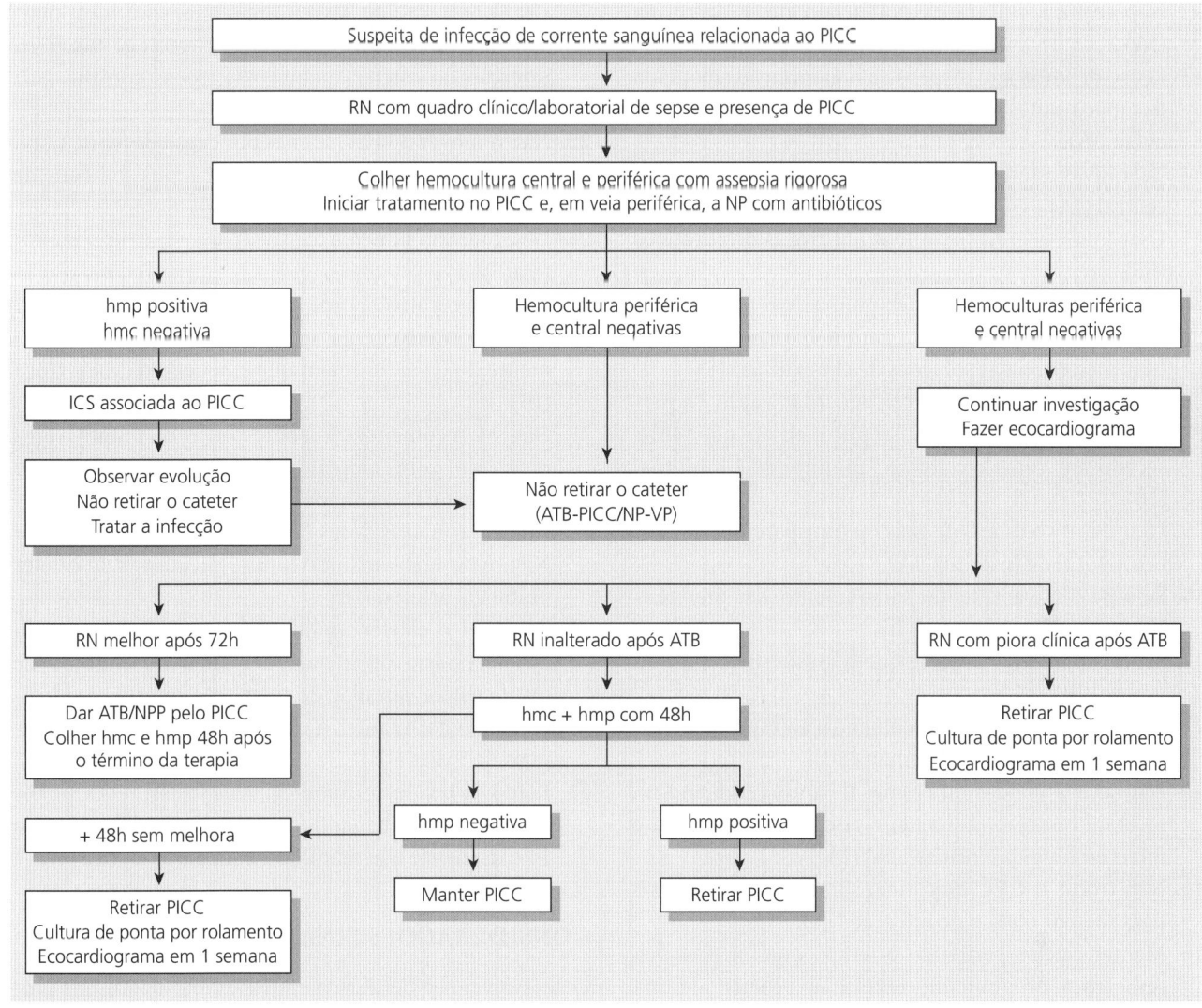

Figura 52.6 – Fluxograma a para retirada de PICC na suspeita de ICS. hmc = hemocultura central; hmp = hemocultura periférica; ATB = antibioticoterapia; NP = nutrição parenteral.

A troca dos curativos transparentes deve ser realizada somente se houver sujidade, umidade local ou sua soltura, mas não com data preestabelecida.

O uso de curativo impregnado com clorexedina (Biopatch®) vem sendo incrementado em neonatologia com bons resultados em relação à presença de colonização e ICS associada ou relacionada ao cateter[15]. Em RNPT de EBP foi observada dermatite de contato na pele, pouco corneificada, e seu uso deve ser ponderado.

A lavagem do cateter pode ser realizada com soro fisiológico em quantidades mínimas (0,5 a 1mL) após infusão da NP.

Principais recomendações do *Draft Guideline for Prevention of Intravascular Catheter-Related Infections* – HICPAC – CDC, adaptado por Richtmann[1]

Originalmente são consideradas algumas categorias.

Categoria IA – altamente recomendada para a implementação e fortemente apoiada por estudos experimentais, clínicos ou epidemiológicos bem desenhados.

Categoria IB – altamente recomendada para implementação e apoiada por alguns estudos experimentais, clínicos ou epidemiológicos e por forte argumentação teórica.

Categoria IC – exigida por regulamentação, normas ou regras federais ou estaduais.

Categoria II – sugerida para implementação e apoiada por estudos clínicos e epidemiológicos ou argumentação teórica.

Problemas não resolvidos – representam itens para os quais a evidência é insuficiente ou não há consenso relativo à existência de eficácia.

Seguem-se as recomendações.

1. Assegurar relação adequada enfermagem/RN (IB).

2. Não realizar cultura da ponta de cateter de rotina (IA).

3. O uso de luvas não dispensa a higienização adequada das mãos, antes e após a manipulação do acesso vascular (IA).

4. Usar luvas estéreis para a inserção de cateter vascular central (IA).

5. Usar luvas estéreis ou limpas nas trocas de curativos (IC).

6. Não usar a inserção por flebotomia de rotina (IA).

7. Usar solução antisséptica para a inserção do CVC (dar preferência às soluções de clorexidina) (IA).

8. Antes da inserção do cateter, aguardar a ação e a permanência mínima do antisséptico, ou até que tenha secado por completo (tempo mínimo de 2 minutos) (IB).

9. Usar curativo estéril de gaze ou transparente para cobrir o local de inserção (IA).

10. Se o paciente apresentar sangramento, dar preferência ao curativo com gaze (II).

11. Trocar o curativo sempre que o local estiver sujo ou úmido (IB).

12. Trocar o curativo sem recomendação específica, porém não mais que uma semana (II).

13. Não usar pomadas ou cremes de antimicrobiano no local de inserção (aumenta o risco de colonização e infecção fúngica e resistência) (IA).

14. Não trocar o CVC de rotina, somente com objetivo para reduzir o risco de infecção (IA).

15. Manter cateter periférico o tempo que for possível, sem troca programada, exceto se ocorrer alguma complicação (IB).

16. Trocar o *set* de infusão, incluindo os outros dispositivos acoplados ao sistema não mais frequente que intervalo de 96 horas, exceto se suspeita ou comprovação de bacteriemia relacionada ao CVC (IA).

17. Trocar o sistema de infusão em 24 horas, se infusão de sangue ou derivados ou solução lipídica (II).

18. Trocar o dispositivo tipo *need less* no mínimo com a mesma frequência do resto do sistema de infusão (II).

19. Não usar de rotina filtros intravasculares para minimizar o risco de infecção (IA).

20. Constituir grupo específico de cateter para inserção e manutenção dos CVC (IB).

21. Evitar o uso de agulhas de metal (aço) para inserção periférica, pelo risco maior de necrose se ocorrer extravasamento de fluidos e medicamentos (IA).

22. Usar cateter *medline* ou PICC sempre que estiver programada infusão por via intravenosa maior que 6 dias (IB).

23. Não existe recomendação sobre o uso de cateter impregnado com antisséptico em crianças (problema não resolvido).

24. Usar precaução de barreira máxima, com luva, máscara, avental e campos grandes estéreis, tanto na inserção do cateter, quanto nas trocas com fio-guia (IA).

25. Não remover o PICC apenas por causa de febre. Use o julgamento clínico, para descartar a possibilidade de infecção em outro sítio (II).

26. Designar um lúmen exclusivo para a nutrição parenteral (II)

27. Trocar o curativo a cada 2 dias para gaze e 7 dias para curativo transparente, exceto se o risco de deslocamento do CVC for maior que o benefício de sua troca (IB).

28. Não há recomendação sobre o uso de curativo impregnado com clorexidina para reduzir infecção (problema não resolvido).

29. Adicionar baixas doses de heparina (0,5 a 1UI/mL de NP – 6 ou 12h) ao fluido infundido através do cateter umbilical arterial (IB).

30. Remover o cateter umbilical arterial assim que não for necessário ou a qualquer sinal ou sintoma de insuficiência vascular de membros inferiores. Idealmente, evitar manter o cateter umbilical arterial por mais de 5 dias (II).

31. Remover o cateter umbilical venoso assim que possível, podendo ser mantido no local até o máximo de 14 dias, desde que mantido de forma asséptica (II).

CONSIDERAÇÕES FINAIS

O acesso venoso periférico em RN, em especial nos pré-termo de muito baixo peso é um desafio constante no cuidado neonatal que consiste em manter a pele íntegra, minimizar os traumatismos cutâneos secundários ao uso de fitas adesivas para fixação dos cateteres, removê-las com cuidado e, somente quando necessário, evitar perdas e inúmeras tentativas de acesso venoso.

Há alguns anos, só se instalava cateter venoso central quando fossem esgotadas todas as possibilidades de acesso periférico. Essa medida invariavelmente era acompanhada de maior índice de infecção. Hoje se recomenda que RN que têm previsão de necessidade de acesso por via IV por mais de seis dias devem receber um CVC e a pele deve ser preparada com antisséptico degermante seguido de alcoólico. Não há necessidade de antibioticoprofilaxia. O diagnóstico clínico de ICR relacionada ao cateter vascular é difícil.

Quando forem identificados sinais e sintomas de sepse neonatal e o RN estiver com cateter central, devem-se colher hemoculturas central e periférica e ponderar as vantagens e desvantagens da retirada do CVC. Muitas vezes, esse é o único acesso disponível e devem-se iniciar os antibióticos pelo CVC, avaliar clinicamente e aguardar as hemoculturas durante 72 horas. Diante de evolução clínica favorável e hemoculturas negativas ou com crescimento de *Staphylococcus* coagulase-negativa, continuar com a terapia pelo acesso central. Se houver piora do quadro ou crescimento de gram-negativos ou fungos, recomenda-se tirar o cateter central e deixar somente com acesso periférico. Envolver a enfermagem nessa difícil decisão para que elas entendam a real necessidade da medida. Somente após hemocultura negativa pode se indicar a passagem de novo CVC (ver Fig. 52.6).

É preciso considerar que a passagem e manutenção cuidadosa do CVC pelos integrantes do grupo de cateter podem prevenir a sepse associada ou relacionada ao cateter e, além de diminuir o tempo de internação, causa menor impacto sobre a resistência bacteriana na UTIN, menor risco de vida e consequentemente melhor custo-benefício.

Na atualidade, RN com idade gestacional ao nascer de 24-25 semanas permanece internado por cerca de 3 a 4 meses e com CVC por no mínimo 2 meses. No cuidado neonatal deve-se sempre exercitar as "melhores práticas" para a prevenção de infecção hospitalar.

Na prevenção e controle das infecções associadas ou relacionadas aos cateteres, é fundamental o reconhecimento da realidade local. Cada hospital deve conhecer sua taxa de infecção, analisá-la mensalmente, tendo sempre o objetivo de melhorias e, com equipe multidisciplinar especificamente constituída para essa finalidade, desenvolver guias de prevenção.

REFERÊNCIAS

1. Richtman R. Cateter vascular em pediatria. In: Associação Paulista de Estudos e Controle de Infecção Hospitalar – APECIH (ed). Infecção associada ao uso de cateteres vasculares.3ª ed. São Paulo: Câmara Brasileira do Livro; 2005.p.58-69.

2. Franck LS, Hummel D, Connell K, Qiunn D, Montgomery J. The safety and efficacy of peripheral intravenous catheters in ill neonates. Neonatal Netw. 2001;20(5):33-8.

3. Barrington KJ. Umbilical artery catheter in the newborn, effects of heparin. Cochrane Database Syst Rev. 2000;(2):CD000507.

4. Mermel LA, Farr BM, Sherertz RJ, Raad II, O'Grady N, Harris JA, et al. Guidelines for the management of intravascular catheter related infections. Infect Control Hosp Epidemiol. 2001;22(4):222-42.

5. Mermel LA, Farr BM, Sherertz RJ, Raad II, O'Grady N, Harris JA, et al. Guidelines for the management of intravascular catheter related infections. Clin Infect Dis. 2001;32(9):1249-72.

6. Centers for Disease Control and Prevention – CDC. Guidelines for the prevention of intravascular catheter-related infections. MMWR. 2002;51(RR-10):1-29.

7. Siegman-Igra Y, Anglin AM, Shapiro DE, Adal KA, Strain BA, Farr BM. Diagnosis of vascular catheter related blood stream infection: a meta-analysis J Clin Microbiol. 1997;35(4):928-36.

8. Nachoo AM, Lin J, Green RS. Death as a complication of peripherally inserted central catheters in neonates. J Pediatr. 2001;32(9):1249-72.

9. Hermansen MC. Intravascular catheter complications in the neonatal intensive care unit. Clin Perinatol. 2005;32(1):141-56.

10. La Porte L. Cuidados com cateter intravascular central e periférico In: Associação Paulista de Estudos e Controle de Infecção Hospitalar – APECIH (ed). Diagnóstico e prevenção das infecções hospitalares em Neonatologia. 1ª ed. São Paulo: Câmara Brasileira do Livro; 2002.p.114-8.

11. Maki DG, Weise C, Sarafin H. A semiquantitative method for identifying intravenous-catheter-realted infection. N Engl J Med. 1977; 296(23):1305-9.

12. McGee DC, Gould MK. Preventing complications of central venous catheterization. N Engl J Med. 2003;348(12):1123-33.

13. Safdar N, Fine JP, Maki DG. Meta-analysis: methods for diagnosing intravascular devise-related bloodstream infection. Ann Intern Med. 2005;142(6):451-66.

14. Salzman MB, Isenberg HD, Shapiro JF, Lipstz PJ Rubin LG. A prospective study of the catheter hub as the portal of entry for microorganisms causing catheter-related sepsis neonatal. J Infect Dis. 1993;167(2):487-90.

15. Maki DG, Ringer M, Alvarado CJ. Prospective randomized trial of povidine-iodine, alcohol and chlorhexidine for prevention of infections associated with central venous and arterial catheters. Lancet. 1991;338(8763):339-43.

Cuidados com a Cânula Endotraqueal e Programa para Extubação

Cyntia Fonseca de Abreu

A evolução tecnológica dos ventiladores, ao mesmo tempo que amplia as possibilidades de intervenção e monitorização do paciente grave em insuficiência respiratória no ambiente de unidade de terapia intensiva (UTI) e aumenta a segurança da ventilação, traz para a equipe envolvida crescentes desafios e dificuldades em conhecer e aplicar todos esses recursos[1] em Neonatologia, frequentemente empregados nas unidades de cuidados intensivos neonatais, sendo os prematuros os principais candidatos a receberem esse tipo de tratamento. Apesar de vital, o procedimento pode trazer uma série de efeitos adversos, destacando-se a displasia broncopulmonar e as lesões neurológicas, tornando-se necessário acompanhamento criterioso e individualizado de todos os fatores envolvidos no uso da ventilação mecânica (VM) em recém-nascidos (RN). Extubação acidental, traumatismos de laringe, acúmulo e produção inadequada de secreção são fatores que podem prolongar o uso da VM, favorecendo seus efeitos deletérios no RN.

Toda essa inovação pode tornar-se mesmo deletéria quando utilizada sem o preparo adequado e a experiência necessária. Ou seja, o preparo e o treinamento da equipe tem papel fundamental no que se refere ao suporte ventilatório e manutenção dos aspectos que envolvem o uso da VM em RN que cursam com insuficiência respiratória. Portanto, pontuar todos os aspectos envolvidos na VM favorecerá um processo mais seguro e eficaz tanto para a equipe como para o RN.

Análise criteriosa das condições de seu hospital, de sua UTI neonatal, bem como da equipe, associada às características que indicam o uso da VM no RN de forma individualizada e criteriosa são fundamentais para o processo de desenvolvimento de padronizações e protocolos no que se refere aos cuidados do RN em ventilação mecânica.

CUIDADOS COM A CÂNULA OROTRAQUEAL

As UTI neonatais devem considerar o estabelecimento de protocolos de rotina no uso da VM como uma das estratégias para melhorar seus cuidados respiratórios, tão logo a VM seja eleita, levando em consideração não só os parâmetros ventilatórios, mas também os cuidados que cercam a VM, a fim de evitar possíveis intercorrências que vão favorecer o prolongamento do uso da VM[2].

O processo e a manutenção do uso da cânula endotraqueal interferem nos mecanismos fisiológicos de drenagem de secreções das vias aéreas, bem como podem favorecer o aumento das secreções, pois podem estar associados a traumatismo e inflamação das vias aéreas (VA), levando a prolongamento do tempo de uso da VM e/ou necessidade de aumento dos parâmetros ventilatórios.

Assim, torna-se necessária a aplicação de medidas para evitar os fatores que levam a aumento do acúmulo de sua secreção e espessamento, bem como evitar os traumatismos e intercorrências ocasionados pela utilização da cânula orotraqueal (COT)[3]. Esses cuidados de rotina devem abranger toda a equipe multiprofissional que atua na UTI neonatal, vão desde a umidificação dos gases, posicionamento e manutenção da COT, até remoção de secreções, bem como a utilização de altas FiO$_2$, levando-se em consideração também os fatores que favorecem o gasto energético do RN, que favorecem, muitas vezes, o aumento do trabalho respiratório e perda de peso ponderal.

É importante também para a manutenção adequada da cânula endotraqueal a monitorização constante da fixação da cânula pela equipe, após a verificação na radiografia do posicionamento adequado da fixação da cânula no lábio superior ou rima labial. Esses dados devem ser monitorizados e conhecidos pela equipe.

UMIDIFICAÇÃO E AQUECIMENTO DOS GASES

Durante a respiração normal, o ar inspirado é aquecido e umidificado ao passar pelo nariz, faringe e traqueia. O condicionamento dos gases inspirados é necessário para assegurar a eficiência das trocas gasosas e prevenir a ocorrência de infecções. Durante a expiração, as vias aéreas superiores retêm parcialmente o calor e a umidade dos gases exalados[4].

Em RN submetidos à ventilação mecânica, o acesso às vias aéreas é feito através de uma cânula posicionada na traqueia, anulando o mecanismo de umidificação natural. O gás proveniente do ventilador é isento de umidade e calor, fator esse que pode favorecer não só a retenção de secreção, alterando sua viscosidade, mas também pode acompanhar situações de hipotermia, podendo levar o RN a apresentar obstruções da COT parciais ou totais, aumento do trabalho respiratório, gasto energético, perda de peso, síndromes de escape de ar, colapsos pulmonares, bem como frequente necessidade de trocas de COT, podendo levar o RN ao risco de traumatismo da laringe.

UMIDIFICAÇÃO E AQUECIMENTO IDEAL

As condições ideais de umidificação referem-se aos níveis de aquecimento e umidade necessários para prevenir danos ao trato da mucosa respiratória.

Recomenda-se, atualmente, que a temperatura dos gases inspirados na entrada do tubo endotraqueal deva situar-se entre 32°C e 34°C e 100% de umidade relativa, equivalente a uma umidade absoluta de 34 a 37mgH$_2$O/L.

Deve ser verificado o tipo de umidificador existente na unidade, podendo ser por meio de sistemas de passagem de fluxo, bem como os servocontrolados, e a monitorização. Tipos de controles de temperatura devem ser avaliados, podendo ser também servocontrolados, empregando um sensor de temperatura na via aérea, geralmente próximo ao paciente, e regular a temperatura no aquecedor, de forma a manter a temperatura ajustada no ponto onde o sensor de temperatura está inserido. Permitem, portanto, manutenção de uma temperatura constante no valor ajustado durante toda a ventilação. Os não servocontrolados apenas mantêm uma potência de alimentação constante no elemento aquecedor, de acordo com o valor ajustado no botão de controle do umidificador. Dessa forma, a temperatura do gás inspirado irá variar de acordo com a temperatura do ambiente, fluxo inspiratório e tipo de circuito respiratório, sendo indicados os de silicone, pois apresentam melhor eficácia no processo de manutenção da umidificação e aquecimento.

Deve ser ressaltada a necessidade de uma implantação de rotina para verificação constante de todos os aspectos que envolvem a manutenção da umidificação e aquecimento, bem como anotações específicas e diárias em prontuários e/ou fichas de acompanhamento do RN em VM anexadas ao ventilador mecânico para acompanhamento diário.

Muitos problemas estão associados à forma inadequada de umidificação e aquecimento, tanto o excesso de calor que vai favorecer condensações no circuito, como a diminuição, tornando a secreção mais espessa, podendo acarretar em obstruções da COT, que vai interferir no processo de evolução da VM.

POSICIONAMENTO E MANUTENÇÃO DA COT

A COT deve ser posicionada entre a 2ª e 3ª vértebras torácicas. A análise será realizada por meio da observação da expansibilidade torácica que deverá se apresentar simétrica à radiografia torácica (posicionamento da COT) e ausculta pulmonar que deverá apresentar murmúrio vesicular presente em ambos os hemitórax. Após avaliação criteriosa, é necessária a anotação do número da cânula no prontuário e local onde será fixada no lábio superior do RN, para a monitorização diária do seu posicionamento.

Na figura 52.7 demonstra-se na radiografia de tórax a forma mais adequada de localizar o posicionamento da cânula endotraqueal, na qual deve ser observada a última costela inserida na 12ª vértebra torácica, onde, a partir desse ponto, notam-se as vértebras superiores até alcançar a posição da cânula endotraqueal que deverá estar posicionada estre a 2ª e 3ª vértebra torácica.

MANUTENÇÃO DA PERMEABILIDADE DAS VIAS AÉREAS

Para a manutenção da permeabilidade das vias aéreas, além da umidificação e aquecimento adequados, haverá necessidade de aspiração da COT, pois o mecanismo de eliminação da secreção estará inativo pela própria presença da COT. A frequência das aspirações será determinada pela necessidade do RN e detectada por meio de avaliação criteriosa e individualizada de alguns sinais clínicos, como presença de desconforto respiratório, aumento da FR, diminuição da expansibilidade, oscilações

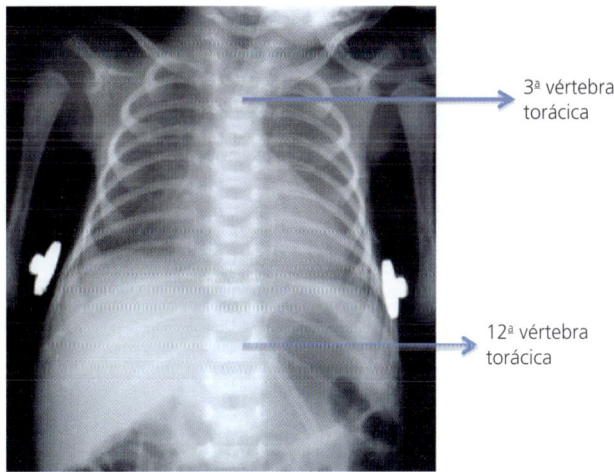

Figura 52.7 – Posicionamento da 12ª vértebra torácica, na qual se insere a última costela e a 3ª vértebra torácica, onde deverá estar posicionada a cânula endotraqueal.

da $SatO_2$, presença de cianose, agitação, assincronia com o ventilador, além do quadro patológico que o RN apresenta. Devem-se aspirar secreções das cavidades nasal e oral, além da COT. Deve-se evitar a flexão ou extensão do pescoço durante o procedimento, pois vai favorecer a diminuição da luz traqueal, resultando em aumento do trabalho respiratório[5].

Várias complicações podem estar associadas à aspiração traqueal, sendo agudas e graves, incluindo hipóxia, apneia, bradicardia, arritmias e até mesmo parada cardíaca, bem como aumento da pressão intracraniana. A aspiração pode, ainda, diminuir o volume pulmonar e causar atelectasia, com subsequente hipóxia[6].

Na tentativa de minimizar os efeitos deletérios da aspiração, alguns cuidados podem ser adotados, como procedimento realizado em dupla, com material adequado e estéril, com observação constante da monitorização e tempo de realização, além de determinar a aspiração somente quando necessária e não como prescrição de rotina, para isso existe a necessidade de comunicação constante da equipe multiprofissional. A verificação periódica das condições de fixação da COT evita o risco de extubação, pneumotórax e colapso pulmonar decorrente da sua introdução nos brônquios.

MONITORIZAÇÃO

Durante o procedimento monitorizar:

- FC, FR e PA.
- pO_2 – transcutânea ou pelo oxímetro de pulso.
- pCO_2 – transcutânea ou pelo capnógrafo, se possível.

Material necessário:

- Sonda para aspiração de calibre apropriado (Quadro 52.2).

Quadro 52.2 – Tamanho da sonda de aspiração recomendada de acordo com o número da COT.

Cânula endotraqueal (diâmetro interno em mm)	Tamanho da sonda de aspiração
2,5	5
3,0	6
3,5	6
4,0	8
4,5	8

- Rede de vácuo ou aparelho de aspiração.
- Luvas estéreis.
- Quando a secreção se apresentar espessa, está indicado o uso de soro fisiológico a 0,9%.

Deve-se ressaltar que, associada a esses cuidados, a padronização de momentos de intervenção e descanso deve ser programada pela equipe multiprofissional, pois a manipulação constante e excessiva do RN poderá fazer com que a paO$_2$ oscile significativamente, podendo chegar a níveis extremamente baixos. Rotinas de posicionamento, como uso de coxins, posicionamento da COT centralizada, evitando movimentações constantes, podem prevenir extubações acidentais, bem como traumatismos de laringe, o que pode levar à necessidade de reintubação.

CUIDADOS NA EXTUBAÇÃO

Na tentativa de minimizar os riscos da VM, recomenda-se que seja interrompida o mais precocemente possível, tão logo o RN consiga manter a respiração espontânea e garantir as trocas gasosas adequadas com um mínimo de trabalho respiratório. Entretanto, do ponto de vista clínico, não existem parâmetros definidos nem índices seguros que possam prever a falha ou o sucesso da extubação, porém estudos recentes sugerem que a elaboração de protocolos de desmame e extubação, implantados desde o início do uso da VM, em conjunto com a equipe multiprofissional demonstrou tendência na diminuição da duração da VM, extubação mais precoce e diminuição da falha de extubação. Portanto, as UTI neonatais devem considerar o estabelecimento de protocolos de VM como uma das estratégias para melhorar seus cuidados respiratórios[7,8].

Estudos recentes demonstram número elevado de falhas na retirada da ventilação: aproximadamente 60% dos pacientes são reintubados em menos de 6 horas após a extubação. Esse achado reforça a importância de cuidados específicos após extubação, tais como posicionamento adequado do paciente, manipulação mínima e vigilância constante para garantir a fixação e o uso correto do CPAP nasal, de forma a aumentar as chances de sucesso na retirada da ventilação mecânica.

Algumas investigações mostraram que, em RN de muito baixo peso com síndrome de desconforto respiratório, o sucesso na extubação foi obtido naqueles que apresentaram maior complacência pulmonar e melhor oxigenação antes da extubação[9,10]. Entretanto, encontram-se vários casos de falha na extubação associados a episódios de apneias recorrentes, sem diferenças na função pulmonar entre os que foram extubados com sucesso ou os que falharam, mostrando que, além da função pulmonar, outros fatores, como a imaturidade global, podem interferir na manutenção do ritmo respiratório regular[11].

Portanto, a utilização da ventilação não invasiva, como o CPAP nasal deve ser levada em consideração, com intuito de favorecer a mecânica respiratória quando o RN apresentar condições clínicas favoráveis. O protocolo não é uma receita de bolo; não deve ser rígido a ponto de comprometer a segurança e o conforto do paciente; deve ser adaptado e testado para as particularidades de cada Unidade. É necessário tempo, organização e dinheiro para implementar e manter um protocolo (assim, não é tão simples quanto parece). A implementação e o uso de protocolos reduzem a variação clínica desnecessária na prática[7].

A busca por índices fisiológicos capazes de predizer de forma acurada e reprodutível o sucesso da extubação ainda não chegou a resultados satisfatórios e nenhum índice já reportado tem sido consistente e capaz de prever o sucesso em neonatologia[12].

A utilização de CPAP em pacientes entubados como forma de teste de respiração espontânea (TRE) deve ser usada de forma criteriosa, pois deve-se considerar a cânula endotraqueal um fator de importante resistência das vias aéreas para o RN, podendo favorecer o aumento do trabalho respiratório.

Um estudo mostrou que os pacientes com o uso do protocolo foram desconectados do respirador cerca de um dia e meio mais cedo, 50% menos de complicações associadas ao ventilador e menor custo na UTI[9]. Muitas pesquisas têm sido realizadas para identificar o melhor parâmetro para prever a falha ou o sucesso na extubação; entretanto, especificamente em RN de muito baixo peso, poucos foram publicados[8-13]. Em prematuros, altos volumes- minuto foram associados ao maior sucesso na extubação e ao menor tempo de ventilação mecânica[3,14,15].

A indicação precisa e o manejo adequado da ventilação pulmonar mecânica são armas importantes no suporte ao RN prematuro. No entanto, a ventilação pulmonar mecânica não é isenta de efeitos adversos, podendo ocasionar comprometimento pulmonar, com consequências no desfecho desses pacientes. Nesse sentido, a redução do tempo de ventilação pulmonar mecânica foi recentemente incluída como uma das melhores práticas, visando reduzir a lesão pulmonar e prevenir a displasia broncopulmonar (DBP) em prematuros internados em unidades de cuidados intensivos neonatais[13]. A DBP é uma complicação frequente em RN de muito baixo peso e está relacionada diretamente ao tempo de ventilação pulmonar mecânica, devendo a equipe que presta atendimento ao paciente de alto risco estar empenhada no desmame e extubação dos RN o mais rápido possível, de preferência na primeira semana de vida. O objetivo é minimizar os efeitos deletérios da ventilação mecânica que dificultam a extubação e/ou mesmo a necessidade de reintrodução.

PROGRAMA PARA A EXTUBAÇÃO

Os lactentes e os RN, principalmente os RN de muito baixo peso, têm maior risco para extubação não planejada, em razão do comprimento mais curto da traqueia e da imaturidade cognitiva. As complicações potenciais da extubação não planejada incluem falhas respiratórias, riscos associados à reintubação, aumento da duração da ventilação mecânica (VM) e do tempo de internação, hipóxia, pneumotórax, pneumonia secundária, displasia broncopulmonar, traumatismo de vias aéreas superiores e atraso do desenvolvimento neuropsicomotor. Contudo, a extubação não planejada raramente está associada ao aumento da mortalidade[16].

A decisão para extubar um RN deve ser tomada muito antes do início do procedimento. O programa para atingir o objetivo da retirada deve ser implantado tão logo o RN inicia o uso da VM. A extubação acidental, que ocorre ocasionalmente em qualquer unidade neonatal, não deve ser o ponto de partida para a extubação definitiva, uma vez que poderá levar o RN a estresse adicional desnecessário e só virá a contribuir para retardar ainda mais a extubação definitiva[4].

A utilização de CPAP traqueal não é mandatória, já que o aumento de resistência da via aérea ocasionada pela COT pode favorecer aumento de trabalho respiratório no RN, principalmente nos prematuros, podendo prolongar o processo de extubação. Porém a utilização de CPAP nasal em RN prematuros com peso de nascimento inferior a 1.000g deve ser considerada, pois pode favorecer a extubação.

A adaptação adequada da pronga nasal no RN, bem como cuidados realizados evitando traumatismos e lesões nasais favorecem a utilização da ventilação não invasiva mais eficaz e segura.

Parâmetros para que a extubação possa ser considerada

1. Gasometria:
   - paO$_2$ > 50mmHg.
   - paCO$_2$ < 50mmHg.
   - pH > 7,3.
2. Ventilação:
   - Uma vez que o RN esteja recebendo suporte ventilatório mínimo, caracterizado por:
   - FiO$_2$ < ou igual a 0,40.
   - Pinsp < ou igual a 20cmH$_2$O.
   - PEEP < ou igual 4cmH$_2$O.
   - FR < ou igual 2.
3. Condições clínicas – a extubação só deve ser realizada no paciente estável em relação aos seguintes parâmetros:
   - Hemodinâmico – parâmetros nos limites de normalidade e uso de drogas vasoativas em valores mínimos.
   - Infeccioso – infecções devem estar controladas com o uso de terapêutica apropriada.
   - Hematológico – hematócrito de 35 a 40% para a preservação da atividade carreadora de O$_2$.
   - Metabólico – níveis normais, evitando oferta hídrica excessiva.
   - Neurológico – assegurar a manutenção da respiração espontânea de maneira rítmica e regular e evitar o uso de drogas que levem à depressão respiratória.

Início do programa

Deve ser iniciado de 12 a 48 horas antes da extubação e ser considerado o uso de medidas que auxiliem no suporte da extubação, como a administração de xantinas, corticosteroides e fisioterapia.

1. Xantinas – por serem estimulantes respiratórios, sua utilização em RN com peso inferior a 1.000g deve ser considerada no processo de extubação.
   - Citrato de cafeína – dose de ataque de 20mg/kg por via oral, 24 horas antes da extubação. Dose de manutenção é de 5 a 8mg/kg/dia por via oral. Importante manter a concentração sérica entre 5 e 25µg/mL.
   - Aminofilina – realizar dose de ataque de 4 a 6mg/kg por via oral ou intravenosa em 30 minutos, 24 horas antes da extubação. A dose de manutenção é de 1,5 a 3mg/kg por via oral ou intravenosa lenta a cada 12 horas.
2. Corticosteroides – dexametasona 0,1mg/kg/dose cerca de 4 horas antes da extubação, repetindo mais duas doses de 0,1mg/kg/dose em intervalos de 8 horas, somando uma dose total de 0,3mg/kg em cerca de 24 horas. Indicados para RN que permaneceram entubados por períodos superiores a duas semanas ou que falharam em tentativa prévia de extubação por obstrução de vias aéreas.
3. Fisioterapia – deve ser indicada de forma criteriosa e individualizada, porém pode ser muito eficaz, já

que promove relaxamento muscular, posicionamento e manutenção da boa postura, promoção da auto-organização e o auxílio na ventilação mecânica do RN, mantendo a permeabilidade das vias aéreas, além do acompanhamento mais rigoroso dos mecanismos que envolvem a utilização da ventilação não invasiva, quando indicada.

Extubação propriamente dita

1. Realizar pausa alimentar durante 2 a 3 horas antes do procedimento ou, caso o paciente não esteja em jejum, pode-se realizar aspiração do conteúdo gástrico antes da extubação, para evitar o vômito.

2. Aspirar boca, narinas e, se necessário, cânula endotraqueal.

3. Preparar previamente o material de oxigenoterapia eleito para a utilização após o procedimento de extubação.

4. Retirar a fixação da cânula com cuidado para não lesar a pele do RN, além de ocasionar dor no RN, o que poderia levar à agitação; também pode prejudicar a fixação da pronga nasal em caso de indicação.

5. Para evitar possíveis aspirações de secreções e tornar o procedimento menos desconfortável para o RN, causando choro ou engasgos, retirar a prótese na fase expiratória e acoplar a inaloterapia com adrenalina, dando atenção especial ao posicionamento do RN.

6. Posicionamento adequado desde o início que antecede a retirada da prótese traqueal, decúbito levemente elevado, com a cabeça em posição neutra com leve extensão, mantendo as vias aéreas abertas.

7. Cuidado com posições de flexão e extensão de pescoço que poderão diminuir a luz traqueal, favorecendo desconforto respiratório no RN.

8. Após a inalação, manter o RN organizado no leito, de forma a favorecer a mecânica respiratória, podendo a fisioterapia associar técnicas de apoio toracoabdominal no processo de instalação da oxigenoterapia indicada.

9. RN com peso inferior a 1.000g – é indicada a utilização de CPAP nasal, com PEEP de 4 a 5cmH$_2$O.

10. Manter monitorização – oximetria de pulso contínua, radiografia de tórax 4 horas depois da extubação e gasometria arterial de 30 a 60 minutos após a extubação.

11. Se for necessária, manter a indicação da fisioterapia e avaliar a necessidade de aspiração das vias aéreas superiores.

A observação do paciente pós-extubação deve ser rigorosa. Pode haver, muito transitoriamente, discreta taquipneia. Se, no entanto, aparecerem sinais como retrações, palidez ou cianose, agitação ou letargia, o neonatologista deve reconsiderar a reintubação do RN prontamente e reavaliar a nova tentativa de extubação aproximadamente 48 horas depois[4,17-19].

REFERÊNCIAS

1. Touren C Jr, Carvalho CRR. Ventiladores mecânicos. J Bras Pneumol. 2007;(Supl 2):S71-S91).

2. Randolph AG, Wypij D, Venkataraman ST, Hanson JH, Gedeit RG, Meert KL, et al. Effect of mechanical ventilator weaning protocols on repiratory outcomes in infants and children: a randomized controlled trial. JAMA. 2002;288(20):2561-8.

3. Stoller JK. The effectiveness of respiratory care protocols. Respir Care. 2004;49(7):761-5.Review.

4. Segre CAM. Cuidados com a cânula endotraqueal e programa para extubação. In: Segre CAM (ed). Perinatologia. Fundamentos e prática. São Paulo: Sarvier; 2002.p.811-2.

5. Guinsburg R, Vieira ALP. Transporte do RN com problemas respiratórios. In: Kopelman BI (ed). Clínica de perinatologia: aparelho respiratório em RN.1ª ed. São Paulo: Medsi; 2001.p.169-85.

6. Carlo WA. Assisted ventilation. In: Klaus MH, Fanaroff AA (eds). Care of the high risk neonate. 5th ed. Philadelphia: WB Saunders Company; 2001.p.277-300.

7. Meade MO, Ely EW. Protocols to improve the care of critically ill pediatric and adult patients. JAMA. 2002;288(20):2601-3.

8. Ely EW, Baker AM, Dunagan DP, Burke HL, Smith AC, Kelly PT, et al. Effect on the duration of mechanical ventilation of identifying patients capable of breathing spontaneously. N Engl J Med. 1996;335(25):1864-90.

9. Kollef MH, Shapiro SD, Silver P, St John RE, Prentice D, Sauer S, et al. A randomized, controlled trial of protocol-directed versus physician-directed weaning from mechanical ventilation. Crit Care Med. 1997;25(4):567-74.

10. Vidyasagar D, Wai W. Respirator weaning of the newborn: some practical considerations. Crit Care Med. 1975;3(1):16-22.

11. Ely EW, Meade MO, Haponik EF, Kollef MH, Cook DJ, Guyatt GH, et al. Mechanical ventilator weaning protocols driven by nonphysician health-care professionals: evidence-based clinical practice guidelines. Chest. 2001;120(6 Suppl):454S-63S.Review.

12. Burns SM. The science of weaning: when and how? Crit Care Nurs Clin North Am. 2004;16(3):379-86, ix

13. Davidson J, Miyoshi MH, Santos AMN, Carvalho WB. Medida da frequência respiratória e do volume corrente para prever a falha na extubação de RN de muito baixo peso em ventilação mecânica. Rev Paul Pediatr. 2008;26(1):36-42.

14. Burns SM. The science of weaning: when abd how? Crit Care Nurs Clçin North Am. 2004;16(3):379-86, ix.

15. Sinha SK, Donn SM. Weaning from assisted ventilation: art or science? Arch Dis Child Fetal Neonatal Ed. 2000;83(1):F64-70.

16. Oliveira CRP, Cabral LA, Schettino RC, Ribeiro SNS. Incidências e principais causas de extubação não planejada em UTI neonatal. Rev Bras Ter Intensiva. 2012;24(3):230-5.

17. Gonzaga AD, Figueira BB, Sousa JM, Carvalho WB. Tempo de ventilação mecânica e desenvolvimento de displasia broncopulmonar. Rev Assoc Med Bras. 2007;53(1):64-7.

18. Antunes LCO, Silva EG, Bocardo P, Daher DR, Faggiotto RD, Rugolo LMSS. Efeitos da fisioterapia respiratória convencional versus aumento do fluxo expiratório na saturação de O$_2$, frequência cardíaca e frequência respiratória em prematuros no período pós-extubação. Rev Bras Fisioter. 2006;10(1):97-103.

19. Jordan G. Management of the extremely low birth weight infant during the first week of life. In: Gomella TL, Cunningham MD, Eyal FG (eds). Neonatology. Management, procedures, on-call problems, diseases and drugs. 7th ed. New York: Lange Medical Books/McGraw-Hill; 2012.p.157-69.

Drenagem de Tórax em Recém-Nascido

Pedro Felix Vital Jr.

Drenagem pleural, também chamada de drenagem torácica, é um procedimento cirúrgico que visa remover conteúdos sólidos, líquidos e gases do espaço pleural ou cavidade torácica e do mediastino, bem como provocar a reexpansão do pulmão, restaurar a função cardiorrespiratória normal após cirurgias, traumatismos ou outras condições clínicas, por meio do estabelecimento da pressão negativa na cavidade pleural[1,2].

Sempre que há derrame, independentemente da sua etiologia ou do seu conteúdo, vai haver diminuição da superfície total disponível para a efetivação das trocas gasosas, determinando redução proporcional da capacidade vital e da complacência pulmonar. Se essa coleção de líquido ou de ar atinge dimensões que coloque em risco a vida do doente dever-se proceder à sua remoção através de drenagem torácica[1,2].

Da mesma forma, pequenos acúmulos que não interferem na mecânica respiratória poderão ser acompanhados sem intervenções, estando o paciente em ambiente adequado para a continuidade da observação clínica[3].

O método mais utilizado atualmente no tratamento do pneumotórax, hemotórax, derrame pleural e empiema é a drenagem pleural fechada em selo d'água[4]. Terapias intrapleurais com utilização de agentes fibrinolíticos tem se mostrado eficazes como auxiliares nas efusões de origem parapneumônicas nos pacientes pediátricos[5,6].

FISIOLOGIA

Em situações normais, a cavidade pleural ou espaço pleural é ocupado por pequena quantidade de líquido seroso que tem como principal função a lubrificação das pleuras e facilitação dos movimentos dos pulmões durante a mecânica da ventilação pulmonar, denominado de líquido pleural. As pressões que agem sobre os pulmões nas diversas fases do ciclo necessárias à ventilação pulmonar são também transmitidas à cavidade pleural.

AFECÇÕES

O espaço pleural pode ser ocupado em situações patológicas (doenças) por coleções de ar e/ou líquidos que anulam a negatividade da pressão intrapleural, levando a colapso pulmonar, hipoxemia e hipoventilação. Seu reconhecimento deve ocorrer a partir do exame físico, sendo rotineira a confirmação radiológica nas suas diversas possibilidades. Vários estudiosos descrevem graus diferentes de sensibilidade e especificidade nas modalidades de formação de imagem que favorecem a maior precisão e rapidez na elaboração do diagnóstico[7].

Entre as principais causas que levam à drenagem pleural em recém-nascidos destacam-se o pneumotórax e os derrames quilosos.

Pneumotórax

Pneumotórax é uma situação extremamente comum no período neonatal, ocorrendo em cerca de 1 a 2% de todos os recém-nascidos. Em geral, é observado principalmente nos recém-nascidos pré-termo de baixo peso, acometendo principalmente os que necessitam de ventilação mecânica. Quanto menor a idade gestacional, maior o risco de ocorrer pneumotórax[4].

O ar preso no espaço pleural pode colapsar fortemente o pulmão, dificultando a respiração e obstruindo a circulação do sangue dentro da cavidade torácica. Nesse caso, medidas de drenagem devem ser realizadas assim que reconhecido o problema, resgatando-se o mais rapidamente possível as dinâmicas ventilatórias e circulatórias e a estabilização do recém-nascido.

As principais formas de pneumotórax são:

Espontâneo – atinge recém-nascidos saudáveis e não tem causa aparente.

Traumático – aparece como consequência de traumatismo com ou sem fratura de costelas, perfurações brônquicas, esofágicas pós-cateteres de aspiração ou passagens de sondas, acidentes de punções venosas e os decorrentes de procedimentos cirúrgicos. O reconhecimento imediato pode ser difícil, eventualmente observado após a necessidade de readequações nos padrões de assistência respiratória.

Secundário – entubação endotraqueal em recém-nascidos submetidos à ventilação com pressão positiva, causa mais frequente de enfisema pulmonar, tuberculose, pneumonia, doença fibrocística etc.[8].

Hipertensivo – decorre de um mecanismo de válvula unidirecional que permite a passagem de ar em um único sentido do pulmão para o espaço pleural, levando ao colapso total do pulmão com grave insuficiência respiratória.

Hidropneumotórax – quando, além de ar, acumula-se líquido, que pode ser seroso, sanguíneo ou purulento. Modalidade muito comum em situações pós-traumáticas.

Quilotórax

O quilotórax congênito é causa rara de desconforto respiratório no recém-nascido e a forma mais comum de efusão pleural no período neonatal. Sua incidência aproxima-se de 1:15.000 nascidos[9].

A mortalidade é bastante elevada, contudo, com os métodos diagnósticos atuais, ressuscitação imediata após o nascimento, suporte ventilatório mecânico, nutrição parenteral total (NPT) e suplementação das perdas hídricas, pode-se esperar melhora no prognóstico final dessa morbidade no recém-nascido. Raramente está associado à hidropisia fetal[10,11].

O diagnóstico do quilotórax congênito é feito pela análise das características do líquido pleural. A linfa é muito rica em linfócitos (T) e seu conteúdo de eletrólitos e proteínas é praticamente semelhante ao do plasma. O predomínio de linfócitos (70-100%) é o achado mais consistente de quilotórax ao nascimento, chegando a ser considerado patognomônico por alguns autores[12].

O tratamento sintomático pós-natal consiste em drenagem torácica, suporte ventilatório, suplementação das perdas hídricas e nutrição parenteral. Pelo menor risco de infecção e pneumotórax, a drenagem pleural com aspiração contínua é preferível à toracocentese intermitente[13].

Hidrotórax

Hidrotórax fetal é definido na literatura médica como coleção líquida intratorácica que pode resultar de extravasamento de linfa do ducto torácico (hidrotórax fetal primário) ou de retenção hídrica generalizada associada à hidropisia fetal de causa imunológica ou não imunológica (hidrotórax fetal secundário). No seu reconhecimento precoce, intrauterino, pode ser tratado com procedimento intraútero, por meio da colocação de dreno pleuroamniótico, com controle do derrame e função respiratória adequada[14].

INDICAÇÕES DE DRENAGEM PLEURAL

A drenagem pleural, além de ter finalidades terapêuticas, como eliminar para o exterior líquidos ou gases acumulados, restaurar a pressão do espaço pleural e reexpandir o pulmão colapsado, também se aplica a outros fins de igual importância, tais como:

Diagnóstica

Tem-se como observar volume, aspecto e ritmo da saída de líquidos e gases da cavidade pleural, a fim de determinar a existência e a permanência de afecção interna (exemplo, hemorragia interna).

Preventiva

Usada em procedimentos cirúrgicos torácicos, quando os líquidos que se formam no local podem comprometer os resultados ou o estado geral do paciente.

Curativa

Eliminar o líquido coletado no espaço pleural, geralmente pus, permitindo que a recuperação do paciente aconteça com maior brevidade possível.

Entre as principais situações que requerem procedimentos de drenagem destacam-se:

- Pneumotórax.
- Hemotórax.
- Empiema pleural.
- Quilotórax.
- Fístula broncopleural.
- Cirurgia intratorácica.

SISTEMAS DE DRENAGEM PLEURAL

Sistemas de selo d'água

Drenagem pleural com válvula hídrica em selo d'água (Kenyon, 1916/Lilienthal, 1922) – nesses sistemas, o tubo coletor tem uma das extremidades mergulhada, cerca de 2cm, em fluido contido em frasco coletor. A outra extremidade encontra-se conectada, direta ou indiretamente, ao dreno torácico[15,16].

A coluna de água que preenche a porção imersa do tubo coletor vai funcionar como válvula unidirecional. Durante a expiração, permite a passagem do conteúdo drenado para o frasco coletor (por se desenvolver no circuito uma pressão positiva) e, durante a inspiração, impede seu retorno, em função da proteção exercida pela coluna d'água que se eleva no sistema, promovendo a estabilização da diferença entre as pressões do frasco coletor e a intrapleural.

Esse sistema pode ser constituído por um, dois ou três frascos, tanto em drenagens passivas quanto ativas.

Sistemas valvulares

Nesse sistema, um dispositivo de dupla membrana é interposto entre o cateter torácico e o coletor. A ação combinada dessas membranas possibilita a passagem de ar e/ou dos fluidos do tórax para o coletor, mas não seu retorno.

São dispositivos relativamente recentes, mas que vieram aumentar o nível de segurança na manipulação dos sistemas de drenagem torácica. Enquanto no sistema de selo d'água uma desconexão acidental dos tubos levará à entrada de ar atmosférico nos condutos podendo provocar pneumotórax hipertensivo, com as válvulas essa situação é minimizada.

Desses sistemas, os mais utilizados são: a válvula de Heimlich e os cateteres de baixo fluxo.

Henry Heimlich, em 1968, idealizou um dispositivo para substituir os sistemas de drenagem em selo d'água, que foi inicialmente utilizado no tratamento dos traumatismos torácicos dos soldados norte-americanos na guerra do Vietnã. Trata-se de uma válvula unidirecional descrita para apresentar vantagens, tais como conferir maior mobilidade ao paciente, não necessitar de pinçamentos durante o transporte, manter-se funcionando independente de sua posição ou nível, ser de fácil entendimento pela enfermagem e equipe médica e oferecer maior segurança e facilidade de higienização[17].

Cateter de baixo fluxo

É também denominado por sistema de McSwain. Consiste em um cateter fino de cerca de 50cm de comprimento e 2,7mm de diâmetro. Sua extremidade é arredondada e possui diversos orifícios laterais por onde ocorre a drenagem. Na outra extremidade existe uma válvula unidirecional cujo princípio de funcionamento é idêntico ao da válvula de Heimlich. Tem ainda a vantagem de ser completado por uma derivação abaixo da válvula unidirecional, pela qual é possível aplicar uma força de sucção ao cateter sem que tenha que realizar desconexões ou alterações no sistema.

As vantagens são semelhantes às da válvula de Heimlich, acrescidas de ser muito mais cômodo para o doente devido às suas dimensões reduzidas. Sua principal desvantagem é o alto custo[18].

MECANISMOS DE DRENAGEM PLEURAL

Drenagem passiva

É um tipo de drenagem que, graças à força gravitacional e à existência de pressão positiva interpleural durante a expiração, permite a eliminação de fluidos e ar que se dá de forma espontânea.

Pode ser realizada de modo simples, ou seja, o frasco que serve de selo d'água é o mesmo que vai servir de coletor do drenado, ou pelo sistema de duplo frasco, funcionando o primeiro frasco exclusivamente como coletor e o segundo como selo d'água.

Por esse processo, a drenagem é efetuada lentamente e depende de fatores individuais. As atividades de fisioterapia respiratória têm um papel preponderante nesse tipo de drenagem. É o processo mais comumente utilizado[1].

Drenagem ativa

Indicada quando se pretende acelerar a reexpansão pulmonar, drenar grande quantidade de líquido ou de ar ou se pretender corrigir fuga de ar aplica-se uma força aspirativa contínua no sistema de drenagem.

Essa aspiração contínua é mantida constante e dentro dos níveis de segurança, pela colocação de um frasco a seguir ao de selo d'água. Esse segundo frasco tem como características especiais, além de estar conectado a um sistema de vácuo, o fato de possuir um tubo respiro com uma das extremidades mergulhada cerca de 8cm para RN, em líquido estéril, e a outra extremidade aberta para o ar atmosférico. Desse modo, independentemente do valor de sucção aplicado pelo sistema de vácuo, a força aspirativa é mantida constante, pois a aspiração excessiva efetuada pelo vácuo é compensada pela entrada de ar através do respiro[19].

Indicação de aspiração

O sistema de aspiração contínua, também denominado de sistema para regulagem de pressão de aspiração, é usado para aspirar de modo controlado, transmitindo e mantendo a pressão negativa ao sistema coletor de drenagem pleural, para ajudar, desse modo, no equilíbrio da pressão negativa intratorácica.

A utilização de pressão negativa por aspiradores de pressão controlada auxilia na evacuação dos conteúdos interpleurais, possibilitando a reexpansão pulmonar mais veloz.

Mecanismo de funcionamento

O sistema de aspiração contínua serve para regular e graduar o nível de aspiração contínua que será transmitida ao sistema coletor de drenagem pleural.

Com esse sistema, a pressão de aspiração não será dependente da força do aspirador, mas sim do quanto o respiro se encontra mergulhado na água. Portanto, o sistema de aspiração contínua garante uma aspiração constante e programada, que depende exclusivamente da altura da coluna d'água submersa e não do volume d'água empregado. A medida de pressão negativa utilizada está, portanto, relacionada aos centímetros de água em que o tubo de sifonagem reversa estiver imergido.

O nível de pressão de aspiração do sistema de aspiração contínua recomendado é variado. Para recém-nascidos, é de –5cm de água, com pressões máximas de –10cm de água. Em crianças maiores e nos adultos, recomenda-se pressão negativa de –10 a –20cm de água. Considerar incrementos de –5cm de água até o máximo de –30 nos casos refratários, antes de optar pela inserção de um segundo dreno[3].

Nos casos de fístula brônquica de alto débito, há necessidade de atenção especial e deve-se ponderar entre a vantagem da aspiração pleural contínua e sua possível manutenção aberta devido ao "maior roubo de ar", principalmente quando são utilizadas pressões negativas em níveis maiores[20,21].

Cuidados na desconexão

O sistema de aspiração contínua deve ser desconectado no transporte do paciente, assim como ser desconectado 24 horas antes da remoção do dreno torácico.

ASPECTOS PRÁTICOS DA DRENAGEM TORÁCICA

Apesar de as coleções no espaço pleural sempre constituírem uma condição anormal que dificulta a ventilação pulmonar, a conduta no tratamento pode ser conservadora nos pequenos pneumotórax espontâneos, nos pacientes que não se encontrem em respiração mecânica e nas pequenas coleções líquidas não sépticas. Nas demais situações, impõe-se o tratamento cirúrgico[2-4].

Técnica operatória de drenagem torácica fechada

- O paciente deitado em decúbito dorsal horizontal ou sentado, escolhe-se o espaço intercostal.
- Procede-se à antissepsia rigorosa, ampla.
- Anestesia local de todos os planos, incluindo o nervo intercostal com lindocaína a 2%, 7mg/kg/dose.
- Punção exploradora.
- Incisão transversa na pele em uma extensão aproximada de 1cm. O local de inserção varia de acordo com o conteúdo a ser removido e sua localização, entretanto, nos recém-nascidos o local de escolha é no 4º ou 5º espaço intercostal e linha axilar média.
- Dissecção romba com pinça de Kelly curva delicada na borda superior da costela inferior, respeitando-se sempre o feixe vasculonervoso do espaço intercostal e posterior penetração no espaço pleural.
- Inserção do dreno com o auxílio de uma pinça de Kelly que prende sua extremidade e dirige o dreno para a cavidade pleural, posicionando-o em situação posterior e superior na cavidade torácica.
- Fixação do dreno com pontos em U, com fios não absorvíveis.
- Curativo.

Pode haver necessidade de se colocar mais de um dreno no mesmo paciente e em locais diferentes dos anteriormente mencionados.

Idealmente, após a introdução de um dreno torácico, deve ser realizado controle radiológico para confirmar seu posicionamento e resposta terapêutica[10,11].

Atualmente, entre os neonatologistas, tem-se optado pela utilização da metodologia de Seldinger, considerando tratar-se de procedimento rápido, menos invasivo e seguro. Nesse processo, utilizam-se dispositivos para punção, introdutores com fio-guia, dilatadores e cateter tipo *pigtail*. Exigem-se treinamento e reconhecimento de casos selecionados.

Materiais utilizados

Deve-se sempre optar por drenos tubulares que não estão sujeitos ao colabamento, como os de polivinil ou siliconizado, multifenestrados, com diâmetro de acordo com a recomendação, sendo indicados de 10 a 12Fr para crianças com peso superior a 1.500g e 8 a 10Fr para os recém-nascidos com peso inferior ao anteriormente citado[2].

Sistema coletor de drenagem pleural com coletor tubular cônico possibilita a conexão com drenos torácicos de diversos diâmetros, de acordo com a necessidade médica.

Complicações da drenagem pleural

Sendo uma técnica invasiva, a drenagem torácica não é isenta de riscos e, por vezes, surgem complicações, algumas das quais com gravidade, sendo as mais frequentes:

- Hemorragia por lesão de um vaso (artéria intercostal, subclávia, mamária etc.) ou por oclusão do tubo, mascarando assim a evolução de um hemotórax.
- Infecção secundária, consequente, sobretudo, a uma manipulação incorreta do sistema.
- Enfisema subcutâneo por posicionamento deficiente do cateter torácico.
- Lesão do pulmão, geralmente inadvertida, decorrente da introdução brusca do dreno.
- Lesão do coração por introdução brusca em grande extensão do dreno torácico, principalmente no hemotórax esquerdo, com seu posicionamento inadequado.
- Lesão do diafragma quando da introdução do dreno em espaços intercostais baixos.
- Parada cardíaca, nas descompressões pleurais rápidas, seguidas de balanço do mediastino.

Devem-se ter cuidados especiais com o RN drenado, evitando-se extração acidental do dreno, desconexão inadvertida dos tubos, posicionamento inadequado do sistema de drenagem (para que não fique fora do nível da água no frasco coletor), acotovelamento do tubo coletor, permitindo que o dreno funcione durante todo o tempo necessário para o tratamento.

Elevação do frasco com selo d´agua em um nível igual ou superior ao do doente leva a refluxo do conteúdo drenado e do líquido contido nos frascos coletores para a cavidade pleural, por um processo de sifonagem.

Retirada do dreno

Alguns critérios devem ser observados para indicar o momento mais oportuno para a retirada do dreno, tais como expansão pulmonar, parada da drenagem e parada de oscilação do nível líquido. Lembrar sempre que, nos recém-nascidos submetidos a sistema de aspiração contínua, o sistema deve ser desligado no mínimo 24 horas antes da retirada do dreno[20,21]. Nas demais situações, os drenos devem ser fechados durante 6 a 12 horas, fazem-se estudos radiológicos de controle e, não havendo recorrências, retira-se o dispositivo.

REFERÊNCIAS

1. Vega AN, Ortega HAV, Tincani AJ, Toro IFC. Use of a one-way flutter valve drainage system in the postoperative period following lung resection. J Bras Pneumol. 2008.34(8):559-66.

2. Tang AT, Velissaris TJ, Weeden DF. An evidence-based approach to drainage of the pleural cavity: evaluation of best practice. J Eval Clin Pract. 2002;8(3):333-40.

3. Mazursky JE, Patel CA, MD, Thompson MK, Dagle J. Technique for insertion of a chest tube. Iowa Neonatology Handbook: Procedures. Iowa: University of Iowa; 2014.

4. Michel JL. Spontaneous pneumothorax in children. Arch Pediatr. 2000;7 Suppl1:39S-43S. Review.

5. Israel EN, Blackmer AB. Tissue plasminogen activator for the treatment of parapneumonic effusions in pediatric patients. Pharmacotherapy. 2014;34(5):521-32.

6. Paraskakis E, Vergadi E, Chatzimichael A, Bouros D. Current evidence for the management of paediatric parapneumonic effusions. Curr Med Res Opin. 2012;28(7):1179-92.

7. Alrajab S, Youssef AM, Akkus NI, Caldito G. Pleural ultrasonography versus chest radiography for the diagnosis of pneumothorax: review of the literature and meta-analysis. Crit Care. 2013;17(5):R208.

8. Porro GA, Roche CD, Banderker E, Van As AB. Bronchial rupture in a young child: a case report. Injury Extra. 2014;45(3):25-7.

9. Lecuona JE, Benito A, Ansotegui AJ, Rey Otero A, Crisolí P. Congenital chylothorax. An Esp Pediatr. 1998;49(20:161-4.

10. Straaten, HLM, Gerards LJ, Krediet TG. Chylothorax in the neonatal period. Eur J Pediatr. 1993;152(1):2-5.

11. Wheeler AD, Tobias JD. Tension chylothorax in two pediatric patients. Paediatr Anaesth. 2007;17(5):488-91.

12. Densupsoontorn NS, Jirapinyo P, Wongarn R, Thamonsiri N, Nana A, Laohaprasitiporn D, et al. Management of chylothorax and chylopericardium in pediatric patients: experiences at Siriraj Hospital, Bangkok Asia Pac. J Clin Nutr. 2005;14(2):182-7.

13. Büttiker V, Fanconi S, Burger R. Chylothorax in children: guide lines for diagnosis and management. Chest. 1999;116(3):682-7.

14. Muscat P, Dommergues M, Parat S, Mandelbrot L, de Gamarra E, Dumez Y, et al. Congenital chylothorax with hydrops: postnatal care and outcome following antenatal diagnosis. Acta Paediatr. 1995;84(7):749-755.

15. Kenyon JH. Traumatic hemothorax: siphon drainage. Ann Surg. 1916;64(6):728-9.

16. Lilienthal H. Resection of the lung for suppurative infections with a report based on 31 operative cases in which resection was done or intended. Ann Surg. 1922;75(3):257-320.

17. Heimlich HJ. Valve drainage of the pleural cavity. Dis Chest. 1968;53(3):282-7.

18. Lodi R, Stefani A. A new portable chest drainage device. Ann Thorac Surg. 2000;69(4):998-1001.

19. Valusek PA, Tsao K, St Peter SD, Sharp RJ, Andrews WS, Snyder CL, et al. A comparison of chest tubes versus bulb-suction drains in pediatric thoracic surgery. J Pediatr Surg. 2007;42(5):812-4.

20. Chetty K, Thomson AH. Management of community-acquired pneumonia in children. Paediatr Drugs. 2007;9(6):401-11. Review.

21. Grégoire J, Deslauries J. Closed drainage and suction systems. In: Pearson FG, Deslauries J, Ginsberg RJ, Hiebert CA, Mckneally MF, Urschel HC (eds). Thoracic surgery. New York: Churchill Livingstone; 2002.p.1281-97.

Punção Vesical Transcutânea Suprapúbica

Kenji Shiguematsu

A certeza diagnóstica de infecção do trato urinário, particularmente no recém-nascido (RN), baseia-se no crescimento de bactérias em cultura de amostra de urina não contaminada.

Embora cultura negativa seja útil para excluir infecção, amostras colhidas em saco coletor por eliminação espontânea ficam sujeitas a alto índice de contaminação, tornando os resultados positivos insatisfatórios para o diagnóstico[1,2].

A uretra normal é colonizada por bactérias que podem contaminar a urina, mesmo quando colhida por cateterização. Apesar de a contaminação ocorrer em menor grau em relação à colheita por eliminação espontânea, essa prática não é recomendada para o RN em virtude da possibilidade de introdução de bactérias para o interior da bexiga, ocasionando infecção previamente não existente, além de traumatismos eventuais da uretra.

Desde a introdução por Pryles[3] em 1965, o método da colheita de urina por punção vesical suprapúbica transcutânea (PSP) tem sido largamente empregado em Neonatologia, por ser um procedimento simples, relativamente seguro, rápido e preciso.

INDICAÇÕES

A colheita de urina por PSP deve ser realizada sempre que o RN apresentar sinais sugestivos de sepse, suspeita de infecção do trato urinário ou quando exames de rotina menos invasivos não forem suficientes para confirmar ou afastar o diagnóstico[4].

MATERIAIS

São necessários:

- Seringa esterilizada de 10mL (descartável).
- Agulha esterilizada descartável 21G × 1 ¼" (0,80 × 30mm), ou 22G1 (0,70 × 25mm) para RN menores.
- Tubo de ensaio esterilizado, com tampa.
- Par de luvas esterilizadas.
- Gazes esterilizadas.
- Solução de clorexidina alcoólica a 0,5% ou solução de álcool a 70%.

A seringa, a agulha e as gazes devem ser colocadas sobre campo esterilizado.

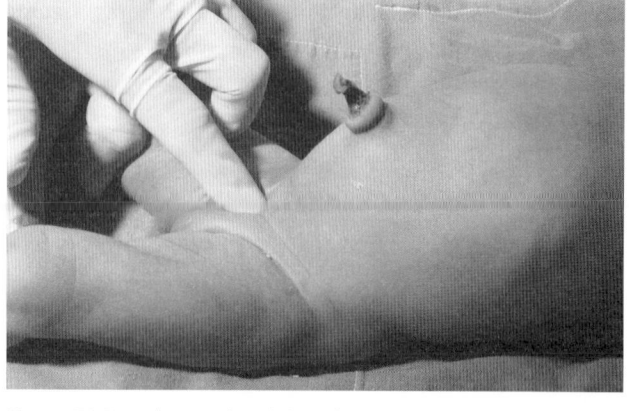

Figura 52.8 – Palpação digital da sínfise púbica. Acima da sínfise, observar prega cutânea visível.

TÉCNICA

Previamente, deve-se ter a certeza de que a bexiga se encontra distendida pela urina[4,5], o que pode ser avaliado observando-se a fralda do RN. Ela deve ter permanecido seca por pelo menos 1 hora antes da realização da punção. Outro recurso possível é a realização de ultrassonografia para servir de guia[5].

No RN, a bexiga localiza-se na porção superior da pélvis e estende-se sobre a sínfise púbica, tornando-a mais acessível do que em crianças maiores. Nenhum nervo ou vaso importante se situa no trajeto da agulha. Apesar dessas vantagens, a atenção à técnica adequada é necessária para se prevenir insucessos ou complicações.

As mãos do operador devem estar lavadas e com as luvas postas.

Sobre uma superfície plana, a enfermeira ou a assistente faz a imobilização do RN em decúbito dorsal, cujos membros inferiores podem estar estendidos longitudinalmente ou em posição de rã.

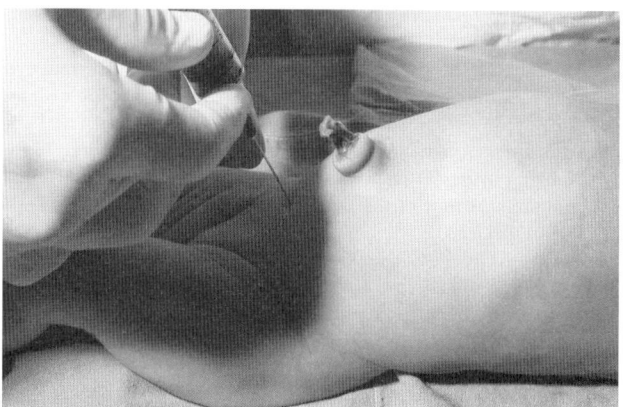

Figura 52.9 – Agulha perpendicular ao plano da pele.

Após a antissepsia da região suprapúbica com solução de clorexidina alcoólica a 0,5% ou solução de álcool a 70% (aguardar a evaporação espontânea total), localiza-se a sínfise púbica, por palpação digital (Fig. 52.8).

A 1 ou 2cm acima da sínfise púbica, sobre a linha média (há em geral uma prega cutânea nessa altura), introduz-se a agulha adaptada à seringa, perpendicularmente ao plano da pele (Fig. 52.9).

Perfurada a pele, retifica-se a posição da agulha, agora perpendicular ao plano da mesa e, com movimento contínuo, a agulha é inserida até se perceber mudança na resistência dos tecidos (Fig. 52.10). Essa sensação indica a penetração da agulha no interior da bexiga.

Com a agulha aprofundada cerca de 2cm, faz-se aspiração suave para colher a urina. Aspiração excessivamente forte pode sugar a mucosa e obstruir o fluxo, além de possibilitar traumatismos. A retirada da agulha deve ser feita sempre acompanhada de ligeira pressão negativa

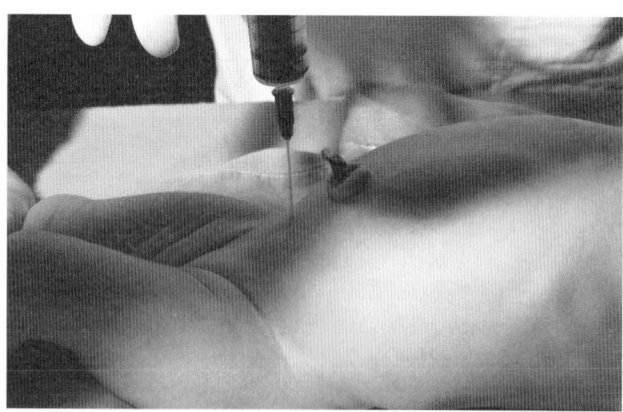

Figura 52.10 – Agulha em posição retificada, perpendicular ao plano da mesa.

sobre o êmbolo da seringa. Após, comprimir o local da punção com gaze esterilizada.

O material obtido é então transferido para o tubo esterilizado, vedado, identificado e encaminhado de imediato ao laboratório.

A causa mais frequente de erro é a realização da punção em RN com a bexiga vazia. Na bexiga do RN, por ser em grande parte um órgão abdominal, uma punção muito próxima à sínfise púbica ou com a agulha muito inclinada em direção ao púbis pode levar a falhas na colheita.

Diante do insucesso, não tentar redirecionar a agulha e sim realizar o procedimento posteriormente.

A figuras 52.11 ilustra as relações entre a seringa, a sínfise púbica e a bexiga.

Contraindica-se a punção suprapúbica nas eventualidades referidas no quadro 52.3.

COMPLICAÇÕES

São relatadas ocorrências de complicações em aproximadamente 0,2% dos procedimentos, sendo a mais frequente a hematúria microscópica.

A maioria das complicações tende a acontecer quando a punção é realizada na presença de contraindicações. Infecções não devem ocorrer se técnicas estéreis forem rigorosamente respeitadas[5,7].

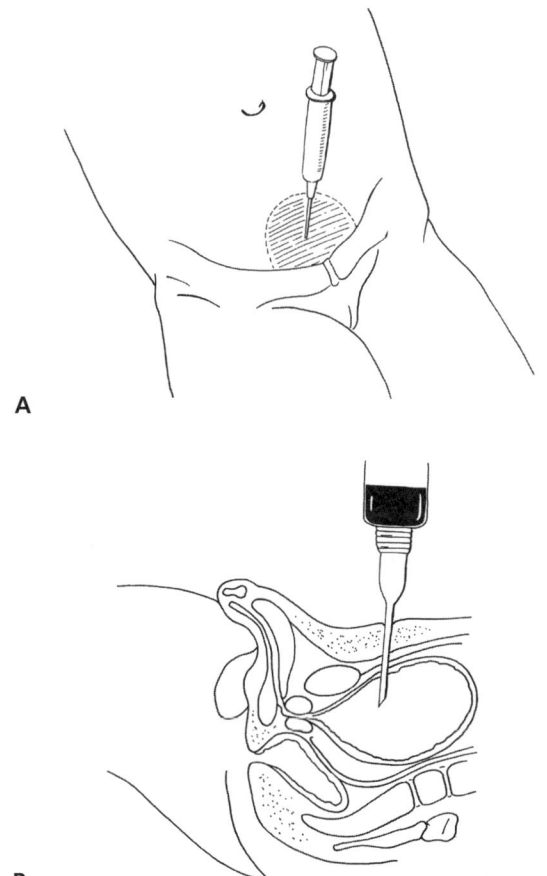

Figura 52.11 – A) Relações entre a agulha, a sínfise púbica e a bexiga. **B)** Corte seccional do abdome mostrando a penetração da agulha na bexiga[6].

Quadro 52.3 – Contraindicações para a punção suprapúbica.

Bexiga vazia
Desidratação
Distensão abdominal
Organomegalia
Anomalias abdominais
Anomalias geniturinárias
Distúrbios hemorrágicos

As possíveis complicações da punção suprapúbica estão referidas no quadro 52.4, sendo relatado na literatura um caso de óbito.

Recente estudo de Božičnik et al.[8], procurando justamente diminuir as complicações e melhorar os resultados, recomendam o uso da punção vesical suprapúbica guiada por ultrassonografia.

Quadro 52.4 – Complicações da punção vesical suprapúbica.

Hematúria microscópica
Hematúria macroscópica
Perfuração intestinal
Perfuração de órgão abdominal
Hematoma suprapúbico
Morte

REFERÊNCIAS

1. Aronson AS, Gustafson B, Svenningsen NW. Combined suprapubic aspiration and clean-voided urine examination in infants and children. Acta Paediatr Scand.1973; 62(4):396-400.
2. Burns MW, Burns JL, Krieger JN. Pediatric urinary tract infection. Diagnosis, classification, and significance. Pediatr Clin North Am. 1987;34(5):1111-20.
3. Pryles CV, Eliot CR. Pyuria and bacteriuria in infants and children: the value of pyuria as a diagnostic criterion of urinarytract infection. Am J Dis Child. 1965;110(6):628-35.
4. Gomella TL. Bladder aspiration (suprapubic urine collection). In: Gomella TL, Cunningham MD, Eyal FG (eds). Neonatology. Management, procedures, on-call problems, diseases and drugs. 7th edition. New York: Lange Medical Books/McGraw-Hill; 2013.p.244-6.
5. Ringer AS, Gray JE. Common neonatal procedures. In: Cloherty JP, Eichenwald EC, Hansen AR, Stark AR (eds). Manual of neonatal care. 7th ed. Philadelphia: Wolters Kluwer/Lippincott Williams & Wilkins; 2012.p.851-69.
6. Hildebrand WL, Schereiner RL, Stevens DC, Gosling CG, Sternecker CL. Suprapubic bladder aspiration in infants. Am Fam Physician. 1981;23(5):115-8.
7. García Muñoz MT, Cerezo Pancorbo JM, Martínez Bastida G, Sánchez Badía JL. [Suprapubic bladder aspiration. Utility and complication]. An Esp Pediatr. 1996;45(4):377-9. Article in Spanish.
8. Božičnik S, Díez Recinos A, Moreno Cantó MC, Pavlovič S, García-Muñoz Rodrigo F. La punción suprapúbica guiada por ecografía aumenta el rendimiento de la técnica en menores de 4 meses. An Pediatr (Barc). 2013;78(5):321-5.

Eletroencefalograma do Recém-Nascido
Poligrafia Neonatal

Israel Roitman

O eletroencefalograma (EEG) tem sido utilizado, há décadas, em unidades de terapia intensiva neonatal para determinar e avaliar a integridade do sistema nervoso central em recém-nascidos (RN) tidos como "de risco". Trata-se de importante método complementar ao exame neurológico, trazendo informações particularmente relacionadas ao funcionamento dos hemisférios cerebrais, em vez da simples observação anatômica que é fornecida pelos estudos de neuroimagens[1-3].

Os primeiros registros da atividade elétrica cerebral do RN foram realizados por Loomis et al., em 1938[4], e os de prematuros, por Hughes et. al., em 1951[5].

Com o advento de modernas técnicas de cuidados intensivos, observa-se aumento significativo do número de prematuros que se tornaram viáveis. Isso exigiu o aperfeiçoamento dos métodos para a realização do exame nessas circunstâncias. Assim, como as técnicas convencionais do eletroencefalograma encontram obstáculos na sua aplicação ao RN, dificultando a interpretação dos achados, passa-se a realizar a poligrafia neonatal (PN).

O QUE É A PN?

É um método de avaliação neurofisiológica do RN que utiliza os parâmetros básicos do EEG, aos quais são acrescentados monitores fisiológicos para a movimentação ocular (eletro-oculograma – EOG), respiração nasal e/ou abdominal, eletromiograma (EMG) e eletrocardiograma (ECG)[6], como se pode observarna figura 52.12.

Desse modo, permite a caracterização das fases do sono, o que é, aliás, bastante difícil com o uso do EEG convencional de 8 canais, como pode ser verificado na figura 52.13.

O exame difere do polissonograma, na metodologia e duração, pois esse utiliza maior número de monitores e menos canais para o EEG, não sendo, dessa forma, tão adequado para o RN (Fig. 52.14).

A PN permite a avaliação do RN, quer seja ele nascido a termo ou prematuro.

Deve ser realizada na fase aguda da alteração clínica e seu controle evolutivo é de grande valor prognóstico[7,8].

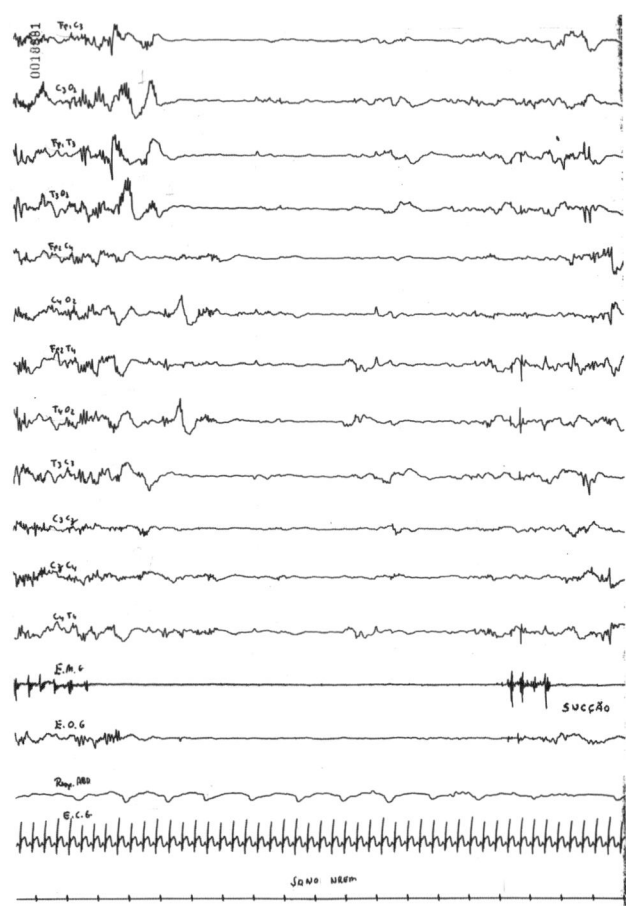

Figura 52.12 – Poligrafia neonatal – sono NREM. Observar montagem utilizada e monitores: EMG (evidencia sucção); EOG (ausência de movimentos oculares rápidos); respiração abdominal (respiração regular); ECG (frequência cardíaca regular).

COMO FAZER

Utiliza-se um polígrafo de 16 canais, sendo 12 para o EEG e os demais para o EOG, respiração nasal e/ou abdominal, EMG e ECG.

O exame pode ser realizado tanto no Serviço de Neurofisiologia Clínica, como na Unidade de Terapia Intensiva, sendo o aparelho transportado e acoplado à incuba-

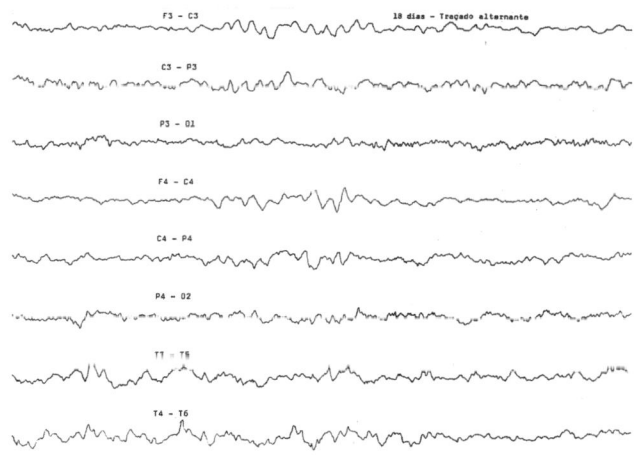

Figura 52.13 – Eletroencefalograma de oito canais em RN a termo na velocidade 30mm/s, traçado alternante do sono NREM; a falta dos monitores fisiológicos e do uso da velocidade 15 dificulta essa caracterização.

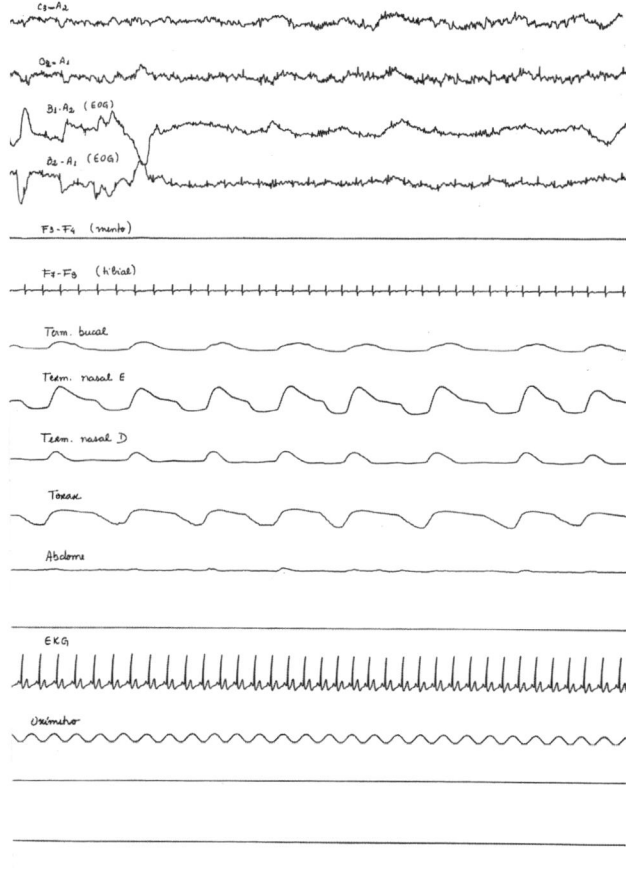

Figura 52.14 – Polissonograma. Notar o uso de apenas dois canais para o EEG e o maior número de monitores.

dora. Não é um procedimento invasivo, nem agressivo, pois não há necessidade de se deslocar o RN, nem alterar seus controles básicos ou monitores, e a medicação pode ser administrada regularmente[9] (Fig. 52.16).

A PN exige tempo e paciência, pois a colocação dos eletrodos e monitores é demorada, bem como a obtenção completa das fases do sono; outro fator de demora está, muitas vezes, na remoção de interferências, principalmente na UTI e, finalmente, é também demorada a avaliação e a interpretação dos achados obtidos no traçado. A duração mínima do traçado é de 60 minutos.

Recomenda-se a realização do exame pelo eletroencefalografista auxiliado por uma técnica, com o objetivo fundamental de se poder correlacionar os comportamentos do RN com o registro obtido, podendo ser incluídos dados do oxímetro etc.; é importante a anotação frequente dos eventos no traçado[6].

Quando possível, programa-se o início do exame após a mamada, com a finalidade de se obter o sono natural, evitando assim a sedação medicamentosa.

A marcação e a colocação dos eletrodos obedecem ao Sistema Internacional 10-20, adaptado ao RN (utiliza-se o dobro da distância intereletrodos), pois no RN os campos elétricos são mais amplos, permitindo que o reduzido número de eletrodos se mostre suficiente.

Assim, utilizam-se 11 eletrodos: Fp3, Fp4, C3, C4, T3, T4, O1, O2, Cz e 2 eletrodos nos lóbulos das orelhas ou nas mastoides. Fp3 e Fp4 são colocados no ponto médio entre Fp1 e F3 e Fp2 e F4, respectivamente.

O uso de uma única montagem para todo o traçado, na velocidade de 15mm/s, permite melhor avaliação da atividade de base do que a 30mm/s, habitual do EEG convencional. A velocidade 15 facilita a avaliação da atividade delta, que é a frequência dominante no traçado do RN e, também, facilita a avaliação da descontinuidade e da sincronia inter-hemisférica[2].

Os eletrodos podem ser fixados com o uso da fita de micropore e pasta condutora, sem a necessidade do emprego do colódio; os eletrodos usados têm, em geral, de 5 a 7mm de diâmetro; os do EOG são colocados nos cantos externos dos olhos (superior à direita e inferior à esquerda) ligados entre si, ou com a orelha contralateral; o registro da respiração é feito com o uso do termistor nasal, colocado na frente de uma das fossas nasais ou, então, utiliza-se a cinta abdominal; o ECG é obtido com a colocação de 2 eletrodos nos peitorais ou nos braços; para o EMG são colocados 2 eletrodos submentonianos (Fig. 52.15).

Ainda antes do início do traçado ou durante sua realização, há necessidade de se eliminar interferências externas (da própria incubadora, monitor cardíaco e oxímetro, mas principalmente da bomba de infusão) ou artefatos devido ao próprio RN por sua movimentação etc.

Tendo em vista que os padrões do eletroencefalograma encontrados nos recém-nascidos são nitidamente dependentes e/ou relacionados ao ciclo vigília-sono, vários parâmetros fisiológicos são necessários para garantir a

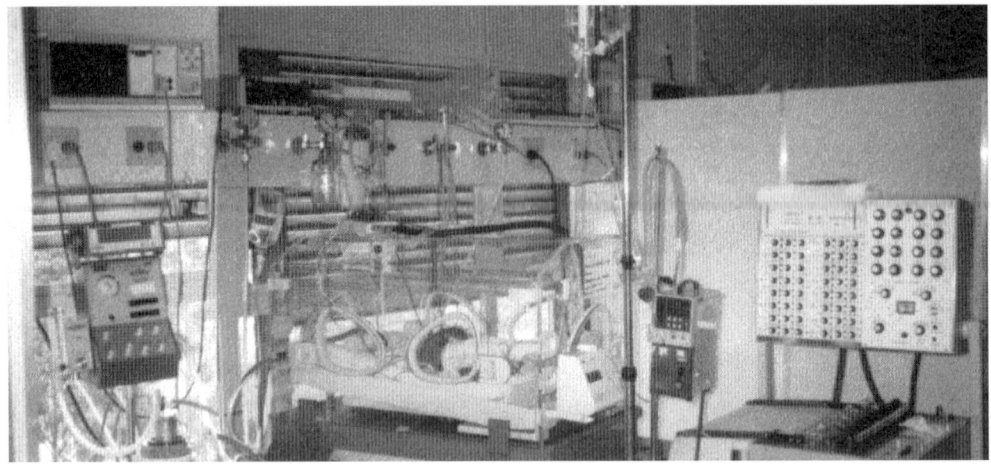

Figura 52.15 – Ambiente da UTI neonatal, com o RN na incubadora, conectado ao respirador, oxímetro, bomba de infusão e a colocação do polígrafo, permitindo a observação dos comportamentos do RN e as anotações no traçado.

determinação de um estado comportamental, tal como vigília, sono ativo e reconhecimento de artefatos fisiológicos. De acordo com a *American EEG Society Guidelines* de 1986[10], pelo menos 2 canais devem ser destinados a variáveis poligráficas. Os parâmetros mais frequentemente monitorizados são o padrão respiratório, os movimentos oculares e a frequência cardíaca. Podem ser acrescentados os movimentos musculares, com o EMG submentoniano[11].

Os monitores para a respiração permitirão a identificação das apneias: central, obstrutiva e mista.

O ECG pode indicar a presença de arritmias e alterações da frequência para mais ou para menos.

Pode-se ainda no traçado evidenciar, além dos padrões próprios do RN, a presença de descargas epileptiformes e, ainda, por exemplo, efeito tóxico medicamentoso (doses elevadas de fenobarbital).

INTERPRETAÇÃO

O traçado eletroencefalográfico é único em relação ao de crianças de mais idade e adultos. Há padrões característicos e próprios do RN e que não são encontrados em idades subsequentes[12].

Múltiplas modificações maturacionais ocorrem rapidamente no cérebro do RN durante o último trimestre da vida fetal ou no ambiente extrauterino, no caso de prematuros[13-15]. Essas modificações ocorridas, tanto na estrutura como na função do sistema nervoso central do pré-termo são responsáveis pela evolução paralela da PN do pré-termo e a termo. Vale ressaltar que a maturação do EEG caminha de modo paralelo tanto no útero como na incubadora e na prática não são encontradas diferenças entre RN de mesma idade concepcional, nascidos após diferentes períodos no útero.

Os achados do exame são comparados com os esperados para determinada faixa etária. Essas faixas são agrupadas em 2 semanas, por exemplo: o RN a termo entre 38 e 40 semanas, o pré-termo com menos de 37 semanas.

Para a interpretaçãoadequada da PN, o conhecimento da idade concepcional é fundamental. A idade pós-concepcional dita essencialmente os padrões de maturação da PN. Em geral, a atividade elétrica cerebral do RN sadio depende da idade do cérebro. A idade pós-concepcional é determinada pela soma da idade gestacional (IG) mais a idade legal. A IG é calculada, em semanas, da data da última menstruação até o nascimento. A idade legal é o período em dias ou semanas após o nascimento.

O período neonatal compreende as 4 semanas após o RN alcançar o termo. Assim um prematuro de 34 semanas, após 4 semanas, será ainda RN a termo e não lactente.

Sabe-se que a maturidade bioelétrica cerebral progride de acordo com a idade pós-concepcional, independentemente de fatores como peso, tipo de parto etc.

A idade pós-concepcional permite a comparação de RN a termo de 39 semanas com prematuro de 35 semanas que realiza a poligrafia após 4 semanas. Assim, o traçado tipo surtossupressão ou descontínuo seria o padrão esperado para 35 semanas, mas patológico para 39 semanas.

O segundo parâmetro básico para a interpretação da PN é o conhecimento do conceito dos estados do RN. Esses, em geral, são classificados como: acordado, sono ativo ou REM, sono quieto ou NREM e transicional ou indeterminado[6].

O RN é considerado *acordado* quando está de olhos abertos e com padrões de comportamento que vão desde estar calmo até intensa atividade, às vezes incluindo o choro. Se o RN permanecer por mais de 1 minuto de olhos fechados, é considerado em sono.

No *sono REM ou ativo*, o RN permanece de olhos fechados apresentando movimentos oculares rápidos e corporais, careteamento, irregularidade respiratória com ou sem apneias e com redução do tônus muscular. No *sono NREM ou calmo*: a respiração é regular, não ocorrem os movimentos oculares rápidos e aumenta o tônus muscular; o *sono transicional ou indeterminado* é aquela fase em que os critérios para caracterizar REM ou NREM não estão totalmente presentes. Já a partir de 30-31 semanas é possível distinguir REM e NREM. Após 32 semanas, o sono NREM passa a aumentar de proporção até o termo.

Indicações

Convulsões – embora sejam eventos bastante comuns nos berçários e podendo acometer RN de diferentes idades, nem sempre é fácil seu reconhecimento clínico[16,17]. As convulsões podem ser devidas a hemorragias, anoxia, malformações e prematuridade[17]. Os RN são incapazes de manter descargas generalizadas organizadas como em pacientes de mais idade e assim não apresentam crises tônico-clônicas ou crises "grande mal". A utilização da PN e da videopoligrafia é uma tentativa de aperfeiçoar a classificação e o diagnóstico das convulsões neonatais[16]. Assim, por exemplo, as crises sutis são consideradas as mais frequentemente observadas e caracterizam-se clinicamente por atividade facial repetitiva, movimentos de pedalar, fixação momentânea dos olhos ou apneias. Do ponto de vista do traçado, as crises são caracterizadas por atividade rítmica de qualquer frequência (atividade delta rítmica nos espasmos tônicos) ou por espículas (nas crises clônicas) e ondas *sharp* repetitivas (Fig. 52.16). A organização da atividade de base tem significado prognóstico: costuma ser normal em distúrbios metabólicos e anormal em encefalopatias primárias e/ou devidas a anoxia ou hemorragia. Há, ainda, ocasiões em que crises eletrográficas típicas ocorrem sem manifestações clínicas concomitantes e que podem significar mau prognósti-

co (Fig. 52.17). A PN é de grande valor diagnóstico nos RN com crises sutis ou subclínicas, pois essas podem ser confundidas com comportamentos motores normais e, também, nos casos em que as convulsões são controladas por medicação, para verificar a persistência ou não de atividade epileptiforme[18]. Nos casos de *status epilepticus*, o prognóstico de longo prazo está mais ligado à alteração da atividade de base, do que à presença ou não de convulsões; se a PN mostrar organização adequada dos ciclos de sono, o prognóstico se torna favorável. A expressão de atividade ictal em relação aos estágios de sono (REM e NREM) pode envolver mecanismos idade-dependentes no cérebro em desenvolvimento. De acordo com Schmutzler et al.[19], atividade ictal predominaria no sono REM, onde as descargas seriam mais duradouras, diferindo dos achados em adultos com epilepsia.

Anoxia – a PN deve ser considerada o exame de urgência, ou seja, realizada nas primeiras 24 ou 72 horas de vida em RN a termo que tenha tido parto anóxico ou traumático. Nesses casos, a anoxia grave é a principal causa de *status epilepticus*. A PN tem importância prognóstica, pois, sendo normal na fase aguda, mesmo que associada a quadro neurológico grave, pode indicar evolução favorável, enquanto um traçado inativo ou "surtossupressão" durante os dois primeiros dias de vida é indicativo de mau prognóstico (Figs. 52.17 e 5.18).

Avaliação da maturidade bioelétrica cerebral– é importante a concordância das fases de sono com os parâmetros fisiológicos[20]. A discrepância entre a idade concepcional avaliada clinicamente e a maturação do traçado pode ter significado prognóstico ou até indicar erro na avaliação pelo exame físico. Com menos de 28 semanas encontra-se o traçado descontínuo, com longos períodos de isoeletricidade e surtos de ondas delta. Com 29 semanas é menos descontínuo e a partir de 31 semanas já se torna possível caracterizar as fases de sono; nessa idade, também, os movimentos oculares tornam-se mais evidentes. Para o eletroencefalografista experiente, é possível estimar a idade concepcional de prematuros com a precisão aproximada de 2 semanas e de 1 semana para RN a termo.

Apneias – essas são geralmente do tipo central; apneia com mais de 20 segundos pode ser fisiológica no prematuro; mas, com duração inferior e com bradicardia, tem outro significado.

Hemorragias – nessas as convulsões são frequentes. Nas hemorragias, há uma vantagem dos exames de imagem sobre a PN com relação ao diagnóstico e à localização, porém a PN pode identificar convulsões e é de maior valor prognóstico[21]. A realização de exames sequenciais é importante, pois a normalização de um padrão previa-

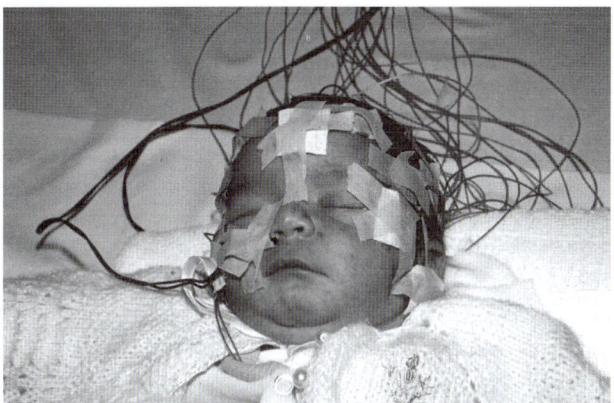

Figura 52.16 – Disposição e colocação dos eletrodos no couro cabeludo e dos monitores fisiológicos para o EOG, termistor nasal e dois eletrodos para o ECG.

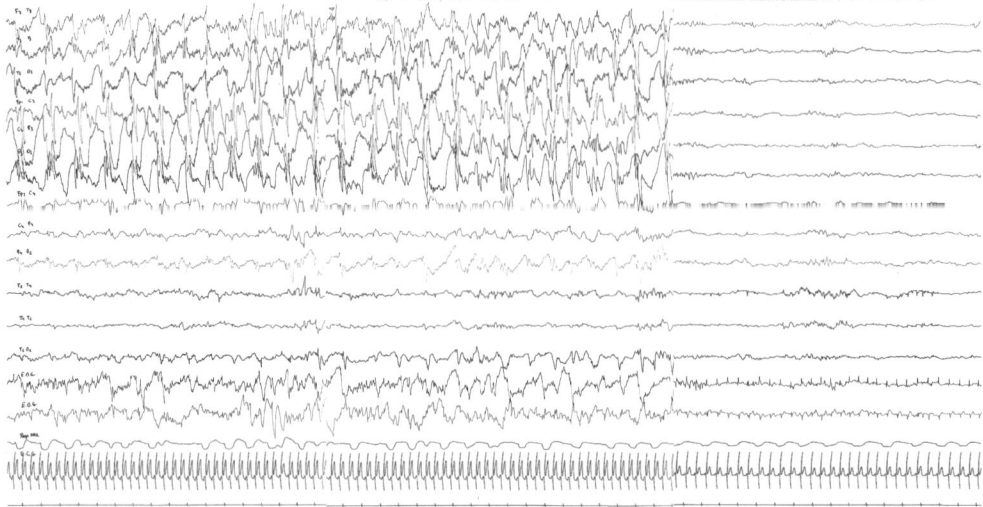

Figura 52.17 – Convulsões freqüentes, com descargas persistentes no hemisfério esquerdo, seguidas de supressão difusa da atividade elétrica cerebral e manifestações clínicas discretas, caracterizadas por repuxamento do canto da boca para a direita e piscamento ritmado. RN de S.G.P.: IG = 38 e 3/7; idade pós-concepcional = 41 semanas.

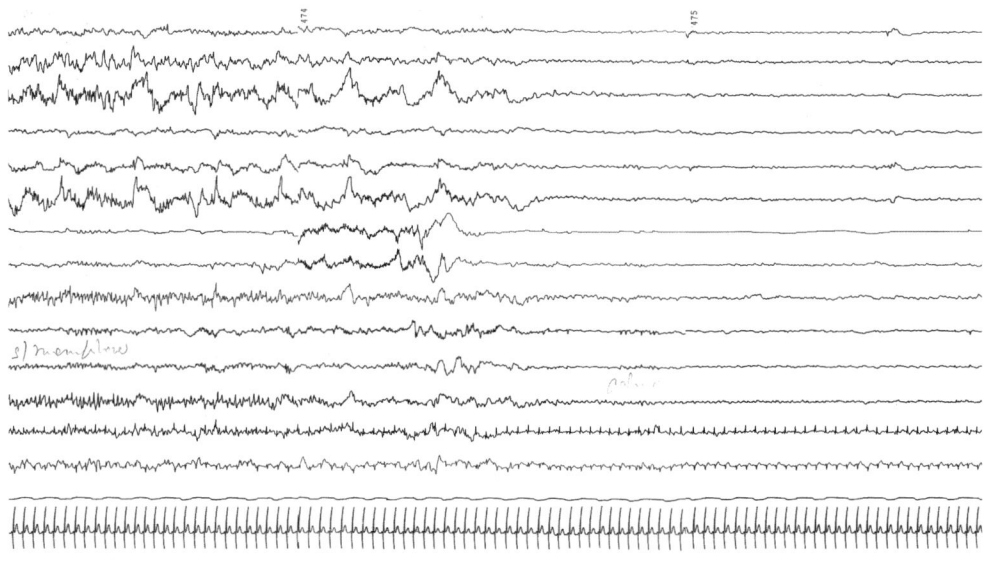

Figura 52.18 – RN da figura anterior com crises apenas eletrográficas, com descargas ritmadas em ambos os hemisférios cerebrais, cessando espontaneamente e seguidas, também, de supressão difusa da atividade elétrica. RN de S.G.P.: IG = 38 e 3/7; idade pós-concepcional = 41 semanas.

mente alterado pode indicar mínimo impacto que uma alteração cerebral pode ter na evolução da maturação, enquanto a deterioração progressiva de um padrão previamente normal ou moderadamente anormal pode favorecer a possibilidade de sequela neurológica a longo prazo[22].

Para finalizar, entende-se que a PN é um método objetivo na avaliação da maturidade bioelétrica cerebral e na doença neurológica neonatal, sendo de grande valor para o profissional interessado na avaliação e prognóstico do RN[23,24].

REFERÊNCIAS

1. Tharp BR. Neonatal and pediatric electroencephalography. In: Aminoff MJ (ed). Electrodiagnosisin clinical neurology. New York: Churchill Livingstone Inc; 1980.p.67-117.
2. Lombroso CT. Neonatal polygraphy in full term and premature infants: a review of normal and abnormal findings. J ClinNeurophysiol. 1985;2(2):105-55.
3. Hrachovy RA, Mizrahi EM, Kellaway P. Electroencephalography in the newborn. In: Daly DD, Pedley TA (eds). Current practice of clinical electroencephalography. New York: Raven Press; 1990.p.201-42.
4. Loomis AL, Newton HE, Garret H. Electrical potentials of human brain. J Exp Psychol. 1938;29:249-79.

5. Hughes JG, Davies BC, Hill FS. Electroencephalography of new-born infant; studies on premature infants. Pediatrics. 1951;7(5):707-12.
6. Roitman I. Poligrafia neonatal. In: Segre CAM (ed). Perinatologia. Fundamentos e prática. São Paulo: Sarvier; 2002.p.399-408.
7. Roitman I. Importância clínica da poligrafia neonatal. Rev Neuro-ciências. 1996;4(1):68-80.
8. Holmes GL, Lombroso CT. Prognostic value of background patterns in the neonatal EEG. J ClinNeurophysiol. 1993;10(3):323-52.
9. Nunes ML, Da Costa JC, Roitman I, Fernandes RMF. Guia Técnico para execução de registro poligráfico e eletroencefalograma no periodo neonatal. Br J Epilep Clin Neurophysiol. 1996;2(1):27-42.
10. American Electroencephalographic Society. Guidelines in EEG and clinical evoked potentials. J ClinNeurophysiol. 1986;3(Suppl 1):1-152.
11. Werner SS, Stockard JE, Bickford RG. Atlas of neonatal electroencephalography. New York: Raven Press; 1977.
12. Monod N, Tharp B. The normal EEG of neonate. Rev Electroencephalogr Neurophysiol Clin. 1977;7(3):302-15.
13. Dreyfus-Brizac C, Monod N. The EEG of full term newborns and premature infants. In: Lairy G (ed). Handbook of electroencephalography and clinical neurophysiology. Amsterdan: Elsevier; 1975.p.6-23.
14. Aso K, Scher MS, Barmada M. Neonatal electroencephalography and neuropathology. J Clin Neurophysiol. 1989;6(2):103-23.
15. Biagioni E, Bartalena L, Biver P, Pieri R, Cioni G. Electroencephalographic dysmaturity in preterm infants: a prognostic tool in the early posnatal period. Neuropediatrics. 1996;27(6):311-6.
16. Moshé SL. Seizures early in life. Neurology. 2000;55(5 Suppl 1):S15-20.
17. Roitman I. Controvérsias no tratamento de convulsões neonatais subclínicas. Br J Epilep Clin Neurophysiol. 1998;4:192-3.
18. Scher MS. Electroencephalography of the newborn: normal and abnormal features. In: Niedermeyer E, Lopes da Silva F (eds). Eletroencephalography. Basic principles, clinical applications, and related fields. Baltimore: Williams & Wilkins; 1999. p.896-946.
19. Schmutzler KM, Nunes, ML, da Costa JC. The relationship between ictal activity and sleep stages in the newborn. EEG. Clin Neurophysiol. 2005;116(7):1520-32.
20. Lombroso CT, Matsumya Y. Stability in waking-sleep states in neonates as a predictor of long term neurologic outcome. Pediatrics. 1985;76(1):52-63.
21. Cukier F, Andre M, Monod N, Dreyfus-Brizac C. Apport de l'EEG au diagnostic des hemorragies intraventriculaires du prematur. Rev Electroencephalogr Neurophysiol Clin. 1972;2(3):318-22.
22. Khan RL, Lahorgue Nunes M, Garcias da Silva LF, da Costa JC. Predictive value of sequential electroencephalogram (EEG) in neonates with seizures and its relation to neurological outcome. J Child Neurol. 2008;2:144-50.
23. Tharp BR, Cukier F, Monod N. The prognostic value of the electroencephalogram in premature infants. Electroencephalogr Clin Neurophysiol. 1981;51(3):219-36.
24. Lombroso CT. Neonatal electroencephalography. In: Niedermeyer E, Lopes da Silva F (eds). Electroencephalography. Basic principles, clinical applications, and related fields. Baltimore: Urban & Schwarzemberg; 1993.p.803-75.

Ecocardiografia Perinatal

Michael Roy Smith
Alexandre Graziadei da Costa
Roney Orismar Sampaio

Nos últimos anos, os métodos não invasivos em geral e, em particular, a ecocardiografia pediátrica vêm experimentando avanços significativos. Sua importância pode ser avaliada não apenas no campo da Cardiologia, tendo ultrapassado fronteiras para se tornar um método de diagnóstico geral à disposição do pediatra, de uso quase tão corriqueiro como uma simples radiografia de tórax. Desde os primórdios, há quase 40 anos com os modos A, B e M, novas técnicas surgiram para sofisticar o diagnóstico, como as abordagens bidimensionais, estudos com Doppler pulsado, contínuo e em cores, a ecocardiografia transesofágica, as reconstruções tridimensionais, a utilização de contrastes ultrassônicos para caracterizar tecidos e perfusão miocárdica e outras por vir que nossa imaginação sequer pode conceber. Este capítulo objetiva proporcionar algumas das possibilidades do método, que, além de fornecer ao pediatra/neonatologista informações valiosas acerca da anatomia cardíaca e fisiologia dos fluxos, preserva ainda suas características originais: os exames são de fácil execução, podendo ser feitos à beira do leito no berçário ou UTI neonatal, sem o emprego de radiação ionizante, o que permite a realização de estudos repetidos ou de seguimento a um custo relativamente baixo[1-4].

PRINCÍPIOS GERAIS E INSTRUMENTAÇÃO

A ecocardiografia é uma técnica de diagnóstico não invasiva para avaliar o estado funcional, estrutural e hemodinâmico do sistema cardiovascular. Para tanto, usa-se ultrassom, ou seja, frequências acima do limiar auditivo humano (além de 20kHz). Os equipamentos médicos de

1401

diagnóstico por imagem utilizam frequências bem superiores, da ordem de 1 a 20MHz. Na ecocardiografia pediátrica e, em especial, na população perinatal, as frequências mais habitualmente utilizadas se situam na faixa de 5,0 a 7,5MHz. É importante ter em mente que, quanto maior a frequência, maior a resolução da imagem, porém à custa de menor penetração. O operador lida com imagens refletidas de ultrassom nas estruturas cardíacas.

No início, os estudos limitavam-se ao chamado modo M (de *motion*, ou movimento em inglês). Essa técnica pode ser comparada a um corte em uma dimensão das estruturas do coração. A movimentação dos pontos no osciloscópio ou no papel de registro produz imagens de grande resolução temporoespacial. Entretanto, produzia apenas uma visão superficial do coração. A modalidade permanece em uso até nossos dias para medições de diâmetros e espessuras. A ecocardiografia bidimensional (2D) desenvolvida na metade dos anos 1970 permitiu imagens tomográficas em tempo real, tanto da morfologia como da fisiologia cardíaca. A possibilidade de obtenção de cortes bidimensionais do coração em tempo real representou uma verdadeira revolução no diagnóstico não invasivo em cardiologia e, em especial, no campo da cardiologia pediátrica, possibilitando a compreensão *in vivo* de defeitos até então conhecidos apenas em necropsias. O estudo dos fluxos intracardíacos foi possibilitado com o advento da dopplerfluxometria pulsada e contínua no final dos anos 1970 para estudos quantitativos e, posteriormente com a introdução do mapeamento de fluxos em cores, uma revolução na ecocardiografia, possibilitando a realização de verdadeiras "angiografias ultrassônicas". Os gradientes de pressão podem, dessa maneira, ser obtidos com segurança pelas medidas de velocidades de fluxo sanguíneo por meio do Doppler. A profundidade é muito importante durante obtenção de imagem de fluxo em cores e Doppler. Quanto mais superficial, mais alto será o limite onde começa a ocorrer interferência nos achados obtidos – chamado limite de Nyquist. No grupo pediátrico, pelas próprias características dos pacientes, esse detalhe não chega a ser relevante.

Na população neonatal são infrequentes os casos de dificuldade técnica para a realização do exame, exceto quando houver a interposição de ar entre o transdutor e as estruturas cardíacas, como no pneumotórax ou pneumomediastino extenso, onde há total impossibilidade de se visualizar qualquer imagem. Nesses casos, a ecocardiografia transesofágica, com um transdutor acoplado a um tubo flexível semelhante a um endoscópio, mediante posicionamento no esôfago ou no estômago na região da cárdia, possibilita a obtenção de imagens de grande nitidez. Seu uso na população neonatal constitui exceção, estando reservado para a monitorização transoperatória de cirurgias cardíacas ou, eventualmente, para guiar procedimentos terapêuticos na sala de hemodinâmica. Mais recentemente, o aparecimento de contrastes ultrassônicos que atravessam a barreira capilar pulmonar acena com promessas futuras de estudo de perfusão miocárdica e caracterização de tecidos. Paralelamente, novas tecnologias de processamento de imagens, como a harmônica tecidual, representaram grande avanço na qualidade e definição de imagem. A combinação da ecocardiografia com substâncias indutoras de estresse, como dobutamina, adenosina, arbutamina e dipiridamol, já vem encontrando aplicação no grupo pediátrico e, seguramente, ser utilizada no grupo neonatal para estudar resposta inotrópica, cronotrópica e reserva miocárdica[5,6].

EXAME NORMAL

Conforme já mencionado, o ar é grande inimigo do ultrassom. Dessa forma, para estudar as estruturas cardíacas é necessário usar pontos no tórax onde o coração esteja em maior contato possível com a parede torácica, as chamadas janelas ultrassônicas (Quadro 52.5). A abordagem paraesternal longitudinal, no segundo ou terceiro espaço intercostal, permite a obtenção de cortes conforme o maior eixo do coração, podendo-se visualizar o septo interventricular de via de saída e a parede posterior do ventrículo esquerdo, as valvas aórtica e mitral e a via de saída do ventrículo direito. O corte paraesternal em eixo menor, ortogonal ao primeiro, possibilita estudar o ventrículo esquerdo e todas suas paredes ao nível do ápice, músculos papilares e no plano da valva mitral, além de permitir o estudo das vias de entrada e saída do ventrículo direito, valvas tricúspide e pulmonar, bem como os três folhetos da valva aórtica. O corte apical de 4 câmaras mostra os dois ventrículos, o septo interventricular de via de entrada, os planos das valvas tricúspide e mitral, átrios direito e esquerdo e o septo interatrial. Uma variante, obtida com leve angulação do transdutor, é o corte de 5 câmaras, onde se pode ver a aorta e o septo de via de saída. Perpendicularmente a esses cortes, tem-se a abordagem apical de duas câmaras com o ventrículo esquerdo, suas

Quadro 52.5 – Abordagens clássicas.

Corte paraesternal	Eixo maior (longitudinal)
	Eixo menor (transversal)
Corte apical	2 câmaras
	4 câmaras
Corte subxifoide	Longitudinal
	Transversal (muitas variantes)
Corte supraesternal	Arco aórtico
	Tronco e ramos pulmonares

paredes anterior e inferior, valva mitral e átrio esquerdo, além do corte apical longitudinal, onde a rotação adicional do transdutor evidencia a aorta, a valva aórtica e o septo de via de saída do ventrículo esquerdo. O corte subcostal, ao nível do apêndice xifoide, é frequentemente o que mais informações fornece no grupo pediátrico, sendo valioso na análise segmentar bidimensional. Finalmente, a abordagem supraesternal, na fúrcula, permite a visualização do arco aórtico, o ramo direito da artéria pulmonar e, com a rotação do transdutor, é possível visualizar o tronco e os ramos pulmonares, a desembocadura da veia cava superior no átrio direito e a drenagem das quatro veias pulmonares para o átrio esquerdo (a chamada posição do "caranguejo")[7,8].

INDICAÇÕES

O ecocardiograma é, sem dúvida, o exame não invasivo mais valioso no diagnóstico e seguimento das cardiopatias congênitas. Sendo de fácil execução, custo relativamente baixo e podendo ser transportado para a beira da incubadora no berçário, torna-se extremamente útil para orientar condutas em recém-nascidos cianóticos, com desconforto respiratório, com sopros de etiologia indeterminada ou com sinais de má perfusão periférica[9]. Na verdade, a avaliação pode iniciar-se ainda no período fetal, a partir de 18 semanas de gestação (ou até mesmo desde a 14ª semana com a utilização de transdutores intravaginais). Tendo em vista a incidência relativamente baixa de cardiopatias congênitas e levando-se em conta a tendência atual de limitação de custos crescentes em medicina, não se preconiza a realização de ecocardiogramas fetais em todas as gestantes, reservando-se o método para as situações de maior risco de ocorrência de cardiopatias. As principais indicações encontram-se no quadro 52.6.

Quadro 52.6 – Indicações de ecocardiografia fetal.

- Arritmia fetal
- Anomalias cardíacas extracardíacas (por exemplo, anomalias detectadas à ultrassonografia morfológica)
- Anomalia cromossômica fetal
- História familial de doença cardíaca congênita
- Doença materna (*diabete mellitus*, lúpus eritematoso sistêmico)
- Exposição ambiental: vírus e drogas (teratogênicos conhecidos: álcool, amantadina, anfetamina, azatioprina, barbituratos, clordiazepóxido, codeína, cortisona, ciclofosfamida, citarabina, daunorrubicina, diazepam, hidantoína, indometacina, lítio, metotrexato, contraceptivo oral, parametadiona, penicilamida, primidona, progesterona, quinina, ácido retinoico, talidomida, trifluoperazina, tremetadiona, ácido valproico, warfarina)
- Crescimento fetal retardado
- Evidência de sofrimento fetal (insuficiência cardíaca congestiva, hidropisia fetal não imune)
- Arritmia fetal detectada ao exame obstétrico (especialmente se persistente)

Naturalmente, o objetivo do exame é detectar cardiopatias mais complexas ou associadas à maior morbidade pós-natal[10]. Outra aplicação da técnica é no diagnóstico e seguimento terapêutico das arritmias fetais, uma vez que se torna tecnicamente inviável a realização de eletrocardiogramas nesse grupo de pacientes. Aqui, o modo M é extremamente valioso, onde os cortes são orientados para incluir simultaneamente estruturas atriais e ventriculares, de modo a se determinar o ritmo cardíaco. No diagnóstico das cardiopatias congênitas, emprega-se habitualmente a chamada análise segmentar sequencial, derivada de estudos anatômicos da ecocardiografia com substâncias indutoras de estresse, como dobutamina, adenosina, arbutamina e dipiridamol anatomopatológicos, onde, inicialmente, determina-se o *situs* atrial e visceral e, em seguida, as conexões venoatriais, atrioventriculares e ventriculoarteriais. A alça ventricular também é descrita. Para esse tipo de estudo, normalmente a abordagem mais valiosa é a subxifoide. Há preferência, também, por imagens anatômicas, ou seja, em muitos cortes o cone de imagem é invertido. Isso, porém, não é uma unanimidade, havendo quem faça o exame da mesma forma que em pacientes adultos. No berçário, seja na UTI neonatal, seja até mesmo no berçário de normais, é muito importante se determinar a presença de cardiopatias do "canal arterial dependente" (atresias pulmonares, estenose aórtica congênita grave ou com hipoplasia do coração esquerdo, coartação da aorta extrema etc.), ou mesmo de situações onde não há dependência do canal arterial, mas ela é benéfica, como, por exemplo, na transposição dos grandes vasos sem comunicação interventricular. Nesses casos, o exame pode ser usado para se guiar e monitorizar a utilização de prostaglandinas por via intravenosa. Em outras situações, a cardiopatia pode ser dependente de uma comunicação interatrial adequada. Por exemplo, o forame oval pérvio restritivo pode ser completamente inadequado para casos de transposição das grandes artérias, na drenagem anômala total de veias pulmonares, na atresia mitral etc. Nesses casos, o diagnóstico preciso pode indicar estudo hemodinâmico de urgência para abertura do septo interatrial com balão (procedimento de Rashkind). Em raríssimas situações não há forma de estabilização clínica e haveria necessidade de cirurgia cardíaca de emergência. É o caso da estenose aórtica ou coartação aórtica crítica. Mas, em muitos desses casos, a doença do ventrículo esquerdo (fibroelastose) já é de tal monta que a evolução independe das medidas terapêuticas e não muda o prognóstico. O achado de cardiopatias congênitas em berçários de hospital geral é situação relativamente rara. No maioria das vezes, o estudo presta-se para reduzir ansiedades dos progenitores diante dos achados de exame físico, como sopros, por exemplo. A situação mais frequente é a de encontro de pequenas comunicações interventriculares do tipo muscular, passíveis de fechamento espontâneo entre o segundo e terceiro trimestres de vida.

As figuras 52.19 a 22 mostram alguns exemplos desses achados.

O método, entretanto, é particularmente útil na avaliação de complicações gerais em UTI neonatal. Entre essas, encontram-se uma variada gama de situações como infecções perinatais, persistência de padrão circulatório fetal e hipertensão arterial pulmonar acentuada, prematuridade extrema e presença de membrana hialina pulmonar, requerendo o uso de surfactante pulmonar, em que a monitorização do tamanho do canal arterial ganha grande importância, disfunções miocárdicas causadas por anoxia perinatal, em que o ecocardiograma serve

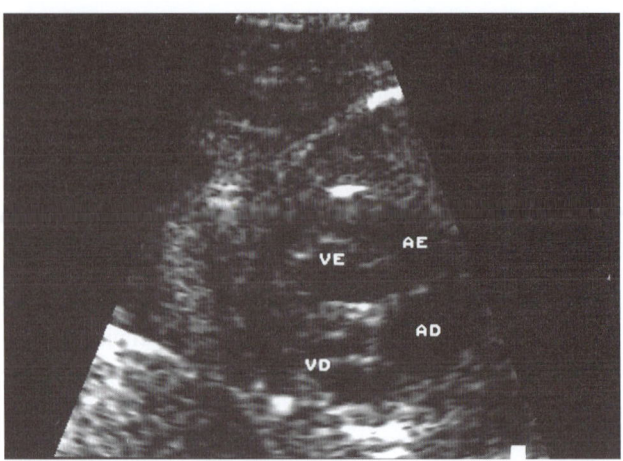

Figura 52.21 – Ecocardiograma fetal normal demonstrando 4 câmaras com tamanhos internos equilibrados em suas dimensões.

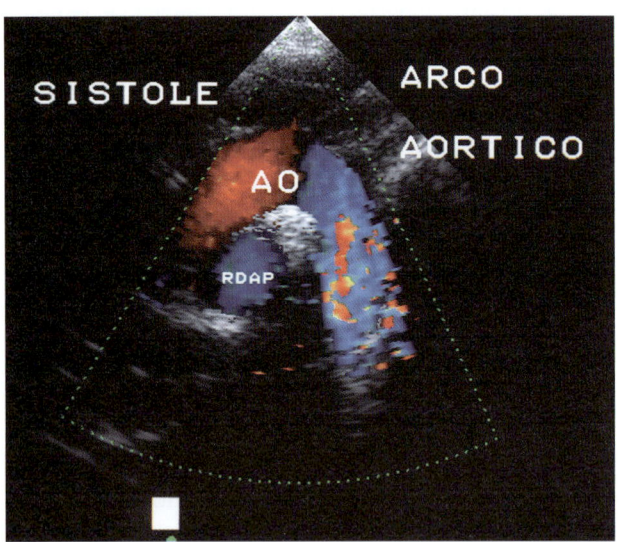

Figura 52.19 – Corte do arco aórtico. RDAP = ramo direito da artéria pulmonar.

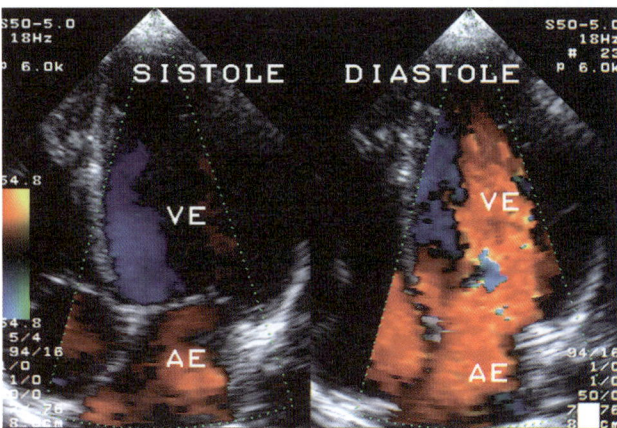

Figura 52.22 – Color Doppler: convenção do aparelho – transdutor na posição do vértice do triângulo da imagem ecográfica. A cor azul afasta-se do transdutor (no caso sangue que sai do coração em direção à aorta – sístole). A cor vermelha se aproxima do transdutor (enchimento do ventrículo esquerdo – diástole).

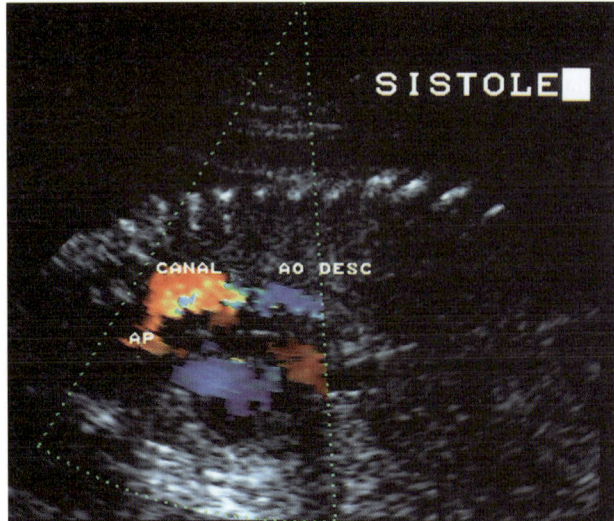

Figura 52.20 – Arco ductal na ecocardiografia fetal. Observar ampla comunicação (fisiologica) do arco aórtico, ramo esquerdo da artéria pulmonar com aorta descendente pelo *ductus arteriosus*.

para guiar o uso de inotrópicos, tromboses de veias cavas causadas por permanência prolongada de cateteres centrais e outras mais.

CONSIDERAÇÕES FINAIS

Trata-se, portanto, de método bastante valioso no dia a dia do neonatologista, sendo de grande auxílio nas decisões diagnósticas e terapêuticas, como já foi visto, até mesmo antes do parto. Devido as suas vantagens, mobilidade, execução relativamente rápida, natureza inofensiva por não fazer uso de radiação ionizante, além do custo relativamente baixo, há certa tentação em sobreutilizar o método, a assim chamada ecoterapia. Essa preocupação é particularmente importante no momento atual de custos médicos crescentes, recursos finitos e necessidade crescente de controle de gastos. Dessa forma, é importante ter em mente suas indicações e limitações, fazendo-se sempre a pergunta: o que o exame pode agregar de valor à minha decisão?

REFERÊNCIAS

1. Meyer RA. Ecocardiography. In: Moss AJ, Adams FH. Heart disease in infants, children, and adolescents. Baltimore: Williams & Wilkins; 1995.p.241-93.
2. Stümper O, Sutherland GR. Transesophageal echocardiography in congenital heart disease. London: Edward Arnold; 1994.
3. Silverman NH. Pediatric echocardiography. Baltimore: Williams & Wilkins; 1993.
4. Kadivar M, Klanl A, Kocharlan A, Shabanlan R, Naselli L, Ghajarzadeh M. Echocardiography and management of sick neonates inthe intensive care unit. Congenit Heart Dis. 2008;3:325-9.
5. Dipchand AI, Bharat W, Manlhiot C, Safi M, Lobach NE, McCrindle BW. A prospective study of dobutamine stress echocardiography for the assessment of cardiac allograft vasculopathy in pediatric heart transplant recipients. Pediatr Transplant. 2008;12:570-6.
6. Osaki M, McCrindle BW, Van Arsdell G, Dipchand AI. Anomalous origin of a coronary artery from the opposite sinus of Valsalva with an interarterial course: clinical profile and approach to management in the pediatric population. Pediatr Cardiol. 2008;29:24-30.
7. Ho SY, Backer EJ, Rigby ML, Anderson RH. Color atlas of congenital heart disease: morfologic and clinical correlations. London: Mosby-Wolfe; 1995.
8. Valdes-Cruz LM. Echocardiographic diagnosis of congenital heart disease: an embriologic and anatomic approach. Philadelphia: Lippincott-Raven; 1999.
9. Sociedade Brasileira de Cardiologia. Diretriz para indicação e utilização da ecocardiografia na prática clínica. Arq Bras Cardiol 2004; 82(Supl 2):12-34.
10. Weyman AE. Complex congenital heart disease I: a diagnostic approach. In: Weyman AE. Principles and practice of echocardiography. Baltimore: Williams & Wilkins; 1994.p.979-1001.

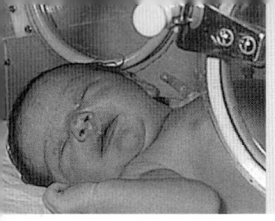

CAPÍTULO 53

Fisioterapia Neonatal

Juliane Miklos Pulla Sant'Anna
Vanessa Gonçalves Coutinho de Oliveira

O avanço tecnológico e científico ao longo dos últimos anos aumentou significativamente a sobrevida de recém-nascidos pré-termo (RNPT), sendo possível que, com baixa idade gestacional e extremo baixo peso, esses consigam resistir ao crítico período de internação em unidade de terapia intensiva neonatal. No entanto, devido às grandes diferenças culturais e socioeconômicas, o Brasil ainda apresenta importante desigualdade regional, na qual há maior sobrevida em RNPT de baixo peso nas Regiões Sul e Sudeste[1,2].

No Brasil, o trabalho de fisioterapia nas unidades de terapia intensiva neonatal (UTIN) iniciou em meados da década de 1980. O contínuo desenvolvimento do tratamento fisioterapêutico nessas unidades levou ao aperfeiçoamento de técnicas e recursos para essa população, o que contribuiu para a redução da morbidade neonatal, do tempo de hospitalização e dos custos hospitalares[2-4].

Segundo a portaria do Ministério da Saúde nº 3.432, em vigor desde 12/8/1998, as UTI de hospitais com nível terciário devem contar com assistência fisioterapêutica por no mínimo 12 horas por dia. Já a Resolução nº 7 da ANVISA, de 24 de fevereiro de 2010, preconiza no mínimo um fisioterapeuta para cada dez leitos ou fração, nos turnos matutino, vespertino e noturno, perfazendo um total de 18 horas diárias de atuação[3].

AVALIAÇÃO

A anamnese é a base fundamental para o diagnóstico e representa o ordenado dos fenômenos ocorridos. A história clínica permite não somente identificar os sintomas significativos, mas também avaliar outros detalhes como os antecedentes maternos, bem como os antecedentes pré, peri e pós-natais[5] (Quadro 53.1).

Exame físico[5]

Ao exame físico, deve-se observar o RN por completo, informando o local onde esse se encontra (incubadora, berço aquecido, berço comum) e os dispositivos utilizados em seu tratamento (fototerapia, drenos, diálise peritoneal, bombas de infusão, óxido nítrico etc.).

Quadro 53.1 – Classificação do RN.

Peso	Extremo baixo peso (EBP): < .1000g
	Muito baixo peso (MBP): < 1.500g
	Baixo peso (BP): < 2.500g
Tamanho	Pequeno para a idade gestacional (PIG)
	Adequado para a idade gestacional (AIG);
	Grande para a idade gestacional (GIG)
Idade Gestacional (IG)	Recém-nascido pré-termo (RNPT): < 37semanas de IG
	Recém-nascido termo (RNT): 37 a 42 semanas de IG
	Recém-nascido pós-termo: > 42 semanas de IG

O estado geral do RN é caracterizado de forma subjetiva: BEG (bom estado geral), REG (regular estado geral) e MEG (mau estado geral).

Quanto ao quadro neurológico, avalia-se o nível de movimentação espontânea classificando-o como ativo, hipoativo e inativo, e a resposta a manipulações e estímulos (reativo, hiporreativo ou arreativo). Observam-se ainda os reflexos e o comportamento motor de acordo com a faixa etária.

É importante relacionar as respostas encontradas às possíveis medicações utilizadas, como, por exemplo, os sedativos.

Ainda durante a inspeção, verifica-se o estado de hidratação (mucosas e língua, pulso e enchimento capilar) e a coloração da pele (corada ou descorada, cianótico ou acianótico, ictérico ou anictérico).

Com relação aos aspectos hemodinâmicos, podem-se avaliar a frequência cardíaca (70-190bpm), a pressão arterial (70-110 × 45-60mmHg) e o nível de oxigenação sanguínea por meio da saturação periférica de oxigênio.

Na avaliação respiratória, o fisioterapeuta irá observar o padrão respiratório e a frequência respiratória (considerando-se como normalidade para o RN 30-50 respirações por minuto). Pode-se classificar o RN como apneico, no caso de ausência de incursões respiratórias; eupneico, no caso de normalidade; taquipneico, no caso de aumento da frequência respiratória; bradipneico, no caso de diminuição da frequência respiratória; e taquidispneico, no caso de aumento da frequência respiratória associada aos sinais clássicos de desconforto.

Com relação ao padrão, frequência respiratória e dispositivos, pode-se observar a presença de sinais de desconforto, como "batimento de asa de nariz", retrações torácicas, gemido, estridor laríngeo, uso de suporte ventilatório (invasivo ou não invasivo) e de oxigenoterapia.

À inspeção visual do tórax, observa-se a presença de deformidades da caixa torácica, a simetria entre ambos os lados do tórax, bem como sua expansibilidade.

Já à ausculta pulmonar, detecta-se o som pulmonar, se esse está presente, diminuído ou abolido, ou ainda se há presença de ruídos adventícios (estertores, roncos, sibilos).

CONTRAINDICAÇÕES E CUIDADOS[2,5,6]

- Instabilidade clínica.
- Administração de surfactante há menos de 6 horas.
- RN < 72 horas de vida, não realizar manobras de fisioterapia respiratória (FR) nem estimulação sensório-motora (ESM).
- Para a realização da ESM, o peso atual deve ser superior a 1.100 gramas.
- Aplicar as técnicas somente 1 hora após a ingestão da dieta por via oral ou sonda gástrica.
- Verificar o risco de fraturas (osteopenia, osteoporose).
- Hipotermia ou hipertermia.
- Posição de Trendelenburg, pois pode aumentar a pressão intracraniana e causar refluxo gastroesofágico, aumentando o risco de pneumonia.
- Realizar a intervenção de acordo com os valores laboratoriais (Quadro 53.2).
- Atentar-se à presença de dor (Quadro 53.3).

FISIOTERAPIA RESPIRATÓRIA (FR)

Os recém-nascidos apresentam condições respiratórias estruturais e funcionais desfavoráveis: a respiração é predominantemente nasal, as vias aéreas são mais estreitas, há menor número de alvéolos, a ventilação alveolar colateral é deficiente, há menor quantidade de surfactante alveolar, o diafragma tem menos fibras musculares tipo I e a tosse, geralmente, é ineficaz[7].

Quadro 53.2 – Valores laboratoriais.

	Valor	Intervenção
Hemoglobina	< 7	Evitar manipulações extremas
Plaquetas	Acima de 50.000	Sem grandes restrições
	50.000 a 20.000	Mobilização leve, manobras com bolsa autoinflável e vibração
	Abaixo de 20.000	Apenas manobras com bolsa autoinflável e posicionamento terapêutico

A fisioterapia respiratória está indicada e tem eficácia comprovada nos casos de hipersecreção brônquica, situação na qual as manobras de higiene brônquica auxiliam na depuração de secreção das vias aéreas, reduzindo também os episódios de atelectasia pós-extubação[2,7,8].

Nos últimos anos, em virtude do crescente aumento da indicação e aplicação da fisioterapia respiratória, houve maior atenção dos pesquisadores a essas técnicas e, consequentemente, maior número de pesquisas na área[2,7,8].

Objetivos[4,6,7,9-14]

- Otimizar a função respiratória, facilitando as trocas gasosas e adequando a relação ventilação-perfusão.
- Otimizar o transporte mucociliar.
- Manter a permeabilidade das vias aéreas.
- Adequar o suporte ventilatório.
- Diminuir o trabalho ventilatório, reduzindo o consumo de energia e facilitando a ação dos músculos ventilatórios, com consequente melhora da resistência, da força e da funcionalidade desses músculos.
- Prevenir e tratar as complicações pulmonares.
- Favorecer o desmame da ventilação mecânica e da oxigenoterapia.

Manobras de higiene brônquica

Desobstrução rinofaríngea retrógrada (DRR)

É manobra de inspiração forçada para a remoção de secreções da rinofaringe, com ou sem instilação local de solução fisiológica.

O RN é posicionado em decúbito dorsal (DD) ou elevado 30°, ao final do tempo expiratório eleva-se passivamente a mandíbula com uma das mãos, fechando a boca e forçando a criança a realizar uma nasoaspiração profunda.

Quadro 53.3 – Escala de dor do recém-nascido – sistema de codificação da atividade facial neonatal (NFCS).

Movimento facial		Interpretação
Fronte saliente	Boca estirada	1 ponto para cada sinal observado
Fenda palpebral estreita	Língua tensa	Presença de dor com 3 ou mais pontos;
Sulco nasolabial aprofundado	Lábios franzidos	
Lábios entreabertos	Tremor de queixo	

Não é indicada nos casos de ausência de tosse reflexa ou eficaz ou presença de estridor laríngeo[15].

Aumento do fluxo expiratório (AFE)

O RN é posicionado em DD ou elevado 30°, posiciona-se a mão torácica entre a fúrcula esternal e a linha intermamária e a mão abdominal sobre o umbigo e as últimas costelas. A mão torácica movimenta-se obliquamente, de cima para baixo e de frente para trás, enquanto a mão abdominal se posiciona sobre as últimas costelas como uma ponte, criando um limite mecânico para a mão torácica.

A técnica é variável em velocidade, fluxo e volume de ar mobilizado em razão da localização da secreção (Fig. 53.1):

- AFE rápido – promover a progressão da secreção dos brônquios de médio para os de grande calibre.
- AFE lento – mobilizar as secreções dos pequenos brônquios até as vias aéreas proximais[15].

Expiração lenta e prolongada (ELPr)

É realizada pressão manual, toracoabdominal lenta e simultânea, que se inicia ao final de uma expiração espontânea e prossegue até o volume residual (VR).

Não é indicada em casos de broncoespasmo não medicado[15].

Drenagem autógena assistida (DAA)

O RN estará posicionado em DD e as mãos do fisioterapeuta estarão lateralmente ao seu tórax. Esse deverá aumentar lentamente o fluxo expiratório, prolongando-o até o VR, para que se aumente sua velocidade, a fim de melhorar o transporte do muco para as vias aéreas de maior calibre (Fig. 53.2).

A pressão deve ser suave para não desencadear respostas de proteção, como o fechamento da glote, o bloqueio da respiração ou a ativação da musculatura inspiratória durante a manobra.

Em prematuros, a fralda é utilizada como sustentação do abdome, e a mão torácica deve ser posicionada entre a fúrcula esternal e a linha intermamária[15].

Hiperinsuflação manual com bolsa autoinflável (HM)

Envolve inspiração lenta e profunda para aumentar o volume corrente, seguida de pausa inspiratória, permitindo o preenchimento alveolar, com constantes de tempo lentas e expiração rápida, aumentando a taxa de fluxo expiratório, contribuindo para a mobilização de secreção[13,16].

Os balões autoinfláveis devem possuir válvula que alivie a pressão quando for atingido um máximo de $40cmH_2O$ ($\pm 5cmH_2O$)[16].

Essa técnica apresenta grau de recomendação "A", segundo a I Recomendação Brasileira de Fisioterapia Respiratória em Unidade de Terapia Intensiva Pediátrica e Neonatal, para a mobilização e o deslocamento de secreção das vias aéreas[13].

Vibração A

Tem o objetivo de melhorar a depuração do muco, modificando suas propriedades. Consiste na contração isométrica do membro superior do fisioterapeuta, fazendo

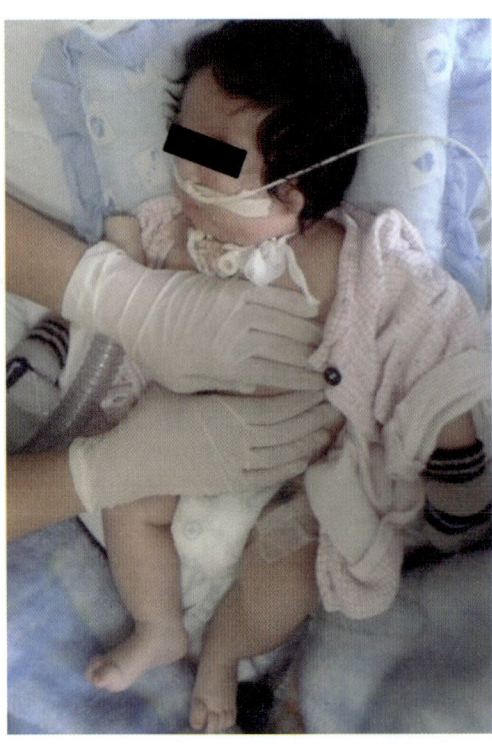

Figura 53.1 – Técnica de aceleração de fluxo expiratório (AFE).

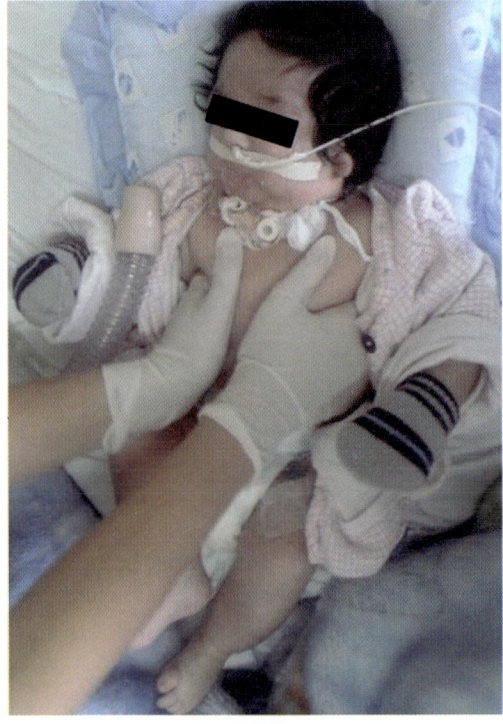

Figura 53.2 – Técnica de drenagem autógena assistida (DAA).

com que a caixa torácica do RN vibre a frequências que podem atingir 25Hz. É aplicada na fase expiratória e geralmente associada a outras técnicas[17] (Fig. 53.3).

Aspiração

A aspiração é um procedimento realizado a fim de manter a permeabilidade das vias aéreas, especialmente em pacientes que conseguem tossir regularmente, como os RN[12].

Podem ocorrer alterações fisiológicas induzidas pela aspiração, tais como hipoxemia e hiperatividade simpática, levando a vasoconstrição periférica, aumento da pressão arterial e arritmia, bem como mudanças no fluxo sanguíneo cerebral e aumento da pressão intracraniana (PIC). Outros efeitos deletérios também são descritos, tais como lesões da mucosa brônquica e atelectasia (devido à pressão negativa excessiva)[12].

Quando comparados, os sistemas de aspiração traqueal aberto e o fechado, em RN sob ventilação pulmonar mecânica (VPM) convencional, apresentaram resultados semelhantes ou favoráveis ao sistema fechado de aspiração, com moderada relevância clínica quanto a sua repercussão sobre a SpO_2[13].

Recomenda-se: aumento de 10% dos valores basais da fração inspirada de oxigênio em RNPT para evitar a hipoxemia durante e após a aspiração (objetiva-se manter a SpO_2 entre 88 e 92%); que o procedimento seja executado no tempo máximo de 10 segundos (para evitar alterações ventilatórias e hemodinâmicas inerentes à desconexão do paciente do aparelho de VPM); e que a pressão de sucção do vácuo não seja > 360mmHg[13].

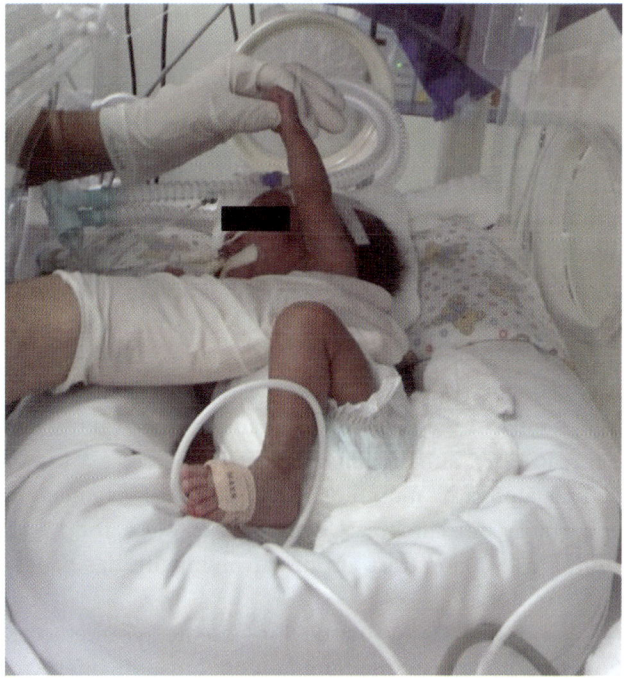

Figura 53.3 – Técnica vibração associada à drenagem postural.

CPAP

O efeito principal desse modo ventilatório é o aumento da capacidade residual funcional, obtido por meio do aumento da pressão transpulmonar. A CPAP promove o recrutamento de áreas pouco ventiladas ou atelectasiadas, melhorando a relação ventilação/perfusão e diminuindo o *shunt* intrapulmonar. Além disso, melhora a complacência da caixa torácica e otimiza a contratilidade do diafragma, com redução do trabalho ventilatório, do risco de fadiga da musculatura ventilatória e estabilização das vias aéreas superiores (diminuindo sua resistência)[16].

Reequilíbrio toracoabdominal (RTA)

O RTA é uma técnica que tem por objetivo incentivar a ventilação pulmonar e promover a remoção de secreções pulmonares e de vias aéreas superiores, por meio da reorganização do sinergismo muscular respiratório. É baseado em posicionamentos, mobilizações, alongamentos, apoios manuais para aumentar a pressão intra-abdominal e manobras miofasciais, conduzidos para minimizar o uso da musculatura acessória, reeducando o trabalho respiratório que se encontra sobrecarregado nas doenças neonatais[14].

Os manuseios do RTA demandam pouca energia, fator essencial em prematuros com baixo peso, já que essa população necessita direcionar a energia para atividades vitais, conforme o estudo de Roussenq[14].

Outras técnicas

Segundo a I Recomendação Brasileira de Fisioterapia Respiratória em Unidade de Terapia Intensiva Pediátrica e Neonatal, demonstrou-se que o uso da tapotagem é deletério, devido a fragilidade e tamanho do tórax do RN, podendo aumentar a pressão intratorácica e a hipoxemia. Além disso, quando realizada imediatamente após a extubação, pode ocasionar colapso de pequenas vias aéreas[12,13].

Algumas técnicas de fisioterapia respiratória como drenagem postural, percussão, vibração, compressão e tosse assistida usam o tórax do paciente como uma interface que transmite intervenções mecânicas do terapeuta para os pulmões. Porém, compressões excessivas da parede torácica com aplicação de altas pressões transtorácicas devem ser evitadas, pois podem causar interrupção do fluxo de ar e desconforto. Portanto, o terapeuta enfrenta o desafio de utilizar intervenções que melhoram o fluxo de ar suficiente para o deslocamento de secreções, mas, ao mesmo tempo, evitar o fechamento completo das vias aéreas[14]. A drenagem postural consiste em verticalizar os condutos brônquicos para que as secreções, por efeito gravitacional, sejam conduzidas às vias aéreas centrais[17].

Há poucos estudos sobre a eficácia dessa técnica de forma isolada e os argumentos em favor de um deslocamento em função apenas da força da gravidade são quase inexistentes[17].

Os procedimentos de fisioterapia respiratória não influenciam de forma significativa a função cardiopulmonar, sugerindo que, quando bem indicados e realizados, não comprometem a estabilidade clínica dos RNPT, conforme evidenciado no estudo de Nicolau (2010)[2].

Assim como Johnston (2012), diversas técnicas aplicadas durante a fisioterapia respiratória não foram citadas por falta de evidências científicas[13].

ESTIMULAÇÃO SENSÓRIO-MOTORA NO PERÍODO NEONATAL

Nas últimas décadas, houve crescente interesse científico pelos métodos e técnicas apropriados para uma adequada estimulação dos RN[18].

Inicialmente e durante todo o período de internação hospitalar do RN, a estimulação sensório-motora apresenta papel crucial para otimizar o desenvolvimento musculoesquelético, neurológico e ventilatório do RN[18].

Fatores de risco para o atraso do desenvolvimento neuropsicomotor

Os RN de extremo baixo peso têm maior risco de apresentar atraso do desenvolvimento neuropsicomotor (ADNPM), sendo bastante elevado o número de crianças com prejuízos cognitivos ou motores quando comparado com a população a termo[19-22].

Os estímulos nocivos da unidade de terapia intensiva neonatal, tais como barulho excessivo, excesso de manipulações (aspirações, exames, trocas, intubação orotraqueal etc.), associados aos fatores internos do próprio RNPT, como a imaturidade fisiológica de seus órgãos, constituem importantes fatores de risco para o atraso neurocognitivo e motor. Tal situação ocorre com maior frequência nos RN que possuem menos de 28 semanas de gestação, cuja matriz germinativa subependimária é facilmente rompível diante dos aumentos da pressão intracraniana. Estes, em particular, podem apresentar diferentes graus de hemorragia peri-intraventricular e estão mais suscetíveis ao ADNPM[19-23].

As complicações do período de internação, como as infecções e a sepse neonatal, são fatores independentes e também podem contribuir negativamente para o atraso neurocognitivo e motor desses RN[24].

Ainda estão associados ao ADNPM: idade gestacional inferior a 35 semanas, exposição pré-natal para drogas ou álcool, VPM por 36 horas ou mais, hemorragia peri-intraventricular grau III, leucomalacia periventricular, anomalias do tônus muscular (hipotonia, hipertonia, assimetria de tônus/movimento), convulsões neonatais recorrentes (3 ou mais), disfunção alimentar, infecções sintomáticas (toxoplasmose, rubéola, citomegalovírus, herpes e HIV), meningite, asfixia neonatal, partos múltiplos, hidrocefalia, microcefalia, anomalias cromossomais, anomalias musculoesqueléticas (luxação de quadril, artrogripose, torcicolo congênito), paralisia braquial obstétrica, mielodisplasia e erros inatos do metabolismo[23].

Dessa maneira, a fisioterapia tem importante papel na estimulação precoce desses RN de risco, pois, além de atuar no posicionamento adequado, que auxiliará em melhor desenvolvimento musculoesquelético e neurológico, pode contribuir com a realização de técnicas específicas para a estimulação, visando à adequação do tônus patológico e à facilitação dos movimentos correspondentes à idade gestacional corrigida do RN, quando houver estabilidade clínica e indicação para tal[18].

Alterações musculoesqueléticas

O RNPT apresenta tônus muscular diminuído globalmente (hipotonia generalizada) devido à imaturidade neurológica; dessa forma, os membros ficam em extensão e abdução. Além disso, há redução ou ausência dos reflexos primitivos e, consequentemente, redução da amplitude de movimento articular, levando a contraturas musculares, que resultarão em dificuldades para atingir os marcos motores indicados para a idade gestacional[25].

Alguns fatores fisiológicos e ambientais podem influenciar o desenvolvimento musculoesquelético do RNPT. São eles: imaturidade neuromuscular, desenvolvimento neurológico na direção caudocefálica, hipotonia global, força gravitacional e permanência na posição prona por períodos prolongados[25,26].

No meio líquido do ambiente uterino, o efeito da gravidade sobre o feto é mínima. Já no meio extrauterino, o RNPT não é capaz de neutralizar as forças da gravidade. Além disso, a hipotonia global e o posicionamento podem restringir mobilidade e, devido à incapacidade de prematuros à mudança de sua postura estática, desequilíbrios musculares podem desenvolver-se[25-27].

Algumas consequências musculoesqueléticas e limitações articulares podem ocorrer em casos de mau alinhamento. No caso de alinhamento da cabeça inadequado, há hiperextensão cervical e retração escapular, levando à excessiva lordose cervical e ao encurtamento muscular dos adutores da escápula e dos extensores do pescoço. A adução e a rotação externa de quadril e a flexão de quadril e joelhos (*frog legs*) levam ao encurtamento dos músculos abdutores do quadril e dos isquiotibiais e torção tibial aumentada. A eversão dos pés e a flexão plantar alonga os músculos inversores excessivamente e encurta os músculos gastrocnêmios e sóleo. Todo esse conjunto leva ao atraso do desenvolvimento das habilidades motoras[25].

Vários autores levantam a hipótese de que alterações posturais podem ser melhoradas com o uso de intervenções que forneçam suporte postural adequado[18,25-30].

Posicionamento terapêutico

O posicionamento adequado dos RNPT e lactentes jovens é uma importante intervenção utilizada dentro da UTIN e permite que a neuroplasticidade do RN seja estimulada de forma que favoreça o desenvolvimento neuromuscular apropriado[25,26].

O objetivo do posicionamento terapêutico é promover alinhamento biomecânico favorável para o RN, proporcionando uma estimulação sensorial e motora adequada, facilitando a movimentação e o desenvolvimento musculoesquelético[18,25-28,30].

Os decúbitos devem ser alternados a cada 2 a 4 horas. Dentro da incubadora, o RN deve estar envolto de um ninho e o posicionamento pode ser complementado com rolos de toalhas, cueiros ou fraldas para aconchegar e conter parcialmente os movimentos das extremidades, promovendo estabilidade postural e otimizando a auto-organização[30].

Decúbito ventral (prono)

O posicionamento em prono é fisiologicamente o mais benéfico para o RNPT, pois favorece a função respiratória, estabiliza a caixa torácica, aumenta a zona de aposição do diafragma, favorece a sincronia toracoabdominal, melhora da oxigenação e da relação ventilação-perfusão, leva ao aumento do volume pulmonar e do fluxo sanguíneo pulmonar[18,26,28].

Além disso, essa posição regulariza as frequências cardíaca e respiratória, aumenta o sono profundo, reduz a pressão intracraniana, diminui os episódios de choro e desorganização, proporciona melhora da distribuição do conteúdo gástrico e reduz os episódios de refluxo gastroesofágico e sua duração[30].

Para posicionar o RN em decúbito ventral, devem-se utilizar fraldas e coxins para elevar o tronco e a pelve, colocando os membros em flexão e adução e pés sobre rolos em posição neutra. Deve-se evitar a rotação excessiva da cabeça, para impedir o aumento da pressão intracraniana[27,30] (Fig. 53.4).

Decúbito dorsal (supino)

O posicionamento em supino reduz a incidência da síndrome da morte súbita, portanto deve ser incentivado em ambiente extra-hospitalar. Para os RN em cuidados hospitalares, esse posicionamento promove sua boa visualização, bem como da cânula orotraqueal, dos drenos, cateteres e equipamentos de monitorização, quando presentes[27,30,31].

No entanto, essa posição protela as aquisições motoras, pois dificulta os movimentos de alcance, favorece a hiperextensão cervical e posturas assimétricas e promove maior agitação por ausência de conforto e do toque sobre a face e o tronco. Dessa forma, o RN permanece acordado por um tempo maior, aumentando o gasto energético, prejudicando o ganho ponderal[27,29,30].

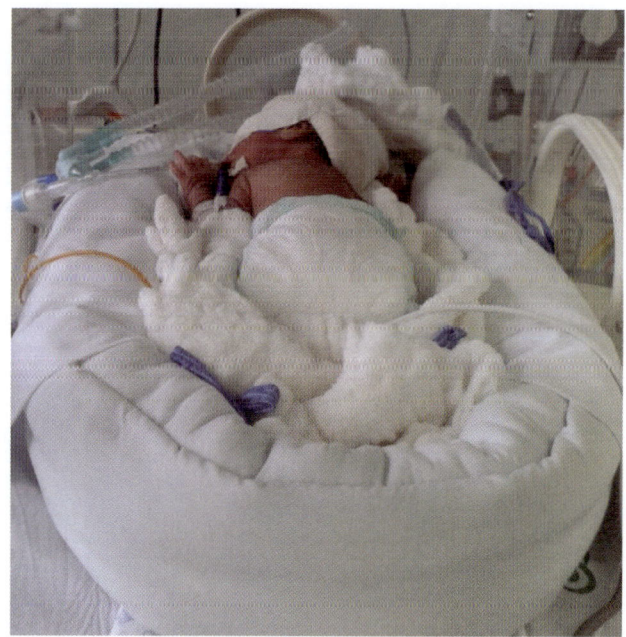

Figura 53.4 – RN posicionado em decúbito ventral.

Em relação à ventilação, há assincronia toracoabdominal, com consequente prejuízo na mecânica ventilatória, e mais episódios de queda de saturação e apneia[28].

Para posicionar o RN em supino, deve-se colocar um coxim de fralda de pano para elevar os ombros e o quadril, a cabeça deve permanecer em linha média e colocada sobre uma coroa com leve extensão (15 a 30 graus). Para que os membros não fiquem em extensão e abdução, fraldas ou panos devem circundar o RN para deixar os membros em flexão e adução, favorecendo o ato de levar as mãos à boca, otimizando o estímulo[30] (Fig. 53.5).

Decúbito lateral

O posicionamento em decúbito lateral favorece a movimentação ativa das mãos, levando-as à boca e à linha média. O decúbito lateral também facilita a postura flexora e auxilia o esvaziamento gástrico (particularmente o decúbito lateral direito), já o decúbito lateral esquerdo parece reduzir os episódios de refluxo gastroesofágico[27,29,30].

Para posicionar o RN em decúbito lateral, manter o alinhamento da cabeça em posição neutra e os membros em leve flexão. Entre os membros e na região do tórax, um coxim deve ser colocado a fim de manter um suporte ao tronco, evitando rotações, e aos membros, facilitando sua movimentação[30] (Fig. 53.6).

Método Mãe-Canguru

O método Mãe-Canguru foi desenvolvido em 1979 na Colômbia e objetiva manter o contato entre os pais e os RN, ampliando o vínculo afetivo e melhorando o desenvolvimento motor da criança[32].

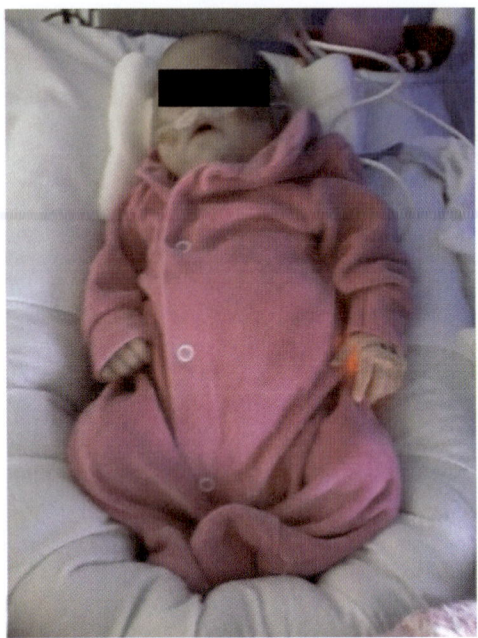

Figura 53.5 – RN posicionado em decúbito dorsal.

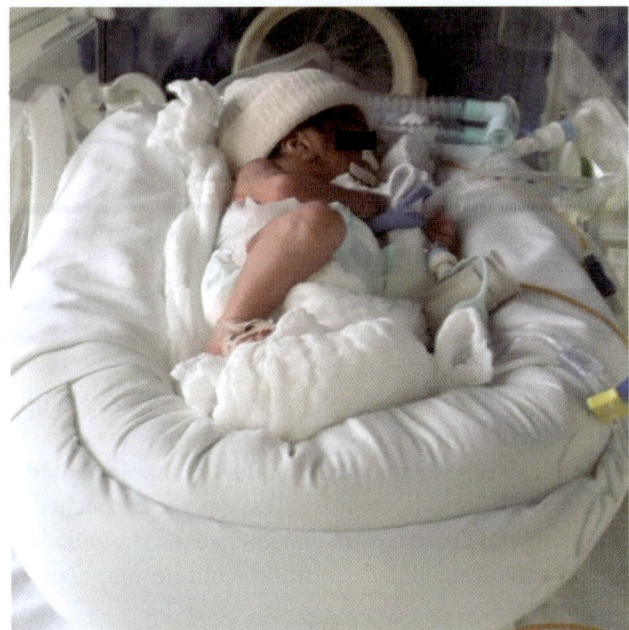

Figura 53.6 – RN posicionado em decúbito lateral.

O método é dividido em três fases: na primeira, o RN está internado UTIN e a mãe inicia o toque à pele do RN progredindo gradativamente até que ele tenha estabilidade clínica que permita sua colocação sobre o tórax da mãe ou do pai; na segunda fase, o RN já está mais estável e pode permanecer com o acompanhamento contínuo dos pais, mantendo a posição canguru pelo maior tempo possível; a terceira fase consiste no acompanhamento ambulatorial do RN após a alta hospitalar pela equipe multidisciplinar[32].

Para colocar o RN na posição canguru, ele deve ser ajustado entre as mamas da mãe, em posição diagonal, com a cabeça na linha média, com membros superiores aduzidos e inferiores em flexão[32].

Técnicas de estimulação sensório-motora (ESM)

As técnicas de ESM são baseadas no conceito neuroevolutivo de Bobath, facilitação neuromuscular proprioceptiva e integração sensorial[30].

Cinesioterapia[18,30]

Os exercícios terapêuticos devem ser utilizados para favorecer a normalização tônica, inibição de padrões de movimento patológicos ou inadequados, facilitação de movimentos e otimização proprioceptiva e cinestésica.

São inúmeros os exercícios que podem ser realizados. Dissociações de tronco e cintura pélvica, alcance alternado, chutes alternados e rolamento com o quadril auxiliam no relaxamento muscular, facilitando a movimentação ativa. Os rolamentos com as mãos nos joelhos e com as mãos sob o quadril promovem o fortalecimento dos músculos flexores. O rolamento de ventral para late-

ral favorece o fortalecimento cervical e de tronco que facilitará a movimentação ativa também (Figs. 53.7 e 53.8).

Estimulação sensorial[18,30]

Para o estímulo proprioceptivo, pode-se passar a mão do RN em seu rosto, corpo em sua outra mão. Além disso, é possível realizar estimulação tátil com o toque e vivência de diferentes texturas, como algodão e escova de cerdas macias. O alongamento suave da região escapular e cervical também favorece os estímulos proprioceptivos, bem como a posição de cócoras associada a leve balançar de um lado a outro.

Estimulação vestibular[30]

A estimulação vestibular do RN pode ser promovida com o balanço laterolateral, anteroposterior (ninar) ou ainda

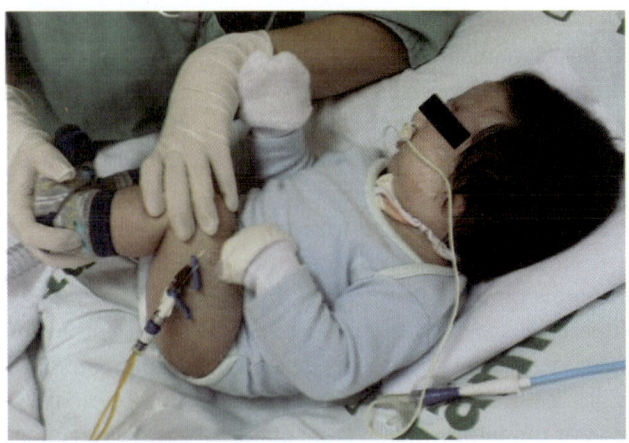

Figura 53.7 – Exercício terapêutico de dissociação de cintura pélvica.

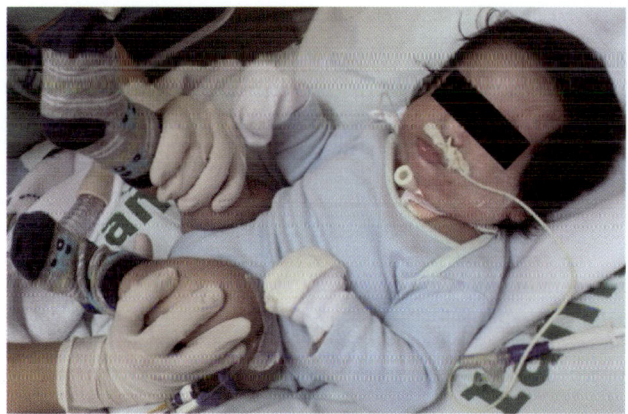

Figura 53.8 – Exercício terapêutico de chutes alternados.

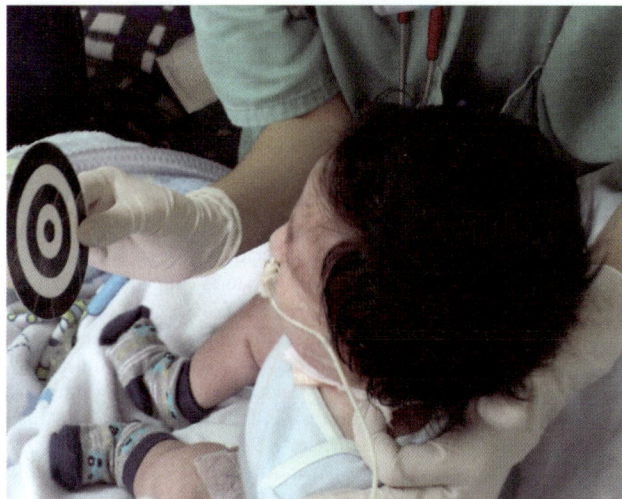

Figura 53.9 – Técnica de estimulação visual.

com o uso de redes dentro da incubadora, ação que vem ganhando espaço dentro das unidades de terapia intensiva neonatal (Fig. 53.9).

Estimulação auditiva[30]
Os estímulos auditivos excessivos dentro da UTI neonatal podem causar hipoxemia, alteração na pressão arterial e fluxo sanguíneo cerebral, instabilizando o quadro clínico do RN, além da redução da sensibilidade auditiva. Diante desse quadro, várias técnicas vêm tentando minimizar esse quadro. A mais difundida e aceita é a musicoterapia, que parece ser efetiva no ganho ponderal, diminuição do estresse e aumento da saturação de oxigênio.

Estimulação visual[30]
A estimulação visual pode ser realizada com imagens simples e com contraste preto e branco, progredindo a velocidade e a movimentação das figuras. A mãe também pode ser orientada a mostrar sua face sem emitir sons durante 10 segundos, em seguida deve emitir som para estabelecer o vínculo.

Fisioterapia aquática[33,34]
Alguns RNPT que apresentam intolerância ao toque, choro excessivo e sinais de dor podem-se beneficiar da fisioterapia aquática, mesmo em ambiente hospitalar. Todos os RN liberados pela equipe médica para o banho, com estabilidade clínica, que não possuam alterações de temperatura, podem realizar a fisioterapia aquática, realizada em uma banheira comum de banho.

Os efeitos fisiológicos do meio líquido aquecido são associados às propriedades físicas da água, como densidade relativa da água, pressão hidrostática, tensão superficial, empuxo, viscosidade e a própria temperatura. Esses efeitos sensoriais diminuem a sensibilidade das fibras de dor, consequentemente reduzindo o quadro álgico do RN, além disso há relaxamento muscular que auxilia no aumento do tempo de sono profundo. Outros efeitos relacionados à terapia aquática são: estimulação da noção do esquema corporal, propriocepção, facilitação das reações de endireitamento e fortalecimento da musculatura respiratória (promovida pela resistência à expansão da caixa torácica).

SEGUIMENTO[35]

O seguimento é o acompanhamento do RN de risco por uma equipe multidisciplinar, para identificar precocemente fatores de risco para alterações no crescimento e desenvolvimento da criança, o que possibilita uma intervenção profilática e/ou terapêutica precocemente.

O acompanhamento resulta em menores taxas de re-hospitalizações, menor índice de infecções nos primeiros anos de vida dessas crianças e melhores taxas de crescimento e neurodesenvolvimento, reduzindo, consequentemente, os custos e as comorbidades.

REFERÊNCIAS

1. Lima MCBM, Oliveira GS, Lyra CO, Roncalli AG, Ferreira MAF. Desigualdade espacial do baixo peso ao nascer no Brasil. Ciência & Saúde Coletiva. 2013;18(8):2443-52.
2. Nicolau CM, Falcão MC. Influência da fisioterapia respiratória sobre a função cardiopulmonar em recém-nascidos de muito baixo peso. Rev Paul Pediatr. 2010; 28(2):170-5.
3. Liberali J, Davidson J, dos Santos AMN. Disponibilidade de assistência fisioterapêutica em unidades de terapia intensiva neonatal na cidade de São Paulo. Rev Bras Ter Intensiva. 2014;26(1): 57-64.
4. Vasconcelos GAR, Almeida RCA, Bezerra AL. Repercussões da fisioterapia na unidade de terapia intensiva neonatal. Fisioter Mov. 2011;24(1):65-73.
5. Sarmento GJV, Carvalho FA, Peixe AAF. Fisioterapia respiratória em pediatria e neonatologia. Barueri, São Paulo: Manole; 2007.
6. Johnston C, Santos SLL, Lemos VS. Técnicas de desobstrução brônquica baseadas na variação de fluxo e dos volumes pulmonares. In: Barbosa AP, Johnston C, Carvalho WB. Fisioterapia – série Terapia Intensiva Pediátrica e Neonatal. 3ª ed. São Paulo, Rio de Janeiro, Ribeirão Preto, Belo Horizonte: Ed. Atheneu; 2008.p.63-78.

7. Haddad ER, Costa LCD, Negrini F, Sampaio LMM. Abordagens fisioterapêuticas para remoção de secreções das vias aéreas em recém-nascidos: relato de casos. Pediatria (São Paulo). 2006;28(2):135-40.

8. Nicolau CM, Falcão MC. Efeitos da fisioterapia respiratória em recém-nascidos: análise crítica da literatura. Rev Paul Pediatria. 2007;25(1):72-5.

9. Selestrin CC, Oliveira AG, Ferreira C, Siqueira AAF, Abreu LC, Murad N. Avaliação dos parâmetros fisiológicos em recém-nascidos pré-termo em ventilação mecânica após procedimentos de fisioterapia neonatal. Rev Bras Crescimento Desenvolv Hum. 2007;17(1):146-55.

10. Nicolau CM, Pigo JDC, Bueno M, Falcão MC. Avaliação da dor em recém-nascidos prematuros durante a fisioterapia respiratória. Rev Bras Saude Matern Infant. 2008; 8(3):285-90.

11. Cruvinel FG, Pauletti CM. Formas de atendimento humanizado ao recém-nascido pré-termo ou de baixo peso na unidade de terapia intensiva neonatal: uma revisão. Cad Pós-Grad Disturb Desenvol São Paulo, 2009;9(1):102-25.

12. Abreu LC, Valenti VE, Oliveira AG, Leone C, Siqueira AAF, Herreiro D, et al. Chest associated to motor physiotherapy improves cardiovascular variables in newborns with respiratory distress syndrome. Int Arch Med. 2011;4:37.

13. Johnston C, Zanetti NM, Comaru T, Ribeiro SNS, Andrade LB, Santos SLL. I Recomendação brasileira de fisioterapia em unidade de terapia intensiva pediátrica e neonatal. Rev Bras Ter Intensiva. 2012;24(2):119-29.

14. Roussenq KR, Scalco JC, Rosa GJ da, Honório GJS, Schivinski CIS. Reequilíbrio tóraco-abdominal em recém-nascidos prematuros: efeitos em parâmetros cardiorrespiratórios, no comportamento, na dor e no desconforto respiratório. Acta Fisiatr. 2013; 20(3): 118-23.

15. Coppo MRC, Stopiglia MCS, Vanzo LC. Fisioterapia Respiratória aplicada às doenças restritivas. In: Barbosa AP, Johnston C, Carvalho WB. Fisioterapia – Série Terapia Intensiva Pediátrica e Neonatal. 3ª ed. São Paulo, Rio de Janeiro, Ribeirão Preto, Belo Horizonte: Ed. Atheneu; 2008.p.149-90.

16. Stopiglia MCS, Coppo MRC, Carvalho FL. Dispositivos auxiliares de fisioterapia respiratória. In: Barbosa AP, Johnston C, Carvalho WB. Fisioterapia – Série Terapia Intensiva Pediátrica e Neonatal. 3ª ed. São Paulo, Rio de Janeiro, Ribeirão Preto, Belo Horizonte: Ed. Atheneu; 2008.p.79-113.

17. Postiaux G. Fisioterapia respiratória pediátrica: o tratamento guiado por ausculta pulmonar. 2ª ed. Porto Alegre: Artmed; 2004.

18. Mahoney MC, Cohen MI. Effectiveness of developmental intervention in the neonatal intensive care unit: implications for neonatal physical therapy. Pediatr Phys Ther. 2005;17(3):194-208.

19. Larroque B, Ancel PY, Marret S, Marchand L, André M, Arnaud C, et al. Neurodevelopmental disabilities and special care of 5-year-old children born before 33 weeks of gestation (the EPIPAGE study): a longitudinal cohort study. Lancet. 2008;371(9615): 813-20.

20. Leroux BG, N'guyen The Tich S, Branger B, Gascoin G, Rouger V, Berlie I, et al. Neurological assessment of preterm infants for predicting neuromotor status at 2 years: results from the LIFT cohort. BMJ Open. 2013;22;3(2).pii:e002431.

21. Teune MJ, Bakhuizen S, Gyamfi Bannerman C, Opmeer BC, van Kaam AH, van Wassenaer AG, et al. A systematic review of severe morbidity in infants born late preterm. Am J Obstet Gynecol. 2011;205(4):374.e1-9.

22. Hintz SR, Kendrick DE, Wilson-Costello DE, Das A, Bell EF, Vohr BR, et al. Early-childhood neurodevelopmental outcomes are not improving for infants born at < 25 weeks' gestational age. Pediatrics. 2011;127(1):62-70.

23. Tjossem TD. Intervention strategies for high risk infants and young children. Oxford, England: University Park; 1976.

24. Ferreira RC, Mello RR, Silva KS. Neonatal sepsis as a risk factor for neurodevelopmental changes in preterm infants with very low birth weight. J Pediatr (Rio J). 2014;90(3):293-9.

25. Sweeney JK, Gutierrez T. Musculoskeletal implications of preterm infant positioning in the NICU. J Perinat Neonatal Nurs. 2002; 16(1):58-70.

26. Monterosso L, Kristjanson L, Cole J. Neuromotor development and the physiologic effects of positioning in very low birth weight infants. J Obstet Gynecol Neonatal Nurs. 2002;31(2):138-46.

27. Azevedo RR, Pinheiro ACB. Cuidados com o posicionamento do neonato. In: Minuzzo JM, Luque A, Sarmento GJV, Moderno LFO. Tratado de Fisioterapia Hospitalar – Assistência Integral ao Paciente. São Paulo: Atheneu; 2012.p.939-46.

28. Balaguer A, Escribano J, Roqué M. Infant position in neonates receiving mechanical ventilation. Cochrane Database Syst Rev. 2006; 4:CD003668.

29. Almeida C, Camaru T. Fisioterapia motora em cuidados intensivos. In: Barbosa AP, Johnston C, Carvalho WB. Fisioterapia. São Paulo: Atheneu; 2008.p.369-405.

30. Duarte DTR, Cerra LCV, Coppo MRC, Stopiglia MCS. Estimulação sensório-motora no recém-nascido. In: Sarmento GJV, Peixe AAF, Carvalho FA. Fisioterapia respiratória em pediatria e neonatologia. 2ª ed. São Paulo: Manole; 2011.p.340-60.

31. Carvalho MGS, Siqueira JCF. Estimulação suplementar para recém-nascidos de alto risco. In: Associação Brasileira de Fisioterapia Cardiorrespiratória e Fisioterapia em Terapia intensiva; Nicolau CM, Andrade LB (orgs). PROFISIO Programa de Atualização em Fisioterapia Pediátrica e Neonatal: Cardiorrespiratória e Terapia Intensiva: ciclo 2. Porto Alegre: Artmed/Panamericana; 2013.p.117-53.

32. Brasil. Ministério da Saúde. Secretaria de Atenção à Saúde. Departamento de Ações Programáticas Estratégicas. Atenção humanizada ao recém-nascido de baixo peso: Método Canguru/Ministério da Saúde, Secretaria de Atenção à Saúde, Departamento de Ações Programáticas Estratégicas. 2ª ed. Brasília: Editora do Ministério da Saúde; 2011.

33. Vignochi CM, Teixeira PP, Nader SS. Effect of aquatic physical therapy on pain and state of sleep and wakefulness among stable preterm newborns in neonatal intensive care units. Rev Bras Fisioter. 2010;14(3):214-20.

34. Silva JB, Branco FR. Fisioterapia aquática na AACD. In: Moura EW, Lima E, Borges D, Silva PAC. AACD: Fisioterapia – Aspectos clínicos e práticos da reabilitação. 2ª ed. São Paulo: Artes Medicas; 2010.p.643-70.

35. Nicolau CM. O recém-nascido de alto-risco. In: Associação Brasileira de Fisioterapia Cardiorrespiratória e Fisioterapia em Terapia Intensiva; Nicolau CM, Andrade LB (orgs). PROFISIO Programa de Atualização em Fisioterapia Pediátrica e Neonatal: Cardiorrespiratória e Terapia Intensiva: ciclo 2. Porto Alegre: Artmed/Panamericana; 2014.p.69-94.

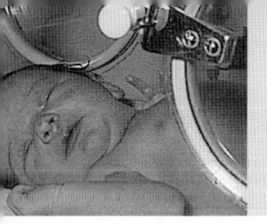
Detecção e Diagnóstico Precoce da Deficiência Auditiva

Mônica Jubran Chapchap

DESENVOLVIMENTO NORMAL DA AUDIÇÃO

A cóclea, órgão sensorial da audição, inicia sua formação a partir da terceira semana de idade gestacional. Por volta da 20ª semana, o feto já apresenta cóclea com anatomia semelhante à do adulto. Entre a 20ª e 30ª semanas ocorre seu desenvolvimento funcional, sendo o feto um ser ouvinte mesmo antes do nascimento. Durante o período de desenvolvimento, a cóclea é mais suscetível às alterações devido a agentes externos como ruído, drogas ototóxicas e infecções. Portanto, o recém-nascido (RN) pré-termo é mais vulnerável às alterações auditivas.

Estudos feitos com RN afastados de suas mães logo após o nascimento demonstram que, apesar de passarem algum tempo longe delas, conseguiam reconhecer suas vozes entre outras vozes femininas apresentadas, demonstrando, portanto, um conhecimento auditivo prévio.

O RN nos primeiros dias de vida passa a maior parte do tempo dormindo. Ele ouve os sons, no entanto, a atenção aos sons ainda não está desenvolvida. Se o som for intenso, como uma porta que se bate, o RN pode reagir com sobressalto, reflexo de Moro ou reflexo cocleopalpebral. Esses reflexos são mais bem observados quando o RN está em sono leve ou acordado calmo. Se ele for exposto a um som de fraca intensidade, apesar de estar ouvindo, não demonstra reação evidente. Isso não ocorre quando o estímulo, apesar de suave, é familiar, como é o caso da voz materna. O RN a reconhece e pode esboçar uma procura em sua direção.

Conforme o RN vai sendo exposto aos diferentes estímulos, sua atenção e sua percepção aos sons aumentam. Por volta dos 4 meses de idade, começa a demonstrar interesse para os sons suaves, como uma voz cochichada. É nessa época também que começa a procurar intencionalmente os sons que lhe são apresentados, reagindo da seguinte maneira, segundo Northen e Downs[1]: lateraliza a cabeça à procura dos sons inicialmente em um plano horizontal que passa perto de seus ouvidos (4-7 meses), depois para sons que estão abaixo desse plano (7-13 me-

ses) e posteriormente acima desse plano (13-21 meses). A partir de 21 meses de idade, a criança localiza prontamente os sons apresentados em qualquer direção (Fig. 54.1). Azevedo et al.[2] demonstraram, a partir de acompanhamento durante o primeiro ano de vida de RN normais e de alto risco, que o desenvolvimento da localização ocorreu em idades menores que as apresentadas por Northen e Downs. Os RN pré-termo podem apresentar respostas defasadas quanto à idade cronológica, mas devem atingir a normalidade até os 12 meses (Figs. 54.2 e 54.3). A dificuldade em localizar a fonte sonora em crianças com acuidade auditiva normal pode ser indicativa de alterações do processamento auditivo central, ocasionando, consequentemente, alterações de linguagem. Recomendam-se, nesses casos, estimulação adequada e avaliação periódica.

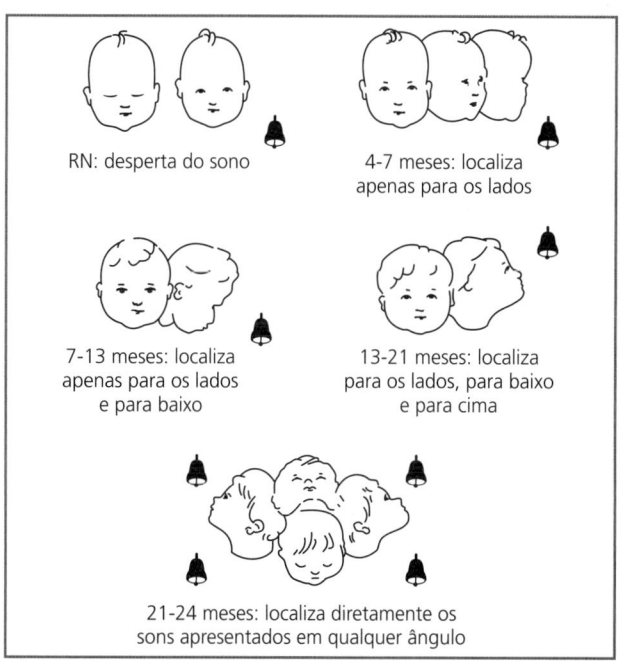

Figura 54.1 – Desenvolvimento normal do comportamento auditivo[1].

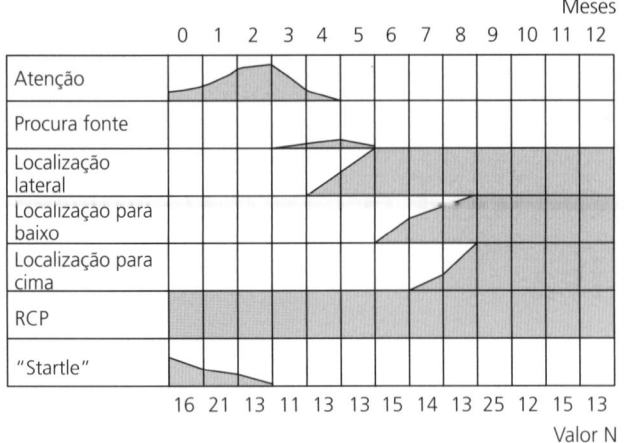

Figura 54.2 – Respostas a estímulos sonoros no grupo de baixo risco[2].

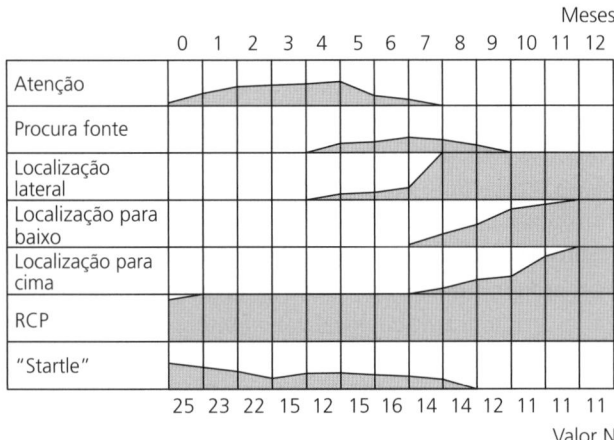

Figura 54.3 – Respostas a estímulos sonoros no grupo de alto risco[2].

Com o desenvolvimento normal da audição, a criança tem condições de desenvolver a comunicação oral e, consequentemente, interagir com o mundo à sua volta. Para o deficiente auditivo, essa interação existe, mas não de forma plena, pois ele perde as nuances e pistas auditivas que permeiam a comunicação, a qual fica prejudicada, podendo acarretar problemas de ordem emocional e psicossocial.

Acreditava-se que o período crítico para o desenvolvimento da linguagem e da audição fosse o primeiro ano de vida, mas, atualmente, enfatiza-se a importância dos 6 primeiros meses de vida da criança. Nesse período, os sinais auditivos recebidos são utilizados para importantes atividades pré-linguísticas, pré-requisito indispensável para o desenvolvimento normal da linguagem. Mas se esse período for ultrapassado, como é o caso da deficiência auditiva (DA) identificada tardiamente, a utilização efetiva dos sinais gradualmente diminui. Quanto mais precoce for a identificação da DA, e iniciadas a intervenção e a habilitação, melhores serão o prognóstico e as condições para o desenvolvimento global do indivíduo[3].

O neonatologista, sendo o profissional que está em contato direto com o RN e os pais, exerce grande influência sobre o período de identificação da DA, pois é para ele que os pais relatam suas suspeitas, sendo importante valorizá-las. A observação do comportamento auditivo da criança, bem como a pesquisa sobre aspectos pertinentes ao desenvolvimento normal da audição devem fazer parte da rotina clínica do pediatra[4].

CLASSIFICAÇÃO DA DEFICIÊNCIA AUDITIVA

Quanto ao tipo da perda auditiva

Condutivo – alteração na condução do som do meio externo ao interno devido a:

• Presença de líquido na orelha média, mais frequente em RN pré-termo que usa sonda gástrica ou fica longo período hospitalizado. Essa alteração é reversível com tratamento clínico.
• Malformação de orelha externa ou média, para a qual pode ser indicado o tratamento cirúrgico ou uso de prótese auditiva.

Neurossensorial – alteração na transformação do impulso sonoro em impulso elétrico devido a:

• Lesão nas células ciliadas da cóclea (perda coclear).
• Lesão no nervo auditivo (perda neural ou retrococlear).

Apesar de a perda ser irreversível, a intervenção é indispensável, pois na maioria das vezes existe resíduo auditivo e há aproveitamento da colocação de aparelho de amplificação sonora e/ou implante coclear.

Misto – devido à associação da alteração condutiva e neurossensorial.

Central – alteração no processamento auditivo central ou perceptual devido à lesão em estruturas localizadas ao longo das vias auditivas, do nervo até o córtex auditivo, e nas áreas de associação. Essas alterações acarretam dificuldade do cérebro no processamento da informação recebida pela orelha, ou seja, o indivíduo ouve mas não interpreta a informação normalmente. Algumas alterações centrais estão relacionadas às dificuldades em localizar o som, focar a atenção em um som e ignorar outros, discriminar um som do outro, memorizar sons sequenciais, entre outros.

Quando ao grau da perda auditiva

Essa classificação se baseia na média dos limiares auditivos obtidos nas frequências de 500, 1.000 e 2.000Hz (Quadro 54.1). Considera-se perda auditiva limiares ≥ 35dBNA em pelo menos uma orelha.

Quadro 54.1 – Classificação do grau de perda auditiva.

Grau	Média em dBNA
Normal	0-25
Leve	26-40
Moderado	41-55
Moderadamente severo	56-70
Severo	71-90
Profundo	> 91

HISTÓRICO DA TRIAGEM AUDITIVA NEONATAL

Os primeiros programas de triagem auditiva neonatal (TAN) datam do início da década de 1970, realizados por Marion Downs. A metodologia usada era a avaliação subjetiva (comportamental), geralmente com instrumentos de forte intensidade aplicada aos RN com indicadores de risco para perda auditiva (IRPA).

Com o avanço tecnológico aplicado à medicina e consequentemente com a crescente sobrevida de RN pré-termo, inicia-se uma nova era, a de oferecer melhor qualidade de vida a essa população emergente.

A década de 1980 é caracterizada pelo aparecimento de metodologia objetiva, capaz de avaliar a audição em RN, o potencial evocado auditivo de tronco encefálico (PEATE). Ainda nessa época, a população frequentemente avaliada era a dos RN com IRPA[5-7].

A década de 1990 é muito importante para a TAN, pois surge, nesse período, nova metodologia objetiva, capaz de avaliar a audição em poucos minutos, as emissões otoacústicas (EOA)[8-10]. Nesse período, estudos epidemiológicos demonstraram que a TAN deveria ser aplicada a todos os RN, e isso se tornou possível com o surgimento das EOA. Inicia-se o movimento a favor da triagem auditiva neonatal universal (TANU) nos EUA[11-13] e Europa[14], alertando alguns profissionais brasileiros sobre a possibilidade de iniciar programas de TAN semelhantes no Brasil[15-21].

A partir desse movimento a favor da TANU, houve aumento crescente de publicações e de leis favoráveis a TANU em todo o Brasil, estimulando a política pública de saúde a se posicionar[22-26]. Em agosto de 2010, é decretada a Lei Federal 12.303[27] que tornou obrigatória em todos os hospitais e maternidades a realização gratuita do exame denominado emissões otoacústicas evocadas nas crianças nascidas em suas dependências. Em abril de 2013, o Ministério da Saúde divulgou as Diretrizes de Atenção da TAN[28], onde sugeriu o uso de protocolos diferenciados para os RN de baixo risco e alto risco para perda auditiva.

A implantação de novos programas de TAN tem sido crescente desde 2000, com maior crescimento depois da promulgação do decreto e publicação das diretrizes, porém muito aquém da necessidade, com cobertura inferior a 10% dos nascimentos/ano, tornando a universalidade um desafio para os gestores em saúde auditiva.

POPULAÇÃO A SER AVALIADA NO PERÍODO NEONATAL

É consenso, desde 1993, entre as entidades profissionais internacionais e nacionais a recomendação de que todos os RN devam ser avaliados ao nascimento, indicando assim a TANU (Quadro 54.2). Os programas de TANU estão implantados na sua maioria em maternidades ou hospitais e clínicas especializadas.

O Comitê conjunto americano em audição na criança (*Joint Committee on Infant Hearing*), em suas recomendações periódicas[4,29-32], ressalta que existem fatores ou IRPA identificando os RN como pertencentes ao grupo de alto risco para perda auditiva. Os 10 IRPA elencados em 1994 foram abordados na edição anterior, a saber: anomalias craniofaciais, asfixia neonatal, baixo peso ao nascimento (< 1.500g), hiperbilirrubinemia, história familiar de DA congênita, infecções congênitas ou perinatais, medicação ototóxica, meningite bacteriana, síndromes associadas a problemas auditivos condutivos e/ou neurossensoriais e ventilação mecânica.

Na recomendação de 2000, o Comitê sugeriu a utilização de 5 IRPA, a saber: RN que ficam mais que 48 horas na UTI neonatal, história familiar de DA congênita, infecções neonatais (STORCH), malformação de cabeça e pescoço e síndromes associadas a alterações auditivas. Lembrar que, a partir de 1994, o Comitê recomenda a realização da TANU.

A preocupação atual, especialmente do Brasil, é como implantar a TANU na rede pública de saúde para que todos os RN tenham as mesmas oportunidades de desenvolvimento, pois os recursos tecnológicos usados são os mesmos dos países desenvolvidos, mas as dificuldades sociopolítico-econômicas tornam a implantação da TANU um desafio nos países em desenvolvimento[33,34].

Segundo estudos retrospectivos em população de deficientes auditivos, os IRPA identificariam apenas 50% da doença[35] (Fig. 54.4). Paradise[36] acredita que aproximadamente 70% dos casos seriam identificados se todos os RN com IRPA e também todos os pertencentes à UTI neonatal fossem avaliados e que, se houvesse conscientização dos profissionais da saúde e dos pais sobre esse tema, provavelmente o diagnóstico ocorreria precocemente para os demais. Os IRPA podem ajudar a identificar a população de maior risco, mas as causas genéticas, muito frequentes, não seriam identificadas se não houvesse a TANU.

Quadro 54.2 – Entidades profissionais internacionais, nacionais e lei que recomendam a TANU.

Entidades profissionais	Ano	Local
National Institutes of Health[12]	1993	EUA
Joint Committee on Infant Hearing[31]	1994	EUA
Conferência Europeia[14]	1998	Itália
Grupo de Apoio à Triagem Auditiva Neonatal Universal	1998	Brasil
American Academy of Pediatrics[13]	1999	EUA
Comitê Brasileiro Perdas Auditivas na Infância[20]	1999	Brasil
Joint Committee on Infant Hearing[32]	2000	EUA
Parecer do CFFa	2000	Brasil
Parecer da SBORL	2000	Brasil
Força-Tarefa da SBP	2001	Brasil
Força Tarefa da SBP/SBORL (Fono)	2002	Brasil
Joint Committee on Infant Hearing[4]	2007	EUA
Lei Federal 12.303[27]	2010	Brasil
Comitê Multiprofissional em Saúde Auditiva[22]	2010	Brasil
Diretrizes de Atenção da TAN (MS)[28]	2013	Brasil

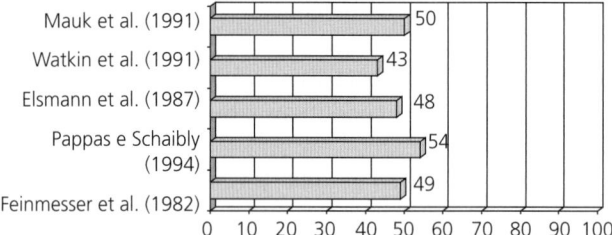

Figura 54.4 – Deficientes auditivos (%) com algum indicador de risco para perda auditiva.

Segundo o Ministério da Saúde 2013[28], são considerados RN ou lactentes com IRDA aqueles que apresentarem os seguintes fatores em suas histórias clínicas:

- Preocupação dos pais com o desenvolvimento da criança, da audição, fala ou linguagem.
- Antecedente familiar de surdez permanente, com início desde a infância, sendo assim considerado risco de hereditariedade. Os casos de consanguinidade devem ser incluídos neste item.
- Permanência na UTI por mais de cinco dias, ou a ocorrência de qualquer uma das seguintes condições, independente do tempo de permanência na UTI: ventilação extracorporal, ventilação assistida, exposição a drogas ototóxicas como antibióticos aminoglicosídeos e/ou diuréticos de alça, hiperbilirrubinemia, anoxia perinatal grave, Apgar neonatal de 0 a 4 no primeiro minuto ou 0 a 6 no quinto minuto, peso ao nascer inferior a 1.500 gramas.

- Infecções congênitas (toxoplasmose, rubéola, citomegalovírus, herpes, sífilis, HIV).
- Anomalias craniofaciais envolvendo orelha e osso temporal.
- Síndromes genéticas que usualmente expressam deficiência auditiva (como Waardenburg, Alport, Pendred, entre outras).
- Distúrbios neurodegenerativos (ataxia de Friedreich, síndrome de Charcot-Marie-Tooth).
- Infecções bacterianas ou virais pós-natais como citomegalovírus, herpes, sarampo, varicela e meningite.
- Traumatismo craniano.
- Quimioterapia.

Não há dúvida do custo da implementação de programas de TANU, mas sabe-se que a detecção, o diagnóstico e a intervenção realizados até os 6 meses de idade garantem que a criança tenha desenvolvimento de linguagem e global muito próximo ao de uma criança ouvinte, minimizando, portanto, o gasto com as escolas especiais e o atendimento especializado prolongado, o que, sem dúvida, excede, e muito, o custo da implementação do programa.

PROGRAMA DE TANU

Um programa de TAN consiste de quatro etapas igualmente importantes: detecção, diagnóstico audiológico, protetização (indicação, seleção e adaptação de aparelho de amplificação sonora e/ou implante coclear) e habilitação (estimulação fonoaudiológica especializada em audiologia educacional). Faz parte da intervenção as etapas da protetização e da estimulação. Algumas etapas podem ocorrer no mesmo local, como é o caso da detecção com a triagem auditiva e do diagnóstico realizados em maternidade/hospital, e a protetização e a intervenção podem ocorrer na mesma clínica especializada. Na maioria das vezes, as etapas podem ocorrer em locais separados, sendo de fundamental importância a orientação aos pais sobre o caminho e datas a serem cumpridos. As duas primeiras etapas devem ocorrer entre 0 e 3 meses de idade e as duas seguintes até os 6 meses, segundo recomendações internacionais e nacionais.

Protocolo usado

Aconselha-se utilizar um protocolo de dois estágios, ou seja, o RN é submetido à primeira triagem na maternidade e, caso apresente respostas alteradas, é aconselhável realizar uma segunda triagem, ou reteste, em um mês (Fig. 54.5). A grande maioria dos RN (> 95%) apresenta o reteste normal e pequeno número é encaminhado para exames complementares diagnósticos. Atualmente, de forma a minimizar o número de retestes em 30 dias e a ansiedade dos pais com o reteste, aconselha-se realizar o PEATE ainda durante a internação para os casos em que há alteração nas EOA. Assim, denomina-se o uso de técnica combinada EOA e PEATE na fase de detecção e, persistindo a alteração no PEATE, recomenda-se o reteste em 30 dias com o PEATE[28].

Possíveis resultados de um programa de TAN

Respostas normais – esse resultado garante que o RN tenha audição periférica dentro da normalidade. Deve-se lembrar que cada metodologia avalia parte da via auditiva. No caso de RN do berçário de normais, os pais recebem informações sobre o desenvolvimento da audição e linguagem para ser acompanhado. No caso dos RN pertencentes à UTI neonatal, é fundamental, independentemente do resultado da TAN, que o desenvolvimento da audição seja avaliado periodicamente a partir dos 6 meses. O acompanhamento avalia aspectos, tais como atenção, localização e discriminação, importantes para o processamento auditivo, e descarta a possibilidade de haver perda auditiva progressiva ou com aparecimento tardio. O grande número de pais orientados com testes normais faz com que o programa de TAN seja muito educativo e agradável. Os pais gostam de saber que existe um exame capaz de avaliar a audição e ficam muito satisfeitos em conhecer as potencialidades de seus filhos.

Respostas alteradas – esse resultado implica a necessidade da realização de outras avaliações em um a três meses. Pode haver alteração no primeiro exame devido, provavelmente, à alteração condutiva (vérnix ou líquido amniótico) no conduto externo e/ou na orelha média do RN. O índice de falha pode variar entre os diferentes serviços de 1 a 7%, dependendo do dia de vida em que é realizado o exame, habilidade do examinador, protocolo e equipamentos utilizados. Assim, o momento adequado

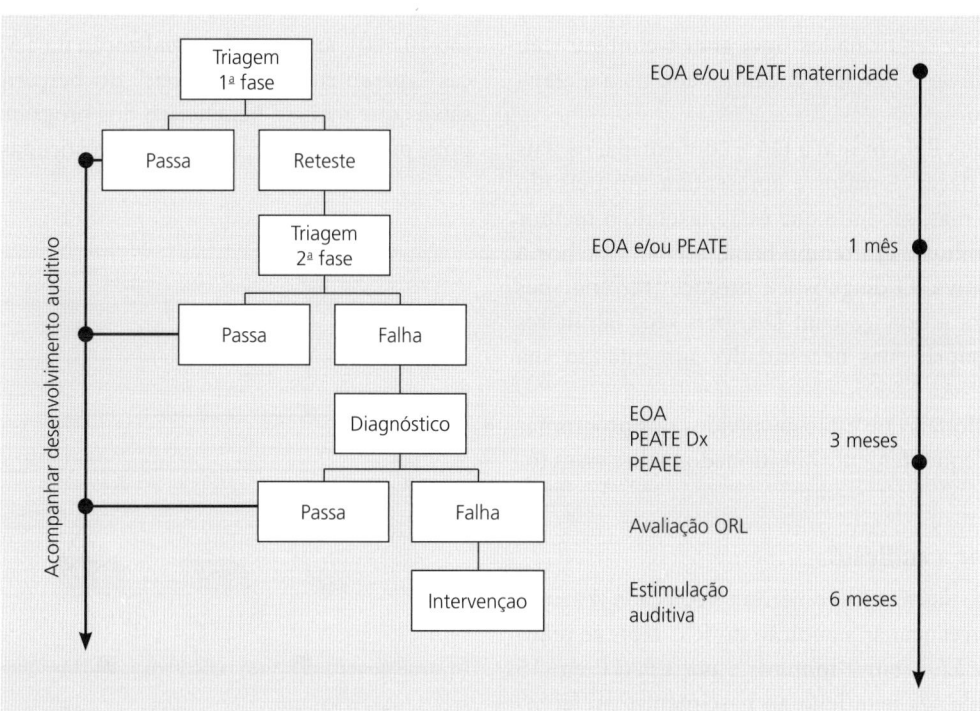

Figura 54.5 – Protocolo de dois estágios usado no programa de triagem auditiva com EOA.

para realizar a TAN é na maternidade e, na grande maioria, não há necessidade de complementação. Em um programa de TANU com EOA, Chapchap e Segre[16], em 1997, obtiveram a prevalência de 1,8% de alteração no primeiro exame, confirmando a DA em 2,2 em 1.000 nascimentos.

O neonatologista e pediatra têm papel fundamental nesse momento, pois, sabendo que o primeiro exame não é diagnóstico, pode orientar a família a fazer o retorno em 30 dias e esclarecer sobre a influência de pequenas alterações de orelha média (vérnix e/ou líquido amniótico) nessa faixa etária. Não se pode alarmar nem desprezar essa orientação. A partir do momento em que todos os profissionais envolvidos em um programa de TAN estiverem cientes da incidência de alterações transitórias e permanentes e da existência do protocolo a ser seguido (Fig. 54.5), os pais, consequentemente, sairão mais bem orientados e mais tranquilos da maternidade. A dosagem certa na ênfase da importância do retorno pode variar entre cada examinador e também variam a percepção e a compreensão dos pais sobre essas informações dadas. É fundamental que as orientações sejam dadas também por escrito e os pais devem assinar documento (prontuário) confirmando recebimento do resultado para documentar a orientação. Não é raro os pais de RN deficientes auditivos identificados tardiamente e que tiveram a TAN alterada falarem que não foram orientados sobre a necessidade do acompanhamento. Mantendo-se a alteração no reteste, o RN é encaminhado para a fase diagnóstica que exige avaliação otorrinolaringológica e exames complementares, tais como o PEATE com o uso de tons transientes (PEATE por frequências específicas) por via aérea e por via óssea e o potencial evocado auditivo por estado estável. Uma vez confirmados tipo, grau e configuração da perda auditiva, o RN será encaminhado para a etapa da intervenção.

No caso dos RN em que a DA é confirmada, os pais ficam tristes, decepcionados e apresentam um período curto de luto, mas, sabendo que estão fazendo o melhor para os seus filhos e em tempo hábil, aceitam melhor a alteração auditiva. O diagnóstico precoce traz enormes benefícios para a criança com DA, pois seus familiares aprendem a suprir suas necessidades aumentando sua autoestima.

Os profissionais que estão envolvidos nos programas de TAN são frequentemente questionados sobre esses tópicos:

Quando testar a audição?

Com o advento das técnicas objetivas, ficou cada vez mais seguro e possível avaliar a audição do RN. Hoje se realiza a TAN por EOA em 2 minutos e por PEATE em 15 minutos e pode ser feita logo ao nascimento, preferencialmente após 24 horas de vida, ou quando há estabiliza-

ção do quadro clínico antes da alta hospitalar. A triagem pode ser feita em qualquer idade, porém para conseguir o diagnóstico e intervenção precoces a TAN deve ser feita no 1º mês de vida.

Índice de reteste é muito alto?

Nos programas de dois estágios bem conduzidos, o reteste em um mês e o encaminhamento para exames diagnósticos podem ser de até 10 e 1%, respectivamente, índices aceitáveis pelo NCHAM[37]. Há preocupação em atingir as metas propostas pelos órgãos internacionais[38]. Os indicadores de qualidade[4,13] são os seguintes: TANU é considerada quando se avalia > 95% nascimentos, encaminhamento para o diagnóstico deve ser inferior a 4% (independentemente de quantas fases a triagem auditiva é realizada) e comparecimento ao reteste maior que 90%. Chapchap e Segre[18] descreveram os índices de reteste de 1,8% e o índice de encaminhamento para diagnóstico de 0,6%, muito inferiores aos recomendados, e o comparecimento ao retorno foi de 82,19%.

Os indicadores de qualidade dos programas de TAN devem ser avaliados mensalmente, para programar ações de melhoria para garantir sua qualidade.

Qual é a prevalência da DA?

Segundo a Academia Americana de Pediatria, a prevalência é de 1 a 3 casos em 1.000 RN do berçário de normais e 2 a 4% nos pertencentes à UTI neonatal. Estudos americanos demonstram prevalência entre 1,7 e 4,1 de DA em 1.000 RN em programas de TANU. Entre as afecções neonatais possíveis de serem identificadas no período neonatal (Fig. 54.6), a DA tem a maior prevalência (30:10.000), justificando a realização da TANU. As crianças "aparentemente saudáveis" do berçário de normais são as que mais se beneficiam dos programas de TANU, pois, provavelmente, seriam diagnosticadas tardiamente.

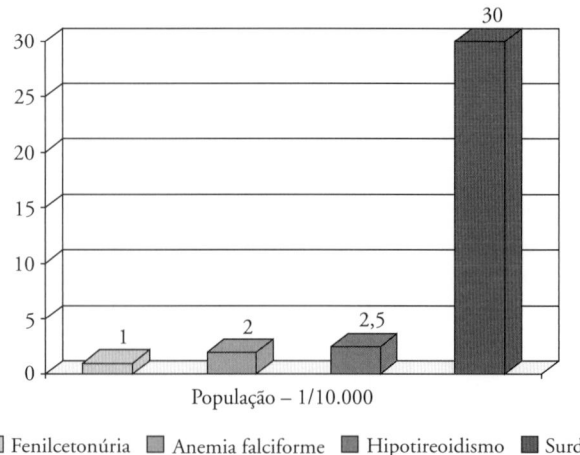

Figura 54.6 – Prevalência de afecções neonatais possíveis de rastreamento.

Comparando os resultados de um programa de TANU, Chapchap e Segre, em 200[18], em maternidade privada, obtiveram a prevalência de 2,3% de DA, e Chapchap e Ribeiro[25] em 2013, em maternidade pública obtiveram a prevalência de 3,8% de DA, dados que corroboram com a literatura.

É muito caro?

Atualmente, os equipamentos estão mais acessíveis. Devem-se computar na implantação de um programa os gastos referentes aos equipamentos e aos recursos humanos. Estudo de custo e efetividade de 5 modelos de TAN demonstra que a estrutura fixa da TAN é a mesma para os diferentes modelos e o custo do exame será menor quanto maior o número de RN testados[39].

Pediatra pode realizar TAN durante as consultas rotineiras?

Apesar de fácil aplicabilidade, a triagem auditiva requer que o ambiente seja silencioso e que a criança esteja clinicamente bem. Muitas vezes, a visita ao pediatra ocorre em função de algum mal-estar, não sendo o momento adequado para realizar o exame. Uma possibilidade seria realizar a TAN na clínica pediátrica em outro horário e com o fonoaudiólogo.

Todas as maternidades devem fazer a TAN?

No caso de maternidades de médio porte (~200 nascimentos/mês), justifica-se a mobilização de um fonoaudiólogo e equipamento especializados para a realização da TAN durante o período de internação. No caso de maternidades menores, que não dispõem de tais quesitos, o RN pode ser avaliado em ambulatório após alta hospitalar. Chapchap et al.[19] relatam a evolução histórica (1988-2000) e os resultados de diferentes programas de TAN em várias unidades neonatais de São Paulo.

DETECÇÃO PRECOCE

Durante os últimos anos, a detecção precoce dos distúrbios auditivos vem sendo amplamente discutida. Recomenda-se que a identificação das alterações seja feita em todas as crianças no 1º mês de vida, as etapas do diagnóstico devem ocorrer até os 3 meses de idade e a da intervenção iniciada antes dos 6 meses.

Com o grande aumento do número de RN testados ao nascimento (incluindo agora os RN de berçário de normais ou alojamento conjunto) e com o aumento crescente de casos diagnosticados com DA, alguns estudos demarcam a importância da identificação das alterações auditivas e sua intervenção precoce.

Com relação à identificação, na Europa, principalmente na Inglaterra, o teste de "distração" (avaliação da reação da criança para sons instrumentais) domiciliar, até recentemente, era largamente utilizado na idade entre 7 e 9 meses. Aproveitando essa prática, foi feito um estudo controlado por Kennedy et al.[40] para avaliar a efetividade da TAN na detecção e diagnóstico precoce das deficiências auditivas. Durante três anos (1993-1996), em dois hospitais, a TAN foi aplicada em períodos intercalados, de quatro a seis meses. Dos 53.781 RN nascidos nesse período, 25.609 foram testados com metodologia objetiva (PEATE e/ou EOA) no período neonatal e 28.172 não foram avaliados ao nascimento. Todas as 53.781 crianças receberam a avaliação com teste de distração entre a idade de 7 e 9 meses. Nesse estudo, considerou-se o diagnóstico precoce quando a DA era identificada antes dos 10 meses de idade. Os resultados obtidos demonstraram que a DA foi identificada precocemente em 55% dos deficientes auditivos que nasceram no período da TANU e a DA foi identificada em 19% dos deficientes auditivos que não receberam a TAN, sendo identificados pelo teste de distração. Observaram que houve um número pequeno de resultados falso-negativos com os métodos objetivos, e esse foi sete vezes maior com o teste de distração. No caso do RN, uma metodologia objetiva aplicada no período neonatal é o passo inicial e vital para se alcançar a intervenção precoce desejada. Esses resultados nortearam a Conferência Europeia[14], que reuniu 42 países em Milão, em 1998, para elaborar um consenso europeu sobre a TANU.

Com relação ao impacto da intervenção nos primeiros meses de vida, Yoshinaga-Itano et al.[3], da Universidade do Colorado, EUA, comprovaram que a detecção de alterações auditivas e a intervenção (protetização e/ou estimulação auditiva) iniciadas até os 6 meses de idade garantem à criança um desenvolvimento de linguagem (receptiva e expressiva), bem como seu desenvolvimento social, comparável ao das crianças normais da mesma faixa etária. Foram comparadas as habilidades linguísticas (receptivas e expressivas) de 72 deficientes auditivos, cujas perdas foram identificadas e a intervenção iniciada até os 6 meses de idade, com 78 deficientes auditivos, cuja intervenção foi iniciada após os 6 meses de idade. As crianças foram divididas em grupos de 0 a 6, 7 a 12, 13 a 18, assim por diante, até 31 a 36 meses de vida. Independentemente do grau das perdas auditivas, as crianças identificadas até os 6 meses de idade apresentaram habilidades linguísticas melhores que aquelas diagnosticadas após essa data. Não foram observadas diferenças significativas no desempenho entre os grupos 7 a 12, 13 a 18, até 36 meses, enfatizando que a idade crítica é aos 6 meses de idade. Observaram também que as crianças identificadas tardiamente nunca conseguiram alcançar o desempenho daquelas identificadas antes dos 6 meses, mesmo com estimulação auditiva intensa durante anos.

O fator limitante para o desenvolvimento da linguagem e audição da criança com DA não é o grau da perda auditiva e sim a idade da detecção e início da intervenção. Esse estudo enfatiza e preconiza o início da intervenção até os 6 meses de idade. A autora concluiu que a TANU seria um excelente veículo para alcançar o diagnóstico audiológico e intervenção até os 6 meses de idade.

O diagnóstico da DA e início da intervenção antes dos 6 meses somente serão atingidos se a primeira avaliação for conduzida no período neonatal com a TANU.

MÉTODOS DE AVALIAÇÃO AUDITIVA EM RN

Avaliação subjetiva também chamada de avaliação comportamental

Compreende a observação do comportamento auditivo do RN na presença de sons de instrumentos e/ou tons calibrados. As respostas encontradas nessa faixa etária podem ser: reflexos de Moro e cocleopalpebral, reação de sobressalto, o despertar, movimentos desordenados de membros e alterações do padrão respiratório, podendo ser mais bem observadas quando o RN está em sono leve. A avaliação comportamental visa detectar perdas bilaterais severas a profundas, sendo imprópria para a detecção de perdas unilaterais, perdas leves e moderadas bilaterais. Apesar de poder ser aplicada ao RN, é indicada para acompanhar o desenvolvimento auditivo evolutivo e não é recomendada como método de triagem auditiva devido aos falso-negativos. As respostas do RN ao som vão tornando-se mais claras, ganhando fidedignidade, conforme ele vai-se desenvolvendo (ver Figs. 54.1 a 54.3). Por volta do 4º e 5º meses de idade, a avaliação subjetiva/comportamental passa a ser instrumento importante para o estudo da função auditiva da criança. O Comitê[4], em sua resolução em 2007, recomenda que, a partir do 2º mês de vida, todas as crianças, com ou sem risco para DA e independente do resultado da triagem, devem ser observadas quanto à sua capacidade de comunicação. Esse seguimento deve ser feito no nível primário de cuidados, nas consultas de rotina, e as famílias devem ser envolvidas no processo[4]. Simonek e Lemes[41] elaboraram um *kit* auditivo composto de instrumentos sonoros com diferentes frequências e intensidades que pode ser utilizado para avaliar as respostas auditivas de crianças pequenas em consultório.

Avaliação objetiva

É assim chamada, pois seu resultado independe da participação do paciente, sendo aconselhada aos RN. A avaliação pode ser feita pelos procedimentos descritos a seguir.

Potencial evocado auditivo de tronco encefálico (PEATE) ou *brainstem evoked responses audiometry* (BERA)

– é um exame eletrofisiológico, não invasivo, realizado no próprio berçário durante sono natural. Colocam-se três eletrodos de superfície na região cefálica do RN, conectando-os a um pré-amplificador e ao computador. Esse vai captar e promediar as respostas evocadas por um estímulo auditivo, geralmente o clique transmitido por um fone colocado sobre a orelha a ser testada. As respostas são coletadas e apresentadas em forma de registro (Fig. 54.7). Dessa forma, avalia-se a integridade neural das vias auditivas da sua porção periférica até o tronco cerebral, detectando perdas leves a profundas, uni ou bilaterais. Além do aspecto auditivo, o PEATE nos dá informação sobre a maturidade neurológica do RN. As respostas eletrofisiológicas são analisadas segundo os tempos das latências dos picos de ondas gerados. O PEATE é indicado para a avaliação da sensibilidade auditiva e maturidade do RN, em indivíduos que não colaboram na avaliação subjetiva e para o diagnóstico diferencial de problemas audiológicos e/ou neurológicos. Em RN pertencentes ao grupo de risco para alteração neurológica, como é o caso do RN pré-termo extremo, portador de kernicterus, ou asfixiado, é aconselhável realizar a triagem auditiva com o PEATE. O Comitê, em 2007[4], e as diretrizes do MS[28] recomendam a utilização do PEATE para os RN pertencentes à UTI devido à maior possibilidade de apresentar alteração retrococlear.

Tratando-se de avaliação audiológica neonatal, o PEATE pode ser aplicado para qualquer idade, desde que o exame tenha como referência a normalidade para cada idade gestacional[42]. Na prática, o PEATE é facilmente observado em pré-termo a partir de 34 semanas, com integridade das vias auditivas periféricas até o tronco cerebral. Ribeiro e Carvallo[43,44] observaram em RN pré-

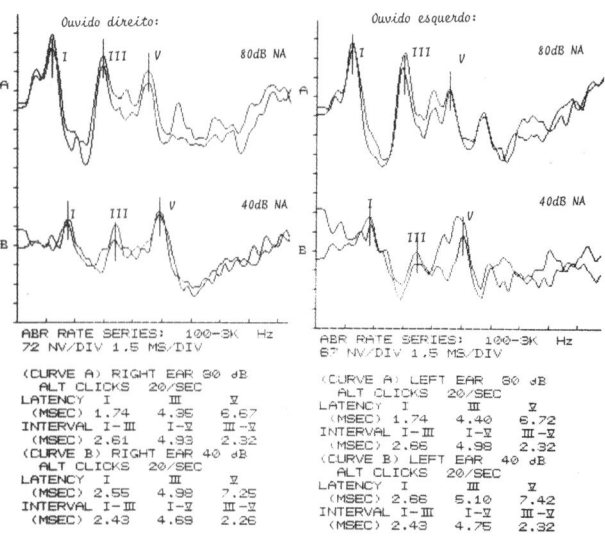

Figura 54.7 – Triagem auditiva por meio de PEATE em RN de 38 semanas.

-termo e a termo respostas eletrofisiológicas presentes até 20dBNA para tons específicos de diferentes frequências, sendo, portanto, exame recomendado para caracterizar a configuração auditiva na etapa do diagnóstico. Os equipamentos de PEATE já dispõem na sua maioria de tabelas de normalidade para diferentes idades gestacionais, sendo que a idade não é um fator limitante dessa metodologia. Entretanto, as ondas I e V atingem sua maturidade (latências comparáveis às de adultos) por volta do 2º e 12º meses de idade, respectivamente.

O PEATE pode ser feito em série para monitorização em casos de hiperbilirrubinemia em níveis elevados[45] ou também para analisar a evolução e a maturidade do pré-termo extremo, devendo estar adequado à idade corrigida do RN. O prognóstico do pré-termo extremo é melhor se suas respostas eletrofisiológicas estiverem adequadas à sua idade corrigida, ou seja, o pré-termo de 28 semanas gestacionais é avaliado aos 3 meses de idade e deve ter respostas adequadas à idade gestacional de 40 semanas.

Emissões otoacústicas (EOA) – é um método mais moderno, rápido e não invasivo, que também pode ser realizado no próprio berçário durante sono natural. A orelha interna (células ciliadas externas) de indivíduos com audição normal tem a capacidade de reemitir, em forma de eco, a energia sonora recebida pela orelha externa. Esse eco ou emissões otoacústicas (Fig. 54.8) pode ser captado por um microfone, acoplado a uma oliva, colocada no conduto auditivo externo do RN. Essa metodologia avalia a integridade da via auditiva na sua porção coclear (pré-neural) para sons de fraca intensidade. A presença das EOA para determinadas frequências informa sobre a atividade coclear preservada nessa frequência mas não informa sobre limiar psicoacústico e sobre estruturas da via auditiva acima da cóclea. Na ausência das EOA, exames complementares devem ser realizados para excluir alteração condutiva associada e confirmar a condição da cóclea. Existem dois tipos de EOA, transientes e produto de distorção, que são igualmente recomendados nessa população.

Lembrar que indivíduos com audição preservada apresentam EOA, mas EOA presentes não garantem integridade da via auditiva. Com a finalidade de atualizar todos os aspectos envolvidos na avaliação do RN, existe um número pequeno que apresenta EOA presentes e PEATE ausente ou alterado. Esse grupo é portador de desordem do espectro da neuropatia auditiva (DENA), ou seja, há integridade coclear e alteração neural. O grupo de risco para DENA são: RN pré-termo extremo, portadores de kernicterus e asfixiados. O Comitê recomenda a realização do PEATE nos RN que permanecem mais de 5 dias na UTI neonatal, especialmente para identificar as neuropatias auditivas[4].

Na TAN em berçário, frequentemente, é utilizado um único método de avaliação objetiva, sendo importante, assim, o acompanhamento do desenvolvimento da função auditiva do RN. Atualmente, indica-se o uso das EOA para os RN do berçário comum/alojamento conjunto sem IRPA e o PEATE para os RN com IRPA e para os da UTI neonatal.

Para a realização do diagnóstico audiológico, os métodos de avaliação apresentados fazem parte da bateria de testes e devem ser complementados com outros exames indispensáveis para a confirmação diagnóstica nessa faixa etária[46].

Os exames complementares que compõem o protocolo de avaliação audiológica diagnóstica em RN e crianças pequenas são:

1. EOA (dois tipos: transientes e produto de distorção).
2. PEATE por estimulação aérea (exame convencional) – uso do estímulo clique para análise da integridade da via auditiva.

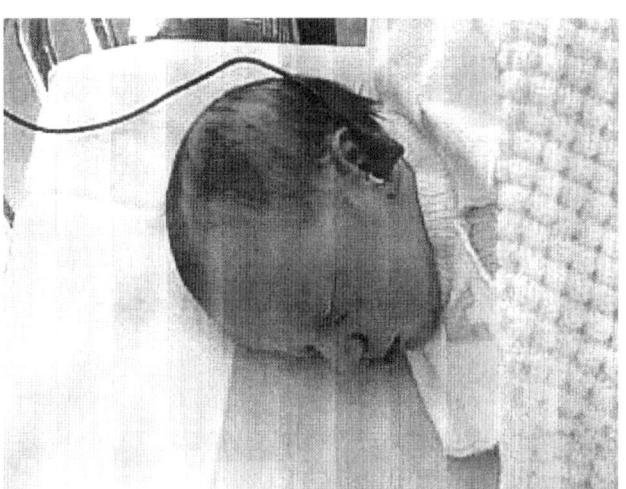
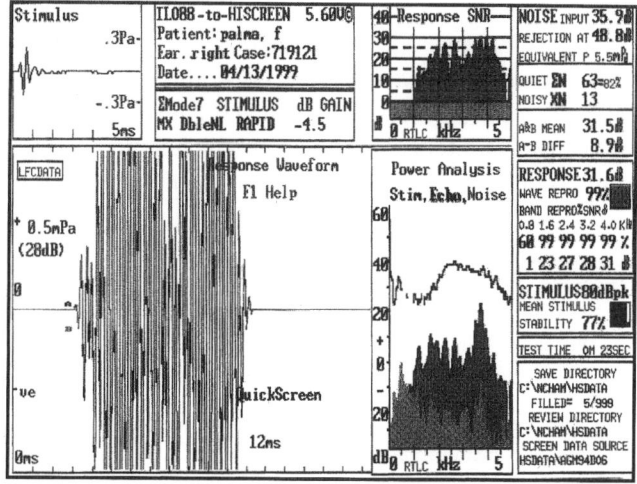

Figura 54.8 – Triagem auditiva por meio da EOA em RN de 38 semanas.

3. PEATE por estimulação óssea – exame específico para avaliar a via auditiva independentemente da via condutiva aérea, indicado quando há suspeita de alteração auditiva condutiva transitória (exemplo: secreção em orelha média) ou neurossensorial e condutiva permanente (malformação de meato acústico externo). Pode-se usar estímulo clique ou tons transientes de 500 e 2.000Hz.

4. PEATE por frequências específicas – exame próprio para configurar perda auditiva em diferentes frequências (tais como: 500, 1.000, 2.000 e 4.000Hz).

5. PEAEE – exame específico para os casos de ausência de respostas nos exames anteriores, pois pode utilizar estímulos auditivos com intensidade superiores, até 110dBNA.

6. Avaliação otorrinolaringológica – exames clínico, de imagem e genético.

7. Início da etapa de intervenção com estimulação precoce pela indicação de aparelho ou implante coclear e terapia fonoaudiológica especializada.

A utilização do protocolo de avaliação audiológica, sempre aplicando sucessivamente os exames na ordem descritos, mostrou-se muito útil para agilizar o processo diagnóstico, garantindo a configuração do tipo e grau da perda auditiva e fornecendo ferramentas importantes para que a etapa da intervenção ocorra com sucesso.

Avaliação comportamental e imitanciometria não foram propositalmente mencionadas na etapa diagnóstica devido as suas limitações em RN e devem ser usadas de forma a complementar os achados audiológicos em crianças maiores que 6 meses.

De forma geral, um programa de TAN consta das seguintes fases: de detecção (passo 1), de diagnóstico (passos 2-6) e de intervenção (passo 7).

Caso o RN tenha feito a triagem auditiva por EOA na maternidade e obtido respostas ausentes tanto na TAN quanto no reteste em 30 dias, a avaliação diagnóstica inicia-se com o PEATE por via aérea e assim sucessivamente.

Conclui-se que a TAN em unidades neonatais é essencial para desencadear os processos de diagnóstico e de intervenção precoces, e para tanto é fundamental que os neonatologistas deem maior atenção à função auditiva como fator importante para o desenvolvimento da criança.

REFERÊNCIAS

1. Northen JL, Downs MP. Hearing in children. 3rd ed. Baltimore: Williams & Wilkins; 1984.
2. Azevedo MF, Vieira RM, Vilanova LCP. Desenvolvimento auditivo de crianças normais e de alto risco. São Paulo: Editora Plexus; 1995.
3. Yoshinaga-Itano C, Sedey AL, Coulter DK, Mehl AL. Language of early and later identified children with hearing loss. Pediatrics. 1998;102(5):1161-71.
4. Year 2007 position statement: Principles and guidelines for early hearing detection and intervention programs. Pediatrics. 2007; 120(4):898-921.
5. Galambos R, Hicks G, Wilson MJ. Hearing loss in graduates of a tertiary intensive care nursery. Ear Hear. 1982;3(1):87-90.
6. Jacobson JT, Morehouse CR, Johnson MJ. Strategies for infant auditory brain stem response assessment. Ear Hear. 1982;3(5):263-70.
7. Eggermont JJ, Salamy A. Development of ABR parameters in a preterm and term born population. Ear Hear. 1988;9(5):283-9.
8. Probst R. Otoacoustic emission: an overview. In: Pfaltz CR (ed). New aspects of cochlear mechanics and inner ear pathophysiology. Adv Otorhinolaryngol. 1990;44(1):1-91.
9. White KR, Behrens TR. The rhode island hearing assessment project: implications for universal newborn hearing screening. Semin Hear. 1993;14(1):1-122.
10. Finitzo T, Albringht K, O'Neal J. The newborn with hearing loss: detection in the nursery. Pediatrics. 1998;102(6):1452-60.
11. Cone-Wesson B, Vohr BR, Sininger YS, Widen JE, Folsom RC, Gorga MP, Norton SJ. Identification of neonatal hearing impairment: infants with hearing loss. Ear Hear. 2000;21(5):488-507.
12. National Institutes of Health. Early identification of hearing impairment in infants and young children. NIH Consensus Statement. 1993;11(1):1-25.
13. American Academy of Pediatrics. Task force on newborn and infant hearing. Newborn and infant hearing loss: detection and intervention. Pediatrics. 1999;103(2):527-30.
14. European Consensus Statement on Neonatal Hearing Screening. Finalised at the European Consensus Development Conference on Neonatal Hearing Screening 15-16 May 1998, Milan. Int J Pediatr Otorhinolaryngol. 1998;44(3):309-10.
15. Chapchap MJ. Potencial evocado auditivo de tronco cerebral (PEATC) e as emissões otoacústicas evocadas (EOA) em unidade neonatal. In: Andrade CRF (ed). Fonoaudiologia em berçário normal e de risco. São Paulo: Editora Lovise; 1996.p.169-99.
16. Chapchap MJ, Segre CAM. Triagem auditiva universal (TAU): novo conceito em unidade neonatal. Arquivos Científicos. 1997;2(4):134-7.
17. Soares E, Azevedo MF. Estudo do padrão de respostas para emissões otoacústicas por produto de distorção em neonatos normais. Rev Pro Fono. 1997;10(1):21-6.
18. Chapchap MJ, Segre CM. Universal newborn hearing screening and transient evoked otoacoustic emission: new concepts in Brazil. Scand Audiol. Suppl. 2001;53(1):33-6.
19. Chapchap MJ, Ribeiro FGSM, Segre CAM. Triagem auditiva neonatal. In: Fonseca VRJRM. Surdez e deficiência auditiva: a trajetória da infância à idade adulta. São Paulo: Casa do Psicólogo Livraria e Editora Ltda; 2001.p. 59-91.
20. Comitê Brasileiro sobre Perdas Auditivas na Infância. Resolução 01/99. Jornal do Conselho Federal de Fonoaudiologia. Brasília: CBPAI. 2000;5:3-7.
21. Ribeiro FM. Programa de triagem auditiva neonatal. In: Hernandez AM, Marchesan IQ. Atuação fonoaudiológica em ambiente hospitalar. Rio de Janeiro: Revinter; 2001.p.143-68.
22. Lewis DR, Marone SAM, Mendes BCA, Cruz OLM, Nóbrega M. Comitê multiprofissional em saúde auditiva: COMUSA. Braz J Otorhinolaryngol. 2010;76(1):121-8.
23. Rodrigues GRI, Lewis DR, Fichino SN. Potenciais Evocados Auditivos de Estado Estável no diagnóstico audiológico infantil: uma comparação com os Potenciais Evocados Auditivos de Tronco Encefálico. Braz J Otorhinolaryngol. 2010;76(1):96-101.
24. Chapchap MJ, Kurc M. Justificativas e metodologias da triagem auditiva neonatal universal. Programa de atualização em otorrinolaringologia. 2011;5(3):33-69.
25. Chapchap MJ, Ribeiro FM. Programa de triagem auditiva neonatal universal. In: Bento RF, Lima Júnior LRP, Tsuji RK. Tratado de implante coclear e próteses auditivas implantáveis. São Paulo: Fundação Otorrinolaringologia; 2013.p.153-63.

26. Simonek MCS, Azevedo MF. Respostas falso-positivas na triagem auditiva neonatal universal: possíveis causas. Rev CEFAC. 2011;13(2):292-8.

27. Lei nº 12.303, de 2 de agosto de 2010. "Dispõe sobre a obrigatoriedade de realização do exame denominado Emissões Otoacústicas Evocadas" [Internet]. [acessado 2014 jul 13]. Disponível em: http://www.jusbrasil.com.br/legislacao/1024360/lei-12303-10

28. Brasil. Ministério da Saúde. Secretaria de Atenção à Saúde.Departamento de Ações Programáticas Estratégicas. Diretrizes de Atenção da Triagem Auditiva Neonatal /Ministério da Saúde, Secretaria de Atenção à Saúde, Departamento de Ações Programáticas Estratégicas e Departamento de Atenção Especializada. Brasília: Ministério da Saúde; 2012. 32 p. : il. http://bvsms.saude.gov.br/bvs/publicacoes/diretrizes_atencao_triagem_auditiva_neonatal.pdf. Acessado 2014 ago 6

29. Joint Committee on Infant Hearing. Position statement. Pediatrics. 1982;70(3):496-7.

30. Joint Committee on Infant Hearing. Position statement. Am Speech Hear Assoc. ASHA. 1990; 33(1):3-6.

31. Joint Committee on Infant Hearing. Position statement. Audiology Today. 1994;6(1):6-9.

32. Joint Committee on Infant Hearing. Year 2000 Position Statement: Principles and guidelines for early hearing detection and intervention programs. Am J Audiol. 2000;9(1):9-29.

33. Olusanya B, McPherson B, Swanepoel de W, Shrivastav R, Chapchap M. Globalization of infant hearing screening: the next challenge before JCIH? J Am Acad Audiol. 2006;17(4):293-5.

34. Olusanya BO, Swanepoel DW, Chapchap MJ, Castillo S, Habib H, Mukari SZ, et al. Progress towards early detection services for infants with hearing loss in developing countries. BMC Health Services Research. 2007;31:7-14.

35. Mauk GW, White KR, Mortensen LB, Behrens TR. The effectiveness of screening programs based on high-risk characteristics in early identification of hearing impairment. Ear Hear. 1991; 12(5):312-9.

36. Paradise JL. Universal newborn hearing screening: should we leap before we look? Pediatrics. 1999;103(3):670-2.

37. National Center for Hearing Assessment and Management - NCHAM. Disponível em www.infanthearing.org. Acessado 2014 jul 31.

38. Universalnewbornhearingscreening:areweachievingtheJointCommittee on Infant Hearing (JCIH) objectives? Laryngoscope. 2005; 115(2):232-6.

39. Monteiro PC. Triagem auditiva neonatal: o custo X efetividade de cinco protocolos em uma maternidade de São Paulo. [tese] Pontifícia Universidade Católica de São Paulo. São Paulo; 2008.

40. Kennedy CR, Kimm L, Dees DC, Campbell MJ, Thornton ARD. Controlled trial of universal neonatal screening for early identification of permanent childhood hearing impairment. Lancet. 1998; 352(9145):1957-64.

41. Simonek MC, Lemes VP. Surdez na infância – diagnóstico e terapia. Rio de Janeiro: Soluções Gráficas; 1996.

42. Gorga MP, Reiland JK, Beauchaine KA, Worthington DW, Jesteadt W. Auditory brainstem responses from graduates of an intensive care nursery: normal patterns of response. J Speech Hear Res. 1987; 30(3):311-8.

43. Ribeiro FM, Carvallo RM.Tone-evoked ABR in full-term and preterm neonates with normal hearing. Int J Audiol. 2008;47(1):21-9.

44. Ribeiro FM, Carvallo RM, Marcoux AM. Auditory steadystate evoked responses for preterm and term neonates. Audiol Neurootol. 2010;15(2):97-110.

45. Chapchap MJ, Segre CAM. Potencial auditivo evocado de tronco encefálico em recém-nascidos de termo com hiperbilirrubinemia. Einstein (São Paulo). 2006;4(3):179-86.

46. Stapells DR. Frequency-specific threshold assessment in young infants using the transient ABR and the brainstem ASSR. In: Seewald RC, Tharpe AM, editores. Comprehensive handbook of pediatric audiology. San Diego: Plural Publishing; 2011.p.409-48.

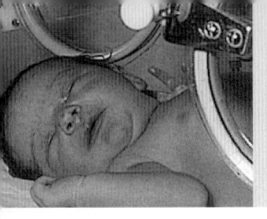

CAPÍTULO 55

Assistência Fonoaudiológica para Alimentação por Via Oral

Flávia Giuli Santi Martins Ribeiro

A habilidade em sugar, deglutir e respirar de forma coordenada, em seio materno ou mamadeira, para se alimentar com ganho de peso adequado, é uma das condições para a alta hospitalar, e pode ser um desafio para o recém-nascido (RN) de risco[1].

Essa dificuldade pode ter como causa a disfagia orofaríngea mecânica ou neurogênica, mas a causa mais frequente, na fase neonatal, é a prematuridade.

No desenvolvimento intrauterino observa-se a presença do reflexo de sucção desde a 13ª semana de gestação e o reflexo de deglutição a partir da 27ª semana. A coordenação entre sucção e deglutição começa a se desenvolver a partir da 32ª semana e somente após o nascimento é que se dá a coordenação dessas funções com a respiração[2]. Assim, os recém-nascidos prematuros (RNPT) nascem antes de ter passado por todas essas etapas de desenvolvimento intrauterino e apresentam imaturidade no desenvolvimento dos reflexos orais necessários para a alimentação por via oral (VO).

Espera-se que, a partir de 32ª semana de idade corrigida, a sucção nutritiva possa ser iniciada, mas a experiência clínica mostra que os RNPT podem não estar preparados para iniciar a alimentação por VO, pois, devido às intercorrências sofridas no período peri e pós-natal, os padrões esperados para essa idade podem estar imaturos ou alterados[3]. A alteração mais frequente é a incoordenação entre sucção-deglutição e respiração (SDR), dificultando a oferta por VO e colocando o RNPT em risco para aspiração.

O termo "disfagia funcional" poderia descrever esse quadro sugerindo alteração na funcionalidade dos reflexos, ou seja, os reflexos estão presentes, porém o desempenho não está adequado para a função. Nesses casos, não é possível atribuir o diagnóstico de disfagia orofaríngea nas categorias mecânica ou neurogênica, classicamente utilizadas em criança ou adultos, pois o que ocorre é uma imaturidade de caráter transitório[4]. Vale lembrar também que alguns RNPT alcançam a VO exclusiva sem dificuldade e/ou necessidade de atendimento especializado.

O maior desafio para a equipe de cuidados neonatais é que a literatura não apresenta consenso sobre um protocolo único para início e progressão da VO nos RNPT.

Em revisão sistemática recente[5], os estudos apontaram para um efeito positivo na redução do tempo de transição e de internação, quando utilizado algum protocolo para início e progressão da VO na fase neonatal, ou seja, critérios previamente definidos, em vez do julgamento clínico individual, também chamado de "tentativa-erro". Mesmo tratando-se de uma habilidade reconhecidamente complexa para estes RN e com consequências prejudicais, quando realizada em condições desfavoráveis, as abordagens baseadas em critérios arbitrários têm sido as mais utilizadas. É fundamental reconhecer que a alimentação por VO é um desafio para esses RN e deve ser tratada com atenção para não comprometer a estabilidade clínica ou mesmo trazer danos no desenvolvimento futuro. As desordens alimentares têm sido apontadas como um problema crescente na população infantil e, nesses casos, o histórico de prematuridade e dificuldades alimentares no período neonatal é frequente[6].

Sabe-se que o peso e a idade não determinam, isoladamente, a capacidade de sugar do RN e, portanto, é necessário avaliação clínica, considerando diferentes aspectos para essa definição.

QUADRO CLÍNICO

O quadro clínico envolvendo diferentes complicações pré, peri e pós-natais pode influenciar na habilidade de sugar do RN de risco e aqueles com maior morbidade (*Neonatal Medical Index 5*) apresentam desempenho significativamente pior em relação aos demais, quando comparados na mesma idade corrigida[7]. Os RN com idade gestacional ≤ 28 semanas ou com histórico de displasia broncopulmonar levam, em média, 15 dias a mais para atingir a VO exclusiva quando comparados, na mesma idade corrigida, aos com idade gestacional ≥ 29 semanas ou sem histórico de displasia broncopulmonar[8].

Portanto, esses RN podem não estar preparados para o início da VO na idade corrigida esperada, assim como terão desmame mais lento do uso de via alternativa para o complemento da oferta da dieta.

O quadro 55.1 ilustra os fatores de risco associados às dificuldades para VO na fase neonatal e que podem sugerir avaliação fonoaudiológica.

A literatura[5,9] relaciona os critérios mais utilizados para indicar o momento adequado da avaliação inicial do RN, a fim de determinar as condições de início da VO. Para a avaliação fonoaudiológica, o RN deve apresentar as condições clínicas elencadas no quadro 55.2.

Com a avaliação inicial é possível determinar as condições do RN para iniciar a estimulação oral e diagnosticar possíveis alterações anatômicas e/ou funcionais que caracterizam a disfagia orofaríngea.

Os sinais clínicos de alteração da deglutição (Quadro 55.3) devem ser observados por todos os cuidadores e, na presença desses, a avaliação fonoaudiológica é fundamental.

Quadro 55.1 – Fatores de risco para disfagia neonatal.

- Prematuridade com idade gestacional ≤ 35 semanas
- Malformação congênita envolvendo sistema digestório, respiratório e/ou neurológico. Exemplo: fissura labiopalatina, malacia, atresia de esôfago
- Síndromes. Exemplo: Down, Pierre Robin, Edwards, Moebius, CHARGE
- Lesões neurológicas. Exemplo: asfixia perinatal, hemorragia intracraniana
- Problemas cardiorrespiratórios. Exemplo: displasia broncopulmonar, cardiopatia
- Dificuldade no início ou progressão da oferta por VO

Quadro 55.2 – Condições clínicas para avaliação fonoaudiológica.

- Estabilidade fisiológica
- Função cardiorrespiratória estável, sem suporte de pressão positiva de oxigênio
- Manutenção estável dos padrões cardiorrespiratórios durante a manipulação
- Tolerância da dieta enteral
- Idade corrigida ≥ 32 semanas

Quadro 55.3 – Sinais clínicos de alteração da deglutição em RN.

- Tosse, engasgo
- Alteração cardiorrespiratória: queda de saturação de O_2, bradicardia, apneia, respiração periódica
- Alteração de tônus: hipertonia, hiperextensão cervical, hipotonia
- Alteração de cor: cianose, palidez
- Deglutições múltiplas
- Estridor
- Choro com som "molhado" ou aspirado
- Mordida, náuseas, vômitos
- Sialorreia

Na avaliação clínica são observados os seguintes aspectos:

- Manutenção do estado de consciência e autorregulação.
- Controle neuromotor – tônus e postura.
- Presença e integridade dos reflexos orais adaptivos (procura, sucção e deglutição) e protetivos (tosse, mordida e náuseas).
- Coordenação sucção-deglutição e respiração.
- Proficiência – volume consumido nos 5 minutos iniciais (mL/5min)
- Eficiência – volume consumido no tempo total da oferta (mL/min).
- Relação do volume consumido *versus* prescrito (%).

A avaliação clínica pode não ser suficiente para confirmar se há alteração da fase faríngea da deglutição, incluindo estase, penetração e aspiração silente. Em alguns casos, é necessário avaliação complementar por métodos objetivos e dinâmicos, como o videodeglutograma e/ou nasolaringofibroscopia para a conclusão do diagnóstico e definição do plano terapêutico.

A avaliação deve indicar se o RN tem condições de receber alimentação por VO e se essa pode ser exclusiva ou há necessidade de complemento por via alternativa por meio de sonda gástrica. O fonoaudiólogo irá determinar também a via de oferta enteral, que poderá ser em seio materno, com ou sem uso de técnica de relactação ou translactação, com a técnica sonda-dedo, com mamadeira, copo ou outro utensílio que possa ser adequado.

Estudo brasileiro[10] sugeriu um protocolo para determinar a prontidão para transição por VO em RNPT, em seio materno, por meio da técnica de translactação. Essa técnica consiste na oferta do leite materno ordenhado, oferecido por meio de sonda acoplada a uma seringa e a ponta da sonda próxima ao mamilo, para sucção do RN. A mama deve estar esvaziada durante a oferta e, dessa forma, é possível estimar o volume de leite consumido (medido na seringa). Esse protocolo consiste na observação de 18 itens objetivos e subjetivos como idade, comportamento e padrão dos reflexos orais, que devem ser pontuados em uma escala de zero a 2. A prontidão para início da VO é determinada se o RN atingir 30 pontos. Esse instrumento foi validado com 75% de acurácia e especificidade para RNPT de baixo risco (idade corrigida média de 34 semanas e com morbidades I e II pelo *Neonatal Medical Index*).

Outro recurso para a oferta por VO é a utilização de utensílios como mamadeira ou copo ou a técnica sonda-dedo, apresentada adiante, e muito utilizada para o treino de coordenação SDR nos RNPT com maior risco de aspiração.

O uso da mamadeira foi contestado[11] devido ao efeito prejudicial para o aleitamento natural, causado pela chamada "confusão de bico", ou seja, a recusa do RN em sugar no seio depois de ter sido exposto à mamadeira. O uso do copo foi então recomendado como alternativa para oferta por VO. Em revisões sitemáticas[12,13], os resultados apontam que o copo não pode ser recomendado em detrimento da mamadeira, para beneficiar a manutençao do aleitamento natural exclusivo, pois as diferenças observadas, após a alta hospitalar, foram mínimas aos 3 meses e aos 6 meses não houve diferença. Os estudos mostram também que o RNPT tem dificuldade para alcançar o aleitamento natural exclusivo com sucesso. Em estudo que comparou o uso do copo e mamadeira em RNPT foi observado que houve melhor desempenho no uso da mamadeira[14].

Conforme exposto, a escolha desses métodos vai depender não só das condições do RN, determinadas na avaliação, como também da disponibilidade materna e da estrutura do serviço hospitalar oferecido.

CLASSIFICAÇÃO

Em publicação recente[4], com base em diferentes estudos[7,15-18], foi sugerido uma classificação em diferentes fases e estágios para determinar a habilidade por VO em RN de risco e, partir dessa classificação, elaborado um protocolo com padrões objetivos para orientar no planejamento para introdução e progressão da VO (Quadro 55.4). Esse protocolo, com uso de critérios objetivos baseados na porcentagem de aceitação da VO, em relação ao volume total prescrito, facilita a compreensão do processo de transição por toda a equipe multidisciplinar e cuidadores, incluindo os pais. Assim, não é utilizada a tentativa-erro para iniciar ou progredir na oferta por VO e a mudança de fase só ocorre quando atingidos os objetivos de cada estádio. Esse protocolo tem maior aplicabi-

lidade para os RNPT com disfagia funcional, mas pode ser também adaptado para os demais RN na progressão da oferta por VO.

A resposta do RN pode se dividir em **fase pré-oral**, caracterizada pela ausência do desencadeamento dos reflexos orais diante dos estímulos oferecidos, e **fase oral**, com o início de resposta do reflexo de sucção. A **fase oral** é compreendida por 4 estádios, tendo início com a resposta de sucção não nutritiva, ou seja, sem a presença de fluxo, e progredindo de acordo com a eficiência e aceitação do volume prescrito, a partir da oferta de sucção nutritiva.

O uso de sonda gástrica como via alternativa para alimentação enteral é o recurso mais utilizado em ambas as fases, até que o RN atinja a VO exclusiva. Não há evidências para indicar a melhor via de passagem da sonda[19], mas, considerando-se o tamanho dos RNPT e a dificuldade na manutenção do padrão respiratório dos RN de risco, a passagem da sonda para alimentação deve ser orogástrica, já que a passagem da sonda nasogástrica oclui parcialmente ou quase que totalmente a narina, dependendo do tamanho do RN, prejudicando a entrada de ar durante a alimentação. O trabalho de estimulação oral pode ser realizado com a sonda orogástrica, sem prejuízos para o RN.

Fase pré-oral

Na fase pré-oral são oferecidos estímulos globais para que sejam atingidos os pré-requisitos para a oferta por VO, como a manutenção do estado de alerta, postura, aceitação dos estímulos de toques e massagens peri e intraorais, buscando desencadear os reflexos de procura e sucção.

Fase oral

Estádio 1 – o RN inicia a resposta de sucção não nutritiva ao estímulo digital ou chupeta (Fig. 55.1), com grupos

Quadro 55.4 – Adaptação do protocolo para transição por VO[4].

Fase	Estágio	Padrão	Via de alimentação	Volume aceito VO/prescrito	Eficiência	Plano terapêutico
Pré-oral	–	–	Sonda exclusiva	0%	–	Posicionamento Estado de consciência Estímulos peri e intraorais Reflexo de procura
Oral	1	Não nutritiva	Sonda exclusiva	0%	0mL/min	Sucção não nutritiva > 1 minuto Padrão de compressão Ritmo > número de sucções e < pausa Suporte oral
	2	Nutritiva	VO/ Sonda	< 30%	≤ 1mL/min	Padrão de compressão e extração Coordenação SDR
	3	Nutritiva	VO/sonda	≥ 30% < 80 %	> 1mL/min	Eficiência
	4	Nutritiva	VO exclusiva	≥ 80%	≥ 1,5mL/min	Resistência

SOG = sonda orogástrica; VO = via oral; SDR = sucção/deglutição/respiração.

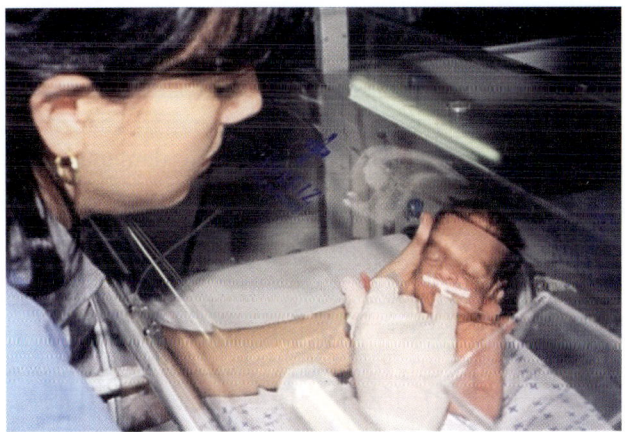

Figura 55.1 – Estímulo digital para sucção não nutritiva associada à infusão da dieta por sonda orogástrica em RNPT.

de sucções e pausas. Nessa fase, busca-se a manutenção da sucção não nutritiva, com padrão adequado e ritmo espontâneo, por pelo menos 1 minuto. A introdução de estímulos orais, especialmente a sucção não nutritiva, associada à infusão do leite pela sonda e o contato mãe-RN, tem efeito significativo na redução do tempo de internação, além de efeitos positivos na redução do tempo de transição da alimentação para VO, na melhor habilidade em mamadeira e na melhor organização do comportamento. Não foram encontrados efeitos adversos no uso dos estímulos orais em RN de risco[20,21].

Estádio 2 – inicia-se a sucção nutritiva com a oferta por VO envolvendo a coordenação SDR. Os RN com dificuldade nessa coordenação devem ser estimulados, uma ou duas vezes ao dia, nessa fase, somente pelo profissional especializado, devido ao risco de aspiração. As manobras de suporte oral, estímulos para deglutição e controle de

pausas são utilizadas[22]. A monitorização dos sinais clínicos de incoordenação é fundamental para garantir a segurança da oferta por VO e o treino é interrompido se os padrões cardiorrespiratórios não se mantiverem estáveis. A ideia de que os episódios de queda de saturação e/ou bradicardia são intercorrências aceitáveis, até que o RN adquira coordenação adequada, tem sido refutada, pois, ainda, não são conhecidos os efeitos que os episódios de hipóxia, causados pela incoordenação SDR, podem causar a longo prazo[23]. O volume oferecido é limitado (≤ 30%), até que a coordenação seja estabelecida.

A técnica sonda-dedo pode ser utilizada para o treino de coordenação SDR, permitindo o controle do fluxo de oferta de acordo com a capacidade do RN. Essa técnica[24] consiste em acoplar uma extremidade da sonda enteral ao dedo enluvado e na outra extremidade engatar a seringa, sem êmbolo, contendo a dieta, como ilustrado na figura 55.2. Dessa forma, o dedo é introduzido na boca do RN que, ao sugar, irá extrair o leite da seringa, pela sonda. O fluxo pode ser controlado pela ação da gravidade, dependendo da altura da seringa em relação ao RN, aliada à força da sucção. Se utilizada a seringa com êmbolo, o fluxo é controlado pelo cuidador ao pressionar o êmbolo.

A mamadeira pode ser também utilizada nessa fase, e a adequação do tipo de bico e furo deve estar de acordo com a habilidade do RN[25,26].

Estádio 3 – nesse estádio, a ênfase se dá no treino de eficiência e resistência, ou seja, no aumento do volume aceito, em menor tempo, buscando a VO exclusiva. O trabalho foca no aumento da pressão negativa para a extração durante a sucção com maior número de sucções e menor tempo de pausa. O volume a ser oferecido, por via oral, pode variar, dependendo da manutenção dos estados de consciência e parâmetros fisiológicos durante e/ou entre

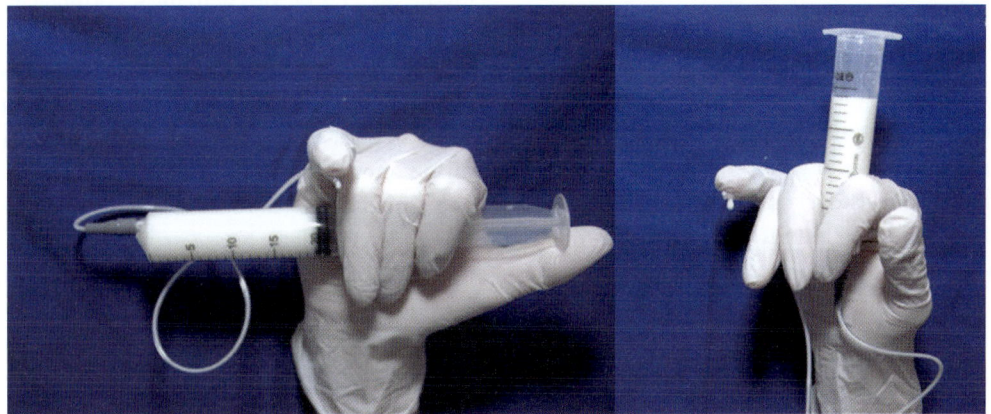

Figura 55.2 – Montagem do engate sonda-dedo. **A**) A sonda enteral está fixada no dedo mínimo e conectada à seringa com êmbolo permitindo que o cuidador use o dedo mínimo para o estímulo digital intraoral e pressione o êmbolo para a saída do leite com o polegar, conforme o ritmo de sucção do RN. **B**) A seringa está sem o êmbolo e o leite goteja com a ação da gravidade associada à força de sucção do RN. A altura da seringa deve ser adequada para o controle do escoamento do líquido.

as mamadas. Portanto, não é aconselhável fixar um volume e sim observar a capacidade de aceitação em cada mamada e complementar a oferta por sonda, sempre que necessário. Dessa forma, evita-se que os cuidadores insistam na oferta por VO, podendo provocar a fadiga e/ou possível aspiração.

O tempo total de administração da dieta deve ser de 20-30 minutos, incluindo oferta por VO e complemento por sonda[27]. O controle do volume aceito nos 5 minutos iniciais determina a proficiência, que deve ser ≥ 30% do volume total. A proficiência é uma referência para a necessidade da oferta do complemento via sonda, pois, se o volume consumido nos primeiros 5 minutos for menor do que o esperado, mantém-se o estímulo por VO até 10-15 minutos, e, se o desempenho mantiver baixa eficiência, o complemento deve ser administrado por sonda nos 15-20 minutos subsequentes. A oferta do complemento via sonda pode ser associada ao estímulo de sucção não nutritiva, dependendo da resposta do RN. Esse critério tem como objetivo não insistir demasiadamente na oferta por VO, exigindo do RN desempenho, além do que ele está preparado, provocando desgaste e favorecendo a incoordenação.

No estádio 3, com a coordenação SDR estabelecida, o estímulo para VO em seio materno pode ser intensificado e o complemento oferecido pela sonda. Saber o volume consumido pelo RN, na sucção em seio materno, para determinar a necessidade de complemento por sonda é um desafio. Em proposta de transição para VO[28], por meio do aleitamento natural, sugere-se que a determinação do volume do complemento a ser administrado por sonda seja baseado na observação do tempo e efetividade da sucção diretamente no seio materno. Assim, se o RN mantiver sucção efetiva por 5 minutos, o complemento deve ser de 100% do volume prescrito. Se a sucção alcançar entre 5 e 15 minutos o complemento deve ser de 50% e a partir de 15 minutos não é oferecido complemento. O ganho de peso a cada 24 horas deve ser controlado para garantir o suporte nutricional.

Estádio 4 – ao atingir 80% do volume prescrito por VO, é possível programar a retirada da sonda se a aceitação for estável em 24 horas, com ganho de peso. Nessa fase, o RN deve adquirir a resistência necessária para aceitar o volume prescrito em até 30 minutos.

A participação de todos os cuidadores é muito importante em todas as fases, incluindo os pais, e somente na fase de treino de coordenação SDR a oferta por VO deve ficar restrita ao fonoaudiólogo. O estímulo de sucção não nutritiva associado à oferta da dieta por sonda deve ser realizado em todas as fases de oferta mista (VO/SOG).

A experiência é fator importante para o desenvolvimento da habilidade na VO, já que os RNPT, com maior número de ofertas por VO, tiveram melhor desempenho[29]. O RN deve ser estimulado sempre no momento da oferta da dieta, pois é nesse momento que ele deve permanecer em alerta e com prontidão para sugar. A manipulação do RN fora desses horários não traz benefícios e interrompe os ciclos de fome e sono, fundamentais para seu desenvolvimento. Esses critérios procuram garantir que a estimulação precoce da sucção não prejudique a estabilidade clínica do RN de risco, que é tão vulnerável à manipulação excessiva.

A literatura sugere que o tempo de transição para VO exclusiva em RNPT, com idade gestacional entre 30 e 34 semanas é de 7-15 dias[4,15,17,30]. A evolução pode ser mais lenta em casos mais graves, conforme exposto, e, portanto, a análise do tempo de início da estimulação para VO, dos progressos alcançados, do risco de aspiração e objetivos a serem atingidos deve determinar a necessidade de via alternativa para nutrição segura e eficiente do RN. Da mesma forma que não há definição de protocolo para o início da VO em RN de risco, a indicação da gastrostomia, como via alternativa de alimentação, de forma complementar ou exclusiva, também não está definida e, em casos de evolução limitada, deve ser determinada em conjunto com a equipe multidisciplinar.

Em um Programa de Estimulação Oral (PEO) de um hospital da cidade de São Paulo, com parceria pública/privada e participante da iniciativa Hospital Amigo da Criança, foram avaliados, pelo fonoaudiólogo, todos os RN com idade gestacional ≤ 35 semanas. Esse programa teve como objetivo orientar e auxiliar os cuidadores na introdução e transição da oferta da dieta por sonda para VO, por meio do protocolo descrito. Foram analisados os resultados obtidos no período de junho/2007 a janeiro/2008, em um grupo de 79 RNPT, com idade gestacional média de 33 semanas (25-35 semanas) e diferentes morbidades. A avaliação foi realizada conforme protocolo definido no quadro 2 e ocorreu na idade corrigida média de 34,5 (± 1,4) semanas. A transição completa da oferta da dieta para VO, no seio materno, copo, pela técnica sonda/dedo e/ou relactação foi, em média, na idade corrigida de 36 (± 1,94) semanas. O padrão de eficiência adotado para a retirada da sonda foi de pelo menos 3mL/min, com aceitação do volume total prescrito, e foram necessários 12,2 (± 10,5) dias, em média, para efetuar a transição completa. Nesse grupo, 28% (22) dos RN, com idade gestacional média de 34 semanas, não necessitaram de acompanhamento fonoaudiológico e a sonda foi sacada na idade média de 35 (± 0,7) semanas. Esses resultados ilustram a realidade do período de implantação de um PEO que atua no gerenciamento fonoaudiológico, com ênfase na atuação multidisciplinar, buscando reduzir a necessidade de assistência fonoaudiológica direta ao RN e assim capacitar todos os cuidadores para a oferta da dieta por via oral de forma eficiente e segura.

Nos casos com diagnóstico de disfagia orofaríngea mecânica e/ou neurogênica, a avaliação fonoaudiológica deve indicar qual fase da deglutição está comprometida e identificar o risco de aspiração. A avaliação clínica pode sugerir a realização de exames complementares, objetivos e dinâmicos, para confirmação diagnóstica. A nasolaringofibroscopia pode ser indicada para identificação de alterações estruturais, como, por exemplo, malacias, paralisia de pregas vocais, e também colaborar no diagnóstico funcional detectando alterações da fase faríngea da deglutição, como escape prematuro, estase e/ou penetração e aspiração. A videofluoroscopia da deglutição permite a análise funcional completa de todas as fases da deglutição (oral, faríngea e esofágica) e é considerada o exame padrão-ouro, porém, devido à exposição à radiação, deve ser indicada de forma específica.

Se confirmada penetração ou aspiração, na fase faríngea da deglutição, a VO deve ser suspensa e iniciado um programa de reabilitação. O treino de deglutição é feito por meio de toques e massagens peri e intraorais, buscando adequação de tônus e movimentação para desencadeamento dos reflexos orais adaptativos (procura, sucção e deglutição) e/ou para dessensibilizar os reflexos protetivos exacerbados (mordida, náuseas). Para treino da deglutição, é necessária a oferta de volume controlado e em casos de maior risco de aspiração pode ser usada água em vez do leite. O controle dos sinais clínicos de aspiração e a monitorização da deglutição, pela ausculta cervical, colaboram na detecção do risco de aspiração, como também nos sinais de evolução.

As alterações de fase oral da deglutição, que envolvem diretamente a sucção, também são trabalhadas com estímulos orais específicos e, em alguns casos, com adequação do utensílio para a oferta por VO. Nos casos de fissura palatina, por exemplo, apesar de os reflexos orais estarem presentes, há redução na eficiência da sucção, reduzindo o volume extraído, devido ao comprometimento do fechamento da cavidade oral e do esfíncter velofaríngeo. Nesses casos, é importante definir a necessidade de oferta de complemento para garantir a oferta nutricional, sem desgaste do RN. Se utilizado bico artificial, esse deve ter fluxo facilitado de acordo com a pressão de sucção do RN.

O espessamento da dieta é um recurso indicado para facilitar a deglutição em casos de disfagia, evitando e/ou minimizando a aspiração para via aérea e/ou refluxo para nasofaringe[21]. Os espessantes mais utilizados são: amido de milho e farinha de arroz ou aveia. A escolha do tipo de espessante deve ser discutida com o médico e nutricionista. Os espessantes artificiais não são recomendados para crianças menores que 3 anos, pois não há estudos que confirmem os efeitos dos seus componentes no desenvolvimento infantil. A adequação do furo do bico artificial deve ser observada de acordo com o espessamento da dieta, para a manutenção da eficiência da sucção. O espessamento do leite materno continua sendo um desafio, já que os espessantes naturais necessitam de aquecimento e com isso alteram as propriedades do leite.

Todo esse trabalho tem como objetivo a alta hospitalar do RN de risco com via de alimentação eficiente e segura, oferecida pelos cuidadores responsáveis, que devem participar de todo esse processo de forma ativa e precoce. A participação dos pais, especialmente da mãe, para o incentivo ao aleitamento natural é fundamental, assim como compreender as limitações de cada caso e aceitar possíveis vias alternativas para a alimentação que permitam um desenvolvimento saudável do RN.

O fonoaudiólogo, junto à equipe multidisciplinar nos cuidados neonatais, deve colaborar para avaliar as condições para o início da estimulação precoce no RN de risco, determinar início e progressão da VO, de forma segura e eficiente, além de diagnosticar e tratar a disfagia orofaríngea. Promover experiências que favoreçam o amadurecimento dos reflexos orais, tendo em vista as necessidades nutricionais do RN, o aleitamento natural, a interação mãe-RN e alta hospitalar precoce, são os balizadores deste trabalho.

REFERÊNCIAS

1. American Academy of Pediatrics. Hospital Discharge of the High-risk neonate-Committee on fetus and newborn. Pediatrics. 2008;122(5):1119-26.
2. Arvedson J, Clark H, Lazarus C, Schooling T, Frymark T. The effects of oral-motor exercises on swallowing in children: an evidence-based systematic review. Dev Med Child Neurol. 2010; 52(11):1000-13.
3. Bauer MA, Prade LS, Keske-Soares M, Haëaffner LSB, Weinnmann ARM. The oral motor capacity and feeding performance of preterm newborn at the time of transition to oral feeding. Braz J Med Biol Res. 2008(41):904-7.
4. Ribeiro FGSM. Protocolo para transição da alimentação para via oral em prematuros. In: Furkin AM, Rodrigues KA. Disfagia nas unidades de terapia intensiva. São Paulo: Roca; 2014.p.189-200.
5. Crowe L, Chang A, Wallace K. Instruments for assessing readiness to commence suck feeds in preterm infants: effects on time to establish full oral feeding and duration of hospitalization. Cochrane Database of Systematic Reviews. 2012;4:CD005586.
6. Lefton G. Pediatric dysphagia. Physiol Med Rehabil Clin North Am. 2008;(19):837-851.
7. Pickler RH. A model of feeding readiness for preterm infants. Neonatal Intensive Care. 2004;(17):31-36.
8. Bakewell-Sachs S, Medoff-Cooper B, Escobar GJ, Silber JH, Lorch SA. Infant functional status: the timing of physiologic maturation of premature infants. Pediatrics. 2009;123(5):e878-86.
9. McGrath JM, Braescu AVB. State of the Science: Feeding readiness in the preterm infant. J Perinatol Neonat Nurs. 2004;18(4):535-68.
10. Fujinaga CI, Moraes SA, Zamberlan-Amorim NE, Castral TC, Silva AA, Scochi CGS. Validação clínica do instrumento de avaliação da prontidão para início da alimentação oral. Rev Latino-Am Enfermagem. 2013;21(Spec):140-5.
11. World Health Organization. Position Statement-Baby-Friendly Hospital Initiative Revised, updated and expanded for integrated care. 2009. [acessado 2014 jul 09]. Disponível em: http://www.who.int/nutrition/publications/infantfeeding/bfhi_trainingcourse/en/

12. Collins CT, Makrides M, Gillis J, McPhee AJ. Avoidance of bottles during the establishment of breast feeds in preterm infants. Cochrane Database of Systematic Reviews. 2008;2:CD005252.

13. Flint A, New K, Davies MW. Cup feeding versus other forms of supplemental enteral feeding for newborn infants unable to fully breastfeed. Cochrane Database of Systematic Reviews. 2007; 2:CD005092.

14. López CP, Chiari BM, Goulart AL, Furkim AM, Guedes ZCF. Avaliação da deglutição em prematuros com mamadeira e copo. CoDAS. 2014;26(1):81-6.

15. Premji SS, McNeil DA, Scotland J. Regional neonatal oral feeding protocol: changing the ethos of feeding preterm infants. J Perinatol Neonatal Nurs. 2004;18(4):371-84.

16. Lau C. Development of oral feeding skills in the preterm infant. Arch Pediatr. 2007;14 Suppl 1:S35-41.

17. Lau C, Smith EO. A novel approach to assess oral feeding skills of preterm infants. Neonatology. 2011;100(1):64-70.

18. Fucile S, Gisel EG, Lau C. Effects of an oral stimulation program on sucking skill maturation of preterm. Dev Med Child Neurol. 2005; 47(3):158-62.

19. Watson J, McGuire W. Nasal versus oral route for placing feeding tubes in preterm or low birth weight infants. Cochrane Database of Systematic Reviews. 2013;2:CD003952.

20. Pinelli J, Symington AJ. Non-nutritive sucking for promoting physiologic stability and nutrition in preterm infants. Cochrane Database of Systematic Reviews. 2005;4:CD001071.

21. Arvedson JC, Brodsky L. Pediatric swallowing and feeding assessment and management. San Diego: Singular Publishing Group Inc; 1993.

22. Boiron M, Da Nobrega L, Poux S, Henrot A, Saliba E. Effects of oral stimulation and oral support on non-nutritive sucking and feeding performance in preterm infants. Dev Med Child Neurol. 2007;49(6):439-44.

23. Thoyre SM, Carlson JR. Occurrence of oxygen desaturation events during preterm infant bottle feeding near discharge. Early Hum Dev. 2003;72(1):25-36.

24. Rios IJA. Técnicas de sucção nutritiva para recém-nascido prematuro. In: Rios IJA. Fonoaudiologia hospitalar. São José dos Campos: Pulso Ed; 2003.

25. Fucile S, Gisel E, Schanler RJ, Lau C. A controlled-flow vacuum-free bottle system enhances preterm infants' nutritive sucking skills. Dysphagia. 2009;24(2):145-51.

26. Fadavi S, Punwani IC, Jain L, Vidyasagar D. Mechanics and energetics of nutritive sucking: a functional comparison of commercially available nipples. J Pediatr. 1997;130(5):740-5.

27. Pickler RH, Best AM, Reyna BA, Wetzel PA, Gutcher GR. Prediction of feeding performance in preterm infants. Newborn Infant Nurs Rev. 2005;5(3):116-123.

28. Kirk AT, Alder SC, King JD. Cue-based feeding clinical pathway results in earlier attainment of full oral feeding in premature infants. J Perinatol. 2007;27(9):572-8.

29. Tubbs-Cooley HL, Pickler RH, Meinzen-Derr JK. Missed oral feeding opportunities and preterm infants' time to achieve full oral feedings and neonatal intensive care unit discharge. Am J Perinatol. 2014;32(1):1-8.

30. Pickler RH, Reyna BA. A descriptive study of bottle-feeding opportunities in preterm infants. Adv Neonatal Care. 2003;3(3): 139-46.

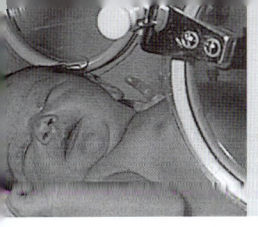

CAPÍTULO 56

Assistência de Enfermagem ao Recém-Nascido

Eneida Maria dos Santos Zaroni
Marcia Torturella
Regina Andrade (revisora)

Capacitar profissionais de saúde na atenção ao recém-nascido (RN) é uma forma de promover a mais alta qualidade de atenção a essas crianças, prevenindo mortes prematuras e agravos à sua saúde. Nesse sentido, este capítulo apresenta um guia básico para uma assistência de enfermagem individualizada a ser realizada por profissionais dedicados ao atendimento ao RN.

ATENDIMENTO AO RN EM SALA DE PARTO

Em todo o parto, é obrigatório que esteja presente pelo menos um profissional capacitado em reanimação neonatal. Os equipamentos para permitir a manutenção da temperatura, para aspirar e ventilar o paciente, além das medicações, devem estar prontos, testados e disponíveis em local de fácil acesso, antes de qualquer nascimento (ver Capítulos Reanimação do RN a termo e pré-termo e Enfermagem obstétrica).

ALOJAMENTO CONJUNTO

Alojamento conjunto é um sistema hospitalar no qual o RN sadio, logo após o nascimento, permanece ao lado de sua mãe 24 horas por dia até a alta[1,2], independente de tratar-se de parto normal ou cesariano, direito esse que lhe é assegurado pelo Estatuto da Criança e do Adolescente[3] no Capítulo 1, artigo 10[c] (ver Capítulo Alojamento conjunto).

- Orientar e preparar a gestante para o alojamento conjunto durante as consultas de enfermagem no pré-natal.
- Estimular o contato mãe e filho iniciando o aleitamento materno, preferencialmente na sala de parto.
- Capacitar a gestante ao aleitamento materno sob livre demanda, ensinando e identificando falhas nesse processo, auxiliando nas dúvidas.

- Envolver os pais/familiares nos cuidados de enfermagem prestados e incentivá-los a realizá-los sob supervisão da enfermagem.
- Realizar exame físico, no próprio berço do RN, na presença dos pais.
- Promover a realização de fototerapia ao lado da mãe, quando necessário.
- Reciclar a equipe de enfermagem quanto aos cuidados prestados ao RN e sua família.

BANHO

A pele do RN está em pleno processo de adaptação a um novo ambiente, diferente do útero materno, mais suscetível a infecções, merecendo, portanto, cuidados especiais de higiene e conforto. Segundo Montagu[4], a pele é o órgão sensorial primário e durante o período de ligação afetiva reflexa é a experiência tátil, o elemento crítico para o prosseguimento do crescimento e desenvolvimento da sensibilidade tátil no RN, que recebe uma quantidade adequada de estimulação em comparação ao que não recebia *in utero*.

Normalmente, a pele do RN é ácida e essa acidez protege contra infecções. O uso de alguns produtos pode alterar o pH, tornando sua pele mais alcalina, podendo aumentar os riscos de infecções. Para não alterar o pH, o banho do RN deve ser rápido, evitando exposição ao frio, bem como deve-se evitar o uso de substâncias que removam a camada de gordura da pele. Recomenda-se usar água tépida na temperatura do corpo (em torno de 36,5ºC), para não haver perda de calor. A temperatura ambiente deve estar em torno de 24ºC.

O primeiro banho do RN normal é realizado entre 2 e 4 horas após a admissão. Não é preciso dar banho imediatamente após o nascimento, pois o vérnix caseoso não deve ser removido. Recomenda-se que a remoção do vérnix que não foi reabsorvido pelo organismo seja feita somente 24 horas após o nascimento. Em RN com idade gestacional < 36 semanas, o banho deve ser postergado para depois de 24 horas de vida[5].

O banho pode ser de imersão, utilizando-se para o procedimento a própria cuba de acrílico do berço do RN, protegida com um plástico. O uso de sabonete infantil pode ser dispensado, usando-se apenas água ou, se o sabonete infantil for usado por opção dos pais, deve ser utilizado em pequena quantidade[6].

O uso de antissépticos, segundo Alves et al.[7], deve ficar reservado aos casos de surtos de infecção ou para RN internados na unidade de terapia intensiva (UTI) neonatal para diminuir a colonização pelo *S. aureus*.

Durante o banho, deve-se avaliar integridade e coloração da pele do RN, tônus muscular, reflexos e malformações. Uso do álcool para a limpeza do funículo é recomendado pelo Ministério da Saúde[8]. Contudo, recente literatura não recomenda essa prática de rotina, salientando que a limpeza do funículo seja feita apenas com água e sabão, seguida de secagem[5].

Material

- Bolas de algodão.
- Hastes flexíveis de algodão.
- Sabonete infantil individual (ou antisséptico conforme o caso).
- Cuba do próprio berço do RN forrada por plástico.
- Fralda descartável.
- Roupas apropriadas, atendendo às necessidades da temperatura ambiente.
- Pente ou escova de cabelo, próprios para RN.
- Luvas de procedimento de cano longo.
- Material para curativo do coto umbilical.
- Álcool a 70ºGL para higiene do coto umbilical.

Procedimento

- Verificar prescrição de enfermagem.
- Lavar as mãos.
- Preparar o material necessário na bancada ou trocador, previamente desinfetado.
- Preparar a água da cuba que deve estar em temperatura corporal.
- Retirar a roupa do RN mantendo-o com a fralda e envolto em um lençol, segurá-lo com um dos braços de maneira que as costas fiquem apoiadas no antebraço de quem executa o procedimento.
- Higienizar primeiro os olhos com bola de algodão umedecida em água morna, uma para cada olho.
- Higienizar orifício nasal, externamente, com haste de algodão umedecido, em água morna.
- Higienizar pavilhão auricular com haste de algodão, se necessário.

- Higienizar o rosto do RN com bola de algodão umedecida, em água morna.
- Colocar o RN sobre o trocador, retirar a fralda, limpar genitais no sentido anteroposterior, utilizando bolas de algodão umedecidas em água morna.
- •Apoiar o tronco e a cabeça no antebraço esquerdo e com a mão circular o corpo do RN, na altura da axila.
- Despir completamente o RN e colocá-lo delicadamente na cuba.
- Colocar o RN na água com cuidado, lavar e enxaguar a parte anterior do corpo.
- Utilizando a mão direita com gotas de sabonete infantil, lavar o corpinho do RN no sentido cefalocaudal, com movimentos circulares. A seguir lavar a cabeça.
- Virar o RN, apoiando-o pelo tronco, de tal forma que suas costas fiquem expostas, lavar e enxaguar a parte posterior do corpo.
- Colocar o RN no trocador, sobre a toalha, secá-lo com movimentos leves e circulares.
- Proteger o tórax, cobrindo-o.
- Colocar o RN sobre a fralda e antes de fechá-la proceder ao curativo do coto umbilical.
- Vesti-lo com roupas apropriadas, respeitando a temperatura ambiente.
- Secar a cuba do berço do RN, desprezando o plástico.
- Arrumar o berço, cobrindo o colchonete com novo lençol.
- Colocar a unidade em ordem.
- Lavar as mãos.
- Verificar prescrição de enfermagem do prontuário.

BANHO NA INCUBADORA

Existem casos em que todos os cuidados ao RN devem ser realizados no interior da incubadora, expondo-o menos a frio, risco de perda ponderal e outras complicações. A cúpula da incubadora permite visualização total do RN e sua parede dupla mantém melhor estabilidade térmica, possibilitando redução da perda de calor por radiação. A lavagem das mãos é de grande importância, antes e após manusear o RN dentro da incubadora, bem como utilizar os cotovelos para abrir as portinholas, que deverão permanecer abertas o menor tempo possível. Observar também o uso adequado da portinhola lateral direita da incubadora para retirar material contaminado, evitando contaminação cruzada. Não utilizar excesso de roupa dentro da incubadora.

Ao fazer a higiene do RN, o enfermeiro deve avaliar o padrão respiratório, coloração da pele, reflexos, tônus muscular e anormalidades. Ao término, observar o posicionamento adequado, a temperatura corporal e a da incubadora, verificando a colocação correta do sensor de pele e sensor de ar.

Material

- Cuba-rim.
- Bolas de algodão.
- Hastes flexíveis de algodão.
- Fralda descartável.
- Sabonete infantil líquido individual ou antisséptico de escolha.
- Luvas de procedimento de cano longo.
- Lençol.
- Mesa auxiliar.

Procedimento

- Organizar o material.
- Lavar as mãos.
- Identificar o RN.
- Verificar a temperatura do RN e da incubadora antes de iniciar o procedimento.
- Colocar água morna na cuba-rim.
- Colocar a cuba-rim sobre a mesa auxiliar.
- Soltar o lençol do colchonete.
- Iniciar o banho pelos olhos, utilizando uma bola de algodão para cada olho.
- Higienizar o orifício nasal externamente com haste de algodão umedecida em água morna.
- Higienizar o pavilhão auricular com haste flexível de algodão umedecida.
- Lavar a cabeça com bolas de algodão umedecidas e sabonete neutro, enxaguar retirando o excesso de sabonete com algodão umedecido e secar.
- Com a bola de algodão umedecida e com sabonete lavar o braço oposto, da extremidade para axilas, enxaguar e secar.
- Repetir no outro braço.
- Lavar o tórax com movimentos circulares, de cima para baixo, enxaguar e secar.
- Colocar o RN em decúbito lateral, lavar as costas, enxaguar e secar.
- Voltar para o decúbito dorsal, abrir a fralda e proceder à limpeza dos genitais, no sentido anteroposterior, se necessário, trocar luvas de procedimento.
- Colocar o RN na metade oposta do colchão.
- Trocar a roupa de cama; a roupa usada deve ser colocada por baixo do RN.
- Limpar a metade proximal do colchão, respeitando os princípios de assepsia.
- Forrar com lençol limpo.
- Colocar o RN sobre a parte limpa do lençol.
- Limpar a outra parte do colchão e forrar.
- Acomodar o RN confortavelmente.
- Verificar o alinhamento do RN, que deve estar organizado, utilizando para isso coxins e rolinhos.
- Limpar a incubadora por dentro com água e sabão.

- Retirar material e roupas utilizados pela portinhola lateral direita da incubadora, evitando o cruzamento de material limpo e contaminado.
- Limpar a portinhola lateral direita da incubadora.
- Limpar a incubadora na parte externa e secar com compressa macia.
- Retirar luvas.
- Deixar a unidade em ordem.
- Anotar e verificar na prescrição.

CURATIVO DO FUNÍCULO

Ao nascimento, após cortar o funículo, recomenda-se fixá-lo em condições estéreis, utilizando álcool a 70% ou antisséptico preconizado pelo Ministério da Saúde (ver observação anterior).

O curativo deve ser diário, a cada troca de fraldas e após o banho, promovendo rápida mumificação do coto e evitando infecção. Contraindica-se cobrir com gaze. O *clamp* do funículo pode ser retirado 24 horas após o nascimento, considerando-se as condições do coto umbilical.

Material

- Álcool 70ºGL (ver observação anterior).
- Hastes flexíveis de algodão.
- Luvas de procedimento.

Procedimento

- Verificar prescrição de enfermagem.
- Organizar o material, levá-lo próximo do berço e o local do preparo.
- Lavar as mãos.
- Verificar a identificação do RN.
- Expor o coto umbilical, removendo as roupas e a fralda.
- Umedecer a haste de algodão.
- Limpar as pregas da base do coto umbilical com a haste flexível. Secar bem, a seguir.
- Repetir o movimento quantas vezes for necessário.
- Recolocar fralda e roupas no RN.
- Recompor a unidade.
- Lavar as mãos.
- Verificar prescrição de enfermagem e anotar aspecto e presença de secreção.

ASSISTÊNCIA DE ENFERMAGEM AO ALEITAMENTO MATERNO

O enfermeiro deve promover o aleitamento materno, intervindo no momento oportuno e envolvendo os demais membros da equipe de enfermagem no processo da amamentação (ver capítulo Aleitamento materno).

SONDA GÁSTRICA

É a introdução de uma sonda até o estômago pela boca ou narina, com a finalidade de oferecer alimentação principalmente para RN pré-termo, RN com malformações congênitas do trato gastrintestinal, para administrar medicamentos, aliviar distensão abdominal ou esvaziar o conteúdo gástrico[5,9]. A utilização de sonda por via orogástrica mantém as narinas permeáveis, contudo a sonda nasogástrica não interfere com a amamentação[9].

Recomenda-se o uso de luva estéril pelo risco de a sonda seguir a via traqueal na realização do procedimento. O comprimento da sonda, para atingir o estômago, é calculado, atualmente, medindo-se a sonda do lóbulo do pavilhão auricular à ponta do nariz e da ponta do nariz a um ponto entre a extremidade do apêndice xifoide e o umbigo[10]. A troca da sonda gástrica deve ser realizada periodicamente, não havendo recomendações específicas a respeito, mas em geral é feita a cada 72 horas, ficando, porém, a critério de cada serviço.

Considerar o controle da dor por métodos não farmacológicos, como o uso por via oral de solução de glicose, chupetas, leite materno, cuidado canguru[9]. Se houver dúvidas quanto à localização da sonda, é recomendada radiografia de tórax[5].

Material

- Sonda gástrica nos 4, 6 ou 8, estéril.
- Seringa de 10mL.
- Adesivo próprio.
- Estetoscópio.
- Luva de procedimento.
- Coletor, se necessário.
- Soro fisiológico a 0,9%, se necessário.

Procedimento

- Monitorizar as frequências cardíaca e respiratória durante todo o procedimento.
- Conferir prescrição médica.
- Organizar o material, levá-lo próximo do local de uso e o de preparo.
- Lavar as mãos.
- Identificar o RN.
- Imobilizar o RN com um lençol, tomando cuidado para não prejudicar os movimentos respiratórios.
- Deixar o material semiaberto, sem contaminação, para fácil manuseio.
- Calçar as luvas.
- Medir a sonda do lóbulo do pavilhão auricular à ponta do nariz e da ponta do nariz a um ponto entre a extremidade do apêndice xifoide e o umbigo, respeitando os princípios de assepsia. Marcar o comprimento da sonda.

- Abrir a boca do RN com suavidade e introduzir a sonda, com sua cabeça levemente fletida.
- Introduzir a sonda até o lugar antecipadamente marcado.
- Em dupla checagem testar, colocando o diafragma do estetoscópio no quadrante esquerdo superior do abdome, injetando de 1 a 2mL de ar na sonda, e simultaneamente auscultar ruídos aéreos no estômago.
- Aspirar conteúdo gástrico, usando sucção delicada para evitar traumatismo dos tecidos.
- Fixar a sonda no local previamente protegido com adesivo de escolha.
- Para a lavagem gástrica, utilizar soro fisiológico, injetar 5mL de soro lentamente, aspirar com a seringa o líquido introduzido. Repetir se necessário, até o líquido ficar claro. Retirar a sonda delicadamente, ao final.
- Para manter a sonda aberta, colocar a extremidade distal no coletor e mensurar o volume drenado no final do período, ou antes, se necessário.
- Colocar o RN em posição confortável.
- Verificar prescrição de enfermagem e anotar.
- Proceder à anotação de enfermagem.

ADMINISTRAÇÃO DE MEDICAMENTOS

À enfermagem compete a responsabilidade na administração dos medicamentos, devendo, para isso, ter conhecimento do princípio ativo, mecanismo de ação, interações medicamentosas e toxicidade das drogas a serem administradas[11].

Finalidades

- Preventiva.
- Diagnóstica.
- Terapêutica.

Procedimentos e vias de administração

Via oral

Introdução de medicamentos na via digestiva através da cavidade oral: é mais segura, econômica e conveniente. Os medicamentos administrados em gotas ou soluções devem ser de uso individual.

Material

- Medicação prescrita.
- Água destilada estéril.
- Seringa graduada, própria para medicação oral.
- Triturador, se necessário.
- Luvas de procedimento.
- Fita adesiva.
- Gaze.

Procedimentos

- Verificar prescrição médica.
- Calcular a dose prescrita.
- Higienizar a bancada com álcool 70ºGL.
- Lavar as mãos.
- Organizar o material e o local de preparo.
- Se comprimidos, diluir em pequena quantidade de água estéril. Se necessário, usar o triturador.
- As medicações líquidas em suspensão e gotas nem sempre podem ser diluídas.
- Identificar a seringa com o nome do RN, número da pulseira e/ou leito, via de administração, nome do medicamento, dosagem, data e hora, na fita adesiva.
- Após, diluir o medicamento, aspirar a quantidade previamente calculada na seringa.
- Lavar as mãos e colocar as luvas.
- Levar a medicação, na bandeja, próximo ao berço do RN.
- Conferir a pulseira de identificação.
- Elevar o decúbito do RN.
- Administrar o medicamento aos poucos, observando a deglutição.
- Colocar o RN em posição lateral no berço, evitando risco de aspiração
- Retirar luvas e lavar as mãos.
- Verificar a prescrição médica.
- Proceder à anotação de enfermagem.

Via intramuscular

Via de escolha para soluções irritantes e de difícil absorção, mas por essa via a droga é absorvida pela vascularização muscular.

Os RN apresentam hipotrofia da musculatura, dispondo de menos sítios adequados para a aplicação de medicação por via intramuscular, sendo que alguns locais não toleram mais de 0,5mL, portanto, volumes maiores devem ser fracionados. O local preferencial para a aplicação é o músculo vastolateral da coxa no terço médio, por apresentar maior massa muscular[12]. A escolha do calibre da agulha varia de acordo com o tamanho do RN e deve ser compatível com o ângulo utilizado na administração por via intramuscular.

Material

- Gaze.
- Medicação prescrita.
- Diluente.
- Agulha descartável para o preparo da medicação.
- Agulha descartável de pequeno calibre e comprimento adequados ao tamanho do RN.
- Seringa descartável de 1mL.
- Bolas de algodão.
- Álcool 70ºGL.
- Fita adesiva.
- Luvas de procedimento.

Procedimento

- Verificar prescrição médica.
- Oferecer água com glicose a 10% (embalada do lactário).
- Calcular a dosagem a ser administrada.
- Higienizar a bancada com álcool 70ºGL.
- Lavar as mãos.
- Organizar o material e o local de peparo.
- Abrir a seringa respeitando os princípios de assepsia, adaptar a agulha para aspirar o medicamento, colocar a seringa sobre a própria embalagem.
- Fazer desinfecção da ampola e/ou frasco-ampola com sache *swab* de álcool a 70ºGL e abri-la.
- Introduzir a agulha no interior da ampola sem tocar externamente e aspirar; em caso de frasco-ampola, injetar o diluente na parede interior do frasco. Homogeneizar a solução.
- Aspirar a quantidade desejada.
- Trocar a agulha.
- Identificar a seringa com fita adesiva, com nome, número da pulseira e/ou leito, nome da medicação, dose, via de administração, data, hora.
- Colocar o material na bandeja.
- Levar a medicação próximo ao berço.
- Lavar as mãos.
- Conferir identificação do RN.
- Calçar as luvas.
- Expor a área de aplicação.
- Fazer a antissepsia do local de aplicação com *swab* umedecido em álcool a 70%, virando-a a cada movimento.
- Segurar delicadamente o membro inferior do RN, evitando traumatismo tecidual, apreendendo a massa muscular.
- Estirando a pele, introduzir a agulha em angulo de 90º com a coxa.
- Aspirar para certificar-se que os vasos não foram atingidos.
- Injetar o líquido lentamente.
- Retirar a agulha e fazer compressão no local de aplicação.
- Massagear, se não houver contraindicação.
- Controlar a dor por meios não farmacológicos.
- Confortar o RN no colo, se possível, para acalmá-lo.
- Colocá-lo em posição confortável.
- Desprezar o material em lugar apropriado para perfurocortantes.
- Retirar luvas e lavar as mãos.
- Verificar prescrição médica.
- Proceder à anotação de enfermagem.

Via intravenosa

Via de escolha para medicamentos que necessitem de ação imediata, introduzidos diretamente na corrente sanguínea, por determinado período ou para uso contínuo. Indicada para maiores volumes de soluções, para medicamentos dolorosos por outras vias e para substâncias irritantes que possam causar necrose tecidual. Os acessos mais indicados são: plexo venoso dorsal das mãos e pés, veias basílica, cubital, mediana, acessórias do antebraço, safena, parva e magna, e do couro cabeludo (veias supratroclear, temporal superficial e auricular posterior)[9].

Material

- Medicação prescrita.
- Diluente.
- Agulhas descartáveis para aspirar a medicação.
- Seringa descartável.
- *Swab* de álcool a 70%.
- Fita adesiva.
- Gazes.
- Equipo com bureta de 50-100mL.
- Luvas de procedimento.
- Bandeja.

Procedimento

- Verificar a prescrição médica.
- Calcular a dosagem a ser administrada.
- Lavar as mãos.
- Organizar o material e o local de preparo.
- Abrir a seringa respeitando os princípios de assepsia, adaptar a agulha para aspirar o medicamento, colocar a seringa sobre a própria embalagem.
- Fazer desinfecção da ampola e/ou do frasco-ampola com *swab* de álcool a 70% e abri-la.
- Introduzir a agulha no interior da ampola sem tocar externamente, aspirar; em caso de frasco-ampola, injetar o diluente na parede interior do frasco. Homogeneizar a solução.
- Aspirar a quantidade desejada.
- Trocar a agulha.
- Identificar a seringa com fita adesiva, com nome, número da pulseira e/ou leito, nome da medicação, dose, via de administração, data, hora.
- Colocar o material na bandeja.
- Levar a medicação próximo do berço.
- Lavar as mãos.
- Conferir a identificação do RN, conforme a identificação na seringa.
- Verificar as condições da rede venosa e presença de sinais flogísticos.
- Conferir data da troca do curativo, se houver.
- Posicionar o RN de maneira confortável, ficando atenta aos sinais de dor.
- Controlar a dor por meios não farmacológicos.

- Caso necessite realizar nova punção venosa, seguir a técnica.
- Fazer a desinfecção, *swab* de álcool a 70%, no ejetor apropriado no cálice graduado, trocando o *swab* por três vezes.
- Colocar a medicação e diluir na solução e na quantidade prescrita.
- Adaptar o equipo de cálice graduado, ou seringa com medicação, à bomba de infusão e programá-la.
- Adaptar o equipo ao cateter periférico.
- Controlar o gotejamento, se não estiver utilizando bomba de infusão.
- Ao término, caso se utilize adaptador de pressão positiva, permeabilizar a via de acesso, com solução padronizada pelo serviço.
- Colocar a unidade em ordem, descartar o material em local apropriado.
- Verificar a prescrição médica.
- Proceder à anotação de enfermagem.

Ver capítulo Acessos vasculares.

Via inalatória

É a introdução de um medicamento diretamente na via respiratória por meio de inalador.

Material

- Inalador infantil.
- Medicação prescrita.
- Diluente prescrito.
- Seringa descartável.
- Agulha descartável.
- *Swab* de álcool a 70%.
- Fita adesiva.
- Luvas de procedimento.
- Fonte de oxigênio ou ar comprimido, conforme prescrição.

Procedimento

- Verificar prescrição médica.
- Lavar as mãos.
- Organizar o material e o local do preparo.
- Montar a seringa seguindo princípios de assepsia.
- Desinfetar a ampola.
- Aspirar a quantidade correta de diluente (soro fisiológico) e colocar no copinho do inalador.
- Colocar a medicação no copinho do inalador.
- Identificar o inalador com fita adesiva constando nome do RN, data, hora, medicamento.
- Levar a bandeja ou cuba-rim próximo do berço do RN.
- Conferir identificação.
- Lavar as mãos e colocar as luvas.
- Adaptar o inalador à extensão e à fonte e regular o fluxo.
- Elevar o decúbito do RN, se possível.
- Ajustar a máscara infantil ao rosto do RN.
- Permanecer ao lado do RN até o término do procedimento.

- Proteger o tórax.
- Ao término, fechar o fluxômetro.
- Deixar o RN confortável.
- Colocar o inalador e a extensão em solução desinfetante e/ou proceder conforme padronização pelo serviço.
- Lavar as mãos.
- Verificar a prescrição médica.
- Proceder à anotação de enfermagem.

Via nasal

É a introdução de medicamento no canal nasal com a finalidade de facilitar a drenagem de secreções e melhorar a aeração. Utilizar frasco individualizado do medicamento para cada RN, identificando a validade da data em que foi aberto.

Material

- Frasco de medicação prescrita.
- Luvas de procedimento.
- Gaze.

Procedimento

- Verificar prescrição médica.
- Organizar o material e o local de preparo.
- Lavar as mãos e colocar as luvas.
- Levar o material próximo do RN.
- Conferir a identificação.
- Colocar o RN em decúbito dorsal com a cabeça ligeiramente fletida para trás.
- Instilar o medicamento na dosagem prescrita em uma das cavidades nasais, tampando a outra. Repetir o procedimento do outro lado.
- Secar o excesso com gaze.
- Colocar o RN em posição confortável.
- Lavar as mãos.
- Verificar a prescrição médica.
- Proceder à anotação de enfermagem.

Via cutânea

Método usado para administrar medicamento sobre a pele, indicado para efeito local ou, eventualmente, geral. Cada RN deve ter o tubo de medicamento individualizado.

Material

- Medicação prescrita.
- Gaze.
- Luva de procedimento.

Procedimento

- Verificar prescrição médica.
- Organizar o material e o local de preparo.
- Lavar as mãos e calçar as luvas.
- Conferir identificação do RN.

- Expor a área de aplicação.
- Colocar o medicamento sobre a gaze, desprezando 1cm do medicamento.
- Aplicar o medicamento.
- Colocar o RN em posição confortável.
- Organizar a unidade e lavar as mãos.
- Verificar a prescrição médica.
- Proceder à anotação de enfermagem.

Via ocular

Introdução, em mucosa ocular, de medicamento com função curativa, profilática, anestésica ou para a execução de exame oftálmico.

Material

- Frasco com o medicamento prescrito.
- Gaze estéril.
- Luvas de procedimento.

Procedimento

- Verificar prescrição médica.
- Organizar o material e o local de preparo.
- Lavar as mãos e colocar as luvas.
- Conferir identificação.
- Posicionar o RN com um coxim sob a região escapular.
- Com cuidado, abrir o olho do RN com o auxílio de uma gaze.
- Manter a pálpebra aberta.
- Instilar a quantidade prescrita de gotas no saco conjuntival.
- Secar o excesso de colírio no canto interno do olho.
- Repetir no outro olho, se necessário.
- Posicionar o RN confortavelmente.
- Organizar a unidade.
- Lavar as mãos.
- Verificar a prescrição médica.
- Proceder à anotação de enfermagem.

Via retal

Medicamento absorvido por via retal, com a finalidade de promover a eliminação intestinal ou para fins terapêuticos.

Observar o uso de supositório de glicerina que, na maioria das vezes, deve ser cortado, de acordo com o tamanho do RN, evitando possíveis lesões na sua frágil mucosa[11].

Material

- Medicamento prescrito.
- Luva de procedimento.
- Gaze.
- *Kit* para higienização do períneo.

Procedimento

- Verificar prescrição médica.

- Organizar o material.
- Lavar as mãos.
- Conferir a identificação do RN.
- Calçar as luvas.
- Retirar a fralda e fazer higiene do períneo.
- Posicionar o RN em decúbito lateral esquerdo.
- Abrir a embalagem do medicamento e envolvê-lo em gaze.
- Entreabrir o sulco interglúteo com a mão esquerda utilizando uma gaze.
- Introduzir suavemente com a outra mão o medicamento no ânus.
- Segurar por alguns minutos.
- Certificar-se de que a medicação foi absorvida.
- Recolocar a fralda no RN.
- Retirar luvas e lavar as mãos.
- Colocar a unidade em ordem.
- Verificar a prescrição médica.
- Proceder à anotação de enfermagem.

Via subcutânea

É a introdução de medicamentos na hipoderme, que, por ser uma via de absorção lenta, contínua e segura, é indicada para a administração de hormônios, vacinas e anticoagulantes. O volume máximo não deve ultrapassar 0,1mL. O local mais indicado em RN é a face externa da coxa. O calibre de escolha da agulha é variável, de acordo com a massa corporal do RN. Para RN a termo, recomenda-se agulha 13,5 × 3,8 ou agulha de insulina.

Material

- Medicamento prescrito.
- Seringa de 1mL.
- Agulha 13,5 × 3,8.
- *Swab* de álcool a 70%.
- Bolas de algodão.
- Bandeja.
- Luva de procedimento.

Procedimento

- Verificar prescrição médica.
- Organizar o material e o local de preparo.
- Lavar as mãos.
- Preparar a seringa e diluir a medicação, seguindo os princípios de assepsia.
- Aspirar a quantidade prescrita.
- Identificar a seringa com nome do RN, data, hora, nome do medicamento, via de administração, dosagem.
- Lavar as mãos.
- Verificar a identificação do RN.
- Controlar a dor por meios não farmacológicos.

- Calçar luvas.
- Expor a área de aplicação.
- Fazer a antissepsia do local com *swab* de álcool 70%.
- Introduzir a agulha em um ângulo de 45° ou 90°, de acordo com o tamanho do RN.
- Aspirar e injetar o líquido lentamente.
- Retirar a agulha e fazer suave compressão local.
- Confortar o RN, de preferência no colo.
- Recolocá-lo no berço.
- Recompor a unidade.
- Descartar o material em local apropriado.
- Verificar prescrição médica.
- Proceder à anotação de enfermagem.

NUTRIÇÃO PARENTERAL

É a nutrição feita por solução composta de carboidratos, aminoácidos, lipídios, vitaminas e sais minerais, estéril, acondicionada em bolsas com sistema fechado, destinada à administração por via intravenosa (ver Capítulo Nutrição parenteral).

Segundo a portaria nº 272 de 8/4/1998 da Secretaria de Vigilância Sanitária, Ministério da Saúde[8], anexo I, que estabelece as atribuições da equipe multiprofissional envolvida direta ou indiretamente na terapia da nutrição parenteral, atribui ao profissional enfermeiro:

- Orientar a família quanto à nutrição parenteral.
- Preparar o paciente e o material para inserção do cateter intravenoso.
- Prescrever os cuidados de enfermagem relacionados à terapia.
- Proceder ou assegurar a punção venosa periférica, incluindo a inserção periférica de cateter central.
- Receber a nutrição parenteral da farmácia e assegurar sua conservação até sua completa administração.
- Proceder à inspeção visual da nutrição parenteral antes de sua administração.
- Avaliar e assegurar a administração da nutrição parenteral observando os princípios de assepsia.
- Assegurar a infusão do volume prescrito por meio de controle rigoroso de gotejamento ou com utilização de bomba de infusão.
- Detectar, registrar e comunicar intercorrências de ordem técnica e/ou administrativa.
- Garantir o registro claro e preciso de informações relacionadas à administração e à evolução do paciente quanto a peso, sinais vitais, balanço hídrico, glicosúria e glicemia.
- Efetuar e/ou supervisionar a troca de curativo do cateter.
- Padronizar procedimentos de enfermagem relacionados à terapia nutricional.

- Assegurar que outra droga e/ou nutriente não sejam infundidos na mesma via de administração da nutrição parenteral.
- Conferir nome do farmacêutico responsável, nome do RN, número de registro, data, hora, composição e volume total.

PUNÇÃO VENOSA PARA INSTALAÇÃO DE SORO

Procedimento técnico realizado para a obtenção de amostras de sangue para exames laboratoriais, administração de drogas, manutenção do equilíbrio hemodinâmico de RN incapacitados à ingestão de alimentos indispensáveis. Deve-se praticar o menor número de punções venosas possíveis, diminuindo o risco de lesões das veias, para isso a escolha do dispositivo adequado é muito importante. Recomenda-se iniciar a punção de acesso venoso na sequência: plexo venoso dorsal das mãos, veia mediana do antebraço, veias acessórias do antebraço, considerando presença de sinais flogísticos no local, perda de substâncias adjacentes, proximidade de articulações, tipo de solução a ser infundida[9]. Alguns serviços evitam as veias e a tricotomia do couro cabeludo pelo risco de infecções.

Ver capítulo Acessos vasculares.

Material
- Luvas de procedimento.
- *Swab* de álcool a 70%.
- Dispositivo apropriado ao acesso.
- Curativo transparente.
- Medicação prescrita e diluída com técnica asséptica.
- Soro fisiológico.
- Torniquete apropriado ao tamanho da criança.

Procedimento
- Lavar as mãos.
- Organizar o material e o local de preparo.
- Levar o material próximo do local onde será realizado o procedimento, que deverá estar bem iluminado.
- Identificar número da pulseira do RN.
- Explicar o procedimento à família, se ela estiver presente.
- Determinar o local da punção.
- Controlar a dor por meios não farmacológicos.
- Imobilizar de maneira confortável o RN, envolvendo-o em lençol.
- Calçar luvas.
- Utilizar o torniquete, se necessário, duas polegadas acima do local da punção, para fazer a compressão do vaso.
- Fazer a antissepsia no sentido do retorno venoso, utilizando três *swabs*.

- Introduzir o dispositivo com o bisel voltado para cima.
- Aguardar o refluxo sanguíneo.
- Remover o torniquete.
- Conectar o dispositivo ao equipo de soro, aguardar início da infusão venosa, observar local da punção.
- Proceder à fixação com curativo transparente.
- Confortar o RN.
- Colocar a unidade em ordem.
- Proceder à anotação de enfermagem.

COLETA DE EXAMES

COLETA DE URINA

É a coleta de amostra de urina com a finalidade de analisar a função renal, verificar a presença de organismos patogênicos, auxiliar no diagnóstico e no tratamento[7,12] (ver Capítulo Punção vesical suprapúbica).

Material
- Coletor de urina masculino ou feminino.
- Luvas de procedimento e luvas estéreis.
- Cuba-rim.
- Algodão.
- Gaze de procedimento.
- Sabonete infantil.
- Frasco, ou seringa estéril para coleta de exame.

Procedimento
- Verificar a solicitação de exame.
- Lavar as mãos.
- Organizar o material e o local do preparo.
- Verificar os dados da identificação do RN.
- Calçar luvas de procedimento.
- Retirar a fralda descartável e fazer a higiene genitoperineal com água e sabonete infantil, respeitando os princípios de assepsia, mantendo o RN em posição supina.
- Lavar as mãos e calçar luva estéril.
- Retirar o papel da borda gomada do orifício do saco coletor e adaptá-lo em torno do pênis, ou dos grandes lábios do RN, de maneira que a bolsa não cubra o ânus, para não haver contaminação.
- Para a coleta de urocultura, trocar o coletor de urina após 30 minutos, se o RN não apresentou micção, repetindo também a higiene da região genitoperineal, com água e sabonete infantil.
- Após a micção, retirar cuidadosamente o coletor, avaliando a pele no local.
- Recolocar a fralda.
- Caso necessário, aspirar amostra de urina com uma seringa e colocar em tubo estéril identificado.
- Anotar a hora em que foi colhida a amostra e encaminhar ao laboratório.
- Anotar o volume na folha de controle de enfermagem.

Coleta de fezes

Amostra de fezes é a porção de material fecal, colhida em recipiente próprio para análise, com a finalidade de determinar a presença de micro-organismos patogênicos, parasitas, sangue oculto, análise química e auxiliar no diagnóstico. Ao colher fezes para exames, elas devem ser recentes, para não haver distorções nos resultados do exame.

Material

- Recipiente para amostra.
- Espátula.
- Luvas de procedimento.

Procedimento

- Verificar a solicitação de exames.
- Lavar as mãos.
- Organizar o material na bandeja.
- Levar o material próximo do berço.
- Conferir os dados de identificação do RN.
- Calçar luvas de procedimento.
- Após evacuação, retirar a fralda descartável e colher uma amostra central de fezes com o auxílio de uma espátula.
- Colocar a amostra coletada em frasco para coleta.
- Identificar o frasco com etiqueta apropriada.
- Efetuar a higiene perineal respeitando os princípios de assepsia.
- Lavar as mãos.
- Encaminhar o material para o laboratório.
- Anotar o horário em que foi colhido e encaminhado o material.

PUNÇÃO DE CALCANHAR

Procedimento realizado para fins diagnósticos. Consiste na punção da região lateral ou região medial do calcanhar para obter amostra de sangue. A escolha do local apropriado deve evitar a artéria plantar[9,13].

Procedimento

- Verificar solicitação de exame.
- Organizar o material e o local de preparo.
- Levar o material próximo do RN.
- Gaze estéril.
- Lavar as mãos.
- Confirmar a identificação do RN, conferindo com a solicitação de exame.
- Calçar as luvas.
- Controlar dor por meios não farmacológicos.
- Fazer a antissepsia do local da coleta, utilizando swab de álcool a 70%, massageando, para ativar a circulação local.

- Realizar a punção rapidamente, utilizando dispositivo próprio (lanceta retrátil de segurança), provocando um fluxo sanguíneo livre e contínuo.
- Desprezar a primeira gota de sangue, removendo-a com a gaze estéril. Essa primeira gota frequentemente está contaminada com fluido tecidual e pode ter alta concentração de potássio, causando diluição da amostra, hemólise e coagulação.
- Coletar o sangue nos tubos capilares (ou nos frascos para exame) ou papel de filtro apropriado, deixando o sangue fluir naturalmente.
- Fazer compressão local com o swab de álcool após colher o material.
- Identificar o material e encaminhar ao laboratório.
- Anotar no prontuário.

Coleta de sangue

É a coleta de amostra de sangue venoso ou arterial para análise laboratorial, com a finalidade de auxiliar no diagnóstico. Revisão Cochrane recomenda a punção venosa como o método de escolha para coleta de amostras de sangue no RN[14]. Acesso venoso preferencial, fossa antecubital.

Material

- Luvas de procedimento.
- Torniquete apropriado ao tamanho do RN, se necessário.
- Swab de álcool a 70%.
- Tubos para coleta de material.
- Seringas.
- Agulhas descartáveis.
- Etiquetas de identificação com os dados do RN para os frascos.
- Dispositivo periférico de tamanho apropriado.

Procedimento

- Verificar solicitação de exame
- Selecionar os frascos de acordo com o exame solicitado.
- Lavar as mãos.
- Organizar o material e o preparo do local.
- Verificar as condições da rede venosa.
- Posicionar o RN.
- Controlar a dor por meios não farmacológicos.
- Calçar luvas de procedimento.
- Colocar o torniquete, se necessário.
- Fazer antissepsia do local escolhido em sentido único com três swabs de álcool a 70%, esperando secar espontaneamente.
- Puncionar, fixando com os dedos a veia e, mantendo o bisel para cima, aguardar o retorno venoso e retirar o torniquete.
- Aspirar o sangue, até a quantidade necessária.

- Retirar a agulha fazendo compressão local.
- Introduzir o sangue no tubo, deslizando pela parede, evitando hemólise.
- Retirar as luvas de procedimento.
- Encaminhar a amostra ao laboratório com a solicitação de exame.
- Colocar o local em ordem.
- Anotar no prontuário.

Obs.: no caso de coleta para hemocultura, deixar esse procedimento para o final.

SINAIS VITAIS

Após avaliar o aspecto geral do RN deve-se proceder à mensuração dos sinais vitais: temperatura, frequências respiratória e cardíaca e pressão arterial[11,15].

MEDIDA DE TEMPERATURA

Material

- Termômetro clínico de uso individual.
- *Swab* de álcool a 70%.
- Procedimento
- Organizar o material.
- Lavar as mãos.
- Identificar o RN.
- Posicioná-lo em decúbito lateral ou dorsal.
- Realizar a limpeza do termômetro com *swab* de álcool a 70%.
- Abaixar a coluna de mercúrio até 35°C.
- Colocar o termômetro na axila, segurando junto à porção externa do tórax do RN, entre a linha axilar e o braço, com o bulbo em contato direto com a pele.
- Manter o termômetro de 5 a 8 minutos.
- Retirar o termômetro e proceder à leitura.
- Se a temperatura axilar medida estiver fora da faixa de 36,4 a 37,2°C, recomenda-se medir novamente após 15 a 30 minutos.
- Limpar o termômetro com o *swab* de álcool a 70% e guardá-lo em local apropriado.
- Anotar o dado na prescrição de enfermagem e o local utilizado para medir a temperatura.
- •Avisar o médico da unidade se houver alterações da normalidade.

FREQUÊNCIA RESPIRATÓRIA

Procedimento

- Lavar as mãos.
- Identificar o RN.
- Posicioná-lo em decúbito dorsal.

- Contar as respirações por pelo menos 1 minuto completo.
- Avaliar o padrão respiratório do RN.
- Observar se há parada de 15 segundos ou mais, após ciclo respiratório completo, indicando apneia.
- Avaliar os sons respiratórios auscultando os campos pulmonares anterior e posterior colocando o estetoscópio sobre cada lobo pulmonar por pelo menos 5 segundos, em tempo total de 1 minuto.
- Observar se o movimento do tórax é simétrico à medida que esse se eleva e se retrai.
- Anotar na folha de controles.

FREQUÊNCIA CARDÍACA

Procedimento

- Lavar as mãos.
- Identificar o RN.
- Posicionar o RN em decúbito dorsal.
- Colocar o diafragma do estetoscópio sobre o impulso apical do 4º ou 5º espaço intercostal na linha hemiclavicular esquerda, sobre o ápice cardíaco.
- Escutar por 1 minuto para verificar a frequência cardíaca, o número e o ritmo dos batimentos, detectando possíveis alterações.
- Outra maneira menos usual em RN, mas também usada, é verificar a frequência cardíaca, por meio da palpação, em artérias superficiais próximo de uma resistência óssea: radial, carotídea, femoral ou pediosa, durante 1 minuto.
- Anotar na folha de controles.

PRESSÃO ARTERIAL

Procedimento

- Lavar as mãos.
- Identificar o RN.
- Posicioná-lo em decúbito dorsal.
- Escolher o manguito apropriado, considerando que sua largura deve corresponder à metade da circunferência do braço do RN ou de sua perna.
- Colocar o manguito 1 ou 2 dedos acima da área antecubital ou poplítea, sem comprimir.
- Manter o diafragma do estetoscópio diretamente sobre a artéria escolhida.
- Segurar a extremidade firmemente para mantê-la estendida.
- Inflar o manguito e soltar o ar lentamente.
- Determinar a pressão arterial sistólica no ponto de início dos sons de Korotkoff, e no ponto de desaparecimento dos sons, a pressão diastólica.
- Comparar as leituras com os valores normais.
- Anotar os valores encontrados e relatar desvio significativo.

MONITOR ELETRÔNICO DE PRESSÃO SANGUÍNEA

Procedimento

- Lavar as mãos.
- Identificar o RN.
- Posicionar o manguito diretamente sobre a artéria braquial ou poplítea.
- Acionar o equipamento, que infla o manguito automaticamente.
- Manter o braço ou a perna estendidos durante o procedimento.
- Proceder à leitura.
- Observar atentamente a coloração das extremidades para avaliar compressão excessiva.
- Anotar no prontuário e comunicar alterações ao médico, se houver.

MEDIDAS ANTROPOMÉTRICAS

A antropometria é um sistema de medida do tamanho, da composição do corpo e das suas partes específicas. As mensurações devem ser padronizadas, pois trazem informações importantes. As medidas verificadas em RN, geralmente, são peso, altura, perímetros cefálico, torácico e abdominal (ver capítulo Procedimentos simples).

PESO

A mensuração do peso do RN deve ser realizada diariamente, no período da manhã (ou conforme a rotina do serviço) antes da amamentação.

Material

- Balança digital pediátrica.
- Papel para forrar a bandeja da balança.

Procedimento

- Lavar as mãos.
- Colocar papel para forrar a bandeja da balança pediátrica.
- Ligar a balança e aguardar que o visor seja zerado.
- Certificar-se de que a temperatura ambiente esteja agradável, por volta de 24ºC, prevenindo estresse por frio.
- Retirar a roupa do RN, inclusive a fralda.
- Anotar se precisar pesar o RN com alguma peça de roupa e com algum tipo de dispositivo.
- Colocar o RN deitado sobre a bandeja da balança.
- Verificar o peso indicado no visor.
- Vestir o RN.
- Desprezar o papel-toalha.
- Lavar as mãos.
- Anotar no prontuário.

COMPRIMENTO

Material

- Régua antropométrica pediátrica.

Procedimento

- Lavar as mãos.
- Forrar o colchonete da mesa de exame, previamente desinfetada.
- Verificar a temperatura da sala, que deve estar agradável.
- Colocar o RN despido deitado sobre o colchonete da mesa de exame.
- Aproximar a régua antropométrica da região cefálica e dos pés do RN.
- Colocar as mãos do examinador sobre os joelhos para evitar falsa medida.
- Fazer a leitura diretamente na régua.
- Vestir o RN e recompor a unidade.
- Anotar no prontuário.

Nota: é ideal que essa medida seja feita com o auxílio de uma segunda pessoa.

PERÍMETROS

Material

- Fita métrica inextensível.

Procedimento

- Lavar as mãos.
- Forrar o colchonete da mesa de exames, previamente desinfetada.
- Verificar se a temperatura da sala está agradável.
- Medir o perímetro cefálico colocando a fita métrica sobre a parte mais proeminente do occipital e ao redor da fronte, logo acima das cristas supraorbitárias.
- Observar a presença de edema cefálico, que pode alterar a medida.
- Verificar o valor diretamente na fita.
- Retirar as roupas do RN.
- Medir o perímetro torácico colocando a fita métrica ao redor do tórax, ao nível dos mamilos, ajustar e fazer a leitura diretamente na fita, após o RN ter inspirado, antes do início da expiração.
- Medir o perímetro abdominal colocando a fita métrica na altura da linha umbilical.
- Vestir o RN e recompor a unidade.
- Anotar no prontuário.

ASPIRAÇÃO DA CÂNULA ENDOTRAQUEAL

A aspiração da cânula endotraqueal é um procedimento utilizado para RN entubados. Tem por finalidade remover as secreções possibilitando melhor ventilação. Recomenda-se a utilização de sistema fechado para aspiração de secreções, diminuindo o risco de infecção e traumatismos.

O procedimento deve ser realizado por duas pessoas, respeitando os princípios de assepsia e monitorizando a oximetria do RN. Proceder à ausculta pulmonar antes e após a aspiração endotraqueal, para avaliar a frequência e a efetividade em que deve ser realizado o procedimento (ver Capítulo Cuidados com cânula endotraqueal).

Material

- Luva estéril.
- Sonda de aspiração de tamanho apropriado para a cânula de entubação que o RN está utilizando.
- Seringa.
- Soro fisiológico.
- Agulha descartável.
- *Swab* de álcool a 70%.
- Estetoscópio infantil.
- Aspirador com regulador de pressão.

Procedimento

- Organizar o material.
- Lavar as mãos.
- Realizar a ausculta pulmonar, avaliando a necessidade de fisioterapia pulmonar antes do procedimento.
- Proceder à medida da profundidade de introdução da sonda de aspiração endotraqueal, considerando a última marca externa em cm da cânula endotraqueal + 3cm.
- Proceder à anotação de enfermagem.

AGENTE 1

- Aumentar a concentração de oxigênio 10 a 20% do valor que o RN está recebendo.
- Desconectar o ventilador.
- Instilar de 0,2 a 0,5mL de água destilada estéril, auxiliando na fluidificação de secreções, da seringa previamente preparada, se houver necessidade.
- Conectar o ventilador pediátrico manual e ventilar o RN, oferecendo pressão positiva.
- Reconectar o ventilador reajustando a concentração de oxigênio após estabilidade do RN.
- Proceder à limpeza do aspirador.
- Retirar as luvas e lavar as mãos.
- Verificar prescrição.

AGENTE 2

- Conectar a sonda de aspiração ao aspirador, com assepsia, regulando a pressão do aspirador entre 60 e 80mmHg.

- Calçar as luvas, preservando a mão dominante estéril.
- Introduzir a sonda de aspiração até o local previamente marcado, retirar a sonda com movimentos rotativos aspirando as secreções.
- Aspirar novamente após 5 segundos.
- Aspirar a cavidade oral.

FOTOTERAPIA

A fototerapia é indicada em casos de hiperbilirrubinemia neonatal e sua eficácia terapêutica está associada à quantidade de energia luminosa, irradiância, emitida no comprimento de onda do espectro azul, da luz visível, entre 420 e 480 nanômetros[11].

Atualmente, encontram-se à disposição os equipamentos de fototerapia convencional, para uso individual. A fototerapia com fonte de luz halógena, que consiste em equipamento que atua de forma localizada e emite irradiância no espectro azul de luz visível, com baixa emissão de calor devido às características da lâmpada, é mais eficaz para RN com peso inferior a 2.500g[16] (ver Capítulo Icterícia).

Material

- Equipamento de fototerapia adequado à irradiância desejada.
- Radiômetro.

Procedimento

- Identificar o RN.
- Aproximar o equipamento de fototerapia do leito, que deve estar em perfeitas condições para uso.
- Certificar-se da existência do protetor de acrílico.
- Lavar as mãos.
- Despir o RN, mantendo somente uma fralda.
- Colocar leve proteção ocular para manter as pálpebras cerradas, promovendo conforto e lubrificação visual; a proteção ocular deve ser retirada com alguma frequência para estimulação visual do RN ao se realizarem procedimentos, tais como banho, durante as visitas dos pais e à amamentação.
- Posicionar adequadamente o equipamento e o RN.
- Utilizar o radiômetro para medir a irradiância, ao instalar a fototerapia e durante a permanência do RN, quantas vezes forem necessárias.
- Mudar o decúbito do RN com regularidade, promovendo maior conforto e melhor posicionamento.
- Trazer a mãe para amamentar o RN em livre demanda, a fim de favorecer a eliminação de bilirrubina por meio das fezes e urina.
- Observar frequência e características das eliminações.
- Observar condições de integridade da pele.

- Verificar a temperatura corporal do RN com mais frequência, recomenda-se de 4 em 4 horas; avaliar a necessidade de berço aquecido ou de incubadoras, se o RN estiver em berço comum.
- Recomenda-se não usar óleos ou emolientes durante o tratamento, devido ao risco de queimaduras.
- Verificar prescrição de enfermagem e anotar no prontuário, inclusive o valor da irradiância.

Obs.: a fototerapia pode ser colocada no alojamento conjunto, permanecendo o RN ao lado da mãe.

CUIDADOS COM EQUIPAMENTOS

ESTETOSCÓPIOS E TERMÔMETROS CLÍNICOS

Deve-se optar pelo uso individual desses instrumentos, principalmente em UTI neonatal. A limpeza deve ser realizada a cada uso com álcool a 70% ou antisséptico de escolha, preconizado pelo Ministério da Saúde (ver Capítulo Prevenção e controle das infecções).

INCUBADORAS

A limpeza da incubadora deve ser feita diariamente com água e sabão e troca da água do reservatório, após esvaziamento completo. Limpar os espaços internos restritos ao RN, como bandeja, cúpula e colchão, utilizando o próprio sabonete neutro do RN. Para reposição de água, utilizar 2 litros de água destilada estéril.

A limpeza terminal ou desinfecção da incubadora deve ser feita no máximo a cada cinco dias de uso, no momento da alta, óbito e sempre que necessário[11]. Durante o procedimento, desmontar completamente o equipamento: colchão, guarnições, bandeja-suporte, bandeja principal, parede dupla, painel, tubo condutor, tampa do filtro e filtro de ar. O painel com o motor também deve ser lavado seguindo as orientações do fabricante. Utilizar água e sabão ou desinfetante de escolha. Anotar a data e o horário em que foi realizado o procedimento, colocar na incubadora. Não utilizar fitas adesivas ou similares, principalmente na cúpula, o que danifica e prejudica a visualização do RN.

Recolocar as peças e manter o equipamento funcionando para garantir sua limpeza interna até o próximo uso. A troca de filtros da incubadora também deve seguir as orientações do fabricante e, ao ser realizada, anotar data em etiqueta própria para facilitar o controle.

Material
- Sabão líquido ou desinfetante de escolha.
- Compressas.
- Luvas de procedimento.
- Tanque de desinfecção e detergente neutro.

Procedimento
- Desligar a incubadora e aguardar para esfriar.
- Lavar as mãos e calçar as luvas.
- Desmontar completamente a incubadora.
- Iniciar a limpeza pela cúpula usando o pano umedecido.
- Limpar o colchão, bandeja principal, bandeja de apoio do colchão, parede dupla, tubo condutor, tampa do filtro, reservatório de água e demais peças removíveis.
- Retirar o excesso de sabão com compressa umedecida.
- Secar com compressa.
- Recolocar todas as peças.
- Durante o procedimento, encher o tanque de desinfecção do grupo motor, com água limpa e detergente neutro, adaptar o painel e colocá-lo em funcionamento, conectando-o à corrente elétrica.
- Ao término, desprezar a água utilizada, encher novamente o tanque com água limpa para o enxágue.
- Montar completamente o equipamento, recolocando as peças no lugar.
- Ligar novamente a incubadora.
- Retirar as luvas e lavar as mãos.
- Anotar em local predeterminado data, horário e assinatura.

VENTILADORES

A troca do circuito dos respiradores deve ser realizada no máximo a cada 48 horas. Os ventiladores devem ser limpos diariamente em sua parte externa. Realizar esterilização ou desinfecção de alto nível após as trocas, alta, óbito ou transferência do RN, conforme padronizado pelo serviço.

PREPARO DO CORPO

Após a morte, o enfermeiro deve oferecer apoio para que os membros da família enfrentem a realidade imediata da morte do RN e permitir que se despeçam dele, proporcionando o máximo de privacidade.

Materiais
- Gaze.
- Pacote de curativo.
- Fita adesiva.
- Lençol descartável.
- Luva de procedimento.
- Fralda descartável.
- Etiquetas de identificação do óbito.
- Material para higiene do corpo.

Procedimento
- Notificar o óbito, conforme protocolo existente no hospital.

- Providenciar identificação que deverá ser afixada ao corpo.
- Preparar o material.
- Levar até o local onde será realizado o procedimento.
- Calçar luvas de procedimento.
- Fechar os olhos do RN, fazendo leve pressão nas pálpebras.
- Retirar todos os tubos e acessos venosos, cobrir as feridas cirúrgicas ou locais de punção com pequenos curativos compressivos.
- Executar a higiene do corpo removendo todas as manchas de fitas adesivas.
- Colocar fralda descartável e vestir, se oportuno.
- Colocar a primeira via de identificação de óbito no tórax.
- Alinhar os membros.
- Envolver o corpo em lençol descartável.
- Colocar a segunda via de identificação de óbito.
- • Transportar o corpo até o local designado.

REFERÊNCIAS

1. Segre CAM, Alcalá UM, Silva E, Ferreira H, Bertagnon JRD, Andrade AS. Alojamento conjunto mãe-recém-nascido na Maternidade Escola de Vila Nova Cachoeirinha. Mat Inf. 1977;36(1):29-48.
2. Segre CAM. Alojamento conjunto. Temas de Pediatria. 1982;26(1):1-7.
3. Brasil. Estatuto da Criança e do Adolescente. Lei nº 8.069, de 13 de julho de 1990. 11ª edição atualizada em 2/1/2014. Centro de Documentação e Informação. Brasília: Edições Câmara; 2014.
4. Montagu A. Tocar: o significado humano da pele. São Paulo: Summus; 1988.
5. Douma CE. Skin care. In: Cloherty JP, Eichenwald EC, Hansen AR, Stark AR (eds). Manual of neonatal care. 6th ed. Philadelphia: Wolters Kluwer/Lippincott Williams & Wilkins; 2011.p.833-9.
6. Jana LA, Shu J. Heading home with your newborn. From birth to reality. 2nd ed. Elk Grove Village: American Academy of Pediatrics; 2011.
7. Alves Filho MB, Ferrari ACS, Zaroni SEM. Infecções hospitalares em situações especiais. Berçário. In: Rodrigues EAC, Mendonça JS, Amarante JMB, Alves Filho MB, Grinbaum RS, Richtmann R (eds). Infecções hospitalares: prevenção e controle. São Paulo: Sarvier; 1997.p.236-47.
8. Ministério da Saúde. Secretaria da Vigilância Sanitária do Ministério da Saúde. Portaria 272 de 8 de abril de 1998. Dispõe sobre requisitos mínimos exigidos para terapia de nutrição parenteral. Brasília: Diário Oficial da União; 23 abril 1998.
9. Gomella TL. Gastric ans transpyloric intubation. In: Gomella TL, Cunningham MD, Eyal FG (eds). Neonatology. Management, procedures, on-call problems, diseases and drugs. 5th ed. New York: Lange Medical Books/McGraw-Hill; 2013.p.273-8.
10. Ellett MLC, Cohen MD, Perkins SM, Smith CE, Lane KA, Austin JK. Predicting the insertion length for gastric tube placement in neonates. J Obstet Gynecol Neonatal Nurs. 2011;40(4):412-21.
11. Tamez RN, Silva MJP. Enfermagem na UTI neonatal: assistência ao recém-nascido de alto risco. Rio de Janeiro: Guanabara Koogan; 1999.
12. Tiller C, Perry SE. Avaliação e cuidado do recém-nascido. In: Lowdermilk DL, Perry SE, Bobak IM. Cuidado em enfermagem materna. Trad. Thorrel A. 5ª ed. Porto Alegre: Artmed; 2002.p.516-54.
13. Brasil. Ministério da Saúde. Atenção à saúde do recém-nascido: guia para os profissionais de saúde. Brasília: Ministério da Saúde; 2011.
14. Shah VS, Ohlsson A. Venipuncture versus heel lance for blood sampling in term neonates. Cochrane Database Syst Rev. 2011;(10):CD001452.
15. Moreira TMM, Oliveira TC, Araújo TL. O processo ensino-aprendizagem na verificação da pressão arterial. Rev Bras Enferm. 1999;52(1):67-78.
16. Perguntário: 99 questões e respostas de equipamentos de neonatologia. São Paulo: FANEM; 1999.

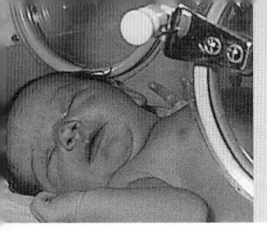

CAPÍTULO 57

Índices de Avaliação de Risco Clínico para Recém-Nascidos

Pedro Alexandre Federico Breuel

Nos últimos anos ocorreu grande desenvolvimento das unidades de terapia intensiva neonatal (UTIN) devido ao surgimento de novos recursos, como uso de corticoides antenatais, utilização de surfactante exógeno, novos modos de ventilação mecânica e nutrição parenteral periférica[1-3]. Esses avanços levaram a aumento significativo da sobrevida de recém-nascidos (RN), principalmente para os de muito baixo peso, além de acentuada diminuição nos limites de viabilidade do feto (de 26 para 24 semanas de idade gestacional)[3-5]. Contudo, era necessário avaliação da gravidade inicial para esses RN no momento do nascimento, para melhor se utilizar os recursos humanos e tecnológicos, empregados nas UTIN, bem como a abordagem aos familiares, desses RN envolvidos, quanto ao seu prognóstico de vida e sequelas.

Surgiram os preditores de prognóstico, que no início foram as faixas de idade gestacional do RN ou as categorias de peso de nascimento para determinar as taxas de mortalidade, todavia, essas taxas podem sofrer viés no cálculo da mortalidade, dependendo da doença inicial e sua gravidade, bem como da presença ou não de malformações congênitas. A pesquisa de índices neonatais preditores de morbidade e mortalidade hospitalares seria condição de excelência para que se obtivessem taxas de sobrevida "intacta" e não apenas de sobrevida a "qualquer custo" para os RN.

HISTÓRICO

Inicialmente, somente índices de adultos existiam e o primeiro índice criado em pediatria, o Índice Fisiológico de Estabilidade (*Physiologic Stability Index* – PSI), foi idealizado em 1984 para a utilização em UTI pediátrica, adaptado de um índice para adultos, denominado "Avaliação Fisiológica Aguda e Crônica de Saúde" (*Acute Physiologic And Chronic Health Evaluation* – APACHE). Este índice não contemplava o período neonatal (até 28 dias de vida), onde os processos fisiológicos e fisiopatológicos são totalmente diferentes das crianças maiores e dos adultos, além

de o tempo de internação estar diretamente relacionado com o grau de maturidade biológica do RN e não com a resolução da doença, como nos adultos[6].

Em 1988, surge o Risco Pediátrico de Mortalidade (*Pediatric Risk of Mortality* – PRISM)[7], originário do PSI, onde o número de variáveis foi simplificado de 34 para 14 e a seguir aperfeiçoado, surgindo outras versões como o PRISM III e PRISM III – *Acute Physiology Score* (PRISM III – APS)[8-9].

Índices de avaliação do prognóstico da gravidade inicial no período neonatal foram então criados na última década e, até hoje, são estudados e aprimorados. Esses índices caracterizam-se por utilizar informações disponíveis prontamente, que possam refletir a gravidade do caso na admissão e, ao mesmo tempo, ser independentes do diagnóstico ou tratamento a que esse RN venha a ser submetido. Além disso, ser simples, ou seja, usar um número limitado de variáveis, que não demande cálculos somatórios importantes. Têm também importância, no aprimoramento da qualidade e desempenho das UTIN, fornecendo dados para a continuidade de determinadas políticas administrativas ou não, assim como a comparação de resultados entre as diversas UTIN de um país, região ou local ou em períodos diferentes da mesma UTIN[10].

Com as características citadas acima e com a finalidade de auxiliar em condutas médicas, utilizando-se de procedimentos não agressivos e desnecessários, surgiram os índices de avaliação como o Sinkin[11] (*Sinkin score at 12 hours* – SS12), específico para a displasia broncopulmonar; o índice de intervenção terapêutica neonatal[12] (*Neonatal Therapeutic Intervention Scoring System* – NTISS), o índice de fisiologia aguda neonatal (*Score for Neonatal Acute Physiology* – SNAP) e sua extensão perinatal (SNAP-PE)[13]; o índice de Berlin[14] (*Berlin score*); o índice de risco clínico para RN (*Clinical Risk Index for Babies* – CRIB) que surgiu em 1993, a partir de um estudo multicêntrico internacional realizado pela Rede Neonatal Internacional (*The International Neonatal Network*, 1993)[15]. Em 2001, os índices SNAP e SNAP-PE foram simplifica-

1448

dos e revalidados, surgindo, respectivamente, os índices SNAP-II e SNAP-PE-II[16] e, em 2003, o CRIB foi modificado por Parry et al. para avaliar os problemas potenciais do tratamento inicial, sendo denominado CRIB II[17]. Por último, em 2004, o índice de mortalidade no transporte neonatal[18] (*The Mortality Index for Neonatal Transportation Score* – MINT) desenvolvido para avaliar a gravidade da doença e prognóstico ao primeiro contato telefônico para remoção do RN.

ÍNDICES MAIS UTILIZADOS NO PERÍODO NEONATAL

CRIB

O CRIB (Quadro 57.1) baseia-se em dados que são coletados nas primeiras 12 horas após o nascimento, sendo formado por seis variáveis: peso de nascimento, idade gestacional, fração inspirada de oxigênio (FiO_2) máxima e mínima, presença de malformações congênitas e exces-

Quadro 57.1 – CRIB[15].

Fator	Pontuação
Peso de nascimento (g)	
> 1.350	0
851-1.350	1
701- 850	4
≤ 700	7
Idade gestacional (semanas)	
> 24	0
≤ 24	1
Malformação congênita*	
Ausente	0
Sem risco iminente de morte	1
Com risco iminente de morte	3
Excesso de bases máximo nas primeiras 12 horas de vida	
> –7,0	0
–7 a –9,9	1
–10 a –14,9	2
≤ –15	3
FiO_2 mínima apropriada nas primeiras 12 horas de vida	
< 0,40	0
0,41-0,80	2
0,81-0,90	3
0,91- 1,00	4
FiO_2 máxima apropriada nas primeiras 12 horas de vida	
< 0,40	0
0,41-0,80	1
0,81-0,90	3
0,91-1,00	5

*Excluindo malformações inevitavelmente letais.

so de base (BE), onde cada variável recebe uma pontuação conforme a gravidade do quadro[15]. Os pontos podem variar de 0 a 41.

CRIB II

O CRIB II (Quadro 57.2) surgiu de uma modificação do CRIB para avaliar os dados colhidos na primeira hora de admissão na UTIN. Ele é constituído por cinco variáveis que são: sexo, peso de nascimento, idade gestacional, temperatura à admissão e excesso de base (BE) recebendo pontuação conforme a gravidade.

O CRIB II é a soma dos pontos obtidos da temperatura à admissão, excesso de base e dos pontos de sexo, peso ao nascimento e idade gestacional, onde o valor final varia de 0 a 27 pontos.

SNAP-II e SNAP-PE-II

Em 1993, surgiu o índice SNAP, que é aplicado nas primeiras 24 horas de vida utilizando 34 variáveis (predominam variáveis fisiológicas) com tempo de demora para a coleta dos dados em torno de 20 a 30 minutos, quantificando o grau de instabilidade fisiológica. Esse índice foi simplificado e revalidado dando origem ao **SNAP-II,** que é aplicado nas primeiras 12 horas e utiliza seis variáveis: pressão arterial média, menor temperatura axilar, relação pO_2/FiO_2, menor pH sérico, presença de crises convulsivas e débito urinário (Quadro 57.3).

O **SNAP-PE-II** é a extensão perinatal do SNAP-II, onde são acrescidas outras três variáveis: peso de nascimento, Apgar de 5º minuto e adequação nutricional para a idade gestacional (Quadro 57.4).

MINT

O MINT foi desenvolvido na Austrália, em 2004, por Broughton et al., constituído por sete variáveis: pH, idade, Apgar de 1º minuto, peso de nascimento, paO_2, anomalia congênita e entubação no momento do chamado (Quadro 57.5). Auxilia no nível de prioridade e experiência da equipe de remoção. Os valores variam de 0 a 40.

Análise crítica sobre a aplicação dos índices

Os vários índices de risco têm sido objeto de inúmeros estudos na literatura, quer analisando-os isolada, quer comparativamente. O CRIB, pela sua praticidade de aplicação, tornou-se índice muito utilizado nas UTIN. Além de ser aplicado nas UTIN de inúmeros países e relacionado com a morbimortalidade neonatal, segundo valores elevados obtidos, também pode ser usado como avaliador do desempenho das próprias UTIN[3,19]. Por ser um índice de fácil aplicação, cujas variáveis são muito bem definidas, não necessita de exames complementares caros ou invasivos, não depende de diagnósticos ou terapia e reflete a gravidade do risco do RN à admissão[20-23].

Quadro 57.2 – CRIB II[17].

Temperatura à admissão (°C) Pontuação	5
29,7 a 31,2	4
31,3 a 32,8	3
32,9 a 34,4	2
34,5 a 36	1
36,1 a 37,5	0
37,6 a 39,1	1
39,2 a 40,7 ≥ 40,8	2

Excesso de base (mmol/L)	Pontuação
< –26	7
–26 a –23	6
–22 a –18	5
–17 a –13	4
–12 a –8	3
–7 a –3	2
–2 a 2	1
≥ 3	0

Peso ao nascimento (g) e idade gestacional (semanas)
Sexo masculino/pontuação

Peso de nascimento (gramas)	22	23	24	25	26	27	28	29	30	31	32
2.751 a 3.000											0
2.501 a 2.750										1	0
2.251 a 2.500									3	0	0
2.001 a 2.250									2	0	0
1.751 a 2.000								3	1	0	0
1.501 a 1.750						6	5	3	2	1	0
1.251 a 1.500					8	6	5	3	3	2	1
1.001 a 1.250		12	10	9	8	7	6	5	4	3	3
751 a 1.000		12	11	10	8	7	7	6	6	6	6
501 a 750	14	13	12	11	10	9	8	8	8	8	
251 a 500	15	14	13	12	11	10	10				

Idade gestacional em semanas

Peso ao nascimento (g) e idade gestacional (semanas)
Sexo feminino/pontuação

Peso de nascimento (gramas)	22	23	24	25	26	27	28	29	30	31	32
2.751 a 3.000											0
2.501 a 2.750										1	0
2.251 a 2.500									2	0	0
2.001 a 2.250									1	0	0
1.751 a 2.000								3	1	0	0
1.501 a 1.750						6	4	3	1	0	0
1.251 a 1.500					7	5	4	3	2	1	1
1.001 a 1.250		11	10	8	7	6	5	4	3	3	3
751 a 1.000		11	10	9	8	7	6	5	5	5	5
501 a 750	13	12	11	10	9	8	8	7	7	7	
251 a 500	14	13	12	11	10	10	10				

Idade gestacional em semanas

Quadro 57.3 – SNAPP-II.

Parâmetros	Valores	Pontos
Pressão arterial média	< 20mmHg	19
	20-29mmHg	9
Temperatura	35-36°C	8
	< 35°C	15
paO$_2$/FiO$_2$	1-2,49	5
	0,3-0,99	16
	< 0,3	28
pH	7,10-7,19	7
	< 7,10	16
Convulsões múltiplas		19
Diurese (mL/kg/h)	0,1-0,9mL/kg/h	5
	< 0,1mL/kg/h	18

Quadro 57.4 – SNAP-PE-II[16].

Variáveis	Pontuação
Peso de nascimento 750-990g	+10
Peso de nascimento < 750g	+17
Pequeno para a idade gestacional (< 3º percentil)	+12
Apgar de 5º minuto < 7	+18

Pontos que devem ser acrescidos para computar o SNAP-PE-II.

Quadro 57.5 – MINT[18].

Variáveis	Pontuação
pH	
< 6,9	· 10
6,91-7,1	4
> 7,1	0
Idade	
0-1 hora	4
> 1 hora	0
Apgar no 1º minuto	
0	8
1	5
2	2
3	2
> 3	0
Peso de nascimento	
< 750g	5
751-1.000g	2
1.001-1.500g	1
> 1.500g	0
paO$_2$	
≤ 3kPa	2
> 3kPa	0
Anomalia congênita	
Sim	5
Não	0
Entubação no momento do chamado	
Sim	6
Não	0

Obs.: 3kPa = 22,5mmHg.

Comparando o CRIB, CRIB-II e SNAP-PE-II, Gagliardi et al.[19] concluem que o CRIB e o CRIB-II tiveram maior habilidade discriminatória que o SNAP-PE-II e ainda que, para a avaliação de risco, todos os índices são imperfeitos. Outros fatores perinatais influenciariam a sobrevida de RN de muito baixo peso.

Estudo de Bastos et al.[20], que comparou CRIB, SNAP, SNAP-PE e NTISS, mostrou que todos eram eficazes na avaliação da mortalidade intra-hospitalar. Contudo, levando-se em consideração a facilidade de preenchimento e a eficácia preditiva, o CRIB parece ser o mais indicado. O peso, isoladamente, não foi considerado bom indicador.

Outros autores que estudaram o CRIB também concluíram que seria melhor preditor para mortalidade neonatal do que o peso[21,24,25].

Lago et al.[26], embora tendo encontrado que o CRIB poderia predizer mais acuradamente do que o peso e a idade gestacional, o risco de morte e lesões cerebrais mais graves, afirmam também que, em termos de desenvolvimento neurológico, a idade gestacional e as lesões cerebrais diagnosticadas pela ultrassonografia são melhores indicadores para predizer o grau de distúrbio futuro.

Existem, contudo, controvérsias a respeito da validade do CRIB e outros índices como preditores de mortalidade, quando comparados ao peso de nascimento e à idade gestacional.

Assim, Fleisher et al.[27], estudando 69 RN com peso de nascimento inferior a 1.250g, idade gestacional menor que 30 semanas, em ventilação mecânica, concluíram que os índices SNAP-II, SNAP-PE-II, CRIB e Sinkin pouco acrescentaram em relação ao peso isoladamente em poder preditivo de mortalidade.

Pollack et al.[28] recomendam que os índices sejam frequentemente calibrados para predizer a mortalidade neonatal e que as variáveis de nascimento, como peso e boletim Apgar, devem ser reavaliadas como fatores preditivos.

Khanna et al.[29], estudando 97 RN pré-termo com peso ≤ 1.500g e idade gestacional < 31 semanas, verificaram que o CRIB não se mostrou melhor do que o peso de nascimento e a idade gestacional para predizer mortalidade neonatal.

De Felice et al.[30] mostraram que o CRIB e o CRIB-II têm acurácia similar para predizer a mortalidade neonatal hospitalar. Entretanto, nenhum desses índices apresentou vantagens para predizer mortalidade quando comparados com o peso de nascimento e a idade gestacional.

Breuel e Segre[3], estudando 71 RN com peso < 1.500g e idade gestacional < 31 semanas, concluíram que o CRIB não foi melhor preditor de mortalidade neonatal do que peso ou idade gestacional, porém mostrou associação significativa com boletim de Apgar de 1º e 5º minutos, síndrome do desconforto respiratório, pneumotórax e uso de surfactante.

Em relação ao SNAP-II e SNAP-PE-II, Dammann et al. verificaram que podem ser preditivos de mortalidade em RN com menos de 28 semanas de idade gestacional[31]. Estudando a possibilidade do SNAP-II e do SNAPPEII em predizer lesões cerebrais nesses pequenos prematuros, Dammann et al. verificaram que podem predizer hemorragia intraventricular, ventriculomegalia e lesões ecodensas na substância branca cerebral, mas não se mostraram preditores de paralisia cerebral[32].

Por outro lado, Ramirez et al.[33] assinalam que nenhum desses dois índices se mostrou suficientemente forte para estabelecer correlação com o risco de mortalidade, em amostra de 290 RN.

Alguns autores têm procurado avaliar algumas dosagens bioquímicas e compará-las aos índices para verificar a possibilidade de previsão de risco de mortalidade. Assim, Iacobelli et al.[34] verificaram que a hipoproteinemia precoce tem valor prognóstico para resultados adversos em RN pré-termo, comparáveis aos obtidos pela aplicação do CRIB e SNAPPE-II. Usluer et al. sugerem que os valores séricos da homocisteína materna poderia ser um biomarcador pré-natal de morbidade neonatal, ao lado do SNAP-PE-II, que seria o marcador pós-natal[35].

CONSIDERAÇÕES FINAIS

A busca de índices preditivos de mortalidade neonatal ainda não se esgotou. Apesar dos grandes avanços tecnológicos ocorridos nos últimos anos, peso e idade gestacional ainda devem ser valorizados quando se faz a avaliação de risco de mortalidade para pequenos prematuros. Esforço contínuo na procura de melhores índices preditivos deve ser estimulado para que se possam entender os fatores que realmente influenciam a mortalidade e a morbidade neonatais.

REFERÊNCIAS

1. Richardson DK, Tarnow-Mordi WO. Neonatal illness severity and new insights into perinatal audit. Acta Paediatr. 1998;87(2):134-5.

2. Leone CR. Epidemiologia, desafios e perspectivas. In: Costa HPF, Marba ST (eds). O recém-nascido de muito baixo peso. São Paulo: Atheneu; 2003.p.3-10.

3. Breuel PA, Segre CAM. Evaluation of the clinical risk index in very low birth weight newborns at a public tertiary maternity in the city of São Paulo, Brazil. Einstein (São Paulo). 2007;5(4):326-32.

4. Bertagnon JRD, Segre CAM. Terminologia técnica. In: Segre CAM (ed). Perinatologia. Fundamentos e prática. São Paulo: Sarvier; 2002.p.315-19.

5. Emsley HC, Wardle SP, Sims DG, Chiswick ML, D'Souza SW. Increased survival and deteriorating developmental outcome in 23 to 25 week old gestation infants, 1990-4 compared with 1984-9. Arch Dis Child Fetal Neonatal Ed.1998;78(2):F99-104.

6. Yeh TS, Pollack MM, Ruttimann UE, Holbrook PR, Fields AI. Validation of a physiologic stability index for use in critically ill infants and children. Pediatr Res. 1984;18(5):445-51.

7. Pollack MM, Ruttimann EU, Getson PR. Pediatric risk of mortality (PRISM) score. Crit Care Med. 1988;16(11):1110-6.

8. Pollack MM, Patel KM, Ruttimann UE. PRISM III: an update pediatric risk of mortality score. Crit Care Med. 1996;24(5):743-52.

9. Pollack MM, Patel KM, Ruttimann UE. The pediatric risk of mortality III-acute physiology score (PRISM III-APS): a method of assessing physiologic instability for pediatric intensive care unit patients. J Pediatr. 1997;131(4):575-81.

10. Garcia PC. A chegada dos índices prognósticos na neonatologia. J Pediatr (Rio J). 2001;77(6):436-7.

11. Sinkin RA, Cox C, Phelps DL. Predicting risk for bronchopulmonary dysplasia: selection criteria for clinical trials. Pediatrics. 1990;86(5):728-36.

12. Gray JE, Richardson DK, McCormick MC, Workman-Daniels K, Goldmann DA. Neonatal Therapeutic Intervention Scoring System: a therapy-based severity of illness index. Pediatrics. 1992;90(4):561-7.

13. Richardson DK, Gray JE, McCormick MC, Workman K, Goldmannn DA. Score for Neonatal Acute Physiology: a physiologic severity index for neonatal intensive care. Pediatrics. 1993;91(3):617-23.

14. Maier RF, Rey M, Metze BC, Obladen M. Comparison of mortality risk: a score for very low birthweight infants. Arch Dis Child Fetal Neonatal Ed. 1997;76(3):F146-50; discussion F150-1.

15. The International Neonatal Network. The CRIB (Clinical risk index for babies) score: a tool for assessing initial neonatal risk and comparing performance of neonatal intensive care units. Lancet. 1993;342(8865):193-98.

16. Richardson DK, Corcoran JD, Escobar GJ, Lee SK. SNAP-II and SNAPPE-II: Simplified newborn illness severity and mortality risk scores. J Pediatr. 2001;138(1):92-100.

17. Parry G, Tucker J, Tarnow-Mordi W; UK Neonatal Staffing Study Collaborative Group. CRIB II: an update of the clinical risk index for babies score. Lancet. 2003;361(9371):1789-91.

18. Broughton SJ, Berry A, Jacobe S, Cheeseman P, Tarnw-Mordi WO. Neonatal Intensive Care Unit Study Group and Anne Greenough. The mortality index for neonatal transportation score: a new mortality prediction model for retrieved neonates. Pediatrics. 2004;114(4):e424-8.

19. Gagliardi L, Cavazza A, Brunelli A, Battaglioli M, Merazzi D, Tandoi F, et al. Assessing mortality risk in very low birthweight infants: a comparison of CRIB, CRIB-II, and SNAPPE-II. Arch Dis Child Fetal Neonatal Ed. 2004;89(5):F419-22.

20. Bastos G, Gomes A, Oliveira P, da Silva AT. Comparação de quatro escalas de avaliação da gravidade clínica (CRIB, SNAP, SNAPE-PE, NTISS) em recém-nascidos prematuros. Acta Med Port. 1997; 10(2-3):161-5.

21. Brito AS, Matsuo T, Gonzalez MR, de Carvalho AB, Ferrari LS. Escore CRIB, peso ao nascer e idade gestacional na avaliação do risco de mortalidade neonatal. Rev Saúde Pública. 2003;37(5):597-602.

22. Costa MTZ, Ventura GB, Melo AMP, Okai Y, Ramos JLA, Vaz FACV. CRIB escore: um instrumento para avaliar o risco de óbito em recém-nascidos prematuros. Pediatra (São Paulo). 1998;20(3):255-60.

23. Sarquis AL, Miyaki M, Cat MN. Aplicação do escore CRIB para avaliar o risco de mortalidade neonatal. J Pediatr (Rio J). 2002;78(3):225-9.

24. Matsuoka OT, Sadeck LSR, Haber JFS, Proença RSM, Mataloun MMG, Ramos JLA, et al. Valor preditivo do "Clinical risk index for babies" para o risco de mortalidade neonatal. Rev Saude Publica. 1998;32(6):550-5.

25. Zardo MS, Procianoy RS. Comparação entre diferentes escores de risco de mortalidade em unidade de tratamento intensivo neonatal. Rev Saude Publica. 2003;37(5):591-6.

26. Lago P, Freato F, Bettiol T, Chiandetti L, Vianello A, Zaramella P. Is the CRIB score (Clinical risk index for babies) a valid tool in predicting neurodevelopmental outcome in extremely low birth weight infants. Biol Neonate. 1999;76(4):220-7.

27. Fleisher BE, Murthy L, Lee S, Constantinou JC, Benitz WE, Stevenson DK. Neonatal severity of illness scoring systems: a comparison. Clin Pediatr (Phila). 1997;36(4):223-7.

28. Pollack MM, Koch MA, Bartel DA, Rapoport I, Dhanireddy R, El-Mohandes AAE, et al. A comparison of neonatal mortality risk prediction models in very low birth weight infants. Pediatrics. 2000;105(5):1051-7.

29. Khanna R, Taneja V, Singh SK, Kumar N, Sreenivas V, Puliyel JM. The clinical risk index of babies (CRIB) score in India. Indian J Pediatr. 2002;69(11):957-60.

30. De Felice C, Del Vecchio A, Latini G. Evaluating illness severity for very low birth weight infants: CRIB or CRIB-II? J Matern Fetal Neonatal Med. 2005;17(4):257-60.

31. Dammann O, Shah B, Naples M, Bednarek F, Zupancic J, Allred EN, et al. Interinstitutional variation in prediction of death by SNAP-II and SNAPPE-II among extremely preterm infants. Pediatrics. 2009;124(5):e1001-6.

32. Dammann O, Naples M, Bednarek F, Shah B, Kuban KC, O'Shea TM, et al. SNAP-II and SNAPPE-II and the risk of structural and functional brain disorders in extremely low gestational age newborns: the ELGAN study. Neonatology. 2010;97(2):71-82.

33. Ramirez MNM, Godoy LE, Barrientos EA. SNAP II and SNAPPE II as predictors of neonatal mortality in a pediatric intensive care unit: does postnatal age play a role? Int J Pediatr. 2014;2014:298198.

34. Iacobelli S, Bonsante F, Quantin C, Robillard PY, Binquet C, Gouyon JB. Total plasma protein in very preterm babies: prognostic value and comparison with illness severity scores. PLoS One. 2013;8(4):e62210.

35. Usluer H, Turker G, Gokalp AS. Value of homocysteine levels, troponin I, and score for neonatal acute physiology and perinatal extension II as early predictors of morbidity. Pediatr Int. 2012;54(1):104-10.

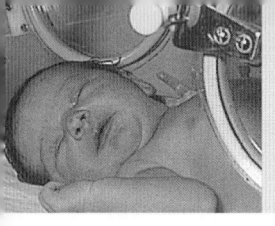

CAPÍTULO 58

Iatrogenia – Risco Evitável?

Conceição A. M. Segre

A iatrogenia tem-se tornado, ao longo dos anos, grave problema para o sistema de saúde. Segundo Kugelman et al., define-se iatrogenia como sendo qualquer condição adversa que ocorre com o paciente como resultado de um procedimento diagnóstico ou tratamento aplicado pela equipe de saúde, que inclui médicos, enfermeiras, técnicos, laboratório ou qualquer pessoa envolvida no cuidado ao paciente. Ainda de acordo com esses mesmos autores, em 3,7% das internações no estado de Nova York, o tratamento causou morbidade, em 13,6% que resultou em morte, sendo que mais da metade poderia ser prevenível[1].

Serão examinados, à luz desse conceito, alguns tratamentos empregados no período perinatal que podem implicar iatrogenia e situações que poderão constituir-se em agravos ao recém-nascido (RN).

DURANTE A GESTAÇÃO: MEDICAÇÃO MATERNA

Será ela absolutamente necessária?

Quantas vezes algumas palavras, ou um pouco de tempo a mais que se perca com uma gestante ansiosa, podem substituir com vantagens o uso de um ansiolítico ou até mesmo de um analgésico. Outro ponto a ser abordado é a automedicação: deve ser desencorajada e seus riscos potenciais discutidos com a gestante.

Uso criterioso da medicação é necessário, por parte do médico, um conhecimento seguro dos efeitos de determinadas drogas em relação à fase de gestação. Sabe-se que há drogas com efeito teratogênico indiscutível se administradas entre a terceira e a oitava semana de gestação, como é o caso da talidomida[2]. Essa droga, de ação exaustivamente estudada, é ainda utilizada no tratamento da hanseníase, e por razões às vezes as mais estranhas ao processo gestacional pode acontecer sua ingestão naquela fase crítica da embriogênese, levando a malformações já tão bem conhecidas quanto trágicas para a inserção do indivíduo atingido no contexto social e familiar. Podem-se ainda citar outras drogas em situação semelhante, como os antagonistas do ácido fólico, levando a defeitos do tubo neural[3]. Mas há aqueles medicamentos que se situam em uma espécie de "limbo", isto é, cuja relação causa-efeito é difícil de ser definitivamente provada, como é o caso dos anticonvulsivantes (capazes de provocar cardiopatias congênitas e palato fendido), ou antidiabéticos, como a tolbutamida, que poderia provocar displasia caudal, ou ainda os antirretrovirais[4,5].

Existem outros medicamentos que podem atingir o RN por meio de sua mãe, como, por exemplo, os analgésicos e os anestésicos usados durante o trabalho de parto, de modo que uma escolha adequada desses agentes pode prevenir depressão no RN. Mas não somente depressão. Investigação feita por Sepkoski et al.[6] mostrou que com anestesia peridural os RN apresentaram respostas piores nos testes da avaliação comportamental.

Indo mais longe ainda, há drogas que se administradas à mãe poderão ter efeitos em longo prazo, como foi o caso do uso do dietilestilbestrol[7], que se reconheceu como carcinogênico para meninas cujas mães haviam recebido a droga durante a gestação, mostrando que a segurança de um agente deve ser provada somente após estudos de seguimento, que muitas vezes levam anos para ser concluídos.

Outra questão a ser analisada diz respeito à dosagem utilizada em relação ao efeito desejado, devendo-se sempre empregar o mínimo possível de um agente para a obtenção de um efeito que se pretende útil à paciente.

A placenta, nesse contexto, tem papel muito importante. O conceito de "barreira placentária" não mais persiste. Esse órgão deve ser encarado como sede de processos ativos de absorção, distribuição, metabolização e excreção de drogas. E é em função do conhecimento dessas propriedades que se deve encarar o uso de drogas durante a gestação.

NO DIAGNÓSTICO PRÉ-NATAL

Durante a fase pré-natal, inúmeros procedimentos invasivos são utilizados para estudar a vitalidade e a maturidade fetais. A análise do risco *versus* benefício sempre deve estar presente. A informação que se deseja só pode realmente ser oriunda daquele procedimento? Quais os reais benefícios que a gestante e o concepto poderão obter? São perguntas que devem ser sempre feitas antes de se iniciar um desses procedimentos.

A amniocentese, embora possa trazer informações precisas sobre a maturidade fetal, pode também levar a problemas para o feto, como perda de líquido e infecção, ou para o RN, como hemotórax ou pneumotórax, por punção torácica durante a amniocentese, situações que, embora raras, podem representar sérias consequências para o concepto. Uma boa propedêutica pode muitas vezes substituir um procedimento invasivo[8,9].

A cordocentese também traz consigo alguns riscos, como áreas de necrose e tromboses, de tal forma que se recomenda exame rigoroso de placenta e funículo umbilical em todas as pacientes submetidas à cordocentese[10].

A colocação de eletrodos no couro cabeludo fetal leva, com frequência, a ulcerações superficiais, porta de entrada para as infecções, abscessos de couro cabeludo e até mesmo osteomielite[11,12].

A biópsia de vilo corial, realizada em geral entre a 7ª a 12ª semana de idade gestacional, vem tendo suas consequências e complicações descritas e, como para qualquer procedimento novo, a taxa de complicação é inversamente proporcional à experiência do profissional que a executa[13].

NO PARTO

A escolha do tipo de parto deve ser criteriosa e obedecer a uma indicação obstétrica precisa.

Parto cesariano

Como as complicações maternas são sempre descritas em taxas por 100.000, não costumam chamar muito a atenção. No entanto, as alarmantes taxas de cesariana devem ser revistas. Se for verdade que a cesárea muitas vezes pode salvar a vida da mãe e do concepto, também pode ser altamente danosa.

Exemplo disso pode-se encontrar no aumento de incidência de problemas pulmonares de todo o tipo para o RN. Desde longa data, o *British Perinatal Survey* relacionou aumento do risco de morte por doença pulmonar de membranas hialinas com a cesárea eletiva, para qualquer idade gestacional[14]. Ao longo dos últimos 30 anos, inúmeros estudos têm demonstrado que crianças a termo nascidas de parto vaginal apresentam fisiologia diferente ao nascimento quando comparadas àquelas nascidas de parto cesariano[15].

Como se pode ver, a cesárea pode representar uma iatrogenia das mais relevantes, mas das menos consideradas. Nesse caso, a prevenção dos problemas reside em obstetrícia consciente exercida por profissionais muito bem formados (ver Capítulo Efeitos da cesárea no recém-nascido).

Parto vaginal assistido

O parto a fórcipe, na sua modalidade chamada "alta", bem como o vácuo-extrator, pelos elevados índices de seriíssimas complicações geradas pelos traumatismos que podem ocasionar, devem ser realizados somente por profissionais altamente capacitados. Estudo feito na Suécia, abrangendo 94% de todos os partos ocorridos entre 1999 e 2010 de crianças a termo, após o início do trabalho de parto (651.947 partos vaginais espontâneos, 67.150 partos por vácuo-extrator; 75.216 cesarianas), mostrou que a taxa de hemorragia intracraniana era 6 vezes maior nas crianças nascidas por vácuo-extrator (19/10.000) quando comparada a crianças nascida por parto vaginal espontâneo (2,8/10.000)[16].

Parto vaginal espontâneo

Sem duvida, é a forma natural de nascimento, mas eventualmente poderá não ser a forma ideal de término do parto relativamente aos resultados perinatais. É o caso da apresentação pélvica, relacionada a aumento da morbimortalidade neonatal nos nascidos por via vaginal[17]. Novamente, avaliação criteriosa feita pelo profissional devidamente habilitado poderá evitar consequências desastrosas, quer de cesariana, quer de parto vaginal mal indicado.

Parto antecipado

Tem-se verificado, atualmente, tendência à antecipação do parto, para antes da 39ª semana de idade gestacional. Contudo, os efeitos a curto e longo prazo sobre a criança só recentemente vêm recebendo atenção. Assim é que Poets et al.[18] chamam a atenção para o fato de que o nascimento, mesmo poucas semanas antes do termo, está associado a aumento de morbidade e mortalidade não somente no período neonatal, como também no adulto jovem, a aumento da necessidade de admissão à UTI neonatal e ainda a desempenho escolar pobre ou necessidade de escolas especiais.

NA REANIMAÇÃO NEONATAL

Inúmeras são as situações que podem causar algum tipo de dano para o RN nesse importantíssimo momento da reanimação neonatal. Pode-se iniciar citando o resfriamento. A falta de controle térmico adequado pode levar a aumento indesejado do consumo de oxigênio e do gasto metabólico, o que é particularmente lesivo para o RN pré-termo. Alguns procedimentos devem ser precisos. O posicionamento da cabeça do RN merece especial cuidado, pois hiperextensão ou flexão da cabeça poderá impedir entrada adequada de oxigênio nos pulmões. No caso de estar indicada entubação endotraqueal, somente mãos experientes deverão fazê-la. Não pode haver demora excessiva (20 a 30 segundos), bem como erros de posicionamento do tubo (esôfago ou entubação seletiva de brônquio). Devem ser evitadas altas pressões (pneumotórax) ou altas frequências[19]. O uso de drogas deve respeitar critérios muito rígidos e bem estabelecidos. Os estimulantes do sistema nervoso central acham-se contraindicados e o bicarbonato de sódio deve ser empregado judiciosamente (ver Capítulo Atendimento ao recém-nascido na sala de parto).

A cateterização umbilical, quando indicada, também deve obedecer a normas preestabelecidas, podendo ser fonte de várias complicações, como trombose de veia porta e aneurisma de aorta, entre outras[20-22].

O processo de reanimação deve ser realizado por pessoal qualificado, bem treinado, pois se constitui em um momento de cuidado intensivo em qualquer dos níveis de atenção do RN.

NA UNIDADE NEONATAL

A inexistência do alojamento conjunto constitui agravo ao binômio mãe-filho. Certamente não faz parte do conceito inicial de iatrogenia, mas sem dúvida prejudica seriamente o estabelecimento do vínculo mãe-filho-pai-família. E ainda mais, o sistema de alojamento conjunto é proteção contra infecção hospitalar. O êxito do aleitamento materno acha-se estreitamente ligado à presença do RN junto à mãe, desde logo após o nascimento até a alta hospitalar.

Atualmente, o sistema de alojamento conjunto foi incluído no "Estatuto da Criança e do Adolescente," tendo, portanto, valor de lei (ver Capítulo Atendimento ao recém-nascido em alojamento conjunto).

TRATAMENTO NA UTI NEONATAL

Enorme sucessão de agravos é originada a partir do tratamento.

Segundo Kugelman et al.[1], 83% dos eventos iatrogênicos na UTI neonatal poderiam ser preveníveis; 7,9% apresentam risco de morte; 45,1% causam algum dano; e são corrigidos apenas 47% desses eventos. São considerados eventos preveníveis aqueles que não teriam acontecido se um tratamento apropriado com rotina mais adequada ou mais atenção fossem dispensados ao paciente. Esses autores encontraram 18,8% de crianças que sofreram eventos iatrogênicos na UTI neonatal.

- A ventilação mecânica, tão necessária e como consequência tão frequentemente usada nas UTI neonatais, é um dos primeiros fatores de agravo. O contato com o aparelho já pode ser fonte de problemas, como ulcera-

ções ao redor do nariz e da boca. A pressão ou fricção do tubo endotraqueal de encontro à mucosa delicada da traqueia pode lesar a via respiratória alta. Às vezes, verificam-se ulcerações de corda vocal ou na região subglótica. Perfuração de traqueia e esôfago, embora rara, pode ocorrer[23]. Hanson et al.[24] encontraram traqueíte necrosante em 59% de necropsias de crianças submetidas à ventilação mecânica.

Em relação ao uso do próprio aparelho, os parâmetros usados na ventilação devem ser os mínimos possíveis para se conseguir o máximo de resultados, sem implicar complicações. Assim, é absolutamente necessário vigilância contínua do RN submetido à ventilação mecânica, exercida por pessoal habilitado, para detectar precocemente qualquer distorção e corrigi-la no momento de seu aparecimento. Uma das graves complicações é o pneumotórax. Embora sua frequência venha diminuindo ao longo dos anos, em função de mudança de parâmetros na ventilação assistida[25], há ainda recentes relatos de até 9% de frequência, principalmente entre RN de muito baixo peso[26]. Esse tipo de complicação, desencadeando por si mesma novas complicações, pode levar ao óbito. Pelo fato de que o tratamento implica drenagem de tórax, o que resulta em dor no RN, é preciso enfatizar que essa ocorrência deve ser controlada. Hoje em dia, dispõe-se de inúmeros recursos para se evitar que o pequeno paciente sofra indevidamente (ver Capítulo Dor no feto e no recém-nascido).

O uso do oxigênio, se vital por um lado, eventualmente será lesivo por outro, e seu uso não controlado pode levar à fibroplasia retrolental[23]. Assim, pode-se chegar a um princípio básico: toda vez que se utilizar a oxigenoterapia, esta somente deverá ser empregada sob monitorização rigorosa. Apesar de não se conhecer ainda o nível ideal de saturação de oxigênio, mantendo-se a tensão arterial de oxigênio entre 60 e 80mmHg e a oximetria de pulso entre 88 e 92%, reduz-se a incidência de retinopatia da prematuridade[27].

- Em UTI neonatal, fazem-se necessárias inúmeras coletas de material para o controle das condições vitais da criança. Contudo, todos esses procedimentos devem ser bem avaliados e sua indicação criteriosamente analisada desde as "simples" picadas de calcanhar para a realização dos mais diferentes testes. São fonte de desconforto e dor nos RN e vários agravos podem advir de diferentes locais de punções, como, por exemplo, infecções, ou ainda lesões mais graves, como na punção da artéria temporal levando à hemiplegia contralateral; punção de artéria radial pode complicar-se com a síndrome do túnel do carpo, ulceração do antebraço ou até chegar ao extremo de gangrena do membro. A punção de veia (ou artéria) femoral pode dar origem à pioartrite do quadril[28-31]. Esses procedimentos são acompanhado de dor, cujo controle deve ser mandatório[32].

A cateterização de vasos umbilicais (artéria ou veia) também pode trazer sérios problemas: 7,9% de complicações em cateterização de veia umbilical e 9% de artéria umbilical. Já foram relatadas: trombose, embolização, hipertensão portal, perfuração de veia renal, enterocolite necrosante, perfuração de colo, sepses, tamponamento cardíaco e lesões isquêmicas de extremidades[33-35].

As complicações infecciosas são sempre preocupantes, podendo levar a sepses e óbito. Anemia pode ser provocada pelos volumes de sangue retirados para exames (nem sempre fundamentais em relação ao caso) e sem a devida reposição.

Complicações podem ocorrer por extravasamento de líquidos durante infusão, tanto com cateteres periféricos como centrais, e as superfícies dorsais de mãos e pés são as mais afetadas[36].

Outras situações devem ser lembradas: o uso de sondas para a alimentação, por exemplo, pode ocasionar perfuração do esôfago ou estômago[37]. O uso de sonda transpilórica pode implicar maior risco de alterações gastrintestinais e aumento de mortalidade[38].

No RN de peso extremamente baixo, faixas de velcro podem causar deformidades de crânio e levar até mesmo à hemorragia intracraniana.

Onde se pode encontrar a solução? Em primeiro lugar, ter em mente as possíveis complicações de determinado procedimento, procurar manter as melhores normas em relação aos cuidados do RN e ter muito bom senso. Sempre se indagar se aquele procedimento é absolutamente necessário ou se realmente dará a resposta que se pretende para determinado problema.

- A medicação que se utilizar também deve ser criteriosamente avaliada. Os efeitos colaterais de determinada droga devem ser muito bem conhecidos e suas contraindicações analisadas, para que, em um balanço custo *versus* benefício, seja esse último o de maior peso na balança. Estar sempre de posse de tabelas que indicam dosagem em função de peso e idade gestacional, para que não haja a menor possibilidade de super ou subdosagem de determinado medicamento, principalmente de antibióticos.

Mais uma vez, considerar o fenômeno "dor", para minimizá-la. É interessante lembrar que nem sempre a equipe sabe reconhecer as manifestações de dor no RN pré-termo. Shapiro relata a falta de reconhecimento por parte da enfermagem às mudanças de expressão do RN pré-termo como manifestação de dor[39].

- O uso de sangue e derivados impõe, hoje em dia, cuidados excepcionais. A possibilidade de transmissão de doenças como a AIDS, a hepatite ou a doença de inclusão citomegálica exige que se faça rigoroso controle desses produtos para sua completa segurança. Enfim, qualquer procedimento deve ser associado e pesada sua eficácia. Até uma simples fototerapia pode trazer problemas, se não for bem utilizada[40,41].

- O próprio ambiente pode ser fonte de problemas. O excesso de ruído dentro das incubadoras pode levar a comprometimento auditivo dos pequenos prematuros que ali se encontram. Onde atuar enquanto prevenção? Um trabalho sério, desenvolvido junto às firmas fabricantes desses equipamentos, pode fazê-las sentir a necessidade do desenvolvimento de equipamentos mais seguros: medindo constantemente o nível de ruído dentro das incubadoras para mantê-lo abaixo de 70 decibéis, substituindo o equipamento não adequado por outro que apresente melhor qualidade, testando o RN quanto à ocorrência de distúrbios auditivos para sua eventual detecção precoce e possibilidade de indicação, também precoce, de medidas cabíveis ao caso[42,43].

O excesso de luminosidade é outro agravo ao pré-termo, interferindo no descanso (tão merecido) da criança em UTI. Um ambiente com ciclos de luminosidade dia-noite é fator facilitador do desenvolvimento do RN pré-termo[44,45].

Outra questão diz respeito ao ar ou ao gás que é introduzido na incubadora. Esses gases podem conter bactérias ou fungos, ou veicular contaminantes como chumbo, cádmio, bismuto, mercúrio, ou então resíduos de sais orgânicos e metálicos provenientes das tubuladuras por onde são veiculados. Muitos desses contaminantes podem ser eliminados, contudo, por meio do uso de filtros apropriados[46].

- Um problema preocupante diz respeito à quantidade de radiação recebida pelo RN. Crianças em UTI, com frequência, demandam inúmeros controles radiológicos. Assim, é de grande importância o uso do diafragma por ocasião das radiografias de tórax, para que não seja irradiada a bacia do RN, quando só é necessário ver o estado de seu pulmão. Ou, ainda, deve-se cuidar da proteção ao RN que fica ao lado daquele que vai se submeter a uma radiografia[47].

Finalmente, lembrar que falhas humanas são sempre possíveis e os complexos sistemas que atualmente estão disponíveis nas UTI são fatores facilitadores para a ocorrência de erros[48].

HUMANIZAÇÃO

Não há dúvida de que a falta de contato que pode ocorrer entre a criança na UTI e seus pais é altamente prejudicial ao estabelecimento do elo mãe-filho-pai. A entrada dos pais nas UTI não trouxe (ao contrário do que já se pensou) nenhum aumento de infecção, tendo a vantagem de estabelecer ou fortalecer um vínculo que é tão frágil nesse momento (ver capítulo Humanização das unidades neonatais). Recente estudo de Reynolds et al.[49] mostrou benefícios significativos no neurodesenvolvimento de RN pré-termo, de 30 semanas de idade gestacional, que receberam precocemente visitas dos pais na UTI e cuidados pele a pele. Além disso, há a questão do conforto do RN. Novamente, é o problema da dor que aparece, pois inúmeros dos procedimentos utilizados para o tratamento se acompanham de fenômenos dolorosos. Essa questão deve ser abordada pela equipe e resolvida rápida e prontamente (ver Capítulo Dor no feto e no recém-nascido).

IATROGENIA DA PALAVRA

Parece estranho, mas também a palavra pode não só agredir, como também tumultuar o relacionamento mãe-filho-pai-equipe. Quantas vezes, até mesmo inadvertidamente, um comentário mais pessimista feito por um elemento da equipe pode ser captado pelos pais e quanto sofrimento e angústia poderá gerar.

Os pais de uma criança criticamente doente são, naturalmente, muito ansiosos e com justa razão. Todo o cuidado na abordagem da problemática em curso se faz necessário por ocasião de qualquer contato com os pais. Toda a equipe deve estar a par de todos os problemas relativos à evolução daquela criança e dar sempre informações concordantes para incutir segurança nos familiares. Se, por um lado, não se devem esconder fatos ou situações de mau prognóstico, por outro a maneira de transmiti-los é fundamental. Esses familiares devem sentir, não só por parte do médico, mas de toda a equipe que cuida do "seu" RN, que estão juntos como aliados na luta pela superação dos problemas.

Muitas vezes, porém, nem se trata de um paciente grave, mas tão somente da indicação de um procedimento de rotina, até mesmo banal, para o médico (como fototerapia ou realização de teste de triagem), mas que podem ser fonte de grande preocupação para a família. Faz-se mister dedicar alguns minutos junto a esses pais, explicando, em linguagem acessível ao leigo, do que se trata realmente.

Saber lidar com essas situações é fundamental para uma equipe de atendimento neonatal.

Trocar ansiedade por confiança deve ser o objetivo maior. Somente a vivência da equipe, acumulada ao longo de anos de um trabalho integrado, poderá suplantar essas dificuldades.

Chega-se então a um ponto em que discorrer mais sobre o tema seria mesmo uma "iatrogenia" para com o leitor, mas, para terminar, enfatiza-se a definição de Kugelman et al.[1], que implica a abrangência maior e a forma mais adequada para se lidar com esses problemas.

Risco evitável? Sem dúvida. Basta agir com critério e sobretudo com conhecimento de causa.

REFERÊNCIAS

1. Kugelman A, Inbar-Sanado E, Shinwell ES, Makhoul IR, Leshem M, Zangen , et al. Iatrogenesis in neonatal intensive care units: observational and interventional, prospective, multicenter study. Pediatrics. 2008;122(3):550-5.
2. Lenz W, Knapp K. Thalidomide embryopathy. Arch Environ Health. 1962;5:100-5.
3. Hernández-Díaz S, Werler MM, Walker AM, Mitchell AA. Neural tube defects in relation to use of folic acid antagonists during pregnancy. Am J Epidemiol. 2001;153(10):961-8.
4. Perucca E. Birth defects after prenatal exposure to antiepileptic drugs. Lancet Neurol. 2005;4(11):781-6.
5. Watts DH. Teratogenicity risk of antirretroviral therapy in pregnancy. Curr HIV/AIDS Rep. 2007;4(3):135-40.
6. Sepkoski CM, Lester BM, Ostheimer GW, Brazelton TB. The effects of maternal epidural anesthesia on neonatal behavior during the first month. Dev Med child Neurol. 1992;34(12):1072-80.
7. Stern L. In vivo assessment of the teratogenic potential of drugs in humans. Obstet Gynecol. 1981;58(5 Suppl):3S-8S.
8. Mujezinovic F, Alfirevic Z. Procedure-related complications of amniocentesis and chorionic villous sampling: a systematic review. Obstet Gynecol. 2007;110(3):687-94.
9. Bettelheim D, Kolinek B, Schaller A, Bernaschek G. [Complication rates of invasive intrauterine procedures in a center for prenatal diagnosis and therapy]. Ultraschall Med. 2002;23(2):119-22. Article in German.
10. Tongsong T, Wanapirak C, Kunavikatikul C, Sirirchotiyakul S, Piyamongkol W, Chanprapaph P. Fetal loss rate associated with cordocentesis at midgestation. Am J Obstet Gynecol. 2001;184(4):719-23.
11. Leatherman J, Parchman ML, Lawler FH. Infection of fetal scalp electrode monitoring sites. Am Fam Physician. 1992;45(2):579-82.
12. Davey C, Moore AM. Necrotizing fasciitis of the scalp in a newborn. Obstet Gynecol. 2006;107(2 Pt 2):461-3.
13. Lopes ACV, Pimentel K, Almeida AM, Matos EC, Toralles MBP. Complicações materno-fetais da biópsia de vilo corial: experiência de um centro especializado do Nordeste do Brasil. Rev Bras Ginecol Obstet. 2007;29(7):360-7.
14. Butler NR, Bonham DG. Perinatal mortality. First report of the 1958. British Perinatal Mortality Survey. Edinburgh: National Birthday Trust; 1963.
15. Hyde MJ1, Mostyn A, Modi N, Kemp PR. The health implications of birth by Caesarean section. Biol Rev Camb Philos Soc. 2012;87(1):229-43.
16. Ekéus C1, Högberg U, Norman M. Vacuum assisted birth and risk for cerebral complications in term newborn infants: a population-based cohort study. BMC Pregnancy Childbirth. 2014; 14(1):36.
17. Hartnack Tharin JE, Rasmussen S, Krebs L. Consequences of the Term Breech Trial in Denmark. Acta Obstet Gynecol Scand. 2011;90(7):767-71.
18. Poets CF, Wallwiener D, Vetter K. Risks associated with delivering infants 2 to 6 weeks before term--a review of recent data. Dtsch Arztebl Int. 2012;109(43):721-6.
19. Riyas PK, Vijayakumar KM, Kulkarni ML. Neonatal mechanical ventilation. Indian J Pediatr. 2003;70(7):537-40.
20. Furdon SA, Horgan MJ, Bradshaw WT, Clark DA. Nurses' guide to early detection of umbilical arterial catheter complications in infants. Adv Neonatal Care. 2006;6(5):242-56.

21. Sakha SH, Rafeey M, Tarzamani MK. Portal venous thrombosis after umbilical vein catheterization. Indian J Gastroenterol. 2007; 26(6):283-4.

22. Blondiaux E, Miquel J, Thomas P, Laloum D, Watclet J, Dacher JN. Calcified aneurysm of the abdominal aorta 12 years after umbilical artery catheterization. Pediatr Radiol. 2008;38(2):233-6.

23. Donn SM, Sinha SK. Assisted ventilation and its complications. In: Martin RJ, Fanaroff AA, Walsh MC. Fanaroff & Martin's Neonatal-Perinatal Medicine. 9th ed. St. Louis: Elsevier; 2011.p.1116-40.

24. Hanson JB, Waldstein G, Hernandez JA, Fan LL. Necrotizing tracheobronchitis. An ischemic lesion. Am J Dis Child. 1988;142(10): 1094-8.

25. Kitsommart R, Martins B, Bottino MN, Sant'Anna GM. Expectant management of pneumothorax in preterm infants receiving assisted ventilation: report of 4 cases and review of the literature. Respir Care. 2012;57(5):789-93.

26. Ratchada K, Rahman A, Pullenayegum EM, Sant'anna GM. Positive airway pressure levels and pneumothorax: a case-control study in very low birth weight infants. J Matern Fetal Neonatal Med. 2011; 24(7):912-6.

27. SUPPORT Study Group of the Eunice Kennedy Shriver NICHD Neonatal Research Network. Target ranges of oxygen saturation in extremely preterm infants. N Engl J Med. 2010;362(21):1959-69.

28. Finholt DA. Superficial temporal artery cannulation is not benign. Anesthesiology. 1985;62(1):93.

29. Hack WW, Vos A, Okken A. Incidence of forearm and hand ischaemia related to radial artery cannulation in newborn infants. Intensive Care Med. 1990;16(1):50-3.

30. Asnes RS, Arendar GM. Septic arthritis of the hip: a complication of femoral venipuncture. Pediatrics. 1966;38(5):837-41.

31. Frederiksen B, Christiansen P, Knudsen FU. Acute osteomyelitis and septic arthritis in the neonate, risk factors and outcome. Eur J Pediatr. 1993;152(7):577-80.

32. Hünseler C, Roth B. Pharmacologic and non-pharmacologic pain-therapy in neonatology: synopsis of the current data. Klin Padiatr. 2008;220(4):224-37.

33. Butler-O'Hara M, Buzzard CJ, McDermott MP, DiGrazio W, D'Angio CT. A randomized trial comparing long-term and short-term use of umbilical venous catheters in premature infants with birth weights of less than 1251 grams. Pediatrics. 2006;118(1):e25-e35.

34. Bothur-Nowacka J, Czech-Kowalska J, Gruszfeld D, Nowakowska-Rysz M, Kościesza A, Polnik D, et al. Complications of umbilical vein catherisation. Case Report. Pol J Radiol. 2011;76(3):70-3.

35. Monteiro AJ, Canale LS, Barbosa R, Meier M. Cardiac tamponade caused by central venous catheter in two newborns. Rev Bras Cir Cardiovasc. 2008;23:422-4.

36. Nandiolo-Anelone KR, Allah KC, Cissé L, Bankolé SR, Oulaï M, Aké AY. Extravasation injuries in newborns: our experience about 15 cases. Chir Main. 2014;33(1):44-50. [Article in French].

37. Glüer S, Schmidt AI, Jesch NK, Ure BM. Laparoscopic repair of neonatal gastric perforation. J Pediatr Surg. 2006;41(1):e57-8.

38. Watson J, McGuire W. Transpyloric versus gastric tube feeding for preterm infants. Cochrane Database Syst Rev. 2013;2:CD003487.

39. Shapiro CR. Nurses' judgments of pain in term and preterm newborns. J Obstet Gynecol Neonatal Nurs. 1993;22(1):41-7.

40. Lilly CA. Neonatal red cell transfusions. Immunohematology. 2008; 24(1):10-4. Review.

41. Sola A. Turn off the lights and the oxygen when not needed: photo therapy and oxidative stress in the neonate. J Pediatr (Rio J). 2007; 83(4):293-6.

42. Lai TT, Bearer CF. Iatrogenic environmental hazards in the neonatal intensive care unit. Clin Perinatol. 2008;35(1):163-81, ix. Review.

43. Chapchap MJ, Segre CM. Universal newborn hearing screening and transient evoked otoacoustic emission: new concepts in Brazil. Scand Audiol Suppl. 2001;53:33-6.

44. Fielder AR, Moseley MJ. Environmental light and the preterm infant. Semin Perinatol. 2000;24(4):291-8.

45. Rivkees SA, Mayes L, Jacobs H, Gross I. Rest-activity patterns of premature infants are regulated by cycled lighting. Pediatrics. 2004; 113(4):833-9.

46. Prazad P, Cortes DR, Puppala BL, Donovan R, Kumar S, Gulati A. Airborne concentrations of volatile organic compounds in neonatal incubators. J Perinatol. 2008;28(8):534-40.

47. Gross GW. Radiology in the intensive care nursery. In: Spitzer AR (ed). Intensive care of the fetus and newborn. St Louis: Mosby; 1996.p.345-400.

48. Morriss FH Jr. Adverse Medical Events in the NICU: Epidemiology and prevention. Neoreviews. 2008;9:1 e8-e23.

49. Reynolds LC, Duncan MM, Smith GC, Mathur A, Neil J, Inder T, et al. Parental presence and holding in the neonatal intensive care unit and associations with early neurobehavior. J Perinatol. 2013;33(8):636-41.

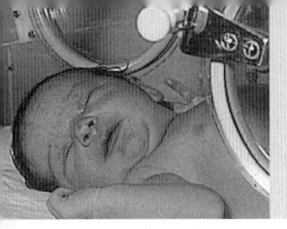

CAPÍTULO 59

Prevenção e Controle de Infecção em Unidade Neonatal

Julia Yaeko Kawagoe
Fernando Gatti de Menezes

Desenvolver estratégias para aumentar e garantir a segurança das gestantes e dos recém-nascidos (RN) é essencial para reduzir a morbidade e mortalidade no período periparto tanto das mulheres quanto dos RN[1].

As infecções relacionadas à assistência à saúde (IRAS) têm sido um dos focos da campanha Segurança do Paciente, cujo tema é *Clean care is safer care* da Organização Mundial da Saúde. As IRAS constituem um desafio mundial e em nosso país, pois é um problema presente e preocupante também em sistemas de saúde modernos, com tecnologias avançadas, especialmente nos casos de RN pela sua maior vulnerabilidade e suscetibilidade às infecções[2].

Este capítulo irá abordar as infecções adquiridas na unidade neonatal, em especial na unidade de terapia intensiva neonatal (UTIN), considerando as particularidades e as medidas para preveni-las e controlá-las.

EPIDEMIOLOGIA DAS IRAS NA UNIDADE NEONATAL

Os RN representam uma população única de pacientes e altamente vulneráveis às infecções. Avanços na tecnologia médica que ocorreram nas últimas décadas aumentaram a sobrevivência e a qualidade de vida dos RN, particularmente aqueles nascidos extremamente prematuros ou com defeitos/síndromes congênitos. Esses avanços no suporte terapêutico, por outro lado, ocasionam ou criam novos riscos infecciosos[3-5].

Entre os avanços nos cuidados obstétricos de gestantes de alto risco e cuidados de suporte neonatal podem-se citar: uso de surfactante para tratamento de doença de membrana hialina, hemofiltração contínua para suporte da função cardiovascular e renal, ventilação não invasiva (*continuous positive airway pressure* – CPAP), técnicas de intervenção cardíaca, aprimoramento de técnicas cirúr-

gicas e pesquisa materna de colonização para *Streptococcus* do grupo B (EGB) – *Streptocccus agalactiae* e profilaxia antimicrobiana da doença estreptocócica neonatal[5].

Na unidade neonatal são admitidos RN saudáveis, de gestação a termo, com peso ao nascimento ≥ 2.000g, em área de cuidados denominada berçário de baixo risco (BBR) ou berçário normal, local onde as infecções são infrequentes, com taxas reportadas entre 0,3 e 1,7 por 100 admissões[4].

Os RN saudáveis usualmente têm curta permanência hospitalar (48/72 horas em média), raramente são submetidos a procedimentos invasivos, tendo, portanto, menor risco infeccioso quando comparados aos RN nascidos com muito baixo peso (MBP – 1.000 a 1.499g) e extremos de baixo peso (EBP < 1.000g), que permanecem na UTIN por várias semanas ou meses, expostos a múltiplos dispositivos e/ou procedimentos invasivos e à microbiota hospitalar resistente a antimicrobianos e recebem agentes antimicrobianos que influenciam a composição de sua microbiota. Esses, portanto, estarão mais suscetíveis a adquirir infecções[5].

Os *Centers for Disease Control and Prevention* (CDC) dos Estados Unidos, na sua publicação do programa *The National Health Care Safety Network* (NHSN), apresenta os dados relativos às infecções associadas a dispositivos invasivos – cateter vascular central (CVC) e ventilação mecânica (VM) –, por nível de cuidado (UTIN nível II ou nível II/III), em 5 categorias de peso em gramas: < 750, 751-1.000, 1.001-1.500, 1.501-2.500 e > 2.500. Os RN com peso < 750g apresentam taxas maiores de infecção comparados aos de maior peso e outras UTI (pacientes adultos e pediátricos)[6].

Embora o termo "Infecção Relacionada à Assistência à Saúde" tenha substituído "Infecção Hospitalar" na maioria das populações estudadas pelos epidemiologistas da área da saúde, infecção hospitalar é o termo mais apropriado para a maioria das infecções em UTIN[5].

Os CDC classificam todas as infecções neonatais como "hospitalares", quer sejam elas adquiridas durante o parto ou durante a permanência hospitalar (infecções intra e pós-parto), com exceção daquelas comprovadamente de transmissão transplacentária, como é o caso da doença de inclusão citomegálica ou da toxoplasmose, e tornam-se evidentes ≤ 48 horas de vida[6]. Essa diferenciação entre as infecções peri e pós-natal é importante para direcionar as ações de prevenção e tratamento das infecções – aquisição materna ou da unidade. Alguns autores preferem denominar de infecções "de início precoce" aquelas que se iniciam entre 24 e 72 horas de vida e que são geralmente causadas por micro-organismos adquiridos da mãe, e de infecções "tardias" aquelas que se iniciam após o 3º dia de vida e que são possivelmente causadas por micro-organismos adquiridos na unidade neonatal. Para os RN que permanecem por longos períodos nas UTIN, ainda se referem a infecções de início "muito, muito tardio", quando acometem o RN depois do 30º dia de vida[4].

As infecções primárias da corrente sanguínea correspondem a 30 a 50% dos episódios de infecção hospitalar (IH) nos RN, dependendo do peso de nascimento, sendo que as infecções de sítio cirúrgico e do trato urinários são raras. As infecções da pele e tecido subcutâneo, como pustuloses, impetigos, abscessos subcutâneos, síndrome da pele escaldada e síndrome de choque tóxico, podem ocorrer sob forma de surtos em BBR ou UTIN. Enterocolite necrosante (ECN) é uma das emergências gastrintestinais mais comuns entre os RN, sendo que 90% dos casos ocorrem em prematuros, e é inversamente relacionada ao peso de nascimento e idade gestacional. Fatores que contribuem para o desenvolvimento de ECN incluem desenvolvimento imaturo da função gastrintestinal, lesão hipóxica-isquêmica, colonização bacteriana anormal e alimentação precoce com fórmulas[4-8].

Para desenvolver um "Programa de Prevenção e Controle das Infecções para a Unidade Neonatal", devem-se considerar todos esses aspectos inerentes ao RN e à unidade para definir os objetivos e implementar as ações de vigilância e de prevenção/controle das infecções hospitalares (IH) dessa unidade. As taxas de IH serão influenciadas de acordo com a proporção de RN de MBP/EBP, utilização de dispositivos invasivos, realização de procedimentos cirúrgicos, uso de antimicrobianos e sistema de vigilância utilizado. Portanto, deve-se relevar a heterogeneidade das diferentes unidades neonatais, quanto às características da população, dos recursos materiais e equipamentos, além dos recursos humanos (em número e qualidade) e do tipo de vigilância epidemiológica, para fazer a análise das taxas de IH e para priorizar estratégias de prevenção das infecções[4].

AQUISIÇÃO DE MICRO-ORGANISMOS PELO RN[4,5,7,8]

Antes do parto, durante a vida intrauterina, o feto é relativamente protegido da aquisição de micro-organismos, entretanto pode adquiri-los nos seguintes períodos:

- **Pré-parto** – pela placenta ou extensão direta com o trato genital materno (ruptura prematura da bolsa).
- **Durante o parto** – no contato direto com o trato genital, sangue ou fezes.
- **Após o parto** – no contato com a mãe, profissional de saúde (PS), principalmente pelas mãos, visitantes, equipamentos ou materiais e ambiente.

Modos de transmissão[4-8]

O modo usual de transmissão de micro-organismos ao RN ocorre por contato, gotículas ou via aérea/aerossóis.

Transmissão por contato

O hospedeiro tem contato com a fonte, e este pode ser: direto ou indireto.

Contato direto – Há um relacionamento físico entre a fonte e o hospedeiro e passagem do agente infeccioso da fonte diretamente ao hospedeiro. Ocorre a transmissão pessoa-pessoa e é o modo mais dominante de transmissão, na maioria das unidades neonatais, na maior parte do tempo. A fonte pode ser um PS, um familiar, um visitante e, em circunstância não usual, outro paciente. Essa fonte pode estar colonizada com um agente microbiano, incluindo suas mãos, transmitindo-o para o ambiente, equipamentos ou para o paciente.

Contato indireto – A transmissão do agente infeccioso ocorre por meio de um objeto, equipamento, solução contaminada ou mãos não higienizadas. As mãos têm sido implicadas em vários surtos em unidades neonatais com vários bacilos gram-negativos, *S. aureus*, *Enterococcus* e vírus. Usualmente, as mãos são transitoriamente contaminadas e a higiene de mãos (IIM) remove esses micro-organismos, interrompendo a transmissão.

A transmissão por contato indireto também pode ocorrer por equipamentos de cuidados assistenciais que não são adequadamente reprocessados entre os pacientes ou quando ocorre a contaminação dos equipamentos, soluções e preparações tópicas com as mãos. Infecções têm sido relatadas devido à contaminação de itens como: equipamentos de ressuscitação, dispositivos de sucção, circuitos de ventilação mecânica, termômetros retais, frascos de leite e também a aplicação de soluções contaminadas na limpeza ocular, limpeza de funículo umbilical, óleo mineral, gel de ultrassom, glicerina e sabão antisséptico.

Água também é uma fonte em potencial em UTIN. Micro-organismos como *Pseudomonas*, *Serratia*, *Stenotrophomonas* e *Flavobacterium* são prevalentes no ambiente e crescem rapidamente em água à temperatura ambiente e em ambiente úmido como incubadora, reservatório de umidificação, extensões e nebulizadores de respirador.

Fluidos por via intravenosa, especialmente aqueles utilizados para nutrição parenteral, foram fontes frequentes de infecção no passado. Atualmente, com os padrões de preparo, esses fluidos raramente são intrinsecamente contaminados (durante a fabricação), mas podem contaminar-se extrinsecamente pelo manuseio durante o uso.

O leite materno pode ser fonte de vírus como CMV e HIV. Também pode conter bactéria se a mãe estiver com bacteriemia ou tiver mastite, mas o mais provável é o que o leite venha a se contaminar com bactérias durante a coleta ou manuseio. Um estudo revelou crescimento de bacilo gram-negativo em 36% de amostras de leite humano não pasteurizado. Surtos de *Klebsiella* e *Serratia* têm sido associados a bombas de sucção de leite materno contaminadas, e bacteriemia e meningite foram associadas às fórmulas em pó intrinsecamente contaminadas com *Enterobacter sakazakii*.

Transmissão por gotículas

É a passagem do agente infeccioso da fonte ao hospedeiro por meio de gotículas durante a fala, tosse ou espirro. Essas gotículas (> 5µm) podem depositar-se a curta distância (1 a 1,5 metro) nos olhos, na boca ou nariz, como, por exemplo, meningite bacteriana, rubéola (materna), coqueluche, caxumba, gripe etc.

Esse modo de transmissão provavelmente não é o mais importante de transmissão entre os RN, porque eles não tossem vigorosamente nem são eficientes na produção de gotículas, mas PS e visitantes infectados podem introduzir patógenos na unidade, especialmente durante os períodos de surtos de infecções virais na comunidade – influenza, vírus sincicial respiratório (VSR), entre outros.

Transmissão aérea

Ocorre pela disseminação de partículas provenientes das gotículas da tosse, espirro ou fala que se ressecam, tornando-se menores – núcleos goticulares (< 5µm), e permanecem suspensas no ar por longos períodos. Podem depositar-se em superfícies horizontais e ressuspender por ação física (correntes de ar ou qualquer agitação do ar), atingindo o hospedeiro. Exemplo: tuberculose, varicela e sarampo e fungos que podem ser veiculados pela poeira (*Aspergillus* spp.).

Fatores de risco para aquisição de IH[4-8]

São múltiplos os fatores que podem causar infecção perinatal no RN: maternos, do RN e ambiental (unidade neonatal).

Fatores de risco materno[4-8]

Colonização ou infecção materna – O estado imunológico materno e o estádio de gestação em que a infecção ocorre irá influenciar o resultado no feto ou RN – a transferência de IgG ocorre no terceiro trimestre; a infecção primária em mãe não imune pode resultar em doença grave no feto (rubéola) ou no RN (varicela); a infecção bacteriana materna no intraparto (bacteriemia, infecção do trato urinário, endometrite) está associada com o aumento de risco de sepse neonatal; e infecção aguda materna pode desencadear parto prematuro. A colonização vaginal/retal por EGB é FR para a infecção neonatal.

Complicações relativas ao parto – O parto prematuro e o baixo peso de nascimento são os principais fatores de risco de infecção neonatal; a ruptura prematura de membranas (> 24 horas), monitorização fetal com uso de eletrodos e o parto traumático com lesão da pele podem servir de porta de entrada para a microbiota genital materna. O parto cesariano está associado ao aumento da incidência da síndrome de doenças respiratórias e consequente risco de infecção.

A via mais comum de infecção precoce em RN pré-termo ou a termo é a ascendente, em que os micro-organismos da microbiota genital materna, como os EGB e *Escherichia coli* (respondem pela maioria dessas infecções), podem ascender através do canal de parto para o fluido amniótico pelas membranas amnióticas íntegras, ou mais comumente após a ruptura das membranas. O fluido infectado então é aspirado ou deglutido pelo feto, o micro-organismo penetra as barreiras mucosas imaturas, resultando em pneumonia ou bacteriemia, e pode penetrar a barreira meníngea causando a meningite. Bactérias têm sido responsáveis como a maior causa de ruptura prematura de membranas e, consequentemente, de trabalho de parto prematuro. Portanto, a prevenção e tratamento de infecção intra-amniótica são passos importantes na prevenção do parto prematuro e na evolução do RN[9].

Fatores de risco do RN[4-8]

A suscetibilidade do RN à infecção pode ser classificada em intrínseca e extrínseca[5].

Fatores de risco intrínsecos – O RN é suscetível à infecção, em grande parte, devido à imaturidade das barreiras estruturais e do sistema imunológico e ausência de colonização microbiana.

Barreira mecânica à infecção[4-8] – a pele e as membranas mucosas do RN são mais permeáveis aos antígenos exógenos do que em crianças de mais idade. Antes das 26 semanas de gestação, a camada córnea é muito pouco desenvolvida (possui somente três camadas de células, comparada com o RN a termo que possui 16 camadas), sendo pouco queratinizada, isto é, a pele se apresenta frágil, fácil de se traumatizar e muito permeável. A pele amadurece rapidamente após o nascimento e com 2 semanas de vida está bem desenvolvida na maioria dos RN, independente da idade gestacional. Qualquer doença ou procedimento que altere ou rompa as barreiras naturais aumenta o risco do RN em adquirir infecção:

- Crianças com defeitos congênitos de pele como gastroquise, onfalocele, mielomeningocele e epidermólise bolhosa têm a função protetora da barreira diminuída.
- Doenças pulmonares crônicas como a displasia broncopulmonar diminuem a função de defesa mucociliar.
- Cateteres vasculares, incluindo os periféricos, além de servir de porta de entrada, propiciam colonização bacteriana mais frequente em RN comparado a crianças maiores.
- O uso de VM que através do tubo endotraqueal torna-se uma via de entrada elimina os mecanismos de defesa naturais e a cânula traqueal por si só causa traumatismo na mucosa – favorece a colonização bacteriana e menor capacidade de defesa local.
- As sondas jejunais ultrapassam o efeito protetor do ácido gástrico, favorecendo o crescimento de micro-organismos no trato gastrintestinal superior, e a sonda gástrica, devido ao refluxo gastroesofágico, permite a migração bacteriana intraluminal ou ascensão por capilaridade e desenvolvimento de pneumonia.

Sistema imunológico[4-8] – embora o feto seja capaz de produzir anticorpos se estimulado, a síntese intraútero é pequena e o RN inicialmente depende dos anticorpos maternos que são transferidos passivamente. Essa transferência começa no 2º trimestre e alcança metade do nível com 30 semanas de gestação (comparado a RN a termo), sendo que um RN com menos de 34 semanas de gestação pode não ter nível de proteção adequado de anticorpos. Além disso, o repertório de anticorpos recebidos depende da exposição materna e somente os anticorpos IgG são transferidos. Essa aquisição passiva é vital durante os primeiros 4 a 5 meses de vida, pois os RN não produzem ainda seus próprios anticorpos e somente atingem o nível de um adulto aos 12 a 18 meses de vida. O RN responde adequadamente à maioria dos antígenos protéicos e até precocemente com 24 semanas de gestação, porém, sua resposta a antígenos polissacarídeos é pobre nos primeiros 2 anos de vida.

A resposta celular a uma invasão de micro-organismos é limitada devido ao número reduzido e ineficaz de leucócitos que apresentam defeitos na resposta quimiotáxica e, assim, são incapazes de se concentrar nos locais de inflamação. Sob ótimas condições, a fagocitose e a morte microbiana pelos granulócitos podem ocorrer normalmente, mas essas funções podem estar prejudicadas devido à opsonização deficiente.

A função das células T (linfócitos) é importante para controlar os patógenos intracelulares como *Listeria*, *Toxoplasma* e *Salmonella*, mas em RN as células citotóxicas têm sua atividade diminuída, assim como a produção de interferon também está diminuída, prejudicando também a resposta às infecções virais, especialmente os do grupo herpes-vírus.

Além do exposto, o sistema imune pode ter sua função mais suprimida devido a hipóxia, acidose, hiperbilirrubinemia e outras alterações metabólicas.

Colonização[4-8] – a ausência de microbiota normal ao nascimento constitui fator de risco (FR) para a colonização com micro-organismos potencialmente patogênicos (microbiota normal é considerada fator de proteção).

A exposição inicial à microbiota materna ocorre usualmente durante a passagem pelo canal de parto, sendo que se o parto for cesariano a colonização ocorre mais lentamente. Após o nascimento, a colonização prossegue com a aquisição de novos micro-organismos no contato com sua mãe, outros membros da família, membros da equipe hospitalar e o ambiente.

RN saudáveis estabelecem microbiota normal em poucos dias de vida, predominando os gram-positivos na faringe, *S. aureus* no umbigo, narinas, pele e reto, *Staphylococcus* coagulase-negativa na narina, umbigo e pele do tórax. Colonização gastrintestinal é dependente do tipo de amamentação, isto é, se materna irão predominar as bifidobactérias anaeróbias – favorecidas pelo baixo pH do trato gastrintestinal decorrente do aleitamento materno – e em menor número *Bacteroides* e *E. coli*, enquanto se for formulação láctea, irão predominar *E. coli* e outras enterobactérias.

A colonização de RN internado em UTI segue um padrão diferente de RN saudável, decorrente do contato materno limitado, retardo na alimentação por via oral, tratamento com antimicrobianos e exposição à microbiota da UTIN. Antimicrobianos suprimem a microbiota anaeróbia fecal, favorecendo crescimento de bacilo gram-negativo, especialmente *Klebsiella*, *Enterobacter*, *Serratia* e *Pseudomonas* spp. O alto risco de infecções graves e a dificuldade diagnóstica específica de infecção resultam em uso empírico disseminado de antibióticos de amplo espectro que também favorecem emergência de cepas resistentes. Cada UTIN irá ter uma microbiota endêmica específica, e os RN servirão de reservatório para potencial transmissão aos RN recém-admitidos.

Em suma, os RN colonizados passam a ser a maior fonte infecção, tanto em BBR quanto em UTIN, e a transferência ocorre principalmente pelas **mãos**.

Fatores de risco extrínsecos – Muitos dos FR extrínsecos na UTIN estão associados a dispositivos invasivos e ao ambiente e podem ser categorizados em: dispositivos médicos e equipamentos, tratamentos médicos, intervenções comportamentais e administrativo/estrutural[5].

As IH estão também diretamente relacionadas às ações dos PS e, pelo fato de se ter controle limitado sobre o peso de nascimento e prematuridade, há necessidade de abordagens com foco em cultura da unidade, estrutura, ambiente e procedimentos para reduzir os riscos de infecção em UTIN[5,9,10].

Dispositivos médicos e equipamentos[4,5,7-9] – qualquer procedimento que rompa as barreiras normais (pele e mucosas) aumenta o risco de infecção nos RN. Os prematuros e os enfermos requerem alimentação por sonda naso ou orogástrica, sendo porta de entrada, e potencializa o crescimento aumentado de micro-organismos no trato gastrintestinal superior. Leite materno e fórmulas lácteas administrados por infusão contínua permanecem em temperatura ambiente por várias horas, propiciando proliferação microbiana no frasco ou tubo durante a infusão. Contagem $\geq 10^3$/mL foi associada à intolerância alimentar, e contagem $\geq 10^6$/mL, a sintomas de sepse e ECN em alguns RN.

As infecções mais frequentes da UTIN estão relacionadas a procedimentos vasculares e ventilação mecânica.

Práticas relacionadas a acessos vasculares – a infecção da corrente sanguínea (ICS) associada à CVC é uma das infecções mais frequentes em UTIN, tendo como FR adicionais baixo peso de nascimento, nutrição parenteral, cirurgia, tratamento com bloqueador H_2, VM e terapia com dexametasona[4,5,7-10].

Acesso por via intravenosa é uma necessidade em UTIN, seja utilizando acesso periférico, seja central, incluindo *percutaneous inserted central catheters* – PICC. Os acessos periféricos são utilizados para prover acesso para administrar nutrição parenteral e medicamentos, mas têm desvantagens como infiltrações frequentes devido às veias frágeis e finas, causando múltiplas punções com aumento do risco de infecção. A incidência de infecção associada a cateter periférico é usualmente baixa, mas podem ocorrer problemas sérios pelas punções repetidas e frequentes[9,10].

A migração de micro-organismos da pele para o trato cutâneo é a principal via de colonização da ponta de cateter e de infecção. Portanto, descrição de políticas e procedimentos na inserção e manutenção de acesso periférico é fundamental, especialmente com relação à HM e à técnica asséptica[9-12].

Entre os acessos vasculares centrais, o cateter umbilical-venoso e arterial e o PICC são os dispositivos vasculares mais utilizados em UTIN. O uso de PICC como CVC tornou-se essencial na terapêutica de RN que necessitam de nutrição parenteral e medicamentos. Entretanto, ICS relacionada à CVC é uma preocupação constante na UTIN com relação ao uso de PICC. A microbiota da pele contaminando a parte externa do cateter, as conexões ou ambos são a causa mais comum de ICS relacionada a CVC[9-12].

Entender a patogênese da ICS é de fundamental importância para instituir as medidas preventivas. O micro-organismo que coloniza o dispositivo intravascular e subsequentemente se dissemina na corrente sanguínea causando ICS pode atingir a corrente sanguínea por meio de 4 vias[9-11]:

1. pela pele no local de inserção;
2. contaminação da conexão do cateter – *hub*;
3. disseminação hematogênica de sítio distante infeccioso;
4. infusão de um fluido contaminado pelo cateter.

As duas primeiras fontes são as mais importantes, pois a pele e a conexão do cateter (incluindo conector) podem contaminar-se com a microbiota do paciente ou com micro-organismos das mãos do PS que manipula o dispositivo. Para cateteres de curta permanência, não tunelizado, sem *cuff*, a pele é a principal fonte de infecção, ou seja, os micro-organismos migram pela superfície externa do cateter e segmento cutâneo e subcutâneo, colonizando a ponta do cateter. Para os cateteres de longa permanência, como os tunelizados, com *cuff* semi-implantado, a conexão do cateter e o lúmen são a principal via de entrada de micro-organismos[9-11].

Outro aspecto que tem desafiado os pesquisadores é a formação de biofilme nesses dispositivos e nos quais micro-organismos se aderem, multiplicam-se formando uma comunidade estruturada, fechada e protegida em uma matriz, onde se cooperam mutuamente para se protegerem de um ambiente hostil, composto por anticorpos e antimicrobianos[10,11]. A ICS relacionada ao CVC é o resultado de uma série complexa de eventos: contaminação do cateter, aderência de micro-organismos à superfície interna e externa do cateter, colonização microbiana e disseminação microbiana na corrente sanguínea. A antibioticoterapia elimina os sintomas causados por micro-organismos livres na corrente sanguínea liberados do biofilme, mas falha em erradicar os que estão embebidos no biofilme[10,11].

Ventilação mecânica[12,13] – a pneumonia e a traqueíte tardia são as mais comuns, causadas por bacilos entéricos gram-negativos e *S. aureus* e o principal FR é a entubação traqueal/VM. A colonização do tubo endotraqueal é virtualmente inevitável, e a simples presença da bactéria isolada de amostra do trato respiratório não significa infecção. Critérios específicos devem ser seguidos para definir uma infecção do trato respiratório inferior ou superior[12,13].

A patogênese e os fatores de risco para pneumonia associada à ventilação mecânica (PAV) são[12,13]:

- Ocorre a invasão bacteriana no parênquima do pulmão do RN sob VM.
- A inoculação bacteriana no trato respiratório inferior, normalmente estéril, ocorre com a aspiração de secreção, colonização do trato aerodigestório ou uso de equipamentos ou medicamentos contaminados.
- Os fatores de risco para PAV incluem: entubação prolongada, alimentação – leite enteral, aspiração de conteúdo orofaríngeo, agentes paralíticos, doença de base e extremo de idade –, incluindo os RN e os prematuros

Tratamentos médicos[5] – o uso de esteroides para o tratamento da displasia broncopulmonar tem sido associado ao aumento do risco infeccioso. O resultado do aumento da incidência de infecção disseminada por *Candida* spp. foi associado à prática da administração de dose única de esteroide como FR independente. O uso de bloqueador H_2 foi associado ao aumento da incidência de ECN, com sepse associada ao bacilo gram-negativo e com candidemia. O aumento de doença invasiva causada por *Klebsiella* spp. produtora de betalactamase de espectro estendido ou *Candida* spp. foi associado ao uso de cefalosporina de terceira geração.

Intervenções comportamentais[5] – existem preocupações teóricas, quanto ao risco infeccioso, acerca das práticas inovadoras como *cobedding twins* – acomodar gêmeos no mesmo leito – e Mãe-Canguru, utilizadas para estimular o desenvolvimento do RN ao aumentar a exposição pele a pele de RN gemelares (um com o outro) e suas mães. Entretanto, esse risco é reduzido com o cuidado Canguru.

Os brinquedos em leitos da UTIN trazem também uma preocupação, visto que alguns trabalhos mostram sua contaminação com bactérias patogênicas, embora seu papel na transmissão de infecção não esteja estabelecido.

Assuntos administrativos e de estrutura – estudos de surto em unidade neonatal (BBR ou UTIN) foram os primeiros a demonstrar a relação entre taxas de infecção tardia/hospitalar com a superlotação e falta de pessoal[5].

Um estudo que avaliou o nível de número de enfermeiros mostrou que houve redução significativa de ICS ao aumentar as horas de trabalho de enfermeiros em UTIN[14].

Há um movimento atualmente na elaboração e construção de novas UTIN, com quarto individual para o RN, cujo propósito é aumentar o estímulo do desenvolvimento neurológico com luz e som, facilitar o cuidado centrado na família, a amamentação, o cuidado Canguru, instituir as precauções específicas se houver necessidade e reduzir as taxas de infecção[5].

A exposição à poeira de construção ou aos esporos durante o transporte pode resultar em aspergilose cutânea ou invasiva em RN. Portanto, contenção da poeira durante a construção, reforma ou qualquer distúrbio da integridade ambiental é especialmente importante em UTIN devido os RN de MBP que têm o risco aumentado em desenvolver a doença após a exposição[5].

Fatores de risco ambientais da unidade neonatal (infraestrutura)[4,5,7-9] – Fatores como superlotação da unidade e déficit de pessoal, sobrecarga de trabalho, estrutura inadequada para a HM adequada contribuem para a quebra de técnicas em geral e baixa adesão à HM. Contribuem também para o risco de transmissão das IH treinamento insuficiente e recursos limitados de equipamentos e materiais.

A infecção tardia ocorre pela transmissão horizontal, ou seja, a aquisição é hospitalar, mas também pode ocorrer a transmissão vertical durante o parto, havendo primeiro a colonização do RN e posteriormente a infecção. A colonização da pele e mucosas com patógenos em potencial pode ser adquirida das mãos dos PS ou familiares do RN, da água utilizada na incubadora ou sistema de umidificação do ventilador, ou de materiais ou equipamentos contaminados. Os micro-organismos colonizantes podem penetrar na corrente sanguínea por solução de continuidade na pele e mucosas ou translocação bacteriana ou ser introduzidos por meio de dispositivos invasivos como cateteres vasculares, tubos endotraqueais e sondas para alimentação. A infecção também pode resultar de fluidos por via intravenosa contaminados (especialmente NPP) ou fórmulas lácteas ou leite materno contaminados[9].

Etiologia

Mudanças na etiologia de infecções bacterianas em RN de alto risco têm sido observadas ao longo do tempo. Cepas invasivas de *S. aureus* foram predominantes na década de 1950. Por razões inexplicáveis, bacilos gram-negativos, especialmente *P. aeruginosa*, *Klebsiella* spp., *E. coli* prevaleceram na década de 1960, mas foram substituídos por EGB nas décadas de 1970, 1980 e 1990 como principal agente de sepse neonatal precoce. No entanto, na década de 1980, os agentes *Staphylococcus aureus* meticilinorresistente (MRSA) e *Staphylococcus* coagulase-negativa surgiram como prevalentes patógenos na UTIN, principalmente na sepse de início tardio. Na década de 1990, *Staphylococcus* coagulase-negativa continuaram a representar 40 a 50% das infecções de início tardio na maioria das unidades de terapia intensiva neonatal. Em 1999, a Rede de Prevenção em Pediatria realizou um estudo transversal para avaliar a prevalência de infecção relacionada à assistência à saúde em UTIN nos Estados Unidos, demonstrando: *Staphylococcus* coagulase-negativa (31,6%), seguido por enterococos (10,3%) e *E. coli*

(8,5%). Os três agentes associados a 15-20% das infecções em UTIN são particularmente problemáticos, devido à dificuldade no tratamento: enterococos resistentes à vancomicina (VRE), bacilo gram-negativo multirresistente, especialmente *Enterobacter* spp., *Klebsiella* spp. produtora de ESBL e fungos, principalmente *Candida* spp., em especial as espécies não *albicans*[3,14,15].

Streptococcus do grupo B[16]

Aproximadamente, 10 a 30% das gestantes são colonizadas por EGB, sendo de forma transitória, crônica ou intermitente. Essa colonização, quando presente no momento do parto, é um importante FR para o desenvolvimento da doença estreptocócica neonatal. A infecção do RN ocorre principalmente durante sua passagem no canal de parto ou por via ascendente, mais frequentemente quando há ruptura de membranas.

A partir do final da década de 1970 até meados da década de 1990, o EGB foi o patógeno mais frequentemente isolado de RN a termo com doença de início precoce, sendo responsável por aproximadamente 70% dos episódios. No entanto, em 1996, após as recomendações para quimioprofilaxia em gestantes colonizadas do CDC, juntamente com o Colégio Americano de Obstetrícia e Ginecologia(ACOG) e a Academia Americana de Pediatria (AAP), houve redução de 65% na incidência de sepse de início precoce por EGB entre 1993-1998 e 1999-2001. As diretrizes foram atualizadas em 2002 e 2010, sendo que a prevenção se baseia em uma única estratégia, que é identificar as gestantes que deverão realizar a profilaxia antimicrobiana intraparto por meio da:

- Realização da cultura pré-natal para o EGB em **todas as gestantes** (*screening* universal: *swab* vaginal e retal) entre a 35ª e 37ª semana de gestação.
- Para as gestantes que chegam a trabalho de parto sem ter realizado cultura para o EGB, avaliação da presença ou não de alguns fatores de risco e efetuar a coleta do *screening* universal (NAAT: teste de amplificação de ácido nucleico – GeneXpert®).
- Realização de coleta de urocultura para *screening* de bacteriúria assintomática (identificação de cepas de EGB com ≥ 10.000 unidades formadoras de colônias em culturas mono ou polimicrobianas).
- No caso de gestantes em trabalho de parto com o *status* de colonização por EGB desconhecido, sem fatores de risco intraparto (trabalho de parto e ruptura de membranas < 37 semanas, temperatura materna ≥ 38ºC, ruptura de membranas > 18 horas), o obstetra pode utilizar metodologias moleculares (teste de amplificação de ácido nucleico: GeneXpert®).

A penicilina é a droga de escolha para a profilaxia antimicrobiana intraparto, sendo que a administração por

via oral não é adequada para esse fim. A dose preconizada é penicilina G cristalina 5 milhões de UI por via intravenosa, seguida por 2,5 a 3 milhões UI por via intravenosa a cada 4 horas até o nascimento. Como alternativa, pode ser considerado o uso de ampicilina 2g por via intravenosa seguida por 1g a cada 4 horas até o nascimento[16]. Para pacientes alérgicas à penicilina, ver quadro 59.1.

Lembrete importante:

Deve haver um intervalo de pelo menos 4horas entre a profilaxia e o parto, sendo que devem ser administradas duas doses antes do nascimento, pois a proteção máxima é obtida a partir da 2ª dose antes do nascimento (exceto no caso do uso de clindamicina ou vancomicina)[16].

A profilaxia intraparto não é recomendada nas seguintes situações[16]:

- Gestação anterior com cultura positiva para EGB ou relato prévio de bacteriúria assintomática, a menos que a cultura para a gestação atual seja positiva.
- Cesárea eletiva, na ausência de trabalho de parto ou ruptura de membranas (independente/e do resultado da cultura para EGB).
- Cultura vaginal/retal negativa para EGB em 5 semanas antes do parto, durante a gestação atual, mesmo apresentando fatores de risco (parto < 37 semanas, ruptura de membranas ≥18 horas).

Staphylococcus coagulase-negativa[5,17]

Staphylococcus coagulase-negativa são responsáveis por aproximadamente 50% das infecções da corrente sanguínea de início tardio (após 7 dias de vida) em unidades de terapia intensiva neonatal. Várias são as razões que justificam a importância deste agente:

- Aumento do número e da sobrevivência de RN de muito baixo peso.
- Aumento do uso de dispositivos intravasculares no RN de alto risco.
- Aumento da probabilidade de identificação de uma hemocultura positiva para *Staphylococcus* coagulase-ne-

Quadro 59.1 – Antimicrobianos recomendados para a profilaxia da doença estreptocócica neonatal em pacientes alérgicas à penicilina[16].

Alérgica à penicilina, mas com baixo risco de anafilaxia (angioedema, insuficiência respiratória, urticária)	**Cefazolina** 2g, IV, dose de ataque 1g, IV, a cada 8h até o parto
Com alto risco de anafilaxia (angioedema, insuficiência respiratória, urticária) e suscetível à clindamicina	**Clindamicina** IV, 900mg a cada 8h até o parto
Com alto risco de anafilaxia (angioedema, insuficiência respiratória, urticária) e não suscetível à clindamicina ou indisponibilidade do teste de sensibilidade	**Vancomicina** IV, 1g 12/12h até o parto

gativa como uma verdadeira bacteriemia, com o uso de definições mais consistentes e métodos de obtenção de hemoculturas com volume maior de sangue (mínimo 1mL) e de tempo de positividade ou culturas quantitativas (por exemplo, coleta de duas hemoculturas, de preferência uma de CVC e outra a partir de um sítio periférico).

As manifestações clínicas são diversas, desde sepse neonatal devido à ICS associada a CVC até infecções focais como abscessos cutâneos, onfalite e endocardite.

Na investigação de surtos por esses agentes, os avanços laboratoriais na área molecular foram fundamentais para a identificação dos clones idênticos e o estabelecimento de nexo causal epidemiológico: eletroforese em gel de campo pulsado (PFGE), hibridização, sequenciamento e análise de plasmídeo.

Staphylococcus aureus[5,17,18]

Desde o final da década de 1980, surtos causados por *S. aureus* em UTIN têm demonstrado aumento da cepa resistente à meticilina ou oxacilina (conhecido como MRSA). O principal modo de transmissão é horizontal, pelas mãos de PS. Fontes ambientais ou portadores crônicos raramente foram implicados na transmissão hospitalar em UTIN. *S. aureus* pode colonizar vários locais do corpo em RN, como narinas, umbigo, axilas, área pós-auricular e períneo. As manifestações clínicas são diversas: sepse neonatal, impetigo bolhoso, síndrome da pele escaldada, abscessos de partes moles, mastite, conjuntivite, pneumonia, osteomielite, artrite séptica, endocardite, com taxa de letalidade associada à doença invasiva variando entre 15 e 30%.

Enterococos[5,19]

Enterococos foram reconhecidos como importantes patógenos na UTIN desde a década de 1980. Alguns fatores são relevantes na manutenção de surtos por esses agentes: contaminação ambiental, exposição a antimicrobianos de amplo espectro e ausência de política de uso racional de antimicrobianos, transmissão horizontal pelas mãos dos PS ou material contaminado (por exemplo, termômetros), uso prolongado de CVC, presença de maior incidência de ECN e admissão de RN colonizados ou infectados por enterococos.

Bacilos gram-negativos[5,20]

As infecções causadas por bacilos gram-negativos em neonatologia estão associadas a altas taxas de letalidade, entre 24 e 62%. *Escherichia coli*, *Klebsiella pneumoniae* e *Enterobacter* spp. são mais frequentemente isolados na ausência de surto. Cepas produtoras de betalactamase de espectro estendido (ESBL) têm sido isoladas em UTIN nas últimas duas décadas e são especialmente proble-

máticas por causa de sua resistência aos agentes antimicrobianos usados rotineiramente para terapia empírica: aminopenicilinas e cefalosporinas de terceira e quarta geração, por exemplo. O problema torna-se pior, pois esse mecanismo de resistência pode ser transmitido para outras cepas de bactérias gram-negativas por via plasmidial, facilitando a transmissão horizontal. Outros bacilos gram- de importância são: *Pseudomonas aeruginosa*, *Acinetobacter baumannii*, *Burkholderia cepacia*, *Serratia* spp., *Citrobacter diversus*, *Salmonella* spp., *Chryseobacterium meningosepticum*, *Ralstonia* spp., muitos deles relacionados com contaminação ambiental, por exemplo, soluções antissépticas, água, medicamentos por via intravenosa, leite materno, pias e equipamentos utilizados na assistência ventilatória. Na ausência de uma fonte ambiental, é provável que um surto possa ser iniciado a partir de cepa adquirida de mãe previamente infectada (por exemplo, infecção urinária materna) ou, raramente, de um paciente previamente colonizado e transferido de um outro hospital.

Bordetella pertussis (coqueluche)[21,22]

A transmissão de *B. pertussis* tem sido relatada em berçários e em unidades de cuidados intermediários. A fonte é usualmente um PS, familiares ou visitantes não diagnosticados que transmitem esse patógeno via gotículas. Portanto, a concientização dos PS e a triagem dos visitantes são fundamentais para o controle e prevenção. Outro ponto importante é disponibilizar, dentro de um programa de Saúde Ocupacional, vacina contra difteria, tétano e coqueluche acelular para os PS sem comprovação de imunização.

Clostridium difficile[5,23]

Surtos de infecção por *Clostridium difficile* não são frequentes em berçários e UTIN. Há relatos da presença assintomática de *C. difficile* em RN da ordem de 55%, porém, a diarreia em RN secundário à infecção é rara, provavelmente devido à imaturidade da mucosa intestinal e à ausência dos receptores para a toxina produzida pela bactéria. Esse organismo não desempenha um papel na patogênese da ECN, mas já existem relatos da associação de enterocolite grave em lactentes com doença de Hirschsprung.

Infecção fúngica[5,14]

Infecções fúngicas em RN prematuros são uma importante causa de morbidade e mortalidade em UTIN. *Candida* spp. constitui o gênero de leveduras mais comuns nesse contexto e são responsáveis por até 12% de sepse tardia em RN de MBP, com taxa de letalidade em torno de 44%. Dados de vigilância norte-americanos entre 1986 e 1994 demonstraram que *Candida* spp. corresponderam à quarta causa mais comum de ICS após *Staphylococcus* coagulase-negativa, EGB e *S. aureus*. Os FR mais consistentes para candidemia em RN são: uso de CVC, bacteriemia prévia, doença gastrintestinal, cirurgia abdominal, prematuridade, uso de antibióticos de amplo espectro (principalmente cefalosporinas de terceira geração), colonização prévia. Colonização precoce é mais associada com *C. albicans,* muitas vezes adquiridas durante a passagem do canal do parto, ao passo que as outras espécies, tais como *C. parapsilosis* e *C. tropicalis*, são mais tardias e associadas à transmissão horizontal entre as crianças ou de PS. *C. parapsilosis* é a espécie mais frequentemente relatada em surtos, com relação importante na formação de biofilme de CVC e ICS.

Candidúria verdadeira, ou seja, não relacionada à contaminação de coleta em saco coletor, pode refletir doença disseminada ou cistite localizada, assim o isolamento a partir da urina indica a necessidade de avaliar locais potenciais de infecção. Além de infecção urinária, outras infecções fúngicas podem comprometer o RN, como osteomielite, endocardite, artrite séptica, meningite, abscesso cerebral, que podem ser manifestações secundárias de candidemias persistentes.

As opções de tratamento antifúngico são: poliênicos (anfotericina B deoxicolato ou formulações lipídicas), azólicos (fluconazol) e equinocandinas (maior experiência com micafungina), sendo a duração do tratamento dependente do tipo de manifestação clínica da candidíase invasiva e a escolha da classe antifúngica de acordo com o perfil de sensibilidade.

Outros fungos associados com IH em UTIN incluem: *Aspergillus* spp., *Malassezia* spp., *Rhizopus* spp. e *Trichosporon* spp. *Aspergillus*, *Rhizopus* e *Trichosporon* são gêneros cuja aquisição depende da exposição ambiental, pela inalação de poeira de construção ou contato com equipamentos contaminados. Ambos, *Malassezia furfur* e *Malassezia pachydermatis*, têm associação com ICS em prematuros de alto risco que receberam nutrição parenteral. As taxas de colonização da pele por *M. furfur* em RN com internação prolongada variam entre 25 a 84%. As infecções por esse agente manifestam-se como uma condição autolimitada: infecção de pele em região de face, cefálica e couro cabeludo, cervical, além da ICS associada a CVC. Com relação a surtos de *Malassezia pachydermatis*, existe relação epidemiológica da transmissão horizontal desse agente por meio das mãos dos PS que cuidam de animais de estimação (exemplo, cães) e, em seguida, transmissão para os RN.

Infecções virais[5,24,25]

Os surtos de infecções virais, principalmente vírus respiratórios e entéricos, em UTIN sofreram aumento de frequência na última década que acompanha o avanço nas ferramentas diagnósticas em biologia molecular e testes imunoenzimáticos. A introdução desses agentes na UTIN ocorre através dos PS e visitantes sintomáticos do ponto de vista respiratório (exemplos de vírus respiratórios: influenza, parainfluenza, VSR, adenovírus, metapneumovírus, bocavírus, coronavírus, enterovírus) ou gastrintestinais (exemplo: rotavírus, adenovírus, norovírus etc.). VSR e rotavírus têm sido frequentemente associados à transmissão hospitalar. RN com displasia broncopulmonar dependentes de oxigênio ou com doença cardíaca congênita associada à hipertensão pulmonar ou portadores de síndromes de deficiência imunológica têm maior risco em desenvolver quadros graves após infecção por VSR. Em relação ao adenovírus, as manifestações clínicas mais comuns são conjuntivite e pneumonia com relatos de aquisição por inoculação direta pelos instrumentos oftalmológicos contaminados durante investigação de retinopatia ou mesmo transmissão por via gotículas.

Outros vírus de importância são: HIV, hepatites virais A, B e C, herpes-vírus (herpes simples, varicela e citomegalovírus). Em relação ao HIV, a identificação da mãe soropositiva e a profilaxia antirretroviral em RN, associada ao não aleitamento materno, são estratégias fundamentais para a prevenção da transmissão. Quanto às hepatites virais, existem relatos de surtos em unidades de internação pediátrica para hepatite A, conhecidamente de transmissão fecal-oral, cuja importância da precaução durante o contato é fundamental para evitar a disseminação, enquanto a prevenção contra hepatite B é possível por meio de vacina e imunoglobulina.

Com relação ao herpes neonatal, a transmissão periparto é mais importante (85%), seguida da pós-natal (10%) e intraútero (5%), sendo que nesta última, quando ocorre nas primeiras 20 semanas, pode ocasionar aborto, natimorto, herpes genital congênito: lesões vesiculares na pele, conjuntivite, pneumonia, coriorretinite, microftalmia, catarata, microcefalia, calcificações intracranianas, encefalomalacia e convulsões (mortalidade de 50%).

Em cerca de 4 milhões de partos nos Estados Unidos por ano ocorrem 1.500 casos de herpes neonatal. A incidência de herpes neonatal nos últimos 20 anos permaneceu estável, com variação entre 1/3.200 e 1/20.000, representando apenas 0,2% do total de hospitalizações e associada à mortalidade geral de 0,6%%. A mortalidade e as sequelas dependem do tipo de manifestação do herpes neonatal:

- Meningencefalite herpética neonatal – mortalidade de 4 a 6% com sequela neurológica estimada em 70%.
- Herpes neonatal disseminado – mortalidade 20 a 31% com sequela neurológica estimada em 17%.

Estima-se que somente 2% das gestantes soronegativas para HSV-1 ou 2 adquirem a infecção durante a gestação, sendo que mais de 90% do total de gestantes desconhecem sobre a infecção e se apresentam assintomáticas. Além disso, dos casos de herpes genital recorrente (mais de 6 episódios de herpes por ano), 70% transmitem em períodos assintomáticos. Menos de 1% dos RN desenvolverão herpes neonatal após parto vaginal de gestantes soropositivas assintomáticas com antecedente de herpes recorrente, entretanto a infecção primária pelo vírus que ocorre no terceiro trimestre aumenta o risco de transmissão em 25 a 50% dos casos. Os FR para herpes neonatal são:

- Infecção primária na gestante no terceiro trimestre.
- Duração da ruptura de membranas superior a 4 horas.
- Falta de integridade das barreiras mucocutâneas do RN.
- Tipo de parto normal.
- Idade materna < 21 anos.
- Presença de excreção viral durante o trabalho de parto.

O diagnóstico de herpes neonatal é realizado nos primeiros 28 dias de vida. Em 60% dos casos, o quadro clínico se manifesta após 5 dias de vida e, algumas vezes, 4 a 6 semanas após o nascimento. As manifestações clínicas são:

- Doença localizada em pele, olhos e membranas mucosas, com lesões vesiculares e base eritematosa.
- Meningencefalite (apresenta concomitância de lesão cutânea em 60 a 70% dos casos).
- Disseminada – acometimento de dois ou mais órgãos (apresenta manifestação em sistema nervoso central em 60 a 75% dos casos), caracterizada por coagulação intravascular disseminada, choque e insuficiência hepática e/ou adrenais.

O padrão-ouro do diagnóstico é a cultura de vírus, porém, pela dificuldade técnica (manutenção das linhagens e risco de contaminação), o diagnóstico é feito pela associação de antecedente epidemiológico materno de herpes genital com presença ou não de lesão em atividade nos genitais; tipo de parto vaginal e exposição do RN; manifestação clínica do RN: sepse neonatal, insuficiência respiratória, lesão cutânea vesicular com base eritematosa, hepatoesplenomegalia, alterações neurológicas; uso de biologia molecular pela técnica de PCR em liquor, sangue, pele, mucosas. A sorologia é ineficaz pela transferência de anticorpos maternos IgG.

Quanto ao citomegalovírus (CMV), não existe relato de padrão de excreção viral diferente entre UTIN e demais unidades pediátricas e adultos, não havendo recomendação a respeito de precauções específicas para evitar a disseminação.

PROGRAMA DE PREVENÇÃO E CONTROLE DE INFECÇÃO HOSPITALAR

O Serviço de Controle de Infecção Hospitalar (SCIH), por meio de ações e subprogramas, tem como objetivos identificar e reduzir os riscos de aquisição e transmissão de infecções entre pacientes, equipe de saúde e visitantes ou acompanhantes. Os elementos para compor um Programa de Controle de Infecção Hospitalar efetivo consistem em[26]:

- Vigilância epidemiológica.
- Estabelecimento de normas e procedimentos descritos para todos os serviços e atividades, especialmente os relacionados com a manutenção dos níveis de higiene e prevenção e controle de disseminação das infecções.
- Educação tanto da equipe de saúde quanto de pacientes e seus familiares. A educação em serviço do PS inicia-se na sua admissão, quando a política hospitalar, as normas e os protocolos vigentes são transmitidos e, posteriormente, à medida que os avanços e modificações são realizados. A avaliação e a monitorização contínua são necessárias para a verificação da adesão às medidas recomendadas, por meio de reciclagens, treinamentos práticos e auditoria de procedimentos.
- Política de uso racional de antimicrobianos.

A vigilância epidemiológica (VE) é um processo continuado e ativo de coleta de dados, de maneira consistente, que possibilita a análise de tendências, comparação de dados interna e externamente e detecção de aumento de IH, além dos níveis endêmicos, assim como aumento de determinados sítios ou agentes etiológicos, deflagrando uma investigação epidemiológica e facilitando a ação efetiva de controle dos excedentes de IH. Desenvolver um programa de VE significa trabalhar com uma definição precisa de IH e determinar os sítios a serem monitorizados, os métodos de detecção das IH, os dados do denominador a serem coletados e os indicadores de IH que serão utilizados. O sistema de VE utilizado deve permitir detectar problemas, estabelecer prioridades e servir de mecanismo de avaliação das medidas de controle implantadas. As culturas de vigilância rotineira, em geral, não são recomendadas. Em situações especiais, as culturas de superfícies e dos equipamentos podem ser úteis como parte de uma investigação epidemiológica. Esses estudos, porém, devem ser coordenados pelo laboratório de microbiologia em conjunto com o Serviço de Controle de Infecção Hospitalar[26].

Os CDC publicaram os critérios diagnósticos de IH em 1988 e uma atualização em 2008[27], onde constam definições de IH para as crianças maiores e os adultos, sendo que para o RN são utilizadas as definições, com certas modificações, para crianças com menos de 1 ano de idade. A ANVISA (Agência Nacional de Vigilância Sanitária, 2008) publicou "Definição dos Critérios Nacionais de Infecções Relacionadas à Assistência à Saúde em Neonatologia"[28].

Diagnosticar as IH em RN, especialmente nos prematuros, pode não ser tarefa fácil, pois os sinais e sintomas de infecção no RN diferem daqueles que os adultos ou crianças maiores apresentam como a reação febril – que ocorre decorrente do aumento da atividade metabólica e da liberação de pirogênios endógenos. No RN, a reação febril pode não ocorrer devido à imaturidade do seu sistema imunológico. Os sintomas podem ser inespecíficos, incluindo mudança de comportamento, mudança de nível de atividade e de apetite. Por isso, é fundamental o contato com a equipe assistente da unidade para excluir as causas não infecciosas[4,5,7-9,27,28].

Coleta de dados[6,26-29]

A coleta de dados para detectar casos de IH, por meio de visitas periódicas dos membros do SCIH à unidade, deve ser feita utilizando instrumento próprio e padronizado – impresso ou eletrônico –, para registrar dados de IH e do RN. Para a obtenção de "pistas de infecção", devem ser monitorizados os resultados de exames laboratoriais e microbiológicos, os laudos de exames por imagem (radiografia, ultrassonografia, tomografia computadorizada etc.) e os registros multiprofissionais que constam no prontuário do paciente (febre, alteração de atividade, aspecto e intensidade de secreção traqueal, introdução ou alteração de antimicrobianos etc.).

A coleta de denominadores, que pode ser realizada pela equipe da UTIN, deve ser diária, sempre em um mesmo horário do dia, em planilha específica, onde são registrados número de pacientes na unidade no primeiro dia do mês, número de admissões durante o mês, total de pacientes-dia, total de dispositivos-dia para todos os RN, estratificados por grupos de pesos.

Indicadores de IH[6,26-30]

Dependerá da política da administração do hospital e dos objetivos do SCIH ou CCIH definir quais os indicadores a serem utilizados.

As taxas gerais de infecção (número de IH ou número de pacientes com IH × 100/ número de saídas) têm sido consideradas indicador pouco preciso, pois não consideram os fatores de risco como tempo de permanência e gravidade, podendo indicar normalidade ou excedentes de IH que não existem.

Um dos principais objetivos do *National Nosocomial Infections Surveillance* (NNIS) *System*, atualmente NHSN – CDC é permitir comparação entre os hospitais das taxas que estejam ajustadas pelo menos parcialmente para os fatores de risco de infecção intrínsecos ou extrínsecos. Para possibilitar a comparação entre os hospitais, as taxas devem ser ajustadas pela gravidade da doença ou expressas pelo grupo de risco e, no caso da UTIN, o peso de nascimento pode servir de marcador de gravidade de doença

de base. O atual sistema americano – NHSN apresenta os dados estratificados em 5 categorias de peso: < 750g, 751-1.000g, 1.001-1.500g, 1.501-2.500g e > 2.500g, por controlar as IH para as variações intrínsecas do RN (média de gravidade da doença)[6].

Para o cálculo de indicadores de IH na UTIN, devem ser utilizados os denominadores relevantes, tais como[6,26]:

- Pacientes-dia, visto que o risco de adquirir IH pode estar associado ao tempo de permanência.
- Procedimentos-dia que consistem no somatório de uso de ventilador-dia (VM), cateter umbilical ou cateter vascular central-dia (CVC), possibilitando o cálculo de taxa de IH específica por procedimento (controle para duração da exposição ao FR principal):

1. Taxa global de densidade de IH por 1.000 RN-dia (apesar de ajustar para o tempo de exposição, também apresenta limitações, pois, ao compor no numerador as infecções de todos os sítios, não considera os fatores de risco específicos de cada sítio):

$$\frac{\text{Número de IH ou pacientes com IH em todos os sítios}}{\text{Número de pacientes-dia}} \times 1.000$$

2. Taxa de densidade de ICS associada a 1.000 cateteres vascular central (CVC) ou umbilical-dia:

$$\frac{\text{Número de ICS associada a CVC ou umbilical}}{\text{Número de CVC ou cateter umbilical-dia}} \times 1.000$$

3. Taxa de densidade de pneumonia associada a 1.000 ventilações mecânicas (VM)-dia:

$$\frac{\text{Número de pneumonias associadas à VM}}{\text{Número de ventiladores-dia}} \times 1.000$$

4. A razão de utilização de dispositivos (UD), soma de uso dos dispositivos-dia dividida por pacientes-dia, pode ser utilizada como medida da prática de "invasividade" da unidade por representar um FR extrínseco de IH. Poderia, também, servir de marcador de gravidade de doença dos pacientes da unidade que representaria a suscetibilidade intrínseca do paciente à infecção.

Para as crianças que permanecem na UTIN por longo período, a necessidade de classificação de infecção tardia tem surgido para as IH que aparecem após 30 dias de vida, pois os FR e os micro-organismos predominantes envolvidos diferem daqueles dos pacientes com permanência curta[7].

As IH podem manifestar-se após a alta, principalmente em RN normais, cuja estadia curta pode ser o período de incubação para muitas infecções. Essas infecções serão identificadas pelo pediatra da criança que irá avaliá-la na primeira consulta após a alta. VE pós-alta requer comunicação estreita entre os pediatras da comunidade e o berçário, para se identificar surtos na unidade. Programas de VF pós-alta têm sido desenvolvidos, mas podem representar alto custo na ausência de um surto[7].

Nos locais onde um sistema de vigilância contínua não tenha sido estabelecido ou não seja possível, um estudo de corte de prevalência pode fornecer ou dar informações importantes do espectro das IH, auxiliar na identificação de prioridades e alocar recursos.

Medidas de prevenção e controle das infecções

A evidência científica disponível indica que a fonte inicial de colonização microbiana do RN é a mãe e que, subsequentemente, na unidade os próprios RN passam a ser os principais reservatórios. A transmissão de micro-organismos entre os RN não é afetada por rituais realizados na entrada da unidade. Portanto, faz pouco sentido fazer a escovação cirúrgica das mãos e vestir avental ou usar outro material protetor, na entrada da unidade, se precauções similares não são utilizadas entre os cuidados dos RN[4,5,7-9].

Na UTIN, os RN colonizados não apresentam sinais infecciosos, mas podem ser manipulados por um membro da equipe de saúde que os transmite inadvertidamente a outro(s) RN. Como resultado, grande proporção de RN em uma única unidade pode estar colonizada ou infectada com uma mesma cepa de bactéria ou vírus. Os micro-organismos dos tratos respiratório e intestinal são facilmente transferidos nessa situação. Para minimizar a transmissão de micro-organismos, cada cuidado com o RN e com o equipamento em uso no RN deve ser meticuloso. Políticas, procedimentos e rotinas descritos devem estar disponíveis para toda a equipe, ser revisados periodicamente e, além disso, é fundamental treinar e manter atualizada a equipe quanto aos aspectos de prevenção e controle das infecções. As medidas de prevenção e controle das infecções em unidade neonatal estão descritas a seguir, nos itens 1 a 15. Ou seja, cada RN deve ser manipulado como se estivesse colonizado com uma microbiota única que não poderia ser transferida a outro RN[31].

Estrutura física e recursos humanos

A área física de uma unidade neonatal deve ter espaço suficiente para prestar assistência ao RN, para os equipamentos necessários, assim como pias em número suficiente e estrategicamente localizadas e/ou produtos alcoólicos para a higiene das mãos em pontos de assistência/procedimento. Deve-se adequar a área para acomodar a mãe e/ou o pai, incluindo o local para amamentação[4,5,7-9].

O pessoal deve ser em número suficiente para prestar cuidados apropriados ao RN, com tempo adequado para realizar a higiene das mãos (HM) nos momentos indicados (5 momentos). Um quarto individual na UTIN pode oferecer vantagens sob o ponto de vista de prevenção e controle de infecção, mas dados adicionais são necessários para dar suporte a uma recomendação geral. O quadro 59.2 sumariza as recomendações de espaço e pessoal conforme os cuidados requeridos pelo quadro clínico do RN[5].

No entanto, no Brasil, a RDC 50 regulamenta as seguintes medidas, sendo na UTIN: 6, m² por berço, distância entre paredes e berço = 1m (exceto cabeceira) e distância entre berços na UTIN = 2m. Nos cuidados intermediários, a distância entre berços deve ser de 1m, e em BBR: 0,6m. É importante considerar, na elaboração de projeto de construção ou reforma de uma unidade neonatal, o tamanho dos equipamentos (incubadora, VM, bomba de infusão, entre outros), poltronas e espaço para os pais, entre outros itens para o dimensionamento da área[32].

Quadro 59.2 – Recomendações quanto a pessoal, espaço e pias de acordo com o nível de cuidados de uma unidade neonatal[5].

Tipo de cuidado	Proporção enfermeiro/RN	Espaço por RN/m²	Espaço entre RN/cm
Admissão/observação[a]	1:4	3,72	NR
RN necessita de cuidados de rotina	1:6-8	2,79	152
Cuidado normal conjunto mãe/RN[b]	1:3-4	NR	NR
RN requer cuidado contínuo	1:3-4	4,65	122
RN requer cuidado intermediário	1:2-3	9,29-11,15	122
RN requer cuidados intensivos	1:1-2	Múltiplos leitos: 11,15-13,94 Quarto individual: 13,94	183
RN requer suporte multissistêmico[c]	1:1	c	c
RN instável requer cuidado crítico, complexo[c]	>1:1	c	c

NR = nenhuma recomendação.
[a]Nenhuma recomendação específica publicada.
[b]Nenhuma recomendação específica, máximo de 16 RN por sala.
[c]Requer aumento de área, mas nenhuma recomendação específica publicada.

A RDC 7, de 24 de fevereiro de 2010: dispõe sobre os requisitos mínimos para o funcionamento de unidades de terapia intensiva e dá outras providências[33] e a RDC nº 171, de 04 de setembro de 2006: dispõe sobre o Regulamento Técnico para o funcionamento de bancos de leite humano[4,7,34].

Política de admissão de RN[4,5,7-9]

O hospital não necessita adotar políticas restritivas de admissão de RN na unidade. Se o RN for transferido de outro hospital para a unidade neonatal, devem ser adotadas precauções para prevenir a transmissão de micro-organismos colonizantes ou infectantes de um RN a outro. Similarmente, RN podem ser transferidos de uma área da unidade para outra sob circunstâncias normais. Alguns RN podem necessitar reintegrar após a alta, nos primeiros dias de vida. Aqueles com suspeita de infecção ou com história de contato com pessoas que tiveram recentemente ou têm doenças transmissíveis não devem ser readmitidos na unidade neonatal, junto a outros RN, e sim em uma área específica utilizando as precauções correspondentes ao modo de transmissão (contato, gotículas ou aérea).

Política de uso racional de antimicrobianos[35-37]

O uso racional de antimicrobianos corresponde a um componente-chave do esforço para reduzir o surgimento de resistência aos antibióticos em ambientes hospitalares. Estudo observacional multicêntrico do uso de antibióticos em quatro unidades de terapia intensiva neonatal descobriu que somente 24% deles estavam adequados, sendo as classes dos carbapenêmicos e glicopeptídeos consideradas com maior proporção de inadequação. A importância do uso de antibióticos na seleção de cepas multirresistentes de bacilos gram- negativos em UTIN tem sido bem documentada para aminoglicosídeos e cefalosporinas de terceira geração. Acompanhamento para o desenvolvimento de resistência ao aminoglicosídeo, geralmente gentamicina ou tobramicina, é útil para orientar as mudanças nos padrões de prescrição dos antibióticos.

Os hospitais podem utilizar estratégias como a auditoria prospectiva de uso de antibióticos com a intervenção e *feedback* imediato para os prescritores, uso de formulários restritivos para determinados antimicrobianos com intervenção, educação do corpo clínico (*e-learning*, fóruns, por exemplo) e confecção de guias de tratamento, com o auxílio dos relatórios de microbiologia sobre os principais agentes etiológicos e perfis de sensibilidade. A participação do farmacêutico clínico, com formação em terapia antimicrobiana e uso racional, é cada vez mais relevante na intervenção da prescrição sob supervisão de epidemiologistas e controladores de infecção relacionada à assistência à saúde.

Higiene das mãos[38-42]

Higiene ou higienização de mãos é um termo genérico que se aplica à lavagem das mãos simples – com água e sabonete, lavagem de mãos com sabonete contendo antisséptico, fricção de mãos com antisséptico – produto alcoólico (sem uso de água), ou antissepsia pré-cirúrgica das mãos.

Três elementos são essenciais para se alcançar os resultados desejados na HM, ou seja, prevenir a transmissão de micro-organismos pelas mãos: agente tópico com eficácia antimicrobiana, procedimento adequado ao utilizá-lo (com técnica correta e no tempo preconizado) e adesão regular no seu uso (nos momentos indicados). A prática inadequada da HM pode ocasionar impacto negativo na segurança do paciente e PS ao facilitar a disseminação de micro-organismos. A adesão depende de vários fatores: do indivíduo, da instituição, da composição das equipes profissionais e agências governamentais que publicam manuais de recomendações e procedimentos para a HM. Assegurar adesão aos manuais de HM baseados em evidências é crucial para os programas de prevenção e controle de infecção. É um dos elementos-chave das precauções padrão e das precauções específicas, mas também é parte integrante dos "pacotes" ou *bundles* – na língua inglesa, para a prevenção de infecções sitioespecíficas, tais como as ICS relacionadas a CVC, ITU relacionada ao cateter vesical, infecção do sítio cirúrgico e PAV, juntamente com outras medidas preventivas. A limpeza ambiental é outra medida essencial (associada à HM) para evitar a disseminação de agentes patogênicos, particularmente *Clostridium difficile*, VRE, norovírus, *Acinetobacter* spp. e MRSA, e não deve ser negligenciada[41].

RDC 42, de 25 de outubro de 2010 dispõe sobre a obrigatoriedade de disponibilização de preparação alcoólica para fricção antisséptica das mãos, no ponto de assistência, nos serviços de saúde[45]. Disponibilizar o produto alcoólico para a HM em cada berço/incubadora provê a melhor oportunidade para a HM de modo consistente[38-40].

A OMS sintetizou as várias indicações de HM nos cinco momentos, considerados como os momentos essenciais para a HM. O cumprimento da HM nesses cinco momentos tem como objetivo prevenir as IRAS e também auxiliar na racionalização do tempo do PS quanto a essa prática[38-40] (Fig. 59.1).

Recomendações consensuais e sistema de classificação da HM, segundo a OMS (2009)[40]

As seguintes recomendações sobre a HM, incluindo o preparo das mãos para o procedimento cirúrgico, foram baseadas em evidências descritas nas várias diretrizes e consensos de especialistas. As evidências científicas das recomendações foram classificadas de acordo com um sistema adaptado pelo Comitê Consultivo de Práticas

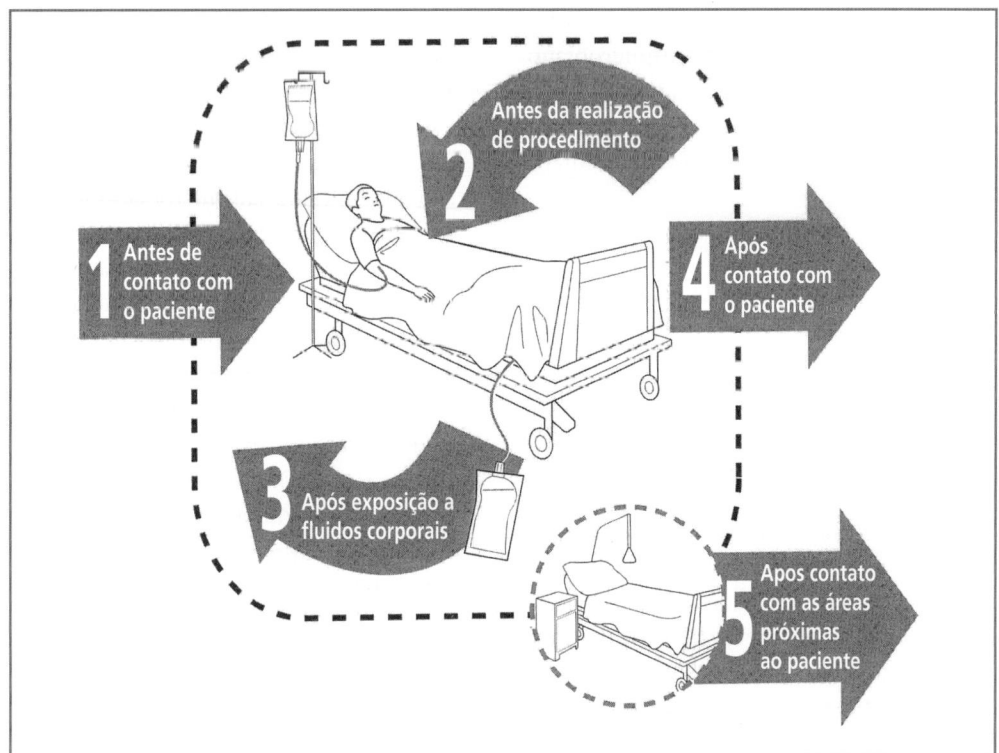

Figura 59.1 – Cinco momentos essenciais de higiene das mãos. Fonte: Centro Vigilância Epidemiológica do Estado de São Paulo: http://www.cve.saude.sp.gov.br/htm/ih/ih_proj_maos.htm

de Controle de Infecções Associadas à Assistência à saúde (HICPAC) dos Centros de Controle e Prevenção de Doenças (CDC), de Atlanta, Geórgia, EUA[38].

Sistema de classificação das recomendações das diretrizes de HM[38]

IA – Fortemente recomendada para implementação e fortemente apoiada por estudos experimentais, clínicos ou epidemiológicos bem desenhados.

IB – Fortemente recomendada para implementação e apoiada por alguns estudos experimentais, clínicos ou epidemiológicos e forte fundamentação teórica.

IC – Necessária para a implementação, conforme estabelecido por regulamento ou norma federal e/ou estadual.

II – Sugerida para implementação e apoiada por estudos clínicos ou epidemiológicos sugestivos ou uma fundamentação teórica ou o consenso de um painel de especialistas.

1. Indicações para a higiene das mãos

1.1 Lavar as mãos com sabonete líquido e água quando estiverem visivelmente sujas ou com presença de sangue ou outros fluidos corporais (**IB**) ou após usar banheiro (**II**).

1.2 Se a exposição a potenciais patógenos formadores de esporos for fortemente suspeita ou comprovada, incluindo surtos de *C. difficile*, é preferível realizar a lavagem das mãos com sabonete líquido e água (**IB**).

1.3 Usar uma preparação alcoólica como produto de escolha para antissepsia rotineira das mãos em todas as outras situações clínicas descritas nos itens **a-f** listados a seguir se as mãos não estiverem visivelmente sujas (**IA**). Em caso de impossibilidade de obter preparações alcoólicas para a higiene das mãos, lavar as mãos com sabonete líquido e água (**IB**).

1.4 Realizar a higiene das mãos:

a) antes e após contato com o paciente (**IB**);

b) antes de manusear um dispositivo invasivo para o atendimento ao paciente, independentemente do uso ou não de luvas (**IB**);

c) após contato com fluidos corporais ou excreções, membranas mucosas, pele não intacta ou curativos (**IA**);

d) em caso de deslocamento de um local contaminado do corpo para outro local do corpo durante atendimento do mesmo paciente (**IB**);

e) após contato com superfícies e objetos inanimados (inclusive equipamentos médicos) nas áreas próximas ao paciente (**IB**);

f) após remoção de luvas estéreis (**II**) ou não estéreis (**IB**).

1.5 Antes do manuseio de medicação ou preparação de alimentos, realizar a higiene das mãos usando preparação alcoólica para a higiene das mãos ou lavá-las com sabonete líquido comum ou com antimicrobiano e água (**IB**).

1.6 Sabonetes líquidos e preparações alcoólicas para a higiene das mãos não devem ser usados concomitantemente (**II**).

2. Técnica de higiene das mãos

2.1 Aplicar uma quantidade suficiente de preparação alcoólica para a higiene das mãos, cobrindo toda a superfície das mãos. Friccionar as mãos até secar (**IB**).

2.2 Ao lavar as mãos com sabonete líquido e água, molhar as mãos com água e aplicar a quantidade de produto necessária para cobrir todas as superfícies. Enxaguar as mãos com água e secar bem com uma toalha descartável. Utilizar água corrente limpa. Evitar o uso de água quente, uma vez que a exposição repetida à água quente pode aumentar o risco de dermatite (**IB**). Usar uma toalha para fechar torneira (**IB**). Secar rigorosamente as mãos utilizando um método que não contamine novamente as mãos. Assegurar-se que as mesmas toalhas não sejam usadas muitas vezes e por muitas pessoas (**IB**).

2.3 Sabonete líquido, em barras, folhas ou pó são formas aceitáveis. Quando o sabão em barra for usado, pequenas barras de sabão em *racks* que facilitem a drenagem devem ser usadas para permitir a secagem das barras (**II**).

As figuras das técnicas de higiene das mãos (sabonete e produto alcoólico) podem ser acessadas na página da ANVISA:

http://portal.anvisa.gov.br/wps/wcm/connect/37f962 0047457dc589e0dd3fbc4c6735/Cartaz+A3+laranja+ e+azul.pdf?MOD=AJPERES

3. Recomendações para o preparo das mãos para o procedimento cirúrgico

3.1 Retirar anéis, relógios de pulso e braceletes antes de iniciar a preparação das mãos para a cirurgia (**II**). Unhas postiças são proibidas (**IB**).

3.2 As pias devem ser concebidas para reduzir o risco de respingos (**II**).

3.3 Se as mãos estiverem visivelmente sujas, lavar as mãos com sabonete líquido normal antes do preparo cirúrgico (**II**). Remover sujeira sob as unhas usando um limpador de unhas, de preferência em água corrente (**II**).

3.4 Escovas não são recomendadas nas mãos para o preparo cirúrgico (**IB**).

3.5 A antissepsia cirúrgica das mãos deve ser realizada utilizando sabonete líquido antimicrobiano ou preparação alcoólica, apropriados, de preferência com um produto que assegure a atividade residual, antes de calçar as luvas estéreis (**IB**).

3.6 Se a qualidade da água não for assegurada no bloco operatório, recomenda-se a antissepsia cirúrgica das mãos com preparação alcoólica antes de calçar as luvas estéreis ao realizar procedimentos cirúrgicos (**II**).

3.7 Ao realizar a antissepsia cirúrgica das mãos usando sabonete líquido antimicrobiano, friccionar as mãos e antebraços durante o tempo recomendado pelo fabricante, geralmente 2-5 minutos. Não são necessários longos períodos de fricção (por exemplo, 10 minutos) (**IB**).

3.8 Ao utilizar uma preparação alcoólica para antissepsia cirúrgica das mãos com atividade prolongada (residual), seguir as instruções do fabricante para os tempos de aplicação. Aplicar o produto apenas em mãos secas (**IB**). Não combinar sequencialmente preparações degermantes e preparações alcoólicas (**II**).

3.9 Ao usar a preparação alcoólica para a higiene das mãos, utilizar quantidade suficiente do produto para manter as mãos e antebraços úmidos com o produto alcoólico durante todo o procedimento de preparação das mãos para a cirurgia (**IB**).

3.10 Após aplicação da preparação alcoólica conforme recomendação, deixar secar rigorosamente mãos e antebraços antes de calçar luvas estéreis (**IB**).

4. Seleção e manejo de agentes da higiene das mãos

4.1 Fornecer aos profissionais de saúde produtos eficazes de higiene das mãos com baixo potencial de irritação (**IB**).

4.2 Para maximizar a aceitação de produtos de higiene das mãos pelos profissionais de saúde, solicitar sua contribuição na avaliação de produtos em teste quanto a tolerância da pele, tato e fragrância (**IB**). As avaliações comparativas podem ajudar sobremaneira nesse processo.

4.3 Ao selecionar produtos de higiene das mãos:

a) determinar qualquer interação conhecida entre os produtos utilizados para higienizar as mãos, produtos de cuidados para a pele e os tipos de luvas utilizados na instituição (**II**);

b) solicitar informações dos fabricantes sobre o risco de contaminação do produto (**IB**);

c) assegurar a acessibilidade de dispensadores no ponto de assistência (**IB**);

d) assegurar o funcionamento adequado e confiável de dispensadores e fornecer uma quantidade adequada do produto (**II**);

e) assegurar a aprovação do sistema de preparações alcoólicas para a higiene das mãos para materiais inflamáveis (**IC**);

f) solicitar e avaliar informações dos fabricantes sobre qualquer efeito que loções para as mãos, cremes ou preparações alcoólicas para a higiene das mãos possam ter nos efeitos dos sabonetes antimicrobianos em uso na instituição (**IB**);

g) efetuar as comparações de custos apenas para produtos que atendam as necessidades de eficácia, tolerância da pele e aceitabilidade (**II**).

4.4 Não acrescentar sabonete (**IA**) ou formulações alcoólicas (**II**) a um dispensador parcialmente cheio. Se os dispensadores de sabonete líquido forem reutilizados, seguir os procedimentos de limpeza recomendados.

5. Cuidados com a pele das mãos

5.1 Incluir informações sobre práticas de cuidados das mãos designadas para reduzir o risco de dermatite de contato irritativa e outros danos cutâneos em programas de educação para profissionais de saúde (**IB**).

5.2 Fornecer produtos alternativos de higiene das mãos para profissionais de saúde com alergias ou reações adversas confirmadas em substituição aos produtos padronizados no serviço de saúde (**II**).

5.3 Fornecer aos profissionais de saúde loções ou cremes para minimizar a ocorrência de dermatite de contato irritante associada à antissepsia das mãos ou lavagem das mãos (**IA**).

5.4 Quando a preparação alcoólica para a higiene das mãos estiver disponível nos serviços de saúde, o uso de sabonete líquido antimicrobiano não é recomendado (**II**).

5.5 Sabonetes líquidos e preparações alcoólicas para a higiene das mãos não devem ser usados concomitantemente (**II**).

6. Uso de luvas

6.1 O uso de luvas não substitui a higiene das mãos por fricção com produto alcoólico ou lavagem das mãos (**IB**).

6.2 Usar luvas quando antecipar possível contato com sangue ou outros materiais potencialmente infecciosos, membranas mucosas ou pele não intacta (**IC**).

6.3 Retirar as luvas depois de cuidar de um paciente. Não usar o mesmo par de luvas para o atendimento de mais de um paciente (**IB**).

6.4 As luvas devem ser retiradas ou trocadas durante o atendimento ao paciente, em caso de deslocamento de um local do corpo contaminado para outro local do corpo (incluindo pele não intacta, membrana mucosa ou um dispositivo médico) no mesmo paciente ou ambiente (**II**).

6.5 A reutilização das luvas não é recomendável (**IB**).

7. Outros aspectos da higiene das mãos

7.1 Não utilizar unhas postiças ou extensores de unhas durante o contato direto com pacientes (**IA**).

7.2 Manter as unhas naturais curtas (pontas com menos de 0,5cm de comprimento) (**II**).

Paramentação[4,5,7 9,10,43]

O uso de roupa privativa pelo PS serve apenas para evitar sujar sua própria roupa e facilitar a identificação da equipe pelos pais do RN e não deve ser considerado uma medida de prevenção de infecção. Da mesma forma, o uso de aventais ao adentrar à unidade não afeta a taxa de colonização ou de infecção na unidade neonatal ou na UTIN. A recomendação atual é, se houver necessidade (precauções padrão ou contato), utilizar um avental de manga longa se o RN for manipulado fora da incubadora ou do seu berço, sendo um específico para cada RN, e deve ser descartado após o uso.

Gorro e máscara são indicados ao realizar procedimentos estéreis, incluindo inserção de CVC. Máscara e protetor ocular ou facial devem ser utilizados como medidas de barreira nas precauções padrão. Máscara deve ser utilizada também para proteger o RN se o PS estiver com infecção do trato respiratório e não pode ser afastado da unidade. A máscara N95 deve ser utilizada quando o PS tiver contato com paciente com doença transmitida por aerossóis.

Visitantes[4,5,7,8,10]

Nas últimas décadas, a humanização nas UTI tem sido enfatizada e também as vantagens do contato dos pais com o RN, especialmente em uma UTIN. Por outro lado, existe a preocupação que os pais ou visitantes sejam fonte de infecção para o RN.

A unidade neonatal deve ter uma política definida para visitantes e esses devem ser avaliados quanto à presença de infecções e quanto ao nível de compreensão das normas relativas às medidas de prevenção das infecções. O visitante não deve ter tido exposição recente à varicela ou sarampo (exceto se imune), não deve estar com febre ou com infecção respiratória, gastrintestinal ou de pele.

Devem ser instruídos quanto às medidas de prevenção, tais como higienizar as mãos, não tocar em outros RN, não tocar em cateteres, feridas e drenos, equipamentos etc.

Cuidados com materiais e equipamentos[4,5,7,8,44]

Todos os materiais e equipamentos que entram em contato com a mucosa membrana ou pele do RN devem ser reprocessados entre os RN (limpeza, desinfecção e esterilização).

O tipo de reprocessamento irá depender da classificação quanto ao risco de infecção – esterilização se o material for crítico, desinfecção se material semicrítico ou limpeza se material não crítico. Por exemplo, os estetoscópios podem ser desinfetados entre os RN com álcool a 70%. Os materiais de assistência ventilatória são considerados artigos semicríticos, devem ser trocados de acordo com a política do hospital e reprocessados preferencialmente por métodos físicos – termodesinfecção (60 a 95°C).

Após a alta do RN, o berço deve ser submetido à limpeza completa (solução detergente) e desinfecção. As incubadoras ou berços nunca devem ser limpos enquanto estiverem ocupados. RN que permanecem por longos períodos na unidade neonatal devem ser mudados periodicamente para outro berço ou incubadora previamente limpos e desinfetado.

Para proceder a limpeza e desinfecção das incubadoras, todas as partes devem ser removidas e escovadas meticulosamente, assim como o ventilador. A manutenção do filtro de ar deve obedecer às recomendações do fabricante. Os colchões devem ser mantidos em boas condições e sua superfície desinfetada. As portinholas são facilmente contamináveis, portanto, após a HM, abri--las com o auxílio do cotovelo.

Os reservatórios de umidificação das incubadoras são fontes potenciais de *Pseudomonas*, *Legionella* etc. e não devem ser usados se a unidade possuir um sistema que propicie umidificação suficiente no ambiente. Se for utilizado, o reservatório deve ser drenado, limpo e preenchido com água estéril a cada 24 horas. Pode também ser utilizado um umidificador externo, o que possibilita envio para limpeza, desinfecção ou esterilização.

Cuidados com o coto umbilical e a pele[4,5,7,8,45]

Cuidado com o coto umbilical

- O funículo umbilical deve ser cortado e ligado em condições assépticas. Os cuidados subsequentes variam e nenhum deles é claramente superior ao outro. O cuidado de mantê-lo limpo e seco é aceitável.
- Aplicação de agentes antissépticos ou antimicrobianos é provavelmente de pouco benefício na ausência de surto infeccioso.
  - Aplicação local de corante triplo, PVP-I, bacitracina ou sulfadiazina prata pode retardar mas não previne a colonização no funículo.
  - Clorexidina é efetiva na redução da colonização e infecção do coto, porém retarda a mumificação.
  - O álcool acelera a mumificação, mas, não interfere na colonização. No nosso país é o antisséptico mais utilizado.
  - Qualquer que seja o agente escolhido deve ser utilizado em frasco de uso único ou frasco de uso individual.

Cuidados com a pele

- Após a estabilização da temperatura do RN, o sangue materno e as secreções devem ser removidos com água morna e "esponja" de algodão. Devido ao risco de in-

fecção ocupacional por vírus de transmissão sanguínea, o RN deve ser manuseado com luvas.

- Após, a limpeza localizada da área perineal e de outras áreas sujas deve ser realizada conforme a necessidade, usando água morna com ou sem sabonete suave, durante a internação. Se for utilizado sabonete, esse deve ser de uso individual ou uso único.
- Minimize procedimentos que traumatizem a pele, como manipulações excessivas, secagem, ou uso de adesivos. A aplicação de emoliente tópico na pele de RN de MBP mostrou-se eficaz na redução de ressecamento, redução de colonização intensa e bacteriemia hospitalar.
- Banho corporal completo e sabonetes antissépticos não são necessários para cuidado rotineiro, porém podem ser indicados em caso de surtos.

Cuidado com os olhos[4,5,7,8,45]

Ao nascimento, os olhos do RN devem ser limpos com algodão ou gaze estéril para remover as secreções. A prevenção da oftalmia gonocócica, nos dias atuais, ainda é uma importante medida de controle de infecção e é mandatória para todos os RN, inclusive para aqueles que tenham nascido através do parto cesariano. Uma variedade de agentes tópicos parece ter a mesma efetividade, incluindo aplicação de 2 gotas de nitrato de prata a 1%, ou 1 a 2cm de pomada estéril oftálmica contendo tetraciclina a 1% ou eritromicina a 0,5%, em tubos de uso único. Os olhos não devem ser irrigados após a aplicação desses agentes.

A aplicação tópica de eritromicina e tetraciclina evita a conjuntivite química causada pelo nitrato de prata, porém nenhum deles previne a infecção por *Chlamydia trachomatis*. Estudos recentes mostram que nenhum dos agentes profiláticos reduziu a incidência de conjuntivite por clamídia e a profilaxia ocular não previne a pneumonite por clamídia.

Em nosso meio, a solução de nitrato de prata a 1% é o agente mais utilizado para a profilaxia de oftalmia gonocócica. A solução de nitrato de prata deve ser de preparo recente e em frascos individuais, de uso único, podendo ser aplicada até 1 hora após o parto e, por esse motivo, a instilação ocular é realizada normalmente na própria sala de parto ou na sala de reanimação. Não se devem irrigar os olhos com a solução salina ou água destilada, com o risco de diluir a solução de nitrato de prata, porém, após 1 minuto, o excesso da solução pode ser retirado com algodão ou gaze estéril. Devem ser tomados os cuidados para prevenir a contaminação dos olhos do RN com a água de banho, com os respingos de secreção de vias aéreas ou de aspiração de secreção traqueal.

Cuidados ambientais[4,5,7,8,46]

A unidade neonatal deve ser mantida limpa e livre de poeiras. O piso e as superfícies horizontais devem ser limpos diariamente com água e solução detergente. Superfícies que são manipulados frequentemente (por exemplo, telefone, teclado de computador, bancada de preparo de medicamento etc.) devem ser desinfetados com álcool a 70% ou outra solução padronizada pelo SCIH.

Políticas, rotinas e procedimentos devem ser descritos quanto à realização de limpeza concorrente e terminal. Utilizar métodos de limpeza que minimizem a dispersão de poeira. Limpar janelas, cortinas e venezianas com frequência suficiente para prevenir o acúmulo de poeira.

Cuidados com dispositivos invasivos[4,5,7-9,47]

Como regra geral, sempre que um novo dispositivo ou procedimento for introduzido, o potencial risco de aquisição de infecção deve ser considerado, estabelecendo protocolos para minimizar esse risco e realizar vigilância para monitorização da ocorrência de infecções. A necessidade de dispositivos invasivos deve ser avaliada diariamente e seu uso descontinuado prontamente se não houver mais indicação[10,11].

Prevenção de infecção da corrente sanguínea e de pneumonia

As recomendações de prevenção das infecções associadas a cateteres vasculares, ventiladores mecânicos e cateteres urinários, em UTIN, são as mesmas recomendadas para adultos e existem manuais específicos, nacionais e internacionais, que podem ser consultados. A técnica e a antissepsia da pele devem ser rigorosamente seguidas. Utilizar álcool, PVP-I ou clorexidina alcoólica a 0,5% no local de inserção mostrou ser eficaz na redução de colonização de cateter por via IV periférico em RN. O produto de escolha deve-se à solução alcoólica de clorexidina a 0,5%. Duas aplicações consecutivas de 10 segundos de exposição ou uma única aplicação de 30 segundos de exposição são superiores a uma única aplicação de exposição de 10 segundos, utilizando clorexidina, na redução de contagem de colônias microbianas[48]. A fixação de cateter periférico deve ser feita com adesivos ou *steristrips*, mas não deve entrar em contato com o sítio de inserção se não for estéril. As películas transparentes, semipermeáveis, são particularmente úteis, pois, além de permitir a visualização do local de inserção, fixam o cateter de modo seguro, além de não necessitar de trocas frequentes[9-11,48].

Uma das estratégias de diminuir a ICS relacionada a CVC é formar uma equipe de inserção e manutenção do PICC, para ter uniformidade e consistência na técnica de inserção e manutenção dos PICC. A educação/treinamento e a validação tanto dos insertadores quanto da equipe assistencial no manuseio do acesso vascular são muito importantes na redução das taxas de ICS. Sem dúvida, a prevenção da ICS tem início com a avaliação do tipo de acesso vascular necessário como parte do plano de assistência. Durante a inserção de CVC, incluindo o PICC, devem-se

utilizar técnica asséptica, barreira máxima (avental e luvas estéreis, campos grandes estéreis, máscara e gorro) e preparo da pele antes da inserção com o antisséptico, preferencialmente clorexidina degermante, e após o uso da preparação alcoólica. Nos RN prematuros, deve-se remover o excesso do antisséptico, após a inserção do CVC, para evitar irritação ou lesão da pele[9-11,48,49].

Os cateteres umbilicais merecem atenção especial, pois ainda são frequentemente utilizados no cuidado inicial a RN graves. Esses cateteres devem ser inseridos e manipulados com técnica asséptica, levando-se em consideração que o tecido desvitalizado do funículo umbilical favorece a colonização local. Devem ser substituídos por cateteres periféricos ou centrais se houver necessidade de acesso vascular por tempo maior, isto é, o cateter umbilical arterial pode ser utilizado até 5 dias, enquanto o venoso pode permanecer por 14 dias[10].

De modo geral, para prevenir ICS relacionada a CVC, a aplicação de pacotes de medidas (*bundles*) na inserção e manutenção de CVC têm reduzido significativamente as ICS e incluem[9-11,48]:

- Avaliar diariamente a necessidade de CVC e retirar se não houver necessidade.
- Utilizar clorexidina para o preparo da pele na inserção do CVC e manutenção – curativo do sítio de inserção.
- Usar barreira máxima estéril para inserir o CVC – avental e luvas estéreis, campo cirúrgico grande, máscara e gorro.
- HM antes de inserir o CVC, e posteriormente antes e após o manuseio do acesso vascular.
- Observar a prática de inserção e manutenção, utilizando um instrumento de auditoria – *checklist*.

Minimizar a manipulação de cateter e atenção especial ao uso de técnica asséptica na manipulação de cateter e sistema de infusão (exemplo: desinfecção do conector durante 15 segundos a cada acesso, preparo e administração de medicamentos/soluções, troca do sistema de infusão, cuidado com o sítio de inserção e coleta de sangue) são importantes para prevenir ICS associada à CVC.

Para prevenir PAV, as seguintes estratégias têm sido indicadas[9,12,13]:

- Realizar vigilância ativa para detectar PAV.
- Adesão à HM.
- Utilizar ventilação não invasiva sempre que possível.
- Minimizar a duração da ventilação, com avaliação diária.
- Educar os PS quanto aos cuidados para prevenir PAV.
- Medidas para prevenir a broncoaspiração – manter os pacientes em decúbito elevado –15° a 30°, a menos que haja contraindicação, evitar a distensão gástrica, evitar as extubações acidentais e verificar posição da sonda gástrica antes de administrar dieta.

- Estratégias para evitar a contaminação do equipamento ventilatório – utilizar água estéril para enxaguar equipamento respiratório reutilizável, remover o condensado do circuito respiratório, mantendo-o fechado durante a remoção, trocar os circuitos ventilatórios somente se sujeira visível ou problemas de funcionamento e reprocessar e guardar os equipamentos adequadamente.

Precauções específicas e isolamento nos RN com infecção[4,5,7,8,43]

As recomendações do *Guideline for isolation precautions in hospitals* – CDC devem ser "adaptadas" a uma unidade neonatal, pois quartos individuais para isolamento, na maioria das unidades, são em número limitado e, além disso, podem ser inadequados para cuidar de RN em estado grave[43].

A maioria das infecções do RN não requer precauções especiais, pois os cuidados rotineiros para sua prevenção – precauções padrão – devem ser suficientes para prevenir a transmissão de grande parte das infecções entre os RN, mesmo porque os RN não se movimentam pela unidade, não há contato direto entre eles.

A necessidade de isolamento será determinada pelo modo de transmissão do patógeno envolvido, o número de RN infectados ou colonizados na unidade e o grau de cuidado requerido pelo RN. Em berçário normal, a forma mais exequível pode ser acomodar o RN com gastroenterite, infecção do trato respiratório ou lesão infectada de pele em um quarto comum ou fazer alojamento conjunto com sua mãe. Para a maioria das infecções, desde que o controle de ar não seja necessário, uma incubadora pode ser útil como precaução de barreira, não se esquecendo de que suas portinholas e superfície externa estarão contaminadas com o patógeno do RN e, portanto, deve-se considerar como área de "isolamento" toda a incubadora. Um quarto individual será necessário para os casos (raros) de infecção de transmissão aérea como varicela, sarampo e tuberculose. O RN de mãe com varicela perinatal ou sarampo deve também ser isolado em quarto individual e a utilização de incubadora, nesses casos, não é permitida, visto que o ar não filtrado será liberado no meio ambiente. Máscara N95 deve ser usada por pessoas não imunes que necessitem entrar no quarto, porém pessoas suscetíveis à varicela ou sarampo devem evitar entrar e/ou permanecer no quarto.

Nas infecções de transmissão por gotículas como caxumba ou rubéola, os RN infectados devem ser afastados de outros pacientes em distância de 1 metro, sendo que os RN não geram aerossóis, mas constituem um problema quando estão sob ventilação mecânica. Nesse caso, os RN devem ser ventilados em área separada de outros e, se isso não for possível, deve ser considerada a utilização de um filtro na válvula expiratória.

A equipe prestadora de assistência tem alto risco para as infecções hospitalares respiratórias virais e deve adotar precauções para prevenir inoculação em seus olhos ou membranas mucosas com a secreção respiratória infectada, utilizando protetores faciais e higienizando as mãos após o contato com as secreções.

Cuidados com o RN de mãe infectada[4,5,7,8,43]

A maioria das infecções pós-parto é de microbiota endógena. A mãe portadora de infecção deve higienizar as mãos antes de manipular seu filho, vestir avental se houver necessidade e tomar cuidado para prevenir o contato do RN com roupas de cama e materiais potencialmente contaminados.

Entretanto, algumas doenças de alta transmissibilidade exigem cuidados específicos: por exemplo, mãe com tuberculose ativa não tratada deve ficar separada de seu filho até ser considerada não infectante. RN não infectado de mãe com varicela perinatal deve ser mantido separado da mãe até que a lesão materna esteja seca. A separação da mãe do RN também deve ser considerada se a mãe for portadora de infecção extensa por MRSA com drenagem abundante.

O aleitamento materno é contraindicado em mães HIV positivo. Mastite simples não é contraindicação de aleitamento, a não ser que haja abscesso, onde ocorreria o rico de transmitir altos inóculos de bactéria ao RN. Lesão herpética no mamilo também é contraindicação de amamentação no peito.

O uso de antibióticos pela mãe raramente é contraindicação para o aleitamento, a não ser nos casos em que sejam utilizados o cloranfenicol e o metronidazol. A segurança em relação às fluoroquinolonas ainda não foi determinada. As sulfonamidas devem ser empregadas com cautela se o RN for pré-termo ou estiver gravemente doente.

Profilaxia de infecção no RN após exposição a infecções maternas ou a agentes patógenos na unidade[4,5,7,8,16]

A profilaxia antimicrobiana é recomendada ao RN cuja mãe tenha gonorreia, sífilis, tuberculose ou pertússis, não tratadas. A profilaxia com penicilina deve ser considerada para RN de risco para exposição intraparto ao *Streptococcus* do grupo B. O uso de aciclovir está indicado para alguns RN de risco por exposição intraparto ao vírus do herpes simples. A profilaxia antimicrobiana também se acha indicada para exposição a pertússis e a *Haemophilus influenzae* b ou infecção meningocócica. Nas epidemias por infecção por *Streptococcus* do grupo A, usar penicilina profilaticamente.

Vacinação e imunoterapia profiláticas:

- Imunoglobulina e vacina contra hepatite B devem ser usadas após exposição materna ao vírus da hepatite B.

- Imunoglobulina para vírus varicela-zóster deve ser administrada a RN com exposição perinatal à varicela materna que teve início de 5 dias antes a 2 dias depois do parto, RN pré-termo exposto ao vírus da varicela se tiver menos de 28 semanas de idade gestacional ou se maior de 28 semanas e a mãe não referir história pregressa de varicela.
- Imunoglobulina para sarampo em RN não imunes expostos a sarampo.
- Imunoglobulina para hepatite A em caso de surto nosocomial.

As crianças que permanecerem no hospital por mais de 2 meses de vida devem receber vacinas contra difteria, tétano, coqueluche, *Haemophilus influenzae* b conforme recomendado no calendário de vacinação. A administração de vacina antipólio com vírus vivo deve ser prorrogada até a alta, pelo risco de transmissão do vírus da vacina a pacientes imunocomprometidos. O emprego de imunoglobulina por via intravenosa em RN pré-termo na tentativa de prevenir infecções tem mostrado resultados conflitantes.

Prevenção de transmissão de infecção de e para a equipe de saúde[4,5,7,8]

- Prevenção de infecção do paciente para a equipe de saúde:
  - Deve-se obter um histórico vacinal pregresso de todos os membros da equipe. A Academia Americana de Pediatria recomenda que o PS deve estar imunizado contra rubéola, sarampo, hepatite B, caxumba e, anualmente, receber vacina contra gripe. Devem ser oferecidas vacinas contra difteria, tétano, poliomielite e varicela para pessoas não imunes.
  - PS não imune não deve ser responsável pelo cuidado de pacientes com varicela, zóster, sarampo e rubéola. Caso essa situação não seja viável, utilizar as barreiras adequadas para cada infecção.
  - PS que toca seus olhos e mucosas durante o cuidado a pacientes com infecções virais respiratórias pode infectar-se e subsequentemente transmiti-las a outros pacientes. Assim, deve-se conscientizar do risco dessas práticas involuntárias. O uso de luvas, óculos e protetores faciais reduzem esse tipo de riscos.
  - PS deve usar as medidas das precauções padrão para minimizar o risco de infecções por vírus transmitidos pelo sangue.
- Prevenção de infecção da equipe de saúde para o paciente:
  - PS deve conhecer os riscos de transmissão de infecções para os RN e notificar as infecções agudas à sua chefia.
  - A chefia deve notificar as infecções dos PS para que o SCIH faça a avaliação do risco de transmissão.

- Raramente é possível afastar da unidade neonatal todas as pessoas com doenças transmissíveis sem comprometer a assistência ao paciente. As decisões devem ser individuais, levando em consideração o mecanismo de transmissão de uma infecção em particular e a capacidade da equipe em aderir às medidas preventivas.
- O PS com infecção transmitida por via aérea não deveria trabalhar. Contudo, por não ser possível restringir todas as pessoas infectadas das atividades assistenciais ao paciente, é prudente restringir suas atividades no cuidado direto a pacientes de alto risco para complicações, durante surtos por infecções por VSR e influenza.
- Pessoas com dermatite exsudativa nas mãos, lesões estafilocócicas ou herpéticas da pele não devem realizar cuidados diretos ao paciente.
- Pessoas com lesões herpéticas orais devem cobrir qualquer lesão externa com máscara, evitando tocar a boca durante os cuidados ao paciente. Como é muito difícil evitar tocar suas próprias lesões, a exclusão da assistência aos pacientes de alto risco para infecções graves deverá ser considerada.

Conduta nos surtos infecciosos[4,5,7,8]

A identificação de um surto deve obedecer aos seguintes critérios:

- Mudança significativa na taxa basal de infecção em determinado sítio ou agente microbiano.
- Aumento de infecções envolvendo diferentes micro-organismos, o que pode traduzir quebra de técnicas, decorrente de superlotação, deficiência de pessoal ou outra quebra maior de rotina na unidade neonatal. Também pode ocorrer devido a falhas nos procedimento de esterilização, desinfecção ou assepsia.
- Aumento de infecções devidas a um único agente, sugerindo uma fonte única, pontual ou introdução de uma espécie virulenta de micro-organismo na unidade.

Durante a investigação epidemiológica deve-se:

- Identificar o(s) agente(s) envolvido(s), possíveis reservatórios, fatores de risco comuns e uso de antimicrobianos.
- Instituir vigilância ativa de infecções das crianças que tiveram alta recente do hospital, principalmente das unidades de RN normais, pois eles podem ter tido alta durante o período de incubação.
- Realizar culturas de fontes ambientais ou de pessoal somente se a investigação epidemiológica preliminar sugerir associação com a infecção.

Instituir as medidas de controle, empiricamente, fazendo antes uma revisão das técnicas envolvidas, tais como higiene das mãos, cuidados na manipulação e processamento de materiais e equipamentos, técnicas assépticas para procedimentos invasivos, entre outras. A adesão a elas deve ser enfatizada, devendo-se avaliar o impacto dessas medidas. Em geral, essas intervenções já são suficientes para debelar o surto. O contato entre os RN infectados e não infectados deve ser restrito. Assim, devem ser identificados e isolados, ou colocados em coorte, os RN infectados ou colonizados.

Culturas de vigilância estarão indicadas para identificar os RN colonizados. Se essas medidas não forem possíveis, devem ser colocados em quartos separados ou em áreas separadas da mesma sala os RN sintomáticos, os assintomáticos mas expostos e os não expostos (novas admissões). Sinais e barreiras devem ser usados para lembrar a equipe das precauções necessárias.

CONSIDERAÇÕES FINAIS

A prevenção e o controle das infecções maternas ou neonatais devem iniciar-se antes mesmo da concepção, identificando-se as condições que possam interferir na gestação, permitindo, assim, intervenção precoce. Devem ser oferecidos testes de triagem para HIV ou outras doenças sexualmente transmissíveis, além de imunização contra rubéola e hepatite B para as mulheres de risco. O acompanhamento pré-natal é fundamental, bem como a educação da gestante quanto aos cuidados de saúde e higiene. A identificação precoce de intercorrências obstétricas e resolução pertinente podem evitar futuros problemas para a mãe e RN.

No atendimento hospitalar à mãe e RN, o SCIH deve atuar junto à equipe de saúde como consultor e facilitador no que tange aos assuntos referentes à prevenção e ao controle de infecções. Assim, políticas, rotinas e procedimentos devem ser estabelecidos com base em evidências científicas recentes e na legislação vigente do país. Devem constar as principais medidas preventivas, tais como prevenir e reduzir o impacto da infecção materna no RN, interromper a transmissão entre os RN, prevenir a transmissão pelo ambiente, reduzir os riscos associados aos procedimentos e dispositivos, prevenir a transmissão de e para a equipe de saúde, prevenir a transmissão de visitantes e prevenir a transmissão de RN com infecção aguda por meio de precauções padrão e precauções específicas.

REFERÊNCIAS

1. World Health Organization. Summary of the evidence on patient safety: implications for research. WHO Library Cataloguing-in-Publication Data; 2008.
2. Pittet D, Allegranzi B, Nejad SB, Storr J, Bagheri S, Dziekan G, et al. Infection control as a major World Health Organization priority for developing countries. J Hosp Infect. 2008;68(4):285-92.
3. Polin RA, Denson S, Brady MT. Committee on Fetus and Newborn, and the Committee on Infectious Diseases. Epidemiology and diagnosis of health care-associated infections in the NICU. Pediatrics. 2012;129(4):e1104-9.
4. Coffin SE, Zaoutis TE. Healthcare-associated infections in the nursery. In: Remington JS, Klein JO, Wilson CB, Nizet V, Maldonado YA (eds). Infectious diseases of the fetus and newborn infant. 7th ed. Philadelphia: Elsevier Saunders; 2011.p.1126-42.
5. Sandora TJ, Siegel NS. The newborn nursery and the neonatal intensive care unit. In: Bennett JV, Jarvis WR, Brachman PS (eds). Bennett and Brachman's hospital infections. 7th ed. Philadelphia: Lippincott Williams & Wilkins; 2014.p.393-416.
6. Dudeck MA, Horan TC, Peterson KD, Allen-Bridson K, Morrell G, Anttila A, et al. National Health care Safety Network report, data summary for 2011, device-associated module. Am J Infect Control. 2013;41(4):286-300.
7. Moore DL. Nosocomial infections in newborn nurseries and neonatal intensive care units. In: Mayhall CG (ed). Hospital epidemiology and infection control. 4rd ed. Baltimore: Williams & Wilkins; 2012.p.737-57.
8. Mendicino N, Morrell G, Hernandez SL. Neonates. In: Association for professionals in infection control and epidemiology. APIC text of infection control and epidemiology. Disponível em: http://text. apic.org/item-42/chapter-41-neonates/all. Acessado em 2014 jul 25.
9. Garland JS, Uhing MR. Strategies to prevent bacterial and fungal infection in the neonatal intensive care unit. Clin Perinatol. 2009;36(1):1-13.
10. Centers for Disease Control and Prevention. Healthcare Infection Control Practices Advisory Committee. Guidelines for the prevention of intravascular catheter-related infections, 2011. Disponível em: http://www.cdc.gov/hicpac/pdf/guidelines/bsi-guidelines-2011.pdf. Acessado 2014 jul 25.
11. Crnich CJ, Maki DG. Intravascular device infection. In: Association for professionals in infection control and epidemiology. APIC text of infection control and epidemiology. Disponível em: http:// text.apic.org/item-35/chapter-34-intravascular-device-infection/ all. Acessado 2014 jul 25.
12. Centers for Disease Control and Prevention. Guidelines for preventing health care-associated pneumonia, 2003: recommendations of CDC and the Healthcare Infection Control Practices Advisory Committee (HICPAC). MMWR Morb Mortal Wkly Rep. 2004;53(1):1-36.
13. Klompas M, Branson R, Eichenwald EC, Greene LR, Howell MD, Lee G, et al. Strategies to prevent ventilator-associated pneumonia in acute care hospitals: 2014 update. Infect Control Hosp Epidemiol. 2014;35(8):915-36.
14. Kaufman DA. "Getting to zero": preventing invasive Candida infections and eliminating infection-related mortality and morbidity in extremely preterm infants. Early Hum Dev. 2012;88 Suppl 2:S45-9.
15. Cipolla D, Giuffrè M, Mammina C, Corsello G. Prevention of nosocomial infections and surveillance of emerging resistances in NICU. J Matern Fetal Neonatal Med. 2011;24Suppl 1:23-6.
16. Verani JR, McGee L, Schrag SJ; Division of Bacterial Diseases, National Center for Immunization and Respiratory Diseases, Centers for Disease Control and Prevention (CDC). Prevention of perinatal group B streptococcal disease--revised guidelines from CDC, 2010. MMWR Recomm Rep. 2010;59(RR-10):1-36.
17. Suresh GK, Edwards WH. Central line-associated bloodstream infections in neonatal intensive care: changing the mental model from inevitability to preventability. Am J Perinatol. 2012;29(1):57-64.
18. Manzoni P, Rizzollo S, Decembrino L, Ruffinazzi G, Rossi Ricci A, Gallo E, et al. Recent advances in prevention of sepsis in the premature neonates in NICU. Early Hum Dev. 2011;87 Suppl 1:S31-3.

19. AlFaleh K, Anabrees J. Probiotics for prevention of necrotizing enterocolitis in preterm infants. Cochrane Database Syst Rev. 2014;4:CD005496.

20. Anthony M1, Bedford-Russell A, Cooper T, Fry C, Heath PT, Kennea N, et al. Managing and preventing outbreaks of Gram-negative infections in UK neonatal units. Arch Dis Child Fetal Neonatal Ed. 2013;98(6):F549-53.

21. Manzoni P, De Luca D, Stronati M, Jacqz-Aigrain E, Ruffinazzi G, Luparia M, et al. Prevention of nosocomial infections in neonatal intensive care units. Am J Perinatol. 2013;30(2):81-8.

22. Borghesi A, Tzialla C, Decembrino L, Manzoni P, Stronati M. New possibilities of prevention of infection in the newborn. J Matern Fetal Neonatal Med. 2011;24 Suppl 2:28-30.

23. Brook I. Microbiology and management of neonatal necrotizing enterocolitis. Am J Perinatol. 2008;25(2):111-8.

24. Westhoff GL, Little SE, Caughey AB. Herpes simplex virus and pregnancy: a review of the management of antenatal and peripartum herpes infections. Obstet Gynecol Surv. 2011;66(10):629-38.

25. Berardi A, Lugli L, Rossi C, Maria CL, Guidotti I, Gallo C, et al. Neonatal herpes simplex virus. J Matern Fetal Neonatal Med. 2011;24 Suppl 1:88-90.

26. Kawagoe JY. Vigilância das infecções hospitalares em unidade de terapia intensiva neonatal. In: Pereira CR (coord). Manual de epidemiologia aplicada ao controle de infecções em hospitais e serviços correlatos. São Paulo: Associação Paulista de Estudos e Controle de Infecção Hospitalar; 2000.p. 60-9.

27. Horan TC, Andrus M, Dudeck MA.CDC/NHSN Surveillance definition of health care-associated infection and criteria for specific types of infections in the acute care setting. Am J Infect Control. 2008;36(5):309-32.

28. Brasil. Agência Nacional de Vigilância Sanitária. NEONATOLOGIA: Critérios nacionais de infecção relacionada à assistência à saúde. Brasília: GGTES/Anvisa, 2008. Disponível em: http://www.anvisa.gov.br/servicosaude/manuais/manual_definicao_criterios_nacionais_infec%E7%F5es_relacionadas_assistencia_saude_neonatologia.pdf. Acessado 2014 jul 29.

29. Centers for Disease Control and Prevention. National Nosocomial Infections Surveillance (NNIS) System Manual. High risk nursery surveillance component. Atlanta: CDC; 1994.

30. Gaynes RP, Martone WJ, Culver DH, Emori TG, Horan TC, Shailen NB, et al. Comparasion of rates of nosocomial infections in neonatal intensive care units in the United States. Am J Med 1991;91(Suppl 3B):192S-6S.

31. American Academy of Pediatrics and The American College of Obstetricians and Gynecologists. Infection control. Guidelines for perinatal care. 4th ed. Illinois: American Academy of Pediatrics; 1997.

32. Brasil. Agência Nacional de Vigilância Sanitária. Resolução – RDC nº 50, de 21 de fevereiro de 2002. Dispõe sobre o Regulamento Técnico para planejamento, programação, elaboração e avaliação de projetos físicos de estabelecimentos assistenciais de saúde. Disponível em: http://www.anvisa.gov.br/hotsite/segurancadopaciente/documentos/rdcs/RDC%20N%C2%BA%2050-2002.pdf Acessado 2014 jul 29.

33. Brasil. Ministério da Saúde. Agência Nacional de Vigilância Sanitária. Resolução – RDC nº 7, de 24 de fevereiro de 2010. Dispõe sobre os requisitos mínimos para funcionamento de Unidades de Terapia Intensiva e dá outras providências. Disponível em: http://www.anvisa.gov.br/hotsite/segurancadopaciente/documentos/rdcs/RDC%20N%C2%BA%207-2010.pdf Acessado 2014 jul 29.

34. Brasil. Agência Nacional de Vigilância Sanitária. Resolução – RDC nº 171, de 4 de setembro de 2006: Dispõe sobre o Regulamento Técnico para o funcionamento de Bancos de Leite Humano. Disponível em: http://portal.anvisa.gov.br/wps/wcm/connect/d02994804745973f9fa1df3fbc4c6735/RDC+N%C2%-BA.+DE+171-2006.pdf?MOD=AJPERES. Acessado 2014 jul 29.

35. Cantey JB, Patel SJ. Antimicrobial stewardship in the NICU. Infect Dis Clin North Am. 2014;28(2):247-61.

36. Brett A, Bielicki J, Newland JG, Rodrigues F, Schaad UB, Sharland M. Neonatal and pediatric antimicrobial stewardship programs in europe-defining the research agenda. Pediatr Infect Dis J. 2013;32(12):e456-65.

37. Centers for Disease Control and Prevention. Antibiotic Resistance Threats in the United States, 2013. Disponível em: http://www.cdc.gov/drugresistance/threat-report-2013/pdf/ar-threats-2013-508.pdf. Acessado 2014 jul 29.

38. Centers for Disease Control and Prevention. Guideline for hand hygiene in health-care settings: recommendations of the Healthcare Infection Control Practices Advisory Committee and the HICPAC /SHEA /APIC /IDSA Hand Hygiene Task Force. MMWR Morb Mortal Wkly Recomm Rep. 2002;51(RR-16):1-45, quiz CE1-4.

39. Brasil. Agência Nacional de Vigilância Sanitária. Segurança do Paciente em Serviços de Saúde – Higienização das Mãos. Brasília, 2009. Disponível em: http://www.anvisa.gov.br/servicosaude/manuais/paciente_hig_maos.pdf. Acessado 2014 jul 29.

40. World Health Organization. WHO Guidelines on hand hygiene in health care: a summary. Geneva: WHO; 2009. Disponível em: http://whqlibdoc.who.int/hq/2009/WHO_IER_PSP_2009.07_eng.pdf Acessado em 2014 jul29.

41. Allegranzi B, Pittet D. Role of hand hygiene in healthcare-associated infection prevention. J Hosp Infect. 2009;73(4):305-15.

42. Brasil. Agência Nacional de Vigilância Sanitária. Resolução – RDC nº 42, de 25 de outubro de 2010: Dispõe sobre a obrigatoriedade de disponibilização de preparação alcoólica para fricção antisséptica das mãos, pelos serviços de saúde do País, e dá outras providências. Disponível em: http://www.anvisa.gov.br/hotsite/segurancadopaciente/documentos/rdcs/RDC%20N%C2%BA%2042-2010.pdf. Acessado 2014 jul 29.

43. Siegel JD, Rhinehart E, Jackson M, Chiarello L, and the Healthcare Infection Control Practices Advisory Committee. 2007. Guideline for isolation precautions: preventing transmission of infectious agents in healthcare settings, june 2007. Disponível em: http://www.cdc.gov/ncidod/dhqp/pdf/isolation2007.pdf. Acessado 2014 jul 29.

44. Padoveze MC, Graziano KU (coord). Limpeza, desinfecção de artigos e áreas hospitalares e antissepsia. São Paulo: Associação Paulista de Estudos e Controle de Infecção Hospitalar; 2010.

45. Kawagoe JY, Abreu MGB. Cuidados com o RN: pele e olhos. In: Richtmann R (coord). Diagnóstico e Prevenção de IRAS em Neonatologia. São Paulo: Associação Paulista de Estudos e Controle de Infecção Hospitalar; 2011.p.137-54.

46. Brasil. Agência Nacional de Vigilância Sanitária. Segurança do paciente em serviços de saúde: limpeza e desinfecção de superfícies. Brasília, 2010. Disponível em: http://portal.anvisa.gov.br/wps/wcm/connect/4ec6a200474592fa9b32df3fbc4c6735/Manual+Limpeza+e+Desinfeccao+WEB.pdf?MOD=AJPERES. Acessado 2014 jul 29.

47. Brasil. Agência Nacional de Vigilância Sanitária. Série Segurança do Paciente e Qualidade em Serviços de Saúde. Caderno 4. Medidas de Prevenção de Infecção Relacionada à Assistência à Saúde, 2013. Disponível em: http://www.anvisa.gov.br/hotsite/segurancadopaciente/documentos/junho/Modulo%204%20Medidas%20de%20Prevencao%20de%20IRA%20a%20Saude.pdf. Acessado 2014 jul 29.

48. Malathi I, Millar MR, Leeming JP, Hedges A, Marlow N. Skin disinfection in preterm infants. Arch Dis Child.1993;3(Spec No):312-6.

49. Milstone AM, Sengupta A. Do prolonged peripherally inserted central venous catheter dwell times increase the risk of bloodstream infection? Infect Control Hosp Epidemiol. 2010;31(11):1184-7.

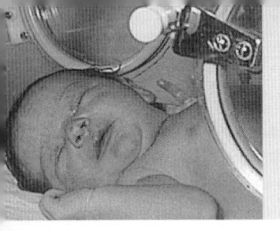

CAPÍTULO 60

Humanização da Unidade de Terapia Intensiva Neonatal

Ellen Regina Quadrado

O nascimento de uma criança é um momento único e o mais esperado pelos pais e familiares. Nesse momento, muitas expectativas estão presentes, tais como ansiedade e alegria. No entanto, quando o evento envolve o nascimento de um recém-nascido (RN) de risco, todo o clima de euforia se transforma em momento tenso e desgastante, cheio de sentimentos de insegurança, apreensão e inquietação.

O ambiente da unidade de terapia intensiva (UTI) neonatal é considerado por muitos pais um local frio e impessoal, onde as informações acerca das condições clínicas do RN podem trazer mais incertezas do que esclarecimentos. Além disso, os pais presenciam o número excessivo de manipulações no RN de forma fragmentada por parte da equipe multiprofissional e, dessa forma, percebem o quão desumano está o atendimento individualizado. Somado a isso, ainda estão cercados por pessoas desconhecidas e equipamentos específicos que a cada dia são mais aprimorados para dar o suporte a RN cada vez mais prematuros e com afecções específicas.

A prática diária da assistência ao RN em UTI está direcionada para preservar a vida e necessidades específicas. Nesse ambiente, estão presentes equipamentos mais sofisticados e complexos, monitores com alarmes que variam pelo tipo de problema detectado, luz intensa e constante, uma gama de sensores e outros dispositivos, além de profissionais apressados circulando todo o tempo. Tudo isso acaba trazendo uma desorganização fisiológica e comportamental aos RN, que poderá mais tarde se refletir negativamente.

A habilidade técnica e o conhecimento são outras de tantas habilidades necessárias para um trabalho em equipe, como também são boas as relações interpessoais[1].

Há crescente preocupação das instituições voltada para os indicadores de qualidade, onde a cobrança por melhores resultados é constante, além da atualização frequente do manual de normas, rotinas e procedimentos. Dessa forma, os profissionais ficam focados para o cumprimento de rotinas e protocolos e nesse contexto a prática da humanização se perde.

A palavra humanizar vem do verbo humanar e de acordo com o dicionário Michaelis significa: "dar condição de homem a, tornar-se humano, afável, benévolo"[2]. Também pode ser interpretada como a forma de "fazer a diferença" quando se atende ao cliente e se respeita sua individualidade[1].

Para Rolim, "A humanização engloba o pensar, o sentir, o dizer, o compartilhar com a pessoa doente"[3] e, a partir desse ponto, podem-se voltar nossas atenções em direção aos pais e familiares de RN de risco internados em UTI.

Devem-se usar treinamentos para sensibilizar a equipe multiprofissional da importância do atendimento humanizado, proporcionando o acolhimento necessário aos pais, bem como um planejamento assistencial que respeite a individualidade e a integridade do ser humano.

A equipe multidisciplinar deve refletir se suas práticas estão seguindo o que propõe a palavra humanização. Segundo o Estatuto da Criança e do Adolescente (Lei nº 8.069 de 13 de julho de 1990) o Título II, Art. 7º, rege que "A criança e o adolescente têm direito de proteção à vida e à saúde, mediante a efetivação de políticas sociais públicas que permitam o nascimento e os desenvolvimentos sadio e harmonioso, em condições dignas de existência", com complemento nos artigos 9º e 10[04].

O então Ministro da Saúde José Serra, em junho de 2001, cria em âmbito do Sistema Único de Saúde, a portaria nº 888, que institui o Programa Nacional de Humanização da Assistência Hospitalar. De acordo com esse Programa, uma pesquisa revelou que o público valoriza mais a compreensão de suas necessidades e a resposta às suas expectativas do que a falta de medicamentos, a falta de médicos e a falta de espaço nos hospitais[5].

Outro ponto importante é valorizar a comunicação como o meio mais efetivo para estabelecer o início do vínculo entre profissionais de saúde e os pais.

Segundo Whaley e Wong, a comunicação pode ocorrer de maneira verbal, não verbal e a abstrata. Como utilizá-la pode fazer diferença quando se está tentando estabelecer um contato inicial com os pais, momento que começa a formulação de perguntas para obter informações essenciais[6].

Foi sugerido saber se houve e qual a alteração na dinâmica familiar acerca da internação de RN risco dentro da compreensão e sentimentos anteriores vivenciados e, a partir dessa observação, cabe ao profissional da equipe multiprofissional ser um facilitador do processo de vínculo família-RN, auxiliando a superar as dificuldades[7]. Segundo a mesma autora, em especial no século XX, diversos estudos buscam compreender a relação de afeiçoamento e apego entre pais e RN de risco.

Estudo realizado por Barbosa verificou a dificuldade relatada pelas mães em entender as informações fornecidas acerca de seu filho pelos profissionais de saúde. Obstáculos relacionados a informações dúbias e não confiáveis fornecidas por diversas pessoas geram insegurança junto aos profissionais que cuidam do RN. Somado a isso, como as decisões quanto à assistência neonatal são tomadas em equipe, parece que a criança não tem seus cuidados centrados em um só profissional, mas diluído em um grupo de especialistas[8].

Os pais conseguem identificar apenas o médico que atende seu RN, pois esse profissional é quem fornece todas as informações sobre o estado geral da criança e quem comunica o direcionamento a ser tomado na assistência. Eles não diferenciam o auxiliar de enfermagem do enfermeiro[9].

Ranna e Okay referem que um grupo de profissionais de uma mesma categoria expõe sua fragilidade aos pais quando não trabalha de forma homogênea e harmoniosa[10].

Gomes e Barbosa relatam em seus trabalhos que, ao mesmo tempo que a equipe de enfermagem entende a importância da presença dos pais em visitas e acessos livres na unidade, a equipe entende nessa presença uma situação de obrigatoriedade e também sentem dificuldade em aceitar a presença constante da mãe. Percebem a falta de um profissional que dê suporte às mães que têm seus filhos com internação prolongada[7,8].

Devem-se usar treinamentos para sensibilizar a equipe multiprofissional da importância do atendimento humanizado, proporcionando o acolhimento aos pais, bem como um planejamento assistencial que respeita a individualidade do ser humano.

Gomes cita o apego como um processo evolutivo que envolve elementos comportamentais, cognitivos, sociais e emocionais e que o vínculo que transforma o sentimento entre o trinômio tem início antes dos movimentos fetais, mas existem controvérsias. O poder do apego envolve questões de sobrevivência junto à família, que começou com o nascimento de um RN de alto risco, tem relação

com a genética, experiências anteriores, valores culturais, relação familiar e ensina dia a dia como fornecer cuidados básicos[7].

Para Brazelton, o desenvolvimento do apego em mães de prematuros tem como aliado as dificuldades enfrentadas durante o período de internação. O despreparo e a falta de conhecimento de alguns profissionais da enfermagem podem contribuir para evitar o acesso livre e a participação das mães no cuidado do RN[11,12].

Para Arderi, os RN hoje não são mais considerados seres passivos e/ou apenas reativos, por isso a preocupação de profissionais em promover e facilitar o vínculo entre os pais e seus filhos[13].

Vale lembrar também que pode-se deparar com o nascimento de crianças portadoras de alguma malformação e que a reação dos pais perante essa situação pode ser das mais variadas, sendo consideradas normais, como comoção ou choque, negação, tristeza, raiva e ansiedade, equilíbrio e reorganização[14].

O luto antecipado dificulta o vínculo entre a equipe multidisciplinar, os pais e os familiares. De alguma forma, esse sentimento pode aproximar ou distanciar os envolvidos, dependendo da compreensão dos fatos[7]. Ainda refere haver distanciamento da família, somado ao fato de os pais terem acesso à UTI neonatal por 12 horas diárias, excluindo avós, tios e irmãos em seu estudo. O que foi percebido é que RN que apresentaram melhora em seu quadro clínico, permitindo assim a transferência para uma sala de atendimento de cuidados semi-intensivos, trouxe aproximação dos pais e da família para as atividades cotidianas junto à criança.

Observa-se que, ainda hoje, as visitas paternas em muitas instituições ainda acontecem em horários restritos, no entanto, para Gomes, o fato de permitir acesso livre pode não garantir a aproximação, mas elimina um obstáculo[7-15].

Segundo Whaley e Wong, o que gera estresse nos lactentes na presença da doença ou da hospitalização são a dor, a imobilização e as mudanças das rotinas cotidianas[6].

Os berçários não foram planejados para inserir nova perspectiva de cuidado e não foi possível incorporar os benefícios da flexibilidade de horários de visitas na UTI. Quando se depara com crianças crônicas, esse distanciamento coloca em "xeque" a segurança que tanto se busca desenvolver nesses pais durante o período de internação, indispensável para esse momento. Paradigmas devem ser quebrados se se quiser que a humanização aconteça de fato, pois muitos estudos já mostraram a contribuição positiva que se poderia dar a esses pais e familiares que tanto esperaram por um filho, com suas expectativas e sonhos, e acaba-se preocupando com protocolos, rotinas e a prática da humanização não acontece.

Barbosa sugere agrupar as crianças de alto risco e separá-las daquelas mais estáveis, o que poderia facilitar e focar as atenções das mães das crianças mais graves para a realidade, buscando minimizar os desgastes físico e emocional. Essa mesma regra valeria para os RN malformados[8]. Apenas é preciso se preocupar dentro da unidade que, independente da condição clínica dos RN e do grande número de pessoas e profissionais que circulam na unidade, é importante respeitar a individualidade de cada um e restringir quando necessários "olhares curiosos" ao leito próximo.

Os pais necessitam ter a "liberdade" de desejar ou não participar dos cuidados ao filho ou de compartilhar das decisões sobre o tratamento proposto. Em contrapartida, os profissionais também necessitam de um grupo de apoio diante das dificuldades enfrentadas diariamente, para tornar mais suave o caminho a ser percorrido com uma internação prolongada.

Outro ponto que não se pode deixar de ressaltar é o Método Canguru, que em seu país de origem (Bogotá-Colômbia) surgiu em1978 pela insuficiência de incubadoras para atender aos RN. Adaptado em inúmeras instituições para a cada realidade diária, esse método vem aproximar e fortalecer a importância da participação dos pais junto ao seu filho. Tem sua aplicação recomendada para prematuros estáveis clinicamente, o que não impede que o método não possa ser praticado por outros pais.

Em relação a esse método, vários trabalhos foram descritos contendo, na grande maioria, pontos positivos ao método onde comprovam melhora no ganho de peso diário, melhora no padrão de sono e descanso dos RN, estímulo ao aleitamento materno, além da redução da média de permanência. No entanto, um trabalho descreve pontos desfavoráveis ao método no que tange maior frequência de episódios de bradicardia e hipoxemia durante sua realização[16].

Acerca de um estudo realizado por Bening sobre atenção humanizada ao RN de baixo peso, demonstrou-se que, na grande maioria das instituições públicas estudadas, o vínculo materno junto ao filho internado, as atividades junto às mães (atividades artesanais e musicoterapia) e a visita dos avós já eram incorporados no cotidiano hospitalar[17].

O ruído excessivo e prolongado também é uma preocupação que está voltada para trabalhar a humanização da assistência neonatal. O uso de ventiladores, monitores, bombas de infusão, incubadoras, entre outros, são comuns nesse ambiente, mas somado a conversas paralelas junto a leitos próximos podem gerar desconforto e prejudicar o desenvolvimento do RN[18].

Muitos trabalhos descrevem as reações de dor dos RN, inclusive mostrando que os pais, mesmo leigos, sabem reconhecer a dor nos filhos melhor que os próprios profissionais[19].

Segundo Pereira, o trabalho e a recuperação dos pacientes são beneficiados com o um ambiente silencioso e tranquilo[19]. Segundo Uchôa et al., não há nenhum estudo específico para RN de muito baixo peso em relação a dano auditivo[20]. Relacionada a isso está a preocupação voltada não somente à tecnologia, mas também para a utilização adequada dos equipamentos, bem como a manutenção preventiva desses. É importante que estudos voltados para essa área onde é crescente o ingresso de RN com peso inferior a 1.000g sejam realizados e que se possa evitar iatrogenia a esses RN, seguindo rigorosamente as normas de segurança e o gerenciamento dos possíveis riscos.

Em relação à luminosidade das unidades, Fernandes descreve que o RN tem um período de sono que ocupa 80% do dia de 24 horas, além disso, a intensidade da iluminação (dia e noite) e as alterações da temperatura ambiente (calor e frio) condicionam o indivíduo para formar o ciclo circadiano[21]. Diante disso, é importante tentar ajustar a luminosidade dentro da unidade de terapia intensiva para o momento do dia, uma vez que se sabe que a iluminação é contínua. Seria uma tentativa de amenizar o impacto do ambiente na assistência junto ao RN que já está recebendo estímulos contínuos e estressantes.

Uma boa saída seria utilizar cobertura de tecido forrada com tecido escuro com a face para a incubadora, amenizando, dessa forma, a iluminação direta à criança.

Segundo Tamez e Silva, o RN a termo se adapta ao meio extrauterino por possuir maturidade para esse processo, no entanto, quando esse indivíduo se encontra doente, essa capacidade pode trazer alterações fisiológicas, levando em conta que nos prematuros interfere no ganho de peso. Além disso, referem que os efeitos nocivos na retina do prematuro podem levar à cegueira, como também ser fator desencadeante para desenvolver a retinopatia da prematuridade[22]. A luminosidade excessiva associada aos ruídos ambientais, que trazem interrupção do sono e podem trazer transtornos no comportamento do RN, percebidos por meio de sinais como apneia, queda de saturação, taquicardia, cianose, náuseas e vômitos, hiperextensão das extremidades, choro ou tremores, entre outros[22].

A estimulação postural e sensitiva desse RN deve ser trabalhada no cotidiano de uma UTI neonatal, uma vez que se pode auxiliar na sua organização postural e promover seu conforto e segurança. Sabe-se que essa interface de cuidado é realizada por um fisioterapeuta, que será o profissional que definirá as condutas a serem seguidas, tomadas em consenso com a equipe multidisciplinar.

Precisa-se pensar que se trabalha nessas unidades na qualidade de facilitadores e que exceções sejam consideradas. É fundamental o despertar a consciência de cada profissional do seu papel dentro desse contexto da UTI neonatal, pois de nada vale todo conhecimento científico e prático de cada categoria se não há habilidade para lidar com o ser humano e entender como a comunicação pode agregar valores ao cotidiano. Sabendo do despreparo que se tem e em busca disso constantemente, vale uma reflexão para saber se nossas práticas condizem com o que se propõe com a palavra humanização.

Para melhorar ou ordenar o direcionamento dos pais em busca de um ambiente harmonioso e agradável, vários autores sugerem a formação de um grupo de pais, em que participam também os profissionais que prestam assistência direta ao RN. Ranna et al. colocam a importância da integração desses profissionais ao grupo de pais, para solucionarem problemas em conjunto, desfragmentando o cliente por especialidades e a pretensão de onipotência de alguns profissionais, inserindo os pais ativamente no processo de cura dos filhos[10].

É importante que esse contato sirva para estreitar o vínculo entre os pais, equipe multiprofissional, familiares e as inseguranças que permeiam o dia a dia dos pais de RN internados em UTI neonatal. Em um ambiente considerado por muitos sendo frio e sempre próximo da morte, cabe aos profissionais da saúde guiar pais e familiares, fornecendo apoio necessário para enfrentar as dificuldades diante de situações de estresse e vivenciar a alegria de cada conquista da criança.

Não distante dessa temática está o aleitamento materno como maneira singular e muito individual de aumentar o vínculo entre mães e filhos. Além de trazer muitos benefícios às mães com a involução uterina, aumento da produção de leite e aumento do vínculo materno, o RN é o mais beneficiado. Apenas é preciso ter cautela quando se trabalha essa questão, pois lida-se com indivíduos, mas com expectativas, ansiedades, desejos e projetos únicos. Existe um histórico cultural relacionado ao desejo de amamentar e que pode variar conforme ele for trabalhado. Cabe bom senso e sensibilidade para reconhecer o melhor momento para abordar a puérpera (ver Capítulo Aleitamento materno).

É importante que os pais tenham uma referência profissional e que esse possa informar e acompanhar os progressos e fracassos. A figura do médico acaba sendo a referência nos dias de hoje, visto que é nele que se centraliza o consenso de ações da equipe. Tem-se que buscar uma forma onde os pais também saibam valorizar e reconhecer o trabalho dos outros profissionais envolvidos na assistência ao seu filho.

Em meio a tantos conflitos e inseguranças gerados por uma internação prolongada, o suporte de uma equipe multiprofissional estruturada e engajada em busca de melhorar a qualidade desses prematuros é fundamental. É imprescindível que os profissionais que atuam em UTI neonatal tenham habilidade técnica, atualização constante do conhecimento, bem como possuam carisma e preparo para atuar perante inúmeras atividades e situações complexas.

É a sensibilidade aliada ao respeito à vida e à ética profissional.

REFERÊNCIAS

1. Reichert APS, Lins RNP, Collet N. Humanização do cuidado da UTI Neonatal. Rev Eletr Enf. 2007;9(1):200-13.
2. Michaelis Moderno Dicionário da Língua Portuguesa. São Paulo: Melhoramentos; 2007.
3. Rolim KMC. Atenção humanizada na unidade neonatal. In: Mezzomo AA (ed). Fundamentos da humanização hospitalar: uma visão multiprofissional. São Paulo: Loyola; 2003.p.225-34.
4. Estatuto da Criança de do Adolescente. Lei nº 8.069 de 13 de julho 1990.
5. Brasil. Ministério da Saúde. Secretaria de Assistência à Saúde. Programa Nacional de Humanização da Assistência Hospitalar; 2001.
6. Whaley LF, Wong DL. Enfermagem pediátrica. Elementos essenciais à intervenção efetiva. A comunicação e a entrevista em saúde. 2ª ed. Rio de Janeiro: Editora Guanabara Koogan; 1989.
7. Gomes MMF. As repercussões familiares da hospitalização do recém-nascido na UTI neonatal: construindo possibilidades de cuidado [tese]. São Paulo: Universidade Federal de São Paulo; 1999.
8. Barbosa VL. O vínculo afetivo na UTI neonatal: uma questão de reciprocidade da tríade mãe-prematuro-equipe de enfermagem [tese]. São Paulo: Universidade de São Paulo; 1999.
9. Kamada I, Rocha SMM. As expectativas de pais e profissionais de enfermagem em relação ao trabalho da enfermeira em UTIN. Rev Esc Enferm USP. 2006;40:404(3)-11.
10. Ranna W, Okay Y. Grupos de pais de crianças e da equipe multiprofissional e sua influência nas diretrizes da enfermaria geral de um hospital infantil. Pediatria (São Paulo). 1980;2:184-90.
11. Brazelton BT. O desenvolvimento do apego: uma família em formação. Porto Alegre: Artes Médicas; 1988.
12. Oliveira EF, Costa SFG, Moreira MEA. Humanização da assistência de enfermagem ao recém-nascido e à mãe na unidade de terapia intensiva neonatal – UTIN: Roteiro sistematizado. CCS. 1995; 14(1):49-55.
13. Arcieri JBC. As práticas da neonatologia sob o enfoque psicoetológico das relações pais-bebê. Pediatria (São Paulo). 1995;17(4): 170-3.
14. Klaus MH, Kennell JH. Maternal-infant bonding. Saint Louis: Mosby; 1982.
15. Coutinho HRB, Morsch DS. A paternidade em cuidados intensivos neonatais. Rev SBPH. 2006;9(1):55-69.
16. Bohnhorst B, Heyne T, Peter CS, Poets CF. Skin-to-skin (kangaroo) care, respiratory control, and thermoregulation. J Pediatr. 2001;138(2):193-7.
17. Henning MAS, Gomes MASM, Gianini NOM. Conhecimentos e práticas dos profissionais de saúde sobre a "atenção humanizada ao recém-nascido de baixo peso – método canguru. Rev Bras Saúde Mater Infant. 2006;6(4):427-35.
18. Balda RCX, Guinsburg R, Almeida MFB, Peres CA, Miyoshi, MH, Kopelman BI. The recognition of facial expression of pain in full-term newborns by parents and health professionals. Arch Pediatr Adolesc Med. 2000;154(10):1009-16.
19. Pereira RP, Toledo RM, Amaral JLG, Guilherme A. Qualificação e quantificação da exposição sonora ambiental em uma unidade de terapia intensiva geral. Rev Bras Otorrinolaringol. 2003;69(6): 766-71.
20. Uchôa NT, Procianoy RS, Lavinsky L, Sleifer P. Prevalência de perda auditiva em RN de muito baixo peso. J Pediatr (Rio J). 2003;79(2):123-8.
21. Fernandes RMF. O sono normal. Rev Medicina (Ribeirão Preto). 2006;39(2):157-68.
22. Tamez RN, Silva MJP. Impacto do ambiente da UTI neonatal no desenvolvimento neuromotor. 2ª ed. Rio de Janeiro: Guanabara Koogan; 2002.p.157-64.

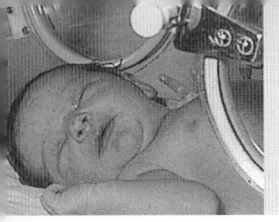

CAPÍTULO 61

Alteração do Crescimento Fetal: Obesidade na Infância e Adolescência com Repercussões na Vida Adulta

Julio Cesar de Costa

Estudos recentes, em países desenvolvidos, mostram que o baixo peso (BP) ao nascer e outros indícios de crescimento fetal anormal em recém-nascidos (RN) a termo estão associados a alta prevalência de intolerância à glicose, diabetes e síndrome metabólica na vida adulta, em particular doença hipertensiva e vascular, resistência à insulina e obesidade na vida adulta[1].

O crescimento fetal é determinado por fatores genéticos e ambientais. A hipótese da "origem fetal" das doenças do adulto propõe que adaptações fetais a um ambiente intrauterino adverso reduz o crescimento fetal e "programa" mudanças fisiológicas que perduram ao longo da vida[1].

Os mecanismos exatos dessa "programação" são ainda desconhecidos, mas evidências de estudos animais e em humanos sugerem que eventos adversos precoces na vida intrauterina como oferta materna inadequada de nutrientes e oxigênio, mau funcionamento placentário com circulação deficiente nas faces materna e fetal da placenta e lesões diretas sobre o feto podem influenciar o desenvolvimento neuroendócrino do concepto. Isso resultaria em alterações em longo prazo no eixo hormonal hipotálamo-pituitária-adrenal (HHPA), incluindo mudanças nos fatores de crescimento insulina-símile (IGF-1 e IGF-2) e fatores de crescimento ligados à proteína (IGFBP). Essas alterações parecem contribuir para a predisposição ao *diabetes mellitus*, síndrome metabólica, câncer, doenças psiquiátricas, síndrome dos ovários policísticos em indivíduos que tiveram restrição do crescimento intrauterino (RCIU) ao nascer[2,3].

Após a publicação das curvas de crescimento intrauterino por Lubchenco et al.[4] em 1963, a Academia Americana de Pediatria (AAP)[5] estabeleceu as bases para o reconhecimento dos RN que tinham peso abaixo do esperado, percentil 10º para a idade gestacional (IG) e esses passaram a ser denominados pequenos para a idade gestacional (PIG). Alguns autores posteriormente sugeriram que o diagnóstico de PIG fosse feito apenas quando os fetos apresentassem PN abaixo do percentil 5º ou 3º[06].

Atualmente, sabe-se que nem todos os RN de baixo peso (BP) são PIG e desses nem todos apresentam RCIU. O RCIU é o resultado de uma variedade de processos que podem levar a taxas de crescimento fetal alteradas, ou seja, o feto não atinge todo seu potencial genético de crescimento para determinada IG. O conceito de PIG traduz apenas um resultado antropométrico.

CRESCIMENTO FETAL

Existem três fases de desenvolvimento fetal bem identificadas[3]:

- Primeira fase (da concepção até 16 semanas de IG) – fase de hiperplasia e aumento do número de células.
- Segunda fase (de 16 a 32 semanas de IG) – hiperplasia e hipertrofia de células.
- Terceira fase (32 semanas até o final da gestação) – hipertrofia e aumento do volume celular.

Durante os dois primeiros meses de vida, o embrião humano se diferencia, mas não cresce rapidamente, e alterações no ambiente intrauterino nesse período frequentemente levam a malformações de órgãos. Posteriormente, no período fetal, irão ocorrer as maiores taxas de crescimento e serão programadas as proporções corporais e as funções metabólicas. A taxa de crescimento diminui no final da gestação e durante a infância.

É sabido que agressões nas diferentes fases da gravidez vão levar a repercussões diversas sobre o crescimento fetal, morbidades variadas no período neonatal e pesquisas apontam risco aumentado dessa população de desenvolver doenças crônicas na vida adulta[3].

Há 200 anos, a visão da relação entre crescimento fetal e PN foi sumarizada da seguinte forma: "na primeira metade da gestação o controle genético é dominante e este impõe limite relativamente estreito de variabilidade no padrão de crescimento fetal". Essa assertiva deu origem ao conceito de que a nutrição materna no último trimestre da gestação era um fator chave na determinação do crescimento fetal e no PN. Isso desencadeou muitos estudos de suplementação nutricional no terceiro trimestre da gestação com a finalidade de reduzir o risco do nascimento de RN com BP. Esses mostraram que a suplementação dietética teve efeito muito pequeno sobre o PN, exceto entre mulheres submetidas à fome aguda ou crônica. As implicações dessas observações resultaram no consenso de que a dieta materna no último trimestre da gestação não é o maior determinante do PN[7].

Sabe-se que a nutrição no primeiro trimestre da gestação é histotrófica originária da secreção glandular da decídua e sua composição é similar a um filtrado do plasma do sangue materno. Para que ocorra perfeito desenvolvimento da gravidez e do feto é necessário um fluxo sanguíneo adequado para a placenta. Assim, o trofoblasto invade as artérias espiraladas, que irrigam a decídua, e destroem sua camada musculoelástica. Essa alteração fisiológica deixa as artérias espiraladas mais complacentes e menos responsivas aos efeitos de substâncias vasoconstritoras. Desse modo, o sangue das artérias espiraladas irrigam as vilosidades coriônicas (parte fetal da placenta) e as trocas de oxigênio e nutrientes entre o sangue da mãe e o feto ocorrem dentro das vilosidades coriônicas[8].

A invasão trofoblástica ocorre em duas ondas (fases): a primeira vai da implantação até a 10ª semana durante a qual as artérias são invadidas até a junção deciduomiometrial; a segunda onda de invasão ocorre da 16ª semana até o termo e a porção miometrial das artérias espiraladas é atingida. Alterações na estrutura das vilosidades, no seu número e no número de capilares do seu interior, levam à diminuição das trocas materno-fetais com consequente diminuição da oferta de nutrientes e oxigênio para o feto[8]. Doenças vasculares maternas e processos autoimunes podem levar à lesão do endotélio das artérias espiraladas, com formação de trombos e sua oclusão.

Hoje se sabe que o crescimento fetal é um processo complexo dependente de fatores genéticos do feto, oferta de nutrientes e oxigênio, nutrição materna, fatores de crescimento e hormônios de origem materna, fetal e placentária. Os hormônios têm papel central na regulação do crescimento e desenvolvimento fetal e agem sinalizando a maturação, a oferta de nutrientes intraútero e controlando o desenvolvimento e diferenciação dos tecidos de acordo com ambiente fetal[2].

Os fatores de crescimento insulina-símile (IGF), em particular IGF-1 e IGF-2, têm papel crítico no crescimento fetal e placentário. Alterações desses fatores retardam o crescimento fetal. Por outro lado, superexpressão desses aumentam o crescimento fetal. Assim, a produção do IGF-1 é sensível a subnutrição e o IGF-I2 tem papel fundamental no crescimento da placenta e transferência de nutrientes[3,9,10].

Os fatores de crescimento e suas proteínas de ligação (IGFBP) são fatores-chaves na regulação do crescimento e desenvolvimento fetal. Recentemente, esse sistema IGF tem sido foco de grande interesse porque valores baixos de IGF circulante no adulto foram preditores de doença coronariana (DC) e *diabetes mellitus* tipo 2. Em 2003, Kajantie[11], acompanhando RN de muito baixo peso (MBP), com PN menor que 1.500g, durante nove semanas, encontrou níveis de IGF-1 e IGFBP-3 baixos, correlacionando com a velocidade de crescimento, principalmente com a fosforilação do IGFBP-1, concluindo que essas alterações do sistema IGF estão associadas com efeitos da programação endócrina a longo prazo e que novos estudos precisavam ser feitos para melhor elucidação (Quadro 61.1).

O IGF-1 tem papel essencial no metabolismo, proliferação, diferenciação e sobrevida celular e na organogênese. Os IBF possuem ação endócrina quando sintetizados no fígado e liberados na corrente sanguínea. Entretanto, podem ser produzidos em várias outras células, nas quais têm ações autócrinas e parácrinas[12]. Em todos os fluidos biológicos, os IGF apresentam alta afinidade pelas proteínas IGFBP, seis das quais já são bem caracterizadas. Essas proteínas modulam sua meia-vida e a biodisponibilidade celular e podem inibir ou potencializar seus efeitos mitogênicos. O suprimento nutricional materno para o desenvolvimento do oócito, embrião e feto foi reconhecido como o principal fator ambiental que influencia o desenvolvimento da descendência.

Um suprimento seguro e balanceado de aminoácidos, lipídios e hidrato de carbono é necessário para o suporte de alta proliferação celular na primeira fase do desenvolvimento fetal. Foi mostrado em ratas que o RCIU está associado a baixos estoques de glicogênio hepático e hipoglicemia neonatal e que níveis elevados de IGFBP-1 materno estiveram relacionados à RCIU[12,13].

Estudos realizados em gestantes com 10 a 14 semanas mostraram gravidezes que apresentam níveis baixos

Quadro 61.1 – Achados no eixo do IGF em RN com RCIU e macrossomia[11].

Achados	IGF-1	IGF-2	IGFBP-1	IGFBP-3	IGFBP-2
RCIU	↓	↓	↑	↓	↑
Macrossomia	↑	Normal ou ↑	↓	↑	Normal

de proteína plasmática associada à gestação (PAPP) e de gonadotrofina coriônica livre estiveram mais relacionados ao abortamento ou àRCIU. As PAPP parecem fazer parte do sistema que controla os fatores de crescimento insulina-símile (IGF)[14,15].

A fome materna provoca diminuição fetal do IGF-1 e IGF-I2 e a consequente subnutrição fetal leva a alterações metabólicas permanentes, as quais predispõem, juntamente com os fatores adversos do ambiente intrauterino, à alteração da homeostase da glicose, diminuição do número de células beta do pâncreas, baixa secreção e resistência à insulina e aumento de concentrações de adiponectina[14,15].

A resistência à insulina parece ser componente-chave para todas essas alterações metabólicas, embora os mecanismos não sejam totalmente claros, e evidências mostram papel ativo do tecido adiposo na emergência da resistência à insulina[15].

Entre os RN pequenos para a idade gestacional (PIG) que têm maior risco de adiposidade em excesso estão aqueles que eram "magros" ao nascimento, devido a um período curto de restrição nutricional intrauterina. Entretanto, se essa fase de subnutrição for seguida por um período pós-natal de crescimento rápido (*catch up*) e de renutrição, verificam-se importantes alterações no tecido adiposo e alto risco de ocorrer resistência à insulina precocemente. Por outro lado, nem todos os RN PIG mostram modificações no tecido adiposo e, portanto, não têm risco aumentado para resistência à insulina e diabetes[16,17].

Alterações da homeostase da glicose e aumento da oxidação lipídica foram observados na puberdade em crianças não diabéticas nascidas com RCIU. Essas crianças têm alterações na estrutura e composição corporal com aumento da massa gordurosa, a qual pode contribuir para a patogênese da resistência à insulina[18].

Mudanças permanentes induzidas pela nutrição fetal ou neonatal precoce podem envolver modulações na expressão de genes por meio da metilação do DNA ou alterações das estruturas dos órgãos. É possível que esses eventos ocorram durante o desenvolvimento fetal, levando a alterações do eixo hipotálamo-pituitário-adrenal ou do eixo hipotálamo-pituitário-fator de IGF-1 levando à obesidade[18-20].

A figura 61.1 mostra o mecanismo de regulação do crescimento fetal em RN de mães com *diabetes mellitus* na gestação, conduzindo à macrossomia.

Alterações no crescimento do feto estão associadas a muitas complicações da gravidez, abortamento, natimortalidade e cesáreas de emergência. Entretanto, o crescimento fetal também é importante determinante das doenças no adulto e, nessas duas últimas décadas, muitos estudos publicados mostraram a associação entre BP ao nascimento e as doenças no adulto, em particular obe-

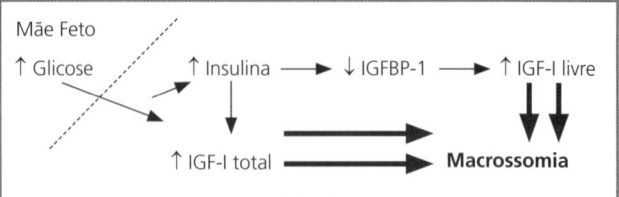

Figura 61.1 – Mecanismo de regulação do crescimento fetal em RN de mães com *diabetes mellitus* na gestação.

sidade, doença cardíaca isquêmica, hipertensão arterial, doenças metabólicas como o diabetes tipo 2, câncer de mama e de cólon, ovários policísticos, depressão e esquizofrenia[21-25].

HIPÓTESE DA PROGRAMAÇÃO FETAL

Em 1994, Barker referiu que "alterações na nutrição fetal e estados endócrinos resultam em adaptações de desenvolvimento que permanentemente mudam a estrutura, a fisiologia e o metabolismo, predispondo os indivíduos a doenças metabólicas, endócrinas e cardiovasculares na vida adulta"[26]. Essas mudanças fisiológicas induzidas pelo ambiente intrauterino foram referidas como "programação fetal". Assim, programação descreve um processo pelo qual um estímulo ou agravo à saúde em período crítico do desenvolvimento tem efeito duradouro e de importância ao longo de toda a vida. Esse fenômeno da "programação fetal" tem sido confirmado em muitos modelos animais e em estudos epidemiológicos controlados. De tal forma que os tecidos também se desenvolvem em uma sequência predeterminada, da concepção à maturidade, e os órgãos passam por diferentes períodos de divisão celular. Assim, os néfrons já estão prontos no final da gravidez, enquanto as células beta do pâncreas continuam a se diferenciar durante a infância[25].

Após os estudos iniciais de Barkerna década de 1980, funcionários do *Medical Research Council* (MCR), órgão de pesquisa inglês, passaram a procurar nos arquivos dos hospitais ingleses dados de RN do início do século XX. O maior conjunto de dados foi encontrado nas localidades de Hertfordshire, Preston e Sheffield e com eles foi possível rastrear informações de aproximadamente 16.000 pessoas nascidas entre 1911 e 1930, e, dessas, 3.865 já haviam morrido com idades entre 20 e 74 anos, em 1989, quando foi publicado o primeiro estudo. Com esses dados, constatou-se que a mortalidade por doença coronariana (DC) foi quase o dobro entre aqueles que nasceram com peso inferior ou igual a 2.500 g, enquanto a mortalidade por outras causas não apresentou influência tão direta[27-29].

Mais tarde, outros estudos confirmaram essa mesma tendência e um deles foi realizado com uma coorte do

Nurses Study (grupo que acompanha profissionais de saúde norte-americanas), sendo solicitado a essas mulheres que informassem seu peso de nascimento (PN) e 70.000 delas (de um total de 121.000 que iniciaram o estudo), responderam. Nesse trabalho, o peso ao nascer se correlacionou fortemente com a prevalência da DC não fatal[29].

No entanto, a base de dado foi apenas o PN e não as proporções corporais do RN ou o índice ponderal. O estudo realizado em Sheffield pôde avançar mais, pois o hospital local, além de manter dados desde 1907, tinha informações detalhadas sobre os RN que incluíam medidas do peso, comprimento, circunferência craniana, diâmetro biparietal, circunferência do tórax, circunferência abdominal e peso da placenta. A mortalidade em Sheffield foi muito maior naqueles RN que tinham baixo índice ponderal (peso/altura[3]) ao nascimento, indicando que, quanto mais "magro" o RN, maior o risco de vir a falecer por DC na idade adulta[29].

Esses dados mostraram que o baixo peso (BP) ao nascimento não é o fator preponderante no aumento do risco para DC, mas sim a desnutrição intraútero, pois RN mais "magros" apresentam risco muito maior.

Os dados de Sheffield, Upsala (Canadá) e Helsinque (Finlândia) também incluíram a duração da gestação, sendo possível, então, determinar que a associação entre PN e restrição do crescimento com a DC foram independentes da duração da gestação[29].

Em países em desenvolvimento, como na Índia, onde a média de PN é de 2,7kg, os achados foram semelhantes. A prevalência de DC passou de 15% naqueles que nasceram com menos que 2.500g para 4% naqueles que nasceram com mais de 3.200g.

Aí surgiu a grande pergunta: quais os possíveis elos entre a desnutrição intraútero, a doença vascular e a coronariana[27]. As pesquisas voltaram-se, então, para os fatores sabidamente ligados à DC, tais como hipertensão arterial, hipercolesterolemia, hipercoagulabilidade e resistência à insulina[29].

Os dados de Hertfordshire evidenciaram uma relação clara entre a pressão arterial sistêmica (PAS) e o PN e vários outros estudos mostraram essa mesma correlação e que, mesmo ajustando os dados pelo índice de massa corporal (IMC), o PN foi menor em pessoas com maior PAS. Sabe-se que as pessoas obesas têm PA maior que as magras, porém, tanto no grupo dos obesos quanto no dos magros, aqueles com menor PN tiveram maior PAS[28-30].

As proporções corporais também se correlacionaram fortemente com a PAS. Quanto maior a relação CC/CA (circunferência craniana/circunferência abdominal), ou seja, quanto mais "magro" for o RN,mais elevada é sua PAS[28].

Vários seriam os mecanismos pelos quais a desnutrição intraútero levaria ao aumento da PAS na vida adulta,

tais como a adaptação, o número reduzido de células e as alterações hormonais. Assim, o organismo de alguns pacientes estaria adaptado a uma PAS mais elevada e que,após a retirada da causa básica, não retornaria aos níveis tensionais normais, porque o estímulo para que isso ocorresse teve início intraútero (restrição do crescimento), com redistribuição do fluxo sanguíneo, privilegiando órgãos nobres (circuito de economia de oxigênio para órgãos nobres) e isso continuaria na vida adulta[29,30].

Além disso, foi constatado que animais e humanos com restrição do crescimento intrauterino (RCIU) têm número reduzido de nefros e que o período crítico para o desenvolvimento desses é entre 26 e 34 semanas. Desse modo, fetos com restrição do crescimento nessa fase têm menor número de néfrons, o que poderia levar à pressão aumentada nos capilares glomerulares e ao desenvolvimento de esclerose glomerular e hipertensão. A desnutrição fetal pode levar a mudanças no eixo hipotálamo-hipófise-adrenal que duram por toda a vida, segundo estudos com animais[29,30].

Em Hertfordshire, as pessoas que tinham BP ao nascer apresentavam concentração de cortisol aumentada. A redução da elasticidade ou complacência das artérias é um marcador de risco para doença cardiovascular. Em Sheffield, homens e mulheres de 50 anos que foram PIG apresentavam a complacência das artérias do tronco e pernas menores. Pessoas hipertensas têm frequência de pulso em repouso aumentada, o que pode indicar maior atividade simpática. As pessoas normotensas, com BP ao nascer, e no estudo realizado em Preston, tinham maior frequência de pulso em repouso.

As concentrações do colesterol total e do colesterol de baixa densidade (LDL-colesterol) tenderam a ser maiores em pessoas com BP ao nascimento, porém com fraca relação. As associações, no entanto, foram muito fortes quando foram comparados níveis de colesterol no adulto e circunferência abdominal ao nascimento[30].

A circunferência abdominal no RN está relacionada principalmente ao tamanho do fígado, e esse é um dos primeiros órgãos que diminui de tamanho quando o feto apresenta restrição do crescimento por centralização de fluxo. O crescimento inadequado do fígado pode levar a alterações permanentes no metabolismo do colesterol, pois sua produção é principalmente hepática[30,31].

Foi também constatado que as concentrações do fibrinogênio e do fator VII estavam elevadas em pessoas que tiveram BP ao nascer. Ambas estiveram associadas a maior risco de desenvolver DC. As concentrações do fibrinogênio também foram maiores em homens com a circunferência abdominal diminuída ao nascimento, com forte associação quando ajustadas pelo consumo de cigarros (as concentrações de fibrinogênio são sabidamente aumentadas pelo fumo)[31,32].

O fígado é também o principal responsável pela produção do fibrinogênio e fatores da coagulação, e com o crescimento hepático prejudicado podem-se ter alterações no metabolismo desses fatores, levando ao risco aumentado de DC em adultos.

O desenvolvimento de *diabetes mellitus* não insulinodependente (DMNID) esteve associado com a hipertensão arterial, sendo cofator para o desenvolvimento de DC. A insulina tem papel importante no crescimento fetal e, portanto, as alterações no metabolismo da glicose e insulina podem ser um elo importante entre a RCIU e a doença cardiovascular[31,32].

Os estudos de Hertfordshire e Preston também mostraram relação entre PN e *diabetes mellitus* tipo 2. No feto com RCIU ocorre menos quebra de glicose e aumento da oxidação de outros substratos como aminoácidos, ácidos graxos e lactato. O RN de mãe diabética que apresenta RCIU tem menor quantidade de células beta do pâncreas e, portanto, menor secreção de insulina. Essas alterações poderiam mudar o metabolismo do indivíduo de forma definitiva, aumentando a resistência periférica à insulina no adulto[29,30].

MECANISMOS FETAIS PARA O DESENVOLVIMENTO DAS DOENÇAS NA VIDA ADULTA

Todas essas alterações citadas e apresentadas pelo feto podem ser agrupadas em três processos que desencadeiam o desenvolvimento das doenças na vida adulta:

- lesão de órgãos-alvo;
- "poupança nutricional";
- descontrole metabólico após o nascimento.

Lesão de órgãos-alvo – efeitos adaptativos sobre a expressão gênica e a seleção clonal de células l "adaptadas" ao ambiente intrauterino adverso resultam em alterações no número e proporção dos tipos de células nos tecidos, de tal forma que pessoas que tiveram BP ao nascer apresentam número menor de células em órgãos importantes, como o pâncreas e o fígado. Essas alterações podem representar reserva funcional diminuída do órgão e risco maior de complicações no futuro[29].

"Poupança nutricional" – o feto que recebe oferta nutricional baixa dentro do útero adapta seu organismo a viver com oferta energética diminuída, mecanismo denominado como "poupança nutricional". Essa adaptação pode programar diferentes efeitos metabólicos. Desse modo, a resistência à insulina, que tem sido frequentemente associada ao BP ao nascer, pode ser um mecanismo compensador do feto para manter, em condições adversas, oferta de glicose adequada para o cérebro em desenvolvimento, em detrimento dos tecidos periféricos.

Essa programação, mantida após o nascimento, aumenta o risco para o desenvolvimento de *diabetes mellitus* tipo 2 no adulto[29,30], conforme pode ser visto na figura 61.2.

Descontrole metabólico pós-natal – após o nascimento, o RN produto de uma gestação com RCIU, já adaptado a viver com oferta diminuída de nutrientes, passa a receber uma quantidade de nutrientes suficiente para crianças que tiveram boa nutrição intraútero, mas aumentada para seu metabolismo. A elevação na oferta energética aumenta o risco desse indivíduo de se tornar obeso. A obesidade na adolescência aumenta os riscos de desenvolver as doenças degenerativas na idade adulta[29,30].

PROGRAMANDO A OBESIDADE

Para analisar os efeitos da "programação fetal" e crescimento pós-natal relacionados ao aparecimento da obesidade na vida adulta, foram realizados estudos em ratos com RCIU por baixa ingestão materna de proteínas. Um grupo desses ratos foi amamentado por mães com dieta balanceada, e outro, por mães submetidas à dieta pobre em proteína (grupo recuperado). O peso corporal dos ratos recuperados foi menor ao nascimento, mas alcançou e superou o nível normal aos 7 dias de vida. Esses padrões de sobrepeso corporal mantiveram-se na vida adulta[33,34].

Em experimento paralelo, um grupo recebendo dieta de controle foi comparado a outro cujas mães foram submetidas a uma alimentação pobre em proteína durante a lactação. Ao contrário do grupo recuperado, o peso corporal dos descendentes de mães com baixa oferta proteica mostrou-se menor que os do grupo controle. Essa característica permaneceu após o período de lactação, mesmo quando ofertada dieta enriquecida.

Os resultados sugerem que ambos os períodos fetal e neonatal são críticos para o risco de obesidade a longo prazo[34]. Enquanto um crescimento fetal reduzido seguido de recuperação rápida está associado com risco aumentado de obesidade, o crescimento lento durante a lactação protege contra dieta que induz à obesidade[16].

Dados de estudos em humanos[35] comparando crianças amamentadas ao seio com outras alimentadas com fórmula láctea também sugerem que o período de lactação é crítico para determinar o risco de obesidade. Eles mostraram que RN amamentados têm risco menor de obesidade, comparados àqueles que receberam fórmula. Como os que recebem fórmula láctea têm ofertas calórica e proteica maiores que os amamentados, o planejamento nutricional durante a lactação deve ter consequências a longo prazo sobre a regulação do apetite. Os mecanismos dessa programação ainda não são claros, porém há indicações de que os níveis de leptina circulantes, que são

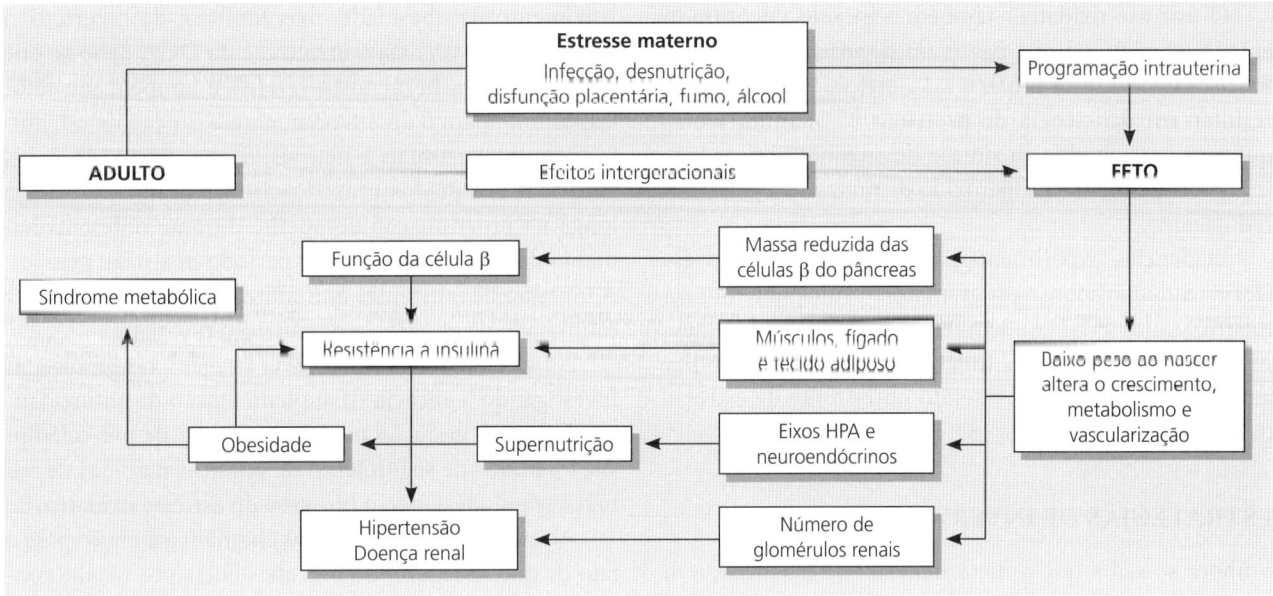

Figura 61.2 – Hipótese da poupança nutricional ilustrando os efeitos da programação intrauterina sobre o crescimento precoce e o desenvolvimento da síndrome metabólica[21].

maiores durante os quatro primeiros meses de vida nos RN amamentados, devem ter um papel no risco subsequente de obesidade.

Stehbens et al. relataram que RN de mãe diabética (RNMD) pequenos para a idade gestacional (PIG) cujas mães apresentaram cetonúria durante a gestação foram mais vulneráveis a danos intelectuais quando avaliados aos 3 e 5 anos de idade. RN que apresentaram hipoglicemia no período neonatal são mais hiperativos, impulsivos, distraídos e com baixos escores de desenvolvimento[36].

Outros fatores que influenciam o mecanismo central de controle do apetite incluem a insulina que, assim como a leptina, está associada com esse controle a longo prazo, a grelina, o peptídeo YY, e a colecistoquinina, hormônios pépticos produzidos no trato gastrintestinal.

Uma alteração na regulação da ação de neuropeptídeos sobre o centro do controle de apetite no cérebro foi relacionada ao desenvolvimento da obesidade. Ambas as alterações nos níveis dos mensageiros dos neuropeptídeos que provocam diminuição do apetite (anoréticos) e dos que o aumentam (orexigênicos) e o rompimento das projeções neurais do núcleo arqueado foram mostrados em modelos de animais[37].

Tarefa importante no futuro será abordar o papel do gasto energético nesses modelos para entender como mudanças metabólicas interagem com a regulação do apetite influenciando o desenvolvimento da obesidade.

Gillman et al. avaliaram RN de mães com *diabetes mellitus* gestacional (DMG) com a idade de 9 a 14 anos. Concluíram que a cada aumento de 1kg no peso de nascimento esteve associado a aproximadamente 30% no

aumento de prevalência de sobrepeso na adolescência e que o DMG foi associado a risco relativo de 1,4 vez maior para obesidade nesse período[38].

A teoria da "poupança nutricional" e as vastas evidências experimentais procuram um mecanismo comum para explicar como alterações intrauterinas sobre o feto exercem efeitos fisiológicos duradouros. Esses desfechos têm sido explicados por Fowden et al.[39]por meio de dois mecanismos principais: no primeiro relatam alterações nos níveis de cortisol e/ou nos níveis de ACTH em resposta ao estresse, na expressão de receptor de glicocorticoide (GR), no eixo hipocampo-hipotálamo-pituitária-adrenal (HHPA), no hormônio liberador de corticotrofina hipotalâmica (CRH), nos tecidos periféricos e órgãos. Esses hormônios desencadeiam mudanças que agiriam desacelerando o crescimento do feto, dando um tempo para que esse se adapte à oferta reduzida de nutrientes pela restrição calórica, insuficiência placentária e/ou hipoxemia intrauterina. Essa evidência parece confirmar a hipótese de que doenças metabólicas no adulto surgem no útero como resultado de uma programação do eixo HHPA.

O outro mecanismo proposto é a do "estresse oxidativo". Um desequilíbrio na fisiologia normal das substâncias antioxidantes resulta em estresse oxidativo que se transfere da mãe para o feto agindo diretamente na expressão do gene ou indiretamente por meio do efeito sobre as moléculas oxidadas. O suporte epidemiológico para essa hipótese vem de estudos de gestações complicadas pela pré-eclâmpsia e diabetes tipo 1 ou diabetes gestacional, causas comuns de RCIU, nas quais o nível de eritrócitos oxidados se encontram elevados na mãe[40,41].

O estresse oxidativo também tem sido encontrado em RN com RCIU que nasceram de mães subnutridas. Esses estudos sugerem que a má nutrição materna pode resultar em deficiência de proteínas e micronutrientes que estão envolvidos na síntese de enzimas antioxidantes (principalmente a superóxido dismutase e a glutation redutase).

Evidências experimentais do papel adverso do estresse oxidativo sobre a programação, principalmente, da hipertensão arterial também têm sido descritas. Do mesmo modo, infecções ou inflamações podem estimular a ativação de macrófagos, sendo outra fonte de estresse oxidativo[40-42].

ESTRATÉGIAS DE INTERVENÇÃO

Embora se saiba que a dieta materna desbalanceada, o fumo,o álcool e o estresse tenham efeitos adversos sobre o feto, existem muitas dificuldades na prevenção desses pontos. A escolha de fumar ou ingerir álcool não somente afeta a saúde da gestante, mas também a do feto em desenvolvimento. O hábito de fumar aumenta o estresse e a PAS e esses levam àhipertensão arterial crônica e à doença vascular[43,44].

Campanhas de conscientização sobre os riscos de tais hábitos, em especial dirigidas às mulheres em idade fértil, devem ser promovidas pelos órgãos responsáveis pela saúde da população.

Uma das medidas imediatas seria melhorar e adequar a nutrição materna na gestação e lactação. Entretanto, é importante que qualquer suplementação dietética promova o aumento da massa magra e não da massa gorda.

Maior oferta de gordura durante a gestação leva a maior risco de diabetes gestacional (DMG) e intolerância à glicose. Mães com DMG têm RN com aumento da massa gorda, maior porcentagem de gordura corporal e significante fator de risco para obesidade na idade pré-escolar, adolescência e vida adulta[17,38].

Deveria ser matéria obrigatória no *curriculum* escolar, desde a pré-escola, a abordagem de práticas de estilo de vida saudável, tais como a prática de atividade física, de esportes e alimentação saudável (com foco na qualidade dos nutrientes ingeridos).

A identificação de marcadores gênicos no tecido placentário para doenças potenciais é outro caminho fácil que poderia ser uma estratégia preventiva precoce no futuro[34].

Outro ponto a ser revisto é a nutrição pós-natal. De tal forma que, encorajando o aleitamento materno[35] e auxiliando as mães na difícil tarefa de amamentar, pediatras podem favorecer a imunidade às doenças e proteção contra a obesidade.

O leite materno também é rico em ácidos graxos de cadeia longa, os quais não só protegem contra o desenvolvimento da obesidade, mas também da hipertensão arterial, da resistência à insulina e da DC[45]. Sabe-se que o ácido docosa-hexaenoico (DHA) é também um fator importante para o desenvolvimento e função de estruturas cognitivas, visuais e neurais, o que sugere um papel adicional dos ácidos graxos poli-insaturados de cadeia longa na programação do apetite durante o desenvolvimento de circuitos neurais no período pós-natal precoce. A ingestão de nutrientes que contenham o DHA deve ser estimulada na gestação e na nutrição pós-natal.

Atualmente, existem muitas triagens randomizadas investigando a eficácia da suplementação de antioxidantes durante a gestação para a prevenção de pré-eclâmpsia, e estudos de seguimento de crianças nascidas dessas mães estarão testando a hipótese do estresse oxidativo[46].

As evidências apresentadas chamam a atenção para o fato de que, assegurando boa assistência pré-natal e condições de saúde e nutrição adequadas à gestante, está-se contribuindo para melhorar a expectativa e a qualidade de vida para as próximas gerações. E que o passo mais importante para melhorar a saúde e a qualidade de vida das crianças que nascerem de BP consequente a RCIU talvez esteja na nutrição pós-natal balanceada. Ao pediatra cabe o importante papel de orientar uma nutrição adequada e de alertar os pais para os perigos da "superalimentação", da obesidade e suas consequências futuras.

REFERÊNCIAS

1. Barker DJ, Gluckman PD, Godfrey KM, Harding JE, Owens JA, Robinson JS. Fetal nutrition and cardiovascular disease in adult life. Lancet. 1993;341(8850):938-41.
2. Jensen RBB, Chellakooty M, Vielwerth S, Vaag A, Larsen T, Greisen G, et al. Intrauterine growth retardation and consequences for endocrine and cardiovascular diseases in adult life: does insulin-like growth factor-1 play a role? Horm Res. 2003;60(3):136-48.
3. Smith GCS. First trimester origins of fetal growth. Sem Perinatol. 2004;28(1):41-50.
4. Lubchenco LC, Hansman C, Dressler M, Boyd E. Intrauterine growth as estimated from live born birth-weight data at 24 to 42 weeks of gestation. Pediatrics. 1963;32:793-800.
5. American Academy of Pediatrics. Committee on fetus and newborn – Nomenclature for duration of gestation, birth weight and intra-uterine growth. Pediatrics. 1967;39:935-9.
6. Lee PA, Chernausek SD, Hokken-Koelega AC, Czernichow P; International Small for Gestational Age Advisory Board. International Small for Gestational Age Advisory Board consensus development conference statement: management of short children born small for gestational age, April 24-October 1, 2001. Pediatrics. 2003; 111(6 Pt 1):1253-61. Review.
7. Susser M. Maternal weight gain, infant birth weight, and diet: causal sequences. Am J ClinNutr. 1991;53(6):1384-96.
8. Genbacev O, Miller RK. Poet-implantation differentiation and proliferation of cytotrophoblast cells: in vitro models-A review. Placenta. 2000;21Suppl A:S45-9.
9. Lassarre C, Hardouin S, Daffos F, Forestier F, Frankenne F, Binoux M. Serun insulin-like growth factor binding proteins in the human fetus: relationships with growth in normal subjects and in subjets with intrauterine growth retardation. Pediatr Res. 1991(3);29: 219-26.

10. Laviola L, Perrini S, Belsanti G, Natalicchio A, Montrone C, Leonardini A, et al. Intrauterine growth restriction in humans is associated with abnormalities in placental insulin like growth factor signaling. Endocrinology. 2005;146(3):1498-505.

11. Kajantie E. Insulin-like growth factor (IGF-I), IGF binding protein (IGFBP)-3, phosphoisoforms of IGFBP-1 and postnatal growth in very-low-birth-weight infants. Horm Res. 2003;60Suppl 3:124-30. Review.

12. Lagha NB, Seurin D, Le Nouc Y, Binoux M, Berdal A, Menuelle P, et al. Insulin-like growth factor binding protein (IGFBP)-1, Involvement in intrauterine growth retardation: study on IGFBP 1 overexpressing transgenic mice. Endocrinology. 2006;117(10):1730 7.

13. Straus DS, Ooi GT, Orlowski CC, Rechler MM. Expression of the genes for insulin-like growth factor-I (IGF-I), IGF-II, and IGF-binding proteins-1 and -2 in fetal rat under conditions of intrauterine growth retardation caused by maternal fasting. Endocrinology. 1991;128(1):518-25.

14. Morssink LP, Kornman LH, Hallhan TW, Kloosterman MD, Beckhuis JR, de Wolf BT, et al. Maternal serum levels of free beta-hCG and PAPP-A in the first trimester of pregnancy are not associated with subsequent fetal growth retardation or preterm delivery. Prenat Diagn. 1998; 18(2):147-52.

15. Ong CY, Liao AW, Spencer K, Munim S, Nicolaides KH. First trimester maternal serum free beta human chrorionic gonadotrophin and pregnancy associated plasma protein A as predictors of pregnancy complications. BJOG. 2000;107(10):1265-70.

16. Spencer K. The influence of smoking on maternal serum PAPP-A and free beta hCG levels in the first trimester of pregnancy. Prenat Diagn. 1999;19(11):1065-6.

17. Hales CN, Barker DJ, Clark PM, Cox LJ, Fall C, Osmond C, et al. Fetal and infant growth and impaired glucose tolerance at age 64. BMJ. 1991;303(6809):1019-22.

18. Lawlor DA, Davey SG, Ebrahim S. Birth weight of off-spring and insulin resistance in late adulthood: cross sectional survey. BMJ. 2002;325(7365):634-5.

19. Fernandez-Twinn DS, Ozanne SE. Mechanisms by which poor early growth programs type-2 diabetes, obesity and the metabolic syndrome. Physiol Behav. 2006;88(3):234-43.

20. Catalano PM, Thomas A, Huston-Presley L, Amini SB. Increased fetal adiposity: a very sensitive marker of abnormal in utero development. Am J Obstet Gynaecol. 2003;189(6):698-704.

21. Hales CN, Barker DJ. Type 2 (non-insulin-dependent) diabetes mellitus: the thrifty phenotype hypothesis. Diabetologia. 1992; 35(5):595-601.Review.

22. Hales CN, Barker DJ. The thrifty phenotype hypothesis. Br Med Bull. 2001;60:5-20.

23. Smith GCS, Pell JP, Walsh D. Pregnancy complications and maternal risk of ischemic heart disease a retrospective cohort study de 129.920 birth. Lancet. 2001;357(9273):2002-6.

24. Adair LS, Prentice AM. A critical evaluation of the origins hypothesis and its implications for developing countries. Am Soc Nutr Sci J Nutr. 2004;134(1):191-3.

25. Gluckman PD, Hanson MA. Maternal constraint of fetal growth and its consequences. Semin Fetal Neonatal Med. 2004;9(5):419-25.

26. Barker DJP.The fetal origins of adult disease. Fetal Mat Rev. 1994; 6(1):71-80.

27. Barker DJP, Osmond C. Infant mortality, childhood nutrition and ischaemic heart disease in England and Wales. Lancet. 1986;1(8489):1077-81.

28. Barker DJP, Winter PD, Osmond C, Margetts B, Simmonds SJ. Weight in infancy and death from ischaemic heart disease. Lancet. 1989;2(8663):577-80.

29. Lucas A, Fewtrell MS, Cole TJ. Fetal origins of adult disease – the hypothesis revised. BMJ. 1999;319(7204):245-9.

30. Barker DJP. The developmental origins of adult disease. Eur J Epidemiol. 2003;18(8):733-6.

31. Euser AM, Finken MJJ, Keijzer-Veen MG, Hille ETM, Cekker FW. Associations between prenatal and infancy weight gain and BMI, fat mass, and fat distribution in young adulthood: a prospective cohort study in males and females born very preterm. Am J Clin Nutr. 2005;81(2):480 7.

32. McCance DR, Pettitt DJ, Hanson RL, Jacobsson LTH, Knowler WC, Bennett PH. Birth weight and non-insulin dependent diabetes: thrifty genotype, thrifty phenotype, or surviving small baby genotype? BMJ. 1994;308(6934):942-5.

33. Ozanne SE, Lewis R, Jennings BJ, Hales CN. Early programming of weight gain in mice prevents the induction of obesity by a highly palatable diet. Clin Sci. 2004;106(2):141-5.

34. Ozanne SE, Fernandez-Twinn D, Hales CN. Fetal growth and adult disease. Sem Perinatol. 2004;28(1):81-7.

35. Arenz S, Ruckerl R, Koletzko B, von Kries R. Breast-feeding and childhood obesity – a systematic review. Int J Obes Relat Metab Disord. 2004;28(10):1247-56.

36. Stehbens JA, Baker GL, Kitchell M. Outcome et ages 1, 3 and 5 years of children born to diabetic women. Am J Obstet Gynecol. 1977;12(4):408-13.

37. Mc Millen JC, Adam CL, Muhlhausler BS. Early origins of obesity: programming the appetite regulatory system. J Physiol. 2005; 565(1):9-17.

38. Gillman MW, Rifas-Shiman S, Berkey CS, Field AE, Colditz GA. Maternal gestational diabetes, birth weight, and adolescent obesity. Pediatrics. 2003;111(4-5):221-6.

39. Fowden AL, Giussani DA, Forhead AJ. Endocrine and metabolic programming durante intrauterine development. Early Hum Dev. 2005;81(9):723-34.

40. Luo ZC, Fraser WD, Julien P, Deal CL, Audibert F, Smith GN, et al. Tracing the origins of "fetal origins" of adult diseases: Programming by oxidative stress? Med Hypotheses. 2006;66(1):38-44.

41. Franco MC, Dantas AP, Akaminc EH, Kawamoto EM, Fortcs ZB, Scavone C, et al. Enhanced oxidative stress as a potential mechanism underlying the programming of hypertension in utero. J Cardiovasc Pharmacol. 2002;40(4):501-9.

42. Racasan S, Braam B, van der Giezen DM, Goldschmeding R, Boer P, Koomans HA, et al. Perinatal l-arginine and antioxidant supplements reduce adult blood pressure in spontaneously hypertensive rats. Hypertension. 2004;44(1):83-8.

43. Ong KK, Preece MA Emmett PM, Ahmed ML, Dunger DB. Size at birth and early chilhood growth in relation to maternal smoking, parity and infant breast-feeding: longitudinal birth cohort study and analysis. Pediatr Res. 2002;52(6):863-7.

44. Montgomery SM, Ekbom A. Smoking during pregnancy and diabetes mellitus in a British longitudinal birth cohort. BMJ. 2002; 324(7328):26-7.

45. Das UN. A perinatal strategy to prevent coronary heart disease. Nutrition. 2003;19(11-12):1022-7.

46. Raijimakers MT, Dechend R, Poston L. Oxidative stress and preeclampsia: rationale for antioxidant clinical trials. Hypertension. 2004; 44(4):374-80.

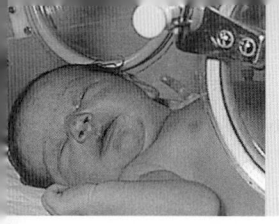

CAPÍTULO 62

Alta Hospitalar Precoce do Recém-Nascido

Conceição A. M. Segre
Adelia Jehá Nasser Bernaldo

Tradicionalmente, os recém-nascidos (RN) de parto vaginal, a termo, sadios, permaneciam por vários dias no hospital. A necessidade de leitos hospitalares e certa pressão financeira fizeram com que surgisse tendência mundial em dar-se alta precoce à mãe e ao RN.

Nas últimas décadas, contudo, tem-se verificado diminuição significativa do tempo de permanência hospitalar para as mães e seus RN. Esse período, que antes da Segunda Guerra Mundial era de 7 a 10 dias, foi reduzido para 2 dias em épocas recentes. Inicialmente, foi o consumidor que começou esse processo, acreditando que, quanto mais natural o parto, haveria consequente melhora da qualidade; a puérpera poderia, assim, estar junto da sua família o mais precocemente possível, incentivando e promovendo o aleitamento materno. Isso é sem dúvida uma verdade. Contudo, o que se tem verificado nos últimos anos é que essa ideologia inicial foi deturpada e a alta precoce de mães e filhos tornou-se uma forma de reduzir custos, não acompanhada de melhoria na qualidade de atendimento.

Nos Estados Unidos da América, a média de permanência hospitalar para todos os partos (vaginal ou cesariano) decresceu de 4,1 para 2,6 dias entre 1970 e 1992. O decréscimo para partos vaginais foi de 3,9 para 2,1 dias, e para partos cesarianos, de 7,8 para 4,0 dias. A partir de 1992, a média de permanência hospitalar sofreu um decréscimo ainda mais rápido, sendo que muitos RN passaram a ser liberados com 24 horas ou menos, após parto vaginal e, com 72 horas ou menos, após parto cesariano, geralmente por insistência das companhias de seguro. A situação chegou a tal ponto que alguns autores citam jocosamente o parto *drive-thru* ou "Mcparto"[1-2]. Essa diminuição de custos que ocorreu levou à quebra nas normas de segurança. Assim é que a alta precoce foi acompanhada de reaparecimento dos casos de kernicterus e desidratação hipernatrêmica, representando graves riscos de comprometimento dos RN[3].

A alta hospitalar precoce é definida, segundo diferentes autores, como aquela que ocorre antes de 24, 36 ou 48 horas de vida. A Academia Americana de Pediatria, por meio do *Guidelines for Perinatal Care*, considera a alta precoce aquela em que a permanência hospitalar for de um período menor ou igual a 48 horas; e alta muito precoce quando essa permanência for menor ou igual a 24 horas após o nascimento[4]. Logicamente, quanto mais precoce a alta, maior o risco de o RN apresentar outros tipos de afecções além da icterícia. Mas, considerando-se a alta em torno de 48 horas de vida, ainda assim o RN sairia do hospital antes de atingir o pico da icterícia fisiológica[5].

As mudanças relativas ao momento da alta hospitalar do RN, que ocorreram ao longo dessas décadas, levaram a importante controvérsia sobre a alta hospitalar precoce de RN saudáveis e suas mães. Tal controvérsia culminou, nos Estados Unidos da América (EUA), com o *Newborns' and Mothers' Health Protection Act de 1996*. Esse ato resultou em uma lei que se efetivou no dia 1º de janeiro de 1998[6] e determina que:

- O tempo de permanência hospitalar pós-parto deva basear-se nas características específicas de cada mãe e seu RN, considerando a saúde de ambos, a habilidade e segurança dos pais quanto aos cuidados com o RN, a adequação dos sistemas de suporte em casa e o acesso da mãe e de seu filho a um seguimento médico adequado.
- O momento da alta hospitalar deve ser decidido pelo profissional atendente em comum acordo com a mãe.

A lei sofreu uma emenda para atender outras exigências, para:

- Impedir a restrição de benefícios para estadas hospitalares para qualquer mãe ou RN com menos de 48 horas pós-parto vaginal ou 96 horas pós-parto cesariano.
- Impedir a necessidade de autorização para estadas hospitalares até 48 (96) horas.

A lei ainda proíbe aos planos de saúde:

- • Negar a qualificação dos participantes ou impedir sua renovação de contrato, sob pretexto de evitar as exigências da lei.
- Promover pagamentos ou descontos às mães para encorajar estadas hospitalares mais curtas.
- Penalizar ou limitar o reembolso dos servidores porque eles promovem os cuidados exigidos por esta lei.
- Promover incentivos aos servidores para estimulá-los a agirem em desacordo com a lei.

A lei especificamente não exige que a participante de um plano de saúde dê à luz em um hospital; não exige um período de tempo fixo de estada hospitalar para qualquer mãe em especial; não impede os planos de saúde de apresentarem custos associados a esses benefícios, desde que tais custos não excedam a parte precedente da estada hospitalar; ou não impede que a seguradora negocie o grau e tipo de reembolso com o servidor para os cuidados de acordo com esta lei. Os efeitos dessa legislação se fizeram sentir de modo que, 10 anos depois, Burgos et al.[7] relatam que, como consequência, as taxas de readmissão de RN por icterícia caíram. Esses mesmos autores concluem que a alta precoce é um fator de risco para hiperbilirrubinemia[7].

Apesar de os EUA terem aberto caminho para a alta hospitalar precoce, a tendência a essa prática vem configurando-se em outros países do mundo também. Para avaliar a situação mundial, foi realizado um estudo envolvendo 22 países do mundo todo, no qual 35 neonatologistas e pediatras foram questionados sobre as altas hospitalares de RN a termo, saudáveis, cujas mães não tivessem apresentado complicações no pré-natal. Os resultados, baseados em 26 respostas de 21 países (Alemanha, Arábia Saudita, Austrália, Canadá, Coreia, Emirados Árabes Unidos, EUA, Finlândia, Grécia, Holanda, Hong Kong, Hungria, Inglaterra, Irlanda, Israel, Japão, Noruega, Nova Zelândia, Peru, Suécia e Suíça) revelaram que o período de permanência usual após um parto vaginal nesses países é de 2 a 3 dias, e após um parto cesariano, de 7 dias. Em todos os países, os participantes responderam que houve declínio considerável no período de internação pós-parto nos últimos 10 anos, sendo que as maiores mudanças ocorreram mais recentemente e foram atribuídas a fatores financeiros e sociais[6].

Petrone et al.[8] assinalam que, ainda nos dias atuais, na maioria dos hospitais italianos a alta para RN a termo, sadios, nascido de parto vaginal espontâneo, se dá depois de 72 horas. Essa política protege o RN da omissão de diagnósticos de importância clínica, como, por exemplo, a hiperbilirrubinemia. Por outro lado, reconhecem esses autores que a alta precoce poderia ser implementada e seus riscos minimizados se um protocolo de visitas domiciliares ou ambulatoriais para seguimento dos RN fosse implantado.

A Academia Americana de Pediatria, em 2010, por meio do seu Comitê sobre Feto e Recém-Nascido[9], estabeleceu alguns critérios mínimos para a alta de RN a termo, entre 37 e 41 semanas de idade gestacional para que seja dada a alta com maior segurança[4]. Entre esses critérios podem ser salientadas, resumidamente, as seguintes recomendações:

- Evolução pré, intra e pós-parto sem complicações para a mãe ou RN.
- Sinais vitais normais e estáveis por um período de 12 horas antes da alta.
- Diurese e evacuação presentes.
- Presença de pelo menos duas mamadas bem-sucedidas.
- Ausência de sangramento no local da circuncisão (se for o caso) por um período maior ou igual a 2 horas.
- O risco do desenvolvimento de icterícia deve ser avaliado e o planejamento sobre a conduta adequada ser estabelecido.
- O RN deve ser avaliado e monitorizado quanto à possibilidade de desenvolver sepses, conforme os dados maternos, principalmente em relação à prevenção de infecção perinatal pelo *Streptococcus* do grupo B.
- Exames laboratoriais disponíveis e revisados, incluindo: sorologia materna para sífilis e hepatite B e tipagem sanguínea da mãe e do RN, com teste de Coombs, se indicado.
- Testes de triagem metabólica e auditiva realizados de acordo com a legislação.
- Vacinação para hepatite B iniciada de acordo com o calendário vacinal vigente.
- Habilidade materna nos cuidados com o RN para alimentá-lo (seio materno ou fórmulas lácteas); para cuidar da pele e do funículo umbilical; que esteja apta a reconhecer sinais e sintomas de doenças e problemas comuns desse período da infância, especialmente icterícia; e que tenha noções de segurança da criança.
- Avaliação dos fatores familiares, ambientais e de risco social, incluindo abuso de drogas, história de abuso sexual de crianças ou negligência, ausência de residência fixa, mãe adolescente, ausência de apoio social e violência doméstica.
- Retorno em consulta médica marcado para 48 horas após a alta hospitalar (e não mais de 72 horas), caso esta tenha ocorrido antes de 48 horas de vida.
- Pessoal de apoio (família e profissionais da saúde), disponíveis após a alta, deve estar familiarizado com a amamentação e capaz de reconhecer icterícia e desidratação; se forem detectados fatores de risco social ou ambiental, adiar a alta até que um plano de proteção ao RN esteja em prática.

Conclui afirmando que cada binômio mãe-filho deve ser avaliado individualmente para determinar o melhor momento para a alta hospitalar. Essa decisão cabe ao médico responsável pelos clicados ao RN e devem basear-se nas recomendações estabelecidas.

No Brasil, também se sofrem pressões financeiras para encurtar o tempo de permanência de puérperas e seus RN, quer tenham nascido de parto vaginal, quer cesariano. Alguns convênios autorizam apenas 48 horas de estada. Segundo a Portaria nº 1.016 do Ministério da Saúde publicada no Diário Oficial da União nº 167, de 1º de setembro de 1993, o RN a termo sadio deve permanecer em alojamento conjunto com sua mãe durante 48 horas no mínimo. Além disso, em nosso país ainda não existe padronização quanto a seguimento desses RN que receberam alta precoce, aumentando ainda mais os riscos de reinternação e da falência do aleitamento materno. As iniciativas nesse sentido são pontuais e dependem de orientações adotadas por cada hospital que atende o RN[10].

As principais causas de reinternação dos RN que recebem alta hospitalar precoce são hiperbilirrubinemia e desidratação associadas à ingestão deficiente por via oral devido à amamentação inadequada. Alguns incluem também sepse como um terceiro fator associado à readmissão de RN que tiveram alta precoce[11-13]. A reinternação, além de causar ônus para a família e para a instituição, e de expor o RN, muitas vezes saudável, ao ambiente hospitalar, causa problemas emocionais e oferece riscos à amamentação, sendo uma das causas de desmame[14].

A preocupação com a alta precoce diante da hiperbilirrubinemia do RN tem sido assunto de debates frequentes e muitas controvérsias. A icterícia constitui uma condição clínica muito frequente na prática do neonatologista e um dos maiores problemas do período neonatal, podendo ocorrer tanto em processos fisiológicos quanto patológicos do RN[5,15-17]. Aceita-se que 84% dos RN sadios podem vir a apresentar icterícia como manifestação clínica na primeira semana de vida[5]. Entre nós, Bernaldo e Segre[18] reportaram entre 380 RN sadios a termo, sadios, a cifra de 77,5% ictéricos, sendo que desses 19,9% necessitaram de algum tipo de tratamento (ver Capítulo Icterícia).

Até algum tempo atrás a abordagem da icterícia neonatal era baseada na população de RN que permanecia no hospital durante 3 a 5 dias após o nascimento. Assim, o aparecimento de icterícia nessa população era, na grande maioria das vezes, identificado antes da alta hospitalar. Além disso, havia menor taxa de RN que eram amamentados exclusivamente com leite materno, em comparação com as taxas atuais. É sabido que o aleitamento materno, por razões ainda não completamente esclarecidas, está associado ao aumento do risco para hiperbilirrubinemia. Talvez essa seja a razão pela qual hoje a incidência de hiperbilirrubinemia é maior do que no passado[19].

Com o advento da alta hospitalar precoce, pediatras e neonatologistas tiveram necessidade de reestudar a abordagem da icterícia neonatal, bem como os níveis de bilirrubina presentes nas primeiras 24-48 horas de vida e o seguimento desses RN ictéricos. Apesar das inúmeras pesquisas e recursos diagnósticos disponíveis nos dias de hoje, esses profissionais continuam enfrentando muitas dificuldades na abordagem da icterícia neonatal. Isso fica ainda mais evidente em relação ao RN normal, a termo e sadio, que atinge níveis da chamada "hiperbilirrubinemia acentuada", ou seja, níveis indicativos de tratamento por serem considerados potencialmente perigosos para o sistema nervoso central dessas crianças, podendo levar ao desenvolvimento de disfunções neurológicas induzidas pela bilirrubina não conjugada[17]. O kernicterus nos RN a termo tornou-se afecção praticamente inexistente a partir da década de 1960 até o final dos anos 1980, em decorrência do diagnóstico precoce e do tratamento mais agressivo da icterícia neonatal[3,15]. A partir dos anos 1990, contudo, a combinação de dois fatores, a falta de preocupação dos pediatras com a hiperbilirrubinemia neonatal do RN a termo, sadio, e da permanência mais curta do RN nas unidades neonatais teve como consequência o reaparecimento de casos de kernicterus nos Estados Unidos da América[3]. Configuram-se, portanto, sinais de alerta para que atitudes mais firmes sejam tomadas para evitar os grandes riscos da alta hospitalar precoce, impedindo que fatores financeiros venham a prejudicar a saúde desses pequenos pacientes. No dizer de Gupta e Bisht[20], a alta não deve ser precoce, deve ser adequada.

Vários autores têm-se preocupado em estabelecer correlação entre o tipo de alta precoce/tardia e as reinternações do RN. Bravo et al.[21], em 2011, fazendo pesquisa bibliográfica da literatura concluíram que, até aquele momento, as evidências disponíveis não eram suficientes para aceitar ou rejeitar a prática de alta precoce em relação ao bem-estar e segurança de mãe e RN. Estudo de Habib[22], em 2013, envolvendo 12.728 altas de RN normais, verificou que as readmissões de RN que tiveram alta precoce foram significativamente mais numerosas quando comparadas àqueles que tiveram alta tardia.

Outra preocupação que tem sido levantada diz respeito à alta do RN pré-termo tardio. Muitos estudos apontam para o fato de que o RN pré-termo tardio, bem como o RN cuja idade gestacional está situada entre $37^{1/7}$ e 38 semanas (RN a termo precoce) apresentam elevada taxa de morbidade neonatal e têm readmissões mais frequentes que RN normais[23,24].

A situação poderia ser contornada, como se pode verificar nas recomendações da AAP citadas anteriormente, se a alta precoce fosse rotineiramente seguida de visitação domiciliar pela equipe de saúde[9,25,26].

REFERÊNCIAS

1. Declercq E, Simmes D. The politics of "drive through deliveries": putting early postpartum discharge of the legislative agenda. Milbank Q. 1997;75(2):175-202. Review.

2. Eaton AP. Early post partum discharge: recommendations from a preliminary report to Congress. Pediatrics. 2001;107(2):400-3.

3. Brown AK, Johnson L. Loss of concern about jaundice and the reemergence of kernicterus in full-term infants in the era of managed care. In: Fanaroff A, Klaus MH (eds). The Year Book of Neonatal and Perinatal Medicine. St. Louis: Mosby-Year Book; 1996.p.17-28.

4. American Academy of Pediatrics, American College of Obstetricians and Gynecologists. Postpartum and follow up care. Guidelines for perinatal care. 4th ed. Elk Grove Village: AAP and ACOG; 1997.p.147-82.

5. Bhutani VK1, Stark AR, Lazzeroni LC, Poland R, Gourley GR, Kazmierczak S, et al. Predischarge screening for severe neonatal hyperbilirubinemia identifies infants who need phototherapy. J Pediatr. 2013;162(3):477-482.e1.

6. Thilo EH, Townsend SF, Merenstein GB. The history of policy and practice related to the perinatal hospital stay. Clin Perinatol. 1998;25(2):257-70.

7. Burgos AE, Schmitt SK, Stevenson DK, Phibbs CS. Readmission for neonatal jaundice in California, 1991-2000; trends and implications. Pediatrics. 2008;121(4):e864-9.

8. Petrone E, Mansi G, Tosco A, Capasso L, Migliaro F, Umbaldo A, et al. Early hospital discharge of healthy term neonate: the Italian perspective. Minerva Pediatr. 2008;60(3):273-6.

9. American Academy of Pediatrics. Committee on Fetus and Newborn. Policy statement Hhspital stay for healthy term newborns. Pediatrics. 2010;125(2):405-9.

10. Bertagnon JRD, Bernaldo AJN, Severino AO, Segre CAM. Tempo de permanência hospitalar de RNs com mais de 1000 gramas de peso de nascimento. Rev Paul Pediatr. 1998;16(3):156-9.

11. Soskolne EI, Schumacher R, Fyoch C, Young ML, Schork A. The effect of early discharge and other factors on readmission rates of newborns. Arch Pediatr Adolesc Med. 1996;150(4):373-9.

12. Parmigiani S, Scarano A, Capuano C, Villani AR. [Evaluation and impact on incidence of admission to the neonatal care unit in cases of jaundice after early discharge from the nursery]. Acta Biomed Ateneo Parmense. 2000;71 Suppl 1:687-93. Italian.

13. Tomashek KM, Shapiro-Mendoza CK, Weiss J, Kotelchuck M, Barfield W, Evans S, et al. Early discharge among late preterm and term newborns and risk of neonatal morbidity. Semin Perinatol. 2006;30(1):61-8.

14. Kiely M, Drum MA, Kessel W. Early discharge. Risks, benefits and who decides. Clin Perinatol. 1998;25(3):539-53.

15. Lasker MR, Holzman IR. Neonatal Jaundice. When to treat, when to watch and wait. Postgrad Med. 1996;99(3):187-98.

16. Halameck LP, Stevenson DK. Neonatal jaundice and liver disease. In: Fanaroff AA, Martin JM. Neonatal-perinatal medicine. Diseases of the fetus and infant. 6th ed. Missouri: Mosby Year Book Inc.; 1997.p.1345-89.

17. Johnson L, Buthani VK. Guidelines for management of the jaundiced term and near-term infant. Clin Perinatol. 1998;25(3):555-74.

18. Bernaldo AJ, Segre CAM. Bilirubin dosage in cord blood: could it predict neonatal hiperbilirrubinemia? São Paulo Med J. 2004;122(3):99-103.

19. De Carvalho M, Robertson S, Klaus M. Fecal bilirrubin excretion and serum bilirubin levels in breast-fed and bottle-fed infants. J Pediatr. 1995;107(5):786-90.

20. Gupta P, Bisht HJ. Early discharge of normal term neonates: continued dilemma. Indian Pediatr. 2001;38(12):1374-81.

21. Bravo P, Uribe C, Contreras A. Early postnatal hospital discharge: the consequences of reducing length of stay for women and newborns. Rev Esc Enferm USP. 2011;45(3):758-63.

22. Habib HS. Impact of discharge timings of healthy newborns on the rates and etiology of neonatal hospital readmissions. J Coll Physicians Surg Pak. 2013;23(10):715-9.

23. Tomashek KM, Shapiro-Mendoza CK, Weiss J, Kotelchuck M, Barfield W, Evans S, et al. Early discharge among late preterm and term newborns and risk of neonatal morbidity. Semin Perinatol. 2006;30(2):61-8.

24. Young PC, Korgenski K, Buchi KF. Early readmission of newborns in a large health care system. Pediatrics. 2013;131(5):e1538-44.

25. Askelsdottir B, Lam-de Jonge W, Edman G, Wiklund I. Home care after early discharge: impact on healthy mothers and newborns. Midwifery. 2013;29(8):927-34.

26. Fink AM. Early hospital discharge in maternal and newborn care. J Obstet Gynecol Neonatal Nurs. 2011;40(2):149-56.

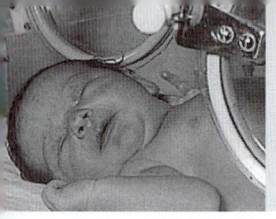

CAPÍTULO 63

Atendimento Ambulatorial a Urgências Neonatais

Maria Regina Guillaumon
Conceição A. M. Segre

O atendimento ambulatorial ao recém-nascido (RN) tem características peculiares que diferem em muito do atendimento ao lactente. Muitas dessas peculiaridades dizem respeito à ansiedade materna e/ou paterna, diante de sinais apresentados pelo RN, que podem indicar ou não uma verdadeira urgência neonatal. Assim, por exemplo, o ingurgitamento mamário no RN do sexo masculino causa grande preocupação aos pais, sendo situação fisiológica do ponto de vista médico.

Várias são as condições que podem levar o RN ao médico, depois da alta hospitalar, nas primeiras semanas de vida, algumas sendo urgências ou emergências e, atualmente, por encaminhamento da própria unidade neonatal, focando principalmente na avaliação da amamentação[1].

Algumas dessas questões passarão a ser analisadas.

ICTERÍCIA

Como, atualmente, embora a alta do RN se dê, na grande maioria dos casos, com 48 horas, a procura da consulta ambulatorial porque o RN está "amarelinho" se tornou menos frequente. Esses RN já estarão sendo reavaliados em 48 horas/72 horas após a alta utilizando os critérios de Bhutani[2] e verificando-se que não houve aumento nas reinternações por icterícia[3].

Alguns aspectos da icterícia neonatal têm características peculiares[2]:

- Origem oriental.
- Uso de oxitocina durante o parto.
- Parto instrumental.
- História familiar de icterícia neonatal acentuada.
- Prematuridade, especialmente nos casos de pré-termo tardios que tenham tido alta precoce (com 48 horas de vida).
- Populações de risco para deficiência de G6PD.
- Bilirrubinemia sérica > 5mg/dL nas primeiras 24 horas de vida (no caso de ter havido alta precoce).

Conduta

- Avaliação clínica rigorosa.
- Utilizar a classificação de Kramer para icterícia neonatal (ver Capítulo Icterícia); exame neurológico completo.
- Tipagem sanguínea materna e do RN; fator Rh e Coombs indireto e direto; pesquisa de anticorpos anti-A e anti-B.
- Dosagem de bilirrubinas séricas.
- Hemoglobina, hematócrito, reticulócitos (na suspeita de doença hemolítica neonatal de qualquer etiologia).
- Dosagem de G6PD.

Tratamento

O RN poderá ser reinternado, conforme critérios atuais que correlacionam horas de vida e níveis de bilirrubina total (ver Capítulo Icterícia) para:

- Fototerapia.
- Exsanguineotransfusão (cada vez menos frequente com o uso de fototerapia convencional ou dupla).

DIARREIA E OBSTIPAÇÃO FISIOLÓGICAS DO RN

RN amamentado com leite materno pode ter evacuação após cada mamada, a consistência das fezes variar de pastosa a semilíquida, apresentando grumos, com coloração entre o amarelo e o esverdeado, sem que isso represente verdadeiro distúrbio diarreico[4].

Por outro lado, a consistência das fezes pode ser endurecida, chegando mesmo a apresentar aspecto de cíbalos e com evacuações a cada 3-4 dias, também dentro da normalidade para o período.

Conduta

- Verificar se o ganho de peso está adequado (uma vez que o leite materno é responsável por quatro funções fundamentais: crescer, engordar, eliminar fezes e urina).
- Avaliar o estado de hidratação do RN.

Tratamento

- No caso de fezes amolecidas:
  - tranquilizar a mãe e os familiares;
  - orientar troca de fraldas frequentes;
  - manter o aleitamento materno exclusivo.
- No caso de obstipação:
  - tranquilizar a mãe e familiares;
  - manter aleitamento materno exclusivo;
  - aumento da ingestão de líquidos pela mãe; uso de fibras na dieta materna;
  - realização de manobras de flexão dos membros inferiores, massagens abdominais;
  - supositório de glicerina infantil para estímulo anal: se os outros recursos falharem.

CÓLICAS

Caracterizadas por períodos de choro incessante, que aparecem, em geral, ao final da tarde, com início depois da 2ª semana e terminam por volta do 3º ou 4º mês de vida, atingindo 3 a 28% dos lactentes. A criança apresenta-se inquieta, pletórica, cerrando as mãos, fazendo movimentos alternados de flexão e extensão dos membros inferiores, sugando como se estivesse com muita fome. Em geral, apresenta distensão abdominal, com flatulência excessiva e as fezes podem ficar amolecidas. Às vezes, a eliminação de gazes traz alívio temporário. Não há causa orgânica identificável. Não se dispõe ainda de uma explicação clara para o fenômeno, acreditando-se que possa estar relacionado a imaturidade gastrintestinal, predisposição constitucional ou ligado a fatores emocionais maternos (cansaço, estresse, ansiedade), ou tensões ambientais, o que explicaria o horário do aparecimento das cólicas. Atenção especial deve ser dada a mães muito jovens, que não morem com o companheiro, ou que revelem sinais de extrema ansiedade. Recentemente, tem-se associado o hábito de fumar da mãe à desregulação gastrintestinal[5-7].

Na maioria dos RN alimentados com fórmulas lácteas, lembrar da possibilidade de alergia à proteína do leite de vaca ou inadequação alimentar.

Deve ser feita anamnese muito completa, não somente por razões médicas, mas também para que a mãe se sinta à vontade para discutir seus problemas. O exame físico do RN deve ser abrangente, para excluir qualquer causa orgânica, como, por exemplo, doenças do sistema nervoso central, hérnias, problemas infecciosos, defeitos congênitos dos tratos gastrintestinal e urinário.

Conduta

- Orientar a amamentação, mantendo o RN em posição semissentada e enfatizando boa "pega" do mamilo (ver Capítulo Aleitamento materno).
- Auxiliar na eructação pós-mamada, para propiciar que o ar deglutido seja eliminado.
- Nas crianças alimentadas por mamadeira, orientar para que o bico seja totalmente preenchido por leite, evitando a deglutição excessiva de ar.
- Aquecimento do abdome (cuidado com o aquecimento excessivo das bolsas térmicas).
- Manobras de flexão e extensão dos membros inferiores para facilitar a eliminação de gases.

O uso de drogas é desaconselhado. Recentemente, Savino et al. demonstraram que a administração de *Lactobacillus reuteri* DSM 17938 melhorou a sintomatologia da cólica em crianças amamentadas ao seio, na dose de $0,2 \times 10^8$ unidades formadoras de colônias em suspensão oleosa, 5 gotas por via oral, durante um mês[7]. Outro aspecto importante diz respeito ao apoio psicológico aos pais, na tentativa de proporcionar um ambiente tranquilo ao RN[5]. Em crianças alimentadas com leite artificial não é aconselhável a troca de leites, a não ser nos casos de alergia ou intolerância à lactose.

FEBRE

A febre no RN é definida como temperatura axilar > 37,5°C. Temperatura axilar elevada pode indicar estresse térmico: pode ser devida a excesso de roupa (causa mais frequente) ou ambiente superaquecido, falta de ingestão líquida adequada ou diluição incorreta da fórmula láctea. Outras causas incluem infecções maternas, infecções do RN, hipercatabolismo, ou uso de drogas, como a prostaglandina E_1.

A hipertermia pode causar taquicardia, taquipneia, irritabilidade, apneia, respiração periódica, desidratação, acidose. Estudo de Kadish et al.[8], avaliando retrospectivamente 372 RN febris, com idade média de 15 dias, mostraram que 12% apresentavam infecção bacteriana grave (infecção urinária, bacteriemia, meningite, celulite, artrite séptica, gastroenterite ou pneumonia). Anamnese e exame físico devem ser feitos com cuidado, identificando provável causa da hipertermia. Exames de laboratório incluem hemograma completo, PCR, urina tipo I, radiografia de tórax, hemocultura, culturas de urina, LCR, fezes ou de qualquer fluido de aspiração.

Conduta

- Manter o RN em ambiente arejado.
- Remover excesso de roupas.
- Tratar a causa básica previamente identificada (desidratação, infecção etc.).

Tratamento

- Banho tépido.

- Antitérmicos – acetaminofeno 10 a 15mg/kg/dose por via oral, a cada 6 horas.
- Internação – é mandatória para observação clínica, monitorização e investigação laboratorial do estado febril.

CÉFALO-HEMATOMA

Coleção sanguínea subperiostal, resultante da ruptura de veias superficiais entre o crânio e o periósteo, sendo, portanto, delimitada pelas linhas de suturas. Ocorre em 2,5% de todos os nascimentos, sendo que em 1 a 2% nos partos vaginais e 4% nos partos a fórcipe. Aparece desde os primeiros dias de vida, podendo levar até oito semanas de vida para seu desaparecimento total. Sua borda pode calcificar ocasionando assimetria de crânio. Pode haver extravasamento sanguíneo e levar a aumento da bilirrubina indireta, que deverá ser tratada conforme o necessário (ver Capítulo Icterícia). A radiografia de crânio está indicada se houver suspeita de fratura. Tomografia computadorizada deve ser obtida se forem encontrados sinais de comprometimento neurológico. Não deve ser puncionado em nenhuma hipótese. O prognóstico é benigno. Raramente leva a quadros de anemia. Ocasionalmente, pode calcificar e persistir por meses ou até anos[9] (ver Capítulo Traumatismos de parto).

LESÕES DE PELE

As lesões de pele do RN preocupam sobremaneira os pais e fazem com que levem seus filhos ao ambulatório para esclarecimento de diagnóstico (ver Capítulo Problemas dermatológicos). Os problemas mais comumente referidos são citados a seguir.

Eritema tóxico

Lesão cutânea das mais comuns do RN. Em uma população de 8.552 RN na Unidade Neonatal do HIAE, de 1995 a 1999, foram identificados 26,2% de RN com eritema tóxico[10]. Haveri e Inamadar, em 2014, estudando 1.000 RN (sendo 89% a termo) encontraram frequência de 23,2%[11]. Aparece desde as primeiras horas de vida até o 2º dia e é caracterizado por pápulas punctiformes, endurecidas, com centro esbranquiçado, sobre halo eritematoso, de distribuição generalizada. A etiologia é desconhecida. Às vezes aparece como pústulas ou máculas eritematosas. Se for feito esfregaço do conteúdo da lesão, encontram-se eosinófilos e ausência de bactérias, o que descarta processo infeccioso. O RN não parece doente, não há nenhuma outra reação. Podem desaparecer de uma região e, em poucas horas, aparecer em outra. Não há necessidade de tratamento, pois as lesões não produzem desconforto ao RN.

Impetigo

Lesão de pele muitas vezes confundida com eritema tóxico. São bolhas pequenas, de conteúdo seroso ou purulento, que se rompem, deixando áreas erosadas, úmidas e crostas seropurulentas na periferia. Pode acometer todo o corpo do RN, inclusive o couro cabeludo, poupando as mucosas. A etiologia mais frequente é o *Staphylococcus aureus*, podendo também ser causado pelo estreptococo. Menos frequentemente a etiologia pode ser viral ou fúngica. Esfregaço do conteúdo da lesão mostrará leucócitos e bactérias, o que o diferencia do eritema tóxico. Propaga-se por contiguidade. Fazer higiene local com soro fisiológico. O tratamento local pode ser feito com pomada de antibióticos à base de neomicina e gentamicina. O tratamento sistêmico estará indicado quando há várias lesões disseminadas em todo o corpo e deverá ser feito com penicilinas ou cefalosporinas de 3ª geração. Se houver suspeita de etiologia viral ou fúngica, introduzir antivirais ou antifúngicos, respectivamente[12,13].

Descamação da pele

Ocorre em 7,2 a 83% dos RN entre 40 e 42 semanas de idade gestacional e é praticamente inexistente com menos de 35 semanas. A descamação é máxima ao final da 1ª semana de vida. São escamas finas, generalizadas, dando aspecto de pele extremamente seca. Nos locais de flexão podem surgir fissuras e até mesmo discreto sangramento. O tratamento é feito com cremes hidratantes/umectantes. O diagnóstico diferencial inclui os vários tipos de ictiose[14,15].

Eczema seborreico

Erupção eritematoescamosa, de coloração branca amarelada, com descamação gordurosa, localizada inicialmente no couro cabeludo e conhecida como "crosta láctea". Pode atingir fronte, supercílios, regiões retroauriculares e sulcos nasogenianos. Etiologia não bem definida. O tratamento consiste na aplicação tópica de óleo de amêndoa doce, ou vaselina líquida, que facilitam a remoção das crostas, sem causar irritação na pele. O uso de pomadas ou cremes contendo corticoide e/ou ácido acetilsalicílico poderá estar indicado nos casos em que a simples aplicação de óleos não foi suficiente para a remoção das crostas[13].

Dermatite de fraldas

Lesões eritematoedematosas, às vezes com exsudação e erosão, atingindo regiões genital, perineal, perianal e glúteas. Ocorrem devido ao contato da pele com urina e fezes represadas nas fraldas. O tratamento consiste em higiene com água morna toda vez que o RN eliminar fezes ou urinar. A troca frequente das fraldas é fator importante. Deve-se evitar o uso de sabonetes. Enxugar a área atingida por meio de palpação delicada, evitando friccioná-la. Cremes à base de vitaminas A e D e óxido de zinco são úteis. Nos casos de infecção secundária por *Candida albicans*, usar cremes à base de nistatina[14].

Millium sebáceo

São lesões punctiformes, brancas, na face, nariz, fronte ou queixo. Sua frequência é de 40%. Correspondem a glândulas sebáceas obstruídas e entumecidas. Não há necessidade de tratamento. Não se devem fazer tentativas de retirada. A involução é espontânea, em poucas semanas de vida[13].

Mancha mongólica

Lesão pigmentar, por infiltração profunda de melanócitos na derme, de coloração cinza ou cinza azulada, presente desde o nascimento, podendo ser única ou múltipla. Localizada preferencialmente na região lombossacral, mais raramente em ombros e membros. Ocorre entre 70 e 90% nas raças negra, amarela e vermelha. Desaparece espontaneamente ao redor dos 4 anos de vida. Não há necessidade de nenhum tipo de tratamento[14].

Miliária

Lesões resultantes da retenção de suor por obstrução queratinosa dos ductos de glândulas sudoríparas. Há 3 tipos: rubra (conhecida como "brotoeja"), cristalina (conhecida como sudâmina), pustulosa ou profunda. Excesso de roupa e ambiente quente e úmido facilitam seu aparecimento. Na miliária rubra encontram-se pápulas e vesículas com halo eritematoso; na cristalina, a erupção é constituída por vesículas claras, sem halo eritematoso. A variedade pustulosa é rara e pode ser confundida com o impetigo. Na dúvida fazer esfregaço que vai revelar linfócitos e células de descamação esparsas. A colocação do RN em local fresco e ventilado, com retirada do excesso de agasalho, e sua substituição por roupas de algodão fazem ceder o processo. Nenhuma terapêutica tópica e/ou sistêmica está indicada[13].

Nevus vascular simples

Manchas vinhosas localizadas na fronte e na nuca, base do nariz ou pálpebras. Ocorre em 30 a 40% dos RN. Embora estejam presentes desde o nascimento, em geral sua percepção pela mãe se dá quando o RN já está em casa, o que preocupa os familiares, principalmente pela sua coloração. São conhecidas popularmente como "bicada da cegonha". Desaparecem espontaneamente ao redor do primeiro ano de vida e não necessitam tratamento[14].

HIDROCELE

Chama a atenção o aumento da bolsa escrotal que pode ser uni ou bilateral. Corresponde a um acúmulo de líquido devido à persistência do ducto vaginal na vida fetal. Ao exame, por transiluminação, observam-se os testículos nas bolsas e a presença de líquido. Desaparece, na grande maioria dos casos (83,4%), espontaneamente, até os 18 meses de vida. Depois dessa idade, caso ainda persista, a criança deve ser submetida a tratamento cirúrgico[1,16,17].

HÉRNIA INGUINAL

No menino, a hérnia inguinal é notada pela mãe como sendo massa tumoral que aparece na região inguinal, ou inguinoescrotal, redutível, indolor, contendo alças intestinais e/ou testículo. Na menina pode corresponder ao ovário e às alças intestinais. Pode ser uni ou bilateral. Ocorre de 0,8 a 4,4% em crianças de qualquer idade, mas em 30% de prematuros com peso ao nascer < 1.000g. Em 5 a 15%, há risco de encarceramento no primeiro ano de vida. Uma vez diagnosticada, implica tratamento cirúrgico. Pode, eventualmente, transformar-se em emergência verdadeira, se não for redutível, merecendo intervenção cirúrgica imediata[16,18,19].

FIMOSE

É muito comum que o RN do sexo masculino apresente, ao nascimento, falta de exteriorização da glande, o que, na maioria dos casos, é condição reconhecida como fimose fisiológica, por permanência de aderências balanoprepuciais. Aos 3 anos de idade, aproximadamente 10% dos meninos ainda apresentam o prepúcio não retrátil[20]. A circuncisão de rotina no período neonatal continua sendo muito debatida. O procedimento apresenta benefícios e riscos potenciais, mas parece que os benefícios ultrapassam os riscos, havendo autores australianos que referem a necessidade da circuncisão no período neonatal como benefício a ser oferecido, comparável à necessidade de vacinação em Saúde Pública[21]. Se os pais optarem por submeter o RN à circuncisão, esses benefícios e riscos devem ser explicados e um consentimento informado deve ser obtido[22].

INGURGITAMENTO MAMÁRIO E SANGRAMENTO VAGINAL

Por ação de hormônios maternos, pode ocorrer ingurgitamento mamário mais ou menos acentuado tanto no menino quanto na menina. Não deve ser feito nenhum tipo de manipulação (drenagem, expressão), pois pode ocorrer contaminação bacteriana secundária e formação de abscessos na região. Muitas vezes aparece uma secreção semelhante a leite (conhecida como "leite de bruxa"), que também não deve ser interpretada como anomalia. É preciso enfatizar que desaparece espontaneamente, ao redor do final da primeira semana de vida. Em meninas, ainda por ação de hormônios maternos, pode ocorrer sangramento vaginal, ou secreção mucoide, que desaparece em alguns dias, não necessitando de tratamento[23]. É importante que os pais sejam tranquilizados e informados de que a melhor conduta é a simples observação e o acompanhamento evolutivo. Podem ocorrer mamilos extranumerários como variante normal.

HIPERTROFIA DA COMISSURA HIMENAL POSTERIOR

A comissura himenal posterior pode ser visualizada entre os grandes lábios, como uma prega pendente[1,23], que chama a atenção dos pais. Nada há a fazer e seu desaparecimento ocorre com o crescimento da criança.

COTO UMBILICAL

O coto umbilical deve estar em processo de mumificação entre o 2º e o 4º dias de vida e sua queda, normalmente, ocorre entre o 10º e o 15º dias de vida. Fazer limpeza com água e sabonete, mantendo seca a região. O uso de álcool a 70% para o cuidado com o coto é o procedimento utilizado de rotina nas maternidades e recomendado por normas do Ministério da Saúde[24]. No entanto, há estudos contraindicando o uso de álcool por atrasar o desprendimento do coto, bem como o uso de pomadas ou cremes contendo antibióticos[14,25]. Em locais onde os recursos são escassos, a aplicação de clorexidina para a limpeza do coto umbilical pode ser útil na prevenção de onfalites e diminuir a mortalidade por infecção, contudo tem a desvantagem de aumentar o tempo de queda do coto[25]. Se houver invasão por bactérias, a região torna-se eritematosa e endurecida. Pode haver secreção clara, serosa, sanguinolenta ou purulenta, com odor fétido. Existe o risco de disseminação sistêmica, em geral muito grave e de evolução rápida. O tratamento implica internação do paciente para antibioticoterapia sistêmica[26].

HÉRNIA UMBILICAL

É um defeito fascial recoberto de pele que permite a protrusão do conteúdo intrabdominal[16]. Ao exame físico, apresenta-se como tumoração na região da cicatriz umbilical, de tamanho variável, facilmente redutível, indolor. Sua cura é espontânea nos dois primeiros anos de vida e, após esse período, se não houver resolução, considerar indicação cirúrgica[16]. Os pais devem ser informados de que o tamanho da hérnia não representa agravante. O enfaixamento do abdome ou a colocação de contensores estão contraindicados.

GRANULOMA UMBILICAL E OUTRAS ALTERAÇÕES

O granuloma umbilical é muito frequente. Trata-se de um tecido de granulação na base do umbigo. Muitas vezes, drena secreção ou então pode apresentar-se apenas úmido. O tratamento consiste na cauterização com bastão de nitrato de prata feita por profissional de saúde para evitar queimaduras da pele. Não tem maiores consequências[26]. Mais raramente, anomalias no processo de involução do saco vitelino e do úraco podem apresentar-se como alterações do coto umbilical. Clinicamente se manifestam pela persistência de secreção que drena do umbigo e requerem tratamento cirúrgico[27].

CONJUNTIVITE QUÍMICA

Secreção e edema ocular podem ocorrer logo após o nascimento, por irritação consequente à aplicação do colírio de nitrato de prata, usado de acordo com o preceito legal na profilaxia da oftalmia gonocócica. A presença de edema faz com que o RN não consiga abrir as pálpebras, o que preocupa os pais. Ocorre nas primeiras 24 horas de vida e desaparece em poucos dias (ver Capítulo Problemas oftalmológicos). Requer apenas higiene local com água destilada[28].

DACRIOCISTITE

É a obstrução congênita do ducto lacrimonasal, podendo ser uni ou bilateral. É a mais frequente das afecções oculares. Na maioria dos casos, com o crescimento, a permeabilidade se restabelece espontaneamente, ao redor do 6º mês de vida. Lacrimejamento constante, acompanhado de material mucoide, é motivo que leva os pais ao ambulatório. O tratamento consiste em fazer massagem compressiva no canto interno do olho, na direção do nariz, para que a membrana que causa a obstrução se rompa. Se não houver resolução até o final do 1º ano de vida, está indicada consulta com o oftalmologista, pois pode haver necessidade de sondagem do canal lacrimal. Pode-se instalar infecção bacteriana como complicação, necessitando do uso de antibióticos tópicos. Outras complicações, mais raras, são a celulite periorbitária e o abscesso lacrimal, que demandam antibioticoterapia sistêmica e avaliação oftalmológica[29].

MONILÍASE ORAL E CANDIDÍASE PERINEAL

A monilíase oral é conhecida popularmente como "sapinho". São lesões esbranquiçadas, punctiformes de início, que vão coalescendo, formando placas e que acometem o palato, mucosa das bochechas, língua e gengivas. O agente causal é a *Candida albicans*. Seu aparecimento se faz entre o 7º e o 10º dias de vida. Quando se tenta a retirada das placas, deixam à mostra a superfície inflamada, mas sem sangramento. O tratamento consiste no uso de suspensão de nistatina por via oral (100.000U/mL), 1mL de 6/6horas, durante 10-14 dias. Preconiza-se higiene oral com água bicarbonatada a 2% após as mamadas[30] (ver Capítulo Candidíase). A monilíase oral em crianças em aleitamento materno é frequentemente associada à monilíase ductal materna. Nesses casos, é necessário o tratamento simultâneo de mãe e filho para eliminar a infecção cruzada contínua[30].

Candidíase perineal frequentemente acompanha a monilíase oral. Essa dermatite consiste em lesões vesiculosas ou pustulosas, em uma base eritematosa. Podem ser discretas ou então coalescer e formar placas mais ou menos extensas. O tratamento é tópico, feito com cremes ou pomadas de nistatina a 2%, 3 vezes ao dia, durante 7-10 dias. É importante a troca frequente de fraldas[14].

OBSTRUÇÃO NASAL

Pode ser secundária à passagem de sonda de aspiração durante a reanimação em sala de parto. O único cuidado consiste na instilação de soro fisiológico, 5 gotas em cada narina, 15 minutos antes de cada mamada. A presença de secreção nasal purulenta pode ser sinal de sífilis congênita, indicando pesquisa da doença. Espirros podem ser apenas reação a uma luz mais intensa ou também sinais de abstinência a drogas ingeridas pela mãe[23]. É imprescindível história e exame físico cuidadosos seguidos de exames pertinentes a cada situação.

URINA

A ocorrência de urina de coloração avermelhada, muitas vezes, traz ansiedade aos pais. Trata-se da eliminação de cristais de uratos amorfos que adquirem essa tonalidade, sem que representem maiores problemas. Bastará um esclarecimento sobre o caso, para a tranquilidade dos familiares. Na dúvida poderá estar indicado exame de urina tipo I para afastar a possibilidade de outros problemas[31].

REGURGITAÇÃO

A regurgitação é um fenômeno passivo, que não demanda esforço, possivelmente representando uma forma leve de refluxo gastroesofágico. A diferença entre os dois processos nem sempre é muito óbvia. A regurgitação das primeiras mamadas é muito comum: 70 a 85% das crianças regurgitam nos primeiros dois meses de vida, o que se resolve espontaneamente até o final do primeiro ano de vida[32].

Tratamento – no caso de regurgitação, a simples colocação do RN em decúbito elevado pode resolver a questão. Diminuir a quantidade de alimento ofertado por vez e encurtar o intervalo entre as mamadas. Estudo com 589 lactentes que receberam profilaticamente o *Lactobacillus reuteri* DSM 17938 nos primeiros 3 meses de vida mostrou redução significativa no tempo de choro, no número de episódios de regurgitação e no número de evacuações por dia[33]. Os inibidores da bomba de prótons são contraindicados, pois podem aumentar a ocorrência de enterocolite necrosante (em RN pré-termo) e infecções[33]. Caso haja comprometimento clínico do RN, pode ser tentado o uso de metoclopramida, na dose total de 0,4 a 0,8mg/kg/dia dividida em 4 tomadas. Se o paciente não responder, suspender depois de uma semana[34].

VÔMITOS

O vômito é a expulsão forçada do conteúdo gástrico. É uma resposta reflexa integrada envolvendo a contração dos músculos respiratórios, abdominais e do trato gastrintestinal. O vômito pode ser bilioso e não bilioso.

Etiologia do vômito não bilioso[19]

- Por hiperalimentação.
- Por intolerância à proteína do leite de vaca.
- Por diminuição da motilidade
  - processo infeccioso (trato urinário, septicemia, meningite);
  - lesão do sistema nervoso central.
- Lesão acima da ampola da Vater
- estenose pilórica;
  - estenose duodenal superior;
  - pâncreas anular.
- nomalias metabólicas.
- Ação de drogas (digitálico, anticonvulsivantes).
- Distúrbio hidroeletrolítico.
- Doença de Hirschsprung.

Se o material vomitado for bilioso, ou contiver sangue, muito provavelmente corresponde a uma situação mais grave que demanda investigação apropriada e encaminhamento ao cirurgião pediátrico.

Etiologia do vômito bilioso[19]

Anomalias congênitas do trato gastrintestinal – má rotação intestinal, atresias, pâncreas anular, doença de Hirschsprung, bandas (ver Capítulo Problemas cirúrgicos).

Conduta

Pesquisar a causa básica do vômito:

- Rever a história alimentar e se há uso de medicamentos.
- Investigar infecção e distúrbio metabólico.
- Radiografia simples de abdome em pé e lateral.

- Ultrassonografia de abdome.
- Avaliação por cirurgião pediátrico.
- Avaliação neurológica.

Tratamento

Será estabelecido de conformidade com a causa básica do vômito (ver Capítulo Problemas cirúrgicos)

TORCICOLO CONGÊNITO

É definido como uma deformidade congênita ou adquirida caracterizada por inclinação lateral da cabeça em direção ao ombro, com torção do pescoço e desvio da face. O torcicolo muscular congênito (TMC) é uma condição rara encontrada em 0,3% a 1,9% dos nascidos vivos, indolor, causada por encurtamento unilateral do músculo esternocleidomastóideo, mas pode ser secundário a uma adaptação muscular ocasionada por posicionamento anormal intrauterino da cabeça e do pescoço[35,36]. Várias hipóteses tentam explicar sua etiologia como, no caso de gemelares, pela falta de espaço na cavidade uterina, fibrose secundária a hemorragias peripartais, estiramento do músculo durante o parto, síndrome compartimental e miopatia primária do músculo. O diagnóstico é clínico pela verificação da limitação dos movimentos do pescoço, elevação do ombro do lado da contratura, e da posição da cabeça em inclinação ipsilateral ao músculo afetado e rodada contralateralmente. Em 20% dos casos pode ser palpado um nódulo na porção média do músculo, que em geral aparece entre 10 e 14 dias de vida do RN[37]. A associação entre TMC e displasia do quadril é citada, com frequência variável, de 2% a 29% dos casos[38]. O tratamento é conservador e a maioria das crianças reage bem ao posicionamento da cabeça no sentido oposto ao da lesão muscular e o TMC se resolve até 1 ano de vida. Ocasionalmente capacetes podem ser recomendados para o tratamento de assimetrias da cabeça. Se depois de 1 ano não houver resolução do caso, poderá ser indicada a cirurgia corretiva com finalidade cosmética e funcional[35,36].

FRATURA DE CLAVÍCULA

A fratura da clavícula é o traumatismo de parto mais comum, com frequência que varia de 0,35 a 2,9% dos nascimentos[39]. O diagnóstico é feito logo após o nascimento e se baseia no encontro de crepitação à palpação e edema locais, diminuição de movimentação do membro afetado e dor (choro) à movimentação (ver Capítulo Traumatismos de parto). A condição é benigna e o calo ósseo se forma rapidamente, exigindo apenas que se providencie o conforto à criança e orientação à família com cuidados ao manuseio. Contudo, nem sempre o diagnóstico é feito ao nascimento, principalmente quando a fratura é dita "em galho verde", quando não se palpa a crepitação. A criança chega então ao ambulatório já com o calo ósseo formado ou então a radiografia de tórax indicada por outros problemas pode revelar a fratura. Nesse momento, nada mais há a fazer, a não ser tranquilizar os familiares.

REFERÊNCIAS

1. Johnson L, Cochran WD. Assessment of the newborn history and physical examination of the newborn. In: Cloherty JP, Eichenwald EC, Hansen AR, Stark AR (eds). Manual of neonatal care. 7th ed. Philadelphia: Wolters Kluwer/Lippincott Williams & Wilkins; 2012.p.91-102.
2. Bhutani VK, Johnson L, Sivieri EM. Predictive ability of a predischarge hour- serum bilirubin for subsequent significant hyperbilirubinemia in healthy term and near term newborns. Pediatrics. 1999;103(1):6-14.
3. Gundur NM, Kumar P, Sundaram V, Thapa BR, Narang A. Natural history and predictive risk factors of prolonged unconjugated jaundice in the newborn. Pediatr Int. 2010;52(5):769-72.
4. Cleary TG, Guerrant LR, Pickering LK. Microorganisms responsible for neonatal diarrhea. In: Remington JS, Klein JO (eds). Infectious diseases of the fetus and newborn infant. 5th ed. Philadelphia: WB Saunders Company; 2001.p.1249-326.
5. Canivet CA, Ostergren PO, Rosén AS, Jakobsson IL, Hagander BM. Infantile colic and the role of trait anxiety during pregnancy in relation to psychosocial and socioeconomic factors. Scand J Public Health. 2005;33(1):26-34.
6. Shenassa ED, Brown MJ. Maternal smoking and infantile gastrointestinal dysregulation: the case of colic. Pediatrics. 2004;114(4): e497-505.
7. Savino F, Cordisco L, Tarasco V, Palumeri E, Calabrese R, Oggero R, et al. Lactobacillus reuteri DSM 17938 in infantile colic: a randomized, double-blind, placebo-controlled trial. Pediatrics. 2010; 126(3):e526-33.
8. Kadish HA, Loveridge B, Tobey J, Bolte RG, Corneli HM. Applying outpatient protocols in febrile infants 1-28 days of age: can the threshold be lowered? Clin Pediatr. 2000;39(1):81-8.
9. Abdulhayoglu E. Birth trauma. In: Cloherty JP, Eichenwald EC, Hanson AR, Stark AR (eds). Manual of neonatal care. 7th ed. Philadelphia: Wolters Kluwer/Lippincott Williams & Wilkins; 2012. p.63-73.
10. Segre CAM. Informações perinatais. Relatório de atividades. São Paulo: Hospital Israelita Albert Einstein;1999.
11. Haveri FT, Inamadar AC. A cross-sectional prospective study of cutaneous lesions in newborn. ISRN Dermatol. 2014;2014:360590. eCollection 2014.
12. Edwards MS. Pos natal bacterial infections. In: Martin RJ, Fanaroff AA, Walsh MC. Fanaroff & Martin's Neonatal-Perinatal Medicine. 9th ed. St. Louis: Elsevier; 2011.p.793-829.
13. Hoath SB, Narendran V. The skin. In: Martin RJ, Fanaroff AA, Walsh MC. Fanaroff & Martin's Neonatal-Perinatal Medicine. 9th ed. St. Louis: Elsevier; 2011.p.1705-36.
14. Douma CE. Skin care. In: Cloherty JP, Eichenwald EC, Hansen AR, Stark AR (eds). Manual of neonatal care. 7th ed. Philadelphia: Wolters Kluwer/Lippincott Williams & Wilkins; 2012.p.831-9.
15. Sachdeva M, Kaur S, Nagpal M, Dewan SP. Cutaneous lesions in newborn. Indian J Dermatol Venereol Leprol. 2002;68(6):334-7.
16. Cole K. Surgical diseases of the newborn. In: Gomella TL, Cunningham MD, Eyal FG, Zenk KE (eds). Neonatology. Management, procedures, on-call problems, diseases and drugs. 6th ed. New York: Lange Medical Books/McGraw-Hill; 2009.p.674-877.
17. Osifo OD, Osaigbovo EO. Congenital hydrocele: prevalence and outcome among male children who underwent neonatal circumcision in Benin City, Nigeria. J Pediatr Urol. 2008;4(3):178-82.

18. Galinier P, Bouali O, Juricic M, Smail N. [Focusing of inguinal hernia in children]. Arch Pediatr. 2007;14(4):399-403. Article in French.

19. Ringer SA, Hansen AR. Surgical emergencies in the newborn. In: Cloherty JP, Eichenwald EC, Hansen AR, Stark AR (eds). Manual of neonatal care. 7th ed. Philadelphia: Wolters Kluwer/Lippincott Williams & Wilkins; 2012.p.808-30.

20. Steadman B, Ellsworth P. To circ or not to circ: indications, risks, and alternatives to circumcision in the pediatric population with phimosis. Urol Nurs. 2006;26(3):181-94.

21. Morris BJ, Bailis SA, Wiswell TE. Circumcision rates in the United States: rising or falling? What effect might the new affirmative pediatric policy statement have? Mayo Clin Proc. 2014;89(5) 677-86.

22. Morris BJ. Why circumcision is a biomedical imperative for the 21(st) century. Bioessays. 2007;29(11):1147-58.

23. Gomella TL. Newborn physical examination. In: Gomella TL, Cunningham MD, Eyal FG. (eds). Neonatology. Management, procedures, on-call problems, diseases and drugs. 6th ed. New York: Lange Medical Books/McGraw-Hill; 2009.p.31-42.

24. Brasil. Ministério da Saúde. Atenção à saúde do recém-nascido. Guia para profissionais da Saúde. Série A. Normas e manuais técnicos. Brasília; 2011.

25. Imdad A, Bautista RM, Senen KA, Uy ME, Mantaring JB 3rd, Bhutta ZA. Umbilical cord antiseptics for preventing sepsis and death among newborns. Cochrane Database Syst Rev. 2013;5:CD008635.

26. Fraser N, Davies BW, Cusack J. Neonatal omphalitis: a review of its serious complications. Acta Paediatr. 2006;95(5):519-22.

27. Nagar H. Umbilical granuloma: a new approach to an old problem. Pediatr Surg Int. 2001; 17(7):513-4.

28. Pomeranz A. Anomalies, abnormalities, and care of the umbilicus. Pediatr Clin North Am. 2004;51(3):819-27.

29. Golden WC. Eye discharge. In: Gomella TL, Cunningham MD, Eyal FG, Zenk KE (eds). Neonatology. Management, procedures, on-call problems, diseases and drugs. New York: Lange Medical Books/McGraw-Hill; 2004.p.233-6.

30. Puopolo KM. Bacterial and fungal infections In: Cloherty JP, Eichenwald EC, Hansen AR, Stark AR (eds). Manual of neonatal care. 7th ed. Philadelphia: Wolters Kluwer/Lippincott Williams & Wilkins; 2012.p.624-55.

31. Vogt BA, Avner ED. The kidney and urinary tract. In: Fanaroff AA, Martin RJ (eds). Neonatal-perinatal medicine. 7th ed. St Louis: Mosby; 2002.p.1517-36.

32. Czinn SJ, Blanchard S. Gastroesophageal reflux disease in neonates and infants: when and how to treat. Paediatr Drugs. 2013;15(1): 19-27.

33. Indrio F, Di Mauro A, Riezzo G, Civardi E, Intini C, Corvaglia L, et al. Prophylactic use of a probiotic in the prevention of colic, regurgitation, and functional constipation: a randomized clinical trial. JAMA Pediatr. 2014;168(3):228-33

34. Ellard D, Anderson DM. Nutrition. In: Cloherty JP, Eichenwald EC, Hanse AR, Stark AR (eds). Manual of neonatal care. 7th ed. Philadelphia: Wolters Kluwer/Lippincott Williams & Wilkins; 2012. p.230-62.

35. Kasser JR. Ortthopaedic problems. In: Cloherty JP, Eichenwald EC, Hanse AR, Stark AR (eds). Manual of neonatal care. 7th ed. Philadelphia: Wolters Kluwer/Lippincott Williams & Wilkins; 2012. p.757-61

36. Nilesh K, Mukherji S. Congenital muscular torticollis. Ann Maxillofac Surg. 2013;3(2):198-200.

37. Pagnossim LZ, Schmid AFS, Bustorff-Silva JM, Marba ST, Sbragia L. Torcicolo congênito: avaliação de dois tratamentos fisioterapêuticos. Rev Paul Pediatr. 2008;26(3):245-50.

38. Walsh JJ, Morrissy RT. Torticollis and hip dislocation. J Pediatr Orthop. 1998;18:219-21.

39. Paul SP, Heaton PA, Patel K. Breaking it to them gently: fractured clavicle in the newborn. Pract Midwife. 2013;16(9):31-4.

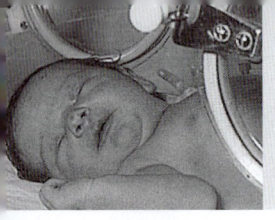

CAPÍTULO 64

Equipamentos Eletromédicos

Termorregulação de Recém-Nascidos

Evanisa Maria Arone
Ricardo M. Del Grande Pricoli

Neste capítulo serão apresentados dois equipamentos eletromédicos que integram obrigatoriamente as unidades neonatais e a assistência aos recém-nascidos, com ênfase para a termorregulação, com os conceitos, recomendações para uso e inovação de cada uma dessas tecnologias e respectivos modelos mais em uso no Brasil, a partir do olhar e da experiência profissional dos autores, uma enfermeira e um engenheiro clínico, dedicados ao desenvolvimento e à aplicação dessa modalidade de tecnologia, junto à produção industrial e aos hospitais e profissionais brasileiros, na especialidade de neonatologia.

A definição de equipamento eletromédico foi estabelecida em 1977, pelo *International Electrotechnical Commission* – IEC 60601-1, e passou por modificações para atender às normalizações e às significativas transformações dessa tecnologia, o foco na segurança do paciente e a introdução do conceito de "sistemas" eletromédicos[1]: "Equipamento eletromédico é o equipamento elétrico que possui uma ou mais partes aplicadas transferindo energia de ou para o paciente ou detectando tal transferência de energia de ou para o paciente, e que é fornecido com não mais que uma conexão a uma rede de alimentação elétrica particular e destina-se a ser utilizado, conforme determinado pelo seu fabricante, para: diagnóstico, tratamento ou monitorização de um paciente e compensação ou alívio de doença, ferimento ou incapacidade/invalidez".

Um equipamento eletromédico pode incluir acessórios, definidos pelo fabricante, que são necessários para habilitar sua utilização e deve atender aos critérios de avaliação tecnológica, de probabilidade de obtenção de benefícios na sua aplicação, para a resolução de determinado problema, em indivíduos de uma dada população, como exemplificados a seguir[2]:

Eficácia tecnológica – aplicação em condições ideais de uso, por exemplo: uma incubadora dotada de sistema ativo e servocontrolado de umidificação do microclima tem maior eficácia tecnológica, pois, em condições ideais, a perda de água transepidérmica do recém-nascido prematuro de extremo baixo peso é comprovadamente menor.

Efetividade tecnológica – aplicação em condições reais de uso por exemplo: as condições ideais nem sempre são reproduzidas quando um equipamento é colocado em uso em condições reais, devido a diversos fatores, como a qualidade de fornecimento de energia elétrica, usuários não treinados que podem incorrer em erros de operação, subutilização dos recursos tecnológicos adquiridos, por falta de conhecimento e atualização, entre outros.

Eficiência tecnológica – aplicação de uma tecnologia que reúne em suas características eficácia e efetividade e menor custo, em comparação com outra similar.

O uso contínuo dos equipamentos eletromédicos provocam desgastes em seus componentes e alterações em sua calibração que podem colocar em risco sua eficácia clínica, a saúde do paciente e a do operador, daí a importância e a necessidade do gerenciamento de todas as modalidades desses equipamentos utilizados no ambiente hospitalar[2]

Para que o uso de um equipamento eletromédico possa ser considerado seguro, deve passar por um processo de inspeção, manutenção e, principalmente, calibração, realizados por pessoal capacitado e com formação específica na área[3].

A calibração é o processo pelo qual se ajustam os valores de determinado equipamento eletromédico com o padrão oficial, sendo necessário contar com equipamentos específicos e calibrados por órgãos nacionais ou internacionais, que lhes confere a garantia de confiabilidade e rastreabilidade[3].

A assistência neonatal necessita da ação de uma equipe multiprofissional integrada, onde alguns profissionais dessa equipe desempenham papel fundamental, pois estão envolvidos na assistência direta e ininterrupta ao recém-nascido, onde esses equipamentos eletromédicos estão inseridos, o que demanda atenção especial também para a utilização correta e otimizada do potencial tecnológico, sob sua responsabilidade[1].

A assistência intensiva neonatal tem merecido estudos de avaliação tecnológica, em face de sua forte participação nos custos hospitalares e por exigir a incorporação de conceitos tecnológicos, pessoal e equipamentos especializados. As competências necessárias para o uso de um equipamento eletromédico, nesse contexto, incluem entre outras: sua regulagem, operação, identificação de seus fatores de risco, reconhecimento de defeitos e falhas no seu funcionamento e emprego de técnicas apropriadas para sua higienização, para poder alcançar uma qualidade cada vez mais apurada na sua aplicação, enquanto recurso indispensável, na assistência prestada ao recém-nascido[1,4].

Cada vez mais os profissionais de saúde precisam conhecer cada um dos equipamentos eletromédicos utilizados em sua atuação, para reconhecer as necessidades de cada fase do seu ciclo de vida, para reduzir custos e maximizar seus benefícios clínicos. Isso implica participar desde a interpretação dos resultados da avaliação tecnológica, para a determinação da sua necessidade real e sua aplicação clínica, da especificação dos requisitos clínicos e de qualidade para sua seleção e aquisição e adoção de boas práticas para o uso apropriado e seguro e para garantir uma manutenção preventiva e corretiva efetiva, além de opinar na fase de substituição de uma tecnologia obsoleta ou insegura, tendo como base sua experiência e os conhecimentos clínicos e tecnológicos[1,4].

EQUIPAMENTOS QUE AUXILIAM NA TERMORREGULAÇÃO

Os cuidados com os recém-nascidos, especialmente os prematuros de muito baixo peso, foram muito beneficiados com as modernas tecnologias de cuidados intensivos e com o conhecimento sobre a fisiopatologia desses pacientes, inclusive com o aperfeiçoamento tecnológico dos equipamentos eletromédicos dedicados para o atendimento das complexas e individuais necessidades de termorregulação, possibilitando o aumento da sobrevida, com diminuição da incidência de sequelas graves[5].

Desafios relacionados com a termorregulação

O recém-nascido habituado a uma temperatura uterina, mais elevada e praticamente constante, em torno dos 37,9ºC, ao nascer se depara com um ambiente de temperatura muito mais baixa e variável e seu controle térmico e necessidade de suporte tecnológico térmico dependem diretamente da sua idade gestacional, do seu peso de nascimento e das suas condições clínicas[6].

No caso dos prematuros, qualquer variação na temperatura do meio ambiente externo dificulta sua termorregulação, devido a sua facilidade para se resfriar e se superaquecer quando submetido às alterações do ambiente térmico. A hipotermia nesses recém-nascidos é motivo de grande preocupação, não só pela sua frequência, mas também pelo risco em relação ao prognóstico e ao aumento da morbidade e da mortalidade neonatais[5,6].

Além disso, pelas suas condições clínicas, em especial os prematuros extremos, necessitam de cuidados intensivos que implicam o manuseio excessivo, o que dificulta ainda mais a estabilidade da sua temperatura corporal. Daí a necessidade do uso de tecnologias que auxiliem na redução da perda de calor e impactem na redução da morbidade e mortalidade desses recém-nascidos e que possam melhorar seus prognósticos.

Como a temperatura corporal resulta do balanço entre os mecanismos de produção e de eliminação do calor, os recém-nascidos, especialmente, os pré-termo, são suscetíveis há episódios de desequilíbrio desses mecanismos, em decorrência principalmente dos seguintes fatores[5,6]:

- Aumento das suas perdas, devido a maior área de superfície corporal, epiderme não queratinizada, maior água extracelular e consequente evaporação, maior quantidade de tecido subcutâneo, menor capacidade de vasoconstrição cutânea e baixa temperatura ambiental.
- Limitação na sua produção de calor, devido a menor estoque de gordura marrom, menor resposta termogênica por hipóxia, restrição do crescimento intrauterino e doenças, menor mobilização de noradrenalina e ácidos graxos livres e consumo de O_2 limitado por problemas pulmonares.

Dessa forma, a implementação de novos recursos nos equipamentos eletromédicos aliados aos cuidados relativos ao controle e à manutenção da temperatura corporal do recém-nascido prematuro são fundamentais para a qualidade da sua sobrevida, diante das suas dificuldades para regular a própria temperatura corporal.

O recém-nascido como um ser homeotérmico aumenta sua produção de calor, por meio da elevação do metabolismo, e isso acarreta acidose e redução das suas reservas de energia e só perde calor se o ambiente que o envolve estiver mais frio do que ele, uma vez que o calor flui sempre do corpo de maior temperatura para o de menor temperatura[6,7].

O processo de transferência de calor da superfície corporal do recém-nascido para o meio ambiente depende da temperatura do ambiente (ar e paredes), da velocidade do ar e da pressão do vapor d'água. São quatro os mecanismos de perda, que geralmente acontecem simultaneamente, podendo haver predominância de um deles[6-8] (ver Capítulo Termorregulação).

- **Evaporação** – através da perda insensível de água pela pele do recém-nascido e depende da velocidade e umidade relativa do ar a que ele está submetido. É a principal forma de perda de calor em recém-nascidos prematuros, especialmente no momento do nascimento e nos primeiros dias de vida, sendo inversamente proporcional conforme as idades gestacional e pós-natal. É uma via de dissipação de calor relevante quando o ambiente se mostra muito quente e/ou com baixa umidade relativa e/ou a pele encontra-se molhada. Representa a menor perda calórica, com o recém-nascido vestido, de modo usual, ou colocado em incubadora aquecida e com concentração de umidade relativa ao redor de 50%. Constitui perda importante durante a exposição ao calor irradiante do berço aquecido[6-8].

- **Condução** – é a perda de calor através do contato direto do recém-nascido com uma superfície do ambiente que se encontra mais fria. Depende da condutibilidade térmica do material que está em contato com o corpo, como, por exemplo, o colchão e o lençol sobre o leito. Essa perda pode ser minimizada aumentando-se a temperatura da superfície de contato, ou seja, colocando-se o recém-nascido em berço aquecido e/ou sobre colchão térmico[6,7].

- **Convecção** – é a perda de calor da pele do recém-nascido para o ar que circula ao seu redor, especialmente devido ao fluxo de ar mais frio sobre a pele e as mucosas. Depende da temperatura e da velocidade do ar ambiente e é diretamente proporcional à diferença entre a temperatura da pele e a do ar circulante. Ela pode ser minimizada por meio do aumento da temperatura do ar onde o recém-nascido se encontra. Correntes de ar aumentam as perdas de calor por evaporação e convecção, como, por exemplo, proceder a abertura das portas frontal e/ou posterior, de acesso da incubadora, para prestar cuidados, em vez de se utilizar as portinholas para minimizar esse tipo de perda, que altera toda a circulação e condições do ar interno da incubadora, aumentando as perdas do recém-nascido. O uso de punhos elásticos nas portinholas contribui para minimizar as perdas das condições do microclima da incubadora, para o ambiente externo, durante manuseio mais prolongado do recém-nascido[6,8].

- **Radiação** – é a perda de calor da pele do recém-nascido para objetos ou superfícies mais frios localizados próximos a ele, mas não em contato. Essa perda é inversamente proporcional à temperatura do ar ambiente que o envolve e pode ser minimizada pelo aumento da temperatura dos objetos do ambiente onde o recém-nascido se encontra. A manutenção do recém-nascido despido em incubadora, sem usar a parede dupla, contribui para que ele perca calor para a parede da incubadora, que sofre com as variações do ambiente externo, onde o equipamento está funcionando. A parede dupla é um recurso obrigatório na cúpula na incubadora e foi introduzido na década de 1970, com a intenção de minimizar esse tipo de perda. Por outro lado, o processo de aquecimento por radiação pode provocar perda insensível de água que ocorre pela evaporação constante através da pele e dos pulmões pela respiração[6,8].

Medição da temperatura

A Organização Mundial da Saúde (OMS) define a temperatura axilar de 36,5°C a 37°C como parâmetro de normalidade para o recém-nascido e também classifica a hipotermia conforme sua gravidade em leve para a temperatura entre 36°C e 36,4°C, moderada entre 32,0°C e 35,9°C e grave menor que 32°C[6].

A temperatura do recém-nascido necessita ser avaliada com frequência e preferencialmente de forma contínua, pois está em interação com a do meio ambiente e em constante mudança. Na prática clínica assistencial das unidades neonatais, a temperatura do corpo do recém-nascido é medida periodicamente com termômetro clínico e, continuamente, por meio de sensores de medida de temperatura de pele, alocados em outros locais, como a pele da região abdominal e a extremidade como a planta dos pés[6,8,9].

Além disso, a temperatura corporal não pode ser considerada uniforme em todo o corpo. Existem diferenças nas temperaturas dos órgãos individuais, como cérebro, fígado, rins, coração e pulmão. Isso pode ser um reflexo da produção de calor em alguns deles, como o cérebro e o fígado ou ainda devido à perda de calor em outros, como os pulmões[8,9].

Deve-se também considerar que as temperaturas das diversas regiões corporais do recém-nascido são diferentes e dependem diretamente dos instrumentos de medição, das características de cada uma delas, das condições clínicas do momento e, também, do procedimento usado para a medição.

Os termômetros clínicos usados para a medição devem ter exatidão de 0,1°C e faixa de operação de 33°C a 43°C e são indicados para a medição em cavidades corporais como a axilar e a retal, cuja diferença de leitura pode ser ≥ que 2°C, exigindo experiência e atenção do avaliador para as interpretações, para não resultar em avaliação incorreta das condições do paciente[8,9].

A medição da temperatura retal não é recomendável, pois oferece riscos de lesão de mucosa, não permite avaliação contínua e varia conforme a profundidade de inserção do termômetro e presença de evacuação. Assim, a introdução do termômetro retal, nos primeiros 4cm, corresponde à região em que ocorrem maiores diferenças de temperatura[6,9].

Como a pele do abdome não apresenta vasoconstrição, a temperatura da pele na região do fígado tem sido utilizada como indicador da temperatura central. Nesse caso, recomenda-se posicionar o sensor de temperatura na linha média da porção superior do abdome, estando o recém-nascido deitado em posição dorsal e/ou na região escapular, com o recém-nascido deitado em posição ventral[6,9].

A medida isolada da temperatura indica apenas se o recém-nascido está mantendo ou não o calor do corpo, mas não permite saber o gasto energético necessário. Por sua vez, a monitorização contínua da temperatura central e da periférica pode detectar o estresse ao frio, antes da queda da temperatura central, pois é a temperatura periférica que diminui primeiro produzindo o aumento da diferença entre elas. Essa diferença que normalmente varia de 0,5ºC a 1ºC, quando é superior a 2ºC pode ser indicativa de estresse ao frio, embora possa decorrer também de outros quadros como hipovolemia associada a outros sinais de alteração hemodinâmica e ao aumento na temperatura central no recém-nascido com sepse[8,9].

Como resposta ao desequilíbrio térmico, o recém-nascido, quando submetido ao resfriamento, apresenta mudança postural (flexão), agitação, vasoconstrição periférica e termogênese química, com o aumento do metabolismo celular e queima da gordura marrom, que tem a função de gerar calor em situação de estresse pelo frio[6].

A hipertermia, por sua vez, pode ocorrer quando há temperatura ambiente elevada, infecção, desidratação e alterações nos mecanismos centrais termorreguladores associadas a tocotraumatismo cerebral, malformações e/ou a drogas. A elevação da temperatura corporal também pode causar apneia e aumento do consumo de oxigênio, sendo importante ressaltar que, quando o recém-nascido estiver sob fonte de calor radiante, pode haver sensível perda de água corporal[6,8,9].

Todos os fatores relativos às características biológicas e à termogênese, bem como a manipulação excessiva, justificam a necessidade de cuidados e recursos especiais ao recém-nascido pré-termo, visando à manutenção de sua temperatura corporal, uma vez que ele não suporta grandes variações da temperatura ambiente. Cada recém-nascido pré-termo necessita de ambiente térmico favorável, que deve estar em consonância com seu peso, idade gestacional, pós-natal e condições clínicas. O ambiente termoneutro constitui uma faixa de temperatura ambiental que permite ao recém-nascido pré-termo apresentar taxa metabólica mínima para permanecer com sua temperatura corporal normal, mantida apenas por controle vasomotor, transpiração e postura[6,10-12].

A preservação da integridade da pele do recém-nascido pré-termo é outro aspecto muito importante a ser considerado, pois interfere diretamente na termorregulação e nas perdas hídricas. A grande perda transepidérmica pode resultar em desequilíbrio hidroeletrolítico e instabilidade térmica, com morbidade significante[5,6,12].

Quanto menor a idade gestacional do recém-nascido, maior é a imaturidade de seus órgãos, sendo a pele um órgão extremamente vulnerável. A descontinuidade na integridade cutânea altera a flora normal da pele favorecendo as infecções que podem agravar-se ou mesmo evoluir para sepse. Estudos publicados a partir de 1957 já evidenciaram que a umidade entre 80 e 90% melhora problemas respiratórios e diminui a morbimortalidade de recém-nascidos pré-termo[6-10].

Novos desafios e pontos de reflexão para o controle térmico de recém-nascidos

Diante das significativas transformações que a população de recém-nascidos vem apresentando nas duas últimas décadas e, especialmente, em função de o peso ao nascimento ter decrescido para menos de 450g e a idade gestacional para menos de 24 semanas, esses pacientes possuem necessidades diferenciadas e exigem requisitos de cuidados totais de saúde mais complexos, o que significa que é preciso rever e modificar também as recomendações baseadas no amadurecimento e tratamento neonatais, até então adotados, o que inclui toda a tecnologia de suporte assistencial dessa clientela, e inclusive os equipamentos eletromédicos abordados neste capítulo[6,9,12].

A partir da década de 1990, mas fortemente, alguns estudiosos dessa especialidade têm buscado rever os conceitos e recursos tecnológicos relacionados aos equipamentos eletromédicos neonatais, o que tem exigido a proposta de novos guias de assistência. Uma das questões norteadoras dessa discussão é: "Se a condição térmica do recém-nascido pode ser mais bem monitorizada, investigada e assistida? E, se sim, como?[9-12]

Em virtude da complexidade da assistência desses pacientes, em estado muito crítico, a intervenção e os procedimentos profissionais podem contribuir para aumentar significativamente a diferença entre a temperatura central e a periférica. A gravidade dessa condição tem relação com o peso corporal e impacta especialmente os recém-nascidos com peso inferior a 1.100g[9,11,12].

A experiência, junto às recomendações, desenvolvimento e utilização dos equipamentos eletromédicos dedicados ao aquecimento e à interação com a termorregulação de recém-nascidos, especialmente os prematuros, que dependem diretamente dessa tecnologia, que lhes propicia condições mais favoráveis para a implementação de intervenções para sua sobrevivência, instiga a trazer para reflexão algumas questões como as que estão elencadas a seguir.

- Os parâmetros adotados para o ambiente termoneutro nas primeiras horas de vida ainda seguem uma recomendação com base nos dados de Scopes e Ahmed, da década de 1960, e situam-se entre 32ºC e 34ºC, mas a faixa de termoneutralidade varia em função do peso de nascimento e das idades gestacional e pós-natal, atingindo 35ºC ou mais para recém-nascidos prematuros de muito baixo peso, nos primeiros dias de vida, como segue – recém-nascidos < 1.500g e < 34 semanas: 1º e 2º dias de vida temperatura entre 33ºC e 35ºC e do 3º ao 14º dias entre 33ºC e 34ºC; recém-nascidos 1.500-2.499g e 34-36 semanas: 1º e 2º dias de vida temperatura entre 31,5ºC e 34ºC e do 3º ao 14º dias entre 31ºC e 33,4ºC; recém-nascidos ≥ 2.500g e ≥ 37 semanas: 1º e 2º dias de vida temperatura entre 30,5ºC e 34ºC e do 3º ao 14º dias entre 29ºC e 33,2ºC[6,13,14].
- O ajuste individualizado das condições do microclima da incubadora em relação à temperatura e à concentração de umidade adotada e a necessária para o recém-nascido ainda não é uma condição bem equacionada pelos profissionais que atuam diretamente na aplicação desse equipamento eletromédico[4,7,9].
- Usar parâmetros fixos e/ou mesmo diferentes formas de medição da temperatura corporal do recém-nascido, de forma isolada, para determinar o ajuste dos recursos de aquecimento do microclima da incubadora pode resultar em avaliação incorreta da real condição térmica do recém-nascido assistido[4,9,15].
- Medidas simultâneas e avaliação conjunta da diferença entre a temperatura central (axilar e/ou retal) e a periférica (pele abdominal e sola do pé) podem oferecer informações mais úteis, desde que esses parâmetros sejam corretamente interpretados para a implementação de ações[6,9,15].
- Estudos têm apontado para a necessidade de aferição de duas temperaturas corporais e para a visualização gráfica das suas tendências, como forma de contribuir significativamente e agregar qualidade nos cuidados térmicos do recém-nascido, em particular o prematuro[6,9,16].

A visualização da monitorização contínua das medições simultâneas de temperaturas central e periférica no monitor da incubadora possibilita aos profissionais que cuidam diretamente dos recém-nascidos e que utilizam esse equipamento reavaliar permanentemente a diferença entre as temperaturas medidas, para[6,9,16]:

- Adotar procedimentos que contribuam para a redução de episódios de diferença significativa entre essas temperaturas quando em uso do equipamento.
- Avaliar as diferenças entre a temperatura central e a periférica como indicador clínico para diagnóstico de sepse no recém-nascido, antes dos resultados da cultura.

O conhecimento das alterações simultâneas nas temperaturas central e periférica, por meio das informações gráficas obtidas com a monitorização conjunta e contínua desses parâmetros, possibilita ao pediatra estabelecer correlações e avaliar melhor as condições clínicas do recém-nascido do que com as informações simples obtidas com uma única forma de medição[6,9].

A medição de temperatura corporal em pelo menos dois locais e em conjunto com a medida de outros parâmetros fisiológicos, tais como os batimentos cardíacos, a pressão arterial e a saturação de O_2, aliada à observação e exame físico, resultam em melhor avaliação das condições do recém-nascido em busca da sua estabilidade térmica, além de oferecer informações mais úteis para se proceder ao ajuste das condições térmicas do microclima a que cada recém-nascido está submetido na incubadora, em diferentes momentos da assistência[4,9].

A disponibilização desses recursos de monitorização integrados ao monitor da incubadora ou, mesmo, quando usado em conjunto, aliado à capacitação dos profissionais da equipe assistencial, para usar todo o potencial tecnológico disponível nesses equipamentos, pode impactar na redução das alterações na diferença de temperatura central e periférica e na obtenção de melhor estabilidade térmica dos recém-nascidos, reduzindo a incidência das complicações decorrentes das variações no aquecimento e das suas consequentes sequelas e mortalidade[4,16].

Incubadora neonatal

Conceito
A incubadora neonatal é um equipamento eletromédico usado para a assistência de recém-nascidos prematuros e/ou com intercorrências. Sua função é proporcionar um ambiente termoneutro obtido por meio do controle da temperatura e da umidade relativa do ar e da concentração de oxigênio em níveis adequados. Esse ambiente permite que o recém-nascido mantenha uma temperatura corporal normal com baixas taxas metabólicas, o que contribui para que seu desenvolvimento seja mais rápido e com menor incidência de complicações clínicas[1,4,8].

Funções
A incubadora enquanto um recurso tecnológico de sustentação e termorregulação assistencial ao recém-nascido deve atender às seguintes finalidades e requisitos[1,4,14]:

- Isolamento protetor do recém-nascido mediante à oferta de ar ambiente microfiltrado, combinado com a pressão positiva existente dentro da cúpula, que impedem a entrada de ar externo, por meio da abertura das portinholas de acesso.
- Aquecimento do recém-nascido por convecção, pela circulação forçada de ar, que se movimenta no interior

do equipamento, passando pelo elemento aquecedor e, em toda a cúpula, entre as paredes duplas, sobre o leito, o colchão, e sobre o corpo do paciente.

- Controle e monitorização da concentração da umidade relativa no microclima, por meio de sistema externo servoativo e servocontrolado.
- Controle e monitorização da concentração de oxigênio no microclima por meio de sistema servocontrolado.
- Observação facilitada do recém-nascido através da cúpula de acrílico transparente de qualidade óptica.
- Acesso ao recém nascido e ao equipamento, para a realização de procedimentos, mediante: portas frontal e posterior para colocar e acomodar o paciente e para procedimentos de emergência; quatro portinholas ovais para a entrada de mãos, para realizar todos os cuidados; abertura lateral no acesso à cabeça do recém-nascido, para passagem e fixação de extensões de circuitos ventilatórios; e, uma quinta portinhola, localizada na outra lateral, exclusivamente para a retirada do material utilizado internamente, evitando a contaminação.
- Pesagem do recém-nascido dentro da incubadora, integrada ao monitor e mediante balança acoplada ao leito.
- Execução de exame radiográfico no leito, sem remover o recém-nascido, utilizando a radiotransparência dos componentes e gaveta acoplada para o posicionamento do chassi.
- Monitorização contínua da saturação de oxigênio e da pulsação do recém-nascido, mediante sistema de oximetria de pulso arterial integrado ao monitor.
- Monitorização gráfica dos parâmetros do recém-nascido e da incubadora na tela do monitor para as situações/condição de uso e períodos.

Funcionamento

O sistema de circulação do ar interno da incubadora é comandado por um motor acoplado a uma ventoinha, localizados no compartimento interno do equipamento que, quando ligado, a ventoinha permanece em movimento e admite continuamente quantidade definida de litros de ar ambiente/por minuto, do local onde o equipamento está instalado. Esse ar admitido é microfiltrado, aquecido pelo elemento aquecedor e umidificado e mistura-se ao ar que está recirculando, antes de ser distribuído uniformemente, para a cúpula, sobre o leito, paredes e recém-nascido, na forma de suave brisa, e é mantido sob pressão positiva[1,4].

A renovação permanente do ar do microclima da incubadora, necessária para a eliminação do CO_2, acontece na cúpula, com a eliminação contínua de uma quantidade do ar circulante, pela abertura das guarnições dos orifícios destinados à passagem de equipos e cabos sensores[1,4,14].

O restante do ar circulante, em maior quantidade, retorna para o compartimento inferior da incubadora, onde passa pelos termostatos de controle e pela resistência de aquecimento, para sofrer os ajustes necessários, uma vez que se mistura com o fluxo de ar microfiltrado que é admitido continuamente através do filtro de ar[1,4].

O isolamento protetor do recém-nascido na incubadora é possibilitado pela combinação de dois mecanismos: a admissão de ar microfiltrado, através de um filtro de ar de superfície, com capacidade de reter partículas superiores a 0,5µ e pela pressão positiva existente no interior da cúpula, que é gerada pelo volume de ar minuto admitido, somado ao volume residual circulante dentro do equipamento, que produzem uma resistência que impede que o ar do ambiente externo consiga penetrar na incubadora, mesmo com as portinholas de acesso abertas, para algum procedimento[1,4,16].

É importante salientar que a abertura das portinholas de acesso para mãos, para algum procedimento, possibilita a saída contínua do ar interno da incubadora, podendo ocorrer perdas significativas nas condições ajustadas para o microclima. A utilização de punhos elásticos ajustados às guarnições das aberturas dessas portinholas minimiza essas perdas e permite sua abertura e uso mais prolongado para o cuidado, seguido de períodos de repouso, como preconizado para o manuseio mínimo do recém-nascido[1,4,17].

Como já mencionado, mesmo que a incubadora seja mantida sem a abertura das portinholas, a saída do ar interno ocorre, continuamente, pelos orifícios destinados às passagens de tubos, o que também contribui para a contaminação do ar ambiente da sala onde o equipamento está funcionando[4,17].

O sistema de aquecimento da incubadora dispõe de dois modos de controle e operação distintos e complementares: o modo AR e o modo PELE[1,4,8,16].

No modo AR, a incubadora alcança e mantém a temperatura do ar interno para valores de até 39ºC, controlados automaticamente, por um sensor interno de temperatura, para o valor programado pelo operador. Os valores de ajuste e de medição da temperatura do ar e a indicação da potência de aquecimento da resistência de zero a 100% são mostrados permanentemente no monitor do painel de controle[1,4,16].

O uso de sensor auxiliar de temperatura conectado na incubadora e posicionado no interior da cúpula, em algum ponto de interesse, como na área do colchão, portanto, mais próximo do recém-nascido, possibilita visualizar no monitor a medição da temperatura desse local, sem interferir no ajuste do aquecimento do equipamento[1,4,16].

No modo PELE, o valor de medição do sensor da temperatura da pele é ajustado e programado pelo operador para o recém-nascido. Com o sensor de temperatura de pele devidamente ajustado à pele do recém-nascido, é esse sensor que comanda os ajustes na temperatura do AR da incubadora, necessários para que a temperatura da pele se mantenha nos valores pré-ajustados pelo operador. Os valores das temperaturas do AR e da PELE permanecem registrados no local correspondente do monitor[1,4,15,16].

Com a incubadora funcionando no modo AR, o uso do sensor de temperatura da pele, devidamente ajustado ao recém-nascido, possibilita apenas a leitura e o registro do valor da temperatura da pele, no monitor, sem nenhuma interferência desse sensor no ajuste da temperatura do ar[1,4,16].

A adoção de sistemas microprocessados ativos de umidificação para o microclima da incubadora surgiu para atender à necessidade de garantir e elevar a temperatura corporal de recém-nascidos cada vez mais prematuros, mediante a produção e manutenção de concentração de umidade relativa, em percentuais acima de 60%, independente da temperatura interna e das condições de temperatura e umidade relativa da sala[1,4,8,16].

As incubadoras podem ser dotadas de dois sistemas de válvulas para admissão de oxigênio no microclima da incubadora: modo limitado (obrigatório) e modo servocontrolado[1,4,16].

O modo convencional, presente em todas as incubadoras, opera com *niple* dotado de válvula limitadora para a admissão de O_2, que é fornecido por fluxômetro adaptado a uma fonte do gás, portanto, em litros por minuto, ajustado pelo operador. Alcança concentrações variáveis de 21 a 85%, conforme tabela de referência que consta na incubadora[1,4,16].

O modo servocontrolado opera com *niple* dotado de válvula de livre demanda para admissão de O_2, que é fornecido diretamente de uma válvula redutora, da rede de gases, pré-ajustada em $3,5 kgf/cm^2$ e mediante a conexão com a incubadora utilizando os adaptadores em rosca da mangueira verde apropriada. A administração de O_2 é feita mediante a abertura ou fechamento da válvula de livre demanda para entrada do gás, a partir da programação do valor da concentração pelo operador e da monitorização permanente pelas duas células, sensores de O_2, localizadas no compartimento interno da cúpula. Possibilita ajustes de concentrações de O_2 de 21 a 65% e variações de 3%[4,16].

Os dois sistemas de válvulas de oxigênio são dotados de filtros e independentes da entrada do ar. Após a entrada o O_2, mistura-se ao ar admitido para ser aquecido e umidificado e compor o microclima da incubadora[4,16].

É necessário atentar para a necessidade do uso dos punhos elásticos, nas portinholas de acesso ao recém-nascido, para possibilitar o cuidado e o manuseio prolongado, sem que isso possa interferir na concentração de O_2 do microclima[16,17].

Características tecnológicas atuais de uma incubadora neonatal

Os recursos tecnológicos que compõem um modelo atualizado de incubadora neonatal possibilitam[4,16]:

- Operação com tecnologia microprocessada, para facilitar, garantir e monitorizar o ajuste e o controle dos parâmetros operacionais do equipamento e do recém-nascido.
- Painel de controle elevado, lateral e giratório, em monitor LCD colorido de ampla visibilidade e fácil ajuste dos parâmetros do equipamento e do recém-nascido, monitorização gráfica das funções e maior contato visual e interatividade com o operador.
- Controles servocontrolados para os sistemas de: aquecimento – modo AR e modo PELE, concentração de umidade relativa e concentração de oxigênio do microclima.
- Sistema ativo e programável para a umidificação do microclima da incubadora, monitorizado na cúpula e dotado de reservatório de água removível, drenável e esterilizável.
- Cúpula de acrílico transparente de qualidade óptica, ampla e ergonômica com dupla parede para facilitar a visualização das condições clínicas e portas de acesso: frontal e posterior, guarnecidas com portinholas e passa-tubos para a realização de procedimentos e manuseio mínimo do recém-nascido.
- Leito amplo e deslizante de material radiotransparente com trava de segurança, com sistema de ajuste contínuo e suave para as posições inclinadas de Trendelenburg e proclive e as horizontais alta e baixa, com balança integrada e dotado de gaveta suporte para procedimento de radiografia no leito.
- Colchão de espuma especial revestido de fronha de material plástico atóxico para o conforto e a segurança do paciente.
- Acessos estratégicos ao ambiente interno e ao recém-nascido guarnecidos com manga íris e punhos elásticos para facilitar o acesso de acessórios e mãos ao equipamento sem alterar as condições internas do microclima.
- Pedais para ajuste da altura da incubadora por motor elétrico, conforme estatura e posição mais ergonômica para o operador.
- Travas para as rodas, para-choques, prateleiras e iluminação auxiliar.
- Gavetas para armazenamento de materiais individuais do recém-nascido.
- Equipamento completamente desmontável e de fácil acesso e montagem dos componentes internos garantindo as condições de limpeza ou desinfecção dos seus componentes.

Operação otimizada dos recursos e funcionalidades da incubadora

Vários estudos têm apontado que os profissionais de saúde e os serviços especializados de saúde, independente dos equipamentos eletromédicos disponíveis, nem sempre utilizam esses recursos com todo seu potencial, mediante a adoção de práticas convencionais de uso que resultam em simplificação e subutilização e oferecem riscos, além de não atenderem aos critérios de avaliação mencionados no início deste capítulo[4,7,15,17].

A seguir, apresenta-se uma sugestão de uso otimizado dos recursos e funcionalidades de uma incubadora, com base em um material didático desenvolvido a partir do manual do usuário de uma incubadora, que foi objeto de avaliação tecnológica, na fase do ciclo de vida de uso pleno pelos usuários, em tese de doutorado[4,17].

Incubadora organizada e pré-ajustada para receber o recém-nascido

Uma incubadora com os parâmetros mínimos estabelecidos possibilita executar os procedimentos com mais rapidez, efetividade, segurança e conforto para o recém-nascido e para o profissional, além de atender ao manuseio mínimo necessário do recém-nascido, mediante o acesso e uso fácil dos materiais necessários mantidos previamente organizados[17].

- Ligar a incubadora 40 minutos antes do uso, tempo mínimo, para garantir o alcance de temperaturas do modo AR necessárias a cada recém-nascido.
- Ajustar a temperatura do modo AR para valores ≥ 36ºC, para no caso de recém-nascido hipotérmico.
- No preparo da incubadora para o próximo uso é necessário pré-ajuste todos os parâmetros mínimos que deverão ser utilizados antes e após a admissão do próximo recém-nascido.
- Avaliar a efetividade e a segurança do uso de outros recursos de fornecimento de calor adicional, para aquecer o recém-nascido, além da própria temperatura da incubadora, devidamente ajustada para cada caso.
- Proceder a conexão, ajuste e posicionamento de cabos sensores antes da recepção do recém-nascido.

Acesso facilitado ao recém-nascido para procedimentos

As diferentes aberturas da cúpula para acesso ao ambiente interno e ao recém-nascido estão estrategicamente distribuídas para facilitar o cuidado, minimizar as perdas, evitar a contaminação interna e, principalmente, para colaborar nas situações de maior risco ou emergência[14].

Destine uma área física apropriada para a instalação da incubadora, que possibilite:

- Acesso e utilização a todas as laterais e componentes.
- O acesso do profissional canhoto na parte posterior ou traseira da incubadora, para executar cuidados.

- O acesso de outros equipamentos para a realização de procedimentos no leito, por exemplo, para exame radiológico.
- O acesso e atuação de até dois profissionais na posição de auxiliar, na parte frontal ou distal da incubadora.
- O acesso à cabeça do recém-nascido, mediante seu posicionamento, na direção da abertura lateral guarnecida com manga íris.
- A avaliação e controle permanente de todos os componentes do equipamento, independente da sua localização.
- A facilidade de acomodar a poltrona da mãe e a integração ao equipamento, quando em procedimento Mãe-Canguru.

Ajuste e controle de parâmetros no monitor da Incubadora

O painel de controle da incubadora possui um monitor que permite ajustar, visualizar e monitorizar as condições de funcionamento do equipamento[17].

Na tela do monitor, podem-se visualizar diversos ícones demonstrativos dos valores de ajustes dos parâmetros e condições de funcionamento do microclima e do recém-nascido na incubadora, como: temperaturas do AR, da PELE e AUXILIAR, concentrações de UMIDADE, OXIGÊNIO, OXIMETRIA DE PULSO e PESO; potência de aquecimento, data e horário, gráfico/tendência de parâmetros, texto informativo de funções e alarmes e coluna de menus.

- Posicionar a Incubadora de forma a favorecer o acesso, a rotação e a visualização da tela do monitor, de modo que o operador possa monitorizar permanentemente os parâmetros ajustados.
- Utilizar a incubadora com todas as informações possíveis e relevantes disponibilizadas na tela do monitor, tanto no modo espera como no modo em uso com o recém-nascido.
- Verificar se a tela do monitor demonstra que todos os parâmetros estão ajustados para valores compatíveis e recomendados para cada função, tanto para as condições do microclima como para o recém-nascido, para não acarretar alarmes luminosos e sonoros.
- Observar que qualquer alteração em um ou mais parâmetros programados pode ser identificada e reajustada imediatamente, mesmo antes do acionamento dos alarmes luminosos ou sonoros.
- Utilizar a incubadora no modo espera do recém-nascido com a tela do monitor pré-ajustada para os parâmetros mínimos individualizados: temperaturas do AR, da PELE e concentrações de UMIDADE e, se necessário, a concentração de OXIGÊNIO e a OXIMETRIA DE PULSO, para serem ligados somente momentos antes ou após a colocação do recém-nascido na incubadora.

- Escolher um gráfico na tela do monitor, cuja função seja relevante, para a monitorização visual de um determinado parâmetro e momento específico do uso da incubadora com o recém-nascido.
- Ligar cada um dos parâmetros no momento em que a função dele estiver apta e for necessária para entrar em funcionamento, tanto antes como após a colocação do recém-nascido na incubadora, não provocando o acionamento desnecessário de alarmes visual e sonoro.
- Utilizar a incubadora no modo AR, com temperatura ajustada para valores de 36°C ou até ≥ 37°C a 39°C para receber o recém-nascido e ajustar o sensor de temperatura de PELE para monitorizar o alcance de uma temperatura aproximada de 36°C para o recém-nascido. Então, alterar a função de aquecimento para o modo PELE, modo esse em que o valor da temperatura do ar será continuamente servocontrolado conforme as mínimas variações ocorridas na temperatura medida pelo sensor de temperatura de PELE.
- Utilizar o sensor auxiliar de temperatura, em outro local desejado do ambiente do recém-nascido na incubadora, como o ninho que acomoda o recém-nascido, para avaliar e monitorizar a temperatura do AR, que é diferente da que é medida pelo sensor de ar localizado no compartimento interno do equipamento, junto ao conjunto da resistência e ventoinha.
- Selecionar a apresentação gráfica de determinado parâmetro relevante para a situação de uso da incubadora naquele momento, permitindo a monitorização visual e a escolha por um período de 4, 8 ou 24 horas.

Servocontrole da temperatura da pele

O recurso servocontrole da temperatura da pele oferece as condições necessárias para o recém-nascido manter sua estabilidade térmica. No modo PELE, a temperatura da incubadora é automaticamente ajustada para manter a temperatura de pele do recém-nascido, previamente definida. Os valores das temperaturas do ar e da pele permanecem registrados na tela principal[17]:

- Recepcionar o recém-nascido no modo AR, e proceda à fixação do sensor e ao ajuste da temperatura da pele. Acompanhar sua leitura até que sejam atingidos os valores desejados para então proceder à passagem do modo AR para o modo PELE, para que o próprio recém-nascido passe a controlar a temperatura do ar da incubadora.
- Proceder ao ajuste da temperatura da pele para valores entre 36°C e 36,4°C, considerando que a temperatura axilar do recém-nascido é de cerca de 0,4°C superior à temperatura da pele, em situações de homeotermia.
- Observar que sempre que ocorrer mínima variação na temperatura da pele do recém-nascido que utiliza o sensor de pele, com a incubadora ajustada no modo

PELE, esse sensor promoverá uma alteração automática da temperatura do ar, que pode ser acompanhada na tela do monitor pelo ícone de potência de aquecimento.
- Proceder à fixação do sensor de temperatura de pele, com adesivo, preferencialmente na pele íntegra, com um bom tecido subcutâneo, para facilitar a fixação e a leitura dos valores de medição.
- Manter os parâmetros em conformidade para reduzir o acionamento de alarmes.

Servocontrole da concentração de umidade relativa no microclima

A concentração de umidade relativa mais elevada possibilita a manutenção térmica de recém-nascidos prematuros, além de reduzir as perdas hídricas. Graças ao tamanho das partículas e seu aquecimento, em concentrações de até 95%, o uso do sistema servoativo de umidificação na incubadora permite o ajuste e a manutenção de uma concentração de umidade relativa estável e devidamente integrada ao ar circulante[17].

Para operar o microclima da incubadora com concentração de umidade relativa elevada sem produzir a elevação da temperatura corporal do recém-nascido, é necessário utilizar o aquecimento em modo PELE, para que a temperatura do ar seja ajustada em função da temperatura do recém-nascido, e o valor da umidade relativa possa se mantido fixo:

- Preparar a incubadora para o uso de acordo com a necessidade do recém-nascido que será admitido. Instalar um reservatório de água esterilizado e abastecer exclusivamente com água destilada. Programar um valor de concentração de umidade relativa (no mínimo 60%) e ligar a função, observando o valor de ajuste e a medição no monitor.
- Utilizar determinada concentração de umidade relativa por vários dias, até que o recém-nascido se adapte. Reduzir a concentração de forma progressiva, em níveis de 5%, até atingir uma concentração confortável, como a de 60%, que deverá ser mantida durante a permanência do recém-nascido na incubadora.
- Com o sistema ativo de umidificação ligado, a incubadora deve operar no modo PELE, evitando assim a elevação da temperatura corporal do recém-nascido, uma vez que esse sensor ajusta a temperatura do ar para manter a umidade relativa com um valor fixo.
- O efeito de condensação de umidade relativa na cúpula, devido às diferenças de temperatura interna e externa, pode ser minimizado mediante o uso de uma película antiembaçante aplicada em parte das paredes de acrílico e/ou a utilização de uma compressa absorvente para secar a parede interna da cúpula.
- Adotar os procedimentos recomendados para troca, permanência e processamento do reservatório do siste-

ma de umidificação, para evitar contaminação e redução da sua vida útil devido ao estrago do reservatório e componentes durante o procedimento de esterilização.

- Esgotar o resíduo de água antes de proceder ao reenchimento do reservatório durante o uso com o mesmo recém-nascido.
- Manter os parâmetros em conformidade para reduzir o acionamento de alarmes.

Servocontrole da concentração de oxigênio no microclima

A oferta de uma concentração de oxigênio acima dos valores atmosféricos sempre deve ser monitorizada, conforme as necessidades de cada recém-nascido. O uso de um sistema de oxigênio servocontrolado na incubadora permite ajustar, monitorizar e manter uma concentração de O_2 graças a dois sensores localizados na parte interna superior da cúpula e de alarmes para as condições de alta e baixa concentrações[17].

O fluxo de entrada de O_2 na incubadora é regulado automaticamente por meio de uma válvula de controle que proporciona maior estabilidade nas concentrações oferecidas de 21 a 65%, além do desmame gradual para até 21%.

- Observar que, ao preparar a incubadora para o uso, os cabos das duas células sensores de O_2 e a mangueira verde apropriada na conexão do tipo rosca devem ser conectados diretamente na rede de gases, com uma válvula redutora pré-ajustada em $3,5kgf/cm^2$.
- Proceder ao ajuste do sistema servocontrolado de oxigênio para a concentração de O_2 prescrita à calibração das células sensores antes de ligar essa função.
- Manter o sistema ativo de umidificação ligado durante a administração de oxigênio na incubadora.
- As células sensores de oxigênio são calibradas para valores de 20 a 22%, sempre que necessário.
- A redução da concentração de oxigênio de forma gradativa, até atingir 21%, favorece a adaptação respiratória e de saturação do recém-nascido.
- Não devem ser utilizados outros recursos para a oferta de oxigênio, pois dificultam a incorporação do O_2 ao microclima da incubadora.
- Durante o uso do sistema de oxigênio servocontrolado na incubadora, utilizar os punhos elásticos nas portinholas para controlar as variações na concentração durante a abertura para procedimentos com o recém-nascido.
- Manter os parâmetros em conformidade para reduzir o acionamento de alarmes.

Manuseio mínimo do recém-nascido

O manuseio mínimo do recém-nascido é condição fundamental da assistência neonatal. A manutenção do ambiente termoneutro ajustado favorece a evolução clínica segura do recém-nascido.

É importante observar que a abertura das portinholas de acesso para mãos, durante a realização de procedimentos, permite a saída do ar interno da incubadora, o que contribui para perdas significativas nas condições ajustadas do microclima[14].

- Utilizar punhos elásticos ajustados nas guarnições das aberturas das portinholas para ter o acesso das mãos e antebraços sem perdas do microclima.
- Agrupar os procedimentos durante o acesso para gerar períodos prolongados de repouso para o recém-nascido.

Pesagem do recém-nascido

O peso do recém-nascido é um parâmetro de grande importância para sua avaliação, pois a pesagem correta possibilita a instrumentação de medidas terapêuticas mais precisas[17].

A incubadora possui uma balança de precisão integrada ao leito, o que permite a pesagem do recém-nascido sem a necessidade de removê-lo. Além disso, é possível monitorizar as variações do peso durante determinados procedimentos, como na infusão de hidratação por via intravenosa, e antes e após a amamentação para avaliação do volume.

A balança precisa ser operada com o leito na posição horizontal e ser devidamente tarada antes do uso:

- Verificar se o cabo sensor da balança está conectado antes de ligar a incubadora para um novo uso, para que a função de pesagem seja ativada e apareça a leitura do peso na tela do monitor.
- Observar que o leito é dotado de um colchão adequado, com dimensões ligeiramente reduzidas, que deve ser usado e mantido coberto com o lençol e com outros acessórios, sem que as bordas toquem as laterais da cúpula e interfiram na precisão da pesagem.
- Proceder à tara da balança após colocar todos os materiais no leito para a recepção do recém-nascido, o que permite recebê-lo procedendo à pesagem e seu registro na tela da incubadora.
- Para a pesagem do recém-nascido utilizar a tara automática da balança, que permite um tempo em segundos, para que ele possa ser removido e mantido elevado sobre o leito, até que o *bip* sonoro indique a condição de tara. Com a balança tarada, retornar o recém-nascido sobre o leito e visualizar a indicação do peso diretamente na tela da balança, que deve ser registrado como peso atual, para uma nova consulta ou para a integração ao gráfico de pesos.

Monitorização da oximetria de pulso

A oximetria de pulso arterial possibilita medir e monitorizar, continuamente e de maneira não invasiva, a saturação de oxigênio (SpO$_2$) da hemoglobina arteriolar e a amplitude e a frequência de pulsação em recém-nascido com risco de apresentar hipoxemia de origem respiratória ou cardíaca[17].

O princípio da oximetria baseia-se na espectrofotometria, ou seja, na capacidade diferenciada de a hemoglobina absorver a luz vermelha e infravermelha, quando está ou não saturada com oxigênio, possibilitando medir a SpO$_2$ arterial periférica, em porcentagem, e na pletismografia, ou seja, na captação da luz pulsátil e na configuração da onda de pulso, possibilitando medir os batimentos por minuto (BPM).

A incubadora pode ter um *kit* opcional de oximetria de pulso integrado que possibilita a monitorização contínua da SpO$_2$, com um sensor conectado ao painel lateral e aplicado na parte anterior da sola do pé do recém-nascido:

- Ao colocar a incubadora para funcionar em modo de espera para um outro recém-nascido, manter o sensor de oximetria devidamente conectado ao painel apropriado e ajustado aos parâmetros para os alarmes de SpO$_2$ e os BPM prescritos.
- Recepcionar o recém-nascido na incubadora e adaptar o sensor de oximetria no local, forma e com materiais mais apropriados ao seu tamanho, verificando se os ajustes de parâmetros para os alarmes de SpO$_2$ e BPM pré-ajustados são adequados.
- Selecionar os gráficos correspondentes de SpO$_2$, BPM ou curva pletismográfica disponíveis na tela de tendências para complementar a monitorização contínua da SpO$_2$ em porcentagem e do pulso em BPM na tela do monitor.
- Observar as informações do quadro do oxímetro e os sinais sonoros constantemente, para verificar se as medições estão sendo tomadas adequadamente.
- Verificar situações que podem interferir na leitura da SpO$_2$ e da frequência de pulso como: iluminação excessiva sobre o local do sensor, aplicação do sensor em extremidade com manguito do medidor de pressão, cateter arterial ou acesso vascular.
- Monitorizar a área de fixação do sensor na pele do recém-nascido devido a sua vulnerabilidade à compressão, aquecimento e uso de adesivos.
- Manter os parâmetros em conformidade para reduzir o acionamento de alarmes.

Redução de ruídos

Os diferentes materiais, além da circulação de ar e da pressão positiva da incubadora, necessitam de cuidados do operador para minimizar os efeitos dos ruídos contínuos ou esporádicos[17].

As diferentes aberturas da cúpula necessitam ser manipuladas de forma apropriada, evitando a produção de ruídos indesejáveis e desnecessários para o recém-nascido:

- Verificar que a incubadora esteja instalada em área física apropriada, permitindo o acesso e a utilização de todas as laterais, componentes e demais equipamentos em uso.
- Apoiar os materiais nas prateleiras e não sobre a cúpula da incubadora.
- Observar que as portinholas possuem proteções de silicone em sua parte externa para encostar na cúpula sem o impacto. Abrir as portinholas com o auxílio do cotovelo e fechá-las suavemente, segurando as travas de segurança, de forma silenciosa.

Isolamento protetor para o recém-nascido

O isolamento protetor oferecido ao recém-nascido é obtido mediante a entrada de ar ambiente microfiltrado por um filtro de superfície, com capacidade de reter partículas superiores a 0,5μ, em quantidade definida e contínua na incubadora para formar uma pressão positiva, cuja função é impedir a entrada de ar através da abertura das portinholas ou das guarnições dos orifícios passa-tubos[17]:

- Ligar e manter a incubadora em funcionamento após a limpeza ou desinfecção para manter as condições do isolamento protetor e as condições internas do equipamento até novo uso.
- Monitorizar as condições de sujidade do filtro de ar, em cada procedimento de limpeza ou desinfecção da incubadora, para garantir uma condição de filtração do ar, que é admitido na incubadora, e definir trocas sempre que necessário.
- Realizar os procedimentos com o recém-nascido na incubadora, utilizando as portinholas de acesso para mãos para a manutenção das condições de isolamento protetor do equipamento.
- Proceder à abertura das portinholas, utilizando os cotovelos, para garantir o acesso de mãos limpas ao ambiente interno e ao recém-nascido.
- Colocar e manter os materiais mínimos necessários no ambiente interno da incubadora, pois podem contribuir como veiculo de contaminação interna do equipamento.
- Não realizar o procedimento de limpeza concorrente na incubadora, pois, além de ser contrário ao manuseio mínimo do recém-nascido, também favorece o deslocamento de contaminação de pontos distantes para mais próximos ao recém-nascido.
- Obedecer a um prazo máximo de cinco dias de uso contínuo da incubadora com o mesmo recém-nascido, para proceder à realização da limpeza ou desinfecção terminal do equipamento, diante da não realização da limpeza concorrente, enquanto em uso com o recém-nascido.

Procedimento de limpeza e desinfecção para novo uso

A incubadora possui diferentes compartimentos e materiais que necessitam ser completamente desmontados e observados durante o procedimento de higienização terminal do equipamento, entre os usos com o mesmo ou com diferentes recém-nascidos[17].

A permanência do recém-nascido na incubadora produz sujidades, odores e contaminação relacionados às eliminações e secreções produzidas pelo recém-nascido, bem como a degradação de outras substâncias utilizadas, como leite, medicamentos e produtos de higiene, trazidos por meio das mãos ou mesmo materiais colocados dentro do equipamento:

- Utilizar a incubadora por um prazo máximo de cinco dias, no caso de longa permanência do mesmo recém-nascido, para a realização da limpeza ou da desinfecção completa do equipamento.
- Os espaços internos da incubadora não devem passar por limpeza concorrente ou diária para a remoção de sujidades, como medida para evitar a disseminação de contaminação.
- Adotar um protocolo para a limpeza da incubadora, utilizando água e detergente neutro ou enzimático e compressas, de preferência descartáveis, para remover as sujidades, o enxágue do produto e a secagem dos componentes para a montagem.
- Adotar um protocolo para a realização da desinfecção da incubadora, definindo produto desinfetante para superfície fixa, atóxico e que não comprometa a integridade dos diferentes componentes e materiais da incubadora.
- É necessário que a limpeza e a desinfecção da incubadora, além da montagem e preparação para um novo uso, identificando problemas para manutenção preventiva, sejam realizadas por profissional devidamente treinado.
- É necessário que a incubadora seja completamente desmontada para a limpeza e para a desinfecção terminal e montada em seguida de forma correta para que possa ser colocada em funcionamento de espera para um novo uso.
- O reservatório de água deve ser encaminhado para processamento de esterilização e/ou de desinfecção de alto nível.

Controle de infecção

O isolamento protetor do recém-nascido é uma das condições oferecidas pela incubadora, mas seu uso seguro depende de algumas medidas que permitem o controle de infecções em recém-nascidos. Algumas dessas medidas dependem diretamente do profissional ao utilizá-las em prol da redução de contaminação, tais como abertura das portinholas de acesso com os cotovelos, sem tocar com as mãos limpas ou enluvadas as travas externas, a pressão positiva interna na cúpula que impede a entrada do ar com as portinholas abertas, além da microfiltração de todo ar admitido na incubadora[16,17]:

- A incubadora é mantida ligada após a limpeza e desinfecção terminal enquanto aguarda novo uso, o que garante suas condições internas de higienização.
- O filtro de ar da incubadora é examinado periodicamente e substituído sempre que necessário.
- As portinholas são abertas com os cotovelos, garantindo assim o acesso das mãos limpas.
- A portinhola da lateral direita é usada para retirar os materiais utilizados em procedimentos, evitando cruzar o material sujo com o limpo.
- Após cada uso e em períodos programados nos casos de longa permanência, acontecem os procedimentos corretos e completos de limpeza e desinfecção terminal do equipamento.
- A limpeza diária da incubadora não deve acontecer para evitar a possibilidade de contaminação de qualquer ponto da incubadora para o recém-nascido.
- Quando a incubadora estiver com o recém-nascido e uma limpeza pontual for necessária, deve ser cuidadosa e restrita à área afetada.

Funções de dispositivos integrados e acessórios

A incubadora possui diferentes dispositivos e acessórios que contribuem para uma utilização mais eficaz, facilitada e integrada do equipamento. Destacam-se, internamente, os elevadores do leito, a gaveta e a radiotransparência do leito para o chassi de raios X, o leito balança, as paredes duplas da cúpula e o sensor de temperatura auxiliar. E externamente, prateleiras, gavetas, tomadas auxiliares, pedais ergométricos e saída serial para impressora[16,17].

Os dispositivos e acessórios disponíveis na incubadora favorecem tanto o operador quanto o recém-nascido, pois foram incorporados ao equipamento a partir de necessidades identificadas ao longo da sua utilização da na assistência aos recém-nascidos:

- As diferentes posições de inclinação do leito são utilizadas, conforme as necessidades do recém-nascido ou de determinado procedimento.
- Balança de precisão integrada ao leito é utilizada para executar a tara automática e a pesagem do recém-nascido, sem removê-lo da incubadora.
- A gaveta para o chassi e a radiotransparência do leito são utilizadas para os procedimentos radiográficos do recém-nascido na incubadora.
- A função das paredes duplas da cúpula que reduzem as perdas de calor por radiação é valorizada, uma vez que as paredes internas são mantidas em temperatura mais estável, controlando as trocas com o corpo do recém-nascido.

- O *plug* do sensor auxiliar é conectado na tomada do painel da Incubadora e usado dentro da cúpula para medir a temperatura do ninho do recém-nascido, ou mesmo sua temperatura periférica.
- A prateleira giratória é utilizada para outros equipamentos e materiais de procedimentos de uso contínuo, observando o posicionamento centralizado e o limite de peso de 10kg.
- Os gaveteiros são usados para guardar e manter ao alcance das mãos componentes da incubadora e materiais de cuidado, além de documentação e mesmo o prontuário do paciente.
- O conjunto de tomadas auxiliares localizado em caixa fixada diretamente ao suporte da incubadora é utilizado para conectar outros equipamentos acoplados na energia elétrica.
- A iluminação auxiliar utilizada em situações específicas é a com 3 Leds de luz branca, localizada no braço de apoio da prateleira esquerda, capaz de iluminar o ambiente interno da cúpula durante procedimentos.
- O suporte ergométrico é acionado eletricamente para ajustar a altura da incubadora em até 20cm, em posição mais confortável para o operador e/ou para a mãe sentada.
- Os rodízios das rodas são travados durante a realização de procedimentos, evitando o deslizamento da incubadora.
- A saída serial RS232 é usada para conectar a incubadora a uma impressora e proceder à impressão dos dados do sistema em intervalos pré-definidos.

Berço aquecido de calor radiante

Conceito

O berço aquecido de calor radiante é um equipamento eletromédico usado para a assistência de todos os recém-nascidos que requerem aquecimento, em diferentes momentos da assistência neonatal, em virtude das suas necessidades e condições térmicas individuais e/ou do ambiente do cuidado. Sua função é fornecer calor radiante ou irradiado a partir de uma fonte de emissão de radiação infravermelha indireta, proveniente de uma resistência ou elemento aquecedor protegido, sobre a superfície de toda área do colchão, possibilitando o aquecimento rápido do recém-nascido, mediante o ajuste de potência de 0 a 100% pelo operador[1,18].

Aplicações do berço aquecido de calor radiante

Sua aplicação na assistência neonatal é diversificada e recomendada para uso em situações em que é necessário o aquecimento por radiação de recém-nascidos suscetíveis à hipotermia ou que não conseguem manter a temperatura corporal, enquanto despidos, em virtude das condições térmicas do ambiente do cuidado, por períodos de[1,9,11,12]:

- Curta duração (minutos a horas), para a realização de procedimentos diversos que exigem que recém-nascido permaneça despido e aquecido, como, por exemplo, no protocolo de reanimação neonatal, onde é um recurso obrigatório; na realização de exames diagnósticos no leito; passagem de cateteres; procedimentos cirúrgicos, coleta de materiais e nos demais cuidados de enfermagem, entre outros.
- Longa duração (dias), para a manutenção da criança aquecida e oferecer sustentação para os outros recursos e procedimentos terapêuticos e assistenciais durante sua internação.

Funções do berço aquecido

O berço aquecido de calor radiante enquanto um recurso tecnológico de sustentação e termorregulação assistencial para o recém-nascido deve atender às seguintes finalidades e requisitos[1,18]:

- Aquecimento do recém-nascido por meio de dois sistemas: modo Manual, que utiliza o controle da potência do elemento aquecedor de zero a 100%, e modo Servo, que ajusta a potência de aquecimento do elemento aquecedor para manter um valor de temperatura de pele, prefixado para o paciente, por meio de um dispositivo servocontrolado microprocessado.
- Monitorização da temperatura da pele do recém-nascido por meio de um sensor de pele conectado ao sistema servocontrole, que determina eletronicamente a potência ou a quantidade de calor irradiado pelo elemento aquecedor, de acordo com o valor de temperatura de pele pré-fixada pelo operador.
- Observação rigorosa do recém-nascido que deve permanecer sempre despido.
- Realização de procedimentos com o recém-nascido com a participação simultânea de mais de um operador, em diferentes serviços do hospital, como ambulatórios, serviços diagnósticos, pronto-socorro, sala de parto, centro cirúrgico, alojamento conjunto e unidade neonatal.
- Utilização conjunta com outros equipamentos periféricos auxiliares, como monitores multiparamétricos, bombas de infusão, respiradores, fototerapias, entre outros, apoiados em prateleiras auxiliares móveis nas laterais do berço e suporte para soluções.
- Redução da necessidade de retirada do paciente do leito e dos demais aparelhos acoplados, favorecendo o manuseio mínimo e a redução de episódios resultantes da manipulação excessiva, com repercussão clínica deletéria, como hipoxemia, agitação, estresse, extubação acidental, desconexão de drenos etc., especialmente durante os procedimentos de radiografia no leito, devido à bandeja acoplada, para acomodar o chassis, e de pesagem, devido à balança integrada ao leito e monitor.

- A reanimação do recém-nascido por meio de um sistema de fornecimento de gases em régua, para a adaptação de fluxômetros para oxigênio e para ar comprimido, para alimentar o funcionamento de um *blender* e de um aspirador de secreção diretamente da rede de gases e/ou com o uso de cilindros auxiliares de oxigênio e ar comprimido adaptados às válvulas redutoras calibradas.

Operação do berço aquecido

Para a operação com o recém-nascido é necessário atentar para os seguintes passos[1,18]:

- Iniciar a operação do berço no modo Manual, para recepcionar e aquecer o recém-nascido. Em seguida, passar a operar no modo Servocontrole, para que as condições térmicas do próprio paciente façam o controle do aquecimento do berço, para manter o valor de temperatura de pele ajustado para o recém-nascido.
- Manter o recém-nascido confortavelmente acomodado, apenas com fralda, para que ocorra dissipação adequada do calor irradiado e melhor observação das condições clínicas do paciente. O uso de roupas dificultará esse processo.
- Controlar periodicamente a temperatura axilar do paciente, mantendo-o sob contínua observação e monitorizado continuamente com o sensor de temperatura de pele.
- O sensor de temperatura de pele é de uso exclusivo para o paciente e deve ser fixado na pele do recém-nascido, com a superfície de contato para baixo e de preferência na região abdominal. É necessário considerar a variação da temperatura medida pelo sensor e a temperatura aferida pelo termômetro clínico na axila, que é de 0,4°C, considerando-se as diferenças: de temperatura da pele do abdome e da região axilar e a dos instrumentos de aferição.

Precauções no funcionamento

O uso de berços aquecidos por calor radiante exige a atenção de algumas recomendações para garantir sua eficácia e segurança, que são destacadas[1,9,18]:

- Algumas condições ambientais relacionadas com temperaturas muito baixas ou elevadas, além da movimentação e fluxo do ar, podem afetar o equilíbrio térmico do paciente e o desempenho do berço de calor radiante.
- O berço aquecido operando em modo Manual emite continuamente ao paciente uma quantidade de energia/calor definida pelo operador, daí a necessidade de usar esse modo apenas quando o paciente estiver sob observação direta e contínua de um profissional, para evitar que os valores ajustados para a potência possam ser insuficientes ou excessivos no uso prolongado e produzir hipotermia e/ou hipertermia no recém-nascido.

- Preferencialmente, deve-se utilizar o modo Servo, em que o berço aquecido monitoriza a temperatura do paciente por meio de um sensor de temperatura da pele, comandando eletronicamente a quantidade de energia/calor, de acordo com a real necessidade do paciente. Recomenda-se que a temperatura da pele, que é mais superficial, seja ajustada para valores entre 36,1°C e 36,4°C, pois, em condições homeotérmicas, ela se encontra ao redor de 0,4°C, mais baixa que a temperatura axilar, medida com um termômetro clínico.
- Recomenda-se controlar tanto a temperatura de pele quanto a axilar do recém-nascido, periodicamente, e avaliá-las em conjunto com a observação clínica para detectar sinais de hipotermia e/ou hipertermia, para avaliar o modo de operação e proceder ao reajuste das condições de aquecimento.
- O uso de aparelho de fototerapia combinado com o berço aquecido de calor radiante necessita que seja mantido fora da fonte de calor radiante, para também não comprometer o funcionamento e a vida útil das lâmpadas e a eficácia terapêutica do equipamento de fototerapia utilizado.

Características tecnológicas atuais de um berço aquecido de calor radiante

Equipamento com acessórios projetado para atender diferentes necessidades terapêuticas e de cuidado de forma integrada, como uma unidade de cuidado intensivo, nas suas mais diversas formas de aplicação, em unidades de terapia intensiva, salas de parto e berçários ou mesmo enfermarias de pediatria, tanto para procedimentos clínicos quanto cirúrgicos e também para atender o transporte interno no hospital, com destaque para[1,18]:

- Refletor irradiante com fonte de elemento aquecedor revestido por quartzo e com calha de proteção para o paciente e com direcionadores que distribuição de calor homogêneo em toda área do colchão, além de contar com iluminação auxiliar e deslocamento em ambos os lados para acesso de equipamentos de raios X e outras aplicações, como dar suporte ao recém-nascido com a mãe para amamentação e Mãe-Canguru.
- Painel de controle microprocessado com tela e monitor gráfico colorido para controle e monitorização de parâmetros como temperaturas de pele e pele auxiliar, temperatura do ambiente, saturação de oxigênio e do pulso do paciente, peso, além da contagem dos minutos do boletim de Apgar.
- Coluna central para acoplar: suporte de soro, prateleiras laterais, enrolador suporte de fio, painel de entrada de gases, fluxômetros de O_2, puxador para transporte e ganchos para bolsa coletora.
- Mesa elétrica do leito, para ajuste automático das posições de Trendelenburg, proclive e horizontal.

- Base com 4 rodízios com freio de 5".
- Outros acessórios: equipamentos que podem ser integrados ao painel de controle do berço aquecido de forma modular, para seu uso, como unidade de cuidados intensivos, por exemplo, balança integrada ao leito, oxímetro de pulso (SpO_2), fototerapia reversa com super-LED, colchão térmico e baterias para transporte; e componentes como colchão transparente para fototerapia reversa, suporte para bombas de infusão, tomadas auxiliares em diversas configurações, pedal ergométrico, bandejas, prateleiras e gavetas, suporte e cilindros de O_2 e ar comprimido e painel frontal de gases com opções para aspirador, *blender* e reanimador neonatal com pressões controladas, além de CPAP neonatal por selo d'água, entre outros.

Incubadora *versus* berço aquecido de calor irradiante

Em estudos sobre a aplicação da incubadora e do berço aquecido de calor irradiante para aquecimento e manutenção térmica de recém-nascidos prematuros e doentes, ambos apresentam algumas vantagens e desvantagens quando comparados[8,9,19,20].

A incubadora oferece vantagens que podem ser fisiologicamente importantes para os recém-nascidos prematuros e doentes em comparação com o berço aquecido de calor irradiante, como:

- Menor perda insensível de água pelo recém-nascido para o microclima.
- Proteção do recém-nascido dos ruídos intermitentes e muitas vezes elevados do ambiente físico da unidade de terapia intensiva neonatal, por meio da isolação da cúpula, embora o funcionamento da incubadora também produza um nível de ruído interno constante e controlado por norma técnica, para valores de 50-55Dba, devido ao conjunto motor/circulador de ar[21].

Por outro lado, a incubadora também apresenta desvantagens em comparação com o berço de calor irradiante, devido a:

- Perda significativamente importante de calor e resfriamento rápido do recém-nascido quando alguma das portas de acesso ao ambiente interno é aberta e/ou é mantida inadequadamente assim.
- Dificuldade para aquecer adequadamente recém-nascidos muito prematuros, muito pequenos e doentes, que necessitam de temperatura do ar mais elevada, muitas vezes maiores do que a capacidade permitida do ajuste do *software* do equipamento.

O conforto térmico oferecido pela incubadora pode ser aprimorado com base nos mecanismos de perda e de ganho de calor pelo corpo do recém-nascido, que são mediados por meio das trocas por convecção, evaporação, radiação e condução, mediante[8,9,22]:

- A elevação da temperatura de aquecimento do ar da incubadora para valores acima de 37ºC minimiza a perda de calor por convecção.
- O acréscimo na concentração de umidade relativa no microclima da incubadora reduz a perda de calor por evaporação.
- O aquecimento externo da cúpula da incubadora contribui para a diminuição da perda de calor por radiação
- O fornecimento de calor por condução para o corpo do recém-nascido por meio do uso de um colchão térmico na leito da incubadora pode contribuir para aumentar o calor metabólico do recém-nascido e minimizar a perda de calor por condução que nem sempre é tão considerada.

Implicações para a prática e a redução das perdas

Para atender recém-nascidos prematuros de diferentes tamanhos e idades gestacionais, as incubadoras contam com recursos para minimizar as perdas de calor e geração de ruídos, tais como[1,4,16]:

- Operação no modo AR, com uma tecla de temperatura – 37ºC que possibilita o aquecimento em até 39ºC para aquecimento efetivo do recém-nascido no momento da recepção na incubadora.
- Um sistema servoativo de umidificação do microclima para concentrações de UR de até 95%, que em combinação com a temperatura do ar possibilita a elevação e a manutenção da temperatura de recém-nascidos muito prematuros e pequenos.
- O uso de paredes duplas que possibilitam que a parede interna de contato mais próximo com o recém-nascido mantenha temperaturas mais estáveis, reduzindo as perdas por radiação.
- Dispositivos de proteção para abertura e fechamento das portas de acesso e movimentação do leito que possibilitem a operação com redução dos ruídos.
- Portinholas de acesso mais ergonômicas para operação interna com mais facilidade, evitando a abertura das portas de acesso para a realização de procedimentos, com menor interferência para a manutenção de condições de conforto e equilíbrio térmico para o recém-nascido na incubadora.

Tendência: equipamentos híbridos de termorregulação

Equipamentos híbridos são importantes em unidades de terapia intensiva, neonatal e pediátrica que necessitam contar obrigatoriamente com a instalação de berços aquecidos e incubadoras, obrigatórios, para assistir o recém-nascido de alto risco durante suas internações.

Um equipamento híbrido pode operar como incubadora fechada e também como unidade de cuidado intensivo aberta de calor irradiante, com todos os parâmetros e funcionalidades sintetizados em um único painel e monitor[16].

O equipamento híbrido tem a vantagem de que em um único equipamento é possível fazer a transição imediata de uma modalidade para outra: incubadora para berço aquecido e/ou vice- versa, sem a necessidade de ter que trocar de equipamento, não só nos momentos de transição definitiva do paciente durante sua permanência na UTI, mas especialmente em situações de realização de procedimentos invasivos, mais complexos, onde o acesso da equipe e o posicionamento do recém-nascido são fundamentais, como entubação traqueal, passagem de cateteres e drenos, em situações de emergência (apneia, parada cardiorrespiratória, convulsões), exames diagnósticos por imagem (ultrassonografia no leito, radiografia no leito), exames laboratoriais (coleta de liquor, gasometria arterial), entre outros, mediante abertura da cúpula em modo incubadora, rotação do leito 360° e transição da incubadora para berço aquecido[16].

Um equipamento híbrido apresenta também alguns recursos diferenciais, como[16]:

- Otimização de espaço e área física de instalação, uso e guarda do equipamento entre os usos.
- Um único painel do monitor do equipamento que sintetiza toda a operação dos dois equipamentos e as opções de monitorização, com gráficos para tratamento e diagnóstico por meio de um menu interativo.
- Controle de infecção associado à menor rotatividade no uso do equipamento, devido à transição do berço para incubadora e vice-versa.
- Acesso ao recém-nascido para procedimentos de humanização (contato materno com a mãe sentada, Mãe-Canguru com mais conforto devido ao uso de pedais ergonômicos para a colocação do equipamento, em posição inferior baixa.
- Desmontagem completa para limpeza e desinfecção do equipamento e suas peças e partes pelo usuário.
- Versatilidade na transição dos modos berço aquecido para incubadora com remoção completa do aquecedor radiante do ambiente interno da incubadora.
- Contar com dispositivos de proteção e segurança destinados a proteger o paciente contra queda do leito, quando em modo berço aquecido.
- Contar com dispositivos de proteção e segurança destinados a proteger o paciente de entrar em contato com partes e componentes da incubadora, além do leito e do colchão, quando em modo incubadora.
- Contar com dispositivos de proteção e segurança destinados a proteger o paciente e o usuário na elevação suave da cúpula na transição da incubadora para berço aquecido.

REFERÊNCIAS

1. Arone EM. Tecnologias de sustentação para o cuidado do recém-nascido. In: Figueiredo NMA, Machado WCA. Tratado de cuidados de enfermagem. São Paulo: Roca; 2012.p.1950-81.
2. Arone EM, Brito LFM. O gestor do serviço de engenharia clínica. In: Alves VLS, Feldman LB. Gestores da saúde no âmbito da qualidade. Atuação e competências: abordagem multidisciplinar. São Paulo: Martinari; 2011.p.165-90.
3. Iaione F. Desenvolvimento de um equipamento eletrônico para o ensaio de incubadoras infantis [tese]. Florianópolis: Universidade Federal de Santa Catarina; 1999.
4. Arone EM. Avaliação do potencial de uso de incubadora infantil em unidade de terapia intensiva neonatal sob o olhar do enfermeiro [tese]. São Paulo: Universidade Federal de São Paulo; (UNIFESP). São Paulo; 2012.
5. Almeida MF, Guinsburg R, da Costa JO, Anchieta LM, Freire LM, Junior DC. Resuscitative procedures at birth in late preterm infants. J Perinatol. 2007;27(12):761-5.
6. Brasil. Ministério da Saúde. Secretaria de Atenção à Saúde. Departamento de Ações Programáticas e Estratégicas. Atenção à saúde do recém-nascido: guia para os profissionais de saúde. Cuidados gerais. Cuidados com o recém-nascido pré-termo. Brasília: Ministério da Saúde; 2011.
7. Arone EM. Estudo das variações da umidade relativa no microclima de uma incubadora infantil funcionando com e sem água em seu reservatório [tese]. Centro Universitário São Camilo. São Paulo; 1993.
8. Costa EJL. Análise crítica de incubadoras neonatais a partir de medições de parâmetros dos ambientes internos e externos [tese]. Universidade Federal da Paraíba. João Pessoa; 2009.
9. Okken A, Koch J. Thermoregulation of sick and low birth weight neonates: temperature control, temperature monitoring, thermal environment. Berlin: Springer; 1995.
10. Fanaroff AA, Wright LL, Stevenson DK, Shankaran S, Donovan EF, Ehrenkranz RA. Very-low-birth-weight outcomes of the National Institute of Child Health and Human Development Neonatal Research Network, May 1991 through December 1992. Am J Obstet Gynecol. 19095;173(5):1423-31.
11. Annibale DJ, Bissenger RL. The golden hour. Adv Neonatal Care. 2010;10(5):221-3.
12. Bissenger RL, Annibale DJ. Golden hour of care for very-low-birth- weight infants. Adv Neonatal Care. 2010;10(5):230-8.
13. Scopes JW, Ahmed I. Range of critical temperatures in sick and premature newborn babies. Arch Dis Childh. 1966;41(218):417-9.
14. Scopes JW, Ahmed I. Minimal rates of oxygen consumption in sick and and premature newborn infants. Arch Dis Childh. 1966; 41(218):407-16.
15. Keith A. Neonatal thermal care: a discussion of two incubator modes for optimizing thermoregulation: a care study. J Neonatal Nursing. 2011;17(2):43-8.
16. FANEM Ltda. Documentação técnica sobre Incubadoras. São Paulo: 1947-2015. [Acervo interno].
17. Arone EM. Passaporte tecnológico incubadora. Vision Advanced 2286. São Paulo; 2012.
18. FANEM Ltda. Documentação técnica sobre Berços aquecidos. São Paulo: 2000-2015. [Acervo Interno].
19. Oliveira MA. Sistema de ensaio de desempenho de incubadora neonatal 2007 [tese]. Florianópolis: Universidade Federal de Santa Catarina; 2007.
20. Libert JP, Bach V, Farges G. Neutral temperature range in incubators: performance of equipment in current use and new developments. Crit Rev Biomed Eng. 1997;25(4-5):287-370.
21. Nogueira MFH, Di Piero KC, Ramos EG, Souza MN, Dutra MVP. Mensuração de ruído sonoro em unidades neonatais e incubadoras com recém-nascidos: revisão sistemática de literatura. Rev Latino-Am Enfermagem. 2011;19(1):212-21.
22. Watkinson M. Temperature control of premature infants in the delivery room. Clin Perinatol. 2006;33(1):43-53.

Equipamentos de Fototerapia Neonatal

Evanisa Maria Arone

O uso de equipamentos dotados de lâmpadas e denominados genericamente de fototerapias, para o tratamento da icterícia neonatal, historicamente, no Brasil, aproxima-se de completar 60 anos e constitui-se em uma condição rotineira de prática terapêutica na assistência neonatal, dada a frequência dessa condição clínica e dos seus riscos para o recém-nascido[1,2]. O emprego de luz é uma das mais antigas modalidades terapêuticas, com diferentes aplicações na área da saúde, e os recursos tecnológicos empregados sempre tiveram na luz solar forte aliado, e nas lâmpadas para a iluminação convencional de cada época, substitutos para sua aplicação, mediante um equipamento muitas vezes, no início artesanal, e só posteriormente, industrializado, quando então passava a contar com filtros para minimizar os efeitos das faixas espectrais indesejáveis ao tratamento ou de potencial e/ou de maior risco para o paciente[1,2]. Os equipamentos eletromédicos industrializados de fototerapia para tratamento da icterícia neonatal, que substituíram os modelos artesanais e vigoraram em conjunto, cerca de três décadas, não usavam lâmpadas específicas. Os modelos mais utilizados no Brasil, muito similares aos mundiais, contaram no início e principalmente por pelo menos cinco décadas com diferentes recursos tecnológicos, hierarquicamente sintetizados a seguir[2,3].

- Uso de lâmpadas do tipo fluorescente, branca luz do dia, idealizadas para iluminação de ambiente, e nas duas últimas décadas, em conjunto, com as lâmpadas fluorescentes azuis – *special blue*, combinadas, para elevar a dose de irradiância oferecida. Os equipamentos denominados fototerapias convencionais e dotados de até oito lâmpadas já contavam, desde o primeiro aparelho de 1969, com filtro de barreira, para os comprimentos espectrais de infravermelho e ultravioleta, e ofereciam dose de irradiância variável conforme o número de lâmpadas, de 6 a 12 microwatts/cm²nm. Evoluíram para o modelo de fototerapia berço e com arco reflexivo para potencializar o tratamento e com dose de irradiância ao redor de 25 microwatts/cm²nm[2,3].
- Uso de lâmpadas do tipo halógena, dicroica, branca de alta intensidade, preconizada para iluminação ambiental, em equipamento dotado de apenas uma lâmpada montada em cabeçote, com dois filtros de barreira, um interno para infravermelho e outro externo para ul-travioleta, para incidência focal de forma localizada e com formato elíptico sobre o tronco do recém-nascido e com doses de irradiância ao redor de 20 microwatts/cm²nm[2,3].
- Uso de lâmpadas eletrônicas do tipo LED – *Light Emitting Diode* – diodos emissores de luz que são semicondutores complexos que convertem corrente elétrica em um espectro luminoso estreito não coerente, ou seja, emitem luz monocromática quando conectados a um circuito elétrico. O LED é considerado mais seguro, pois não é térmico, nem tóxico e nem invasivo[4].

A aplicação terapêutica dos LED tem sido muito ampliada para além da especificidade no tratamento da icterícia neonatal. Sua eficiência de aplicação no tratamento de outras doenças de pele, cicatrização de feridas e reparação tecidual, sem causar dor ou efeitos colaterais ao paciente, tem sido comparada com muitas vantagens quando comparada com a eficiência similar do laser de baixa intensidade, que tem mais tradição terapêutica, porém apresenta restrições comprovadas e custo elevado. Entre as vantagens dos LED destacam-se: a possibilidade de composição de diferentes espectros eletromagnéticos, maior abrangência da área a ser tratada com consequente redução no tempo de tratamento e produção de níveis altos de luz com baixa radiação, além de apresentar mais tempo de vida útil. Uma diferença significativa entre laser e LED é o modo como a energia luminosa é liberada, para o mesmo comprimento de onda, o pico de energia liberado no LED é mensurado em miliwatts, e o do laser, em watts[4,5].

EQUIPAMENTOS DE FOTOTERAPIA DOTADOS DE LED

A partir de 2004 até então, passou-se a contar com três modelos de fototerapias eletrônicas, dotadas de lâmpadas do tipo super-LED, com composição físico-química diferenciada (nitreto de gálio e índio) e emissão exclusivamente de luz azul no comprimento espectral de 460nm agrupadas em módulos, tal como especificações a seguir[3].

- O primeiro deles, dotado de um cabeçote, compacto, leve e de fácil portabilidade e com módulo com 5 super-LED, dose de radiância superior a 30µwatts/cm²nm e com vida útil de cerca de 10 mil horas, com diferentes configurações para adaptação direta, em pedestal e/ou braço, em incubadora, berço aquecido e/ou berço comum, onde o recém-nascido estiver sendo assistido; a luz emitida com formato elíptico para incidir sobre o corpo do recém-nascido, com ênfase para distribuição no tronco[3].

- O segundo, um berço de fototerapia do tipo reflexivo, com um módulo de 17 lâmpadas eletrônicas super--LED sob o leito e colchão de gel transparentes, tendo concavidade para a demarcação e apoio do recém-nascido, permitindo maior superfície de exposição corporal, arco reflexivo para reaproveitar a luz não incidida e uma dose de irradiância ao redor de 50µwatts/cm^{2}nm, portanto com maior eficácia terapêutica[3].

- O terceiro deles, dotado de caixa maior mais ainda compacta e com três módulos de 5 super-LED cada, totalizando 15 lâmpadas que oferecem uma elipse com maior área e uniformidade na superfície corporal do recém-nascido e com uma dose de radiância superior a 40µwatts/cm^{2}nm e com diferentes configurações para adaptação direta sobre a incubadora e em pedestal no berço aquecido e/ou no berço comum[3].

Todos os modelos de fototerapia eletrônica possuem um monitor alfanumérico com diversas funcionalidades, para uso mais seguro e controle das funções, como relógio calendário com dia mês e ano, horas, minutos e segundos; radiômetro incorporado com sonda óptica, tempo de tratamento, totalizador de horas de uso das lâmpadas, ajuste da intensidade do nível de potência das lâmpadas (radiação), relógio calendário, memória de dados para emissão de relatório e comunicação com impressora-computador. Exclusivamente, um sensor de temperatura de pele na fototerapia-berço para monitorizar as condições térmicas mais favoráveis para a manutenção do recém-nascido despido durante o tratamento de fototerapia; e 3 LED adicionais brancos para iluminação auxiliar e exame do recém--nascido, sem a interferência da luz azul[3].

RADIÔMETROS PARA FOTOTERAPIA

Radiômetros para fototerapia são instrumentos dotados de sonda óptica para a medição da dose ou quantidade de energia luminosa emitida no comprimento espectral entre 400 e 500nm da luz visível. A dose é expressa em microwatts por cm^2 nanômetro.

A medição da dose de irradiância dos equipamentos de fototerapia passou a ser uma recomendação e adotada paulatinamente, pelos hospitais, após a década de 1990, quando um primeiro radiômetro foi produzido no Brasil em 1988. Este Radiômetro® 620 dotado de sonda óptica, em 2000, ganhou uma nova versão, Radiômetro® 2620, mais compacta, portátil, com sonda de leitura incorporada na caixa do aparelho e ainda com o recurso de me-

morização do valor da leitura aferida. Esses dois modelos utilizaram o padrão brasileiro de calibração, de 1978, e no comprimento de 400 a 500 nanômetros para leitura da dose em todos os modelos de fontes de luz existentes (fluorescentes, halógenas e LED)[2,3].

Em 2010, passou-se a contar com um novo radiômetro, que atende ao padrão de calibração internacional *National Institute of Standards and Technology* (NIST) e de leitura de 0 a 100µWatts/cm$_2$nm, e é específico para cada tipo de fonte de luz mediante a aplicação de um fator de correção executado automaticamente pelo microprocessador para a fonte selecionada – LED, fluorescente e halógena – devido à variação encontrada na intensidade do espectro azul em cada uma delas, em uso nos diferentes modelos de fototerapia[3].

Esse radiômetro está inserido em um instrumento multifuncional denominado THOR™ Multitester 3620, que é mais portátil, conta com bateria e um teclado para seleção de funções, a partir da conexão com três cabos sensores avulsos, para executar quatro funções de medição: dose de irradiância, temperatura e concentração de umidade relativa e a concentração de oxigênio[2,3].

Esse radiômetro pode ser usado em todos os demais equipamentos de fototerapia neonatal, pois ele aplica automaticamente o fator de correção do espectro azul da fonte de luz selecionada – LED, fluorescente e halógena –, o que resulta em maior precisão na leitura da dose de irradiância. Ele também integra a função *standard*, que corresponde à leitura não específica para as diferentes fontes de luz dos equipamentos de fototerapia, realizada pelos modelos de radiômetro anteriormente adotados e ainda vigentes (Radiômetros® 620 e 2620). Essa função é uma das quatro que podem ser selecionadas por meio da tecla menu: *standard*, LED, fluorescente ou halógena[3].

O uso de um radiômetro devidamente calibrado possibilita posicionar melhor os diferentes modelos de fototerapias e o recém-nascido para a obtenção de um tratamento mais eficaz.

CUIDADOS COM O RECÉM-NASCIDO DURANTE O TRATAMENTO COM FOTOTERAPIAS ELETRÔNICAS DE SUPER-LED

Para oferecer a máxima segurança, conforto e eficácia do tratamento para os recém-nascidos recomendam-se as seguintes orientações[2,3,6,7]:

Em relação ao recém-nascido

- Manter o recém-nascido totalmente despido. Utilizar apenas uma fralda de tamanho reduzido, para ampliar a superfície de exposição ao tratamento e coletar suas eliminações.

- Utilizar proteção ocular confortável para manter as pálpebras cerradas, garantindo melhor lubrificação e que vede completamente a luz para possibilitar o repouso e o sono.
- Sempre que possível, colocar o recém-nascido apoiado sobre um ninho, em posição adequada e confortável para garantir a área de exposição ao tratamento.
- Monitorizar a temperatura corporal do recém-nascido. Em caso de hipotermia, usar berço aquecido, incubadora ou manter a temperatura da sala em pelo menos 24ºC. No caso de fototerapia-berço, instalar o sensor de temperatura de pele para monitorizar a temperatura do paciente e/ou a temperatura do colchão para o tratamento.
- Proceder também com a medição da dose de irradiância que deve ser repetida com a frequência recomendada e/ou sempre que houver alteração no posicionamento da fototerapia e/ ou do recém-nascido. No caso de fototerapia-berço, afastar o recém-nascido para posicionar o sensor óptico com a célula fotossensível voltada para baixo em direção ao foco luminoso no ponto central do colchão.
- Mudar a posição do recém-nascido com regularidade e, especialmente na fototerapia-berço, para decúbito dorsal ou ventral sobre a concavidade elíptica do colchão para proporcionar mais conforto e melhor aproveitamento da luz emitida.
- Manter os equipamentos de fototerapia sem a proteção de panos ou cobertores, especialmente sobre o arco reflexivo da fototerapia-berço, pois isso impede a observação do paciente e de intercorrências durante o tratamento.
- Manter o colchão de gel transparente da fototerapia-berço sem nenhum tipo de proteção nas laterais ao redor do paciente, pois isso compromete a área de tratamento na superfície dorsal e lateral do corpo do paciente e o efeito reflexivo do arco.
- Avaliar e estimular as condições de alimentação e hidratação do recém-nascido para favorecer a eliminação dos fotoisômeros de bilirrubina por meio das fezes e da urina.
- Proceder à aferição da eficácia do tratamento mediante a avaliação clínica da icterícia, o controle da dosagem de bilirrubina sérica, laboratorial e/ou transcutânea, por meio de um bilirrubinômetro.
- Prestar todos os outros cuidados necessários e referentes à idade, ao peso e às condições clínicas do paciente e também aos outros equipamentos e acessórios utilizados na assistência ao recém-nascido.

Em relação aos equipamentos de fototerapia eletrônica de super-LED:

- Avaliar e escolher o modelo de fototerapia cujo potencial de dose de irradiância melhor se aplique à necessidade terapêutica de cada recém-nascido e ao equipamento onde a fototerapia será acoplada: incubadora, berço aquecido ou berço comum e temperatura ambiente do local, pois as fototerapias de super-LED não emitem calor e o recém-nascido deve permanecer despido e manter sua temperatura corporal.
- Ligar cada equipamento em uma tomada individual verificando as condições de funcionamento do equipamento.
- Ajustar o posicionamento de cada modelo de fototerapia no equipamento onde o recém-nascido está sendo assistido, considerando a angulação à distância, a área de exposição e a verificação da dose de irradiância obtida.
- Posicionar a fototerapia de modo que a elipse de luz fique sobre o tronco do recém-nascido em sentido longitudinal – da cabeça aos pés – para otimizar a área de exposição ao tratamento. Manter uma distância de cerca de 40cm. Na sequência, fazer a leitura da dose de irradiância utilizando a sonda posicionada na altura e próxima ao umbigo do recém-nascido, em direção ao foco de luz, para definir o posicionamento.
- Atentar, no caso de aplicação no berço aquecido, para que o corpo da fototerapia fique lateralizado e não invadir a área de aquecimento direto do refletor de calor radiante que irá promover o superaquecimento dos componentes e dos LED e danificá-los.
- Manter os equipamentos de fototerapia sem a proteção de panos ou cobertores para evitar cobrir a área de aeração e dispersão de calor da energização dos LED, comprometendo sua vida útil.
- Verificar a necessidade de fototerapia dupla em caso de fototerapia dupla, escolha dois modelos que possam ser aplicados em conjunto, sem prejuízo. Independente da combinação, é necessário aferir a dose de irradiância dos dois aparelhos, sempre obedecendo ao posicionamento e ao direcionamento corretos do sensor óptico, mantendo os aparelhos ligados para considerar a interferência das irradiâncias no conjunto. No caso de fototerapia-berço, deve-se remover o arco reflexivo e posicionar o equipamento de fototerapia complementar de forma a garantir a efetividade dos dois equipamentos.
- Usar um radiômetro calibrado para medir a dose de irradiância oferecida garantindo o melhor posicionamento do equipamento de fototerapia e do recém-nascido. Dar preferência para o radiômetro integrado ao equipamento de fototerapia e/ou um externo com a opção de função de leitura LED.
- Usar o radiômetro, na opção de fonte de luz – LED – e posicionar a sonda no local do equipamento de fototerapia considerado mais adequado para a leitura, mantendo a célula fotossensível direcionada para a fonte de luz e perpendicular aos raios luminosos emitidos.
- Adotar um ponto comum de referência para a medição, considerando que a dose de irradiância varia a

cada cm² de área exposta, nos modelos com incidência da luz sobre o paciente, um ponto central pode ser o umbigo do recém-nascido (zona três da icterícia) ou ainda o centro da elipse de luz no modelo fototerapia-berço, pode-se adotar o ponto central da linha média do colchão.

- Durante o exame clínico, reduzir para zero a potência da luz emitida pela fototerapia eletrônica. Esse procedimento possibilita a visualização da pele do recém-nascido sem a interferência da luz azul e sem necessidade de removê-lo. No modelo que se dispõe, utilizar os LED brancos para melhor visualização após o exame, retornar o valor da potência da luz para o anteriormente ajustado.

- Realizar a redução da potência da luz emitida pela fototerapia eletrônica como indicação para fazer o desmame da dose de tratamento e preparar a alta do recém-nascido sem o risco de efeito rebote da hiperbilirrubinemia.

REFERÊNCIAS

1. Carvalho M. Tratamento da icterícia neonatal. J. Pediatr (Rio J). 2001; 77(Supl.1):S71-80.
2. Arone EM. Tecnologias de sustentação para o cuidado do recém-nascido. In: Figueiredo NMA, Machado WCA. Tratado de cuidados de enfermagem. São Paulo: Roca; 2012.p.1950-81.
3. Fanem Ltda. Documentação técnica sobre fototerapias – 1969-2014. São Paulo: EPR Comunicação Corporativa; 2014.
4. Barolet D. Light-emitting diodes (led) in dermatology. Semin Cutan Med Surg. 2008;27(4):227-38.
5. Yeh NG, Wu C, Cheng TC. Light-emitting diodes: their potential in biomedical applications. Renew Sust Energ Rev. 2010;14:2161-6.
6. Sociedade Brasileira de Pediatria. Departamento de Neonatologia. Icterícia no recém-nascido com idade gestacional > 35 semanas. Rio de Janeiro: 2012. Disponível em: http://www.sbp.com.br/pdfs/Ictericia_sem-DeptoNeoSBP-11nov12.pdf. Acessado 2015 mar 20.
7. Ministério da Saúde. Secretaria de Atenção à Saúde. Departamento de Ações Programáticas e Estratégicas. Atenção à saúde do recém-nascido: guia para os profissionais de saúde. Intervenções comuns, icterícia e infecções. Ministério da Saúde, Secretaria de Atenção à Saúde, Departamento de Ações Programáticas e Estratégicas. Brasília: Ministério da Saúde; 2011.

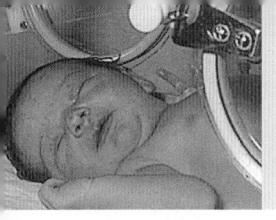

CAPÍTULO 65

Problemas Éticos em Perinatologia e Direitos do Recém-Nascido

Visão Geral

Marco Segre

Sempre se buscam regras para poder agir nas situações mais diversas. É isso o que se passa, inclusive, com os "princípios da bioética". Quando são citados os 4 princípios fundamentais, construídos por Beauchamps e Childress[1], autonomia, beneficência, não maleficência e justiça, ou quando são complementados com os princípios de confiabilidade, da responsabilidade ou mesmo da veracidade, em todos os casos se está à procura de normas, segundo as quais se deve agir ou deixar de agir nos momentos terapêuticos específicos[1,2].

Não pode ser diferente. Mas, por outro lado, é imprescindível compreender que todos os "princípios emanaram da percepção de alguns (ou muitos) quanto a ser (ou não) oportuno, intervir sobre o ser humano" e, neste capítulo, está-se falando do feto e do recém-nascido, para que outros possam seguir a mesma conduta.

No instante em que se citam os direitos do recém-nascido, verifica-se, ainda uma vez, que direito é condição, atribuída por lei a uma pessoa, de poder, supostamente, viver e ter qualidade de vida aceitável. Mas o que é "qualidade de vida"? Quem tem condições de avaliar a aceitabilidade de uma qualidade de vida, a não ser o próprio "sujeito"? E como saber, mormente tratando-se de feto ou recém-nascido, como ele gosta ou gostaria de viver? Vê-se, assim, que, na busca de solução, tende-se a procurar guarida no princípio da autonomia, dos pais, embora esteja escrito mais acima que a autonomia dos pais nem sempre vai ao encontro do que se acha que seria bom para o filho. Nesse momento, nessa busca, procura-se amparar na "beneficência", que nada mais é do que a comunidade considera bom para as pessoas. Ou na justiça, que consolida o que se acha justo, de acordo com a cultura da sociedade e a lei. Logo se vê que, mesmo com

os "princípios de bioética", haverá sempre um embate (ou conflito) de posturas. A simples discussão do significado dos princípios já demonstra o quanto eles podem ser interpretados diferentemente por pessoas diversas, cultural e/ou emocionalmente.

Por alguns momentos, reverter para o pragmático essa reflexão sobre os princípios da bioética e sua aplicação em perinatologia.

É claro que se devem estabelecer *guidelines* para a conduta dos profissionais de saúde diante do recém-nascido, que vão desde a recomendação de se fazerem testes metabólicos, genéticos, de triagem auditiva, e outros, para o diagnóstico precoce de doenças do recém-nascido, até o "banimento" do tratamento fútil, que tão somente onera emocional e financeiramente toda uma família, frequentemente movida por sentimentos de culpa resultantes de suas vivências e experiências anteriores. Insista-se, entretanto, que todas essas condutas acabarão resultando muito mais de uma jurisprudência médica baseada na reiteração de situações semelhantes, e que se foram sempre resolvendo à custa de muita reflexão e discussão, culminando as decisões por serem tomadas de acordo com o que os italianos denominam *morale del senso comune* (MSC) – moral do senso comum – pertinente a características culturais e temporais.

Volte-se, apenas para um esclarecimento maior, à questão dos direitos do feto ou do recém-nascido. Já foi visto que quem os atribui é a sociedade (ele não pode reivindicá-los). Percebe-se facilmente que esses direitos são atribuídos a algo que se considera pessoa e não coisa. E o que é pessoa, deixando de ser "coisa"?

Remete-se, até para que se entenda melhor a dificuldade de se estabelecer esses limites, à discussão da validade de se permitir o aborto (a pedido da mãe). Ou, então, à redução embrionária, nos casos de reprodução assistida. Quando começa a vida? Santo Tomaz de Aquino, teólogo cristão, preconizava que a animação do feto ocorria 40 dias após a coabitação, no feto masculino, e 80 dias após no feto feminino (não se poderia, a essa altura, falar em fecundação, uma vez que o fenômeno citológico não era conhecido). A definição do momento do início da vida é, como tudo, basicamente cultural. O catolicismo conservador insiste em que se considere o "início da vida" o momento da fecundação. Mas essa é uma afirmação tão convencional como a de atualmente se admitir a morte encefálica como morte, ao passo que há alguns anos morte era apneia e parada cardíaca (e foi à necessidade de se realizarem transplantes de órgãos a partir de doadores "mortos" que propiciou essa mudança convencional).

Todas essas conjeturas visam tão somente a demonstrar a extraordinária dificuldade de serem os princípios – cartilha da bioética de nossos dias – os norteadores de nossas condutas.

Em tempos nos quais a religião vai perdendo seu poder regulamentador, e o "livre pensador" questiona, ao menos no espírito, toda norma ou dogma vigente: tempos esses em que se deseja que o pensar e o sentir da comunidade sejam cada vez mais levados em conta, nomeando-se para participarem das Comissões de Ética em todos os níveis (hospitalar, centros de pesquisa, entidades governamentais etc.) representantes dos mais variados segmentos da sociedade, com destaque para os usuários das atenções de saúde – não tem nenhum sentido reunir apenas perinatologistas, ou clínicos de qualquer especialidade, ou mesmo bioeticistas (toda pessoa, dotada de "razão", dizia Kant, tem condições de ser "legislador universal"), e, diz-se, portanto, de ser também "bioeticista", para erigir padrões de conduta.

Apenas a discussão acurada dos casos que forem surgindo, dela participando a sociedade, poderá criar um *modus faciendi* aceitável para o maior número possível de pessoas (ou, nos dizeres do bioeticista estadunidense Engelhardt[2], "que descontente a parcela menor possível da sociedade"), passível de discussão sempre e de revisão, quando se achar que for o caso, constituindo-se progressivamente uma jurisprudência a ser consultada por todos os profissionais que se virem diante de conflitos morais na sua atuação com os médicos[3-5].

REFERÊNCIAS

1. Beauchamp TL, Childress JF. Principles of biomedical ethics. 3rd ed. New York: Oxford University Press; 1989.
2. Engelhardt HT Jr. The foundations of bioethics. 2nd ed. New York: Oxford University Press; 1996.
3. Segre M, Cohen C. Bioética. São Paulo: EDUSP; 1999.
4. Segre M. Prefácio. In: Siqueira JE. Ética e tecnociência. Londrina: Ed. UEL; 1998.p.ix e x.
5. Segre M. Editorial. Bol Soc Bras Bioética. 1999;2:1.

Visão Perinatal

Conceição A. M. Segre

A abordagem de problemas éticos é, por si só, bastante difícil. Em uma área como a Perinatologia, onde, nos últimos 40 anos, avanços tecnológicos mudaram drasticamente as perspectivas para mãe, feto e recém-nascido (RN), obviamente se torna ainda muito mais complicado. Devem ser previstos problemas que incluem, para citar apenas alguns, os diagnósticos pré-natais, a terapêutica fetal, a conduta diante da gestante acometida por dano cerebral grave, a interrupção da gravidez, a gravidade de malformações congênitas, os limites da viabilidade, a ocorrência da falência de múltiplos órgãos em RN extremamente prematuros, até em que medida os cuidados intensivos podem ser administrados.

Não é escopo de este livro entrar em discussões intermináveis a respeito de aspectos polêmicos, ou em que a legislação do País já tenha se pronunciado, mas tão somente alertar e, talvez, ajudar o leitor a lidar com essa problemática, lembrando que os princípios universais da ética também devem ser empregados em saúde reprodutiva.

Os princípios éticos são definidos como verdades morais básicas, ou óbvias, que direcionam a decisão e a ação, e são os seguintes:

- Autonomia.
- Beneficência.
- Não maleficência.
- Confidencialidade.
- Veracidade.
- Justiça.

Autonomia – segundo esse princípio, os indivíduos têm o direito à informação e nela baseados têm o direito de concordar ou recusar a participar de tratamentos propostos ou de pesquisas. Segundo esse princípio, há que se reconhecer às mulheres sua capacidade de tomadoras de decisões e seu papel como participantes ativas nas decisões médicas. No entanto, se a autonomia materna parece estar clara, a autonomia fetal é alvo de debates os mais acalorados, não havendo consenso sobre esse aspecto. Qual será o significado do princípio da autonomia em relação ao RN? Na verdade, historicamente, os pais são os típicos tomadores de decisões em nome do RN e, como tal, acredita-se que procurem tão somente o bem-estar de seus filhos, isto é, que desejem entender as condições da criança, as opções terapêuticas e os possíveis resultados, chegar a uma decisão sobre o tratamento dentro de uma gama razoável de opções e, finalmente, comunicar suas preferências à equipe de saúde. Portanto, cabe ao profissional de saúde acatar as decisões tomadas pelos pais, quando em nome dos seus RN, respeitando, assim, o princípio da autonomia.

Contudo, há que se considerar que a autonomia paterna não é ilimitada. Segundo Paris e Schreiber[1], cabe antever que, ocasionalmente, haja conflito de interesses, pois os pais poderão estar imbuídos do desejo de uma criança perfeita e serão incapazes de aceitar uma criança com retardo de desenvolvimento neuropsicomotor, por medo dos custos que a criança poderá representar, do peso da fatalidade sobre a estabilidade do casamento, do possível efeito em outros irmãos, ou no convívio social, e assim por diante. Por outro lado, por convicções religiosas, ou por sentimento de culpa em relação a uma gravidez não desejada, ou pela rejeição subconsciente da criança, medo do impacto sobre o casamento, os pais poderão decidir pela aplicação de tratamentos agressivos que poderão apenas infringir sofrimento à criança, sem estar necessariamente relacionados ao seu melhor interesse. Há, pois, que se levar em consideração todos esses aspectos.

Segundo Peabody e Martin[2], nenhuma pessoa isoladamente é infalível, nem livre de conflitos de interesse e, portanto, não pode ser a única a decidir, em uma situação de extrema dificuldade. Todas as decisões devem seguir um padrão centralizado no paciente e seus melhores interesses. Para contornar esses dilemas, devem ser encorajadas as conferências multidisciplinares, onde serão discutidas as decisões referentes a opções terapêuticas, e os pais poderão ser esclarecidos e educados. O representante da criança necessita de todo o apoio da equipe neonatal para que seu papel como tomador de decisões seja realmente significativo.

Beneficência – consiste no exercício ativo da bondade e afeto.

Há que se perguntar, contudo, o que significa fazer o "bem" em uma unidade de terapia intensiva neonatal? Não haverá a possibilidade de consequências "más" resultantes de um cuidado "bom"?

As respostas se encontram no princípio seguinte, o da não maleficência.

Não maleficência – consiste em evitar o dano, princípio hipocrático bem conhecido como *primum non nocere* Traz, praticamente, a resposta aos questionamentos anteriores. A realização de um ato benéfico não deve causar dano, nem mesmo o risco de dano.

Confidencialidade – segundo este princípio, as informações privadas ou secretas devem ser salvaguardadas por quem as recebeu em confiança. Caberá, portanto, à equipe de saúde, no mais amplo sentido, a responsabilidade do respeito a esse princípio.

Veracidade – a verdade tem que ser contada e de forma tal que os pais possam entendê-la. As informações médicas devem ser sempre muito claras, de modo que os pais possam entendê-las completamente. Esse entendimento da informação é fundamental. Muitas vezes uma decisão parece óbvia à equipe de saúde, no entanto, os pais necessitam de um tempo maior para poder assimilar a informação e poder participar efetivamente da decisão. A Academia Americana de Pediatria[3] recomenda que haja colaboração intensa entre a equipe de saúde e os pais, reforçando a importância do entendimento da informação a eles comunicada. Muitas vezes, em consequência de uma recusa psicológica, o processo de entendimento pode estar bloqueado, então há que se repetir a informação em várias ocasiões, mas é preciso tomar o cuidado de que os responsáveis pela informação sempre falem as mesmas coisas. Não é incomum que os pais tentem obter informações de vários elementos da equipe de saúde, a fim de acharem aquele que diga o que desejam ouvir, ou que se irritem quando a mesma informação lhes é transmitida de formas diferentes, ou utilizando-se palavras diversas. Assim, todos os membros da equipe neonatal devem estar cientes do que foi dito aos pais para serem consistentes ao reiterar uma determinada informação.

Justiça – de acordo com esse princípio, o tratamento deve ser administrado de forma adequada, equitativa e razoável à luz do que é devido às pessoas. Levantam-se aqui algumas questões como a viabilidade do acesso universal a todos os níveis dos serviços de saúde ou da distribuição equitativa de métodos de planejamento familiar. Ou ainda como se comportará um hospital ao qual chega uma gestante em trabalho de parto, mas que não é possuidora de seguro-saúde?

DIREITOS DO RN, À LUZ DOS PRINCÍPIOS DA BIOÉTICA

- O RN tem o direito de respirar. Coloca-se a questão do atendimento em sala de parto: estarão todas as instituições capacitadas a fornecer um atendimento adequado ao recém-nascido em sala de parto? Estarão todos os profissionais de saúde entendendo o que significa o atendimento adequado ao RN em sala de parto? Segundo a Academia Americana de Pediatria, no seu *Guidelines for perinatal care*, 4ª edição, de 1997[4]: "em cada parto deve estar presente ao menos uma pessoa capacitada para iniciar os procedimentos de reanimação". A responsabilidade para identificar e reanimar um RN deprimido deve ser reservada expressamente a pessoal qualificado para tanto. Por outro lado, há algumas vozes pretendendo contrapor "reanimação" a "humanização". Todavia, será que um excesso de "humanização" não poderia ser prejudicial ao RN e estaria se contrapondo aos princípios de beneficência e não maleficência[5]? Refere-se o leitor ao capítulo Atendimento ao recém-nascido na sala de parto, que trata do tema para que possa encontrar por si mesmo as respostas a essas questões.

- O RN tem o direito de ser alimentado com o leite materno. Aparentemente, não poderia haver dúvidas a esse respeito, contudo, há que se indagar o quanto de emocional e o quanto de racional existe na prática do aleitamento materno. Também nesse caso refere-se o leitor ao capítulo Aleitamento materno, que trata do assunto detalhadamente.

- O RN tem o direito de ter sua vida prolongada a qualquer custo? Em que circunstâncias perderia o direito a ter sua vida prolongada? Entra-se, portanto, na questão extremamente delicada dos tratamentos inúteis em unidades de terapia intensiva neonatal (*futility in neonatal intensive care*). Inicialmente, como diferenciá-los dos tratamentos desumanos[6,7]?

- Por definição, tratamentos desumanos são intervenções que causam dor ou qualquer desconforto, sem produzir maiores benefícios às crianças. Dependendo, porém, dos benefícios resultantes, podem ser moralmente aceitos. Os tratamentos inúteis referem-se à eficácia da intervenção. Não há compromisso ético na prescrição de um tratamento ineficaz.

- Tratamentos inúteis – atualmente, tanto nos Estados Unidos quanto na Europa, essa é uma discussão veemente e muito atual. Constituem critérios para a definição, segundo propôs Penticuff[5]:
  - a resposta fisiológica ao tratamento foi negativa;
  - o RN desenvolve graves complicações que comprometem sua integridade neurológica;
  - falência em se atingir as metas das terapêuticas propostas.

A Academia Americana de Pediatria[8] considera que as decisões podem ser divididas em três categorias, segundo o prognóstico:

- quando a morte é muito provável e a sobrevida for acompanhada de alto riso e grave morbidade, o cuidado intensivo não está indicado;
- quando a sobrevida for possível e o risco de grave morbidade for baixo, o cuidado intensivo é indicado;
- muitos casos em que o prognóstico é incerto, porém com possibilidades de ser grave e a sobrevivência associada à má qualidade de vida da criança, o desejo dos pais deve determinar o tipo de tratamento.

Ainda em relação aos tratamentos inúteis, há que se ponderar que as decisões relativas a um tratamento intensivo inicial são tomadas para salvar uma vida e só posteriormente o enfoque pode mudar para a qualidade de vida. Assim é que surgem algumas questões pertinentes: o tratamento intensivo pode tornar-se inútil? E se pode, quando? Será válido deixar de iniciar procedimentos terapêuticos por limitações preestabelecidas de peso e idade gestacional? Efetivamente, não há como generalizar a partir de dados estatísticos. A aceitação de dados estatísticos para a tomada de decisões implica que alguns pacientes que vêm a falecer poderiam ter sobrevivido intactos. Mas, além disso, qualquer atraso na administração de um tratamento poderá propiciar a instalação de lesão neurológica. Por outro lado, há que ponderar se todos os RN deveriam ser tratados até o desfecho, seja alta, seja óbito. Dessa forma, todas as crianças teriam uma chance de vida, mas o número de sequelados seria maximizado.

Assim, poder-se-ia iniciar uma terapêutica, avaliar a resposta da criança e então suspender ou não a intervenção, se for considerada inútil? Na verdade, não há uma visão racional que consubstancie a suspensão de uma terapêutica intensiva depois de iniciada.

Em recente estudo de McHaffie et al.[9], representantes de 8 países europeus compararam normas legais, éticas e profissionais segundo as quais as decisões relativas ao RN se efetivam. Em relação aos limites para intervenções, todos concordaram que os tratamentos extremamente agressivos devem ser desencorajados. Contudo, foi dada forte ênfase à necessidade de cuidados piedosos, mesmo quando a cura não seja possível. Em relação ao término da vida, ativo e intencional, a posição legal em toda a Europa é de que é proibido.

A questão primordial é não causar dano e, conforme Paris e Schreibe[10], as decisões que devem nortear o tratamento devem atender aos melhores interesses da criança e não aos desejos dos pais tão somente. Goldsmith et al.[5] afirmam que, quando apropriado, há que se permitir que a morte ocorra com dignidade. Esses são princípios que deveriam estar no âmago de todo o processo decisório.

Todo o processo decisório sobre a interrupção, ou retirada, de tratamentos para suporte da vida deve ser amplamente discutido com os pais, assegurando acesso a suporte espiritual, se desejado, e propiciando um desfecho tão confortável quanto possível para o RN[11].

- O RN tem o direito de ter suas potencialidades e limitações investigadas. Para tanto há que se lançar mão de:
  - testes de triagem para defeitos metabólicos, que já fazem parte de contexto legal;
  - testes para o diagnóstico genético;
  - testes de triagem auditiva.

Em relação aos problemas éticos levantados e aos direitos do RN, é de capital importância o papel desempenhado, de um lado, pela equipe de saúde e, por outro, pelos Comitês de Ética da Instituição[12].

Assim é que a equipe de saúde deve:

- procurar estabelecer com os pais uma atmosfera de confiança;
- evitar dogmatismos;
- evitar atitudes paternalistas.

Aos Comitês de Ética compete:

- discutir problemas morais com que se defrontam as equipes de saúde;
- proporcionar à equipe de saúde programas educacionais sobre temas de bioética;
- proporcionar educação aos pacientes;
- facilitar a comunicação;
- providenciar consultas relativas a um determinado caso, sempre que necessário;
- realizar trabalhos administrativos pertinentes à sua área de atuação.

O Comitê de Ética obedece à legislação específica. Deve sempre refletir a diversidade de culturas, a condição socioeconômica e a opinião pública da comunidade onde se insere.

Concluindo, nesse campo há muitas dúvidas e controvérsias, mas, até o momento, ainda há muito poucas respostas.

REFERÊNCIAS

1. Paris JJ, Schreiber MD. Parental discretion in refusal of treatment for newborns. A real but limited right. Clin Perinatol. 1996; 23(3):573-81.
2. Peabody JL, Martin GI. From how small is too small to how much is too much. Clin Perinatol. 1996; 23(3):473-89.
3. American Academy of Pediatrics, Committee on Bioethics. Ethics and the care of critically ill infants and children. Pediatrics. 1996;98(1):149-52. Review.
4. Hauth JC, Merenstein GB (eds). Guidelines for Perinatal care. 4th ed. Elk Grove Village: American Academy of Pediatrics; 1997.p.115.
5. Goldsmith JP, Ginsberg HG, McGettigan MC. Ethical decisions in the delivery room. Clin Perinatol. 1996;23(3):529-50.
6. Penticuff JH. Defining futility in neonatal intensive care. Nurs Clin North Am. 1998;33(2):339-52.
7. Young SD. Limiting treatment for extremely premature, low-birthweight infants (500 to 750g). Am J Dis Child. 1990;144(5):549-52.
8. American Academy of Pediatrics Committee on Fetus and Newborn, Bell EF. Noninitiation or withdrawal of intensive care for high-risk newborns. Pediatrics. 2007;119(2):401-3.
9. McHaffie HE, Cuttini M, Brolz-Voit G, Randag L, Mousty R, Duguet AM, et al. Withholding/withdrawing treatment from neonates: legislation and official guidelines across Europe. J Med Ethics. 1999;25(6):440-6.
10. Paris JJ, Schreiber MD. Physicians'refusal to provide life-prolonging medical interventions. Clin Perinatol. 1996; 23(3):563-71.
11. Placencia FX. Decision making and ethical dilemmas. In: Cloherty JP, Eichenwald EC, Hansen AR, Stark AR (eds). Manual of neonatal care. 7th ed. Wolter Kluver/Lippincott Williams and Wilkins; 2011.p.225-9.
12. Sexson WR, Thigpen JT. Organization and function of a hospital ethics committee. Clin Perinatol. 1996;23(3):429-36.

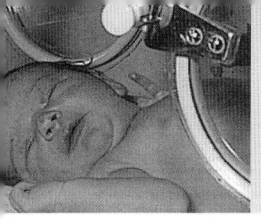

CAPÍTULO 66

Vitimização de Crianças e Adolescentes

Mario Santoro Jr.

Segundo Azevedo e Guerra[1] "só mais recentemente a literatura especializada tem revelado preocupação mais sistemática com aquele segmento da população infantil que, desde os primórdios da história da humanidade, sempre coexistiu ao lado da infância risonha e franca; o segmento constituído pela infância em dificuldade". Certamente o conceito de infância em dificuldade é amplo e pode incluir diversas categorias, incluindo tanto as crianças vitimadas pelas más condições sociais – violência estrutural – quanto àquelas que são vítimas da violência praticada nas relações interpessoais adulto-crianças. Essas denominam-se crianças vitimizadas. Como será visto, essas ocorrem de modo universal, ainda que em países muito desenvolvidos. Em geral, é fenômeno recorrente, com frequência em busca de atenção na área de saúde, e se não reconhecido e abordado adequadamente pode ter resultados funestos[2]. No entanto, como será visto, nem sempre seu diagnóstico é simples ou fácil[3].

VITIMAÇÃO

É a violência imposta à criança como resultado da não assistência em suas necessidades por desigualdade social, injusta distribuição de renda, ou mau funcionamento das estruturas sociais.

VITIMIZAÇÃO

É a violência interpessoal, quase sempre adultocêntrica, pois praticada por um adulto muito mais forte e, principalmente, nos casos de violência sexual, falocêntrica, pois que de gênero.

Epidemiologia

Aspectos quantitativos – os dados são pouco confiáveis em virtude de:

- Ausência de uma definição aceita universalmente.
- Desconhecimento dessa afecção por parte de muitos profissionais.
- Desconhecimento de práticas profissionais necessárias para resgatar essa afecção durante os atendimentos cotidianos.
- Resistência profissional na notificação dos casos, o que se deve a vários motivos, entre eles: medo de represálias, de envolvimento legal, falta de confiança nas estruturas de atendimento, desconhecimento da obrigatoriedade de notificação etc.

Dados do *National Child Abuse Statistics – Child Abuse in America*[4] nos informam que a cada ano há mais de 3 milhões de notificações de *child abuse* nos Estados Unidos envolvendo mais de 6 milhões de crianças (uma notificação pode incluir mais de uma criança). De modo geral, essas estatísticas demonstram[4]:

a) uma notificação de *child abuse* é feita a cada 10 segundos;
b) mais do que 4 crianças morrem a cada dia como resultado de *child abuse*;
c) estima-se que 50 a 60% dos óbitos por maus-tratos não apresentam esse diagnóstico nos atestados de óbito;
d) aproximadamente em 70% dos óbitos por *child abuse* as crianças tinham menos de 4 anos de idade;
e) em mais de 90% dos abusos sexuais o agressor era conhecido da vítima;
f) *child abuse* pode ocorrer em qualquer classe socioeconômica, sem distinção de etnias, religiões ou níveis culturais;
g) cerca de 30% das crianças que sofreram maus-tratos serão agressores de seus próprios filhos;
h) o custo anual estimado devido às crianças vitimizadas nos Estados Unidos é de cerca de US$ 124 bilhões.

A figura 66.1 mostra a evolução da incidência de óbitos diários por maus-tratos entre 2000 e 2012.

A figura 66.2 demonstra as porcentagens dos diferentes tipos de maus-tratos.

Segundo dados da literatura, os dados relatados sobre incidência e prevalência de maus-tratos representam apenas a ponta de um *iceberg*[5].

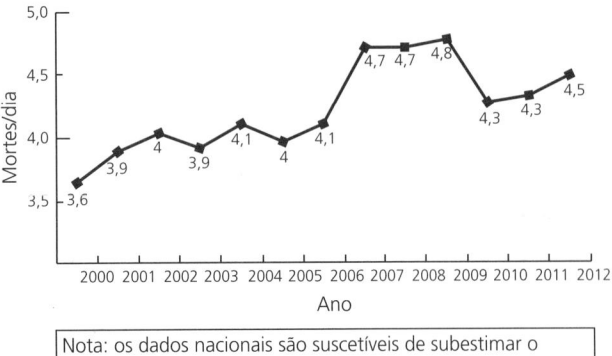

Nota: os dados nacionais são suscetíveis de subestimar o número de crianças que morreram de maus-tratos.

Figura 66.1 – Mortes de crianças estimadas por dia atribuídas a maus-tratos[4].

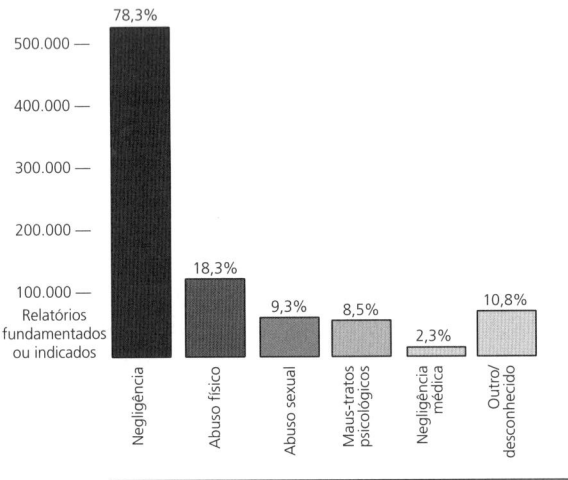

As porcentagens são calculadas em relação ao número de vítimas únicas, e uma criança pode ter vários tipos de abuso ou várias instâncias do mesmo de abuso.

Figura 66.2 – Porcentagem de abuso infantil por tipo de abuso infantil em 2012[4].

Pesquisadores nacionais[5] afirmam que "o Brasil integra o contingente de países que não mantém estatísticas oficiais sobre casos notificados de violência doméstica contra crianças e adolescentes", o que conduziu à realização de estudos que denominaram de "possibilísticos" com a expectativa de construção de séries estatísticas cumulativas que permitam ir desvelando aos poucos as muitas faces da violência contra crianças e adolescentes.

Mais recentemente, em 2006, o Ministério da Saúde implantou o Sistema de Vigilância de Violências e Acidentes (VIVA)[6] para analisar a tendência das violências e acidentes, bem como descrever seus perfis. Progressivamente vem incrementando os serviços de urgências que notificam os casos de maus-tratos.

Estima-se que 10% das crianças de menos de 5 anos que se apresentam aos prontos-socorros ou hospitais são vítimas de traumas intencionais e que uma menina em cinco (20%) ou um menino em 10 anos (10%) são vítimas de abuso sexual antes dos 18 anos[7].

Fatores de risco

Existem fatores de risco que predispõem à ocorrência de maus-tratos[8].

O quadro 66.1 lista os citados fatores de risco.

Quadro 66.1 – Fatores de risco de vitimização.

Associado	Fatores de risco
Ao agressor	Dependência de drogas, alcoolismo, história de abuso, baixa autoestima, prostituição, imaturidade e transtornos de conduta, psiquiátricos ou psicológicos
À vítima	Sexo diferente do desejado, dependência própria da infância, condições de saúde que exigem mais cuidados (prematuridade, doenças neurológicas, doenças graves, distúrbios psicológicos, do sono, da alimentação e dos esfíncteres), história de abusos anteriores, criança não desejada
Ao meio social e comunidade	Incluem falta de leis de proteção, desigualdade social, marginalidade, desemprego, analfabetismo, ambientes conflituosos e alta aceitação de violência. A pobreza constitui um persistente fator de risco, sendo o abuso físico e a negligência mais comuns em famílias que vivem na pobreza
À família	Incluem pais jovens (adolescentes), gravidez não desejada, cuidados pré-natais Inadequados, famílias uniparentais, conflituosas, substitutas e exposição à violência

Características do binômio agressor/vítima

Vítima, segundo o Manual de Atendimento às crianças e adolescentes vítimas de violência[9]: "Os dados mostram que a violência se expressa de forma diferente entre homens e mulheres e deve ser entendida a partir da violência de gênero. No sexo masculino, as crianças na faixa entre 0 e 9 anos foram as mais acometidas, sendo a agressão física a forma mais frequente de violência. No sexo feminino, as adolescentes entre 10 e 19 anos foram as principais vítimas, sendo a violência psicológica/moral, física e sexual os tipos mais prevalentes, entre todas as mulheres". Os dados internacionais, não obstante, demonstram a negligência como a forma mais comum de maus-tratos na infância[4,10].

Agressor: em geral, é uma pessoa "acima de qualquer suspeita". Estudos apontam que 98,8% dos abusadores sexuais são homens e, desses, 57,4% são pais e 37,2% padrastos ou pais adotivos[11,12].

Pesquisa realizada no Hospital das Clínicas da Universidade de São Paulo revela que 4 a cada 10 crianças vítimas de abuso sexual foram agredidas pelo próprio pai e três pelo padrasto. O tio é o terceiro agressor mais comum (15%), seguido de vizinhos (9%) e primos (6%). Pessoas desconhecidas representam apenas 3% dos casos. Em 88% das violências sexuais infantis praticadas, o agressor faz parte do círculo de convivência da criança[13].

Embora seja comum ser uma pessoa vítima da assim chamada sociopatia (desemprego, dificuldades financeiras, dificuldade de relacionamento), quadros psiquiátricos ocorrem em menos de 10% dos casos. Admite-se que o agressor tenha um potencial agressivo reprimido e que se torna manifesto por fatores sociais como os apontados, ou pelo álcool ou pela pobreza. Estas duas últimas condições são consideradas apenas possíveis agentes desencadeadores e não causa da violência.

Definições

Definir-se o fenômeno de vitimização não é tarefa das mais fáceis. Pode-se definir "abuso ou maus-tratos infantis pela existência de um sujeito em condições superiores (idade, força, posição social e econômica, inteligência ou autoridade) que cometa um dano físico, psicológico, sexual contrário à vontade da vítima ou por consentimento obtido a partir de indução ou sedução enganosa"[13].

Garbarino e Gilliam[14] definem abuso como atos de ação ou omissão praticados por pais ou responsáveis, julgados a partir de uma mistura de valores da comunidade e da experiência como sendo inapropriados e danificadores. Destacam-se nessa definição:

Intencionalidade – para ser abuso deve haver um dano intencional. O dano poderá ser produzido por ação ou omissão. A motivação poderá inclusive ser inconsciente (pseudoacidentes).

Dano – não há correlação com a gravidade ou severidade da lesão, mas sim com suas consequências (mesmo danos pequenos podem ter fortes repercussões neuropsicomotoras).

Valores sociais – algumas ações, ainda que abusivas à luz da ciência, podem assim não ser consideradas à luz dos valores aceitos pela comunidade (exemplo, alguns rituais de seitas ou religiões).

Conhecimento científico – na sua constante mutação altera os valores aceitos pela cultura vigente.

No dizer desses autores, o conceito de abuso passa por uma negociação entre a cultura e a ciência[14].

Tipos de abuso

Atualmente são conhecidos os seguintes tipos de vitimização doméstica contra crianças e adolescentes ou vitimização:

a) física;
b) sexual;
c) negligência;
d) abuso psicológico;
e) síndrome de Münchausen *by proxy*;
f) fatal.

Abuso físico

Definido pelo uso da força física de forma intencional, não acidental, praticada pelos pais ou responsáveis, familiares ou pessoas próximas às crianças ou adolescentes, com o objetivo de danificar, ferir ou destruir essa criança ou adolescente deixando ou não marcas evidentes[7]. A literatura é muito controversa em termos de quais atos podem ser considerados violentos[5].

Abuso Sexual

Configura-se como todo ato ou jogo sexual, relação hetero ou homossexual entre um ou mais adultos e uma criança ou adolescente, tendo por finalidade estimular sexualmente a criança ou adolescente ou utilizá-la para obter uma estimulação sexual sobre sua pessoa ou de outra pessoa[15].

Negligência

Define-se negligência como a insuficiência em proteger a criança da exposição a qualquer espécie de perigo, incluindo frio ou fome, ou de prover cuidados às suas necessidades, que resultam em prejuízo ao desenvolvimento físico e/ou emocional da criança[7].

A negligência deve ser diferenciada da impossibilidade de prover os cuidados necessários devido à carência de recursos. A negligência ocorre quando os pais, podendo proteger a criança, não o fazem.

Abuso psicológico ou emocional

São também atos de ação ou omissão advindos dos pais ou responsáveis, mas cujo dano se dá na esfera emocional[7]. Essa forma de abuso pode ser classificada como:

Negligência afetiva – dano de origem passiva, por omissão; ocorre quando não são preenchidas as necessidades afetivas.

Rejeição afetiva – dano de origem ativa, decorrente de atitudes agressivas contra a criança, levando à baixa autoestima.

Síndrome de Münchausen *by proxy* (SMBP)

É uma forma de abuso segundo a qual o responsável pela criança falsifica a doença da criança, por meio da simulação ou produção de sinais e sintomas, após o que procura assistência médica, utilizando-se da equipe de saúde para instrumentalizar o dano à criança[16].

Abuso fatal

É a praticada em família contra filhos ou filhas, crianças e/ou adolescentes, cuja consequência acaba sendo sua morte. Tem sido inapropriadamente denominado infanticídio (quando a vítima é um recém-nascido em suas primeiras horas de vida), assassinato infantil (homicídio de crianças) ou filicídio (morte de filhos praticados por pais consanguíneos ou por afinidade). Azevedo[7] demonstra a impropriedade do uso desses termos, pois não cobrem todo o espectro de vítimas e agressores, são genéricos, misturando, por vezes, mortes ocorridas dentro e fora das famílias ou, ainda, confundir conceituações médicas com outras de caráter legal.

Reconhecimento do abuso

Abuso físico

O diagnóstico do abuso ou maus-tratos infantis baseia-se na avaliação da probabilidade de que determinadas lesões ou danos não aconteceram acidentalmente[17]. Uma observação importante é que, em geral, os abusos são recorrentes[2]. Lesão grave em um primeiro episódio não é comum, sendo o mais frequente que as lesões inicialmente sejam leves, mas na recorrência podem-se tornar graves. Crianças agredidas que retornam à convivência com os agressores sem uma intervenção adequada serão feridas novamente e 5% poderão falecer[2].

Deve ser realçado que álcool e drogas, embora sejam importantes fatores de risco, não são causas da violência[18]. A vitimização é fenômeno de ocorrência universal, afetando crianças de todas as raças, religiões, credos, etnias, classes sociais[19].

Diagnóstico

É feito pela anamnese e pelo exame físico, sendo os exames subsidiários solicitados, se necessário, para esclarecimento da clínica. A anamnese deverá ser realizada em clima de confiança, com gestos e atitudes cordiais tanto para com a criança quanto para todos os envolvidos, pois, dessa forma, a consulta torna-se mais produtiva[2,17].

O médico deverá conversar separadamente com cada um dos envolvidos, inclusive com as crianças se maiores de 4 anos (ou até mais jovem, dependendo de sua compreensão). O médico deverá evitar reinterrogar as crianças repetidas vezes, pois a cada relato poderão revivenciar suas emoções, com prejuízos ao seu psiquismo. O quadro 66.3 resume os aspectos essenciais para o diagnóstico de vitimização física e deixa clara a importância de uma análise cuidadosa na realização e interpretação da história obtida a partir do relato de pais e/ou responsáveis.

O quadro 66.2 apresenta os aspectos essenciais para o diagnóstico de vitimização física[2].

A consulta sempre requer que seja:

- Realizada em lugar apropriado e cômodo.
- Acompanhada por uma pessoa da família e que seja um ponto de apoio para ela.
- Conduzida com muita delicadeza, com prévias explicações dos atos a serem realizados.
- Ao realizar o exame físico geral e específico – que deverá ser sempre feito com muita delicadeza – o médico deverá elaborar documentação completa, descrevendo

Quadro 66.2 – Aspectos essenciais para o diagnóstico de vitimização física.

- História não compatível com a lesão
- História inconsistente por parte dos responsáveis
- Discrepância entre a história e as lesões encontradas ao exame físico
- Discrepância entre a história e a capacidade da criança no seu grau de desenvolvimento neuropsicomotor
- Demora em procurar socorro pós-lesão
- Reações inapropriadas dos pais ou responsáveis (excessivamente aflitos ou agressivos ou evasivos ou desinteressados)
- "Acidentes" recorrentes
- "Acidentes" em horas impróprias ou improváveis de ocorrerem
- Lesões incompatíveis com a fase de desenvolvimento da criança
- Traumatismos recorrentes

de maneira detalhada a forma, o aspecto, a cor e demais características das lesões encontradas. Deverá, sempre que possível, documentar fotograficamente os achados encontrados ao exame físico.

Apresentação do abuso físico

Muitas são as possibilidades de apresentação do abuso físico.

Exame físico geral – é importante observar o aspecto e o comportamento da criança durante essa fase do exame. Crianças desnutridas (sem que haja uma razão aparente para tanto ou com importante retardo do desenvolvimento neuropsicomotor) devem deixar o médico atento à possibilidade de criança negligenciada em seu cuidado. O comportamento da criança pode e deve ser avaliado: reações de medo, adotando posições de defesa ou, ao contrário, reações de profunda apatia, ambos podendo denunciar vivências profundas da criança. Claro que deve ser considerada sua idade, lembrando-se que é normal as crianças pequenas reagirem ao exame, situação essa facilmente compreendida por um pediatra experiente.

Contusões – constituem o modo mais comum de apresentação em abusos físicos. Podem ser acompanhadas por equimoses e/ou hematomas. Algumas considerações a respeito delas são importantes:

- Equimoses são comuns na fronte e na região pré-tibial em crianças que estão aprendendo a deambular, mas incomum em recém-nascidos e lactentes.
- Equimoses em face, nas nádegas e nas costas são pouco comuns em acidentes genuínos.
- Algumas equimoses ficam com a forma do objeto que a produziu (forma de cabide, marca de palma de mão, marca de fivela de cintos ou do próprio cinto ou de fio elétrico etc.).
- Equimoses na boca podem ser a marca deixada por quem quis silenciar o choro da criança.

- As equimoses desde o momento em que são produzidas até seu completo desaparecimento passam por uma série de alterações cromáticas em consequência da degradação da hemoglobina extravasada, fenômeno conhecido como "espectro equimótico de Legrand Du Saulle"[20] e esse espectro equimótico é útil em perícias legais. Foram criadas tabelas que correlacionam a cor da equimose com o tempo de lesão (a cor inicial avermelhada altera-se para azulada, depois amarelada e esverdeada). Não obstante, vários fatores podem afetar essa evolução cromática (como a oxigenação na conjuntiva ocular, o que faz com que não haja mudança na cor do sangramento) e alguns autores referem que há poucas evidências que as equimoses possam ser datadas com precisão[17].

Traumatismos de crânio – em geral, são decorrentes de sacudidelas violentas caracterizando a "síndrome do bebê sacudido" ou *shaken baby syndrome*[2], principalmente ocorrendo em lactentes. Nesse caso, a sacudidela violenta produz um movimento do encéfalo rompendo os pequenos vasos que cruzam o espaço subdural, causando hemorragia subdural. O movimento de sacudir ou chacoalhar a criança não necessita ser prolongado e o *shaken baby syndrome* pode resultar de um único episódio de chacoalhar o lactente ou ser resultado de episódios repetidos. O *shaken baby syndrome* também pode resultar em lesões hipóxico-isquêmicas causadas por apneia secundária ao chacoalhar violento. Menos frequentemente ocorrem golpes diretos na cabeça, quando então costuma haver sinais de contusão na cabeça e, às vezes, fratura de crânio subjacente. Sintomas clínicos incluem recusa alimentar, aumento do perímetro cefálico, convulsões, redução do nível de consciência, anemia e fontanela abaulada.

Olhos – em toda criança em que se levanta a possibilidade de abuso físico, sobretudo se recém-nascido ou lactente, deve ser feito exame de fundo de olho, pois, por mecanismo semelhante ao que ocorre nos vasos subdurais, pode haver ruptura de vasos retinianos, podendo haver hemorragia de retina.

Abdome – lesões viscerais, particularmente no intestino delgado, baço e fígado, podem ser secundárias a socos ou pontapés no abdome. Pode não haver nenhuma contusão abdominal. Esse tipo de traumatismo ocorre em geral em crianças menores de 5 anos de idade. As lesões de intestino delgado são mais comuns em abuso físico do que em quedas ou acidentes automobilísticos e os traumatismos abdominais não acidentais têm alta taxa de morbidade e mortalidade.

Queimaduras – ocorrem em até 10% dos casos de maus-tratos[21]. Pode ser difícil distinguir uma queimadura acidental das infligidas. Certas características, entretanto, permitem a suspeição: queimaduras da parte posterior do tórax sem lesão de mãos e pés (indicando que não houve queda no recipiente de líquido fervente e sim que a criança lá foi colocada), queimaduras com determinados aspectos tais como simétricas em forma de luva ou meia ou em formato de ponta de cigarro.

Fraturas – ocorrem sobretudo em crianças pequenas, com menos de 30 meses de idade. Quadro característico é o de encontro de múltiplas fraturas em diferentes estádios de consolidação[2,22]. As fraturas mais específicas de maus-tratos são as de costela com probabilidade de 97%, desde que excluído traumatismo grave ou doença óssea. Em geral, as fraturas de costela por maus-tratos são devidas à ação de apertar o lactente e, de modo geral, posteriores. Fraturas de costela anteriores podem ser devidas a maus-tratos e raramente ocorrem em procedimentos de ressuscitação cardiopulmonar. Ao analisar as fraturas considerar:

- História, idade da criança, sua mobilidade e seu desenvolvimento neuropsicomotor.
- Fraturas acidentais de ossos longos são incomuns em lactentes, ao contrário das fraturas lineares de crânio, que requerem pouca força.
- Apenas 4% das fraturas umerais supracondilares são devidas a maus-tratos, enquanto as fraturas não supracondilares frequentemente são devidas ao abuso físico.
- Em crianças com mais de 5 anos, a maioria das fraturas de ossos longos é acidental.

O quadro 66.3 mostra a probabilidade de uma fratura ser decorrente de maus-tratos.

Exames subsidiários

Evidentemente, a suspeita diagnóstica, formulada a partir dos dados obtidos por meio da história e do exame físico, deve nortear a eventual solicitação dos exames subsidiários. No entanto, na investigação de quadros com suspeita de maus-tratos infantis, as fraturas podem ser indis-

Quadro 66.3 – Probabilidade de uma fratura decorrer de traumatismo não acidental[17].

Tipo de lesão	Probabilidade
Fraturas metafisárias	Alta
Fraturas posteriores de costela	Alta
Múltiplas fraturas	Moderada
Fraturas em épocas diferentes	Moderada
Fratura craniana complexa	Moderada
Fraturas claviculares	Baixa
Fraturas de diáfise de ossos longos	Baixa
Fraturas lineares de crânio	Baixa

tinguíveis das ocorridas acidentalmente. Dessa forma, é aconselhável realizar exames radiológicos de todo o esqueleto, sobretudo em crianças com menos de 30 meses de idade. É aconselhável incluir incidências oblíquas de costela. Algumas lesões imperceptíveis podem ser mais bem visualizadas em cintilografia óssea. Em crianças com suspeita de traumatismo de crânio, devido a maus-tratos infantis, deve ser solicitada tomografia computadorizada de crânio e associar radiografia de todo o esqueleto, para excluir fraturas. Ressonância magnética de crânio poderá ser solicitada na sequência. Exame oftalmológico especializado impõe-se na busca de eventual hemorragia retiniana. Na presença de equimoses/hematomas, deve sempre ser solicitado coagulograma para afastar eventual coagulopatia.

Diagnóstico diferencial

Uma longa lista de diagnósticos diferenciais é possível ser apresentada para maus-tratos infantis. Contudo, entre os mais comuns cabe citar[2]: osteogênese imperfeita, fraturas de parto, osteomielite, coagulopatias, deficiência de cobre, manchas devidas a queimaduras de cigarros, neoplasias, escorbuto, sífilis, hiperostose cortical infantil ou síndrome de Caffey, intoxicação por vitamina A, erros inatos do metabolismo, meningite, sepse, hemorragia intracraniana por traumatismo de parto. Esse tipo de hemorragia ocorre em até 14% das crianças. Porém costumam resolver-se rapidamente e não são responsáveis por perda de visão prolongada. O aparecimento desse tipo de hemorragia após a 6ª semana de vida é suspeito de abuso, hemorragia intracraniana, por malformação vascular. São raras em crianças com menos de 3 anos de idade. Não é acompanhada por hemorragia retiniana, como ocorre no *shaken baby syndrome*.

Abuso sexual

Diagnóstico

O reconhecimento do abuso sexual doméstico pode-se constituir em tarefa bastante complexa[18]. Raramente a história é declarada e reveladora. O mais comum é que seu reconhecimento deve ser feito a partir de indícios revelados discretamente nas entrelinhas. Para isso, o manejo clínico cuidadoso, aliado a técnicas apropriadas de anamnese e exame físico, são condições imprescindíveis para se obter bom êxito. A empatia do profissional para com a vítima e sua família facilita o relacionamento e a confiança para revelações que até então estão sob o denominado "manto de silêncio". Devem ser evitadas perguntas acusatórias e a emissão de juízo de valores.

Segundo o Guia de Atuação Frente aos Maus-Tratos na Infância[16], "quando há o relato da criança/adolescente ou dos responsáveis, o direcionamento da anamnese torna-se mais objetivo, facilitando a abordagem do profissional de saúde. Em muitos casos, há negação do fato, não admitindo a possibilidade do abuso para proteger o abusador ou por temer pela ruptura do núcleo familiar". Furniss[22], por sua vez, apresenta o abuso sexual como uma síndrome de segredo para a criança, na tentativa de explicar a razão pela qual muitas vezes a criança não revela o abuso. Diz ele que, além das ameaças, frequentemente proferidas pelos agressores, as crianças muitas vezes se encontram em negação pelo modo como o abuso ocorre: por exemplo, quando o abuso é altamente ritualizado ou contém rituais de entrada e saída, a criança pode se "convencer" de que o abuso é uma realidade paralela ou de que no momento da agressão o abusador se transforma "em uma outra pessoa" e, assim, de certa forma, acabam por anular a situação abusiva. Essa perspectiva explicaria por que, muitas vezes, as crianças se acomodam ao abuso e acabam, nos casos em que se prolonga no tempo, por entrar em estados dissociativos, em face dessa experiência. Além disso, Furniss[22] refere que o abuso pode conter alguns elementos que a criança encara como positivos, tais como, em alguns casos, o prazer sexual que pode originar ou as gratificações que muitas vezes os abusadores usam como forma de chantagem para que a criança mantenha o silêncio e, no caso das crianças com reduzidas fontes de afeto, o fato de ser essa a única forma de afeto que recebem, suportando, por isso, os aspectos negativos do abuso em troca dos aspectos positivos da relação afetiva.

Morgan[23] aponta as seguintes razões para as vítimas esconderem o abuso:

- Medo de serem desacreditadas.
- Medo de serem culpadas pelo abuso.
- Medo das consequências tanto para si como para o agressor.
- Medo que ao denunciar o abuso se concretizem as ameaças do agressor.
- Dificuldade em contar.
- Desconhecimento de que a situação abusiva é errada.
- Medo da reação dos parceiros ou da turma.
- Falta de algum adulto em que confiem.
- Ausência de uma oportunidade.
- Cultura familiar (em que pode ser proibido falar de sexo).

Todo relato obtido das crianças deve ser revestido de presunção de verdade e objeto de apropriados esclarecimentos. Evidentemente, a anamnese deve ser realizada em local apropriado e, como geralmente esses casos são objeto de estudo por parte de equipe multiprofissional, todo cuidado deve ser tomado para se evitar reinterrogatórios, que poderão revivenciar situações traumáticas para o psiquismo da criança ou do adolescente. Para crianças pequenas, técnicas apropriadas de anamnese são necessárias utilizando-se de linguagem apropriada ao seu nível de compreensão. Nessas situações, é útil a utilização de modelos conhecidos como bonecas anatomicamente corretas[23].

O quadro 66.4 aponta riscos familiares à saúde por abuso sexual e cujas evidências podem estar presentes na anamnese.

Quadro 66.4 – Riscos familiares à saúde por abuso sexual infantil[17].

- Relacionamento sexual ruim entre os pais
- Depressão ou doença física materna
- Mãe abusada sexualmente na infância
- Pai/abusador inadequado ou agressivo
- Família caótica, desorganizada ou isolada socialmente
- Parente que assumiu o papel de mãe

Exame físico

Ao exame físico do abuso sexual, é comum a ocorrência de poucas ou de nenhuma lesão, em função da cronicidade do quadro, rápida cicatrização das lesões, além da elasticidade tecidual nessa faixa etária.

O exame físico deve incluir avaliação do crescimento e desenvolvimento e do comportamento.

Além do exame físico geral, alguns locais devem ser particularizados.

- Meninas – nádegas, períneo, fossa navicular, comissura posterior, ânus, boca, faringe, lábios maiores e menores, clitóris, abertura himenal.
- Meninos – nádegas, ânus, pênis, bolsa escrotal, boca e faringe.

O exame da genitália em ambos os casos é só uma inspeção detalhada e não um exame interno. Os resultados devem ser fotografados por meio de um colposcópio.

É importante observar a existência de:

- Contusões ao redor das coxas, genitália, ânus, períneo e nádegas e nos quadrantes inferiores do abdome.
- Dilacerações e abrasões nas genitálias.
- Fissuras anais.
- Relaxamento anal (ocorre após 30-45 segundos depois da separação das nádegas): o ânus abre-se e o reto pode ser visto por causa de uma incompetência do esfíncter interno (teste positivo).

No entanto, deve ser observado que fissuras anais e dilatação anal reflexa, isoladamente, não são sinais seguros do abuso sexual infantil, podendo ter outras causas, como, por exemplo, constipação.

Deve-se estar atento às variações anatômicas nas diferentes idades, como, por exemplo, a transição aos 3 anos de idade do hímen, que de grosso e redundante torna-se, a partir daí, mais delgado. O tamanho da abertura himenal também varia com a idade, com o peso da crian-

ça ou adolescente, com o tipo de hímen, com o grau de relaxamento vaginal, com a posição da criança ao exame etc. Embora aberturas himenais maiores que 4mm em crianças com menos de 13 anos possam estar associadas ao abuso, devem-se lembrar dos fatores acima apontados, o que diminui a importância desse dado como prova de abuso sexual[2].

Para a realização do exame, devem ser observados os aspectos éticos referentes ao consentimento dos pais, a não ser que haja ordem judicial para sua realização. Em adolescentes, é importante obter seu consentimento também. O exame deve ser realizado em ambiente com privacidade, confortável e com muita delicadeza. Crianças e adolescentes devem ser acompanhados por um adulto de sua confiança, normalmente um dos pais.

O exame médico raramente, nesses casos, é diagnóstico e achados físicos estão presentes em menos de 30% dos casos de vítimas de abuso sexual doméstico. Um exame normal não exclui o diagnóstico de abuso sexual[17].

A figura 66.3 representa a abordagem do abuso sexual como um quebra-cabeça e é útil para o entendimento das múltiplas peças que entram nesse diagnóstico.

Sequelas do abuso sexual

O abuso sexual na Infância pode resultar em sequelas, sendo as mais comuns as seguintes[25]:

Físicas – pouco comuns, DST/AIDS, gravidez e psicológicas, estas podendo ser mediatas e imediatas.

Manifestações psiquiátricas – dissociação, transtorno múltiplo da personalidade, transtornos do sono, transtornos da alimentação, depressão, ansiedades e fobias.

Manifestações comportamentais – violência, dificuldades escolares, raiva, fuga do lar, escasso contato social, tendências suicidas, automutilação, baixa autoestima.

Manifestações sexuais – difusão ou desinteresse sexual, transtorno da identidade, abuso sexual, promiscuidade, prostituição/pornografia.

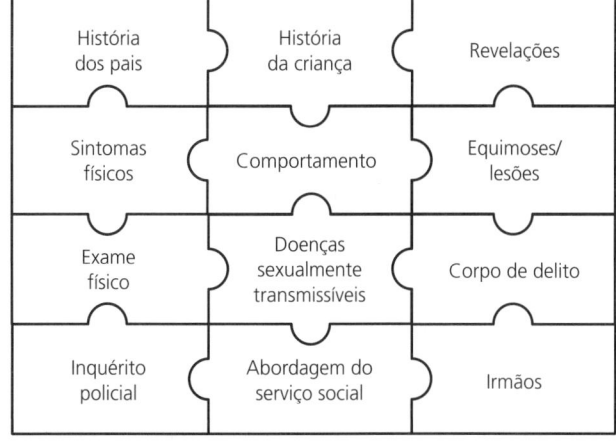

Figura 66.3 – Abordagem do abuso sexual[24].

Negligência

Como nas outras formas de abuso, a verdadeira incidência da negligência é desconhecida. Mas sabe-se que ela é universal, ocorrendo com crianças de todas as idades, raças e sexos. Em países desenvolvidos, a negligência é a forma mais comum de abuso. Em 2012, 72% dos casos relatados pelo *National Child Abuse Statistcs* foram de negligência[4]. Segundo Azevedo[7], a negligência "consiste em omissão em termos de prover as necessidades físicas e emocionais de uma criança ou adolescente". Recentemente, o termo vem-se ampliando para incorporar a supervisão perigosa[7,25]. Deve ser observada a necessidade de se diferenciar o pobre desenvolvimento da criança e do adolescente devido à negligência como condição de maus-tratos infantis daquele devido à pobreza ou miséria ou devido à ignorância. Deve-se ressaltar, entretanto, que mesmo em condições de extrema pobreza, não é incomum se encontrarem pais zelosos e afetuosos com seus filhos preocupados em oferecer-lhes recursos necessários, mesmo em detrimento de suas necessidades[26]. Enquanto os abusos físicos e sexuais são formas de maus-tratos por ação, a negligência é uma forma de maus-tratos por omissão. As causas da negligência são várias[27]. Podem ter sua origem na baixa autoestima dos pais que também podem ter sido negligenciados ou abusados na infância. Podem ter origem nas situações de estresse (problemas familiares, laborais ou econômicos), ou seja, condições que definem as sociopatias.

A forma mais comum de negligência é a física, seguida por negligência educacional e emocional.

Negligência física – inclui a não prestação de cuidados médicos básicos, a falta de alimentação adequada, a má higiene e o uso de vestiário impróprio ao clima ou em mau estado e as situações em que a criança é deixada abandonada ou sem vigilância por longo tempo, com aumento de risco de acidentes.

Negligência emocional – quando as necessidades emocionais da criança são ignoradas, o que resulta em privação de afetos.

Negligência educativa – quando não são proporcionadas para a formação moral e intelectual para sua formação intelectual e moral.

Os seguintes sinais podem servir de alerta de que uma criança possa estar sendo negligenciada:

- Má nutrição ou desnutrição.
- Atraso do crescimento.
- Aumento de suscetibilidade a infecções ou acidentes às vezes fatais (quedas, queimaduras, envenenamento, afogamentos etc.).
- Insegurança.
- Baixa autoestima.

- Depressão.
- Dificuldade de aprendizagem.
- Consumo de álcool e drogas.
- Risco de suicídio.
- Agressividade.
- Comportamentos destrutivos.

Abuso psicológico ou emocional

Azevedo[25] refere que a vitimação de crianças e adolescentes "é uma das modalidades de fabricação de vítimas menores de idade por meio de relações interpessoais de caráter abusivo, isto é, marcadas pela coerção física e/ou psicológica". No abuso emocional, observa-se rejeição das crianças e/ou adolescentes, depreciações, discriminação, desrespeito, ou utilização de crianças como objeto para atender às necessidades psicológicas das crianças[18]. Cobranças e punições exageradas são formas de maus-tratos psicológicos. Ameaças frequentes de abandono também podem tornar a criança medrosa e ansiosa[7]. Portanto, o que se observa é que nesse tipo de abuso ocorrem condições que causam bloqueio nos esforços das crianças para sua autoaceitação, causando-lhes grande sofrimento mental[7].

Pela sutileza do ato ou pela falta de evidências imediatas de maus-tratos, esse tipo de violência é um dos mais difíceis de ser caracterizado e conceituado, apesar de ser extremamente frequente[18].

Síndrome de Münchausen *by proxy* (SMBP)

Nessa variante incomum de abuso, ocorrem situações em que os pais, mediante simulações de quadros clínicos, mimetizam sintomatologias em seus filhos, logrando que sejam realizados investigações e/ou tratamentos médicos[18]. Na verdade, os pais relatam ou simulam sintomas levando os médicos a realizarem intervenções médicas que acabam por impor riscos e sofrimentos às crianças, o que pode ser caracterizado como violência física: exames complementares desnecessários, uso de medicamentos, ingestão de líquidos ou violência psicológica como consultas e internações desnecessárias[16].

Na sua grande maioria, a SMBP é perpetrada pela mãe da criança. Em relação a essa, é importante observar que é uma pessoa com grande conhecimento da área de saúde, de suas rotinas e dos procedimentos utilizados.

Existem dois mecanismos básicos de fabricação da SMBP:

Simulação de sinais – como a falsificação de histórias ou de amostras (colocação de sangue menstrual ou não na urina, ou adição de açúcar nessa etc.).

Produção de sinais – como ocorre, por exemplo, na administração de medicamentos ou substâncias que podem causar sonolência excessiva, por exemplo.

Deve-se suspeitar de SMBP nas seguintes condições[16]:

- Doença com características que indicam persistência ou recidivas.
- Relatos de sintomas não usuais, quase sempre descritos de forma dramática.
- Dificuldades em classificar as queixas dentro de uma linha de raciocínio diagnóstico coerente.
- Sinais que surgem sempre quando a criança está com uma mesma pessoa.
- Os demais parentes e os profissionais só constatam o quadro já consumado.
- Resistência e insatisfação com o tratamento preconizado e insistência para a realização de diversos procedimentos.

A SMBP é classificada como um transtorno psiquiátrico codificada no Código Internacional de Doenças como F68.1 – produção deliberada ou simulação de sintomas ou de incapacidades físicas ou psicológicas[28]. O abusador manifesta necessidade intrínseca e compulsiva de assumir o papel de doente para si mesmo (chamado *by self*) ou da pessoa que cuida (*by Proxy* ou por transferência). Muitas teorias existem para explicar porque essas mães podem fabricar doenças em seus filhos. A mais comum é a perda precoce de suas mães, que é um dado frequente nos casos de SMBP. Essa perda representa rejeição e falta de amor e atenção na infância[29].

Muitos e variados quadros podem ser observados na SMBP[29], o que torna o diagnóstico desses casos uma tarefa difícil. Em 1982, Meadow[30] sugeriu diretrizes e uma lista de sinais de alerta para os médicos (Quadros 66.5 e 66.6).

Conduta nos casos de vitimização infantil

No atendimento de casos de violência dois princípios são pilares basilares:

- A preservação da vida e a integridade física da vítima precede qualquer outra intervenção. Deve ser observado que não há nenhum tipo de impedimento ético ou legal para o atendimento à vítima, podendo-se realizar exame físico, fazer procedimentos médico-cirúrgicos ou prescrever medicamentos. A recusa infundada de atendimento caracteriza ética e legalmente imperícia e omissão de socorro com todas as consequências daí decorrentes[31].
- O esforço para evitar-se a revitimização, objetivo das providências legais. Portanto, medidas de proteção à vítima.

Atenção médica

Conjunto de ações para a resolução médica do caso. Deve-se lembrar de que as ações terapêuticas têm prioridade sobre as providências legais necessárias. Importante realçar que o prontuário médico pode vir a ser utilizado para

Quadro 66.5 – Critérios de Meadow para o diagnóstico de SMBP.

- Estudo detalhado da história clínica atual
- Estudo dos prontuários de internações anteriores, determinando eventos reais e fabricados
- Pesquisa judiciosa da história pessoal, social e familiar da mãe
- Entrar em contato com outros membros da família
- Contatar o médico da mãe sobre possível história de Münchausen ou de doenças ou mortes em família sem explicação
- Vigilância cuidadosa da mãe e da criança se possível com câmera de vídeo
- Pesquisar possível compulsão materna ao uso de medicamentos
- Afastar a mãe da criança para observar possível interrupção da sintomatologia

Quadro 66.6 – Sinais de alarme para o diagnóstico de SMBP[30].

- Médicos experientes que "nunca viram um caso igual"
- Mãe superatenciosa que nunca se separa do seu filho
- Mãe muito cooperativa com a equipe médica, com reação inapropriada à gravidade ou queixa de que se está fazendo muito pouco para diagnosticar a doença do seu filho
- Doença persistente ou recidivante sem explicação
- Os sintomas e sinais não ocorrem quando a mãe está ausente
- Convulsões que não respondem aos anticonvulsivantes usuais
- Mães com história própria de síndrome de Münchausen
- Mães com conhecimentos paramédicos
- Ausência de pai

a realização do laudo médico, nesse caso denominado laudo médico indireto. Portanto, o registro fidedigno da história médica, registrando a fala de quem conta a história, com seu próprio discurso e não o substituindo por termos e técnicas expressões, é fundamental. O registro do exame físico deve ser feito cuidadosamente, anotando todos os detalhes. As lesões observáveis devem ter seu registro detalhado quanto à forma, à extensão à cor etc. Evidentemente, como já foi relatado, todo exame deve ser feito com delicadeza, o médico deve ser empático com a vítima e os familiares e demais acompanhantes, para poder estabelecer um clima de confiança e de respeito.

Providências legais

Tanto a lei de Contravenções Penais[32] quanto o Estatuto da Criança e do Adolescente[33] obrigam os profissionais de saúde a comunicarem às autoridades competentes a suspeita de maus-tratos infantis. Em caso de violência sexual praticada pelos pais, o crime é considerado de ação pública incondicionada e, portanto, independe de representação.

A Comunicação deve ser feita ao Conselho Tutelar da localidade de moradia do paciente e acompanhada por relatório dos profissionais de saúde. Nos casos em que o Conselho Tutelar estiver inoperante, a comunicação deve ser feita à Vara da Infância e Juventude da localidade de moradia do paciente. É recomendável que essa comunicação seja institucional, ou seja, realizada pela Instituição de Saúde que atendeu o paciente (hospital, serviços de urgência, Unidades Básicas de Saúde etc.), a fim de resguardar a proteção e a integridade física de quem notifica. Sendo a notificação institucional, evita-se o envolvimento pessoal. Em relação à denúncia à delegacia de polícia, é preferível que ela seja feita pela própria vítima ou seu representante legal. Só se esse for o autor da violência e nenhum outro familiar quiser fazer a denúncia ela deve ser feita pela instituição onde a suposta vítima está sendo atendida. O delegado é quem solicita a realização de provas forenses pelo IML[34]. Se não for possível, por qualquer motivo, fazer o exame pericial pelos peritos do IML, esses poderão fazê-lo de forma indireta, valendo-se, para tanto, do prontuário do paciente elaborado pela instituição de saúde onde o paciente está sendo atendido.

Em 2011, foi instituída pelo Ministério da Saúde (Portaria GM/MS 104 2011) a Ficha de Notificação/Investigação de Violência Doméstica, Sexual e Outras Violências, incluindo os casos suspeitos ou confirmados de maus-tratos infantis como sendo doença de notificação compulsória a ser encaminhados também à vigilância epidemiológica[35,36].

A figura 66.4 é um fluxograma que representa a o roteiro de atendimento às vítimas de violência doméstica.

Nos casos de violência doméstica, compete aos profissionais de saúde decidir pela internação ou pela alta do paciente. Nos casos de lesões leves, que por si só não justificariam internação hospitalar, não havendo risco de recidiva do abuso, pode ser dada alta ao paciente, bastando fazer a comunicação às autoridades citadas acima, acompanhada de relatórios médico, social e/ou psicológico. A comunicação tem que ser feita até o primeiro dia útil após o atendimento. Considera-se risco de revitimização os casos em que o agressor não ser controlável ou a família do paciente não parecer competente e capaz de oferecer proteção à vítima[36].

Não obstante, existindo lesões leves se houver suspeita clínica de que o retorno do paciente à moradia poderá representar risco de novos abusos, é imperativa a internação hospitalar, pois a partir daí ele ficará sob a proteção da instituição de saúde. Procede-se à comunicação à Vara da Infância e da Juventude a quem caberá decidir se o caso será acompanhado pelo Conselho Tutelar. A alta hospitalar, quando possível pelos critérios clínicos, só poderá ser efetuada por decisão judicial.

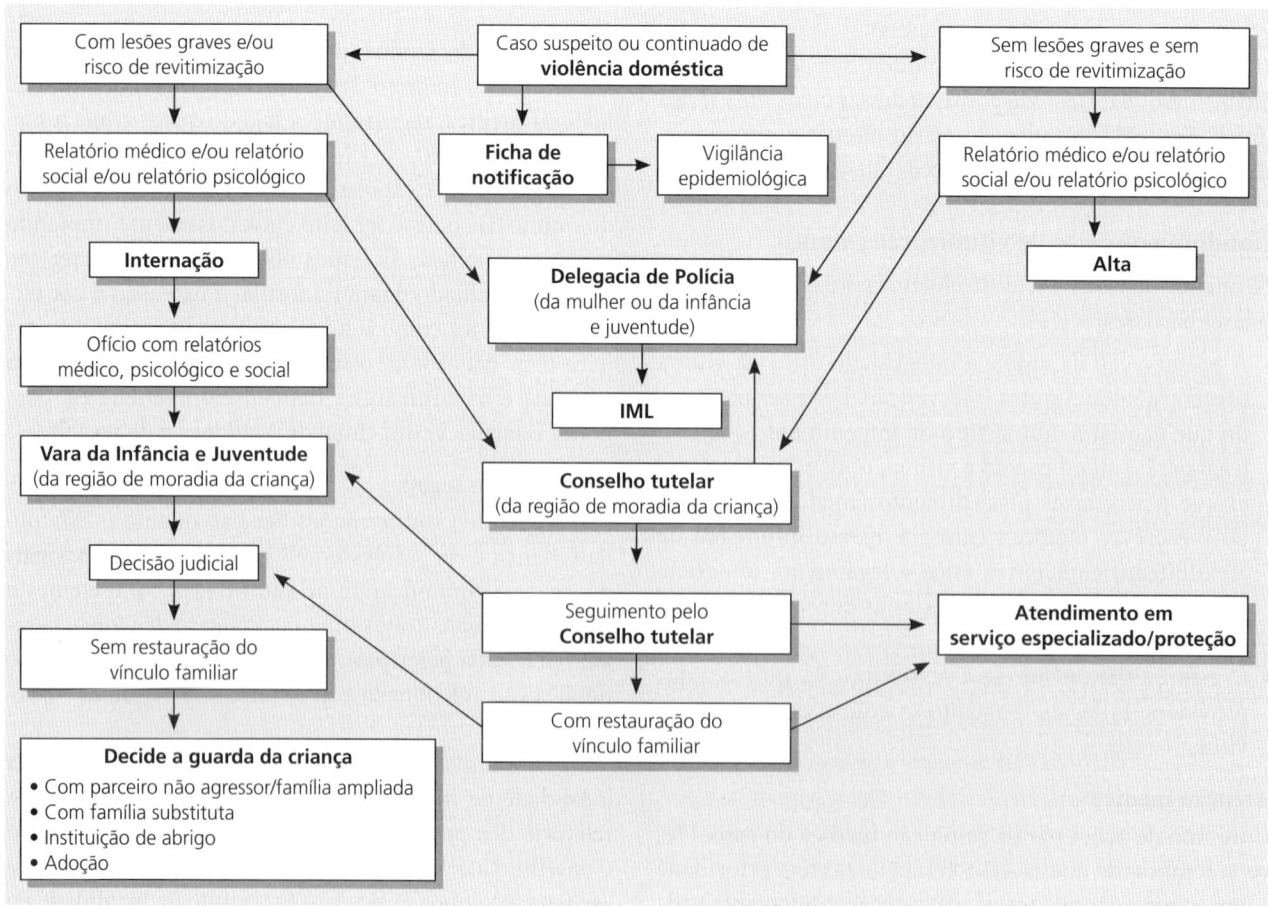

Figura 66.4 – Roteiro de atendimento à violência doméstica[34].

Outras providências em abuso sexual: coleta de provas forenses, normatizada pela Norma Técnica do Ministério da Saúde[37].

Profilaxia e terapêutica em abuso sexual

Profilaxia para hepatite B (gamaglobulina específica + vacinação) – caso a criança não seja vacinada contra hepatite B ou com situação vacinal desconhecida.

Dose de imunoglobulina anti-hepatite B: 12U ou 0,06mL/kg em dose única.

Profilaxia das doenças sexualmente transmissíveis não virais – pode ser vista no quadro 66.7.

Profilaxia por infecção HIV – as drogas antirretrovirais devem ser usadas criteriosamente, já que necessitam de uso prolongado (28 dias) e não são isentas de efeitos colaterais[34]. Os critérios para a administração de antirretrovirais incluem:

- Forma de exposição (como em caso de sangramento, penetração anal ou vaginal).
- Intervalo entre a exposição e o início da tomada da medicação, sendo o ideal um tempo inferior ou igual a 72 horas.
- *Status* sorológico do agressor, quando conhecido.

O esquema de escolha inclui mais de uma droga. Recomenda-se consulta a publicações específicas para a escolha da terapia antirretroviral.

Profilaxia em emergência de gestação (em pacientes que já menstruam) – anticoncepção hormonal de emergência é um método que utiliza concentração de hormônios para evitar gravidez após a relação sexual. O método escolhido utiliza o levonorgestrel em função de evidentes vantagens sobre o método de Yuzpe (uso de hormônios combinados) quais sejam: os efeitos colaterais são sensivelmente reduzidos, não produzem interação com outros medicamentos e conferem maior efetividade. Seu mecanismo de ação depende da fase do ciclo menstrual. Quando administrado na primeira fase do ciclo menstrual, altera os folículos, impedindo ou retardando a ovulação por vários dias. Quando administrado na segunda fase do ciclo menstrual, altera o transporte do óvulo e do espermatozoide nas trompas, modifica o muco cervical e interfere na mobilidade do espermatozoide. Em ambos os casos, impede a fecundação.

Deve ser realizada nas primeiras 72 horas após o coito suspeito, o mais precoce possível, em meninas que já menstruam.

A droga recomendada é levonorgestrel 0,75mg, dois comprimidos por VO, em dose única (cartela com dois comprimidos de 0,75mg ou um comprimido de 1,5mg de levonorgestrel).

Deve ser lembrado que o método é considerado ineficiente se o tempo decorrido desde o coito suspeito for maior que 72 horas ou em caso de abuso sexual crônico (como é a maioria dos casos de abuso sexual doméstico).

Aborto – caso seja constatada gravidez em decorrência de violência sexual, a legislação brasileira permite a realização do aborto legal, sendo recomendável o encaminhamento do paciente a serviços de referência para esse procedimento.

Apoio à família

Tanto por medidas para intervenção na crise quanto por apoio social, a crise é uma situação transitória de sofrimento onde a capacidade de resolver os problemas foi ultrapassada. O objetivo da intervenção da crise é o restabelecimento da capacidade da família para enfrentar a situação que a tenha gerado. No apoio social, o objetivo é facilitar o acesso da família aos benefícios sociais, incorporação na rede de apoio, início de trâmites legais, apoio emocional e facilitação do acesso aos serviços de saúde. Nesse caso, é importante a sequência de visitas domiciliares.

Tratamento psiquiátrico e/ou psicológico

Em todos os casos de abuso devem ser feitos avaliação e, se necessário, tratamento de saúde mental.

Terapia familiar – indicada principalmente para famílias com problemas múltiplos, seu objetivo é otimizar os recursos da família para fazer frente aos conflitos, mediante compreensão e aprendizagem social. Essa forma terapêutica tem em conta o caráter interativo de muitas das agressões e às vezes necessita ser complementada por um tratamento individual dos membros envolvidos na trama da violência.

Psicoterapia individual – nesse modelo, o tratamento dos pais que cometeram agressões se centra nas presumíveis desordens da personalidade, derivado de condições desde a infância, e tenta buscar conflitos reprimidos para atingir os resultados desejados.

Quadro 66.7 – Profilaxia das doenças sexualmente transmissíveis (DST)[34].

Profilaxia de	Medicamentos
Sífilis	Penicilina benzatina 50.000U/kg (máximo = 24.000.000, IM, em dose única ou estearato de eritromicina 50mg/kg/dia (máximo = 2g/dia), VO, a cada 6h, por 15 dias
Clamidiose e cancro mole	Azitromicina 30mg/kg (máximo = 1.500mg), VO, dose única
Gonorreia	Em crianças: ceftriaxona 250mg, IM, dose única Adolescentes: ciprofloxacino ou ofloxacino
Tricomoníase	Metronidazol 15mg/kg/dia (dose máxima = 750mg/dia), VO, 8/8h por 7 dias

Ludoterapia – é empregada tanto como instrumento diagnóstico quanto terapêutico na criança vitimizada.

Grupos de autoajuda – grupos orientados e assessorados por profissionais capacitados e/ou por ex-pacientes.

PREVENÇÃO EM ABUSO INFANTIL

A presença da vitimização infantil revela que, apesar de todo o progresso alcançado pela humanidade, muitas famílias não oferecem a proteção necessária ao adequado desenvolvimento e crescimento de crianças e adolescentes. É necessário que precocemente se descubram as situações de alto risco para o abuso e que se adotem as medidas necessárias para reverter essa situação. Uma das teorias que tentam explicar o fenômeno da vitimização refere ser ela um comportamento aprendido. A criança que vive com pais violentos aprende que a violência é a única forma de resolver conflitos. Embora isso possa ser verdade em muitas situações, crianças vitimizadas, que ao longo da vida encontram fatores protetores (fenômeno da resiliência), podem excluir-se do ciclo da violência. Esse fato demonstra que a violência doméstica é um fenômeno prevenível.

Um tema em debate é se os recursos – sempre escassos – devem ser alocados pontualmente (às famílias em risco) ou ser despendidos de forma difusa (a toda comunidade).

Como o abuso pode ocorrer em qualquer fase da vida da criança – desde o momento da concepção até o final da adolescência –, muitos são os períodos de vida em que se pode/ deve aplicar medidas preventivas.

Uma abordagem global da prevenção primária inclui as seguintes medidas:

- Programa de suporte perinatal: para preparar os pais e aumentar a ligação afetiva entre pais e filhos.
- Programas de educação em saúde para pais: para propiciar aos pais informações sobre o desenvolvimento e necessidades das crianças.
- Programas de puericultura: para, periodicamente, avaliar o crescimento e o desenvolvimento de crianças e adolescentes, detectando e tratando precocemente os problemas detectados.
- Programas para crianças vitimizadas: para minimizar os efeitos do abuso sobre a criança.
- Programas de treinamento para crianças, jovens e adultos: para saber se defender de uma situação abusiva.
- Grupos de autoajuda e outros suportes comunitários: para reduzir o isolamento social muitas vezes associado ao abuso.
- Serviços de suporte familiar: inclui atenção à saúde, planejamento familiar, cuidados infantis, aconselhamento familiar, serviço de atenção nas crises. Esses serviços propiciam respostas às necessidades de sobrevivência e permitem a convivência familiar.
- Educação pública para a prevenção do abuso.

- Educação dos profissionais de saúde sobre o tema, particularmente os alunos de medicina[38].
- Defesa da cidadania: para criar oportunidades iguais de acesso a bens e serviços essenciais à vida.

A prevenção primária no abuso sexual deve encorajar a criança a "dizer não", "não guardar segredos" e "contar para alguém".

Se os recursos são limitados, a estratégia pode ser aplicá-los na prevenção secundária, atuando então nos grupos de mais alto risco, por exemplo, mães solteiras, pobres, adolescentes que têm seu primeiro filho. O abuso físico e a negligência podem ser prevenidos quando esses grupos recebem formas especiais de atenção à criança, desde um sistema humanizado de atenção à gravidez e ao parto (alojamento conjunto, visitas mais frequentes aos serviços de saúde, assistência domiciliar, telefones de suporte psicológico, programa de creches e assistência à família), até os programas especiais de atenção às várias faixas etárias (saúde da criança, do adolescente, da mulher etc.).

A prevenção terciária já é o nível de tratamento da criança vitimizada. Depende de um acurado diagnóstico para identificar os casos que, ao mesmo tempo que recebem tratamento, também são incluídos em programas de prevenção para minimizar as sequelas e impedir a recorrência.

CONSIDERAÇÕES FINAIS

O fenômeno da vitimização de crianças e adolescentes pode ter origem no período perinatal, podendo manifestar-se no pré-natal, na sala de parto ou no puerpério.

O conhecimento mais aprofundado do fenômeno é importante, pois possibilita ações preventivas, tendo por base os fatores predisponentes nessa fase da vida. O professor Ambroise Tardieu, na França, em 1860, com o artigo *Étude médico-legale sur les services et mauvais traitement exercés sur les enfants*[39], foi o pioneiro ao relatar cientificamente consequências de maus-tratos infringidos às crianças. Não obstante, foi o iminente radiologista Caffey[40], em 1946, quem, pela primeira vez, relatou a associação entre fraturas e hematoma subdural em crianças. Logo se seguiram outros relatos, sendo que, em 1961, a Academia Americana de Pediatria patrocinou um simpósio sobre esse assunto. Em 1962, Kempe et al.[41] denominaram essa síndrome de *The battered baby syndrome*. Essa denominação, em virtude do acúmulo de novos conhecimentos, sofreu modificações, passando a ser conhecida hoje como vitimização contra crianças e adolescentes. A par da vitimização física, passou-se a conhecer melhor a vitimização sexual, a negligência contra crianças e adolescentes e a síndrome de Münchausen *by proxy*, conforme foi anteriormente discutido. Woolf et al.[42] e Santoro[38], por sua vez, demonstraram que os médicos, durante sua especialização, quer seja em pediatria, quer clínica médica, ginecologia e obstetrícia, ou ortopedia, não detêm conhecimentos para uma abordagem adequada ao fenômeno de maus-tratos a crianças e adolescentes. Tal fato motivou a exposição mais aprofundada sobre o fenômeno aqui apresentado.

REFERÊNCIAS

1. Azevedo MA, Guerra VNA (orgs). Crianças vitimizadas: a síndrome do pequeno poder. São Paulo. Iglu Editora; 1989.
2. Santoro M Jr. Vitimização física: a conduta médica. In: Azevedo MA, Guerra VNA (org). Crianças vitimizadas: a síndrome do pequeno poder. São Paulo: Iglu Editora; 1989.p.115-22.
3. Blumenthal I. Child abuse. A handbook for health care practioners. London: Edward Arnold; 1994.
4. National Child Abuse Hotline. National Child Abuse Statistics. Disponível em: http://www.childhelp.org/pages/statistics. Acessado 2014 maio 4.
5. Guerra MAA. Ponte do iceberg. Disponível em: www..ip.usp.br/laboratorios/lacri/iceberg.htm. Acessado 2014 maio 4.
6. Brasil. Ministério da Saúde. Secretaria de Vigilância em Saúde. Departamento de Vigilância de Doenças e Agravos não Transmissíveis e Promoção da Saúde. Sistema de Vigilância de Violências e Acidentes (Viva): 2009, 2010 e 2011/Ministério da Saúde, Secretaria de Vigilância em Saúde, Departamento de Vigilância de Doenças e Agravos não Transmissíveis e Promoção da Saúde. Brasília: Ministério da Saúde; 2013.
7. Azevedo MA, Guerra VNA. Vitimação e vitimização: questões conceituais. In: Azevedo MA, Guerra VNA (orgs). Crianças vitimizadas: a síndrome do pequeno poder. São Paulo: Iglu Editora; 2007.p.25-47.
8. Pires ALD, Miyazaki MCOS. Maus-tratos contra crianças e adolescentes: revisão da literatura para profissionais da saúde. Arq Ciênc Saúde. 2005;12(1):42-9.
9. Waksman RD, Hisrschheimer M (coords). Manual de atendimento às crianças e adolescentes vítimas de violência/Núcleo de Estudos da Violência Doméstica contra a Crianças e Adolescente. Brasília: CFM; 2011.
10. Delgado A. Grandes síndromes en pediatria. Maltrato en el niño. Bilbao: Imprenta Boan SA; 1996.
11. Habigzang FL, Azevedo GA, Machado PX. Abuso sexual, e dinâmica familiar: aspectos observados em processos jurídicos. Rev Psicologia: Teoria e Pesquisa. 2005;21(3):341-8.
12. Childhood Brasil pela Proteção da Infância. Maioria das crianças sofre abuso sexual dos próprios pais ou padrastos. Disponível em: http://www.childhood.org.br/maioria-das-criancas-sofre-abuso-sexual-do-pai-ou-padrasto. Acessado 1024 mar 12.
13. Deslandes SF. Prevenir a violência: um desafio para profissionais de saúde. Rio de Janeiro: Fiocruz/ENSP/Claves; 1994b.
14. Garbarino J, Gilliam G. Understanding abusive families. Massachussetts: Lexington Books; 1981.
15. Brasil. Código Penal Brasileiro. Decreto-Lei nº 2.848 de 07 de dezembro de 1940. D.O.U. de 31/12/1940.
16. Sociedade Brasileira de Pediatria, Centro Latino-Americano de Estudos de Violência e Saúde Jorge Carelli (Claves), Escola Nacional de Saúde Pública, Secretaria de Estado de Direitos Humanos, Ministério da Justiça. Guia de atuação frente a maus tratos na infância e adolescência.2ª ed. Rio de Janeiro: SBP/Claves/ENSP/FIOCRUZ/Ministério da Justiça; 2001.
17. Lissauer T, Clayden G. Manual ilustrado de pediatria. 3ª ed. Rio de Janeiro: Elsevier; 2009.
18. Santoro M Jr. Maus-tratos contra crianças e adolescentes: um fenômeno antigo e sempre atual. Pediatr Mod. 2002;6(38):279-83.
19. Hobbs C, Hanks HJI, Wynne JM. Child abuse and neglect – a clinician´s handbook. London: Churchill Livingstone; 1993.
20. Resende AJ. Importância forense do espectro equimótico. Disponível em: www.periciamedicolegal.com.br. Acessado 2014 maio 3.
21. Loredo-Abdalá A. Maltrato al menor. México: Editorial Interamericana McGraw-Hill; 1994.
22. Furniss T. Multi-professional handbook of child sexual abuse, integrated management, therapy and legal intervention. London: Routledge; 1993.
23. Morgan M. How to interview sexual abuse victims: including the use of anatomical dolls. Thousand Oaks: Sage Publications; 1995.
24. Royal College of Paediatrics and Child Health. Child Protection Companion. 2nd ed. Suffolk: Royal College of Paediatrics and Child Health; 2005.
25. Azevedo MA. Consequências psicológicas da vitimização de crianças e adolescentes. In: Azevedo MA, Guerra VNA (org). Crianças vitimizadas: a síndrome do pequeno poder. Iglu Editora; 1989.p.143-63.
26. Azevedo MA, Guerra VNA. Infância e violência fatal em família. São Paulo: Iglu Editora; 1998.
27. USF Marginal. Negligência Infantil. Disponível em: www.usfmarginal.com. Acessado 2014 abril 15.
28. CID 10 Código Internacional de Doenças. Disponível em: www.cid10.com.br. Acessado 2014 abril 25.
29. Pires JMA, Molle LD. Síndrome de Münchausen por procuração: relato de dois casos. J Pediatr (Rio J). 1999;75(4):281-6.
30. Meadow R. Münchausen syndrome by proxy. Arch Dis Child. 1982;57(2):92-8.
31. Cardoso AC, Coelho HMM, Harada MJ, Hirscheimer MR, Gikas RMC, Waksman RD, et al. Recomendações para o atendimento de crianças e adolescentes vítimas de violência física (maus tratos). Disponível em: www.moreirajr.com.br/revistas.asp?id_materia=2406&fase=imprime. Acessado 2014 abril 20.
32. Brasil. Decreto-Lei nº 3688 de 03 de outubro de 1941. Lei das Contravenções Penais.
33. Brasil. Lei nº 8069 de 13 de Julho de 1990. Dispõe sobre o Estatuto da Criança e do Adolescente e dá outras providências. Diário Oficial da União; 1990.
34. Hirschheimer MR. Violência contra crianças e o adolescente. In: Pessoa JHL. Puericultura: conquista da criança e do adolescente. São Paulo: Editora Atheneu; 2013.p.327-58.
35. Brasil. Ministério da Saúde. Portaria GM/MS nº 104 de 25 de Janeiro de 2011. Publicada no D.O.U. de 26 de Janeiro de 2011, Seção I, p. 37 .
36. Brasil. Ministério da Saúde. Secretaria de Assistência à Saúde/Notificação de maus tratos contra crianças e adolescentes: um passo a mais na cidadania em saúde. Ministério da Saúde. Secretaria da Assistência á Saúde. Brasília.
37. Brasil. Ministério da Saúde. Secretaria de Atenção à Saúde. Departamento de Ações Programáticas Estratégicas. Prevenção e Tratamento dos Agravos Resultantes da Violência Sexual contra Mulheres e Adolescentes. Norma Técnica/Ministério da Saúde. Secretaria da Saúde. Departamento de Ações Programáticas Estratégicas. 3ª ed. Brasília; 2010.
38. Santoro M Jr. Avaliação dos conhecimentos de médicos residentes para o atendimento de crianças e adolescentes vitimizados [tese]. São Paulo: Faculdade de Medicina da Universidade de São Paulo; 1999.
39. Tardieu A. Étude médico-legale sur les services et mauvais traitement exercés sur les enfants. Ann Hyj Publ Leg. 1860;13:361-98.
40. Caffey J. Multiple fractures in long bones in infants suffering from subdural hematoma. Am J Roentgenol. 1946;56(2):163-73.
41. Kempe CH, Silverman FN, Steele BF. The battered child syndrome. JAMA. 1962;181(1):17-24.
42. Woolf A, Taylor I, Melnicoe I, Andolsek K, Dubowitz H, Vos ED, et al. What residents know about child abuse. Implications of a survey of knowledge and attitudes. Am J Dis Child. 1988;142(6): 668-72.

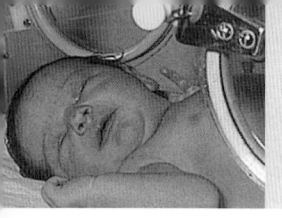

CAPÍTULO 67

Terminalidade da Vida

Mario Roberto Hirschheimer

Conceituar paciente terminal é uma tarefa ingrata. Só tem importância ser discutido em função da conduta que se vai adotar. Aqui é conceituado como o portador de uma doença que evoluir inexoravelmente para a morte, sem possibilidades curativas que possam preservar ou prolongar sua a vida[1]. É imprescindível a análise caso a caso. O conceito jamais poderá ser estático, à medida que os avanços contínuos da medicina modificam os prognósticos, que são os pontos meritórios dessa conceituação[2].

Os profissionais de saúde, quando diante de uma criança em situação de final de vida, além de questionar sua competência profissional, costumam apresentar uma mistura de sentimentos que incluem esgotamento, impaciência e impotência.

A dificuldade começa em definir o momento a partir do qual o paciente deixa de ter possibilidade de cura e determinar quando interromper procedimentos curativos, mantendo os paliativos (que possibilitarão a melhor qualidade possível do restante de sua vida). Os alvos do tratamento devem ser objetivamente determinados em conjunto com a equipe de saúde, o paciente e sua família.

O melhor interesse do paciente é a preservação da sua vida, mas existem exceções que merecem reflexões extremamente complexas e os princípios éticos em que se baseiam devem ser identificados. Enquanto se considerar que o paciente poderá se recuperar, o princípio de preservação da vida prevalecerá. Em outras situações, o princípio do alívio do sofrimento preponderará e, agir no melhor interesse do paciente, poderá exigir a não indicação ou manutenção de um procedimento agressivo, com a implementação de cuidados paliativos, ou seja, a canalização das atenções para o conforto físico, afetivo e emocional do paciente e sua família (Artigo 12 do Estatuto da Criança e do Adolescente[3]).

O paciente adulto tem o direito de decidir como deseja ser tratado (Lei Estadual 10.241[4]; Artigos 31 do Código de Ética Médica[5]). No caso de crianças, o médico não está legalmente obrigado a acatar os desejos dos pais quando o procedimento é claramente ineficaz (Artigo 41, parágrafo único do Código de Ética Médica[5]). Nesses casos, deve-se avaliar a relação entre benefícios e sofrimentos impostos ao paciente e evitar que o estresse psicológico ou financeiro determine a indicação ou suspensão de determinados procedimentos. Por exemplo, se o suporte ventilatório provocar grande sofrimento ao paciente sem possibilidade de recuperação da doença e sem melhorar a qualidade de vida, o tratamento deve ser opcional.

Nos casos com lesões graves e irreversíveis de órgãos vitais, muitas vezes questiona-se a continuidade dos meios avançados de suporte da vida. Havendo incertezas sobre o prognóstico, deve-se recorrer ao parecer de outros médicos para um julgamento preciso da situação clínica. Todos os componentes da equipe de saúde (médicos, enfermeiros, psicólogos, fisioterapeutas, assistentes sociais) que atendem o paciente devem participar do processo de decisão. Decisões amplamente discutidas entre seus membros e claramente registradas no prontuário do paciente são a melhor defesa contra eventuais contestações a respeito do atendimento. Se houver consenso a respeito da não indicação de meios de suporte de vida, a família deve ser esclarecida quanto às justificativas de tal orientação e participar das decisões. Identificar as expectativas da família em relação aos resultados do atendimento e conscientizá-la quanto às reais possibilidades terapêuticas (curativas e paliativas) é fundamental no processo de decisão. O consentimento esclarecido da família é uma tarefa a ser realizada pela equipe de saúde, com registro pormenorizado e testemunhado no prontuário do paciente.

A família que tem acesso a informações, por meio da Internet por exemplo, pode, às vezes, sugerir o emprego de recursos extraordinários, irreais ou fantasiosos e não aceitar limites terapêuticos. Situações em que os pais querem fazer de tudo para salvar a vida do filho pelo uso obstinado de procedimentos inúteis merecem que o médico pacientemente esclareça a eles suas expectativas e não imponha um tratamento sem finalidade ao paciente (Artigos 33 e 157 do Estatuto da Criança e do Adolescente[3]; Artigo 34 e 41 do Código de Ética Médica[5]). É importante esclarecer enfaticamente que não existe boa ou má tecnologia, mas seu bom ou mau uso.

Em situações de emergência, os procedimentos do suporte de vida fazem parte do atendimento. A evolução clínica do paciente mostrará se eles devem ser continuados ou retirados. Embora não exista diferença, do ponto de vista ético, entre retirar procedimentos de suporte vital e não indicá-los, retirá-los é sempre emocionalmente mais difícil tanto à equipe de saúde como à família.

A ressuscitação cardiorrespiratória (RCR) e a reanimação neonatal (RNN), quando adequadamente indicadas, são procedimentos no qual o consentimento do paciente e de sua família é presumido, mas no paciente sem perspectiva de cura, quando preservar a vida não é factível, é fútil e cruel, pois, nessas condições, a RCR ou RNN só tem a finalidade de postergar a morte e prolongar a agonia. Apesar de ser uma decisão que causa angústia em todos que dela participam, oferecer a esses pacientes a opção de uma morte digna é conduta amparada moral e eticamente, mesmo não tendo aceitação unânime em nosso meio.

A relutância dos profissionais de saúde em questionar condutas com restrições terapêuticas em seus pacientes sem possibilidades curativas, como a não indicação da RCR ou RNN, deve-se, em parte, por sentirem que estarão desistindo deles e pelo desconforto em lidar com assuntos que envolvem a vida e a morte, mas, em nosso meio, deve-se, também, ao medo de serem processados por omissão de socorro.

A dificuldade é que os profissionais da saúde tendem a tratar a morte como um fenômeno puramente biológico. Aspectos institucionais, jurídicos, sociais, culturais e religiosos interferem e complicam a situação, com a reivindicação de intervenção por parte de seus agentes, por vezes negligenciando o direito das pessoas à autonomia e à dignidade[6].

O aparato tecnológico existente vem exigindo dos profissionais da saúde uma conduta equilibrada quanto a sua aplicação no cuidar dos pacientes. Eles devem considerar que valores sociais, crenças, cultura, religiosidade tendem a predominar sobre a legislação existente. Por isso há a necessidade de elaboração de leis e normas a partir de valores e princípios morais e éticos que sofrem a influência não só dos usos e costumes transmitidos de geração em geração, mas também dos avanços científicos e da mídia, e não baseadas em opiniões pessoais[6]. É importante, portanto, estender essa discussão para todos os segmentos da sociedade, com a participação interprofissional, para atingir o objetivo comum à ortotanásia, definida como morte digna, de evolução natural, sem prolongamento artificial da vida e em paz[7].

Diante da necessidade de melhorar o entendimento deste assunto, os Departamentos de Bioética e de Terapia Intensiva da Sociedade de Pediatria de São Paulo, após ampla discussão entre seus membros, juristas, psicólogos e assistentes sociais divulgaram as seguintes recomendações a respeito do processo de decisão de não reanimar[1]:

1. A ressuscitação cardiopulmonar (RCP) é procedimento no qual o consentimento do paciente e de sua família é presumido e universalmente aceito, porém nem sempre atende aos interesses do paciente.

2. Não havendo possibilidade de recuperação do paciente em terminalidade de vida, a atenção da equipe de saúde deve ser canalizada para os confortos físico, afetivo e emocional do paciente e de sua família.

3. A equipe de saúde deve participar da discussão para propor à família a decisão de não reanimar. Havendo incertezas, deve-se recorrer ao parecer de outros médicos para um julgamento preciso da situação clínica. Todo esse processo, assim como as consequentes propostas de conduta, devem ser registrados e justificados no prontuário do paciente.

4. Os pais são os defensores dos interesses de seus filhos e, em tese, são eles que decidem. Detalhes sobre a doença, seu prognóstico e opções terapêuticas devem ser explicados claramente à família.

5. Situações em que a família deseja que a RCP seja efetuada, conflitando com a opinião da equipe de saúde, exigem que a RCP seja realizada. Os pais devem receber apoio, informações e esclarecimentos apropriados para que o assunto possa ser discutido novamente em outra oportunidade.

6. Nas situações em que os responsáveis pelo paciente se encontram divididos, a RCP deve ser realizada e, se mesmo após apoio, informações e esclarecimentos adequados ainda não houver consenso, deve-se recorrer à decisão judicial, com a participação da Comissão de Bioética da Instituição.

7. A obtenção do consentimento informado da família para não realizar manobras de RCP é tarefa da equipe de saúde. Esse procedimento deve ser registrado no prontuário do paciente e não requer documento assinado por familiares.

8. A decisão de não reanimar, adotada em conjunto pela equipe de saúde e responsáveis pelo paciente, deve ser claramente registrada e justificada no prontuário do paciente.

9. Na morte encefálica não se aplica o conceito de preservação da vida. Nesse caso, o médico, antes da suspensão dos meios artificiais de sustentação de funções vegetativas, deverá comunicar o fato à família do paciente.

Do ponto de vista do profissional que dá assistência ao paciente em terminalidade de vida, é importante assegurar seu direito de receber suporte técnico e emocional para o bom desempenho de sua tarefa de trabalhar no melhor interesse do paciente. Igualmente importante é assegurar seu direito de atuar conforme sua consciência, podendo afastar-se do caso quando não se sentir confortável com as decisões tomadas pelo paciente e sua família

(Capítulo I, inciso XI do CEM[5]). Compete à família ou instituição providenciar a substituição desse profissional nessa situação, mas esse deverá assegurar a continuidade dos cuidados e fornecer todas as informações necessárias ao profissional que lhe suceder, devendo permanecer até que tal substituição seja efetivada (Art. 36 do CEM[5]).

PROCESSO DE TOMADA DE DECISÕES

O objetivo de aplicar a ética e a bioética na tomada de decisões é tentar identificar o que é melhor para o paciente, não o prejudicando, e o que é o mais adequado legal e moralmente[8]. Pode-se tentar esquematizar o processo em sete passos:

1. Identificar os dilemas e os conflitos presentes no caso.
2. Elencar as opções para solucionar os problemas, priorizando-as.
3. Verificar a racionalidade e legalidade de cada opção.
4. Esclarecer todos os aspectos médicos envolvidos no caso, considerando as alternativas e as consequências de cada uma, seja ela por ação ou por omissão (o que não fazer).
5. Determinar quem está envolvido na tomada de decisão e na sua efetivação, incluindo equipe de saúde, família, tutores ou a sociedade.
6. Determinar os responsáveis pela decisão final, eventualmente usando a comissão de bioética da instituição para auxílio.
7. Considerar os valores e fatores humanos significantes para o paciente, sua família e equipe de saúde (às vezes, apresentam-se opções aceitáveis para a família, mas inaceitáveis para a equipe, ou vice-versa).

PARTICULARIDADES DA ASSISTÊNCIA EM NEONATOLOGIA

Os diagnósticos que mais provocam dilemas éticos em neonatologia são as malformações congênitas incompatíveis com a vida e a prematuridade extrema[1].

É importante lembrar que a sala de parto não é o local mais apropriado para decisões conflitantes. O RN tem direito ao benefício da dúvida e ser reanimado. A demora em realizar os procedimentos de reanimação tem o risco de piorar o prognóstico. Decisões a respeito de conjunturas que podem gerar polêmicas deverão ser tomadas posteriormente, com o melhor conhecimento do caso.

O Estado de São Paulo apresenta taxas decrescentes de mortalidade peri e neonatal (Tabela 67.1). As principais causas de óbito são infecções graves, asfixia, prematuridade e defeitos congênitos. Estima-se que os defeitos congênitos contribuam com 7% do total das mortes neonatais[9].

Malformações congênitas incompatíveis com a vida

Malformações incompatíveis com a vida são aquelas que evoluem para a morte ou para vida vegetativa em 100% dos casos, mas esses diagnósticos devem ser confirmados por exames realizados durante o pré-natal. O rastreamento das anomalias congênitas ainda no período fetal trouxe o aumento do número de questionamentos éticos.

Para a decisão de como proceder em relação a esses RN, pacientes terminais já no seu nascimento, devem-se considerar os pontos de vista dos pais e das equipes de obstetrícia e de neonatologia, além do parecer do geneticista ou especialista em medicina fetal[11]. Tal discussão, levando em conta os aspectos legais, morais e éticos, deveria ocorrer antes da data provável do parto.

O médico tem dois tipos de obrigação em relação à gestante: oferecer o melhor para a promoção de sua saúde, tentando corresponder às expectativas e interesses definidos pela gestante (que nem sempre coincidem com os definidos pelo médico) e considerar o que é melhor para o feto[12].

Ao feto confere-se um *status* moral e legal distinto do da mãe e controvérsias morais existem quando se discutem as obrigações em relação ao feto. Os argumentos são, basicamente, quatro.

1. O feto não tem *status* moral e a obrigação do médico é para com a mãe, sendo aquele física e moralmente indistinto de qualquer estrutura materna.
2. O feto ganha *status* moral gradualmente durante a gestação, ou seja, obrigações em relação a ele crescem durante a gestação e fica mais difícil justificar aborto com sua evolução.
3. O feto tem *status* moral e direito à vida a partir do momento da concepção. O aborto só seria justificado para proteger a vida da mãe ou em decorrência de anomalias fetais incompatíveis com a vida.

Tabela 67.1 – Taxas de mortalidade perinatal e neonatal por 1.000 nascimentos, no Estado de São Paulo, de 2000 a 2011, sendo a taxa de mortalidade perinatal o número de óbitos fetais de 28 ou mais semanas de gestação e óbitos de nascidos vivos com menos de 7 dias de idade[10].

Ano	2000	2001	2002	2003	2004	2005	2006	2007	2008	2009	2010	2011
Taxa de mortalidade perinatal	20,5	19,4	18,6	17,5	17,1	15,3	14,9	14,5	14,5	14,4	13,8	13,6
Taxa de mortalidade neonatal (0 a 27 dias)	11,7	11,2	10,9	10,2	9,9	9,4	9,0	8,8	8,7	8,6	8,2	7,9

4. O feto como paciente, isto é, com direitos a partir da definição de sua viabilidade, ou seja, sua capacidade de sobrevida fora do útero.

O diagnóstico pré-natal compreende todos os métodos de investigação do bem-estar fetal. Incluem exames bioquímicos e de imagem, amniocentese, cordocentese, biopsia de vilosidade coriônica e qualquer outro procedimento que tenha esse mesmo intuito[12].

Desde 1989, quando em Ariquemes (Estado de Rondônia) foi obtido o primeiro alvará judicial para a interrupção de uma gravidez acompanhada por múltiplas anomalias fetais graves, mais de 5.000 alvarás judiciais foram obtidos em diversas cidades do Brasil[13].

No extenso grupo de malformações fetais a anencefalia ocupa um lugar de destaque em função da Arguição de Descumprimento de Preceito Fundamental nº 54 (ADPF 54), aprovada pelo Supremo Tribunal Federal em abril de 2012, que garantiu no Brasil a interrupção terapêutica da gravidez de feto anencéfalo. A anencefalia constitui grave malformação fetal que resulta da falha de fechamento do tubo neural, cursando com ausência de cérebro, calota craniana e couro cabeludo, ocorrendo entre o 24º e 26º dia após a fecundação. Nos demais países, onde a legislação contempla a interrupção da gravidez em função das anomalias fetais graves, essas foram consideradas de maneira agrupada, não havendo particularização para determinada malformação[14].

Deve-se considerar, entretanto, que essa decisão do STF não descriminaliza o aborto, nem cria uma exceção ao ato criminoso previsto no Código Penal Brasileiro. A ADPF 54 decidiu que não deve ser considerada aborto a interrupção terapêutica induzida da gravidez de um feto anencéfalo[15]. Essa decisão do STF muda a interpretação que a justiça deve ter sobre tais casos. Antes da sua aprovação, o Estado não tinha uma interpretação definida sobre o tema, fazendo com que a decisão final ficasse para cada juiz[16]. Na maioria das vezes, a prática era aceita, mas ficaram conhecidos casos em que a paciente teve de completar a gestação de um natimorto sem ter direito a abortar ou em que a sentença foi dada em um estágio muito avançado da gravidez[17].

Há de se considerar que outras anomalias fetais graves e incuráveis são de diagnóstico simples e 100% seguro, muitas vezes apenas com o recurso amplamente acessível da ultrassonografia. Lembrar que o Sistema Único de Saúde realizou 2.500.000 ultrassonografias na assistência pré-natal no Brasil, apenas em 2010[13].

São descritas a seguir algumas afecções para as quais já se obtiveram alvarás judiciais para a interrupção seletiva da gravidez por anomalia fetal grave e incurável e que são passíveis de diagnóstico preciso apenas com o recurso da ultrassonografia[13].

Agenesia renal bilateral – é uma anomalia incurável, cuja ocorrência se dá por um defeito no broto uretérico ou no blastema metanéfrico. O RN não apresenta formação de urina e morre em horas após o nascimento por falência respiratória causada por hipoplasia dos pulmões. A hipoplasia pulmonar é caracterizada pela redução do número de células pulmonares, espaço aéreo e alvéolos. A urina fetal é essencial para a formação do líquido amniótico e, este último, para o desenvolvimento dos pulmões fetais. Assim o feto com agenesia renal bilateral além da ausência dos rins não apresenta pulmões funcionais e, portanto, sua sobrevivência é impossível.

Pentalogia de Cantrell – é caracterizada por defeitos do pericárdio, esterno, diafragma e parede abdominal, junto com ectopia do coração. A anormalidade geralmente ocorre devido a defeito embriológico entre o 14º e o 18º dia pós-concepção, quando há falha na migração ventromedial das estruturas mesodérmicas. Muitas variantes dessa síndrome têm sido descritas e outras partes do feto como a face e o crânio também podem ser afetadas. A bizarra coleção de anormalidades deve sugerir nesses casos com o diagnóstico precoce. A mais aberrante anomalia é a ectopia do coração que fica localizado fora da cavidade torácica. Essa é uma anomalia extremamente grave que evolui para o óbito. Seu diagnóstico seguro é facilmente realizado por ultrassonografia em período precoce da gravidez.

Displasia tanatofórica – é uma doença uniformemente letal, daí sua denominação. É a displasia esquelética letal mais frequente em fetos e recém-nascidos. Essa anomalia é caracterizada pelo encurtamento extremo dos membros, tórax estreitado, crânio longo com fronte proeminente e está associada à ossificação anormal e uma parte dos afetados apresenta crânio em forma de trevo de quatro folhas. O diagnóstico seguro desse agravo pode ser feito por meio da ultrassonografia no segundo trimestre da gestação.

Hipofosfatasia – é caracterizada pela desmineralização dos ossos e baixas doses de fosfatase alcalina no soro fetal e outros tecidos. A forma neonatal (também conhecida como congênita ou letal) está associada à morte neonatal precoce ou óbito fetal intrauterino.

Síndrome de Patau ou trissomia do cromossomo 13 – é uma anomalia com múltiplas malformações fetais e péssimo prognóstico. As alterações estruturais incluem holoprosencefalia (manto cortical com ventrículo cerebral único por clivagem incompleta do cérebro), defeitos faciais, cardiopatias, cistos renais, deficiência da parede abdominal anterior, polidactilia e higroma cístico. As malformações faciais podem ser graves, incluindo desde fendas labiopalatinas graves uni ou bilaterais até ciclopia com probóside (uma única cavidade orbitária no centro da face). Esse último sinal, associado aos demais acima descritos, permite fazer a hipótese de diagnóstico de trissomia do cromossomo 13. Mais de 90% desses fetos são portadores de cardiopatias. A polidactilia de mãos e pés é frequente e auxilia no diagnóstico. Essas alterações são detectadas à ultrassonografia no segundo trimestre da gravidez. O diagnóstico definitivo dessa síndrome é realizado pelo estudo cromossômico das células fetais por meio da amostra de vilo corial ou da amniocentese. A gravidade das malformações fetais determina que essa afecção seja quase sempre letal ao nascimento e em poucos casos permite sobrevida de semanas.

O diagnóstico de uma anormalidade fetal grave tem efeito devastador sobre a gestante e sua família. É fundamental que ela seja acolhida por um serviço médico e psicológico preparado e que receba informações precisas sobre o diagnóstico e o prognóstico da afecção que compromete o feto.

Quando o diagnóstico fetal é, indiscutivelmente, de malformação incompatível com a vida, os pais devem ser esclarecidos em relação ao prognóstico e, com concordância da família e da equipe médica, deve-se indicar a via mais adequada de parto para a gestante.

Muitas vezes, no entanto, o diagnóstico da malformação não foi bem definido ou ainda não foi possível discutir o assunto com a família. Nessas situações, é preferível tomar uma atitude ativa, realizando todos os passos da reanimação, inclusive procedimentos, como entubação, ventilação pulmonar mecânica, massagem cardíaca e drogas, quando necessário. Posteriormente, diante do conhecimento de novos dados, clínicos e de exames subsidiários e após conversar com os pais, pode-se optar por cuidados paliativos.

Prematuridade extrema

A decisão de ressuscitar recém-nascidos (RN) extremamente prematuros baseia-se na avaliação de sua viabilidade, considerando os dados do serviço em que o RN venha a nascer, ou seja, as taxas de mortalidade para grupos de RN classificados de acordo com o peso de nascimento ou idade gestacional e os riscos de sequelas como as neurológicas, cegueira, surdez ou deficiências combinadas[18].

O nascimento de um filho extremamente prematuro reflete-se profundamente na dinâmica familiar. É importante esclarecer as famílias sobre as intercorrências graves mediatas que podem ocorrer (como desconforto respiratório, hemorragia intracraniana e intolerância alimentar), assim como as possíveis sequelas em longo prazo (como doença pulmonar crônica, deficiência auditiva ou visual e atraso no desenvolvimento neuromotor).

Na literatura, pode-se verificar que a idade gestacional considerada viável tem decrescido nos últimos anos. A maioria dos autores considera viáveis os RN com idade gestacional a partir de 22 semanas ou peso de nascimento igual ou superior a 400g. Porém, na maioria dos serviços esses limites estão acima dessa idade gestacional, ao redor de 24 semanas[8].

Embora a idade gestacional seja o melhor parâmetro de avaliação da viabilidade, dúvidas sobre sua interpretação são frequentes. Considerar o peso parâmetro traz o inconveniente de poder corresponder a várias idades gestacionais, portanto com prognósticos diferentes. Em nosso meio, não existem regras definidas e a tendência é reanimar todos os RN com sinais de vitalidade[2].

A situação mais frequente é a do parto iminente e sem tempo hábil para discutir com a equipe e os pais. Nessas circunstâncias, a conduta diante da gestante de risco de parto prematuro com idade gestacional menor que 26 semanas deveria ser dada por uma equipe multiprofissional após conhecer a vontade dos pais. A equipe, constituída por obstetras, neonatologistas, enfermeiros, psicólogos e assistentes sociais, deveria atuar em conjunto com cada casal para, em momento mais oportuno, decidir qual a melhor conduta naquele caso específico.

As seguintes informações devem ser fornecidas aos pais e serão consideradas no momento de estabelecer a conduta:

- Risco imediato para a gestante se continuar com a gravidez.
- Risco imediato e em longo prazo para a gestante de acordo com o tipo de parto, especialmente em relação às futuras gestações.
- Evolução em curto e longo prazo dos RN dessa maternidade, de acordo com a idade gestacional, peso de nascimento e número de fetos.

O planejamento do tipo de parto deve ser baseado nesses dados, na recomendação da equipe de saúde e na expectativa e desejo dos pais, sempre atentos ao melhor interesse da mãe e do RN. Quando existe concordância entre as diversas partes e a conduta está clara para todos os envolvidos, deve-se documentá-la no prontuário da mãe. Mesmo tendo sido decidido em conjunto, é importante que os pais saibam que a decisão final será tomada pela equipe de saúde no momento do nascimento, pois muitas vezes o plano preestabelecido tem que ser modificado diante de novos dados, como as condições de nascimento ou a presença de malformações letais ainda não previamente diagnosticadas.

A condução de casos de RN no limite de viabilidade no momento do nascimento pode ser baseada nas recomendações da Sociedade de Pediatria do Canadá[19]. Essa sociedade vem utilizando este protocolo desde 1994.

Levando em conta essas recomendações, que considera a idade gestacional ou o peso de nascimento, a abordagem diante do RN prematuro extremo deve considerar os dados do serviço em que o RN venha a nascer. Dependendo das taxas de mortalidade para aquele grupo de RN, pode-se indicar:

1. Mortalidade próxima de 100% (considerado inviável) – a conduta deve privilegiar a integridade materna e, após o nascimento, os cuidados ao RN devem ser paliativos, providenciando conforto e aquecimento e evitando dor.

2. Mortalidade acima de 75% – o RN é considerado possivelmente viável, mas com grande probabilidade de ter sequelas graves se vier a sobreviver. Nesses casos, a conduta deve ser semelhante à anterior, isto é, privilegiar a integridade materna. Após o nascimento, os cuidados ao RN devem ser apenas os de conforto, providenciando aquecimento e evitando dor. Se após diálogo com os pais esses optarem pelo procedimento mais efetivo, o médico deve assim proceder, rediscutindo o assunto continuadamente com a família.

3. Mortalidade entre 50 e 75% – o RN é considerado provavelmente viável e a conduta obstétrica geralmente visa à via de parto melhor para a mãe, mas, após o parto, a conduta deve basear-se no desejo dos pais, quando este é conhecido. Caso não seja conhecido, opta-se por reanimar o RN.

4. Mortalidade menor que 50% – o RN é considerado viável e merece condutas efetivas. A decisão sobre a via de parto deve se basear na melhor opção para a mãe e o nascituro. A via alta será indicada por condições maternas ou por sofrimento fetal. Após o parto, todos os RN devem ser reanimados.

CUIDADOS PALIATIVOS

O cuidado paliativo é uma forma de atendimento que visa melhorar a qualidade da vida dos pacientes diante dos problemas relacionados às doenças sem possibilidades de cura ou controle[20]. Atua por meio da prevenção, quando possível, e do alívio do sofrimento, identificando precocemente e tratando a dor e o conjunto de outros problemas físicos, psicossociais e espirituais que acompanham a enfermidade. Tem como objetivo cuidar e não curar.

É imprescindível compreender o que significa saúde, definida pela Organização Mundial de Saúde, não como mera ausência de doença, mas como bem-estar físico, mental e social da pessoa. Quando a estes três elementos se acrescenta o bem-estar espiritual, cria-se uma estrutura de pensamento que permite uma abordagem adequada do paciente terminal.

O critério para avaliar o atendimento médico é se ele vai beneficiar ou não o paciente. Assim, o compromisso com a promoção do bem-estar do paciente permite desenvolver o conceito da morte sem dor, em paz, digna e na hora certa, sem tirar da pessoa qualquer outra possibilidade existencial.

O cuidado paliativo alivia a dor e os sintomas de estresse; reafirma a vida e aborda a morte como um processo natural, não a antecipando nem tampouco a postergando. O cuidado paliativo integra os cuidados físicos, psíquicos, sociais e espirituais. Dessa forma, apresenta como objetivos específicos:

- Promoção do bem-estar e da qualidade de vida do paciente e de sua família.
- Conforto dentro das condições limitantes impostas pela enfermidade.
- Controle de sintomas físicos e prevenção do aparecimento de complicações ou efeitos secundários dos tratamentos instituídos.
- Implementação de intervenções educacionais e terapêuticas nas áreas psicológicas e sociais.
- Disponibilidade de âmbitos e sistemas de acompanhamento e apoio espiritual.
- Preparação para o luto, prevenindo o luto complicado.

Diante do diagnóstico de doença grave, as opções terapêuticas a discutir devem objetivar a qualidade de vida e devem ser norteadas por princípios éticos e humanitários, permeadas pela empatia entre a família e a equipe responsável pelos cuidados. A empatia é um dos principais instrumentos dos cuidados paliativos.

Cuidar é mais que curar e deve ser o objetivo principal da atuação médica, mesmo quando não é possível curar[21]. Cuidar inclui o controle dos sintomas (medidas de alívio), definir o local onde os cuidados serão ministrados (no domicílio, no hospital ou em serviços especiais para cuidados paliativos) e definir quem irá efetuar os cuidados (familiares ou equipe de instituição).

Todos os serviços deveriam estabelecer protocolos de cuidados paliativos com embasamento ético, que evitem a utilização imotivada, inútil e fútil de recursos terapêuticos, priorizando as medidas de conforto e bem-estar e buscando proporcionar cuidado integral ao paciente e à sua família durante todo o processo de final de vida.

Tais protocolos devem prever:

- Alívio da dor, com a utilização de escalas de aferição periódica da dor e do uso de analgésicos e sedativos.
- Suporte nutricional, priorizando a via oral, que, se comprometida por lesões orais inflamatórias e pela ausência de apetite, pode ser substituída pelas vias enteral ou parenteral, de modo a garantir a hidratação e o suprimento calórico.
- Minimizar a dispneia, por meio do uso de oxigenoterapia quando necessária, com a preocupação de utilizar dispositivos confortáveis.
- Alívio dos vômitos, com utilização prioritária de antieméticos que atuam no gatilho bulbar do vômito.

- Prevenção da constipação intestinal com hidratação e, quando necessária, a utilização de enemas.
- Prevenção de escaras e observação de posição anatômica dos segmentos corporais.
- Uso de tecnologias avançadas com finalidade paliativa, como as para alívio da dor ou de obstrução das vias aéreas, quando necessárias.

Convém lembrar que não se pratica a eutanásia ao se suprimir a dor por meio de narcóticos, mesmo se isso abrevie a vida, pois, nesse caso, não é a morte que é procurada[22].

A assistência é oferecida por meio do trabalho em equipe interprofissional e interdisciplinar, que permite maior atenção às necessidades dos pacientes e das suas famílias.

Esse tipo de cuidado deve ser aplicado precocemente no curso da doença com pouca expectativa de cura, em conjunto com outras terapias que pretendem prolongar a vida e inclui as investigações necessárias para melhor entender e atender as diversas demandas. O desafio é integrar ciência e sensibilidade humanitária e ética.

Esse cuidado se inicia quando a enfermidade é diagnosticada, continua sem levar em consideração se o paciente recebe ou não o tratamento direto para sua doença de base, objetivando sua cura pouco provável, e deve ser amplificado quando os recursos curativos disponíveis são limitados.

A utilização das medidas de suporte é, muitas vezes, inapropriada, sendo que, ainda hoje, tem-se um modelo de cuidado que é orientado pela doença e não pelas necessidades dos doentes. Há aumento do tempo de permanência hospitalar com inequívoca repercussão sobre os custos.

O cuidado paliativo deve oferecer atendimento que se baseia nas necessidades do paciente e na intensidade da doença, independente do prognóstico, estabelecendo metas de cuidado por meio de atenção integral e continuada, visando à melhor qualidade de vida possível, determinada pelos valores sociais, culturais e espirituais do paciente e da sua família, por meio de uma atenção individualizada.

No diálogo com o paciente e sua família, alguns cuidados são importantes:

- Identificar expectativas da família quanto ao tratamento.
- Encontrar o melhor interlocutor da equipe multiprofissional com a família.
- Esclarecer, com clareza detalhes sobre doença, exames diagnósticos, prognóstico e opções terapêuticas, para que a família lide com a situação de forma racional.

É também importante, para abordar a família, que os interlocutores da equipe preparem-se:

- Sabendo tudo a respeito do paciente.
- Para atender à família em ambiente privativo e tranquilo.
- Para apresentar-se de modo conveniente e sereno.
- Não fazendo uso de celular ou telefone e avisando a todos para não ser interrompido.
- Para ser objetivo, evitando expressões excessivamente técnicas ou dúbias.

Particularidades dos cuidados paliativos no período neonatal[20]

O nascimento de uma criança pode ser motivo de grande alegria ou de grande tristeza e preocupação na dependência da existência de prematuridade, complicações de parto e malformações. Quando isso ocorre, a família se vê diante de um quadro cheio de agravos e riscos, onde existe a possibilidade de a morte ocorrer de forma muito real.

O período gestacional é cheio de expectativa sobre o nascimento de uma criança saudável. Na interrupção desse período, no momento do nascimento, prematuro ou não, porém com uma criança cheia de agravos clínicos complexos, a família tentará se adaptar a essa nova situação, sendo, porém, inevitável a sensação de ansiedade, medo, culpa, negação, raiva e depressão.

Os RN de gestação de alto risco ou com diagnóstico pré-natal de enfermidades graves habitualmente recebem assistência integral, que tem como objetivo garantir a redução da morbimortalidade neonatal. Essa assistência é fornecida por meio de recursos humanos altamente capacitados e de tecnologias que garantem a homeostase orgânica.

Há, porém, determinadas circunstâncias em que os RN apresentam condições clínicas tão complexas para as quais o uso de recursos terapêuticos sofisticados pouco altera sua mortalidade aumentada. Nesses casos, a utilização dessa tecnologia, seus limites e seus benefícios são questionáveis por meio de discussões éticas[23-25]. Deve-se levar em consideração que, embora haja redução da mortalidade neonatal em decorrência do emprego de avanços científicos e tecnológicos, em muitos casos sua morte só foi postergada[26].

Surge, portanto, a necessidade de se prestar assistência específica também a RN fora de possibilidades terapêuticas e às suas famílias. Nessas circunstâncias, os cuidados paliativos neonatais estão indicados, a partir do momento que é identificado que não há tratamento disponível que proporcione alteração substancial na progressão do quadro clínico para a morte[27].

CONSIDERAÇÕES FINAIS

Os direitos, princípios e valores bioéticos envolvidos no atendimento a RN em estado grave e suas mães são a beneficência, a dignidade, a competência, a justiça e a autonomia. Os tratamentos devem visar a qualidade de vida e o bem-estar do indivíduo e sua família, mesmo quando a cura não for possível.

Todas as situações devem ser individualizadas na busca da melhor alternativa assistencial com a coparticipação de profissionais de todas as áreas envolvidas no cuidado, inclusive os familiares e outros profissionais de áreas não médicas, como religiosos, representantes comunitários e juristas. Dessa forma, tendo como prioridade uma assistência integral às famílias em curto e longo prazo, busca-se parceria, compreensão mútua e um olhar bioético para o encaminhamento adequado baseado no melhor interesse dos RN e suas mães, nas suas necessidades e desejos e nas realidades individuais de cada família[28].

A inclusão de programas específicos em cuidados paliativos em Pediatria e em Neonatologia faz-se de extrema relevância no que se refere à qualidade de assistência prestada. Para a *American Academy of Pediatrics*[27] são princípios dos cuidados paliativos: respeitar a dignidade do paciente e de sua família, prestar assistência de modo competente e cuidadoso, oferecer suporte aos profissionais, oferecer à família suporte social e profissionais específicos e referentes aos cuidados paliativos, promover pesquisa e educação continuada para aprimorá-la[20].

REFERÊNCIAS

1. Hirschheimer MR, Troster EJ. Crianças e adolescentes gravemente enfermos. In: Constantino CF, Barros JCR, Hirschheimer MR (eds). Cuidando de crianças e adolescentes sob o olhar da ética e da bioética. São Paulo: Atheneu; 2009.p.87-112.
2. Hirschheimer MR, Constantino CF, Kopelman BI. Bioética em terapia intensiva pediátrica. In: Carvalho WB, Hirschheimer MR, Matsumoto T (eds). Terapia intensiva pediátrica. 3ª ed. São Paulo: Atheneu; 2006.p.87-97.
3. Brasil. Lei nº 8.069, de 13 de julho de 1990. Estatuto da criança e do adolescente. Brasília: Diário Oficial da União; 1990.
4. São Paulo (Estado). Lei Estadual 10.241, de 17 de março de 1999. Dispõe sobre os direitos dos usuários dos serviços e das ações de saúde no Estado e dá outras providências. Diário Oficial do Estado de São Paulo. 1999;109:51.
5. Brasil. Conselho Federal de Medicina. Resolução nº 1.931. Aprova o Código de Ética Médica. Diário Oficial da União. 2009; Seção 1: 90 e retificação publicada no Diário Oficial da União. 2009; Seção 1: 173.
6. Hirschheimer MR, Constantino CF. O direito de morrer em paz e com dignidade: considerações a respeito da resolução CFM nº 1.805/2006. Boletim. 2007;(172):9-11.
7. Jain L, Vidyasagar D. Controversies in neonatal resuscitation. Pediatr Ann. 1995;24(10):540-50.
8. Sadeck LSR, Leone CR. Diagnóstico neonatal e a atuação do pediatra. In: Constantino CF, Barros JCR, Hirschheimer MR (eds). Cuidando de crianças e adolescentes sob o olhar da ética e da bioética. São Paulo: Atheneu; 2009.p.313-22.
9. EmbrioConsult [homepage on the Internet]. Autópsia Pediátrica de Natimorto e RN com suspeita de Doenças Genéticas [acessado 2014 jul 24]. Disponível em: http://www.embrioconsult.com.br/autopsia-pediatrica.php.
10. Brasil – Portal da Saúde [homepage on the Internet]. Sistema de Informações sobre Mortalidade [acessado 2014 jul 24]. Disponível em: http://tabnet.datasus.gov.br/cgi/idb2012/matriz.htm.
11. Strong C. Fetal anomalies: ethical and legal considerations in screening, detection and management. Clin Perinatol. 2003;30(1):113-26.
12. Kopelman BI, Cano EM. Diagnóstico pré-natal e a ação do pediatra. In: Constantino CF, Barros JCR, Hirschheimer MR (eds) Cuidando de crianças e adolescentes sob o olhar da ética e da bioética. São Paulo: Atheneu; 2009.p.303-12.
13. Aborto em Debate [homepage on the Internet]. Anomalias fetais graves ou incuráveis [acessado 2014 jul 24]. Disponível em: http://abortoemdebate.com.br/arquivos/ReformaCodigoPenal_Anex-oII.pdf.
14. UOL [homepage on the Internet]. STF decide que é possível aborto de fetos anencéfalos. Estadão 2012 Apr 12 [acessado 2014 jul 24]. Disponível em: http://noticias.uol.com.br/saude/ultimas-noticias/estado/2012/04/12/stf-decide-que-aborto-de-feto-anencefalo-nao-e-crime.htm.
15. Folha de São Paulo [homepage on the Internet]. Para entender o julgamento do aborto dos anencéfalos pelo STF [acessado 2014 jul 24]. Folha de S. Paulo; 2012 Apr 11. Disponível em: ttp://direito.folha.uol.com.br/blog/para-entender-o-julgamento-do-aborto-dos-anencfalos-pelo-stf.
16. Pinho A. O aborto além da anencefalia [acessado 2014 jul 24]. Época 2012 Apr 21. Disponível em: http://revistaepoca.globo.com/tempo/noticia/2012/04/o-aborto-alem-da-anencefalia.html.
17. Jornal do Brasil. STF retoma hoje julgamento sobre aborto de anencéfalos [acessado 2014 jul 24]. Jornal do Brasil; 2014 Apr 11. Disponível em: http://www.jb.com.br/pais/noticias/2012/04/11/stf-retoma-hoje-julgamento-sobre-aborto-de-anencefalos.
18. Hussain N, Rosenkrantz TS. Ethical considerations in the management of infants born at extremely low gestational age. Sem Perinatol. 2003;27(6):258-470.
19. Autoria não referida. Management of the woman with threatened birth of an infant of extremely low gestational age. Fetus and Newborn Committee, Canadian Paediatric Society, Maternal-Fetal Medicine Committee, Society of Obstetricians and Gynaecologists of Canada. CMAJ. 1994;151(5):547-53.
20. Barbosa SMM, Hirschheimer MR. Cuidados paliativos à criança e ao adolescente. In: Constantino CF, Barros JCR, Hirschheimer MR (eds). Cuidando de crianças e adolescentes sob o olhar da ética e da bioética. São Paulo: Atheneu; 2009.p.113-20.
21. Gutierrez PC. A ética e o atendimento ao paciente terminal. Menino Jesus Notícias (17), maio-junho 2005:2.
22. Ioannes Paulus PP. II: Evangelium vitae. Capítulo III: Não Matarás - A Lei Santa de Deus, em 25/03/1995 [acessado 2007 feb 24]. Disponível em: http://www.vatican.va/edocs/POR0062/__PO.HTM.
23. Avery GB. Neonatologia: perspectivas da década de 1990. In: Avery GB, Fletcher MA, MacDonald MG (eds). Neonatologia: fisiopatologia e tratamento. Trad. Alves Filho N, Alves Júnior JMS, Trindade Filho O. Rio de Janeiro: Medsi; 1999.p.3-7.
24. Segre CAM. Avanços em neonatologia. Pediatria Moderna. 2003; 39(1/2):5-11.
25. Yu VYH. Is neonatal intensive care justifiedin all preterm infants? Croat Med J. 2005;46(5):744-50.
26. Rankin J, Pearce MS, Bell R, Clinianaia SV, Parker L. Perinatal mortality rates: adjusting for risk factor profile is essential. Paed Perinat Epidemiol. 2005;19(1):56-8.
27. American Academy of Pediatrics – Committee on bioethics and Committe on Hospital Care. Pediatrics. 2000;106 (2):351-7.
28. Iglesias SBM, Hirschheimer MR. Bioética no atendimento a pacientes que necessitam ventilação pulmonar mecânica. In: Hirschheimer MR, Carvalho WB, Proença Filho JO, Freddi NA, Troster EJ (eds). Ventilação pulmonar mecânica em pediatria e neonatologia. São Paulo: Atheneu; 2013.p.451-63.

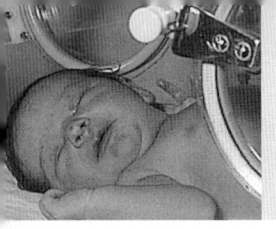

CAPÍTULO 68

Medicina Baseada em Evidências e seu Impacto em Medicina Perinatal

Jacyr Pasternak

Medicina baseada em evidências é algo que vem sendo discutido – e controvertido – há pelo menos 50 anos. Afinal o que é Medicina baseada em evidências? Na verdade, toda Medicina se ancora em fatos reais, mas a análise desses fatos pode diferir. Um bom clínico com experiência pessoal de muitos pacientes pode considerar que sua impressão dos fatos que viu e experimentou é tão Medicina baseada em evidências quanto estudos publicados sob essa rubrica. Essa experiência pessoal é chamada de anedótica em inglês, um nome que em português parece ofensivo: há quem prefira denominá-la Medicina baseada em experiências, e é impossível de separar de muitos vieses, incluindo os numerosos que derivam da formação médica de cada profissional. O grande problema que se tem é que Medicina é essencialmente uma profissão de base científica contaminada pelos séculos onde ficou ligada a feitiçaria de vários tipos, incluindo vinculação a religiões, e onde dogmas foram introduzidos sem nenhuma base no que hoje se chama de ciência, dogmas esses que são, às vezes, defendidos contra tudo, contra todos e principalmente contra os fatos, até que um dia a incoerência é percebida e mais um dogma morre...

Hoje existem entidades dedicadas à análise de evidências em Medicina, como a fundação Cochrane, e numerosas revisões sistemáticas dos fatos médicos existem e outras mais estão sendo feitas. As pessoas dedicadas ao estudo da Medicina baseada em evidências definem que evidências são cientificamente válidas quando adquiridas de forma organizada, minimizando os vieses, e há uma hierarquia quanto à obtenção dessas evidências. Assim, estudos duplo-cegos randomizados são o *gold standard* de Medicina baseada em evidências; depois vêm estudos randomizados, não cegos, seguindo-se estudos caso/controle, estudos de coortes e finalmente opiniões de especialistas. Quando se têm doenças raras, fica muito difícil obter números para estudos amplos, que são os duplo-cegos randomizados; implicações éticas também não permitem estudos randomizados onde um dos ramos recebe algo que "se sabe" ser pior (mas muitas vezes não se sabe,

acha-se que se sabe, e alguns desses estudos mostram que realmente não se sabia...). Estudos caso/controle têm toda uma dificuldade estatística quanto ao pareamento dos casos com os controles, estudos de coortes são experiências feitas pela natureza, sem os controles de uma experimentação científica, comparações entre tratamentos antes e depois de algum novo truque podem não avaliar esse novo truque e sim outras modificações temporais, e finalmente a opinião de especialistas às vezes só cristaliza aquelas coisas que todo mundo que sabe que são assim, mas que nunca foram realmente testadas em um contexto científico e com análise estatística adequada...

Aqui acho que se chega ao ponto crítico da discussão: para haver Medicina baseada em evidências há necessidade de coleta adequada de informações e análise estatística também adequada dessas. Quando se lê um trabalho científico, há necessidade de uma leitura crítica da estatística apresentada, o que a imensa maioria dos clínicos não sabe fazer. Tem-se profundo respeito por informações numéricas e p maior ou menor que 005, mas esses dados podem ser – e às vezes são – manuseados ou, como diz um colega, torturados até dar o que os pesquisadores querem que dê...

Uma técnica mais recente, denominada metanálise, tenta avaliar o que já se sabe de uma forma lógica, levantando tudo que já foi publicado e a partir dos melhores trabalhos fazer novos estudos estatísticos. Críticas enormes cabem, incluindo misturas de populações diferentes em locais diferentes com metodologias diferentes, e alguns consideram que reanálises são úteis apenas para preparar o terreno para tais estudos randomizados, esses sim capazes de responder às dúvidas levantadas. Outros consideram que seria até antiético repetir estudos já feitos que em reanálises revelem superioridade ou inferioridade de métodos, medicações ou manobras usadas em clínica. A imensa maioria dos estudos tipo reanálise começa com uma revisão da literatura com 500 trabalhos e acabam utilizando apenas 10 ou 15. Há também a "matéria negra" desconhecida, dos muitos e numerosos trabalhos que nunca foram publicados, com resultados frequentemente conflitantes com os publicados. Assim, é excepcional a publicação de algo que simplesmente negue a eficiência de uma droga, ou manobra, ou técnica cirúrgica: as revistas não gostam de publicar negativos. Isso dá um viés de publicação que pode levar a conclusões errôneas, hipervalorizando o que parece dar resultado e não dando o devido peso ao que diz que tal ou qual medicação, manobra ou técnica não é útil.

Feita essa introdução, onde se está no campo da Medicina baseada em evidências em Primatologia? Existem vários estudos, grande parte dos quais declara enfaticamente que são necessários novos estudos para poder dizer que naquele assunto se tem Medicina baseada em evidências. Assim Bona et al.[1] avaliaram se haveria fundamento para a associação entre ganho de peso na gravidez e saúde materna ou da criança em mulheres com gestações gemelares. Depois da necessária imersão na literatura, encontraram relação entre ganho de peso na gestação e tamanho dos fetos, mas nenhuma relação consistente entre prematuridade ou complicações da gravidez. A maior parte dos estudos, segundo esse trabalho, tem inconsistências e não são realmente adequados para fornecer dados suficientes para falar em evidências.

Um artigo que não é experimental nem analisa estudos, mas discute o tema da Medicina baseada em evidências, o de Keirse[2] discute os riscos de considerar unicamente úteis os dados obtidos sistematicamente como Medicina baseada em evidências, até porque estudos realmente úteis, randomizados, podem só ser publicados daqui a 20 anos, e até lá como proceder? Será que só esses estudos merecem consideração?

Um exemplo de tentativa de fazer Medicina Baseada em evidências quando não existem estudos randomizados suficientes é o consenso do *National Institute of Health* (NIH) sobre o uso de óxido nítrico em prematuros[3]. Além da revisão bibliográfica do que existe, especialistas se juntaram em um simpósio, discutiram amplamente o assunto e chegaram à conclusão que hoje, aqui e agora não havia dados suficientes para recomendar esse uso nem em que circunstâncias ele seria útil, mas existem alguns dados esparsos, não Medicina baseada em evidências, que poderiam sugerir que esse uso seria útil em algumas circunstâncias e – sempre acaba nisso – são necessários estudos randomizados bem elaborados para que possa ser indicado ou não o uso de óxido nítrico em prematuros que necessitem de suporte respiratório.

Os riscos de não se ter Medicina baseada em evidências é levar a terapêuticas que podem ser inúteis ou prejudiciais: esse é o tema do artigo de Halliday[4], que cita várias medicações sem suporte experimental e clínico, como o uso de hormônio que libera o TSH (hormônio tireotrófico) e a suplementação de oxigênio não controlada.

Um estudo que avalia os progressos na prática clínica nos últimos cinco anos em Perinatologia, de Weindling[5], mostra que vários desses trabalhos não estão embasados em Medicina baseada em evidências e podem ser devidos à pressão de fabricantes de insumos ou de aparelhos. Alguns desses estudos se apresentam como se fossem Medicina baseada em evidências, mas não são... Um trabalho publicado no Jornal de Pediatria, da Sociedade Brasileira de Pediatria, faz uma análise meio humorística do que se chama Medicina baseada em evidências, e acha-se que cabe a transcrição das conclusões desse estudo[6]: ausência de evidência em estudos randomizados ou metanálises não significam evidência de ausência; estudos randomizados, duplo-cegos ou não, que estudam resultados sem relevância clínica com frequência não podem concluir o que eles dizem que concluem; estudos não randomizados podem ser bem feitos e conclusivos, ainda que fora dos cânones da Medicina baseada em evidências; pesquisas que provam diferenças não provam que essas diferenças tenham importância clínica; colocar números tipo quantos pacientes são tratados para se ter um resultado útil não é tão simples como o que alguns trabalhos mostram...

Alguns trabalhos que são, realmente, Medicina baseada em evidências são excessivamente óbvios, ou seja, o resultado obtido é o claramente esperado, apenas isso nunca havia sido feito antes. Assim, um trabalho de Althabe et al.[7] sobre a diminuição da indicação de cesáreas eletivas quando o médico que a indica é obrigado a obter uma segunda opinião forneceu o resultado previsto, ou seja, o número de cesáreas cai. Aliás, muitos trabalhos ditos Medicina baseada em evidências precisam ser avaliados criticamente em todos os aspectos, como mostra o trabalho de Newman[8], que tem um título irônico: "Nosso eterno amor pelas explicações simples"... Ele avalia um estudo até bem organizado sobre monitorização em caso de contrações uterinas, e nesse estudo a monitorização era apenas intermitente, o que, segundo esse autor, garante que o resultado seria irrelevante, fosse qual fosse a conclusão...

Esse tipo de problema não é raro quando se tenta fazer uma revisão sistemática. Assim, Meher e Alfirevic[9] tentaram avaliar os resultados das intervenções para evitar nascimentos prematuros, incluindo revisões sistemáticas anteriores à deles e estudos randomizados. Descobriram inconsistências até nas definições dos eventos observados, o que torna quase impossível fazer a metanálise. Em compensação, práticas antigas, como o uso de morfina para a sedação de lactentes, ainda são usadas, mesmo com a existência de recomendações baseadas em evidências razoavelmente boas[10]. O mesmo ocorre em outro contexto, a suplementação de cálcio em grávidas para diminuir pré-eclâmpsia, onde a coisa se repete: evidências de razoável qualidade recomendam a suplementação, mas ela não é praticada neste nosso país[11].

Alguns estudos bem elaborados chegam a conclusões com perigoso nível de irrelevância: assim um estudo sobre relação entre nível de 25-hidroxivitamina D no sangue de funículo e futuras alergias nas crianças[12]. Embora tenham encontrado mais crianças que chiam e mais dermatites atópicas em crianças até os 5 anos de idade, não houve relação com asma e rinite alérgica depois dos 5 anos. Aqui se tem um problema comum em correlações estatísticas, especialmente as que não estão embasadas em hipóteses do mecanismo envolvido. Correlações entre fenômenos onde não há essa explicação podem ser obras do acaso, ainda que estatisticamente significantes, ou derivar de outros fatores.

Procedimentos estimulados ou preconizados por órgãos públicos brasileiros e por Conselhos Profissionais não têm o menor embasamento em Medicina baseada em evidências – está-se referindo ao parto domiciliar ou em casas de parto. Intuitivamente, não faz sentido arriscar vidas, gestante e criança, no contexto conhecido de todos: parto não é doença e em geral o recém-nascido se dá muito bem nos primeiros momentos de vida; uma espécie que nem a nossa, altamente resistente e dominante nunca o seria se isso não fosse verdade. No entanto, catástrofes obstétricas e graves doenças em recém-nascidos existem, e o transporte desses pacientes em cidades grandes, como São Paulo e Rio de Janeiro, esbarra no trânsito infernal dessas duas cidades e em locais menores na falta absoluta de recursos. Uma revisão sobre o assunto na República Tcheca[13] deixa claro que não existe nenhum estudo decente a respeito.

Outro estudo curioso discute a dificuldade que ocorre no aqui e agora, quando não há tempo suficiente para se conhecer as possíveis complicações tardias do procedimento. Barnhart[14] discute as possíveis complicações a longo prazo, metabólicas e de desenvolvimento das crianças, quando essas crianças são produzidas por técnicas de reprodução assistida. Ainda que se iniciem estudos cuidadosos, que aqui nem são de complexos estudos randomizados, mas apenas estudos cuidadosos observacionais, isso vai demorar muito – o tempo é algo inapressável – e os pais querem essas crianças agora...

Uma causa maior de mortalidade e morbidade em recém-nascido é sepse, e os critérios de sepses em recém-nascidos são basicamente clínicos e análise de risco, ambos claramente não muito sensíveis ou específicos. Grande parte dos diagnósticos de sepse neonatal depende da experiência do neonatologista, experiência difícil de transmitir ou ensinar. Provavelmente existem muitas crianças tratadas como sepses que não as tem; um dos raros fatores prognósticos baseados em evidências sugere que o tratamento empírico, mais que 5 dias, com antibióticos de amplo espectro aumentam o risco de sepse tardia, enterocolite necrosante e mortalidade[15], de modo que uma maneira de diminuir esse risco seria o uso de antibióticos desse tipo por não mais de 48 horas e depois reavaliação cuidadosa, caso a caso, para interromper o tratamento se a suspeita de sepse for mais remota.

Usos clássicos em neonatologia, como o de indometacina e ibuprofeno, inibidores de prostaglandinas têm alguma base evidenciária, mas não suficiente como se gostaria para definir exatamente quando são úteis[16]. Aliás, o tema das implicações de revisões sistemáticas e políticas em saúde são o objeto de um artigo por Fox[17], que observa com alguma maldade que vários estudos que juntam a retórica de estudo científico e achados polêmicos têm influência desproporcionada em políticas de saúde. Um artigo mais entusiasmado sobre o valor de Medicina baseada em evidências em recém-nascidos, o estudo nacional dinamarquês[18], já considera que esses estudos levaram ao conhecimento de melhores análises de fatores de risco para recém-nascidos em gravidezes de risco e também permitiram afastar coisas que pareciam ser fatores prognósticos mas realmente não eram.

Aliás, grande parte da Medicina baseada em evidências mostra evidências de que várias manobras, remédios ou suplementações são inúteis; ainda que provem ser úteis, é necessária metanálise cuidadosa. Isso é o tema do estudo de Klemens et al.[18], a respeito de suplementação materna com ácidos graxos insaturados ômega-3, onde depois de extensa metanálise muito bem executada (cinco estudos clínicos randomizados com 949 pacientes) houve realmente menos atopia e asma nas crianças das mães que receberam essa suplementação. Um extremo é considerar Neonatologia baseada em evidências como mito, no título malandro de Schumacher[19], onde ele analisa as dificuldades de conseguir dados suficientes e convincentes para transformar a Neonatologia como um todo em Medicina baseada em evidências.

Usando a literatura médica poder-se-ia discorrer mais sobre Medicina baseada em evidências e Neonatologia, mas isso acaba ficando repetitivo – o comum é ou reclamar que faltam dados suficientes, como no trabalho de Iwata et al.[20] sobre como melhorar os tratamentos de encefalopatia neonatal – ele cita que existem muitos trabalhos com neuroprotetores, nenhum dos quais realmente decente, ou então depois de uma análise extensa descobrir, como Van den Broek et al.[21], que a suplementação de vitamina A para mãe e recém-nascido não mostra menor incidência de infecções, seja nas mães, seja nas crianças. Não é produtivo continuar analisando neste capítulo trabalhos como esses.

Em que se fica? Que a Medicina ciência é baseada em evidências, que ainda a Medicina é o que Lewis Thomas chamou de "ciência muito jovem" e que neste momento existem poucos trabalhos realmente caracterizados como Medicina baseada em evidências que se possam usar para a prática clínica neste momento. Espero que daqui a 50 anos a situação seja diferente, mas daqui a 50 anos ou cá não estaremos – no meu caso isso é uma certeza – ou quem está estará comodamente aposentado, provavelmente reclamando que falta muito para que a Medicina neonatal seja considerada um todo baseada em evidência....

REFERÊNCIAS

1. Bodnar LM, Pugh SJ, Abrams B, Himes KP, Hutcheon JA. Gestational weith gain in twin pregnancies and material and child health: a systematic review. J Perinatol. 2014;34():252-63.
2. Keirse MJ. Evidence based medicine and perinatal care: from dawn to dusk. Birth. 2012;39(4):296-300.
3. Cole FS, Alleyne C, Barks JD, Boyle RJ, Carroll JL, Dokken D, et al. NIH consensus development conference: inhaled nitric oxide therapy for premature infants. NIH consensus State Sci Statements. 2010;27(5):1-34.
4. Halliday HL. Useless perinatal therapies. Neonatology. 2010; 97(4):358-65.
5. Weindling AM. How has research in the last 5 years changed my clinical practice. Arch Dis Child Fetal Neonatal Ed. 2010;95(1):F59-63.
6. Sola A, Deppa FD, Rogido MR. An evidence based practice in perinatal medicine: absence of evidence is not evidence of absence. J Pediatr. 2007;83(5):395-414.
7. Althabe F, Belizan K, Villar J, Alexander S, Bergel E, Ramos S, et al. Mandatory second opinion to reduce rates of unnecessary cesarean sections in Latin America: a cluster randomized controlled trial. Lancet. 2004;363(9425):1934-40.
8. Newman RB. Our unrequited love for simple explanation. J Perinatol. 2003; 23(6):504-6.
9. Meher S, Alfirevic Z. Choice of primary outcomes in randomized trials and systematic reviews elvaluating interventions for premature birth prevention: a systematic review. BGOG. 2014;121(10):1188-94.
10. Fleishman R, Gleason CA, Myaing MT, Zhou C, Mangione-Smith R. Evaluation patterns of morphine use in a neonatal intensive care unit after NEOPAIN. J Neonatal Perinatal Med. 2013;6(4):333-8.
11. Camargo EB, Moraes LF, Souza CM, Akutsu R, Barreto JM, da Silva EM, et al. Survey of calcium supplementation to prevent preeclampsia: the gap between evidence and practice in Brazil. BMC Pregnancy Childbirth. 2013;13:206.
12. Baiz ZN, Dargent-Molina P, WarK JD, Souberbielle JC, Annesi-Maesano I, Eden Mother-Child cohort study group. Cord serum 25-hydroxyvitamin D and risk of early childhood transient wheezing and atopic dermatitis. J Allergy Clin Immunol. 2014; 133(1):147-53.
13. KrepelkaP, Velebil P. The safety of home birth and evidence based medicine. Ceska Gynekol. 2012;77(6):555-8.
14. Barnhart KT. Assisted reproductive technologies and perinatal morbidity: interrogating the association. Fertil Steril. 2013; 99(2):299-302.
15. Polin RA, Committee on fetus and Newborn. Management of neonates with suspected or proven early onset bacterial sepsis. Pediatrics. 2012;129(5):1006-15.
16. Johnston PG, Gillan-Krakauer M, Fuller MP, Reese J. Evidence based use of indomethacin and ibuprofen in the neonatal intensive care unit. Clin Perinatol. 2012;39(1):111-36.
17. Fox DM. Systematic reviews and health policy: the influence of a project on perinatal care since 1988. Milbank Q. 2011;89(3):425-49.
18. Klemens CM, Berman Dr, Mozurkewich EL . The effect of perinatal omega 3 fatty acid supplementation on inflammatory markers and allergic diseases: a systematic review. BJOG. 2011;118(8):916-25.
19. Schumacher RE. Myth: neonatology is evidence based. Sem Fetal Neontal Med. 2011;16(5):288-92.
20. Iwata 0, Iwata S. Filling the evidence gap: how can we improve the outcome of neonatal encephalopathy in the next 10 years. Brain Dev. 2011;33(3):221-8.
21. Van den Broek N, Dou L, Othman M, Neilson JP, Gates S, Gulmeglozu AM. Vitamin A supplementation during pregnancy for maternal and newborn outcomes Cochrane Database Syst Reviews. 2010;11:CD008666.

Apêndices

1. MEDICAMENTOS DE USO CORRENTE NO RN

Para consulta rápida são apresentados quadros que, resumidamente, trazem sugestões sobre drogas selecionadas de uso no RN. Aconselha-se cada Serviço a elaborar seus próprios protocolos, porém, uma vez discutidos e adotados pela equipe, devem ser sempre seguidos[1-3].

Droga	Dosagem	Frequência (h)	Via	Observações
Acetaminofeno	< 32 semanas de IPM: 10-15mg/kg/dose	12-12	VO	EA: efeitos agudos – hepatite, necrose tubular renal; efeitos crônicos – anemia, lesão renal
	> 32 semanas de IPM: 10-15mg/kg/dose	8-8	VO	
	≥ 37 semanas de IPM: 10-15mg/kg/dose	6-6	VO	
Adrenalina	0,1-0,3mL/kg/dose	–	IV	Solução 1:10.000
			ET	Solução 1:1.000
	0,05-0,1µg/kg/min		IV	Em infusão contínua
Albumina a 5%	0,5-1g/kg	–	IV	Lentamente; pode precipitar insuficiência cardíaca
Aminofilina	5mg/kg, ataque		IV	Tratamento da apnéia do pré-termo
	2,0mg/kg/dose, manutenção	6-8		
Atropina (sulfato)	0,01-0,03mg/kg/dose	–	SC, IV	Usada em alguns casos de bradicardia; dose máxima 1mg
Azul de metileno a 1%	1-2mg/kg	–	IV	Lento; no tratamento de meta-hemoglobinemia
Bicarbonato de sódio	1-2mEq/kg	–	IV	Não misturar com outras drogas
Budesonida	400µg/dose	12		Inalação usada em doença pulmonar crônica; usar com espaçador
Cafeína, citrato	20mg/kg, ataque	–	VO, IV	Níveis tóxicos > 50mg/L
	5mg/kg/dia, manutenção	24		
Captopril	RNPT: 0,01 a 0,05mg/dose	8-12	VO	Administrar com estômago vazio. Toxicidade: hipotensão, neutropenia, febre, dispneia, falência renal aguda
	RNT: 0,05 a 0,1mg/kg/dose	8-24	VO	
Carbamazepina	5mg/kg/dia	–	VO	Anticonvulsivante; monitorizar concentração sérica
Cimetidina	5-10mg/kg/dia	8-12	VO	Tratamento de úlcera gástrica e duodenal
Cloreto de potássio	2mmol/kg/dia	8	VO	1mmol = 75mg
Clorotiazida	20-40mg/kg/dia	12	VO	Causa hipocalemia
Clorpromazina	500µg/kg/dose	6-8	VO, IV	Tratamento da síndrome de abstinência; não ultrapassar 6mg/kg/dia
Dexametasona	0,2mg/kg/dia	12-24	VO, IV	Usada em doença pulmonar crônica; pode causar hiperglicemia e hipertensão, máximo de 7 dias
Diazepam	0,1-0,3mg/kg	6-8	VO, IV	Pode causar apneia

Droga	Dosagem	Frequência (h)	Via	Observações
Diazóxido	3-5mg/kg/dose 8-15mg/kg/dia	8-12	IV VO	Usado na hipoglicemia intratável; causa retenção de água e sal; necrose tecidual
Digoxina	≤ 29 semanas: 20µ/kg ataque manutenção: 5µ/kg	– 24	VO VO	Se via IV usar doses menores: ataque 15µ/kg e manutenção 4µ/kg
	30-36 semanas: 25µ/kg ataque manutenção: 6µ/kg	– 24	VO VO	Ataque 20µ/kg e manutenção 5µ/kg
	≥ 37 semanas: 40µg/kg ataque manutenção: 5µ/kg	– 24	VO VO	Ataque 30µ/kg e manutenção 4µ/kg
Dobutamina	20-25µg/kg/min	–	IV	Em infusão contínua; usar na hipotensão e se débito cardíaco reduzido. Não administrar via cateter umbilical arterial
Dopamina	0,5-5µg/kg/min 5-10µg/kg/min > 10-40µg/kg/min	–	IV	Em infusão contínua; perfusão renal, débito cardíaco, contratilidade do miocárdio e PA Aumenta FC Vasoconstritor sistêmico. Não administrar via cateter umbilical arterial
Doxapram	0,5-1,5mg/kg, ataque 0,3mg/kg/h, manutenção	–	IV	Em infusão; dose de ataque em 5-10min Usado em apneia do PT
Fenitoína	15-20mg/kg, ataque 3-8mg, manutenção	24	IV	Lenta; monitorizar com ECG; níveis séricos 10-20mg/L
Fenobarbital	20mg/kg, ataque 3-5mg/kg, manutenção	24	VO, IV	Níveis séricos 10-20mg/L; causa depressão respiratória se associado a diazepam
Fentanil	0,5-2µg/kg/h	–	IV	Infusão contínua
Furosemida	1-2mg/kg/dose 12-24 2-4mg/kg/dose	12-24	IV VO	Pode causar hipocalemia; hipocalcemia, nefrocalcinose
Glucagon	0,025-0,2mg/kg/dose	–	IV	Em infusão contínua; usar na hipoglicemia intratável; dose máxima 1mg
Gluconato de cálcio	100-200mg/kg/dose	–	IV	Lento, em 10-30minutos; causa bradicardia, necrose tecidual
Heparina	75U/kg, ataque 28U/kg/h, manutenção	–	IV	Administrar em *bolus* em 10 minutos Em infusão contínua. Contraindicação: plaquetas < 50.000/mm³
Hidralazina	0,1-0,5mg/kg/dose 0,25-1mg/kg/dose	6-8 6-8	IV VO	Usar na hipertensão aguda, sedativo; causa irritação gástrica
Hidrato de cloral	25-50mg/kg/dose	6-8	VO	Intolerância à glicose, leucopenia, eosinofilia
Hidrocortisona	1-2mg/kg/dose, ataque 25-150mg/dia, manutenção	–	IV	Em bolo. No tratamento da insuficiência adrenal aguda Dividida cada 6-8h
Ibuprofeno	4-10mg/kg/dose	6-8	VO	Dose máxima diária 40mg/kg
Indometacina	0,2mg/kg	12-24	IV	Comprometimento renal
Insulina	0,05-0,2U/kg, ataque 0,01- 0,1U/kg/h, manutenção	– –	IV IV	Em *bolus*. Para tratar hiperglicemia. Monitorizar glicemia a cada 15-30' Infusão contínua
Metadona	0,05-0,2mg/kg/dose	12-24	VO	EA: depressão respiratória; hipotensão, bradicardia, sedação
Metildopa	5-40mg/kg/dia	6-8	VO, IV	Se IV, lenta, em 30-60min. Dose máxima 15mg/kg a cada 8h; causa retenção de água, anemia hemolítica e trombocitopenia

Droga	Dosagem	Frequência (h)	Via	Observações
Morfina, sulfato	0,05mg/kg	4-8	IM, IV, SC	Para analgesia/sedação. Dose máxima 0,1mg/kg/dose
	0,02mg/kg/h	–	IV	Em infusão contínua; causa apneia e aumenta a resistência vascular pulmonar
Naloxona	0,1mg/kg		Em bolus IM, SC	IV, ET, Na reanimação. Antagonista de opioides
Nitroprussiato de sódio	0,25-0,5µg/kg/min	–	IV	Em infusão contínua, proteger da luz; causa hipotensão manutenção < 2µg/kg/min
Omeprazol	0,5-1mg/kg	24	VO	EA: elevação de enzimas hepáticas; diarreia
Prednisona	0,25-2mg/kg/dia	6-12	VO	Causa hipopotassemia, hipocalcemia, hiperlipidemia, diabetes
Propranolol	0,25-mg/kg/dose	6-8	VO, IV	Na hipertensão. Causa disritmia cardíaca e constrição brônquica
Prostaglandina E$_2$	0,05µg/kg/min	–	IV	Em infusão; não misturar com outras drogas
Prostaciclina	10ng/kg/min	–	IV	Em infusão; no tratamento da hipertensão pulmonar; causa hipotensão
Ranitidina	2-4mg/kg/dia	8-12	IV	Evitar em insuficiência renal. Dose máxima 6mg/kg/dia
Salbutamol	4µg/kg	–	IV	Em infusão contínua; para redução aguda da hiperpotassemia
T$_4$	10-15µg/kg/dia	24	VO	Evitar uso concomitante de soja ou ferro
Tolazolina	1-2mg/kg	–	IV	Causa hipotensão em infusão contínua

VO = via oral; IV = via intravenosa; SC = via subcutânea; ET = via endotraqueal; IM = via intramuscular; IPM = idade pós-menstrual; EA = efeitos adversos; RNT = recém--nascido a termo; RNTP = recém-nascido pré-termo

1.2. AGENTES ANTI-INFECCIOSOS SELECIONADOS
DOSAGEM CONFORME IDADE PÓS-NATAL

Antibiótico	RN < 7 dias		RN > 7 dias	
	Dosagem (mg/kg/dia)	Frequência (h)	Dosagem (mg/kg/dia)	Frequência (h)
Via IM	**Penicilinas**			
Flocloxacilina	50-100	12	50-100	8
Ticarcilina	150	12	225-300	6-8
Via IM	**Aminoglicosídeos**			
Gentamicina	3-5	12-18	7,5	8
Netilmicina	5-6	12	6	8
Tobramicina	4	12	6	8
Via IM	**Cefalosporinas**			
Cefuroxima	50-100	12	100-150	8
Cefoxitina	–	–	90	8
	Outros			
Cloranfenicol	25	24	25-50	8
Rifampicina	10	12-24	10-20	12

1.3. OUTROS AGENTES ANTI-INFECCIOSOS

Antibiótico	Dosagem e via	Intervalo (h)	Observações
Cefepima	30-50mg/kg/dose IM	12	Cefalosporina de 4ª geração Uso em infecções por germes multirresistentes
Ceftazidima	30mg/kg/dose IM, IV	8-12	Única cefalosporina contra *Pseudomonas aeruginosa*
Imipenem	20-25mg/kg/dose IM	12	Podem ocorrer convulsões durante o tratamento de meningite
Quinupristina/ Dalfopristina	7,5mg/kg/dose	12	Uso em infecções por germes multirresistentes

1.4. DROGAS SELECIONADAS – ANTIFÚNGICAS E ANTIVIRAIS

Droga	Dosagem	Intervalo (h)	Via	Observações
Aciclovir	20mg/kg/dose	8	IV	Diluir e infundir em 1 hora. Duração da terapia: 14-21 dias
Anfotericina-lipossomal	5-7mg/kg	24	IV	Infundir em 1-2h
Anfotericina B (convencional)	1-1,5mg/kg/dia	24	IV	Infundir em ≥ 2h; possível comprometimento renal. Duração da terapia: 2-4 semanas
Fluconazol	12mg/kg, ataque	48	IV, VO	Para infecções sistêmicas. Em RN ≤ 24 IG, os intervalos de 24h na fase de manutenção começarão após 14 dias de IPN
	6-12mg/kg, manutenção	24	IV, VO	Em RN >30 IG, os intervalos de 24h começarão após 7 dias de IPN
Flucitosina	12,5-37,5mg/kg/dose	6	VO, IV	Infundir em 30min; possível comprometimento renal; níveis séricos manter em 25-50mg/L
Micafungina	7-10mg/kg	24	IV	Dados limitados em RV. Reservada para tratamento de candidemia refratária
Nistatina	100.000U (1mL/dose)	6	VO	Tratamento da moníliase oral em RN a termo, no PT 1/2 dose
Antivirais				
Valganciclovir	16mg/kg/dose	12	VO	Neutropenia ocorre frequentemente

IG = idade gestacional; IPN = idade pós-natal.

2. VALORES HEMATOLÓGICOS NORMAIS EM SANGUE DE FUNÍCULO UMBILICAL DE RN A TERMO[5]

Hemoglobina	14-20mg/dl
Eritrócitos	4.200.000-5.800.000/mm³
Hematócrito	43-63%
Volume corpuscular médio	100-120µm³
Hemoglobina corpuscular média (HCM)	32-40pg
Concentração da HCM	30-34%
Reticulócitos	3-7%
Eritroblastos	200-600/mm³
Leucócitos	10.000-30.000/mm³
Granulócitos	40-80%
Linfócitos	20-40%
Monócitos	3-10%
Plaquetas	150.000-300.000/mm³
Ferro sérico	125-225µg/dL
Capacidade total de ligação do ferro	150-350µg/dL

3. VALORES HEMATOLÓGICOS EM RN DE MUITO BAIXO PESO NAS PRIMEIRAS 6 SEMANAS DE VIDA[5]

Valores	Dias de vida	Percentis		
		10	Média	90
Hemoglobina (g/dL)	3	12,5	15,6	18,5
	12-14	11,1	14,4	17,4
	24-26	9,7	12,4	15,6
	40-42	8,4	10,6	13,8
Hematócrito (%)	3	39	47	56
	12-14	34	44	53
	24-26	29	39	48
	40-42	26	33	44
Eritrócitos (10¹²/L)	3	3.5	4.2	4.9
	12-14	3,2	4,1	5,2
	24-26	2.8	3.8	4.8
	40-42	2.6	3.4	4.6
Reticulócitos (corrigidos) (%)	3	1,9	7,1	20,0
	12-14	0,5	1,7	5,7
	24-26	0,5	1,5	4,7
	40-42	0,6	1,8	5,6

4. VALORES DE NEUTRÓFILOS EM RN SADIOS COM 4 HORAS DE VIDA[6]

Valor	Média	± DP	Intervalo (10-90%)
Relação I/T	0,16	0,10	0,05-0,27
Relação I/S	0,21	0,25	0,06-0,35
Neutrófilos totais	15.622	4.685	9.500-21.500
Imaturos	2.484	1.777	700-4.300
Leucócitos totais	24.060	6.110	16.200-31.500

I/T = relação imaturos para total de neutrófilos; I/S = relação imaturos para neutrófilos segmentados.

5. ALGORITMO PARA AVALIAÇÃO DA NEUTROPENIA NEONATAL[7]

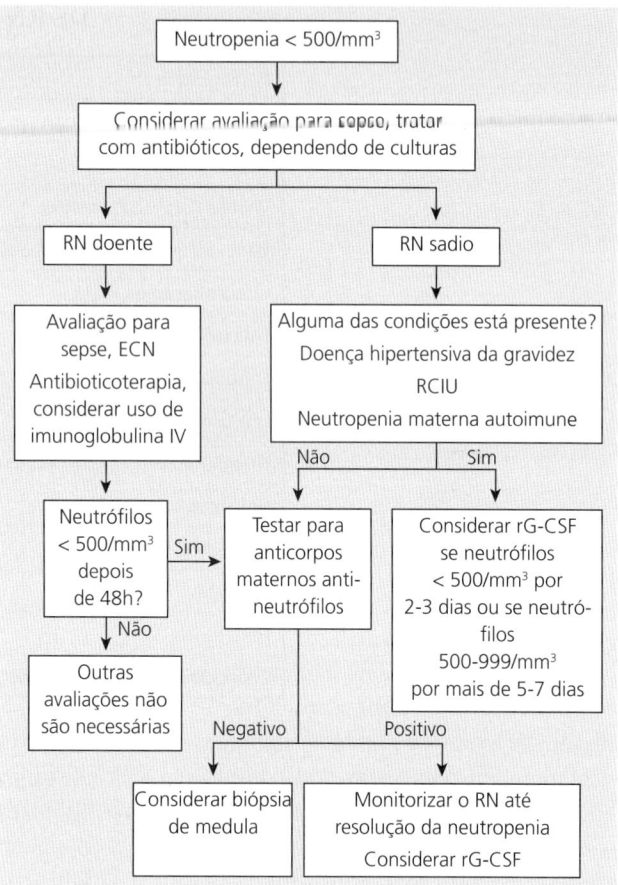

rG-CSF = fator recombinante estimulante de colônias de granulócitos (*recombinant granulocyte colony-stimulating-factor*); ECN = enterocolite necrosante; RCIU = restrição do crescimento intrauterino.
Para Calhoun et al., o rG-CSF deve ser indicado nas neutropenias dos RNs de mães com doença hipertensiva específica da gravidez **somente** se a contagem de neutrófilos for < 500/mm³ por 3 dias.

6. LIQUOR – VALORES EM RN DE PESO DE NASCIMENTO < 1.000G[5]

Valores	Idade pós-natal					
	0-7 dias		8-28 dias		29-84 dias	
	Média ± DP	Variação	Média ± DP	Variação	Média ± DP	Variação
Leucócitos/mm³	3 ± 3	1-8	4 ± 4	0-14	4 ± 3	0-11
PNM (%)	11 ± 20	0-50	8 ± 17	0-66	2 ± 9	0-36
Eritrócitos/mm³	335 ± 709	0-1.780	1.465 ± 4.062	0-19.050	808 ± 1.843	0-6.850
Proteínas (mg/dL)	162 ± 37	115-222	159 ± 77	95-370	137 ± 61	76-260
Glicose (mg/dL)	70 ± 17	41-89	68 ± 48	33-217	49 ± 22	29-90

PMN = polimorfonucleares neutrófilos; DP = desvio padrão.

7. LIQUOR – VALORES EM RN DE PESO DE NASCIMENTO ENTRE 1.000 E 1.500G[5]

| Valores | Idade pós-natal | | | | | |
| | 0-7 dias | | 8-28 dias | | | 29-84 dias |
	Média ± DP	Variação	Média ± DP	Variação	Média ± DP	Variação
Leucócitos/mm³	4 ± 4	1-10	7 ± 11	0-44	8± 8	0-23
PNM (%)	4 ± 10	0-28	10 ± 19	0-60	11 ± 19	0-348
Eritrócitos/mm³	407 ± 853	0-2.450	1.101 ± 2.643	0-9.750	661 + 1.198	0-3.800
Proteínas (mg/dL)	136 ± 35	85-176	137 + 46	54-227	122 ± 47	45-187
Glicose (mg/dL)	74 ± 19	50-96	59 ± 23	39-109	47 ± 13	31-76

PMN = polimorfonucleares neutrófilos; DP = desvio padrão.

8. LIQUOR – VALORES NORMAIS EM RN A TERMO SADIOS[5]

| Sem. | Idade (dias) | Leucócitos/mm³ | | Proteínas (mg/dL) | Glicose (mg/dL) |
		Média ± DP	Variação		
1	0-7	15,3 ± 30,3	1-130	80,8 ± 30,8	45,9 ± 7,5
2	8-14	5,4 ± 4,4	0-18	60,0 ± 22,6	54,3 ± 17,0
3	15-21	7,7 ± 12,1	0-62	59,8 ± 23,4	46,8 ± 8,8
4	22-30	4,8 ± 3,4	0-18	54,1 ± 16,2	54,1 ± 16,2

Sem. = semanas de vida; DP = desvio padrão.

Regra prática para o cálculo do número de leucócitos independente do número de hemácias em punção lombar com acidente

$$N = \frac{3 \times \text{hemácias LCR}}{2.100}$$

N = Número total de leucócitos no LCR não dependente de hemorragia

9. ÉPOCA DA PRIMEIRA ELIMINAÇÃO DE URINA E FEZES[12]

| Época da primeira micção | | | Época da primeira eliminação de fezes | | |
Época	Nº	% Cumulativa	Época	Nº	% Cumulativa
395 RN a termo					
Sala de parto	51	12,9	Sala de parto	66	16,7
Horas			Horas		
1-8	151	51,1	1-8	169	59,5
9-16	158	91,1	9-16	125	91,1
17-24	35	100,0	17-24	29	98,5
> 24	0		24-48	6	100,0
80 RN pré-termo					
Sala de parto	17	21,2	Sala de parto	4	5
Horas			Horas		
1-8	50	83,7	1-8	22	32,5
9-16	12	98,7	9-16	25	63,8
17-24	1	100,0	17-24	10	76,3
> 24	0		24-48	18	98,8
			> 48	1	100,0

10. VALORES DE PRESSÃO ARTERIAL SISTÓLICA (PAS), MÉDIA (PAM) E DIASTÓLICA (PAD) MEDIDAS PELOS MÉTODOS OSCILOMÉTRICO E DOPPLER EM 174 RECÉM-NASCIDOS NA PRIMEIRA SEMANA DE VIDA[9]

Idade	Método oscilométrico			Doppler
	PAS	PAM	PAD	PAS
12 ± 6h	79,7 ± 12,9	56,5 ± 12,3	42,5 ± 10,4	75,5 ± 1,6
24 ± 6h	83,2 ± 12,4	60, 2± 11,3	46,2 ± 9,8	79,8 ± 2,6
3 dias ± 6h	83,5 ± 13,8	60,8 ± 11,8	47,8 ± 12,9	80,7 ± 12,6
7 ± 1 dia	91,1 ± 15,3	66,6 ± 12,8	51,8 ± 11,4	88,1 ± 13,4

PAS = pressão arterial sistólica; PAM = pressão arterial média; PAD = pressão arterial diastólica.

11 VALORES DE PRESSÃO NAS PRIMEIRAS 12 HORAS DE VIDA EM RN NORMAIS[15]

Peso de nascimento (g)	Pressão mmHg	Horas de vida											
		1	2	3	4	5	6	7	8	9	10	11	12
1.001-2.000	Sistólica	49	49	51	52	53	52	52	52	51	51	49	50
	Diastólica	26	27	28	29	31	31	31	31	31	30	29	30
2.001-3.000	Sistólica	59	57	60	60	61	58	64	60	63	61	60	59
	Diastólica	32	32	32	32	33	34	37	34	38	35	35	35
Mais de 3.000	Sistólica	70	67	65	65	66	66	67	67	68	70	66	66
	Diastólica	44	41	39	41	44	41	41	41	44	43	41	41

12. CONVERSÃO DA CONCENTRAÇÃO EXPRESSA EM mEq/L PARA mg/dL E VICE-VERSA PARA ALGUNS ÍONS

Íons	mEq/L para mg/dL		mg/dL para mEq/L	
Sódio	1	2,30	1	0,4348
Potássio	1	3,91	1	0,2558
Cálcio	1	2,005	1	0,4988
Magnésio	1	1,215	1	0,8230
Cloro	1	3,55	1	0,2817
Bicarbonato (HCO$_3^-$)	1	6,1	1	0,1639
Fósforo (valência 1)	1	3,10	1	0,3226
Fósforo (valência 1,8)	1	1,72	1	0,5814
Enxofre (valência 2)	1	1,60	1	0,625

Por exemplo: para converter mEq/L de sódio para mg/L, multiplicar pelo fator 2,30. Para converter mg/dL de potássio para mEq/L, multiplicar pelo fator 0,2558.

13. CÁLCULO DA OSMOLARIDADE SÉRICA

$$\text{Osmolaridade sérica} = 2 \times Na + \frac{\text{glicemia (mg/dL)}}{18} + \frac{\text{ureia (mg/dL)}}{5,6}$$

Valor normal = 285-295mOsm/L

14. TABELA DE CONVERSÃO

Conversão graus Fanenhat (Fº) em Centígrados (Cº)	$F^o = C^o\, 1,8 + 32$ $C^o = \dfrac{F^o - 32}{1,8}$
Conversão kg em lb 1kg = 2,2lbs 1lb = 0,454kg 1oz = 0,028kg	Conversão inch em cm 1inch = 2,54cm 1cm = 0,3937inch

15. PRESSÃO VENOSA CENTRAL (PVC)[17]

Local	Alterações com respiração	Valores médios/pressão
Sistema portal	Discreto (↑ com a inspiração)	6,5 (2,5-10,5)mmHg
Átrio direito	Importante (↓ com a inspiração)	1,4 (3 a + 4)mmHg
Átrio esquerdo	Importante (↓ com a inspiração)	3,5 (+ 1 a + 6)mmHg

Observação: quando em cmH$_2$O, dividir por 1,36 para converter em mmHg.

16. CALENDÁRIO OBSTÉTRICO

JAN*	1	2	3	4	5	6	7	8	9	10	11	12	13	14	15	16	17	18	19	20	21	22	23	24	25	26	27	28	29	30	31	
OUT**	8	9	10	11	12	13	14	15	16	17	18	19	20	21	22	23	24	25	26	27	28	29	30	31	1	2	3	4	5	6	7	NOV
FEV	1	2	3	4	5	6	7	8	9	10	11	12	13	14	15	16	17	18	19	20	21	22	23	24	25	26	27	28				
NOV	8	9	10	11	12	13	14	15	16	17	18	19	20	21	22	23	24	25	26	27	28	29	30	1	2	3	4	5				DEZ
MAR	1	2	3	4	5	6	7	8	9	10	11	12	13	14	15	16	17	18	19	20	21	22	23	24	25	26	27	28	29	30	31	
DEZ	6	7	8	9	10	11	12	13	14	15	16	17	18	19	20	21	22	23	24	25	26	27	28	29	30	31	1	2	3	4	5	JAN
ABR	1	2	3	4	5	6	7	8	9	10	11	12	13	14	15	16	17	18	19	20	21	22	23	24	25	26	27	28	29	30		
JAN	6	7	8	9	10	11	12	13	14	15	16	17	18	19	20	21	22	23	24	25	26	27	28	29	30	31	1	2	3	4		FEV
MAI	1	2	3	4	5	6	7	8	9	10	11	12	13	14	15	16	17	18	19	20	21	22	23	24	25	26	27	28	29	30	31	
FEV	5	6	7	8	9	10	11	12	13	14	15	16	17	18	19	20	21	22	23	24	25	26	27	28	1	2	3	4	5	6	7	MAR
JUN	1	2	3	4	5	6	7	8	9	10	11	12	13	14	15	16	17	18	19	20	21	22	23	24	25	26	27	28	29	30		
MAR	8	9	10	11	12	13	14	15	16	17	18	19	20	21	22	23	24	25	26	27	28	29	30	31	1	2	3	4	5	6		ABR
JUL	1	2	3	4	5	6	7	8	9	10	11	12	13	14	15	16	17	18	19	20	21	22	23	24	25	26	27	28	29	30	31	
ABR	7	8	9	10	11	12	13	14	15	16	17	18	19	20	21	22	23	24	25	26	27	28	29	30	1	2	3	4	5	6	7	MAI
AGO	1	2	3	4	5	6	7	8	9	10	11	12	13	14	15	16	17	18	19	20	21	22	23	24	25	26	27	28	29	30	31	
MAI	8	9	10	11	12	13	14	15	16	17	18	19	20	21	22	23	24	25	26	27	28	29	30	31	1	2	3	4	5	6	7	JUN
SET	1	2	3	4	5	6	7	8	9	10	11	12	13	14	15	16	17	18	19	20	21	22	23	24	25	26	27	28	29	30		
JUN	8	9	10	11	12	13	14	15	16	17	18	19	20	21	22	23	24	25	26	27	28	29	30	1	2	3	4	5	6	7		JUL
OUT	1	2	3	4	5	6	7	8	9	10	11	12	13	14	15	16	17	18	19	20	21	22	23	24	25	26	27	28	29	30	31	
JUL	8	9	10	11	12	13	14	15	16	17	18	19	20	21	22	23	24	25	26	27	28	29	30	31	1	2	3	4	5	6	7	AGO
NOV	1	2	3	4	5	6	7	8	9	10	11	12	13	14	15	16	17	18	19	20	21	22	23	24	25	26	27	28	29	30		
AGO	8	9	10	11	12	13	14	15	16	17	18	19	20	21	22	23	24	25	26	27	28	29	30	31	1	2	3	4	5	6		SET
DEZ	1	2	3	4	5	6	7	8	9	10	11	12	13	14	15	16	17	18	19	20	21	22	23	24	25	26	27	28	29	30	31	
SET	7	8	9	10	11	12	13	14	15	16	17	18	19	20	21	22	23	24	25	26	27	28	29	30	1	2	3	4	5	6	7	OUT

* Data do primeiro dia da última menstruação (primeira linha horizontal: números em grifo).
** Data aproximada do parto (segunda linha horizontal: números em negrito).

REFERÊNCIAS

1. McKinney B. Medications used in the neonatal intensive care unit. In: Gomella TL, Cunningham D, Eyal FE (eds). Neonatology. Management, procedures, on-call problems, diseases and drugs. 7th ed. New York: Lange Medical Books/McGraw-Hill; 2013.p.939-1004.
2. Dooma CE, Gardner JS. Appendix A. Common NICU medication guidelines. In: Cloherty JP, Eichenwald EC, Hansen AR, Stark AR (eds). Manual of neonatal care. 7th ed. Philadelphia: Wolters Kruver/Lippincott Williams & Wilkins; 2012.p.886-931.
3. Young T. Appendix A. Therapeutic agents. In: Fanaroff AA, Martin R, Walsh MC (eds). Fanaroff & Martin's Neonatal-perinatal medicine. Diseases – of the fetus and newborn.9th ed. St Louis: Elsevier; 2011.p.1803-12.
4. Fanaroff AA, Martin R (eds). Neonatal-perinatal medicine. Diseases of the fetus and newborn. 6th ed. St Louis: Mosby; 1997.
5. Nock ML. Appendix B. Tables of normal values. In: Fanaroff AA, Martin R, Walsh MC (eds). Fanaroff & Martin's Neonatal-perinatal medicine. Diseases – of the fetus and newborn. 9th ed. St Louis: Elsevier; 2011.p.1813-37.
6. Schelonka RL, Yoder BA, desJardins SE, Hall RB, Butler J. Peripheral leukocyte count and leukocyte indexes in healthy newborn term infants. J Pediatr. 1994;125(4):603-6.
7. Calhoun DA, Christensen RD, Edstrom CS, Juul SE, Ohls RK, Schibler KR, et al. Consistent approaches to procedures and practices in neonatal hematology. Clin Perinatol. 2000;27(3):733-53.
8. Clark DA. Times of first void and first stool in 500 newborns. Pediatrics.1977;60(4):457-9.
9. Nascimento MC, Xavier CC, Goulart EM. Arterial blood pressure of term newborns during the first week of life. Braz J Med Biol Res. 2002;35(8):905-11.
10. Kitterman JA, Phibbs RH, Tooley WH. Aortic blood pressure in normal newborn infants during the first 12 hours of life. Pediatrics. 1969;44(6):959-68.

Indice Remissivo